ENDOCRINOLOGIA PEDIÁTRICA NUVARTE SETIAN:

Da Fisiologia à Clínica

ENDOCRINOLOGIA PEDIÁTRICA
NUVARTE SETIAN:
Da Fisiologia à Clínica

Coordenador
Durval Damiani

Coordenadores Associados
Hamilton Cabral de Menezes Filho
Leandra Steinmetz
Louise Cominato
Ruth Rocha Franco
Thais Della Manna

Sarvier, 1ª edição, 2023

Capa
Ana Carolina Vidal Xavier

Revisão
Maria Ofélia da Costa

sarvier

Sarvier Editora de Livros Médicos Ltda.
Avenida Moaci, nº 1543 – Moema
CEP 04083-004 – São Paulo – Brasil
Telefone (11) 5093-6966
sarvier@sarvier.com.br
www.sarvier.com.br

Dados Internacionais de Catalogação na Publicação (CIP)
(Câmara Brasileira do Livro, SP, Brasil)

Endocrinologia pediátrica nuvarte setian : da fisiologia à clínica / coordenador Durval Damiani ; coordenadores associados Hamilton Cabral de Menezes Filho, Leandra Steinmetz, Louise Cominato, Ruth Rocha Franco, Thais Della Manna. -- 1. ed. -- São Paulo, SP : Sarvier Editora, 2023.

Vários autores.
Vários colaboradores.
ISBN 978-65-5686-043-5

1. Endocrinologia 2. Fisiologia 3. Pediatria I. Damiani, Durval. II. Menezes Filho, Hamilton Cabral de. III. Steinmetz, Leandra. IV. Cominato, Louise. V. Franco, Ruth Rocha. VI. Manna, Thais Della.

CDD-616.4
23-169354 NLM-WK-100

Índices para catálogo sistemático:
1. Endocrinologia : Medicina 616.4
Tábata Alves da Silva – Bibliotecária – CRB-8/9253

ENDOCRINOLOGIA PEDIÁTRICA NUVARTE SETIAN:
Da Fisiologia à Clínica

COORDENADOR

Durval Damiani

COORDENADORES ASSOCIADOS

Hamilton Cabral de Menezes Filho

Leandra Steinmetz

Louise Cominato

Ruth Rocha Franco

Thais Della Manna

1ª edição

sarvier

Autores/Colaboradores

Adriana Servilha Gandolfo – Nutricionista ligada ao Grupo de Diabetes Mellitus da Unidade de Endocrinologia Pediátrica – ICr-HC-FMUSP.

Adriane de Andre Cardoso-Demartini – Médica Endocrinopediatra do Complexo Hospital de Clínicas da Universidade Federal do Paraná. Doutora em Saúde da Criança e do Adolescente pela Universidade Federal do Paraná.

Akemi Osawa – Médica de Medicina Nuclear do Departamento de Imagem do Hospital Israelita Albert Einstein.

Alexander Augusto de Lima Jorge – Professor Associado da Faculdade de Medicina da Universidade de São Paulo. Responsável pela Unidade de Endocrinologia Genética (LIM-25) do Hospital das Clínicas da FMUSP.

Alexandre Saadeh – Doutor em Ciências pelo Departamento de Psiquiatria da FMUSP. Coordenador do AMTIGOS (Ambulatório Transdisciplinar de Identidade de Gênero e Orientação Sexual) do Instituto de Psiquiatria (IPQ) do Hospital das Clínicas da FMUSP. Professor Doutor na Pontifícia Universidade Católica de São Paulo.

Aline Guimarães de Faria – Pós-Graduanda da Disciplina de Endocrinologia e Metabologia da Faculdade de Medicina da Universidade de São Paulo.

Amanda Baron Campaña – Terapeuta Ocupacional, PhD e MS em Fisiologia Humana, Instituto de Ciências Biológicas/Universidade de São Paulo (ICB/USP).

Ana Claudia Latronico – Professora Titular do Departamento de Clínica Médica, Disciplina de Endocrinologia e Metabologia, Faculdade de Medicina da Universidade de São Paulo.

Ana Cristina Simões e Silva – Professora Titular do Departamento de Pediatria da Universidade Federal de Minas Gerais (UFMG). Serviço de Nefrologia Pediátrica.

André Ricardo Alves de Proença – PhD, MS em Fisiologia Humana, Instituto de Ciências Biológicas/Universidade de São Paulo (ICB/USP).

Andréa Trevas Maciel-Guerra – Professora Titular do Departamento de Medicina Translacional da Faculdade de Ciências Médicas (FCM) da Universidade Estadual de Campinas (UNICAMP). Coordenadora do Grupo Interdisciplinar de Estudos da Determinação e Diferenciação do Sexo (GIEDDS) – FCM – UNICAMP.

Andrea C. Rangel Santos – PhD, Graduação em Ciências Biológicas pela Universidade Federal de Viçosa-MG. Doutora em Imunologia pela Universidade de São Paulo. Fellowship na Área de Biologia Molecular de Imunodeficiências Primárias no Instituto Nacional de Alergia e Doenças Infecciosas – NIH. Atua em Pesquisa e Diagnóstico Genético de Imunodeficiências Primárias e Doenças Raras no Laboratório de Pediatria Clínica – LIM-36 – no Instituto da Criança do HC-FMUSP.

Antônia Barbosa de Castro – Ex-Complementanda da Unidade de Endocrinologia Pediátrica do Instituto da Criança do Hospital das Clínicas da Faculdade de Medicina da Universidade de São Paulo.

Antonio Carlos Pastorino – Chefe do Serviço de Alergia e Imunologia do Instituto da Criança do Hospital das Clínicas da FMUSP.

Anu Bashamboo – Senior Group Leader, Human Developmental Genetics, Department of Developmental and Stem Cell Biology, CNRS UMR3738, Institut Pasteur, Paris, France.

Ariclécio da Cunha Oliveira – PhD em Fisiologia Humana, Instituto de Ciências Biológicas/Universidade de São Paulo (ICB/USP). Professor Adjunto da Universidade Estadual do Ceará, Fortaleza, CE.

Arthur Magalhães de Oliveira – Especialização em Neurorradiologia no Instituto de Radiologia – HC-FMUSP.

Bacy Fleitlich-Bilyk – Médica pela Faculdade de Medicina da Universidade de São Paulo. Psiquiatra Infantil pela Universidade de Londres. PhD em Psiquiatria Infantil pela Universidade de Londres.

Beatriz Semer – Médica Assistente da Unidade de Endocrinologia do Instituto da Criança do Hospital das Clínicas da Faculdade de Medicina da USP (ICr-HC-FMUSP).

Benito Lourenço – Chefe da Unidade de Adolescentes do Instituto da Criança – HC-FMUSP. Assistente da Clínica de Adolescência do Departamento de Pediatria da Santa Casa de São Paulo. Presidente do Departamento de Adolescência da SPSP. Área Técnica de Saúde do Adolescente da Secretaria de Estado de Saúde de São Paulo.

Carla R. Taddei – Professora Livre-Docente em Microbiologia Clínica pela Faculdade de Ciências Farmacêuticas da Universidade de São Paulo. Professora Coordenadora do Curso de Obstetrícia da Escola de Artes, Ciências e Humanidades da Universidade de São Paulo.

Pesquisadora da Divisão de Laboratório Clínico do Hospital Universitário e Pesquisadora Colaboradora da Faculdade de Ciências Farmacêuticas da USP. Microbiologista com expertise em Microbiota Humana e Relação Parasito-Hospedeiro.

Carlos Alberto Longui – Chefe de Clínica Adjunto, Unidade de Endocrinologia Pediátrica, Departamento de Pediatria, Irmandade da Santa Casa de Misericórdia de São Paulo. Professor Titular, Disciplina de Medicina Molecular, Faculdade de Ciências Médicas da Santa Casa de São Paulo.

Caroline Buff de Gouveia Passone – Mestre e Doutora em Ciências pelo Instituto da Criança da FMUSP. Assistente da Unidade de Endocrinologia Pediátrica do ICr-HC-FMUSP.

Cezar Noburo – Doutor pela Universidade de São Paulo. Assistente da Clínica de Ginecologia e Obstetrícia do Hospital das Clínicas da FMUSP.

Chong Ae Kim – Professora Associada do Departamento de Pediatria da Faculdade de Medicina da Universidade de São Paulo. Chefe da Unidade de Genética do Instituto da Criança do Hospital das Clínicas da FMUSP.

Claudia de Brito Fonseca – Mestre em Pediatria pela FMUSP. Médica Assistente da Unidade de Medicina de Adolescentes do Instituto da Criança e do Adolescente do HC-FMUSP.

Claudio Elias Kater – Professor Titular de Medicina. Chefe da Unidade de Adrenal e Hipertensão e Responsável pelo Laboratório de Esteroides da Disciplina de Endocrinologia e Metabologia, Departamento de Medicina, Escola Paulista de Medicina, Universidade Federal de São Paulo (EPM/UNIFESP).

Clovis Artur de Almeida Silva – Professor Titular da Medicina de Adolescentes do Departamento de Pediatria da Faculdade de Medicina da Universidade de São Paulo (FMUSP). Responsável Técnico-Científico das Unidades de Adolescente e de Reumatologia Pediátrica do Instituto da Criança e do Adolescente do Hospital das Clínicas da FMUSP.

Crésio de Aragão Dantas Alves – Professor Doutor Associado de Pediaria, Chefe do Serviço de Endocrinologia Pediátrica, Hospital Universitário Professor Edgard Santos, Faculdade de Medicina, Universidade Federal da Bahia. Presidente do Departamento de Endocrinologia da Sociedade Brasileira de Pediatria.

Cristiane Kochi – Professora Titular da Faculdade de Ciências Médicas da Santa Casa de São Paulo. Médica Assistente da Unidade de Endocrinologia Pediátrica – Departamento de Pediatria – Irmandade da Santa Casa de Misericórdia de São Paulo (ISCMSP).

Cristiane Kopacek – Endocrinologista Pediátrica. Professora da Faculdade de Medicina da Universidade Federal do Rio Grande do Sul. Professora do Programa de Pós-Graduação em Pediatria da Universidade Federal de Ciências da Saúde de Porto Alegre. Preceptora dos Programas de Residência Médica do Hospital de Clínicas de Porto Alegre e da Santa Casa de Porto Alegre.

Cristiano Túlio Maciel Albuquerque – Endocrinologista Pediátrico. Preceptor da Residência em Endocrinologia Pediátrica do Hospital Infantil João Paulo II/Belo Horizonte. Coordenador da Endocrinologia do Hospital Infantil São Camilo/Belo Horizonte.

Daniel Damiani – Médico Neurologista formado pela UNICID, com título de Especialista pela Associação Brasileira de Neurologia. Biomédico formado pela UNISA. Docente da UNICID na área de Neurologia.

Débora Alencar de Menezes Athayde – Endocrinologista Pediátrica com Complementação Especializada na Unidade de Endocrinologia Pediátrica do Instituto da Criança do Hospital das Clínicas da Faculdade de Medicina da Universidade de São Paulo. Colaboradora no Ambulatório de Onco-Endocrinlogia do ITACI-ICr-HC-FMUSP.

Debora e Silva de Lazari – Ex-Residente e Ex-Preceptora da Unidade de Genética Médica do Instituto da Criança do Hospital das Clínicas da FMUSP.

Débora Lucia Seguro Danilovic – Graduação em Medicina pela FMUSP. Residência em Endocrinologia – HC-FMUSP. Doutorado e Pós-doutorado em Endocrinologia – FMUSP. Médica Assistente do ICESP (Instituto de Câncer) – FMUSP.

Debora Romeo Bertola – Doutora em Ciências pelo Departamento de Pediatria da Faculdade de Medicina da Universidade de São Paulo. Médica Assistente da Unidade de Genética do Instituto da Criança do Hospital das Clínicas da FMUSP e do Centro de Pesquisa sobre o Genoma Humano e Células-Tronco do Instituto de Biociências da Universidade de São Paulo.

Desirèe M. Cordeiro – Psicóloga formada pela Pontifícia Universidade Católica de São Paulo (PUC-SP). Psicodramatista pela Sociedade Paulista de Psicodrama (PUC-SP/SOPSP). Mestre em Ciências pelo Departamento de Psiquiatria da FMUSP. Psicóloga Voluntária Supervisora de Atendimento de Adolescentes no AMTIGOS (Ambulatório Transdisciplinar de Identidade de Gênero e Orientação Sexual) do Instituto de Psiquiatria (IPQ) do Hospital das Clínicas da FMUSP. Membro da WPATH – World Professional Association for Transgender Health.

Diego Ehlers – Especialização em Neurorradiologia no Instituto de Radiologia – HC-FMUSP.

Durval Damiani – Professor Livre-Docente. Chefe da Unidade de Endocrinologia Pediátrica do Instituto da Criança do Hospital das Clínicas da Universidade de São Paulo.

Edna Regina Nakandakare – Docente da Faculdade de Medicina da Universidade de São Paulo. Responsável pelo Laboratório de Lípides – LIM-10 – do Hospital das Clínicas da FMUSP.

Eduardo de Jesus Agapito Valadares – Especialização em Neurorradiologia no Instituto de Radiologia – HC-FMUSP.

Érica Pereira da Costa – PhD, Doutora em Biologia Celular e Tecidual pela Universidade de São Paulo. Bióloga no Laboratório de Anatomia Patológica – Instituto do Câncer do Estado de São Paulo Octávio Frias de Oliveira (ICESP).

Fabiana Gual – Médica Assistente do Instituto da Criança do HC-FMUSP. Médica do Grupo de Ultrassonografia do Hospital Israelita Albert Einstein.

Fábio Bessa Lima – MD, PhD, Professor Titular, Departamento de Fisiologia e Biofísica, Instituto de Ciências Biológicas/Universidade de São Paulo (ICB/USP).

Fernanda Gaspar do Amaral – PhD em Fisiologia Humana, Instituto de Ciências Biológicas/ Universidade de São Paulo (ICB/USP).

Flávia A. Costa-Barbosa – Médica da Disciplina de Propedêutica e Colaboradora Assistente-Doutora da Disciplina de Endocrinologia e Metabologia, Departamento de Medicina, Escola Paulista de Medicina, Universidade Federal de São Paulo (EPM/UNIFESP).

Flavia Balbo Piazzon – Graduação em Medicina pela Faculdade de Medicina de Marília. Pediatra e Geneticista pela UNIFESP. Doutorado em Patologia e Genética pela FMUSP. Médica colaboradora do Ambulatório de Doenças Neurometabólicas – ICr-HC. Experiência na área de Pediatria, Neonatologia e Genética Médica, com ênfase em Erros Inatos do Metabolismo e Triagem Neonatal.

Flávia Rezende Tinano – Médica Endocrinologista. Aluna de Pós-Graduação do Programa de Endocrinologia da Faculdade de Medicina da Universidade de São Paulo.

Gabriela de Andrade Vasques – Médica Pesquisadora da Unidade de Endocrinologia Genética (LIM-25) e da Unidade de Endocrinologia do Desenvolvimento (LIM-42) do Hospital das Clínicas da Faculdade de Medicina da Universidade de São Paulo (HC-FMUSP).

Gabriela Alves Klink – Ex-Residente e Ex-Preceptora da Unidade de Endocrinologia Pediátrica do Instituto da Criança – Hospital das Clínicas da FMUSP.

Geraldo Medeiros Neto (*in memoriam*) – Professor Associado do Departamento de Clínica Médica – Unidade de Tireoide – Hospital das Clínicas – Disciplina de Endocrinologia e Metabologia da Faculdade de Medicina da Universidade de São Paulo.

Gil Guerra-Júnior – Professor Titular do Departamento de Pediatria da Faculdade de Ciências Médicas (FCM) da Universidade Estadual de Campinas (UNICAMP). Coordenador do Grupo Interdisciplinar de Estudos da Determinação e Diferenciação do Sexo (GIEDDS) – FCM – UNICAMP.

Gisele Correa de Almeida – Médica Assistente do Instituto da Criança do HC-FMUSP. Médica do Grupo de Ultrassonografia do Fleury Medicina e Saúde.

Guido de Paula Colares Neto – Endocrinologista Pediátrico e Doutor em Endocrinologia pela Universidade de São Paulo. Médico Endocrinologista Pediátrico do Hospital Infantil Darcy Vargas. Professor da Graduação em Medicina e do Mestrado em Nutrição do Centro Universitário São Camilo – São Paulo.

Hamilton Cabral de Menezes Filho – Mestre em Ciências pela Universidade de São Paulo. Assistente da Unidade de Endocrinologia Pediátrica do Instituto da Criança do Hospital das Clínicas da Faculdade de Medicina da Universidade de São Paulo. Coordenador do Setor de Metabolismo Osteomineral e Doenças Ósseas da Unidade de Endocrinologia Pediátrica do Instituto da Criança.

Hilton Kuperman – Mestre em Medicina e Doutor em Ciências pela Faculdade de Medicina da Universidade de São Paulo. Médico Assistente da Unidade de Endocrinologia Pediátrica do Instituto da Criança do Hospital das Clínicas da Faculdade de Medicina da Universidade de São Paulo.

Israel Gomy – Doutor em Ciências. Oncologia pela Fundação Antonio Prudente/Hospital A.C. Camargo. Médico Geneticista e Pesquisador de Pós-Doutorado em Genética do Câncer no Dana-Farber Cancer Institute/Harvard Medical School, Boston, Estados Unidos.

José Cipolla Neto – MD, PhD, Professor Titular do Departamento de Fisiologia e Biofísica, Instituto de Ciências Biológicas/Universidade de São Paulo (ICB/USP).

José Gilberto Henriques Vieira – Professor Afiliado da Disciplina de Endocrinologia da UNIFESP – Escola Paulista de Medicina. Médico Assessor do Grupo Fleury.

Júlia Scomparin Magalhães – Especialização em Neurorradiologia no Instituto de Radiologia – HC-FMUSP.

Julia Warchavchik Melardi – Assistente da Unidade de Endocrinologia Pediátrica – Instituto da Criança – Hospital das Clínicas – Faculdade de Medicina da Universidade de São Paulo.

Juliana Kanashiro Soares – Médica Assistente do Instituto da Criança do HC-FMUSP.

Katia Terumi Nakacima – Especialização em Neurorradiologia no Instituto de Radiologia – HC-FMUSP.

Keityane Rodrigues – Residente de quarto ano em Radiologia Pediátrica.

Ken McElreavey – Director of Human Developmental Genetics, Department of Developmental and Stem Cell Biology, CNRS UMR3738, Institut Pasteur, Paris, France.

Larissa Baldini Farjalla Mattar – Nutricionista ligada ao Grupo de Diabetes Mellitus da Unidade de Endocrinologia Pediátrica – ICr-HC-FMUSP.

Leandra Steinmetz – Mestre em Ciências pela Universidade de São Paulo. Assistente da Unidade de Endocrinologia Pediátrica do Instituto da Criança do Hospital das Clínicas da Faculdade de Medicina da Universidade de São Paulo. Coordenadora do Ambulatório de Incongruência de Gênero da Unidade de Endocrinologia Pediátrica do Instituto da Criança.

Leslie Domenici Kulikowski – Professora Livre-Docente do Departamento de Patologia da FMUSP. Coordenadora do Laboratório de Citogenômica do LIM-3 do HC-FMUSP.

Lígia Bruni Queiroz – Doutora em Pediatria pela FMUSP. Médica Assistente da Unidade de Medicina de Adolescentes do Instituto da Criança e do Adolescente do HC-FMUSP.

Lilian Maria José Albano – Doutora em Medicina pelo Departamento de Pediatria da Faculdade de Medicina da Universidade de São Paulo. Geneticista. Doutora em Ciências pela Universidade de São Paulo. Médica Comissionada, Aposentada da Unidade de Genética Médica do Instituto da Criança do Hospital das Clínicas da FMUSP.

Lisa Suzuki – Coordenadora do Setor de Radiologia do Instituto da Criança do HC-FMUSP. Doutora em Radiologia pela FMUSP.

Louise Cominato – Mestre e Doutora em Ciências pela Universidade de São Paulo. Assistente da Unidade de Endocrinologia Pediátrica do Instituto da Criança do Hospital das Clínicas da Faculdade de Medicina da Universidade de São Paulo. Coordenadora do Setor de Obesidade da Unidade de Endocrinologia Pediátrica do Instituto da Criança.

Luciane Gonzalez – Psicóloga e Psicoterapeuta Cognitiva. Formada pela Universidade Paulista. Graduação em Socionomia (SOPSP/Pontifícia Universidade Católica), Psicologia da Saúde (USP), Psicoterapia Cognitiva (Universitat de Barcelona) e Psicopatologia e Psicofarmacologia (Instituto Sedes Sapientiae). Psicóloga Voluntária Supervisora do AMTIGOS (Ambulatório Transdisciplinar de Identidade de Gênero e Orientação Sexual) do Instituto de Psiquiatria (IPQ) do Hospital das Clínicas da FMUSP. Membro do grupo fundador da Federação Brasileira de Ciências do Comportamento, American Psychiatric Association e da WPATH (World Professional Association for Transgender Health).

Luiz Eduardo Vargas da Silva – Médico Assistente da Unidade de Medicina de Adolescentes do Instituto da Criança e do Adolescente do HC-FMUSP.

Luziany Carvalho Araujo – Especialização em Neurorradiologia no Instituto de Radiologia – HC-FMUSP.

Manoel Carlos Prieto Velhote – Livre-Docente em Cirurgia Pediátrica pela Universidade de São Paulo. Assistente da Disciplina de Cirurgia Infantil e Transplante Hepático Pediátrico do Instituto da Criança do Hospital das Clínicas da FMUSP.

Marcelo Straus Takahashi – Médico Assistente do Instituto da Criança do HC-FMUSP. Pós-Graduando Programa de Radiologia (Doutorado) da FMUSP.

Marcia Wang Matsuoka – Médica Assistente do Instituto da Criança do HC-FMUSP. Doutora em Radiologia pela FMUSP. Médica do Grupo de Ultrassonografia do Fleury Medicina e Saúde.

Margaret Cristina da Silva Boguszewski – Professora Associada do Departamento de Pediatria da Universidade Federal do Paraná. Doutora em Endocrinologia Pediátrica pela Universidade de Gotemburgo, Suécia.

Maria Cristina Chammas – Diretora do Serviço de Ultrassonografia do Instituto de Radiologia – HC-FMUSP.

Maria Edna de Melo – Especialista em Endocrinologia pela Sociedade Brasileira de Endocrinologia e Metabologia (SBEM). Doutora em Ciências, na Área de Endocrinologia pela Universidade de São Paulo (USP). Médica Assistente do Grupo de Obesidade e Síndrome Metabólica do Hospital das Clínicas da Faculdade de Medicina da USP. Chefe da Liga de Obesidade Infantil do Hospital das Clínicas da Faculdade de Medicina da USP.

Marina Ybarra – Mestre e Doutora pela Universidade de São Paulo. Ex-Assistente da Unidade de Endocrinologia Pediátrica do Instituto da Criança do Hospital das Clínicas da Universidade de São Paulo.

Marisa Passarelli – Bióloga no Laboratório de Lípides – LIM-10 – do Hospital das Clínicas da FMUSP. Professora Livre-Docente pelo Departamento de Endocrinologia do Hospital das Clínicas de USP. Docente da UNINOVE.

Mauricio Kase – Preceptor do Instituto de Radiologia – HC-FMUSP (2018-2019). Especialização em Cabeça e Pescoço no Instituto de Radiologia – HC-FMUSP.

Mayra de Barros Dorna – Mestre em Ciências pela FMUSP. Assistente da Unidade de Alergia e Imunologia Pediátrica do Departamento de Pediatria – HC-FMUSP.

Meyer Knobel – Professor Livre-Docente, Médico Assistente Doutor, Unidade de Tireoide, Serviço de Endocrinologia e Metabologia, Divisão de Clínica Médica I, Hospital das Clínicas da Faculdade de Medicina da Universidade de São Paulo.

Mirela Costa de Miranda – Médica Endocrinologista. Doutora em Endocrinologia pela Faculdade de Medicina da Universidade de São Paulo.

Mônica Freire Stecchini – Endocrinologista Pediátrica. Doutora em Pediatria pela Faculdade de Medicina de Ribeirão Preto da Universidade de São Paulo (FMRP-USP). Médica Assistente da Divisão de Endocrinologia do HC-FMRP.

Nelisa Helena Rocha – Residência Médica no Serviço de Medicina Nuclear do Hospital das Clínicas da Faculdade de Medicina da Universidade de São Paulo (HC-FMUSP). Especialista em Medicina Nuclear pela Sociedade Brasileira de Medicina Nuclear/Associação Médica Brasileira (SBMN/AMB).

Nuvarte Setian (*in memoriam*) – Professora Associada do Departamento de Pediatria do Instituto da Criança do Hospital das Clínicas da Universidade de São Paulo. Chefe da Unidade de Endocrinologia Pediátrica.

Paula de Figueiredo Presti Popoutchi – Pós-Graduanda da Unidade de Endocrinologia Pediátrica do Instituto da Criança do Hospital das Clínicas da FMUSP.

Poliana Zampieri – Assistente da Divisão de Medicina Nuclear do Hospital das Clínicas da Faculdade de Medicina da Universidade de São Paulo (HC-FMUSP). Especialista em Medicina Nuclear pela Sociedade Brasileira de Medicina Nuclear.

Rachel Sayuri Honjo Kawahira – Doutora em Ciências pelo Departamento de Pediatria da Faculdade de Medicina da Universidade de São Paulo. Médica Assistente da Unidade de Genética do Instituto da Criança do Hospital das Clínicas da FMUSP.

Rafael B. Giorgi – Mestre e Assistente Voluntário da Disciplina de Endocrinologia e Metabologia, Departamento de Medicina, Escola Paulista de Medicina, Universidade Federal de São Paulo (EPM/UNIFESP). Preceptor de Clínica Médica e Coordenador do Ambulatório de Adrenal da Disciplina de Endocrinologia da Faculdade de Ciências Médicas e Saúde da Pontifícia Universidade Católica de Sorocaba (PUC-Sorocaba).

Rafael Machado Mantovani – Médico Endocrinologista Pediátrico. Mestre em Ciências pela Universidade Federal de Minas Gerais (UFMG), Departamento de Pediatria e Saúde da Criança e do Adolescente. Assistente do Serviço de Endocrinologia Pediátrica.

Rafaela Ervilha Linhares – Médica Endocrinologista. Ex-Complementanda e Ex-Preceptora da Unidade de Endocrinologia Pediátrica do Instituto da Criança – FMUSP.

Ramon V. Cortez – Doutor em Ciências pela Faculdade de Ciências Farmacêuticas da Universidade de São Paulo. Atualmente trabalha como Pesquisador (Pós-Doutorado) na Universidade de Calgary (Canadá). Sua pesquisa tem foco na interação entre a Microbiota Intestinal Humana e a Saúde Pediátrica, incluindo temas como Prematuridade, Nutrição e Desordens do Neurodesenvolvimento.

Rodolfo A. Rey – Centro de Investigaciones Endocrinológicas "Dr. César Bergadá" (CEDIE), CONICET – FEI – División de Endocrinología, Hospital de Niños Ricardo Gutiérrez, Buenos Aires, Argentina.

Rogério Antonio Laurato Sertié – PhD em Fisiologia Humana, Instituto de Ciências Biológicas/Universidade de São Paulo (ICB/USP). Pesquisador na University of Alabama at Birmingham, AL, USA.

Romina Grinspon – Departamento de Histología, Biología Celular, Embriología y Genética, Facultad de Medicina, Universidad de Buenos Aires, Buenos Aires, Argentina.

Rosa Maria Rodrigues Pereira – Professora Titular de Reumatologia da Faculdade de Medicina da Universidade de São Paulo (FMUSP). Responsável pelos Ambulatórios de Osteoporose/Doenças Osteometabólicas e Doenças Reumáticas Juvenis do Serviço de Reumatologia do Hospital das Clínicas da FMUSP. Chefe do Laboratório de Metabolismo Ósseo da Disciplina de Reumatologia da FMUSP.

Ruth Rocha Franco – Mestre em Ciências pela Universidade de São Paulo. Assistente da Unidade de Endocrinologia Pediátrica do Instituto da Criança do Hospital das Clínicas da Faculdade de Medicina da Universidade de São Paulo. Coordenadora do Setor de Obesidade/Cirurgia Bariátrica e Ambulatório de Prader-Willi da Unidade de Endocrinologia Pediátrica do Instituto da Criança.

Selma San Martin Castedo – Endocrinologista Pediátrica com Complementação Especializada na Unidade de Endocrinologia Pediátrica do Instituto da Criança do Hospital das Clínicas da Faculdade de Medicina da Universidade de São Paulo. Colaboradora no Ambulatório de Onco-Endocrinlogia do ITACI-ICr-HC-FMUSP.

Sérgio Santoro – Graduado e Pós-Graduado pela Universidade de São Paulo. Especialista em Nutrição pela Sociedade Brasileira de Nutrição Enteral e Parenteral. Membro da Sociedade Brasileira de Cirurgia Bariátrica e Metabólica. Membro Titular do Colégio Brasileiro de Cirurgia e do Colégio Brasileiro de Cirurgia Digestiva.

Sergio Setsuo Maeda – Médico Assistente da Disciplina de Endocrinologia da UNIFESP – Escola Paulista de Medicina.

Simone Sakura Ito – Endocrinologista Pediátrica da Unidade de Endocrinologia Pediátrica do Instituto da Criança do Hospital das Clínicas da Faculdade de Medicina da Universidade de São Paulo. Colaboradora Responsável pelo Ambulatório de Onco-Endocrinologia do ITACI-ICr-HC-FMUSP.

Sonir Roberto Rauber Antonini – Professor Titular. Chefe do Departamento de Puericultura e Pediatria. Coordenador do Serviço de Endocrinologia e Metabologia Pediátrica. Faculdade de Medicina de Ribeirão Preto da Universidade de São Paulo (FMRP-USP).

Sue Ellen Pontes – Ex-Preceptora da Unidade de Genética Médica do Instituto da Criança do Hospital das Clínicas da Faculdade de Medicina da Universidade de São Paulo.

Suely Fazio Ferraciolli – Médica Assistente do Instituto da Criança do HC-FMUSP.

Suemi Marui – Graduação em Medicina pela Universidade de São Paulo. Residência em Endocrinologia – Hospital das Clínicas – FMUSP. Doutorado e Pós-Doutorado em Endocrinologia – FMUSP. Chefe da Unidade de Tireoide – Hospital das Clínicas da FMUSP. Assessora em Endocrinologia – DASA.

Suzana Guimarães Moraes – Bióloga. Professora Assistente Doutora da Pontifícia Universidade Católica de São Paulo (PUC-SP). Professora Adjunta da Faculdade de Medicina de Jundiaí. Professora Convidada da Universidade Estadual de Campinas (UNICAMP). Professora Visitante da Associação Instituto Sapientiae.

Tânia Sanchez Bachega – Professora Livre-Docente em Endocrinologia pela Faculdade de Medicina da Universidade de São Paulo. Professora Associada da Disciplina de Endocrinologia da Faculdade de Medicina da Universidade de São Paulo.

Thais Della Manna – Mestre e Doutora em Ciências pela Universidade de São Paulo. Assistente da Unidade de Endocrinologia Pediátrica do Instituto da Criança do Hospital das Clínicas da Faculdade de Medicina da Universidade de São Paulo. Coordenadora do Ambulatório de Diabetes Mellitus da Unidade de Endocrinologia Pediátrica.

Thiago Augusto Vasconcelos Miranda – Especialização em Neurorradiologia no Instituto de Radiologia – HC-FMUSP.

Tiago Jeronimo dos Santos – MD, MPH, Endocrinologista Pediátrico. Pesquisador PhD, Hospital Infantil Niño Jesús, Univesidad Autónoma de Madrid, Espanha.

Vaê Dichtchekenian – Mestre e Doutor em Ciências pela Universidade de São Paulo. Ex-Assistente da Unidade de Endocrinologia Pediátrica do Instituto da Criança – FMUSP.

Valesca Mansur Kuba – Doutora em Ciências pela Universidade de São Paulo. Professora de Endocrinologia da Faculdade de Medicina Campos.

Vera P. M. Ferrari Rego Barros – Psicóloga. Chefe do Serviço de Higiene Mental do Instituto da Criança do Hospital das Clínicas da Faculdade de Medicina da Universidade de São Paulo.

Vinicius Nahime Brito – Professor Livre-Docente da Disciplina de Endocrinologia e Metabologia da Faculdade de Medicina da Universidade de São Paulo. Assistente-Doutor da Unidade de Endocrinologia do Desenvolvimento da Divisão de Endocrinologia e Metabologia da FMUSP. Médico Pesquisador do Laboratório de Hormônios e Genética Molecular LIM-42.

Wendy Justiniano Cespedes – Médica Endocrinologista Pediátrica. Ex-Complementanda da Unidade de Endocrinologia Pediátrica do Instituto da Criança da FMUSP.

Prefácio

É com enorme alegria e prazer que lhes apresento "Endocrinologia Pediátrica Nuvarte Setian – da Fisiologia à Clínica".

Era um desejo da Professora Nuvarte ter um livro de Endocrinologia Pediátrica que trouxesse seu nome na capa. Ela foi uma das pioneiras da especialidade no Brasil e era meritório dedicar-lhe uma obra na especialidade pela qual ela tanto lutou. Nuvarte, infelizmente, faleceu em 22/6/2017, antes de lançar a 3ª edição do "Endocrinologia Pediátrica – aspectos físicos e metabólicos do recém-nascido ao adolescente".

Em agosto de 2019, fomos rever os capítulos que já haviam sido escritos para aquela 3ª edição, havia cerca de 6 anos, e concluímos que seria necessário atualizar absolutamente "tudo"!

Verificamos então que poderíamos escrever um livro em que a ênfase maior fosse dada à Fisiologia e à Fisiopatologia, já que há carência de obras que enfoquem esses aspectos em Endocrinologia Pediátrica.

Reunimos nossa equipe e começamos a fazer o planejamento do novo livro, para abordar os temas de Endocrinologia Pediátrica focando muito em Fisiologia. Afinal, se compreendemos a Fisiologia e a Fisiopatologia, fica muito mais fácil entendermos o que ocorre com cada doença...

Reenviamos os capítulos que já haviam sido escritos aos seus autores, enfatizando a nova filosofia deste livro, para que atualizassem seus escritos e focassem bastante no escopo do livro. Nosso grupo passou a escrever novos capítulos e convidamos novos colaboradores para abordar os diversos temas da especialidade. Nos seis meses que se seguiram, os capítulos começaram a chegar e fomos tendo a grata satisfação de receber um material de altíssima qualidade, que pode ser comprovado com a leitura desta obra.

Iniciamos o livro com um pouco da história da especialidade e já passamos à seção de Fisiologia, onde o professor Fábio Bessa Lima, Titular de Fisiologia do ICB-USP, coordenou os subtemas "Fundamentos de Endocrinologia e Metabologia", "Hipotálamo Endócrino" e "Ritmos Circadianos".

A seguir, entramos em Biologia Molecular, com uma parte geral focando Genética e Biologia Molecular e uma parte prática, onde se verifica a aplicação de cada método, para que se obtenham as informações importantes para o adequado manuseio do paciente e para a correta interpretação de seu diagnóstico. Andrea Rangel e Carlos Alberto Longui nos enviaram capítulos excelentes sobre os temas.

A Associação de Imunologia e Endocrinologia, coordenada pelo Professor Antonio Carlos Pastorino, explora a imunidade e sua interferência no sistema endócrino.

Avaliação laboratorial (Professor Gilberto Vieira) e imagem (Doutora Lisa Suzuki) dão bases importantes para a interpretação de resultados de exames. Em particular, a parte V sobre imagem oferece excelente base para a interpretação e termina com a melhor escolha do exame para cada situação de endocrinopatia.

Crescimento é a queixa-chefe de todo serviço de Endocrinologia Pediátrica e é este aspecto o que mais diferencia a especialidade pediátrica da de adultos. Nossos pacientes crescem, enquanto os pacientes adultos, a partir de um certo ponto, reduzem suas estaturas! Fiquei na coordenação deste tópico e aspectos de fisiologia e fisiopatologia foram amplamente abordados. Dois dos capítulos desta parte, "Avaliação Clínica do Crescimento" e "Baixa Estatura", têm como coautora a Doutora Nuvarte Setian, já que utilizamos partes de capítulos que ela havia preparado para a 3ª edição do livro anterior.

Puberdade é outro evento próprio da especialidade pediátrica e Leandra Steinmetz, Louise Cominato, Ruth Rocha Franco e eu coordenamos esta parte. Fisiologia foi escrita por Ana Claudia Latronico, Vinicius Brito e Flávia Tinano. Novos genes e novos mecanismos de desencadeamento da puberdade são abordados e, apesar de ainda se ter muito a caminhar no tema, a melhor compreensão dos fatores que controlam a eclosão puberal pode possibilitar novas armas terapêuticas em casos de atrasos ou antecipações patológicas da puberdade.

Na parte de adolescência, apresentamos as variações puberais, desordens menstruais, síndrome do hiperandrogenismo ovariano e anticoncepção na adolescente, temas extremamente importantes para os Hebiatras e para os Endocrinologistas Pediátricos.

O capítulo de tireoide, coordenado por Meyer Knobel e Thais Della Manna, traz uma avaliação extremamente ampla dos distúrbios tireoidianos, desde a vida fetal até o adolescente, escrito de maneira objetiva e muito completa.

Suprarrenal foi coordenada pelo Dr. Hamilton Cabral de Menezes Filho e Vaê Dichtchekenian e aborda as principais alterações dessa incrível glândula endócrina, ainda não completamente conhecida.

A parte de DSD (diferenciação sexual diferente) foi coordenada por Leandra Steinmetz e por mim, com a colaboração de Ken McElreavey do Institut Pasteur, que procedeu uma análise crítica dos vários genes candidatos que fazem parte da cascata de determinação gonadal e diferenciação sexual, e Rodolfo Rey, conhecido especialista argentino, que escreveu sobre neoplasias e fertilidade em DSD. Introduzimos um capítulo que discute criticamente os novos paradigmas para as DSDs, já que as condutas têm mudado nos últimos anos e é importante que o Endocrinologista Pediátrico esteja a par dessas modificações.

Em nossa Unidade de Endocrinologia Pediátrica temos trabalhado há 10 anos com crianças e adolescentes com incongruência de gênero, em estreita colaboração com o Dr. Alexandre Saaddeh, do Instituto de Psiquiatria do Hospital das Clínicas da FMUSP. A Doutora Leandra Steinmetz organizou esta parte abordando vários aspectos do tema e as propostas terapêuticas atuais. Trata-se de um tema novo no qual já acumulamos uma boa experiência para atender esses pacientes, tão carentes de atendimento especializado.

Uma parte especial dedicada aos distúrbios nutricionais, em uma época em que a obesidade se tornou "pandêmica" no mundo inteiro, foi coordenada pela Doutora Louise Cominato e Doutora Ruth Rocha e aborda desde a fisiologia e fisiopatologia da obesidade, até as mais recentes modalidades terapêuticas, incluindo a vasta experiência do grupo com cirurgia bariátrica, realizada pelo Professor Manoel Carlos Velhote, de nossa Instituição. As doenças do metabolismo lipídico, coordenadas pela Doutora Edna Nakandakare, abordam o tema com grande ênfase em fisiologia e fisiopatologia e as últimas recomendações de consensos em pacientes pediátricos e em adolescentes.

Uma grande parte sobre metabolismo de carboidratos, coordenada pela Doutora Thais Della Manna, apresenta os mais diferentes temas relacionados a *diabetes mellitus*, hipoglicemias, quadros sindrômicos que cursam com resistência à insulina, assim como os novos desenvolvimentos terapêuticos e tecnológicos, tão ansiados pelos nossos pacientes diabéticos.

Diabetes insipidus ganhou uma parte especial, coordenada pelo Doutor Rafael Mantovani, de Belo Horizonte.

O tema metabolismo osteomineral sempre é de uma "dureza" extrema! Foi brilhantemente abordado pelo Doutor Hamilton Cabral de Menezes Filho, que escreveu fisiologia, fisiopatologia do metabolismo de cálcio e raquitismo. Osteoporose e distúrbios do metabolismo osteomineral em doenças renais crônicas também foram descritos.

Uma parte de oncoendocrinologia, coordenada pelo Doutor Hilton Kuperman e com o valioso auxílio das Doutoras Simone Ito, Débora Alencar e Selma San

Martin. As alterações endócrinas pós-tratamento de neoplasias infantis é um capítulo extremamente importante e, por muito tempo, tais complicações tiveram pouca atenção, dirigindo-se o foco sempre ao tratamento mais premente da neoplasia primária. Os distúrbios endócrinos, diretamente decorrentes das neoplasias ou de seu tratamento, podem surgir muitos anos depois do evento principal, neoplásico e grande atenção deve ser dada ao seguimento desses pacientes, para que se evitem sequelas futuras tanto de crescimento, como de distúrbios metabólicos e de outras glândulas endócrinas.

A Doutora Chong Ae Kim coordena, juntamente com Doutora Débora Bertola, a parte de alterações genéticas e endocrinopatias, um tema extremamente interessante e escrito com ampla abrangência.

Finalizamos com os aspectos de Transição em Endocrinologia Pediátrica, já que tratamos de pacientes crônicos que, muitas vezes, devem continuar seu seguimento com o endocrinologista clínico. Uma transição suave do Endocrinologista Pediátrico para o Endocrinologista Clínico é extremamente útil. Quem cuidou desta parte em nosso grupo foi a Doutora Valesca Kuba, que iniciou, em nossa Unidade, o Ambulatório de Transição.

E como estamos em era de pandemia de COVID-19, acrescentamos um capítulo abordando a relação entre o SARS-CoV-2 com endocrinopatias. Temos aí uma relação de mão dupla: os pacientes com endocrinopatia conhecida que adquirem a infecção pelo vírus e as endocrinopatias desencadeadas a partir da infecção viral.

Os nomes que citei neste Prefácio são apenas alguns entre os mais de 100 colaboradores que tivemos. Profissionais da mais alta qualificação fazem deste trabalho uma verdadeira obra-prima na área da Endocrinologia Pediátrica e quero agradecer profundamente o intenso envolvimento e a qualidade dos capítulos enviados.

Eu e todos os coordenadores deste livro queremos fazer um agradecimento especial à nossa revisora: Maria Ofélia da Costa. Ela foi incansável! Revisou cada parte, cada tópico, cada parágrafo, cada palavra... um trabalho extremamente bem feito e que durou mais de dois anos, período em que alguns capítulos tiveram que ser atualizados, ainda antes da publicação. Tivemos inúmeras horas de conversas e de trocas de ideias para deixar o livro impecável. Sabemos que ainda há erros, pois, em uma obra de tamanha extensão, é quase impossível não haver erros. Mas seguramente são eventuais erros pequenos e que acabam escapando aos olhos e mente muito atentos da Ofélia.

Espero não os ter cansado com esta longa descrição de nosso livro, mas estou certo de que este trabalho vai ser útil a tantos que consultarem esta obra, que aporta conhecimentos básicos e avançados, bem como condutas práticas encontradas em nossa atividade diária. Daí o subtítulo "da Fisiologia à Clínica".

Modestamente, acho que a Nuvarte ficaria satisfeita com o resultado deste trabalho e estamos, com isso, rendendo uma pequena homenagem a quem muito fez pela Endocrinologia Pediátrica do Brasil.

Desejamos a todos uma boa leitura e que este livro sirva de referência às suas atividades diárias.

Durval Damiani

Conteúdo

Parte I

Histórico

COORDENADOR: Durval Damiani

Parte II

Fisiologia Endócrina

COORDENADOR: Fábio Bessa Lima

Parte III

Noções Fundamentais de Biologia Molecular

COORDENADORES: Andrea C. Rangel Santos
Carlos Alberto Longui

Parte IV

Imunoendocrinologia

COORDENADOR: Antonio Carlos Pastorino

Parte V

Investigação em Endocrinologia Pediátrica

COORDENADORA: Lisa Suzuki

Parte VI

Crescimento

COORDENADOR: Durval Damiani

Parte VII

Puberdade

COORDENADORES: Ruth Rocha Franco
Louise Cominato
Leandra Steinmetz
Durval Damiani

Parte VIII

Adolescência

COORDENADOR: Durval Damiani

Parte IX

Tireoide

COORDENADORES: Meyer Knobel
Thais Della Manna

Parte X

Suprarrenal

COORDENADORES: Vaê Dichtchekenian
Hamilton Cabral de Menezes Filho

Parte XI

Diferenciação Sexual Diferente

COORDENADORES: Leandra Steinmetz
Durval Damiani

PARTE XII

Incongruência de Gênero em Crianças e Adolescentes

COORDENADORA: Leandra Steinmetz

PARTE XIII

Distúrbios Nutricionais

COORDENADORA: Louise Cominato

PARTE XIV

Lípides

COORDENADORA: Edna Regina Nakandakare

PARTE XV

Metabolismo de Carboidratos

COORDENADORA: Thais Della Manna

PARTE XVI

Distúrbios Hidroeletrolíticos

COORDENADOR: Rafael Machado Mantovani

PARTE XVII

Metabolismo do Cálcio

COORDENADOR: Hamilton Cabral de Menezes Filho

PARTE XVIII

Incongruência de Gênero em Crianças e Adolescentes

COORDENADOR: Fábio Bessa Lima

Parte XIX

Genética em Endocrinologia Pediátrica

COORDENADOR: Chong Ae Kim

Parte XX

Transição – do Pediatra ao Clínico – o Adulto Emergente

COORDENADORA: Leandra Steinmetz

PARTE XXI

Endocrinopatias em Tempo de Pandemia

COORDENADOR: Durval Damiani

PARTE I

Histórico

COORDENADOR

Durval Damiani

História da Endocrinologia Pediátrica

DURVAL DAMIANI

A Endocrinologia Pediátrica evoluiu como uma subespecialidade na era da investigação clínica, bioquímica e metabólica, liderada por John Howland, Edwards Park e James Gamble, no Johns Hopkins; Allan Butler, na Universidade de Boston e na Harvard; Daniel Darrow, em Yale; e Irving McQuarrie na Universidade de Rochester e na Universidade de Minnesota durante o século XX.

O pai da nova subespecialidade foi Lawson Wilkins, um pediatra privado em Baltimore, Maryland, que foi convidado pelo Dr. Edwards Park para montar uma clínica de endocrinologia pediátrica no Harriet Lane Home no Jonhs Hopkins, em 1935[1].

Dr. Wilkins continuou sua prática privada até 1946, quando, com 52 anos, aceitou um cargo em tempo integral na Universidade. Dr. Nathan Talbot foi convidado pelo Dr. Allan Butler em 1942 para implantar a clínica de endocrinologia pediátrica no Massachusetts General Hospital. Essas clínicas e seus programas de treinamento nas décadas de 1950 e 1960 deram origem à maior parte da segunda geração de endocrinologistas pediátricos que foram estabelecendo programas em centros médicos na América do Norte, Europa e América do Sul.

A clínica de diabetes, como uma disciplina, evoluiu em paralelo a partir da clínica de Elliott Joslin e Priscila White, em Boston; McHardin e Robert Jackson, na Universidade de Iowa; George Guest, no Children's Hospital de Cincinatti; e Alex Hartman, no Children's Hospital de St. Louis.

A Lawson Wilkins Pediatric Endocrine Society foi fundada em 1971 e o Conselho de Diabetes no Jovem foi estabelecido dentro da Associação Americana de Diabetes em 1980. Fatores econômicos e médicos levaram ao aumento de integração do diabetes pediátrico e a clínica de endocrinologia de adultos e o cuidado com o diabetes são, hoje, uma atividade maior dentro da subespecialidade de Endocrinologia Pediátrica.

O crescimento da Endocrinologia Pediátrica na América do Norte acompanhou o crescimento da medicina acadêmica durante o último meio século. Nos Estados Unidos, em 2002, havia 72 programas de treinamento (65 nos EUA e sete no Canadá). Em 1978, criou-se o *board*, ligado à American Board of Pediatrics, para dar o certificado de treinamento e competência em Endocrinologia Pediátrica, incluindo *diabetes mellitus*. Em 2002, o *board* já havia certificado 927 endocrinologistas pediátricos.

Dr. Luiz César Póvoa, no XXXV encontro anual do IEDE (Rio de Janeiro), em dezembro de 2006, fez um interessante retrospecto da Endocrinologia Pediátrica ao redor do mundo. Ele mencionou que procurou a presença da criança na história da endocrinologia, o que foi, para seu espanto, extremamente difícil! A criança ou o feto eram sempre citados como participantes nas gestações e partos. No Egito, Akenaton e Nefertiti colocavam sua criança ao sol, o que, por muito tempo, constituiu-se na helioterapia. Dr. Arthur Moncorvo Filho construiu um belo edifício em um areal perto do Campo de Santana para lá instalar um hospital pediátrico para helioterapia. A alimentação das crianças na China não era prioridade, o que se pode ver em ilustrações onde um idoso é alimentado antes da criança faminta.

Em 1632, são editados os primeiros livros sobre o estudo do crescimento, até então problemas secundários. Os homens tinham baixa estatura! Ricardo Coração de Leão, guerreiro, tinha 160cm.

As crianças com anomalias ao nascer, com precocidade puberal, eram motivo de manifestações artísticas, sobretudo quando nobre era a descendência dos modelos.

Nos séculos XV e XVI começa a se valorizar, na Inglaterra, o carinho e o amor que as crianças deveriam ter, tentando propiciar-lhes crescimentos físico e mental saudáveis[2].

No Brasil, em 1960, Dr. Pedro Solberg, então no segundo ano de sua residência médica nos Estados Unidos, encontrou Ralph David, que voltava de um *fellowship* com Lawson Wilkins. Dr. Pedro conta que, em um dia de ambulatório, após ter visto um caso "muito estranho", discutiu com o Dr. David que, após ouvir o relato do caso, mesmo sem ter visto o paciente, pediu-lhe o diagnóstico. "Nunca havia visto um caso como aquele e não sabia o diagnóstico. Dr. David me disse tratar-se de um caso 'clássico' de hipotireoidismo".

Voltando ao Brasil, Pedro Solberg foi contratado pela Universidade Federal do Rio de Janeiro como instrutor de Pediatria no Instituto Martagão Gesteira, onde, em 1965, iniciou um Serviço de Endocrinologia Pediátrica, no qual trabalhou até o final de sua carreira.

Em São Paulo, na década de 1960, Eduardo Marcondes, catedrático de Pediatria no Hospital das Clínicas da Faculdade de Medicina da Universidade de São Paulo, cuidava de um ambulatório chamado "Distúrbios do Crescimento", onde atendia especialmente pacientes acondroplásicos e portadores de progéria. Naquela época, Dr. Marcondes já tinha a intenção de criar um Serviço de Endocrinologia Pediátrica e convidou a Dra. Nuvarte Setian para organizá-lo.

Foi em 1975 que o grupo efetivamente começou e sua primeira assistente foi Dra. Gilda D'Agostino, que havia feito seu treinamento no Hospital de Niños em Buenos Aires, sob a orientação do Prof. Cézar Bergadá. Nuvarte, por sua vez, teve como orientador o Prof. Armando de Aguiar Pupo, que era um grande incentivador da criação do grupo de Endocrinologia Pediátrica. O primeiro residente do grupo recém-formado foi Dr. Durval Damiani (hoje o chefe da Unidade de Endocrinologia Pediátrica), seguido pelo Dr. Vaê Dichtchekenian, Thaís Della Manna, Hilton Kuperman e tantos outros.

Como a nova unidade englobava o ambulatório do Prof. Eduardo Marcondes, o nome inicial era "Unidade de Endocrinologia e Distúrbios do Crescimento". Mais tarde, o grupo de Diabetes, coordenado pelo Dr. Raphael Del Roio Liberatori, também foi incorporado à Unidade que passou a se chamar "Unidade de Endocrinologia Pediátrica".

Na década de 1960, surge a Faculdade de Ciências Médicas da Santa Casa de São Paulo e a Endocrinologia passa a ser coordenada pelo Prof. José de Paula e Silva, formador de novos assistentes oriundos da própria Santa Casa, entre os quais o Prof. Osmar Monte. Em 1970, o Dr. Jorge Nakagami, ex-aluno da faculdade, inicia, juntamente com a Dra. Maria José Nozaki, no Departamento de Pediatria e Puericultura, sob a direção do Prof. Jacob Renato Woisky, um ambulatório de Endocrinologia Pediátrica chefiado, a partir de 1972, pelo Prof. Osmar Monte. Em 1985, o Prof. Carlos Alberto Longui assume a chefia da Unidade, incorporando, em 1990, o Dr. Luís Eduardo Procópio Calliari, em 2001, Dra. Cristiane Kochi, em 2002, Dra. Claudia Dutra Constantin Faria e Dr. Mauro Borghi, e assim o grupo também vai crescendo e ganhando força.

Em 1995, na cidade de São Paulo e sob a presidência da Dra. Nuvarte Setian, realiza-se o primeiro Congresso Brasileiro Pediátrico de Endocrinologia e Metabologia (I COBRAPEM). Foi uma oportunidade única de união entre os vários Serviços de Endocrinologia Pediátrica e o trabalho de todos resultou no primeiro congresso com 450 participantes. Hoje estamos na 14ª edição do COBRAPEM.

Vários grupos de importância passam a surgir: Prof. Romolo Sandrini, que também havia estagiado com o Prof. Cézar Bergadá, cria em Curitiba (Paraná) um importante grupo de Endocrinologia Pediátrica, tendo como colaborador Dr. Luís de Lacerda.

Em Salvador, Dra. Maria Bethânia Torales; em Recife, Dra. Dora Foss, Dra. Elcy Falcão, Dra. Thereza Selma Lins, Dra. Jacqueline Araújo; em Minas Gerais, Prof. Dr. Antônio José das Chagas, Ivani Novato Silva; no Rio de Janeiro, Dra. Marília Martins Guimarães, Dra. Maria Alice Bordalo, Dr. Paulo Solberg (filho do Dr. Pedro Solberg). Em Santa Catarina, Dra. Marisa Leal do Nascimento, Paulo César Alves Silva; em Brasília, Dr. Luís Cláudio Castro, Dra. Mariângela Sampaio; em Porto Alegre, Dra. Cristiane Kopacek. Em São Paulo, na Universidade Federal, o grupo da Dra. Ângela Maria Spinola e Castro; em Campinas, na UNICAMP, Prof. Gil Guerra Júnior e Dra. Sofia Lemos Marini.

Alguns Serviços, apesar de atenderem prioritariamente Endocrinologia Clínica, têm aberto espaço para o atendimento e pesquisa nessa área, destacando-se Dr. Ivo Arnhold e Dr. Alex Jorge, com importantes contribuições na área de crescimento, Dra. Ana Claudia Latrônico e Dr. Vinícius Brito, dedicados a distúrbios puberais, Dra. Thânia Bachega, em distúrbios de suprarrenal, Dra. Berenice Mendonça e Dra. Soraya Domené, dedicadas a distúrbios da diferenciação sexual, entre outros.

Apesar de já haver vários serviços que lidavam com endocrinologia pediátrica, a subespecialidade só foi reconhecida em 2001, quando a Sociedade Brasileira de Pediatria e a Sociedade Brasileira de Endocrinologia e Metabologia criaram a Área de Atuação em Endocrinologia Pediátrica. Não foi uma tarefa fácil essa implantação e, há mais de 15 anos, travava-se uma luta entre pediatras e clínicos e a questão central era: um especialista em Endocrinologia Pediátrica deve ser primariamente um pediatra que se especializa em Endocrinologia ou um clínico endocrinologista que passa a atender crianças?

Foi na gestão como presidente do Departamento de Endocrinologia Pediátrica (1998-2001) que Dr. Durval Damiani e seu secretário, Dr. José Rodrigues Coelho Neto, fizeram uma grande cruzada para efetivar a especialidade em âmbito nacional. Tiveram a participação decisiva do Dr. Lincoln Freire, presidente da Sociedade Brasileira de Pediatria, do Dr. João Romaldini, presidente da Sociedade Brasileira de Endocrinologia, Dr. José Antônio Miguel Marcondes, presidente da SBEM São Paulo e, com isso, realizou-se o primeiro exame para atribuição da Área de Atuação em Endocrinologia Pediátrica no 4º Congresso Brasileiro Pediátrico de Endocrinologia e Metabologia, realizado em Salvador, sob a presidência da Dra. Maria Bethânia Torales.

Os subespecialistas em endocrinologia pediátrica, nos últimos 50 anos, têm contribuído com avanços enormes na compreensão da ontogenia dos sistemas endócrinos, diagnóstico e tratamento dos distúrbios endócrinos fetais e neonatais.

As triagens neonatais para doenças metabólicas e endócrinas; a melhor compreensão dos distúrbios da diferenciação sexual e da maturação puberal; o desenvolvimento de padrões antropométricos para melhor avaliação do crescimento e desenvolvimento; a caracterização e a compreensão fisiológicas dos sistemas hormonais, incluindo as ações dos receptores e dos hormônios; a genética molecular de um sem-número de doenças endócrinas congênitas e padrões de referência; a compreensão fisiopatológica e o manuseio de doenças endócrinas autoimunes; o desenvolvimento de um crescente armamentário terapêutico voltado ao tratamento de doenças endócrinas e metabólicas, tudo isso tem feito com que o exercício da Endocrinologia atualmente tenha progredido enormemente.

No Brasil, contamos com cerca de 800 endocrinologistas pediátricos, distribuídos pelos mais diferentes locais deste imenso País, serviços de excelência e que têm contribuído enormemente para um melhor atendimento da criança com uma condição endocrinológica. Trabalhos de excelência têm sido publicados nas mais prestigiosas revistas médicas internacionais e nacionais e o longo caminho já percorrido nos faz vislumbrar um futuro cada vez mais promissor em prol da criança e do adolescente, focos de nossa especialidade[3].

REFERÊNCIAS

1. Fisher DA. A short history of pediatric endocrinology in North America. Pediatr Res. 2004;55(4):716-26.
2. http://www.assex.org.br/052_historias_medicina.asp12/01/2016ASSEX-IEDE|Jornal da ASSEX.
3. Fisher DA, Laron Z. The early history of pediatric endocrinology. Pediatr Endocrinol Rev. 2003;1 Suppl 1:66-91.

PARTE II

Fisiologia Endócrina

COORDENADOR

Fábio Bessa Lima

Fundamentos de Endocrinologia e Metabolismo – Características Gerais dos Hormônios: Estrutura e Mecanismo de Ação

André Ricardo Alves de Proença
Amanda Baron Campaña
Fábio Bessa Lima

SISTEMA ENDÓCRINO: ASPECTOS GERAIS

O sistema endócrino compreende um conjunto de estruturas com localização diversa no corpo humano, conhecidas como glândulas endócrinas. A figura II-1 ilustra as glândulas endócrinas de relevância dentro da Endocrinologia. As glândulas endócrinas são assim chamadas porque o produto de sua secreção, os hormônios, é liberado dentro "da sua morfologia que é o meio interno" (*endo* = interno; *krinein* = secreção). Isso ocorre devido a um aspecto importante que é o fato de que elas não possuem ductos que direcionem sua secreção a uma área pré-conectada, de modo que o hormônio será liberado diretamente no meio interno ao redor da célula produtora.

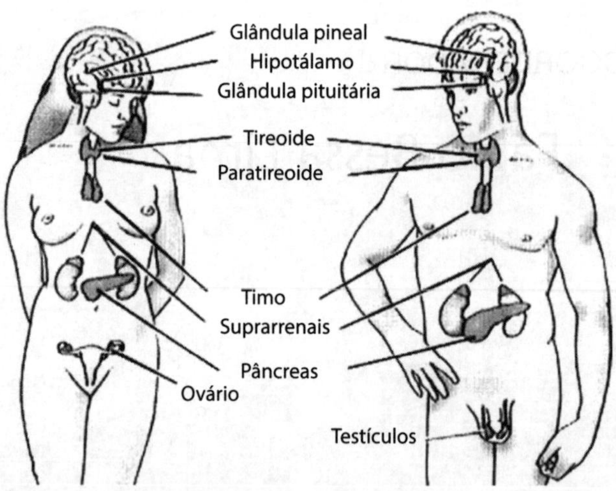

Figura II-1. Principais glândulas endócrinas. Como se nota, as glândulas se distribuem em várias regiões do organismo. Na cabeça, encontram-se a glândula pineal, o hipotálamo e a hipófise (ou pituitária); no pescoço, a tireoide e as paratireoides; no tórax, o timo; no abdome, o pâncreas endócrino e as suprarrenais; e, na pelve, as gônadas na mulher e no homem (ovários e testículos).

Algumas dessas glândulas não são habitualmente abordadas na prática clínica, como é o caso da pineal, responsável pela produção do hormônio **melatonina**, cuja secreção se dá exclusivamente no período noturno em consequência da diminuição da luminosidade ambiental; e do timo, que secreta vários hormônios conhecidos como citocinas que são estudados com mais profundidade pela Imunologia. Entretanto, o conceito mais atual de hormônio considera que todo o produto de secreção diretamente para o meio interno seja considerado hormônio, independentemente do fato de ter sido produzido em uma das glândulas clássicas ilustradas na figura II-1. Basta que essa substância seja capaz de determinar um efeito biológico após interagir com uma molécula na **célula-alvo** conhecida como **receptor**. Isso posto, basta que as células sejam capazes de liberar para o meio interno substâncias que interajam com receptores específicos e dessa interação desencadeie-se um conjunto ou cadeia de eventos que culminem em um efeito biológico final, para que sejam consideradas células endócrinas. Como corolário dessa nova conceituação de hormônio, várias outras estruturas (ou células) foram consideradas de importância endócrina, como, por exemplo, cardiomiócitos, adipócitos, hepatócitos, entre outras, e passaram a fazer parte do repertório de abrangência da Endocrinologia. Vários desses hormônios, as glândulas ou células que os produzem e seus principais efeitos estão relacionados no quadro II-1. Convém, contudo, enfatizar que a tabela não está completa, pois em vários outros tecidos foram e estão sendo identificadas substâncias com características e propriedades hormonais. Por exemplo, na musculatura esquelética foram descobertas moléculas com potencial efeito biológico (irisina, miostatina), bem como nos rins (eritropoietina), no fígado (IGF-1), além dos diversos mediadores químicos liberados nas sinapses dentro do sistema nervoso central.

HORMÔNIOS

Hormônios podem ser definidos como substâncias de natureza química variada (ver mais adiante), produzidos por glândulas (células) endócrinas e liberados diretamente no meio interno, e exercem seus efeitos mediante a interação química com moléculas proteicas que os reconhecem de forma específica, denominadas de receptores. Atuam em uma faixa de concentração muito baixa (~10^{-9}M), dentro de limites estreitos, e, de sua interação com os receptores específicos, desencadeiam uma sequência de reações (processo genericamente conhecido como sinalização hormonal) que culminam em um (ou mais) efeito(s) biológico(s) final(is) característico(s) para cada hormônio. Os receptores se localizam em células específicas que são denominadas células-alvo do hormônio. Em outras palavras, para uma célula ser alvo de um dado hormônio, ela precisa conter seu receptor específico.

Quanto à sua natureza química, os hormônios podem ser classificados conforme se observa no quadro II-2, no qual serão consideradas as três primeiras categorias. Quanto à solubilidade em água, os hormônios podem ser classificados em solúveis (hidrossolúveis) e não solúveis (lipossolúveis). Em geral, os hormônios proteicos são solúveis em água e os esteroides são muito pouco solúveis. Entre os hormônios

Quadro II-1. Glândulas endócrinas, seus principais hormônios e efeitos biológicos.

Glândula	Hormônio	Principais efeitos
Pineal	Melatonina	Regula os ritmos circadianos
Hipotálamo	Hormônios hipofisiotrópicos (CRH, GHRH, TRH, GnRH)	Regula a secreção dos hormônios hipofisários
Hipófise anterior (adeno-hipófise ou pituitária)	GH, PRL, ACTH, LH, FSH, TSH	Regulam o crescimento, funcionamentos de outras glândulas endócrinas (tireoide, suprarrenais, gônadas)
Hipófise posterior (neuro-hipófise)	Ocitocina (OCT) e vasopressina (ADH)	OCT – estimula a contração uterina, ejeção de leite nas mamas ADH – regula o metabolismo hidroeletrolítico
Tireoide	Tiroxina (T_4) e tri-iodotironina (T_3)	Regulam metabolismo, crescimento, termogênese
Paratireoides	PTH	Regula o metabolismo de Ca e P
Cardiomiócitos atriais	Peptídeo natriurético atrial (ANP)	Estimula a excreção renal de Na e regula a volemia e a pressão arterial
Pâncreas endócrino	Insulina, glucagon	Regulam o metabolismo energético (carboidratos, lipídios e proteínas)
Suprarrenais (adrenais) – córtex	Glicocorticoides, mineralocorticoides, esteroides sexuais	Regulam o metabolismo energético, hidroeletrolítico e aspectos do desenvolvimento sexual
Suprarrenais – medula	Adrenalina e noradrenalina	Aumentam a mobilização de gordura do tecido adiposo, produção hepática de glicose e regulam a função cardiovascular
Gônadas – ovários	Estradiol (E_2) e progesterona	Regulam o ciclo menstrual e a função reprodutora feminina
Gônadas – testículos	Testosterona	Regula a função reprodutora masculina
Tecido adiposo	Leptina, adiponectina, resistina, visfatina, TNF-α, interleucinas etc.	Regulam o comportamento alimentar, resposta inflamatória, metabolismo energético
Trato gastrointestinal	Gastrina, secretina, colecistoquinina, grelina, GLP1, GIP etc.	Regulam vários aspectos da secreção, motilidade gastrointestinal e absorção de nutrientes
Pele	Colecalciferol (vitamina D_3)	Regula o metabolismo ósseo e de Ca e P

Quadro II-2. Classificação dos hormônios quanto à sua natureza química.

Natureza química	Subtipos	Exemplos
Proteínas	Grandes peptídeos (peso molecular > 10kDa) Peptídeos pequenos (peso molecular entre 1 e 10kDa) Oligopeptídeos	GH, prolactina, LH, TSH, FSH Insulina, glucagon, ACTH, IGF-1 TRH, GnRH, somatostatina
Derivados de aminoácidos	Derivados de tirosina Derivados detriptofano Derivados de histidina	Adrenalina, tiroxina Serotonina, melatonina Histamina
Derivados de colesterol (esteroides)	Glicocorticoides Mineralocorticoides Esteroides sexuais	Cortisol, corticosterona Aldosterona Testosterona ♂ Estradiol ♀
Derivados de lipídios (exceto colesterol)	Ácidos graxos livres Derivados de ácidos graxos Monoglicerídeos Derivados de fosfolípides	Ácido palmitoleico (ω7) Prostaglandinas, tromboxanos e leucotrienos Monobutirina Endocanabinoides

derivados de aminoácidos, os de maior interesse endocrinológico são os derivados de tirosina, entre os quais se incluem as catecolaminas (adrenalina, noradrenalina e dopamina) e os hormônios tireoidianos (T_3 – tri-iodotironina, e T_4 – tiroxina). Nesta última categoria, as catecolaminas são muito solúveis em água, enquanto os hormônios tireoidianos (HT) são extremamente pouco solúveis. A propriedade da solubilidade alta ou baixa em água confere características especiais ao modo como essas moléculas atingem seus alvos, uma vez que o meio de difusão é o interno, cujo mais importante componente é a água. Evidentemente, um hormônio hidrossolúvel tem mais facilidade de se difundir nesse meio, podendo atingir seus alvos, uma vez que o meio interno não lhes constitui uma barreira física para sua difusão. Por outro lado, os hormônios esteroides e os HT, dada sua pouca solubilidade, necessitam de um sistema de transporte específico representado por proteínas transportadoras ligantes para esses hormônios.

Assim, os hormônios são um conjunto de substâncias que transmitem mensagens químicas entre os diversos tipos celulares que compõem o organismo animal, constituindo-se em "palavras ou senhas químicas" da comunicação intercelular. Mediante sua intervenção, o meio interno (*milieu intérieur*, segundo Claude Bernard) pode ser mantido dentro de uma estreita faixa de variação compatível com as atividades celulares. O meio interno pode ser entendido como o aquele (cujo constituinte mais importante é a água) que mantém contato com absolutamente todas as células do organismo, de modo que o hormônio, ao se difundir nesse meio, pode ter acesso a qualquer célula. Se essa possuir receptores, irá sofrer a ação hormonal.

A célula-alvo, por sua vez, pode estar localizada na imediata vizinhança da célula produtora do hormônio ou situada a grandes distâncias do local de produção. No primeiro caso, o hormônio, por simples difusão, alcança rapidamente seu alvo. À medida que o hormônio se afasta do local de secreção, sua concentração no meio vai diminuindo, de modo que células mais afastadas são menos intensamente afetadas (ou até sequer são alcançadas), além de que o efeito demora a se realizar. Como muitas das respostas celulares desencadeadas pelos hormônios necessitam ocorrer em curtos intervalos de tempo, se a célula-alvo se localiza muito distante, há necessidade de que o hormônio atinja o sistema circulatório para que mais rápida e eficientemente seja distribuído e possa alcançar seu alvo. Do acima exposto, depreende-se que duas possibilidades principais existem para um hormônio atingir seu alvo: 1. por simples difusão local; e 2. por difusão através do sistema circulatório. No caso 1, diz-se que o efeito é **parácrino**, e no caso 2, **endócrino**.

O efeito parácrino apresenta algumas particularidades. Por exemplo, no caso das sinapses, a transmissão do mediador químico se dá na fenda sináptica e a membrana pós-sináptica apresenta, como característica, alta concentração de receptores para aquele neuromediador. Como a fenda sináptica é muito estreita, a difusão ocorre com grande rapidez e eficiência. Alguns textos descrevem esse efeito como **neurócrino**. Há, ainda, a possibilidade de o hormônio, após a sua secreção, interagir com receptores localizados na própria célula endócrina. Esta, portanto, é alvo do seu próprio hormônio. Isso é conhecido como efeito **autócrino**.

O efeito endócrino também apresenta algumas particularidades. Como veremos ao longo da Endocrinologia, o hipotálamo possui vários neurônios que secretam hormônios na sua extremidade axonal. Contudo, essas extremidades não constituem uma sinapse clássica comumente observada no sistema nervoso central. Esses neurônios possuem sua extremidade axonal disposta na imediata vizinhança de um capilar. Assim, o hormônio aí liberado se difunde para o capilar e é transportado pelo sistema porta-hipofisário diretamente para a hipófise onde se localizam as células-alvo daquele hormônio. Esse arranjo particular permite que o hormônio atinja seu alvo com grande rapidez e eficiência, comparável à de uma sinapse clássica, mas utiliza o sistema circulatório para a difusão hormonal. Isso é conhecido como efeito **neuroendócrino**.

Além dessas particularidades, os textos científicos descrevem outras modalidades de difusão hormonal: 1. **justácrina**, em que o hormônio não chega a ser secretado, mas difunde-se para a célula-alvo mediante sua passagem por *gap junctions* localizadas nas membranas de duas células contíguas; 2. **intrácrina**, em que o hormônio é gerado na própria célula, não chega a ser secretado, mas encontra receptores intracelulares nessa mesma célula com os quais interage e desencadeia a sinalização (Figura II-2).

BIOSSÍNTESE HORMONAL

Quanto à biossíntese, há diferenças entre os hormônios proteicos e os esteroides. Os primeiros são sintetizados como ocorre com os mecanismos conhecidos para a síntese proteica em geral (Figura II-3). Esses hormônios derivam de um gene que, ao ser ativado, gera um mRNA específico que se difunde para o citoplasma, e a síntese (tradução proteica) se dá no retículo endoplasmático rugoso e a proteína é liberada dentro das cisternas do retículo e direcionada para o retículo liso e para o Golgi, onde se constituem as vesículas que vão formar os grânulos de secreção, dentro dos quais o hormônio foca armazenado. Durante o trajeto pelas cisternas do retículo, a proteína gerada nos ribossomos (pré-pró-hormônio) vai sofrer transformações **pós-traducionais** ao longo das cisternas do retículo, até atingir a configuração final no sistema de Golgi e nos grânulos de secreção. Assim, a célula endócrina, em geral, armazena certa quantidade de grânulos que são liberados aos poucos, à medida que essa célula é solicitada (estimulada). Nesse caso, tanto a síntese como o armazenamento intracitoplasmático do hormônio se processam em um ritmo distinto do da secreção. Se a secreção se tornar muito intensa, pode ocorrer uma situação em que a célula esteja temporariamente desprovida de grânulos de secreção e, consequentemente, impossibilitada de continuar liberando. Em outras palavras, a síntese do hormônio é um processo mais lento do que sua secreção. Em geral, demora várias horas para a célula sintetizar e armazenar, ao passo que a secreção pode se dar em poucos minutos ou segundos e, se for suficientemente intensa, consumir todo o hormônio armazenado. Por outro lado, os estímulos que levam uma célula a secretar mais hormônio também a conduzem a aumentar o ritmo de síntese, mas, como esse é mais lento, leva certo tempo para que os estoques sejam repostos.

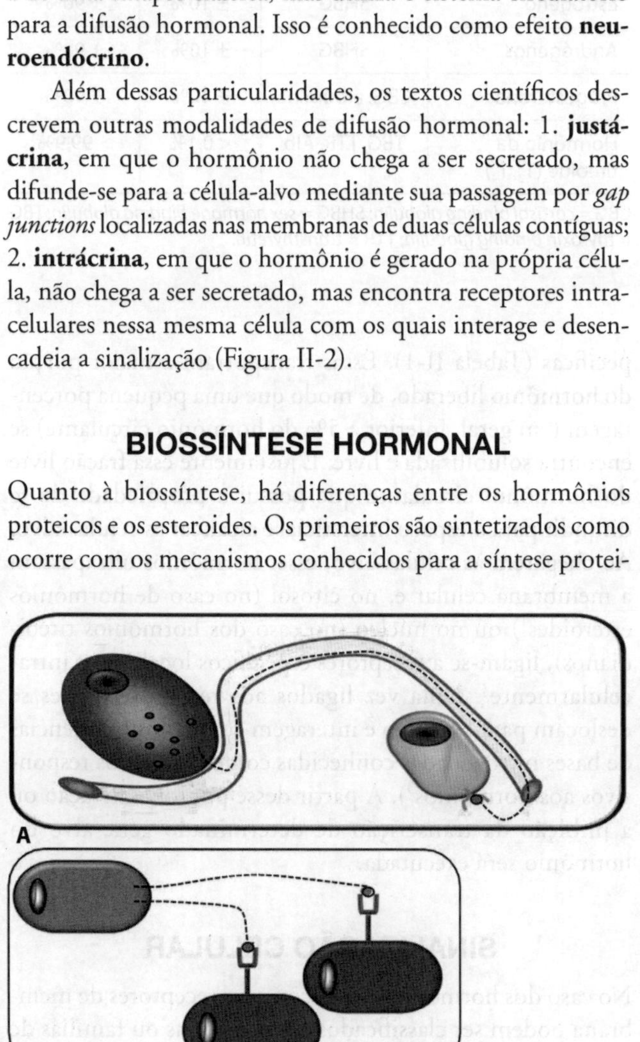

Figura II-2. Efeito endócrino (A) e efeito parácrino (B).

Com os hormônios esteroides, as células captam e armazenam a matéria-prima para sua síntese, o colesterol (Figura II-4), em gotículas citoplasmáticas. Quando estimuladas, inicia-se a transformação química do colesterol até gerar o hormônio final (glicocorticoide, mineralocorticoide ou esteroide sexual). Esse, uma vez sintetizado, é imediatamente liberado, não ficando armazenado na célula. Nesse caso, tanto a síntese como a secreção se processam ao mesmo ritmo. O colesterol que fica armazenado nas gotículas está unido a ácidos graxos livres por meio de uma ligação éster entre a carboxila do ácido graxo e a hidroxila ligada ao carbono 3 do colesterol. Ainda, o colesterol armazenado provém de uma

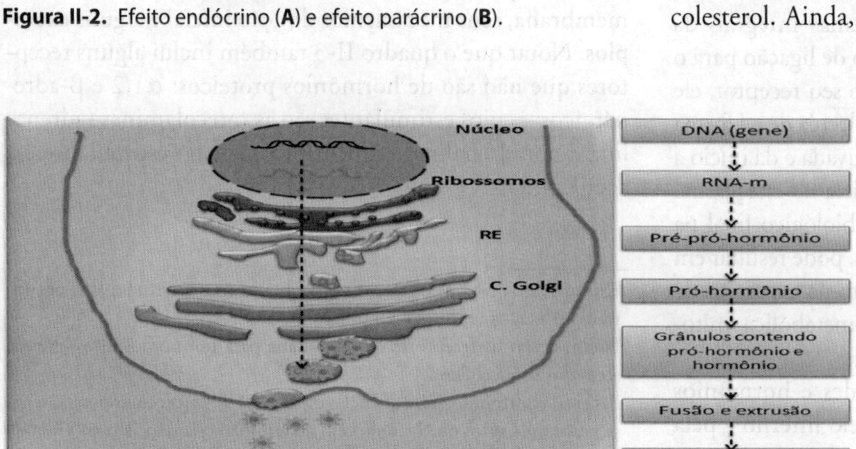

Figura II-3. Biossíntese dos hormônios proteicos. Etapas da biossíntese: 1. Tradução (geração do pré-pró-hormônio). 2. Processamento pós-tradicional no retículo endoplasmático liso. 3. Processamento no Golgi. 4. Formação do grânulo. 5. Liberação por exocitose do hormônio armazenado no grânulo. 6. Difusão para a corrente sanguínea.

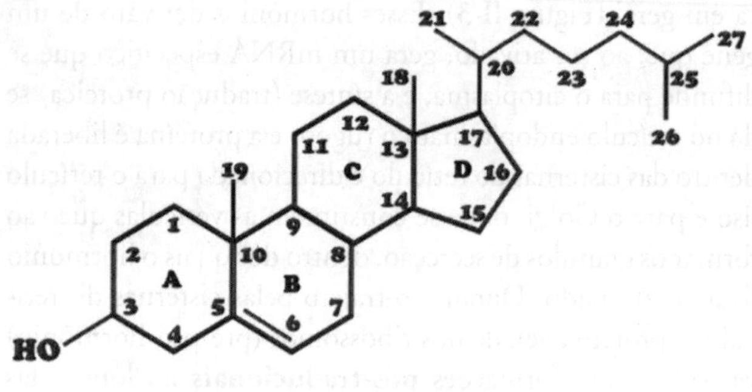

Figura II-4. Colesterol. A molécula do colesterol contém 27 carbonos. Os carbonos 1 ao 17 formam um esqueleto molecular básico com três hexágonos e um pentágono (o anel ciclopentanoperidrofenantreno). Os carbonos 18 ao 27 formam as cadeias laterais da molécula. Os hormônios derivados conservam o anel central, mas sofrem modificações nas cadeias laterais pela ação de enzimas específicas.

das seguintes fontes: captação de colesterol transportado no plasma em lipoproteína de baixa densidade (*low density lipoprotein* – LDL); biossíntese de colesterol pela própria célula a partir de acetil-CoA.

SOBRE O TRANSPORTE HORMONAL NO PLASMA

Como mencionado anteriormente, o meio interno, no qual os hormônios se difundem após terem sido liberados, é constituído principalmente pela água, que é o solvente, e por inúmeros solutos (eletrólitos, proteínas, solutos orgânicos diversos, lipídios etc.). Em relação à sua solubilidade na água, os hormônios podem dissolver-se com razoável facilidade (hormônios hidrossolúveis) ou não (lipossolúveis).

Os primeiros se difundem com mais facilidade e, ao atingirem suas células-alvo, interagem com receptores localizados na membrana plasmática. Esses receptores são proteínas complexas que se encontram ancoradas na membrana e apresentam um segmento da molécula completamente exteriorizado, um segmento transmembrânico e uma porção intracitoplasmática. São, portanto, proteínas integrais da membrana. A porção externa possui o sítio de ligação para o hormônio. Quando o hormônio se liga ao seu receptor, ele promove alterações conformacionais na molécula de tal forma que a porção intracitoplasmática se torna ativada e dá início a uma sequência de reações químicas em cadeia no citoplasma que culminam na produção de um efeito biológico final na célula. Esse efeito varia de célula para célula, pode resultar em ativação de processos mitóticos, no aumento da expressão de genes específicos, no aumento da atividade metabólica, mitocondrial etc. ou em redução dessas atividades.

Os hormônios lipossolúveis (esteroides e hormônios tireoidianos), para se difundirem pelo meio interno e pela circulação, necessitam da sua associação com proteínas específicas (Tabela II-1). Essas transportam a maior porção do hormônio liberado, de modo que uma pequena porcentagem (em geral, inferior a 5% do hormônio circulante) se encontra solubilizada e livre. É justamente essa fração livre do hormônio circulante que possui a propriedade de se difundir para o espaço intersticial e alcançar as células-alvo. Ao chegarem às células-alvo, esses hormônios ultrapassam a membrana celular e, no citosol (no caso de hormônios esteroides[1]) ou no núcleo (no caso dos hormônios tireoidianos), ligam-se a receptores específicos localizados intracelularmente[2]. Uma vez ligados aos receptores, esses se deslocam para o núcleo e interagem com sítios (sequências de bases nitrogenadas conhecidas como elementos responsivos aos hormônios[3]). A partir desse ponto, a ativação ou a inibição da transcrição de determinado gene-alvo do hormônio será executada.

Tabela II-1. Proteínas ligadoras de hormônios lipossolúveis.

Hormônio	Proteína ligadora	Fração livre	Fração ligada
Glicocorticoide	CBG, albumina	< 5%	> 95%
Mineralocorticoide	Albumina	± 50%	± 50%
Estrógeno	SHBG	± 10%	± 90%
Andrógenos	SHBG	± 10%	± 90%
Progesterona	CBG, albumina	± 10%	± 90%
Hormônio da tireoide (T_3, T_4)	TBG, TTR, Alb	< 0,1%	> 99,9%

CBG = *cortisol binding globulin*; SHBG = *sex hormone binding globulin*; TBG = *thyroxin binding globulin*; TTR = *transthyretin*.

SINALIZAÇÃO CELULAR

No caso dos hormônios proteicos, seus receptores de membrana podem ser classificados em categorias ou famílias de receptores com características especiais. O quadro II-3 mostra as principais famílias de receptores hormonais de membrana, seus mecanismos de ação inicial e alguns exemplos. Notar que o quadro II-3 também inclui alguns receptores que não são de hormônios proteicos: α1,2 e β-adrenérgicos – cujos estimulantes são as catecolaminas (adrenalina e noradrenalina); e nicotínicos – cujo estimulante é a acetilcolina.

[1] Existem casos em que os receptores de hormônios esteroides já se encontram no núcleo (exemplo, vitamina D).

[2] Foram descritos receptores de membrana para hormônios lipossolúveis, além dos intracelulares.

[3] Para cada hormônio, há sequências específicas. Os receptores possuem em sua molécula sítios que reconhecem determinada sequência com a qual se ligam.

Quadro II-3. Famílias de receptores de membrana hormonais.

Receptores	Tipos	Mecanismo de ação	Exemplos
Acoplados à proteína G	G_S	↑AC → AMP_C	PTH, TSH, ACTH, βAdr
	G_I	↑PDE e ↓AMP_C	Somatostatina, a_2Adr
	G_q	↑PLC → ↑IP_3 e ↑PKC	AII, α_1Adr
Enzimáticos	Tirosinoquinase (TK)	↑IRS-AKT/↑RAS-MAPK	Insulina, IGF-1
	GTPase	↑GMP_C	ANP, CNP
	Citoquinas	JAK↑-STAT↑	GH, PRL, leptina
Canais iônicos	Nicotínicos		

AC = adenilciclase; PDE = fosfodiesterase; PLC = fosfolipase C; PKC = quinase proteica C; IP_3 = inositoltrifosfato; IRS = substrato do receptor de insulina; JAK = Janus quinase; PTH = paratormônio; TSH = hormônio tireotrófico ou tireotrofina; ACTH = hormônio adrenocorticotrófico ou corticotrofina; Adr = adrenérgico; AII = angiotensina II; GH = hormônio de crescimento ou somatotrofina; ANP = peptídeo atrial natriurético; IGF1 = fator de crescimento insulina-símile; PRL = prolactina; CNP = peptídeo natriurético cerebral.

MECANISMO DE AÇÃO

Receptores acoplados à proteína G

O sinal emitido pelo complexo hormônio-receptor cruza para o interior celular via vários efetores, que são os segundos mensageiros, como íons Ca^{++}, adenosina monofosfato cíclico (AMPc), guanosina monofosfato cíclico (GMPc), diacilglicerol, inositol trifosfato, produzidos por enzimas como adenilato ciclase, guanilato ciclase e fosfolipases. Em muitos casos, a interface do complexo hormônio-receptor com esses efetores não se faz diretamente, mas sim intermediada por proteínas G.

Os receptores acoplados a proteínas G compreendem uma numerosa família de proteínas integrais de membrana com características transmembranares, isto é, a proteína transpassa ou atravessa a bicamada lipídica uma ou várias vezes. A porção que cruza a membrana, de característica hidrofóbica, interage com os lípides da bicamada da membrana, e as outras duas porções adjacentes ou estão em contato com o exterior (porção extracelular) ou com o interior celular (citoplasma) e apresentam características hidrofílicas. O resultado é uma proteína anfipática. Essas proteínas se unem a hormônios no exterior da célula (primeiros mensageiros) levando a um processo de transdução de sinal dentro da célula, que ativam segundos mensageiros, promovendo assim uma resposta celular.

Os receptores acoplados à proteína G possuem sete domínios transmembranares, conectados a três alças hidrofílicas intracelulares e a três extracelulares. O hormônio liga-se à porção extracelular N-terminal (aminoterminal), sendo que a porção intracelular C-terminal (carboxiterminal) desempenha um papel no reconhecimento da proteína G. A proteína G alterna entre um estado inativo durante o qual está ligada a uma guanosina difosfato (GDP), e outro, ativo, em que se liga a uma guanosina trifosfato (GTP). O sítio de ligação aos dois nucleotídeos é o mesmo. Para a proteína G se ativar, primeiro ela se desliga do GDP e depois se associa ao GTP. Uma vez ligada ao GTP, essa proteína apresenta atividade de hidrólise do terceiro fosfato, gerando o GDP. Esse processo a torna novamente inativa, ou seja, a atividade da proteína G é regulada pela ligação e hidrólise da GTP. Essa alternância modula os processos celulares subsequentes. Composta por três subunidades denominadas pelas letras gregas alfa, beta e gama (α, β e γ, constituindo um heterotrímero), a proteína G se ancora ao folheto interno citoplasmático da membrana celular (Figura II-5). A unidade α possui um sítio de ligação com o GTP ou GDP. As subunidades β e γ permanecem sempre unidas. Após a ligação do hormônio ao sítio específico do seu receptor acoplado à proteína G, ele sofre uma mudança conformacional (alostérica), que é transmitida para sua porção citoplasmática que funciona como fator de troca do nucleotídeo guanina, colocando GTP no local do GDP na subunidade α, promovendo a dissociação dessa subunidade das outras (β e γ). Uma vez ativa e dissociada, a subunidade α se liga a uma segunda enzima na membrana acarretando estimulação ou inibição de sua atividade catalítica. A estimulação ou inibição denominam se a proteína G é estimulatória (Gs) ou inibitória (Gi). Após a ação da subunidade α sobre a enzima, ela hidrolisa o GTP a GDP, permitindo sua reassociação com as subunidades βγ. A segunda enzima, uma vez estimulada, gera respostas via segundos mensageiros que, por um efeito em cascata, de maneira geral, regulam a atividade de enzimas em sequência por meio de fosforilações (realizados por quinases proteicas) ou de desfosforilações (realizadas por fosfatases proteicas).

No sistema AMPc, a subunidade α da proteína Gs, quando ativa e dissociada, estimula a enzima adenilato ciclase (AC) que catalisa a geração de AMPc. O AMPc é um segundo mensageiro gerado a partir da molécula de adenosina trifosfato (ATP) e, uma vez formado, liga-se à proteína de-

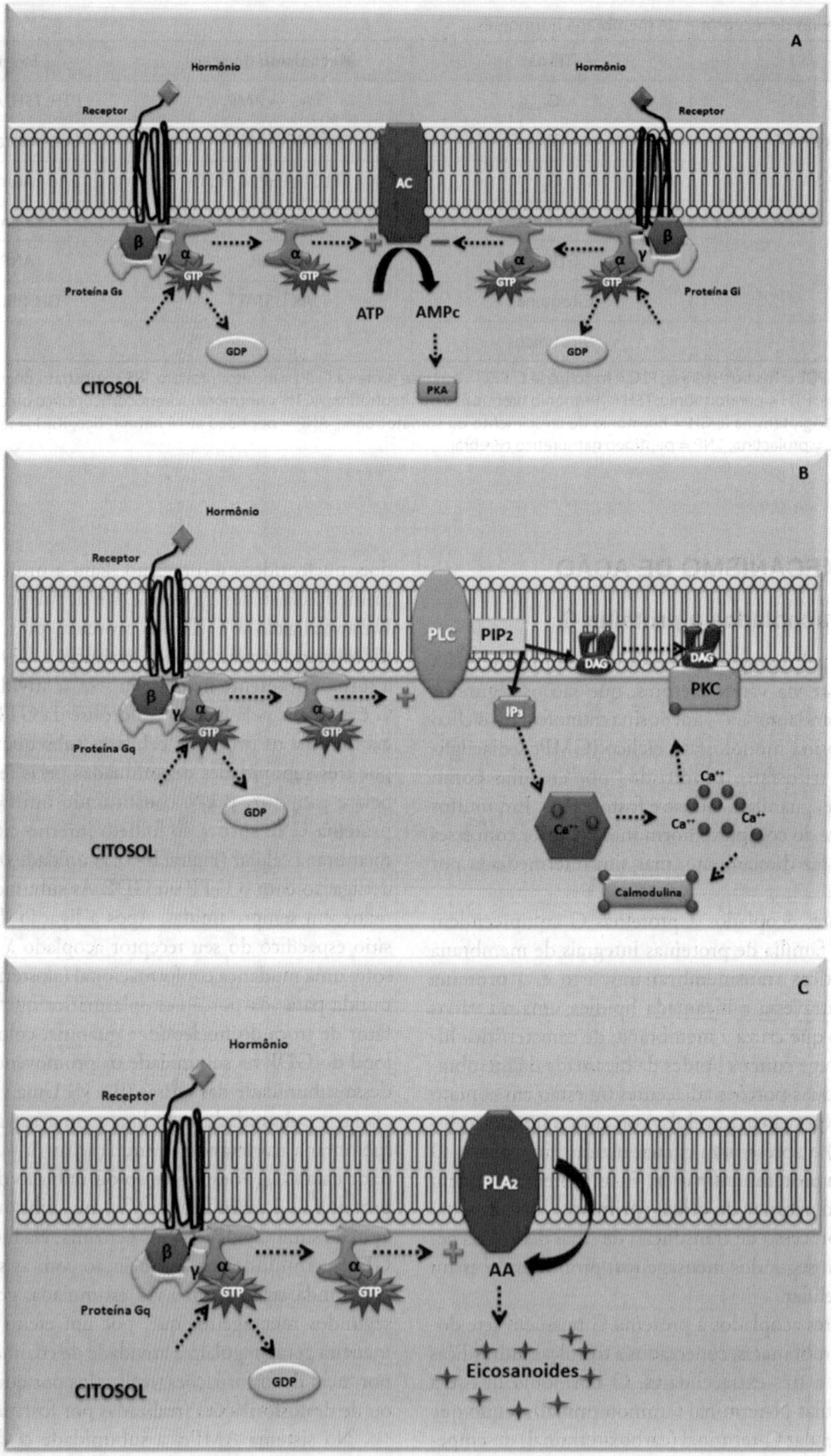

Figura II-5. Receptores acoplados à proteína G. A) Receptores acoplados à proteína Gs (à esquerda) e Gi (à direita) com a enzima efetora adenilato ciclase – AC. **B**) Receptores acoplados à proteína Gq com a enzima efetora fosfolipase C – PLC. C) Receptores acoplados à proteína Gq com enzima efetora fosfolipase A2 – PLA2.

pendente de AMPc (PKA), que estando ativa realiza fosforilações em resíduos específicos de serina e treonina de outras proteínas-alvo. Essas proteínas, uma vez fosforiladas, podem atuar diretamente em canais iônicos das células, ou converter-se em enzimas ativadas ou inibidas que então modificarão funções celulares. A desativação dessa cascata de reações pode acontecer por ação de fosfodiesterases que degradam AMPc e/ou por desfosforilação de enzimas e proteínas realizada por fosfatases proteicas. Por outro lado, o controle da via pode ocorrer por inibição da formação de AMPc, que é realizada por receptores acoplados à proteína Gi, que atuam inibindo a AC.

Há outro conjunto de receptores que ativam a proteína Gq, induzindo aumento da atividade da fosfolipase C (PLC). Essa enzima degrada fosfolipídios da membrana (fosfatidilinositol 4,5-bifosfato – PIP_2) aumentando a concentração citoplasmática de trifosfato de inositol (IP_3) e diacilglicerol (DAG). A concentração aumentada do IP_3 com o DAG é responsável por aumentar a atividade da quinase proteica dependente de cálcio (PKC). O IP_3, via ligação em receptores que ativam canais de cálcio de compartimentos intracelulares, promove o aumento da concentração de cálcio citoplasmático, sendo que o DAG ativa alostericamente a PKC. O resultado é o aumento da atividade da PKC que desencadeia outra sequência de eventos bioquímicos intracelulares com a consequente alteração da função celular.

A alteração na concentração de Ca^{++} citosólico pode regular muitos processos celulares. Sua concentração no citosol é mantida suficientemente baixa para que possa funcionar como um segundo mensageiro. O Ca^{++}, além de exercer ações diretas, como no caso da PKC, também modula atividades enzimáticas indiretamente por meio da calmodulina. A calmodulina é uma proteína que possui quatro sítios de ligação reversíveis para o Ca^{++}. Uma vez ligada ao Ca^{++}, a calmodulina altera sua conformação, podendo ligar-se a enzimas e proteínas, modificando suas atividades. Quando ocorre retorno da concentração de Ca^{++} a valores intracelulares basais, há uma dissociação da calmodulina com os íons de Ca^{++}, assim como da sua união com proteínas e enzimas, cessando, dessa forma, suas atividades.

Outra forma de ativação da proteína Gq é via fosfatidilinositol (PIP). O PIP é um dos componentes da membrana celular e uma molécula rica em ácido araquidônico (AA), um ácido graxo poli-insaturado (4 insaturações). Desse ácido graxo derivam eicosanoides que possuem a propriedade de difundir-se pela membrana plasmática regulando diversas funções celulares. Assim, a produção de DAG e IP_3 pode desencadear também a formação de eicosanoides. A proteína Gq pode ativar a fosfolipase A_2 (PLA_2), promovendo aumento da produção do AA. Os eicosanoides formados a partir do AA podem agir como segundos mensageiros intracelulares, assim como exercer efeitos parácrinos em outras células, uma vez que se difundem pelas membranas celulares.

Receptores catalíticos

Receptores catalíticos são proteínas de membrana que quando ativadas por um ligante específico produzem atividade enzimática, seja ela intrínseca ao receptor ou resultante da ativação de proteínas a ele associadas. Existem cinco tipos de receptores catalíticos (Figura II-6): 1. receptores guanilato

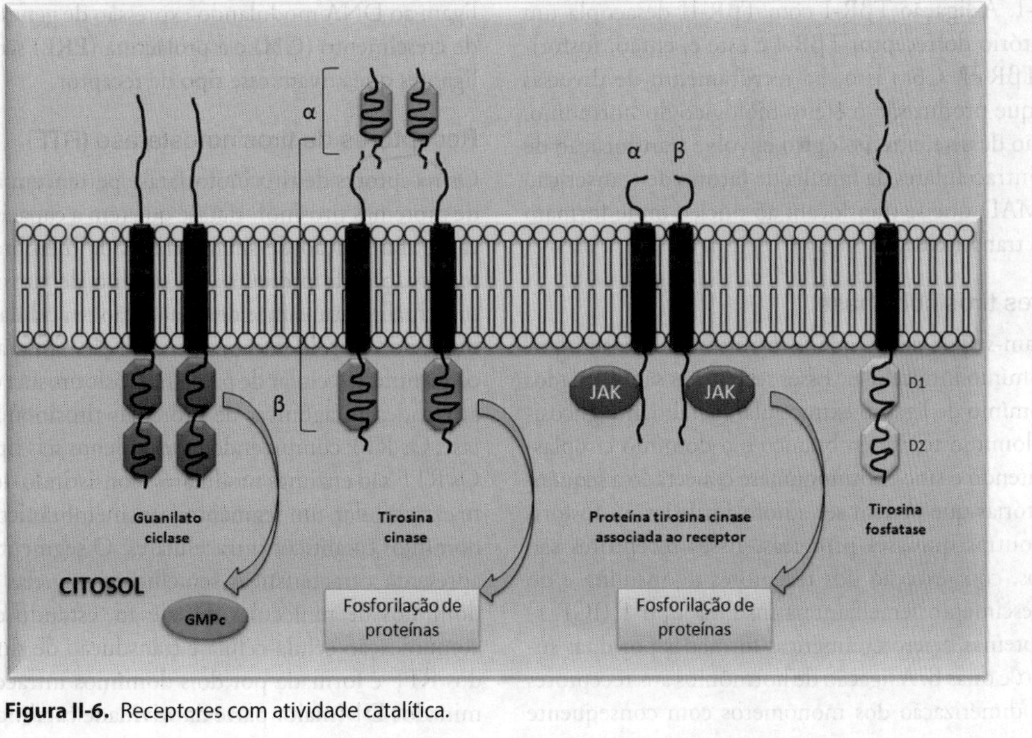

Figura II-6. Receptores com atividade catalítica.

ciclase; 2. receptores com atividade serina/treoninoquinase; 3. receptores tirosinoquinase; 4. receptores associados à tirosinoquinase; 5. receptores tirosinofosfatase.

Receptores guanilato ciclase

Os receptores guanilato ciclase possuem um domínio extracelular N-terminal, domínio transmembrana, uma região regulatória com significante homologia a proteínas quinases, e um domínio intracelular C-terminal. A ligação do hormônio a esse subtipo de receptores estimula sua intrínseca atividade enzimática de guanilato ciclase, catalisando a conversão de GTP a GMPc. O GMPc intracelular modula as atividades fisiológicas por ativação de proteínas quinases dependentes de GMPc (PKG), fosfodiesterases reguladas por GMPc e abertura de canais iônicos. O peptídeo natriurético atrial produz suas respostas fisiológicas por meio de ligação a esses tipos de receptores.

Receptores com atividade serina/treoninoquinase

São receptores glicoproteicos com uma única porção transmembrânica e domínio intracelular com atividade intrínseca de serina/treoninoquinase na porção C-terminal. Esses receptores são responsáveis pela ação dos hormônios da família de fatores de transformação do crescimento β (*transforming growth factor* – TGF-β) da qual fazem parte o hormônio antimülleriano (AMH), inibinas, ativinas e proteínas morfogenéticas ósseas (*bone morphogenetic proteins* – BMP). Existem dois tipos de receptores com atividade serina/treoninoquinase, o TβR-I e II. A transdução do sinal hormonal ocorre pela ação conjunta desses dois subtipos de receptores. O complexo TGF-β/TβR-I liga-se ao receptor TβR-II e, dessa forma, o receptor TβR-II é reconhecido pelo TβR-I. A ligação TβR-I com TβR-II desacopla um fator inibitório do receptor TβR-I e este é, então, fosforilado por TβR-II. Com isso, há recrutamento de diversas proteínas que produzirão o efeito biológico do hormônio. A efetivação desse efeito biológico envolve translocação de proteínas intracelulares da família de fatores de transcrição do tipo SMAD que se translocam ao núcleo onde formam complexos transcricionais.

Receptores tirosinoquinase

Caracterizam-se por sua atividade intrínseca de tirosinoquinase no domínio intracelular. Esses receptores são formados por um domínio de ligação extracelular, geralmente glicosilado, um domínio transmembrânico e o domínio citoplasmático contendo o sítio tirosinoquinase conectado a sequências regulatórias que podem ser autofosforiladas ou fosforiladas por outras quinases proteicas. Esses receptores são monômeros, com exceção dos receptores de insulina e do fator de crescimento semelhante à insulina tipo 1 (IGF-1) que são proteínas heterotetraméricas formadas por duas subunidades α e duas β. A ligação de hormônios aos receptores promove a dimerização dos monômeros com consequente autofosforilação dos domínios citoplasmáticos. A ligação de insulina ou IGF-1 aos seus receptores produz mudança conformacional, resultando em autofosforilação nos resíduos de tirosina. Uma vez fosforilados, esses receptores fosforilam diversas proteínas intracelulares, ativando-as ou inativando-as, resultando no efeito biológico do hormônio. Além da insulina e IGF-1, o fator de crescimento epidermal (EGF), o fator de crescimento derivado de plaquetas (PDGF), o fator de crescimento de fibroblastos (FGF) e o fator 1 estimulador de colônia (CSF-1) possuem receptores com atividade intrínseca de tirosinoquinase.

Receptores associados à tirosinoquinase

Os receptores associados às proteínas tirosinoquinase são formados por subunidades que se associam quando ativadas por ligante. Receptores associados às proteínas quinase da família Janus (JAK-1, JAK-2, JAK-3) exemplificam o mecanismo de transdução de sinal dos receptores associados à tirosinoquinase. A ligação hormônio-receptor induz a ligação das subunidades (α e β) formando homodímeros (duas subunidades homólogas – α/α ou β/β) ou heterodímeros (duas subunidades diferentes – α/β). Esses complexos permitem a aproximação de duas proteínas JAK, resultando em sua ativação, o que parece ser resultado da transfosforilação dessas proteínas. As JAKs, então, fosforilam o domínio citoplasmático do receptor em resíduos de tirosina produzindo sítios de ancoragem a proteínas com domínio SH_2. Essas proteínas são fatores de transcrição do tipo STAT (*signal transducers and activators of transcription*) e, quando ancoradas ao receptor, são fosforiladas em resíduos de tirosina, o que permite o reconhecimento da porção SH_2 por outra STAT formando-se dímeros. Os dímeros deslocam-se para o núcleo onde se ligam ao DNA modulando expressão de genes. O hormônio de crescimento (GH) e a prolactina (PRL) são exemplos de ligantes que ativam esse tipo de receptor.

Receptores de tirosinofosfatase (RTF)

Os receptores de tirosinofosfatase pertencem à superfamília de proteínas tirosinofosfatase que têm a capacidade intrínseca de transdução de sinais através da membrana celular. A fosforilação de proteínas no resíduo de tirosina é um dos principais mecanismos de sinalização em células eucarióticas, regulando a proliferação, diferenciação e migração celular. A concentração celular de proteínas fosfotirosina é regulada por atividades antagônicas de proteínas tirosinoquinase e fosfatase. Os RTF compreendem pelo menos seis tipos diferentes. Os RTF são enzimas modulares, consistindo de um segmento extracelular, um segmento transmembrânico e um ou dois domínios catalíticos intracelulares. O segmento extracelular apresenta características semelhantes àquelas presentes em domínios de moléculas de adesão, estando envolvidas na comunicação célula-célula e transdução de sinal. A maioria dos RTF é formada por dois domínios intracelulares denominados D1 (maior parte da atividade catalítica) e D2 (residual ou nenhuma atividade catalítica). Assim, o domínio D1 é essencial para a função de diversos receptores tirosinofosfatase. Pouco se sabe sobre a regulação da atividade dos RTF.

HORMÔNIOS LIPOSSOLÚVEIS

Esses hormônios são moléculas com características apolares, o que lhes confere solubilidade em lipídios, sendo, portanto, hidrofóbicos. No caso dos hormônios esteroides e tireoidianos, os receptores localizam-se intracelularmente, de modo que o hormônio, para estimulá-los, tem que permear a membrana plasmática. Admitia-se que esses hormônios, por serem lipossolúveis, teriam facilidade de transpor a membrana celular por essa ser de natureza lipídica. Ela é constituída de uma bicamada formada por fosfolípides. Esses, como se sabe, possuem um polo (ou cabeça polar) voltado para o lado aquoso externo (meio intersticial) e o interno (citosol) e um interior apolar contendo as cadeias de ácidos graxos. Nessa porção apolar se acomodam moléculas de colesterol. Atualmente, essa concepção está sendo descartada porque o hormônio lipossolúvel poderia transpor a camada externa da membrana, mas teria baixa possibilidade de transpor a camada citoplasmática para ter acesso ao citosol. Assim, a concepção atual é a de que existam proteínas transportadoras para os hormônios lipossolúveis que facilitariam seu trânsito através da membrana e o acesso ao meio citosólico. Essas proteínas transportadoras funcionariam como canais de transporte do hormônio. Essas características físico-químicas resultam em especificidades dessa classe de hormônios em relação a mecanismos de ação, secreção e circulação na corrente sanguínea. Além disso, necessitam de proteínas plasmáticas para poderem circular no sangue devido à característica hidrofóbica desses hormônios (dados mostrados no quadro II-4).

Síntese e secreção

Os hormônios lipossolúveis do organismo são formas ativas da vitamina A, vitamina D, hormônios tireoidianos e esteroides produzidos na placenta, gônadas e córtex da suprarrenal.

Os hormônios esteroides são sintetizados a partir da mesma molécula precursora, o colesterol, o qual sofre a ação da enzima de clivagem da sua cadeia lateral (essa enzima se associa ao citocromo P450 – $CYP450_{scc}$), dando origem à pregnenolona. Essa primeira reação ocorre na membrana interna da mitocôndria. A transferência do colesterol para a membrana interna mitocondrial ocorre por meio da proteína reguladora aguda da esteroidogênese (*steroidogenesis acute regulator* – StAR).

A reação de formação de pregnenolona a partir do colesterol é etapa obrigatória e passo limitante à síntese de todos os esteroides. As reações seguintes diferem de acordo com a especificidade do hormônio (Figura II-7).

Alterações na síntese ou atividade das enzimas envolvidas na esteroidogênese conduzem a importantes e sérios prejuízos para o desenvolvimento, indicando que o papel fisiológico dos hormônios esteroides, em especial os glicocorticoides, é vital. A hiperplasia congênita da adrenal decorre de deficiências genéticas de enzimas da biossíntese dos glicocorticoides, como a 21β-hidroxilase ($CYP450_{21\beta}$), 11β-hidroxilase ($CYP450_{11\beta}$), 3β-hidroxiesteroide desidrogenase, 17α-hidroxilase ($CYP450_{17\alpha}$), proteína StAR, cada qual resultando em deficiências na produção de glicocorticoides, gerando quadros graves de perturbações do metabolismo glicídico, podendo estar associados a defeitos no desenvolvimento reprodutor e a descontroles do equilíbrio hidrossalino. Como exemplo, podemos citar a deficiência da 21β-hidroxilase, a forma mais comum de hiperplasia congênita da adrenal. A 21β-hidroxilase converte a progesterona em 11-desoxicorticosterona e a 17α-hidroxiprogesterona em 11-desoxicortisol (composto S). Sua deficiência produz diminuição dos níveis de aldosterona e cortisol e um desvio das reações enzimáticas para a produção de andrógenos, acarretando excesso desse hormônio. Isso nos dá uma ideia de como simples alterações na esteroidogênese são responsáveis por importantes endocrinopatias.

Os hormônios tireoidianos são derivados do aminoácido tirosina. As células foliculares da tireoide sintetizam a glicoproteína denominada tireoglobulina (TG). Essas células foliculares também sintetizam a enzima-chave para a síntese dos hormônios tireoidianos, a tireoperoxidase (TPO). A TPO oxida o iodeto (I^-) transformando-o em um radical altamente reativo (I^x, onde x corresponde a uma valência 0 ou positiva), facilitando sua ligação covalente a resíduos de tirosina já incorporados na molécula de TG. Esses resíduos possuem dois possíveis sítios de ligação ao iodo (nas posições 3 e 5 do anel fenólico do aminoácido). De forma simplificada, a ligação do iodo a apenas um único sítio produz a monoiodotirosina (MIT), enquanto a ligação aos dois sítios resulta na di-iodotirosina (DIT). A produção da tri-iodotironina (T_3) é resultante do acoplamento de um MIT a um DIT na molécula de TG, enquanto o acoplamento de dois DITs produz a tiroxina (T_4) (Figura II-8).

A síntese de vitamina D ocorre a partir do 7-deidrocolesterol, um derivado do colesterol sintetizado na derme. Os raios ultravioleta do Sol promovem a síntese de pré-vitamina D_3 a partir da interação com o 7-deidrocolesterol que, em seguida, é isomerizada a vitamina D (Figura II-9).

A vitamina A, embora lipossolúvel, não pertence à categoria dos compostos derivados do colesterol. O organismo humano não é capaz de sintetizá-la e, portanto, é obtida da dieta (composto conhecido como retinol) e oxidada a retinal e depois a ácido trans-retinoico, que é a molécula ativa da vitamina que desempenha efeito biológico. Essa, por sua vez, é convertida a ácido 9 cis-retinoico e 13 cis-retinoico (Figura II-10).

Discute-se se as vitaminas A e D seriam hormônios. São, na realidade, compostos lipossolúveis que atuam mediante a interação com receptores nucleares específicos que formam heterodímeros com receptores de outros hormônios, entre os

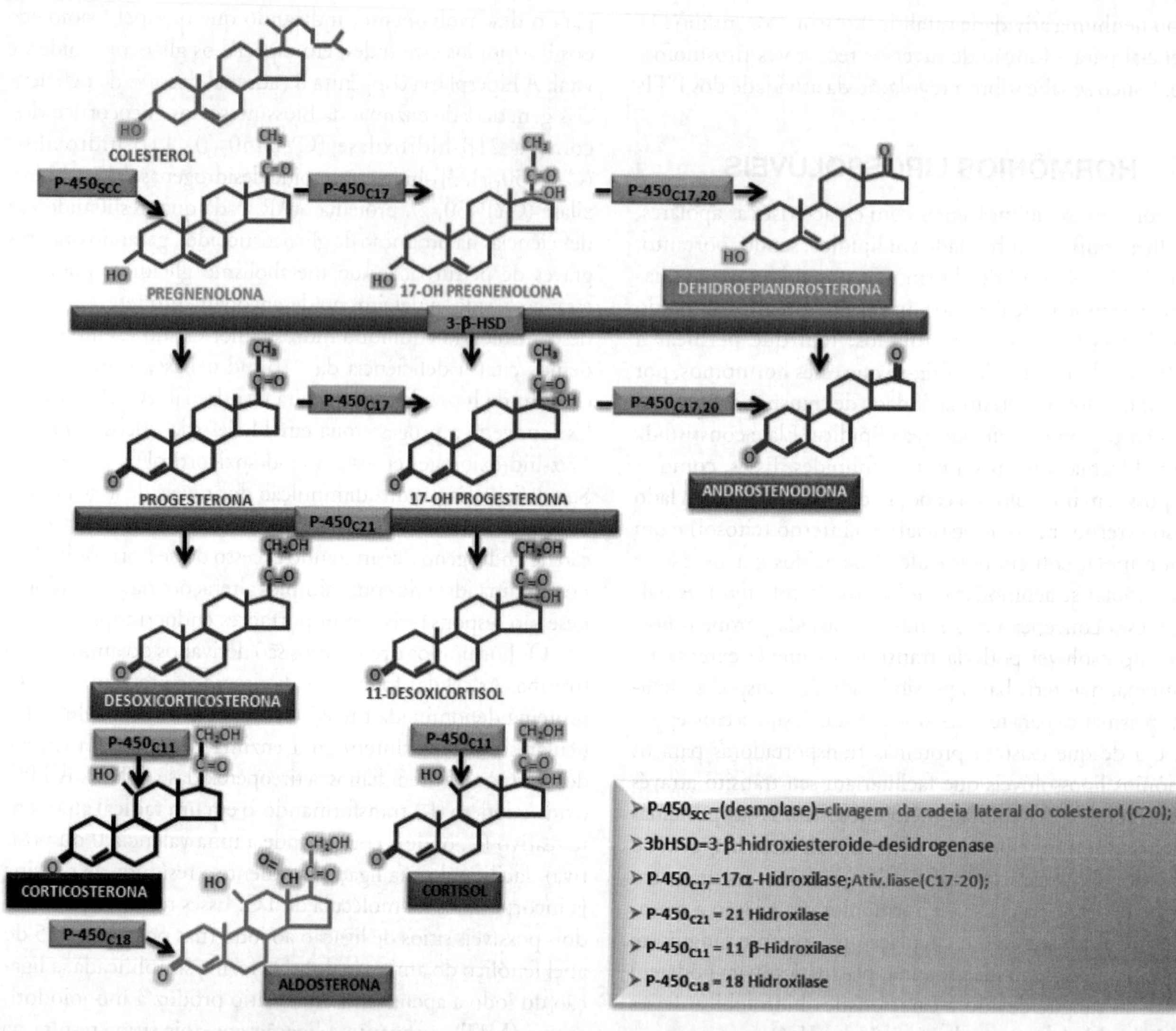

Figura II-7. Biossíntese dos hormônios esteroides.

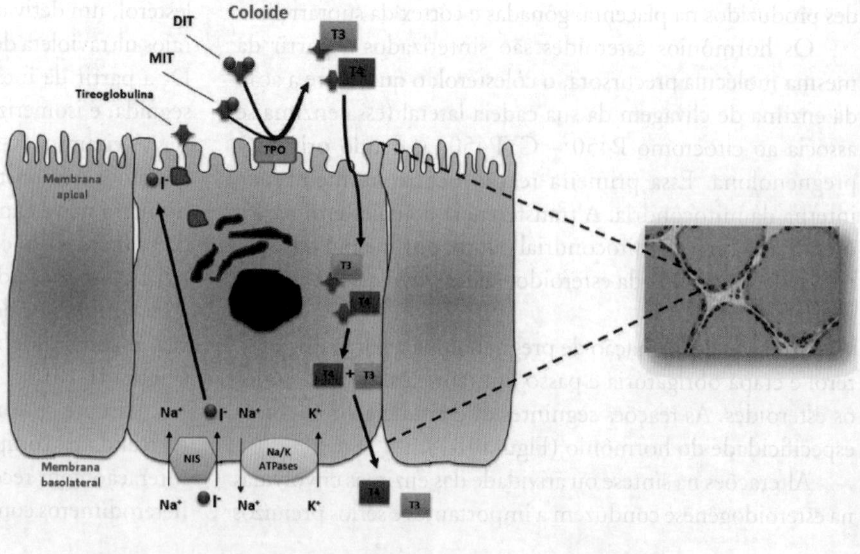

Figura II-8. Síntese de hormônio tireoidiano. O iodo proveniente da dieta é captado pela célula folicular da tireoide por cotransporte sódio iodeto na membrana basolateral. O iodeto é oxidado a iodo na membrana apical por ação da tireoperoxidase (TPO) e o peróxido de hidrogênio. O iodo, então, desloca-se para o coloide, no qual irá se ligar ao aminoácido tirosina da molécula de tireoglobulina. De forma simplificada, a ligação do iodo a apenas um único sítio produz a monoiodotirosina (MIT), enquanto a ligação aos dois sítios resulta na di-iodotirosina (DIT).

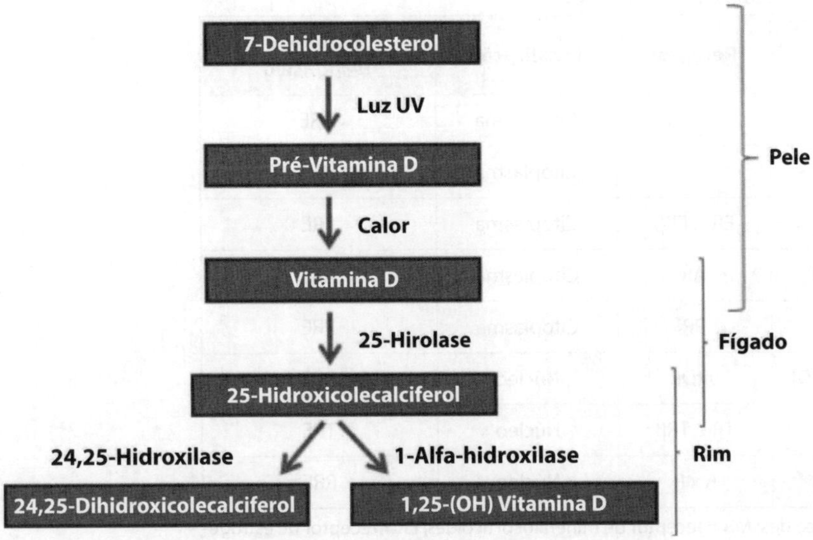

Figura II-9. Biossíntese da vitamina D.

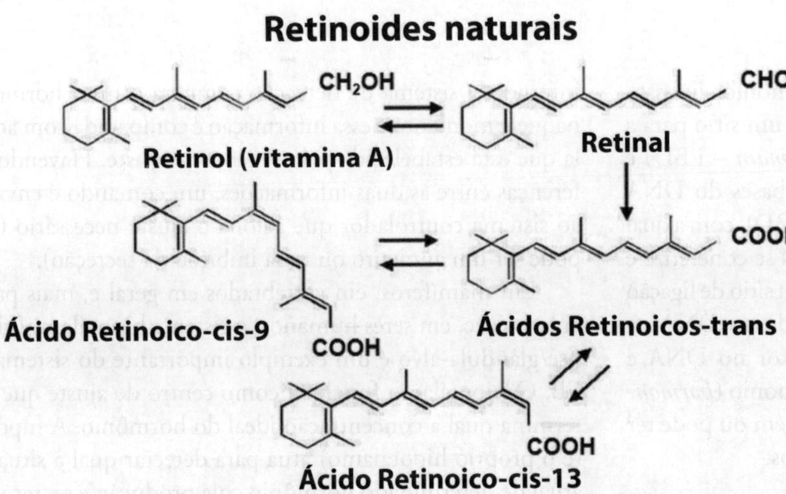

Figura II-10. Síntese de ácido retinoico (forma ativa da vitamina A). A vitamina A obtida da dieta é oxidada a retinal e depois a ácido trans-retinoico que é, então, convertido a ácido 9 cis- retinoico e 13 cis-retinoico.

quais os receptores de hormônios tireoidianos, e outros receptores cujos ligantes naturais são ainda pouco conhecidos, como os receptores de ativadores de proliferadores de peroxissomos (PPARs). Os receptores das vitaminas A e D também formam heterodímeros entre si. No caso da vitamina D, esse produto pode ser totalmente sintetizado no organismo animal, razão pela qual tem sido incluído no rol dos hormônios, muito embora não haja uma glândula endócrina clássica responsável por sua síntese. Entretanto, as duas vitaminas mostram mecanismos de ação muito comuns aos descritos para hormônios esteroides, o que faz com que sejam arrolados e considerados hormônios.

Secreção

A secreção dos hormônios lipossolúveis ocorre à medida que são sintetizados. As células que os sintetizam armazenam o precursor, como o colesterol no caso dos esteroides, em vacúolos citoplasmáticos, na forma esterificada a um ácido graxo. Dessa forma, o controle da secreção hormonal ocorre por meio da modulação de sua síntese, pois uma vez sintetizados são liberados para o meio extracelular. Os hormônios tireoidianos, apesar de lipossolúveis, apresentam uma forma peculiar de armazenamento, no interior dos folículos da tireoide, integrados à TG, e só se dissociam dessa molécula no momento de sua secreção. Assim, uma vez que integram a estrutura primária da molécula de tireoglobulina, eles se encontram incorporados ao coloide folicular tireoidiano.

O quadro II-4 mostra as famílias de receptores de hormônios lipossolúveis intracelulares e também que alguns hormônios têm mais de um receptor específico. Verifique que o cortisol (principal glicocorticoide) interage tanto com o receptor GR como com o MR, enquanto a aldosterona (principal mineralocorticoide), somente com MR.

Quadro II-4. Hormônios lipossolúveis e seus receptores.

Hormônio	Receptor	Localização	Elemento responsivo
Cortisol	GR, MR	Citoplasma	GRE
Aldosterona	MR	Citoplasma	MRE
Estradiol (E_2)	ERα, ERβ	Citoplasma	ERE
Testosterona (T) ou DHT	AR	Citoplasma	ARE
Progesterona	PR	Citoplasma	PRE
Vitamina D [1α,25(OH)$_2$-D]	vitDR	Núcleo	DRE
T_3	TRα, TRβ	Núcleo	TRE
Ácido cis-retinoico	R x R	Núcleo	RRE

GR = receptor de glicocorticoides; MR = receptor de mineralocorticoides; ER = receptor de estrógenos; AR = receptor de andrógenos; TR = receptor de hormônio tireoidiano; DHT = di-hidrotestosterona; T_3 = tri-iodotironina.

Ainda, a respeito dos receptores de hormônios lipossolúveis, eles são proteínas cuja cadeia contém um sítio para a ligação com o hormônio (*ligand binding domain* – LBD) e um sítio que reconhece uma sequência de bases do DNA específica para ele (*DNA binding domain* – DBD), com a qual o receptor se liga. Para que o efeito hormonal se concretize é necessário que o hormônio esteja ocupando seu sítio de ligação e o receptor esteja simultaneamente associado ao DNA. A sequência de bases reconhecidas pelo receptor no DNA é denominada de elemento responsivo ao hormônio (*hormone responsive element* – HRE). Cada hormônio tem ou pode ter um ou mais elementos responsivos específicos.

REGULAÇÃO DA SECREÇÃO HORMONAL – SISTEMAS DE *FEEDBACK*

Inicialmente, é preciso se ter em mente que os hormônios são substâncias poderosas e que qualquer perturbação no processo de secreção, seja para mais, seja para menos, pode resultar em alterações funcionais, muitas delas de gravidade tal que tornam o organismo incompatível com a vida ou altamente incapacitado pela drástica redução da qualidade de vida. Assim, a secreção hormonal é um processo altamente regulado. Vários mecanismos participam na regulação fina da secreção hormonal.

Começaremos descrevendo o mecanismo de retroalimentação (*feedback* – FB). Basicamente, o mecanismo consiste em um sistema de detecção das condições atuais do organismo, acoplado a um sistema controlador e a um sistema de ajuste.

O sistema de ajuste estabelece qual deve ser, em dado momento, a concentração "ideal" do hormônio no meio interno. O sistema de detecção compara o nível hormonal naquele momento e essa informação é comparada com aquela que está estabelecida pelo sistema de ajuste. Havendo diferenças entre as duas informações, um comando é enviado ao sistema controlador que aciona o ajuste necessário (que pode ser um aumento ou uma inibição da secreção).

Em mamíferos, em vertebrados em geral e, mais particularmente, em seres humanos, o sistema hipotálamo/hipófise/glândula-alvo é um exemplo importante do sistema de FB. O hipotálamo funciona como centro de ajuste que determina qual a concentração ideal do hormônio. A hipófise (e o próprio hipotálamo) atua para detectar qual a situação atual de determinado hormônio cuja produção e secreção se encontram a cargo de uma glândula endócrina dependente da hipófise. Três são as glândulas sob o controle hipotálamo-hipofisário: a tireoide, as suprarrenais e as gônadas. A figura II-11 ilustra esse sistema.

Como o esquema da figura II-11 mostra, o hipotálamo controla a função da hipófise mediante fatores liberadores (*releasing hormones* – RH) ou inibidores (*inhibiting hormones* – IH). Assim, trata-se de um *feedback* negativo (FB-). Há também sistemas de *feedback* positivo (FB+).

Entre os sistemas de FB+, convém mencionar o esquema de controle de parto. Com o desencadear do trabalho de parto, as contrações uterinas forçam o feto contra o óstio do colo uterino para dilatá-lo. Fibras sensoriais do colo são estimuladas durante as contrações e enviam ao sistema nervoso central impulsos que acabam por estimular o hipotálamo (núcleos supraópticos e paraventriculares). Esses núcleos se projetam para a neuro-hipófise e, quando ativados, liberam o neuro-hormônio ocitocina (OCT) que irá atuar intensificando as contrações uterinas. Assim, o conjunto vai aumen-

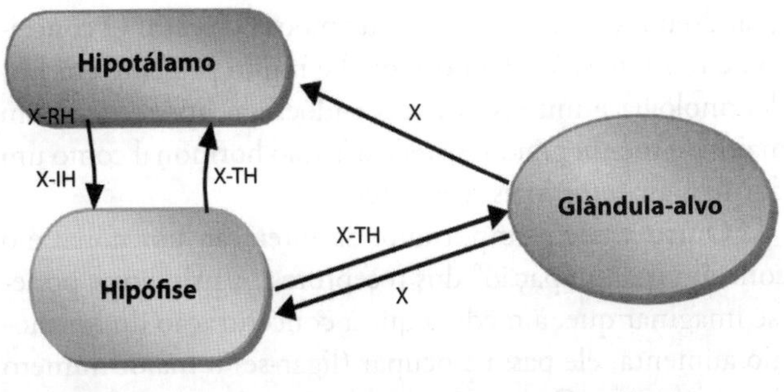

Figura II-11. Sistema de FB. Hipotálamo/hipófise/glândula-alvo – GA. No esquema, o hipotálamo constitui o centro de ajuste e controlador da GA responsável pela produção do hormônio X. Se a concentração de X cair abaixo de um nível ajustado no centro hipotalâmico, este libera um hormônio (X-RH) que estimula a hipófise a secretar o hormônio trófico (X-TH), o qual atua e estimula a GA a sintetizar e liberar mais X. Quando a concentração de X atinge o nível pré-ajustado, esse passa a inibir o hipotálamo (ou a hipófise). Esse é o FB negativo. O hipotálamo também possui a capacidade de liberar hormônio inibitório (X-IH).

tando sua atividade até que o feto seja expulso, encerrando o parto. Vê-se que o FB+ tem como objetivo atingir um efeito final de grande magnitude. Uma vez atingido o evento, o sistema deixa de atuar e as contrações uterinas vão paulatinamente diminuindo até desaparecerem. Há outro evento que é controlado por FB+ e que apresenta características semelhantes, que é a ovulação (que ocorre aproximadamente na metade do ciclo menstrual).

PECULIARIDADES E ESPECIFICIDADES DA RESPOSTA HORMONAL

Uma característica da resposta celular aos hormônios é a especificidade da resposta. Em outras palavras, a célula necessita possuir receptores específicos para aquele hormônio. No entanto, o efeito final desencadeado pelo hormônio pode diferir na dependência da célula-alvo estimulada. Duas células-alvo distintas de um dado hormônio podem apresentar respostas diferentes. A diferença pode ser consequente ao tipo de receptor. Por exemplo, as catecolaminas interagem com diferentes tipos de receptor. São conhecidos receptores adrenérgicos dos tipos: alfa (α) e beta (β), e cada um deles apresenta-se subdividido em mais de um subtipo ($\alpha 1$ e $\alpha 2$-adrenérgico; $\beta 1$, $\beta 2$ e $\beta 3$-adrenérgico). Assim, o efeito depende mais diretamente do tipo de receptor ativado e menos do hormônio (no caso, catecolamina) estimulador ou da célula estimulada.

Há casos em que o receptor é o mesmo, mas a célula-alvo difere. É o caso do paratormônio (PTH). Esse hormônio, produzido pela glândula paratireoide, tem, entre suas células-alvo, células epiteliais do túbulo proximal e epiteliais do túbulo distal do néfron. O receptor do PTH (PTHr) é exatamente o mesmo nas duas células e, em ambas, dispara uma cascata de reações de sinalização que se inicia pela ativação da enzima adenilciclase e aumento do AMPc citoplasmático. Entretanto, no túbulo proximal, o PTH promove diminuição da reabsorção tubular de ânions fosfato, e no túbulo distal, aumento da reabsorção de íons cálcio (Ca^{2+}).

Características da resposta hormonal – o conceito de resistência

Quando um hormônio interage com a célula-alvo, a intensidade da resposta aumenta com a elevação da concentração do hormônio presente. Entretanto, a resposta não obedece a uma relação estritamente linear. Em outras palavras, é a regra desse tipo de interação que, diante das concentrações muito pequenas do hormônio, a resposta celular é imperceptível. À medida que a concentração aumenta, atinge-se um valor em que a célula começa a esboçar uma resposta (concentração limiar) e a resposta prossegue se intensificando a partir desse

Quadro II-5. Sistema hipotálamo/hipófise/glândula-alvo.

Hipotálamo	Hipófise	Glândula-alvo	Hormônio
TRH	TSH	Tireoide	T_4, T_3
CRH	ACTH	Suprarrenal	Cortisol
GnRH	LH, FSH	Testículo	Testosterona
GnRH	LH, FSH	Ovário	Estradiol
GHRH (GRH)	GH	Fígado*	IGF-1
Somatostatina	GH	Hipófise**	
Dopamina***	PRL	Hipófise**	

Mostra os principais hormônios hipotalâmicos, os hormônios tróficos hipofisários e as glândulas-alvo. *O fígado, a rigor, não é considerado uma glândula endócrina, mas é alvo do hormônio de crescimento (GH) que estimula a produção e a liberação do fator de crescimento insulina-símile (IGF1) que atua por FB– sobre a secreção de GH. **A somatostatina é um fator inibidor da secreção de GH, atuando diretamente sobre as células hipofisárias produtoras de GH. ***A dopamina é uma catecolamina que inibe a secreção de prolactina (PRL). Os demais hormônios hipotalâmicos são polipeptídeos. TRH = hormônio liberador de TSH; CRH = hormônio liberador de ACTH; GnRH = hormônio liberador de gonadotrofinas (LH e FSH); GHRH (GRH) = hormônio liberador de GH.

valor limiar até atingir o ponto em que a célula responde maximamente, isto é, a resposta não mais se eleva mesmo que as concentrações do hormônio continuem a crescer. Diz-se que a preparação atingiu a resposta máxima. A diferença entre a resposta limiar e a máxima constitui o que se denomina "responsividade" da preparação. Colocada em uma representação gráfica, a curva mostra um aspecto sigmoide (em forma de "s"). A figura II-12 ilustra essa característica. A curva é denominada de "curva dose-resposta". Na figura II-12, pode-se observar que, na fase de ascensão da resposta, entre a limiar (ou basal) e a máxima, há momento de inflexão da curva que se localiza no meio da fase de ascensão, no qual se encontra matematicamente o ponto que define a concentração do hormônio capaz de produzir a resposta semimáxima (50% da resposta máxima).

Na figura II-12, é possível perceber que uma célula pode ser menos responsiva, menos resistente ou apresentar simultaneamente esses dois defeitos. Diz-se que uma célula-alvo (ou tecido ou preparação) é resistente à ação hormonal

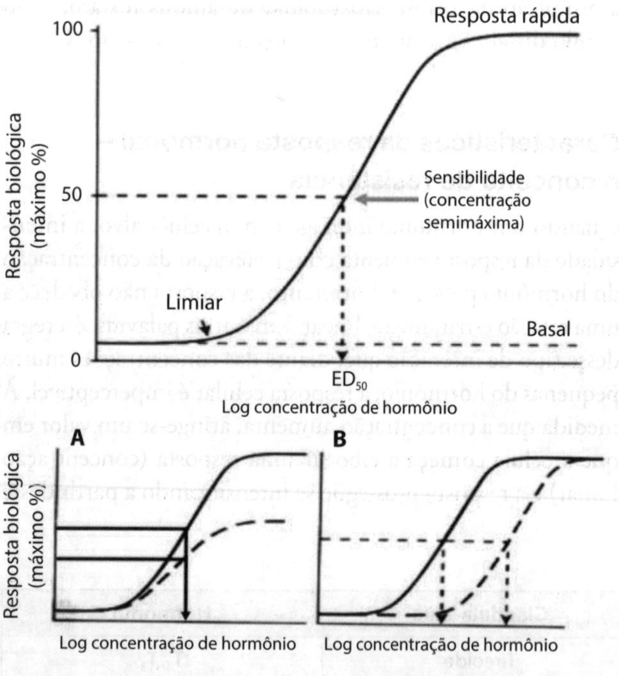

Figura II-12. Curva dose-resposta à ação hormonal. Nesta figura está ilustrada, na parte superior, uma curva dose-resposta característica ao hormônio. Notar o aspecto sigmoide da curva. O ponto de inflexão da curva assinalado pela seta cinza define a concentração do hormônio capaz de promover metade da resposta máxima (ED_{50}). A sensibilidade de uma preparação é definida por essa concentração. Nas partes inferiores da figura (**A** e **B**) estão ilustradas duas situações diferentes da característica da resposta. Em **A**, estão representadas duas curvas que diferem entre si porque a resposta máxima da curva cheia é de maior intensidade que a da curva tracejada. Diz-se que a preparação da curva cheia é mais responsiva ao hormônio do que a tracejada. Em **B**, as duas curvas apresentam resposta máxima de mesma intensidade, no entanto, a concentração do hormônio para promover a resposta semimáxima é maior na curva tracejada que na cheia. Neste caso, diz-se que a curva tracejada define a preparação menos sensível ao hormônio (adaptada de Peavy, 2005).

quando um dos dois defeitos ou ambos ocorrem. O conceito de resistência à ação hormonal é muito presente em Endocrinologia e muitas doenças endócrinas apresentam, em maior ou menor grau, resistência à ação hormonal como um dos seus aspectos mais relevantes.

Outro aspecto importante da interação hormonal é o conceito de "ocupação" dos receptores. A princípio, pode-se imaginar que, à medida que a concentração do hormônio aumenta, ele passa a ocupar (ligar-se) o maior número de receptores. Como consequência, a resposta máxima poderia significar que todos os receptores da célula se acham ocupados no momento que essa atinge sua máxima capacidade de resposta. Essa hipótese foi testada para se averiguar sua veracidade. Assim, estudos foram realizados nos quais se determinou simultaneamente qual a intensidade da resposta hormonal diante de determinado grau de ocupação dos receptores. Esse estudo demonstrou que não é obrigatório que a resposta máxima ocorra somente quando da ocupação integral dos receptores. Na verdade, na maioria dos casos, a fração de receptores ocupados é bem baixa quando se obtém a resposta máxima. Assim, as células-alvo apresentam receptores em excesso, denominados de *spare receptors* (receptores de reserva ou excedentes). Como consequência, a hipótese de que resistência fosse decorrente da insuficiência de receptores mostrou-se incorreta. Na realidade, os casos de resistência ocorrem por defeitos nas vias de sinalização intracelular após a interação do hormônio com seu receptor.

Complexidade das interações hormonais para a obtenção de um efeito

O efeito biológico desencadeado por hormônio pode ser intensificado ou atenuado pela participação de outros hormônios ou fatores que podem interferir com a resposta ao primeiro hormônio. Isso significa que a resposta do organismo em situações diversas exige a participação de mais de um hormônio ou fator (metabólito, agentes químicos, drogas etc.). Entre as várias formas de interação, destacaremos: o sinergismo, o reforço da ação hormonal e a estimulação/inibição simultâneas.

O sinergismo ocorre quando a participação de dois ou mais hormônios geram uma resposta biológica cuja intensidade excede a de cada hormônio agindo isoladamente. A figura II-13 ilustra esse tipo de interação.

O reforço da ação hormonal está ilustrado na figura II-14. Nesse caso, o cortisol, um glicocorticoide, para produzir aumento da glicemia atua em três diferentes órgãos: o fígado, a musculatura esquelética e o tecido adiposo. Na musculatura, ele promove proteólise (aumento de degradação proteica), o que gera aumento da liberação de aminoácidos na circulação. Estes são captados pelo fígado, onde são transformados em glicose (fenômeno conhecido como gliconeogênese). No tecido adiposo, o cortisol intensifica a lipólise (quebra de

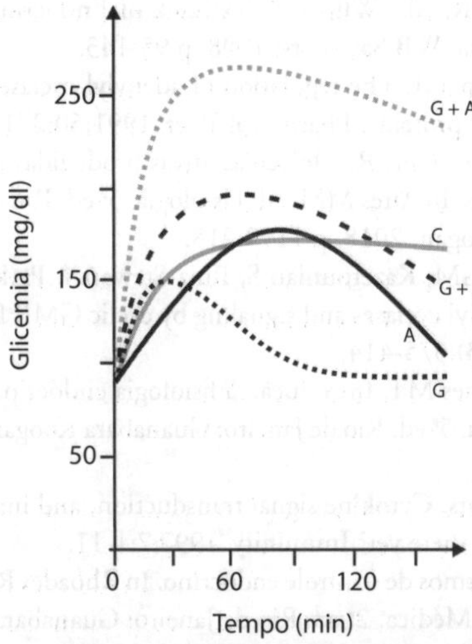

Figura II-13. Sinergismo na ação hormonal. O exemplo ilustrado é o da resposta a três diferentes hormônios que podem produzir aumento da glicemia em um animal. A primeira curva (linha pontilhada) mostra a resposta glicêmica a uma injeção aguda de glucagon (G, hormônio pancreático). A segunda curva (linha contínua), a resposta à adrenalina (A). A terceira curva (linha em claro), a resposta ao cortisol (C = glicocorticoide). Mais acima (linha tracejada), a resposta à ação simultânea de glucagon e adrenalina. Notar que esta resposta foi mais intensa que a de cada hormônio isoladamente. A curva superior (linha pontilhada em claro) mostra a interação simultânea dos três hormônios. Novamente, percebe-se o sinergismo mais intenso.

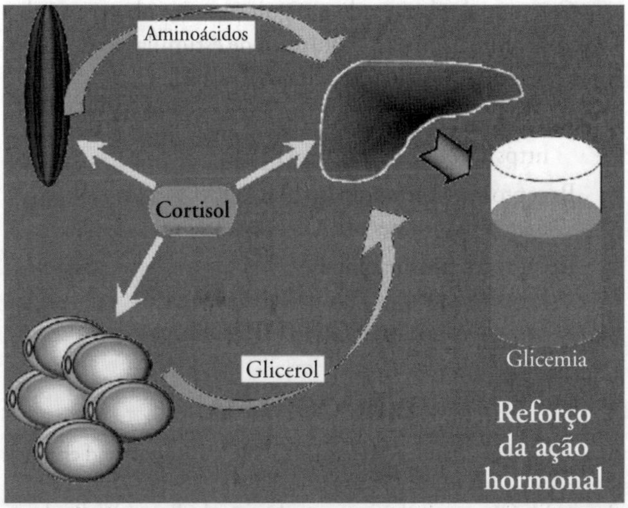

Figura II-14. Reforço de ação hormonal. No exemplo ilustrado, observar que o cortisol, para promover sua ação hiperglicemiante, atua em três diferentes tecidos: a musculatura esquelética, onde, em razão da intensificação da atividade proteolítica, aumenta a oferta de aminoácidos para o fígado; o tecido adiposo, onde promove lipólise e aumento da oferta de glicerol para o fígado; e este último, onde promove gliconeogênese, o que resulta em aumento da produção de glicose. Assim, para a elevação da glicemia, houve a contribuição de três territórios para aumentar a eficácia da resposta.

triacilgliceróis em ácidos graxos livres e glicerol). O glicerol, liberado na circulação, é também captado pelo fígado e transformado em glicose. Finalmente, o cortisol, no fígado, aumenta a quebra de glicogênio e a gliconeogênese, elevando a produção hepática de glicose. Nota-se que, para gerar aumento da glicemia, o cortisol atuou em três tecidos diferentes, de modo a reforçar sua ação hiperglicemiante.

Outra modalidade de interação hormonal (estimulação/inibição simultâneas) ocorre quando, para se obter um efeito desejado, há necessidade do envolvimento de mais de um sistema hormonal em que um é ativado, mas, para o efeito ter maior amplitude, outro sistema antagônico é inibido. Usando a regulação da glicemia como exemplo, sabe-se que o fígado é o principal órgão produtor de glicose. O pâncreas endócrino possui dois importantes tipos celulares: as células α produtoras de glucagon e as células β, produtoras de insulina. O glucagon é um estimulante da quebra de glicogênio hepático e, assim, promove aumento da produção hepática de glicose. A insulina, por sua vez, é um potente inibidor da glicogenólise e estimulante da glicogênese (síntese de glicogênio). A adrenalina, produzida pela medula das suprarrenais, também estimula a quebra de glicogênio hepático. Paralelamente, a adrenalina atua nas células α e β-pancreáticas. Nas primeiras, ela estimula a secreção de glucagon e nas segundas inibe a secreção de insulina. Como resultantes dessas ações, o aumento da produção hepática de glicose depende da ação estimulante da adrenalina sobre o fígado reforçada pela estimulação da secreção de glucagon e pela inibição da secreção de insulina. Essa modalidade de produção de origem biológica é muito comum na regulação da resposta biológica (Figura II-15).

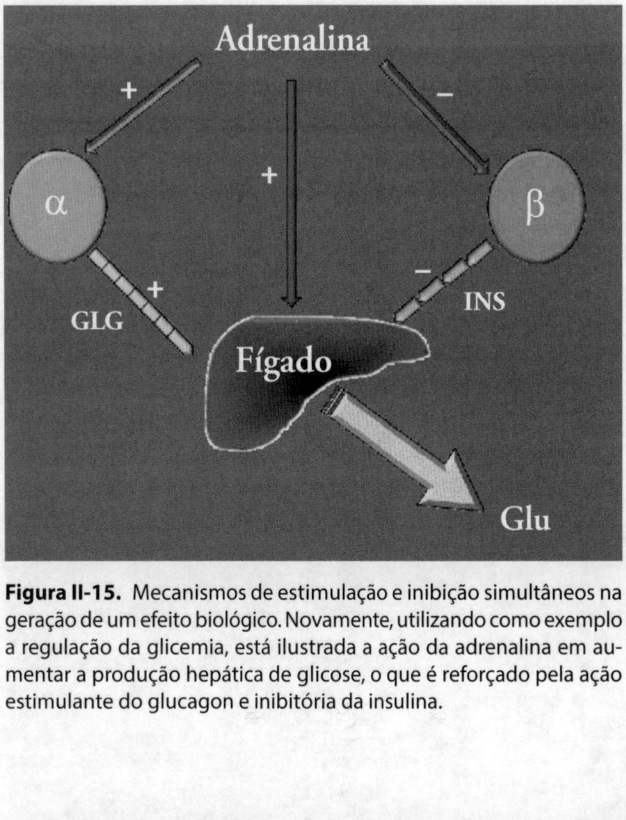

Figura II-15. Mecanismos de estimulação e inibição simultâneos na geração de um efeito biológico. Novamente, utilizando como exemplo a regulação da glicemia, está ilustrada a ação da adrenalina em aumentar a produção hepática de glicose, o que é reforçado pela ação estimulante do glucagon e inibitória da insulina.

O material relacionado a seguir permite observar, sob a forma de animação, os mecanismos de estimulação de receptores hormonais. A sua consulta é desejável.

Receptores acoplados à proteína G
https://youtu.be/z1QEirj1q7g.
Receptores de citoquinas (JAK-STAT)
https://youtu.be/vdEAX-J4xyk.
Receptores tirosinaquinase
https://youtu.be/Dmnrz7ylH_oe
https://youtu.be/HGb4M1RBObE.

BIBLIOGRAFIA

Alexander SPH, Mathie A, Peters JA. Guide to receptors and channels (GRAC), 3rd ed. Br J Pharmacol. 2008;153(Suppl 2):S1-209.

Barrett EJ. O controle do sistema endócrino. In Boron W, Boulpaep E. Medical Physiology. 2ª ed. Elsevier: 2015. p 1011-27.

Den Hertog J, Blanchetot C, Buist A, Overvoorde J, Van Der Sar A, Tertoolen LG. Receptor protein-tyrosine phosphatase signaling in development. Int J Dev Biol. 1999;43(7):723-33.

Harberd N, Artavanis-Tsarkonas S, Berridje MJ, et al. Cell communication. In Albert B, Johnson A, Lewis J, Raff M, Robert K, Walter P, eds. Molecular Biology of the Cell. 4th ed. New York: Garland Science; 2002.

Kahn CR, Smith RJ, Chin WW. Mechanism of action of hormones that act at the cell surface. In Wilson JD, Foster DW, Kronenberg HM, Larsen PR, eds. Williams' Textbook of Endocrinology. 9th ed. Philadelphia: WB Saunders; 1998. p 95-143.

Levitzki A, Bar-Sinai A. The regulation of adenylyl cyclase by receptor-operated G proteins. Pharmacol Ther. 1991;50:271-83.

Lima FB, Gorjão R, Curi R. Moléculas ativas produzidas por órgãos não-endócrinos. In Aires MM, ed. Fisiologia. 5ª ed. Rio de Janeiro: Guanabara Koogan; 2018. p 1199-218.

Lucas KA, Pitari GM, Kazerounian S, Ruiz-Stewart I, Park J, Schulz S, et al. Guanylyl cyclases and signaling by cyclic GMP. Pharmacol Rev. 2000;52(3):375-414.

Machado UF, Nunes MT. Introdução à fisiologia endócrina. In Aires MM. Fisiologia. 5ª ed. Rio de Janeiro: Guanabara Koogan; p 1041-52.

O'Shea JJ, Jaks Stats. Cytokine signal transduction, and immunoregulation: are we there yet? Immunity. 1997;7:1-11.

Peavy ED. Mecanismos de controle endócrino. In Rhoades RA, Tanner GA. Fisiologia Médica. 2ª ed. Rio de Janeiro: Guanabara-Koogan; 2005. p 555-67.

Schlessinger J. Cell signaling by receptor tyrosine kinases. Cell. 2000;103(2):211-25.

Weiss ER, Kelleher DJ, Woon CW, Soparkar S, Osawa S, Heasley LE, et al. Receptor activation of G proteins. FASEB J Yarden Y, Ullrich A. Annu Rev Biochem. 1988;57:443-78.

Wickner W, Schekman R. Membrane fusion. Nat Struct Mol Biol. 2008;15:658-64.

Winzell MS, Ahren B. G-protein-coupled receptors and islet function: implications for treatment of type 2 diabetes. Pharmacol Ther. 2007;116:437-48.

Hipotálamo Endócrino

Rogério Antonio Laurato Sertié
Ariclécio da Cunha Oliveira
Fábio Bessa Lima

O hipotálamo é uma estrutura pertencente ao sistema nervoso central e que assume papel estratégico na manutenção da homeostasia. Ao longo dos anos, diversos estudos envolvendo a fisiologia dessa glândula revelaram a excepcional capacidade que o hipotálamo tem de controlar processos fisiológicos e bioquímicos vitais para a manutenção da vida como a conhecemos. Curiosamente, representa menos de 1% do volume do cérebro, mas assume grande importância, pois por ele trafegam as principais informações que controlam o funcionamento do organismo, especialmente em relação ao sistema endócrino.

Entre suas principais funções estão o controle da fome e a saciedade, da sede, assim como da termogênese. Além disso, a função reprodutora também é controlada pelo hipotálamo, revelando o importante papel dessa glândula na manutenção e perpetuação das espécies animais. Em vista da sua enorme capacidade e complexidade funcionais, podemos dizer que as funções orgânicas dependem, de alguma maneira, do controle hipotalâmico. São funções cujos desequilíbrios colocam a vida dos indivíduos em risco, ressaltando a necessidade crescente de se conhecer e estudar mais essa glândula e suas relações.

LOCALIZAÇÃO E CONSIDERAÇÕES ANATOMOFUNCIONAIS

Evolutivamente, o hipotálamo assumiu uma posição anatômica central no cérebro, sendo fortemente protegido por toda a calota craniana. Assume-se que tal grau de proteção tenha íntima relação com a importância dessa glândula na manutenção da vida. Corresponde à porção anterior do diencéfalo (tálamo e hipotálamo), localizando-se abaixo do sulco hipotalâmico e na frente dos núcleos interpedunculares. Apresenta-se com uma forma romboide cuja base, na sua porção central, é lisa e arredondada e denomina-se eminência média (ou infundíbulo); dali surge uma saliência em forma de funil, denominada *tubercinereum*, que se prolonga para baixo penetrando em um arcabouço ósseo, a sela túrcica do osso esfenoide, formando um apêndice, a haste hipofisária, que chega até a hipófise unindo ambas as estruturas. Ainda, estende-se acima da eminência média e ao redor do terceiro ventrículo (uma das cavidades cerebrais repletas de líquido cefalorraquidiano), sendo praticamente uma massa de substância cinzenta composta por vários núcleos, os núcleos hipotalâmicos. Uma forma de reconhecer esses núcleos é utilizando o terceiro ventrículo como referência. Assim, podemos identificar três colunas (ou zonas) longitudinais de cada lado: periventricular, medial e lateral. A região ao redor do terceiro ventrículo, reconhecida como zona periventricular, é constituída de vários núcleos e desempenha uma função de controle do sistema endócrino, uma vez que os neurônios aí localizados produzem neuropeptídeos que serão secretados na eminência média e irão controlar a função da hipófise anterior, além de outros neurônios cujos axônios atingem a neuro-hipófise onde liberam hormônios para a circulação sistêmica. Ainda, núcleos da zona periventricular participam do controle central sobre o sistema nervoso autônomo, incluindo tanto a divisão simpática como a parassimpática (Figura II-16).

A zona lateral do hipotálamo caracteriza-se por não possuir agrupamentos celulares anatomicamente definidos. Estudos clínicos demonstram que lesões mecânicas dessa região conduzem o paciente a um quadro de acinesia ou hipocinesia. Por outro lado, a hiperestimulação dessa região produz aumento da atividade somatomotora de forma generalizada. Já a zona medial do hipotálamo recebe grande quantidade de aferências provenientes das regiões límbicas do telencéfalo, parecendo estar relacionada à organização das repostas de reprodução e defesa.

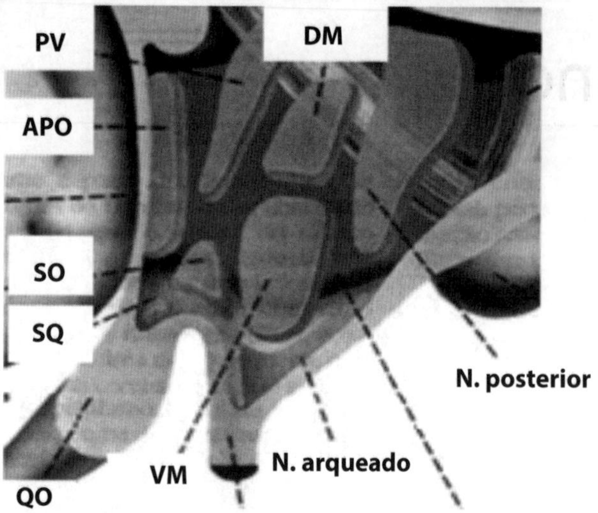

Figura II-16. Vista lateral do hipotálamo onde é possível a visualização dos principais núcleos hipotalâmicos. DM = dorsomedial; PV = paraventricular; SO = supraóptico; SQ = supraquiasmático; VM = ventromedial; QO = quiasma óptico; APO = área pré-óptica.

Uma segunda maneira de identificarmos os núcleos hipotalâmicos é no sentido rostrocaudal, conforme a região: área pré-óptica, hipotálamo anterior, região tuberal e hipotálamo posterior (ou mamilar).

HIPOTÁLAMO ENDÓCRINO

O hipotálamo é o principal centro integrador entre o sistema nervoso central e o sistema endócrino, sendo a eminência mediana hipotalâmica localizada imediatamente abaixo do núcleo arqueado, região muito vascularizada e constituída de rica rede de capilares fenestrados, o ponto de aferência axonal de neurônios hipotalâmicos oriundos de alguns de seus núcleos (paraventricular, arqueado) que secretam hormônios hipotalâmicos controladores de células endócrinas da adeno--hipófise. O hipotálamo, por meio da regulação da glândula hipófise, controla a função de parte importante do sistema endócrino, em especial as gônadas, a tireoide e as adrenais. A unidade hipotálamo-hipófise é grandemente responsável pelo controle de muitos processos fisiológicos envolvendo os controles metabólicos energético, hidromineral e reprodutor.

Para exercer esse controle e, dessa forma, manter a homeostasia, o hipotálamo recebe, além de aferências neurais, aferências humorais (sinais químicos circulantes) que lhe permitem realizar ajustes homeostáticos do meio interno. Em alguns pontos ao redor dos ventrículos (especialmente do terceiro e quarto ventrículos), encontram-se os órgãos circunventriculares* e nessas regiões a barreira hematoencefálica é formada por capilares fenestrados, sendo, portanto, mais permeável, facilitando o acesso de sinais químicos circulantes aos neurônios ali situados e que possuem moléculas receptoras para tais sinais. Dessa maneira, a maioria desses órgãos circunventriculares localiza-se no hipotálamo, conferindo-lhe a característica ímpar de atuar na interface entre o sistema nervoso central e o sistema endócrino.

Existem no hipotálamo dois grandes grupos de neurônios produtores de hormônios: os parvocelulares (neurônios pequenos de localização predominante na região tuberoinfundibular) e magnocelulares (neurônios grandes). As células nervosas hipotalâmicas que se relacionam mais diretamente com a adeno-hipófise são os neurônios parvocelulares e formam o sistema parvocelular. São células cujos corpos celulares e axônios possuem tamanho pequeno. Estão distribuídos por diversos núcleos hipotalâmicos como os arqueados, peri e paraventriculares e área pré-óptica medial. Desses núcleos saem os axônios que convergem para a eminência média, onde os vários neuropeptídeos inibidores ou estimuladores de células hipofisárias são liberados. A eminência média, como mencionado, é um órgão circunventricular constituído por um complexo sistema de vasos capilares, do tipo fenestrado, que conectam a eminência média à hipófise anterior por vênulas (vasos portais longos), formando o sistema porta hipotálamo-hipofisário, permitindo que os neuropeptídeos ali liberados atinjam as células adeno-hipofisárias em altas concentrações (Figura II-17A). Os neurônios parvocelulares são responsáveis pela produção de diversos peptídeos: hormônio liberador de corticotrofina (CRH), hormônio liberador de gonadotrofinas (GnRH), hormônio liberador de hormônio do crescimento (GHRH), hormônio liberador de TSH (TRH), somatostatina (SS) e outros.

Por outro lado, o hipotálamo ainda produz mais dois neuropeptídeos que não são liberados na eminência média e sim diretamente na neuro-hipófise, sendo então conhecidos como peptídeos neuro-hipofisários: o hormônio antidiurético (ADH) e a ocitocina. Esses peptídeos são produzidos e secretados por neurônios magnocelulares, cujos axônios e corpos celulares são grandes, e atravessam a haste hipofisária armazenando seus produtos de síntese na extremidade axonal, na hipófise posterior (ou neuro-hipófise), próximos a capilares aí localizados. Esses neurônios originam-se em dois núcleos hipotalâmicos: 1. núcleos supraópticos; e 2. núcleos paraventriculares (Figura II-17B). Curiosamente, há neurônios magnocelulares que expressam ADH ou ocitocina que não fazem parte desse sistema magnocelular, projetando-se para outras regiões do SNC, cujo papel fisiológico ainda permanece pouco conhecido.

Sistema porta-hipotálamo-hipofisário

A díade hipotálamo-hipófise é um dos componentes mais complexos do sistema endócrino e é fundamental na coordenação de toda a resposta endócrina, estabelecendo relações de

*São órgãos circunventriculares: órgão subfornicial (SFO); órgão vasculoso da lâmina terminal (OVLT); eminência média ou mediana (EM); área postrema (AP). Esta última localizada no quarto ventrículo.

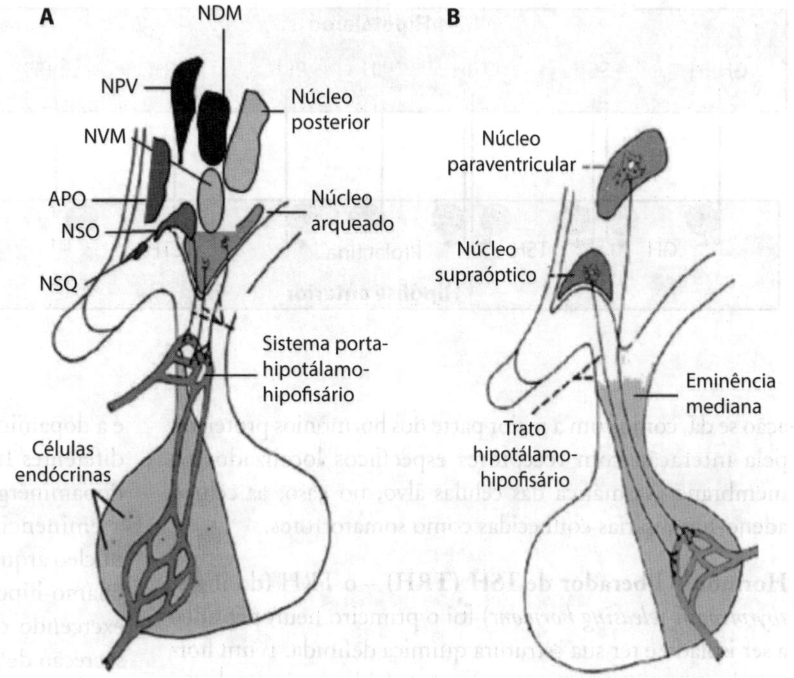

Figura II-17. **A**) Desenho representativo dos núcleos hipotalâmicos. De cada um destes núcleos saem neurônios parvocelulares que atingem a eminência média, mais precisamente o sistema de vasos sanguíneos altamente especializados, denominado de sistema porta-hipotálamo-hipofisário. É por meio deste sistema de vasos que os neuropeptídeos produzidos pelos neurônios hipotalâmicos atingem as células-alvo na adeno-hipófise. **B**) Desenho representativo dos núcleos hipotalâmicos formados por neurônios magnocelulares responsáveis pela síntese e secreção de ADH e ocitocina. Esses neurônios magnocelulares atravessam a eminência média e armazenam seus hormônios na neuro-hipófise. NPV = núcleo dorsomedial; NPV = núcleo paraventricular; NVM = núcleo ventromedial; APO = área pré-óptica; NSO = núcleo supraóptico; NSQ = núcleo supraquiasmático.

controle mútuo sobre a maioria das glândulas endócrinas e controlando, por si só, muitos aspectos da homeostase corporal.

Conforme já dito anteriormente, o hipotálamo produz neuropeptídeos que irão, na sua maioria, controlar a atividade endócrina da adeno-hipófise. Essas substâncias controladoras, também chamadas de hormônios hipotalâmicos, necessitam interagir com receptores específicos localizados em células-alvo a distância. Para isso, evolutivamente se formou um sistema de vasos sanguíneos altamente especializado, denominado de sistema porta-hipotálamo-hipofisário. Trata-se de um sistema porta porque consiste em um arranjo vascular no qual duas redes capilares (no caso, a eminência média e a adeno-hipófise) se conectam em série. É a porta de entrada dos neuropeptídeos na adeno-hipófise ou, por outra referência, a saída das informações do sistema nervoso central em direção às células-alvo, desencadeando respostas fisiológicas e adaptativas condizentes com necessidades do momento ou ajustes de mais longo prazo. Por meio desse sistema ocorre o transporte dos hormônios do hipotálamo para a adeno-hipófise.

Existem dois grandes grupos de vasos sanguíneos que fazem parte desse sistema: 1. vasos portais longos, cujo suprimento sanguíneo é oriundo das artérias hipofisárias superiores; e 2. vasos portais curtos, que recebem suprimento sanguíneo das artérias hipofisárias inferiores. Na espécie humana, até 90% do sangue que circula pela hipófise advém dos vasos portais longos, sendo os vasos curtos responsáveis mais pela comunicação entre neuro e adeno-hipófise.

Nos vasos portais longos, é possível serem identificados dois tipos de fluxos sanguíneos, são eles: 1. fluxo anterógrado; e 2. fluxo retrógrado. O fluxo anterógrado já está bem descrito e é largamente conhecido, sendo responsável por transportar os hormônios hipotalâmicos até a adeno-hipófise. Graças a isso, as substâncias hipofisiotróficas atingem as células-alvo hipofisárias. Quanto ao fluxo retrógrado, permanece controversa sua existência. Alguns estudos que mostraram evidências da sua existência sugerem que o objetivo seria o de transportar parte dos hormônios adeno-hipofisários de volta ao hipotálamo, constituindo um mecanismo de *feedback* negativo de alça ultracurta.

Hormônios produzidos pelo hipotálamo

Quanto ao local de secreção e de ação, os hormônios hipotalâmicos podem ser classificados como: 1. hormônios hipofisiotróficos, que atuam sobre a adeno-hipófise, controlando a síntese e secreção de seus hormônios, sendo liberados na eminência média; e 2. neuro-hipofisários, secretados na neuro-hipófise e que atuam em outras regiões do organismo.

Entre os hormônios hipofisiotróficos podemos citar: 1. hormônio liberador de TSH (TRH); 2. hormônio liberador de GH (GHRH); 3. hormônio liberador de gonadotrofinas (GnRH); 4. somatostatina (SS); e 5. hormônio liberador de ACTH (CRH), entre outros (Figura II-18):

Hormônio liberador do hormônio de crescimento (GHRH) – o GHRH (do inglês, *growth-hormone-releasing hormone*) é um neuropeptídeo constituído por 44 aminoácidos produzidos pelos núcleos arqueado e ventromedial do hipotálamo e tem como objetivo, por ação biológica central, estimular a síntese e a secreção de GH. Seu mecanismo de

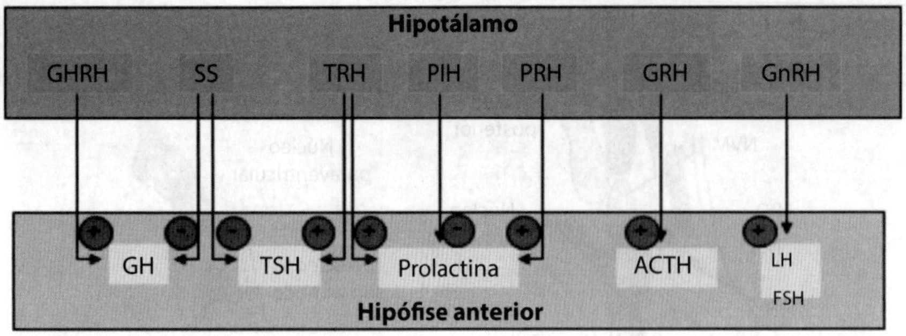

Figura II-18. Modelo esquemático do eixo hipotálamo-hipófise. Os sinais de positivo e negativo indicam estimulação e inibição, respectivamente.

ação se dá, como com a maior parte dos hormônios proteicos, pela interação com receptores específicos localizados na membrana plasmática das células-alvo, no caso, as células adeno-hipofisárias conhecidas como somatotrofos.

Hormônio liberador de TSH (TRH) – o TRH (do inglês *thyrotropin-releasing hormone*) foi o primeiro neuropeptídeo a ser isolado e ter sua estrutura química definida. É um hormônio composto por apenas 3 aminoácidos, cuja produção principal ocorre no núcleo paraventricular. A maioria dos hormônios é sintetizada a partir de uma molécula precursora maior, assim como o pré-pró-TRH. O TRH é produzido por células pertencentes ao sistema parvocelular e, por meio da eminência média, atinge a adeno-hipófise, mais precisamente os receptores localizados na membrana plasmática das células conhecidas como tireotrofos. Os tireotrofos são células especializadas em produzir e secretar TSH.

Hormônio liberador de ACTH (CRH) – o CRH (do inglês, *corticotropin-release hormone*) é um peptídeo produzido no núcleo paraventricular, porção parvocelular, e composto por 41 aminoácidos. Atua sobre as células corticotróficas da adeno-hipófise estimulando-as a expressar o gene de POMC (pró-ópio-melanocortina). Uma vez traduzido, o gene dá origem à proteína POMC, que será então processada, dando origem ao ACTH e a outros peptídeos.

Hormônio liberador de prolactina (PRL) – PRH – a literatura a respeito do PRH é ainda objeto de debate sobre se há apenas um fator liberador de PRL ou se existem alguns fatores capazes de estimular sua liberação. O fato é que já foram identificados alguns peptídeos hipotalâmicos que apresentam essa propriedade. Podemos citar o próprio TRH, porque hipotireoidismo primário em fêmeas resulta em aumento da lactogênese na presença do reflexo da sucção mamária. Isso ocorre talvez pelo fato de haver alta quantidade de TRH, já que a tireoide não está retroalimentando negativamente o hipotálamo.

Fatores inibidores da secreção de PRL (PIF) – fato semelhante ocorre com o PIF. Tem-se também determinado a existência de mais de um fator de origem hipotalâmica capaz de inibir a secreção de PRL. Entre esses, o mais reconhecido é a dopamina, cuja distribuição é bastante ampla e apresenta diferentes funções no SNC. No hipotálamo, os neurônios dopaminérgicos, cujos axônios se prolongam até atingirem a eminência média, localizam-se, preferencialmente, no núcleo arqueado. Uma vez secretada via sistema porta-hipotálamo-hipofisário, a dopamina atingirá a adeno-hipófise, exercendo então seus efeitos biológicos inibitórios sobre a secreção de prolactina.

Somatostatina (SS) – tem ação muito particular e atua inibindo hormônios adeno-hipofisários como GH e TSH. Caracteriza-se por ser um peptídeo de 14 aminoácidos. Os neurônios produtores de SS localizam-se nos núcleos periventriculares do hipotálamo, de onde seus axônios partem em direção à eminência média. Outros grupos de neurônios produtores de SS estão localizados também nos núcleos arqueado e ventromedial, cujos axônios fazem sinapse diretamente com os neurônios produtores de GHRH.

Hormônio liberador de gonadotrofinas (GnRH) – o GnRH (do inglês, *gonadotropin release hormone*) é um neuropeptídeo constituído de 10 aminoácidos produzido por neurônios parvocelulares localizados principalmente na área pré-óptica e no núcleo arqueado do hipotálamo. Age sobre receptores específicos localizados na membrana celular dos gonadotrofos (células adeno-hipofisárias que produzem e secretam as gonadotrofinas LH e FSH).

Glândula hipófise

A glândula hipófise, conhecida também por glândula pituitária ou somente pituitária, pequena unidade fisiológica sob controle hipotalâmico, é responsável pelo controle de uma infinidade de processos biológicos sem os quais a vida não seria possível. Todas as suas ações se dão para controlar a homeostasia, sendo seus produtos de secreção hormônios fundamentais. Ademais, relaciona-se com praticamente todas as funções endócrinas do organismo.

Os primeiros estudos com a glândula a associavam com o controle do crescimento. Observaram na época que indivíduos que apresentavam distúrbios de crescimento tinham o tamanho de uma estrutura na base do encéfalo alterada.

Adicionalmente, animais tratados com extratos dessa pequena estrutura apresentavam crescimento bastante acima da média. Hoje sabemos que a hipófise está intimamente relacionada ao processo de crescimento e a muitos outros.

LOCALIZAÇÃO E CONSIDERAÇÕES ANATOMOFUNCIONAIS

A hipófise é uma estrutura endócrina de tamanho pequeno e massa reduzida (aproximadamente 0,5g de massa). Localiza-se na base do encéfalo em uma cavidade do osso esfenoide denominada sela túrcica, sendo, como já discutido anteriormente, conectada ao hipotálamo por meio da haste hipofisária (Figura II-19).

No ser humano, a glândula está dividida em dois lobos, o anterior ou adeno-hipófise (representando até 80% do volume total da glândula) e o posterior ou neuro-hipófise, com origens embriológicas distintas (Figura II-20).

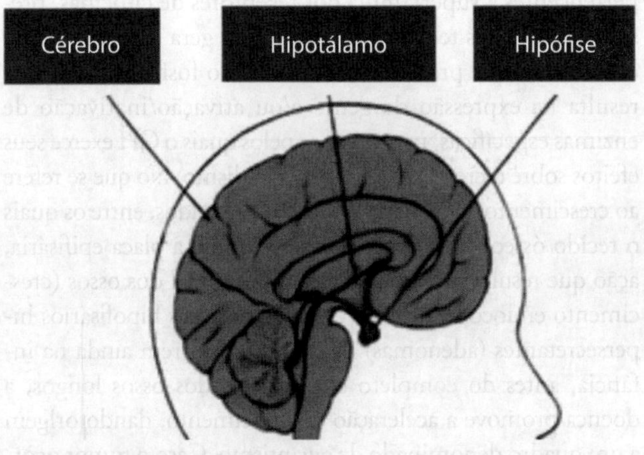

Figura II-19. Desenho esquemático representativo da localização anatômica do hipotálamo e da hipófise no interior da calota craniana.

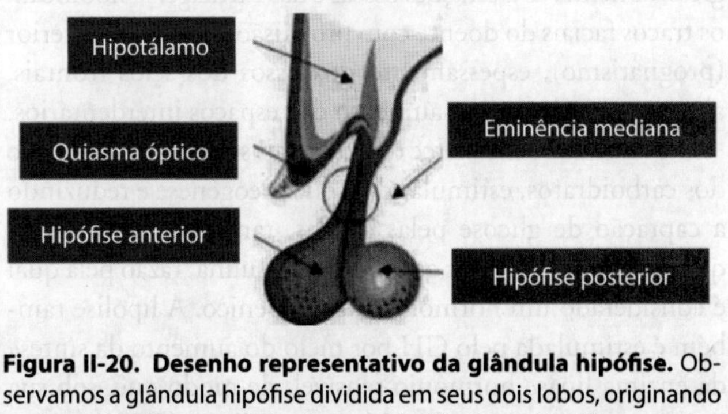

Figura II-20. Desenho representativo da glândula hipófise. Observamos a glândula hipófise dividida em seus dois lobos, originando assim a hipófise posterior (neuro-hipófise) e a hipófise anterior (adeno-hipófise). Notamos a presença da eminência mediana onde se localiza o sistema porta-hipotálamo-hipofisário, responsável por levar os neuropeptídeos hipotalâmicos até as células-alvo da adeno-hipófise.

Adeno-hipófise

Por meio de métodos de reação colorimétrica clássica (H-E), as células da adeno-hipófise subdividem-se em cromófilas e cromófobas. Entre as cromófilas, encontramos dois tipos celulares, basófilas e acidófilas. Cinco tipos de células secretoras cromófilas foram identificados por meio de imunocitoquímica e microscopia eletrônica e estão dscritas a seguir, conforme uma ordem temporal de desenvolvimento:

Corticotrofos – são células basófilas, sendo responsáveis pela síntese e secreção do hormônio adrenocorticotrófico (ACTH).

Tireotrofos – são células basófilas que correspondem a 5% da massa total na adeno-hipófise. São responsáveis pela síntese e secreção do hormônio tireoestimulante ou tireotrofina (TSH), que agirá no controle da função tireoidiana.

Gonadotrofos – representam cerca de 10% das células da adeno-hipófise. São células basófilas responsáveis pela produção das gonadotrofinas LH (hormônio luteinizante) e FSH (hormônio folículo-estimulante). As gonadotrofinas agem sobre as gônadas masculina e feminina, estimulando a produção dos hormônios sexuais e o controle da reprodução.

Somatotrofos – são células acidófilas presentes nas asas laterais da glândula e correspondem a quase 50% do total de células da adeno-hipófise. São responsáveis pela síntese e secreção do hormônio do crescimento (GH).

Lactotrofos – assim como nos somatotrofos, os lactotrofos também são células acidófilas e responsáveis pela síntese e secreção da prolactina (PRL), correspondendo a aproximadamente 15% da massa celular total da adeno-hipófise, entretanto, durante a gravidez e lactação essas células podem representar até 70% da massa celular total da glândula.

Hormônios adeno-hipofisários

Todas as substâncias produzidas pelas células da adeno-hipófise são hormônios proteicos, divididos em três grandes categorias quanto a sua constituição química: 1. glicoproteicos – LH, FSH e TSH; 2. somatomamotróficos – PRL e GH, e 3. peptídeos oriundos da pró-ópio-melanocortina (POMC) – ACTH, MSH.

Hormônios glicoproteicos

Os hormônios glicoproteicos caracterizam-se por serem constituídos por duas cadeias polipeptídicas mantidas unidas por forças intermoleculares: as cadeias α e β. Cada uma delas é originária de um gene específico e, depois de sintetizadas, são agrupadas para formar os hormônios. Esses, posteriormente, sofrem glicosilação pela adição de radicais glicídicos (ácido siálico ou N-acetilneuramínico – NANA) que estabilizam e protegem os hormônios da rápida degradação após sua secreção, ampliando assim sua meia-vida biológica. A cadeia α é comum a todos os hormônios dessa categoria, que diferem entre si pela cadeia β.

LH e FSH – são as gonadotrofinas com peso molecular de 28kDa e 33kDa, respectivamente. De forma geral, esses hormônios agem sobre as gônadas masculinas e femininas, estimulando seu crescimento e diferenciação, tornando-as prontas para exercer suas funções endócrinas e reprodutivas. Nas gônadas femininas (ovários), o FSH age estimulando o crescimento e a diferenciação dos folículos ovarianos, etapa conhecida como fase folicular do ciclo menstrual. Além disso, nessa fase, o FSH age sobre as células da granulosa estimulando-as a produzirem e secretarem hormônios sexuais femininos conhecidos como estrógenos, além de outros peptídeos como inibina, folistatina e ativina, as quais são importantes no controle da função endócrina e reprodutiva das gônadas. Já o LH é importante ao crescimento final do folículo e à ovulação. Sem ele, o folículo não progride até a ovulação, mesmo com as altas quantidades de estrógenos que produz. Após a ovulação, o LH age sobre as células da granulosa e da teca interna remanescentes do folículo maduro que se modificam morfologicamente, dando origem ao corpo lúteo. Essas células adquirem a capacidade de secretar estrógenos e progesterona, com predomínio desta última. Essas alterações intracelulares são acompanhadas pelo aumento da vascularização do corpo lúteo, que recebe vasos sanguíneos que agora penetram a lâmina basal. A principal função do corpo lúteo é manter uma produção hormonal adequada que seja capaz de, se houver concepção, garantir a implantação do blastocisto no útero e seu desenvolvimento, assegurando, assim, a gestação.

Nas gônadas masculinas (testículos) o FSH é responsável pelo complexo processo de espermatogênese. Esse processo ocorre em uma linhagem celular, que são as células de Sertoli, as quais estão localizadas dentro dos túbulos seminíferos, que, sob estímulo do FSH, produzem e secretam diversos fatores de crescimento e diferenciação que levarão à síntese de espermatozoides. O LH atua em uma linhagem de células presentes no testículo adjacentes aos túbulos seminíferos e que se denominam células de Leydig. Sob tal estímulo essas células produzem e secretam testosterona. Por sua vez, a testosterona age nas estruturas que compõem o aparelho reprodutor masculino, sendo, o hormônio responsável pelo desenvolvimento dos caracteres sexuais secundários.

TSH – hormônio produzido pelos tireotrofos, também conhecido por tireotrofina ou hormônio tireoestimulante, que apresenta peso molecular de 28kDa. Atua diretamente sobre as células foliculares tireoidianas promovendo alterações morfológicas e funcionais. Entre essas alterações podemos citar a hipertrofia e a hiperplasia dessas células, que, com o estímulo do TSH, também adquirem a capacidade de produzir e secretar T_3 e T_4. Os efeitos do TSH são bem visíveis em situações em que ocorre hiper ou hipossecreção. Em tumores adeno-hipofisários hipersecretantes de TSH observa-se que o epitélio folicular tireoidiano sofre hipertrofia, tornando a glândula tireoide muito mais vascularizada. Além disso, há hiperprodução e secreção dos hormônios tireoidianos, levando o indivíduo a sofrer alterações metabólicas importantes.

Hormônios somatomamotróficos

GH – também conhecido por hormônio somatotrófico (STH) ou somatotrofina é um hormônio proteico, espécie--específico, produzido pela adeno-hipófise e que apresenta peso molecular de aproximadamente 22kDa. É sintetizado nos somatotrofos, que compreendem aproximadamente 40 a 50% das células da adeno-hipófise, razão pela qual o GH se apresenta bastante expresso nessa estrutura. Exerce seus efeitos por meio da interação com receptores de membrana, pertencentes à superfamília dos receptores de citocinas, presentes em vários tecidos. Essa interação gera uma cascata de eventos em que proteínas específicas são fosforiladas, o que resulta na expressão de genes e/ou ativação/inativação de enzimas específicas, mecanismos pelos quais o GH exerce seus efeitos sobre o crescimento e o metabolismo. No que se refere ao crescimento, o GH atua sobre vários tecidos, entre os quais o tecido ósseo, mais especificamente sobre a placa epifisária, ação que resulta no crescimento longitudinal dos ossos (crescimento endocondral). Em casos de tumores hipofisários hipersecretantes (adenomas) de GH que ocorrem ainda na infância, antes do completo crescimento dos ossos longos, a doença promove a aceleração do crescimento, dando origem a um quadro denominado de gigantismo. Caso o tumor ocorra após a fase adulta, observa-se o quadro conhecido como acromegalia, cujos principais sintomas são o aumento das partes moles das mãos e pés, o que dá origem à necessidade de alargar o diâmetro dos anéis e o tamanho dos sapatos. Progressivamente, as alterações ósseas e das cartilagens modificam os traços faciais do doente com protrusão do maxilar inferior (prognatismo), espessamento dos ossos dos seios frontais, alargamento do nariz e aumento dos espaços interdentários.

O GH também exerce efeitos gerais sobre o metabolismo dos carboidratos, estimulando a gliconeogênese e reduzindo a captação de glicose pelas células, tanto por ação direta quanto por antagonizar os efeitos da insulina, razão pela qual é considerado um hormônio diabetogênico. A lipólise também é estimulada pelo GH por meio do aumento da síntese da enzima lipase hormônio sensível, de modo que, sob sua ação, as concentrações de ácidos graxos livres (AGL) e glicerol na circulação se elevam, ocorrendo, como consequência, maior utilização de AGL como fonte de energia pelas células e de glicerol, como substrato para a gliconeogênese.

Exerce, ainda, efeitos importantes sobre o metabolismo das proteínas, já que estimula o transporte de aminoácidos para as células e eleva o conteúdo de mRNAs específicos, levando à síntese de proteínas por ativar a transcrição de seus genes-alvo, mecanismo pelo qual estimula o crescimento ósseo em períodos específicos do desenvolvimento, e o de vários tecidos, como o muscular, provocando aumento da sua massa.

PRL – está presente em todos os mamíferos, sendo descrita pela primeira vez em ovelhas em 1937. É um polipeptídeo cujo tamanho é de 198 aminoácidos, apresentando peso molecular de 22kDa. Como já visto anteriormente, a PRL é sintetizada pelos lactotrofos, que são as últimas células a amadurecerem na hipófise humana e que estão presentes tanto no sexo masculino como no feminino, sendo mais numerosas nas mulheres. Atuando em sinergismo com a progesterona e o estrógeno, promove o crescimento e a produção de leite (lactogênese) pelas glândulas mamárias. É produzida durante a gravidez e continua sua secreção após o parto, durante a amamentação, sendo a continuidade dessa secreção dependente de estímulos nervosos induzidos pela sucção mamilar. Sua função fisiológica no homem ainda permanece pouco conhecida.

A influência mais importante sobre a secreção de prolactina consiste na combinação de gravidez, estrógenos e aleitamento. Em conformidade com seu papel essencial na lactação, a secreção de PRL aumenta uniformemente durante a gravidez, até atingir 20 vezes as concentrações plasmáticas habituais. Assim como vários outros hormônios, possui um ritmo de secreção variável. O ritmo da prolactina apresenta elevação de sua secreção no período noturno, logo após o início do sono.

As doenças que envolvem a secreção da prolactina são caracterizadas pelo excesso de sua produção. A hiperprolactinemia é o termo usado para denominar o excesso das concentrações desse hormônio no sangue. Ocorre mais frequentemente nas mulheres, entre os 20 e 50 anos de idade. Esse aumento determina um quadro clínico conhecido como galactorreia (produção de leite pelas mamas fora do período de amamentação). Além disso, as mulheres podem apresentar irregularidades menstruais, amenorreia (parada da menstruação), diminuição do desejo sexual e infertilidade. Os homens, por sua vez, podem apresentar quadro de disfunção erétil, diminuição da libido (desejo), infertilidade, baixa produção de espermatozoides e ginecomastia (desenvolvimento de mamas em homens).

PEPTÍDEOS RELACIONADOS COM A PRÓ-ÓPIO-MELANOCORTINA (POMC)

ACTH – é um polipeptídeo de 39 aminoácidos, com peso molecular de 4.500 dáltons, produzido e secretado pelas células adrenocorticotróficas da hipófise anterior a partir de uma grande molécula precursora, a pró-ópio-melanocortina (POMC), de 31kDa. A POMC humana é uma proteína (com 267 aminoácidos) sintetizada pela hipófise, no núcleo arqueado (ARC) do hipotálamo e em vários tecidos periféricos. Vários sinais agem em sinergismo para ativar a expressão do gene da POMC, incluindo CRH hipotalâmico, citocinas, AVP (arginina-vasopressina), catecolaminas e VIP (peptídeo intestinal vasoativo). Os glicocorticoides inibem a expressão de genes da POMC. Na hipófise anterior, a POMC é clivada em β-lipotropina (β-LPH) e pró-ACTH, que posteriormente é clivada em ACTH. O ACTH pode ser ainda processado para produzir hormônio estimulador de α-melanocortina (α-MSH) e peptídeo do lobo intermediário similar à corticotrofina (CLIP). A β-LPH pode ser processada e produzir γ-LPH e β-endorfina.

A hipófise humana contém cerca de 250μg de ACTH e secreta, diariamente, cerca de 25-50μg do hormônio, com meia-vida circulante de 20-25 minutos. Atua seletivamente nas glândulas adrenais, nas quais irá estimular a atividade endócrina do córtex adrenal em todas suas etapas, desde a captação do colesterol circulante (ou sua síntese a partir do acetato), além da síntese e secreção dos glicocorticoides. Entre os glicocorticoides, destaca-se o cortisol (composto F), principal produto de síntese e secreção da camada fasciculada cortical das glândulas adrenais. A atividade biológica da camada reticular, produtora dos andrógenos adrenais, também é dependente do ACTH, porém a produção dos mineralocorticoides, especialidade da camada glomerulosa do córtex adrenal, está sob controle de um conjunto de fatores dos quais o ACTH tem importância menor.

Eixo hipotálamo-hipófise-gônadas (HHG)

O eixo hipotálamo-hipófise-gônadas apresenta um grau de complexidade funcional em relação aos outros eixos endócrinos. Como descrito anteriormente, neurônios parvocelulares localizados no núcleo arqueado e na *área* anteroventral-pré-óptica do hipotálamo liberam um peptídeo recém-descrito denominado kisspeptina (Kiss1). Este neuropeptídeo é liberado em sinapses que possuem neurônios produtores de GnRH (neurônios GnRH*érgicos) localizados em sua maioria no núcleo arqueado*. Essa substância tem a propriedade de estimular os neurônios GnRHérgicos a sintetizarem e secretarem o decapeptídeo GnRH que, por meio do **sistema porta-hipotálamo-hipofisário**, atinge a adeno-hipófise, estimulando os gonadotrofos a produzir e secretar as gonadotrofinas FSH e LH. No trato reprodutor feminino, as duas gonadotrofinas, além de atuar promovendo o desenvolvimento das alterações morfológicas no ovário, irão estimular as células tecais a produzir os esteroides sexuais androgênicos (androstenediona e testosterona) e células granulosas a produzir estrógenos e progesterona, além de ativina e inibina. Outros hormônios, como a leptina, produzida pelo tecido adiposo, também são capazes de estimular a produção hipotalâmica de Kiss1. No hipotálamo, existem outros neurônios capazes de influenciar a liberação de GnRH, como neurônios GABAérgicos (inibidores) e glutamatérgicos (estimuladores). A kisspeptina interfere na resposta de neurônios GnRHérgicos por diminuir o tônus GABAérgico e intensificar o glutamatérgico. Além disso, sabemos que a noradrenalina (NA) desempenha papel de crucial importância na regulação do eixo, uma vez que é responsável por reforçar os estímulos sobre os neurônios produtores de GnRH, aumentando sua secreção. Uma das estruturas do SNC mais ricas em neurônios noradrenérgicos é o *locus coeruleus*, localizado no bulbo. Esse núcleo se conecta a diversas regiões do SNC, incluindo neurônios GnRHérgicos hipotalâmicos. Os estrógenos, cuja secreção aumenta no final da fase folicular, estimulam a produção noradrenérgica desse núcleo que, por sua vez, ativa fortemente o hipotálamo endócrino a secretar mais GnRH. Assim, a hipófise secreta grandes quantidades de FSH e LH, gerando aumento acentuado na liberação de LH na fase pré-ovulatória.

Entretanto, a regulação da secreção de LH e FSH é bastante complexa. Envolve ações estimulatórias da NA e inibitórias das β-endorfinas. Estas últimas diminuem o estímulo noradrenérgico sobre o hipotálamo. Os próprios estrógenos exercem *feedback* negativo no hipotálamo e na hipófise, controlando negativamente a atividade dessas duas glândulas, além da inibina, que age inibindo a liberação de FSH pelos gonadotrofos (Figura II-21).

O testículo, como o ovário, também secreta seus hormônios em resposta à ação das gonadotrofinas. A testosterona tem ação inibitória sobre a secreção de GnRH. Outros fatores, como o neuropeptídeo Y (NPY) produzido por neurônios do próprio núcleo arqueado que expressam tanto NPY como AgRP (peptídeo relacionado a Agouti), e a melatonina produzida pela glândula pineal também influenciam negativamente a secreção de GnRH.

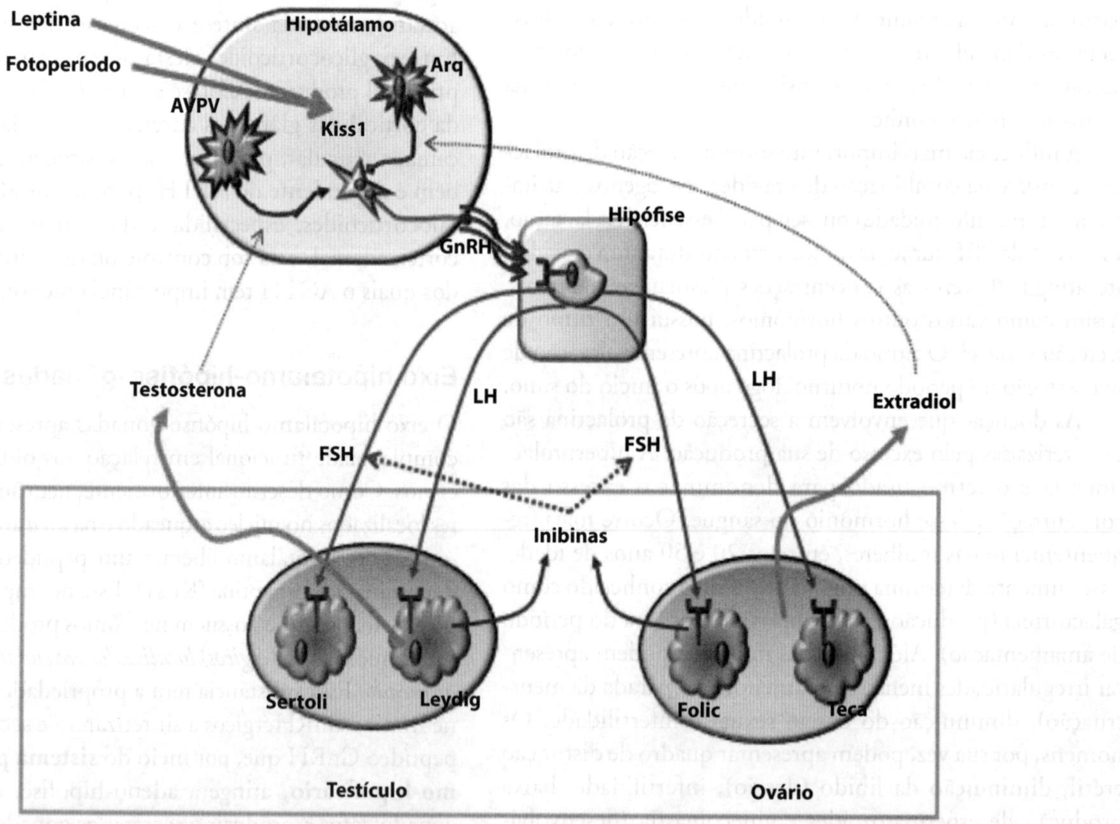

Figura II-21. Eixo hipotálamo-hipófise-gônadas. No hipotálamo, encontram-se neurônios produtores de kisspeptinas (Kiss1) que influenciam positivamente sobre os neurônios GnRHérgicos, estimulando-os a liberarem GnRHno sistema porta-hipofisário. Este, agindo sobre os gonadotrofos hipofisários, estimula-os a secretar as gonadotrofinas, LH e FSH. Estas atuam sobre as gônadas. Nos testículos, o LH estimula a síntese e a secreção de testoterona pela células de Leydig e o FSH estimula as células de Sertoli a secretar inibinas. Nos ovários, LH estimula as células da teca interna a sintetizar andrógenos que são transformados em estradiol nas células foliculares pela ação do FSH. Tanto testosterona como estradiol fazem *feedback* negativo sobre o hipotálamo, reduzindo a secreção de GnRH. A ação estrogênica no hipotálamo apresenta uma complexidade maior, porque o estradiol também é capaz de gerar *feedback* positivo sobre a secreção de GnRH, o que ocorre durante a fase folicular do ciclo menstrual e que culmina por provocar intenso pulso de secreção de LH que se observa antecedendo a ovulação ao final da fase folicular e início da fase luteal. As inibinas têm a propriedade de inibir a secreção hipofisária de FSH. As setas pontilhadas indicam efeito inibitório.

Eixo hipotálamo-hipófise-tireoide

Como descrito anteriormente, o controle da secreção hormonal da hipófise se dá por hormônios liberados pelo hipotálamo. O TRH estimula, seletivamente, a síntese da subunidade beta do TSH e sua glicosilação pós-transcricional, que é importante para sua atividade biológica. O TSH é um dos hormônios glicoproteicos da hipófise. Os outros dois hormônios glicoproteicos da hipófise (hormônio luteinizante, LH e o folículo-estimulante, FSH) compartilham da mesma subunidade alfa, juntamente com o TSH.

O TSH, uma vez liberado, entra na corrente sanguínea e liga-se a receptores localizados na membrana das células foliculares da glândula tireoide estimulando a síntese de adenilatociclase, aumentado a síntese de AMPc. A elevação do AMPc citoplasmático induz aumento da captação de iodo pelas células foliculares, iodetação dos resíduos de tirosina na tireoglobulina (TG) pela tireoperoxidase, síntese e oxidação de TG, captação de TG do coloide e produção de iodotironinas T_3 e T_4, regulando a síntese e secreção de T_3 e T_4 pelas células tireoidianas.

Controle do eixo HHT por mecanismo de *feedback*

O TSH é regulado pelos hormônios tireoidianos (HT) e pelo TRH. A liberação de TRH, por sua vez, é controlada pelos HT, bem como por sinais neurais que trazem informações sobre uma variedade de estados fisiológicos, incluindo disponibilidade de nutrientes e temperatura corporal.

Ação do TH no eixo HHT – em culturas primárias de células, o tratamento com hormônios tireoidianos suprime a transcrição de genes do TSH e, consequentemente, redução da síntese de TSH. O HT também suprime os níveis de RNAm para pré-pró-TRH em neurônios hipotalâmicos. Como dito anteriormente, o TRH afeta a bioatividade do TSH controlando sua glicosilação. Assim, o HT pode agir no hipotálamo, na hipófise ou em ambos, regulando a síntese de TSH que, por sua vez, controla a síntese e secreção de HT. As isoformas $\alpha 1$, $\alpha 2$, $\beta 1$ e $\beta 2$ do receptor do hormônio tireoidiano (TR) são expressas em neurônios parvocelularese magnocelulares do núcleo paraventricular de humanos.

Apesar de a glândula tireoide secretar principalmente a tiroxina (T_4), muitas ações dos HT são mediadas via ligação da forma biologicamente mais ativa do HT, a tri-iodotironina (T_3) ao TR. A atividade biológica do HT na célula-alvo é, portanto, determinada em parte pela concentração intracelular de T_3 que depende da atividade da iodotironina desiodase. No cérebro, a desiodase do tipo 2 (D2) é responsável pela desiodinação do T_4 em T_3. Entretanto, a desiodase tipo 3 (D3) inativa o hormônio tireoidiano convertendo T_3 em sua forma biologicamente inativa, a di-iodotironina (T_2) e T_4 em T_3 reverso (rT_3). No hipotálamo de humanos, foram identificadas a expressão e a atividade de D2 e D3. A D2 parece ser expressa nos astrócitos ao longo de toda a mucosa do terceiro ventrículo, principalmente nos tanicitos, que são células que o revestem, estabelecendo contatos com os vasos sanguíneos da eminência média, e estar envolvida na liberação de T_3 no SNC após a captação de T_4 do líquido cefalorraquidiano. Já a desiodase D3 é expressa exclusivamente em neurônios, no infundíbulo, no PVN e principalmente no núcleo supraóptico.

O transportador de monocarboxilato 8 (MCT8) foi recentemente identificado como um transportador de hormônios tireoidianos com papel crucial no seu metabolismo no SNC. Outro transportador que foi identificado no SNC é o transportador de ânions orgânicos OATP1C1, que possui alta afinidade para o T_4 e pode ser necessário para transportar T_4 através da barreira hematoencefálica.

Em resumo, o T_4 é captado por astrócitos/tanicitos através da barreira hematoencefálica ou do fluido cerebroespinhal diretamente do terceiro ventrículo. Essa etapa inicial necessita do transportador de ânions orgânicos OATP1C1. Nessas células, o T_4 é convertido em T_3 pela desiodase D2 e posteriormente transportado para neurônios TRH por transportadores MCT8, onde exerce o *feedback* negativo, diminuindo a expressão de RNAm para pró-TRH.

Na hipófise foi identificada a desiodase do tipo 2 (D2) e tipo 3 (D3). A desiodase do tipo 1 é expressa, mas parece não ter papel importante no *feedback* na hipófise anterior de humanos (Figura II-22).

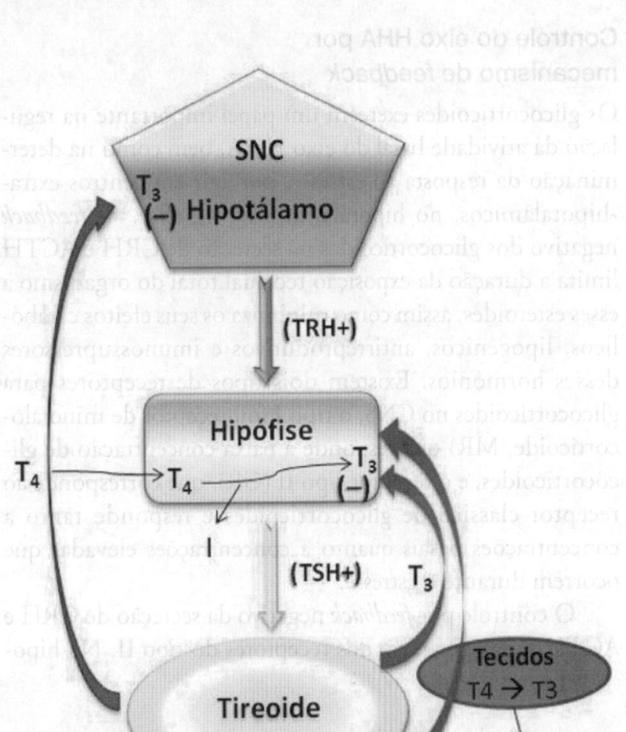

Figura II-22. Eixo hipotálamo-hipófise-tireoide.

Eixo hipotálamo-hipófise-adrenal

A síntese e a secreção do hormônio adrenocorticotrófico (ACTH) são estimuladas por um hormônio hipotalâmico, o CRH. A ação do hormônio de liberação da corticotrofina sobre os corticotrofos na hipófise anterior se dá via receptores de CRH tipo 1 ($CRHR_1$), estimulando a síntese e secreção de ACTH. O receptor de CRH é um receptor acoplado à proteína G e possui sete domínios transmembrânicos. Nos corticotrofos, o tipo 1 é o principal subtipo e o responsável pela regulação da síntese e secreção de ACTH, que estimula a liberação de glicocorticoide pelo córtex da adrenal. A expressão do RNAm para o receptor de $CRHR_1$ e da proteína é influenciada por vários fatores, tais como o próprio CRH, a vasopressina, os glicocorticoides e as citocinas. O CRH é o único hormônio hipofisiotrófico que possui uma proteína de ligação específica (CRH-BP) presente em vários sítios do sistema nervoso central. O papel funcional da CRH-BP ainda não está claro, mas provavelmente é modular a ação do CRH na célula.

O ACTH é secretado de maneira pulsátil com um ritmo circadiano gerado pela liberação de CRH e influenciado pelos glicocorticoides periféricos. Em condições basais, são observados de 6 a 9 pulsos de ACTH em 24 horas. O ritmo circadiano é gerado no núcleo supraquiasmático que sinaliza a liberação de CRH. O padrão circadiano típico de secreção do ACTH se inicia às 4 horas e o pico ocorre antes das 7 horas da manhã, e as menores concentrações de ACTH e esteroides adrenais entre 23 e 3 horas.

Controle do eixo HHA por mecanismo de *feedback*

Os glicocorticoides exercem um papel importante na regulação da atividade basal do eixo HHA, bem como na determinação da resposta ao estresse, por agir em centros extra-hipotalâmicos, no hipotálamo e na hipófise. O *feedback* negativo dos glicocorticoides na secreção de CRH e ACTH limita a duração da exposição tecidual total do organismo a esses esteroides, assim como minimiza os seus efeitos catabólicos, lipogênicos, antirreprodutivos e imunossupressores desses hormônios. Existem dois tipos de receptores para glicocorticoides no CNS, o tipo I (ou receptor de mineralocorticoide, MR) que responde à baixa concentração de glicocorticoides, e o receptor tipo II (GR), que corresponde ao receptor clássico de glicocorticoides e responde tanto a concentrações basais quanto a concentrações elevadas que ocorrem durante o estresse.

O controle por *feedback* negativo da secreção de CRH e ACTH se faz por meio dos receptores do tipo II. No hipotálamo, os glicocorticoides atuam agudamente inibindo a liberação de CRH e, cronicamente, promovendo diminuição da expressão de CRH e AVP em neurônios do núcleo paraventricular. Na hipófise anterior, inibem a expressão gênica da POMC (Figura II-23).

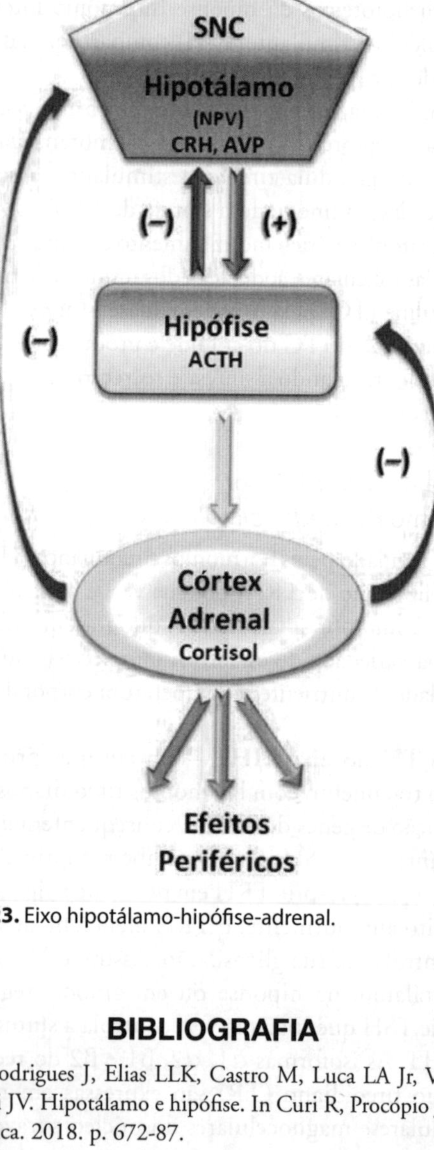

Figura II-23. Eixo hipotálamo-hipófise-adrenal.

BIBLIOGRAFIA

Antunes-Rodrigues J, Elias LLK, Castro M, Luca LA Jr, Vivas LM, Menani JV. Hipotálamo e hipófise. In Curi R, Procópio J. Fisiologia Básica. 2018. p. 672-87.

Low MJ. Neuroendocrinologia. In Kronenberg MH, Melmed S, Polonsky KS, Reed Larsen P, eds. Williams Tratado de Endocrinologia. 11ª ed. 2010. p. 74-132.

Nunes MT. Hipotálamo endócrino. In Aires MM, ed. Fisiologia. 5ª ed. 2018. p. 1053-74.

Nunes MT. Glândula hipófise. In Aires MM, ed. Fisiologia. 5ª ed. 2018. p. 1075-102.

Ritmos Biológicos e Melatonina

Fernanda Gaspar do Amaral
José Cipolla Neto

RITMICIDADE BIOLÓGICA

Desde a organização primordial do material biológico os organismos vivos enfrentaram mudanças geofísicas ambientais que tiveram papel fundamental no processo evolutivo. A capacidade de adaptar-se a essas alterações do meio externo foi determinante para a sobrevivência do organismo. Assim, os seres vivos teriam desenvolvido uma distribuição temporal das suas funções internas em resposta às flutuações geofísicas rítmicas do meio externo.

Ritmo é a organização temporal periódica de um fenômeno. Dessa forma, os eventos biológicos que apresentam uma repetição periódica são chamados de ritmos biológicos, e a recorrência regular e periódica dos eventos biológicos é denominada ritmicidade biológica.

A ritmicidade biológica é um fenômeno observado em todos os seres vivos nos mais diversos níveis de organização, desde células isoladas, tecidos, órgãos, até organismos complexos.

A importância da manutenção da ritmicidade está baseada nas evidências de que uma relação temporal constante entre os diversos ritmos fisiológicos leva à determinação de uma ordem temporal interna imprescindível à saúde do organismo. Assim, alterações na organização temporal estão envolvidas na etiologia de várias doenças e na redução da expectativa de vida do indivíduo.

Além disso, os ritmos biológicos são importantes para a manutenção da homeostasia do organismo por permitir a temporização adequada dos processos biológicos em antecipação às mudanças no meio externo, tais como a alternância do dia/noite ou das estações do ano, por exemplo.

Os ritmos biológicos podem ser classificados de acordo com o período de repetição do evento considerado, a saber: ritmos circadianos, com período de 24 ± 4 horas; ritmos ultradianos, com período menor que 20 horas; e ritmos infradianos, com período maior que 28 horas.

Osciladores e sincronizadores

Os diferentes períodos dos ritmos biológicos conhecidos são gerados por estruturas chamadas de osciladores endógenos ou relógios biológicos. Essas estruturas podem ser sincronizadas por fatores cíclicos ambientais. Quando nesse processo de sincronização o oscilador externo impõe sua frequência ao oscilador interno, o fenômeno é chamado de arrastamento. Esses fatores ambientais capazes de sincronizarem os relógios biológicos são chamados de agentes sincronizadores ou *zeitgebers* (um neologismo da língua alemã que significa "doador de tempo"). A alternância do claro e escuro ambiental, característicos do dia e da noite, é o sincronizador ambiental de maior influência para a maioria dos seres vivos. Faz-se importante notar que um agente sincronizador não é capaz de criar um ritmo, mas sim de influenciar sua expressão temporal, modulando fase, amplitude e período.

Assim, os ritmos circadianos continuam a se expressar em condições determinadas onde não existam flutuações cíclicas de agentes sincronizadores ambientais, a essa situação denominamos livre-curso. Nela os ritmos se apresentam de forma aproximadamente fiel às características dos relógios biológicos, com período diferente do expresso em condições de sincronização. Um importante exemplo clínico dessa situação pode ocorrer em pacientes internados em UTIs não temporizadas, onde o prejuízo da ritmicidade biológica e o da ordem temporal interna possivelmente dificultam e/ou atrasam o restabelecimento do estado de saúde.

Núcleos supraquiasmáticos

O relógio biológico ou oscilador endógeno central, responsável pela ritmicidade circadiana do organismo, está localizado, nos mamíferos, em núcleos dos hipotálamos anterior, ventral, mediano e apoiado sobre o quiasma óptico, são os denominados núcleos supraquiasmáticos (NSQ). Esses núcleos constituem-se como um oscilador autônomo e autossuficiente de forma que são capazes de manter a ritmicidade circadiana das atividades elétrica e metabólica neuronais, mesmo que estejam isolados do restante do sistema nervoso central ou em preparações experimentais *in vitro*. Constata-se, inclusive, que seus neurônios isolados se mantêm capazes de oscilar circadianamente. Essa demonstração de ritmicidade circadiana em neurônios isolados do NSQ levou à procura de mecanismos intracelulares rítmicos, resultando na descrição dos chamados genes-relógio. Esses genes-relógio participam de alças de transcrição e tradução gênicas, gerando proteínas que retroagem controlando seu próprio processo de síntese, determinando ciclos que envolvem processos de transcrição, tradução, interação proteica, fosforilação, translocação para o núcleo, interação com sítios responsivos no DNA e degradação proteica, culminando em regulação positiva ou negativa da expressão desses genes-relógio em ciclos de aproximadamente 24 horas.

Os genes-relógio são vários, entre eles se destacam, em mamíferos, o *clock*, *bmal1*, *período* (*per1*, *per2*, *per3*), *criptocromo* (*cry1*, *cry2*). O complexo proteico CLOCK-BMAL1 é conhecido como ativador da transcrição, enquanto os complexos PER-CRY são conhecidos como repressores. Esse é o chamado ciclo básico da expressão circadiana dos genes-relógio e deve-se considerar que outros processos bioquímicos celulares influenciam esses complexos e, por conseguinte, modulam também a ação desses genes.

O NSQ controla a maioria dos ritmos circadianos fisiológicos como atividade e repouso, vigília e sono, os ritmos metabólicos ligados à ingestão alimentar (na fase de atividade) e jejum (durante a fase de repouso), controle da temperatura corporal, de secreções hormonais, circadianas etc. Esses núcleos hipotalâmicos controlam todas essas funções fisiológicas por meio de projeções neurais e inervação direta ou através de mediadores endócrinos. Entre esses, a produção diária de melatonina pela glândula pineal tem importante papel na regulação fina da temporização circadiana.

Demonstra-se que os genes-relógio podem ser encontrados em qualquer célula do organismo e, portanto, qualquer célula pode ter sua função expressada ritmicamente. Dessa forma, sabe-se que os tecidos periféricos podem comportar-se como verdadeiros osciladores, caracterizando os chamados relógios periféricos. Diferentemente dos osciladores centrais, os osciladores periféricos dependem, na sua maioria, de um controle neural ou humoral para oscilarem, sendo, portanto, sincronizados pelo relógio central. Alguns, no entanto, como no fígado e na retina, podem ser, também, sincronizados por agentes externos. Dessa forma, a ritmicidade circadiana do organismo depende de um sistema multioscilatório complexo em que vários osciladores periféricos são sincronizados pelo oscilador central e, eventualmente, por outros sinais sistêmicos ou locais importantes.

Ritmos e secreções hormonais

Assim, todos os sistemas fisiológicos apresentam flutuações características e regulares ao longo das 24 horas. Essas flutuações ao longo das 24 horas refletem-se não somente na magnitude da expressão da variável fisiológica (por exemplo, maior ou menor produção e secreção de cortisol de acordo com a hora do dia), mas também, de forma importante, na forma e na magnitude da resposta dos diversos sistemas a estímulos iguais, dependendo do momento do dia (por exemplo, o sistema hipotálamo-hipófise-adrenal é menos sensível de manhã do que à noite ao *feedback* negativo exercido pelos glicocorticoides circulantes).

Essa última característica acrescenta um novo nível de complexidade ao que se costuma considerar resposta homeostática do organismo. No conceito clássico de Cannon, a homeostasia significa que a essência das respostas fisiológicas a agentes perturbadores é para corrigir os parâmetros fisiológicos para manter o que se considera a "constância do meio interno". Considerando, no entanto, as flutuações rítmicas circadianas, esse nível de constância (que pode ser definido como ponto de ajuste ou *set point*, do inglês) varia ao longo das 24 horas. Assim, logo cedo, o sistema fisiológico deve reconhecer que é o momento do pico da secreção de cortisol, por exemplo, e, portanto, os níveis de regulação são para valores plasmáticos muito altos. Diferentemente, será à noite. Essa característica de ajustar os mecanismos homeostáticos à hora do dia é o que se chama de homeostasia preditiva. Isso vale para todos os sistemas fisiológicos. Seus ajustes na fase diária de atividade dos indivíduos devem ser e são diferentes daqueles do período de repouso.

Voltando à ritmicidade circadiana, o funcionamento do sistema endócrino é um exemplo dessa variação rítmica. Assim, os diferentes hormônios circulantes têm seu pico de máxima síntese e secreção em diversos momentos do dia, dependendo das necessidades adaptativas geradas pela interação entre os organismos e o ambiente, de forma a determinarem, por exemplo, períodos diários de atividade e aquisição ativa de energia e períodos de repouso e consumo energético.

Na espécie humana, tipicamente de atividade diurna, podemos enumerar alguns exemplos de ritmicidade da secreção hormonal. No grupo dos hormônios que apresentam ritmicidade circadiana de secreção alocam-se: os corticosteroides adrenais que preparam o organismo para o período de vigília e apresentam pico de secreção no fim da noite e começo da manhã; a insulina que tem pico de secreção e atividade de manhã e no começo da tarde para atender às necessidades energéticas mais intensas desses momentos; o hormônio de crescimento (GH) com pico de liberação no primeiro terço do período de sono, onde se observa aumento no metabolismo proteico cerebral; além de outros hormônios como a tireotrofina, a prolactina, a aldosterona, a renina e a testosterona.

Além do ritmo circadiano, alguns hormônios apresentam variação infradiana e/ou ultradiana na sua síntese e secreção. Esse é o caso do hormônio luteinizante (LH) e do hormônio liberador de LH (LHRH) que apresentam variação infradiana evidente de acordo com o momento do ciclo menstrual e variações ultradianas ou pulsáteis com período entre 1 e 2 horas na espécie humana. Ritmo ultradiano ou pulsátil também é observado para o hormônio do crescimento e para muitos dos hormônios reguladores liberados pelo hipotálamo, assim como para seus correspondentes sintetizados pela hipófise.

Dessa forma, é imperativo observar que a avaliação adequada do funcionamento do sistema endócrino depende também da determinação do momento de coleta e análise dos hormônios de interesse. Assim, também se deve observar o horário adequado para a reposição hormonal ou para a administração de fármacos visando à maior eficácia do tratamento, que depende de vários fatores que flutuam circadianamente.

GLÂNDULA PINEAL E MELATONINA

A glândula pineal é uma glândula neuroendócrina situada no epitálamo, junto com os núcleos habenulares. Origina-se, embriologicamente, de uma evaginação da parede do teto do terceiro ventrículo, de onde também se originam as retinas. Em humanos, a glândula pineal localiza-se na margem posterior do teto do diencéfalo e acima dos colículos superiores, mantendo relação anatômica com o terceiro ventrículo por meio do recesso pineal e ligando-se ao cérebro pelo pedúnculo pineal.

O principal hormônio produzido pela glândula pineal é a melatonina. Sua produção é controlada pelo sistema de temporização circadiano e, portanto, sua produção expressa um ritmo circadiano sincronizado ao claro/escuro ambiental do dia e da noite.

Caracteristicamente, a melatonina é exclusivamente produzida durante a noite, independentemente do ritmo de atividade da espécie considerada. Além disso, essa produção só ocorre desde que a noite esteja escura, ou seja, não haja luz no meio ambiente. Luz à noite, mobilizando uma via visual específica (via retino-hipotalâmica), inibe a produção de melatonina, dependendo do comprimento de onda (máxima inibição com a luz azul, 480nm) e intensidade (de 25 a 300 lux). Ou seja, o sistema neural que controla a produção de melatonina (ver abaixo) é responsável por manter sua produção exclusivamente noturna e, mais que isso, fazer com que essa produção acompanhe, de maneira estrita e rigorosa, a duração da noite. Ou seja, a melatonina circulante apresenta perfil plasmático variável de acordo com as noites mais longas ou mais curtas típicas das diversas estações do ano.

Essas características enumeradas acima atribuem à melatonina um papel funcional importante na regulação fisiológica: sinalizar para o meio interno pela presença e ausência diária da melatonina na circulação e nos diversos líquidos corporais, se é noite ou dia no meio exterior e, por meio da duração do seu perfil secretório noturno, qual é a estação do ano.

Além dessas características, sabe-se que o perfil plasmático diário da melatonina apresenta uma variação característica ao longo do desenvolvimento ontogenético, quais sejam: sua produção e secreção são máximas na infância e na criança pré-púbere, apresentam pequena redução antecedendo a puberdade, estabilizam-se na fase de adulto jovem, reduzindo-se consideravelmente em idosos. Essas características de produção e secreção da melatonina pela pineal fazem dela um importante marcador temporal ontogenético, promovendo processos adaptativos desde a infância até à idade avançada.

A melatonina (*N*-acetil-5-metoxitriptamina) é uma indolamina de peso molecular 232,3, sintetizada a partir do aminoácido essencial triptofano que é transformado em 5-hidroxitriptofano pela triptofano hidroxilase 1 (TPH1, EC 1.14.16.4). Esse passa por uma descarboxilação subsequente catalisada pela descarboxilase de l-aminoácidos aromáticos (EC 4.1.1.28) que resulta na formação de serotonina. A serotonina é, por sua vez, acetilada pela ação da arilalquilamina N-acetiltransferase (AANAT, EC 2.3.1.87) e transformada em N-acetilserotonina, que tem o grupamento hidroxila trocado por metil pela ação da acetilserotonina-metiltransferase (ASMT) ou, também, chamada de hidroxindol-oximetiltransferase (HIOMT, EC 2.1.1.4), culminando na formação da melatonina (Figuras II-24 e II-25).

As características químicas da molécula da melatonina (N-acetil-5-metoxitriptamina), pela presença dos grupamentos metóxi no carbono 5 e do grupamento acil ligado ao nitrogênio do grupo amina, são de anfifilicidade. Ou seja, ela tem a propriedade de difundir-se com igual capacidade tanto em meios hidrofílicos quanto lipofílicos. Além disso, os carbonos 2 e 3 do anel pirrólico apresentam alta capacidade de doar elétrons. Isso confere à melatonina pronunciada capacidade antioxidante.

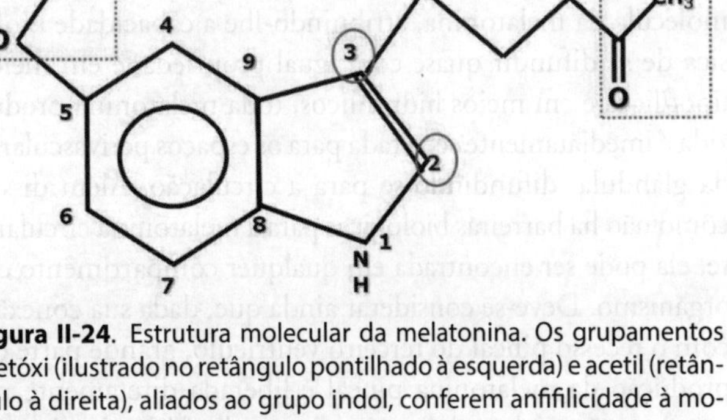

Figura II-24. Estrutura molecular da melatonina. Os grupamentos metóxi (ilustrado no retângulo pontilhado à esquerda) e acetil (retângulo à direita), aliados ao grupo indol, conferem anfifilicidade à molécula. Os carbonos 2 e 3 têm alta capacidade de doar elétrons, atribuindo à melatonina alto poder antioxidante.

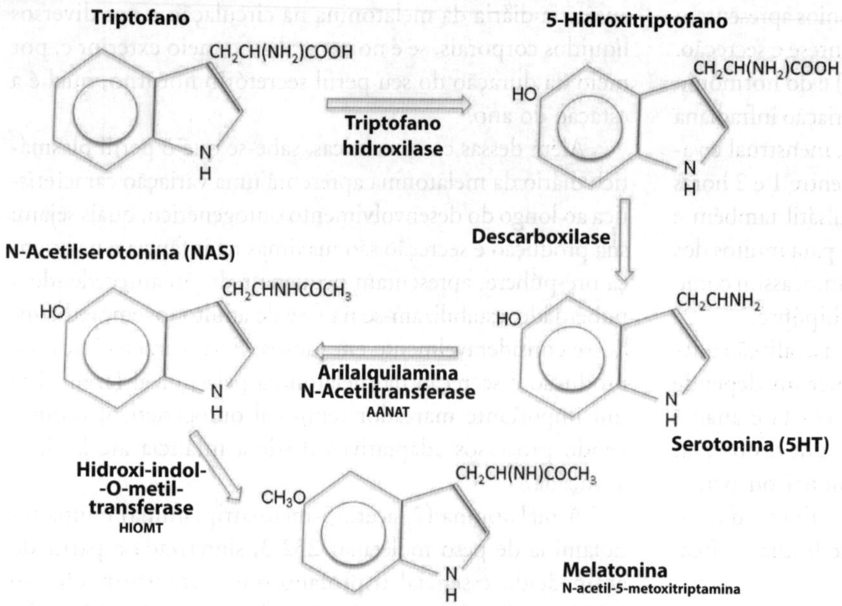

Figura II-25. Biossíntese de melatonina.

O sistema neural que controla a produção de melatonina pela glândula pineal tem origem no núcleo paraventricular do hipotálamo que se projeta para a coluna intermediolateral da medula torácica alta, nos neurônios pré-ganglionares do sistema nervoso autônomo simpático. Esses neurônios inervam, então, os gânglios cervicais superiores, cujos neurônios pós-ganglionares se projetam para a glândula pineal através dos ramos carotídeos internos e nervos conários do sistema nervoso simpático. O ritmo diário de síntese de melatonina, como dito acima, depende do sistema neural que controla a ritmicidade circadiana, iniciando-se no núcleo supraquiasmático que se projeta para o núcleo paraventricular hipotalâmico, controlando nas 24 horas a atividade da via neural descrita acima. Esse sistema de temporização circadiana, por sua vez, sincroniza-se ao claro/escuro ambiental pela via visual retino-hipotalâmica. Deve-se assinalar que essa via é alimentada primordialmente por informações que vêm de fotorreceptores específicos, não cones e nem bastonetes, as chamadas células ganglionares intrinsecamente fotossensíveis. Esses fotorreceptores têm como pigmento visual a melanopsina.

Dada a característica importante de anfifilicidade da molécula da melatonina, atribuindo-lhe a capacidade biofísica de se difundir quase com igual propriedade em meios lipofílicos e em meios hidrofílicos, toda melatonina produzida é imediatamente secretada para os espaços perivasculares da glândula, difundindo-se para a circulação. Além disso, como não há barreiras biológicas para a melatonina circulante, ela pode ser encontrada em qualquer compartimento do organismo. Deve-se considerar ainda que, dada sua conexão com o recesso pineal do terceiro ventrículo, grande parte da produção da melatonina pineal é liberada diretamente no terceiro ventrículo e daí para o sistema liquórico banhando todo o sistema nervoso central.

A concentração plasmática no momento do pico noturno é de aproximadamente 100 a 200pg/ml no ser humano adulto jovem. No entanto, deve-se ter cuidado ao considerar essa como a única concentração "fisiológica", uma vez que é maior em crianças pré-púberes, menor nos idosos e, em certos tecidos e compartimentos, a melatonina pode ser encontrada em concentrações mais altas (até 100 a 1.000 vezes maior), como no liquor por exemplo.

A vida média da melatonina circulante é de aproximadamente 44 minutos em humanos, sendo que sua metabolização periférica se dá essencialmente pela transformação hepática (aproximadamente 90% da melatonina circulante) em 6-hidroximelatonina que após conjugação com sulfatos é excretada na urina. O metabólito urinário, 6-sulfatoximelatonina, é um importante elemento a ser usado em estudos clínicos não invasivos, uma vez que seus níveis são diretamente proporcionais aos níveis circulantes de melatonina. No sistema nervoso central e na própria glândula pineal, a melatonina pode ser transformada em quinuraminas sob a ação da 2,3-indolamina dioxigenase.

Assim, a melatonina desempenha diversas funções nos seres vivos por meio de mecanismos de ação que podem ou não ser mediados por receptores. As ações não mediadas por receptores dependem da capacidade da melatonina ligar-se diretamente a proteínas intracelulares ou outras moléculas, como as espécies ativas de oxigênio e nitrogênio. A interação direta da melatonina com proteínas intracelulares dá a ela a capacidade de agir regulando, principalmente, processos fisiológicos celulares, tais como mobilização de mecanismos reparadores do DNA regulando o processo de apoptose celular, regulação direta da ação de diversas enzimas (ligando-se à cálcio-calmodulina e bloqueando quinases dela dependentes, por exemplo) e regulação também do metabolismo oxidativo e do transporte de elétrons pela sua ação intramitocondrial.

Quanto aos mecanismos de ação dependentes de receptores, em mamíferos eles dependem de dois tipos de receptores de membrana específicos para a melatonina. Os receptores de alta afinidade MT_1 e MT_2 pertencem à superfamília dos receptores ligados à proteína G, ligando-se à proteína G_i e promovendo redução na produção do AMPc. O receptor MT_1, além de ligar-se à G_i, tem afinidade pela proteína $G_{q/11}$ que lhe confere a característica de poder aumentar a produção de diacilglicerol e IP_3, podendo resultar em maior concentração intracelular de cálcio e atividade da PKC. Por outro lado, está demonstrado em vários sistemas que a melatonina, mediada pelo receptor MT_1, pode ativar correntes retificadoras de potássio, diminuindo a despolarização celular e resultando em redução do influxo de cálcio através dos canais de cálcio dependentes de voltagem. Os mecanismos mobilizados pela G_i, quando o receptor MT_2 é ativado, podem resultar em redução do GMPc, além de implicar a mobilização de dois mecanismos de transdução intracelular: um dependente do componente α (inibição da adenilatociclase) e outro dependente do componente $\beta\gamma$, resultando na ativação da fosfolipase C.

Os receptores de alta afinidade estão distribuídos por todo o organismo desde o sistema nervoso central, onde está presente em várias estruturas, até órgãos e tecidos periféricos.

Como se observou até aqui, a melatonina, como representante para o meio interior do fotoperíodo externo, deve ter a capacidade funcional de mobilizar mecanismos fisiológicos adaptativos ao dia e à noite e às diversas estações do ano. Assim, notam-se efeitos da melatonina na regulação de praticamente todos os sistemas fisiológicos, em particular regulação endócrina em geral e metabólica e reprodutiva; regulação do ciclo atividade-repouso, principalmente do sono e da vigília; regulação do sistema imunológico; regulação cardiovascular, entre outras. A discussão que se segue descreverá os efeitos da melatonina definidos pela sua maneira particular de ação.

Em primeiro lugar, como todo mediador químico, a melatonina apresenta efeitos que são imediatamente determinados pela sua interação com seus efetores moleculares (sejam eles seus receptores ou moléculas aceptoras intracelulares), enquanto está sendo produzida à noite. São os chamados *efeitos imediatos*. Eles são importantíssimos para a mobilização dos mecanismos adaptativos, na espécie humana, para o repouso e jejum noturnos: sono, redução da temperatura corporal, redução da pressão arterial, inibição da micção e todas as adaptações metabólicas para o jejum noturno humano (inibição da secreção de insulina, resistência hepática à insulina e mobilização da via neoglicogênica).

No entanto, adicionalmente, ainda em consequência dessa interação imediata noturna da melatonina e seus efetores moleculares, geram-se mecanismos celulares que resultarão em efeitos que somente se expressarão tempos depois e desde que a melatonina não esteja mais presente na circulação. Ou seja, a ação noturna da melatonina produz os chamados *efeitos tardios* que só serão visíveis de dia, quando cessa sua produção. Esses efeitos tardios da melatonina são importantes na determinação dos mecanismos adaptativos da espécie humana à fase de atividade e alimentação diurna. Há dois tipos de efeitos tardios provocados pela melatonina. Há efeitos, chamados de tardios proximais, que se expressam primordialmente no começo da manhã do dia seguinte à noite de produção de melatonina. Esses efeitos são dependentes de mecanismos celulares de hipersensibilização das vias de ativação da adenilciclase, a qual está presente nos mais diversos órgãos e sistemas. Esse sistema de síntese de AMP cíclico dependente da adenilciclase fica inibido, todas as noites, por 8 a 10 horas continuamente, como consequência da inibição da adenilciclase pela mobilização da G_i por ativação contínua dos receptores de melatonina. De manhã, com o cessar da produção de melatonina, há retirada abrupta dessa inibição que leva a um mecanismo celular de supersensibilização da adenilciclase, a qualquer estímulo que a ative, via G_s, por exemplo. Essa supersensibilização é tão intensa que a maioria dos sistemas responde com uma intensidade de 4 a 6 vezes maior a um agonista G_s após uma noite de inibição pela melatonina do que responderia se não houvesse a exposição prévia à melatonina. Como dito acima, esse efeito tardio proximal da melatonina pode ser evidenciado nos mais variados sistemas. O exemplo mais marcante é a produção e secreção de insulina induzida por incretinas no começo da manhã. Essa secreção está potenciada após uma noite de exposição a níveis fisiológicos de melatonina.

Um segundo tipo de efeito tardio provocado pela melatonina noturna são os chamados efeitos tardios distantes ou prolongados. Eles podem expressar-se durante todo o dia subsequente à noite de produção de melatonina até o próximo episódio secretório na noite seguinte. Dependem do fato de a melatonina, na noite anterior, mobilizar os processos de transcrição e tradução gênicos dos chamados genes-relógio. Como visto acima, esses genes apresentam um ciclo de transcrição e tradução de aproximadamente 24 horas. As proteínas resultantes desses genes, por sua vez, podem controlar, positiva ou negativamente, a expressão de outros genes, os chamados genes controlados pelos genes-relógio. Como esses genes são os responsáveis, na sua maioria, pelos processos básicos fisiológicos celulares, a melatonina noturna, ativando o ciclo dos genes-relógio, acaba por mobilizar, em diferentes momentos do dia seguinte, processos celulares importantes para a função de vários tecidos periféricos. Um exemplo disso é a síntese de GLUT4 nos tecidos insulinossensíveis. A quantidade desses transportadores durante o dia nos tecidos adiposos e musculares depende, de forma importante, do fato de a melatonina ter estado presente ou não na noite anterior. Isso aponta para o fato de a melatonina noturna ser um importante determinante da sensibilidade insulínica diurna.

Fica claro, pela descrição acima, que a melatonina, apesar de ser um hormônio de produção exclusivamente noturna, pode regular a fisiologia tanto da noite quanto do dia, regulando os processos fisiológicos de tal forma que o organismo possa se adaptar ao dia e à noite, de acordo com a história da sua espécie. Na espécie humana, a produção regular de melatonina pela glândula pineal é de fundamental importância para a regulação diária do sono e da vigília, da atividade e do repouso, do metabolismo, da sensibilidade insulínica etc. A literatura é farta em demonstrar que quando há redução da produção da melatonina noturna ou de sua ação (por exemplo, em consequência da presença de receptores polimórficos), as consequências são distúrbios do sono, do metabolismo (resistência insulínica e incidência de diabetes tipo 2 ou diabetes gravídico), hipertensão, aumento do peso corporal e outras disfunções.

Três outros tipos de efeitos provocados pela melatonina devem ser, ainda que resumidamente, assinalados.

Primeiro, a melatonina é considerada um agente cronobiótico poderoso. Isso significa que ela tem a capacidade de sincronizar a ritmicidade circadiana de forma importante, principalmente, em seres humanos. Essa capacidade é utilizada terapeuticamente em várias situações como distúrbios do sono por atraso (principalmente) ou adiantamento de fase ou por não sincronização às 24 horas do dia, além de uso para prevenção e melhora do quadro associado ao *jetlag*.

Segundo, a melatonina é um poderoso agente sincronizador sazonal. Ou seja, todas as adaptações fisiológicas ao inverno ou ao verão dependem de um processo de sincronização dependente da melatonina. Em reprodução animal, por exemplo, esse efeito é amplamente utilizado. Na reprodução humana, que também apresenta ritmicidade sazonal, o efeito da melatonina precisa, ainda, ser estudado mais profundamente.

Por fim, devem-se citar os chamados efeitos transgeracionais da melatonina. Em primeiro lugar, a melatonina materna atravessa livremente a placenta e é a única fonte de melatonina do feto em desenvolvimento e do recém-nascido (aqui transmitida pelo leite materno) até aproximadamente a 16ª (entre a 12ª e a 20ª) semana de vida. A melatonina transplacentária tem-se mostrado ser de extrema importância no desenvolvimento (neural, principalmente) e programação fetal de várias funções, inclusive a metabólica e cardiovascular. Além disso, essa sinalização hormonal é fundamental na temporização dos processos fisiológicos fetais, uma vez que esse organismo em gestação e no imediato pós-natal não apresenta, ainda, as estruturas neurais geradoras da ritmicidade amadurecidas.

Do ponto de vista clínico, podem-se definir, em relação à melatonina, síndromes associadas à menor ou ausência de produção de melatonina pineal (hipomelatoninemia); à maior produção (hipermelatoninemia); ao deslocamento da curva de produção da melatonina dentro da noite ou para o dia (deslocamento circadiano da curva de produção); e, finalmente, uma síndrome associada à responsividade alterada dos receptores de melatonina (síndrome da resposta inapropriada à melatonina). Para mais esclarecimentos e detalhamento dos quadros clínicos ver a revisão Cipolla-Neto e Amaral, 2018.

BIBLIOGRAFIA

Amaral FGD, Andrade-Silva J, Kuwabara WMT, Cipolla-Neto J. New insights into the function of melatonin and its role in metabolic disturbances. Expert Rev Endocrinol Metab. 2019;14(4):293-300.

Amaral FGD, Castrucci AM, Cipolla-Neto J, Poletini MO, Mendez N, Richter HG, Sellix MT. Environmental control of biological rhythms: effects on development, fertility and metabolism. J Neuroendocrinol. 2014;26(9):603-12.

Amaral FGD, Cipolla-Neto J. A brief review about melatonin, a pineal hormone. Arch Endocrinol Metab. 2018;62(4):472-9.

Cipolla-Neto J, Amaral FGD. Melatonin as a hormone: new physiological and clinical insights. Endocr Rev. 2018;1;39(6):990-1028.

Cipolla-Neto J, Amaral FG, Afeche SC, Tan DX, Reiter RJ. Melatonin, energy metabolism, and obesity: a review. J Pineal Res. 2014;56(4):371-81.

Moore-Ede MC. Physiology of the circadian timing system: predictive versus reactive homeostasis. Am J Physiol. 1986;250(Pt 2):R737-52.

Vollrath L.The pineal organ. In Oksche A, Vollrath L, eds. Handbuch der Mikroskopischen Anatomie des Menschen. Vol VI/7. Berlin Heidelberg-New York: Springer; 1981.

PARTE III

Noções Fundamentais de Biologia Molecular

COORDENADORES

Andrea C. Rangel Santos
Carlos Alberto Longui

Parte Geral

Andrea C. Rangel Santos
Érica Pereira da Costa

INTRODUÇÃO

Os últimos anos têm sido marcados por inúmeros avanços na biologia molecular, o que contribui para ampliar o conhecimento sobre a função dos genes e como suas atividades estão integradas em uma rede que permite o desenvolvimento e o funcionamento de um organismo.

Os principais avanços da biologia molecular e da genética, nas últimas quatro décadas, estimularam a pesquisa e o progresso em quase todas as disciplinas das ciências da vida. Essa força motriz envolve: 1. o desenvolvimento de técnicas experimentais cada vez mais sofisticadas com ampla aplicabilidade interdisciplinar; 2. o fluxo sempre crescente de informações sobre novidades técnicas e descobertas em toda a comunidade científica; e 3. o desenvolvimento de *softwares* específicos e bancos de dados atualizados continuamente para analisar e armazenar dados sobre genótipos, níveis de expressão gênica, perfis citogenéticos e outras características moleculares. Um exemplo importante disso é o sequenciamento em larga escala e o avanço na tecnologia de DNA recombinante, que possibilitaram desvendar a alta complexidade do genoma e a elucidar alguns mecanismos para a transmissão da informação genética[1].

A complexidade do genoma envolve processos biológicos moleculares que não se limitam às vias reguladoras interconectadas, mas também o envolvimento de moléculas e outros mecanismos como os RNAs não codificadores, mecanismos epigenéticos, mudanças pós-traducionais, coordenação de todos os eventos do ciclo celular, além da influência do metabolismo energético e fatores ambientais. Está claro que a desregulação de um ou mais desses processos moleculares está associada a várias condições patológicas, indicando a importância da investigação molecular para o desenvolvimento de novos medicamentos e de tratamentos personalizados.

Uma das propriedades fundamentais dos seres vivos é a capacidade de se reproduzir. Todos os organismos herdam dos genitores a informação genética que especifica sua estrutura e função. A cada divisão celular, a informação genética é replicada e transmitida de célula para célula e de organismo para organismo, representando a questão central para toda a biologia. A identificação do material genético e seus mecanismos de transmissão proporcionaram a base para o nosso conhecimento atual das biologias molecular e celular[2].

Dadas a rapidez das mudanças e a constante atualização no campo da biologia molecular, podemos antecipar que o impacto revolucionário dessa área na medicina está apenas começando e ainda muito longe de terminar.

GENÉTICA E MEDICINA: UMA RELAÇÃO DINÂMICA

O Projeto Genoma Humano, iniciado em 1990 e finalizado em 2003, aumentou o conhecimento sobre a etiologia e os mecanismos hereditários que fundamentam a maioria das doenças humanas. Esse fato representou um enorme avanço na genética clínica, uma das áreas que mais se desenvolveu na medicina. Grande parte desse progresso deve-se aos recentes avanços das técnicas de análise genética molecular e mapeamento gênico. A relação genótipo-fenótipo que antes parecia relativamente simples, com o aumento do conhecimento sobre o genoma, mostrou-se mais complexa e heterogênea.

A importância da identificação de possíveis alterações moleculares como ferramenta de pesquisa para investigar diferentes doenças é inquestionável. Em boa parte das situações, um mesmo fenótipo clínico pode resultar de alterações em genes distintos, como, por exemplo, na síndrome de Noonan: para essa condição clínica, cinco genes distintos estão envolvidos na sua patogênese e a identificação de mutações nesses genes permitiu a verificação de novos marcadores genéticos para essa síndrome, aumentando a acurácia do diagnóstico[3-5]. Da mesma forma, várias mutações no mesmo gene podem levar a fenótipos diferentes[6]. Segundo o estudo de Notarangelo sobre doenças ligadas à imunodeficiência primária[7], mas que se aplica a praticamente todas as doenças com base genética, há pelo menos cinco boas razões para realizar uma análise genética no diagnóstico clínico de pacientes: 1. proporcionar um diagnóstico definitivo; 2. ajudar no aconselhamento genético, permitindo o diagnóstico pré-natal e a identificação do portador; 3. estabelecer o diagnóstico de casos atípicos; 4. fornecer informações importantes para determinadas doenças, nas quais há forte correlação genótipo-fenótipo e que podem ter implicações no prognóstico; e 5. permitir a identificação de indivíduos pré-sintomáticos afetados com formas potencialmente letais da doença e, consequentemente, proporcionar o desenvolvimento de novas abordagens terapêuticas que possam ajudar no tratamento do paciente.

Com o crescente avanço da medicina de precisão e do diagnóstico individualizado baseados nas informações genéticas, podemos prever um número cada vez maior de pacientes com indicações clínicas para o sequenciamento do exoma, genoma ou de outros testes genéticos que permitirão não somente o diagnóstico mais preciso, como também um prognóstico mais adequado. Várias técnicas podem ser utilizadas para a identificação de alterações genéticas ligadas a determinada doença. Entretanto, todos os métodos apresentam vantagens e desvantagens não somente em relação à sensibilidade e à especificidade da técnica, mas por necessitarem de considerável habilidade e experiência para serem solicitados e, principalmente, analisados. A análise dos dados gerados pelas novas tecnologias tem sido uma grande preocupação para quem trabalha com diagnóstico molecular, pois requer investigadores bem treinados e qualificados para adquirir e interpretar os dados de maneira correta, uma vez que muitas das alterações detectadas representam variações sem significado clínico ou de significado clínico desconhecido (*variants of uncertain significance – VUS*). É fundamental que médicos tenham a habilidade para estabelecer conexões clinicamente úteis entre as variações observadas na sequência de DNA e as características da doença que está sendo avaliada.

É importante salientar que o clínico responsável pela solicitação e análise dos resultados dos testes genéticos tenha conhecimento em relação à abordagem dos testes, da terminologia utilizada para descrever as variantes genéticas encontradas e seus efeitos. As mutações incluem desde uma substituição simples de um nucleotídeo (exemplo, a troca de G por T), pequenas ou grandes deleções/inserções, rearranjos na sequência de DNA, mudanças no número de cópias de um gene no genoma (*copy-number variation – CNV*), mudanças na estrutura como inversões e translocações ou no número de cromossomos (aneuploidias). Porém, nem sempre é fácil correlacionar as alterações genéticas com os efeitos fenotípicos, isso porque, em várias situações, a heterogeneidade clínica pode indicar o envolvimento de outros fatores, como meio ambiente, fatores genéticos de risco ou ambos[8].

Neste capítulo, apresentamos os princípios da genética, fornecendo informações básicas para o entendimento e interpretação das alterações que podem ocorrer no DNA de pacientes que apresentam doenças hereditárias, incluindo distúrbios endócrinos. Essas doenças abrangem todo o espectro de distúrbios raros que podem ser observados em um único gene, como neoplasia endócrina múltipla, complexo Carney e hiperplasia adrenal congênita (HAC) e doenças poligênicas (multifatorial), como o diabetes tipo 2 e a doença de Graves[9].

ESTRUTURA DO GENOMA HUMANO

Nos seres humanos, os genes variam em tamanho: desde algumas centenas até mais de 2 milhões de bases. Com o Projeto Genoma Humano estima-se que o número de genes em um ser humano esteja entre 20.000 e 25.000. Cerca de 1% do DNA é constituído por genes codificadores de proteínas, e por um tempo imaginou-se que o DNA não codificante, aquele que não origina proteína, não apresentava nenhuma função[10]. Hoje, no entanto, está claro que uma das possíveis funções dessas regiões está relacionada ao funcionamento das células, particularmente no controle da atividade gênica. Por exemplo, o DNA não codificante contém sequências que atuam como elementos reguladores, determinando quando e onde os genes são ativados e/ou desativados.

Estruturalmente, o DNA é formado por uma cadeia em dupla hélice disposta em espiral em torno de um mesmo eixo imaginário e com polaridades opostas. A estabilidade da estrutura é dada pela interação entre bases complementares opostas ligadas por pontes de hidrogênio: adenina (A), timina (T), guanina (G) e citosina (C). A natureza de dupla fita do DNA e sua característica de complementariedade entre os pares de bases permitem a replicação do material genético durante a divisão celular e a transmissão da informação genética do DNA para o RNA (transcrição), o qual será traduzido em proteína[11].

Os genes são segmentos do DNA, compreendidos como unidades funcionais reguladas por transcrição e que codificam um produto de RNA, o qual geralmente, mas nem sempre, é traduzido em proteína que exerce atividade dentro ou fora da célula. Os genes contêm as regiões regulatória, promotora, de inicialização 5' e terminal 3', éxons e íntrons (Figura III-1). Os éxons indicam regiões da sequência de DNA que são eventualmente unidas para formar o RNA mensageiro (RNAm) e os íntrons referem-se aos espaçadores entre os éxons e que são retirados durante o processamento do RNA. A partir do RNA precursor é gerado o RNA mensageiro (RNAm) maduro, o qual é traduzido em proteína. A retirada dos íntrons durante o processamento pode ocorrer de formas alternativas, o que implica que pode ser gerada mais de uma proteína por gene. Esse fenômeno é denominado *splicing* alternativo. A variabilidade em padrões de *splicing* frequentemente faz surgirem transcritos diferentes ou *isoformas* que aumentam o número de proteínas expressas por uma região codificadora do DNA[12].

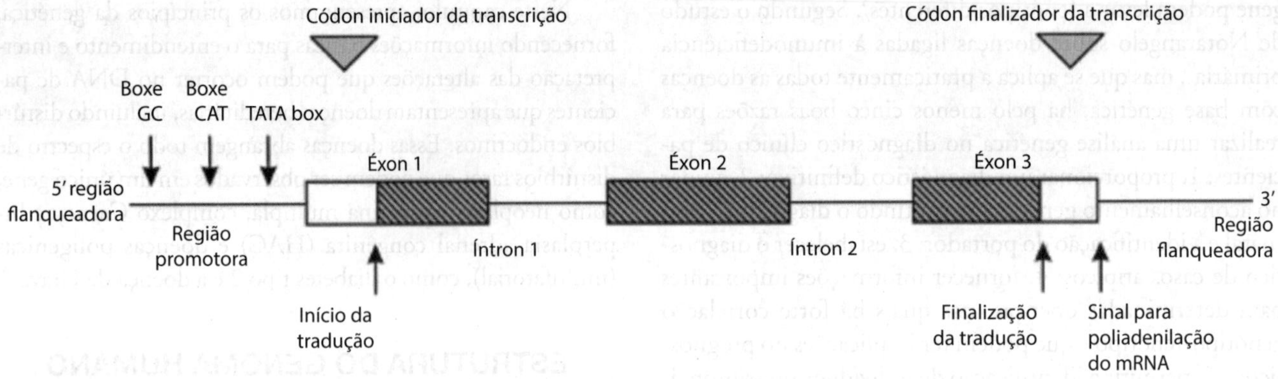

Figura III-1. Representação esquemática de um gene estrutural mostrando a região flanqueadora antecedente, que constitui a região promotora da transcrição do gene, o códon de iniciação da transcrição, os éxons e os íntrons, o códon de finalização e a região flanqueadora subsequente, com o sinal para a poliadenilação do RNA mensageiro (mRNA). Adapatado de Borges-Osório Maria Regina e Wanyce Mirian Robinson – Genética Humana 3ª ed. 2013.

Algumas regiões não codificadoras do DNA são responsáveis pelas instruções para a formação de alguns tipos de moléculas de RNA, como RNA transportador (tRNA) e RNA ribossômico (rRNA), que ajudam na síntese de proteínas; os microRNAs (miRNAs), que são RNAs de pequeno comprimento que bloqueiam o processo de produção de proteínas; e os RNAs não codificadores longos (lncRNAs), que têm papel importante na regulação da atividade gênica. A identidade dos elementos reguladores e outras regiões funcionais no DNA não codificador não são completamente compreendidas. Muitos estudos estão sendo realizados para entender a localização e o papel desses componentes genéticos[13-14].

Conceitos moleculares básicos

Mutações e suas consequências

Em geral, a replicação do DNA se dá de maneira correta; eventualmente, podem ocorrer erros nesse processo que constituem fonte de variabilidade, sendo, assim, um componente essencial no processo evolutivo.

As mutações variam em tamanho, podendo afetar um par de nucleotídeos até um grande segmento do cromossomo que inclui múltiplos genes. A maioria das mutações genéticas causadoras de doenças é incomum na população geral. As alterações genéticas que ocorrem em mais de 1% da população são denominadas polimorfismos. O genoma contém aproximadamente 10 milhões de polimorfismos de nucleotídeo único (*single nucleotide polymorphisms – SNPs*), que são variações de um único par de bases no DNA. Os polimorfismos ocorrem, em média, a cada 100 a 300 bases e são uma das principais causas de heterogeneidade genética. Embora muitos polimorfismos não tenham efeito negativo para a saúde, algumas dessas variações podem influenciar o risco de desenvolver certas doenças[15-16].

As mutações geralmente surgem de erros durante a replicação do material genético, elementos genéticos móveis ou de danos não reparados no DNA. Frequentemente, as mutações são reparadas por alguns mecanismos antes de o gene ser expresso e consequentemente a proteína alterada ser sintetizada. O reparo do DNA é um processo importante pelo qual o corpo se protege de doenças; qualquer dano que introduza uma alteração na dupla hélice do DNA representa uma ameaça à constituição genética da célula. Em geral, esse dano é reconhecido e corrigido por sistemas de reparo tão complexos e importantes para a célula quanto o mecanismo de replicação do DNA. No entanto, esses sistemas podem falhar e, nesse caso, o dano em questão se converte em uma mutação com possíveis consequências prejudiciais à célula. A importância do reparo do DNA em eucariotos é comprovada pela identificação de mais de uma centena de genes de reparo no genoma humano[12].

Certos blocos do genoma podem ser duplicados ou excluídos em determinados cromossomos. Essas alterações são chamadas de variação do número de cópias (CNVs) e são relativamente grandes (1kb a vários Mb). Normalmente, são herdadas dos genitores duas cópias da maioria dos genes. Em alguns casos, no entanto, o número de cópias pode variar, podendo existir uma, três ou mais cópias do gene ou a ausência de um ou mais genes específicos. As CNVs resultam de inserções, exclusões e duplicações de grandes segmentos no DNA. Acredita-se que as CNVs desempenhem um papel importante na variação humana normal. Ao comparar os genomas de dois indivíduos, aproximadamente 0,4 a 0,8% de seus genomas diferem em quantidade de suas CNVs[17-18]. Embora essa variação não afete a saúde ou o desenvolvimento, algumas diferenças provavelmente influenciam o risco de doença e a resposta a certos medicamentos[19].

Como o genoma humano pode ter um grande número de mutações sem afetar a saúde, isto pode dificultar o diagnóstico de muitas doenças. Muitas vezes, observam-se alterações em genes que se pensava estarem relacionados a uma determinada doença, mas essas alterações ainda não foram classificadas, sendo conhecidas como *variantes de significado desconhecido*. Outras vezes, não é encontrada nenhuma alteração em genes relacionados à doença, mas são encontradas mutações em outros genes cuja ligação à condição genética específica ainda é desconhecida, sendo muitas vezes difícil saber se as variantes estão envolvidas ou não com a doença em questão[20].

As mutações podem ser classificadas de três maneiras:

Mutação hereditária – também chamada de mutação germinativa (*germline*), pois está presente nas células germinativas (óvulo e espermatozoides). Após a fecundação, o DNA mutado proveniente de um dos pais ou de ambos será transmitido para o feto que carregará a mutação em todas as suas células.

Mutação somática (adquirida) – ocorre algumas vezes durante a vida em células somáticas. Essas mutações podem ser causadas por fatores ambientais ou ocorrer por erros na duplicação do DNA durante a divisão celular. Esse tipo de mutação não é transmitido através das gerações.

Em algumas situações, as alterações no DNA podem ser herdadas, podem ocorrer durante a meiose à medida que as células germinativas são formadas ou após a fertilização, durante o desenvolvimento de uma célula diferenciada. Quando as alterações genéticas ocorrem nas células somáticas, o indivíduo passa a ser composto de células com pelo menos dois genótipos diferentes, e esse estado é conhecido como **mosaicismo**. Do ponto de vista genético, existem três tipos principais de mosaicismo: **somático** (ocorrendo apenas nas células do corpo, mas não inclui a linha germinativa), **de linhagem germinativa** (ocorrendo apenas nas células germinativas ou seus precursores, mas não encontrada em outras partes do corpo) e **gonadal** e **somático misto**, ocorrendo nas células do corpo e na linha germinativa[21]. É difícil prever as consequências clínicas do mosaicismo, pois os tipos de células afetadas e a distribuição dessas células anormais podem variar amplamente, dependendo do momento em que ocorreu a mutação.

Mutação *de novo* – as alterações genéticas conhecidas como *de novo* podem ser hereditárias ou somáticas. Em alguns casos, a mutação pode ocorrer nas células germinativas, mas não está presente em nenhuma outra célula do indivíduo. Em outros casos, a mutação ocorre no óvulo logo após a fecundação (geralmente é impossível dizer exatamente quando ocorreu uma mutação *de novo*). Como o óvulo fertilizado se divide, cada célula resultante no embrião em crescimento terá a mutação. A mutação *de novo* pode explicar algumas doenças genéticas nas quais a criança apresenta a mutação, mas os pais não, e também não há histórico familiar da doença.

Tipos de mutação

A sequência de DNA de um gene pode ser alterada de várias maneiras. As alterações hereditárias que ocorrem em um lócus gênico específico são chamadas mutações gênicas de **ponto** ou **pontuais**, que podem envolver substituição, adição ou perda de uma única base. Se as alterações forem maiores, alterando os cromossomos, elas são denominadas **mutações cromossômicas**. As anomalias cromossômicas podem modificar a estrutura e o número dos cromossomos[22].

Mutação gênica

Mutação missense – é a alteração em um par de base no DNA que resulta na substituição de um aminoácido por outro na proteína produzida pelo gene (Figura III-2A).

Mutação nonsense – é a alteração em um par de base no DNA, porém não ocorre a substituição de um aminoácido por outro na proteína. A sequência de DNA alterada sinaliza prematuramente a parada da síntese de proteína na célula. Esse tipo de mutação resulta em uma proteína menor que pode ter sua função reduzida ou não apresentar nenhuma função (Figura III-2B).

Inserção – uma inserção altera o número de bases na sequência do DNA, adicionando uma base ou várias bases na sequência (Figura III-2C). Como consequência, a proteína produzida pode não funcionar adequadamente.

Deleção – é um tipo de mutação que altera o número de bases no DNA, removendo uma ou mais bases da sequência se forem pequenas deleções. Se forem deleções maiores, podem remover um gene inteiro ou vários genes vizinhos (Figura III-2D). O DNA deletado pode alterar a função da(s) proteína(s) resultante(s).

Duplicação – consiste na cópia de um pedaço do DNA que pode ser copiado uma ou mais vezes. Esse tipo de mutação pode alterar a função da proteína.

Mutação *frameshift* – é um tipo de mutação que ocorre quando a adição ou deleção de nucleotídeos na sequência de DNA altera a fase de leitura das bases na sequência. A leitura consiste em grupos de 3 bases (códon) que codificam um aminoácido. A mutação *frameshift* altera o agrupamento dessas bases e, consequentemente, o código dos aminoácidos. A proteína resultante geralmente não é funcional. Inserções, deleções e duplicações podem ser consideradas mutações *frameshift* (Figura III-2E).

Expansão de repetição – repetições de nucleotídeos são sequências curtas de DNA que são repetidas várias vezes seguidas, como, por exemplo, a repetição de trinucleotídeo é composta de sequências de 3 pares de bases. Uma expansão repetida é uma mutação que aumenta o número de vezes que a sequência de DNA é repetida. Esta alteração pode fazer com que a proteína resultante não funcione corretamente (Figura III-2F). Este tipo de mutação constitui a base para muitas doenças de herança monogênica, inclusive a doença de Huntington, deficiência mental determinada pelo X frágil e distrofia miotônica.

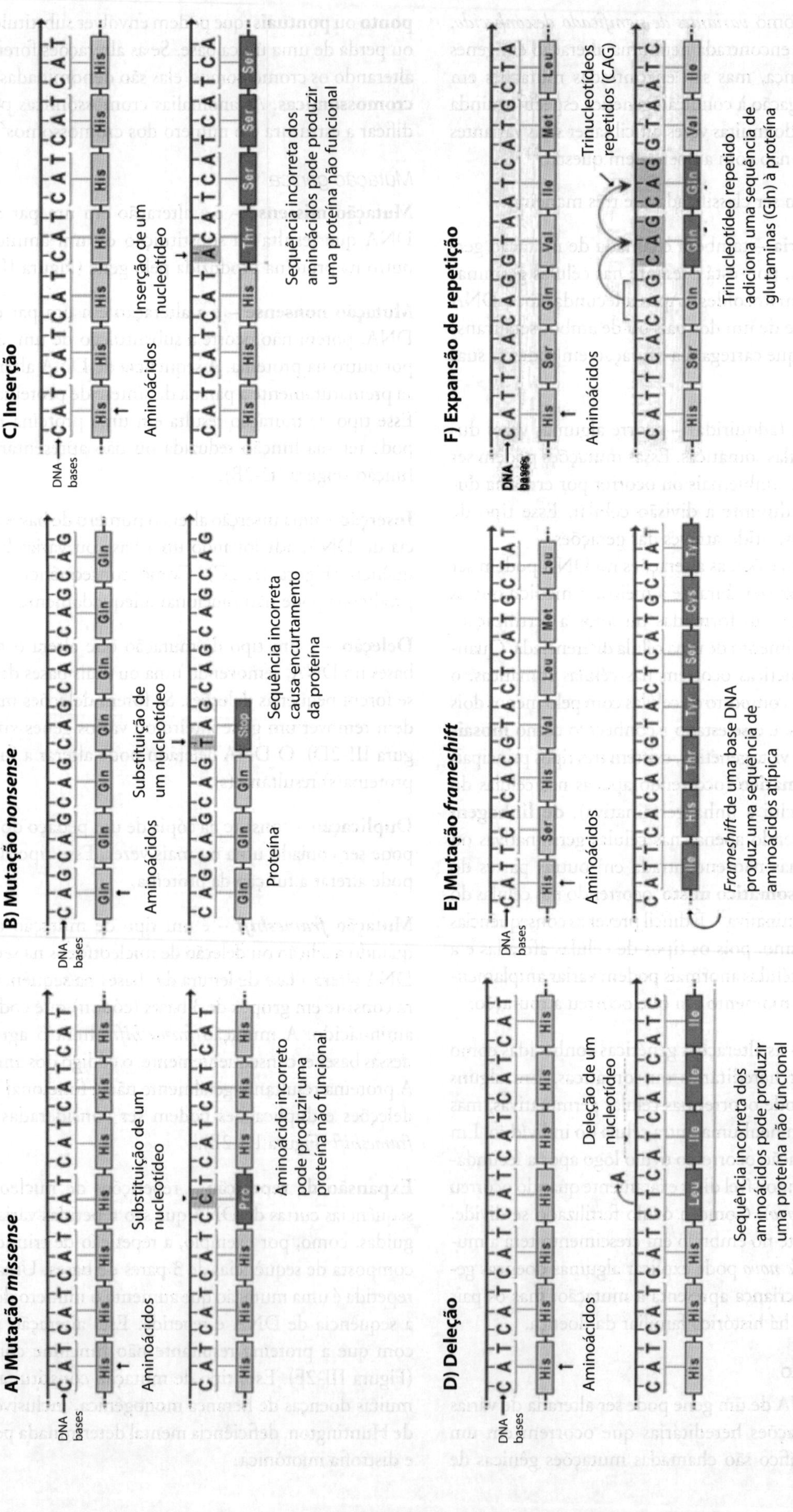

Figura III-2 Tipos de mutações gênicas. Adaptada de Genetics Home Reference – https://ghr.nlm.nih.gov/. Lister Hill National Center for Biomedical Communications U.S. National Library of Medicine-NIH Department of Health & Human Services, 2019.

Mutação cromossômica

A estabilidade numérica e morfológica dos cromossomos é fundamental para o desenvolvimento normal dos organismos. Como os genes fazem parte dos cromossomos, qualquer mudança em sua estrutura ou número pode alterar a expressão gênica, produzindo um indivíduo fenotipicamente inviável ou anormal. As alterações numéricas e estruturais dos cromossomos constituem mutações cromossômicas que, como as mutações gênicas, consistem em uma fonte de variação importante para a evolução das espécies. As alterações cromossômicas podem ser classificadas em dois grupos: **numéricas** e **estruturais**[12].

As alterações numéricas correspondem à perda ou ao acréscimo de um ou mais cromossomos e podem ser de dois tipos: **euploidias** e **aneuploidias**. As **euploidias** são alterações que envolvem todo o genoma. Nos seres humanos, essas alterações são incompatíveis com a vida, ocasionando geralmente abortos espontâneos. As **aneuploidias** são alterações no número de cromossomos que se caracterizam pela perda ou ganho de um ou mais cromossomos no genoma. Geralmente acontecem por um erro de não disjunção ou separação de um ou mais cromossomos homólogos durante a anáfase I e/ou II da meiose ou da anáfase das mitoses do zigoto. As aneuploidias mais comuns são as que apresentam um cromossomo extra (**trissomia**), por exemplo na *síndrome de Down*, a deleção de um cromossomo (**monossomia**), como na *síndrome de Turner*, na qual mulheres apresentam somente uma cópia do cromossomo X em todas as células. Raramente ocorrem conjuntos extras completos de cromossomos nas células. Células com um conjunto adicional de cromossomos, em um total de 69 cromossomos, são chamadas **triploides**. Células com dois conjuntos adicionais de cromossomos, no total de 92 cromossomos, são chamadas **tetraploides**. Estas condições não são compatíveis com a sobrevivência do feto.

Em alguns casos, a alteração no número de cromossomos ocorre apenas em determinadas células. Quando um indivíduo tem duas ou mais populações celulares com a composição cromossômica diferente, essa situação é chamada de **mosaicismo cromossômico**. Isto ocorre a partir de um erro na divisão celular de outras células, que não sejam os óvulos e espermatozoides. Geralmente, algumas células acabam com um cromossomo extra ou ausente (total de 45 ou 47 cromossomos por célula), enquanto outras células apresentam o número de cromossomos normais (46 cromossomos), uma exemplo é a *síndrome de Turner mosaico*, na qual mulheres com essa condição apresentam algumas células com 45 cromossomos, porque falta uma cópia do cromossomo X, enquanto outras células têm o número normal de cromossomos.

As alterações que afetam a estrutura do cromossomo resultam de quebras em um ou mais cromossomos, com subsequente união com configuração diferente, formando rearranjos balanceados ou não. Nos **rearranjos balanceados**, não há perda ou ganho de material genético. Consequentemente, esses rearranjos são praticamente inofensivos, com exceção dos raros casos em que um dos pontos de quebra danifica um gene funcional importante. Quanto ao rearranjo cromossômico **não balanceado**, ocorre quando há perda ou ganho de material genético nos cromossomos, sendo os efeitos clínicos geralmente muito graves. As quebras podem ocorrer espontaneamente ou pela ação de agentes externos, como radiação, drogas, vírus etc.[11].

As alterações na estrutura dos cromossomos são classificadas em dois tipos: quando há alteração no número de genes – **deleção**, **duplicação**, **cromossomos em anel** e **isocromossomos**; e as alterações em que há mudança na localização dos genes – **translocação** e **inversão.**

As **deleções** ocorrem quando há quebra no cromossomo e o material genético é perdido, podendo ocorrer em qualquer lugar ao longo do cromossomo (Figura III-3A). Quanto às **duplicações**, ocorrem quando parte de um cromossomo é duplicada muitas vezes, resultando em cópias extras de material genético do segmento duplicado (Figura III-3B). **Cromossomo em anel** é a alteração que ocorre quando um cromossomo apresenta duas deleções terminais, e as extremidades tendem a unir-se formando um cromossomo circular. Em muitos casos, o material genético próximo às extremidades do cromossomo é perdido (Figura III-3C). Esse tipo de alteração estrutural geralmente apresenta instabilidade durante a divisão celular. O **isocromossomo** é um cromossomo com dois braços idênticos, ou seja, em vez de um braço longo (q) e um braço curto (p), possui dois braços longos ou dois braços curtos. Como resultado, esses cromossomos apresentam uma cópia extra de alguns genes e ausência de outros (Figura III-3D).

A alteração em **translocação** ocorre quando um pedaço de um cromossomo se quebra e se liga a outro cromossomo não homólogo. Esse tipo de rearranjo é descrito como **balanceado** se não houver perda ou ganho de material genético na célula (Figura III-3E). Se houver ganho ou perda de material genético, a translocação é descrita como **não balanceada** (Figura III-3F).

A alteração do tipo **inversão** envolve a quebra de um cromossomo em dois lugares; o pedaço de DNA resultante é invertido e reinserido no cromossomo, podendo ou não haver perda do material genético. Dependendo do envolvimento do centrômero, há dois tipos de inversão: **pericêntrica**, quando o centrômero se situa dentro do segmento invertido, e a inversão **paracêntrica**, que ocorre no braço longo (q) ou no braço curto (p) do cromossomo e não envolve o centrômero.

Herança das doenças genéticas

Embora muitas doenças sejam transmitidas de acordo com as regras mendelianas tradicionais, uma variedade de mecanismos pode levar a doenças genéticas. Distúrbios de número ou estrutura dos cromossomos estão entre os primeiros a

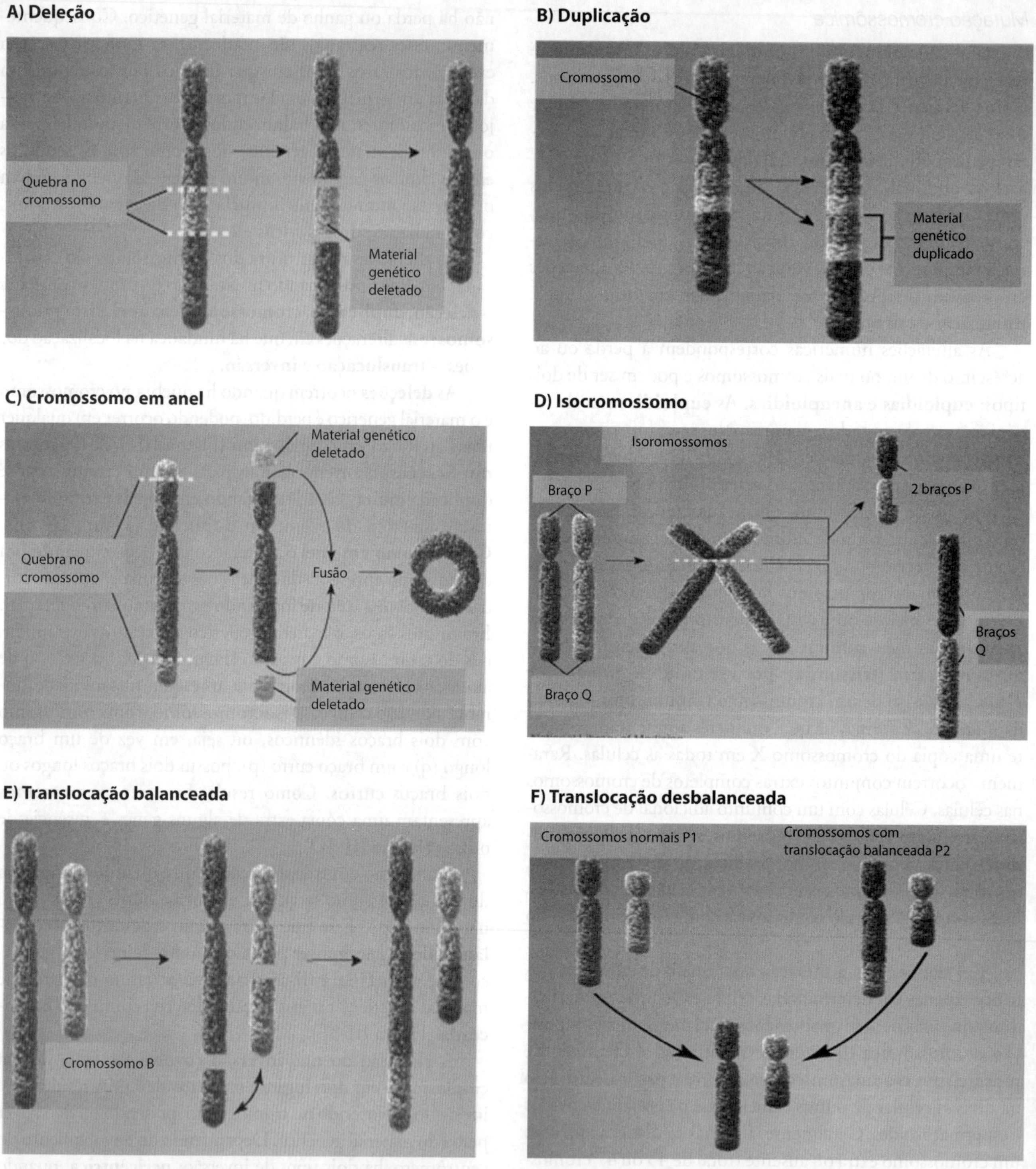

Figura III-3. Tipos de mutações estruturais no cromossomo. **A**, **B**, **C** e **D**) Alterações que afetam o número de genes. **E** e **F**) Alterações que afetam a localização dos genes. Adaptada de Genetics Home Reference – https://ghr.nlm.nih.gov/. Lister Hill National Center for Biomedical Communications U.S. National Library of Medicine-NIH - Department of Health & Human Services, 2019.

serem reconhecidos, porque podem ser detectados usando técnicas citogenéticas. O avanço das técnicas de citogenética, em particular com o advento da hibridização fluorescente *in situ* (FISH), levou à identificação de anomalias cromossômicas mais sutis, como as microdeleções[9]. Em endocrinologia, os distúrbios dos cromossomos sexuais, incluindo a síndrome de Klinefelter (XXY) e a síndrome de Turner (XO), são particularmente relevantes.

Muitas doenças exibem um agrupamento familiar sem ter um padrão claro de herança mendeliana clássica. Isso se aplica aos distúrbios complexos, subjacentes à patogênese de muitos defeitos congênitos, como *diabetes mellitus* tipo 2, hipertensão arterial, obesidade, osteoporose, doenças cardíacas e distúrbios psiquiátricos. Acredita-se que esses distúrbios envolvam múltiplos genes, cada um dos quais contribui parcialmente para o fenótipo da doença de maneira direta ou por meio da(s) interação(s) gene-gene. Além disso, pode haver uma combinação de fatores genéticos e ambientais, como hábitos alimentares por exemplo[23].

Como a contribuição de qualquer um desses genes geralmente é relativamente fraca, é difícil identificá-los usando abordagens clássicas de ligação genética em grandes genealogias[24]. A análise genética de distúrbios complexos depende muito de estudos de associação genômica ampla (*genome-wide association studies – GWAS*), que são realizados para ajudar na caracterização de distúrbios poligênicos[25-26]. De forma geral, os estudos de associação genética avaliam se uma variante genética específica (SNP) é mais comum em um grupo populacional com uma determinada doença. A principal vantagem desse tipo de estudo é a possibilidade de detectar genes de suscetibilidade e sua aplicação na população geral[27]. Interessante é que a maioria dos SNPs associados a doenças não estão em regiões codificadoras do DNA, mas sim em regiões intrônicas ou regiões não codificadas do cromossomo[28].

A transmissão de genes ou características é tipicamente representada em árvores genealógicas ou linhagens. A análise do padrão de transmissão, particularmente em famílias numerosas com várias gerações, pode ser muito valiosa para identificar o modo de herança. Essa informação é útil para o aconselhamento genético e, muitas vezes, restringe o diagnóstico diferencial, particularmente quando mutações em vários genes diferentes podem dar origem a fenótipos semelhantes.

Desse modo, ao lidar com uma doença genética, é importante obter o histórico familiar detalhado, geralmente de vários membros da família. Essas informações podem ser combinadas com testes genéticos e laboratoriais para chegar a um diagnóstico preciso. Muitas doenças são causadas por mutações em um único gene. Essas condições são geralmente herdadas em um dos vários padrões de herança, dependendo do gene envolvido.

Herança autossômica dominante

Doenças herdadas de maneira autossômica dominante são tipicamente caracterizadas pela presença de um alelo mutado e outro normal no cromossomo homólogo. Um único alelo mutado é suficiente para causar a doença. A probabilidade de a descendência herdar o gene mutado é de 50%, e os indivíduos podem ser afetados em cada geração (Figura III-4A). Em alguns casos, a condição clínica pode resultar de uma nova mutação no gene e ocorrer em pessoas sem histórico da doença na família (Figura III-4B). Ambos os sexos são afetados com a mesma frequência. Um exemplo é a *hipercalcemia hipocalciúrica benigna familiar*, que é uma doença hereditária autossômica dominante com alto grau de penetrância, causada por mutações inativadoras no receptor do gene sensível ao cálcio (CASR), cuja proteína é um receptor sensor de cálcio. Essas mutações são chamadas inativadoras porque a proteína CASR alterada é menos sensível ao cálcio e, portanto, requer uma concentração muita mais alta de cálcio para desencadear a sinalização. A doença é caracterizada por altas concentrações de cálcio no sangue (hipercalcemia) e baixas concentrações de cálcio na urina (hipocalciúria), mas os indivíduos afetados geralmente não apresentam sintomas relacionados à condição[29].

Herança autossômica recessiva

Na herança autossômica recessiva, ambas as cópias do gene apresentam mutações. Os pais de um indivíduo afetado são heterozigotos obrigatórios, mas geralmente não mostram sinais e sintomas da doença (Figura III-4C). O indivíduo afetado, que pode ser de ambos os sexos, pode ser homozigoto (herdar duas cópias da mesma mutação) ou herdar mutações distintas em cada cópia do gene (**heterozigoto composto**). Os portadores heterozigotos da *hiperplasia adrenal congênita* causada por mutações no gene *CYP21A2* (21-hidroxilase) são representativos de distúrbios autossômicos recessivos. Foram descritas muitas mutações distintas neste gene, sendo que a prevalência é suficientemente alta (± 1/100 na maioria das populações) para que não seja improvável que pais não consanguíneos sejam heterozigotos. Como resultado, uma criança que herda duas mutações distintas na 21-hidroxilase será afetada pela doença. Dependendo do grau em que a mutação afeta a função enzimática, pode haver uma variedade fenotípica em relação à gravidade da doença[23].

Herança ligada ao X

As doenças dominantes ou recessivas ligados ao X são causadas por mutações em genes que estão localizados no cromossomo X. Como as filhas sempre herdam um cromossomo X do pai juntamente com uma cópia do cromossomo X da mãe, e os filhos recebem uma cópia materna deste cromossomo e uma cópia do cromossomo Y do pai, não há transmissão de pai para filho na herança ligada ao X, enquanto todas as filhas de um homem afetado são portadoras obrigatórias do alelo mutante. Como os homens têm apenas um cromossomo X, eles são **hemizigóticos** para o alelo mutado e, portanto, apresentam sintomas mais graves da doença do que as mulheres. Nas mulheres, uma mutação em uma das duas cópias do gene localizado nos cromossomos X é suficiente para causar a doença em situações em que a herança é **dominante ligada ao X** (Figura III-4D). Por outro lado, em doenças **recessivas ligadas ao X**, as mulheres quase sempre são consideradas carreadoras da mutação, uma vez que é pouco provável ocorrer alteração nas duas cópias do gene (Figura III-4E). Nesse caso, os homens são muito mais afetados por doenças recessivas ligadas ao X do que as mulheres.

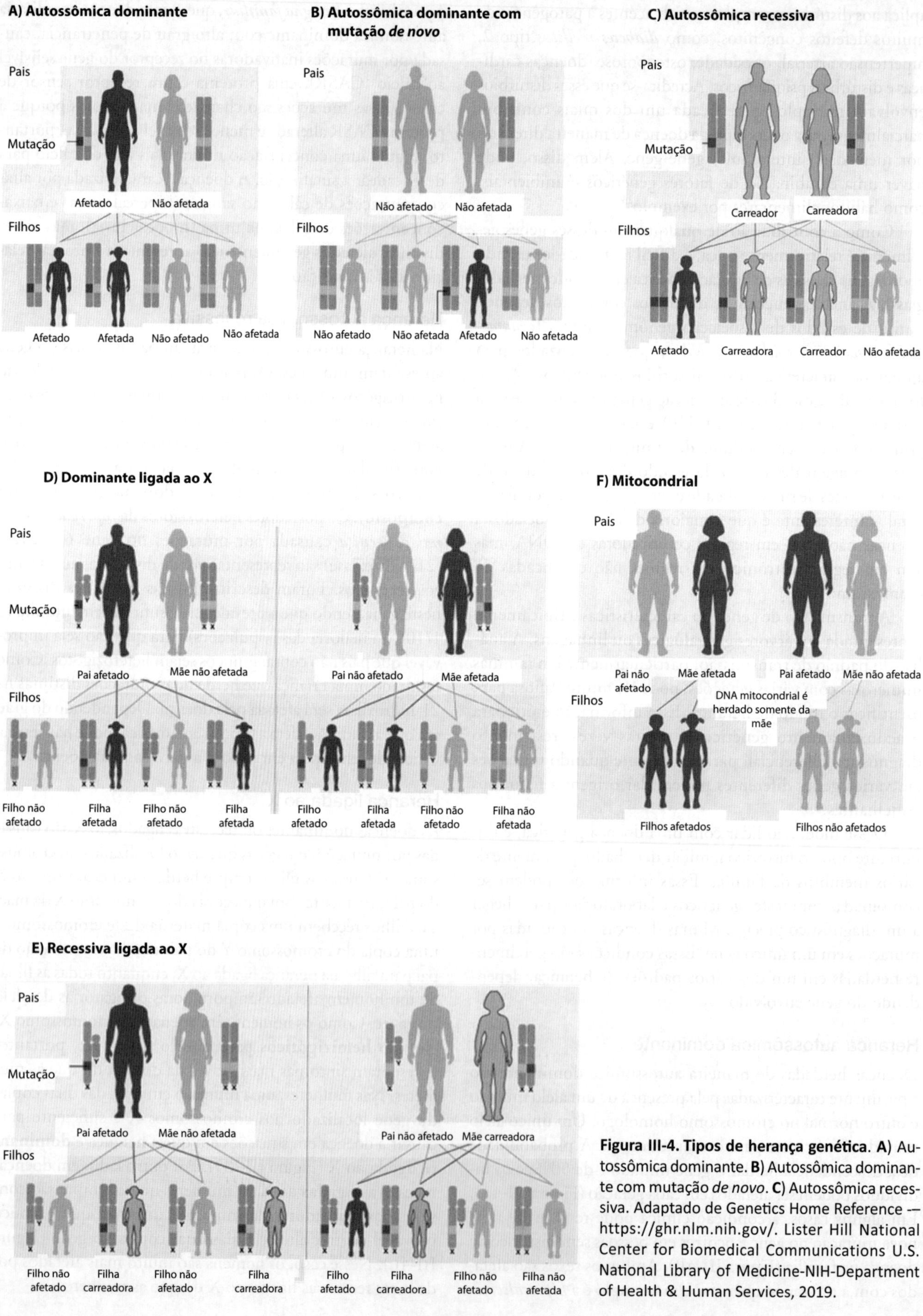

Figura III-4. Tipos de herança genética. A) Autossômica dominante. **B)** Autossômica dominante com mutação *de novo*. **C)** Autossômica recessiva. Adaptado de Genetics Home Reference — https://ghr.nlm.nih.gov/. Lister Hill National Center for Biomedical Communications U.S. National Library of Medicine-NIH-Department of Health & Human Services, 2019.

Vários distúrbios endócrinos, incluindo hipoplasia adrenal congênita, leucodistrofia adrenal, *diabetes insipidus* nefrogênico, insensibilidade ao andrógeno e raquitismo hipofosfatêmico resistente à vitamina D são transmitidos de maneira ligada ao X. Como esperado do mecanismo de transmissão mencionado acima, esses distúrbios são muito mais comuns em homens do que em mulheres[23].

Herança ligada ao Y

Uma condição é considerada ligada ao Y se o gene mutado que causa o distúrbio estiver localizado no cromossomo Y e, desse modo, uma mutação só pode ser transmitida de pai para filho. Como o cromossomo Y carrega um pequeno número de genes, há poucas doenças ligadas a ele. Um desses genes, o gene da região determinante do sexo no cromossomo Y (*sex-determining region on the Y chromosome – SRY*), que codifica o fator determinante do testículo (TDF), pode causar reversão sexual do XY quando mutado[30]. Como alternativa, a translocação do gene *SRY* para o cromossomo X pode causar um fenótipo XX masculino (DSD testicular ou homem XX). Outro grupo de genes no cromossomo Y são os genes *DAZ* altamente repetitivos, que são importantes para a espermatogênese. As microdeleções desses genes, frequentemente transmitidas como uma nova mutação na linha germinativa, são importante causa de azoospermia e infertilidade masculina[31-32].

Herança mitocondrial

A herança mitocondrial, também conhecida como herança materna, aplica-se aos genes do DNA mitocondrial. As mitocôndrias contêm pequena quantidade de DNA, representando cerca de 1 a 2% do DNA celular, sendo um filamento duplo circular que codifica apenas 37 genes. O genoma mitocondrial não se recombina e é transmitido exclusivamente pela linhagem materna, pois todas as mitocôndrias se originam do citoplasma do oócito. Assim, os distúrbios mitocondriais são transmitidos apenas da mãe para a prole, e tanto os homens como as mulheres são afetados igualmente (Figura III-4F).

Os distúrbios mitocondriais geralmente apresentam características clínicas complexas que frequentemente envolvem músculo e cérebro, devido à alta dependência da fosforilação oxidativa desses tecidos. A síndrome de diabetes-surdez de herança materna (MIDD) é uma doença mitocondrial caracterizada principalmente pelo aparecimento de perda auditiva neurossensorial e diabetes na idade adulta[33]. Mutações nos genes *MT-TL1, MT-TK* ou *MT-TE* estão ligadas ao aparecimento de MIDD. Esses genes são responsáveis pela síntese dos RNAs de transferência (*tRNAs*), que por sua vez estão ligados à síntese de proteínas. As mutações, nesse caso, reduzem a capacidade do *tRNA* de adicionar aminoácidos às proteínas que estão sendo sintetizadas, o que diminui a produção de proteínas nas mitocôndrias, prejudicando, assim, seu funcionamento.

Imprinting genômico e dissomia uniparental

O *imprinting* genômico e a dissomia uniparental são fatores que influenciam a maneira como algumas doenças genéticas são herdadas.

Geralmente, ambas as cópias de cada gene herdadas dos genitores estão ativas. Em alguns casos, no entanto, apenas uma das cópias está ativada. Esse fenômeno, conhecido como ***imprinting* genômico**, leva à expressão preferencial de um alelo, dependendo de sua origem parental, e pode influenciar a expressão de certas doenças genéticas, como é o caso das síndromes de *Prader-Willi* e *Angelman* que são causadas por genes localizados no braço longo do cromossomo 15 (15q11.2-q13). Na síndrome de *Prader-Willi*, as deleções são encontradas exclusivamente no cromossomo de origem paterna. Por outro lado, pacientes com síndrome de *Angelman* apresentam deleções na mesma região do cromossomo 15, mas ocorrem apenas no cromossomo de origem materna[34]. Ambas as síndromes também podem ser causadas por outro fator, conhecido como **dissomia uniparental**, que ocorre quando um indivíduo herda duas cópias de um cromossomo ou parte de um cromossomo somente de um dos pais e nenhuma cópia do outro. Nesse caso, a síndrome de *Prader-Willi* também pode ser causada pela herança de duas cópias maternas do cromossomo 15, ou seja, dissomia materna uniparental 15, enquanto a síndrome de *Angelman* pode apresentar-se como dissomia uniparental paterna[35].

Como dito anteriormente, o *imprinting* genômico é um mecanismo de regulação da expressão gênica que permite a expressão de apenas um dos alelos parentais. O alelo inativo está epigeneticamente marcado por alterações moleculares no DNA e na cromatina[36]. Essas mudanças incluem metilação e acetilação do DNA, fosforilação e metilação de histonas. As alterações no epigenoma geralmente modificam a transcrição gênica (transcriptoma) e, portanto, o perfil de expressão de proteína (proteoma). Essas alterações podem ser herdadas no caso de inativação de X ou ser induzidas por influências ambientais, como dieta, idade ou drogas. A inativação de X refere-se ao fenômeno em que uma das duas cópias do cromossomo X presente nas mulheres é inativada. O processo de inativação é uma compensação de dose que evita que as mulheres (XX) possuam o dobro de produtos gênicos do que os homens (XY)[37].

A hipermetilação e a hipometilação estão associadas a mutações nos genes que medeiam e controlam a metilação do DNA. A hipermetilação geralmente resulta no silenciamento de ilhas CpG em regiões promotoras de genes, incluindo os genes supressores de tumores, enquanto a hipometilação normalmente está associada ao aumento da expressão gênica e também pode resultar em instabilidade genômica[38].

Herança poligênica

Problemas médicos comuns, como doenças cardíacas, diabetes tipo 2 e obesidade, não têm uma única causa genética, provavelmente estão associados aos efeitos de múltiplos genes (poligênicos) em combinação com fatores ambientais e de estilo de vida. As condições causadas por muitos fatores contribuintes são chamadas de **distúrbios complexos** ou **multifatoriais**.

Acredita-se que esses distúrbios envolvam múltiplos genes localizados em diferentes *loci*, cada um dos quais contribuindo parcialmente para o fenótipo da doença, diretamente ou por meio da interação gene-gene. Embora os distúrbios complexos geralmente se agrupem nas famílias, eles não têm um padrão de herança bem definido, ou seja, nenhum dos genes é dominante ou recessivo em relação ao outro. Isso dificulta a determinação do risco de uma pessoa herdar ou transmitir a doença[24,25]. Os distúrbios complexos também são difíceis de ser estudados e tratados, porque os fatores específicos que causam a maioria dessas doenças ainda não foram identificados. Como a contribuição de qualquer um desses genes é relativamente fraca, é difícil localizá-los usando abordagens clássicas de ligação genética em grandes populações, sendo necessário estudo de associação genômica ampla (GWAS)[26,39].

ALTERAÇÕES GENÉTICAS ASSOCIADAS A DOENÇAS ENDÓCRINAS

Nos últimos anos, observamos avanços biotecnológicos significativos que auxiliam no entendimento das doenças endócrinas e, consequentemente, a prática clínica. Entretanto, a quantidade de informações geradas por essas novas tecnologias em curto espaço de tempo e o surgimento de novos genes candidatos relacionados às doenças podem induzir a uma interpretação equivocada dos resultados gerados.

Os testes genéticos devem ser precedidos de caracterização fenotípica para determinar a probabilidade de um distúrbio genético e da identificação dos genes candidatos que podem estar envolvidos na condição clínica. Esse estágio de avaliação do paciente é importante para evitar as variantes de significado incerto, que podem ser consideradas "incidentalomas" nos testes genéticos.

É importante salientar que, ao analisar uma doença genética (seja ela de origem mendeliana ou não), alguns fatores devem ser investigados, pois podem auxiliar em uma "primeira triagem" para a determinação da importância de tal "achado"[40]:

1. O gene mutado específico (considerando sua heterogeneidade).
2. A posição da mutação na proteína (exemplo, domínio funcional específico, N-terminal ou C-terminal).
3. A natureza da mutação, que pode ser a substituição de um único nucleotídeo, a uma pequena ou grande deleção/inserção, um *stop* códon, defeito em um local de *splicing* ou *frameshift*.
4. Nos casos em que a mutação é a substituição de um único aminoácido, deve-se analisar a natureza dessa substituição, em termos de tamanho e a natureza bioquímica dos aminoácidos envolvidos (carga, hidrofóbico *vs.* hidrofílico).

Além disso, a identificação do padrão de herança, os tipos de anormalidades genéticas responsáveis pela doença, o grau de penetrância, a expressividade clínica e o grau de heterogeneidade genética são fatores importantes para o sucesso no reconhecimento e diagnóstico das doenças[41].

Algumas doenças endócrinas de origem genética são bem conhecidas, enquanto outras são extremamente raras. Em sua maioria, apresentam padrão de herança mendeliana, de origem monogênica e autossômica dominante (exemplo, *diabetes mellitus* tipo 1, neoplasia endócrina múltipla, hipoparatireoidismo), seguidas de doenças relacionadas a mudanças genéticas estruturais (exemplo, síndrome de Prader-Willi) e, em menor extensão, aquelas que apresentam um padrão de herança não mendeliana.

Como descrito anteriormente, as doenças endócrinas monogênicas com padrão de herança mendeliana são consequência de mutações germinativas que afetam a região codificadora de um gene. Podem ser transmitidas por um ou ambos os pais, apresentando variantes com ganho ou perda de função para uma proteína, que levam a respostas celulares aumentadas ou reduzidas. Nesse padrão de herança, a identificação de um defeito genético pode ser o responsável pelo fenótipo da doença e consequentemente para a determinação do diagnóstico.

Já as doenças com padrão de herança não mendeliana podem ser divididas em oligogênicas ou digênicas. Em ambos os fenômenos, o paciente manifestará a doença quando as variantes, em dois ou mais genes distintos, forem responsáveis pela manifestação clínica[42]. Nesses casos, não há uma definição clara da doença, mas sim uma mistura de fenótipos, o que dificulta o diagnóstico. Um exemplo para esse tipo de herança é o *hipotireoidismo congênito* (HC): doença rara, recessiva, monogênica e com mutação inativadora (com perda de função). Análises utilizando sequenciamento de nova geração (NGS), avaliando genes conhecidos e responsáveis pelo surgimento dessa doença, detectaram variantes herdáveis, em vários genes, em mais da metade dos pacientes[43]. Importante salientar que essas variantes também podem ser encontradas na população geral, com prevalência muito baixa, e isoladamente não são capazes de induzir um fenótipo aberto para HC.

É mais provável que a soma de alelos menores em múltiplos genes, mesmo atuando em níveis diferentes de morfogênese ou hormoniogênese tireoidiana, possam justificar o fenótipo de uma criança com HC em famílias com manifestações mais brandas da tireoide ou sem histórico familiar conhecido, pressupondo a hipótese de uma herança oligogênica em vez de uma herança monogênica, o que caracteriza uma doença complexa (Figura III-5)[44-45].

A etapa seguinte na análise do resultado genético é a avaliação do grau de penetrância da alteração genética e sua expressividade. Essa medida refere-se à probabilidade de um indivíduo portador de uma variante causadora de uma doença vir a manifestá-la e com qual intensidade. Na *neoplasia*

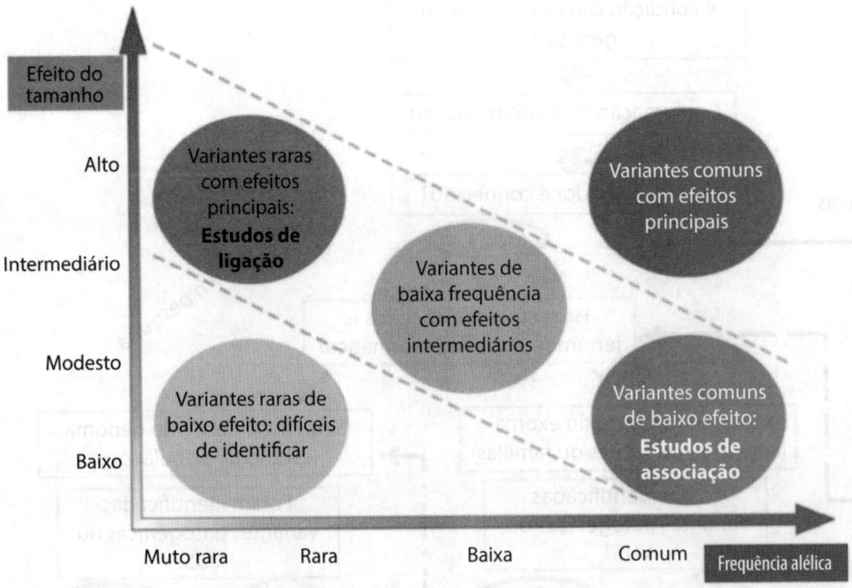

Figura III-5. Relação entre frequência alélica, risco relativo e identificação de variantes de risco. Estudos de ligação são indicados para avaliar alelos raros com efeitos em doenças com herança mendeliana. As doenças complexas necessitam da combinação de vários alelos de risco com efeitos que variam entre menores e intermediarios, sendo indicados os estudos de associação (Adaptada de McCarthy et al., 2008; Manolio et al., 2009; Zemunik e Boraska; 2011).

endócrina múltipla 1 (MEN1), a penetrância é alta (sinais bioquímicos e clínicos alterados em > 95% e > 80% dos casos, respectivamente), mas a expressividade apresenta-se variável (correlação genótipo/fenótipo variável). Este último fenômeno parece estar relacionado com o domínio da proteína onde ocorre a mutação genética[46].

Em outras situações, os indivíduos podem apresentar *penetrância incompleta*, na qual alguns pacientes que carregam uma variante patogênica apresentam a doença com níveis variados de gravidade. Um exemplo é o *raquitismo hipofosfatêmico autossômico dominante* (ADHR). Nessa doença, o gene que codifica o fator de crescimento de fibroblasto 23 (FGF23) apresenta mutações de nucleotídeo único (SNPs) com consequente ganho de função da proteína. Aproximadamente 50% dos pacientes afetados apresentam aspecto clínico evidente na idade entre 1 e 3 anos, com curvatura das extremidades inferiores. Alguns pacientes apresentam hipofosfatemia que persiste na fase adulta, enquanto em outros indivíduos a anormalidade desaparece[47], reforçando a hipótese de penetrância incompleta.

Na maioria das situações, a penetrância de novas variantes patogênicas identificadas ainda é desconhecida. O diabetes tipo *MODY* é uma forma monogênica do *diabetes mellitus* não insulinodependente, sem insulinorresistência ou disfunção autoimune das células β-pancreáticas. O sequenciamento de sete genes sabidamente envolvidos na doença mostrou que apenas 1,5% dos pacientes apresentavam mutação nesses genes, previamente relatada como patogênica em bancos de dados. Entretanto, os portadores das mutações apresentavam-se euglicêmicos e sem os sintomas de *MODY*[48], demonstrando que, mesmo em variantes relatadas como patogênicas, a ausência de uma base de dados ampliada torna difícil o prognóstico baseado apenas nas variantes encontradas[49].

Técnicas de sequenciamento de DNA, como o sequenciamento do genoma, do exoma ou de genes-alvo (*targeted sequencing*), podem ser solicitadas para melhor entendimento das doenças. A escolha de um ou outro método será determinada pelo objetivo final: aplicação clínica ou aplicação em pesquisa (Figura III-6).

Uma vez que a alteração genética é descoberta e pode estar associada à condição patológica, vários parâmetros adicionais devem ser avaliados para maximizar o valor do cenário clínico. O conceito de *dose-efeito de uma mutação* pode ser aplicado a doenças nas quais indivíduos com mutações homozogóticas apresentam o fenótipo clínico mais grave do que os pacientes que apresentam mutações heterozigóticas. Porém, uma mesma alteração genética pode induzir características fenotípicas diferentes, devido a fenômenos de expressividade variável e epistasia, em que um gene é modificado por um ou vários genes, conhecidos como genes modificadores. Esses parâmetros, combinados a fatores ambientais, podem induzir a uma heterogeneidade clínica significativa[50].

As novas tecnologias têm facilitado as abordagens para o entendimento de transtornos endócrinos. O sequenciamento completo de exoma e genoma entrou no campo clínico e tem importância crescente para a caracterização molecular de fenótipos clínicos raros. No entanto, existem vários desafios que impedem o uso mais amplo dos testes na rotina médica.

O mais importante é superar a falta de informação e compreensão do impacto da maioria das alterações genéticas encontradas nos resultados dos testes, sobretudo as variantes raras e de efeito desconhecido. A interpretação dos resultados requer o conhecimento mais aprofundado do clínico para tentar correlacionar os dados encontrados com a clínica do paciente.

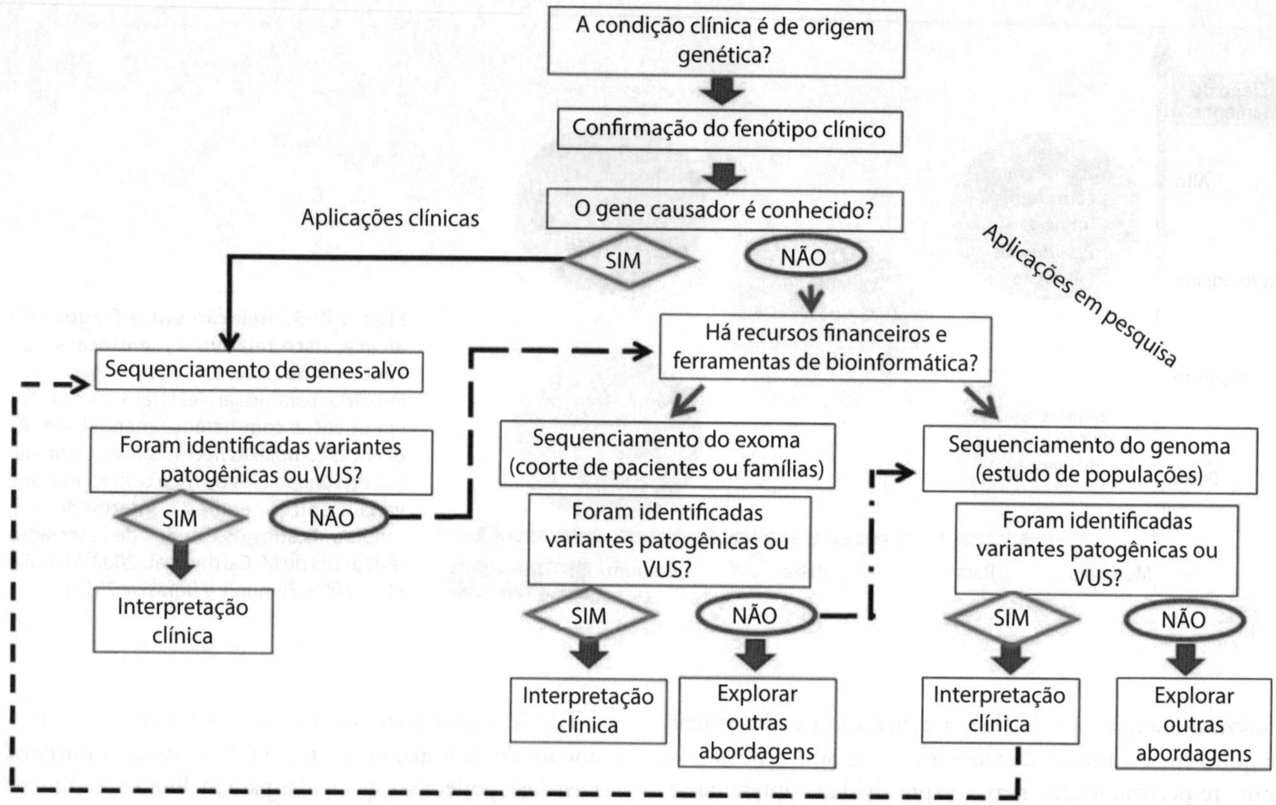

Figura III.6. Ilustração esquemática de algoritmo de escolha para testes genéticos envolvendo sequenciamento de segunda geração (NGS). Em algumas situações, o sequenciamento do exoma (WES) é aplicado no diagnóstico de doenças hereditárias que não apresentam condições clínicas definidas. VUS = variante de significado incerto. Adaptada e modificada de Persani et al., Genetic diagnosis of endocrine diseases by NGS: novel scenarios and un predictable results and risks. Eur J Endocrinol. 2018;179:R111-R123.

CONCLUSÕES

Conforme exposto em todo o capítulo, o entendimento de conceitos básicos de genética e de biologia molecular são de grande importância para auxiliar a todos os envolvidos na clínica a apreciarem e interpretarem criticamente a relação entre a sequência de DNA (genótipo) e a apresentação clínica do paciente (fenótipo).

O sequenciamento do genoma humano deu início à era da medicina genômica. O número de associações entre genes e doenças específicas está crescendo rapidamente, porém a capacidade de interpretar as variações encontradas está menos avançada, mas melhorando à medida que os bancos de dados de variantes e suas associações clínicas aumentam em tamanho e precisão.

Com o crescente avanço da *medicina de precisão*, médicos serão convidados a interpretar os dados genéticos para tentar esclarecer o risco de um indivíduo desenvolver determinada doença, o diagnóstico e o prognóstico das pessoas já afetadas, as implicações para os membros da família e a individualização da terapia. Como tal, é fundamental que os clínicos possam estabelecer conexões válidas e clinicamente úteis entre a variação da sequência de DNA e as características da doença e, talvez ainda mais importante, entender os limites dessas informações.

REFERÊNCIAS

1. I Vitale and Regina Elena. Molecular Biology – Reference Module in Life Sciences (2017) https://doi.org/10.1016/B978-0-12-809633-8.12381-7.
2. Joaquim LM, El-Hani CN. A genética em transformação: crise e revisão do conceito de gene. ScientiæZudia, São Paulo. 2010;8:93-128.
3. Schubbert S, Zenker M, Rowe SL, Böll S, Klein C, Bollag G, et al. Germline KRAS mutations cause Noonan syndrome. Nat Genet. 2006;38(3):331-6.
4. Nava C, Hanna N, Michot C, Pereira S, Pouvreau N, Niihori T, et al. Cardio-facio-cutaneous and Noonan syndromes due to mutations in the RAS/MAPK signalling pathway: genotype-phenotype relationships and overlap with Costello syndrome. J Med Genet. 2007;44(12):763-71.
5. Tartaglia M, Pennacchio LA, Zhao C, Yadav KK, Fodale V, SarKozy A, et al. Gain-of-function SOS1 mutations cause a distinctive form of Noonan syndrome. Nat Genet. 2007;39(1):75-9.
6. Malahoui N. European Society for Immunodeficiencies database statistics. Available from: http://esid.org/Working-Parties/Registry/ESID-Database-Statistics (acesso 20 jul 2016).
7. Notarangelo LD, Sorensen R. Is it necessary to identify molecular defects in primary immunodeficiency disease? J Allergy Clin Immunol. 2008;122:1069-73.
8. Beutler E. Discrepancies between gentype and phenotype in hematology: an important frontiers. Blood. 2001;98(9):2597-602.

9. Melmed S, Polonsky KS, Larsen PR, Kronenberg HR. Williams Textbook of Endocrinology. 13th ed. Philadelphia: Elsevier; 2016. p. 49-65.
10. ENCODE Project Consortium. An integrated encyclopedia of DNA elements in the human genome. Nature. 2012;489(7414): 57-74.
11. Alberts B, Watson J, Lewis J, Bray D. Biologia molecular da célula; revisão técnica: Ardala Elisa Breda Andrade, Cristiano Valim Bizarro, Gaby Renard. 6ª ed. Porto Alegre: Artmed; 2017. p. 173-232.
12. Borges-Osório MR, Robinson WM. Genética Humana. 3ª ed. Porto Alegre: Artmed; 2013. p. 48-67.
13. Maston GA, Evans SK, Green MR. Transcriptional regulatory elements in the human genome. Annu Rev Genomics Hum Genet. 2006;7:29-59.
14. Plank JL, Dean A. Enhancer function: mechanistic and genome-wide insights come together. Mol Cell. 2014;55(1):5-14.
15. Brookes AJ. The essence of SNPs. Gene. 1999;234:177-86.
16. Sebat J, Lakshmi B, Troge J, Alexander J, Young J, Lundin P, et al. Large-scale copy number polymorphism in the human genome. Science. 2004;305:525-8.
17. Henrichsen CN, Chaignat E, Reymond A. Copy number variants, diseases and gene expression. Hum Mol Genet. 2009;18:R1-8.
18. Connolly JJ, Glessner JT, Almoguera B, Crosslin DR, Jarvik GP, Sleiman PM, Kakonarson H. Copy number variation analysis in the context of electronic medical records and large-scale genomics consortium efforts. Front Genet. 2014;5:51.
19. Almal SH, Padh H. Implications of gene copy-number variation in health and diseases. J Hum Genet. 2012;57:6-13.
20. Karki R, Pandya D, Elston RC, Ferlini C. Defining "mutation" and "polymorphism" in the era of personal genomics. BMC Medical Genomics. 2015;8:37.
21. Spinner MB, Conlin LK. Mosaicism and clinical genetics. Am J Med Geneti C Semin Med Genet. 2014;166C:397-405.
22. Genetics Home Reference. https://ghr.nlm.nih.gov/Mutations and Health-Lister Hill National Center for Biomedical Communications – U.S. National Library of Medicine-National Institutes of Health, October 15, 2019.
23. Jameson JL, De Groot LJ, de Kretser D, Giudice LC, Grossman AB, Melmed S, et al. Endocrinology: Adult & Pediatric. 7th ed. Philadelphia: Elsevier; 2016. p. 41-67.
24. Manolio TA, Collins FS, Cox NJ, Goldstein DB, Hindorff LA, Hunter DJ, et al. Finding the missing heritability of complex diseases. Nature. 2009;461:747-53.
25. McCarthy MI, Abecasis GR, Cardon LR, Goldstein DB, Little J, Ioannidis JPA, Hirschhorn JN. Genome-wide association studies for complex traits: consensus, uncertainty and challenges. Nat Rev Genet. 2008;9:356-69.
26. An P, Straka RJ, Pollin TI, Feitosa MF, Wojczynski MK, Daw EW, et al. Genome-wide association studies identified novel loci for non-high-density lipoprotein cholesterol and its postprandial lipemic response. Hum Genet. 2014;133:919-30.
27. Ober C, Hoffjan S. Asthma genetics 2006: the long and winding road to gene discovery. Genes Immun. 2006;7:95-100.
28. Ramos AVA. Contribuição dos polimorfismos (SNPs) do FTO e UCP-1 com a obesidade extrema e fatores de risco cardiovascular em indivíduos Brasileiros. Tese (Doutorado em Medicina Molecular) – Universidade Federal de Minas Gerais, Minas Gerais, 2011.
29. Aida K, Koishi S, Inoue M, Nakazato M, Tawata M, Onaya T. Familial hypocalciuric hypercalcemia associated with mutation in the human Ca(2+)-sensing receptor gene. J Clin Endocr Metab. 1995; 80:2594-8.
30. Berta P, Hawkins JR, Sinclair AH, Taylor A, Griffiths BL, Goodfellow PN, Fellous M. Genetic evidence equating SRY and the testis-determining factor. Nature. 1990;348:448-50.
31. Reijo R, Lee TY, Salo P, Alagappan R, Brown LG, Rosenberg M, et al. Diverse spermatogenic defects in humans caused by Y chromosome deletions encompassing a novel RNA-binding protein gene. Nat Genet. 1995;10:383-93.
32. Fox MS, Reijo Pera RA. Male infertility, genetic analysis of the DAZ genes on the human Y chromosome and genetic analysis of DNA repair. Mol Cell Endocrinol. 2001;184:41-9.
33. Guillausseau P-J, Massin P, Dubois-LaForgue D, Timsit J, Virally M, Gin H, et al. Maternally inherited diabetes and deafness: a multicenter study. Ann Intern Med. 2001;134:721-8.
34. Wilkins JF, Haig D. What good is genomic imprinting: the function of parent-specific gene expression. Nat Rev Genet. 2003;4: 359-68.
35. Goldstone AP. Prader-Willi syndrome: advances in genetics, pathophysiology and treatment. Trends Endocrinol Metab. 2004;15: 12-20.
36. Riddihough G, Zahn LM. Epigenetics. What is epigenetics? Introduction. Science. 2010;330:611.
37. Wutz A. Gene silencing in X-chromosome inactivation: advances in understanding facultative heterochromatin formation. Nat Rev Genet. 2011;12:542-53.
38. Costa EBO, Pacheco C. Epigenética: regulação da expressão gênica em nível transcricional e suas implicações. Semina: Ciências Biológicas e da Saúde, Londrina. 2013;34(2):125-36.
39. Haines J, Pericak-Vance M. Approaches to Gene Mapping in Complex Human diseases. New York: Wiley-Liss; 1998.
40. Deltas C. Digenic inheritance and genetic modifiers. Clin Genet. 2018;93:429-38.
41. Newey PJ. Clinical genetic testing in endocrinology: current concepts and contemporary challenges. Clin Endocrinol. 2019;91: 587-607.
42. Schaffer AA. Digenic inheritance in medical genetics. J Med Genet. 2013;50:641-52.
43. de Filippis T, Gelmini G, Paraboschi E, Vigone MC, Di Frenna M, Marelli M, et al. A frequent oligogenic involvement in congenital hypothyroidism. Hum Mol Genet. 2017;26(13):2507-14.
44. Léger J, Marinovic D, Garel C, Bonaïti C, Polak M, Czernichow P. Thyroid developmental anomalies in first degree relatives of children with congenital hypothyroidism. J Clin Endocrinol Metabol. 2002;87:575-80.
45. Persani L, de Filippis T, Colombo C, Gentilini D. Genetic diagnosis of endocrine diseases by NGS: novel scenarios and unpredictable results and risks. Eur J Endocrinol. 2018;179:R111-23.
46. Thevenon J, Bourredjem A, Faivre L, Cardot-Bauters C, Calender A, Murat A, et al. Higher risk of death among MEN1 patients with mutations in the JunD interacting domain: a Groupe d'etude des Tumeurs Endocrines (GTE) cohort study. Hum Mol Genet. 2013;22(10):1940-8.
47. Rajesh V, Thakker MP, Whyte JE, Takashi I. Genetics of Bone Biology and Skeletal Disease. USA: Academic Press; 2012.
48. Flannick J, Beer NL, Bick AG, Agarwala V, Molnes J, Grupta N, et al. Assessing the phenotypic effects in the general population of rare variants in genes for a dominant Mendelian form of diabetes. Nat Genet. 2013;45(11):1380-5.
49. Bruin C, Dauber A.Insights from exome sequencing for endocrine disorders. Nat Rev Endocrinol. 2015;11(8):455-64.
50. Kousi M, Katsanis N. Genetic modifiers and oligogenic inheritance. Cold Spring Harb Perspect Med. 2015;5(6):pii:a017145.

Abordagem Prática das Doenças Endócrinas com Aspectos Moleculares

CARLOS A. LONGUI

FLAVIA BALBO PIAZZON

A Medicina Genômica é uma disciplina translacional que permite a interação de conhecimentos advindos da biologia molecular com os conhecimentos genéticos clínicos. Nos últimos 20 anos, com a descoberta do genoma humano e suas técnicas diagnósticas, houve acelerado ganho de conhecimento dos aspectos moleculares das doenças endócrinas, exigindo que o endocrinologista pediátrico e o endocrinologista geral compreendam a linguagem e os mecanismos genômicos envolvidos. Este conhecimento tem-se tornado essencial para o adequado diagnóstico e plano terapêutico das endocrinopatias de caráter genético.

Neste período, o reconhecimento do mecanismo molecular e o simultâneo desenvolvimento e disponibilidade prática de novas técnicas genômicas fizeram com que um número substancial de doenças endócrinas pudesse hoje ser investigado em laboratórios de rotina.

Neste capítulo serão descritos os conceitos básicos das doenças com caráter genômico, os principais testes moleculares hoje disponíveis na prática clínica, as principais indicações para cada teste, bem como exemplos de doenças em que os testes são mais adequadamente aplicados.

Entre os conceitos a serem conhecidos estão: variabilidade genética; variabilidade fenotípica; relação genótipo-fenótipo; penetrância e expressividade clínica das doenças; padrão de herança. Além disso, deve ser conhecida a confiabilidade do resultado do teste molecular, especialmente a interpretação das variantes genéticas encontradas (ferramentas e filtros utilizados, classificação das variantes, correlação com o fenótipo). O impacto psicológico e social do diagnóstico deve ser ponderado durante a orientação e o aconselhamento genético.

CONCEITOS GENÉTICOS DAS DOENÇAS ENDÓCRINAS COM BASE MOLECULAR

A informação genética é contida na sequência do DNA de regiões codificadoras (genes) da síntese proteica. As alterações gênicas podem variar desde mutações em apenas uma base nucleotídica até grandes alterações do conteúdo cromossômico, como as aneuploidias (alteração do número de cromossomos), duplicações ou deleções de porções cromossômicas contendo diversos genes, translocações e inversões de fragmentos cromossômicos. A maioria das doenças endócrinas com base genética tem herança mendeliana, podendo ter origem em mutações em um gene único (monogênica) ou mutações em múltiplos genes (oligo/poligênicas).

Podem ser decorrentes de mutações presentes nas células germinativas e herdadas dos pais, ou mutações *de novo* que ocorrem no paciente, herdadas ou não pelos descendentes.

Doenças endócrinas com herança mendeliana:

a) Autossômica recessiva (AR): hiperplasia adrenal congênita por deficiência da enzima 21-hidroxilase (gene *CYP21A2*).
b) Autossômica dominante (AD): neoplasia endócrina múltipla tipo 1 (gene *MEN1*); neoplasia endócrina múltipla tipo 2 (gene *RET*).
c) Dominante ligada ao X (LigXD): raquitismo ligado ao X (gene *PHEX*).
d) Recessiva ligada ao X (LigXR): síndrome de Kallmann (genes *KAL1, ANOS1*).
e) Ligada ao Y (LigY): azoospermia (gene *USP9Y*).

Doenças endócrinas com herança não mendeliana também podem ocorrer e incluem:

a) DNA mitocondrial (mDNA): síndrome de Kearns-Sayre.
b) Mosaicismo em células germinativas adquirido por mutações pós-zigóticas: complexo de Carney (gene *PRKAR1A*).
c) Mosaicismo em células somáticas: síndrome McCune-Albright (gene *GNAS*).
d) *Imprinting* genômico: o fenômeno de *imprinting* ocorre pela metilação e, portanto, silenciamento do gene presente em um dos alelos (materno ou paterno). Genes imprintados são sempre expressos a partir do alelo não metilado. Um exemplo dessa condição é a puberdade precoce central associada a genes que sofrem *imprinting* com silenciamento do gene de origem materna e expressão apenas do alelo paterno que não sofre o *imprinting* (genes *MKRN3*, *DLK1*). Portanto, mutações com perda de função do alelo paterno determinam perda completa de expressão gênica, pois o alelo materno silenciado não consegue suprir a expressão gênica. Outros exemplos de *imprinting* gênico são a síndrome de Prader-Willi (gene *SNRPN*, perda de função do alelo paterno e presença do alelo materno silenciado por *imprinting*), a síndrome de Silver-Russel (hipometilação do gene *H19*: redução da expressão paterna IGF2) e a síndrome de Beckwith-Wiedemann (hipermetilação do gene *H19*: aumento da expressão paterna IGF2), além das síndromes de Kagami-Ogata/Temple envolvendo alterações de *imprinting* no cromossomo 14.

Penetrância genética e a expressividade fenotípica

Um aspecto clínico importante no diagnóstico e no prognóstico evolutivo da doença endócrina de caráter genético é a penetrância genética e a expressividade fenotípica da doença. A penetrância da doença é a probabilidade de o indivíduo que carrega uma mutação apresentar a doença clínica. Algumas mutações têm penetrância inferior a 20%, considerada baixa como a *RET* (variante V804M) causadora da síndrome MEN2A; outras mutações têm penetrância entre 20 e 80%, considerada intermediária como a *SDHB* relacionada ao paraganglioma familial. Mutações com penetrância superior a 80%, consideradas altas, foram descritas em associação à neurofibromatose (gene *NF1*), neoplasia endócrina múltipla tipo 1 (gene *MEN1*), neoplasia endócrina múltipla tipo 2A ou 2B (gene *RET*; variantes C618/C634) e complexo de Carney (gene *PRKAR1A*). Esse é um aspecto crítico na avaliação de risco, de prognóstico e na conduta a ser tomada.

Às vezes, indivíduos da mesma família, com a mesma mutação, apresentam expressividade clínica variável (variabilidade fenotípica). Às vezes, mutações em regiões diferentes de um mesmo gene ou diferentes classes de mutações podem ter ação deletéria de gravidade variável. Outras vezes a doença é poligênica e mutações em genes diferentes podem produzir fenótipos similares (variabilidade genotípica), porém com gravidade variável. O conjunto dessas variabilidades faz com que nem sempre seja possível estabelecer uma clara relação genótipo-fenótipo.

Um exemplo dessa variabilidade é observado na hiperplasia adrenal congênita por deficiência da enzima 21-hidroxilase. Filhos de um mesmo casal, com as mesmas mutações, podem ter um espectro clínico de virilização do genital externo, por variação na gravidade da deficiência de síntese do cortisol, por variação na metabolização hepática e periférica de andrógenos e/ou por sensibilidade variável ao nível do receptor androgênico. Mutações com grave perda da função da enzima 21OHase (grandes deleções, falhas de *splicing* determinando enzima truncada e mutações do tipo *frameshift* com alterações no quadro de leitura e troca de múltiplos aminoácidos com enzima truncada) determinam a forma clássica da doença (perdedora de sal ou virilizante simples), enquanto mutações mais leves, geralmente mutações de ponto com troca única de um aminoácido (*missense*), determinam a forma não clássica ou tardia da doença.

Na hiperplasia adrenal congênita (HAC), apesar dessa grande variabilidade, ainda é possível definir uma relação parcial entre genótipo-fenótipo, fazendo com que o reconhecimento das mutações permita um prognóstico clínico evolutivo e uma análise de risco para futuros filhos de um casal com uma criança acometida. A relação genótipo-fenótipo é descrita a seguir.

Fenótipo grave (HAC clássica perdedora de sal com virilização completa), no qual se observa zero por cento de função residual da enzima 21OHase. As variantes que se associam a este fenótipo são: grandes deleções ou grandes conversões gênicas, deleção de 8 pares de bases éxon 3 (g.110Δ8nt), E6 *cluster* (p.Ile237Ans; p.Val238Glu; p. Met239Lys), códon de parada da tradução (Q318X) e mutação *missense* R356W.

Fenótipo intermediário (HAC clássica virilizante simples), no qual se observa entre 1 e 2% de função residual da enzima 21OHase. A principal variante associada a este fenótipo é a p.Ile173Asn.

Fenótipo leve (HAC forma não clássica ou tardia), no qual se observa função residual entre 20 e 60% da enzima 21OHase. As principais variantes associadas a este fenótipo são: p.Pro30Leu, p.Pro453Ser, p.Arg339His, p.Arg369Trp, p.Ile230Thr e p.Val281Leu.

Na interpretação das variantes em relação ao fenótipo esperado deve-se considerar: dois alelos com mutações graves determinam uma forma grave de hiperplasia; presença de um alelo com mutação leve ou dois alelos com mutação leve determinam uma forma tardia de hiperplasia. Nessa situação, o reconhecimento das duas mutações, bem como identificar se as mutações estão em alelos diferentes (em *trans* – alelo de origem materna e alelo de origem paterna), é essencial para o aconselhamento genético.

Heterogeneidade genotípica

Algumas doenças/síndromes podem ser causadas por genes diferentes, determinando fenótipos similares. Como exemplos podemos citar a síndrome de Noonan, o hipogonadismo hipogonadotrófico e os distúrbios da diferenciação sexual (DSD):

A síndrome de Noonan principalmente relacionada ao gene *PTPN11* e outras RASopatias como síndrome cardio-faciocutânea e síndrome de Costello, mas causadas por vários outros genes (*A2ML1, BRAF, CBL, HRAS, KRAS, LZTR1, MAP2K1, MAP2K2, NF1, NRAS, PPP1CB, RAF1, RASA1, RASA2, RIT1, RRAS, SHOC2, SOS1, SOS2, SPRED1*).

O hipogonadismo hipogonadotrófico corresponde a outra condição com grande heterogeneidade genética na qual mais de 20 genes já foram associados ao quadro, entre os quais *ANOS1, CHD7, FGFR1, KAL1, KAL2, PROKR2, PROK2* etc.

Indivíduos com DSD apresentando cariótipo 46,XY já foram relacionados a mais de 30 genes acometidos (*SRY, AR, NR5A1, HSD17B3, MAMLD1, SRD5A2, MAP3K1, NROB1, DHH* etc.).

TESTES GENÉTICOS DISPONÍVEIS NA PRÁTICA CLÍNICA: CARACTERÍSTICAS, INDICAÇÕES E PRINCIPAIS LIMITAÇÕES

Os principais testes moleculares hoje utilizados no diagnóstico das doenças endócrinas causadas por mutações são:

Cariótipo

Teste citogenético que avalia anormalidades cromossômicas maiores, com alteração do número ou estrutura dos cromossomos. Utiliza células em cultura estudadas durante a divisão celular (metáfase). Tem a limitação de estudar poucas células (habitualmente 20 células, mas idealmente ao redor de 50-100 células) e por isso é incapaz de detectar anormalidades presentes em baixa frequência (exemplo: mosaicismos de baixa frequência). A sensibilidade de detecção é baixa (resolução genômica limitada a anormalidades maiores que 5-10 milhões de bases nucleotídicas).

O cariótipo com banda G (utilizando o corante Giemsa) estuda as células em cultura durante a divisão celular (metáfase) e permite identificar anormalidades cromossômicas como as aneuploidias presentes na síndrome de Turner (45,X) e na síndrome de Klinefelter (47,XXY). Identifica ainda mosaicismos como o presente na disgenesia gonadal mista (45,X/46XY). Pode ser útil na investigação inicial de fragmentos cromossômicos, também conhecidos como cromossomos marcadores que, em endocrinologia, são frequentemente resquícios do cromossomo X ou do Y (45,X, +mar).

As limitações do cariótipo determinadas pela baixa resolução e reduzida identificação de mosaicismos de baixa frequência podem ser superadas pela utilização de técnicas como *FISH* (com limitações), *MLPA*, *CGH-array* e *SNP-array* (sendo as duas últimas técnicas baseadas em microarranjos cromossômicos, também conhecidas como cariótipo molecular), descritas a seguir.

FISH (*fluorescence in situ hybridization*)

A técnica de FISH corresponde a um teste citogenético-molecular que emprega células em cultura, mas em distintas fases do ciclo celular (por isso pode estudar mais de 500 células por vez), submetidas à permeabilização da membrana celular e às sondas de DNA complementares marcadas com diferentes fluorocromos. As sondas conferem especificidade ao sítio de ligação em sequências conhecidas dos genes-alvo. É um método útil na identificação de translocações cromossômicas ou de alterações do número de cópias do fragmento a ser estudado (deleções/duplicações). As limitações são o custo e disponibilidade das sondas, o uso de microscopia de fluorescência e a necessidade de conhecimento exato da anormalidade cromossômica a ser investigada para que possa ser feita uma adequada escolha das sondas de DNA a serem utilizadas.

Exemplo de paciente com síndrome de Prader-Willi e deleção do sinal da sonda que reconhece a região correspondente ao gene *SNRPN* (15q11-q13) e região controle do braço curto do cromossomo 15 (15p11.2). A figura III-7 exemplifica a técnica de *FISH* utilizada na avaliação de paciente com síndrome de Prader-Willi, empregando o *kit*

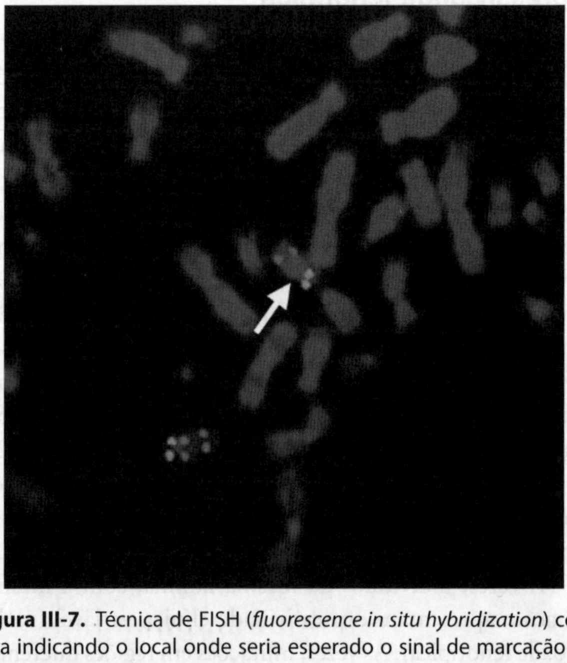

Figura III-7. Técnica de FISH (*fluorescence in situ hybridization*) com seta indicando o local onde seria esperado o sinal de marcação da sonda que reconhece a região 15q11-13, contendo o gene *SNRPN* relacionado à síndrome de Prader-Willi, em que ocorre a deleção do alelo paterno, permanecendo apenas o alelo materno metilado e inativo (modificada de Sanjeeva, 2017).

Vysis (*Abbot Laboratories*) para análise de linfócitos de sangue periférico em cultura. Observa-se que em um dos cromossomos 15 existe a deleção de uma das regiões que seria detectada pela sonda (seta). Outro exemplo seria a síndrome da deleção do cromossomo 22q11.22. Ressalta-se que, mesmo para síndromes bem conhecidas, a FISH apresenta limitações, não detectando alguns casos atípicos, com deleções menores.

PCR (*polymerase chain reaction*) e RFLP-PCR (*restriction fragment length polymorphism*-PCR)

A reação em cadeia de polimerase (PCR) é uma técnica que permite a amplificação exponencial de fragmentos de DNA com sequências conhecidas e delimitadas por *primers* iniciadores escolhidos e desenhados para amplificar o fragmento de interesse. É uma técnica usada como base para outras técnicas, por amplificar a quantidade de DNA em regiões a serem testadas, necessitando, com isto, de quantidade reduzida de DNA da amostra inicial.

A técnica RFLP (Figura III-8) amplifica por PCR um fragmento de DNA de interesse para o estudo e considera que, na sequência desse fragmento, existam sítios de restrição enzimática específicos. Isso ocorre porque as endonucleases (enzimas de restrição) são capazes de se ligar a sequências específicas de DNA e promover sua quebra.

AS-PCR (*allele-specific* PCR)

Na detecção de mutações, a PCR alelo-específica (AS-PCR) pode ser empregada quando a mutação é conhecida e com grande frequência na doença a ser investigada (exemplo: acondroplasia, mutação no gene *FGFR3*, mutação c.1138G>A (p.G380R) presente em mais de 95% dos pacientes). Na AS-PCR um dos *primers* faz o anelamento na sequência contendo a base normal (G) e outro desenhado para anelamento com a base anormal (A). Dessa forma, se a mutação não estiver presente, apenas a amplificação com *primer* normal irá ocorrer. Se a mutação estiver presente em um dos alelos e ausente no outro alelo, a amplificação com os dois *primers* (normal e anormal) irá ocorrer. Isso permite que sejam estudados os dois alelos simultaneamente. A identificação do resultado pode ser vista por PCR em tempo real ou em eletroforese em gel de agarose, como mostrado na figura III-9.

Técnicas com microarranjos (*arrays*)

As técnicas empregando microarranjos como o *CGH-array* e o *SNP-array* são mostradas a seguir, sendo úteis, por exemplo, em pacientes com múltiplas malformações congênitas, atraso de desenvolvimento e deficiência intelectual com ou sem traços autísticos, além de recém-nascidos pequenos para a idade gestacional ou pacientes com crescimento deficiente associado a dismorfias. Muitas vezes esses sinais e sintomas são sutis e de difícil reconhecimento dos pediatras e endocrinologistas.

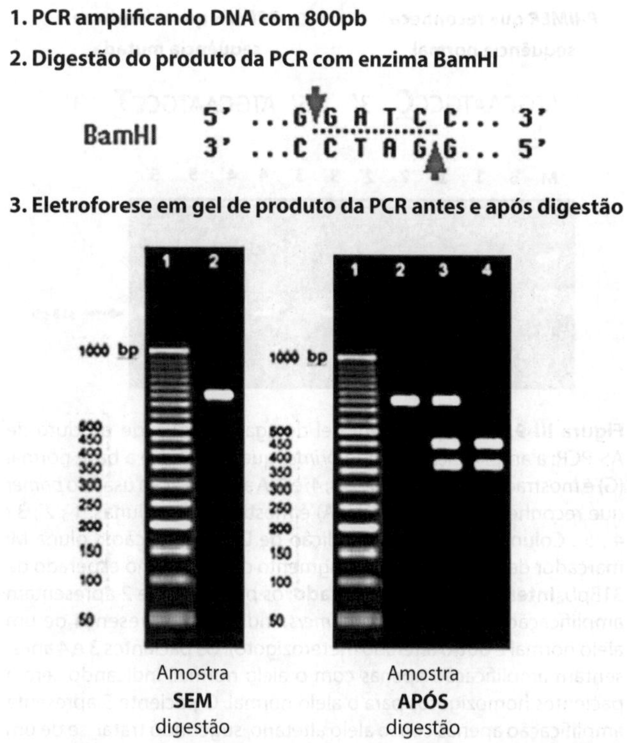

Figura III-8. Padrão de digestão e migração eletroforética do produto de PCR correspondendo a um fragmento de DNA com 800pb. Na coluna 1 – marcador de peso molecular); coluna 2 (esquerda) – amostra de indivíduo controle normal antes da digestão enzimática. Neste exemplo, o indivíduo normal não apresenta sítio de restrição para a enzima BamHI e, portanto, quando o DNA é submetido à restrição (coluna 2 direita) não há corte enzimático do DNA e a banda continua única e com 800pb. Nas colunas 3 e 4 são mostrados exemplos de pacientes apresentando mutação que cria sítio de restrição para a enzima BamHI. Na coluna 3, a banda de 800pb é mantida e aparecem duas novas bandas com 350 e 450pb, indicando que se trata de indivíduo heterozigoto (mutação presente em apenas um dos alelos). Na coluna 4 a banda de 800pb desaparece, significando que todo o DNA foi fragmentado, indicativo de que o indivíduo é homozigoto para a mutação (mutação presente nos dois alelos).

Os microarranjos utilizam lâminas (*chips*) contendo sondas de DNA complementares a sequências conhecidas ou a regiões polimórficas. A localização genômica das sondas e o número de sondas presentes em cada *chip* determinam o caráter de investigação de todo o genoma ou de uma região-alvo a ser investigada, bem como sua resolução genômica (maior quanto maior a densidade das sondas, menor a distância entre elas, o que permite a identificação de menores anormalidades). Há grande diversidade de técnicas e densidade dos *chips*, portanto um médico geneticista pode e deve auxiliar na indicação e interpretação das técnicas e seus resultados. Ressalta-se também a importância do aconselhamento pré-teste, levantando para a família dos pacientes a

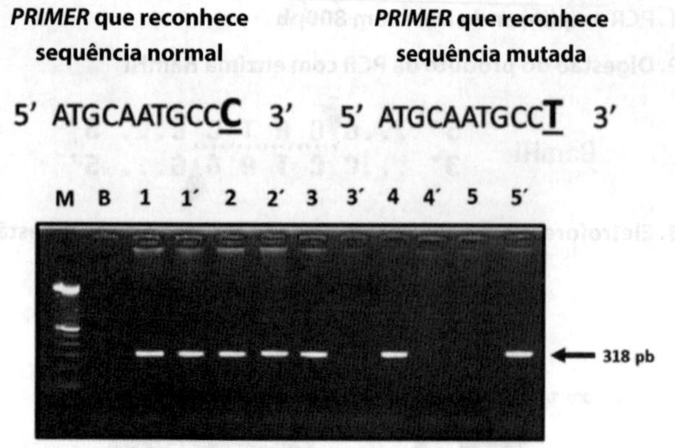

Figura III-9. Eletroforese em gel de agarose a 1% de produto de AS-PCR: a amplificação usando *primer* que reconhece a base normal (G) é mostrada nas colunas: 1; 2; 3; 4; e 5. A amplificação usando *primer* que reconhece a base mutada (A) é mostrada nas colunas: 1´; 2´; 3´; 4´; 5´. Coluna B: branco, sem adição de DNA na reação. Coluna M: marcador de peso molecular; fragmento com tamanho esperado de 318pb. **Interpretação do resultado**: os pacientes 1 e 2 apresentam amplificação com ambos os *primers*, indicando a presença de um alelo normal e outro alterado (heterozigoto). Os pacientes 3 e 4 apresentam amplificação apenas com o alelo normal, indicando serem pacientes homozigotos para o alelo normal. O paciente 5 apresenta amplificação apenas com o alelo alterado, sugerindo tratar-se de um paciente homozigoto afetado para o alelo mutado.

possibilidade de um resultado incerto, que irá requerer acompanhamento frequente dos conhecimentos científicos futuros sobre aquele achado genômico.

CGH-array (*comparative genome hybridization array*)

Esta técnica faz a análise de microarranjos cromossômicos para reconhecer variações do número de cópias (*copy number variations* – CNVs) como microdeleções e microduplicações cromossômicas. Utiliza DNA proveniente de células normais (*pool* de indivíduos-controle de ambos os sexos) misturado ao DNA proveniente do paciente em estudo. Cada um deles marcados com sondas genômicas com sinalização específica. A marcação proporcional do DNA normal comparada à marcação do DNA do paciente em estudo confere sinal de equilíbrio, que será quebrado quando o número de cópias das sondas de determinada região for diferente do controle. O *CGH-array* é capaz de reconhecer anormalidades cromossômicas com melhor resolução genômica (entre 100 e 400 mil bases nucleotídicas, dependendo das sondas desenhadas e do espaçamento entre elas) e por isso tem substituído o cariótipo convencional em muitas circunstâncias. Tem como limitante o não reconhecimento de eventos cromossômicos balanceados. Um exemplo de aplicação dessa técnica é na detecção da deleção do alelo paterno na síndrome de Prader-Willi (genes *SNRPN* e *NDN*) presente na região cromossômica 15q11.2. Outro exemplo de uso do *CGH-array* é no reconhecimento de deleções 22q11.22 observadas na síndrome de DiGeorge (Figura III-10), também conhecida como síndrome velocardiofacial.

SNP-array (*single nucleotide polymorphism array*)

Também é uma técnica de análise de microarranjos cromossômicos útil não apenas em detectar CNVs, mas também na perda de heterozigose (*loss of heterozygosity* – *LOH*), como ocorre nas UPD (*dissomias uniparentais*) presentes, por exemplo, na síndrome de Prader-Willi, em que há duplicação da cópia materna do gene com consequente perda da cópia paterna em alguns casos. Nessa condição, a investigação por *methylation specific*-MLPA é a mais recomendada, sendo o

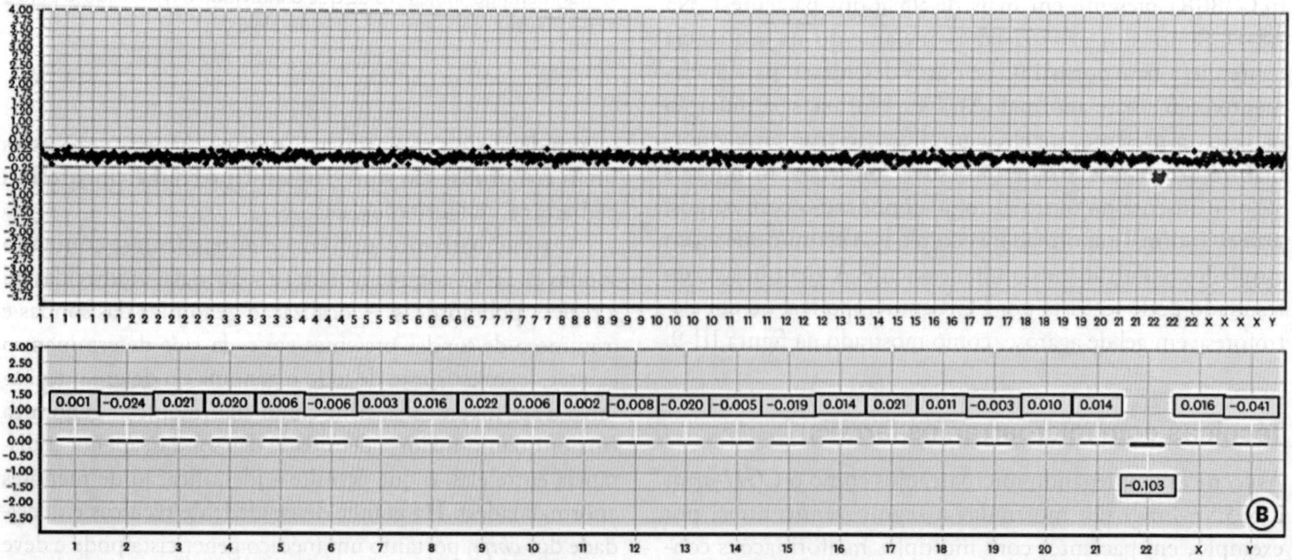

Figura III-10. *CGH-array* de paciente com síndrome de DiGeorge mostrando a perda de material do cromossomo 22. As deleções habitualmente estão entre 1 e 5 milhões de bases, não sendo, portanto, habitualmente reconhecidas pelo cariótipo convencional (modificada de Choi et al., 2018).

array importante para entender o mecanismo que ocorreu naquele caso de síndrome de Prader-Willi e auxiliar no aconselhamento genético.

Com os avanços técnicos e utilização de cerca de um milhão de sondas e distância entre elas cada vez menores, o *SNP-array* possui melhor resolução genômica (1.000 bases nucleotídicas), quando comparado ao *CGH-array*. Também tem a vantagem de utilizar menor quantidade de DNA e técnica mais automatizada e menos manual.

Nessa técnica, a presença de SNPs conhecidos em todo o genoma é utilizada para a detecção dos CNVs. Os alelos materno e paterno para um dado SNP são marcados com diferentes fluorocromos e comparados quanto à sua intensidade com referências internas para a quantidade de cópias. Ao contrário do *CGH-array*, o *SNP-array* é capaz de detectar o desbalanço alélico, permitindo a identificação da triploidia, mosaicismo de menor frequência e regiões de perda de heterozigose sugestivas de consanguinidade ou unidissomia parental.

Plataformas mistas de *CGH + SNP-array*

Atualmente plataformas com técnicas mistas têm sido utilizadas com maior densidade dos *chips* e aumento do potencial diagnóstico principalmente em alterações intragênicas. Os testes de *array* já são a primeira etapa de investigação para pacientes com atraso de desenvolvimento, transtorno do espectro autista e anomalias congênitas, antes mesmo do cariótipo com bandas G, fato ainda não presente na realidade brasileira pelo elevado custo e baixa disponibilidade da técnica, principalmente no sistema público de saúde.

MLPA (*multiplex ligation-dependent probe amplification*)

Esta técnica utiliza iniciadores da reação (*primers*) desenhados para se ligarem ao DNA-alvo a ser estudado. Os *primers* são desenhados para acoplarem-se um próximo ao outro, sendo um deles marcado com fluorocromo. Em um dos *primers* está incluída uma sequência específica que reconhece a região do DNA a ser estudada, e no outro *primer*, além de região específica, está também incluída uma sequência de oligonucleotídeos com tamanho variável (*stuffer sequence*), que confere aos fragmentos amplificados um tamanho variável e conhecido. Após a amplificação dos fragmentos por PCR, eles são separados por eletroforese realizada em aparelho de sequenciamento capilar. O programa computacional (*Coffalyser*) identifica a presença ou ausência, bem como a quantidade de material genético dos fragmentos, permitindo identificar variações do número de cópias do fragmento sugestivas de deleções completas ou parciais, bem como duplicações das regiões amplificadas.

A técnica está indicada para a detecção de alteração do número de cópias gênicas (CNVs), isto é, deleção ou duplicação das regiões abaixo demonstradas que são responsáveis por síndromes de genes contíguos como na síndrome de Williams-Beuren ou alterações intragênicas em gene único, como, por exemplo, o *MEN1*. Os *kits* comerciais já são disponíveis para várias doenças endócrinas, entre elas: neoplasia endócrina múltipla tipo 1 (gene *MEN1* em 11q13.1), hiperplasia adrenal congênita (gene *CYP21A2* em 6p21.3), síndrome de insensibilidade androgênica (gene *AR* em Xq12), hipoglicemia hiperinsulinêmica familial (gene *ABCC8* em 11p15.1), síndrome de Kallmann (genes *ANOS1* em Xp22.31; gene *FGFR1* em 8p12), genes relacionados à determinação do sexo (genes *SOX9* 17q24.3; *NR5A1* 9q33; *WNT4* 1p36.12; *NR0B1* Xp21.2; *SRY* Yp11.31; *UTY* Yq11.221), bem como para diversos outros genes, permitindo a investigação concomitante de algumas síndromes de microdeleção como síndrome de Sotos (gene *NSD*), síndrome de Williams-Beuren (*CLIP2, ELN, GTF2I, GTF2IRD1, LIMK1*), síndrome da deleção 22q11.22 em *kits* como o *MRC Holland P245*, algumas formas genéticas de deficiência de GH, obesidade monogênica, MODY, HAC deficiência da p450 oxidorredutase (POR), disgenesias da tireoide, disgenesias testiculares, genes de supressão tumoral (gene *TP53*) etc. Lembrar que essa técnica só é útil para casos de deleção ou duplicação como mecanismo etiológico das doenças citadas.

MS-MLPA (*methylation specific-MLPA*)

Nesta técnica, as sondas são previamente hibridadas (ligam-se) ao DNA e em seguida o material é submetido à digestão por enzimas (exemplo: HhaI) que fragmentam o DNA quando este não está metilado em seu resíduo de citosina. Com a fragmentação do DNA não metilado, este não consegue ser amplificado durante a reação de PCR.

Os *kits* de MS-MLPA são disponíveis para diversas situações em que existe metilação do gene, especialmente genes com expressão regulada por *imprinting* genômico: pseudo-hipoparatireoidismo (gene *GNAS* 20q13.32), diabetes neonatal transitório (regiões cromossômicas 6q24; 11p15), síndrome do X frágil (genes *FMR1* e *AFF2*), síndrome de Beckwith-Wiedemann e de Russell-Silver (genes *H19, IGF2, CDKN1C, KCNQ1*, cromossomo 11p15), síndrome de Prader-Willi/Angelman (genes contíguos *MKRN3, MAGEL2, NDN, SNRPN, UBE3A, ATP10A, GABRB3, OCA2*, cromossomo 15q11-13), síndromes com dissomia uniparental (gene *UPD7* para a síndrome de Russel-Silver; gene *UPD14* para a síndrome Kagami-Ogata/Temple). Além disso, são também disponíveis *kits* para diversos genes de supressão tumoral e genes relacionados ao reparo de DNA.

A figura III-11 mostra o pico relativo de fluorescência (eixo Y) de vários fragmentos amplificados (com diferentes pesos moleculares – eixo X). Observa-se que, nos pacientes com síndrome de Prader-Willi, diversos fragmentos apresentam pico de fluorescência menor 0,5 sugestivos de deleção da região.

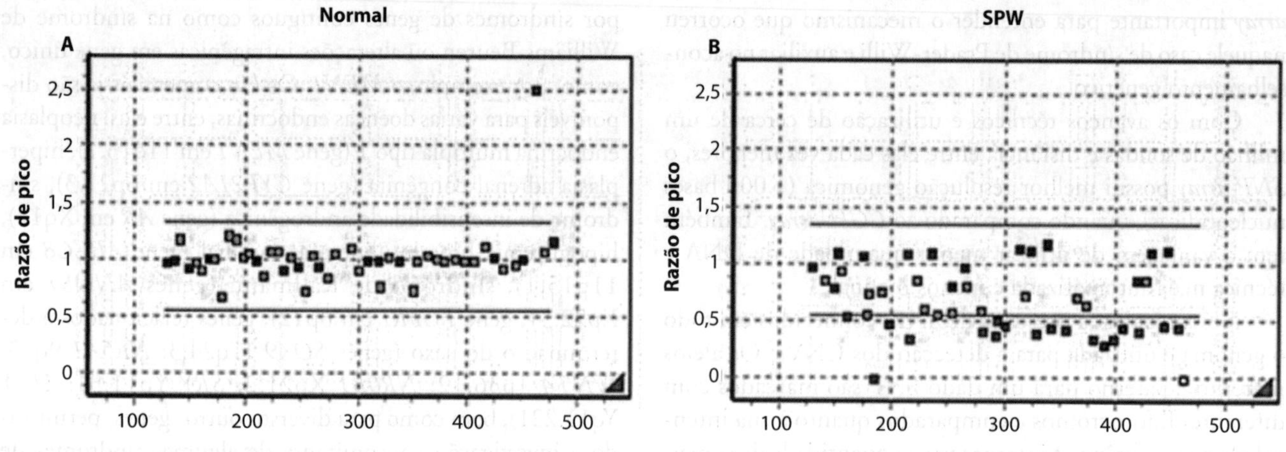

Figura III-11. Pico relativo de fluorescência de vários fragmentos amplificados de um indivíduo normal (**A**) e em um portador da síndrome de Prader-Willi (**B**) (modificada de Botezatu, 2016).

Sequenciamento clássico de Sanger

O sequenciamento clássico, atualmente automatizado em equipamentos computadorizados, é a técnica de referência para a identificação de mutações já conhecidas (mutações de ponto e pequenas deleções/inserções). O princípio da técnica é o uso combinado dos nucleotídeos (dATP, dCTP, dTTP, dGTP) com os dideoxi-nucleotídeos (ddATP, ddCTP, ddTTP, ddGTP) marcados com fluorocromos. As bases dideoxi têm a característica de bloquear a extensão da polimerização da cadeia de DNA que está sendo copiada a partir de uma fita molde. Com isto, quando a enzima polimerase adiciona uma base simples a reação de polimerização continua, mas quando adiciona uma base dideoxi a reação é bloqueada neste ponto. O resultado final da reação é um conjunto de fragmentos de tamanho variável de acordo com o ponto de parada da amplificação. Ao submetermos o produto da reação à eletroforese ocorre ordenação dos fragmentos de acordo com seu tamanho. A marcação fluorescente das bases dideoxi permite ao *software* reconhecer a sequência de bases na posição final de cada fragmento, identificando, com isto, a sequência de bases da fita molde de DNA. É empregada para a confirmação de mutações identificadas por outras técnicas menos específicas, investigação de mutação conhecida em familiares de caso índice, análise de genes pequenos (exemplo: *MKRN3* contém 1 éxon com 1.524 nucleotídeos) ou genes com sítios de grande frequência de mutações (*hotspots*). As limitações desta técnica são: não amplificar fragmentos deletados, o que pode ser relevante em situações de grandes deleções (exemplo: HAC clássica), nas quais o produto amplificado é apenas proveniente do alelo remanescente normal. Outro limitante da técnica é o custo-tempo envolvido na realização do exame. O fragmento amplificado é de tamanho médio de 500 bases nucleotídicas; genes com múltiplos éxons e milhares de bases requerem inúmeras reações individuais para cada fragmento, consumindo tempo e recursos.

Sequenciamento de nova geração (NGS) ou sequenciamento em larga escala

O sequenciamento em larga escala pode ser direcionado para a identificação apenas dos éxons (sequenciamento exômico ou exoma, região que codifica a proteína do genoma *whole exome sequencing* – WES) ou para todo o genoma (sequenciamento do genoma *whole genome sequencing* – WGS). O NGS tem melhor custo-efetividade e tempo-eficiência quando comparado ao sequenciamento Sanger, especialmente em doenças com heterogeneidade genética, ausência de sítios *hotspots* e doença com poucos genes conhecidos.

A técnica tem como essência o sequenciamento de milhões de pequenos fragmentos de DNA, com sequências enriquecidas (bibliotecas) para os alvos da amplificação. Para o alinhamento das sequências, exige um suporte de bioinformática específico.

Após extraído, o DNA é fragmentado, regiões de reparo são adicionadas (reparo das regiões cortadas), as bibliotecas são então amplificadas. As bibliotecas e suas sequências-alvo (no caso, as sequências exônicas) são capturadas por outras moléculas que funcionam como iscas de ácido nucleico complementar e, em seguida, são sequenciadas (exemplo: a sequência de bases nitrogenadas que compõe o DNA e forma os genes – adenina, guanina, citosina e timina – passa a ser conhecida naquela determinada região). Com o auxílio da bioinformática, milhares de sequências geradas são, então, alinhadas e comparadas a um genoma de referência para o mapeamento das variantes encontradas. Muitas variantes podem ser identificadas no processo, sendo necessário filtrá-las por meio de algoritmos computacionais, especialmente desenvolvidos para esta finalidade. Após esta etapa, as variantes já descritas previamente como patogênicas e provavelmente patogênicas para determinados genes permanecem e podem ser analisadas individualmente em busca de uma ou duas variantes associadas ao fenótipo do paciente.

Na prática clínica tem crescido a utilização de um "Painel-NGS" direcionado aos genes-alvo relacionados a uma doença ou condição específica. O painel é desenhado para englobar o sequenciamento completo dos principais genes determinantes do quadro. As bibliotecas definidas antes do sequenciamento propriamente dito permitem enriquecer o material genético especificamente para os genes-alvo e regiões de interesse. Nessa estratégia, a análise de bioinformática identifica com maior eficácia e menor erro as variantes com maior potencial patogênico. No entanto, em futuro próximo, o custo do sequenciamento por base tende a cair tanto que os painéis serão substituídos invariavelmente pelo sequenciamento completo do exoma.

Em nosso meio, são exemplos de painéis já disponíveis: doenças do metabolismo do cálcio, doenças esqueléticas (incluindo osteogênese imperfeita, displasias esqueléticas, acondroplasia), doenças mitocondriais (incluindo encefalopatia mitocondrial, acidose láctica e episódios do tipo acidente vascular cerebral – MELAS – e a síndrome de Kearns-Sayre), erros inatos do metabolismo (defeitos de beta-oxidação, hipoglicemias hiperinsulinêmicas, defeitos do metabolismo de glicogênio, acidemias orgânicas, raquitismos etc.), alterações hipofisárias, hipogonadismo hipogonadotrófico, DSD, dislipidemias hereditárias, diabetes monogênico, síndrome de Noonan e rasopatias, baixa estatura com provável causa genética, adrenoleucodistrofia de herança ligada ao cromossomo X, neoplasias endócrinas (*MEN1*, *MEN2* etc.). Alguns painéis consistem de mais de 200 genes, incluindo síndromes de baixa ou alta estatura com fenótipo clínico bem característico: Bardet-Biedl, CHARGE, Cockayne, Coffin-Siris, pseudo-hipoparatireoidismo, síndromes 3M, de Aarskog, de Bannayan-Riley-Ruvalcaba-Smith, síndrome de Bloom, de Cohen, de Cornelia de Lange, de Floating-Harbor, de Freeman-Sheldon, de Johanson-Blizzard, de Kabuki, de Marfan, de Noonan e rasopatias, de Robinow, de Rubinstein-Taybi, de Seckel, de Simpson-Golabi, de Smith-Lemli-Opitz, de Sotos, de Treacher-Collins, de Waardenburg, de Weaver, de Wiedemann-Steiner).

A investigação de doenças raras é complexa e cheia de nuances e exceções, portanto há escalonamento de técnicas ainda, que no Brasil tem mais relação com custo. Desta forma, em situações de atraso de desenvolvimento, baixa estatura e fácies sindrômico não característico, pode ser razoável iniciar pelo cariótipo com bandas G, MLPA para síndromes conhecidas se for o caso, PCR para a síndrome do X frágil, CGH + SNP-*array* pensando nas síndromes de microdeleção e microduplicação e deixando o sequenciamento completo do exoma para o final da investigação, pensando nas doenças gênicas raríssimas.

Regiões do genoma podem não ser sequenciadas, geralmente por falha da captura inicial dessas sequências ou problemas de cobertura e, portanto, representam uma falha dos métodos que aplicam o sequenciamento de sequências curtas e, neste contexto, as metodologias de sequenciamento de sequências longas são o futuro promissor ainda de alto custo.

O quadro III-1 resume as principais características dos métodos utilizados para o sequenciamento gênico.

ALGORITMO DA INDICAÇÃO, ESCOLHA E INTERPRETAÇÃO DOS TESTES MOLECULARES

Fase pré-teste molecular ou aconselhamento pré-teste

Dados clínicos – história clínica completa, incluindo dados familiares com construção de heredograma de 3-4 gerações, e exame morfológico detalhado são essenciais na escolha da abordagem diagnóstica.

Utilidade do teste – é preciso reconhecer a utilidade do teste molecular e suas exceções e explicar ao paciente e seus familiares os possíveis riscos psicossociais envolvidos na realização do exame em decorrência de limitações do exame e/ou achados incidentais.

Questões úteis para a escolha do teste – doença provável foi suspeitada? Qual o provável padrão de herança? Pode tratar-se de alteração estrutural cromossômica? Doença é monogênica? Sempre lembrar se há múltiplas malformações congênitas e distúrbios em exames laboratoriais, a probabilidade de doença metabólica hereditária é pequena (erros inatos do metabolismo só dá múltiplas malformações congênitas em raros casos). Existe heterogeneidade genética na doença suspeita? Há disponibilidade de DNA do paciente e de familiares? Sempre focar em solicitar o primeiro teste para o paciente afetado. Fazer exames dos genitores de fetos ou recém-nascidos que vieram a óbito sem investigação etiológica não costuma ser muito produtivo.

Orientações antes da realização do teste – obter consentimento informado; explicar a possibilidade e significado de VUS (*variants of uncertain significance*) e de achados incidentais, bem como as bases iniciais e utilidade do aconselhamento genético a ser feita após a realização do teste; necessidade de reanálise dos resultados em momentos futuros.

Escolha do teste molecular

Gene único com mutações de ponto e baixa heterogeneidade – realizar o sequenciamento de Sanger. Exemplo: acondroplasia (gene *FGFR3*), tumor adrenal (gene *TP53*), neoplasia endócrina múltipla 2A e 2B (gene *RET*).

Gene único com frequentes deleções parcial ou completa do gene – realizar *MLPA* ou *arrays*. Exemplo: síndrome de Leri-Weill (gene *SHOX*), HAC 21OHase formas clássicas (gene *CYP21A2*), síndrome de Prader-Willi (genes *SNRPN*/*UPD15*).

Quadro III-1. Métodos utilizados para o sequenciamento gênico.

	Sanger	Painel-NGS	WES	WGS
Genes sequenciados	1-5	5-300	> 20 mil	> 20 mil
Indicação clínica	Doença monogênica com baixa heterogeneidade genética ou genotipagem de mutação conhecida	Doença monogênica com alta heterogeneidade genética	Gene desconhecido ou fenótipo muito abrangente	Gene desconhecido ou suspeita de doença nova (pesquisa)
Região-alvo sequenciada	Éxons e sítios de *splicing*	Éxons e sítios de *splicing*	Todos os éxons e sítios de *splicing*	Genoma completo
Bases sequenciadas	1-10 mil	10-100 mil	30 milhões	3 bilhões
Cobertura da região-alvo	Alta	Regiões de difícil amplificação (complementar com Sanger)	Regiões com captura reduzida	Regiões com captura reduzida (< WES)
Anormalidade detectada	SNVs; *indels*	SNVs; *indels*; CNVs (+/–)	SNVs; *indels*; CNVs	SNVs; *indels*; CNVs; translocações e rearranjos
Identificação/ interpretação	Rápida e direta	Mais rápida para painel com múltiplos genes	Rápida para áreas codificantes/ dependente bioinformática	Rápida para todos os genes/dependente bioinformática
VUS ou achados incidentais	Risco baixo	Risco baixo/ intermediário	Risco alto (3-5%)	Risco alto (3-5%)

Sanger = método clássico de sequenciamento; NGS = *next generation sequencing*; WES = *whole exome sequencing*; WGS = *whole genome sequencing*; sítios de *splicing* = região entre os éxons a ser removida durante a síntese do RNA mensageiro maduro; SNVs = *single nucleotide variants*; *indels* = *small insertions or deletions*; CNVs = *copy number variations*; VUS = *variants of uncertain significance*. Modificada de Newey, 2019.

Gene único grande com mutações típicas frequentes – PCR alelo-específica ou sequenciamento Sanger para mutações conhecidas. Exemplo: HAC 21OHase forma não clássica (mutações são sequências vindas do pseudogene CYP 21P).

Doença causada por múltiplos genes (síndrome de Noonan, hipogonadismo hipogonadotrófico) ou gene único grande sem *hotspots* (raquitismo ligado ao X – gene *PHEX*, síndrome da insensibilidade androgênica – gene *AR*), neurofibromatose do tipo 1 (gene *NF1*) – realizar painel-NGS.

Genes desconhecidos em síndromes clinicamente reconhecidas ou síndromes não reconhecidas – realizar painel-NGS ou WES ou WGS (pesquisa).

Provável anormalidade cromossômica ou síndrome complexa por genes contíguos – realizar cariótipo, MLPA ou *arrays* (CGH-*array* ou SNP-*array*, além das plataformas mistas).

Interpretação dos testes genômicos

Enquanto a interpretação de testes como o cariótipo, *FISH* e *arrays* são de compreensão mais direta e intuitiva, os resultados de PCRs alelo-específicas como utilizadas no diagnóstico da HAC podem trazer dúvidas na interpretação. As dúvidas geralmente são relativas às classes de mutações, hoje conhecidas como variantes patogênicas e sua correlação genótipo-fenótipo. Como regra geral, na HAC e algumas doenças como a fenilcetonúria, o fenótipo é definido pela mutação de menor gravidade que está associada à maior função residual da enzima. Além disso, a sensibilidade de detecção da HAC não clássica por PCR também não é total e a taxa de identificação do defeito molecular chega a 90% dos casos.

Já os testes com a tecnologia de sequenciamento de nova geração vão aumentando cada vez mais a complexidade técnica e de interpretação. Existem dificuldades inerentes à interpretação de variantes obtidas nos testes WES e WGS.

No genoma de indivíduos da população geral, cerca de 3 milhões de variantes estão presentes, sendo 1-5 mil variantes em regiões codificantes. Diversas variantes ainda não foram descritas em associação a qualquer fenótipo específico. Na análise dos dados de um paciente, embora a maioria das variantes possa ser considerada não patogênica e descartada, um número ainda considerável de variantes pode necessitar de análise mais detalhada para reconhecimento de sua patogenicidade.

O *American College of Medical Genetics* (ACMG) apontou normas para a adequada interpretação dos resultados desses testes, classificando as variantes encontradas em 5 categorias: benigna, provavelmente benigna, significado incerto (VUS), provavelmente patogênica e patogênica. Essa classificação considera diversos fatores, como prevalência aumentada em afetados, ausência em bancos de controles, padrão de segregação na família, dados preditivos computacionais indicando codificação de proteínas com perda de função e mutações previamente descritas várias vezes para a doença suspeita em publicações confiáveis.

Achados incidentais, como o encontro de variantes patogênicas associadas a condições diferentes daquela que motivou a realização do exame, podem determinar risco evolutivo em longo prazo. Considerando a penetrância da variante incidentalmente reconhecida, um geneticista experiente deve conduzir a orientação e identificação de outros familiares em risco pelo aconselhamento genético.

Fase pós-teste molecular ou aconselhamento pós-teste

As orientações e condutas tomadas nessa fase devem considerar aspectos reconhecidos nas seguintes questões:

1. O genótipo explica totalmente o fenótipo? Há algo não explicado pelo genótipo? O padrão de herança encontrado é compatível ao padrão esperado? Esses aspectos são relevantes quando da análise de variantes obtidas em testes usando plataformas NGS, que também identificam variantes não relacionadas ao fenótipo.
2. Resultado conclusivo: confirma ou estabelece o diagnóstico, permite a orientação do tratamento e a investigação dos familiares de acordo com o modo de herança.
3. Resultado negativo: não foram identificadas variantes patogênicas ou provavelmente patogênicas relacionadas ao quadro clínico. Caso a suspeita clínica de doença endócrina de base genética ainda persista, há necessidade de rever os dados clínicos e moleculares para que se modifique ou amplie a interpretação do teste, com reanálise de bioinformática, às vezes indicando a necessidade de outro teste molecular complementar. Considerar que o quadro clínico do paciente pode não ser genético. Considerar as limitações das técnicas.
4. Resultado inconclusivo: diante da identificação de variantes com significado incerto, podem ser necessários novos testes ou seguimento clínico e reanálise futura dos resultados. É preciso cuidado especial na forma de explicar esse tipo de resultado aos familiares, bem como oferecer uma programação de seguimento em longo prazo.

EXEMPLOS PRÁTICOS DE APLICAÇÃO DOS TESTES MOLECULARES EM ENDOCRINOLOGIA

Gene único, com mutações de ponto e baixa heterogeneidade

1. Menino de 6 anos de idade acompanhado por baixa estatura desproporcionada (rizomélica) desde o nascimento. Apresenta macrocrania e bossa frontal, com acentuação da lordose lombar e tíbia vara. Pais saudáveis, com estatura próxima ao percentil 50.

   Considerando o quadro clínico característico e a eventual possibilidade terapêutica, foi solicitada comprovação molecular para acondroplasia com o estudo do gene *FGFR3*, gene longo com mais de 4 mil bases, composto por 18 éxons, porém com sítio *hotspot*: mutação c.1138G>A (p.Gly380Arg) encontrada em 97% dos casos. Essa característica orientou a investigação molecular por meio de sequenciamento direto da região, incluindo o sítio provável da mutação.

   O laudo identificou a mutação investigada no paciente e não identificou a mutação nos pais, confirmando o diagnóstico molecular do quadro, causado pela mutação tipo *missense* de ocorrência *de novo* (esporádica). Em se tratando de doença autossômica dominante, a orientação de risco em descendentes do afetado será de 50% e risco inferior a 1% para os irmãos (prole dos pais do afetado). A realização de AS-PCR para a mutação também seria uma opção adequada para a identificação do quadro.

   Diagnóstico: acondroplasia relacionada à mutação c.1138G>A (p.Gly380Arg).

   A interpretação desse resultado deve considerar que, além da elevada frequência dessa mutação, a penetrância da mutação é completa, fazendo com que os indivíduos com a mutação tenham o fenótipo presente.

2. Menino de 8 anos de idade com história de baixa estatura desproporcionada (rizomélica), evoluindo com redução da velocidade de crescimento. Apresenta macrocrania discreta e hipoplasia da face média e discreta lordose lombar. Pais saudáveis com estatura próxima ao percentil 25. Tratado com GH desde os 4 anos de idade, apresentando resposta parcial, caracterizada por persistência do escore Z de estatura (–3,5DP) entre os 4 e 8 anos.

   A análise molecular inicial por sequenciamento direto foi negativa para a mutação clássica c.1138G>A (p. Gly380Arg). Uma possibilidade de investigação nesse caso seria focar nas principais variantes previamente descritas (reconhecendo a sensibilidade parcial desta estratégia) e, se resultado inicial negativo, optar por complementar com sequenciamento NGS. Nesse caso, considerando o tamanho do gene e os diversos éxons com mutações previamente descritas, optou-se por solicitar um sequenciamento NGS do gene *FGFR3*.

   O laudo do sequenciamento apontou:

   Resultado: Gene (FGFR3); posição (chr4:1:807.371); variação (C>A) ouc.1626 C>Consequência (p.Asn542Lys ENST00000340107); cópias (heterozigose; 1 cópia); classificação da variante – ACMG (definitivamente patogênica). Diagnóstico: hipocondroplasia (OMIM: 146000).

   Método: captura de regiões-alvo com o sistema Nextera Exome Capture, seguida de sequenciamento de nova geração com

Ilumina HiSeq2500. Alinhamento e identificação de variantes utilizando protocolos de bioinformática, tendo como referência a versão GRCh37 do genoma humano. Análise médica orientada pelas informações que motivaram a realização do exame (suspeita de hipocondroplasia/acondroplasia com provável mutação do gene FGFR3).

Parâmetros de qualidade de sequenciamento: porcentagem de bases-alvo com pelo menos 10 leituras (95,8%); número médio de vezes que cada base foi lida (97×); número de sequências geradas (134.521.888).

*Interpretação: A análise molecular por sequenciamento de nova geração foi realizada para investigar se existem variantes potencialmente patogênicas no gene FGFR3 (OMIM: *146000) que expliquem o quadro de diminuição da velocidade de crescimento, rizomelia e macrocrania. Foi identificada em heterozigose a variante c.1626 C>A (ENST00000440486) que promove a substituição do aminoácido asparagina na posição 542 por lisina (p.Asn542Lys). Esta variante também é conhecida como p.Asn540Lys (ENST00000440486). Esta é uma das principais variantes descritas associadas ao quadro de hipocondroplasia.*

3. Menina de 3 anos de idade, apresentando virilização progressiva há 6 meses, associada a sinais de síndrome de Cushing. Na investigação foi identificada massa adrenal esquerda com 8cm de diâmetro, elevação do DHEAS (>1.000µg/dl), sem metástases locorregionais ou a distância identificáveis. Submetida à remoção cirúrgica do tumor sem intercorrências. DNA do tumor e DNA de sangue periférico da paciente, do pai e da mãe foram obtidos.

   O resultado do estudo molecular (sequenciamento direto de Sanger) identificou a mutação de ponto missense no éxon 10 do gene *TP53,* causada pela transição da base G>A na posição 1010 (Figura III-12), trocando o aminoácido arginina pela histidina no códon 337 (R337H). Essa mesma mutação foi observada na mãe, que aos 30 anos de idade é assintomática, com imagem adrenal normal e ausência de outros tumores identificáveis. Os avós maternos são assintomáticos.

   A interpretação desse resultado deve considerar que a variante detectada é frequente na população do Sul e Sudeste do Brasil, com frequência estimada de 0,3% nesta população. Por outro lado, a penetrância da mutação é de cerca de apenas 4% até os 12 anos de idade, significando que grande parte dos indivíduos que carregam essa mutação podem não desenvolver o câncer adrenal. Esses dados são relevantes na orientação de conduta e aconselhamento genético, sendo que o protocolo de vigilância para esses casos ainda deve ser definido.

Gene único com frequente deleção parcial ou completa do gene: MLPA ou *Arrays*

1. Menina de 10 anos de idade encaminhada por baixa estatura desproporcionada (mesomélica), aumento da relação SS/SI e da relação estatura sentada/estatura total;

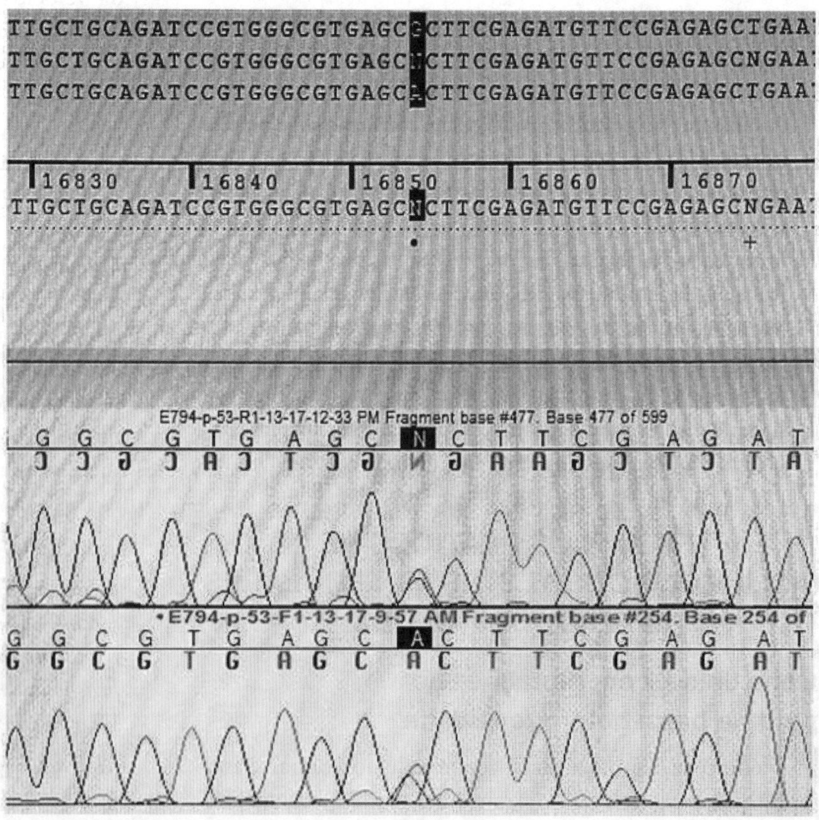

Figura III-12. Sequenciamento clássico direto (Sanger) do gene *TP53*, incluindo sítio potencial da mutação 1010 G>A. Exame realizado em DNA extraído de sangue periférico mostrando a heterozigose presente nessa posição G e A. A amostra de DNA proveniente do tumor apresenta perda da heterozigose e presença apenas da base A.

acompanhada de encurtamento radioulnar, limitação da rotação ulnar e deslocamento dorsal da porção distal da ulna (*punho em baioneta*, também conhecida como malformação de Madelung). Os membros inferiores são encurtados. Também observada discreta curvatura da tíbia em varo.

Os quadros clínico e radiográfico foram sugestivos da discondrosteose de Leri-Weill, habitualmente associada a mutações do gene *SHOX* (Xp22.33 ou Yp11.2) presente em região telomérica pseudoautossômica do X ou Y, respectivamente. A forma de transmissão é dominante ligada ao cromossomo sexual, também conhecida como pseudoautossômica dominante.

Em condições normais, as duas cópias do gene são transcritas e na síndrome de Leri-Weill apenas uma cópia está ativa (haploinsuficiência). Embora mutações de ponto do gene *SHOX* tenham sido descritas nessa condição, a maior parte dos casos é determinada por deleções parciais ou completas do gene.

Com base nessas características, a análise de deleções pode ser feita por meio de técnicas como cariótipo e *FISH* (para grandes deleções), *MLPA* ou *arrays* (para microdeleções). Nessa paciente, após a realização de cariótipo tradicional com banda G (normal), optou-se por fazer o *MLPA* do gene *SHOX*, utilizando *kit* da *MRC-Holland* e análise pelo *software Coffalyser*. O resultado é mostrado na figura III-13.

Outra condição na qual a presença de deleções é observada com grande frequência é a síndrome de Prader-Willi. As microdeleções da cópia paterna dos genes críticos da síndrome são observadas em 70-80% dos casos e são investigadas preferencialmente pela técnica *AS-MLPA*. Dependendo do tamanho da deleção podem ser detectadas pelo cariótipo, *FISH*, *CGH-array*, *SNP-array* ou *NGS*. A duplicação completa do cromossomo 15 materno, com perda do cromossomo 15 paterno, é observada em 20-25% dos casos, sendo identificada pela metilação completa da região crítica e por estudos de segregação dos alelos (marcadores de microssatélites – análise de STR); algumas análises de bioinformática pós-*NGS* podem mostrar a perda da heterozigose em todo o cromossomo, que é indicativo dessa condição (isto é mais facilmente visto pelos *arrays*). Em apenas 1% dos casos ocorre mutação no centro de controle de *imprinting* do alelo paterno, que determina o silenciamento desse alelo. Esta última é uma condição detectável pelo NGS e o aconselhamento é de alto risco de recorrência, podendo chegar a 50%.

Os laudos apresentados a seguir 2, 3, 4 e 5 foram cedidos pela Dra Ruth Rocha Franco – Ambulatório da síndrome de Prader-Willi – Instituto Criança, FMUSP.

2. Menino de 3,5 anos de idade com história de hipotonia significante já no período neonatal, que impedia a ingestão adequada de alimentos nos primeiros meses. Após 1,5 ano de idade passou a ingerir quantidades progressivamente maiores, acompanhado de ganho de peso. Velocidade de crescimento reduzida, mantendo hipotonia discreta e atraso do desenvolvimento motor e da fala.

Avaliado precocemente por neuropediatra e geneticista, que apresentaram a hipótese de síndrome de Prader-Willi, solicitando a confirmação com teste molecular, resultado descrito a seguir:

Análise inicial por *FISH* indicou deleção 15q11-q13 (ver Figura III-7).

A análise do padrão de metilação do cromossomo 15 foi avaliada por *MLPA*, sendo o laudo apresentado a seguir:

D [nt]	Gene-Exon	Chr.band	hg18 loc.	Height	Area	Ratio	Stdev
211	PPP2R3B-5	Xp22PAR	X-000,227417	2152	17900	0,63	0,13
384	SHOX-AREA-CNE	Xp22PAR	X-000,318975	1611	18139	0,54	0,11
130	SHOX-AREA-CNE	Xp22PAR	X-000,380838	1718	13026	0,48	0,1
427	SHOX-AREA-CNE	Xp22PAR	X-000,436939	1062	12477	0,38	0,08
286	SHOX-up	Xp22PAR	X-000,500427	1589	14988	0,47	0,1
166	SHOX-1	Xp22PAR	X-000,505150	1715	14374	0,49	0,1
204	SHOX-2	Xp22PAR	X-000,511830	1443	13098	0,51	0,11
245	SHOX-3	Xp22PAR	X-000,515386	1392	12598	0,49	0,1
300	SHOX-4	Xp22PAR	X-000,521543	1728	16750	0,49	0,1
337	SHOX-5	Xp22PAR	X-000,521733	1065	10710	0,51	0,1
231	SHOX-6	Xp22PAR	X-000,525282	2021	17942	0,53	0,11
226	SHOX-Intr.6	Xp22PAR	X-000,531726	1453	12777	0,44	0,09
395	SHOX-Intr.6	Xp22PAR	X-000,538087	1553	17752	0,46	0,09
136	SHOX-AREA-CNE	Xp22PAR	X-000,594947	1909	15001	0,47	0,09
154	SHOX-AREA-CNE3	Xp22PAR	X-000,614790	1791	15920	0,45	0,09
172	SHOX-AREA-CNE4	Xp22PAR	X-000,634224	1369	10674	0,42	0,08
199	SHOX-AREA-CNE5	Xp22PAR	X-000,671578	1614	13289	0,5	0,1
481	SHOX-AREA-CNE7	Xp22PAR	X-000,701167	801	10331	0,3	0,06
318	SHOX-AREA-CNE8	Xp22PAR	X-000,729260	770	7976	0,3	0,06
439	SHOX-AREA-CNE	Xp22PAR	X-000,737699	1041	12828	0,34	0,07
466	SHOX-AREA-CNE	Xp22PAR	X-000,748421	564	7018	0,34	0,07
290	SHOX-AREA-CNE9	Xp22PAR	X-000,754760	1252	12612	0,37	0,07
185	SHOX-AREA-CNE9	Xp22PAR	X-000,755205	1225	9771	0,37	0,08
148	SHOX-AREA-down	Xp22PAR	X-000,770580	3228	24406	0,88	0,18
178	SHOX-AREA-down	Xp22PAR	X-000,819318	2642	21780	0,89	0,18
445	SHOX-AREA-down	Xp22PAR	X-000,883670	1236	16262	0,73	0,14
379	SHOX-AREA-down	Xp22PAR	X-000,949698	2132	23625	0,71	0,15

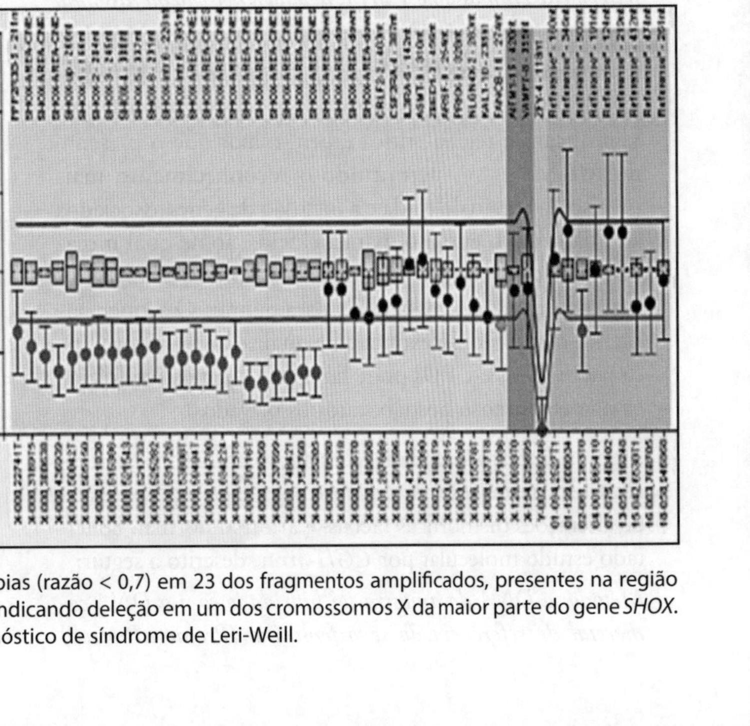

Figura III-13. Observa-se redução significante do número de cópias (razão < 0,7) em 23 dos fragmentos amplificados, presentes na região pseudoautossômica do braço curto do cromossomo X (Xp22PAR), indicando deleção em um dos cromossomos X da maior parte do gene *SHOX*. O resultado confirma a haploinsuficiência compatível com o diagnóstico de síndrome de Leri-Weill.

Padrão de metilação apresentado no DNA genômico obtido a partir de amostra de sangue periférico. Análise com a técnica MLPA, kit SALSA P245 – Microdeletion Syndromes – MCR-Holland, que permite identificar pequenas deleções/duplicações cromossômicas. A análise mostrou a deleção das 3 (três) sondas localizadas em 15q11-q13.

Conclusão: o paciente tem diagnóstico confirmado de síndrome *de Prader-Willi por deleção.*

Comentário: paciente com suspeita clínica de síndrome de Prader-Willi; a deleção de um alelo havia sido apontada como provável com o uso da técnica de *FISH* e comprovada pela análise do número de cópias quando se empregou um *kit* de *MLPA* que inclui sondas para a região 15q11-q13. Neste paciente, o mecanismo envolvido é a perda do alelo paterno ativo (não metilado). Este é o mecanismo encontrado em cerca de 65% dos pacientes com a síndrome.

3. Menino de 5 anos de idade com quadro sugestivo de síndrome de Prader-Willi, apresenta cariótipo normal. Solicitada avaliação molecular, com laudo descrito a seguir:

   Material: DNA sangue total. Técnica: *AS-MLPA, contendo 48 sondas para sequências da região crítica e proximidades 15q11. Este método pode detectar alterações de número de cópias da região, bem como padrão de metilação aberrante.*

   Resultado: positivo para deleção em heterozigose da região cromossômica 15q11 e padrão anormal de metilação (100% das cópias do gene SNRPN metiladas). Alterações compatíveis com a síndrome de Prader-Willi.

   Interpretação: a síndrome é causada por deleções cromossômicas 15q11 ou por dissomia uniparental materna. As alterações resultam de uma aberração do perfil de expressão dos loci gênicos que são sujeitos ao imprinting. Ausência do alelo paterno do cromossomo 15q11, devido à deleção ou dissomia uniparental, resulta na síndrome.

   Comentário: neste *kit* específico *AS-MLPA* para a síndrome de Prader-Willi, o número de sondas (n: 48) que identificam a região crítica é bem maior que o presente no *MLPA* (n: 3), permitindo o reconhecimento mais preciso da região deletada e a inclusão de genes associados ao quadro. No entanto, para a elucidação de qual mecanismo etiológico (deleção *vs.* UPD), só o *SNP-array* ou marcadores de microssatélites para definir. O sequenciamento completo do exoma com análise de bioinformática para CNVs e UPDs pode fazer este diagnóstico (técnica não é consenso nos laboratórios privados).

4. Menina de 6 anos de idade, com atraso do DNPM, alterações de fala e de comportamento, obesidade acompanhada de alterações dismórficas faciais. Cariótipo normal. Solicitado estudo molecular por *CGH-array*, descrito a seguir:

   Método: o DNA da amostra foi hibridado com o DNA comercial de referência do sexo feminino (PromegaBiotech) sobre uma plataforma KaryoNIM 180K (NIMGenetics) e fabricada pela Agilent Technologies. O desenho customizado possui alta resolução para a detecção de variações no número de cópias (CNVs) em todo o genoma, incluindo 308 regiões associadas com síndromes listadas no OMIM (online Mendelian Inheritance in Man) e outras síndromes genéticas, além de 140 genes relacionados com o transtorno de espectro autista (TEA). Para análise de bioinformática utilizamos o genoma de referência hg19 e algoritmo estatístico ADM-2 (janela 0,5Mb, A = 6), considerando alterações em ≥ 5 sondas consecutivas. A resolução da análise é de aproximadamente 100kb para todo o genoma, *75kb para as regiões de interesse neuropediátrico e 15kb para genes associados ao TEA.*

   Resultado: CGH-array (ISCN 2016): arr[hg19]: 15q11.2q13.1(26699906_28536932)x1

   Interpretação: detectada deleção patogênica na região 15q11.2q13.1, coordenada genômica chr15: 26699906_28536932. A região deletada possui 4,84 milhões de bases, contendo 17 genes descritos no OMIM, entre eles os genes SNRPN e UBE3A, relacionados à síndrome de Prader-Willi. A síndrome é caracterizada pela perda da cópia paterna da região 15q11.2 que resulta na perda de expressão do gene SNRPN, entre outros.

   A tecnologia CGH-array não permite confirmar a origem da deleção (paterna ou materna), sendo necessário realizar confirmação fenotípica ou através de um estudo de segregação (com o genótipo dos pais).

   Comentário: paciente com quadro clínico compatível com síndrome de Prader-Willi; o cariótipo normal pode ser encontrado quando regiões deletadas estão abaixo da sensibilidade de detecção do método. O *CGH-array* não é a técnica de escolha para a investigação inicial do quadro, mas é um método capaz de identificar precisamente os limites do fragmento deletado e reconhecer os genes envolvidos no quadro. Para quadros clínicos mais complexos e atípicos pode identificar associação de genes deletados que expliquem melhor o quadro clínico. No entanto, para a elucidação de qual mecanismo etiológico (deleção *vs.* UPD), só o *SNP-array* ou marcadores de microssatélites para definir. O sequenciamento completo do exoma com análise de bioinformática para CNVs e UPDs pode fazer este diagnóstico (técnica não é consenso nos laboratórios privados).

5. Menina com 4 dias de vida, apresentando quadro de hipotonia e sucção débil. Solicitada avaliação molecular por sequenciamento do exoma, descrito a seguir:

   Resultado: síndrome de Prader-Willi por isodissomia uniparental materna (OMIM # 176270).

   Método: captura de regiões-alvo utilizando sondas. Sequenciamento de nova geração com Ilumina. Alinhamento e identificação de variantes utilizando protocolos de bioinfor-

mática, tendo como referência a versão GRCh37 do genoma humano. Análise médica orientada pelas informações que motivaram a realização do exame.

Parâmetros de qualidade de sequenciamento: porcentagem de bases-alvo com pelo menos 10 leituras (98,3%); número médio de vezes que cada base foi lida (103×); número de sequências geradas (50.535.201).

Interpretação: não foram identificadas variantes patogênicas ou variações do número de cópias (CNVs) que pudessem justificar o quadro clínico apresentado pela paciente. No entanto, a pesquisa de perda de heterozigose por NGS mostrou que os dois cromossomos 15 são virtualmente idênticos, tratando-se, portanto, de uma isodissomia uniparental *(presença de dois cromossomos 15 provenientes de um único genitor). Sabe-se que a presença de duas cópias do cromossomo 15 de origem materna e perda do cromossomo 15 paterno é um dos mecanismos responsáveis pela síndrome de Prader-Willi, o que é condizente com o quadro clínico apresentado pela paciente. Recomenda-se a validação do presente achado molecular por técnica tradicionalmente dedicada à investigação desta condição, denominada AS-MLPA para a síndrome de Prader-Willi.*

Informação complementar: foram identificadas no gene POLG (subunidade catalítica da polimerase gama) variantes que determinam o haplótipo p.[Pro587Leu; Thr251Ile], em homozigose, que é associado à oftalmoparesia externa progressiva, com início em geral após a quarta década de vida, com ptose palpebral e limitação da movimentação ocular. Recomendado evitar o uso de medicamentos como ácido valproico e antirretrovirais. Recomendável aconselhamento genético.

Comentário: paciente com hipotonia perinatal, investigada por suspeita de quadro neurológico de base genética. O sequenciamento exômico NGS não identifica diretamente as alterações de metilação. Pode identificar deleções indiretamente por perda de heterozigose no DNA sequenciado (cópia não deletada normal). Neste caso, a informação ressaltada foi a perda de um cromossomo 15 (provavelmente paterno) e duplicação do cromossomo 15 materno, determinando quadro clínico compatível com síndrome de Prader-Willi. O sequenciamento completo do exoma com análise de bioinformática para CNVs e UPDs, como demonstrado aqui, pode fazer o diagnóstico quando correlacionado com a clínica, no entanto, lembramos que este ainda não é o padrão-ouro (esta técnica não é consenso nos laboratórios privados).

Um aspecto relevante e frequente está apontado na informação complementar do laudo: o encontro de variante patogênica não objeto da análise inicial. Essa situação deve ser avaliada e abordada durante aconselhamento genético realizado por geneticista experiente.

Um aspecto relevante dessa análise e que pode ocorrer em 3-5% dos exomas e genomas é encontrar outro quadro genético que possa contribuir para o fenótipo, tornando o quadro atípico ou de difícil reconhecimento clínico. Situações como esta ou ainda achados incidentais devem ser avaliados e abordados durante aconselhamento genético realizado por geneticista experiente.

Gene único grande com mutações típicas frequentes: PCR alelo-específica e/ou sequenciamento Sanger para mutações conhecidas

Caso ilustrativo:

Menina de 2 anos de idade acompanhada por genital atípico, classificação Prader IV, sem história de perda de sal. Diagnóstico de HAC clássica forma virilizante simples. Em tratamento com hidrocortisona. Pais não consanguíneos. Mãe com história de hirsutismo leve e irregularidade menstrual desde a puberdade. Pai sem queixas.

A seguir, estará descrito o resultado do estudo molecular (laudo cedido pela Dra. Maricilda Palandi de Mello – Laboratório de Genética Molecular Humana, de paciente acompanhada na Unidade de Endocrinologia Pediátrica da UNICAMP-SP):

Método: DNA extraído de sangue total periférico. Amplificação por PCR de partes do gene CYP21A2. Parte das mutações foi reconhecida com o uso de iniciadores (primers) específicos que fazem a distinção entre alelos normais e alelos mutantes – PCR alelo-específica (a); outras mutações foram identificadas por digestão do produto da PCR com o uso de enzimas de restrição (b). As variantes identificadas pelas duas técnicas são mostradas a seguir:

a) PCR alelo-específica:

Foram avaliadas pontualmente as mutações derivadas do pseudogene:

Éxon 1: c.89C>T: p,Pro30Leu;
Íntron 2: c.290-13A/C>G, conhecida como Splice;
Éxon 3: c.329_336delGAGACTAC: p.Gly110Valfs*21, conhecida como delta 8 (deleção de 8 nt);
Éxon 4: c.515T>A: p.I1e172Asn;
Éxon 6: c.707_717delTCGTGGAGATinsACGAGGAGAA; p.(Ile237_Met240delinsAsnGluGluLys) conhecida como "*cluster*" 6 (conjunto de mutações no éxon 6);
Éxon 7: c.841G>T; p.Va1381Leu;
Éxon 8: c.1066C>T; p.Arg356Trp.

b) Digestão com enzima de restrição:

Foram avaliadas as mutações derivadas do pseudogene:
Éxon 8: c.952C>T; p.Gln318*, digestão do produto de PCR alelo-específica com a enzima de restrição *Pst* I.

Foram avaliadas as mutações raras:
Íntron 2: c.290-4G>A e c.290-2A>G. digestão do produto de PCR alelo-específica com a enzima de restrição *Pst* I;
Éxon 4: c.508dup; p.Ser170Lysfs*125, digestão do produto de PCR alelo-específica com a enzima de restrição *Pst* I;
Éxon 3: c.425T>C (p.Leu142Pro). digestão do produto de PCR alelo-específica com a enzima de restrição *Pvu* II.

Os resultados obtidos foram:

a) PCR alelo-específica:

• mutações derivadas do pseudogene

ASO-PCR	***Primer*-Ancora Ex6nas**				***Primer*-Ancora Ex3nas**	***Primer*-Ancora Ex6nas**	
Mutação / Indivíduo	**p.Pro30Leu**	***Splice***	**Delta 8**	**p.Ile172Asn**	**Cluster 6**	**p.Val281Leu**	**p.Arg356Trp**
Paciente	nl/m	nl^{C}/nl^{A}	nl/nl	m/nl	nl/nl	nl/nl	nl/nl
Mãe	nl/m	nl^{A}/nl^{A}	id'nl	nl/nl	nl/nl	m/nl	nl/nl
Pai	nd[1]/nl	nl^{C}/nl^{A}	nl/nl	m/nl	nl/nl	nl/nl	nl/nl

Estão descritos resultados para dois alelos. nl = normal; m = mutante. Splice = c.290-13A/C>G, Delta 8 = c.329_336delGAGACTAC; p.Gly110Valfs*21. Cluster 6 = conjunto de mutações que em geral ocorrem juntas: c.707_717delTCGTGGAGATinsACGAGGAGAA; p.(Ile237_Met240delinsAsnGluGluLys). nd[1] significa que, por um efeito denominado de *dropout* alélico intrínseco da enzima *Taq* DNA polimerase, no teste da variação p.Pro30Leu o alelo portador da variante c.290-13C amplifica em quantidade indetectável quando em heterozigose com as variantes c.290-13A ou c.290-13G.

b) Digestão com enzima de restrição:

• mutações e variações derivadas ou não do pseudogene:

ASO-PCR	**Ex1nas + Ex3nas**		**Ex3ns + Ex6nas**		**Ex6ns + Ex8.2nas**
Mutação	**c.290-4G>A**	**c.290-2A>G**	**p.Leu142Pro**	**c.508_509InsA**	**p.Gln318***
Enzima de restrição / Indivíduo	*Pst* I		*Pvu* II	*Pst* I	
Paciente	nl/nl	nl/nl	nl/nl	nl/nl	nl/nl
Mãe	nl/nl	nl/nl	nl/nl	nl/nl	nl/nl
Pai	nd[1]/nl	nd[1]/nl	nl/nl	nl/nl	nl/nl

Estão descritos resultados para dois alelos. nl = normal; m = mutante. nd[1] significa que, por um efeito denominado de *dropow* alélico intrínseco da enzima *Taq* DNA polimerase, no teste das variações c.290-4G>A e c.290-2A>G o alelo portador da variante c.290-13C amplifica em quantidade indetectável quando em heterozigose com as variantes c.290-13A ou c.290-13G.

Indivíduo	**GENÓTIPO**
Paciente	c.515T>A; p.Ile172Asn/c.89C>T, p.Pro30Leu
Mãe	c.841G>T, p.Val381Leu/c.89C>T, p.Pro30Leu
Pai	c.515T>A; p.Ile172Asn/nl

Interpretação dos resultados: o estudo por AS-PCR e PCR seguida de enzimas de restrição avaliou a presença ou ausência de 11 variações patogênicas e 1 variante neutra no gene CYP21A2. De maneira geral, esse tipo de estudo é capaz de definir o genótipo em cerca de 90% dos casos de deficiência de 21OHase das formas clássica e não clássica.

No presente caso foi identificada a heterozigose da variação nucleotídicas c.89C>T, que é uma variante patogênica responsável pela troca p.Pro30Leu. Estudos bioquímicos in vitro desta variante mostraram que causa perda parcial da atividade enzimática e está associada à forma não clássica da deficiência de 21OHase. Essa variante foi identificada em heterozigose na mãe e na paciente (filha), indicando herança materna.

Foi identificada também a heterozigose da variação nucleotídica c.515T>A, que é uma variante patogênica responsável pela troca p.Ile172Asn. Estudos bioquímicos in vitro desta variante mostraram que causa perda parcial da atividade enzimática e está associada à forma clássica não perdedora de sal da deficiência de 21OHase. Essa variante foi identificada em heterozigose no pai e na filha, indicando herança paterna.

Além das variantes acima, foi identificada a heterozigose c.841G>T, que é uma variante patogênica responsável pela troca p. Val381Leu na amostra da mãe. Estudos bioquímicos in vitro dessa variante mostraram que causa perda parcial da atividade enzimática e está associada à forma não clássica da deficiência de 21OHase.

Sendo a deficiência de 21OHase de herança autossômica recessiva, o genótipo da paciente que apresenta uma variante patogênica associada à forma clássica não perdedora de sal (herdada do pai) e outra associada à forma não clássica (herdada da mãe). Portanto, o fenótipo esperado para a paciente seria o de forma não clássica da 21OHase. A mãe é heterozigota para duas variantes da forma não clássica e o fenótipo deve ser avaliado.

Considerando que o fenótipo apontado para a paciente era de forma virilizante simples (discordando do genótipo inicialmente identificado), procedeu-se à investigação de variantes no terminal 5' regulador da expressão gênica do CYP21A2 no mesmo alelo portador da p.Pro30Leu que pudesse agravar seu efeito no fenótipo. Essa investigação foi feita por meio do sequenciamento alelo específico descrito a seguir:

Descrição do método: o DNA foi extraído de sangue periférico. Foi realizado o sequenciamento alelo-específico do fragmento do gene *CYP21A2* correspondente à região 5' reguladora com cerca de 600pb e. 660pb englobando os éxons e íntrons 1 e 2, num total de 1.260pb. Esse sequenciamento alelo-específico foi feito para o alelo portador da variante c.290-13A de herança materna.

Resultados:
No sequenciamento foram identificadas variantes na região 5' reguladora, o conjunto dessas variantes associadas à variante exônica c.89C>T; p.Pro30Leu indica a presença de um gene híbrido *CYP21A1P/A2* onde toda região 5' reguladora, incluindo o éxon 1, corresponde a sequências do pseudogene *CYP21A1P*. Os estudos bioquímicos *in vitro* desse tipo de alelo híbrido indicam que as variações na região 5' reguladora combinadas com a p.Pro30Leu se associam à deficiência de 21-hidroxilase da forma clássica não perdedora de sal.

Conclusão do estudo molecular: combinando-se os resultados das análises por AS-PCR e sequenciamento, verifica-se que o genótipo da paciente é composto da variação p.Ile172Asn herdada do pai e de um gene híbrido portador da p.Pro30Leu herdado da mãe. Cada um dos alelos se associa à forma clássica virilizante simples não perdedora de sal da deficiência de 21OHase, compatíveis com o fenótipo apresentado pela paciente.

A HAC 21OHase é uma anormalidade autossômica recessiva (gene *CYP21A1* localizado no cromossomo 6) presente em 95% dos casos de HAC. Nessa família não há referência a consanguinidade, sendo que a maior parte dos pacientes são heterozigotos compostos (a mutação do alelo paterno é diferente da mutação do alelo materno). Na forma não clássica da doença (HAC-NC), a perda da função enzimática é parcial, restando entre 20 e 60% da atividade da enzima 21OHase. Portanto, nessa forma de HAC não são esperadas crises de perda de sal ou virilização pré-natal ou pós-natal graves.

Na HAC-NC, o mecanismo gerador das mutações é a microconversão gênica que ocorre durante a meiose (sequências vindas do pseudogene inativo *CYP21P* são transferidas por rearranjo anormal para o gene funcionante *CYP21A2*, determinando a síntese de uma enzima com perda parcial da função).

Já foram descritas cerca de 1.300 variantes neste gene, mas apenas 230 demonstradas como patogênicas em humanos; 156/230 relacionadas a formas clássicas de HAC (geralmente mutações de perda de função – *nonsense* e *frameshift*). Do ponto de vista prático, a frequência das variantes é diversa, mas 95% dos casos são determinados por um grupo restrito de 10-15 mutações. Na HAC-NC, as variantes são geralmente do tipo *missense*, em que a troca das bases nucleotídicas determina mudança do aminoácido codificado. Nesse grupo, as variantes mais frequentes são: P30L, P453S, R339H, R369W, I230T e V281L.

Portanto, como estratégia de triagem para a HAC-NC podemos utilizar a opção de identificar a presença da variante utilizando diversas técnicas, entre elas a AS-PCR e o sequenciamento direto.

No caso apresentado, houve reconhecimento de duas variantes patogênicas, sendo uma presente no alelo materno e outra no paterno, indicando o quadro em heterozigose composta. Uma mutação típica da forma não clássica (retendo 20-60% da função enzimática) e outra típica da forma clássica da HAC (não retendo nenhuma função enzimática). Nessa condição, a forma clínica de apresentação é determinada pela variante não clássica de melhor função residual. Como aconselhamento genético, a paciente pode transmitir aos descendentes tanto a variante NC como a clássica e, portanto, conhecer o genótipo do pai será importante para identificar o risco de transmissão aos filhos do futuro casal. Além disso, torna-se importante a avaliação da mãe e do pai para análise de risco do feto em ter uma forma clássica, possível se cada um dos pais tiver uma variante grave em seu genótipo. Ressalta-se que a tecnologia de NGS não é indicada na HAC, uma vez que a região é polimórfica e, devido aos pseudogenes, o sequenciamento fica comprometido, não sendo conclusivo na maioria das vezes. Recomenda-se análise por sequenciamento Sanger como aqui demonstrado.

Doença causada por mutação em gene único relacionada à expansão ou à redução de repetições na região reguladora

A região reguladora de diversos genes é muitas vezes rica em citosinas. Quando a citosina é metilada, ocorre silenciamento na expressão do gene. Além disso, essas regiões ricas em citosinas são constituídas de repetições de trinucleotídeos como CAG e CGG.

A repetição CAG pode ser observada na regulação do gene que codifica o receptor androgênico (gene *AR*). A redução do número de repetições CAG nesse gene aumenta sua expressão e pode estar associada à hipersensibilidade androgênica, como em casos de hirsutismo. A expansão das repetições CAG foi descrita na doença de Kennedy (atrofia muscular espinal e bulbar associada a hipogonadismo).

As repetições CGG são identificadas na porção terminal do cromossomo Xq27.3 determinando a deficiência intelectual familial ligada ao cromossomo X ou síndrome do X frágil (gene *FMR1*). Nesse gene, foi demonstrado que o número de repetições CGG tende a aumentar na geração subsequente quando a mutação é transmitida pela mãe. Com herança dominante ligada ao cromossomo X, determina maior gravidade no sexo masculino, representando a causa mais frequente de deficiência intelectual em homens após a síndrome de Down. Do ponto de vista endocrinológico, a alta estatura, a macrocrania e o aumento do volume testicular no período puberal (macrorquismo) são sinais sugestivos.

Causa frequente de deficiência intelectual hereditária e distúrbios do comportamento, a síndrome do X frágil afeta homens e mulheres, embora, no sexo feminino, o quadro seja geralmente menos grave. A doença deriva de uma mutação completa no gene *FMR1* (sigla de *fragile X mental retardation-1*), localizado no cromossomo X, que se caracteriza por uma expansão de repetições de três nucleotídeos – citosina-guanina-guanina, ou CGG. Enquanto a população geral tem um número de repetições que varia de 5 a 44, as pessoas acometidas pela síndrome apresentam mais de 200 trinucleotídeos CGG, o que leva ao silenciamento do *FMR1*. Existem ainda indivíduos que possuem entre 55 e 200 trinucleotídeos, considerados *portadores da pré-mutação*. Em tais casos, como há produção da proteína, não ocorre deficiência intelectual, mas, nesse grupo, cerca de 30-40% dos homens e 5-10% das mulheres acima de 50 anos de idade podem evoluir para a síndrome de tremor/ataxia, que se manifesta por tremor *do tipo parkinsonismo*, *marcha atáxica* e *declínio cognitivo*. Além disso, 25% das portadoras desenvolvem *falência ovariana precoce*. O diagnóstico da mutação e o da pré-mutação no *FMR1* são feitos pela análise proposta desse gene. Esse teste genético é capaz de identificar pacientes de ambos os sexos com a síndrome do X frágil e portadores da pré-mutação à medida que identifica o número de repetições CGG no gene. Vale adicionar que o cariótipo com meio deficiente em ácido fólico para a detecção do sítio do X frágil caiu em desuso porque, apesar de indicar a presença da mutação completa quando positivo, não afasta o diagnóstico quando negativo, devido a sua baixa sensibilidade, e não consegue detectar a pré-mutação.

As indicações do teste molecular para a síndrome do X frágil (segundo o *American College of Medical Genetics*) são:

- Pessoas de ambos os sexos com deficiência intelectual ou autismo, em particular quando há características físicas e comportamentais da síndrome, e com história familial de X frágil ou de deficiência intelectual de causa desconhecida.
- Indivíduos que buscam conhecer o risco da prole devido a histórico familiar da síndrome ou de deficiência intelectual de causa desconhecida.
- Pessoas com suspeita da síndrome, mesmo com cariótipo para X frágil normal.
- Mulheres com falência ovariana precoce, especialmente com histórico familial de menopausa antes dos 40 anos de idade ou com X frágil na família.
- Portadores da síndrome de tremor/ataxia de causa desconhecida ou com histórico familiar de X frágil.

Caso ilustrativo:

A descrição da avaliação do paciente, da irmã e da mãe foram cedidos pelo Dr. Fernando Arita (Unidade de Neurologia Pediátrica da Irmandade da Santa Casa de Misericórdia de SP):

Menino com história de macrocrania e deficiência intelectual. Não há descrição sobre a presença de macrorquismo. Aos 4 anos e 3 meses de idade (julho/2010) foi avaliado por suspeita de síndrome do X frágil, com laudo descrito a seguir:

Material: sangue periférico.

Exame: estudo molecular para diagnóstico da síndrome do X frágil.

Método: PCR (Hadad et al., 1996).

Resultado: positivo.

Interpretação: não houve amplificação da banda referente ao loco FRAXA. Verificamos somente a amplificação da banda controle, indicando a presença de amplificaçõe*s CGG no gene FMR1 na faixa de mutação completa, compatível com a síndrome do X frágil.*

Comentários: avaliação molecular compatível com técnica empregada na época, provavelmente utilizando PCR com *primers* flanqueando as repetições CGG presentes na região 5′ não traduzida do gene *FMR1*. Em condições normais existem 6-44 repetições dos trinucleotídeos CGG, o que permite a expressão normal do gene. Essa é uma região rica em citosinas que, em mulheres, podem estar metiladas em um dos cromossomos X. A expansão do número de repetições CGG parece permitir a transcrição do gene *FMR1*, mas o transcrito (RNA) tende a se ligar ao próprio DNA que o codificou (RNA/DNA duplex), impedindo a expressão gênica em longo prazo. Além disso, existe alteração do padrão de metilação da região, favorecendo o silenciamento gênico.

No teste realizado, a expansão das repetições impediu a ocorrência da reação de PCR, visualizada pela ausência da banda de amplificação. Existem hoje testes mais sensíveis e específicos que substituíram esta metodologia.

Em janeiro/2011, a mãe do paciente foi também estudada, empregando-se uma técnica denominada Southern-Blotting, laudo a seguir:

Material: DNA genômico extraído de linfócitos de sangue periférico.

Exame: investigação de mutação do gene FMR1(síndrome do cromossomo X frágil).

Método: Southern blotting com a sonda StB12.3 (loco da síndrome do cromossomo X frágil), após digestão do DNA pela enzima EcoRI/EagI.

Resultado: identificação de fragmento de 5,6kb, compatível com mutação completa.

Interpretação: mãe portadora da mutação completa do gene FMR1, portanto com alto risco de que suas crianças apresentem deficiência mental associada à síndrome. Risco estimado em 40% em cada gestação.

Comentários: avaliação molecular utilizando uma das técnicas inicialmente preconizadas, em que o tamanho do fragmento do gene *FMR1* é identificado com sonda marcada que hibridiza com a região a ser estudada. O tamanho da banda é uma indicação indireta do número de repetições CGG dessa região. A classificação divide em 4 classes de acordo com o número de repetições: normal (6-44 repetições), intermediária (45-54 repetições), pré-mutação (55-200 repetições) e mutação completa (> 200 repetições). Neste exame realizado, supõe-se que o tamanho da banda (5,6kb) indique a presença de > 200 repetições CGG.

Na mesma época, a irmã do caso-índice que apresentava apenas distúrbio de aprendizagem e de comportamento foi avaliada pelo mesmo método e também identificada como portadora da mutação completa, apresentando bandas de 5,9, 7,6 e 8,8kb. Esse achado demonstra uma situação comum nesses casos, que é o mosaicismo no número de repetições, frequentemente associado também a mosaicismo no padrão de metilação da região. Essa irmã tem risco elevado de ter filhos com deficiência intelectual associada à progressão de aumento das repetições CGG do gene *FMR1*.

Mais recentemente, algumas técnicas empregando amplificação por PCR têm superado alguns dos limitantes do *Southern-blotting* com a necessidade de grande quantidade de DNA, emprego de sondas radiativas e tempo de execução bem mais rápido (horas em vez de dias). Porém trazem novos desafios como a amplificação de regiões ricas em CG e regiões hipermetiladas. Esses limitantes podem ser superados com o uso de ensaios empregando baixa concentração de K, Taq polimerases específicas, tratamento do DNA com betaína etc. Portanto, observar o método empregado no diagnóstico, bem como sua especificidade e sensibilidade.

O uso de MS-MLPA também está disponível para estudar a porção distal do braço longo do cromossomo X.

Doença causada por mutação em múltiplos genes ou doença relacionada a gene único grande sem *hotspots*

1. Menino de 12 anos encaminhado por apresentar baixa estatura. Ao exame apresentando, peso (p10) e estatura (< p3); presença de sinais característicos: olhos com fenda palpebral oblíqua para baixo, boca com lábio superior fino e com cantos labiais para baixo, palato ogival e pescoço alado discreto e *pectus carinatum*. Presença de sopro sistólico em foco pulmonar. Genitais P1G2. Idade óssea compatível com a idade cronológica. Radiografia de tórax e ecocardiografia com *Doppler* indicativos de estenose pulmonar valvar leve, sem repercussão hemodinâmica significante e ausência de hipertrofia miocárdica. Feita hipótese diagnóstica de síndrome de Noonan e proposto o uso de GH (50µg/kg/dia).

Realizado estudo molecular por meio de painel-NGS com o seguinte resultado:

Resultado: gene (PTPN11); posição (chr12:112.926.890); variação (A > G); consequência (p.Met504Val ENST00000351677); cópias (heterozigose;1 cópia). ACMG (definitivamente patogênica). Diagnóstico: síndrome de Noonan *(OMIM #163950).*

Método: captura de éxons com Nextera Exome Capture seguida por sequenciamento de nova geração com Illumina HiSeq. Alinhamento e identificação de variantes utilizando protocolos de bioinformática, tendo como referência a versão GRCh37 do genoma humano. Análise médica orientada pelas informações que motivaram a realização deste exame. Genes analisados no painel: PTPN11, SOS1, RAF1, KRAS, NRAS, SHOC2, CBL, HRAS, BRAF, MAP2K1, MAP2K2, RASA1, SPRED1, NF1.

Parâmetros de qualidade de sequenciamento: porcentagem de bases-alvo com pelo menos 10 leituras (97,2%); número médio de vezes que cada base foi lida *(74); variantes de significado incerto – VUS* (não foram detectadas variantes de significado incerto relevantes para o quadro clínico nos genes analisados*).*

Interpretação: a análise molecular por sequenciamento de nova geração foi realizada para investigar se existem variantes genéticas que possam estar associadas à suspeita clínica de síndrome de Noonan. Foi identificada a variante Chr12:112.926,890 A>G (ou alternativamente c.1510 A>G – ENST00000351677) em heterozigose no gene PTPN11 (OMIM #176876), promovendo a substituição do aminoácido metionina na posição 504 por valina (p.Met504Val). Esta variante está ausente entre cerca de 61 mil indivíduos brasileiros e estrangeiros e já foi previamente descrita na literatura, em mais de uma circunstância, associada ao quadro de síndrome de Noonan, sendo desta forma considerada definitivamente patogênica. A síndrome de Noonan é uma condição geneticamente determinada com herança autossômica dominante e que pode ser causada por mutações em genes distintos. Clinicamente, caracteriza-se por dismorfias faciais (hipertelorismo, orelhas de baixa implantação, ptose palpebral, entre outros), baixa estatura, pescoço curto e alado, cardiopatia (estenose pulmonar valvar, cardiomiopatia hipertrófica) e, em indivíduos do sexo masculino, criptorquidia. Distúrbios de coagulação, displasia linfática, alterações oculares, alterações cutâneas e capilares, e déficit cognitivo em graus variáveis podem ser observados em parte dos indivíduos. Este resultado confirma o diagnóstico de síndrome de Noonan (OMIM#163950), associada ao gene PTPN11. Trata-se de condição com padrão de herança autossômico dominante, recomenda-se testar os genitores mesmo se assintomáticos para a conclusão do aconselhamento genético da família.

A síndrome de Noonan é uma condição autossômica dominante que cursa com baixa estatura em mais de 80% dos casos, acompanhada de alterações cardíacas e dismorfismos faciais. Tem incidência próxima a 1:1.000 nascidos vivos. A estenose pulmonar valvar está presente entre 50 e 60% dos casos, mas outras cardiopatias congênitas foram também descritas. A miocardiopatia hipertrófica deve ser reconhecida e se constitui em uma das restrições de uso de GH (ecocardiogramas seriados devem ser feitos, pois pode surgir com o tempo). Alterações hematológicas leves e moderadas estão presentes em 55% dos casos, com descrição prévia de sangramento excessivo durante traumas menores (extrações dentárias). É causada por mutações em genes da via RAS/MAPK, na qual os principais genes envolvidos são: *PTPN11* (45-70%), *SOS1* (20%), *RAF1* (3-17%), *KRAS* (5%). Vários outros genes da via das rasopatias já foram identificados como causadores da doença (*NRAS, HRAS, RITI1, ARAF, BRAF, LZTR1, A2ML* etc.).

As alterações cardíacas na síndrome de Noonan correspondem a uma das principais manifestações da doença, estando presentes em cerca de 60% dos casos. Entre as principais anormalidades cardíacas estão a estenose pulmonar valvar (27%), a miocardiopatia hipertrófica (22%) e os defeitos do septo atrial (19%).

Entre as crianças com anormalidades cardíacas, a relação genótipo-fenótipo pode ser assim resumida:

- Estenose pulmonar valvar: *PTPN11* (76%), *RIT1* (14%), *SOS1* e *KRAS (5%)* cada.
- Miocardiopatia hipertrófica: *PTPN11 (41%), RAF1* (17%), *RIT1* e *HRAS (12%)* cada, *BRAF, NF1* e *SOS1 (6%)* cada.
- Defeito do septo atrial: *PTPN11* (72%), *RIT1, SOS1, RAF1* e *HRAS (7%)* cada.

Portanto, este é um paciente que pode receber GH, mas deve ser vigiado quanto à presença ou à evolução com quadro de miocardiopatia hipertrófica.

2. Raquitismo ligado ao X – sequenciamento NGS para o gene *PHEX*: menino de 13 anos de idade, com quadro de encurvamento de membros inferiores desde os 3 anos de idade, com aumento da distância intermaleolar interna, associado a história de dor nos joelhos, fraqueza muscular e presença de abscesso dentário. Não há história na família para quadros similares. Ao exame observado, estatura reduzida (z: –4,0 DP) e *genu varum* com distância intermaleolar interna de 12cm. Radiografia de joelhos com sinais de alargamento e irregularidade metafisários, compatíveis com raquitismo. Ca: 9,1mg/dl; P: 2,3mg/dl; reabsorção tubular de fosfato (TRP): 56,4%; 1,25(OH)2D: 23pg/ml; PTH: 28pg/ml; FA: 766UI/l; ausência de nefrocalcinose.

Realizado estudo molecular por meio de sequenciamento-NGS para o gene *PHEX* com o seguinte resultado (laudo cedido pelo Dr. Mauro Borghi, Ambulatório de Raquitismo, Departamento de Pediatria da Irmandade da Santa Casa de Misericórdia de São Paulo):

Resultado: gene (PHEX); posição (chrX:22:266.065); variação (T>C); consequência (p.Trp749Arg ENST00000379374); cópias (hemizigose; 1cópia); classificação da variante – ACMG (patogênica).

Método: captura de regiões-alvo utilizando sondas. Sequenciamento de nova geração com tecnologia Ilumina. Alinhamento e identificação de variantes utilizando protocolos de bioinformática, tendo como referência a versão GRCh37 do genoma humano. Análise médica orientada pelas informações que motivaram a realização do exame (suspeita de raquitismo dominante ligado ao X, com provável mutação do gene PHEX).

Parâmetros de qualidade de sequenciamento: porcentagem de bases-alvo com pelo menos 10 leituras (100%); número médio de vezes que cada base foi lida (53x); número de sequências geradas (28.683.861).

Variantes de significado incerto (VUS): no gene analisado não foram detectadas VUS relevantes para o quadro clínico.

*Comentários: a análise molecular por sequenciamento de nova geração foi realizada para investigar se existem variantes potencialmente patogênicas no gene PHEX (OMIM: *300550). Foi identificada em hemizigose a variante ChrX:22.266.065 T>C (ou alternativamente c.2245T>C, ENST00000379374) que promove a substituição do aminoácido triptofano no códon 749 por arginina (p.Trp749Arg). A posição em que esta mudança ocorre é altamente conservada em diversas espécies biológicas e preditores de patogenicidade in silico preveem que esta variante seja deletéria. Esta variante está ausente entre cerca de 141 mil indivíduos da população mundial e foi previamente descrita na literatura médica associada a raquitismo hipofosfatêmico. Desta forma, de acordo com as recomendações da American College of Medical Genetics, esta variante é classificada como definitivamente patogênica. Variantes patogênicas em hemizigose ou heterozigose no gene PHEX estão associadas a raquitismo hipofosfatêmico.*

O paciente apresenta clínica e laboratório característico de raquitismo hipofosfatêmico, sendo a forma mais comum de herança ligada ao cromossomo X. O quadro tem incidência de 1:20 mil nascidos vivos e é causado por mutações inativadoras do gene *PHEX*. Nesta condição, ocorre produção excessiva da proteína FGF23, que possui atividade fosfatúrica. Além disso, a disfunção do túbulo renal está associada à produção relativamente reduzida da $1,25(OH)_2D$. O gene *PHEX* é composto de 22 éxons e mutações já descritas em praticamente todos os éxons.

O laudo do estudo molecular oferece várias informações importantes: o gene estudado (*PHEX*); a posição que o gene ocupa no genoma humano (chrX:22:266.065), ou seja, cromossomo X, éxon 22, posição genômica ocupada pela variante (22:266.065) usando a referência do *ensemble* (*ensemble* genome *browser*, versão GRCh37 para alinhamento da sequência). Observou-se a troca da base T pela base C na posição 2245 do gene, ou seja, uma variante missense que determina a troca de aminoácido na posição do códon 749, em que o triptofano é trocado por arginina.

A descrição dos parâmetros de qualidade tem como objetivo estabelecer se a cobertura em termos de extensão e profundidade do sequenciamento permitiram avaliar todos os locais potenciais para a presença de mutações.

Esta mutação em hemizigose já foi previamente caracterizada como patogênica e relacionada a esta condição.

Em longo prazo, com a confirmação da patogenicidade da mutação, o paciente deve ter a vigilância redobrada sobre a presença de nefrocalcinose.

Genes desconhecidos em síndromes clinicamente reconhecidas ou síndromes não reconhecidas: realizar WES ou WGS

Caso ilustrativo:

Menino de 13,5 anos de idade avaliado por baixa estatura percebida desde os 4 anos de idade. Em uso de rhGH há cerca de 5 anos, com recuperação parcial da estatura, porém mantendo-se cerca de 2DP abaixo do alvo familial. Existe discreta desproporção de segmentos, com redução relativa do segmento inferior. DNPM normal. Puberdade G2P3. Sem outros sinais clínicos relevantes. Não há sinais radiográficos significativos.

Hipótese de displasia óssea, mas sem reconhecimento clínico de síndrome definida. Entre um painel-NGS para doenças esqueléticas e WES, optou-se pela análise WES. O resultado é mostrado a seguir:

Resultado:

*Gene (OBSL1); posição (chr2:220.432.785); variação (G>GT); consequência (p.Thr425Asn fs*40 CCDS46520); cópias (heterozigose; 1 cópia); classificação da variante – ACMG (patogênica).*

Gene (OBSL1); posição (chr2:220.432.435); variação (C>G intrônica); consequência (intrônica, próxima ao sítio de splicing CCDS46520.1); cópias (heterozigose; 1 cópia); classificação da variante – ACMG (provavelmente patogênica).

Método: captura de regiões-alvo utilizando sondas. Sequenciamento de nova geração com tecnologia Ilumina. Alinhamento e identificação de variantes utilizando protocolos de bioinformática, tendo como referência a versão GRCh37 do genoma humano. Análise médica orientada pelas informações que motivaram a realização do exame (displasia óssea).

Parâmetros de qualidade de sequenciamento:porcentagem de bases-alvo com pelo menos 10 leituras (95,3%); número médio de vezes que cada base foi lida (102x); número de sequências geradas (102 157.567.960).

Variantes de significado incerto (VUS): no gene analisado não foram detectadas VUS relevantes para o quadro clínico.

*Comentários: a análise molecular por sequenciamento de exoma foi realizada para investigar se existem variantes genéticas que possam estar associadas à baixa estatura desproporcionada com suspeita de displasia esquelética. Foram encontradas duas variantes em heterozigose no gene OBSL1 (Obscurin-Like 1) OMIM#610991. A primeira variante promove a inserção de uma timidina entre as posições chr2:220.432.785 e chr2:220.432.786, levando à substituição do aminoácido treonina na posição 425 por asparagina e à mudança da matriz de leitura a partir desta posição, com códon de parada prematuro da tradução proteica (p.Thr425Asn fs*40). Esta variante encontra-se presente em heterozigose em 17 entre cerca de 61 mil indivíduos brasileiros e estrangeiros e já foi previamente descrita associada à síndrome 3M (Ref. 1), sendo, desta forma, considerada patogênica. A segunda variante, c.1534 +5 C>G, localiza-se em região canônica de sítio de processamento do RNA mensageiro (splicing). Esta variante não foi previamente descrita e encontra-se presente em heterozigose em 1 entre cerca de 61 mil indivíduos brasileiros e estrangeiros. A combinação do mecanismo molecular, características da região onde ela se encontra, e a correlação deste gene com os sintomas clínicos sugerem que esta variante seja provavelmente patogênica.* Não é possível concluir de forma definitiva se as variantes identificadas *se encontram em alelos distintos (i.e., em trans) ou no mesmo alelo (i.e., em cis), contudo é alta a probabilidade de encontrarem-se em trans. Variantes patogênicas no gene OBSL1 em homozigose ou heterozigose composta levam à síndrome 3M tipo 2, que cursa com baixa estatura, dismorfismos faciais, displasia esquelética com atraso de idade óssea, hipermobilidade, hiperlordose, eventualmente meninos apresentam hipogonadismo e hipospadia. Trata-se de condição com padrão de herança autossômico recessivo, com risco de recorrência para futura prole do casal de 25%. Recomenda-se aconselhamento genético.*

Provável anormalidade cromossômica maior; síndrome complexa; doença com múltiplos mecanismos possíveis; pode ser necessária combinação de exames: Cariótipo; FISH; *Arrays* ou NGS

1. Menino de 1 ano de idade, apresentando redução do crescimento pré e pós-natal, associada a atraso do DNPM, dismorfismos faciais e presença de sopro cardíaco. Avaliação hormonal identificou redução de IGF1 e hipoplasia da adeno-hipófise. Solicitado rastreamento de alterações cromossômicas por microarranjo genômico, tendo sido neste caso optado pelo CGH-*array* (laudo cedido pela Dra. Thais Kataoka Homma), laudo descrito a seguir:

   Amostra: DNA extraído de sangue periférico.

Resultado: cromossomos sexuais – XY; número de cópias (ISCN 2016) – arr[GRCh37]18p1*1.32p11.22(118760_10348003)x1; tamanho – 10,2 Mb; classificação – patogênica.*

Interpretação: o teste de microarranjo genômico identificou uma alteração cromossômica – a deleção de segmento genômico aparentemente terminal de 10,2Mb correspondendo à grande parte do braço curto do cromossomo 18 (18p11.32p11.22). A deleção 18pter contém 84 genes, cinco deles já associados a doenças (LAMA1, NDUFV2, SMCHD1 e TGIF1). Adicionalmente, a deleção deste segmento caracteriza a síndrome de deleção 18p (OMIM#146390) que cursa com deficiência intelectual, atraso de crescimento, dismorfismos craniofaciais e malformações congênitas. Portanto, a alteração detectada justifica a presença de quadro clínico.

Metodologia: este teste permite a investigação simultânea de inúmeras sequê*ncias de DNA para a detecção de ganhos (duplicações) e perdas (deleções) de segmentos genômicos. Foi utilizado o microarranjo genômico 180K (Agilent, contendo cerca de 180.000 sondas distribuídas pelo genoma humano). São consideradas na análise: a) perdas ou ganhos de segmentos genômicos maiores que 300kb; b) deleções e duplicações raras na população contendo genes, independente do tamanho da alteração. Variaç*ões no número de cópias de sequê*ncias de DNA encontradas comumente na população geral (de acordo com o banco de dados Database of Genomic Variants) não são descritas no relatório. O teste de microarranjo genômico (neste exame o CGH-array) não detecta alterações cromossômicas equilibradas (translocações recíprocas, inversões ou inserções), alterações do DNA mitocondrial ou mutações de ponto. Alterações cromossômicas em mosaico com frequência inferior a 30% podem não ser reconhecidas.*

Banco de dados consultados: ClinGen; DECIPHER; DGV; OMIM; UCSC Genome Browser.

2. Menina inicialmente avaliada aos 2 anos de idade por baixa estatura e história de nascimento de termo e PIG (39 semanas; PN: 2500g; CN: 44cm). Aos 2 anos de idade, com DNPM normal, aos 8 anos com dificuldade escolar e alterações comportamentais; estatura: –2,2DP; IMC: –1,2DP; discreta desproporção (redução seguimento inferior). Implantação baixa de orelhas e pescoço alado. Alterações do esmalte dentário, protrusão mandibular com limitação da abertura da boca, palato ogival. Tireoide normal; *pectus carinatum* com hipertelorismo mamário. Sopro sistólico (2/6+). Cúbito valgo, acentuação da lordose lombar, ausência de deformidade de Madelung. M_1P_1. Exames hormonais basais (T4L, TSH, IGF1 e IGFBP3) normais; Ca, P, FA normais. Com as hipóteses iniciais de síndrome de Turner, síndrome de Noonan ou síndrome de Leri-Weill, foi realizado cariótipo com banda G (46,XX em 50 células), *FISH* com sondas para o cromossomo X (normal), *MLPA* com sondas para o cromossomo X (normal). Painel-*NGS* (17 genes) para síndrome de Noonan (normal). Neste momento, programada a realização de SNP-*array* ou NGS (WES). Paciente realizou WES com laudo descrito a seguir:

Resultado:

Duplicação 5q35.2-q35.3

Método: captura de cerca de 200 mil éxons de 20.500 genes com o sistema Nextera Exome Capture. Sequenciamento de nova geração com tecnologia Ilumina Hiseq 2500. Alinhamento e identificação de variantes utilizando protocolos de bioinformática, tendo como referência a versão GRCh37 do genoma humano. Análise médica orientada pelas informações que motivaram a realização do exame.

Parâmetros de qualidade de sequenciamento: porcentagem de bases-alvo com pelo menos 10 leituras (96,9%); número médio de vezes que cada base foi lida (111x); número de sequências geradas (169802.972).

Interpretação: a análise molecular por sequenciamento de exoma foi realizada para investigar se existem variantes genéticas que possam estar associadas à baixa estatura com pescoço curto e Pterigium coli. Foi detectada duplicação intersticial de aproximadamente 1 milhão de bases no braço longo do cromossomo 5, com ponto de quebra proximal localizado em 5q35.2 e distal em 5q35.3, englobando aproximadamente a região chr5:175906174-176932113. Esta técnica não permite a identificação precisa dos pontos de quebra, uma vez que analisa apenas as regiões exônicas. Esta região contém 32 genes, que codificam 87 transcritos. A duplicação foi confirmada por meio da realização de MLPA.

Duplicações intersticiais de tamanhos variáveis no braço longo do cromossomo 5 foram descritas na literatura em pouco mais de 20 indivíduos com quadro clínico de baixa estatura de apresentação pré-natal, déficit de crescimento pós-natal, microcefalia e dificuldade de aprendizado. Um dos genes envolvidos nesta duplicação é o NSD1. Este gene foi associado à síndrome de Sotos, na qual existe perda de função de uma das cópias.

Em vista do achado de anomalia cromossômica estrutural, sugere-se investigação nos genitores de microrrearranjos cromossômicos, preferencialmente por técnica de FISH, para aconselhamento genético.

Comentários: paciente inicialmente avaliada para hipóteses frequentemente associadas à baixa estatura de apresentação pré-natal e sinais clínicos de anormalidades do sistema linfático (implantação baixa das orelhas, pescoço alado, sopro cardíaco). Afastadas as causas mais frequentes, o quadro sindrômico poderia ter sido avaliado com técnica de SNP-*array*, mas optou-se por investigar com NGS-sequenciamento exômico. O achado de duplicação de região contendo múltiplos genes pode explicar um fenótipo menos característico e mais complexo. Houve reconhecimento do aumento do número de cópias do gene *NSD1*, sugerindo um quadro já previamente descrito de Sotos-reverso, em que a baixa estatura é observada (em oposição à alta estatura vista em pacientes com síndrome de Sotos). Até o momento não foram descritos casos com pescoço alado. Importante ressaltar que o quadro pode estar associado a rearranjos compensados em um dos pais, devendo ser reconhecido para o aconselhamento genético adequado.

CONSIDERAÇÕES FINAIS

Este capítulo teve como objetivos ressaltar a importância do conhecimento dos principais mecanismos genômicos envolvidos nas doenças de endocrinopediatria, bem como descrever os testes moleculares hoje disponíveis na prática clínica, sua aplicabilidade, indicações e limitações.

BIBLIOGRAFIA

Argente J, Tatton-Brown K, Lehwalder D, Pfäffle R. Genetics of growth disorders-which patients require genetic testing? Front Endocrinol (Lausanne). 2019;10:602.

Bluth MJ, Bluth MH. Molecular pathology techniques: Advances in 2018. Clin Lab Med. 2018;38(2):215-36.

Choi BG, Hwang SK, Kwon JE, Kim YH. Array comparative genomic hybridization as the first-line investigation for neonates with congenital heart disease: experience in a single tertiary center. Korean Circ J. 2018;48(3):209-16.

Costa TEJ, Gerber VKQ, Ibañez HC, Melanda VS, Parise IZS, Watanabe FM, et al. Penetrance of the TP53 R337H mutation and pediatric adrenocortical carcinoma incidence associated with environmental influences in a 12-year observational cohort in Southern Brazil. Cancers (Basel). 2019;11:1804.

El Bouchikhi I, Belhassan K, Moufid FZ, Houssaini IM, Bouguenouch L, Samri I, et al. Noonan syndrome-causing genes: molecular update and an assessment of the mutation rate. Int J Pediatr Adolesc Med. 2016;3(4):133-42.

Hayward BE, Kumari D, Usdin K. Recent advances in assays for the fragile X-related disorders. Hum Genet. 2017;136(10):1313-27.

Homma TK, Krepischi ACV, Furuya TK, Honjo RS, Malaquias AC, Bertola DR, et al. Recurrent copy number variants associated with syndromic short stature of unknown cause. Horm Res Paediatr. 2018;89(1):13-21.

Lee CL, Tan LTH, Lin HY, Hwu WL, Lee NC, Chien YH, et al. Cardiac manifestations and gene mutations of patients with RASopathies in Taiwan. Am J Med Genet A. 2020;182(2):357-64.

Lindstrand A, Eisfeldt J, Pettersson M, Carvalho CMB, Kvarnung M, Grigelioniene G, et al. From cytogenetics to cytogenomics: whole-genome sequencing as a first-line test comprehensively captures the diverse spectrum of disease-causing genetic variation underlying intellectual disability. Genome Med. 2019;11(1):68.

Morey M, Castro-Feijóo L, Barreiro J, Cabanas P, Pombo M, Gil M, et al. Genetic diagnosis of X-linked dominant hypophosphatemic rickets in a cohort study: tubular reabsorption of phosphate and 1,25(OH)2D serum levels are associated with PHEX mutation type. BMC Med Genet. 2011;12:116.

Newey PJ. Clinical genetic testing in endocrinology: current concepts and contemporary challenges. Clin Endocrinol (Oxf). 2019;91(5):587-607.

Ornitz DM, Legeai-Mallet L. Achondroplasia: development, pathogenesis, and therapy. Dev Dyn. 2017;246(4):291-309.

Pignatelli D, Carvalho BL, Palmeiro A, Barros A, Guerreiro SG, Maçut D. The complexities in genotyping of congenital adrenal hyperplasia: 21-hydroxylase deficiency. Front Endocrinol (Lausanne). 2019;10:432.

Sanjeeva GN, Maganthi M, Kodishala H, Marol RKR, Kulshreshtha PS, Lorenzetto E, et al. Clinical and molecular characterization of Prader-Willi syndrome. Indian J Pediatr. 2017;84(11):815-21.

Wakeling EL, Brioude F, Lokulo-Sodipe O, O'Connell SM, Salem J, Bliek J, et al. Diagnosis and management of Silver-Russell syndrome: first international consensus statement. Nat Rev Endocrinol. 2017;13(2):105-24.

Wit JM, Oostdijk W, Losekoot M, van Duyvenvoorde HA, Ruivenkamp CA, Kant SG. Mechanisms in endocrinology: novel genetic causes of short stature. Eur J Endocrinol. 2016;174(4):R145-73.

Wong KK, Tsang YT, Shen J, Cheng RS, Chang YM, Man TK, Lau CC. Allelic imbalance analysis by high-density single-nucleotide polymorphic allele (SNP) array with whole genome amplified DNA. Nucleic Acids Res. 2004;32(9):e69.

Wright CF, Fitz Patrick DR, Firth HV. Paediatric genomics: diagnosing rare disease in children. Nat Rev Genet. 2018;19(5):253-68.

PARTE **IV**

Imunoendocrinologia

COORDENADOR

Antonio Carlos Pastorino

Sistema Imunológico e Doenças Endocrinológicas Associadas

Antonio Carlos Pastorino
Mayra de Barros Dorna

SISTEMA IMUNOLÓGICO: NOÇÕES GERAIS

O sistema imunológico é um complexo conjunto de células, proteínas e citocinas, cuja função primordial é a defesa contra microrganismos e manutenção da homeostasia. Podemos dividir a imunidade em inata e adquirida, de acordo com as características de suas respostas. A imunidade inata, também chamada natural, é constituída por mecanismos que respondem exclusivamente contra patógenos e de maneira sempre igual, não gerando memória imunológica. A imunidade adquirida, por sua vez, tem sua capacidade de resposta estimulada pela exposição a agentes infecciosos, de modo que com exposições subsequentes a intensidade da resposta aumenta e sua qualidade se modifica, por isso também é chamada de imunidade adaptativa. A imunidade adquirida apresenta características especiais como especificidade e diversidade, memória, especialização, autolimitação e tolerância a antígenos próprios. Apesar de suas características distintas, a imunidade inata e a imunidade adaptativa interagem entre si, de modo que componentes de uma influenciam no tipo e qualidade da resposta da outra (Figura IV-1).

O quadro IV-1 mostra as principais células e mediadores da resposta imune inata[1,2]. As barreiras epiteliais, pele e mucosas e suas substâncias antimicrobianas correspondem à primeira linha de defesa contra infecções e também são fonte de numerosas substâncias microbicidas. Células fagocitárias (neutrófilos, monócitos e macrófagos) são células capazes de reconhecer estruturas dos agentes infecciosos (receptores de reconhecimento padrão – PRR) e internalizar estes microrganismos para então destruí-los em seu interior pela ação de enzimas contidas em seus lisossomos e pela formação de intermediários reativos de oxigênio e nitrogênio[1]. Ativados, passam a produzir citocinas, como o fator de necrose tumoral (TNF) e a interleucina (IL)-1, que produzem vasodilatação e aumento da expressão de moléculas de adesão

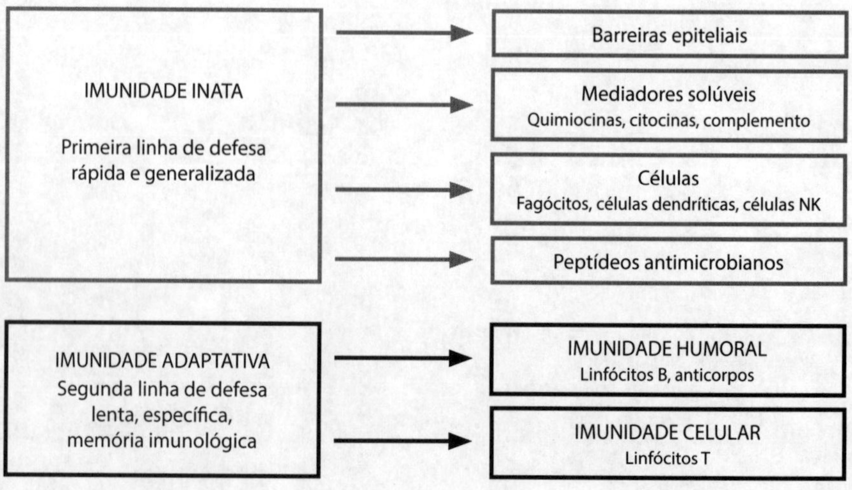

Figura IV-1. Componentes das imunidades inata e adaptativa[1,2].

Quadro IV-1. Componentes da imunidade inata[1,2].

Componentes		Funções principais
Barreiras	Epitélio	Barreira física
	Defensinas	Morte microbiana
	Linfócitos intraepiteliais	Morte microbiana
Células	Fagócitos	Fagocitose, destruição de microrganismos, produção de citocinas que estimulam a inflamação
	Células NK	Lise de células infectadas, ativação de macrófagos
	Células linfoides inatas (ILC)	Regulam os mecanismos inatos e adaptativos e estão mais localizadas nas mucosas. Cada subtipo está mais relacionado a um tipo de linfócitos T
Proteínas	Complemento	Recrutamento e ativação de leucócitos, opsonização, destruição de microrganismos
Citocinas	TNF, IL-1	Inflamação, recrutamento de fagócitos
	IFN-γ	Ativação de macrófagos
	IL-12	Estímulo de células NK e linfócitos T para a produção de IFN-γ
	IFN-α e IFN-β	Controle de infecções virais
	IL-10 e TGF-β	Controle da inflamação
	IL-15	Proliferação de células NK

pelas células endoteliais dos vasos sanguíneos da região, de modo a recrutar neutrófilos e monócitos para o sítio da infecção[1]. Esse processo destrutivo dos microrganismos gera peptídeos que podem ser apresentados para os linfócitos T. Com a ativação dos fagócitos mononucleares ocorre produção de IL-12, citocina que aumenta a atividade citotóxica dos linfócitos CD8+ e NK e estimula a produção de interferon-γ (IFN-γ) por linfócitos T CD4+, CD8+ e células NK[1]. O IFN-γ, por sua vez, acentua a atividade microbicida dos fagócitos[1]. Desse modo, a IL-12, produzida pelos macrófagos ativados, promove uma ligação entre a imunidade inata e adaptativa. As células NK são uma subpopulação de linfócitos que destroem células infectadas por vírus e alguns outros microrganismos intracelulares, bem como algumas células tumorais por meio de um mecanismo de citólise por ação de perforinas e granzimas induzindo apoptose por ativação das caspases.

As células linfoides inatas (ILC) foram descobertas em 2000 e têm sido classificadas em três grupos baseados em suas similaridades com os subtipos de linfócitos T *helper*. Estão envolvidas tanto em doenças inflamatórias como em funções de reparo imunológico e homeostase. ILC1s participam do controle de patógenos intracelulares do sistema digestório, enquanto subconjuntos de ILC3s estão envolvidos no controle de patógenos extracelulares do sistema digestório. As ILC2s estão envolvidas na fisiopatologia das doenças causadas por citocinas das células T *helper* 2 (Th2), como asma, sinusite crônica com pólipos nasais, dermatite atópica e distúrbios gastrointestinais eosinofílicos[3].

A imunidade adquirida engloba dois tipos de resposta: a imunidade celular e a imunidade humoral. A imunidade humoral é mediada por anticorpos produzidos pelos linfócitos B. A imunidade celular é mediada pelos diferentes subtipos de linfócitos T (Quadro IV-2).

Os linfócitos T CD8+ são importantes na defesa contra patógenos que se replicam no citoplasma de diversas células, como os vírus, ou contra microrganismos ingeridos por fagócitos, mas que escaparam do fagossomo para o citosol, onde não são suscetíveis aos mecanismos microbicidas dessas células (enzimas lisossomais e intermediárias reativas de oxigênio e nitrogênio)[1]. Os linfócitos T CD8+ ativados liberam grânulos contendo perforina e granzima, que levam à destruição da célula infectada por edema osmótico e principalmente por apoptose, de maneira semelhante ao que foi descrito para as células NK[1,2]. Outro mecanismo de apoptose induzido por células T CD8+ é mediado pela interação da proteína Fas, expressa na superfície dos linfócitos T CD8+ ativados, com seu ligante (FasL) expresso na superfície de muitas células[1,2]. A interação dessas proteínas gera a ativação das caspases e a consequente apoptose da célula-alvo. Além

Quadro IV-2. Imunidade adaptativa[1,2].

	Componente	Função celular
Imunidade celular	Linfócitos T CD4+	Produção de interleucinas que ativam macrófagos e estimulam a proliferação e diferenciação de linfócitos B
	Linfócitos T CD8+	Destruição de células infectadas
Imunidade humoral	Anticorpos produzidos por linfócitos B	Neutralização de antígenos e toxinas, opsonização, ativação de complemento

disso, os linfócitos T CD8+ produzem IFN-γ que inibe a replicação viral, induz a expressão de moléculas de MHC de classe I e ativa os macrófagos[2].

Os linfócitos T CD4+ influenciam as funções de outras células como linfócitos B e fagócitos, sendo por essa razão chamados linfócitos T auxiliares. Os linfócitos T CD4+ reconhecem antígenos extracelulares que foram internalizados em vesículas, degradados e então apresentados, acoplados ao MHC de classe II, na superfície das células apresentadoras de antígenos como células dendríticas, fagócitos e linfócitos B[1]. Existem diferentes tipos de subpopulações de linfócitos T efetores que se diferenciam pelas citocinas que produzem[1]. Como as citocinas determinam diferentes efeitos sobre o sistema imune, as várias subpopulações de linfócitos T apresentam diferentes funções efetoras. As subpopulações mais conhecidas são Th1, Th2, T regulador – Treg e Th17 (Figura IV-2). Microrganismos que infectam macrófagos levam essas células a produzir IL-12 e esta, por sua vez, leva à diferenciação do linfócito T CD4+ em Th1[1]. Células de padrão Th1 produzem IFN-γ, que, por sua vez, ativam os macrófagos, melhorando sua capacidade microbicida[2]. Também o IFN-γ produzido por células NK pode estimular os macrófagos, que então produzem IL-12, que por sua vez leva à produção de IFN-γ pelo linfócito T, que então estimula a atividade microbicida dos macrófagos[1]. Apesar de os macrófagos serem capazes de responder diretamente aos microrganismos e muitas vezes erradicarem a infecção, sua capacidade microbicida é acentuada por essa interação com os linfócitos T, o que demonstra a importância entre as interações da imunidade inata e adaptativa.

Por sua vez, helmintos e alérgenos levam à produção de IL-4, direcionando a diferenciação do linfócito T CD4+ para um padrão Th2, com a produção de IL-4, IL-10 e IL-5, importantes na defesa contra helmintos e nas manifestações alérgicas[1]. Essas citocinas levam à supressão da ativação dos macrófagos (IL-4 e IL-10), ativação de eosinófilos (IL-5) e produção de IgE pelos linfócitos B (IL-4)[1].

Outra população importante de linfócitos T CD4+ são os linfócitos T reguladores (Treg), capazes de impedir a ativação e função de linfócitos T efetores. Essa população de linfócitos T será discutida mais adiante, no item "Tolerância imunológica e autoimunidade".

Mais recentemente, uma outra subpopulação de linfócitos foi descrita, os linfócitos Th-17 que são originados a partir dos linfócitos T CD4+ *naïve* por ação de IL-2, IL-1, IL-6 e TGF-β e outros mediadores, sendo caracterizado pela produção de IL-17 e que tem uma ação pró-inflamatória. Sua importância vem sendo estudada em diversos tipos de

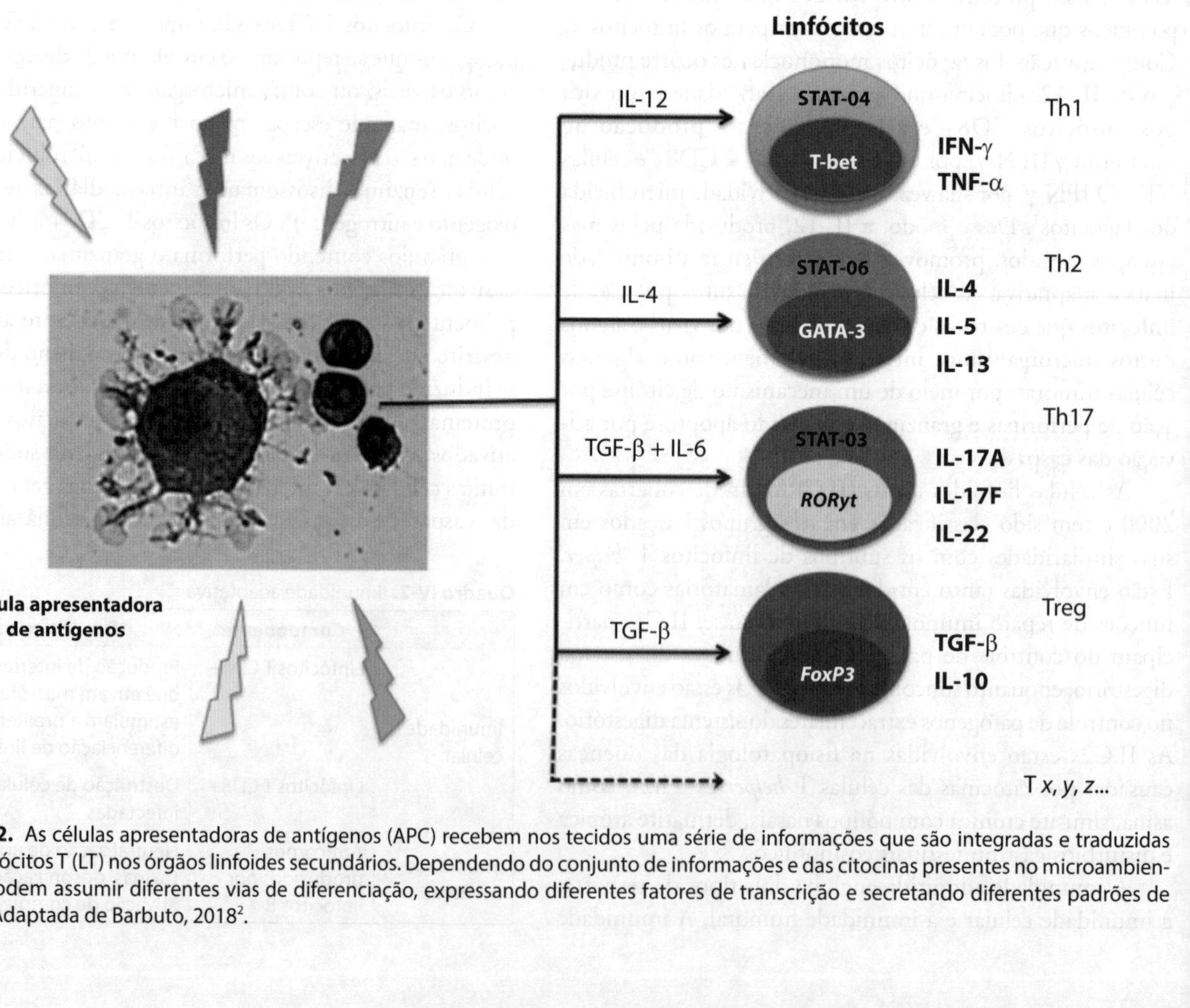

Figura IV-2. As células apresentadoras de antígenos (APC) recebem nos tecidos uma série de informações que são integradas e traduzidas para os linfócitos T (LT) nos órgãos linfoides secundários. Dependendo do conjunto de informações e das citocinas presentes no microambiente, os LT podem assumir diferentes vias de diferenciação, expressando diferentes fatores de transcrição e secretando diferentes padrões de citocinas. Adaptada de Barbuto, 2018[2].

câncer por sua ação na tumorigênese, angiogênese e metástases, além de processos inflamatórios e autoimunes. Estudos em modelos animais e humanos têm demonstrado o papel dos linfócitos Th-17 nas defesas contra bactérias extracelulares e fungos pelo recrutamento de neutrófilos e macrófagos para os tecidos infectados[4].

A imunidade humoral é mediada por anticorpos produzidos por linfócitos B. Os anticorpos são moléculas que possuem uma região variável, responsável pelo reconhecimento do antígeno, e uma região constante, que determina a classe da imunoglobulina: IgD, IgM, IgG, IgA e IgE. Essa porção constante está relacionada com a função efetora dos anticorpos, enquanto a porção variável está relacionada à especificidade, o reconhecimento dos antígenos. As imunoglobulinas exercem diversas funções: receptor de antígenos em linfócitos B *naïve* (IgD ou IgM de superfície), neutralização de antígenos e toxinas, ativação da via clássica do complemento (IgG e IgM), opsonização (IgG), citotoxicidade dependente de anticorpos mediada por células NK ou macrófagos (IgG), citotoxicidade dependente de anticorpo mediada por eosinófilos (IgE)[1]. Os linfócitos B são produzidos e amadurecem na medula óssea, posteriormente povoando os órgãos linfoides periféricos. Os linfócitos B que reconheceram o antígeno por meio das imunoglobulinas de superfície vão internalizá-lo, processá-lo e então apresentá-lo em sua superfície acoplado ao MHC de classe II[1]. Ao mesmo tempo, esse linfócito B passa a expressar em sua superfície moléculas coestimulatórias, necessárias para a ativação dos linfócitos T CD4+. A interação entre o receptor de antígenos do linfócito T com o antígeno apresentado pelo linfócito B, o reconhecimento do MHC de classe II pela molécula de CD4 e a interação de moléculas coestimulatórias dos linfócitos T e B levam à ativação do linfócito T, que produz citocinas que estimulam a proliferação e a diferenciação do linfócito B em efetores (produtores de anticorpos) ou linfócitos B de memória[1]. Os linfócitos B efetores, que apresentavam imunoglobulinas expressas em sua superfície, passam, então, a secretar anticorpos das classes IgG, IgM, IgA ou IgE, um processo chamado troca de classes. O tipo de antígenos reconhecido determina qual citocina será produzida pelo linfócito T que o reconheceu, e esta citocina determinará qual das classes de imunoglobulina será secretada pelo linfócito B. O reconhecimento de antígenos pelos linfócitos T auxiliares e a interação entre linfócitos T e B é fundamental para a resposta de anticorpos contra antígenos proteicos, mas não são necessários na resposta a antígenos polissacarídicos ou lipídicos, por isso chamados antígenos independentes de T[1,2]. Por sua vez, os linfócitos B que se diferenciarem em células de memória serão responsáveis pela produção de anticorpos em uma exposição subsequente. Esta resposta secundária levará à produção de anticorpos mais rápida e em maiores quantidades que na primeira exposição[1].

Desse modo, os diferentes setores da imunidade agem de maneira dinâmica, interagem entre si e interferem nas respostas uns dos outros, propiciando a melhor resposta possível para a defesa contra determinado microrganismo.

No entanto, se por um lado o sistema imunológico desempenha ações fundamentais na defesa contra microrganismos, ele também deve ser autolimitado, isto é, capaz de retornar ao estado basal quando eliminados os agentes infecciosos. Além disso, outra importante função é desenvolver a tolerância a antígenos próprios e, quando isso não ocorre, desenvolvem-se doenças autoimunes. Os mecanismos da tolerância imunológica serão descritos a seguir.

TOLERÂNCIA IMUNOLÓGICA E AUTOIMUNIDADE

A tolerância imunológica é um fenômeno essencial para a vida do ser humano e consiste em um estado de não reatividade a antígenos próprios ou àqueles estranhos ao organismo. Falhas no reconhecimento de antígenos próprios e não próprios resultam em reações imunes contra seus próprios antígenos, o que acarreta autoimunidade. Nos humanos, a tolerância imunológica é usualmente antígeno-específica e envolve principalmente os linfócitos T. A não reatividade dos linfócitos T engloba diferentes mecanismos, entre eles: deleção clonal (morte celular), indução de um estado de refratariedade (anergia), inibição da função de células e seus produtos (imunorregulação) e sequestração do antígeno[1].

A tolerância de células T é induzida em dois principais locais: no timo, durante o processo de diferenciação precoce da célula T, denominada **tolerância central**, e nos órgãos linfoides secundários após a saída de células T maduras do timo, denominada **tolerância periférica**.

Tolerância central

O timo constitui o órgão central para o desenvolvimento de tolerância imunológica, sendo o sítio de diferenciação das várias linhagens de linfócitos T, além de ser o local de estabelecimento da tolerância central, ou seja, a tolerância aos autoantígenos. Para os linfócitos B, a medula óssea corresponde ao órgão de tolerância central onde ocorre, além de uma seleção negativa, mudança nos seus receptores. No timo ocorre uma seleção negativa de clones de linfócitos T autorreativos que não atingem a periferia[1,5] (Figura IV-3).

Apesar da sua importância, o timo permaneceu até o final da década de 1950 como um órgão desconhecido. Atualmente são reconhecidas várias funções, inclusive de ser um órgão que faz a inter-relação entre o sistema endócrino e o imunológico e de ser o local principal do rearranjo dos receptores de antígenos (*T-cell receptors* – TCR) presentes na membrana dos linfócitos T, processo esse que permite a constituição do repertório imunológico do indivíduo[5,6]. Ao nascimento, o timo tem cerca de 15 a 20g e alcança seu maior tamanho em relação ao peso corporal nos

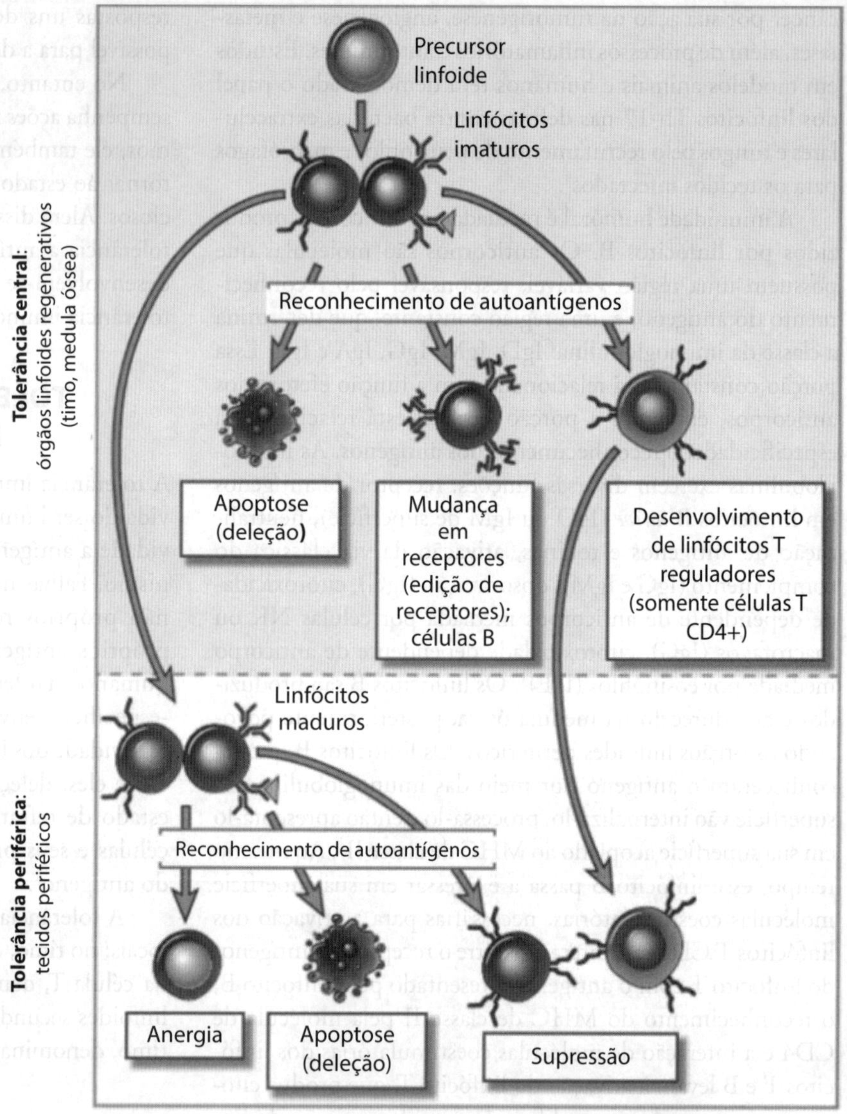

Figura IV-3. Tolerâncias periférica e central contra antígenos próprios. Adaptada de Abbas et al., 2014[1].

primeiros meses de vida. A partir da puberdade, inicia-se o processo de involução tímica, com desaparecimento quase completo da cortical, enquanto os remanescentes medulares persistem, sendo possível que a diferenciação de células T no timo continue durante toda a vida do indivíduo adulto, de maneira reduzida.

O complexo sistema para a geração de célula T e sua diferenciação se inicia com a migração do progenitor da célula T para o timo e sua proliferação no córtex. Ocorre, então, o íntimo contato dessa célula com o epitélio e células do timo, desencadeando a produção de interleucina-7 (IL-7). Essa interleucina ativa os genes de recombinação, que codificam enzimas (RAG-1 e RAG-2 – *recombination activating gene*), que têm importante papel no rearranjo e recombinação de genes de imunoglobulina e do receptor da célula T, durante o processo de recombinação VDJ[1]. Esse processo de recombinação é fundamental para um grande número de possíveis combinações, incluindo aquelas capazes de reconhecer antígenos próprios apresentados pelo timo e que serão deletadas na seleção negativa que ocorre dentro desse órgão. O processo de seleção é bastante competente, mas não perfeito, permitindo apenas a liberação de poucas células reativas. Durante o processo de recombinação, uma porção do DNA é produzida em forma circular extracromossômica. Esse receptor de célula T rearranjado na forma de círculos é denominado *T-cell receptor rearrangement excision circles* (TREC). Assim, esses TRECs são exportados do timo para a periferia, refletindo *recent emigrant cells,* e o número de células com esse receptor pode ser considerado um bom marcador para a avaliação da função tímica[6]. Dessa forma, a quantificação de TREC em sangue periférico pode estimar a funcionalidade desse órgão e indiretamente o processo de seleção negativa de células T reativas, assegurando assim a tolerância imunológica.

As células T maduras que sobrevivem à seleção negativa saem do timo para o sangue e circulam através dos órgãos linfoides periféricos, onde encontram o antígeno específico, são ativadas e se diferenciam em células T efetoras de diferentes tipos[1,7,8]. Alguns desses antígenos de tecidos periféricos são expressos em células epiteliais medulares do timo sob o controle da proteína reguladora autoimune (AIRE). O gene que codifica essa proteína (gene AIRE – *autoimmune regulator*) pode sofrer mutações, levando ao aparecimento de doenças autoimunes com acometimento do sistema endócrino[1,7,8]. Na ausência de um gene AIRE funcional, esses antígenos não são expressos no timo e as células T específicas para esses antígenos escapam da seleção negativa, maturam e são lançadas para a periferia, onde atacam tecidos-alvo que expressam esses antígenos. Como resultado, ocorrem doenças que se caracterizam por lesões mediadas por anticorpos e linfócitos em muitos órgãos do sistema endócrino, incluindo suprarrenal, paratireoides e ilhotas pancreáticas (Figura IV-4).

Tolerância periférica

A tolerância periférica é o mecanismo pelo qual as células maduras que reconhecem antígenos próprios nos tecidos periféricos se tornam incapazes de responder subsequentemente a esses antígenos[1]. Os mecanismos de tolerância periférica podem ser de três tipos: anergia, deleção clonal e supressão imunológica[1].

Na **anergia** as células autorreativas tornam-se não responsivas ao antígeno por uma inibição de sua ativação. Nesse caso, quando o linfócito T encontra um antígeno próprio pode ocorrer sua inativação funcional, com inibição de sinais de coestimulação necessários à completa ativação do linfócito T. Outro mecanismo que pode ocorrer é a expressão da molécula CTLA-4 (*cytotoxic T-lymphocyte-associated-protein 4*), que se liga às moléculas B7 em vez de permitir a ligação normalmente que ocorre com o receptor CD28, inibindo assim a atividade do linfócito T[1].

Na **deleção** ocorre a morte celular por ativação repetida dos linfócitos T CD4+ por antígenos próprios, o que leva à ativação da via da apoptose com eliminação de clones autorreativos. Nesse mecanismo, a expressão do receptor de morte celular, o Fas (CD95) e seu ligante (FasL) são fundamentais e acarretam a ativação das caspases que contribuem para a morte celular[1]. Essa mesma via pode ser responsável pela eliminação de linfócitos B autorreativos. Na ausência de apoptose, desenvolve-se a autoimunidade. Um protótipo de doença em humanos é a síndrome linfoproliferativa autoimune (ALPS), decorrente de mutações nos genes associados ao Fas ou naqueles que codificam proteínas associadas à morte celular.

No último mecanismo de tolerância periférica – a **supressão imunológica** –, alguns linfócitos T CD4$^+$ podem transformar-se em linfócitos T reguladores (Treg) que previnem ou inibem a ativação de linfócitos autorreativos, auxiliando na manutenção da autotolerância. Essas células têm como característica a expressão de CD25 (cadeia alfa do receptor de interleucina-2). Um fator de transcrição denominado FoxP3, membro da família *forkhead* de fatores de transcrição, é crítico para o desenvolvimento e função das

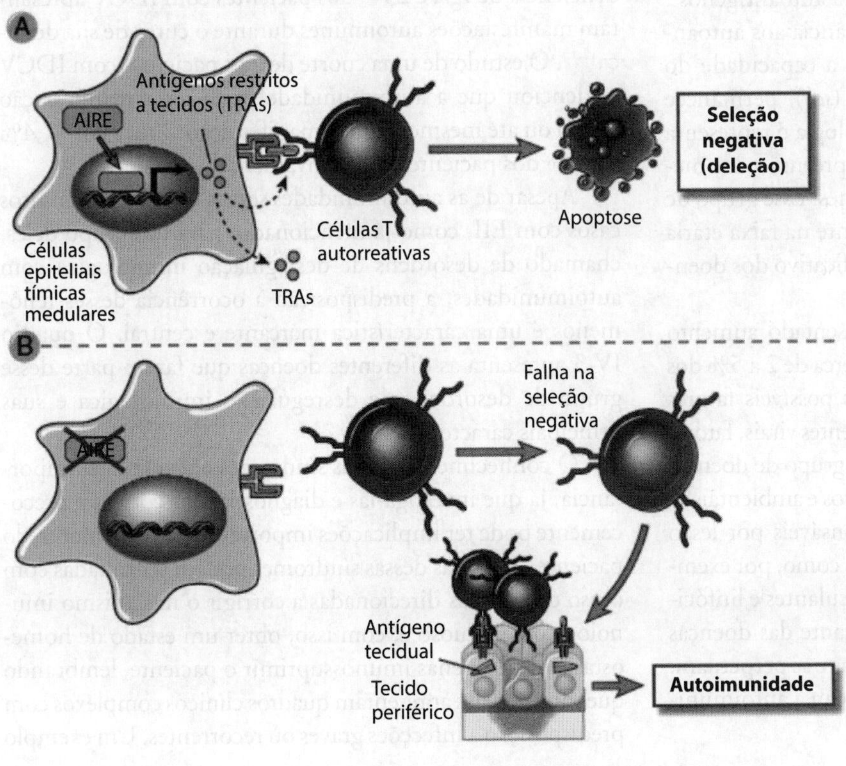

Figura IV-4. **A)** Função da proteína AIRE na deleção de células T autorreativas no timo. **B)** Na falta da ação da AIRE as células T autorreativas não são eliminadas e podem atingir tecidos e causar lesão. Adaptada de Abbas et al., 2014[1].

células T reguladoras[1]. As células Treg são linfócitos que controlam ou suprimem a função de outras células e podem ser naturais ou induzidos perifericamente, em especial no trato gastrointestinal. Várias células Treg CD4+ foram identificadas (Treg CD4+CD25[hi], Tr1, Th3) e são reconhecidas por sua ação supressora sobre outros tipos de linfócitos, seja pela produção de TGF-β e IL-10, principais inibidores da resposta Th2, seja pela presença de moléculas inibitórias como CTLA-4 (*cytotoxic T lymphocyte antigen-4*). Em humanos, a doença denominada IPEX (*immuno dysregulation polyendocrinopathy enteropathy X-linked syndrome*) é a situação onde uma mutação no gene que codifica o FoxP3 impede o desenvolvimento de células Treg.

Todos esses mecanismos descritos contribuem para a tolerância imunológica e qualquer falha no processo pode propiciar o desenvolvimento e a manutenção de células T autorreativas, levando ao desenvolvimento de autoimunidade.

Autoimunidade

Autoimunidade é o termo utilizado para definir situação onde houve falha do processo de autotolerância, sendo que o aparecimento de uma doença autoimune pode ser causado por fatores externos, como as infecções, em indivíduos geneticamente predispostos. O termo autoimunidade é muitas vezes usado erroneamente para qualquer doença na qual as reações imunes provocam danos teciduais, mesmo naquelas que é difícil ou mesmo impossível estabelecer o papel da imunidade contra antígenos próprios na causa dessas desordens. Como o processo inflamatório localizado ou generalizado é proeminente, o correto seria classificá-las como doenças inflamatórias imunomediadas, nem sempre relacionadas a autoantígenos[1].

A compreensão do fenômeno da tolerância aos autoantígenos, reconhecida classicamente como a capacidade do sistema imune em não reagir ao próprio (*self*), permanece como uma das questões centrais da imunologia e representa um importante conhecimento para a compreensão dos mecanismos envolvidos nas doenças autoimunes. Esse grupo de doenças apresenta-se cada vez mais frequente na faixa etária pediátrica, consistindo em um grupo significativo dos doentes internados em enfermarias pediátricas.

A frequência dessas doenças tem apresentado aumento significativo na população geral, afetando cerca de 2 a 5% dos indivíduos nos Estados Unidos[1]. Entre os possíveis fatores precipitantes dessas doenças, destacam-se agentes virais, fatores emocionais e fatores ambientais, sendo esse grupo de doenças o protótipo da interação entre fatores genéticos e ambientais[1,9].

Vários mecanismos efetores são responsáveis por lesão tecidual em diferentes doenças autoimunes, como, por exemplo, complexos imunes, autoanticorpos circulantes e linfócitos T autorreativos. Outro aspecto importante das doenças autoimunes é que elas costumam ser crônicas e se perpetuam. Os três principais mecanismos que promovem a autoimunidade são:

1. Defeitos na tolerância ou na regulação imune levando a um desequilíbrio entre a ativação de linfócitos T e B.
2. Aumento da expressão ou persistência de autoantígenos que normalmente deveriam ser retirados da circulação.
3. Inflamação ou uma resposta inicial do sistema imune inato com indução exagerada de resposta imune adaptativa.

Outro aspecto importante é que várias doenças autoimunes são poligênicas e apresentam predisposição genética ligada a determinados complexos MHC[1].

O sistema endócrino pode ser alvo de várias dessas doenças, sendo as principais apresentadas a seguir.

ERROS INATOS DA IMUNIDADE COM ENVOLVIMENTO DO SISTEMA ENDÓCRINO

Os erros inatos da imunidade (EII), anteriormente conhecidos como imunodeficiências primárias (IDP), são um grupo rapidamente crescente e heterogêneo de doenças. A última classificação dos EII reconhece 430 diferentes defeitos genéticos como causadores dessas doenças, que, em conjunto, apresentam como característica mais evidente a aumentada suscetibilidade a infecções[10]. No entanto, manifestações autoimunes, inflamatórias, linfoproliferativas e alérgicas fazem parte do espectro clínico de muitas dessas condições. As autoimunidades são a segunda manifestação clínica mais frequente, estando presente em um número grande dos EII[11]. Entre os EII que cursam com autoimunidades destacam-se a imunodeficiência comum variável (IDCV) e a deficiência de IgA, por serem as imunodeficiências primárias mais comuns na população. Cerca de 5-30% dos pacientes com deficiência de IgA e 25% dos pacientes com IDCV apresentam manifestações autoimunes durante o curso de sua doença[12,13]. O estudo de uma coorte de 224 pacientes com IDCV evidenciou que a autoimunidade pode ser a manifestação inicial ou até mesmo a única manifestação clínica em 17,4% e 2,3% dos pacientes, respectivamente[14].

Apesar de as autoimunidades serem comuns em muitos casos com EII, como já mencionado, para um grupo deles, chamado de desordens de desregulação imunológica com autoimunidades, a predisposição à ocorrência desses fenômenos é uma característica marcante e central. O quadro IV-3 apresenta as diferentes doenças que fazem parte desse grupo de desordens de desregulação imunológica e suas principais características[15].

O conhecimento dessas síndromes é de extrema importância, já que investigá-las e diagnosticá-las correta e precocemente pode ter implicações importantes no tratamento do paciente. Algumas dessas síndromes podem ser tratadas com o uso de terapias direcionadas a corrigir o mecanismo imunológico defeituoso e, com isso, obter um estado de homeostasia e não apenas imunossuprimir o paciente, lembrando que muitos deles apresentam quadros clínicos complexos com predisposição a infecções graves ou recorrentes. Um exemplo

Quadro IV-3. Síndromes de desregulação imunológica com autoimunidades e suas principais características[15].

Doença	Gene relacionado	Herança	Características principais
ALPS	TNFRSF6 TNFSF6 CASP10 CASP8 FADD	AD/AR AR AD AR AR	Aumento de linfócitos T $\alpha\beta$ duplo-negativos Adenopatia e/ou esplenomegalia crônica Defeito de apoptose dos linfócitos
APECED (APS-1)	AIRE	AR	Hipoparatireoidismo, hipotireoidismo, insuficiência adrenal, diabetes, disfunção gonadal e outras anormalidades endócrinas, candidíase mucocutânea crônica, hipoplasia do esmalte dentário, enteropatia, alopecia, anemia perniciosa
Deficiência de ITCH	ITCH	AR	Doença pulmonar crônica precoce (pneumonite intersticial), enteropatia, diabetes tipo 1, tireoidite, hepatite, atraso no desenvolvimento, dismorfismo facial
Deficiência de tripeptidil-peptidase II	TPP2	AR	Linfoproliferação variável, citopenias autoimunes graves, infecções recorrentes Hipogamaglobulinemia, linfopenias T e B
JAK1 GOF	JAK1	AD Mutação com ganho de função	Hepatoesplenomegalia, enterite eosinofílica, doenças da tireoide, déficit do crescimento, infecções virais Eosinofilia
Deficiência de prolidase	PEPD	AR	Úlceras cutâneas crônicas, eczema, infecções, autoanticorpos
IPEX	FOXP3	Ligada ao X	Defeito de função de Treg, enteropatia autoimune, diabetes precoce, tireoidite, anemia hemolítica, plaquetopenia, eczema Aumento de IgE e IgA
Deficiência de CD25	IL2RA	AR	Linfoproliferação, autoimunidade Defeitos da proliferação de linfócitos T, ausência de linfócitos T CD4+CD25+ com defeito de função de Treg
Deficiência de CTLA-4	CTLA-4	AD	Citopenia autoimune, enteropatia, doença pulmonar intersticial, infiltração linfocítica extralinfoide, infecções recorrentes Defeito de função de Treg, linfopenias T e B
Deficiência de LRBA	LRBA	AR	Infecções recorrentes, doença inflamatória intestinal, autoimunidades Redução de IgG e IgA na maioria, linfócitos B e T CD4 normais ou reduzidos, desregulação de linfócitos T
STAT3 GOF	STAT3	AD Mutação com ganho de função	Linfoproliferação, autoimunidades de órgãos sólidos, infecções recorrentes Aumento de sinalização da via STAT3 com aumento da diferenciação de Th17, linfoproliferação e autoimunidade Diminuição de defeito de função de Treg, diminuição de linfócitos T e B
Deficiência de BACH2	BACH2	AD	Colite linfocítica, infecções sinopulmonares Linfopenia T progressiva, defeito do desenvolvimento de linfócitos B de memória
Deficiência de CD122	IL2RB		Linfoproliferação, linfadenopatia, hepatoesplenomegalia, anemia hemolítica autoimune, dermatite, enteropatia, infecções virais recorrentes (EBV, CMV) Hipergamaglobulinemia
Deficiência de DEF6	DEF6		Hepatoesplenomegalia, enteropatia, miocardiopatia, infecções recorrentes Linfopenia T, linfócitos B normais ou reduzidos
Deficiência de FERMT1	FERMT1		Dermatose (bolhosa congênita, atrofia de pele, fotossensibilidade, fragilidade cutânea, descamação) Acúmulo intracelular de IgG, IgM, IgA e C3 nos corpos coloides abaixo da membrana basal

Modificado de Bousfiha et al., 2020.

ALPS = *autoimmune lymphoproliferative syndrome* (síndrome da linfoproliferação autoimune); AD = autossômico dominante; AR = autossômico recessivo; APECED = *autoimmune polyendocrinopathy- candidiasis-ectodermal dysplasia* (poliendocrinopatia autoimune-candidíase-displasia ectodérmica); GOF = *gain-of-function* (ganho de função); Treg = linfócitos T reguladores.

de terapia direcionada para modular o sistema imunológico é o uso de Abatacept, uma proteína de fusão composta pela porção Fc de uma imunoglobulina G1 (IgG1) com o domínio extracelular do CTLA-4, que pode ser usado para o tratamento de enteropatia e citopenias autoimunes em pacientes com haploinsuficiência de CTLA-4[16].

A seguir, descrevemos com mais detalhes as características das principais alterações de desregulação imunológica com autoimunidades por apresentarem características clínicas bastante marcantes: a síndrome da linfoproliferação autoimune (ALPS), a poliendocrinopatia autoimune com candidíase e distrofia ectodérmica (APECED) e a imunodesregulação, poliendocrinopatia e enteropatia ligada ao X (IPEX).

Síndrome autoimune linfoproliferativa – ALPS

A síndrome linfoproliferativa autoimune ou ALPS (*autoimmune lymphoproliferative syndrome*) é uma doença de desregulação imunológica secundária a defeitos em proteínas relacionadas à apoptose dos linfócitos, caracterizada por linfoproliferação benigna e autoimunidades geralmente iniciadas na infância e risco aumentado de desenvolvimento de linfoma[17].

Linfadenopatia e/ou esplenomegalia não febril e crônica são as manifestações mais frequentes e mais precoces dos pacientes com ALPS. Muitas vezes essa linfoproliferação é assintomática e encontrada ao exame físico de rotina[17,18]. Entre as autoimunidades, destacam-se as citopenias autoimunes, que geralmente são crônicas e mais graves no início da infância[17,18]. O acometimento autoimune de outros órgãos como fígado, rins e olhos pode ocorrer[19].

Os critérios diagnósticos de ALPS[20] encontram-se representados no quadro IV-4. O diagnóstico de ALPS é definitivo se o paciente apresentar os dois critérios requeridos e um critério acessório primário. Por sua vez, o diagnóstico de ALPS é considerado provável se o paciente apresentar os dois critérios requeridos e um critério acessório secundário[20]. A presença dos linfócitos alfa-beta duplo-negativos não são patognomônicos da ALPS e podem aparecer em outras doenças autoimunes como o lúpus, mas em valores elevados e maiores do que 3% do total de linfócitos ocorrem somente no ALPS. A presença de linfopenia invalida esse critério por sua interferência com a distribuição normal de linfócitos. As características clínicas e laboratoriais podem variar de acordo com o defeito genético e estão descritas no quadro IV-5[10,15].

O prognóstico a curto e longo prazos dos pacientes com ALPS é bom e seu tratamento é baseado no manejo das manifestações autoimunes e linfoproliferativas e na vigilância para o desenvolvimento de linfoma. Até o momento, não há tratamento curativo disponível, sendo a experiência com o transplante de células-tronco hematopoiéticas limitada, ficando reservado para casos graves ou que evoluírem para linfoma[17]. A mortalidade dos pacientes com ALPS está associada a sepse pós-esplenectomia, anemia hemolítica grave e malignidades, complicações reportadas em uma minoria de pacientes[18].

Quadro IV-4. Critérios diagnósticos de ALPS[20].

Critérios requeridos
• Linfadenopatia, esplenomegalia ou ambas crônicas (> 6 meses), não malignas e não infecciosas • Linfócitos T CD3 + TCRαβ + CD4-CD8– (≥ 1,5% do total de linfócitos ou ≥ 2,5% dos linfócitos CD3+) com contagem normal ou elevada de linfócitos
Acessório: primário
• Defeito de apoptose dos linfócitos (2 ensaios separados) • Mutações somáticas ou da linhagem germinativa no Fas, ligante do Fas ou caspase 10
Acessório: secundário
• Concentrações elevadas de sFASL (> 200pg/ml) OU concentrações elevadas de IL-10 (> 20pg/ml) OU concentrações plasmáticas ou séricas elevadas de vitamina B_{12} (> 1.500ng/l) OU concentrações elevadas de IL-18 (> 500pg/ml) • Achados imuno-histológicos típicos revisados por patologista com experiência • Citopenias autoimunes (anemia hemolítica, plaquetopenia ou neutropenia) e concentrações elevadas de IgG (hipergamaglobulinemia policlonal) • História familial de linfoproliferação não maligna e não infecciosa com ou sem autoimunidade

FASLG = gene do ligante do Fas; CASP10 = caspase 10; sFASL = ligante do FAS solúvel.

Poliendocrinopatia autoimune, candidíase e displasia ectodérmica

A síndrome APECED, também conhecida como síndrome poliglandular autoimune tipo 1 (APS-1-OMIM 240300), é uma doença rara, de herança autossômica recessiva, causada por mutações no gene *AIRE* (*autoimmune regulator*), relacionado ao processo de tolerância central, conforme discutido anteriormente[21]. Como consequência, pacientes com esse defeito genético apresentam múltiplas autoimunidades, sendo as mais frequentes hipoparatieoidismo, insuficiência adrenal e produção de anticorpos contra as citocinas IL-17A, IL-17F e IL-22, cuja consequência clínica é a ocorrência de candidíase mucocutânea crônica ou recorrente[22]. Essas três manifestações clínicas mencionadas são consideradas a tríade clássica da APECED[21]. Diversas outras manifestações autoimunes podem ocorrer: asplenia, alopecia, anemia perniciosa, ceratoconjuntivite, diabetes, hepatite, hipotireoidismo, falência ovariana ou testicular, vitiligo, polineuropatia desmielinizante inflamatória crônica, esclerodermia, esclerose lateral amiotrófica, degeneração pigmentar da retina, síndrome de Sjögren, artrite reumatoide, vasculites cutâneas, anemia hemolítica autoimune e doença celíaca[22-24]. As manifestações clínicas podem iniciar-se em qualquer momento da vida, desde a infância mais precoce até em pacientes já idosos, e podem ir se somando ao longo da vida[21].

O tratamento de pacientes com APECED consiste no uso de antifúngicos para tratamento da candidíase e na vigi-

Quadro IV-5. Características clínicas e laboratoriais de pacientes com síndrome de linfoproliferação autoimune (ALPS) de acordo com seu defeito genético[10,15].

Doença	Gene relacionado	Herança	Características principais
ALPS-Fas	TNFRSF6	AD ou AR	Esplenomegalia, adenopatia Citopenias autoimunes, aumento do risco de linfoma Aumento dos linfócitos T $\alpha\beta$ duplo-negativos (TCR $\alpha\beta$ + CD4-CD8–) IgG e IgA normais ou aumentadas, aumento de FasL sérico, IL-10, vitamina B_{12}
ALPS-FasL	TNFSF6	AR	Esplenomegalia, adenopatia Citopenias autoimunes, LES, aumento dos linfócitos T $\alpha\beta$ duplo-negativos FasL solúvel não aumentado
Caspase 10	CASP10	AD	Esplenomegalia, adenopatia Autoimunidades Aumento dos linfócitos T $\alpha\beta$ duplo-negativos
Caspase 8	CASP8	AR	Esplenomegalia, adenopatia Citopenias autoimunes Infecções virais e bacterianas, hipogamaglobulinemia, ativação linfocitária deficiente Linfócitos T $\alpha\beta$ duplo-negativos pouco aumentados
Deficiência de FADD	FADD	AR	Infecções virais e bacterianas, encefalopatias virais recorrentes, disfunção hepática, hipoesplenismo funcional Aumento dos linfócitos T $\alpha\beta$ duplo-negativos

Modificado de Bousfiha et al., 2020 e Tangye et al., 2019.
ALPS = *autoimmune lymphoproliferative syndrome* (síndrome da linfoproliferação autoimune); AD = autossômico dominante; AR = autossômico recessivo; FasL = ligante do Fas; IgG = imunoglobulina G; IgA = imunoglobulina A.

lância e tratamento das autoimunidades, incluindo reposições hormonais e terapias imunossupressoras[21]. É de extrema importância que os pacientes sejam orientados quanto aos sinais e sintomas das endocrinopatias, principalmente de insuficiência adrenal, pois a não identificação dessas condições tem grandes implicações na morbidade e mortalidade desses pacientes.

Síndrome de desregulação imunológica com poliendocrinopatia e enteropatia ligada ao X

A síndrome de desregulação imunológica com poliendocrinopatia e enteropatia ligada ao X (IPEX) é determinada por mutações no gene FOXP3, localizado no cromossomo X, cuja consequência é a ausência de linfócitos T reguladores (Tregs), importantes no processo de tolerância periférica, conforme descrito anteriormente, e se manifesta por autoimunidades e manifestações alérgicas de início precoce, geralmente nos primeiros meses de vida. Os linfócitos Treg se desenvolvem no timo e representam de 1 a 14% dos linfócitos do timo e periféricos, expressam altos níveis do receptor de IL-2 (CD25) e da proteína FOXP3 e são responsáveis, além da regulação para evitar a autoimunidade, também pela imunidade contra tumores, transplante, infecções e alergias. A expressão fenotípica e o grau das manifestações clínicas variam muito entre os indivíduos afetados. Enteropatia, dermatite e endocrinopatias autoimunes são as características mais marcantes dessa síndrome rara, grave e potencialmente fatal que acomete meninos[25,26].

A manifestação clínica mais frequente e precoce é geralmente a enteropatia, caracterizada por diarreia crônica, intensa e aquosa, que pode ser mucoide ou sanguinolenta, que geralmente se agrava quando o lactente passa do aleitamento materno para o uso de fórmulas infantis e associada a importante déficit pôndero-estatural[27,28]. A biópsia revela padrão de GVHD-*like* ou doença celíaca com infiltração de linfócitos e redução das vilosidades. Alergias alimentares podem estar presentes e complicar ainda mais o quadro intestinal. As alergias alimentares em pacientes com IPEX envolvem a presença de IgE específica e se manifetam com piora da diarreia após exposição ao alérgeno, bem como por outras manifestações IgE mediadas como urticária, angioedema, vômitos e anafilaxia[27].

A dermatite, também frequente e de início precoce, em geral se apresenta como eczema semelhante ao da dermatite atópica. A pele apresenta lesões que se assemelham à dermatite eczematosa, e nos casos mais graves, aspecto psoriasiforme.

Entre as endocrinopatias autoimunes, as mais fequentes são o diabetes tipo 1 e as tireoidites, sendo o hipotireoidismo mais frequente que o hipertireoidismo. O diabetes tipo 1 é o mais frequente das endocrinopatias, geralmente se inicia no primeiro ano de vida e é uma das causas mais comuns de diabetes neonatal persistente[27]. Outras manifestações descritas na síndrome são citopenias autoimunes, hepatite autoimune, nefropatia autoimune, doença pulmonar intersticial, hipopituitarismo e falência adrenal autoimune[27]. Pacientes com IPEX são ainda suscetíveis a infecções graves e invasivas por *Staphylococcus*, citomegalovírus e *Candida*[26].

A terapêutica inicial pressupõe a estabilização nutricional e das alterações hidro-eletrolíticas e metabólicas, introdução de nutrição adequada até o uso de nutrição parenteral, tratamento das infecções. O manejo do paciente com IPEX envolve o controle das autoimunidades, da linfoproliferação e das alergias, geralmente por meio do uso agressivo de imunossupressores diretamente contra os linfócitos T (ciclosporina, tacrolimus ou sirulimus), associado ao uso de corticosteroides, restrição dietética dos alérgenos alimentares e suporte nutricional[27]. No entanto, o único tratamento curativo para a doença é o transplante de células-tronco hematopoiéticas.

REFERÊNCIAS

1. Abbas AK, Lichtman AH, Pillai S, eds. Cellular and molecular immunology. 8th ed. Philadelphia: Elsevier: Saunders; 2014. p. 535.
2. Barbuto JAM. Uma visão geral do sistema imunológico. In: Schvartsman BGS, Maluf Jr PT, Carneiro-Sampaio M, eds. Alergia e imunologia para o pediatra. 3ª ed. Barueri: Manole; 2018. p. 2-15.
3. Ebbo M, Crinier A, Vély F, Vivier E. Innate lymphoid cells: major players in inflammatory diseases. Nat Rev Immunol. 2017; 17(11):665-78.
4. Marwaha AK, Leung NJ, McMurchy AN, Levings MK. TH17 Cells in Autoimmunity and Immunodeficiency: Protective or Pathogenic? Front Immunol. 2012;3:129.
5. Thapa P, Farber DL. The role of the thymus in the immune response. Thorac Surg Clin. 2019;29(2):123-31.
6. Somech R. T-cell receptor excision circles in primary immunodeficiencies and other T-cell immune disorders. Curr Opin Allergy Clin Immunol. 2011;11(6):517-24.
7. Metzger TC, Anderson MS. Control of central and peripheral tolerance by Aire. Immunol Rev. 2011;241(1):89-103.
8. Mathis D, Benoist C. Aire. Annu Rev Immunol. 2009;27:287-312.
9. Christen U. Pathogen infection and autoimmune disease. Clin Exp Immunol. 2019;195(1):10-14.
10. Tangye SG, Al-Herz W, Bousfiha A, Chatila T, Cunningham-Rundles C, Etzioni A, et al. Human inborn errors of immunity: 2019 Update on the Classification from the International Union of Immunological Societies Expert Committee. J Clin Immunol. 2020;40(1):24-64.
11. Azizi G, Ziaee V, Tavakol M, Alinia T, Yazdai R, Mohammadi H, et al. Approach to the management of autoimmunity in primary immunodeficiency. Scand J Immunol. 2017;85(1):13-29.
12. Yazdani R, Azizi G, Abolhassani H, Aghamohammadi A. Selective IgA deficiency: epidemiology, pathogenesis, clinical phenotype, diagnosis, prognosis and management. Scand J Immunol. 2017; 85(1):3-12.
13. Guffroy A, Gies V, Martin M, Korganow AS. Primary immunodeficiency and autoimmunity. Rev Med Intern. 2017;38(6):383-92.
14. Quinti I, Soresina A, Spadaro G, Martino S, Donnanno S, Agostini C, et al. Long-term follow-up and outcome of a large cohort of patients with common variable immunodeficiency. J Clin Immunol. 2007;27(3):308-16.
15. Bousfiha A, Jeddane L, Picard C, Al-Herz W, Ailal F, Chatila T, et al. Human inborn errors of immunity: 2019 Update of the IUIS Phenotypical Classification. J Clin Immunol. 2020;40(1):66-81.
16. Leiding JW, Ballow M. Redefining precision medicine in disorders of immune dysregulation. J Allergy Clin Immunol Pract. 2019; 7(8):2801-3.
17. Shah S, Wu E, Rao VK, Tarrant TK. Autoimmune lymphoproliferative syndrome: an update and review of the literature. Curr Allergy Asthma Rep. 2014;14(9):462-7.
18. Rao VK, Oliveira JB. How I treat autoimmune lymphoproliferative syndrome. Blood. 2011;118(22):5741-51.
19. Neven B, Magerus-Chatinet A, Florkin B, Gobert D, Lambotte O, De Somer L, et al. A survey of 90 patients with autoimmune lymphoproliferative syndrome related to TNFRSF6 mutation. Blood. 2011;118(18):4798-807.
20. Oliveira JB, Bleesing JJ, Dianzani U, Fleisher TA, Jaffe ES, Lenardo MJ, et al. Revised diagnostic criteria and classification for the autoimmune lymphoproliferative syndrome (ALPS): report from the 2009 NIH International Workshop. Blood. 2010;116(14):e35-40.
21. Husebye ES, Anderson MS, Kämpe O. Autoimmune polyendocrine syndromes. N Engl J Med. 2018;378(12):1132-41.
22. Kisand K, Peterson P. Autoimmune polyendocrinopathy candidiasis ectodemal dystrophy. J Clin Immunol. 2015;35:463-78.
23. Husebye ES, Perheentupa J, Rautemaa R, Kampe O. Clinical manifestations and management of patients with autoimunepolyendocrine syndrome type I. J Intern Med. 2009;265(5):514-29.
24. Ferre EM, Rose SR, Rosenzweig SD, Burbelo PD, Romito KR, Niemela JE, et al. Redefined clinical features and diagnostic criteria in autoimmune polyendocrinopathy-candidiasis-ectodermal dystrophy. JCI Insight. 2016;1(13):e88782.
25. Gambineri E, Perroni L, Passerini L, Bianchi L, Doglioni C, Meschi F, et al. Clinical and molecular profile of a new series of patients with immune dysregulation, polyendocrinopathy, enteropathy, X-linked syndrome: Inconsistent correlation between forkhead box protein 3 expression and disease severity. J Allergy Clin Immunol. 2008;122(6):1105-12.
26. Gambineri E, Torgerson TR, Ochs HD. Immune dysregulation, polyendocrinopathy, enteropathy and X-linked inheritance (IPEX), a syndrome of systemic autoimmunity caused by mutations of FOXP3, a critical regulator of T-cell homeostasis. Curr Opin Rheumatol. 2003;15:430-35.
27. Sulivan KE, Stiehm ER. Stiehm´s immune deficiencies. Elsevier Inc., 2014.
28. Torgerson TR, Ochs HD. Immune dysregulation, polyendocrinopathy, enteropathy, X-linked: forkhead box protein 3 mutations and lack of regulatory T cells. J Allergy Clin Immunol. 2007; 120:744-50.

PARTE V

Investigação em Endocrinologia Pediátrica

COORDENADORA

Lisa Suzuki

Laboratório em Endocrinologia Pediátrica

José Gilberto Henriques Vieira

INTRODUÇÃO

O diagnóstico completo, bem como o seguimento, das diferentes doenças encontradas em Endocrinologia Pediátrica é extremamente dependente de testes laboratoriais que comprovem as alterações hormonais esperadas e sua reversão em função da terapêutica. A tecnologia disponível para essas dosagens tem evoluído continuamente, permitindo que as principais doenças possam atualmente ser diagnosticadas e controladas com segurança. Tal não era o quadro há algumas décadas, e a modificação fundamental ocorreu nos anos 1960 e 1970 do século passado com a introdução das técnicas de radioimunoensaio, tanto para hormônios proteicos como esteroides[1,2]. A constante evolução técnica, com a introdução de novos desenhos de ensaios, marcadores não radiativos, anticorpos monoclonais, processos de automação e metodologias de análise por espectrometria de massas, permite a disponibilidade atual de métodos de sensibilidade, precisão e acurácia de qualidade crescente. Na realidade, possíveis problemas ainda existentes são mais dependentes de uso inadequado de métodos do que de limitações metodológicas *per se*.

Como descreveremos a seguir, diversas facetas peculiares à população pediátrica requerem análise especial. Entre estas destacamos o tipo de amostra, a condição de coleta e a correta adoção de valores de referência. Este último aspecto talvez seja o mais complexo, desde que a definição de tais valores para muitos analitos é, além de dependente da metodologia, altamente ligada ao sexo, à idade e ao desenvolvimento puberal. Este último parâmetro, muitas vezes de definição complexa, é em geral desconhecido do laboratório, o que gera dificuldades na referência de valores normais.

PRINCIPAIS METODOLOGIAS LABORATORIAIS EMPREGADAS EM ENDOCRINOLOGIA PEDIÁTRICA

Os radioimunoensaios descritos há algumas décadas continuam disponíveis e essenciais para algumas dosagens hormonais. Baseiam-se no princípio da competição entre uma preparação contendo quantidades limitadas de uma substância, idêntica àquela a ser medida e marcada com um traçador radiativo (iodo-125 ou trício), a amostra que contenha a substância a ser medida (analito) e uma quantidade fixa de anticorpo. Após incubação por tempo definido, a separação das fases ligadas ou não ao anticorpo é realizada e procede-se à contagem da radiatividade em uma das fases. Quanto mais analito existir na amostra, menos substância marcada se ligará ao anticorpo. O resultado é comparado ao obtido empregando-se uma curva padrão. Pelo seu princípio, esses métodos são classificados como competitivos, sendo sua sensibilidade e especificidade altamente dependentes do anticorpo empregado. A evolução dos ensaios competitivos se deu basicamente no tipo de traçador empregado (substituindo-se os isótopos radiativos por enzimas, marcadores fluorescentes ou luminescentes) e pela automação e padronização dos processos de separação.

Quando discutimos dosagens hormonais, a evolução metodológica tem estreita correlação com o tamanho molecular do hormônio a ser medido. Hormônios ditos de baixo peso molecular, como esteroides e tironinas, continuam, na maioria dos casos, dependentes de ensaios competitivos, como os descritos acima. Já moléculas de peso molecular acima de 3.000 Daltons, como os hormônios polipetídicos hipofisários, beneficiaram-se da evolução metodológica que foi a introdução dos ensaios imunométricos baseados em anticorpos monoclonais[3]. Tais ensaios revolucionaram a medida de uma série de hormônios polipeptídicos como as gonadotrofinas hipofisárias (LH, FSH), o hormônio do crescimento (GH), a tirotrofina (TSH) e a insulina, entre tantos outros de interesse. A principal característica desse tipo de metodologia é o desenho não competitivo, baseado em dois anticorpos (em geral monoclonais), um de captura e outro de revelação, o que permite ensaios mais estáveis, sensíveis e específicos. Eles são classificados de acordo com o tipo de gerador de sinal empregado no anticorpo de revelação, assim, por exemplo, se o revelador for uma substância fluorescente trata-se de um ensaio imunofluorométrico. Na figura V-1 representamos esquematicamente um ensaio competitivo (A) e um imunométrico (B). A limitação dos ensaios imunométricos está na necessidade de que a estrutura a ser medida deve ser reconhecida por dois anticorpos simultaneamente, daí o limite de tamanho molecular que restringe seu emprego a moléculas de mais de 3.000 Daltons, excluindo esteroides e tironinas.

Uma alternativa aos ensaios competitivos utilizados para os esteroides e tironinas, que está ocupando espaço cada vez maior na rotina laboratorial, em especial em laboratórios de referência são as técnicas de espectrometria de massa. Elas permitem ensaios mais sensíveis e, especialmente no caso dos esteroides hormonais, mais específicos e que deverão constituir-se, em futuro próximo, na metodologia básica para as dosagens de hormônios de baixo peso molecular[4-6].

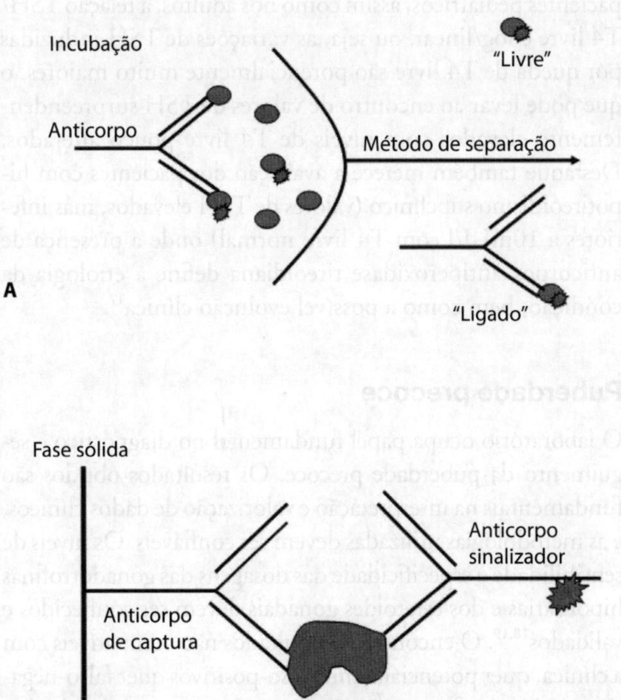

Figura V-1. Representação esquemática dos principais métodos utilizados em dosagens hormonais. **A)** Esquema representativo de um ensaio competitivo. **B)** Esquema representativo de um ensaio imunométrico, não competitivo. Em ambos, o traçador pode ser de diferentes tipos, radiativo ou não radiativo.

PECULIARIDADES DA COLETA DE AMOSTRAS

Inúmeras são as condições pré-analíticas que, potencialmente, podem causar problemas não só técnicos como também de interpretação de dosagens hormonais[7]. No caso de amostras pediátricas, essas condições são ainda mais marcantes e apresentam algumas peculiaridades, sendo as mais importantes comentadas em sequência.

No caso da dieta e necessidade de jejum, a população pediátrica, em especial crianças pequenas, deve ser encarada diferentemente de uma população adulta. A necessidade de jejum deve ser ditada pelo ritmo alimentar da criança e suas características ditadas em especial pela faixa etária. Já a obediência a ritmos circadianos (como no caso de dosagens de cortisol ou TSH) deve ser mantida dentro do possível. Uma regra básica é que a coleta seja feita sempre no mesmo período do dia, preferencialmente pela manhã, em especial se for necessário acompanhamento de longo prazo e não se tratar de situação de emergência.

Particularmente importantes em crianças são também as alterações dos hormônios de estresse induzidos pela condição de coleta de sangue. Dificuldades de punção venosa, ambiente estranho, contenção física, recordação de experiências traumáticas são circunstâncias muitas vezes inevitáveis. A documentação desse tipo de condição e sua transcrição em conjunto com o resultado podem ajudar o médico solicitante a interpretar os resultados, em especial nas dosagens de GH, cortisol, ACTH, catecolaminas e mesmo glicemia. Adicionalmente, devemos sempre ter em mente que condições clínicas não relacionadas à doença endócrina podem interferir nos resultados, como, por exemplo, pacientes com insuficiência renal e outras condições clínicas graves, além do uso crônico de medicações como glicocorticoides.

No que se refere à amostra propriamente dita, a dificuldade de coleta pode, muitas vezes, trazer consigo problemas como presença de hemólise ou restrições do volume da amostra disponível. A hemólise resulta em geral da lentidão do fluxo e consequente aplicação de pressão negativa excessiva. Algumas dosagens são particularmente sensíveis à presença de hemólise, destacando-se a de insulina, ACTH e PTH. Hormônios polipeptídicos são mais sensíveis ao fenômeno do que a maioria dos hormônios esteroides. Nunca é demais lembrar adicionalmente que o tubo utilizado na coleta deve ser compatível com as dosagens a serem realizadas. Quanto ao volume da amostra necessário, a evolução metodológica tem trazido, via de regra, diminuição do volume necessário para as dosagens. No entanto, esse ainda pode ser um fator restritivo, e bom senso e prioridade são fundamentais no julgamento.

DEFINIÇÃO DE VALORES NORMAIS E COMPARAÇÃO ENTRE MÉTODOS

A definição de valores de referência é, para a maioria dos parâmetros, bastante complexa em uma população pediátrica. A aceitação de parâmetros de referência definidos para populações adultas é, *a priori*, inaceitável. No entanto, poucos são os estudos que tentam definir valores para populações pediátricas. Essa raridade muito tem a ver com a dificuldade de coleta e a necessidade de grande número de indivíduos para a definição de valores de referência, sendo que muitas vezes grupos etários muito próximos já apresentam diferenças significativas. Mesmo em crianças pré-púberes, diferenças relativas ao sexo já são evidentes[8-11]. Outro aspecto importante são as variações dos esteroides hormonais ao longo dos estágios puberais, sendo que, neste caso, somam-se variáveis relativas ao estágio puberal, ao sexo e ao ritmo secretório de alguns hormônios como o LH. Nesse caso específico, a interpretação de um resultado deve considerar a possibilidade de resultados falso-negativos ou falso-positivos em função da secreção episódica.

Um grupo de dosagens particularmente sensível à evolução da idade em crianças são os marcadores de metabolismo ósseo. Como esse tipo de dosagem apresenta interesse crescente, é importante lembrar a grande importância da definição correta de valores de referência, o que foi em parte preenchido por recente e extenso trabalho[10]. Outra condição difícil é a definição de valores de referência para esteroides gonadais nos primeiros meses de vida. A diferença entre sexos é marcante, valores decrescem significativamente ao longo do primeiro mês e em meninos normais a atividade testicular leva a valores de testosterona acima dos valores pré-puberais entre o segundo e o sexto mês de vida[12,13].

Um fator adicional, muitas vezes esquecido, é o que se refere à comparação entre métodos. Teoricamente, apesar de diferentes métodos desenhados para a medida da mesma substância devessem resultar em valores comparáveis, isso nem sempre é verdade. Esse fato ocorre principalmente em metodologias baseadas em anticorpos (imunoensaios competitivos e não competitivos) e que medem hormônios de composição heterogênea em circulação, como os hormônios hipofisários. Apesar da automação, emprego de padrões de referência internacionais (recombinantes em sua maioria) e uniformização das características dos anticorpos (em especial monoclonais), esse é fenômeno que deve ser sempre considerado quando comparamos resultados obtidos empregando diferentes metodologias. Um exemplo desse fenômeno são os ensaios para GH[14] e os ensaios para IGF-I, onde, adicionalmente, a metodologia empregada para a dissociação da IGF-I das proteínas ligadoras é fator condicionante de interferência[15].

No quadro V-1 são apresentados dados de valores de referência de algumas dosagens hormonais de importância em Endocrinologia Pediátrica.

COMENTÁRIOS SOBRE O USO DO LABORATÓRIO NO DIAGNÓSTICO E SEGUIMENTO DAS ENDOCRINOPATIAS MAIS FREQUENTES

Disfunções tireoidianas

É especialmente importante a observação correta de valores de referência para os testes de função tireoidiana em pediatria[9]. Particularmente, os valores de T4 e T3 totais e livres diferem significativamente dos da população adulta, sendo esse fenômeno inversamente proporcional à idade. Outra condição peculiar, resultado de programas de detecção neonatal de hipotireoidismo, é o encontro de valores normais de TSH e baixos de T4 total. Esse quadro laboratorial sugere *a priori* hipotireoidismo secundário à deficiência de TSH, no entanto decorre em sua maior parte por deficiência congênita de TBG, condição benigna que não necessita de tratamento[16]. Uma peculiaridade dessa condição é que por ser herança ligada ao X é praticamente exclusiva do sexo masculino. Adicionalmente, nesses casos espera-se uma dosagem de T4 livre normal, e realmente o é quando obtida por dosagem após diálise, o método de referência. No entanto, esta metodologia (T4 livre pós-diálise) é pouco disponível, sendo os valores obtidos com o emprego dos métodos indiretos falsamente elevados, desde que esses métodos pressupõem níveis de TBG normais. Como detalhe adicional em pacientes pediátricos, assim como nos adultos, a relação TSH/T4 livre é log/linear, ou seja, as variações de TSH induzidas por queda de T4 livre são potencialmente muito maiores, o que pode levar ao encontro de valores de TSH surpreendentemente elevados com níveis de T4 livre pouco alterados. Destaque também merece a avaliação dos pacientes com hipotireoidismo subclínico (valores de TSH elevados, mas inferiores a 10mUI/l com T4 livre normal) onde a presença de anticorpos antiperoxidase tireoidiana define a etiologia da condição, bem como a possível evolução clínica[17].

Puberdade precoce

O laboratório ocupa papel fundamental no diagnóstico e seguimento da puberdade precoce. Os resultados obtidos são fundamentais na interpretação e valorização de dados clínicos, e as metodologias utilizadas devem ser confiáveis. Os níveis de sensibilidade e especificidade das dosagens das gonadotrofinas hipofisárias e dos esteroides gonadais devem ser conhecidos e validados[18,19]. O encontro de resultados não compatíveis com a clínica, quer potencialmente falso-positivos quer falso-negativos, exige confirmação com nova coleta e repetição, de preferência em paralelo e/ou com metodologia diferente, antes que novas medidas, diagnósticas ou terapêuticas, sejam tomadas[20]. O desenvolvimento de ensaios mais sensíveis, em especial para a dosagem de LH, tem ampliado a utilidade do ensaio. Como ilustração, na figura V-2 são apresentados resultados de

Quadro V-1. Relação de valores de referência para algumas dosagens importantes em Endocrinologia Pediátrica.

	Valores de referência
Androstenediona	Crianças pré-púberes de mais de 1 ano: até 50ng/dl
DHEA	Crianças pré-púberes de mais de 1 ano: até 250ng/dl
DHEA-S	De 6 meses a 5 anos: até 15µg/dl De 6 a 10 anos: 17 a 220µg/dl De 11 a 15 anos: 38 a 320µg/dl De 16 a 20 anos: 89 a 420µg/dl
Estradiol	De 1 a 10 anos: sexo masculino até 2ng/dl (20pg/ml); sexo feminino de 0,6 a 2,7ng/dl (6 a 27pg/ml)
FSH	Pré-púberes: até 4UI/l
17-Alfa-hidroxiprogesterona	Pré-púberes: até 90ng/dl
IGF-I	Mais de 1 mês de idade até 6 anos (ambos os sexos): valores mínimos acima de 50ng/ml, mediana de 150 e valores máximos até 300ng/ml (95%) Dos 7 aos 20 anos valores crescentes até os 15-16 anos, quando atingem mediana de 500ng/ml (95% entre 220 e 1.000ng/ml, decaindo lentamente a partir de então e atingindo os valores de adultos jovens (mediana de 230 e 95% entre 130 e 400ng/ml) aos 20 anos
IGFBP-3	Valores crescentes desde medianas de 500ng/ml no recém-nascido, que atingem 1.600ng/ml com 12 meses e 2.700 (1.300 a 5.600)ng/ml aos 6 anos. Valores crescentes dos 7 aos 16 anos com medianas que vão de 3.000 (1.500 a 6.000) até 5.800 (3.500 a 10.000)ng/ml no período. A partir dessa idade os valores tendem a decrescer lentamente até atingir o esperado para adultos jovens com mediana de 4.500 (3.000 a 7.000)ng/ml
LH	Pré-púberes: até 1UI/l
Progesterona	Pré-púberes: até 40ng/dl
Testosterona total	Pré-púberes: até 40ng/dl
T4 total	Na primeira semana de vida: valor médio de 15µg/dl Até 1 mês: 8,2 a 16,6µg/dl De 1 a 12 meses: 7,2 a 15,6µg/dl De 1 a 5 anos: 7,3 a 15,0µg/dl De 5 a 12 anos: 6,4 a 13,3µg/dl Acima de 12 anos: 4,5 a 12,0µg/dl
T3 total	Até 5 anos: 105 a 269ng/dl 5 a 12 anos: 94 a 241ng/dl De 12 a 20 anos: 72 a 214ng/dl
TSH	Primeira semana de vida: até 15mUI/l De uma semana a 11 meses: 0,80 a 6,3mUI/l De 1 a 5 anos: 0,7 a 6,0mUI/l De 6 a 10 anos: 0,6 a 5,4mUI/l De 11 a 15 anos: 0,5 a 4,9mUI/l De 16 a 20 anos: 0,5 a 4,4mUI/l

estudo realizado em nosso laboratório com o emprego de um ensaio para LH com sensibilidade funcional de 0,01mUI/l, onde valores inferiores a 1UI/l só foram encontrados em crianças em estágio puberal 1 e 2 de Tanner.

Déficit de crescimento

Existe bastante controvérsia quanto ao protocolo laboratorial a ser seguido na confirmação diagnóstica de deficiência de GH[21]. A padronização dos testes de estímulo para GH e um amplo conhecimento de suas limitações e riscos são disponíveis, tendo sido particularmente enfocado em nosso meio em que o teste com clonidina tem sido amplamente utilizado[22,23]. No entanto, mais até do que em outras áreas de Endocrinologia Pediátrica, a aplicação de raciocínio lógico, associado a medidas auxiológicas corretas, reserva a princípio os testes funcionais a poucos pacientes. As dosagens de IGF-I e sua proteína carregadora principal, a IGFBP-3, tem encontrado cada vez mais aplicação na complementação do estudo, sendo valores de referência confiáveis disponíveis atualmente[24].

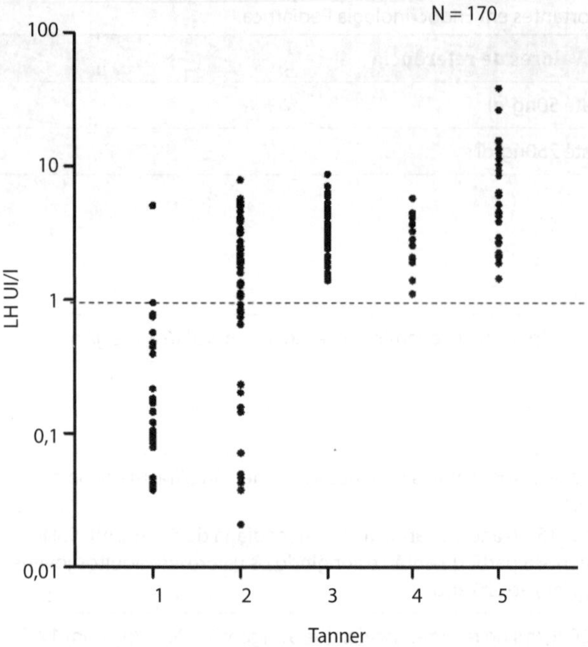

Figura V-2. Distribuição de valores de LH medidos com o emprego de ensaio imunométrico de alta sensibilidade em um grupo de crianças (n = 170) normais em diferentes estágios puberais segundo a classificação de Tanner. Notar que nenhuma criança classificada como pertencente aos grupos de Tanner 3 a 5 apresentou valores de LH abaixo de 1,0UI/l.

Deficiências enzimáticas adrenais

Entre as deficiências enzimáticas adrenais destaca-se, pela frequência e importância clínica, a deficiência de 21-hidroxilase. Seu diagnóstico baseia-se na dosagem de 17-alfa-hidroxiprogesterona (17OHP), esteroide que se acumula em circulação por ser o principal substrato da atividade enzimática deficiente. Entre o extenso espectro de apresentação da deficiência, o diagnóstico laboratorial pode basear-se apenas na dosagem basal da 17OHP, ou ser necessário um teste de estímulo com ACTH. As metodologias disponíveis na rotina, baseadas em ensaios competitivos diretos, são em geral aceitáveis para os casos típicos. No entanto, podem apresentar limitações em circunstâncias especiais, como em recém-nascidos, em especial prematuros, nos quais a presença em circulação de altos níveis de esteroides interferentes pode levar a resultados falsamente elevados de 17OHP. Em função da utilização de ensaios diretos na maioria dos programas de detecção neonatal, existe o risco do encontro de casos falso-positivos ou limítrofes, em que a avaliação clínica cuidadosa, associada a nova dosagem empregando metodologia de referência (preferencialmente baseada em cromatografia e leitura por espectrometria de massa), deve preceder o início de medicação substitutiva. A disponibilidade de ensaios com base em cromatografia líquida de alto desempenho seguida de leitura por espectrometria de massa em tandem (LC-MS/MS) possibilita, além da dosagem precisa e sensível da 17OHP, a dosagem de outros esteroides como o 11-desoxicortisol e consequente diagnóstico de defeitos de síntese mais raros como o da enzima 11-beta-hidroxilase[5]. Na figura V-3 está representado estudo comparativo realizado em nosso laboratório comparando os resultados de 17OHP entre duas metodologias, radioimunoensaio (RIE) com amostra previamente purificada por cromatografia líquida de alto desempenho (HPLC-RIE) e cromatografia líquida seguida de espetrometria de massa em tandem (LC-MS/MS). Apesar da correlação muito boa (r = 0,9687), é nítida a tendência a valores mais elevados com o RIE, neste caso, apesar de os métodos preparativos serem equivalentes. Essas diferenças podem também ser importantes quando do dignóstico diferencial de pubarca precoce, em que a medida dos valores basais de 17OHP por método confiável pode ser decisiva quanto à necessidade ou não da realização de teste de estímulo com ACTH[25].

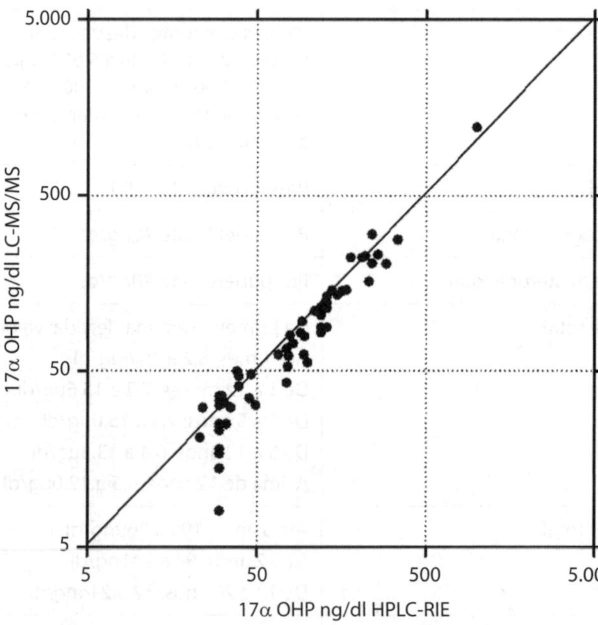

Figura V-3. Estudo da correlação entre resultados obtidos na dosagem de 17- hidroxiprogesterona em 61 amostras de soro utilizando dois métodos distintos, ambos empregando método preparativo baseado em extração e cromatografia. A leitura final em um caso foi realizada em espectrômetro de massa em tandem (LC-MS/MS) e no outro utilizando um radioimunoensaio clássico (HPLC-RIE). Nota-se a boa correlação, mas também a tendência à obtenção de valores mais elevados com a técnica de RIE.

REFERÊNCIAS

1. Berson SA, Yalow RS, Glick SM, Roth J. Immunoassay of protein and peptide hormones. Metabolism. 1964;13:Suppl:1135-53.
2. Furuyama S, Mayes DM, Nugent CA. A radioimmunoassay for plasma testosterone. Steroids. 1970;16(4):415-28.
3. Vieira JGH, Lombardi MT, Nishida SK. Monoclonal antibody-based immunoenzymometric assay for human growth hormone. Braz J Med Biol Res. 1990;23(3-4):293-6.

4. Vieira JGH, Nakamura OH, Carvalho VM. Dosagem de cortisol e cortisona livres urinários empregando cromatografia líquida associada a espectrometria de massa em tandem (LC-MS/MS). Arq Bras Endocrinol Metab. 2005;49:291-8.
5. Carvalho VM, Nakamura OH, Vieira JG. Simultaneous quantitation of seven endogenous C-21 adrenal steroids by liquid chromatography tandem mass spetrometry in huma serum. J Chromatogr B Analyt Technol Biomed Life Sci. 2008;872(1):154-61.
6. Vieira JG Nakamura OH, Ferrer CM, Tachibana TT, Endo MH, Carvalho VM. Importância da metodologia na dosagem de testosterona sérica: comparação entre um imunoensaio direto e um método fundamentado em cromatografia líquida de alta performance e espectrometria de massa em tandem (HPLC/MS-MS). Arq Bras Endocrinol Metab. 2008;(52):1050-5.
7. Vieira JGH. Avaliação dos potenciais problemas pré-analíticos e metodológicos em dosagens hormonais. Arq Bras Endocrinol Metab. 2002;46(1):9-15.
8. Zurakowski D, Di Canzio J, Majzoub JA. Pediatric reference intervals for serum thyroxine, triiodothyronine, thyrotropin and free thyroxine. Clin Chem. 1999;45(7):1087-91.
9. Elmlinger MW, Kühnel W, Weber MM, Ranke MB. Refernce ranges for two automated chemiluminescent assays for serum insulin-like growth factor I (IGF-I) and IGF-binding protein 3 (IGFBP-3). Clin Chem Lab Med. 2004;42(6):654-64.
10. Rauchenzauner M, Schmid A, Heinz-Erian P, Kapelari K, Falkensammer G, Griesmacher A, et al. Sex- and age-specific reference curves for serum markers of bone turnover in healthy children from 2 months to 18 years. J Clin Endocrinol Metab. 2007;92(2):443-9.
11. Löfqvist C, Andersson E, Gelander L, Rosberg S, Hulthen L, Blum WF, et al. Reference values for insulin-like growth factor-binding protein-3 (IGFBP-3) and the ratio of insulin-like growth factor-I to IGFBP-3 throughout childhood and adolescence. J Clin Endocrinol Metab. 2005;90(3):1420-7.
12. Winter JS, Hughes IA, Reyes FI, Faiman C. Pituitary-gonadal relations in infancy: 2. Patterns of serum gonadal steroid concentration in man from birth to two years of age. J Clin Endocrinol Metab. 1976;429(4):679-86.
13. Bergadá I, Milani C, Bedecarrás P, Andreone L, Ropelato MG, Gottlieb S, et al. Time course of serum gonadotropin surge, inhibins, and anti-müllerian hormone in normal newborn males during the first month of life. J Clin Endocrinol Metab. 2006;91(10):4092-8.
14. Rakover Y, Lavi I, Masalah R, Issam T, Weiner E, Ben-Shlomo I. Comparison between four immunoassays for growth hormone (GH) measurement as guides to clinical decisions following GH provocative tests. J Pediatr Endocrinol Metab. 2000;13(6):637-43.
15. Khosravi J, Diamandi A, Bodani U, Khaja N, Krisna RG. Pitfalls of immunoassay and sample for IGF-I: comparison of different assay methodologies using various fresh and stored serum samples. Clin Biochem. 2005;38(7):659-66.
16. Vieira JGH, Tachibana TT, Obara LH, Nishida SK, Lombardi MT, Maciel RMB. Desenvolvimento de ensaio imunofluorométrico para a medida da globulina ligadora de tiroxina (thyroxine-bindingglobulin, TBG) e sua aplicação em casos de deficiência da proteína. J Bras Patol Med Lab. 2002;38(4):225-60.
17. Rapa A, Monzani A, Moia S, Vivenza D, Bellone S, Petri A, et al. Subclinical hypothyroidism in children and adolescents: a wide range of clinical, biochemical, and genetic factors involved. J Clin Endocrinol Metab. 2009;94:2414-20.
18. Brito VN, Batista MC, Borges MF, Latrônico AC, Kohek MBF, Thirone ACP, et al. Diagnostic value of fluorometric assays in the evaluation of precocious puberty. J Clin Endocrinol Metab. 1999; 84(10):3539-44.
19. Resende EAMR, Lara BHJ, Reis JD, Ferreira BP, Pereira GA, Borges MF. Assessment of basal and gonadotropin-releasing hormone-stimulated gonadotropins by immunochemiluminometric and immunofluorometric assays in normal children. J Clin Endocrino lMetab. 2007;92(4):1424-9.
20. Damiani D. Laboratory diagnosis of precocious puberty. Arq Bras Endocrinol Metab. 2002;46(1):85-95.
21. Hintz RL. The role of auxologic and growth factor measurements in the diagnosis of growth hormone deficiency. Pediatrics. 1998; 102(2):524-6.
22. Silva EGP, Slhessarenko N, Arnhold IJP, Batista MC, Stefan V, Osório MGF, et al. GH values after clonidine stimulation measured by immunofluorometric assay in normal prepubertal children and GH-deficient patients. Hormone Research. 2003;59(5):229-33.
23. Marui S, Oliveira CHMC, Souza SACL, Berger K, Khawali C, Hauache OM, et al. Tolerância ao teste de clonidina em 180 pacientes: estudo da eficácia da expansão volêmica para o controle de hipotensão arterial. Arq Bras Endocrinol Metab. 2005;49(4): 510-5.
24. Löfqvist C, Andersson E, Gelander L, Rosberg S, Blum WF, Albertsson K. Reference values for IGF-I throughout childhood and adolescence: a model that accounts simultaneously for the effect of gender, age, and puberty. J Clin Endocrinol Metab. 2001; 86(12):5870-6.
25. Armengaud J-B, Charkaluk M-L, Trivin C, Tardy V, Bréart G, Brauner R, et al. Precociuous pubarche: distinguishing late-onset congenital adrenal hyperplasia from premature adrenarche. J Clin Endocrinol Metab. 2009;94(8):2835-40.

Avaliação por Imagem

Bases Físicas da Imagem Ultrassonográfica

Gisele Correa de Almeida

INTRODUÇÃO

A ultrassonografia é um método diagnóstico que utiliza o eco gerado pelo som para demonstrar em tempo real as estruturas e órgãos.

Lazzaro Spallanzani, naturalista italiano, constatou, em 1793, que os morcegos se orientavam melhor pela audição do que pela visão. Lorde Rayleigh, cientista inglês, em 1877 lançou seu tratado da teoria do som, inaugurando a física acústica moderna. Em 1880, Jacques e Pierre Curie deram uma contribuição valiosa descrevendo as características de alguns cristais com propriedades piezoelétricas.

A partir da década de 1980, a ultrassonografia foi impulsionada pelo desenvolvimento tecnológico transformando-se em um instrumento fundamental de investigação diagnóstica, sendo o método de imagem mais versátil e com excelente custo-benefício:

- Método não invasivo ou minimamente invasivo.
- Não apresenta efeitos nocivos dentro do uso diagnóstico.
- Fornece imagens seccionais da anatomia, podendo ser obtidas em qualquer orientação espacial.
- As imagens são adquiridas praticamente em tempo real, permitindo a avaliação do movimento de estruturas corporais.
- Permite o estudo hemodinâmico não invasivo por meio do efeito Doppler.

ACÚSTICA BÁSICA

O som é resultado da energia que viaja através da matéria como onda, sendo, portanto, uma onda mecânica, necessitando de meio material para se propagar. A produção do som é possível a partir da existência de fontes vibrantes e sua propagação ocorre pela vibração das partículas do meio, carregando energia e não matéria. Ou seja, não há transporte verdadeiro das partículas, mas apenas oscilações (compressões e rarefações) dessas em torno de um ponto de repouso. O registro dessas alterações é uma onda com forma sinusoidal (senoide).

Como mostra a figura V-4, o zero (0) corresponde à situação de repouso, a parte positiva corresponde à área de compressão, e a parte negativa, à de rarefação. A amplitude corresponde à intensidade da onda sonora, isto é, ao máximo de contração ou rarefação das partículas. O comprimento de onda (λ) corresponde à distância entre fenômenos sucessivos de compressão e rarefação. O comprimento de onda depende da velocidade do som no meio e da frequência utilizada.

A unidade de medida da frequência é o Hertz (Hz). A frequência é o número de ciclos (oscilações) completos em uma unidade de tempo, sendo 1Hz = 1 oscilação por segundo (1.000Hz = 1kHz, 1.000.000Hz = 1MHz).

De acordo com sua frequência, o som é dividido em três categorias: infrassom (< 20Hz), som audível (entre 20 e 20.000Hz) e ultrassom (> 20.000Hz). As frequências utilizadas para a aplicação diagnóstica variam de 2MHz a 15MHz (2.000.000Hz a 15.000.000Hz). Na natureza, as frequências acústicas variam de menos de 1Hz a mais de 100kHz , como exemplificado: humanos 20Hz-20kHz, cães 50Hz-50kHz, morcegos 1kHz-120kHz, golfinhos 150Hz-150kHz.

A velocidade do som é determinada pela resistência do meio à compressão, o que é constante para cada material, dependendo da sua propriedade elástica e da sua densidade. Exemplos em metro por segundo (m/s): ar 330, pulmão 600, gordura 1.460, água 1.480, fígado 1.555, sangue 1.560, rins

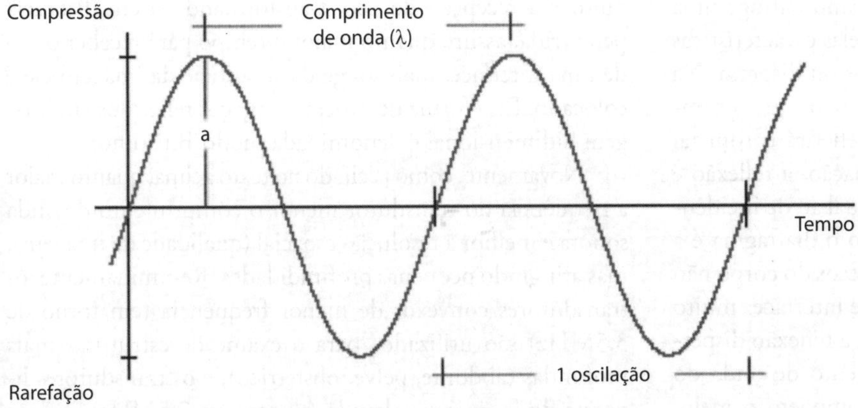

Figura V-4. Parâmetros de uma onda sonora.

1.565, músculo 1.600 e osso 4.080. Com exceção do ar e do osso, as outras estruturas possuem velocidades muito próximas e, como são essas estruturas que interessam, os aparelhos de ultrassonografia estão calibrados para a média dessas velocidades, sendo de 1.540m/s.

Outros conceitos relacionados à interação som-tecido devem ser considerados, como a impedância acústica e a atenuação.

A impedância acústica de um meio está relacionada com a resistência ou dificuldade do meio à passagem do som e corresponde ao produto da densidade do material pela velocidade do som nesse material. Do ponto de vista prático, com exceção do ar e do osso, as outras estruturas do corpo humano têm impedâncias acústicas muito próximas. Assim como a velocidade, a impedância acústica é determinada pelas propriedades do tecido e independente da frequência.

A atenuação é a diminuição da intensidade do feixe sonoro ao atravessar o meio, pois à medida que o som passa pelos tecidos perde energia e as ondas de compressão vão diminuindo de amplitude. Contribuem para a atenuação do som a transferência de energia para o meio (transformação de energia acústica em calor), chamada de absorção, e a remoção de energia pela reflexão e dispersão. A atenuação depende da frequência da onda sonora como da natureza do meio. Altas frequências são atenuadas mais rapidamente, determinando a profundidade dos tecidos que podem ser avaliados. Os transdutores de maior frequência (maior que 5MHz) são os que dão melhor resolução espacial (melhor qualidade de imagem), mas não poderão ser utilizados no estudo de estruturas mais profundas. Dessa forma, com um transdutor de 10MHz é impossível a visualização de qualquer estrutura a uma profundidade maior que 2cm. Os líquidos promovem atenuação insignificante, por isso existe o conceito de janela acústica. O exemplo mais claro e cotidiano é no estudo da pelve, que, devido à repleção vesical, permite que visualizemos estruturas como o útero e os ovários.

As características do fenômeno sonoro, portanto, estão relacionadas à sua fonte e ao meio de propagação.

REFLEXÃO E FORMAÇÃO DA IMAGEM

Todas as aplicações diagnósticas da ultrassonografia estão baseadas na detecção e demonstração da energia acústica refletida de interfaces no interior do corpo. O som possui propriedades ondulatórias e, como já citado acima, apresenta diversos efeitos de interação com o meio, tais como reflexão, refração, atenuação, difração, interferência e espalhamento.

Quando a onda sonora encontra uma interface, ela pode ser transmitida, refletida ou refratada. Ela é transmitida sem interferências angulares, quando não há diferença de impedância acústica entre as interfaces. A reflexão e a refração ocorrem quando os dois meios apresentam impedâncias diferentes. A reflexão do som ocorre quando há diferença de impedância acústica entre os meios, em ângulo igual de incidência. A refração sonora é a alteração da direção do feixe transmitido em relação ao feixe incidente e ocorre quando a incidência sobre uma interface grande e lisa não é perpendicular.

O que se deseja do ultrassom, como método diagnóstico, é que apenas parte do feixe sonoro sofra reflexão (emissão de eco) na interface de duas estruturas, para que se visualize o limite entre elas, entretanto, havendo transmissão de maior parte do som, possibilitando a avaliação das estruturas mais profundas. Em geral, 1% da energia sonora incidente é refletida e o restante continua sua trajetória através dos tecidos. Quanto maior a diferença de impedância acústica entre os meios maior será a reflexão. Ar e osso, em contato com partes moles, refletirão a maior parte do feixe, dificultando ou impedindo a avaliação das estruturas abaixo. O gel de acoplamento acústico é utilizado com a dupla função de permitir que o transdutor deslize como para impedir que o ar se interponha entre a pele e o transdutor. Quando o feixe sonoro atravessa uma interface entre dois meios com a mesma impedância, não há reflexão e a onda é inteiramente transmitida ao segundo meio. Como exemplo, um nódulo será mais bem visualizado se sua impedância acústica for bem diferente do parênquima normal. Quanto mais próxima for a impedância do nódulo em relação ao parênquima adjacente, mais dificuldade teremos em identificá-lo.

A maneira como o som é refletido quando atinge uma interface é determinada pelo tamanho e pelas características da superfície. A reflexão pode ser especular ou dispersa. Na reflexão especular, uma interface grande (maior que o comprimento de onda) e relativamente lisa refletirá o som tal como um espelho reflete a luz. Nessa situação, a reflexão é de grande amplitude e apresenta ângulo igual ao de incidência. Exemplos de refletores especulares são o diafragma e a parede da bexiga cheia. Mas a maioria dos ecos do corpo não se origina de refletores especulares e sim de interfaces muito menores dentro dos órgãos sólidos. Assim, a reflexão dispersa (*scattering*) ocorre quando o comprimento de onda do feixe é maior do que as partículas que compõem o meio, originando ecos de baixa amplitude, independentes do ângulo de incidência. São múltiplas e pequenas reflexões responsáveis pela identificação do parênquima dos órgãos (textura dos órgãos). Outro efeito que pode ocorrer em decorrência da interação do feixe sonoro com estruturas pequenas é a difração. Ela se desenvolve quando as extremidades de uma estrutura interposta no trajeto do feixe assumem o papel de fonte sonora. Nessa situação, a reflexão gerada não se dá em uma única direção, mas ocorre em onda esférica (espalhamento). O padrão textural em tons de cinza dos meios sólidos finamente granulados, como o parênquima hepático, é decorrente da difração e espalhamento dos ecos gerados no meio.

Na atualidade, os escaneadores ultrassonográficos para o diagnóstico baseiam-se na detecção e demonstração do som refletido ou dos ecos. Por isso, a denominação desse método é ecografia ou ultrassonografia.

TRANSDUTORES

Os equipamentos de ultrassonografia diagnóstica possuem uma unidade básica denominada transdutor. Transdutor é a denominação de qualquer dispositivo que transforme um tipo de energia em outro. No caso do ultrassom, o transdutor converte energia elétrica em energia mecânica e vice-versa. Os transdutores ultrassonográficos são constituídos de materiais com propriedades piezoelétricas. O efeito piezoelétrico é a propriedade que alguns materiais possuem, como o cristal de quartzo e certas cerâmicas, de vibrar em uma determinada frequência se submetidos a uma corrente elétrica. Por outro lado, ao serem submetidos a uma pressão mecânica como o som, convertem-na em impulso elétrico. Portanto, atuam como fonte vibrante produtora de ultrassom, quanto como fonte detectora de ondas refletidas. Para que isso ocorra, as ondas ultrassônicas geradas pelos transdutores não são contínuas e sim pulsáteis, permitindo que entre um pulso e outro atuem como detectores das ondas refletidas.

O transdutor também amplifica esses sinais e fornece uma maneira para compensar as diferenças na potência dos ecos retornados, resultado da atenuação tecidual. O equipamento também guarda o tempo gasto entre a emissão do pulso e a recepção do eco, transformando-o em distância percorrida, assim, quanto maior o tempo para receber o eco de uma interface, mais longe da superfície da imagem ele é colocado. Essa forma de processar os ecos refletidos em imagem bidimensional é denominada modo-B (brilho).

Novamente, como já citado no texto acima, quanto maior a frequência do transdutor menor o comprimento de onda sonora e melhor a resolução espacial (qualidade da imagem), mas atingindo pequenas profundidades. Resumidamente, os transdutores convexos de menor frequência (em torno de 3,5MHz) são utilizados para o exame de estruturas mais profundas (abdome, pelve, obstétrico), e os transdutores lineares de frequência elevada (maior que 7,5MHz), para o exame de estruturas superficiais (região cervical, mama, bolsa testicular, membros superiores e inferiores).

TERMINOLOGIA EM ULTRASSONOGRAFIA

A terminologia utilizada para descrever o exame ultrassonográfico também é consequência da interação do som com o tecido, por isso são empregados termos para descrever a intensidade dos ecos que formam a imagem ou sua ecogenicidade. Chamamos de imagens ecogênicas ou hiperecogênicas aquelas em que os ecos são de grande intensidade, ou seja, imagens cinza-claras ou brancas. As imagens hipoecogênicas são aquelas formadas por ecos de baixa intensidade e aparecem cinza-escuras. As estruturas que permitem a passagem do som sem reflexões (isto é, sem a emissão de ecos) são denominadas de anecogênicas e correspondem às estruturas líquidas (císticas), como a bexiga, vesícula biliar, vasos sanguíneos, ascite e coleções.

Em várias situações podemos descrever uma estrutura com base no padrão ecotextural do tecido normal ao redor. Por exemplo, um nódulo pode ser isoecogênico (mesma ecotextura do parênquima normal adjacente), destacado pela presença de um halo hipoecogênico. Deve-se salientar que tecidos anômalos podem ter ecogenicidade semelhante à do tecido normal, muitas vezes impedindo ou dificultando sua identificação.

Na ultrassonografia, a qualidade da informação obtida é fortemente determinada pela capacidade do operador em reconhecer os artefatos. Um artefato pode ser útil ou prejudicar a interpretação da imagem. A seguir estão relacionados os artefatos mais conhecidos no diagnóstico ultrassonográfico.

- **Sombra acústica posterior** – os elementos como ar, osso e cálcio possuem alta atenuação e impedância acústica bem diferente dos tecidos moles. Quando o feixe sonoro passa por essas estruturas é muito atenuado, além de sofrer intensa reflexão. Devido a isso, praticamente nenhum eco é produzido abaixo dessas estruturas, gerando uma imagem escura posteriormente (por exemplo, cálculos biliares, cálculos renais, calcificações, osso, ar intestinal) (Figura V-5).

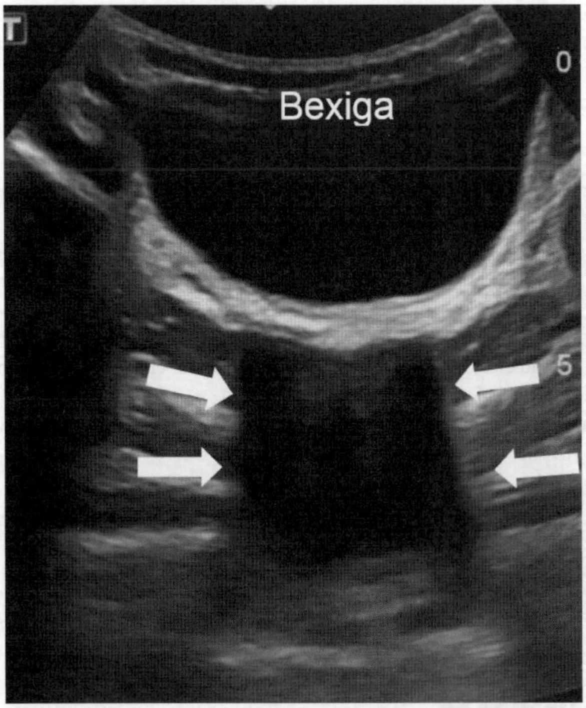

Figura V-5. Sombra acústica posterior (setas) gerada pela presença de ar no interior da alça intestinal, posteriormente à bexiga.

- **Reforço acústico posterior** – ao contrário da sombra acústica, o reforço ocorre em estruturas com baixa ou nenhuma atenuação (principalmente os líquidos), manifestando-se como brilho intenso, pois o tecido situado posteriormente à estrutura cística será submetido a um feixe de maior amplitude e a produção de ecos mais intensos (Figura V-6).

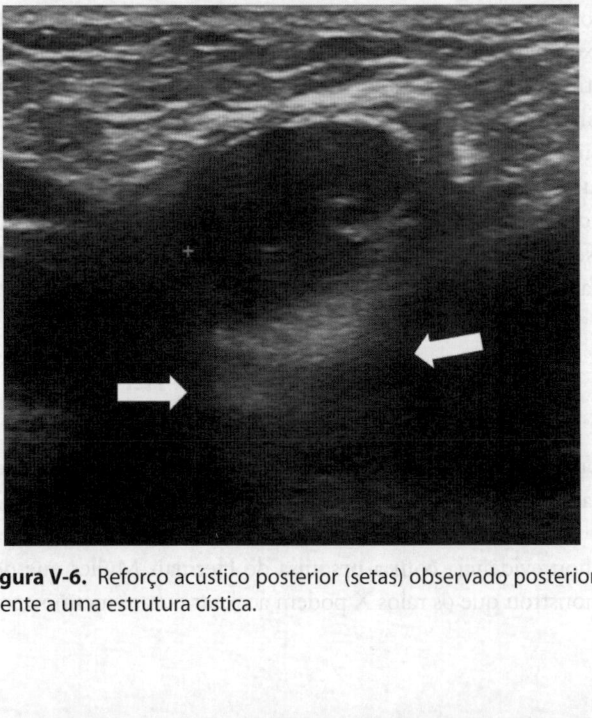

Figura V-6. Reforço acústico posterior (setas) observado posteriormente a uma estrutura cística.

- **Reverberação** – é a produção de falsos ecos devido a duas ou mais reflexões durante a trajetória do som. Esse artefato pode dar a falsa impressão de estruturas sólidas em áreas onde só há líquido. A reverberação em "cauda de cometa" é produzida por uma interface pequena e com alta reflexão.
- **Refração** – ocorre quando o feixe sonoro não incide perpendicularmente à interface entre dois meios com velocidades diferentes. A reflexão não perpendicular explica a existência de sombra acústica nas bordas de formações arredondadas, como, por exemplo, um cisto.
- **Imagem dupla ou fantasma** – também ocasionada pela refração e como exemplos temos a refração do som na interface do músculo retoabdominal com a gordura posterior e a do saco gestacional duplo na cavidade uterina.
- **Imagem em espelho** – decorrente da reflexão em grandes interfaces, como, por exemplo, no diafragma. A imagem abaixo do diafragma, no caso o fígado, é projetada cranialmente (em projeção do pulmão).

Atualmente, a técnica de sinal harmônico tenta diminuir a interferência de artefatos. Na imagem harmônica, o feixe é transmitido em uma frequência e recebido como um múltiplo da frequência transmitida. Ao receber componentes de maior frequência, excluindo os ecos de menor frequência, grande parte do artefato é eliminada da imagem. A imagem composta melhora tanto a resolução de contraste como a resolução espacial, pois as imagens são resultantes de diferentes ângulos de insonação. A imagem harmônica e a imagem composta oferecem benefícios semelhantes por meio de mecanismos diferentes.

EFEITO DOPPLER

Cristian Johann Doppler (1803-1853) publicou em 1842 os fundamentos do efeito Doppler, baseado na variação do comprimento de uma onda sonora produzida por uma fonte em movimento. Quando a fonte se afasta do observador, o som torna-se mais grave (maior comprimento de onda) e quando se aproxima torna-se mais agudo (menor comprimento de onda). Em medicina, a modalidade Doppler baseia-se na diferença entre a frequência da onda emitida pelo ultrassom e a refletida pelas hemácias em movimento, permitindo a detecção, a determinação do seu sentido e a mensuração da velocidade do fluxo sanguíneo.

O exame Doppler deve ser avaliado em conjunto com o exame bidimensional e o mapeamento com fluxo em cores é, por convenção, definido em cor vermelha para o fluxo que se aproxima do transdutor e em cor azul para o fluxo que se afasta do transdutor. Quando ocorre turbulência no fluxo, observa-se variação significativa na medida das velocidades e novas cores podem ser acrescentadas, correspondendo ao fenômeno de inversão ou *aliasing*.

ELASTOGRAFIA

A elastografia ultrassonográfica é uma nova técnica que avalia a elasticidade dos tecidos com base no princípio de que tecidos saudáveis/lesões benignas são usualmente menos rígidos que os tecidos comprometidos por doenças/lesões malignas, dando expressão numérica e gráfica à consistência de um órgão ou lesão. Por meio dessa técnica promissora, diversos órgãos e estruturas vêm sendo avaliados, tais como tireoide, mama, glândulas salivares, fígado, baço, rins, alças intestinais, próstata, tendões e músculos.

BIBLIOGRAFIA

Bushberg JT, Seibert JA, Leidholdt EM, Boone JM. The essential physics of medical imaging. 2nd ed. Philadelphia: Lippincott Williams & Wilkins; 2002.

Cunha GB, Marino LCI, Yamaya A, Kochi C, Monte O, Longui CA, et al. Elastography for the evaluation of thyroid nodules in pediatric patients. Radiol Bras. 2019;52(3):141-7.

Kodaira SK. Princípios físicos de ultra-sonografia. In Cerri GG, Chammas MC. Ultrassonografia abdominal. 2ª ed. São Paulo: Revinter; 2009. p. 1-31.

Kremkau FW. Diagnostic Ultrasound: principles and instruments. 5th ed. Philadelphia: WB Saunders; 1998.

Merritt CR. Fisica do ultrassom. In Rumak CM, Wilson SR, Charboneau JW, Levine D. Tratado de ultra-sonografia diagnóstica. 4ª ed. Rio de Janeiro: Elsevier; 2011. p. 1-33.

Sigrist RMS, Liau J, Kaffas AE, Chammas MC, Willmann JK. Ultrasound elastography: review of techniques and clinical applications. Theranostics. 2017;7(5):1303-29.

Zagzebski JA. Essential of ultrasound physics. St. Louis: Mosby; 1996.

Tomografia Computadorizada

O Que o Endocrinologista Pediátrico Precisa Saber

MARCELO STRAUS TAKAHASHI

O QUE É TOMOGRAFIA COMPUTADORIZADA?

A origem da palavra tomografia vem do grego *tomos* que significa fatia ou pedaço e *grafo* que significa escrever ou desenhar.

A tomografia computadorizada (TC) é um método de imagem que utiliza os raios X para gerar imagens seccionais da parte do corpo estudada. O paciente é posicionado deitado sobre uma maca móvel no centro do aparelho e uma fonte emissora de raios X rotaciona ao redor dele. Existem múltiplos detectores diametralmente opostos a essa fonte que servem para absorver a radiação que atravessa o paciente e geram dados que são enviados a uma unidade de processamento que transforma todos esses dados em imagens.

Atualmente, a maioria dos equipamentos de TC disponíveis é considerada helicoidal e isso quer dizer que é possível fazer a aquisição dos dados enquanto a maca do paciente se move, permitindo aquisição rápida e com boa resolução de grandes partes ou até mesmo de todo o corpo em segundos. Já existem equipamentos mais modernos, cunhados de volumétricos, que permitem a aquisição de uma extensão de 16cm de forma ultrarrápida (menos que 0,5 segundo).

Na avaliação das imagens de TC utiliza-se o termo atenuação em referencia à quantidade de energia emitida que atravessou determinada estrutura. Quanto maior a atenuação, menos energia atinge o detector e a estrutura é representada com um tom mais claro de cinza na imagem (como, por exemplo, os ossos). Quanto menor a atenuação, mais energia atinge o detector e a estrutura é representada com um tom cinza mais escuro na imagem (como, por exemplo, gordura ou gás). A escala utilizada para medir a atenuação das estruturas é conhecida como a escala de unidade Hounsfield, em homenagem a Godfrey Hounsfield, um dos criadores da TC. Nessa escala, considera-se 0 unidade Hounsfield a atenuação da água e –1.000 unidades Hounsfield a atenuação do ar.

RADIAÇÃO IONIZANTE: CONCEITOS E PRECONCEITOS

Uma das principais preocupações tanto dos médicos quanto dos pacientes em relação à TC é a exposição à radiação ionizante.

O conceito dos efeitos nocivos da radiação ionizante ganhou evidência com a pesquisa de Herman Muller que demonstrou que os raios X podem acelerar ou até mesmo gerar mutações genéticas. Essa ideia foi ganhando peso ao longo do final do século passado, sobretudo com o acompanhamento dos sobreviventes das bombas de Hiroshima e Nagasaki[1], que demonstraram aumento na incidência de neoplasias associado à exposição a altas doses de radiação ionizante.

Os efeitos biológicos de altas doses de radiação ionizante podem ser divididos em dois tipos: efeitos estocásticos ou reação tecidual (efeito determinístico).

Os efeitos estocásticos estão relacionados ao aumento da incidência de neoplasias. Esses efeitos são aleatórios e quanto maior a dose maior o risco de o efeito ocorrer, embora não haja relação entre a dose e a intensidade do efeito. Não existe nenhuma comprovação científica de que efeitos hereditários em humanos possam estar associados à radiação ionizante.

A reação tecidual, também conhecida como efeito determinístico, está relacionada à lesão celular e, quanto maior a dose, maior a intensidade da reação e os sintomas incluem eritema, catarata, infertilidade e síndrome da radiação aguda.

Há na comunidade médica e científica muita discussão e discordância sobre a possibilidade de generalizar os riscos de altas doses de radiação para pacientes submetidos a exames de imagem nos quais a dose é relativamente muito pequena[2,3]. Independentemente de o risco relacionado à radiação ionizante ser ou não clinicamente significativo, existe um consenso de que os exames que envolvem radiação ionizante devem ser sempre feitos com a menor dose possível, desde que não prejudique a qualidade diagnóstica.

MEIOS DE CONTRASTE

Os exames de TC podem ainda ser complementados pelo uso de contraste. O contraste é uma substância exógena (na grande maioria dos casos à base de iodo), geralmente administrado por vias intravenosa, oral ou retal[4]. A administração dos meios de contraste realça as diferenças entre os diferentes tipos de tecidos e estruturas, permitindo melhor avaliação desses.

Apesar de melhorar a caracterização de certas estruturas, a maioria dos exames pediátricos é realizada sem a administração dos meios de contraste. Embora as partes específicas e indicações dos protocolos mais adequados fujam do escopo deste capítulo, podem-se resumir as principais indicações para se realizar, com uma TC com contraste, avaliação vascular, investigação de complicações infecciosas e de suspeitas ou estadiamentos oncológicos. Cabe aqui ressaltar que a escolha do melhor protocolo de imagem é de responsabilidade do radiologista, que só poderá exercer esse papel de forma satisfatória se tiver acesso aos dados clínicos do paciente e hipóteses diagnósticas do médico solicitante.

As duas principais complicações relacionadas à administração do meio de contraste são as reações alérgicas e a nefropatia induzida pelo meio de contraste. As reações alérgicas são raras em crianças, com incidência de menos de 0,5%, sendo, em sua grande maioria, casos leves[5]. A manifestação é anafilactoide e acredita-se que seja idiossincrática e independe da exposição prévia ou da dose. Já a nefropatia induzida pelo meio de contraste é muito rara em pacientes hígidos, estando quase sempre relacionada a pacientes com algum fator de risco, implicando nefropatia crônica, com a incidência em pacientes pediátricos ainda pouco estudada[6].

TC NA PRÁTICA DA ENDOCRINOLOGIA PEDIÁTRICA

A tomografia computadorizada acaba não sendo o exame de escolha para a maioria dos casos relacionados à endocrinologia pediátrica, ficando restrita a situações específicas como pacientes que têm contraindicação à realização de ressonância magnética ou casos em que há urgência para avaliação por imagem e o tempo para disponibilidade para exame de ressonância for um fator crítico.

De forma geral, no quadro V-2 apresentamos a indicação de melhor método de imagem para cada região para pacientes pediátricos em avaliação pelo endocrinologista.

Quadro V-2. Indicação de melhor método de imagem para cada região.

Região a ser avaliada	Exame inicial	Exame complementar	Segunda opção
Adrenais	US	TC ou RM	
Fígado	US	RM	TC
Pelve feminina	US	RM	TC
Pelve masculina/bolsa escrotal	US	RM	TC
Crânio	CT	RM	
Hipófise	RM		TC

REFERÊNCIAS

1. Grant EJ, Brenner A, Sugiyama H, Sakata R, Sadakane A, Utada M, et al. Solid Cancer Incidence among the Life Span Study of Atomic Bomb Survivors: 1958-2009. Radiat Res. 2017;187(5):513-37.
2. Doss M. COUNTERPOINT: should radiation dose from CT scans be a factor in patient care? Chest. 2015;147(4):874-7.
3. McCunney RJ. POINT: should radiation dose from CT scans be a factor in patient care? Chest. 2015;147(4):872-4.
4. Callahan MJ, Servaes S, Lee EY, Towbin AJ, Westra SJ, Frush DP. Practice patterns for the use of iodinated i.v. contrast media for pediatric CT studies: a survey of the Society for Pediatric Radiology. AJR Am J Roentgenol. 2014;202(4):872-9.
5. Callahan MJ, Poznauskis L, Zurakowski D, Taylor GA. Nonionic iodinated intravenous contrast material-related reactions: incidence in large urban children's hospital--retrospective analysis of data in 12,494 patients. Radiology. 2009;250(3):674-81.
6. McDonald JS, McDonald RJ, Tran CL, Kolbe AB, Williamson EE, Kallmes DF. Postcontrast acute kidney injury in pediatric patients: A Cohort Study. Am J Kidney Dis. 2018;72(6):811-8.

Ressonância Magnética

MAURICIO KASE

INTRODUÇÃO

Imagem por ressonância magnética (MRI), antigamente denominada imagem por ressonância nuclear magnética (NMR), é o método de se gerar imagens digitais de objetos a partir do uso de um poderoso magneto.

No âmbito do diagnóstico por imagem, devemos nos lembrar de que o que vemos na tela/filme representa uma "resposta" de determinado objeto (por exemplo, o paciente) a uma fonte de energia – como o objeto **interage com a energia** à qual é submetido que vai definir as características de imagem observadas na tela/filme. Para os raios X, temos a energia transmitida através de ondas eletromagnéticas; enquanto para a ultrassonografia, temos a energia transmitida através de ondas mecânicas. Obviamente, o método diagnóstico abordado neste capítulo não foge à regra, de tal maneira que, no caso desta técnica, a energia transferida para o paciente é por meio da ressonância nuclear condicionada por eventos relacionados aos princípios do eletromagnetismo. Parece complexo? Vamos seguir para as definições.

RESSONÂNCIA

"Ressonância", em termos físicos, significa o processo de **transferência de energia** de um sistema, que oscila em uma frequência própria, para outro que oscila com a **mesma frequência**. Como um bom exemplo, pensemos no balanço infantil: para que a criança ganhe energia cinética, deve ser aplicada uma força sobre ela. Com o tempo, a energia cinética é dissipada, ao menos em parte, devido ao atrito do ar. Logo, para que se mantenha o movimento, deve ser aplicada uma nova força sobre o sistema. O detalhe é que, se a força for aplicada no "momento certo", o sistema **ganha** energia, mas, se for aplicada no "momento errado", o sistema **perde** energia. Intuitivamente entendemos que, para que se deposite energia nesse sistema, a transferência de energia deve ser feita na **frequência** de oscilação/pendular do balanço infantil, ou seja, em **ressonância**.

Nuclear

O termo "nuclear" vem do nosso alvo: os átomos de hidrogênio. O corpo do ser humano tem a água como cerca de 60% da sua composição. Outros componentes orgânicos, como proteínas e gordura, entre outros, compõem os 40% restantes. Grande parte das moléculas que compõem o organismo humano tem o átomo de hidrogênio como peça estrutural (por exemplo, água = H_2O). Foi diante da conjunção da abundância do átomo de hidrogênio e, principalmente, da água em nossos órgãos e tecidos, bem como da aplicação de conceitos de física quântica (ver abaixo), que surgiu a impressionante técnica de imagem diagnóstica por RM.

Nota de mecânica quântica fundamental para compreensão da MRI: o *spin:*

– *Spin* ou *spin angular momentum* é uma espécie de inércia rotacional de estruturas atômicas ou subatômicas[1]. Tal propriedade costuma ser representada como um vetor com eixo de rotação (Figura V-7A).

- O próton (para nosso interesse, o átomo de hidrogênio) demonstra as propriedades de *spin*.
- Quando submetido a um campo magnético, o *spin* demonstra outro tipo de movimento, o qual se assemelha visualmente a um peão prestes a cair ao solo, denominado de *precessão*[2] (Figura V-7B). Esse movimento tem uma certa frequência, que é regida pela fórmula:

Wo = constante giromagnética × campo magnético

- Em suma, temos que a frequência de precessão (Wo) de determinado *spin* é diretamente proporcional ao campo magnético ao qual ele está submetido.

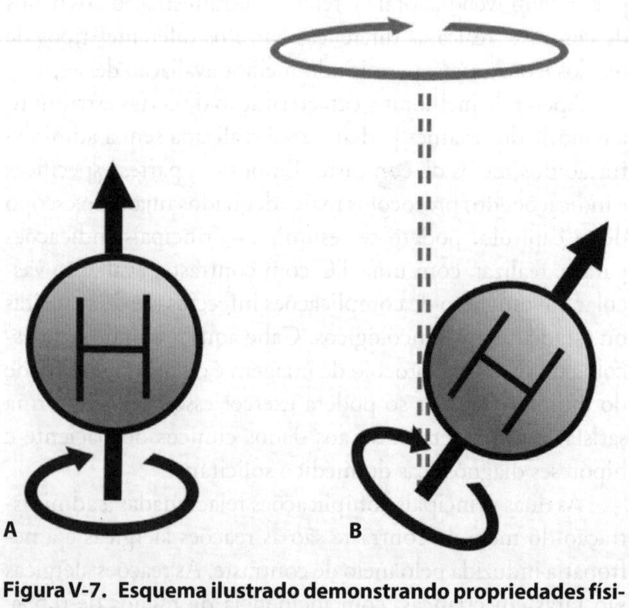

Figura V-7. Esquema ilustrado demonstrando propriedades físicas do átomo de hidrogênio. A) Propriedade de *spin*. **B)** Ao estar submetido a um campo magnético, o átomo passa a demonstrar o estado de precessão.

Magnética

Como vimos, vem do uso dos princípios do eletromagnetismo.

Como funciona?

Em imagem por RM, vamos trabalhar com a **transferência de energia para os átomos de hidrogênio do paciente**, por meio da **oscilação de um poderoso campo magnético em uma frequência semelhante à frequência de precessão desses átomos.**

A máquina

O magneto

O **componente principal** de uma máquina de ressonância magnética é um potente magneto gerado a partir de um sistema supercondutor caracterizado por um solenoide gigantesco banhado em hélio líquido, por onde percorre uma corrente elétrica extremamente alta. Ao forçarmos nossa memória e resgatarmos os mnemônicos de física do eletromagnetismo, lembramos da famosa "regra da mão direita para solenoides" (Figura V-8): uma corrente elétrica percorrendo em um solenoide irá gerar um campo magnético no centro do solenoide, com vetor orientado conforme a posição do nosso polegar[3]:

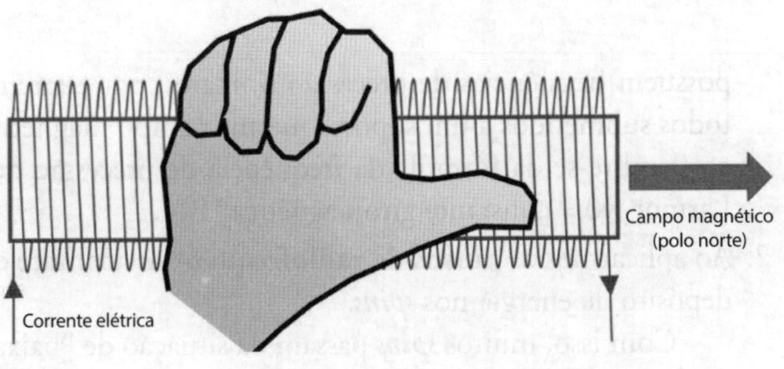

Figura V-8. "Regra da mão direita" para solenoides.

Dessa forma, no **centro desse solenoide** haverá um **poderoso campo magnético**, proporcional à corrente elétrica gerada, que **dará o nome ao sistema** (por exemplo, ressonância magnética 1,5 Tesla e 3,0 Tesla).

Os nossos átomos de hidrogênio, por apresentarem um eixo de rotação conforme o conceito de *spin*, também apresentam um mínimo campo magnético próprio, seguindo a analogia da "regra da mão direita"[2].

Enquanto caminhamos na superfície da Terra, os nossos átomos de hidrogênio têm seus vetores de *spin* dispostos de maneira aleatória, de modo a termos uma resultante de magnetização nula (Figura V-9A). Contudo, **caso estejamos sujeitos a um campo magnético muito intenso, há a tendência dos nossos *spins* a terem seus vetores alinhados conforme a orientação desse campo magnético**[2] (Figura V-9B).

Nota: Quanto maior o campo magnético do solenoide principal, maior o alinhamento dos spins do paciente posicionado no centro da máquina de RM.

Nesse momento, **ainda não houve depósito de energia** para gerar as imagens. Seguimos para o próximo componente da máquina:

Bobinas de radiofrequência

As bobinas de radiofrequência (RF) são outros solenoides menores, componentes do maquinário da RM. Como exemplos visuais dessas bobinas, temos o "capacete" para exames de crânio e a "joelheira" para exames de joelho. Ao ativarmos a bobina, geramos um campo magnético (chamaremos de B1) com orientação perpendicular ao campo do magneto (chamaremos de B0). Podemos **ativá-las por quanto tempo, com a corrente e, sobretudo, com a fre-**

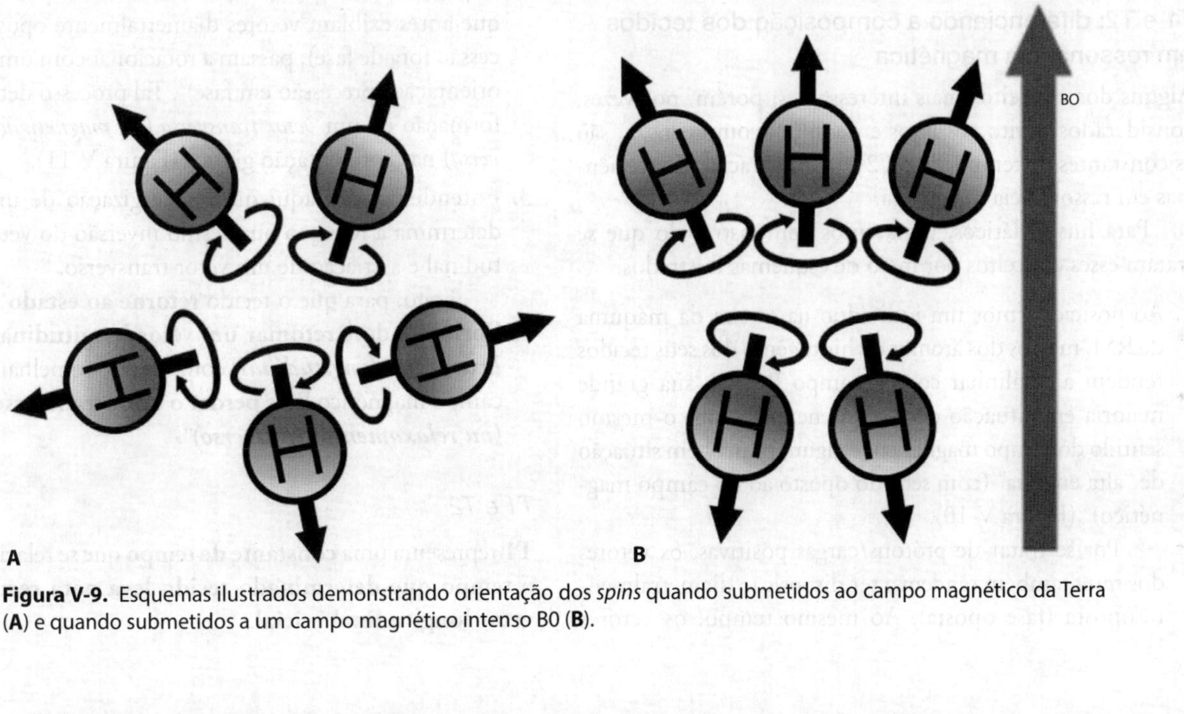

Figura V-9. Esquemas ilustrados demonstrando orientação dos *spins* quando submetidos ao campo magnético da Terra (**A**) e quando submetidos a um campo magnético intenso B0 (**B**).

quência que quisermos. Conseguimos compreender agora uma das principais funções dessas bobinas: a **transmissão de energia**. Lembremos agora da analogia com o balanço infantil. **Caso consigamos gerar pulsos magnéticos na mesma frequência de precessão que os *spins* de hidrogênio do paciente, determinaremos um depósito de energia nesses átomos**[2].

Assim como nos demais métodos de imagem, após ser transferida energia aos órgãos/tecidos, há retransferência de energia proveniente dos tecidos para os detectores do maquinário. Os detectores captam a energia e a transformam em sinal elétrico, o qual será processado por um sistema computacional que, finalmente, o transformará em dados de imagem passíveis de interpretação por olhos humanos. Todo o processo deve ser repetido múltiplas vezes durante a realização do exame, o que torna o estudo demorado.

*Nota: De maneira simplificada, o tempo desde o uso das bobinas de RF até se iniciar um novo ciclo com nova ativação das mesmas bobinas é chamado de **tempo de repetição (TR)**. Já o tempo desde o uso das bobinas de RF até se fazer a captação da energia retransferida dos tecidos pelos detectores é chamado de **tempo de eco (TE)**[4]. Caso o leitor tenha interesse, é possível observar esses parâmetros marcados em milissegundos em algum canto na imagem impressa, ou mesmo digitalizada, de uma sequência de RM.*

Bobinas gradiente

Existem outras bobinas distribuídas no maquinário, as chamadas bobinas- gradiente. Por meio da ativação dessas bobinas, conseguimos fazer oscilações previsíveis na intensidade do campo magnético principal (B0). É por meio dessas oscilações, por exemplo, que conseguimos adquirir imagens seccionais nos planos axial, sagital e coronal[4].

T1 e T2: diferenciando a composição dos tecidos em ressonância magnética

Alguns dos conceitos mais interessantes, porém, por vezes, considerados muito abstratos e de difícil compreensão, são as constantes de tempo T1 e T2 e a ponderação das sequências em ressonância magnética.

Para fins didáticos, tentaremos demonstrar do que se tratam esses conceitos por meio de esquemas ilustrados.

1. Ao posicionarmos um indivíduo na esteira da máquina de RM, muitos dos átomos de hidrogênio dos seus tecidos tendem a se alinhar com o campo B0, em sua grande maioria em situação de "baixa energia" (com o mesmo sentido do campo magnético) e alguns poucos em situação de "alta energia" (com sentido oposto ao do campo magnético)[4] (Figura V-10).

   Por se tratar de prótons/cargas positivas, os vetores dos *spins* também tendem a ter disposição diametralmente oposta (fase oposta). Ao mesmo tempo, os vetores possuem frequências de precessão similares, por estarem todos submetidos a um suposto mesmo campo magnético (lembre-se da fórmula da frequência de precessão de Larmor w0 = constante giromagnética *B0).

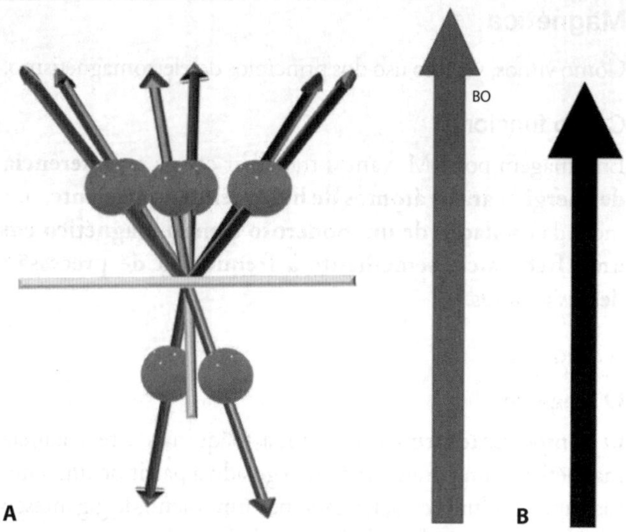

Figura V-10. Esquema tridimensional demonstrando *spins* quando submetidos a um campo magnético principal B0 (**A**). Observe que a maioria dos *spins* tem sentido semelhante ao do campo B0 (baixa energia), enquanto alguns poucos têm sentido oposto ao do campo B0 (alta energia). O vetor resultante dos *spins* tem mesma orientação que o do campo magnético B0 (**B**).

2. Ao aplicarmos os **pulsos de radiofrequência**, acontece o depósito de energia nos *spins*.

   Com isso, muitos *spins* passam da situação de "baixa energia" para "alta energia" e, como consequência, há redução da representação gráfica do *vetor longitudinal* (*ou magnetização longitudinal*). Ao mesmo tempo, os átomos que antes exibiam vetores diametralmente opostos (precessão fora de fase), passam a rotacionar com uma mesma orientação (precessão em fase)[2]. Tal processo determina a formação de um *vetor transverso* (*ou magnetização transversa*) na representação gráfica (Figura V-11).

3. Entendemos até aqui que a energização de um tecido determina a redução ou mesmo inversão do vetor longitudinal e a criação de um vetor transverso.

   Logo, para que o tecido **retorne ao estado de equilíbrio**, ele deve **retomar um vetor longitudinal *(ou relaxamento longitudinal)*** com sentido semelhante ao do campo magnético B0 e **perder o vetor transverso gerado (*ou relaxamento transverso*)**[4].

T1 e T2

T1 representa uma **constante de tempo** que se relaciona com o **tempo que determinado tecido leva para recuperar o vetor longitudinal inicial**.

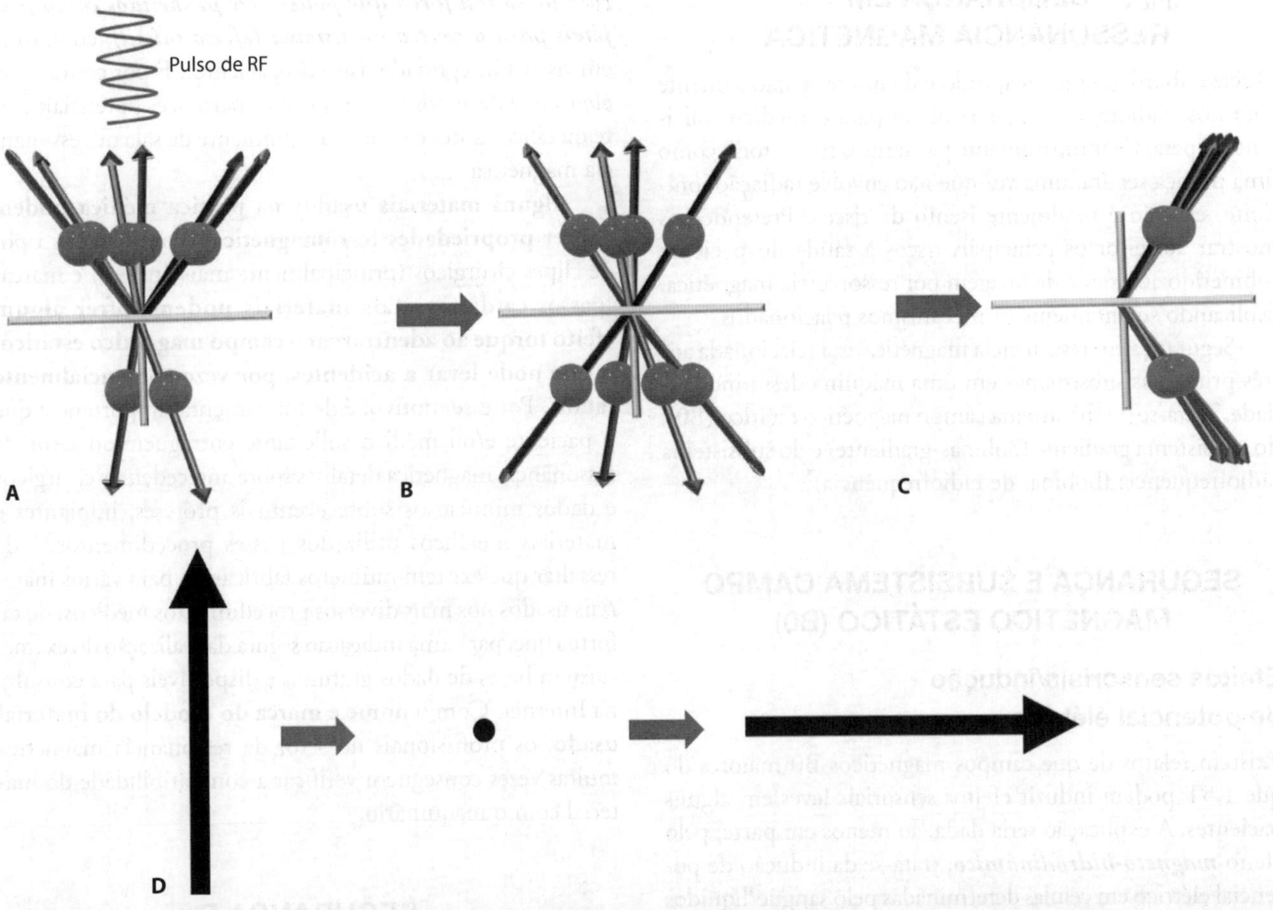

Figura V-11. Esquema tridimensional demonstrando a aplicação dos pulsos de radiofrequência sobre os *spins* de hidrogênio, com consequente depósito de energia sobre estes (**A**). Observar a passagem de alguns *spins* para o estado de "maior energia", levando à redução do eixo de magnetização longitudinal (**B**), bem como estado de precessão "em fase" (**C**). Vetores resultantes de magnetização dos *spins* correspondentes (**D**).

T2 representa uma **constante de tempo** que se relaciona com o **tempo que determinado tecido leva para perder o vetor transverso gerado**[4].

Cada tipo de tecido tem o seu tempo T1 e o seu tempo T2

Como exemplos extremos: os *spins* de hidrogênio da **gordura macroscópica** têm um **T1 curto e um T2 curto** (ou seja, recuperam o vetor longitudinal e perdem o vetor transverso rapidamente), enquanto os *spins* de hidrogênio da água livre têm um **T1 longo e um T2 longo** (ou seja, recuperam o vetor longitudinal e perdem o vetor transverso vagarosamente). Logo, tecidos com alto componente hidratado (como lesões com matriz mixoide, cística, necrótica/liquefeita) tendem a ter um sinal mais hiperintenso nas sequências pesadas em T2, enquanto tecidos com componentes de gordura macroscópica tendem a ter sinal hiperintenso nas sequências pesadas em T1[4].

Foi com base nessas diferenças de T1 e T2 dos hidrogênios dos diversos tipos de tecidos que foram elaboradas as sequências convencionais de RM: as famosas **sequências pesadas em T1 e em T2**. Resumida e respectivamente, correspondem a imagens em que fazemos ter maior sinal (mais tons de branco) os tecidos que têm um T1 curto e imagens em que fazemos ter maior sinal os tecidos com T2 longo. Agora o leitor já consegue entender o que significa "TÉCNICA: realizada em sequências **pesadas em T1... pesadas em T2...**" e o que nós, radiologistas, buscamos nessas imagens.

Conclusão

Foram mencionados neste capítulo alguns dos princípios básicos em imagem por ressonância magnética. Esperamos ter despertado no leitor algum interesse sobre este tema tão complexo, mas ao mesmo tempo muito interessante. Obviamente, há muito do que se falar, como as outras diversas técnicas/sequências utilizadas na prática clínica, além de artefatos de imagem.

SEGURANÇA EM RESSONÂNCIA MAGNÉTICA

O tema abordado neste capítulo é de interesse não somente para nós, radiologistas, mas também para o médico solicitante. Apesar de intuitivamente pensarmos no método como uma prática segura, uma vez que não envolve radiação ionizante, ele não é totalmente isento de riscos. Pretendemos mostrar ao leitor os principais riscos à saúde do paciente submetido ao exame de imagem por ressonância magnética, explicando sucintamente os mecanismos relacionados.

Segurança em ressonância magnética está relacionada aos três principais subsistemas em uma máquina dessa modalidade. Trata-se do subsistema campo magnético estático (B0), do subsistema gradiente (bobinas-gradiente) e do subsistema radiofrequência (bobinas de radiofrequência)[5].

SEGURANÇA E SUBSISTEMA CAMPO MAGNÉTICO ESTÁTICO (B0)

Efeitos sensoriais/indução de potencial elétrico

Existem relatos de que campos magnéticos B0 maiores do que 1,5T podem induzir efeitos sensoriais leves em alguns pacientes. A explicação seria dada, ao menos em parte, pelo efeito ***magneto-hidrodinâmico***: trata-se da indução de potencial elétrico em células determinadas pelo sangue/líquidos em movimentação no nosso organismo quando dentro de campos magnéticos intensos. Tal efeito poderia determinar despolarizações neurais/celulares. O potencial elétrico gerado é da ordem de milivolts (mV). **Para as máquinas usadas na prática clínica**, existem alguns **poucos relatos de pacientes que manifestaram cefaleia, vômitos, soluços, formigamento e/ou zumbido, sinais e sintomas presumivelmente relacionados a esse efeito[5].**

Efeito míssil

Antigamente, não existiam mecanismos de reduzir o efeito do campo magnético B0 sobre materiais ferromagnéticos próximos (*nota: materiais ferromagnéticos são materiais metálicos que podem ser atraídos por magnetos*), então as máquinas de ressonância magnética eram instaladas sempre em prédios isolados. Delimitava-se um **raio de segurança de metros de distância,** tendo como centro o aparelho de RM, que demarcava a área de influência do campo magnético B0.

Atualmente, as máquinas possuem **geradores de campo magnético** cujo objetivo é **bloquear o efeito externo do campo magnético principal**, reduzindo significativamente o raio de segurança. Todavia, é importantíssimo nunca nos esquecermos de que a máquina é essencialmente um magneto extremamente poderoso e que, ***caso materiais ferromagnéticos ultrapassem este raio de segurança, serão atraídos com tamanha força que podem ser propelidos como projéteis para o centro do sistema (efeito míssil)***, colocando em risco a integridade física do paciente[5]. É por conta desse efeito que devemos retirar todos os pertences potencialmente metálicos antes de entrar no ambiente da sala de ressonância magnética.

Alguns materiais usados na prática médica podem conter propriedades ferromagnéticas, como alguns tipos de clipes cirúrgicos (principalmente mais antigos) e marca-passos cardíacos. **Tais materiais podem sofrer algum efeito torque ao adentrarem o campo magnético estático, o que pode levar a acidentes, por vezes potencialmente fatais[5]**. Por esse motivo, é de fundamental importância que o paciente e/ou médico solicitante entreguem ao setor de ressonância magnética detalhes sobre antecedentes cirúrgicos e dados minuciosos sobre eventuais próteses, implantes e materiais metálicos utilizados nesses procedimentos. Vale ressaltar que existem inúmeros fabricantes para vários materiais usados nos mais diversos procedimentos médicos, de tal forma que, para uma indicação segura da realização do exame, existem bases de dados gratuitas e disponíveis para consulta na Internet. Com o **nome e marca do modelo do material usado**, os profissionais no setor da ressonância magnética muitas vezes conseguem verificar a compatibilidade do material com o maquinário.

SEGURANÇA E SUBSISTEMA GRADIENTE

Oscilação rápida do campo magnético B0

Como mencionamos acima, quando as **bobinas gradiente** são ativadas, **determinam alterações na intensidade do campo magnético principal**.

Algumas técnicas específicas em ressonância magnética, como a técnica EPI (*Echo-planar imaging*) usada, por exemplo, nas sequências de difusão, utilizam-se da **oscilação rápida do campo magnético principal por meio de ativações alternantes e com intensidades de campo variáveis das bobinas gradiente. A oscilação rápida e alternante do campo B0 pode induzir a geração de correntes elétricas que excedem o limiar da despolarização neural nos tecidos dos pacientes**, causando estimulação de nervos periféricos[5], podendo manifestar-se como queixa de "choque nas pernas" pelo paciente. Naturalmente, nos preocupamos, neste contexto, com oscilações de campo tamanhas que possam determinar despolarização de células cardíacas. O leitor pode ficar tranquilo, pois as configurações das sequências de RM usadas na prática clínica não atingem esse limiar. Há também monitorização contínua pelo próprio sistema que informa ao operador da máquina se existem probabilidades de estimulação nervosa ao se realizar as diversas sequências.

Ruído acústico

Os pulsos de corrente elétrica que passam pelas bobinas gradiente geram um **torque nos solenoides que determina movimentos abruptos nesses. Tal movimento gera, assim como nos diafragmas de caixas de som, ruídos acústicos intensos.** O som gerado atinge intensidades muito altas, que podem determinar danos ao aparelho auditivo do organismo humano. Para se evitar eventuais danos, são fornecidos protetores auriculares para os pacientes. Alguns fabricantes também fazem uso de filtros de cancelamento de ruído (ANC), instalados no maquinário[5].

SEGURANÇA E SUBSISTEMA RADIOFREQUÊNCIA

Depósito de energia/aquecimento

Os **pulsos de radiofrequência depositam energia nos tecidos** devido ao mecanismo de ressonância dos *spins* mencionado no começo do capítulo, **o que implica aquecimento.**

O aquecimento, caso não seja controlado, pode determinar alterações na fisiologia celular tecidual, levando a alterações cognitivas e até mesmo do débito cardíaco.

Outra preocupação é em relação a aquecimento de eventuais materiais metálicos no paciente. Além do efeito torque/míssil acima mencionado, **os materiais metálicos também podem sofrer aquecimento maior do que os tecidos orgânicos com os pulsos de radiofrequência, o que pode levar a queimaduras em estruturas adjacentes[5].**

Um conceito útil acerca da depósito de energia e aquecimento com os pulsos de radiofrequência é o de **taxa de absorção específica (do inglês, *specific absorption rate* ou SAR)**. Trata-se de uma medida que avalia a taxa com a qual a energia gerada por um pulso de radiofrequência é dissipada por unidade de massa tecidual (simplificando, quanto maior o SAR, maior o aquecimento tecidual esperado)[4]. O SAR é um dos parâmetros demonstrados no console do operador da máquina de RM. De maneira geral, o SAR é maior quanto maior a intensidade do campo magnético principal do sistema (por exemplo, 1,5 T), quanto maior a intensidade dos pulsos de radiofrequência e quanto mais frequentes são ativados esses pulsos.

À semelhança do que foi mencionado no item de efeito míssil, existem bancos de dados na Internet que podem ser utilizados para conferência quanto aos riscos dos diversos materiais cirúrgicos em relação ao aquecimento.

Contraste em RM

Assim como nos estudos tomográficos, podemos utilizar a injeção de substâncias na corrente sanguínea dos pacientes que possam alterar o sinal das estruturas por onde passam: os contrastes. Pretendemos discorrer um pouco neste capítulo sobre o meio de contraste usado em ressonância magnética e a segurança envolvida com seu uso.

Contraste baseado em gadolínio

O meio de contraste utilizado em estudos de imagem por ressonância magnética é o baseado em gadolínio. O gadolínio é um metal das terras raras, da família dos lantanídeos (Figura V-12).

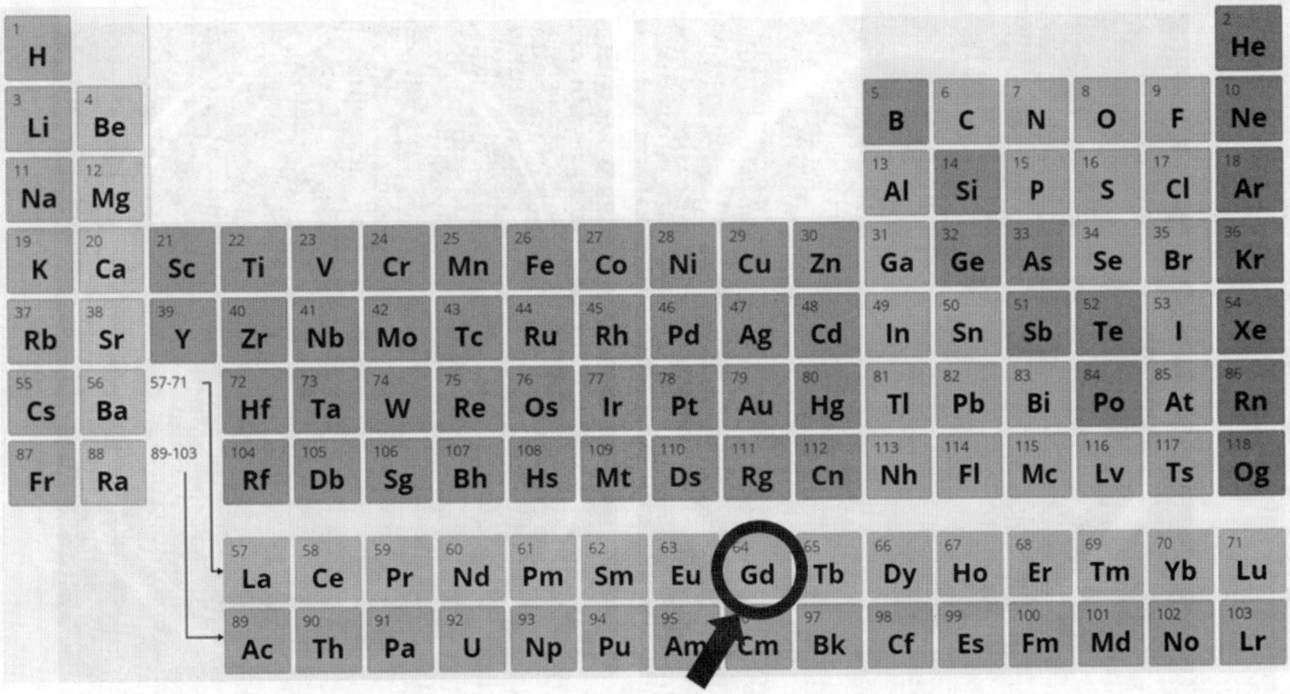

Figura V-12. Posição do gadolínio na tabela periódica.

O gadolínio é paramagnético. Uma substância paramagnética é fracamente atraída por campos magnéticos muito intensos[6].

Como funciona?

Elétrons não pareados em uma das camadas do átomo de gadolínio, quando suficientemente próximos de um átomo de hidrogênio da água, desencadeiam o mecanismo de ***interação dipolo-dipolo***, o que determina acentuado encurtamento do tempo T1 daquele próton[7]. Em 1 segundo, acontece pelo menos 1 milhão de interações de moléculas de água com uma molécula de contraste baseado em gadolínio. É a partir desse mecanismo que lesões/tumores hipervascularizados podem "realçar" com a chegada de gadolínio em sequências pesadas em T1 (Figura V-13).

O uso do contraste baseado em gadolínio (ou paramagnético) pode ser de suma importância para que sejam elaboradas hipóteses diagnósticas mais consistentes e para uma avaliação mais precisa da extensão de diversas doenças nos tecidos/órgãos acometidos.

SEGURANÇA COM O MEIO DE CONTRASTE

Uma das maiores fontes de ansiedade para os pacientes que serão submetidos a um estudo de imagem é o "perigo" do meio de contraste. Mencionaremos neste item algumas ressalvas sobre o contraste paramagnético e os potenciais efeitos colaterais no organismo.

Composição

O contraste paramagnético com base em gadolínio é uma molécula composta pela combinação de gadolínio (que determina os efeitos desejados na imagem) e um quelante. Existem diversos tipos de quelantes e, a depender de qual o tipo de quelante, temos os vários meios de contraste disponíveis no mercado, cada um com características químicas diferentes (osmolalidade, meia-vida, viscosidade, entre outras)[8]. A principal função do quelante é impedir os efeitos tóxicos presumivelmente relacionados ao íon Gd^{3+}. Conforme a estrutura química do quelante, os contrastes podem ser divididos em macrocíclicos e lineares, também sendo subdivididos em iônicos e não iônicos. O contraste macrocíclico forma uma espécie de "jaula" química que enclausura o íon Gd^{3+}, tornando-o mais estável em comparação com o contraste linear. Os contrastes baseados em gadolínio são excretados por via renal, excetuando-se os chamados contrastes "hepatoespecíficos" (por exemplo, ácido gadoxético), que têm parte da sua excreção por via biliar[9].

Toxicidade do gadolínio

Acredita-se que a toxicidade do gadolínio seja resultado da liberação do íon Gd^{3+} no organismo. Este cátion é insolúvel no pH fisiológico, reduzindo sua excreção renal, bem como é capaz de competir biologicamente pelos sítios de ligação do Ca^{2+}[10] e do Mg^{2+}, podendo interferir nos processos fisiológicos corporais relacionados a esses dois últimos íons, tais quais a condução do impulso nervoso, a contração muscular

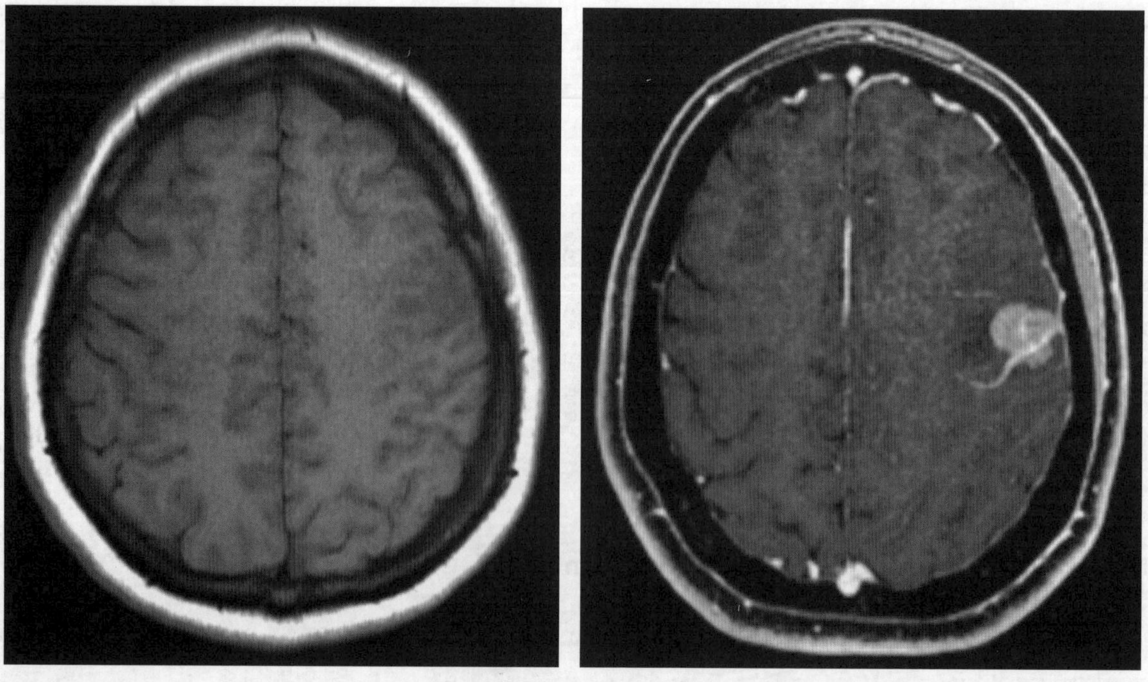

Figura V-13. Imagens axiais pesadas em T1 antes e após a injeção por via intravenosa do meio de contraste paramagnético. Observar como o uso do contraste facilita a identificação de lesão metastática de câncer de mama no lobo frontal esquerdo.

e a coagulação sanguínea. O Gd^{3+} pode também interferir na atividade enzimática e provocar a liberação de radicais livres por meio da interferência com os sistemas oxidorredutores do organismo, causando danos teciduais. Além disso, os agentes de gadolínio podem induzir a liberação de citocinas inflamatórias a estimular a proliferação de fibroblastos CD34+ nos tecidos humanos[11].

Reações adversas

Podem ser divididas em reações agudas e crônicas.

Reações agudas

Das reações agudas, temos como principais as reações quimiotóxica e de hipersensibilidade.

As reações quimiotóxicas implicam desconfortos habitualmente sentidos pelos pacientes após a injeção do meio de contraste e que são de curta duração, tendo como exemplos de sintomas as sensações de frio ou calor, dor no local da punção, náuseas (com ou sem vômitos), cefaleia, parestesia e tontura. As reações de hipersensibilidade envolvem degranulação mastocitária e sintomas que nos remetem às reações anafiláticas, como urticária e angioedema. Entre os fatores que possam levar a risco maior de reação de hipersensibilidade com o contraste paramagnético, destaca-se um histórico de reação prévia ao **gadolínio** (aumento estimado em 8×). Pode haver discreto aumento de reação de hipersensibilidade ao gadolínio em pacientes com asma ou alergias a outras substâncias, mas muitas instituições não têm instituídas condutas específicas para esses pacientes, dada a baixíssima probabilidade de reação ao contraste paramagnético[12].

Notas-chave:

- Não existe reação cruzada de contraste iodado com paramagnético.
- Contraste baseado em gadolínio não é considerado nefrotóxico nas doses usadas convencionalmente.

Reações crônicas

A reação adversa subaguda/crônica mais conhecida e temida relacionada ao uso do contraste baseado em gadolínio é a fibrose nefrogênica sistêmica (FNS). Trata-se de uma doença fibrosante sistêmica que acomete principalmente a pele e o tecido subcutâneo, também havendo relatos de acometimento dos pulmões, esôfago, coração e o sistema musculoesquelético. Manifesta-se mais comumente como espessamento e/ou prurido da pele, com possível evolução para contratura muscular e imobilidade articular, sendo eventualmente fatal. O tempo para o desenvolvimento dos sinais e sintomas, em sua maioria, é de dias a semanas, sendo raramente observados casos com desenvolvimento anos após a administração do contraste paramagnético. **Conforme dados obtidos de estudos direcionados para o tema, foi observado que os casos relatados estavam associados ao uso de contrastes com baixas constantes de estabilidade termodinâmicas (ou seja, menos estáveis, com maior probabilidade de dissociação do quelante e liberação do íon Gd3+).** O mecanismo hipotético para o desenvolvimento da doença é a resposta inflamatória induzida pelo íon Gd3+ nos tecidos, com proliferação de fibroblastos CD34+. Com base nos estudos disponíveis, foi desenvolvida uma tabela que correlaciona o risco de desenvolvimento de fibrose nefrogênica sistêmica com os meios de contraste com base em gadolínio disponíveis no mercado, disponível no manual do colégio norte-americano de radiologia[12] (Quadro V-3).

Quadro V-3. Classificação dos contrastes baseados em gadolínio em relação à fibrose nefrogênica sistêmica – Manual do ACR*.

Grupo I: contrastes associados ao maior número de casos de FNS
Gadodiamida (Omniscan® – GE Healthcare)
Gadopentato dimeglumina (Magnevist® – Bayer HealthCare Pharmaceuticals)
Gadoversetamida (Optimark® – Guerbet)
Grupo II: contrastes associados a poucos, se houver, casos de FNS
Gadobenato dimeglumina (MultiHânce® – Bracco Diagnostics)
Gadobutrol (Gadavist® – Bayer HealthCare Pharmaceuticals; Gadovist em muitos países)
Ácido gadotérico (Dotarem® – Guerbet)
Gatoteridol (ProHance® – Bracco Diagnostics)
Grupo III: contrastes para os quais há poucos dados acerca de risco de FNS
Ácido gadoxético (Eovist – Bayer HealthCare Pharmaceuticals; Primovist em muitos países)

**American College of Radiology.*

Parece lógico supor que quanto maior a probabilidade de haver a liberação do íon Gd^{3+} para o organismo, maior o risco para o desenvolvimento da FNS. Parece intuitivo também pensar que, quanto mais tempo o contraste ficar em circulação no organismo do paciente, aumenta-se o risco de ocorrer a dissociação da molécula. De fato, existe essa correlação. Estudos[12] demonstraram que a maioria dos casos relatados de FNS ocorreu em pacientes com insuficiência renal crônica ou aguda, sendo a maioria em pacientes dialíticos, com ritmo de filtação glomerular < $15 ml/min/1,73m^2$.

GESTAÇÃO E CONTRASTE BASEADO EM GADOLÍNIO

Uma dúvida frequente dos médicos solicitantes é a possibilidade de uso de contraste paramagnético em gestantes. Não há, até o momento, relatos de efeitos mutagênicos/teratogênicos em fetos de mães que tenham recebido contraste em qualquer momento da gestação, nas doses recomendadas. Todavia, foram encontrados quelantes de contraste paramagnético no líquido amniótico de gestantes submetidas a exames contrastados, fato que levanta a possibilidade de FNS tanto para a mãe como para o feto. Outros dados que levantam dúvidas sobre a segurança do uso do contraste com base em gadolínio provêm de estudos retrospectivos canadenses que relatam risco aumentado de desenvolvimento de doenças reumatológicas e inflamatórias e possível risco de morte neonatal/natimorto em fetos de mães que venham a receber contraste paramagnético em qualquer momento da gestação. Diante dos dados que temos até o momento, é recomendável evitar se usar contraste paramagnético durante a gestação e, caso o benefício supere o risco, utilizar contrastes mais estáveis, como os macrocíclicos[12].

LACTANTES E CONTRASTE BASEADO EM GADOLÍNIO

Outra dúvida frequente é sobre lactantes que venham a ser submetidas a um exame por ressonância magnética com contraste. O gadolínio pode, de fato, ser excretado pelo leite materno, vindo a ser consumido pelo lactente. Contudo, para tranquilizar os médicos solicitantes e a paciente, podemos expor alguns números: da dose administrada para a mãe, cerca de 0,04%, é excretada no leite materno em 24 horas. Do contraste deglutido pelo lactente, cerca de 1% é absorvido no trato gastrointestinal. Em termos percentuais, menos de 0,0004% da dose administrada na mãe é efetivamente passada para a circulação sanguínea do lactente. Diante da quantidade extremamente baixa que passa para a circulação do lactente, muito abaixo da quantidade usada convencionalmente em exames diagnósticos, pode-se considerar o uso de contraste com base em gadolínio em lactantes uma prática segura. Uma conduta alternativa é solicitar à mãe que reserve uma quantidade de leite materno suficiente para um dia de amamentação antes da realização do exame e faça a ordenha ao longo de 24 horas após a realização do exame, a fim de eliminar qualquer contraste que venha a ser excretado pelas glândulas mamárias e, depois desse período, retomar a amamentação[12].

CONTRASTE PARAMAGNÉTICO EM PACIENTES PEDIÁTRICOS

Existem algumas particularidades do contraste paramagnético em relação à população pediátrica. Uma delas é em relação à meia-vida do contraste. Devido à imaturidade da função renal de recém-nascidos, o contraste persiste por mais tempo no organismo desses pacientes. Estima-se meia-vida superior a 9 horas para pacientes prematuros e de cerca de 6,5 horas para recém-nascidos a termo, sendo semelhante à de pacientes adultos a partir dos 2 meses de vida (cerca de 1,5 hora).

Outra particularidade interessante é que recém-nascidos apresentam um volume de fluidos extracelulares 2 vezes maior do que em adultos, em proporção ao seu peso corporal. Logo, mesmo que seja administrada a mesma relação dose de contraste/peso corporal de pacientes adultos em recém-nascidos, a concentração "efetiva" será menor nesses pacientes. A recomendação é que a dose a ser administrada para tais pacientes siga as orientações similares às demais faixas etárias. A mais importante das orientações é acerca do tipo de contraste paramagnético a ser administrado, sendo fundamental o uso do mais estável possível (por exemplo, macrocíclicos)[12].

Depósito de gadolínio

Recentemente, alguns estudos demonstraram aumento progressivo do sinal em sequências pesadas em T1 em algumas estruturas do sistema nervoso central (por exemplo, globos pálidos, tálamos e núcleos denteados) de pacientes submetidos a múltiplas administrações de contraste baseado em gadolínio. A correlação *post-mortem* evidenciou a presença de gadolínio nesses tecidos, atribuindo-se a alteração de sinal à presença do metal. Os estudos iniciais demonstraram correlação desse achado com o uso de contrastes lineares. Todavia, estudos posteriores também evidenciaram uma relação com o uso de contrastes macrocíclicos. Vale ressaltar que o aumento do sinal foi caracterizado também em pacientes com funções renal e hepática preservadas.

A preocupação da comunidade médica com esses dados vem da potencial toxicidade do gadolínio depositado sobre os tecidos adjacentes. Os métodos empregados nos estudos que comprovaram a depósito do gadolínio nos tecidos limitam-se ao reconhecimento e à quantificação do material, não fornecendo informações sobre o estado em que foi encontrado (se iônico ou ligado a outras moléculas).

Até o momento, não está claro o mecanismo por meio do qual o gadolínio poderia impregnar estruturas cerebrais de pacientes com barreira hematoencefálica intacta[12].

Mithal et al. (2017) fizeram um estudo avaliando o conhecimento dos radiologistas acerca do risco de depósito do gadolínio no sistema nervoso central e as condutas tomadas em múltiplas instituições pediátricas na América do Norte e demonstraram clara preferência à utilização de contrastes macrocíclicos, com maior coeficiente de estabilidade termodinâmica[13].

REFERÊNCIAS

1. Merzbacher E. Quantum mechanics. New York: John Wiley;1998.
2. Pooley RA. Fundamental physics of MR imaging. Radiographics. 2005;25(4):1087-99.
3. Purcell E. Electricity and magnetism. 2nd ed. Cambridge: Cambridge University Press; 2011.
4. Bitar R, Leung G, Perng R, Tadros S, Moody AR, Sarrazin J, et al. MR pulse sequences: what every radiologist wants to know but Is afraid to ask. Radiographics. 2006;26(2):513-37.

5. Zhuo J, Gullapalli RP. MR artifacts, safety, and quality control. Radiographics. 2006;26(1):275-97.
6. Petrucci RH. General chemistry: principles and modern applications. New York: Learning Solutions; 2011.
7. Bloembergen N, Morgan LO. Proton relaxation times in paramagnetic solutions. Effects of electron spin relaxation. Jo Chem Physics. 1961;34(3):842-50.
8. Caravan P, Ellison JJ, McMurry TJ, Lauffer RB. Gadolinium (III) chelates as MRI contrast agents: structure, dynamics, and applications. Chem Rev. 1999;99(9):2293-352.
9. Lee NK, Kim S, Lee JW, Lee SH, Kang DH, Kim GH, et al. Biliary MR imaging with Gd-EOB-DTPA and Its clinical applications. Radiographics. 2009;29(6):1707-24.
10. Abraham JL, Thakral C, Skov L, Rossen K, Marckmann P. Dermal inorganic gadolinium concentrations: evidence for in vivo transmetallation and long-term persistence in nephrogenic systemic fibrosis. Br J Dermatol. 2008;158(2):273-80.
11. Ramalho J, Semelka RC, Ramalho M, Nunes RH, AlObaidy M, Castillo M. Gadolinium-based contrast agent accumulation and toxicity: an update. Am J Neuroradiol. 2016;37(7):1192-8.
12. Manual A. On Contrast Media. 2018.
13. Mithal LB, Patel PS, Mithal D, Palac HL, Rozenfeld MN. Use of gadolinium-based magnetic resonance imaging contrast agents and awareness of brain gadolinium deposition among pediatric providers in North America. Pediatr Radiol. 2017;47(6):657-64.

Medicina Nuclear

NELISA HELENA ROCHA
POLIANA ZAMPIERI

PRINCÍPIOS BÁSICOS E INTRODUÇÃO

Medicina nuclear é a especialidade médica que emprega substâncias radiativas não seladas *in vivo* para diagnóstico e terapia. São utilizados radionuclídeos sozinhos ou ligados a fármacos, como compostos liofilizados ou peptídeos, visando a analisar seu comportamento biológico no organismo.

Dependendo das características física e química do radionuclídeo, as imagens podem ser adquiridas por meio de câmaras de cintilação (cintilografias), com imagens planas ou SPECT (tomografia computadorizada por emissão de fóton único), ou ainda em tomografia por emissão de pósitrons (PET), acoplados à tomografia computadorizada (CT), integrando dados funcionais e morfológicos em um mesmo estudo.

Em geral, os procedimentos de medicina nuclear envolvem a exposição a níveis relativamente baixos de radiação ionizante[1]. Embora improvável na faixa etária pediátrica, a gravidez é uma das únicas contraindicações relativas aos exames de medicina nuclear, devendo-se analisar individualmente o benefício do exame do risco[2].

CINTILOGRAFIA DA TIREOIDE

Conceitos básicos e padrão de normalidade

A cintilografia da tireoide exerce papel importante na avaliação funcional da glândula, facilitando a detecção de anormalidades focais e/ou difusas, de tecido tireoidiano funcionante ectópico e metastático, ou ainda tecido residual após tratamento[3,4].

Os três radiofármacos que podem ser utilizados para a realização do exame são iodo-131 (^{131}I), iodo-123 (^{123}I) e o pertecnetato de sódio-^{99m}Tc. O ^{131}I é mais disponível, porém apresenta maior dose absorvida devido à sua maior meia-vida (8 dias) e à emissão de partículas beta. Esses fatores, entretanto, o tornam apropriado para uso terapêutico. Para crianças, o radiofármaco ideal seria o ^{123}I, devido à sua meia-vida mais curta (13,2 horas)[3], entretanto não é um radiofármaco amplamente disponível em nosso meio.

O pertecnetato de sódio (^{99m}Tc) é uma boa alternativa para estudos em crianças devido à sua baixa exposição à radiação (meia-vida de 6 horas)[4]. Ao contrário da administração por via oral do radioiodo, o pertecnetato de sódio-^{99m}Tc é administrado por via intravenosa. Como o iodo, ele é ativamente transportado pelo simportador de sódio/iodeto (NaI) para as células foliculares da tireoide, mas não é organificado, portanto não é ideal para a avaliação de nódulos ou para a quantificação de captação[3,5].

A determinação de captação da tireoide com iodo radiativo consiste na medida em tempos selecionados da porcentagem da dose do iodo radiativo administrada que foi retida na glândula tireoide, refletindo sua função global[6]. A exposição ao iodo previamente ao exame pode resultar em redução da porcentagem de captação pela glândula, por isso o paciente deve realizar um preparo evitando contato com substâncias, medicamentos e alimentos que contenham iodo nas semanas que antecedem ao exame[5]. A indicação mais comum para a captação tireoidiana é o diagnóstico diferencial de tireotoxicose, estando elevada na doença de Graves, mas reduzida na tireoidite (Figura V-14). Também é utilizada para o cálculo da dose terapêutica com ^{131}I no tratamento da doença de Graves[5].

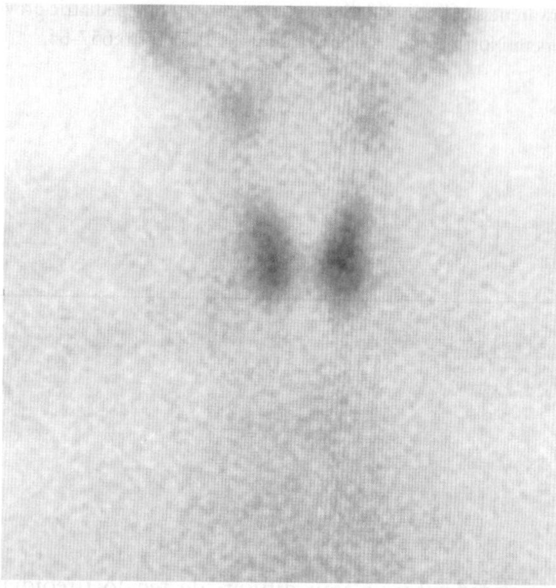

Figura V-14. Cintilografia da tireoide dentro dos padrões da normalidade mostrando a glândula com formato de borboleta e distribuição homogênea do radiofármaco. Captação de iodo nos limites da normalidade.

A classificação dos nódulos tireoidianos é baseada na sua capacidade de captar o traçador em comparação ao tecido extranodular, podendo ser considerados "frios" ou "quentes". Os nódulos denominados autônomos são os "quentes", que possuem a capacidade de produzir hormônio tireoidiano sem o estímulo de TSH[6].

CINTILOGRAFIA ÓSSEA

Introdução e mecanismo de ação

A cintilografia óssea é um método utilizado para a avaliação do metabolismo ósseo com alta sensibilidade e possibilitando a investigação de todo o esqueleto em um único exame[2]. Apesar do advento e do aumento das realizações de ressonância magnética (RM) na faixa pediátrica, a cintilografia óssea ainda permanece como um importante papel diagnóstico e de seguimento devido ao seu uso consolidado desde a década de 1970, com grande validação científica, disponibilidade e, ao contrário da ressonância magnética (RM), é realizada usualmente sem sedação, independentemente da idade[2].

Globalmente, existem alguns liofilizados que podem ser marcados para a visualização do metabolismo ósseo. No Brasil, o mais empregado é o pertecnetato de sódio (^{99m}Tc) ligado ao medronato de sódio (MDP). A ligação do medronato de sódio (difosfonado) ao osso ocorre pela adsorção da hidroxiapatita da matriz mineral, com captação do radiofármaco proporcional à atividade osteoblástica.

Preparo e procedimento

Não é necessário preparo, precisando apenas a criança estar hidratada. O radiofármaco é injetado por via intravenosa. O cálculo da dose depende do peso da criança[7]. Após a administração, é orientada a ingestão de líquidos e esvaziamento da bexiga urinária, visando reduzir a exposição à radiação. As imagens tardias são realizadas cerca de 2 a 5 horas após a injeção do radiofármaco.

Biodistribuição normal

O radiofármaco apresenta concentração nas áreas onde ocorre atividade osteoblástica. Contudo, na população pediátrica, devido às diferenças no metabolismo ósseo no esqueleto em desenvolvimento, a interpretação depende do reconhecimento do padrão de acordo com a idade (Figura V-15)[2].

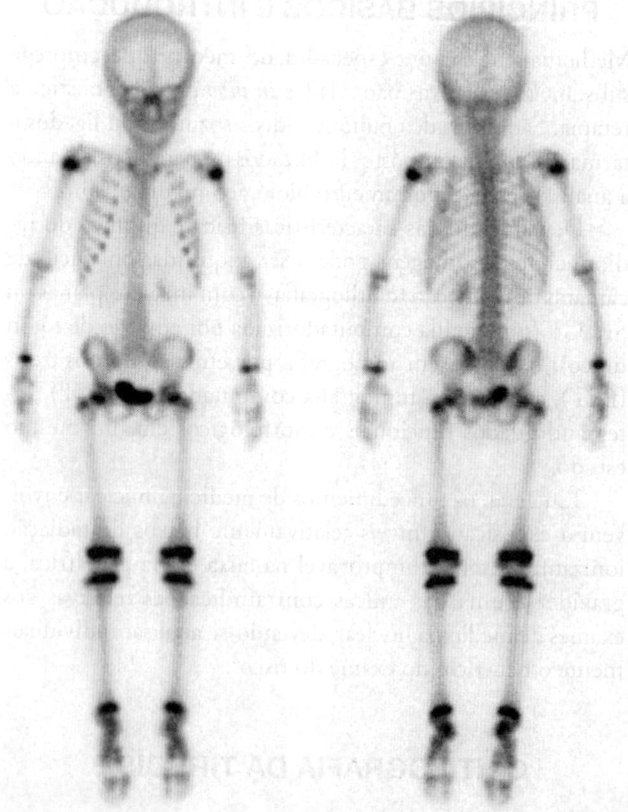

Figura V-15. Cintilografia óssea com ^{99m}Tc-MDP, com padrão de distribuição normal do radiofármaco.

CINTILOGRAFIA DE CORPO INTEIRO COM MIBG (METAIODOBENZILGUANIDINA MARCADA COM ^{131}I OU ^{123}I)

Introdução e mecanismo de ação

A metaiodobenzilguanidina (mIBG) é um análogo da noradrenalina que, por meio do mecanismo de bomba neuronal dependente de ATP Na/Mg^{2+}, é captado ativamente e armazenado nas terminações pré-sinápticas.

O uso inicial do mIBG foi na década de 1980, para a visualização de tumores da medula adrenal[8]. O composto mIBG pode ser marcado como ^{123}I ou ^{131}I. Embora os principais *guidelines* e protocolos orientem a realização do exame diagnóstico utilizando o composto mIBG marcado com o ^{123}I devido à melhor qualidade da imagem e à menor dosimetria, a maioria dos centros brasileiros ainda realiza com o ^{131}I devido a seu menor custo e maior disponibilidade.

Preparo e procedimento

É orientado o bloqueio da tireoide para prevenir a radiação da glândula devido à presença do radioiodo livre da preparação, usando xarope de iodeto de potássio, e em crianças alérgicas ao iodo, o perclorato de potássio. Algumas classes de medicamentos (antidepressivos, simpaticomiméticos, bloqueadores adrenérgicos, bloqueadores de canal de cálcio etc.) podem interferir na captação e na biodistribuição do mIBG, ocasionando menor concentração nos tecidos neoplásicos[9]. No caso do uso dessas classes de medicamentos (a maioria pouco frequente na população pediátrica), deve-se analisar a possibilidade de suspensão.

A dose de mIBG é ajustada de acordo com o peso da criança e administrada por via intravenosa, de forma lenta, em uma veia periférica. Após a administração, o paciente é orientado a ingerir líquidos. Os efeitos adversos do mIBG (taquicardia, palidez, vômitos, dor abdominal) não estão relacionados à alergia, mas aos efeitos farmacológicos da molécula e são muito raros quando é realizada a injeção lentamente[10]. As imagens podem ser adquiridas por SPECT-CT, cada vez mais disponível em muitos centros, e considerado o "estado da arte" na avaliação, pois auxilia na localização anatômica nos focos de captação anormal do mIBG e na assertividade na detecção de lesão[11].

Biodistribuição normal

A biodistribuição normal da cintilografia de corpo inteiro com ^{131}I-mIBG inclui a visualização das glândulas salivares, nasofaringe, coração, fígado, baço, bexiga urinária[9] e adrenais normais, que pode ser observada em até 15% dos pacientes nas imagens tardias de 48-72 horas com ^{131}I-mIBG e em até 75% dos pacientes usando ^{123}I-MIBG[10]. Nenhuma atividade no esqueleto deve ser visualizada (Figura V-16). Em crianças pode haver captação em gordura marrom[11].

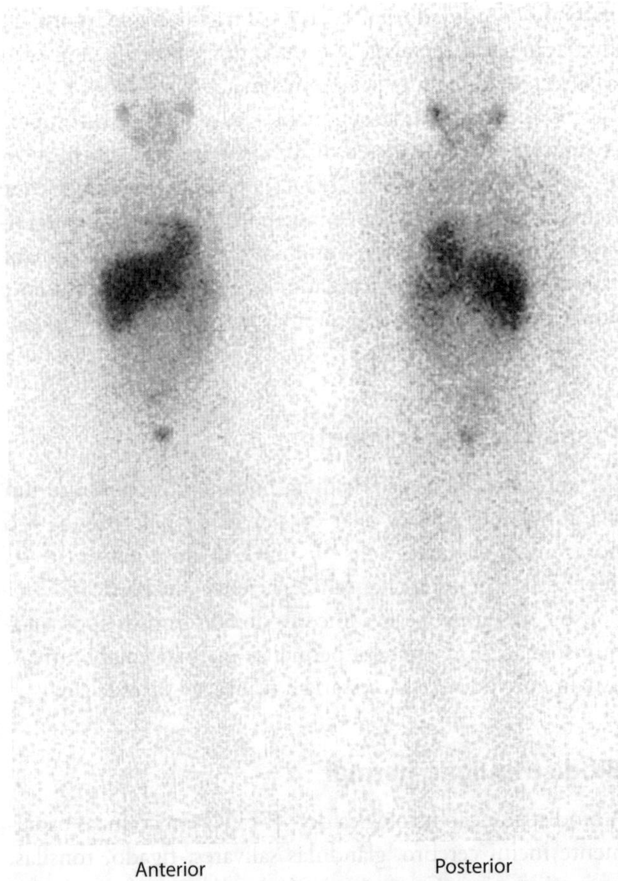

Figura V-16. Cintilografia de corpo inteiro com ^{131}I-mIBG mostrando biodistribuição normal do radiofármaco.

Principais indicações

A cintilografia com mIBG é utilizada para detecção, localização, estadiamento e seguimento de pacientes com tumores originários na crista neural: neuroblastomas, paragangliomas, feocromocitomas, ganglioneuroblastomas, ganglioneuromas, tumores carcinoides, carcinoma medular da tireoide e tumores de Merkel[10]. Além do diagnóstico, como o mIBG pode ser marcado com ^{131}I, ele emite energia beta e pode ser utilizado com finalidade terapêutica[12].

TOMOGRAFIA POR EMISSÃO DE PÓSITRONS ASSOCIADA À TOMOGRAFIA COMPUTADORIZADA (PET-CT) COM 18F-FDG

Introdução e mecanismo de ação

A tomografia por emissão de pósitrons (PET) é um método diagnóstico que permite a avaliação mais precisa e com melhor definição da biodistribuição do radiofármaco no paciente, associada à localização morfológica devido à acoplagem à tomografia computadorizada (PET-CT), fornecendo o corregistro das imagens metabólicas e anatômicas. Permite também a avaliação de diferentes parâmetros metabólicos *in vivo*.

Seu principal uso é em oncologia, sendo que o composto emissor de pósitron mais utilizado é um análogo da glicose, o ^{18}F-fluorodeoxiglicose (FDG), que fornece imagens que demonstram os locais com o metabolismo glicolítico aumentado. Tumores podem expressar atividade glicolítica aumentada devido a hipercelularidade, alta taxa de proliferação e aumento da expressão de proteínas transportadoras de glicose (GLUT1 e GLUT3).

Preparo e procedimento

Pacientes precisam realizar dieta pobre em carboidrato um dia antes do estudo e estar em jejum de pelo menos 4-6 horas antes da injeção de ^{18}F-FDG. A dose administrada depende do peso da criança. O paciente precisa ficar de repouso e o exame é realizado cerca de 60 minutos após a administração. Em crianças pequenas ou não colaborativas, usualmente pode ser necessária a realização de sedação.

Biodistribuição normal

A biodistribuição fisiológica do ^{18}F-FDG em crianças usualmente inclui cérebro, glândulas salivares, fígado, tonsilas, baço e intestino. Captação variável pode ser observada nos músculos, incluindo miocárdio, músculo esquelético e pequenos músculos da laringe e das órbitas. Devido à excreção renal, o acúmulo de marcadores geralmente é observado no sistema de coleta renal, nos ureteres e na bexiga (Figura V-17). A captação fisiológica no timo é mais comum em pacientes pediátricos do que em adultos.

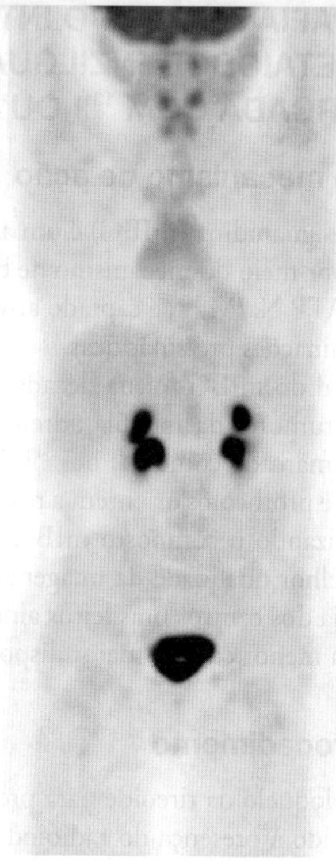

Figura V-17. PET-CT com ^{18}F-FDG em criança com 5 anos de idade demonstrando o padrão fisiológico de distribuição do radiofármaco.

APLICAÇÕES CLÍNICAS

Hipotireoidismo congênito

O hipotireoidismo congênito é uma desordem caracterizada pela produção inadequada do hormônio tireoidiano que acomete de 1:3.000 a 1:4.000 nascidos vivos e é uma das causas mais comuns de deficiência intelectual[6,13]. Aproximadamente 85% dos casos são esporádicos, a maioria causada por disgenesia da tireoide (ectopia, hiperplasia ou agenesia). Aproximadamente 15% são hereditários, a maioria causada por defeitos da síntese do hormônio tireoidiano. Pode ainda ser transitório, devido a sobrecarga de iodo, presença de anticorpos antitireoidianos maternos ou drogas antitireoidianas usadas durante a gestação[6,14].

A cintilografia e a ultrassonografia da tireoide associadas revelam a etiologia do hipotireoidismo congênito, entretanto não devem atrasar o início do seu tratamento, já que esse não depende da etiologia do hipotireoidismo. A cintilografia proporciona o diagnóstico etiológico na maioria dos casos, podendo identificar aplasia (ausência de captação), hipoplasia da glândula *in situ* (com ou sem níveis de captação aumentados) e glândula ectópica (Figura V-18). Pode ainda demonstrar ausência de captação apesar da presença de uma glândula tópica vista à ultrassonografia, como nos casos de exposição a excesso de iodo, a anticorpos antitireoidianos maternos ou supressão do TSH pelo tratamento com L-T4[6,13,15].

A cintilografia da tireoide pode ser realizada até sete dias após o início do tratamento com L-T4[3,13]. Se não for feita nesse período, só poderá ser realizada quando a interrupção do tratamento não colocar mais em risco o desenvolvimento neurológico do paciente. Alguns autores recomendam o uso de TSH recombinante para evitar a interrupção do hormônio[15].

Recém-nascidos com hipotireoidismo congênito apresentando tireoide normal possuem disormogênese. Quando a captação com iodo radiativo revelar tireoide tópica, sem hipoplasia, o teste do perclorato é indicado. No recém-nascido normal, o perclorato não altera a atividade tireoidiana e, portanto, o teste é negativo. Entretanto, a atividade tireoidiana é reduzida quando há defeito de organificação e o teste é positivo[15].

Hipertireoidismo

O hipertireoidismo ocorre em cerca de 1 a cada 5.000 crianças e adolescentes, entretanto o diagnóstico acurado é crítico, pois as drogas antitireoidianas não têm papel no tratamento da tireotoxicose sem hipertireoidismo[3,16].

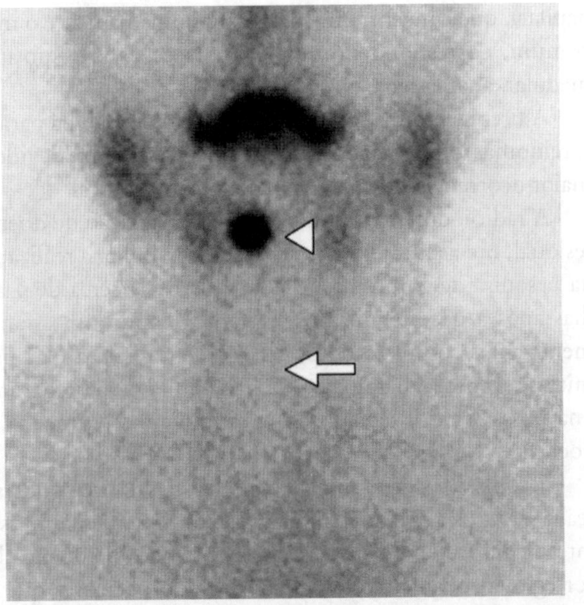

Figura V-18. Cintilografia da tireoide em paciente com 8 anos de idade apresentando hipotireoidismo congênito. Imagem cervical obtida na projeção anterior demonstrando ausência de concentração do radiofármaco na loja tireoidiana (seta) e hiperconcentração focal na região cervical alta entre as glândulas submandibulares, compatível com tireoide ectópica (cabeça de seta).

Nos recém-nascidos, a tireotoxicose é mais frequente devido à passagem de imunoglobulinas presentes no sangue materno, enquanto nas crianças com mais de 10 anos de idade geralmente é causada pela doença de Graves, com pico entre 11 e 15 anos de idade e mais prevalente no sexo feminino. O exame cintilográfico demonstra distribuição homogênea e difusa do radiofármaco com alta captação no parênquima tireoidiano associada à redução da captação nas glândulas salivares (Figura V-19A)[6,16,17].

As outras causas de hipertireoidismo menos comuns nas crianças são: adenomas tóxicos, que se apresentam à cintilografia como hipercaptação uni ou multifocal associada à captação reduzida ou ausente do radiofármaco no restante do parênquima; e bócio multinodular tóxico, que demonstra múltiplas áreas de alta e baixa captação entremeadas à cintilografia. A captação reduzida do radiofármaco na glândula tireoidiana é tipicamente observada na tireoidite destrutiva, na tireotoxicose factícia ou se o paciente teve contato com contaminantes iodados[6].

Tratamento do hipertireoidismo com ^{131}I

Crianças e adolescentes com hipertireoidismo por Graves podem ser tratados com drogas antitireoidianas, iodo radiativo ou tireoidectomia. A escolha do tratamento deve ser discutida com a família e é baseada nos riscos e benefícios de cada modalidade[3,9,18]. A radioiodoterapia é recomendada em pacientes com hipertireoidismo recorrente após tratamento com drogas antitireoidianas ou que desenvolveram algum efeito adverso a essas drogas, ou ainda quando o paciente não for candidato à cirurgia (Figura V-19B)[16].

O tratamento é restrito a pacientes com mais de 10 anos de idade e não deve ser realizado naqueles com menos de 5 anos de idade. A dose pode ser fixa ou calculada baseada na massa estimada da tireoide (baseada na ultrassonografia) e na captação

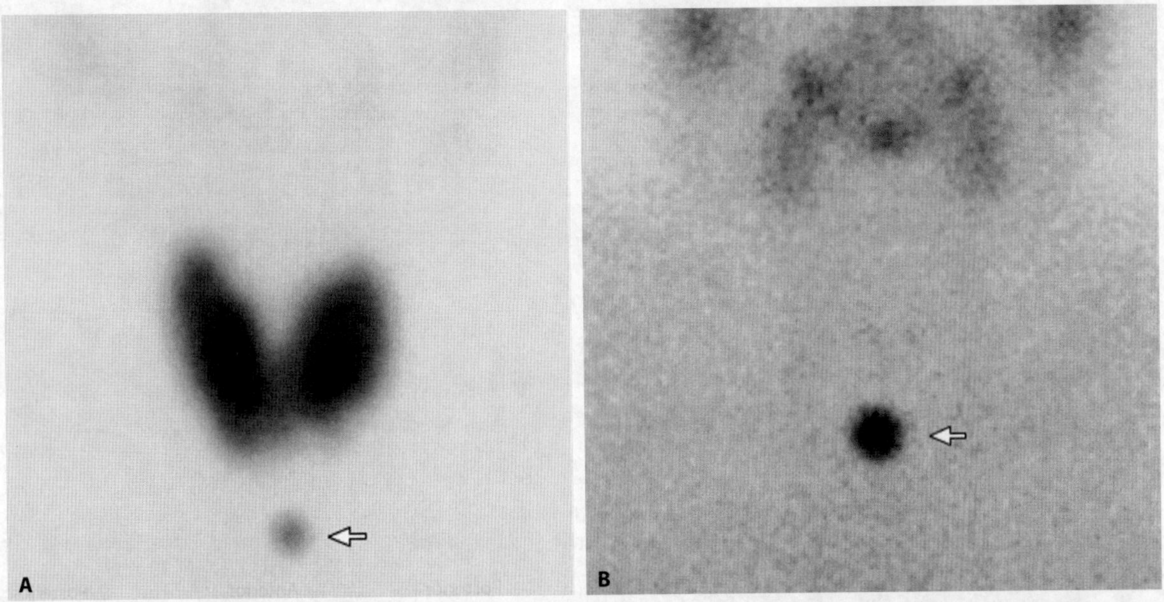

Figura V-19. **A**) Cintilografia da tireoide em paciente de 13 anos de idade com hipertireoidismo há dois meses, em uso de metimazol e sem condições clínicas de realizar tratamento cirúrgico. Imagem na projeção anterior demonstra hipercaptação difusa e homogênea no parênquima, que apresenta dimensões globalmente aumentadas, sugestivo de doença de Graves. **B**) Paciente foi submetida à radioiodoterapia e à cintilografia de controle, após três anos demonstra ausência de captação do radiofármaco na loja tireoidiana, sugerindo atrofia tireoidiana pós-radioiodoterapia. As setas indicam a marcação realizada na fúrcula esternal.

de ^{131}I de 24 horas, variando de 200 a 300μCi por grama de tecido tireoidiano. Em crianças entre 5 e 10 anos, a dose total administrada deve ser limitada a < 10mCi. Essa dose causará hipotireoidismo na maioria dos pacientes, que necessitarão de reposição hormonal por toda a vida. As drogas antitireoidianas devem ser interrompidas sete dias antes do tratamento para permitir a captação adequada do iodo pela tireoide[19,20].

Alguns fatores podem predizer pior resposta à radioiodoterapia, como a presença de oftalmopatia por Graves, uso prévio de drogas antitireoidianas, intervalo entre o diagnóstico e o tratamento maior que um ano, aumentando a probabilidade de posteriormente o paciente necessitar de uma segunda dose de radioiodo[20]. Efeitos colaterais são incomuns, podendo ocorrer desconforto na região cervical em menos de 10% dos casos, que pode ser resolvido com analgésicos ou anti-inflamatórios não esteroides. Existem raros relatos de pacientes com hipertireoidismo grave que desenvolvem "tempestade tireoidiana"[17].

Neoplasias da tireoide

A neoplasia de tireoide é pouco comum nas crianças e a maioria dos casos são carcinomas diferenciados (folicular e papilar), que concentram ^{131}I. O carcinoma papilar é o mais comum, correspondendo a 90% dos casos. Os subtipos medular, anaplásico e oxifílico são raros[21,22].

A tireoidectomia total é o tratamento de escolha para os carcinomas diferenciados da tireoide na criança devido à maior ocorrência de doenças bilateral e multifocal[21,23].

A radioiodoterapia é indicada para a ablação de doença residual, metastática ou irressecável e possibilita a realização da pesquisa de corpo inteiro com ^{131}I (PCI) cerca de 4 a 7 dias após a dose terapêutica, proporcionando um estadiamento mais completo do paciente. Além disso, a PCI permite que, após a ablação de restos tireoidianos, a tireoglobulina possa ser utilizada como marcador no seguimento da doença[3,18,24].

Pesquisa de corpo inteiro com ^{131}I diagnóstica pode ser realizada após a tireoidectomia total em pacientes com risco intermediário ou alto para avaliar a presença de doença locorregional ou metastática, identificando pacientes que se beneficiariam da dose terapêutica com ^{131}I ou ainda com nova cirurgia (Figura V-20)[18,25].

Para realizar a PCI e a dose terapêutica com ^{131}I, o TSH deve estar acima de 30mIU/l para facilitar a captação, o que geralmente é alcançado apenas com a interrupção da levoti-

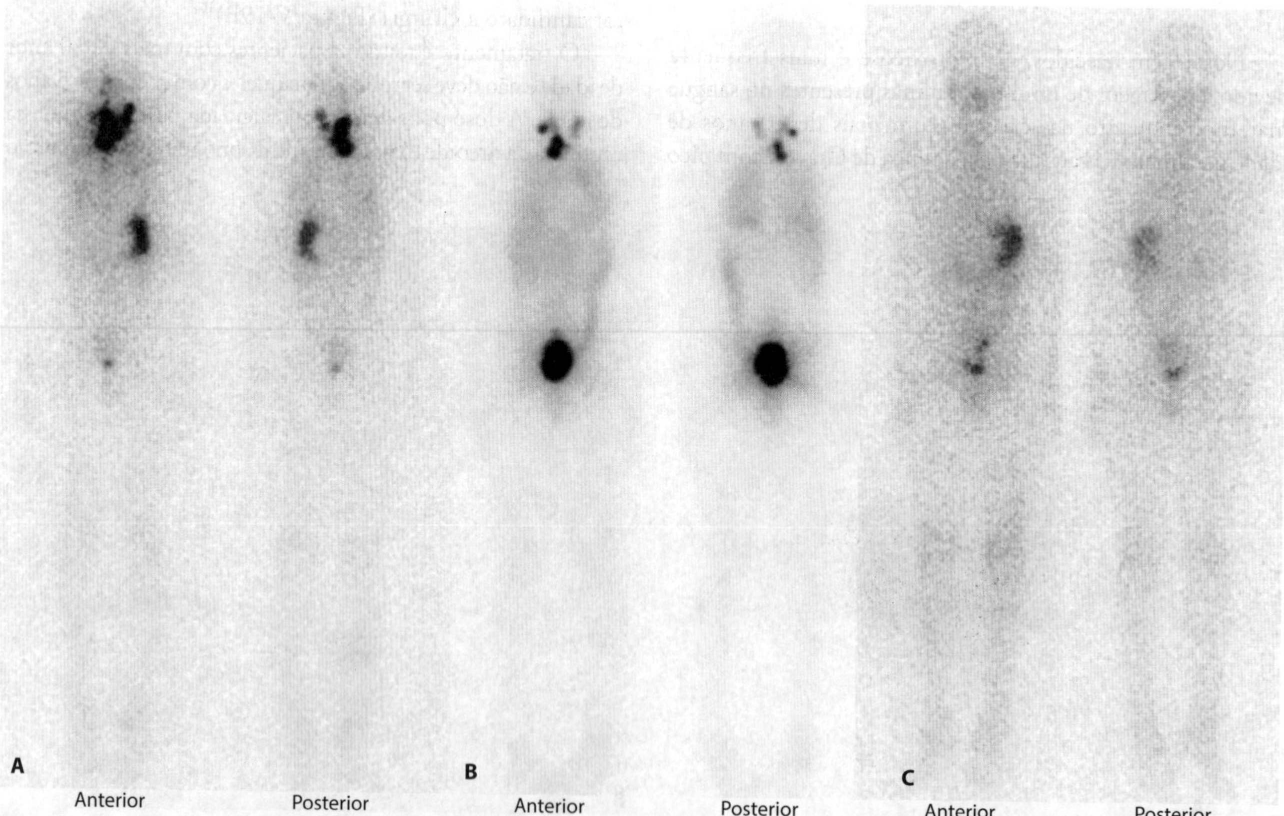

Figura V-20. **A)** Pesquisa de corpo inteiro com ^{131}I diagnóstica. Imagens adquiridas 48 horas após a administração de ^{131}I em paciente de 11 anos de idade com carcinoma papilífero da tireoide submetido à tireoidectomia total, demonstrando tecido iodoconcentrante na região cervical e nos campos pulmonares. **B)** O paciente foi submetido à radioiodoterapia e a pesquisa de corpo inteiro com ^{131}I realizada 11 dias após o tratamento demonstrou concentração do ^{131}I nas mesmas áreas visualizadas na PCI diagnóstica. **C)** Após um ano, o paciente realizou nova PCI, demonstrando importante redução da captação na região cervical e nos campos pulmonares.

roxina durante 14 dias previamente ao tratamento. Em alguns casos, quando o paciente não tolera a interrupção do hormônio ou não atinge as concentrações de TSH adequadas, pode-se considerar o uso do TSH recombinante. Além disso, dieta pobre em iodo é recomendada duas semanas antes do tratamento[18,26].

Não existem dados suficientes consolidados na literatura evidenciando a vantagem do uso do ^{18}F-FDG PET/CT em crianças com tireoglobulina alta e PCI negativa, ao contrário do que ocorre nos adultos[20].

Displasia fibrosa

Lesão fibro-óssea, sendo uma condição esporádica com início na primeira-segunda décadas. Consiste na substituição do osso medular pelo tecido fibroso, ocasionando expansão das áreas e enfraquecimento dos ossos envolvidos. Existem as formas monostótica e poliostótica. Qualquer segmento ósseo pode ser envolvido, sendo os locais mais frequentes costelas, fêmur, tíbia, maxila e ossos do crânio. A cintilografia óssea mostra imagens tardias com hipercaptação intensa nos ossos afetados (Figuras V-21 e V-22).

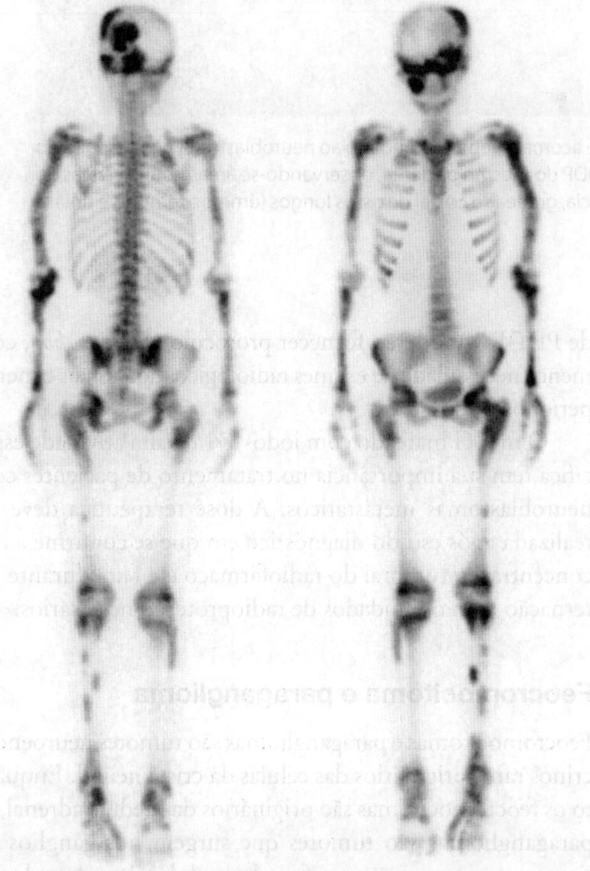

Figura V-21. Criança com quadro clínico de puberdade precoce e manchas *café com leite* e diagnóstico de síndrome de McCune-Albright. Cintilografia óssea evidencia múltiplas áreas com hipercaptação acentuada do radiofármaco (padrão poliostótico).

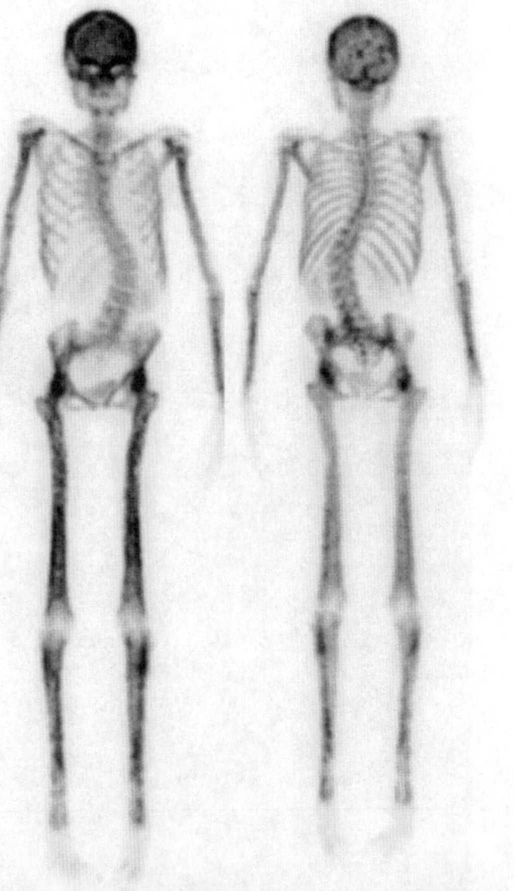

Figura V-22. Paciente com diagnóstico de doença de Camurati-Engelmann, com acometimento difuso do esqueleto.

TUMORES NEUROECTODÉRMICOS

Neuroblastoma

Neuroblastoma é o tumor sólido extracraniano mais frequente na infância. Origina-se da medula adrenal e das regiões paraespinais e periaórtica, onde o sistema simpático é presente. Ao diagnóstico, aproximadamente 60% são metastáticos[11], com os locais mais afetados: linfonodos, medula óssea, osso, fígado e partes moles. A cintilografia com ^{131}I-mIBG tem papel fundamental no diagnóstico, para avaliar o tumor primário e os sítios de metástases, bem como na avaliação da resposta à terapia.

A avaliação inicial deve incluir tanto a cintilografia com mIBG quanto a cintilografia óssea, pois não é claro na literatura se cada exame detecta todas as lesões isoladamente. O mIBG é mais sensível e específico do que a cintilografia óssea para a diferenciação de metástases ósseas de neuroblastoma, mas a combinação de ambos os estudos avalia melhor as lesões (Figura V-23)[10].

A cintilografia com mIBG demonstra alta sensibilidade para a avaliação de neuroblastoma entre 88 e 92% e especificidade variando entre 83 e 92%[27]. Além do diagnóstico e

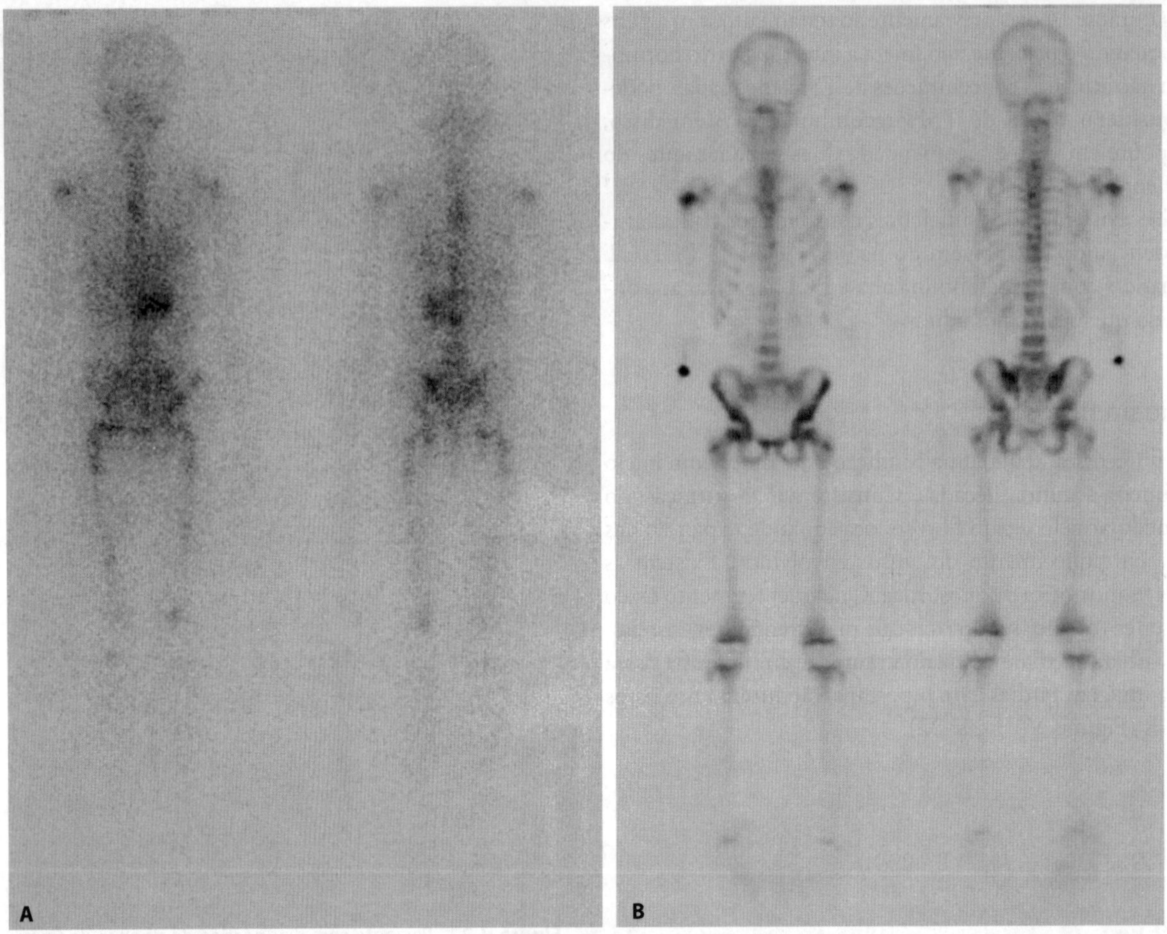

Figura V-23. **A**) Cintillografia com ^{131}I-mIBG demonstrando áreas de acometimento secundário ao neuroblastoma no mesogástrio e em múltiplas áreas no esqueleto. **B**) Cintilografia óssea com ^{99m}Tc-MDP do mesmo paciente, observando-se áreas heterogêneas de hiperconcentração do radiofármaco na coluna vertebral, ossos da bacia, gradeado costal de ossos longos (úmeros, fêmures e tíbias).

estadiamento, a cintilografia com mIBG tem a capacidade de diferenciar tumor primário residual de alterações pós-terapia visualizadas na CT e RM e tem relação com o prognóstico, onde após a terapia a persistência de captação do radiofármaco no osso cortical e medula marrom é associada a pior prognóstico[11].

Em até 10% dos casos de neuroblastoma, o estudo de cintilografia com mIBG pode ser negativo ao estadiamento (resultados falso-negativos). Nesses casos, o exame de PET-CT com ^{18}F-FDG pode ser um teste adicional útil para avaliação (Figura V-24), mas ainda são necessárias mais evidências sobre seu valor clínico na avaliação de crianças com neuroblastoma[8,11]. A resposta completa pela avaliação metabólica de FDG-PET nem sempre se correlaciona com a resposta completa pela captação de mIBG[12]. Outros radiotraçadores PET podem ser utilizados, como ^{68}Ga-análogos de somatostatina (77-89% dos neuroblastomas expressam receptores da somatostatina) e ^{18}F-DOPA, este provavelmente superior à cintilografia com mIBG[13], contudo pouco disponível e ainda em estudos iniciais. Futuramente, estudos de PET-RM poderão fornecer protocolo *one-stop-shop*, com menos necessidade de exames radiológicos adicionais e menos períodos de sedação[8,28-30].

O mIBG marcado com iodo-131 de alta atividade específica tem sua importância no tratamento de pacientes com neuroblastomas metástaticos. A dose terapêutica deve ser realizada após estudo diagnóstico em que se confirme a alta concentração tumoral do radiofármaco e é feita durante internação com os cuidados de radioproteção necessários.

Feocromocitoma e paraganglioma

Feocromocitomas e paragangliomas são tumores neuroendócrinos raros originários das células da crista neural. Enquanto os feocromocitomas são originários da medula adrenal, os paragangliomas são tumores que surgem nos gânglios do sistema nervoso autônomo fora da medula adrenal, podendo ocorrer na cabeça, pescoço, tórax, abdome e pelve. Os paragangliomas originários da cabeça e pescoço são classificados como parassimpáticos e os demais como simpáticos.

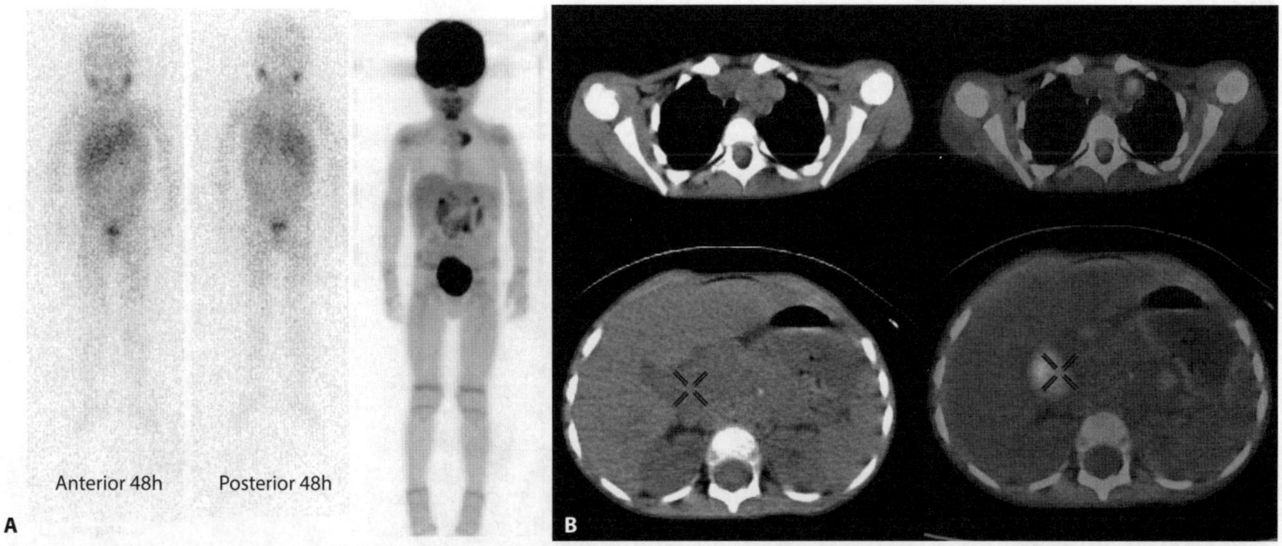

Figura V-24. Criança de 2 anos de idade com diagnóstico de neuroblastoma em estadiamento. A) Cintilografia com ^{131}I-mIBG não evidencia áreas significativas de acúmulo anômalo do radiofármaco. **B**) PET-CT com ^{18}F-FDG observando-se hipermetabolismo glicolítico heterogêneo em lesão no mediastino superior à esquerda e massa multilobulada retroperitoneal invadindo o hilo hepático, compatíveis com atividade da doença de base.

Possuem incidência aproximada de três casos para cada 1 milhão de indivíduos. Paraganglioma e feocromocitoma são extremamente raros na população pediátrica e adolescente, representando aproximadamente 20% de todos os casos[31].

A maioria desses tumores é benigna, mas até 60% dos pacientes com paragangliomas simpáticos e 25% dos pacientes com feocromocitomas podem ser malignos[32]. Diferente da maioria dos tumores, os paragangliomas/feocromocitomas não possuem marcadores histológicos ou moleculares que diferenciam de maneira confiável a neoplasia benigna da maligna, sendo definida a malignidade pela presença ou não de metástases (lesões em locais onde as células cromafins usualmente não existem). Os locais mais comuns de metástases são os linfonodos, esqueleto, fígado e pulmões.

O feocromocitoma foi a primeira aplicação clínica da cintilografia com mIBG (Figura V-25), com sensibilidade e especificidade semelhantes às da tomografia computadorizada em adultos e bons resultados também em crianças. A cintilografia usando ^{131}I- mIBG ou ^{123}I-mIBG pode ser realizada para localizar e confirmar feocromocitoma/paraganglioma e descartar doença metastática (Figura V-26).

O estudo de PET-CT com ^{18}F-FDG pode ter indicação com base no aumento da captação de glicose pela expressão de receptores GLUT1, particularmente nos tumores com potencial de malignidade que estão se tornando indiferenciados e perdendo sua capacidade de acumular agentes mais específicos. Por expressarem receptores de somatostatina, estudos com análogos de somatostatina também podem ser utilizados (por exemplo, PET-CT com ^{68}Ga-DOTATATE).

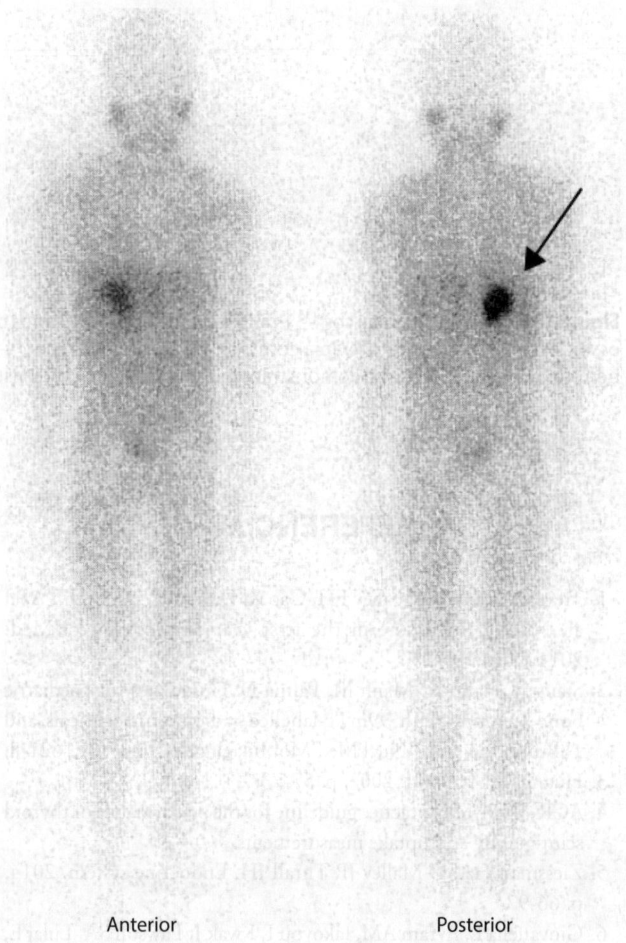

Figura V-25. Criança de 12 anos com diagnóstico de feocromocitoma, com cintilografia com ^{131}I-mIBG demonstrando captação acentuada do radiofármaco na projeção da adrenal direita (seta).

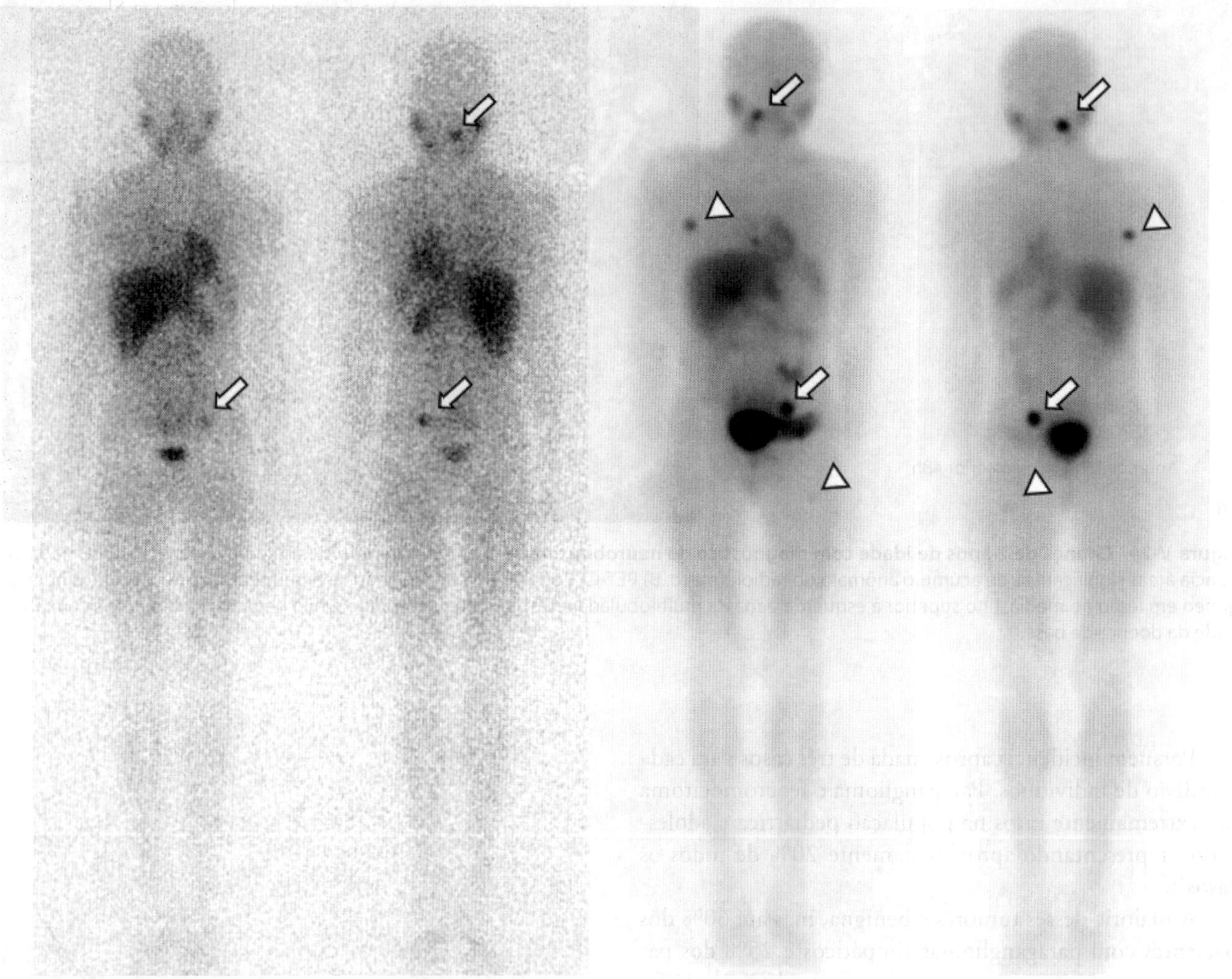

Figura V-26. A) Cintilografia com ^{131}I-mIBG em paciente de 13 anos de idade, com diagnóstico de paraganglioma abdominal metastático para ossos (setas) e submetido à terapia com 300mCi (11.100MBq) de ^{131}I-mIBG. **B**) Cintilografia com ^{131}I-mIBG pós-dose, com as lesões sendo mais bem caracterizadas (setas) e demonstrando lesões que não eram visualizadas no estudo pré-dose (cabeça de seta).

REFERÊNCIAS

1. Treves TS, Baker A, Fahey FH, Cao X, Davis RT, Drubach LA, et al. Nuclear medicine in the first year of life. J Nucl Med. 2011;52(6):905-25.
2. Stauss J, Hahn K, Mann M, Palma D. Guidelines for paediatric bone scanning with 99mTc-labelled radiopharmaceuticals and 18F-fluoride. Eur J Nucl Med Mol Imaging. 2010;37(8):1621-8.
3. Huang SA. Thyroid. 2007. p. 57-73.
4. ACR-SNM-SPR practice guideline for the performance of thyroid scintigraphy and uptake measurements.
5. Ziessman HA, O'Malley JP, Thrall JH. Endocrine system. 2014. p. 66-97.
6. Giovanella L, Avram AM, Iakovou I, Kwak J, Lawson SA, Lulaj E, et al. EANM practice guideline/SNMMI procedure standard for RAIU and thyroid scintigraphy. Eur J Nucl Med Mol Imaging. 2019;46(12):2514-25.
7. Lassmann M, Biassoni L, Monsieurs M, Franzius C, Jacobs F. The new EANM paediatric dosage card. Eur J Nucl Med Mol Imaging. 2009;36(3):540-1.
8. Nakajo M, Shapiro B, Copp J, Kalff V, Gross, Sisson J, et al. The normal and abnormal distribution of the adrenomedullary imaging agent m-[I-131]iodobenzylguanidine (I-131 MIBG) in man: evaluation by scintigraphy. J Nucl Med. 1983;24(8):672-82.
9. Solankp K, Bomanji J, Moyes J, Mather S, Trainer P, Britton K. A pharmacological guide to medicines which interfere with the biodistribution of radiolabelled meta-iodobenzylguanidine (MIBG). Nucl Med Commun. 1992;13(7):513-21.
10. Bombardieri E, Giammarile F, Aktolun C, Baum RP, Delaloye A, Maffioli L, et al. 131I/123I-Metaiodobenzylguanidine (mIBG) scintigraphy: procedure guidelines for tumour imaging. Eur J Nucl Med Mol Imaging. 2010;37(12):2436-46.
11. Bar-Sever Z, Biassoni L, Shulkin B, Kong G, Hofman MS, Lopci E, et al. Guidelines on nuclear medicine imaging in neuroblastoma. Eur J Nucl Med Mol Imaging. 2018;45(11):2009-24.

12. Okuyama C, Sakane N, Yoshida T, Shima K, Kurosawa H, Kumamoto K, et al. (123)I- or (125)I-metaiodobenzylguanidine visualization of brown adipose tissue. J Nucl Med. 2002;43(9):1234-40.
13. Pizzoferro M, Villani M, Ubertini G, Garganese M. Endocrinology: congenital hypothyroidism. 2017. p. 351-6.
14. Gaudino R, Garel C, Czernichow P, Leger J. Proportion of various types of thyroid disorders among newborns with congenital hypothyroidism and normally located gland: a regional cohort study. Clin Endocrinol. 2005;62(4):444-8.
15. Keller-Petrot I, Leger J, Sergent-Alaoui A, de Labriolle-Vaylet C. Congenital hypothyroidism: role of nuclear medicine. Semin Nucl Med. 2017;47(2):135-42.
16. Barnes VH, Blizzard RM. Antithyroid drug therapy for toxic diffuse goiter (Graves disease): Thirty years experience in children and adolescents. J Pediatr. 1977;91(2):313-20.
17. Rivkees SA. Encyclopedia of endocrine diseases. Reference Modul Biomed Sci. 2018. p. 317-26.
18. Rivkees SA, Sklar C, Freemark M. The management of Graves' disease in children, with special emphasis on radioiodine treatment. J Clin Endocrinol Metab. 1998;83(11):3767-76.
19. Volkan-Salancı B, Kıratlı P. Nuclear medicine in thyroid diseases in pediatric and adolescent patients. Mol Imaging Radionucl Ther. 2015;24(2):47-59.
20. McCormack S, Mitchell DM, Woo M, Levitsky LL, Ross DS, Misra M. Radioactive iodine for hyperthyroidism in children and adolescents: referral rate and response to treatment. Clin Endocrinol. 2009;71(6):884-91.
21. Francis GL, Waguespack SG, Bauer AJ, Angelos P, Benvenga S, Cerutti JM, et al. Management guidelines for children with thyroid nodules and differentiated thyroid cancer. Thyroid. 2015;25(7):716-59.
22. Parisi MT, Eslamy H, Mankoff D. Management of differentiated thyroid cancer in children: Focus on the American Thyroid Association Pediatric Guidelines. Semin Nucl Med. 2016;46(2):147-64.
23. Pizzoferro M, Villani M, Grossi AO, Pasquale D, Garganese M. Endocrinology: thyroid carcinoma. 2017. p. 339-49.
24. Walter MA, Briel M, Christ-Crain M, Bonnema SJ, Connell J, Cooper DS, et al. Effects of antithyroid drugs on radioiodine treatment: systematic review and meta-analysis of randomised controlled trials. BMJ. 2007;334(7592):514.
25. Clerc J, Monpeyssen H, Chevalier A, Amegassi F, Rodrigue D, Leger F, et al. Scintigraphic imaging of paediatric thyroid dysfunction. Horm Res. 2008;70(1):1-13.
26. Olivier P, Colarinha P, Fettich J, Fischer S, Frökier J, Giammarile F, et al. Guidelines for radioiodinated MIBG scintigraphy in children. Eur J Nucl Med Mol Imaging. 2003;30(5):B45-50.
27. Vik TA, Pfluger T, Kadota R, Castel V, Tulchinsky M, Farto AJ, et al. 123 I- m IBG scintigraphy in patients with known or suspected neuroblastoma: results from a prospective multicenter trial. Pediatr Blood Cancer. 2009;52(7):784-90.
28. Bleeker G, Tytgat GA, Adam JA, Caron HN, Kremer LC, Hooft L, et al. 123I-MIBG scintigraphy and 18F-FDG-PET imaging for diagnosing neuroblastoma. Cochrane Database Syst Rev. 2015;9(9):CD009263.
29. Taggart DR, Han MM, Quach A, Groshen S, Ye W, Villablanca JG, et al. Comparison of iodine-123 metaiodobenzylguanidine (MIBG) scan and [18 F]fluorodeoxyglucose positron emission tomography to evaluate response after iodine-131 MIBG therapy for relapsed neuroblastoma. J Clin Oncol. 2009;27(32):5343-9.
30. Piccardo A, Lopci E, Conte M, Garaventa A, Foppiani L, Altrinetti V, et al. Comparison of 18F-dopa PET/CT and 123I-MIBG scintigraphy in stage 3 and 4 neuroblastoma: a pilot study. Eur J Nucl Med Mol Imaging. 2011;39(1):57-71.
31. Rontini M, Levin G, Sanso G. Characteristics of pheochromocytoma in a 4- to 20-year-old population. Ann N Y Acad Sci. 2006;1073(1):30-7.
32. Ayala-Ramirez M, Feng L, Johnson MM, Ejaz S, Habra M, Rich T, et al. Clinical risk factors for malignancy and overall survival in patients with pheochromocytomas and sympathetic paragangliomas: primary tumor size and primary tumor location as prognostic indicators. J Clin Endocrinol Metabolism. 2010;96(3):717-25.

Densitometria Óssea em Crianças e Adolescentes

Akemi Osawa
Sergio Setsuo Maeda

INTRODUÇÃO E ALGUMAS CONSIDERAÇÕES

A densitometria óssea por DXA (*dual energy x-ray absorptiometry*) é a técnica mais amplamente empregada para a medida de conteúdo mineral ósseo na faixa etária de crianças e adolescentes para o diagnóstico e seguimento de doenças ósseas que afetam essa população. Nessa faixa etária, diferentemente da população adulta, o ganho de massa óssea pelo crescimento torna o exame cheio de particularidades e desafios para sua interpretação, sobretudo do ponto de vista evolutivo.

Outros métodos, além da DXA, estão disponíveis para estudar o esqueleto infantil, como, por exemplo, a tomografia computadorizada quantitativa (QCT), realizada geralmente em sítio periférico como o antebraço (rádio). Outros, menos utilizados como raios X digital (DXR) e ultrassom quantitativo (QUS), podem avaliar (com vantagens e desvantagens) a estrutura óssea[1].

As principais indicações clínicas da densitometria óssea na população infantil, segundo Adams[1,2], estão resumidas no quadro V-4.

Quadro V-4. Indicações clínicas da densitometria óssea.

1. Uso de corticoide por via oral por tempo prolongado*
2. Doenças crônicas inflamatórias
3. Hipogonadismo (primário ou secundário)
4. Imobilização prolongada
5. *Osteogenesis imperfecta*
6. Osteoporose juvenil idiopática
7. Aparente osteopenia à radiografia simples
8. Fratura recorrente ou por baixo impacto[2]
• Fratura vertebral
• Fratura em membros
– 2 ou mais fraturas de ossos longos até os 10 anos
– 3 ou mais fraturas de ossos longos até os 19 anos
9. Deformidade na coluna vertebral ou perda de altura

*Nota: uso prolongado > 2 meses de glicocorticoide por via oral[2,3] ou mais de 3 meses por via IV ou mesmo inalatório em altas doses.

Nas posições oficiais da ISCD de 2013 em relação à população pediátrica, Bianchi et al.[4] citam, de forma mais completa, outras indicações:

- Doenças secundárias:
  - endócrinas: *diabetes mellitus* juvenil (tipo 1), anorexia nervosa, hipotireoidismo, síndrome de Turner, deficiência de GH;
  - neurológicas: paralisia cerebral, distrofia muscular;
  - hematológicas: talassemia, anemia falciforme e leucemia linfoide aguda;
- Fibrose cística.
- Doença renal crônica e pacientes transplantados.

CARACTERÍSTICAS TÉCNICAS

O princípio da densitometria óssea baseia-se na atenuação dos raios X ao atravessar diferentes composições teciduais do corpo. A técnica de utilizar dois feixes com níveis diferentes de energia dos raios X (70 e 140keV) possibilita discriminar, através da radiação que alcança o detector em cada pico de energia, o tecido mole (gordura, água, músculos, órgãos viscerais) do tecido ósseo, permitindo a caracterização e o estudo dos compartimentos.

O método fornece a quantidade de tecido mineral ósseo em gramas (g) e a densidade mineral óssea (DMO) em g/cm^2 (resultado da divisão da quantidade mineral por uma área de projeção do osso estudado)[1,5]. O valor numérico resultante é comparado com os dados de uma população normal de referência por meio de *softwares*, levando-se em conta idade, raça, etnia. Cada fabricante de densitômetro apresenta diferentes bancos de dados, em que a uniformização ainda é uma questão a ser estabelecida.

Quanto à exposição radiológica pelo DXA em crianças e adolescentes, os valores da dose efetiva apresentam variação significativa quanto ao modelo do equipamento, modo de aquisição (forma rápida ou mais lenta) e do sítio examinado (coluna, fêmures e corpo inteiro)[6-8]. De modo geral, é baixa, mas quanto mais jovem for a criança e quanto mais lento o modo de aquisição, maior a dose efetiva. Um exemplo citado por Blake[6] demonstra que, em modelos matemáticos por meio de *phantoms*, uma criança de 5 anos de idade, com peso estimado de 19,1kg e altura de 109cm, recebe, em uma aquisição na coluna lombar (em uma área de 11,7cm^2), a dose efetiva de 0,022mSV com órgão crítico (estômago) recebendo 0,0mGy, no fêmur (em uma área de 9,0cm^2) dose efetiva de 0,022mSV e na gônada (testículo) 0,015mGy.

PARTICULARIDADES NA ANÁLISE DA DENSITOMETRIA ÓSSEA NA CRIANÇA

A fase da infância e adolescência é o período no qual o ganho de massa óssea é crescente, com modificações intensas do tamanho dos ossos determinadas por fatores genéticos, antropométricos, étnicos e pelo gênero. Outros fatores, como hábitos alimentares e atividade física, também influenciam no ganho de massa óssea nessa época da vida[9]. No entanto, a puberdade é, sem dúvida, a época na qual a massa óssea apresenta o maior ganho da DMO.

Ao utilizar as medidas da DMO por meio do método DXA, é preciso compreender que, diferentemente do adulto, onde a estrutura óssea já está definida, o ganho de massa óssea em crianças e adolescentes implica mudanças não só do conteúdo mineral ósseo, mas também de medidas volumétricas[3,10]. Conforme Lazaretti-Castro demonstra[5], não há aumento da *área* obtida no exame na mesma proporção do *volume* ósseo durante o crescimento. Isso acarreta DMO superestimada em ossos grandes e subestimada em ossos pequenos, por uma limitação do método. Outros fatores conhecidos influenciam na aquisição de massa óssea como sexo, etnia, estatura, peso, estadiamento puberal, tamanho dos ossos e maturidade esquelética. Mas não existe consenso em relação a ajustes desses fatores na DMO[2].

REGIÕES DE INTERESSE PARA ANÁLISE (DXA)

A análise da densitometria óssea por DXA foi padronizada para os seguintes sítios em adultos: coluna lombar PA (L1-L4), fêmur (colo e fêmur total), antebraço não dominante (rádio 33%) e corpo inteiro (composição corporal).

Em indivíduos com idade inferior a 20 anos, ou seja, crianças e adolescentes, recomenda-se utilizar a coluna lombar e o corpo inteiro, menos a cabeça (TBLH – *total body less head* em inglês), para o diagnóstico e controle evolutivo. No entanto, o consenso da ISCD de 2019[11], mais atual, descreve a possibilidade de utilizar outros sítios, como fêmur proximal, fêmur distal lateral, antebraço e coluna lateral, em situações específicas e desde que haja dados de referência disponíveis.

Coluna lombar

O exame da coluna lombar (PA) avalia o segmento de L1 a L4[12].

O posicionamento requer prática e precisão para avaliações evolutivas[3]. A coluna lombar deve estar bem posicionada, com a visualização de algumas costelas no aspecto superior da imagem e pequena parte do sacro no aspecto inferior. Artefatos, incluindo tubos, hastes, parafusos e outros materiais ortopédicos, devem ser excluídos das imagens quando possível. Os ROIs (região de interesse) de L1 a L4, conforme mencionado acima, são obtidos de forma automática por meio de *softwares* (Figura V-27).

Corpo inteiro menos a cabeça (TBLH)

O estudo do corpo inteiro, assim como o da coluna lombar, requer bom posicionamento e o mais importante é a colaboração da criança, principalmente as menores.

O exame de corpo inteiro, menos a cabeça (isso se deve ao fato de que o seguimento da cabeça apresenta maior densidade), é o sítio recomendado, em conjunto com a coluna lombar para a análise da DXA, pois são mais exatos e reprodutíveis para se avaliar o conteúdo mineral ósseo (CMO) e a densidade mineral óssea areal (aDMO) (Figura V-28).

Outros sítios

Fêmur proximal

A análise do exame de fêmur proximal em indivíduos adultos acima de 20 anos de idade foi estabelecida em duas regiões: colo de fêmur e fêmur total. Os *softwares* da maioria das marcas de densitômetros indicam valores obtidos em outros sítios, como, por exemplo, o do trocanter maior e o intertrocantérico, diáfise do fêmur e a região do triângulo de Wards (área de menor densidade da região proximal do fêmur, com predomínio de osso trabecular). Mas são sítios não recomendados tanto para diagnóstico como para controle evolutivo[7,11].

A figura V-29 demonstra as dificuldades em avaliar o fêmur de uma criança de 5 anos de idade (Figura V-29B), diferentemente de um adolescente de 17 anos (Figura V-29A), muito mais próximo de um adulto. Apenas a partir do consenso da ISCD de 2019 (Weber et al., 2019), como já referido acima, esse sítio passou a ser realizado na população infantil, desde que haja dados de referência disponíveis e para avaliar crianças com carga reduzida/carga mecânica (próteses) dos membros inferiores ou naquelas com risco de fragilidade óssea que se beneficiariam da continuidade das medidas de DXA durante a transição para a idade adulta (controle evolutivo).

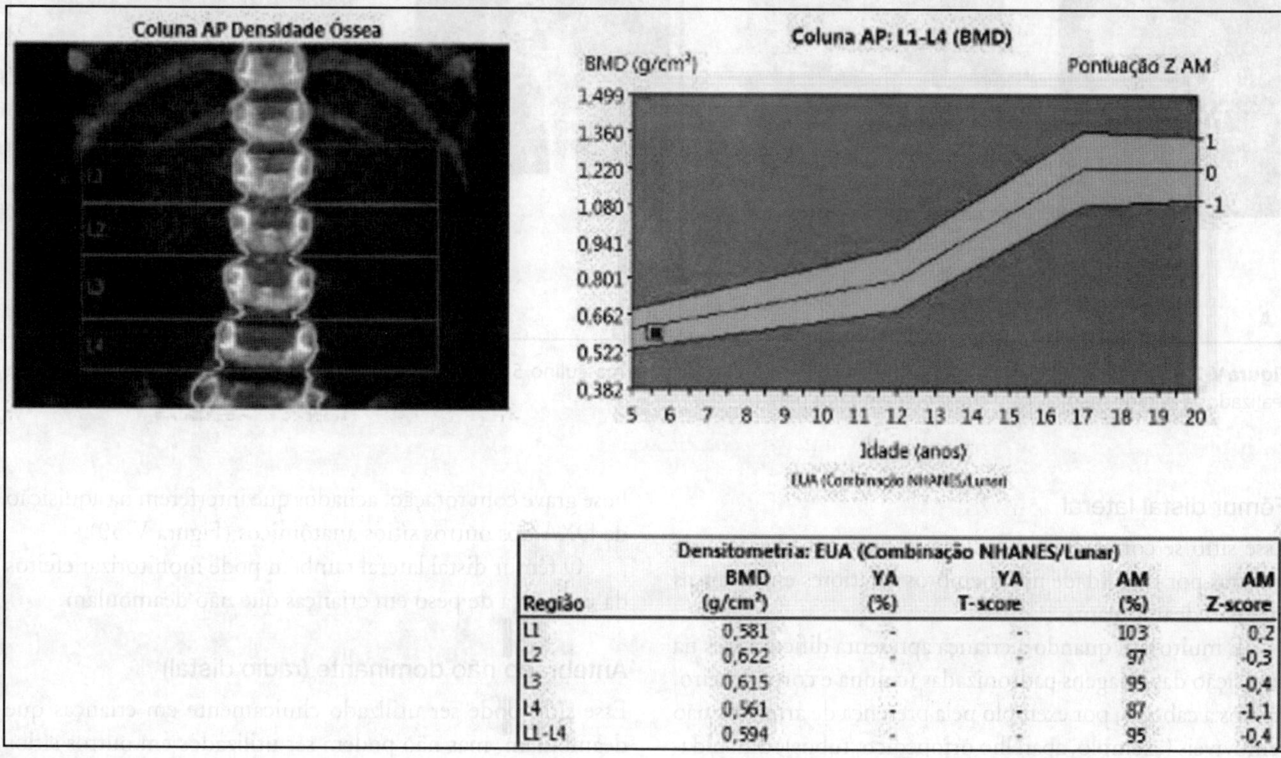

Densitometria: EUA (Combinação NHANES/Lunar)					
Região	BMD (g/cm²)	YA (%)	YA T-score	AM (%)	AM Z-score
L1	0,581	-	-	103	0,2
L2	0,622	-	-	97	-0,3
L3	0,615	-	-	95	-0,4
L4	0,561	-	-	87	-1,1
L1-L4	0,594	-	-	95	-0,4

Figura V-27. Sexo masculino, 5 anos e 8 meses, 108cm e 17kg. Paciente com asma grave e uso de corticoide inalatório desde os 4 anos de idade.

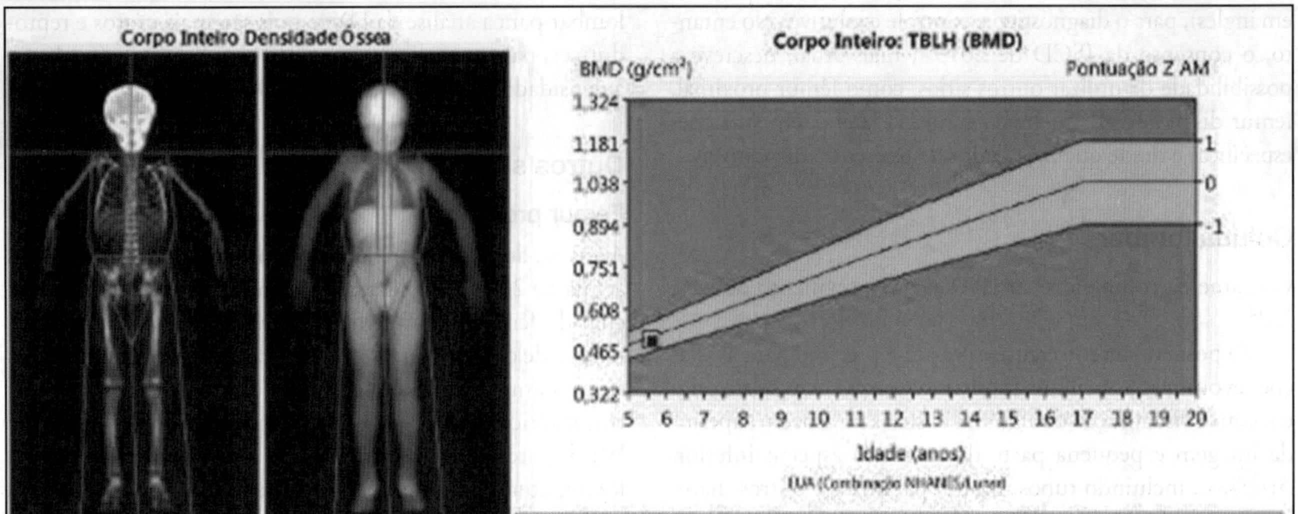

Densitometria: EUA (Combinação NHANES/Lunar) (Análise optimizada)					
Região	BMD (g/cm²)	YA (%)	YA T-score	AM (%)	AM Z-score
Cabeça	1,461	-	-	-	-
Braços	0,368	-	-	-	-
Pernas	0,558	-	-	-	-
Tronco	0,506	-	-	-	-
Costelas	0,500	-	-	-	-
Coluna	0,550	-	-	-	-
Pelve	0,484	-	-	-	-
Total	0,667	-	-	100	0,1
TBLH	0,497	-	-	96	-0,4

Figura V-28. Sexo masculino, 5 anos e 8 meses, 108cm e 17kg. Paciente com asma grave e uso de corticoide inalatório desde os 4 anos de idade.

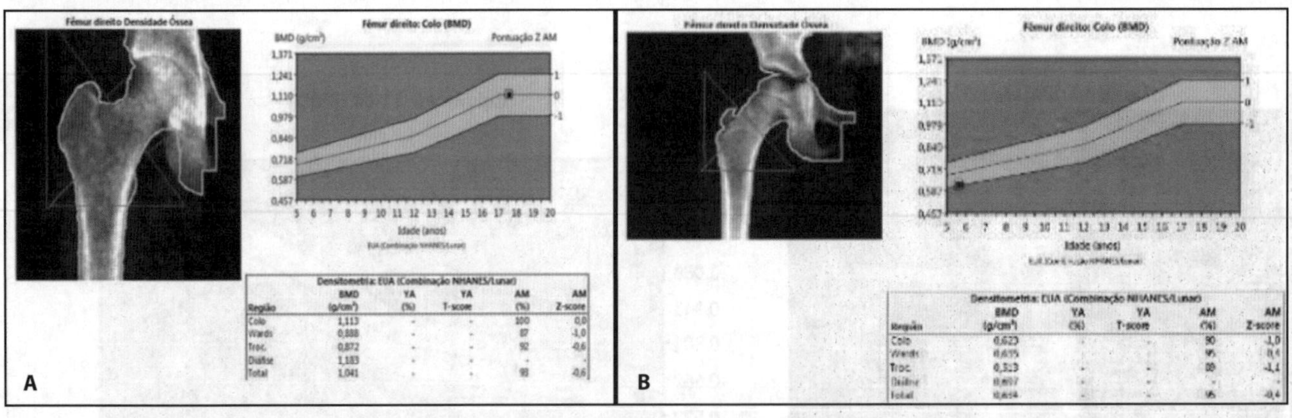

A

Densitometria: EUA (Combinação NHANES/Lunar)					
Região	BMD (g/cm²)	YA (%)	YA T-score	AM (%)	AM Z-score
Colo	1,113	-	-	100	0,0
Wards	0,888	-	-	87	-1,0
Troc.	0,872	-	-	92	-0,6
Diáfise	1,183	-	-	-	-
Total	1,041	-	-	93	-0,6

B

Densitometria: EUA (Combinação NHANES/Lunar)					
Região	BMD (g/cm²)	YA (%)	YA T-score	AM (%)	AM Z-score
Colo	0,623	-	-	90	-1,0
Wards	0,635	-	-	95	0,4
Troc.	0,513	-	-	89	-1,1
Diáfise	0,697	-	-	-	-
Total	0,654	-	-	95	-0,4

Figura V-29. A) Sexo masculino, 17 anos e 7 meses, 174cm, 71kg. **B)**. Sexo masculino, 5 anos e 8 meses, 108cm e 17kg. Ambos os estudos foram realizados a pedido médico, com consentimento dos pais.

Fêmur distal lateral

Esse sítio se correlaciona bem com o aumento do risco de fraturas por fragilidade nos membros inferiores em crianças que não deambulam.

É muito útil quando a criança apresenta dificuldades na aquisição das imagens padronizadas (coluna e corpo inteiro, menos a cabeça), por exemplo pela presença de artefatos não removíveis (exemplo, aparelho ortopédico, tubos), dificuldades de posicionamento, morfologia óssea anormal ou escoliose grave com rotação, achados que interferem na aquisição de DXA dos outros sítios anatômicos (Figura V-30).

O fêmur distal lateral também pode monitorizar efeitos da mudança de peso em crianças que não deambulam.

Antebraço não dominante (rádio distal)

Esse sítio pode ser utilizado clinicamente em crianças que deambulam, mas não podem ser utilizados em outros sítios como a coluna e corpo inteiro (Figura V-31).

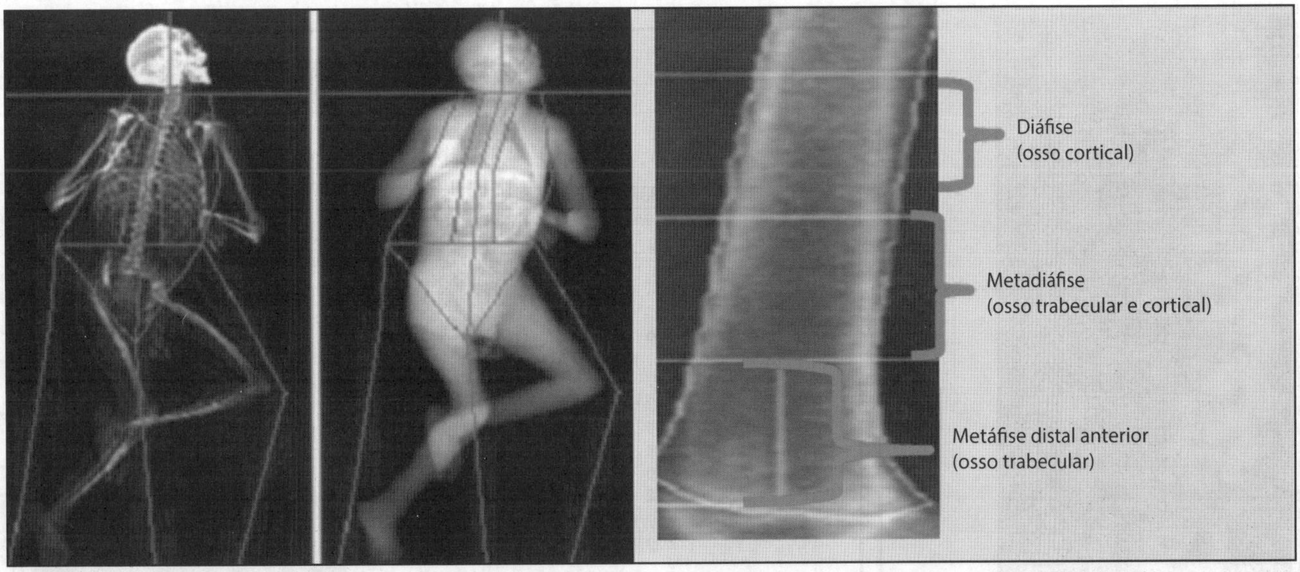

Figura V-30. Sexo masculino, 17 anos, 105cm e 30kg. Portador de sequela de paralisia cerebral, não deambula.

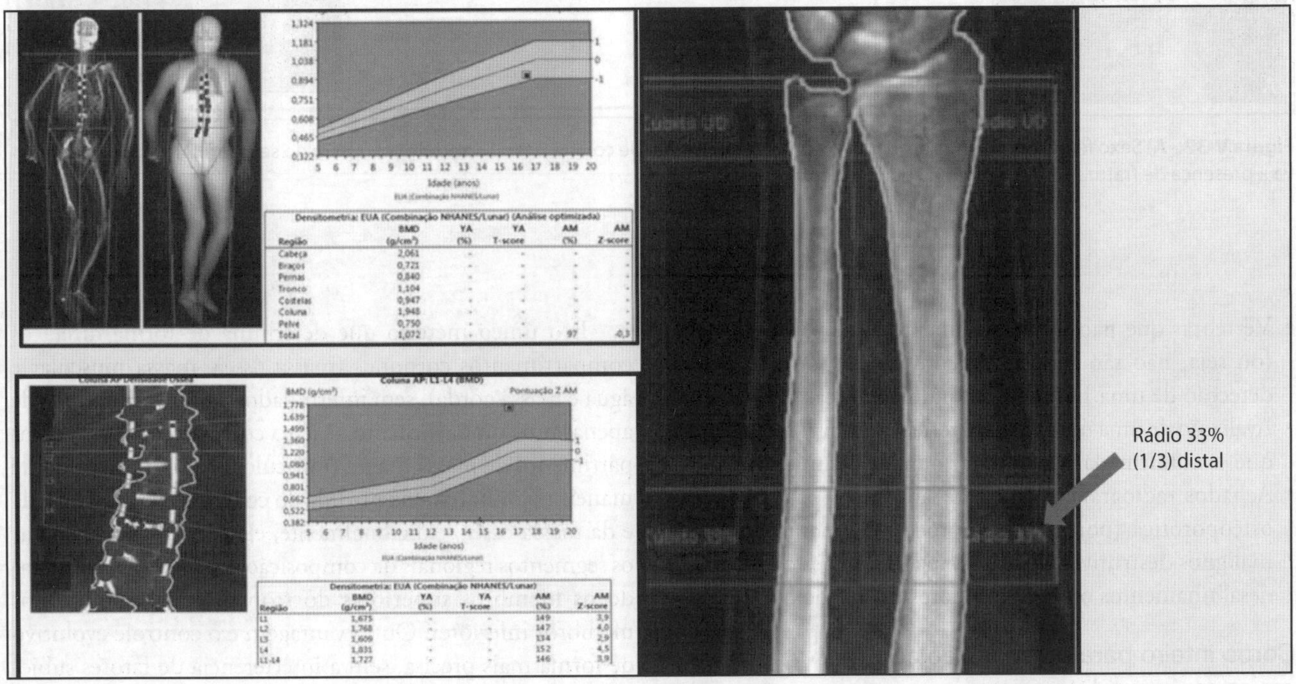

Figura V-31. Sexo masculino, 16 anos e 7 meses, 169cm, 67kg. Paralisia cerebral, artrodese da coluna (para corrigir dorso curvo, escoliose e giba dorsal), osteossíntese do fêmur direito e correção cirúrgica do pé torto congênito.

O rádio ultradistal (rádio 33% ou 1/3) do antebraço não dominante é a região utilizada por convenção para o diagnóstico. As demais áreas não são recomendadas para fins de laudo densitométrico.

Coluna lateral para avaliação de fraturas vertebrais (*vertebral fracture assessment* – VFA) em pacientes pediátricos

O uso da densitometria óssea para avaliar fraturas vertebrais (VFA) na população infantil também foi relatado no consenso da ISCD de 2019[11]. Consiste em uma imagem da coluna lateral para avaliar se há fraturas vertebrais (FV), assim como nos adultos. Ela pode substituir a radiografia simples em casos suspeitos sintomáticos ou assintomáticos. O diagnóstico de fratura deve ser pela análise visual. O método semiquantitativo de Genant também pode ser utilizado em crianças (Figura V-32).

Nota: Em certas situações, após o exame de DXA, pode ser necessário complementação do estudo, como por exemplo CT ou RM da coluna:

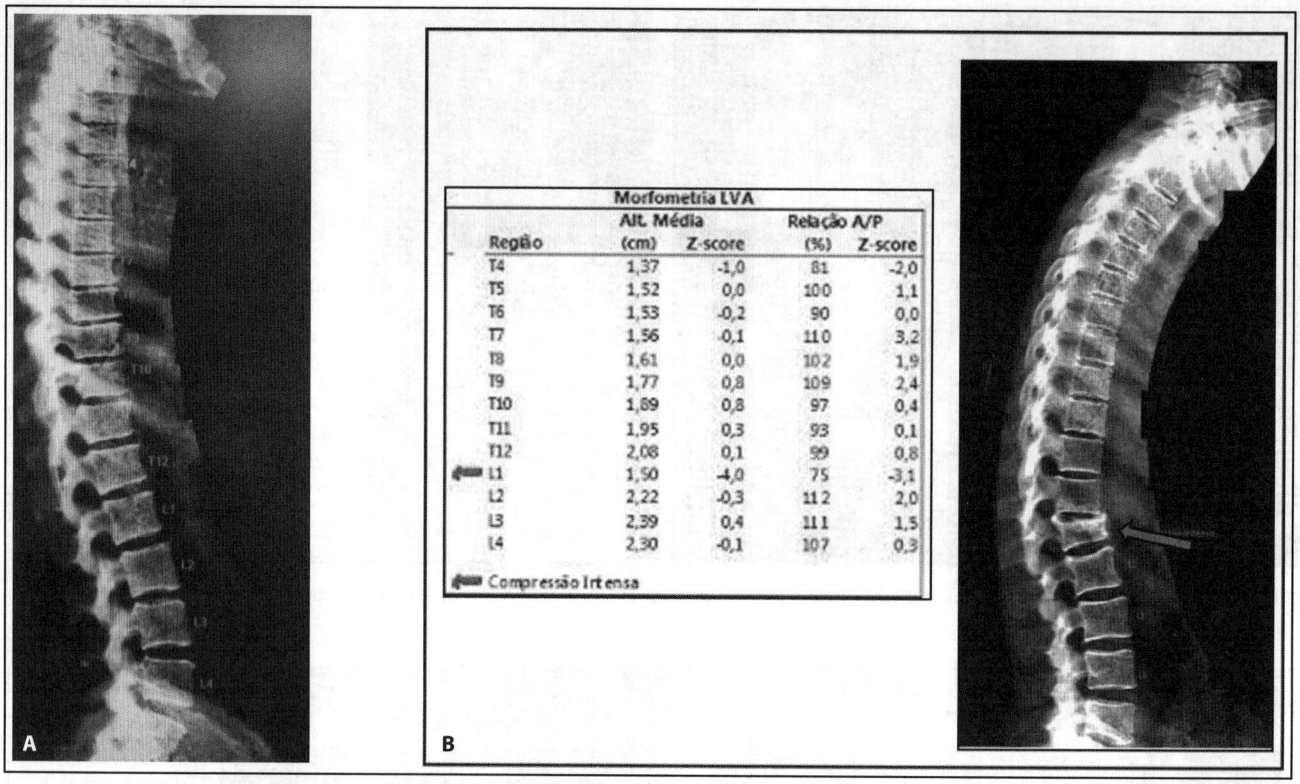

Morfometria LVA

Região	Alt. Média (cm)	Z-score	Relação A/P (%)	Z-score
T4	1,37	-1,0	81	-2,0
T5	1,52	0,0	100	1,1
T6	1,53	-0,2	90	0,0
T7	1,56	-0,1	110	3,2
T8	1,61	0,0	102	1,9
T9	1,77	0,8	109	2,4
T10	1,89	0,8	97	0,4
T11	1,95	0,3	93	0,1
T12	2,08	0,1	99	0,8
⇐ L1	1,50	-4,0	75	-3,1
L2	2,22	-0,3	112	2,0
L3	2,39	0,4	111	1,5
L4	2,30	-0,1	107	0,3

⇐ Compressão Intensa

Figura V-32. A) Sexo feminino, 18 anos de idade, VFA normal. **B**) Exame de coluna lateral de adulto, também do sexo feminino, onde se observa a presença de fratura com compressão do muro anterior em L1 (seta).

- Vértebras que não são tecnicamente avaliáveis pela VFA (ou seja, não são suficientemente visíveis), desde que a detecção de uma FV altere a conduta clínica.
- Avaliação de uma única fratura vertebral (grau 1 de Genant) que se confirmada pode mudar o manejo clínico.
- Achados radiográficos que não são típicos para uma FV osteoporótica (por exemplo, processos inflamatórios ou malignos destrutivos suspeitos, malformações congênitas, desalinhamentos ou deslocamentos adquiridos).

Corpo inteiro para composição corporal em crianças e adolescentes

O estudo de composição corporal por DXA em crianças e adolescentes pode auxiliar na avaliação de doenças nutricionais e musculoesqueléticas, pois o desenvolvimento muscular tem relação com a aquisição da massa e geometria ósseas[12-14].

Embora a Sociedade Internacional de Densitometria Clínica (ISCD) não tenha apresentado um consenso sobre o tema na população com idade inferior a 20 anos, vários trabalhos na literatura demonstram sua utilidade, destacando-se no acompanhamento de uso de corticoides, hormônio de crescimento, imunossupressores, avaliação nutricional em indivíduos saudáveis, obesos ou com anorexia nervosa e com doenças graves/oncológicas, além da medicina esportiva.

É o único método que determina de forma direta os compartimentos corporais (massa óssea, massa muscular e água e massa gorda), sem inferir dados a partir da medida de apenas um compartimento. A água corporal compõe o compartimento de massa magra (músculos), não interferindo de maneira significativa na medida do conteúdo da massa gorda e da massa óssea. Adicionalmente, ela consegue determinar os segmentos regionais da composição corporal, discriminando os membros superiores do tronco, do abdome e dos membros inferiores. Outra vantagem é o controle evolutivo de forma mais precisa, sem a interferência de fatores subjetivos como a bioimpedância (Figura V-33).

INTERPRETAÇÃO DOS RESULTADOS (LAUDO)

O diagnóstico de osteoporose em crianças e adolescentes **não** deve ser baseado unicamente em critérios densitométricos.

A interpretação dos resultados na densitometria óssea em crianças e adolescentes necessita de atenção às particularidades já descritas nessa população. Utiliza o BMC e BMD areal (aBMD) da coluna lombar e o corpo inteiro, menos a cabeça (TBLH), como padrão.

Os critérios da OMS para o diagnóstico de "osteopenia" e "osteoporose" no adulto **não** deve ser utilizado (escore T) e sim

Corpo Inteiro Quantificação de tecido

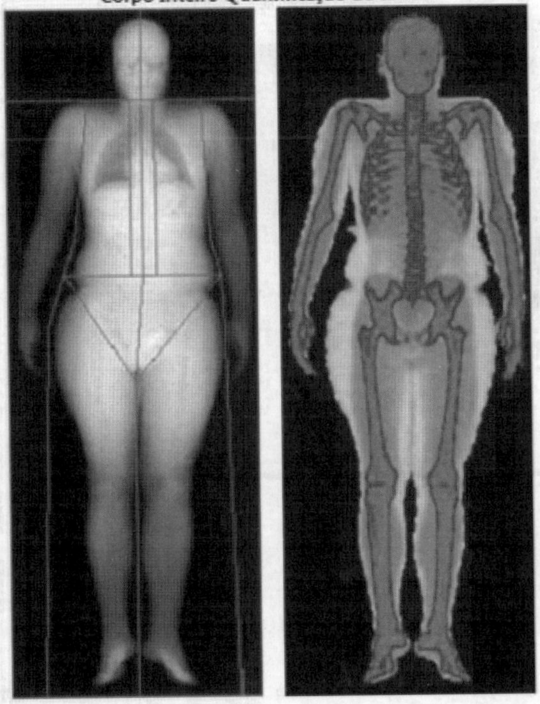

EUA (Lunar) Gráf. Ref.: Não existem dados ref. para a região Corpo Inteiro [TBLH].

EUA (Lunar) População de referência não suportou Composição para Pediátrico Corpo Inteiro.

Distribuição Massa Gorda Total

Massa Gorda Total	% Gordura Total	FMI	VAT (g)	VAT (cm^3)
31.738	35,9	10,60	N/D	N/D

Distribuição Massa Magra Total

Massa Magra Total	LMI	RSMI
53.941	18,02	-

Taxa Metabólica Basal: - (-)

Composição (Análise optimizada)

Região	Região (%Gordura)	Massa Total (kg)	Massa Gorda (g)	Massa Magra (g)	BMC (g)
Braços	29,7	9,14	2.718	6.100	325,5
Braço direito	29,8	4,71	1.400	3.137	168,2
Braço esquerdo	29,7	4,44	1.318	2.962	157,3
Pernas	36,1	34,42	12.436	20.891	1.095,8
Perna direita	36,7	16,99	6.240	10.209	536,9
Perna esquerda	35,5	17,44	6.196	10.682	559,0
Andróide	43,7	6,25	2.732	3.481	38,9
Ginóide	38,9	15,32	5.952	9.058	307,0
Total	35,9	88,50	31.738	53.941	2.819,3

EUA (Combinação NHANES/Lunar) Tendência: Distribuição de gordura (Análise optimizada)

Data da Medida	Idade (anos)	Andróide (% Gordura)	Ginóide (% Gordura)	Taxa A/G	Total (% Gordura)
17/03/2018	14,6	44,0	39,7	1,11	37,0

Figura V-33. Composição corporal. Sexo masculino, 14 anos e 6 meses de idade, 173cm e 88kg. IMC 29,4.

a comparação com indivíduos da mesma faixa etária (escore z). O resultado do escore z do pior sítio deve ser interpretado utilizando-se o limite de –2 desvios-padrões, da seguinte forma:

Escore z:

– Dentro dos limites esperados para a idade > –2DP

– "Abaixo" da faixa esperada para a idade ≤ –2DP

Nota*: O escore z acima de –2DP isolado não exclui a possibilidade de fragilidade esquelética e risco aumentado de fraturas.

Não existe consenso com relação aos ajustes da DMO ou do conteúdo mineral ósseo (CMO) para fatores como tamanho do osso, estadiamento puberal, maturidade esquelética e composição corporal (Figura V-34).

Controle evolutivo

Medidas seriadas de BMD devem ser realizadas no mesmo equipamento usando os mesmos modos de aquisição, *software* e critérios de análise (Figura V-35).

Algumas particularidades

Crianças de baixa estatura

Em crianças com baixa estatura e déficit de crescimento, o BMC e a DMO da coluna e TBLH podem ser ajustados para evitar o diagnóstico subestimado de baixa DMO[12]:

- Para a coluna lombar: utilizar o escore z ajustado para a altura ou BMAD (*bone mineral aparent density*).

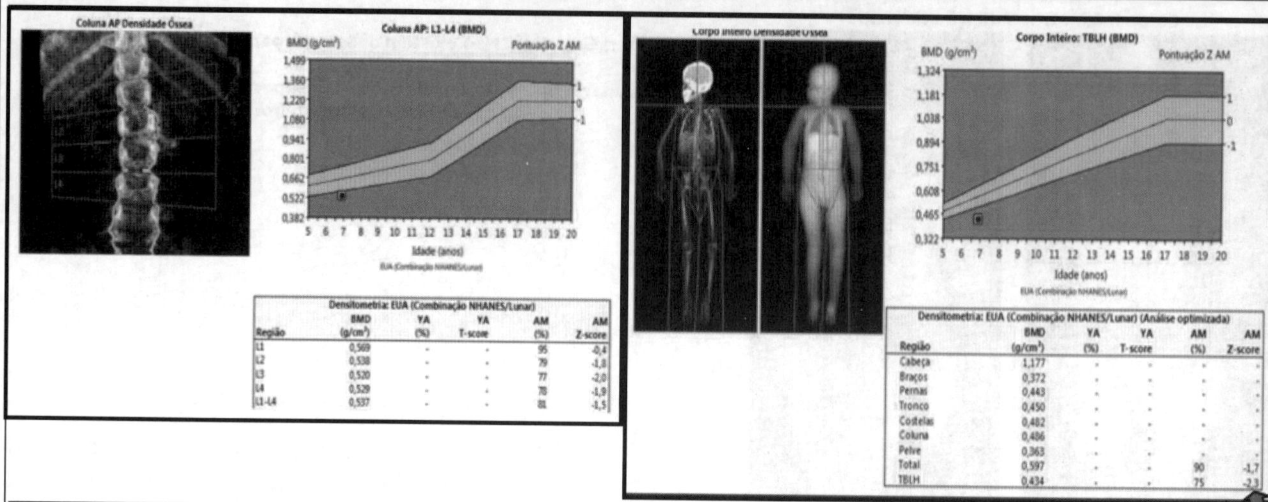

DENSITOMETRIA ÓSSEA
CRIANÇAS E ADOLESCENTES

RESULTADOS:

	BMD (g/cm2)	Z-score
Coluna lombar L1-L4	0,537	-1,5
Corpo Total Menos a cabeça	0,434	-2,3
Corpo Total	0,597	-1,7

COMPOSIÇÃO CORPÓREA:

Conteúdo mineral ósseo (BMC)	679,3 gramas
Conteúdo da gordura corporal	10.836 gramas
Porcentagem de gordura	42,2 %
Massa magra	14.176 gramas

INTERPRETAÇÃO: Conteúdo mineral ósseo abaixo da faixa esperada para a idade cronológica.

Figura V-34. Exemplo de relatório. Sexo masculino, 5 anos e 8 meses, 115cm e 25kg. Paciente com doença inflamatória intestinal e uso de corticóide por via oral prolongado (desde os 4 anos de idade).

- Para o corpo total: utilizar o escore z ajustado para a altura, porém sem dados para o risco de fratura:

$$\text{BMAD coluna} = \text{BMD L1-L4}/\text{Ap}^{3/2}$$

Ap = área projetada da aBMD

Medidas seriadas de DMO devem ser realizadas no mesmo equipamento usando os mesmos modos de aquisição, *software* e critérios de análise.

Crianças muito pequenas (neonatos)

O estudo de DXA em crianças na primeira infância é considerado um método apropriado para a avaliação clínica de neonatos e crianças pequenas, embora haja especial atenção na aquisição das imagens para evitar artefatos de movimentação. A falta de dados normativos em alguns equipamentos em algumas faixas etárias também acarreta dificuldade extra nessa população. De forma geral, nota-se que:

- As medições da coluna lombar de DXA são possíveis e podem fornecer medidas reprodutíveis de BMC e aBMD para neonatos e crianças de 0 a 5 anos de idade.
- As medidas de corpo inteiro de DXA são possíveis e podem fornecer medidas reprodutíveis de BMC e aBMD para crianças com idade ≥ 3 anos.
- As medições de BMC de corpo inteiro de DXA para crianças com menos de 3 anos de idade são de utilidade clínica

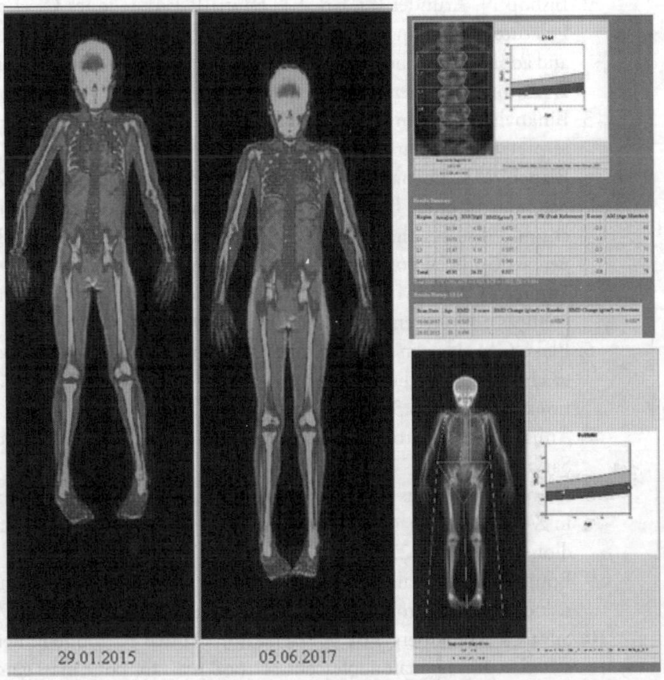

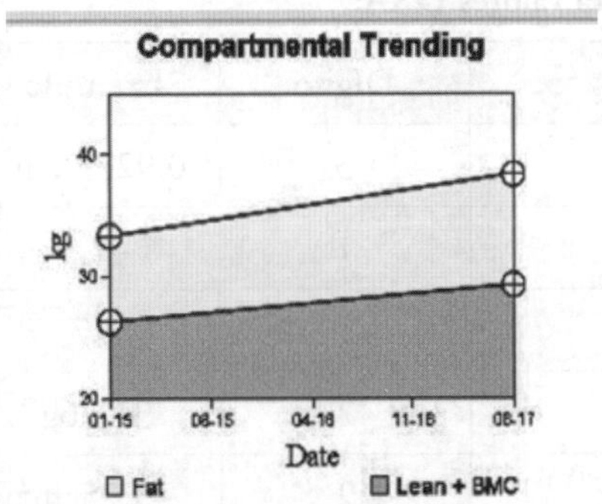

data	Altura (cm)	Peso (kg)	BMD coluna	BMD TBLH
05/06/2017 (12 anos)	151,0	39,0	0,527	0,771
29/01/2015 (10anos)	142,5	34,2	0,496	0,703

Figura V-35. Exemplo de relatório. Sexo masculino. Exame aos 10 e aos 12 anos. Com o crescimento, houve ganho da massa magra (osso e músculo) e da massa gorda.

limitada devido à viabilidade e à falta de dados normativos. A BMD regional não deve ser utilizada rotineiramente devido à dificuldade de posicionamento inadequado.

- As medidas do antebraço e do fêmur são tecnicamente viáveis em neonatos e crianças pequenas, mas há informações insuficientes sobre metodologia, reprodutibilidade e dados de referência para esses locais de medidas para serem clinicamente úteis no momento.
- Em neonatos e crianças com menos de 5 anos de idade, o impacto do atraso no crescimento na interpretação dos resultados do DXA deve ser considerado, mas atualmente não é quantificável.

> Na prática diária atual, os dados obtidos dependem do fabricante do densitômetro. De modo geral, no Brasil, os equipamentos da *GE* fornecem dados normativos a partir dos *5 anos* de idade, enquanto os da *Hologic*, a partir dos *8 anos* de idade.

Crianças transgêneros/não conformes com o gênero

Esse assunto, descrito como um capítulo à parte no consenso da ISCD de 2019, ainda necessita de mais dados e discussões para se aplicar na rotina das clínicas de densitometria.

De forma geral, um exame basal de DXA **é indicado quando houver as seguintes condições:**

ANTES do início da terapia hormonal (em indivíduos que serão submetidos a gonadectomia/terapia que reduz os níveis endógenos de esteroides gonadais).

Hipogonadismo sem plano hormonal que afirme o gênero.

Indicações gerais da ISCD, como, por exemplo, uso de corticoide.

Os exames evolutivos devem ser realizados quando os resultados provavelmente influenciarem o manejo clínico do paciente, por exemplo: baixa densidade óssea, conforme definido pelas diretrizes atuais da ISCD, ou em indivíduos em tratamento para suprimir a puberdade, como análogos da GnRH.

A **não adesão ou doses inadequadas de terapia hormonal do gênero escolhido** ou se há algum tipo de planejamento em interromper a terapia hormonal vigente devem ser considerados. E por último também considerar a presença de outros riscos de perda óssea ou fratura por fragilidade. **Algumas observações pertinentes foram retiradas do consenso da ISCD 2019**[11].

NOMENCLATURAS EM DENSITOMETRIA

- **DXA** – não DEXA.
- **T-score** – não T score, t-score, ou t score.
- **Z-score** – não Z score, z-score, ou z score.

Casas decimais para valores DXA:

	Dígito	Exemplo
BMD	3	0,927g/cm²
T-score	1	–2,3
Z-score	1	1,7
BMC	2	31,76g
Área	2	43,25cm²
% Dados de referência	Inteiro	82%

GLOSSÁRIO

BMC – conteúdo mineral ósseo (*bone mineral content*).
BMD – densidade mineral óssea (*bone mineral density*).
DXA – *dual-energy X-rayabsorptiometry*.
ISCD – *International Society for Clinical Densitometry*.
LDF – fêmur lateral distal.
MVS – mínima variação signficativa.
PA – posteroanterior.
pDXA – *peripheral dual-energy x-rayabsorptiometry*.
pQCT – *peripheral quantitative.computed.tomography*.
QCT – *quantitativecomputed tomography*.
QUS – *quantitative ultrasound*.
ROI – *region(s) of.interest*.
TBLH – *total body less head*.
VFA – *vertebral fracture assessment*.
WHO – *World Health Organization*.

REFERÊNCIAS

1. Adams JE. Bone densitometry in children. Semin Musculoskelet Radiol. 2016;20(3):254-68.
2. Bishop N, Arundel P, Clark E, Dimitri P, Farr J, Jones G, et al. Fracture prediction and the definition of osteoporosis in children and adolescents: The ISCD 2013 pediatric official positions. J Clin Densitom [Internet]. 2014;17(2):275-80.
3. Binkovitz LA, Henwood MJ. Pediatric DXA: Technique and interpretation. Pediatr Radiol. 2007;37(1):21-31.
4. Bianchi ML, Leonard MB, Bechtold S, Högler W, Mughal MZ, Schönau E, et al. Bone health in children and adolescents with chronic diseases that may affect the skeleton: The 2013 ISCD pediatric official positions. J Clin Densitom. 2014;17(2):281-94.
5. Lazaretti-Castro M. Por que medir densidade mineral óssea em crianças e adolescentes? J Pediatr. 2004;80(6):439-40.
6. Blake GM, Naeem M, Boutros M. Comparison of effective dose to children and adults from dual X-ray absorptiometry examinations. Bone. 2006;38(6):935-42.
7. Anijar JR. Densitometria óssea na prática médica. São Paulo: Sarvier; 2003.
8. Damilakis J, Adams JE, Guglielmi G, Link TM. Radiation exposure in X-ray-based imaging techniques used in osteoporosis. Eur Radiol. 2010;20(11)2707-14.
9. Bonjour JP, Chevalley T. Pubertal timing, bone acquisition, and risk of fracture throughout life. Endocr Rev. 2014;35(5):820-47.
10 Silva CC, Goldberg TBL, Teixeira AS, Dalmas JC. Bone mineralization among male adolescents: critical years for bone mass gain. J Pediatr (Rio J). 2004;80(6):461-7.
11. Weber DR, Boyce A, Gordon C, Hogler W, Kecskemethy HH, Misra M, et al. The Utility of DXA Assessment at the Forearm, Proximal Femur, and Lateral Distal Femur, and Vertebral Fracture Assessment in the Pediatric Population: The 2019 Official Pediatric Positions of the ISCD. J Clin Densitom. 2019;22(4):567-89.
12. Crabtree NJ, Arabi A, Bachrach LK, Fewtrell M, El-Hajj Fuleihan G, Kecskemethy HH, et al. Dual-energy x-ray absorptiometry interpretation and reporting in children and adolescents: The revised 2013 ISCD pediatric official positions. J Clin Densitom [Internet]. 2014;17(2):225-42.
13. Song C, Zhu M, Zheng R, Hu Y, Li R, Zhu G, et al. Analysis of bone mass and its relationship with body composition in school-aged children and adolescents based on stage of puberty and site specificity: A retrospective case-control study. Medicine. 2019;98(8):e14005.
14. Martinez EE, Smallwood CD, Quinn NL, Ariagno K, Bechard LJ, Duggan CP, et al. Body Composition in Children with Chronic Illness: Accuracy of Bedside Assessment Techniques. J Pediatr. 2017;190:56-62.

Qual o Melhor Exame de Imagem em Cada Condição Clínica?

Avaliação Puberal

Keityane Rodrigues
Marcia Wang Matsuoka
Lisa Suzuki

ÓRGÃOS GENITAIS

A avaliação dos órgãos genitais internos é imprescindível no auxílio diagnóstico e conduta em casos de puberdade precoce e tardia e de diferenciação sexual diferente (DSD).

ULTRASSONOGRAFIA CONVENCIONAL

A ultrassonografia (US) é o exame indicado para a pesquisa de sinais de estímulo hormonal do útero e ovários, presença de cistos ou eventualmente tumores ovarianos/testiculares. Para uma realização adequada de US pélvica em meninas, é necessário que a bexiga esteja com repleção suficiente para o deslocamento das alças intestinais (geralmente repleção média para grande), pois bexiga vazia geralmente impedirá a visualização adequada do útero e ovários e hiper-repleção vesical poderá eventualmente dificultar a análise mais detalhada, como o eco endometrial, ou mesmo interferir no resultado do padrão de fluxo da artéria uterina.

Útero

O útero pré-púbere ou sem estimulação hormonal apresenta morfologia tubular, com predomínio do colo ou em proporções semelhantes entre a região fúndica e o colo, além de não apresentar eco endometrial (Figura V-36). A morfologia em forma de pera, as dimensões uterinas e a presença de eco endometrial são os parâmetros mais específicos de estímulo hormonal. Comprimento uterino acima de 4,5cm, espessura do corpo > 1cm, presença de eco endometrial e volume uterino > 4cm³ são parâmetros fortemente sugestivos de

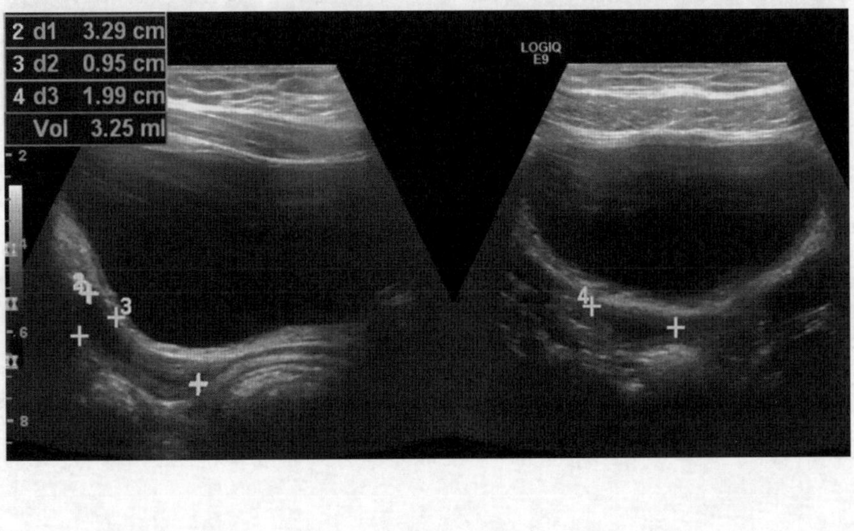

Figura V-36. Útero pré-púbere em menina de 9 anos de idade: morfologia tubular e sem visualização do eco endometrial.

resposta a estímulo hormonal (Figura V-37). Já a relação das espessuras do corpo e colo (razão fundo-cervical) apresenta menor sensibilidade, embora específica, pois na grande maioria dos casos a razão é em torno de 1, atingindo padrões adultos somente após a menarca (Quadro V-5)[1-5].

ULTRASSONOGRAFIA DA PELVE COM DOPPLER COLORIDO DAS ARTÉRIAS UTERINAS

A avaliação dopplerfluxométrica das artérias uterinas em pediatria, particularmente, em conjunto com o estudo ultrassonográfico modo B da morfologia e dimensões uterinas e ovarianas, pode fornecer informações quanto ao desenvolvimento puberal.

O uso da dopplerfluxometria permite a avaliação dos vasos da circulação útero-ovariana, além de permitir a avaliação da impedância do fluxo sanguíneo nessa região[6].

O diagnóstico da puberdade precoce habitualmente é baseado em múltiplos parâmetros, incluindo dados clínicos, laboratoriais e de imagem. Entretanto, esse diagnóstico pode ser um desafio, dada a variabilidade e sobreposição dos valores considerados normais entre esses parâmetros. Nesse contexto, a avaliação das artérias uterinas com o estudo dopplerfluxométrico pode atuar como informação adicional nos casos duvidosos[7].

O estudo dopplerfuxométrico das artérias uterinas é realizado pela via abdominal com repleção vesical adequada, lateralmente ao útero, na transição corpo/colo. Nessa avaliação é possível a caracterização do traçado espectral das artérias que segue um padrão pré-definido de acordo com a fase puberal em que a menina se encontra e permite também a avaliação dos índices de pulsatilidade (IP), por meio do cálculo matemático a partir dos valores de velocidade obtidos do traçado espectral (pico sistólico – pico diastólico/velocidade média), traduzindo em valores numéricos a complacência da artéria uterina[8].

Na puberdade observa-se o aumento nas dimensões dos órgãos pélvicos e no fluxo das artérias uterinas. Esse aumento no fluxo pode ser decorrente da atuação do estrógeno circulante que juntamente com a ação indireta do hormônio luteinizante reduzem a resistência vascular e estimulam a produção dos fatores de crescimento neoangiogênicos, respectivamente[9]. Dessa forma, na puberdade, observa-se aumento da complacência das artérias uterinas e consequente-

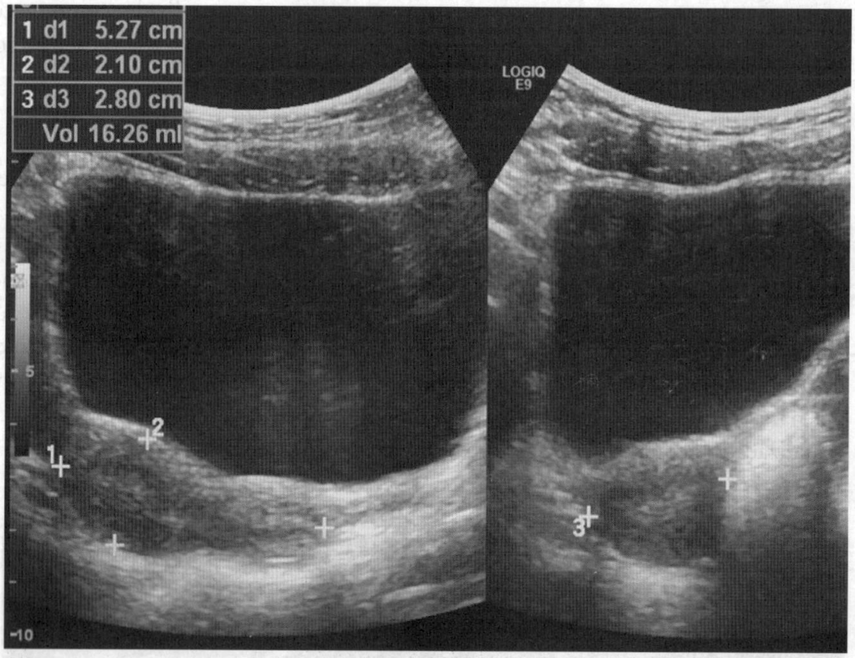

Figura V-37. Útero púbere em menina de 13 anos de idade: observa-se predomínio da região do corpo em relação ao colo, com eco endometrial bem visível, além das dimensões maiores.

Quadro V-5. Aspecto geral e dimensões uterinas de acordo com a faixa etária.

	Aspecto geral	Comprimento	Espessura do corpo (cm)	Espessura do colo (cm)
Período neonatal	Colo > corpo	2,3-4,6	0,8-2,1	0,8-2,2
Pré-púbere 1-12 anos	Colo ≥ corpo	2-4,5	0,5-1	
Púbere 13-20 anos	Corpo > colo	5-8	1,6-3	

mente redução nos índices de pulsatilidade, inversamente correlacionado com as concentrações plasmáticas de LH e estrógeno.

Vários estudos a respeito das artérias uterinas vêm sendo publicados. Paesano et al., em 2019, relataram que em IP > 4,6, com sensibilidade de 83% e especificidade de 94%, associado ao eixo longitudinal uterino menor que 35mm, pode-se excluir a possibilidade de puberdade precoce.

Zireisen et al., em 2001, relataram as modificações do traçado espectral das artérias uterinas com o desenvolvimento da puberdade, incluindo as alterações nos valores dos índices de pulsatilidade. Esses autores demonstraram que o padrão Doppler das artérias uterinas apresentam 3 diferentes tipos de ondas: padrão pré-puberal (tipo I) onde se observa um fluxo sistólico estreito, sem fluxo diastólico, com IP > 4 e IP médio de 6,27 (Figura V-38); padrão intermediário (tipo II), onde se observa um pequeno fluxo diastólico e IP médio de 3,7 (Figura V-39), sinalizando início da puberdade; e padrão com franco estímulo hormonal (tipo III), onde se observa fluxo diastólico contínuo, com IP < 2,5 (Figura V-40). Segundo Battaglia et al., a análise com Doppler colorido das artérias uterinas e a presença de baixa impedância nessas (≤ 2,5) têm valor de diagnóstico geralmente elevado para a puberdade precoce e foi uma ferramenta diagnóstica útil para diferenciar entre puberdade precoce verdadeira e suas formas intermediárias, após estudar 29 meninas com caracteres sexuais secundários.

Na vigência do tratamento com bloqueadores hormonais bem-sucedidos, o estudo dopplerfluxométrico evidencia, juntamente com o estudo modo B, a regressão dos sinais evolutivos pélvicos[10] (Figura V-41).

Ovários

A avaliação ovariana é menos específica que a uterina. O ovário pré-púbere geralmente é menor que 2cm³, atingindo volume médio de aproximadamente 3cm³ no período pré-menarca imediato e acima de 4-5cm³ na puberdade[1] (Quadro V-6). O aspecto multifolicular, com pelo menos seis folículos acima de 4mm bilaterais, é descrito como sinal de estímulo hormonal, porém há um consenso entre diversos autores mostrando que esse parâmetro pode ser pouco espe-

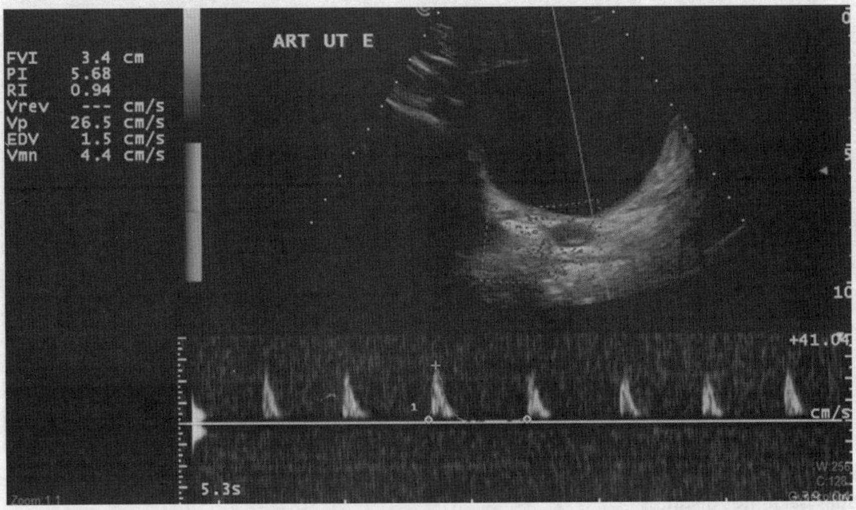

Figura V-38. Artéria uterina esquerda com fluxo de padrão pré-puberal: traçado espectral apresentando fluxo sistólico estreito e ausência de diástole, com IP = 5,7.

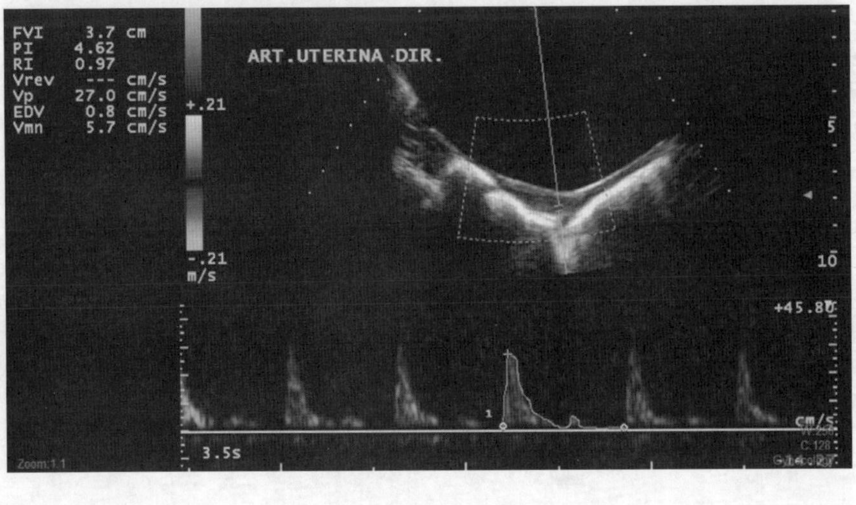

Figura V-39. Artéria uterina com fluxo de padrão no período de puberdade inicial: traçado espectral apresentando fluxo sistólico com diástole presente, porém descontínuo, com IP = 4,6.

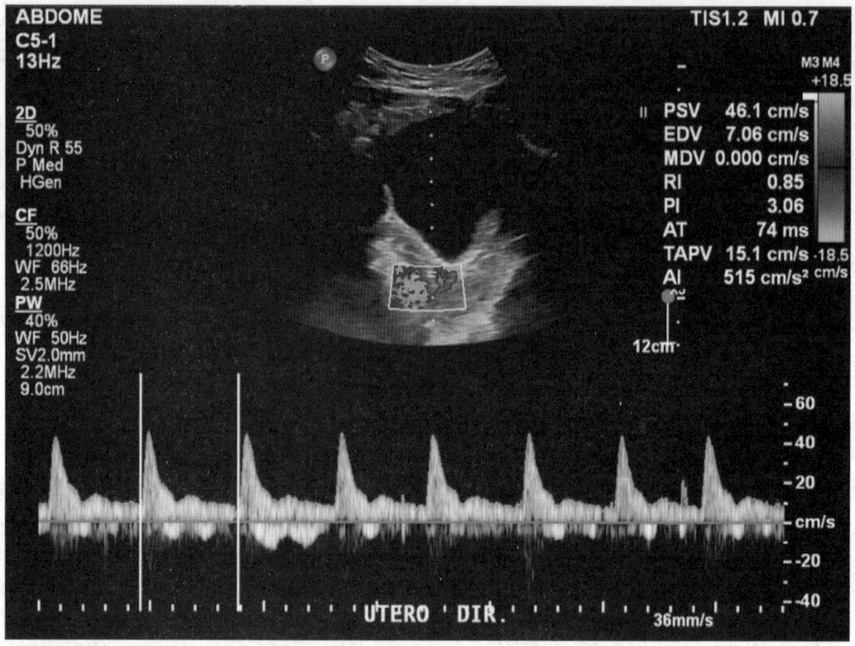

Figura V-40. Traçado espectral ao período de menacme: fluxo sistólico largo com diástole ininterrupto, com IP = 3,0.

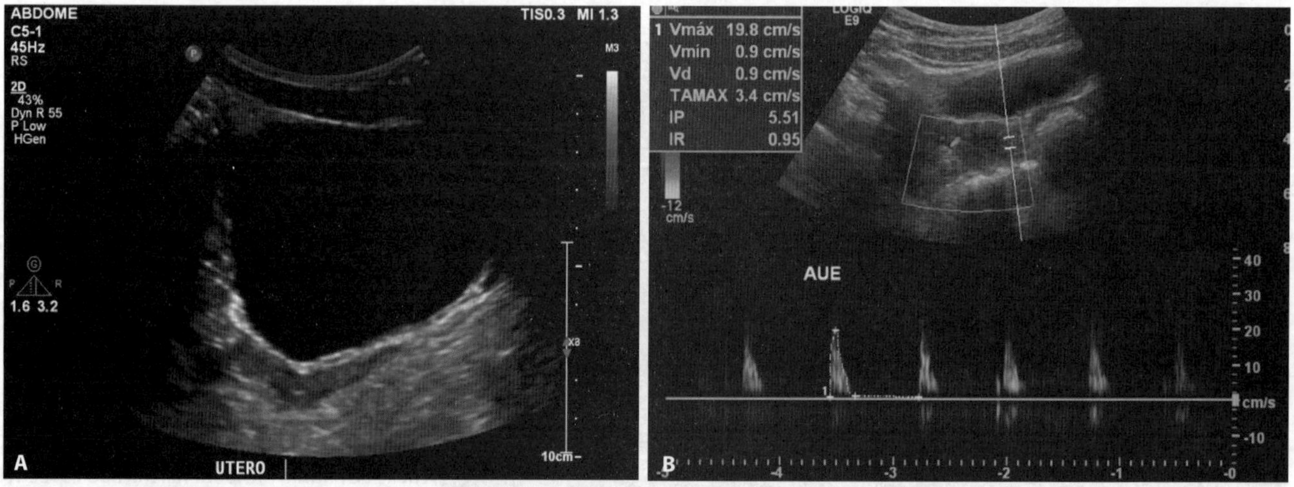

Figura V-41. Útero em vigência de tratamento com GnRH. Nota-se redução nas dimensões uterinas e endométrio não caracterizado (**A**) e artéria uterina com padrão pré-puberal (**B**), em duas pacientes distintas.

cífico, uma vez que folículos estão presentes em meninas desde o nascimento, com medidas que variam de 1 a 17mm. Na avaliação de cisto folicular, estudos mostram que cistos podem ser funcionantes a partir de 9mm em crianças[11] (Figura V-42).

O diagnóstico ultrassonográfico de doença policística ovariana deve ser realizado entre o terceiro e o quinto dias do ciclo menstrual em pacientes que menstruam, e os critérios estabelecidos atualmente são aumento das dimensões ovarianas > 10cm³, na ausência de corpo lúteo ou folículo de 10mm e/ou presença de mais de 20 folículos de 2-9mm em um dos ovários. Esses critérios são determinados e utilizados em mulheres adultas, realizados por meio do acesso transvaginal. A significância desses achados morfológicos para fazer diagnóstico de ovários policísticos em adolescentes é controversa devido a alguns fatores como: mudanças fisiológicas observadas nessa fase, alta prevalência desses achados em meninas adolescentes normais, além de os ovários das adolescentes serem maiores que os das mulheres adultas e a ultrassonografia transabdominal não ser adequada para a contagem folicular necessária ao diagnóstico, especialmente em meninas obesas. Portanto, alguns autores sugerem, por meio de evidências atuais, que, até que novas pesquisas estabeleçam critérios definitivos, uma média de volume ovariano ≥ 12cm³ (ou único ovário ≥ 15cm³) seja considerado aumentado em adolescentes[12-16].

Quadro V-6. Volumes ovarianos pediátricos.

Idade (anos)	Volume (cm³)	Desvio-padrão
1	1,05	0,7
2	0,67	0,35
3	0,70	0,2
4	0,80	0,4
5	0,90	0,02
6	1,2	0,4
7	1,3	0,6
8	1,1	0,5
9	2,0	0,8
10	2,2	0,7
11	2,5	1,3
12	3,8	1,4
13	4,2	2,3

Fonte: Garel et al. Radiographics 2001;21:1393-407.

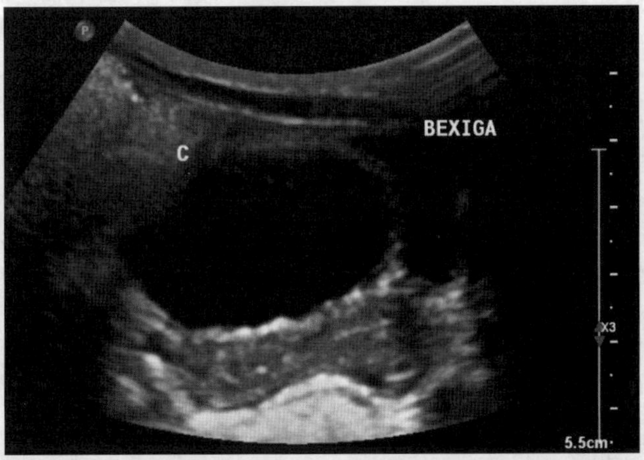

Figura V-42. Cisto ovariano funcionante: menina de 1 ano de idade com sinais de puberdade precoce. O exame evidencia um cisto no ovário direito. Posteriormente, observa-se o útero com tênue eco endometrial (cortesia Dr. André Paciello).

Mamas

A ultrassonografia mamária é um método simples e objetivo para avaliar a presença ou ausência e extensão de tecido fibroglandular.

A escala de Tanner é amplamente utilizada para graduar o desenvolvimento mamário em cinco estágios puberais em meninas. No entanto, essa classificação é baseada da descrição física sem considerar outros fatores, como os achados ultrassonográficos. Áreas de depósito de gordura podem ser confundidas com o brotamento mamário devido às atuais mudanças dietéticas das crianças modernas, levando à suspeita de aumento mamário[7]. Portanto, a acurácia da escala de Tanner é, em alguns casos, duvidosa.

Algumas escalas de graduação morfológica de desenvolvimento glandular mamário pela ultrassonografia vêm sendo propostas, uma vez que a visualização dos estágios de desenvolvimento por ultrassom de mama é um método mais preciso e quantitativo do que a tradicional escala de Tanner. A USG é o único exame indicado para os diagnósticos de ginecomastia nessa faixa etária, tumores mamários e testiculares. A presença de tecido mamário fibroglandular em diversos estágios de desenvolvimento pode ser caracterizada pela USG. García et al. relataram as características ultrassonográficas de cada estágio de Tanner do desenvolvimento mamário normal, mas foi apenas um relatório descritivo, sem análise estatística (Quadro V-7 e Figura V-43)[18]. Segundo Calcaterra et al., a mensuração ultrassonográfica do volume mamário foi estabelecida com uma ferramenta útil na determinação do diagnóstico de puberdade precoce[19], porém Bruserud et al. evidenciaram uma variabilidade interobservador grande na mensuração do volume mamário[20].

Adrenais

A US é o exame de escolha na pesquisa de hiperplasia congênita das adrenais, principalmente no período neonatal,

Quadro V-7. Graus ultrassonográficos da mama com achados característicos detalhados comparados aos estágios clínicos de Tanner.

Grau	Estágio de Tanner	Grau de ultrassom
I	Mama infantil, com elevação somente da papila	Estágio pré-puberal; tecido retroareolar hiperecoico mal definido
II	Broto mamário. Elevação da mama e papila; aumento do diâmetro areolar. Há pequeno desenvolvimento glandular subareolar	Broto subareolar palpável antes da elevação; nódulo retroareolar hiperecoico com centro estrelado ou área linear hipoecoica
III	Maior aumento da mama e da aréola, sem separação dos seus contornos O tecido mamário extrapola os limites da aréola	Elevação e aumento evidentes; tecido glandular hiperecoico estendendo-se além da área retroareolar com a região central hipoecoica em forma de "aranha"
IV	Maior crescimento da mama e da aréola, sendo que essa forma uma segunda saliência acima do contorno da mama (duplo contorno)	Elevação areolar transitória; tecido fibroglandular hiperecoico periareolar com nódulo hipoecoico central proeminente e, às vezes, tecido adiposo subcutâneo
V	Mama de aspecto adulto, em que o contorno areolar novamente é incorporado ao contorno da mama	Contorno da mama madura; tecido glandular hiperecoico com tecido adiposo subcutâneo aumentado e sem nódulo hipoecoico central

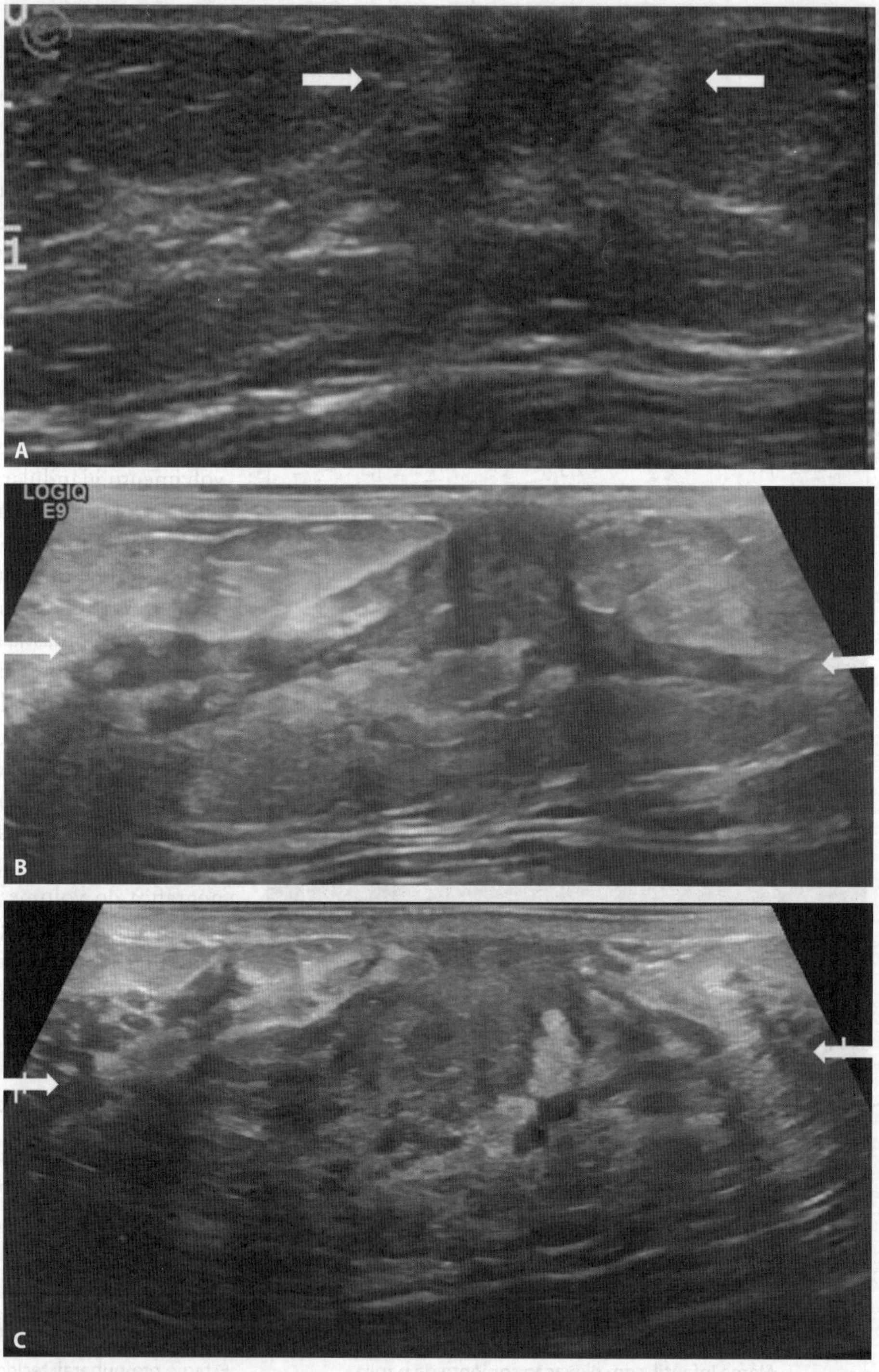

Figura V-43. A) Estágio II: tecido hiperecogênico com centro hipoecogênico, de aspecto "estrelado" (setas). **B**) Estágio III: tecido glandular hiperecoico estendendo-se além da área retroareolar com a região central hipoecoica em forma de "aranha" (setas). **C**) Estágio IV: tecido fibroglandular hiperecoico (setas) com área nodular hipoecoica central proeminente.

onde o aspecto é bem característico (Figura V-44). Em crianças maiores, a US torna-se pouco específica, assim como a TC e a RM.

Nos tumores adrenais (adenomas e carcinomas) e ovarianos (tumor de células de Sertoli-Leydig, tecoma ou gonadoblastoma), a US é o método inicial indicado. Na presença de tumores, a TC ou a RM estão indicadas para melhor caracterização tumoral e estadiamento.

TOMOGRAFIA COMPUTADORIZADA (TC)

A TC não é um exame indicado para avaliação de órgãos genitais internos, exceto na pesquisa de tumores abdominais, de origem adrenal e ovariana, tanto para o diagnóstico como para o estadiamento. Quando disponível, a RM deve ser priorizada pela ausência de radiação ionizante, porém a ne-

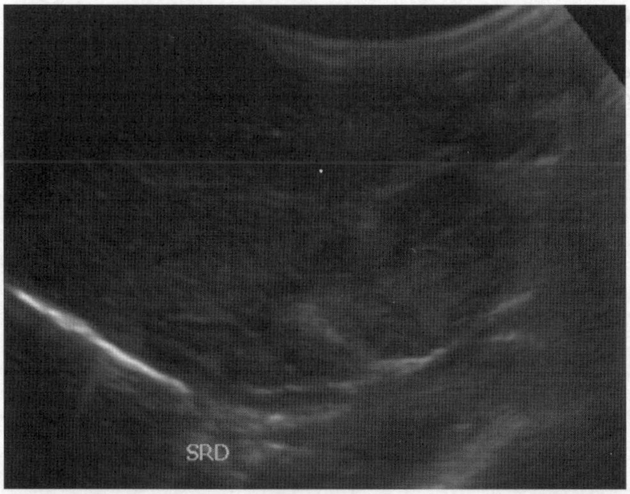

Figura V-44. Paciente com genitália externa ambígua. A US demonstra adrenal de dimensões aumentadas e aspecto "cerebriforme", característico de hiperplasia congênita da adrenal (SRD).

cessidade de sedação é grande na faixa pediátrica, principalmente em crianças menores. Portanto, os riscos e os benefícios devem ser dosados nas respectivas indicações.

REFERÊNCIAS

1. Garel L, Dubois J, Grignon A, Filiatrault D, Van Vliet G. US of the pediatric female pelvis: a clinical perspective. Radiographics. 2001;21(6):1393-407.
2. Herter L, Golendziner E, Flores J, Becker EJ, Spritzer P. Ovarian and uterine sonography in healthy girls between 1 and 13 years old: correlation of findings with age and pubertal status. AJR Am J Roentgenol. 2002;178(6):1531-6.
3. Herter LD, Golendziner E, Flores JAM, Moretto M, Di Domenico K, Becker E, et al. Ovarian and uterine findings in pelvic sonography: comparison between prepubertal girls, girls with isolated thelarche, and girls with central precocious puberty. Comparative Study. J Ultrasound Med. 2002;21(11):1237-46.
4. Orsini L, Salardi S, Pilu G, Bovicelli L, Cacciari E. Pelvic organs in premenarcheal girls: real-time ultrasonography. Radiology. 1984;153(1):113-6.
5. Razzaghy-Azar M, Ghasemi F, Hallaji F, Ghasemi A, Ghasemi M. Sonographic measurement of uterus and ovaries in premenarcheal healthy girls between 6 and 13 years old: Correlation with age and pubertal status. J Clin Ultrasound. 2011;39(2):64-73.
6. Battaglia C, Regnani G, Mancini F, Iughetti L, Venturoli S, Flamigni C. Pelvic sonography and uterine artery color Doppler analysis in the diagnosis of female precocious puberty. Ultrasound Obstet Gynecol. 2002;19(4):386-91.
7. Ziereisen F, Caludine H, Dufour D, Saerens M, Avni EF. The role of Doppler evaluation of the uterine artery in girls around puberty. Pediatr Radiol. 2001;31(10):712-9.
8. Paesano PL, Colantoni C, Mora S, Lascio A, Ferrario M, Esposito A, et al. Validation of na accurate and noninvasive tool to exclude female precocious puberty: pelvic ultrasound with uterina artery pulsatile index. AJR. 2019;213(2): 451-7.
9. Horowitz KB, Horowitz LD. Canine vascular tissues are targets for androgens, estrogens, progestins, and glucocorticoid. J Clin Invest. 1982;69(4):750-8.
10. De Vries L, Phillip M. Role of pelvic ultrasound in girls with precocious puberty. Horm Res Paediatr. 2011;75(2):148-52.
11. Arisaka O, Shimura N, Nakayama Y, Yabuta K, Yoshizawa Y, Hirai Y, et al. Ovarian cysts in precocious puberty. Clin Pediatr (Phila). 1989;28(1):44-7.
12. DiVall S, Merjaneh L. Adolescent polycystic ovary syndrome: An Update. Pediatr Ann. 2019;48(8):e304-e10.
13. Tehrani FR, Amiri M. Polycystic ovary syndrome in adolescents: Challenges in diagnosis and treatment. Int J Endocrinol Metab. 2019;17(3):e91554.
14. Witchel SF, Burghard AC, Tao RH, Oberfield SE. The diagnosis and treatment of PCOS in adolescents: an update. Curr Opin Pediatr. 2019;31(4):562-9.
15. Vassalou H, Sotiraki M, Michala L. PCOS diagnosis in adolescents: the timeline of a controversy in a systematic review. J Pediatr Endocrinol Metab. 2019;32(6):549-59.
16. Rosenfield RL. The diagnosis of polycystic ovary syndrome in adolescents. Pediatrics. 2015;136(6):1154-65.
17. Yüce Ö, Sevinç D. Ultrasonographic assessment of pubertal breast development in obese children: compliance with the clinic. J Pediatr Endocrinol Metab. 2018;31(2):137-41.
18. García C, Espinoza A, Dinamarca V, Navarro O, Daneman A, García H, et al. Breast US in children and adolescents. Radiographics. 2000;20(6):1605-12.
19. Calcaterra V, Sampaolo P, Klersy C, Larizza D, Alfei A, Brizzi V, et al. Utility of breast ultrasonography in the diagnostic work-up of precocious puberty and proposal of a prognostic index for identifying girls with rapidly progressive central precocious puberty. Ultrasound Obstet Gynecol. 2009;33(1):85-91.
20. Bruserud IS, Roelants M, Oehme NHB, Eide GE, Bjerknes R, Rosendahl K, et al. Ultrasound assessment of pubertal breast development in girls: intra- and interobserver agreement. Pediatr Radiol. 2018;48(11):1576-83.

PUBERDADE PRECOCE E ATRASADA

Arthur Magalhães de Oliveira

Diego Ehlers

Suely Fazio Ferraciolli

INTRODUÇÃO

A puberdade é definida como o estágio do crescimento que leva à maturação sexual e à capacidade reprodutiva. Nas mulheres, a alteração física inicial é marcada pelo desenvolvimento mamário, enquanto nos homens observa-se o crescimento testicular, em ambos os casos como consequência de um aumento na secreção das gonadotrofinas e esteroides sexuais[1,2].

PUBERDADE PRECOCE

O diagnóstico de puberdade precoce é feito tradicionalmente quando o desenvolvimento físico se inicia antes do limite inferior de idade considerado para cada gênero (8 anos para as meninas e 9 anos para os meninos)[1].

As alterações físicas puberais precoces são decorrentes dos efeitos mediados pelos esteroides sexuais, cujas causas são habitualmente divididas em dois grupos: produção de esteroides sexuais por ativação do eixo hipotálamo-hipófise-gonadal (central ou GnRH-dependente) ou aumento na produção de esteroides sexuais não mediado pelo eixo hipotalâmico (periférica ou GnRH-independente)[1,3].

Avaliação por imagem

Durante a abordagem dos pacientes com puberdade precoce, ademais da avaliação laboratorial pertinente, às vezes é necessária a complementação diagnóstica com ressonância magnética[2].

A puberdade precoce de origem central (PPC-GnRH-dependente) é mais comum em meninas do que em meninos, sendo geralmente idiopática nas meninas (cerca de 95% dos casos de PCC nesse gênero), enquanto nos meninos, geralmente está relacionada a alguma alteração no sistema nervoso central, as quais podem ser identificadas em mais de 50% dos casos de PPC nesse gênero. A prevalência de doença intracraniana na literatura para ambos os gêneros varia de 15 a 49%[1,2].

Assim, a ressonância magnética de sela túrcica deve ser realizada em todas as meninas com menos de 6 anos de idade e em todos os meninos que apresentarem puberdade precoce, bem como em todas as crianças que apresentarem sintomas neurológicos[1,2,4].

Idealmente, o protocolo preconizado seria uma ressonância magnética (RM) de sela túrcica com contraste, porém, se houver contraindicações, a ressonância de sela túrcica sem contraste poderá auxiliar na exclusão de grandes massas ou lesões, não sendo possível descartar pequenas lesões como microadenomas hipofisários. A ressonância magnética de crânio não é indicada por não possuir sequências que permitam a análise completa da região selar. A tomografia computadorizada também não está indicada, mesmo com o uso de contraste por via intravenosa, por não possuir definição suficiente para a análise da região selar. As recomendações do Colégio Americano de Radiologia (ACR) sobre os exames de imagem a serem realizados estão pormenorizadas no quadro V-8[2,4].

As principais causas de puberdade precoce central incluem: tumores da região hipotalâmica (especialmente o hamartoma do túber cinéreo), hidrocefalia e lesões sequelares cerebrais. Tais causas estão pormenorizadas no quadro V-9[1,2,4-11].

Uma das principais causas de puberdade precoce, o hamartoma hipotalâmico (ou hamartoma do túber cinéreo), caracteriza-se por heterotopia não neoplásica de tecido hipotalâmico, que ocorre na região do túber cinéreo, o qual consiste em uma parte do hipotálamo localizada entre os corpos mamilares e a haste hipofisária[6].

Quadro V-8. Imagem inicial em puberdade precoce. Meninos menores de 9 anos e meninas menores de 8 anos. Adaptado de Neuroendocrine Imaging: ACR Appropriateness Criteria® – American College of Radiology.

Exame de imagem	Adequação	Nível de radiação
RM de sela túrcica sem e com contraste por via IV	Geralmente apropriada	0
RM de sela túrcica sem contraste por via IV	Geralmente apropriada	0
RM de sela túrcica com contraste por via IV	Pode ser apropriada	0
TC de sela túrcica sem e com contraste por via IV	Geralmente inapropriada	+++
TC de sela túrcica sem contraste por via IV	Geralmente inapropriada	+++
TC de sela túrcica com contraste por via IV	Geralmente inapropriada	+++
Ângio-TC de crânio com contraste por via IV	Geralmente inapropriada	++++
Ângio-RM de crânio sem e com contraste por via IV	Geralmente inapropriada	0
Ângio-RM de crânio sem contraste por via IV	Geralmente inapropriada	0
Ângio-RM de crânio com contraste por via IV	Geralmente inapropriada	0
Radiografia de sela túrcica	Geralmente inapropriada	+
Amostragem venosa do seio petroso	Geralmente inapropriada	Variável

As manifestações clínicas iniciam precocemente na infância e são progressivas, geralmente com comprometimento cognitivo e funcional. Tal lesão pode desencadear crises gelásticas (crises de riso imotivado), alterações visuais, puberdade precoce e alterações comportamentais (Figura V-45)[6].

Outras causas de puberdade precoce incluem alterações no eixo hipotálamo-hipofisário, como no caso de neuro-hipófise ectópica (Figura V-46), uma condição frequentemente associada a outras alterações hipofisárias, como hipoplasia/agenesia da haste e hipoplasia hipofisária. É mais frequentemente relatada em pacientes com deficiência de múltiplos hormônios hipofisários e geralmente está associada à deficiência permanente do hormônio do crescimento[5].

PUBERDADE TARDIA OU ATRASADA

Avaliação para causas de puberdade ausente ou atrasada deve ser considerada quando não há alterações físicas do início

Quadro V-9. Causas de puberdade precoce de origem central. Adaptado de Brook's clinical pediatric endocrinology/edited by Mehul T. Dattani, Charles G.D. Brook. 7th ed. Hoboken, NJ: Wiley-Blackwell.

Causas	Sinais e sintomas	Avaliação por imagem
Tumores hipotalâmicos: – Glioma (hipotálamo e/ou do quiasma – Astrocitoma – Ependimoma – Pinealoma – Tumores de células germinativas	Cefaleia, alterações visuais, cognitivas, deficiências hormonais hipofisárias, fadiga Gliomas podem estar associados à neurofibromatose tipo 1	RM de crânio e hipófise apresentam espessamento ou massas envolvendo as vias ópticas, quiasma e/ou hipotálamo, com ou sem realce Tumores de células germinativas podem envolver o hipotálamo e a haste. Pode haver evidência de hipertensão intracraniana
Malformações cerebrais envolvendo o hipotálamo: – Cisto de aracnoide suprasselar – Displasia septo-óptica – Mielomeningocele – Neuro-hipófise ectópica	Podem cursar com atraso no desenvolvimento, macrocrania, alterações visuais, nistagmo, obesidade, poliúria/polidipsia, redução da velocidade de crescimento. Sinais de insuficiência hipofisária anterior e posterior	RM de crânio e hipófise para investigação de malformações intracranianas e para melhor caracterização dos achados hipofisários, como neuro-hipófise ectópica e cisto de aracnoide
Hamartoma hipotalâmico	Pode estar associado a crises gelásticas, focais ou tonicoclônicas	RM de hipófise apresenta massa entre a haste infundibular e os corpos mamilares, isointensa ao parênquima em T1 e discretamente hiperintensa em T2, sem realce
Lesões adquiridas: – Irradiação craniana – Trauma – Infecção – Insulto perinatal	História compatível Sintomas e sinais de deficiência hipofisária anterior e posterior	RM de crânio com sequela da condição específica ou exame normal
Idiopática	História de puberdade precoce familiar ou de adoção podem estar presentes	Geralmente sem anormalidades hipotalâmicas na RM de hipófise. A adeno-hipófise pode estar aumentada

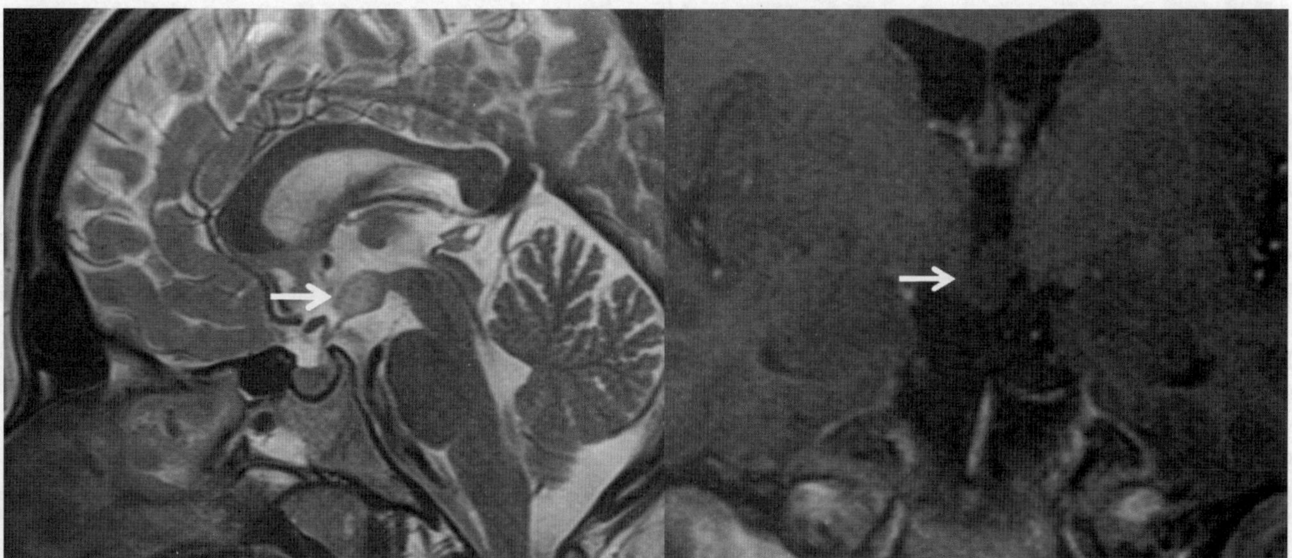

Figura V-45. Aquisições em T2 no plano sagital e em T1 coronal pós-contraste evidenciando lesão sólida expansiva no hipotálamo (setas), projetando-se para o terceiro ventrículo e cisterna interpeduncular, com hipossinal em T1 e hipersinal em T2, sem realce pelo meio de contraste ou restrição à difusão, compatível com hamartoma hipotalâmico.

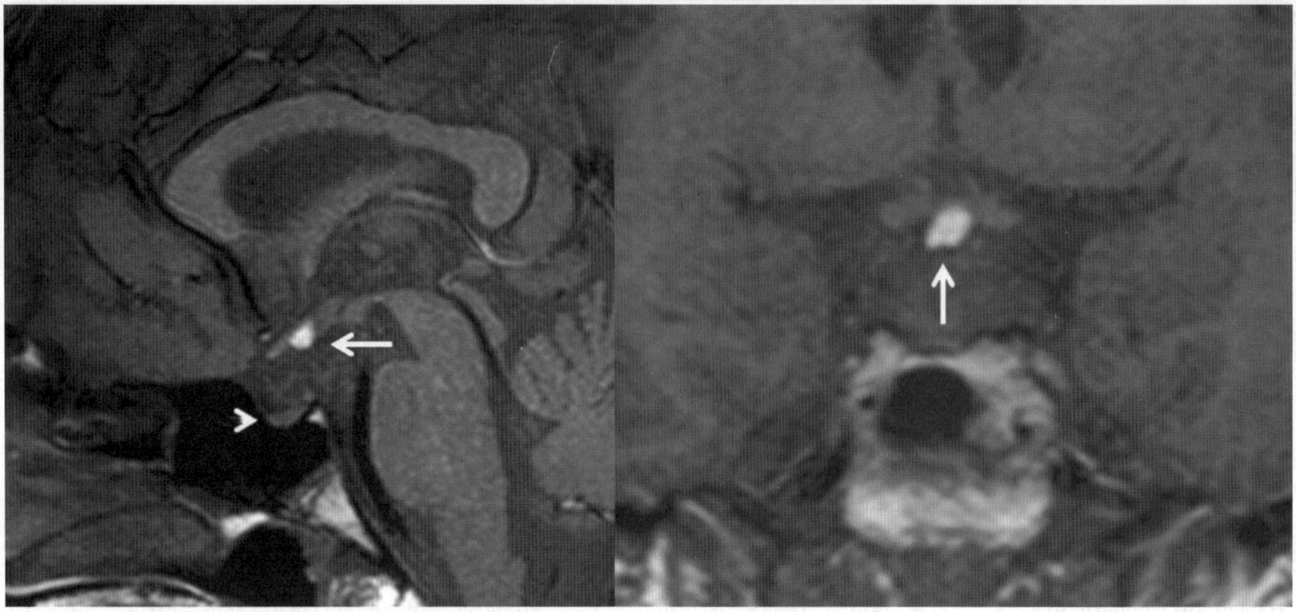

Figura V-46. Sela túrcica pequena e ausência de caracterização da imagem da neuro-hipófise em sua topografia habitual (cabeça de seta), notando-se imagem nodular com hipersinal espontâneo em T1 na topografia da eminência mediana, junto ao assoalho do III ventrículo (setas). O aspecto é compatível com neuro-hipófise ectópica.

puberal em meninas com mais de 13 anos e meninos com mais de 14 anos, ou quando há progressão irregular nos sinais, com uma diferença maior do que 4 anos entre o início das alterações e a menarca em meninas ou entre o início e o término do crescimento genital em meninos[11].

Essas alterações se caracterizam por ausência de desenvolvimento mamário em meninas com idade de 13 anos ou ausência de crescimento testicular com volume inferior a 4ml ou com até 2,5cm de comprimento em meninos com 14 anos de idade[11].

Avaliação por imagem

O papel da imagem no diagnóstico de puberdade tardia é a busca de causas estruturais centrais para alterações no eixo hipotálamo-hipofisário, usualmente realizada por meio de ressonância magnética com a utilização de contraste paramagnético por via intravenosa com protocolo direcionado para a sela túrcica[1,4].

Várias síndromes que cursam com hipogonadismo hipogonadotrófico apresentam alterações hipofisárias ou em diferentes estruturas intracranianas, sendo que as principais causas de atraso puberal de origem central estão listadas no quadro V-10, com suas respectivas principais manifestações passíveis de detecção por ressonância magnética[2,5-11].

A síndrome de Kallmann é uma doença geneticamente determinada, caracterizada por hipogonadismo hipogonadotrófico associada com anosmia ou hiposmia, comumente relacionada à agenesia dos bulbos olfatórios. Tal achado pode ser evidenciado à ressonância magnética, sendo que o método também pode contribuir na avaliação de outras possíveis malformações encefálicas associadas (Figura V-47)[3,5,11].

A displasia septo-óptica (DSO) é uma condição altamente heterogênea, incluindo um fenótipo variável de hipoplasia do nervo óptico, anormalidades da linha média e hipoplasia da hipófise/anormalidades endócrinas. Interação potencialmente complexa entre genética e meio ambiente é destacada pela variabilidade da penetrância e fenótipos em pacientes com DSO genética, mas, atualmente, o entendimento dessas interações é rudimentar. Provavelmente, a DSO representa um espectro variável e amplo de distúrbios que variam de formas isoladas de estruturas da linha média a subtipos associados a múltiplas anormalidades do sistema nervoso central, podendo cursar com hipogonadismo hipogonadotrófico (Figura V-48)[3,5,11].

PAPEL DA IMAGEM NO DIAGNÓSTICO E SEGUIMENTO

O papel da imagem depende da causa da alteração no eixo hipotálamo- hipofisário, sendo mais importante para o diagnóstico de possíveis malformações e alterações sequelares, sendo necessária tanto para o diagnóstico quanto para o controle nos casos de neoplasias[1,4,11].

Em resumo, há um consenso na realização de ressonância magnética de sela túrcica (com o uso de contraste por via intravenosa) para a avaliação de alterações no eixo hipotálamo-hipofisário:

– Na puberdade precoce diagnosticada em meninas com menos de 6 anos de idade, em todos os meninos e em todas as crianças com sintomas neurológicos.

Quadro V-10. Causas de atraso puberal de origem central. Adaptado de Brook's clinical pediatric endocrinology/edited by Mehul T. Dattani, Charles G.D. Brook. 7th ed. Hoboken, NJ: Wiley-Blackwell.

Causas de hipogonadismo hipogonadotrófico com alterações em exames de imagem do crânio	Principais achados de imagem do crânio
Craniofaringioma	Massa suprasselar mais comum em pacientes pediátricos. Lesão selar e suprasselar solidocística, sendo que os componentes sólidos realçam com calcificações
Astrocitomas pilocítico e pilomixoide	É a segunda massa suprasselar mais comum em pacientes pediátricos. Lesão expansiva/infiltrativa com realce, invadindo nervos ópticos/quiasma e/ou hipotálamo
Tumores de células germinativas	Lesão suprasselar com realce vívido e relativamente homogêneo envolve o hipotálamo e a haste hipofisária
Radioterapia/quimioterapia	Alterações sequelares
Tuberculose	Lesão com realce que pode corresponder a granuloma ou tuberculoma envolvendo a hipófise, a haste e/ou o hipotálamo. Há espessamento dessas estruturas. Outros achados comumente observados são marcados com realce leptomeníngeo na cisterna suprasselar, lesões granulomatosas no parênquima, lesões isquêmicas no parênquima e hidrocefalia. Pode haver isquemia hipofisária
Sarcoidose	Lesão infiltrativa com realce envolvendo a haste hipofisária e/ou o hipotálamo. Há espessamento dessas estruturas. Pode haver lesões parenquimatosas, periventriculares, realce leptomeníngeo
Histiocitoses (histiocitose de células de Langerhans, doença de Rosai-Dorfman, doença de Ederheim-Chester)	Lesão infiltrativa com realce envolvendo a haste hipofisária e/ou o hipotálamo. Há espessamento dessas estruturas. Pode haver lesões ósseas e parenquimatosas (especialmente na ponte e cerebelo), lesões durais e na coluna, entre outros achados, cada subtipo com suas peculiaridades
Cisto da bolsa de Rathke	Lesão cística no interior ou logo acima da sela túrcica, com intensidade de sinal variável
Síndrome 4H	Hipomielinização, hipodontia
Síndrome de Kallmann	Hipoplasia/agenesia olfatória
Síndrome CHARGE	Coloboma; atresia de coanas; agenesia olfatória; alterações auriculares (atresia da orelha externa, malformações ossiculares, malformação de Mondini, ausência ou hipoplasia de canais semicirculares)
Displasia septo-óptica	Ausência/hipoplasia do septo pelúcido; hipoplasia do nervo óptico; hipoplasia/agenesia olfatória (pode haver outras anormalidades, como hipófise pequena, neuro-hipófise ectópica, malformações do desenvolvimento cortical, disgenesia de corpo caloso e esquizencefalia)
Síndrome de Prader-Willi	Alterações morfológicas da hipófise
Síndrome do incisivo central superior solitário	Várias anomalias da linha média (incisivo maxilar solitário na linha média, atresia coanal, estenose da abertura piriforme, estenose nasal média, holoprosencefalia, fenda palatina)
Síndrome de Biemond	Coloboma; relatos de hidrocefalia e disostoses faciais
Síndrome de Bardet-Biedl	Atrofia óptica
Síndromes de Laurence-Moon	Atrofia óptica; atrofia cerebelar
Síndrome de Golden-Holmes	Atrofia cerebelar
Síndrome de Warburg Micro	Atrofia óptica

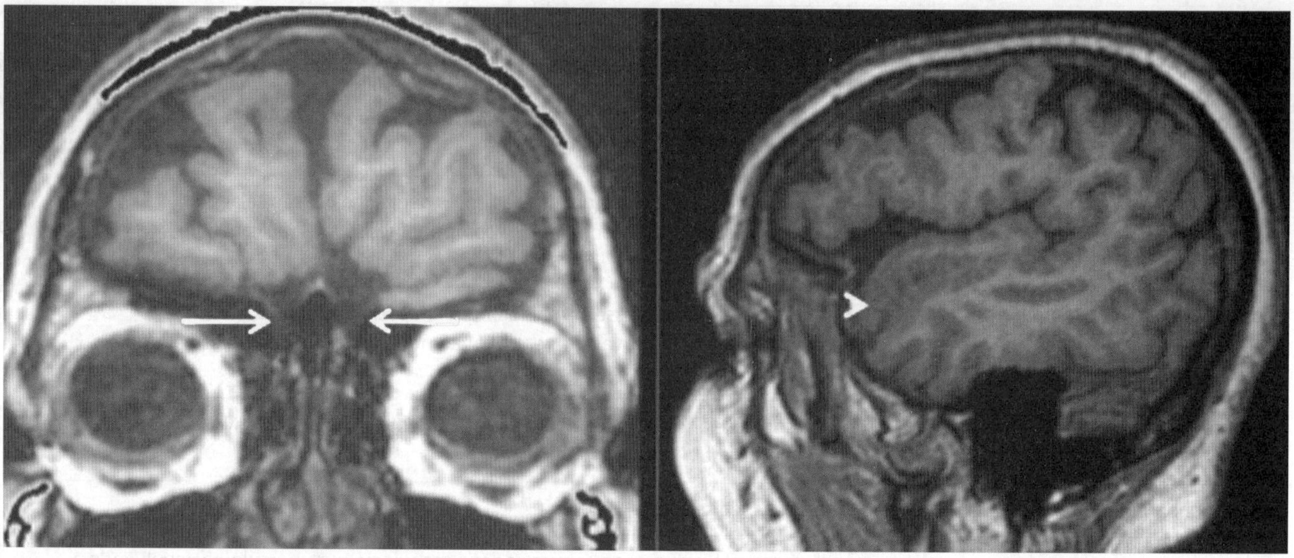

Figura V-47. Síndrome de Kallmann. Agenesia dos bulbos olfatórios (setas) que, neste caso, estava associada a polimicrogiria perissylviana (cabeça de seta).

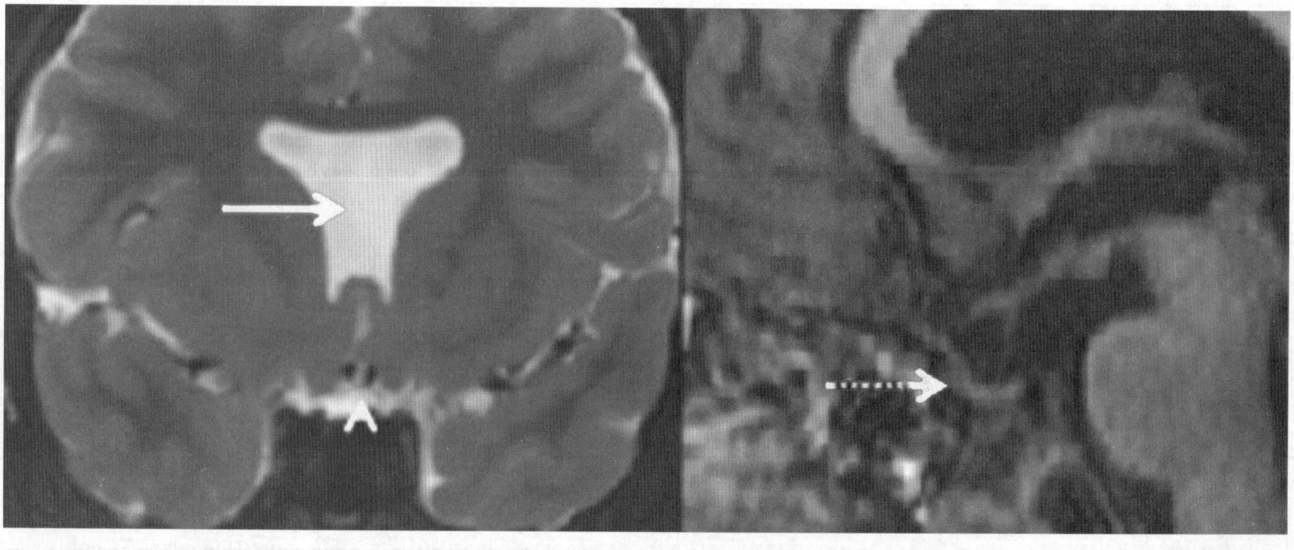

Figura V-48. Ausência de septo pelúcido (seta), afilamento do quiasma óptico (cabeça de seta) e hipoplasia da glândula hipofisária (seta tracejada). O conjunto dos achados é compatível com displasia septo-óptica.

– Na puberdade tardia quando há suspeita de neoplasias ou de síndromes que cursam com hipogonadismo hipogonadotrófico[1,4,11].

REFERÊNCIAS

1. Burns J, Policeni B, Bykowski J, Germano IM, Jain V, Juliano AF, et al. ACR Appropriateness Criteria® Neuroendocrine Imaging. J Am Coll Radiol. 2019;16(5S):S161-73.
2. Faizah MZ, Zuhanis AH, Rahmah R, Raja AA, Wu LI, Dayang AA, et al. Precocious puberty in children: A review of imaging findings. Biomed Imaging Interv J. 2012;8(1):e6.
3. Di Iorgi N, Napoli F, Morana G, Maghnie M, Charles G. D. Brook CGD. Disorders of water balance. In Dattani MT, Brook CG. Brook's clinical pediatric endocrinology. 7th ed. Wiley; 2020. p. 553-82.
4. American College of Radiology. ACR Appropriateness Criteria. Neuroendocrine Imaging. Disponível em: https://acsearch.acr.org/docs/69485/Narrative/. Acesso em 05 de dezembro de 2019.
5. El Sanharawi I, Tzarouchi L, Cardoen L, Martinerie L, Leger L, Carel JC, et al. High-resolution heavily T2-weighted magnetic resonance imaging for evaluation of the pituitary stalk in children with ectopic neurohypophysis. Pediatr Radiol. 2017;47(5):599-605.
6. Kameyama S, Shirozu H, Masuda H, Ito Y, Sonoda H, Akazawa K. MRI-guided stereotactic radiofrequency thermocoagulation for 100 hypothalamic hamartomas. J Neurosurg. 2016;124(5):1503-12.

7. Anthony J, Esper GJ, Ioachimescu A. Hypothalamic-pituitary sarcoidosis with vision loss and hypopituitarism: case series and literature review. Pituitary. 2016;19(1):19-29.
8. Park M, Lee S-K, Choi J, Kim S-H, Kim SH, Shin N-Y, et al. Differentiation between cystic pituitary adenomas and Rathke cleft cysts: a diagnostic model using MRI. AJNR Am J Neuroradiol. 2015;36(10):1866-73.
9. Molitch ME. Diagnosis and treatment of pituitary adenomas: a review. JAMA. 2017;317(5):516-524.
10. Paulus W, et al. LCH. In Louis DN, et al (eds). WHO Classification of Tumours of the Central Nervous System. Lyon, France: International Agency for Research on Cancer. 2016. p. 280-1.
11. Dattani M T, Brook, CGD. Brook's clinical pediatric endocrinology / edited by Mehul T. Dattani, Charles G.D. Brook. 7th ed. Hoboken, NJ: Wiley-Blackwell. 2019.

Diferenças (Distúrbios) do Desenvolvimento Sexual (DDS)

Juliana Kanashiro Soares
Lisa Suzuki

INTRODUÇÃO

As diferenças, ou distúrbios, do desenvolvimento sexual (DDS) compreendem um grupo de condições congênitas caracterizadas pelo desenvolvimento sexual cromossômico, gonadal e anatômico atípico. A porcentagem de nascidos vivos com DDS foi estimada em 1 a 2%, sendo que apenas 0,1 a 0,2% precisam de cirurgia corretiva. Neonatos com DDS grave, resultando em diferenciação sexual ambígua, são ainda menos comuns[1]. A maioria é tratada em centros médicos especializados por uma equipe multidisciplinar composta por endocrinologista pediátrico, urologista pediátrico, radiologista pediátrico, geneticista e psicólogo. Os métodos atuais para diagnosticar a DDS incluem exame físico completo, exames laboratoriais para determinar as concentrações hormonais e identificar anormalidades cromossômicas e imagens radiológicas do trato geniturinário e dos órgãos adjacentes.

MÉTODOS DIAGNÓSTICOS

Os exames de imagem são realizados com a intenção de localizar e determinar a natureza das gônadas, identificar a estrutura dos órgãos sexuais internos, detectar qualquer comunicação com estruturas genitais externas e com o aparelho urinário, além de diagnosticar malignidades.

A ultrassonografia (US) é a modalidade de escolha na avaliação radiológica inicial, por ser acessível, não utilizar radiação ionizante e não necessitar de meio de contraste iodado por via intravenosa. A genitografia (GG), a uretrocistografia miccional (UCM) e a ressonância magnética (RM) são modalidades diagnósticas auxiliares utilizadas para esclarecer dúvidas da US quanto à anatomia interna e à localização das gônadas. Em casos selecionados, onde persiste dúvida diagnóstica mesmo após os exames de imagem complementares, há indicação de videoendoscopia (cistoscopia e/ou vaginoscopia), associada ou não à videolaparoscopia, para a verificação da anatomia interna e localização gonadal[2-4].

Ultrassonografia

A ultrassonografia é o primeiro exame de escolha para estudo morfológico dos rins, adrenais, bexiga, útero, ovários e testículos. A caracterização de um útero de aspecto pré-púbere geralmente não apresenta dificuldades, porém nem sempre é possível a caracterização de uma gônada em fita ou a diferenciação de um ovário pré-púbere normal de um *ovotestis* (tecido ovariano e testicular na mesma gônada). Na pesquisa de testículo não palpável, a US apresenta boa sensibilidade (Figura V-49). A presença da vagina, da uretra e eventualmente do seio urogenital pode ser caracterizada pela US, principalmente por via transperineal, porém a radiografia com contraste (genitografia) geralmente é mais apropriada no estudo de uma anatomia mais complexa, delimitando melhor a extensão do seio urogenital e o local da comunicação do segmento distal da vagina com a uretra.

A US também é o exame de escolha na pesquisa de hiperplasia congênita das adrenais, principalmente no período neonatal, onde o aspecto é bem característico. Em crianças maiores, a US se torna pouco específica, assim como a TC e a RM[5].

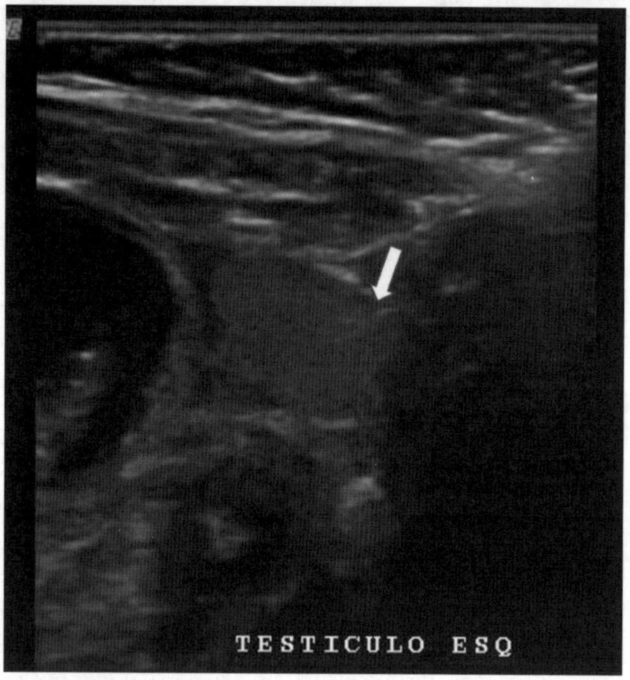

Figura V-49. US abdominal: testículo ectópico localizado na cavidade abdominal (seta). O testículo apresenta morfologia e textura características, porém eventualmente pode não ser visualizado devido à interposição de outras estruturas intra-abdominais, principalmente de alças intestinais.

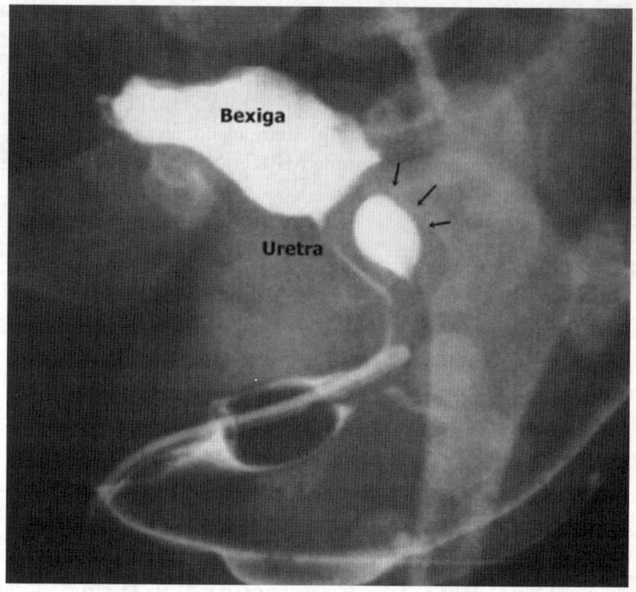

Figura V-50. Paciente com fenótipo masculino, criptorquidia e pênis pequeno. Genitografia apresenta seio urogenital, com utrículo/vagina em fundo cego (setas) em comunicação com a uretra posterior, sem impressão do colo uterino.

Radiografia contrastada

O estudo da anatomia do trato geniturinário baixo (uretra, vagina, seio urogenital, fístulas e outras anatomias complexas) pode ser obtido pela radiografia contrastada (**genitografia** e **uretrocistografia miccional**) em casos de genitália atípica (ambígua). Geralmente os pacientes apresentam seio urogenital, um canal terminal comum para a uretra anterior e segmento distal da vagina, com abertura na base do falo. Há espectro amplo de virilização (variando de hipertrofia do clitóris à presença de falo). A presença de seio urogenital deve ser suspeitada sempre que houver apenas um orifício perineal e qualquer grau de ambiguidade sexual da genitália externa (Figura V-50).

Para avaliação das DDS, as imagens, tanto na genitografia como na uretrocistografia miccional, devem ser obtidas em perfil. Eventualmente, a opacificação de todos os segmentos do seio urogenital pode não ser obtida ao mesmo tempo, sendo necessária a realocação do cateter de forma gradual, sob orientação da radioscopia durante o exame, com injeção retrógrada do meio de contraste. A presença de uma fístula entre a uretra e a vagina ou reto é identificada com a opacificação do material de contraste[3]. A presença e o tamanho da vagina e a presença de uma impressão cervical na coluna do material de contraste devem ser observados, porém pode não ser possível se a distensão da vagina não for suficiente ou se o útero for hipoplásico. O comprimento do seio urogenital pode variar conforme o grau de virilização, porém não é específico para a definição do sexo verdadeiro ou da causa da DDS.

Ressonância magnética

A RM apresenta sensibilidade similar à da US para avaliação de órgãos genitais internos, porém é superior na localização das gônadas intra-abdominais[6], embora não seja totalmente confiável para excluir a presença de uma gônada de localização intra-abdominal. Gônadas em fita (não funcionais) são dificilmente caracterizadas tanto à US quanto à RM (podem apresentar faixas de baixo sinal em T2), sendo tipicamente encontradas por via laparoscópica[7]. Gônadas ectópicas, tanto testículos (Figura V-51) como ovários sem folículos, apresentam sinal intermediário em T1 e alto sinal em T2, com uma margem periférica de sinal intermediário[3,8-10].

A RM também pode ser usada no estadiamento quando houver suspeita de complicações como malignidade. A presença de foco de alto sinal em T2 pode representar indício de transformação maligna nas gônadas não funcionais[3,8].

A hipertrofia do clitóris pode ser diferenciada de um pênis pela ausência ou desenvolvimento precário de estruturas de suporte peniano, como os músculos bulboesponjoso e perineal transverso posterior[7].

Tomografia computadorizada

A TC não é o método de escolha na investigação inicial das DDS. No entanto, trata-se da modalidade utilizada para

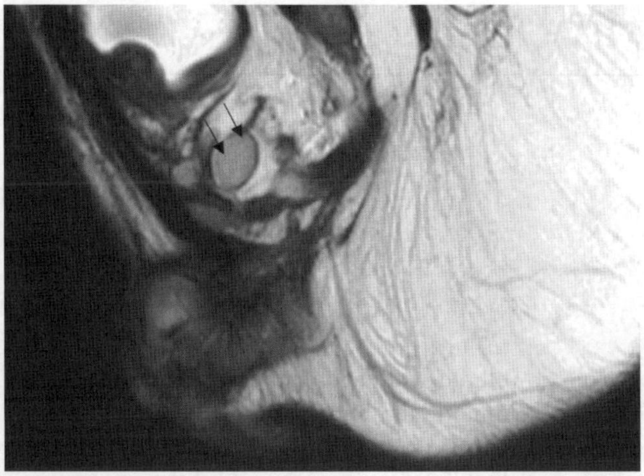

Figura V-51. Ressonância magnética da pelve: sequência ponderada em T2, plano sagital evidencia testículo ectópico de localização intra-abdominal, com dimensões menores do que o habitual (setas).

avaliação de malignidades associadas, estadiamento dos tumores de células germinativas e de complicações pós-operatórias (hematomas, abscessos, tromboses, entre outras).

CONCLUSÃO

As DDS são um grupo de condições complexas que requerem avaliação e gerenciamento coordenados por uma equipe multidisciplinar. Os avanços da genética na última década impõem novos desafios ao diagnóstico, pois descobertas recentes enfatizam que a variação em um gene pode resultar em diferentes fenótipos de DDS, os quais devem ser percebidos como um espectro. Os objetivos para pesquisas futuras incluem a identificação dos genes envolvidos na patogênese de cada distúrbio. São necessários mais estudos de resultados em longo prazo para avaliar a eficácia dos métodos de tratamento atuais.

A ultrassonografia é a principal modalidade de imagem. A genitografia, a uretrocistografia miccional, a ressonância magnética e a tomografia computadorizada desempenham funções diagnósticas auxiliares. A atribuição do sexo é um processo delicado que requer consideração de vários fatores e uma discussão completa e informada com os pais.

REFERÊNCIAS

1. Blackless M, Charuvastra A, Derryck A, Fausto-Sterling A, Lauzanne K, Lee E. How sexually dimorphic are we? Review and synthesis. Am J Hum Biol. 2000;12(2):151-66.
2. Avni FE, Lerisson H, Lobo ML, Cartigny M, Napolitano M, Mentzel HJ, et al. Plea for a standardized imaging approach to disorders of sex development in neonates: consensus proposal from European Society of Paediatric Radiology task force. Pediatr Radiol. 2019;49(9):1240-7.
3. Moshiri M, Chapman T, Fechner PY, Dubinsky TJ, Shnorhavorian M, et al. Evaluation and management of disorders of sex development: multidisciplinary approach to a complex diagnosis. Radiographics. 2012;32:1599-618.
4. León NY, Reyes AP, Harley VR. Differences of sex development: the road to diagnosis. Lancet Diabetes Endocrinol. 2019;7(7): 560-74.
5. Daneman D, Daneman A. Diagnostic imaging of the thyroid and adrenal glands in childhood. Endocrinol Metab Clin North Am. 2005;34(3):745-68.
6. Kanemoto K, Hayashi Y, Kojima Y, Maruyama T, Ito M, Kohri K. Accuracy of ultrasonography and magnetic resonance imaging in the diagnosis of non-palpable testis. Int J Urol. 2005;12(7): 668-72.
7. Hricak H, Marotti M, Gilbert TJ, Lue TF, Wetzel LH, McAninch JW, et al. Normal penile anatomy and abnormal penile conditions: evaluation with MR imaging. Radiology. 1988;169(3): 683-90.
8. Chavhan GB, Parra DA, Oudjhane K, Miller SF, Babyn PS, Pippi Salle FL. Imaging of ambiguous genitalia: classification and diagnostic approach. Radiographics. 2008;28(7):1891-904.
9. Gambino J, Caldwell B, Dietrich R, Walot I, Kangarloo H. Congenital disorders of sexual differentiation: MR findings. AJR Am J Roentgenol. 1992;158(2):363-7.
10. H Hricak , Chang YC, Thurnher S. Vagina: evaluation with MR imaging. Part I. Normal anatomy and congenital anomalies. Radiology. 1988;169(1):169-74.

Tireoide – Avaliação por Imagem

MARCELO STRAUS TAKAHASHI
MARIA CRISTINA CHAMMAS

INTRODUÇÃO

Avaliação por imagem da tireoide é uma prática frequente tanto na análise de alterações tireoidianas, como o hipotireoidismo congênito, quanto para a investigação de possíveis massas tireoidianas.

A ultrassonografia é um dos pilares da avaliação por imagem da glândula tireoide, por tratar-se de um exame inócuo, acessível e muito bem tolerado pelo paciente.

TÉCNICA

A utilização de equipamento adequado é fundamental para garantir a qualidade e reprodutibilidade do exame. Devem ser utilizados preferencialmente transdutores lineares de alta frequência (entre 7,5 e 15MHz) e, eventualmente, em casos de posicionamento limitado do paciente, transdutores microconvexos (entre 4 e 12MHz).

O paciente deve ser posicionado em decúbito dorsal e com um pequeno coxim colocado sob seu dorso, a fim de expor a região cervical e permitir melhor acesso à glândula e, sempre que possível, deve-se tomar o cuidado de utilizar gel de contato aquecido para gerar o menor desconforto possível ao paciente. As imagens são sempre adquiridas em dois planos ortogonais (longitudinal e transverso) e para o cálculo do volume da cada lobo utiliza-se a fórmula geométrica do volume de um elipsoide (volume em mililitros = diâmetro anteroposterior × diâmetro laterolateral × diâmetro craniocaudal × 0,52).

ANATOMIA NORMAL DA TIREOIDE

A glândula tireoide está localizada na região cervical anterior entre os níveis de C5 e T1, envolvendo os aspectos anterior e laterais da traqueia. Ela é composta de dois lobos (direito e esquerdo) e o istmo, uma banda de parênquima que cruza anteriormente a traqueia que liga esses dois lobos. O lobo piramidal, uma variação anatômica que pode estar presente em até 45% da população[1], é visto como uma faixa de parênquima que se origina do istmo e estende-se cranialmente.

A tireoide normal apresenta-se, à ultrassonografia, como uma estrutura bem delimitada, de contornos regulares, margens lisas, textura homogênea e ecogenicidade maior (hiperecogênica) em relação à musculatura adjacente (Figura V-52).

Não existe um consenso sobre as dimensões normais da tireoide em crianças, com vários estudos em populações e faixas etárias diferentes. Uma referência muito prática e utilizada para avaliação do volume tireoidiano em crianças é a descrita por Ueda[2] (Quadro V-11).

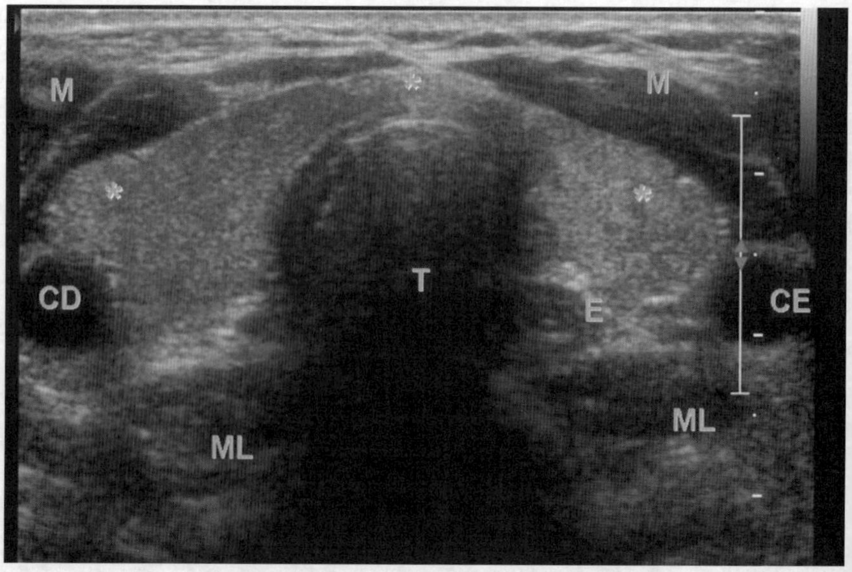

Figura V-52. Anatomia ultrassonográfica. Corte transversal da tireoide evidenciando os lobos tireoidianos e istmo (*), os planos musculares anteriores – pré-tireoidianos (M) e posteriores (ML = músculo longo do pescoço), bem como os grandes vasos cervicais (CD = carótida comum direita; CE = carótida comum esquerda), traqueia (T) e esôfago (E).

Quadro V-11. Referência de volumes da tireoide de acordo com a altura. Adaptado de Ueda[2].

Altura em cm	Volume em ml	Desvio-padrão em ml
< 99	2,5	0,6
100-109	3,8	1,2
110-119	4,3	1,1
120-129	5,4	1,1
130-139	8,1	1,2
140-149	8,5	2,3
150-159	8,6	2,4
> 160	12,4	2,3

ALTERAÇÕES CONGÊNITAS DA TIREOIDE

Hipotireoidismo congênito

Hipotireoidismo congênito é definido como a deficiência hormonal da tireoide presente ao nascimento. Com incidência estimada entre 1:3.000 e 1:4.000 nascidos vivos[3], é uma das causas mais comuns de retardo mental passível de prevenção[4] e esse é um dos motivos pelo qual a doença está incluída na triagem neonatal (teste do pezinho).

O diagnóstico do hipotireoidismo congênito é baseado nos exames laboratoriais e a principal função da ultrassonografia na avaliação desses pacientes é ajudar a definir a etiologia dessa condição clínica.

A principal causa de hipotireoidismo congênito está relacionada à disgenesia da glândula tireoide, como agenesia, ectopia ou hipoplasia, na qual o volume tireoidiano está reduzido. É importante nesses casos avaliar a região sublingual, sítio frequente de tecido tireoidiano ectópico[5] (Figura V-53).

Quando a tireoide está presente e de volume preservado, a causa do hipotireoidismo congênito está mais provavelmente relacionada à dis-homogênese tireoidiana, na qual há algum defeito no processo de síntese dos hormônios tireoidianos.

Cisto do ducto tireoglosso

O cisto do ducto tireoglosso é a causa mais comum de cistos cervicais congênitos e a segunda causa mais comum de massa cervical benigna, atrás apenas de adenopatias cervicais[6].

O ducto tireoglosso é uma estrutura embriológica relacionada ao desenvolvimento da tireoide. Ele é um pequeno

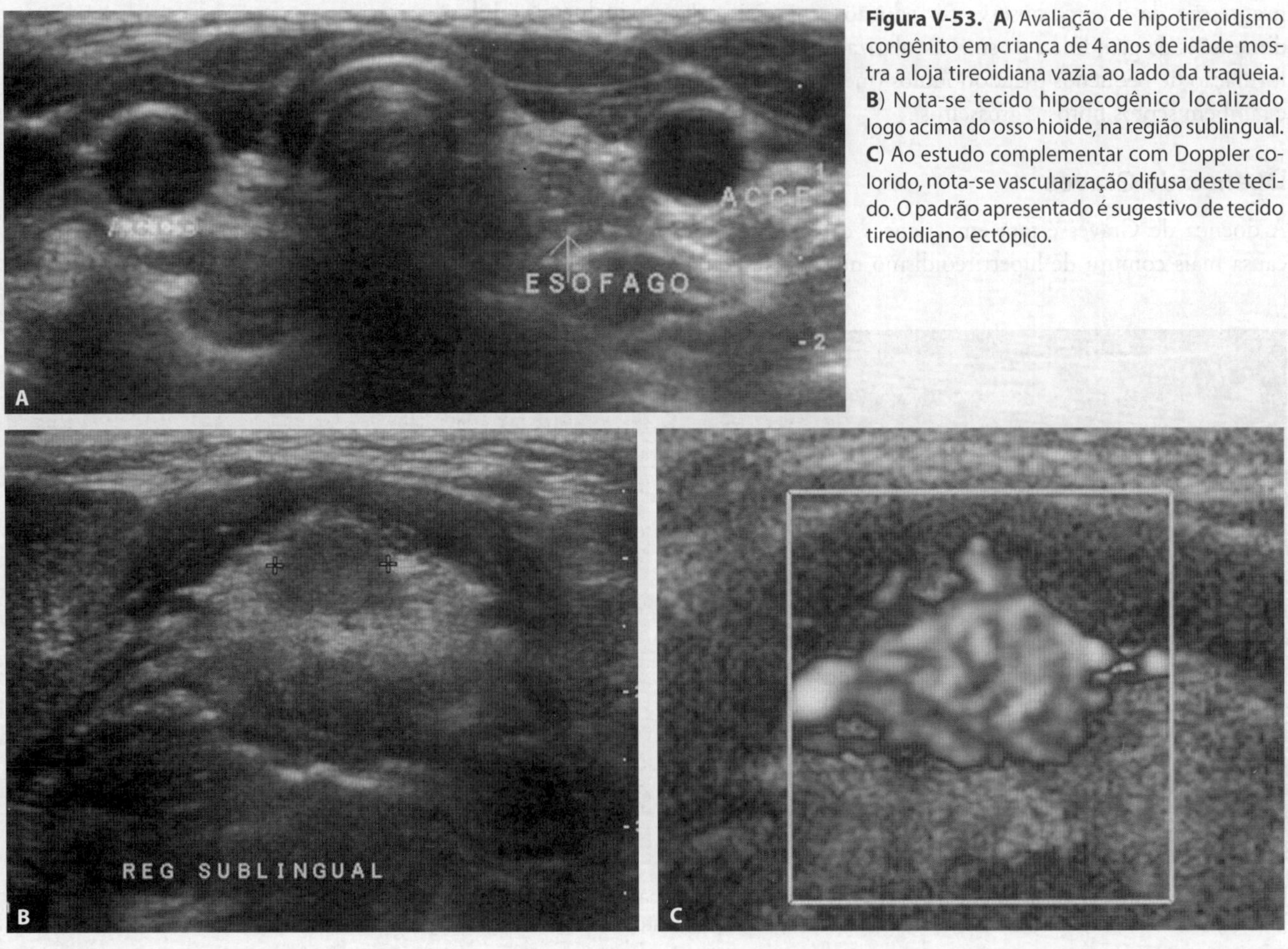

Figura V-53. **A**) Avaliação de hipotireoidismo congênito em criança de 4 anos de idade mostra a loja tireoidiana vazia ao lado da traqueia. **B**) Nota-se tecido hipoecogênico localizado logo acima do osso hioide, na região sublingual. **C**) Ao estudo complementar com Doppler colorido, nota-se vascularização difusa deste tecido. O padrão apresentado é sugestivo de tecido tireoidiano ectópico.

ducto situado na linha média, que liga o terço posterior da língua até a posição final da tireoide na região cervical anterior e geralmente se oblitera no final do primeiro trimestre.

A persistência desse ducto pode levar à formação do cisto do ducto tireoglosso, localizado na linha média (70% dos casos) ou paramediano, entre a base da língua e istmo da tireoide, sendo que a maioria se encontra abaixo do osso hioide.

À ultrassonografia, apresenta-se como uma lesão cística, bem delimitada, com conteúdo anecoico ou hipoecoico. Esse cisto pode infectar-se ou sangrar, mas as características de imagem não permitem o diagnóstico específico, sendo necessário aspiração do conteúdo para o diagnóstico (Figura V-54).

DOENÇAS DIFUSAS DA TIREOIDE

Tiroidite crônica autoimune (tireoidite de Hashimoto)

Tireoidite de Hashimoto é a causa mais comum de hipotireoidismo adquirido em crianças[7]. É uma doença autoimune na qual há infiltração da tireoide por linfócitos que, por sua vez, levam a um processo inflamatório crônico e destruição progressiva da glândula.

Nos estágios iniciais, a tireoide apresenta-se de dimensões aumentadas, com ecogenicidade reduzida, ecotextura heterogênea e vascularização aumentada (Figura V-55) e com a progressão da doença observa-se redução progressiva das dimensões da glândula e da sua vascularização. Não é rara a formação de pequenos pseudonódulos (menores que 5mm) e também septos fibrosos grosseiros[8].

Doença de Graves

A doença de Graves é rara em crianças e, ainda assim, a causa mais comum de hipertireoidismo nessa faixa etária[9]. Também é uma doença autoimune e está relacionada a imunoglobulinas que se ligam aos receptores de TSH, estimulando a secreção de hormônios tireoidianos e levando a uma hiperplasia difusa da glândula.

À ultrassonografia, observa-se uma tireoide de dimensões globalmente aumentadas, com ecotextura heterogênea e ecogenicidade reduzida. Ao estudo Doppler colorido pode-se observar aumento difuso e intenso da vascularização da glândula, por vezes referido como "inferno tireoidiano"[8] (Figura V-56).

NÓDULOS TIREOIDIANOS

Nódulos tireoidianos são muito mais raros em crianças do que em adultos (prevalência de 1-1,5% contra mais de 65%)[10]. Apesar disso, o risco de um nódulo visualizado à ultrassonografia ser maligno é muito maior em crianças do que em adultos (22-26% contra 5-15%)[11].

Apesar de as diretrizes para o manejo dos nódulos de tireoide em crianças não serem tão robustas quanto às diretrizes para pacientes adultos (em grande parte pela menor quantidade de dados disponíveis), a maioria dos especialistas concorda que as características de imagem suspeitas são as mesmas, independentemente da faixa etária do paciente, e incluem nódulos:

- Sólidos e hipoecogênicos.
- Margens irregulares.
- Maior eixo perpendicular à pele.
- Microcalcificações.

A figura V-57 exemplifica as principais características que podem ser encontradas nos nódulos tireoidianos.

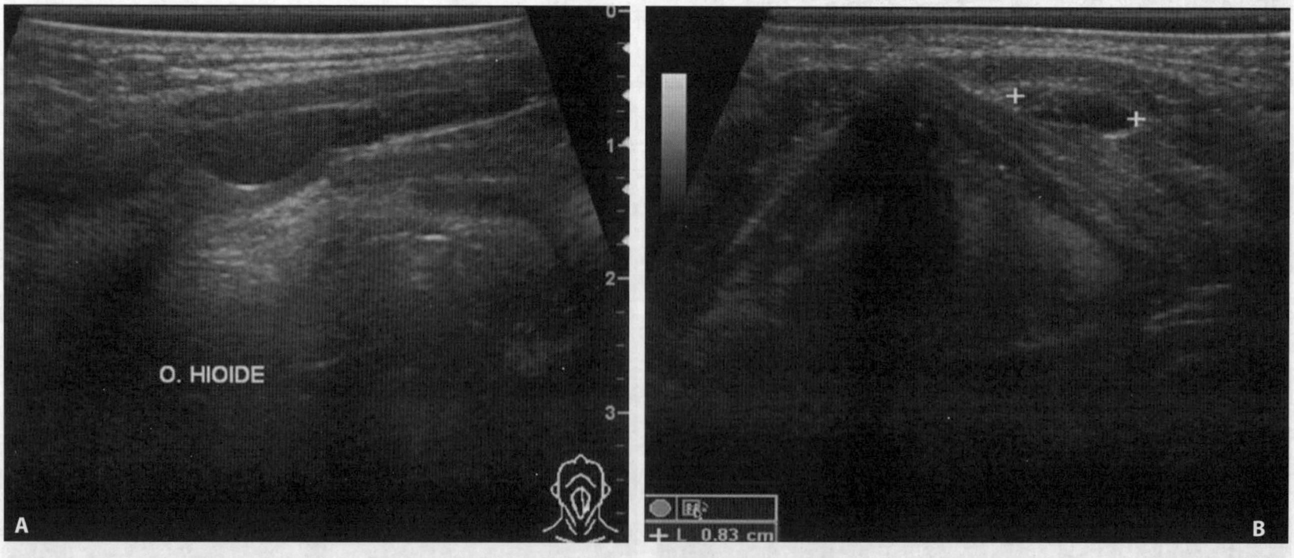

Figura V-54. Ultrassonografia modo B evidencia formação alongada na região cervical anterior do pescoço preenchida por conteúdo anecogênico no corte transversal (**A**) e longitudinal (**B**), correspondente a cisto do ducto tireoglosso justaposto e caudal ao osso hioide.

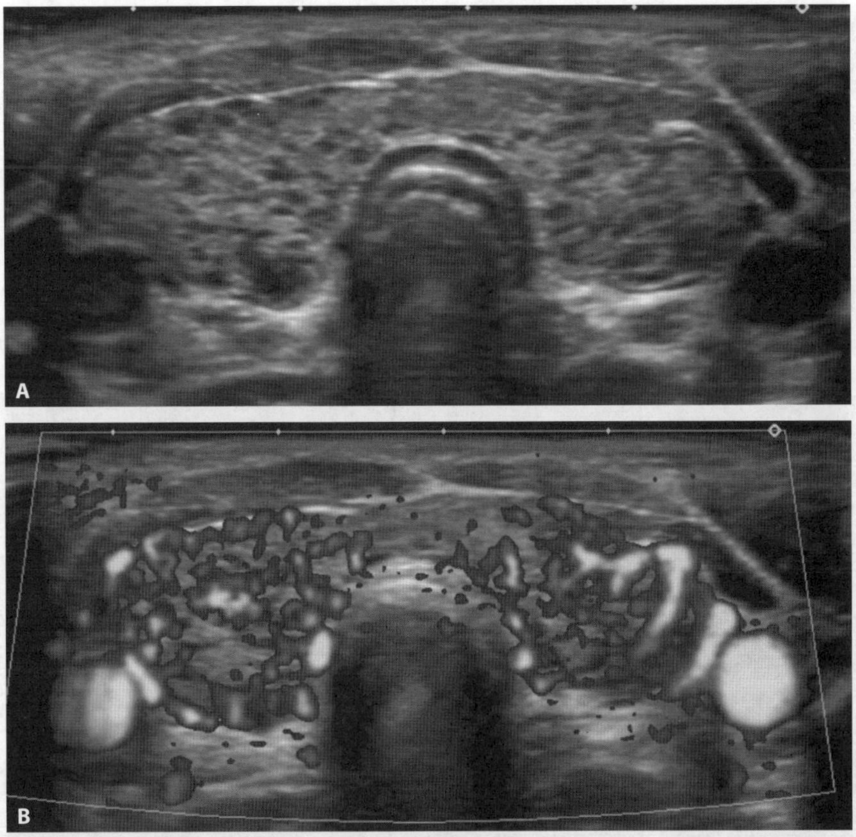

Figura V-55. Tireoidite autoimune. A) Ultrassonografia modo B revela tireoide de dimensões normais, apresentando ecogenicidade reduzida e textura difusamente heterogênea com áreas pseudonodulares, consistentes com infiltrado linfocítico. **B)** Mapeamento colorido demonstra aumento difuso da vascularização.

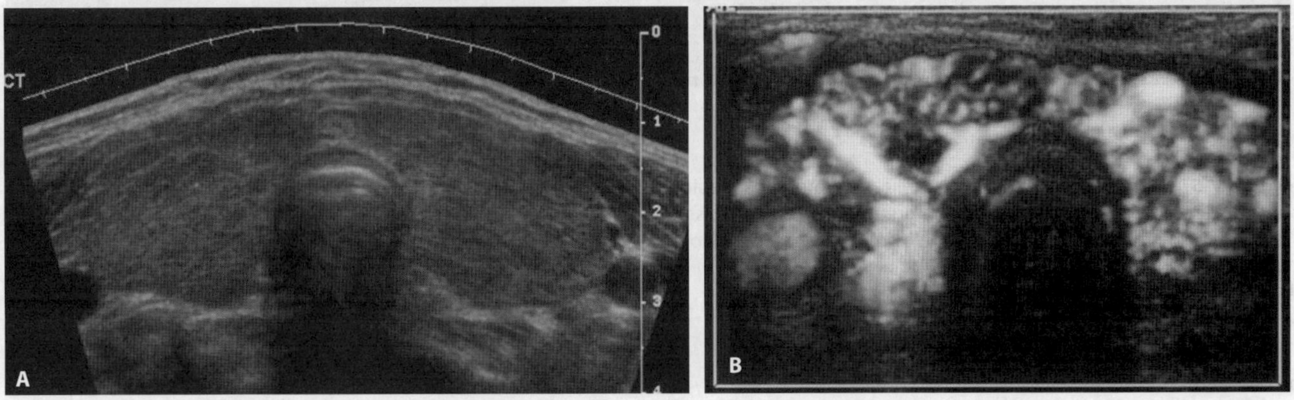

Figura V-56. Doença de Graves. **A)** Ultrassonografia modo B demonstra corte transversal (imagem estendida) da glândula tireoide, apresentando dimensões aumentadas (bócio), ecogenicidade reduzida e ecotextura difusamente heterogênea. **B)** Mapeamento Doppler colorido mostrando a vascularização difusamente aumentada do parênquima ("inferno tireoidiano").

A punção por agulha fina (PAAF) tem alta acurácia para o diagnóstico em pacientes pediátricos e sempre deve ser considerada, sobretudo naqueles com nódulos suspeitos.

Nódulos tireodianos benignos

Adenoma folicular benigno

Neoplasia benigna comum da tireoide e geralmente solitária. À ultrassonografia apresenta-se como nódulo sólido-cístico, iso ou hipoecoico e bem delimitado (geralmente por um fino halo) (Figura V-58). A distinção de um adenoma folicular benigno do maligno não pode ser feita apenas pela ultrassonografia ou PAAF, sendo muitas vezes necessária a biópsia a céu aberto.

Cistos coloides

- A maioria dos cistos tireodianos não são cistos verdadeiros (recobertos por epitélio), mas sim áreas de liquefação ou hemorragia de uma lesão previamente sólida.

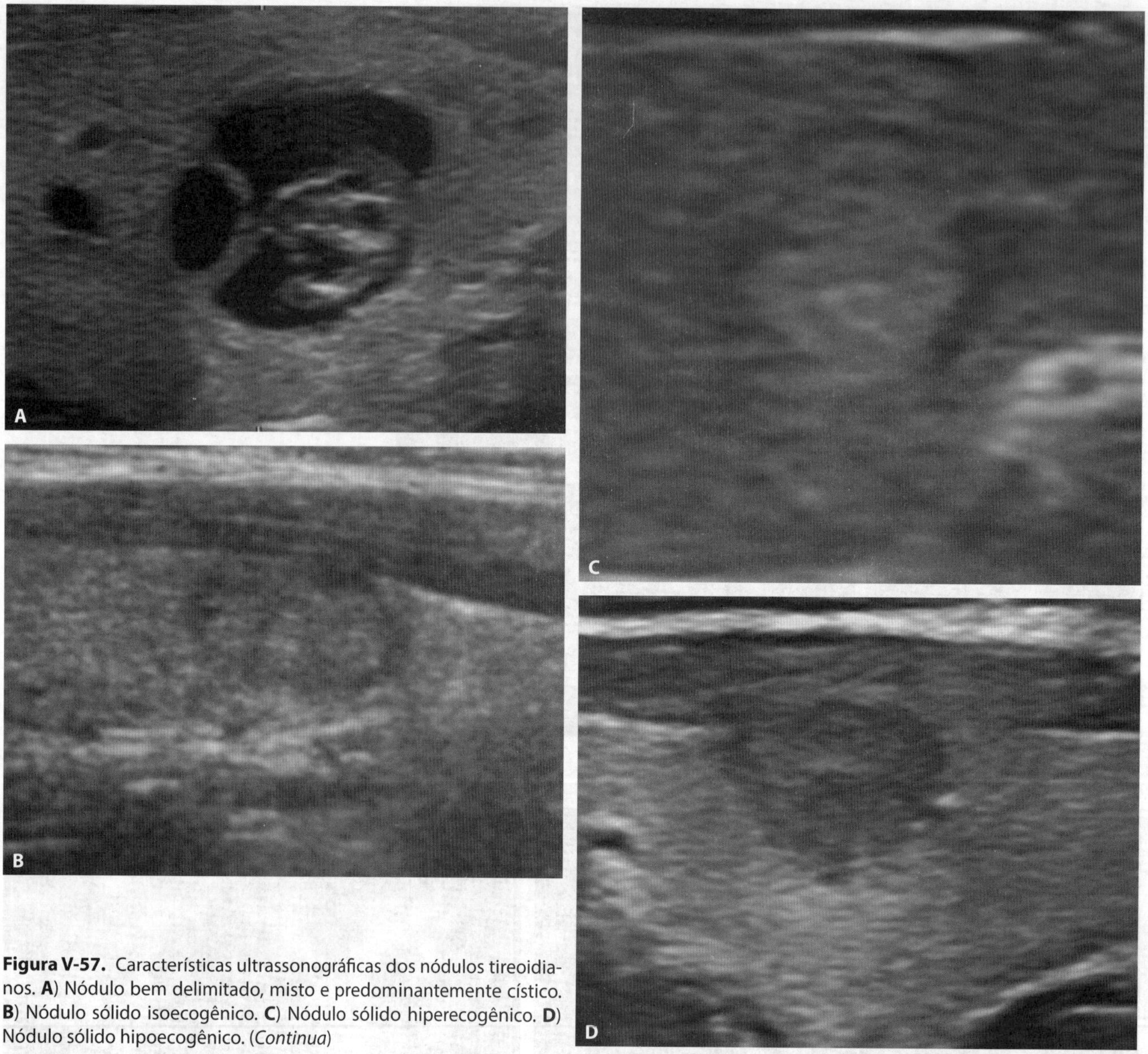

Figura V-57. Características ultrassonográficas dos nódulos tireoidianos. **A**) Nódulo bem delimitado, misto e predominantemente cístico. **B**) Nódulo sólido isoecogênico. **C**) Nódulo sólido hiperecogênico. **D**) Nódulo sólido hipoecogênico. (*Continua*)

- Cistos coloides são saculações preenchidas por secreção coloide e que, à ultrassonografia, apresentam-se como cistos anecoicos com focos hiperecogênicos que determinam artefatos em cauda de cometa, causados por microcristais.

Timo ectópico intratireoidiano

- A interrupção da migração do timo da região cervical para o mediastino anterior pode, em casos raros, resultar em remanescentes tímicos ectópicos.
- O timo ectópico tem a mesma apresentação ultrassonográfica do timo ortotópico, apresentando-se como uma massa sólida, bem delimitada, hipoecoica com focos hiperecoicos de permeio (sinal do céu estrelado).

Nódulos tireodianos malignos

Carcinomas da tireoide são raros em pacientes com idade inferior a 15 anos e correspondem a menos de 2% de todas neoplasias pediátricas.

Carcinoma papilífero

- Neoplasia maligna mais comum em crianças com idade superior a 4 anos. É um tumor pouco agressivo e de bom prognóstico.
- A principal via de disseminação é linfática e metástases a distância são raras.
- À ultrassonografia, apresentam-se como nódulos hipoecogênicos, com microcalcificações e com vascularização predominantemente central ao estudo Doppler (Figura V-59).

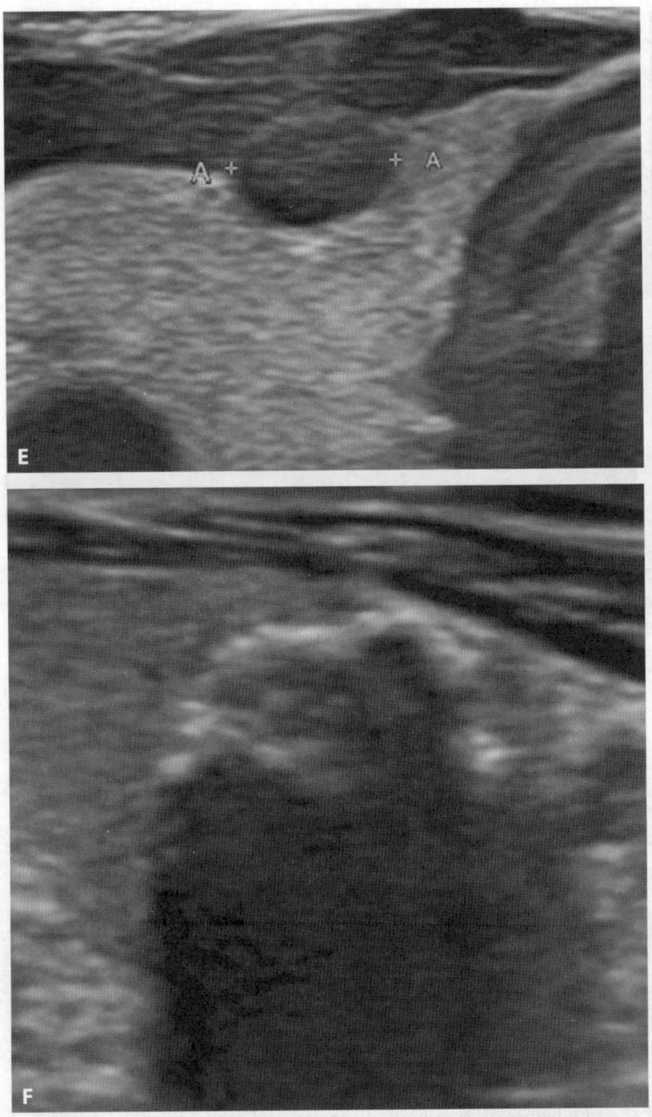

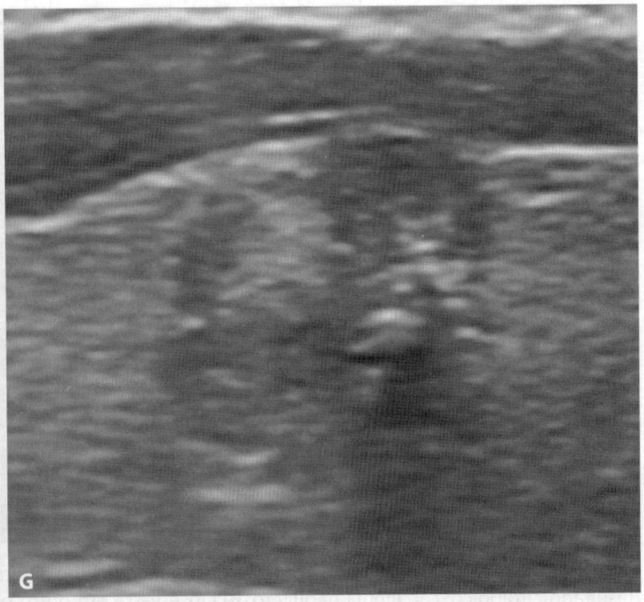

Figura V-57. (*continuação*) Características ultrassonográficas dos nódulos tireoidianos. **E**) Nódulo sólido marcadamente hipoecogênico. **F**) Nódulo com calcificações grosseiras. **G**) Nódulo sólido com microcalcificações.

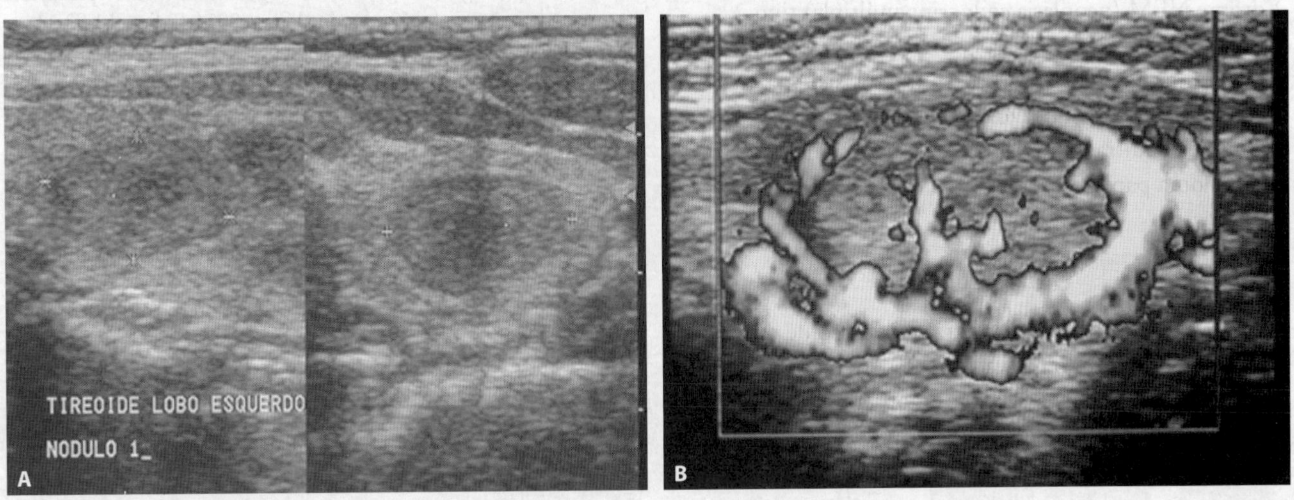

Figura V-58. Adenoma folicular. **A**) Ultrassonografia modo B demonstra nódulo misto, predominantemente isoecogênico, apresentando halo periférico. **B**) Ultrassonografia Doppler colorido demonstra fluxo predominantemente periférico. Citologia: de padrão folicular; histológico: adenoma.

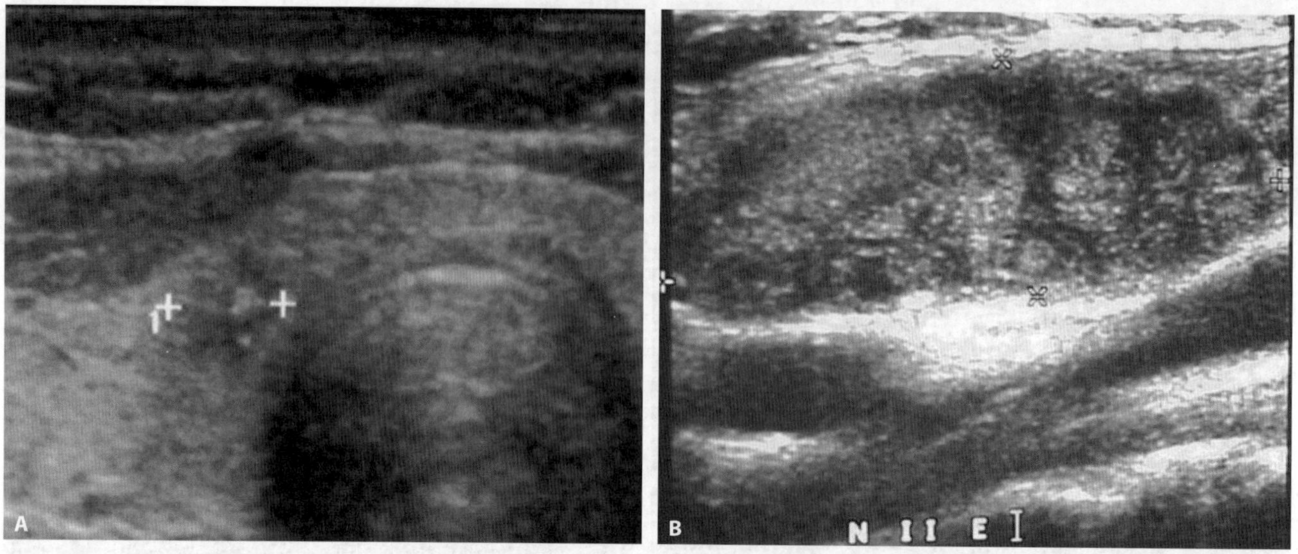

Figura V-59. A) Nódulo hipoecogênico no terço superior do lobo direito apresentando pontos ecogênicos, compatíveis com microcalcificações. Resultado citológico: carcinoma papilífero. **B**) Observa-se em outro paciente conglomerado linfonodal no nível II apresentando ecotextura heterogênea, com microcalcificações (metástase de carcinoma papilífero da tireoide).

Carcinoma folicular

- Neoplasia maligna rara em crianças, é na maioria das vezes indistinguível à ultrassonografia e à PAAF do adenoma folicular benigno.
- Diferente do carcinoma papilífero, é mais propenso à disseminação hematogênica (pulmão, sistema nervoso central, fígado e esqueleto).

Carcinoma medular

- É mais comum que o carcinoma papilífero em crianças com idade inferior a 4 anos e geralmente multifocal.
- Componente familiar é importante e está associado à síndrome NEM (neoplasia endócrina múltipla) tipo 2.
- Diferente do carcinoma papilífero, é mais propenso à disseminação hematogênica (pulmão, sistema nervoso central, fígado e esqueleto).
- O aspecto ultrassonográfico é muito semelhante ao do carcinoma papilífero.

CONCLUSÃO

A avaliação por ultrassonografia da tireoide tem papel importante, sobretudo na avaliação das alterações difusas da tireoide e dos nódulos tireoidianos. Por ser um método acessível, relativamente inócuo e que permite excelente caracterização anatômica, é o exame ideal para a avaliação inicial por imagem das doenças da tireoide em crianças.

REFERÊNCIAS

1. Kim DW, Jung SL, Baek JH, Kim J, Ryu JH, Na DG, et al. The prevalence and features of thyroid pyramidal lobe, accessory thyroid, and ectopic thyroid as assessed by computed tomography: a multicenter study. Thyroid. 2013;23(1):84-91.
2. Ueda D. Sonographic measurement of the volume of the thyroid gland in healthy children. Acta Paediatr Jpn. 1989;31(3):352-4.
3. Rastogi MV, LaFranchi SH. Congenital hypothyroidism. Orphanet J Rare Dis. 2010;5:17.
4. Leger J, Olivieri A, Donaldson M, Torresani T, Krude H, van Vliet G, et al. European Society for Paediatric Endocrinology consensus guidelines on screening, diagnosis, and management of congenital hypothyroidism. Horm Res Paediatr. 2014;81(2):80-103.
5. Guerra G, Cinelli M, Mesolella M, Tafuri D, Rocca A, Amato B, et al. Morphological, diagnostic and surgical features of ectopic thyroid gland: a review of literature. Int J Surg. 2014;12 Suppl 1:S3-11.
6. Zander DA, Smoker WR. Imaging of ectopic thyroid tissue and thyroglossal duct cysts. Radiographics. 2014;34(1):37-50.
7. de Vries L, Bulvik S, Phillip M. Chronic autoimmune thyroiditis in children and adolescents: at presentation and during long-term follow-up. Arch Dis Child. 2009;94(1):33-7.
8. Hong HS, Lee JY, Jeong SH. Thyroid disease in children and adolescents. Ultrasonography. 2017;36(4):289-91.
9. Segni M. Disorders of the Thyroid Gland in Infancy, Childhood and Adolescence. In Feingold KR, Anawalt B, Boyce A, Chrousos G, Dungan K, Grossman A, et al., eds. Endotext. South Dartmouth (MA).2000.
10. Richman DM, Benson CB, Doubilet PM, Peters HE, Huang SA, Asch E, et al. Thyroid nodules in pediatric patients: sonographic characteristics and likelihood of cancer. Radiology. 2018;288(2):591-9.
11. Essenmacher AC, Joyce PH Jr, Kao SC, Epelman M, Pesce LM, D'Alessandro MP, et al. Sonographic evaluation of pediatric thyroid nodules. Radiographics. 2017;37(6):1731-52.

Diabetes Insipidus

JÚLIA SCOMPARIN MAGALHÃES
KÁTIA TERUMI NAKACIMA
SUELY FAZIO FERRACIOLLI

INTRODUÇÃO

Há dois tipos principais de *diabetes insipidus* (DI): central e nefrogênico. O primeiro é causado pela deficiência do hormônio antidiurético (ADH) sérico e pode ser classificado em primário ou secundário. A forma primária pode ter origem genética familiar ou ser idiopática em cerca de 50% das crianças com DI central. A forma secundária pode estar relacionada a neoplasias, infecções, trauma, desordens vasculares e condições sistêmicas. Em contrapartida, no DI nefrogênico há hiperestimulação da neuro-hipófise ocasionada pela resistência renal a elevadas concentrações séricas de ADH[1,2].

MODALIDADE DE EXAME DE IMAGEM

A ressonância magnética (RM) da sela túrcica sem e com contraste por via intravenosa é o método de imagem de escolha na suspeita de *diabetes insipidus* central e na detecção de anormalidades no eixo hipotálamo-neuro-hipofisário[3]. O protocolo recomendado é mostrado no quadro V-12.

ACHADOS DE IMAGEM

A neuro-hipófise é dividida em três partes: o lobo posterior, a haste hipofisária (infundíbulo) e a eminência medial. Na maioria dos indivíduos saudáveis o lobo posterior aparece hiperintenso na sequência ponderada em T1 devido a fosfolípides e a vesículas que contêm hormônio antidiurético (ADH). A haste hipofisária apresenta espessura normal de 3,25 ± 0,56mm no plano do quiasma óptico e 1,91 ± 0,40mm na inserção na glândula pituitária. Após a administração do meio de contraste, a glândula pituitária e a haste realçam homogeneamente. Desvio do infundíbulo é comum e não é necessariamente patológico[2,4] (Figura V-60).

Quadro V-12. Protocolo recomendado na avaliação de *diabetes insipidus* ou anormalidades no eixo hipotálamo-neuro-hipofisário. Adaptado de Brook's clinical pediatric endocrinology/edited by Mehul T. Dattani, Charles G.D. Brook. 7th ed.| Hoboken, NJ: Wiley-Blackwell.

Protocolo de RM no DI Central		
Sequências básicas	T1 – SE sagital	Morfologia, altura e largura da adeno-hipófise. Avaliação do hipersinal da neuro-hipófise. Lesões hemorrágicas/hiperproteicas
	T2 – DRIVE sagital	Avaliação e seguimento da haste hipofisária. Morfologia do quiasma óptico e nervos. Avaliação da glândula pineal. Relação da lesão suprasselar com as estruturas circundantes
	T2 TSE coronal	Largura e morfologia da hipófise. Orientação da haste hipofisária. Avaliação do quiasma óptico
	FLAIR axial	Avaliação do encéfalo. Em menores de 2 anos de idade, T2 axial é recomendado no lugar do FLAIR axial
	DWI axial	Densidade celular e estrutura tecidual
	T1 pós-contrastes axial, coronal e sagital	Avaliação da haste hipofisária. Caracterização de lesões expansivas e disseminação secundária
Sequências complementares	Espectroscopia	Avaliação de metabólitos cerebrais em lesões expansivas
	RM da coluna espinhal	Disseminação leptomeníngea secundária (germinomas). Envolvimento vertebral (histiocitose de células de Langerhans)

SE = *spin echo*; DRIVE = *driven equilibrium*; TSE = turbo *spin echo*; FLAIR = *fluid attenuation inversion recovery*; DWI = imagem pesada em difusão.

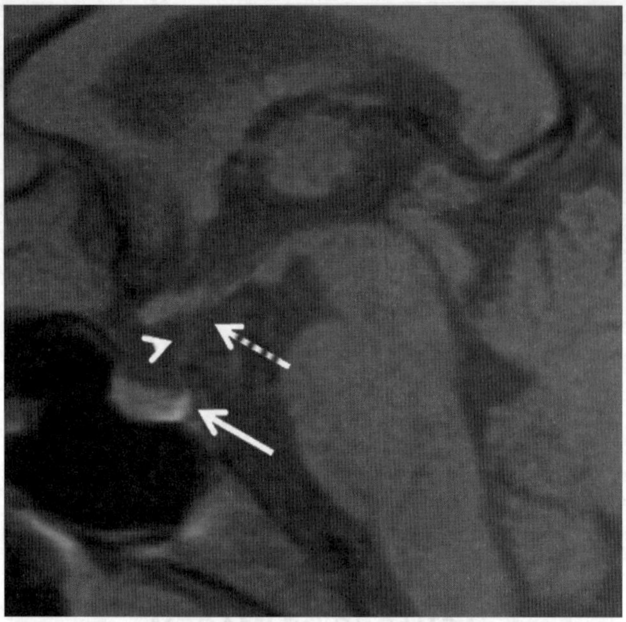

Figura V-60. Corte sagital T1 demonstra a anatomia normal da neuro-hipófise. Seta branca: lobo posterior da neuro-hipófise. Cabeça de seta: haste hipofisária. Seta tracejada: eminência média.

Os achados de imagem patológicos variam desde hipoplasia e espessamentos focais ou difusos da haste hipofisária, ausência do hipersinal em T1 da neuro-hipófise ou ainda formações expansivas. Dentro das etiologias congênitas, a displasia septo-óptica apresenta-se como infundíbulo hipoplásico, associado a ausência do septo pelúcido e hipoplasia do quiasma óptico e nervos ópticos. Os achados de imagem nos casos de hipofisite linfocítica constituem-se em espessamento do infundíbulo com iso/hipossinal em T2 e realce intenso pelo meio de contraste, podendo estar associado à perda do alto sinal em T1 característico da neuro-hipófise[3-5] (Figura V-61).

Germinomas podem aparecer como espessamento da haste hipofisária, com ou sem massa lobulada. Apresentam-se com sinal isointenso em T1 e T2, com realce intenso e homogêneo pelo meio de contraste e restrição à difusão das moléculas de água devido à sua alta celularidade. Porém, em estágios iniciais a imagem pode ser normal, sendo conveniente nos casos de suspeita diagnóstica um exame de controle[3-5] (Figura V-62).

Os craniofaringiomas adamantinomatosos são lesões sólido-císticas, usualmente com calcificações e com intenso realce pelo meio de contraste de seus componentes sólidos. Já o subtipo papilar geralmente não apresenta calcificações, sendo sua maioria sólida ou com poucos cistos pequenos. Os teratomas podem apresentar-se como massas selares e suprasselares com componentes gordurosos, que possuem alto sinal nas sequências T1 e T2 sem supressão de gordura[3,5] (Figura V-63).

Espessamento da haste hipofisária e perda do alto sinal em T1 da neuro-hipófise são observados em histiocitose de células de Langerhans. No contexto de doenças granulomatosas, como tuberculose e sarcoidose, o estudo de ressonância magnética demonstra espessamento uniforme da haste hipofisária, podendo acometer também o hipotálamo e a glândula pituitária[3,5].

PAPEL DA IMAGEM NO SEGUIMENTO

Controle com RM a cada seis meses nos primeiros dois anos depois do diagnóstico de DI central é recomendado para

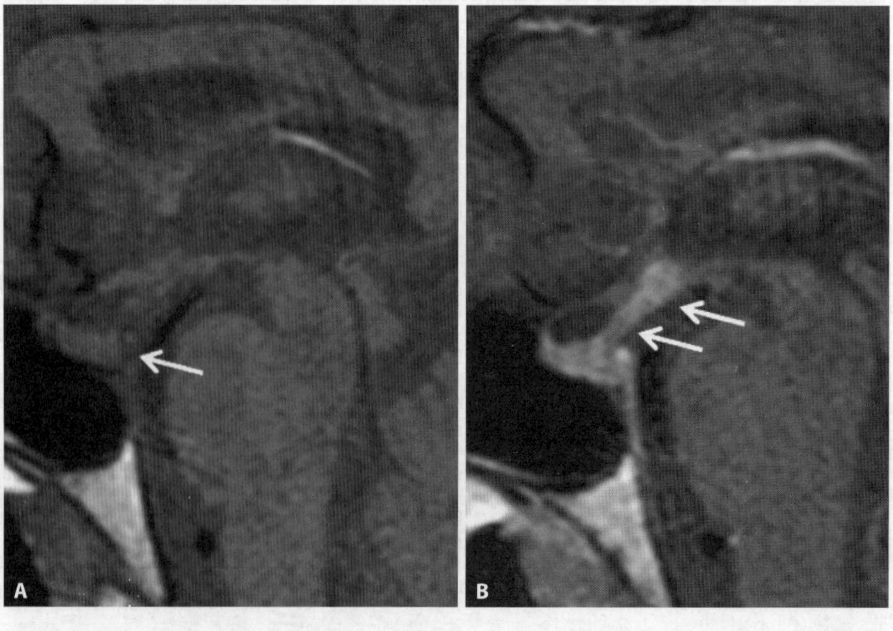

Figura V-61. A) Sagital T1 – demonstra a perda do hipersinal em T1 habitual do lobo posterior da neuro-hipófise. **B**) Sagital T1 pós-contraste – evidencia espessamento e realce pelo meio de contraste da haste hipofisária e da eminência média: **hipofisite**.

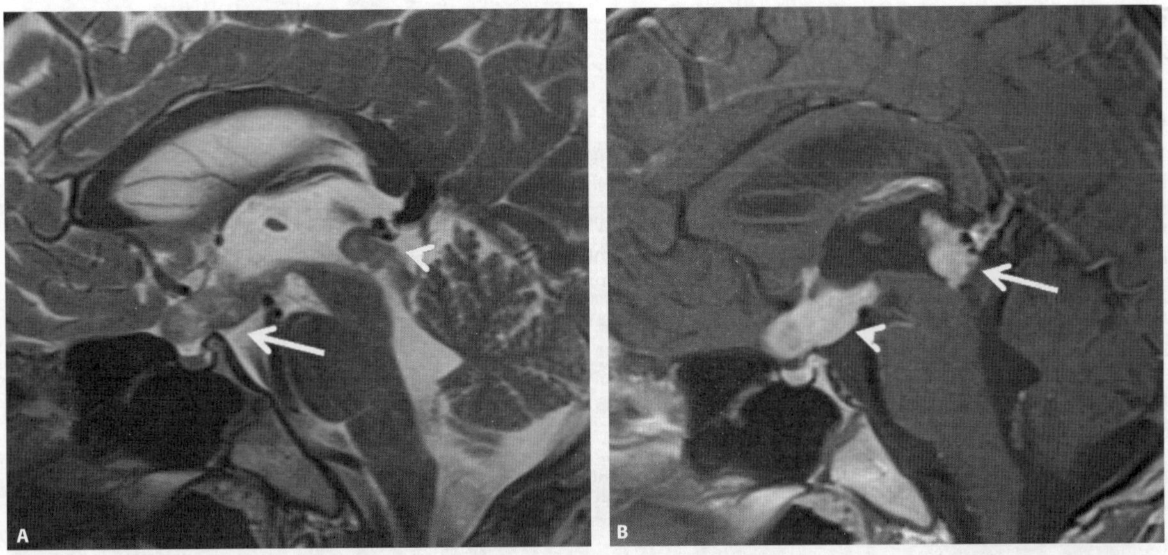

Figura V-62. Paciente de 7 anos de idade, sexo masculino. A) Sagital T2. **B**) Sagital T1 pós-contraste. Lesão sólida no hipotálamo que apresenta hipersinal heterogêneo em T2 e realce também heterogêneo após a administração do meio de contraste paramagnético, com contornos lobulados (seta branca). Tal lesão abaula a eminência mediana do hipotálamo e túber cinéreo e invade inferiormente a porção superior da haste hipofisária. Nota-se também lesão semelhante na pineal (cabeça de seta) – **germinomas de hipotálamo/haste hipofisária e da pineal (germinoma bifocal).**

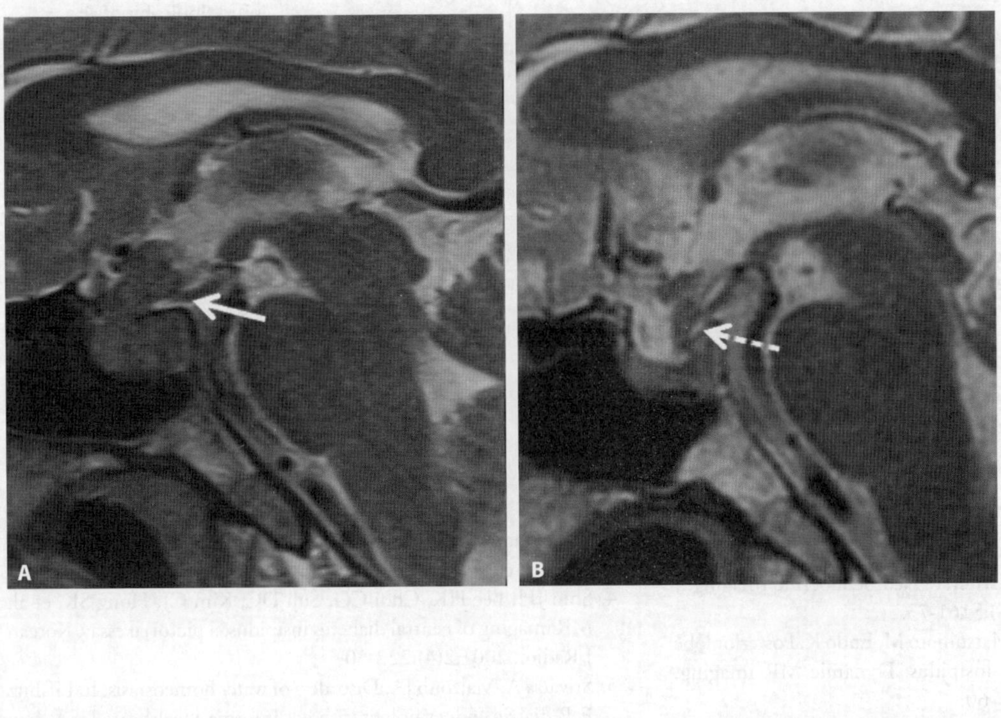

Figura V-63. A e B) Sagital T2, sendo **B** após um ano de tratamento. **A**) Demonstra espessamento da haste hipofisária e da hipófise, com baixo sinal em T2 (seta branca). Exame de controle pós-tratamento medicamentoso evidencia exuberante melhora (seta tracejada): **hipofisite por IgG4.**

todos os pacientes com espessamento da haste hipofisária. Nos casos suspeitos de germinoma, pode-se realizar controle de forma mais precoce (três meses) e biópsia da haste hipofisária é aconselhável se a RM revelar aumento da espessura da haste hipofisária (> 6,5mm) ou aumento da adeno-hipófise, bem como se surgir envolvimento do terceiro ventrículo, sem ou com a presença de marcadores tumorais[4].

FLUXOGRAMA CLÍNICO-RADIOLÓGICO (Figura V-64)

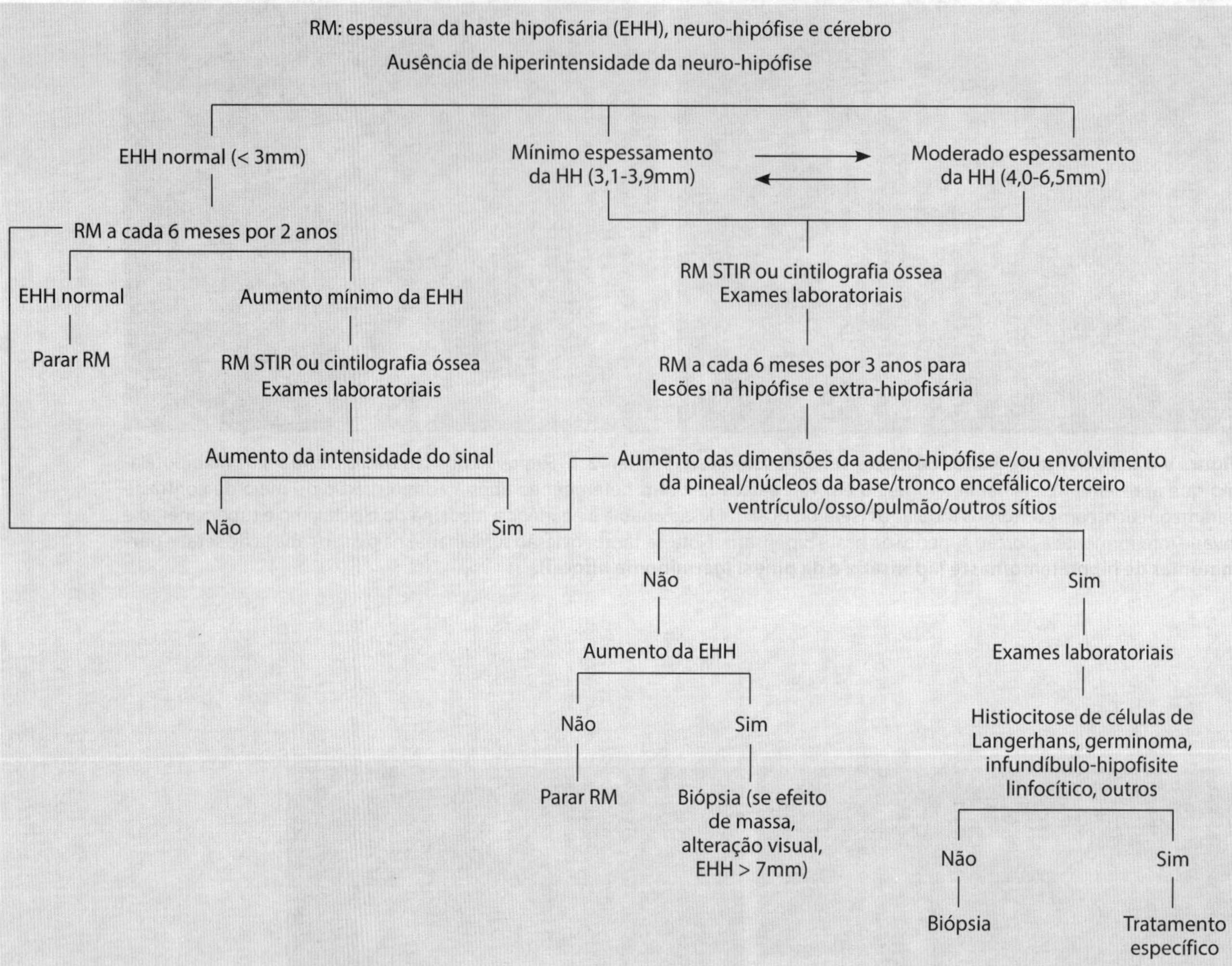

Figura V-64. Fluxograma clínico-radiológico modificado do Brook's clinical pediatric endocrinology. Edited by Mehul T. Dattani, Charles G.D. Brook. 7th ed. Hoboken, NJ: Wiley-Blackwell.

REFERÊNCIAS

1. Burns J, Policeni B, Bykowski J, Dubey P, Germano IM, Jain V, et al. ACR Appropriateness Criteria® Neuroendocrine Imaging. J Am Coll Radiol. 2019;16(5S):S161-73.
2. Sato N, Ishizaka H, Yagi H, Matsumoto M, Endo K. Posterior lobe of the pituitary in diabetes insipidus: Dynamic MR imaging. Radiology. 1993; 186(2):357-60.
3. Di Iorgi N, Napoli F, Morana G, et al. Disorders of water balance. In Dattani MT, Brook CG. Brook's clinical pediatric endocrinology. 7th ed. Wiley; 2020. p. 553-82.
4. Shin JH, Lee HK, Choi CG, Suh DC, Kim CJ, Hong SK, et al. MR imaging of central diabetes insipidus: a pictorial essay. Korean J Radiol. 2001;2(4):222-30.
5. Srivatsa A, Majzoub JA. Disorders of water homeostasis. In Lifshitz F. Pediatric endocrinology. 5th ed. Informa Healthcare USA, Inc. Vol. 2. 2007. p. 651-92.

Fígado – Esteatose e Fibrose Hepática

FABIANA GUAL
MARCIA WANG MATSUOKA
LISA SUZUKI

A esteatose hepática (EH) é um distúrbio frequentemente reversível do metabolismo caracterizada pela infiltração gordurosa do fígado, resultante do acúmulo de triglicérides no interior dos hepatócitos[1,2]. Uma das causas mais comuns de esteatose atualmente é a doença hepática gordurosa não alcoólica (DHGNA), mas também tem sido encontrada em associação a ingestão de álcool, *diabetes mellitus*, hiperlipoproteinemias, uso de quimioterápicos, cirurgias gastrointestinais e nutrição parenteral prolongada, entre outros[2-5]. Uma das principais preocupações na presença de esteatose é o desenvolvimento de esteato-hepatite não alcoólica (EHNA ou NASH na sigla em inglês – *non-alcoholic steatohepatitis*), cuja gravidade varia conforme o grau de inflamação, fibrose, cirrose e eventual desenvolvimento de carcinoma hepatocelular. Portanto, sua identificação correta e o eventual acompanhamento são muito importantes. Os principais métodos de imagem atualmente disponíveis para esse fim são ultrassonografia, ressonância magnética e elastografia[6]. A tomografia computadorizada, apesar de ser um método capaz de diagnosticar esteatose com presença de 30% ou mais de gordura na patologia, apresenta variabilidade nos valores de atenuação para o diagnóstico, dependendo da marca do aparelho e da sua calibração, além de utilizar radiação ionizante, devendo-se pesar o custo-benefício da sua indicação[6].

ESTEATOSE HEPÁTICA

Ultrassonografia

A EH tem sido objeto de estudos ultrassonográficos, sendo que os primeiros datam de 1979, relatando a acurácia satisfatória do método para esse diagnóstico[7,8], com sensibilidade elevada para o diagnóstico dos casos moderados ou graves e reduzida para as formas leves[6,9,10].

O diagnóstico ultrassonográfico da EH é baseado em parâmetros relativos às estruturas adjacentes e naqueles inerentes ao fígado (ecogenicidade e atenuação do parênquima hepático). Os parâmetros relativos baseiam-se na comparação entre a ecogenicidade hepática e aquela do parênquima renal ipsilateral, sendo que o fígado, habitualmente hiperecogênico em relação ao rim, apresenta essa característica exacerbada[6]. Por sua vez, a ecogenicidade e a atenuação, parâmetros inerentes ao fígado, apresentam-se aumentadas. Uma possível justificativa para o aumento da ecogenicidade é a presença de múltiplas interfaces ultrassonográficas entre hepatócitos normais e alterados no tecido hepático gorduroso com consequente aumento da atenuação. Há relatos, inclusive, de que a hiperecogenicidade do parênquima seria observada a partir de quando mais de 30% dos lóbulos hepáticos estivessem acometidos por gotículas de gordura[6,11].

Um fator de relevância ao estudo das características ecográficas da EH é que elas podem variar rapidamente ao longo do tempo, em intervalos de até 48 horas, de acordo com a dieta do paciente ou com o uso de medicamentos quimioterápicos[4,12].

De acordo com os aspectos ultrassonográficos, a EH tem sido classificada como:

Leve – quando há aumento discreto da ecogenicidade hepática, com visibilização preservada do diafragma e da vascularização intra-hepática (Figura V-65).

Moderada – quando se observa aumento moderado da ecogenicidade hepática, com redução da visibilização do diafragma e dos vasos intra-hepáticos (Figura V-66).

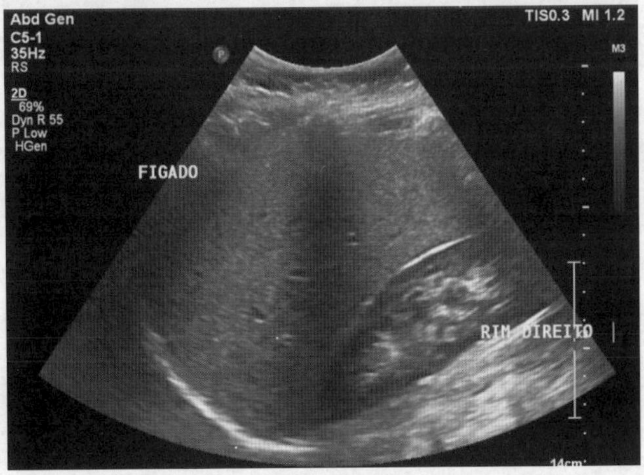

Figura V-65. Esteatose hepática leve: ultrassonografia do lobo hepático direito com sinais de esteatose hepática leve.

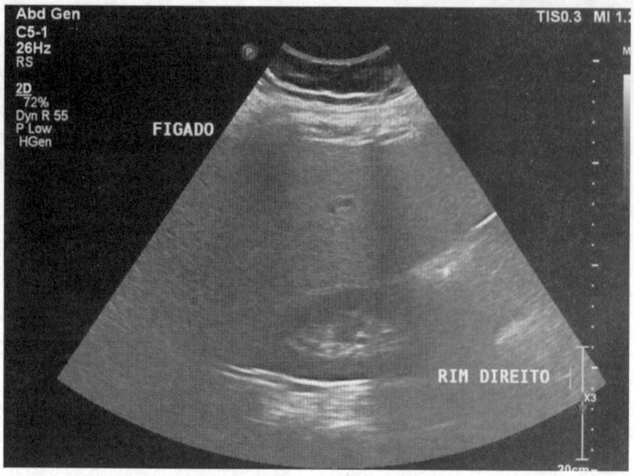

Figura V-66. Esteatose hepática moderada: ultrassonografia do lobo hepático direito com sinais de esteatose hepática moderada.

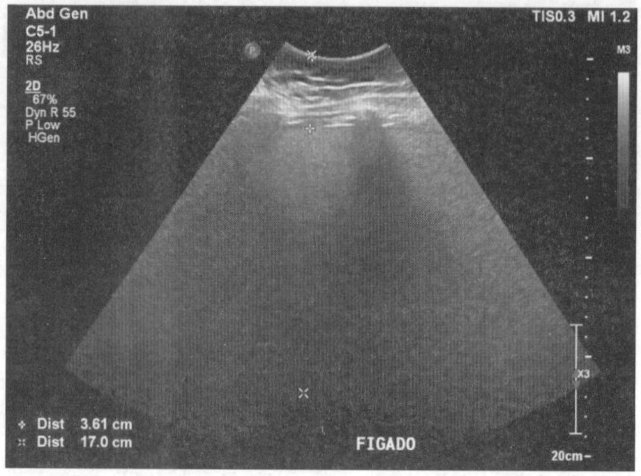

Figura V-67. Esteatose hepática acentuada: ultrassonografia do lobo hepático direito com sinais de esteatose hepática acentuada.

Acentuada – quando há grande aumento da ecogenicidade hepática, com perda parcial ou completa da visibilização do diafragma e dos vasos intra-hepáticos[2,13] (Figura V-67).

Limitações

A hiperecogenicidade do parênquima e a atenuação aumentada do feixe sonoro também podem estar presentes na fibrose e/ou nos processos inflamatórios hepáticos, não sendo sensível para diferenciar esteatose de esteato-hepatite e presença de fibrose[6,7,13]. Ademais, em decorrência da subjetividade da análise desses parâmetros, as conclusões relativas ao seu valor específico são conflitantes, com taxas de sensibilidade que variam entre 55 e 95%, demonstrando a dificuldade do método em diagnosticar essa doença[5-16]. Avanço recente nesta área é a elastografia, que será discutida posteriormente.

Ressonância magnética

O diagnóstico e a quantificação de gordura pela RM são considerados atualmente os mais precisos entre os métodos diagnósticos não invasivos, sem a necessidade de utilização de contraste por via intravenosa ou de radiação ionizante, porém há, geralmente, necessidade de procedimento anestésico em crianças menores de 5 anos de idade. Uma das técnicas mais utilizadas baseia-se no efeito de desvio químico (*chemical shift*) nas sequências ponderadas em T1, dentro e fora de fase, para avaliar a presença de gordura e sua quantificação. Nessa técnica, tecido com gordura microscópica (que apresenta componente de água e gordura em um mesmo voxel) apresenta queda de sinal na sequência fora de fase comparada com a de fase (Figura V-68). A quantificação da gordura também pode ser realizada com as mesmas sequências, aplicando-se uma equação, no entanto, existem algumas

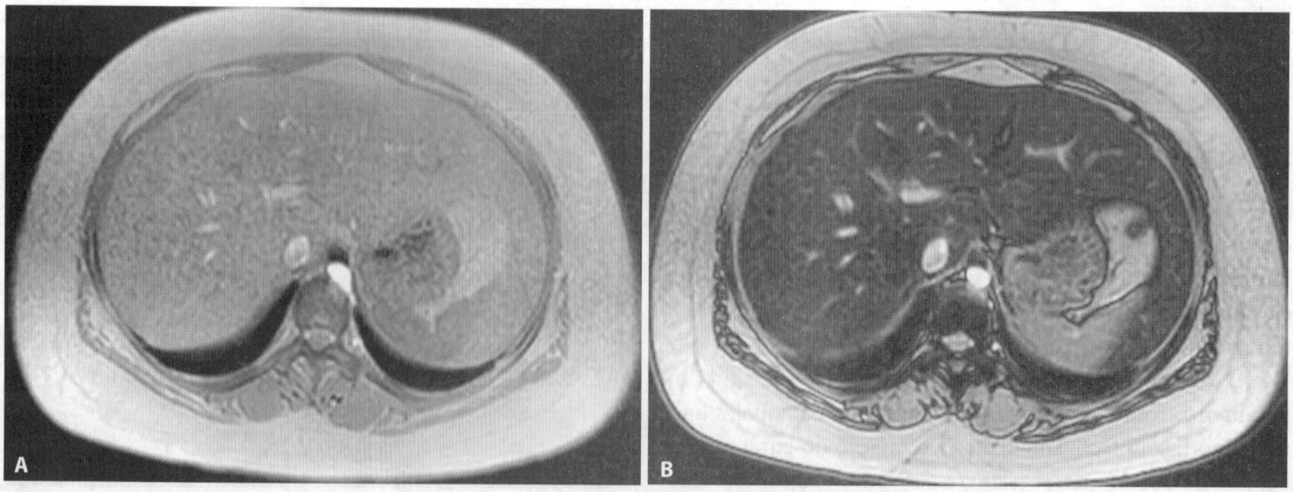

Figura V-68. Ressonância magnética na sequência gradiente-echo T1 IN (**A**) e OUT (**B**) *off-phase*: observa-se queda de sinal do fígado na sequência fora de fase (**B**) em relação ao de fase (**A**), tornando o fígado difusamente mais escuro na sequência fora de fase.

limitações em pacientes com depósitos de gordura superiores a 50% e com depósito concomitante de ferro. Há ainda outros métodos de quantificação da gordura, como a espectroscopia de prótons, considerada a mais precisa, porém é uma técnica com pouca disponibilidade, trabalhosa e pouco aplicada na prática clínica[6,17].

FIBROSE HEPÁTICA

Elastografia

A elastografia pode ser realizada por ultrassom, ondas de cisalhamento transitória, ondas de cisalhamento por ARFI (focal ou em 2D), ressonância magnética.

Elastografia por ultrassom

A elastografia por ultrassonografia é um método não invasivo capaz de inferir a rigidez do tecido de um órgão ou de uma lesão por meio do grau de deformação ou da velocidade da onda que o atravessa. Sua primeira descrição foi em 1990 por Ophir et al.[18], onde se usou uma pressão constante sobre a pele e se mediu a deformação do tecido via ultrassonografia para estimar a elasticidade. Desde então, a técnica vem sendo aprimorada e outras diferentes técnicas também foram desenvolvidas para medir a rigidez dos tecidos[19].

Atualmente existem duas técnicas de elastografia, dependendo da forma de emissão de ondas: a elastografia por tensão (*strain elastography*) e a elastografia por ondas de cisalhamento (*shear wave elastography* – SWE), esta última utilizada para avaliação de fibrose hepática. A mensuração também varia, sendo de forma qualitativa na primeira e quantitativa na segunda[6]. Para a obtenção de dados mais fidedignos, é necessário um preparo do paciente bem como a aquisição de medidas de forma padronizada.

Elastrografia por ondas de cisalhamento transitória

Foi o primeiro aparelho de elastografia por ondas de cisalhamento disponível comercialmente (FibroScan™ Echosens, Paris, França). É a técnica mais utilizada e validada para estudo de fibrose hepática. A tensão é aplicada por um transdutor de ultrassom que contém um vibrador mecânico, porém não gera imagens ultrassonográficas habituais em modo B. O local a ser estudado e a mensuração da velocidade são realizados por meio das imagens em modo A.

O protocolo padrão inclui jejum de pelo menos 2 horas e 10 medições. O exame é realizado com o paciente em posição supina e o braço direito elevado, encostando-se a sonda na pele do paciente entre o 9º e 11º espaços intercostais, local habitual da realização das biópsias hepáticas. Localiza-se uma área do fígado com pelo menos 6cm de profundidade e então pressiona o botão da sonda para iniciar as medições (*shots*). Os resultados são expressos em quilopascal (kPa).

As vantagens incluem rapidez (menos de 5 minutos) e portabilidade, podendo ser realizado à beira do leito ou em ambulatório. As limitações são possível erro no local de escolha de área de interesse estudada pela ausência de imagens em modo B, pacientes obesos e com ascite.

Elastrografia por ondas de cisalhamento por ARFI (focal ou em 2D)

Em vez de um vibrador mecânico, o ARFI usa pulsos acústicos de alta intensidade e curta duração. Quando a tensão é aplicada por ARFI por ondas de cisalhamento (*shear wave imaging*) na imagem em um ponto focal, é denominada de elastografia por ondas de cisalhamento focal – pSWE; quando for aplicada em uma área maior, é denominada de elastografia por ondas de cisalhamento em 2D (SWE em 2D) (Figura V-69). A vantagem dessa técnica em relação à elastografia transitória é

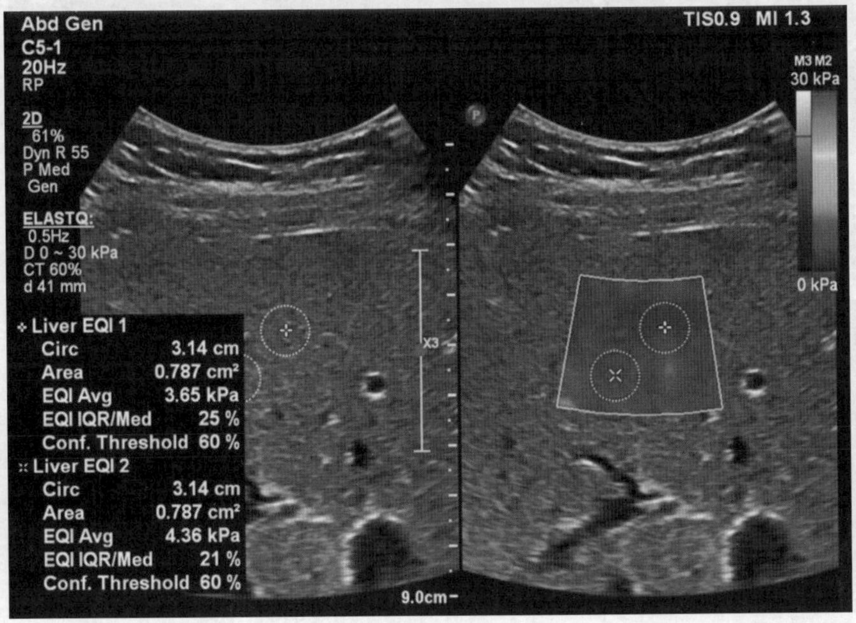

Figura V-69. Elastografia do fígado por ondas de cisalhamento por ARF em 2D (*shear wave elastography*). A medida é obtida no *box* azul, abrangendo uma área maior do que a elastografia focal (*point shear wave*).

a possibilidade de visualização do local a ser estudado, evitando vasos e ductos biliares, estruturas que influenciam no resultado final da medida, bem como menor influência de fatores extra-hepáticos, como ascite e a obesidade, que também podem alterar a medida, uma vez que as ondas são geradas focalmente na região intra-hepática. É possível escolher o local de um órgão a ser analisado colocando-se um marcador chamado região de interesse (*region of interest* – ROI) e medir a velocidade de propagação dessas ondas nesse local. Com esta técnica, portanto, temos a possibilidade de realizar a elastografia de órgãos mais profundos, quantificar a propagação da onda em velocidade (m/s) e calcular sua equivalência em força (kPa), podendo haver reprodutibilidade. A elastografia por SW em 2D é a técnica mais recente e apresenta vantagem em relação à pSWE, pois é possível obter uma área maior de análise em tempo real, com maior rapidez na aquisição dos dados.

O protocolo padrão inclui jejum de pelo menos 4 horas. O paciente é posicionado em decúbito dorsal, com elevação do membro superior direito. As janelas acústicas utilizadas são os espaços intercostais na linha axilar média ou anterior, que possibilitassem a visualização do parênquima hepático do lobo direito anterior. São obtidas cerca de 10 a 12 medidas de elastografia, posicionando-se a região de interesse no lobo direito, com o *box* posicionado acerca de 2cm da cápsula hepática. Os resultados são expressos em m/s e em kPa.

Limitações

Apesar das vantagens de não ser invasivo e não utilizar a radiação ionizante, uma das limitações para a aplicação desta técnica na prática clínica é a falta de padronização das medidas. O problema é que as ondas de cisalhamento diferem de acordo com o equipamento e o transdutor utilizados, do fornecedor, da posição do paciente, o tempo de jejum em estudos abdominais, o número de medições, a profundidade de aquisição e os valores representativos como mediana ou valores médios. Outro estudo demonstrou a variabilidade de ondas de cisalhamento derivados de ARFI, dependendo da profundidade de aquisição e as frequências do transdutor. Porém, esforços para padronizar medidas entre diferentes técnicas de elastografias têm sido realizados.

Elastografia por ressonância magnética

A elastografia pela RM é um método que também mede a "rigidez" do órgão à semelhança da elastografia por ultrassom e apresenta resultados superiores aos outros métodos. A vantagem da elastografia por RM é a possibilidade de avaliar todo o fígado, com mensuração quantitativa mais precisa e com maior reprodutibilidade, não havendo diferenças significativas entre diversas marcas de aparelho e das sequências utilizadas. Uma das desvantagens é a necessidade de *hardware* específico, o que encarece o método e limita sua disponibilidade e a necessidade de anestesia em crianças menores[6]. Geralmente as ondas de cisalhamento são geradas por um *driver* ativo localizado fora da sala do aparelho e conectado ao paciente por meio de um cabo com um pequeno disco plástico colocado em contato com o corpo, na altura do lobo hepático direito (*driver* passivo). O deslocamento tecidual causado por essas ondas de cisalhamento resultam em mudança de fase dos *spins*, que é mensurável nas sequências específicas (gradiente), gerando uma imagem da propagação das ondas pelo fígado, que posteriormente são processadas para gerar mapas de rigidez ou elastogramas (Figura V-70). O cálculo,

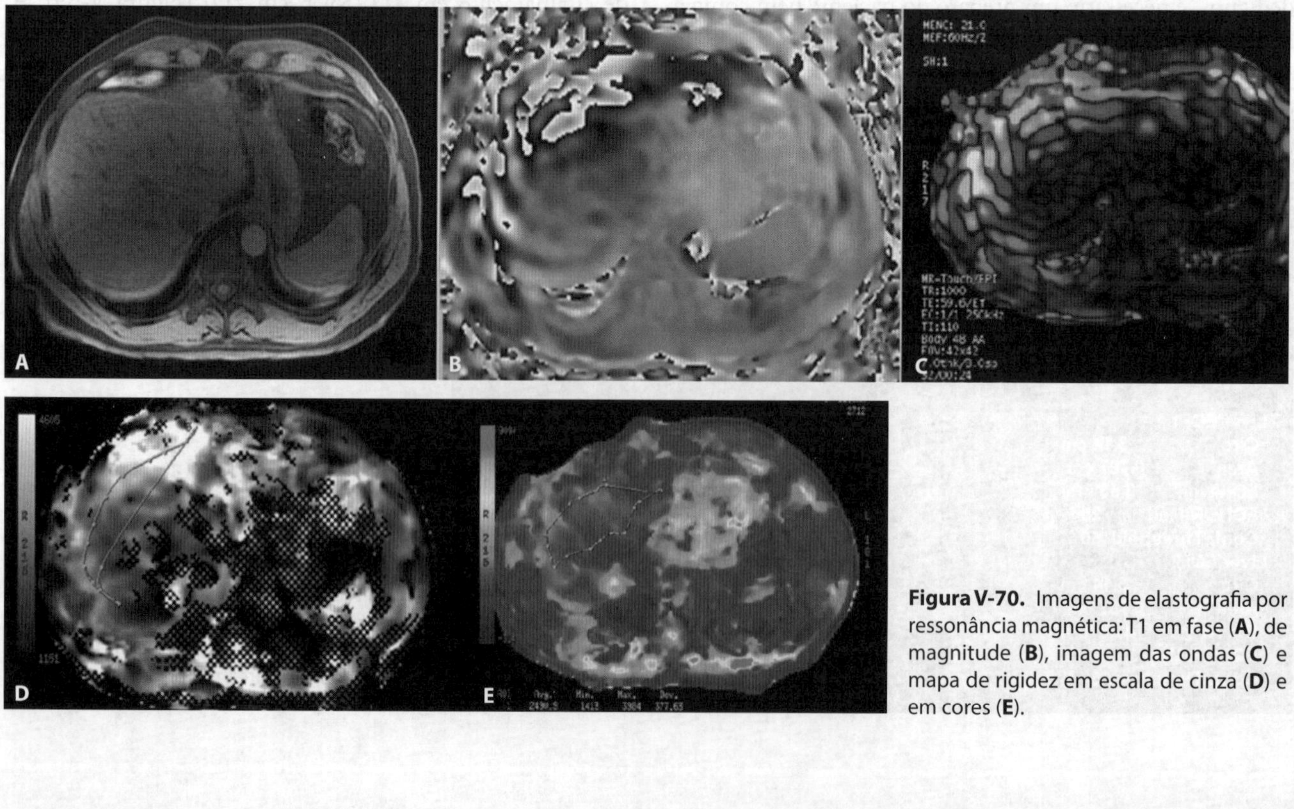

Figura V-70. Imagens de elastografia por ressonância magnética: T1 em fase (**A**), de magnitude (**B**), imagem das ondas (**C**) e mapa de rigidez em escala de cinza (**D**) e em cores (**E**).

então, é realizado escolhendo-se uma área de interesse (ROI), evitando-se as margens do fígado, grandes vasos, fissuras hepáticas, vesicular biliar e áreas de artefato, similar ao processo de mensuração na elastografia por ultrassom.

DIAGNÓSTICO E ESTADIAMENTO DE FIBROSE

A elastografia tem alta acurácia para a detecção de fibrose hepática, realizada por meio da mensuração da velocidade de propagação da onda de cisalhamento, que eleva à medida que se aumenta a rigidez do tecido (fibrose/cirrose), mesmo quando ainda não se observam alterações morfológicas pelos métodos de imagem convencionais. No entanto, outras condições também podem aumentar a velocidade de propagação nos casos em que há processo inflamatório agudo (hepatite aguda, agudização de hepatite crônica), obstrução biliar aguda e congestão hepática. A esteatose hepática isoladamente não causa aumento da rigidez do órgão, diferentemente de uma EHNA, podendo ser diferenciado com acurácia acima de 90% utilizando-se o valor de corte entre 2,7 e 4,8kPa no adulto e entre 3 e 3,3kPa em crianças na elasto-RM[6,19]. Estudos recentes evidenciam que os três métodos (elastografia transitória, elastografia *shear wave 2D* e *point* e a elasto-RM) apresentam acurácia diagnóstica comparáveis, sendo muito boa/excelente para fibrose avançada e boa para fibrose significativa[20]. Já outros estudos evidenciam a superioridade da elasto-RM em relação à elastografia transitória, tanto para o diagnóstico de fibrose como para esteatose[21], sendo que a elasto-RM seria a única capaz de diferenciar esteatose de fibrose[19-24]. Importante ressaltar que ainda há grande variação nos valores de corte para fibrose, não somente entre os métodos, mas também entre os diversos fabricantes no caso da elatografia *shear wave*, necessitando de estudos mais amplos para uma padronização e definição de valor de corte mais universal[19].

REFERÊNCIAS

1. Withers CE, Wilson SR. O fígado. In: Rumack CM. Tratado de ultra-sonografia diagnóstica. Rio de Janeiro: Guanabara Koogan; 1998. p. 73-130.
2. Machado MM, Rosa AC, Cerri GG. Doenças hepáticas difusas, hipertensão portal e transplante de fígado. In Cerri GG, ed. Ultra-sonografia abdominal. Rio de Janeiro: Revinter; 2002. p. 55-124.
3. Mach T. Fatty liver-current look at the old disease. Med Sci Monit. 2000;6(1):209-16.
4. Murata Y, Ogawa Y, Saibara T, Nishioka A, Takeuchi N, Kariya S, et al. Tamoxifen-induced non-alcoholic steatohepatitis in patients with breast cancer: determination of a suitable biopsy site for diagnosis. Oncol Rep. 2003;10(1):97-100.
5. Fernandez-Rodriguez CM, Gutierrez ML, Serrano PL, Lledo JL, Santander C, Fernandez TP, et al. Factors influencing the rate of fibrosis progression in chronic hepatitis C. Dig Dis Sci. 2004;49(11-12):1971-6.
6. Leao Filho HM, Oliveira I. Hepatopatias difusas. In Cerri GG, Leite CC, Rocha MS. Tratado de radiologia. Manole: São Paulo; 2017. p. 685-753.
7. Foster KJ, Dewbury KC, Griffith AH, Wright R. The accuracy of ultrasound in the detection of fatty infiltration of the liver. Br J Radiol. 1979;53(629):440-2.
8. Joseph AE, Dewbury KC, McGuire PG. Ultrasound in the detection of chronic liver disease. Br J Radiol. 1979;52(615):184-8.
9. Ros PR, Mortele KJ. Diffuse liver disease. Clin Liver Dis. 2002; 6(1):181-201.
10. Perez NE, Siddiqui FA, Mutchnick MG, Dhar R, Tobi M, Ullah N, Saksouk FA, Wheeler DE, Ehrinpreis MN. Ultrasound diagnosis of fatty liver in patients with chronic liver disease: a retrospective observational study. J Clin Gastroenterol. 2007;41(6):624-9.
11. Davies RJ, Saverymuttu SH, Fallowfield M, Joseph AEA. Paradoxical lack of ultrasound attenuation with gross fatty change in the liver. Clin Radiol. 1991;43(6):393-6.
12. Fernandez-Rodriguez CM, Gutierrez ML, Serrano PL, Lledo JL, Santander C, Fernandez TP, et al. Factors influencing the rate of fibrosis progression in chronic hepatitis C. Dig Dis Sci. 2004;49(11-12):1971-6.
13. Wilson SR, Withers C. O fígado. In Merritt CR, Rumak CM, Wilson SR, Charboneau JW, Levine D. Tratado de ultra-sonografia diagnóstica. 4ª ed. Rio de Janeiro: Elsevier; 2011. p. 78-145.
14. Celle G, Savarino V, Picciotto A, Magnólia MR, Scalabrini P, Dodero M. Is hepatic ultrasonography a valid alternative tool to liver biopsy? Report on 507 cases studied with both techniques. Dig Dis Sci.1988;33(4):467-71.
15. Lin T, Ophir J, Potter G. Correlation of ultrasonic attenuation with pathologic fat and fibrosis in liver disease. Ultrasound Med Biol. 1988;14(8):729-34.
16. Lupsor M, Badea R. Imaging diagnosis and quantification of hepatic steatosis: is it an accepted alterantive to needle biopsy? Rom J Gastroenterol. 2005;14(4):419-25.
17. Li Q, Dhyani M, Grajo JR, Sirlin C, Samir AE. Current status of imaging in nonalcoholic fatty liver disease. World J Hepatol. 2018; 10(8):530-42.
18. Ophir J, Cespedes EI, Ponnekanti H, Yazdi Y, Li X. Elastography: a method for imaging the elasticity in biological tissues. Ultrason Imaging. 1991;13:111-34.
19. Sigrist RMS, Liau J, Kaffas AE, Chammas MC, Willmann JK. Ultrasound elastography: review of techniques and clinical applications. Theranostics. 2017;7(5):1303-29.
20. Furlan A, Tublin ME, Yu L, Chopra KB, Lippello A, Behari J. Comparison of 2D shear wave elastography, transient elastography, and MR elastography for the diagnosis of fibrosis in patients with nonalcoholic fatty liver disease. AJR Am J Roentgenol. 2020; 214(1):W20-W6.
21. Park CC, Nguyen P, Hernandez C, Bettencourt R, Ramirez K, Fortney L, et al. Magnetic resonance elastographyvs transient elastography in detection of fibrosis and noninvasive measurement of steatosis in patients with biopsy-proven nonalcoholic fatty liver disease. Gastroenterology. 2017;152(3):598-607.
22. Mouzaki M, Trout AT, Arce-Clachar AC, Bramlage K, Kuhnell P, Dillman JR, et al. Assessment of nonalcoholic fatty liver disease progression in children using magnetic resonance imaging. J Pediatr. 2018;201:86-92.
23. Marginean CO, Melit LE, Ghiga DV, Sasaran MO. The assessment of liver fibrosis in children with obesity on two methods: transient and two dimensional shear wave elastography. Sci Rep. 2019; 9(1):19800.
24. Jiang W, Huang S, Teng H, Wang P, Wu M, Zhou X, et al. Diagnostic accuracy of point shear wave elastography and transient elastography for staging hepatic fibrosis in patients with non-alcoholic fatty liver disease: a meta-analysis. BMJ Open. 2018; 8(8):e021787.

Tumores da Região Selar

EDUARDO DE JESUS AGAPITO VALADARES
LUZIANY CARVALHO ARAUJO
THIAGO AUGUSTO VASCONCELOS MIRANDA
SUELY FAZIO FERRACIOLLI

INTRODUÇÃO

Tumores cerebrais são os tumores sólidos mais comuns da infância e a principal causa de morte entre todos os cânceres infantis, sendo que 5% dos tumores na faixa etária de 0-14 anos e 16% na faixa etária de 15-24 anos ocorrem na região selar.

Os pacientes com tumores na região selar apresentam-se com sintomas decorrentes da desregulação da liberação de hormônios hipotálamo-hipofisários e do efeito expansivo desses tumores sobre as estruturas adjacentes, como sinais e sintomas de hipertensão intracraniana e distúrbios visuais. O dano hipotalâmico também pode resultar em desregulação da temperatura, hiperfagia e distúrbios do sono.

MODALIDADE DE EXAME DE IMAGEM

Em crianças com achados neurológicos positivos e suspeita de tumor cerebral, o estudo de ressonância magnética (RM) da sela com contraste por via intravenosa (IV) é o exame de escolha, pois não expõe a criança à radiação ionizante e apresenta excelente relação de contraste entre as estruturas, no entanto o estudo de RM às vezes requer sedação ou anestesia geral, especialmente em crianças com menos de 6 anos de idade. Diante disso, no cenário de emergência a tomografia computadorizada (TC) sem contraste pode ser realizada inicialmente e na pesquisa de complicações agudas.

A RM de hipófise pode ser complementada com a ressonância magnética do crânio, no caso das lesões mais extensas ou que apresentem lesões concomitantes em outras regiões (como na região pineal no caso do germinoma), e com ressonâncias magnéticas do crânio e da coluna total (neuroeixo) para estadiamento e pesquisa de metástases nos tumores que apresentam esse tipo de comportamento (como o germinoma)[1-9].

Craniofaringioma

O craniofaringioma é uma neoplasia benigna (grau I da OMS) decorrente de remanescentes da bolsa de Rathke, sendo o tumor não neuroepitelial primário mais comum do SNC em crianças. Embora os craniofaringiomas sejam encontrados em pacientes de todas as idades, há uma distribuição bimodal. O primeiro pico ocorre entre 5 e 15 anos de idade e o segundo na quarta década.

Existem dois subtipos histológicos, adamantinomatoso e papilar, este último encontrado quase exclusivamente em adultos. A localização mais comum é suprasselar, com uma porção intrasselar; apenas 20% são exclusivamente suprasselares e apenas 5% exclusivamente intrasselares.

Uma combinação de componentes tumorais císticos, sólidos e calcificados é importante pista radiológica para o diagnóstico (Figura V-71). Na RM, as áreas císticas muitas vezes apresentam hipersinal espontâneo em T1 e em T2, devido à alta concentração proteica, e as áreas nodulares sólidas periféricas e as paredes dos cistos apresentam sinal intermediário em T1, hipersinal em T2 e realce pelo meio de contraste. As calcificações características são mais bem visualizadas em exames de TC.

Glioma hipotalâmico-quiasmático

Gliomas do quiasma óptico e hipotálamo são responsáveis por 10 a 15% dos tumores supratentoriais em crianças. Histologicamente, a maioria são astrocitomas pilocíticos (grau I da OMS). Entre 20 e 50% dos pacientes com gliomas hipotalâmicos estão associados a neurofibromatose 1, tendo curso geralmente indolente nesses pacientes.

A RM é o método de escolha para avaliar a relação da lesão com o hipotálamo, o quiasma óptico e o infundíbulo, bem como a extensão orbitária. Os gliomas do quiasma e hipotálamo apresentam hipossinal em T1 e hipersinal em T2 e FLAIR, e realce variável pós-contraste. Os tumores grandes são tipicamente heterogêneos com componentes sólidos e císticos e, diferentemente dos craniofaringiomas, calcificações são extremamente raras (Figura V-72).

Adenoma

Adenoma é a neoplasia benigna intrasselar (usualmente grau I da OMS) originada a partir do parênquima adeno-hipofisário. Representa uma das neoplasias benignas intracranianas mais

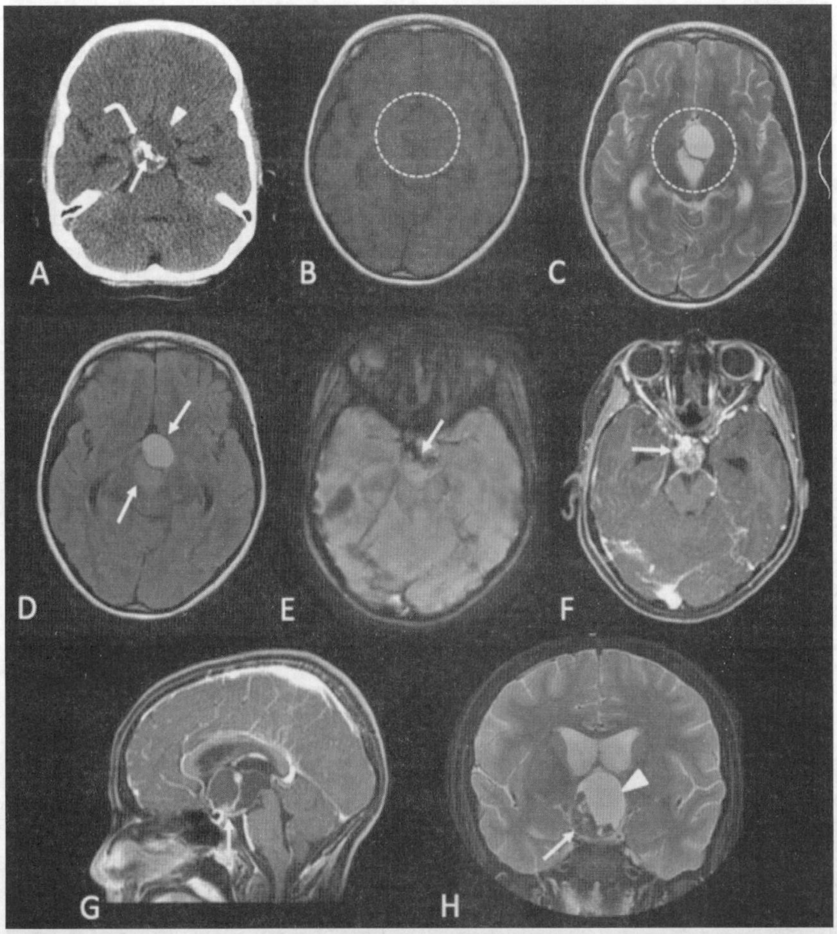

Figura V-71. Craniofaringioma. Imagem de tomografia computadorizada no plano axial sem contraste (**A**) evidencia volumosas lesões mistas selar e suprasselar com áreas císticas (cabeça de seta), nodulares sólidas (seta) e calcificações (seta angulada). Imagens de ressonância magnética no plano axial em T1 sem contraste (**B**) e T2 (**C**). Na imagem axial FLAIR (**D**), as áreas císticas têm sinal intermediário/alto (setas em **D**) e na imagem axial ponderada em T2 (**E**) as áreas de calcificação apresentam marcado hipossinal (seta em **E**). Nas imagens ponderadas em T1 pós-contraste no plano axial (**F**) e no sagital (**G**) identificam-se focos de realce pós-contraste nas porções sólidas da lesão (seta). Imagem coronal T2 (**H**) mostrando as porções sólida (seta) e cística (cabeça de seta).

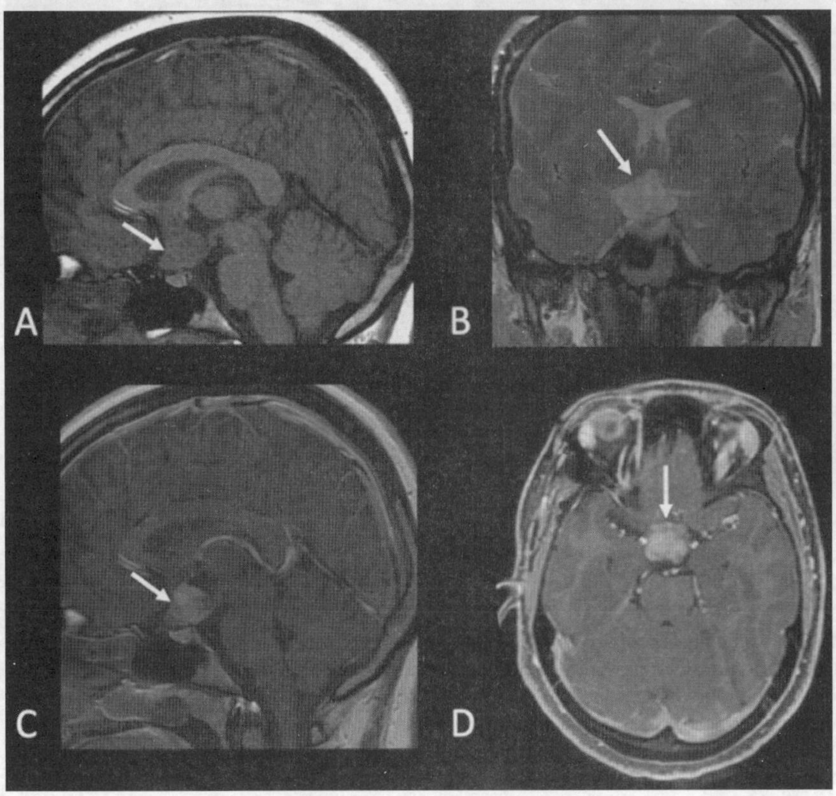

Figura V-72. Glioma hipotalâmico-quiasmático. Imagens de ressonância magnética nos planos sagital em T1 sem contraste (**A**) e coronal T2 (**B**) evidenciam lesão expansiva hipotálamo-quiasmática (setas) que superiormente se estende para o assoalho do terceiro ventrículo, anteriormente envolve a porção pré-quiasmática do nervo óptico direito e inferiormente se insinua para a cisterna suprasselar. Nas imagens ponderadas em T1 pós-contraste no plano sagital (**C**) e axial (**D**), demonstram realce heterogêneo pós-contraste (setas).

comuns em adultos, porém com apenas entre 2 e 3% das neoplasias intracranianas na faixa etária pediátrica. Podem aparecer isoladamente ou como parte das síndromes neoplasia endócrina múltipla (NEM 1), complexo de Carney e síndrome de McCune-Albright. Pode corresponder à lesão funcionante (secretores de hormônios) ou não funcionante (não secretores), sendo que os funcionantes são mais prevalentes e, entre os funcionantes, os prolactinomas (adenomas secretores de prolactina) são os mais comuns. Podem ser classificados ainda de acordo com suas dimensões em microadenomas (lesões menores ou iguais a 10mm) e macroadenomas (lesões maiores que 10mm).

O estudo de ressonância magnética de hipófise (ou da sela túrcica) corresponde à pesquisa focada na avaliação dessa região e inclui uma fase dinâmica, com imagens adquiridas durante a aquisição das imagens que auxilia na visualização principalmente dos microadenomas. Caracteristicamente, os achados de imagem incluem a presença de nódulo ou tecido infiltrativo no parênquima adeno-hipofisário, usualmente com discreto alto sinal em T2 (porém pode ser variável) e baixo sinal em T1 (pode ser variável nas lesões heterogêneas), e realce tardio pós-contraste em relação ao parênquima adeno-hipofisário normal (por isso a importância do estudo dinâmico). Podem apresentar áreas heterogêneas císticas (alto sinal em T2) e áreas de sangramento (sinal variável). Outros achados adjuvantes são desvio da haste hipofisária para o lado contralateral à lesão, rebaixamento do assoalho selar ou elevação do diafragma selar pelo efeito expansivo da lesão (pode ser observado até em microadenomas, se forem grandes o suficiente para tal) e deslocamento posterior ou posterolateral do tecido neuro-hipofisário (Figura V-73).

Cabe ressaltar ainda que, no caso de microadenomas, lesões particularmente pequenas podem não ser identificadas pelos métodos convencionais e realização de procedimentos intervencionistas pode ser necessária. Além de demonstrar a presença de lesão, outros papéis importantes da imagem incluem a avaliação da possibilidade de invasão do seio cavernoso e a compressão de estruturas adjacentes, como cisterna suprasselar, quiasma e nervos ópticos, relação com os vasos do polígono de Willis, o hipotálamo e o assoalho do terceiro ventrículo (Figura V-74).

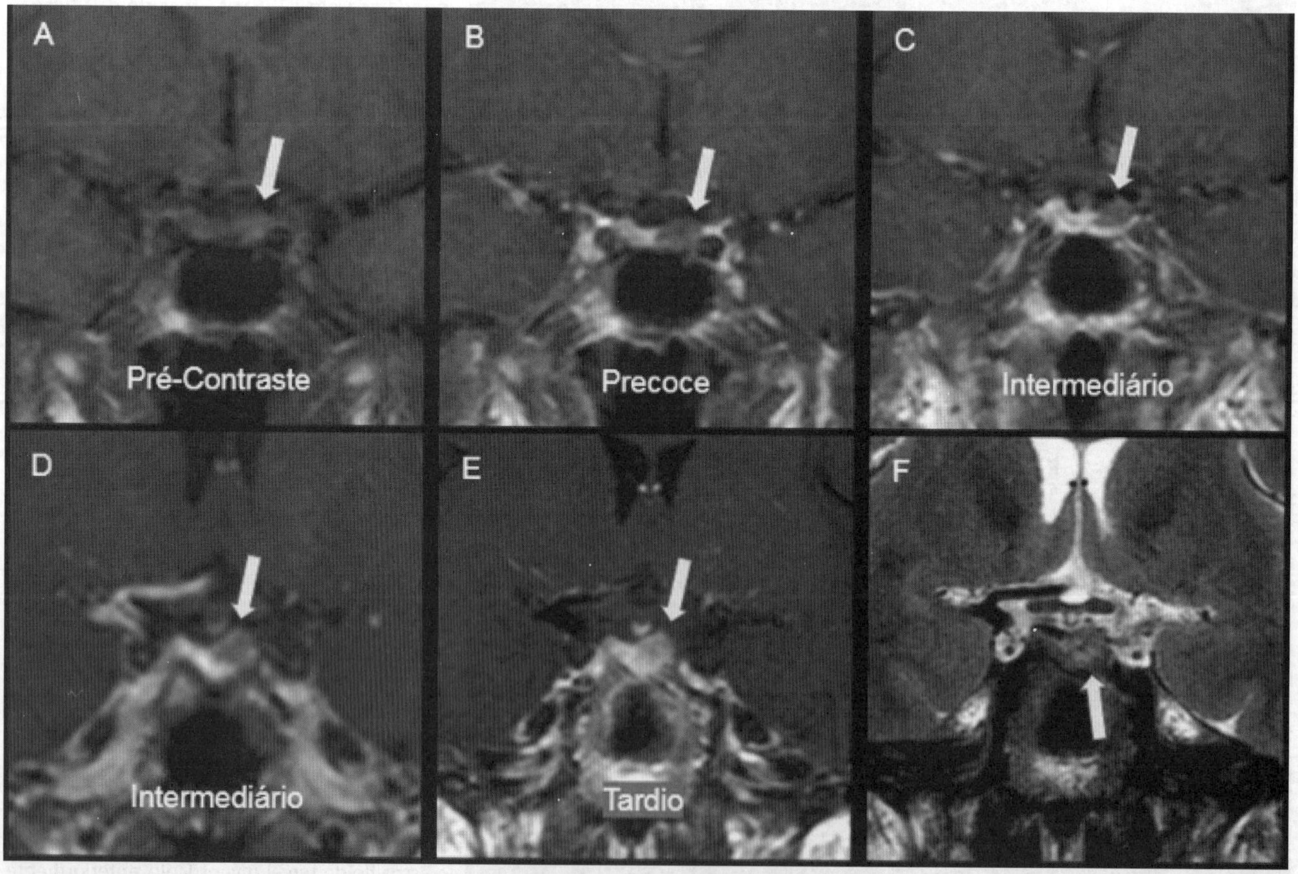

Figura V-73. Paciente com clínica de síndrome de Cushing e hiperprolactinemia. O estudo dinâmico realizado com imagens ponderadas em T1 durante a injeção do meio de contraste (**A**, **B**, **C** e **D**) demonstra a presença de nódulo com hiporrealce em relação ao restante do parênquima hipofisário. **D**) Corresponde a corte mais posterior durante estudo intermediário do estudo dinânimo. **F**) Corresponde à imagem T1 adquirida tardiamente. Notar como há tendência à homogenização da contrastação entre o parênquima e a lesão na aquisição mais tardia (**E**), ressaltando a importância da realização do estudo dinâmico. **F**) Corresponde à imagem ponderada em T2, demonstrando discreto hipersinal da lesão em relação ao restante do parênquima, como é habitual nessas lesões.

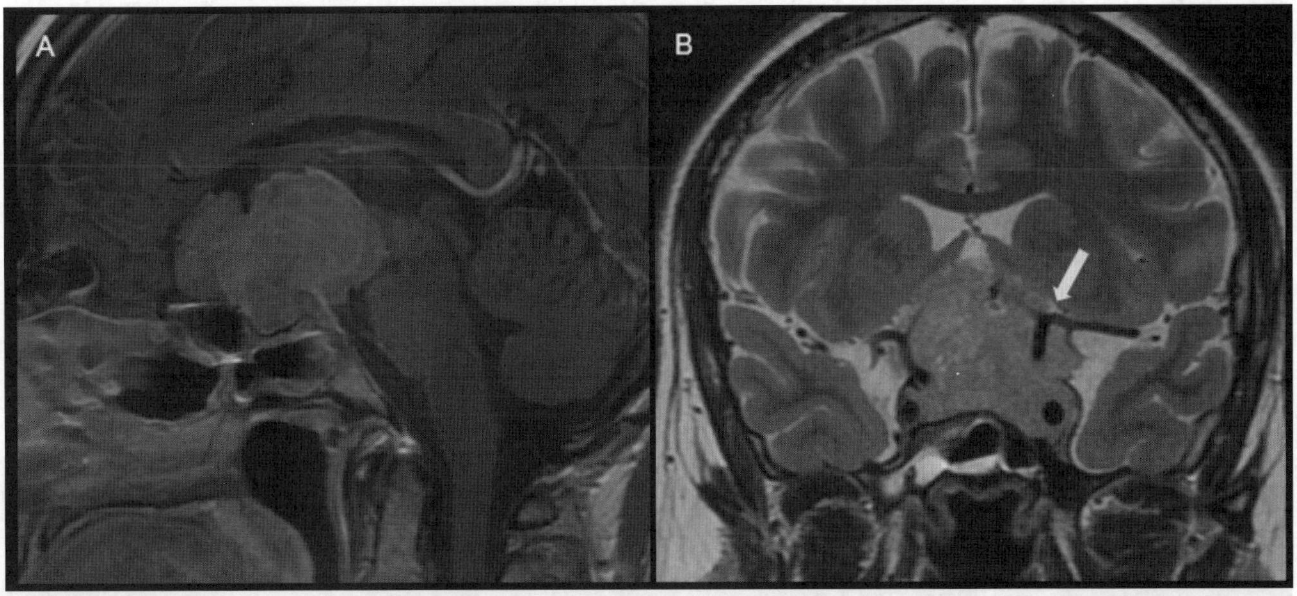

Figura V-74. Paciente com 36 anos de idade e história de hiperprolactinemia. As imagens (**A** – T1 pós-contraste sagital e **B** – T2 coronal) demonstram a presença de volumosa massa alargando a cavidade selar e com insinuação superior que oblitera a cisterna suprasselar, desloca superiormente o terceiro ventrículo e envolve lateralmente os seios cavernosos e as artérias carótidas internas, notadamente à esquerda (seta branca). Esse tipo de apresentação com volumosas massas infiltrativas é incomum na faixa etária pediátrica.

Apesar da possibilidade de serem observadas alterações da morfologia selar em casos de macroadenomas volumosos até nas radiografias de crânio, como alargamento selar, radiografia de sela ou tomografia computadorizada da sela túrcica não deve ser realizada, devido à baixa sensibilidade desses métodos e limitação na avaliação da relação com algumas estruturas adjacentes. Outro ponto importante a ser ressaltado é o planejamento cirúrgico. Em grande parte dos casos onde há falha do tratamento clínico, o tratamento previsto inclui a cirurgia transesfenoidal. Nesses casos, estudo tomográfico sem contraste da face e/ou seios da face é importante para o planejamento da via de acesso cirúrgico, pois pode demonstrar alterações da anatomia da cavidade nasal e dos seios esfenoidais que podem dificultar o acesso cirúrgico ou a necessidade de tempos cirúrgicos adicionais.

Germinoma

Tumor originado de células germinativas primordiais, usualmente localizadas na linha média e próximas ao terceiro ventrículo, costumeiramente acomete as regiões pineal e/ou hipotálamo-hipofisária. Apresenta pico de incidência em adolescentes, com certa predileção pelo sexo feminino. Mais comumente, afeta a região pineal do que a região hipofisária, e a coexistência de lesões suprasselares e pineais pode ocorrer (chamadas lesões bifocais). O prognóstico é bom, com alta sobrevida em 5 anos com tratamento adequado. A apresentação clínica mais comum da região pineal é cefaleia, relacionada à hidrocefalia, e distúrbios da motricidade ocular decorrentes da compressão extrínseca da placa quadrigeminal. Nas lesões da região selar, são *diabetes insipidus* e alterações visuais decorrentes de envolvimento e compressão das vias ópticas.

A apresentação típica de imagem na região pineal são pequenas massas levemente heterogêneas na região pineal, por vezes com pequenas áreas císticas de permeio. Apresentam-se discretamente hiperatenuantes na tomografia computadorizada, envolvendo a calcificação pineal, que permanece na região central da lesão (ao contrário das demais lesões na região, que podem apresentar aspecto de calcificações "explodidas", levadas às margens da lesão); na ressonância magnética, têm baixo sinal em T1 e discreto hipersinal em T2, usualmente com realce pós-contraste e hipersinal na difusão pode ser observado.

Extensão bilateral para os tálamos e terceiro ventrículo é comum. Devido à localização superiormente ao mesencéfalo, pode haver hidrocefalia hipertensiva por compressão do aqueduto cerebral. A extensão para a sela inferiormente tem grande importância no diagnóstico diferencial com lesões inflamatórias que acometem a haste hipofisária, como hipofisites e histiocitoses.

Lesões nas regiões nucleocapsulares, em geral adjacentes ao TERCEIRO ventrículo, também podem ser observadas, apesar de mais raras. A lesão pode apresentar disseminação liquórica com metástases em até 40% dos casos, e a avaliação com estudo do neuroeixo é necessária (Figuras V-75, V-76 e V-77).

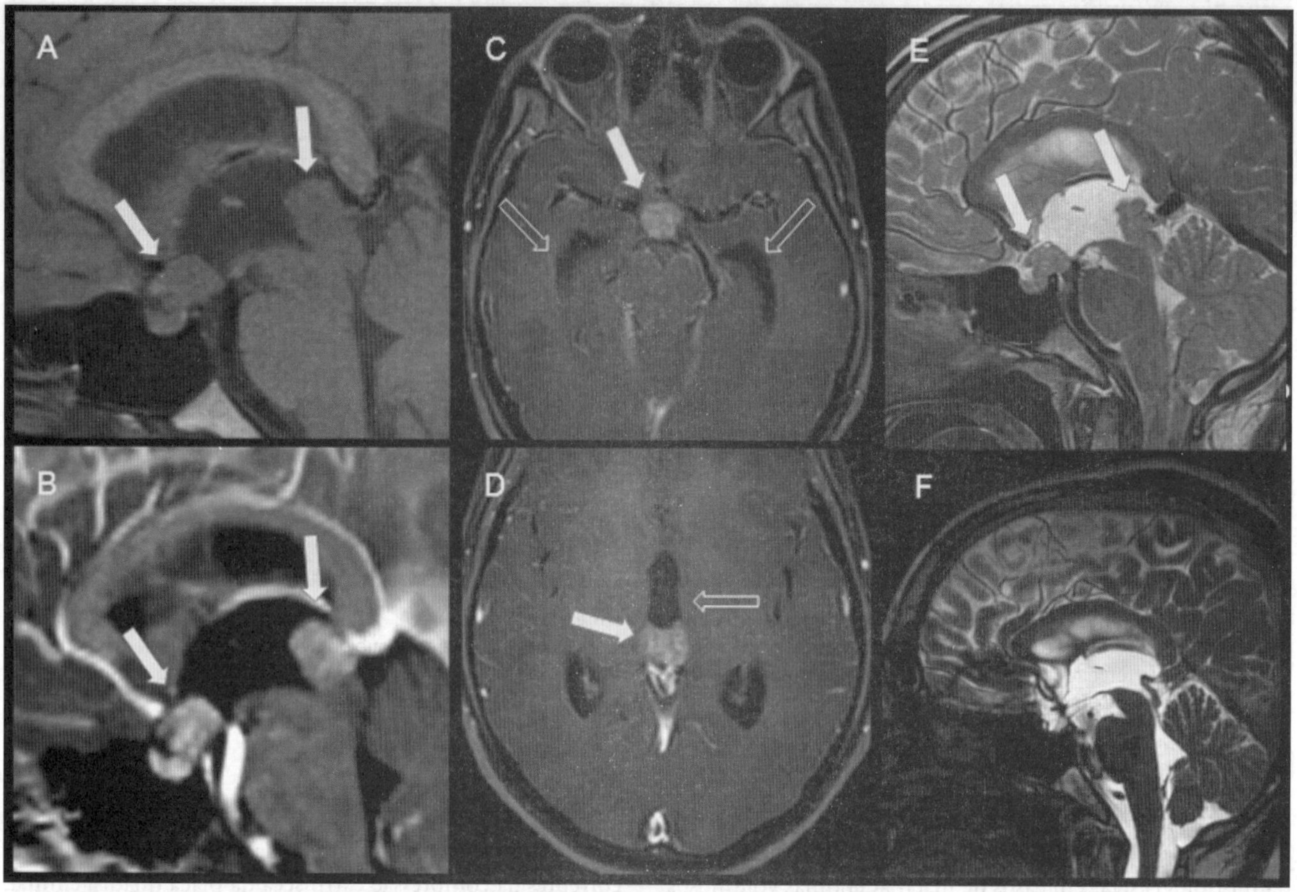

Figura V-75. Paciente do sexo masculino, 16 anos de idade, com queixa de cefaleia. As imagens demonstram a presença de lesões expansivas com realce heterogêneo pós-contraste nas regiões suprasselar e pineal (setas brancas). Destaca-se ainda a dilatação do sistema ventricular (setas transparentes), indicando hidrocefalia obstrutiva devido à compressão do aqueduto. Após o tratamento com quimioterapia e radioterapia, houve acentuada redução das lesões, como observado nas mudanças de **E** para **F**, demonstrando o prognóstico favorável da doença. **A e B**) T1 sagital pré e pós-contraste. **C e D**) T1 axial pós contraste. **E e F**) T2 volumétrico com reconstrução sagital.

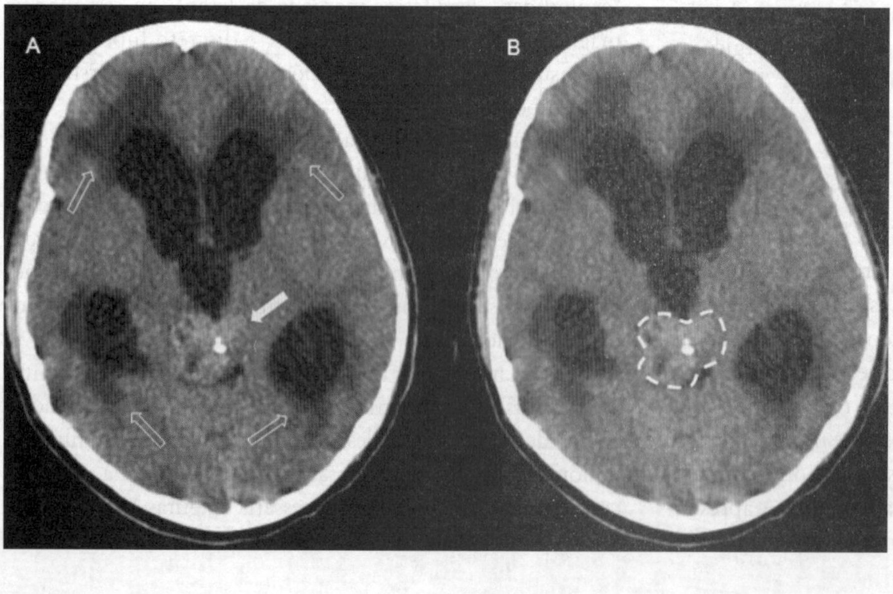

Figura V-76. Paciente do sexo masculino, 16 anos de idade, apresentando queixa de cefaleia intensa, com piora progressiva e rebaixamento do nível de consciência. Notar a lesão expansiva na topografia aproximada da glândula pineal, levemente hiperatenuante (delimitada pela linha tracejada). Destaca-se ainda a presença de calcificação central na lesão (seta branca), que corresponde à calcificação pineal, com a lesão crescendo ao redor da calcificação. Notar ainda a exuberante hidrocefalia obstrutiva determinada pela lesão, com sinais de edema intersticial (setas transparentes), indicando hipertensão intracraniana com sinais de descompensação.

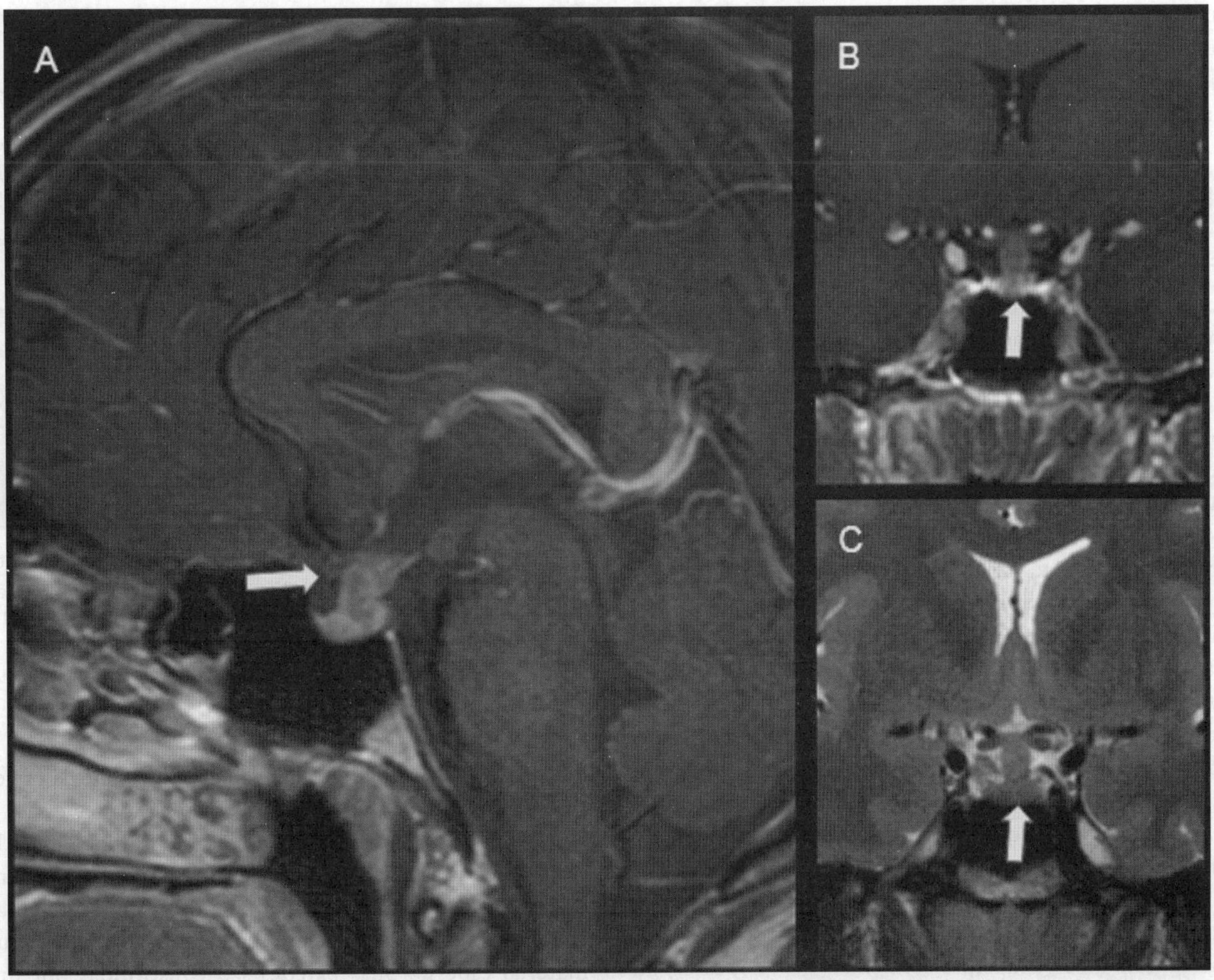

Figura V-77. Paciente com pan-hipopituitarismo. As imagens demonstram a presença de acentuado espessamento da haste hipofisária (setas brancas em **A**, **B** e **C**), com intenso realce pós-contraste. Há discreto hipersinal em T2 na lesão, observado em **C**. O diagnóstico final da lesão foi de germinoma da região selar. É importante notar a pouca especificidade desses achados, admitindo diagnóstico diferencial com doenças inflamatórias da região.

Cordoma, condrossarcoma e meningioma

Algumas lesões tumorais expansivas sólidas da região selar e parasselar podem apresentar relevância como diagnósticos diferenciais, porém com frequência não apresentam repercussão endocrinológica e são incomuns na faixa etária pediátrica.

Entre esses diagnósticos, destacam-se o cordoma e o condrossarcoma, ambas as lesões centradas principalmente nas peças ósseas da base do crânio. No estudo de ressonância magnética, ambos apresentam usualmente muito alto sinal em T2 e isossinal em T1, podendo apresentar realce pós-contraste, e a facilitação à difusão das moléculas de água é comum, mas pode haver restrição no caso dos cordomas desdiferenciados. Outras diferenças entre as duas lesões incluem a localização, centrada no clívus e corpo do esfenoide no caso do cordoma, e lesão centrada na linha paramediana, nas suturas da base do crânio, no caso dos condrossarcomas. Calcificações podem estar presentes em ambas as lesões à tomografia, no entanto pode ser observado o padrão de calcificações de matriz condroide (grosseiras e arredondadas) no condrossarcoma, enquanto no cordoma as calcificações tendem a ser resultantes da destruição óssea local (irregulares e heterogêneas).

Outro diagnóstico que pode causar confusão é o meningioma parasselar, que se apresenta como massa, usualmente adjacente aos seios cavernosos, que pode ter caráter infiltrativo. Como os demais meningiomas intracranianos, apresentam características de imagem variáveis, mas tendem a apresentar-se com formação extra-axial paramediana com atenuação elevada à tomografia e intenso realce pós-contraste tanto na tomografia quanto na ressonância magnética. Espessamento paquimeníngeo subjacente formando "cauda dural" é achado frequente. No entanto, novamente, são lesões muito incomuns na faixa etária pediátrica e, quando presentes, deve-se suspeitar da associação com outras doenças, como neurofibromatose tipo 2.

DIAGNÓSTICOS DIFERENCIAIS BENIGNOS

Sela túrcica vazia

No diagnóstico diferencial das lesões císticas da hipófise, deve-se chamar a atenção para a sela túrcica vazia. Tal entidade consiste na protrusão da aracnoide preenchida por liquor da cisterna suprasselar pelo diafragma selar para o interior da sela túrcica. Raramente ela é totalmente vazia, geralmente se observa pequeno remanescente aplainado da glândula hipofisária presente no seu assoalho, mesmo que não perceptível ao estudo de imagem. Por isso o termo "sela túrcica parcialmente vazia" é mais correto.

Tal condição pode ser primária ou secundária. Na forma primária, uma abertura anormalmente larga do diafragma selar permite a passagem da aracnoide e do LCR suprasselar para o interior da sela túrcica. A forma secundária pode ocorrer devido a um volume hipofisário reduzido pós-cirúrgico, terapia com bromocriptina ou tratamento radioterápico. Nas crianças, raramente podem decorrer de lesão perinatal, resultando em necrose neuronal difusa do hipotálamo, com afilamento da haste hipofisária e da glândula hipofisária.

A maioria dos pacientes é assintomática ou apresenta sintomas inespecíficos, embora possa estar associada, nos casos sintomáticos, a hiperprolactinemia (15% dos casos) ou graus variados de hipopituitarismo. Em crianças, a sela vazia está associada a deficiências múltiplas, incluindo GH, TSH, GnRH e ACTH. A embriogênese hipofisária normal decorre de processo complexo. O hipopituitarismo congênito se associa muito comumente a neuro-hipófise ectópica e tecido hipofisário rudimentar à RM. No contexto clínico de excesso hormonal e sela túrcica vazia, há associação com coexistência e/ou persistência de adenoma de hipófise.

A RM com a fase dinâmica tem importante finalidade para caracterizar a sela túrcica parcialmente vazia, conseguindo demonstrar a circulação liquórica no interior da sela túrcica, afastando a possibilidade de lesões císticas selares (Figura V-78).

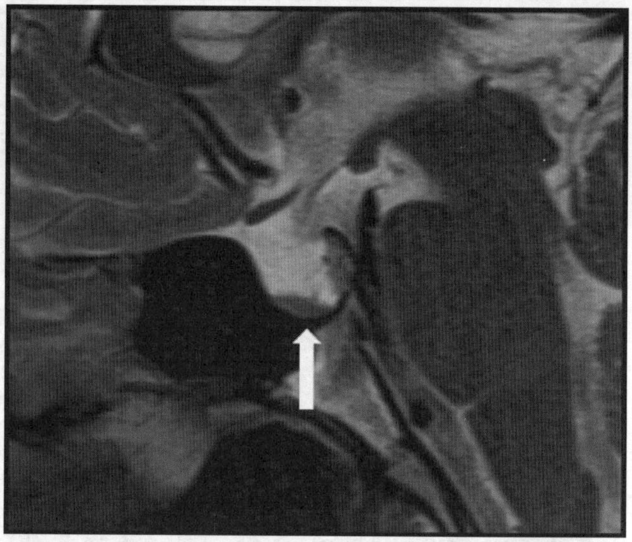

Figura V-78. Paciente assintomático. A imagem demonstra a protrusão do conteúdo liquórico suprasselar para o interior da cavidade selar, a qual se encontra parcialmenve vazia, com o parênquima hipofisário junto ao assoalho selar.

Cisto da bolsa de Rathke

O cisto da bolsa de Rathke é um cisto endodérmico benigno da região selar. Acredita-se que seja um remanescente fetal da bolsa de Rathke.

Quando o estomódeo embrionário invagina e migra dorsalmente, encontra uma proeminência do terceiro ventrículo, que em conjunto formam a hipófise. A parede anterior da bolsa origina o lobo anterior e a *pars tuberalis*, enquanto a parede posterior origina a *pars intermedia*. O lúmen entre as duas camadas corresponde à fenda de Rathke, que dá origem ao cisto da bolsa de Rathke, quando não há sua regressão.

Cerca de 40% dos cistos da bolsa de Rathke são exclusivamente intrasselares e 60% deles apresentam componente extrasselar. Em geral, medem entre 5 e 15mm e apresentam conteúdo variável, desde claro semelhante ao LCR, até um material espesso. Suas paredes são constituídas por uma única camada de epitélio ciliar cuboide ou colunar, com quantidades variáveis de células caliciformes.

Embora possam ocorrer em qualquer faixa etária, são raros em crianças e apresentam média de idade de apresentação aos 45 anos. Há discreto predomínio em mulheres (2:1 em relação aos homens).

A maioria desses cistos não apresenta repercussão clínica, sendo descobertos de forma incidental por meio de estudos de imagem ou necropsia. Quando sintomáticos, cursam com hipopituitarismo e hiperprolactinemia, que são mais comuns que distúrbios visuais e cefaleia. Não apresentam degeneração maligna.

Ao estudo de imagem por tomografia computadorizada, nota-se massa redonda ou ovoide de limites bem definidos no interior ou logo acima da sela túrcica, na grande maioria das vezes hipoatenuantes, sendo as calcificações um achado incomum. Ao estudo de ressonância magnética, a intensidade de sinal varia de acordo com o conteúdo do cisto, a maioria é hiperintensa em T2 e presença de nódulo intracístico com marcado baixo sinal em T2 pode ocorrer em 40 a 75% dos casos, sendo um achado que favorece seu diagnóstico (Figura V-79). Uma borda de realce (sinal da "garra") envolvendo a lesão corresponde à glândula hipofisária comprimida pela lesão cística sem realce.

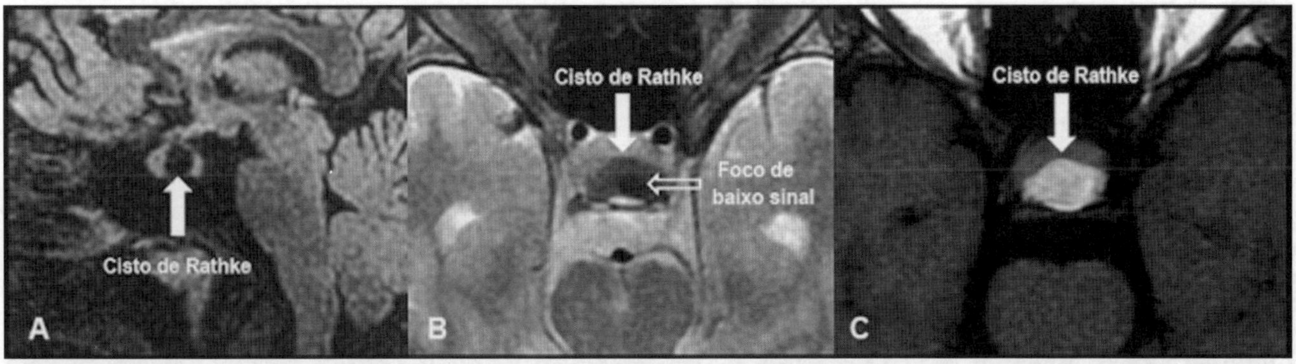

Figura V-79. Paciente em investigação de hiperprolactinemia. Lesão de aspecto cístico mediana na porção posterior da adeno-hipófise (setas brancas), com alto sinal em T1 e baixo sinal em T2, destacando-se foco de marcado baixo sinal em T2 no seu interior (seta transparente), cujas características de imagem e localização são observadas no cisto da bolsa de Rathke.

Cisto aracnoide

O cisto aracnoide é aquele que contém líquido cefalorraquidiano delineado por uma camada de células aracnoides. A maioria se origina de anomalias de desenvolvimento meníngeo. As endomeninges embriônicas falham em fundir-se e permanecem separadas, formando uma aracnoide "duplicada". O líquido é secretado pelas células na parede do cisto e acumulado entre as camadas. Menos comumente, loculações aracnoides são adquiridas de hemorragias, infecções ou cirurgias.

A maioria dos cistos aracnoides é esporádica e não sindrômica. Já foram relatados associados a síndromes acrocalosais, Aicardi e Pallister-Hall. Podem ser observados em qualquer idade, contudo a maioria (75%) é encontrada em crianças e adultos jovens.

Geralmente são solitários e, quando múltiplos, devemos pensar em cistos adquiridos, provenientes de meningites. Usualmente são estáveis por muitos anos e, quando há aumento, é lento e gradual. Sangramento dentro da lesão é raro.

São os cistos extra-axiais mais comuns, em sua maioria são supratentoriais e, geralmente, localizam-se fora da linha média. Dois terços são encontrados na fossa craniana média e 15% na convexidade dos hemisférios cerebrais. Raramente ocorrem na linha média no compartimento supratentorial, sendo a cisterna suprasselar a mais comum. Nesses casos, os sintomas estão relacionados ao efeito de massa da lesão sobre o aparato óptico e a glândula hipofisária, resultando em cefaleia, distúrbios visuais e disfunção hipofisária.

Ao estudo de imagem, por TC ou RM, comportam-se como o liquor, caso não tenha ocorrido sangramento. Grandes cistos aracnoides podem causar hipoplasia ou deslocamento do parênquima cerebral e remodelamento dos ossos adjacentes.

Cisto epidermoide

Os cistos epidermoides encontrados no sistema nervoso central podem ser congênitos ou adquiridos: na coluna espinhal são geralmente adquiridos e intracranianos e têm origem sempre congênita. Constituem um cisto de inclusão que deriva de elementos ectodérmicos embrionários.

Mais de 90% dos cistos epidermoides intracranianos são intradurais e quase sempre extra-axiais. São mais comuns fora da linha média ou paramedianos, com predileção pelas cisternas basais, onde se insinuam ao redor de nervos cranianos e vasos. A cisterna do ângulo pontocerebelar é o local mais comum, com metade dos casos nessa região. A fossa craniana média e a região parasselar juntas correspondem a 10 a 15% dos casos.

O pico de incidência é de 20 a 60 anos. Cistos sintomáticos são raros em crianças. Não há predileção por sexo. Eles crescem muito lentamente e adquirem dimensões consideráveis até determinarem sintomatologia. Diferentes dos cistos dermoides, raramente rompem. Transformação maligna é muito rara.

Ao estudo tomográfico, 95% é hipoatenuante. Calcificação está presente em 10 a 25% das lesões. Hemorragia é muito rara. À RM, apresentam-se como iso ou ligeiramente hiperintensos em relação ao LCR nas sequências pesadas em T1 e T2 (Figura V-80). Geralmente não apresentam realce ao meio de contraste, embora em 25% dos casos possam ter realce periférico discreto. Não suprimem completamente o sinal na sequência FLAIR e exibem moderada ou marcada restrição à difusão.

Cisto dermoide

O cisto dermoide é uma massa cística benigna com epitélio escamoso maduro, queratina e estruturas anexiais (folículos capilares, glândulas sebáceas e glândulas sudoríparas). Assim como os cistos epidermoides, originam-se da inclusão de células progenitoras ectodérmicas. A maioria das lesões é esporádica, embora existam relatos de associação com síndrome de Goldenhar e Klippel-Feil.

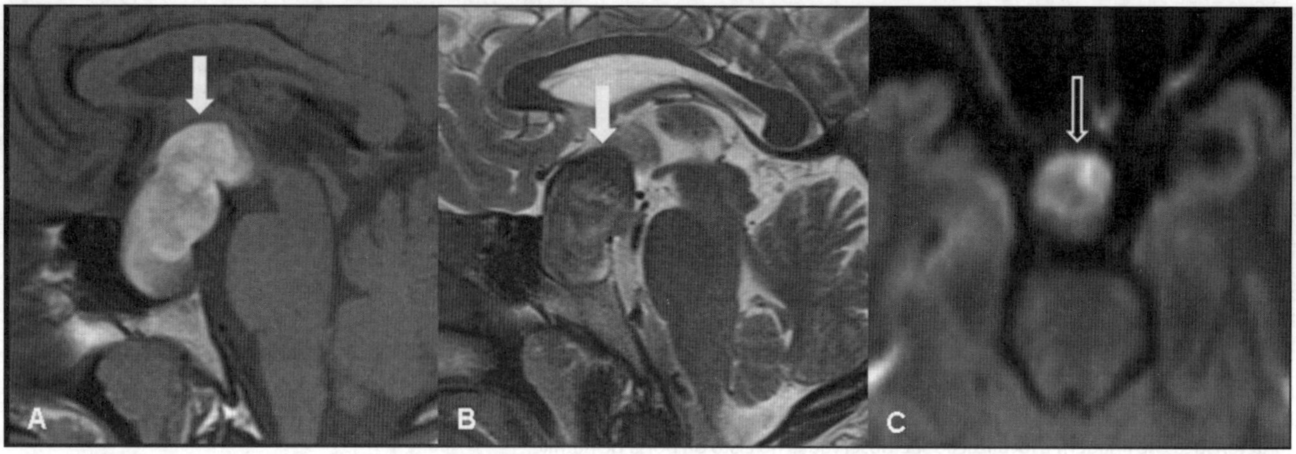

Figura V-80. Paciente com cefaleia e perda de acuidade visual progressiva. Lesão cística selar e suprasselar, com alto sinal em T1 e baixo sinal em T2 (setas brancas), apresentando restrição à difusão das moléculas de água (seta transparente). Estudo anatomopatológico confirmou cisto epidermoide.

Corresponde a lesões extra-axiais, geralmente na linha média. A cisterna suprasselar é a localização mais comum, seguida da fossa posterior e da região frontonasal. Elementos lipídicos e de colesterol flutuando em material proteináceo podem estar presentes na lesão.

Comparado aos cistos epidermoides, os cistos dermoides ocorrem em indivíduos mais jovens, com pico aos 20 a 30 anos. Crescem de forma lenta e mantêm-se assintomáticos até sua ruptura. A ruptura, que costuma ser espontânea, pode levar a meningite química com convulsões, coma, vasoespasmo, infartos e até mesmo morte.

Ao estudo de imagem, apresentam-se com densidade semelhante à de gordura à TC, com calcificações na cápsula em até 20% dos casos, e à RM o sinal varia conforme o conteúdo de gordura no cisto. A maioria é heterogeneamente hiperintensa em T1.

Hamartoma hipotalâmico

Lesão não neoplásica da região hipotalâmica e do túber cinéreo (no entanto, usualmente agrupada junto aos tumores), por heterotopia de substância cinzenta. Ocorre predominantemente na faixa etária pediátrica, com predileção por crianças entre 1 e 3 anos de idade (pode aparecer mais tardiamente), e a sintomatologia clássica é puberdade precoce (¾ dos casos) ou crises epilépticas (½ dos casos), porém alterações de comportamento podem ser observadas.

A apresentação mais comum das crises epilépticas é a crise gelástica, em que o paciente apresenta crises de riso imotivado, incontroláveis. Usualmente esporádica, mas pode estar associada à mutação do gene *GLI3* e, consequentemente, às síndromes de Pallister-Hall e cefalopolidactilia de Greig (GCPS).

Apresenta-se tipicamente como formações expansivas nas regiões hipotalâmicas com extensão à região do túber cinéreo, por vezes de aspecto pedunculado e insinuado na cisterna suprasselar. Apresenta sinal que se assemelha à da substância cinzenta encefálica, com leve hipersinal em T2 e discreto isossinal em T1, e classicamente não apresenta realce pós-contraste, diferentemente das diversas outras lesões que podem acometer a mesma região (Figura V-81). A presença de calcificações ou cistos é rara e pode ocorrer em alguns casos, porém usualmente a lesão tende a apresentar caráter homogêneo. O tamanho pode ser variável, desde lesões pequenas a lesões maiores de até 5cm.

PAPEL DA IMAGEM NO SEGUIMENTO

Além de auxiliar no diagnóstico das neoplasias que podem alterar o eixo hipotálamo-hipofisário demonstrando as características sugestivas de cada lesão, também possui papel importante no seguimento e estadiamento de algumas lesões malignas (como o germinoma). No caso de lesões consideradas benignas, seu crescimento pode ser interpretado como suspeito, e a biópsia pode estar indicada nesses casos.

DIAGNÓSTICO DIFERENCIAL DE LESÕES DA REGIÃO SELAR

No quadro V-13 apresentamos as principais lesões da região selar na faixa etária pediátrica.

REFERÊNCIAS

1. Crawford J. Childhood brain tumors. Pediatr Rev. 2013;34(2): 63-78.
2. Packer RJ. Brain tumors in children. Arch Neurol. 1999;56(4): 421-5.
3. Arora RS, Alston RD, Eden TO, Estlin EJ, Moran A, Birch JM. Age-incidence patterns of primary CNS tumors in children, adolescents, and adults in England. Neuro Oncol. 2009;11(4):403-13.

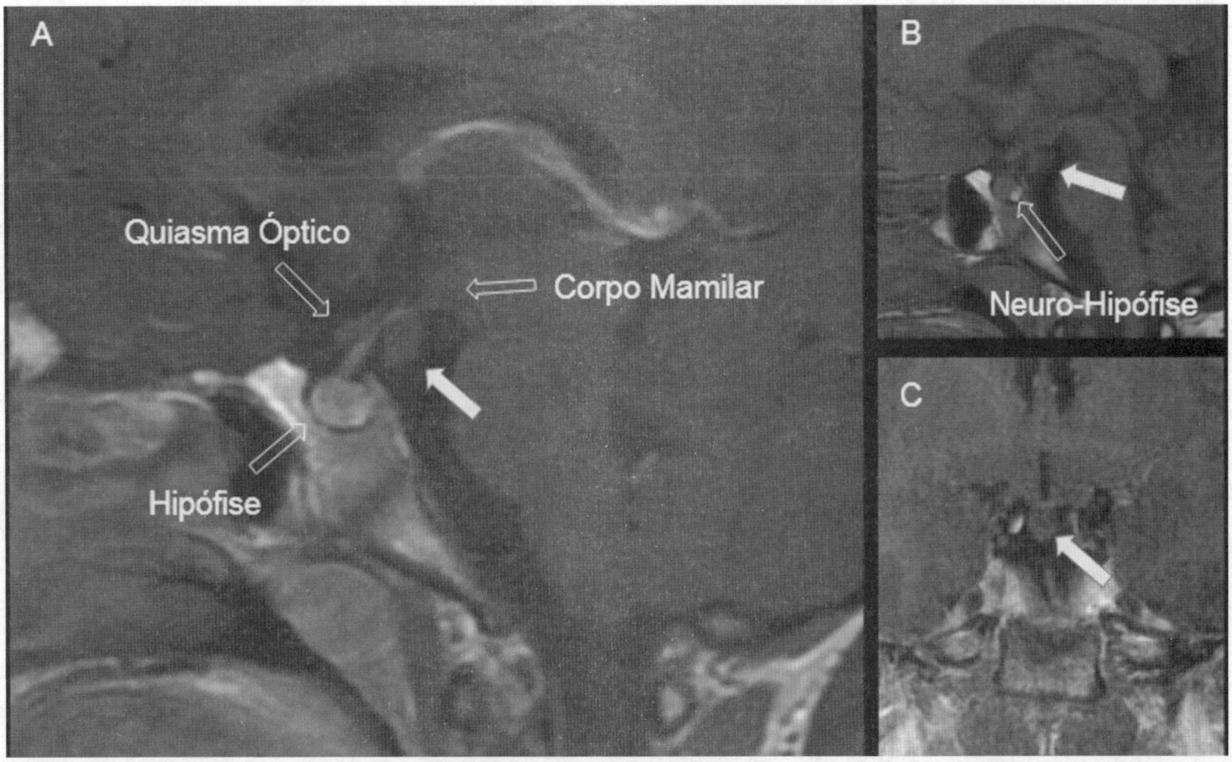

Figura V-81. Paciente do sexo feminino, 6 anos de idade, apresentando puberdade precoce. As imagens ponderadas em T1 demonstram tecido sólido com localização hipotalâmica mediana na região do túber cinéreo (setas brancas em **A**, **B** e **C**), alongada e com projeção caudal em direção à cisterna suprasselar, com características de sinal semelhantes à substância cinzenta do parênquima encefálico, sugestiva de hamartoma hipotalâmico. Não há realce pós-contraste.

Quadro V-13. Principais lesões da região selar na faixa etária pediátrica e seus achados à RM.

Tumorais	**Localização**	**T1**	**T2**	**Realce pós-contraste**	**Outros achados**
Craniofaringioma	Supra > intrasselar	Variável	Hiperintenso	Sim	Calcificações, cistos
Glioma de baixo grau	Vias ópticas, suprasselar	Hipointenso	Hiperintenso	Sim	Geralmente homogêneo
Germinoma	Suprasselar, infundíbulo	Iso-hipointenso	Iso-hipointenso	Sim	Tumor de pineal associado
Adenoma	Intrasselar	Hipointenso	Hiperintenso	Não	Expansão selar
Não Tumorais	**Localização**	**T1**	**T2**	**Realce pós-contraste**	**Outros achados**
Hamartoma	Túber cinéreo	Isointenso	Iso-hiperintenso	Não	
Histiocitose de células de Langerhans	Suprasselar, infundíbulo	Isointenso	Isointenso	Sim	Perda do hipersinal característico da neuro-hipófise, lesões ósseas associadas
Hipofisite	Suprasselar, infundíbulo, intrasselar	Isointenso	Isointenso	Sim	Perda do hipersinal característico da neuro-hipófise
Granuloma (sarcoidose, tuberculose)	Suprasselar, infundíbulo	Iso-hipointenso	Iso-hipointenso	Sim	Lesões parenquimatosas e leptomeníngeas associadas
Cisto da bolsa de Rathke	Intrasselar	Iso-hipointenso	Iso-hipointenso	Não	Arredondado e com margem definidas
Cisto aracnoide	Suprasselar	Hipointenso (semelhante ao liquor)	Hiperintenso (semelhante ao liquor)	Não	

4. Hayes LL, Palasis S, Bartel TB, Booth TN, Iyer RS, Jones JY, et al. ACR Appropriateness Criteria® Headache-Child. Expert Panel on Pediatric Imaging. J Am Coll Radiol. 2018;15(5S):S78-90.
5. Deopujari CE, Kumar A, Karmarkar VS, Biyani NK, Mhatre M, Shah NJ. Lesões supra-selares pediátricas. J Pediatr Neurosci. 2011; 6(Suppl 1):S46-55.
6. Lee IH, Zan E, Bell WR, Burger PC, Sung H, Yousem DM. Craniofaringiomas: diferenciação radiológica de dois tipos. J Korean Neurosurg Soc. 2016;59(5):466-70.
7. Saleem SN, Said AHM, Lee DH. Lesions of the hypothalamus: MR imaging diagnostic features. Radiographics 2007;27(4):1087-108.
8. Czyzyk E, Jóźwiak S, Roszkowski M, Schwartz RA. Optic pathway gliomas in children with and without neurofibromatosis 1. J Child Neurol. 2003;18(7):471-8.
9. Wallace RH, Freeman JL, Shouri MR, Izzillo PA, Rosenfeld JV, Mulley JC, et al. Somatic mutations in GLI3 can cause hypothalamic hamartoma and gelastic seizures. Neurology. 2008;70(8):653-5.

PARTE VI

Crescimento

COORDENADOR

Durval Damiani

Fisiologia do Crescimento

Durval Damiani

Entre os vários processos pelos quais passa um ser vivo, o crescimento assume características muito especiais e merece uma regulação extremamente precisa para, de um lado, permitir que esse ser vivo atinja seu potencial genético de crescimento e, por outro, evitar que um crescimento exagerado, implicando os vários órgãos e sistemas, saia do controle e acarrete problemas.

Quando falamos do crescimento estatural do ser humano, não fugimos dessa regra geral da necessidade de um controle estrito para que o indivíduo se torne um adulto proporcionado, de acordo com as características de sua espécie, e possa desempenhar suas funções adequadamente.

A começar pela vida intrauterina, temos um período particularmente crítico a se desenvolver durante a gestação, atingindo o feto um tamanho adequado para ser expulso do ventre materno, especialmente por "problemas de espaço". Isso significa que o recém-nascido não está totalmente pronto assim que nasce, mas precisa de um período posterior para completar seu desenvolvimento, os famosos 1.000 primeiros dias, desde a concepção, passando pelo período gestacional (270 dias) e os dois primeiros anos de vida (730 dias).

Partimos de uma única célula e atingimos um comprimento de 50cm e massa de 3kg ao final dos 9 meses. Um crescimento jamais alcançado em qualquer outra fase da vida!

POTENCIAL GENÉTICO DO CRESCIMENTO

A altura é uma das características do ser humano com o maior grau de hereditariedade (> 80%), e a variabilidade genética é o principal determinante da estatura final. Mais de 600 variantes com frequência alélica maior que 1%, espalhadas por mais de 400 regiões do genoma, são independentemente associadas à altura.

Muitas das variantes alélicas apresentam impacto pequeno, mas variantes raras, com frequência menor que 1%, podem ter um efeito 10 a 20 vezes maior, resultando em cerca de 20mm de variação de altura por alelo. Curioso notar-se que a maioria dessas variantes genéticas está relacionada a genes envolvidos com a placa de crescimento[1,2].

FISE (PLACA DE CRESCIMENTO) COMO EFETOR PRINCIPAL DO CRESCIMENTO ÓSSEO ENDOCONDRAL

O início da formação óssea se dá quando células mesenquimais se agregam e podem diferenciar-se diretamente em osteoblastos (como nos ossos chatos – ossificação intramembranosa) ou, como ocorre na maioria dos ossos, diferenciam-se em condrócitos, iniciando um processo de maturação e diferenciação, formando cartilagem (placa de crescimento) e osso (ossificação endocrondral). A maneira como cargas fisiológicas regulam a formação óssea, especialmente na placa de crescimento madura, ainda é um processo a ser mais bem elucidado.

A partir da epífise em direção à metáfise, a placa de crescimento apresenta camadas celulares em diferentes estágios de maturação: a **zona de repouso**, adjacente à epífise, onde as células apresentam baixo grau de divisão celular (são, na verdade, um grupo de células de reserva); a **zona proliferativa**, já com maior grau de maturação, com condrócitos dispostos em colunas paralelas ao maior eixo do osso. À medida que esses condrócitos se afastam da zona de repouso, vão reduzindo sua velocidade de divisão celular, aumentando de tamanho (6 a 10 vezes) e transformando-se na **zona hipertrófica**. Conforme esses condrócitos da zona hipertrófica vão se diferenciando, ocorre invasão de vasos sanguíneos e células precursoras de osteoblastos, e a cartilagem vai sofrendo ossificação. É por esse mecanismo que os ossos longos crescem e vão encerrar seu crescimento à medida que ocorre a **senescência** da placa de crescimento, motivada especialmente por ação estrogênica (Figura VI-1).

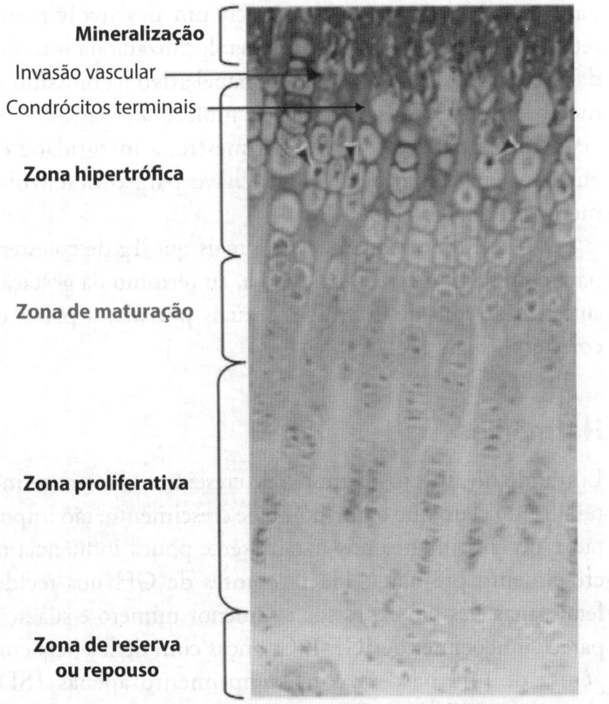

Figura VI-1. Placa de crescimento mostrando as várias zonas de ossificação. O grau de diferenciação aumenta da zona de reserva ou de repouso para a zona hipertrófica onde, progressivamente, ocorrerá a invasão vascular (VEGF = fator de crescimento vascular) e a consequente formação óssea.

Na zona de repouso, os condrócitos estão submetidos a uma combinação de estresse hidrostático altamente compressivo e forças no sentido da sua altura e da sua largura, o que impede que os condrócitos se diferenciem e criam condições favoráveis à divisão celular, ao passo que na zona hipertrófica essas tensões são menores e permitem a diferenciação celular para a osteogênese[3].

Os condrócitos da placa de crescimento também secretam uma matriz extracelular característica, rica em colágeno e proteoglicans, críticos para manter a estrutura e a função da placa[4].

Na dependência da capacidade proliferativa dessa região óssea, maiores ou menores alturas finais podem ser atingidas. Na ausência de outras osteopatias, a capacidade e a extensão das divisões celulares dessa região, até atingir a senescência, é que vão determinar a altura final de um indivíduo. Todas as formas de baixa estatura se devem à reduzida condrogênese da placa de crescimento.

Sobre a placa de crescimento incorrem ações locais e ações sistêmicas. Como exemplo, mutações envolvendo o gene *ACAN* são responsáveis por alterações de crescimento com maturação óssea avançada, ou seja, alterações intrínsecas à placa de crescimento, enquanto em doenças crônicas, ou na desnutrição, há fatores sistêmicos envolvendo a placa (Figura VI-2).

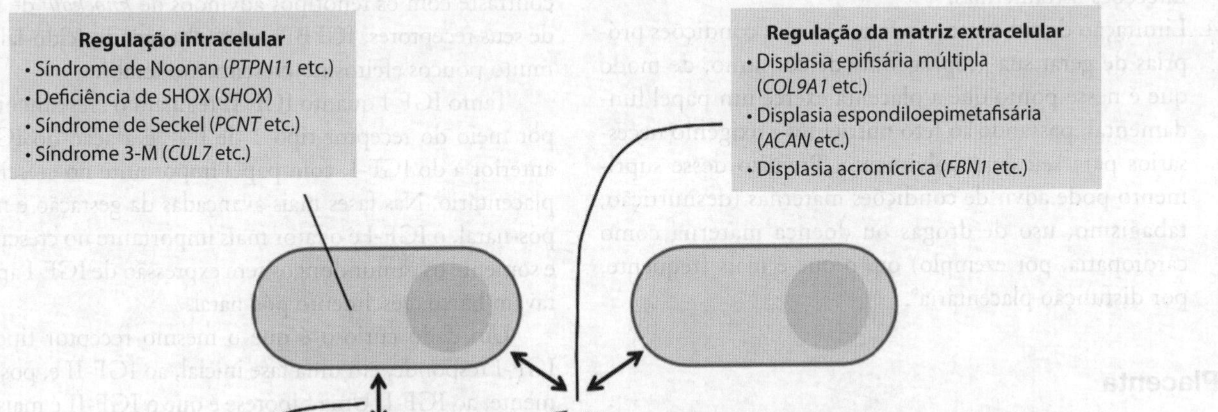

Figura VI-2. Representação esquemática dos condrócitos da placa de crescimento e seu entorno. Diversos defeitos moleculares envolvendo a sinalização intracelular, a matriz extracelular e as interferências parácrinas e endócrinas influem no desenvolvimento da placa de crescimento. Em cada situação há exemplos de condições clínicas que interferem no crescimento[4].

CRESCIMENTO INTRAUTERINO

A fase mais ativa de crescimento em todo ser humano ocorre no período pré-natal, onde a interação mãe-placenta-filho é fundamental. Em um primeiro momento, nos períodos pré-implantação e embrionário, são os fatores genéticos intrínsecos ao próprio concepto que comandam o crescimento, quase que independendo de fatores maternos ou placentários. A partir daí, a placenta vai ser o órgão que permitirá nutrição fetal suficiente e, portanto, crescimento intrauterino adequado.

Os genes maternos têm uma influência específica e importante sobre o crecimento fetal. A altura materna, que representa a capacidade uterina, é o maior determinante do crescimento fetal[5].

Quando falamos em crescimento intrauterino, existem basicamente quatro razões por que um feto pode não crescer adequadamente:

1. Ausência de qualquer doença conhecida – um feto pode crescer pouco por se encontrar no limite inferior da normalidade. Afinal de contas, em todas as populações existe uma curva gaussiana de distribuição de alturas e não necessariamente os extremos dessa curva apresentam alguma condição patológica.
2. Origem genética ou cromossômica – há um grande número de condições em que uma ou várias mutações comprometem o crescimento intrauterino.
3. Causas tóxicas – embriopatias devido a teratógenos ou a infecções intrauterinas.
4. Limitação de substrato – o feto não tem condições próprias de gerar sua própria fonte de consumo, de modo que é nesse ponto que a placenta exerce um papel fundamental, passando ao feto nutrientes e oxigênio necessários para seu desenvolvimento. Prejuízo desse suprimento pode advir de condições maternas (desnutrição, tabagismo, uso de drogas ou doença materna como cardiopatia, por exemplo) ou, o que é mais frequente, por disfunção placentária[6].

Placenta

A placenta humana hemocorial resulta de uma invasão profunda das células embrionárias durante a implantação. A placenta humana madura é um disco delimitado pelas placas coriônica e basal, que envolve o espaço interviloso preenchido por sangue materno. Essa placa basal está em contato com a parede uterina e origina tanto o cordão umbilical quanto os vilos coriônicos ramificados. As células do vilo corial formam a "barreira placentária" cuja função é manter a separação entre as circulações materna e fetal. No termo, a superfície placentária atinge $11m^2$!

O sinciciotrofoblasto, diferenciado de células do citotrofoblasto, é o local onde hormônios como estrógeno, progesterona, gonadotrofina coriônica (hCG), lactogenioplacentário e de crescimento placentário são produzidos para manter a gravidez e permitir um desenvolvimento fetal saudável[7]. A placenta humana, localizada na interface da circulação materno-fetal, tem papel ativo na biossíntese, metabolismo e transporte dessas moléculas. Assim, especialmente a partir do terceiro trimestre, a integridade e a eficiência placentária são peças-chave para o desenvolvimento fetal adequado.

A placenta humana necessita mais que 1g de colesterol para o crescimento tecidual, e essa, ao término da gestação, sintetiza 400mg de esteroides sexuais por dia, a partir do colesterol (Figura VI-3)[8].

Hormônios

Entrando no aspecto hormonal do crescimento intrauterino, tem ficado claro que o hormônio de crescimento, tão importante no crescimento pós-natal, exerce pouca influência no crescimento pré-natal. Há receptores de GH nos tecidos fetais, mas eles são expressos em menor número e sua ação parece independer de IGF-I. Crianças com deficiência congênita de GH nascem com comprimento apenas 1SDS abaixo da média.

Desde os trabalhos de Efstratiadis et al., que estudaram camundongos transgênicos sem expressão de IGF-I e de IGF-II, ficou evidente o papel central desses fatores de crescimento semelhantes à insulina (*insulin growth factor* – IGF) nessa fase do crescimento humano[10] (Figura VI-4). Em contraste com os fenótipos advindos de *knockout* de IGFs e de seus receptores, IGFBPs ou a subunidade ácido-lábil têm muito poucos efeitos no crescimento fetal[11].

Tanto IGF-I quanto IGF-II regulam o crescimento fetal por meio do receptor tipo 1 de IGF e a ação do IGF-II é anterior à do IGF-I, com papel importante no crescimento placentário. Nas fases mais avançadas da gestação e na vida pós-natal, o IGF-I é o fator mais importante no crescimento e somente os camundongos sem expressão de IGF-I apresentavam baixo crescimento pós-natal.

Um dado curioso é que o mesmo receptor tipo 1 de IGF-I responde, em uma fase inicial, ao IGF-II e, posteriormente, ao IGF-I. Uma hipótese é que o IGF-II é mais constitutivamente regulado e não é influenciado por mudanças ambientais (como limitação de substratos), sendo desejável que isso ocorra na fase inicial do desenvolvimento. Já na fase posterior, quando o feto responde à limitação de substrato com desaceleração de crescimento, o IGF-I passa a ser o fator mais importante nessa regulação, reduzindo sua concentração em caso de desnutrição fetal[11,12]. Esse *switch* de receptor pode explicar por que a concentracão sérica de IGF-II no feto, no final da gestação, é mais elevada que a de IGF-I e, no entanto, a correlação com o peso de nascimento se faz com IGF-I e não com IGF-II[13].

IGFs no feto atuam principalmente de maneira autócrina, mas ações sistêmicas endócrinas podem ocorrer na segunda metade da gestação.

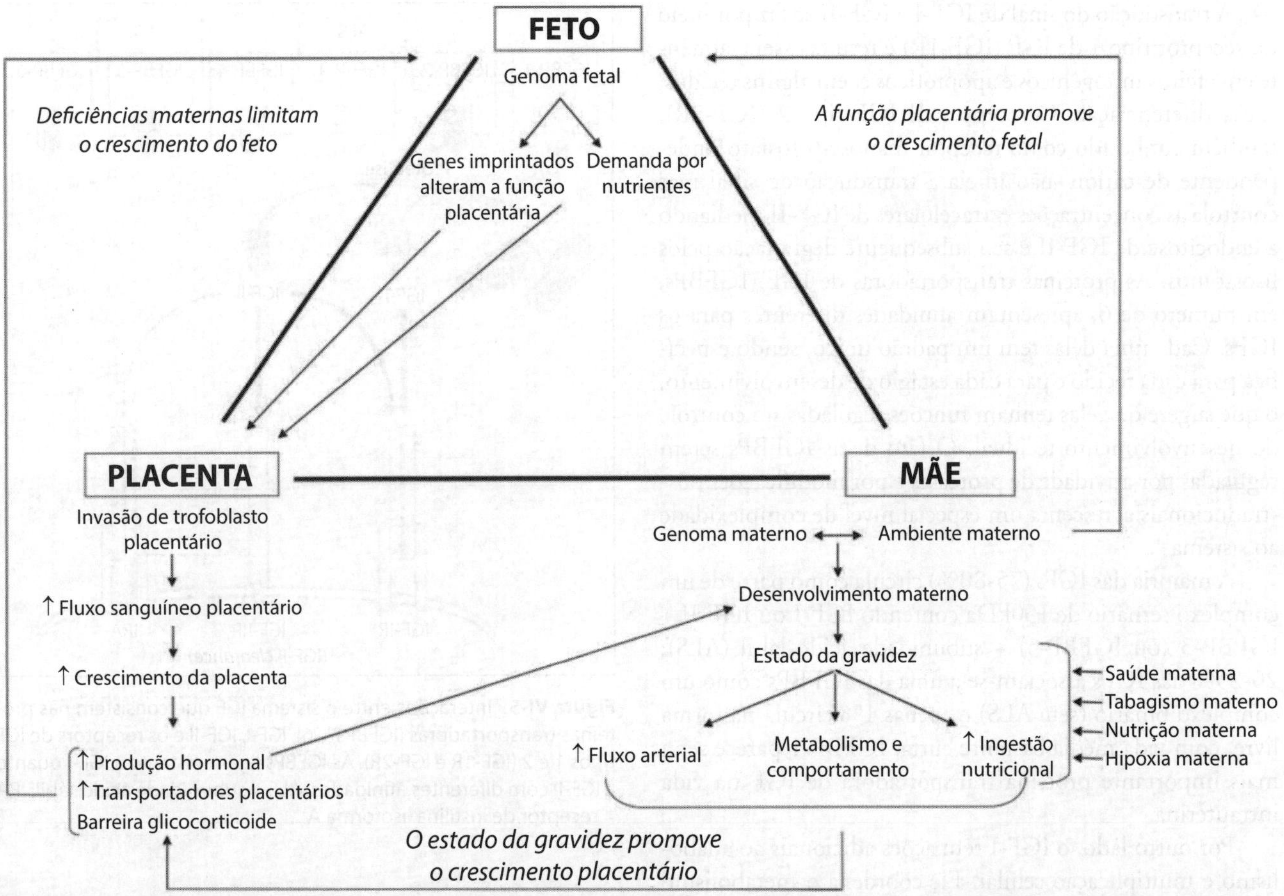

Figura VI-3. Inter-relação entre o feto, a mãe e a placenta durante a gestação. Problemas maternos limitam o crescimento fetal e a placenta é o grande mediador, transferindo nutrientes e oxigênio ao feto para permitir seu desenvolvimento adequado. Por outro lado, condições fetais podem limitar seu próprio desenvolvimento[9].

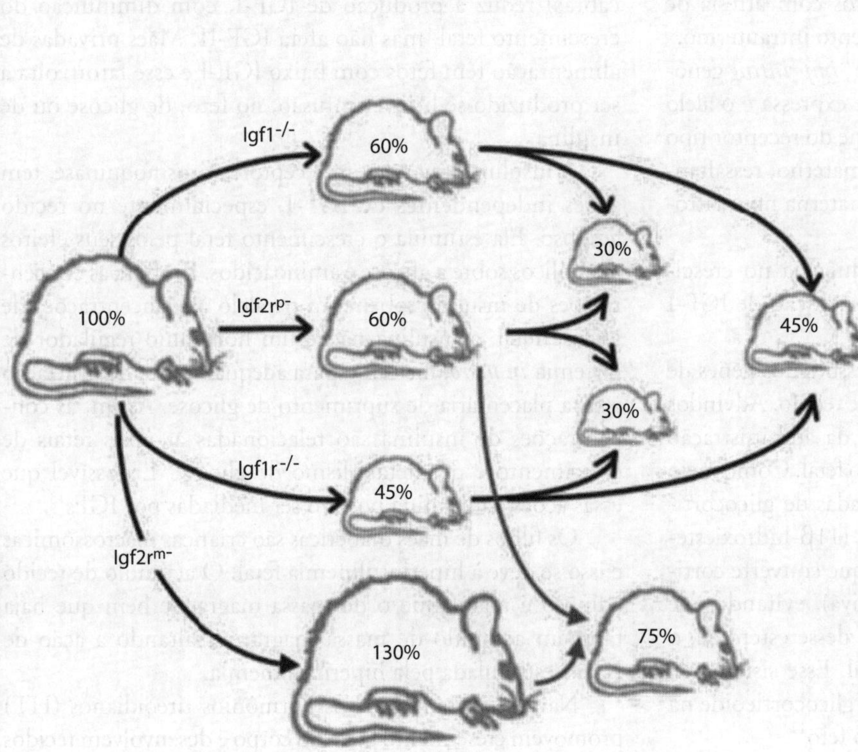

Figura VI-4. Efeitos do *knockout* de um ou mais genes do sistema IGF e seus receptors sobre o crescimento fetal em camundongos, expresso pela porcentagem do peso normal. m- = alelo materno deletado; p- = alelo paterno deletado; –/– = ambos os alelos deletados[12].

A transdução do sinal de IGF-I e IGF-II se faz por meio do receptor tipo 1 de IGF (IGF-1R) e resulta essencialmente em efeitos mitogênicos e apoptóticos e, em alguns tecidos, causa diferenciação. O receptor de IGF tipo 2 (IGF-2R), também conhecido como receptor manose-6-fosfato, independente de cátion, não inicia a transdução de sinal mas controla as concentrações extracelulares de IGF-II mediando a endocitose de IGF-II e sua subsequente degradação pelos lisossomos. As proteínas transportadoras de IGF (IGFBPs, em número de 6, apresentam afinidades diferentes para os IGFs. Cada uma delas tem um padrão único, sendo específica para cada tecido e para cada estágio de desenvolvimento, o que sugere que elas tenham funções reguladas no controle do desenvolvimento tecidual. O fato de as IGFBPs serem reguladas por atividade de proteases e por modificações pós-traducionais acrescenta um especial nível de complexidade ao sistema[11].

A maioria das IGFs (75-80%) circula como parte de um complexo ternário de 150kDa contendo IGF-I ou IGF-II + IGFBP-3 (ou IGFBP-5) + subunidade ácido-lábil (ALS); 20-25% das IGFs associam-se a uma das IGFBPs como um complexo binário (sem ALS) e apenas 1% circula na forma livre, com vida média bastante curta. IGFBP-1 parece ser a mais importante proteína transportadora de IGF na vida intrauterina.

Por outro lado, o IGF-I tem ações adicionais ao anabolismo e multiplicação celular. Ele coordena o metabolismo fetoplacentário, reduzindo a produção de lactato e a demanda placentária por aminoácidos, disponibilizando-os mais livremente para o feto. O IGF-I deglutido pelo feto (IGF-I no líquido amniótico) desenvolve a maturação intestinal e permite melhor desenvolvimento do feto. Fetos com atresia de esôfago tendem a ter restrição do crescimento intrauterino.

O gene *IGF-II* sofre um fenômeno de "*imprinting* genômico" porque somente o alelo paterno se expressa e o alelo materno é inativado. Por outro lado, o gene do receptor tipo 2 de IGF (*IGF-2R*) é expresso pelo alelo materno, ressaltando as prioridades conflituosas paterna e materna no controle do crescimento fetal (Figura VI-5)[11].

O lactogênio placentário exerce influência no crescimento inicial do embrião e estimula a produção de IGF-I e insulina[9].

Já os glicocorticoides afetam as expressões dos genes de IGF-I e IGF-II de uma forma específica de tecido. Advindos de estresse materno ou fetal ou mesmo da administração exógena, comprometem o desenvolvimento fetal. Como meio de proteger o feto de concentrações elevadas de glicocorticoides, a placenta dispõe de uma enzima (11β-hidroxiesteroide desidrogenase – 11β-HSD) tipo 2 que converte cortisol (forma ativa) a cortisona (forma inativa), evitando que passe para o feto quantidades exageradas desse esteroide, o que iria comprometer o crescimento fetal. Esse sistema de "barreira" permite que a concentração de glicocorticoide na mãe seja 5 a 10 vezes mais elevada que no feto[14].

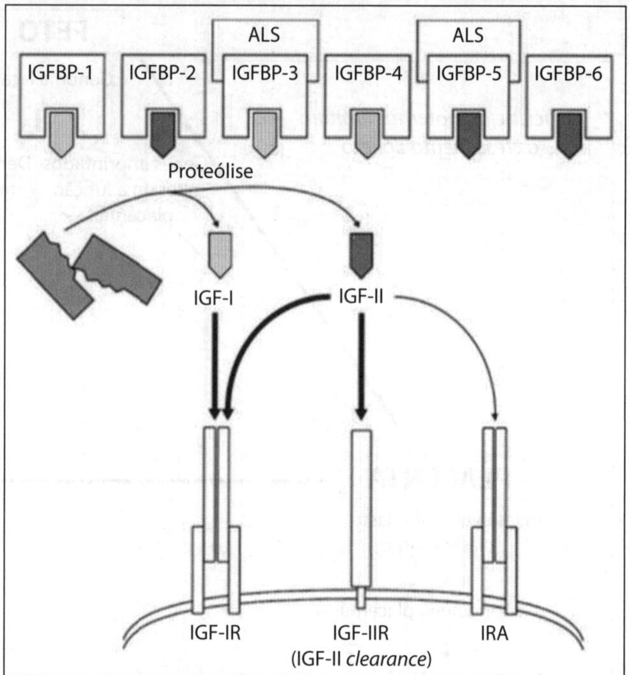

Figura VI-5. Interações entre o sistema IGF que consistem nas proteínas transportadoras (IGFBPs 1-6), IGF-I, IGF-II e os receptors de IGF tipos 1 e 2 (IGF-1R e IGF-2R). As IGFBPs ligam-se tanto a IGF-I quanto a IGF-II com diferentes afinidades. ALS = subunidade ácido-lábil; IRA = receptor de insulina, isoforma A[11].

Durante a vida fetal, a transferência placentária de glicose regula a produção de insulina pelo feto que, por sua vez, determina IGF-I. Pancreatectomia no feto (estudos em cabras) reduz a produção de IGF-I, com diminuição do crescimento fetal, mas não afeta IGF-II. Mães privadas de alimentação têm fetos com baixo IGF-I e esse fator volta a ser produzido se houver infusão, no feto, de glicose ou de insulina.

A insulina, atuando em receptores tirosinoquinase, tem ações independentes de IGF-I, especialmente no tecido adiposo. Ela estimula o crescimento fetal pelos seus efeitos anabólicos sobre a glicose e aminoácidos. Embora as concentrações de insulina sobem em paralelo às concentrações de glicose fetal, a insulina não é um hormônio regulador de glicemia *in utero*, mas atua para adequar a taxa de utilização à taxa placentária de suprimento de glicose. Assim, as concentrações de insulina são relacionadas às taxas fetais de crescimento e de metabolismo de glicose. É possível que essas ações da insulina possam ser mediadas por IGFs[13].

Os filhos de mães diabéticas são crianças macrossômicas e isso se deve à hiperinsulinemia fetal. O acúmulo de tecido adiposo é maior que o de massa magra, se bem que haja também acúmulo de massa magra, ressaltando a ação de IGF-I estimulada pela hiperinsulinemia.

Na vida intrauterina, os hormônios tireoidianos (HT) promovem crescimento geral do corpo e desenvolvem tecidos específicos como o cérebro e o sistema musculoesquelético. Como a placenta tem maior permeabilidade por hormônios tireoidianos maternos, uma produção fetal de tiroxina (T4) deficiente tem efeitos menos acentuados no crescimento corporal, mas provoca consequências adversas para o desenvolvimento cerebral[15].

Os HT parecem regular o crescimento fetal diretamente por meio de efeitos anabólicos no metabolismo fetal e indiretamente pela interação com outros sistemas endócrinos. Também podem afetar o crescimento placentário e sua função de transporte[16].

O papel da leptina no controle do crescimento fetal é controvertido. Em recém-nascidos humanos, a concentração de leptina no cordão umbilical correlaciona-se com vários índices de crescimento uterino, como peso da placenta, peso do feto, adiposidade e conteúdo mineral. Todavia, há pouca evidência para sugerir que a deficiência de leptina afete o peso de nascimento ou provoque alguma alteração morfológica[17].

CRESCIMENTO PÓS-NATAL

No período pós-natal imediato, haverá uma mudança progressiva dos fatores que comandaram o crescimento no período pré-natal para os que vão comandá-lo a partir do nascimento. Nos primeiros dois anos, ainda, os fatores nutricionais exercem um papel de grande importância no crescimento, mas, a partir daí, seu grande regulador passa a ser o hormônio de crescimento (GH) e o eixo GHRH/somatostatina-GH-IGF.

Classicamente, sempre avaliamos o crescimento pós-natal partindo do eixo GH-IGF-1. No entanto, se centrarmos nossa atenção à placa de crescimento, teremos uma visão muito mais abrangente desse intrincado processo de crescimento que vai levar o indivíduo, se tudo correr bem, ao seu potencial genético previsto.

Como se pode ver na figura VI-6, sobre os condrócitos da placa de crescimento atuam vários fatores reguladores:

- Regulação intracelular.
- Regulação da matriz extracelular.
- Regulação parácrina.
- Regulação endócrina.

Ao lado disso, efeitos da desnutrição, dos processos inflamatórios crônicos e de alterações do metabolismo podem incidir sobre a "saúde" da placa de crescimento e comprometer a ossificação endocondral, com prejuízo estatural.

Regulação intracelular

Mutações com perda ou ganho de função de proteínas importantes para processos celulares fundamentais podem resultar em baixa estatura acentuada, com ou sem displasia óssea óbvia, microcefalia ou rebaixamento intelectual[4].

Especialmente importantes são modificações envolvendo o sistema RAS (*rat sarcoma*)-MAPK (*mitogen-activated proteinkinase*), uma via-chave na regulação da condrogênese da placa de crescimento, e suas alterações são referidas como *RASopatias*. Síndromes de Noonan, Costello (faciocutaneoesquelética), LEOPARD (lentigos múltiplos), neurofibromatose tipo 1 e Coffin-Lowry (herança ligada ao X, dominante, com graves problemas mentais, alterações cardíacas, auditivas e visuais, além da baixa estatura) enquadram-se nessas RASopatias[19]. Esses pacientes apresentam fenótipos superpostos de baixa estatura, manifestações cutâneas, anormalidades

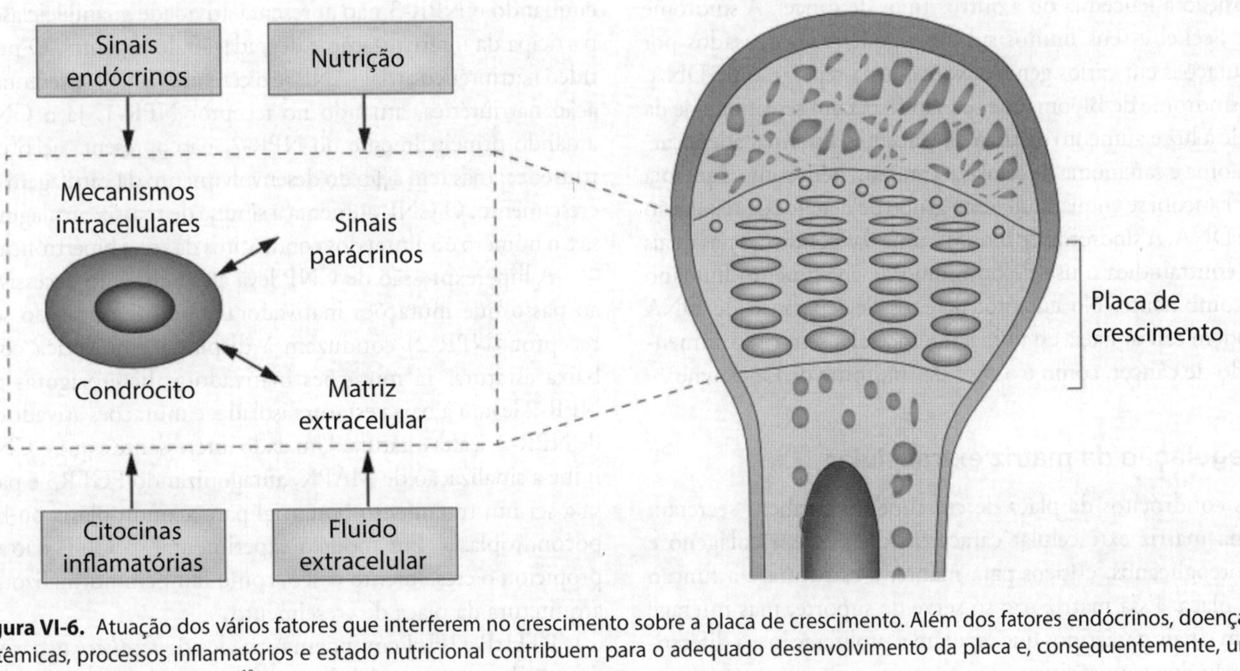

Figura VI-6. Atuação dos vários fatores que interferem no crescimento sobre a placa de crescimento. Além dos fatores endócrinos, doenças sistêmicas, processos inflamatórios e estado nutricional contribuem para o adequado desenvolvimento da placa e, consequentemente, um crescimento estatural normal[18].

cardiovasculares e graus variados de disfunção cognitiva, além de maior predisposição a câncer. Algumas das condições causadas por defeitos na via RAS-MAPK carregam alto risco de malignidade, incluindo mutações de neurofibromina (NF1), RAS ou RAF.

Um achado interessante é que a alteração da sinalização via AMPc-proteinoquinase A (PKA) também leva a displasias esqueléticas, com progressão acelerada da idade óssea e um estirão de crescimento puberal menos intenso. Inclui a acrodisostose tipo 1 (causada por mutação no gene *PRKAR1A* que codifica uma proteinoquinase dependente de AMPc), acrodisostose tipo 2 (causada por mutação no gene *PDE4D*, que codifica fosfodiesterase tipo 4D) e a distrofia hereditária de Albright (causada por mutação no gene *GNAS*, que codifica a subunidade alfa estimulatória da poteína G). Essas mutações podem causar, além de displasia óssea, graus variáveis de resistência hormonal, o que demonstra a importância dessas vias na regulação da condrogênese da placa de crescimento e na sinalização de receptores hormonais acoplados à proteína G[4].

Mutações em genes ou fatores de transcrição que envolvem repressão de transcrição também podem causar baixa estatura. O *SOX9* é um fator de transcrição importante para a diferenciação do condrócito e causa, quando mutado, displasia campomélica, reversão sexual, atipia genital, condrodisplasia e ossos encurvados.

Já mutações do gene *SHOX*, localizado na região pseudoautossômica dos cromossomos X e Y (Xp22.3 e Yp11.32), levam, quando em mutações homozigóticas, à baixa estatura grave na displasia mesomélica de Langer, enquanto em heterozigose leva a displasia esquelética mais leve, discondrosteose de Leri-Weill ou baixa estatura isolada.

Alteração na reparação de DNA também pode resultar em baixa estatura, microcefalia, fotossensibilidade e predisposição a leucemia ou a outros tipos de câncer. A síndrome de Seckel e seus muitos subtipos podem ser causados por mutações em vários genes envolvidos na reparacão de DNA. A síndrome de Bloom, que se manifesta com sensibilidade da pele à luz e aumento de risco de leucemia, linfoma, adenocarcinoma e carcinoma de células escamosas, bem como a anemia de Fanconi se enquadram nesse grupo de defeitos de reparação de DNA. A síndrome de Bloom é uma das condições nas quais se contraindica o uso de hormônio de crescimento humano recombinante. No entanto, defeitos de reparação de DNA podem causar baixa estatura e microcefalia sem risco aumentado de câncer, como é o caso da síndrome de Cockayne[4].

Regulação da matriz extracelular

Os condrócitos da placa de crescimento também secretam uma matriz extracelular característica, rica em colágeno e proteoglicanos, críticos para manter a estrutura e a função da placa. Essa matriz não só serve de suporte, mas interage com sinais parácrinos que regulam a proliferação e a diferenciação dos condrócitos.

Como exemplos, mutações em colágeno, fibrilina 1, agrecan, entre outras, causam baixa estatura de intensidade variável. Mutações que envolvem as proteínas da matriz extracelular também afetam o tecido conjuntivo, além da placa de crescimento, causando vários problemas de esqueleto e de articulação, assim como levam à baixa densidade mineral óssea.

Regulação parácrina

Fatores parácrinos regulam as alterações sequenciais dos condrócitos, sua proliferação, diferenciação e a formação da matriz. Alguns dos fatores identificados nesse processo incluem FGFs, peptídeo natriurético tipo C (CNP) agindo em seu receptor (NPR2), *Indian hedgehog* (IHH), proteína relacionada ao paratormônio (PTHrP) e proteína morfogênica do osso (BMP). O receptor tipo 3 de FGF (FGFR3) sinaliza através das vias MAPK e JAK/STAT e atua como um regulador negativo da condrogênese da placa de crescimento. Mutações ativadoras do FGFR3 resultam em inibição do crescimento e displasias esqueléticas (hipocondroplasia, acondroplasia e displasia tanatofórica, em ordem crescente de gravidade). A displasia tanatofórica é letal, com membros muito curtos e costelas mal desenvolvidas. No entanto, existem mutações ativadoras leves do FGFR3 que levam à baixa estatura proporcionada, de herança autossômica dominante. Já mutações inativadoras do FGFR3 levam à alta estatura, com escoliose, camptodactilia e perda auditiva[20].

O peptídeo natriurético tipo C (CNP) tem funções parácrinas importantes na placa de crescimento. Tem afinidade decrescente pelos receptors NPR-2, NPR-3 e NPR-1. Os receptores NPR-1 e NPR-2 são do tipo guanililciclase (à semelhança do receptor do peptídeo atrial natriurético), enquando o NPR-3 não apresenta atividade guanililciclase e participa da internalização e degradação dos ligantes. O peptídeo natriurético atrial (ANP) e o cerebral (BNP) apresentam acão natriurética, atuando no receptor NPR-1. Já o CNP, atuando principalmente no NPR-2, não apresenta ação natriurética, mas tem ação do desenvolvimento da cartilagem de crescimento. O CNP aumenta a síntese de matriz cartilaginosa e o número e a altura dos condrócitos da zona hipertrófica[21].

A hiperexpressão de CNP leva a crescimento excessivo, ao passo que mutações inativadoras homozigóticas do seu receptor (NPR-2) conduzem à displasia esquelética com baixa estatura. Já mutações inativadoras heterozigotas do NPR-2 levam à baixa estatura isolada, e mutações ativadoras de NPR-2, à alta estatura. Um dado interessante é que o CNP inibe a sinalização de MAPK, antagonizando FGFR3 e passa a ser um tratamento potencial para acondroplasia ou hipocondroplasia. Em modelo experimental, o CNP não só propiciou o crescimento ósseo, como também normalizou a arquitetura da placa de crescimento[22].

PTHrP e IHH compõem uma alça de *feedback* negativo na coordenação especial da proliferação e diferenciação dos condrócitos da placa de crescimento. Mutações nos genes para IHH, PTHrP e PTH1R (receptor para PTH e PTHrP) causam displasias esqueléticas. O IHH é secretado pelos condrócitos que estão deixando a zona proliferativa da placa de crescimento (condrócitos pré-hipertróficos) e em condrócitos que iniciaram o processo de hipertrofia. Ele se liga ao seu receptor (Ptc-1, Patched-1) estimulando diretamente a proliferação de condrócitos na zona proliferativa. IHH estimula o PTHrP e é por ele inibido, em uma alça de retroinibição negativa[23].

O PTHrP é secretado pelos condrócitos que acabaram de entrar na zona proliferativa. Ele inibe a diferenciação dos condrócitos, evitando que eles se hipertrofiem e os mantém na zona proliferativa.

A sinalização de BMP (proteína morfogênica do osso) é importante para a ossificação endocondral e a regulação da placa de crescimento. As BMPs são citocinas da família TGF-β (*transforming growth factor*-β) que se ligam a receptores serina-treoninoquinase específicos. Na placa de crescimento, BMPs expressam-se principalmente no tecido pericondrocitário, estimulando a proliferação e dificultando a diferenciação, aumentando a expressão de IHH nessas células[23]. É do "jogo" entre esses diferentes atores que resulta um crescimento adequado ou não da fise óssea.

Recentemente, mutação de IGF-II, fator parácrino importante para o crescimento intrauterino, pode causar falência de crescimento pré e pós-natal.

Regulação endócrina

Hormônio de crescimento

O hormônio de crescimento (GH) é talvez o mais importante dos hormônios envolvidos no processo de crescimento, atuando sobre os chamados fatores de crescimento que agem diretamente sobre os órgãos periféricos, promovendo, assim, processos hiperplásticos e hipertróficos. Embora exerça pouca ou talvez nenhuma influência sobre o crescimento do feto, sua ausência, indubitavelmente, acarretará perda substancial da velocidade de crescimento, já observada após os primeiros meses de vida extrauterina.

Da mesma forma como ocorreu com a maioria dos hormônios, sua descoberta e o conhecimento de seus efeitos metabólicos estão ligados ao estudo de tumores. Particularmente no caso do GH, esses efeitos estão relacionados ao fato de que tumores hipofisários são os responsáveis pelo aparecimento de gigantismo e quadros acromegaloides (do grego *akron*, "extremidade", e *mega*, "grande"). A denominação acromegalia surgiu pela primeira vez em 1886, atribuída a Pierre Marie, ao descrever de maneira inédita na literatura médica dois pacientes portadores de "intensa hipertrofia não congênita das extremidades". Em 1887, Minkowski reconheceu a relação entre os achados de Pierre Marie e o aumento da glândula hipofisária. A partir desses fatos, sucederam-se inúmeros experimentos em animais de laboratório. Assim, ratos submetidos a injeções intraperitoneais de lobo anterior hipofisário passavam a crescer rapidamente, alcançando tamanho superior aos do grupo controle, submetidos a injeções intraperitoneais de soro fisiológico. Evans, em 1924, dizia que a "hipófise anterior é indispensável para o crescimento, e a diminuição de seus hormônios é causa direta de um grupo importante ou, talvez, de todas as distrofias endócrinas, e o aumento de seus hormônios é causa direta de crescimento excessivo". O experimento clássico de Evans foi publicado em 1933, quando cães foram tratados com GH bovino e o grupo controle com soro fisiológico, da sexta semana até o sexto mês de vida. O grupo tratado com GH bovino teve seu tamanho corporal aumentado como um todo, notando-se aumento de pele na região do pescoço e das extremidades, lembrando o acromegálico descrito por Pierre Marie.

Foi somente em 1944 que Li e Evans conseguiram isolar e purificar o GH bovino, e em 1956 Li e Papkoff isolaram e purificaram pela primeira vez o GH humano, que se revelou diferente dos GH de outros animais, assemelhando-se apenas aos primatas. Estava, assim, identificado um dos hormônios mais importantes para o crescimento normal da criança e do adolescente, caracterizando-se o achado clínico acromegaloide de adolescentes após a puberdade quando sob o efeito de produção excessiva de GH.

O homem adulto secreta 0,25-0,5mg/m^2 de GH por dia, enquanto um menino púbere secreta várias vezes mais. Calcula-se que o GH apresente de 6 a 10 picos diários, resultantes da estimulação do GHRH ou da redução da secreção da somatostatina. Entre esses picos, os valores de GH são quase imensuráveis. Sua secreção aumenta à noite, no primeiro período do sono, ou sob estímulos variados, como hipoglicemia, exercício, aumento de ingestão proteica e estresse. A vida média do GH administrado, exógeno, é de 9 a 27 minutos no indivíduo normal, enquanto a vida média do GH endógeno foi estimada como sendo de 17 ± 1,7 minutos.

O hormônio de crescimento é um peptídeo produzido na adeno-hipófise, liberado de forma pulsátil, com 191 aminoácidos. Seu gene está no cromossomo 17. Sua forma mais presente na circulação (75%) é a de 22kDa, com a forma de 20kDa, em que um *splicing* alternativo do segundo códon promove perda de15 aminoácidos (perda da sequência 32-46), respondendo por 10%. Em pequena proporção ocorrem formas deaminadas e N-acetiladas, bem como oligômeros. GH, prolactina (PRL) e lactogênio placentário dividem uma estrutura comum com 5 éxons separados por 4 íntrons.

O desenvolvimento da hipófise, assim como a expressão gênica de GH são regulados por vários fatores de transcrição: HESX1 (*homeobox gene expression in embryonic stem cells*), PROP1 (prophet of Pit1), POU1F1 (POU domain/Pit1), RIEG (*Rieger syndrome gene*), LHX3 (*LIM homeodomain protein*).

As concentrações basais de GH na vigília são baixas, mas, várias vezes durante o dia e particularmente durante a fase 3 do sono, picos de GH são produzidos e refletem um padrão de regulação em que o GHRH hipotalâmico funciona como estimulador da secreção hipofisária de GH e a somatostatina (*somatotropin release-inhibiting factor* – SRIF ou simplesmente SS) funciona como inibidor dessa secreção. Múltiplos neurotransmissores e neuropeptídeos estão envolvidos na regulação da liberação desses fatores hipotalâmicos, incluindo serotonina, histamina, norepinefrina, dopamina, acetilcolina, ácido gama-aminobutírico (GABA), TRH (*thyroid releasing hormone*), peptídeo intestinal vasoativo, gastrina, neurotensina, substância P, calcitonina, neuropeptídeo Y, vasopressina, CRH (hormônio liberador de corticotrofina) e galanina[24].

O GHRH atua em receptor ligado à proteína G e promove aumento de AMP cíclico (AMPc) intracelular, aumentando a secreção de GH. A somatostatina, por outro lado, tem seu maior efeito na amplitude e no *timing* da secreção pulsátil de GH e menos efeito sobre a secreção de GH.

Vários fatores influenciam a secreção de GH: glicose inibe sua secreção e certos aminoácidos (arginina) e ghrelina a estimulam. A ghrelina, um peptídeo com 28 aminoácidos, produzida no fundo gástrico, no hipotálamo, coração, pulmão e tecido adiposo, estimula a produção de GH atuando em um receptor diferente do GHRH, ou seja, atua em um receptor de secretagogo de GH-1a (GHSR-1a). Hexapeptídeos sintéticos capazes de estimular a secreção de GH são chamados "secretagogos de GH", atuando em GHSR. Vários hormônios não peptídicos também impactam a secreção de GH, como andrógenos, estrógenos, tiroxina (T4) e glicocorticoides.

Uma vez liberado da hipófise anterior, o GH liga-se a uma proteína transportadora (GHBP) que é a porção extracelular do próprio receptor de GH. Essa porção se desacopla do receptor, vai à circulação, liga GH e volta a se acoplar ao receptor, promovendo a transdução de sinal.

O receptor de GH pertence à superfamília dos receptores citocina, do qual fazem parte o receptor de leptina, prolactina, interleucinas, eritropoietina, entre outros.

A ligação de alta afinidade dessa superfamília de receptores de citocina consiste ou de um complexo homodimérico de cadeias alfa específicas ou um complexo heterodimérico com cadeias alfa específicas e uma ou mais subunidades beta, membros dessa superfamília. No caso do GH, há hemodimerização de cadeias alfa. O domínio extracelular desses receptores apresenta características estruturais comuns, incluindo dois pares de resíduos de cisteína ligados por ponte dissulfídica próxima da porção aminoterminal (distal à membrana plasmática) e uma sequência WSXWS (triptofano – W, serina – S, qualquer aminoácido – X, triptofano – W, serina – S), proximal à membrana.

Na região proximal da membrana plasmática há duas regiões (box 1 e box 2) requeridas para os efeitos de promoção de crescimento. Esses receptores não apresentam atividade intrínseca tirosinoquinase, mas a transdução de sinal se faz pela arregimentação de uma tirosinoquinase citoplasmática (Janus quinase 2 – JAK2) que se liga à região citoplasmática do receptor (Figura VI-7)[25].

Sem a ligação do GH ao seu receptor, uma JAK2 inibe a ação tirosinoquinase da outra. Com a ligação do GH ocorre uma alteração na conformação espacial da porção intracitoplasmática do receptor, afastando as JAK2 e permitindo sua ativação. A fosforilação de resíduos de tirosina no receptor de GH gera sítios de ligação para outras moléculas sinalizadoras. Entre essas vias ativadas destaca-se a MAPK (*mitogen-activated protein kinases*), IRS-1 e 2 (substrato do receptor de insulinas 1 e 2), fosfatidilinositol 3 quinase (PI-3K) e proteinoquinase C (PKC), todas importantes para os efeitos metabólicos e proliferativos do GH. Os receptores citocina possuem uma via de sinalização própria que é a ativação dos STATs (*signal transduction and activators of transcription*), que carregam essa sinalização para o núcleo, onde ativam a transcrição[26]. No caso do GH, STAT 5b é extremamente importante para a geração de IGF-I.

O GH possui ações próprias e pode induzir o crescimento ósseo sem a intermediação de IGFs, recrutando condrócitos da zona de repouso para a zona proliferativa. No entanto, o efeito principal sobre o crescimento é mediado pela produção hepática de fatores de crescimento semelhantes à insulina (IGF – *insulin-like growth factor*).

IGF-I e IGF-II

Ao nascimento, ocorre mudança da predominância de produção de IGF-II para IGF-I, e essa produção de IGF-I torna-se dependente de GH, readequando os mecanismos que regulam o crescimento, permitindo um crescimento adequado diante do novo ambiente nutricional[11].

A composição de aminoácidos do IGF-I apresenta 50% de homologia com a insulina. Os IGFs pertencem a uma família de hormônios peptídicos que incluem a insulina e a relaxina. A estrutura gênica dos IGFs é complexa: o gene *IGF-I* abrange 95kb, com 6 éxons, no braço longo do cromossomo 12. O gene *IGF-II*, localizado no braço curto do cromossomo 11, próximo ao gene da insulina, em uma área que sofre *imprinting* paterno. Tem 9 éxons com tamanho genômico de 35kb. Ambos os genes sofrem múltiplos *splicings* e seus RNAm existem em diferentes tamanhos.

A secreção de IGFs é estimulada pelo GH, produzidos especialmente no fígado, mas praticamente todos os tecidos são capazes de produzir esses fatores de crescimento. O conceito inicial da regulação endócrina do crescimento baseava-se na liberação de GH que estimula IGF-I e que vai atuar na cartilagem de crescimento. Com o passar do tempo, foi-se verificando que há ações do GH que independem de IGF e que há ações do IGF que independem de GH. Há produção local de IGF na placa de crescimento, por exemplo. Isso significa que os IGFs apresentam ações parácrinas (ações célula a célula) e autócrinas (ação na mesma célula produtora). Os IGFs fazem retroinibição negativa sobre o GH, tanto no hipotálamo quanto na hipófise[27].

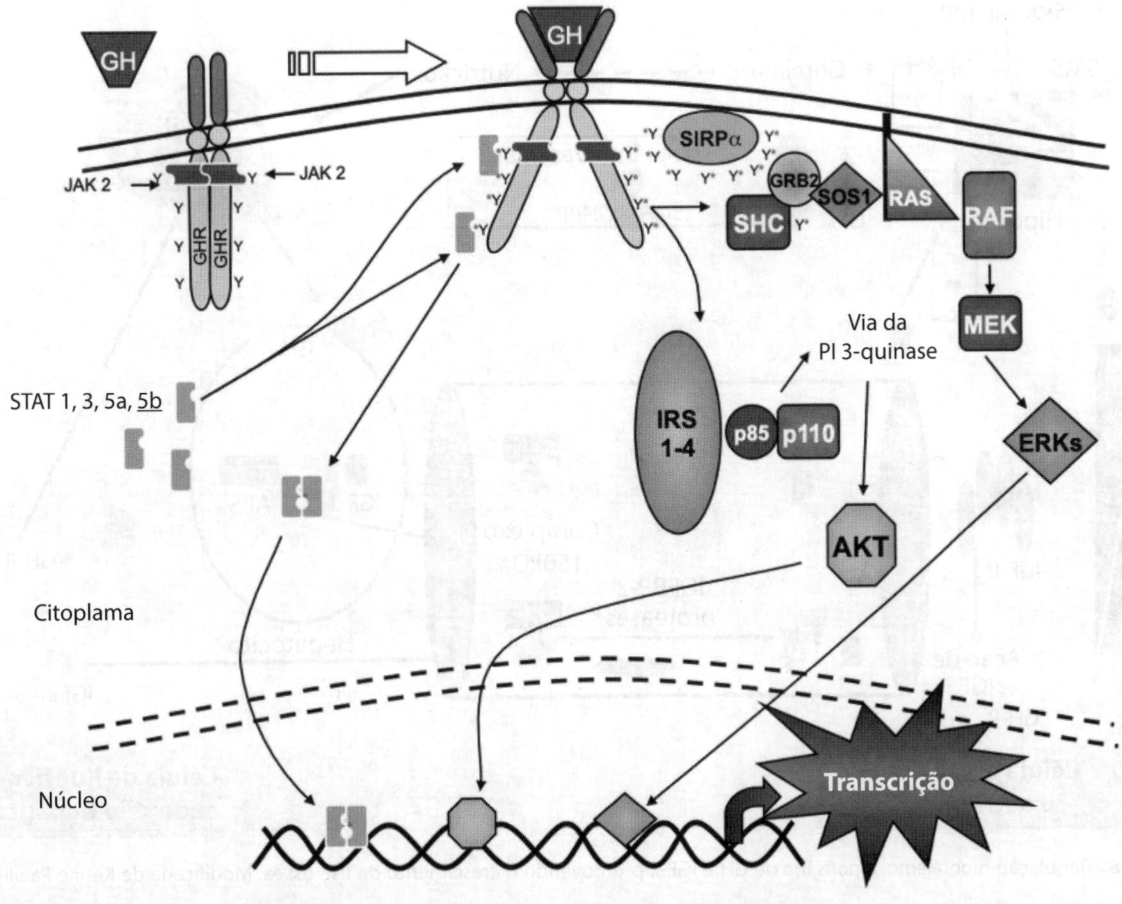

Figura VI-7. Eventos extra e intracelulares envolvidos na sinalização do hormônio de crescimento.

Os IGFs circulam ligados a proteínas transportadoras, as IGFBPs, em número de 6 e com afinidades diferentes aos IGFs. Vale lembrar que as IGFBPs também, além de transportar IGFs, exercem ações individualmente. A ligação IGF-IGFBP permite que se regule a disponibilidade de IGF para os tecidos-alvo e aumentam a vida média dos IGFs de 6 para 20 horas. A grande parte do IGF-I (70-80%) está complexada a IGFBP e à subunidade ácido-lábil (ALS), um complexo ternário com 150kDa (Figura VI-8).

Para que o IGF seja liberado do complexo ternário, são necessárias proteases que de certa forma modulam o crescimento, tornando acessível mais ou menos IGF-I na placa de crescimento. PAPP-A2 é uma dessas proteases que, quando mutadas, promovem prejuízo de crescimento. Essas proteases, por sua vez, são inativadas por *stanniocalcinas* 1 e 2 (STC 1 e 1), criando-se um circuito de controle do crescimento, já que a ativação exagerada de STC inibe a ação de PAPP-A2 e impede o desligamento de IGF-I do seu complexo com IGFBP-3 e ALS[28].

Os IGFs, como o próprio nome indica, têm ações semelhantes às da insulina e ações específicas tanto *in vivo* quanto *in vitro*, tais como aumento no consumo de glicose, reduzida neoglicogênese e lipogênese, que se opõem aos efeitos do GH, que incluem aumento da neoglicogênese, lipólise aumentada e inibição das ações da insulina (efeito anti-insulina).

Os IGFs atuam em dois tipos de receptores: tipo 1 (IGF-1R) e tipo 2 (IGF-2R). A maior parte das ações conhecidas de IGF-I e IGF-II é modulada pelo IGF-1R, que pertence à família dos receptores tirosinoquinase, como o receptor de insulina (Figura VI-9). Diferentemente do receptor de GH, o IGF-1R apresenta ação de quinase intrínseca, não necessitando do recrutamento de outra quinase para fosforilar resíduos de tirosina. Esse receptor se localiza na membrana celular, formando homodímeros com duas subunidades alfa, extracelulares, onde se liga o IGF, e duas subunidades beta, transmembrânicas e intracelulares. Uma vez fosforilados os resíduos de tirosina (pY), eles servem como sítios acopladores de proteínas intracitoplasmáticas que contêm domínios de reconhecimento dessas pY, conhecidos como domínios SH2.

À semelhança com o que ocorre na ativação da insulina no seu receptor, o IRS-1 (substrato 1 do receptor de insulina) é a principal proteína ativada na ligação IGF/IGF-1R. A partir daí, ativa-se o sistema RAS – MAPK com atividade mitótica. Outra via de sinalização do IGF-1R é a ativação da PI-3K (fosfatidilinositol 3 quinase) que acaba por ativar AKT (serina-treonina quinase) que promove síntese de glicogênio

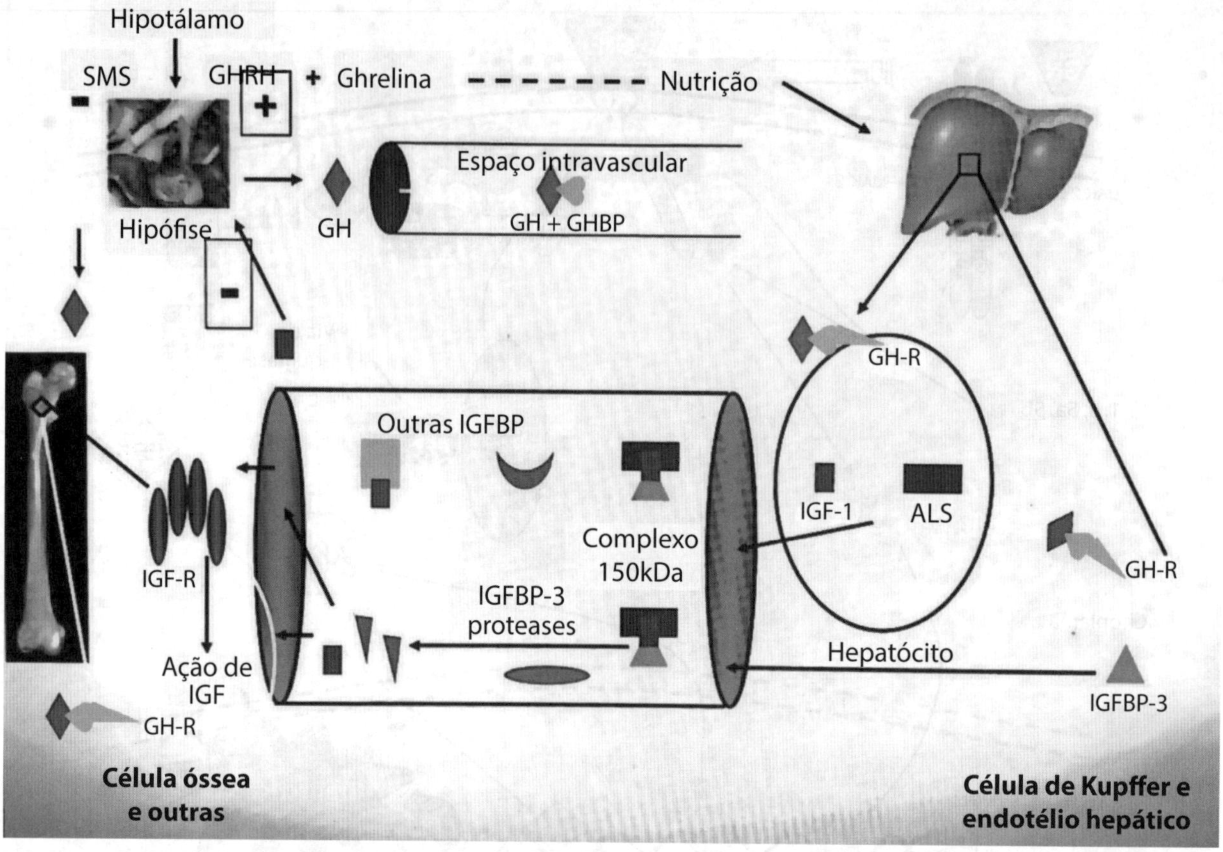

Figura VI-8. Regulação hipotálamo-hipofisária de GH e IGF-I, promovendo o crescimento da fise óssea. Modificada de Keni e Pawlikowska--Haddal[24].

e expressão de GLUT4, com captação de glicose, uma ação semelhante à da insulina.

O receptor de IGF tipo 2 (IGF-2R) difere do tipo 1 e não se assemelha ao receptor de insulina. É uma proteína monomérica, sem atividade tirosinoquinase e que contém sítios de ligação para IGF-II e para manose-6-fosfato. Estão envolvidos com o *clearance* de IGF-II.

Outros reguladores do crescimento

Além do hormônio de crescimento, vários outros hormônios são importantes para promover um crescimento estatural adequado (Quadro VI-1).

O hormônio tireoidiano é essencial para o crescimento linear do esqueleto, enquanto os glicocorticoides, em concentrações elevadas, têm efeito catabólico e aumentam o tônus somatostatinérgico, inibindo a produção de GH e bloqueando o crescimento linear. A placa de crescimento possui receptores alfa e beta (TRHa e TRHb, respectivamente) do HT e também de iodinase tipo 2 (que converte T4 na sua forma ativa, T3). A maioria das ações de crescimento induzidas por HT é mediada pelo TRHa (receptor de hormônio tireoidiano alfa). De forma indireta, o T3 estimula a produção de GH e de IGF-I.

Os hormônios esteroides (testosterona e estradiol), por meio de mecanismos diretos e indiretos, aceleram o crescimento e propiciam um estirão puberal, mas, ao mesmo tempo, especialmente o estrógeno, provoca a senescência da placa de crescimento, encerrando o crescimento estatural[29].

O paratormônio e a vitamina D são essenciais para a ossificação adequada do esqueleto, e sua ausência ou situações de resistência à sua ação resultam em padrões de crescimento anormais.

Os fatores de crescimento fibroblástico (FGFs) pertencem a uma família de citocinas peptídicas, importantes na regulação de diversos tecidos. Atuam por meio de receptores (tirosinoquinases) tipos 1, 2 e 3 (FGFR1, FGFR2 e FGFR3). Os FGFs parecem ser fatores de crescimento autócrinos/parácrinos que participam do crescimento e diferenciação de órgãos, assim como em carcinogênese, mas não no crescimento somático. Exceção é a observação de que mutações ativadoras do FGFR3 são responsáveis por displasia óssea (acondroplasia e hipocondroplasia) e mutação do FGFR2 está envolvida em craniossinostose (fechamento precoce de suturas cranianas), mas com crescimento estatural normal (Figura VI-10)[24].

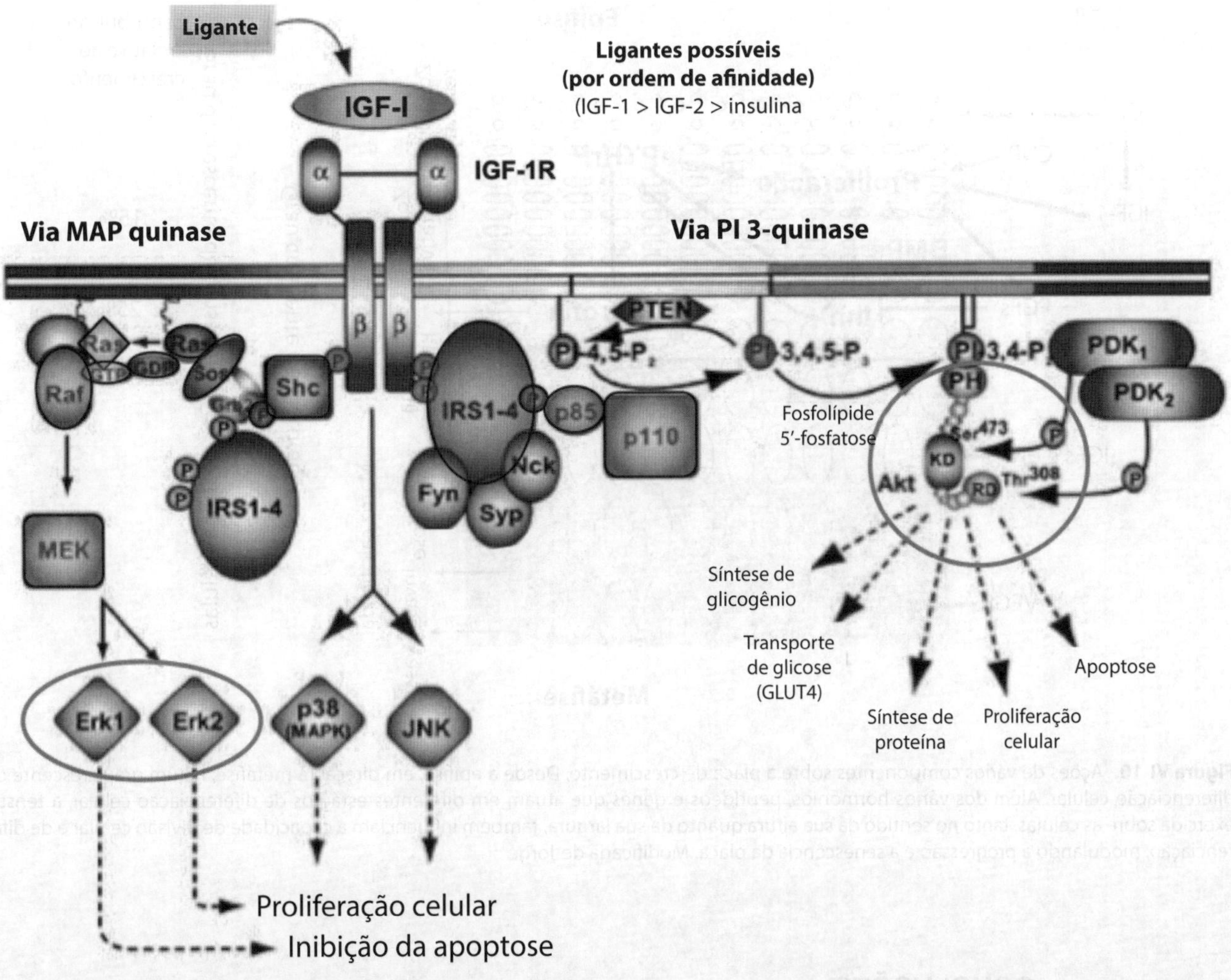

Figura VI-9. Representação esquemática da atuação do IGF-I no seu receptor tipo 1 (IGF-1R) e as ações desencadeadas a partir dessa ligação. IRS1-4 = substrato do receptor de insulina 1 a 4; Shc = proteína de sinalização e de transformação contendo domínios com homologia com Src 2 e 3 (SH2 e SH3); Grb2 = proteína ligadora do receptor de fator de crescimento 2; SOS = *son of sevenless 1*– grupo de genes que codifica fatores de troca do nucleotídeo guanina e que agem na subfamília Ras de pequenas GTPases; RAS = homólogo do oncogene viral do sarcoma do camundongo; RAF = homólogo do oncogene viral do sarcoma murino; MEK = quinase ativada por mitógeno; ERK = quinase ativada por fatores externos; p85 e p110 = subunidades 85 e 110 da fosfatidilinositol 3 quinase: AKT = homólogo do oncogene viral do timoma murino; MAPK = quinases proteicas ativadas por mitógenos; JNK = proteinoquinase 8 – proteína de interação ativada por mitógeno. Modificada de Jorge[25].

Quadro VI-1. Hormônios e fatores de crescimento envolvidos no crescimento.

Hormônio tireoidiano (HT), seus reguladores e receptores
Fator de crescimento fibroblástico (FGFs) e seus receptores
Glicocorticoides e seus receptores
Paratormônio
Vitamina D e seus receptores
Esteroides sexuais

Peptídeos inibidores do crescimento

Assim como é importante induzir o crescimento de um ser vivo, levando à adultícia, também é importante haver controle sobre o crescimento de células, tecidos e órgãos. Um crescimento sem controle tem o potencial de promover o desenvolvimento de neoplasias.

Existe uma classe de citocinas que modulam negativamente o crescimento. Os fatores transformadores de crescimento beta (TGF-β) podem atuar mediando o crescimento celular e a transformação maligna, assim como têm o potencial de parar o crescimento de células normais e neoplásicas. O fator de necrose tumoral (TNF) tem efeito semelhante. Essas moléculas podem regular a entrada da célula em apoptose (morte celular programada) e são potenciais tratamentos para condições neoplásicas[24].

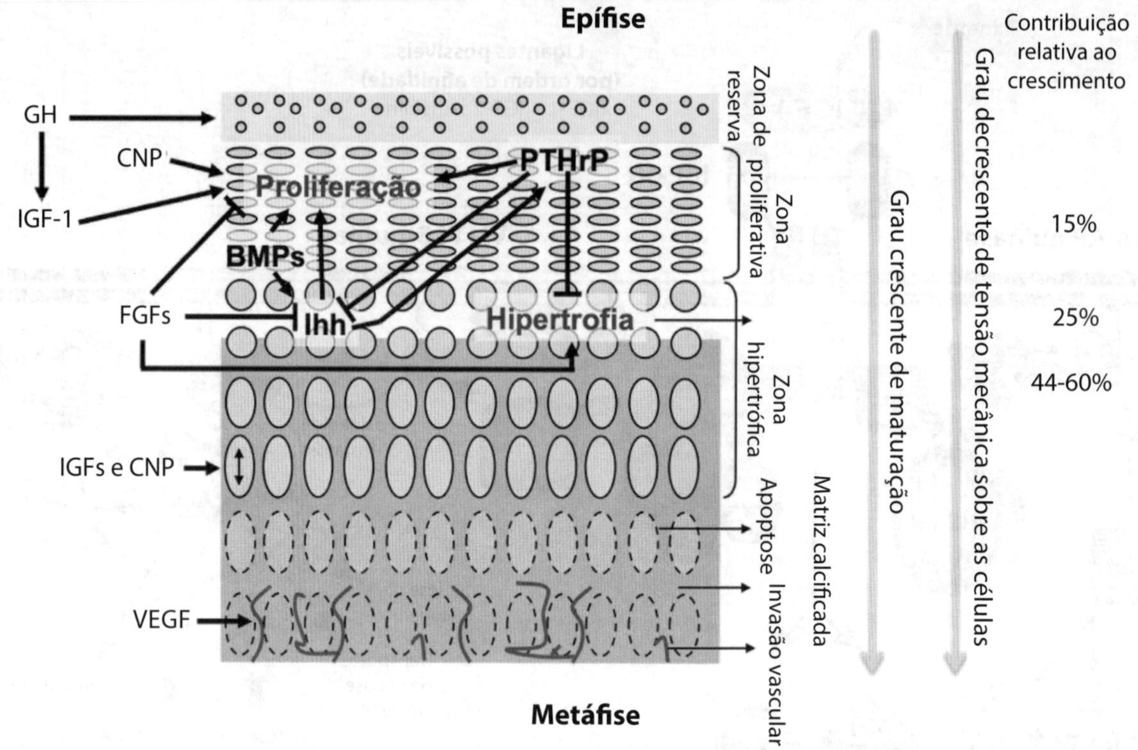

Figura VI-10. Ações de vários componentes sobre a placa de crescimento. Desde a epífise, em direção à metáfise, há um grau crescente de diferenciação celular. Além dos vários hormônios, peptídeos e genes que atuam em diferentes estágios de diferenciação celular, a tensão exercida sobre as células, tanto no sentido da sua altura quanto da sua largura, também influenciam a capacidade de divisão celular e de diferenciação, modulando a progressão e a senescência da placa. Modificada de Jorge[3,25].

CONCLUSÕES

O crescimento estatural do ser humano é um processo extremamente complexo e, cada vez mais, novos atores são descobertos nessa via que começa na célula-ovo e vai culminar com um indivíduo adulto, que atingiu seu potencial genético de crescimento.

A visão convencional de se centrar o estudo dos distúrbios do crescimento no eixo GH-IGF tem dado lugar a uma visão mais ampla, onde o centro de atenção passa a ser a cartilagem de crescimento. Sobre ela atuam diferentes fatores, que abarcam desde alterações nutricionais (primárias ou secundárias), processos inflamatórios, regulação intracelular, regulação da matriz extracelular, mecanismos de ação parácrina e diversos fatores endócrinos, onde analisamos, entre outros hormônios, o eixo GH-IGF.

A compreensão desses mecanismos tem permitido não somente melhor entendimento da dinâmica de crescimento, mas também tem oferecido novas ferramentas terapêuticas para condições que, até há pouco, eram intratáveis. Citamos como exemplo a possibilidade terapêutica da acondroplasia e hipocondroplasia, utilizando-se análogos do peptídeo natriurético tipo C que antagoniza a estimulação de MAPK provocada por mutações ativadoras do receptor tipo 3 do fator de crescimento fibroblástico (FGFR3).

Novas possibilidades terapêuticas e diagnósticas certamente surgirão nos próximos anos, mas a compreensão dos mecanismos básicos que regulam o crescimento permitirá uma trajetória mais suave nesse difícil caminho do crescimento.

O QUE VOCÊ DEVE ATENTAR NESTE CAPÍTULO

1. O crescimento intrauterino, que implica saúde materna, saúde fetal e uma placenta íntegra, constitui o momento da vida em que se cresce mais e, portanto, alterações nessa fase podem resultar em comprometimento acentuado da capacidade de se atingir uma altura final adequada ao alvo familiar.
2. Todos os distúrbios de crescimento envolvem a placa de crescimento e o foco de atenção nessa região óssea amplia as possibilidades diagnósticas e terapêuticas em condições de baixa ou alta estatura. Sobre a placa incidem fatores intracelulares, fatores reguladores da matriz extracelular, ações parácrinas e endócrinas. Entender o crescimento e seus distúrbios sob este prisma permite ampliar as possibilidades diagnósticas e uma abordagem mais específica em certos casos de alteração de crescimento.

3. No período pré-implantação e no período embrionário, fatores genéticos inerentes ao próprio feto comandam o crescimento. Esse comando vai passando para IGF-II em um período inicial da gestação, controlando o desenvolvimento placentário, para, a partir daí, ser assumido pelo IGF-I, que tem ações diretas e depende muito pouco de GH.
4. Após o nascimento, os primeiros dois anos contam com fatores nutricionais como o grande impulsionador de crescimento e, a partir daí, o hormônio de crescimento assume papel relevante, tendo ações próprias e ações dependentes de IGF-I, sintetizado principalmente no fígado.
5. Do ponto de vista endócrino, vários outros hormônios, como o hormônio tireoidiano e os glicocorticoides, têm ações importantes sobre o crescimento.
6. Várias displasias ósseas decorrem de alterações intrínsecas da cartilagem de crescimento e algumas delas, como a acondroplasia, são motivadas por mutações conhecidas, como a ativação do *FGFR3*, que ativam MAPK e comprometem a ossificação. Nesse caso, o bloqueio dessa via, por meio do peptídeo natriurético tipo C (CNP), pode reverter o quadro e já está liberado o uso do análogo de CNP para o tratamento da acondroplasia.

REFERÊNCIAS

1. Marouli E, Graff M, Medina-Gomez C, Lo KS, Wood AR, Kjaer TR, et al. Rare and low-frequency coding variants alter human adult height. Nature. 2017;542(7640):186-90.
2. Vasques GA, Andrade NLM, Jorge AAL. Genetic causes of isolated short stature. Arch Endocrinol Metab. 2019;63(1):70-8.
3. GA J, Williams JL, Roan E. Multiscale modeling of growth plate cartilage mechanobiology. Biomech Model Mechanobiol. 2017; 16(2):667-79.
4. Jee YH, Andrate AC, Baron J, Nilsson O. Genetics of short stature. Endocrinol Metab Clin North Am. 2017;46(2):259-81.
5. Murphy VE, Smith R, Giles WB, Clifton VL. Endocrine regulation of guman fetal growth: the role of the mother, placenta and fetus. Endocr Rev. 2006;27(2):141-69.
6. Gluckman PD, Harding JE. The physiology and pathophysiology of intrauterine growth retardation. Horm Res. 1997;48(1):11-6.
7. Gluckman PD, Pinal CS. Maternal-placental-fetal interactions in the endocrine regulation of fetal growth: role of somatotrophic axes. Endocrine. 2002;19(1):81-9.
8. Chatuphonprasert W, Jarukamjorn K, Elliger I. Physiology and pathophysiology of steroid biosynthesis, transport and metabolism in the human placenta. Front Pharmacol. 2018;9:1027.
9. Murphy VE, Smith R, Giles WB, Clifton VL. Endocrine regulation of guman fetal growth: the role of the mother, placenta and fetus. Endocr Rev. 2006;27(2):141-69.
10. Baker J, Liu JP, Robertson EJ, Efstratiadis A. Role of insulin-like growth factors in embryonic and postnatal growth. Cell. 1993;75(1): 73-82.
11. Gicquel C, Le Bouc Y. Hormonal regulation of fetal growth. Horm Res. 2006;65(3):28-33.
12. Baker J, Liu JP, Robertson EJ, Efstratiadis A. Role of insulin-like growth factors in embryonic and postnatal growth. Cell. 1993; 75(1):73-82.
13. Fowden AL. The insulin-like growth factors and feto-placental growth. Placenta. 2003;24(8-9):803-12.
14. Benediktsson R, Calder AA, Edwards CR, Seckl JR. Placental 11betaHSD: a key regulator of fetal glucocorticoid exposure. Clin Endocriol (Oxf). 1997;46(2):161-6.
15. Sack J, Kaiserman I, Siebner R. Maternal-fetal T4 transfer does not suffice to prevent the effects of in utero hypothyroidism. Horm Res. 1993;39(1-2):1-7.
16. Fowden AL, Silver M. The effects of thyroid hormones on oxygen and glucose metabo- lism in the sheep fetus during late gestation. J Physiol. 1995;482(Pt 1):203-13.
17. Forhead AJ, Fowden AL. The hungry fetus? Role of leptin as a nutritional signal before birth. J Physiol. 2009;587:1145-52.
18. Baron J, Sävendhal L, De Luca F, Dauber A, Philip M, Wit JM, et al. Short and tall stature: a new paradigm emerges. Nat Rev Endocrinol. 2015;11(12):735-46.
19. Aoki Y, Niihori T, Inoue S, Yoichi Matsubara. Recent advances in RASopathies. J Hum Genet. 2016;61(1):33-9.
20. Makrythanasis P, Temtamy S, Aglan MS, Otaify GA, Hamamy H, Antonarakis SE. A novel homogygous mutation in FGFR3 causes tall stature, severe lateral tibialdeviatin, scoliosis, hearing impairment, camptodactyly, and arachnodactyly. Hum Mutat. 2014; 35(8):959-63.
21. Olney RC. C-type natriuretic peptide in growth: a new paradigm. Growth HOrm IGF Res. 2006;16(Suppl A):S6-S14.
22. Lorget F, Kaci N, Peng J, Benoist-Lasselin C, Mugniery E, Oppeneer T, et al. Evaluation of the therapeutic potential of a CNP analog in Fgfr3 mouse model recapitulating achondroplasia. AJHG. 2012;91(6):1108-14.
23. Kronenberg AHM. Developmental regulation of the growth plate. Nature. 2003;423(6937):332-6.
24. Keni J, Pawlikowska-Haddal A. Growth regulation. In Kovacs WJ, Ojeda SR. Textbook of endocrine physiology. Oxford University Press; 2012. p. 292-310.
25. Jorge AAL. Fisiologia do crescimento normal. In: Damiani D Endocrinologia na prática pediátrica. 3ª ed. Barueri, SP: Manole; 2016;14-29.
26. Brooks AJ, Waters MJ. The growth hormone receptor: mechanism of activation and clinical implications. Nat Rev Endocrinol. 2010; 6(9):515-25.
27. Vacarello MA, Diamond Jr FB, Guevara-Aguirre J,Rosenbloom AL, Fielder PJ, Gargosky S, et al. Hormonal and metabolic effects and pharmacokinetics of recombinant insulin-like growth factor-I in growth hormone receptor deficiency/Laron syndrome. J Clin Endocrinol Metab. 1993;77(1):273-80.
28. Argente J, Chowen JA, Pérez-Jurado LA, FrystykJ, Oxvig C. One level up: abnormal proteolytic regulation of IGF activity plays a role in human pathophysiology. EMBO Mol Med. 2017;9(10): 1338-45.
29. Nilsson O, Marino R, De Luca F, Phillip M, Baron J. Endocrine regulation of the growth plate. Horm Res. 2005;64(4):157-65.

Avaliação Clínica do Crescimento

Nuvarte Setian (*in memoriam*)
Louise Cominato
Cristiane Kochi

INTRODUÇÃO

O crescimento é considerado normal quando ocorre dentro de padrões estabelecidos para determinada população e dentro do contexto do potencial genético de cada criança em particular. A velocidade do crescimento é um reflexo da saúde geral e do estado nutricional infantil, e a compreensão dos padrões normais de crescimento permite a detecção precoce de desvios patológicos de numerosas causas, sendo ferramenta importante para o acompanhamento da saúde de crianças e adolescentes.

A avaliação do crescimento pode ser feita com a determinação de um ponto em determinado momento, comparada a determinado padrão, ou avaliada durante um intervalo de tempo, ou seja, avalia-se a velocidade de crescimento para uma unidade de tempo. As medidas devem ser cuidadosas e reprodutíveis. Para tanto, têm sido utilizados aparelhos de medida especiais, como o chamado neonatômetro, um instrumento de medida especialmente feito para recém-nascidos, equipamentos para medir a criança deitada até 2 anos de idade, e o estadiômetro de Harpenden para medidas em pé. Quando não dispomos desses equipamentos, devemos ter o cuidado de escolher fitas rígidas que não se deformam com o tempo, o que pode tornar as medidas imprecisas.

Medidas dos perímetros cefálico, torácico, abdominal, envergadura, altura sentada, segmento inferior, espessura do tecido adiposo subcutâneo (dobra cutânea) feita com o *skinfolder* têm importância em pediatria. Todas estas medidas têm curvas já padronizadas que podem servir de referência. Para avaliar o crescimento, devemos escolher curvas de uma determinada referência que tenha credibilidade, pois ela servirá de parâmetro para a determinação de possíveis desvios da normalidade. Recomenda-se que as alturas sejam feitas em triplicata, evitando-se erros superiores a 0,3cm[1].

AVALIAÇÃO DAS MEDIDAS ANTROPOMÉTRICAS

A medida obtida para uma criança normal deve ser avaliada conforme idade, sexo e interpretada de acordo com 3 parâmetros fundamentais: populacional (por meio de **curvas de crescimento**), genético/hereditário (por meio do cálculo da **estatura-alvo** e conforme a **idade óssea**.

Curvas de crescimento

Os parâmetros para a interpretação do crescimento de uma criança têm sido avaliados em função de escore z/desvio-padrão e percentis.

O percentil é obtido dividindo-se a população em ordem crescente, em 100 partes iguais, e indica a porcentagem do total de observações que são iguais ou estão abaixo de um determinado valor. Se uma criança com 5 anos de idade cronológica (IC) pesa 15kg e está no percentil 90 significa que, de cada 100 crianças com 5 anos, 90 pesam 15kg ou menos. Quando a população é dividida em 10 partes iguais, fala-se em decil, e se dividida em 4 partes iguais fala-se em quartil. A vantagem do seu uso em relação ao da amplitude total (diferença entre o valor mais baixo e o mais alto) decorre do fato de não sofrer influência dos valores extremos. Os vários parâmetros físicos podem ser expressos em termos de percentis: do terceiro (percentil 3 ou P3) ao nonagésimo sétimo (percentil 97 ou P97). Esses percentis são bons para avaliar dados que se encaixam dentro desses limites, dificultando sua visão para os casos que extrapolam esses valores. Lawson Wilkins utilizou a expressão *idade-altura* como um meio de expressar essas medidas fora dos percentis citados. A idade-altura é a idade cronológica na qual a altura do paciente se situa no percentil 50, por exemplo, um menino com

103cm tem idade-altura de 4 anos na curva de Tanner. Portanto, podemos comparar todas as alturas de uma criança, ou seja, IC com idade altura, idade-peso, idade óssea, idade puberal, idade dentária e idade mental[2,3].

Outro sistema de avaliação tem sido utilizado universalmente: a expressão de parâmetros físicos em função dos *desvios-padrão* (DP), abaixo ou acima da média para a idade. DP ou SD (*standard deviation)* é um modo de representar a dispersão dos dados ao redor da média. Se os dados obedecerem a uma distribuição normal, todos eles estarão compreendidos em uma curva em forma de sino, distribuindo-se simetricamente ao redor da média. Assim, quando um desvio-padrão acima da média é o percentil 84, o desvio abaixo está no percentil 16. Essas interpretações são facilitadas quando se considera que 2 DP do percentil 97,5 ao percentil 2,5 coincidem virtualmente com os percentis geralmente utilizados 97 e 3. O uso do DP facilita a interpretação da magnitude das aberrações das anomalias de crescimento (Figuras VI-11 e VI-12).

A maioria dos padrões de crescimento vale-se de dados transversais, obtidos de grupos de indivíduos em diferentes idades reunidos em uma curva de crescimento. É preferível o uso de dados *longitudinais,* provenientes de um mesmo grupo de indivíduos. Tais dados deveriam começar a ser coletados desde o nascimento, tendo-se em conta a idade gestacional ao nascimento. Dados que incluem recém-nascidos prematuros aos associados aos de termo tendem a avaliações incorretas, uma vez que comparamos populações diferentes. O ideal seria obtermos medidas padrão a partir de um mesmo grupo de indivíduos, de tal forma que as comparações dos DP sejam significativas mas, infelizmente, isso não se concretizou.

As **curvas de crescimento** constituem uma ferramenta fundamental para a avaliação da evolução do crescimento. O padrão deveria ser obtido de indivíduos bem nutridos, saudáveis, bem cuidados, mesmo grupo étnico, com boa qualidade de vida, em um número suficientemente grande para garantir DP aceitáveis, por meio da avaliação de medidas recentes. Daí concluímos que todas as curvas por nós utilizadas são suscetíveis de críticas, o que nos leva a crer que a melhor curva é a confeccionada com dados de crianças do nosso meio (*curva padrão*). Como isto não é factível na maioria dos casos, a recomendação é que seja escolhido um determinado padrão, de fonte com suficiente credibilidade, para que seja o nosso *referencial (curva referencial).*

O NCHS (*National Center for Health Statistics)* é uma das várias agências de saúde do CDC (*Center for Disease Control and Prevention)* que criou os gráficos de crescimento mais utilizados nos Estados Unidos da América do Norte. A maioria dos dados utilizados para a construção desses gráficos vem do NHANES (*National Health and Nutrition Survey)* que desde 1960 recolhe dados de altura e peso, entre outras informações de saúde naquele país[4,5]. As curvas NCHS-CDC mostram os percentis 3, 10, 25, 50, 75, 90 e 97 de crianças americanas normais. Além de ser uma curva de outro padrão étnico, dois outros fatores limitantes para o uso dessa curva devem ser lembrados: primeiramente ela não define a posição de crianças acima do percentil 97 ou abaixo do percentil 3, além de contar com dados transversais. Dados além dos percentis 97 e 3 podem ser úteis para computar escore do DP e poderíamos caracterizar uma altura situada no ponto –5,2 ou +4,5, cujo cálculo é feito da seguinte maneira: altura da criança menos a altura média de uma criança normal da mesma idade cronológica e sexo dividido pelo DP da altura da criança normal da mesma idade cronológica e sexo. Esses escores avaliados na infância, definidos por dados transversais, não podem ser comparados com os DP da adolescência quando o tempo de maturação sexual e a taxa de crescimento podem ser muito amplos. Os dados transversais são mais úteis no lactente e escolar do que no adolescente devido às diferenças do momento de aparecimento da puberdade que indiscutivelmente influenciam os ganhos de crescimento[3,4].

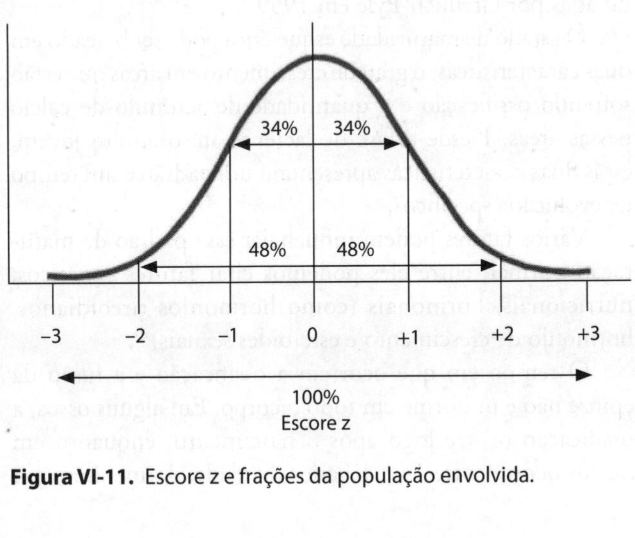

Figura VI-11. Escore z e frações da população envolvida.

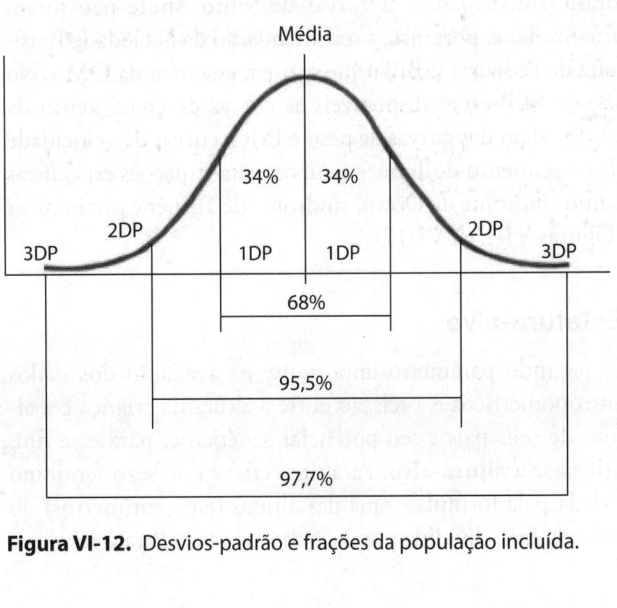

Figura VI-12. Desvios-padrão e frações da população incluída.

As curvas confeccionadas com os dados de Tanner et al. são consideradas mais completas porque combinam dados obtidos em estudo longitudinal com seus respectivos percentis, entremeados aos dados obtidos em levantamento transversal, o que leva em consideração a variabilidade do tempo da puberdade. Além disso, as curvas de crescimento de Tanner nos oferecem o cálculo das velocidades anuais de crescimento com a mesma preocupação das curvas de peso e altura[6,7].

No Brasil, grande projeto foi realizado nas décadas de 1960 e 1970: as curvas de Santo André. Esse programa foi idealizado e dirigido pelo Professor Eduardo Marcondes do Instituto da Criança do Hospital das Clínicas da Faculdade de Medicina da Universidade de São Paulo. Santo André foi escolhida por ser uma cidade com boa renda *per capita*, o que permitiu a coleta de dados em uma população com boas condições de vida. A pesquisa desenvolveu-se em 2 etapas: entre os anos de 1968 e 1969 com 9.258 crianças de 0 a 12 anos, e entre 1978-1979 com 6.765 crianças e adolescentes dos 10 aos 20 anos (total de 16.023 avaliações)[8-10].

Em 2006, as curvas de crescimento da OMS foram elaboradas com base nos dados de um estudo conduzido de 1997-2003 em 6 países: Brasil (Pelotas), Gana (Acra), Índia (Delhi), Noruega (Oslo), Omã (Mascate) e EUA-Califórnia (Davis). Os seguintes critérios foram selecionados para incluir essas comunidades: 1. situação socioeconômica adequada (baseada na mortalidade infantil, prevalência de baixo peso entre outras condições); 2. baixa altitude (< 1.500m); 3. adequadas condições para a evolução de crianças com 2 anos de idade; 4. pelo menos 20% das mães terem seguido recomendações internacionais de boa alimentação; 5. aleitamento materno; 6. Instituição capaz de conduzir o projeto. As diferenças entre estas seis regiões escolhidas foram muito pequenas se considerarmos os padrões de excelência de saúde dessas crianças[11].

A recomendação é que se sigam as curvas de crescimento com dados baseados na população da criança avaliada. No Brasil, infelizmente, as curvas de Santo André não foram atualizadas e, portanto, a recomendação da Sociedade Brasileira de Pediatria (SBP) é que se usem as curvas da OMS. No *site* da SBP estão disponíveis as curvas de crescimento da OMS, além das curvas de peso e IMC, curvas de velocidade de crescimento de Tanner e curvas para situações específicas como síndrome de Down, síndrome de Turner e prematuros (Figuras VI-13 a VI-17)[13].

Estatura-alvo

O segundo parâmetro importante na avaliação dos dados antropométricos é a relação entre a altura da criança e a altura de seus pais e seu potencial genético e, para esse fim, utiliza-se a **altura-alvo**. Para uma criança do sexo feminino é dada pela fórmula: soma das alturas (em centímetros) do pai e da mãe dividida por 2 e subtraído 6,5. Para o menino, em vez de subtrairmos, somamos 6,5. Já a altura prevista reflete a projeção do canal de crescimento da criança, em um dado momento. Fórmulas matemáticas têm sido utilizadas para a previsão da altura final das crianças quando se consideram as alturas dos pais, a altura da criança e sua idade óssea. Nenhuma destas fórmulas, no entanto, nos dá matematicamente a altura final de uma criança, mas são apenas indicadores de um dado momento que podem ou não concretizar-se ao final e, por isso, o acompanhamento durante todo o crescimento é importante.

Cálculo da altura-alvo (cm):

MENINO = [altura materna + altura paterna] ÷ 2 + 6,5

MENINA = [altura materna + altura paterna] ÷ 2 – 6,5

Este resultado ± 10cm (~2 desvios-padrão).

Este cálculo da altura-alvo apenas coloca a criança diante de uma tendência, comparando-a com a altura dos pais.

Previsão de altura pela idade óssea

A avaliação da idade óssea (IO) é instrumento muito importante no acompanhamento do crescimento e na predição de estatura final. A IO é muito utilizada para avaliar doenças que podem causar baixa ou alta estatura e sua avaliação seriada ajuda a escolher os tratamentos dessas doenças. Além disso, a IO também pode ser de utilidade quando a data de nascimento não é disponível e há necessidade de maior acurácia na determinação da idade cronológica (exemplos, casos de imigração, processos legais, esportes competitivos).

A avaliação da maturidade óssea é classicamente realizada pelo estudo da radiografia da mão esquerda por meio de técnicas manuais ou computadorizadas. As radiografias de mão e punho são bastante seguras e a dose de irradiação recebida em cada exposição fica entre 0,0001 e 0,1mSV, sendo menor do que a exposição de 20 minutos de radiação natural[14].

Embora a Endocrinologia Pediátrica tenha apresentado grandes avanços em áreas como genética e biologia molecular, a avaliação da idade óssea não mudou desde a publicação do atlas por Greulich-Pyle em 1959[15].

O estado de maturidade esquelética pode ser baseado em duas características: o grau de crescimento em áreas que estão sofrendo ossificação e a quantidade de acúmulo de cálcio nessas áreas. Desde a fase de lactente até o adulto jovem, essas duas características apresentam um padrão e um tempo de evolução específicos.

Vários fatores podem influenciar esse padrão de maturação normal, entre eles podemos citar fatores genéticos, nutricionais, hormonais (como hormônios tireoidianos, hormônio de crescimento e esteroides sexuais)[16].

O tempo em que ocorrem a ossificação e a fusão da epífise não é uniforme em todo o corpo. Em alguns ossos, a ossificação ocorre logo após o nascimento, enquanto em outros ocorre entre 14 e 17 anos de idade. As meninas, em

Comprimento/estatura para a idade MENINAS

World Health Organization

Birth to 5 years (z-scores)

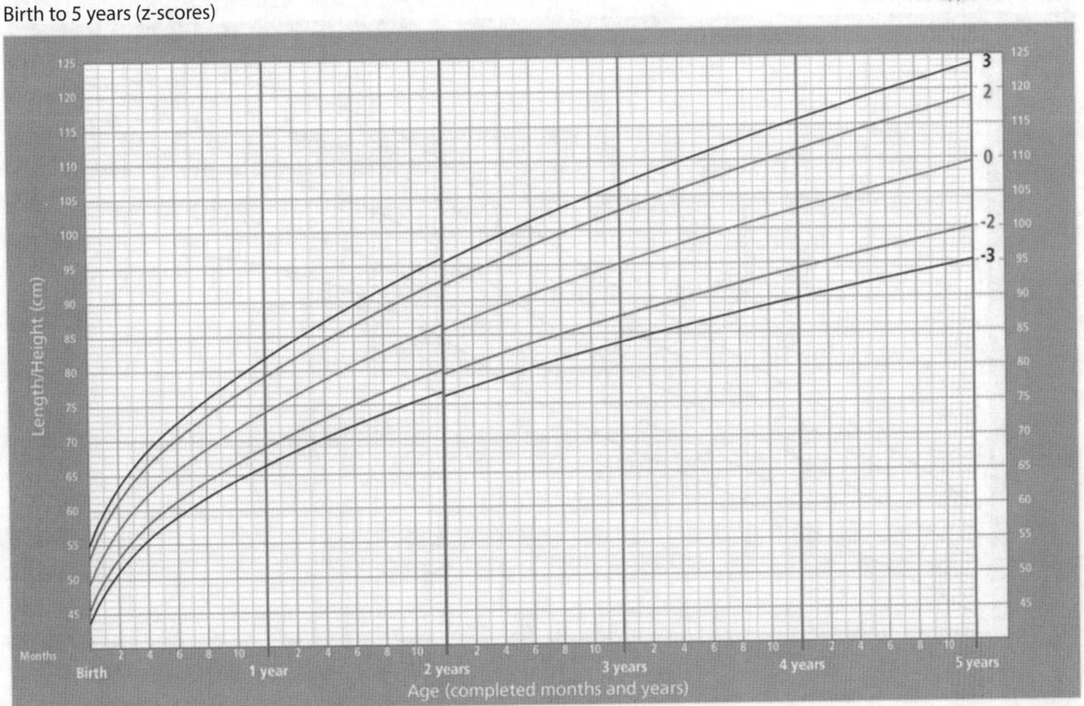

Referência OMS

Figura VI-13. Comprimento/altura em meninas até 5 anos de idade (escore z) https://www.who.int/childgrowth/standards/cht_lhfa_girls_z_0_5.pdf?ua=1

Comprimento/estatura para a idade MENINOS

World Health Organization

Birth to 5 years (z-scores)

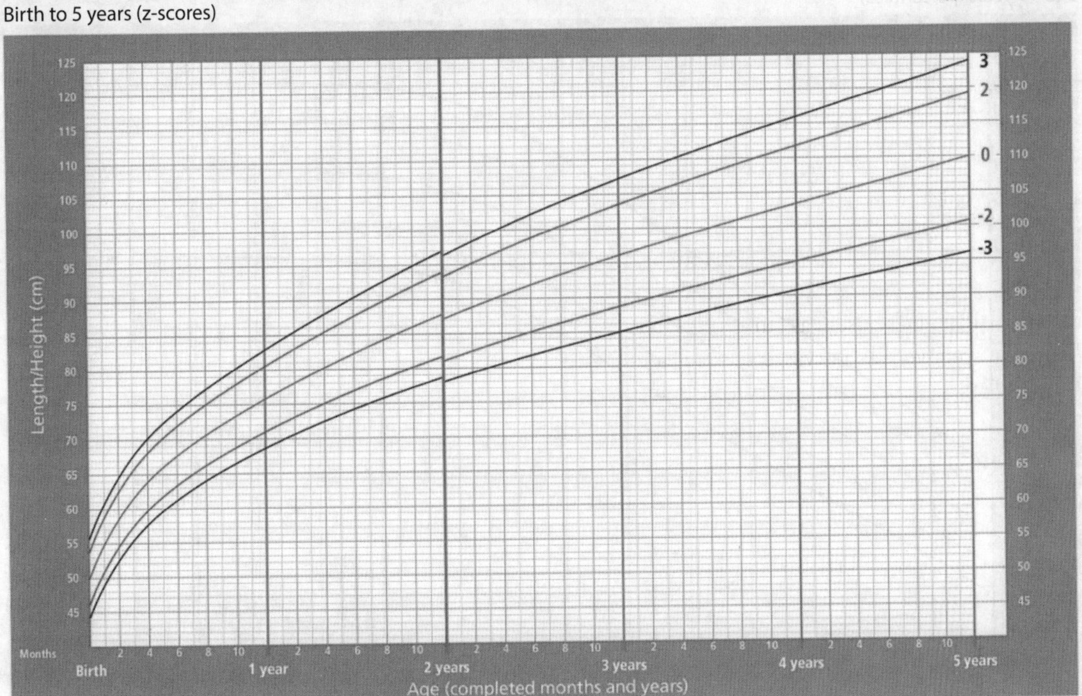

Referência OMS

Figura VI-14. Comprimento/altura em meninos até 5 anos de idade (escore z) https://www.who.int/childgrowth/standards/cht_lhfa_girls_z_0_5.pdf?ua=1

Estatura para a idade MENINOS

5 to 19 years (percentiles)

World Health Organization

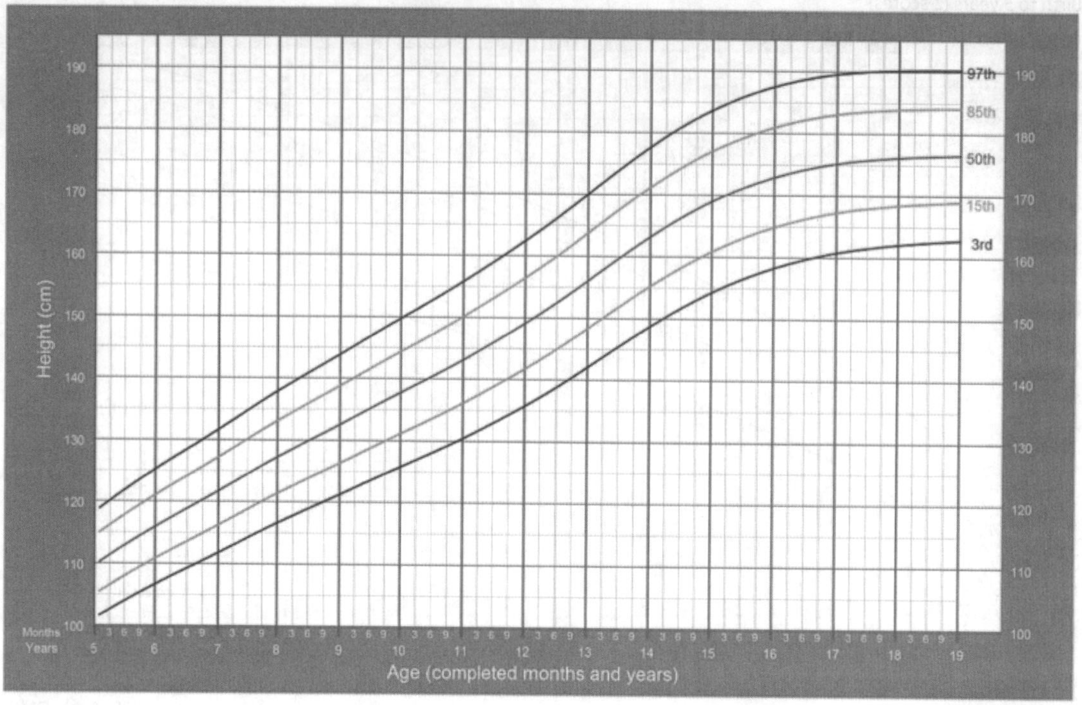

Referência OMS

Figura VI-15. Altura de meninos de 5 a 19 anos de idade (em percentis). https://www.who.int/growthref/cht_hfa_boys_perc_5_19years.pdf?ua=1

Estatura para a idade MENINAS

5 to 19 years (percentiles)

World Health Organization

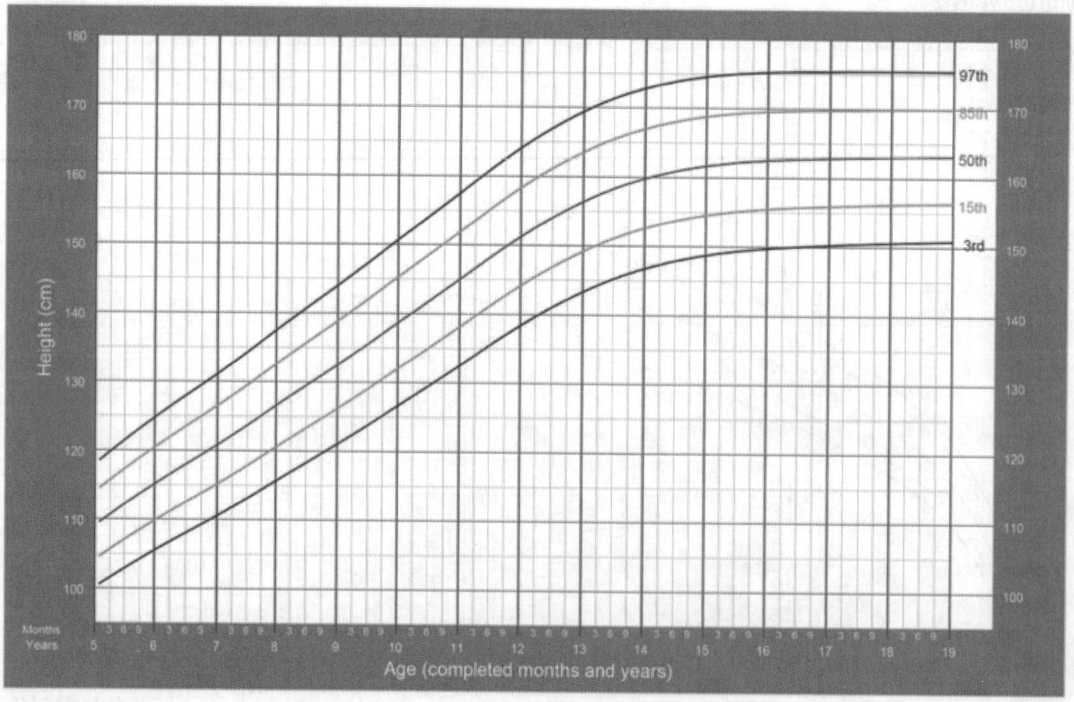

Referência OMS

Figura VI-16. Altura em meninas de 5 a 19 anos de idade (em percentis) https://www.who.int/growthref/cht_hfa_girls_perc_5_19years.pdf?ua=1

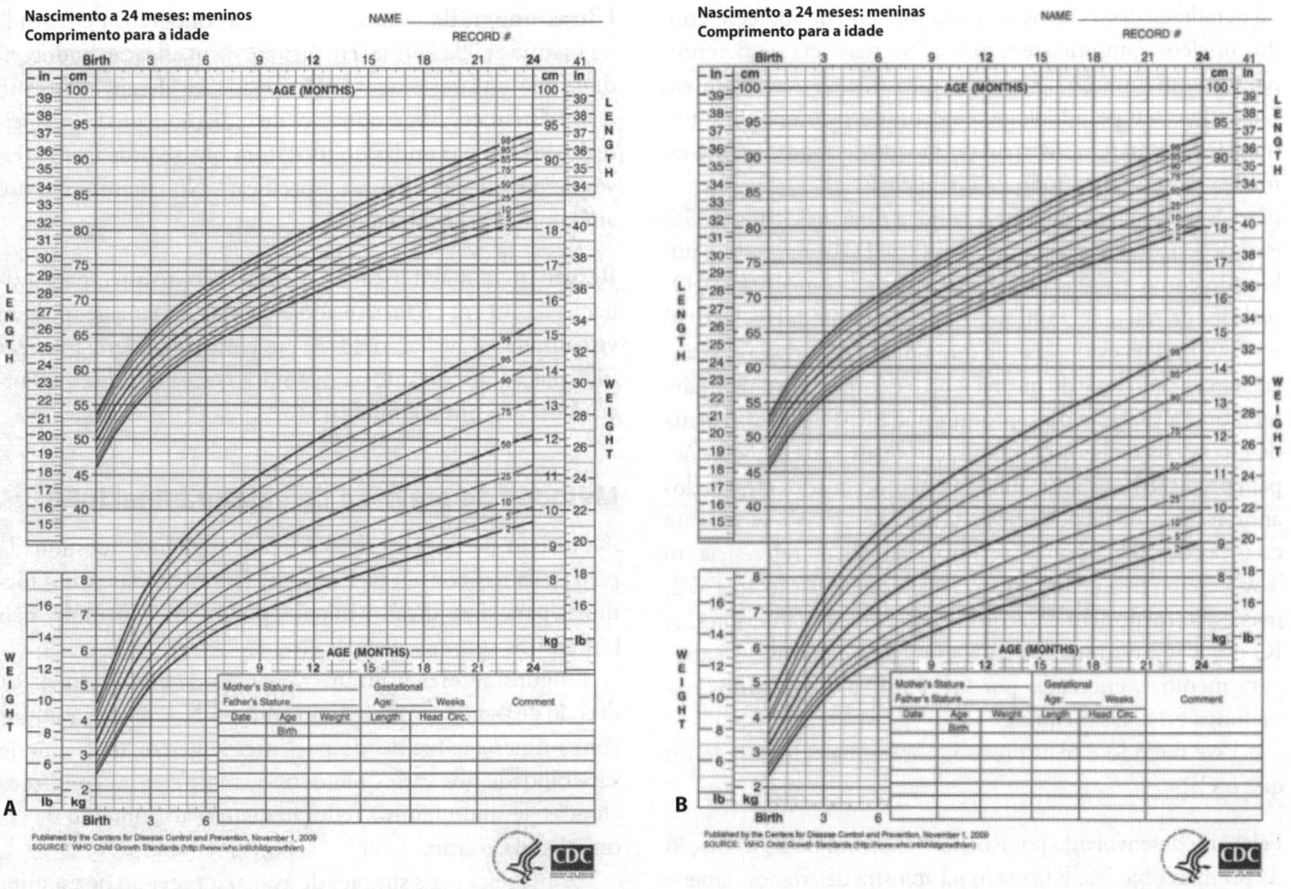

Figura VI-17. Curvas de crescimento para meninos (**A**) e meninas (**B**). Fonte CDC.

qualquer idade, apresentam IO mais avançada em relação aos meninos. Essa diferença já está presente ao nascimento e persiste durante todo o crescimento, sendo um pouco mais acentuada após o início da puberdade. Além disso, o processo de maturação óssea dura mais tempo em meninos do que em meninas[16].

Métodos de avaliação da idade óssea (IO)

Muitas áreas do corpo foram estudadas na expectativa de se conseguir uma determinação precisa do grau de maturação somática. A mão e o punho têm muitos ossos e epífises que apresentam uma maturação bem definida no tempo, sendo, portanto, a área mais utilizada para essa avaliação. Há dois tipos de ossos da mão e do punho: ossos longos (rádio, ulna e falanges) e ossos curtos. No momento, os métodos mais utilizados para avaliação da idade óssea são o de Greulich-Pyle (GP) e o de Tanner-Whitehouse (TW2 e TW3), ambos baseados nas radiografias de mão e punho esquerdos.

Greulich-Pyle – os padrões determinados por GP foram desenvolvidos entre 1931 e 1942, em crianças e adolescentes de ambos os sexos, de classe social média-alta.

As radiografias foram realizadas em diferentes indivíduos com idades variando a cada 3 meses (durante o primeiro ano de vida), a cada 6 meses (até os 5 anos de idade) e a cada 12 meses (em crianças maiores e adolescentes). Dessa forma, a cada idade cronológica correspondeu um padrão médio de idade óssea e seu respectivo desvio-padrão. Nesse método, a IO depende principalmente da sequência de aparecimento dos núcleos, mas também do grau de interação e do formato dos diferentes núcleos. Constitui-se em método prático e rápido, porém com limitações no estabelecimento preciso da IO em virtude do frequente assincronismo com que os núcleos podem aparecer. Não permite uma correlação linear entre a IC (variável contínua) e os padrões de IO (variável descontínua, estabelecida a intervalos de 3 a 12 meses)[17].

Além disso, o atlas de GP permanece o mesmo desde sua publicação e alguns autores sugerem que o GP não é preciso para crianças americanas caucasianas e afrodescendentes nascidas após 1980[3]. Além disso, o uso de atlas sempre é subjetivo, sendo que há variação de leitura entre diferentes observadores[16].

Tanner-Whitehouse – esse método é baseado em sistema de escore para determinados ossos, por meio de análise estrutural detalhada desses ossos. O assincronismo de aparecimento dos núcleos epifisários tem pouca interferência na determinação da maturação óssea, pois cada núcleo é avaliado em separado e seu peso biológico é definido pelo estágio intermediário de maturação e não pela idade de aparecimento do núcleo (como no método de Greulich-Pyle).

Os ossos analisados são o rádio, a ulna, os curtos (RUS) e os do carpo. O sistema original (TW1) foi refinado e publicado como TW2 e, mais recentemente, como TW3[18]. Os padrões de referência utilizados foram das décadas de 1950 e 1960, mas há evidências de que a maturação óssea é alcançada mais cedo hoje do que há 4 ou 5 décadas. Portanto, para melhorar a precisão e a reprodutibilidade do TW, o sistema de escore, os estágios de maturação óssea e até as equações para predição de estatura final foram modificados através dos anos, resultando na publicação da nova versão, o TW3[16]. Para crianças de 10 a 12 anos, os novos valores de referência do TW3 estão cerca de um ano avançados em relação ao TW2, mas estão menos em desacordo com as idades anteriores. A IO por TW3 termina aos 16,5 anos para meninos e 15 anos para meninas, enquanto por GP termina aos 19 anos nos meninos e 18 nas meninas.

Esse método é mais preciso, porém mais demorado do que o GP.

Fels – foi desenvolvido por Roche et al., a fim de ter avaliação da IO mais objetiva. É baseado na amostra de crianças americanas (355 meninos e 322 meninas) seguidas pelo estudo longitudinal de Fels, com o total de 13.823 radiografias seriadas de mão e punho, de 1 mês a 22 anos de idade cronológica. Esse método utiliza escores de acordo com o grau de maturidade óssea e com as relações medidas dos diâmetros epifisários e diafisários dos ossos da mão e punho. Esses escores são então colocados em um *software* que calcula a IO.

Novos métodos de avaliação da IO

Método computadorizado – a grande variabilidade inter e intraobservador estimulou o desenvolvimento de sistemas automatizados de leitura de IO. Um método totalmente automatizado de IO foi apresentado em 2008 (BoneXpert). O *software* inicialmente não levava em consideração os ossos do carpo e a variação da IO era de 2,5 a 17 anos em meninos e 2 a 15 anos para meninas[6]. A partir de setembro de 2019, foi lançada a versão 3, que apresenta a leitura dos ossos do carpo, como número separado. Porém o resultado da idade óssea ainda leva em consideração somente o rádio, a ulna e os ossos curtos. Além disso, a versão 3 também estendeu a avaliação da IO para recém-nascidos, a partir de estudo longitudinal de 425 crianças francesas saudáveis (radiografias com 1, 3, 6, 9, 12, 18, 24, 36, 48 meses de idade cronológica)[20]. O Bonexpert já foi utilizado em diferentes etnias e em algumas doenças como hiperplasia adrenal congênita, puberdade precoce e obesidade[21-24].

Ultrassonografia – a avaliação ultrassonográfica é baseada na maturação da epífise, em virtude da ossificação endocondral, que está fortemente relacionada ao desenvolvimento ósseo sistêmico. É método livre de radiação e mede a velocidade do som das ondas do ultrassom que se propagam através de uma distância óssea específica[25]. No entanto, seu uso ainda precisa ser validado.

Ressonância magnética – é método não invasivo para avaliação da IO em crianças e adolescentes. A cartilagem é bem visualizada e a avaliação do seu crescimento poderia fornecer informação importante na maturação óssea durante a infância, porém é um método caro[26,27].

Métodos de previsão da estatura final (pEf)

A previsão de estatura final é frequentemente questionada pelos pais nas consultas. Para isso, foram criadas várias fórmulas para simplificar o cálculo, porém essas fórmulas dão estimativas com margens de erro.

Alguns autores utilizam a previsão de estatura final na decisão de tratamentos medicamentosos. No entanto, estudos com número reduzido de pacientes sugerem uma grande variabilidade nos vários métodos e em diferentes condições clínicas, levando tanto à redução quanto ao aumento da estimativa da estatura final[28].

A maneira mais simples de avaliar a previsão de estatura final é baseada no potencial genético da criança.

O potencial genético de crescimento (altura-alvo ou *targeth eight* = TH) tem herança poligênica e é multifatorial. A transmissão genética dos fatores que definem a estatura final tem como principal determinante a estatura dos pais (média das estaturas dos pais ± 13), sendo que a estatura dos outros familiares tem baixo coeficiente de correlação. A precisão desse método é pequena, apresentando erro de 5cm para mais ou para menos. Assim, para um dado TH, um intervalo de 10cm tem 90% de probabilidade de acerto da estatura final. Embora pouco preciso, o cálculo do TH é útil no reconhecimento de doenças com evidente impacto sobre a estatura final, permitindo supor a intensidade da perda induzida pela doença de base[17]. Deve-se tomar cuidado, no entanto, quando os padrões de estatura do pai e da mãe são muito diferentes.

A previsão da estatura final pode ser realizada utilizando-se como variáveis a estatura e a IO do paciente. Nos métodos mais precisos, também são utilizadas variações de peso, estatura e IO, bem como a presença ou não de menarca.

Os métodos mais comumente utilizados para avaliação de pEf são o Bayley-Pinneau e o Tanner-Whitehouse. Ambos usam tabelas desenvolvidas somente para crianças saudáveis.

Avaliação de diferentes métodos de pEf em crianças com baixa estatura sem tratamento não mostrou superioridade de nenhum método. Além disso, o cálculo da pEf depende da precisão da leitura da IO[29].

Bayley-Pinneau (Tabela VI-1) – descrito na década de 1950, utiliza a idade óssea calculada pelo método de Greulich-Pyle. A determinação é feita considerando que cada idade óssea corresponde a uma fração do crescimento completo. Essa fração encontra-se na dependência de a IO estar atrasada, compatível ou adiantada em relação à idade cronológica. Esse método permite a pEf apenas quando a IO for superior a sete anos para os meninos e seis anos para as meninas. A previsão costuma superestimar a pEf quando a IO está atrasada. Sua principal indicação está na avaliação de crianças com puberdade precoce.

Por utilizar a IO determinada pelo método de Greulich--Pyle (variável descontínua), apresenta falhas no controle clínico longitudinal, quando se pretende repetir as previsões a intervalos menores de 6 a 12 meses[17].

Tanner-Whitehouse – esse método utiliza a IO calculada pelo TW2-RUS (variável contínua), que permite uma previsão sequencial, mesmo em períodos inferiores a 6 meses. Leva em consideração a variação anual da estatura e da idade óssea, e nas meninas, a idade da menarca. Apresenta boa precisão para a pEf de crianças normais, de pacientes com

Tabela VI-1. Previsão da estatura final segundo Bayley-Pinneau por meio da determinação da fração do crescimento estatural calculada com o uso da idade óssea identificada pelo método de Greulich-Pyle.

	Meninas			Meninos		
Idade óssea – anos-meses	Atrasada	Compatível	Adiantada	Atrasada	Compatível	Adiantada
6-0	0,733	0,720		0,680		
6-3	0,742	0,729		0,690		
6-6	0,751	0,738		0,700		
6-9	0,763	0,751		0,709		
7-0	0,770	0,757	0,722	0,718	0,695	0,670
7-3	0,779	0,765	0,732	0,728	0,702	0,676
7-6	0,788	0,772	0,742	0,738	0,709	0,683
7-9	0,797	0,782	0,750	0,747	0,716	0,689
8-0	0,804	0,790	0,760	0,756	0,723	0,696
8-3	0,813	0,801	0,771	0,765	0,731	0,703
8-6	0,823	0,810	0,784	0,773	0,739	0,709
8-9	0,836	0,821	0,790	0,779	0,746	0,715
9-0	0,841	0,827	0,800	0,786	0,752	0,720
9-3	0,851	0,836	0,809	0,794	0,761	0,728
9-6	0,858	0,844	0,819	0,800	0,769	0,734
9-9	0,866	0,853	0,829	0,807	0,777	0,741
10-0	0,874	0,862	0,841	0,812	0,784	0,747
10-3	0,884	0,874	0,856	0,816	0,791	0,753
10-6	0,896	0,884	0,870	0,819	0,795	0,758
10-9	0,907	0,895	0,883	0,821	0,800	0,763
11-0	0,918	0,906	0,887	0,823	0,804	0,767
11-3	0,922	0,910	0,891	0,827	0,812	0,776
11-6	0,926	0,914	0,897	0,832	0,818	0,786
11-9	0,929	0,918	0,901	0,839	0,827	0,800

(Continua)

Tabela VI-1. Previsão da estatura final segundo Bayley-Pinneau por meio da determinação da fração do crescimento estatural calculada com o uso da idade óssea identificada pelo método de Greulich-Pyle. (*Continuação*).

	Meninas			Meninos		
Idade óssea – anos-meses	**Atrasada**	**Compatível**	**Adiantada**	**Atrasada**	**Compatível**	**Adiantada**
12-0	0,932	0,922	0,913	0,845	0,834	0,809
12-3	0,942	0,932	0,924	0,852	0,843	0,818
12-6	0,949	0,941	0,935	0,860	0,853	0,828
12-9	0,957	0,950	0,945	0,869	0,863	0,839
13-0	0,964	0,958	0,955	0,880	0,876	0,850
13-3	0,971	0,967	0,963		0,890	0,853
13-6	0,977	0,974	0,968		0,902	0,875
13-9	0,981	0,978	0,972		0,914	0,890
14-0	0,983	0,980	0,977		0,927	0,905
14-3	0,986	0,983	0,980		0,938	0,918
14-6	0,989	0,986	0,983		0,948	0,930
14-9	0,992	0,988	0,986		0,958	0,943
15-0	0,994	0,990	0,988		0,968	0,958
15-3	0,995	0,991	0,990		0,973	0,967
15-6	0,996	0,993	0,992		0,976	0,971
15-9	0,997	0,994	0,993		0,980	0,976
16-0	0,998	0,996	0,994		0,982	0,980
16-3	0,999	0,996	0,995		0,985	0,983
16-6	0,999	0,997	0,997		0,987	0,985
16-9	0,9995	0,998	0,998		0,989	0,988
17-0	1,0	0,999	0,999		0,991	0,990
17-3		0,999	0,999		0,993	
17-6		0,9995	0,9995		0,994	
17-9		0,9995	1,0		0,995	
18-0		1,0			0,996	
18-3					0,998	
18-6					1,0	

várias hipo ou hiperfunções endócrinas e para algumas doenças genéticas. A principal desvantagem é que hiperestima a pEf em pacientes com puberdade precoce. Tem como grande vantagem permitir a pEf já a partir dos 5 anos de idade cronológica (independentemente de a idade óssea estar atrasada ou adiantada)[17].

A utilização de método automatizado de IO e de pEf pode melhorar a precisão dos dados obtidos. Estudo realizado em crianças com baixa estatura idiopática comparando a pEf automatizada e o método de BP mostrou superioridade do primeiro. Além disso, o método automatizado permite incluir os dados de estatura dos pais, o que poderia melhorar a precisão do cálculo[30]. Pode ser calculado *online* pelo endereço eletrônico: www.bonexpert.com/AHP.

Mesmo para crianças e adolescentes saudáveis avaliados longitudinalmente, a precisão da IO variou com o tempo. Portanto, as análises realizadas podem sofrer modificações durante o desenvolvimento da criança e do adolescente.

Todos os métodos de pEf podem superestimar ou subestimar a pEf, dependendo de vários fatores, incluindo grau de avanço ou atraso da idade óssea, TH, vigência de tratamentos com hormônio de crescimento e/ou bloqueio puberal.

Portanto, as pEf devem ser utilizadas de maneira criteriosa na decisão de início de tratamentos e na sua manutenção e ser passadas às famílias com bastante cautela para não criar falsas expectativas em relação à resposta terapêutica.

VARIAÇÃO SECULAR DO CRESCIMENTO

A variação secular do crescimento e maturação é representada por alterações do padrão do desenvolvimento somático em dada população de uma geração para a outra. Essas variações têm sido documentadas não só para a altura, mas também para o peso, a puberdade, o desenvolvimento dentário, do esqueleto, níveis de hemoglobina e ainda alterações químicas sanguíneas.

Para Tanner, "o crescimento é o espelho das condições na sociedade" e, portanto, é capaz de interpretar o estado nutricional, de higiene e saúde de uma população. Para o clínico, o interesse na avaliação dessa tendência de variação secular é verificar se há deslocamento do percentil que nos obrigue a repensar na caracterização do diagnóstico da baixa estatura (BE)[7].

Estudos antropométricos referentes à idade do gelo (10 a 20 mil anos atrás) sugerem que a altura não era muito diferente das alturas atuais e que, com o advento da agricultura, as alturas teriam se reduzido, talvez por aumento da população, problemas alimentares e aumento do surgimento de doenças.

No século XVIII, os recrutas tinham alturas menores do que as atuais, devendo-se fazer as devidas ressalvas, uma vez que esses jovens vinham de classes socioeconômicas menos favorecidas, com deficiências nutricionais e saúde precária. Já no século XX essas medidas passaram a registrar 5 a 10cm mais do que as do século XVIII, acompanhando as melhores condições de vida, de saúde e bem-estar no decorrer dos anos[31].

Levantamento feito na Bélgica abrangendo o período de 1880 a 1980 revelou um acréscimo na altura de 1,5cm por década na infância, 2,5cm por década na adolescência e 1cm por década no adulto. Esses dados parecem refletir o que aconteceu também na Europa e na América Norte. No Brasil, um levantamento de três décadas (1952 a 1982) mostra uma variação de cerca de 1,5cm por década. Na Europa, entre 1952 e 1995, as variações, observadas no adulto, foram de 0,3 a 3cm por década, dependendo do país e do período observado. Os dois países com menor variação de altura final na vida adulta foram a Noruega (1975 a 1985) e a Suécia (1952 a 1982)[31,32].

No Japão, essa variação foi ainda mais evidente entre 1950 e 1960, registrando aumento de 8cm por década aos 14 anos de idade e na vida adulta acréscimo de 3cm. Já entre 1980 e 1990, o Japão registrou variações semelhantes às observadas nos países do oeste europeu[31].

Dados mais recentes mostram que essa variação secular do crescimento vem diminuindo a cada década, mas ainda não estabilizou, nem em países de Primeiro Mundo. Estudo feito na Bélgica com 15.989 sujeitos saudáveis comparou dados antropométricos coletados na década de 1980 com dados de 2002 a 2004, mostrando aumento de 1,2cm por década em meninos e 0,8cm por década em meninas aos 18 anos de idade.

Os mecanismos dessa tendência secular do crescimento e desenvolvimento não estão completamente esclarecidos, e causas genéticas e ambientais têm sido lembradas. Embora fatores genéticos não possam explicar tais mudanças rápidas na altura da população, fatores epigenéticos podem estar envolvidos, contribuindo na ligação entre o crescimento e o ambiente. O acréscimo de altura final ainda ocorre nos países do norte da Europa, mas é mais evidente nos países do sul desse continente, no Japão e nos países em desenvolvimento. A tendência secular fornece informações sobre a interação do indivíduo com o ambiente em que vive[32].

REFERÊNCIAS

1. Cooke CW, Divall AS, Radovick S. Normal and aberrant growth. In Williams Textbook of Endocrinology. 12th ed. Philadelphia: Saunders; 2011. p. 935.
2. Anderson DL, Thompson GW, Popovich F. Interelationships of dental maturity, skeletal maturity, height and weight from age 4 to 14 years. Growth.1975;39(4):453-62.
3. Hamill PVV, Drizd TA, Johnson CL, Reed RB, Roche AF, Moore WM. Physical growth: National Center for Health Statistics Percentiles. Am J Clin Nutr. 1979;32(3):607-29.
4. Grummer-Strawn LM, Reinold C, Brebs NF, Centers for Disease Control and Prevention (CDC). Use of World Health Organization and CDC Growth Charts for Children Aged 0-59 months in the United States. Morbidity and Mortality Weekly Report (MMWR). 2010;59(RR-9):1-15.
5. Onis M, Garza C, Onyango AW, Borghi E. Comparison of the WHO Child Growth Standards and the CDC 2000 Growth Charts. J Nutr. 2007;137(1):144-8.
6. Tanner JM. Growth at adolescence. 2nd ed. Thomas: Springfield, Ill; 1962.
7. Tanner JM, Whitehouse RH, Takaishi M. Standards from birth to maturity for height, weight, height velocity, and weight velocity: British children, 1965 Parts I and II. Arch Dis Child. 1966;41: 613-35.
8. Marcondes E, et al. Estudo Antropométrico de Crianças Brasileiras de Zero a Doze anos de Idade. Anais Nestlé, nº 84; 1971.
9. Marques RM, Marcondes E, Berquó E. Crescimento e desenvolvimento pubertário em crianças e adolescentes brasileiros. II – Altura e peso. São Paulo: Editora Brasileira de Ciências; 1982.
10. Marcondes E. Maturação esquelética normal e previsão de altura final. In Setian N. Endocrinologia pediátrica – aspectos físicos e metabólicos do recém-nascido ao adolescente. 2ª ed. São Paulo: Sarvier; 2002. p. 48.

11. WHO Multicentre Growth Reference Study Group. WHO child growth standards based on length/height, weight and age. Acta Paediatr Suppl. 2006;450:76-85.
12. Cole TJ. The development of growth references and growth charts. Ann Hum Biol. 2012;39(5):382-94.
13. https://www.sbp.com.br/departamentos-cientificos/endocrinologia/graficos-de-crescimento/
14. Mettler FA, Huda W, Yoshizumi TT, Mahesh M. Effective doses in radiology and diagnostic nuclear medicine: A Catalog 1. Radiology. 2008;248(1):254-63.
15. Greulich WW, Pyle SI. Radiographic atlas of skeletal development of the hand and wrist. 2nd ed. Stanford, CA: Stanford University Press; 1959.
16. Sanctis V, Maio S, Soliman AT, Raiola G, Elalaily R, Millimaggi G. Hand X-ray in pediatric endocrinology: Skeletal age assessment and beyond. IJEM. 2014;18(Suppl1):S63-71.
17. Longui CA. Determinação da idade óssea e previsão de estatura final. In Monte O, Longui CA, Calliari LE, Kochi C. Endocrinologia para o pediatra. 3ª ed. Rio de Janeiro: Atheneu; 2006.
18. Tanner JM, Whitehouse RH, Cameron N, Marshall WA, Healy MJ, Goldstein NH. Assessment of skeletal maturity and prediction of adult height (TW3 Method). 3rd ed. London: WB Saunders; 2001.
19. Thodberg HH. Clinical review: an automated method for determination of bone age. J Clin Endocrinol Metab. 2009;94(7):2239-44.
20. www.bonexpert.com. Acessado em 02/03/2020.
21. Thodberg HH, Savendahl L. Validation and reference values of automated bone age determination for four ethnicities. Acad Radiol. 2010;17(11):1425-328.
22. Martin DD, Heil K, Heckmann C, Zierl A, Schaefer J, Ranke MB, et al. Validation of automatic bone age determination in children with congenital adrenal hyperplasia. Pediatr Radiol. 2013;43(12):1615-21.
23. Martin DD, Meister K, Schweizer R, et al. Validation of automatic bone age rating in children with precocious and early puberty. J Pediatr Endocrinol Metab. 2011;24:1009-14.
24. Artioli TO, Alvares MA, Macedo VSC, Silva TS, Avritchir R, Kochi C, Longui CA. Bone age determination in eutrophic, overweight and obese Brazilian children and adolescents: a comparison between computerized BoneXpert and Greulich-Pyle methods. Pediatr Radiol. 2019;49(9):1185-91.
25. Rachmiel M, Naugolani L, Mazor-Aronovitch K, Levin A, Koren-Morag N, Bistritzer T. Bone age assessment by a novel quantitative ultrasound based device (SonicBone), is comparable to the conventional Greulich and Pyle method. Horm Res Pediatr. 2013;80 Suppl 1:35.
26. Terada Y, Kono S, Tamada D, Uchiumi T, Kose K, Miyagi R, et al. Skeletal age assessment in children using an open compact MRI system. Magn Reson Med. 2013;69(6):1697-702.
27. Terada Y, Kono S, Uchiumi T, Kose K, Miyagi R, Yamabe E, et al. Improved reliability in skeletal age assessment using a pediatric hand MR Scanner with a 0.3T permanent magnet. Magn Reson Med Sci. 2014;13:215-9.
28. Topor LS, Feldman HA, Bauchner H, Cohen LE. Variation in methods of predicting adult height for children with idiopathic short stature. Pediatrics. 2010;126(5):938-44.
29. Price DA. Spontaneous adult height in patients with idiopathic short stature. Horm Res. 1996;45(Suppl 2):59-63.
30. Unrath M, Thodberg HH, Schweizer R, Ranke MB, Binder G, Martin DD. Automation of bone age reading and a new prediction model improve adult height prediction in children with short stature. Horm Res Paediatr. 2012;78(5-6)312-9.
31. Hauspie RC, Vercauteren M, Susanne C. Secular changes in growth and maturation: an update. Acta Peadiatr Suppl. 1997;423:20-7.
32. Fudvoye J, Parent A-S. Secular trends in growth. Ann Endocrinol (Paris). 2017;78(2):88-91.

Baixa Estatura

DURVAL DAMIANI
NUVARTE SETIAN (*in memoriam*)

INTRODUÇÃO

Uma das principais causas de procura ao endocrinologista pediátrico é a baixa estatura, muitas vezes percebida pelos pais no momento em que a criança começa a frequentar a escola e aí se depara com crianças da mesma idade, com alturas maiores que as dela.

A preocupação com estatura tem assumido uma dimensão muito grande, havendo enorme pressão social por "ser alto". As pessoas, em geral, equivalem alta estatura a "sucesso profissional". Com isso em mente, as famílias, quando percebem que seus filhos estão abaixo da média, sempre comparando às crianças mais altas, apavoram-se e procuram desesperadamente por auxílio médico.

Em todas as populações, as estaturas seguem uma curva de Gauss, ou seja, há os que se encontram próximos à média, há os que estão abaixo da média e são normais e há os que estão acima da média e também são normais. Estatisticamente, 3% das crianças normais estarão abaixo do percentil 3 da curva de crescimento estatural. À medida que nos afastamos da média, no entanto, aumenta a probabilidade de alguma anormalidade de crescimento se fazer presente e o papel do médico é detectar condições patológicas que interferem no crescimento, pois, ao lado disso, outras disfunções podem estar presentes. Por exemplo, uma menina com baixa estatura e sem mesmo apresentar outros estigmas pode ter síndrome de Turner, com todas suas implicações (cardíacas, renais, ovarianas, entre outras).

O crescimento linear é sempre o resultado da condrogênese da placa de crescimento que, em todas as formas de baixa estatura, implicam alteração primária ou secundária da placa de crescimento (fise óssea). A placa de crescimento tem uma capacidade finita de divisão celular e isso faz com que o indivíduo, em certo momento, pare de crescer e atinja sua altura final[1].

A conceituação de baixa estatura segue princípios estatísticos e pode ser definida para cada população. No entanto, seria extremamente difícil estabelecermos curvas de crescimento pôndero-estatural para todas as populações e, assim, termos "curvas-padrão" para cada uma dessas comunidades. Poderíamos ir mais longe e, por exemplo, no Brasil, poderíamos ter curvas de crescimento regionais.

O uso de "curvas de crescimento referenciais" permite, quando bem interpretado, obter dados confiáveis sobre o padrão de crescimento de uma criança em particular e essas curvas podem ser usadas em diferentes populações.

Considera-se estatura inadequada quando a criança ou o adolescente se encontram 1 desvio-padrão abaixo do esperado em relação aos seus pais (seu alvo estatural familiar). Considera-se baixa estatura (BE) o paciente abaixo de 2 desvios-padrão da média populacional. O crescimento está inadequado quando o paciente cresce abaixo do percentil 25 da curva de velocidade de crescimento. Associando-se todas essas considerações, podemos ter uma criança que cresce em percentil 50 (P50), tem seu alvo estatural em P50, mas está crescendo a uma velocidade de crescimento em percentil 10. Podemos dizer que, neste momento, essa criança não tem baixa estatura, mas algo está acontecendo com seu crescimento, já que claramente o desacelerou e, se este quadro persistir, ela vai atingir os percentis mais baixos e se "enquadrar" na definição de BE. Essa percepção é extremamente importante, ou seja, posso iniciar uma investigação para tentar descobrir o que faz essa criança crescer mal neste momento, quando ela ainda não se encaixa na definição de BE.

Embora seja fácil diagnosticar baixa estatura, pois necessitamos basicamente de uma fita métrica e de uma técnica adequada de medida, a interpretação do dado estatural, colocado em uma curva de crescimento, não é tão simples e, muitas vezes, uma criança vem crescendo mal há anos e não se dá atenção ao problema, dificultando posteriormente eventual recuperação estatural para atingir seu alvo familial.

ETIOLOGIA DA BAIXA ESTATURA

Do ponto de vista clínico, uma abordagem geral da baixa estatura consiste em avaliar se ela é proporcionada ou desproporcionada (neste caso, envolvendo doenças do esqueleto), se teve início pré-natal ou se ocorreu após o nascimento e as condições gerais da criança. Isso exige que se excluam doenças sistêmicas que têm interferência no crescimento. Um quadro inicial que podemos seguir está ilustrado no quadro VI-2.

Quadro VI-2. Causas de baixa estatura.

1. Atraso constitucional do crescimento e puberdade
2. BE familial
3. Causas "viscerais":
   Desnutrição
   Doenças crônicas
   Uso crônico de medicamentos que interferem no crescimento (exemplo, glicocorticoides)
4. Osteopatias
5. Causas endócrinas
6. Causas genéticas (síndromes de Turner, Down, Noonan, entre outras)
7. Restrição de crescimento intrauterino
8. Causas psicossociais
9. Baixa estatura idiopática

Com essas possibilidades diagnósticas em mente, iniciamos a avaliação de uma criança com baixa estatura e tentamos localizar a causa básica do problema. Veja que, entre as causas endócrinas, a deficiência de hormônio de crescimento é uma das mais importantes, mas, no contexto geral, está longe de ser a mais frequente. Perde para o atraso constitucional de crescimento e puberdade e para a baixa estatura familial nas famílias com condição social boa, e nas que apresentam condições socioeconômicas desfavoráveis, perde de longe para os problemas nutricionais.

A maioria dos casos de BE refere-se à **baixa estatura constitucional** ou à **baixa estatura familial**.

Na baixa estatura constitucional, também referida como **atraso constitucional do crescimento e puberdade (ACCP)**, o tamanho ao nascimento é normal e a criança cresce no seu canal de crescimento até por volta de 3-4 anos de idade, quando desacelera, passa a crescer em um canal de crescimento inferior ao seu alvo estatural e mantém uma velocidade de crescimento normal a partir daí. Sua idade óssea fica atrasada, mostrando que ela preserva seu potencial de estatura, ou seja, sua altura avaliada pela idade óssea está dentro do alvo familial de crescimento. Na puberdade, ocorre atraso do início, o que torna essas crianças menores que seus pares e sem os caracteres sexuais secundários. Isso faz o adolescente e os familiares pensarem que deve haver algum distúrbio de crescimento mais grave e procuram auxílio médico. A história familial de atraso de puberdade frequentemente existe. Em idade posterior, a criança entra em puberdade e atinge uma altura compatível com seu alvo estatural familial.

Pode ser muito difícil distinguir clinicamente entre um ACCP e hipogonadismo hipogonadotrófico isolado (IHH) nos adolescentes. Na maioria dos ACCP, há maturação atrasada e, consequentemente, eles são mais baixos que seus pares e tem sido mostrado que podem não atingir seu potencial genético familial de crescimento, com uma média de 4,2cm abaixo do alvo[2]. Como há estudos mostrando diferença desprezível na altura final, mesmo em adolescentes tratados, deve haver outros mecanismos fisiopatológicos adicionais à falta de esteroides sexuais para justificar o comportamento estatural[3].

Por outro lado, pacientes com IHH usualmente têm crescimento linear estável durante a infância e somente se tornam baixos na época do estirão puberal, já que eles não entram espontaneamente em puberdade. Dessa forma, a diferenciação entre ACCP e IHH no adolescente não pode ser feita pela estatura ou pelo atraso de idade óssea. No ACCP, o desenvolvimento de caracteres sexuais segue a idade óssea e não a idade cronológica.

Um dado interessante é que a adrenarca, no ACCP, pode também atrasar, o que não ocorre no IHH. Nas formas congênitas de IHH, o diagnóstico é tipicamente feito na segunda ou terceira décadas de vida e, além do atraso do início das características puberais, proporções eunucoides ou infertilidade podem ocorrer. Em alguns casos, o diagnóstico pode ser feito no período da minipuberdade que, no menino, ocorre nos primeiros 6 meses de vida e o achado de baixas concentrações de testosterona e de gonadotrofinas (LH e FSH) já levanta o diagnóstico de hipogonadismo hipogonadotrófico. A presença de sinais de alerta (*red flags*) como microrquidismo, criptorquidismo ou micropênis, reforça mais ainda a possibilidade de IHH. A presença de anosmia ou hiposmia (síndrome de Kallmann), fenda palatina, lábio leporino, agenesia renal unilateral, metacarpos curtos, perda de audição sensório-neural, sincinesia e daltonismo também reforçam o diagnóstico de IHH[4].

Vários testes já foram propostos para diferenciar ACCP e hipogonadismo hipogonadotrófico (HH), incluindo avaliação de pulsatilidade de LH com amostras repetidas, resposta de prolactina a estímulos de provocação, resposta gonadotrófica ao GnRH, resposta de testosterona ao hCG, FSH e LH na primeira urina da manhã. Mais recentemente, foi proposto que, em meninos, uma única dosagem de inibina B < 35pg/ml em meninos pré-púberes pode discriminar entre ACCP (inibina B > 35pg/ml) e IHH (inibina B < 35pg/ml), com alta sensibilidade, mas isso não foi demonstrado para meninas[5].

O conjunto de: 1. volume testicular menor que 1,1ml; 2. resposta de LH máxima induzida por GnRH < 4,3UI/l; e 3. inibina B basal < 35pg/ml mostra-se o mais discriminatório entre IHH e ACCP[6].

Embora o tema puberdade atrasada será discutido com mais detalhes na parte VII, p. 315, achamos interessante incluir aqui os sinais de alerta que podem discriminar entre ACCP e outras causas de atraso puberal (Quadros VI-3 e VI-4) e também sinais clínicos que podem ser úteis nessa discriminação.

Podemos dizer, portanto, que ACCP, com todas as suas dificuldades diagnósticas, é uma variante normal de crescimento e a conduta, em geral, é expectante. No entanto, há dúvidas sobre a eventual necessidade de tratamento. Nesse aspecto, chamamos a atenção para dois pontos:

1. A questão psicossocial – são crianças com idade de estar em puberdade e são impúberes. Comparadas a seus pares, tornam-se bastante diferentes e, em geral, são excluídas do grupo a que pertenceram até há pouco tempo. Nessas situações, alivia-se o "sofrimento" desses adolescentes induzindo-se a puberdade. É uma indução inicial, durante 3-6 meses, com doses baixas de testosterona (a condição ocorre em meninos e em meninas, mas a pressão social para os meninos é maior, de modo que são eles os mais queixosos do problema) que não serão suficientes para prejudicar o crescimento e a altura final.
2. Preocupação em atingir o alvo estatural – acredita-se que muitas dessas crianças fiquem abaixo do seu alvo e que seria indicado um tratamento com hormônio de crescimento.

Baixa estatura familial – essa é uma forma de BE idiopática em que os pais são baixos e a criança segue um padrão de crescimento compatível com o padrão familial, mas abaixo dos padrões populacionais. A idade óssea é compatível com a idade cronológica e a velocidade de crescimento é normal, mas a criança segue abaixo da curva de crescimento média populacional. A grande questão é saber se os pais, também com BE, não apresentam algum problema de crescimento que poderia ter sido tratado previamente e lhes daria uma altura melhor. Costumamos "normalizar" as alturas dos pais e com isso justificar a BE na criança, o que talvez esteja impedindo um diagnóstico familial mais adequado.

UM NOVO OLHAR PARA A ETIOLOGIA DA BAIXA ESTATURA

Estamos habituados a lidar com BE pensando essencialmente no eixo GHRH-GH-IGF (hormônio liberador de GH, hormônio de crescimento, fator de crescimento insulino-símile, respectivamente). Ao lado disso, interferências nutricionais e de condições de saúde geral (doenças crônicas, uso de medicamentos que interferem no crescimento como os glicocorticoides) também alteram esse processo de crescimento.

Se, no entanto, focarmos nossa atenção à placa de crescimento, podemos ter uma visão mais geral do que ocorre com um paciente em particular e podemos procurar descobrir a causa que prejudica seu crescimento estatural[8].

A condrogênese da placa de crescimento, que resulta no crescimento linear de um indivíduo (ossificação endocondral), implica múltiplos fatores, incluindo nutrição, hormônios e processos inflamatórios[9].

Por se tratar de um processo extremamente complexo, múltiplos fatores interferem no crescimento linear (ver capítulo Fisiologia do Crescimento, p. 174). Muitas das situações que levam à BE não são disfunções hormonais e há uma genética básica que comanda a estatura final de um indivíduo. O que fica claro, no entanto, é que a via final de todos os distúrbios de crescimento é a placa de crescimento.

Quadro VI-3. Sinais de alerta (*red flags*) na história clínica e etiologias associadas em pacientes com puberdade atrasada[7].

História	Possível etiologia subjacente
Dor abdominal, constipação, diarreia, hematoquezia	Doença inflamatória intestinal, diarreia, doença celíaca
Ganho de peso, intolerância ao frio, fadiga	Hipotireoidismo
Perda de peso, intolerância ao calor, insônia	Hipertireoidismo
Exercício excessivo, restrição alimentar	Anorexia nervosa
História de quimioterapia, radiação ou traumatismo testicular	Hipogonadismo hipergonadotrófico adquirido
Criptorquidismo, micropênis	Hipogonadismo permanente
Distúrbio visual, incapacidade intelectual, convulsões, defeitos congênitos da linha média	Síndrome congênita (por exemplo, displasia septo-óptica)
Cefaleia, alterações visuais, convulsões	Doença do sistema nervoso central adquirida, como tumor cerebral
Anomalias olfatórias	Síndrome de Kallmann
Características dismórficas	Forma sindrômica do hipogonadismo hipogonadotrófico congênito (CHARGE)
História familial de puberdade atrasada	Atraso constitucional do crescimento e puberdade, hipogonadismo hipogonadotrófico congênito
História familial de doenças crônicas	Avaliação individual

Quadro VI-4. Exemplos de achados de exame físico e etiologias associadas em pacientes com puberdade atrasada[7].

Exame físico	Possível etiologia de base
Baixa velocidade de crescimento	Deficiência do hormônio de crescimento, deficiência múltipla de hormônios hipofisários
Baixo peso para a altura, alterações dentárias	Anorexia, ortorexia, exercício excessivo
Baixo peso para a altura com exoftalmos, sudorese, tremor, hipertensão, bócio	Hipertireoidismo
Aumento do peso para a altura com pele e cabelos secos, bradicardia, bócio	Hipotireoidismo
Baixo peso para a altura, palidez, distensão ou dor abdominal intestinal	Doença celíaca, doença inflamatória
Anormalidade do campo visual, exame neurológico anormal	Doença do sistema nervoso central congênita ou adquirida
Defeitos de linha média (por exemplo, fenda palatina e/ou lábio leporino, cardiopatia congênita), características dismórficas (por exemplo, hipertelorismo, pescoço alado)	Síndrome congênita (por exemplo, displasia septo-óptica, síndrome de Turner)
Testículos pequenos	Hipogonadismo hipogonadotrófico
Anomalia olfatória	Hipogonadismo hipogonadotrófico congênito
Falta de dentes	
Defeitos de pigmentação	
Perda auditiva	
Malformações de mãos/pés	
Fenda palatina/lábio leporino	
Achados sugestivos da síndrome CHARGE (coloboma, defeitos cardíacos, atresia de coanas, retardo de crescimento e desenvolvimento, anomalias genitais e auditivas)	
Sincinesia bimanual (movimentos involuntários dos membros superiores)	

Uma tentativa de classificação etiológica da BE pode ser tentada, levando em conta as alterações envolvendo a placa de crescimento, como visto nas figuras VI-2 e VI-6. O quadro VI-5 mostra as principais etiologias de baixa estatura. Esta lista não pretende esgotar as possibilidades diagnósticas, apenas damos alguns exemplos de situações que se enquadram nos itens apresentados.

Genética da baixa estatura

A contribuição da genética sobre a altura de um indivíduo tem sido analisada e documentada há muitos anos. Essa heritabilidade varia de estudo para estudo, mas oscila de 0,75 a 0,98 (75 a 98%). Em estudo com mais de 30.000 pares de gêmeos, de oito diferentes países, estimou-se que 0,87 a 0,93 da altura de um homem adulto e 0,68 a 0,84 da altura de uma mulher adulta poderiam ser atribuídos à hereditariedade[11].

Outro grande estudo envolvendo mais de 180.000 pares de gêmeos mostrou que a variabilidade de altura é fortemente influenciada por fatores ambientais no início da infância, enquanto os fatores genéticos são mais importantes na adolescência: 0,83 em meninos e 0,76 em meninas[12].

As investigações das bases moleculares para as influências genéticas no crescimento têm focado dois tipos de estudos: GWAS (*genome-wide association studies*) que procuram variantes genéticas comuns (*minor allele frequency* – MAF > 5%) que tem influência individual pequena mas significante na altura e estudos que avaliam doenças monogênicas que causam BE grave, frequentemente associadas a outras características. Nesses casos, variantes raras têm um poderoso efeito sobre o fenótipo, estando em homo ou em heterozigose[13]. A combinação dessas duas maneiras de estudo tem permitido um avanço importante na compreensão dos fatores que determinam a estatura final de um indivíduo.

Estudos genômicos de associação (GWAS) têm identificado mais de 400 *loci* associados à altura adulta na população geral[14]. Muitas crianças podem apresentar leve BE porque herdaram múltiplos polimorfismos, cada um dos quais inibe levemente a condrogênese da placa de crescimento e é interessante notar que, entre esses *loci* identificados, grande parte se relaciona ao desenvolvimento da placa. Tomando-se todos esses dados em conjunto, podemos imaginar que centenas de genes podem modular o crescimento estatural, dentro da faixa da normalidade, já que cada um tem uma pequena contribuição ao desenvolvimento da fise óssea. No entanto, pode haver mutações em genes que apresentam um efeito mais forte sobre a função proteica ou mutações bialélicas que podem levar à BE monogênica ou mesmo a uma displasia óssea.

Quadro VI-5. Etiologia da baixa estatura. Tentativa de classificação da BE tomando por base o que ocorre na placa de crescimento. Há condições que são intrínsecas à placa e condições que nela atuam, vindo do exterior da placa. Modificado de Baron et al.[1,10].

Intrínseca à placa de crescimento (abrangendo algumas osteopatias)

- **Parácrina**
  - Deficiência de sinalização do peptídeo natriurético tipo C
  - Excesso de sinalização do fator de crescimento fibroblástico (FGF) – mutação ativadora do receptor tipo 3 do FGF (FGFR3)
    - Acondroplasia
    - Hipocondroplasia
  - Deficiência ou excesso da proteína sinalizadora relacionada ao paratormônio
- **Matriz da cartilagem extracelular**
  - Propriedades estruturais anormais
  - Efeitos na sinalização de fatores de crescimento
- **Intracelular**
  - Deficiência de fatores de transcrição
  - Deficiência da sinalização Ras-MAPK

Extrínseca à placa de crescimento

- **Ingestão de nutrientes**
  - Deficiência calórica
  - Deficiência proteica
  - Deficiência de zinco
  - Escesso de vitamina A
- **Endócrina**
  - Deficiência ou insensibilidade ao hormônio de crescimento
  - Deficiência ou insensibilidade ao IGF-I
  - Deficiência ou insensibilidade ao hormônio tireoidiano
  - Excesso de glicocorticoides
    - Origem endógena
    - Origem exógena
  - Hipogonadismos
    - Deficiência de estrógenos – puberdade atrasada na menina
    - Deficiência androgênica – puberdade atrasada no menino
  - Excesso de estrógenos ou de andrógenos (fechando a cartilagem de crescimento mais precocemente)
- **Citocinas inflamatórias**
  - Excesso de IL-1β, IL-6 ou TNF
- **Fluido extracelular**
  - Deficiência de oxigênio
  - Acidose
- **Fatores físicos**
  - Traumatismo mecânico
  - Radiação ionizante

A BE pode resultar de alterações cromossômicas (caso da síndrome de Turner em que se perde um dos cromossomos X, resultando em um cariótipo 45,X), poligênicas ou monogênicas. Entre as causas monogênicas, o quadro VI-6 mostra vários genes que atuam no eixo GH-IGF que, quando mutados, levam a BE importantes, pois são genes com mutações raras, mas com poderoso efeito sobre o crescimento.

Por outro lado, temos condições poligênicas que interferem no crescimento. Assim a BE em um indivíduo normal decorre da soma de efeitos de muitas variantes comuns que têm, individualmente, pequeno efeito, mas que, somadas, levam a uma expressão fenotípica mais importante.

O consórcio GIANT (*Genetic Investigation of Anthropometric Traits*) obteve informações sobre mais de 250.000 indivíduos, identificando 697 variantes (em 423 *loci*) que têm influência na altura. Cada uma dessas variantes responde por aproximadamente 1mm na variabilidade da altura e, em combinação, explica cerca de 20% da herança da altura adulta[14].

Como mostrado nas figuras VI-2 e VI-6, os vários interferentes na função da placa de crescimento, implicando ou não hormônios, fatores inflamatórios, doenças crônicas, defeitos da própria placa, levam a osteopatias e comprometem o crescimento linear[9].

Causas endócrinas de baixa estatura

Sempre se colocou muita ênfase sobre as causas endócrinas de baixa estatura, como se alterações hormonais fossem responsáveis pela maior parte dos casos de BE. Isso não só não

Quadro VI-6. Genes envolvidos no eixo GH-IGF que, quando mutados, levam a baixas estaturas importantes[13].

Defeito	Gene
Deficiência de	
• Secreção de GH	*GH1, GHRH*
• Diferenciação dos somatotrofos hipofisários	*POU1F1* e *PROP1*
• Ontogênese hipofisária	*GLI2, HESX1, LHX3, LHX4, SOX2, SOX3, OTX2*, outros
GH biologicamente inativo	*GH1*
Insensibilidade ao GH	
• Síndrome de Laron (gene *GHR*)	*GHR*
• Associado à disfunção imune	*STAT5B, IKBKB*
Defeito do complexo ternário	*IGFALS, PAPPA2*
Deficiência isolada de IGF	*IGF IGF-1, IGF-2*
IGF biologicamente inativo	*IGF-1*
Insensibilidade ao IGF-1	*IGF-1R*

GR = hormônio de crescimento; IGF-1 = fator de crescimento insulino-símile tipo 1; ALS = subunidade ácido-lábil.

é verdade como induz, em muitas situações, a tratamentos inadequados, imaginando-se que os hormônios vão resolver todos ou a maioria dos casos de BE.

Por outro lado, é notório que, em presença de determinadas disfunções hormonais, por excesso ou falta de alguns hormônios, o impacto sobre a estatura é muito forte. O quadro VI-7 mostra as principais causas endócrinas de baixa estatura.

Deficiência isolada ou combinada de GH

Como pode ser visto no quadro VI-8, várias são as causas de deficiência de hormônio de crescimento, isolada ou associada a outras deficiências hipofisárias. Processos infecciosos, infiltrativos, malformações vasculares, tumores do SNC ou mesmo traumas de crânio podem resultar em formas adquiridas de deficiência de GH. Um grupo especial de pacientes são os que foram submetidos a químio e/ou radioterapia no tratamento das diversas neoplasias.

Nas formas congênitas, problemas de formação hipofisária ou que envolvam o próprio gene do GH são a causa de deficiência e devem ter seu diagnóstico suspeitado e confirmado o mais cedo possível.

O hormônio de crescimento, um polipeptídeo com 191 aminoácidos, é produzido na adeno-hipófise sob estímulo de GHRH e de secretagogos de GH (como ghrelina, por exemplo) e é inibido por somatostatina (SS). A deficiência de GH pode ser motivada por defeito na diferenciação adeno-hipofisária, para a qual concorrem diversos fatores de transcrição.

A hipófise anterior e a *pars intermedia* são derivadas da bolsa de Rathke que, por sua vez, é originária da evaginação do ectoderma oral ou estomódio, da qual se desliga migran-

Quadro VI-7. Causas endócrinas de baixa estatura.

Deficiência de hormônio de crescimento (GH)
Insensibilidade ao GH – deficiência de IGF-I
Insensibilidade ao IGF-I
Hipotireoidismo
Hipercortisolismo
- síndrome de Cushing/doença de Cushing
- síndrome do ACTH ectópico
- uso exógeno de glicocorticoides

Hipocortisolismo
HIpogonadismo
Puberdade precoce
Diabetes insipidus
Diabetes mellitus
HIpoparatireoidismo/pseudo-hipoparatireoidismo/pseudo-pseudo-hipoparatireoidismo
Raquitismo
Restrição de crescimento intrauterino

Quadro VI-8. Principais causas de deficiência de hormônio de crescimento[15].

Processos inflamatórios e infecciosos
- Meningoencefalites
  - Virais (rubéola, citomegalovírus)
  - Parasitárias (toxoplasmose)
  - Bacterianas
  - Fúngicas
- Hipofisite autoimune

Processos infiltrativos
Histiocitose, sarcoidose, hemossiderose

Alterações vasculares
Aneurisma de base de crânio, infarto hipofisário, anemia falciforme

Processos expansivos hipotálamo-hipofisários
Craniofaringioma
Gliomas (hipotalâmico, óptico)
Pinealoma ectópico (germinoma)
Hidrocefalia

Sequelas de tratamento antineoplásico
Pós-químio ou radioterapia

Defeitos congênitos da linha média
Displasia septo-óptica
Fenda palatina e lábio leporino
Displasia frontonasal
Síndrome do incisivo central único

Traumas de crânio
Perinatais (parto pélvico, anoxia grave)
Acidentes (fratura de base de crânio)
Consequentes a neurocirurgia
Síndrome da criança espancada

Causas genéticas
Síndromes
Anormalidades gênicas
Secção de haste hipofisária, com neuro-hipófise ectópica

Idiopáticas

do para se aproximar do neuroectoderma formador da hipófise posterior. A caracterização dos *fatores de transcrição* trouxe informações importantes para a melhor compreensão do desenvolvimento da hipófise desde sua fase primitiva.

Como pode ser visto no quadro VI-9, vários genes contribuem para a formação hipofisária e para a diferenciação somatotrófica. A ontogênese e o desenvolvimento da hipófise constituem um processo altamente complexo que envolve uma cascata de fatores de transcrição e de moléculas sinalizadoras. Modelos murinos transgênicos demonstram o papel de muitos desses fatores, incluindo HESX1, PROP1, PIT1, LHX3, LHX4, SOX2, SOX3, OTX2, PAX6, FGFR1, SHH, GLI2 e FGF8 na etiologia do hipopituitarismo congênito[16].

Síndrome de Axenfeld-Rieger – caracteriza-se por anomalias no compartimento ocular anterior com dismorfismo craniofacial e anomalias dentárias, cardíacas e umbilicais.

Podemos pensar nos candidatos envolvidos em problemas de diferenciação hipofisária, agrupando as principais características relacionadas a cada fator de transcrição.

Quadro VI-9. Principais mutações gênicas levando a hipopituitarismo congênito e seus fenótipos[16].

Fator de transcrição	Genética	Deficiências hipofisárias	Fenótipo
LHX3	AR	GH/TSH/FSH/LH ACTH (53%)	Rotação anormal de cabeça e pescoço (70%), anomalias vertebrais (50%), defeito auditivo leve a grave, hipo ou hiperplasia hipofisária
LHX4	AD	IGHD ou CPHD	Hipoplasia hipofisária, NE, sela pequena, hipoplasisa de corpo caloso ou síndrome de Chiari, problemas respiratórios
HESX1	AD/AR	IGHD ou CPHD	SOD, adeno-hipófise hipoplásica ou aplásica, hipoplasia de corpo caloso
SOX2	AR	LH/FSH, variável deficiência de GH	Microftalmia, retardo mental, perda auditiva sensório-motora, atresia de esôfago
SOX3	Lig X	IGHD ou CPHD	Hipoplasia de adeno-hipófise, haste ausente, NE, perda intelectual
OTX2	AD	IGHD ou CPHD	Malformações oculares, adeno-hipófise normal ou hipoplásica, NE ou normal, síndrome de Chiari
PAX6	AR	GH, ACTH (?), LH/FSH	Malformação ocular, hipoplasia hipofisária
BMP4	AR	CPHD	Malformações oculares, surdez sensório-motora, atraso de desenvolvimento, displasia espondiloepifisária tarda, anomalias hipofisárias e cerebelares, hipogenesia de corpo caloso
ARNT2	AR	DI, CPHD	Anomalias oculares, adeno-hipófise hipoplásica e haste fina, microcefalia, anomalias renais
FGF8	AR/AD	LH/FSH, TSH, ACTH, DI	HPE semilobar, DI, ausência de corpo caloso, hipoplasia de nervo óptico, síndrome de Moebius
FGFR1	AD	CPHD	Ausência de corpo caloso, SOD, defeitos de linha média
SHH	AR	CPHD, DI	Defeitos cerebrais de linha média, HPE
Gli2	Haploinsuf.	CPHD	HPE, polidactilia, defeitos de linha média, NE
PROKR2	AR/AD	FSH/LH	Secção de haste, hipoplasia de corpo caloso, anomalias de nervo óptico
GPR161	AR	GH	Secção de haste, hipoplasia de adeno-hipófise, NE, sela vazia, alopecia congênita
IGSF1	Lig X	TSH, GH, PRL	Macrorquidismo, adrenarca atrasada
Pix2	AR/AD		Síndrome de Axenfeld-Rieger
NFKB2	AD	ACTH, GH, TSH	Deficiência imune
CHD7	AD	GH/TSH, LH, FSH	Síndrome CHARGE, NE
Pit1/POU1F1	AD/AR	GH, TSH, PRL	Hipoplasia hipofisária
Prop1	AR	GH, TSH, PRL, LH, FSH, deficiência progressiva de ACTH	Hipoplasia hipofisária ou hiperplasia transitória

AR = autossômica recessiva; AD = autossômica dominante; Lig X = herança ligada ao X; IGHD = deficiência de GH isolada; CPHD = deficiência hipofisária combinada; NE = neuro-hipófise ectópica; SOD = displasia septo-óptica; DI = *diabetes insipidus*; HPE = holoprosencefalia.

Assim, em **hipopituitarismo associado a malformações cerebelares ou problemas pulmonares**, LHX3 e LHX4 são os candidatos. Ambos são encontrados na bolsa de Rathke e suas mutações levam a uma hipófise hipoplásica, contendo diferentes tipos celulares, mas em menor número. Em humanos, 15 mutações esporádicas ou familiais de LHX4 foram caracterizadas, com hipopituitarismo variável. Anormalidades cerebrais como hipoplasia hipofisária, neuro-hipófise ectópica, sela túrcica mal desenvolvida e hipoplasia de corpo caloso configuram a síndrome de Chiari. Quatro pacientes também apresentaram desconforto respiratório e um apresentou defeito cardíaco. Em grande coorte de 417 pacientes não aparentados, a prevalência de mutação de LHX4 foi de 1,4%[17].

Displasia septo-óptica (DSO) – é definida pela presença de pelo menos duas das seguintes características: 1. hipoplasia do nervo óptico; 2. defeitos cerebrais de linha média; 3. hipoplasia hipofisária. Raramente as anomalias oculares podem ser mais graves, incluindo anoftalmia ou microftalmia grave. As manifestações neurológicas são comuns e variam de déficit focal a retardo global do desenvolvimento. Mutações em HESX1, SOX2, SOX3, OTX2 têm sido implicadas na etiologia da DSO.

Várias mutações de HESX1 têm sido documentadas em homo ou em heterozigose, com fenótipos variáveis, indo desde deficiência isolada de GH até deficiência hipofisária combinada, associadas, em alguns casos, a DSO e agenesia de corpo caloso, hipoplasia de nervo óptico, adeno-hipófise hipoplásica e NE. O fenótipo do heterozigoto é, em geral, mais leve.

Variantes de SOX2 podem levar a hipogonadismo hipogonadotrófico, microftalmia bilateral, corpo caloso pequeno, anomalias hipocampais e retardo mental inconstante. O fenótipo pode incluir deficiências de GH, TSH ou ACTH. Todos os pacientes documentados apresentavam acentuado déficit motor e um deles tinha surdez sensório-neural. Atresia de esôfago ocorreu como anomalia extra-hipofisária[18]. A dosagem de SOX3 é crítica para o desenvolvimento normal da hipófise e do hipotálamo e tanto duplicações como perda de função podem levar a hipopituitarismo de intensidade variável. Duplicações de SOX3 levam à deficiência isolada de GH, sem envolver outros hormônios adeno-hipofisários. Variantes de SOX3, deleções totais do gene ou duplicações podem levar a hipoplasia hipofisária, ausência de haste e NE. Esses pacientes apresentam, frequentemente, retardo mental[19].

OTX2 (*orthodenticle homeobox 2*) é crítico no desenvolvimento cerebral e ocular. Expressa-se no diencéfalo ventral onde interage com HESX1 na bolsa de Rathke. Em humanos, 21 mutações heterozigóticas *de novo* e uma microdeleção foram documentadas em pacientes com malformações oculares (microftalmia, anoftalmia, hipodesenvolvimento de nervo óptico, coloboma ocular) e hipopituitarismo congênito, com a deficiência de GH sendo a mais comum[20].

PAX6 é um regulador do desenvolvimento ocular. Deficiência de GH, hipoplasia hipofisária e criptorquidismo (remanescente de um hipogonadismo) podem fazer parte do quadro de mutação de PAX6. BMP4 (*bone morphogenic protein4*) é importante no desenvolvimento hipofisário e necessário para a formação da bolsa de Rathke. Estudo de BMP4 em 215 indivíduos com malformações oculares detectou deleção 14q22-q23, que abarca BMP4, em um caso familial com anoftalmia, distrofia de retina, malformações cerebrais e poli/sindactilia. Deleções de BMP4 apresentaram-se com anoftalmia/microftalmia bilateral, associada a hipotireoidismo[21].

FGFR1 (*receptor tipo 1 do fator de crescimento fibroblástico*) é essencial para o desenvolvimento embrionário. Defeitos genéticos em FGFR1 têm sido documentados em deficiências combinadas de hormônios hpofisários (CPHD), ausência de corpo caloso, DSO e defeitos de linha média. ARNT2 (*aryl hydrocarbon receptor nuclear translocator 2*) é pouco conhecido no desenvolvimento hipofisário e cerebral. Em uma família da Arábia Saudita, seis crianças afetadas, *diabetes insipidus* e deficiência corticotrófica foram detectadas. Deficiência de TSH (4 casos), de GH (2 casos) e deficiência gonadotrófica com criptorquidismo (1 caso). Todas as crianças eram dismórficas com microcefalia, fronte proeminente, olhos profundos, filtro nasal acentuado e retrognatia. Hidronefrose, refluxo vesicouteral e bexiga neurogênica também estavam presentes[22].

Holoprosencefalia (HPE) – trata-se de um distúrbio encefálico em que o cérebro anterior não se desenvolve em dois hemisférios. Pode ser causada por fatores genéticos ou ambientais. Mutações genéticas são detectadas em 5 a 10% dos casos. *Sonic hedge hog* (SHH) é expresso no diencéfalo ventral e necessário para a formação do olho e induz a expressão de BMP2. A interrupção da secreção e sinalização de SHH é uma das principais causas de HPE. O fenótipo varia desde olhos mais próximos um do outro ou um incisivo central único até o extremo de um único olho ciclópico. Em pacientes com defeitos de linha média cerebral complexos e hipopituitarismo congênito, deve-se pensar em SHH.

Mutações em GLI2 associam-se à HPE ou características semelhantes à HPE (HPE *like*), com anomalias hipofisárias e polidactilia. FGF8 é importante em desenvolver e manter tronco e porção posterior do cérebro. Só recentemente foi descrita uma mutação em FGF8 em uma mulher com HPE semilobar, *diabetes insipidus*, deficiência de TSH e ACTH e outra com mutação em heterozigose, ausência de corpo caloso, nervos ópticos hipoplásicos e síndrome de Moebius[23].

Síndrome da interrupção da haste hipofisária – é um defeito congênito da hipófise caracterizado pela tríade haste hipofisária afilada, neuro-hipófise ectópica e hipoplasia/aplasia da adeno-hipófise identificadas à ressonância magnética. Podem apresentar deficiência de GH isolada ou combinada. Mutações implicadas na síndrome: HESX1, LHX4, OTX2, SOX3 e PROKR2.

PROKR2 é um receptor acoplado à proteína G, envolvido no desenvolvimento sexual e do bulbo olfatório e necessário para a adequada migração neuronal e angiogênese. Tem-se associado a casos de hipogonadismo hipogonadotrófico.

Hipotireoidismo central e macro-orquidismo – o gene *IGSF1*, localizado em Xq26, é expresso na bolsa de Rathke, na hipófise do adulto e nos testículos e também é detectado nas células secretoras de GH, PRL e TSH. Mutações com perda de função ou deleções do *IGSF1* causam uma síndrome ligada ao X, com hipotireoidismo central em homens, aumento retardado de testosterona na puberdade (apesar de início normal) e macro-orquidia. Em alguns casos, deficiência de PRL e/ou GH[24].

Entre essas várias mutações que levam a hipopituitarismo, as duas formas não sindrômicas são as mutações de *PROP1* e *POU1F1*.

PROP1

Trata-se de um fator de transcrição específico da hipófise, localizado no cromossomo 5q35, com 3 éxons bem conservados e 2 íntrons, que traduz uma proteína de 226 aminoácidos. Ele se expressa inicialmente na bolsa de Rathke e rapidamente desaparece. Atua como um repressor transcricional (para a expressão de Hesx1) e um ativador para *POU1F1* (PROP = *prophet of PIT1*). Mutações recessivas de *PROP1* são a causa mais comum de deficiência combinada de hormônios hipofisários, tanto na forma esporádica (6,7%) como nos casos familais (48,5%). Mutações recessivas de *PROP1* respondem por deficiência de GH, TSH, PRL e gonadotrofinas. A maioria dos pacientes apresenta-se com deficiência precoce de GH e baixa estatura. A deficiência de TSH é também variável. Usualmente, ACTH é normal, bem como as concentrações de cortisol.

Embora *PROP1* seja essencial para a diferenciação dos gonadotrofos na vida fetal, o espectro da deficiência gonadotrófica varia de hipogonadismo presente ao nascimento com micropênis e criptorquidia até falta completa de desenvolvimento puberal ou mesmo desenvolvimento puberal com infertilidade. A morfologia hipofisária é também altamente variável, a maioria dos pacientes tendo haste e neuro-hipófise normais, com adeno-hipófise pequena ou normal. Em alguns casos, aumento da hipófise tem sido documentado, com regressão com o evoluir da idade.

Pit1/POU1F1

POU1F1 humano (antigamente conhecido como *PIT-1*) é membro da família POU de fatores de transcrição, responsável pelo desenvolvimento hipofisário. Localiza-se no cromossomo 3p11 e codifica uma proteína com 291 aminoácidos e peso molecular de 33kD. A proteína tem 3 domínios funcionais: domínio aminoterminal envolvido na interação proteína-proteína, domínio POU específico e homeodomínio POU envolvido em ligação ao DNA e interação com cofatores transcricionais.

Esse fator de transcrição se manifesta mais tardiamente no desenvolvimento hipofisário e sua expressão persiste na vida pós-natal e na adultícia. Regula genes que codificam GH, PRL e TSHb. *POU1F1* requer a expressão de *PROP1* e é capaz de interagir com outros fatores de transcrição como a proteína ligadora de CREB que interage com o promotor de GH, com *PITX1* que ativa os promotores de prolactina e GH, *LHX3* que ativa os promotores de *POU1F1*, TSHb e PRL. Mais de 30 mutações de *POU1F1* causam CPHD, implicando deficiências de GH, TSH e PRL. O eixo gonadotrófico (LH e FSH) permanece funcional. No estudo de ressonância magnética, a hipófise anterior pode ser normal ou reduzida.

Mutações no gene do GH

Ao lado dos problemas de formação hipofisária discutidos acima, mutações no próprio gene do hormônio de crescimento, localizado no cromossomo 17, dão lugar a várias formas genéticas de deficiência de GH:

Tipo IA – refere-se a crianças que desde o nascimento têm algum grau de comprometimento no seu comprimento, apresentam hipoglicemia no início da vida e já a partir do sexto mês demonstram uma deficiência grave no crescimento. Herança autossômica recessiva. Tratadas com rhGH, elas respondem bem ao tratamento no início, para em seguida desenvolverem anticorpos anti-GH, o que provoca queda acentuada na sua velocidade de crescimento. O quadro é motivado por deleções no gene *GH1*.

Tipo IB – refere-se a crianças que apresentam concentrações muito baixas de GH (< 2,5ng/ml), desaceleração da velocidade de crescimento, atraso de idade óssea. Herança autossômica recessiva. Não desenvolvem anticorpos anti-GH quando tratadas com rhGH, já que seu sistema imunológico teve contato com o GH, diferentemente do tipo IA, em que, pela deleção do gene do *GH*, o hormônio é desconhecido pelo sistema imune.

Tipo II de deficiência do GH – é principalmente provocado por mutações dos primeiros seis pares de base com a perda do éxon 3, resultando na síntese de uma isoforma com 17,5kD com ausência dos aminoácidos 32-71. A herança é autossômica dominante e a hipófise anterior é hipoplásica devido à ausência de somatotrofos.

Tipo III – tem herança recessiva ligada ao X e os meninos afetados apresentam deficiência de imunoglobulinas e de GH. Mutações ou deleções envolvem o braço longo do cromossomo X que contém dois *loci*, um necessário para a produção normal de imunoglobulinas e o outro para a expressão do GH.

Insensibilidade ao GH/IGF-I (síndromes de resistência ao GH/IGF-I)

A *insensibilidade ao GH* é caracterizada por BE grave, concentrações séricas anormalmente elevadas de GH, produção diminuída de IGF-I e IGFBP-3. Esse tipo de BE foi descrito pela primeira vez por Laron, em 1966, em três crianças de origem judaica[25]. Passados 23 anos, em 1989 conseguiu-se elucidar o mecanismo que levava à "síndrome de Laron": uma mutação do receptor de GH.

Os defeitos genéticos afetando as ações de GH e/ou IGF-I podem ser divididos em cinco diferentes grupos: a) problemas com o receptor de GH (GHR); b) vias de sinalização intracelulares (STAT5B, STAT3, IKBKB, IL2RG, PIK3R1); c) síntese de IGF-I ou IGF-II; d) transporte e biodisponibilidade dos IGFs (IGFALS, PAPPA2, STC1, STC2); e) problemas com o receptor de IGF-I (IGF-1R)[26].

Problemas com o receptor de GH (GHR)

Atualmente, mais de 70 mutações do GHR em mais de 300 pacientes são conhecidas, a maioria mutações homozigóticas em famílias consanguíneas. As mutações, em geral, afetam o domínio extracelular do GHR, resultando em uma ligação anormal ao GH e concentrações séricas baixas ou indetectáveis de GHBP. Outras mutações do gene do GHR resultam em defeitos de dimerização do receptor, problemas de fixação à membrana celular ou transdução do sinal. A maioria dos casos apresenta herança autossômica recessiva, mas há alguns casos onde uma mutação em heterozigose exerce efeito dominante negativo, comportando-se como uma mutação dominante, com quadro clínico menos pronunciado[27].

Em 1995, Laron propôs uma classificação das insensibilidades ao GH em primárias e secundárias[28], mas os conhecimentos sobre os mecanismos intracelulares envolvidos nessas insensibilidades propiciaram melhor entendimento do que ocorre e as eventuais associações a outras entidades clínicas, particularmente relacionadas à imunidade.

Vias de sinalização intracelulares

A família dos STATs (*signal transducers and activators of transcription*) inclui sete membros que são ativados por vários fatores de crescimento e citocinas. Foi descrita uma mutação no gene *STAT5B* em menina de 16 anos de idade com BE grave e deficiência de IGF-I. Essa menina tinha história de infecções pulmonares recorrentes e pneumonia intersticial linfocítica e uma deficiência imune afetando as células T. Como o STAT5B é estimulado por citocinas (IL-2, interferon gama), estabeleceu-se uma ligação entre a BE e o defeito imunológico. Pelo menos 10 pacientes foram descritos com deficiência de STAT5B, todos com BE importante mas graus variados de deficiência imunológica.

Mutações com ganho de função do STAT3 foram descritas recentemente com graus variáveis de desregulação imune e o aparecimento precoce de várias doenças autoimunes como *diabetes mellitus* tipo 1, enteropatía, disfunção tireoidiana, doença pulmonar, anemia hemolítica, trombocitopenia, neutropenia, artrite reumatoide e eczema. A maioria desses pacientes apresenta BE com IGF-I baixo.

A ativação constitutiva de STAT3 pode aumentar a expressão de SOCS3 (*supressor of cytokines signaling*) e com isso bloquear a ativação do próprio STAT. Esses pacientes reduzem a fosforilação de STAT5B em resposta à interleucina e isso explica a falta de produção de IGF-I e a baixa estatura com insensibilidade ao GH. A terapêutica atual dessa condição é o transplante de medula e o uso do anticorpo monoclonal contra IL6R (receptor de interleucina-6). Pequenas moléculas inibidoras de STAT3 estão em investigação[29].

Membros dos fatores de transcrição da família kB (kappa beta) formam homo e heterodímeros e modulam a expressão gênica ligando-se a elementos regulatórios específicos no DNA. Na sua forma não estimulada, esses dímeros são sequestrados para o citoplasma e se ligam ao IkB, impedindo sua translocação para o núcleo e mantendo seu estado inativo. Mutações em heterozigose no gene *IKBKB* (que codifica a proteína inibitória IkB alfa) foram descritas em paciente com BE e insensibilidade parcial ao GH e ao IGF-I[30].

Alguns pacientes que apresentam mutações no gene que codifica a subunidade gama do receptor de interleucina-2 (*IL2RG*) apresentam baixa estatura com resposta diminuída ou ausente ao tratamento com hormônio de crescimento recombinante humano (rhGH) e não aumentam IGF-I. Além disso, a estimulação de linfócitos B mutados não fosforilam nem fazem a translocação nuclear de STAT5B, sugerindo que a deficiência de crescimento na imunodeficiência sérica combinada (SCID) esteja relacionada primariamente ao ILR2G[31].

Mutações no receptor tipo 1 da fosfoinositol quinase 3 (PIK3R1) têm sido relacionadas à síndrome SHORT (***S**hort stature, hyperextensibility of joints and/or inguinal **H**ernia, **O**cular depression, **R**ieger abnormality, **T**eething delay*). *PIK3R1* codifica a subunidade regulatória da inositol-3 quinase da classe IA (PI3K) e está envolvida na ativação da via AKT/mTOR, que permite um crescimento e proliferação celular normais. Baixas concentrações de IGF-I com resposta insuficiente sob estímulo de rhGH ocorrem em alguns pacientes, o que indica algum grau de resistência ao GH[32].

Defeitos afetando a síntese de fatores de crescimento

Menino de 15 anos de idade, com grave restrição de crescimento intrauterino, falência de crescimento pós-natal, surdez sensório-neural, retardo mental, microcefalia e atraso puberal foram descritos. Ele apresentava mutação no gene do IGF-I, por deleção dos éxons 4 e 5, em homozigose. Havia também resistência à insulina, que se acredita ser devida às altas concentrações de GH circulantes e um receptor de GH funcionante. Vários pacientes com mutação do receptor de IGF-I foram relatados após essa primeira descrição em 1966. O mutante Val44Met tinha uma afinidade pelo IGF-I 90 vezes menor que o normal. Há grande variedade fenotípica, mesmo dentro da própria família e poucos casos têm sido descritos[33].

Uma variante de IGF-II foi descrita em quatro membros de uma família que apresentavam RCIU. Confirmou-se a expressão monoalélica do gene *IGF-II* com *imprinting* materno nos tecidos envolvidos no crescimento. Com isso, quando o alelo paterno era transmitido, ocorria redução de crescimento. O aspecto clínico lembra o da síndrome de Silver-Russel[34].

Transporte e biodisponibilidade de IGFs

Deficiência da subunidade ácido-lábil (ALS)

Ocorrem baixas concentrações de IGF-I e IGFBP-3, inalteradas após o uso de rhGH. Domené et al. publicaram em 2004 o caso de um menino de 17 anos de idade com atraso puberal, progresso lento da puberdade e acentuado declínio de IGF-I e IGFBP-3 e foi constatada completa ausência de ALS[35]. A formação do complexo ternário (IGF-I/IGFBP-3/ALS) aumenta a vida média do IGF-I de 10 minutos a mais de 12 horas. Embora as concentrações séricas de IGF-I sejam muito diminuídas, a produção local parece estar preservada, o que permite que a altura dessas crianças fique entre –2 e –3SDS. Na vida adulta, a altura final costuma ficar 1SDS abaixo do alvo estatural familial. As concentrações de IGF-II, IGFBP-1, 2 e 3 também são baixas com a maior redução ocorrendo no IGFBP-3. Hiperinsulinemia com glicemia normal, denotando resistência à insulina, também é descrita. Esses pacientes usualmente apresentam boa resposta ao rhGH, aumentando IGF-I. O que ainda não se sabe é se a altura final é melhorada com o tratamento.

Insensibilidade ao IGF-I

Enquanto a insensibilidade ao GH é caracterizada por baixas concentrações de IGF-I, concentrações normais ou elevadas de GH e falta de resposta de IGF-I ao estímulo com GH, a resistência ao IGF-I vem acompanhada de concentrações elevadas de IGF-I com GH normal ou alto. Vários defeitos genéticos podem alterar e comprometer a ação de GH e IGF-I e resultar em BE, tanto intrauterina, como pós-natal.

Os defeitos moleculares da via de sinalização de GH intracelular associam insensibilidade ao GH a várias desregulações imunes e podem implicar STAT5B, STAT3, IKBKB, IL2RG ou PIK3R1. Também têm sido descritas mutações nos genes *IGF-I* e *IGF-II* em pacientes com restrição de crescimento intrauterino e baixa estatura pós-natal. Mutações no gene que codifica a subunidade ácido-lábil (ALS) e que estabiliza o complexo ternário IGF-I/IGFBP-3/ALS também têm sido descritas. Mais recentemente, mutações no PAPPA2, que codifica a proteína plasmática associada à gravidez A2 que cliva IGFBP-3 e IGFBP-5 liberando IGFs para atuarem na placa de crescimento, também têm sido descritas. Staniocalcinas-1 e 2 (STC1 e STC2) funcionam como inibidores de PAPPA2 e podem resultar em um freio de crescimento se sofrerem mutações ativadoras.

Completando esse conjunto de regulações, mutações no receptor de IGF-I (IGF-1R) levam à insensibilidade a IGF-I e resultam em restrição de crescimento intrauterino e comprometem o crescimento pós-natal.

Causas não endócrinas de baixa estatura repercutindo na placa de crescimento

Defeitos da sinalização intracelular

Mutações com perda ou ganho de função em proteínas importantes para processos celulares fundamentais podem resultar em acentuada baixa estatura, com ou sem displasia esquelética. Podem também vir associadas a microcefalia, retardo mental ou outras características sindrômicas.

Como exemplo, citamos a **síndrome de Noonan** e a **osteodistrofia hereditária de Albright**. Na osteodistrofia hereditária de Albright ocorre mutação do gene *GNAS*, implicando a subunidade alfa da proteína G e cursa com características clínicas como encurtamento de 4º e 5º metacarpianos, fácies arredondada, restrição de crescimento intrauterino, calcificações subcutâneas e baixa estatura. Já na síndrome de Noonan e "Noonan *like*" pode haver mutações em vários genes (*PTPN11, BRAF, SOS1, KRAS, RAF1, NRAS, RASA2, SHOC2, CBL, R1T1* – ativadora), implicando a regulação da proteína tirosinofosfatase. Nessa síndrome, não ocorre restrição de crescimento intrauterino, mas há características clínicas faciais, como hipertelorismo ocular, pescoço amplo, defeitos congênitos cardíacos (especialmente acometendo o coração direito), coagulopatia, malformações esqueléticas e atraso de desenvolvimento.

Defeitos da transcrição, da reparação do DNA e de outros processos celulares fundamentais

Como exemplo de defeitos da regulação da transcrição, temos as mutações do gene *SHOX*, que podem levar a síndrome de Leri-Weill, discondrosteose ou grave displasia mesomélica de Langer. Nesses casos, não há restrição de crescimento intrauterino, ocorre displasia esquelética e, sob a ação estrogênica, pode desenvolver-se uma deformidade em antebraço, com afastamento radial das mãos, pelo crescimento maior do rádio sobre a ulna (deformidade de Madelung). É a haploinsuficiência do gene *SHOX* que é responsável pela baixa estatura da síndrome de Turner.

A síndrome de Kabuki é também exemplo de defeito da regulação da transcrição. Na síndrome de Kabuki, ocorre mutação nos genes *MLL2* ou *KDM6A*, o que implica alteração na histona metiltransferase ou na histona demetilase.

Essas crianças apresentam variável grau de restrição de crescimento intrauterino, fácies que lembra as maquiagens usadas pelos atores de Kabuki (abertura ocular grande e inclinada para cima, sobrancelhas arqueadas, orelhas proeminentes e cantos da boca voltados para baixo). Apresentam também leve a moderada incapacidade intelectual e problemas envolvendo coração, esqueleto, olhos e sistema imune.

São exemplos de defeitos de reparação do DNA a síndrome de Bloom e a anemia de Fanconi, entre outros. A síndrome de Bloom é causada por mutação no gene *BLM* e compromete enzimas de reparação do DNA. Ocorrem restrição de crescimento intrauterino, risco aumentado de câncer, alteração da pele da face, mãos e/ou braços, sensíveis ao sol, voz aguda, face estreita e longa, mandíbula pequena, nariz largo e orelhas proeminentes.

Na anemia de Fanconi, os genes mutados podem ser *FANCA, FANCC* ou *FANCG*. Ocorrem restrição de crescimento intrauterino, ausência de polegar, hiperpigmentação de pele, insuficiência de medula óssea de início precoce e predisposição ao câncer.

Outros processos celulares fundamentais que podem ser acometidos incluem desorganização de microtúbulos, falta de remodelação da cromatina, instabilidade nuclear, entre outros.

Defeitos da matriz extracelular

Nesses casos, especialmente genes que codificam proteínas do colágeno estão envolvidos, como o *COL2A1*, o *COL10A1* e o *COL11A1*, que levam a acondrogênese, displasia metafisária tipo Schmid e fibrocondrogênese, respectivamente. Todas essas mutações levam a anomalias esqueléticas, com ou sem restrição de crescimento intrauterino.

Neste grupo enquadra-se a mutação do gene *ACAN*, que traduz uma proteína (Agrecan) e que provoca a displasia espondiloepimetafisária. Ocorrem restrição de crescimento intrauterino, hipoplasia grave da porção central da face, pescoço curto, tórax em barril, braquidactilia e um dado curioso, que é o avanço da idade óssea.

Sinalização parácrina anormal

Neste grupo temos as mutações ativadoras do receptor tipo 3 do fator de crescimento fibroblástico (FGFR-3), responsável pela acondroplasia e pela hipocondroplasia. Apresentam restrição de crescimento intrauterino, braços e coxas curtos (encurtamento proximal dos membros, ou rizomélico), dedos das mãos em tridente, macrocefalia com fronte proeminente.

Mutações inativadoras do gene *NPR2* (*natriuretic peptide receptor 2*), que é o receptor do peptídeo natriurético tipo C (NPC), levam a displasia acromesomélica, com graus variáveis de restrição de crescimento intrauterino e malformações de membros, mãos e pés.

Desnutrição

O processo de crescimento despende energia e depende visceralmente da oferta de nutrientes à placa de crescimento, para que a divisão celular ocorra, que se processe a diferenciação dos osteoblastos em osteócitos e que se instale uma matriz óssea adequada.

Se a oferta de nutrientes é deficitária, quer por carência alimentar (desnutrição primária), quer por doenças que compromentam a ingestão alimentar (doenças crônicas, anorexia nervosa e outros transtornos alimentares), e por síndromes de má absorção (doença celíaca, doença inflamatória intestinal, para citar alguns exemplos), dependendo da faixa etária em que esses distúrbios ocorrem, haverá prejuízo do crescimento estatural. Lembramos que períodos em que o crescimento é mais intenso (vida intrauterina, primeiros dois anos pós-natais, estirão pubertário) são mais vulneráveis aos agravos nutricionais e o restabelecimento de um padrão de crescimento normal nem sempre é conseguido, com perda de estatura final.

Entre crescer ou sobreviver, o organismo sempre opta por esta última e uma das primeiras adaptações metabólicas e hormonais à carência alimentar é a desaceleração e posterior parada de crescimento.

Na desnutrição calórico-proteica (antigamente chamada "marasmo"), observa-se redução de RNAm no fígado para o receptor de GH e na deprivação proteica (anteriormente conhecida como kwashiorkor) ocorre redução de IGF-I, mas se mantém a capacidade de ligação do GH ao seu receptor funcionando. Como se reduz a concentração de insulina, o IGFBP-1 aumenta em 4 a 6 vezes. A concentração de IGFBP-3, o principal transportador de IGF-I, reduz-se em 50%, o que aumenta o *clearance* de IGF-I. O cortisol também se encontra elevado (na verdade, como resposta a um estresse metabólico) e as concentrações de hormônios tireoidianos (T3 e T4) diminuem, na tentativa de lentificar o metabolismo e promover uma "economia metabólica"[15]. As gonadotrofinas e os esteroides sexuais se reduzem, advindo um quadro de hipogonadismo hipogonadotrófico e meninas adolescentes entram em amenorreia secundária. A retomada dos ciclos menstruais coincide com a elevação do IGF-I, que é um dos melhores marcadores do estado nutricional[36]. Esse conjunto de alterações torna praticamente impossível a manutenção de um crescimento normal.

Doenças crônicas

Podemos dizer que toda doença crônica interfere no crescimento, pois desvia "energia" para outros setores da economia, em um momento em que crescer passa a ser um "luxo" para o organismo.

Em situação de doença crônica, dificilmente é a preocupação com a estatura o motivo principal da consulta, mas o pediatra deve estar atento porque, insidiosamente, começa a diminuir a velocidade de crescimento e, dependendo do tempo em que esse processo atue, fica muitas vezes impossível de recuperar o alvo estatural familial dessas crianças. Portanto, além, é evidente, da preocupação primeira sobre a doença de base, atenção à curva de crescimento!

Doenças respiratórias crônicas – a mais frequente é a asma brônquica que, nas formas graves, além de comprometer o crescimento pela hipóxia crônica, menor ingestão alimentar, uso de dietas especiais, hipoalergênicas, infecções de repetição, internações frequentes ainda requer o uso frequente de glicocorticoides que, nas doses anti-inflamatórias utilizadas, bloqueiam o crescimento. Nesse aspecto, o uso de glicocorticoides inalatórios, com menor absorção sistêmica, traz evidente benefício ao paciente, diminuindo o impacto do bloqueio do crescimento do corticoide sistêmico.

Doenças renais – cerca de metade dos renais crônicos que têm atraso de crescimento ficarão com BE na vida adulta se não adequadamente tratados. O comprometimento é tanto maior quanto mais cedo se instalar a doença renal.

As doenças que acometem os túbulos renais são as que repercutem mais sobre o crescimento, mas as doenças glomerulares também reduzem a velocidade de crescimento. Apenas 15% das crianças com insuficiência renal crônica atingem altura final acima do percentil 25[15]. Quando se instala a osteodistrofia renal (hiperparatireoidismo secundário, osteopenia/osteoporose, raquitismo), agrava-se mais ainda o prognóstico estatural.

Vários fatores estão implicados nesse comprometimento de crescimento: acidose metabólica, falta de ingestão alimentar adequada, perdas renais de proteínas, hipóxia crônica associada a anemia, alteração da relação IGF-I/IGFBP-3, com predomínio da proteína ligadora, levando a um IGF-I livre baixo, resistência ao GH.

Distúrbios gastrointestinais – doença celíaca, doença de Crohn, síndrome do intestino curto, síndromes de má absorção em geral comprometem a absorção de nutrientes importantes para o crescimento. Além disso, alteram o apetite, provocam adinamia e, em muitas delas, um processo inflamatório se desenvolve, comprometendo a função da cartilagem de crescimento e comprometendo o ganho estatural. Dependendo da gravidade e da duração desses processos, um estado de desnutrição se desenvolve, constituindo mais um forte agravo ao ganho estatural. Entre essas doenças gastrointestinais, inclui-se a mucoviscidose que, além dos distúrbios digestórios, acrescentam um componente respiratório importante, com infecções de repetição, hipóxia e maior comprometimento estatural.

Cardiopatias – lesões cardíacas, com comprometimento hemodinâmico, podem provocar hipóxia, acidose e alterações nutricionais. As cardiopatias cianóticas levam a maior prejuízo estatural que as não cianóticas, por comprometerem mais intensamente a capacidade de oxigenação tecidual e da placa de crescimento.

Hepatopatias – o fígado é o principal local de síntese de IGF-I, proteínas transportadoras de IGFs e subunidade ácido-lábil. Um comprometimento grave da função hepática pode ter efeitos diretos sobre esses fatores de crescimento, mantendo o GH basal elevado, além de provocar alterações metabólicas incompatíveis com um crescimento normal.

Doenças hematológicas: anemias – especialmente anemias graves, como a talassemia e a anemia falciforme, podem comprometer o crescimento. A primeira razão é a menor capacidade de transporte de oxigênio aos tecidos e, em especial, à placa de crescimento. Muitas dessas anemias necessitam de transfusões múltiplas para manter uma concentração mínima de hemoglobina. O excesso de ferro, se não for adequadamente quelado, leva à hemossiderose/hemocromatose e compromete as funções de vários órgãos, incluindo a hipófise. No caso da anemia falciforme, fenômenos microembólicos podem comprometer a circulação porta-hipofisária e interferir na secreção de hormônio de crescimento.

QUADRO CLÍNICO

A apresentação clínica de baixa estatura pode ser somente da baixa estatura! Ou seja, em muitos casos, trata-se de uma criança de aspecto normal, com estatura abaixo do seu alvo estatural ou abaixo de –2DP da média para a idade e sexo. Dessa forma, cuidadosa análise da estatura, das proporções corporais e da velocidade de crescimento fornece dados importantes para se iniciar uma avaliação dessas crianças e adolescentes.

Em muitos casos, clinicamente, já é possível ter-se um diagnóstico etiológico, por exemplo, uma criança hepatopata, com visceromegalia, ou uma criança asmática grave, com uso frequente de corticoides. Isso já mostra por que a criança não está crescendo bem. No entanto, há algumas "doenças silenciosas", como certas formas de doença celíaca ou de mucoviscidose, em que o diagnóstico clínico não pode ser feito e é somente o laboratório que vai fornecer dados para o diagnóstico. De qualquer forma, uma anamnese bem-feita e um exame clínico cuidadoso devem antecipar qualquer abordagem laboratorial ou mesmo genética.

A análise da curva de crescimento (que deve ser sempre solicitada, pois a mãe frequentemente tem dados de alturas anteriores) pode fornecer pistas muito importantes sobre o crescimento dessa criança ou adolescente. O crescimento normal é harmonioso, ou seja, a criança tende a seguir um determinado canal de crescimento. Acelerações ou desacelerações inesperadas de crescimento devem chamar a atenção. Uma menina que comece a acelerar seu crescimento aos 7 anos de idade, por exemplo, pode estar iniciando uma puberdade, já que o estirão, na menina, pode anteceder o aparecimento de mamas. Um menino que venha desacelerando seu crescimento a partir de certa idade, sem causa aparente, chama a atenção e precisa ser investigado. Lembramos que a velocidade de crescimento é o parâmetro mais fidedigno para avaliar a integridade do processo de crescimento.

As crianças com baixa estatura desproporcionada devem ser investigadas quanto a doenças ósseas, associadas ou não a quadros sindrômicos.

A seguir, mencionaremos algumas condições especiais, em que o quadro clínico auxilia no diagnóstico. Mais detalhes de cada uma dessas situações serão encontrados em capítulos específicos deste livro.

Deficiência de hormônio de crescimento

O quadro clínico da deficiência de hormônio de crescimento (GH) depende da idade de início, etiologia e gravidade da condição. Depende também se há ou não outras deficiências hipofisárias associadas (deficiência combinada de hormônios hipofisários). Não é uma forma frequente de distúrbio de crescimento, com incidência em torno de 1/10.000 nascidos vivos.

Sabemos que o GH não é o responsável principal pelo crescimento intrauterino, de modo que, mesmo em formas de deficiência que ocorrem já na vida intrauterina, o comprometimento de crescimento não é muito acentuado e essas crianças nascem dentro de uma faixa normal de comprimento e peso, adequada à sua idade gestacional. No entanto, pode haver, nas insuficiências hipofisárias congênitas, algum grau de restrição de crescimento intrauterino, icterícia prolongada, apresentação pélvica e defeitos de linha média. Quando, além do GH, estiver comprometida a secreção de outros hormônios hipofisários, especialmente o ACTH, pode ocorrer hipoglicemia já no período neonatal. Quando há deficiência gonadotrófica concomitante, criptorquidia e micropênis podem estar presentes.

O crescimento nos dois primeiros anos de vida pode já estar parcialmente comprometido, mas, em geral, como nesse período de vida o crescimento depende mais de fatores nutricionais do que hormonais, a criança cresce dentro da normalidade até os 2 anos, iniciando-se aí franca desaceleração de crescimento, que é uma marca da deficiência de GH.

A criança com BE por deficiência de GH é, em geral, proporcionada, conservando uma relação segmento superior (SS)/segmento inferior (SI) normal. Bossa frontal (fronte olímpica), nariz em sela, maxilares pequenos, pele e cabelos finos e voz de tonalidade mais alta podem chamar a atenção para o diagnóstico.

Dependendo da causa que levou à deficiência de GH, podemos ter sinais e sintomas atribuíveis a essa condição de base. Por exemplo, deficiência de GH decorrente de craniofaringioma vai apresentar-se clinicamente com sinais de hipertensão intracraniana (cefaleia, vômitos, comprometimento visual) e grande lentificação da velocidade de crescimento. Eventualmente, sinais de *diabetes insipidus* podem estar presentes, com poliúria e polidipsia.

Insensibilidade ao GH

O *quadro clínico* das crianças portadoras de resistência ao GH pode levar à suspeita diagnóstica: peso e comprimento ao nascimento normais ou discretamente alterados, altura após o nascimento gravemente prejudicada, face redonda e pequena, desproporção craniofacial, fronte ampla, base nasal achatada, acromicria, ou seja, face, mãos e pés pequenos, atraso de erupção dentária, escleróticas azuis, timbre agudo da voz, hipoglicemia, atraso no desenvolvimento motor, displasia coxofemoral, necrose de cabeça de fêmur, pele fina e osteopenia prematura, micropênis durante a infância e tamanho normal no adulto. Laron, ao descrever essa síndrome, chamou a atenção para o pequeno tamanho do pênis e dos testículos desses pacientes, admitindo que o GH tem papel primário no desenvolvimento da genitália e gônadas. Nesses pacientes, a puberdade pode ser normal ou atrasada, porém, a função sexual e a fertilidade são normais[28,37-39].

Essas crianças têm aspectos metabólicos comparáveis aos portadores de hipopituitarismo. Assim, podem apresentar hipersensibilidade à insulina exógena e, após receberem 0,01U/kg de insulina cristalina por via intravenosa, apresentam hipoglicemia acentuada com lento retorno aos valores basais.

Hipotireoidismo

O hormônio tireoidiano (HT) tem papel fundamental no desenvolvimento cerebral durante toda a vida intrauterina e nos primeiros dois anos de vida pós-natal. Nos casos de hipotireoidismo congênito, os problemas que implicam desenvolvimento neurológico prevalecem sobre os problemas de crescimento. As crianças com hipotireoidismo congênito (HC) nascem, em geral, com tamanho normal, mas, se não tratadas precocemente, vão desenvolver graus variados de retardo mental. O crescimento pós-natal passa a ser comprometido também, já que o HT é permissivo ao hormônio de crescimento, ou seja, na falta de HT o GH não atua adequadamente. O quadro clínico prevalente é do hipotireoidismo, sendo a baixa estatura apenas um dado antropométrico, diante de muitos sinais e sintomas relacionados à falta de produção de HT. No recém-nascido, icterícia prolongada, macroglossia, choro rouco, hérnia umbilical, hipoatividade e sucção fraca podem estar presentes. O diagnóstico no recém-nascido é feito, clinicamente, em uma minoria de pacientes e daí a importância da triagem neonatal. A suspeita fica mais forte quando ocorrem alterações faciais em linha média, micropênis ou alterações visuais, o que sugere causa central. Sete por cento dos pacientes com HC apresentam outras alterações congênitas ao nascimento e 1,5% apresenta alterações cromossômicas[40].

No hipotireoidismo adquirido, o desenvolvimento do SNC já se completou e aí o crescimento deficiente pode ser o sinal de alarme. Pode ou não haver bócio, dependendo da etiologia do hipotireoidismo. Uma criança que se torna mais hipoativa, obstipada, com pele fria, sensação de frio, infiltração mixedematosa de graus variados, bradicardia, hipercarotenemia, o que lhes confere uma coloração amarelada na pele, deve ser investigada para função tireoidiana. A exploração da função tireoidiana faz parte da investigação de baixa estatura.

Hipercortisolismo

Pode resultar de produção endógena por tumor hipofisário (doença de Cushing), iatrogênica (muito comum pelo uso às vezes indiscriminado e exagerado de glicocorticoides) ou por produção suprarrenal (síndrome de Cushing) que pode vir associada a outras produções hormonais, especialmente andrógenos, o que leva à virilização. A etiologia mais frequente é a administração exógena, já que os corticoides, sendo os mais potentes agentes anti-inflamatórios existentes, são utilizados em uma enorme variedade de doenças e por períodos de tempo variáveis, mas que podem ser muito longos. Nesses casos, o tipo de glicocorticoide utilizado, a dose e o tempo de uso vão moldar o quadro clínico que a criança ou o adolescente apresente.

O quadro clínico costuma ser bastante típico, com ganho de peso, com obesidade centrípeta (obesidade facioescapulotruncal), grande desaceleração ou mesmo parada de crescimento, estrias vinhosas. Dependendo da produção hormonal associada, sinais de virilização, hirsutismo e acne podem estar presentes. Alterações ósseas com alto grau de reabsorção podem resultar em sintomas e sinais ligados a problemas de osteopenia ou mesmo osteoporose, com fraturas de vértebras, por exemplo.

Hipoparatireoidismo/ pseudo-hipoparatireoidismo/ distrofia hereditária de Albright

A hipocalcemia aguda causa sintomas mais intensos do que a forma que se instala lentamente. Sensação de formigamento na ponta dos dedos das mãos e dos pés, evoluindo para parestesias e câimbras. Esses sintomas podem manifestar-se apenas em situações associadas à hiperventilação, como em esforços físicos, porque a alcalose respiratória reduz a concentração de cálcio ionizável que, se já no limite, propicia sintomas clínicos. A manifestação clínica característica da hipocalcemia aguda é a tetania, geralmente precedida por formigamento e adormecimento perioral e das extremidades e de contrações tônicas dolorosas de músculos isolados ou de grupos musculares. A tetania pode acompanhar-se de sudorese, cólicas abdominais, vômitos e broncoespasmo devido à disfunção do sistema nervoso autônomo. Em crianças, o larigoespasmo pode ser a única manifestação de tetania. Convulsões generalizadas podem advir e ser focais, jacksonianas, pequeno ou grande mal, tendendo a ser mais comuns em crianças. Muitas crianças tratadas com drogas antiepilépticas têm, na verdade, hipocalcemia e devemos estar atentos para essa possibilidade. Pode haver edema de papila que, associada a convulsões, levanta a hipótese (falsa) de tumor cerebral.

Como no hipoparatireoidismo ocorre hiperfosfatemia, ela pode induzir a calcificação dos gânglios da base que é, usualmente, assintomática, mas pode associar-se a distúrbios do movimento (coreoatetose ou parkinsonismo). A hipocalcemia crônica em 20% das crianças pode associar-se a retardo mental, melhorando a cognição com o tratamento.

Alterações dentárias com retardo na erupção, esmalte e raiz defeituosos com hipoplasia dentária podem ocorrer.

Em recém-nascidos e lactentes, a hipertonia e as crises convulsivas podem ser desencadeadas por episódios de hipocalcemia, com manifestações inespecíficas como cianose, tremores, vômitos, irritabilidade, sucção deficiente e taquicardia.

Quando ocorre a osteodistrofia hereditária de Albright (OHA), há características clínicas de *fácies* arredondado, baixa estatura, obesidade, braquidactilia (redução do metacarpo), atraso no desenvolvimento neuropsicomotor, hipoplasia dentária, calcificações subcutâneas[41].

Restrição de crescimento intrauterino

Chama a atenção o baixo comprimento ao nascimento e, apesar de a maioria (85%) dessas crianças nascidas de termo atingir seu alvo estatural por volta dos dois anos de idade, sobra um contingente de 15% que persiste em um canal de crescimento inferior ao do seu alvo estatural. Em algumas situações, essa restrição de crescimento advém de causa genética (exemplo, síndrome de Silver-Russel) e as características clínicas serão as relacionadas à doença de base. Quando ocorre por deficiência de IGF-I, chama a atenção a "insensibilidade ao GH", ou seja, ela não responde ao tratamento com GH e necessita ser tratada com rhIGF-I.

Síndrome de Turner (ST)

Por ser uma das anormalidades cromossômicas mais frequentes (3% de todos os fetos femininos, sendo 1% deles os que sobrevivem o período intrauterino), ela deve ser excluída em toda menina com baixa estatura. Uma em cada 2.500 meninas nascidas vivas será portadora da ST.

O quadro clínico é extremamente variado, desde baixa estatura isolada, até a forma típica de pescoço alado (resquício da linfangiectasia), cúbito valgo, baixa implantação de cabelos, micrognatia, palato arqueado, IV metacarpiano curto. Trata-se, portanto, de baixa estatura sindrômica. Ao nascimento, edema em dorso de pés e mãos (linfedema) e pescoço com "sobra de pele" que, posteriormente, vai dar origem ao "pescoço alado" pode permitir um diagnóstico já no berçário.

AVALIAÇÕES CLÍNICA, LABORATORIAL E DE IMAGEM

Toda criança com BE deve ter uma avaliação pediátrica geral. Boa história clínica e exame físico cuidadoso podem revelar causas importantes de deficiência de crescimento.

Quando o endocrinologista pediátrico recebe do pediatra um encaminhamento para avaliação de BE, supomos que o trabalho pediátrico básico já tenha sido feito, o que nem sempre, infelizmente, ocorre. Se essa criança não teve avaliação completa do seu estado de saúde geral, cabe ao especialista solicitar exames básicos que possam excluir causas de BE que o exame clínico pode não revelar. É o caso da doença celíaca que, na sua apresentação clássica, é de diagnóstico fácil, mas que pode apresentar-se sem diarreia, sem desnutrição e a suspeita da doença é feita apenas porque essa criança vem desacelerando sua velocidade de crescimento.

Pela história e exame físico, é possível descartar um bom número de condições patológicas potencialmente interferentes no crescimento. É importante a avaliação do estado nutricional, o exame dos diversos aparelhos que pode revelar cardiopatia, hepatopatia ou doença renal que podem ser a razão de um crescimento inadequado. Sempre interrogue sobre o uso de corticoides que, se repetidos e em doses altas, podem impedir um crescimento normal. Lembrar que corticoides inalados ou usados em cremes ou pomadas, dependendo da preparação e da frequência do uso, também podem ser absorvidos.

Também é importante distinguir déficit de crescimento pré-natal (a criança já nasce pequena para a idade gestacional) de déficit de crescimento que passou a se instalar após alguns anos de vida. Lembramos que as deficiências de GH usualmente se tornam perceptíveis após os dois anos de idade, sendo, nos primeiros dois anos, os fatores nutricionais os que dirigem o crescimento nessa fase.

Traumas de crânio que tenham tido repercussão clínica (necessitou de internação, provocou convulsões) podem ter desencadeado uma lesão hipofisária, com deficiência de GH, isolada ou associada a outras deficiências hormonais, e a criança, a partir daí, desacelera sua velocidade de crescimento.

Atentar, ao exame físico, além do estado nutricional geral, sinais de anemia, visceromegalia, sopros cardíacos, broncoespasmo. Verificar se a criança tem BE proporcionada ou desproporcionada. As BEs desproporcionadas nos remetem à investigação de osteopatia.

A avaliação laboratorial deve incluir exames gerais que permitam excluir "causas viscerais" de baixa estatura, como doenças crônicas, disfunções metabólicas, e deve-se fazer uma avaliação endócrina, com dosagem de hormônios tireoidianos (T4 livre/TSH), fatores de crescimento (IGF-I/IGFB-3), cortisol, Ca/P/fosfatase alcalina/PTH, vitamina D (calciferol). A dosagem do GH basal é indicada nas suspeitas de insensibilidade ao GH em que, ao lado de IGF-I baixo, encontra-se concentração elevada de GH.

Uma questão discutível é o papel dos "testes de estímulo" para GH em suspeita de deficiência de GH. Atualmente, as indicações de uso de rhGH extrapolam a constatação de deficiência de GH, ou seja, muitas condições clínicas se beneficiam do uso de rhGH sem se tratar de deficiência hormonal. Nesses casos, como, por exemplo, na síndrome de Turner, dispensa-se a "tentativa de comprovação de deficiência de GH", já que a indicação terapêutica prescinde desse resultado.

O quadro clínico da deficiência de GH (DGH) depende da idade de início, da intensidade da deficiência (que pode ser total ou parcial, com vários graus de capacidade residual de produção) e da etiologia. As proporções corporais tendem a ser mantidas na DGH, mas observa-se notável redução da velocidade de crescimento, com idade óssea atrasada também em grau variável e mais acentuada quando, à DGH, associa-se a deficiência de hormônios tireoidianos. Podemos dizer que idade óssea igual ou maior que a idade cronológica deixa mais distante a possibilidade de DGH (da mesma forma que exclui hipotireoidismo ou hipercortisolismo).

O aspecto clínico da criança com DGH chama a atenção pela "fronte olímpica", maxilares pequenos, face de "boneca", pele e cabelos finos e voz muito característica, com tonalidade alta. Mãos e pés são pequenos e há tendência à adiposidade truncal. Em recém-nascidos, deve chamar a atenção micropênis (especialmente se houver deficiência concomitante de gonadotrofinas) e hipoglicemia (mais acentuada quando, à DGH, associa-se a deficiência de ACTH, com hipocortisolismo). Apesar de o GH não ser o hormônio mais importante no crescimento intrauterino, na DGH congênita pode haver algum grau de restrição de crescimento intrauterino, apresentação pélvica, icterícia prolongada e, eventualmente, defeitos de linha média (cardiopatia, fenda palatina, lábio leporino, úvula bífida).

Na suspeita de deficiência de GH, como a concentração de GH basal não tem valor diagnóstico, vários testes de estímulo têm sido preconizados e, cada vez mais, mostra-se a extrema variabilidade quanto aos resultados e à dificuldade de sua interpretação. Diríamos que, em situação de evidente deficiência de GH, a resposta aos testes de estímulo é negativa, ou seja, sob estímulo, não há resposta adequada de produção de GH, com pontos de corte variáveis conforme o método laboratorial e segundo vários autores. Assim, pontos de corte de 10ng/ml (radioimunoensaio), 7ng/ml (método imunorradiométrico), 5ng/ml ou 3,2ng/ml (ensaio enzimático como fluoroimunoensaio, quimioluminescência) têm sido propostos. Nos ensaios com anticorpos monoclonais, talvez 5ng/ml seja um ponto de corte mais realista que 10ng/ml. No entanto, em casos "típicos" de deficiência de GH, o teste confirma o diagnóstico (que, na verdade, já havia sido feito clinicamente!). O problema surge quando lidamos com formas parciais de deficiência de GH, onde o quadro clínico não é tão típico e as respostas aos testes são extremamente variáveis. Nesses casos, o teste, definitivamente, não ajuda!

Não devemos esquecer também que, em pacientes obesos, os testes de estímulo podem dar resultados falsamente negativos (ou seja, não respondem e a criança não apresenta DGH), especialmente o estímulo com clonidina.

Em estudo de Carrascosa et al. foram avaliadas 318 crianças pré-púberes com restrição de crescimento idiopático, classificando-as, de acordo com o resultado de testes de estímulo para GH, em deficiência de GH grave (pico de GH < 5ng/ml após dois estímulos – n = 54), deficiência leve (pico de GH < 10ng/ml mas, em um dos dois testes, valores entre 5 e 10ng/ml – n = 140), liberação de GH dissociada, quando um dos testes deu resultado acima de 10ng/ml, e o outro, abaixo de 10ng/ml (n = 89) e resposta normal quando ambos os testes deram resultado acima de 10ng/ml (n = 35). Todas essas crianças foram tratadas com rhGH devido a outras indicações que não estritamente deficiência de GH e a resposta de crescimento foi comparada aos resultados dos testes iniciais com os estímulos para GH. O ganho de altura e o avanço de idade óssea entre os quatro grupos não diferiram em dois anos de tratamento, demonstrando que os testes de estímulo para GH são de pouca ajuda na decisão de tratamento em crianças pré-púberes com baixa estatura sem causa definida e que os critérios antropométricos e bioquímicos podem dar mais suporte à decisão de tratar com rhGH[42]. Outro aspecto negativo dos testes é que não são fisiológicos e, alguns deles, especialmente o estímulo com insulina, induzindo-se hipoglicemia, podem ser perigosos e provocar convulsões por hipoglicemia. Sempre que houver antecedente de convulsão, o teste com insulina está contraindicado.

A dosagem de IGF-I pode ser útil e, especialmente quando reduzida, servir como uma triagem inicial, já que outras condições clínicas podem cursar com IGF-I baixo, sem haver deficiência de GH: deficiência primária de IGF-I (nesses casos, em geral, o GH basal é elevado), desnutrição, hipotireoidismo, hepatopatias, *diabetes mellitus* não compensado. Por outro lado, como a faixa de variação de IGF-I é muito ampla, o exame não permite distinguir formas parciais de DGH.

Os exames de imagem devem incluir idade óssea, ressonância magnética (RM) da região hipotálamo-hipofisária (em casos de suspeita de deficiência de GH, isolada ou combinada), radiografia de esqueleto (na suspeita de osteopatias). Em relação à RM, há protocolos que simplificam o procedimento, com apenas 12 cortes sagitais da região selar em T1, com espessura de 2mm e GAP de 0,2mm, sem contraste. Isso pode ser realizado em curto espaço de tempo, o que evita anestesia, usualmente realizada em crianças e adolescentes que não se sentem confortáveis dentro do aparelho[43].

Quando partimos para a análise molecular da etiologia da BE, as figuras VI-18 e VI-19 a orientam quanto ao método a ser utilizado e o ponto de partida para a investigação: a BE é proporcionada ou não? Tem origem pré ou pós-natal?[44,45].

TRATAMENTO

Devido à grande gama de possibilidades diagnósticas nos distúrbios de crescimento, o tratamento deve ser individualizado buscando resolver a causa básica de comprometimento do crescimento. Dessa forma, em criança com doença celíaca, o tratamento será uma adequação alimentar, excluindo-se o glúten da dieta e verificando se, após essa adequação, o crescimento estatural é retomado. Não devemos esquecer que, em algumas situações, há causas múltiplas levando à BE e a solução de parte do problema pode não levar a um resultado final satisfatório.

A causa mais comum de baixa estatura é, no entanto, uma variante da normalidade: **atraso constitucional de crescimento e puberdade (ACCP)**. Em princípio, uma situação que, se for corretamente diagnosticada, não precisaria ser tratada, apesar de haver trabalhos mostrando que, não tratadas, essas crianças podem ficar abaixo de seu alvo estatural. Como, em geral, ocorre estresse psicossocial, já que os pares estão crescendo e desenvolvendo a puberdade e ele não (o quadro é bem mais intenso no menino do que na menina!), a indução inicial da puberdade pode ser necessária, utilizando-se doses baixas (50mg) de testosterona (na forma de cipionato ou enantato), por via intramuscular, em aplicações mensais (3 a 6 doses), reavaliando a resposta.

Importante lembrar que o uso de gonadotrofina coriônica (LH) para estimular a produção de testosterona ou mesmo de GnRH para induzir a produção gonadotrófica não costuma dar bons resultados em termos de indução de virilização, sendo preferível utilizar uma preparação de testosterona de depósito, como foi dito anteriormente. Isso se deve ao fato que as gonadotrofinas não promovem aumento sustentado de testosterona, necessário para a indução de puberdade nesses meninos. No caso das meninas, se houver necessidade de indução puberal, as opções são os estrógenos (17-betaestradiol), por via oral, em gel ou via transdérmica.

Recentemente, Varimo et al. publicaram estudo multicêntrico comparando um inibidor de aromatase (letrozol) com baixas doses de testosterona no ACCP, no momento dos sinais iniciais de puberdade. Os resultados mostraram que 2,5mg de letrozol por via oral/dia durante 6 meses induziriam o eixo hipotálamo-hipófise-gonadal e provocavam maior crescimento testicular comparado à baixa dose de testosterona. Ambos os tratamentos aceleraram o crescimento (mais a testosterona que o letrozol) e foram bem tolerados[46]. Isso sugere que o letrozol ativa o eixo HHG e pode ser usado como novo tratamento em meninos com ACCP. Para as meninas, a indução da puberdade deve ser feita com estrógeno, com diferentes preparações e vias de administração, sendo a administração percutânea considerada a de eficácia mais favorável, segura e com preço competitivo[47].

Um seguimento é recomendado a cada 6 meses observando a progressão da puberdade, monitorando o volume testicular em meninos e o desenvolvimento mamário em meninas. Em geral, tratamento de 3 a 6 meses é suficiente para promover o início de puberdade e trazer melhora psicológica, especialmente nos meninos que são, socialmente, mais pressionados com questões de altura e de desenvolvimento sexual. Se a puberdade não se iniciar após esse tratamento inicial, é importante certificarmo-nos de que se trata realmente de atraso constitucional e não outras causas de atraso puberal.

Sempre que houver disfunção hormonal, a reposição do hormônio deficiente ou a supressão da hiperprodução hormonal que bloqueia o crescimento (por exemplo, hipercor-

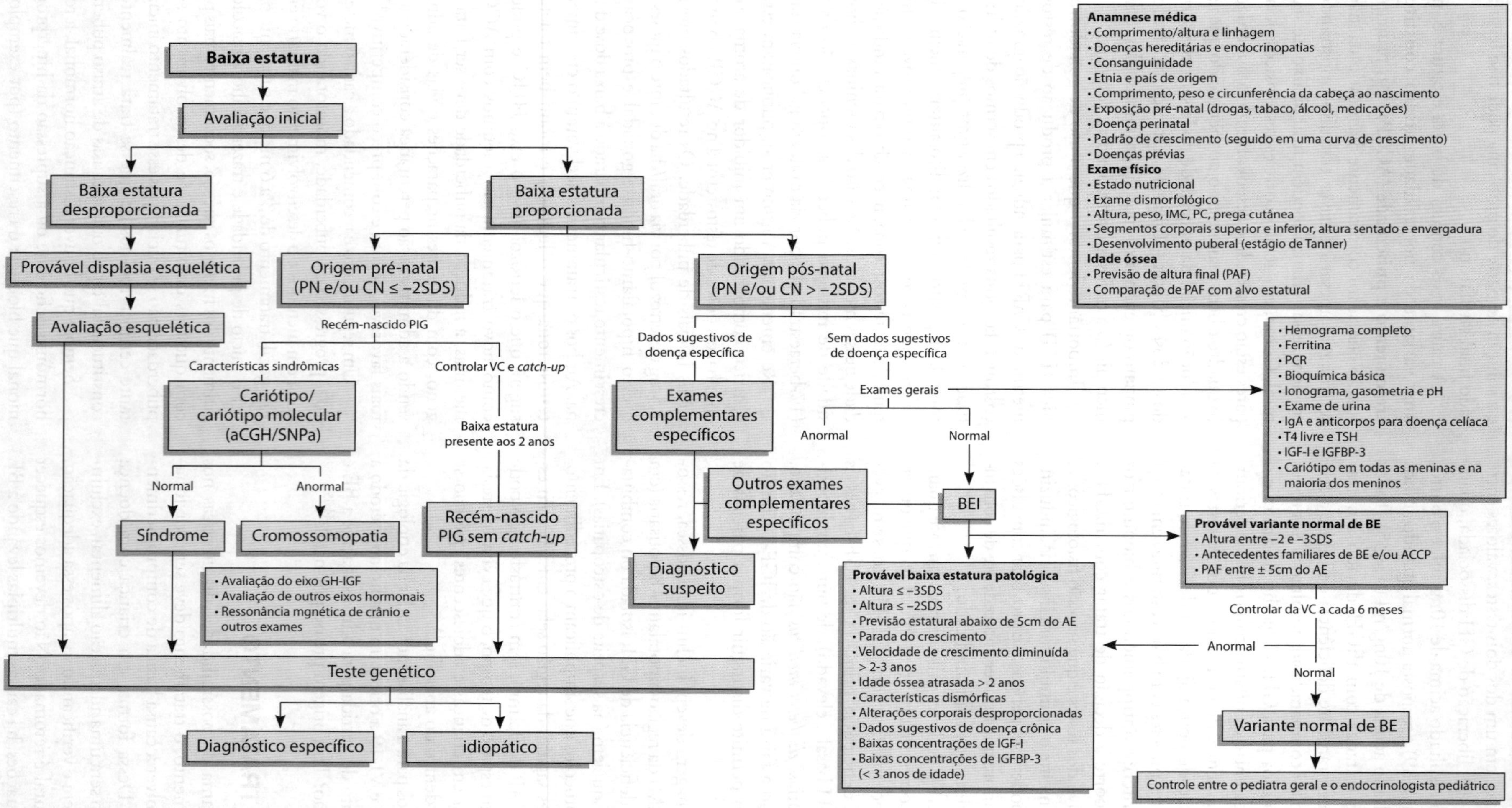

Figura VI-18. Algoritmo para o diagnóstico de baixa estatura; PN = peso de nascimento; CN = tamanho ao nascimento; HC = circunferência da cabeça; VC = velocidade de crescimento; aCGH = hibridação genômica competitiva – *aRRAY*; SNPa = polimorfismo de nucleotídeo único – *aRRAY*; PC = perímetro cefálico; BEI = baixa estatura idiopática; IMC = índice de massa corporal; BE = baixa estatura; AE = alvo estatural[44,45].

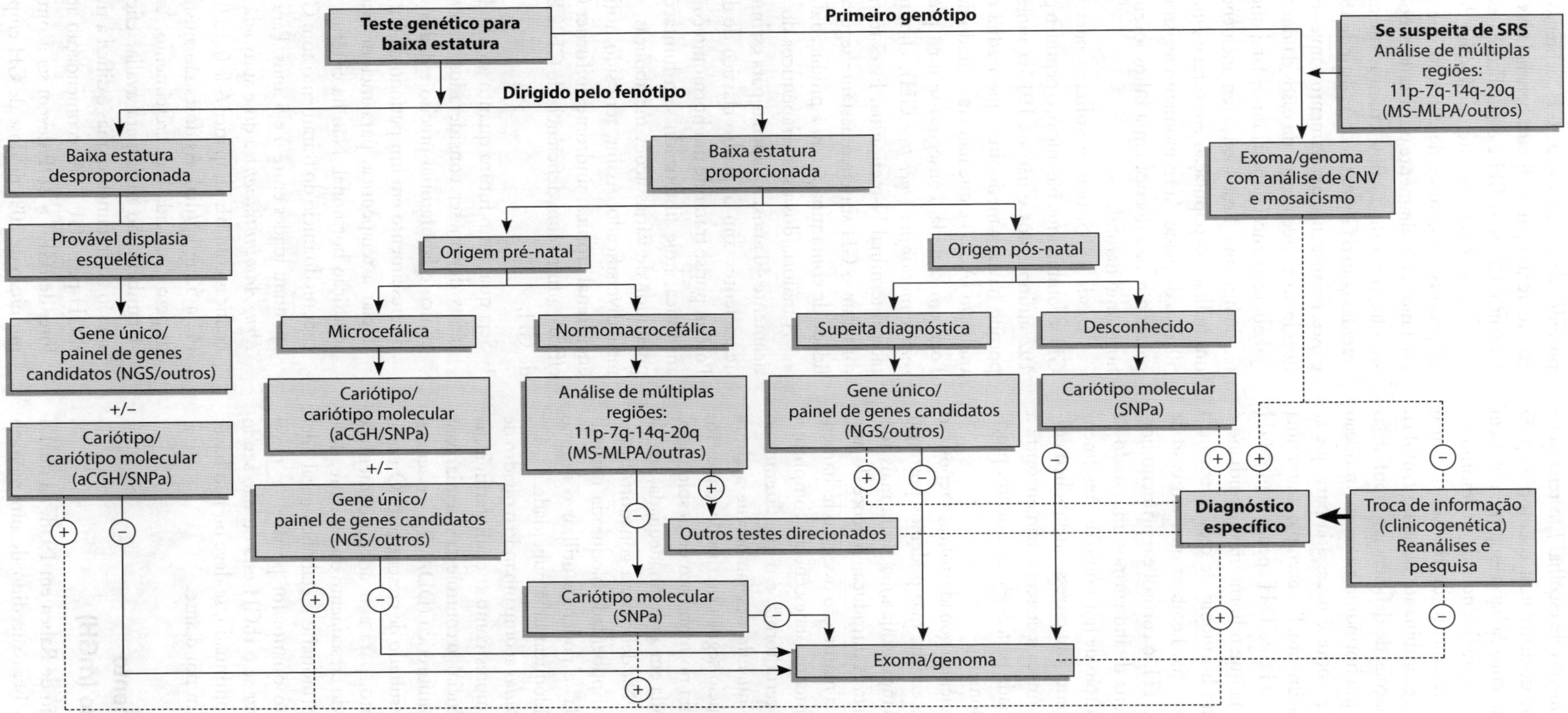

Figura VI-19. Algoritmo para o teste genético de baixa estatura. NGS = sequenciamento de nova geração; SNPa = polimorfismo de nucleotídeo único – *aRRAY*; aCGH = hibridação genômica competitiva – *aRRAY*; CNV = variação do número de cópia; NGS = sequenciamento de nova geração; SRS = síndrome de Silver-Russell[44,45].

tisolismo) deve ser o tratamento de escolha. Em termos de reposição hormonal, no caso de deficiência, é sempre a opção menos controversa do tratamento da baixa estatura: ninguém discute que uma criança com deficiência de hormônio de crescimento deve receber tratamento de reposição com o hormônio de crescimento recombinante humano (rhGH). Da mesma forma, em situações de deficiências hipofisárias combinadas, onde mais de um hormônio está com produção deficiente, a reposição deles todos é necessária para que se atinja bom resultado de crescimento. Por exemplo, tratar uma criança com deficiência de GH e de TSH apenas com rhGH não trará bons resultados, já que o hormônio tireoidiano é "permissivo" para a ação do hormônio de crescimento e a reposição de ambos é necessária. Lembrar que, em caso de deficiência associada de ACTH, o cortisol é o primeiro hormônio a ser reposto sob pena de induzirmos um estado de hipocortisolismo na introdução de hormônio de crescimento, ou seja, o rhGH acrescenta um estresse metabólico adicional ao organismo que começa a crescer e não encontra a produção de cortisol adequada para esse crescimento, precipitando-se uma crise addisoniana.

Quando se associa deficiência gonadotrófica, a reposição de hormônios sexuais é necessária, mas podemos postergar essa reposição até que a criança atinja uma altura mais adequada ao seu padrão familiar. A introdução precoce de hormônios sexuais vai acelerar a maturação óssea e o fechamento das cartilagens de crescimento (senescência), comprometendo a estatura final. De certa forma, é o que fazemos ao bloquearmos a puberdade quando desejamos que a altura final seja maior: o desbloqueio segue critérios de idade cronológica, idade óssea e altura no momento do desbloqueio. Se a criança for desbloqueada em altura inadequada, sua altura final será prejudicada. Na deficiência gonadotrófica já temos, em certo sentido, a "puberdade bloqueada naturalmente" ou "não estimulada" e podemos utilizar o mesmo critério que usamos ao desbloquear uma puberdade.

Se houver *diabetes insipidus* acompanhando o quadro de deficiência de GH (em tumores como o craniofaringioma isso ocorre com certa frequência), o controle da volemia, com reposição de hormônio antidiurético (DDAVP), é essencial para que se obtenha bom resultado de crescimento. Ou seja, o hormônio de crescimento, para agir adequadamente e propiciar uma recuperação do crescimento do paciente, deve encontrar um ambiente hormonal e metabólico geral adequado e normalizado tanto quanto for possível. É nessa condição que podemos dizer se o rhGH está ou não sendo eficaz, se deve ou não ser continuado, se deve ou não haver readequação de doses e assim por diante.

Hormônio de crescimento recombinante humano (rhGH)

Desde a primeira publicação de Raben em 1958, na qual o autor expõe o tratamento bem-sucedido de um menino portador de deficiência de GH, centenas de outras crianças, em diferentes países, foram beneficiadas com o mesmo tratamento. Como o GH é específico da espécie humana, sua obtenção se fazia somente de hipófise de cadáver por meio de processos rigorosos de extração que pudessem fornecer uma molécula altamente purificada e monomérica. Calcula-se que cerca de 27.000 crianças no mundo todo foram tratadas com o GH natural. A partir de 1985, na maioria dos países, foi suspenso o tratamento com esse hormônio natural, devido ao aparecimento de casos da doença de Creutzfeldt-Jakob, uma encefalopatia rara e fatal que é transmitida por tecido humano. Essa doença tem incidência de um caso para um milhão na população em geral e é muito rara antes dos 50 anos de idade. Até o momento registraram-se 30 casos de morte por essa doença em adultos jovens que receberam o hormônio natural.

Desde 1985, tem-se utilizado para fins terapêuticos o GH recombinante. No início, o peptídeo produzido continha 192 aminoácidos e não os 191 da molécula original. Isso porque havia a metionina, que traduz o códon inicial de tradução (AUG) e que não era retirado da molécula pronta. Logo em seguida, conseguiu-se uma preparação de rhGH sem a metionina (*met-free* GH), eliminando-se qualquer radical terminal N-metionina. Esses rearranjos moleculares tornaram o GH sintético bastante seguro quanto à possibilidade de contaminação ou à produção de anticorpos.

A maioria dos usos terapêuticos do GH, durante praticamente 40 anos, foi apenas para estimular o crescimento de pacientes com o quadro clássico de deficiência de GH. Porém, por se tratar de um hormônio com grande potência anabólica, hoje sintetizado sem limitações de produção e possuidor de várias ações metabólicas, seu uso se tornou mais diversificado. Assim, tem sido utilizado em insuficiência renal crônica, síndrome de Turner (ver capítulo específico), adulto com deficiência de GH e BE sem deficiência de GH.

1. Seja qual for o futuro quanto ao uso do GH, alguns critérios devem ser considerados, como um diagnóstico clínico e laboratorial preciso e dados sobre a velocidade de crescimento em um período de 6 a 12 meses antes de iniciar a terapêutica, para melhor avaliar o ganho pela reposição hormonal. Não há critérios laboratoriais indicadores do início do tratamento com GH. Alguns autores apontam idades entre 3 e 5 anos. Para o FDA (*Food and Drug Administration)*, a dose aprovada no tratamento das crianças com BE idiopática é de 0,3 a 0,37mg/kg/semana (42 a 52μg/kg/dia). As doses são ajustadas com o ganho de peso e velocidade de crescimento. As dosagens de IGF-I também são úteis para avaliar eficácia, segurança e adesão ao tratamento, mas é difícil a titulação de dose de rhGH pelo IGF-1. A recomendação atual é a de que valores de IGF-I > 2DP devem ser acompanhados pela diminuição de 20% da dose de GH empregada[48-50].

2. Nos Estados Unidos, o FDA aprovou o uso do GH nas seguintes condições[51].
   - Crianças com insuficiência renal crônica (1993).
   - Adultos com deficiência grave de GH (1996).
   - Síndrome de Turner (1997).
   - Síndrome de Prader-Willi (2000).
   - Pequenos para a idade gestacional (2001).
   - Baixa estatura idiopática (2003).
   - Síndrome do intestino curto (2003).
   - Deficiência do gene *SHOX* (*short stature homeobox*) (2006).
   - Síndrome de Noonan (2007).

Quanto ao momento de suspender o tratamento, existem duas recomendações. A primeira sugere parar o tratamento quando é alcançada uma altura próxima à do alvo estatural familial, velocidade de crescimento < 2cm/ano ou IO > 16 anos no menino e > 14 anos na menina. A segunda recomendação é a de cessar o tratamento quando a altura está dentro dos padrões normais do adulto, ou seja, > 2DP. Também a opinião do adolescente deve ser considerada. O ganho de altura no final tem sido avaliado entre 3,5 e 7,5cm.

As respostas ao tratamento variam com a frequência da administração, a dose, a idade, o peso e a quantidade de receptores do GH avaliada pelo GHBP (proteína transportadora de GH, equivalente ao domínio extracelular do receptor de GH). Geralmente no primeiro e segundo anos de tratamento acontece o *catch up* ou homeorrexis, ou compensação, quando a velocidade de crescimento duplica, ou até mesmo triplica, em relação à velocidade antes do tratamento. A partir daí, a velocidade alcança valores ao redor do percentil 50.

Apesar de apresentar um perfil de segurança muito favorável, é preciso lembrar que o GH e os fatores de crescimento que ele regula são potentes mitógenos com ações anabólicas e metabólicas diversas. Portanto, os pacientes que recebem tal terapia devem ser observados com cuidado quanto aos *efeitos colaterais*. Como o GH tem ação antagônica à insulina, ele induz a uma resistência insulínica e o organismo deve elevar as concentrações desse hormônio diante do efeito hiperglicêmico do GH. Se o paciente tem já uma capacidade diminuída de produção de insulina, pode advir hiperglicemia, mas esse *diabetes mellitus* induzido pelo GH é reversível com a retirada do hormônio, de modo que o rhGH não é causa de *diabetes mellitus* definitivo.

Também devemos estar atentos à cefaleia (comum na primeira semana de uso de rhGH e que se trata com analgésicos comuns mas, às vezes, exige a suspensão temporária do tratamento para voltar em seguida, usualmente sem a recidiva do quadro), deslizamento das epífises do fêmur e um quadro de pseudotumor cerebral, com aumento de pressão intracraniana, também reversível. O rhGH não tem sido relacionado à indução primária de tumores, incluindo leucemia, mas, uma vez que o paciente já tenha tido uma neoplasia, existe risco pouco aumentado de uma segunda neoplasia durante o tratamento com rhGH.

Alguns outros efeitos ainda merecem ser citados: ginecomastia pré-puberal, pancreatite, aumento de *nevus*, alterações de comportamento, escoliose, cifose, piora da neurofibromatose, hipertrofia de tonsilas e adenoides e apneia do sono. Com relação à leucemia, a literatura registra, até o momento, cerca de 50 casos, a maioria no Japão e alguns nos EUA. Contudo, os autores consideram que o cálculo de risco de leucemia é impreciso. Ela tem sido relatada em indivíduos sem nenhuma história de terapia com GH, levantando a possibilidade de que o estado de deficiência de GH, por si só, já seja um fator predisponente. Já o pseudotumor cerebral, ou hipertensão intracraniana idiopática, foi descrito em cerca de 30 crianças. Aparece no início do tratamento, até um período de cinco meses, e foi mais descrito em pacientes com insuficiência renal crônica. Tal situação foi também registrada em hipotireóideos durante a reposição hormonal. Deve-se ficar atento para as queixas como cefaleia, náuseas ou alterações visuais.

A **farmacogenômica** e a **farmacoproteômica** apontam para um novo caminho para entender velhos problemas. Ou seja, são disciplinas dentro da genômica que utilizam o genoma para estudar a influência de fatores genéticos sobre a ação dos medicamentos utilizados, ligando o genótipo do indivíduo à sua habilidade par metabolizar um composto estranho[13,24].

Atualmente, é reconhecido o papel do hormônio de crescimento recombinante humano em várias condições clínicas que não apresentam deficiência de GH, como é o caso de crianças com síndrome de Turner, por exemplo (ver o capítulo – Indicações Ampliadas do Uso de Hormônio de Crescimento).

Quando falamos em dose de reposição de rhGH, ou seja, nas condições de deficiência de GH, a dose recomendada é de 33μg/kg/dia (equivalente a 0,1UI/kg/dia ou 3UI/m^2/dia ou 1mg/m^2/dia ou 0,231mg/kg/semana), aplicada em 6 ou 7 doses semanais (pode-se optar por dar um dia de folga por semana, o que parece melhorar a adesão, sem prejuízo dos efeitos sobre o crescimento), por via subcutânea, à noite (na hora de dormir). Essa dose pode ser ajustada de acordo com a resposta clínica do paciente e as concentrações de IGF-I. Questões de farmacogenômica podem modificar a sensibilidade do receptor de GH ao rhGH, o que exige adequação de dose para se obter um resultado favorável. Em muitas situações, devido à maior sensibilidade do receptor de GH, notamos que a dose convencional eleva exageradamente as concentrações de IGF-I e, nesse caso, se a resposta clínica está favorável uma redução de 20% da dose pode ser feita. Em outras situações, podemos necessitar de aumentos de doses, já que a resposta de crescimento não está boa e as concentrações de IGF-I estão baixas. Em outras palavras, a dose de reposição de rhGH é um primeiro parâmetro a ser utilizado no tratamento, mas de forma alguma essa dose deve ser fixa, independente da resposta clínica. Enfatizamos que sempre objetivamos uma resposta clínica e não simplesmente uma resposta laboratorial, com elevação de IGF-I.

Outro aspecto importante quando falamos em tratamento com rhGH é que haverá casos em que a resposta clínica não é satisfatória e vários aspectos devem ser levantados em uma situação como essa: há boa adesão ao tratamento? A dose está sendo administrada corretamente? O produto utilizado está em condições de uso (validade, conservação)? A indicação de rhGH está correta? Há a possibilidade de outra doença concomitante estar interferindo na resposta? Uma criança pode ter má absorção (doença celíaca, por exemplo) e não responder adequadamente ao GH porque não absorve adequadamente nutrientes necessários para o crescimento.

Finalmente, devemos compreender que nem todos os pacientes respondem adequadamente ao rhGH e, nesse caso, o tratamento deve ser suspenso e outras formas de tratamento devem ser procuradas, além da confirmação do diagnóstico inicial e da exclusão de outras doenças que possam não estar sendo tratadas.

Em outras indicações de rhGH em que não há deficiência de GH, as doses são mais elevadas (ver detalhes no capítulo Indicações Ampliadas do Uso de Hormônio de Crescimento). Nesse aspecto, há divergências entre as diferentes agências reguladoras quanto à dose a ser utilizada. Por exemplo, o pequeno para a idade gestacional tem indicação de dose que varia de 33µg/kg/dia a 100µg/kg/dia, dependendo da agência reguladora que autorizou o uso. Em nossa Unidade de Endocrinologia Pediátrica temos utilizado a dose inicial de 50µg/kg/dia (de acordo com o consenso latino-americano) e ajustado a dose conforme a resposta e as concentrações de IGF-I.

PERSPECTIVAS

Com a melhora do conhecimento fisiopatológico do crescimento, novas vias de sinalização e de controle do crescimento têm sido descobertas e mais bem compreendidas, o que pode abrir várias perspectivas em termos de tratamento, em doenças em que o tratamento, até há pouco tempo, seria impensável.

Tem havido uma mudança de visão com relação à baixa estatura, saindo-se do modelo centrado no eixo GHRH-GH-IGF para uma análise baseada na placa de crescimento e nos fatores extrínsecos e intrínsecos a ela que acabam por determinar o crescimento final de um indivíduo. Isso acaba por ampliar o espectro etiológico da baixa estatura que, por ser um processo altamente complexo, conta com a cooperação de numerosos fatores para que proceda com correção, permitindo que o potencial genético daquela pessoa seja atingido.

Nos estudos de associação de genoma (GWAS – *genome-wide association studies*) foram descobertos mais de 400 *loci* envolvidos no crescimento e a grande maioria deles relaciona-se à cartilagem de crescimento, o que faz com que o enfoque primário na cartilagem de crescimento seja mais adequado do que nos fixarmos no eixo GHRH-GH-IGF.

A ampliação do uso de rhGH em várias situações clínicas em que não ocorre, primariamente, deficiência desse hormônio, como é o caso da síndrome de Turner ou da criança que nasceu pequena para a idade gestacional e não fez seu crescimento de recuperação (*catch-up*), tem trazido perspectiva de melhora da estatura final em crianças que, se não tratadas adequadamente e em tempo adequado, ficariam abaixo do seu potencial genético de estatura.

A acondroplasia e a hipocondroplasia ocorrem devido a uma mutação que implica a ativação de MAPK que acaba comprometendo a capacidade de divisão celular na placa de crescimento. Verificou-se que o peptídeo natriurético tipo C (CNP) pode impedir essa ativação de MAPK e reverter o quadro da acondroplasia ou da hipocondroplasia e já está aprovado o tratamento dessas crianças com uma preparação de ação prolongada de CNP que permite a administração uma vez ao dia, por via subcutânea (Vosoritide® – Bio-Marin). Em estudo de fase 2, determinou-se que a melhor dose é de 15µg/kg e não é superior à dose de 30µg/kg em estudo de 42 meses[52]. O custo, no entanto, no momento é proibitivo.

O raquitismo hipofosfatêmico é outra condição clínica envolvida em baixa estatura e que, na maioria dos casos, ocorre por aumento de FGF23, que inibe a bomba sódio/fosfato (NPT2) e impede a reabsorção tubular de fosfato. Anticorpo monoclonal ao FGF23 (KRN23 – burosumabe) mostra-se um tratamento promissor nessa condição clínica, elevando o limiar renal de excreção de fosfato e permitindo a normalização das concentrações de fosfato sérico, o que não se consegue nos tratamentos atuais, onde se usa solução fosfatada e calcitriol.

Na hipofosfatasia, uma condição em que ocorre deficiência congênita da fosfatase alcalina não específica de tecido (TNSALP) codificada em 1p36.12 e com mais de 300 mutações descritas, a **asfotase alfa**, aprovada na Europa, tem-se mostrado eficaz no tratamento dessa condição. Nas suas formas perinatal e infantil, apresenta alta mortalidade.

Em algumas doenças ósseas que levam à baixa estatura, anticorpo monoclonal contra RANKL como o **denosunabe** tem-se mostrado eficaz em tumores ósseos, osteoporose e metástases ósseas. Em crianças, em hipercalcemia maligna, displasia fibrosa e em algumas formas de *osteogenesis imperfecta*, o denosumabe tem sido indicado[53,54].

Em algumas formas de mucopolissacaridoses, tem sido aprovado o tratamento enzimático dessa condição clínica.

Os exemplos acima são algumas situações para as quais não havia muita perspectiva de tratamento e, graças a um melhor conhecimento fisiopatológico, começam a surgir possibilidades terapêuticas que vão ser testadas nesses pacientes, para lhes dar melhor qualidade de vida e, dependendo do momento do tratamento, poderão mesmo reverter o fenótipo de tais condições clínicas. Uma grande via de tratamento abre-se e amplia as esperanças para tratamentos mais específicos, especialmente em doenças que acometem o esqueleto e que são, sem dúvida, as mais difíceis de serem abordadas, tanto do ponto de vista de achado da etiologia, quanto do ponto de vista de tratamento.

REFERÊNCIAS

1. Baron J, Sävendahl L, De Luca F, Dauber A, Phillip M, Wit JM, et al. Short and tall stature: a new paradigm emerges. Nat Rev Endocrinol. 2015;11(12):735-46.
2. Wehkalampi K, Vangonen K, Laine T, Dunkel L. Progressive reduction of relative height in childhood predicts adult stature below target height in boys with constitutional delay of growth and puberty. Horm Res. 2007;68(2):99-104.
3. Cools BL, Rooman R, Op De Beeck L, Du Caju MV. Boys with a simple delayed puberty reach their target height. Horm Res. 2008; 70(4):209-14.
4. Howard SR, Dunkel L. Management of hypogonadism from birth to adolescence. Best Pract Res Clin Endocrinol Metab. 2018;32(4): 355-72.
5. Coutant R, Biette-Demeneix E, Bouvattier C, Bouhours-Nouet N, Gatelais F, Dufresne S, et al. Baseline inhibin B and anti-Mullerian hormone measurements for diagnosis of hypogonadotropic hypogonadism (HH) in boys with delayed puberty. J Clin Endocrinol Metab. 2010;95(12):5225-32.
6. Varimo T, Miettinen PJ, Kansakoski J, Raivio T, Hero M. Congenital hypogonadotropic hypogonadism, functional hypogonadotropism or constitutional delay of growth and puberty? An analysis of a large patient series from a single tertiary center. Hum Reprod. 2017;32(1):147-53.
7. Raivio T, Miettinen PJ. Constitutional delay of puberth versus congenital hypogonadotropic hypogonasdism: genetics, management and updates. Best Practice & Research Clinical Endocrinology & Metabolism, https://doi.org/10.1016/j.beem.2019.101316.
8. Jee YH, Baron J. The biology of stature. J Pediatr. 2016;173:32-8.
9. Jee YH, Andrade AC, Baron J, Nilsson O. Genetics of short stature. Endocrinol Met Clin North Am. 2017;46:259-81.
10. Sävendhal L, De Luca F, Dauber A, Philip M, Wit JM, Nilsson O. Short and tall stature: a new paradigm emerges. Nat Rev Endocrinol. 2015; 11(12):735-46.
11. Silventoinen K, Sammalisto S, Perola M, Boomsma D, Cornes BK, Davis C, Dunkel L, et al. Heritability of adult body height: a comparative study of twin cohorts in eight countries. Twin Res. 2003;6(5):399-408.
12. Jelenkovic A, Sund R, Hur Y-M, Yokoyama Y, Hjelmborg JVB, Möller S, et al. Genetic and environmental influences on height from infancy to early adulthood: an individual- based pooled analysis of 45 twin cohorts. Sci Rep. 2016;6:284-96.
13. Grunauer M, Jorge AAL. Genetic short stature. Growth Hormone & IGF Research (2017). https://doi.org/10.1016/jghir. 2017. 12.003.
14. Wood AR, Esko T, Yang J, Vedantam S, Pers TH, Gustafsson S, et al. Defining the role of common variation in thegenomic and biological architecture of adult human height. Nat Genet. 2014; 46(11):1173-86.
15. Kochi C, Longui CA. Crescimento deficient e uso terapêutico do hormônio de crescimento. In Monte O, Longui CA, Calliari LE, Kochi C. Endocrinologia para o pediatra. 3ª ed. São Paulo: Editora Atheneu; 2006. p. 61.
16. Xatzipsalti M, Voutetakis A, StamoyannouL, Chrousos GP, Kanaka-Gantenbein C. Congenital hypopituitarism: various genes, various phenotypes. Horm Metab Res. 2019;51:81-90.
17. Cohen E, Maghnie M, Collot N,Leger J, Dastot F, Polak M, et al. Contribution of LHX4 mutations to pituitary deficits in a cohort of 417 unrelated patients. J Clin Endocrinol Metab. 2017;102(1): 290-301.
18. Alatzoglou KS, Andoniadou CL, Kelberman D, Buchanan CR, Crolla J, Arriazu MC, et al. SOX2 haploinsufficiency is associated with slow progressing hypothalamo-pituitary tumours. Hum Mutat. 2011;32:1376-80.
19. Stankiewicz P, Thiele H, Schlicker M. Duplication of Xq26.2-q27.1, including SOX3, in a mother and daughter with short stature and dyslalia. Am J Med Genet A. 2005;138:11-17.
20. Dateki S, Kosaka K, Hasegawa K, Tanaka H, Azuma N, Yokoya S, et al. Heterozygous orthodenticle homeobox 2 mutations are associated with variable pituitary phenotype. J Clin Endocrinol Metab. 2010;95(2):756-64.
21. Bakrania P, Efthymiou M, Klein JC, Salt A, Bunyan DJ, Wyatt A, et al. Mutations in BMP4 cause eye, brain, and digit developmental anomalies: Overlap between the BMP4 and hedgehog signaling pathways. Am J Hum Genet. 2008;82(2):304-19.
22. Webb EA, Mutair AI, Kelberman D, Bacchelli C, Chanudet E, Lescai F, et al. ARNT2 mutation causes hypopituitarism, post-natal microcephaly, visual and renal anomalies. Brain. 2013; 136(Pt 10):3096-105.
23. McCabe MJ, Gaston-Massuet C, Tziaferi V, Gregory LC, Alkatzoglou KS, Signore M, et al. Novel FGF8 mutations associated with recessive holoprosencephaly, craniofacial defects, and hypothalamo-pituitary dysfunction. J Clin Endocrinol Metab. 2011; 96:E1709-18.
24. Sun Y, Bak B, Schoenmakers N, van Trotsenburg AS, Oostdijk W, Voshol P, et al. Loss-of-function mutations in IGSF1 cause an X-linked syndrome of central hypothyroidism and testicular enlargement. Nat Genet. 2012;44(12):1375-81.
25. Laron Z, Pertzelan A, Mannheimer S. Genetic pituitary dwarfism with high serum concentration of growth hormone – a new inborn error of metabolism? Israel J Med SC.1966;2:152-5.
26. Domené HM, Fierro-Carrión G. Genetic disorders of GH action pathway. Growth Horm IGF Res. 2018;38:19-23.
27. Savage MO, Hwa V, David A, Rosenfeld, RG, Metherell RA. Genetic defects in the growth hormone-IGF-I axis causing growth hormone insensitivity and impaired linear growth. Front Endocrinol (Lausanne). 2011;2:95.
28. Laron Z. Prismatic cases: Laron syndrome (primary growth hormone resistance) from patient to laboratory to patient. J Clin Endocrinol Metab. 1995;80(5):1526-31.
29. Milner JD, Vogel TP, Forbes L, Ma CA, Stray-Pedersen A, Niemela JE, et al. Early-onset lymphoproliferation and autoimmunity caused by germline STAT3 gain-of-function mutations. Blood. 2015;125(4):591-9.
30. Wu S, Walenkamp MJ, Lankester A, Bidlingmaier M, Wit JM, De Luca F. Growth hormone and insulin-like growth factor I insensitivity of fibroblasts isolated from a patient with an I{kappa}B{alpha} mutation. J Clin Endocrinol Metab. 2010;95(3):1220-8.
31. Adriani M, Garbi G, Amodio G, Russo I, Giovannini M, Amorosi S, et al. Functional interaction of common gamma-chain and growth hormone receptor signaling apparatus. J Immunol. 2006; 177(10):6889-95.
32. Alonso G, Liberatore D, Bernasconi A, Rossi J, Perez L, et al. Growth hormone insensitivity in a girl with hyper IgM-like syndrome due to mutation in PIK3R1. Horm Res Paediatr. 2016;86 (Suppl 2) Abstract.
33. Walenkamp MJE, Karperien M, Pereira AM, Hilhorst-Hofstee Y, van Doorn J, Chen JW, et al. Homozygous and heterozygous ex-

pression of a novel insulin-like growth factor-I mutation. J Clin Endocr Metab. 2005;90(5):2855-64.
34. Begemann M, Zirn B, Santen G, Wirthgen E, Soellner L, Büttel HM, et al. Paternally inherited IGF2 mutation and growth restriction. N Engl J Med. 2015;373(4):349-56.
35. Domené HM, Bengolea SV, Martínez AS, Ropelato MG, Pennisi P, Scaglia P, et al. Deficiency of the circulating insulin-like growth factor system associated with inactivation of the acid-labile subunit gene. N Engl J Med. 2004;350(6):570-7.
36. Cominato L, da Silva MM, Steinmetz L, Pinzon V, Fleitlich-Bilyk B, Damiani D. Menstrual cycle recovery in patients with anorexia nervosa: the importance of insulin-like growth factor. Hor Res Paediatr. 2014;82(5):319-23.
37. Bright GM, Mendoza JR, Rosenfeld RG. Recombinant human insulin-like growth factor -1 treatment: ready for primetime. Endocrinol Metab Clin North Am. 2009;38(3):625-38.
38. David A, Metherell L A, Clark AJL. Diagnostic and therapeutic advances In growth hormone insensitivity. Endocrinol Metab Clin North Am. 2005;34(3):581-95.
39. McDonald A, Williams RM, Regan FM, Semple RK, Dunger DB. IGF-I treatment of growth hormone resistance. Eur J Endocrinol. 2007;157(Suppl 1):51-6.
40. Menezes Filho HC, Bedin MR, Manna TD. Hipo e hipertireoidismo. In Damiani D. Endocrinologia na prática pediátrica. 3ª ed. São Paulo: Manole; data p. 67-96.
41. Corrêa PHS. Hipoparatireoidismo. In Monte O, Longui CA, Calliari LE, Kochi C. Endocrinologia para o pediatra. 3ª ed. São Paulo: Editora Atheneu; 2006. p. 61.
42. Carrascosa A, Audí L, Fernández-Cancio M, Yeste D, Gussinye M, Albisu MA, et al. Catalan Group for Short Stature Study. Growth hormone secretory status evaluated by growth hormone peak after two pharmacological growth hormone release stimuli did not significantly influence the two-year catch-up growth induced by growth hormone therapy in 318 prepubertal short children with idiopathic growth retardation. Horm Res Paediatr. 2011;75(2):106-14.
43. Longui CA, Rocha AJ, Menezes DM, Leite FM, Calliari LE, Kochi C, et al. Fast acquisition sagittal T1 magnetic resonance imaging (FAST1-MRI): a new imaging approach for the diagnosis of growth hormone deficiency. J Pediatr Endocrinol Metab. 2004;17(8):1111-4.
44. Argente J, Pérez-Jurado LA. Genetic causes of proportionate short stature. Best Pract Res Clin Endocrinol Metab. 2018;32(4):499-522.
45. Argente J. Challenges in the management of short stature. Horm Res Paediatr. 2016;85(1):2-10.
46. Varimo T, Huopio H, Kariola L, Tenhola S, Voutilainen R, Toppari J, et al. Letrozole versus testosterone for promotion of endogenous puberty in boys with constitutional delay of growth and puberty: a randomised controlled phase 3 trial. Lancet Child Adolesc Health. 2019;3(2):109-20.
47. Matthews D, Bath L, Ho gler W, Mason A, Smyth A, Skae M. Hormone supplementation for pubertal induction in girls. Arch Dis Child. 2017;102(10):975-80.
48. Franklin SL, Geffner ME. Growth hormone: the expansion of available products and indications. Endocrinol Metab Clin North Am. 2009;38(3):587-611.
49. Mauras N. Strategies for maximizing growth in puberty in children with short stature. Endocrinol Metab Clin North Am. 2009;38(3):613-24.
50. Rosenfeld RG. IGF-I therapy in growth disorders. Eur J Endocrinol. 2007;157(Suppl 1):S57-60.
51. Mullis PE. Genetics of growth hormone deficiency. Endocrinol Metab Clin North Am. 2007;36:17-36.
52. Savarirayan R, Iving M, Bacino CA, Bostwick B, Charrow J, Cormier-Daire V, et al. C-type natriuretic peptide analogue therapy in children with achondroplasia. N Engl J Med. 2019;381(13):25-35.
53. Argente J, Martos Moreno GA. Skeletal dysplasias: new medical treatments. An Pediatr (Barc). 2016;85(1):1-3.

Restrição do Crescimento Intrauterino

Margaret Cristina da Silva Boguszewski
Adriane de Andre Cardoso-Demartini

INTRODUÇÃO

O tamanho de uma criança ao nascimento reflete seu desenvolvimento e crescimento intrauterino[1]. Em uma gestação sem intercorrências, o embrião e o feto humano apresentam ritmos intensos de crescimento que não se repetirão em nenhuma outra fase da vida, chegando a 2,5cm por semana entre as 20 e 24 semanas de gestação[2]. Apesar dos avanços contínuos no atendimento obstétrico e neonatal, a restrição do crescimento intrauterino (RCIU) continua sendo um desafio clínico. RCIU é definida como ritmo de crescimento fetal menor do que o esperado para o sexo e raça[3,4]. O crescimento fetal é comprometido, sem que necessariamente o recém-nascido (RN) seja pequeno para a idade gestacional (PIG). Por definição, sugerido pelas Sociedades de Endocrinologia Pediátrica, é considerado PIG todo RN com peso e/ou comprimento igual ou inferior a –2 desvios-padrão (DP) para sexo e idade gestacional (IG)[5,6]. Um RN pode nascer com tamanho adequado para a idade gestacional (AIG) mesmo tendo sofrido RCIU durante algum período da gestação. Nascimento PIG e RCIU não são sinônimos[7]. A confirmação da RCIU pode ser feita com critério único (peso fetal estimado ou circunferência abdominal do feto < 3º percentil) ou com critérios múltiplos (peso fetal estimado, circunferência abdominal do feto < 10º percentil e alterações de fluxo ao Doppler)[8]. O aspecto de desnutrição ao nascimento sugere RCIU (Figura VI-20).

Estima-se uma incidência de 10% de nascimentos PIG nos Estados Unidos, sendo que um terço desses sofreram RCIU. Em regiões no mundo com menor índice de desenvolvimento, a incidência de RCIU chega a ser seis vezes maior. Na América do Sul, estima-se que a RCIU aconteça em 5-10% das gestações[4]. Uma grande dificuldade é a diferenciação entre o RN constitucionalmente pequeno e saudável daqueles que sofreram RCIU, com maior risco de eventos adversos no período perinatal e na vida adulta[5,8]. Neste capítulo serão discutidos o crescimento intrauterino normal e hormônios envolvidos, a ocorrência de RCIU e o nascimento PIG e suas consequências na infância.

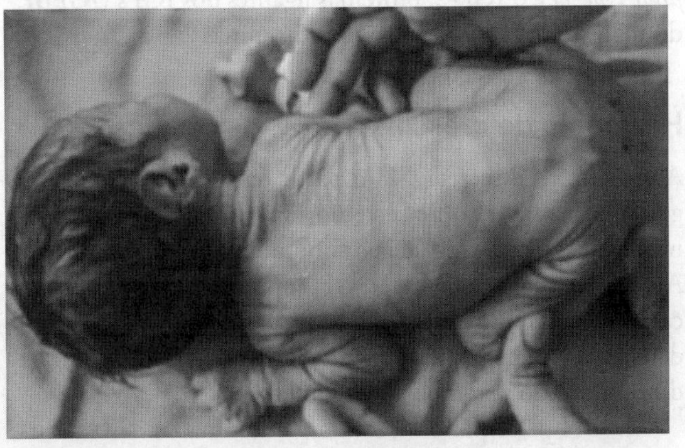

Figura VI-20. RN com aspecto de desnutrição sugerindo RCIU.

CRESCIMENTO INTRAUTERINO

A regulação do crescimento difere durante o período pré e pós-natal. O crescimento intrauterino é complexo e dependente de fatores fetais, do fornecimento de nutrientes e oxigênio pela placenta, da nutrição materna e de fatores de crescimento e hormônios de origens materna, fetal e placentária[9]. O período pós-natal é controlado principalmente pelo eixo hipotálamo-hipófise-glândula periférica, condições genéticas e nutrição[10]. A RCIU pode acontecer em decorrência de fatores intrínsecos do feto (aneuploidias, síndromes genéticas e infecções congênitas), fatores maternos (doenças agudas ou crônicas, desnutrição, exposição a agentes infecciosos ou tóxicos, como tabagismo e uso de drogas) e fatores placentários, com dificuldade na transferência de nutrientes e oxigênio para o feto, como na pré-eclâmpsia, entre outros[4].

O crescimento intrauterino pode ser dividido didaticamente em três fases[11,12]:

- 1ª fase: compreende o período da concepção ao quarto mês, em que predomina a hiperplasia com aumento do número de células;
- 2ª fase: compreende o período do quarto ao sétimo mês, em que, além da hiperplasia celular, ocorre hipertrofia, com aumento do tamanho das células;
- 3ª fase: vai do sétimo mês ao termo, com predomínio da hipertrofia.

O processo de crescimento fetal depende do suprimento adequado de oxigênio, glicose e outros substratos através da placenta. Envolve hormônios placentários, como o lactogênio placentário humano (hPL) e o hormônio de crescimento (GH, do inglês *growth hormone*) placentário[13]. Envolve também fatores de crescimento como o fator do crescimento insulina-símile tipo 1 (IGF-1, do inglês *insulin like growth fator type 1*) e o IGF-2, proteínas ligantes dos IGFs (IGFBP, do inglês *IGF binding protein*) e a insulina[14,15].

Hormônio de crescimento

A hipófise fetal secreta GH a partir da 8ª à 10ª semana de gestação. O período de secreção mais intensa acontece na metade da gestação seguida por diminuição no 3º trimestre[16]. Apesar da secreção intensa, o GH hipofisário fetal tem pouca influência sobre o crescimento fetal. Recém-nascidos com deficiência congênita de GH apresentam pouca ou nenhuma diminuição do tamanho ao nascimento[17].

O GH placentário é a forma predominante de GH circulante no sangue materno a partir da 17ª semana de gestação e a secreção não é regulada pelo GHRH[18]. O GH placentário aumenta o IGF-1 materno, promove uma adaptação das artérias e veias uterinas durante a gestação aumentando o fluxo sanguíneo para o feto e induz um estado de resistência à insulina no organismo materno que favorece a oferta adequada de nutrientes e estimula o crescimento fetal[18]. Concentrações baixas de GH placentário foram relatadas em gestações complicadas com RCIU[19].

Fatores do crescimento insulina-símile e proteínas ligantes

O IGF-1, IGF-2, as IGFBPs-1 a 6, a subunidade ácido-lábil (ALS), o receptor do IGF-1 e o receptor manose-6-fosfato cátion-independente (M6PCI) são os principais fatores no controle do crescimento fetal[7]. O papel do IGF-1 e do IGF-2 em embriões e fetos foi demonstrado em ratos, sendo que ambos regulam o crescimento fetal por meio do receptor do IGF-1[20,21]. O M6PCI está envolvido no *clearance* de IGF-2[7]. A nutrição durante a gravidez é de extrema importância para o crescimento fetal. O IGF-1 é sensível à desnutrição e o IGF-2 tem papel na transferência de nutrientes e crescimento placentário[22]. Tanto IGF-1 como IGF-2 fetais são sintetizados no tecido trofoblástico, sendo que a concentração de IGF-2 é maior que a de IGF-1 no início da gestação, entre 20 e 22 semanas pós-concepcionais[15,16]. A concentração de IGF-2 diminui rapidamente nos primeiros dias de vida pós-natal, ao contrário da concentração de IGF-1 que aumenta após o nascimento pela produção hepática em resposta ao estímulo do GH hipofisário do RN[23].

As IGFBPs estão presentes a partir da quinta semana de gestação e regulam a função das duas IGFs. A IGFBP-1 tem maior concentração na vida fetal e está inversamente relacionado ao peso ao nascimento, sugerindo que possa diminuir o transporte das IGFs no tecido fetal[16]. A IGFBP-2 tem atividade inibitória e liga-se preferencialmente ao IGF-2[24]. Seu efeito sobre o crescimento intrauterino ainda não é bem conhecido. Diminui após o nascimento, com o aumento da oferta proteica[25]. As concentrações de IGFBP-3 estão diretamente relacionadas às concentrações de IGF-1 e ao tamanho do feto. A concentração é menor ao nascimento e aumenta durante a infância e adolescência, assim como as concentrações de IGF-1[26].

Alterações nas concentrações de IGF-1, IGF-2, IGFBP-1 e IGFBP-3 foram observadas em gestações com RCIU em decorrência de pré-eclâmpsia com função placentária alterada e diminuição da expressão de IGF-1 e IGFBP-1[23]. Recentemente, mutações nos oncogenes *PLAG1* (*pleomorphic adenoma gene 1*) e *HMGA2* (*high-mobility group AT-hook 2*), reguladores do IGF-2, foram identificadas em crianças nascidas PIG, confirmando o papel essencial do IGF-2 no controle do crescimento fetal[27].

Hormônios tireoidianos

A tireoide é a primeira glândula a surgir no embrião humano e os hormônios tireoidianos podem ser detectados no soro fetal a partir da 12ª semana de gestação[28,29]. As concentrações de tiroxina (T4) e de hormônio estimulante da tireoide (TSH, do inglês *thyroid-stimulating hormone*) aumentam entre 20 e 36 semanas pós-concepcionais. No entanto, os hormônios tireoidianos, assim como o GH hipofisário, têm pouca importância no crescimento fetal.

Insulina

A insulina é detectada no pâncreas fetal a partir da oitava semana de gestação e interage com o receptor de insulina e, com menor afinidade, com o receptor do tipo 1 do IGF-1. Promove o crescimento e a hipertrofia celular. A célula β-pancreática fetal funciona como um sensor do suprimento de nutrientes via placenta e vincula a situação nutricional à produção de fatores de crescimento[30,31]. Tem papel fundamental no terceiro trimestre de gestação quando o ganho de peso é mais intenso. Fetos expostos à hiperinsulinemia materna apresentam peso maior ao nascimento com maior proporção de tecido adiposo.

Ghrelina

A ghrelina é um peptídeo envolvido no metabolismo produzido principalmente no estômago e em menor quantidade no hipotálamo, coração, rins, pâncreas e placenta. No período perinatal é secretado principalmente pelo pâncreas. Durante a gestação ocorre aumento significativo das concentrações de ghrelina materna e fetal. A forma acilada liga-se ao receptor do GH, estimula o desenvolvimento do feto e está associada ao peso da placenta[32]. Foi sugerido que possa ter alguma função na adaptação fetal a situações de desnutrição intrauterina[33].

Leptina

A leptina é produzida principalmente nos adipócitos e, em menor quantidade, no estômago, placenta e músculos esqueléticos. Tem papel na regulação da quantidade de gordura corporal e na ingestão alimentar. É detectável no sangue do cordão umbilical a partir da 18ª semana de gestação. Aproximadamente 98% da leptina secretada pela placenta vai para o sangue materno, sugerindo que a leptina fetal é produzida pelo tecido adiposo do feto[34]. Concentrações mais altas são encontradas em fetos femininos e têm associação direta com o peso ao nascimento[26,34-36]. Recém-nascidos que sofreram RCIU apresentam concentrações mais baixas de leptina, assim como crianças nascidas PIG[36,37].

Lactogênio placentário humano (hPL)

O hPL é detectável no sangue materno a partir da 6ª semana de gestação e atinge concentrações máximas entre 30 e 32 semanas. Aumenta a produção de insulina materna e o apetite da gestante[38]. Alterações nas concentrações de hPL podem estar relacionadas à RCIU e ao baixo peso ao nascimento, além de hipoglicemia neonatal[38].

RESTRIÇÃO DO CRESCIMENTO INTRAUTERINO

Como discutido anteriormente, a RCIU é um processo dinâmico e refere-se ao ritmo de crescimento fetal. Já o nascimento PIG refere-se ao tamanho de nascimento abaixo de um limite estatístico. Para classificar um RN como PIG é necessário analisar o peso e o comprimento utilizando uma referência que represente a população saudável em que a criança está inserida. Conforme os consensos das Sociedades de Endocrinologia Pediátrica, é considerado PIG todo RN com peso e/ou comprimento igual ou inferior a –2DP para sexo e IG[5,6]. Outro critério é o peso ao nascimento abaixo do 10º percentil para a IG[39]. A definição em percentil tem como objetivo incluir um número maior de crianças com risco de alterações metabólicas no período perinatal, como hipoglicemia. Já a definição mais restritiva em DP tenta incluir apenas aqueles com risco maior de eventos sobre o crescimento na infância e adolescência e alterações metabólicas na vida adulta[5,8,37], além de tentar excluir RN constitucionalmente pequenos e saudáveis. Independentemente da classificação escolhida, é importante escolher adequadamente a referência de crescimento a ser usada.

Curvas de crescimento

Para a identificação adequada de um RN nascido PIG é necessário o conhecimento da idade gestacional, do peso, do comprimento e do perímetro cefálico ao nascimento. Além disso, é importante a escolha de uma referência ou de um padrão de tamanho ao nascimento para o cálculo do percentil ou DP. A influência da referência é crítica na definição de PIG[40]. Recentemente, as curvas de tamanho ao nascimento do INTERGROWTH-21st, estudo internacional e multiétnico, foram validadas e podem ser usadas para crianças nascidas com IG entre 33 e 42 semanas[41]. As curvas de crescimento intrauterino (fetal) não são consideradas uma boa opção para avaliar o tamanho ao nascimento[42], embora as curvas de crescimento de Fenton e Kim[43] ainda devam ser usadas com esse propósito em RN com IG inferior a 33 semanas[40]. Um exemplo da importância da seleção adequada da referência é a constatação que aproximadamente 24% dos RN considerados PIG de acordo com as curvas de tamanho ao nascimento do INTERGROWTH-21st são considerados AIG pelas curvas de crescimento de prematuros de Fenton[44].

RCIU e proporções corporais ao nascimento

Além da classificação em PIG conforme o percentil ou DP do peso e do comprimento ao nascimento, a combinação dessas medidas permite o agrupamento em simétricos e assimétricos, conforme a combinação do comprometimento do peso, do comprimento e do perímetro cefálico. Essa classificação sugere em que momento da gestação a RCIU pode ter ocorrido e com que intensidade.

PIG simétricos – a característica principal é ter o perímetro cefálico comprometido ao nascimento, com duas combinações possíveis: perímetro cefálico, peso e comprimento proporcionalmente comprometidos ou apenas perímetro cefálico e peso, provavelmente por não haver informação do comprimento. Nessas situações considera-se que a RCIU ocorreu provavelmente no início da gestação comprometendo o crescimento como um todo, sem poupar o crescimento cerebral. Algumas causas possíveis de nascimento PIG simétrico incluem exposição a substâncias tóxicas (álcool, tabagismo), infecções crônicas e alterações genéticas fetais[7,45].

PIG assimétricos – nessa classificação, o crescimento cerebral e o perímetro cefálico estão preservados. Duas situações podem ocorrer: RN com peso e comprimento comprometidos e RN apenas com baixo peso[5]. Em ambas as situações, é provável que a RCIU tenha acontecido após a 32ª semana de gestação, após um período de crescimento fetal normal[8]. Entre as causas está a deficiência uteroplacentária associada com a hipertensão arterial[45]. Alguns estudos mostram o grupo assimétrico como de maior risco para complicações no período perinatal (hipoglicemia, hipocalcemia, hipotermia) e em longo prazo[46].

CRESCIMENTO PÓS-NATAL

A recuperação do crescimento em crianças nascidas PIG tem início precoce, ao redor das 12 semanas de vida, e está completa em geral até os 2 anos de idade. Porém, aproximadamente 10% das crianças nascidas PIG não recuperam o crescimento até os 2 anos de idade, e algumas, principalmente as nascidas prematuras, até os 4 anos de idade. A não recuperação do crescimento nos primeiros 4 meses de vida alerta para maior risco de baixa estatura aos 5 anos de idade[47]. O risco relativo de baixa estatura aos 18 anos em jovens nascidos PIG comparado com jovens nascidos AIG é 7,1 vezes maior quando PIG é definido pelo comprimento ao nascimento e 5,2 vezes maior quando definido pelo peso de nascimento[48]. A razão da não recuperação do crescimento é multifatorial. Pode estar ligada a características genéticas, secreção do GH, ação do GH e dos fatores de crescimento[37]. Não está estabelecido se a recuperação do crescimento é mais intensa no PIG assimétrico. Já a presença de sinais dismórficos sugere menor probabilidade de recuperação espontânea do crescimento e pode sugerir síndromes genéticas que devem ser cuidadosamente investigadas. Algumas alterações cromossômicas contraindicam o tratamento da baixa estatura em crianças nascidas PIG.

Aproximadamente 20% das crianças que consultam por baixa estatura nasceram PIG. A figura VI-21 sugere a investigação da baixa estatura em uma criança nascida PIG.

Quanto ao início da puberdade, acontece em idade normal, um pouco mais cedo que nas crianças nascidas AIG. A progressão da puberdade é na maioria das vezes normal e idade de menarca um pouco menor[37]. O início da puberdade, mesmo em idade normal, torna-se um problema quando acontece em criança nascida PIG com baixa estatura.

ALTERAÇÕES METABÓLICAS

A hipótese de programação metabólica, onde um ambiente intrauterino desfavorável resultaria em alterações permanentes de estruturas e funções endócrinas e readequação das vias metabólicas, foi inicialmente proposta por Barker[49] como uma explicação para o desenvolvimento de doenças cardiovasculares e metabólicas no adulto nascido pequeno. A hipótese de Barker foi seguida pela hipótese da recuperação rápida do crescimento, quando a RCIU associada à recuperação rápida do crescimento durante os primeiros dois anos de vida seria responsável pela reprogramação metabólica[50]. Assim, apesar de desejada, a recuperação do crescimento nas crianças nascidas após RCIU e das nascidas PIG deve ser gradual, não muito intensa e não muito rápida. Adultos jovens nascidos PIG e que ganharam peso rapidamente durante os primeiros 3 meses de vida apresentaram uma condição metabólica menos favorável do que os que tiveram um ganho de peso mais lento, inclusive com mais massa gorda visceral e abdominal e menos massa magra[5]. Apetite maior e menor gasto energético poderiam ser considerados mecanismos de adaptação decorrentes do período de RCIU, devido à desregulação de neuropeptídeos hipotalâmicos responsáveis pelo controle da fome e saciedade, resultando em rápido ganho de peso[4].

Fetos que passam por restrição de nutrientes desenvolvem adaptações metabólicas que aumentam a capacidade fetal de aproveitar os nutrientes disponíveis, entre elas o aumento da sensibilidade à insulina. Após o nascimento, a sensibilidade à insulina aumentada persiste por um período, porém agora em ambiente rico em nutrientes. Com isso, o aumento de peso no período pós-natal é mais rápido, assim como as mudanças metabólicas, com tendência à resistência à insulina[51]. Entre os fatores que favorecem essas mudanças está o desenvolvimento do pâncreas na RCIU. O pâncreas é caracterizado por ilhotas menores e em menor número, menor quantidade de células β e menor secreção de insulina. A perda progressiva da massa e da função das células β com o

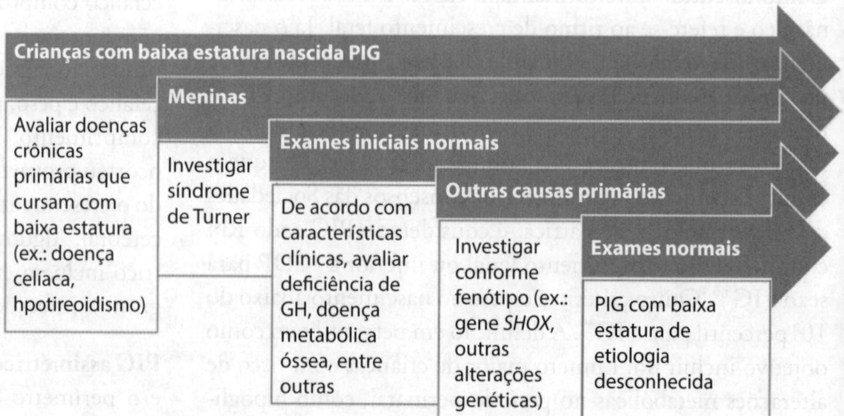

Figura VI-21. Fluxograma para investigação da criança com baixa estatura nascida pequena para a idade gestacional.

avanço da idade está associada à resistência à insulina[52] e risco de intolerância à glicose e diabetes *mellitus* tipo 2 na vida adulta[49,53,54].

Além da resistência à insulina, a hiperatividade do eixo hipotálamo-hipófise-adrenal e a redução do número de néfrons descrita em fetos com RCIU podem contribuir para o desenvolvimento da síndrome metabólica e hipertensão arterial em adultos[37,55]. O quadro VI-10 mostra as alterações metabólicas e estruturais possíveis de ocorrer em consequência ao nascimento PIG.

Quadro VI-10. Alterações metabólicas e estruturais em indivíduos nascidos pequenos para a idade gestacional comparados aos nascidos com tamanho adequado[4,54,55].

	PIG comparado ao AIG
Composição corporal	Menor massa magra Maior adiposidade central Maior massa gorda total Recuperação rápida do crescimento: maior porcentagem de massa gorda
Massa óssea	Similar ou diminuída
Coração	Alterações morfológicas e funcionais
Rins	Menor número de néfrons Hipertrofia glomerular compensatória Menor taxa de filtração glomerular
Pressão arterial	Maior pressão sistólica e diastólica, mesmo dentro da faixa de normalidade Maior pressão sistólica em adultos
Espessura da camada íntima-média carotidiana	Maior nos indivíduos PIG com baixa estatura
Sensibilidade à insulina	Menor
Perfil lipídico	Colesterol total e LDL-c aumentados ou normais

PIG = pequeno para a idade gestacional; AIG = adequado para a idade gestacional; LDL-c = lipoproteína de baixa densidade.

CONCLUSÕES

A RCIU é um processo que não se limita à gestação, mas que traz consequências ao RN, no período perinatal, na infância e segue até a vida adulta. Cuidados devem ser tomados durante todo o período de desenvolvimento.

REFERÊNCIAS

1. Gluckman PD. Endocrine and nutritional regulation of prenatal growth. Acta Paediatr Suppl. 1997;423:153-7.
2. Benyi E, Savendahl L. The physiology of childhood growth: hormonal regulation. Horm Res Paediatr. 2017;88(1):6-14.
3. Nardozza LMM, Zamarian ACP, Araujo E Jr. New definition of fetal growth restriction: consensus regarding a major obstetric complication. Rev Bras Ginecol Obstet. 2017;39(7):315-6.
4. Kesavan K, Devaskar SU. Intrauterine growth restriction: postnatal monitoring and outcomes. Pediatr Clin North Am. 2019;66(2): 403-23.
5. Clayton PE, Cianfarani S, Czernichow P, Johannsson G, Rapaport R, Rogol A. Management of the child born small for gestational age through to adulthood: a Consensus Statement of the International Societies of Pediatric Endocrinology and the Growth Hormone Research Society. J Clin Endocrinol Metab. 2007;92(3):804-10.
6. Boguszewski MC, Mericq V, Bergada I, Damiani D, Belgorosky A, Gunczler P, et al. Latin American Consensus: children born small for gestational age. BMC Pediatr. 2011;11(1):66.
7. Giabicani E, Pham A, Brioude F, Mitanchez D, Netchine I. Diagnosis and management of postnatal fetal growth restriction. Best Pract Res Clin Endocrinol Metab. 2018;32(4):523-34.
8. Gordijn SJ, Beune IM, Thilaganathan B, Papageorghiou A, Baschat AA, Baker PN, et al. Consensus definition of fetal growth restriction: a Delphi procedure. Ultrasound Obstet Gynecol. 2016;48(3): 333-9.
9. Gicquel C, Le Bouc Y. Hormonal regulation of fetal growth. Horm Res. 2006;65 Suppl 3:28-33.
10. Cooke DW, Divall SA, Radovick S. Normal and aberrant growth in children. In Melmed S, Polonsky KS, Larsen PR, Kronenberg HM, eds. Williams Textbook of Endocrinology. 13th ed. Philadelphia: Elsevier; 2016. p. 964-1073.
11. Porto MSA. Crescimento de crianças de risco. In Comitê de Follow-up do RN de Alto Risco, Sociedade de Pediatria do Estado do Rio de Janeiro, eds. Novo manual de follow-up do recém-nascido de risco. Rio de Janeiro: Serviço de Informação Científica Nestlé; 1995. p. 28-34.
12. Ramos JLA. Crescimento intra-uterino: características e fatores. In Setian N, ed. Endocrinologia pediátrica: aspectos físicos e metabólicos do recém-nascido ao adolescente. 2ª ed. São Paulo: Sarvier; 2002. p. 17-36.
13. Newbern D, Freemark M. Placental hormones and the control of maternal metabolism and fetal growth. Curr Opin Endocrinol Diabetes Obes. 2011;18(6):409-16.
14. Sauer PJ. Can extrauterine growth approximate intrauterine growth? Should it? Am J Clin Nutr. 2007;85(2):608S-13S.
15. Murphy VE, Smith R, Giles WB, Clifton VL. Endocrine regulation of human fetal growth: the role of the mother, placenta, and fetus. Endocr Rev. 2006;27(2):141-69.
16. Dattani MT, Gevers EF. Endocrinology of fetal development. In Melmed S, Polonsky KS, Larsen PR, Kronenberg HM, eds. Williams Textbook of Endocrinology. 13th ed. Philadelphia: Elservier; 2016. p. 849-92.
17. Wit J, van Unen H. Growth of infants with neonatal growth deficiency. Arch Dis Child. 1992;67(7):920-4.
18. Liao S, Vickers MH, Stanley JL, Baker PN, Perry JK. Human placental growth hormone variant in pathological pregnancies. Endocrinology. 2018;159(5):2186-98.
19. Mirlesse V, Frankenne F, Alsat E, Poncelet M, Hennen G, Evain-Brion D. Placental growth hormone levels in normal pregnancy and in pregnancies with intrauterine growth retardation. Pediatr Res. 1993;34(4):439-42.
20. Baker J, Liu J, Robertson E, Efstratiadis A. Role of insulin-like growth factors in embryonic and postnatal growth. Cell. 1993;75(1): 73-82.
21. Liu J, Baker J, Perkins A, Robertson E, Efstratiadis A. Mice carrying null mutations of the genes encoding insulin-like growth factor I (Igf-1) and type 1 IGF receptor (Igf1r). Cell. 1993;75(1):59-72.

22. Larnkjaer A, Molgaard C, Michaelsen KF. Early nutrition impact on the insulin-like growth factor axis and later health consequences. Curr Opin Clin Nutr Metab Care. 2012;15(3):285-92.
23. Agrogiannis GD, Sifakis S, Patsouris ES, Konstantinidou AE. Insulin-like growth factors in embryonic and fetal growth and skeletal development (Review). Mol Med Rep. 2014;10(2):579-84.
24. Rowe DL, Derraik JG, Robinson E, Cutfield WS, Hofman PL. Preterm birth and the endocrine regulation of growth in childhood and adolescence. Clin Endocrinol (Oxf). 2011;75(5):661-5.
25. Buscema M, Grossi E, Montanini L, Street ME. Data mining of determinants of intrauterine growth retardation revisited using novel algorithms generating semantic maps and prototypical discriminating variable profiles. PLoS One. 2015;10(7):e0126020.
26. Chiesa C, Osborn JF, Haass C, Natale F, Spinelli M, Scapillati E, et al. Ghrelin, leptin, IGF-1, IGFBP-3, and insulin concentrations at birth: is there a relationship with fetal growth and neonatal anthropometry? Clin Chem. 2008;54(3):550-8.
27. Abi Habib W, Brioude F, Edouard T, Bennett JT, Lienhardt-Roussie A, Tixier F, et al. Genetic disruption of the oncogenic HMGA2-PLAG1-IGF2 pathway causes fetal growth restriction. Genet Med. 2018;20(2):250-8.
28. Ballabio M, Nicolini U, Jowett T, Ruiz de Elvira MC, Ekins RP, Rodeck CH. Maturation of thyroid function in normal human foetuses. Clin Endocrinol (Oxf). 1989;31(5):565-71.
29. LaFranchi S. Thyroid function in the preterm infant. Thyroid. 1999;9(1):71-8.
30. Newsholme P, Cruzat V, Arfuso F, Keane K. Nutrient regulation of insulin secretion and action. J Endocrinol. 2014;221(3):R105-20.
31. Hill DJ, Milner RD. Insulin as a growth factor. Pediatr Res. 1985; 19(9):879-86.
32. Lányi E, Varnagy A, Kovacs KA, Csermely T, Szasz M, Szabo I. Ghrelin and acyl ghrelin in preterm infants and maternal blood: relationship with endocrine and anthropometric measures. Eur J Endocrinol. 2008;158(1):27-33.
33. Patro-Malysza J, Trojnar M, Skorzynska-Dziduszko KE, Kimber-Trojnar Z, Darmochwal-Kolarz D, Czuba M, et al. Leptin and ghrelin in excessive gestational weight gain-association between mothers and offspring. Int J Mol Sci. 2019;20(10).
34. Shroff MR, Holzman C, Tian Y, Evans RW, Sikorskii A. Mid-pregnancy maternal leptin levels, birthweight for gestational age and preterm delivery. Clin Endocrinol (Oxf). 2013;78(4):607-13.
35. Lonnerdal B, Havel PJ. Serum leptin concentrations in infants: effects of diet, sex, and adiposity. Am J Clin Nutr. 2000;72(2): 484-9.
36. Jaquet D, Leger J, Levy-Marchal C, Oury JF, Czernichow P. Ontogeny of leptin in human fetuses and newborns: effect of intrauterine growth retardation on serum leptin concentrations. J Clin Endocrinol Metab. 1998;83(4):1243-6.
37. Finken MJJ, van der Steen M, Smeets CCJ, Walenkamp MJE, de Bruin C, Hokken-Koelega ACS, et al. Children born small for gestational age: differential diagnosis, molecular genetic evaluation, and implications. Endocr Rev. 2018;39(6):851-94.
38. Freemark M. Regulation of maternal metabolism by pituitary and placental hormones: roles in fetal development and metabolic programming. Horm Res. 2006;65 Suppl 3:41-9.
39. WHO. Pregnancy, childbirth, postpartum and newborn care: a guide for essential practice. Avaiable at: http://www.who.int/maternal_child_adolescent/documents/imca-essential-practice-guide/en/. Accessed 15 de novembro, 2015.
40. Cardoso-Demartini AA, Boguszewski MCS, Alves CAD. Postnatal management of growth failure in children born small for gestational age. J Pediatr (Rio J). 2019;95 Suppl 1:23-9.
41. Villar J, Cheikh Ismail L, Victora CG, Ohuma EO, Bertino E, Altman DG, et al. International standards for newborn weight, length, and head circumference by gestational age and sex: the Newborn Cross-Sectional Study of the INTERGROWTH-21st Project. Lancet. 2014;384(9946):857-68.
42. Villar J, Giuliani F, Barros F, Roggero P, Coronado Zarco IA, Rego MAS, et al. Monitoring the postnatal growth of preterm Infants: a paradigm change. Pediatrics. 2018;141(2):pii: e20172467.
43. Fenton AC, Kim JH. A systematic review and meta-analysis to revise the Fenton growth chart for preterm infants. BMC Pediatr. 2013;13(59):1-13.
44. Tuzun F, Yucesoy E, Baysal B, Kumral A, Duman N, Ozkan H. Comparison of Intergrowth-21 and Fenton growth standards to assess size at birth and extrauterine growth in very preterm infants. J Matern Fetal Neonatal Med. 2017:1-6.
45. Maciejewski E, Hamon I, Fresson J, Hascoet JM. Growth and neurodevelopment outcome in symmetric versus asymmetric small for gestational age term infants. J Perinatol. 2016;36(8):670-5.
46. Salam RA, Das JK, Bhutta ZA. Impact of intrauterine growth restriction on long-term health. Curr Opin Clin Nutr Metab Care. 2014;17(3):249-54.
47. Beger C, Merker A, Mumm R, Gausche R. Growth prediction of small for gestational age infants within the first weeks after birth. Anthropol Anz. 2018;74(5):377-82.
48. Albertsson-Wikland K, Karlberg J. Postnatal growth of children born small for gestational age. Acta Paediatr Suppl. 1997;423: 193-5.
49. Barker DJ, Gluckman PD, Godfrey KM, Harding JE, Owens JA, Robinson JS. Fetal nutrition and cardiovascular disease in adult life. Lancet. 1993;341(8850):938-41.
50. Kelishadi R, Haghdoost AA, Jamshidi F, Aliramezany M, Moosazadeh M. Low birthweight or rapid catch-up growth: which is more associated with cardiovascular disease and its risk factors in later life? A systematic review and cryptanalysis. Paediatr Int Child Health. 2015;35(2):110-23.
51. Thorn SR, Rozance PJ, Brown LD, Hay WW Jr. The intrauterine growth restriction phenotype: fetal adaptations and potential implications for later life insulin resistance and diabetes. Semin Reprod Med. 2011;29(3):225-36.
52. Boehmer BH, Limesand SW, Rozance PJ. The impact of IUGR on pancreatic islet development and beta-cell function. J Endocrinol. 2017;235(2):R63-R76.
53. Hales CN, Barker DJ. The thrifty phenotype hypothesis: type 2 diabetes. Br Med Bull. 2001;60(1):5-20.
54. Mericq V, Martinez-Aguayo A, Uauy R, Iniguez G, Van der Steen M, Hokken-Koelega A. Long-term metabolic risk among children born premature or small for gestational age. Nat Rev Endocrinol. 2017;13(1):50-62.
55. Crispi F, Miranda J, Gratacos E. Long-term cardiovascular consequences of fetal growth restriction: biology, clinical implications, and opportunities for prevention of adult disease. Am J Obstet Gynecol. 2018;218(2S):S869-79.

Baixa Estatura Idiopática

Tiago Jeronimo dos Santos
Cristiane Kopacek

Um dos maiores desafios atuais da pediatria e da endocrinologia pediátrica é abordar com seriedade crítica o termo "baixa estatura idiopática" (BEI). Uma condição idiopática nos remete a que ainda não exista causa conhecida que explique tal condição. Não obstante, com os novos conhecimentos da fisiopatologia do crescimento e dos mais recentes critérios diagnósticos para a investigação da baixa estatura, a classificação da baixa estatura como "idiopática" pode estar sendo levada ao desuso. De todo modo, esse será o termo utilizado ao longo deste capítulo para classificar a baixa estatura de causa desconhecida.

DEFINIÇÃO

Define-se como BEI a condição em que se desconhece a causa pela qual uma criança ou adolescente apresenta estatura inferior a –2DP (desvios-padrão) para sua idade e sexo, população referida e contexto familiar, após a realização de extensas investigações clínica e laboratorial, que incluem os testes de estímulos do hormônio de crescimento (GH), testes genéticos e pesquisa de doenças crônicas[1-3]. Para o seu "correto" diagnóstico, todas as demais possíveis causas – ou as causas que estão ao alcance do pediatra – devem ser descartadas, incluindo as causas genéticas de baixa estatura que afetam a placa de crescimento e o eixo hipotálamo-hipofisário-IGF-I. Essas causas, apesar do caráter mais avançado de investigação e da necessidade de estudos de biologia molecular, vêm tendo maior alcance na prática clínica do endocrinologista pediátrico[4].

Em termos gerais, a classificação da estatura de uma criança ou adolescente se dá por meio da projeção para a idade adulta da altura aferida no momento da consulta com respeito à sua estatura-alvo familiar (alvo genético). No entanto, como o crescimento é um processo dinâmico e responde tanto a estímulos genéticos como ambientais, o fato de uma criança ou adolescente estar crescendo adequadamente em certo momento não exclui a possibilidade de o crescimento poder ser afetado em períodos subsequentes. E é por isso que a velocidade de crescimento em determinado tempo é uma ferramenta fundamental para avaliar esse processo dinâmico. O quadro VI-11 resume os principais critérios para definir as situações de baixa estatura de qualquer causa.

Além disso, tradicionalmente, a revisão do eixo hipotálamo-hipofisário (com a aferição do hormônio de crescimento ou GH) e da proteína efetora do crescimento, por ele estimulada, a IGF-I (*insulin-like growth factor-I*), e sua proteína ligante, IGFBP-3 (*insulin-like growth factor binding protein-3*), constitui a avaliação clínica inicial e essencial dos distúrbios do crescimento. Atualmente, com o melhor entendimento da fisiologia da placa de crescimento, um enfoque

Quadro VI-11. Critérios atualmente aceitos para definir um caso de baixa estatura[2,9].

Critério geral	Estatura abaixo de –2DP para a idade, sexo e grupo étnico
Critério dependente do alvo familiar genético	Estatura considerada normal (entre ± 2DP para a população geral), mas além de 2DP menor que sua correspondente curva de crescimento de acordo com seu alvo genético
Critério dependente da projeção da altura final adulta	Projeção da estatura final adulta mais de 2DP abaixo da estatura alvo familial
Critério dependente da velocidade de crescimento	Velocidade de crescimento persistentemente diminuída. Ainda não existe um consenso internacional para definir o que significa uma velocidade de crescimento diminuída, embora se utilize o critério de que seja menor de –1DP (~ p25) para a idade e sexo por mais de 2-3 anos consecutivos, ou redução de 0,3DP/ano sem causa relacionada

maior às anormalidades desses tecidos tem resultado no descobrimento de novas condições e terapias, excluindo cada vez mais o leque de condições de causas desconhecidas de baixa estatura[5].

Alguns conceitos e definições são importantes no contexto:

- Estatura familial (estatura-alvo ou *midparental height*) – é a estatura projetada a partir da média da altura dos pais, com diferenças em relação ao sexo.
  Sexo feminino: [(estatura pai – 13) + estatura mãe]/2
  Sexo masculino: [(estatura mãe + 13) + estatura pai]/2
- Projeção da estatura final (*predicted adult height*) – modelo matemático que utiliza o valor da idade óssea da mão e punho esquerdos e calcula a altura prevista por meio do método de Bayley-Pinneau[6,7].
- Estatura final (*adult height*) – a altura atingida a partir da idade cronológica entre 18 e 30 anos de idade, e/ou com a idade óssea ≥ 13 anos em meninas e ≥ 15 anos em meninos, e/ou com uma velocidade de crescimento linear ≤ 1-2cm nos últimos 6-12 meses[8].
- Velocidade de crescimento – diferença absoluta da estatura em cm durante um período específico (geralmente um ano). Em termos práticos pode-se avaliar a diferença em seis meses também.

CLASSIFICAÇÃO DAS BAIXAS ESTATURAS IDIOPÁTICAS

As baixas estaturas idiopáticas podem ser classificadas como:

- Variantes da normalidade de baixa estatura – baixa estatura familial (BEF) e retardo constitucional do crescimento e da puberdade (RCCP).
- Baixa estatura predominantemente de etiologia genética ainda desconhecida.

Nos primeiros dois casos, quando se considera a baixa estatura, uma variante da normalidade, as crianças ou adolescentes com BEF podem ser vistos como indivíduos baixos, no entanto, sem uma doença orgânica que explique sua altura "mais baixa" quando comparado à sua população de iguais, com uma maturação puberal normal, cujos pais ou parentes também apresentam baixa estatura. Em relação àqueles com RCCP, são também indivíduos saudáveis, sem doença orgânica que explique a baixa estatura, com uma maturação mais lenta que provoca atraso entre 2 e 3 anos da idade óssea e desenvolvimento puberal mais tardio, e que por isso cursam com baixa estatura quando comparados com a população de iguais. Em ambas as situações, a estatura final (de adulto) estará de acordo com seu contexto familiar.

Levando em conta os conceitos e definições anteriores, as crianças "pequenas para a idade gestacional" (PIG) com crescimento recuperado ou aquelas com achados fenotípicos característicos de síndromes genéticas devem ser excluídas do diagnóstico de BEI, já que apresentam suas causas identificadas, incluindo manejo para cada situação específica, e são tratadas em capítulos específicos deste livro. Também são excluídos da baixa estatura idiopática as crianças ou adolescentes com diagnóstico confirmado de doença celíaca, doença inflamatória intestinal, artrite juvenil, deficiência de GH ou síndrome da resistência ao GH, hipotireoidismo, síndrome de Cushing, entre outras.

Além disso, deve-se ficar alerta àquelas crianças pequenas cujos pais também são muito pequenos quando comparados à população geral (em geral, o pai medindo menos de 1,60m e a mãe menos de 1,50m), pois uma causa genética herdada poderia explicar a baixa estatura em ambas as gerações[10].

Ultimamente, também se tem orientado investigar igualmente a estatura das meninas como dos meninos, já que a altura das meninas historicamente tem sido relegada pelo fato de a preocupação social da estatura ser maior nos meninos[11]. Portanto, sempre para uma menina com baixa estatura, um cariótipo deve ser realizado pela possibilidade de síndrome de Turner, condição que pode afetar 1 em casa 2.500 meninas nascidas vivas[12].

Em relação à baixa estatura de etiologia desconhecida, a maioria dos casos está relacionada ao número crescente de descobertas de causas genéticas que afetam a placa de crescimento e o eixo hipotálamo-hipofisário-IGF-I[4,9,13]. Não obstante, nem todas as crianças com BEI vão requerer um teste genético, mas aquelas que cursam com baixa estatura mais importante (abaixo de –3DP com referência à população ou com diferença de 3DP menor que seu alvo genético), com formas sindrômicas associadas, consanguinidade familial com algum dos pais ou ambos cursando com baixa estatura, desproporção corporal, displasia esquelética, ou pequenas para a idade gestacional que não apresentaram crescimento recuperado merecem avaliação genética.

HISTÓRIA CLÍNICA

Estima-se que aproximadamente entre 60 e 80% de todas as crianças referidas para avaliação complementar com o endocrinologista pediátrico devido à "baixa estatura", incluindo as que apresentam critérios clínicos de menos de 2DP para sua idade e sexo, cursam com baixa estatura idiopática.

Tipicamente, as crianças com BEI nasceram com peso e comprimento normais e possuem valores hormonais de IGF-I, IGFBP-3 e resposta ao estímulo a mais de um teste de estímulo ao GH adequados.

Igualmente, detalhada história médica deve ser realizada, abrangendo informações sobre consanguinidade, uso de técnicas de reprodução assistida, história e complicações gestacionais, peso, comprimento e perímetro cefálico ao nascimento, e história familial do "tempo" para iniciar o estirão e a puberdade nos pais, irmãos e demais familiares próximos. Além disso, exclusão de outras causas de baixa estatura como hipotireoidismo, atraso puberal ou puberdade precoce não diagnosticados em tempo, doenças orgânicas, doença celíaca, sintomas neurológicos associados e fatores psicossociais devem ser levados em conta.

Distinguir entre um caso de baixa estatura por deficiência do hormônio de crescimento (DGH) e por RCCP pode ser desafiador, já que ambas as condições evoluirão com redução importante da estatura e do desenvolvimento puberal, além de cursarem com redução da velocidade de crescimento. Na realidade, a maioria dos escolares é diagnosticada incorretamente como tendo déficit do hormônio de crescimento, posto que no período cronológico peripuberal vão apresentar atraso da puberdade e, consequentemente, do crescimento linear. Portanto, na avaliação de um adolescente, o endocrinologista pediátrico deve levar em conta o declínio relativo que ocorre na velocidade de crescimento devido à menor secreção do GH – altamente dependente do estímulo dos hormônios sexuais – que ocorre nos casos que cursam com atraso puberal[14]. Ao se investigar um pré-púbere, um teste com estímulo ao GH deveria ser realizado. E sendo esse normal, seria excluído um caso de DGH. São raros os casos de DGH não diagnosticados antes da puberdade. Exceção são aqueles com a forma adquirida de deficiência, como os sobreviventes de neoplasias, por exemplo.

AVALIAÇÃO CLÍNICA

Tal e qual a avaliação antropométrica de rotina, a avaliação da criança ou adolescente com baixa estatura seguirá os mesmos parâmetros.

Nas crianças com menos de 2 anos de idade, avalia-se o comprimento, o peso e o perímetro cefálico. Para avaliar o comprimento nessa faixa etária, são necessárias duas pessoas (o profissional da saúde e um familiar, por exemplo) e utiliza-se um infantômetro. Quando não se dispõe desse instrumento, pode-se utilizar uma fita métrica para medir o comprimento dos pés ao vértex craniano (a altura máxima da cabeça).

Nas crianças maiores e nos adolescentes, a medição da altura faz-se por meio de um estadiômetro de parede. A criança e o adolescente devem ser medidos totalmente eretos com as costas contra o estadiômetro. A estatura deve ser aferida pelo menos três vezes e a diferença entre elas não pode resultar mais de 4mm para ser um valor fidedigno. O estadiômetro deve ser calibrado corretamente de tempos em tempos.

Além disso, exame físico completo deve ser realizado para avaliar o estágio puberal, os achados dismórficos e a proporção corporal. Todos os pacientes devem ter seu perímetro cefálico medidos para descartar anomalias genéticas específicas. Os familiares de pacientes com desproporção corporal também deveriam ser avaliados (medida da altura sentado e da envergadura). Além disso, outras anomalias também podem ser encontradas na exploração clínica como a mesomelia (encurtamento de antebraços e pernas) e a deformidade de Madelung (para casos com suspeita de deficiência do gene *SHOX*), ou macrocefalia e hiperlordose lombar (ativação constitutiva do gene *FGFR3*), por exemplo.

DIAGNÓSTICO

O diagnóstico da BEI deve ser de exclusão (Quadro VI-12). Em nenhum momento essas crianças e adolescentes devem ser vistos como alguém que necessita de tratamento, senão como indivíduos que requerem um olhar mais crítico e um seguimento pediátrico/endocrinologista pediátrico com maior atenção. A importância do diagnóstico exato seria separar aqueles casos considerados variantes da normalidade dos casos que realmente poderiam necessitar de maior investigação laboratorial e de tratamento específico (Figura VI-22).

Quadro VI-12. Critérios mínimos para suspeitar de baixa estatura idiopática.

Critérios
Comprimento adequado para a idade gestacional ao nascer (maior de –2DP)
Proporções corporais normais
Ausência de doença orgânica crônica
Ausência de doença mental ou distúrbio psicossocial grave
Ingestão adequada de nutrientes essenciais para o desenvolvimento infantil
Ausência de qualquer deficiência hormonal

AVALIAÇÃO LABORATORIAL

Após extensa anamnese sem haver chegado a uma suspeita para a causa da baixa estatura, alguns exames laboratoriais para descartar outras causas hormonais ou orgânicas são indicados nesse grupo (Quadro VI-13).

A deficiência do hormônio de crescimento (DGH) como causa de baixa estatura deve ser excluída para seguir na linha de suspeição da BEI, o que inclui também a realização dos testes de estímulo do GH. No entanto, uma criança ou adolescente que cursa com baixa estatura, mas tem velocidade de crescimento adequada para sua idade cronológica e óssea, que não cursa com atraso importante da idade óssea, e valores adequados de IGF-I para sua idade e estágio puberal não requer a realização dos testes de estímulo ao GH[2].

Em relação às dosagens hormonais de IGF-I e da proteína ligante IGFBP-3, alguns comentários devem ser feitos. Concentrações de IGF-I acima da média em qualquer idade praticamente exclui o diagnóstico de deficiência do GH. A IGFBP-3 é considerada um biomarcador mais confiável que a IGF-I em crianças menores de 3 anos, mas menos sensível após essa idade. Valores diminuídos de IGF-I e IGFBP-3 concomitantemente levantam a hipótese de DGH, mas também podem ser encontrados em outras situações como desnutrição crônica e insensibilidade ao GH, o que inclui alguns defeitos genéticos como: de receptor do GH, da STAT5B e da subunidade ALS do IGF-I[15-17]. Valor reduzido de IGF-I asso-

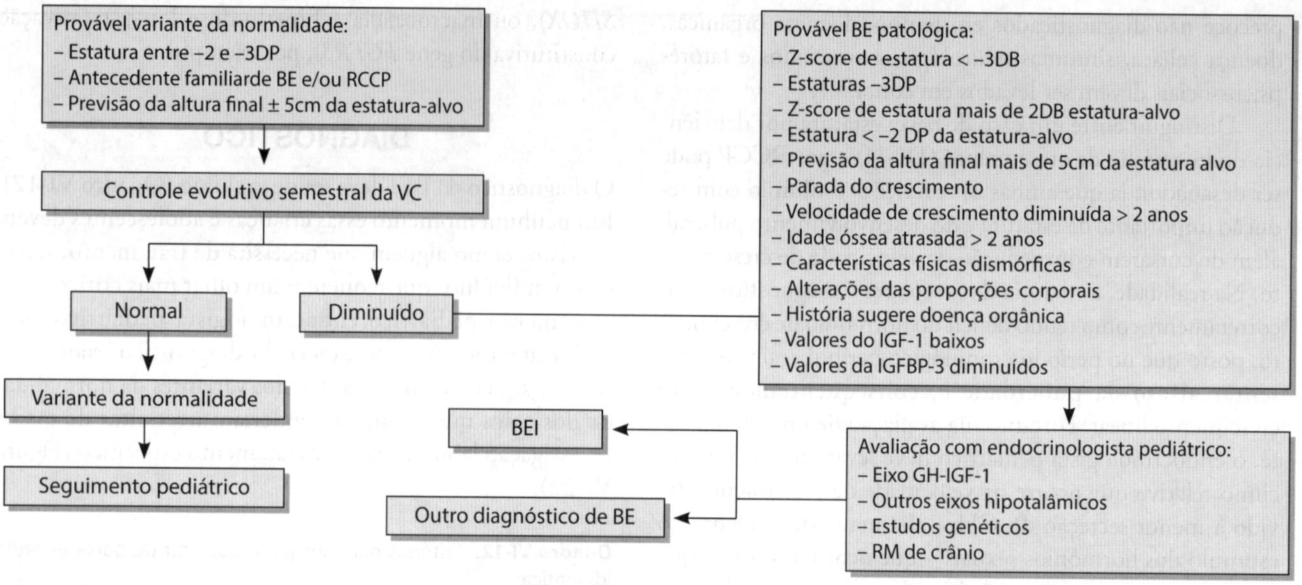

Figura VI-22. Algoritmo de tomada de decisão após suspeição de um caso de baixa estatura idiopática (adaptada de Argente)[30]. BE = baixa estatura; RCCP = retardo constitucional de crescimento e puberdade; VC = velocidade de crescimento; BEI = baixa estatura idiopática.

Quadro VI-13. Avaliação laboratorial geral para pacientes com baixa estatura.

Avaliação laboratorial
Hemograma completo
Velocidade de sedimentação globular, ferritina
Eletrólitos, bicarbonato e lactato
Ureia e creatinina
Fósforo, cálcio, fosfatase alcalina
Albumina, proteínas totais
Análise urinária
TSH e T4 livre
IGF-I e IGFBP-3
Screening para doença celíaca (IgA total e anticorpos)
Cariótipo para todas as meninas e para alguns meninos

ciado a valor normal ou mesmo aumentado da IGFBP-3 pode ser um sinal de defeito genético do IGF-I[18]. Recentemente, também se localizaram defeitos nas proteínas ligantes ao IGF-I, mais exclusivamente IGFBP-3 e IGFBP-5, resultando da perda da função da proteína *pregnancy-associated plasma protein A2* (PAPPA2) que em termos laboratoriais se traduz em aumento importante dos valores de IGFBP-3 e IGF-I[19].

BIOLOGIA MOLECULAR

Há um consenso de que os testes genéticos não são mandatórios para todas as crianças ou adolescentes com baixa estatura. Todavia, em grupos específicos de indivíduos cujo fenótipo sugere uma causa genética (alta correlação fenótipo-genótipo), deve-se considerar avaliação genética apropriada (Quadro VI-14).

Além disso, se todas as causas possíveis de baixa estatura forem excluídas, se ela for grave, ou quando houver um componente familial envolvido, estudo do exoma deve ser considerado[20].

Quadro VI-14. Fatores que direcionam à investigação genética nos indivíduos com baixa estatura.

Fatores
Z-score de estatura < –3DP
Estatura abaixo de –3DP
PIG sem crescimento recuperado
Alterações dismórficas mesmo que pequenas
Evidência de displasia esquelética
Incapacidade intelectual associada
Microcefalia
Pais consanguíneos

IMAGEM

A radiografia de mão e punho, popularmente conhecida como idade óssea, faz parte da avaliação de toda criança e adolescente com baixa estatura e deve ser realizada e avaliada por um profissional experiente.

A idade óssea está frequentemente atrasada nas crianças entre 8 e 11 anos de idade com BEI, com uma média entre 0,5 e 2 anos. Também, tipicamente, a idade óssea estará bastante atrasada em pacientes com DGH; no entanto, em casos de DGH adquiridos por outra causa que não genética (devido ao craniofaringioma, por exemplo), a idade óssea pode ser normal ou pouco atrasada[21]. A diferença na maioria das vezes entre a BEI e a DGH está no curso da puberdade que no segundo caso tem sua evolução normal.

Em indivíduos com obesidade, a idade óssea estará na maioria dos casos adiantada. Nos casos em que está atrasada, deve-se suspeitar de outras causas como a doença de Cushing[21].

Nas crianças menores (< 2 anos de idade), a idade óssea pode ser menos confiável. Em alguns centros, utiliza-se a radiografia do pé e tornozelo esquerdo por seu maior valor preditivo nessa idade[22].

Na suspeita de displasias ósseas, a radiografia da mão e punho também pode auxiliar na identificação de outros achados radiológicos, principalmente para identificar mutações dos genes que codificam *short stature homeobox* (*SHOX*), *fibroblast growth factor receptor-3* (*FGFR3*), *natriuretic peptide 2 receptor* (*NPR2*) e *Indian hedgehog* (*IHH*).

A ressonância magnética, em geral, não é necessária para a avaliação de crianças e adolescentes com BEI.

TRATAMENTO

Na maioria dos casos, a BEI não requer nenhum tratamento, apenas um diálogo franco e aberto do pediatra e endocrinologista pediátrico com o jovem paciente e seus pais. Até o momento não está demonstrada nenhuma deterioração na qualidade de vida de crianças e adolescentes com baixa estatura quando comparados àqueles de mesma idade com estatura normal[23].

O melhor tratamento seria o seguimento clínico semestral para avaliação da velocidade de crescimento. No entanto, em alguns casos a terapia hormonal com análogos de GH (rhGH) pode ser uma opção quando respeitadas a legislação em vigor e a segurança do uso em cada paciente.

O uso de rhGH está bem estudado e é efetivo e seguro em pacientes com DGH. No entanto, carecem de estudos que comprovem que a mesma eficácia seja extrapolada para aqueles com BEI[24]. Resultados com p estatisticamente significativo ($p < 0,05$) não significa que seja clinicamente significativo. Não se sabe qual o resultado (*outcome*) antecipadamente e se questiona o que seria esse melhor resultado: melhora da altura final sobre a estatura-alvo, sobre a projeção da altura inicial ou comparativos da altura entre controle/placebo? E, nesse último caso, quantos centímetros de diferença dever-se-iam considerar uma resposta adequada, por quantos anos de tratamentos e com que dose de medicação? São muitas perguntas para as quais ainda não existem respostas com um grau de evidência alto. Outro inconveniente é que a maioria dos estudos que utilizamos para embasar nossa evidência científica atualmente é patrocinada pela indústria farmacêutica.

A Agência Americana de Medicamentos e Alimentos (FDA) autoriza o tratamento com rhGH nos pacientes com BEI medindo além de –2,25DP, além das indicações usuais daqueles com DGH, PIG sem crescimento recuperado, síndrome de Turner, síndrome de Noonan, síndrome de Prader-Willi, aqueles com insuficiência renal crônica e com anomalias no gene *SHOX*[25].

A Agência Europeia de Medicamentos (EMA) inclui todas as acima, com exceção da BEI e da síndrome de Noonan[25].

A Anvisa (Agência Nacional de Vigilância Sanitária) e o Ministério da Saúde, por meio do seu "Protocolo Clínico e Diretrizes Terapêuticas – Deficiência do Hormônio de Crescimento", não reconhecem a BEI como uma indicação de tratamento para o uso do rhGH. No entanto, abre a possibilidade de tratar indivíduos com "déficit de crescimento" que não seja DGH, sem apresentar uma nomenclatura exclusiva para esse diagnóstico, e quando cumpram os critérios estabelecidos de história, laboratório e de imagem[26].

O uso dos inibidores da aromatase tem sido levantado como uma alternativa aos adolescentes do sexo masculino que cursam com BEI e avanço da idade óssea[27]. No entanto, a segurança e a eficácia em longo prazo com ensaios controlados e randomizados ainda não foram demonstradas[28].

PERSPECTIVAS

Como já comentado, o endocrinologista pediátrico deve estar preparado para atender a um grande volume de crianças e adolescentes referidos por baixa estatura e que em realidade apresentam BEI. É de sua responsabilidade, portanto, a coleta de dados fidedignos para a promoção e estabelecimento de registros regionais, nacionais e internacionais. Essa cooperação pode auxiliar na geração de melhores dados clínicos para correlacioná-los com o *boom* de novas mutações e informações genéticas, implicando a "descoberta" de novos diagnósticos e estratégias de tratamento.

Muito provavelmente, com a precisão diagnóstica das causas de baixa estatura, tanto os termos como o manejo nos casos de "baixa estatura familiar" e "retardo constitucional do crescimento e da puberdade" serão individualizados. Em relação à BEF, os casos estarão relacionados àqueles com estatura mais baixa que a população geral, com apresentação saudável, maturação esquelética e de desenvolvimento puberal normal, mas com pais e/ou parentes mais baixos. E, em relação ao RCCP, os casos estarão associados aos indivíduos que cursam com maturação mais lenta, com apresentação saudável, e atraso entre 2 e 3 anos da idade óssea devido ao fato de começarem a puberdade tardiamente, mas atingindo sua estatura final adulta igualmente mais tarde[29].

Além disso, tem-se questionado muito o real impacto psicossocial da baixa estatura em crianças e adolescentes. A baixa estatura realmente pode ser um fator de risco para problemas psicossociais, tais como imaturidade social, infantilização, baixa autoestima e *bullying*, especialmente quando uma criança e adolescente chega para avaliação do endocrinologista pediátrico. Tem-se mostrado que a percepção familiar e as opiniões culturais nesse momento contam muito mais que a opinião médica, e que, apesar do estresse pontual da percepção de baixa estatura nesse momento da vida, a psicopatologia duradoura é realmente rara[30,31].

Como conclusão, os casos considerados de BEI serão cada vez menos "idiopáticos" e novos métodos diagnósticos e terapêuticos auxiliarão na melhor tomada de decisão. Para tanto, melhores modelos de previsão de estatura, genética molecular, proteômica e farmacogenômica estarão em voga para o auxílio do endocrinologista pediátrico.

REFERÊNCIAS

1. Allen DB, Cuttler L. Short stature in childhood – Challenges and choices. N Engl J Med. 2013;368(13):1220-8.
2. Cohen P, Rogol AD, Deal CL, Saenger P, Reiter EO, Ross JL, et al. Consensus statement on the diagnosis and treatment of children with idiopathic short stature: A summary of the Growth Hormone Research Society, the Lawson Wilkins Pediatric Endocrine Society, and the European Society for Paediatric Endocrinology Workshop. J Clin Endocrinol Metab. 2008;93(11):4210-7.
3. Ranke MB. Towards a Consensus on the Definition of Idiopathic Short Stature. Horm Res Paediatr. 1996;45:64-6.
4. Dauber A, Rosenfeld RG, Hirschhorn JN. Genetic evaluation of short stature. J Clin Endocrinol Metab. 2014;99(9):3080-92.
5. Baron J, Sävendahl L, De Luca F, Dauber A, Phillip M, Wit JM, et al. Short and tall stature: A new paradigm emerges. Nat Rev Endocrinol. 2015;11(12):736-46.
6. Radiographic Atlas of Skeletal Development of the Hand and Wrist Based on the Brush Foundation Study of Human Growth and Development Initiated by T. Wingate Todd, M.B., Ch.B., F.R.C.S. J Am Med Assoc. 1950;143(12):1124.
7. Bayley N, Pinneau SR. Tables for predicting adult height from skeletal age: revised for use with the greulich-pyle hand standards. J Pediatr. 1952;40(4):423-41.
8. Frindik JP, Baptista J. Adult height in growth hormone deficiency: historical perspective and examples from the National Cooperative Growth Study. Pediatrics. 1999;104(4 II):1000-4.
9. Collett-Solberg PF, Ambler G, Backeljauw PF, Bidlingmaier M, Biller BMK, Boguszewski MCS, et al. Diagnosis, Genetics, and Therapy of Short Stature in Children: A Growth Hormone Research Society International Perspective. Horm Res Paediatr. 2019; 92(1):1-14.
10. Murray PG, Clayton PE, Chernausek SD. A genetic approach to evaluation of short stature of undetermined cause. Vol. 6, The Lancet Diabetes and Endocrinology. Lancet Publishing Group; 2018. p. 564-74.
11. Grimberg A, Feemster KA, Pati S, Ramos M, Grundmeier R, Cucchiara AJ, et al. Medically underserved girls receive less evaluation for short stature. Pediatrics. 2011;127(4):696-702.
12. Gravholt CH, Andersen NH, Conway GS, Dekkers OM, Geffner ME, Klein KO, et al. Clinical practice guidelines for the care of girls and women with Turner syndrome: Proceedings from the 2016 Cincinnati International Turner Syndrome Meeting. Eur J Endocrinol. 2017;177(3):G1-70.
13. Wit JM, Oostdijk W, Losekoot M, Van Duyvenvoorde HA, Ruivenkamp CAL, Kant SG. Novel genetic causes of short stature. Eur J Endocrinol. 2016;174(4):R145-73.
14. Rosenfeld RG. How aggressively should we treat short stature? Horm Res Paediatr. 2015;83(4):280-1.
15. Domené HM, Bengolea SV, Martínez AS, Ropelato MG, Pennisi P, Scaglia P, et al. Deficiency of the circulating insulin-like growth factor system associated with inactivation of the acid-labile subunit gene. N Engl J Med. 2004;350(6):570-7.
16. Kofoed EM, Hwa V, Little B, Woods KA, Buckway CK, Tsubaki J, et al. Growth hormone insensitivity associated with a *STAT5b* mutation. N Engl J Med. 2003;349(12):1139-47.
17. Amselem S, Duquesnoy P, Attree O, Novelli G, Bousnina S, Postel-Vinay MC, et al. Laron dwarfism and mutations of the growth hormone-receptor gene. N Engl J Med. 1989;321(15):989-95.
18. Woods KA, Camacho-Hübner C, Savage MO, Clark AJL. Intrauterine growth retardation and postnatal growth failure associated with deletion of the insulin-like growth factor I gene. N Engl J Med. 1996;335(18):1363-7.
19. Dauber A, Muñoz Calvo MT, Barrios V, Domené HM, Kloverpris S, Serra Juhé C, et al. Mutations in pregnancy associated plasma protein A2 cause short stature due to low IGF I availability. EMBO Mol Med. 2016;8(4):363-74.
20. Guo MH, Shen Y, Walvoord EC, Miller TC, Moon JE, Hirschhorn JN, et al. Whole exome sequencing to identify genetic causes of short stature. Horm Res Paediatr. 2014;82(1):44-52.
21. Geffner M, Lundberg M, Koltowska-Häggström M, Abs R, Verhelst J, Erfurth EM, et al. Changes in height, weight, and body mass index in children with craniopharyngioma after three years of growth hormone therapy: Analysis of KIGS (Pfizer international growth database). J Clin Endocrinol Metab. 2004;89(11):5435-40.
22. Hernández M, Sánchez E, Sobradillo B, Rincón J, Narvaiza J. A new method for assessment of skeletal maturity in the first 2 years of life. Pediatr Radiol. 1988;18(6):484-9.
23. Bullinger M. Psychological criteria for treating children with idiopathic short stature. Horm Res Paediatr. 2011;76(S3):20-3.
24. Deodati A, Cianfarani S. Impact of growth hormone therapy on adult height of children with idiopathic short stature: Systematic review. BMJ. 2011;342(7798):636.
25. Somatropin Information | FDA [Internet]. [cited 2020 Apr 23]. Available from: https://www.fda.gov/drugs/postmarket-drug-safety-information-patients-and-providers/somatropin-information. Resumen general de la evaluación científica de los medicamentos que contienen somatropina.
26. Protocolo Clínico e Diretrizes Terapêuticas da Deficiência do Hormônio de Crescimento – Hipopituitarismo. [Internet]. Protocolo Clínico e Diretrizes Terapêuticas da Deficiência do Hormônio de Crescimento – Hipopituitarismo. 2018. Available from: https://www.saude.gov.br/images/pdf/2018/dezembro/14/PCDT-Deficiencia-do-Hormonio-de-Crescimento-Hipopituitarismo.pdf.
27. Pedrosa LF, De Oliveira JM, Thomé PRV, Kochi C, Damiani D, Longui CA. Height increment and lboratory profile of boys treated with aromatase inhibitors with or without growth hormone. Horm Metab Res. 2017;49(10):778-85.
28. Linardi A, Damiani D, Longui CA. The use of aromatase inhibitors in boys with short stature: What to know before prescribing? Vol. 61, Archives of Endocrinology and Metabolism. Sociedade Brasileira de Endocrinologia e Metabologia. 2017. p. 391-7.
29. Argente J. Challenges in the management of short stature. Horm Res Paediatr. 2016;85(1):2-10
30. Sandberg DE, Gardner M. Short stature: is it a psychosocial problem and does changing height matter? Pediatr Clin North Am. 2015;62(4):963-82.
31. Sandberg DE, Colsman M. Growth hormone treatment of short stature: Status of the quality of life rationale. Horm Res. 2005;63(6): 275-83.

Hormônio de Crescimento – Algumas Décadas de História

Durval Damiani

Carlos Alberto Longui

INTRODUÇÃO

Embora a importância da hipófise para o crescimento tenha sido reconhecida no final do século XIX, o hormônio de crescimento (GH) tornou-se disponível para tratamento apenas no final da década de 1950 e, ainda assim, com enorme restrição ao uso devido ao parco suprimento do GH proveniente da extração de hipófises humanas. Foi uma árdua luta para se chegar ao GH, que envolveu clínicos, químicos, fisiologistas e patologistas. Numerosos momentos de sucesso, entremeados por erros grosseiros, marcaram este caminho da descoberta, isolamento e, finalmente, a síntese de GH.

Esse cenário muda radicalmente com a introdução do hormônio de crescimento recombinante (rhGH), que se torna disponível e em quantidade ilimitada a partir de 1985. Paralelamente, as indicações para seu uso se ampliam além de casos de comprovada deficiência de GH.

HISTÓRIA DO HORMÔNIO DE CRESCIMENTO

Os esforços para a obtenção do hormônio de crescimento começaram no meio da década de 1940, com trabalhos desenvolvidos em subprimatas e que culminaram com a purificação do GH bovino (BGH) por Li e Evans na Universidade da Califórnia e por Berkeley e Fishman em Yale. O BGH foi utilizado pela primeira vez em um menino de 3,5 anos de idade em 1956, que recebeu injeções diárias durante 3 semanas (o BGH foi fornecido por Li) e estudos de balanço metabólico foram realizados. Percebeu-se a ausência de efeito do BGH sobre os parâmetros metabólicos (incorporação de nitrogênio ou hipercalciúria) e concluiu-se que o hormônio bovino não tinha ação no ser humano[1].

O GH porcino foi purificado por Raben e Westermeyer em Tufts, mas nenhuma das preparações mostrou atividade metabólica relevante, devido ao fato de o GH ser espécie-específico[2]. Cada um dos grupos que trabalhava na extração de GH humano utilizava métodos diferentes. O primeiro isolamento de GH de hipófises humanas foi descrito em 1956 por Li e Papkoff na Califórnia e por Raben em Massachusetts, que utilizava ácido acético glacial para destruir TSH, LH e FSH durante o processo de extração. Já o método de Li era mais sofisticado, buscando a estrutura química do GH. Pela primeira vez ele a descreveu incorretamente, mas em 1972 foi capaz de desvendá-la adequadamente[1].

Em 1958, Raben utilizou em ser humano, pela primeira vez, o GH extraído de humanos. Em 1963, quando os imunoensaios para GH se tornaram disponíveis, demonstrou-se que esse paciente tratado apresentava concentrações elevadas de GH e baixas de IGF-I, caracterizando insensibilidade ao GH. Aos 10 anos de idade, esse paciente não respondia mais ao GH. Na época do relato de Blizzard, esse paciente tinha 53 anos de idade, era casado e com um filho de estatura normal[1].

Apesar desse primeiro caso, com insucesso parcial devido à resistência adquirida ao GH, logo ficou claro que os pacientes deficientes em GH se beneficiavam com a terapêutica substitutiva.

Em 1960 é criada a Agência Nacional de Hipófises (NPA – *National Pituitary Agency*), que contava com doações obtidas de familiares e tinha como objetivo coordenar a coleta de hipófises, bem como a extração e purificação do GH. Ao mesmo tempo, a NPA dava suporte à pesquisa básica e clínica sobre o assunto[3]. Havia, nessa época, um grande esforço para se coletarem hipófises humanas, tanto por parte de pesquisadores quanto de familiares de crianças que precisavam ser tratadas com somatropina. As hipófises da maioria dos cadáveres submetidos à autópsia eram retiradas e conservadas em acetona ou congeladas. As congeladas davam maior quantidade de GH e tinham um perfil menos antigênico. Com isso, programas de coleção de hipófises rapidamente se desenvolveram sob a liderança de endocrinologistas pediátricos ligados ou não às universidades. Em 1962, Raben já recebia 15.000 hipófises por ano, Wilhelmi 3.500 e Li, um pouco menos. Metade do GH extraído era utilizada em programas científicos e a outra metade ia para endocrinologistas pediátricos para investigação clínica em seus pacientes[1].

Inicialmente, cerca de 1mg de GH humano (hGH) poderia ser obtido de cada hipófise, que era a dose usada por um paciente por dia, ou seja, necessitavam-se de 365 hipófises por ano para tratar apenas um paciente. Das 20.000 hipófises extraídas por ano, metade era disponível para endocrinologistas pediátricos, ou seja, apenas 30 pacientes poderiam receber um curso anual completo da terapia. Logo se desenvolveu um "mercado negro" de hipófises e, ao lado de muitos casos de sucesso, muitos desapontamentos também ocorreram.

Em 1965, chega ao conhecimento da imprensa que as hipófises estavam sendo coletadas e enviadas à NPA com o pagamento de US$2,00 por hipófise coletada, estocada e enviada à agência. Na imprensa se lia a frase "extraiam o ouro das bocas dos cadáveres autopsiados" e esse ganho extra havia sido usado na "construção de uma piscina (*the pit*) na parte dos fundos da casa do diretor da agência". A *United Press Internacional* e a *Associated Press* divulgaram a notícia, "Uma investigação foi instituída e os culpados foram punidos", mas isso reduziu muito a doação de hipófises daí para a frente[1].

Entre 1963 e 1985, a NPA supervisionou quase todos os tratamentos com GH nos Estados Unidos e cerca de 7.700 crianças americanas e 27.000 crianças no mundo receberam GH extraído de hipófises humanas[3].

Vale ressaltar que o método de extração utilizado à época era muito grosseiro, quando comparado aos padrões atuais: recebia-se o hGH dos extratores na NPA em pequenos frascos, que era transferido com espátula a um papel impermeável (tipo papel-manteiga) e colocado em balança analítica simples. Pesava-se 1mg de hGH e colocava-se em um pequeno frasco estéril com tampa de rosca, que era selado. Fazia-se um pacote com múltiplos frascos que eram enviados aos médicos investigadores, juntamente com frascos de 5 ou 10ml com vários solventes, dependendo de qual hormônio era dispensado. O solvente mais "desagradável" era o HCl 0,1%, necessário para o hGH de Raben se dissolver em solução, e muitos pacientes preferiam o hGH de outras fontes para evitar o cheiro desse solvente.

Até 1963, vários tratamentos já haviam sido realizados e um editorial de Robert Blizzard afirmava: 1. hGH está provado como eficaz por períodos de até 5 anos; 2. nos primeiros meses de tratamento, o crescimento linear se acelera 6 ou 7 vezes em comparação ao período pré-tratamento; 3. a eficácia do hGH vai decaindo progressivamente; 4. não se detectam efeitos colaterais significantes; 5. as doses e os esquemas de administração variam amplamente, mas aproximadamente 300 a 500mg de hGH são requeridos por ano, por criança tratada. Portanto, o uso disseminado não é possível mesmo se todas as hipófises de todos os cadáveres dos Estados Unidos forem coletadas (isso permitiria tratar 4.000 pacientes). O editorial também comenta que "há razões para se acreditar que a baixa estatura da síndrome de Turner e outros tipos de baixa estatura podem ser submetidos ao tratamento com hGH", o que se confirmou muitos anos depois. Outra previsão de Blizzard era que, se houver quantidade suficiente de hGH, seu uso se disseminará tanto que vai ser comparável ao uso atual de cortisona[4].

Nessa ocasião, não se conhecia a potência biológica das preparações de hGH e a base era quantos miligramas estavam no frasco. A partir de 1965 teve início a avaliação de potência da preparação, que variava entre 0,5 e 2 unidades por miligrama. Em 1977, Albert Parlow se tornou o único extrator de hGH nos Estados Unidos, o que aumentou muito a quantidade extraída, simultâneo ao aumento do suprimento de hipófises humanas. Notavelmente, esse hGH nunca teve problemas de contaminação[1].

Após quase 30 anos de uso, em 1985, a *US Food and Drug Administration* (FDA) recebe a informação de quatro adultos nos Estados Unidos, tratados previamente na década de 1960, com GH humano, diagnosticados com a doença de Creutzfeldt Jacob (CJD), uma doença fatal, causada por um vírus lento, mediada por príon. Uma vez reconhecida a relação de causa-efeito pelo FDA e pelo NIH (*National Institutes of Health*), em 19 de abril de 1985 foi suspensa a distribuição de GH hipofisário, colocando fim a uma era na Endocrinologia Pediátrica[5].

Em janeiro de 2003, haviam sido documentados 26 casos de CJD (entre os cerca de 7.700 pacientes tratados com hGH entre 1958 e 1985), com frequência aproximada de 0,34%. Alguns podem ter sido perdidos por óbito não relacionado ao uso prévio de hGH. Em 1977, o processo de extração de Wilhelmi havia sido dramaticamente melhorado em termos de purificação e, nessa ocasião, Parlow havia assumido a responsabilidade da purificação de todo o hGH na NPA. Nenhum desses pacientes que receberam a preparação purificada desenvolveu CJD. Em retrospecto, as antigas preparações de Wilhelmi eram as que provavelmente estavam contaminadas com príon, mas, mesmo se isso for correto, somente umas poucas preparações estariam contaminadas. Múltiplos fatores, incluindo a dose total da preparação contaminada e a suscetibilidade genética, afetaram o desenvolvimento ou não da doença.

ERA DA BIOLOGIA MOLECULAR E DO DNA RECOMBINANTE (rhGH)

A descoberta de meios de manipulação gênica, permitindo que esses genes fossem clonados em vetores com capacidade de replicação e inseridos em células vivas, constituiu-se em verdadeira revolução, permitindo a produção pela técnica do DNA recombinante, de quantidades ilimitadas de proteínas de interesse terapêutico. A produção em larga escala de rhGH (*recombinant human growth hormone*) exigiu a identificação da estrutura do gene, dos meios para cloná-lo, produzi-lo e purificá-lo, de forma a ser utilizado na prática clínica. Os conceitos para tal já eram conhecidos antes de 1975, mas a corrida competitiva para desenvolver a metodologia começou em 1976, quando três grupos de cientistas nos Estados Unidos começaram a preparar insulina pela técnica do DNA recombinante. Esses grupos estavam em Harvard (Walter Gilbert, chefe do laboratório), na Universidade da Califórnia, em São Francisco (William Rutter, Howard Goodman e Herbert Boyer, chefes do laboratório) e na Genentech (Herbert Boyer). Em agosto de 1978, o grupo da Genentech teve sucesso em preparar insulina recombinante, vendida à Lilly e o capital obtido iria permitir ao grupo da Genentech iniciar novos projetos. Peter Seeburg, aluno de pós-doutorado de Goodman na UCSF, estava trabalhando com um sistema de *splicing* de genes e se juntou ao grupo da Genentech para a produção de rhGH.

Em 1981, vários endocrinologistas pediátricos estavam estabelecendo estudos clínicos para o rhGH e uma pessoa-chave nesse processo foi a primeira médica contratada pela Genentech para o estabelecimento de projetos clínicos com o rhGH – Ann Johanson, MD, professora na Universidade de Virgínia. Em outubro de 1985, os ensaios clínicos foram completados com sucesso[1].

A identificação da estrutura química do GH em 1972 e a clonagem do gene do GH em 1979 permitiram, por técnica de DNA recombinante, que a Genentech (São Francisco, Califórnia) desenvolvesse, em 1981, o primeiro hormônio de crescimento recombinante humano (rhGH). Posteriormente, por uma tecnologia de secreção proteica, o processo de produção foi melhorado.

Construiu-se um plasmídeo derivado de *E. coli*, onde se fez a inserção do fragmento de DNA codificante de GH. Esse plasmídeo recombinante é inserido novamente em *E. coli*, que está agora transformada para produzir GH (somatropina). A aprovação pelo FDA ocorreu rapidamente e, em 1985, esse GH recombinante humano passou a ser usado em crianças deficientes em GH.

Alguns marcos relevantes na linha do tempo do eixo GH/IGF1, desde sua descoberta até uso terapêutico são ilustrados na figura VI-23[6].

HISTÓRIA DAS INDICAÇÕES DE USO DE rhGH[3]

Como seria lógico supor, a primeira indicação de uso de rhGH foi aprovada em 1985 para crianças com deficiência isolada ou combinada de GH. A deficiência de GH pode ser congênita ou adquirida e se apresentar de forma isolada ou combinada a

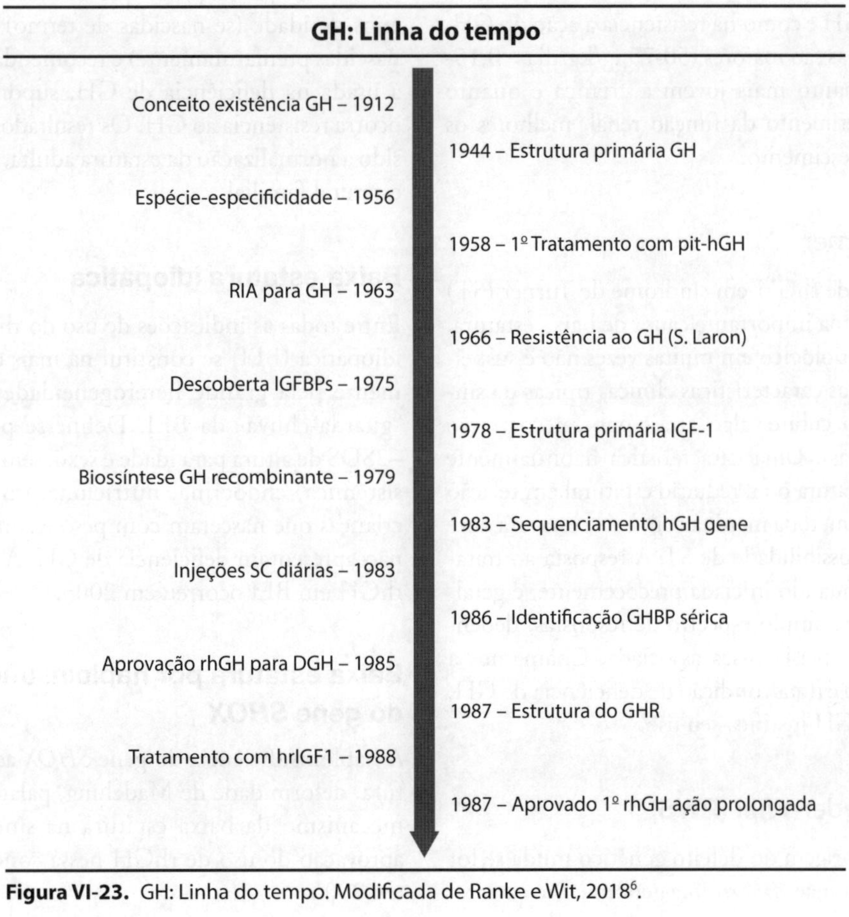

Figura VI-23. GH: Linha do tempo. Modificada de Ranke e Wit, 2018[6].

outras deficiências hipofisárias. Na sua apresentação clássica, as crianças nascem com peso e comprimento adequados (pouco abaixo da média, mas dentro da faixa de normalidade) e crescem relativamente bem nos dois primeiros anos de vida, período em que o crescimento está mais relacionado a fatores nutricionais que hormonais. A partir daí, nota-se desaceleração de crescimento progressiva, com atraso de idade óssea, aumento de adiposidade abdominal, voz aguda, bossa frontal, entre outras características clínicas. Nos casos em que se associa a deficiência de ACTH, ocorre baixa produção de cortisol e hipoglicemia já nos primeiros dias de vida. A reposição hormonal, iniciada em momento certo e em dose adequada (33µg/kg/dia = 0,1UI/kg/dia), por via subcutânea, à noite, tende a levar a criança de volta ao seu alvo familial de crescimento.

Insuficiência renal crônica

Esta foi a segunda indicação aprovada para uso de rhGH, em 1993. A insuficiência renal crônica (IRC) compromete o crescimento de várias formas, interferindo com a sensibilidade ao GH e comprometendo o estado nutricional a ponto de interferir com o crescimento normal. O tratamento com rhGH melhora a altura final e, em crianças pré-púberes, a resposta ao crescimento relaciona-se positivamente com o tempo de tratamento e com o grau inicial de falha do crescimento. Por outro lado, quanto mais tempo a criança estiver em diálise, menor a resposta ao rhGH. Como não se trata de uma deficiência de GH e como há resistência à ação do GH, as doses recomendadas são maiores (50-75µg/kg/dia = 0,15-0,20UI/kg/dia). Quanto mais jovem a criança e quanto menor o comprometimento da função renal, melhores os resultados sobre o crescimento.

Síndrome de Turner

A aprovação do uso de rhGH em síndrome de Turner (ST) ocorreu em 1997. Uma importante causa de baixa estatura, onde o diagnóstico etiológico em muitas vezes não é suspeitado devido à falta das características clínicas típicas da síndrome (pescoço alado, cúbito valgo, atraso puberal, coartação de aorta, entre outras). Uma característica habitualmente presente é a baixa estatura ou a redução estatural em relação ao alvo genético. Assim, toda menina com baixa estatura deve ser avaliada para a possibilidade de ST. A resposta ao tratamento com rhGH, quando iniciada precocemente, é geralmente boa, mas existe amplo espectro de respostas, dependendo do grau de displasia óssea associada. Chamamos a atenção que a ST não é uma condição de deficiência de GH, mas a resposta ao rhGH justifica seu uso.

Síndrome de Prader-Willi (PWS)

Condição em que a origem do defeito genético muda se for herdado do pai ou da mãe (*imprinting* genômico) e caracteriza-se por intensa hipotonia no recém-nascido, que pode perdurar pelos primeiros dois anos, dificultando a alimentação da criança. A partir dos 5-6 anos, um apetite voraz se desenvolve, determinando grave quadro de obesidade, com comprometimento da capacidade respiratória progressivamente, podendo chegar ao óbito. Dessa forma, a PWS ameaça a vida do paciente com dois achados paradoxais: no início da vida, por inanição e, mais tarde, por excesso de peso. A aprovação do uso de rhGH em PWS foi feita em 2000. Cerca de 50% dos pacientes têm aparente deficiência de GH, mas a indicação do uso de rhGH é feita mesmo nos casos em que não se detecta a deficiência somatotrófica. Além do efeito sobre o crescimento, o principal efeito do rhGH na PWS é a mudança da composição corporal, aumentando a massa magra e reduzindo a massa gorda, com um efeito notável sobre a capacidade de realizar atividade física, melhorando o gasto energético, aumentando a densidade mineral óssea e diminuindo fatores de risco cardiovasculares.

Pequeno para a idade gestacional

O rhGH foi aprovado em 2001 para uso em crianças pequenas para a idade gestacional (PIG), independentemente de ela ter nascido de termo ou prematura, se o peso e/ou o comprimento ao nascimento estivesse inferior a –2SDS abaixo da média para a idade gestacional e sexo. O início do tratamento para aquelas que não fazem o *catch-up* até os 2 anos de idade (se nascidas de termo) ou até os 4 anos (se nascidas prematuramente) é recomendado, em dose superior à usada na deficiência de GH, supondo-se que nos PIGs ocorra resistência ao GH. Os resultados em longo prazo têm sido a normalização da estatura adulta, de acordo com o alvo estatural familial.

Baixa estatura idiopática

Entre todas as indicações de uso do rhGH, a baixa estatura idiopática (BEI) se constitui na mais controversa, especialmente pela grande heterogeneidade de etiologias sob o "guarda-chuva" da BEI. Define-se pela altura abaixo de –2SDS de altura para idade e sexo, sem evidência de doenças sistêmica, endócrina, nutricional ou cromossômica. São crianças que nasceram com peso e comprimento normais e não apresentam deficiência de GH. A aprovação do uso de rhGH em BEI ocorreu em 2003.

Baixa estatura por haploinsuficiência do gene *SHOX*

A haploinsuficiência do gene *SHOX* associa-se a baixa estatura, deformidade de Madelung, palato alto e é o principal mecanismo da baixa estatura na síndrome de Turner. A aprovação do uso de rhGH nessa condição clínica foi feita em 2006.

Síndrome de Noonan

Trata-se de uma síndrome heterogênea, com baixa estatura pós-natal, características faciais dismórficas, deformidades torácicas e doença cardíaca congênita, usualmente comprometendo o coração direito. A baixa estatura é uma das marcas da síndrome e o uso de rhGH tem-se mostrado útil. Sua aprovação de uso foi feita em 2007.

Deficiência de GH no adulto

O tratamento de adultos deficientes em GH foi aprovado pelo FDA em 1996. Embora o tratamento pareça bastante seguro, recomenda-se observação quanto a tolerância à glicose, recorrência de tumores hipofisários/hipotalâmicos e câncer. Os benefícios do tratamento ocorrem na composição corporal, saúde óssea, risco cardiovascular e qualidade de vida.

Outras indicações

Existem outras indicações de uso de GH já aprovadas, como para tratamento do HIV (*wasting syndrome*) em 1996; acondroplasia (Japão) em 1997; síndrome do intestino curto em 2004; e na deficiência de GH durante a fase de transição para a vida adulta, aprovada em 2005. Um resumo das indicações de GH é apresentado no quadro VI-15[6].

Quadro VI-15. Indicações de GH. Modificado de Ranke e Wit, 2018[6].

Ano de aprovação	Indicação	Locais
1985	DGH (crianças)*	1, 2, 3
1993	Insuficiência renal crônica*	1, 2, 3
1996	Síndrome Turner*	1, 2, 3
1996	DGH (adultos)*	1, 2, 3
1996	HIV (*wasting syndrome*)	1, 2
1997	Acondroplasia	3
2000	Síndrome Prader-Willi*	1, 2, 3
2001	Pequeno para a idade gestacional*	1, 2, 3
2003	Baixa estatura idiopática*	1
2004	Síndrome do intestino curto	1, 2
2005	DGH (fase de transição)*	1, 2
2006	Haploinsuficiência do *SHOX*	1, 2
2007	Síndrome de Noonan*	1

Locais: 1 (EUA); 2 (Europa); 3 (Japão); DGH (deficiência de hormônio de crescimento).
As indicações apontadas com (*) também foram aprovadas no Brasil, porém em anos diferentes dos aprovados em outros locais.

REFERÊNCIAS

1. Blizzard RM. History of growth hormone therapy. Indian J Pediatr. 2012;79(1):87-91.
2. Frasier SD. The not-so-good old days: working with pituitary growth hormone in North America, 1956 to 1985. J Pediatr. 1997;131(Pt 2):S1-4.
3. Ayyar VS. History of growth hormone therapy. Indian J Endocrinol Metab. 2011;15 Suppl 3:S162-5.
4. Blizzard RM. The past, present and future of pituitary growth hormone. Am J Dis Child. 1963;106:439-40.
5. Degenerative neurologic disease in patients formerly treated with human growth hormone. Report of the Committee on Growth Hormone Use of the Lawson Wilkins Pediatric Endocrine Society, May 1985. J Pediatr. 1985;107(1):10-2.
6. Ranke MB, Wit JM. Growth hormone – past, present and future. Nat Rev Endocrinol. 2018;14(5):285-300.

Indicações Ampliadas do Uso de Hormônio de Crescimento

HAMILTON CABRAL DE MENEZES FILHO

INTRODUÇÃO

A baixa estatura pode ser definida como estatura inferior ao percentil 2,5% (ou mais que 2 desvios-padrão inferior à média para idade e sexo)[1]. A baixa estatura constitui a mais importante razão para o encaminhamento de crianças e adolescentes ao ambulatório de endocrinologia pediátrica. A etiologia da baixa estatura envolve extensa lista de diagnósticos.

O hormônio de crescimento tem sido utilizado no tratamento de crianças e adolescentes com distúrbios de crescimento há mais de 5 décadas[2]. A partir de 1985, tem-se utilizado o hormônio de crescimento humano recombinante (rhGH), proteína fabricada nos laboratórios e com estrutura idêntica à do hormônio de crescimento humano[2].

Inicialmente, o tratamento com rhGH foi aprovado para os pacientes com deficiência do hormônio de crescimento, diagnosticada a partir de critérios clínicos e laboratoriais restritos. Posteriormente, a indicação para o tratamento com rhGH incluiu os pacientes com insuficiência renal crônica e com síndrome de Turner. A abrangência dos critérios para tratamento com rhGH tem aumentado ao longo das últimas décadas, de forma a se considerar também o tratamento com rhGH dos pacientes com os seguintes diagnósticos ou condições clínicas: síndrome de Prader-Willi, restrição de crescimento intrauterino, baixa estatura idiopática, mutações inativadoras do gene *SHOX* e síndrome de Noonan. Embora o principal objetivo do tratamento com rhGH seja o incremento do crescimento e da altura final, em algumas doenças ou condições clínicas tem como meta principal o aumento do anabolismo proteico, especialmente na insuficiência renal crônica e na síndrome de Prader-Willi. Atualmente, os órgãos reguladores norte-americano (FDA) e europeu (EMA) aprovam o tratamento com rhGH nas doenças e condições clínicas citadas acima[3-5].

INDICAÇÕES PARA O TRATAMENTO COM rhGH

As evidências a respeito do benefício do tratamento com rhGH, bem como as características individuais do tratamento em cada uma das situações clínicas citadas anteriormente serão discutidas a seguir.

Tratamento com rhGH na deficiência do hormônio de crescimento (DGH)

A DGH deve ser suspeitada em crianças com ritmo de crescimento persistentemente subnormal na ausência de outras causas que justifiquem sua redução (como hipotireoidismo, doença crônica, desnutrição e síndromes genéticas)[4]. Nenhum exame é considerado padrão-ouro para o diagnóstico da DGH[4]. A DGH é caracterizada pela baixa estatura, redução da velocidade de crescimento, atraso significativo da idade óssea, resposta inadequada em dois testes de estímulo da secreção do GH e valores de IGF-1 plasmáticos baixos em relação à idade e ao sexo da criança. Os testes utilizados para se julgar a secreção do GH incluem: de tolerância à insulina, com clonidina e glucagon, entre outros. Os dois últimos têm sido mais utilizados em função da sua maior segurança. Nas últimas décadas, o pico da concentração sérica do GH nos testes de estímulo capaz de sugerir DGH caiu de 10ng/ml para valores próximos de 8ng/ml devido ao uso de novos calibradores para os ensaios, produzidos sinteticamente[5]. A redução do pico de GH também está relacionada ao ensaio utilizado[5]. No ensaio imunofluorimétrico, por exemplo, os valores podem cair para 5ng/ml. Essas diferenças ilustram a importância de se harmonizar a medida da concentração sérica de GH obtida a partir de diferentes ensaios[5]. Embora crianças gravemente afetadas pela DGH apresentem resposta inadequada aos testes de estímulo da secreção do GH, não há dúvida de que em algumas delas a secreção do GH situa-se acima dos valores de corte que têm sido estabelecidos[4]. Portanto, o valor dos testes de estímulo para o diagnóstico da deficiência do GH é questionável. O GH estimula a síntese do IGF-1 e de suas proteínas ligantes, destacando-se o IGFBP-3. Desse modo, as concentrações plasmáticas do IGF-1 e do IGFBP-3 podem ser usadas como marcadores da secreção e ação do GH[5]. No entanto, não há forte correlação entre estes marcadores e a secreção acumulada de GH, uma vez que sua concentração plasmática é influenciada por outros fatores, como a condição geral de saúde, nutrição e funções hepática e renal, entre outros[5]. De acordo com o consenso da Sociedade Norte-Americana de Endocrinologia Pediátrica, o teste terapêutico com rhGH deveria ser instituído em crianças com baixa estatura inexplicada e que respondem normalmente aos testes de estímulo mas que preenchem a maior parte dos seguintes critérios: altura maior que 2,25 desvios-padrão (DPs) inferior à média para a idade e sexo ou maior que 2DPs inferior ao escore de desvio-padrão (z-s) da altura-alvo, velocidade de crescimento inferior ao percentil 25 para a idade óssea, idade óssea maior que 2DPs inferior à média para a idade cronológica, redução do IGF-1 e/ou do IGFBP-3 plasmáticos e/ou outras características clínicas sugestivas de DGH[4]. É importante que nas crianças e adolescentes com DGH a presença de lesão intracraniana com efeito de massa tenha sido excluída por meio de ressonância magnética (RM) ou de tomografia computadorizada previamente à introdução do tratamento com rhGH[4].

Nos pacientes com DGH, a resposta ao tratamento com rhGH é variável, sendo influenciada por fatores como: adesão ao tratamento, gravidade da DGH e sensibilidade individual ao rhGH[6]. O tratamento deve ser iniciado precocemente para se obter a melhor resposta[6]. Em crianças pré-púberes, o rhGH deve ser administrado geralmente na dose entre 0,075 e 0,15UI/kg/dia[3,4]. Durante a puberdade há necessidade de doses maiores. O FDA aprova doses de rhGH de até 0,3UI/kg/dia para o tratamento de pacientes deficientes em GH durante a puberdade[3,4]. Nas crianças e adolescentes deficientes em GH a dose adequada de rhGH é capaz de restituir ao paciente sua trajetória de crescimento geneticamente determinada (percentil de altura corrrespondente à sua altura-alvo). O tratamento pode ser iniciado com dose no limite inferior (portanto, próximo de 0,075UI/kg/dia) e posteriormente ajustada com base na velocidade de crescimento e nos valores do IGF-1 plasmático, evitando-se tanto o sub quanto o supertratamento[6]. O tratamento com ajuste de dose de forma a se obter valores de IGF-1 dentro da média para sexo e idade é considerado eficaz, com boa relação custo-benefício, e seguro[6,7]. Embora se recomende a aplicação do rhGH durante a noite para se respeitar a fisiologia da secreção do GH, não existe forte evidência de que a aplicação nesse horário seja mais eficiente do que em outros horários[6].

Durante o tratamento com rhGH é importante que outros hormônios hipofisários sejam avaliados, cuja deficiência pode ser descortinada pela sua reposição. Desse modo, recomendamos a seguinte avaliação laboratorial a ser realizada três a quatro meses após a introdução do rhGH e a partir daí a cada quatro a seis meses: glicemia de jejum, hemoglobina glicada, IGF-1, IGFBP-3, T4 livre e TSH. O cortisol e ACTH plasmáticos devem ser incluídos na primeira avaliação após o início do tratamento, devendo ser monitorados posteriormente de acordo com os resultados obtidos. É importante que a idade óssea seja avaliada anualmente.

Tratamento com rhGH na insuficiência renal crônica (IRC)

As alterações do eixo somatotrópico têm importante papel no comprometimento do crescimento e no catabolismo em crianças com IRC[8]. Os seguintes fatores também contribuem para o comprometimento do crescimento em crianças com IRC: início da IRC em idade precoce, alterações renais tubulares, redução da ingestão calórica (por anorexia, perda do paladar e disfunção gastrointestinal), utilização ineficiente das calorias, acidose metabólica, osteodistrofia renal, perda excessiva de água ou sódio e uso crônico de corticosteroides[9]. O comprometimento do crescimento está presente em mais de 90% das crianças com IRC em estágio 5 (definido pela necessidade de diálise ou transplante renal)[10]. Na IRC, a discrepância entre os valores plasmáticos de GH normais ou elevados e de IGF-1 inapropriadamente reduzidos e a diminuição do crescimento longitudinal sugerem insensibilidade ao GH[8]. É interessante observar que à medida que ocorre redução da função renal há diminuição gradativa do *clearance* do GH, de forma a provocar aumento da concentração plasmática do GH no jejum[11]. Na IRC, o IGF-1 plasmático é normal ou diminuído, enquanto a bioatividade do IGF-1 se encontra reduzida[11]. A insensibilidade ao GH está relacionada à redução da proteína ligante do GH (GHBP) no plasma e da redução da sinalização intracelular do GH, principalmente à custa de aumento da ação de proteínas estimuladas por citocinas inflamatórias[11]. Na IRC também se observa redução da bioatividade do IGF-1 decorrente em grande parte do acúmulo das proteínas ligadoras do IGF-1 (IGFBPs-1 a 6), que normalmente são eliminadas pelos rins[11]. O aumento da concentração plasmática das IGFBPs é responsável pela inibição da ação dos IGFs sobre os condrócitos da placa de crescimento porque as IGFBPs competem com os IGFs pela ligação ao receptor tipo 1 do IGF[8,11]. Na IRC a redução da atividade do IGF-1 contribui mais intensamente para o déficit de crescimento do que a insensibilidade relativamente leve às ações do GH[8]. Na IRC também pode haver redução da secreção do GH associada a acidose metabólica, desnutrição e corticoterapia prolongada (importante fator nos pacientes submetidos ao transplante renal)[11].

As observações acima justificam o tratamento de pacientes pediátricos que apresentam IRC com rhGH. A promoção do crescimento pelo rhGH está relacionada principalmente ao aumento da relação IGF-1/IGFBP-3[11]. No entanto, enquanto em crianças com IRC pré-terminal o tratamento com rhGH em doses suprafisiológicas seja capaz de suplantar as alterações no eixo somatotrópico e promover aumento da velocidade de crescimento, nas crianças com doença renal terminal o tratamento com rhGH é considerado apenas transitoriamente eficaz[8]. É importante considerar que o *catch-up* adequado do crescimento de crianças com IRC por meio do uso de doses elevadas de rhGH é um dos fatores que pode determinar o sucesso do transplante renal[12]. Outros benefícios associados ao tratamento de crianças que apresentam IRC com rhGH incluem a melhora da qualidade de vida e da densidade mineral óssea, bem como benefícios quanto ao desenvolvimento neurológico e ao desempenho cardiovascular[9]. Após o transplante renal, apesar da função renal satisfatória, o uso crônico de glicocorticoide impede que o *catch-up* de crescimento ocorra espontaneamente, o que também pode ser parcialmente compensado pelo tratamento com rhGH em doses suprafisiológicas[12]. Em relação à IRC, a população-alvo a ser avaliada detalhadamente com vistas à introdução do tratamento com rhGH inclui as crianças com IRC (caracterizada por ritmo de filtração glomerular inferior a 75ml/min/1,73m^2) e redução significativa do crescimento, assim caracterizada: z-s da altura < –1,88 (ou altura inferior ao percentil 3) ou z-s da velocidade de crescimento < –2[9,11]. Fatores capazes de comprometer o crescimento como a acidose metabólica, a desnutrição, a perda de sal, a osteodistrofia renal e o hipotireoidismo devem ser avaliados e controlados adequadamente antes da introdução do tratamento com rhGH[9]. A correção dessas anormalidades provavelmente não resolverá por completo o déficit de crescimento, mas será importante para a otimização dos resultados obtidos com o tratamento com rhGH[9]. Nos pacientes transplantados em corticoterapia prolongada o tratamento com rhGH deve ser considerado após a redução do glicocorticoide para a menor dose possível[11]. Por outro lado, o tratamento com rhGH não deve ser indicado nas seguintes situações: ingestão alimentar, controle hematológico e adequação da diálise ainda não otimizados; condições metabólicas inadequadas, especialmente se houver hiperparatireoidismo grave (caracterizado por valores de PTH plasmático superiores a 800pg/ml no estágio 5 ou superiores a 400pg/ml nos estágios 2 a 4 da IRC); dentro de um ano após o transplante renal (já que nesse período é possível ocorrer *catch-up* espontâneo); se a corticoterapia não tiver sido reduzida para a menor dose possível; ou se houve episódios de rejeição durante o ano precedente[9,11]. O tratamento com rhGH de pacientes com IRC tem como objetivo alcançar a altura final cujo percentil esteja o mais próximo possível do percentil da altura-alvo[11]. Previamente à introdução do rhGH, o paciente deverá ser submetido às avaliações clínica (destacando-se a avaliação do z-s de altura e de velocidade de crescimento e do estágio puberal), radiológica (idade óssea e radiografia de joelhos e de quadril) e laboratorial (glicemia de jejum, hemoglobina glicada, eletrólitos, gasometria venosa, cálcio, fósforo, PTH, função tireoidiana, IGF-1 e IGFBP-3)[9].

Dados de revisão sistemática da literatura indicam que na IRC o tratamento com rhGH na dose de 28UI/m^2/semana resulta no aumento médio de altura de 3,8cm/ano, independentemente do estágio puberal e do estágio da doença renal (pré-diálise, dialíticos e transplantados)[10]. Os dados também mostraram que o tratamento com rhGH leva ao aumento da altura final e que a resposta em crianças pré-púberes e/ou com IRC nos estágios 3 ou 4 (caracterizados por ritmo de filtração glomerular de 30-59ml/min/1,73m^2 e 15-29ml/min/1,73m^2, respectivamente) é superior à observada em crianças púberes e/ou com IRC no estágio 5[10]. Recomenda-se que o rhGH seja utilizado na dose de 0,15UI/kg/dia[11]. Durante o tratamento com rhGH a avaliação clínica deve ser realizada a cada 3 a 4 meses e a dose será ajustada de acordo com a resposta terapêutica, a identificação de efeitos adversos e a presença de fatores capazes de levar ao prejuízo do crescimento[9]. Eletrólitos, glicemia, hemoglobina glicada, PTH, IGF-1 e IGFBP-3 também devem ser avaliados a cada 3 a 4 meses, e a idade óssea anualmente, enquanto radiografia de quadril e joelhos será realizada novamente apenas se sintomas assim sugerirem[9]. Pacientes com resposta inadequada ao tratamento devem ser avaliados quanto a necessidade de correção da dose utilizada, presença de fatores complicadores nutricionais e/ou metabólicos e adesão ao tratamento[9]. O tratamento com rhGH deverá ser interrompido nas seguintes situações: estabelecimento da altura final (idade óssea ≥ 15 anos e ≥ 17 anos nas meninas e meninos, respectivamente); identificação de neoplasia ativa; presença de complicações como escorregamento da cabeça do fêmur, hipertensão intracraniana benigna, hiperparatireoidismo grave (valores de PTH plasmático superiores a 800pg/ml no estágio 5 ou superiores a 400pg/ml nos estágios 2 a 4 da IRC) ou osteomalacia (que cursa com deformidades progressivas especialmente de membros inferiores e alterações metafisárias características observadas na radiografia de mãos e punhos); falta de adesão ao tratamento; e no momento do transplante renal[9]. É importante ressaltar que nos pacientes com IRC e com DGH a dose inicial do rhGH deve ser a recomendada na DGH, ou seja, de 0,075UI/kg/dia.

Os efeitos adversos do tratamento com rhGH de crianças com IRC são muito incomuns, não havendo aumento da incidência de malignidade, de escorregamento da cabeça do fêmur, de necrose avascular, de hipertensão intracraniana benigna, de intolerância à glicose ou de retenção hídrica[9,10]. Nessas crianças, o tratamento com rhGH não acelera a progressão para doença renal terminal nem aumenta o risco de rejeição aguda nos receptores de transplante renal[9]. Embora o tratamento com rhGH possa resultar em elevação transitória da insulinemia, não têm sido identificadas alterações da glicemia ou da hemoglobina glicada[9]. O tratamento com rhGH não deve ser instituído em pacientes com doença maligna ativa, mas ser utilizado com cautela naqueles com doenças associadas a maior risco de malignidade[9].

Tratamento com rhGH na síndrome de Turner (ST)

A baixa estatura representa a característica física mais comum da ST e resulta principalmente da haploinsuficiência do gene *SHOX* (*short stature homeobox-containing gene*), localizado na região pseudoautossômica do cromossomo X[3,5,13]. A altura das meninas com ST não tratadas até a idade de 5 anos situa-se inferiormente ao percentil 5, o mesmo sendo observado, respectivamente, em 50% e 75% das pacientes não tratadas até as idades de 1,5 e 4 anos[3]. Mulheres com ST não tratadas apresentam altura média de 143cm, aproximadamente 20cm inferior à média das mulheres americanas[3]. Embora a DGH não seja uma característica da ST, a eficácia do tratamento dessas pacientes com rhGH está bem estabelecida[13]. Nas pacientes com ST o tratamento com rhGH tem representado o meio para que possam alcançar altura o mais próximo possível das meninas não afetadas de mesma idade[3]. No entanto, o resultado do tratamento com rhGH nas meninas que apresentam ST é bastante variado, com maior crescimento observado nas seguintes situações: melhor altura no momento da introdução do rhGH, maior altura-alvo, início do tratamento em idade precoce, maior duração do tratamento e uso de maiores doses de rhGH (doses maiores que as habitualmente utilizadas no tratamento da DGH)[3]. O tratamento com rhGH na ST parece ser eficaz a partir da idade de 9 meses, de forma que o tratamento deve ser considerado antes mesmo da evidência de crescimento insuficiente[3]. O FDA aprova o tratamento inicial da ST com rhGH na dose de 0,16UI/kg/dia[3]. Nas pacientes com idade superior a 9 anos, e naquelas mais novas com altura gravemente comprometida, deve ser considerado o tratamento adjuvante com esteroide anabólico não aromatizável (oxandrolona, por exemplo, na dose oral diária de 0,05mg/kg), desde que a função hepática seja normal e cuidadosamente acompanhada[3]. O tratamento com rhGH deverá ser mantido até que a altura satisfatória tenha sido alcançada ou que a paciente tenha atingido altura próxima da definitiva (idade óssea maior ou igual a 14 anos e velocidade de crescimento inferior a 2cm por ano)[3]. Deve ser salientado que as pacientes com ST apresentam maiores riscos para alguns eventos adversos associados ao tratamento com rhGH, incluindo hipertensão intracraniana, escoliose, pancreatite e escorregamento da cabeça do fêmur, em comparação a outros grupos de pacientes pediátricos tratados com rhGH[13]. Essas pacientes também estão sob risco para eventos associados à própria ST como doenças autoimunes (especialmente a tireoidite de Hashimoto e o *diabetes mellitus* tipo 1) e a dissecção e ruptura da aorta[13].

Tratamento com rhGH na síndrome de Prader-Willi (SPW)

A SPW tem prevalência de um caso para cada 16.000 indivíduos, decorrendo da perda do material genômico do alelo paterno do gene localizado em 15q11.2-13 devido às deleções (70% dos casos), dissomia uniparental materna (25% dos casos) ou defeitos na metilação[3]. As características faciais da SPW incluem redução do diâmetro bifrontal, olhos amendoados, estreitamento da ponte nasal e inclinação das extremidades da boca para baixo[3]. Destacam-se também hipotonia (que permite a suspeição do diagnóstico já nos primeiros dias de vida), atraso do desenvolvimento neuropsicomotor leve a moderado e insuficiente ganho ponderal durante os primeiros meses de vida, que é substituído por polifagia e obesidade mórbida a partir dos 2 anos de idade[3]. Considera-se que na SPW as disfunções hipotalâmicas sejam responsáveis pelas alterações comportamentais e polifagia, pela reduzida velocidade de crescimento (levando à baixa estatura em 90% dos pacientes) e pelo hipogonadismo hipogonadotrófico. A média de altura de homens e mulheres com SPW não tratados é de 155cm e 148cm, respectivamente[14]. O prejuízo do crescimento é atribuído à ausência do estirão puberal (decorrente do hipogonadismo hipogonadotrófico), à DGH e à deficiência do IGF-1[14,15]. Estudo publicado em 2020 identificou DGH em 74% das 424 crianças com SPW avaliadas[16]. Por outro lado, deve-se ter em mente a dificuldade de interpretação dos testes de estímulo da secreção do GH, necessários para o diagnóstico da DGH, em indivíduos obesos. Em obesos a hiperinsulinemia reduz a concentração plasmática de IGFBP-1, levando ao aumento do IGF-1 livre e, consequentemente, à redução da secreção do GH (por aumento do *feedback* negativo do IGF-1 sobre as células hipofisárias secretoras de GH). Na obesidade exógena, por outro lado, diferentemente do observado na SPW, o aumento do IGF-1 livre resulta também em aumento da velocidade de crescimento, propiciando que o z-s da altura geralmente seja superior ao z-s da altura-alvo[14]. O uso do rhGH para o tratamento de crianças com a SPW foi aprovado pelo FDA no ano 2000[14]. Na SPW o tratamento com rhGH tem como objetivos melhorar a baixa estatura e o metabolismo, estando indicado para pacientes com ou sem DGH[14]. Portanto, na SPW o tratamento com rhGH deve propiciar aumento tanto da velocidade de crescimento quanto da massa magra, podendo também auxiliar na regulação do apetite[14,16]. Além disso, o rhGH melhora o perfil lipídico dos pacientes com SPW, levando à redução do colesterol total, do LDL, dos triglicérides e do VLDL e ao aumento do HDL[15]. Esses efeitos são particularmente importantes na SPW, já que estes pacientes apresentam frequentemente quadro de obesidade grave. O tratamento com rhGH contribui para a otimização do estirão puberal e pode resultar em normalização do crescimento[14]. Revisão sistemática publicada recentemente observou que na SPW o tratamento com rhGH aumentou o z-s da altura em 1,67DPs, reduziu o z-s do IMC em 0,67DP e diminuiu a proporção de massa adiposa em 6,5%[16]. Além disso, a hipotonia e o desenvolvimento motor dos lactentes com a SPW podem ser melhorados pelo tratamento com rhGH[16]. O tratamento com rhGH deve ser iniciado entre 6 e 12 meses de vida[3,14]. A dose de manutenção do rhGH pode ser baseada na superfície corpórea (1-1,5mg/m^2/dia) ou no peso (0,1UI/kg/dia, até o máximo de 8UI/dia)[3,14]. Independentemente do tratamento com rhGH, as crianças com SPW apresentam distúrbios respiratórios com maior frequência e gravidade, de origem multifatorial mas principalmente relacionados à insuficiência da musculatura respiratória e à redução do calibre da faringe[17]. Alguns pacientes podem apresentar distúrbio primário do centro respiratório, com resposta diminuída à elevação da pressão arterial do CO_2 e/ou à redução da pressão arterial do O_2, que podem ser observados desde o nascimento[17]. A apneia do sono está presente em 50-100% das crianças com SPW, levando à hipoventilação alveolar[17]. Na SPW a obstrução das vias aéreas é causada pela hipotonia da musculatura faríngea, pelo dismorfismo facial (retrognatia, por exemplo) e/ou pela hiperplasia do tecido linfoide[17]. A hiperplasia da adenoide, agravada por infecções da adenoide, pode piorar a obstrução das vias aéreas superiores nas crianças com SPW[17]. Além disso, o aumento dos depósitos de gordura também pode reduzir o diâmetro da garganta[17]. A alteração da composição corpórea contribui para a diminuição da função respiratória por resultar em redução da massa dos músculos respiratórios e em hipoventilação alveolar[17]. A hipoventilação, por outro lado, aumenta a suscetibilidade às infecções e favorece a obstrução da vasculatura pulmonar e a evolução para hipertensão pulmonar e *cor pulmonale*[17]. Estas alterações têm importante papel na morbimortalidade dos pacientes com SPW. Os efeitos do tratamento com rhGH sobre a composição corpórea podem se refletir também em melhora da função respiratória destes pacientes, propiciando melhor ventilação alveolar, que pode ser observada a partir de 6 meses de uso do rhGH[17]. Por outro lado, a hiperplasia de adenoide e o aumento de partes moles podem ser agravados pelo rhGH, o que pode piorar a obstrução de vias aéreas superiores e elevar o risco de apneia do sono e de morte súbita nos pacientes com SPW[17,18]. Além disso, o rhGH aumenta a taxa metabólica basal em até 15%, com consequente incremento da demanda por oxigênio e da sobrecarga ventilatória[18]. Existe preocupação de que a mortalidade dos pacientes com SPW possa aumentar durante os primeiros meses após a introdução do tratamento com rhGH[17]. Daí por diante o rhGH contribui para a redução da mortalidade na SPW[17]. Estudo a respeito do óbito de 64 pacientes pediátricos com a SPW identificou que os distúrbios respiratórios (envolvendo desde infecções até insuficiência respiratória) foram responsáveis por 61% das mortes e que esses distúrbios respiratórios foram observados em 68% dos pacientes tratados com rhGH e em 55,5% dos não tratados[19]. Os pacientes tratados e os não tratados com rhGH não diferiram significativamente em relação ao sexo ou à prevalência de obesidade e de apneia do sono[19]. O estudo observou que 75% dos óbitos nos pacientes tratados com rhGH ocorreu nos primeiros 9 meses de tratamento[19]. Para se reduzir a mortalidade associada ao tratamento com rhGH, os pacientes com SPW devem ser submetidos à polissonografia e à avaliação otorrinolaringológica previamente à introdução do rhGH[17]. Na SPW a indicação para adenoamigdalectomia deve obedecer critérios menos restritivos em relação aos aplicados na faixa etária pediátrica e o procedimento deve ser realizado antes da introdução da reposição hormonal[17,18]. Ao se avaliar a polissonografia é importante a diferenciação entre as apneias de causa central e as de causa obstrutiva. A apneia central constitui mais um elemento entre as diversas alterações hipotalâmicas que caracterizam a SPW, e suas manifestações podem ser beneficiadas pelo tratamento com rhGH[18]. Por outro lado, o aumento dos episódios de apneia de causa obstrutiva exige avaliação especializada e estabelecimento de plano terapêutico específico antes da consideração da terapia com rhGH. Para se aumentar a segurança nos primeiros meses de tratamento, a dose do rhGH durante os meses iniciais deve ser baixa, e gradativamente ajustada até a dose de manutenção[3]. Recomendamos que o tratamento com rhGH seja iniciado na dose de 0,03UI/kg/dia, aumentando-se a dose a cada três meses, inicialmente para 0,06UI/kg/dia e então para 0,1UI/kg/dia. Além disso, recomenda-se a realização de outra polissonografia três meses após a introdução do rhGH[18]. Ainda a respeito da obstrução de vias aéreas superiores, os pais devem ser orientados a observar mudanças no aspecto do paciente durante o sono (especialmente se ele passar a roncar ou aumentar a intensidade do ronco) após a introdução do rhGH, devendo informar à equipe médica as mudanças que tenham identificado[17]. É importante ressaltar que as orientações alimentares, fundamentais na prevenção da obesidade grave relacionada à SPW, devem estar inseridas no quotidiano da criança e da sua família quando da introdução do rhGH[18]. Embora não haja evidências a respeito do aumento do risco de *diabetes mellitus* nos pacientes com SPW tratados com rhGH, esta possibilidade ainda representa motivo de preocupação[4].

Tratamento com rhGH na restrição do crescimento intrauterino (RCIU)

A RCIU é definida como a redução patológica do padrão de crescimento fetal que resulta em crescimento inferior ao seu potencial genético[20]. Em 1961, a OMS estabeleceu o termo baixo peso ao nascer, referindo-se aos recém-nascidos (RNs) com peso ao nascer inferior a 2.500g, independentemente da sua idade gestacional[20]. Posteriormente, o peso ao nascer passou a ser interpretado a partir da idade gestacional, o que permitiu a classificação do baixo peso ao nascer em 3 categorias: RNs com peso adequado para a idade gestacional, que nasceram antes da 37ª semana de gestação (RNs pré-termo); RNs pequenos para a idade gestacional (PIGs) que nasceram antes da 37ª semana de gestação (RNs pré-termo e com RCIU); e RNs PIGs que nasceram após a 37ª semana de gestação (RNs de termo e com RCIU), que correspondem a 33% de todos os RNs com baixo peso ao nascer[20]. A definição mais comumente utilizada de RCIU refere-se aos RNs cujo peso ao nascer é inferior a 2.500g e situa-se abaixo do percentil 10 para a idade gestacional[20]. De acordo com consenso de 2001, o RN PIG é caracterizado a partir do peso e/ou comprimento ao nascer mais do que 2DPs abaixo da média para a idade gestacional[5,21]. É importante diferenciar os termos RCIU e PIG, já que a RCIU refere-se à condição fisiopatológica de inibição do crescimento fetal, enquanto o termo PIG refere-se à uma condição estatisticamente definida ao nascimento, independentemente da causa, de modo que os RNs que sofreram RCIU nascem PIGs, mas nem todo RN PIG sofreu RCIU[21]. O *catch-up* durante os primeiros anos de vida é observado em 85 a 90% das crianças que nasceram PIGs, permitindo alcançar peso e altura cujos z-s sejam menos de 2 DPs abaixo da média para a idade e sexo[5,21]. Na maior parte dos PIGs o *catch-up* ocorre nos primeiros 2 anos de vida, embora em alguns pacientes estará presente apenas por volta dos 4 anos de idade[5]. Por outro lado, 10 a 15% das crianças nascidas PIGs não apresentam *catch-up*, estando sob elevado risco para baixa estatura durante a infância, adolescência e idade adulta[21]. 7,9% dos indivíduos que nasceram PIGs permanecem com baixa estatura até a idade dos 18 anos[21]. A proporção dos PIGs que não apresentam *catch-up* é a mesma entre os nascidos de termo e os que foram prematuros[21].

A etiologia do comprometimento do crescimento pós-natal nas crianças que nasceram PIGs envolve, dentre outros fatores, a hipercortisolemia e o aumento da atividade glicocorticoide decorrentes do aumento da concentração de receptores de glicocorticoide no fígado e no tecido adiposo e da redução da sua concentração no hipotálamo (levando à diminuição do *feedback* negativo do cortisol sobre o eixo hipotalâmico-hipofisário)[22]. Essas alterações ocorrem por aumento da exposição fetal ao cortisol materno ou a glicocorticoides exógenos administrados à gestante, em decorrência da redução da atividade da enzima 11β-hidroxiesteroide-desidrogenase tipo 2 (11β-HSD2) placentária, induzida pelo aumento do estresse intrauterino[23]. Esta enzima é responsável pela inativação do cortisol a cortisona. Além da inativação da 11β-HSD2, o aumento da atividade da 11β-HSD1 (responsável pelo aumento da conversão tecidual de cortisona em cortisol) também contribui para o aumento da atividade glicocorticoide fetal e durante a vida pós-natal[22]. Estas alterações, envolvendo o aumento da secreção de cortisol e o aumento da sua ação tecidual nas crianças que nasceram PIGs, levam ao aumento da resistência ao GH, caracterizada pela elevação do GH e redução do IGF-1 plasmáticos e por alterações das diversas proteínas ligantes do IGF-1, com impacto sobre o crescimento e as ações metabólicas do GH. Desse modo, as crianças com baixa estatura e nascidas PIGs normalmente apresentam secreção de GH não compatível com o diagnóstico de DGH[21]. A resistência ao GH pode afetar também as ações metabólicas do GH, de modo que os indivíduos que nasceram PIGs apresentam maior prevalência da síndrome metabólica[21]. Curiosamente, as crianças nascidas PIGs e que apresentaram *catch-up* do crescimento estarão sob maior risco de síndrome metabólica do que aquelas com recuperação incompleta do crescimento, o que sugere que a resistência ao GH pode afetar diferentemente as suas ações anabólicas e metabólicas[21].

Nas crianças que nasceram PIGs e que não apresentaram *catch-up* de crescimento, a investigação laboratorial do eixo somatotrófico (IGF-1 sérico e teste de estímulo da secreção do GH) é necessária quando a velocidade de crescimento for persistentemente reduzida e quando os sinais clínicos de DGH ou hipopituitarismo forem observados[24]. Na ausência dessas condições, não há indicação para a avaliação da suficiência da secreção de GH nesses pacientes.

O tratamento com rhGH resulta em melhora da velocidade de crescimento e do z-s da altura em crianças com baixa estatura nascidas PIGs, de forma a permitir que atinjam altura final mais próxima da sua altura-alvo e melhor do que naquelas não tratadas[21]. O FDA aprova o tratamento com rhGH de crianças nascidas PIGs e com baixa estatura (z-s de altura inferior a –2) na dose de 0,2UI/kg/dia a partir dos 2 anos de idade[5,21]. Os europeus aprovam o tratamento com rhGH para crianças nascidas PIGs e com z-s de altura inferior a –2,5 e com diferença entre o z-s de altura e o z-s da altura-alvo superior a 1 a partir da idade de 4 anos e na dose de 0,1UI/kg/dia, embora reconheçam a maior eficácia da dose de 0,2UI/kg/dia durante o primeiro ano de tratamento[21]. Antes da introdução do rhGH é importante completar a avaliação da criança para não se incluírem no tratamento aquelas que nasceram PIGs em decorrência de displasia esquelética ou determinadas síndromes genéticas[21]. É importante observar que nos PIGs a velocidade de crescimento é mais dose-dependente durante o primeiro ano de tratamento, de forma que após esse período a redução da dose para valores inferiores a 0,2UI/kg/dia não deverá comprometer o desempenho do crescimento[21]. A idade em que o tratamento é iniciado tem importante efeito no resultado, uma vez que o déficit estatural e a distância do alvo genético de crescimento aumentarão com o passar dos anos[21]. O resultado do tratamento também é influenciado por fatores como altura dos pais, duração do tratamento e fisiopatologia da RCIU (raramente elucidada) e dose do rhGH[5]. Nos pacientes PIGs, em que a redução do crescimento decorre de mutações que aumentam a resistência ao IGF-1, as concentrações plasmáticas do IGF-1 são relativamente elevadas e a resposta ao tratamento com rhGH é moderada[5].

Recomenda-se que nos pacientes PIGs e com baixa estatura (z-s de altura inferior a –2) o tratamento com rhGHs seja iniciado por volta dos 4 anos de idade na dose de 0,1 a 0,2UI/kg/dia[21,24]. Espera-se que após 3 anos de tratamento a altura esteja de acordo com o canal genético[21]. A resposta positiva à introdução do rhGH é caracterizada por z-s da velocidade de crescimento superior a +0,5 no primeiro ano de tratamento[24]. Na ausência de resposta favorável, o tratamento deverá ser reavaliado em relação à adesão, à dose do rhGH, ao diagnóstico e à decisão de se suspender o tratamento[24]. A interrupção transitória do tratamento é acompanhada por desaceleração do crescimento (*catch-down*), de forma que o rhGH deve ser administrado continuadamente[21]. Apesar da recomendação quanto ao uso de dose maior de rhGH durante o primeiro ano, o uso de doses menores de rhGH (em torno de 0,1UI/kg/dia) pode levar a resultados semelhantes em relação ao z-s de altura alcançado, apenas exigindo maior período de tempo para que o resultado seja obtido (ou seja, que o tratamento seja iniciado por volta dos 4 anos de idade)[21,25]. Esse conceito está de acordo com a noção de que, mais do que a dose empregada, a dose acumulada de rhGH é o principal determinante da resposta terapêutica[21]. Finalmente, o objetivo do tratamento é otimizar o crescimento antes do início da puberdade[22]. Na adolescência, o rhGH deve ser suspenso quando a velocidade de crescimento for inferior a 2cm/ano[24]. Nas crianças PIGs, a idade óssea não é um preditor confiável do potencial de crescimento residual, de forma que a previsão da altura final a partir da idade óssea está mais sujeita à imprecisão[21]. Do ponto de vista molecular, a deleção (heterozigótica ou homozigótica) do éxon 3 do gene do receptor do GH associa-se à melhor resposta ao tratamento com rhGH[26].

O tratamento de crianças nascidas PIGs com rhGH é tão seguro quanto nas demais indicações aprovadas pelo FDA[21]. Nos PIGs, o rhGH não parece ter efeitos permanentes na homeostase da glicose nem aumenta o risco futuro de DM tipo 2[27]. Por outro lado, a maior prevalência da síndrome metabólica na idade adulta associada à RCIU justifica a atenção em relação à homeostase da glicose e à adequação do peso diante da altura nos pacientes PIGs tratados com rhGH, especialmente com história familiar positiva para *diabetes mellitus* e/ou obesidade[21]. Ao se empregarem doses maiores de rhGH, especialmente no início do tratamento, deve-se prestar atenção às concentrações séricas de IGF-1. Os valores do IGF-1 podem ser transformados em z-s de IGF-1 de acordo com sexo e idade[7]. No entanto, não há consenso quanto ao limite superior ideal para o z-s de IGF-1, considerando-se mais conservadores e igualmente eficazes os valores entre +1,5 e +2[21]. O tratamento com rhGH pode ser menos seguro em determinadas síndromes que cursam com RCIU como a síndrome de Bloom e de Fanconi, nas quais há contraindicação para a terapia com rhGH[24].

Tratamento com rhGH na baixa estatura idiopática (BEI)

A BEI representa entidade clínica ainda com definição controversa. Sua definição envolve as seguintes características: z-s de altura inferior a –2; ausência de doença subjacente; peso normal ao nascer; proporções corporais normais (baixa estatura simétrica); oferta nutricional adequada; ausência de alterações psiquiátricas; secreção do GH normal em resposta a estímulo farmacológico (pico superior a 10ng/ml)[3,28,29]. Esses critérios fazem com que a BEI apresente heterogeneidade clínica, incluindo tanto o retardo constitucional do crescimento e da puberdade quanto a baixa estatura familial[28]. De acordo com consenso, não há indicação para os testes de estímulo da secreção do GH nos pacientes com baixa estatura, mas com velocidade de crescimento normal, ausência de atraso da idade óssea e IGF-1 sérico superior à média para a idade e sexo[29]. De acordo com o consenso, os pacientes com BEI não devem ser submetidos à RNM[23]. Na caracterização da BEI ainda persistem as seguintes indefinições: inclusão do z-s da altura final prevista e/ou da velocidade de crescimento; inclusão ou não das alturas dos familiais (e como incluí-las); inclusão de outros parâmetros relacionados à secreção do GH e à sua sensibilidade (como IGF-1 e IGFBP-3, por exemplo); e quais doenças deveriam ser excluídas antes do diagnóstico de BEI[28]. A dúvida quanto à consideração da BEI como entidade nosológica reside no fato de que a altura é uma característica individual com distribuição normal na população, de modo que alguns indivíduos biologicamente normais podem estar situados inferiormente a um limite estatisticamente definido (por exemplo, 2DPs abaixo da média)[28]. Por outro lado, crianças com baixa estatura familial ou com retardo constitucional do crescimento e da puberdade poderão, a partir dos avanços da biologia molecular e da investigação laboratorial, ser consideradas afetadas por determinadas síndromes genéticas ou outras doenças[28]. Na BEI, o z-s de altura pode aumentar, sem que o tratamento com rhGH tenha sido realizado, de valores situados entre –2,1 e –3,1 durante a infância para valores de z-s de altura final situados entre –0,7 e –2,7, com ganho médio de altura entre 0,5 e 1,9DP[28]. Este ganho estatural pode ser devido à inclusão de crianças com retardo constitucional do crescimento e da puberdade[28]. O objetivo principal do tratamento da BEI com rhGH consiste em permitir que o paciente atinja altura final normal, enquanto o objetivo secundário é permitir que a altura normal seja atingida já durante a infância[29]. A BEI é uma das indicações de tratamento com rhGH aprovadas pelo FDA[4,28]. Na BEI, o tratamento com rhGH leva ao aumento da velocidade de crescimento durante os primeiros 2 anos em significativo número de pacientes, não havendo, no entanto, dados homogêneos quanto aos efeitos sobre a altura final[28]. Em revisão da literatura a respeito da resposta ao tratamento com rhGH na BEI, os resultados encontrados em 10 estudos (incluindo ao todo 741 crianças) mostraram que: o tratamento com rhGH melhora o crescimento e a altura final dos pacientes com BEI; que as crianças tratadas permaneceram relativamente pequenas em comparação aos seus pares com crescimento normal; que as meninas tratadas tiveram altura 7,5cm maior do que as meninas do grupo controle não tratadas[24]. O tratamento da BEI com rhGH pode resultar em ganho da altura final entre 3,5 e 7,5cm após período de terapia de 4 a 7 anos[30]. O FDA aprova o uso de rhGH na BEI na dose de 0,13 a 0,16UI/kg/dia quando o z-s de altura for inferior a –2,25 e não houver, com base na atual velocidade de crescimento, possibilidade de se atingir altura final normal (havendo previsão de altura final inferior a 157,6cm e 148cm nos homens e mulheres, respectivamente), desde que as epífises estejam ainda abertas e não haja outras causas para o comprometimento do crescimento[3,28]. No entanto, os critérios para o tratamento com rhGH variam desde valores de z-s de altura inferiores a –2 a valores inferiores a –3, dependendo do país[29]. Outros critérios para a indicação do rhGH na BEI incluem z-s de altura inferior a –2 e mais do que 2DPs inferior ao z-s da altura-alvo e/ou z-s de altura final prevista inferior a –2[29]. O sucesso do primeiro ano de tratamento com rhGH na BEI é caracterizado pelo aumento do z-s de altura entre 0,3 e 0,5, aumento da velocidade de crescimento em ao menos 3cm/ano (em comparação ao ano anterior à introdução do rhGH) ou z-s de velocidade de crescimento superior a +1,0[29]. Na BEI, a resposta ao tratamento com rhGH é melhor quando: o tratamento é iniciado precocemente; o z-s de altura é inferior a –2,5; o z-s de altura é mais de um DP inferior ao z-s da altura-alvo; maiores doses são utilizadas (levando o IGF-1 ao limite superior da normalidade); o tratamento é prolongado; e há atraso da idade óssea[31]. A dose do rhGH poderá ser aumentada quando a resposta de crescimento for inferior ao esperado em um paciente aderente ao tratamento[29]. Por outro lado, a resposta ainda deficiente durante um a dois anos de tratamento com doses mais altas deve levar à suspensão do tratamento[29]. Durante a infância espera-se que o tratamento possa levar à normalização da altura do paciente[29]. Apesar do efeito do tratamento ser dose-dependente, há receio de que na BEI doses superiores a 0,16UI/kg/dia possam levar ao avanço da idade óssea e à antecipação do início da puberdade[29]. Atualmente não há dados definitivos a respeito da segurança em longo prazo do uso de doses de rhGH superiores a 0,16UI/kg/dia na BEI[29]. A dosagem periódica do IGF-1 sérico durante o tratamento com rhGH é útil na avaliação da sua eficácia, segurança e adesão, auxiliando no ajuste da melhor dose para cada paciente[29]. A presença de valores de z-s de IGF-1 persistentemente elevados (superiores a +2) deve levar à redução da dose do rhGH[29]. O tratamento com rhGH na BEI deve ser interrompido quando se considerar que o paciente atingiu altura próxima da altura final, ou seja, quando a velocidade de crescimento for inferior a 2cm/ano e/ou a idade óssea for superior a 14 anos nas meninas e 16 anos nos meninos[29]. Os efeitos colaterais do tratamento com rhGH na BEI são semelhantes aos observados em crianças tratadas por outros motivos, mas geralmente menos frequentes[29]. Futuramente estudos de biologia molecular poderão indicar quais pacientes com BEI terão melhor potencial para responder ao rhGH, o que será extremamente útil tanto na elegibilidade para o tratamento quanto na definição da dose a ser prescrita[28]. Os poucos estudos a respeito não foram capazes de evidenciar melhora da qualidade de vida das crianças com BEI tratadas com rhGH, ou mostraram que a BEI não está associada a problemas na adaptação psicológica ou na autoimagem dessas crianças[30]. Finalmente, não está claro ainda se o pequeno ganho de estatura esperado com o tratamento de crianças e adolescentes que apresentam BEI com rhGH justifica tanto as injeções diárias durante número variado de anos quanto o custo do tratamento[30].

Tratamento com rhGH na baixa estatura decorrente de defeitos do gene *SHOX*

Os defeitos do gene *SHOX* (*stature homeobox containing gene*) representam a principal causa monogenética de baixa estatura[32]. O gene *SHOX* está situado na região pseudoautossômica 1 (PAR1) na porção distal tanto do cromossomo X quanto do Y, respectivamente, nas localizações Xp22.3 e Yp11.3[3,32]. Embora a função exata do gene *SHOX* não seja conhecida, acredita-se que ele seja importante para o controle da diferenciação dos condrócitos e da organização das colunas dos condrócitos da zona proliferativa da placa de crescimento e, consequentemente, para o controle da fusão epifisária[32]. Os pacientes com mutações de ponto ou deleções do gene *SHOX* ou das regiões que regulam sua expressão, em heterozigose, apresentam fenótipos que variam desde a discondrosteose de Leri-Weill (DLW) até a BEI[32]. A perda de função dos dois alelos do gene *SHOX* resulta em displasia esquelética grave, conhecida como displasia mesomélica de Langer[32]. A DLW é uma displasia óssea frequente (prevalência entre 1:2.000 e 1:4.000) de herança autossômica dominante com maior penetrância no sexo feminino e caracterizada por baixa estatura desproporcionada, encurtamento mesomélico dos membros (encurtamento da porção média dos membros: antebraços e pernas), limitação da movimentação das articulações do cotovelo e do punho e deformidade de Madelung nos antebraços (decorrente da subluxação dorsal da porção distal da ulna, evidenciada à radiografia como desvio ulnar do rádio e fusão da borda ulnar do rádio)[3,32]. A deformidade de Madelung geralmente é pouco evidente na infância, acentuando-se na adolescência e tendendo a ser mais grave no sexo feminino[32]. Outras características frequentemente observadas na DLW incluem palato em ogiva, micrognatia, cúbito valgo, geno varo e musculatura dos membros com aspecto hipertrófico[32]. Na DLW, a desproporção corporal nem sempre é evidente ao exame físico, devendo ser investigada por meio da avaliação dos segmentos corporais, a partir das seguintes medidas: altura em pé e sentada, envergadura, distância púbis-chão e púbis-vértice[32]. A relação entre a altura sentada e a altura em pé (AS/AP) é a forma mais precisa de avaliação da proporção corporal, e os valores assim obtidos deverão ser transformados em escore para a idade e sexo (z-s de AS/AP) a partir dos dados de

Gerver[33]. Valores de z-s de AS/AP superiores a +2 indicam que a baixa estatura é desproporcionada, com comprometimento do crescimento dos ossos longos[32]. As mutações do gene *SHOX* podem ser identificadas em 1,1 a 3,2% das crianças com BEI não acompanhada das características fenotípicas da DLW[3,32]. No entanto, essas mutações podem estar presentes em 22% das crianças com BEI desproporcionada e que apresentam z-score de AS/AP superior a +2[32]. Portanto, o estudo molecular do gene *SHOX* está indicado nos pacientes com DLW e com BEI desproporcionada[32]. Em alguns pacientes com DLW as mutações do *SHOX* não são identificadas por estarem presentes em regiões promotoras ou reguladoras do gene, ou porque as mutações são intrônicas, ou ainda porque as mutações afetam outros genes responsáveis pelo desenvolvimento ósseo, ainda não identificados[32]. Semelhantemente às pacientes com ST, os portadores de DLW e aqueles que apresentam BEI com mutação de ponto ou deleção do gene *SHOX* beneficiam-se do tratamento com rhGH[32]. Desse modo, a baixa estatura por defeitos do gene *SHOX* representa outra indicação para tratamento com rhGH, aprovada pelo FDA em 2006[5]. O crescimento desses pacientes é quase normal nos anos pré-puberais e diminuído durante a puberdade em decorrência do fechamento prematuro da placa epifisária, o que reduz o tempo de crescimento[5]. Nos pacientes pré-púberes com haploinsuficiência do gene *SHOX*, o tratamento com rhGH na dose de 0,15U/kg/dia é capaz de aumentar a velocidade de crescimento de 4,8cm/ano para 8,7cm/ano e para 7,3cm/ano, respectivamente, no primeiro e segundo anos de tratamento, permitindo que após dois anos de tratamento o z-s de altura evolua de –3,3 para –2,1 e que haja o acréscimo de 5,9cm em relação a pacientes não tratados[32]. A resposta ao tratamento com rhGH é semelhante nos pacientes com fenótipo de DLW e BEI[32]. Na deficiência do *SHOX*, o tratamento com rhGH não requer cuidados especiais quanto à sua segurança[3]. O efeito do rhGH na altura final desses pacientes ainda é pouco conhecido[5].

Tratamento com rhGH na síndrome de Noonan (SN)

A SN é uma doença de herança autossômica dominante frequente, com incidência entre 1:1.000 e 1:2.500 nascidos vivos[3,34]. A SN tem apresentação fenotípica variável[34]. A face típica da SN caracteriza-se pelo formato triangular, hipertelorismo ocular, ptose palpebral, fissura palpebral externa desviada para baixo, orelhas com implantação baixa e com espessamento da hélice, micrognatia e pescoço curto ou alado[34]. Durante os primeiros dois anos de vida destacam-se o achatamento da eminência malar e o estreitamento bitemporal[34]. A baixa estatura proporcionada de início pós-natal representa uma das principais características clínicas da SN, sendo observada em 70 a 83% dos pacientes[3,34]. A média de z-s de altura nessas crianças é de –3, sendo comum o atraso de idade óssea entre um e dois anos[34]. Quando não tratados com rhGH, o Z-s de altura final desses pacientes situa-se entre –2,1 e –2,5[34]. A etiologia da baixa estatura na SN ainda não foi esclarecida, e geralmente esses pacientes apresentam resposta normal aos estímulos de secreção de GH e valores de IGF-1 plasmático diminuídos ou situados no limite inferior da normalidade, sugerindo a presença de algum grau de insensibilidade ao GH[34]. Na SN os defeitos cardíacos congênitos são frequentes (presentes entre 30 e 90% dos pacientes), destacando-se a estenose de valva pulmonar (lesão cardíaca mais comum na SN), a miocardiopatia hipertrófica e os defeitos do septo atrial e, menos comumente, os do septo ventricular, a insuficiência mitral, a coarctação de aorta, a estenose aórtica e a persistência do canal arterial[34]. Além da baixa estatura, as alterações esqueléticas na SN incluem também as deformidades torácicas como *pectus carinatum* e/ou *pectus excavatum*, evidentes a partir dos 3 anos de idade[34]. O tórax é alargado, com formato em escudo, notando-se também hipertelorismo mamário[34]. Na SN podem ser observados cúbito valgo, clinobraquidactilia, escoliose/cifose e má oclusão dentária[34]. As alterações linfáticas também podem ser encontradas em menos de 20% dos pacientes, caracterizadas por linfedema generalizado ou periférico, linfangiectasia pulmonar ou intestinal, hidropsia fetal e higroma cístico[34]. Outras alterações da SN compreendem atraso leve a moderado no desenvolvimento neuropsicomotor (em 40 a 70% dos pacientes), hipotonia muscular, criptorquidia unilateral ou bilateral (em mais da metade dos meninos afetados)[34]. Em 29 a 60% dos casos de SN são encontradas mutações heterozigóticas no gene *PTPN11* (*protein tyrosinephosphatase non-receptor 11*), localizado em 12q24.1[34]. O tratamento com rhGH de crianças com SN é capaz de aumentar sua velocidade de crescimento anual em 3 a 4cm, tendo sido utilizadas doses entre 0,10 e 0,15UI/kg/dia[34]. Nos pacientes com SN pré-púberes a velocidade de crescimento no primeiro ano de tratamento com rhGH (7,9 ± 1,6cm/ano) é inferior à observada em crianças com deficiência de GH (11,4 ± 2,6cm/ano) e semelhante àquela dos pacientes com síndrome de Turner (7,8 ± 1,8cm/ano) ou dos que sofreram RCIU (8,7 ± 1,8cm/ano)[34]. Poucos estudos avaliaram o efeito do rhGH sobre a altura final dos pacientes com SN, sendo descritos incrementos do z-s da altura final em relação ao z-s no início do tratamento entre 0,8 e 1,7[34]. Estudo recente descreveu aumento de 1,3DP na altura final em pacientes com SN tratados com rhGH[35]. Não têm sido observadas complicações relacionadas ao tratamento com rhGH de pacientes com SN[34,36]. No entanto, a presença de miocardiopatia hipertrófica contraindica o tratamento com rhGH[34]. Outra preocupação diz respeito ao desenvolvimento de leucemias, uma vez que as mutações do *PTPN11* podem estar associadas ao maior risco futuro de leucemia nos pacientes com SN[34]. O FDA aprova o uso do rhGH na SN na dose de 0,2UI/kg/dia[3].

EFEITOS ADVERSOS DO TRATAMENTO COM rhGH

Na faixa etária pediátrica o tratamento com rhGH está menos associado a efeitos adversos do que na população adulta, e geralmente tem sido considerado seguro[5,6]. Efeitos adversos relacionados ao tratamento com rhGH ocorrem em 3% das crianças e em 10% dos adultos[5]. No entanto, em algumas situações específicas a adversidade é maior, justificando maior atenção, cuidado e vigilância. No tratamento com rhGH a indução da produção de anticorpos anti-GH capazes de inibir o crescimento é muito rara e geralmente ocorre apenas nos pacientes com deleção do gene do GH (deficiência isolada de GH tipo 1a)[4]. A queixa mais comum associada ao tratamento de crianças com rhGH é a cefaleia, geralmente benigna[6]. Outros efeitos adversos atribuídos ao tratamento com rhGH incluem[5,6]:

- Hipertensão intracraniana benigna (ou pseudotumor cerebral): manifesta-se inicialmente por meio de cefaleia; esse efeito adverso normalmente é reversível com a interrupção do tratamento; frequentemente, após a remissão sintomática, o rhGH pode ser reintroduzido, inicialmente em dose menor à que vinha sendo utilizada e posteriormente na dose utilizada antes da sua interrupção, sem que os sintomas sejam novamente desencadeados.
- Retenção transitória de sódio e edema: mais comum no início do tratamento.
- Intolerância à glicose: ocorre principalmente nos pacientes com comprometimento da secreção de insulina.
- Escorregamento da cabeça do fêmur e agravamento de escoliose preexistente: podem ocorrer nas crianças em rápido processo de crescimento, relacionando-se provavelmente mais ao crescimento rápido do que ao próprio rhGH; diante dessas complicações esqueléticas recomenda-se a suspensão do tratamento com rhGH.
- Aumento da pressão intraocular.
- Outros efeitos (raros): pancreatite; ginecomastia transitória; aumento do tamanho e pigmentação de *nevus*, sem degeneração maligna; síndrome do túnel do carpo, edema e artralgia: mais comuns em adultos e raros na faixa etária pediátrica.

Em relação à preocupação quanto ao maior risco de leucemia e tumores sólidos nos pacientes tratados com rhGH, provavelmente motivada por estudos epidemiológicos sugerindo associação entre concentrações plasmáticas de IGF-1 elevadas e ocorrência de alguns tipos de câncer (principalmente mama, próstata e cólon), dados recentes indicam que qualquer aumento do risco de leucemia se limita às crianças que apresentam condições clínicas de base que já as tornam predispostas para o desenvolvimento de doenças malignas[5]. O rhGH não aumenta o risco de recorrência de tumores previamente tratados com sucesso[5]. No entanto, nesse grupo de crianças recomenda-se esperar um ano após o término do tratamento da lesão maligna, introduzindo-se o tratamento com rhGH se não houver evidências de recorrência do tumor[5]. É importante lembrar que todos os indivíduos tratados por doença maligna estão sob risco para uma segunda doença maligna[5]. Portanto, crianças com histórico prévio de leucemia e tratadas com rhGH podem ter risco maior para o desenvolvimento de outra doença maligna[5]. A introdução do tratamento com rhGH deve ser cautelosamente ponderada em crianças com condições clínicas associadas ao risco maior de malignidade, como as portadoras de neurofibromatose tipo 1, síndrome de Down, síndrome de Bloom e anemia de Fanconi[5]. Caso venham a ser tratadas com rhGH, essas crianças deverão ser cuidadosamente monitoradas quanto ao aparecimento de malignidade[5]. As crianças portadoras de craniofaringioma poderão ser tratadas com rhGH desde que o tumor tenha sido adequadamente controlado ou estabilizado[5]. Metanálise publicada em 2019 concluiu que o risco de recorrência do craniofaringioma foi menor nas crianças tratadas com rhGH do que nas não tratadas[37]. Embora em adultos não deficientes em GH o uso de doses elevadas de rhGH para se reverter o catabolismo associado às doenças agudas graves tenha resultado em significativo aumento da mortalidade, acredita-se atualmente que *nas crianças com deficiência de GH* em tratamento de manutenção com rhGH seu uso não deve ser interrompido quando da sua internação hospitalar, mesmo que em unidade de terapia intensiva[5].

REFERÊNCIAS

1. Cakan N, Kamat, D. Short stature in children: a practical approach for primary care providers. Clin Pediatr (Phila). 2007;46(5):379-85.
2. Bergadá I. Use of growth hormone in children and adolescents. Medicina (B Aires). 2013;73(3):272-6.
3. Franklin SL, Geffner ME. Growth hormone: the expansion of available products and indications. Endocrinol Metab Clin North Am. 2009;38(3):587-611.
4. Wilson TA, Rose SR, Cohen P, Rogol AD, Backeljauw P, Brown R, et al. Update of guidelines for the use of growth hormone in children: the Lawson Wilkins Pediatric Endocrinology Society Drug and Therapeutics Committee. J Pediatr. 2003;143(4):415-21.
5. Pfäffle R. Hormone replacement therapy in children: the use of growth hormone and IGF-I. Best Pract Res Clin Endocrinol Metab. 2015;29(3):339-52.
6. Richmond E, Rogol A. Treatment of growth hormone deficiency in children, adolescents and at the transitional age. Best Pract Res Clin Endocrinol Metab. 2016;30(6):749-55.
7. Elmlinger MW, Kühnel W, Weber MM, Ranke MB. Reference ranges for two automated chemiluminescent assays for serum insulin-like growth factor I (IGF-I) and IGF-binding protein 3 (IGFBP-3). Clin Chem Lab Med. 2004;42(6):654-64.
8. Tönshoff B, Kiepe D, Ciarmatori S. Growth hormone/insulin-like growth factor system in children with chronic renal failure. Pediatr Nephrol. 2005;20(3):279-89.
9. Mahan JD. Applying the Growth Failure in CKD Consensus Conference: evaluation and treatment algorithm in children with chronic kidney disease. Growth Horm IGF Res. 2006;16 Suppl A:S68-78.

10. Vimalachandra D, Hodson EM, Willis NS, Craig JC, Cowell C, Knight JF. Growth hormone for children with chronic kidney disease. Cochrane Database Syst Rev. 2006;19(3):CD003264.
11. Rees L. Growth hormone therapy in children with CKD after more than two decades of practice. Pediatr Nephrol. 2016;31:1421-35.
12. Ulinski T, Cochat P. Longitudinal growth in children following kidney transplantation: from conservative to pharmacological strategies. Pediatr Nephrol. 2006;21:903-9.
13. Bolar K, Hoffman AR, Maneatis T, Barbara Lippe. Long-term safety of recombinant human growth hormone in Turner syndrome. J Clin Endocrinol Metab. 2008;93(2):344-51.
14. Chen C, Visootsak J, Dills S, Graham JM Jr. Prader-Willi syndrome: an update and review for the primary pediatrician. Clin Pediatr (Phila). 2007;46(7):580-91.
15. Kuo JY, Dichtchekenian V, Manna TD, Kuperman H, Damiani D, Setian N. Síndrome de Prader-Willi: aspectos metabólicos associados ao tratamento com hormônio de crescimento. Arq Bras Endocrinol Metab. 2007;51(1):92-8.
16. Passone CGB, Franco RR, Ito SS, Trindade E, Polak M, Damiani D, Marques Bernardo W. Growth hormone treatment in Prader-Willi syndrome patients: systematic review and meta-analysis. BMJ Paediatr Open. 2020;4(1):e000630.
17. Eiholzer U. Deaths in children with Prader-Willi syndrome. Horm Res. 2005;63(1): 33-9.
18. Stafler P, Wallis C. Prader-Willi syndrome: who can have growth hormone? Arch Dis Child. 2008;93(4):341-5.
19. Tauber M, Diene G, Molinas C, Hébert M. A review of 64 cases of death in children with Prader-Willi syndrome (PWS). Am J Med Genet. 2008;146A(7):881-7.
20. Brar HS, Rutherford SE. Classification of intrauterine growth retardation. Semin Perinatol. 1988;12(1):2-10.
21. Chatelain P, Carrascosa A, Bona G, Ferrandez-Longas A, Sippell W. Growth hormone therapy for short children born small for gestational age. Horm Res. 2007;68(6):300-9.
22. Achard V, Boullu-Ciocca S, Desbrière R, Michel Grino. Perinatal programming of central obesity and the metabolic syndrome: role of glucocorticoids. Metab Syndr Relat Disord. 2006;4(2):129-37.
23. Murphy VE, Smith R, Giles WB, Clifton VL. Endocrine regulation of human fetal growth: the role of the mother, placenta, and fetus. Endocrine Reviews. 2006;27(2):141-69.
24. Clayton PE, Cianfarani S, Czernichow P, Johannsson G, Rapaport R, Rogol A. Management of the child born small for gestational age through to adulthood: a consensus statement of the International Societies of Pediatric Endocrinology and the Growth Hormone Research Society. J Clin Endocrinol Metab. 2007;92(3):804-10.
25. Cabrol S, Perin L, Colle M, Coutant R, Jésuran-Perelroizen M, Le Bouc Y, Czernichow P. Evolution of IGF-1 in children born small for gestational age and with growth retardation, treated by growth hormone adapted to IGF-1 levels after 1 year. Horm Res Paediatr. 2011;76(6):419-27.
26. Dos Santos C, Essioux L, Teinturier C, Tauber M, Goffin V, Bougnères P. A common polymorphism of the growth hormone receptor is associated with increased responsiveness to growth hormone. Nat Genet. 2004;36(7):720-4.
27. Van Dijk M, Bannink EMN, Van Pareren YK, Mulder PGH, Hokken-Koelega ACS. Risk factors for diabetes mellitus type 2 and metabolic syndrome are comparable for previously growth hormone-treated young adults born small for gestational age (SGA) and untreated short SGA controls. J Clin Endocrinol Metab. 2007; 92(1):160-5.
28. Gubitosi-Klug RA, Cuttler L. Idiopathic short stature. Endocrinol Metab Clin North Am. 2005;34(3):565-80.
29. Cohen P, Rogol AD, Deal CL, Saenger P, Reiter EO, Ross JL, Chernausek SD, Savage MO, Wit JM. Consensus Workshop participants. Consensus statement on the diagnosis and treatment of children with idiopathic short stature: a summary of the Growth Hormone Research Society, the Lawson Wilkins Pediatric Endocrine Society, and the European Society for Paediatric Endocrinology Workshop. J Clin Endocrinol Metab. 2008;93(11):4210-7.
30. Bryant J, Baxter L, Cave CB, Milne R. Recombinant growth hormone for idiopathic short stature in children and adolescents (Review). Cochrane Database Syst Rev. 2007;18(3):CD004440.
31. Soliman AT, Elawwa1 A, Itani M, Jour C, De Sanctis V. Responses to growth hormone (GH) therapy in short children with normal GH secretion and no bone age delay: an analysis of potential factors affecting their response to rhGH therapy. A controlled study. Acta Biomed. 2019;90(8-S):43-51.
32. Jorge AAL, Nishi MY, Funari MFA, Souza SC, Arnhold IJP, Mendonça BB. Baixa estatura por haploinsuficiência do gene *SHOX:* do diagnóstico ao tratamento. Arq Bras Endocrinol Metab. 2008; 52(50):765-73.
33. Gerver WJ, Bruin R. Paediatric morphometrics – a reference manual. 2nd ed. Universitaire Pers Maastricht, Maastricht, 2001.
34. Malaquias AC, Ferreira LV, Souza SC, Arnhold IJP, Mendonça BB, Jorge AAL. Síndrome de Noonan: do fenótipo à terapêutica com hormônio de crescimento. Arq Bras Endocrinol Metab. 2008; 52(5): 800-8.
35. Malaquias AC, Noronha RM, Souza TTO, Homma TK, Funari MFA, Yamamoto GL, et al. Impact of growth hormone therapy on adult height in patients with PTPN11 mutations related to Noonan Syndrome. Horm Res Paediatr. 2019;91(4):252-261.
36. Gaete X, Rodríguez F, Cassorla F. Growth hormone treatment for patients with Noonan syndrome. Pediatr Endocrinol Rev. 2018; 16(Suppl 1):100-4.
37. Alotaibi NM, Noormohamed N, Cote DJ, Alharthi S, Doucette J, Zaidi HA, Mekary RA, et al. Physiologic growth hormone replacement therapy and craniopharyngioma recurrence in pediatric patients: a meta-analysis. World Neurosurg. 2018;109:487-96.

Alta Estatura

Rafaela Ervilha Linhares
Leandra Steinmetz

INTRODUÇÃO

A alta estatura, apesar de possuir definição epidemiológica e estatística, com acometimento esperado de pelo menos 2,3% da população saudável, não constitui motivo tão frequente de visita ao consultório de endocrinologia pediátrica quanto à sua condição oposta, a baixa estatura. Isso ocorre porque as doenças que comprometem o crescimento são bem mais frequentes do que aquelas que cursam com ganho estatural. Além disso, existe melhor aceitação social de pessoas com alta estatura, e grande parte dessas crianças pode ser enquadrada em um quadro de alta estatura familial, fazendo com que se encaixem melhor no meio em que vivem.

Algumas vezes, no entanto, casos mais extremos, com escore z (z-s) de altura acima de +2,5 ou +3 (que compreenderia aproximadamente 0,6 e 0,1% da população, respectivamente), podem gerar angústia tanto na criança em si quanto na família e no médico assistente devido a problemas de adaptação social e/ou preocupações quanto a causas patológicas subjacentes. Há, ainda, preocupação referente à altura final que aquela criança possa alcançar, e são frequentes as dúvidas em relação a possíveis tratamentos.

Essas preocupações são bem fundamentadas e devem ser acolhidas pelo endocrinologista pediátrico. Algumas crianças altas, especialmente meninas, são provocadas ou ridicularizadas pelos colegas, o que pode ser grave o suficiente para causar retração social e depressão mais tarde na vida. Há aumento na incidência de deformidades da coluna vertebral, como escoliose ou cifose, em crianças altas[1]. Crianças altas podem ter dificuldades em comprar roupas de tamanho adequado e adultos podem ter dificuldades para encontrar móveis de tamanho adaptado. Existem também as síndromes genéticas associadas à alta estatura que podem cursar com complicações, como luxação de cristalino, problemas cardiovasculares, trombofilia e risco aumentado de neoplasias, e doenças endocrinológicas que requerem tratamento imediato, como a puberdade precoce, o hipertireoidismo ou o gigantismo.

Dessa maneira, apesar de a maioria das crianças com alta estatura possuir variantes normais do crescimento sem necessidade de intervenção ou indicação de tratamento, é essencial que o endocrinologista pediátrico esteja preparado para uma investigação clínica minuciosa e tenha alto índice de suspeição de condições clínicas que poderão afetar adversamente a saúde daquele paciente.

FISIOPATOLOGIA

O crescimento humano é um processo complexo que envolve a integração de sistemas genéticos, hormonais, ambientais e nutricionais[1]. É caracterizado por alterações somáticas na estatura, proporção e composição corporal que regulam a hiperplasia, a hipertrofia e a apoptose celular[2]. Importante ressaltar que o eixo do hormônio de crescimento (GH), fator de crescimento semelhante à insulina-1 (IGF-1), é apenas um dos muitos sistemas reguladores que controlam a condrogênese na placa de crescimento e a estatura final do adulto. Muitos outros hormônios, como os tireoidianos, os glicocorticoides e os sexuais, também regulam o crescimento linear[1] (ver capítulo de Fisiologia do Crescimento).

Considera-se que o crescimento ocorra em quatro fases separadas mas intimamente integradas[2,3]. Em cada uma delas, a influência predominante no crescimento linear é diferente.

Na primeira fase, o crescimento fetal é mediado pela insulina, pelos fatores de crescimento semelhante à insulina (principalmente o IGF-2), pela nutrição materna e função placentária[2-5]. Nessa fase, síndromes relacionadas à superexpressão ou à modulação de IGF-2 podem levar a fetos macrossômicos e grandes para a idade gestacional, como ocorre nas síndromes de Beckwith-Wiedemann e Simpson-Golabi-Behmel, respectivamente. Da mesma forma, hiperinsulinismo fetal também pode levar ao mesmo desfecho, ocorrendo em filhos de mães diabéticas ou síndromes de hiperinsulinemia congênitas[6].

A segunda fase de crescimento ocorre nos primeiros dois anos de vida, sendo influenciada principalmente por fatores nutricionais. Nessa fase, pode ocorrer pequena aceleração ou desaceleração do crescimento em crianças que estão se movendo em direção ao seu próprio canal de crescimento, que tendem a seguir até o início da puberdade[5].

A terceira fase de crescimento ocorre a partir dos 2-3 anos de idade até o início da puberdade, regulada principalmente pelo hormônio de crescimento e pelos hormônios tireoidianos. Outros hormônios também podem contribuir para o crescimento por meio da interação com eixo GH/IGF-1[3], como os andrógenos suprarrenais, os glicocorticoides, a ghrelina, a leptina e a insulina. Nessa fase, são diversos os mecanismos fisiopatológicos que podem levar à alta estatura, como por exemplo o excesso da secreção de GH. Por outro lado, mesmo se a secreção de GH estiver normal, a alta estatura pode decorrer de excesso dos fatores de crescimento ou de mutações em seus receptores[5,6]. Alguns fatores, como a fibrilina, são necessários para evitar o alongamento dos ossos e para regular as proporções corporais. A deficiência desses fatores pode levar à alta estatura desproporcionada[6]. Além disso, interações hormonais, como GH/IGF-1/ghrelina/insulina e leptina/GnRH, podem estar relacionadas à alta estatura na obesidade, apesar de o mecanismo exato ainda não estar claro[4].

Ainda na terceira fase de crescimento, vários mecanismos genéticos e moleculares podem estar associados ao crescimento excessivo. As triploidias podem causar alta estatura devido a aumento no número de cópias de genes que regulam positivamente o crescimento linear. O mais conhecido deles, o gene *SHOX* (*short stature homeobox-containing gene*), está presente na região pseudoautossômica dos cromossomos X e Y, levando a um crescimento acima do esperado nos pacientes contendo uma cópia extra desse gene. Além do gene *SHOX*, a trissomia dos genes *NPPC* e *IGF-1R* também podem levar à alta estatura[4]. As mutações de ponto com ganho de função nos genes promotores de crescimento, como o receptor do peptídeo natriurético tipo C (*NPR2*), levam ao crescimento excessivo por mecanismos de regulação positiva que controlam o crescimento da cartilagem epifisária[4]. Adicionalmente, estudos recentes com sequenciamento do exoma têm sido úteis para identificar novos genes envolvidos na etiologia da alta estatura, como os genes *HMGA2, SEC23A, MAN1B1, DNMT3A, EED, EZH2, HIST1H1E, NSD1, SETD2* e *SUZ12*. Esses genes parecem estar envolvidos na modificação de histonas, modelagem de cromatina ou metilação do DNA e têm sido extremamente importantes para a melhor compreensão da etiologia biomolecular de diversas síndromes que anteriormente não tinham causa conhecida[7].

A quarta e última fases do crescimento ocorrem no período puberal, no qual o estirão de crescimento reflete o aumento da produção endógena de esteroides sexuais juntamente com o aumento da secreção de GH[2,3,5]. Os esteroides sexuais têm grande impacto no padrão de crescimento durante a puberdade. Os estrógenos aumentam a secreção do GH durante a puberdade, mas também aceleram a senescência dos condrócitos na placa de crescimento, levando à sua fusão. Os andrógenos também contribuem para o estirão de crescimento, em parte por meio da conversão em estrógeno, mas também através de sua própria ação na placa de crescimento[4]. Nesse sentido, é compreensível que o elevação da secreção de esteroides sexuais em qualquer fase do crescimento leve a aumento da velocidade de crescimento (VC), como ocorre na puberdade precoce tanto de origem central quanto na de origem periférica. Por outro lado, enquanto a puberdade precoce leva a aumento da VC e alta estatura na infância, ela também está relacionada à senescência e à fusão precoces das cartilagens de crescimento, levando à baixa estatura final se não for tratada. Por fim, enquanto o excesso de esteroides sexuais pode levar à alta estatura, sua deficiência, ou resistência à sua ação, também tem o mesmo desfecho devido ao fechamento epifisário tardio e período de crescimento prolongado[5,6]. Isso pode ser evidenciado no hipogonadismo nas síndromes de resistência estrogênica e na deficiência de aromatase.

Os principais mecanismos fisiopatológicos associados à alta estatura estão listados no quadro VI-16.

DEFINIÇÃO

Diante de uma criança com suspeita de alta estatura, o primeiro passo é definir se há de fato alta estatura.

Define-se alta estatura se a criança for: 1. alta para a população étnica; 2. alta em comparação com a altura dos pais; ou 3. apresentar aceleração do crescimento definida como uma mudança positiva do z-s de altura[8].

Em relação ao primeiro critério, é importante ter em mente que a altura de uma população varia substancialmente de acordo com a região e que, para estabelecer o diagnóstico de alta estatura, é necessário conhecer a altura média daquela população e utilizar curvas de crescimento adequadas. A alta estatura pode ser definida como altura superior a +2 desvios-padrão (DP) acima da altura média daquela população, definida de acordo com a idade e o sexo.

Altura superior a +2DP em relação à estatura-alvo também merece ser investigada. Em relação à estatura-alvo, devem-se excluir fatores que podem ter afetado negativa ou positivamente a estatura dos pais, principalmente quando houver diferença importante de estatura entre eles, pois a criança pode ter um distúrbio hereditário associado à alta estatura e um dos pais também pode ser afetado.

Finalmente, define-se como alta estatura a criança que evolui com uma aceleração da velocidade de crescimento, com mudança positiva do z-s de altura > 1DP durante um intervalo de tempo determinado, antes do início da puberdade.

AVALIAÇÃO CLÍNICA

A avaliação inicial de uma criança com alta estatura envolve determinar se existe alguma causa patológica identificável,

Quadro VI-16. Mecanismos fisiopatológicos associados à alta estatura.

Primeira fase de crescimento (período fetal)
• Superexpressão ou modulação anormal de IGF-II – Síndrome de Beckwith-Wiedemann – Síndrome de Simpson-Golabi-Behmel • Hiperinsulinismo – Filhos de mães diabéticas – Hiperinsulinemia congênita
Segunda fase de crescimento (do nascimento aos 2 anos)
• Mutações gênicas envolvidas no ciclo celular, proliferação, crescimento e supressão tumoral
Terceira fase de crescimento (dos 2 anos até o início da puberdade)
• Excesso da secreção de GH – Gigantismo hipofisário (somatropinoma) – Síndrome de McCune-Albright – Neoplasia endócrina múltipla tipo 1 (NEM1) – Complexo de Carney • Excesso ou modulação anormal de fatores de crescimento – Obesidade • Excesso ou mutação de receptores para fatores de crescimento – Trissomia IGF-1R – Mutação inativadora do FGFR3 (síndrome CATSHL) • Excesso de hormônios tireoidianos – Hipertireoidismo • Deficiência de fatores necessários para evitar o alongamento dos ossos – Síndrome de Marfan – Síndromes Marfan-*like* – Síndrome de Beals – Homocistinúria • Genes de crescimento em excesso – Triploidias com superexpressão do gene *SHOX* (síndrome de Klinefelter, triplo X, XYY) • Mutações gênicas envolvidas no ciclo celular, proliferação, crescimento e supressão tumoral – Síndrome de Sotos – Síndrome de Bannayan-Riley-Ruvalcaba – Síndrome de Weaver – Neurofibromatose tipo 1
Terceira fase de crescimento (puberdade)
• Excesso na produção de esteroides sexuais – Puberdade precoce central – Puberdade precoce periférica • Deficiência de fatores necessários para interromper o crescimento linear – Hipogonadismo – Deficiência de aromatase – Resistência a estrógenos

avaliar as consequências orgânicas e psicológicas da alta estatura, o prognóstico de altura do paciente e a possibilidade de intervenção[9]. Deve-se ter em mente que a incidência de doenças nesses pacientes é muito baixa, variando de 1,5 a 9% dos casos[4,10]. A maior parte das crianças é saudável e pode ser enquadrada na categoria de alta estatura idiopática, que inclui a alta estatura familial, alta estatura não familial e a aceleração constitucional do crescimento (associada ou não à obesidade)[10]. Entretanto, esses são diagnósticos de exclusão e, portanto, deve-se sempre determinar se existe algum indício de causa patológica que possa requerer uma investigação mais detalhada e, possivelmente, tratamento.

O primeiro passo após definir que uma criança tem alta estatura é classificá-la em um de três grupos principais de acordo com sua causa fisiopatológica mais provável: 1. causa sindrômica; 2. causa endócrina; 3. alta estatura idiopática. A partir dessa primeira classificação, dados adicionais podem ajudar a definir o diagnóstico (Figura VI-24). Na grande maioria das vezes, boa anamnese e exame físico são suficientes para determinar o seguimento do paciente e a necessidade de exames adicionais, buscando-se sempre enquadrá-lo em uma das três categorias acima mencionadas. O quadro VI-17 resume os principais dados da história clínica e exame físico que, quando presentes, devem levar a uma investigação minuciosa de causas sindrômicas ou endócrinas de alta estatura.

Anamnese

Dados do nascimento (peso, comprimento e perímetro cefálico) devem ser registrados para tentar definir possíveis causas que podem afetar o crescimento já no período intraútero[9]. Além disso, um aspecto importante na avaliação do crescimento de uma criança é a construção de um gráfico de altura e peso para a idade a partir de dados fornecidos pelos pais ou medidas antropométricas anteriores. Isso pode permitir uma compreensão mais completa do tempo de início da alteração na trajetória de crescimento e sua possível etiologia.

Deve-se então determinar, na história clínica, se existe algum fator que sugira uma condição sindrômica. Nesse aspecto, a história médica deve se concentrar na presença de malformações ou dismorfismos, na história pessoal de eventos clínicos prévios (hipoglicemia neonatal, doença cardiovascular, oftalmológica, neoplasia) e de problemas de desenvolvimento neuropsicomotor, comportamentais e de aprendizagem, que podem estar associados a muitas síndromes.

A história familial é essencial, e devem-se buscar dados sobre a estatura e a idade de desenvolvimento puberal dos pais (idade da menarca da mãe e idade aproximada do estirão de crescimento puberal do pai) e parentes próximos, incluindo irmãos. Idealmente, a altura dos pais deve ser medida em consultório, pois adultos tendem a superestimar sua própria estatura[5]. Caso um dos pais também tenha alta estatura, sua história clínica também deve ser investigada, pois o diagnóstico de várias síndromes associadas à alta estatura pode passar despercebido. Dessa forma, devem-se questionar diretamente os membros altos da família quanto a distúrbios oculares, tireoidianos, cardíacos e musculoesqueléticos, eventos tromboembólicos e dificuldade de aprendizagem[11].

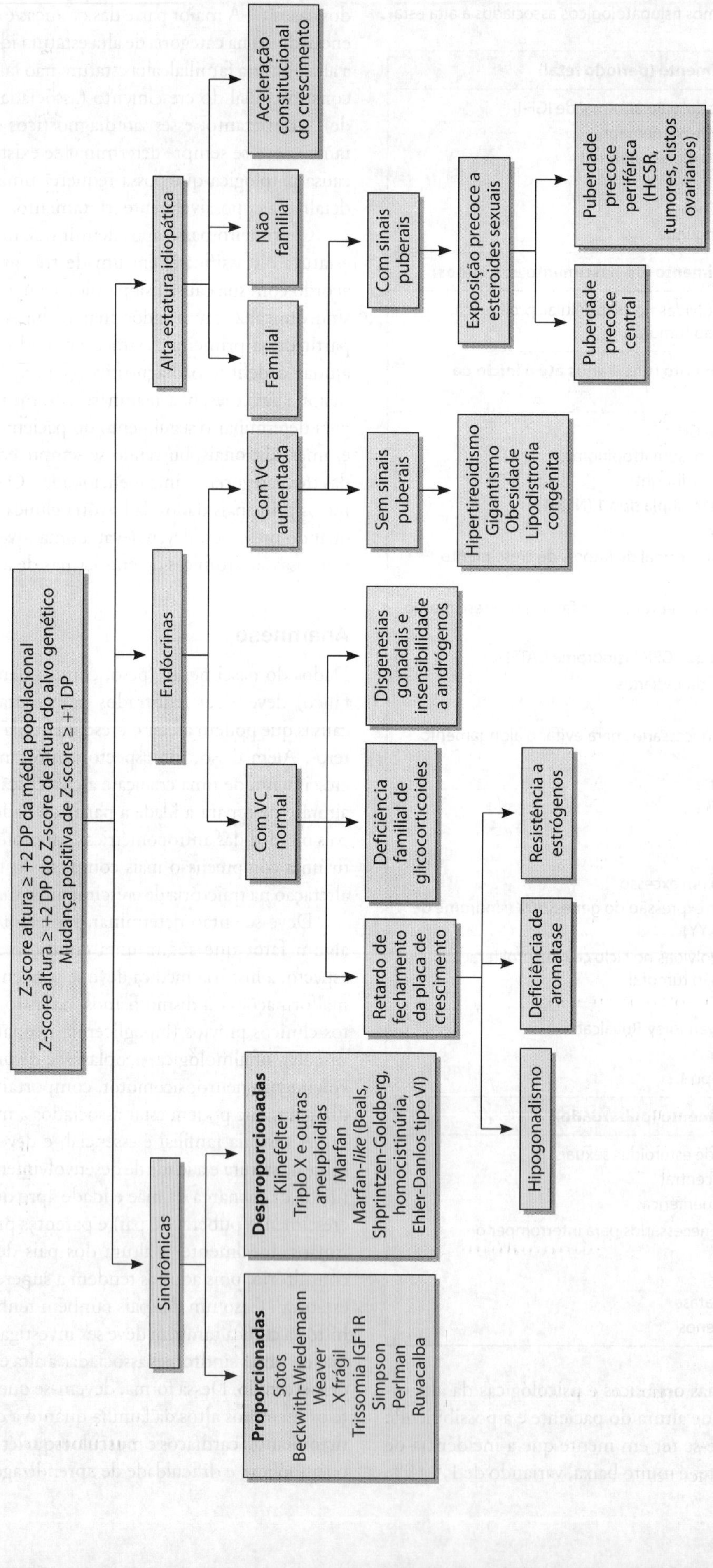

Figura VI-24. Fluxograma diagnóstico de crianças com alta estatura. VC = velocidade de crescimento.

Quadro VI-17. Dados que sugerem causa sindrômica ou endócrina de alta estatura.

Causas sindrômicas	Causas endócrinas
Anamnese: crescimento fetal excessivo, retardo mental, atraso de desenvolvimento, distúrbios comportamentais, distúrbios da fala ou da linguagem, distúrbios cardíacos ou visuais, história de neoplasia ou hipoglicemia	**Anamnese**: aumento do apetite, perda de peso, irritabilidade, sudorese, cefaleia, distúrbios visuais, náuseas, vômitos, irradiação do SNC, virilização materna na gestação
História familial: alta estatura em um dos pais associada a distúrbios visuais, tireoidianos, cardíacos, musculoesqueléticos, tromboembólicos ou dificuldade de aprendizagem	**História familial**: doença tireoidiana, puberdade precoce, consanguinidade, adenomas
Exame físico: aceleração do crescimento < 8 anos, características dismórficas, macrocefalia, sinal do polegar ou do punho, deformidades torácicas, ginecomastia, criptorquidia, micropênis, macrorquidia, manchas na pele	**Exame físico**: precocidade de caracteres sexuais secundários ou atraso puberal, sinais tireotóxicos, distúrbios visuais, alteração do exame neurológico, micropênis, criptorquidia, genitália ambígua, acromegalia em adolescentes

Se a história clínica não apresentar indícios de uma condição sindrômica, deve-se então procurar informações que sugiram uma causa endócrina (ver Quadro VI-17), pesquisando-se o tempo de surgimento e evolução das características sexuais secundárias, sintomas de acometimento tireoidiano, queixas visuais ou neurológicas, aumento do apetite e evolução do peso e índice de massa corporal (IMC).

Exame físico

O exame físico de um paciente com alta estatura começa com o registro da estatura, peso, perímetro cefálico e índice de IMC, que devem ser interpretados de acordo com a idade do paciente e levando-se em consideração seu estágio puberal e idade óssea. Perímetro cefálico > +2DP associado à estatura alta pode sugerir uma síndrome de supercrescimento generalizado, como as síndromes de Beckwith-Wiedemann, Sotos e Weaver[3].

As proporções corporais também devem ser avaliadas. Isso pode ser feito por meio da medida da envergadura e da relação segmento superior/segmento inferior (SS/SI). A envergadura é a medida do comprimento dos braços de um paciente de uma extremidade à outra, medida na ponta do terceiro dedo, com os braços levantados paralelamente ao chão na altura dos ombros. Uma diferença entre a envergadura e a estatura > 5cm, ou uma relação envergadura/estatura (env/est) > 1,05, é indicativa da síndrome de Marfan, apesar de seu valor diagnóstico em crianças ser duvidoso[8]. Já o segmento inferior é medido da região superior da sínfise púbica até o solo, sendo que a relação SS/SI varia de acordo com a faixa etária. É considerada normal quando 1,7 ao nascimento; 1,3 aos 3 anos; 1 aos 8-10 anos; e < 1 na vida adulta, sendo que uma relação SS/SI < 0,86 denota proporção eunucoide.

O exame físico também deve ser minucioso na tentativa de identificar características que possam sugerir alguma síndrome, como a presença de dismorfismos, malformações, manchas de pele e ginecomastia. Por outro lado, o surgimento precoce de caracteres sexuais e a presença de taquicardia, distúrbios visuais e déficits neurológicos indicam causa endócrina.

CAUSAS SINDRÔMICAS

Diante da suspeita de alta estatura sindrômica, a medida das proporções corporais permite a diferenciação das síndromes proporcionadas e desproporcionadas e auxilia o diagnóstico. As causas genéticas mais prevalentes de alta estatura são síndromes de Marfan, Klinefelter (e outras aneuploidias), Sotos e Beckwith-Wiedemann[4,9,12]. Essas e algumas outras síndromes mais comuns serão descritas a seguir. Outras síndromes associadas à alta estatura estão listadas no quadro VI-18.

Proporcionadas

Sotos

A síndrome de Sotos é uma das principais causas de alta estatura sindrômica, com prevalência de até 34% em coortes de indivíduos altos[7]. Mais de 90% dos casos são causados por mutações e deleções com perda de função do gene *NSD1*, um gene repressor do crescimento[1,7,12]. A maioria dos casos é esporádica (85%), embora casos familiais também tenham sido relatados com um padrão de herança autossômico dominante[6].

Pacientes com síndrome de Sotos já apresentam crescimento excessivo desde o período intraútero, com comprimento de nascimento acima do percentil 95 e peso ao nascer geralmente menos afetado. A velocidade de crescimento é particularmente excessiva nos primeiros 3 a 4 anos de vida, depois o crescimento segue em ritmo constante com altura superior a +2DP até a puberdade[5,6,13]. A idade óssea é frequentemente avançada e compatível com a altura do paciente[1,6,13]. A puberdade tende a ocorrer precocemente e causa fusão epifisária prematura[1,3]. Isso leva a uma altura na vida adulta no limite superior da faixa da normalidade, embora alguns possam atingir alturas excessivas[4,5]. De toda forma, a maioria não precisa de intervenção para limitar a altura final. Não foram relatadas anormalidades endócrinas associadas à perda de função do gene *NSD1*[6].

Quadro VI-18. Síndromes genéticas, genes e fenótipo.

Síndrome	Gene(s)	Prevalência	Fenótipo
Neurofibromatose tipo 1	*NF1*	1 a 5:10.000	Manchas café com leite, neurofibromas, sardas ou efélides inguinais ou axilares, glioma óptico, nódulos de Lisch, puberdade precoce ou atrasada, alta estatura ou baixa estatura (mais comum)
Ehlers-Danlos	*COL5A1, COL5A2, COL1A1, COL1A2, COL3A1, ADAMTS2, PLOD1, FKBP14, TNXB*	1:5.000	Hiperelasticidade de pele, cicatrização anormal, hipermobilidade articular, aracnodactilia
Síndromes Marfan-*like*			
NEM tipo IIB	*RET*	1-9:100.000	Alta estatura desproporcionada, carcinoma medular de tireoide, feocromocitoma, neuromas de mucosas, hábitos marfanoides, hipermobilidade articular
Aracnodactilia contratural congênita (síndrome de Beals)	*FBN2*	< 1:10.000	Malformação do pavilhão auricular, aracnodactilia, artrogripose congênita, camptodactilia, cifoescoliose congênita, palato ogival, rigidez articular, aspecto longilíneo, alta estatura desproporcionada
Loeys-Dietz (Marfan tipo II)	*TGFBR1, TGFBR2, TGFB2, SMAD3*	Desconhecida	Hipertelorismo, fenda palatina, úvula bífica, craniossinostose, micrognatia, anormalidades estruturais do SNC, deficiência intelectual, malformações cardíacas e aneurisma aórtico
Shprintzen-Goldberg	*SKI*	Desconhecida	Craniossinostose, hábitos marfanoides, hipertelorismo, palato ogival, hipotonia, pés planos, proptose, retrognatia, telecanto, cardiopatia, problemas neurológicos e deficiência intelectual
Malan, Sotos-*like* ou síndrome de Sotos tipo 2	*NFIX*	Desconhecida	Macrossomia, macrocefalia, alta estatura, atraso do desenvolvimento, retardo mental, avanço IO, fácies alongada, fronte alta, escoliose, ansiedade
Síndromes Beckwith-Wiedemann-*like*			
Simpson-Golabi-Behmel	*GPC3*e *GPC4*	Desconhecida (cerca de 250 casos relatados)	Hipertelorismo, macrostomia, macroglossia, mamilos extranumerários, hérnia umbilical, anormalidades esqueléticas, deficiência intelectual, risco aumentado de tumor de Wilms e neuroblastoma
Síndromes Weaver-*like*			
Cohen-Gibson (Weaver-*like*)	*EED*	< 1:1.000.000	Crescimento excessivo, atraso leve/moderado do DNPM, dismorfismos faciais semelhantes à síndrome de Weaver (fácies arredondada, filtro longo, retrognatia)
Imagawa-Matsumoto (IMMAS)	*SUZ12*		
Lujan	*MED12*	Desconhecida	Alta estatura desproporcionada, fronte alta, palato ogival, deficiência intelectual, macrocefalia, micrognatia, hipotonia, voz anasalada, escoliose
Síndrome tumoral PTEN-hamartoma (Bannayan-Riley-Ruvalcaba)	*PTEN*	Desconhecida	Macrocefalia, macrossomia, hemangiomas capilares, pólipos hamartomatosos e intestinais, lipomas, manchas hiperpigmentadas no pênis, alta estatura
Tatton-Brown-Rahman	*DNMT3A*	Desconhecida (> 20 casos relatados)	Macrossomia, macrocefalia, alta estatura, fácies arredondada, sobrancelhas espessas e horizontalizadas, fendas palpebrais estreitas, macrodontia, deficiência intelectual, comportamentos do transtorno do espectro autista
Retardo mental ligado ao X 93	*BRWD3*	Desconhecida	Macrocefalia, alta estatura, fácies alongada, queixo pontudo e orelhas grandes e proeminentes
Susceptibilidade a autismo 18	*CHD8*	Desconhecida	Macrocefalia, crista supraorbital, fendas palpebrais para baixo, alta estatura, TEA, deficiência intelectual, distúrbios gastrointestinais
Rahman	*HIST1H1E*	Desconhecida	Deficiência intelectual, macrocefalia, macrossomia, alta estatura, dedos encurvados, estrabismo, hipertelorismo
Marshall-Smith	*NFIX*	< 1:1.000.000	Alta estatura com avanço de IO, *failure to thrive*, dificuldades respiratórias, retardo mental, fronte proeminente, órbita rasa, esclera azulada, base nasal achatada, micrognatia

Síndrome	Gene(s)	Prevalência	Fenótipo
Perlman	*DIS3L2*	< 1:1.000.000	Olhos profundos, atraso global do desenvolvimento, hepatomegalia, fronte alta, deficiência intelectual, macrocefalia, micrognatia e retrognatia, hipotonia, fácies arredondada, nariz pequeno, alta estatura. Risco aumentado de tumor de Wilms
CATSHL	*FGFR3*	< 1:1.000.000	Alta estatura, escoliose e perda auditiva, anormalidades articulares nos MMII, camptodactilia
Pallister-Killian	Tetrassomia12p	Desconhecida (> 150 casosrelatados)	Macrossomia, hipotonia, deficiência intelectual, cabelos finos e rarefeitos, áreas cutâneas de hiperpigmentação, polidactilia, hipertelorismo, fronte proeminente
Costello	*HRAS*	1:300.000 a 1:1.250.000	Atraso do desenvolvimento, deficiência intelectual, dobras soltas de pele nas mãos e pés, hipermobilidade articular, acantose, unhas côncavas, macrossomia, macrocefalia, epicanto, IO atrasada, hiperceratose
M-CMTC (síndrome de megalencefalia e malformação capilar)	*PIK3CA*	< 1:1.000.000	Macrocefalia, megalencefalia ou hemimegalencefalia, distúrbios do córtex cerebral (particularmente polimicrogiria), atraso do DNPM, crescimento assimétrico, assimetria facial, sindactilia, polidactilia, teleangiectasia, angiomatose visceral, malformação arteriovenosa
Elejalde (acrocefalopolidactilia)	Desconhecido	< 1:1.000.000	Macrossomia importante, edema generalizado, membros curtos, polidactilia, pele espessa, dismorfismos faciais, displasia renal, organomegalia, craniossinostose com acrocefalia, onfalocele, fenda palatina e criptorquidia
Supercrescimento relacionado a PPP2R5B, PPP2R5C e PPP2R5D	*PPP2R5B, PPP2R5C* e *PPP2R5D*	< 1:1.000.000	Macrossomia ou alta estatura, hipotonia, atraso global do DNPM, distúrbio da fala, deficiência intelectual, macrocefalia, convulsões e transtorno do espetro autista. Associação com distúrbios oftalmológicos, cardíacos, esqueléticos e do SNC
Smith-Kingsmore	*MTOR*	< 1:1.000.000	Macrossomia, macrocefalia, megalencefalia, deficiência intelectual, atraso do DNPM e convulsões
Primrose	*ZBTB20*	< 1:1.000.000	Macrocefalia, deficiência intelectual, distúrbios de comportamento, dismorfismos faciais, calcificações generalizadas, pavilhão auricular grande e calcificado, atrofia muscular progressiva, distúrbios do palato, anemia, cistos ósseos, catarata
Tenorio	*RNF125*	< 1:1.000.000	Crescimento excessivo, macrocefalia, deficiência intelectual, hidrocefalia, hipoglicemia, doenças inflamatórias similares à síndrome de Sjögren
Macrocefalia, fácies dismórfica e atraso psicomotor	*HERC1*	< 1:1.000.000	Crescimento excessivo, deficiência intelectual, dismorfismo facial, convulsões, hipotonia e marcha atáxica
Luscan-Lumish	*SETD2*	< 1:1.000.000	Macrocefalia, deficiência intelectual, atraso na fala, baixa sociabilidade e problemas comportamentais, crescimento excessivo, obesidade, atraso no desenvolvimento e convulsões
Thauvin-Robinet-Faivre	*FIBP*	< 1:1.000.000	Crescimento excessivo, deficiência intelectual leve a grave, dismorfismos leves (fissuras palpebrais inclinadas para baixo, pregas epicânticas, lábios grossos, mãos e pés grandes, polegares grandes e dígitos espatulados)
Kosaki	*PDGFRB*	< 1:1.000.000	Alta estatura, segmento inferior longo, mãos e pés grandes, pele frágil e hiperelástica, escoliose, lesões de substância branca e deterioração neurológica, cabelo esparso, fronte proeminente. Lipodistrofia e envelhecimento precoce
Atraso do desenvolvimento com deficiência intelectual variável e distúrbios comportamentais	*TCF20*	< 1:1.000.000	Deficiência intelectual variável, distúrbios de comportamento (mais comumente TEA), atraso do DNPM (particularmente da fala). Alguns pacientes têm alta estatura, crescimento excessivo, macrocefalia e obesidade

SNC = sistema nervoso central; IO = idade óssea; DNPM = desenvolvimento neuropsicomotor; TEA = transtorno do espectro autista.

Além da alta estatura, a síndrome de Sotos é caracterizada por macrocefalia (marcante desde o nascimento), dolicocefalia, fronte proeminente, fendas palpebrais inclinadas para baixo, hipertelorismo, palato ogival e deficiência intelectual. Ao nascimento, a mandíbula parece pequena, mas na infância é pontuda, e na idade adulta, geralmente proeminente e quadrada[7]. Escores clínicos foram desenvolvidos para auxiliar no diagnóstico de síndrome de Sotos (Quadro VI-19)[14]. Quando os escores clínicos forem favoráveis ao diagnóstico, estima-se que a mutação do *NSD1* seja detectada em mais de 90% dos pacientes, sendo o restante dos casos causado por deleções maiores detectadas por *ligand associated probe amplification* (MLPA) ou estudos citogenéticos[7].

O manejo clínico envolve acompanhamento multidisciplinar para os casos com problemas sociais, comportamentais e de deficiência intelectual. Outra preocupação importante é em relação ao risco de desenvolvimento de tumores, que se situa em torno de 2,2 a 3,9%[6]. Embora a conscientização do risco de câncer seja importante, o rastreamento de doenças neoplásicas não é recomendado de rotina[3,12]. Os indivíduos afetados são férteis[6]. Como as evidências indicam que é um distúrbio autossômico dominante, o indivíduo afetado tem risco de 50% de ter filhos afetados[6].

Beckwith-Wiedemann

A síndrome de Beckwith-Wiedemann (SBW) é um espectro clínico com prevalência de 1:13.000 indivíduos[9]. Aproximadamente 85% dos casos são esporádicos; os outros 15% são familiais com herança autossômica dominante[6]. A etiologia molecular é complexa e envolve alterações genéticas e epigenéticas que causam anormalidades na expressão gênica na região cromossômica 11p15. Nesse local, existem dois centros de *imprinting*. O primeiro, centro de *imprinting* 1 (CI1), localiza-se próximo ao telômero do cromossomo e possui dois genes – *IGF-2* e *H19*. O *H19* é um gene silenciador que regula a expressão do *IGF-2*. Normalmente é metilado e silenciado no gene de origem paterna, permitindo a expressão paterna do *IGF-2* adjacente. Por outro lado, o *H19* de origem materna é expresso, silenciando, portanto, a expressão materna do *IGF-2*. Quando o *H19* materno também é metilado, o *IGF-2* materno consegue se expressar, resultando na expressão bialélica desse gene. Esse é um dos defeitos moleculares mais comuns encontrados em pacientes com SBW sem anormalidades cromossômicas. A superexpressão do *IGF-2* também pode resultar da dissomia uniparental paterna do cromossomo 11 ou de duplicações da região 11p15 paterna associada à trissomia de 11p[6].

O segundo centro de *imprinting* no cromossomo 11p15 encontra-se mais próximo ao centrômero, abrigando vários genes que regulam o ciclo celular. De nota, mutações na cópia materna do gene *CDKN1C* são responsáveis por aproximadamente 5 a 10% dos casos esporádicos e 40% dos casos familiais de SBW, enquanto a hipometilação da cópia materna de *KCNQ10T1*, com consequente expressão bialélica desse gene, é observada em 50 a 60% dos casos esporádicos[6].

Independente do mecanismo molecular envolvido, a superexpressão do *IGF-2* desempenha papel importante na expressão fenotípica dos pacientes com SBW. Os achados mais característicos geralmente estão presentes ao nascimento e incluem onfalocele ou hérnia umbilical, macrossomia e

Quadro VI-19. Escore clínico da síndrome de Sotos[14].

Característica		Pontos
Dismorfismos faciais*	5 ou 6 2, 3 ou 4 0 ou 1	5 3 0
z-s estatura-z-s estatura-alvo	> +2DP (em todas as medidas anteriores) ≤ +2DP, em > 2 medidas prévias > +2DP ≤ +2DP (em todas as medidas anteriores)	2 2 0
Idade óssea	> p90 p = 90 ou epífise fechada < p90	2 1 0
Perímetro cefálico	≥ +2DP < +2DP	1 0
QI e desenvolvimento	QI < 90 ou atraso do desenvolvimento neuropsicomotor QI ≥ 90	1 0
Interpretação		
1-4 pontos: síndrome de Sotos atípica; 5-8 pontos: síndrome de Sotos incerta; 9-11 pontos: síndrome de Sotos típica. * Dismorfismos faciais: bossa frontal, alta implantação do cabelo, mandíbula proeminente, palato ogival, dolicocefalia, fendas palpebrais voltadas para baixo.		

macroglossia. Outras características associadas são a hipoglicemia hiperinsulinêmica, a hemi-hipertrofia, a organomegalia e a malformação do pavilhão auricular[12].

Crianças com SBW geralmente já são grandes ao nascer. A velocidade de crescimento geralmente está aumentada até os 5 a 7 anos de idade, com desaceleração do crescimento depois disso[4,6,9]. A idade óssea é avançada, mas é apropriada para a altura[1]. A altura do adulto geralmente está no limite superior da normalidade, podendo ficar maior que a estatura-alvo prevista pela família[1,4]. Além da alta estatura e da hipoglicemia hiperinsulinêmica, outras anormalidades endócrinas incluem o hipotireoidismo e a deficiência da globulina ligadora de tiroxina (TBG)[1].

O diagnóstico é definido com base em critérios clínicos e pode ser confirmado pela identificação de padrões anormais de metilação no cromossomo 11p15.5 ou, ainda, pela identificação de mutação no gene *CDKN1C*[1,4,9].

É importante ressaltar que existe aumento da incidência de tumores malignos da SBW (7,4% a 10%)[6], sendo os mais frequentes os tumores de Wilms, carcinoma adrenocortical e hepatoblastoma[1,4,6,12]. Recomenda-se vigilância com ultrassonografia abdominal a cada 3 meses até os 5 anos de idade, e posteriormente a cada 4 meses até os 8 anos de idade, quando o risco tumoral se torna semelhante ao da população normal[12]. Outros recomendam, ainda, a dosagem de alfafetoproteína a cada 3 meses como triagem de hepatoblastoma até os 5 anos de idade[12]. Fatores de risco independentes para tumores incluem nefromegalia e hemi-hipertrofia[7]. O efeito do tratamento hormonal para limitar a estatura final nesses pacientes, em relação ao risco tumoral, é desconhecido. Logo, recomenda-se cautela na sua indicação[12].

Weaver

A síndrome de Weaver é causada por mutações com perda de função nos genes *EZH2* ou *EED*, ambos os componentes do complexo repressivo *polycomb* 2 (PRC2), que possui atividade histona metiltransferase[1]. Tem prevalência de até 4,8% em coortes de indivíduos altos[7].

Fenotipicamente, é bem semelhante à síndrome de Sotos, com crescimento excessivo pré e pós-natal, hipertelorismo, orelhas grandes, base nasal alargada e fendas palpebrais inclinadas para baixo. Algumas características, no entanto, são mais típicas dos pacientes com Weaver. O crânio não é dolicocefálico, o occípito geralmente é plano, o queixo não costuma ser proeminente e a face é mais alargada. Adicionalmente, em muitos casos há hipertonia em vez de hipotonia[6]. Mais de 80% dos pacientes têm deficiência intelectual, atraso do desenvolvimento e dificuldades de aprendizado[6,7]. Maturação esquelética precoce com avanço de idade óssea e camptodactilia são relatadas[3,5]. Anormalidades endocrinológicas não costumam estar presentes[6].

Tumores embrionários e hematológicos podem ocorrer em até 5% dos pacientes[3]. Apesar disso, não há recomendação de rastreamento, mas deve-se ter um baixo limiar para investigar quaisquer achados que possam ser neoplásicos[3,12].

X Frágil

A síndrome do X frágil é dominante ligada ao X que corresponde à principal causa de retardo mental hereditário, com prevalência estimada de 1:2.500 homens e 1:1.250 mulheres[6]. É causada por excesso de repetições de trinucleotídeos (CGG), sendo o número dessas repetições acima de 200, na região 5' não traduzida do gene *FMR1*. Esse excesso de repetições leva à hipermetilação dessa região, com consequente redução ou mesmo ausência da transcrição gênica[4,6]. Além disso, essa hipermetilação resulta na constrição do cromossomo X, que parece "frágil" ao microscópio, o que dá nome à síndrome. A síndrome do X frágil também pode surgir em pacientes com deleções e mutações pontuais do gene *FMR1* sem amplificação de CGG[6].

Clinicamente, é caracterizada por atraso no desenvolvimento, retardo mental, transtornos comportamentais, fronte proeminente, orelhas grandes, macrorquidismo e alta estatura[4]. O crescimento é acelerado no período pré-puberal, mas desacelera após a puberdade, fazendo com que a estatura adulta seja normal[1-4]. As meninas heterozigotas podem ter a mesma apresentação, porém de forma mais branda, com cognição limítrofe ou discretamente reduzida[4].

Trissomia do receptor de IGF-1 (IGF-1R)

A trissomia do receptor de IGF-1 é uma condição rara que ocorre devido a microduplicações do braço longo do cromossomo 15, fazendo com que três cópias do gene do receptor do IGF-1 (*IGF-1R*) sejam expressas[3]. As principais características clínicas são macrossomia ao nascimento, crescimento acelerado, macrocefalia e leve atraso no desenvolvimento[6]. Pode ser, portanto, confundida com a síndrome de Sotos, uma condição muito mais prevalente. Nesses casos, a pesquisa negativa do gene *NSD1* deve levar à suspeição do diagnóstico.

Desproporcionadas

Aneuploidias

Klinefelter (47,XXY)

A síndrome de Klinefelter é a condição médica mais associada à alta estatura e a aneuploidia cromossômica mais frequente em homens, com incidência de 1 a cada 500 a 1.000 nascimentos[4,5,8]. A incidência parece aumentar com a idade materna, e cerca de 64-75% dos pacientes provavelmente permanecem sem diagnóstico[2,6,12].

As características clínicas mais importantes incluem alta estatura ou crescimento acelerado, volume testicular pequeno, hipogonadismo hipergonadotrófico, ginecomastia e diversos problemas neuropsicomotores, incluindo atraso do desenvolvimento motor, atraso na fala e na linguagem e dislexia[8]. As crianças afetadas podem ser imaturas, excessivamente tímidas, ansiosas e agressivas[1,6]. Na adolescência, baixa autoestima e problemas de aprendizado podem ocorrer[8]. A combinação de alta estatura ou crescimento acelerado com problemas de desenvolvimento neuropsicomotor deve levar à suspeição clínica[8].

O padrão mais característico de crescimento mostra aceleração a partir dos 3 anos de idade, sendo mais evidente entre 5 e 8 anos de idade[8]. É importante estar atento a essa aceleração do crescimento, pois a maioria dos meninos pode permanecer com estatura ainda dentro da faixa da normalidade[8]. A desproporção é visível desde a infância devido principalmente ao aumento do comprimento das pernas, com redução da relação SS/SI, fornecendo uma pista diagnóstica adicional. Porém, não há comprometimento da envergadura, que no geral é igual ou menor do que a estatura[6]. A superexpressão do gene *SHOX* pode explicar a alta estatura e o crescimento acelerado nesses pacientes, de forma semelhante à que ocorre na síndrome do triplo X (47,XXX) nas meninas e no homem 47,XYY[4,12].

Durante a puberdade, as células germinativas têm sua meia-vida reduzida e não se replicam na presença do cromossomo X extra, levando a testículos pequenos e infertilidade[12]. Histologicamente, ocorrem hialinização dos túbulos seminíferos, aumento das células de Leydig e fibrose intersticial[3]. As concentrações de testosterona podem aumentar inicialmente, permitindo alguma virilização, mas a puberdade geralmente não progride, com desenvolvimento de hipogonadismo hipergonadotrófico e concentrações subnormais de testosterona[6,12]. Dessa forma, o estirão puberal pode ser normal ou diminuído[8]. Dependendo do nível de secreção de testosterona, a idade óssea pode ser normal ou atrasada[1]. Nesse último caso, o crescimento pode se prolongar até a vida adulta caso o hipogonadismo não seja tratado, o que aumenta ainda mais a previsão de estatura final nesses pacientes.

O diagnóstico é feito por meio de um cariótipo 47,XXY ou variações[4]. Resultados falso-negativos podem ocorrer no mosaicismo de baixo grau (< 10-20%). Quando houver suspeita de mosaicismo, a hibridação fluorescente *in situ* (FISH) pode ser usada e amostras adicionais podem ser estudadas, pois a análise de células derivadas de diferentes linhagens germinativas pode aumentar a acurácia diagnóstica[8].

A reposição de testosterona geralmente é necessária para prevenir os efeitos imediatos e tardios do hipogonadismo, entre eles a osteoporose, que pode ser identificada em 25% dos casos[6,12]. A altura final média do adulto é de aproximadamente 4-10cm acima da média da população[6]. Pacientes com síndrome de Klinefelter têm risco aumentado de câncer de mama, colelitíase, *diabetes mellitus* tipo 2 e síndrome metabólica[1,4].

Triplo X (47,XXX)

A trissomia do cromossomo X (triplo X) é a anormalidade mais frequente envolvendo o cromossomo X, ocorrendo em 1 a cada 1.000 recém-nascidas[4,6]. Entretanto, a maioria das pacientes tem fenótipo normal ou apresenta dismorfismos muito leves, como hipertelorismo ocular discreto, pregas epicânticas, pé plano e clinodactilia, fazendo com que a condição seja bastante subdiagnosticada[1,4,6].

Crianças com trissomia do X crescem normalmente até os 4 anos de idade. A partir daí tornam-se altas, crescendo no limite superior da normalidade ou um pouco acima do z-s + 2[1,4]. A alta estatura deve-se principalmente à cópia extra do gene *SHOX* no cromossomo X adicional. Os membros inferiores são longos, característica evidente antes da puberdade e que pode ser detectada por meio das medidas de proporções corporais, fornecendo uma pista diagnóstica[1,6].

Em pacientes com estatura normal ou alta, a presença de amenorreia secundária, insuficiência ovariana prematura ou dificuldades de aprendizado, especialmente com relação à linguagem expressa, deve levar à suspeita diagnóstica[6]. Apesar dos relatos de amenorreia secundária e insuficiência ovariana prematura, a função sexual e a fertilidade não costumam ser comprometidas[1,3,4].

O diagnóstico pode ser confirmado por meio do cariótipo e a maioria das meninas não necessita de tratamento[4,6].

47,XYY

Assim como no triplo X e no Klinefelter, os homens XYY podem apresentar crescimento excessivo devido à superexpressão do gene *SHOX*, presente no cromossomo Y adicional. Também podem ser subdiagnosticados devido a características fenotípicas pouco evidentes. Pacientes acometidos são altos, apresentam acne cística nodular, dentes grandes e algumas anormalidades neurológicas, tais como tremor intencional e incoordenação. Quarenta por cento a 50% têm dificuldades de aprendizagem. O diagnóstico deve ser suspeitado em indivíduos do sexo masculino altos, com acne cística e comportamento antissocial. O cariótipo confirma o diagnóstico[6].

Marfan

A síndrome de Marfan (SM) é uma doença hereditária autossômica dominante do tecido conjuntivo que afeta os sistemas esquelético, cardiovascular e ocular[4,6]. Acomete 1 a cada 5.000 a 10.000 indivíduos[9]. Em 90% dos casos são identificadas mutações no gene *FBN1*, localizado no cromossomo 15, que codifica a fibrilina 1[1,4,12]. Essa proteína constitui as microfibrilas, importantes para a elasticidade e a sustentação dos tecidos afetados pela síndrome[3,6]. A deficiência de fibrilina 1 está associada ao excesso de sinalização do fator de crescimento do TGF-β[6]. É importante ressaltar que, como aproximadamente 75% dos pacientes com SM herdaram a mutação *FBN1* de um de seus pais, a alta estatura pode ser falsamente interpretada como sendo de origem familial. Portanto, história familial detalhada e avaliação cuidadosa dos sinais de SM nos pais são importantes em qualquer criança encaminhada para investigação de alta estatura[8].

Crianças com SM apresentam crescimento acelerado desde os primeiros anos de vida, com uma média estatural acima de +2DP a partir dos 2 anos de idade[4,8]. Vale ressaltar, entretanto, que nem todos os pacientes são altos em relação aos gráficos de referência[8]. Os membros são especificamente longos (dolicoestenomelia), com relação envergadura/estatura caracteristicamente acima de 1,05[1,9]. A relação SS/SI é diminuída. A idade óssea é geralmente compatível com a idade cronológica[1].

Os sinais clínicos são *pectus excavatum* ou *carinatum*, cifose ou escoliose, alta estatura, estrias, aracnodactilia e hiperelasticidade[6,9]. Dois importantes achados clínicos são o sinal do pulso e o do polegar. O "sinal do pulso" é positivo quando o polegar se sobrepõe ao quinto dedo ao envolver o punho contralateral, enquanto o "sinal do polegar" é positivo quando o polegar se estende além da borda ulnar da mão quando sobreposto pelos outros dedos[3]. As manifestações oculares incluem luxação superior do cristalino, miopia e descolamento de retina[6]. As complicações com maior morbimortalidade são as cardiovasculares, com dilatação da aorta, aneurismas, regurgitação aórtica e prolapso da válvula mitral[6]. Sem tratamento, em especial da dilatação de aorta, a sobrevida média é de 40 anos[6]. Por essa razão, a avaliação ecocardiográfica e oftalmológica é essencial em crianças com características marfanoides[3].

O diagnóstico é estabelecido de acordo com os critérios revisados de Ghent[15], que leva em consideração a história familial, a identificação de mutação no gene *FBN1* e a presença de luxação de cristalino, alterações cardiovasculares e características clínicas sistêmicas (Quadro VI-20). Embora uma pontuação sistêmica = 7 pontos indique envolvimento sistêmico em adultos, em crianças deve-se adotar um limiar mais baixo (por exemplo, quando a pontuação sistêmica = 3-4 pontos), mesmo na ausência de dilatação aórtica e luxação de cristalino e/ou miopia, pois essas características podem ainda não estar presentes nas crianças[8]. Nesses casos, o teste genético para SM deve ser considerado e aconselha-se o encaminhamento para avaliações cardiológica, genética e oftalmológica[8].

Quadro VI-20. Critérios revisados de Ghent[15].

Características clínicas sistêmicas	
Sinal de pulso e sinal do polegar	Ambos presentes: 3 Somente um presente: 1
Pectus carinatum *Pectus excavatum* ou assimetria torácica	2 1
Deformidade do retropé Pé plano simples	2 1
Pneumotórax	2
Ectasia dural	2
Protrusão de acetábulo	2
SS/SI reduzido + env/est aumentada + ausência de escoliose grave	1
Escoliose ou cifose toracolombar	1
Limitação da extensão do cotovelo	1
Dismorfismos faciais (3/5): dolicocefalia, enoftalmia, fendas palpebrais inclinadas para baixo, hipoplasia malar, retrognatia	1
Estrias cutâneas	1
Miopia > 3 graus	1
Prolapso de válvula mitral	1
Total máximo: 20 pontos; pontuação ≥ 7 indica envolvimento sistêmico no adulto, considerar limiar de 3-4 em crianças	
Critérios diagnósticos	
Na ausência de histórico familial (HF): 1. Dilatação da raiz da aorta (z ≥ 2) ou dissecção + luxação cristalino = SM 2. Dilatação da raiz da aorta (z ≥ 2) ou dissecção + mutação *FBN1* = SM 3. Dilatação da raiz da aorta (z ≥ 2) ou dissecção + pontuação sistêmica (≥ 7 pontos) = SM 4. Luxação de cristalino + mutação *FBN1* relacionada a aneurisma da aorta = SM	
Na presença de uma história familial (HF): 5. Luxação de cristalino + HF de SM (conforme definido acima) = SM 6. Pontuação sistêmica (≥ 7 pontos) + HF de SM (conforme definido acima) = SM 7. Dilatação da raiz da aorta (z ≥ 2 acima de 20 anos ou z ≥ 3 abaixo de 20 anos) + HF de SM (conforme definido acima) = SM	

Pacientes com síndrome de Marfan podem atingir estaturas excessivamente altas, podendo ser necessário instituir tratamento para limitar a altura final[6]. Conforme já mencionado, a vigilância de complicações oculares e, principalmente, cardiovasculares deve ser rigorosa para reduzir as morbimortalidades desses pacientes.

Marfan-*like*

As síndromes Marfan-*like* são aquelas que possuem características clínicas e dismorfismos que se assemelham à síndrome de Marfan, porém constituem entidades nosológicas distintas com diferentes causas fisiopatogênicas. Existem várias síndromes Marfan-*like*, entre elas a síndrome de Loyes-Dietz (Marfan tipo II) e a homocistinúria, descritas a seguir. Outras síndromes Marfan-*like* foram listadas no quadro VI-18.

Síndrome de Loeys-Dietz (Marfan tipo II)

A síndrome de Loeys-Dietz (SLD) pode ser diferenciada da SM pela presença de hipertelorismo, úvula bífida ou fenda palatina e aneurismas arteriais tortuosos e generalizados. As manifestações cardiovasculares da SLD tendem a ser mais graves[16]. Por outro lado, não ocorre luxação de cristalino, uma característica distintiva importante. A SLD é causada por mutações nos genes *TGFR1* e *TGFR2*, que codificam componentes da via de sinalização do TGF-β[12].

Homocistinúria

A homocistinúria é um erro inato do metabolismo da metionina de herança autossômica recessiva. É caracterizada pela deficiência da enzima cistationina beta-sintase (CBS), que converte a homocisteína em cistationina, uma reação que utiliza o piridoxal 5-fosfato (vitamina B_6) como cofator. Como resultado, ocorre acúmulo de homocisteína, metionina e seus derivados no plasma, que interferem nas ligações cruzadas do colágeno e causam anormalidades na sua estrutura. Os grupamentos sulfidrila da homocisteína também podem contribuir para a ruptura do endotélio vascular com predisposição a eventos tromboembólicos[6].

As manifestações clínicas da homocistinúria são bastante semelhantes àquelas da síndrome de Marfan, por isso é considerada uma síndrome Marfan-*like*. As principais diferenças são deficiência intelectual com dificuldades de aprendizado em até 50% dos casos, aumento da predisposição a distúrbios psiquiátricos, osteopenia, tendência a eventos tromboembólicos (principal causa de morbimortalidade da síndrome) e luxação inferior do cristalino, em vez da luxação superior que ocorre no Marfan[3-6,12].

O diagnóstico pode ser estabelecido pela presença de altas concentrações séricas de homocisteína e metionina ou aumento da concentração urinária de homocisteína[4]. Em alguns países, a homocistinúria faz parte do programa de triagem neonatal. No Brasil, isso ainda não é uma realidade no âmbito do Sistema Único de Saúde (SUS), estando disponível apenas para programas de triagem neonatal ampliados realizados em caráter particular.

O tratamento desse distúrbio pode ser feito com reposição de altas doses de vitamina B_6. Entretanto, apenas 40% dos pacientes parecem responder a esse tratamento. Geralmente esses pacientes apresentam quadros clínicos mais leves e menores taxas de complicações do que aqueles que não respondem à terapia[6].

CAUSAS ENDÓCRINAS

Diante de crianças com inteligência normal e sem dismorfismos, ou seja, sem indícios de uma condição sindrômica, devemos então avaliar se existe a possibilidade de algum distúrbio endócrino que possa estar causando a alta estatura. As principais causas de alta estatura de causa endócrina são a exposição precoce a esteroides sexuais (em todas as formas de puberdade precoce), o hipertireoidismo, o excesso de produção de GH (gigantismo hipofisário) e, ainda, a alta estatura por excesso de nutrientes (obesidade)[7,8]. Para auxiliar no raciocínio diagnóstico, é útil avaliar a velocidade de crescimento (VC) da criança de forma a separar os pacientes em dois grupos: 1. aqueles com VC normal; e 2. aqueles com VC aumentada.

Com VC normal

Em crianças não sindrômicas com alta estatura e velocidade de crescimento normal, pressupõe-se que não ocorra excesso de hormônios responsáveis pelo crescimento, tais como GH, hormônios tireoidianos ou esteroides sexuais. A alta estatura, nesses casos, possui outros mecanismos fisiopatológicos, descritos a seguir.

Atraso do fechamento da placa de crescimento

Compreende um grupo heterogêneo de doenças, incluindo hipogonadismo, deficiência de aromatase e resistência ao estrógeno. Ao contrário da puberdade precoce, esses pacientes não apresentam estirão de crescimento devido à ausência ou resistência aos esteroides sexuais. A taxa de crescimento é lenta, mas, como não ocorre fechamento da cartilagem de crescimento, esses pacientes continuam crescendo até a idade adulta, desenvolvendo alta estatura tardia com proporções eunucoides[4].

Hipogonadismo

O hipogonadismo leva à deficiência de testosterona no sexo masculino e à deficiência de estrógenos no sexo feminino. Pode ocorrer devido à deficiência de gonadotrofinas (hipogonadismo hipogonadotrófico) ou distúrbios gonadais propriamente ditos (hipogonadismo hipergonadotrófico). No primeiro caso, pode ser isolado ou vir combinado com a deficiência de outros hormônios hipofisários, sendo importante questionar sobre o olfato devido à possibilidade de síndrome de Kallmann[4,6]. Por outro lado, os hipogonadismos hipergonadotróficos podem resultar de anormalidades enzimáticas na síntese de esteroides sexuais ou ser secundários a quadros de agenesia gonadal (anorquia)[6]. Nos casos congênitos, pacientes do sexo masculino podem apresentar micropênis, criptorquidia ou graus variáveis de ambiguidade genital, o que pode levar à suspeição do diagnóstico[4]. A reposição de testosterona, no sexo masculino, e de estrógenos, no sexo feminino, deve ser feita para promover o desenvolvimento puberal, estimular o fechamento da placa de crescimento, evitar as proporções eunucoides e problemas psicológicos[6].

Deficiência de aromatase

A deficiência de aromatase é um distúrbio autossômico recessivo raro[4]. Mais de 30 mutações já foram encontradas no gene *CYP19A1* que codifica a enzima aromatase, responsável pela conversão de andrógenos a estrógenos e localizada na membrana do retículo endoplasmático de vários tecidos, como gônada, cérebro, sinciciotrofoblasto placentário, mama e tecido adiposo[3].

Como a placenta é um tecido parcialmente derivado do embrião, o sulfato de deidroepiandrosterona (DHEA-S) produzido pelas adrenais fetais não pode ser convertido em estrógeno pela placenta, resultando no acúmulo de andrógenos tanto na circulação fetal quanto na materna[4]. Isso resulta na virilização de fetos do sexo feminino, com graus variados de ambiguidade genital, e também na virilização da mãe durante a gestação, que se resolve após o parto[6].

Durante a infância, em crianças normais do sexo feminino, pequenas quantidades de estrógenos são produzidas, sendo responsáveis pelo *feedback* negativo sobre as gonadotrofinas. A ausência de estrógenos em meninas portadoras de deficiência de aromatase pode levar a aumento de LH/FSH, resultando na formação de ovários multicísticos[6].

Já na adolescência as manifestações clínicas são mais importantes. Nas meninas, a deficiência estrogênica manifesta-se com atraso puberal, amenorreia primária, ausência de estirão puberal e acúmulo de andrógenos, levando à virilização[6]. Por outro lado, nos meninos, a puberdade evolui normalmente, porém, como não há conversão periférica de andrógenos a estrógenos, o estirão puberal é atenuado. Em ambos os sexos o crescimento linear é contínuo pelo atraso de fechamento da placa de crescimento, levando à alta estatura com proporções eunucoides[3,6]. Também ocorrem osteoporose e tendência à síndrome metabólica, com a presença de esteato-hepatite, resistência insulínica com *acantose nigricans* e hipertrigliceridemia.

A administração de estrógeno em doses baixas reverte os sintomas em ambos os sexos, permite o fechamento das epífises ósseas e melhora a densidade óssea[3].

Resistência a estrógenos

A resistência a estrógenos é uma doença autossômica recessiva rara, com prevalência < 1/1.000.000, sendo causada por uma deficiência do receptor alfa-estrogênico. O quadro clínico é bastante semelhante ao da deficiência de aromatase, com a diferença que não ocorre virilização materna durante a gestação, e as concentrações séricas de estrógenos são aumentadas em vez de diminuídas[2].

Deficiência familial de glicocorticoides

A deficiência familial de glicocorticoide é um distúrbio autossômico recessivo raro caracterizado pela irresponsividade adrenal ao hormônio adrenocorticotrópico (ACTH)[6]. O tipo 1, identificado em 25-40% dos pacientes, é causado por uma mutação no gene do receptor de melanocortina tipo 2 (*MC2R*), que codifica o receptor de ACTH acoplado à proteína G. Por outro lado, o tipo 2 é causado por uma mutação no gene *MCAP*, que codifica a proteína acessória do MC2R, responsável pelo processamento e pelo tráfego do receptor de ACTH do retículo endoplasmático até a membrana celular das células da zona fasciculada do córtex adrenal[1,6].

Essa condição é caracterizada por deficiência de glicocorticoide na presença de altas concentrações circulantes de ACTH e produção normal de mineralocorticoide[1]. Os pacientes geralmente se apresentam na infância com hiperpigmentação, eletrólitos séricos normais e sintomas de insuficiência glicocorticoide, tais como hipoglicemia, fatigabilidade, fraqueza, anorexia, vômitos, dor abdominal, perda de peso e instabilidade hemodinâmica mediante situações de estresse[1]. As concentrações séricas basais de cortisol podem ser normais em alguns pacientes e baixas em outros, mas a resposta à estimulação com ACTH é anormalmente baixa[6].

Pacientes com diagnóstico de deficiência familial de glicocorticoide geralmente apresentam alta estatura com idade óssea avançada[6]. A causa não é claramente conhecida. Alguns autores apontam para a falta do efeito inibitório do cortisol no crescimento, ou para a ausência dos efeitos dos andrógenos adrenais na placa de crescimento, apesar de esta última teoria poder ser contestada pelo avanço da idade óssea que geralmente está presente. Outros sugerem, ainda, possível fator relacionado ao aumento das concentrações de ACTH[6]. De toda forma, o peso e o comprimento ao nascer podem ultrapassar o z-s +2 e a estatura durante a infância pode ser maior que +4DP[6]. O tratamento é realizado com a reposição de glicocorticoides.

A deficiência familial de glicocorticoide deve ser diferenciada da resistência familial aos glicocorticoides, uma condição causada por mutações no gene do receptor do cortisol. As manifestações clínicas são semelhantes às da deficiência familial, entretanto as concentrações séricas de cortisol são elevadas e incompatíveis com o quadro clínico de insuficiência adrenal.

Disgenesias gonadais e insensibilidade a andrógenos

As disgenesias gonadais e as insensibilidades a andrógenos podem levar a uma discrepância entre a estatura proporcionada pelo sexo genético e a estatura esperada para o sexo social do paciente. Assim, pacientes com insensibilidade completa a andrógenos e aqueles com disgenesia gonadal pura (síndrome de Swyer), que possuem sexo genético masculino XY, podem apresentar crescimento de acordo com o que seria esperado para um indivíduo do sexo masculino. Entretanto, se esses pacientes forem criados no sexo social feminino (como comumente o são) e dependendo do potencial genético, a estatura adulta pode exceder os +2DP na curva de crescimento feminina[6]. Para evitar a alta estatura nessa população, se desejado, pode ser ofertado tratamento para limitar a estatura final e assim adequar a estatura do paciente aos dados populacionais de estatura em meninas.

Com VC aumentada

Crianças com alta estatura e VC aumentada usualmente apresentam algum excesso hormonal responsável pelo crescimento acelerado. Caso a criança não tenha sinais puberais, o eixo GH/IGF-1 e os hormônios tireoidianos devem ser investigados, assim como as interações hormonais GH/IGF-1/ghrelina/insulina. Por outro lado, é razoável inferir que crianças com sinais puberais estão expostas a esteroides sexuais e, consequentemente, as diferentes causas de puberdade precoce devem ser pesquisadas.

Sem sinais puberais – hipertireoidismo

O hipertireoidismo é uma condição incomum durante a infância[4]. Os sintomas envolvem perda de peso, taquicardia, bócio e acometimento ocular e pode ocorrer craniossinostose quando se instala precocemente[1,4]. Em relação ao crescimento, presume-se que os hormônios tireoidianos ajam em sinergismo com o eixo GH/IGF-1, levando a aumento da velocidade de crescimento e maturação óssea com avanço da idade óssea[1,4].

A causa mais comum de hipertireoidismo na infância é a tireoidite autoimune (doença de Graves), embora outras causas incluam o adenoma hipofisário secretor de TSH e mutações ativadoras do receptor de TSH[3]. Também pode estar associado à síndrome de McCune-Albright. O diagnóstico baseia-se na dosagem de hormônios tireoidianos e TSH[3]. O tratamento clínico é realizado com metimazol associado ou não a bloqueadores dos receptores beta-adrenérgicos para controle sintomático. Caso o quadro não seja controlado, pode ser necessário o tratamento definitivo por meio de tireoidectomia total ou radioablação com iodo[3]. O tratamento adequado e oportuno do hipertireoidismo restaura o eutireoidismo e normaliza a velocidade de crescimento, evitando assim a perda de estatura final no adulto[1].

Gigantismo

O gigantismo é uma situação clínica causada pelo excesso de GH antes do fechamento das placas de crescimento. Na maioria das vezes, o aumento de GH na faixa etária pediátrica decorre de um adenoma hipofisário secretor de GH (somatropinoma) ou de uma hiperplasia das células somatotróficas. No entanto, também pode ser causado por secreção ectópica de hormônio liberador de GH (GHRH) em tumores hipotalâmicos (gangliocitomas) ou periféricos (tumores pancreáticos, carcinoides e adenomas brônquicos)[6]. Os somatropinomas representam 1-20% dos tumores de hipófise na infância. Geralmente são macroadenomas e 50% é invasivo[4,9].

O excesso de GH na infância, antes do fechamento da placa de crescimento, leva ao aumento da velocidade de crescimento e à alta estatura, uma condição chamada de gigantismo hipofisário[5,12]. Já na adolescência, na qual a maturação óssea está mais avançada, além da alta estatura, podem ser observados alguns sinais de acromegalia, como mãos e pés grandes e características faciais grosseiras, com crescimento excessivo da mandíbula, nariz, queixo e cristas supraorbitais[5,12]. Além disso, o adenoma hipofisário pode gerar sintomas de hipertensão intracraniana por efeito de massa, como cefaleia, náuseas e vômitos, diminuição da acuidade visual e defeitos de campo visual (geralmente hemianopsia bitemporal)[6]. A puberdade pode estar atrasada devido ao efeito de massa sobre os gonadotrofos com consequente hipogonadismo hipogonadotrófico, levando a aumento ainda maior da estatura final por retardo no fechamento das epífises ósseas[5]. Adicionalmente, cerca de 50% dos adenomas hipofisários secretores de GH também secretam prolactina, que também tem um efeito inibitório sobre os gonadotrofos e pode causar galactorreia[5,12].

As concentrações circulantes de IGF-1 estão bastante elevadas em praticamente todos os casos, sendo esse exame recomendado como teste de triagem[4,6]. Da mesma forma, concentrações basais de GH são facilmente detectáveis, geralmente maiores que 15g/l[6]. É importante ter em mente que as concentrações de GH/IGF-1 devem ser interpretadas com cautela, uma vez que indivíduos normais podem apresentar aumento fisiológico de IGF-1 durante a puberdade, e a maioria dos laboratórios fornece valores de referência de acordo com a idade, e não com o estágio puberal[12]. Além disso, crianças com obesidade e alta estatura constitucional podem ter IGF-1 no limite superior da normalidade ou até um pouco elevado, dificultando a interpretação do exame[12].

A confirmação diagnóstica é feita pela ausência de supressão de GH (< 1µg/l) 2 horas após ingestão de 1,75g/kg de glicose por via oral (dose máxima de 75g)[4,6,9]. Até 31% das crianças e adolescentes normais podem apresentar resultados falso-positivos[12]. Dessa forma, uma ressonância magnética da hipófise é mandatória em todos os casos suspeitos para confirmar a presença de adenoma ou hiperplasia hipofisária com aumento da região selar[6,9].

Estudos recentes mostram que até 46% das crianças e adolescentes com adenomas hipofisários podem ter uma condição genética identificável e, portanto, uma causa molecular deve ser buscada sistematicamente nesses pacientes[4,9]. A presença de múltiplas manchas café com leite em um paciente com excesso de hormônio do crescimento sugere a síndrome de McCune-Albright, na qual uma mutação ativadora do gene *GNAS1* leva à hiperfunção de receptores de membrana associados à proteína G, incluindo o receptor de GHRH[12]. Essa síndrome compreende, atualmente, cerca de 20% dos pacientes relatados com gigantismo. As principais síndromes e mutações associadas a tumores hipofisários secretores de GH estão listadas no quadro VI-21.

As estratégias de tratamento do gigantismo hipofisário incluem análogos da somatostatina, agonistas da dopamina, cirurgia ou radioterapia[5,12]. O octreotide, um análogo da somatostatina, inibe a secreção de GH, mas tem efeitos colaterais gastrointestinais significativos e pode causar intolerância à glicose[5]. Em longo prazo, não reduz a altura final do adulto suficientemente para justificar seu uso no tratamento do gigantismo hipofisário[1]. Estudo promissor com lanreotida, de ação prolongada, demonstrou redução média de altura de 3,8cm, porém esse tratamento ainda é considerado experimental[4]. A cabergolina, um agonista da dopamina, pode ser utilizado e é particularmente útil nos tumores que secretam também a prolactina[3]. Os antagonistas dos receptores de GH, como o pegvisomant, normalizam as concentrações séricas de IGF-1 em mais de 90% dos pacientes com adenoma hipofisário produtor de GH, sendo altamente eficazes[6]. O tratamento definitivo é feito com a ressecção transesfenoidal do tumor, com cura bioquímica em 75-95% dos casos. A radioterapia é usada em casos resistentes, mas pode estar associada a complicações como hipopituitarismo, deficiência visual e possivelmente tumores secundários[3].

Lipodistrofia congênita total (síndrome de Berardinelli-Seip)

A lipodistrofia inclui um grupo raro de distúrbios caracterizados por ausência parcial ou completa de tecido adiposo, hiperinsulinemia com resistência insulínica, hiperlipidemia e *diabetes mellitus*. Pacientes com a forma congênita generalizada autossômica recessiva (síndrome de Berardinelli-Seip) apresentam gigantismo, crescimento acelerado, características acromegálicas e idade óssea avançada[6]. A hiperinsulinemia pode ser responsável pela hipertrofia muscular e aumento do crescimento linear, por meio da ativação do

Quadro VI-21. Principais síndromes e mutações associadas a tumores hipofisários[3,6]

Síndrome	Gene relacionado	Características
Adenoma hipofisário familial	*AIP*	– **Definição**: dois ou mais casos de adenomas de hipófise em uma família, na ausência de outros tumores associados – Maiores e mais agressivos do que tumores sem mutação identificada; 57% associado a gigantismo e 27% a prolactinomas
Acrogigantismo ligado ao X (X-LAG)	*GPR101* ou microduplicações de Xq26.3	– Gigantismo de início precoce (geralmente < 5 anos), aumento do apetite, acantose, características faciais grosseiras e sudorese excessiva – Preponderância feminina – Hiperprolactinemia em 85% dos casos
Síndrome de McCune-Albright	*GNAS1*	– **Tríade clínica**: displasia fibrosa poliostótica, manchas café com leite (margens irregulares com aparência de "costa de Maine") e puberdade precoce – Nas meninas: puberdade precoce periférica, cistos ovarianos recorrentes e sangramento vaginal – Nos meninos: aumento do pênis, pelos pubianos e axilares, acne, odor corporal e comportamento hipersexualizado – Outras endocrinopatias associadas: hipertireoidismo, gigantismo, fosfatúria mediada por FGF23 e hipercortisolismo
Complexo de Carney	*PRKAR1A*	– Lesões de pele e tumores endócrinos e não endócrinos – Manifestações endócrinas: doença adrenocortical nodular pigmentada primária (com ou sem síndrome de Cushing), somatropinoma ou hiperplasia somatotrópica hipofisária, tumores gonadais e tireoidianos – Tumores não endócrinos: mixomas do coração, mama e outros locais; schwannomas melanóticos psamomatosos; adenomas ductais da mama; osteocondromixomas; predisposição a tumores malignos (tumores adrenais, pancreáticos e hepáticos)
Neoplasia endócrina múltipla tipo 1 (NEM-1)	*MEN1*	– Condição hereditária associada a tumores das glândulas endócrinas. Mais comumente ocorre acometimento das paratireoides, ilhotas pancreáticas e hipófise. Outros tumores endócrinos observados incluem tumores do córtex adrenal, neuroendócrinos e, raramente, feocromocitoma – Tumores não endócrinos: angiofibroma da face, colagenomas, lipomas, leiomiomas, meningeomas e ependimomas

receptor de IGF-1. A secreção de GH é normal ou baixa[6]. Podem ocorrer hepatomegalia secundária à esteatose hepática e cardiomiopatia hipertrófica, que constitui uma causa significativa de morbimortalidade por insuficiência cardíaca[2].

Obesidade

A obesidade infantil é uma doença crônica cuja prevalência vem aumentando em todo o mundo. Crianças obesas geralmente apresentam crescimento acelerado e são altas para a idade, sendo em média 0,6 a 1DP mais altas do que seus pares de peso normal e podendo, às vezes, apresentar estatura > +2DP para a idade[6,8,12].

O mecanismo da alta estatura na obesidade ainda não está completamente esclarecido, mas presume-se que o crescimento seja influenciado por interações hormonais, tais como GH/IGF-1/ghrelina/insulina e leptina/GnRH[4,6]. O excesso de insulina é um achado consistente na obesidade e pode ativar o receptor de IGF-1, levando a aumento na VC. Além disso, a insulina é o principal regulador do IGFBP-1. A hiperinsulinemia diminui o IGFBP-1 e, como resultado, há aumento no IGF-1 livre[6]. Adicionalmente, as altas concentrações de ghrelina encontradas nesses pacientes podem levar a aumento na secreção de GH[1].

Apesar de a obesidade estar relacionada à alta estatura na infância, o desenvolvimento puberal e esquelético geralmente é avançado, principalmente nas meninas[1,5,12]. O estirão puberal tende a ocorrer precocemente e de forma atenuada[6]. Esses fatores resultam em desaceleração precoce do crescimento no início da adolescência, de forma que a estatura adulta final é normal ou ligeiramente acima da média dos adultos[1,4,5].

É importante ressaltar que o avanço de idade óssea em pacientes obesos é de no máximo 2 anos. Quando a VC é muito elevada ou o avanço da idade óssea é superior a 2 anos, é importante investigar causas subjacentes. O glioma de vias ópticas, por exemplo, tem sido associado à obesidade e pode levar ao desenvolvimento puberal precoce e à acromegalia (provavelmente por ativação hipotalâmica do GHRH)[9].

Com sinais puberais – exposição precoce a esteroides sexuais

Conforme já mencionamos anteriormente, os esteroides sexuais têm importante papel no crescimento longitudinal, sendo os principais determinantes do estirão puberal e agindo em sinergismo com o GH. Consequentemente, é de se esperar que a exposição precoce a esteroides sexuais, identificado pelo surgimento de caracteres sexuais secundários antes dos 8 anos em meninas e antes dos 9 anos em meninos, resulte no aumento da velocidade de crescimento e na alta estatura[4]. Por outro lado, os hormônios sexuais, principalmente o estrógeno, também atuam nas placas de crescimento causando maturação dos condrócitos e fechamento das epífises ósseas[5]. Assim, embora essas crianças sejam altas durante a infância, há avanço da idade óssea com fusão prematura das epífises, e a altura final geralmente fica comprometida na ausência de intervenção[4-6].

Diante de uma criança com aumento da velocidade de crescimento, alta estatura e sinais puberais, é importante determinar de onde estão vindo os esteroides sexuais. Os sinais clínicos podem ser resultado de uma exposição exógena, que sempre deve ser investigada. Por outro lado, podem estar sendo produzidos pelo organismo, resultado de uma ativação precoce do eixo gonadotrófico gonadal (puberdade precoce central ou dependente de gonadotrofinas) ou de uma produção periférica pela adrenal ou pelas gônadas (puberdade precoce periférica ou independente de gonadotrofinas). A investigação laboratorial ajuda a determinar a origem dos esteroides sexuais[11].

O quadro VI-22 resume as principais causas de puberdade precoce. Importante causa de puberdade precoce periférica é a hiperplasia congênita de suprarrenal (HCSR). Decorre principalmente de mutações com perda de função do gene *CYP21A2,* que codifica a enzima 21-hidroxilase[3]. Em sua forma clássica, pacientes podem manifestar-se com crises de perda de sal e insuficiência adrenal já nas primeiras semanas de vida. Por outro lado, a forma não clássica da doença geralmente se manifesta com o surgimento precoce de pelos pubianos, alta estatura e aumento da velocidade de crescimento. Ocasionalmente, os pelos pubianos podem estar ausentes na apresentação inicial, mas esses casos podem ser identificados por meio de idade óssea avançada e concentrações elevadas de 17-OH-progesterona no sangue de uma criança com alta estatura ou crescimento acelerado[12].

Quadro VI-22. Causas de puberdade precoce[3].

Puberdade precoce central
Idiopática Tumores cerebrais – hamartoma hipotalâmico, astrocitoma, ependimoma, glioma de vias ópticas, neurofibromatose Lesões cerebrais – hidrocefalia, insulto hipóxico-isquêmico, epilepsia, cisto aracnoide, displasia septo-óptica, trauma, irradiação, infecção Mutações genéticas – mutações ativadoras de *KISS1/KISS1R;* mutações inativadoras de *MKRN3* e *DLK1*
Puberdade precoce periférica
Produção adrenal – hiperplasia congênita de suprarrenal (HCSR), resistência periférica a glicocorticoides, tumor adrenal Produção gonadal – tumores ovarianos ou testiculares, cistos ovarianos, testotoxicose (mutação ativadora do receptor de LH), síndrome de McCune-Albright Outros – tumores germinativos produtores de hCG, hipotireoidismo primário, exposição exógena a esteroides sexuais

Alta estatura idiopática

A alta estatura idiopática compreende um grupo de pacientes cuja causa da alta estatura não pôde ser definida, sendo definida pela Classificação Internacional de Diagnósticos

Endócrinos Pediátricos (*International Classification of Paediatric Endocrine Diagnoses* – ICPED)[4,17]. Esse grupo inclui a grande maioria dos pacientes atendidos em consultório de endocrinologia pediátrica com queixa de alta estatura e pode ser subdividido em: 1. alta estatura familial; 2. alta estatura não familial; e 3. aceleração constitucional do crescimento[4,10]. Todos esses são diagnósticos de exclusão e, assim, só podem ser definidos após serem afastadas outras causas de alta estatura.

Familial

A alta estatura familial ou genética é a causa mais comum de alta estatura e pode ser suspeitada quando a estatura se encontra dentro do canal de crescimento esperado para a estatura-alvo[1,4,5,9]. A alta estatura pode estar presente desde o nascimento[9]. Durante os primeiros 2-3 anos de vida a velocidade de crescimento pode estar aumentada, voltando a desacelerar por volta dos 4 anos de idade, quando a criança passa a crescer em ritmo constante e dentro do canal de crescimento compatível com a estatura-alvo da família, geralmente acima do z-s + 2[5,9,12]. Não há características dismórficas ou indícios de doenças endocrinológicas[4]. A idade óssea é compatível com a idade cronológica e com o alvo familial[1]. Concentrações basais de GH e IGF-1 são mais altas do que em crianças com estatura normal ou baixa, situando-se geralmente no limite superior da normalidade[5]. A sensibilidade ao GH pode estar aumentada[9].

O diagnóstico de alta estatura familial tende a ser simples e objetivo após excluídas causas patológicas de alta estatura. Entretanto, algumas considerações são importantes. Primeiramente, é importante lembrar que a alta estatura pode aparecer na forma de herança monogênica autossômica dominante, como na síndrome de Marfan, por exemplo[10]. Dessa forma, se um dos pais for muito alto, é importante investigá-lo, pois alguma síndrome genética pode ter passado sem diagnóstico[11]. Por outro lado, a herança da alta estatura também pode ser poligênica – nesses casos, se um dos pais for muito alto e o outro muito menor, a criança poderá herdar mais variantes gênicas do genitor mais alto, apresentando crescimento acima do esperado para a estatura-alvo, porém dentro de um canal de crescimento compatível com a estatura daquele genitor[10,11].

Não familial

Crianças com alta estatura idiopática não familial se comportam de forma semelhante às crianças com alta estatura familial, entretanto os pais habitualmente têm estatura mediana e a estatura-alvo familial encontra-se dentro da média. O diagnóstico é de exclusão, após serem excluídas outras causas de alta estatura. A causa da alta estatura nessas crianças não pode ser explicada. Entretanto, acredita-se que a grande maioria dessas crianças possua alguma condição genética ou molecular que justifique sua altura e que, no entanto, ainda não foi descrita pela literatura.

Aceleração constitucional do crescimento

A aceleração constitucional do crescimento (ACC) é a segunda causa mais comum de alta estatura[1]. Diferentemente das crianças com alta estatura familial, esses pacientes nascem com um comprimento adequado para a idade gestacional[1,3,5]. O crescimento é acelerado nos 2-4 primeiros anos de vida, ultrapassando o alvo familial e atingindo uma estatura > z-s +2 até os 4 anos de idade. A partir daí crescem em ritmo constante, paralelamente e acima da curva de crescimento normal, seguindo no mesmo canal até a puberdade[1,5]. A idade óssea é avançada e a altura para a idade óssea geralmente é compatível com o alvo familial[1]. Algumas vezes, a ACC pode estar associada à obesidade.

O desenvolvimento puberal geralmente se inicia cedo, sugerindo que a ACC poderia ser um espectro da puberdade precoce idiopática[1,4]. Esse padrão acelerado de crescimento e puberdade costuma seguir um padrão familial, com pelo menos um dois pais apresentando história de "desenvolvimento precoce"[1]. Com a puberdade ocorrendo mais cedo, a altura final do adulto é normal ou encontra-se na faixa superior da normalidade.

Alguns estudos recentes demonstram aumento da secreção de IGF-2 e maior relação de IGFs/IGFBPs antes da puberdade em crianças com ACC, o que pode ser considerado possível mecanismo fisiopatológico para a alta estatura[3,4].

DIAGNÓSTICO

O diagnóstico etiológico da alta estatura pode ser feito com base em achados clínicos, laboratoriais e de imagem[4]. Conforme exposto anteriormente, esses pacientes podem ser classificados em grupos de acordo com a causa fisiopatológica mais provável para orientar a necessidade de exames complementares e direcionar o diagnóstico.

Para as crianças com alta estatura associada a deficiência intelectual, dificuldade de aprendizado ou dismorfismos, nas quais se suspeita de uma causa sindrômica, o fenótipo geralmente direciona o diagnóstico da síndrome e uma pesquisa genética baseada no gene candidato pode ser realizada[4]. Entretanto, em muitos casos, as alterações fenotípicas podem ser leves ou atípicas. Além disso, enorme quantidade de genes associados a crescimento acelerado e alta estatura já foi descrita, com vários distúrbios bastante raros relatados. Isso pode dificultar um diagnóstico baseado apenas em achados clínicos ou na investigação de um gene específico. Nessas situações, sequenciamento do exoma ou desenvolvimento de um painel genético se tornam ferramentas importantes para estabelecer um diagnóstico preciso[3,4]. Além de fornecer uma explicação definitiva, um diagnóstico genético também é relevante por fornecer garantias quanto ao curso natural a ser esperado[3]. É importante ressaltar, no entanto, que ainda existem muitas lacunas no diagnóstico, e que muitos pacientes com alta estatura permanecerão sem diagnósticos, mesmo com o sequenciamento do exoma[7].

Para as crianças sem características sindrômicas, o primeiro fator a ser considerado é que trissomia do X (47,XXX) e homens 47,XYY são condições altamente prevalentes que podem ter alta estatura como única característica clínica. Dessa forma, um cariótipo deve ser sempre realizado para detectar essas condições[1,5]. Outros testes diagnósticos são úteis e devem ser realizados de acordo com a suspeita clínica. O quadro VI-23 resume os principais exames complementares indicados de acordo com as características clínicas e a suspeita diagnóstica.

Por fim, radiografia da mão não dominante (idade óssea) deve ser realizada para aquilatar a maturação esquelética de todas as crianças avaliadas por alta estatura. A determinação da idade óssea possui três objetivos[8]. Primeiramente, serve como uma ferramenta diagnóstica, ajudando a determinar a probabilidade das várias causas de alta estatura. Pode estar, por exemplo, avançada em pacientes com exposição precoce a esteroides sexuais, hipertireoidismo, obesidade, gigantismo, avanço constitucional do crescimento e nas síndromes de Sotos, Weaver e Beckwith-Wiedemann. Por outro lado, é compatível com a idade cronológica nos casos de alta estatura familial, e atrasada em pacientes com hipogonadismo, deficiência de aromatase ou resistência a estrógenos. Em segundo lugar, a radiografia pode sugerir certos diagnósticos, como falanges longas e delgadas na síndrome de Marfan. Por último, a idade óssea serve como base para a previsão de estatura final no adulto, que pode ser usada inclusive para indicar ou não tratamento. Entretanto, é necessário ter cautela em

Quadro VI-23. Exames complementares indicados para avaliação da alta estatura de acordo com a suspeita diagnóstica[1,3-6,11,12].

Achados clínicos	Suspeita diagnóstica	Exames complementares
Causas sindrômicas		
Retardo mental ou hábitos marfanoides, pais consanguíneos	Homocistinúria	Homocisteína sérica, cistina sérica, metionina, homocisteína urinária
Retardo mental, dificuldade de aprendizado	X frágil	Análise do gene *FMR1* e número de repetições CGG
Testículos pequenos, puberdade incompleta, ginecomastia, problemas cognitivo/comportamentais, dificuldade de aprendizado	Klinefelter	LH, FSH, testosterona, cariótipo
Retardo mental, bossa frontal, mandíbula proeminente, palato ogival, dolicocefalia, fendas palpebrais voltadas para baixo	Sotos	Pesquisa *NSD1*, radiografia de crânio, TC ou RM crânio, eletroencefalografia, US de rins e VU, ecocardiograma, IO
Hábito marfanoide, aracnodactilia, dolicostenomelia, *pectus excavatum* ou *carinatum*, escoliose, distúrbios cardíacos ou oftalmológicos	Marfan	Pesquisa *FBN1*, oftalmologista, cardiologista e geneticista clínico, radiografia de coluna, ecocardiograma
Onfalocele ou hérnia umbilical, macrossomia, macroglossia, hipoglicemia hiperinsulinêmica, hemi-hipertrofia, organomegalia e malformação auricular	Beckwith-Wiedemann	Glicemia, insulinemia, US se rins e VU, ecocardiograma, rastreamento tumoral (US abdominal e alfafetoproteína)
Macrocefalia, fronte proeminente, achatamento occipital, hipertonia, hipertricose, retardo mental	Weaver	Pesquisa *EZH2* e *EED*
Causas endócrinas		
Cefaleia, náuseas e vômitos, diminuição da acuidade visual e defeitos de campo visual	Gigantismo	GH, IGF-1, IGFBP3, teste de supressão do GH, RM hipófise
Atraso puberal	Hipogonadismo	LH, FSH, estradiol/testosterona
Caracteres sexuais < 8 anos (meninas) ou < 9 anos (meninos)	Exposição precoce a esteroides sexuais (PPP ou PPC)	LH, FSH, estradiol/testosterona, DHEA, DHEA-S, androstenediona, 17OHP, hCG; teste do LHRH; RNM de hipófise, IO
Taquicardia, sudorese, diarreia, emagrecimento, exoftalmia	Hipertireoidismo	TSH, T4, T4L, T3, US tireoide
Hipoglicemia, fatigabilidade, fraqueza, anorexia, vômitos, dor abdominal, emagrecimento	Deficiência familial de glicocorticoides	ACTH, cortisol
Virilização (se sexo feminino), virilização materna na gestação, IO atrasada, proporções eunucoides	Deficiência de aromatase ou resistência estrogênica	LH, FSH, estradiol, IO

relação à previsão de estatura final, pois os métodos disponíveis (Bayley-Pinneau, BoneXpert e Tanner-Whitehouse Mark 1 e 2) podem superestimar ou subestimar a estatura final em vários centímetros, dependendo da idade óssea[2-4,8,10,11].

TRATAMENTO

Indicação

A maioria das crianças, principalmente aquelas com alta estatura idiopática, não precisará de intervenção para limitar a altura[5]. Nesses casos, o ponto fundamental do tratamento é acolher o paciente e a família em suas angústias, esclarecer suas dúvidas e assegurar acompanhamento adequado. O acompanhamento psicológico pode ser necessário se o estresse emocional for muito importante.

Em alguns casos, no entanto, a opção de intervir deve ser discutida, pois a criança pode tornar-se tão alta a ponto de interferir na sua qualidade de vida atual e futura[5]. A indicação de tratamento se baseia na previsão de estatura final do adulto. A altura considerada aceitável certamente difere entre os indivíduos, mas, atualmente, o tratamento é considerado para adolescentes com estatura adulta prevista acima de +2,5DP acima da média populacional (Quadro VI-24)[3,4,11]. Nesse cenário, as expectativas da família devem ser exploradas e as opções terapêuticas (epifisiodese e tratamento hormonal com esteroides sexuais) podem ser discutidas com o paciente e seus pais.

Quadro VI-24. Média de estatura populacional no Brasil[18].

	Homens +2DP	Homens +2,5DP	Mulheres +2DP	Mulheres +2,5DP
Brasil	188,2cm	191,7cm	175,5cm	178,8cm

Obviamente, quando a etiologia da alta estatura tiver um tratamento específico, tais como no gigantismo hipofisário, no hipertireoidismo, na puberdade precoce, entre outros, o tratamento direcionado deve ser prontamente instituído.

Epifisiodese

A epifisiodese é um procedimento cirúrgico percutâneo no qual a epífise é ligada à diáfise de ossos longos por meio da destruição mecânica da cartilagem de crescimento, podendo ser realizada no fêmur distal e na tíbia proximal[4]. Pode resultar em diminuição de um terço do crescimento residual esperado[8,11]. Logo, o efeito final depende do momento do tratamento. De forma geral, recomenda-se que seja realizada antes da idade óssea de 12,5 anos nas meninas e 14 anos nos meninos, e antes que eles atinjam 170cm e 185cm, respectivamente[1-3,5,11]. Seguindo essas recomendações, a epifisiodese pode promover reduções médias de altura de 4-5cm nas meninas e 5-7cm nos meninos[2-5].

O procedimento é curto, com duração de aproximadamente 60-70 minutos, e seguro quando realizado por profissionais experientes. O paciente pode sustentar o peso nos membros inferiores no mesmo dia da cirurgia, embora seja recomendado afastamento de atividades esportivas por um período de 4 semanas[3,11].

Como a epifisiodese é limitada aos membros inferiores, é importante avaliar, antes do procedimento, qual é o grau de maturação das placas epifisárias do fêmur distal e tíbia proximal, pois se especificamente nesses locais a fusão já estiver quase completa o procedimento não trará grandes benefícios. Por essa mesma razão, como o crescimento das pernas é limitado mas o crescimento da coluna vertebral é mantido, esse tratamento pode alterar as proporções corporais[11]. No entanto, como a maioria dos indivíduos altos tem pernas relativamente longas, a relação SS/SI após o tratamento é mais próxima da média da população do que antes[11]. O crescimento dos membros superiores também é mantido e consequentemente a envergadura pode ficar proporcionalmente maior, embora normalmente isso não seja percebido como um problema[11].

Outras complicações incluem infecção da ferida operatória, dor, lesão do nervo fibular, derrame articular e *genu valgum*[1,11]. No geral, essas complicações não necessitam de intervenção nem causam limitação funcional. Embora seja um procedimento invasivo, estudos recentes têm demonstrado boa taxa de satisfação dos pacientes em relação ao procedimento[1].

Esteroides sexuais

Os esteroides sexuais têm sido utilizados para reduzir a velocidade de crescimento e limitar a estatura final. O estrógeno atua acelerando a maturação óssea e provocando fusão epifisária precoce, enquanto a testosterona tem os mesmos efeitos por meio da aromatização em estrógeno[1]. Podem ser utilizadas duas estratégias distintas: 1. esteroides sexuais em altas doses; ou 2. esteroides sexuais em doses fisiológicas para induzir a puberdade precocemente.

Esteroides sexuais em altas doses

O uso de esteroides em altas doses visa à rápida fusão das placas epifisárias para limitar o crescimento. A redução de altura alcançada varia e é inversamente proporcional à idade óssea na qual o tratamento é iniciado, sendo no geral menos eficaz nos meninos[2,10,11].

Nas meninas, o tratamento é realizado com altas doses de etinilestradiol, adicionando-se posteriormente uma progesterona ciclicamente, até que a curva de crescimento se estabilize e a fusão epifisária seja documentada radiologicamente[1,2]. Em curto prazo, o tratamento pode estar relacionado a náuseas, enxaqueca, ganho de peso, cãibras, hipertensão arterial transitória, pigmentação areolar, galactorreia, cistos ovarianos, dislipidemia, intolerância à glicose, colelitíase, irregularidade menstrual e eventos tromboembólicos[2,4,5,11]. Por este último motivo, antes de iniciar o tratamento com estrógenos deve-se obrigatoriamente dosar as concentrações séricas de homocisteína (devido à predisposição da homocistinúria ao tromboembolismo)[1,5]. Os efeitos colaterais em longo prazo em meninas são mais preocupantes, sendo significativos a redução da fertilidade na vida adulta e o risco iminente de insuficiência ovariana precoce[2,4,5,11]. Além disso, estudo realizado com 400 mulheres tratadas e outras 400 não tratadas mostrou que 99,1% das mulheres não tratadas e 57,9% das mulheres tratadas estavam satisfeitas com essa decisão, evidenciando que os riscos do tratamento podem superar os possíveis benefícios[4,12].

O tratamento nos meninos com altas doses de testosterona foi menos estudado devido à melhor aceitação social de meninos altos[1]. Na maioria dos pacientes, o tratamento é iniciado aos primeiros sinais de puberdade, geralmente com idade óssea menor do que 14 anos, sendo mantido até que as epífises estejam completamente fechadas[1]. Em curto prazo, a testosterona em altas doses pode causar mialgia, acne, irritabilidade, agressividade, ereções dolorosas, ginecomastia e ganho de peso[2-4,11]. Em longo prazo, parece não haver comprometimento da fertilidade na vida adulta, embora possam ocorrer redução dos níveis de testosterona e menor volume testicular[4,5,11]. O tratamento também pode estar relacionado a maior risco de câncer de próstata[1].

Devido à maior aceitação social da alta estatura e ao reconhecimento dos efeitos adversos associados ao tratamento, alguns deles graves, o tratamento da alta estatura com altas doses de esteroides sexuais tem diminuído nos últimos anos, sendo considerado obsoleto por vários autores[3,5,8,10,11].

Esteroides sexuais em doses fisiológicas

O uso de esteroides sexuais em doses fisiológicas tem sido proposto para induzir a puberdade precoce em crianças com alta estatura como forma de reduzir a estatura final do adulto[3,5]. A lógica dessa abordagem é limitar o crescimento pré-puberal e induzir o fechamento precoce das cartilagens de crescimento, gerando diminuição da estatura final de forma semelhante ao que ocorre em crianças com puberdade precoce[5]. Uma forma de realizar essa estratégia é discutir com a família uma estatura final aceitável e, a partir daí, induzir a puberdade com o conhecimento de que essa puberdade adicionará 25 a 30cm à altura inicial nos meninos e 20cm em média nas meninas[3]. Infelizmente, haverá uma fase em que o tratamento deixará a criança ainda mais alta e mais discordante de seus pares, tanto em relação à altura quanto em relação ao *status* puberal[5]. A eficácia do uso de baixas doses de esteroides sexuais ainda é incerta, e mais estudos são necessários para recomendar seu uso[3].

Outros tratamentos

Outras abordagens de tratamento, como bromocriptina e pirezenpina, foram avaliadas, mas tiveram pouco efeito na altura do adulto[1,4]. Os análogos da somatostatina podem reduzir a secreção de GH, mas mostraram causar modesta redução de altura e estão associados a eventos adversos consideráveis, não sendo recomendados de rotina[1,4]. O pegvisomant, utilizado no tratamento do gigantismo hipofisário, ainda não foi estudado como opção de tratamento em pacientes com alta estatura sem excesso de GH[4,5].

Quando indicado, se a alta estatura tiver uma etiologia com tratamento específico, esse pode levar a melhores resultados de altura. Exemplos incluem os análogos de GnRH para a puberdade precoce central, as medicações antitireoidianas para o hipertireoidismo e os esteroides sexuais para os casos de hipogonadismo[4].

Independentemente da etiologia da alta estatura, o acompanhamento regular de crianças e adolescentes altos é necessário, uma vez que alguns estudos epidemiológicos demonstraram que pessoas mais altas têm risco maior de apresentarem doenças neoplásicas, como mama, ovário, próstata e cólon[2].

PERSPECTIVAS FUTURAS

Estudos recentes mostram que crianças expostas a altas doses de retinoides para o tratamento de neoplasias e doenças dermatológicas apresentam fechamento epifisário prematuro com baixa estatura, geralmente certa de 5 anos após o início do tratamento. Entretanto, o uso de retinoides em altas doses está associado a efeitos colaterais potencialmente graves, portanto seu uso ainda não foi avaliado em crianças com alta estatura. Além disso, alguns moduladores seletivos de receptores de estrógeno (MSRE) foram utilizados em estudos *in vitro* e em modelos animais com sucesso na interrupção do crescimento, agindo por meio da promoção da fusão da placa de crescimento. No futuro, com os avanços dos conhecimentos em biologia molecular, novas estratégias terapêuticas poderão ser desenvolvidas para limitar o crescimento de crianças com alta estatura[4].

REFERÊNCIAS

1. Leung AKC, Leung AAC, Hon KL. Tall stature in children. Adv Pediatr [Internet]. 2019;66:161-76.
2. Meazza C, Gertosio C, Giacchero R, Pagani S, Bozzola M. Tall stature: a difficult diagnosis? Ital J Pediatr. 2017;43(1):1-8.
3. Corredor B, Dattani M, Gertosio C, Bozzola M. Tall stature: a challenge for clinicians. Curr Pediatr Rev. 2018;15(1):10-21.
4. Albuquerque EVA, Scalco RC, Jorge AAL. Management of endocrine disease: diagnostic and therapeutic approach of tall stature. Eur J Endocrinol. 2017;176(6):339-53.
5. Davies JH, Cheetham T. Investigation and management of tall stature. Arch Dis Child. 2014;99(8):772-7.
6. Sotos JF, Argente J. Overgrowth disorders associated with tall stature. Adv Pediatr. 2008;55(1):213-54.
7. Kamien B, Ronan A, Poke G, Sinnerbrink I, Baynam G, Ward M, et al. A clinical review of generalized overgrowth syndromes in the era of massively parallel sequencing. Mol Syndromol. 2018;9(2): 70-82.

8. Lauffer P, Kamp GA, Menke LA, Wit JM, Oostdijk W. Towards a rational and efficient diagnostic approach in children referred for tall stature and/or accelerated growth to the general paediatrician. Horm Res Paediatr. 2019;91:293-310.
9. Coutant R, Donzeau A, Decrequy A, Louvigné M, Bouhours-Nouet N. How to investigate a child with excessive growth. Ann Endocrinol (Paris) [Internet]. 2017;78(2):98-103.
10. Stalman SE, Pons A, Wit JM, Kam GA, Plötz FB. Diagnostic work-up and follow-up in children with tall stature: A simplified algorithm for clinical practice. JCRPE J Clin Res Pediatr Endocrinol. 2015;7(4):260-7.
11. Hannema SE, Sävendahl L. The evaluation and management of tall stature. Horm Res Paediatr. 2016;85(5):347-52.
12. Verge CF, Mowat D. Overgrowth. Arch Dis Child. 2010;95(6):458-63.
13. Grossmann C. Diagnostic and therapeutic approach of tall stature. 2017;31:133.
14. De Boer L, Kant SG, Karperien M, Van Beers L, Tjon J, Vink GR, et al. Genotype-phenotype correlation in patients suspected of having Sotos syndrome. Horm Res. 2004;62(4):197-207.
15. Loeys BL, Dietz HC, Braverman AC, Callewaert BL, De Backer J, Devereux RB, et al. The revised Ghent nosology for the Marfan syndrome. J Med Genet. 2010;47(7):476-85.
16. Meester JAN, Verstraeten A, Schepers D, Alaerts M, Laer L Van, Loeys BL. Differences in manifestations of Marfan syndrome, Ehlers-Danlos syndrome, and Loeys-Dietz syndrome. Ann Cardiothorac Surg. 2017;6(6):582-94.
17. Wit JM. International classification of pediatric endocrine diagnoses. Horm Res Paediatr. 2016;86(3):212-4.
18. Silva DA, Pelegrini A, Petroski EL, Gaya AC. Comparison between the growth of Brazilian children and adolescents and the reference growth charts: data from a Brazilian project. J Pediatr (Rio J). 201; 86:115-20.

Genética dos Distúrbios de Crescimento

GABRIELA DE ANDRADE VASQUES
ALEXANDER AUGUSTO DE LIMA JORGE

INTRODUÇÃO

A altura é uma característica humana com distribuição normal, o que significa dizer que aproximadamente 5% dos indivíduos têm algum distúrbio de crescimento. É mais comum que os pais busquem atendimento médico devido à baixa estatura, definida como altura abaixo de 2 desvios-padrão (DP) da média de uma população específica ajustada para idade e sexo (escore z da altura < –2), embora a alta estatura (escore z da altura > 2) seja igualmente frequente.

O ganho estatural depende principalmente do crescimento dos ossos longos, em um processo denominado ossificação endocondral, e é regulado por diversos fatores que atuam com impactos diferentes ao longo do tempo. Embora fatores ambientais e nutricionais sejam importantes, sobretudo no crescimento intrauterino e nos primeiros anos de vida, o processo de ossificação endocondral é coordenado por fatores endócrinos e parácrinos, majoritariamente determinados geneticamente.

Além dos fatores genéticos que regulam o eixo somatotrófico e dos que atuam diretamente na cartilagem de crescimento, há outros genes que sabidamente têm impacto no crescimento humano, como aqueles relacionados a processos celulares fundamentais, vias intracelulares e fatores de transcrição responsáveis pela embriogênese.

Neste capítulo, iremos abordar o impacto dos fatores genéticos na determinação da altura e os defeitos genéticos mais frequentes associados aos distúrbios de crescimento.

IMPACTO DAS VARIANTES GENÉTICAS NA DETERMINAÇÃO DA ALTURA

O primeiro registro da correlação entre a estatura da criança e de seus pais foi feito no século XIX[1]. Na época, já se observava que a altura de uma criança tendia a estar no canal correspondente à média da altura dos seus genitores. Isso demonstra que é antigo o conceito de que a altura possui alto grau de herdabilidade, o que significa dizer que é determinada essencialmente por fatores genéticos.

Esses fatores genéticos implicados na estatura são, em sua grande maioria, alterações espalhadas pelo genoma e encontradas em grande número de indivíduos, sendo chamadas de polimorfismos. As regiões genômicas e o impacto dos polimorfismos na determinação da altura foram obtidos a partir de estudos de associação global do genoma (*Genome-Wide Association Study* – GWAS). De maneira geral, os GWAS buscam detectar associações entre variantes genéticas e uma característica de interesse. O primeiro GWAS de altura adulta data de 2008 e englobou 4.921 indivíduos de ancestralidade europeia, identificando um número pequeno de polimorfismos associado à altura. Subsequentemente, houve diversos estudos envolvendo um número crescente de indivíduos e que culminaram no estudo de 2018 em que dados antropométricos de quase 700.000 pessoas foram analisados em metanálise de GWAS[2]. Nesse estudo foram reportadas 3.290 variantes independentes com impacto na altura em 12 regiões genômicas. Cada uma dessas variantes comuns (frequência ≥ 5%) influencia 1-2 milímetros na altura do indivíduo e explica 24,6% da variabilidade de altura observada entre os indivíduos. Apesar das grandes dimensões dos GWAS, grande parcela da herdabilidade da altura não foi explicada por variantes comuns, o que ficou conhecido como a herdabilidade perdida[3]. Uma parcela dessa herdabilidade da altura pode estar relacionada com o papel de variantes raras (frequência ≤ 1%) que apresentam impacto 10 a 20 vezes maior na variabilidade de altura (cerca de 20 milímetros por alelo)[4]. Outra possibilidade é o efeito de interação entre as diversas variantes, questão ainda não investigada por completo.

Portanto, com base nos estudos anteriormente citados, não há dúvidas de que a variabilidade de altura entre indivíduos saudáveis é herdada de maneira poligênica. E é intuitivo pensar que uma criança, herdando aleatoriamente metade das variantes genéticas de cada um dos pais, tenderá a ter uma altura intermediária à deles. Entretanto, esse conceito é principalmente válido se considerarmos apenas as variantes genéticas com pequeno impacto na variabilidade da altura. Mas no caso da presença de variantes genéticas com impacto maior na altura dos pais, esse conceito deixa de ser aplicável e os modelos mendelianos se sobrepõem: herança autossômica dominante, recessiva ou ligada ao X. Essa situação pode ser exemplificada quando apenas um dos indivíduos do casal tem acondroplasia, uma displasia esquelética causada por defeito no gene *FGFR3*, que cursa com baixa estatura grave. O filho desse casal não terá uma altura intermediária, pois tem 50% de probabilidade de herdar esse defeito genético e ter baixa estatura grave, ou não herdar e ter altura dentro da referência populacional.

Nos últimos anos observa-se forte tendência quanto à descrição de novos defeitos monogênicos associados ao déficit de crescimento e forte aumento na disponibilidade de testes genéticos na prática clínica. Ambas as tendências estão ocasionando mudança gradativa em direção ao estabelecimento preciso do diagnóstico etiológico dos distúrbios de crescimento, sejam eles isolados ou sindrômicos, e o delineamento de abordagens específicas baseado nesse conhecimento. A seguir iremos discutir causas representativas de distúrbios de crescimento.

ALTERAÇÕES GENÉTICAS ASSOCIADAS À BAIXA ESTATURA

O banco de dados OMIM® (*Online Mendelian Inheritance in Man* – www.omim.org) é um catálogo *on-line* de doenças mendelianas em humanos. Ele é atualizado diariamente e tem como objetivo estabelecer relações genótipo-fenótipo. No momento, há cerca de 2 mil condições genéticas ou herdadas associadas ao déficit de crescimento, seja de início pré ou pós-natal, com quadro clínico de baixa estatura sindrômica[5] ou isolada[6].

Neste capítulo, iremos descrever as principais alterações monogênicas com impacto direto na ação do eixo somatotrófico[7] e no processo de ossificação endocondral. Adicionalmente, vamos relatar os principais defeitos genéticos responsáveis pela baixa estatura sindrômica[5].

Defeitos genéticos do eixo somatotrófico

O eixo somatotrófico, cujos principais componentes são o hormônio de crescimento (GH – *growth hormone*) e o fator de crescimento semelhante à insulina 1 (IGF-1 – *insulin-like growth factor 1*), é o principal regulador hormonal do crescimento. O GH é liberado pelos somatotrofos da adeno-hipófise sob estímulo do seu hormônio liberador, o GHRH, produzido pelo hipotálamo. A ghrelina, produzida no trato gastrointestinal, também estimula a secreção de GH.

O GH age por meio da ligação ao seu receptor, o GHR, um homodímero transmembrana pertencente à família dos receptores de citocinas. Após a ligação do GH e dimerização do GHR, ocorre a fosforilação de JAK2 e consequente ativação de vias intracelulares, que ativam fatores de transcrição como principalmente a STAT5B, responsável por estimular a síntese de IGF-1, IGFBP-3 e a subunidade ácido-lábil (ALS) que formam um complexo ternário que aumenta a biodisponibilidade do IGF-1. Esse complexo ternário é clivado por enzimas como a PAPPA2, liberando o IGF-1 para sua ação em diversos tecidos. O IGF-1 atua por meio da ligação ao seu receptor com atividade tirosinoquinase denominado IGF-1R. A ativação do IGF-1R desencadeia a ativação de vias intracelulares responsáveis pela proliferação e crescimento celulares.

Defeitos genéticos em qualquer uma das etapas acima podem prejudicar o funcionamento do eixo somatotrófico, levando ao fenótipo de baixa estatura. As características clínicas e os achados laboratoriais de pacientes com baixa estatura devido a defeitos genéticos do eixo somatotrófico estão resumidos no quadro VI-25. Nas principais causas genéticas a serem discutidas, a apresentação clínica e a caracterização hormonal permitem estabelecer o diagnóstico com precisão.

Causas genéticas de deficiência de GH

A deficiência de GH (DGH) de causa genética pode ser isolada ou combinada a uma ou mais deficiências de hormônios hipofisários.

Deficiência de GH isolada

Uma deleção em homozigose de material genético envolvendo o gene *GH1* foi a primeira causa monogênica de deficiência de GH isolada (DGHI) identificada[8]. Os pacientes acometidos apresentavam características típicas de DGHI tipo 1A (OMIM 262400), uma doença autossômica recessiva que leva à baixa estatura grave, com concentração sérica indetectável de GH e possibilidade de desenvolvimento de anticorpos contra o GH recombinante humano (rhGH) durante o tratamento. Outras mutações em homozigose no *GH1* foram associadas a um quadro clínico mais atenuado denominado DGHI tipo 1B (OMIM 612781), com baixa estatura menos grave e sem desenvolvimento de anticorpos contra o rhGH. Há também uma forma autossômica dominante de defeitos no *GH1*, geralmente afetando o processo de *splicing*, e que leva ao quadro de DGHI tipo 2 (OMIM 173100)[8]. Nessa apresentação, o grau de acometimento da altura é variável, com concentração sérica baixa de GH e com possibilidade de apresentação de hipoplasia da adeno-hipófise à ressonância magnética e de aparecimento de deficiência de outros hormônios hipofisários ao longo dos anos.

Quadro VI-25. Características clínico-laboratoriais dos principais defeitos genéticos do eixo somatotrófico.

Tipo de alteração	Genes	Modo de herança	Características laboratoriais	Características adicionais
Deficiência de GH isolada	*GH1*	AR ou AD	Concentrações baixas ou indetectáveis de GH, IGF-1 e IGFBP-3	Anticorpos contra o rhGH na forma AR com deleção do gene. Na forma AD pode cursar com déficits de outros hormônios hipofisários
	GHRHR	AR		Geralmente observado em casamentos consanguíneos
Insensibilidade ao GH	*GHR*	AR ou AD[a]	GH normal ou elevado, IGF-1 e IGFBP-3 baixos ou indetectáveis, que não se elevam após o uso de GH exógeno	Na forma AR: fenótipo clássico da síndrome de Laron Na forma AD: diagnóstico pelos achados laboratoriais
	STAT5B	AR ou AD[a]		Na forma AR, prolactina elevada e disfunção imune, principalmente pulmonar e eczema Na forma AD, insensibilidade parcial ao GH, com eczema e elevação de IgE
	STAT3	AD[b]		Insensibilidade parcial ao GH, como início precoce de doenças autoimunes
Alterações do complexo ternário	*IGFALS*	AR	GH normal ou elevado, com IGF-1 e, principalmente, IGFBP-3 muito reduzidos	Baixa estatura leve a moderada, desproporcionada às alterações laboratoriais Pode ter atraso puberal
	PAPPA2	AR	Concentrações elevadas de GH, IGF-1 e IGFBP-3	Concentração sérica de IGF-1 livre baixa Microcefalia leve com queixo pequeno e dedos longos e finos
Deficiência de IGFs	*IGF1*	AR ou AD	GH elevado, IGF-1 muito reduzido e IGFBP-3 normal ou elevado	Comprometimento do crescimento pré-natal Microcefalia, surdez sensorial, déficit intelectual nas formas AR. Quadro leve nas formas AD
	IGF2	ADp	GH, IGF-1 e IGFBP-3 dentro da faixa normal	Baixa estatura de início pré-natal com macrocefalia relativa
Resistência a IGFs	*IGF1R*	AD	Concentrações normais ou elevadas de GH, IGF-1 elevado no basal e/ou durante o tratamento com GH	Baixa estatura de início pré-natal, com microcefalia, face triangular, clinodactilia e atraso do desenvolvimento neuropsicomotor
	PIK3R1	AD	não disponível	Fenótipo variável da síndrome SHORT

AD = autossômica dominante; AR = autossômica recessiva; [a]efeito dominante negativo; [b]ganho de função; ADp = AD com transmissão paterna.

O fenótipo de DGHI tipo 1B (também chamado de DGHI tipo 4: OMIM 618157) pode ainda ser observado em indivíduos com mutações em homozigose ou heterozigose composta no gene do receptor de GHRH (*GHRHR*)[8]. Os pacientes acometidos são geralmente oriundos de casamentos consanguíneos ou provenientes de regiões específicas, como o observado com os pacientes da cidade brasileira Itabaianinha.

Uma forma menos frequente de DGHI ligada ao X (DGHI tipo 3: OMIM 307200) causada por mutações no gene *BTK* leva a um quadro de agamaglobulinemia e baixa contagem de células B. Há ainda quadros parciais de DGHI (OMIM 615925) relacionados a defeitos no gene do receptor da ghrelina (*GHSR*)[8].

Deficiência de GH combinada

Mutações bialélicas no gene *PROP1* são a principal causa reconhecida de DGH combinada (DGHC tipo 2: OMIM 262600)[9]. Classicamente, os pacientes apresentam deficiência de GH, TSH, PRL e LH/FSH, podendo desenvolver mais tardiamente deficiência de ACTH. O prejuízo no crescimento é geralmente observado no primeiro ano de vida, com piora ao longo do tempo. Na apresentação, é comum haver déficit de TSH combinado ao de GH. Entretanto, o momento de aparecimento dos déficits hormonais é assincrônico e pode variar mesmo entre os indivíduos com o mesmo genótipo. O hipogonadismo pode refletir-se clinicamente como ausência de aparecimento de caracteres sexuais ou puberdade incompleta. Há necessidade de vigilância constante do eixo corticotrófico, especialmente considerando que a deficiência de cortisol pode ser precipitada pelo uso de rhGH. A RNM de hipófise mostra a haste hipofisária íntegra e a neuro-hipófise tópica. A adeno-hipófise é comumente hipoplásica, mas pode estar normal ou mesmo aumentada de tamanho[9].

O *POU1F1* é outro gene classicamente associado ao fenótipo de DGHC (OMIM 613038)[10]. Os indivíduos afetados apresentam deficiência de GH, PRL e TSH e a RNM mostra a adeno-hipófise reduzida ou normal, com neuro-hipófise tópica. O padrão de herança de defeitos no *POU1F1* associado à DGHC pode ser autossômico recessivo, com mutações bialélicas e perda de função, ou autossômico dominante, com mutação em heterozigose e efeito dominante negativo.

Não é incomum que pacientes com outros defeitos genéticos associados à DGHC, especialmente defeitos relacionados ao desenvolvimento hipofisário, apresentem quadro clínico compatível com a síndrome de interrupção da haste hipofisária ou fenótipos mais complexos. A síndrome de interrupção da haste hipofisária caracteriza-se pela deficiência de hormônios hipofisários e pelos seguintes achados na RNM de hipófise: haste hipofisária afilada, interrompida ou ausente, neuro-hipófise ectópica e adeno-hipófise hipoplásica. Já os fenótipos complexos mais frequentemente associados à DGHC são: malformações craniofaciais, displasia septo-óptica, graus variáveis de holoprosencefalia, atraso no desenvolvimento ou déficit intelectual[10]. No quadro VI-26 estão relacionados os principais genes associados à DGHC e seus fenótipos adicionais.

Causas genéticas de insensibilidade ao GH

A forma clássica de insensibilidade ao GH é a síndrome de Laron (OMIM 262500), caracterizada por baixa estatura grave, fácies típica semelhante à de pacientes com DGH congênita grave, deficiência de IGF-1 e concentrações séricas elevadas de GH, seja no basal, seja após teste de estímulo à sua liberação[11]. Essa completa resistência à ação do GH é causada por mutações recessivas no gene do receptor de GH (*GHR*). Mais recentemente, mutações em heterozigose no *GHR* com efeito dominante negativo foram associadas à baixa estatura inicialmente classificada como idiopática e quadro laboratorial compatível com insensibilidade parcial ao GH (OMIM 604271)[12].

Quando o defeito genético relacionado à insensibilidade ao GH não reside no receptor do GH, mas sim nas proteínas de sinalização intracelulares STATs, o quadro clínico é acompanhado de disfunção imune. Isso porque as proteínas STATs também são importantes para a sinalização intracelular das interleucinas. As mutações em homozigose no gene *STAT5B* causam baixa estatura grave e disfunção imune caracterizada por maior suscetibilidade a infecções, pneumonia intersticial linfocítica progressiva e eczema (OMIM 245590)[13]. Além das características laboratoriais típicas da resistência ao GH (GH elevado; IGF-1, IGFBP-3 muito reduzidos), os pacientes apresentam concentrações elevadas de PRL, já que seu *feedback* negativo também depende da sinalização pela STAT5B. Em 2018, mutações em heterozigose com efeito dominante negativo no gene *STAT5B* foram identificadas em pacientes

Quadro VI-26. Principais genes associados à deficiência de GH combinada e suas características.

Gene	Modo de herança	Achados na RNM de hipófise Adeno-hipófise/neuro-hipófise	Características adicionais
PROP1	AR	Normal, aumentada ou diminuída/tópica	Tempo variável de aparecimento dos déficits hormonais
POU1F1	AR ou AD	Normal ou diminuída/tópica	Deficiência de GH, TSH e prolactina
GLI2	AD	Diminuída/ectópica ou não visualizada	Polidactilia, holoprosencefalia e malformações craniofaciais
HESX1	AR ou AD	Normal ou diminuída/tópica ou ectópica	Displasia septo-óptica
LHX3	AR	Normal, aumentada ou diminuída/tópica	Surdez e rigidez da coluna cervical
LHX4	AD	Diminuída/tópica ou ectópica	Malformação de Chiari
SOX2	AD	Diminuída/tópica	Anoftalmia, surdez, dificuldade de aprendizagem, atresia de esôfago
SOX3	Ligada ao X	Diminuída/ectópica	Déficit intelectual, alterações do corpo caloso, hipoplasia de infundíbulo
OTX2	AD	Diminuída/ectópica	Microftalmia
FGF8	AR	Normal ou aumentada/tópica	Displasia septo-óptica, holoprosencefalia, síndrome de Kallmann
FGFR1	AD	Normal ou diminuída/tópica ou ectópica	Displasia septo-óptica, alterações de linha média craniofaciais
PAX6	AD	Diminuída/tópica	Alterações de linha média craniofaciais e oftalmológicas
GLI3	AD	Normal ou diminuída/tópica	Síndrome de Pallister Hall
ARNT2	AR	Diminuída/tópica	Alterações em cérebro, olhos e trato urinário
CDON	AD	Normal/tópica ou ectópica	Holoprosencefalia
IGSF1	Ligada ao X	Normal/tópica	Prolactina indetectável e macrorquidia

AD = autossômica dominante; AR = autossômica recessiva.

com quadro clínico compatível com insensibilidade parcial ao GH. Embora nenhum indivíduo afetado tenha disfunção imune clinicamente importante, a maioria apresenta eczema leve e elevação sérica de imunoglobulina E[14].

Outra causa de insensibilidade parcial ao GH e disfunção imune são as mutações em heterozigose com ganho de função no gene *STAT3*. As primeiras mutações foram descritas em 2014, tendo sido reconhecidas como causa monogênica de autoimunidade (OMIM 615952)[15]. De maneira geral, os indivíduos afetados apresentam início precoce de doenças autoimunes, como *diabetes mellitus* tipo 1, hipotireoidismo, doença celíaca e eczema, além de infecções recorrentes. Embora a coexistência de doenças crônicas contribua para o déficit de crescimento, há descrição de alterações laboratoriais compatíveis com insensibilidade ao GH, como concentrações elevadas de GH e PRL com concentrações indetectáveis de IGF-1. Além disso, estudos funcionais envolvendo mutações ativadoras no *STAT3* evidenciaram prejuízo na sinalização do GH em decorrência da diminuição da atividade transcricional da STAT5B.

Defeitos relacionados ao complexo ternário

O crescimento promovido pelo GH é mediado pela ação do IGF-1 que desempenha papel importante nos períodos pré e pós-natais. O IGF-1 circulante é fundamentalmente produzido pelo fígado e se liga com alta afinidade às proteínas ligadoras de IGFs, as IGFBPs. A grande maioria do IGF-1 circulante está ligada a uma molécula de IGFBP-3 e a uma subunidade proteica ácido-lábil (ALS) em uma forma denominada complexo ternário. O complexo ternário aumenta a meia-vida do IGF-1 circulante na medida em que diminui sua biodisponibilidade aos tecidos.

Deficiência da ALS (OMIM 615961), causada por mutações com herança autossômica recessiva no gene *IGFALS*, leva à baixa estatura que varia de leve a moderada, com achados laboratoriais característicos, como concentrações muito baixas ou indetectáveis de ALS, de IGF-1 e, principalmente, de IGFBP-3[16]. Alguns pacientes podem ter comprometimento do crescimento pré-natal, atraso puberal e graus variados de insensibilidade à insulina e redução da massa óssea.

Para agir nos tecidos-alvo, o IGF-1 precisa se desligar do complexo ternário. Essa tarefa é feita por uma protease responsável pela quebra de IGFBP-3, denominada PAPPA2. A partir do estudo de duas famílias, estabeleceu-se que defeitos em homozigose no gene *PAPPA2* causam baixa estatura com concentrações bastante elevadas de IGF-1 e IGFBP-3[17]. Alguns dos casos reportados eram de crianças nascidas pequenas para a idade gestacional e crianças com microcefalia, sem atraso de desenvolvimento neuropsicomotor. O déficit de crescimento tende a se intensificar com o passar do tempo e outras características clínicas também foram observadas, como queixo pequeno e dedos longos e finos[17].

Causas genéticas de deficiência de IGFs

A deficiência de IGF-1, causada por defeitos em homozigose no gene *IGF-1*, é caracterizada por baixa estatura de início pré-natal com persistência pós-natal, microcefalia e déficit intelectual (OMIM 608747)[18]. Os indivíduos acometidos também podem apresentar perda auditiva neurossensorial, diminuição da massa óssea em vértebras e resistência insulínica. A avaliação laboratorial revela GH elevado, tanto basal como após teste de estímulo, o que justifica a resistência à insulina, e concentrações normais de IGFBP-3 e ALS. Desde a descrição do primeiro paciente com deficiência de IGF-1, ocorrida em 1996, foi observado que os carreadores de mutações em heterozigose no *IGF1* tinham altura e perímetro cefálico abaixo da média, mas ainda dentro de uma faixa considerada normal[19]. Entretanto, a partir de 2010, defeitos em heterozigose no *IGF1* foram associados a um quadro clínico mais leve de deficiência de IGF-1, com baixa estatura e microcefalia, mas sem perda auditiva e sem déficit intelectual importante[20].

O IGF-2 também tem papel relevante na promoção do crescimento. Esse fato deriva de estudos envolvendo pacientes com a síndrome de Silver-Russell (descrita posteriormente neste capítulo), entre os quais foram identificados pacientes com defeitos no gene *IGF2*[21]. Até o momento, foram reportadas 14 variantes patogênicas no *IGF2*, todas localizadas no alelo paterno. Isso ocorre porque o alelo materno sofre *imprinting* no período pré-natal, sendo silenciado. As crianças afetadas, em sua maioria, nasceram pequenas para a idade gestacional em relação ao peso e ao comprimento, com macrocefalia relativa e baixa estatura em idade pré-escolar. Houve graus variados de comprometimento neuropsicomotor, anomalias cardíacas, alterações de genitais em meninos e dificuldades alimentares (OMIM 616489)[21]. Defeitos nos genes *HMGA2* e *PLAG1*, que atuam como estimuladores ou reguladores da expressão do *IGF2*[22], também foram implicados como causadores de deficiência de IGF-2 e quadro clínico semelhante à síndrome de Silver-Russell.

Causas genéticas de resistência à ação de IGFs

Para que o IGF-1 e IGF-2 exerçam seu papel, é necessária a ligação ao receptor tirosinoquinase denominado IGF-1R. Deleções em heterozigose no cromossomo 15q englobando o *IGF1R* foram os primeiros defeitos identificados nesse gene[23,24]. Posteriormente, foram reportadas várias mutações de ponto no *IGF1R* em crianças com déficit de crescimento. O fenótipo é muito variável e caracteriza-se por baixa estatura de início pré-natal, microcefalia e concentrações elevadas de IGF-1 circulante, sendo mais clássico em pacientes com defeitos em homozigose ou em heterozigose composta (OMIM 270450)[23,24]. Muitos pacientes com defeitos em heterozigose apresentam quadros bem discretos com IGF-1 elevado apenas durante o tratamento com rhGH. Os pacientes também podem apresentar face triangular, clinodactilia, graus variáveis de atraso do desenvolvimento neuropsicomotor e cardiopatias.

Após a ativação do IGF1R, ocorre a ativação de vias intracelulares, entre as quais a via da fosfatidilinositol-3 quinase (PI3K), cuja subunidade regulatória é codificada pelo gene *PIK3R1*. Mutações em heterozigose no gene *PIK3R1* são a principal causa da síndrome SHORT, caracterizada por baixa estatura, atraso na dentição, depressão ocular, lipodistrofia e hipermobilidade articular (OMIM 269880)[25]. Há uma variabilidade fenotípica entre os indivíduos afetados: enquanto alguns têm altura no limite inferior da normalidade, outros têm baixa estatura de início pré-natal e microcefalia relativa. Os mecanismos pelos quais defeitos nesse gene causam déficit de crescimento e as outras características clínicas dessa síndrome não estão completamente esclarecidos. Acredita-se na existência de diferentes isoformas da subunidade regulatória da PI3K, com expressão em diversos tecidos.

Defeitos em genes da cartilagem de crescimento

O crescimento dos ossos longos decorre do processo de ossificação endocondral que ocorre na cartilagem de crescimento. Esse processo se caracteriza pela proliferação de condrócitos a partir da zona de repouso, diferenciação e hipertrofia dessas células, além da secreção de matriz extracelular[26]. É um processo regulado por diversos fatores endócrinos e parácrinos, e defeitos em vários genes relacionados a esses fatores ou com papel na síntese de matriz extracelular foram implicados como causa de displasias esqueléticas[27] ou baixa estatura não sindrômica ou isolada[6].

Displasias esqueléticas

Displasia esquelética é um termo que se refere a mais de 460 doenças do esqueleto com grande heterogeneidade clínica e genética. As displasias esqueléticas são agrupadas em 42 grupos de acordo com critérios moleculares, bioquímicos e/ou radiológicos. Variantes patogênicas identificadas em 437 diferentes genes foram associadas a 92% (425/461) dos subtipos de displasia esquelética[27]. No quadro VI-27 estão relacionados os principais genes associados a displasias esqueléticas que cursam com déficit de crescimento.

A acondroplasia (OMIM 100800) destaca-se por ser a principal displasia esquelética clinicamente reconhecida[28].

Quadro VI-27. Principais genes associados a displasias esqueléticas que cursam com déficit de crescimento.

Gene	Displasia esquelética	OMIM	Modo de herança	Características clínicas
FGFR3	Acondroplasia	100800	AD	Encurtamento rizomélico dos membros, macrocefalia com bossa frontal, mãos em tridente
	Hipocondroplasia	146000	AD	Quadro clínico mais discreto do que o da acondroplasia
COMP	Pseudoacondroplasia	177170	AD	Quadro clínico semelhante ao da acondroplasia, mas com fácies não sindrômica
SHOX	Discondrosteose de Leri-Weill	127300	pAD	Encurtamento mesomélico dos membros com deformidade de Madelung
	Displasia mesomélica de Langer	249700	pAR	Aplasia ou hipoplasia grave de ulna e fíbula
NPR2	Displasia acromesomélica do tipo Maroteaux	602875	AR	Encurtamento acromesomélico dos membros
ACAN	Displasia espondiloepifisária tipo Kimberley	608361	AD	Baixa estatura proporcionada com osteoartropatia de início precoce progressiva
	Displasia espondiloepimetafisária	612813	AR	Membros mais acometidos, com macrocefalia e prognatismo relativos e pescoço curto
IHH	Displasia acrocapitofemoral	607778	AR	Membros curtos com braquidactilia
FBN1	Displasia acromícrica	102370	AD	Face arredondada, nariz bulboso, filtro longo, boca pequena, mãos e pés pequenos
GNAS	Osteodistrofia de Albright	612463	AD	Face arredondada, ossificação subcutânea, obesidade. Caso a variante patogênica seja herdada da mãe, o paciente apresentará também pseudo-hipoparatireoidismo
CTSK	Picnodisostose	265800	AR	Proeminência frontal e occipital, micrognatia, atraso na erupção dos dentes, aplasia ou hipoplasia de clavícula
GALNS	Mucopolissacaridose tipo IV	253000	AR	Acometimento do tronco, prognatismo, perda auditiva

AD = autossômica dominante; AR = autossômica recessiva; pAD = herança pseudoautossômica dominante; pAR = herança pseudoautossômica recessiva.

Os indivíduos afetados apresentam baixa estatura grave desproporcionada com comprometimento rizomélico (proximal) dos membros, macrocefalia relativa, bossa frontal, hipoplasia de face, estreitamento do canal cervical, acentuação da lordose lombar, *genu varo* e mãos com dedos em tridente. É uma doença autossômica dominante causada por mutações em heterozigose ativadoras no gene *FGFR3*. Apesar de ser uma doença de herança autossômica dominante, a maioria dos pacientes apresenta mutações *de novo*, ou seja, aquelas mutações que não estão presentes no material genético dos pais e que aconteceu na linhagem das células germinativas que deram origem àquele indivíduo.

A hipocondroplasia (OMIM 146000) também é causada por mutações ativadoras no gene *FGFR3*[29]. Os pacientes apresentam um quadro clínico variável, geralmente semelhante ao da acondroplasia, porém bem menos grave. O diagnóstico clínico pode passar despercebido em uma primeira avaliação em que se observa apenas baixa estatura desproporcional.

Outra displasia esquelética passível de ser reconhecida clinicamente e mais frequente que as anteriores é a discondrosteose de Leri-Weill (DLW) (OMIM 127300)[30]. Ela cursa com baixa estatura desproporcionada com encurtamento mesomélico dos membros (região proximal de antebraço e perna) e deformidade de Madelung (subluxação dorsal da porção distal da ulna). A grande maioria dos indivíduos com DLW tem defeitos em heterozigose no gene *SHOX*, localizado na porção pseudoautossômica dos cromossomos sexuais. Defeitos em homozigose no *SHOX* causam displasia mesomélica de Langer (OMIM 249700), uma displasia esquelética rara caracterizada por baixa estatura grave com aplasia ou hipoplasia de ulna e fíbula.

Baixa estatura isolada

Grande parcela de crianças com baixa estatura não apresenta nenhum comemorativo significante na história ou no exame físico que indique uma causa para o distúrbio de crescimento. Essas crianças são usualmente classificadas como tendo baixa estatura idiopática (BEI) ou nascidos pequenos para a idade gestacional (PIG). Porém, uma parcela dessas crianças com baixa estatura não sindrômica ou isolada apresenta condições monogênicas (Quadro VI-28)[31,32]. Defeitos em genes relacionados ao eixo somatotrófico, dada a variabilidade fenotípica, podem ser observados em crianças com BEI ou PIG[6]. Adicionalmente, alterações em genes associados à baixa estatura sindrômica podem ser identificadas em pacientes com baixa estatura isolada que apresentam um extremo mais leve do espectro fenotípico[31,32].

Porém, entre crianças classificadas como BEI e PIG, defeitos em genes que regulam o processo de ossificação endocondral são os mais consistentemente identificados. Eles são responsáveis por graus variáveis de baixa estatura e de desproporção corporal com modo de herança autossômica dominante[6]. E, em muitos desses casos, os achados radiológicos são inespecíficos e não permitem um diagnóstico ou a classificação dentro de um subgrupo de displasia esquelética. Os genes que regulam a cartilagem de crescimento e que estão associados à baixa estatura isolada serão discutidos em mais detalhes a seguir.

Gene SHOX

O gene *SHOX* está localizado no braço curto de ambos os cromossomos sexuais na região pseudoautossômica 1. Embora ele seja expresso na cartilagem de crescimento, especialmente em condrócitos hipertróficos, seu papel como regulador do processo de ossificação endocondral não está completamente esclarecido[33]. O *SHOX* codifica uma proteína de mesmo nome que atua como fator de transcrição estimulador da expressão do gene *NPPB* e inibidor da expressão do *FGFR3*. Ambos os efeitos contribuem para o alongamento dos ossos. Além disso, sabe-se que há interação do trio SOX com o SHOX. O trio SOX é composto pelos genes *SOX5*, *SOX6* e *SOX9*, que têm papel importante na síntese de matriz cartilaginosa.

Em 1997, foi feita a primeira associação entre defeitos no *SHOX* e BEI. Desde então, esta se tornou a principal causa monogênica de baixa estatura não sindrômica, sendo responsável por aproximadamente 2,6% dos casos[30]. O grau da baixa estatura entre os indivíduos afetados é variável e a média do déficit estatural gira em torno de 12cm. É interessante notar que, até dentro de uma mesma família, pode haver carreadores de haploinsuficiência do gene *SHOX* com fenótipos distintos, variando desde indivíduos com altura dentro da normalidade, passando por indivíduos com baixa estatura isolada, até aqueles com quadro típico de DLW. Uma característica clínica presente na maioria das crianças com BEI devido a defeitos no *SHOX* é a desproporção corporal, caracterizada pelo escore z da relação entre altura sentada e altura total maior do que 2 (escore z da AS/A > 2)[34]. Em torno de 80% dos defeitos identificados no *SHOX* são deleções envolvendo regiões codificadoras ou reguladoras do gene. Deleções envolvendo regiões reguladoras localizadas após o gene, ou seja, na região 3', são associadas a um fenótipo mais leve.

Genes NPR2 e NPPC

O peptídeo natriurético do tipo C (CNP) age por meio da ligação ao seu receptor denominado NPRB, promovendo a proliferação e diferenciação de condrócitos e a secreção de matriz extracelular. O CNP e o NPRB são codificados pelos genes *NPPC* e *NPR2*, respectivamente[35]. Mutações bialélicas com perda de função no *NPR2* causam uma displasia esquelética rara, denominada displasia acromesomélica do tipo Maroteaux (OMIM 602875), que se caracteriza por baixa estatura grave com encurtamento distal e medial dos membros. Já as mutações em heterozigose no mesmo gene levam a um quadro de baixa estatura com alterações esqueléticas inespecíficas (OMIM 616255), como encurtamento dos metacarpos. Os indivíduos afetados apresentam fenótipo

Quadro VI-28. Genes associados à baixa estatura isolada.

Gene	Características adicionais	Ano da primeira descrição em BEI
Genes que regulam a cartilagem de crescimento		
SHOX	Desproporção corporal na grande maioria dos casos; familiares podem ter deformidade de Madelung	1997
NPR2	Alterações esqueléticas inespecíficas; alguns indivíduos com desproporção corporal	2013
ACAN	Idade óssea avançada, altura adulta pior que altura na infância e início precoce de osteoartrite	2014
FGFR3	Apenas uma família descrita com baixa estatura proporcionada	2015
NPPC	Apenas duas famílias descritas com seis indivíduos afetados, todos com mãos pequenas	2018
IHH	Desproporção corporal na maioria dos casos; encurtamento da falange média do quinto dedo	2018
Genes relacionados ao eixo somatotrófico		
GHR	Análise laboratorial sugere insensibilidade parcial ao GH	1995
GH1	Baixa velocidade de crescimento e idade óssea atrasada	2003
IGF1R	Geralmente, as crianças nascem pequenas para a idade gestacional e têm IGF-1 elevado	2003
IGFALS	IGF-1 e IGFBP-3 baixos, desproporcionais ao grau da baixa estatura	2004
GHSR	BEI e deficiência de GH na mesma família; atraso puberal em algumas crianças	2006
IGF1	Peso e comprimento ao nascimento no limite inferior da normalidade	2012
PAPPA2	Concentrações elevadas de IGF-1 e IGFBP-3	2016
STAT5B	Análise laboratorial sugere insensibilidade parcial ao GH; eczema e aumento de IgE	2018
Genes associados à baixa estatura sindrômica		
PTPN11	Espectro leve da síndrome de Noonan, sem critérios clínicos para o diagnóstico	2013
NF1	Ausência de critérios diagnósticos de neurofibromatose tipo 1 à avaliação inicial da baixa estatura	2018

variável em relação ao grau de baixa estatura e proporção corporal, que pode ser normal ou discretamente alterada. Essa variabilidade fenotípica é observada mesmo entre indivíduos afetados de uma mesma família[35].

Até o momento, foram identificadas duas famílias com baixa estatura devido a mutações em heterozigose no gene *NPPC*, totalizando seis pessoas carreadoras. Além da baixa estatura, com escore z da altura variando de –4,3 a –2,3, todos os indivíduos afetados tinham mãos pequenas à avaliação clínica[36].

Gene ACAN

O gene *ACAN* codifica a agrecana, um proteoglicano presente na matriz extracelular que desempenha papel importante na estrutura e funcionamento da cartilagem de crescimento. Vale destacar que a agrecana também está presente na cartilagem articular. Inicialmente, mutações no gene *ACAN* foram associadas a duas displasias esqueléticas[27] (ver Quadro VI-27). Em 2014, três diferentes famílias foram avaliadas por meio do estudo completo do exoma e mutações no *ACAN* foram associadas à baixa estatura sem sinais de displasia esquelética e avanço de idade óssea, mesmo em idade pré-puberal (OMIM 165800)[37]. Após esse primeiro relato, vários outros pacientes ao redor do mundo foram descritos com baixa estatura não sindrômica devido a mutações no gene *ACAN*. A maioria das crianças afetadas tem proporções corporais normais e muitas apresentam comprometimento do crescimento pré-natal e nascem pequenas para a idade gestacional em relação ao comprimento[38]. Devido à ausência de estirão puberal, o grau de baixa estatura tende a ser pior em adultos, assim como a presença de desproporção corporal (escore z da AS/A > 2). Outra característica importante nesse grupo de pacientes é o aparecimento precoce de osteoartrite, geralmente até a quarta década de vida, afetando principalmente os joelhos.

Gene IHH

O Indian Hedgehog (IHH) é o principal regulador do processo de ossificação endocondral, coordenando as etapas de proliferação e diferenciação dos condrócitos. À semelhança do que ocorre com outros genes descritos anteriormente, mutações em homozigose no gene *IHH* causam displasia esquelética denominada acrocapitofemoral[27] (ver Quadro VI-27). Entretanto, mutações em heterozigose no *IHH* causam outra displasia esquelética, denominada braquidactilia tipo A1 (OMIM 112500), que se caracteriza pela ausência de falanges médias e não tem a baixa estatura como uma característica inerente.

Em 2018, mutações em heterozigose no *IHH* foram identificadas em pacientes inicialmente classificados como tendo BEI[39]. O grau de baixa estatura observado é variável, assim como a desproporção corporal, que pode estar ausente e se acentuar com o passar dos anos. Há crianças nascidas pequenas para a idade gestacional em relação ao comprimento. Os pacientes não apresentam alterações esqueléticas compatíveis com braquidactilia tipo A1. O achado radiológico mais comumente observado entre os indivíduos afetados foi o encurtamento da falange média do quinto dedo, que é denominado braquimesofalangia V. Também foram observados encurtamento da falange média do segundo dedo e presença de epífises cônicas em falanges médias e distais.

Defeitos genéticos associados à baixa estatura sindrômica

O termo síndrome refere-se a um conjunto de sinais e sintomas que se encontra associado a uma condição, independente da sua etiologia. Diversos pacientes com baixa estatura apresentam quadros sindrômicos. Os sinais e sintomas que podem estar relacionados ao déficit de crescimento e definir um quadro de baixa estatura sindrômica estão relacionados no quadro VI-29. Em relação à etiologia, a baixa estatura sindrômica pode ser decorrente de fatores ambientais, como exposição fetal ao álcool, ou fatores infecciosos, como o que ocorre na rubéola congênita. Também pode ser decorrente de alterações epigenéticas, nas quais o código genético está intacto, mas há alteração no padrão de metilação e/ou expressão dos genes, como o que ocorre nas síndromes de Silver-Russell (SSR) e Temple.

Quadro VI-29. Sinais e sintomas que podem estar relacionados ao déficit de crescimento e definir um quadro de baixa estatura sindrômica.

Característica	Exemplos
Malformações maiores	São aquelas que apresentam consequências clínicas ou cosméticas significantes, como cardiopatia congênita grave, fenda palatina, hidrocefalia, mielomeningocele, agenesia renal, luxação congênita do quadril, estenose pilórica
Dismorfismos menores (n ≥ 3)	São aqueles com impacto cosmético e que podem estar presentes em uma parcela da população geral, como coloboma de íris, alterações de columela, hipertelorismo ocular, fissura palpebral, clinodactilia, sindactilia, hipospadia leve, criptorquidia
Alteração cognitiva	Atraso do desenvolvimento neuropsicomotor, déficit intelectual ou espectro autista
Alterações esqueléticas	Baixa estatura desproporcionada grave ou deformidades esqueléticas

n = número.

A SSR caracteriza-se por baixa estatura de início pré-natal, ausência de microcefalia (ou macrocefalia relativa), fronte proeminente, face triangular, micrognatia, clinodactilia e dificuldade alimentar com baixo índice de massa corporal[40]. Em até 60% dos casos é devido à hipometilação na região cromossômica 11p15, levando à expressão diminuída do gene *IGF2*. A segunda causa mais frequente da SSR é a dissomia uniparental materna do cromossomo 7.

Entretanto, na maioria dos pacientes com baixa estatura sindrômica a causa etiológica reside em um defeito genético, sendo que há quase duas mil síndromes associadas à baixa estatura descritas no OMIM[5]. As causas genéticas sindrômicas de distúrbio de crescimento podem ser didaticamente classificadas conforme o mecanismo molecular que resulta em um fenótipo pleiotrófico (Quadro VI-30). As causas relacionadas

Quadro VI-30. Principais grupos de defeitos genéticos e síndromes associadas à baixa estatura, exceto causas relacionadas ao eixo somatotrófico e à cartilagem de crescimento.

Grupos de defeitos genéticos	Exemplos	OMIM
Vias de sinalização intracelular	Síndrome de Noonan	163950
	Síndrome de LEOPARD	151100
	Síndrome de Costello	218040
	Síndrome cardiofaciocutânea	115150
Mecanismos celulares fundamentais	Síndrome de Bloom	210900
	Anemia de Fanconi	227250
	Síndrome de Floating-Harbor	136140
	Síndrome de Seckel	210600
	Síndrome de Kabuki	147920
	Síndrome de CHARGE	214800
	Anemia de Diamond-Blackfan	105650
	Síndrome 3M	273750
	Síndrome KBG	148050
Genes contíguos	Síndrome de Turner	
	Síndrome de DiGeorge	188400
	Síndrome de Wolf-Hirchhorn	194190
	Síndrome de Down	190685
Fatores de transcrição relacionados à embriogênese	Displasia septo-óptica	182230

ao eixo somatotrófico e à cartilagem de crescimento foram abordadas anteriormente neste capítulo. Cada uma dessas síndromes é classificada como doença rara, ou seja, afeta até 65 pessoas em cada 100.000 indivíduos. Entretanto, em conjunto, as doenças raras afetam até 10% da população, justificando sua importância[41]. Merecem destaque pela frequência mais elevada a síndrome de Turner e a síndrome de Noonan.

A síndrome de Turner define-se pela ausência parcial ou completa de um dos cromossomos sexuais em paciente com fenótipo feminino[42]. O déficit de crescimento caracteriza-se por baixa estatura com leve desproporção, fundamentalmente explicado pela haploinsuficiência do gene *SHOX*. As pacientes com síndrome de Turner podem apresentar pescoço alado, baixa implantação de cabelos e/ou orelhas, epicanto, estrabismo, ptose palpebral, quarto metacarpo curto, além de hipogonadismo hipergonadotrófico. Também fazem parte do fenótipo alterações no sistema cardiovascular (cardiopatia congênita, como valva aórtica bicúspide, coarctação de aorta, hipertensão arterial sistêmica), no sistema imune (tireoidite de Hashimoto, doença celíaca, doença de Crohn e retocolite ulcerativa, *diabetes mellitus* tipo 1 e *alopecia areata*), hipoacusia e malformações renais.

A síndrome de Noonan caracteriza-se por baixa estatura proporcionada de início pós-natal e dismorfismos faciais típicos, como hipertelorismo ocular, ptose palpebral, fissura palpebral externa voltada para baixo, micrognatia, implantação baixa e rotação incompleta do pavilhão auricular[43]. Os pacientes podem apresentar anomalias cardíacas congênitas, especialmente estenose de valva pulmonar e miocardiopatia hipertrófica e alterações esqueléticas, como escoliose e *pectus excavatum* ou *carinatum*. A maioria dos indivíduos com síndrome de Noonan apresenta mutações no gene *PTPN11* (OMIM 163950). Entretanto, alterações em outros dez genes que participam da via de sinalização RAS-MAPK já foram associadas à síndrome de Noonan, caracterizando uma doença com heterogeneidade genética, isto é, quando defeitos em diferentes genes causam o mesmo fenótipo.

ALTERAÇÕES GENÉTICAS ASSOCIADAS À ALTA ESTATURA

A alta estatura, definida por um escore z da altura superior a 2 desvios-padrão para sexo e idade, embora seja tão frequente quanto a baixa estatura, é menos referida para avaliação[44]. A maioria dos casos que chega ao endocrinologista é para se investigar o excesso de funcionamento do eixo somatrotrófico. Entretanto, assim como ocorre com o déficit de crescimento, os fatores genéticos têm papel fundamental na determinação da alta estatura, seja em modo de herança poligênica, seja em decorrência de um defeito genético único.

Perda de material genético envolvendo genes que diminuem o crescimento, como por exemplo o gene *NSD1* na síndrome de Sotos (OMIM 117550), ou ganho de material genético contendo genes que promovem o crescimento, como os genes *SHOX* e *NPPC*, podem levar à alta estatura em um contexto de desequilíbrio cromossômico. A síndrome de Klinefelter é um exemplo dessa categoria de doenças, sendo a principal aneuploidia em homens, caracterizada pelo cariótipo 47,XXY e suas variações. O fenótipo característico é de hipogonadismo hipergonadotrófico, com testículos pequenos, ginecomastia, alta estatura desproporcionada com membros longos e dificuldade de aprendizagem.

De maneira geral, as causas monogênicas de alta estatura são identificadas em pacientes com quadros sindrômicos. Já nos casos dos pacientes com alta estatura não sindrômica e saudáveis, acredita-se que o maior crescimento seja decorrente de uma combinação de variantes genéticas mais comuns em um padrão de herança poligênica[45]. Entretanto, os GWAS ainda não conseguiram explicar tal fenômeno em grande parte dos indivíduos. As principais causas genéticas de alta estatura estão listadas no quadro VI-31.

DIAGNÓSTICO GENÉTICO DE PACIENTES COM DISTÚRBIOS DE CRESCIMENTO

O diagnóstico genético de crianças com distúrbio de crescimento, sempre que possível, deve ser realizado seguindo uma abordagem genética convencional, na qual se busca uma alteração em um gene candidato baseado no fenótipo apresentado[44,46]. Essa abordagem tem particular êxito no diagnóstico de pacientes que apresentam um quadro sindrômico que permita reconhecer uma determinada condição em que a base genética já é conhecida, como no caso do uso do cariótipo para confirmação diagnóstica de uma paciente com suspeita de síndrome de Turner ou análise do gene *SHOX* por MLPA seguido de sequenciamento tradicional para uma paciente com discondrosteose de Leri-Weill. O uso das técnicas de genética molecular e o estabelecimento do diagnóstico etiológico baseado na alteração genética são tão mais úteis quanto maior o impacto de um resultado positivo no aconselhamento genético, no rastreamento de outros casos na família ou no manejo clínico do próprio paciente. O médico deve sempre balancear sua solicitação de exames genéticos levando em consideração o custo/acesso ao exame e seus potenciais benefícios. Recomendamos a consulta de *sites* que fornecem informações detalhadas das indicações de testes genéticos e seus impactos, como o GeneReviews® (https://www.ncbi.nlm.nih.gov/books/NBK1116/).

Entretanto, em muitos casos não é possível se estabelecer uma hipótese diagnóstica precisa a partir das avaliações clínica, laboratorial e radiológica iniciais, tornando-se impraticável ou infrutífera uma abordagem baseada em gene candidato. Isso ocorre em dois distintos cenários: o primeiro são crianças com quadros sindrômicos em que o reconhecimento da condição associada não é possível devido à sua extrema raridade e/ou à presença de características clínicas inespecíficas. Um segundo cenário é o de crianças que apresentam o distúrbio de crescimento como único achado clínico.

Quadro VI-31. Principais genes e condições relacionadas como causas genéticas de alta estatura.

Gene	Modo de herança	Diagnóstico	Características	OMIM
ESR1	AR	Resistência à ação estrogênica	Atraso na fusão da cartilagem de crescimento, baixa massa óssea, ausência de puberdade em meninas	615363
CYP19A1	AR	Deficiência de aromatase	Semelhante à resistência à ação de estrógenos, além de genitália ambígua em meninas e virilização durante a puberdade	613546
FBN1	AD	Síndrome de Marfan	Alterações esqueléticas (membros superiores longos, escoliose, *pectus carinatum* ou *excavatum*, frouxidão articular), oculares (miopia, subluxação do cristalino) e cardíacas (insuficiência mitral, dilatação do arco aórtico)	154700
CBS	AR	Homocistinúria	Eventos tromboembólicos, miopia, subluxação do cristalino, déficit intelectual, alterações esqueléticas semelhantes à síndrome de Marfan	236200
NSD1	AD	Síndrome de Sotos	Macrocefalia, dolicocefalia, queixo proeminente, atraso do desenvolvimento neuropsicomotor e déficit intelectual	117550
EZH2	AD	Síndrome de Weaver	Macrocefalia, atraso do desenvolvimento neuropsicomotor, especialmente da fala, déficit intelectual, hipertelorismo ocular, filtro nasolabial longo, micrognatia	277590
locus 11p15.5	AD	Síndrome Beckwith--Wiedemann	Macroglossia, exoftalmo, malformações da parede abdominal, visceromegalia, alterações renais, aumento do risco de neoplasias	130650
NPR2	AD	Condrodisplasia epifisária tipo Miura	Aracnodactilia, escoliose e primeiro pododáctilo proeminente	615923
FGFR3	AD/AR	Síndrome CATSHL	Camptodactilia, perda auditiva	610474

AD = autossômica dominante; AR = autossômica recessiva.

No caso de pacientes sindrômicos sem hipótese diagnóstica estabelecida, o uso de uma abordagem genômica é recomendado para se estabelecer um diagnóstico etiológico. A abordagem genômica baseia-se na análise da variação do número de cópias de material genético (desequilíbrios cromossômicos) ou alterações de ponto (troca de nucleotídeos) simultaneamente em todo o genoma, sem necessariamente a presença de uma região candidata para análise. Para a determinação de ganho ou perda de material genético são utilizadas as técnicas de CGH *array* e SNP *array*. Esse tipo de análise é a primeira linha de investigação genética em pacientes com quadro sindrômico que apresentam atraso no desenvolvimento e/ou déficit intelectual. Já as alterações de ponto, incluindo pequenas inserções e deleções de nucleotídeos, são avaliadas por meio da técnica de sequenciamento paralelo em larga escala (ou NGS de *next generation sequencing*), que pode corresponder à análise de todo o genoma (ainda bastante indisponível e de difícil análise) ou do exoma completo (corresponde aos éxons e equivale a aproximadamente 1-2% do genoma). De forma geral, essas abordagens são capazes de estabelecer um diagnóstico etiológico em cerca de 30-40% dos casos de pacientes sindrômicos sem etiologia definida[32,45,47]. Mas é provável que essas taxas aumentem em um futuro próximo com a melhora das técnicas de interpretação dos resultados e com o aumento do conhecimento da relação entre genes e fenótipos.

Já a análise genética para pacientes com distúrbio de crescimento isolado é um tema polêmico. Os testes disponíveis ainda não analisam os aspectos poligênicos e apenas focam em condições monogênicas, menos frequentes em pacientes sem outros comemorativos. Estima-se que até 15% das crianças com baixa estatura isolada, usualmente classificadas como BEI ou PIG, apresentam alteração monogênica com um papel primordial em relação ao distúrbio de crescimento[31,32]. Pacientes com baixa estatura mais grave ou com clara herança autossômica dominante apresentam maior probabilidade de ter uma condição monogênica. Como visto, muitas das alterações residem em genes da cartilagem de crescimento, porém quadros atípicos de síndrome de Noonan e neurofibromatose tipo 1 são demonstrados em diversos estudos e apresentam significante impacto no seguimento clínico dos pacientes diagnosticados.

Devemos lembrar que já aceitamos e seguimos a recomendação de que todas as meninas com baixa estatura sem etiologia estabelecida devam ser avaliadas por cariótipo convencional ou molecular (CGH *array* ou SNP *array*) pela possibilidade de síndrome de Turner[42]. O diagnóstico de síndrome de Turner é infrequente entre meninas com baixa estatura isolada (< 2%), porém o diagnóstico tem profundo impacto no seguimento e tratamento das poucas pacientes diagnosticadas. De maneira análoga, podemos postular que a aplicação da análise de um grupo de genes já estabelecido como associado ao fenótipo de baixa estatura isolada por meio da metodologia de NGS teria um impacto e abrangência ainda maior sobre o cuidado de crianças com distúrbio de crescimento. Com o barateamento e maior acesso aos testes genéticos, acreditamos que estamos em um momento próximo em que a investigação genética se torne essencial e rotineira na avaliação de crianças com distúrbio de crescimento.

REFERÊNCIAS

1. Galton F. Towards mediocrity in hereditary stature. The Journal of the Anthropological Institute of Great Britain and Ireland. 1886;15:246-63.
2. Yengo L, Sidorenko J, Kemper KE, Zheng Z, Wood AR, Weedon MN, et al. Meta-analysis of genome-wide association studies for height and body mass index in approximately 700000 individuals of European ancestry. Hum Mol Genet. 2018;27(20):3641-9.
3. Gibson G. Rare and common variants: twenty arguments. Nat Rev Genet. 2012;13(2):135-45.
4. Marouli E, Graff M, Medina-Gomez C, Lo KS, Wood AR, Kjaer TR, et al. Rare and low-frequency coding variants alter human adult height. Nature. 2017;542(7640):186-90.
5. Wit JM, Oostdijk W, Losekoot M, van Duyvenvoorde HA, Ruivenkamp CA, Kant SG. Mechanisms in endocrinology: novel genetic causes of short stature. Eur J Endocrinol. 2016;174(4):R145-73.
6. Vasques GA, Andrade NLM, Jorge AAL. Genetic causes of isolated short stature. Arch Endocrinol Metab. 2019;63(1):70-8.
7. Vasques GA, Andrade NLM, Correa FA, Jorge AAL. Update on new GH-IGF axis genetic defects. Arch Endocrinol Metab. 2019;63(6):608-17.
8. Alatzoglou KS, Webb EA, Le Tissier P, Dattani MT. Isolated growth hormone deficiency (GHD) in childhood and adolescence: recent advances. Endocr Rev. 2014;35(3):376-432.
9. Correa FA, Nakaguma M, Madeira JLO, Nishi MY, Abrao MG, Jorge AAL, et al. Combined pituitary hormone deficiency caused by PROP1 mutations: update 20 years post-discovery. Arch Endocrinol Metab. 2019;63(2):167-74.
10. Fang Q, George AS, Brinkmeier ML, Mortensen AH, Gergics P, Cheung LY, et al. Genetics of combined pituitary hormone deficiency: roadmap into the genome era. Endocr Rev. 2016;37(6): 636-75.
11. Laron Z. Laron syndrome (primary growth hormone resistance or insensitivity): the personal experience 1958-2003. J Clin Endocrinol Metab. 2004;89(3):1031-44.
12. Storr HL, Chatterjee S, Metherell LA, Foley C, Rosenfeld RG, Backeljauw PF, et al. Non-classical growth hormone insensitivity (GHI): characterization of mild abnormalities of GH action. Endocr Rev. 2018.
13. Scalco RC, Pugliese-Pires PN, Jorge AA. [STAT5B deficiency: a new growth hormone insensitivity syndrome associated to immunological dysfunction]. Arq Bras Endocrinol Metabol. 2013;57(5): 333-8.
14. Klammt J, Neumann D, Gevers EF, Andrew SF, Schwartz ID, Rockstroh D, et al. Dominant-negative STAT5B mutations cause growth hormone insensitivity with short stature and mild immune dysregulation. Nat Commun. 2018;9(1):2105.
15. Gutierrez M, Scaglia P, Keselman A, Martucci L, Karabatas L, Domene S, et al. Partial growth hormone insensitivity and dysregulatory immune disease associated with de novo germline activating STAT3 mutations. Mol Cell Endocrinol. 2018;473:166-77.
16. Domene HM, Hwa V, Jasper HG, Rosenfeld RG. Acid-labile subunit (ALS) deficiency. Best Pract Res Clin Endocrinol Metab. 2011;25(1):101-13.
17. Dauber A, Munoz-Calvo MT, Barrios V, Domene HM, Kloverpris S, Serra-Juhe C, et al. Mutations in pregnancy-associated plasma protein A2 cause short stature due to low IGF-I availability. EMBO Mol Med. 2016;8(4):363-74.
18. Woods KA, Camacho-Hubner C, Savage MO, Clark AJ. Intrauterine growth retardation and postnatal growth failure associated with deletion of the insulin-like growth factor I gene. N Engl J Med. 1996;335(18):1363-7.
19. David A, Hwa V, Metherell LA, Netchine I, Camacho-Hubner C, Clark AJ, et al. Evidence for a continuum of genetic, phenotypic, and biochemical abnormalities in children with growth hormone insensitivity. Endocr Rev. 2011;32(4):472-97.
20. van Duyvenvoorde HA, van Setten PA, Walenkamp MJ, van Doorn J, Koenig J, Gauguin L, et al. Short stature associated with a novel heterozygous mutation in the insulin-like growth factor 1 gene. J Clin Endocrinol Metab. 2010;95(11):E363-7.
21. Masunaga Y, Inoue T, Yamoto K, Fujisawa Y, Sato Y, Kawashima-Sonoyama Y, et al. IGF2 Mutations. J Clin Endocrinol Metab. 2020;105(1):dgz034.
22. Abi Habib W, Brioude F, Edouard T, Bennett JT, Lienhardt-Roussie A, Tixier F, et al. Genetic disruption of the oncogenic HMGA2-PLAG1-IGF2 pathway causes fetal growth restriction. Genet Med. 2018;20(2):250-8.
23. Giabicani E, Willems M, Steunou V, Chantot-Bastaraud S, Thibaud N, Abi Habib W, et al. Increasing knowledge in IGF1R defects: lessons from 35 new patients. J Med Genet. 2020;57(3): 160-8.
24. Walenkamp MJE, Robers JML, Wit JM, Zandwijken GRJ, van Duyvenvoorde HA, Oostdijk W, et al. Phenotypic Features and Response to GH Treatment of Patients With a Molecular Defect of the IGF-1 Receptor. J Clin Endocrinol Metab. 2019;104(8): 3157-71.
25. Dyment DA, Smith AC, Alcantara D, Schwartzentruber JA, Basel-Vanagaite L, Curry CJ, et al. Mutations in PIK3R1 cause SHORT syndrome. Am J Hum Genet. 2013;93(1):158-66.
26. Lui JC, Nilsson O, Baron J. Recent research on the growth plate: Recent insights into the regulation of the growth plate. J Mol Endocrinol. 2014;53(1):T1-9.
27. Mortier GR, Cohn DH, Cormier-Daire V, Hall C, Krakow D, Mundlos S, et al. Nosology and classification of genetic skeletal disorders: 2019 revision. Am J Med Genet A. 2019;179(12): 2393-419.
28. Horton WA, Hall JG, Hecht JT. Achondroplasia. Lancet. 2007; 370(9582):162-72.
29. Bober MB, Bellus GA, Nikkel SM, Tiller GE. Hypochondroplasia. In Adam MP, Ardinger HH, Pagon RA, Wallace SE, Bean LJH, Stephens K, et al., editors. GeneReviews((R)). Seattle (WA)1993.
30. Jorge AA, Funari MF, Nishi MY, Mendonca BB. Short stature caused by isolated SHOX gene haploinsufficiency: update on the diagnosis and treatment. Pediatr Endocrinol Rev. 2010;8(2):79-85.

31. Freire BL, Homma TK, Funari MFA, Lerario AM, Vasques GA, Malaquias AC, et al. Multigene Sequencing Analysis of Children Born Small for Gestational Age With Isolated Short Stature. J Clin Endocrinol Metab. 2019;104(6):2023-30.
32. Hauer NN, Popp B, Schoeller E, Schuhmann S, Heath KE, Hisado-Oliva A, et al. Clinical relevance of systematic phenotyping and exome sequencing in patients with short stature. Genet Med. 2018;20(6):630-8.
33. Marchini A, Ogata T, Rappold GA. A Track Record on SHOX: From Basic Research to Complex Models and Therapy. Endocr Rev. 2016;37(4):417-48.
34. Malaquias AC, Scalco RC, Fontenele EG, Costalonga EF, Baldin AD, Braz AF, et al. The sitting height/height ratio for age in healthy and short individuals and its potential role in selecting short children for SHOX analysis. Horm Res Paediatr. 2013;80(6):449-56.
35. Vasques GA, Arnhold IJ, Jorge AA. Role of the natriuretic peptide system in normal growth and growth disorders. Horm Res Paediatr. 2014;82(4):222-9.
36. Hisado-Oliva A, Ruzafa-Martin A, Sentchordi L, Funari MFA, Bezanilla-Lopez C, Alonso-Bernaldez M, et al. Mutations in C-natriuretic peptide (NPPC): a novel cause of autosomal dominant short stature. Genet Med. 2018;20(1):91-7.
37. Nilsson O, Guo MH, Dunbar N, Popovic J, Flynn D, Jacobsen C, et al. Short stature, accelerated bone maturation, and early growth cessation due to heterozygous aggrecan mutations. J Clin Endocrinol Metab. 2014;99(8):E1510-8.
38. Gkourogianni A, Andrew M, Tyzinski L, Crocker M, Douglas J, Dunbar N, et al. Clinical characterization of patients with autosomal dominant short stature due to aggrecan mutations. J Clin Endocrinol Metab. 2017;102(2):460-9.
39. Vasques GA, Funari MFA, Ferreira FM, Aza-Carmona M, Sentchordi-Montane L, Barraza-Garcia J, et al. IHH Gene Mutations Causing Short Stature With Nonspecific Skeletal Abnormalities and Response to Growth Hormone Therapy. J Clin Endocrinol Metab. 2018;103(2):604-14.
40. Wakeling EL, Brioude F, Lokulo-Sodipe O, O'Connell SM, Salem J, Bliek J, et al. Diagnosis and management of Silver-Russell syndrome: first international consensus statement. Nat Rev Endocrinol. 2017;13(2):105-24.
41. Knight AW, Senior TP. The common problem of rare disease in general practice. Med J Aust. 2006;185(2):82-3.
42. Gravholt CH, Andersen NH, Conway GS, Dekkers OM, Geffner ME, Klein KO, et al. Clinical practice guidelines for the care of girls and women with Turner syndrome: proceedings from the 2016 Cincinnati International Turner Syndrome Meeting. Eur J Endocrinol. 2017;177(3):G1-G70.
43. Jorge AA, Malaquias AC, Arnhold IJ, Mendonca BB. Noonan syndrome and related disorders: a review of clinical features and mutations in genes of the RAS/MAPK pathway. Horm Res. 2009;71(4):185-93.
44. Albuquerque EV, Scalco RC, Jorge AA.Management of endocrine disease: diagnostic and therapeutic approach of tall stature. Eur J Endocrinol. 2017;176(6):R339-R53.
45. Albuquerque EVA, Ferreira de Assis Funari M, Pereira de Souza Quedas E, Sayuri Honjo Kawahira R, Soares Jallad R, Homma TK, et al. Genetic investigation of patients with tall stature. Eur J Endocrinol. 2020;182(2):139-47.
46. Collett-Solberg PF, Jorge AAL, Boguszewski MCS, Miller BS, Choong CSY, Cohen P, et al. Growth hormone therapy in children; research and practice – A review. Growth Horm IGF Res. 2019;44:20-32.
47. Homma TK, Freire BL, Honjo Kawahira RS, Dauber A, Funari MFA, Lerario AM, et al. Genetic disorders in prenatal onset syndromic short stature identified by exome sequencing. J Pediatr. 2019;215:192-8.

Doenças Monogênicas ou Mendelianas

DEBORA ROMEO BERTOLA
CHONG AE KIM

CONCEITOS BÁSICOS EM DOENÇAS MENDELIANAS

As doenças monogênicas ou mendelianas decorrem de uma alteração (variante) na sequência de um gene único.

O conhecimento das bases moleculares das doenças mendelianas teve um desenvolvimento impressionante nas últimas décadas, embora as primeiras noções sobre a transmissão de características específicas para futuras gerações em plantas tenham ocorrido na segunda metade do século XIX, com o monge e biólogo Gregor Mendel. Dois eventos que se destacam nos séculos mais recentes são a descoberta da estrutura da molécula em dupla hélice do ácido desoxirribonucleico (DNA), por Watson e Crick em 1953, e a sequência dos genes humanos obtida pelo Projeto do Genoma Humano (*Human Genome Project* – HGP), em 2004.

O DNA é uma macromolécula formada por polinucleotídeos. Os nucleotídeos são compostos por um açúcar com cinco carbonos (desoxirribose), um grupo fosfato e uma base nitrogenada. As bases nitrogenadas são constituídas pelas purinas (adenina e guanina) e pelas pirimidinas (tiamina e citosina), as quais se ligam na dupla fita de DNA, sendo que a adenina se liga à tiamina, e a guanina, à citosina, e vice-versa. Para a formação de uma cadeia de polinucelotídeos, o grupo fosfato faz a ligação entre o carbono 3' da desoxirribose de um nucleotídeo com o carbono da posição 5' de outro nucleotídeo. As duas cadeias que formam a dupla hélice de DNA são antiparalelas e mantidas unidas por pontes de hidrogênio. O genoma humano é constituído de aproximadamente três bilhões de pares de bases, com aproximadamente 20.000 genes. Os genes, unidades funcionais do DNA, são transcritos em um ácido ribonucleico (RNA) e traduzidos em um produto funcional, muitas vezes, uma proteína. As sequências de DNA em um gene que codificarão uma proteína são denominadas éxons, os quais são intercalados por sequências intrônicas que possuem regiões regulatórias. Para que ocorra a transcrição do DNA em RNA, dá-se a excisão dos íntrons pela maquinaria do processamento do RNA (*splicing*). Assim, o RNA maduro pode ser transferido para o citoplasma para a tradução em uma proteína, no qual o conjunto de três nucleotídeos (códon) codificará um dos aminoácidos que formará essa proteína. Nesse arranjo entre os diferentes nucleotídeos para formar um códon, existem combinações que impedem que a cadeia continue a ser sintetizada, os denominados códons de parada.

Além do genoma nuclear, há o genoma mitocondrial, localizado nas mitocôndrias, no citoplasma das células.

Uma alteração na sequência do DNA de um gene constitui uma variante (ou mutação, termo anteriormente utilizado). A maioria das variantes encontradas em doenças mendelianas está localizada nas regiões codificadoras dos genes (éxons), os quais constituem apenas 1-2% do genoma humano.

Há diferentes tipos de variantes, desde aquelas que trocam uma única base, ocorrendo a troca de um aminoácido por outro (variantes *missense* ou de sentido trocado), ou a troca por um nucleotídeo que gera um códon de parada prematuro (variantes *nonsense* ou sem sentido), até pequenas deleções e inserções, que podem ou não manter o código de leitura, variantes *inframe* e *frameshift*, respectivamente.

Os genes humanos estão dispostos ao longo dos cromossomos, no núcleo da célula. A região específica que um gene ocupa no cromossomo é denominada *locus*. Na espécie humana, há 46 pares de cromossomos, 44 deles autossomos e dois cromossomos sexuais, o X e o Y. Formas diferentes na sequência de um determinado gene em suas duas cópias constituem alelos. Se ambos os alelos em um mesmo *locus* são idênticos, o indivíduo é homozigoto para aquele *locus*; se forem diferentes, é heterozigoto. No caso do cromossomo X, o indivíduo do sexo masculino possui apenas uma cópia do gene nas regiões nas quais não há homologia com o cromossomo Y, sendo denominado hemizogoto para aquele *locus*. A combinação dos alelos em um *locus* constitui o genótipo para aquele gene. Utiliza-se o termo fenótipo para a expressão desse genótipo em um indivíduo, seja pelas características bioquímicas, seja fisiológicas e/ou morfológicas.

As doenças mendelianas seguem padrões clássicos de herança, que levam em consideração se a variante encontrada estiver em uma ou nas duas cópias do gene e ainda se o gene está localizado em um cromossomo autossômico ou sexual. Dessa forma, se houver uma variante em apenas uma cópia do gene, o que já é suficiente para a expressão do fenótipo, o padrão de herança é dominante; se houver necessidade de variantes nas duas cópias do gene (bialélica), o padrão de herança é recessivo. Ainda, se a variante estiver presente em um gene localizado em um cromossomo autossômico, o padrão de herança será autossômico, e caso esteja no cromossomo sexual X, será ligado ao cromossomo X. A combinação dessas possibilidades leva aos padrões clássicos de herança mendeliana: autossômica dominante, autossômica recessiva, ligada ao X dominante e ligada ao X recessiva[1-3].

A história familial, parte de qualquer anamnese, adquire importância ímpar nas doenças mendelianas. Um heredograma detalhado, utilizando-se símbolos padronizados, deve ser sempre realizado. A figura VI-25 mostra os padrões clássicos de herança mendeliana, com o risco de recorrência nas famílias.

Embora a maioria das doenças monogênicas seja rara, em conjunto elas constituem um grupo importante de doenças genéticas, muitas vezes levando a uma alta morbidade e mortalidade. Há um catálogo de Doenças Mendelianas no Homem com acesso online (*Online Mendelian Inheritance in Man* – OMIM –https://www.omim.org), sendo que os fenótipos descritos, assim como os genes, são constantemente atualizados. Na data de acesso de 26/12/2019, com atualização em 23/12/2019, havia 25.285 entradas, sendo que, dessas, 16.249 são destinadas a genes. O número de fenótipos descritos é de aproximadamente 9.000, sendo que 5.695 apresentam uma base molecular conhecida, com 93% decorrente de um padrão mendeliano autossômico (Tabela VI-2).

ESTUDOS GENÉTICOS PARA A AVALIAÇÃO DE VARIANTES NOS GENES

O exame de escolha para avaliar as sequências de nucleotídeos de uma região de um gene específico é o sequenciamento gênico.

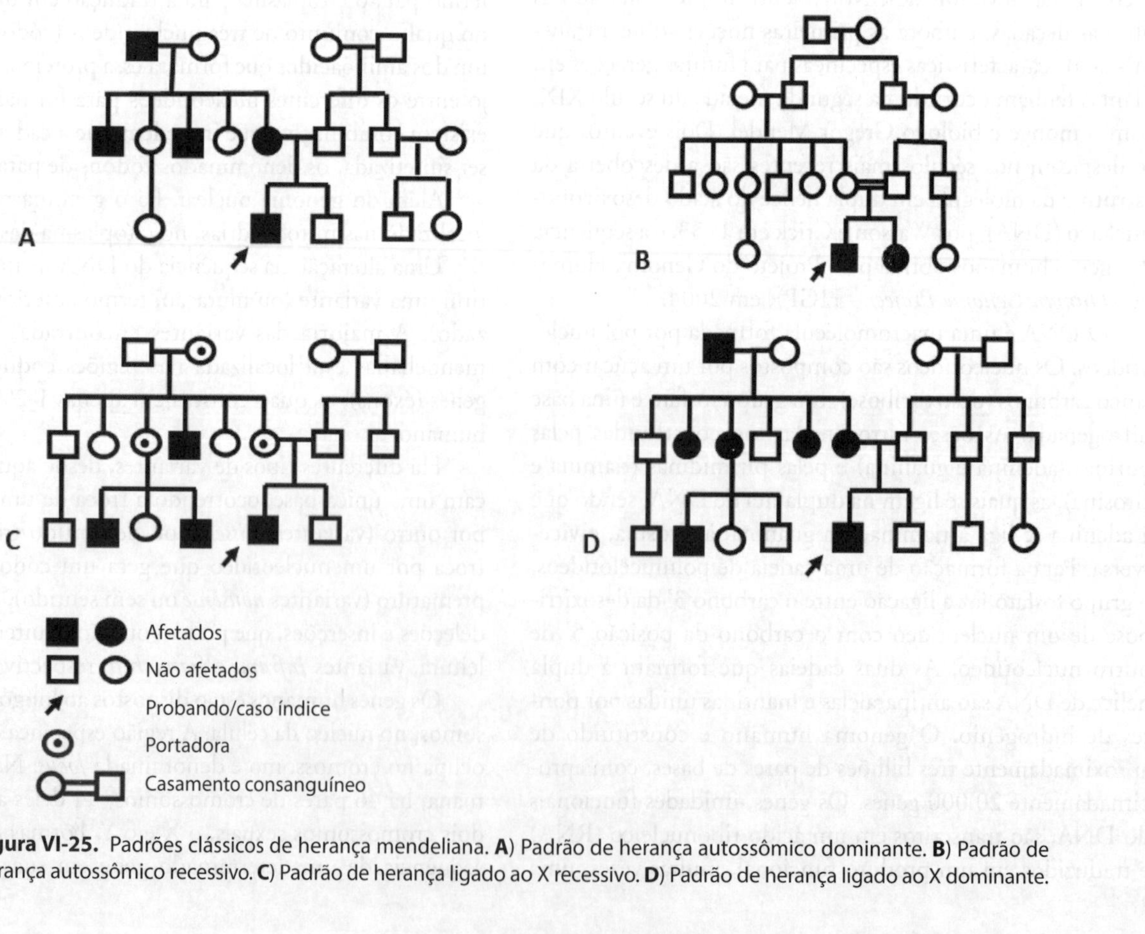

Figura VI-25. Padrões clássicos de herança mendeliana. **A)** Padrão de herança autossômico dominante. **B)** Padrão de herança autossômico recessivo. **C)** Padrão de herança ligado ao X recessivo. **D)** Padrão de herança ligado ao X dominante.

Tabela VI-2. Dados estatísticos do Catálogo de Doenças Mendelianas no Homem (OMIM) atualizados em 23/12/2019.

Entrada OMIM	Autossômica	Ligada ao X	Ligada ao Y	Mitocondrial	Total
Descrição de gene	15.423	738	51	37	16.249
Gene e fenótipo combinados	36	0	0	0	36
Descrição do fenótipo, com base molecular conhecida	5.314	343	5	33	5.695
Descrição do fenótipo ou *locus*, com base molecular desconhecida	1.430	118	4	0	1.552
Fenótipos com suspeita de uma etiologia mendeliana	1.646	104	3	0	1.753
Total	23.849	1.303	63	70	25.285

Sequenciamento tradicional tipo Sanger

Desde a década de 1970, duas técnicas diferentes permitiram sequenciar centenas de bases nitrogenadas em curto período. Um desses métodos, desenvolvido pelos britânicos Sanger e Coulson em 1976, utilizava reações com os quatro diferentes nucleotídeos, além de um nucleotídeo especial, marcado com material radiativo, onde faltava a hidroxila na posição 3' do carbono do açúcar, o qual, quando incorporado, levava ao término da cadeia. Dessa forma, a amplificação de uma região específica formava fragmentos de tamanhos diferentes, permitindo estabelecer a sequência dos nucleotídeos da região gênica analisada em um gel por eletroforese e revelada em um filme de raios X. Com o passar do tempo, o desenvolvimento tecnológico permitiu a criação de máquinas automatizadas em capilares de eletroforese, não requerendo mais o uso de material radiativo e sim por marcação por fluorescência dos nucleotídeos, o que permitiu ampliar a análise das bases do DNA.

Essa técnica requer o uso de sondas (*primers*) específicas para o estudo de uma região gênica, normalmente um único éxon, não maior que 1.000 pares de bases, sua amplificação por uma reação em cadeia da polimerase (PCR), o sequenciamento em si e a análise da ordem dos nucleotídeos nessa região (Figura VI-26). Esse sequenciamento foi muito útil, permitindo a identificação de diversos genes responsáveis por fenótipos mendelianos e permanece sendo muito utilizado nos dias atuais. No entanto, pelo fato de ser necessário analisar cada éxon individualmente, em situações que incluem o estudo de genes grandes, sem regiões que concentrem as variantes (*hotspots*), e em doenças com grande heterogeneidade genética de *locus*, as quais podem requerer o estudo de diversos genes sequencialmente, essa técnica é pouco efetiva em prover um resultado em tempo curto, além de elevar os custos nessas situações.

Com o Projeto Genoma Humano iniciado em 1990 e finalizado em 2004, cujo objetivo era desvendar o arcabouço do genoma humano, os pesquisadores perceberam a necessidade de técnicas mais robustas de sequenciamento, com geração de um número maior de dados em tempo menor. Dessa forma, esse projeto alavancou o desenvolvimento do denominado sequenciamento de nova geração (do inglês, *next-generation sequencing – NGS*).

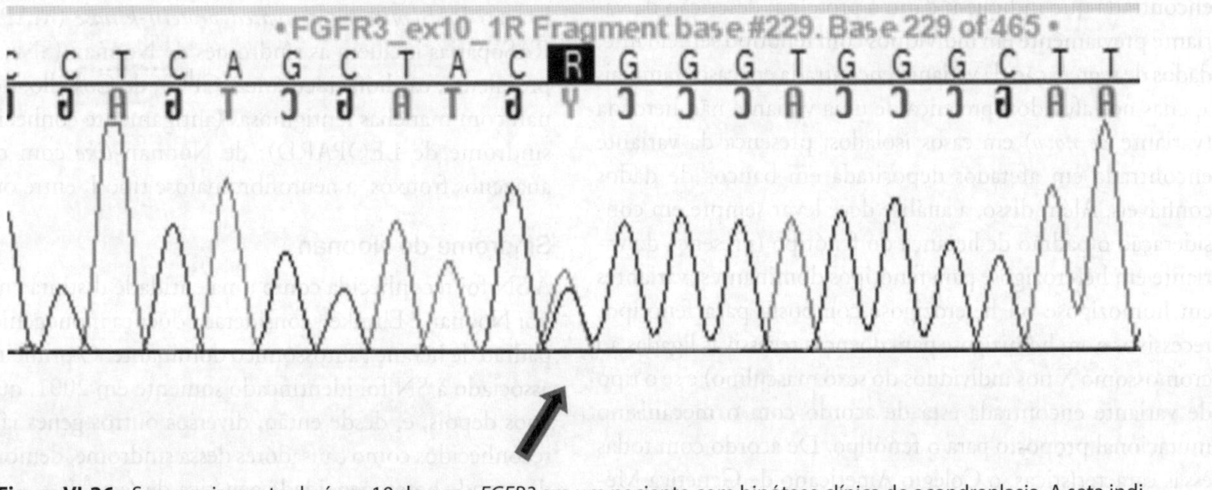

Figura VI-26. Sequenciamento do éxon 10 do gene *FGFR3* em um paciente com hipótese clínica de acondroplasia. A seta indica a troca de uma guanina para adenina na posição 1138 do cDNA (c.1138G>A), uma variante em heterozigose. Na proteína, temos a troca do aminoácido glicina por arginina na posição 380 (p.Gly380Arg).

Sequenciamento de nova geração (NGS)

Essa técnica permite sequenciar, em uma única reação, um número grande de segmentos de DNA, incluindo desde um único gene de interesse, um grupo de genes (os chamados painéis de genes, geralmente associados a uma doença ou grupo de doenças), as regiões exônicas de todos os genes (sequenciamento do exoma) ou mesmo todo o genoma de um indivíduo (sequenciamento do genoma).

Pelo grande número de dados gerados por essa nova técnica e pela queda no preço do sequenciamento por base, ela foi rapidamente incorporada na pesquisa, auxiliando sobremaneira a descoberta das bases moleculares das doenças mendelianas, e também na prática clínica, permitindo a confirmação de uma hipótese clínica ou mesmo estabelecendo um diagnóstico não reconhecido pelo clínico.

O NGS é composto por três etapas distintas: 1. "preparo das bibliotecas", que inclui a fragmentação do DNA, e preparo para que seja "reconhecido" pelos sequenciadores; 2. sequenciamento propriamente dito, que utiliza químicas inovadoras dentro de um robô de pipetagem com sensores e computadores acoplados; 3. análise dos dados gerados com o auxílio de processos computacionais[2].

Esse sequenciamento fornece um número grande de variantes encontradas em cada indivíduo. Nos exames amplos, como o sequenciamento do exoma, a comparação dos achados de um indivíduo com a referência estabelece a presença entre 10.000 e 20.000 variantes, sendo as consideradas raras, com frequência populacional menor que 1%, entre 1.000 e 2.000 variantes. A interpretação dessas alterações pode ser uma tarefa árdua e requer a utilização de uma série de filtros em dados colocados em uma tabela para sua correta interpretação. Entre eles, utilizam-se, além de dados de frequências populacionais e, aqui, deve-se ressaltar que as variantes podem variar de acordo com a população estudada, dados de análise *in silico* de predição de dano à proteína codificada pelo gene em questão, estudos funcionais prévios da variante encontrada que indiquem dano à proteína; descrição da variante previamente em indivíduos com fenótipo semelhante; dados de segregação da variante encontrada em casos familiais apenas nos afetados, presença de uma variante não herdada (variante *de novo*) em casos isolados; presença da variante encontrada em afetados depositada em bancos de dados confiáveis. Além disso, a análise deve levar sempre em consideração o padrão de herança do fenótipo (presença de variante em heterozigose para fenótipos dominantes, variantes em homozigose ou heterozigose composta para fenótipos recessivos e em hemizigose para doenças recessivas ligadas ao cromossomo X nos indivíduos do sexo masculino) e se o tipo de variante encontrada está de acordo com o mecanismo mutacional proposto para o fenótipo. De acordo com todas essas características, o Colégio Americano de Genética Médica e Genômica (ACMG) propôs classificar as variantes em cinco categorias: patogênica, provavelmente patogênica, benigna, provavelmente benigna e uma categoria na qual não há dados suficientes na literatura que apontem para a patogenicidade ou não da variante, recebendo a denominação de variante de significado incerto (do inglês, *variant of unknown significance – VUS*)[4] (Figura VI-27).

Na análise das variantes presentes em um indivíduo, pode-se deparar com a presença de variantes que podem causar fenótipos distintos daquele original que levou à realização do teste genético. A essas alterações genéticas dá-se o nome de achados secundários, com repercussão não apenas para o indivíduo em si, mas também para familiares, no caso de essas variantes serem herdadas. Desde 2013, o ACMG tem emitido orientações de como lidar com esses achados. Na última versão, em 2017, os especialistas listam 60 genes associados a diferentes fenótipos, como predisposição a câncer hereditário, hamartomatoses, doenças monogênicas com componente cardiovascular, doença de Wilson, deficiência na ornitina transcarbamilase e suscetibilidade à hipertermia maligna, que podem ser incluídas no laudo desse teste genético. No caso de a variante em um desses genes ser classificada como de significado incerto, ela não deve ser reportada. Nesta última versão das recomendações, a inclusão dos achados secundários é opcional, respeitando a vontade do indivíduo/família, após a assinatura de um consentimento informado[5].

EXEMPLOS DE FENÓTIPOS MENDELIANOS

Neste capítulo serão priorizados dois grupos de doenças monogênicas que cursam com baixa estatura, as RASopatias e as displasias esqueléticas.

RASopatias

As RASopatias constituem um grupo de doenças que apresentam envolvimentos neurológico, cardíaco, facial e ectodérmico. Recebem essa denominação porque decorrem de variantes presentes em genes que fazem parte da via de sinalização RAS/*mitogen-activated protein kinase* (MAPK). As RASopatias incluem as síndromes de Noonan (SN), a mais prevalente, cardiofaciocutânea (CFC), de Costello, de Noonan com manchas lentiginosas (antigamente conhecida por síndrome de LEOPARD), de Noonan-*like* com cabelos anágenos frouxos, a neurofibromatose tipo I, entre outras[6].

Síndrome de Noonan

A SN foi reconhecida como uma entidade distinta em 1963 por Noonan e Ehmke[7], considerada doença monogênica com padrão de herança autossômico dominante. O primeiro gene associado à SN foi identificado somente em 2001, quase 40 anos depois, e, desde então, diversos outros genes já foram reconhecidos como causadores dessa síndrome, demonstrando grande heterogeneidade genética de *locus*[8].

Prevalência – entre 1 em 1.000 e 1 em 2.500 nascimentos[9].

A

Chr	Ref	Alt	Região gene	Gene	Tipo de variante	Variante	gnomAD	60mais609_AC	Polyphen2_HDIV_pred	LRT_pred	MutationTaster_pred	P5644-I
chr4	T	C	exônica	FGFR3	sinônima SNV	FGFR3:NM_000142:exon7:c.T882C:p.N294N	0.0452	225	NA	NA	NA	0/1:58,36:96:99:826,0,1308
chr4	G	A	exônica	FGFR3	não-sinônima SNV	FGFR3:NM_000142:exon9:c.G1138A:p.G380R	0	0	Danosa	Danosa	Danosa	0/1:62,54:117:99:1265,0,1:
chr4	G	A	exônica	FGFR3	sinônima SNV	FGFR3:NM_022965:exon12:c.G1617A:p.T539T	1	1188	NA	NA	NA	1/1:0,77:77:99:1925,162,0

B

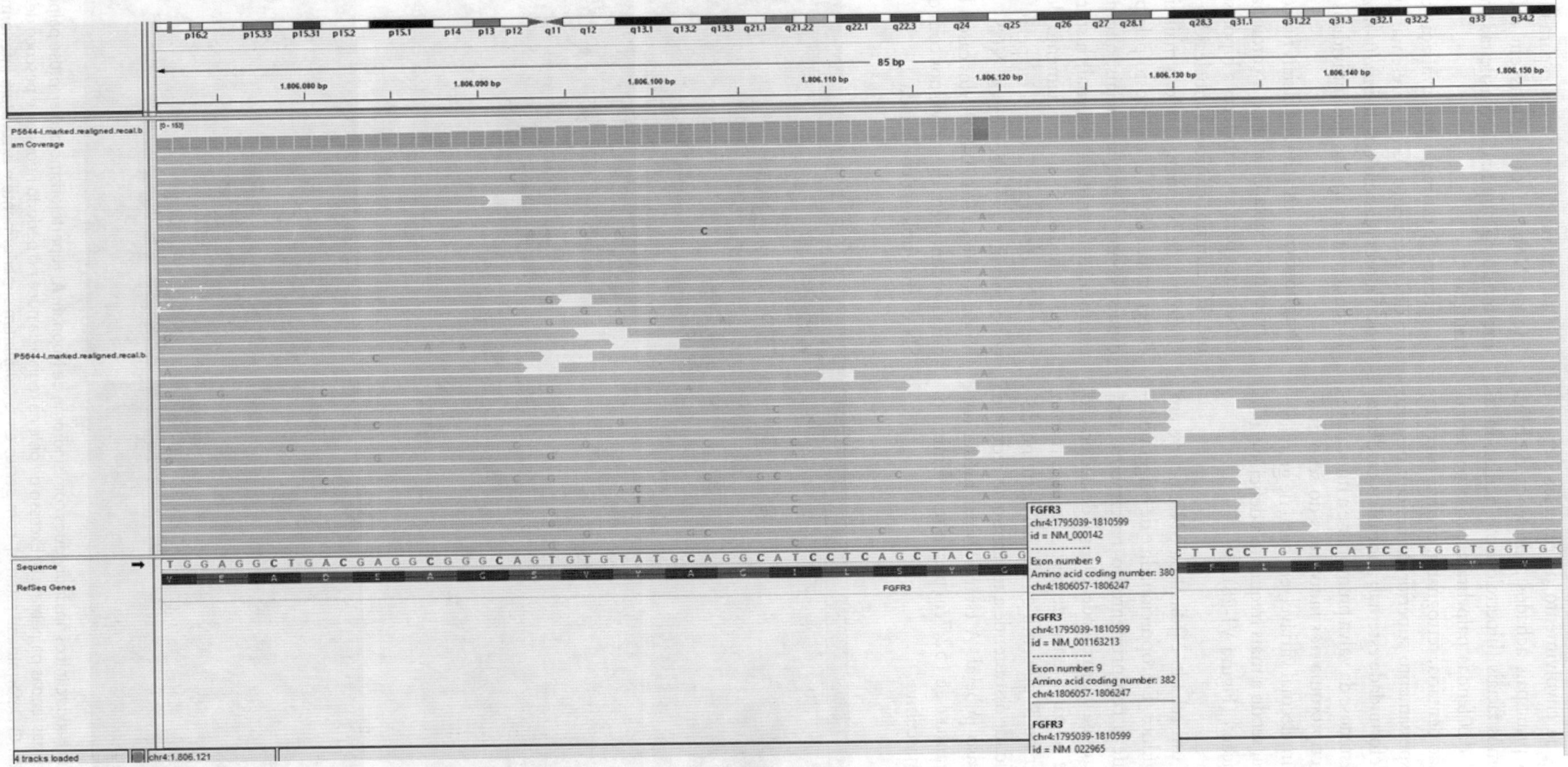

Figura VI-27. Sequenciamento de nova geração em um paciente com hipótese clínica de acondroplasia. **A**) Resultado de três variantes encontradas no gene *FGFR3* em indivíduo com acondroplasia: em vermelho, aquelas em heterozigose, e em verde, em homozigose. Notar que, das três variantes, apenas a segunda (c.1138G>A; p.Gly380Arg), em heterozigose, é não sinônima, não encontrada em populações controles (GnomAD e AbraOM – 60 mais) e com predição de dano à proteína por ferramentas *in silico* (Polyphen, LRT e Mutation Taster). **B**) Visualização da variante considerada patogênica (p.Gly380Arg) pela ferramenta *Integrative Genomic Viewer* (IGV).

Quadro clínico – há envolvimento de diversos órgãos e sistemas, sendo os principais achados a presença de baixa estatura; dismorfismos faciais (hipertelorismo ocular, inclinação inferolateral das fendas palpebrais, ptose palpebral, proptose, má oclusão dentária, retrognatia, orelhas baixoimplantadas e com espessamento superior da hélice); pescoço curto e/ou alado; deformidade esternal; anomalias cardíacas, particularmente a estenose da valva pulmonar e a miocardiopatia hipertrófica; criptorquia nos indivíduos do sexo masculino; deficiência intelectual variável, em geral de grau leve; diátese hemorrágica, sendo a mais frequente a deficiência do fator XI de coagulação[10] (Figura VI-28).

Baixa estatura – é um achado cardinal da SN e ocorre em 50 a 70% dos indivíduos. É proporcionada e de origem pós-natal, uma vez que o comprimento ao nascimento está dentro dos parâmetros da normalidade. Ocorre desaceleração precoce, sendo que os parâmetros de peso e comprimento tendem a se manter no 3º percentil ou abaixo deste no decorrer dos anos. A idade óssea tende a ter atraso ao redor de dois anos, com atraso puberal. A estatura final média em indivíduos da Alemanha é de 152,7cm para o sexo feminino e 162,5cm para o masculino[10,11].

Há curvas de crescimento para indivíduos com síndrome de Noonan publicadas em diferentes populações, incluindo na população brasileira, avaliados em nossa Instituição[12].

Testes de estímulo para avaliação da secreção do hormônio de crescimento (GH) apresentam resultados contraditórios. Valores plasmáticos de *insulin-like growth factor 1* (IGF-1) tendem a ser baixos nos indivíduos com SN[10].

Diagnóstico – os achados faciais típicos, associados particularmente à baixa estatura e à cardiopatia, são muitas vezes suficientes para se estabelecer a hipótese clínica dessa síndrome. Há critérios clínicos estabelecidos para o diagnóstico da síndrome de Noonan, sendo o mais utilizado o de van der Burgt et al. (1994)[13], composto pela presença de sinais cardinais, como alterações faciais, anomalias cardíacas, baixa estatura, deformidade esternal, história familial positiva e outros achados. O sequenciamento dos genes responsáveis pela SN, de forma sequencial pelas suas frequências, ou concomitante pela técnica de NGS, permite confirmar a hipótese clínica em 70-80% dos casos. Permanece, portanto, uma porcentagem de indivíduos com diagnóstico clínico da SN e sem etiologia conhecida[14].

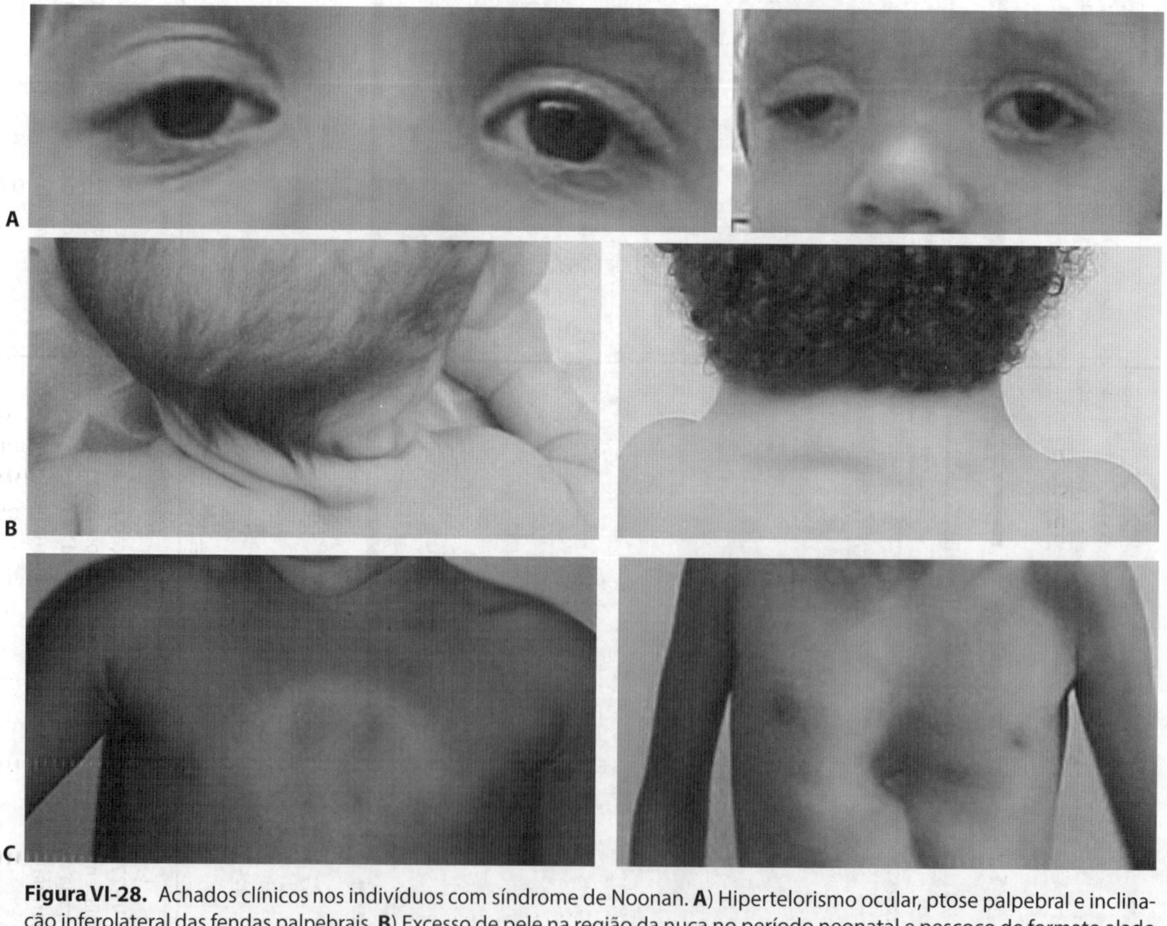

Figura VI-28. Achados clínicos nos indivíduos com síndrome de Noonan. **A**) Hipertelorismo ocular, ptose palpebral e inclinação inferolateral das fendas palpebrais. **B**) Excesso de pele na região da nuca no período neonatal e pescoço de formato alado na criança maior. **C**) Deformidade esternal, com *pectus* em S (*carinatum* superiormente e *excavatum* inferiormente) e *pectus excavatum* isolado.

Aspectos genéticos – a SN é considerada uma doença mendeliana, na maioria das vezes com padrão de herança autossômico dominante. A penetrância é considerada completa, o que significa que um indivíduo que apresenta a variante terá alguma expressão fenotípica. Essa expressão, no entanto, é variável, seja entre indivíduos não aparentados, seja mesmo dentro de uma família.

Outra característica que está presente na SN é o fato de possuir grande heterogeneidade de *locus*, com diferentes genes já associados à sua etiologia. O indivíduo com SN e portador de uma variante em heterozigose em um dos genes associados à SN apresenta risco de 50% de transmitir essa variante para seu descendente, o qual terá características clínicas da SN.

As bases moleculares da SN começaram a ser delineadas em 2001, quando Tartaglia et al.[8] demonstraram a presença de variantes em heterozigose no gene *PTPN11*. Na casuística estudada, apenas metade dela apresentava variantes nesse gene, já evidenciando que a SN apresentava heterogeneidade alélica de *locus*. Esse gene permanece sendo o mais comum em diferentes casuísticas, com prevalência ao redor de 50%.

Após alguns anos, em síndromes que apresentavam sobreposição evidente com a SN, como a síndrome CFC e a síndrome de Costello, foram reportadas variantes em novos genes, que, em comum com o gene *PTPN11*, faziam parte da mesma via de sinalização RAS/MAPK. Dessa forma, até 2013, o sequenciamento tradicional de genes candidatos dessa via permitiu a descoberta de outros genes associados à SN, como os genes *SOS1* (responsável por 11% dos casos da SN), *RAF1* (5%), *KRAS* (1,5%), *NRAS* (0,2%). A partir de 2013, o emprego da técnica de NGS alavancou a descoberta de novos genes, como o *RIT1*, o qual se tornou um dos mais prevalentes genes associados à SN, semelhante àquela observada para o gene *RAF1*, *RRAS*, *RASA2*, *A2ML1*, *SOS2*, *LZTR1*[14]. Esses dois últimos genes foram identificados pelo nosso grupo em uma casuística de indivíduos que não apresentavam variantes em genes previamente triados[15]. Nos casos reportados pelo nosso grupo, as variantes em *LZTR1* encontravam-se em apenas uma cópia do gene, compatível com uma herança dominante, sendo o mecanismo mutacional, proposto à época, de um efeito dominante negativo. Em 2018, em famílias em que havia recorrência da SN em irmandades, com ou sem consanguinidade, Johnston et al.[16] demonstraram que os afetados apresentavam variantes bialélicas no gene *LZTR1*. Nesses casos, o padrão de herança é autossômico recessivo e o risco para os genitores do caso-índice será de 25%.

As variantes encontradas são, na grande maioria, do tipo *missense* e levam a ganho de função, com aumento da atividade da via de sinalização RAS/MAPK. Mutações somáticas em genes dessa mesma via são responsáveis por diferentes tipos de neoplasias malignas, hematológicas e tumores sólidos.

As características clínicas cardinais, assim como os genes responsáveis pelas diferentes RASopatias com sobreposição clínica à SN estão demonstrados no quadro VI-32.

Prognóstico – é bom na maioria dos casos. Na criança, as preocupações maiores decorrem da presença e do tipo de cardiopatia, quando essa estiver presente. Embora a maioria dos indivíduos com SN não tenha comprometimento cognitivo, 10 a 40% podem apresentar dificuldades escolares. Diante dessa questão, uma avaliação neuropsicológica pode ser realizada, permitindo intervenções específicas e direcionadas[10].

O fato de as mutações somáticas em genes da via RAS/MAPK serem reconhecidas há tempo como responsáveis por uma série de neoplasias malignas instigou os médicos e pesquisadores que acompanhavam indivíduos com SN a avaliar o risco de desenvolverem câncer no longo prazo, uma vez que as variantes encontradas são germinativas. Os dados mais significativos foram obtidos em indivíduos com variantes no gene *PTPN11*, por ser o mais prevalente, apontando para um risco cumulativo de câncer até os 55 anos de idade de 3,5 vezes àquele observado para a população geral[17]. Os tumores mais frequentes foram aqueles com envolvimento do sistema hematopoiético e linfoide, como a leucemia mielomonocítica juvenil (LMMJ), a leucemia linfoide aguda (LLA) e o linfoma não Hodgkin. Entre os tumores sólidos, ressalta-se a presença de tumor cerebral desembrioblástico neuroepitelial, um tumor raro do sistema nervoso central, mas recorrente em indivíduos com SN, sugerindo assim associação entre eles. Até o momento, não há diretrizes de rastreamento para câncer consolidadas para indivíduos com SN. No entanto, dois estudos propuseram avaliações para: a) LMMJ com avaliações clínicas para a presença de hepatoesplenomegalia e laboratoriais dos parâmetros hematológicos básicos a cada três meses no primeiro ano de vida, e a cada seis meses, no segundo ano[18]; b) tumor desembrioblástico neuroepitelial, com realização de ressonância magnética de encéfalo previamente ao início do emprego de GH[19]. Entre os tumores benignos, destaca-se a presença de tumores de células gigantes multinucleadas na região da mandíbula e maxila[10].

Tratamento – alguns achados clínicos na SN podem requerer procedimentos invasivos, como em algumas cardiopatias (por exemplo, na estenose da valva pulmonar de grau moderado a grave), na criptorquidia, na presença de tumores de células gigantes na mandíbula/maxila. Nessas situações, deve-se atentar ao fato de os indivíduos com SN poderem apresentar anomalias hematológicas, com risco para hemorragias. Recomenda-se avaliação da hemostasia (hemograma completo e coagulograma) ao diagnóstico e após 6 a 12 meses, caso a primeira avaliação tenha sido feita na lactância. Se os exames vierem alterados, consulta com hematologista deve ser realizada para avaliação de fatores de coagulação e função plaquetária. No pré-operatório, sempre realizar a avaliação completa da hemostasia[10].

Outra questão que leva frequentemente os pais a procurarem um especialista é a baixa estatura. Apesar de não haver um consenso quanto à integridade ou anormalidade no eixo GH/IGF, o emprego do GH recombinante humano tem sido

Quadro VI-32. Características clínicas principais e moleculares nas RASopatias.

Síndrome	Achados clínicos cardinais	Gene responsável-*locus*
Síndrome de Noonan (SN) OMIM 163950	Baixa estatura, dismorfismos faciais, pescoço curto e/ou alado, deformidade torácica, cardiopatia congênita, criptorquidia .	*PTPN11*-12q24.1 *SOS1*-2p22.1 *RAF1*-3p25.1 *KRAS*-12p12.1 *NRAS*-1p13.2 *RRAS*-19q13.33 *BRAF*-7q34 *MAP2K1*-15q22.31 *RIT1*-1q22 *RASA2*-3q23 *A2ML1*-12p13.31 *SOS2*-14q21.3 *LZTR1*-22q11.21 *CDC42*-1p36.12
Síndrome de Noonan com múltiplas *lentigines* (SNML) OMIM 151100	Manchas lentiginosas, dismorfismos faciais, surdez, anomalia cardíaca, com alterações eletrocardiográficas de condução	*PTPN11*-12q24.1 *RAF1*-3p25.1 *BRAF*-7q34
Síndrome de Costello (SC) OMIM 218040	Polidrâmnio, com peso elevado ao nascimento, baixa estatura, face com traços grosseiros, papiloma perinasal, deficiência intelectual, achados ectodérmicos	*HRAS*-11p15.5
Neurofibromatose tipo 1 (NF1) OMIM 162200	Lesões cutâneas hiperpigmentadas (manchas café com leite, efélides axilares e inguinais), neurofibromas plexiformes/subcutâneos, glioma do nervo óptico, anomalias esqueléticas específicas, como o encurvamento da tíbia com ou sem pseudoartrose, dificuldade de aprendizagem, predisposição maior a tumores	*NF1*-17q11.2
Síndrome de Legius (SL) OMIM 611431	Lesões cutâneas hiperpigmentadas (manchas café com leite e efélides), dismorfismos faciais, macrocefalia, dificuldade de aprendizagem ou déficit de atenção, lipomas	*SPRED1*-15q14
Síndrome cardiofaciocutânea (CFC) OMIM 115150	Baixa estatura, dismorfismos faciais, cardiopatia congênita anormalidades ectodérmicas, deficiência intelectual	*BRAF*-7q34 *MAP2K1*-15q22.31 *MAP2K2*-19p13.3 *KRAS*-12p12.1
Síndrome Noonan-*like* com cabelos anágenos frouxos (SNLCAF) OMIM 607721	Baixa estatura, dismorfismos faciais, cardiopatia, principalmente da valva mitral; macrocefalia relativa e malformação de Chiari, cabelos lisos e de crescimento lento	*SHOC2*-10q25.2 *PPP1CB*-2p23.2

utilizado na tentativa de melhorar a estatura final desses indivíduos. Até o momento, o número de estudos e de participantes ainda é pequeno e as observações são feitas, na maioria das vezes, no curto prazo, sendo que uma minoria obtém dados sobre a estatura final. De modo geral, os estudos com casuística maiores, ao redor de 30 indivíduos, mostram aumento na velocidade de crescimento, com ganho na estatura durante o período observacional que varia entre 0,5 e 1 desvio-padrão (DP)[20]. Em estudo italiano com 88 indivíduos com RASopatias, sendo 78,4% indivíduos com SN, todos com estudo molecular confirmatório, o uso de GH no longo prazo mostrou um benefício na estatura final, com ganho de + 1,3DP no grupo de indivíduos com SN e deficiência de GH comprovada por teste farmacológico, quando comparado com indivíduos não tratados. Nessa situação, houve normalização da estatura para a curva de crescimento específica para a SN, mas eles mantiveram uma estatura aquém nas curvas de crescimento de indivíduos com estatura mediana, normalização que se observa em indivíduos com deficiência isolada de GH[21].

Displasias esqueléticas

As displasias esqueléticas ou osteocondrodisplasias constituem um grupo heterogêneo de doenças que apresentam envolvimento generalizado do esqueleto. Embora individualmente raras, sua prevalência como um grupo, observada em diferentes populações, incluindo a América Latina, ocorre em aproximadamente 1 a cada 3.000 nascimentos[22,23].

Os indivíduos com displasia esquelética quase sempre apresentam baixa estatura com desproporção entre os segmentos corporais. O déficit de crescimento pode ter origem pré-natal ou pós-natal, a depender do tipo de displasia esquelética. Dessa forma, em uma criança com baixa estatura desproporcionada a hipótese de uma displasia esquelética deve ser aventada. Histórias clínica e familial detalhadas, assim como exame físico cuidadoso devem ser realizados. As medidas antropométricas devem incluir, além da medida da estatura/comprimento, os segmentos superior e inferior, com sua relação, a altura sentada e a envergadura. Na avaliação clínica, o médico deve atentar-se para qual segmento do membro é mais acometido, encurtado. O acometimento será predominantemente rizomélico quando envolver úmero e fêmur, mesomélico quando acometer rádio, ulna, tíbia e fíbula e acromélico quando as mãos e pés forem os segmentos encurtados. Outros achados clínicos que não esqueléticos também devem ser avaliados, uma vez que diversas displasias esqueléticas podem apresentar outros achados, como, por exemplo, alterações oftalmológicas, fenda palatina, entre outras. A avaliação deve prosseguir com a realização de um estudo radiológico, incluindo imagens anteroposterior (AP) e lateral do crânio e da coluna total e AP do quadril e dos membros, incluindo mãos e pés. Na análise das imagens, atentar inicialmente para desproporções, da mesma forma que foi realizado no exame físico, podendo ser definido se há rizomelia, mesomelia e/ou acromelia. Na coluna, observar se há alterações, particularmente na altura dos corpos vertebrais, o que constitui a platispondilia. Em seguida avaliar o desenvolvimento das estruturas de ossificação, epífises, metáfises e diáfises. Deve-se atentar para a presença/calcificação da epífise em relação a idade, tamanho, irregularidades; se as metáfises são irregulares, alargadas, se a diáfise apresenta estrutura adequada, avaliando a cortical e medular e a relação entre elas. Deve-se avaliar em conjunto as alterações, uma vez que diversas displasias esqueléticas apresentam alteração da coluna com anomalias epifisárias (displasias espondiloepifisárias), anomalias metafisárias (displasias espondilometafisárias), ou ambas (displasias espondiloepimetafisárias). Por último, avaliar anormalidades gerais e diferenciar de variantes da normalidade. Alguns achados são patognomônicos, o que permite estabelecer o diagnóstico de displasia esquelética ou restringir para determinado grupo de doenças ósseas[22].

Por ser um grupo tão heterogêneo, uma classificação dessas doenças ósseas começou a se delinear em 1969, quando um grupo de especialistas de diferentes áreas (Radiologia, Ortopedia, Pediatria e Genética) se reuniu para avaliar as doenças descritas desde 1960, inicialmente baseada apenas em critérios clínico-radiológicos. Atualizações periódicas por especialistas, particularmente a partir da criação da Sociedade Internacional de Displasias Esqueléticas em 1999, passaram a incluir dados da etiologia genética à medida que novas descobertas eram feitas. A última atualização foi publicada em 2019, compreendendo 461 doenças divididas em 42 grupos distintos, as quais são classificadas a partir de critérios clínicos, radiológicos e moleculares. Dessa forma, há grupos estabelecidos pelo gene/proteína envolvida, como o caso do receptor 3 do fator de crescimento de fibroblastos (FGFR3) associado principalmente aos fenótipos da acondroplasia, hipocondroplasia e nanismo tanatofórico, o colágeno tipos 2 e 11, entre outros; pelo acometimento de regiões ósseas particulares ao estudo radiológico, como os grupos de displasias espondiloepifisárias, espondilometafisárias, espondiloepimetafisárias, displasias metafisárias; pelo predomínio de envolvimento da região dos membros por uma avaliação clínico-radiológica, como as displasias acromélicas, acromesomélicas, mesomélicas e rizomélicas; doenças com alteração da densidade óssea, sejam aquelas com aumento da densidade óssea (displasias osteoescleróticas neonatais, osteopetroses, sejam aquelas com diminuição da densidade óssea, como o grupo da osteogênese imperfeita, entre outras)[24].

Apesar de ser um grupo heterogêneo de doenças ósseas, a etiologia genética na grande maioria dos casos decorre de variantes em genes únicos, compatível com um padrão monogênico clássico de herança. Com o avanço das técnicas de biologia molecular, particularmente do sequenciamento de nova geração, a maioria delas (425/461 – 92%) já tem uma base molecular total ou parcialmente definida.

Como exemplos, serão descritos a seguir duas doenças ósseas prevalentes: a acondroplasia e a osteogênese imperfeita, esta última constituindo um grupo de doenças ósseas genéticas, caracterizadas pela diminuição da densidade óssea e propensão a fraturas ósseas recorrentes.

Acondroplasia

Prevalência – a acondroplasia é uma das displasias esqueléticas mais comuns e mais bem caracterizada do ponto de vista clínico, radiológico e molecular. A prevalência é estimada em aproximadamente 1:25.000 nascimentos em países europeus[25] e 1:23.000 nascimentos em países da América Latina [23].

Quadro clínico – a maioria dos casos de acondroplasia é diagnosticada nos primeiros meses de vida, embora o encurtamento dos ossos longos pode ser detectado pela ultrassonografia fetal no segundo semestre de gestação.

O quadro clínico caracteriza-se por baixa estatura de origem pós-natal, uma vez que o comprimento ao nascimento em geral está dentro dos parâmetros da normalidade; desproporção entre os segmentos corporais, com encurtamento proximal (rizomélico) dos membros e excesso de dobras cutâneas na região; macrocefalia, com bossa frontal, retração da face média, com ponte nasal deprimida; tórax curto e estreito, com aumento da complacência da caixa torácica; cifose toracolombar, em geral transitória, e acentuação da lordose lombar; limitação à extensão dos cotovelos; dedos curtos com a configuração em tridente das mãos; hiperextensibilidade articular em joelhos e quadril; arqueamento das pernas (*genu varum*); hipotonia[26] (Figura VI-29).

Achados radiológicos – ossos longos encurtados; formato quadrado das asas do ilíaco, teto acetabular horizontalizado, estreitamento entre as espinhas isquiáticas; radiolucência proximal do fêmur, alargamento metafisário, com aspecto em V invertido (*chevron*) na posição da epífise em joelhos; estreitamento da distância interpedicular na região lombar, corpos vertebrais e pedículos curtos; encurtamento das falanges proximais e médias nas mãos[26] (Figura VI-30).

Aspectos genéticos – a acondroplasia é uma doença monogênica com padrão de herança autossômico dominante com penetrância completa e expressividade pouco variável, decorrente da presença de uma variante no gene *FGFR3*. Dessa forma, um indivíduo com acondroplasia tem risco de 50% de ter descendentes afetados por essa displasia esquelética. Quando os dois genitores são acondroplásicos, existe a probabilidade de terem filhos acondroplásicos (1/2), com uma variante em heterozigose, mas também 1/4 de risco de gerarem uma criança com variantes bialélicas (nas duas cópias do gene *FGFR3*), que apresenta um fenótipo mais grave, geralmente letal no período neonatal. No entanto, o que se observa é que a maioria dos acondroplásicos (80%) é um caso único na família, com genitores de estatura mediana. Nessas famílias, o evento é *de novo*, ou seja, decorrente de uma mutação nova. A idade paterna avançada aumenta o risco para mutações novas em doenças monogênicas com um padrão de herança autossômica dominante em geral e, na acondroplasia, esse fator se potencializa, uma vez que a variante em *FGFR3* confere um efeito de seleção positiva para as espermatogônias que possuem a alteração gênica[26].

Diferente da maioria das doenças com esse padrão de herança, que apresenta uma grande gama de variantes (heterogeneidade alélica), na acondroplasia duas variantes na mesma posição do cDNA (c.1138G>A ou c1138G>C), levando à mesma troca de aminoácido (p.Gly380Arg) no gene *FGFR3*, são encontradas na quase totalidade dos casos (99%).

O gene *FGFR3* codifica um receptor que atua na proliferação celular e, mais especificamente na cartilagem, exerce efeito inibitório. A variante encontrada em indivíduos com acondroplasia apresenta um mecanismo de ganho de função, com uma ação permanente de FGFR3, o que ativa as cascatas de sinalização intracelular de STAT-1 e MAPK, com acentuação na inibição do crescimento do osso endocondral, seja pelo encurtamento da fase proliferativa, seja pela aceleração da diferenciação terminal na cartilagem e na produção da matriz extracelular, respectivamente[27].

Diagnóstico – na grande maioria dos casos, os achados clínico-radiológicos são suficientes para estabelecer o diagnóstico da acondroplasia. Naqueles raros casos que não são típicos, o estudo molecular, pelo sequenciamento do éxon específico ou completo do gene *FGFR3*, pode ser realizado[26] (ver Figura VI-26).

Prognóstico – a sobrevida de indivíduos com acondroplasia é 10 anos menor que a da população geral, particularmente por problemas cardiovasculares. Complicações na criança incluem risco maior para morte súbita e óbito antes dos 4 anos de idade em decorrência de alterações na conformação óssea na base do crânio, com um forame magno estreito e malformado, podendo ocasionar compressão medular e/ou das artérias vertebrais na junção craniocervical. Recomenda-se a realização de um exame de imagem dessa região e polissonografia precoces, preferencialmente antes dos 3 meses de idade. Medidas preventivas também

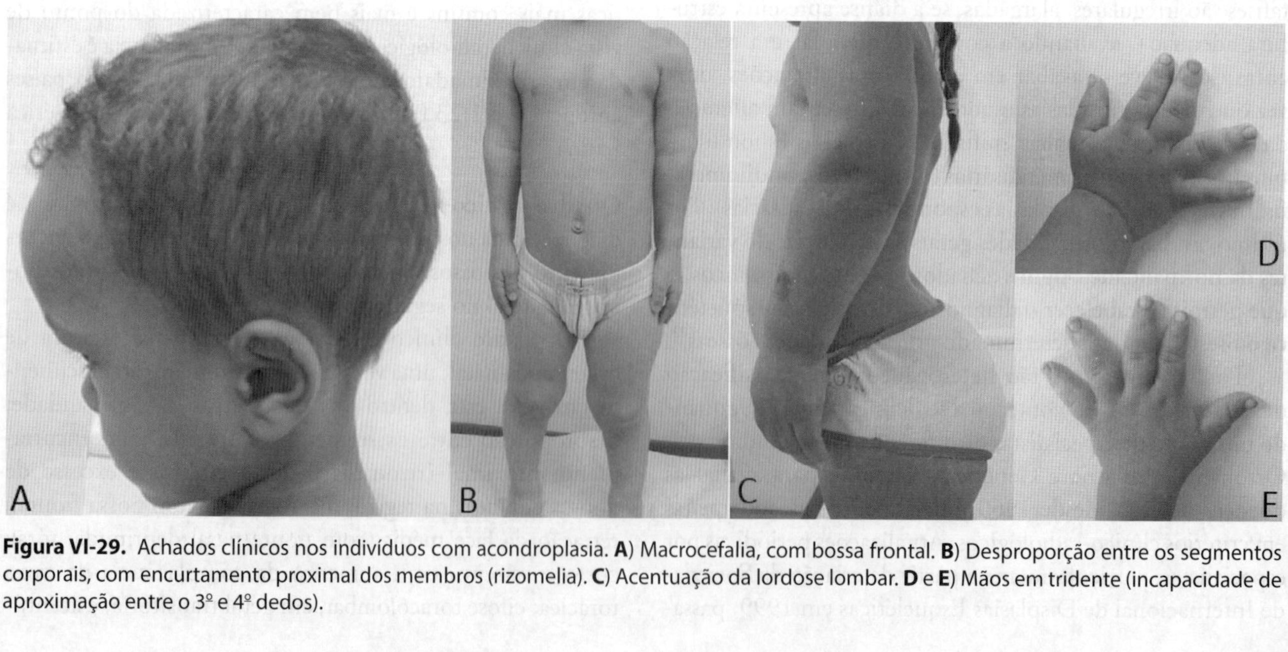

Figura VI-29. Achados clínicos nos indivíduos com acondroplasia. **A)** Macrocefalia, com bossa frontal. **B)** Desproporção entre os segmentos corporais, com encurtamento proximal dos membros (rizomelia). **C)** Acentuação da lordose lombar. **D** e **E)** Mãos em tridente (incapacidade de aproximação entre o 3º e 4º dedos).

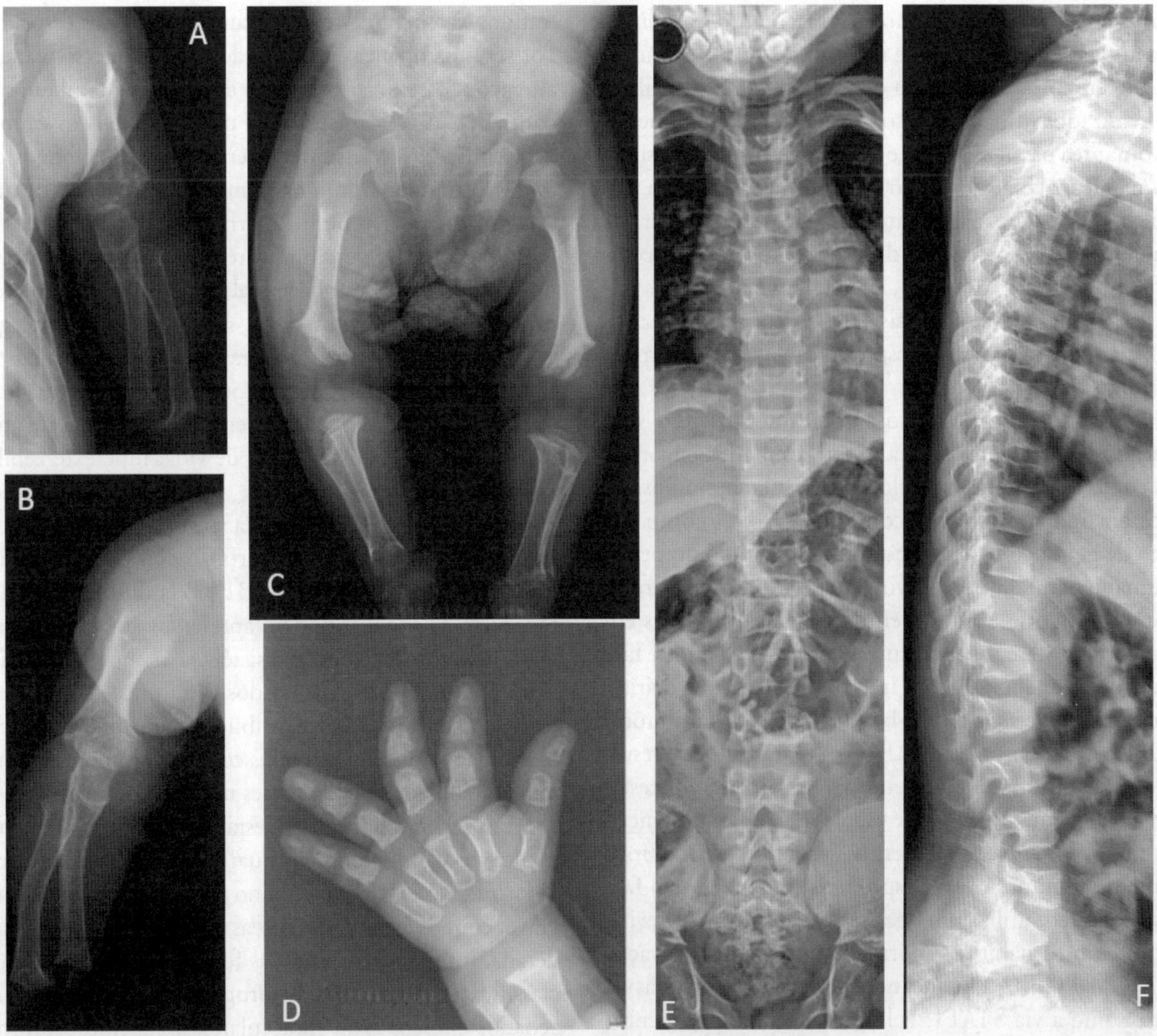

Figura VI-30. Achados radiológicos nos indivíduos com acondroplasia. **A** e **B**) Ossos longos dos membros superiores curtos, particularmente proximal (rizomélico). **C**) Ilíacos curtos, com horizontalização do acetábulo e espinhas isquiáticas aproximadas; ossos longos dos membros inferiores curtos, radiolucência na região proximal do fêmur; metáfise distal do fêmur alargada, com aspecto em *chevron*. **D**) metacarpos e falanges curtas, com configuração em tridente da mão. **E** e **F**) Distância interpedicular diminuída na região lombar (AP) e corpos e pedículos vertebrais curtos (P).

devem ser orientadas para evitar movimentos bruscos da cabeça, como o uso de apoios, especialmente ao transportar a criança, evitar esportes como ginástica olímpica, saltos ornamentais, artes marciais, futebol americano. Por outro lado, há uma série de atividades esportivas que podem e devem ser encorajadas como natação, tênis, basquete e mesmo futebol, evitando-se dar cabeçadas na bola. Em centros especializados, com experiência em crianças com acondroplasia, 10% aproximadamente requer cirurgia para a descompressão medular. Outra complicação rara é a presença de doença pulmonar restritiva, requerendo em alguns casos a realização de traqueostomia.

Crescimento – a baixa estatura está presente em todos os indivíduos com acondroplasia, sendo a estatura final no sexo masculino, em média, de 130cm, com variação entre 120 e 145cm, e no sexo feminino, média de 125cm, com uma variação entre 115 e 137cm. No acompanhamento das crianças com acondroplasia, devem-se utilizar curvas de crescimento específicas para essa displasia esquelética, elaboradas em diferentes populações, mas não no Brasil. Para melhor funcionalidade, uma série de adaptações ambientais devem ser realizadas, incluindo o ambiente escolar.

Além do crescimento linear, outros dados antropométricos também devem ser monitorados em curvas específicas, como o peso, uma vez que há risco aumentado para obesidade, e a medida do perímetro cefálico, pelo risco de hidrocefalia.

Devem-se atentar para otites de repetição e apneia obstrutiva, duas condições comuns em indivíduos com acondroplasia. Na presença de alterações ortopédicas, como a persistência da cifose toracolombar, progressão do *genu varum*, avaliação e seguimento com ortopedista são recomendados[26].

Tratamento – atualmente não há tratamento específico aprovado por agências de saúde reguladoras para a acondroplasia. No entanto, para a baixa estatura, diversos trabalhos foram realizados utilizando-se o hormônio de crescimento recombinante, particularmente no Japão, o qual mostrou ganho na altura final de 2,8cm nas mulheres e 3,5cm nos homens[28]. Outra abordagem utilizada em alguns centros é o alongamento ósseo com fixadores externos, um procedimento prolongado, complexo, com potenciais efeitos adversos sérios, mas o método mais efetivo em ganho linear (> 20cm), além de minimizar a desproporção entre os segmentos corporais[29].

Nos últimos anos, diversos medicamentos têm sido empregados em modelos animais com resultados encorajadores, como as estatinas e meclozina e também em ensaios clínicos em indivíduos com acondroplasia. Um composto análogo de peptídeo natriurético tipo C, derivado do peptídeo humano natural, foi desenvolvido pela Indústria Farmacêutica e é o que se encontra em fases mais avançadas em ensaios clínicos (fase 3 para crianças entre 5 e 18 anos e fase 2 para crianças menores), com injeções subcutâneas diárias. Seu mecanismo de ação seria o bloqueio do efeito inibitório do FGFR3 atuando na via MAPK de sinalização. Os resultados obtidos mostraram aumento na velocidade de crescimento de 50%, mantida por até 42 meses, com manutenção da desproporção entre os segmentos corporais. Outra droga que poderia minimizar essa desproporção, também em fase de ensaio clínico, utiliza um ligante ao FGFR3 que previne a ligação com os habituais, normalizando assim a ativação excessiva do FGFR3, bloqueando tanto a ativação da via MAPK, como a via STAT1. Pelo número de experimentos em andamento e na fase de desenvolvimento em que se encontram, é possível que no curto prazo já se tenha um medicamento disponível no mercado direcionado a alguns dos sinais clínicos presentes na acondroplasia[27].

Osteogênese imperfeita

Prevalência – a osteogênese imperfeita (OI) constitui um grupo de doenças ósseas genéticas, com grande heterogeneidade fenotípica e genética. Estudos epidemiológicos na Europa e Estados Unidos, baseados nos casos mais graves com sinais clínicos observados ao nascimento, mostraram prevalência entre 0,3 e 0,7 a cada 10.000 nascimentos. Já estudos baseados em registros nacionais, como na Dinamarca, incluindo, portanto, casos mais leves, mostram prevalência de 1,5 a cada 10.000[30]. Na América Latina, a prevalência foi estimada em 0,74 a cada 10.000 nascimentos[23].

Quadro clínico – a osteogênese imperfeita apresenta grande espectro fenotípico, desde casos leves, com diminuição da densidade óssea, com osteoporose de aparecimento mais precoce, até casos graves, com deformidades ósseas e mesmo letais no período neonatal. As formas mais graves já podem ser detectadas pela ultrassonografia fetal, com evidência de fraturas, encurvamentos e encurtamentos dos ossos longos. Por ser uma doença sistêmica do tecido conectivo, além das alterações ósseas, achados não esqueléticos também são encontrados. A OI caracteriza-se por fragilidade óssea, podendo resultar em fraturas recorrentes dos ossos longos decorrentes de traumas mínimos ou mesmo na ausência de trauma, e compressão vertebral; deformidades variáveis nos ossos longos, costelas e vértebras; prejuízo do crescimento. Anomalias na junção craniocervical, como invaginação basilar e platibasia, são achados raros, mas potencialmente graves. Outros achados incluem escleras azuladas; anomalias dentárias, como a dentinogênese imperfeita e a má oclusão dentária; surdez condutiva, neurossensorial ou mista, de aparecimento entre a 2ª e 3ª décadas de vida; hiperextensibilidade articular; fraqueza muscular; anomalias cardiovasculares (alterações valvares, dilatação da raiz da aorta, raramente com aneurisma e dissecção da aorta) e comprometimento da função pulmonar (Figura VI-31). Pela diminuição da força muscular, as crianças podem apresentar atraso no desenvolvimento motor, fadiga e resistência menor nas atividades físicas. Esses fatores, associados a fraturas, deformidades e frouxidão ligamentar, contribuem para uma limitação da mobilidade, que, combinados com dor crônica, comprometem a qualidade de vida desses indivíduos[30,31].

Em 1979, Sillence et al. estabeleceram uma classificação clínica da OI dividida em quatro tipos: I, forma leve, sem deformidades; II, forma letal no período perinatal; III, forma grave, com deformidades ósseas progressivas; IV, forma moderada, intermediária entre as formas I e III. Embora novas classificações tenham sido propostas, incorporando novos achados clínicos e/ou moleculares, a classificação proposta por Sillence et al. ainda é frequentemente utilizada na prática clínica nos dias de hoje[31].

Achados radiológicos – há diminuição da densidade óssea, com ossos longos adelgaçados, corticais finas, presença de ossos wormianos no crânio, fraturas e deformidades ósseas, anomalias da coluna vertebral, com escoliose, platispondilia, fraturas de compressão. No tipo V, há uma tríade de achados radiológicos: formação de um calo hiperplásico, linhas densas nas metáfises e calcificações na membrana interóssea do antebraço[30] (Figura VI-32).

Aspectos genéticos – a maioria dos casos de indivíduos com OI (85-90%) apresenta uma variante em heterozigose, ou no gene *COL1A1* ou *COL1A2*, os quais codificam o colágeno tipo 1, uma proteína abundante, componente da matriz extracelular, que confere resistência aos ossos, compatível com um padrão de herança autossômico dominante. A estrutura do colágeno é composta por duas cadeias polipeptídicas do COL1A1 e uma cadeia do COL1A2, entrelaçadas entre si. O domínio da tripla hélice é uma longa estrutura na qual o aminoácido glicina está presente a cada três aminoácidos (Gly-X-Y). A biossíntese do colágeno tipo 1 é complexa,

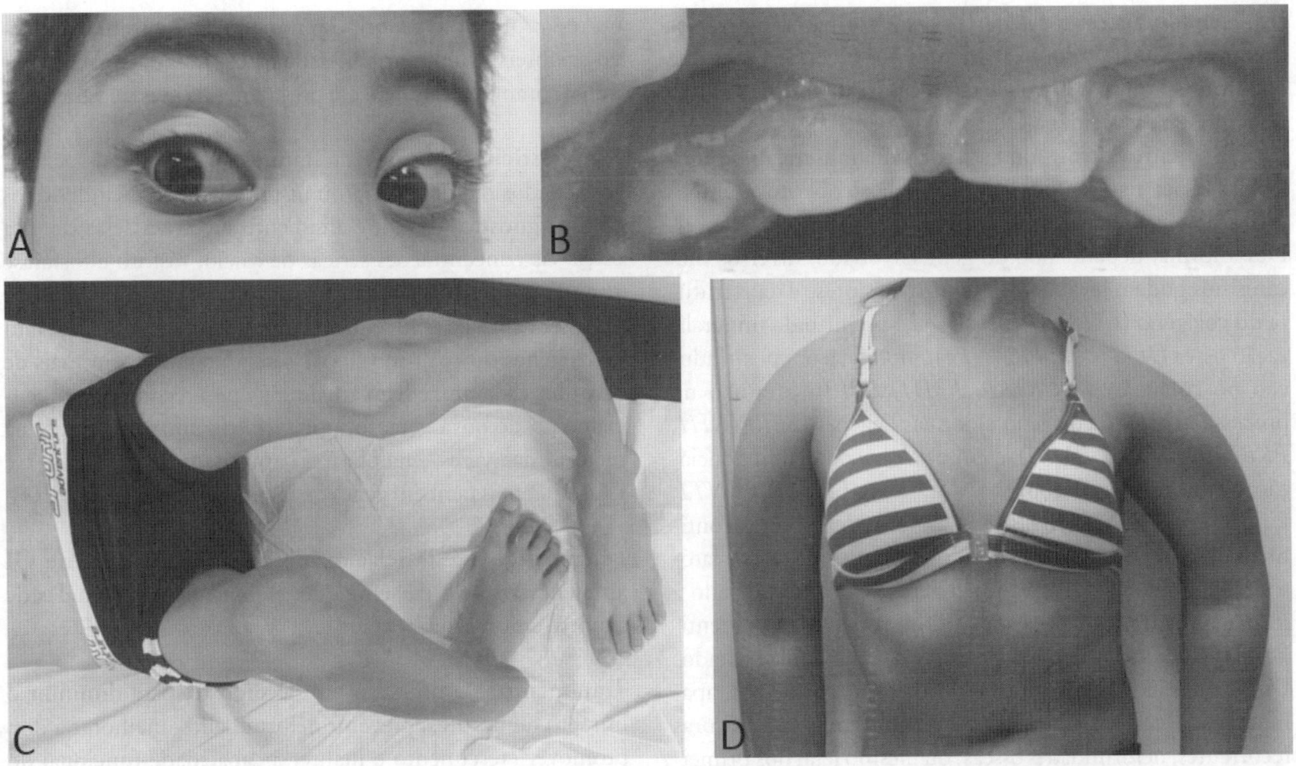

Figura VI-31. Achados clínicos em indivíduos com OI. **A**) Escleras azuladas. **B**) Dentes opalescentes. **C** e **D**) Deformidades dos membros inferiores e superiores.

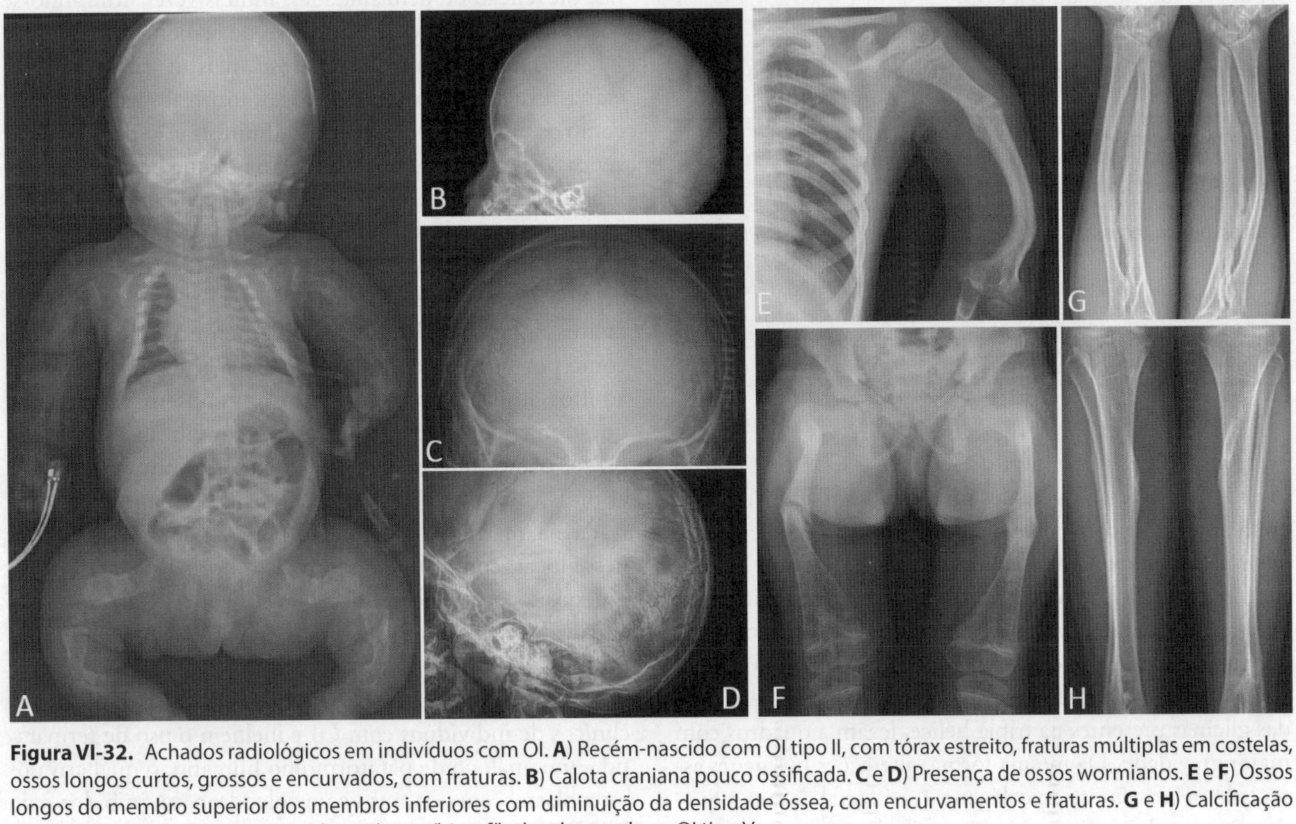

Figura VI-32. Achados radiológicos em indivíduos com OI. **A**) Recém-nascido com OI tipo II, com tórax estreito, fraturas múltiplas em costelas, ossos longos curtos, grossos e encurvados, com fraturas. **B**) Calota craniana pouco ossificada. **C** e **D**) Presença de ossos wormianos. **E** e **F**) Ossos longos do membro superior dos membros inferiores com diminuição da densidade óssea, com encurvamentos e fraturas. **G** e **H**) Calcificação da membrana interóssea entre rádio e ulna e tíbia e fíbula, observada na OI tipo V.

requerendo uma série de etapas na sua formação e diversos mecanismos pós-tradução. Variantes nos diversos genes que codificam proteínas envolvidas na biossíntese do colágeno podem estar associadas à OI, como os genes *P3H1*, *CRTAP*, *FKBP10*, entre outros. Ainda, fatores de transcrição ou moléculas relacionadas à diferenciação de osteoblastos e mineralização também estão envolvidos na etiologia da OI. Dessa forma, dependendo do gene envolvido, diversos mecanismos podem levar à OI: prejuízo da síntese e da estrutura do colágeno (*COL1A1* e *COL1A2*); prejuízo da mineralização óssea (*IFITM5, SERPINF1*), modificações pós-tradução no colágeno 1 (*CRTAP*, *P3H1*, *PPIB*), prejuízo no processamento do colágeno e de suas ligações (*SERPINH1*, *FKBP10*, *PLOD2*, *BMP1*), além de alterações na diferenciação e função dos osteoblastos (*SP7*, *TMEM38B*, *WNT1*, *CREB3L1*, *SPARC*, *MBTPS2*)[30,31]. Novas descobertas continuam a ser reportadas, mostrando a complexidade dos fatores etiológicos em OI. Um novo gene (*MESD*) associado à forma autossômica recessiva de OI foi recentemente identificado pelo nosso grupo e por grupos da Alemanha e Estados Unidos. Os cinco indivíduos reportados, todos de pais aparentados, apresentavam quadro clínico grave, com fraturas recorrentes, deformidades ósseas, ou mesmo letal nos primeiros meses ou anos de vida[32].

Além do padrão de herança autossômico dominante, o mais comum associado aos genes *COL1A1* e *COL1A2*, os demais genes responsáveis por esse grupo de doenças podem estar relacionados a padrões distintos de herança, como pode ser observado no quadro VI-33.

Quadro VI-33. Genes associados aos diferentes padrões de herança no grupo da OI.

Padrão de herança	Genes descritos
Autossômico dominante	*COL1A1, COL1A2, IFITM5*
Autossômico recessivo	*P3H1, CRTAP, FKBP10, SERPINF1, SERPINH1, MESD, PPIB, SP7, WNT1, CREB3L1, BMP1, SPARC, TENT5A, TMEM38B*
Ligado ao X recessivo	*MBTPS2*

As variantes presentes no *COL1A1* e *COL1A2* podem levar a quadros com diferentes níveis de gravidade. Variantes em heterozigose com perda de função, na qual uma cópia do gene não é funcionante (haploinsuficiência), levam à diminuição quantitativa do colágeno 1, associado, na maioria das vezes, a um quadro clínico leve. Por outro lado, variantes que alteram a estrutura do colágeno 1 (defeito qualitativo), como substituições (variantes *missense*), particularmente em uma das glicinas presentes na tripla hélice, levam a quadros com maior gravidade. Da mesma forma, alterações nos genes associados à biossíntese do colágeno 1, em geral, levam a quadros moderados a graves. No entanto, é importante ressalvar que essa correlação genótipo-fenótipo não é absoluta, podendo-se observar uma variabilidade da expressão, tanto interfamilial como intrafamilial, em portadores da mesma variante[31].

Diagnóstico – a história de fraturas recorrentes, associadas aos achados radiológicos e/ou história familial de indivíduos com diagnóstico de OI, é altamente sugestiva dessa doença óssea. As concentrações séricas de cálcio, fósforo e fosfatase alcalina são normais. A confirmação do diagnóstico clínico pode ser realizada pelo sequenciamento gênico, que, pelo fato de os genes do colágeno tipo 1 serem grandes, com mais de 50 éxons cada um, é feito atualmente pela técnica do sequenciamento de nova geração, por meio de um painel, que, na maioria das vezes, engloba não apenas os genes *CO1A1* e *COL1A2*, mas também genes mais raramente associados à OI.

Prognóstico – está relacionado ao tipo/gravidade de OI apresentados pelo paciente e na efetividade das medidas de suporte empregadas.

Tratamento – o utilizado é o de suporte, para diminuir o número de fraturas, prevenir deformidades, melhorar a dor, promover crescimento e manter a capacidade funcional do indivíduo. Pelo caráter sistêmico, uma equipe multiprofissional deve estar envolvida no seguimento desses indivíduos, preferencialmente em centros especializados, com experiência no manejo desses indivíduos. Os tratamentos ortopédico e fisioterapêutico são fundamentais para o manejo das fraturas, prevenção de deformidades, muitas vezes utilizando-se hastes intramedulares, e promoção de reabilitação.

O tratamento medicamentoso mais utilizado na faixa etária pediátrica é o uso de drogas antirreabsortivas ósseas, como os bisfosfonatos, seja pela administração por via intravenosa, seja pela via oral. Essa classe de medicamentos melhora a densidade e a arquitetura ósseas, reduzindo, em certo grau, o número de fraturas e diminuindo a dor crônica. Elas atuam por inibição da atividade dos osteoclastos e induzindo apoptose. Apresentam boa tolerância, com poucos efeitos colaterais. Embora amplamente usado, questões como por quanto tempo utilizar e sua ação em indivíduos adultos ainda permanecem sem um consenso. Ainda, há questionamentos quanto a possíveis complicações no longo prazo, como uma predisposição maior a fraturas femorais atípicas, uma vez que essa substância permanece concentrada na matriz extracelular e persiste por meses a anos nesse local, comprometendo o ciclo normal de reabsorção e depósito ósseo. Devem-se manter concentrações séricas adequadas de cálcio e vitamina D a partir da dieta e/ou reposição medicamentosa.

Novas medicações estão sendo utilizadas em ensaios clínicos de indivíduos com OI e incluem o uso de teriparatide, um análogo de paratormônio humano, o qual ativa os osteoblastos, em conjunto com zolendronato; inibidores do RANKL (Denosumab), um precursor que atua na maturação dos osteoclastos; terapia antiesclerostina (Setrusumab); inibidores do TGF-β (Fresolimumab), o qual direciona à maior reabsorção óssea e mesmo o emprego de células-tronco. Além da terapia celular, estudos *in vitro* têm utilizado técnicas de terapia gênica como possível abordagem futura na OI[27,31].

CONCLUSÕES

Nos últimos anos, os avanços tecnológicos permitiram ampliar dramaticamente o conhecimento das bases moleculares na área da Genética Humana e Médica. Nos dias atuais, a maioria das doenças mendelianas já possui sua etiologia total ou parcialmente desvendada. Dessa forma, a confirmação do diagnóstico clínico pode ser estabelecida com precisão, podendo estender-se ao período pré-natal e mesmo ao pré-implantacional, em determinadas circunstâncias[33]. Ainda, o emprego do NGS permitiu ampliar o espectro de diversas doenças mendelianas, muitas delas em apresentações clínicas mais frustras, o que dificulta um diagnóstico clínico preciso pelo médico geneticista. Os estudos mostraram claramente que um único gene pode levar a diferentes fenótipos e um fenótipo específico pode ser ocasionado por diferentes genes[34]. Diversas Sociedades Médicas e de Genética têm-se posicionado quanto a questões éticas, benefícios e limitações do emprego dessa nova tecnologia nos diferentes cenários, seja como teste diagnóstico ou preditivo, seja avaliação de achados secundários etc. Na área da pesquisa, observa-se, no momento atual, um direcionamento maior para estudo de regiões não codificadoras do genoma que possam explicar os casos nos quais o sequenciamento do exoma não foi efetivo em determinar a etiologia de determinado fenótipo e também para o tratamento das doenças monogênicas, seja com medicamentos já utilizados para outras condições (*off label*), seja por meio de terapias celulares e gênicas, caracterizando uma Medicina Personalizada[35].

REFERÊNCIAS

1. Chong JX, Buckingham KJ, Jhangiani SN, Boehm C, Sobreira N, Smith JD, et al. The genetic basis of Mendelian phenotypes: discoveries, challenges, and opportunities. Am J Hum Genet. 2015; 97(2):199-215.
2. Shendure J, Balasubramanian S, Church GM, Gilbert W, Rogers J, Schloss JA, Waterston RH. DNA sequencing at 40: past, present and future. Nature. 2017;550(7676):345-53.
3. Steyaert W, Callens S, Coucke P, Dermaut B, Hemelsoet D, Terryn W, et al. Future perspectives of genome-scale sequencing. Acta Clin Belg. 2018;73(1):7-10.
4. Richards S, Aziz N, Bale S, Bick D, Das S, Gastier-Foster J, et al. Standards and guidelines for the interpretation of sequence variants: a joint consensus recommendation of the American College of Medical Genetics and Genomics and the Association for Molecular Pathology. Genet Med. 2015;17(5):405-24.
5. Kalia SS, Adelman K, Bale SJ, Chung WK, Eng C, Evans JP, et al. Recommendations for reporting of secondary findings in clinical exome and genome sequencing, 2016 update (ACMG SF v2.0): a policy statement of the American College of Medical Genetics and Genomics. Genet Med. 2017;19(2):249-55.
6. Tidyman WE, Rauen KA. The RASopathies: developmental syndromes of Ras/MAPK pathway dysregulation. Curr Opin Genet Dev. 2009;19(3):230-6.
7. Noonan J, Ehmke DA. Associated non-cardiac malformations in children with congenital heart disease. J Pediatr. 1963;63:468.
8. Tartaglia M, Mehler EL, Goldberg R, Zampino G, Brunner HG, Kremer H, et al. Mutations in PTPN11, encoding the protein tyrosine phosphatase SHP-2, cause Noonan syndrome. Nat Genet. 2001;29(4):465-8.
9. Nora JJ, Nora AH, Sinha AK, Spangler RD, Lubs HA. The Ullrich-Noonan syndrome (Turner phenotype). Am J Dis Child. 1974; 127:48-55.
10. Romano AA, Allanson JE, Dahlgren J, Gelb BD, Hall B, Pierpont ME, et al. Noonan syndrome: clinical features, diagnosis, and management guidelines. Pediatrics. 2010;126(4):746-59.
11. Ranke MB, Heidemann P, Knupfer C, Enders H, Schmaltz AA, Bierich JR. Noonan syndrome: growth and clinical manifestations in 144 cases. Eur J Pediatr. 1988;148(3):220-7.
12. Malaquias AC, Brasil AS, Pereira AC, Arnhold IJ, Mendonca BB, Bertola DR, et al. Growth standards of patients with Noonan and Noonan-like syndromes with mutations in the RAS/MAPK pathway. Am J Med Genet A. 2012;158A(11):2700-6.
13. Van der Burgt I, Berends E, Lommen E, van Beersum S, Hamel B, Mariman E. Clinical and molecular studies in a large Dutch family with Noonan syndrome. Am J Med Genet. 1994;53(2):187-91.
14. Aoki Y, Niihori T, Inoue S, Matsubara Y. Recent advances in RASopathies. J Hum Genet. 2016;61(1):33-9.
15. Yamamoto GL, Aguena M, Gos M, Hung C, Pilch J, Fahiminiya S, et al. Rare variants in SOS2 and LZTR1 are associated with Noonan syndrome. J Med Genet. 2015;52(6):413-21.
16. Johnston JJ, Van der Smagt JJ, Rosenfeld JA, Pagnamenta AT, Alswaid A, Baker EH, et al. Autosomal recessive Noonan syndrome associated with biallelic LZTR1 variants. Genet Med. 2018; 20(10):1175-85.
17. Jongmans MC, Van der Burgt I, Hoogerbrugge PM, Noordam K, Yntema HG, Nillesen WM, et al. Cancer risk in patients with Noonan syndrome carrying a PTPN11 mutation. Eur J Hum Genet. 2011;19(8):870-4.
18. Strullu M, Caye A, Lachenaud J, Cassinat B, Gazal S, Fenneteau O, et al. Juvenile myelomonocytic leukaemia and Noonan syndrome. J Med Genet. 2014;51(10):689-97.
19. McWilliams GD, Santa Cruz K, Hart B, Clericuzio C. Occurrence of DNET and other brain tumors in Noonan syndrome warrants caution with growth hormone therapy. Am J Med Genet A. 2016: 170A(1):195-201.
20. Zavras N, Meazza C, Pilotta A, Gertosio C, Pagani S, Tinelli C, et al. Five-year response to growth hormone in children with Noonan syndrome and growth hormone deficiency. Ital J Pediatr. 2015; 41:71.
21. Tamburrino F, Gibertoni D, Rossi C, Scarano E, Perri A, Montanari F, et al. Response to long-term growth hormone therapy in patients affected by RASopathies and growth hormone deficiency: patterns of growth, puberty and final height data. Am J Med Genet A. 2015; 167A(11):2786-94.
22. Alanay Y, Lachman RS. A review of the principles of radiological assessment of skeletal dysplasias. J Clin Res Pediatr Endocrinol. 2011;3(4):163-78.
23. Barbosa-Buck CO, Orioli IM, da Graça Dutra M, Lopez-Camelo J, Castilla EE, Cavalcanti DP. Clinical epidemiology of skeletal

dysplasias in South America. Am J Med Genet A. 2012;158A(5):1038-45.
24. Mortier GR, Cohn DH, Cormier-Daire V, Hall C, Krakow D, Mundlos S, et al. Nosology and classification of genetic skeletal disorders: 2019 revision. Am J Med Genet A. 2019;179(12):2393-419.
25. Coi A, Santoro M, Garne E, Pierini A, Addor MC, Alessandri JL, et al. Epidemiology of achondroplasia: A population-based study in Europe. Am J Med Genet A. 2019;179(9):1791-8.
26. Pauli RM. Achondroplasia: a comprehensive clinical review. Orphanet J Rare Dis. 2019;14(1):1.
27. Sabir AH, Cole T. The evolving therapeutic landscape of genetic skeletal disorders. Orphanet J Rare Dis. 2019;14(1):300.
28. Harada D, Namba N, Hanioka Y, Ueyama K, Sakamoto N, Nakano Y, et al. Final adult height in long-term growth hormone-treated achondroplasia patients. Eur J Pediatr. 2017;176(7):873-9.
29. Donaldson J, Aftab S, Bradish C. Achondroplasia and limb lengthening: results in a UK cohort and review of the literature. J Orthop. 2015;12(1):31-4.
30. Marini JC, Forlino A, Bächinger HP, Bishop NJ, Byers PH, Paepe A, et al. Osteogenesis imperfecta. Nat Rev Dis Primers. 2017;3:17052.
31. Rossi V, Lee B, Marom R. Osteogenesis imperfecta: advancements in genetics and treatment. Curr Opin Pediatr. 2019;31(6):708-15.
32. Moosa S, Yamamoto GL, Garbes L, Keupp K, Beleza-Meireles A, Moreno CA, et al. Autosomal-recessive mutations in MESD cause osteogenesis imperfecta. Am J Hum Genet. 2019;105(4):836-43.
33. Chitty LS. Advances in the prenatal diagnosis of monogenic disorders. Prenat Diagn. 2018;38(1):3-5.
34. Milunsky A. The "new genetics" in clinical practice: a brief primer. J Am Board Fam Med. 2017;30(3):377-9.
35. Valente EM, Bhatia KP. Solving Mendelian mysteries: the non-coding genome may hold the key. Cell. 2018;172(5):889-91.

PARTE VII

Puberdade

COORDENADORES

Ruth Rocha Franco
Louise Cominato
Leandra Steinmetz
Durval Damiani

Fisiologia da Puberdade

Flávia Rezende Tinano
Vinicius Nahime Brito
Ana Claudia Latronico

INTRODUÇÃO

A puberdade constitui um processo fisiológico caracterizado pela fase de transição da infância para a vida adulta, na qual tem início o desenvolvimento dos caracteres sexuais secundários, a maturação gonadal e a aquisição da capacidade reprodutiva. Sua regulação é complexa e multifatorial, e os distúrbios puberais estão associados a diversos impactos na vida adulta.

O principal evento que determina a deflagração da puberdade é a reativação do eixo hipotálamo-hipófise-gonadal (HHG). Na espécie humana, esse eixo é ativado primariamente no feto, com aumento das concentrações do hormônio hipotalâmico liberador de gonadotrofinas (GnRH) e, consequentemente, das gonadotrofinas hipofisárias (hormônio luteinizante – LH e folículo-estimulante – FSH) na primeira metade da gestação, seguido por queda progressiva nos valores hormonais até seu final. Logo após o nascimento, ocorre nova ascensão desses hormônios, em um período denominado minipuberdade, o qual se inicia em média com uma semana de vida e termina por volta dos 6 meses de idade nos meninos e 2 anos nas meninas. Essa ativação pré e pós-natal é considerada importante para a formação da genitália externa masculina, incluindo o crescimento testicular e peniano e a descida testicular. Nas meninas, esse período de ativação do eixo HHG é importante para a maturação dos folículos ovarianos. Após o término da minipuberdade, há inibição do eixo HHG durante toda a infância, até que ocorra sua reativação na puberdade (Figura VII-1)[1].

O GnRH é secretado por neurônios situados na área pré-óptica medial e núcleo arqueado/infundibular do hipotálamo e, por meio da circulação porta-hipofisária, alcança a hipófise anterior, onde se liga a um receptor específico acoplado à proteína G (GnRH-R) para exercer suas ações. A secreção do GnRH ocorre de forma pulsátil e é fundamental para a liberação do FSH e LH pela hipófise anterior, que, por sua vez, estimulam a produção hormonal de origem gonadal.

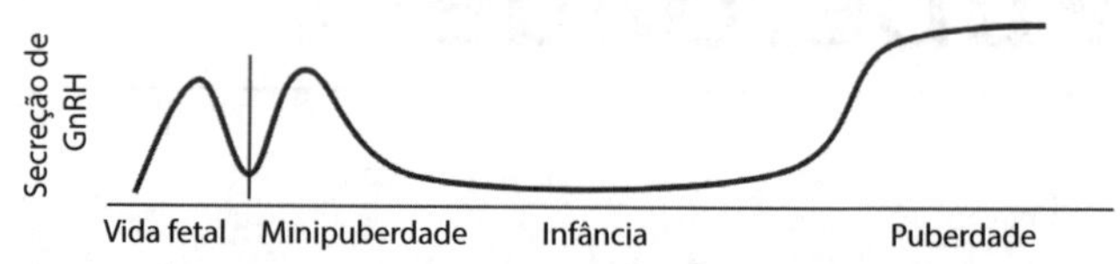

Figura VII-1. Atividade do eixo hipotálamo-hipófise-gonadal da vida fetal à puberdade. O eixo HHG é ativado primariamente no feto, com aumento progressivo das concentrações de GnRH, FSH e LH na primeira metade da gestação, seguido por queda progressiva desses hormônios até o final da gestação. Logo após o nascimento, em média com uma semana de vida, ocorre nova ascensão desses hormônios, determinando a minipuberdade que se estende até os 6 meses de idade nos meninos e 2 anos nas meninas. Após esse período, o eixo HHG se mantém quiescente durante toda a infância, com baixa frequência e amplitude de pulsos, até que ocorra sua reativação na puberdade. Adaptada de: Kuiri-Hänninen et al., 2014[1].

A reativação da secreção do GnRH na puberdade é determinada pela interação de vários fatores hipotalâmicos e neurotransmissores. Entre eles, o sistema hipotalâmico kisspeptina-neurocinina-dinorfina (KNDy) tem a maior influência nas regulações excitatória e inibitória do eixo HHG (Figura VII-2). Esse sistema é formado ainda no período pré-natal e encontra-se ativo durante a minipuberdade, entrando em estado de quiescência logo após o término dessa e permanecendo inativo durante toda a infância[2]. A determinação do sistema da kisspeptina como um componente crucial para a ativação puberal do eixo HHG decorreu da identificação de mutações inativadoras no gene do receptor da kisspeptina (*KISS1R*) em pacientes com hipogonadismo hipogonadotrófico[3]. Posteriormente, a neurocinina B (NKB) e a dinorfina (Dyn – peptídeo opioide endógeno) foram identificadas, respectivamente, como ativadora e inibidora da kisspeptina. Mutações inativadoras nos genes codificadores da NKB (gene *TAC3*) e seu receptor (gene *TACR3*) também foram identificadas em pacientes com hipogonadismo hipogonadotrófico congênito[4]. O sistema KNDy também é essencial no mecanismo de retroalimentação hormonal, como ilustrado na figura VII-2.

O glutamato é o principal neurotransmissor excitatório do sistema nervoso central e tem papel crucial na ativação do GnRH. Alguns fatores de transcrição têm sua expressão hipotalâmica aumentada durante a puberdade: o fator de transcrição da tireoide-1 (TTF-1), associado à expressão hipotalâmica de Kiss1 em animais; e o fator de estímulo à puberdade (EAP1), o qual atua por meio da ativação do promotor do GnRH e inibição do promotor da preproencefalina (a qual, fisiologicamente, inibe a secreção de GnRH)[2,5]. As células da glia, em especial os astrócitos e as células ependimárias localizadas na porção centrolateral do terceiro ventrículo, contribuem para o aumento da secreção do GnRH por meio da secreção parácrina de ATP, prostaglandinas e fatores de crescimento[2].

O ácido-γ-aminobutírico (GABA) é um dos mais conhecidos inibidores do eixo HHG. Esse neurotransmissor possui numerosos subtipos de receptores localizados nos neurônios produtores de GnRH, e o bloqueio dos receptores tipo A do GABA resulta em elevação da concentração de kisspeptina. Em primatas, foi demonstrado que a função GABAérgica se encontra aumentada antes da puberdade e sua inibição resulta em puberdade precoce. Em humanos, estudos de associação de polimorfismo envolvendo o genoma completo (GWAS) identificaram que variantes na via de sinalização do GABA estão associadas à idade da menarca. Os opioides endógenos, tais como a dinorfina, inibem o GnRH diretamente e por meio da supressão da kisspeptina[2].

Com o advento de técnicas moleculares mais robustas, como o sequenciamento exômico global, variantes gênicas inativadoras da proteína *makorin ring finger 3* (MKRN3) foram identificadas em 5 de 15 famílias com a forma familial de puberdade precoce central[6]. Essa proteína é codificada pelo gene *MKRN3*, localizado no cromossomo 15q11.2, o qual sofre *imprinting* materno. O MKRN3 participa da degradação de outras proteínas por processo de ubiquitinação e é abundantemente expresso no sistema nervoso central de humanos e outros animais. Foi demonstrado em camundongos, ratos e primatas que sua expressão no hipotálamo médio basal declina significativamente no início do desenvolvimento puberal, sugerindo um potencial papel inibitório sobre a secreção de GnRH[7]. Estudos realizados em meninas e meninos com puberdade fisiológica mostraram que as concentrações séricas de MKRN3 declinam antes do início da puberdade, com queda progressiva durante o desenvolvimento puberal[8,9]. O mecanismo de ação do MKRN3 ainda não foi completamente elucidado, mas estudos em modelos animais e *in vitro* sugeriram um papel dessa proteína na inibição da transcrição gênica dos genes *Kiss1* e *Tac3*[7].

MODIFICAÇÕES HORMONAIS NA PUBERDADE

O aumento na frequência e amplitude dos pulsos de GnRH hipotalâmico leva ao incremento da concentração das gonadotrofinas hipofisárias, com predomínio do LH, pela hipófise anterior. O incremento da relação LH/FSH é particularmente evidente durante o sono, e o aumento da amplitude dos pulsos noturnos do LH marca o início da puberdade[10].

Sexo feminino

Nas meninas, a elevação da concentração de LH estimula a síntese de andrógenos pelas células da teca ovarianas, e o FSH, o processo de aromatização nas células da granulosa, resultando na síntese de estrógenos a partir dos precursores androgênicos (Figura VII-3). As células da granulosa também produzem as inibinas (compostas por uma subunidade alfa e uma subunidade beta-A ou beta-B), que inibem a liberação de FSH pela hipófise. As fases de desenvolvimento folicular ovariano e síntese de estrógeno levam à proliferação progressiva do endométrio. A menarca ocorre quando o endométrio está bem desenvolvido e a redução da concentração de estrógeno no ciclo folicular resulta na sua descamação. Inicialmente, os ciclos menstruais podem ser anovulatórios, com baixas concentrações de progesterona[11]. Os ciclos ovulatórios geralmente se iniciam 6 a 24 meses após a menarca e requerem o mecanismo de retroalimentação positiva do LH em resposta ao estradiol: no meio do ciclo menstrual, as concentrações de estradiol > 200pg/ml, sustentadas por aproximadamente 50 horas, elevam as concentrações do LH em aproximadamente 10 vezes, resultando em ovulação após cerca de 36 horas do início da elevação do LH e 12 horas após seu pico. Após a ovulação as células da granulosa aumentam de tamanho e são transformadas em células lúteas (corpo lúteo), que produzem estradiol, progesterona e inibina A[12].

Os estrógenos, principalmente estradiol (E_2), são responsáveis pelo aumento do volume uterino, proliferação endometrial e crescimento das glândulas uterinas em número e tamanho. Na fase lútea, a progesterona contribui para crescimento e modificação do padrão das glândulas uterinas. A telarca inicia-se a partir do estímulo estrogênico, e a progesterona é importante para a lobulação mamária. Por estimular a síntese e secreção de GH e IGF-1, o estrógeno estimula o crescimento linear, resultando no estirão puberal, a maturação óssea e a redistribuição de gordura após a puberdade.

Sexo masculino

Nos meninos, o LH estimula a proliferação das células de Leydig, que expressam o receptor específico, LHCGR, e a síntese de testosterona, enquanto o FSH estimula a proliferação das células de Sertoli, responsáveis pela espermatogênese (Figura VII-4). O aumento do volume testicular é re-

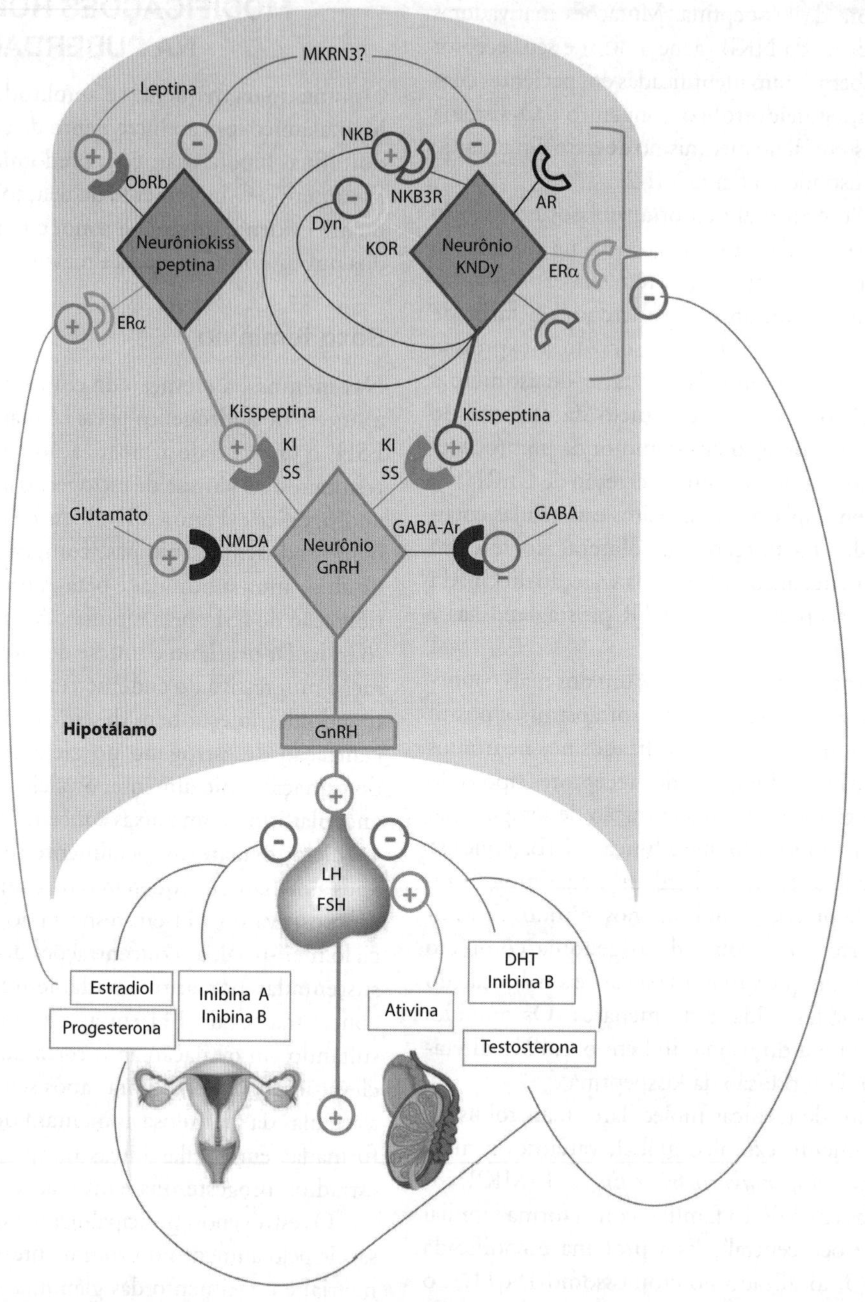

Figura VII-2. Regulação do eixo HHG em humanos. *Interação de fatores hipotalâmicos* – os neurônios produtores de GnRH sofrem influência de diversos fatores excitatórios e inibitórios. A kisspeptina, secretada pelos neurônios produtores de kisspeptina, e neurônios KNDy (kisspeptina-neurocinina-dinorfina) são estimuladores da secreção de GnRH. A neurocinina B (NKB) e a dinorfina (Dyn) secretadas pelos neurônios KNDy são importantes autorreguladoras desse sistema, por meio, respectivamente, do estímulo e inibição da secreção de kisspeptina. O glutamato é um fator estimulatório da secreção de GnRH e a leptina exerce efeito permissivo nos neurônios kisspeptina. O MKRN3 atua na inibição da secreção de GnRH, provavelmente com ação sobre os neurônios kisspeptina e KNDy, enquanto o GABA é um inibidor direto dos neurônios GnRH. *Feed-back hormonal* – em homens, a síntese de LH hipofisário é inibida pela testosterona e DHT, e a síntese de FSH é suprimida tanto pela testosterona quanto pela inibina B e estimulada pela ativina. No hipotálamo, a testosterona é uma inibidora direta dos receptores de andrógeno (AR) localizados nos neurônios KNDy e, por meio da conversão periférica (aromatização) em estradiol, inibe também os receptores estrogênicos alfa (ERα) desses neurônios. Em mulheres, o estradiol tem ação bifásica na regulação das gonadotrofinas, por meio de um *feedback* inicialmente negativo (com maior supressão do FSH) e posteriormente positivo (com maior estímulo do LH, logo antes da ovulação). A inibição hipotalâmica do estradiol é mediada pelo receptor ERα dos neurônios KNDy, e o estímulo hipotalâmico parece ser mediado pelo receptor ER-α dos neurônios kisspeptina. A progesterona liga-se aos receptores de progesterona (PR) nos neurônios KNDy hipotalâmicos, inibindo a liberação de GnRH por intermédio da ação da dinorfina. Na hipófise, além do *feedback* direto do estradiol e progesterona, as inibinas A e B inibem o FSH. ObRb = receptor da leptina de cadeia longa; NKB3R = receptor da neurocinina B; KOR = receptor opioide kappa; AR = receptor de andrógeno; ERα = receptor de estrógeno alfa; PR = receptor de progesterona; KISS1R = receptor da kisspeptina; GABA-Ar = receptor GABA-A; NMDA = receptor N-metil D-aspartato (receptor de glutamato). Adaptada de: Marques P et al., 2018[10].

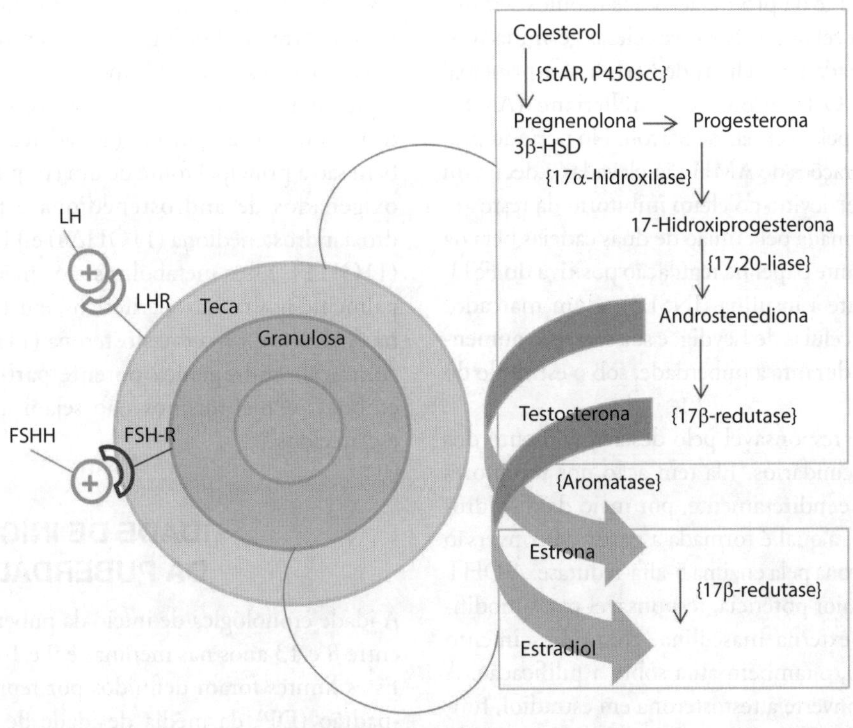

Figura VII-3. Fisiologia da síntese hormonal ovariana. Sob o estímulo do LH, as células da teca sintetizam andrógenos a partir do colesterol. Nas células da granulosa, estrona e estradiol são formados a partir da androstenediona e testosterona, respectivamente, pela ação da enzima aromatase. FSH-R = receptor do FSH; LHR = receptor do LH; P450cc = colesterol desmolase; StAR = proteína de regulação aguda de esteroidogênese; 3β-HSD = 3β-hidroxiesteroide desidrogenase tipo 2.

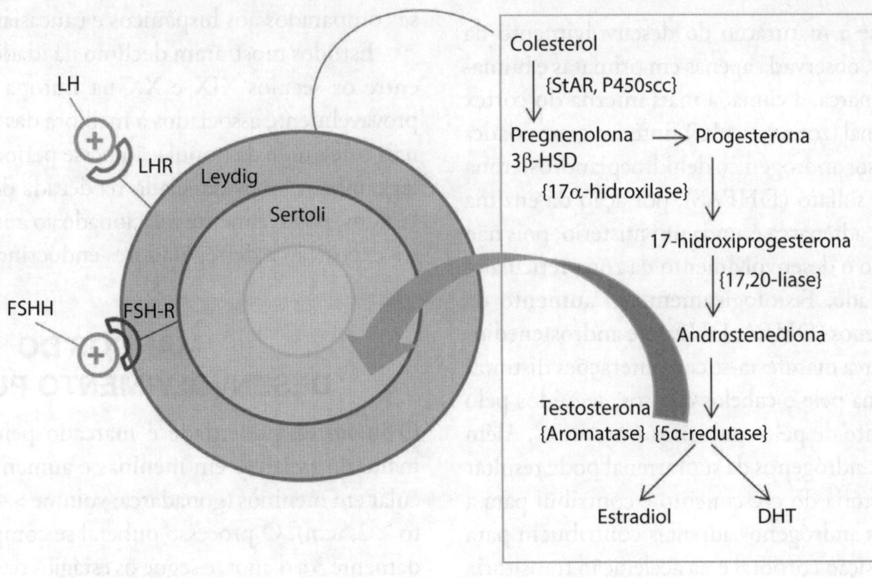

Figura VII-4. Fisiologia da síntese hormonal testicular. Sob o estímulo do LH, as células de Leydig sintetizam testosterona a partir do colesterol. A testosterona sintetizada nas células de Leydig é essencial para a espermatogênese nas células de Sertoli. Cerca de 20% do estradiol e DHT circulantes no sexo masculino são sintetizados nos testículos, a partir da conversão da testosterona pelas enzimas aromatase e 5α-redutase, respectivamente. Os demais 80% são originados da conversão androgênica periférica. FSH-R = receptor do FSH; LHR = receptor do LH; P450cc = colesterol desmolase; StAR = proteína de regulação aguda de esteroidogênese; 3β-HSD = 3β-hidroxiesteroide desidrogenase tipo 2; DHT = di-hidrotestosterona.

sultante principalmente da proliferação dos túbulos seminíferos, compostos por células de Sertoli e células germinativas. A inibina B, sintetizada nas células de Sertoli, é a principal inibidora do FSH. O hormônio antimülleriano (AMH) também é secretado pelas células de Sertoli. No período pré-puberal, as concentrações de AMH são elevadas e declinam durante a puberdade, devido ao efeito inibitório da testosterona[13]. A ativina, formada pela união de duas cadeias beta da inibina, tem importante papel na regulação positiva do FSH. O fator 3, semelhante à insulina (INSL3), é um marcador da diferenciação das células de Leydig, e sua secreção aumenta progressivamente durante a puberdade, sob o estímulo do LH[14].

A testosterona é responsável pelo desenvolvimento dos caracteres sexuais secundários. Ela tem ação nos receptores androgênicos direta e indiretamente, por meio da di-hidrotestosterona (DHT), a qual é formada a partir da conversão periférica da testosterona pela enzima 5-alfa-redutase. A DHT é o andrógeno de maior potência, responsável pelas modificações da genitália externa masculina, como crescimento peniano e prostático, e também atua sobre a pilificação. A enzima aromatase converte a testosterona em estradiol, fundamental para o crescimento linear e a maturação óssea. Há produção direta de DHT e estradiol pelos testículos, porém em pequena quantidade.

FISIOLOGIA DA ADRENARCA

A adrenarca refere-se à maturação do desenvolvimento da glândula suprarrenal, observada apenas em primatas e humanos. Durante a adrenarca, a camada mais interna do córtex da glândula suprarrenal (zona reticular) sintetiza quantidades crescentes do precursor androgênico dehidroepiandrosterona (DHEA) e seu éster sulfato (DHEAS), por ação da enzima sulfato transferase. A adrenarca é ainda um mistério, pois não está esclarecido como o desenvolvimento da zona reticular é iniciado ou controlado. Fisiologicamente, o aumento da produção de andrógenos (DHEA, DHEAS e androstenediona) durante a adrenarca manifesta-se com alterações distintas no odor corporal e na pele e cabelos oleosos, seguidos pelo primeiro aparecimento de pelos pubianos e axilares[15]. Além disso, o aumento de andrógenos da suprarrenal pode resultar em aceleração transitória do crescimento e contribui para a maturação óssea. Os andrógenos adrenais contribuem para alterações na composição corporal e na aceleração transitória do crescimento, porém sem impacto significativo na altura final ou nos outros fenômenos do desenvolvimento como a puberdade. O DHEAS circulante é alto no período neonatal imediato, mas cai rapidamente abaixo do limite de detecção durante os primeiros meses de vida, após a involução da zona fetal do córtex adrenal. O reaparecimento e o aumento acelerado do DHEAS circulante, ou seja, adrenarca, foram previamente percebidos como aumento relativamente repentino, ocorrendo fisiologicamente entre 6 e 8 anos de idade em ambos os sexos[15]. É importante ressaltar que a adrenarca representa um processo de desenvolvimento independente da maturação das gônadas (gonadarca). As suprarrenais também são a principal fonte de um conjunto de metabólitos 11 oxigenados de androstenediona e testosterona, 11β-hidroxiandrostenediona (11OHΔ4) e 11β-hidroxitestosterona (11OHT). Esses metabólitos são então convertidos, principalmente nos tecidos periféricos, em 11-cetoandrostenediona (11KΔ4) e 11-cetotestosterona (11KT). Tais metabólitos com ação androgênica potente participam da adrenarca, embora os mecanismos não sejam ainda completamente esclarecidos[16].

IDADE DE INÍCIO DA PUBERDADE

A idade cronológica de início da puberdade fisiológica varia entre 8 e 13 anos nas meninas e 9 e 14 anos nos meninos[17]. Esses limites foram definidos por representarem 2 desvios-padrão (DP) da média de idade de início da puberdade determinada por estudos populacionais[17]. A heterogeneidade étnica nos estudos é uma limitação à definição da idade normal da puberdade. Sabe-se que o início da telarca, pubarca e menarca é mais precoce nas meninas afro-americanas, seguidas pelas hispano-americanas e mais tardia nas caucasianas[18,19]. Da mesma maneira, os meninos afro-americanos também apresentam desenvolvimento puberal mais precoce se comparados aos hispânicos e caucasianos[20].

Estudos mostraram declínio na idade média da menarca entre os séculos XIX e XX na Europa e Estados Unidos, provavelmente associados à melhora das condições nutricionais e de saúde da população nesse período[21]. Declínio similar também foi evidenciado na década de 1990 nos Estados Unidos, possivelmente relacionado ao aumento da obesidade e à exposição a desreguladores endócrinos[21,22].

MARCOS DO DESENVOLVIMENTO PUBERAL

O início da puberdade é marcado pelo desenvolvimento mamário (telarca) em meninas e aumento do volume testicular em meninos (gonadarca: volume > 4ml ou comprimento ≥ 2,5cm). O processo puberal se completa em aproximadamente 3 a 4 anos, e segue os estágios descritos por Marshall e Tanner (Figuras VII-5 e VII-6). O crescimento estatural tem seu estirão nas meninas logo no início da puberdade, podendo ser simultâneo ou preceder a telarca, enquanto nos meninos o estirão é tardio, quando o volume testicular atinge 10ml[11].

Apesar de o desenvolvimento de pelos pubianos e axilares (pubarca) fazer parte dos estágios de Tanner, ele não deve ser usado como marcador do início da puberdade, uma vez que é independente da ativação do eixo HHG, conforme descrito anteriormente.

FATORES QUE INFLUENCIAM O INÍCIO DA PUBERDADE

Fatores genéticos

Estima-se que 50 a 80% da variação da idade de início puberal seja geneticamente determinada[23]. Estudos de associação de polimorfismos (GWAS) identificaram 106 *loci* associados à idade de menarca, sendo vários deles relacionados também a outros marcos puberais e à obesidade[24]. Destacam-se três *loci* sujeitos ao mecanismo de *imprinting* (silenciamento) parental: *DLK1-WDR25, MKRN3-MAGEL2* e *KCNK9*[24]. Variantes inativadoras dos genes *DLK1* e *MKRN3* foram descritas em pacientes com puberdade precoce central[6,25]. Estudos em portadores de hipogonadismo hipogonadotrófico identificaram a via da kisspeptina (genes *KISS1* e *KISS1R*) e da neurocinina B (genes *TAC2* e *TACR3*) como essenciais para a secreção de GnRH[23]. Apesar de o gene *LIN28B* ter sido associado à idade da menarca[24], ainda não se sabe de que maneira ele se relaciona ao GnRH, e até hoje não foram identificadas variantes nesse gene associadas à puberdade precoce ou atrasada. Variantes na via de sinalização do GABA também foram associadas à menarca precoce, como descrito anteriormente[24].

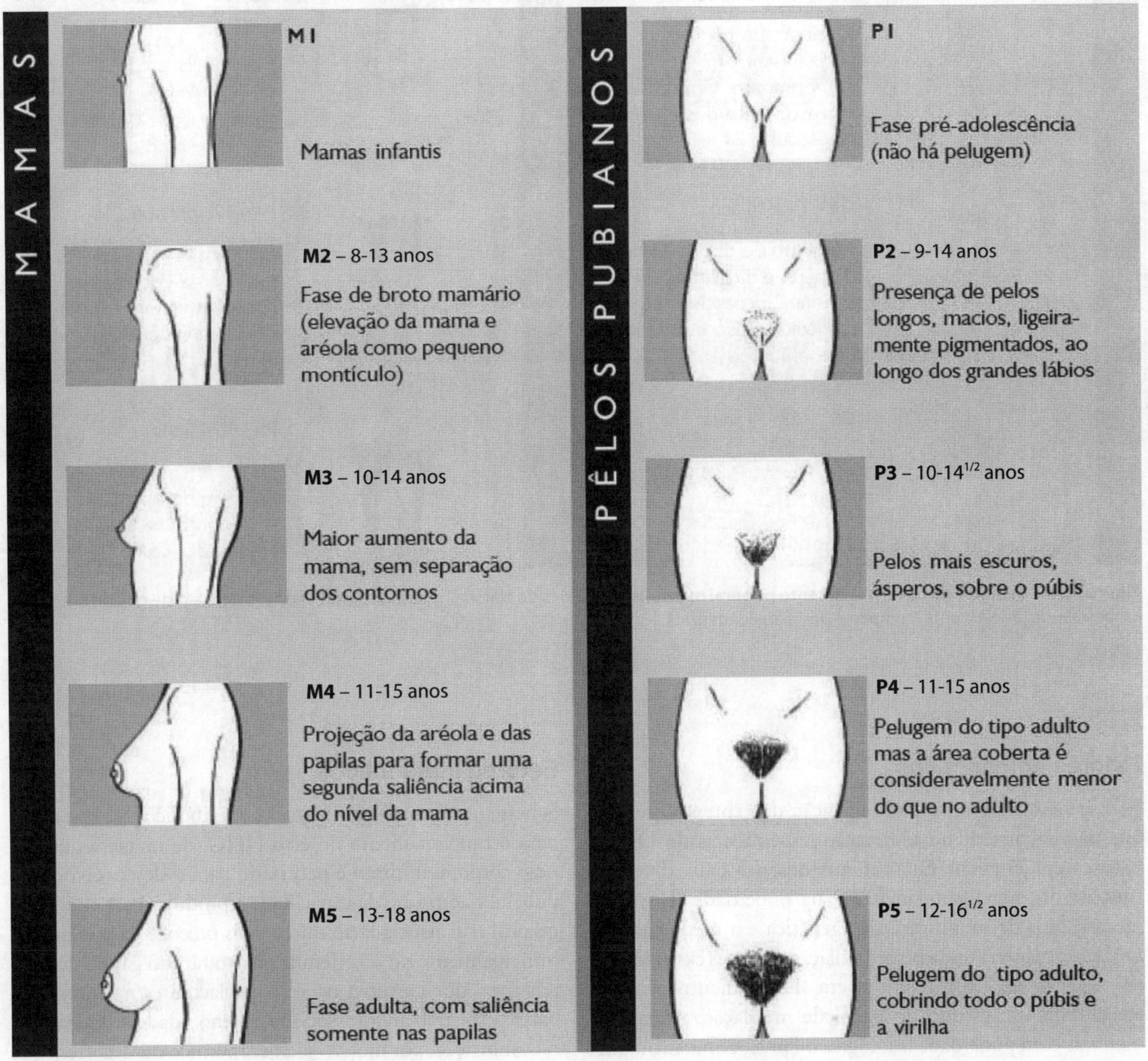

Figura VII-5. Estágios do desenvolvimento puberal feminino (critérios de Marshall eTanner). Fonte: http://bvsms.saude.gov.br/bvs/publicacoes/saude_adolescente_competencias_habilidades.pdf

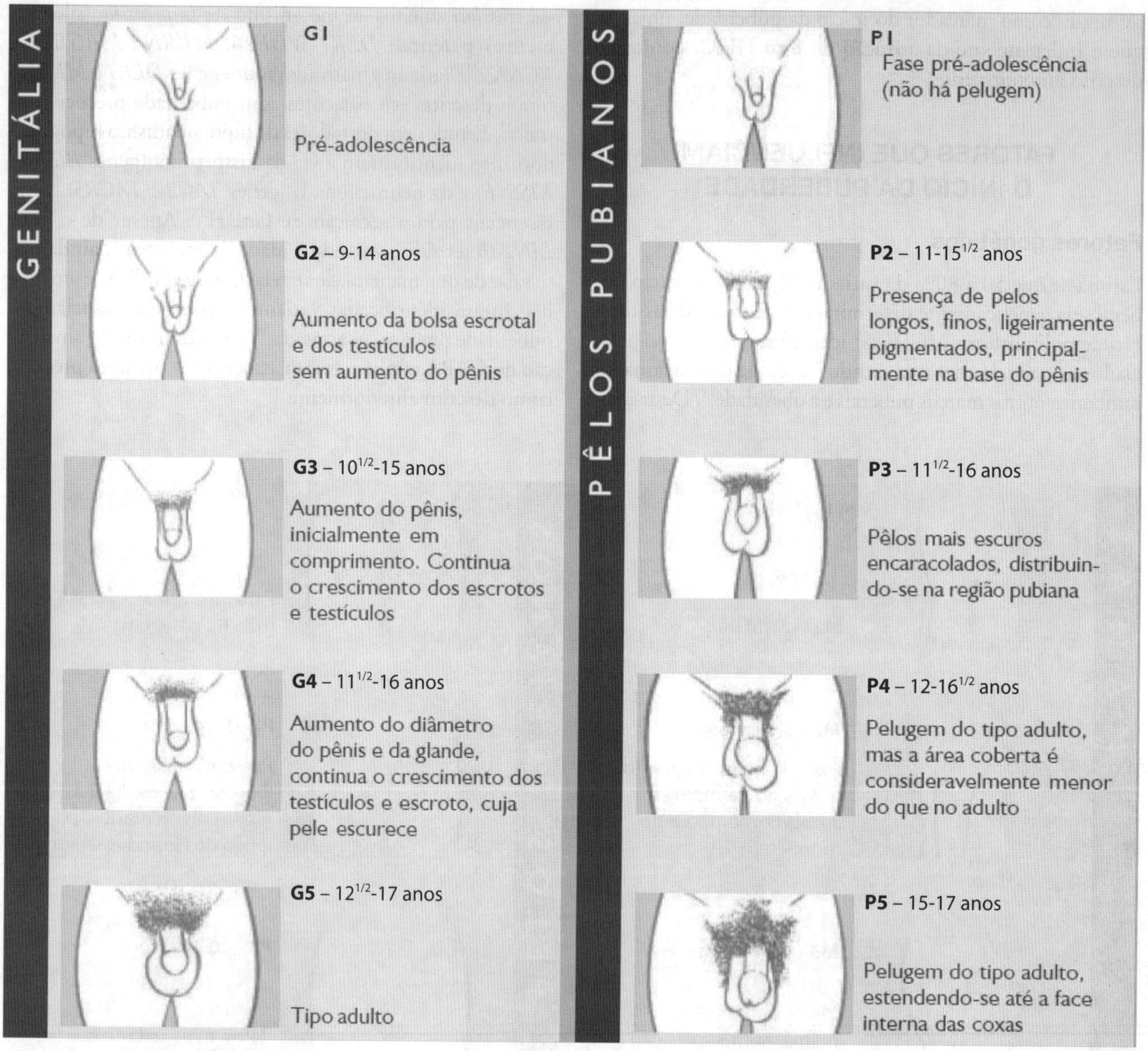

Figura VII-6. Estágios do desenvolvimento puberal masculino (critérios de Marshall e Tanner). Fonte: http://bvsms.saude.gov.br/bvs/publicacoes/saude_adolescente_competencias_habilidades.pdf

Fatores epigenéticos

A epigenética refere-se à modificação da expressão gênica que não decorre de uma alteração na sequência do DNA. Fatores epigenéticos estão envolvidos nas mais diversas funções do organismo, inclusive na puberdade. Um dos mecanismos de modificação epigenética é a metilação do DNA, de maneira que a hipermetilação de genes excitatórios da secreção de GnRH resulta em silenciamento gênico. Recentemente, estudo do perfil de metilação global de meninas com puberdade fisiológica ou precoce mostrou um padrão de hipermetilação durante o período puberal em relação ao período pré-puberal[26].

Fatores metabólicos

Sabe-se que fatores nutricionais e metabólicos são essenciais para o funcionamento do eixo HHG, de maneira que um peso corporal mínimo é necessário para o desenvolvimento puberal e aquisição da capacidade reprodutiva[2]. A obesidade infantil está associada ao início mais precoce da puberdade, principalmente no sexo feminino, e o rápido ganho de peso pós-natal que costuma ocorrer nos lactentes nascidos com baixo peso também foi associado à menor idade de menarca[27]. A desnutrição, por motivo socioeconômico ou decorrente de doença crônica, e o excesso de atividade física, comum em atletas mirins, estão associados ao atraso da puberdade. A identificação de hormônios periféricos, tais como insulina, leptina e ghrelina, que sinalizam o *status* metabólico para o eixo reprodutivo, expandiu o conhecimento atual sobre a relação entre metabolismo e reprodução.

A insulina atua no hipotálamo, direta ou indiretamente, modulando a secreção de GnRH, possivelmente pela via da kisspeptina; e também na hipófise, além de ser importante regulador da produção e secreção de leptina[28].

A leptina é um hormônio secretado principalmente pelas células adiposas, e suas concentrações são proporcionais aos estoques energéticos corporais. As concentrações séricas da leptina aumentam gradualmente no período que precede a puberdade, sugerindo que exista um limiar de concentração desse hormônio para o desenvolvimento puberal[2]. Pacientes com mutações inativadoras nos genes da leptina ou seu receptor não desenvolvem a puberdade, o que é reversível com a administração exógena desse hormônio[2]. O aumento da concentração da leptina foi associado à antecipação da idade da menarca[29]. Apesar de ser um fator periférico essencial no sistema reprodutivo, a leptina atua de maneira permissiva, e não regulatória, uma vez que o desenvolvimento puberal pode ocorrer em pacientes com concentrações mínimas de leptina – como nos pacientes com lipodistrofias[2]. O mecanismo de ação da leptina no hipotálamo ainda não é totalmente compreendido. Receptores da leptina estão ausentes em neurônios GnRH e presentes em 40% dos neurônios kisspeptina[10]. Outras evidências da interação entre leptina e kisspeptina foram estabelecidas, e é possível que a deficiência parcial de kisspeptina seja responsável pelo hipogonadismo hipogonadotrófico em pacientes obesos e diabéticos[10]. A leptina parece atuar no aumento da secreção de LH também de maneira independente da kisspeptina, por meio da ativação de neurônios sintetizadores de óxido nítrico na região pré-óptica hipotalâmica[2]. A ligação da kisspeptina ao sistema metabólico também ocorre por mecanismos independentes da leptina, por intermédio do pré-hormônio pró-opiomelanocortina (POMC), proteína relacionada à agouti (AGRP), neuropeptídeo Y, ghrelina e transcrito regulado por cocaína e anfetamina (CART)[10].

A ghrelina é um peptídeo secretado predominantemente no estômago que age como um sinalizador periférico de insuficiência energética, com aumento de suas concentrações no jejum e redução no período pós-prandial. O receptor da ghrelina (GHS-R1a) é expresso em todos os componentes do eixo HHG, e sua ativação exerce efeito inibitório sobre a secreção e pulsatilidade do LH, além de reduzir a responsividade desse à naloxona, a qual fisiologicamente ativa o eixo HHG por meio de seu antagonismo aos opioides[30].

O fator de crescimento de fibroblastos 21 (FGF21) é uma proteína que participa da regulação da resposta ao jejum por meio do aumento da cetogênese, supressão do anabolismo e indução da sensação de torpor. Recentemente, foi demonstrado que essa proteína exerce suas ações no hipotálamo inibindo a via da kisspeptina[2].

O DLK1, ou fator pré-adipócito (Pref-1), é uma proteína transmembrana que inibe a diferenciação dos adipócitos e está presente nos neurônios secretores de kisspeptina e outros núcleos hipotalâmicos. O gene *DLK1* está localizado no cromossomo 14q32.2 e sofre *imprinting* materno. Mutações inativadoras desse gene foram descritas em pacientes com puberdade precoce central familial, que apresentaram maior prevalência de quadro metabólico desfavorável. Esses achados indicaram que o DLK1 é um novo fator de ligação entre o sistema reprodutivo e metabólico, com potencial papel inibitório sobre o eixo reprodutivo[31].

Outros fatores

Alterações na microbiota intestinal são observadas durante a puberdade, assim como o desenvolvimento de uma microbiota diferenciada entre homens e mulheres começa a ocorrer nesse período[2]. É possível que haja interação entre a microbiota intestinal e o eixo gonadal e, consequentemente, o desenvolvimento puberal; todavia, são necessários mais estudos para elucidar esse papel[2].

Diversos desreguladores endócrinos, como fitoestrógenos, pesticidas (DDT), produtos químicos industriais (bisfenol A) e ftalatos, podem influenciar o desenvolvimento puberal, uma vez que apresentam propriedades semelhantes aos hormônios sexuais, podendo atuar como agonistas ou antagonistas nos receptores estrógenos, androgênicos ou exercer efeitos diretamente nos neurônios secretores de GnRH hipotalâmico. Os efeitos dos desreguladores endócrinos dependem da dose e da duração da exposição, bem como do estágio do desenvolvimento no qual o indivíduo foi exposto e da suscetibilidade individual[27].

CONSIDERAÇÕES FINAIS

A compreensão dos mecanismos de controle da puberdade aumentou significativamente nos últimos anos, com importante contribuição dos estudos moleculares. A maior disponibilidade de técnicas de sequenciamento em larga escala deve ampliar ainda mais nosso conhecimento nas próximas décadas. A importância da epigenética na regulação de diversos sistemas do corpo humano vem sendo elucidada nos últimos anos, e sua influência no desenvolvimento puberal foi descrita recentemente. É primordial que se realizem mais estudos epigenéticos a fim de explorar esse mecanismo ainda pouco conhecido. A interação do sistema reprodutivo com o sistema metabólico mostra-se cada vez mais relevante e complexa, e estudos direcionados à compreensão desses mecanismos são encorajados.

REFERÊNCIAS

1. Kuiri-Hanninen T, Sankilampi U, Dunkel L. Activation of the hypothalamic-pituitary-gonadal axis in infancy: minipuberty. Horm Res Paediatr. 2014;82(2:)73-80.

2. Livadas S, Chrousos G. Molecular and environmental mechanisms regulating puberty initiation: an integrated approach. Front Endocrinol. 2019;10:828.
3. de Roux N, Genin E, Carel J-C, Matsuda F, Chaussain J-L, Milgrom E. hypogonadotropic hypogonadism due to loss of function of the Kiss1-derived peptide receptor Gpr54. Proc Natl Acad Sci U S A. 2003;100(19):10972-6.
4. Topaloglu AK, Reimann F, Guclu M, Yalin AS, Kotan DL, Porter KM, et al. Tac3 and Tacr3 mutations in familial hypogonadotropic hypogonadism reveal a key role for neurokinin B in the central control of reproduction. Nat Genet. 2009:41(3)354-8.
5. Mancini A, Howard SR, Cabrera CP, Barnes MR, David A, Wehkalampi K. Eap1 regulation of Gnrh promoter activity is important for human pubertal timing. Hum Mol Genet. 2019;28(8):1357-68.
6. Abreu AP, Dauber A, Macedo DB, Noel SD, Brito VN, Gill JC, et al. central precocious puberty caused by mutations in the imprinted gene Mkrn3. N Engl J Med. 2013;368(26):2467-75.
7. Abreu A, Toro CA, Song YB, Navarro VM, Martha AB, Eren A, et al. Mkrn3 inhibits the reproductive axis through actions in Kiss1 neurons. (Artigo Aceito Para Publicação). J Clin Invest. 2020; 130(8):4486-500.
8. Hagen CP, Sørensen K, Mieritz MG, Johannsen TH, Almstrup K, Juul A. Circulating Mkrn3 levels decline prior to pubertal onset and through puberty: a longitudinal study of healthy girls. J Clin Endocrinol Metab. 2015;100(5):1920-6.
9. Busch AS, Hagen CP, Almstrup K, Juu A. Circulating Mkrn3 levels decline during puberty in healthy boys. J Clin Endocrinol Metab. 2016;101(6)2588-93.
10. Marques P, Skorupskaite K, George JT, Anderson RA, Feingold KR, Anawalt B, et al. Physiology of GnRH and gonadotropin secretion. Feingold KR, Anawalt B, Boyce A, et al. Editors. Endotext [Internet]. Updated 2018.
11. Damiani D. Fisiologia da Puberdade. In: Damiani D, ed. Endocrinologia na prática pediátrica. 3ª ed. Editora Manole. Damiani Durval, Setian Nuvarte. 2016. p. 3.
12. Reed BG, Carr BR. The normal menstrual cycle and the control of ovulation. Feingold KR, Anawalt B, Boyce A, et al., eds. Endotext [Internet]. Updated 2018.
13. Matuszczak E, Hermanowicz A, Komarowska M, Debek W. Serum AMH in physiology and pathology of male gonads. Int J Endocrinol. 2013;2013:128907.
14. Moura F, Vilar L. Hipogonadismo Masculino | Etiologia. In: Vilar L, ed. Endocrinologia clínica. 6: Guanabara Koogan. 2016. p. 46.
15. Idkowiak J, Lavery GG, Dhir V, Barrett TG, Stewart PM, Krone N, et al. Premature adrenarche: novel lessons from early onset androgen excess. Eur J Endocrinol. 2011;165(2):189-207.
16. Turcu A, Rege J, Auchus RJ, Rainey WE. 11-Oxygenated androgens in health and disease. Nat Rev Endocrinol. V. [Epub Ahead Of Print]. 2020.
17. Sørensen K, Mouritsen A, Aksglaede L, Hagen CP, Mogensen SS, Juul A. Recent secular trends in pubertal timing: implications for evaluation and diagnosis of precocious puberty. Horm Res Paediatr. 2012;77(3)137-45. Disponível em: <Https://Www.Ncbi.Nlm.Nih.Gov/Pubmed/22508036.
18. Herman-Giddens ME, Herman-Giddens ME , Slora EJ, Wasserman RC, Bourdony CJ, Bhapkar MV, et al. Secondary sexual characteristics and menses in young girls seen in office practice: a study from the pediatric research in office settings network. Pediatrics. 1997;99(4):505-12.
19. Wu T, Mendola P, Buck GM. Ethnic differences in the presence of secondary sex characteristics and menarche among US girls: the Third National Health and Nutrition Examination Survey, 1988-1994. Pediatrics. 2002;110(4):752-7.
20. Herman-Giddens ME, Steffes J, Harris D, Slora E, Hussey M, Dowshen SA, et al. Secondary sexual characteristics in boys: data from the pediatric research in office settings network. Pediatrics. 2012;130(5):E1058-68.
21. Wyshak G, Frisch RE. Evidence for a secular trend in age of menarche. N Engl J Med. 1982;306(17):1033-5.
22. Euling SY, Herman-Giddens ME, Lee PA, Selevan SG, Juul A, Sørensen TIA, et al. Examination of US puberty-timing data from 1940 to 1994 for secular trends: panel findings. Pediatrics. 2008;121(Suppl 3):S172-91.
23. Abreu AP, Kaiser UB. Pubertal development and regulation. Lancet Diabetes Endocrinol. 2016;4(3):254-64.
24. Perry JR, Day F, Elks CE, Sulem P, Thompson DJ, Ferreira T, et al. Parent-of-origin-specific allelic associations among 106 genomic loci for age at menarche. Nature. 2014;514(7520):92-7.
25. Dauber A, Cunha-Silva M, Macedo DB, Brito VN, Abreu AP, Roberts SA, et al. Paternally inherited Dlk1 deletion associated with familial central precocious puberty. J Clin Endocrinol Metab. 2017; 102(5):1557-67.
26. Bessa DS, Maschietto M, Aylwin CF, Canton APM, Brito VN, Macedo DB, et al. Methylome profiling of healthy and central precocious puberty girls. Clin Epigenet. 2018;10(46):1-18.
27. Parent AS, Franssen D, Fudvoye J, Gérard A, Bourguignon J-P. Developmental variations in environmental influences including endocrine disruptors on pubertal timing and neuroendocrine control: revision of human observations and mechanistic insight from rodents. Front Neuroendocrinol. 2015;38:12-36.
28. Barr VA, Malide D, Zarnowski MJ, Taylor SI, Cushman SW. Insulin stimulates both leptin secretion and production by rat white adipose tissue. Endocrinology. 1997;138(10):4463-72.
29. Matkovic V, Ilich JZ, Skugor M, Badenhop NE, Goel P, Clairmont A, et al. Leptin is inversely related to age at menarche in human females. J Clin Endocrinol Metab. 1997; 82(10):3239-45.
30. Lanfranco F, Bonelli L, Baldi M, Me E, Broglio F, Ghigo E. Acylated ghrelin inhibits spontaneous luteinizing hormone pulsatility and responsiveness to naloxone but not that to gonadotropin-releasing hormone in young men: evidence for a central inhibitory action of ghrelin on the gonadal axis. J Clin Endocrinol Metab. 2008;93(9):3633-9.
31. Gomes LG, Cunha-Silva M, Crespo RP, Ramos CO, Montenegro LR, Canton A, Lees M, et al. Dlk1 is a novel link between reproduction and metabolism. J Clin Endocrinol Metab.2019;104(6): 2112-20.

Avaliação Clínica da Puberdade

BEATRIZ SEMER
LOUISE COMINATO
NUVARTE SETIAN (*in memoriam*)

INTRODUÇÃO

A puberdade é a fase de transição entre a infância e a vida adulta, o início de uma trajetória que promove a transformação de crianças em homens e mulheres. Nesse período, a maturação gonadal é acompanhada de aceleração do crescimento, ou seja, do estirão pubertário, do desenvolvimento das características sexuais secundárias e concomitante mudança na esfera psicossocial. A manifestação dos primeiros sinais puberais é um motivo comum de preocupação dos pais e, portanto, de procura por endocrinologistas pediátricos.

O início da puberdade é marcado pelo ressurgimento da secreção hipotalâmica aumentada de GnRH, que se torna pulsátil e estimula os gonadotrofos da hipófise anterior na secreção do LH e FSH que, por sua vez, ligam-se a receptores específicos gonadais, causando maturação dessas gônadas, iniciando a produção de estradiol nas meninas, o que promove aparecimento de tecido mamário (telarca), aceleração do crescimento e avanço da idade óssea, e de testosterona nos meninos, acarretando aumento dos testículos, crescimento do pênis e pelos pubianos (ver Capítulo Fisiologia da Puberdade)[1].

Geralmente, anterior à ativação do eixo gonadal, observa-se também a ativação da zona reticular da suprarrenal, por mecanismos ainda desconhecidos, havendo produção de hormônios androgênicos responsáveis pelo aparecimento de pelos pubianos (pubarca), pelos axilares, acne e odor axilar.

O início, a evolução e as anomalias puberais estão condicionados a numerosos fatores. Agravos no período pré-natal podem exercer influências importantes, como a restrição de crescimento intrauterino (RCIU), que tem sido associada ao risco de adrenarca prematura, puberdade precoce, síndrome de ovários policísticos e até problemas de fertilidade[2]. O excesso de peso também é um fator que influencia na evolução puberal: a puberdade tende a acontecer mais cedo em meninas com excesso de peso. Já nos meninos, a puberdade atrasada costuma ser mais frequente nos casos de obesidade, sugerindo uma diferença na resposta puberal ao estado nutricional entre meninas e meninos[3,4].

Durante o percurso para a transição da infância até a adultícia, muitos mecanismos neuroendócrinos complexos são envolvidos na maturação sexual até atingir uma das mais importantes capacidades humanas, que é a da reprodução.

AVALIAÇÃO DO DESENVOLVIMENTO PUBERAL

Anamnese

Ao se deparar com uma criança que pode ter iniciado a puberdade, a avaliação clínica é primordial. Assim, anamnese completa deve ser realizada a fim de encontrar informações que conduzam a um raciocínio clínico correto.

Questionar sobre a presença e quando foram notados pela primeira vez os seguintes eventos: aumento das mamas, sangramento vaginal, sinais de virilização como pilificação ou aumento de massa muscular, aumento do volume testicular ou tamanho peniano, aceleração do crescimento e estatura acima do padrão genético. Além disso, é importante saber qual a velocidade de progressão desses sinais[5].

De acordo com critérios criados e revisados entre 1940 e 1960, foi estabelecido o limite de normalidade para o início da puberdade aos 8 anos nas meninas e aos 9 anos nos meninos. Nas meninas, o início da puberdade é marcado pela aceleração do crescimento e o primeiro sinal perceptível costuma ser a telarca. Nos meninos, o primeiro sinal mais frequente é o aumento do volume testicular, seguido do crescimento dos pelos pubianos e aumento do tamanho peniano[5,6].

Dados pessoais como origens étnicas e história familial de maturação puberal são importantes. Meninas negras podem apresentar telarca ou adrenarca mais precocemente, assim como meninas com sobrepeso ou obesidade, podendo, em alguns casos, adiantar a idade da menarca. No entanto, a maioria dessas meninas irá apresentar evolução lenta dos sinais puberais, sem prejuízo relevante da estatura final. A história puberal familial tem forte impacto na evolução da puberdade em ambos os sexos, portanto deve-se questionar a idade de aparecimento dos sinais puberais nos pais, em especial início da telarca e menarca maternas, mudança de voz, do corpo e idade do estirão paterno. A presença de puberdade precoce familial pode sugerir alterações genéticas relacionadas, mutações nos genes *MKRN3* e *DLK1* foram descritas em famílias que apresentaram antecipação da puberdade (ver Capítulo Fisiologia da Puberdade)[7,8].

Crianças adotadas tendem a ter puberdade precoce, o que deve ser sistematicamente questionado logo no início da anamnese.

Os antecedentes pessoais são relevantes para se pensar em comorbidades que possam estar relacionadas com a puberdade precoce, como anomalias congênitas ou neoplasias do sistema nervoso central, história de irradiação craniana ou infecções cerebrais, doenças da suprarrenal, história de cefaleia, perda de acuidade visual, hipotireoidismo grave (verificação dos sintomas relacionados a essa doença), história de fragilidade óssea e fraturas como na síndrome de McCune-Albright ou tumores produtores de hormônios[1].

Deve-se também afastar o uso de medicamentos exógenos que possam levar ao aparecimento de características sexuais, como pomadas estrogênicas, testosterona tópica e outros, por vezes utilizados por contactantes próximos às crianças. O uso de andrógenos tópicos pelos pais tem sido causa frequente de pubarca precoce em crianças, portanto, é importante investigar esse uso em pessoas que tenham contato íntimo com a criança.

Substâncias presentes no ambiente, denominadas interferentes endócrinos, podem mimetizar a ação hormonal levando ao aparecimento de sinais puberais. Ftalatos, organofosforados, parabenos e bisfenóis – presentes em alguns brinquedos infantis, materiais do dia a dia, inseticidas e cosméticos – podem influenciar no início antecipado da puberdade. Investigar a exposição a esses produtos também faz parte da anamnese da criança com sinais puberais precoces[5,9].

Uma revisão sistemática dinamarquesa avaliou as tendências no desenvolvimento puberal e observou haver uma antecipação na telarca em 3 meses a cada década, entre 1977 e 2013, o que pode interferir na realização do diagnóstico de puberdade precoce e na decisão de tratamento para as meninas[10]. Este adiantamento poderia estar relacionado ao contato com interferentes endócrinos, fatores nutricionais, epigenéticos e ganho de peso excessivo, principais fatores associados à antecipação puberal. A atenção a todos esses fatores é imprescindível para a avaliação clínica da puberdade.

Quando há atraso do início da puberdade é importante descartar doenças crônicas concomitantes como doença celíaca, uso crônico de corticoides, anorexia nervosa, desnutrição, tumor de sistema nervoso central, atraso de DNPM. Anosmia ou hiposmia podem estar associadas à síndrome de Kallmann e deve ser investigada na anamnese de pacientes com atraso puberal (ver Capítulo Puberdade).

Exame físico

Ao examinar uma criança para sua avaliação puberal, é indispensável obter dados antropométricos (como peso e estatura, envergadura, índice de massa corporal) e comparar com dados populacionais (por meio das curvas específicas para idade e sexo) e, se possível, com dados anteriores a fim de observar a velocidade de crescimento.

Para avaliar o desenvolvimento pubertário, utiliza-se a classificação de Marshall e Tanner separando em estágios. O estágio I corresponde à fase infantil ou impúbere, e o estágio V, ao adulto[11,12]. Em geral, as crianças passam de um estágio para outro em um intervalo de 6 meses a 1 ano, portanto mudanças notadas ou relatadas em intervalo inferior devem ser investigadas (Figura VII-7). O período que decorre do primeiro evento puberal até o término da puberdade, nos meninos, é de quatro a seis anos. Nas meninas, o tempo entre o aparecimento da telarca e a menarca é, em média, de dois a quatro anos.

Além de poder observar algumas características à inspeção, é fundamental realizar a palpação, em algumas situações é imprescindível o toque, por exemplo, para avaliar o tamanho do broto mamário, diferenciar telarca de lipomastia e observar o volume testicular.

A mama costuma ser o primeiro sinal puberal na menina. O desenvolvimento mamário no início da puberdade pode ser unilateral, persistindo por vários meses sem significado patológico. Embora a telarca seja um processo ligado ao sexo feminino, os meninos também podem apresentar aumento do diâmetro areolar com glândula mamária palpável, em algum momento durante a evolução puberal (ver Capítulo Ginecomastia).

O aumento do volume do testículo é geralmente o primeiro sinal da puberdade com comprimento > 2,5cm ou volume > $4cm^3$. Tratando-se de uma glândula cujo formato é elipsoidal, pode-se calcular seu volume comparando-o ao orquidômetro de Prader (Figura VII-8) ou utilizando a fórmula: (comprimento × largura × espessura × 0,55). O comprimento peniano é medido esticado em estado flácido[1].

Tanto a puberdade precoce como o atraso puberal podem ser secundários a doenças específicas, portanto é necessário avaliar o fenótipo da criança, buscando dismorfismos, manchas na pele (associadas à síndrome de McCune-Albright ou neurofibromatose), sinais de alterações de linha média e outras anormalidades que possam estar relacionadas a doenças crônicas.

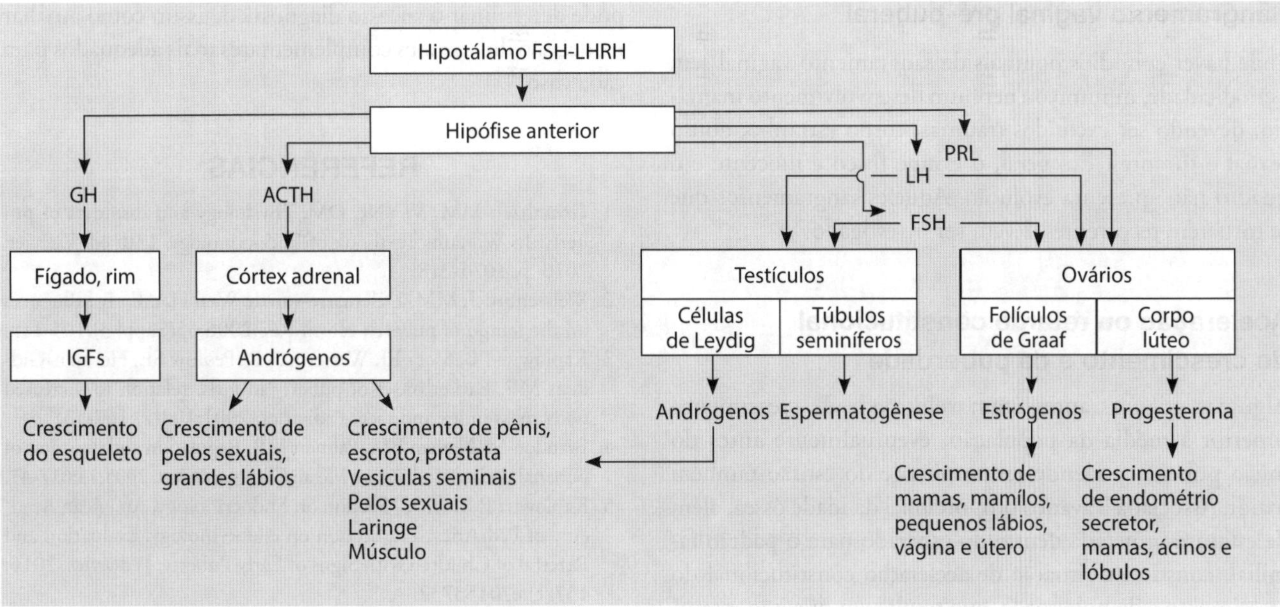

Figura VII-7. Controle endócrino da puberdade.

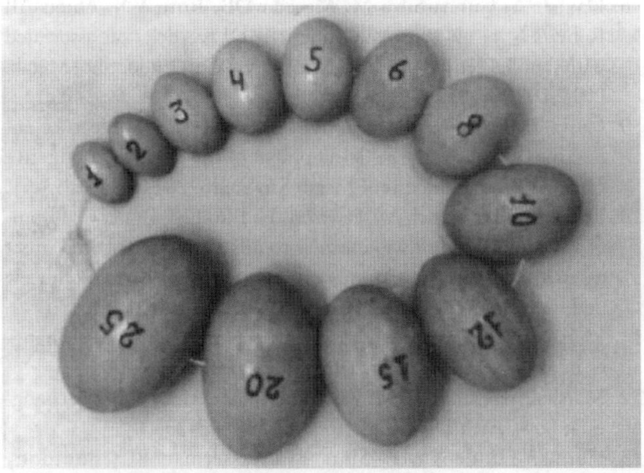

Figura VII-8. Orquidômetro de Prader.

A velocidade de crescimento também é um importante fator a ser analisado no desenvolvimento puberal. O estirão pubertário no menino ocorre entre 13 e 15 anos em média, no estágio puberal G3-G4. Já na menina, ocorre entre 11 e 13 anos e pode anteceder o aparecimento do broto mamário, isto é, em meninas, a puberdade pode começar com o estirão, bem diferente do que ocorre em meninos que, em geral, fazem seu estirão dois anos após o início da puberdade. Importante sempre considerar a idade óssea[1,11,12].

VARIANTES DA NORMALIDADE

A grande maioria das crianças que vêm para avaliação de avanço puberal apresenta alguma característica que pode enquadrar-se nesta categoria.

Adrenarca

Trata-se de um período fisiológico de amadurecimento do eixo hipotálamo-hipófise-adrenal com secreção de andrógenos fracos, em especial do sulfato de dehidroepiandrostenediona (DHEA-S). A adrenarca pode cursar com a antecipação do aparecimento de pelos axilares, pubianos, odor axilar e acne (antes dos 8 anos nas meninas e dos 9 anos nos meninos), podendo haver também algum avanço da idade óssea. É um diagnóstico de exclusão, em que não se vê clitoromegalia, crescimento peniano ou testicular, cuja evolução dos caracteres é mais lenta. Outras doenças adrenais, como formas de hiperplasia adrenal congênita não clássica e tumores adrenais, devem ser afastadas. Alguns estudos demonstraram que a pubarca secundária à adrenarca é mais comum em meninas negras[13-15].

Telarca prematura

Em meninas menores de 2 anos que podem estar no período conhecido como minipuberdade, é comum observar o aparecimento de broto mamário, com pouca ou nenhuma evolução clínica em 4-6 meses e sem aceleração do crescimento. A mama pode continuar presente até o início da puberdade e, em algumas meninas, involuir. Uma explicação plausível seria a presença de pequenos cistos ovarianos que secretam pequena quantidade de estradiol de forma transitória que desapareceriam espontaneamente. Além disso, com o crescente aumento do número de meninas acima do peso, observa-se maior frequência de aparecimento de lipomastia, sendo algumas vezes difícil de diferenciar de tecido mamário, nesses casos, no entanto, à palpação notam-se ausência de glândula ou sinais de estimulação estrogênica na aréola e no mamilo[5,6].

Sangramento vaginal pré-puberal

Pode haver episódios pontuais de sangramento vaginal sem periodicidade, mínimo ou nenhum desenvolvimento mamário, devendo ser excluídos traumas, corpo estranho, abuso sexual e tumores. Em geral, o exame físico é inocente e o quadro não apresenta evolução. Aqueles sangramentos que se tornarem recorrentes devem ser investigados[5].

Aceleração ou retardo constitucional do crescimento e da puberdade

Algumas crianças apresentam velocidade de crescimento superior à média da população, eventualmente antes do início puberal, podendo ter amplitude do estirão também maior. Associada a avanço proporcional da idade óssea, além de estatura projetada dentro do esperado para o padrão familial, constitui a situação de aceleração constitucional do crescimento e da puberdade, que resulta em previsão estatural normal. Na evolução, persiste o avanço da idade óssea, com velocidade de crescimento proporcionalmente aumentada e manutenção da previsão de estatura final dentro do padrão familial. Esses são os principais critérios para sua diferenciação com a puberdade precoce, na qual o avanço da idade óssea é desproporcionalmente maior que o aumento da velocidade de crescimento, podendo ocorrer o fechamento prematuro da cartilagem de crescimento, com consequente perda da estatura final[6,16].

O retardo constitucional do crescimento e da puberdade é a causa mais frequente de atraso puberal, sendo mais comum em meninos. Apresentam velocidade de crescimento diminuída para a idade devido ao atraso do estirão puberal. A idade óssea é atrasada, com previsão de estatura final normal. Os períodos de crescimento e maturação são mais lentos e são comuns casos semelhantes na família. A evolução da puberdade ocorre sem intercorrências, sem perda de função gonadal ou altura final.

CONCLUSÃO

Cabe ao pediatra e ao endocrinologista pediátrico realizar uma avaliação clínica minuciosa nas crianças que apresentam sinais puberais, a fim de observar se a evolução dos caracteres sexuais ou o atraso do aparecimento desses sinais tem algum potencial patogênico ou se se trata de uma variação normal. Diferenciar variantes da normalidade de casos patológicos, assim como fazer um diagnóstico precoce e propor um tratamento adequado para cada situação é essencial para o bom desenvolvimento puberal. Avaliação clínica bem realizada pode determinar o sucesso diagnóstico, assim como auxiliar na decisão dos exames complementares mais adequados para cada caso[5,6].

REFERÊNCIAS

1. Grumbach MM, STYNE DM. Physiology and disorders of puberty. In Williams Textbook of Endocrinology. 13th ed. Elsevier. 2016. p. 1074-218.
2. Weissenbruch MM, Delemarre-van de Waal HA. Early influences on the tempo of puberty. Horm Res. 2006;65(Suppl 3):105-11.
3. Kaplowitz PB, Slora EJ, Wasserman R, Pedlow SE, Herman-Giddens ME. Earlier onset of puberty in girls: relation to increased body mass index and race. Pediatrics. 2001;108(2):147-53.
4. Brandon M, Nathan BM, Palmert MR. Regulation and disorders of pubertal timing. Endocrinol Metab Clin North Am. 2005;14:617-41.
5. Kaplowitz P, Bloch C, Section on Endocrinology, American Academy of Pediatrics. The section on endocrinology. Evaluation and Referral of Children with Signs of Early Puberty. Pediatrics. 2016; 137(1):e20153732.
6. Kochi C. Critérios de Avaliação da Puberdade. In Endocrinologia para o Pediatra. São Paulo: Atheneu; 2009.
7. Abreu AP. central precocious puberty caused by mutations in the imprinted gene MKRN3. N Engl J Med. 2013;368(26):2467-75.
8. Dauber A, Cunha-Silva M, Macedo DB, Brito VN, Abreu AP, Roberts S, et al. Paternally inherited DLK1 deletion associated with familial central precocious puberty. J Clin Endocrinol Metab. 2017;102(5):1557-67.
9. Costa EMF, Spritzer PM, Hohl A, Bachegaet TASS. Efects of endocrine disruptors in the development of the female reproductive tract. Arq Bras Endocrinol Metab São Paulo. 2014;58:(2)153-61.
10. Eckert-Lind C, Busch AS, Petersen JH, Biro FM, Butler G, Bräuner EV, Juul A. Worldwide secular trends in age at pubertal onset assessed by breast development among girls: a systematic review and meta-analysis. JAMA Pediatr. 2020;174(4)e195881.
11. Marshall WA, Tanner JM. Variations in pattern of pubertal changes in girls. Arch Dis Child.1969;44(235):291-303.
12. Marshall WA, Tanner JM. Variations in pattern of pubertal changes in boys. Arch Dis Child.1970;45(239):13-23.
13. Herman-Giddens ME, Slora EJ, Wasserman RC, Bourdony CJ, Bhapkar MV, Koch GG, Hasemeier CM. Secondary sexual characteristics and menses in young girls seen in office practice: a study from the Pediatric Research in Office Settings network. Pediatrics.1997;99(4):505-51.
14. Wu T, Mendola P, Buck GM. Ethnic differences in the presence of secondary sex characteristics and menarche among US girls: the Third National Health and Nutrition Examination Survey, 1988-1994. Pediatrics. 2002;110(4):752-7.
15. Biro FM, Galvez MP, Greenspan LC, Succop PA, Vangeepuram N, Pinney SM, et al. Pubertal assessment method and baseline characteristics in a mixed longitudinal study of girls. Pediatrics. 2010;126(3):e583-90.
16. Longui CA, Calliari LEP, Monte O. Revisão crítica do diagnóstico e tratamento da puberdade precoce central. Arq Bra sEndocrinol Metab São Paulo. 2001;45(1):48-57.

Puberdade Precoce

PAULA DE FIGUEIREDO PRESTI POPOUTCHI
LEANDRA STEINMETZ
DURVAL DAMIANI

DEFINIÇÃO

A puberdade corresponde a um período de transição entre a infância e a vida adulta, marcado por eventos biológicos que levam à maturação sexual progressiva e consequente desenvolvimento da capacidade reprodutiva.

Na maioria das populações, a idade média de início do desenvolvimento puberal é de 10,5 anos em meninas, com média entre 8 e 12 anos, e 11,5 anos em meninos, com média entre 9 e 13 anos, considerando variações de acordo com a etnia[1-3].

A puberdade precoce é definida como o aparecimento dos caracteres sexuais secundários antes dos 8 anos de idade no sexo feminino e antes dos 9 anos no sexo masculino, correspondente a 2,0 a 2,5 desvios-padrão da idade média de início do desenvolvimento puberal em crianças saudáveis[4].

EPIDEMIOLOGIA

Trata-se de uma desordem rara, cuja incidência estimada se encontra em torno de 1:5.000 a 1:10.000, sendo mais comum no sexo feminino, na proporção de 3 a 23 meninas para cada menino[5]. Porém, estudos populacionais sobre a prevalência de puberdade precoce demonstram diferentes valores de acordo com a população estudada. Levantamento populacional dinamarquês, baseado em registros de 1993 a 2001, demonstrou incidência de puberdade precoce de 20:10.000 meninas e menos do que 5:10.000 meninos[6].

FISIOPATOLOGIA DA PUBERDADE

Durante o período intrauterino e nas primeiras semanas de vida, o eixo hipotálamo-hipófise-gônadas está ativo, mantendo-se assim durante os primeiros meses de vida. Nesse estágio, as concentrações de esteroides sexuais podem ser semelhantes às produzidas durante a puberdade, porém não apresentam efeitos biológicos significativos. Nos meninos, as concentrações de gonadotrofinas diminuem a valores pré-puberais a partir de 6 a 9 meses de vida, enquanto nas meninas as concentrações podem permanecer elevadas até por volta de 2 anos de idade, período esse conhecido como "minipuberdade". A partir de então, inicia-se um processo de supressão do eixo gonadotrófico que se estende durante toda a fase pré-puberal ("pausa juvenil").

A puberdade acontece quando ocorre a reativação desse eixo hipotálamo-hipófise-gônadas, com consequente reaparecimento da secreção pulsátil do hormônio liberador de gonadotrofinas (GnRH) pelo hipotálamo, o que leva à secreção dos pulsos de gonadotrofinas pela porção anterior da hipófise (hormônio luteinizante – LH – e hormônio folículo-estimulante – FSH) e ativação gonadal ("gonadarca"). O principal marcador biológico desse processo é o aumento tanto da frequência quanto da amplitude dos pulsos de secreção de LH[7].

Nas meninas, o FSH estimula o crescimento dos folículos ovarianos e, juntamente com o LH, a produção de estradiol. No início da puberdade, o estradiol é o responsável pelo desenvolvimento mamário e o crescimento ósseo, marcado pelo aumento de velocidade de crescimento. Posteriormente, a interação entre a liberação de gonadotrofinas pela hipófise e a secreção ovariana de estradiol determinam os ciclos menstruais e o processo ovulatório.

Em meninos, o LH estimula as células de Leydig a produzirem testosterona e, juntamente com o FSH, o crescimento dos túbulos seminíferos e o aumento do volume testicular. Com a elevação das concentrações de testosterona, ocorre o aumento do tamanho peniano, aumento de pilificação, desenvolvimento muscular e engrossamento da voz. Além disso, parte da testosterona é convertida a estradiol, por ação da enzima aromatase, resultando em avanço da maturação óssea e aumento da velocidade de crescimento, além de possível desenvolvimento mamário, caracterizado pela ginecomastia puberal fisiológica, que pode ocorrer em até metade dos meninos com idade média de 13 anos, persistindo por, aproximadamente, 6 a 18 meses[8].

A partir de então, outros eventos puberais se iniciam, como o fechamento epifisário (maturação óssea), com consequente estirão puberal, modificações da composição corporal, produção de gametas maduros e modificações psicológicas.

Paralelamente a esse processo e, inicialmente de forma independente dele, ocorre também a maturação da zona reticular do córtex da glândula suprarrenal, com início da síntese de andrógenos, como DHEA (dehidroepiandrosterona) e androstenediona, que, apesar de menos potentes do que a testosterona, são responsáveis pelo processo de virilização dos indivíduos, determinando o aparecimento de pelos axilares e pubianos, maturação das glândulas apócrinas com consequente desenvolvimento do odor axilar, oleosidade de pele, acne, entre outros.

Apesar de haver variações entre indivíduos, a progressão da maturação sexual, desde o início do desenvolvimento até a fase final, tende a respeitar uma evolução temporal adequada. Em meninas, o tempo médio de evolução entre a ocorrência da telarca e a menarca é de 2 a 2,5 anos. Na grande maioria, a telarca é o primeiro sinal clínico, porém em cerca de 15% das meninas o processo pode se iniciar com o surgimento de pubarca[9]. O aumento ovariano e o da velocidade de crescimento podem ocorrer antes da telarca.

Já em meninos, a evolução da maturação puberal ocorre, em média, por 3 a 3,5 anos após o início do aumento do volume testicular. Essa aumento ocorre aproximadamente 6 meses antes do desenvolvimento peniano e da pubarca[9].

DETERMINANTES DO INÍCIO PUBERAL NORMAL E PRECOCE

O início do desenvolvimento puberal parece ser determinado por diversos fatores, entre eles genéticos, nutricionais, ambientais, étnicos e socioeconômicos, sendo que os fatores genéticos são os maiores determinantes e podem corresponder a cerca de 50 a 75% dos casos. Estudos têm sugerido interação entre fatores genéticos e ambientais, incluindo os chamados interferentes endócrinos.

O tempo de início puberal varia significativamente entre grupos de acordo com a raça e etnia, ocorrendo mais cedo nas populações negra e hispânica, quando comparadas com as brancas e asiáticas, assim como em populações com maior prevalência de sobrepeso[10].

Considerando que o início do desenvolvimento puberal ocorre pela ação tanto dos fatores ativadores do pulso hipotalâmico de GnRH, quanto pela supressão dos inibidores da liberação desse mesmo hormônio, alguns desencadeantes podem estar relacionados. Entre os fatores que podem estar associados à ativação da secreção de GnRH, a leptina parece apresentar papel importante, já que a concentração sérica elevada em meninas que apresentam aumento de gordura corporal está associada à antecipação do início puberal[11,12]. O glutamato também parece estimular a atividade neuronal do GnRH em modelos animais, porém sua ação determinante sobre o início do período puberal permanece incerta. Da mesma forma, alterações genéticas relacionadas à kisspeptina e neurocinina B também podem estar associadas à ativação precoce do eixo.

Com relação à inibição da secreção de GnRH, o neurotransmissor GABA (ácido gama-aminobutírico) parece apresentar importante papel nas vias inibitórias, sendo que sua secreção aumentada pelo hipotálamo pode induzir a precocidade puberal. Mais recentemente, foram identificadas mutações inativadoras dos genes *MKRN3* e *DLK1*, que também têm sido sugeridos como causa de PPC.

Outro importante determinante do processo de antecipação puberal é a exposição aos chamados interferentes endócrinos, que correspondem a substâncias exógenas presentes em poluentes ambientais, plásticos, solventes, pesticidas, cosméticos, entre outros, que interagem com o sistema regulatório do eixo reprodutivo. Tal processo, independentemente da causa da ativação, acaba por desencadear precocidade do desenvolvimento dos caracteres sexuais secundários, além de promover a aceleração da velocidade de crescimento e da maturação óssea. É o caso, por exemplo, do agrotóxico DDT (diclorodifenilcloroetano), do ftalato, do bisfenol A, entre outros.

CLASSIFICAÇÃO E ETIOLOGIA DA PUBERDADE PRECOCE

A puberdade precoce pode ser classificada em 3 grupos (Quadro VII-1):

1. Puberdade precoce central (dependente de gonadotrofinas – PPC/PPDG).
2. Puberdade precoce periférica (independente de gonadotrofinas – PPP/PPIG).
3. Variações puberais não progressivas (telarca, pubarca ou menarca precoces isoladas).

Puberdade precoce central (PPC)

A PPC, também conhecida como puberdade precoce dependente de gonadotrofinas, resulta da ativação prematura do eixo hipotálamo-hipófise-gônadas, com liberação de LH e FSH que estimularão precocemente as gônadas. Mimetiza, portanto, o desenvolvimento puberal fisiológico, embora em idade cronológica inadequada. É a forma mais comum de puberdade precoce, sendo mais frequente no sexo feminino.

Em meninas, a forma idiopática representa a maioria dos casos de PPC (80 a 90%)[13] e muitas vezes podem estar asso-

Quadro VII-1. Classificação e etiologia da puberdade precoce.

Central	Periférica
• Sem lesão de SNC: – Idiopática – Disruptores endócrinos – Alterações genéticas: • Mutação da Kisspeptina 1 (*KISS 1*) • Mutação do receptor da kisspeptina 1 (*GPR54*) • Perda de função do *MKRN3* • Perda de função do gene *DLK1* • Com lesão de SNC: – Congênitas: • Hamartoma hipotalâmico • Cistos aracnoides suprasselares • Neurofibromatose tipo 1 • Esclerose tuberosa • Displasia septo-óptica • Malformação de Chiari e mielomeningocele – Adquiridas: • Tumores do SNC (astrocitoma, glioma, craniofaringioma) • Doenças granulomatosas, encefalite, abscessos • Traumas, irradiação craniana, QT	• Gonadal: – Síndrome de McCune-Albright – Testotoxicose familiar (mutação ativadora receptor LH) – Tumores ovarianos – Cisto ovariano funcional – Tumor de células de Leydig • Adrenal: – Hiperplasia congênita de suprarrenal – Adenoma ou carcinoma de suprarrenal • Tumores produtores de HCG: – SNC: teratoma, disgerminoma, corioepitelioma – Coriocarcinoma, teratoma, outros • Resistência aos glicocorticoides • Exposição a andrógenos exógenos • Hipotireoidismo primário de longa duração

ciados a alterações genéticas, especialmente em casos com outros membros da família afetados. Já no sexo masculino, 40 a 75% dos casos podem apresentar uma causa orgânica patológica, sendo a maior parte associada a diferentes tipos de lesão do SNC, como tumores e hamartoma hipotalâmico[14].

Alterações genéticas

Os fatores genéticos podem estar associados a 50 a 75% dos casos de variações de início puberal, sendo que mutações genéticas específicas estão relacionadas a uma parte das PPC.

Kisspeptina – trata-se de uma substância liberada por neurônios hipotalâmicos e que está relacionada ao processo de estimulação da secreção de GnRH. As mutações ativadoras, em heterozigose, dos genes da kisspeptina (*KISS 1)* e do receptor da kisspeptina (*GPR54*) parecem ter papel fundamental na ativação precoce do eixo gonadotrófico e podem levar à puberdade precoce central[15].

Neurocinina B – mutações do gene da neurocinina B (*TAC3*) e do seu receptor (*TACR3*) também parecem apresentar importante papel no início do desenvolvimento puberal em humanos[16].

Gene *MKRN3* (*makorin ring finger protein 3*) – mutações inativadoras do gene *MKRN3* parecem estar associadas ao desenvolvimento de puberdade precoce central (PPC) de origem familiar, presentes em cerca de 46% dos casos familiares e de 5 a 10% dos casos esporádicos[17].

Gene *DLK1* (*delta-like 1 homolog*) – mutações inativadoras do gene *DLK1* também têm sido sugeridas como causa de puberdade precoce, tendo sido descritas em 5 mulheres de uma mesma família[18].

Hamartoma hipotalâmico

Corresponde a uma malformação congênita do SNC, não neoplásica, caracterizada por tecido hipotalâmico heterotópico, com presença de neurônios secretores de GnRH. O desenvolvimento puberal precoce pode ser acompanhado por crises convulsivas do tipo gelásticas, caracterizadas por episódios de choros, risos ou gargalhadas não provocados. O início da PPC nesses casos ocorre, no geral, antes dos 3 ou 4 anos de idade.

Tumores de SNC

Os tumores de SNC associados ao desenvolvimento de PPC incluem astrocitoma pilocítico, ependimomas, tumores da pineal e gliomas óptico e hipotalâmico.

Astrocitoma pilocítico – glioma de baixo grau, correspondente a 50%-60% dos tumores de SNC. Pode estar localizado na região do cerebelo, hipotálamo ou trato óptico e a idade média ao diagnóstico é de 6 a 9 anos.

Ependimomas – trata-se de um tumor localizado principalmente na fossa posterior e o desenvolvimento de PPC ocorre devido à compressão hipotalâmica pela hidrocefalia obstrutiva secundária. É responsável por cerca de 10% dos tumores de SNC nas crianças e a faixa etária média acometida é de 3 anos.

Tumores de pineal (tumores de células germinativas, tumores de parênquima pineal e tumores da glia) – estão relacionados à PPC pela secreção de gonadotrofinas pelos tumores de células germinativas ou pelo efeito da hidrocefalia sobre o hipotálamo. Estão presentes em até 7% dos casos de tumores de SNC em crianças.

Glioma óptico – são astrocitomas de baixo grau que se iniciam no nervo óptico. Estão, muitas vezes, relacionados à neurofibromatose tipo 1 e podem causar PPC.

Irradiação do SNC

Apesar de ser uma complicação considerada rara, a puberdade precoce pode ocorrer em crianças que receberam radiação sobre a região hipotálamo-hipofisária e, no geral, associam-se à deficiência de hormônio de crescimento, já que os somatotrofos são as células mais sensíveis à radiação.

Outras lesões do SNC

A PPC pode estar associada a outras alterações do SNC como malformações (hidrocefalia, cisto aracnoide, mielomeningocele, displasia septo-óptica), traumas e doenças inflamatórias ou infecciosas (encefalites, abscesso cerebral, sarcoidose, tuberculose).

Exposição prévia a esteroides sexuais

A exposição crônica a esteroides sexuais, como no caso de hiperplasia congênita de suprarrenal (HCSR) não controlada ou de síndrome de McCune-Albright, pode desencadear a PPC, principalmente por ação dos esteroides periféricos sobre o hipotálamo.

Puberdade precoce periférica (PPP)

A PPP é caracterizada pelo excesso de produção de andrógenos ou estrógenos periféricos pelas gônadas ou pelas suprarrenais, ou ainda por produção ectópica (tumor de células germinativas) ou de origem exógena. Nesses casos, os valores de gonadotrofinas estão suprimidos e o eixo gonadotrófico permanece inativado.

Hiperplasia congênita de suprarrenal (HCSR)

Uma das principais causas de PPP corresponde à hiperplasia congênita de suprarrenal, sendo a principal a forma clássica, por deficiência da enzima 21-hidroxilase (gene *CYP21A2*), correspondente a 90% dos casos. Dessas, cerca de 75% corresponde à forma clássica perdedora de sal, a qual se manifesta já nas primeiras semanas de vida com crises de desidratação e graus variados de ambiguidade genital nas meninas, e os demais 25% às formas virilizantes simples. Esse último é mais facilmente diagnosticado no sexo feminino pela presença de graus variados de genitália ambígua.

Já as formas não clássicas costumam manifestar-se mais tardiamente, por meio de sinais de adrenarca antes dos 8 anos de idade, como pubarca, pelos axilares, acne e odor axilar (para mais detalhes sobre hiperplasia congênita de suprarrenais leia o capítulo específico).

Tumores adrenais

O carcinoma virilizante de suprarrenal é uma condição rara, mais frequente no sexo feminino e seu aparecimento ocorre, em média, aos 4,2 anos de idade. A maior parte dos casos se apresenta sob a forma funcionante, com sinais de virilização isolada ou virilização associada a sinais de hipercortisolismo, com aumento evidente dos valores séricos andrógenos, principalmente de DHEA e DHEA-S.

Cistos ovarianos

Os cistos foliculares ovarianos são importante causa de desenvolvimento de PPP no sexo feminino, já que ocorre produção autônoma de estrógenos, principalmente estradiol. Na maioria dos casos ocorre involução espontânea do cisto com consequente regressão dos caracteres sexuais secundários.

Tumores ovarianos

Trata-se de uma causa rara de PPP em meninas, sendo o mais comum o tumor de células da granulosa, que também é capaz de apresentar produção autônoma de estrógenos, promovendo desenvolvimento de sinais clínicos de puberdade. No geral, a US evidencia a presença do tumor unilateral e ocorre aumento dos valores séricos de estradiol acompanhados de gonadotrofinas baixas.

Tumores testiculares

Os tumores de células de Leydig são raros e geralmente benignos, sendo que 10% pode ter comportamento maligno. Manifestam-se com sinais de puberdade precoce associados ao aumento unilateral do volume testicular, além de aumento dos valores de testosterona sérica e gonadotrofinas diminuídas. O tumor normalmente é identificável pela US de testículos.

Tumores produtores de hCG

Os tumores de células germinativas produtores de gonadotrofina coriônica são uma das causas de desenvolvimento de PPP no sexo masculino, já que a hCG ativa o receptor de LH nas células de Leydig, promovendo a produção autônoma de testosterona. Esses tumores podem originar-se nos testículos, SNC, pulmões, fígado, mediastino anterior e retroperitônio. No sexo feminino, o aumento da hCG não promove o aparecimento de puberdade precoce, uma vez que a produção estrogênica depende da ativação tanto de LH quanto de FSH.

Síndrome de McCune-Albright

Trata-se de uma síndrome causada pela mutação ativadora da subunidade alfa da proteína Gs (gene *GNAS1)*, levando à secreção glandular autônoma e consequente aumento e síntese hormonal. Essa síndrome é caracterizada por uma tríade clássica composta por puberdade precoce, manchas café com leite e displasia fibrosa poliostótica. Além disso, pode evoluir com outras endocrinopatias associadas à hiperfunção glandular: hipertireoidismo, gigantismo, síndrome de Cushing, hiperparatireoidismo, entre outras. É mais comum no sexo feminino do que no masculino e pode já ter início ao redor de 2 anos de idade.

Testotoxicose (puberdade precoce familial limitada ao sexo masculino)

Trata-se de uma doença de herança autossômica dominante, causada por mutação ativadora do receptor de LH, levando à secreção não controlada de testosterona pelas células de Leydig. Nesses casos, ocorre aumento discreto do volume testicular bilateralmente, pelo aumento das células de Leydig, dificultando o diagnóstico diferencial com um quadro de PPC inicial.

Hipotireoidismo primário

O hipotireoidismo primário prolongado com elevados valores de TSH pode levar ao desenvolvimento de puberdade precoce. Essa associação, conhecida como síndrome de van Wyk-Grumbach, ocorre devido à homologia do TSH com o FSH e se manifesta com sintomas típicos de hipotireoidismo associados ao aparecimento de sinais puberais precoces. Nesses casos, ocorre aumento de estradiol nas meninas e de testosterona nos meninos, sem aumento de gonadotrofinas e, diferentemente das demais causas de puberdade precoce, a idade óssea encontra-se comumente atrasada com relação à cronológica.

Exposição a esteroides exógenos

Uma causa cada vez mais frequente de PPP em crianças tem sido atribuída à exposição inadvertida a medicamentos, produtos cosméticos e anabolizantes que contenham esteroides e que são comumente utilizados pelos cuidadores.

Resistência aos glicocorticoides

As mutações inativadoras do gene do receptor dos glicocorticoides podem levar ao aumento de ACTH, com consequente elevação da secreção de andrógenos adrenais e virilização nas crianças.

Variações puberais não progressivas

As variações puberais não progressivas incluem o desenvolvimento precoce e isolado de mamas nas meninas (telarca precoce isolada), aparecimento precoce de sinais de virilização secundários à adrenarca prematura, sem evolução ou, ainda, a menarca precoce isolada. Apesar de não serem consideradas condições patológicas, esses casos devem ser acompanhados periodicamente para monitorar possíveis sinais de progressão puberal.

AVALIAÇÃO DIAGNÓSTICA

Na avaliação diagnóstica da puberdade precoce é fundamental que se desenvolva um raciocínio clínico a fim de determinar, inicialmente, se há sinais diretos ou indiretos que sugerem início puberal precoce, assim como diferenciar os casos de puberdade precoce central e periférica.

É fundamental, também, identificar as possíveis causas e diferenciar as condições benignas de outras que necessitem de rápida intervenção, como tumores, por exemplo.

Todas as crianças que apresentem sinais clínicos de puberdade precoce devem ser avaliadas, sendo que a velocidade de progressão do quadro e a diferenciação entre excesso de andrógenos ou de estrógeno devem fazer parte do raciocínio clínico para guiar a investigação. Pacientes com progressão puberal acelerada e velocidade de crescimento acima do esperado para o sexo e para a idade, e/ou estatura acima do canal genético familiar, também devem ser avaliados cuidadosamente.

O aparecimento de broto mamário em meninas antes dos 8 anos de idade, o volume testicular acima de $4cm^3$ em meninos antes dos 9 anos de idade ou sinais de virilização excessiva em ambos os sexos podem ser considerados os primeiros sinais clínicos diretos do desenvolvimento puberal precoce.

Indiretamente, a avaliação da velocidade de crescimento, a presença de sinais de estímulo hormonal em estruturas pélvicas nas meninas, evidenciada pela ultrassonografia pélvica, e o avanço de idade óssea com relação à cronológica em ambos os sexos podem auxiliar na investigação clínica inicial. Em seguida, a avaliação hormonal ajudará na diferenciação do tipo de puberdade precoce, assim como suas possíveis etiologias (Figura VII-9).

História clínica

- Idade de início do aparecimento dos caracteres sexuais secundários (antes dos 8 anos em meninas e antes dos 9 anos de idade em meninos) e tempo de progressão, além de sintomas associados (cefaleia, alterações visuais, mudanças comportamentais, convulsões, dor abdominal, história prévia de doença do SNC ou traumas).
- Sinais de aumento de velocidade de crescimento, como mudança no número do sapato e da roupa.
- Antecedentes gestacionais e perinatais: RCIU, peso e comprimento ao nascer (PIG), Apgar, intercorrências perinatais.
- Atraso de desenvolvimento neuropsicomotor.
- Antecedentes pessoais: doenças ou alterações neurológicas, lesões do SNC, uso de medicações.
- Antecedentes familiares: idade de início da puberdade em pais e irmãos. Estatura familiar.
- Possibilidade de exposição a esteroides sexuais exógenos (medicamentos ou produtos cosméticos).

Exame físico

- Antropometria: peso, estatura, IMC.
- Aumento de velocidade de crescimento (VC > 6cm por ano).
- Avaliação dos caracteres sexuais secundários (estadiamento de Tanner).

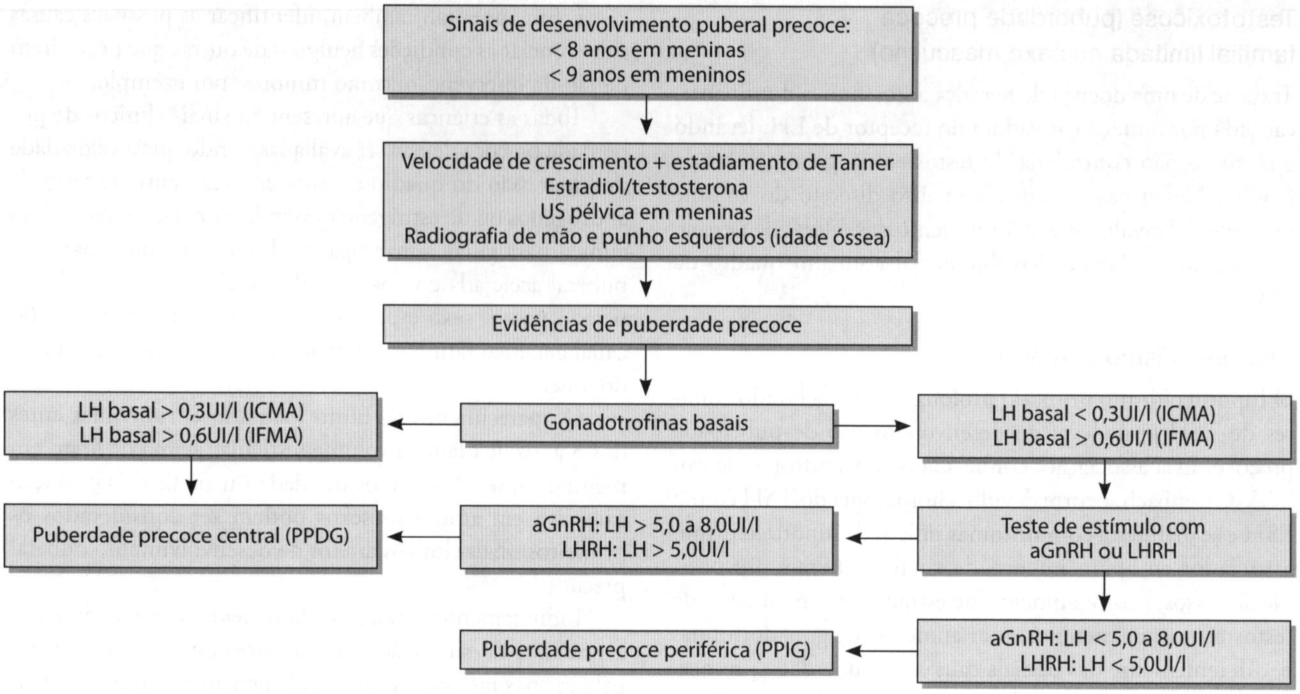

Figura VII-9. Diagnóstico diferencial PPC *vs.* PPP. ICMA = método imunoquimioluminométrico; IFMA = método imunofluorimétrico; PPDG = puberdade precoce dependente de gonadotrofinas; PPIG = puberdade precoce independente de gonadotrofinas.

- Sinais de ativação da suprarrenal: pelos pubianos e axilares, odor axilar, oleosidade de pele e de couro cabeludo, acne.
- Volume testicular > $4cm^3$ ou comprimento testicular > 2,5cm.
- Aumento do tamanho peniano.
- Alterações de pele: manchas café com leite.
- Exame clínico geral, incluindo avaliação de campo visual, palpação de tireoide, massas abdominais ou pélvicas, sinais de dismorfismos.

Avaliação laboratorial

A dosagem dos esteroides sexuais pode auxiliar o diagnóstico no sexo masculino, porém não no feminino. A testosterona é considerada um bom marcador de puberdade nos meninos (testosterona sérica > 19ng/dl), sendo que a avaliação concomitante com outros andrógenos pode auxiliar na diferenciação da origem androgênica testicular ou adrenal.

Já o estradiol é pouco sensível para o diagnóstico de puberdade precoce em meninas, já que muitos ensaios apresentam baixa capacidade de diferenciar valores pré-puberais de valores puberais iniciais; dessa forma, concentrações baixas iniciais não excluem a possibilidade de início puberal. Porém, acredita-se que estradiol > 20pg/ml (2ng/dl) seja um bom marcador para avaliação de produção estrogênica.

O processo de ativação ou não do eixo gonadotrófico pode ser avaliado por meio da dosagem de gonadotrofinas (especialmente LH) basais ou após estímulos com GnRH de ação curta ou análogos de ação prolongada, conforme demonstrado no quadro VII-2.

A sensibilidade do LH basal para diagnóstico de PPC, principalmente em meninas, varia de 60 a 100%, dependendo do valor de corte e da metodologia laboratorial utilizada[19].

Os valores de LH basal > 0,6U/l pelo método imunofluorimétrico (IFMA) ou LH basal > 0,3U/l pelo método imunoquimioluminométrico (ICMA), em ambos os sexos, têm sido considerados puberais[19,20]. Como valores pré-puberais de LH não excluem o diagnóstico de PPC, no caso de valores de LH basal abaixo dos citados, os testes de estímulos são indicados.

O padrão-ouro para o diagnóstico de puberdade precoce central é o teste de estímulo com GnRH de curta ação (gonadorrelina por via intravenosa, 100μg). Estudos recentes sugerem que valores de LH > 5U/l após 30 a 180 minutos

Quadro VII-2. Diagnóstico laboratorial de puberdade precoce central.

Exame	LH (UI/l ou mUI/ml)
Gonadotrofina basal	> 0,3 (ICMA) > 0,6 (IFMA)
Teste de estímulo com GnRH de ação curta (100mcg, IV) – 30 a 180min após	> 5,0
Teste de estímulo com análogo do GnRH de ação prolongada (3,75mg, IM) – 120min após	> 5,0 a 8,0 > 5,0 + sinais clínicos sugestivos de PP

do estímulo com GnRH de curta ação por via intravenosa é bom preditor de ativação do eixo gonadotrófico[21,22]. Na impossibilidade da realização desse teste, a avaliação de LH após 120 minutos da aplicação da primeira dose do análogo mensal de GnRH de longa duração pode ser um método alternativo para a confirmação bioquímica de PPC em casos suspeitos, já que essa medicação funciona como superagonista e, inicialmente, induz a liberação de gonadotrofinas[23-25]. Nesses casos, têm-se considerado, para diagnóstico de PPC, valores de LH que variam de 5UI/l a 8UI/l (ICMA) ou LH acima de 5UI/l quando associado à presença de sinais clínicos sugestivos de puberdade precoce[26,27].

A dosagem de FSH basal ou após estímulo com GnRH não tem se mostrado útil para o diagnóstico de PPC; porém, seus valores baixos ou suprimidos podem sugerir o diagnóstico de puberdade precoce periférica. Já a relação LH/FSH basal maior que 1 pode sugerir possibilidade de PPC, assim como a relação LH/FSH após estímulo entre 0,6 e 1,0 pode sugerir o diagnóstico[28].

Para o diagnóstico diferencial da puberdade precoce, outros exames laboratoriais podem ser úteis, como dosagens de andrógenos adrenais, urocitograma em meninas, dosagem de gonadotrofina coriônica (hCG) nos meninos e avaliação da função tireoidiana.

Exames de imagem

Idade óssea

Importante ferramenta para a avaliação de puberdade precoce é a idade óssea, avaliada por meio da realização de radiografia de mão e punho esquerdos. Diversos métodos são utilizados para sua determinação, sendo o Greulich-Pyleo mais comum[29], seguido pelo método de Tanner-Whitehouse. Ela permite não só avaliação da maturação óssea, mas também a do potencial estatural na vida adulta.

Ultrassonografia

Atualmente, discute-se muito a utilidade de parâmetros ultrassonográficos para o diagnóstico diferencial da puberdade precoce, principalmente por se tratar de método simples, de fácil acesso e inócuo. Há evidências de que esses parâmetros têm se mostrado bastante eficientes, quando utilizados em conjunto com a avaliação clínico-laboratorial, para o diagnóstico e acompanhamento de PP. Além disso, é considerado um método sensível para a detecção de cistos e lesões tumorais ovarianas, assim como lesões tumorais testiculares.

No sexo feminino, a ultrassonografia pélvica permite a avaliação do volume ovariano e de características uterinas que podem auxiliar no diagnóstico de puberdade precoce (Quadro VII-3). Comparando-se diferentes estudos, o volume ovariano considerado púbere tem variado de 1 a 3cm^3, sendo que o aumento bilateral acima de 2cm^3 é muito sugestivo de PPC. Além disso, a presença de até 5 folículos de até 10mm pode ser um achado normal em meninas pré-puberes, sendo que 6 ou mais folículos com tamanho folicular acima de 10mm também podem sugerir estímulo hormonal[30,31].

Quadro VII-3. Parâmetros ultrassonográficos sugestivos de PP no sexo feminino.

Útero	– Comprimento uterino > 40mm – Forma uterina: fundo > colo (forma de "pera") – Volume > 5cm^3 – Ecoendometrial presente
Ovários	– Volume ovariano > 2 a 3cm^3 – Número de folículos > 6 – Tamanho de folículos > 10mm
Fluxo Doppler das artérias uterinas	– Redução do índice de pulsatilidade (IP) – Presença de onda diastólica intermitente ou contínua

Com relação ao útero, mudanças em seu formato, comprimento e volume podem estar relacionados à presença de estímulos puberais. O volume uterino tem sido considerado púbere acima de 3 a 5cm^3, sendo que volumes acima de 4cm^3 apresentam boa sensibilidade para o diagnóstico de puberdade precoce[32]. Já o comprimento uterino acima de 4cm e uma relação entre fundo e colo uterinos acima de 1 (adquirindo o formato de "pera") também sugerem presença de estímulo hormonal[33-36].

A avaliação do fluxo Doppler colorido das artérias uterinas parece ser um parâmetro adicional para o diagnóstico diferencial de puberdade precoce. Tem-se observado possível influência de esteroides sexuais e de gonadotrofinas (LH) sobre o leito vascular, promovendo a redução da resistência vascular, que é refletida pelo aparecimento de onda diastólica intermitente ou contínua, assim como pela redução do índice de pulsatilidade (IP). Estudos demonstraram possível correlação inversa entre valores de IP com concentrações plasmáticas de LH, sugerindo que a queda de IP pode estar associada ao início puberal precoce[31,37].

A ultrassonografia também pode ser útil para o diagnóstico de PPP causada por tumores testiculares nos meninos.

Ressonância magnética de região hipotálamo-hipofisária

Após a análise inicial, a ressonância magnética de região hipotálamo-hipofisária deve ser realizada para avaliação anatômica do SNC e possível detecção de tumores ou malformações. Ela deve ser realizada nos casos de PPC, sendo que nas meninas com PPC com início antes dos 6 anos e no sexo masculino ela é mandatória.

TRATAMENTO

O tratamento da puberdade precoce nem sempre é necessário. Ele dependerá de diversos fatores como idade da criança, etiologia da PP, velocidade de progressão da puberdade, assim como das suas possíveis repercussões nas questões estatural e psicossocial emocional.

De maneira geral, o objetivo do tratamento da maioria das PP seria identificar e tratar causas graves, como tumores por exemplo, interromper a maturação sexual de forma a regredir ou estabilizar a evolução dos caracteres sexuais, suprimir a aceleração da maturação óssea, a fim de melhorar a previsão estatural, além de prevenir problemas psicossociais emocionais, aliviar ansiedade dos pais, reduzir o risco de abuso sexual e início precoce de atividade sexual.

Puberdade precoce central

Como a puberdade precoce central ocorre devido à ativação prematura do eixo gonadotrófico, seu tratamento está baseado na supressão da secreção de gonadotrofinas e, consequentemente, dos hormônios sexuais.

A medicação de escolha para o tratamento da puberdade precoce central são os agonistas ou análogos sintéticos de ação prolongada do hormônio liberador de gonadotrofinas (aGnRH), que costumam ser seguros e associados a poucos efeitos colaterais.

Essa medicação estimula continuamente os receptores hipofisários, promovendo um processo de *down regulation* e dessensibilização, suprimindo a liberação dos hormônios LH e FSH. Dessa forma, ela tem sido utilizada como primeira escolha para o tratamento da puberdade precoce central por mais de 30 anos e diversos estudos têm comprovado a eficácia e a segurança do seu uso.

Os agonistas mais utilizados são a leuprorrelina (Lectrum® e Lupron Depot®), a triptorrelina (Neo-decapeptyl®) e a goserelina (Zoladex®). O tratamento pode ser realizado por meio de injeções por via intramuscular, na dose de 3,75mg ou 7,5mg, a cada 28 dias ou, ainda, na dose de 11,25mg a cada 3 meses.

Diversos estudos demonstram tratamento eficaz quando já iniciado com as formulações de aplicação trimestral na dose de 11,25mg. Porém, em nosso serviço, iniciamos o tratamento com a aplicação mensal na dose de 3,75mg e avaliamos a resposta após a terceira dose. Se satisfatória, podemos manter as aplicações mensais ou realizar a transição para o tratamento trimestral. Quando não há bloqueio clínico e laboratorial adequados, recomendamos o aumento da dose para 7,5mg a cada 28 dias ou ainda, se necessário, 7,5mg a cada 21 dias. A figura VII-10 representa os possíveis esquemas terapêuticos.

Há, ainda, a possibilidade de implantes subcutâneos de histrelina, que podem conferir bloqueio por um período de 12 a 24 meses.

O acompanhamento do bloqueio puberal durante o tratamento com análogo de GnRH deve ser realizado por meio de avaliações clínica, laboratorial e radiológica periódicas, sendo a estabilização ou regressão do estadiamento puberal o mais importante fator de avaliação. Além disso, espera-se redução da velocidade de crescimento para níveis pré-puberais e diminuição da maturação óssea, com melhora da previsão da estatura final.

Laboratorialmente, o bloqueio pode ser evidenciado por supressão das concentrações de gonadotrofinas para a faixa pré-puberal, com redução das concentrações dos esteroides sexuais. Atualmente, o valor de corte considerado indicativo de bloqueio efetivo é LH abaixo de 4 a 5UI/l, coletado 2 horas após estímulo com análogos de aGnRH[24,25,38].

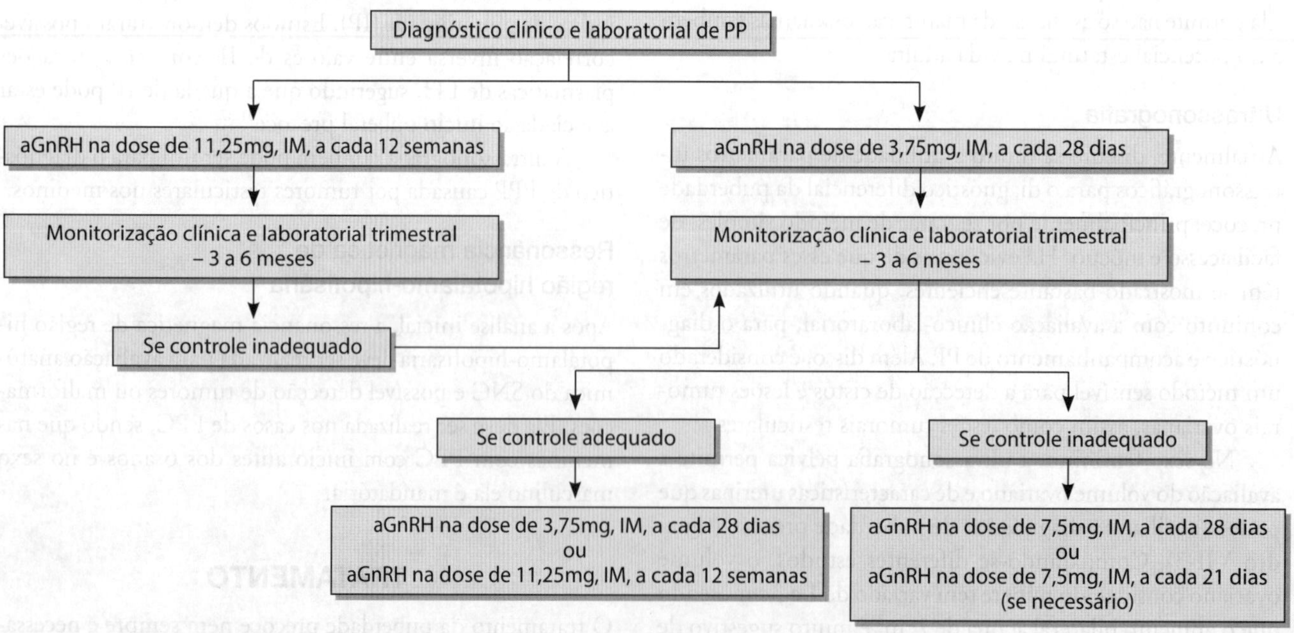

Figura VII-10. Tratamento da puberdade precoce central.

O tratamento costuma ser bem tolerado e efeitos colaterais são pouco frequentes, sendo os mais comuns: dor e reações alérgicas locais, abscesso asséptico, sangramento genital após a primeira dose, sintomas vasomotores devido ao hipoestrogenismo ("fogachos"), cefaleia, dor abdominal e náuseas[39].

Atenção especial deve ser dada ao desenvolvimento dos abscessos assépticos, caracterizados por uma reação imunológica local que, além de promover processo inflamatório local, também diminui a absorção da medicação com prejuízo do bloqueio. Pode ocorrer em cerca de 1,5 a 3% dos pacientes que recebem a medicação, sendo que, na maioria, o processo é autolimitado, evoluindo com resolução espontânea. Recomenda-se apenas o uso de medicações sintomáticas e, quando presentes, a suspensão ou troca de medicação devem ser discutidas[40,41].

A duração do tratamento é variável e depende da análise conjunta de diversos fatores, como: idade cronológica em torno de 11 anos nas meninas e de 12 anos nos meninos, idade óssea de 12 a 12,5 anos em meninas e de 13 a 13,5 anos em meninos, estatura no momento do desbloqueio, potencial estatural e questões psicossociais emocionais.

Após a suspensão do tratamento, a recuperação do eixo gonadotrófico pode ser observada em até 6 meses, evoluindo normalmente, e nenhuma consequência em longo prazo tem sido descrita, como alterações de fertilidade ou alterações metabólicas.

Alguns tratamentos coadjuvantes podem ser necessários em algumas situações especiais:

– Hormônio de crescimento recombinante humano: quando ocorre queda de velocidade de crescimento abaixo do P25 durante o tratamento.
– Cirúrgico: quando há lesões de SNC.
– Quimioterapia e radioterapia: tumores de células germinativas.
– Hamartoma hipotalâmico associado a lesões extensas, à epilepsia refratária ao tratamento clínico ou a sinais de hipertensão intracraniana.

Puberdade precoce periférica

O tratamento da PPP visa remover ou bloquear a produção excessiva e/ou a resposta exacerbada aos esteroides sexuais, dependendo da sua etiologia. As principais causas e seus tratamentos estão resumidos no quadro VII-4.

CONCLUSÕES

A puberdade precoce constitui-se em sinal de alerta importante para que as famílias procurem atenção médica. Muitas das etiologias não são conhecidas, mas há, entre elas, algumas potencialmente perigosas e que exigem intervenção rápida, como são os casos de puberdades desencadeadas por tumores do SNC ou tumores gonadais ou adrenais.

Além disso, uma criança com sinais puberais em idade inadequada sofre de discriminação e não está psicologicamente preparada para enfrentar as modificações corporais inerentes a um processo puberal. Portanto, além da eventual emergência médica pela possível presença de tumores, a questão psicossocial exige que medidas sejam tomadas para impedir ou bloquear a progressão puberal.

Outro aspecto importante é que na puberdade precoce, devido ao incremento da maturação óssea, o potencial de crescimento pode ficar comprometido.

O pediatra deve estar atento para sinais precoces de puberdade em meninos e meninas, lembrando que as formas idiopáticas são muito frequentes em meninas e as causas orgânicas são mais frequentes em meninos. Atenção redobrada, portanto, a meninos com puberdade precoce. O encaminhamento ao especialista para avaliação da necessidade ou

Quadro VII-4. Tratamento das principais causas de PPP.

Etiologia	Tratamento
Tumores testiculares, ovarianos, adrenais	Ressecção cirúrgica (prod. HCG – QT ou RT)
Cisto ovariano funcional	Conservador ou cirúrgico
Exposição exógena	Afastar agente causal
Alterações da esteroidogênese adrenal (HCSR)	Glicocorticoides
Hipotireoidismo primário	Reposição de levotiroxina
Síndrome de McCune-Albright	– Meninas: bloqueadores estrogênicos – tamoxifeno – Meninos: antagonistas de receptores androgênicos Inibidor da síntese esteroidogênica: cetoconazol
Testotoxicose	– Antagonista do receptor androgênico: ciproterona espironolactona bicalutamida – Inibidor de aromatase: anastrozol e letrozol – Inibidor da síntese esteroidogênica: cetoconazol

não de tratamento é fundamental para que se preserve a integridade psicossocial da criança, sua estatura final e que se resolvam problemas que eventualmente possam comprometer a vida da criança.

REFERÊNCIAS

1. Biro FM, Greenspan LC, Galvez PM, Pinney SM, Teitelbaum S, Windham GC, et al. Onset of breast development in a longitudinal cohort. Pediatrics. 2013;132(6):1019-27.
2. Herman-Giddens ME, Steffes J, Harris D, Slora E, Hussey M, Dowshen SA, et al. Secondary sexual characteristics in boys: data from the Pediatric Research in Office Setting Network. Pediatrics. 2012;130(5):e1058.
3. Aksglaede L, Sørensen K, Petersen FH, Skakkebaek NE, Juul A. Recent decline in age ate breast development: the Copenhagen Puberty Study. Pediatrics. 2009;123(5):e932.
4. Boepple PA, Crowley WF Jr. Precocious puberty. In Adashi EY, Rock JÁ, Rosenwaks Z, eds. Reproductive endocrinology, surgery and technology. Philadelphia: Lippincott-Raven; 1996. p. 989.
5. Partsch CJ, Heger S, Sippell WG. Management and outcome of central precocious puberty. Clin Endocrinol (Oxf). 2002;56(2): 129-48.
6. Teilmann G, Pedersen CB, Jensen TK, Skakkebaek NE, Juul A. Prevalence and incidence of precocious puberty development in Denmark: an epidemiologic study based on national registries. Pediatrics. 2005;116(6):1323-8.
7. WU FC, Butler GE, Kelnar CJ, Sellar RE. Patterns of pulsatile luteinizing hormone secretion before during the onset of puberty in boys: a study using an immunoradiometric assay. J Clin Endocrinol Metab. 1990;70(3):629.
8. Brito VN, Huster G, Latronico AC, Arnholdo IJP, Mendonça BB. Update on the etiology, diagnosis and therapeuthic management of sexual precocity. Arq Bras Endocrinol Metab. 2008;52(1);18-31.
9. Susman EJ, Houts RM, Steinberg L, Belsky J, Cauffman, Dehart EG. Longitudinal development of secondary sexual characteristics in girls and boys between ages 91/2 and 151/2 years. Arch Pediatr Adolesc Med. 2010;164(2):166.
10. Adair LS, Gordon-Larsen P. Maturational timing and overweight prevalence in US adolescent girls. Am J Public Health. 2001;91(4); 642-4.
11. Roemmich JN, Rogol AD. Role of leptina during childhood growth and development. Endocrinol Metab Clin North Am. 1999;28(4): 749-64.
12. Matkovic V, Ilich JZ, Skugor M, Badenhop NE, Goel P, Clairmont A, et al. Leptin is inversely related to age at menarche in human females. J Clin Endocrinol Metab. 1997;82(10):3239.
13. Cisternino M, Arrigo T, Pasquino AM, Tinelli C, Antoniazzi F, Beduschi L, et al. Etiology and age incidence of precocious puberty in girls: a multicentric study. J Pediatr Endocrinol Metab. 2000;Suppl 1:695-701.
14. De Sanctis V, Corrias A, Rizzo V, Bertelloni S, Urso L, Galluzzi F, et al. Etiology of central precocious puberty in males: the results of the Italian Study Group for Physiopathology of Puberty. J Pediatr Endocrinol Metab. 2000;Suppl 1:687-93.
15. Silveira LG, Noel SD, Silveira-Neto AP, Abreu AP, Brito VN, Santos MG, et al. Mutations of the KISS1 gene in desorders of puberty. J Clin Endocrinol Metab. 2010;95(5):2276-80.
16. Lippincott MF, True C, Seminara SB. Use of genetic models of idiopathic hypogonadotrophic hypogonadism in mice and men to understand the mechanisms of disease. Exp Physol. 2013;98(11): 1522.
17. Valadares LP, Meireles CG, de Toledo IP, de Oliveira RS, de Castro LCG, Abreu AP, et al. MKRN3 mutations in central precocious puberty: a systematic review and meta-analysis. J Endocr Soc. 2019;3(5):979-95.
18. Dauber A, Cunha-Silva M, Macedo DB, Brito VN, Abreu AP, Roberts AS, et al. Paternally inherited FLK1 deletion associated with familial central precocious puberty. J Clin Endocrinol Metab. 2017; 102:1557-67.
19. Brito VN, Latronico AC, Arnhold IJP, Mendonça BB. Update on the etiology, diagnosis and therapeutic management of sexual precocity. Arq Bras Endocrinol Metabol. 2008;52(1):18-31.
20. Resende EA, Resende EAMR, Lara BHJ, Reis JD, Ferreira BP, Pereira GA, Borges MF. Assessment of basal and gonadotropin-releasing hormone stimulated gonadotropins by immunochemiluminometric and immunofluorometric assays in normal children. J Clin Endocrinol Metab. 2007;92(4):1424-9.
21. Neely EK, Hintz RL, Wilson DM, Lee PA, Gautier T, Argente J, Stene M. Normal ranges for immunochemiluminometric gonadotropin assays. J Pediatr. 1995;127(1):40-6.
22. Bizzarri C, Spadoni GL, Bottaro G, Montanari G, Giannone G, Cappa M, et al. The response to gonadotropin releasing hormone (GnRH) stimulation test does not predict the progression to true precocious puberty in girls with onset of premature thelarche in the first three years of life. J Clin Endocrinol Metab. 2014;99(2):433-9.
23. Kendirci HNP, Agladıoglu SY, Bas VN, Önder A, Çetinkaya S, Aycan Z. Evaluating the efficacy of treatment with a GnRH analogue in patients with central precocious puberty. Int J Endocrinol. 2015; 2015:247386.
24. Bhatia S, Neely EK, Wilson DM. Serum luteinizing hormone rises within minutes after depot leuprolide injection: implications for monitoring therapy. Pediatrics. 2002;109(2):E30.
25. Brito VN, Latronico AC, Arnhold IJ, Mendonca BB. A single luteinizing hormone determination 2 hours after depot leuprolide is useful for therapy monitoring of gonadotropin-dependent precocious puberty in girls. J Clin Endocrinol Metab. 2004;89(9):4338-42.
26. Freire AV, Escobar ME, Gryngarten MG, Arcari AJ, Ballerini MG, Bergadá I, Ropelato MG. High diagnostic accuracy of subcutaneous triptorelin test compared with GnRH test for diagnosing central precocious puberty in girls. Clin Endocrinol (Oxf). 2013; 78(30):398-404.
27. Sathasivam A, Garibaldi L, Shapiro S, Godbold J, Rapaport R. Leuprolide stimulation testing for the evaluation of early female sexual maturation. Clin Endocrinol (Oxf). 2010;73(3):375-81.
28. Carretto F, Salinas-Vert I, Granada-Yvern LM, Murillo-Vallés M, Gómez-Gómez C, Puig-Domingo M, et al. The usefulness of the leuprolide stimulation test as a diagnostic method of idiopathic central precocious puberty in girls. Horm Metab Res. 2014; 46(13):959-63.
29. Greulich WW, Pyle SI, Herter LD, Golendziner E, Flores JAM, Becker E Jr, et al. Radiographic atlas of skeletal development of the hand and wrist. Stanford: Stanford University Press; 1959.
30. Herter LD, Golendziner E, Flores JAM, Becker EJ Jr, Spritzer PM. Ovarian and uterine sonography in healthy girls between 1 and 13 years old: correlation of findings with age and pubertal status. AJR Am J Roentgenol. 2002;178(6):1531-6.
31. Battaglia C, Mancini F, Regnani G, Persico N, Iughetti L, de Aloysio D. Pelvic ultrasound and color Doppler findings in different isosexual precocities. Ultrasound Obstet Gynecol. 2003;22(3): 277-83.

32. Eksioglu AS, Eksioglu A S, Yilmaz S, Cetinkaya S, Cinar G, Yildiz YT, et al. Value of pelvic sonography in the diagnosis of various forms of precocious puberty in girls. J Clin Utrasond. 2013;41(2):84-93.
33. Binay C, Binay C, Simsek E, Bal C. The correlation between GnRH stimulation testing and obstetric ultrasonographic parameters in precocious puberty. J Pediatr Endocr Met. 2014;27(11-12):1193-9.
34. Badouraki M, Calcaterra V, Sampaolo P, Klersy C, Larizza D, Alfei A, et al. Evaluation of pelvic ultrasonography in the diagnosis and differentiation of various forms of sexual precocity in girls. Ultrasound Obstet Gynecol. 2008;32:819-27.
35. De Vries L, Horev G, Schwartz M, Phillip M. Ultrasonographic and clinical parameters of early differentiation between precocious puberty and premature telarche. Eur J Endocrinol. 2006;154(6):891-8.
36. Buzi F, Pilotta A, Dordoni D, Lombardi A, Zaglio S, Adlard P. Pelvic ultrasonography in normal girls and in girls with pubertal precocity. Acta Padiatr.1998;87(11):1138-45.
37. Battaglia C, Regnani G, Mancini F, Iughetti L. Pelvic sonography and uterine artery color Doppler analysis in the diagnosis of female precocious puberty. Ultrasound Obstet Gynecol. 2002;19(4):386-91.
38. Badaru A, Wilson DM, Bachrach LK, Fechner P, Gandrud LM, Durham E, et al. Sequential comparisons of one-month and three-month depot leuprolide regimens in central precocious puberty. J Clin Endocrinol Metab. 2006;91(5):1862-67.
39. Macedo DB, Cukier P, Mendonça BB, Latronico AC, Brito VN. Avanços na etiologia, no diagnóstico e no tratamento da puberdade precoce central. Arq Bras Endocrinol Metab. 2014;58(2):108-17.
40. Lee JW, Kim HJ, Choe YM, Kang HS, Kim SK, Jun YH, et al. Significant adverse reactions to long-acting gonadotropin-releasing hormone agonists for the treatment of central precocious puberty and early onset puberty. Ann Pediatr Endocrinol Metab. 2014;19(3): 135-140.
41. Bradley SM, Shukla AR. Sterile abscess formation in response to two separate branded long-acting gonadotropin-releasing hormone agonists. Clin Ther. 2010;32(10):1749-51.

Puberdade Atrasada

Gabriela Alves Klink
Leandra Steinmetz

INTRODUÇÃO

Puberdade é definida como aparecimento de caracteres sexuais secundários em ambos os sexos. Para que isso ocorra, é necessária a integridade do eixo hipotálamo-hipófise-gônadas, a fim de promover o aumento da amplitude e frequência dos picos do hormônio liberador de gonadotrofinas (GnRH) e, consequentemente, de LH e FSH, os quais vão estimular a produção hormonal testicular no menino e ovariana na menina.

Clinicamente, observamos a progressão do estágio puberal de Tanner 1 para 2, correspondendo ao aumento testicular > 3ml nos meninos (G2) e aparecimento do broto mamário nas meninas (M2). A classificação de Tanner e Marshall foi realizada a partir da comparação fotográfica do desenvolvimento genital de crianças e adolescentes, nos quais a média de idade do início puberal foi de 11,15 (± 1,10) anos nas meninas e 11,64 (± 1,07) anos nos meninos.

Puberdade atrasada é definida como a ausência dessa progressão para M2 ou G2 em idade superior a 2,5 devios-padrão acima da média populacional geral, correspondendo a 13 e 14 anos nos sexos feminino e masculino, respectivamente[1].

Esse processo sofre variação de acordo com grupos étnicos diferentes, fatores ambientais, psicossociais, nutricionais e contato com possíveis interferentes endócrinos[2]. Além disso, estima-se que os fatores genéticos sejam responsáveis por 60-80% desta variação[3,4].

O atraso puberal pode afetar psicossocialmente estes pacientes e suas famílias. Estudos sugerem que a alteração no timbre da voz dos meninos, se ocorrida tardiamente, pode aumentar quadros de ansiedade, ataques de pânico, depressão, asma e eczemas[5]. Nas meninas, o atraso puberal poderia aumentar o risco de osteoporose[6]. Além disso, pode ocorrer perda da estatura final, quando não tratados corretamente[7].

São numerosas as causas de atraso puberal, podendo ser divididas em 4 grandes grupos:

- Retardo constitucional do crescimento e puberdade (RCCP).
- Hipogonadismo funcional.
- Hipogonadismo hipogonadotrófico.
- Hipogonadismo hipergonadotrófico.

RETARDO CONSTITUCIONAL DO CRESCIMENTO E PUBERDADE (RCCP)

É a causa mais frequente de atraso puberal em ambos os sexos, podendo corresponder a 73% dos casos no sexo masculino e 43% no sexo feminino[8]. É considerado uma variante normal do desenvolvimento humano, uma vez que o paciente completa o seu desenvolvimento sexual 2 a 4 anos após a média populacional, sem anomalias orgânicas associadas.

Entre os pacientes com RCCP, 80% apresentam um parente de primeiro grau acometido, mostrando claramente a presença de um componente genético[9]. Howard et al. realizaram a análise genética de famílias finlandesas de pacientes com diagnóstico de RCCP, sendo alguns genes possivelmente associados com esta condição (Quadro VII-5).

DIAGNÓSTICO

É um diagnóstico de exclusão, devendo ser feito após descartadas outras causas. Os principais diagnósticos diferenciais são o hipogonadismo funcional e o hipogonadismo hipogonadotrófico, visto que todos podem cursar com baixas concentrações de esteroides gonadais, LH e FSH. Portanto, uma história clínica e exame físico detalhados são de extrema importância.

Algumas alterações podem diminuir a probabilidade do RCCP, como:

- Sintomas sugestivos de hipopituitarismo
  - Defeitos de linha média: incisivo único, fenda palatina.
  - Criptorquidia, micropênis e atipia genital.
  - Hipocortisolismo.
  - Hipotireoidismo.
  - Alterações de sistema nervoso central: convulsões, hidrocefalia, alterações visuais.

Quadro VII-5. Possíveis genes associados ao RCCP.

Gene	Prevalência	Herança	Fenótipo
FTO (fat mass and obesity-associated gene)[10]	3 de 67 famílias	Autossômica dominante	RCCP Redução do IMC Perda de estatura final
HS6ST1 (heparan sulfate 6-O-sulfotransferase)[11]	1 de 67 famílias	Autossômica dominante	RCCP até hipogonadismo hipogonadotrófico
EAP1 (enhanced puberty 1)[12]	2 de 67 famílias	Autossômica Dominante	RCCP
IGSF10 (immunoglobulin superfamily member 10)[13]	6 de 18 famílias	Autossômica dominante	RCCP até hipogonadismo hipogonadotrófico

- Hipo ou anosmia.
- Baixa estatura e/ou baixa velocidade de crescimento.

• Atraso do desenvolvimento neuropsicomotor.
• Distúrbios metabólicos
  - Desnutrição.
  - Anorexia.
• Doenças crônicas sistêmicas
  - Doenças inflamatórias intestinais: diarreia ou constipação, baixo ganho de peso.
  - Doença celíaca.
• História de químio ou radioterapia.
• Alterações sugestivas de outras síndromes
  - CHARGE.
  - Turner.
  - Klinefelter.
  - Outras.
• Ausência de história familiar.

Os indivíduos afetados, em geral, são baixos em relação à sua idade cronológica, mas com estatura concordante com sua idade óssea. A velocidade de crescimento (VC) é um dado importante na avaliação destes pacientes. Sugere-se que uma VC inferior a 3,6cm/ano poderia ser favorável ao diagnóstico de hipogonadismo funcional, em detrimento do ACCP e hipogonadismo hipogonadotrófico[14].

A adrenarca também costuma estar atrasada, ao contrário do hipogonadismo hipogonadotrófico.

A idade óssea pode estar atrasada nessas condições, mas mais evidentemente no ACCP e hipogonadismo funcional, em relação ao hipogonadismo hipogonadotrófico.

Laboratorialmente, podem se apresentar com valores baixos de testosterona ou estrógeno, FSH e LH.

A dosagem de inibina B basal é uma opção na diferenciação entre RCCP e hipogonadismo hipogonadotrófico. Como sua secreção é estimulada pelo FSH, baixas concentrações podem sugerir menores concentrações de gonadotrofinas. Coutant et al. sugerem que um valor de inibina B menor que 35ng/l tem alta especificidade e sensibilidade para o diagnóstico de hipogonadismo hipogonadotrófico, no sexo masculino[15]. O mesmo não foi observado em meninas.

Entretanto, laboratorialmente nenhum exame foi capaz de diferenciar o RCCP e o hipogonadismo hipogonadotrófico com 100% de sensibilidade e especificidade.

TRATAMENTO

A conduta é expectante, visto que esses adolescentes entrarão em puberdade. Entretanto, quando há comprometimento psicossocial importante, pode-se considerar o tratamento medicamentoso (Quadro VII-6).

HIPOGONADISMO FUNCIONAL

Consiste no atraso da maturação do eixo puberal secundário a outras comorbidades crônicas do indivíduo, as quais resultam em aumento de citocinas pró-inflamatórias e distúrbios metabólicos. Alguns exemplos são:

- Doença celíaca.
- Doenças inflamatórias intestinais: doença de Crohn, retocolite ulcerativa.
- Doenças reumatológicas.
- Hipercortisolismo.
- Hipotireoidismo.
- Hiperprolactinemia.
- Anorexia nervosa.
- Atividade física extenuante.
- Desnutrição.
- Anemia falciforme.
- Talassemias.
- Doença renal crônica.
- Insuficiência hepática.
- *Diabetes mellitus.*
- Hemossiderose.
- HIV.

As dosagens de testosterona/estrógeno e gonadotrofinas são baixas e a idade óssea pode ser atrasada. Portanto, uma história clínica e exame físico detalhados, associados a exames complementares de bioquímica e direcionados à suspeita, podem auxiliar nesse diagnóstico.

Quadro VII-6. Tratamento do RCCP.

Sexo masculino		
Tratamento	**Posologia**	**Comentários**
Testosterona	50-100mg por via intramuscular, 1 vez ao mês, por 6 meses[1,16]	Risco de fechamento precoce da placa de crescimento se erro de dose
Letrozol	2,5mg por via oral, 1 vez ao dia, durante 6 meses[1,17]	Menor risco de fechamento precoce da placa de crescimento Sem estudos em longo prazo
Sexo feminino		
Medicamento	**Posologia**	**Comentários**
17-β-estradiol Patch 25μg	¼do Patch 1-2 vezes/semana durante 6 meses[16]	Sem passagem hepática
17-β-estradiol	0,25-0,5mg por via oral, 1 vez ao dia, durante 6 meses[16]	
Etinilestradiol	1-2μg, por via oral, 1 vez ao dia, durante 6 meses[16]	
Estrógenos conjugados	0,162-0,325mg, por via oral, 1 vez ao dia, durante 6 meses[1]	

O tratamento consiste na resolução ou controle da doença de base.

HIPOGONADISMO HIPOGONADOTRÓFICO

É caracterizado por anormalidades do hipotálamo ou da glândula hipofisária, com consequente deficiência da secreção gonadotrófica.

A deficiência pode ser apenas do eixo gonadotrófico (hipogonadismo isolado) ou combinada, quando existe um déficit na secreção de outros hormônios hipofisários.

Ao exame físico, o fenótipo é bastante variável. Em alguns casos, podem ter início puberal, mas sem evolução adequada. Nos meninos, a genitália tem graus de virilização variados, podendo ser típica masculina ou cursar com micropênis e criptorquidia. O aspecto genital totalmente feminino não ocorre, pois, no início da vida fetal, a produção de andrógenos é estimulada pelo hCG placentário.

A estatura e a VC costumam ser normais durante a infância (se não houver outras deficiências associadas), mas com comprometimento na adolescência, pela ausência do estirão puberal. A medida da envergadura é um dado importante, pois pode apresentar proporções eunucoides (envergadura > 5cm em relação à estatura), já que a falta de esteroides sexuais retarda o fechamento das epífises dos ossos longos. Isto não ó observado em quadros de deficiência hormonal combinada.

A presença de anosmia deve ser questionada a todos os pacientes com atraso puberal e uma avaliação de imagem dos bulbos olfatórios pode ser necessária para elucidação diagnóstica.

Laboratorialmente, cursa com concentração baixa de LH e FSH e, consequentemente, concentrações diminuídas de testosterona ou estrógeno.

As principais causas podem ser divididas da seguinte maneira:

- Congênitas
  - Mutação nos fatores de transcrição hipofisários.
  - Síndrome de Kallmann.
  - Hipogonadismo hipogonadotrófico normósmico.
  - Associadas a síndromes genéticas: Noonan, Prader-Willi, Bardet-Bield.
- Causas adquiridas
  - Tumores de sistema nervoso central.
  - Hemorragia intracraniana.
  - Meningite.
  - Traumatismos.
  - Hipofisite.
  - Quimioterapia.
  - Radioterapia.
- Idiopático.

DEFEITOS DOS FATORES DE TRANSCRIÇÃO HIPOFISÁRIOS

A adeno-hipófise origina-se da bolsa de Rathke, um divertículo da cavidade oral primitiva, podendo ser identificada no embrião na terceira semana de gestação[18]. Vários fatores de transcrição estão envolvidos no processo de migração e diferenciação dos diferentes grupos neuronais hipofisários e seus defeitos podem gerar defeito na sua produção hormonal (Quadro VII-7).

Quadro VII-7. Principais defeitos nos fatores de transcrição hipofisários que podem cursar com hipogonadismo[19].

Gene	Possíveis deficiências hormonais	Tamanho da adeno-hipófise	Posição da neuro-hipófise	Malformações associadas
HESX-1	GH, TSH, LH, FSH, ACTH, ADH	Normal ou hipoplásica	Tópica ou ectópica	Displasia septo-óptica
PROP-1	GH, TSH, LH, FSH, ACTH	Normal, hipo ou hiperplásica	Tópica	Esclera azulada Redução da extensibilidade articular
LHX-3	GH, TSH, LH, FSH	Normal, hipo ou hiperplásica	Tópica	Limitação da rotação cervical

HIPOGONADISMO HIPOGONADOTRÓFICO CONGÊNITO (HH)

Os neurônios produtores de GnRH têm origem na placa olfatória, de onde vão migrar até o hipotálamo. Este processo depende da adesão dos neurônios GnRH às fibras olfatórias, liberação de moléculas que vão guiar e modular sua migração fora e dentro do sistema nervoso central, além de fatores de crescimento[20]. Algumas mutações em genes específicos são responsáveis pela interrupção deste processo e consequente hipogonadismo em humanos (Quadro VII-8).

São condições raras, com prevalência 3-5 vezes maior no sexo masculino[21]. Causadas pelo defeito na síntese, secreção ou ação do GnRH.

Devido a essa íntima relação com fibras olfatórias, 50-60% dos indivíduos afetados podem apresentar hipo ou anosmia, caracterizando a síndrome de Kallman[22].

HIPOGONADISMO HIPERGONADOTRÓFICO

Também chamado hipogonadismo primário. É causado pela ausência da produção dos esteroides sexuais pela falência gonadal congênita ou adquirida.

Laboratorialmente, cursa com baixa concentração de testosterona e estrógeno, com aumento das gonadotrofinas pela falta de *feedback* negativo. Nos meninos, também pode ser observada baixa concentração de inibina B.

O fenótipo varia de acordo com a idade em que houve a falência gonadal.

As causas mais comuns podem ser divididas da seguinte forma:

- Congênitas
  - Disgenesias gonadais.
  - Resistência às gonadotrofinas: síndrome de Savage, osteodistrofia de Albright.

Quadro VII-8. Principais genes relacionados ao HH.

Gene	Herança	Olfato	Outras alterações
ANOS1 (KAL1)[22]	Ligada ao X	Anosmia	Palato em ogiva, fenda palatina, agenesia renal, perda auditiva neurossensorial, sincinesia bimanual
FGFR1[22]	Autossômica dominante	Anosmia ou normosmia	Fenda palatina e labial, incisivo único, alterações esqueléticas, malformações de mãos e pés, sincinesia bimanual
CHD7 (síndrome de CHARGE)[23]	Autossômica dominante	Anosmia ou normosmia	Coloboma, cardiopatias, atresia de coanas, atraso do crescimento e desenvolvimento, anomalias do pavilhão auricular, surdez
KISS1 e *KISS1R*[22]	Autossômicas recessivas	Normosmia	
TAC3 e *TAC3R*[22]	Autossômicas recessivas	Normosmia	
GNRH1[22]	Autossômica recessiva	Normosmia	
GNRHR[22]	Autossômica recessiva	Normosmia	Podem ter fertilidade
LEP e *LEPR*[22,24]	Autossômica recessiva	Normosmia	Obesidade grave e precoce, hiperfagia, alterações comportamentais, hipotireoidismo, deficiência imunológica, intolerância ao frio
PSCK1[22,25]	Autossômica recessiva	Normosmia	Obesidade grave e precoce, hipoglicemia, diarreia, hipocortisolismo
DAX1[22]	Ligada ao X	Normosmia	Hipoplasia adrenal
HS6ST1[11,22]	Autossômica dominante	Normosmia	Pode ser apenas ACCP
IGSF10[13,22]	Autossômica dominante	Normosmia	Pode ser apenas ACCP

- Adquiridas
  - Gonadectomia.
  - Doenças autoimunes.
  - Infecciosas.
  - Traumatismo.
  - Torção gonadal.
  - Radioterapia.
  - Quimioterapia.

Síndrome de Turner

É a causa mais comum de disgenesia gonadal no sexo feminino, acometendo cerca de uma a cada 1.500 a 2.000 nascidas vivas do sexo feminino[26,27]. A base biomolecular para a síndrome é a perda total ou parcial do cromossomo X, e o diagnóstico é feito por meio de cariótipo em DNA linfocitário. O cariótipo varia desde 45,X às várias formas de mosaicismo (45,X/46,XX ou 45,X/47XXX ou presença de cromossomo X em anel)[28].

As alterações fenotípicas da síndrome incluem baixa estatura, presença de pescoço alado, baixa implantação de orelhas, palato em ogiva, linfedema de mãos e pés, insuficiência ovariana e dificuldades auditivas. Além disso, alterações do trato urinário são frequentes, principalmente rins em ferradura e alterações pielocaliciais. Malformações cardiovasculares podem estar associadas em 56% dos casos (valva aórtica bicúspide, coarctação de aorta, aneurisma aórtico, hipertensão e tromboembolismo)[29]. Também é alta a prevalência de doenças autoimunes, incluindo tireoidite de Hashimoto, *diabetes mellitus* e doença celíaca.

A puberdade espontânea pode ocorrer em mais de 30% dessas pacientes, com menarca em 2-5%[30].

Disgenesia gonadal 46,XX

As causas mais comuns são as deleções e duplicações do cromossomo X. Entre as alterações estruturais, a mais comum é o isocromossomo do braço longo do X. Isso ocorre quando a divisão do centrômero acontece no plano transversal, resultando em um cromossomo com dois braços idênticos. Além da disgenesia gonadal, estigmas de Turner são frequentes[31].

A síndrome do X frágil é uma desordem de herança ligada ao X, causada pela alteração do gene FMR1, com aumento da repetição do trinucleotídeo CGG mais de 55-200 vezes. Pode acometer homens e mulheres. Nessas, além da falência ovariana, a presença do retardo cognitivo pode estar presente[32].

Além disso, outros genes presentes no cromossomo X são responsáveis por alterações ovarianas levando à falência primária, como BMP15, POF1B, DACH2 e FOXL2, entre outros[31].

Ooforite autoimune

A ooforite autoimune está associada a várias outras desordens imunológicas, mais comumente a tireoidite. Na síndrome poliglandular autoimune do tipo 1, ela pode estar presente em até 72% das mulheres acometidas. É uma síndrome rara, de herança autossômica recessiva, causada pela mutação do gene *AIRE*. O diagnóstico é suspeitado quando apresenta dois de: candidíase mucocutânea, hipoparatireoidismo e doença de Addison.

Falência ovariana prematura

Falência ovariana tardia, após o desenvolvimento da puberdade, cursando com amenorreia secundária. O diagnóstico é definido pela ausência de menstruação por 4-6 meses, associada a duas dosagens elevadas de FSH (> 30U/l), com intervalo de mais de 30 dias entre elas, em paciente com idade inferior a 40 anos[33].

Síndrome de Klinefelter

É a alteração cromossômica mais frequente no sexo masculino, acometendo 150 a cada 100.000 indivíduos. A base biomolecular é a presença de um cromossomo X extra e o diagnóstico feito por meio do cariótipo. O fenótipo inclui o hipogonadismo hipergonadotrófico, com testículos pequenos, déficit cognitivo, fenda palatina, ginecomastia, redução dos pelos corporais, alta estatura, com proporções eunucoides, osteopenia, malformações cardíacas, aumento de síndrome metabólica e *diabetes mellitus*[34].

Disgenesia gonadal 46,XY

Podem ter fenótipo variável no sexo masculino, variando desde atraso puberal até atipia genital ao nascimento.

A mutação do gene *NR5A1* (*SF1*) cursa com atipia genital secundária à disgenesia gonadal, associada à insuficiência adrenal.

As mutações do gene *WT1* apresentam acometimentos gonadal e renal concomitantes com fenótipo variável. Na síndrome de Denys-Drash, existe a associação com esclerose mesangial renal precoce, tumor de Wilms e gonadoblastoma. Já na síndrome de Frasier, a esclerose é glomerular e acontece mais tardiamente, de forma focal, e também existe risco aumentado de gonadoblastoma. Na síndrome WAGR, estão associados: tumor de Wilms, aniridia, nefropatia progressiva e retardo mental.

Resistência às gonadotrofinas

A mutação do gene *LHCGR* é uma condição já descrita nos sexos feminino e masculino, causando a mutação do receptor de LH. No sexo feminino, cursa com amenorreia primária (mais frequente) e atraso puberal. No sexo masculino, a virilização fetal é insuficiente, cursando com genitália externa de aspecto feminino, sem derivados müllerianos. Nos testículos, as células de Leydig habitualmente estão ausentes[35].

As alterações do receptor de FSH são condições bastante raras, causadas pela mutação do gene *FSHR*. Elas afetam predominantemente o sexo feminino, com graus variados de atraso puberal e falência ovariana. Laboratorialmente, pode ser diferenciada das disgenesias ovarianas pela dosagem do AMH, que se encontra normal ou levemente reduzido[36].

HIPOGONADISMO NO PACIENTE ONCOLÓGICO

O diagnóstico precoce e novas formas de tratamento têm proporcionado uma sobrevida cada vez maior aos pacientes oncológicos e, consequentemente, necessidade crescente do manejo das complicações relacionadas ao tratamento. Complicações endocrinológicas são vistas em mais de 50% das crianças sobreviventes ao câncer[37].

O hipogonadismo está relacionado a idade e estágio puberal no aparecimento do tumor, localização, tipo de tratamento e dose, podendo ser primário, secundário ou a combinação dos dois tipos.

O hipogonadismo hipogonadotrófico pode ocorrer após a irradiação de sistema nervoso central com doses superiores a 30Gy[38]. A puberdade pode ser normal, mas frequentemente está ausente, atrasada ou é interrompida no momento do tratamento.

Já a falência gonadal pode ocorrer por irradiação local em doses bem menores. Os ovócitos são sensíveis a doses < 2Gy[39]. Nos meninos, houve comprometimento da espermatogênese em doses > 2Gy e uma dose de 12Gy aumentou o risco para deficiência de andrógenos[40]. Agentes quimioterápicos também se mostraram capazes de provocar danos gonadais em ambos os sexos de forma dose-dependente.

No seguimento, é recomendada a dosagem de FSH a partir dos 12 anos em todas as meninas sobreviventes ao tratamento oncológico. Nos meninos, recomenda-se a dosagem de testosterona total, LH e FSH na idade de 13 anos[37]. Além disso, o aconselhamento deve ser feito a todos os pacientes antes do início do tratamento, considerando outras opções para a preservação da fertilidade.

AVALIAÇÃO DO PACIENTE COM HIPOGONADISMO

A avaliação clínica inicia-se com história detalhada, avaliação do estado metabólico, crescimento, desenvolvimentos cognitivo e motor, além de sinais e sintomas sugestivos de outras doenças crônicas ou síndromes associadas. A história familiar também é de extrema importância, incluindo informações sobre a puberdade e fertilidade dos membros da família[41].

O exame físico inclui a avaliação de todos os sistemas, com atenção especial ao crescimento, proporções corporais, alterações de linha média, displasias de membros, anosmia, estado nutricional e avaliação da genitália.

A avaliação complementar inicial deve incluir: idade óssea, dosagem de testosterona ou estradiol, LH, FSH. Também, são necessários exames para excluir outras condições sistêmicas, como hemograma, funções renal, tireoidiana e hepática, eletrólitos, pesquisa de doença celíaca, IGF-1 e prolactina[41].

Esteroides sexuais baixos com gonadotrofinas elevadas são compatíveis com hipogonadismo hipergonadotrófico. Nesses casos, a análise do cariótipo é necessária em ambos os sexos.

Esteroides sexuais baixos com gonadotrofinas também suprimidas são sugestivos de hipogonadismo hipogonadotrófico e RCCP. Em alguns casos, o atraso importante da idade óssea e a história familiar podem ajudar na diferenciação entre as duas condições. Nos meninos, a dosagem da inibina B menor que 35ng/l tem alta especificidade e sensibilidade para o diagnóstico de hipogonadismo hipogonadotrófico[15,41].

Nesses casos, a ressonância magnética de sela túrcica e bulbos olfatórios é necessária para avaliar hipoplasia ou outras lesões de sistema nervoso central, em ambos os sexos (Figura VII-11).

TRATAMENTO

O tratamento do hipogonadismo em ambos os sexos consiste na indução puberal, visando às seguintes metas:

- Aparecimento de caracteres sexuais secundários.
- Amadurecimento psicossocial.
- Aquisição de massa óssea.
- Estirão puberal adequado.

Sexo feminino

Recomenda-se que a indução puberal nas meninas se inicie com a idade de 11 a 12 anos. Inicialmente, com baixas doses de estrógeno, com aumento gradual, a fim de mimetizar o processo fisiológico e garantir adequado desenvolvimento mamário e estirão puberal[42].

Diferentes formulações de estrógeno podem ser utilizadas e a escolha deve ser individualizada para cada paciente.

O etinilestradiol é um estrógeno sintético, produzido a partir da etinilação de estrona. Seu uso é mais frequente no Reino Unido na forma de comprimidos de 2 ou 10μg. Como apresenta primeira passagem hepática, seu uso foi associado à diminuição de IGF-1 em pacientes com terapia combinada com rhGH[43], além de aumento de SHBG e resistência insulínica[44]. Não é utilizado em nosso meio por apresentar maior risco de trombose.

Outra forma de indução puberal é com o uso de 17-beta-estradiol (Quadro VII-9). Esse é química e biologicamente idêntico ao 17-beta-estradiol endógeno humano, sendo classificado como um estrógeno natural. Possui apresentação

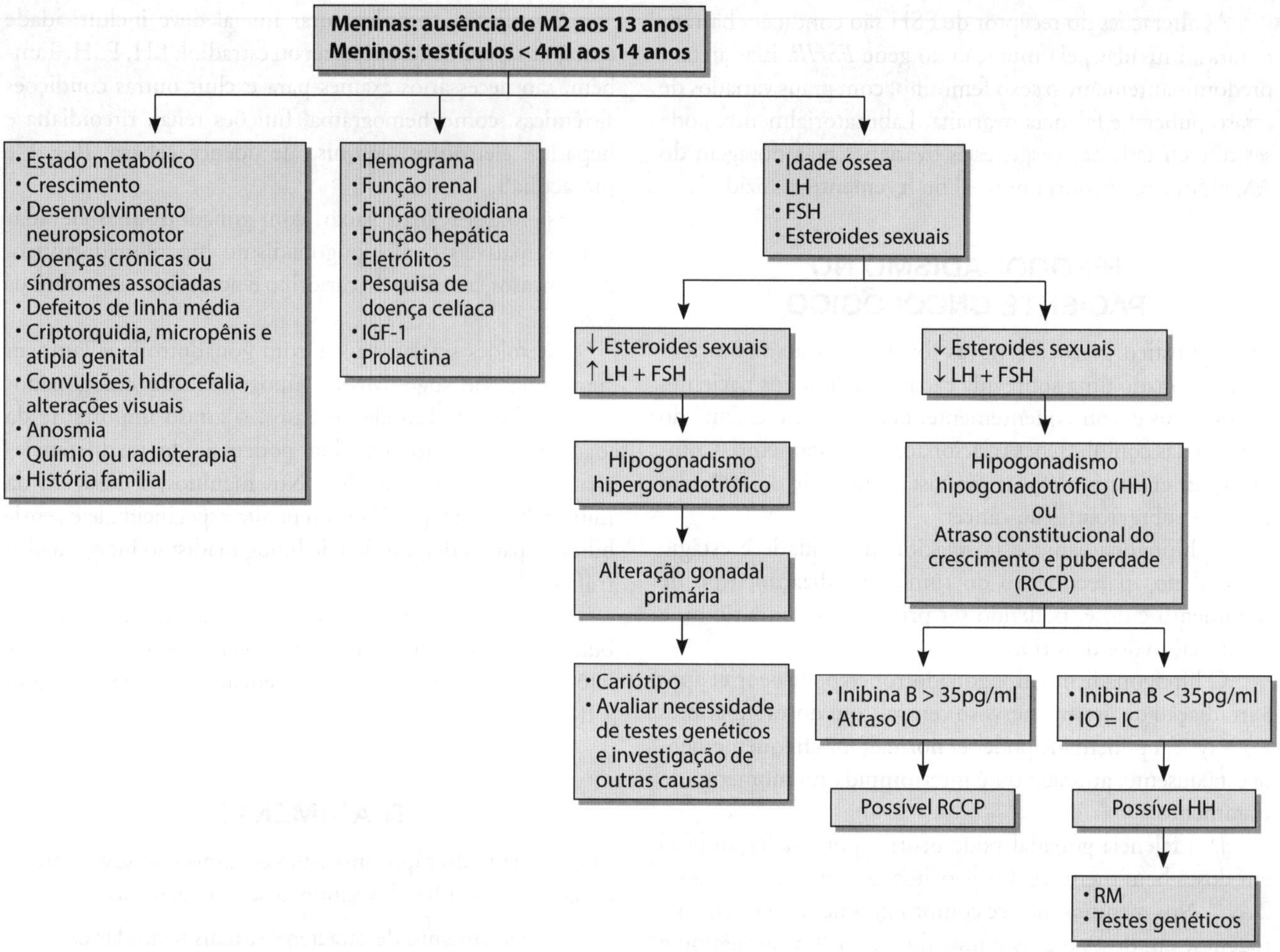

Figura VII-11. Fluxograma para avaliação do paciente com atraso puberal. Modificado de Howard e Dunkel[41].

Quadro VII-9. Sugestão de indução puberal em meninas com o uso de 17-beta-estradiol[42].

17-Beta-estradiol por via oral		
Tempo após o início do tratamento	**Dia 1**	**Dia 2**
0-12 meses	½ comprimido de 1mg	–
12-18 meses	½ comprimido de 1mg	½ comprimido de 1mg
18-24 meses	1mg	½ comprimido de 1mg
24-30 meses	1mg	1mg
Dose final	1-2mg	1-2mg

17-Beta-estradiol transdérmico			
Tempo após o início do tratamento		**Semana**	
		1ª metade (3 a 4 dias)	**2ª metade (3 a 4 dias)**
0-6 meses	Patch 25μg	1/4	–
6-12 meses	Patch 25μg	1/4	1/4
1 ano-1ano 6 meses	Patch 25μg	1/2	1/4
1ano 6 meses-2 anos	Patch 25μg	1/2	1/2
2 anos-2 anos 6 meses	Patch 25μg	1	1
Dose final	Patch 50 ou 100μg	1	1

por via oral e transdérmica. A primeira mostrou ter efeito benéfico sobre os lipídios, com aumento de HDLc e redução do LDLc[45], mas a segunda mostrou uma feminização mais efetiva dessas meninas[46].

Por fim, podem-se usar drágeas de estrógenos conjugados, os quais podem ser obtidos de urina de éguas prenhas (Quadro VII-10).

Quadro VII-10. Sugestão de indução puberal em meninas com o uso de estrógenos conjugados por via oral.

Tempo após o início do tratamento	Dia 1	Dia 2
0-12 meses	0,3mg	–
12-18 meses	0,3mg	0,3mg
18-24 meses	0,625mg	0,3mg
24-30 meses	0,625mg	0,625mg
30-36 meses	1,25mg	0,625mg
Adultos	1,25mg	1,25mg

Os progestágenos devem ser associados ao tratamento dessas meninas após 2-3 anos de reposição estrogênica ou após o primeiro episódio de sangramento vaginal significante. Recomenda-se que sejam utilizados em blocos de 10 a 12 dias no final do ciclo, sendo a frequência desses ajustada de acordo com o desejo da paciente. Os mais utilizados são a medroxiprogesterona na dose de 5 a 10mg/dia e a progesterona natural micronizada na dose de 100-200mg/dia.

Sexo masculino

O tratamento de meninos com HH no período neonatal está indicado quando há presença de micropênis e/ou criptorquidia.

Os objetivos da terapia nos adolescentes com HH são: induzir virilização, atingir a altura-alvo familial quando adulto, adquirir massa óssea e composição corporal normais, obter desenvolvimento psicossocial normal e fertilidade. No entanto, os regimes de tratamento disponíveis nem sempre cobrem todos esses aspectos. Deve-se considerar caso a caso, mas sugere-se que deve ser iniciado após os 12 anos de idade óssea ou 14 anos de idade cronológica; antes disso, existe a possibilidade de aceleração da maturidade óssea com prejuízo da estatura final[16,47].

A testosterona é utilizada para induzir e manter as características sexuais secundárias e a função sexual em homens, porém não é capaz de restaurar a fertilidade.

Utiliza-se para indução puberal a dose inicial de 50mg/mês de éster de testosterona (enantato ou cipionato), com aumento a cada 6 meses até a dose de 200-250mg a cada mês ou a cada 15 dias[16,47].

Ciclos de 3 a 6 meses, alternados com períodos semelhantes de observação, são recomendados para permitir a vigilância da progressão espontânea da puberdade por meio do aumento de volume testicular. No esquema de manutenção para homens utilizam-se 200 a 250mg a cada 2 a 3 semanas ou 1.000mg de undecanoato a cada 3 meses[16,47].

A meta é manter a concentração de testosterona no intervalo médio normal de referência para a idade.

A opção transdérmica inclui a forma em gel, de 5 a 10g/dia (gel a 1%) ou 5mg de testosterona em *patch* aplicado durante a noite. Também se encontram disponíveis formas como fragrância axilar (solução a 2%) e mastigável no mercado americano. No entanto, para a indução puberal não há dados suficientes que suportem o uso das formas alternativas[16,47,48].

Os efeitos colaterais do tratamento incluem policitemia, fechamento prematuro da epífise (quando as doses são muito altas durante o primeiro ano de tratamento), alteração do perfil lipídico com redução das concentrações de HDLc, acne e dor e eritema ocasional no local da injeção. É importante notar que o tratamento com testosterona não estimula o crescimento testicular ou a espermatogênese, porque a produção de testosterona intragonadal é necessária para estimular a espermatogênese. Por outro lado, o aumento do crescimento testicular durante o tratamento com testosterona indica que pode ter tido reversão do hipogonadismo e requer retirada do tratamento seguida de perfil hormonal[16,47].

Se a fertilidade for desejada, deve ser iniciada terapia com gonadotrofinas para induzir a espermatogênese de pacientes com hipogonadismo hipogonadotrófico. O tratamento com FSH recombinante e hCG em diversos protocolos é administrado em crianças pré-púberes ou adolescentes e visa aumentar o número de células de Sertoli e células germinativas e, assim, melhorar a capacidade futura de produção de espermatozoides[16]. Um dos protocolos descritos combina hCG 1.000U e FSH 75U a cada dois dias em pacientes sem puberdade. As doses devem ser tituladas baseadas nas concentrações de testosterona, que alcançam valores normais após seis meses, e a espermatogênese é obtida em mais de 80% dos casos. Outra opção é iniciar hCG isolada por seis meses e depois FSH se a azoospermia persistir. Os fatores preditivos de melhor resposta incluem maior volume testicular, ausência de criptorquidismo e concentrações séricas normais de inibina B na avaliação inicial. Os efeitos são a inconveniência da administração, o custo, o desenvolvimento de ginecomastia e de anticorpos à hCG[16,48,49].

REFERÊNCIAS

1. Palmert MR, Dunkel L. Delayed puberty. N Engl J Med. 2012; 366(5):443-53.
2. de Muinich Keizer SM, Mul D.Trends in pubertal development in Europe. Hum Reprod Update. 2001;7(3):287-91.
3. Gajdos ZK, Hirschhorn JN, Palmert MR. What controls the timing of puberty? An update on progress from genetic investigation. Curr Opin Endocrinol Diabetes Obes. 2009;16(1):16-24.
4. Wehkalampi K, Silventoinen K, Kaprio J, et al. What controls the timing of puberty? An update on progress from genetic investiga-

tion. Curr Opin Endocrinol Diabetes Obes. Am J Hum Biol. 2008; 20:417e23.

5. Day FR, Bulik-Sullivan B, Hinds DA, Finucane HK, Murabito JM, Tung JY, et al. Shared genetic aetiology of puberty timing between sexes and with health-related outcomes. Nat Commun. 2015;6(1):8842.
6. Parker SE, Troisi R, Wise LA, Palmer JR, Titus-Ernstoff L, Strohsnitter WC, Hatch EE. Menarche, menopause, years of menstruation, and the incidence of osteoporosis: the influence of prenatal exposure to diethylstilbestrol. J Clin Endocrinol Metab. 2014; 99(2):594-601.
7. Albanese A, Stanhope R. Predictive factors in the determination of final height in boys with constitutional delay of growth and puberty. J Pediatr. 1995;126(4):545-50.
8. Varimo T, Miettinen PJ, Känsäkoski J, Raivio T, Hero M. Congenital hypogonadotropic hypogonadism, functional hypogonadotropism or constitutional delay of growth and puberty? An analysis of a large patient series from a single tertiary center. Hum Reprod. 2017;32(1):147-53.
9. Wehkalampi K, Widen E, Laine T, Palotie A, Dunkel L. Patterns of inheritance of constitutional delay of growth and puberty in families of adolescent girls and boys referred to specialist pediatric care. J Clin Endocrinol Metab. 2008;93(3):723e8.
10. Howard SR, Guasti L, Poliandri A, David A, Cabrera CP, Barnes MR, et al. Contributions of function-altering variants in genes implicated in pubertal timing and body mass for self-limited delayed puberty. J Clin Endocrinol Metab. 2018;103(2):649-59.
11. Howard SR, Oleari R, Poliandri A, Chantzara V, Fantin A, Ruiz-Babot G, et al. *HS6ST1* insufficiency causes self-limited delayed puberty in contrast with other GnRH deficiency genes. J Clin Endocrinol Metab. 2018;103(9):3420-9.
12. Mancini A, Howard SR, Cabrera CP, Barnes MR, David A, Wehkalampi K, et al. *EAP1* regulation of GnRH promoter activity is importante for human pubertal timing. Hum Mol Genet. 2019; 28(8):1357-68.
13. Howard SR, Guasti L, Gerard R-B, Mancini A, David A, Stoss HL, et al. *IGFS10* mutations dysregulate gonadotropin-releasing hormone neuronal migration resulting in delayed puberty. EMBO Mol Med. 2016;8:626-42.
14. Palmert MR, Dunkel L. Clinical practice. Delayed puberty. N Engl J Med. 2012;366:443-53.
15. Coutant R, Biette-Demeneix E, Bouvattier C, Bouhours-Nouet N, Gatelais F, Dufresne S, et al. Baseline inhibin B and anti-Mullerian hormone measurements for diagnosis of hypogonadotropic hypogonadism (HH) in boys with delayed puberty. J Clin Endocrinol Metab. 2010;95(12):5225-32.
16. Raivio T, Miettinen PJ. Constitutional delay of puberty versus congenital hypogonadotropic hypogonadism: genetics, management and updates. Best Pract Res Clin Endocrinol Metab. 2019;33(3):101316.
17. Varimo T, Huopio H, Kariola L, Tenhola S, Voutilainen R, Toppari J, Raivio T. Letrozole versus testosterone for promotion of endogenous puberty in boys with constitutional delay of growth and puberty: a randomised controlled phase 3 trial. Lancet Child Adolescent Health. 2019;3(2):109-20.
18. Goodyer CG. Ontogeny of pituitary hormone secretion. In Dcharme JR, Collu R, Guyda HJ. Pediatric endocrinology. New York: Raven Press; 1989. p. 125-69.
19. Kerlberman D, Dattani MT. The role of transcription factors implicated in anterior pituitary development in the aetiology of congenital hypopituitarism. Ann Med. 2006;38(8):560-77.
20. Wierman ME, Kiseljak-Vassiliades K, Tobet S. Gonadotropin releasing hormone (GnRH) neuron migration: initiation, maintenance and cessation as critical steps to ensure normal reproductive function. Front Neuroendocrinol. 2011;32(1):43-52.
21. Mitchell AL, Dwyer A, Pitteloud N, Quinton R. Genetic basis and variable phenotypic expression of Kallmann syndrome: towards a unifying theory. Trends Endocrinol Metab. 2011;22(7):249-58.
22. Amato LGL, Latronico AC, Silveira LFG. Molecular and genetic aspects of congenital isolated hypogonadotropic hypogonadism. Endocrinol Metab Clin North Am. 2017;46(2):283-303.
23. Giestas A, Figueiredo S, Palma I, Soares G, Dias C, Fortuna A, Bernardo T. Síndrome de CHARGE, uma causa rara de hipogonadismo hipogonadotrófico. Revista da Sociedade Portuguesa de Endocrinologia, Diabetes e Metabolismo. 2011;6(2):42-6.
24. Farooqi IS, Matarese G, Lord GM, Keogh JM, Lawrence E, Agwu C, et al. Beneficial effects of leptinon obesity, T cell responsiveness, and neuroendocrine/metabolic dysfunction of human congenital leptina deficiency. J Clin Invest. 2002;110(8):1093-103.
25. Farooqi IS, Volders K, Stanhope R, Heuschkel R, White A, Lank E, et al. Hyperphagia and early-onset obesity due to a novel homozygous missense mutation in prohormoneconvertase 1/3. J Clin Endocrinol Metab. 2007;92(9):3369-73.
26. Li P, Cheng F, Xiu L. Height outcome of the recombinant human growth hormone treatment in Turner syndrome: a meta-analysis. Endoc Connect. 2018;7(4)573-83.
27. Nielsen J, Wohlert M. Chromosome abnormalities found among 34,910 newborn children: results from a 13-year incidence study in Arhus, Denmark. Hum Genet. 1991;87(1):81-3.
28. Hook EB, Warburton D. The distribution of chromosomal genotypes associated with Turners syndrome: livebirth prevalence rates and evidence for diminished fetal mortality and severity in genotypes associated with structural X abnormalities or mosaicism. Hum Genet. 1983;64(1):24-7.
29. Sybert VP, McCauley E. Turner´s syndrome: N Engl J Med. 2004; 351(912):1227-38.
30. Saenger P, Wikland KA, Conway GS, Davenport M, Gravholt CH, Hintz R, et al. Fifth International Symposium on Turner Syndrome. Recommendations for the diagnosis and management of Turner syndrome. J Clin Endocrinol Metab. 2001;86(7):3061-9.
31. Simpson JL. Gonadal dysgenesis and abnormalities of the human sex chromosomes: current status of phenotypic-karyotypic correlations. Birth Defects Orig Artic Ser. 1975;11:23-59.
32. Willemsen R, Levenga J, Oostra B. CGG repeat in the FMR1 gene: size matters. Clin Genet. 2011;80(3):214-25.
33. Cox L, Liu JH. Primary ovarian insufficiency: an update. Int J Womens Health. 2014;6:235-43.
34. Groth KA, Skakkebæk A, Høst C, Gravholt CH, Bojesen A. Klinefelter Syndrome – a clinical update. J Clin Endocrinol Metab. 2013;98(1):20-30.
35. Latronico AC, Arnhold IJ. Inactivating mutations of the human luteinizing hormone receptor in both sexes. Semin Reprod Med. 2012;30(5):382-6.
36. Aittomaiki K, Lucena JLD, Pakarinen P, Sistonen P, Tapanainen J, Gromoll J, et al. Mutation in the follicle-stimulating hormone receptor gene causes hereditary hypergonadotropic ovarian failure. Cell. 1995;82(6):959-68.
37. Santen HM, Heuvek-Eibrink MM, Wetering MD, Wallace WH. Hipogonadism in children with a previous history of cancer: endocrine management and follow-up. Horm Res Paediatr. 2019;91:93-103.
38. Chemaitilly W, Li Z, Huang S, Ness KK, Clark KL, Green DM, et al. Anterior hypopituitarism in adult survivors of childhood

cancers treated with cranial radiotherapy: a report from the St Jude Lifetime Cohort study. J Clin Oncol. 2015;33(5):492-500.
39. Wallace WH, Thomson AB, Saran F, Kelsey TW. Predicting age of ovarian failure after radiation to a field that includes the ovaries. Int J Radiat Oncol Biol Phys. 2005;62(3):738-44.
40. Kenney LB, Antal Z, Ginsberg JP, Hoppe BS, Bober SL, Yu RN, et al. Improving male reproductive health after childhood, adolescent, and young adult cancer: progress and future directions for survivorship research. J Clin Oncol. 2018;36(21):2160-8.
41. Howard SR, Dunkel L. Delayed puberty – phenotypic diversity, molecular genetic mechanisms, and recent discoveries. Endocr Rev. 2019;40:1285-317.
42. Matthews D, Bath L, Högler W, Mason A, Smyth A, Skae M (BSPED Working Group). Guidance Statement: Hormone Supplementation For Pubertal Induction In Girls. BSPED working group. 2016.
43. Phelan N, Conway SH, Llahana S, Conway GS. Quantification of the adverse effect of ethinylestradiol containing oral contraceptive pills when used in conjunction with growth hormone replacement in routine practice.. Clin Endocrinol (Oxf). 2012;76(5): 729-33.
44. Stegeman BH, Raps M, Helmerhorst FM, Vos HL, van Vliet HAAM, Rosendaal FR, et al. Effect of ethinylestradiol dose and progestagen in combined oral contraceptives on plasma sex hormone-binding globulin levels in premenopausal women. J Thromb Haemost. 2013;11(1):203-5.
45. Taboada M, Santen R, Lima J, Hossain J, Singh R, Klein KO, et al. Pharmacokinetics and pharmacodynamics of oral and transdermal 17 beta estradiol in girls with Turner syndrome. J Clin Endocrinol Metab. 2011;96(11):3502-10.
46. Shah S, Forghani N, Durham E, Neely EK. A randomized trial of transdermal and oral estrogen therapy in adolescent girls with hypogonadism. Int J Pediatr Endocrinol. 2014;2014(1):12.
47. Young J, Xu C, Papadakis G. Clinical management of congenital hypogonadotropic hypogonadism. Endocr Rev. 2019;40(2):669-710.
48. Silveira LFG, Latronico C. Approach to hypogonadotropic hypogonadism. J Clin Endocrinol Metab. 2013;98(5):1781-8.
49. Dwyer AA, Sykiotis GP, Hayes FJ, Boepple PA, Lee H, Loughlin KR, et al. Trial of recombinant follicle-stimulating hormone pretreatment for GnRH-induced fertility in patients with congenital hypogonadotropic hypogonadism. J Clin Endocrinol Metab. 2013; 98(11):E1790-5.

Ginecomastia na Infância e Adolescência

Aline Guimarães de Faria
Ana Claudia Latronico
Vinicius Nahime Brito

INTRODUÇÃO

Ginecomastia é a proliferação glandular benigna do tecido mamário em indivíduos do sexo masculino[1]. O termo deriva das palavras gregas *gyneka* (mulher) e *mastos* (peito). A ginecomastia pode ser unilateral ou bilateral, simétrica ou assimétrica. A prevalência de ginecomastia é elevada em recém-nascidos (60-90%), adolescentes (50-60%) e idosos (70%)[2] e, apesar de frequentemente associada a condições fisiológicas, deve ser diferenciada de causas patológicas que exigem intervenção terapêutica[3]. O impacto psicossocial negativo da ginecomastia, principalmente em adolescentes, pode resultar em isolamento social, ansiedade, estresse, limitação para a prática de atividade física, baixa autoestima, sintomas depressivos, *bullying* e provocações[4].

A ginecomastia deve ser diferenciada da lipomastia ou pseudoginecomastia, condição associada ao acúmulo de tecido adiposo na região subareolar[5].

FISIOPATOLOGIA

O tecido mamário possui receptores androgênicos e estrogênicos, sendo que os androgênicos inibem a proliferação mamária e os estrogênicos a estimulam[5]. Dessa forma, o mecanismo fisiopatológico de base é o desequilíbrio entre as ações estrogênicas e androgênicas que influenciam o desenvolvimento do tecido mamário[1].

O aumento da síntese de estrógenos, a redução da síntese de andrógenos, bem como a maior disponibilidade de precursores androgênicos para aromatização periférica a estrógenos representam os principais mecanismos[1].

De fato, a ginecomastia é causada pela deficiência absoluta ou relativa de andrógenos, ação androgênica deficiente ou aumento nas concentrações de estrógenos ou ação estrogênica. A deficiência absoluta de andrógenos refere-se a concentrações séricas ou teciduais de andrógenos abaixo da faixa normal encontrada em homens jovens saudáveis, enquanto excesso absoluto de estrógenos se refere a concentrações séricas ou teciduais de estrógenos acima da faixa normal encontrada na mesma população. Deficiência relativa de andrógenos ou excesso relativo de estrógenos se refere à situação em que as concentrações de andrógenos e estrógenos estão dentro da faixa normal, mas a relação andrógeno/estrógeno é anormal. Devido às flutuações fisiológicas nas concentrações séricas desses hormônios, bem como às variações de intervalos de normalidade padronizados pelos diferentes laboratórios, não é possível especificar essas proporções numericamente[1,5].

Além da diminuição das concentrações séricas de andrógenos, defeitos genéticos no receptor androgênico resultam na ação deficiente de andrógenos no tecido mamário e podem resultar em ginecomastia. A modulação da atividade do receptor androgênico resultante do número de repetições CAG (códon de glutamina) no gene *AR*, que codifica o receptor androgênico, foi reconhecida como um fator importante na patogênese da ginecomastia[6].

Além das concentrações hormonais sistêmicas, fatores locais no tecido mamário provavelmente também têm papel importante na ginecomastia. O aumento da produção estrogênica local, a diminuição da síntese local de andrógenos, bem como as alterações no número e/ou atividade dos receptores androgênico ou estrogênico no tecido mamário local podem contribuir para o desenvolvimento de ginecomastia[7].

Outros hormônios também podem estar envolvidos no desenvolvimento de ginecomastia; no entanto, sua importância ainda não está completamente esclarecida. Receptores de prolactina, progesterona, fatores de crescimento semelhantes à insulina (IGF-1 e IGF-2) e hormônio luteinizante (LH) e/ou gonadotrofina coriônica humana (hCG) foram identificados no tecido mamário masculino[1,8,9]. A progesterona tem papel importante na diferenciação lobuloalveolar no tecido normal da mama feminina de camundongo, mas seu papel na mama masculina não é claro[10]. Curiosamente, o nocaute do receptor do hormônio do crescimento ou o do receptor IGF-1 (IGF-1R) em camundongos do sexo feminino resultam em falha no crescimento ductal, que é semelhante aos efeitos produzidos pela eliminação dos receptores estrogênicos. Além disso, o estradiol aumenta a expressão do IGF-1R nas células de câncer de mama e, portanto, poderia aumentar a ação do IGF-1 no tecido mamário normal. Especula-se que a progesterona e o IGF-1 poderiam agir sinergicamente para estimular o crescimento e desenvolvimento ductular da mama[11-13]. Em estudo em meninos com ginecomastia puberal, as concentrações de leptina foram elevadas. Além disso, foi relatado que a presença de determinados polimorfismos no gene que codifica o receptor de leptina (*LEPR*) predispõe os meninos ao desenvolvimento de ginecomastia puberal. A leptina pode contribuir para o desenvolvimento da ginecomastia, aumentando a expressão da aromatase no tecido adiposo e/ou mamário, levando à maior produção de estrógenos e consequente relação andrógeno/estrógeno alterada. Alternativamente, a leptina pode exercer seu efeito aumentando a sensibilidade das células epiteliais da mama aos estrógenos por alevar a expressão dos receptores de estrógeno ou pela estimulação direta das células epiteliais da mama[7,14,15].

A hiperprolactinemia contribui para a fisiopatologia da ginecomastia principalmente pela supressão da secreção do hormônio liberador de gonadotrofinas (GnRH), que resulta em hipogonadismo hipogonadotrópico. Além disso, a hiperprolactinemia pode estimular o crescimento do tecido mamário aumentando a expressão do receptor de progesterona e diminuindo a expressão do receptor androgênico[1,9].

Adicionalmente, o tecido mamário pode produzir e responder a vários fatores de crescimento, incluindo fatores de crescimento transformadores α e β (TGF-α e TGF-β), fator de crescimento epidérmico, fator de crescimento derivado de plaquetas, fator de necrose tumoral (TNF), prostaglandinas e IGF-1. Esses fatores podem atuar de maneira autócrina ou parácrina para contribuir para a patogênese da ginecomastia[1,16].

Os hormônios tireoidianos também influenciam o desenvolvimento de ginecomastia. O excesso de hormônios eleva a produção de globulina de ligação a hormônios sexuais (SHBG), que consequentemente reduz a fração livre de testosterona, levando ao aumento compensatório de LH, que, por sua vez, também favorece a aromatização de andrógenos[17].

É importante enfatizar que muitos dos dados sobre a regulação do crescimento mamário provêm de estudos sobre o tecido mamário feminino, particularmente sobre o câncer de mama (incluindo linhas celulares de câncer de mama isoladas de pacientes do sexo feminino). É bem possível que existam diferenças sexuais na maneira como esses processos operam, bem como diferenças entre células mamárias normais *versus* malignas e culturas celulares primárias *versus* linhas celulares imortalizadas[1]. Defeitos no receptor androgênico e aumento de SHBG, levando à menor fração de andrógenos livres, também resultam em ginecomastia[18].

A maioria dos andrógenos e estrógenos que entram na circulação está estreitamente ligada à SHBG e fracamente ligada à albumina. Condições que aumentam as concentrações de SHBG (estrógenos e muitos medicamentos antiepilépticos, envelhecimento) diminuirão a testosterona livre em homens com produção prejudicada de testosterona. Além disso, a SHBG tem uma afinidade mais alta pelos andrógenos do que pelos estrógenos e, portanto, qualquer substância que desloque os hormônios sexuais da SHBG tenderá a deslocar quantitativamente mais estrógenos do que os andrógenos. Os andrógenos e estrógenos não ligados (fração livre) ou fracamente ligados entram nas células-alvo e levam à ação hormonal[1,18].

No aspecto histológico, a ginecomastia apresenta, inicialmente, a fase proliferativa ou ativa (duração de cerca de 6 meses), na qual ocorre proliferação e hiperplasia do epitélio ductal, assim como edema e inflamação do estroma e do tecido conjuntivo periductal. Na fase intermediária, os ductos estão hiperplásicos, o estroma apresenta aumento de fibrose e redução de celularidade e edema periductal. A fase tardia, ou fase inativa, caracteriza-se pela cessação do crescimento epitelial, com ductos com dilatação cística, estroma acelular e fibroso, com hialinização[1,18,19]. É importante ressaltar que a resposta terapêutica a um potencial tratamento clínico da ginecomastia é superior quando realizado na fase ativa do processo. Clinicamente, não é possível diferenciar tais fases, mas um período inferior a seis meses de início do quadro clínico sugere fase ativa.

ETIOLOGIA

As principais causas de ginecomastia estão listadas no quadro VII-11.

Ginecomastia fisiológica

No período neonatal, na puberdade e na senilidade, a ginecomastia pode ser fisiológica. Focando no objetivo deste capítulo, descreveremos em detalhes a ginecomastia no período neonatal e puberal.

Ginecomastia neonatal – 60 a 90% dos neonatos podem apresentar ginecomastia transitória, decorrente da alta concentração de estrógenos maternos, transferidos pela placenta.

Quadro VII-11. Principais causas de ginecomastia.

Fisiológicas
- Neonatal
- Puberal
- Senil

Patológicas
- Excesso de estrógenos
  - Administração de estrógenos exógenos
    - Iatrogênica, cremes, loções
  - Síntese estrogênica aumentada
    - Tumor de células de Leydig e de Sertoli
    - Tumores adrenocorticais feminizantes
  - Aumento da aromatização de andrógenos a estrógenos
    - Obesidade
    - Cirrose hepática
    - Hipertireoidismo
    - Tumor secretor de hCG
  - Causas genéticas
    - Síndrome de excesso de aromatase
    - Síndrome de Peutz-Jeghers
    - Complexo de Carney
    - Hiperplasia adrenal congênita (Def *3β-HSD II, CYP17A1, POR*)
    - DSD ovotesticular
    - Desreguladores endócrinos
- Deficiência de andrógenos
  - Hipogonadismo hipergonadotrófico
  - Síndrome de Klinefelter (50% dos casos)
  - Anorquia, trauma testicular
  - Agentes quimioterápicos
  - Radiação testicular, infecções
  - DSD 46,XY
  - Defeitos genéticos de síntese de testosterona
    - Deficiência de 17β-HSD III (35%)
  - Hipogonadismo hipogonadotrófico
    - Causas genéticas e adquiridas
  - Deficiência da ação androgênica
    - Defeitos genéticos no receptor androgênico (AR)
    - Insensibilidade androgênica completa e parcial
    - Expansão das repetições CAG no gene do AR (síndrome de Kennedy)
- Induzida por drogas (ver Quadro VII-12)

Em geral, ocorre regressão espontânea do quadro após duas a três semanas do parto[1,18,20,21], no entanto, em decorrência do fenômeno da *minipuberty*, quando ocorre ativação transitória do eixo gonadotrófico, a ginecomastia pode não regredir ou até mesmo reaparecer durante a infância[22]. A ginecomastia nessa fase não está associada a sequelas ou alterações no desenvolvimento e, tipicamente, não dura mais do que o primeiro ano de vida.

Ginecomastia puberal – é um fenômeno fisiológico com prevalência variando de 4-69% (média de 33%) de acordo com diferentes estudos dos meninos normais. Em geral, ocorre durante os estágios de Tanner 3 e 4 de pelos pubianos e volume testicular[23]. Decorre do desequilíbrio transitório na razão andrógenos: estrógenos livres, uma vez que no início da puberdade os estrógenos são secretados pela glândula suprarrenal durante 24 horas e a testosterona secretada pelos testículos principalmente no período noturno[19]. Entretanto, na maioria dos casos não há alterações nos valores séricos desses hormônios. A leptina pode influenciar a patogênese da ginecomastia puberal, atuando diretamente nas células epiteliais mamárias, elevando a atividade da aromatase com consequente aumento de estrógenos ou incrementando a sensibilidade do tecido mamário ao estrógeno[24]. Essa condição geralmente é temporária, tendendo a se resolver espontaneamente em 6 meses a 3 anos em 90% dos pacientes[25].

Ginecomastia patológica

Causas genéticas

Síndrome de Klinefelter (46,XXY) – é a anomalia cromossômica mais comum em homens[1], com presença de ginecomastia em 50% dos portadores, que é causada não apenas por redução na produção de andrógenos, mas elevação da atividade da aromatase[24]. Síndrome de Klinefelter deve ser considerada em pacientes com hábito eunucoide, desenvolvimento sexual secundário incompleto, testículos pequenos e ginecomastia[24].

Hipogonadismo hipogonadotrófico – geralmente é esporádico, mas pode ser familial, com vários padrões de herança relatados. Os genes mais frequentemente relatados são: 1. *KAL1* (relacionado ao padrão de herança ligado ao X da síndrome de Kallman, esta caracterizada por hipogonadismo e anosmia); 2. *FGFR1* (codifica o receptor do fator de crescimento de fibroblasto); 3. *KISS1* e *KISSR* (os quais codificam a kisspeptina e seu receptor, respectivamente); 4. *PROK2* e *PROKR2* (codificam a *procineticina* e seu receptor). Outros genes também relacionados com hipogonadismo hipogonadotrófico incluem os que codificam a leptina e seu receptor, subunidade β do LH ou FSH, e a síndrome de Prader-Willi, decorrente de defeito de *imprinting* da região 15q11-q13[1].

Defeitos da esteroidogênese adrenal – a deficiência de 3β-hidroxiesteroide desidrogenase e a da 17-hidroxilase/17,20-liase, enzimas críticas para a síntese de testosterona, podem levar a quadro de ginecomastia decorrente da redução na produção de andrógenos[1].

Síndrome do excesso de aromatase – doença hereditária que acomete ambos os sexos e com herança autossômica dominante. A base genética dessa síndrome está associada à hiperexpressão do gene CYP19 causada por rearranjos genômicos da região 15q2[1]. Os pacientes do sexo masculino apresentam como características marcantes: ginecomastia, muitas vezes grave, de início pré ou peripuberal, associada ao avanço de idade óssea e à redução da estatura final. Os achados fenotípicos mais importantes nas mulheres são: telarca precoce, macromastia e baixa estatura. Os valores séricos de estrona e estradiol são elevados, originados da aromatização excessiva dos andrógenos de origem adrenal na fase pré-puberal, e da testosterona de origem gonadal na fase puberal[26].

Defeitos do receptor androgênico – doença genética com herança ligada ao X[1], é caracterizada pelo defeito completo ou parcial na estrutura e função do receptor androgênico[24], levando à redução da ação da testosterona. Devido à aromatização da testosterona produzida e à falta do efeito opositor dessa mesma testosterona no tecido mamário, a ginecomastia se desenvolve[24]. Em casos de insensibilidade completa, o fenótipo desenvolvido é feminino, com desenvolvimento mamário (ginecomastia). Em casos com insensibilidade parcial, há graus variáveis de virilização (genitália atípica, fenótipo feminino com hisurtismo, fenótipo masculino subvirilizado com ginecomastia)[1].

As principais causas monogênicas de ginecomastia estão listadas no quadro VII-12.

Causas adquiridas

Hipogonadismo – danos diretos aos testículos, como quimioterapia, infecções, trauma e irradiação, podem levar à redução da produção da testosterona (hipogonadismo primário), com consequente desequilíbrio entre a testosterona e o estradiol. Da mesma maneira, causas adquiridas de hipogonadismo secundário, como lesões hipotalâmicas ou hipofisárias (trauma, irradiação, quimioterapia), e adenomas hipofisários produtores de prolactina e IGF-1 também levam à menor produção androgênica por meio de redução de estímulo das gonadotrofinas[1].

Tumores das células estromais testiculares – são tumores que secretam estradiol (tumores das células de Leydig e Sertoli) e gonadotrofina coriônica humana (hCG)[19].

A hCG tem semelhança estrutural com o LH, de forma que age tanto nos receptores de LH (LHCGR) quanto nas células de Leydig nos testículos. Concentrações elevadas de hCG estimulam a atividade da aromatase e inibem a 17,20-liase, com consequente aumento relativo de estradiol em relação à testosterona, levando ao surgimento de ginecomastia[27]. Os tumores testiculares produtores de hCG (germinomas) podem ser agressivos e malignos e geralmente se apresentam com ginecomastia de rápida progressão. Ultrassonografia testicular pode ser útil para a localização do tumor, mas tomografias de tórax, abdome e pelve devem ser realizadas para auxiliar na localização extragonadal do tumor e identificar metástases[1].

Quadro VII-12. Causas monogênicas de ginecomastia[1].

Doença	Gene	Modo de herança	Mecanismo	Aspectos clínicos
Síndrome de excesso de aromatase	*CYP19A1*	AD	Atividade aumentada da aromatase	Ginecomastia pré-puberal ou puberal, avanço de idade óssea, gigantomastia, hipogonadismo hipogonadotrófico, baixa estatura na vida adulta
Hipogonadismo hipogonadotrófico congênito	*FGFR1*, *KISS1*, outros	AD, AR	Secundário ao hipogonadismo	Micropênis, criptorquidia, hábito eunucoide
Síndrome de Kallman	*KAL1*	AD, AR, ligado ao X	Secundário ao hipogonadismo	Anosmia, micropênis, criptorquidia
Síndrome de Peutz-Jeghers	*STK11*, *LKB1*	AD	Atividade aumentada da aromatase	Pigmentação mucocutânea, hamartomas gastrointestinais, ginecomastia pré-puberal
Complexo de Carney	*PRKAR1A*	AD	Atividade aumentada da aromatase	Lentiginosos pigmentados, mixomas, tumor de células de Sertoli, nevos azulados, ginecomastia pré-puberal, síndrome de Cushing, bócio nodular, câncer de tireoide
Síndrome de insensibilidade androgênica	*AR*	Ligado ao X	Defeito completo ou parcial do receptor androgênico	Ginecomastia, fenótipo feminino variável, testosterona sérica elevada
Atrofia muscular bulbo espinhal	Repetições CAG expandidas no *AR*	AR, ligado ao X	Defeito no receptor androgênico	Ginecomastia, atrofia testicular, oligospermia, defeito nos neurônios motores inferiores
Hiperplasia adrenal congênita	*CYP17A1* *HSD3B2* *POR*	AR	Hipogonadismo primário	Hipogonadismo, deficiência de cortisol, hipertensão (*CYP17A1*) Deficiência de mineralocorticoides (*HSD3B2*)

AD = autossômico dominante; AR = autossômico recessivo.

O tumor de células de Leydig corresponde a 0,8-3% de todos os tumores testiculares, ocorrendo em qualquer idade, mas especialmente em meninos na idade pré-puberal e adultos de meia-idade[27]. Produz diretamente estradiol, sendo geralmente benigno. A maioria deles é de tamanho pequeno e não palpável, e a cirurgia cura a ginecomastia nesses pacientes[1].

O tumor das células de Sertoli corresponde a 0,4-1,5% dos tumores testiculares, e concentrações elevadas de estradiol são observadas em 11-25% dos pacientes, o que pode levar ao desenvolvimento de ginecomastia[27], por estímulo direto no tecido glandular mamário. Até que ponto o tumor de células de Sertoli é capaz de causar ginecomastia é questionável[17], mas em portadores do complexo de Carney e síndrome de Peutz-Jeghers foram descritos tumores de células de Sertoli feminilizantes, por secreção de estradiol e excesso da atividade da aromatase, respectivamente[1].

Tumores adrenais – a maioria dos tumores funcionantes adrenais secreta glicocorticoide, contudo, 1-2%, estradiol e estrona. Os pacientes do sexo masculino afetados são geralmente pré-púberes ou de meia-idade, com apresentação clínica de ginecomastia em 98% dos casos. Tumores feminilizantes adrenais são geralmente malignos e agressivos[27].

Doenças tireoidianas – em pacientes com hipertireoidismo há aumento de SHBG e progesterona, bem como elevação da aromatização de andrógenos, levando a quadros de ginecomastia em 40% dos pacientes do sexo masculino[1]. No hipotireoidismo primário, a ocorrência de hiperprolactinemia resultante das altas concentrações de TRH e TSH pode diminuir a produção de testosterona e com isso também resultar em ginecomastia[21].

Uso de medicações – ginecomastia induzida por medicação é uma causa comum, podendo corresponder a até 25% dos casos, incluindo casos em crianças. Alguns mecanismos pelo qual a ginecomastia ocorre estão claros, enquanto outros são incertos. Ação direta de estrógenos ou estrógenos-*like*, aumento da produção testicular de estradiol e inibição da produção ou ação da testosterona estão entre os mecanismos identificados. Doses terapêuticas de testosterona também podem ser aromatizadas, podendo resultar em ginecomastia[28]. As medicações relacionadas com o surgimento de ginecomastia e seu potencial mecanismo estão listados no quadro VII-13.

INVESTIGAÇÃO DIAGNÓSTICA

Avaliação clínica

A anamnese deve ser detalhada e focar na idade de início, duração da ginecomastia, sintomas associados, tais como dor local, sangramento ou galactorreia, doenças sistêmicas (renal, hepática, tireoidopatias, doenças hipofisárias, testiculares), história de ganho de peso, subvirilização, uso de medicamentos e drogas (automedicação, esteroides anabolizantes, suplementos nutricionais, *cannabis* e álcool)[1,18,24].

Quadro VII-13. Drogas que causam ginecomastia e seu mecanismo de ação potencial[27].

Drogas	Mecanismo
Amiodarona	Desconhecido
Bloqueadores do canal de cálcio (diltiazem, verapamida, nifedipina)	Desconhecido
Agentes com ação em sistema nervoso central (anfetaminas, diazepam, metildopa, fenitoína, reserpina, antidepressivos tricíclicos)	Desconhecido
Cimetidina	Antagonismo do receptor androgênico
Agentes citotóxicos (agentes alquilantes, vincristina, metotrexato)	Hipogonadismo primário por lesão de células de Leydig
Antiandrogênicos: flutamida, ciproterona, bicalutamida, espironolactona	Antagonismo do receptor androgênico
Hormônios • Andrógenos • Estrógenos • Gonadotrofina coriônica humana	 Aromatização em estrógenos Estimulação direta no tecido mamário Estímulo à produção estrogênica pelas células de Leydig
Cetoconazol, metronidazol	Inibição da síntese de testosterona
Cannabis	Antagonismo do receptor androgênico
D-penicilaminas	Desconhecido
Fenotiazinas	Elevação da prolactina sérica
Espironolactona	Antagonismo do receptor androgênico
Teofilina	Desconhecido

Nos adolescentes, o exame clínico deve incluir estatura e peso, estadiamento puberal (critérios de Marshall e Tanner), avaliação do grau de virilização como avaliação do tamanho peniano, palpação testicular para a detecção de nódulos, pelos corporais e faciais, voz, desenvolvimento muscular. Em todos os pacientes, o exame da mama deve incluir inspeção e palpação para a detecção de retrações, assimetria, nódulos, galactorreia, linfoadenomegalia axilar e diferenciar ginecomastia verdadeira de pseudoginecomastia e de carcinoma de mama[18,24], pela comparação da palpação entre o tecido subareolar e de gordura subcutânea adjacente (por exemplo, palpação do tecido adiposo que fica na prega axilar anterior)[1]. Ginecomastia é um tecido finamente lobulado, firme, móvel que fica logo abaixo do mamilo[24].

Os sinais de hepatopatia ou de doença renal crônica podem estar presentes ao exame físico, bem como presença de bócio e sinais de hipertireoidismo, auxiliando no diagnóstico etiológico[1,18,23].

Diversos critérios de estadiamento da ginecomastia são propostos, entre eles os mesmos usados por Marshall e Tanner para estadiar mamas no sexo feminino, critérios de Simon (1973) que estadia de I a III, e os critérios de Rohrich (2003), classificando de I a IV[23]. Tais classificações são utilizadas na avaliação e indicação de tratamento cirúrgico da ginecomastia[1,18]. As diferentes classificações propostas para estadiar a ginecomastia estão descritas no quadro VII-14.

Quadro VII-14. Classificação da ginecomastia[22].

Simon et al. (1973)	Rohrichet et al. (2003)
Grau I Pequeno aumento mamário, sem excesso de pele	**Grau I** Hipertrofia mínima, sem excesso de pele (< 250g)
Grau IIa Moderado aumento mamário, sem excesso de pele	**Grau II** Hipertrofia moderada (250-500g) sem ptose
Grau IIb Moderado aumento mamário, com mínimo excesso de pele	**Grau III** Hipertrofia grave (> 500g) com ptose mamária grau I
Grau III Aumento mamário pronunciado, com excesso de pele, simulando a ptose da mama feminina	**Grau IV** Hipertrofia grave (> 500g) com ptose mamária grau II ou III

Avaliação laboratorial

A anamnese e o exame físico devem direcionar a investigação laboratorial. As dosagens hormonais em condição basal incluem: estradiol (E_2), testosterona, LH, FSH, hCG, prolactina, TSH, T_4 livre. Os marcadores tumorais hCG e alfafetoproteína podem auxiliar o diagnóstico de causas neoplásicas de ginecomastia. A avaliação das funções hepática e renal deve ser solicitada nos casos pertinentes. As dosagens do cortisol e dos precursores adrenais (17OH-pregnenolona, 17OH-progesterona, 11-desoxicortisol, DHEA, androstenediona, progesterona), em condição basal e após ACTH exógeno, auxiliam no diagnóstico da hiperplasia adrenal congênita. O cariótipo de leucócitos periféricos deve ser solicitado nos casos de suspeita de alterações cromossômicas[1,18,19,24]. A maioria dos adolescentes que não apresentam anormalidades na história clínica e exame físico não requer exames complementares, enquanto meninos em idade pré-puberal necessitarão de avaliação mais profunda[24].

Deve ser realizado o estudo molecular de genes candidatos após o diagnóstico clínico e hormonal de ginecomastia de etiologia com base genética suspeita.

Um fluxograma de investigação laboratorial das causas de ginecomastia está apresentado na figura VII-12.

Exames de imagem

A idade óssea auxilia na avaliação de crianças e adolescentes com ginecomastia. Em situações patológicas, como, por exemplo, na síndrome de excesso de aromatase, a idade óssea é avançada. A mamografia é útil para diferenciar ginecomastia de casos suspeitos de carcinoma de mama (muito raro). Em pacientes selecionados, ultrassonografia ou tomografia computadorizada abdominal e ultrassonografia ou ressonância magnética testicular devem ser realizadas se massa adrenal ou testicular for a suspeita clínica e laboratorial[1,19,24].

TRATAMENTO

A ginecomastia na grande maioria das vezes é benigna, especialmente durante a adolescência. Tecido mamário < 4cm tende a se resolver espontaneamente e, em casos de ginecomastia puberal, há regressão em 90% dos casos em meses a anos[20].

O tratamento da endocrinopatia ou outra doença de base, bem como a remoção de drogas envolvidas na etiologia da ginecomastia e exposição ambiental a fatores de risco, é suficiente para reduzir a dor e regredir o tecido mamário. De forma ideal, essas medidas são eficazes na fase ativa da ginecomastia (primeiros 6 meses). Se não há regressão após 1 ano do processo (fase inativa com formação de fibrose), é baixa a probabilidade de boa resposta ao tratamento medicamentoso ou de regressão espontânea[18,20,23,29].

Ainda não há terapias medicamentosas aprovadas pela *Food and Drug Administration*, mas tratamentos propostos na fase ativa ou proliferativa da doença incluem: testosterona, dihidrotestosterona, danazol, citrato de clomifeno, tamoxifeno, raloxifeno e inibidores da aromatase (anastrozol e letrozol)[20]. Entre as opções terapêuticas, o tamoxifeno, modulador seletivo do receptor estrogênico, tem despontado como primeira linha medicamentosa (embora *off-label*) para o tratamento de ginecomastia[1]. A dose de 10 a 20mg/dia usada durante 3 a 9 meses mostrou-se efetiva em estudos ran-

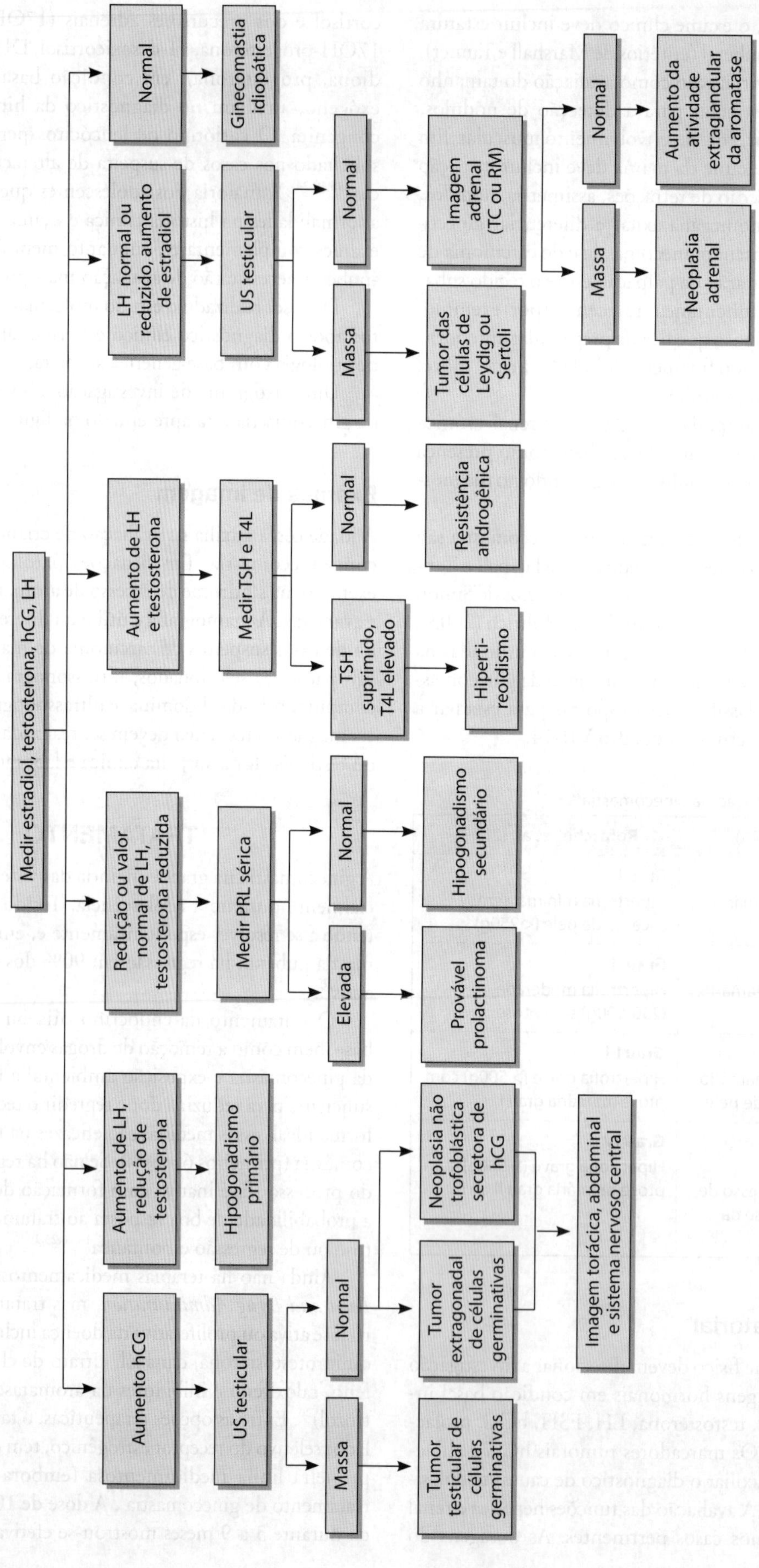

Figura VII-12. Investigação laboratorial das causas de ginecomastia. Adaptada de Braunstein[17].

domizados e não randomizados, resultando em regressão parcial em 80% e completa em 60% dos pacientes[1,18,20,23,29], sem efeitos colaterais importantes[24]. O raloxifeno também se mostrou efetivo em reduzir a ginecomastia puberal em até 90% dos pacientes[1].

O citrato de clomifeno se mostrou menos efetivo em reduzir a ginecomastia puberal quando comparado ao tamoxifeno e raloxifeno. Em homens com câncer de próstata e uso de terapia antiandrogência, o uso profilático de tamoxifeno pode ser considerado para prevenir o desenvolvimento de ginecomastia[1,23].

Os inibidores da aromatase (anastrozol e letrozol), embora bem tolerados, não se mostraram efetivos em regredir a ginecomastia puberal quando comparados com placebo em estudo randomizado, duplo-cego de 3 anos. Ao contrário, esses agentes reduziram a velocidade de crescimento e estabilizaram o avanço de idade óssea em pacientes com síndrome de excesso de aromatase familial, síndrome de Peutz-Jeghers e complexo de Carney com excesso de aromatase devido a tumor testicular e mesmo em homens hipogonádicos que desenvolveram ginecomastia durante terapia de reposição com testosterona[1,18,23,24].

Estima-se que 10% dos casos de ginecomastia puberal não se resolvam, a despeito de tratamento medicamentoso. Alguns estudos demonstram prejuízo psicológico, com desenvolvimento de baixa autoestima, distúrbios alimentares, distúrbios da imagem corporal, retraimento social, depressão e ansiedade. A intervenção rotineiramente aplicada é a correção cirúrgica, no entanto poucos dados documentam sua eficácia nos problemas mentais que acompanham a ginecomastia. Devido aos efeitos psicossociais em longo prazo, alguns autores advogam que a correção cirúrgica da ginecomastia devesse ser feita precocemente[4].

O tratamento cirúrgico é indicado quando a abordagem clínica é ineficaz, particularmente nos casos de ginecomastia de longa duração, quando a ginecomastia traz constrangimento para o paciente ou na suspeita de câncer de mama. A cirurgia consiste na remoção do tecido glandular (adenectomia) associada ou não à lipossucção[20,23,29]. O tratamento cirúrgico também pode ser considerado se o paciente prefere por razões cosméticas ou deseja correção imediata da ginecomastia. A adenectomia e a redução periareolar com retirada de pele bem como mastoplastia são indicadas nos estágios mais avançados. Finalmente, investigação detalhada deve ser feita antes da cirurgia para afastar causas da ginecomastia e prevenir a recorrência após a cirurgia[1,23].

REFERÊNCIAS

1. Narula HS, Carlson HE. Gynaecomastia--pathophysiology, diagnosis and treatment. Nat Rev Endocrinol. 2014;10(11):684-98.
2. Johnson RE, Kermott CA, Murad MH. Gynecomastia – evaluation and current treatment options. Ther Clin Risk Manag. 2011;7: 145-8.
3. Ma NS, Geffner ME. Gynecomastia in prepubertal and pubertal men. Curr Opin Pediatr. 2008;20(4):465-70.
4. Rew L, Young C, Harrison T, Caridi R. A systematic review of literature on psychosocial aspects of gynecomastia in adolescents and young men. J Adolesc. 2015;43:206-12.
5. Narula HS, Carlson HE. Gynecomastia. Endocrinol Metab Clin North Am. 2007;36(2):497-519.
6. Dejager S, Bry-Gauillard H, Bruckert E, Eymard B, Salachas F, LeGuern E, et al. A comprehensive endocrine description of Kennedy's disease revealing androgen insensitivity linked to CAG repeat length. J Clin Endocrinol Metab. 2002;87(8):3893-901.
7. Eren E, Edgunlu T, Korkmaz HA, Cakir ED, Demir K, Cetin ES, et al. Genetic variants of estrogen beta and leptin receptors may cause gynecomastia in adolescent. Gene. 2014;541(2):101-6.
8. Carlson HE, Kane P, Lei ZM, Li X, Rao CV. Presence of luteinizing hormone/human chorionic gonadotropin receptors in male breast tissues. J Clin Endocrinol Metab. 2004;89(8):4119-23.
9. Gill S, Peston D, Vonderhaar BK, Shousha S. Expression of prolactin receptors in normal, benign, and malignant breast tissue: an immunohistological study. J Clin Pathol. 2001;54(12):956-60.
10. Humphreys RC, Lydon JP, O'Malley BW, Rosen JM. Use of PRKO mice to study the role of progesterone in mammary gland development. J Mammary Gland Biol Neoplasia. 1997;2(4):343-54.
11. Ruan W, Kleinberg DL. Insulin-like growth factor I is essential for terminal end bud formation and ductal morphogenesis during mammary development. Endocrinology. 1999;140(11):5075-81.
12. Ruan W, Monaco ME, Kleinberg DL. Progesterone stimulates mammary gland ductal morphogenesis by synergizing with and enhancing insulin-like growth factor-I action. Endocrinology. 2005;146(3):1170-8.
13. Stewart AJ, Johnson MD, May FE, Westley BR. Role of insulin-like growth factors and the type I insulin-like growth factor receptor in the estrogen-stimulated proliferation of human breast cancer cells. J Biol Chem. 1990;265(34):21172-8.
14. Dieudonné MN, Sammari A, dos Santos E, Leneveu MC, Giudicelli Y, Pecquery R. Sex steroids and leptin regulate 11beta-hydroxysteroid dehydrogenase I and P450 aromatase expressions in human preadipocytes: Sex specificities. J Steroid Biochem Mol Biol. 2006; 99(4-5):189-96.
15. Dundar B, Dundar N, Erci T, Bober E, Büyükgebiz A. Leptin levels in boys with pubertal gynecomastia. J Pediatr Endocrinol Metab. 2005;18(10):929-34.
16. Nahta R, Hortobágyi GN, Esteva FJ. Growth factor receptors in breast cancer: potential for therapeutic intervention. Oncologist. 2003;8(1):5-17.
17. Kanakis GA, Nordkap L, Bang AK, Calogero AE, Bártfai G, Corona G, et al. EAA clinical practice guidelines-gynecomastia evaluation and management. Andrology. 2019;7(6):778-93.
18. Braunstein GD. Clinical practice. Gynecomastia. N Engl J Med. 2007;357(12):1229-37.
19. Lazala C, Saenger P. Pubertal gynecomastia. J Pediatr Endocrinol Metab. 2002;15(5):553-60.
20. Ladizinski B, Lee KC, Nutan FN, Higgins HW, Federman DG. Gynecomastia: etiologies, clinical presentations, diagnosis, and management. South Med J. 2014;107(1):44-9.
21. Sansone A, Romanelli F, Sansone M, Lenzi A, Di Luigi L. Gynecomastia and hormones. Endocrine. 2017;55(1):37-44.
22. Jayasinghe Y, Cha R, Horn-Ommen J, O'Brien P, Simmons PS. Establishment of normative data for the amount of breast tissue present in healthy children up to two years of age. J Pediatr Adolesc Gynecol. 2010;23(5):305-11.

23. Soliman AT, De Sanctis V, Yassin M. Management of adolescent gynecomastia: An Update. Acta Biomed. 2017;88(2):204-13.
24. Nordt CA, DiVasta AD. Gynecomastia in adolescents. Curr Opin Pediatr. 2008;20(4):375-82.
25. Choi BS, Lee SR, Byun GY, Hwang SB, Koo BH. The Characteristics and short-term surgical outcomes of adolescent gynecomastia. Aesthetic Plast Surg. 2017;41(5):1011-21.
26. Fukami M, Miyado M, Nagasaki K, Shozu M, Ogata T. Aromatase excess syndrome: a rare autosomal dominant disorder leading to pre- or peri-pubertal on set gynecomastia. Pediatr Endocrinol Rev. 2014;11(3):298-305.
27. Ali SN, Jayasena CN, Sam AH. Which patients with gynaecomastia require more detailed investigation? Clin Endocrinol (Oxf). 2018;88(3):360-3.
28. Goldman RD. Drug-induced gynecomastia in children and adolescents. Can Fam Physician. 2010;56(4):344-5.
29. Baumann K. Gynecomastia – Conservative and Surgical Management. Breast Care (Basel). 2018;13(6):419-24.

PARTE VIII

Adolescência

COORDENADOR

Durval Damiani

Crescimento e Desenvolvimento Físico na Adolescência e sua Variabilidade

Luiz Eduardo Vargas da Silva
Lígia Bruni Queiroz
Claudia de Brito Fonseca

A puberdade caracteriza-se por mudanças físicas e fisiológicas do corpo infantil que levam à configuração do corpo adulto com sua capacidade reprodutora. Trata-se do componente biológico da adolescência intimamente relacionado ao desenvolvimento e amadurecimento dos órgãos reprodutores e dos caracteres sexuais secundários e que engloba a maturação corporal como um todo, abrangendo a totalidade dos órgãos e sistemas[1-3].

Dois dos principais processos observados na puberdade são: o crescimento esquelético e o desenvolvimento das gônadas, dos órgãos reprodutivos e dos caracteres sexuais secundários[4].

Aspecto característico da puberdade é sua grande variabilidade de apresentação, particularmente nos adolescentes mais jovens. O espectro da variabilidade não se restringe apenas à época de início e duração da puberdade, mas abrange também a sequência e a intensidade das mudanças corporais[1,2].

A puberdade é desencadeada e regulada por complexos mecanismos neuroendócrinos, ainda não totalmente conhecidos, caracterizando-se por uma sequência de maturação que transcorre sob a influência de fatores hormonais, genéticos, ambientais, nutricionais e individuais[4-7].

GONADARCA

O aspecto central da puberdade é a maturação e reativação do eixo neuroendócrino hipotálamo-hipófise-gônada (HHG). Este processo é chamado de gonadarca. Sabe-se que o eixo HHG já se encontra desenvolvido e ativo desde antes do nascimento, sendo suprimido logo no início da vida pós-natal e permanecendo relativamente quiescente durante grande parte da infância até o início da puberdade. O início e a progressão da puberdade, em ambos os sexos, ocorrem quando neurônios hipotalâmicos produtores e secretores de hormônio liberador de gonadotrofinas (GnRH) amadurecem e se tornam ativos. A secreção de GnRH se dá em ritmo pulsátil, inicialmente à noite, passando a ser secretado também no período diurno. Esse padrão secretório de GnRH estimula a liberação de gonadotrofinas pela hipófise anterior. Possivelmente, o início da puberdade não é o resultado de um único gatilho, mas a consequência da ativação e inativação sequenciais de impulsos excitatórios e inibitórios sob o controle de sistemas reguladores de natureza ainda não totalmente esclarecida[2,5-8].

Assim, a secreção de GnRH resulta na liberação do hormônio luteinizante (LH) e do hormônio folículo-estimulante (FSH) para a circulação sanguínea, de modo pulsátil. O LH é a gonadotrofina predominantemente envolvida na puberdade. No sexo masculino, o LH atua estimulando as células de Leydig a produzir testosterona e é responsável pela manutenção da espermatogênese, enquanto o FSH estimula as células de Sertoli, dando início à espermatogênese. No sexo feminino, o LH estimula as células da teca dos folículos ovarianos a produzir androstenediona e testosterona na fase folicular, enquanto o FSH estimula principalmente a proliferação das células da granulosa a produzir estrógenos a partir do aumento da atividade da enzima aromatase[2-5].

A liberação pulsátil e rítmica de GnRH é gerada e regulada por uma rede de neurônios hipotalâmicos conhecida como "gerador de pulso de GnRH"[8,9]. São muitos os neuropeptídeos hipotalâmicos envolvidos na modulação e na liberação de GnRH. Desses, três são considerados principais e conhecidos pelo acrônimo KNDy, pois participam significativamente na fisiologia da puberdade em ambos os sexos. O primeiro deles é a kisspeptina codificada pelo gene *KISS-1*; sua ação é estimulatória, sendo mediada fisiologicamente pelo receptor kisspeptina-1 (KISS-1R). Esse receptor pertence à família do receptor 54 acoplado à proteína (GPR54) que tem expressão nos neurônios produtores de GnRH. Outro neuropeptídeo é a neuroquinina B (NKB), uma taquiquinina codificada pelo gene *TAC3*, e sua ação também estimula a liberação de GnRH sendo mediada pelo receptor NKB (NK3R) codificado pelo gene *TACR3*. Mutações que inativam os genes *KISS-1* ou *TAC3*, ou os genes que codificam seus receptores, têm sido relacionadas à ausência de puberdade (hipogonadismo hipogonadotrófico) em humanos e em animais de experimentação. O terceiro neuropeptídeo é conhecido como dinorfina (Dyn), um opioide endógeno que medeia a inibição do *feedback* da progesterona sobre a liberação pulsátil de GnRH e, embora seu exato efeito fisiológico não seja completamente compreendido, é geralmente aceito como inibidor da liberação do GnRH. A ação inibitória da Dyn sobre a liberação de GnRH é mediada por seu receptor kappa-opioide (KOR), que é altamente expresso nos neurônios GnRH. Além disso, sugere-se que NKB e Dyn atuem regulando a secreção de kisspeptina, que, como já referido, por sua vez estimula a liberação de GnRH[3-12].

Deve-se considerar que aspectos do crescimento, da composição corporal e do balanço energético têm forte influência sobre o desenvolvimento da puberdade. Essa influência apoia-se em uma inter-relação complexa entre sinalizadores periféricos e vias reguladoras localizadas em diferentes níveis do eixo HHG. Nesse sentido, destaca-se a leptina, hormônio produzido pelos adipócitos, que atua como um sinalizador das reservas energéticas corporais e apresenta papel permissivo para o prosseguimento da puberdade. Outros hormônios metabólicos também cooperam junto à leptina no controle da puberdade[2-6,8] (Figura VIII-1).

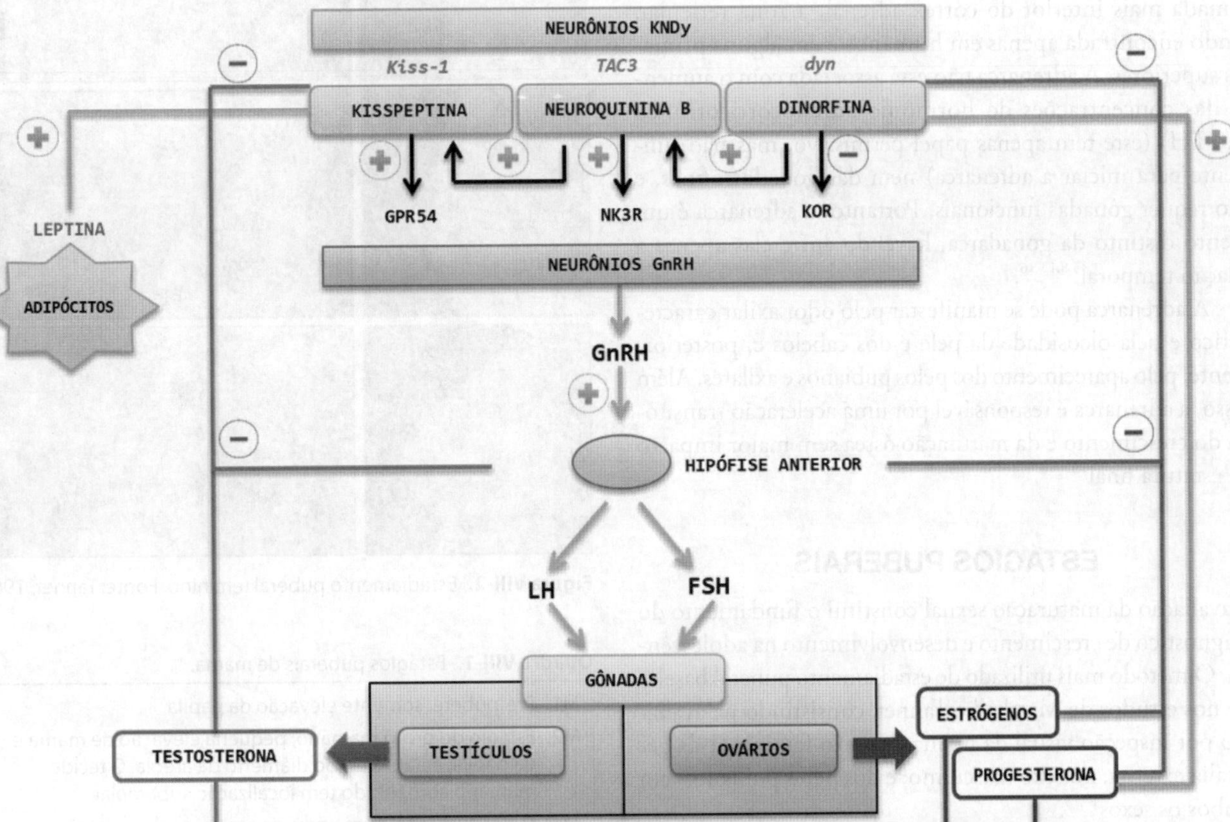

Figura VIII-1. Regulação neuroendócrina da secreção de GnRH e controle do eixo HHG. Neurônios KNDy = kisspeptina, neuroquinina B, dinorfina; NKB = neuroquinina B; dyn = dinorfina; NK3R = receptor NKB; KOR = receptor kappa-opioide; GPR54 = receptor 54 acoplado à proteína G; GnRH = hormônio liberador de gonadotrofina; LH = hormônio luteinizante, FSH = hormônio folículo-estimulante; (+) estimulatório (–) inibitório. Fonte: Modificada de Alotaibi[5].

Os neurônios Kiss-1 secretam kisspeptina, que estimula os neurônios GnRH via GPR54. Os neurônios Kiss-1 coexpressam NKB e Dyn (neurônios KNDy), que regulam a liberação de GnRH via NK3R e KOR. A leptina tem papel permissivo para o prosseguimento da puberdade. Esses eventos são afetados por sinais distais relacionados a fatores ambientais, genéticos, nutricionais e psicossociais. A liberação pulsátil de GnRH resulta em liberação igualmente pulsátil de gonadotrofinas (LH e FSH) pela hipófise anterior, que exercem sua ação sobre as gônadas. O resultado final do amadurecimento do eixo HHG é a produção de gametas e de esteroides sexuais. Os esteroides sexuais têm amplos efeitos no corpo, incluindo o desenvolvimento de características sexuais secundárias durante a puberdade.

ADRENARCA

A adrenarca é um evento que antecede a gonadarca e caracteriza-se pelo aumento da produção de andrógenos pelo córtex da glândula adrenal, a deidroepiandrosterona e o seu sulfato (DHEA e DHEAS) e a androstenediona, que surge entre os 6 e 8 anos de idade, em ambos os sexos. Essa produção androgênica aumentada resulta da maturação da camada mais interior do córtex adrenal, a zona reticular, sendo encontrada apenas em humanos e em alguns primatas superiores. A adrenarca não está associada com o aumento das concentrações do hormônio adrenocorticotrófico (ACTH) (este tem apenas papel permissivo, mas não suficiente para iniciar a adrenarca) nem das gonadotrofinas, e não requer gônadas funcionais. Portanto, a adrenarca é um evento distinto da gonadarca, havendo entre elas apenas a relação temporal[4,8,13-16].

A adrenarca pode se manifestar pelo odor axilar característico e pela oleosidade da pele e dos cabelos e, posteriormente, pelo aparecimento dos pelos pubianos e axilares. Além disso, a adrenarca é responsável por uma aceleração transitória do crescimento e da maturação óssea sem maior impacto na estatura final[3,13-16].

ESTÁGIOS PUBERAIS

A avaliação da maturação sexual constitui o fundamento do diagnóstico de crescimento e desenvolvimento na adolescência. O método mais utilizado de estadiamento puberal baseia-se nos estudos de Marshall e Tanner, consistindo na avaliação por inspeção visual da mama, no sexo feminino; da genitália externa, no sexo masculino; e dos pelos pubianos, em ambos os sexos[17,18].

Em geral, a primeira manifestação exterior da puberdade no sexo feminino é o início do desenvolvimento da glândula mamária, denominada telarca. É comum seu aparecimento unilateral, seguido do broto contralateral[2,3,5,17,18].

O estadiamento mamário (M) transcorre em uma sequência que parte do estágio infantil (M1) e segue pelo desenvolvimento do tecido mamário (M2), passando por estágios intermediários até a configuração da mama do tipo adulto (M5)[17,18] (Figura VIII-2 e Quadro VIII-1).

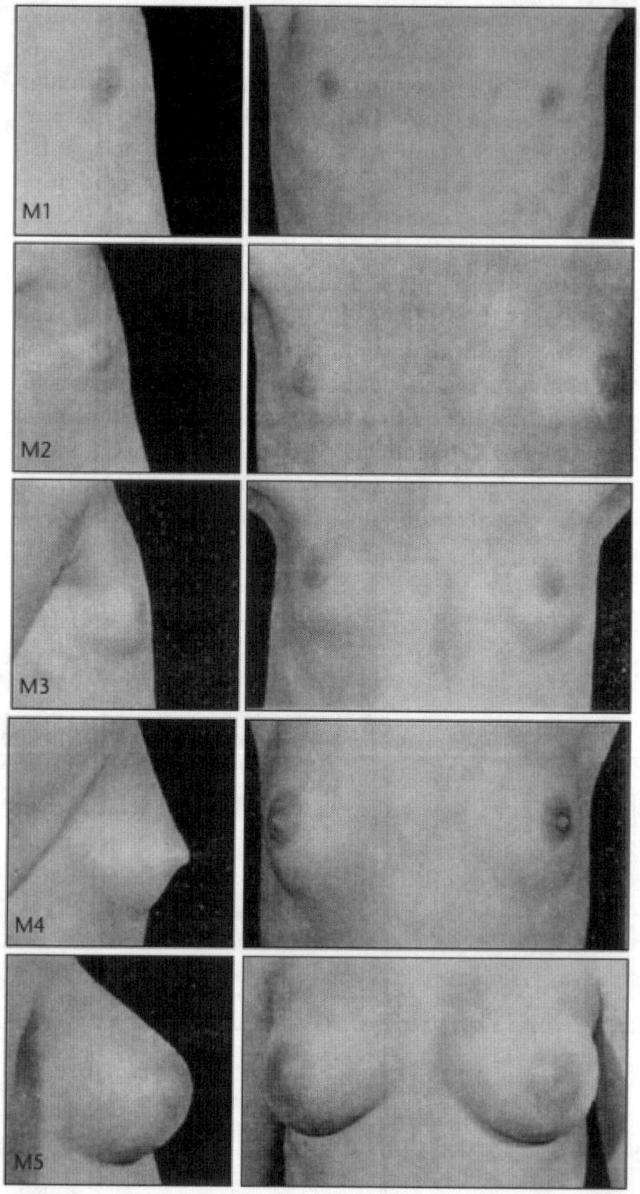

Figura VIII-2. Estadiamento puberal feminino. Fonte: Tanner, 1962[1].

Quadro VIII-1. Estágios puberais de mama.

M1.	Pré-púbere; somente elevação da papila
M2.	Estágio do broto mamário; pequena elevação de mama e da papila; e aumento do diâmetro da aréola. O tecido mamário aumentado tem localização subareolar
M3.	Maior aumento da mama e da aréola, sem separação de seus contornos. O tecido mamário extrapola os limites da aréola
M4.	Projeção da aréola e da papila para formar um segundo monte acima do nível da mama
M5.	Estágio adulto; projeção apenas da papila; aréola retorna para o contorno geral da mama

A primeira manifestação de puberdade no sexo masculino é, em geral, o aumento do volume testicular, seguindo-se de alterações da bolsa testicular, aparecimento de pelos pubianos, aumento do pênis inicialmente em comprimento e depois em largura[2,5,17,18].

O estadiamento puberal do genital no sexo masculino (G) considera o aspecto da genitália externa (pênis e bolsa testicular)[17,18] (Figura VIII-3 e Quadro VIII-2).

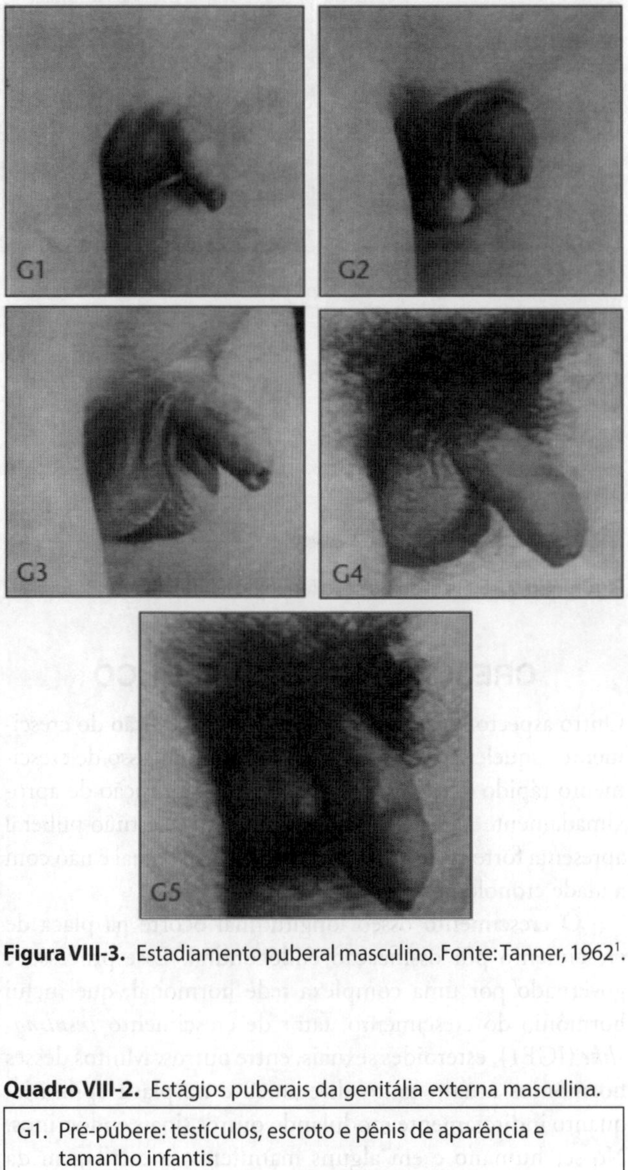

Figura VIII-3. Estadiamento puberal masculino. Fonte: Tanner, 1962[1].

Quadro VIII-2. Estágios puberais da genitália externa masculina.

G1.	Pré-púbere: testículos, escroto e pênis de aparência e tamanho infantis
G2.	Testículos e escroto aumentam e há mudança na textura da pele escrotal; a pele escrotal torna-se levemente avermelhada. Não há aumento do pênis
G3.	Pênis aumenta principalmente em comprimento; continua o crescimento dos testículos e do escroto
G4.	Continua o crescimento de testículos e escroto; há aumento do pênis em comprimento e diâmetro, evidenciando-se a glande; o escroto apresenta a pele mais enrugada e escurecida
G5.	Genital adulto em tamanho e forma

A classificação apenas pela inspeção dos estágios puberais está sujeita a certo grau de imprecisão. Por exemplo, a inspeção do broto mamário não permite a distinção entre desenvolvimento do tecido mamário e depósito de gordura, fator importante de confusão. Aqui, a distinção é mais bem estabelecida pela palpação do tecido mamário subareolar. No sexo masculino, a inspeção do desenvolvimento genital também mostra certo grau de subjetividade. Assim, a utilização associada de um método objetivo, como a aferição do volume testicular por meio do orquidômetro (inicialmente desenvolvido por Prader) (Figura VIII-4), torna a avaliação mais consistente[3,19].

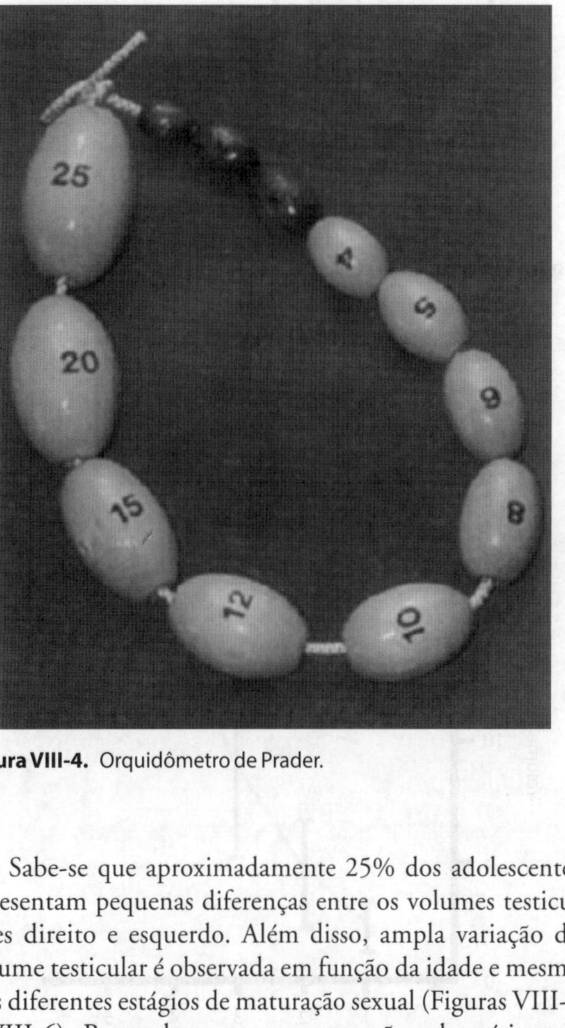

Figura VIII-4. Orquidômetro de Prader.

Sabe-se que aproximadamente 25% dos adolescentes apresentam pequenas diferenças entre os volumes testiculares direito e esquerdo. Além disso, ampla variação do volume testicular é observada em função da idade e mesmo nos diferentes estágios de maturação sexual (Figuras VIII-5 e VIII-6). Baseando-se nas concentrações plasmáticas de testosterona, sugere-se que o início da puberdade ocorra com um volume testicular de 3ml, embora a maioria dos autores refira um volume testicular de 4ml como sinal definitivo de puberdade. O volume testicular maduro encontra-se entre 12 e 27ml[17,19-21].

Embora a quantidade e distribuição dos pelos corporais apresente ampla variação étnica, familial e individual, a pilificação pubiana (P) é incorporada ao estadiamento puberal em ambos os sexos[17,18] (Figuras VIII-7 e VIII-8 e Quadro VIII-3).

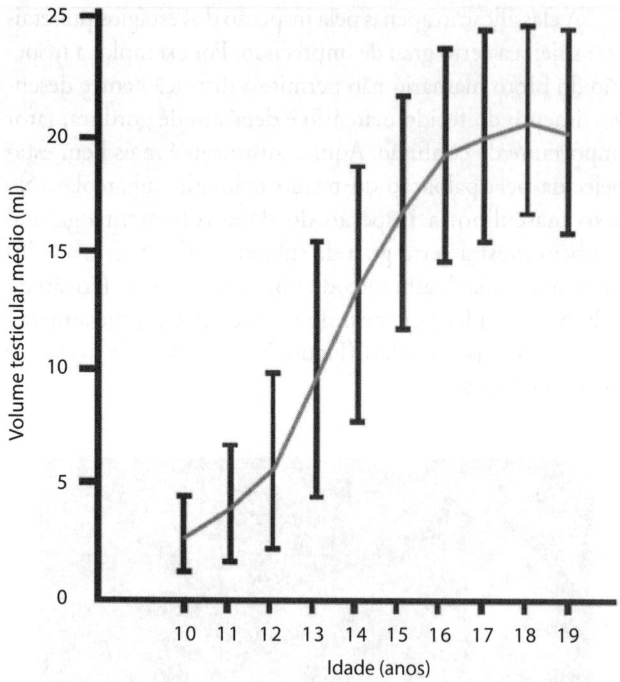

Figura VIII-5. Volume testicular médio conforme a idade (anos)[17].

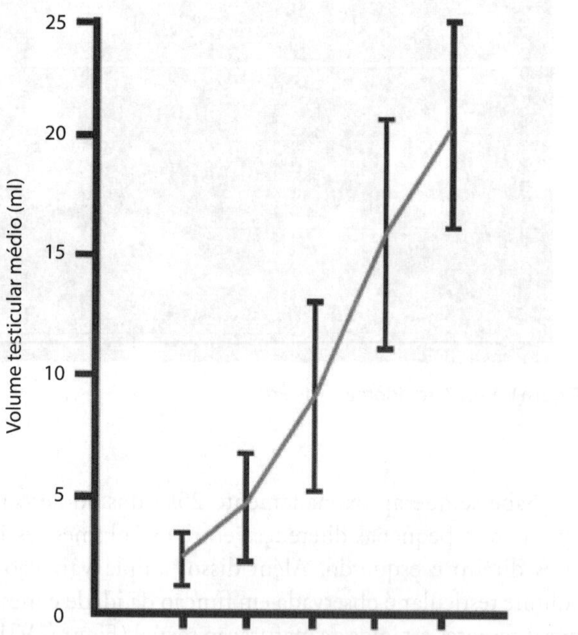

Figura VIII-6. Volume testicular médio de acordo com o estágio de genitais.

Nota-se que a análise isolada da pilificação pubiana não é evidência específica do desenvolvimento das gônadas, podendo resultar da produção de andrógenos adrenais, particularmente nos estágios iniciais da puberdade[19].

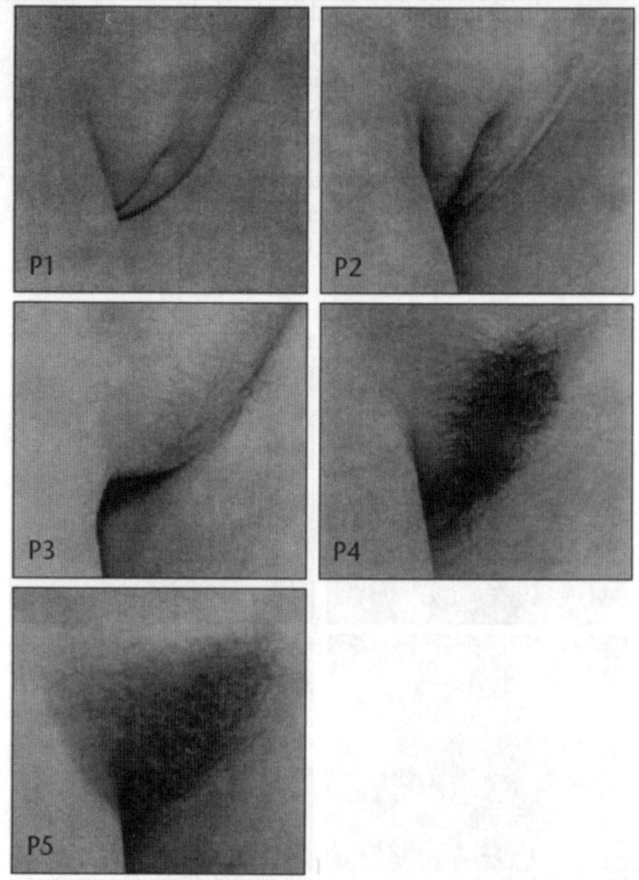

Figura VIII-7. Pilificação no sexo feminino. Fonte: Tanner, 1962[1].

CRESCIMENTO ESQUELÉTICO

Outro aspecto marcante na puberdade é o estirão do crescimento esquelético, caracterizado por um processo de crescimento rápido e intenso responsável pela aquisição de aproximadamente 17 a 18% da estatura final. O estirão puberal apresenta forte correlação com a maturação sexual e não com a idade cronológica[2,17,18,19,23].

O crescimento ósseo longitudinal ocorre na placa de crescimento por ossificação endocondral. Esse processo é governado por uma complexa rede hormonal, que inclui hormônio do crescimento, fator de crescimento *insulina-like* (IGF1), esteroides sexuais, entre outros. Muitos desses hormônios atuam tanto diretamente na placa epifisária, quanto indiretamente modulando outros sinais endócrinos. No ser humano e em alguns mamíferos, a cartilagem da placa de crescimento é completamente substituída por osso ao final da maturação sexual (fusão epifisária). Durante a puberdade, os esteroides sexuais induzem o estirão de crescimento. Essa aceleração ocorre principalmente pela ação estrogênica que também atua causando a fusão epifisária. Os andrógenos também contribuem para o estirão puberal. Parte do seu efeito é provavelmente devida à aromatização de andrógenos a estrógenos em vários tecidos periféricos e também na placa de crescimento[24].

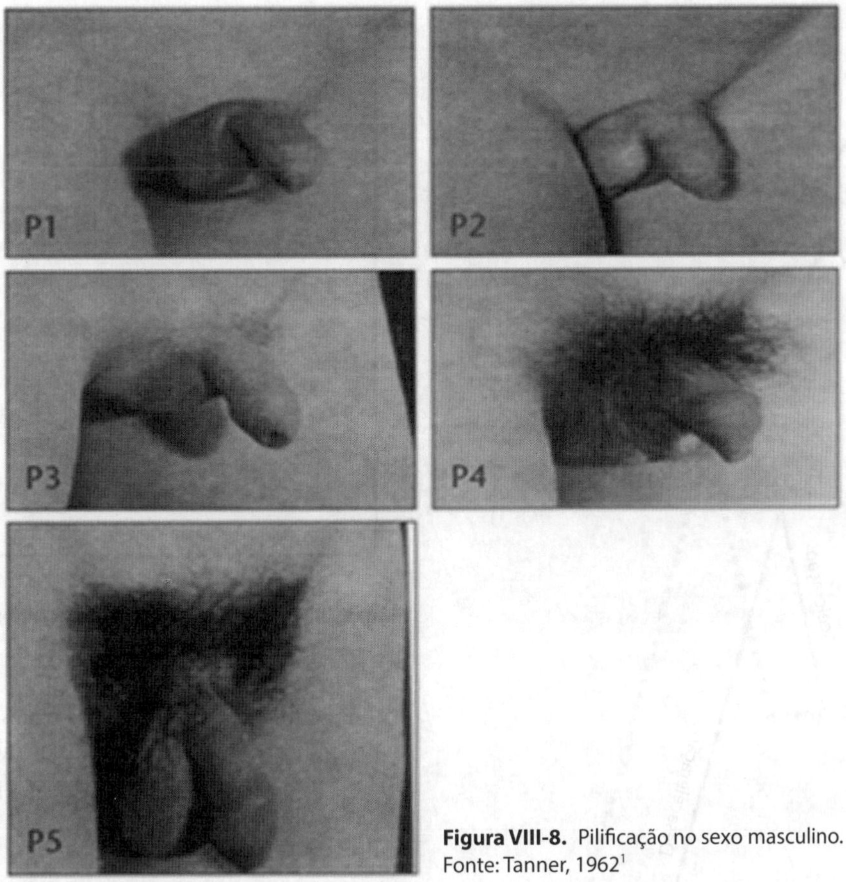

Figura VIII-8. Pilificação no sexo masculino.
Fonte: Tanner, 1962[1]

Quadro VIII.3. Estágios puberais de pilificação pubiana.

P1.	Ausência de pelos pubianos
P2.	Crescimento esparso de pelos finos, curtos, discretamente pigmentados, lisos ou discretamente encaracolados ao longo dos grandes lábios ou base do pênis
P3.	Pelos tornam-se mais escuros, mais espessos e mais encaracolados, estendendo-se à região pubiana
P4.	Pelos do tipo adulto, porém ainda em área de distribuição menor, não atingindo a superfície interna das coxas
P5.	Pelos adultos em tipo e distribuição, atingindo superfície interna das coxas

As curvas de velocidade de crescimento, nas quais os ganhos de estatura no tempo (cm/ano) são projetados em função da idade, permitem melhor avaliação do estirão puberal, possibilitando a caracterização de suas diferentes fases[22,23,25] (Figura VIII-9).

Na adolescência, a fase de crescimento pré-estirão corresponde ainda à velocidade de crescimento da infância (aproximadamente 6cm/ano), estabelecida a partir dos 3 ou 4 anos de idade, sendo praticamente estável com ligeira tendência à queda na proximidade do início do estirão. Em seguida, na fase de aceleração do estirão, a velocidade de crescimento aumenta progressivamente, até atingir um valor máximo[2,17,18,19,22,23].

O pico de velocidade de crescimento (PVC) é o momento de maior intensidade do crescimento esquelético durante o estirão puberal. Nessa fase, os adolescentes chegam a atingir velocidades de crescimento de aproximadamente 10cm/ano, no sexo masculino, e 8 a 9cm/ano, no sexo feminino[2,17,18,19,22,23].

A última fase é a de desaceleração do estirão caracterizada pela diminuição da velocidade de crescimento até a estatura final [2,17-19,22,23] (Figura VIII-9).

O aumento da estatura do adolescente resulta da aceleração do crescimento tanto dos membros quanto do tronco, sendo esse processo não uniforme. Inicialmente, ocorre o estirão dos membros, seguindo uma direção distal proximal. O crescimento do tronco, embora mais tardio, representa o maior componente do ganho de estatura final[23].

Um aspecto de grande auxílio prático durante a avaliação da puberdade é a correlação entre o estágio de maturação sexual e a fase do crescimento esquelético.

O início do estirão puberal nas meninas corresponde ao estágio M2. As meninas geralmente atingem o pico de velocidade de crescimento no estágio M3 cerca de um ano antes da menarca. Após a menarca, a média de ganho em estatura é de 7cm[2,19] (Figura VIII-10).

Nos meninos, o estirão de crescimento puberal começa em média dois anos depois das meninas. O crescimento li-

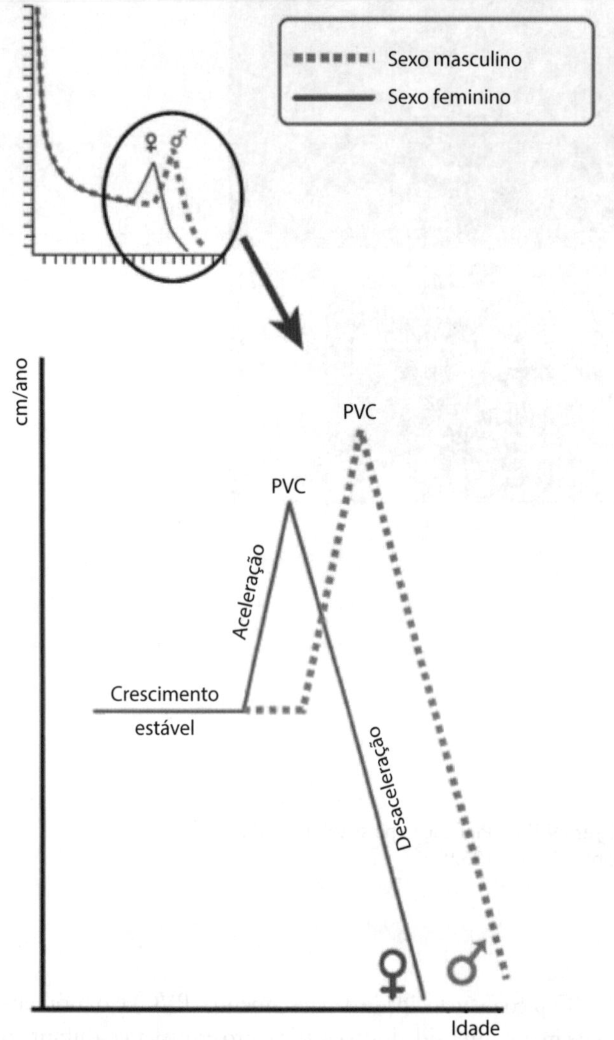

Figura VIII-9. Curva de velocidade de crescimento. PVC = pico de velocidade de crescimento.

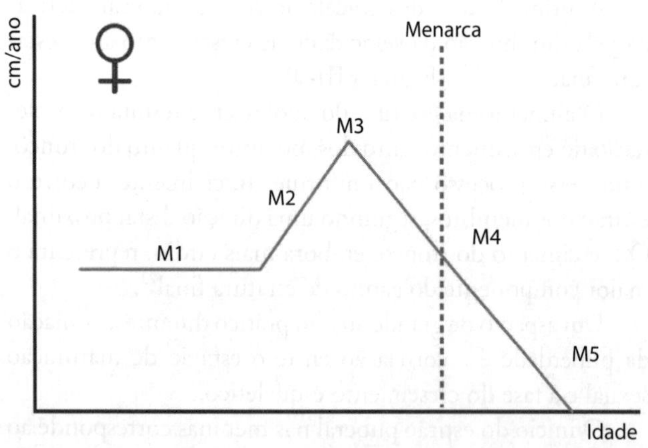

Figura VIII-10. Crescimento e maturação sexual do sexo feminino.

near acelera junto ao estágio G3, o pico de velocidade de crescimento se dá no estágio G4 e a partir daí a desaceleração, em G5, até o término do crescimento[2,22] (Figura VIII-11).

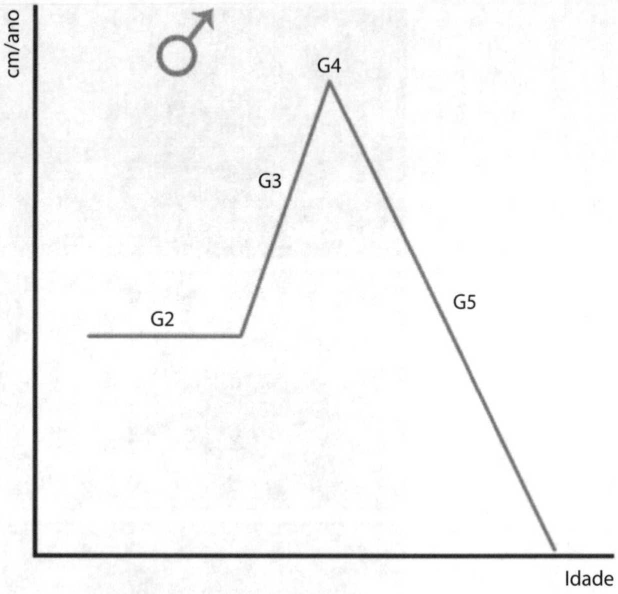

Figura VIII-11. Crescimento e maturação sexual do sexo masculino.

A combinação de um período mais longo de crescimento pré-puberal e maior velocidade de pico do estirão puberal no sexo masculino explica a diferença típica de estatura final, sendo os homens cerca de 10 a 12cm mais altos do que as mulheres[2,22,23].

MENARCA

A primeira menstruação é um evento significativo e tardio da puberdade feminina. Dentro do contexto do crescimento e desenvolvimento, a menarca ocorre cerca de dois anos e meio após o início do desenvolvimento mamário (M2), nos estágios M3 ou M4 de Tanner, sendo indicador prognóstico do crescimento à medida que ocorre na fase de desaceleração do estirão, após o pico de velocidade de estatura[3,4].

Os primeiros ciclos menstruais são, em geral, anovulatórios, levando à irregularidade menstrual. Dentro dos 2 primeiros anos pós-menarca, com o estabelecimento do padrão menstrual ovulatório, tende a haver regularização dos ciclos menstruais[19].

Numerosos fatores determinam a idade da menarca, incluindo as influências genéticas, as condições socioeconômicas, de saúde e bem-estar, o estado nutricional e a intensidade de atividade física. A partir da melhora das condições ambientais e de saúde, houve significativo declínio na idade da menarca em vários países europeus e nos Estados Unidos no período de 100 anos até meados do século XX. A partir da década de 1960, considerava-se a idade da menarca praticamente estabilizada. Entretanto, no final da década de 1990, estudos mostraram antecipação da idade da menarca, embora não tão intensa quanto a anterior[25-30].

No Brasil, os estudos em relação à idade da menarca são em menor número. Um clássico estudo, realizado no município de Santo André, SP, em 1978, demonstrou que a média de idade da menarca foi de 12,2 anos (± 1,2 ano), idade próxima à observada em dois estudos brasileiros mais recentes[31-33].

MUDANÇA DE VOZ

A mudança da voz é considerada uma característica sexual secundária, particularmente no sexo masculino, a qual traz uma marca independente à personalidade do indivíduo. A profunda influência dos diferentes hormônios sexuais sobre as características da voz é mediada por receptores hormonais presentes nas pregas vocais e aparelho fonador. Assim, há diferenças entre os sexos em relação à mudança vocal durante a puberdade. No sexo masculino, com o aumento da testosterona e da di-hidrotestosterona ocorre incremento da massa muscular da laringe e de seus ligamentos, levando à queda nas oitavas mais altas no tom de voz. No sexo feminino, o aumento dos estrógenos e o dos progestágenos têm efeito mínimo sobre a voz na puberdade[34,35].

ESPERMARCA

A primeira ejaculação consciente é um evento significativo na puberdade masculina como indicador de maturação gonadal, nesse sentido correspondendo à menarca no sexo feminino, entretanto, é um evento bem menos estudado do que essa[36-38].

Na comparação entre as idades da espermarca encontradas em alguns trabalhos realizados, o evento ocorreu por volta dos 13 anos de idade, a despeito de diferenças étnicas e geográficas. Em estudo piloto com 120 adolescentes, realizado pela Unidade de Adolescentes do Instituto da Criança do HCFMUSP, em 1994, observou-se que a média de idade da primeira ejaculação consciente foi de 12,8 anos. Nesse estudo, a espermarca mostrou correlação estatisticamente significativa com a idade cronológica e com o volume testicular mediano de 9,5ml (7,8-10,8ml)[36-38].

VARIABILIDADE

Fatores genéticos, características individuais e étnicas, condições nutricionais e condições geográficas têm sido apontados como determinantes de ampla variabilidade fisiológica nas manifestações da puberdade[6,23].

É frequente encontrar adolescentes saudáveis de mesma idade, particularmente os mais jovens, em diferentes estágios de maturação sexual e, consequentemente, em diferentes fases de seu crescimento esquelético. Essa variabilidade presente no processo puberal, embora fisiológica, tem implicações clínicas, como, por exemplo, o prognóstico da estatura final e a avaliação das necessidades nutricionais. Essas diferenças de maturação tendem a desaparecer à medida que a puberdade se desenvolve[23].

Os dois aspectos principais da variabilidade puberal são a idade de início e a duração.

Variabilidade quanto à idade de início

O intervalo de início da puberdade varia dentro de uma distribuição normal de 4 a 5 anos. A idade cronológica aceita para o início da puberdade é entre 8 e 13 anos em meninas e 9 e 14 anos em meninos, com base em estudos internacionais da década de 1960. O início da puberdade antes ou depois desses limites é considerado patológico[4,19,39].

No Brasil, o estudo de Santo André – SP, de 1978, forneceu dados concretos para a caracterização da maturação sexual em ambos os sexos em função da idade e do nível socioeconômico, além das inter-relações entre as diversas transformações puberais. Nesse estudo, os limites etários para o início da puberdade coincidem com os já citados, tendo-se observado a idade mediana de 9,7 anos para o aparecimento do broto mamário e de 10,9 anos para o aumento do volume testicular[31].

Entretanto, estudos epidemiológicos nas últimas décadas mostram que o início da puberdade, principalmente em meninas, está ocorrendo mais cedo, embora ainda sem clara evidência que justifique a redução dos limites etários estabelecidos para o início da puberdade[28-30,40-44].

O início precoce do desenvolvimento das mamas poderia se dar, em alguns indivíduos, independentemente da ativação do eixo hipotálamo-hipófise-ovário, caracterizando o fenômeno da telarca isolado. Ainda não é possível afirmar se nesses casos o desenvolvimento adiantado das mamas avançará ou não em direção à puberdade completa[30,45,46].

Entre os fatores possivelmente relacionados ao avanço puberal está o aumento da incidência de obesidade, bem como mudanças na nutrição fetal, nos hábitos alimentares infantis e na atividade física. Além disso, não pode ser descartada a exposição a substâncias químicas desreguladoras endócrinas (interferentes endócrinos) que pode afetar a maturação sexual[5,47-49].

Na pandemia de SARS-CoV-2, alguns fenômenos interessantes foram observados: em primeiro lugar, devido à permanência das crianças em casa, houve aumento expressivo de obesidade, já que ao sedentarismo somou-se uma ingestão exagerada de alimentos e de guloseimas. Em segundo lugar, observou-se aumento de puberdades precoces, especialmente em meninas, bem como maior aceleração de puberdades recém-iniciadas. Uma das hipóteses para tal antecipação puberal foi o excesso de exposição a "telas em geral" (televisão, computador, celular etc.). Essa exposição excessiva reduz as concentrações de melatonina, um inibidor puberal, provocando o desencadeamento da puberdade[50].

Possível implicação da maturação sexual adiantada seria suas consequências em longo prazo, pois já existem estudos que associam a idade precoce da menarca a riscos aumentados de câncer de mama, câncer endometrial, obesidade, diabetes tipo 2 e doenças cardiovasculares em adultos[51,52].

Variabilidade quanto à duração da puberdade

Tanto a duração de tempo entre o início e o término da puberdade, quanto o tempo de passagem entre os estágios puberais são variáveis. Ainda que pareça haver, nas últimas décadas, antecipação do início da puberdade, até o momento não é possível uma conclusão a respeito de qualquer mudança significativa sobre a duração da puberdade em ambos os sexos. Assim, com base nos estudos da década de 1960, de modo geral, o adolescente leva, em média, 3 anos para evoluir do estágio G2 para G5, podendo variar de dois até cinco anos. Já a adolescente leva, em média, quatro anos para evoluir de M2 para M5, mas essa transição pode ocorrer em 1,5 a 9 anos[17,18].

CONCLUSÃO

A puberdade caracteriza-se por uma série de mudanças corporais e fisiológicas intimamente relacionadas à maturação das gônadas e ao desenvolvimento dos caracteres sexuais secundários. Ao mesmo tempo, o organismo amadurece como um todo, permitindo a possibilidade da expressão da individualidade do ser humano.

Embora muito já tenha sido esclarecido a respeito das bases neuroendócrinas, ainda permanece um desconhecimento dos mecanismos finos de desencadeamento e regulação do processo da puberdade.

Apesar da ampla variabilidade quanto à idade de início e duração, os achados recentes de um adiantamento do início da puberdade possivelmente relacionado ao aumento da obesidade, às mudanças alimentares e ao estilo de vida, bem como à exposição a substâncias químicas desreguladoras endócrinas merecem maior atenção e estudos.

O reconhecimento de todos esses aspectos é fundamental para o acompanhamento adequado na adolescência e das suas consequências na saúde do adulto.

REFERÊNCIAS

1. Tanner JM. Growth at adolescence. 2nd ed. Oxford, UK: Blackwell; 1962.
2. Rosen DS. Physiologic growth and development during adolescence. Pediatr Rev. 2004;25(6):194-200.
3. Wolf RM, Long D. Pubertal development. Pediatr Rev. 2016; 37(7):292-300.
4. Abreu AP, Kaiser UB. Pubertal development and regulation. Lancet Diabetes Endocrinol. 2016;4(3):254-64.
5. Alotaibi MF. Physiology of puberty in boys and girls and pathological disorders affecting its onset. J Adolesc. 2019;71:63-71.
6. Avendaño MS, Vazquez MJ, Tena-Sempere M. Disentangling puberty: novel neuroendocrine pathways and mechanisms for the control of mammalian puberty. Hum Reprod Updat. 2017;23(6): 737-63.
7. Plant TM. Neuroendocrine control of onset of puberty. Frontiers Neuroendocrinol. 2015;38:73-88.
8. Bordini B, Rosenfield RL. Normal pubertal development: part I: the endocrine basis of puberty. Pediatr Rev. 2001;32:223-9.
9. Herbison AE. Control of puberty onset and fertility by gonadotropin-releasing hormone neurons. Nat Rev Endocrinol. 2016; 12(8):452-66.
10. Herbison AE. The Gonadotropin-releasing hormone pulse generator. Endocrinol. 2018;159(11):3723-36.
11. Livadas S, Chrousos GP. Control of the onset of puberty. Curr Opin Pediatr. 2016;28:551-8.
12. Uenoyama Y, Tsukamara H, Maeda K. KNDy neuron as a gatekeeper of puberty onset. J Obstet Gynaecol Res. 2014;40(6):1518-26.
13. Havelock JC, Auchus RJ, Rainey WE. The rise in adrenal androgen biosynthesis: adrenarche. Semin Reprod Med. 2004;22(4):337-47.
14. Nakamura Y, Gang HX, Suzuki T, Sasano H, Rainey WE. Adrenal changes associated with adrenarche. Rev Endocr Metab Disord. 2009;10(1):19-26.
15. Idkowiak J, Lavery GG, Dhir V, Barrett TG, Stewart PM, Krone N, Arlt W. Premature adrenarche: novel lessons from early onset androgen excess. Eur J Endocrinol. 2011;165(2):189-207.
16. Biro FM, Pinney SM, Huang B, Baker ER, Walt Chandler D, Dorn LD. Hormone changes in peripubertal girls. J Clin Endocrinol Metab. 2014;99(10):3829-35.
17. Marshall WA, Tanner JM. Variations in pattern of pubertal changes in boys. Arch Dis Child. 1970;45(239):13-23.
18. Marshall WA, Tanner JM. Variations in pattern of pubertal changes in girls. Arch Dis Child. 1969;44(235):291-303.
19. Bordini B, Rosenfield RL. Normal pubertal development: part II: clinical aspects of puberty. Pediatr Rev. 2011;32:281-92.
20. Biro FM, Lucky AW, Huster GA, Morrison GA. Pubertal staging in boys. J Pediatr. 1995;127:100-2.
21. Ankarberg-Lindgren C, Norjavaara E. Changes of diurnal rhythm and levels of total and free testosterone secretion from pre to late puberty in boys: testis size of 3 ml is a transition stage to puberty. Eur J Endocrinol. 2004 ;151(6):747-57.
22. Abbassi V. Growth and normal puberty. Pediatrics. 1998;102(2 Pt 3):507-11.
23. Tanner, JM. Growth and maturation during adolescence. Nutr Rev. 1981;39(2):43-55.
24. Nilsson O, Marino R, De Luca F, Baron J. Endocrine regulation of the growth plate. Horm Res. 2005;64:157-65.
25. Tanner J M, Whitehouse RH. Clinical longitudinal standards for height, weight, height velocity, weight velocity, and stages of puberty. Arch Dis Child. 1976;51:170-9.
26. Rees M. Menarche when and why? Lancet. 1993;342(8884):1375-6.
27. Wyshak G, Frisch R E. Evidence for a secular trend in age of menarche. N Engl J Med. 1982;306:1033-5.
28. Herman-Giddens ME, Slora EJ, Wasserman RC, Bourdony CJ, Bhapkar MV, Koch GG, Hasemeier CM. Secondary sexual Characteristics and menses in young girls seen in office practice: a study from the Pediatric Research in Office Settings network. Pediatrics. 1997;99(4):505-12.
29. Biro FM, Greenspan LC, Galvez MP, Pinney SM, Teitelbaum S, Windham GC, et al. Onset of breast development in a longitudinal cohort. Pediatrics. 2013;132(6):1019-27.
30. Aksglaede L, Sørensen K, Petersen JH, Skakkebaek NS, Juul A. Recent decline in age at breast development: the Copenhagen Puberty Study. Pediatrics. 2009;123(5):932-9.
31. Colli AS. Crescimento e desenvolvimento pubertário em crianças e adolescentes brasileiros. VI. Maturação sexual. São Paulo: Brasileira de Ciências. 1988.
32. Roman EP, Ribeiro RR, Guerra-Júnior G, Barros-Filho AA. Antropometria, maturação sexual e idade da menarca de acordo com o

nível socioeconômico de meninas escolares de Cascavel (PR). Rev Assoc Med Bras. 2009;55(3):317-21.
33. Castilho SD, Nucci LB. Age at menarche in schoolgirls with and without excess weight. J Pediatr. 2015;91(1):75-80.
34. Harries MLL, Walker JM, Williams DM, Hawkins S, Hughes IA. Changes in the male voice at puberty. Arch Dis Child. 1997;77: 445-7.
35. Hari Kumar KVS, Garg A, Ajai Chandra NS, Singh SP, Datta R. Voice and endocrinology. Indian J Endocrinol Metabol. 2016;20(5): 590-4.
36. Leal MM. Caracterização da espermarca: um projeto piloto [dissertação]. São Paulo: Faculdade de Medicina da Universidade de São Paulo, Departamento de Pediatria. 1994.
37. Tomova A, Lalabonova C, Robeva RN, Kumanov PT. Timing of pubertal maturation according to the age at first conscious ejaculation. Andrologia. 2011;43:163-6.
38. Laron Z. Age of first ejaculation (spermarche) – the overlooked milestone in male development. Pediatr Endocrinol Rev. 2010;7(3): 256-7.
39. Brito VN, Latronico AC. Puberty: when is it normal? Arch Endocrinol Metab. 2015;59(2):93-4.
40. Herman-Giddens ME. Recent data on pubertal milestones in United States children: the secular trend toward earlier development. Int J Androl. 2006;29(1):241-6.
41. Euling SY, Herman-Giddens ME, Lee PA, Seleva SG, Juul A, Sørensen TIA, et al. Examination of US puberty-timing data from 1940 to 1994 for secular trends: panel findings. Pediatrics. 2008; 121 Suppl 3:S172-91.
42. Sørensen K, Aksglaede L, Petersen JH, Juul A. Recent changes in pubertal timing in healthy Danish boys: associations with body mass index. J Clin Endocrinol Metab. 2010;95(1):263-70.
43. Biro FM, Galvez MP, Greenspan LC, Succop PA, Vangeepuram N, Pinney SM, et al. Pubertal assessment method and baseline characteristics in a mixed longitudinal study of girls. Pediatrics. 2010;126(3):e583-90.
44. Herman-Giddens ME, Steffes J, Harris D, Slora E, Hussey M, Dowshen SA, et al. Secondary sexual characteristics in boys: data from the Pediatric Research in Office Settings Network. Pediatrics. 2012;130(5):e1058-68.
45. Farello G, Altieri C, Cutini M, Pozzobon G Verrotti A. Review of the literature on current changes in the timing of pubertal development and the incomplete forms of early puberty. Front Pediatr. 2019;7:1-7.
46. Sørensen K, Mouritsen A, Aksglaede L, Hagen CP, Mogensen SS, Juul A. Recent secular trends in pubertal timing: implications for evaluation and diagnosis of precocious puberty. Horm Res Paediatr. 2012;77(3):137-145.
47. Li W, Liu Q, Deng X, Chen Y, Liu S, Story M. Association between obesity and puberty timing: a systematic review and meta-analysis. Int J Environ Res Public Health. 2017;14(10):1266.
48. Biro FM, Greenspan LC, Galvez MP. Puberty in girls of the 21st century. J Pediatr Adolesc Gynecol. 2012;25(5):289-94.
49. Fudvoye J, Lopez-Rodriguez D, Franssen D, Parent A-S. Endocrine disrupters and possible contribution to pubertal changes. Best Pract Res Clin Endocrinol Metab. 2019;33(3):101300.
50. Stagi S, De Masi S, Bencini E, Losi S, Paci S, Parpagnoli M, et al. Increased incidence of precocious and accelerated puberty in females during and after the Italian lockdown for the coronavirus 2019 (COVID-19) pandemic. Ital J Pediatr 2020;46(1):165.
51. Walvoord E C. The timing of puberty: is it changing? does it matter? J Adolescent Health. 2010;47:433-9.
52. Mueller NT, Duncan BB, Barreto SM. Earlier age at menarche is associated with higher diabetes risk and cardiometabolic disease risk factors in Brazilian adults: Brazilian Longitudinal Study of Adult Health (ELSA-Brasil). Cardiovasc Diabetol. 2014;16; 13:22.

Desordens Menstruais da Adolescente

Benito Lourenço

INTRODUÇÃO

A menarca e o estabelecimento dos primeiros ciclos menstruais constituem eventos importantes no processo de desenvolvimento puberal. Além de suas implicações biológicas, a menstruação associa-se a repercussões psicológicas e sociais, constituindo significativo marco de maturidade. Entretanto, algumas adolescentes experimentarão problemas relacionados à menstruação, como atraso na menarca, ciclos irregulares ou menstruações dolorosas. O sangramento uterino abundante também pode ocorrer nessa transição da infância para a maturidade. Embora a maioria das queixas e condições relacionadas aos primeiros ciclos sejam benignas e não ofereçam risco para as adolescentes, crescente número de publicações apontam o desconforto que elas sentem e um claro comprometimento da qualidade de vida dessas jovens[1].

FISIOLOGIA DO CICLO MENSTRUAL

O ciclo ovulatório é caracterizado por três fases: folicular, ovulatória e lútea. Na fase folicular, de duração mais variável, pulsos de hormônio liberador de gonadotrofina (GnRH) de origem hipotalâmica estimulam a hipófise a secretar, também de forma pulsátil, o hormônio folículo-estimulante (FSH) e o hormônio luteinizante (LH). Essas gonadotrofinas estimulam, no ovário, o desenvolvimento folicular e a síntese dos esteroides sexuais. O FSH estimula o crescimento de células da camada granulosa do folículo, a secreção estrogênica e o aumento de receptores para o próprio FSH nessas mesmas células. O LH estimula as células da teca para a produção de andrógenos que serão convertidos em estrógenos na camada granulosa. As concentrações ascendentes estrogênicas determinam a proliferação da linha endometrial e exercem efeito *feedback* negativo sobre o FSH e efeito *feedback* positivo sobre o LH, culminando com o pico de secreção do LH, que é o evento disparador da ovulação. Ambos os controles de retroalimentação devem estar funcionais para que o fenômeno da ovulação ocorra. Após a ovulação, o folículo se luteiniza, iniciando-se a última fase do ciclo menstrual que dura aproximadamente 14 dias (período menos variável que a fase folicular). O corpo lúteo produz basicamente progesterona e pouca quantidade de estrógenos. A progesterona estabiliza o endométrio, promovendo a maturação glandular e vascular, preparando o útero para possível implantação. Quando não ocorre fertilização, o corpo lúteo involui e, consequentemente, ocorre queda das concentrações de progesterona, evento disparador da descamação do endométrio, evidenciado no fluxo menstrual.

IDADE DA MENARCA

Desde o século XIX até meados dos anos 1960, a menarca ocorreu em idades cada vez mais precoces em jovens americanas, não se observando mais redução acentuada nos últimos 50 anos, fato observado também em várias populações urbanas de países desenvolvidos[2-4]. Nota-se que a idade da menarca está estreitamente associada às mudanças no contexto ambiental, a fatores genéticos e variáveis como nível socioeconômico e condição nutricional[5,6]. Embora o início puberal e a primeira menstruação ocorram mais tardiamente em adolescentes provenientes de regiões menos desenvolvidas, estudos demonstram a associação do maior ganho de índice de massa corporal na infância com o adiantamento dos fenômenos pubertários[7-8].

A idade média da primeira menstruação encontra-se, geralmente, entre 12 e 13 anos nas populações bem nutridas de países desenvolvidos.

Os estudos nacionais, embora escassos, também apontam uma idade da menarca mediana entre 12 e 13 anos em várias cidades brasileiras. Dados históricos como o do projeto "Crescimento e desenvolvimento pubertário em indivíduos de 10 a 19 anos de idade", realizado no município de Santo André (SP), por Colli et al., em 1978, mostrou que a idade mediana da menarca variou entre 12,2 e 12,8 anos, sendo mais baixa quanto melhor o nível socioeconômico[9]. Dados recentemente publicados com representatividade nacional do estudo ERICA (Estudo sobre Riscos Cardiovasculares em Adolescentes) identificaram a média da idade da ocorrência na menarca de 11,71 e a mediana de 12,41 anos, sendo que as medianas foram menores nas adolescentes com sobrepeso e obesidade[10]. Aos 15 anos, 98% das meninas terão menstruado. A menarca tipicamente ocorre cerca de 2 a 3 anos após o início do broto mamário, no estágio maturacional 4 de Tanner, e é rara antes do estágio 3 de maturação[2].

Muito interessantemente, dados paleontológicos evidenciam que as meninas da pré-história menstruavam com as mesmas idades das meninas atuais; um atraso significativo ocorreu no início dos tempos modernos, após a Revolução Industrial[11].

CARACTERÍSTICAS DAS PRIMEIRAS MENSTRUAÇÕES NAS ADOLESCENTES

As jovens adolescentes e, frequentemente, seus pais sentem-se inseguros em relação ao padrão de normalidade menstrual. É papel dos médicos que atendem adolescentes a educação das meninas e seus responsáveis sobre o que esperar do primeiro fluxo menstrual e de suas características nos meses subsequentes.

A Academia Americana de Pediatria publicou interessante artigo para pediatras, sugerindo a análise da menstruação em meninas e adolescentes como um parâmetro vital e caracterizando o ciclo menstrual habitual[12]. Consideram-se, portanto, os seguintes parâmetros: intervalos entre 25 e 35 dias, duração de 3 a 8 dias e volume estimado de perda de 30 a 80ml por ciclo. Essas informações, além de serem essenciais para os clínicos diferenciarem os padrões anormais de menstruação, são igualmente importantes para a orientação das adolescentes e de seus familiares sobre suas expectativas referentes a esse importante marco biológico. Meninas que são educadas sobre os primeiros padrões menstruais experimentarão menos ansiedade com seu desenvolvimento.

Os ciclos menstruais são, comumente, considerados irregulares (ou, em melhor definição, mais variáveis) no início da adolescência. Em grande estudo multicêntrico[13] da Organização Mundial da Saúde, com cerca de 3.000 meninas, a duração média do primeiro ciclo após a menarca foi de 34 dias, com 38% dos comprimentos de ciclo superiores a 40 dias. A variabilidade foi ampla: 10% das mulheres tinham mais de 60 dias entre seus primeiro e segundo fluxos menstruais e 7% tiveram comprimento de primeiro ciclo de 20 dias. Na prática clínica, a variação tolerada do intervalo dos ciclos menstruais da adolescente é de 21 a 45 dias[12].

Os anos ginecológicos iniciais são caracterizados pelos ciclos anovulatórios. A frequência de ovulação está relacionada com a idade e o tempo desde a menarca. Menarca precoce está associada com o início precoce da ovulação. Quando a idade da menarca é menor que 12 anos, 50% dos ciclos ovulatórios estão estabelecidos no primeiro ano ginecológico (primeiro ano após a menarca). Por outro lado, meninas com a primeira menstruação entre 12 e 13 anos e nas com menarca acima de 13 anos têm 50% dos seus ciclos ovulatórios em 3 ou 4,5 anos, respectivamente. No terceiro ano após a menarca, 60 a 80% dos ciclos são de 21 a 34 dias de duração. O comprimento padrão do adulto é estabelecido por volta do sexto ano ginecológico, em idade cronológica de cerca de 18 a 19 anos[14].

Portanto, apesar da variabilidade, ciclos com menos de 21 dias ou superiores a 45 dias deveriam ser investigados, mesmo na adolescente[12]. No quadro VIII-4 estão relacionadas dez situações que merecem melhor investigação quando são observadas em adolescentes.

Quadro VIII-4. Dez condições menstruais que necessitam de investigação em adolescentes[2,12].

Ciclos menstruais que não se iniciaram 3 anos após a telarca
Ciclos menstruais que não se iniciaram aos 13 anos, sem sinais sexuais secundários
Ciclos menstruais que não se iniciaram aos 14 anos, com hirsutismo
Ciclos menstruais que não se iniciaram aos 14 anos, com história de transtorno alimentar
Ciclos menstruais que não se iniciaram aos 15 anos de idade
Ciclos menstruais que eram regulares e mensais e tornaram-se marcadamente irregulares
Ciclos menstruais que comumente duram menos que 21 dias ou mais de 45 dias
Ciclo menstrual com intervalo maior de 90 dias
Ciclo com duração maior que 7 dias
Ciclo que necessita de frequentes trocas de absorvente (> 1-2/hora)

Os primeiros ciclos menstruais da adolescente geralmente são reportados com a quantificação de um fluxo médio, e a necessidade de absorventes higiênicos nessa fase não é excessiva. A perda menstrual por período é de cerca de 30 a 80ml e perdas crônicas maiores que 80ml são associadas à anemia.

SANGRAMENTO MENSTRUAL ANORMAL NA ADOLESCÊNCIA

O primeiro passo diante de uma adolescente com queixa de alterações menstruais é verificar se isso realmente está acontecendo. Muitas vezes adolescentes com ciclos "mais curtos" procuram o consultório queixando-se de "menstruar duas vezes no mesmo mês", enquanto adolescentes com ciclos "mais longos" reclamam ficar um mês sem menstruar. O recordatório menstrual é a melhor forma de a paciente conhecer seu ciclo menstrual, facilitando também o diagnóstico do médico. Diversos aplicativos gratuitos adaptados à tecnologia *mobile*, em suas várias plataformas, existem à disposição das adolescentes para seu controle menstrual.

O julgamento do clínico sobre a quantificação da perda menstrual pode ser uma tarefa complexa. Devem-se considerar a caracterização que a mulher faz de seu ciclo comparativamente com as menstruações pregressas, a dificuldade na volumetria da perda menstrual (número de absorventes higiênicos, considerando sua variabilidade de tamanhos e qualidade) e o padrão descritivo de suas perdas menstruais, como a presença de dor, coágulos e extravasamento na roupa.

O número médio de troca de absorventes é de 3 a 6/dia. Fluxos que requerem troca do absorvente em menos de 1 a 2 horas são considerados excessivos, particularmente quando associados com duração maior que 7 dias. Vazamentos noturnos frequentes e coágulos maiores de 1cm também merecem atenção do médico. A dosagem da hemoglobina confirmará a perda excessiva, se estiver baixa.

O sangramento uterino anormal é, em tese, aquele que apresenta alteração nos parâmetros de duração, frequência ou quantidade da menstruação[2,15]. O uso mais comum da expressão "sangramento uterino anormal" se refere a todos os casos de sangramento frequentes, abundantes, regulares ou não.

Diante de um quadro de sangramento genital anormal, o clínico deve responder a duas questões:

1. O sangramento é de causa orgânica ou funcional?
2. Se for de causa funcional, é ovulatório ou anovulatório?

Em 2011, um grupo de especialistas da Federação Internacional de Ginecologia e Obstetrícia (FIGO) propôs uma classificação para os distúrbios causadores de sangramento uterino anormal, o que facilitou o entendimento, a avaliação e o tratamento dessa condição e possibilitou comparações entre os dados da literatura científica. Esse esquema é conhecido como PALM-COEIN, no qual cada letra indica uma das causas do sangramento. O grupo PALM é constituído pelas causas estruturais de sangramento: pólipo uterino (P), adenomiose (A), leiomioma (L) e lesões precursoras e malignas do corpo uterino (M). O grupo COEIN inclui as alterações não estruturais (funcionais): coagulopatias (C), disfunções ovulatórias (O), disfunção endometrial (E), causas iatrogênicas (I) e causas "não classificadas" (N)[15]. O sistema PALM-COEIN é aplicável, obviamente, após exclusão das causas de sangramento relacionadas à gravidez.

As causas orgânicas que merecem investigação mais minuciosa, particularmente as tumorais, têm sua frequência desprezível na adolescência. Nesse sentido, entende-se que a maioria dos quadros de sangramento anormal na puberdade será disfuncional e anovulatória e deve responder positivamente à terapêutica hormonal, quando indicada. Se não houver resposta, não se tratará de um quadro disfuncional e a retomada da investigação clínica será imperiosa[16].

A propedêutica do sangramento anormal na puberdade é, portanto, de certa forma, mais simples da que se procede em outros momentos do menacme.

Os pontos principais na avaliação clínica do sangramento uterino anormal da adolescente estão apresentados no quadro VIII-5. Ressalta-se a importância de a história ser obtida com a paciente sozinha, sem a presença dos pais, que facilita sobremaneira a obtenção dos antecedentes de atividade sexual ou uso de contraceptivos.

A menarca é, para muitas adolescentes, a primeira oportunidade que elas terão de testar seus mecanismos de coagulação. Portanto, afecções como doença de von Willebrand, púrpura trombocitopênica idiopática e distúrbios plaquetários, por exemplo, podem ser diagnosticadas nesse período. Sangramentos agudos, regulares, de grande intensidade com repercussão sistêmica, necessidades transfusionais e refratariedade terapêutica, incomuns na adolescente com sangramentos disfuncionais anovulatórios, devem ser investigados para uma doença da coagulação subjacente. A prevalência da doença de von Willebrand é de 1% na população geral e o distúrbio hematológico mais comum relacionado à menorragia no período perimenarca[17,18].

O sangramento uterino de causa funcional hormonal (disfuncional) é representado por duas situações distintas: o que ocorre na mulher que está ovulando e, mais frequentemente, na jovem adolescente, o que ocorre nas meninas que não estão ovulando. Ciclos anovulatórios decorrem da imaturidade do eixo córtex-hipotálamo-hipófise-ovário (CHHO), ainda incapaz de levar um folículo ao estágio maduro e desencadear um pico ovulatório de LH. Dessa forma, não ocorrerá a formação do corpo lúteo e, por conseguinte, produção de progesterona, cuja queda, ao final do ciclo, determinaria a descamação fisiológica do endométrio. Assim, ocorre estimulação crônica e isolada do endométrio pelos estrógenos que aumentam a vascularização e proliferação glandular; o sangramento ocorre por instabilidade endometrial.

O sangramento anovulatório (disfuncional) pode ser leve ou intenso, constante ou intermitente, caracterizado comumente por ciclos de intervalos prolongados, irregulares e com fluxo aumentado, geralmente não associado a sintomas pré-menstruais, retenção hídrica ou dismenorreia, embora algumas vezes a paciente relate cólicas devido à passagem de coágulos pelo canal cervical[14].

O tratamento do sangramento disfuncional na adolescência pode variar da simples observação até a adoção de medidas farmacológicas[19,20]. Antes de prescrever qualquer medicação, a fisiopatologia do processo deve ser lembrada. Na adolescência, o sangramento excessivo é uma situação autolimitada, pois, à medida que o eixo CHHO amadurece, iniciam-se os ciclos ovulatórios que se expressam na correção espontânea do sangramento irregular. Assim, fundamental-

Quadro VIII-5. Principais pontos a serem investigados em adolescente com queixa de sangramento genital anormal e respectivas justificativas.

Pontos a serem avaliados na adolescente com sangramento	Justificativa
De onde provém o sangramento?	O sangramento pode não ser endometrial e deve-se descartar a possibilidade de o sangramento genital ser proveniente de lesões na vulva, parede vaginal ou colo uterino (uma cervicite, por exemplo)
Qual a idade da menarca? A adolescente está nos primeiros anos após a menarca?	Existe grande possibilidade de sangramento uterino disfuncional relacionado à imaturidade do eixo hipotálamo-hipófise-gonadal e à anovulação nos anos ginecológicos iniciais da adolescente
A adolescente é sexualmente ativa? Ela pode estar grávida?	Os sangramentos relacionados à gravidez representam risco potencial à vida do concepto e da adolescente
A adolescente faz uso de contraceptivo hormonal por via oral?	Sangramento de escape é o efeito colateral mais comum de contracepção hormonal
O sangramento é menstrual ou intermenstrual? Cíclico ou não cíclico? Ovulatório ou não ovulatório?	O padrão não cíclico de sangramento anovulatório é a causa mais comum de sangramento uterino disfuncional. Em particular, a produção de estrógeno crônica, em oposição da produção de progesterona adequada (pela anovulação), pode causar descamação irregular do endométrio
Qual a descrição do padrão menstrual da adolescente?	Quanto mais distantes dos valores habituais de periodicidade, duração e quantidade, maior a possibilidade de o sangramento dever-se a problemas ou necessitar de intervenções clínicas
A adolescente tem alguma doença sistêmica ou faz uso de algum tipo de medicação?	Medicamentos associados com sangramentos anormais incluem: contraceptivos hormonais, anticonvulsivantes, anticoagulantes, corticosteroides e agentes psicofarmacológicos
Houve mudança do peso, possibilidade de algum transtorno alimentar ou envolvimento com exercícios físicos intensos?	A anorexia nervosa pode expressar-se com alterações do ciclo menstrual
Há história pessoal ou familiar de distúrbio de coagulação?	Necessidade de avaliação de coagulopatia subjacente

mente, a decisão entre a conduta expectante e o início da hormonioterapia dependerá da intensidade e duração do quadro.

O tratamento tem como objetivo a redução do fluxo menstrual, reduzindo morbidade e melhorando a qualidade de vida. A proposta primária da terapêutica hormonal é a estabilização da proliferação endometrial. Em sua escolha, a intensidade do quadro e a necessidade ou não do efeito contraceptivo da medicação devem ser consideradas.

Em quadros leves, nos ciclos com duração maior de 7 dias, ou intervalos mais curtos (menores de 21 dias), geralmente sem alteração da concentração de hemoglobina, a adolescente que não tem o desejo da contracepção poderá ser acompanhada clinicamente, mantendo controle de seu calendário menstrual e iniciada a suplementação de ferro (60mg, diariamente). O uso de anti-inflamatórios não hormonais, inibidores de prostaglandinas, pode diminuir a intensidade do sangramento em 20 a 50%. Podem ser utilizados nos dias que antecedem o fluxo e nos primeiros dias da menstruação. Ácido mefenâmico é a droga mais estudada para esses casos e pode ser administrada na dose de 500mg em três tomadas diárias[21,22].

Os quadros moderados, geralmente com hemoglobina entre 10 e 12g/dl, sem instabilidade hemodinâmica, são também conduzidos de forma ambulatorial. Porém, seu tratamento pode envolver a hormonioterapia para a estabilização endometrial[14,20,21]. Salienta-se que a investigação laboratorial, que incluirá o estudo da coagulação, deve ser realizada antes da hormonioterapia, a qual dependerá se a paciente estiver ou não sangrando e necessitar ou não de contracepção[19,20,21]. Sendo a explicação fisiopatológica na adolescência frequentemente relacionada à produção estrogênica adequada e à não produção de progesterona, essa poderia ser a medicação racional para esses quadros, particularmente se a adolescente não estiver sangrando ativamente ou não tolerar estrógenos. Existem vários derivados orais sintéticos da progesterona no mercado (acetato de medroxiprogesterona, acetato de noretisterona, di-hidrogesterona, entre outros) que podem ser usados por duas semanas a cada mês, mimetizando a fase lútea do ciclo menstrual. A ação progestacional interromperá o efeito proliferativo do estrógeno sobre o endométrio, transformando-o em endométrio secretor. Na paciente que está sangrando, deve-se lembrar que o progestágeno não promove a cicatrização (epitelização) do endométrio e, por conseguinte, parada do sangramento. Após suspensão ocorrerá descamação fisiológica da camada funcional do endométrio.

Os contraceptivos combinados contendo estrógeno e progestágeno reduzem a perda sanguínea menstrual em 35 a

72%, sendo uma opção terapêutica para a maioria das causas de sangramento sem alteração estrutural[23]. Geralmente os contraceptivos combinados monofásicos são usados em esquemas cíclicos, com pausas, mas podem também ser administrados continuamente, reduzindo também o número de episódios de menstruação. Estudos são mais frequentes com formulações contendo 30µg de etinilestradiol associado ao levonorgestrel, mas, teoricamente, outras formulações podem ser utilizadas. Regimes contínuos também podem ser prescritos e levar à amenorreia, acelerando o tempo para a recuperação hematimétrica. No tratamento do sangramento disfuncional, os contraceptivos combinados também são norteados pelos critérios de elegibilidade da Organização Mundial da Saúde para métodos contraceptivos, respeitando-se as contraindicações para o uso de estrógenos, tais como hipertensão, migrânea com aura, trombofilias, entre outras[24].

Há escassez de estudos randomizados sobre o uso de progestágenos isoladamente ou combinados com estrógenos e progestágenos no tratamento de sangramento menstrual irregular associado à anovulação[25]. Não há consenso sobre quais regimes são mais eficazes. Alguns estudos, entretanto, demonstram que o sistema liberador de levonorgestrel, os contraceptivos combinados e os antifibrinolíticos são superiores ao uso de um progestágeno ciclicamente[26].

A maior parte dos sangramentos disfuncionais anovulatórios responderão à hormonioterapia; falha na resposta deve alertar para outros diagnósticos diferenciais[14,19-21].

Medicações que atuem reduzindo a fibrinólise podem também diminuir o sangramento. Nessa categoria, o ácido tranexâmico é um medicamento frequentemente indicado, com dose recomendada de 1.000 a 1.300mg/dia, administrado de 3 a 4 vezes ao dia (1 comprimido = 250mg), durante até 5 dias. Os efeitos colaterais são poucos e relacionados a sintomas gastrointestinais. São contraindicações ao ácido tranexâmico a história de tromboembolismo ou insuficiência renal. Pode-se esperar redução de até 50% no volume de sangramento[27].

Se a adolescente estiver sangrando abundante e ativamente, e o quadro hemorrágico determinar anemia grave, a interrupção imediata do sangramento é imperiosa, além da estabilização hemodinâmica. Nessa condição, a elevação das concentrações estrogênicas, farmacologicamente, levará à rápida reepitelização do endométrio e consequente cessação do sangramento. Para tanto, recorre-se ao uso de associação estrógeno-progestágeno ou contraceptivos orais em combinação desses hormônios em regimes multidoses, desde que a dosagem proporcione a hemostasia endometrial. Teoricamente, todos os contraceptivos orais combinados podem ser usados para tratar a forma aguda de um sangramento uterino disfuncional, porém o número de evidências na literatura é relativamente restrito. De forma prática, na abordagem de sangramento agudo intenso, podem-se indicar contraceptivos com etinilestradiol 30µg, a cada 8 horas, durante 7 dias (até a cessação do sangramento), seguido de 1 comprimido por dia, durante 3 semanas[28]. A paciente deve ser seguida de perto, pois as doses mais elevadas de estrógenos podem determinar náuseas, interferindo na adesão ao tratamento.

O tratamento parenteral com estrógenos conjugados é reservado para pacientes instáveis quando a via oral não é uma opção, mas atualmente não dispomos de estrógeno para uso por via intravenosa em nosso país[28].

SANGRAMENTOS INFREQUENTES E AMENORREIA

A maior frequência das alterações menstruais da adolescente ocorre com aumento do intervalo, ou seja, um número mais reduzido de menstruações. Atualmente, a terminologia sangramento menstrual infrequente refere-se a um ou dois fluxos menstruais em um período de 90 dias[29].

Amenorreia é definida como a ausência de menstruação durante a idade reprodutiva. É considerada primária quando há ausência de menarca após 15 anos de idade ou, ainda, quando a primeira menstruação não ocorreu depois de 3 anos do início da puberdade, embora, para alguns autores, esse limite seja de 5 anos. A amenorreia é considerada secundária na ausência de menstruação por mais de 3 meses[2,20].

A principal causa de amenorreia secundária em mulheres em idade fértil é a gravidez e essa condição deve sempre ser abordada durante a consulta. O raciocínio clínico do diagnóstico diferencial da amenorreia é facilitado quando analisamos as possíveis causas, conforme a localização de acometimento do eixo hipotálamo-hipófise-gonadal. Os transtornos alimentares são exemplos de causas de amenorreia por mecanismos hipotalâmicos. Doenças crônicas sistêmicas, tumores hipotalâmicos e radioterapia em SNC podem desencadear distúrbios menstruais pelo mesmo mecanismo. Entre os mecanismos que alteram a função hipofisária encontram-se medicamentos e situações que elevam o nível de prolactina. A imaturidade fisiológica do eixo também representa uma explicação para a diminuição das menstruações em algumas meninas por não se ter atingido ainda um padrão adequado de pulsatilidade do hormônio liberador de gonadotrofinas. Distúrbios da tireoide também devem ser investigados.

As causas gonadais mais comuns de amenorreia são as disgenesias gonadais e outras doenças ovarianas, como sequelas de quimioterapia e radioterapia pélvica. Alterações uterinas e canaliculares podem causar amenorreia (na inexistência ou malformações uterinas) ou criptomenorreia, um quadro de dores cíclicas que representam fluxos menstruais que não são exteriorizados por alterações anatômicas nas vias de eliminação.

Estressores sociais podem contribuir para a amenorreia primária ou secundária, e avaliação completa da adolescente deve ser realizada quanto às pressões acadêmicas, conflitos familiares, transtornos do humor e autoimagem.

O teste de progesterona pode ser realizado no início da abordagem diagnóstica. Ele consiste na administração de um progestágeno, como o acetato de medroxiprogesterona, na dose de 10mg/dia durante 10 dias, para observar o sangramento menstrual após o término da medicação. Se houver qualquer sangramento é possível concluir que não há obstrução ou malformações impedindo a passagem do fluxo menstrual, a cavidade uterina encontra-se sem alterações que limitem a menstruação, havia estrógeno (mesmo que em pequena quantidade) previamente estimulando o endométrio e que a ausência da produção do progestágeno seguida por queda abrupta da sua concentração sérica era a responsável pela falta da menstruação. Portanto, o teste da progesterona revela a presença de ciclos anovulatórios, principal mecanismo responsável pelos quadros de menstruações infrequentes e amenorreia.

Na investigação de amenorreia sugere-se também a dosagem sérica da prolactina, com vistas à identificação de situações onde as concentrações desse hormônio estejam elevadas e sinalizem uma condição mais grave, como tumores em sistema nervoso.

A amenorreia decorrente e concomitante com o atraso dos sinais puberais é investigada como retardo puberal, tema abordado em outro capítulo deste livro.

Outra condição associada às alterações do ciclo menstrual e amenorreia em adolescentes é a síndrome dos ovários policísticos (SOP). A SOP é a alteração endocrinológica/metabólica mais comum no sexo feminino, com prevalência entre 5 e 10% nas mulheres em idade fértil. A característica básica dessa condição é o hiperandrogenismo acompanhando a disfunção ovulatória. A identificação dessa condição é importante, pois relaciona-se a risco futuro de síndrome metabólica, de *diabetes mellitus*, de doença cardiovascular aterosclerótica, infertilidade e comprometimento da qualidade de vida[30]. A apresentação clínica dessa síndrome é variada, e os atuais critérios para o diagnóstico em adolescentes apontam para a combinação não explicada por outras causas de um padrão de sangramento uterino anormal associada à evidência de hiperandrogenismo (hirsutismo moderado/grave, acne inflamatória moderada/grave e concentrações de testosterona acima do normal)[30]. Embora prevalentes, a hiperinsulinemia e a resistência à insulina não são critérios diagnósticos. O tratamento dependerá dos sintomas da adolescente, sendo a anticoncepção hormonal oral e as mudanças do estilo de vida, com vistas à melhora metabólica, a primeira linha de tratamento. O tema SOP é mais amplamente abordado em outro capítulo deste livro.

REFERÊNCIAS

1. Nurazurah AG, Sanci L, Moore E, Grover S. The quality of life of adolescents with menstrual problems. J Pediatr Adolesc Gynecol. 2013;26:102-8.
2. American College of Obstetricians and Gynecologists. Committee on Adolescent Health Care. ACOG Opinion 651. Menstruation in girls and adolescents: using the menstrual cycle as a vital sign. Obstet Gynecol. 2015;126:e143-6.
3. Euling SY, Herman-Giddens ME, Lee PA, Selevan SG, Juul A, Sørensen TIA, et al. Examination of US puberty-timing data from 1940 to 1994 for secular trends: panel findings. Pediatrics. 2008; 121:S172.
4. Chumlea WE, Schubert CM, Roche AF, Kulin HE, Lee PA, Himes JH, Sun SS. Age at menarche and racial comparisons in US girls. Pediatrics. 2003;111(1):110-3.
5. Palmert MR, Boepple PA. Variation in the timing of puberty: clinical spectrum and genetic investigation. J Clin Endocrinol Metab. 2016;86:2364-8.
6. Karapanou O, Papadimitriou A. Determinants of menarche. Reprod Biol Endocrinol. 2010;8:115-22.
7. Wang Y. Is obesity associated with early sexual maturation? A comparison of the association in American boys versus girls. Pediatrics. 2002;110:903-10.
8. He Q, Karlberg J. BMI in childhood and its association with height gain, timing of puberty and final height. Pediatr Res. 2001;49: 244-51.
9. Colli AS. Maturação sexual na população brasileira: limites de idade. J Pediatr. 1986;60:173-5.
10. Barros BS, Kuscnir MCMC, Bloch KV, Nogueira da Silva TL. ERICA: age at menarche and its association with nutritional status. J Pediatr (Rio J). 2019;95:106-11.
11. Papadimitriou A. The evolution of the age at menarche from prehistorical to modern times. J Pediatr Adolesc Gynecol. 2016;29: 527-30.
12. Diaz A, Laufer MR, Breech LL. American Academy of Pediatrics Committee on Adolescence; American College of Obstetricians and Gynecologists and Committee on Adolescent Health Care. Menstruation in girls and adolescents: using the menstrual cycle as a vital sign. Pediatrics. 2006;118:2245-50.
13. World Health Organization Task Force on Adolescent Reproductive Health World Health Organization. WHO multicenter study on menstrual and ovulatory patterns in adolescent girls. II. Longitudinal study of menstrual patterns in the early postmenarcheal period, duration of bleeding episodes and menstrual cycles. J Adolesc Health Care. 1986;7:236-44.
14. Deligeoroglou E, Tsimaris P. Menstrual disturbances in puberty. Best Pract Res Clin Obstet Gynaecol. 2010;24:157-71.
15. Munro MG, Ctchley HO, Broder MS, Fraser IS, FIGO Working Group on Menstrual Disorders. FIGO classification system (PALM-COEIN) for causes of abnormal uterine bleeding in nongravid women of reproductive age. Int J Gynecol Obstet. 2011; 113(1):3-13.
16. LaCour DE, Long DN, Perlman SE. Dysfunctional uterine bleeding in adolescent females associated with endocrine causes and medical conditions. J Pediatr Adolesc Gynecol. 2010;23:62-70.
17. Boswell HB. The adolescent with menorrhagia: why, who and how to evaluate for a bleeding disorder. J Pediatr Adolesc Gynecol. 2011; 24:228-30.
18. James AH, Kouides PA, Abdul-Kadir R, Dietrich JE, Edlund M, Federici AB, et al. Evaluation and management of acute menorrhagia in women with and without underlying bleeding disorders: consensus from a international expert panel. Eur J Obstet Gynecol. 2011;158(2):124-34.
19. Talib HJ, Coupey SM. Excessive uterine bleeding. Adolesc Med State Art Rev. 2012;23(1):53-72.
20. Gray SH. Menstrual disorders. Pediatr Rev. 2013;34:6-18.
21. Benjamins LJ. Practice guideline: evaluation and management of abnormal vaginal bleeding in adolescents. J Pediatr Health Care. 2009;23:189-93.

22. Reid PC, Virtanen-Kari S. Randomised comparative trial of the levonorgestrel intrauterine system and mefenamic acid for the treatment of idiopathic menorrhagia: a multiple analysis using total menstrual fluid loss, menstrual blood loss and pictorial blood loss assessment charts. BJOG 2005;112(8):1121-5.
23. Uhm S, Perriera L. Hormonal contraception as treatment for heavy menstrual bleeding: a systematic review. Clin Obstet Gynecol. 2014; 57:694-717.
24. World Health Organization. Medical eligibility criteria for contraceptive use. 5th ed. 2015.
25. Hickey M, Higham JM, Fraser I. Progestogens with or without oestrogen for irregular uterine bleeding associated with anovulation. Cochrane Database Syst Rev. 2012;CD001895.
26. Matteson KA, Rahn DD, Wheeler TL 2nd, Casiano E, Siddiqui NY, Harvie HD, et al. Nonsurgical management of heavy menstrual bleeding: a systematic review. Obstet Gynecol. 2013;121(3):632-43.
27. Lukes AS, Moore KA, Muse KN, Gersten JK, Hecht BR, Edlund M, et al. Tranexamic acid treatment for heavy menstrual bleeding: a randomized controlled trial. Obstet Gynecol. 2010;116:865-75.
28. Federação Brasileira de Ginecologia e Obstetrícia. Sangramento Uterino Anormal. Série Recomendações e Orientações. 2017;7.
29. Fraser IS, Critchley HOD, Broder M, Munro MG. The FIGO recommendations on terminologies and definitions for normal and abnormal uterine bleeding. Semin Reprod Med. 2011;29:383-90.
30. Rosenfield RL. The diagnosis of polycystic ovary syndrome in adolescents. Pediatrics. 2015;136:1154-65.

Síndrome dos Ovários Policísticos

Marina Ybarra
Ruth Rocha Franco

INTRODUÇÃO

A síndrome dos ovários policísticos (SOP) foi descrita em relatos médicos desde a época de Hipócrates. Em 1935, Stein e Leventhal descreveram sete casos de mulheres com amenorreia e hirsutismo associados a ovários aumentados e policísticos, originando o nome da síndrome na década de 1960[1]. Trata-se do distúrbio endocrinológico mais comum em mulheres em idade fértil (5-10%) e a principal causa de infertilidade feminina[2]. Estima-se que, no mundo, 105 milhões de mulheres entre 15 e 49 anos de idade apresentem SOP e que essa seja responsável por 72-82% das causas de hiperandrogenismo[3]. É uma doença de difícil diagnóstico, pois se apresenta de forma heterogênea, cujos sinais e sintomas mudam ao longo da vida, sem nenhum exame patognomônico. Embora seja uma das endocrinopatias mais comuns nas mulheres em idade reprodutiva, a SOP não costuma ser um diagnóstico investigado na idade pediátrica, talvez porque a fertilidade ainda não seja uma preocupação nessa faixa etária. A prevalência de SOP na adolescência parece ser menor do que na população adulta, entretanto, meninas obesas predispostas ou já com diagnóstico de SOP podem apresentar manifestações clínicas mais importantes e precoces[4]. Em adolescentes, o diagnóstico pode ser mascarado pelas similaridades entre as mudanças fisiológicas da puberdade e as alterações da SOP, especialmente quando associadas à obesidade.

ETIOLOGIA E FISIOPATOLOGIA

Uma das hipóteses para a etiologia da SOP é que a exposição androgênica intraútero, devido a fatores genéticos e/ou ambientais, sensibilizaria o ovário fetal, o qual durante o estímulo hormonal da puberdade reagiria com uma hiperprodução androgênica, desencadeando a SOP. Tal hipótese surgiu em estudos com crias de macacas Rhesus que, após terem sido expostas a uma superdosagem de testosterona na vida embrionária, desenvolveram características semelhantes às da SOP, tais como hipersecreção de hormônio luteinizante (LH), hiperandrogenismo ovariano, anovulação, aumento do índice de massa corporal (IMC) e resistência insulínica (RI)[5].

A patogenia da SOP ainda não foi bem elucidada e envolve fatores genéticos e ambientais, assim como contribuições hereditárias e não hereditárias. A herança poligênica parece ser responsável por 70% da heterogeneidade de suas apresentações clínicas e laboratoriais. Recentemente, um polimorfismo no promotor −1031(T/C) do fator de necrose tumoral-alfa foi relacionado à SOP[6]. História familial de SOP, de ovários policísticos, de obesidade central, de *diabetes mellitus* tipo 2 (DM-2) ou outros aspectos de resistência insulínica podem conferir maior risco de SOP. Os ovários policísticos parecem ter transmissão autossômica dominante e, geralmente, não produzem sintomas, mas podem estar associados à SOP, com disfunção ovariana subclínica[7].

Mesmo tendo sua origem na vida fetal, a SOP costuma manifestar-se clinicamente somente na vida adulta, após a maturação do eixo hipotálamo-hipófise-gonadal, quando a secreção exagerada de LH leva à maior produção androgênica ovariana.

A SOP é caracterizada pelas altas concentrações de LH em relação ao hormônio folículo-estimulante (FSH) (50-75%), resultando no aumento da produção de andrógenos pelas células da teca[8]. Esses níveis aumentados de andrógenos influenciam o *feedback* da progesterona e do estradiol, corroborando para a manutenção dos altos níveis de LH circulantes e perpetuando o ciclo. A testosterona é o principal andrógeno circulante na mulher com SOP e, apesar de sua concentração total poder estar na faixa da normalidade, sua biodisponibilidade pode encontrar-se aumentada devido aos baixos níveis de proteína ligadora de hormônios sexuais (SHBG)[8].

A resistência insulínica e a hiperinsulinemia também estão inseridas na fisiopatologia da SOP (44-70%)[9,10]. Altas concentrações de insulina são capazes de estimular a produção do fator de crescimento insulínico tipo I (IGF-I) e ativar receptores localizados nas células da teca, estimulando a esteroidogênese ovariana com consequente hiperandrogenemia. Além disso, a hiperinsulinemia diminui as sínteses hepáticas de SHBG, aumentando a biodisponibilidade androgênica[10].

À ultrassonografia, a semelhança visual dos folículos com uma imagem cística levou ao nome policístico, que nada mais é do que multifolicular. A presença de cistos/folículos ovarianos somente deve ser considerada patológica quando estiver em número aumentado, sendo a SOP sua principal causa.

A obesidade é também um diagnóstico muito frequentemente associado à SOP. Estima-se que 35 a 60% das mulheres adultas com SOP sejam obesas[11]. O tecido adiposo é o maior sítio de conversão dos precursores androgênicos[12] e o aumento da adiposidade está associado com a diminuição de SHBG e de hiperandrogenemia[13]. A obesidade é uma doença inflamatória que cursa com resistência insulínica periférica e consequente hiperinsulinemia.

Na adolescência, a fisiopatologia da SOP fica ainda mais difícil de ser elucidada, uma vez que as alterações encontradas se confundem com as alterações fisiológicas próprias dessa fase. Durante esse período, há diminuição da sensibilidade insulínica e hiperinsulinemia compensatórias. Isso desencadeia aumento transitório da produção de hormônio do crescimento e diminuição da proteína ligadora de hormônios sexuais (SHBG). Estudo mostrou que as dosagens androgênicas parecem ser mais elevadas em adolescentes saudáveis do que em mulheres adultas[14].

Os ciclos menstruais podem ser irregulares e anovulatórios nos primeiros anos depois da menarca – anovulação fisiológica da adolescência (AFA) –, podendo persistir por vários anos[15,16] e, não necessariamente, correlacionar-se com sinais de hiperandrogenismo[17]. No primeiro ano depois da menarca, 75% das meninas apresentam ciclos regulares (entre 21 e 45 dias), dos quais cerca da metade deles são anovulatórios, apesar do ritmo regular[18]. Nesse contexto, foi sugerido que se aguardasse pelo menos dois anos depois da menarca para se determinar que a irregularidade menstrual está de fato presente[19]. A amenorreia primária é uma manifestação incomum de SOP, variando de 1,4 a 14%.

Acredita-se que o principal mecanismo do hiperandrogenismo da SOP seja ovariano, embora, na adolescência, a adrenal possa ter papel importante nessa secreção, podendo levar à acne e ao hirsutismo leves[8]. A acne é comumente vista nessa fase e não pode ser considerada critério clínico de hiperandrogenismo, ao mesmo tempo que a alopecia androgênica dificilmente se instala nessa faixa etária, restando apenas o hirsutismo a ser valorizado como parâmetro clínico de hiperandrogenismo[7,20,21].

Durante a adolescência, o número de folículos está fisiologicamente aumentado[22,23]. Foi demonstrado que até 8% das adolescentes apresentam ovários policísticos associados a ciclos menstruais irregulares, contudo, sem evidência clínica ou laboratorial de excesso androgênico. É alarmante que em 42% dessas adolescentes já se verifica disfunção ovariana[7].

É descrita associação entre crianças que nasceram pequenas para a idade gestacional (PIG) e a pubarca precoce[24]. Há também associação entre PIG e oligomenorreia[25]. Tanto a adrenarca como a pubarca precoces (15-20%) estão associadas a maior risco de SOP na adolescência[5], principalmente a adrenarca exagerada[7].

A recente epidemia de obesidade na infância traz diversas preocupações sobre seus efeitos de curto e longo prazos, incluindo o aumento da prevalência e da gravidade dos sintomas de SOP na adolescência. A hiperandrogenemia, que ocorre em meninas pré-púberes obesas, leva ao aumento do LH e à maior secreção androgênica ovariana. Além disso, a hiperinsulinemia associada à obesidade (30-75%) pode resultar na progressão da SOP em meninas suscetíveis[7,26].

A obesidade na adolescência pode levar a sintomas de hiperandrogenismo e anovulação, como hirsutismo, acne persistente e irregularidade menstrual. Estudo mostrou que meninas obesas com SOP apresentam concentrações duas vezes maiores de insulinemia de jejum e SI periférica 50% menor do que as controles obesas[27].

O *diabetes mellitus* tipo 2 (DM-2), reconhecido na juventude no começo dos anos 1980, é considerado raro na população pediátrica. No entanto, tem ocorrido tendência perturbadora de aumento dos casos de DM-2 relacionados à obesidade, especialmente em meninas com hiperandrogenismo, ciclos menstruais irregulares e *acanthosis nigricans*[28,29]. Meninas com SOP e excesso de peso têm de três a dez vezes mais probabilidade de desenvolver DM-2 na vida adulta (5-10%) e risco duas vezes maior de desenvolver síndrome metabólica (SM)[12].

A dislipidemia também está frequentemente associada à SOP. Estudo mostrou que tanto a dislipidemia como a obesidade são mais frequentemente associadas à SOP na adolescência do que na vida adulta, sendo que mais da metade das adolescentes com SOP apresentava perfil lipídico mais aterogênico, com níveis de lipoproteína de alta densidade (HDLc) abaixo do esperado para a idade, e níveis aumentados de triglicérides, o que leva a acreditar que exista aumento do risco cardíaco nessa população[12].

CRITÉRIOS DIAGNÓSTICOS

Tamanha heterogeneidade de sinais e sintomas, assim como complexidade de sua fisiopatologia se refletem nos diferentes critérios diagnósticos propostos para a SOP.

O Instituto Nacional de Saúde dos Estados Unidos da América (NIH), em 1990, estabeleceu como critérios diagnósticos da SOP a necessidade da presença tanto de irregularidade menstrual como de excesso androgênico[30]. A Sociedade Europeia de Reprodução Humana e Embriologia, em conjunto com a Associação Americana de Medicina Reprodutiva, em 2003 e revisados em 2004 (ROTTERDAM), não concordaram com a exclusão dos ovários policísticos dos critérios diagnósticos e estabeleceram que seria necessária a presença de duas das três características que se seguem: sinais de anovulação crônica por mais de seis meses; sinais de hiperandrogenismo clínico (hirsutismo, acne ou alopecia androgênica) ou laboratorial; ou ovários policísticos diagnosticados pelo exame ultrassonográfico (volume ovariano > 10ml ou ≥ 12 folículos entre 2 e 9mm)[31]. Isso permitiu que se fizesse o diagnóstico de SOP sem a presença de hiperandrogenismo, considerado por muitos o pilar da síndrome. Então, em 2009, a Sociedade de Hiperandrogenismo e SOP (AES) instituiu que, para se fazer o diagnóstico de SOP, seria obrigatória a presença de hiperandrogenismo, o qual deveria estar associado à disfunção ovariana (irregularidade menstrual e/ou a ovários policísticos) (Quadro VIII-6)[32]. Todos os critérios entendem a SOP como um diagnóstico de exclusão e exigem que antes de se estabelecer esse diagnóstico devam ser descartados: hiperplasia congênita das suprarrenais – forma não clássica –, síndrome de Cushing, disfunção tireoidiana e/ou tumores secretores de andrógenos.

A diretriz para o diagnóstico de SOP na adolescência sugere que, para se estabelecer o diagnóstico, há necessidade tanto da presença de hiperandrogenismo clínico ou laboratorial como de irregularidade menstrual. O hiperandrogenismo clínico é diagnosticado na presença de hirsutismo moderado a grave, de acordo com a etnia da população estudada, sem valor de corte Ferriman-Gallwey. A presença de acne persistente e pouco responsiva a tratamento tópico indicaria a investigação de hiperandrogenismo laboratorial. O hiperandrogenismo laboratorial foi eleito o melhor critério diagnóstico de SOP na adolescência e está presente quando as concentrações de testosterona total e/ou livre estiverem maiores do que os valores de referência do método utilizado, enfatizando que esse deve ser realizado com um método confiável. A irregularidade menstrual foi definida como ciclos menstruais menores de 20 dias ou maiores de 45 dias pelo menos dois anos depois da menarca; ciclos maiores que 90 dias; ou ausência de menstruação aos 15 anos de idade ou 2-3 anos após a telarca. A presença de ovários com volume maior que 12ml, vistos à ultrassonografia, deveria ser considerada apenas suspeita de SOP quando associada a outros sinais. Considera-se que a ultrassonografia por via suprapúbica, especialmente em meninas obesas, pode trazer informações não confiáveis. É recomendado o tratamento específico para alívio dos sintomas, independente de se estabelecer o diagnóstico de certeza[33]. Antes disso, houve algumas tentativas de estabelecimento de critérios diagnósticos para a adolescência. Sultan e Paris, em 2006, incluíram a hiperinsulinemia nos critérios diagnósticos e sugeriram a necessidade da presença de quatro dos cinco critérios a seguir: oligomenorreia ou amenorreia pelo menos dois anos após a menarca; hiperandrogenismo clínico; hiperandrogenismo laboratorial; RI ou hiperinsulinemia; ovários policísticos[34]. Carmina et al., em 2010, propuseram que, para se estabelecer o diagnóstico de SOP em adolescentes, as meninas precisariam apresentar três dos seguintes sinais: hiperandrogenismo laboratorial (testosterona total elevada), oligomenorreia e volume ovariano maior que 10ml (Quadro VIII-7)[35].

DIAGNÓSTICO

Hiperandrogenismo

A hiperandrogenemia se manifesta clinicamente por meio de três sinais característicos da SOP: acne, alopecia androgênica e hirsutismo. A causa mais comum de hirsutismo, aferido pelo índice semiquantitativo de Ferriman-Gallwey[37] (Figura VIII-12), na adolescência é a SOP[38]. Entretanto, não existem valores de corte para a população adolescente, embora já tenha sido sugerido que utilizassem valores inferiores aos propostos para a população adulta[17,19,36,39,40]. O valor maior ou igual a 8 para se definir que uma paciente é hirsuta foi estabelecido em mulheres de etnia branca e adultas (18-38 anos)[3,41].

O hiperandrogenismo laboratorial é considerado para as concentrações de testosterona livre e/ou total acima dos valores de normalidade do método, ou índice de andrógenos livres (IAL) > 5 – calculado pela fórmula: testosterona total (ng/dl) × 0,0347/SHBG (eletroquimioluminométrico MO, nmol/l)

Quadro VIII-6. Resumo dos critérios diagnósticos da síndrome dos ovários policísticos para adultos[30-32].

	Critérios		
	NIH	**ROTTERDAM (2 de 3)**	**AES**
Hiperandrogenismo clínico ou laboratorial	Sim e	Sim e/ou	Sim (obrigatório) e pelo menos um dos abaixo
Anovulação crônica ou irregularidade menstrual	Sim	Sim e/ou	Sim e/ou
Ovários policísticos ou > 10ml	–	Sim	Sim

AES = Sociedade de Hiperandrogenismo e Síndrome dos Ovários Policísticos; NIH = Instituto Nacional de Saúde dos Estados Unidos da América.

Quadro VIII-7. Resumo dos critérios diagnósticos da síndrome dos ovários policísticos (SOP) para adolescentes[33-36]

	Critérios		
	Sultan e Paris (4 de 5)	**Carmina et al.**	**Diretriz**
Hiperandrogenismo clínico	Sim e/ou	–	Sim (hirsutismo moderado a grave) e/ou
Hiperandrogenismo laboratorial	Sim e/ou	Sim (Testo T alta) e	Sim (Testo T/L altas) e
Anovulação crônica ou irregularidade menstrual*	Sim e/ou	Sim e	Sim Podendo ou não estar associado a
Ovários	> 10ml e/ou	> 10ml	> 12ml**
Resistência insulínica ou hiperinsulinemia	Sim	–	–

*Inclui amenorreia primária aos 15 anos ou 2-3 anos após a telarca.
**Não é considerada critério diagnóstico, porém, se alterada, sugere-se investigação para (SOP).
Testo T alta = concentrações de testosterona total acima dos limites de normalidade do método utilizado; Testo T/L altas = concentrações de testosterona total e/ou livre acima dos limites de normalidade do método utilizado.

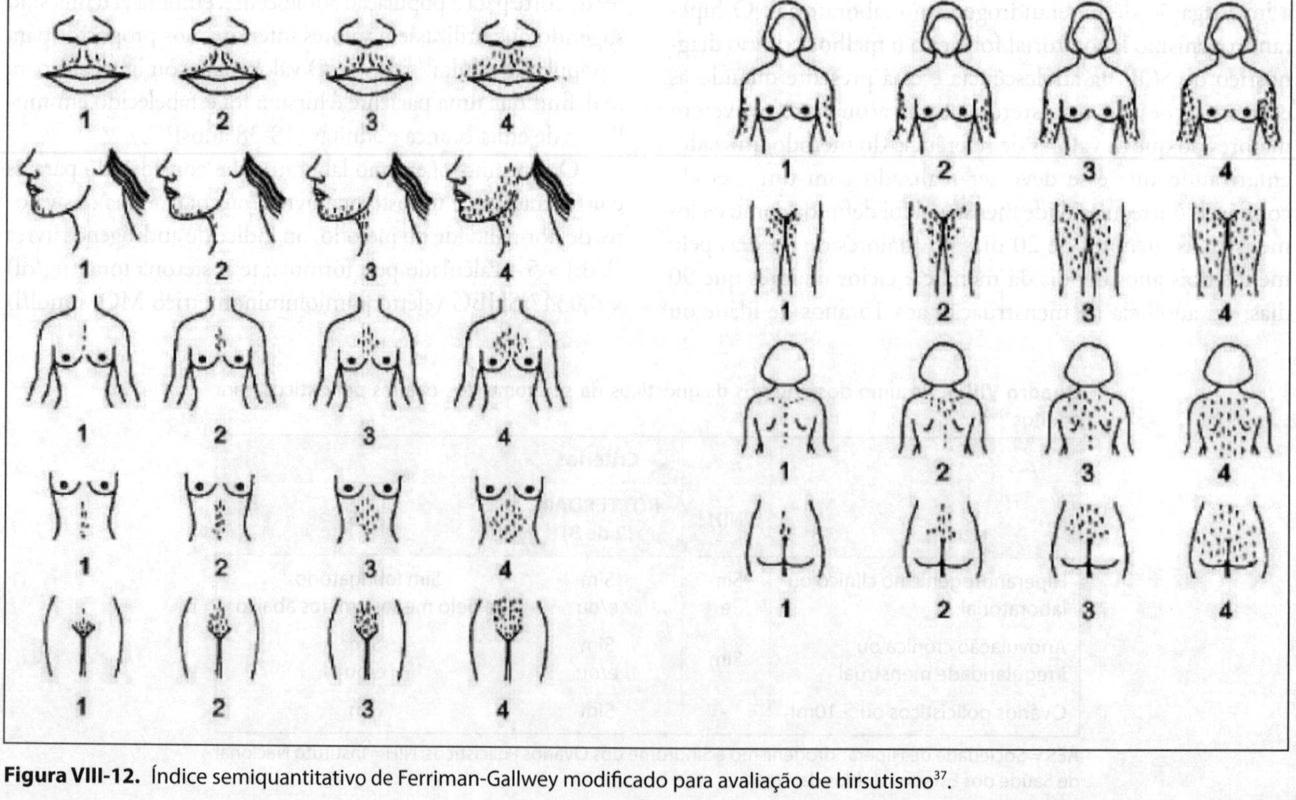

Figura VIII-12. Índice semiquantitativo de Ferriman-Gallwey modificado para avaliação de hirsutismo[37].

× 100. Tanto a androstenediona como a deidroepiandrosterona sulfato (DHEA-S) podem ser utilizadas como indicadores de hiperandrogensmo, porém não fazem o diagnóstico.

Anovulação crônica

Para a avaliação da anovulação crônica e/ou irregularidade menstrual em paciente com ciclo menstrual irregular nos últimos 6 meses. A irregularidade menstrual é definida como ciclos menstruais menores de 20 dias ou maiores de 45 dias pelo menos dois anos depois da menarca; ciclos maiores que 90 dias; ou ausência de menstruação aos 15 anos de idade ou 2-3 anos após a telarca. As dosagens de LH e FSH podem dar indícios de SOP quando a relação LH/FSH foi maior do que dois.

Ovários policísticos

Para o diagnóstico de ovários policísticos, em mulheres adultas, a contagem de folículos parece ser um bom parâmetro[42]. A quantidade de folículos que determina a presença de SOP é divergente na literatura, e o valor do limite inferior varia entre 10 e 12. No entanto, recentemente uma diretriz estabeleceu que o valor de corte deva ser de mais de 25 folículos em cada ovário visto pela ultrassonografia pélvica por via transvaginal, com transdutor com frequência > 8MHz[42]. Apesar de Fruzzetti et al. demonstrarem que a ultrassonografia pélvica por via suprapúbica apresenta baixa sensibilidade como critério diagnóstico de SOP na adolescência[43], o volume ovariano maior de 10ml, dois anos após a menarca, é um valor de corte bem aceito pela maioria dos autores[35,42-46].

Na adolescência, o volume ovariano possui sensibilidade de 81% e especificidade de 84% em distinguir pacientes com e sem SOP, sendo sugerido como o melhor parâmetro para o diagnóstico de ovários policísticos, apesar de, durante esse período, haver uma variação em que o volume ovariano máximo ocorre nos primeiros anos depois da menarca e diminui progressivamente até a vida adulta[45]. Nessa fase, a ultrassonografia é realizada por via suprapúbica, o que diminui a resolução e a acurácia da verificação do número de folículos, especialmente em adolescentes obesas[23]. A qualidade da US pélvica por via suprapúbica depende, como todos os exames de US, primeiramente do examinador, além de fatores específicos desse exame, como o preparo adequado (repleção vesical satisfatória), e do equipamento utilizado. A resolução da imagem depende da adequação da frequência do transdutor à profundidade da estrutura que se deseja estudar, sabendo-se que, quanto mais baixa a frequência, maior a profundidade atingida pela onda sonora. Nesse sentido, os transdutores multifrequenciais possibilitam a obtenção de imagens de boa resolução, mesmo em profundidades maiores, o que contorna as dificuldades encontradas na avaliação de indivíduos obesos, por exemplo.

A US pélvica por via suprapúbica, contudo, em geral não tem resolução adequada para avaliar de forma fidedigna pequenas estruturas, tais como pequenos folículos ovarianos. Os maiores folículos podem ser visualizados e mensurados, porém, os pequenos folículos podem deixar de ser individualizados, sendo esse o motivo pelo qual nos laudos dos exames não consta o registro do número de folículos presentes nos ovários. Os achados radiológicos podem ser mais bem interpretados quando associados a sinais clínicos e laboratoriais consistentes com SOP[47].

TRATAMENTO

O tratamento da SOP deve ser dirigido para aliviar os sintomas, mas também evitar a ocorrência de complicações em longo prazo. No entanto, o plano terapêutico deve ser adaptado, dependendo da necessidade de abordagem estética e/ou da presença de alterações metabólicas concomitantes. Os objetivos gerais da terapia de mulheres com SOP incluem mitigação de sintomas hiperandrogênicos, tratamento de anormalidades metabólicas e redução de fatores de risco para diabetes tipo 2 e para doenças cardiovasculares, prevenção de hiperplasia endometrial e planejamento de uma gravidez segura no futuro, além da melhora na qualidade de vida[48]. Esses objetivos podem ser idealmente alcançados por uma equipe multidisciplinar que presta assistência centrada no paciente.

Clínico – mudança no estilo de vida (MEV)

A perda de peso e o aumento do exercício físico são geralmente recomendados como terapia de primeira linha em adolescentes com sobrepeso ou obesidade que apresentem SOP[36]. A combinação de perda de peso com exercício intenso diminui os níveis de testosterona e o índice de andrógenos livres, aumenta as concentrações de SHBG e normaliza o ciclo menstrual[49,50]. A intervenção no estilo de vida associada a medicamentos normaliza ainda mais os níveis de andrógenos do que somente a MEV[51]. Os fatores de risco cardiovasculares, como hipertensão, dislipidemia e intolerância à glicose, e os marcadores precoces de aterosclerose, como espessura íntima-média da carótida, também melhoram após a MEV[36]. Redução no z-IMC igual ou superior a 0,25[52] e/ou 30 minutos por dia de atividade física moderada a vigorosa resultam em melhora dos fatores de risco cardiovasculares em adolescentes com SOP[53]. A intervenção no estilo de vida baseia-se na combinação de dieta com restrição calórica (sem evidências de que um tipo de dieta específico é superior a outro)[54] e atividade física vigorosa. Por outro lado, adolescentes extremamente obesos frequentemente respondem mal à MEV[55] e um tratamento mais assertivo para a perda de peso deve ser considerado (ver capítulo Tratamento da obesidade).

Terapias locais/cosméticos

O encaminhamento oportuno a um dermatologista deve ser considerado quando a resposta é ruim ou em casos graves, pois a acne tem grande impacto negativo no bem-estar psicossocial do adolescente.

Gerenciamento da acne

O tratamento deve ser orientado pela gravidade da acne, com os seguintes objetivos: diminuição da produção de sebo, prevenção da formação de microcomedones, supressão de *Propionibacterium acnes* e redução da inflamação[56]. A acne leve pode ser tratada inicialmente com medicamentos tópicos, como peróxido de benzoíla 0,1%/2,5% ou retinoides tópicos ou a combinação dos dois agentes, além de cuidados adequados com a pele[57].

Gerenciamento do hirsutismo

Os métodos físicos para o controle dos pelos incluem depilação, barbeamento, depilação química, branqueamento e eletrólise. Todos, exceto a eletrólise, são métodos temporários de remoção de pelos, disponíveis e comumente usados por adolescentes, mesmo antes de serem diagnosticadas com SOP[58]. A eletrólise é um método permanente de remoção de pelos, pois causa a destruição do bulbo capilar, mas requer um técnico experiente, pois pode causar alterações na cicatrização e na pigmentação. Os medicamentos tópicos, como o creme de eflornitina a 13,9% (um inibidor irreversível da ornitina descarboxilase) afeta o crescimento e a diferenciação dos folículos capilares e pode melhorar o hirsutismo facial leve[59]. As terapias baseadas em luz devem ser a primeira linha de tratamento do hirsutismo localizado[60,61]. Na eletrólise, há risco de pigmentação e cicatrização pós-inflamatória, enquanto o laser é mais caro, mas menos doloroso e mais rápido. A terapia a laser danifica seletivamente o folículo piloso sem destruir os tecidos adjacentes pelo efeito fotoquímico da fototermia[62]. Juntamente com a destruição do folículo piloso, também induz a miniaturização do fio terminal[62]. O tratamento a laser está associado à redução de 50% dos pelos em 6 meses após o tratamento, com efeitos colaterais leves, como dor, vermelhidão da pele e edema perifolicular[63]. Efeitos colaterais incomuns incluem queimaduras, bolhas, hiperpigmentação/hipopigmentação e cicatrizes que podem ser reduzidas por cremes anestésicos tópicos antes do tratamento. A atenuação do hirsutismo com laser tem sido associada à melhora da qualidade de vida, ansiedade e depressão em mulheres jovens com SOP[33]. A terapia cosmética junto com os contraceptivos orais combinados (COC) são recomendados em casos de mulheres com hirsutismo, mas a resposta ao tratamento geralmente é esperada após 6 a 9 meses de terapia, devido ao longo ciclo de crescimento do pelo, de 6 meses[64].

Medicamentoso

Nenhum tratamento farmacológico foi aprovado até o momento para adolescents com SOP; no entanto, algumas intervenções farmacológicas têm sido propostas para gerenciar os sintomas da SOP, como discutido a seguir.

Contraceptivos orais (CO)

As terapias hormonais devem ser consideradas para as formas moderadas ou graves de hirsutismo; irregularidade menstrual e/ou hiperandrogenismo clínico em adolescentes com diagnóstico claro de SOP e em adolescentes com risco de SOP, de acordo com as recentes diretrizes internacionais[65]. Os COs com estrógeno mais progestágeno diminuem os andrógenos livres, aumentam a produção hepática de SHBG e diminuem a produção de andrógenos ovarianos e adrenais, suprimindo os níveis de LH[66]. Os progestágenos nos COs também têm algumas propriedades antiandrogênicas, bloqueando o receptor androgênicio e inibindo a atividade da 5α-redutase[33]. Dessa forma, há melhora da acne, do hirsutismo e redução da irregularidade menstrual. Infelizmente, existem poucos ensaios clínicos randomizados comparando a eficácia ou impacto metabólico das diferentes formulações de contraceptivos em adolescentes. Alguns estudos comprovaram que os COs melhoram o hirsutismo e a irregularidade menstrual em adolescentes com SOP[49,67]. Os COs também podem ser oferecidos quando é necessária contracepção[67], porém, quando a contracepção não é necessária, a irregularidade menstrual pode ser tratada com acetato de medroxiprogesterona cíclica (10mg por dia durante 10 dias)[68,69]. Isso pode ser feito quando há desejo de ter menos ciclos menstruais e/ou preferência por não tomar medicamentos diários. Existem dados limitados sobre tipos ou doses específicas de progestágenos, estrógenos ou combinações de CO para o tratamento da SOP em adolescentes e mulheres, mas a menor dose efetiva de estrógeno (20 a 30μg de etinilestradiol) deve ser considerada[70]. Em alguns estudos comparativos, o colesterol total e o LDLc aumentaram tanto com CO como com o progestágeno isoladamente[71] e houve piora do HOMA-IR e da glicemia de jejum[72]. Até o momento nenhuma formulação específica de CO pode ser recomendada como melhor opção em relação a outras[61]. Na maioria dos adolescentes com SOP, o início de um CO melhora os sintomas, porém sendo ela mais lenta em combinações de sensibilizadores à insulina e antiandrogênicos. Efeitos colaterais dos COs: como existe risco maior de tromboembolismo deve-se avaliar bem a adolescente obtendo-se históricos médicos completos e familial[73]. Outros efeitos colaterais dos COs são: sensibilidade mamária, cefaleia, aumento do risco de doenças venosas e tromboembolismo e da resistência à insulina. Contraindicações: gravidez, hipertensão não controlada, disfunção hepática, valvulopatias, enxaquecas com aura ou sintomas neurológicos focais, tromboembolismo, diabetes não controlado e transplante.

Os COs combinados (COC) podem apresentar um perfil de risco metabólico mais deletério em mulheres obesas com SOP do que naquelas sem SOP[74]. Por esse motivo, normalmente se usa um CO que possui progestágeno com atividade antiandrogênica mínima[65]. Todos os COs são eficazes no tratamento de hirsutismo e acne. A escolha do agente depende principalmente das manifestações clínicas do paciente e das considerações de custo/segurança. Após um a vários anos de tratamento com COs, deve-se suspender o tratamento por alguns meses para permitir a recuperação da função hipófise-gonadal e verificar se a anormalidade menstrual é persistente. Ao fazer isso, no entanto, é preciso fornecer aconselhamento contraceptivo[61]. O encaminhamento ginecológico é indicado para pacientes que apresentam irregularidade menstrual incontrolável apesar da terapia ou cujo sangramento não pode ser controlado clinicamente.

Metformina

A metformina é o único sensibilizador à insulina que foi avaliado em ensaios clínicos randomizados duplo-cegos como medicamento único para adolescentes com SOP. O uso de metformina aumentou ao longo dos últimos 10 anos, mas seu uso ainda é *off label* para o tratamento de SOP[75]. Vários estudos mostraram sua eficácia em adolescentes com SOP, com e sem obesidade: efeitos na redução do IMC e regularização dos ciclos menstruais[76], porém somente em curto prazo[61]. Para adolescentes com SOP não obesas com hiperinsulinemia, a metformina na dose 850mg/dia também melhora a ovulação e diminui os níveis de testosterona[77,78]. Mas esses dados ainda são controversos. Em alguns estudos, a metformina teve benefícios semelhantes tanto na melhora do hirsutismo como nos triglicérides e da fração HDL-colesterol quando comparada a pílulas anticoncepcionais[67]. A metformina apresenta melhora mais significativa na redução do IMC, enquanto o uso do anticoncepcional foi associado à melhora da regularidade menstrual e acne, porém mais pesquisas ainda são necessárias[67,75]. Os estudos atuais estão explorando a hipótese de que variantes genômicas definem a capacidade de resposta à terapia com metformina em mulheres com SOP[79]. Infelizmente, a maioria dos estudos não relatou com precisão efeitos colaterais e adesão às intervenções. No geral, a metformina foi associada com desconforto gastrointestinal, mas não foram relatados efeitos adversos graves.

Antiandrogênicos

Essa classe de medicamentos pode ser utilizada para o tratamento do hiperandrogenismo clínico, porém escassez de evidências para esses agentes sozinhos ou em associação com o anticoncepcional oral combinado deixa sua verdadeira eficácia ainda incerta[80]. Porém, alguns estudos comprovaram que os antiandrogênios reduzem significativamente o hirsutismo comparado com o placebo[81]. Os antiandrogênicos podem ser considerados para tratar o hirsutismo ou a alopecia quando os COCs são contraindicados ou mal tolerados. A seguir, discussão sobre os tipos de antiandrogênios mais utilizados na SOP.

Bloqueador receptor de andrógenos

Três medicamentos fazem parte dessa classe: espironolactona, flutamida e acetato de ciproterona.

Espironolactona – é um antagonista da aldosterona que bloqueia o receptor androgênico, é a mais utilizada devido à sua disponibilidade e perfil de segurança. A dose inicial de 25mg/dia pode ser aumentada gradualmente até 200mg/dia. No início, a espironolactona pode estar associada a irregularidade menstrual transitória, sensibilidade mamária e, ocasionalmente, fadiga ou hipotensão ortostática. Efeitos colaterais, como depleção de volume e distúrbios eletrolíticos, devem ser monitorados[65]. A hipercalemia é um efeito colateral extremamente raro.

Flutamida – é um antiandrogênio não esteroide que bloqueia os andrógenos pela inibição competitiva dos receptores, reduzindo a síntese de andrógenos. A dose geralmente é de 250 a 750mg/dia, mas a principal preocupação é hepatotoxicidade[82] e tem sido associada a efeitos colaterais graves[83]. Em altas doses (> 250mg/dia), o risco de hepatotoxicidade aumenta. Apesar de não estar disponível em alguns países, as evidências indicam que 1mg/kg/dia é eficaz e não hepatotóxico, mesmo quando o uso é prolongado[84]. Não há estudos que avaliaram o efeito da flutamida isoladamente ou combinada com COCs em adolescentes. Baixas doses de flutamida (125mg/dia) combinada com metformina foram usadas em adolescentes com hiperandrogenismo ovariano[85].

Os antiandrogênios normalizam o ciclo menstrual e melhoram as complicações metabólicas mais que a metformina em adolescentes[86]. A eficácia é melhorada quando combinada com anticoncepcional oral, metformina ou outros antiandrogênios[81]. Os antiandrogênios devem ser utilizados apenas quando medidas contraceptivas adequadas são garantidas, para evitar complicações durante eventual gestação (virilização incompleta dos fetos masculinos).

Acetato de ciproterona – antiandrógeno progestacional que inibe a ligação da testosterona e di-hidrotestosterona ao receptor androgênico. Pode ser utilizado sozinho ou combinado com etinilestradiol. É mais eficaz que a finasterida[87]. É bem tolerado, no entanto, os pacientes podem apresentar queixa de cefaleia, ganho de peso, sensibilidade mamária e depressão. A hepatotoxicidade é um efeito colateral raro. Embora geralmente seja recomendado apenas para hirsutismo, pode ser eficaz também para a alopecia. Dose: 50-100mg/dia combinado com CO na dose de 2mg/dia.

Efeitos adversos: toxicidade hepática, sangramento menstrual irregular, náuseas, diminuição da libido, feminização de fetos masculinos. Contraindicações: gravidez e insuficiências renal e hepática.

Inibidor 5α-redutase

A finasterida é um medicamento tópico que inibe a 5α-redutase. Não tem efeito nos receptores de DHT ou nenhum efeito conhecido na biossíntese de esteroides. Deve ser evitada em adolescentes, pois os dados são muito limitados, mesmo entre mulheres adultas[88].

Combinações de medicamentos

O chamado SPIOMET é uma alternativa terapêutica ainda sob investigação em adolescentes com SOP[89]. SPIOMET é uma combinação de doses baixas de três medicamentos: espironolactona (para antagonizar os efeitos androgênicos e mineralocorticoides e ativar o tecido adiposo marrom[90], pioglitazona (principalmente para reduzir a gordura visceral e aumentar a adiponectinemia) e metformina (para diminuir a resistência à insulina). As evidências ainda são limitadas, mas sugerem que o SPIOMET tem potencial de reverter o fenótipo da SOP[91]. Não existe nenhum tratamento abrangente e específico para a SOP.

As abordagens de tratamento são, portanto, orientadas a sintomas e a tomada de decisão deve ser compartilhada com a paciente e sua família.

ASPECTOS REPRODUTIVOS

Ovulação

A ovulação pode ocorrer em cerca de 10% das mulheres adultas com SOP, porém a frequência da ovulação em adolescentes com SOP ainda é desconhecida[61]. Na puberdade normal, a menarca é seguida por um intervalo anovulatório variável. Em adolescentes com SOP, existe persistência de anovulação, mas não em todas. Curiosamente, meninas com pubarca precoce e SOP podem chegar a ter frequência ovulatória de 25% após a menarca (1-3 anos)[77]. Em algumas adolescentes com ou sem risco de SOP, a função ovulatória normal pode emergir com o tempo[61,92]. Dado que a ovulação pode ocorrer espontaneamente, apesar de um padrão de irregularidade menstrual crônico, a tomada de decisão contraceptiva é importante em adolescentes sexualmente ativas com SOP[61,92].

TRANSIÇÃO

O manejo de meninas com SOP tem como objetivo principal a redução de sintomas durante a adolescência e a melhoria da saúde na idade adulta[61]. Além da alta prevalência de infertilidade observada nas pacientes com SOP, essas compartilham fatores de risco associados ao desenvolvimento de câncer endometrial. Há também associação com hipertensão arterial, apneia obstrutiva do sono, redução da fibrinólise e da vasodilatação, todos levando a maior risco cardiovascular[36]. Foi também relatada maior incidência de depressão e de transtornos de ansiedade[36]. Dado o aparente papel do excesso de gordura hepatovisceral na patogênese do processo anovulatório, a terapia durante a adolescência deve ter como foco a redução da adiposidade hepatovisceral por meio de medidas de MEV que levem à perda de peso[61]. Essas abordagens aumentam a perda de gordura visceral em meninas não obesas que têm menor capacidade de armazenamento de gordura subcutânea: meninas com lipodistrofia, meninas com etnia associada a alto risco de desenvolver diabetes e meninas com histórico de restrição de crescimento intrauterino[93]. Quanto mais as intervenções para o tratamento da SOP são realizadas durante a adolescência, menos tratamentos de alto custo serão necessários durante a vida adulta e melhor será a perspectiva dos futuros filhos de adolescentes com SOP[93] – evitando o diabetes gestacional, a pré-eclâmpsia e o parto prematuro[94].

Em resumo, a correção ou supressão da hiperinsulinemia, por meio da perda de peso ou do tratamento medicamentoso, leva à diminuição das concentrações androgênicas e melhora da função ovariana, evidenciada pela regulação dos ciclos menstruais e do *status* ovulatório. A diminuição de pelo menos 5% no peso corporal de mulheres com SOP pode levar à melhora de seus índices metabólicos e de sua fertilidade.

REFERÊNCIAS

1. Stein I, Leventhal, ML. Amenorrhea associated with bilateral polycystic ovaries. Am J Obstet Gynecol. 1935;29:181-91.
2. Orsino A, Van Eyk N, Hamilton J. Clinical features, investigations and management of adolescents with polycystic ovary syndrome. Paediatr Child Health. 2005;10(10):602-8.
3. Azziz R, Sanchez LA, Knochenhauer ES, Moran C, Lazenby J, Stephens KC, et al. Androgen excess in women: experience with over 1000 consecutive patients. J Clin Endocrinol Metab. 2004; 89(2):453-62.
4. Christensen SB, Black MH, Smith N, Martinez MM, Jacobsen SJ, Porter AH, et al. Prevalence of polycystic ovary syndrome in adolescents. Fertil Steril. 2013;100(2):470-7.
5. Franks S. Polycystic ovary syndrome in adolescents. Int J Obes (Lond). 2008;32(7):1035-41.
6. Yun JH, Choi JW, Lee KJ, Shin JS, Baek KH. The promoter –1031(T/C) polymorphism in tumor necrosis factor-alpha associated with polycystic ovary syndrome. Reprod Biol Endocrinol. 2011;9:131.
7. Rosenfield RL. Clinical review: identifying children at risk for polycystic ovary syndrome. J Clin Endocrinol Metab. 2007; 92(3):787-96.
8. Silfen ME, Denburg MR, Manibo AM, Lobo RA, Jaffe R, Ferin M, et al. Early endocrine, metabolic, and sonographic characteristics of polycystic ovary syndrome (PCOS): comparison between nonobese and obese adolescents. J Clin Endocrinol Metab. 2003; 88(10):4682-8.
9. Baillargeon JP, Iuorno MJ, Nestler JE. Insulin sensitizers for polycystic ovary syndrome. Clin Obstet Gynecol. 2003;46(2):325-40.
10. Diamanti-Kandarakis E, Dunaif A. Insulin resistance and the polycystic ovary syndrome revisited: an update on mechanisms and implications. Endocr Rev. 2012;33(6):981-1030.
11. Trent M, Austin SB, Rich M, Gordon CM. Overweight status of adolescent girls with polycystic ovary syndrome: body mass index as mediator of quality of life. Ambul Pediatr. 2005;5(2):107-11.
12. Ojaniemi M, Tapanainen P, Morin-Papunen L. Management of polycystic ovary syndrome in childhood and adolescence. Horm Res Paediatr. 2010;74(5):372-5.
13. Elizondo-Montemayor L, Hernandez-Escobar C, Lara-Torre E, Nieblas B, Gomez-Carmona M. Gynecologic and obstetric consequences of obesity in adolescent girls. J Pediatr Adolesc Gynecol. 2017;30(2):156-168.
14. Knochenhauer ES, Key TJ, Kahsar-Miller M, Waggoner W, Boots LR, Azziz R. Prevalence of the polycystic ovary syndrome in unselected black and white women of the southeastern United States: a prospective study. J Clin Endocrinol Metab. 1998;83(9):3078-82.

15. Metcalf MG, Skidmore DS, Lowry GF, Mackenzie JA. Incidence of ovulation in the years after the menarche. J Endocrinol. 1983; 97(2):213-9.
16. Fauser BC, Tarlatzis BC, Rebar RW, Legro RS, Balen AH, Lobo R, et al. Consensus on women's health aspects of polycystic ovary syndrome (PCOS): the Amsterdam ESHRE/ASRM-Sponsored 3rd PCOS Consensus Workshop Group. Fertil Steril. 2012;97(1): 28-38, e25.
17. Hickey M, Doherty DA, Atkinson H, Sloboda DM, Franks S, Norman RJ, et al. Clinical, ultrasound and biochemical features of polycystic ovary syndrome in adolescents: implications for diagnosis. Hum Reprod. 2011;26(6):1469-77.
18. Rosenfield RL. Clinical review: Adolescent anovulation: maturational mechanisms and implications. J Clin Endocrinol Metab. 2013;98(9):3572-83.
19. Hardy TS, Norman RJ. Diagnosis of adolescent polycystic ovary syndrome. Steroids. 2013;78(8):751-4.
20. Jeffrey Chang R, Coffler MS. Polycystic ovary syndrome: early detection in the adolescent. Clin Obstet Gynecol. 2007;50(1): 178-87.
21. Olutunmbi Y, Paley K, English JC 3rd. Adolescent female acne: etiology and management. J Pediatr Adolesc Gynecol. 2008; 21(4):171-6.
22. Venturoli S, Porcu E, Fabbri R, Pluchinotta V, Ruggeri S, Macrelli S, et al. Longitudinal change of sonographic ovarian aspects and endocrine parameters in irregular cycles of adolescence. Pediatr Res. 1995;38(6):974-80.
23. Balen AH, Laven JS, Tan SL, Dewailly D. Ultrasound assessment of the polycystic ovary: international consensus definitions. Hum Reprod Update. 2003;9(6):505-14.
24. Ibanez L, Potau N, Francois I, de Zegher F. Precocious pubarche, hyperinsulinism, and ovarian hyperandrogenism in girls: relation to reduced fetal growth. J Clin Endocrinol Metab.1998;83(10): 3558-62.
25. Ibanez L, Potau N, Virdis R, Zampolli M, Terzi C, Gussinye M, et al. Postpubertal outcome in girls diagnosed of premature pubarche during childhood: increased frequency of functional ovarian hyperandrogenism. J Clin Endocrinol Metab. 1993;76(6):1599-603.
26. Damiani D, Kuba VM, Cominato L, Damiani D, Dichtchekenian V, Menezes Filho HC. [Metabolic syndrome in children and adolescents: doubts about terminology but not about cardiometabolic risks]. Arq Bras Endocrinol Metabol. 2011;55(8):576-82.
27. Lewy VD, Danadian K, Witchel SF, Arslanian S. Early metabolic abnormalities in adolescent girls with polycystic ovarian syndrome. J Pediatr. 2001;138(1):38-44.
28. Libman I, Arslanian SA. Type II diabetes mellitus: no longer just adults. Pediatr Ann. 1999;28(9):589-93.
29. Type 2 diabetes in children and adolescents. American Diabetes Association. Diabetes Care. 2000;23(3):381-9.
30. Zawadsky JDA. Diagnostic criteria for polycystic ovary syndrome. In Dunaif A, Givens JR, Haseltine FP, Merriam GR. Polycystic ovary syndrome. Boston: Blackwell Scientific Publications;1992. p. 377-84.
31. Rotterdam EA-SPCWG. Revised 2003 consensus on diagnostic criteria and long-term health risks related to polycystic ovary syndrome. Fertil Steril. 2004;81(1):19-25.
32. Azziz R, Carmina E, Dewailly D, Diamanti-Kandarakis E, Escobar-Morreale HF, Futterweit W, et al. The Androgen Excess and PCOS Society criteria for the polycystic ovary syndrome: the complete task force report. Fertil Steril. 2009;91(2):456-88.
33. Witchel SF, Oberfield S, Rosenfield RL, Codner E, Bonny A, Ibanez L, et al. The Diagnosis of Polycystic Ovary Syndrome during Adolescence. Horm Res Paediatr. 2015.
34. Sultan C, Paris F. Clinical expression of polycystic ovary syndrome in adolescent girls. Fertil Steril. 2006;86 Suppl 1:S6.
35. Carmina E, Oberfield SE, Lobo RA. The diagnosis of polycystic ovary syndrome in adolescents. Am J Obstet Gynecol. 2010; 203(3):201, e1-5.
36. Legro RS, Arslanian SA, Ehrmann DA, Hoeger KM, Murad MH, Pasquali R, et al. Diagnosis and treatment of polycystic ovary syndrome: an Endocrine Society clinical practice guideline. J Clin Endocrinol Metab. 2013;98(12):4565-92.
37. Ferriman D, Gallwey JD. Clinical assessment of body hair growth in women. J Clin Endocrinol Metab. 1961;21:1440-7.
38. Plouffe L, Jr. Disorders of excessive hair growth in the adolescent. Obstet Gynecol Clin North Am. 2000;27(1):79-99.
39. Biro FM, Emans SJ. Whither PCOS? The challenges of establishing hyperandrogenism in adolescent girls. Adolesc Health. 2008; 43(2):103-5.
40. Diamanti-Kandarakis E. PCOS in adolescents. Best Practice Res Clin Obstet Gynaecol. 2010;24(2):173-83.
41. van Hooff MH, van der Meer M, Lambalk CB, Schoemaker J. Variation of luteinizing hormone and androgens in oligomenorrhoea and its implications for the study of polycystic ovary syndrome. Hum Reprod. 1999;14(7):1684-9.
42. Dewailly D, Lujan ME, Carmina E, Cedars MI, Laven J, Norman RJ, et al. Definition and significance of polycystic ovarian morphology: a task force report from the Androgen Excess and Polycystic Ovary Syndrome Society. Hum Reprod Update. 2014;20(3): 334-52.
43. Fruzzetti F, Campagna AM, Perini D, Carmina E. Ovarian volume in normal and hyperandrogenic adolescent women. Fertil Steril. 2015;104(1):196-9.
44. Herter LD, Magalhaes JA, Spritzer PM. Relevance of the determination of ovarian volume in adolescent girls with menstrual disorders. J Clin Ultrasound. 1996;24(5):243-8.
45. Mortensen M, Rosenfield RL, Littlejohn E. Functional significance of polycystic-size ovaries in healthy adolescents. J Clin Endocrinol Metab. 2006;91(10):3786-90.
46. Senaldi L, Gopi RP, Milla S, Shah B. Is ultrasound useful in the diagnosis of adolescents with polycystic ovary syndrome? J Pediatr Endocrinol Metabolism. 2015;28(5-6):605-12.
47. Shah B, Parnell L, Milla S, Kessler M, David R. Endometrial thickness, uterine, and ovarian ultrasonographic features in adolescents with polycystic ovarian syndrome. J Pediatr Adolesc Gynecol. 2010;23(3):146-52.
48. Rocha AL, Oliveira FR, Azevedo RC, Silva VA, Peres TM, Candido AL, et al. Recent advances in the understanding and management of polycystic ovary syndrome. F1000Res. 2019; 8.
49. Hoeger K, Davidson K, Kochman L, Cherry T, Kopin L, Guzick DS. The impact of metformin, oral contraceptives, and lifestyle modification on polycystic ovary syndrome in obese adolescent women in two randomized, placebo-controlled clinical trials. J Clin Endocrinol Metab. 2008;93(11):4299-306.
50. Ornstein RM, Copperman NM, Jacobson MS. Effect of weight loss on menstrual function in adolescents with polycystic ovary syndrome. J Pediatr Adolesc Gynecol. 2011;24(3):161-5.
51. Lass N, Kleber M, Winkel K, Wunsch R, Reinehr T. Effect of lifestyle intervention on features of polycystic ovarian syndrome, metabolic syndrome, and intima-media thickness in obese adolescent girls. J Clin Endocrinol Metab. 2011;96(11):3533-40.

52. Knop C, Singer V, Uysal Y, Schaefer A, Wolters B, Reinehr T. Extremely obese children respond better than extremely obese adolescents to lifestyle interventions. Pediatr Obes. 2015;10(1): 7-14.
53. Reinehr T, Lass N, Toschke C, Rothermel J, Lanzinger S, Holl RW. Which Amount of BMI-SDS Reduction Is Necessary to Improve Cardiovascular Risk Factors in Overweight Children? J Clin Endocrinol Metab. 2016;101(8):3171-9.
54. Oude Luttikhuis H, Baur L, Jansen H, Shrewsbury VA, O'Malley C, Stolk RP, et al. Interventions for treating obesity in children. Cochrane Database Syst Rev. 2009;(1):CD001872.
55. Harrison CL, Lombard CB, Moran LJ, Teede HJ. Exercise therapy in polycystic ovary syndrome: a systematic review. Hum Reprod Update. 2011;17(2):171-83.
56. Eichenfield LF, Krakowski AC, Piggott C, Del Rosso J, Baldwin H, Friedlander SF, et al. Evidence-based recommendations for the diagnosis and treatment of pediatric acne. Pediatrics. 2013;131 Suppl 3:S163-86.
57. Mwanthi M, Zaenglein AL. Update in the management of acne in adolescence. Curr Opin Pediatr. 2018;30(4):492-8.
58. Wagner RF Jr, Tomich JM, Grande DJ. Electrolysis and thermolysis for permanent hair removal. J Am Acad Dermatol. 1985;12(3): 441-9.
59. Wolf JE Jr., Shander D, Huber F, Jackson J, Lin CS, Mathes BM, et al. Randomized, double-blind clinical evaluation of the efficacy and safety of topical eflornithine HCl 13.9% cream in the treatment of women with facial hair. Int J Dermatol. 2007;46(1):94-8.
60. Teede HJ, Misso ML, Costello MF, Dokras A, Laven J, Moran L, et al. Recommendations from the international evidence-based guideline for the assessment and management of polycystic ovary syndrome. Clin Endocrinol (Oxf). 2018;89(3):251-68.
61. Ibanez L, Oberfield SE, Witchel S, Auchus RJ, Chang RJ, Codner E, et al. An International Consortium Update: Pathophysiology, Diagnosis, and Treatment of Polycystic Ovarian Syndrome in Adolescence. Horm Res Paediatr. 2017;88(6):371-95.
62. Gainder S, Sharma B. Update on management of polycystic ovarian syndrome for dermatologists. Indian Dermatol Online J. 2019;10(2):97-105.
63. Haedersdal M, Gotzsche PC. Laser and photoepilation for unwanted hair growth. Cochrane Database Syst Rev. 2006;(4): CD004684.
64. Martin KA, Chang RJ, Ehrmann DA, Ibanez L, Lobo RA, Rosenfield RL, et al. Evaluation and treatment of hirsutism in premenopausal women: an endocrine society clinical practice guideline. J Clin Endocrinol Metab. 2008;93(4):1105-20.
65. Teede HJ, Misso ML, Costello MF, Dokras A, Laven J, Moran L, et al. Recommendations from the international evidence-based guideline for the assessment and management of polycystic ovary syndrome. Hum Reprod. 2018;33(9):1602-18.
66. van Zuuren EJ, Fedorowicz Z. Interventions for hirsutism excluding laser and photoepilation therapy alone: abridged Cochrane systematic review including GRADE assessments. Br J Dermatol. 2016;175(1):45-61.
67. Al Khalifah RA, Florez ID, Dennis B, Thabane L, Bassilious E. Metformin or Oral Contraceptives for Adolescents With Polycystic Ovarian Syndrome: A Meta-analysis. Pediatrics. 2016;137(5): e20154089.
68. Gul OB, Somunkiran A, Yucel O, Demirci F, Ozdemir I. The effect of ethinyl estradiol-cyproterone acetate treatment on homocysteine levels in women with polycystic ovary syndrome. Arch Gynecol Obstet. 2008;277(1):25-30.
69. Chung JP, Yiu AK, Chung TK, Chan SS. A randomized crossover study of medroxyprogesterone acetate and Diane-35 in adolescent girls with polycystic ovarian syndrome. J Pediatr Adolesc Gynecol. 2014;27(3):166-71.
70. Teede HJ, Misso ML, Costello MF, Dokras A, Laven J, Moran L, et al. Recommendations from the international evidence-based guideline for the assessment and management of polycystic ovary syndrome. Fertil Steril. 2018;110(3):364-79.
71. Mastorakos G, Koliopoulos C, Creatsas G. Androgen and lipid profiles in adolescents with polycystic ovary syndrome who were treated with two forms of combined oral contraceptives. Fertil Steril. 2002;77(5):919-27.
72. Mastorakos G, Koliopoulos C, Deligeoroglou E, Diamanti-Kandarakis E, Creatsas G. Effects of two forms of combined oral contraceptives on carbohydrate metabolism in adolescents with polycystic ovary syndrome. Fertil Steril. 2006;85(2):420-7.
73. Witchel SF, Oberfield SE, Pena AS. Polycystic ovary syndrome: pathophysiology, presentation, and treatment with emphasis on adolescent girls. J Endocr Soc. 2019;3(8):1545-73.
74. Diamanti-Kandarakis E, Baillargeon JP, Iuorno MJ, Jakubowicz DJ, Nestler JE. A modern medical quandary: polycystic ovary syndrome, insulin resistance, and oral contraceptive pills. J Clin Endocrinol Metab. 2003;88(5):1927-32.
75. Wang T, McNeill AM, Chen Y, Senderak M, Shankar RR. Metformin prescription patterns among US adolescents aged 10-19 years: 2009-2013. J Clin Pharm Ther. 2016;41(2):229-36.
76. Naderpoor N, Shorakae S, de Courten B, Misso ML, Moran LJ, Teede HJ. Metformin and lifestyle modification in polycystic ovary syndrome: systematic review and meta-analysis. Hum Reprod Update. 2015;21(5):560-74.
77. Ibanez L, Potau N, Ferrer A, Rodriguez-Hierro F, Marcos MV, De Zegher F. Anovulation in eumenorrheic, nonobese adolescent girls born small for gestational age: insulin sensitization induces ovulation, increases lean body mass, and reduces abdominal fat excess, dyslipidemia, and subclinical hyperandrogenism. J Clin Endocrinol Metab. 2002;87(12):5702-5.
78. Ibanez L, Valls C, Ferrer A, Marcos MV, Rodriguez-Hierro F, de Zegher F. Sensitization to insulin induces ovulation in nonobese adolescents with anovulatory hyperandrogenism. J Clin Endocrinol Metab. 2001;86(8):3595-8.
79. Pedersen AJT, Stage TB, Glintborg D, Andersen M, Christensen MMH. The pharmacogenetics of metformin in women with polycystic ovary syndrome: a randomized trial. Basic Clin Pharmacol Toxicol. 2018;122(2):239-44.
80. Jacob S, Balen AH. How will the new global polycystic ovary syndrome guideline change our clinical practice? Clin Med Insights Reprod Health. 2019;13:1179558119849605.
81. Ganie MA, Khurana ML, Nisar S, Shah PA, Shah ZA, Kulshrestha B, et al. Improved efficacy of low-dose spironolactone and metformin combination than either drug alone in the management of women with polycystic ovary syndrome (PCOS): a six-month, open-label randomized study. J Clin Endocrinol Metab. 2013;98(9): 3599-607.
82. Legro RS, Chiu P, Kunselman AR, Bentley CM, Dodson WC, Dunaif A. Polycystic ovaries are common in women with hyperandrogenic chronic anovulation but do not predict metabolic or reproductive phenotype. J Clin Endocrinol Metab. 2005;90(5):2571-9.
83. Domecq JP, Prutsky G, Mullan RJ, Sundaresh V, Wang AT, Erwin PJ, et al. Adverse effects of the common treatments for polycystic ovary syndrome: a systematic review and meta-analysis. J Clin Endocrinol Metab. 2013;98(12):4646-54.

84. de Zegher F, Ibanez L. Therapy: low-dose flutamide for hirsutism: into the limelight, at last. Nat Rev Endocrinol. 2010;6(8):421-2.
85. Ibanez L, de Zegher F. Low-dose combination of flutamide, metformin and an oral contraceptive for non-obese, young women with polycystic ovary syndrome. Hum Reprod. 2003;18(1):57-60.
86. Kelestimur F, Everest H, Unluhizarci K, Bayram F, Sahin Y. A comparison between spironolactone and spironolactone plus finasteride in the treatment of hirsutism. Eur J Endocrinol. 2004; 150(3):351-4.
87. Lobo RA, Shoupe D, Serafini P, Brinton D, Horton R. The effects of two doses of spironolactone on serum androgens and anagen hair in hirsute women. Fertil Steril. 1985;43(2):200-5.
88. Pasquali R, Gambineri A. Insulin sensitizers in polycystic ovary syndrome. Front Horm Res. 2013;40:83-102.
89. Ibanez L, Del Rio L, Diaz M, Sebastiani G, Pozo OJ, Lopez-Bermejo A, et al. Normalizing Ovulation Rate by Preferential Reduction of Hepato-Visceral Fat in Adolescent Girls With Polycystic Ovary Syndrome. J Adolesc Health. 2017;61(4):446-53.
90. Thuzar M, Law WP, Dimeski G, Stowasser M, Ho KKY. Mineralocorticoid antagonism enhances brown adipose tissue function in humans: a randomized placebo-controlled cross-over study. Diabetes Obes Metab. 2019;21(3):509-16.
91. Ibanez L, de Zegher F. Polycystic ovary syndrome in adolescent girls. Pediatr Obes. 2020;15(2):e12586.
92. Pena AS, Doherty DA, Atkinson HC, Hickey M, Norman RJ, Hart R. The majority of irregular menstrual cycles in adolescence are ovulatory: results of a prospective study. Arch Dis Child. 2018; 103(3):235-9.
93. Ibanez L, Ong KK, Lopez-Bermejo A, Dunger DB, de Zegher F. Hyperinsulinaemic androgen excess in adolescent girls. Nat Rev Endocrinol. 2014;10(8):499-508.
94. Escobar-Morreale HF, Carmina E, Dewailly D, Gambineri A, Kelestimur F, Moghetti P, et al. Epidemiology, diagnosis and management of hirsutism: a consensus statement by the Androgen Excess and Polycystic Ovary Syndrome Society. Hum Reprod Update. 2012;18(2):146-70.

Anticoncepção na Adolescência

Cezar Noburo

A anticoncepção permite à mulher moderna maior liberdade sexual, com bom controle da saúde reprodutiva, representando um avanço na sua qualidade de vida. A escolha do melhor método contraceptivo não é simples, depende de muitos fatores que levam em consideração os critérios médicos, além de aspectos sociais, psicológicos e comportamentais de cada paciente.

De cada seis gestações que acontecem no Brasil, uma ocorre em adolescentes até 19 anos de idade.

A anticoncepção nas adolescentes possui suas particularidades que levam à ocorrência de muitas publicações. Trata-se de um tema muito importante no dia a dia do cuidado à saúde das adolescentes.

A gravidez nessa faixa etária representa um impacto na qualidade de vida, influenciando negativamente a formação educacional e profissional dessas mulheres. Além disso, observamos aumento de 20 a 30% no risco de complicações da gestação na adolescência, como trabalho de parto prematuro, ruptura prematura de membranas ovulares, restrição de crescimento intrauterino e óbito fetal[1].

A gravidez na adolescência também representa um problema de saúde pública. Estudo no município do Rio de Janeiro mostrou que 44,5% das gestantes de 19 anos já tinham tido outra gestação anterior[2]. Isso mostra a importância de se abordar o tema anticoncepção no pré-natal de adolescentes e nas consultas de pediatria dos recém-nascidos e bebês dessas pacientes.

A escolha do melhor método contraceptivo para cada adolescente depende de três importantes fatores:

1. O médico deve ter o conhecimento e saber explicar de forma simples como funciona cada um dos métodos disponíveis.
2. A paciente vai escolher qual o método de sua preferência.
3. O médico vai avaliar a possibilidade de seguir o desejo da paciente conforme os critérios de elegibilidade.

Os critérios de elegibilidade foram criados pela Organização Mundial da Saúde (OMS) para servir como guia na utilização dos métodos contraceptivos. Atualmente estamos utilizando sua 5ª edição, 2015[3].

Os critérios de elegibilidade fornecem três principais informações:

1. Se um método contraceptivo pode ser utilizado em uma situação clínica. Eles são classificados em quatro categorias citadas no quadro VIII-8.

Quadro VIII-8. Critérios de elegibilidade da OMS.

Categoria 1	Método sem restrição
Categoria 2	Benefício > risco
Categoria 3	Risco > benefício
Categoria 4	Risco inaceitável

De forma simples podemos entender que os métodos contraceptivos classificados como categoria 1 ou 2 podem ser utilizados, enquanto os de categoria 3 devem ser evitados e os de categoria 4 são proscritos.

Se levarmos em consideração apenas a idade, pelos critérios de elegibilidade da OMS, todos os métodos contraceptivos podem ser utilizados pelas adolescentes – categorias 1 e 2 (Quadro VIII-9).

2. Eficácia de cada método contraceptivo com seu uso ideal/perfeito (se todas as pacientes utilizassem o método de forma 100% correta) e seu uso típico (a forma como as pacientes utilizam o método na realidade). Para o cálculo da eficácia de cada método, utilizamos o índice de Pearl.

$$\text{Índice de Pearl} \; \frac{\text{número de falhas} \times 12 \text{ meses} \times 100 \text{ mulheres}}{\text{Número total de meses de exposição}}$$

A eficácia de cada método avaliada por meio do índice de Pearl (IP) representa, de cada 100 pacientes que

Quadro VII-9. Critérios de elegibilidade da OMS por idade.

	ACO/AT/AV	IM	PP	IT	Implante	DIU-Cu	SIU-LNG
Idade	Menarca até < 40 = 1 > 40 = 2	Menarca até < 40 = 1 > 40 = 2	Menarca até < 18 = 1 18-45 = 1 > 45 = 1	Menarca até < 18 = 2 18-45 = 1 > 45 = 2	Menarca até < 18 = 1 18-45 = 1 > 45 = 1	Menarca até < 20 = 2 > 20 = 1	Menarca até < 20 = 2 > 20 = 1

ACO = anticoncepcional oral (pílula combinada); AT= adesivo transdérmico; AV = anel vaginal; IM = injetável mensalmente; PP = pílula somente com progestágeno; IT = injetável trimestralmente; Implante ETN = implante subdérmico (etonogestrel); DIU-Cu = dispositivo intrauterino de cobre; SIU-LNG = sistema intrauterino liberador de levonorgestrel.

utilizam um determinado método por um período de um ano, quantas delas engravidam.

3. A porcentagem de continuidade do uso de um método, ou seja, após um ano, quantos por cento das usuárias continuam utilizando o mesmo método.

Agora vamos abordar cada um dos diferentes métodos contraceptivos e suas peculiaridades em relação às adolescentes.

PRESERVATIVO

Os preservativos masculinos são feitos de látex ou de poliuretano (para quem tem alergia ao látex).

Em relação à eficácia contraceptiva, existe grande diferença entre o uso perfeito (IP: 2) e o típico (IP: 18), com a porcentagem de continuidade de 43.

Os preservativos femininos são feitos de poliuretano. Apresentam uso perfeito (IP: 5) e típico (IP: 21), com porcentagem de continuidade de 41 (Quadro VIII-10).

Quadro VIII-10. Índice de Pearl com o uso típico, perfeito do anticoncepcional, bem como a porcentagem de continuidade[3].

Método	Uso típico	Uso perfeito	% Continuidade
Feminino	21	5	41
Masculino	18	2	43

Apesar de a eficácia contraceptiva não ser das melhores, o uso do preservativo deve ser sempre incentivado pela sua capacidade de prevenção de infecções sexualmente transmissíveis, como, por exemplo, o papilomavírus humano (HPV) e o vírus da imunodeficiência humana (HIV).

Em relação ao HPV, o uso do preservativo leva a uma redução de até 70% na sua transmissão, aumento de até 3 vezes na taxa de regressão de uma alteração no exame de colposcopia e aumento de até 12 vezes a probabilidade de clareamento da infecção de HPV em exames de biologia molecular[4].

O uso do preservativo também protege em 80% o risco de transmissão do HIV[5].

CONTRACEPÇÃO HORMONAL COMBINADA

São métodos contraceptivos que utilizam a combinação de um estrógeno e um progestágeno.

Existem diferentes formulações: oral (pílula combinada), injetável por via intramuscular (injetável mensalmente), adesivo transdérmico e anel vaginal[6].

Esses métodos apresentam grande eficácia contraceptiva quando utilizados corretamente, além de trazerem benefícios que vão além da anticoncepção, como alívio dos sintomas menstruais e diminuição do risco de câncer de ovário e de endométrio[7].

Seu mecanismo de ação ocorre pela inibição da secreção de gonadotrofinas. O progestágeno suprime o pico pré-ovulatório de LH (hormônio luteinizante), inibindo assim a ovulação. Além disso, ele leva ao espessamento do muco cervical (dificultando a ascensão dos espermatozoides), exerce efeito antiproliferativo no endométrio, tornando-o não receptivo à implantação, e diminui a motilidade tubária. O estrógeno age inibindo o pico de FSH (hormônio folículo-estimulante), evitando a seleção e crescimento do folículo dominante. Também tem função muito importante, estabilizando o endométrio e tornando-o mais suscetível à ação do progestágeno por meio do aumento dos receptores de progesterona intracelulares. O componente estrogênico da contracepção hormonal combinada é o responsável pelo controle do sangramento cíclico, diminuindo os sangramentos inesperados e indesejados (metrorragia). Isso acaba sendo um fator muito importante a ser considerado no momento de prescrevermos um método anticoncepcional, principalmente na faixa etária das adolescentes, que, em qualquer situação de perda sanguínea irregular, podem suspender a utilização do método por achar que sua eficácia contraceptiva tenha sido afetada[8].

Pílula combinada

A comercialização da pílula anticoncepcional a partir da década de 1960 representa um marco na anticoncepção moderna. Com a pílula anticoncepcional, a mulher adquiriu controle maior sobre dois aspectos importantes para sua saúde: saber quando menstruar e decidir quando tentar engravidar. As pílulas combinadas contêm um estrógeno e um progestágeno.

O estrógeno, na maioria das pílulas, é sintético (etinilestradiol – EE2). As diferentes pílulas combinadas existentes no mercado variam conforme a quantidade de EE2 (por exemplo 15, 20, 30 ou 35μg de EE2). Existem apenas duas pílulas no mercado que possuem o estrógeno natural (estradiol ou valerato de estradiol).

Quanto ao progestágeno, existem várias formulações de pílulas conforme o tipo de progestágeno e sua quantidade (levonorgestrel, desogestrel, gestodeno, ciproterona, clormadinona, drospirenona, nomegestrol, dienogeste).

Além do efeito de inibição da ovulação, cada um desses progestágenos apresenta ação específica conforme sua origem. Por exemplo, para pacientes com queixa de inchaço pré-menstrual e mastalgia, podemos utilizar as pílulas que contêm o progestágeno drospirenona, derivado da 17alfa-espironolactona e, portanto, com efeito de diminuir a retenção hídrica pré-menstrual.

Nas pacientes que apresentam hiperandrogenismo, a ciproterona, derivada do 17OH-progesterona, com maior ação antiandrogênica, mostra-se bastante eficaz.

O levonorgestrel, derivado da 19-nortestosterona, apresenta ação antiestrogênica maior, sendo boa opção para pacientes com doenças estrógeno-dependentes como endometriose ou mioma uterino.

Quanto ao regime de utilização das pílulas combinadas, para as pacientes que desejam menstruar todos os meses, temos apresentações com esquema de 21 dias de utilização com 7 dias de pausa e 24 dias de utilização com 4 dias de pausa, com sangramento ocorrendo durante a pausa (sangramento cíclico mensal).

Para as pacientes que não desejam menstruar, temos a opção do regime contínuo, emendando uma cartela à outra de pílula combinada. Esse regime contínuo pode apresentar perdas sanguíneas irregulares (metrorragia) após um certo tempo de uso de forma contínua. Para as adolescentes, esse esquema contínuo apresenta algumas particularidades. Principalmente para pacientes dessa faixa etária, o fato de menstruar todos os meses pode representar um alívio de que o método anticoncepcional está eficaz. Além disso, a ocorrência de metrorragia pode diminuir a continuidade do método pela falsa impressão de diminuição da sua eficácia.

Atualmente, também temos a opção do regime estendido, em que a paciente emenda uma ou mais cartelas da pílula combinada, fazendo a pausa para menstruar quando desejar (desde que a pausa seja feita após os 24 dias iniciais de uso até um limite de no máximo 120 dias de utilização). No regime estendido, as mulheres têm a opção de menstruar em torno de três a quatro vezes por ano, com o controle de decidir quando menstruar.

As opções de regime contínuo ou estendido da utilização das pílulas combinadas visa diminuir o número de períodos de sangramento uterino e reduzir assim os sintomas que acompanham esses períodos, como a dismenorreia ou cefaleia, melhorando assim a qualidade de vida da mulher.

Em relação à sua eficácia, as pílulas combinadas apresentam IP: 0,3 com uso perfeito, IP: 9 com seu uso típico e 67% de continuidade após um ano.

Esses dados são para mulheres em todas as faixas etárias de utilização, mas, comparando o uso de pílula combinada conforme a faixa etária, as adolescentes tiveram maior índice de esquecimento: 2% das mulheres entre 30 e 44 anos esqueceram uma ou mais pílulas nos últimos 3 meses de uso, e as adolescentes entre 15 e 17 anos, 42%. Apesar de ser o método contraceptivo mais utilizado entre as adolescentes, o fator esquecimento deve ser considerado na hora de prescrevermos esse método[9].

O uso do contraceptivo hormonal oral combinado em adolescentes também traz uma preocupação em relação ao ganho de massa óssea. A anovulação causada pelo anticoncepcional diminui a produção endógena de estradiol. Cada pílula apresenta diferente dosagem de EE2 e isso pode influenciar no ganho de massa óssea das adolescentes. Quanto menor a dose de EE2 da pílula, mais se observa diminuição do ganho de massa óssea em comparação com pacientes da mesma faixa etária que não utilizam a pílula. Porém, mais estudos em relação a fraturas em usuárias de pílulas combinadas precisam ser realizados.

No momento, o recomendado é utilizar ACO com pelo menos 30μg de EE2[10].

Adesivo transdérmico

Adesivo de 4,5 × 4,5cm com apresentação em caixas contendo 3 adesivos. Cada adesivo contém EE2 (liberação de 33,9μg/dia) e progestágeno norelgestromina (liberação de 203μg/dia). O adesivo deve ser aplicado em uma das 4 regiões sugeridas (Figura VIII-13) e trocado a cada 7 dias de uso (três adesivos no total: 21 dias com adesivos), seguido por 7 dias de pausa (sem adesivo), quando a paciente tem o sangramento. Tem uma vantagem em relação às pílulas que precisam ser tomadas diariamente, enquanto a troca do adesivo é semanal.

Apresenta a mesma eficácia das pílulas combinadas com IP: 0,3 com uso perfeito, IP: 9 com seu uso típico e 67% de continuidade.

Em termos de compreensão quanto à forma correta de utilização do adesivo, as adolescentes têm toda a capacidade de entendimento.

Representa um bom método contraceptivo para as adolescentes, porém, tem o inconveniente de sua utilização ficar evidente (ficar em locais da pele em que eventualmente pode ser visto) e também apresentar índice de descolamento um pouco maior do que nas mulheres de mais idade: 9,1% contra 4,2%[11].

Anel vaginal

Anel flexível de silicone com diâmetro de 54 a 58mm que deve ser introduzido na vagina e mantido durante 21 dias, liberando 15μg/dia de EE2 e 120μg/dia do progestágeno etonogestrel. Após sua retirada, faz-se pausa de 7 dias antes

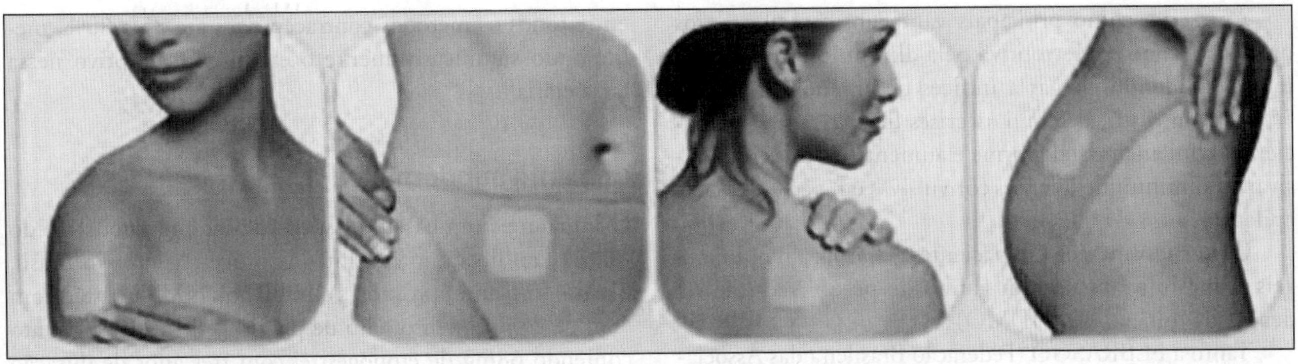

Figura VIII-13. Adesivo transdérmico.

de iniciar novo ciclo. O sangramento de privação acontece nessa pausa[12]. É tão eficaz quanto a pílula combinada, IP: 0,3 com uso perfeito, IP: 9 com seu uso típico e 67% de continuidade.

É um método contraceptivo pouco conhecido entre as adolescentes (apenas 47,6% das que receberam atendimento para anticoncepção já tinham ouvido falar sobre o método).

Apesar de ser um método de fácil compreensão, com um controle do ciclo muito bom, ou seja, menor índice de metrorragia, apenas 45,7% das adolescentes o escolheriam como primeira opção de anticoncepção. Isso se deve principalmente ao fato da necessidade da manipulação dos genitais para a inserção do anel na vagina[13].

Injetável mensalmente

Injeção por via intramuscular utilizada a cada 30 dias que contém um estrógeno natural (enantato de estradiol, valerato de estradiol ou cipionato de estradiol) associado a um progestágeno (algestona de acetofenida, enantato de noretisterona ou acetato de medroxiprogesterona).

Apresenta várias vantagens que são muito interessantes para o público das adolescentes: método que precisa ser lembrado apenas uma vez por mês, apresenta melhora significativa dos sintomas pré-menstruais (cefaleia, sensibilidade mamária, irritabilidade, dores nas pernas), da dismenorreia e não leva a ganho de peso[14].

O incômodo de ser uma injeção por via intramuscular é citado pelas adolescentes como desvantagem. Além disso, o controle do ciclo (saber quando vai menstruar) não é tão exato como o do anel vaginal ou da pílula combinada.

CONTRACEPÇÃO HORMONAL CONTENDO APENAS PROGESTÁGENO

Existem três diferentes formulações: oral, injetável trimestralmente e implante subcutâneo.

Podem ser utilizados mesmo por pacientes que apresentam contraindicação para o uso do estrógeno:

- HAS descontrolada (PA sistólica > 160 ou diastólica > 100mmHg).
- Antecedente de TVP/TEP ou IAM ou AVC.
- Trombofilias.
- Cirurgia de grande porte com imobilização prolongada.
- Hipertensão pulmonar, fibrilação atrial, endocardite bacteriana.

Obs.: o tabagismo é contraindicação para mulheres a partir de 35 anos e o *diabetes mellitus* representa contraindicação quando apresenta evolução de 20 anos ou alguma vasculopatia, o que não engloba a faixa etária das adolescentes[3].

Pílula somente com progestágeno

As pílulas contendo 0,35mg de noretisterona são conhecidas como minipílulas e, normalmente, não são prescritas. Sua eficácia contraceptiva é baixa, pois não levam à anovulação e dependem da amamentação associada para ser eficiente.

Atualmente temos prescrito as pílulas contendo desogestrel 75µg. Elas induzem a inibição da ovulação, apresentando a mesma eficácia das pílulas combinadas com IP: 0,3 com o uso perfeito, IP: 9 com seu uso típico e 67% de continuidade. As pílulas contendo desogestrel são muito utilizadas para pacientes no pós-parto que estão amamentando e necessitam de anticoncepção.

Como nas pílulas combinadas, possui a desvantagem da necessidade de uso diário. Além disso, pelo fato de não conter estrógeno, apresenta pior controle do ciclo menstrual (metrorragia), o que é ruim para as adolescentes. Seu uso deve ser diário e contínuo, sem pausa entre as cartelas[15].

Injetável trimestralmente

Apresentação em frasco-ampola de 1ml contendo 150mg de acetato de medroxiprogesterona (AMP-D), com aplicação por via intramuscular a cada 3 meses. Possui grande eficácia contraceptiva com IP: 0,2 com o uso perfeito, IP: 6 com seu uso típico e 56% de continuidade.

Apresenta como principais vantagens a melhora dos quadros de anemia ferropriva pela diminuição do sangramento, podendo chegar a índices de amenorreia de até 55%. Além disso, diminui as crises de falcização nas pacientes com anemia falciforme e aumenta o limiar convulsivante, diminuindo as crises convulsivas em pacientes com epilepsia[15].

Como desvantagens, as pacientes que utilizam os injetáveis trimestrais apresentam ganho de peso e redução da densidade mineral óssea (DMO)[16].

Tanto a FEBRASGO (Federação Brasileira das Associações de Ginecologia e Obstetrícia) quanto a OMS recomendam cautela na utilização do injetável trimestral contendo apenas progestágeno (AMP-D), pois, em adolescentes, a perda de DMO em usuárias de AMP-D leva a prejuízos em atingir o pico de massa óssea. Porém, essa redução de DMO pode ser revertida após a suspensão do uso do AMP-D (dependendo do tempo de uso), sendo que o risco de fraturas está relacionado também a muitos outros fatores associados, além da redução da DMO.

Portanto, esse método não é a primeira escolha para as adolescentes, embora não seja contraindicado. Os riscos e benefícios da sua utilização devem ser considerados para cada usuária individualmente, levando em consideração o tempo de utilização.

LARC (*long action reversible contraceptives*)

A contracepção reversível de longa duração é representada por: implante subdérmico, DIU não medicado (cobre ou prata) e SIU hormonal. São métodos contraceptivos de longa duração e considerados reversíveis, pois, uma vez retirados, seu efeito contraceptivo cessa imediatamente.

O projeto Choice foi um grande estudo de coorte prospectivo desenvolvido para promover o uso de métodos contraceptivos reversíveis de ação prolongada (LARC) para reduzir a gravidez na região de St. Louis (Missouri, EUA). Das 1.404 adolescentes de 15 a 19 anos que receberam orientações sobre a contracepção reversível, com ênfase nos benefícios dos métodos LARC, 72% escolheu um método LARC (e o recebeu sem nenhum custo). Durante o período de 2008 a 2013, as taxas médias anuais de gravidez, nascimento e abortamento entre as participantes do projeto Choice foram muito inferiores às nacionais de adolescentes[17].

Sabe-se que cerca de metade das gestações no mundo não é planejada, sendo mais frequentes entre mulheres sexualmente ativas com idade menor ou igual a 19 anos.

Atualmente, as sociedades médicas têm recomendado fortemente o uso de LARC como primeira opção em adolescentes, isso se não considerarmos a questão do custo.

Além de serem métodos que independem do uso correto por parte das adolescentes (uma vez feita a inserção adequada, o índice de Pearl do uso típico e perfeito é igual, sendo muito baixos), o índice de continuidade é o maior entre todos os métodos contraceptivos, até 75 a 80%, melhorando significativamente o efeito contraceptivo nessa faixa etária[18].

Implante subdérmico

O implante é um bastão plástico colocado na subderme do braço, com liberação contínua de progestágeno. No Brasil, o único implante aprovado é o Implanon NXT®, bastão com 4cm de comprimento feito de plástico etileno vinil acetato contendo 68mg de etonogestrel com três anos de duração (libera 60 a 70µg/dia na quinta semana e vai diminuindo até 25 a 30µg/dia no final do terceiro ano)[19].

O implante é o método anticoncepcional com melhor eficácia, sendo que o uso típico é igual ao perfeito, com IP: 0,05 e 67% de continuidade após um ano. Sua eficácia contraceptiva é superior à pílula e seu IP independe da lembrança da paciente, pois, uma vez feita a inserção do implante subdérmico, ele tem ação por três anos, inibindo a ovulação. Em conjunto com a inibição da ovulação, o etonogestrel também tem efeito no muco cervical e no endométrio, dificultando a gestação[20].

O implante possui menor impacto em relação ao metabolismo ósseo das adolescentes quando comparado ao injetável trimestral. Isso se deve à menor supressão das concentrações de estrógeno endógeno do etonogestrel (metabólito biologicamente ativo do desogestrel, derivado da 19-nortestosterona). Apresenta também as vantagens de não modificar o peso corporal das usuárias e ter um padrão de sangramento favorável, melhorando os índices hematimétricos (hemoglobina/hematócrito), o que é muito importante para as pacientes nessa faixa etária.

Pelo estudo Choice[17], seria o método de primeira escolha entre as adolescentes (34% das pacientes), sendo 84% o índice de continuidade. No Brasil, estudo com o implante inserido no período do puerpério de 44 adolescentes mostrou taxa de continuidade de 100% e sem nenhuma gravidez[21].

Dispositivo intrauterino (DIU)

Os DIUs constituem métodos contraceptivos muito utilizados no mundo, estatística reforçada pela alta prevalência em chinesas (60% das usuárias)[22]. Essa alta prevalência se deve ao fato de apresentarem poucas contraindicações, sendo bem tolerados, com baixa taxa de descontinuidade, podendo ser utilizados após o parto. O DIU pode ser inserido logo após o parto normal ou cesárea (até 48 horas pós-parto) ou após 28 dias do parto. Entre 48 horas e 28 dias pós-parto sua inserção não é recomendada (categoria 3 dos critérios de elegibilidade)[3].

Existem dois tipos de DIUs:

1. O DIU não medicado, de cobre: TCu380 e Multiload. O mecanismo de ação do DIU-Cu ocorre por uma ação de

corpo estranho pelo endométrio. A liberação constante desse metal estimula a produção de prostaglandinas e citocinas formando uma barreira na cavidade uterina, com efeito tóxico sobre os espermatozoides e óvulos, alterando a capacidade de fertilização, além de dificultar a implantação por meio de uma reação inflamatória crônica endometrial[23].

2. O SIU-LNG, sistema intrauterino liberador de levonorgestrel, um endoceptivo em formato de T com eficácia de cinco anos de duração. Seu nome comercial é Mirena® (contém um reservatório com 5mg de levonorgestrel, com liberação de 20µg/dia no primeiro ano e ao final do quinto ano de uso até 12µg/dia). Seu efeito é principalmente local, pela ação do progestágeno que leva à atrofia endometrial e ao espessamento do muco cervical. O SIU-LNG tem pouco efeito sistêmico e, portanto, raramente leva à anovulação[24].

Atualmente foram lançados outros tipos de DIU, como o DIU de prata. E pensando nas adolescentes e outras pacientes nuligestas ou com o útero pequeno, temos como opção o DIU Confort Mini que tem 2,8cm de comprimento, menor que os outros DIUs, que variam de 3,2 (Mirena®) a 3,5cm (cobre).

Sempre que falamos de DIU, principalmente em relação às adolescentes, quatro questões podem ser pensadas: risco de expulsão e perfuração, de gestação, de doença inflamatória pélvica aguda (DIPA) e de sangramento aumentado.

Por meio de uma revisão sistemática que avaliou o uso do DIU em adolescentes, podemos tirar várias conclusões[25]:

- O risco de expulsão é um pouco maior em adolescentes do que em mulheres com mais idade, mas mesmo assim é baixo: 3 a 5% de risco de expulsão em adolescentes.
- O risco de perfuração não faz diferença em relação à idade da paciente (é o mesmo: 0,1%, ou seja, uma em cada mil mulheres).
- A eficácia do DIU é muito maior do que a da pílula e até mesmo a da laqueadura. Apresenta IP: 0,2, enquanto a da laqueadura é 0,5.
- Apresenta também alta taxa de continuidade após um ano (80%).

Em relação ao risco de DIPA, antes os DIUs tinham o fio multifilamentar, mas nos atuais os fios são monofilamentares e, portanto, não aumentam esse risco. O Mirena® até diminui o risco de DIPA pelo fato de o progestágeno espessar o muco cervical, dificultando a ascensão dos microrganismos pelo colo uterino.

O momento da inserção é o período em que mais existe o risco de infecção e, portanto, pode ser diminuído com higiene adequada.

A Task Force americana recomenda a coleta de exame de clamídia e gonococo no ato da inserção (não precisa colher antes e esperar o resultado) em mulheres com idade inferior a 24 anos[26].

Em relação ao sangramento uterino, os DIUs de cobre aumentam sim o sangramento, enquanto o Mirena® o diminui.

Como principais vantagens do DIU para as adolescentes temos: não interfere com a fertilidade futura, sua utilização e eficácia independem da paciente e não fica à mostra. O DIU pode ser utilizado por pacientes que nunca engravidaram[27].

Como desvantagens temos: o DIU-Cu pode aumentar o sangramento menstrual e cólicas, enquanto o Mirena® pode provocar alguns efeitos hormonais, como, por exemplo, a acne[28].

O quadro VIII-11 traz alguns aspectos importantes dos LARC.

Em relação ao atendimento das adolescentes que solicitam um método contraceptivo, a Academia Americana de Pediatria[30] recomenda:

- Fornecer o máximo de orientações em relação a todos os métodos possíveis que estão disponíveis para que a paciente decida qual é seu preferido.
- Garantir a confidencialidade do atendimento médico.
- Ser um serviço médico que apresenta disponibilidade e acessibilidade para esclarecimento de dúvidas e orientações às pacientes adolescentes.
- Conceito de *quick start* em que adolescentes que solicitam um método contraceptivo saiam da primeira consulta já com a prescrição de um anticoncepcional, pois 50% delas não retornam para a segunda consulta ou já voltam grávidas.
- Conceito de "dupla proteção", incentivando sempre o uso do preservativo (que protege das infecções sexualmente transmissíveis) associado a outro método contraceptivo.
- Orientação quanto à anticoncepção de emergência.

Anticoncepção de emergência

É um método que oferece às mulheres uma maneira não arriscada de prevenir gravidez não planejada até 120 horas da relação sexual desprotegida[31].

Quadro VIII-11. LARC[29]

	DIU-cobre	Implante	SIU-LNG
Duração	5 (Multiload) ou 10 anos (T380A)	3 anos	5 anos
Mecanismo de ação	Cobre tóxico para espermatozoide e óvulo	Inibição da ovulação e efeito em muco	Efeito local: muco e endométrio
Efeitos na massa óssea	Não tem	Não tem	Não tem
Retorno à fertilidade	Imediato	Imediato	Imediato

Não deve ser utilizada como anticoncepção de rotina, pois sua eficácia diminui conforme a necessidade de utilização repetida. Entre os métodos hormonais de anticoncepção de emergência, os mais utilizados no Brasil são o método Yuzpe, que contém etinilestradiol e levonorgestrel, e o método apenas com levonorgestrel.

Método Yuzpe – 100µg de etinilestradiol e 500µg de LNG (tomar 1 dose antes de 72 horas da relação desprotegida e repetir depois de 12 horas).

Opções práticas de prescrição: Evanor® e Neovlar® que possuem 50µg de etinilestradiol e 250µg de LNG por pílula (tomar duas pílulas de cada vez).

Apenas levonorgestrel – 750µg de LNG (tomar 1 dose antes de 72 horas da relação desprotegida e repetir depois de 12 horas) ou 1.500µg, em dose única. Opções práticas de prescrição: Postinor2®, Postinor Uno®, Pozato®, Pozato Uni®, Pilem®, Norlevo®, Diad®, Neo-Post® e Poslov®.

Obs.: esses métodos podem ser utilizados até 5 dias após a relação sexual, mas após 72 horas sua eficácia já diminui.

REFERÊNCIAS

1. Fleming N, O'Driscoll T, Becker G, Spitzer RF. Adolescent pregnancy guidelines. J Obstet Gynaecol Can. 2015;37(8):740-56.
2. Viellas EF, Gama SGN, Theme Filha MM, Leal MC. Gravidez recorrente na adolescência e os desfechos negativos no recém-nascido: um estudo no Município do Rio de Janeiro. Rev Bras Epidemiol. 2012;15(3):443-54.
3. World Health Organization. Medical eligibility criteria for contraceptive use. 5th ed., 2015.
4. Lam JU, Rebolj M, Dugué PA, Bonde J, von Euler-Chelpin M, Lynge E. Condom use in prevention of human papillomavirus infections and cervical neoplasia: systematic review of longitudinal studies. J Med Screen. 2014;21(1):38-50.
5. Weller S, Davis K. Condom effectiveness in reducing heterosexual HIV transmission. Cochrane Database Syst Rev. 2002;(1): CD003255.
6. Baracat EC, Soares-Jr JM. Condutas em ginecologia baseadas em evidências. São Paulo: Atheneu; 2016.
7. Brown EJ, Deshmukh P, Antell K. Contraception update: oral contraception. FP Essent. 2017;462:11-9.
8. Speroff L. The formulation of oral contraceptives: does the amount of estrogen make any clinical difference? Johns Hopkins Med J. 1982;150(5):170-6.
9. Abma JC, Chandra A, Mosher WD, Peterson LS, Piccinino LJ. Fertility, family planning, and women's health: new data from the 1995 National Survey of Family Growth. Vital Health Stat 23. 1997;(19):1-114.
10. Martins SL, Curtis KM, Glasier AF. Combined hormonal contraception and bone health: a systematic review. Contraception. 2006;73(5):445-69.
11. Bodner K, Bodner-Adler B, Grünberger W. Evaluation of the contraceptive efficacy, compliance, and satisfaction with the transdermal contraceptive patch system Evra: a comparison between adolescent and adult users. Arch Gynecol Obstet. 2011;283(3): 525-30.
12. Bjarnadóttir RI, Tuppurainen M, Killick SR. Comparison of cycle control with a combined contraceptive vaginal ring and oral levonorgestrel/ethinyl estradiol. Am J Obstet Gynecol. 2002;186(3):389-95.
13. Carey AS, Chiappetta L, Tremont K, Murray PJ, Gold MA. The contraceptive vaginal ring: female adolescents' knowledge, attitudes and plans for use. Contraception. 2007;76(6):444-50.
14. Guazzelli CA, Jacobucci MS, Barbieri M, Araújo FF, Moron AF. Monthly injectable contraceptive use by adolescents in Brazil: evaluation of clinical aspects. Contraception. 2007;76(1):45-8.
15. Burkett AM, Hewitt GD. Progestin only contraceptives and their use in adolescents: clinical options and medical indications. Adolesc Med Clin. 2005;16(3):553-67.
16. Bonny AE, Secic M, Cromer BA. A longitudinal comparison of body composition changes in adolescent girls receiving hormonal contraception. J Adolesc Health. 2009;45(4):423-5.
17. Secura GM, Madden T, McNicholas C, Mullersman J, Buckel CM, Zhao Q, Peipert JF. Provision of no-cost, long-acting contraception and teenage pregnancy. N Engl J Med. 2014;371(14):1316-23.
18. Rosenstock JR, Peipert JF, Madden T, Zhao Q, Secura GM. Continuation of reversible contraception in teenagers and young women. Obstet Gynecol. 2012;120(6):1298-305.
19. Mommers E, Blum GF, Gent TG, Peters KP, Sordal TS, Marintcheva-Petrova M. Nexplanon, a radiopaque etonogestrel implant in combination with a next-generation applicator: 3-year results of a noncomparative multicenter trial. Am J Obstet Gynecol. 2012;207(5): 388.e1-6.
20. Wenzl R, van Beek A, Schnabel P, Huber J. Pharmacokinetics of etonogestrel released from the contraceptive implant Implanon. Contraception. 1998;58(5):283-8.
21. Guazzelli CA, de Queiroz FT, Barbieri M, Torloni MR, de Araujo FF. Etonogestrel implant in postpartum adolescents: bleeding pattern, efficacy and discontinuation rate. Contraception. 2010; 82(3):256-9.
22. Buhling KJ, Zite NB, Lotke P, Black K; INTRA Writing Group. Worldwide use of intrauterine contraception: a review. Contraception. 2014;89(3):162-73.
23. Whiteman MK, Tyler CP, Folger SG, Gaffield ME, Curtis KM. When can a woman have an intrauterine device inserted? A systematic review. Contraception. 2013;87(5):666-73.
24. Stanford JB, Mikolajczyk RT. Mechanisms of action of intrauterine devices: update and estimation of postfertilization effects. Am J Obstet Gynecol. 2002;187(6):1699-708.
25. Jatlaoui TC, Riley HE, Curtis KM. The safety of intrauterine devices among young women: a systematic review. Contraception. 2017;95(1):17-39.
26. LeFevre ML US. Preventive Services Task Force. Screening for Chlamydia and gonorrhea: U.S. Preventive Services Task Force recommendation statement. Ann Intern Med. 2014;161(12):902-10.
27. Lohr PA, Lyus R, Prager S. Use of intrauterine devices in nulliparous women. Contraception. 2017;95(6):529-37.
28. Whitaker AK, Johnson LM, Harwood B, Chiappetta L, Creinin MD, Gold MA. Adolescent and young adult women's knowledge of and attitudes toward the intrauterine device. Contraception. 2008;78(3):211-7.
29. World Health Organization. Family planning: a global handbook for providers. 2011.
30. Ott MA, Sucato GS, Committee on Adolescence. Contraception for adolescents. Pediatrics. 2014;134(4):e1257-81.
31. Fok WK, Blumenthal PD. Update on emergency contraception. Curr Opin Obstet Gynecol. 2016;28(6):522-9.

PARTE IX

Tireoide

COORDENADORES

Meyer Knobel
Thais Della Manna

Embriogênese, Histogênese e Fisiologia

MEYER KNOBEL

EMBRIOGÊNESE E HISTOGÊNESE

A tireoide é a primeira glândula endócrina a surgir no embrião humano. Desenvolve-se, a partir da 3ª semana de gestação pela invaginação e espessamento do endoderma ventral mediano do assoalho da faringe primitiva, entre o 2º e 3º arcos branquiais. Por volta da 7ª semana, o primórdio mediano recebe material epitelial bronquiogênico, derivado de componentes caudais do 4º e 5º arcos branquiais[1].

O broto mediano ou principal prolifera-se e penetra no mesênquima subjacente, como divertículo, entrando em associação íntima com o coração primitivo. Aquele divertículo bilobado permanece ligado ao assoalho da faringe, na base da língua, temporariamente, pelo ducto tireoglosso. Este, no princípio canaliculado, transforma-se em cordão sólido e inicia o processo de involução (atrofia), que se completará até a 6ª ou 7ª semanas. Sua inserção na faringe forma depressão permanente denominada forame cego, às vezes presente no adulto. Outra consequência da persistência da porção distal do tireoglosso é o desenvolvimento do lobo piramidal que, em geral, regride gradualmente no período pós-natal. Por esse motivo é mais encontrado em crianças do que em adultos. Na criança, o formato da tireoide é usualmente "em crescente"", com istmo pequeno e pouca massa glandular. No adulto, exibe a forma de "H" ou "em ferradura"[2].

Pouco depois da 7ª semana, o lúmen do broto mediano oblitera-se e torna-se sólido, como resultado da multiplicação celular. A seguir estende-se lateralmente e desenvolve-se formando os lobos direito e esquerdo (Figura IX-1).

Os brotos epiteliais laterais desenvolvem-se praticamente ao mesmo tempo que o broto mediano. As estruturas resultantes incorporam-se então a este último. No ser humano, os primórdios laterais provavelmente derivam dos corpos ultimobranquiais – componentes do 5º arco branquial – de

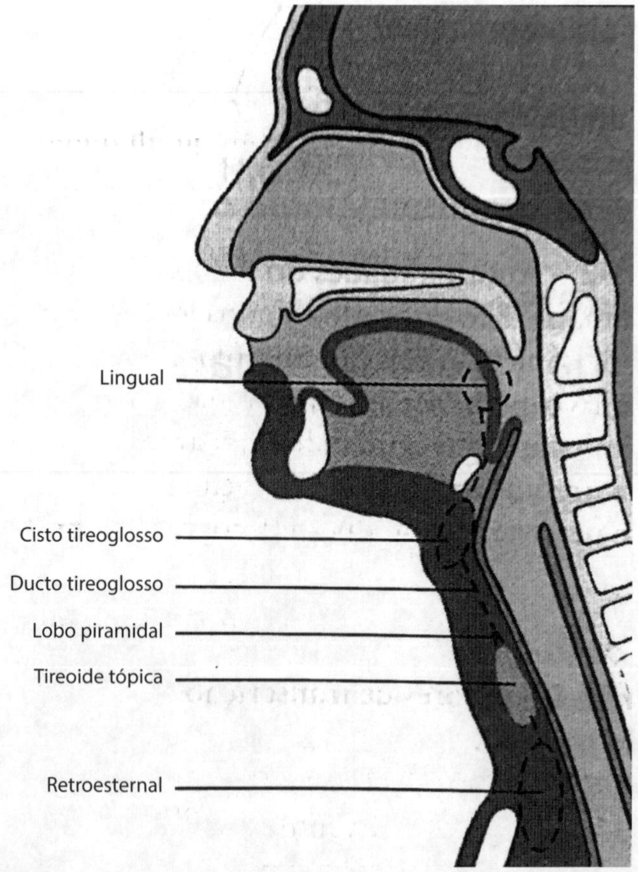

Figura IX-1. A glândula tireoide tem origem endodérmica. Embriologicamente, contribuem para sua formação três componentes primordiais: a tireoide mediana (espessamento ventral mediano do assoalho da faringe) e os brotos epiteliais laterais esquerdo e direito (também denominados corpos ultimobranquiais), provenientes dos 4º e 5º arcos branquiais. Esses brotos tireóideos laterais contêm as células C, de origem neuroectodérmica e produtoras de calcitonina, incorporadas ao tecido glandular.

outros mamíferos. Sua fusão com a tireoide mediana superolateralmente durante o desenvolvimento embriológico contribuiria para o acesso das células parafoliculares C produtoras de calcitonina, originadas na crista neural, consoantes com a associação entre o carcinoma medular tireóideo e o feocromocitoma.

À medida que o coração primitivo se desloca para a posição mais caudal, a tireoide mediana o acompanha, migrando ventralmente à faringe, vindo a ocupar sua posição definitiva na região anterior do pescoço entre 45 e 50 dias. Ao fim da 7ª semana, a glândula embrionária adquire sua forma final e pesa entre 1 e 2mg. Subsequentemente, a massa tireóidea aumenta em proporção ao peso corporal e idade.

O aumento relativo da tireoide e os inícios da produção de coloide e da diferenciação bioquímica emergem em conjunto entre 72 e 82 dias de gestação, quando o feto atinge 65 a 80mm. A descrição morfológica e anatômica do desenvolvimento glandular pode ser resumida no quadro IX-1.

Quadro IX-1. Eventos cronológicos do desenvolvimento da tireoide humana.

Idade embrionária estimada (dias ou semanas)	Eventos morfológicos ou anatômicos no desenvolvimento tireóideo
22 dias	Espessamento do endoderma ventral mediano da faringe primitiva
26 dias	Proliferação e invaginação do endoderma mediano da faringe primitiva dão origem a um divertículo. A parte inferior do 4º arco branquial faríngeo forma o corpo ultimobranquial
28 dias	O primórdio mediano cresce caudalmente e torna-se bilobado. Conecta-se à região ventral da faringe primitiva pelo ducto tireoglosso
32 dias	Migração do primórdio mediano, ainda unido ao epitélio da faringe primitiva
33 dias	O ducto tireoglosso começa a involuir
37 dias	O primórdio mediano consiste em 2 lobos, um istmo e um pedículo remanescente. Deixa de existir a continuidade com a faringe primitiva
44 dias	O primórdio mediano se funde com os componentes laterais derivados dos corpos ultimobranquiais
48 dias	A tireoide atinge sua posição final em frente à traqueia, logo abaixo da cartilagem cricoide. Começam a surgir os folículos
10-12 semanas	Os folículos contendo coloide tornam-se visíveis. A tireoide é capaz de incorporar iodeto e produzir os hormônios

FISIOLOGIA DA GLÂNDULA TIREOIDE NO PERÍODO FETAL, INFÂNCIA E ADOLESCÊNCIA

Ontogênese da função fetal e regulação tireóideas

Os neurônios hipotalâmicos sintetizam TRH entre a 6ª e 8ª semana; daí em diante sua concentração aumenta progressivamente (Figura IX-2). O sistema porta hipofisário começa a desenvolver-se em torno da 8ª e 10ª semanas e a secreção de TSH pode ser percebida na 12ª semana. A maturação do eixo hipotálamo-hipófise-tireóideo ocorre durante a segunda metade da gestação, contudo a retrorregulação hipófise-tireoide só atinge a maturidade entre o 1º e o 2º mês de vida pós-natal[3,4].

Entre a 18ª e 24ª semanas, o TSH aumenta progressivamente no meio circulante e ao nível hipofisário em paralelo ao incremento da captação tireóidea de radioiodo. Esse estímulo na síntese e na secreção do TSH na metade da gestação correlaciona-se, provavelmente, com a maturação do suprimento sanguíneo hipotálamo-hipofisário portal e/ou maturação da produção hipotalâmica de TRH. Entre o meio e o termo da gestação, a concentração sérica do TSH permanece relativamente alta.

As concentrações de T_4 total e T_4 livre elevam-se progressivamente. Esses dados estão consoantes com o incremento gradual da secreção fetal de T_4, provocada pela secreção de TSH e aumento na produção hepática de globulina ligadora de tiroxina (TBG).

As concentrações sanguíneas da T_3 e T_3 livre permanecem reduzidas durante toda a gravidez devido ao ritmo deprimido de geração associado ao baixo nível de atividade da desiodase 5' tipo 1 no fígado fetal. Até a 20ª-24ª semana, a concentração de rT_3 reverso mantém-se elevada devido à sua elaboração predominante pelos tecidos fetais; a conversão da T_4 a rT_3 está bastante ativa no fígado e, provavelmente, é responsável pela maior parte da produção da rT_3. Contudo, não pode ser descartada a contribuição da desalogenação placentária da T_4 a rT_3 (Quadro IX-2). Ao final da gestação, a concentração sérica fetal de T_3 aumenta modestamente de 20ng/dl para cerca de 50ng/dl, provavelmente pelo incremento da secreção fetal de cortisol, que aumenta a capacidade da conversão hepática de T_4 a T_3. Duas a 8 horas após o parto, ocorre elevação abrupta da T_3 circulante no recém-nascido devido ao acréscimo naquela conversão. Além disso, acontece um pico de secreção de TSH aos 30 minutos, com amplitude variável entre 70 e 100mU/ml, provavelmente estimulado pela temperatura inferior do meio extrauterino. Em consequência, a secreção tireóidea da T_4 e T_3 aumenta bruscamente.

Como a concentração sérica da TBG permanece inalterada (em torno de 2mg/dl), ocorre elevação aguda das concentrações de T_4 livre e T_3 livre. A rT_3 declina gradualmente ao valor adulto, no decorrer de 2 a 3 semanas. Especula-se

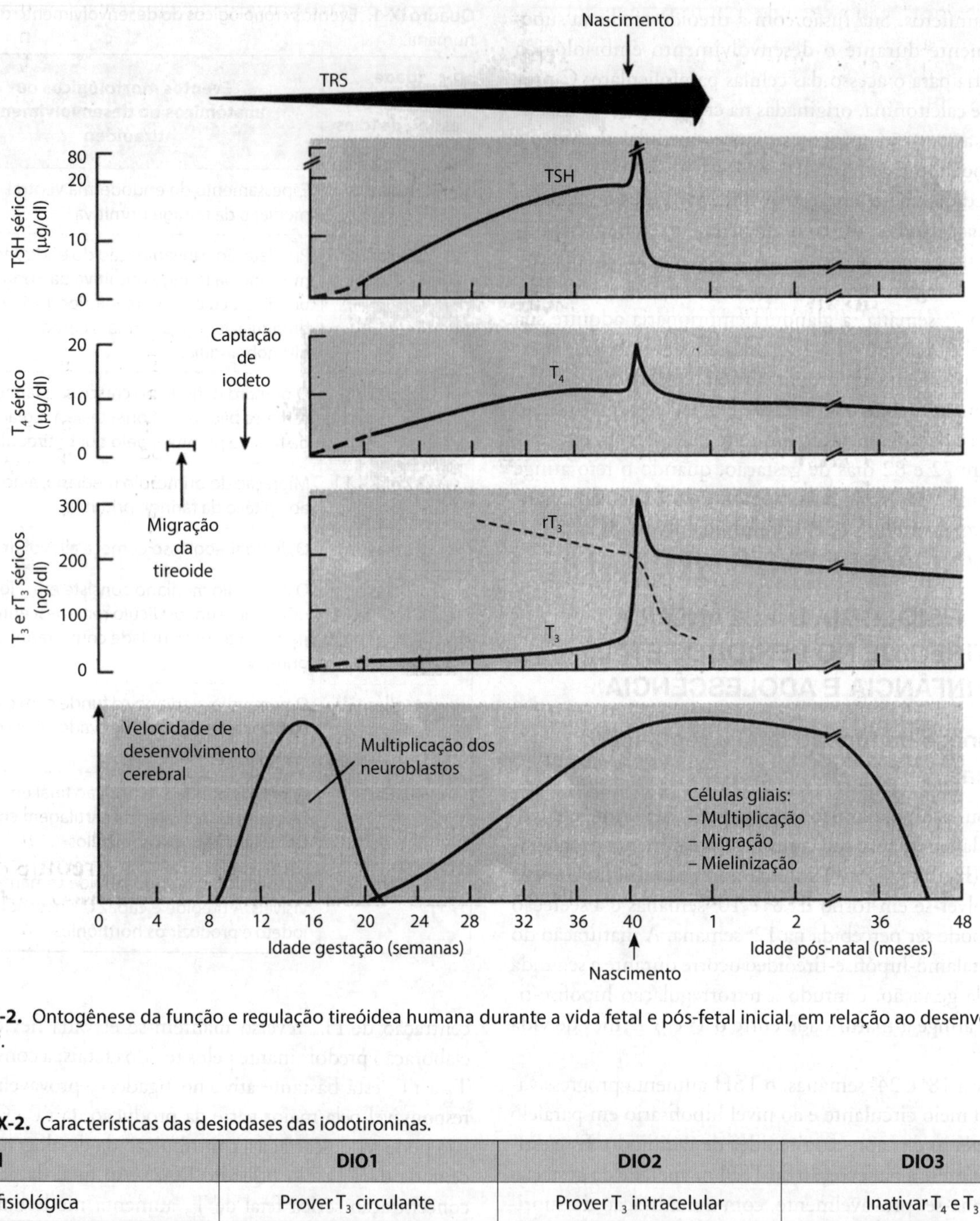

Figura IX-2. Ontogênese da função e regulação tireóidea humana durante a vida fetal e pós-fetal inicial, em relação ao desenvolvimento cerebral[3,5].

Quadro IX-2. Características das desiodases das iodotironinas.

Variável	DIO1	DIO2	DIO3
Função fisiológica	Prover T_3 circulante	Prover T_3 intracelular	Inativar T_4 e T_3
Localização tissular	Fígado, rins, músculo, tireoide, hipófise anterior	SNC, hipófise anterior, gordura marrom murina, placenta	Placenta, SNC (células gliais), pele, fígado fetal
Substrato preferencial	$rT_3 > T_4 > T_3$	$T_4 = rT_3$	$T_3 > T_4$
Local de desalogenação	Anéis externo e interno	Anel externo	Anel interno
Sensibilidade ao PTU	Sensível	Resistente	Resistente
Sensibilidade ao ácido iopanoico	Inibe competitivamente	Inibe competitivamente	Inibe competitivamente
Sítio ativo	Selênio-cisteína	Cisteína (?)	Selênio-cisteína
Influência do hipotireoidismo	Diminui	Aumenta	Diminui
Influência do hipertireoidismo	Aumenta	Diminui	Aumenta

PTU = propiltiouracil.

sobre o significado fisiológico dessa situação hipertireóidea neonatal, mas admite-se decorrer daquele aumento do TSH e do estímulo de catecolaminas.

Metabolismo placentário das iodotironinas e transferência placentária de substâncias que afetam a função fetal e neonatal

Conforme mencionado, as desiodases 5' tipo 2 e 5' tipo 3 estão expressas na placenta. A atividade da primeira é maior nas membranas coriônica e decídua do que na amniótica, enquanto a segunda se encontra principalmente nos trofoblastos. A atuação conjunta de ambas promove a conversão da T_4 a T_3 e da T_4 e T_3 para rT_3 e T_2, respectivamente[6].

Como em outros tecidos, a atividade da desiodase 5' tipo 2 aumenta quando a disponibilidade de T_4 diminui. Isso indica que sua ação traduz mecanismo homeostático mantenedor da produção placentária da T_3, quando as concentrações maternas circulantes de T_4 estão diminuídas, por exemplo, durante o hipotireoidismo ou na deficiência de iodo. A maior parte dos efeitos benéficos da T_3 gerada pela atividade dessa desiodase, provavelmente, restringe-se às células placentárias, em virtude da presença ativa da desiodase 5' tipo 3. De fato, esta última está designada manter baixa a concentração sérica fetal da T_3, além de proteger as células deciduais do hipotireoidismo.

Entre as substâncias, fácil ou ativamente, transferidas pela placenta destacam-se: iodeto, TRH, somatostatina, agonistas e antagonistas dopaminérgicos, drogas antitireóideas e autoanticorpos tireóideos (TPOAb, TSHR Ab estimuladores, TSHR Ab bloqueadores, entre outros) (Figura IX-3).

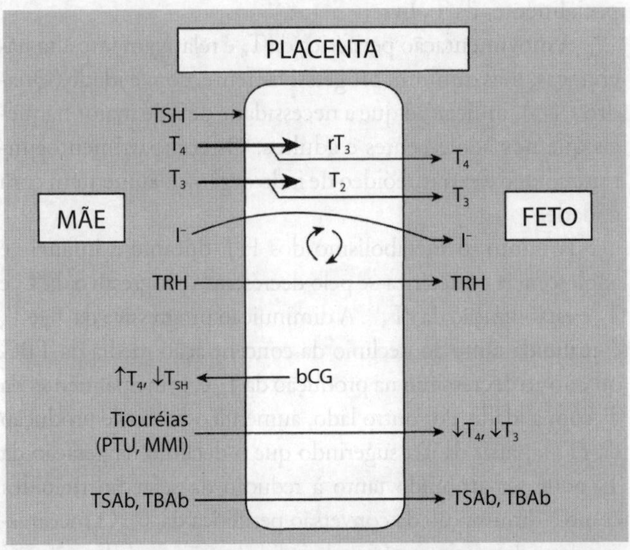

Figura IX-3. Transferência placentária de substâncias que influenciam as funções tireóideas fetal e neonatal. TSAb = autoanticorpos estimuladores do TSHR; TBAb = autoanticorpos bloqueadores do TSHR; MMI = metimazol; PTU = propiltiouracil.

O iodo atravessa livremente a placenta. Essa transposição é, particularmente, importante, porque o soro materno é a única fonte de iodeto para o desenvolvimento dos estoques de iodo da tireoide do feto, que aumentam progressivamente durante a vida fetal. Iodo fornecido à mãe em quantidades excessivas pode induzir ao hipotireoidismo fetal e bócio. Contudo, tem sido utilizado, em pequenas doses, em indivíduos com hipertireoidismo moderado gestacional, para controlar a doença materna sem provocar complicações no recém-nascido.

Existe cruzamento placentário de T_4, pois crianças portadoras de atireose ou com defeito completo na incorporação de iodeto, incapazes de sintetizar T_4, exibiram ao nascimento concentrações séricas de tiroxina variáveis entre 25 e 40% do normal. Isso permite alguma produção tissular de T_3, principalmente no SNC (via desiodase 5' tipo 2), suficiente para minimizar os efeitos do hipotireoidismo fetal. A T_3 materna não atinge o feto em quantidades apreciáveis, presumivelmente devido ao alto nível de atividade placentária da desiodase 5' tipo 3.

O TSH não atravessa a placenta em animais ou humanos. Com pouquíssimas exceções, as concentrações de TSH permanecem em limites normais nas mães de crianças nascidas com hipotireoidismo congênito.

Por outro lado, o TRH cruza a placenta e, quando administrado a grávidas, produz aumento apreciável no TSH fetal. Apesar disso, o TRH materno parece ter pouca ou nenhuma função na regulação do eixo hipotálamo-hipófise-tireóideo fetal. Do ponto de vista farmacológico, o TRH exógeno tem sido utilizado em fetos prematuros para acelerar a maturação pulmonar.

Além da ligação pelo cordão umbilical, a mãe e o feto interagem pela cavidade amniótica e fluido amniótico, criando outro meio de troca molecular e de líquidos. O afluxo amniótico consiste em fluido pulmonar e urina fetal, enquanto o efluxo compõe-se de fluido materno-fetal transamniótico e produtos da deglutição fetal do líquido. Esse contém pequenas quantidades de T_4, T_3 e TSH e grandes quantidades de rT_3, cujo padrão reflete os efeitos da desiodase 5' tipo 3 placentária e nos tecidos fetais. Suas concentrações variam bastante e as medidas não têm sido úteis no diagnóstico da doença tireóidea fetal (Quadro IX-3)[7].

Quadro IX-3. Concentrações de T_4, T_3 e rT_3, nos soros materno e fetal e líquido amniótico, durante e no final da gestação[7].

Iodotironina (ng/dl)	Soro materno	Líquido amniótico		Soro fetal	
		20ª semana	Termo	20ª semana	Termo
T_4	12.000	250	570	3.100	11.000
T_3	200	8,6	6,6	13	49
rT_3	24	130	69	250	270

A injeção de T_4 no espaço amniótico aumenta as concentrações dos HT no próprio líquido e no soro fetal, mas não na circulação materna, indicando que o hipotireoidismo congênito pode ser tratado no período pré-natal mediante esse procedimento. Ao final da gestação, a deglutição fetal parece ser a forma de transferência de HT do líquido à circulação do feto; no início da gestação, qualquer trânsito fluido fetal de HT ocorreria, presumivelmente, pela via transdérmica, que ainda não foi demonstrada.

Função tireóidea em crianças prematuras

As concentrações de T_4 total e T_4 livre no cordão são proporcionais ao peso do recém-nascido e à idade gestacional. O mesmo se aplica aos valores obtidos por punção do calcanhar, coletado na triagem rotineira neonatal do hipotireoidismo (Quadro IX-4)[8]. No cordão, a concentração sérica média de T_4 é de 5,6µg/dl em crianças com menos de 1.000 gramas e 6,7µg/dl em crianças nascidas antes de 30 semanas de gestação. As concentrações de T_4 livre não estão proporcionalmente reduzidas. Em crianças com idade gestacional inferior a 30 semanas, o valor médio é 1,2ng/dl[8].

Quadro IX-4. Concentrações séricas médias (± DP) de T_4 obtidas em amostras de sangue do calcanhar de recém-nascidos, de acordo com o peso ao nascimento[8].

Peso em gramas	T4 (µg/dl)
< 1.000	5,6 ± 3,0
1.000-1.500	7,7 ± 2,7
1.500-2.000	9,6 ± 2,7
2.000-2.500	11,2 ± 2,4
> 2.500	12,0 ± 2,0

O número de crianças em cada grupo variou de 1.308 a 14.735.

Após o nascimento, em comparação aos recém-nascidos de termo, os prematuros exibem alterações qualitativamente similares, mas quantitativamente menores, nas concentrações de TSH, T_4 e T_3. Isso decorre provavelmente da imaturidade do eixo hipotalâmico-hipófise-tireóideo. Assim, as concentrações de TSH elevam-se para perto de 40µU/ml e os picos de T_4, T_4 livre e T_3 são 20 a 30% inferiores[9,10].

Em crianças nascidas entre a 25ª e 30ª semana de gestação, as concentrações de T_4 livre variam de 0,5 a 3,3ng/dl, enquanto os valores são mais elevados naquelas nascidas entre a 31ª e 36ª semana, oscilando entre 1,3 e 4,7ng/dl.

Como nos recém-nascidos de termo, em crianças com baixo peso as concentrações de T_4 caem na primeira semana de vida. Essa queda é ainda mais acentuada nos indivíduos com peso muito baixo e relaciona-se com o grau de prematuridade. Quanto maior a prematuridade, mais rápida é a depuração de T_4. Em crianças iododeficientes, a falta de iodo contribui para a queda nas concentrações de T_4[8].

Após a primeira semana de nascimento, as concentrações de T_4 e T_3 elevam-se gradualmente. Embora os valores médios sejam discretamente inferiores aos normais, usualmente entre a 3ª e 6ª semana de vida superpõem-se aos encontrados nos recém-nascidos de termo.

Função tireóidea na infância e adolescência

Após o período fisiológico neonatal de hipertireoidismo, as concentrações séricas da T_4 e T_3 declinam, significativamente, com a idade (Quadro IX-5)[5,10-14]. Em parte, isso decorre do decréscimo da TBG, além de alterações na capacidade de ligação, em associação ao aumento da transtirretina (TTR). Entretanto, no início da vida pós-natal, os estrógenos de origem materna influenciam, parcialmente, a elevação da TBG, enquanto os esteroides sexuais gonadais explicam as baixas concentrações da proteína na puberdade.

Valores muito altos de T_4 (cerca de 20µg/dl) observados em recém-nascidos (Quadro IX-5) tendem a diminuir, atingindo concentrações de até 15µg/dl em torno dos 5 anos de idade. Adicionalmente, é oportuno ressaltar que, na primeira infância, valores de T_3 até 270ng/dl são absolutamente normais. Durante a infância e adolescência, a concentração circulante de rT_3 permanece inalterada ou aumenta discretamente. Como a maior parte da rT_3 deriva, quase totalmente, da monodesalogenação periférica da T_4, essa observação sugere que o grau de conversão da T_4 a rT_3 aumenta com a idade. Concomitantemente, com o declínio progressivo da T_4 e T_3 totais, há tendência ao decréscimo da T_4 livre e, especialmente, da T_3 livre.

A movimentação periférica da T_4 é relativamente alta nas crianças, mas diminui, progressivamente, com a idade (Quadro IX-5), indicando que a necessidade de T_4 é maior naquelas que nos adolescentes e adultos. Os compartimentos intratireóideo e extratireóideo de iodo orgânico aumentam com a idade.

Portanto, o metabolismo dos HT durante a infância e adolescência caracteriza-se pelo decréscimo progressivo da T_4 e T_3 e estabilização da rT_3[15]. A diminuição progressiva da T_4 e T_3 é atribuída tanto ao declínio da concentração média da TBG quanto ao decréscimo na produção da T_4 e, principalmente, da T_3 com a idade. Por outro lado, aumenta o ritmo de produção da rT_3 a partir da T_4, sugerindo que o declínio na geração da T_3 pode ser atribuído tanto à redução da secreção tireóidea como à diminuição da conversão periférica da T_4. O mecanismo desse decréscimo etário relativo da função tireóidea não está esclarecido. O declínio nas concentrações circulantes de tireoglobulina (TG) pode ser explicado, em parte, pela redução etária do estímulo do TSH e da função tireóidea[16].

Quadro IX-5. Distribuição etária das concentrações séricas de T_4, T_3, T_4 livre, T_3 livre, TSH, TBG e TG[10,14].

Idade	TSH* (mU/ml)	T4# (μg/dl)	T4L§ (ng/dl)	T3@ (ng/dl)	T3L§ (ng/dl)	rT3@ (ng/dl)	TBG§ (mg/dl)	Tg@ (ng/ml)
Cordão	10 (1-20)	10,8 (6,6-15,0)	1,38 ± 0,35	50 (14-86)	1,9 ± 1,1	224 (100-501)	3,0 (0,8-5,2)	24 (2-54)
1-3 dias	12 (1-20)	16,5 (11.0-21,5)	-	420 (100-740)	-	-	3,0 (0,8-5,2)	45 (1-110)
4-7 dias	5,6 (1-10)	14,1 (8,1-20,1)	2,23 ± 0,39	186 (36-316)	3,7 ± 1,2	146 (34-258)	2,8 (0,6-5,0)	42 (2-106)
Prematuros (23-33 semanas)	10,2 (1-20)	7,3 (1,0-13,4)	-	95 (10-178)	-	137 (60-210)	2,1 (1,1-3,1)	106 (6-230)
1-4 semanas	2,3 (0,5-6,5)	12,7 (8,2-17,2)	-	225 (105-345)	-	90 (26-290)	2,8 (0,6-5,0)	-
1-12 meses	2,3 (0,5-6,5)	11,1 (5,9-16,3)	-	175 (105-245)	-	40 (11-129)	2,6 (1,6-3,6)	-
1-5 anos	2,0 (0,6-6,3)	10,5 (7,3-15,0)	1,14 ± 0,20	168 (105-269)	4,9 ± 1,0	33 (15-71)	2,1 (1,4-2,8)	35 (2-65)
6-10 anos	1,9 (0,6-6,3)	9,3 (6,4-13,3)	1,14 ± 0,20	150 (94-241)	4,9 ± 1,0	36 (17-79)	2,1 (1,4-2,8)	35 (2-65)
10-12 anos	-	-	1,19 ± 0,11	-	4,8 ± 0,8	-	-	-
11-15 anos	1,9 (0,6-6,3)	8,1 (5,5-11,7)	1,03 ± 0,07	133 (83-213)	4,4 ± 0,9	41 (19-88)	2,1 (1,4-2,8)	18 (2-36)
16-20 anos	1,5 (0,5-6,0)	8,0 (4,2-11,8)	1,03 ± 0,11	130 (80-210)	3,8 ± 0,8	41 (25-80)	2,1 (1,4-2,8)	18 (2-36)
21-50 anos	1,5 (0,5-6,0)	7,3 (4,3-12,5)	1,03 ± 0,31	123 (70-204)	3,7 ± 0,6	42 (30-80)	1,9 (1,2-2,6)	4 (2-25)

*Média e variação; # = média ± 2DP; § = média ± DP; @ = média geométrica e variação.

Controle hormonal da função tireóidea

Sob condições fisiológicas, o TSH é o hormônio que controla, primariamente, a secreção hormonal, a diferenciação e o crescimento da célula folicular tireóidea, atuando pela ligação ao seu receptor (TSHR) na membrana basolateral celular[17]. Após alteração estrutural provocada pela interação com o ligante, o receptor ativa a adenilatociclase por meio da geração intracelular de AMP cíclico (cAMP). Isso ocorre via proteína Gsα à qual o receptor está preferencialmente conjugado, estimulando a cinase proteica A e, consequentemente, a fosforilação de diversas proteínas celulares, como o fator de transcrição CREB. Entretanto, o TSH em concentrações mais elevadas também é capaz de ativar a fosfolipase C (PLC) dependente de inositol difosfato (PIP2), via proteína Gqα. Como resultado, ocorre formação de diacilglicerol (DAG) e inositoltrifosfato (IP3). O DAG ativa a síntese da proteína C, Ca^{2+} fosfolipídio dependente, e o IP3 aumenta a concentração intracelular de Ca^{2+}.

As concentrações intracelulares de cAMP controlam o nível da atividade funcional da glândula, como estímulo do transporte ativo de iodeto, iodação de proteínas (albumina e tireoglobulina), síntese de T_3 e T_4 e sua secreção na circulação. Igualmente atua na expressão fenotípica diferenciada do tireócito, pelo estímulo gênico da tireoperoxidase (TPO) e da tireoglobulina (TG), e no seu crescimento. A PIP2 ativa a geração de água oxigenada H_2O_2, estimula a incorporação de iodo às proteínas e a síntese do hormônio tireóideo[18].

A quantidade de receptores por célula tireóidea é, aproximadamente, de 1.000 unidades receptoras. Conforme mencionado, o TSHR pertence à família dos receptores conjugados à proteína G, que, juntamente com LH, hCG e FSH, exibem, em comum, o controle de transmissão intracelular do sinal funcional. Ativam ou desativam proteínas G triméricas (Gαβγ) pela estimulação da subunidade α (Gα). Após dissociação do trímero, a Gα ou Gβγ irá interagir com os efetores do receptor. Ao contrário dos receptores LH, FSH e hCG, o TSHR apresenta atividade basal constitutiva, isto é, exibe atividade espontânea na ausência de ligante. Codificado por gene localizado no cromossomo 14, compartilha padrão estrutural semelhante a LH, hCG e FSH (Figura IX-4), exibe cadeia peptídica aminoterminal extracelular, com 398 aminoácidos e seis sítios nitrogenados para glicosilação, responsáveis pela especificidade e pela ligação hormonal. O domínio intracelular carboxiterminal contém 346 aminoácidos e sete segmentos transmembranosos, cujo papel é a transmissão do sinal de estímulo, interagindo com a adenilato ciclase. Portanto, a integridade funcional da proteína G (e de sua subunidade α) é pré-requisito essencial para que o sistema seja fisiologicamente normal. Pode-se deduzir, então, que distúrbios no TSHR, ou na transmissão do estímulo no pós-receptor, afetam a função e o crescimento do tireócito[18].

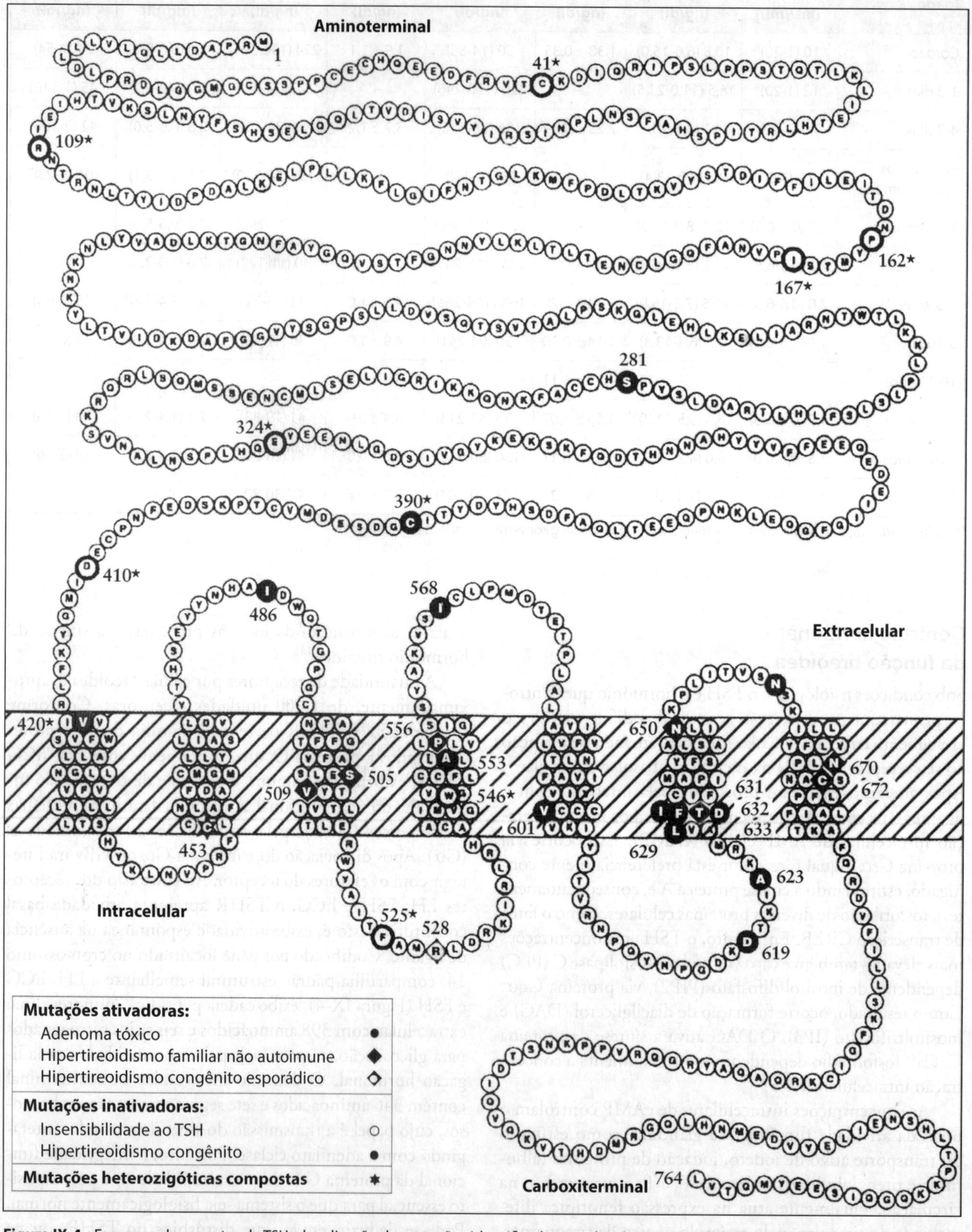

Figura IX-4. Esquema do receptor de TSH e localização de mutações identificadas nos domínios extracelular, intramembranoso e intracelular.

REFERÊNCIAS

1. Tsoumalis G, Tsatsoulis A. Ontogenesis and anatomy of the hypothalamic-pituitary thyroid axis. In Krassas GE, Rivkees SA, Kiess W, eds. Diseases of the thyroid in childhood and adolescence. Basel: Pediatr Adolesc Med Basel, Karger. 2007;11:1-24.
2. Polak M, Luton D. Fetal thyroidology. Best Pract Res Clin Endocrinol Metab. 2014;28(2):161-73.
3. Dobbing J, Sands J. Quantitative growth and development of human brain. Arch Dis Child. 1973;48(10):757-67.
4. Fisher DA. Ontogenesis of hypothalamic-pituitary-thyroid function in the human fetus. In Delange F, Fisher DA, Malvaux P, eds. Pediatric thyroidology. Basel: Karger; 1985. p. 19-32.
5. Fisher DA. Thyroid development and thyroid disorders in infancy. In Van Middlesworth L, ed. The thyroid gland, a practical clinical treatise. Chicago: Year Book; 1986. p. 111-29.
6. Braverman LE. Placental transfer of substances from mother to fetus affecting fetal-pituitary-thyroid function. In Delange F, Fisher DA, Glinoer D, eds. Research in congenital hypothyroidism. New York: Plenum Press; 1989. p. 3-17.
7. Roti E, Gnudi A, Braverman LE. The placental transport, synthesis and metabolism of hormones and drugs which affect thyroid function. Endocr Rev. 1983;4(2):121-9.
8. Burrow GN, Fisher DA, Larsen PR. Maternal and fetal thyroid function. N Engl J Med. 1994;331:1072-8.
9. Delange F, Bourdeaux P, Ermans AM. Transient disorders of thyroid function and regulation in preterm infants. In Delange F, Fisher D, Malvaux P, eds. Pediatric thyroidology. Basel: Karger; 1985. p. 369-93.
10. Delange F, Dalhem A, Bourdoux P, Lagasse R, Glinoer D, Fisher DA, et al. Increased risk of primary hypothyroidism in preterm infants. J Pediatr. 1984;105(3):462-9.
11. Fisher DA, Vandreschueren-Lodeweyckx M. Laboratory tests for thyroid diagnosis in infants and children. In Delange F, Fisher DA, Malvaux P, eds. Pediatric thyroidology. Basel: Karger; 1985. p. 125-42.
12. Walfish PG, Tseng KH. Thyroid physiology and pathology. In Collu R, Ducharme JR, Guyda HJ, eds. Pediatric endocrinology. New York: Raven Press; 1989. p. 367-448.
13. Pezzino V, Filetti S, Belfiore A, Proto S, Donzelli G, Vigneri R. Serum thyroglobulin levels in the newborn. J Clin Endocrinol Metab. 1981;52(2):364-6.
14. Delange F. Thyroid hormones. Bochemistry and physiology. In Bertrand J, Rappaport R, Sizonenko B, eds. Pediatric endocrinology. Baltimore: Williams & Wilkins; 1993. p. 242-51.
15. Segni M. Disorders of the thyroid gland in infancy, childhood and adolescence. 2017 Mar 18. In Feingold KR, Anawalt B, Boyce A, Chrousos G, Dungan K, Grossman A, et al., eds. Endotext [Internet]. South Dartmouth (MA): MDText.com. 2000.
16. Fisher DA. Thyroid disease in the neonate and in childhood. In DeGroot LJ, ed. Endocrinology. Philadelphia: WB Saunders; 1981. p. 733-5.
17. Kopp P. The TSH receptor and its role in thyroid disease. Cell Mol Life Sci. 2001;58(9):1301-22.
18. Knobel M, Medeiros-Neto G. An outline of inherited disorders of the thyroid hormone generating system. Thyroid. 2003;13(8):771-801.

Defeitos Metabólicos Hereditários do Sistema Tireóideo

MEYER KNOBEL

Do ponto de vista clínico-patológico, identificaram-se várias categorias de moléstias hereditárias do sistema tireóideo (Quadro IX-6).

DEFEITOS NA ONTOGENIA DO HIPOTÁLAMO E DA HIPÓFISE

A glândula pituitária forma-se por invaginação do assoalho do terceiro ventrículo e da bolsa de Rathke, derivada da ectoderme oral. Em camundongos, fatores de transcrição codificados por genes, tais como *Ttf1*, *Hesx1*, *Lhx3* e *Lhx4*, são essenciais para o desenvolvimento normal daquela bolsa[1]. Outros elementos de transcrição atuam de forma relevante na diferenciação das células progenitoras em linhagens definidas. Por exemplo, os genes *Prop1* e *Pou1F1* (*POU1F1* em humanos) codificam proteínas expressas especificamente na hipófise embrionária. Esses dois fatores atuam sequencialmente na mesma via estimulando o desenvolvimento e a proliferação de lactotrofos, tireotrofos e somatotrofos[2].

Defeito no gene *HESX1*

Em roedores, o gene *Hesx1* (*transcription termination factor, RNA polymerase I*), também conhecido como *Rpx* (*Rathke's pouch homeobox*), é o primeiro fator de transcrição expresso no primórdio hipofisário. Tem sido descrito como necessário para o desenvolvimento normal do cérebro anterior, olhos, hipotálamo, hipófise e bulbos olfatórios. Defeitos nesse gene provocam distúrbios comparáveis à displasia septo-óptica (SOD) no homem. Essa entidade se caracteriza por hipoplasia do nervo óptico, vários tipos de defeitos no cérebro anterior e deficiências hormonais hipofisárias, inclusive hipotireoidismo. Estudo abrangendo 38 países com SOD mostrou que apenas dois irmãos, provenientes de família consanguínea, eram portadores de mutação homozigótica no *HESX1*. Ambos exibiam agenesia do corpo caloso, hipoplasia do nervo óptico e pan-hipopituitarismo[1].

Defeito no gene *PROP1*

O gene *PROP1 (PROP – paired-like homeobox 1)* codifica o fator de transcrição proteico expresso especificamente na hipófise embrionária e necessário para a manifestação subsequente do *POU1F1*. É essencial para o desenvolvimento de somatotrofos, lactotrofos, tireotrofos (expressão do gene *TSHB*) e gonadotrofos. Foram constatadas mutações inativadoras homozigóticas no *PROP1* em camundongos nanicos da linhagem AMES e em famílias com afetados apresentando deficiência hormonal hipofisária combinada (CHPD) esporádica e familial. Mutações em *PROP1* estão presentes em aproximadamente 50% dos casos de CHPD. Os portadores desses defeitos exibem falta de GH, PRL, TSH, LH e FSH. Essas insuficiências diminuem com a evolução etária, mas o início do distúrbio, a ordem da instalação delas e a gravidade variam. Entretanto, quase sempre, a falta de GH inicia-se na infância, provocando déficit estatural. A carência de gonadotrofinas manifesta-se na puberdade, que não ocorre espontaneamente. Em alguns indivíduos, deficiência de ACTH e cortisol podem ocorrer tardiamente[1,3].

Defeito no gene *POU1F1*

O gene *POU1F1* (ortólogo do *Pou1f1* em roedores) pertence à família de fatores de transcrição POU. É essencial para o desenvolvimento de somatotrofos, lactotrofos, tireotrofos (expressão do gene *TSH*-β). Em indivíduos com mutações

Quadro IX-6. Classificação dos defeitos hereditários do sistema tireóideo.

Defeitos hereditários	Observações
Defeitos na regulação extratireóidea	
Deficiência de PROP1	Mutações no gene *PROP1*. Puberdade espontânea ausente, deficiência de LH, FSH, GH, PRL e TSH
Deficiência de PIT1 (POU1F1)	Mutações no gene *PIT1*; desenvolvimento hipofisário anormal; síntese e secreção diminuídas de GH, PRL e TSH
Defeito no receptor de TRH	TSH normal, T_4 baixa, tireoide hipoplásica
Defeitos no TSH e no receptor de TSH	
Deficiência hereditária familial de TSH	Mutações na subunidade *TSHβ* (bi-inatividade do TSH), TSH indetectável ou normal, T_4 baixa, tireoide hipoplásica
Resistência ao TSH	Mutações inativadoras no gene do receptor de TSH com perda de função
Hipersensibilidade ao TSH	Mutações ativadoras germinativas e somáticas no gene *TSHR* e na subunidade GSα, com ganho de função
Defeitos na ontogenia tireóidea	
Disgenesia: atireose, hemiagenesia, ectopia	Mutações nos genes *PAX8*, *FOXE1*, *NKF2.1*, *NKX2.5* (incidência pouco frequente)
Defeitos na síntese do hormônio tireóideo (HT)	
Defeito no transporte de iodeto	Mutações no gene *SLC5A5* (*NIS*)
Defeito na organificação de iodeto	
Na tireoperoxidase (TPO)	Mutações no gene *TPO*
Na geração de H_2O_2	Mutações no gene *DUOX2*, *DUOXA2*
Síndrome de Pendred	Mutações no gene *SLC26A4* (*PDS*)
Defeitos de síntese e secreção de tireoglobulina	Mutações no gene *TG* Retenção da proteína mutada no retículo endoplasmático rugoso
Deficiência de desalogenase	Mutações no gene *IYD* (*DEHAL1*)
Defeitos no transporte do hormônio tireóideo	
Deficiência de *SERPINA7* (TBG)	Completa ou parcial
Excesso de TBG	
Defeitos de TTR	Amiloidose
Defeitos de albumina	Disalbuminemia familial
Defeitos nos receptores nucleares do HT	Resistência ao HT, forma generalizada ou hipofisária, bócio, graus variáveis de hipo e hipertireoidismo, mutação no gene *RT*b do HT

no *POU1F1* ocorre deficiência congênita de GH, PRL e TSH (variável)[1]. As secreções de LH, FSH e ACTH estão preservadas. As mutações são heterogêneas, incluindo homozigose ou heterozigose composta de mutações inativadoras do *POU1F1*, ou mutações em heterozigose com efeito dominante negativo[4,5]. Análise comparativa das mutações sugere que a proteína *POU1F1* tem ação dominante negativa ou recessiva dependendo da localização da mutação.

O início da expressão desse coincide com a diferenciação daquelas três linhagens de células hipofisárias. Foram descritas deficiências hormonais combinadas de TSH, PRL e GH em oito indivíduos com hipotireoidismo congênito central de intensidade diversa, pertencentes a cinco famílias, sendo que em algumas ocorria consanguinidade. Constatou-se que as mutações no *POU1F1* induziram manifestações clínicas variadas tanto nas formas esporádicas quanto nas familiares[1].

Na maioria dos casos, em exame por imagem, a hipófise mostrava-se normal ou hipoplásica. Os testes com estímulo de LHRH e metirapona demonstraram concentrações normais de LH/FSH e ACTH, respectivamente. Os valores de GH e PRL são, usualmente, indetectáveis, mas os de TSH e hormônios tireóideos (HTs) são inconstantes: podem encontrar-se, surpreendentemente, normais.

Deficiência de TRH

Até o momento, não ocorreu registro de indivíduo com defeito documentado no *TRH* (hormônio liberador de tireotrofina). No entanto, em camundongos, a mutação genética induzida causou hipotireoidismo. Curiosamente, os valores de TSH se encontravam elevados, mas com atividade biológica reduzida[6]. Alterações bioquímicas semelhantes foram encontradas em alguns humanos portadores de hipotireoidismo central[7].

Resistência do receptor de TRH (TRHR)

O defeito no TRHR do tireotrofo resulta em resistência ao TRH. O primeiro caso descrito de hipotireoidismo central isolado por comprometimento no TRHR descrito mostrava que o paciente (um menino com 9 anos de idade) exibia baixa estatura, idade óssea atrasada e quociente de inteligência rebaixado. O valor basal normal de TSH associava-se ao baixo valor circulante de T_4 e tireoide hipoplásica. A administração por via intravenosa de TRH não elevou o TSH nem a PRL[1]. Recentemente foi descrita uma família com resistência recessiva à ação do TRH devido à mutação *nonsense* (que introduz um códon de terminação prematura gerando uma proteína truncada) no TRHR[8]. O paciente apresentava hipotireoidismo, restrição de crescimento, baixa estatura, letargia e fadiga. O defeito foi sugerido pela ausência de resposta do TSH e PRL após estímulo com TRH. Entre os familiares, a irmã, grávida e mãe de outro filho, era portadora da mesma mutação em homozigose, entretanto, não apresentava sintomas clínicos de hipotireoidismo. O indivíduo-índice e a irmã não exibiam retardo cognitivo ou neurológico, sugerindo que, na ausência de ação de TRH nos períodos fetal, neonatal e na infância, pequenas quantidades de TSH estimularam a tireoide induzindo a síntese de HTs suficientes para evitar dano neurológico. Esses dados indicam que, em humanos, a ação do TRH não parece ser necessária ao desenvolvimento de tireotrofos, expressão do TSHB ou da PRL.

Deficiência hereditária familial de TSH

A tireotrofina (TSH), assim como as demais glicoproteínas heterodiméricas hipofisárias relacionadas (LH e FSH) e placentária (hCG), consiste em duas subunidades alfa (TSHA) e beta (TSHB) associadas por ligação não covalente. A sequência de aminoácidos da TSHA é comum a todas elas, mas a TSHB exibe diferentes sucessões de aminoácidos em cada uma, sendo responsável pela especificidade e pela expressão da atividade hormonal. O gene que codifica a subunidade alfa comum do TSH, hCG, LH, FSH e os genes que codificam as respectivas subunidades beta estão localizados em cromossomos diferentes. Para a biossíntese adequada de TSH, é necessária a produção coordenada de ambas as subunidades, regulada pelos HT e TRH (hormônio liberador de tireotrofina).

A deficiência hereditária de TSH produz sintomas típicos do hipotireoidismo congênito. A estimulação inadequada da tireoide, tanto intrauterina, como nas primeiras semanas após o nascimento, resulta em grave atraso mental e do crescimento. Em estudo descrevendo 10 casos em cinco famílias não relacionadas, os indivíduos se apresentavam, clinicamente, hipotireóideos, sem bócio, com concentrações séricas baixas ou indetectáveis de TSH, baixas de HT e captação diminuída de radioiodo, mesmo após o estímulo com TSH exógeno. As respostas do TSH e do TSHB ao TRH foram consistentemente modestas (exceto a da PRL, que foi normal), enquanto os valores basais elevados da subunidade A aumentara consideravelmente. O tratamento com LT3 reduziu as concentrações da TSHA, que se tornaram indetectáveis, indicando que os tireotrofos eram responsivos ao efeito supressivo hormonal. Além disso, tanto a hipoglicemia induzida pela insulina como os testes de estimulação pelo LHRH mostraram aumentos normais do GH, LH, FSH e ACTH, confirmando que o defeito era restrito à TSHB[1].

Demonstrou-se que as mutações no gene *TSHB* dão origem a proteínas incompletas, biologicamente inativas na célula tireóidea. A TSHB alterada não consegue associar-se à TSHA normal para produzir heterodímero funcional. Consequentemente, ocorre na circulação excesso de TSHA[1].

A deficiência hereditária familial de TSH é autossômica recessiva e as famílias relatadas são altamente endogâmicas[6].

ALTERAÇÃO DA RESPOSTA TIREÓIDEA AO TSH

Mutações no receptor tireóideo do TSH e em sua cascata reguladora TSH-dependente podem ter expressão clínica em doenças com excesso ou descontrole do desenvolvimento e função tireóideos, como pela falta de resposta ao agonista TSH. Na presença de mutação somática ativadora, a estimulação crônica do cAMP causa expansão celular clonal e autonomia funcional, gerando o adenoma tóxico. Por outro lado, uma mutação inativadora inibe a capacidade do TSHR de atingir a membrana celular, prejudicando a interação com o TSH e reduzindo a resposta ao cAMP. Em outros casos, o receptor mutado, presente na superfície celular em quantidade habitual, é incapaz de se ligar normalmente ao TSH[9,10]. Ambas as situações estão descritas na literatura como causadoras de hipotireoidismo congênito com ou sem hipoplasia tireóidea (Figura IX-5).

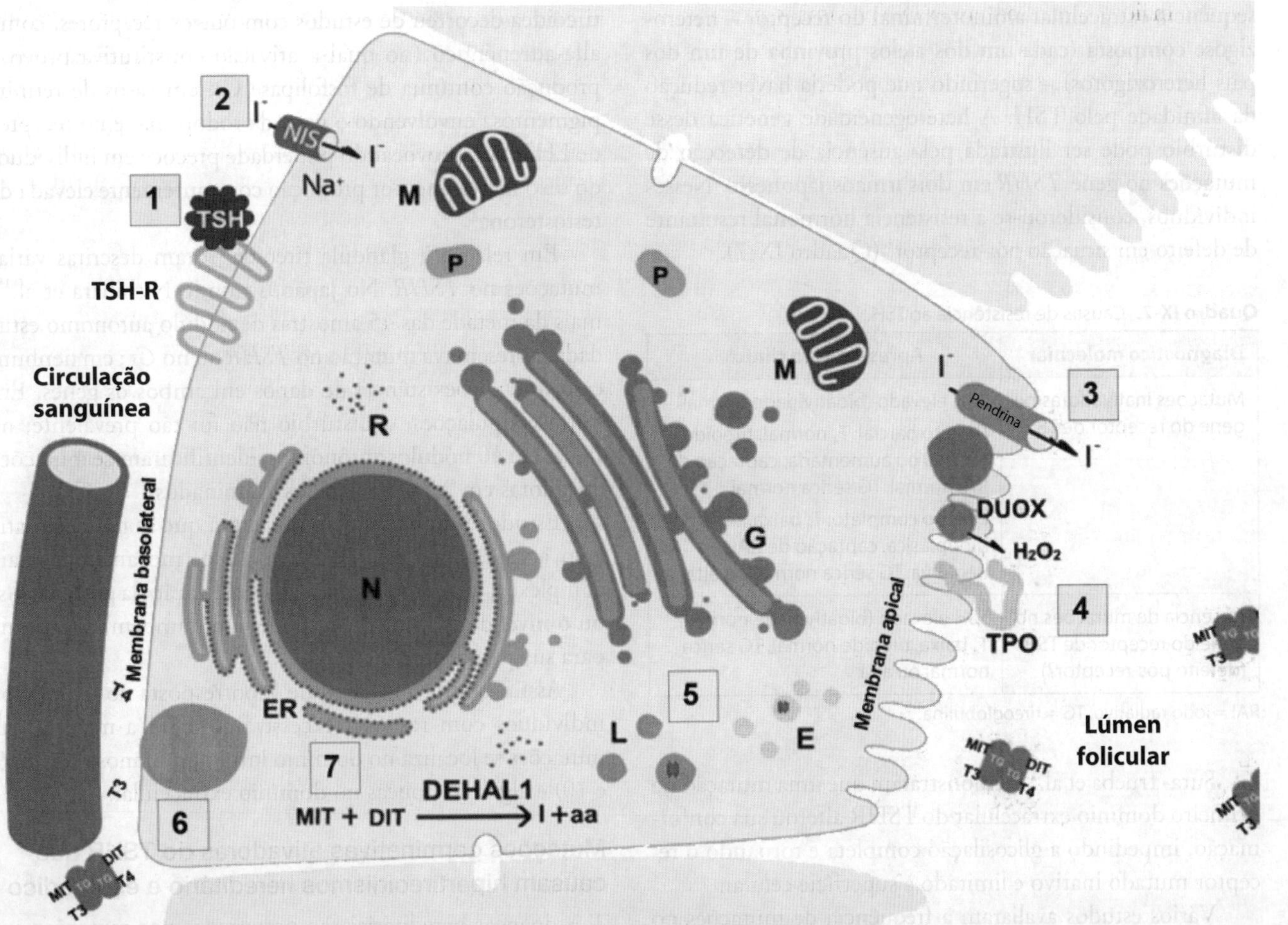

Figura IX-5. Representação esquemática da síntese dos hormônios tireóideos. 1. O hormônio estimulante da tireoide (TSH) liga-se em seu receptor de membrana e ativa a cascata intracelular de sinais que regula a síntese hormonal, entre outras funções celulares. 2. O simportador de Na/I, localizado na membrana basolateral, transporta o iodo para o interior das células, para posterior translocação até a membrana apical. 3. A pendrina é a responsável pelo efluxo do iodo para o lúmen folicular. 4. TPO na presença de H_2O_2, sintetizado pelo sistema DUOX, promove a oxidação e o acoplamento do iodo no resíduo tirosil da TG para a formação de MIT e DIT. Ainda no lúmen folicular, ocorre a síntese dos hormônios tireóideos (T_3 e T_4) pela junção de MIT e DIT. 5. Complexo TG-hormônio entra novamente na célula. 6. Nos lisossomos o complexo TG-hormônio sofre proteólise para a liberação dos hormônios tireóideos na corrente sanguínea, juntamente com moléculas de TG. 7. A enzima DEHAL1 retira o iodo, não utilizado na síntese dos hormônios, para ser reaproveitado pela célula. L = lisossomo; M = mitocôndria; R = ribossomos; P = peroxissomo; G = complexo de Golgi; ER = retículo endoplasmático rugoso; N = núcleo; E = endossomo.

Insensibilidade (ou resistência) ao estímulo pelo TSH

A resistência ou insensibilidade ao TSH é definida como resposta reduzida ou ausente ao hormônio biologicamente ativo. É causada por defeitos no receptor ou no pós-receptor. O fenótipo caracteriza-se por concentrações circulantes elevadas de TSH e concentrações normais ou baixas de HT. Ao contrário das mutações associadas à função tireóidea aumentada, que envolvem apenas um alelo, observada nos adenomas tireóideos, essas mutações comprometem ambos os alelos (autossômicas recessivas)[10].

A base molecular desses defeitos só foi identificada pela disponibilidade de células capazes de expressar o TSHR recombinante e a reprodução *in vitro* da alteração da atividade proteica. Em uma família, os autores relataram dois irmãos com hipotireoidismo congênito, filhos de casamento consanguíneo entre primos de primeiro grau, portadores de glândula tireoide de tamanho e posição normais. A captação de iodeto, em ambos, era muito baixa. O T_3 sérico não se elevou com o TSH exógeno, embora o TSH sérico tenha aumentado após o estímulo. Em estudo posterior envolvendo os mesmos indivíduos, não se conseguiu detectar mutações no *TSHR*. Em outra família, três irmãs eutireóideas, com concentrações séricas normais de HT, mas muito elevadas de TSH (hipotireoidismo compensado), exibiam captação normal de iodeto e glândulas eutópicas morfologicamente normais. Duas mutações diferentes foram identificadas na sequência extracelular aminoterminal do receptor – heterozigose composta (cada um dos alelos provinha de um dos pais heterozigotos) – sugerindo que poderia haver redução da afinidade pelo TSH. A heterogeneidade genética desse distúrbio pode ser ilustrada pela ausência de detecção de mutações no gene *TSHR* em dois irmãos japoneses. Nesses indivíduos, considerou-se a resistência hormonal resultante de defeito em situação pós-receptor[1] (Quadro IX-7).

Quadro IX-7. Causas de resistência ao TSH.

Diagnóstico molecular	Apresentação clínica
Mutações inativadoras no gene do receptor de TSH	TSH elevado (bioatividade normal) Defeito parcial: T_4 normal, tireoide normal ou aumentada; captação de RAI normal, TG sérica normal Defeito completo: T_4 baixa, tireoide hipoplásica, captação de RAI negativa, TG sérica normal ou alta
Ausência de mutações no gene do receptor de TSH (defeito pós-receptor?)	TSH elevado (bioatividade normal), T_4 baixa, tireoide normal, TG sérica normal ou alta

RAI = iodo radiativo; TG = tireoglobulina.

Sura-Trueba et al.[11] demonstraram que uma mutação no primeiro domínio extracelular do TSHR alterou sua conformação, impedindo a glicosilação completa e tornando o receptor mutado inativo e limitado à superfície celular.

Vários estudos avaliaram a frequência de mutações no *TSHR* em diferentes grupos de indivíduos. No Brasil, em mais de 100 indivíduos com hipoplasia ou atireose não foram identificadas mutações[12]. Entretanto, em 2009, outro estudo, com 102 japoneses portadores de hipotireoidismo primário e disgenesia, demonstrou prevalência de 4,3% de mutações bialélicas, sendo uma delas detectada em 70% dos alelos afetados, indicando a existência de um fundador comum nessa população[13]. Na Itália, Nicoletti et al.[14] verificaram elevada prevalência (29%) de mutações no *TSHR* em crianças e adolescentes, apresentando-se como hipotireoidismo subclínico não autoimune.

Resposta excessiva ao estímulo do TSH

Mutações somáticas ativadoras do TSHR em adenomas tóxicos

Uma mutação é dita somática quando altera a sequência nucleotídica do DNA genômico em células não produtoras de gametas. Os adenomas tireóideos tóxicos são tumores benignos circunscritos, de origem monoclonal. Nesses, a superprodução de cAMP existente em uma célula, após expansão clonal, gera nódulo hiperfuncionante, caracteristicamente autônomo e TSH-independente[10].

A suspeita de que mutações no *TSHR* poderiam, constitucionalmente, ativar de maneira crônica a adenilciclase tireóidea decorreu de estudos com outros receptores, como alfa-adrenérgico (no qual a ativação constitutiva provoca produção contínua de fosfolipase C), em casos de retinite pigmentosa envolvendo o gene da rodopsina, e no receptor de LH/FSH, provocando puberdade precoce em indivíduos do sexo masculino por produção constantemente elevada de testosterona[1].

Em relação à glândula tireoide, foram descritas várias mutações no *TSHR*. No Japão, segundo Nishihara et al.[15], mais da metade das 45 amostras de nódulo autônomo estudadas apresentava mutação no *TSHR* ou no *Gs* ; em nenhum caso houve coexistência de danos em ambos os genes. Em outras populações, o distúrbio não foi tão prevalente; na Itália, em 40 nódulos autônomos, identificaram-se mutações ativadoras em 25% dos tecidos examinados[1].

Estudos funcionais demonstraram que as mutações ativam a cascata do cAMP. Além disso, mecanismos mais complexos, tais como alteração da sinalização da proteína Gs ou o nível de iodo na dieta, poderiam, também, contribuir para sua patogênese.

Assim como nos casos de hiporresposta ao TSH, nos indivíduos com resposta excessiva ao TSH a maioria das mutações se localiza no domínio intramembranoso (éxons 9 e 10) e algumas poucas no domínio extracelular.

Mutações germinativas ativadoras do TSHR que causam hipertireoidismos hereditário e esporádico

Tais doenças hereditárias são provocadas por mutações em células da linhagem germinativa responsáveis pela produção de gametas. Essas mutações podem ser herdadas ou surgir *de novo* de forma esporádica. As germinativas ativadoras do TSHR podem causar tanto hipertireoidismo familial quanto hipertireoidismo congênito esporádico, ambos com transmissão autossômica dominante[1]. Em consequência, o indivíduo afetado é heterozigoto, por apresentar uma cópia do alelo mutado e outra do alelo normal.

As características clínicas dos indivíduos com a forma familiar incluem: ausência de doença ocular ou manifestações biológicas de autoimunidade (anticorpo estimulador, infiltração linfocitária da tireoide), presença de bócio difuso de volume variável e desenvolvimento de hipertireoidismo clínico. A idade inicial do distúrbio é bastante diversa; em duas genealogias estudadas, ocorreu entre 18 meses e a idade adulta. Essa expressão variável é comumente observada em doenças dominantes e, provavelmente, reflete a constituição genética distinta dos indivíduos afetados, assim como a influência de fatores ambientais. Contudo, a característica comum nos casos avaliados é a necessidade de tratamento agressivo (cirurgia ou ablação com ^{131}I) para prevenir recidiva[16].

Em 1995, foi descrito o caso de um afetado por mutação *de novo* (ausente nos pais) indutora de hipertireoidismo congênito esporádico. Após 8 anos de tratamento do hipertireoidismo presente desde o nascimento, com drogas antitireóideas, o indivíduo apresentou nódulos com rápida evolução e tireotoxicose, sem que tenha sido possível demonstrar autoimunidade crônica. Além disso, exibia atraso de crescimento e distúrbio de atenção e concentração. Foram necessárias duas tireoidectomias subtotais, seguidas por radioterapia, para obter-se o eutireoidismo. Curiosamente, a mutação foi a mesma encontrada nos adenomas tóxicos, indicando mecanismo fisiopatológico comum, apesar da origem germinativa nos primeiros e somática neste último. No indivíduo, a ativação constitutiva da via do cAMP nos tireócitos, com consequente aumento glandular e alteração da função, foi responsável pela formação do bócio, assim como pelo hipertireoidismo decorrente[1].

Hebrant et al.[17], em 2009, demonstraram que as mutações ativadoras do TSHR, hereditárias ou somáticas, produzem as mesmas consequências qualitativas no fenótipo tireóideo, ou seja, hipertireoidismo genético. Entretanto, as mutações somáticas nos adenomas autônomos parecem induzir maior efeito que as mutações presentes no hipertireoidismo familial não autoimune.

DEFEITOS NA ONTOGENIA TIREÓIDEA (DISGENESIA: ATIREOSE, HEMIAGENESIA, ECTOPIA)

A tireoide é a primeira glândula endócrina a surgir durante o desenvolvimento embrionário. Forma-se a partir de espessamento endodérmico (divertículo tireóideo) mediano, no assoalho da faringe primitiva. Esse divertículo se move caudalmente e se posiciona em situação cervical final por volta da sétima semana de gestação[18]. Modelos animais indicam que os fatores proteicos de transcrição Ttf1, Ttf2, Pax8 e Hhex são indispensáveis para a evolução glandular, pois formam uma rede integrada que regula a sobrevivência e a migração celulares, na ontogenia tireóidea. Esses fatores se expressam predominantemente nos tireócitos e interagem com promotores como os da TG, TPO e TSHR, resultando na manifestação de genes específicos da tireoide[18].

A base genética da disgenesia tireóidea em humanos com suas respectivas características fenotípicas são apresentadas no quadro IX-8.

A TTF1 (*thyroid transcription factor 1*) é uma proteína nuclear com 38kD, cujo gene *NKX2-1* se localiza no cromossomo 14q13.1. Expressa-se na tireoide, pulmão, traqueia em desenvolvimento, tecidos cerebrais e hipófise anterior. No pulmão, ativa genes importantes para seu desenvolvimento e função. Estudos recentes mostraram que portadores de mutações no *NKX2-1*, em heterozigose, exibiam diferentes combinações de hipotireoidismo primário, deficiência respiratória com idade de início variável e distúrbios neurológicos. *In vitro*, as mutações no *NKX2-1* reduzem a capacidade de ligação ao DNA e de transativação proteica.

O fator de transcrição TTF2 (*thyroid transcription factor 2*), durante a embriogênese, expressa-se na maior parte da endoderme do intestino anterior, na ectoderme craniofaríngea (envolvida na formação do palato) e na bolsa de Rathke (implicada na formação da hipófise anterior). Seu gene *FOXE1* se situa no cromossomo 9q22.33. Em roedores homozigóticos para mutação, o primórdio tireóideo não migra da cavidade faríngea e, eventualmente, desaparece, resultando em hipotireoidismo congênito[19]. Consoante, foi demonstrado que mutação homozigótica afetando esse gene estava associada ao hipotireoidismo em dois irmãos que exibiam palato fendido, atresia bilateral de coana, epiglote bífida, cabelos arrepiados e agenesia tireóidea (síndrome de Bamforth-Lazarus)[18]. Posteriormente, outra mutação em homozigose foi encontrada em indivíduo com o mesmo fenótipo, mas com tireoide eutópica. Essa mutação, localizada no domínio de ligação ao DNA, provocou a perda da função proteica[18].

O PAX8 (*paired box 8*) pertence à família de proteínas PAX e desempenha papel importante no desenvolvimento da tireoide, particularmente quando o broto tireóideo evagina do piso da faringe. Também se expressa na tireoide do adulto como um fator de transcrição modulando genes específicos da tireoide (*TG, TPO, NIS*) por meio da ligação às sequências promotoras. É codificado por gene localizado no

Quadro IX-8. Base genética da disgenesia tireóidea.

Alteração	Genes	Manifestações clínicas
Atireose	*PAX8*	Hipotireoidismo grave
	FOXE1	Hipotireoidismo grave, síndrome de Bamforth-Lazarus
	NKX2-5	Hipotireoidismo grave, ausência de alterações cardíacas
Ectopia tireóidea	*NKX2-5*	Hipotireoidismo grave, ausência de alterações cardíacas
	FOXE1	Hipotireoidismo grave, síndrome de Bamforth-Lazarus
Hipoplasia tireóidea	*NKX2-1*	Ausência de bócio, coreoatetose, hipotireoidismo variável (brando a grave), alterações pulmonares
	TSHR	Resistência ao TSH: ausência de bócio, hipotireoidismo variável (brando a grave)
	PAX8	Ausência de bócio, hipotireoidismo variável (moderado a grave)

cromossomo 2q14.1[19]. Mais de 10 mutações do gene *PAX8* foram identificadas e caracterizadas em indivíduos com disgenesia tireóidea. Várias dessas mutações localizam-se no domínio de ligação ao DNA (*paired box domain*), provocando grave redução da capacidade de ligação ao DNA *in vitro*. Outras mutações inibem a transcrição gênica sem alterar a afinidade normal da proteína ao DNA. A transmissão é autossômica dominante com penetrância e expressividade variáveis entre os indivíduos[20,21], caracterizando-se por expressão fenotípica variável, oscilando entre ectopia e hipoplasia tireóideas associadas ao hipotireoidismo grave, e eutopia glandular acompanhada por hipotireoidismo moderado e hipertirotropinemia.

Estudo que incluiu 145 crianças com hipotireoidismo congênito esporádico atribuído à disgenesia tireóidea detectou dois que apresentavam mutações diferentes na região codificadora do *PAX8*. Ambas exibiam concentrações elevadas de TSH, em uma, com ectopia tireóidea, a T_4 encontrava-se no limite inferior da normalidade, e na outra, com hipoplasia tireóidea, era subnormal. O pai, aparentemente, era normal. A presença de mutações monoalélicas *PAX8*, possivelmente, causa redução da expressão da proteína normal resultando em produção hormonal insuficiente, fenômeno denominado haploinsuficiência. Essa diminuição poderia interferir na interação com competidores ou cofatores. Nesse caso, o fenótipo, além da influência de mutações, dependeria também de mutações em genes de competidores/cofatores. Essa possibilidade foi demonstrada com a proteína nuclear APEX1 (*APEX nuclease–multifunctional DNA repair enzyme – 1*) ou Ref1 (*redox factor 1*), fator controlador da capacidade DNA-ligante do *PAX8*[1].

O *NKX2-5* (*NK2 transcription factor related, locus 5 – Drosophila*) é um fator de transcrição crucial para a morfogênese cardíaca, que também se expressa no primórdio tireóideo. Esse fator de transcrição modula a expressão do *NIS* e interage com o TTF1. O gene *NKX2.5* está localizado no cromossomo 5q35.1.

Em 2006, foi identificada a primeira mutação no *NKX2.5* em indivíduo com defeito cardíaco congênito e disgenesia tireóidea. Até o momento, foram localizadas poucas mutações nesse gene associadas a atireose, hipoplasia e ectopia da tireóidea sem associação a defeitos cardíacos na maioria dos casos. Estudos *in vitro* demonstraram que as proteínas mutantes perdem a capacidade de ligação ao DNA, apresentam menor capacidade de transativação e possuem efeito dominante negativo[18]. Os dados sugerem que os defeitos possuem penetrância e significado clínico variáveis, com forte influência de outros aspectos genéticos.

DEFEITOS DE SÍNTESE DO HORMÔNIO TIREÓIDEO

No quadro IX-9 apresentamos os defeitos de síntese do hormônio tireóideo (HT).

Defeitos no transporte de iodeto

É causa primária rara da doença tireóidea. Existem cerca de 40 casos descritos até o momento, com padrão de transmissão genética autossômico recessivo. Stanbury e Chapman demonstraram a natureza do defeito em menino de 15 anos de idade, portador de bócio e hipotireoidismo desde o nascimento. Havia incidência elevada de doença tireóidea familial. A ocorrência de bócio sugeria estimulação glandular, mas constataram que ocorria baixa captação de radioiodo indicando a possibilidade de defeito no transporte de iodeto. Isso foi confirmado

Quadro IX-9. Defeitos genéticos causadores de deficiências na síntese hormonal tireóidea.

Gene	Função da proteína	Fenótipo humano
Simportador de sódio/iodeto (*SLC5A5* ou *NIS*)	Transporta iodo através da membrana basal	HC (moderado a grave); bócio e eutireoidismo
Tireoperoxidase (*TPO*)	Catalisa as reações de oxidação, incorporação e conjugação	Bócio e HC devido a defeito total de incorporação de iodo
Oxidases duais (*DUOX1* e *DUOX2*)	Geração de H_2O_2 no folículo	Hipotireoidismo permanente (brando a grave); hipotireoidismo transitório e moderado
Fator de maturação da oxidase dual 2 (*DUOXA2*)	Necessária para a expressão da atividade enzimática da DUOX2	Bócio e HC decorrente de defeito parcial de incorporação de iodeto
Pendrina (*SLC26A4* ou *PDS*)	Transporta iodo através da membrana apical	Bócio, hipotireoidismo moderado e surdez
Tireoglobulina (*TG*)	Matriz para a síntese dos hormônios tireóideos	Bócio e HC (moderado a grave)
Desalogenase das iodotironinas (*IYD* ou *DHEAL1*)	Enzima nitrorredutase capaz de desiodar iodotirosinas	Hipotireoidismo; idade variável por ocasião do diagnóstico

pela incapacidade de concentração do halogênio pelas glândulas salivares e pela mucosa gástrica. Posteriormente, verificou-se que o plexo coroide era outra estrutura comprometida[1].

Eletrofisiologicamente, o iodeto é concentrado contra o gradiente elétrico e químico (relação tireoide: meio circulante = 20-40:1). A acumulação ativa do íon na glândula é mediada por uma proteína intrínseca da membrana basal das células foliculares, conhecida como simportador (carreador ou cotransportador) Na^+/I^- (SLC5A5 ou NIS), já isolada e caracterizada[22] (Quadro IX-10).

As mutações inativadoras do gene *SLC5A5* são responsáveis pela captação comprometida de iodeto. Quinze mutações já foram identificadas no gene *NIS* em indivíduos com HC. Após revisão dos casos relatados na literatura, Szinnai et al.[23] sugeriram que a idade do início do hipotireoidismo pode depender da atividade residual do NIS, determinada pelo defeito genético presente na proteína (correlação genótipo-fenótipo) (ver Quadro IX-9).

Os portadores, caracteristicamente, exibem hipotireoidismo e bócio desde o nascimento, captação de radiodiodo, precoce e tardia, extremamente baixa ou ausente, atividade concentradora de iodeto nas glândulas salivares e mucosa gástrica prejudicada, parcial ou completamente, com uma relação iodeto salivar (^{131}I)/iodeto plasmático ou sérico ≤ 1 (valores normais soro/plasma > 20). Além disso, as amostras de tireoide de vários indivíduos continham concentrações reduzidas de iodo; nos portadores de defeito parcial, o conteúdo tecidual de iodo foi maior do que naqueles com defeito completo. Os bócios descritos nessa síndrome são exuberantes e multinodulares[24].

Quadro IX-10. Propriedades bioquímicas e moleculares do SLC5A5 ou NIS.

Substrato	Iodeto (km = 30μM)
Inibidores/competidores	ClO_4^-, SCN^-, TcO_4^-, colina
Localização gênica	Cromossomo 19p13.11
Organização gênica	20kb, 15 éxons
mRNA	3,9kb
Proteínas	643 aminoácidos, glicoproteína, 70-80kD
Localização subcelular	Membrana basolateral, 12 domínios transmembranosos
Expressão tecidual específica	Tireoide, glândula parótida, glândula mamária, cólon, mucosa gástrica, timo, ovário, hipófise
Influência de fator de transcrição	TTF1 (NKX2-1)

ClO_4^- = perclorato; SCN^- = tiocianato; TcO_4^- = pertecnato; TTF1 = fator 1 de transcrição da tireoide.

A administração de doses terapêuticas orais de iodeto de potássio (KI) pode elevar sua concentração sanguínea ao nível normalmente presente na tireoide, tornando o gradiente químico desnecessário e restabelecendo o eutireoidismo. Isso sugere que, sob condições favoráveis, o iodeto pode difundir-se para a glândula em quantidade suficiente para uma síntese hormonal adequada. Entretanto, essa difusão poderá ser gravemente limitada pela carência crônica de iodo, pois na natureza não há disponibilidade de suprimento concentrado de iodo, consonante com interação entre o potencial genético e o meio ambiente na expressão fenotípica de uma mutação[24].

Defeitos na incorporação do iodeto

Após sua captação, o iodeto é oxidado a iodo inorgânico e ligado a resíduos tirosil da matriz proteica tireoglobulina (TG). Essas etapas da síntese hormonal (englobadas como incorporação de iodeto) são dependentes da atividade da enzima-chave tireoperoxidase (TPO), da geração do agente oxidante H_2O_2, da disponibilidade de substratos (iodeto e TG) e da organização espacial adequada desses componentes.

Defeitos na tireoperoxidase (TPO)

A TPO é uma hemeproteína, ativa somente na presença de H_2O_2. Apresenta dois locais reativos adjacentes: um para a tirosina e outro para o iodeto, onde aquela e este último são oxidados. O iodeto dá origem a um intermediário ativo – provavelmente, o íon iodínio (I^+) – que se une covalentemente à tirosina, formando iodotirosinas (MIT e DIT). A TPO catalisa, também, a conjugação dessas iodotirosinas para a formação de T_3 e T_4[1].

O gene *TPO* humano está localizado no cromossomo 2p25.3 e codifica para uma proteína com 933 aminoácidos, localizada na membrana apical do tireócito, com um grande domínio extracelular orientado para o lúmen folicular e outro pequeno no citoplasma. Estudos de alinhamento permitiram identificar 3 domínios: 1. o *MPO-like* (*myeloperoxidase-like*), que contém o sítio ativo da enzima; 2. o *CCP*-símile (*complement control protein-like*); e 3. o *EGF* símile (*epidermal growth factor-like*) (Figura IX-6). A TPO possui locais de glicosilação, diversos sítios de ligação do grupo heme e resíduos cisteínas que formam pontes dissulfídicas, participantes na formação da estrutura tridimensional final da proteína[25,1].

A atividade enzimática da TPO depende da conformação estrutural correta, da sua inserção na membrana apical e da presença do sítio catalítico ativo. Consequentemente, três diferentes mecanismos podem alterar a atividade da enzima. Primeiro – mutações que alteram a sequência de aminoácidos (inserções ou deleções). Abramowicz et al.[27] descreveram o caso de um menino com defeito de incorporação de iodeto cuja TPO era inativada pela inserção de quatro nucleotídeos

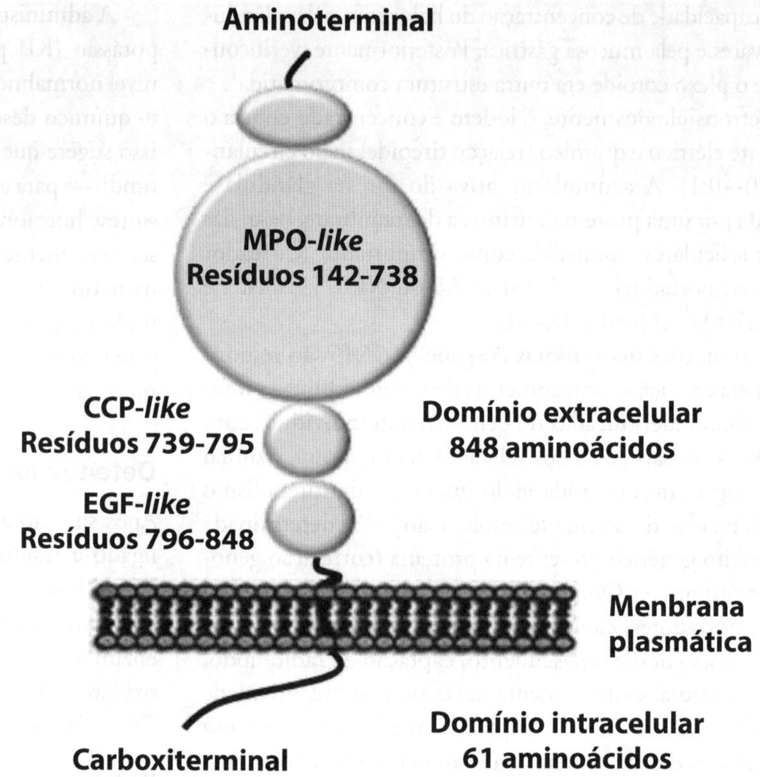

Figura IX-6. Esquema da estrutura da TPO, porção extracelular com os domínios: MPO--símile (142-738) que contém o sítio catalítico da enzima, CCP-símile (aminoácidos 739-795) e EGF-símile (aminoácidos 796-841); porção intracelular com 61 aminoácidos. MPO = mieloperoxidase; CCP = *complement control protein*; EGF= *epidermal growth factor*[26].

na sequência codificadora da enzima. Segundo – a troca de um aminoácido pode provocar modificações importantes da conformação espacial proteica ou alterar a glicosilação, fazendo com que a proteína, incorretamente estruturada, não alcance a membrana apical. Duas mutações em heterozigose (cada uma herdada de um genitor) foram identificadas em indivíduo japonês com hipotireoidismo congênito e glândula com volume aumentado aos 10 dias do nascimento. Estudos por imunofluorescência mostraram que a proteína comprometida por qualquer mutação era incapaz de migrar até a membrana apical, causando o defeito de organificação[28]. Terceiro – a substituição de um aminoácido pode afetar a função da enzima sem alterar sua estrutura ou localização. Bikker et al.[29] mostraram que várias mutações causadas pela troca de um único aminoácido eram capazes de alterar a atividade catalítica da TPO, medida por meio de ensaio utilizando guaiacol como substrato, sem afetar sua localização na membrana apical.

Portadores de defeitos de TPO podem apresentar variabilidade fenotípica dependendo da mutação gênica. As que comprometem o sítio ativo da enzima podem provocar ausência da atividade catalítica causando hipotireoidismo grave, bócio de tamanho variável e retardo mental importante. As que afetam outras regiões da enzima podem comprometer parcialmente sua atividade, permitindo a síntese de pequenas quantidades de hormônio e provocando hipotireoidismo moderado, acompanhado de bócio volumoso (Figura IX-7).

O defeito de incorporação de iodeto, por defeitos genéticos na TPO, pode ser parcial ou total. Essas características são determinadas por meio do teste de perclorato que mensura a descarga de iodeto marcado (^{131}I ou ^{125}I) após a administração por via oral de 2 gramas de perclorato de potássio. O procedimento libera apenas o iodeto já concentrado pela célula folicular, mas ainda não incorporado à TG. Normalmente, fração desprezível (< 10%) do radioiodo total acumulado na tireoide é liberada após 1 hora da ingestão do traçador. No defeito parcial, entre 25 e 80% do radiodiodo são descarregados, enquanto no defeito completo, 81% ou mais do traçador acumulado é liberado na circulação pelo ânion. Mais de 50 alterações foram identificadas em portadores de HC com defeito total ou parcial de incorporação de iodeto[30].

Defeitos na produção de água oxigenada (H_2O_2)

A H_2O_2 age como cofator enzimático na reação de oxidação do iodeto (I^-). A geração de H_2O_2 foi detectada na região apical da célula folicular tireóidea. Clonaram-se dois genes, que codificam flavoproteínas homólogas a outros membros da família NADPH redutase, correspondentes às enzimas denominadas DUOX1 *(dual oxidase 1)* e DUOX2 *(dual oxidase 2)*. O gene *DUOX2,* localizado no cromossomo 15q15.3, codifica uma proteína composta por um peptídeo--sinal de 26 aminoácidos, seguido por outro com 1.522 aminoácidos. O gene *DUOX1* é adjacente e possui 83% de

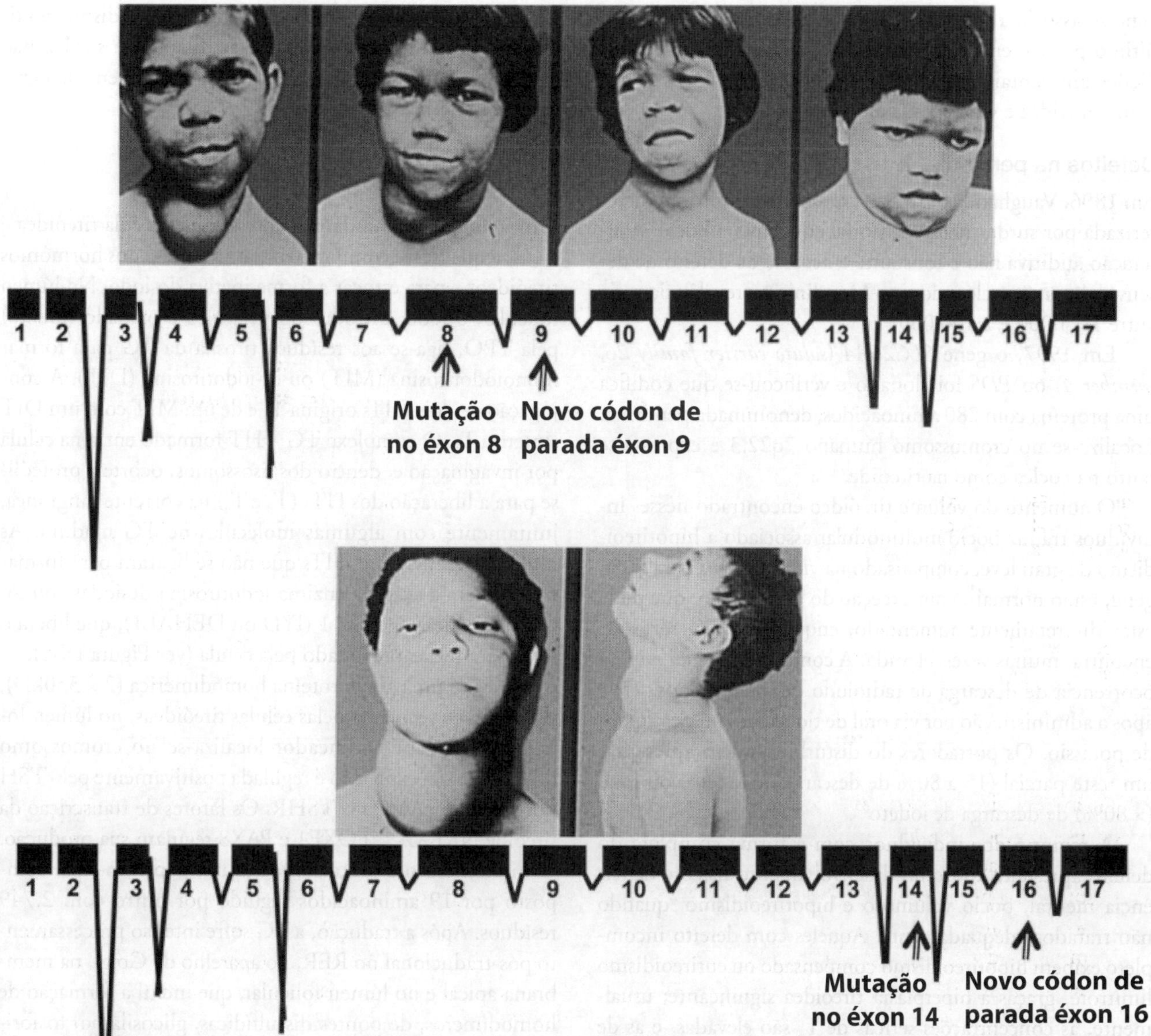

Figura IX-7. Diversidade fenotípica em defeitos de incorporação de iodeto por mutações no gene da tireoperoxidase (TPO). Mutação do éxon 8 (inserção de nucleotídeos) (painel superior) introduz novo sítio de parada de tradução (*stop codon*) no éxon 9, atinge local muito importante da atividade enzimática, o sítio ativo da enzima, condicionando total ausência de ação catalítica. Nos quatro irmãos representados, o hipotireoidismo neonatal foi grave e acarretou graves sequelas neurológicas. Notar que o volume do bócio foi diferente. No indivíduo do painel inferior, nota-se bócio enorme devido à mutação (inserção de nucleotídeo) no éxon 14 que introduz novo códon de parada no éxon 16. Neste indivíduo, a TPO mutante possui alguma ação catalítica, permitindo a síntese de hormônio tireóideo, provocando hipotireoidismo neonatal menos grave, sem sequelas neurológicas.

homologia com o gene *DUOX2*. A proteína DUOX2 é transmembranosa e localiza-se na membrana apical do tireócito[31]. Recentemente, identificaram-se dois novos genes, *DUOXA1* (*dual oxidase maturation factor 1*) e *DUOXA2* (*dual oxidase maturation factor 2*). *DUOXA2* codifica uma proteína que se localiza no retículo endoplasmático rugoso (RER) e permite a exportação de DUOX2 para a membrana apical[32].

Mais de 20 mutações foram descritas envolvendo os genes *DUOX2* e *DUOXA2* associadas ao HC com defeito de incorporação de iodeto, mas nenhuma no gene *DUOX1*[33,34]. Para produzir HC permanente é necessário o comprometimento dos dois alelos do *DUOX2*. A presença de alguma atividade residual em um deles pode produzir um fenótipo mais brando, enquanto a inativação monoalélica total do gene se associa a um fenótipo transitório. Além disso, este último parece ser modulado por outros fatores, como condições ambientais (deficiência de iodo) ou eventos vitais, como gravidez e vida pós-natal imediata.

Defeitos na pendrina

Em 1896, Vaughan Pendred descreveu uma síndrome caracterizada por surdez neurossensorial congênita e bócio. A alteração auditiva não é constante e decorre de defeito de desenvolvimento coclear do tipo Mondini. A prevalência varia entre 1:15.000 e 1:100.000.

Em 1997, o gene *SLC26A4* (*solute carrier family 26, member 4*) ou *PDS* foi clonado e verificou-se que codifica uma proteína com 780 aminoácidos, denominada pendrina. Localiza-se no cromossomo humano 7q22.3 e expressa-se tanto na cóclea como na tireoide.

O aumento do volume tireóideo encontrado nesses indivíduos traduz bócio multinodular associado a hipotireoidismo de grau leve, compensado na vida adulta. Os HT, em geral, estão normais, com exceção do TSH sérico, que pode estar discretamente aumentado, enquanto a TG sérica se encontra, muitas vezes, elevada. A condição *sine qua non* é a ocorrência de descarga de radioiodo de, pelo menos, 15% após a administração por via oral de tiocianato ou perclorato de potássio. Os portadores do distúrbio podem apresentar um teste parcial (15 a 80% de descarga de iodeto) ou total (> 80%) de descarga de iodeto[35].

A maioria dos indivíduos com a forma completa do defeito apresenta atraso no desenvolvimento físico e deficiência mental, bócio volumoso e hipotireoidismo, quando não tratados adequadamente. Aqueles com defeito incompleto exibem hipotireoidismo compensado ou eutireoidismo limítrofe, graças à hiperplasia tireóidea significante; usualmente, as concentrações séricas de T_3 são elevadas, e as de T_4, baixas ou normais. A resposta do TSH ao TRH é exagerada, tanto nos hipotireóideos quanto nos eutireóideos. Outros critérios diagnósticos, além do teste com perclorato positivo, incluem a captação de radioiodo elevada em 2 e 24 horas, essa última às vezes superior àquela, baixo conteúdo tecidual de iodo e concentração sérica elevada de TG, com incremento após administração de TSH exógeno. Evidentemente, a avaliação funcional *in vitro* da TPO tireóidea (teste de tri-iodeto, halogenação da TG ou albumina) revela pouca ou nenhuma atividade[1].

O padrão de hereditariedade da síndrome é autossômico recessivo cujo gene *SLC26A4* codifica a proteína pendrina, transmembranosa, localizada na membrana apical do tireócito. Essa proteína transporta cloreto e iodeto para o coloide folicular. Mais de 100 mutações diferentes foram identificadas ao longo de todo o gene, a maioria correspondente a substituições de aminoácidos. Várias delas foram caracterizadas funcionalmente, confirmando que a proteína mutada perde a capacidade de transportar iodeto[22].

Defeitos auditivos isolados na ausência de disfunção tireóidea, como aqueduto vestibular dilatado e surdez não sindrômica autossômica recessiva, estão igualmente associadas a mutações *PDS*.

Defeitos na tireoglobulina (TG)

A proteína mais abundante expressa na glândula tireóidea é a TG, a qual serve como matriz para a síntese dos hormônios tireóideos e para estocar a forma inativa do iodo. No lúmen folicular, o iodo, introduzido pela NIS e oxidado (iodeto) pela TPO, liga-se aos resíduos tirosila da TG para formar monoiodotirosina (MIT) ou di-iodotirosina (DIT). A conjugação de dois DITs origina T_4 e de um MIT com um DIT sintetiza T_3. O complexo TG + HT formado entra na célula por invaginação e, dentro dos lisossomos, ocorre a proteólise para a liberação dos HTs (T_3 e T_4) na corrente sanguínea, juntamente com algumas moléculas de TG madura. As moléculas de MITs e DITs que não se ligaram para formar HTs sofrem a ação da enzima iodotirosina desiodase ou iodotirosina desalogenase 1 (IYD ou DEHAL1), que libera o iodo para ser reaproveitado pela célula (ver Figura IX-5).

A TG é uma glicoproteína homodimérica (2 × 330kD), sintetizada e secretada pelas células tireóideas, no lúmen folicular. Seu gene codificador localiza-se no cromossomo 8q24.22, e sua expressão é regulada positivamente pelo TSH por meio do cAMP via TSHR. Os fatores de transcrição da tireoide NKFX2-1, FOXE1 e PAX8 regulam sua produção. O monômero pré-proteico possui um peptídeo-sinal composto por 19 aminoácidos seguido por outro com 2.749 resíduos. Após a tradução, a TG sofre intenso processamento pós-traducional no RER, no aparelho de Golgi, na membrana apical e no lúmen folicular, que inclui a formação de homodímeros, de pontes dissulfídicas, glicosilação, fosforilação, iodação e multimerização. Alterações na sequência ou estrutura proteica fazem com que o controle de qualidade do RER, exercido pelas proteínas acompanhantes, retenha a TG impedindo sua migração para o coloide[36] (Figura IX-8).

A TG possui 4 sítios de tirosina hormonogênicos, localizados nas posições 5, 1291, 2554 e 2747, e 3 sítios doadores de tirosina nas posições 130, 847 e 1448. A tirosina na posição 5 é o sítio receptor mais comum da iodotirosina doada da posição 130[36].

Achados recentes reforçam a ideia de que a TG não é somente um substrato para a síntese dos hormônios tireóideos, mas também um regulador da função tireóidea, controlando sua própria expressão, por *feedback* negativo, e a expressão de TPO, NIS, TSHR, por meio da supressão da expressão de fatores de transcrição[37].

Até o momento mais de 40 mutações inativadoras no gene *TG* foram identificadas, e são a segunda causa genética mais frequente, após os defeitos de TPO, de HC. O hipotireoidismo congênito por defeito de TG possui padrão de

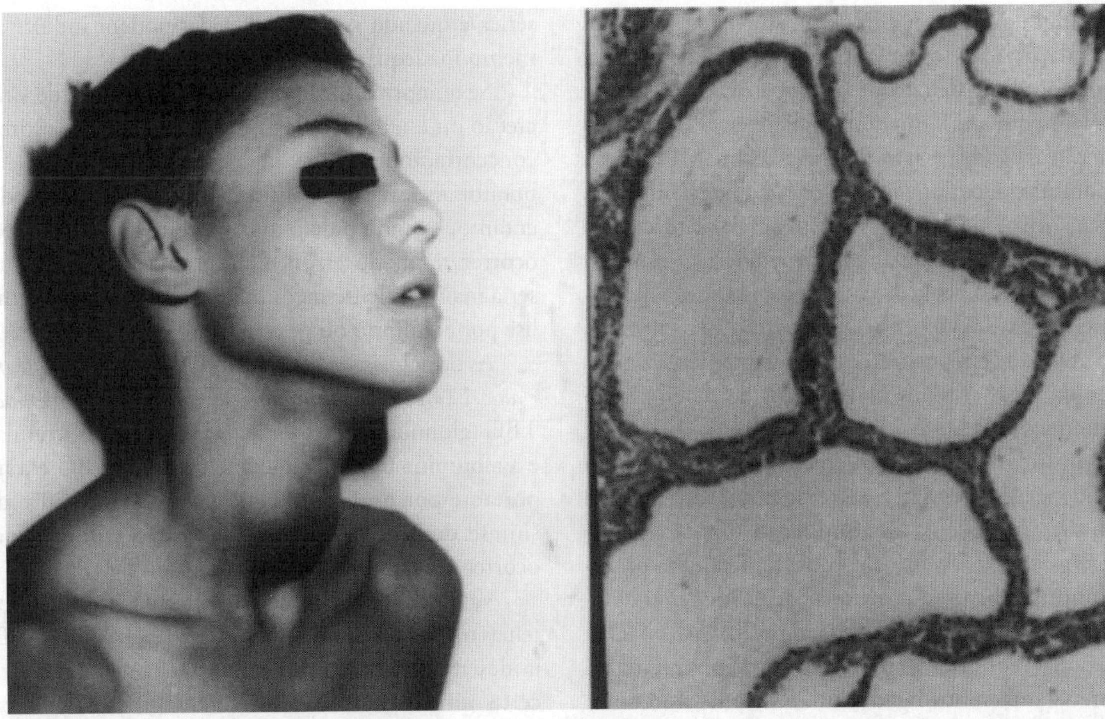

Figura IX-8. Indivíduo com defeito na síntese de tireoglobulina (TG), detectado logo após o nascimento. Apesar de tratado continuamente, com L-tiroxina, houve crescimento progressivo do bócio (painel esquerdo). Após a cirurgia, observar à direita, os folículos tireóideos encontram-se totalmente sem coloide, indicando que a TG mutante é retida no tireócito (neste indivíduo, a TG permaneceu no retículo endoplasmático rugoso).

herança autossômico recessivo. Os indivíduos afetados apresentam amplo espectro fenotípico, podendo exibir hipotireoidismo (grave ou subclínico) ou eutireoidismo e bócio congênito. Fatores ambientais, como o consumo de iodo, podem contribuir para o fenótipo final do indivíduo[38].

Os critérios clínicos que definem os indivíduos com defeito de TG são: TSH sérico elevado, alta captação de radioiodo, baixa concentração de T_4 com valores normais de T_3 e valores baixos ou indetectáveis de TG sérica, que não se elevam após a estimulação com TSH humano recombinante. O teste de perclorato pode ser normal devido à presença de pequenas quantidades de TG no coloide ou albumina que também funciona como proteína aceptora.

A administração de levotiroxina aos indivíduos afetados é suficiente para promover o eutireoidismo, entretanto, em alguns casos, não normaliza a concentração do TSH sérico. O TSH elevado promove constante estímulo da tireoide, persistente na vida adulta, induzindo o crescimento do bócio (ver Figura IX-8). Esse fenótipo, com bócio, pode ser consequência da liberação de baixas quantidades de T_4 pela TG mutada durante a vida pré-natal, afetando o *feedback* dos tireotrofos da hipófise.

Pardo et al.[39] descreveram indivíduo, com hipotireoidismo leve e bócio volumoso, portador de troca de um aminoácido no gene da *TG*. Estudos *in vitro* e de microscopia eletrônica mostraram que a proteína mutada era retida no RER provocando aumento significativo em seu volume e causando deficiência de transporte ao coloide. Entretanto, algumas moléculas eram capazes de escapar do controle de qualidade reticular, alcançando o lúmen folicular, permitindo a síntese de pequenas quantidades de HT.

Mutações capazes de afetar o processamento da proteína, alterar a sequência de aminoácidos ou provocar a síntese de TG truncada foram associadas a casos mais graves de HC. Além disso, algumas mutações foram consideradas causadoras de bócio fetal com defeito grave de síntese hormonal, já na vida intrauterina, com potencial geração de complicações durante a gravidez ou parto[40]. Cabe mencionar que, em 6 indivíduos com HC portadores de características clínico-patológicas compatíveis com defeito de síntese de TG, não se demonstrou nenhuma mutação importante no mRNA.

Defeitos na desalogenase

Na célula tireóidea, a desalogenase (ou iodotirosina desiodase) atua liberando o iodo presente na MIT e DIT que não foram utilizados para a síntese dos HT, para ser reutilizado na síntese hormonal. A desiodação é tão eficiente que apenas quantidades mínimas de iodotirosinas são secretadas pela tireoide.

A importância desse processo, para a manutenção do eutireoidismo, especialmente em regiões com carência de iodo, é conhecida há mais de 30 anos. Indivíduos com defeito de desalogenação foram descritos já nos anos 1950, com base em estudos de cromatografia com compostos radiativos e avaliações da atividade enzimática no tecido glandular.

Os portadores de defeito de desalogenação total eram hipotireóideos com atraso mental, exibiam bócio, com elevada captação de iodo, e não desalogenavam $MIT^{131}I$ ou $DIT^{131}I$, administrados por via intravenosa, que eram, assim, secretados na urina. Nos casos de defeito parcial, os afetados, também portadores de bócio, eram eutireóideos. Nesses indivíduos, apesar da ausência da enzima na tireoide, a desalogenação periférica de MIT ou DIT marcada era normal, indicando atividade em outros tecidos; a captação era igualmente elevada[16]. Os critérios diagnósticos do defeito estão expostos no quadro IX-11.

O diagnóstico final foi recentemente esclarecido, com base em evidências moleculares, após a identificação do gene candidato *DEHAL1,* cuja denominação oficial atual é *IYD* (*iodotyrosine deiodinase*), que codifica para uma proteína com domínio nitrorredutase capaz de desalogenar MIT e DIT. Essa enzima pertence à superfamília das NADH oxidase/flavina redutase. Expressa-se principalmente na tireoide, mas também no fígado, rim e cólon. Moreno et al.[41] descreveram as primeiras três mutações do gene *DEHAL1*, em quatro indivíduos hipotireóideos, com características bioquímicas e história clínica sugestivas de defeito de DEHAL1. Estudos *in vitro* demonstraram que as mutações, localizadas próximas umas das outras, comprometem o sítio catalítico da enzima e provocam drástica perda de atividade desalogenase da proteína. A expressão fenotípica e a idade de apresentação do distúrbio podem ser variáveis e dependem de forma significativa da oferta dietética de iodo durante a gestação, na infância e do tipo de alteração genética.

DEFEITOS NAS PROTEÍNAS TRANSPORTADORAS DO HORMÔNIO TIREÓIDEO (HT)

Os HTs ligam-se não covalentemente à proteína de transporte, ficando em equilíbrio com as respectivas frações livres, responsáveis efetivamente pelos efeitos metabólicos hormonais.

Anormalidades nessas proteínas não influenciam o estado metabólico do indivíduo nem provocam doença tireóidea. Entretanto, causam alterações na concentração hormonal sérica e quando não reconhecidas podem induzir ao tratamento inadequado.

Se a anormalidade decorre de alterações de síntese, secreção ou estabilidade da proteína variante, a estimativa da concentração hormonal livre, por qualquer dos métodos laboratoriais usuais, encontra-se na faixa da normalidade. No entanto, quando o defeito compromete a afinidade, poderá ocorrer resultado errôneo, indicando que, nessa situação, seria mais prudente medir a fração livre pela técnica de diálise por equilíbrio ou por filtração[42].

As principais são a SERPINA7 [*serpin peptidase inhibitor, clade A* (*alpha-1 antiproteinase, antitrypsin*), *member 7*] ou TBG (globulina carreadora dos HTs), a transtirretina (TTR) e a albumina (ALB). Funcionalmente, a TBG é a mais importante por fixar, no sangue, 75% da T_4 e 70% da T_3. A síntese de TTR predomina no plexo coroide, mas pode ocorrer também no fígado, como a da TBG.

Variantes genéticas de cada uma das três principais proteínas transportadoras (SERPINA7/TBG, TTR e ALB) foram já descritas e, nos últimos anos, a base molecular de um certo número desses defeitos foi identificada. Clinicamente, esses defeitos geralmente se manifestam como hipertiroxinemia eutireóidea ou hipotiroxinemia e, mais raramente, hipertri-iodotironinemia. Anomalias associadas, tais como hipertireoidismo, bócio e hiperlipidemia familial, são geralmente coincidentes. No entanto, os indivíduos com distúrbios da tireoide são mais suscetíveis de ser submetidos a testes laboratoriais levando à detecção fortuita de defeito de transporte dos HTs.

Defeitos na SERPINA7 (ou TBG)

A SERPINA7 (denominação oficial atual; TBG: designação anterior) é uma glicoproteína de 54kDa sintetizada no fígado. Composta por uma cadeia de 395 aminoácidos, é codificada por gene localizado no cromossomo X (Xq22.3). Com uma única exceção, os defeitos de TBG possuem padrão de herança ligado ao X[42].

Clinicamente, os defeitos são classificados, segundo o valor circulante, em: a) deficiência completa (TBG-DC), que apresentam TBG indetectável em hemizigose (XY, no sexo masculino, e XO no feminino) por expressão exclusiva do alelo mutado; b) deficiência parcial (TBG-DP); e c) excesso de TBG

Quadro IX-11. Critérios diagnósticos do defeito de desalogenação das iodotirosinas.

Requeridos	Úteis e confirmatórios
Bócio (pode estar ausente se a oferta dietética de iodo for adequada) Hipotireoidismo clínico Captação elevada de RAI em 24 horas; ritmo metabólico rápido MIT e DIT conjugados presentes intactos no sangue e na urina Desalogenação ausente ou incompleta de MIT ou DIT marcada, administradas por via parenteral	Biópsia tireóidea (desalogenação comprometida de MIT e DIT marcada *in vitro*; hiperplasia tireóidea, conteúdo normal de TG Restabelecimento da produção hormonal pelo tratamento com iodo ou medicação tireóidea

(TBG-E). Nas famílias com TBG-DC, as mulheres heterozigóticas carreadoras apresentam, em média, metade da concentração sérica normal. Nas famílias dos portadores de TBG-DP do sexo masculino, a concentração sérica da proteína equivale a cerca de 30% do valor normal, enquanto nas mulheres heterozigóticas está acima de 60% da normalidade. Esta é a forma mais comum de deficiência hereditária de TBG (Tabela IX-1).

O excesso congênito é de ocorrência relativamente rara. As concentrações da proteína variante, em homozigóticos afetados masculinos, encontram-se 3 a 5 vezes mais elevadas que a média normal, e nas mulheres carreadoras correspondentes é ligeiramente maior que a metade do valor dos homens comprometidos[1].

Mais de 20 mutações, distribuídas ao longo do gene *SERPINA7*, foram descritas como causa de defeitos de TBG, sendo a maioria em portadores de TBG-DC[43].

Defeitos na transtirretina

Anteriormente denominada pré-albumina, a transtirretina ou TTR é uma proteína tetramérica carregadora de T_4, presente no soro e no fluido cerebroespinhal. A TTR colabora na manutenção da concentração normal de HT, retinol (vitamina A) e da proteína ligante de retinol, no meio circulante. A ligação de T_4 estabiliza a TTR e diminui a taxa de dissociação do tetrâmero[42].

O gene *TTR* localiza-se no cromossomo 18q11.2-q12.1. O sequenciamento genético revelou mutações que produzem moléculas variantes, com ou sem alterações na afinidade pelas iodotironinas. Descreveram-se mais de 38 formas associadas a graus diversos de depósito amiloide, com transmissão por herança autossômica dominante. A maioria corresponde a alterações de um único aminoácido na região codificadora da proteína. Algumas das variantes são responsáveis pela polineuropatia amiloidótica familial (FAP), responsável por insuficiência orgânica múltipla e provocando morte precoce em adultos jovens. Como a TTR exibe baixa afinidade relativa por T_4 (100 vezes menor que a SERPINA7), desempenha função de menor importância no transporte desse hormônio. Somente os tipos de TTR com afinidade aumentada pelos HTs produzem elevações significantes nas concentrações séricas de T_4 e rT_3 e são responsáveis por 2-3% dos casos de hipertiroxinemia eutireóidea[1]. Algumas variantes não alteram a capacidade de transporte da proteína nem provocam FAP e, portanto, não encerram importância clínica.

Defeitos na albumina

A hipertiroxinemia disalbuminêmica familial (FDH) é outra forma de anomalia eutireóidea herdada de forma autossômica dominante, ligada ao gene da albumina no cromossomo 4. É a forma mais comum de aumento hereditário de T_4 total sérico na população caucasiana. A prevalência varia entre 0,01 e 1,8%, dependendo da origem étnica, sendo maior em hispânicos. Nunca foi descrita em indivíduos de origem asiática e africana[1].

A situação de eutireoidismo em portadores de FDH tem sido documentada pela normalidade de resposta do TSH ao TRH, concentração normal de T_4L (medida por diálise), de T_4 total e de globulina transportadora de hormônios sexuais (SHBG).

A FDH é suspeitada quando a concentração de T_4 total está elevada na ausência de incremento proporcional de T_3 total, na presença de TSH não suprimido. Metade dos afetados exibe, também, valor elevado de rT_3.

Conforme mencionado, a importância clínica da FDH consiste na possibilidade de provocar confusão laboratorial com hipertireoidismo, pois a medida falsamente elevada de T_4L, quando realizada por técnica padrão, tem induzido terapia inadequada – medicamentosa ou cirúrgica – do distúrbio.

REFERÊNCIAS

1. Knobel M, Medeiros-Neto G. An outline of inherited disorders of the thyroid hormone generating system. Thyroid. 2003;13(8):771-801.
2. Kelberman D, Rizzoti K, Lovell-Badge R, Robinson IC, Dattani MT. Genetic regulation of pituitary gland development in human and mouse. Endocr Rev. 2009;30(7):790-829.
3. Nogueira CR, Sabacan L, Jameson JL, Medeiros-Neto G, Kopp P. Combined pituitary hormone deficiency in an inbred Brazilian kindred associated with a mutation in the PROP-1 gene. Mol Genet Metab. 1999;67:58-61.
4. Miyata I, Vallette-Kasic S, Saveanu A, Takeuchi M, Yoshikawa H, Tajima A, et al. Identification and functional analysis of the novel s179r POU1F1 mutation associated with combined pituitary hormone deficiency. J Clin Endocrinol Metab. 2006;91(12):4981-7.

Tabela IX-1. Concentração sérica de TBG/SERPINA7 em indivíduos com anormalidades hereditárias de TBG.

Quadro clínico	TBG/SERPINA7 média ± DP (%) do valor normal		
	Homozigotos afetados	Heterozigotos carregadores	Familiares não afetados
Deficiência completa	–	50 ± 15	107 ± 17
Deficiência parcial	30 ± 11	62 ± 13	101 ± 10
Excesso	326 ± 64	230 ± 56	102 ± 10

5. Turton JP, Reynaud R, Mehta A, Torpiano J, Saveanu A, Woods KS, et al. Novel mutations within the POU1F1 gene associated with variable combined pituitary hormone deficiency. J Clin Endocrinol Metab. 2005;90(8):4762-70.
6. Medeiros-Neto G, Herodotou DT, Rajan S, Kommareddi S, de Lacerda L, Sandrini R, et al. A circulating, biologically inactive thyrotropin caused by a mutation in the beta subunit gene. J Clin Invest. 1996;97(5):1250-6.
7. Yamada M, Satoh T, Mori M. Mice lacking the thyrotropin-releasing hormone gene: What do they tell us? Thyroid. 2003;13(12):1111-21.
8. Bonomi M, Busnelli M, Beck-Peccoz P, Costanzo D, Antonica F, Dolci C, et al. A family with complete resistance to thyrotropin-releasing hormone. N Engl J Med. 2009;360(7):731-4.
9. Kopp P. The TSH receptor and its role in thyroid disease. Cell Mol life Sci. 2001;58990:1301-22.
10. Corvilain B, Van Sande J, Dumont JE, Vassart G. Somatic and germline mutations of the TSH receptor and thyroid diseases. Clin Endocrinol (Oxf). 2001;55(2):143-58.
11. Sura-Trueba S, Aumas C, Carre A, Durif S, Leger J, Polak M, et al. An inactivating mutation within the first extracellular loop of the thyrotropin receptor impedes normal posttranslational maturation of the extracellular domain. Endocrinology. 2009;150(2):1043-50.
12. Ramos HE, Nesi-Franca S, Boldarine VT, Pereira RM, Chiamolera MI, Camacho CP, et al. Clinical and molecular analysis of thyroid hypoplasia: A population-based approach in southern Brazil. Thyroid. 2009;19(1):61-8.
13. Narumi S, Muroya K, Abe Y, Yasui M, Asakura Y, Adachi M, Hasegawa T. TSHR mutations as a cause of congenital hypothyroidism in Japan: A population-based genetic epidemiology study. J Clin Endocrinol Metab. 2009;94(4):1317-23.
14. Nicoletti A, Bal M, De Marco G, Baldazzi L, Agretti P, Menabo S, et al. Thyrotropin-stimulating hormone receptor gene analysis in pediatric patients with non-autoimmune subclinical hypothyroidism. J Clin Endocrinol Metab. 2009;94(11):4187-94.
15. Nishihara E, Amino N, Maekawa K, Yoshida H, Ito M, Kubota S, et al. Prevalence of TSH receptor and Gsalpha mutations in 45 autonomously functioning thyroid nodules in Japan. Endocr J. 2009;56:791-8.
16. Medeiros-Neto G, Stanbury JB. Inherited disorders of the thyroid system. Ed CRC Press Inc. 1994.
17. Hebrant A, Van Sande J, Roger PP, Patey M, Klein M, Bournaud C, et al. Thyroid gene expression in familial nonautoimmune hyperthyroidism shows common characteristics with hyperfunctioning autonomous adenomas. J Clin Endocrinol Metab. 2009; 94(7):2602-9.
18. Ramos HE, Nesi-França S, Maciel RMB. Novos aspectos da genética e dos mecanismos moleculares da morfogênese da tireóide para o entendimento da disgenesia tiroidiana. Arq Bras Endocrinol Metab. 2008;52(9):1403-15.
19. De Felice M, Di Lauro R. Thyroid development and its disorders: genetics and molecular mechanisms. Endocr Rev. 2004;25(5):722-46.
20. Carre A, Szinnai G, Castanet M, Sura-Trueba S, Tron E, Broutin-L'Hermite I, et al. Five new TTF1/NKX2.1 mutations in brain-lung-thyroid syndrome: Rescue by PAX8 synergism in one case. Hum Mol Genet. 2009;18(12):2266-76.
21. Congdon T, Nguyen LQ, Nogueira CR, Habiby RL, Medeiros-Neto G, Kopp P. A novel mutation (Q40P) in PAX8 associated with congenital hypothyroidism and thyroid hypoplasia: Evidence for phenotypic variability in mother and child. J Clin Endocrinol Metab. 2001;86(8):3962-67.
22. Bizhanova A, Kopp P: Minireview: The sodium-iodide symporter NIS and pendrin in iodide homeostasis of the thyroid. Endocrinology. 2009;150(3):1084-90.
23. Szinnai G, Kosugi S, Derrien C, Lucidarme N, David V, Czernichow P, et al. Extending the clinical heterogeneity of iodide transport defect (ITD): a novel mutation R124H of the sodium/iodide symporter gene and review of genotype-phenotype correlations in ITD. J Clin Endocrinol Metab. 2006;91(4):1199-204.
24. Dohan O, De la Vieja A, Paroder V, Riedel C, Artani M, Reed M, et al. The sodium/iodide symporter (NIS): Characterization, regulation, and medical significance. Endocr Rev. 2003;24(1):48-77.
25. Ruf J, Carayon P. Structural and functional aspects of thyroid peroxidase. Arch Biochem Biophys. 2006;445(2):269-77.
26. Bresson D, Rebuffat SA, Peraldi-Roux S. Localization of the immunodominant region on human thyroid peroxidase in autoimmune thyroid diseases: An update. J Autoimmune Dis. 2005;2(1):2.
27. Abramowicz MJ, Targovnik HM, Varela V, Cochaux P, Krawiec L, Pisarev MA, et al. Identification of a mutation in the coding sequence of the human thyroid peroxidase gene causing congenital goiter. J Clin Invest. 1992;90(4):1200-4.
28. Umeki K, Kotani T, Kawano J, Suganuma T, Yamamoto I, Aratake Y, et al. Two novel missense mutations in the thyroid peroxidase gene, R665W and G771R, result in a localization defect and cause congenital hypothyroidism. Eur J Endocrinol. 2002;146(4):491-8.
29. Bikker H, Baas F, De Vijlder JJ. Molecular analysis of mutated thyroid peroxidase detected in patients with total iodide organification defects. J Clin Endocrinol Metab. 1997;82(2):649-53.
30. Nascimento AC, Guedes DR, Santos CS, Knobel M, Rubio IG, Medeiros-Neto G. Thyroperoxidase gene mutations in congenital goitrous hypothyroidism with total and partial iodide organification defect. Thyroid. 2003;13(12):1145-51.
31. De Deken X, Wang D, Dumont JE, Miot F. Characterization of ThOX proteins as components of the thyroid H(2)O(2)-generating system. Exp Cell Res. 2002;273(2):187-96.
32. Grasberger H, Refetoff S. Identification of the maturation factor for dual oxidase. Evolution of an eukaryotic operon equivalent. J Biol Chem. 2006;281(27):18269-72.
33. Tonacchera M, De Marco G, Agretti P, Montanelli L, Di Cosmo C, Freitas Ferreira AC, et al. Identification and functional studies of two new dual-oxidase 2 (DUOX2) mutations in a child with congenital hypothyroidism and a eutopic normal-size thyroid gland. J Clin Endocrinol Metab. 2009;94(11):4309-14.
34. Zamproni I, Grasberger H, Cortinovis F, Vigone MC, Chiumello G, Mora S, et al. Biallelic inactivation of the dual oxidase maturation factor 2 (DUOXA2) gene as a novel cause of congenital hypothyroidism. J Clin Endocrinol Metab. 2008;93(2):605-10.
35. Gonzalez Trevino O, Karamanoglu Arseven O, Ceballos CJ, Vives VI, Ramirez RC, Gomez VV, et al. Clinical and molecular analysis of three Mexican families with Pendred's syndrome. Eur J Endocrinol. 2001;144(6):585-93.
36. Rivolta CM, Targovnik HM. Molecular advances in thyroglobulin disorders. Clin Chim Acta. 2006;374(1-2):8-24.
37. Suzuki K, Nakazato M, Ulianich L, Mori-Aoki A, Moriyama E, Chung HK, et al. Thyroglobulin autoregulation of thyroid-specific gene expression and follicular function. Rev Endocr Metab Disord. 2000;1(3):217-24.
38. Pardo V, Rubio IG, Knobel M, Aguiar-Oliveira MH, Santos MM, Gomes SA, et al. Phenotypic variation among four family members

with congenital hypothyroidism caused by two distinct thyroglobulin gene mutations. Thyroid. 2008;18(7):783-6.

39. Pardo V, Vono-Toniolo J, Rubio IG, Knobel M, Possato RF, Targovnik HM, et al. The p.A2215D thyroglobulin gene mutation leads to deficient synthesis and secretion of the mutated protein and congenital hypothyroidism with wide phenotype variation. J Clin Endocrinol Metab. 2009;94(8):2938-44.
40. Rubio IG, Galrão AL, Pardo V, Knobel M, Possato RF, Camargo RRY, et al. A molecular analysis and long-term follow-up of two siblings with severe congenital hypothyroidism carrying the IVS30+1G>T intronic thyroglobulin mutation. Arq Bras Endocrinol Metab. 2008;52(8):1337-44.
41. Moreno JC, Klootwijk W, van Toor H, Pinto G, D'Alessandro M, Goudie D, et al. Mutations in the iodotyrosine deiodinase gene and hypothyroidism. N Engl J Med. 2008;358(17):1811-8.
42. Hennemann G, Docter R, Friesema EC, de Jong M, Krenning EP, Visser TJ. Plasma membrane transport of thyroid hormones and its role in thyroid hormone metabolism and bioavailability. Endocr Rev. 2001;22(4):451-76.
43. Mannavola D, Vannucchi G, Fugazzola L, Cirello V, Campi I, Radetti G, et al. TBG deficiency: description of two novel mutations associated with complete TBG deficiency and review of the literature. J Mol Med. 2006;84(10):864-71.

Defeitos nos Receptores Hormonais, Transportadores Celulares e na Desiodação (Síndromes de Resistência aos HTs)

Meyer Knobel

SECREÇÃO, TRANSPORTE CELULAR MEMBRANOSO, METABOLISMO E AÇÃO DOS HTs

A ação dos hormônios tireoidianos (HTs) depende de: 1. disponibilidade hormonal; 2. transporte celular transmembranoso; 3. metabolismo intracelular e ativação hormonal; 4. processamento citoplasmático e nuclear; 5. combinação com receptores (RTs); e 6. interação com correguladores e outros efeitos pós-receptores necessários à expressão hormonal[1].

A manutenção do suprimento constante de HT é garantida pelo mecanismo de retroalimentação que envolve hipotálamo, hipófise e tireoide. A diminuição na concentração circulante induz a estimulação da secreção hipofisária de TSH mediada pelo hipotálamo, que incita a síntese e a secreção hormonal pelas células foliculares. Por outro lado, o excesso de TSH inibe o sistema até que a homeostase seja restabelecida. Esse sistema, regulado centralmente, não é influenciado por alterações na demanda particular de determinadas células ou órgão.

Para adaptar-se às necessidades locais hormonais, outros sistemas encontram-se operativos. Um deles é o controle da oferta celular hormonal por meio de transportadores membranosos ativos. Outro é a ativação do precursor tiroxina (T_4) pela remoção de molécula de iodo do anel externo (desiodação 5') para formar a tri-iodotironina (T_3). Alternativamente, o T_4 pode ser inativado pela remoção do iodo do anel interno (desiodação 5) para formar o T_3 reverso (rT_3) ou T_2. A regulação local adicional do suprimento dos HTs é realizada pela alteração da concentração das desiodases nos vários tecidos.

Finalmente, a presença e a abundância dos RTs, que intermedeiam a ação dos HTs, determinam o tipo e o grau da resposta hormonal. Tal efeito hormonal ocorre no citoplasma (efeito não genômico) e núcleo celular (efeito genômico). Os RTs são fatores de transcrição que interagem com o DNA dos genes-alvo regulando sua expressão.

RECEPTORES DO HORMÔNIO TIREOIDIANO (RT)

A expressão dos efeitos do HT requer a presença intracelular de quantidade adequada do hormônio ativo T_3. Sua ação rápida não genômica ocorre na membrana plasmática e citoplasma e envolve canais iônicos, fosforilação oxidativa e segundo mensageiro. Contudo, o efeito principal e mais bem estudado requer a translocação do hormônio ao núcleo, onde interage com RTs para regular (ativar ou reprimir) a transcrição dos genes-alvo. Esses contêm sequências específicas próximas ou nas regiões promotoras (elementos de resposta ao HT ou ERTs). Na ausência do HT, os RTs interagem e se associam a outras moléculas, especialmente o corregulador retinoide X (RXR) e correpressores. Todavia, outras proteínas nucleares, como receptores do ácido retinoico (RAR) e vitamina D (VDR), interatuam com os RTs exercendo funções reguladoras. RXRs podem promover a transativação formando tanto homodímeros (RXR-RXR) como heterodímeros com RARs, VDRs (RXR-RAR, RXR-VDR, RXR-RT). Esses complexos exibem um efeito silenciador em genes positivamente regulados pelo HT. Ligando-se ao RT, o T_3 induz alteração conformacional na molécula, desencadeando vários processos. Resumidamente, esses incluem: liberação do correpressor, recrutamento de coativadores e diversas outras proteínas (algumas com atividade acetiladora de histonas) e estimulação da transcrição dos genes-alvo. Em genes positivamente controlados, isso resulta no afrouxamento da estrutura do nucleossomo (unidade estrutural básica repetitiva da cromatina composta por 200 pares de bases de DNA enroladas em um octâmero de histona) tornando o DNA mais acessível aos fatores de transcrição e fatores gerais iniciadores da transcrição, que medeiam a ligação da RNA polimerase II[2].

Estrutura dos receptores do HT

A análise estrutural e funcional do RT e de outros receptores nucleares demonstraram que essa superfamília exibe uma estrutura modular com domínios funcionais distintos. Os três principais são: o aminoterminal, o de ligação ao DNA (*DNA-binding domain* ou DBD) e o de ligação ao ligante (*ligand-binding domain* ou LBD). Existe, também, uma pequena região que une o DBD ao LBD, conhecida como dobradiça ou *hinge*[1,3].

O domínio aminoterminal é extremamente variável entre os membros da superfamília dos receptores nucleares, tanto no tamanho quanto na sequência de aminoácidos, e exibe papel de ativação transcricional independente do ligante. Sua importância ainda não é totalmente conhecida, pois alguns estudos mostraram que a deleção desse domínio tem pouco efeito sobre a resposta transcricional positiva ao T_3.

O DBD é o domínio mais bem conservado entre todos os receptores nucleares e tem como função principal a ligação ao DNA. Situa-se na porção central dos receptores e dispõe de duas porções estruturais conhecidas como "dedos" de zinco ou *zinc fingers*. Nesses segmentos, quatro resíduos de cisteína, em cada "dedo", formam complexos coordenados por íons de zinco, constituindo duas estruturas independentes em forma de alça. Os 2 "dedos" de zinco são separados por uma sequência de 15 a 17 aminoácidos; 3 na base do primeiro "dedo" representam a região chamada de caixa P (*P-box*). Esses aminoácidos são responsáveis pela especificidade da sequência de DNA do RT, enquanto outra sequência de 5 aminoácidos, localizada entre a primeira e a segunda cisteína na base do segundo "dedo", é denominada caixa D (*D-box*), região importante para a dimerização do RT. As *P-box* e *D-box* estão vinculadas à posição proximal e distal dessas regiões, respectivamente.

O domínio de ligação do hormônio ou ligante (LBD) é menos conservado que o DBD, refletindo a variedade de ligantes que atuam nesses receptores. Localiza-se na região carboxiterminal e possui várias funções, como a homo e heterodimerização do RT, localização nuclear e interação com proteínas correpressoras e coativadoras. Além dessas funções, o LBD contém uma região fundamental para a ativação transcricional, que se forma com a ação mútua do HT com o RT. Após a ligação do HT, aquela região passa a interagir com os coativadores, permitindo a formação do complexo proteico envolvido na ativação da transcrição.

A região *hinge* que liga o DBD ao LBD é extremamente variável entre os diferentes receptores. No caso específico do RT, sua principal função seria promover o movimento de rotação do DBD em relação ao LBD, possibilitando que o RT se ligue aos ERTs com diferentes orientações (Figura IX-9).

Além disso, no LBD existem várias interfaces hidrofóbicas que contribuem para a homo ou heterodimerização do RT com o RXR. Várias estruturas helicoidais, algumas específicas, presentes nesse domínio constituem superfícies críticas de contato para a interação com os coativadores e correpressores. A união do ligante ao RT provoca alteração conformacional importante no LBD, particularmente na hélice 12. Isso, por sua vez, facilita a distinção do RT pelos coativadores e correpressores.

Correguladores: correpressores e coativadores

Após a ligação ao DNA, o RT altera a atividade transcricional interagindo direta ou indiretamente com um arranjo complexo de cofatores. Essas proteínas incluem correpresso-

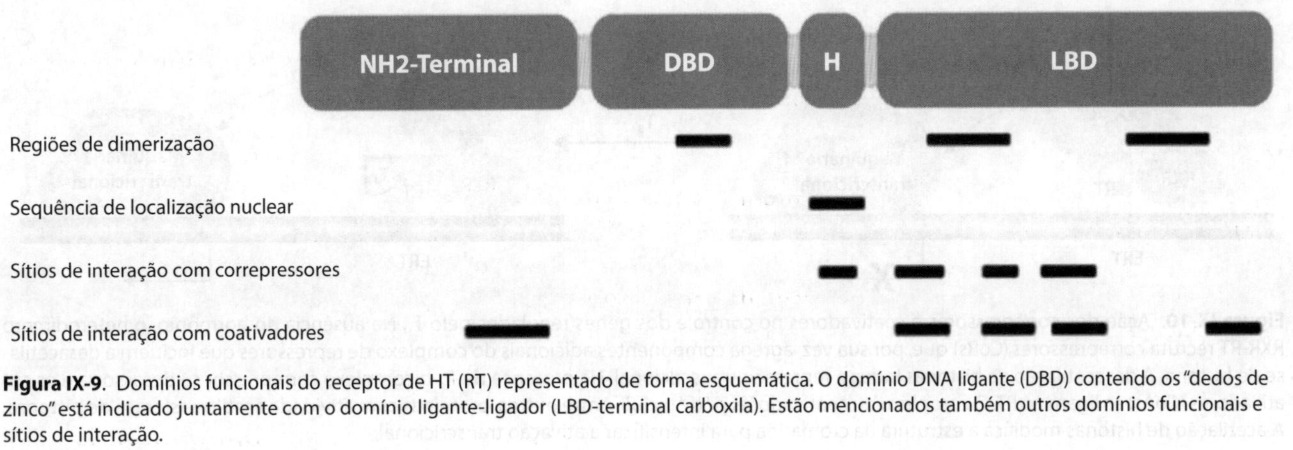

Figura IX-9. Domínios funcionais do receptor de HT (RT) representado de forma esquemática. O domínio DNA ligante (DBD) contendo os "dedos de zinco" está indicado juntamente com o domínio ligante-ligador (LBD-terminal carboxila). Estão mencionados também outros domínios funcionais e sítios de interação.

res (CoRs), coativadores (CoAs), integradores – como a proteína ligadora de CREB (PBC) – e fatores gerais de transcrição (FGTs)[4].

Repressão basal: correpressores transcricionais

Na ausência do HT, o RT reprime a transcrição basal proporcionalmente à quantidade de receptores e à afinidade dos sítios de ligação dos receptores em genes- alvo positivamente regulados. Esse fenômeno é conhecido como silenciamento transcricional (Figura IX-10).

O acréscimo do T_3 reverte a repressão basal e incrementa a ativação acima das concentrações basais presentes na ausência do HT. A compreensão sobre o mecanismo molecular da repressão basal pelo RT não ligado avançou bastante após a descoberta de família de proteínas repressoras que se ligam seletivamente aos RTs e RARs livres do HT. Essa família inclui os mediadores SMRT (*silencing mediator of retinoic acid and thyroid hormone receptor*) e o NCoR (*nuclear receptor correpressor*).

Os domínios de interação do NCoR e SMRT contêm sequências consensuais LXXI/HIXXXI/l, semelhantes às sequências LXXLL, que tornam possível a interação entre os coativadores e receptores hormonais nucleares. Curiosamente, essas sequências permitem a interação, tanto dos correpressores quanto dos coativadores, com aminoácidos similares, presentes no sítio LBD. As diferenças no comprimento e sucessões específicas dos locais de interação do correpressor e coativador, associadas às alterações conformacionais no LBD na presença do ligante, determinam qual irá interagir com o RT.

Recentemente, foi demonstrado que os correpressores podem agir mutuamente com outros CoRs, como o Sin3 e histona desacetilases (HDACs), constituindo o complexo de correpressores NCoR-Sin3-HDAC. Isso indica que a desacetilação local desempenha papel crítico na repressão basal gênica, possivelmente porque a histona desacetilada torna a cromatina mais condensada, restringindo o acesso dos fatores de transcrição basal ao DNA. A ligação do T_3 ao RT provoca mudanças conformacionais na estrutura do receptor, favorecendo a dissociação do RT dos correpressores, e recrutamento de CoAs. Portanto, a interação hormonal reduz a repressão e estimula a transcrição alterando a união do RT a classes distintas de cofatores. Além disso, a metilação do DNA – alteração química de citosina presente em uma sequência CpG de DNA – parece desempenhar função na repressão basal, pois proteínas MECs ou MECPs (*methyl CpG binding protein*) podem associar-se a complexos correpressores contendo Sin3 e histonas desacetilases. Essa repressão é impedida pelo inibidor de desacetilase tricostatina A, sugerindo que os dois processos de repressão (metilação do DNA e desacetilação de histonas) podem estar relacionados via MECPs.

O fato de o RT alterar o nível de transcrição gênica, tanto na presença quanto na ausência de T_3, tem implicações importantes na fisiologia do HT. Em concentrações hormonais baixas como no hipotireoidismo, é previsto que o receptor não ligado reprima mais a expressão do que em sua forma inativa passiva. Em alguns aspectos, esse modelo é fortalecido pela inativação dirigida dos genes *RTα* e *RTβ*. O fenótipo dos camundongos afetados é menos pronunciado do que aquele presente no hipotireoidismo congênito. Em consequência, a repressão basal da transcrição pode explicar por que a ausência do receptor acarreta menos efeitos deletérios do que a ausência do hormônio.

Ativação transcricional: coativadores

Demonstrou-se que um número crescente de cofatores é capaz de interagir com os conjuntos RT + T_3 e intensificar a ativação transcricional. Esses incluem os componentes da família p160: o SRC1 (*steroid receptor coactivator 1*)/NCO1 (*nuclear receptor coactivator 1*); o TIF2 (*transcriptional intermediary factor 2*)/GRIP1 (*glutamate receptor interacting protein 1*)/NCOA2 (*nuclear receptor coactivator 2*); e o NCOA3 (*nuclear receptor coactivator 3*)/AIB1 (*amplified in breast cancer 1*)/RAC3 (*receptor associated coactivator 3*)/SRC3/TRAM-1 (*thyroid receptor activator molecule 1*)/ACTR (*nuclear receptor coactivator*)/RAC3/PBP (*peroxisome proliferator*

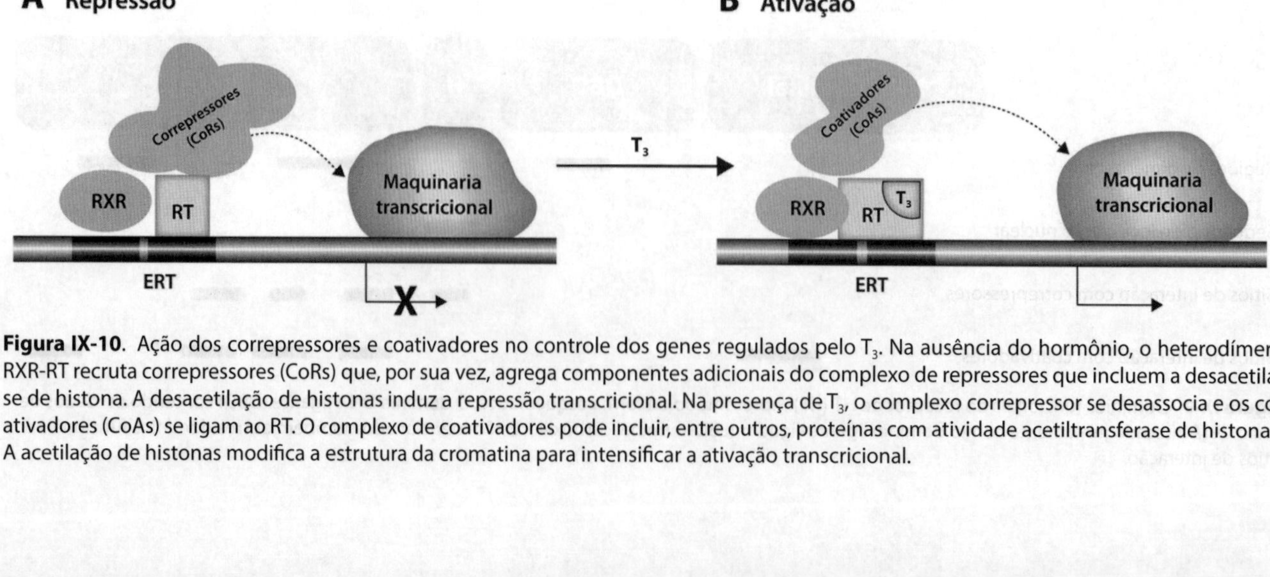

Figura IX-10. Ação dos correpressores e coativadores no controle dos genes regulados pelo T_3. Na ausência do hormônio, o heterodímero RXR-RT recruta correpressores (CoRs) que, por sua vez, agrega componentes adicionais do complexo de repressores que incluem a desacetilase de histona. A desacetilação de histonas induz a repressão transcricional. Na presença de T_3, o complexo correpressor se desassocia e os coativadores (CoAs) se ligam ao RT. O complexo de coativadores pode incluir, entre outros, proteínas com atividade acetiltransferase de histonas. A acetilação de histonas modifica a estrutura da cromatina para intensificar a ativação transcricional.

activated protein binding protein)/p300/TRAPs (*TR accessory proteins*)/DRIPs (*vitamin D receptor interacting proteins*)/CREB (*cAMP response element binding protein*), entre outros. Como a nomenclatura dessas proteínas é complexa e várias delas exibem mais de um nome, as diversas denominações citadas na literatura foram incluídas e separadas por uma barra. Dessa forma, SRC1/NCOA1 representam a mesma proteína (SRC1 ou NCOA1).

No momento, não são conhecidas as funções definidas de todos esses supostos coativadores. Entretanto, parecem existir, pelo menos, dois complexos principais envolvidos na ativação transcricional ligante-dependente: o SRC e o DRIP/TRAP. Os SRCs (SRC1, SRC2 e SRC-3) são proteínas com 160kD que se associam aos receptores hormonais nucleares em geral, em particular os RTs, e acentuam a transcrição T_3 dependente. Também interagem com o CBP (*CREB-binding protein*) o coativator para a transcrição estimulada pelo cAMP, assim como a proteína p300, que interage com o coativator E1A. Estudos recentes mostraram que o CBP/p300 pode agir mutuamente com o PCAF (*p300/CBP-associated factor*) e o GCN5 (*general control nonrepressed protein 5*). Assim como o GCN5, o PCAF exibe atividade intrínseca histona acetiltransferase (HAT), que estimula a transcrição ao acetilarem as histonas. Portanto, o PCAF e o CBP possuem atribuição funcional dupla: adaptadores dos receptores nucleares ao processo transcricional basal, e enzimática capaz de alterar a estrutura da cromatina por meio da ação HAT. A hiperacetilação das histonas relaxa a cromatina e facilita o acesso dos fatores de transcrição basal ao promotor do gene-alvo, estimulando a atividade transcricional. Ademais, coativadores são capazes de acetilar outras proteínas, como o fator de transcrição p53 e fatores de transcrição basal como TFIIE--TFIIF que poderiam contribuir para o aumento do processamento da informação genética (ver Figura IX-10).

RESISTÊNCIA AO HORMÔNIO TIREOIDIANO (RHT)

Genes do receptor tireoidiano (RT) e suas mutações

Nos seres humanos, dois RTs altamente homólogos, denominados *RTα* e *RTβ*, são codificados por genes localizados nos cromossomos 17q21.1 e 3p24.2, respectivamente. Ambos os genes produzem duas isoformas: a1 e a2, por *splicing* alternativo do RNA mensageiro (RNAm), e β1 e β2, por iniciação da transcrição em locais diferentes na região promotora (*alternative transcription start sites*). O RTα2 liga-se aos ERTs, mas não interage com o HT e consequentemente não atua como receptor propriamente dito (Quadro IX-12).

Descreveram-se em camundongos outras isoformas reduzidas do RTα e RTβ, algumas contendo domínio aminoterminal mais curto (ΔTβ3) e moléculas truncadas (ΔRTβ3, ΔRTα1 e ΔRTα2) com ausência do domínio DNA ligante.

Quadro IX-12. Receptores nucleares de T_3: genes codificadores, produtos proteicos e expressão tecidual predominante.

Gene	Cromossomo	Produto proteico	Expressão tecidual
RTα	17q21.1	RTα1	Músculo esquelético, miocárdio, fígado, rins, hipófise
		RTα2	Cérebro, testículo
RTβ	3p24.2	RTβ1	Fígado, rins, cérebro, miocárdio, músculo esquelético, hipófise
		RTβ2	Hipotálamo, hipófise anterior, orelha interna, retina

Estas três últimas exibem efeito dominante negativo no RTwt (receptor tireoidiano *wild type*). As novas isoformas RTα provêm da utilização de diferentes locais de iniciação da transcrição no sétimo íntron, enquanto as isoformas RTβ truncadas resultam de processamento alternativo do RNAm do receptor. Nos roedores, essas isoformas parecem modular, de maneira específica, a resposta a T_3 nos vários tecidos e/ou estágio do desenvolvimento. Em humanos, sua importância permanece desconhecida.

As mutações concentram-se na região carboxiterminal do RTβ, em três áreas quentes (*hot spots*) ricas em dinucleotídeos CpG, localizadas nos domínios LBD (aminoácidos 242-460) e *hinge* (aminoácidos 234-243). As moléculas RTβ mutantes exibem tanto afinidade reduzida a T_3 quanto interação anormal com os cofatores envolvidos no mecanismo de ação do HT. Foram identificadas em cerca de 340 famílias; em 325, eram substituições nucleotídicas simples, resultando em troca de um aminoácido e, ocasionalmente, em códon de parada prematura. Nas famílias restantes, ocorreram deleções nucleotídicas ou inserções gerando alterações em quadro de leitura (mutação *frameshift*), ou deram origem a uma proteína *nonsense* contendo dois aminoácidos adicionais. Muitas das diferentes mutações foram compartilhadas por mais de uma família. Nos indivíduos com RHT comprovada, nos quais não foi detectada mutação no DNA genômico, torna-se importante realizar o sequenciamento do DNA complementar para tentar localizar eventuais mutações nas regiões não codificadoras do *RTβ*. Descreveram-se alterações somáticas no *RTβ* em dois adenomas produtores de TSH. Em humanos, não foi ainda identificada mutação germinativa no RTα[5].

Etiologia e variantes

A maioria dos indivíduos com RHT são portadores de mutações no gene *RTβ* , o que explica a refratariedade dos tecidos-alvo ao HT e as alterações da função tireóidea. No passado, a RHT era subdividida em resistência generalizada ao

HT, resistência hipofisária ao HT e resistência tecidual periférica ao HT. Essa classificação, baseada em sintomas e sinais, carece de base lógica, pois as duas primeiras são encontradas em indivíduos com a mesma mutação, e a última representa o desenvolvimento de tolerância à ingestão de excesso de HT.

Embora a interação anormal entre um determinado RT mutante e um cofator proteico poderia explicar algumas das discrepâncias entre o grau de comprometimento da ligação do T_3 e a magnitude do defeito funcional, a base molecular da heterogeneidade do fenótipo RHT entre indivíduos com a mesma mutação permanece desconhecida. Essa variação fenotípica pode ter caráter tanto inter como intrafamiliar. Observações em famílias com a mesma mutação *RTβ* sugerem que a variabilidade genética de outros fatores poderia modular o fenótipo da RHT.

O evento "RHT não RT" refere-se a indivíduos com o fenótipo RHT onde foram excluídas mutações tanto no gene *RTβ* quanto no *RTα*; ocorre em 15% das famílias com o distúrbio. A herança é autossômica dominante com predominância no sexo feminino 2,5:1. Não é distinguível clínica e bioquimicamente da RHT clássica, e parece não haver comprometimento de correguladores.

Incidência e herança genética da RHT

A incidência precisa da RHT é desconhecida, pois a condição não pode ser detectada pela triagem rotineira do hipotireoidismo. Uma busca neonatal, envolvendo população de cerca de 80.000 indivíduos, para revelar concentrações séricas elevadas de T_4, encontrou 1 ocorrência entre 40.000 recém-nascidos. Foram descritos até o presente mais de 1.000 casos em cerca de 370 famílias, onde não foram detectadas mutações no gene *RTβ* em aproximadamente 7% delas.

Na maioria das vezes, a síndrome é transmitida por herança autossômica dominante; em uma família com deleção completa do *RTβ*, a herança foi recessiva. A RHT acomete ambos os sexos com frequência igual e apresenta amplas distribuições geográfica e racial[5].

Aspectos clínicos e evolução da doença

Uma característica da síndrome de RHT é a pobreza de manifestações clínicas específicas. Os sintomas e sinais predominantes são: bócio, comportamento hiperativo, distúrbios de aprendizado, atraso no desenvolvimento físico e taquicardia sinusal. O encontro de concentrações elevadas de HT em associação com TSH circulante não suprimido, usualmente, conduz ao diagnóstico.

A maioria dos indivíduos mantém um estado metabólico normal à custa das concentrações elevadas de HT. Essa compensação para a hipossensibilidade hormonal varia entre os afetados e entre os diferentes tecidos. Em consequência, as evidências clínicas e laboratoriais da deficiência e o excesso frequentemente coexistem. Por exemplo, crescimento atrasado, maturação óssea atrasada e distúrbios de aprendizado sugestivos de hipotireoidismo podem estar presentes junto com hiperatividade e taquicardia, compatíveis com tireotoxicose. Os aspectos clínicos habituais e respectivas frequências são apresentados na tabela IX-2.

Tabela IX-2. Aspectos clínicos da resistência aos hormônios tireoidianos (RHT): manifestações clínicas e sua frequência.

Aspectos clínicos	Frequência (%)
Glândula tireoide	
Bócio	66-95
Coração	
Taquicardia	33-75
Sistema nervoso	
Distúrbios emocionais	60
Comportamento hipercinético	33-68
Distúrbio de déficit de atenção e hiperatividade	40-60
Dificuldade de aprendizado	30
Retardo mental (QI < 70)	4-16
Perda da audição (neurossensorial)	10-22
Desenvolvimento e crescimento	
Baixa estatura (< 5%)	18-25
Idade óssea atrasada > 2DP	29-47
IMC baixo (em crianças)	33
Infecções de orelhas e tonsilites recorrentes	55

QI = quociente intelectual; IMC = índice de massa corporal; DP = desvio-padrão[6].

A manifestação predominante é o bócio, encontrado em 66-95% dos casos. O aumento glandular é, em geral, difuso. A nodularidade e assimetria ocorrem em bócios recorrentes após cirurgia. A taquicardia sinusal é também bastante comum e, juntamente com o bócio, frequentemente leva ao diagnóstico errôneo de tireotoxicose autoimune.

Cerca de 50% dos portadores de RHT possuem algum grau de dificuldade de aprendizado com ou sem transtorno de déficit de atenção/hiperatividade (TDAH). Por outro lado, a ocorrência de RHT em crianças com TDAH é extremamente rara. Vinte e cinco por cento apresenta quociente intelectual (QI) menor que 85%, mas o retardo mental acentuado (QI < 60) foi encontrado em apenas 3% dos casos. Surdo-mudez e incapacidade para diferençar cores ocorreu em três membros afetados de uma única família com deleção no *RTβ*.

O curso da doença é tão variável quanto sua apresentação. A maioria dos indivíduos apresenta desenvolvimento e crescimento normais à custa das concentrações elevadas de HT e pequeno bócio. Outros mostram graus inconstantes de restrição de crescimento e retardo mental. Os sintomas de hiperatividade tendem a melhorar com a idade. Como o bócio usualmente reaparece após a cirurgia, alguns indivíduos afetados têm sido submetidos de forma repetitiva a tireoidectomias parciais ou tratamentos com radioiodo.

A RHT contribuiu para o falecimento de somente uma criança, que era homozigótica para uma mutação dominante do *RTβ* e apresentava frequência cardíaca de repouso de 190 batimentos por minuto. A morte ocorreu como resultado de choque cardiogênico decorrente de pneumonia estafilocócica.

Achados laboratoriais

No indivíduo não tratado, o achado de valor sérico elevado de T_4 livre e de TSH não suprimido são requisitos necessários para o diagnóstico de RHT. Habitualmente, acompanham-se por concentrações séricas elevadas de T_3; a concentração do rT_3 encontra-se também aumentada. As concentrações circulantes de T_4 e T_3 podem situar-se entre pouco ou bem acima do limite superior do normal, mas são concordantes, resultando em relação normal T_3:T_4. Isso contrasta com o aumento desproporcional do T_3 sérico, característico da tireotoxicose autoimune. A concentração sérica da tireoglobulina (TG) tende também a ser elevada, refletindo a concentração de TSH induzida pela hiperatividade tireóidea. A resposta do TSH ao TRH é normal ou exagerada, dependendo da concentração sérica basal do TSH. Este apresenta bioatividade relativamente elevada, o que explica o desenvolvimento do bócio por ele induzido, apesar das concentrações normais de TSH imunorreativo. A captação de radioiodo encontra-se elevada e não decresce sob influência do perclorato. Os anticorpos anti-TPO e anti-TG são usualmente negativos, mas quando presentes são indicativos de doença tireóidea autoimune.

A avaliação para a detecção de outras alterações endócrinas tem revelado resultados negativos. Embora de baixa sensibilidade, as medidas basais de índices que traduzem a ação do T_3 nos tecidos periféricos são normais. Para melhorar a capacidade de reação e qualidade desses parâmetros, foi sugerido um protocolo padrão de curta duração para avaliação dos indivíduos com RHT. Consiste na administração de doses progressivas de LT3 de 50, 100 e 200mg duas vezes ao dia, cada uma durante três dias consecutivos, comparando-se qualquer alteração nos índices aos valores basais e respostas em indivíduos normais. A estimulação atenuada da globulina transportadora de hormônios sexuais (SHBG), da ferritina e supressão reduzida de TSH, do colesterol e da creatinofosfoquinase (CPK) é compatível com RHT.

O diagnóstico definitivo baseia-se na amplificação, no sequenciamento do gene *RTβ* e no reconhecimento das mutações. Essa informação é útil no aconselhamento familial e diagnóstico precoce da RHT, que pode ser realizado mesmo *in utero*. De fato, mutações podem criar ou alterar sítios específicos na sequência nucleotídica do gene, reconhecidos de forma exclusiva por enzimas de restrição. Portanto, a análise por digestão com essas últimas permite o reconhecimento rápido de determinada mutação, pela produção de fragmentos de DNA de tamanhos diferentes em comparação ao indivíduo normal.

Base molecular do distúrbio e suas manifestações variáveis

A grande maioria dos casos de RHT é familial (75%), enquanto a incidência dos esporádicos é de 15%[7]. Consoante com a herança autossômica dominante, os indivíduos afetados são heterozigóticos para mutações no gene *RTβ*. Por exemplo, aqueles que expressam apenas um alelo *RTβ* normal ou *wild type* (*RTβ*wt), mesmo com a deleção do outro, são normais, enquanto os que expressam um alelo *RTβ* mutante (*RTβ*m) apresentam RHT. Isso explica por que a herança da RHT é dominante, quando o distúrbio é causado por *RTβms*, e recessiva em portadores de deleção do *RTβ*. A presença do *RTβm* interfere com a função do RTβwt, conforme fenômeno dominante negativo; as mutações afetam o domínio ligante do RT reduzindo sua capacidade em unir-se a T_3 e comprometendo sua habilidade de ativar ou reprimir o gene-alvo.

Para exercer o efeito dominante negativo, os RTβms com capacidade T_3 ligante comprometida requerem a integridade do domínio DBD e a aptidão em dimerizar-se com um parceiro normal homólogo ou heterólogo. Os RTβms interferem na função do RTβwt ocupando ERTs nos genes-alvo e pelo comprometimento do RTβwt na homodimerização. É por essa razão que não foram identificadas mutações nos CpGs localizados em regiões do RTβ envolvidas na homodimerização. Aquele efeito negativo pode ser também exercido por intermédio da associação do RTβm a um cofator, seja por maior afinidade ao correpressor, seja por redução da associação ao coativador. Igualmente, os RTβms com total incapacidade de ligar ao T_3 podem produzir disfunção mínima se a associação ao correpressor estiver diminuída.

Múltiplos mecanismos são responsáveis pelo fenótipo variável da RHT. Homozigóticos desprovidos de RTβ apresentam surdez e incapacidade para diferençar cores, mesmo que a magnitude das alterações funcionais tireóideas sejam comparáveis aos heterozigóticos com RTβs. Isso é devido à total ausência da ação mediada pelo RTβ, cuja presença é necessária para o desenvolvimento coclear e fotorreceptor. De modo oposto, nos homozigóticos portadores de RTβms, as manifestações ósseas e cerebrais de hipotireoidismo grave podem ser explicadas pelo efeito de silenciamento provocado pela dose dupla dos RTβms. Essa situação também interfere na função do RTα, que não ocorre com a deleção do RTβ.

As diferenças na magnitude da resistência hormonal nos vários tecidos são consequentes aos níveis de expressão absoluta e relativa dos RTα e RTβ. Por exemplo, o hipotálamo e a hipófise, que são dependentes de RTβ, manifestam a privação hormonal concernente, enquanto o coração, subordinado ao RTα, exibe sinais de excesso hormonal na forma de taquicardia.

Tratamento

Nenhum tratamento é capaz de corrigir totalmente o defeito. O mais importante é evitar intervir para normalizar as concentrações de HT. A taquicardia sinusal pode ser controlada com o betabloqueador atenolol. O diagnóstico pré-natal e o aconselhamento são particularmente importantes nas famílias, em que os membros afetados possuíam restrição de crescimento e retardo mental. Felizmente, na maioria dos portadores de RHT, a resistência parcial tissular ao HT é compensada de forma adequada pelo aumento endógeno do suprimento hormonal, tornando o tratamento desnecessário. Isso não acontece em indivíduos com reserva tireóidea limitada consequente à terapia ablativa prévia. Nesses, a concentração sérica de TSH pode ser utilizada como guia para o ajuste medicamentoso. Ocasionalmente, a compensação é incompleta e requer a administração judiciosa de doses suprafisiológicas de LT4. Em crianças, recomenda-se prestar particular atenção ao crescimento, maturação óssea e desenvolvimento mental. Sugere-se que a LT4 seja fornecida em doses incrementais. O metabolismo basal, o balanço nitrogenado e a SHBG devem ser monitorados a cada dose, e a idade óssea e crescimento, no longo prazo. O desenvolvimento de um estado catabólico é indicativo de sobretratamento.

Raramente, algumas crianças exibem desenvolvimento deficiente acompanhado por hipermetabolismo e taquicardia acentuada não controlados pelo betabloqueador. Isso tem sido observado em determinados tipos de mutações *frameshift*. Nesses casos, pode ser útil a redução temporária da concentração circulante de HT com somatostatina. Se esse recurso for ineficaz, recomenda-se o fornecimento criterioso de drogas antitireóideas ou ácido tri-iodotiroacético.

Levantamento recente realizado com mães portadoras de RHT demonstrou ocorrer grau elevado de abortamento e maior frequência de recém-nascidos normais com baixo peso. Ainda não está definido se é recomendável intervir no início da gestação. Todavia, as mães afetadas devem ser acompanhadas durante a gravidez para evitar que a concentração sérica de T_4 livre não se eleve mais que 20% acima do limite superior do normal. A intervenção *in utero* tem sido questionada.

O tratamento com doses suprafisiológicas de LT3 (levotri--iodotironina), em dias alternados, permite reduzir o tamanho do bócio sem provocar efeitos colaterais. Eleva-se a dosagem até obter a supressão do TSH e da TG.

Conclusões

- Bócio, distúrbio de DAH e taquicardia são as razões mais comuns para a suposição da RHT.
- A análise genética dos casos suspeitos é o caminho mais curto para o diagnóstico.
- O tratamento ablativo complica o seguimento e o resultado terapêutico, tornando difícil o ajuste da dose substitutiva de levotiroxina.
- A RHT não RT esporádica pode ser causada por supostos defeitos recessivos dos correguladores envolvidos na mediação da ação do T_3.
- Não está esclarecido se ocorre contribuição da ação não genômica do HT ao fenótipo da RHT.

DEFEITOS NO TRANSPORTE CELULAR DO HORMÔNIO TIREOIDIANO (HT)

Transportadores membranosos de HT

O equilíbrio entre as frações livre e intracelular dos HTs propaga a hipótese da existência de difusão celular hormonal passiva. Entretanto, a identificação e a caracterização das várias classes de moléculas com diferentes cinéticas e substratos preferenciais mudaram esse conceito. Essas proteínas pertencem a diversas famílias de carregadores solúveis, ânions orgânicos, aminoácidos e transportadores monocarboxilatos (MCT)[8]. Sua importância foi demonstrada de forma convincente pelo encontro de defeito hereditário no transporte celular dos HTs causado por mutações no gene *SLC16A2* (*solute carrier family 16, member 2*) ou *MCT8* (*monocarboxylic acid transporter 8*)[9]. Até o momento, identificaram-se dois transportadores que parecem ser verdadeiramente específicos para o HT, a saber, o SLCO1C1 (*solute carrier organic anion transporter family, member 1C1*) codificado por gene localizado no cromossomo 12p12.2, que exibe preferência pelo T_4, e o MCT8, localizado no cromossomo Xq13.2 que, ao menos em humanos, encerra predileção pelo T_3[10].

Gene MCT8 (*SLC16A2*) e suas mutações

O gene *MCT8* (*SLC16A2*) tem 6 éxons e o primeiro íntron muito longo (mais de 600kb). Pertence à família de genes oficialmente denominados *SLC16* (*solute carrier family 16*), cujos produtos catalisam o transporte de monocarboxilatos, como lactato, piruvato e corpos cetônicos. Mediante sítios promotores alternativos, dá origem a duas proteínas, respectivamente, com 613 e 539 aminoácidos, contendo 12 domínios transmembranosos e domínios amino e carboxiterminais intracelulares.

Conforme assinalado, a literatura registra cerca de 25 famílias com mutações genéticas distribuídas pela região codificadora do *MCT8*. Em 10 famílias encontraram-se substituições pontuais de simples aminoácidos causando mutações *missense* (*alteração de um ou mais códons produzindo diferentes aminoácidos*), em 4 famílias detectaram-se mutações *nonsense* (a substituição gera um códon prematuro de terminação – UAA, UAG ou UGA – no RNA). Reportaram-

-se deleções ou inserção de aminoácidos em duas famílias, e mutação intrônica (afeta o processo de *splicing* pela criação de novo local de corte para o íntron), em uma. Em um indivíduo demonstrou-se extensão de 64 aminoácidos na região carboxiterminal da molécula MCT8. Encontraram-se deleções de 10 ou mais nucleotídeos em quatro famílias. A mesma mutação ocorreu em dois indivíduos, pertencentes a duas famílias não relacionadas.

Síndrome de Allan-Herndon-Dudley

A síndrome de Allan-Herndon-Dudley (SAHD) foi a primeira a ser descrita (em 1944) entre os estados mórbidos de retardo mental ligados ao sexo e regionalmente mapeados no cromossomo X (em 1990). Identificaram-se várias famílias com a SAHD, nas quais estudos de *linkage* situaram o lócus genético no Xq13.2. Em todas, constatou-se que mutações no *MCT8* eram responsáveis pela SAHD, em que os afetados, além das alterações neuropsiquiátricas, apresentavam, também, irregularidades na função tireóidea[10].

Apesar da variabilidade das manifestações clínicas entre as famílias com mutações no *MCT8*, não foi encontrada correlação entre o genótipo e o fenótipo. Dada a existência de outros carreadores de HT, cuja distribuição tecidual é inconstante, pode-se antecipar que defeitos moleculares específicos resultarão em fenótipos distintos.

Herança genética e incidência

Como a herança é ligada ao cromossomo X, apenas os homens afetados manifestam anormalidades psicomotoras e alteração da função tireóidea. Como resultado, todas as filhas herdarão o cromossomo X com a mutação e serão, portanto, portadoras assintomáticas apresentando eventualmente alteração na função tireóidea. Nenhum filho homem herdará o cromossomo X do pai e, assim, os filhos homens não são afetados. As mães de afetados podem ser portadoras assintomáticas da mutação, nesse caso elas possuem 50% de probabilidade de transmitir a mutação em cada gravidez: todos os homens que herdarem a mutação serão afetados; as filhas que herdarem a mutação serão portadoras assintomáticas. Outros familiares maternos do afetado podem apresentar risco de desenvolvimento da doença (homens) ou de serem portadores assintomáticos (mulheres) e devem ser orientados quanto a essas possibilidades.

Ocorre em asiáticos, ameríndios e caucasianos com origem étnica diversa. Foram identificadas mutações *de novo* em 5 ocasiões.

A incidência desse defeito de reconhecimento recente é desconhecida. A identificação de cerca de 25 famílias em menos de 3 anos indica que a síndrome é mais comum do que se suspeitava. Na população podem ser mantidas mutações genéticas espontâneas, porque as mulheres portadoras assintomáticas não são submetidas à seleção negativa.

Aspectos clínicos e evolução da doença

O *MCT8* desempenha papel essencial no SNC pela participação no suprimento de T_3 aos neurônios (Figura IX-11). Embora as mutações provoquem grave hipotireoidismo cerebral, os efeitos parecem ser modestos ou ausentes em outros tecidos.

Os afetados do sexo masculino, geralmente, são encaminhados para investigação médica durante a infância ou início da adolescência em virtude das anormalidades no desenvolvimento neurológico, que incluem: atraso no desenvolvimento motor com prejuízo da marcha que se deteriora progressivamente, hipotonia central, quadriplegia espástica, movimentos

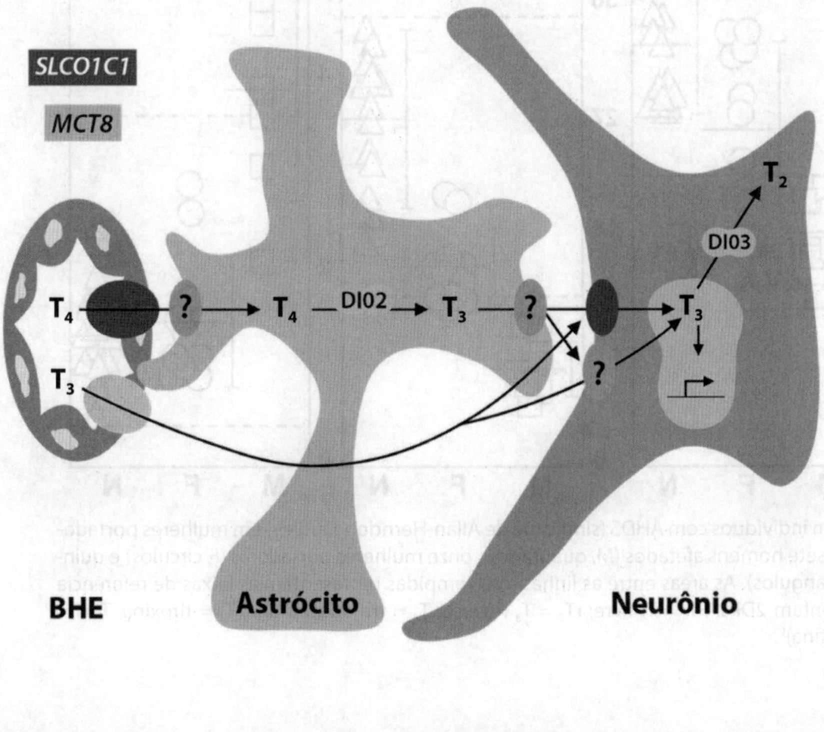

Figura IX-11. Modelo esquemático simplificado das vias de transporte de HT no cérebro. O transportador SLCO1C1 expresso por células endoteliais transporta o T_4 a partir do sangue para o fluido extracelular no SNC. Entra, então, nos astrócitos por um mecanismo ainda desconhecido, para ser convertido para a forma hormonal ativa T_3 pela DIO2 localizada intracelularmente. A seguir, o T_3 é retomado pelos neurônios, nos quais regula a expressão genética e é finalmente inativado pela DIO3. Essa importação neuronal é mediada pelo transportador MCT8. BHE = barreira hematoencefálica; SLCO1C1 = *solute carrier organic anion transporter family, member 1C1;* MCT8 = *monocarboxylic acid transporter 8;* DIO2 = desiodase de iodotironina tipo 2; DIO3 = desiodase de iodotironina tipo 3[11].

discinéticos não epilépticos, nistagmo rotacional, fala e audição comprometidos. A alteração cognitiva é grave. Os indivíduos nunca desenvolvem a fala e, na melhor das hipóteses, adquirem a habilidade de emitir sons ininteligíveis. Exibem comportamento não agressivo. Com a evolução da idade, a microcefalia torna-se aparente e o crescimento linear prossegue normalmente. Não manifestam aspectos típicos de hipotireoidismo.

Apesar da ocorrência de morte precoce em algumas famílias, frequentemente por pneumonia aspirativa, alguns indivíduos atingem mais de 70 anos de idade. As mulheres carreadoras não manifestam nenhuma alteração psicomotora acima descrita, mas, algumas, podem apresentar atrasos intelectual e mental[9].

Achados laboratoriais

Embora não patognomônicos, caracteristicamente os afetados exibem valores séricos elevados de T_3, moderamente baixos de T_4 e T_4 livre, diminuídos de rT_3 e normais ou elevados de TSH (ver Figura IX-11). As mulheres heterozigóticas carreadoras exibem concentrações de HT intermediárias entre aquelas presentes nos homens afetados e familiares normais (Figura IX-12).

Todos os demais exames de bioquímica de sangue e urina apresentam-se normais, inclusive aminoácidos orgânicos, carnitina e piruvato.

A ressonância magnética do cérebro é frequentemente normal, porém foram demonstradas alterações atróficas do cérebro, do tálamo e dos gânglios basais, atribuídas à provável desmielinização.

A administração de doses incrementais de LT3, segundo o protocolo utilizado para o estudo de indivíduos com RHT, mostrou sensibilidade hipofisária diminuída ao hormônio.

A cultura de fibroblastos de dois homens portadores de deficiência no *MCT8* demonstrou redução significativa da captação de T_4 e T_3. Na média, essa oscilou entre 8 e 25% em relação aos 100% obtidos com fibroblastos normais. A atividade enzimática da DIO2 foi 6 a 8 vezes maior. Os fibroblastos das mulheres carreadoras forneceram resultados intermediários entre os homens afetados e indivíduos normais.

Base molecular do distúrbio

Parece não haver dúvida que o dano molecular do *MCT8* é a base genética do defeito no transporte celular dos HTs. Em 12 mutações diversas, a análise da captação celular de T_3 mostrou ausência de atividade em quatro: 2 mutações *missense* e 2 mutações *nonsense*. Em 3 mutações, a captação variou de 2 a 5%. Nas 5 restantes, do tipo *missense*, oscilou entre 9 e 30% em comparação ao controle normal.

Segundo as informações clínicas, bioquímicas e *in vitro* disponíveis, não existe relação evidente entre o grau de alteração do transporte de T_3 mediado pelo *MCT8* comprometido e a concentração sérica do hormônio. Provavelmente, isso decorre de transtorno no metabolismo das iodotironinas refletido na produção de T_3, conforme demonstrado em camundongos com bloqueio da expressão do *Mct8* (*Mct8*KO). Exceto pela morte precoce, nenhum outro achado clínico parece correlacionar-se com o grau de prejuízo funcional ou físico da proteína MCT8. Além disso, poderiam

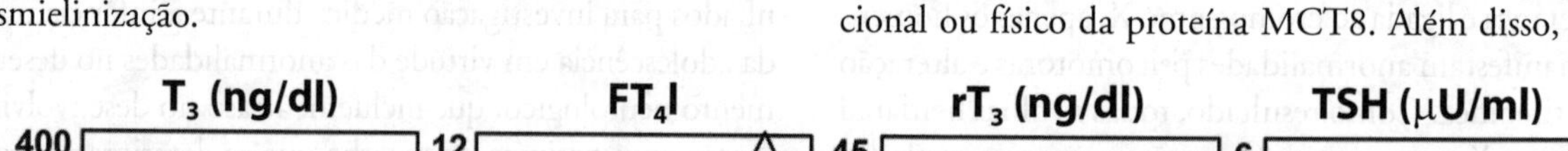

Figura IX-12. Testes de função tireóidea em indivíduos com AHDS (síndrome de Allan-Herndon-Dudley) em mulheres portadoras heterozigotas e parentes não afetados: sete homens afetados (M, quadrados), onze mulheres portadoras (F, círculos) e quinze membros da família não afetados (N, triângulos). As áreas entre as linhas interrompidas representam as faixas de referência normal de cada medida. As barras representam 2DPs. $FT_4 = T_4$ livre; $rT_3 = T_3$ reverso; T_3 = tri-iodotironina; T_4 = tiroxina; TSH = hormônio estimulador da tireoide (tireotrofina)[6].

colaborar para explicar a falta de correlação fenótipo/genótipo: fatores genéticos diversos, expressão tissular variável do *MCT8* e outros transportadores celulares membranosos.

Tratamento

No momento, as opções terapêuticas para os indivíduos afetados por mutações no *MCT8* são limitadas. As medidas de suporte incluem o uso de dispositivos ortopédicos para evitar contraturas por vício de postura que poderiam levar ao tratamento cirúrgico. A dieta deve ser ajustada para evitar aspiração. A distonia pode ser melhorada com anticolinérgicos, levodopa ou carbamazepina. A babagem pode ser melhorada com glicopirolato ou escopolamina. Os episódios epilépticos devem ser tratados com anticonvulsivantes habituais. Quando refratários, a introdução de dieta cetogênica tem trazido sucesso, assim como a administração de doses suprafisiológicas de LT4. Entretanto, a experiência com esses tratamentos encontra-se limitada a poucos casos.

A detecção de T_4 baixo ou TSH elevado por triagem neonatal tem conduzido ao tratamento com LT4. Contudo, não tem sido observada melhora com o uso do hormônio em doses fisiológicas, provavelmente devido à captação hormonal comprometida nos tecidos MCT8 dependentes. Durante a gravidez, administração de LT4 ou análogos do HT (capazes de contornar o defeito molecular pelo uso de transportadores alternativos) encerram potencial terapêutico que está sendo testado em roedores deficientes em Mct8.

Conclusões

1. As manifestações neurológicas da deficiência de MCT8 não podem ser explicadas pelas alterações funcionais tireóideas e o fenótipo observado é diferente daquele presente na deficiência global ou excesso de HT.
2. Os programas de triagem neonatal para a detecção do hipotireoidismo neonatal, baseados nas medidas de TSH e/ou T_4, não são capazes de detectar esse defeito genético.
3. Como as mulheres carreadoras são assintomáticas, não ocorre suspeita do distúrbio até o nascimento do primeiro afetado do sexo masculino.
4. A pneumonia aspirativa é a causa mais comum de morte nos homens afetados.
5. O tratamento com doses fisiológicas de LT4 não corrigiu o fenótipo.
6. Defeitos genéticos comprometendo outros transportadores de HT, provavelmente, manifestarão fenótipos diferentes.
7. Não se sabe se o dano cerebral em humanos com deficiência de MCT8 ocorre na fase embrionária ou pós-natal.

DEFEITOS NO METABOLISMO DOS HORMÔNIOS TIREOIDIANOS (HT)

Metabolismo intracelular dos HTs

A demanda dos HTs varia conforme o tecido ou tipo celular e de forma temporal. O controle de sua entrada na célula por meio de transportadores membranosos parece ser insuficiente para o suprimento hormonal apropriado. O controle apurado adicional é obtido pela produção de HT ativo ou por sua inativação no local de ação. As enzimas 5'-desiodases de iodotironinas tipos 1 (DIO1) e 2 (DIO2) catalisam a ativação do HT pela conversão de T_4 a T_3. A 5-desiodase de iodotironina tipo 3 (DIO3) é a principal inativadora do HT pela transformação de T_4 a rT_3 e T_3 a T_2 (Figura IX-13).

As desiodases são selenoproteínas (Seps) que contêm o aminoácido selenocisteína (Sec), cuja presença é necessária no centro ativo para a atividade enzimática. O mecanismo de síntese das Seps encontra-se resumido abaixo. As desiodases expressam-se de maneira diferenciada nos tecidos onde são reguladas – de formas transcricional, traducional ou metabólica – por alterações no meio intracelular. A atividade da DIO2 pode ser rapidamente alterada, pois sua meia-vida é 15 vezes menor que a da DIO1 e DIO3. A inativação daquela primeira é acelerada pela T_4, por meio do processo reversível de ubiquitinação – modificação pós-traducional da proteína para degradação, pela ligação covalente de um ou mais monômeros da pequena proteína ubiquitina[12].

Etiologia e variantes

Até recentemente, todos os defeitos conhecidos do metabolismo do HT observados em humanos eram adquiridos. O mais frequente provoca a síndrome do T_3 baixo, observada nas doenças não tireóideas. Em 2005, foi descrito o primeiro distúrbio hereditário do metabolismo das iodotironinas, provocado pela redução da síntese das Seps, particularmente das desiodases, decorrente de mutação no gene *SECISBP2* (*selenocysteine sequence-binding protein 2*) ou *SBP2* (*SECIS-binding protein 2*)[13].

Incidência e herança

A incidência dos defeitos hereditários do metabolismo do HT é desconhecida, pois as primeiras duas famílias foram descritas há pouco tempo. Além disso, o distúrbio comprometeu apenas um dos 12 genes conhecidos envolvidos na síntese e degradação das desiodases. A herança do defeito no *SBP2* tem caráter recessivo. Os pais dos indivíduos afetados já descritos são beduínos da Arábia Saudita, africanos e irlandeses.

GENE *SECISBP2*, SEU PRODUTO, FUNÇÃO E MUTAÇÕES

O DNA complementar (cDNA) – DNA sintetizado por uma molécula de RNA mensageiro em uma reação catalisada pela enzima transcriptase reversa – do gene humano *SECISBP2* foi clonado em 2002. Encerra 17 éxons e localiza-se no cromossomo 9q22.2; a proteína contém 854 aminoácidos.

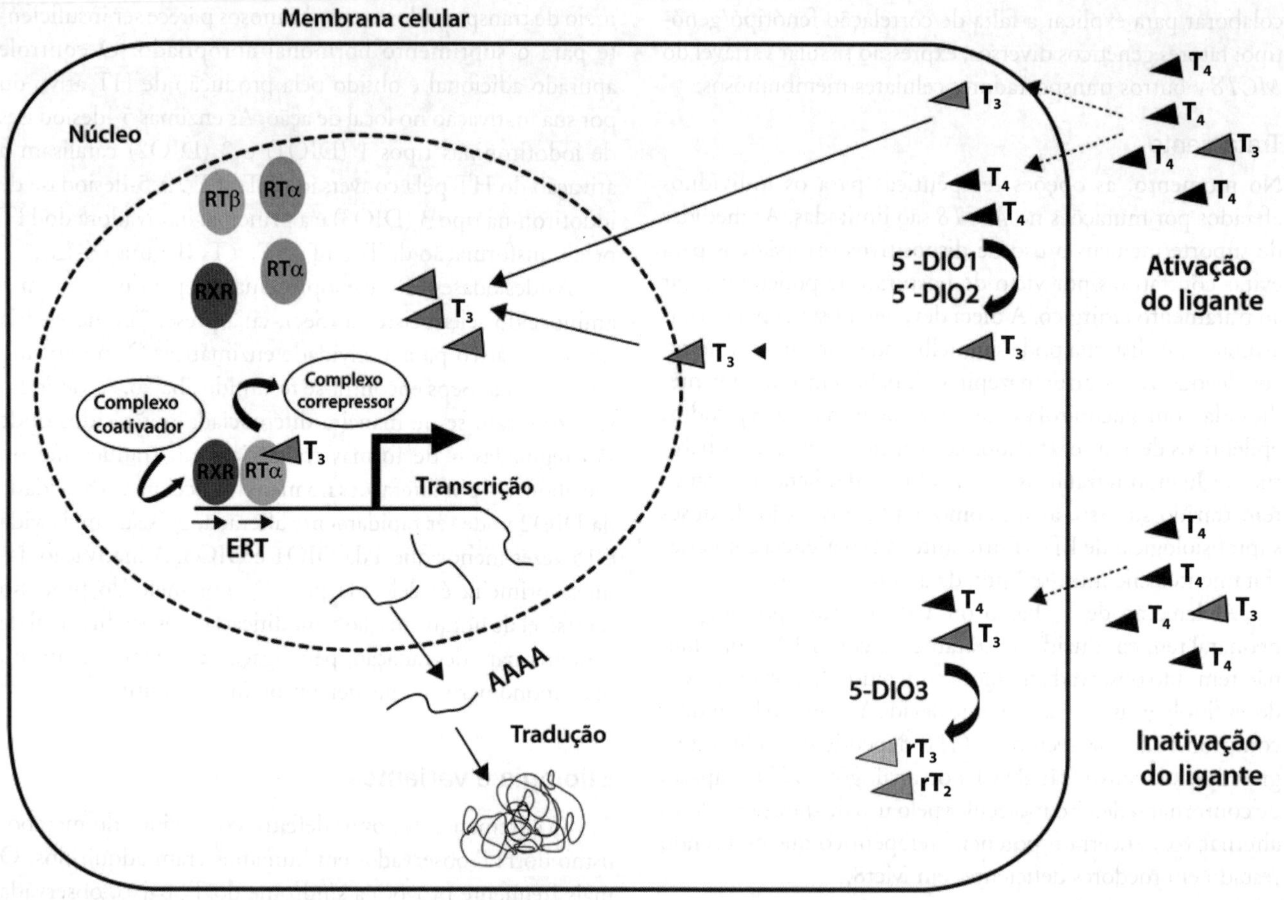

Figura IX-13. Vias metabólicas dos hormônios tireoidianos.

São necessários alguns elementos para a incorporação da Sec: sequências de mRNA da selenoproteína (códon UGA e sequência de inserção de selenocisteína – Sis) e fatores transativadores (EEFSEC – *eukaryotic elongation factor, selenocysteine-tRNA-specific* ou *elongation factor for selenoprotein translation* –, tRNASEC e SBP2) produzidos em outros genes. A Sec é incorporada por meio da recodificação do códon UGA presente nos mRNAs das Seps. Esse processo é ditado pela presença da Sis, estrutura característica de RNA, cuja forma idealizada se assemelha a um grampo de cabelos, presente na região 3 não traduzida. A SBP2 se liga à Sis, recruta EEFSEC, proteína necessária para o alongamento de cadeias polipeptídicas durante a síntese proteica, que por sua vez traz o tRNASEC (RNA transportador ou de transferência – que reconhece tanto à enzima que liga ao aminoácido correto, quanto ao códon do RNAm) ao códon UGA, para incorporação da enzima Sec na cadeia da proteína nascente.

Identificaram-se, pelo menos, 3 mutações no gene *SBP2* em famílias não relacionadas. Em uma, os indivíduos afetados eram homozigóticos para a mutação. Em outra, a criança afetada era heterozigota composta para a mutação, expressando um transcrito 25% menor que o normal.

Aspectos clínicos

O distúrbio do metabolismo do HT causado por mutações homozigóticas ou heterozigóticas compostas no gene *SECISBP2*, conhecido como síndrome SECISBP2 (OMIM 609698), é uma doença multifatorial que afeta principalmente o metabolismo da tireoide, osso, orelha interna e músculo. Suas manifestações clínicas incluem baixa estatura na infância, atraso puberal, frouxidão de tecidos moles, fraqueza muscular proximal, infiltração de gordura nos músculos.

Achados laboratoriais

Os achados laboratoriais característicos são T_4 total e livre elevados, rT_3 elevado, TSH sérico discretamente elevado e T_3 baixo, com concentrações séricas de selênio diminuídas. Não foi detectada nenhuma outra alteração hormonal e, apesar do crescimento inadequado, as concentrações séricas do fator de crescimento insulina-símile 1 (IGF1) foram normais.

A suposição que as alterações nos testes de função tireóidea seriam consequência da conversão comprometida do T_4 a T_3 foi sustentada pelo uso de doses crescentes de LT4 e

LT3 para suprimir o TSH. Em comparação aos parentes normais, as crianças afetadas necessitaram de maiores doses e concentrações séricas de T_4, mas não de T_3, para reduzir as respectivas concentrações de TSH.

Fibroblastos obtidos da pele dos envolvidos mostraram atividade enzimática reduzida da DIO2, seja basal, seja estimulada pelo cAMP, em comparação com fibroblastos de indivíduos não afetados. Entretanto, ambas as concentrações do mRNA da DIO2 não diferiram dos normais.

Como a SBP2 tem caráter epistático, isto é, suprime a expressão de outras Seps codificadas por outros genes situados em *loci* diferentes, a atividade diminuída da DIO2 devido a um defeito recessivo, provavelmente, reflete-se em outras selenoproteínas. De fato, a glutationa peroxidase sérica achava-se 7,5 vezes reduzida e 3,3 vezes menor nos fibroblastos dos afetados que nos normais. Além disso, as concentrações circulantes da selenoproteína P encontravam-se igualmente reduzidas de forma expressiva.

Base molecular do distúrbio

As avaliações clínicas e laboratoriais estabeleceram que as alterações encontradas podem ser explicadas de forma adequada pelas mutações do *SECISBP2*. A questão era: como poderia um gene defeituoso, envolvido na síntese de uma classe de proteínas, manifestar-se essencialmente por função tireóidea anormal. Primeiramente, o defeito ocorre de maneira parcial em todos os sujeitos acometidos. Em segundo lugar, existe conservação hierárquica de Seps ante a redução de selênio. Essa ordem, supostamente, é ocasionada pelos graus de degradação específicos e pela demanda de uma particular selenoproteína. Portanto, a DIO2 lesada, com menor meia-vida e maior exigência funcional, poderia ser a primeira a falhar quando a processo de incorporação da selenocisteína se torna ineficiente.

É marcante que os indivíduos afetados exibem fenótipo tireoidiano similar ao presente em camundongos com disrupção genética combinada dirigida do *Dio1* e *Dio2*. Esses roedores apresentam concentrações séricas elevadas de T_4 e TSH, baixas de T_3 e rT_3 evidentemente elevado. Além disso, semelhante aos camundongos machos *Dio2*KO, eles mostram restrição de crescimento. Ao contrário dos roedores, as crianças afetadas têm audição normal, provavelmente devido à deficiência parcial de desiodases, incluindo DIO2 e DIO3 baixas.

Tratamento

Embora os indivíduos descritos possuam carência generalizada de Seps, o fenótipo é brando devido à deficiência incompleta e à preservação hierárquica funcional das Seps. Uma carência mais grave poderia trazer consequências importantes. Além disso, as repercussões resultantes dos defeitos registrados podem estar subestimadas nesses indivíduos jovens que poderiam apresentar manifestações adicionais com a evolução etária, como fertilidade diminuída e propensão a desenvolver câncer em virtude do comprometimento da proteção antioxidativa. Talvez a suplementação de selênio seja benéfica para os sujeitos afetados. O assunto encontra-se atualmente sob investigação.

Conclusões

- Os fenótipos dos defeitos isolados das desiodases permanecem desconhecidos no homem.
- Supõe-se que o fenótipo da deficiência completa de SECISBP2 seja mais grave, talvez letal, que o descrito até o presente.

DIAGNÓSTICO DIFERENCIAL DAS SÍNDROMES DE SENSIBILIDADE DIMINUÍDA AO HORMÔNIO TIREOIDIANO

A coexistência de TSH sérico não suprimido (normal ou discretamente elevado) com concentrações elevadas de T_4, T_3, ou ambos, é característica das três síndromes de sensibilidade reduzida ao HT (Quadro IX-13). Recomenda-se a medida das concentrações de HT livres para a exclusão de alterações no transporte proteico sérico hormonal, antes da realização de exames adicionais. As anormalidades laboratoriais devem ser confirmadas por medidas repetidas, em intervalos de semanas ou meses, para excluir variações transitórias provocadas por doenças não tireóideas ou drogas. Outras causas raras de concentração elevada de HT, como a presença

Quadro IX-13. Alterações das medidas de função tireóidea nas síndromes de sensibilidade diminuída ao hormônio tireoidiano.

Síndrome	Gene	T_4L	T_3L	rT_3	TSH	Outras manifestações
RHT	*RTβ*	↑↑	↑ ou N	↑↑	N ou d↑	DAH; taquicardia; bócio
DTCHT*	*MCT8*	↓	↑↑	↓	N ou d↑	Alterações psicomotoras graves
DMHT	*SECISBP2*	↑↑	↓	↑↑	N ou d↑	Restrição de crescimento

DTCHT = defeito no transporte celular do hormônio tireoidiano; DMHT = defeito no metabolismo do hormônio tireoidiano; DAH = transtorno de déficit de atenção/hiperatividade; RHT = resistência ao hormônio tireoidiano; *RTβ* = receptor β do hormônio tireoidiano; *MCT8* = *monocarboxylic acid transporter 8*; *SECISBP2* = *selenocysteine insertion sequence-binding protein 2*; N = normal; d = discretamente aumentado; ↓ = diminuído; ↑ = aumentado; $T_4L = T_4$ livre; $T_3L = T_3$ livre; $rT_3 = T_3$ reverso[6].
*Sexo masculino.

Quadro IX-14. Condições de saúde associadas à hipertiroxinemia.

Defeito	T_4	T_3	rT_3	TSH	T_4L (método direto)	T_4L (diálise)
↑TBG	↑	↑	↑	N	N	N
↑TTR*	↑	N	↑	N	N	N
HDF	↑	↑ ou N	↑	N	↑	N
RHT	↑	↑ ou N	↑	d↑ ou N	↑	↑
SBP2	↑	↓	↑	d↑ ou N	↑	↑
DNT aguda	↑	↓↓	↑	N	↑ ou N	N

TBG = globulina ligadora de T_4; TTR = transtirretina; HDF = hipertiroxinemia disalbuminêmica familial; RHT = resistência ao hormônio tireoidiano; *SECISBP2 = selenocysteine insertion sequence-binding protein 2*; DNT = doença não tireóidea; N = normal; d↑ = discretamente aumentado; ↑ = aumentado; ↓ = diminuído; T_4L = T_4 livre; rT_3 = T_3 reverso; TSH = hormônio estimulador da tireoide; T_4 = tiroxina; T_3 = tri-iodotironina[6].
*TTR com afinidade aumentada pelo T_4 e rT_3.

de anticorpos antitironinas, podem ser consideradas quando a pesquisa de antiTPO e antiTG for positiva. Convém assinalar que no defeito no transporte celular do hormônio tireoidiano decorrente de mutações no *MCT8* as concentrações séricas de 4 encontram-se usualmente diminuídas.

Apesar de a apresentação clínica do defeito no transporte celular do hormônio tireoidiano devido a outros transportadores não ser conhecida, no *MCT8* os homens são afetados e exibem anormalidades psicomotoras como: hipotonia de tronco, espasticidade de extremidades, descontrole da fixação da cabeça, movimentos discinéticos e fala balbuciada acompanhada de intenso babar. Contudo, é obrigatória a presença das alterações características da função tireóidea. Em indivíduos com manifestações psicomotoras semelhantes, mas sem as alterações características da função tireóidea, o sequenciamento do gene *MCT8* tem sido negativo.

Em virtude dos aspectos clínicos variáveis e não específicos da RHT e defeito no metabolismo hormonal, o diagnóstico diferencial inclui as possíveis causas de hipertiroxinemia com TSH não suprimido (Quadro IX-14). Uma particularidade típica da RHT e do defeito no gene *SECISBP2* é a concentração elevada de T_4 livre. Cabe assinalar que, nas situações onde albuminas mutantes com grande afinidade pelo T_4 estão presentes, a medida do T_4 livre pode encontrar-se falsamente elevada, quando realizada por método direto, o que não ocorre pela técnica de diálise por equilíbrio. Na RHT, deve ser considerada a possibilidade de adenoma produtor de TSH, principalmente quando se trata de indivíduo adulto cujos pais exibem testes normais de função tireóidea ou não são acessíveis para avaliação. A medida da subunidade a das glicoproteínas hipofisárias precede os estudos por imagem.

Para melhor custo/benefício recomenda-se realizar os testes funcionais tireoidianos em parentes de 1º grau. Na RHT, que usualmente é herdada de forma dominante, o estudo dos pais pode ser suficiente. A identificação do aparentado ou crianças pode ajudar na classificação dos sintomas e sinais não relacionados à condição sob investigação. As mães dos suspeitos de defeito no *MCT8* do sexo masculino devem ser também avaliadas, pois podem apresentar um fenótipo com alteração discreta da função tireóidea.

A análise genética pode ser suficiente para fornecer o diagnóstico na circunstância em que a identificação de mutação no gene candidato é patognomônica, se resultar em proteína funcionalmente defeituosa ou ausente. O estudo de associação (*linkage*) de dois ou mais *loci* cromossômicos com recombinação limitada entre eles, se informativo, pode excluir o envolvimento de um gene específico. Entretanto, a ausência de mutação não exclui o defeito suspeito, particularmente no mosaicismo, RHT não RT ou defeito no metabolismo do HT causado por outras mutações genéticas, que não do *SECISBP2*. Nesses casos, o diagnóstico bioquímico pode ser assegurado pela medida das respostas às doses incrementais de LT4 e/ou LT3, conforme já descrito.

REFERÊNCIAS

1. Mendoza A, Hollenberg AN. New insights into thyroid hormone action. Pharmacol Ther. 2017;173:135-45.
2. Yen PM. Physiological and molecular basis of thyroid hormone action. Physiol Rev. 2001;81(3):1097-142.
3. Harvey CB, Williams GR. Mechanism of thyroid hormone action. Thyroid. 2002;12(6):441-6.
4. Vella K, Hollenberg AN. The actions of thyroid hormone signaling in the nucleus. Mol Cell Endocrinol. 2017;458:127-35.
5. Persani L, Campi I. Syndromes of resistance to thyroid hormone action. Exp Suppl. 2019;111:55-84.
6. Refetoff S, Dumitrescu AM. Syndromes of reduced sensitivity to thyroid hormone: genetic defects in hormone receptors, cell transporters and deiodination. Best Pract Res Clin Endocrinol Metab. 2007;21(2):277-305.
7. Refetoff S, Weiss RE, Usala SJ. The syndromes of resistance to thyroid hormone. Endocr Rev. 1993;14(3):348-99.
8. Groeneweg S, van Geest FS, Peeters RP, Heuer H, Visser WE. Thyroid hormone transporters. Endocr Rev. 2020;41(2):1-56.

9. Dumitrescu AM, Liao XH, Best TB, Brockmann K, Refetoff S. A novel syndrome combining thyroid and neurological abnormalities is associated with mutations in a monocarboxylate transporter gene. Am J Hum Genet. 2004;74(1):168-75.
10. Braun D, Schweizer U. Thyroid hormone transport and transporters. Vitam Horm. 2018;106:19-44.
11. Kersseboom S, Visser TJ. Tissue-specific effects of mutations in the thyroid hormone transporter MCT8. Arq Bras Endocrinol Metab. 2011;55(1):1-5.
12. Bianco AC, da Conceição RR. The deiodinase trio and thyroid hormone signaling. Methods Mol Biol. 2018;1801:67-83.
13. Dumitrescu AM, Liao XH, Abdullah MS, Lado-Abeal J, Majed FA, Moeller LC, et al. Mutations in SECISBP2 result in abnormal thyroid hormone metabolism. Nat Genet. 2005;37(11):1247-52.

Hipotireoidismo

Thais Della Manna

Nuvarte Setian (*in memoriam*)

DEFINIÇÃO E CLASSIFICAÇÃO

O hipotireoidismo caracteriza-se pela deficiência na produção dos hormônios tireoidianos (HT) determinante de efeitos celulares responsáveis por sérias consequências metabólicas e neurológicas[1].

A função tireoidiana normal tem papel crítico no desenvolvimento neurocognitivo precoce, como também no crescimento e desenvolvimento ao longo da infância e adolescência[2]. Os HT são produzidos exclusivamente pela glândula tireoide em que uma sequência de reações envolvendo a ação harmoniosa de diversas proteínas e fatores de transcrição é necessária para sua síntese, armazenamento e secreção. Qualquer distúrbio nessas reações pode causar anormalidades na função tireoidiana que culminará no hipotireoidismo, definido pela presença de concentrações baixas ou ausentes dos HT[3].

Durante a vida toda, os HT são importantes reguladores metabólicos, mas é exatamente no início da vida que sua atuação tem a maior relevância. Um importante papel no desenvolvimento normal do SNC é desempenhado desde antes do nascimento, quando a falta dos HT prejudicará processos metabólicos decisivos para o desenvolvimento cerebral.

A síndrome clínica do hipotireoidismo foi descrita primeiramente por Gull em 1874. Ord, em 1878, usou a denominação mixedema para designar esse processo e, embora Haliburton em 1893, chamasse a atenção para a inconstância desse sinal clínico, essa denominação foi usada como sinônimo de hipotireoidismo durante muitos anos.

Nos últimos 30 anos, vimos crescer o conhecimento sobre a ontogênese, função e disfunção tireoidianas desde a vida fetal. Esses conhecimentos têm propiciado aos recém-nascidos (RN) melhor atendimento do ponto de vista profilático, evitando danos muitas vezes irreversíveis em seu desenvolvimento neuropsicomotor (DNPM). As maternidades já têm como rotina a execução de triagem diagnóstica para o hipotireoidismo congênito (HC) no RN. Também, temos hoje a preocupação quanto à avaliação dos quadros de hipotireoidismo em prematuros, e as técnicas de biologia molecular disponíveis na atualidade têm propiciado novas abordagens diagnósticas dos erros inatos de metabolismo.

O hipotireoidismo é a endocrinopatia mais frequente em Pediatria e, possivelmente, a de maior facilidade terapêutica, com sucesso praticamente total desde que diagnosticado precocemente. Tem um amplo espectro de apresentações clínicas, desde formas transitórias e subclínicas, até casos graves com consequências neurológicas catastróficas quando não diagnosticado no período neonatal[1].

A classificação clínica do hipotireoidismo de causa endógena costuma ser feita conforme a época da sua manifestação clínica em **formas congênita** (presente desde o nascimento) e **adquirida** (desenvolve-se mais tarde na vida), como também pela topografia da lesão fisiopatológica em **formas primária** (defeitos intrínsecos à glândula tireoide), **central secundária** ou **terciária** (defeitos hipofisários ou hipotalâmicos, respectivamente) e **periférica** (defeitos no transporte, metabolismo ou ação dos HT). Causas exógenas ou ambientais podem ainda determinar formas de hipotireoidismo **transitório** ou **permanente**[2,4]. As causas mais comuns de hipotireoidismo em regiões do mundo repletas de iodo são o HC e a tireoidite de Hashimoto[1] (ver capítulo Defeitos Metabólicos Hereditários do Sistema Tireoidiano).

HIPOTIREOIDISMO CONGÊNITO

Definição e etiopatogenia

O hipotireoidismo congênito (HC) corresponde à perda de função parcial ou completa da glândula tireoide que afeta recém-nascidos desde o nascimento, sendo considerada a doença endocrinometabólica congênita mais comum da infância, com prevalência de 1 em cada 3.000 a 4.000 nascimentos[5]. Representa uma das causas evitáveis mais frequentes de retardo mental, o que torna sua detecção e o início precoce do tratamento de suplementação hormonal fundamentais para a eliminação do prejuízo no desenvolvimento neurológico a ele associado[6,7].

As causas são variadas, acontecendo de forma esporádica na maioria dos casos. Contudo, recentemente muitas mutações genéticas têm sido associadas ao hipotireoidismo, devendo-se pesquisar consanguinidade entre os pais, presença de outros membros afetados na família e associação a outras anomalias extratireoidianas como fenda palatina, anomalias renais e respiratórias, que possam configurar um quadro de hipotireoidismo sindrômico (Quadro IX-15).

Hipotireoidismo congênito primário

Defeitos primários da glândula tireoide podem causar anormalidades no desenvolvimento da tireoide (disgenesias tireoidianas), ou defeitos de síntese do hormônio tireoidiano

Quadro IX-15. Classificação e etiopatogenia do hipotireoidismo congênito[4].

Hipotireoidismo primário
Disgenesias tireoidianas (anomalias do desenvolvimento da tireoide) • Atireose, hipoplasia, hemiagenesia, ectopia
Disormonogênese (defeito na produção dos hormônios tireoidianos) • Defeito no simportador de sódio-iodeto (NIS) • Defeitos da enzima tireoperoxidase (TPO) • Defeitos na geração do peróxido de hidrogênio (mutações dos genes *DUOX2*, *DUOXA2*) • Defeitos da pendrina (síndrome de Pendred) • Defeitos da tireoglobulina • Defeitos da enzima desiodase de iodotirosinas (mutações no gene *DEHAL1*, *SECISBP2*)
Resistência à ligação ou à sinalização do TSH • Defeitos do receptor do TSH • Mutações da proteína G (pseudo-hipoparatireoidismo tipo 1a)
Hipotireoidismo central
• Deficiência isolada do TSH (mutação do gene da subunidade-β do TSH) • Deficiência do TRH isolada • Síndrome da transecção da haste hipofisária, lesão hipotalâmica (hamartoma) • Resistência ao TRH (mutação do gene do receptor do TRH) • Deficiência de fatores de transcrição envolvidos no desenvolvimento ou função da tireoide • Mutações dos genes *HESX1*, *LHX3*, *LHX4*, *SOX3*, *OTX2*, *PROP1*, *POU1F1*
Hipotireoidismo periférico
• Anormalidades no transporte dos HT (T_3 e T_4) • Mutação no gene *SLC16A2* (síndrome de Allan-Herndon-Dudley) • Defeito no metabolismo dos HT (mutação no gene *SECISBP2*) • Resistência aos HT (mutação no gene *THR*β)
Hipotireoidismo sindrômico
• Síndrome de Pendred (hipotireoidismo, bócio, sudez) • Síndrome de Bamforth-Lazarus (hipotireoidismo, fenda palatina, cabelo espetado) • Displasia ectodérmica (hipotireoidismo, hipoidrose, discinesia ciliar) • Hipotireoidismo, dismorfismo, polidactilia, déficit intelectual • Síndrome de Kocher-Debré-Semilage (hipotireoidismo, pseudo-hipertrofia muscular) • Hipotireoidismo, coreia benigna • Hipotireoidismo, coreoatetose, desconforto respiratório neonatal (mutação no gene *NKX2.1*) • Hipotireoidismo, obesidade, colite, hipertrofia cardíaca, atraso de desenvolvimento
Hipotireoidismo congênito transitório
• Ingestão materna de drogas antitireoidianas • Passagem transplacentária de anticorpos maternos bloqueadores do receptor do TSH • Deficiência ou excesso de exposição ao iodo de origem materna ou neonatal • Mutações heterozigóticas nos genes *DUOX2* e *DUOXA2* • Hemangioma/hemangioendotelioma hepático congênito

(disormonogêneses) por uma glândula tireoide tópica e anatomicamente normal. O hipotireoidismo congênito pode ter apresentação esporádica ou seguir um padrão familiar de transmissão. Historicamente, a classificação etiológica do hipotireoidismo congênito primário partiu dos resultados de estudos de imagem como cintilografia e ultrassonografia.

Disgenesias tireoidianas

As **disgenesias tireoidianas** que correspondem a defeitos da organogênese da glândula tireoide durante o período embrionário são responsáveis por 80-85% dos casos; contudo, estudos recentes têm relatado queda nessa frequência para 58-69% em países desenvolvidos[6,9-10]. Englobam amplo espectro fenotípico, incluindo a agenesia, defeitos de migração que resultam em glândula ectópica disfuncional ou glândula tópica, mas hipoplásica.

As disgenesias acontecem frequentemente de maneira esporádica e por causa desconhecida. Na minoria dos casos (2 a 5%), mutações foram identificadas em genes envolvidos no desenvolvimento da tireoide responsáveis por alguns fatores de transcrição da tireoide expressos em fases precoces da organogênese (*NKX2-1*, *FOXE1*, *NKX2-5*, *PAX8*, *JAG1*, *GLIS3*), como também o gene do receptor do TSH (*TSHR*) expresso mais tardiamente durante a morfogênese glandular e cujas mutações podem ser causadoras de hipoplasia da tireoide, concentrações elevadas de TSH e ausência de bócio[2,4,11-14] (Quadro IX-16).

O receptor do TSH (TSHR) faz a mediação das ações do TSH no crescimento, metabolismo e função das células foliculares da tireoide que resultarão na sua capacidade de síntese e secreção dos HT. A insensibilidade ao TSH pode também ser devida a alterações nas vias de estimulação pós-receptor do TSH, assim como por mutações em proteínas moduladoras da via de sinalização como as proteínas G, a adenilatociclase e várias outras cinases; entretanto, até o momento, foram descritos somente defeitos no TSHR por mutações homozigóticas ou heterozigóticas compostas com perda de função, que cursam com tireoide tópica de volume reduzido, concentrações elevadas de TSH e prejuízo de secreção dos HT em graus variados; há relatos também de mutações na proteína G estimulante alfa ($G_s\alpha$), de herança autossômica dominante, determinando defeitos de sinalização do TSH e quadros leves de hipotireoidismo, com TSH discretamente elevado associados ao quadro clínico do pseudo-hipoparatireoidismo tipo 1a (osteodistrofia hereditária de Albright)[3,4,6] (ver Quadro IX-15).

Pouco é conhecido sobre o padrão familiar de herança das disgenesias tireoidianas. Sabe-se, entretanto, que a concordância entre gêmeos monozigóticos é extremamente rara, o que sugere serem as mutações germinativas monozigóticas uma causa infrequente; além disso, apenas 2% dos portadores de disgenesia tireoidiana têm parentes afetados. Sugere-se que muitos desses casos sejam secundários a anormalidades epigenéticas, mutações somáticas precoces ou eventos pós-zigóticos aleatórios; por outro lado, novas mutações genéticas altamente penetrantes associadas à disgenesia tireoidiana têm sido descritas nos últimos anos[14].

Disormonogêneses tireoidianas

Nos restantes 31 a 42% dos casos, os pacientes apresentam tireoide tópica, sendo o hipotireoidismo causado por defeitos na biossíntese ou na secreção dos hormônios tireoidianos.

Quadro IX-16. Causas genéticas e características clínicas associadas às disgenesias tireoidianas congênitas (defeitos da organogênese da tireoide)[2,4,11-14].

Genes	Proteínas	Localização	Transmissão	Fenótipo
TSHR	Receptor do TSH	14q31	AR ou AD	Variável, desde tireoide normal até hipoplasia grave; resistência parcial ou total ao TSH
NKX2-1	Fator de transcrição da tireoide 1	14q13	AD	Hipoplasia da tireoide com anormalidades neurológicas (hipotonia, coreia hereditária benigna) e pulmonares (deficiência de surfactante, doença pulmonar intersticial, malformação adenomatosa cística congênita)
PAX8	Gene *paired box*	2q12	AD	Hipoplasia da tireoide, malformações urogenitais
FOXE1	Fator de transcrição da tireoide 2	9q22	AR	Atireose com palato fendido, atresia de coana, epiglote bífida, cabelo espetado (síndrome de Bamforth-Lazarus)
NKX2-5	Fator de transcrição homólogo E do NK2	5q35	AD	Atireose ou ectopia da tireoide, malformações cardíacas (defeitos de septo)
JAG1	Ligante Jagged-1 do receptor Notch	20p12.2	AD	Atireose ou hipoplasia da tireoide, defeitos hepáticos, visuais, esqueléticos, faciais (síndrome de Alagille), cardiopatia congênita
GLIS3	Proteína 3 GLI-símile (família de proteínas dedo de zinco Kruppel-like)	9p24.2	AR	Atireose ou hipoplasia da tireoide, *diabetes mellitus* neonatal, atraso do desenvolvimento, glaucoma congênito, fibrose hepática, rins policísticos

TSH = tireotrofina ou hormônio tireoestimulante; AR = autossômica recessiva; AD = autossômica dominante.

Agrupados como erros inatos da formação dos hormônios tireoidianos ou **disormonogêneses tireoidianas**, existem defeitos genéticos envolvidos na síntese, secreção ou reciclagem dos HT que costumam seguir a herança autossômica recessiva clássica. As disormonogêneses tireoidianas são responsáveis por 15% dos casos de hipotireoidismo congênito, frequentemente causadores de bócio, uma consequência provável das altas concentrações circulantes de TSH[6], porém raramente visto em recém-nascidos detectados pela triagem neonatal (Quadro IX-17)[4].

O conhecimento da fisiologia do hormônio tireoidiano é útil no entendimento desses defeitos (Figura IX-14). Ver item Defeitos de Síntese do Hormônio Tireoidiano.

A tireotropina (TSH) controla todos os aspectos da síntese e liberação dos hormônios da tireoide (HT). A secreção do TSH é estimulada pelo hormônio liberador de tireotropina (TRH) e inibida por meio de *feedback* negativo pelos HT.

O processo de biossíntese dos HT é estimulado pelo TSH ao se ligar em seu receptor de membrana basolateral na célula folicular, ativando o cAMP, iniciando assim o transporte de iodo para o interior da célula. O iodeto derivado das fontes alimentares é transportado contra um gradiente de concentração por meio do cotransportador de sódio-iodeto (NIS), difundindo-se através das células foliculares em direção à luz folicular para onde será transportado por meio da proteína de troca aniônica pendrina (SLC26A4) e possivelmente também de outros canais de membrana. Dentro da luz folicular, o iodeto é oxidado e ligado a resíduos específicos de tirosina nas moléculas de tireoglobulina (TG) através da atividade da enzima tireoperoxidase (TPO). Grupos tirosina iodados na tireoglobulina são acoplados para formar tiroxina (T_4) ou tri-iodotironina (T_3) e, sob estímulo do TSH, por meio da pinocitose, as células foliculares vão fagocitar coloide luminal formando vesículas que depois se fundem com os lisossomos, levando à liberação proteolítica de T_4 e T_3 das moléculas de tireoglobulina.

Cem por cento do T_4 é produzido na tireoide, mas 80% do T_3, que corresponde à forma ativa do HT, é derivado da 5'-monodeiodinação do T_4 nos tecidos periféricos, como fígado e rim, por meio da ação das enzimas desiodases de iodotironinas tipos 2 e 1. Mais de 99% do T_4 e T_3 circulantes estão ligados às proteínas séricas, incluindo a globulina de ligação à tiroxina (TBG), a transtiretina e a albumina. A captação do HT nos tecidos-alvo ocorre por meio de ambas as famílias de transportadores de membrana monocarboxilato e polipeptídeo transportador de ânion orgânico. Dentro do núcleo, o T_3 controla a expressão gênica por meio da ligação ao receptor do hormônio tireoidiano, formando um heterodímero com o receptor retinoide X que interage com o elemento de resposta ao hormônio tireoidiano dentro de genes responsivos ao hormônio tireoidiano.

O metabolismo do hormônio tireoidiano ocorre principalmente por meio da desiodação sequencial em vários tecidos, como fígado, rim, tireoide, pele e placenta. Outras vias incluem glucuronidação e sulfatação, com excreção final na bile, fezes e urina. O hormônio tireoidiano glucuronidado na bile pode ser desconjugado por bactérias intestinais e reciclado através da circulação êntero-hepática, em um processo capaz de fornecer reserva de hormônio tireoidiano.

Quadro IX-17. Causas genéticas e características clínicas associadas às disormonogêneses tireoidianas congênitas[2,15].

Genes	Proteínas	Localização	Transmissão	Fenótipo
SLC5A5	NIS	19q13	AR	Hipotireoidismo congênito ou pós-natal, bócio com captação baixa ou ausente do radioiodo **Disormonogênese tireoidiana 1**
TPO	Peroxidase tireoidiana	2p25	AR	Bócio grande, multinodular **Disormonogênese tireoidiana 2A**
SLC26A4	Pendrina	7q31	AR	Bócio de início infantil (50%) com hipoacusia congênita sensorial bilateral, aqueduto vestibular aumentado (síndrome de Pendred) **Disormonogênese tireoidiana 2B**
TG	Tireoglobulina	8q24	AR	Relação T_3:T_4 elevada com TG baixa ou indetectável, bócio **Disormonogênese tireoidiana 3**
IYD/ DHEAL1	Iodotirosina desiodase	6q25	AR, (AD?)	Hipotireoidismo com idade de início variável **Disormonogênese tireoidiana 4**
DUOXA2	Fator de maturação da dual oxidase 2	15q21.1	AR, (AD?)	Hipotireoidismo com elevação do TSH, bócio **Disormonogênese tireoidiana 5**
DUOX2	Dual oxidase 2	15q15.3	AR, AD	Transitório e/ou elevação discreta do TSH **Disormonogênese tireoidiana 6**

NIS = simportador de sódio-iodeto; AR = autossômica recessiva; AD = autossômica dominante; TPO = tireoperoxidase; TG = tireoglobulina; TSH = tireotrofina ou hormônio tireoestimulante.

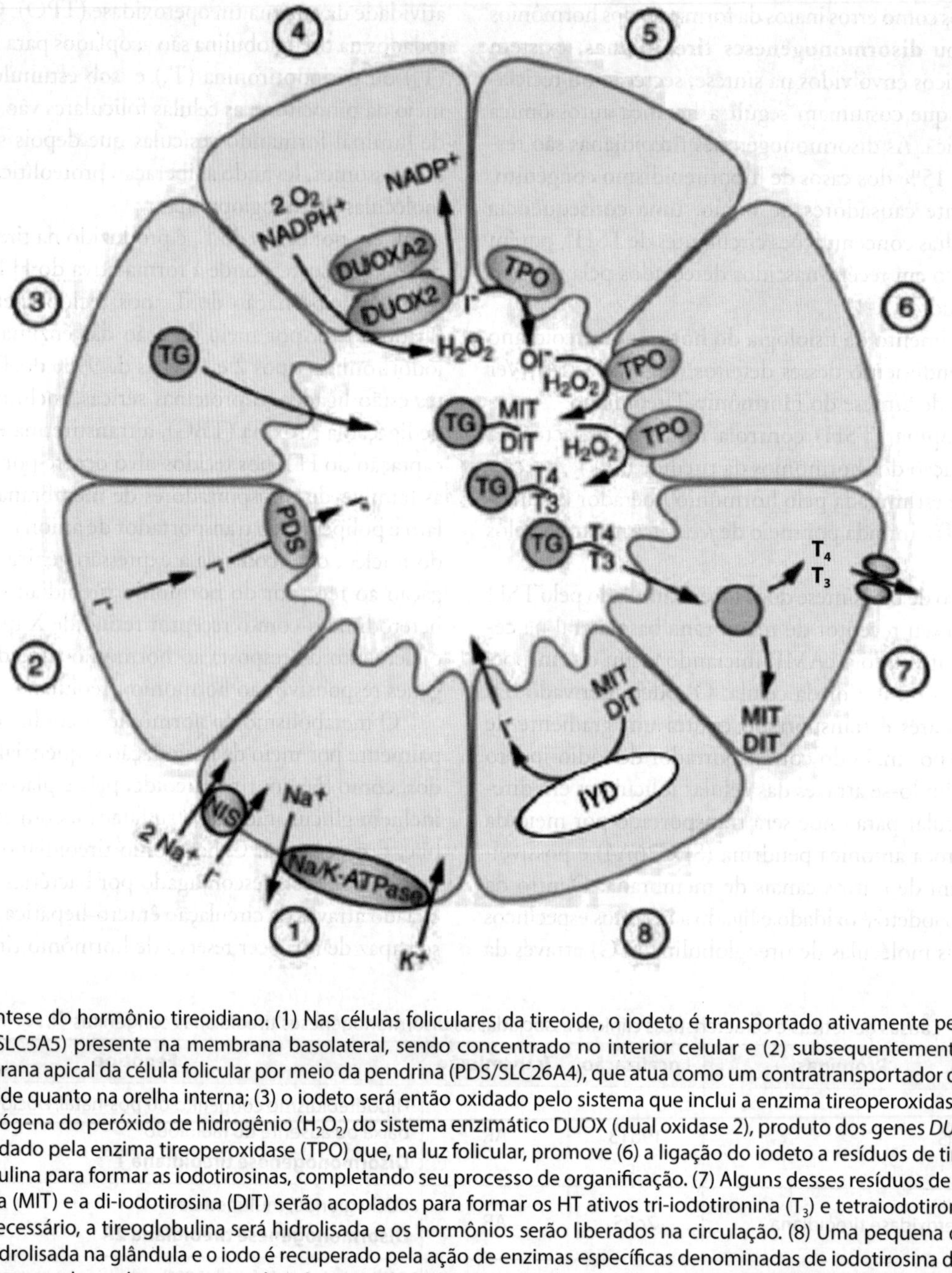

Figura IX-14. Síntese do hormônio tireoidiano. (1) Nas células foliculares da tireoide, o iodeto é transportado ativamente pelo simportador sódio-iodo (NIS/SLC5A5) presente na membrana basolateral, sendo concentrado no interior celular e (2) subsequentemente transportado através da membrana apical da célula folicular por meio da pendrina (PDS/SLC26A4), que atua como um contratransportador de cloreto-iodeto, tanto na tireoide quanto na orelha interna; (3) o iodeto será então oxidado pelo sistema que inclui a enzima tireoperoxidase (TPO) usando (4) a geração endógena do peróxido de hidrogênio (H_2O_2) do sistema enzimático DUOX (dual oxidase 2), produto dos genes *DUOX2* e *DUOXA2*. (5) O iodeto é oxidado pela enzima tireoperoxidase (TPO) que, na luz folicular, promove (6) a ligação do iodeto a resíduos de tirosina da molécula de tireoglobulina para formar as iodotirosinas, completando seu processo de organificação. (7) Alguns desses resíduos de iodotirosinas, a monoiodotirosina (MIT) e a di-iodotirosina (DIT) serão acoplados para formar os HT ativos tri-iodotironina (T_3) e tetraiodotironina ou tiroxina (T4) e, quando necessário, a tireoglobulina será hidrolisada e os hormônios serão liberados na circulação. (8) Uma pequena quantidade das iodotirosinas é hidrolisada na glândula e o iodo é recuperado pela ação de enzimas específicas denominadas de iodotirosina desiodases (IYD/*DHEAL1*). Defeitos em qualquer dessas etapas reduzirá a quantidade de HT circulante, o que resultará em hipotireoidismo congênito com bócio[11].

A sulfatação tem o efeito adicional de facilitar a desiodação rápida por desiodase tipo 1. Outros intermediários iodados intratireoidianos, incluindo monoiodotirosina (MIT) e di-iodotirosina (DIT), sofrem desiodação pela enzima iodotirosina desiodase, resultando na reciclagem de iodo para posterior síntese de hormônio tireoidiano[16]

Classificação das disormonogêneses tireoidianas:

As disormonogêneses tireoidianas costumam ser classificadas conforme a localização do defeito no mecanismo de produção e liberação dos HT (ver Quadro IX-17):

- Defeitos no transporte de iodo para o interior da célula folicular da tireoide

Decorrem de mutações autossômicas recessivas no gene *SLC5A5/NIS* (19p13.2) que codifica o cotransportador de sódio-iodeto e, além da tireoide, podem afetar outros tecidos como mamário, glândulas salivares, mucosa gástrica, plexo coroide e placenta. Tais defeitos configuram uma causa rara de hipotireoidismo congênito com bócio. O volume tireoidiano pode estar aumentado ou normal, cursando com concentrações séricas baixas de T_4 e elevadas de TSH e de tireoglobulina; a cintilografia mostra captação baixa ou ausente do radioiodo pela tireoide[4].

O hipotireoidismo provocado pelo defeito de transporte do iodo pode ser melhorado com o uso da solução de lugol devido ao aumento da concentração do iodeto sérico e, consequentemente, do iodeto inorgânico intratireóideo por mecanismo de difusão. A administração do lugol pode corrigir o hipotireoidismo e diminuir o tamanho da glândula.

- Defeitos na organificação do iodo secundários a disfunções da pendrina (SLC26A4), da enzima peroxidase (TPO) ou do sistema gerador de H_2O_2 (DUOX2 e DUOXA2)

Os defeitos de organificação do iodo incluem comprometimento do transporte do iodeto através da membrana apical da célula folicular por meio da pendrina, da produção de H_2O_2, da peroxidação do iodeto ou da iodação das tirosinas[4].

O iodeto transportado para a luz folicular é rapidamente oxidado pelo peróxido de hidrogênio (H_2O_2) e se liga aos resíduos de tirosina da molécula de tireoglobulina (TG). Os resíduos de tirosina iodados se acoplam para formar os resíduos de iodotirosina, inicialmente monoiodotirosina (MIT) e di-iodotirosina (DIT) e, depois, triodotironina (T_3) e tiroxina (T_4). Tanto a iodação como o acoplamento são catalisados pela enzima tireoperoxidase (TPO) e necessitam de H_2O_2 na borda apical da célula folicular.

A pendrina é uma proteína transmembrana localizada na superfície apical da célula folicular que atua como transportador de cloro e iodo tanto na glândula tireoide quanto na orelha interna. A síndrome de Pendred é uma forma bem conhecida de hipotireoidismo sindrômico caracterizada pela tríade que inclui hipotireoidismo, bócio e surdez neurossensorial, causada por mutações autossômicas recessivas no gene *SLC26A4* (7q31). Defeitos na pendrina acarretam prejuízo na organização de iodeto e esses pacientes têm captação normal ou aumentada na cintilografia com radioiodo e teste de descarga positiva ao perclorato[4].

Mais comumente, a disormonogênese é consequência de defeitos da atividade da tireoperoxidase (TPO). Essa enzima usa peróxido de hidrogênio para acoplar iodo à molécula de tireoglobulina na luz folicular, formando T_3 e T_4. Mutações autossômicas recessivas no gene *TPO* (2q25) causam defeito total ou parcial na organificação do iodo, dependendo do comprometimento da atividade enzimática. Os pacientes apresentam HC com bócio por mecanismo compensatório e o diagnóstico é confirmado pela demonstração de alta captação de radioiodo pela glândula tireoide seguida por mais de 90% de liberação após a administração de perclorato de sódio (ver item Diagnóstico).

Mutações do gene *DUOX2* (15q21.1) que podem seguir padrões de herança autossômica recessiva ou dominante causam disormonogênese pela geração deficiente de peróxido de hidrogênio. O fenótipo dos portadores é heterogêneo, podendo ser permanente ou transitório, com defeitos de organificação total ou parcial de iodeto[4]. Os pacientes apresentam hipotireoidismo congênito e bócio por mecanismo compensatório. A cintilografia mostra captação normal ou aumentada do radioiodo e o teste do perclorato é positivo (ver item Diagnóstico).

Mutações do gene *DUOXA2* (15q21.1) também levam à organificação deficiente do iodeto por meio de mecanismos semelhantes, podendo causar defeitos parciais[4].

- Defeitos na síntese e transporte da tireoglobulina

A tireoglobulina (TG) é uma proteína homodimérica de cadeia longa que contém moléculas de tirosina e sítios de glicosilação, sendo codificada pelo gene *TG* (8q24) e sintetizada exclusivamente na glândula tireoide, no retículo endoplasmático do tireócito e exportada para a luz folicular. A TG é um substrato essencial para a organificação do iodeto e o principal componente proteico do coloide.

Mutações no gene *TG* humano podem causar deficiências estruturais e funcionais dessa proteína, estando associadas ao bócio congênito e ao hipotireoidismo moderado a grave. Além disso, pacientes com distúrbios da síntese de TG apresentam baixa concentração plasmática de tireoglobulina, principalmente em relação às concentrações de TSH, que não se alteram após o tratamento com levotiroxina ou a injeção de TSH. Muitos portadores adultos apresentam bócio nodular com sintomas compressivos de estruturas adjacentes à tireoide, como disfagia, disfonia, dispneia[3].

- Defeitos na atividade da iodotirosina desiodase

Além do transporte ativo a partir da corrente sanguínea via o cotransportador de sódio-iodeto (NIS), a concentração total de iodo presente nas células foliculares da tireoide deriva também da desiodação da monoiodotirosina e da di-iodotirosina pela enzima iodotirosina desiodase (ou desalogenase). O gene *IYD* ou *DEHAL1* (6q25.1) codifica uma proteína de 293 aminoácidos com atividade enzimática relacionada à nitrorredutase capaz de desiodar iodotirosinas.

No passado, sugeriu-se que as mutações nesse gene pudessem ser responsáveis pelo hipotireoidismo congênito, mas apenas recentemente foram relatados quatro pacientes nos quais a doença foi transmitida como herança autossômica recessiva ou dominante com penetração incompleta. O quadro clínico é bastante variável em função do impacto do tipo da mutação (ausência completa ou atividade parcial da proteína) ou da influência de fatores ambientais (conteúdo de iodo da dieta). Os pacientes podem manifestar hipotireoidismo, bócio, excreção urinária elevada de MIT e DIT na infância, entretanto não conseguem ser detectados pelos programas de triagem neonatal[3,15].

A introdução do sequenciamento de próxima geração (NGS) vem aprimorando a eficiência do estudo genético do HC, identificando maior taxa de mutações em seus portadores, o que poderá modificar as estatísticas epidemiológicas entre disgenesias de tireoide e disormonogêneses, assim como revelar formas monoalélicas de transmissão genética por mecanismos não mendelianos[17].

Hipotireoidismo congênito sindrômico

O hipotireoidismo congênito pode vir acompanhado de outras malformações congênitas extratireoidianas e a base genética associada a essas formas sindrômicas tem sido revelada[1,11-13]. As mais comuns são as síndromes de Pendred (*SLC26A4*), de Bamforth-Lazarus (*FOXE1*), a cérebro-pulmão-tireoide (*NKX2-1*) e a de Alagille tipo 1 (*JAG1*). Recentemente, alguns genes candidatos foram associados ao HC sindrômico com disgenesia de tireoide, como *SALL1* (síndrome de Townes-Brocks), *TBX1* (síndrome de DiGeorge), *URB1* (síndrome de Johanson-Blizzard), *DYRK1A* (síndrome de Down), *ELN* e *BAZ1B* (síndrome de Williams-Beuren), *KMT2D* e *KDM6A* (síndrome de Kabuki), *KAT6B* (síndrome de Ohdo, síndrome genitopatelar) (Quadro IX-18)[14].

Hipotireoidismo congênito central

O **hipotireoidismo congênito de etiologia central** é mais raro e decorre de distúrbios na via de estimulação normal da glândula tireoide pelo TSH, frequentemente associado a anormalidades hipotalâmicas ou hipofisárias determinantes de deficiência na síntese ou secreção do TSH, que pode se manifestar como uma forma isolada ou, na maioria dos casos, costuma estar combinada com outras deficiências de hormônios hipofisários – TSH, GH, prolactina (PRL), LH, FSH, ACTH] –, o que determinará maior morbidade e letalidade, especialmente quando acompanhado do hipocortisolismo[3,18]. Os defeitos do desenvolvimento da hipófise decorrem de mutações em genes determinantes da diferenciação e proliferação celular que se expressam, em uma sequência temporal e espacial, pela produção de moléculas de sinalização e fatores de transcrição, em fase precoce (*HESX1*, *LHX3*, *LHX4*, *SOX3*, *OTX2*) ou mais tardia (*PROP1*, *POU1F1*), sendo altamente conservadas entre as espécies[18,19]. As causas genéticas e fenótipos associados ao hipotireoidismo congênito central combinado a outras deficiências de hormônios hipofisários são apresentadas no quadro IX-19.

Em apenas uma minoria dos casos a deficiência de TSH é isolada, resultante de defeitos em alguns genes que controlam a biossíntese do TSH, como as mutações do receptor do hormônio liberador da tireotrofina (*TRHR*), da subunidade-β do TSH (*TSHB*) ou do gene *IGSF1* (Xq26), mais recentemente descrito. As mutações no gene do receptor do TRH (*TRHR*) configuram a causa mais rara de hipotireoidismo congênito central isolado com somente três relatos de casos, enquanto mutações no gene do TRH foram atribuídas a alguns casos, mas nenhuma mutação foi descrita até o mo-

Quadro IX-18. Causas genéticas e características clínicas associadas ao hipotireoidismo congênito sindrômico.

Gene	Síndrome	Anormalidades associadas
SLC26A4 (7q22.3)	Pendred	Hipotireoidismo, bócio, surdez
PAX8 (2q14.1)	Kocher-Debré-Semilage	Hipotireoidismo, anormalidades urogenitais
NKX2-1 (14q13.3)	Cérebro-pulmão-tireoide	Hipotireoidismo, coreoatetose, desconforto respiratório neonatal, doença pulmonar intersticial
FOXE1 (9q22.33)	Bamforth-Lazarus	Hipotireoidismo, atresia de coana, fenda palatina, epiglote bífida, cabelo espetado
NKX2-5		Hipotireoidismo, cardiopatia congênita
JAG1 (20p12)	Alagille tipo 1	Hipotireoidismo, colestase, cardiopatia, anormalidades esqueléticas e oculares, dismorfismos faciais
GLIS3 (9p24.2)		Hipotireoidismo, *diabetes mellitus* neonatal, fibrose hepática, rins policísticos
SALL1 (16q12.1)	Townes-Brocks	Hipotireoidismo, anomalias oculares, auriculares, intestinais, geniturinárias, esqueléticas
TBX1 (22q11.2)	DiGeorge	Hipotireoidismo, hipoparatireoidismo, hipoplasia do timo
URB1 (15q15.2)	Johanson-Blizzard	Hipotireoidismo, hipoplasia de asa nasal, agenesia de couro cabeludo, deficiência auditiva, insuficiência pancreática exócrina
DYRK1A (21q22.3)	Down	Hipotireoidismo, fenótipo característico
ELN / BAZ1B (7q11.23)	Williams-Beuren	Hipotireoidismo, hipercalcemia, dismorfismos faciais, retardo mental, cardiopatia, anomalias geniturinárias
KMT2D/KDM6A (12q13.2)	Kabuki	Hipotireoidismo, face peculiar, anomalias esqueléticas, cardíacas, gastrointestinais, geniturinárias
KAT6B (10q22.2)	Genitopatelar/síndrome de Ohdo	Hipotireoidismo, microcefalia, retardo mental grave, ausência de patela, anormalidades urogenitais, displasia do quadril, contraturas dos membros inferiores

Quadro IX-19. Causas genéticas e características clínicas associadas às deficiências combinadas de hormônios hipofisários (DCHH)[18].

Genes	Proteínas	Localização	Transmissão	Fenótipo
POU1F1	Fator de transcrição específico da hipófise 1 (PIT1)	3p11.2	AD ou AR	Déficits de GH, TSH, PRL **DCHH 1**
PROP1	Fator de transcrição profeta do PIT1	5q35.3	AR	Déficits de GH, TSH, PRL, LH, FSH, ACTH **DCHH 2**
LHX3	Fator de transcrição de homeodomínio do tipo LIM	9q34.3	AR	Déficits de GH, TSH, LH, FSH, PRL (ACTH variável) Limitação da rotação do pescoço, encurtamento da coluna cervical, surdez neurossensorial **DCHH 3**
LHX4	Fator de transcrição de homeodomínio do tipo LIM	1q25.2	AD	Déficits de GH, TSH, ACTH, Deficiência gonadotrófica variável Anormalidades cerebelares **DCHH 4**
HESX1	Fator de transcrição do tipo pareado ao homeodomínio	3p14.3	AD ou AR	Déficits de GH, TSH, PRL, LH, FSH, ACTH, *diabetes insipidus* Displasia septo-óptica, anomalias da linha média prosencefálica, hipoplasia do nervo óptico **DCHH 5**
OTX2	Fator de transcrição de homeodomínio	14q22.3	AD	Déficits de GH, TSH, ACTH, LH, FSH Anoftalmia uni ou bilateral, distrofia de retina **DCHH 6**
SOX3	Fator de transcrição de regulação do desenvolvimento do eixo hipotálamo-hipófise	Xq27.1	Ligada ao X	Déficits de GH, TSH, ACTH, LH, FSH Retardo mental variável **Pan-hipopituitarismo ligado ao X**

AD = autossômica dominante; AR = autossômica recessiva; GH = hormônio de crescimento; TSH = tireotrofina ou hormônio tireoestimulante; PRL = prolactina; DCHH = deficiência combinada de hormônios hipofisários; LH = hormônio luteinizante; FSH = hormônio foliculoestimulante; ACTH = corticotrofina ou hormônio adrenocorticotrófico.

mento. Estudos animais sugerem que um prejuízo na sinalização do TRH exerça papel no hipotireoidismo central causado pela deficiência do IGSF1 (glicoproteína de membrana da superfamília 1 das imunoglobulinas) que parece promover a expressão normal do receptor do TRH nos tireotrofos hipofisários[11,18].

O TSH é um hormônio glicoproteico dimérico formado por uma subunidade-α, comum ao LH, FSH e gonadotrofina coriônica (hCG) e uma subunidade-β específica que traz informações para a ligação ao receptor específico promovendo a expressão de sua ação hormonal. As mutações com perda de função do gene *TSHB* podem causar um quadro grave de hipotireoidismo central de início neonatal, cursando com baixas concentrações de TSH, concentrações elevadas da subunidade-α e falta de resposta do TSH ao estímulo do TRH, mas resposta normal da PRL (Quadro IX-20).

O hipotireoidismo congênito central também pode acontecer transitoriamente em recém-nascidos expostos ao hipertireoidismo materno durante a gestação[11].

Hipotireoidismo congênito periférico

A ação do HT depende de: 1. disponibilidade hormonal; 2. transporte celular transmembranoso; 3. metabolismo intracelular e ativação hormonal; 4. processamento citoplasmático e nuclear; 5. combinação com receptor tireoidiano (RT); e 6. interação com correguladores e outros efeitos pós-receptor necessários à expressão hormonal[4] (ver capítulo Defeitos nos Receptores Hormonais, Transportadores Celulares e na Desiodação – Síndromes de Resistência aos HT).

O hipotireoidismo congênito também pode ter causa **periférica** quando existirem defeitos no transporte, metabolismo e ação do hormônio tireoidiano (HT).

O HT circula pela corrente sanguínea transportado por três tipos de proteínas: a globulina ligadora do HT (TBG ou SERPINA7), a transtirretina (TBPA) e a albumina. A deficiência de TBG tem herança ligada ao X, podendo ser parcial ou completa, com prevalência de 1:4.000 e 1:15.000 recém-nascidos do sexo masculino, respectivamente, cursando com concentrações baixas de T_4 total e, eventualmente, de T_3 total, mas T_4 livre e TSH normais em portadores eutireóideos. Essa anormalidade acaba sendo detectada somente pelos programas de triagem neonatal que dosam T_4 total (ver item Hipotebegenemia).

A proteína SLC16A2 (*solute carrier family 16, member 2*) ou MCT8 (*monocarboxylic acid transporter 8*), codificada pelo gene *SLC16A2* (Xq13.2), atua como um transportador

Quadro IX-20. Causas genéticas e características clínicas associadas às formas isoladas de hipotireoidismo congênito central[18].

Genes	Proteinas	Localização	Transmissão	Fenótipo
TRHR	Receptor do hormônio liberador da tireotrofina	8q23.1	AR	Concentrações baixas de T_3 e T_4 com TSH insuficiente Ausência de resposta de TSH e PRL ao estímulo do TRH **Resistência generalizada ao TRH**
TRH	Hormônio liberador da tireotrofina	3q22.1	AR	Concentrações baixas de T_3 e T_4 com TSH insuficiente
IGSF1	Glicoproteína de membrana IGFS1	Xq26.1	R ligada ao X	Concentrações baixas de T_3 e T_4 com TSH insuficiente Atraso do estirão puberal Macrorquidia; cistos de ovário
TSHB	Subunidade β do TSH	1p13.2	AR	Concentrações baixas de T_3 e T_4 com TSH insuficiente Concentrações elevadas da subunidade α Ausência de resposta de TSH, mas normal de PRL ao estímulo do TRH

AR = autossômica recessiva; T_3 = tri-iodotironina; T_4 = tetraiodotironina ou tiroxina; TSH = tireotrofina ou hormônio tireoestimulante; PRL = prolactina; R = recessiva; TRH = hormônio liberador da tireotrofina.

de membrana para tri-iodotironina (T_3). Mutações inativadoras podem determinar a síndrome de Allan-Herndon-Dudley, de herança ligada ao X, que cursa com um quadro grave de retardo mental, hipotonia neonatal, falta de sustentação da cabeça, ataxia, hiper-reflexia, paraplegia espástica, concentrações baixas de T_4 total e livre, T_3 elevado e TSH normal ou discretamente elevado[20,21].

O gene *SLC16A2* é expresso em muitos tecidos e desempenha papel importante no desenvolvimento do sistema nervoso central. A deficiência leva à falta de entrada de T_3 no cérebro, que causa hipotireoidismo central; em outros tecidos (músculos, coração, pele, ossos, intestino), os sinais clínicos sugerem disponibilidade reduzida de hormônio tireoidiano. A ressonância magnética cerebral (RM) pode mostrar hipomielinização nos primeiros anos[22].

A resistência à ação do hormônio tireoidiano é descrita em casos de mutações no gene que codifica o receptor β do hormônio tireoidiano (TRβ). Essas mutações têm herança dominante e afetam indivíduos geralmente eutireóideos, porém alguns indivíduos hipotireóideos foram descritos. As concentrações de T_3 e T_4 circulantes são levemente elevadas, mas sem supressão de TSH e, dessa forma, esses recém-nascidos geralmente não são detectados pela triagem neonatal[4].

O distúrbio hereditário do metabolismo das iodotironinas, provocado pela redução da síntese das selenoproteínas, particularmente das desiodases de iodotironinas decorrente de mutação no gene *SECISBP2* (*selenocysteine sequence-binding protein 2*), afeta principalmente o metabolismo da tireoide, osso, orelha interna e músculo. Suas manifestações clínicas incluem baixa estatura na infância, atraso puberal, frouxidão de tecidos moles, fraqueza muscular proximal, infiltração de gordura nos músculos. Os achados laboratoriais característicos são T_4 total e livre elevados, rT_3 elevado, TSH sérico discretamente elevado e T_3 baixo, com concentrações séricas de selênio diminuídas[23].

Hipotireoidismo congênito transitório

Fatores exógenos e ambientais como a deficiência ou excesso de iodo (oral, tópico ou por drogas como amiodarona), transmissão materna de anticorpos bloqueadores do receptor de TSH, uso materno de drogas antitireoidianas durante a gestação ou lactação podem também afetar a tireoide do feto ou recém-nascido, determinando um quadro de hipotireoidismo congênito, usualmente de natureza transitória[2,3].

Drogas

A exposição intrauterina a drogas antitireoidianas como propiltiouracil ou metimazol, por atravessarem a placenta, pode causar diminuição da produção fetal do hormônio tireoidiano por um tempo que costuma variar entre alguns dias a duas semanas do nascimento[24].

Vários medicamentos também podem afetar os resultados dos testes de função tireoidiana, principalmente de recém-nascidos prematuros.

A dopamina é um neurotransmissor adrenérgico que inibe a secreção do TSH via adenilciclase. Esse bloqueio pode acontecer pela inibição da expressão gênica da subunidade β do TSH, causando inibição de amplitude do pico noturno de TSH e da secreção do T_4. Contudo, costuma ocorrer aumento imediato nas concentrações de T_4 à suspensão do medicamento[25].

Esteroides ou glicocorticoides podem causar redução no T_3 e elevação do T_3 reverso, aproximadamente 12 horas após o início da sua administração, podendo também reduzir a resposta do TSH e a conversão periférica de T_4 em T_3[25].

A metoclopramida, usada para induzir o esvaziamento gástrico em recém-nascidos com problemas de dismotilidade gastrointestinal, é um antagonista do receptor da dopamina, podendo induzir aumento transitório significativo da liberação de TSH[25].

A aminofilina, a cafeína e seu metabólito ativo, a teofilina, são usados como estimulantes respiratórios para apneia neonatal. Esses medicamentos podem aumentar a expressão do TSH e da tireoglobulina, podendo afetar os testes de função tireoidiana[25].

A heparina utilizada por via intravenosa ou subcutânea, mesmo em doses muito pequenas, para manter uma cânula patente, pode concorrer pelos sítios de ligação do hormônio tireoidiano na globulina carreadora dos TH (TBG), aumentando artificialmente as concentrações do hormônio tireoidiano livre de soro. Portanto, é melhor evitar medir o T_4 livre durante esse período, mas se for clinicamente indicado obtenha a amostra de sangue após 10 horas da última injeção de heparina e envie a amostra para análise imediatamente, sugerindo-se coleta adicional do TSH, T_4 total e globulina carreadora dos HT para a confirmação do diagnóstico[25].

Diversas drogas que influenciam a função tireoidiana e seus respectivos mecanismos de ação são apresentadas no quadro IX-21.

Quadro IX-21. Drogas que influenciam a função tireoidiana e seus mecanismos de ação[25,26]

Drogas que diminuem a secreção do TSH
Dopamina Glicocorticoides Octreotide
Drogas que aumentam a secreção do TSH
Metoclopramida Aminofilina
Drogas que diminuem ou aumentam a secreção do HT
Iodo Amiodarona
Drogas que aumentam a secreção da TBG
Estrógenos
Drogas que diminuem a secreção da TBG
Andrógenos Glicocorticoides
Drogas que interferem no sítio de ligação com a proteína carreadora do HT
Furosemida Salicilatos Heparina
Drogas que aumentam o metabolismo hepático
Fenobarbital Fenitoína Carbamazepina
Drogas que diminuem T_4 5'-desiodase
Propiltiouracil Amiodarona Antagonistas beta-adrenérgicos Glicocorticoides

TSH = tireotropina; HT = hormônio tireoidiano; TBG = globulina carreadora do hormônio tireoidiano.

Exposição ao iodo

A **deficiência de iodo** é bastante prevalente no mundo e representa a causa mais frequente de hipotireoidismo congênito transitório. As reservas fetais e neonatais são essencialmente dependentes das concentrações maternas de iodo durante a gestação e do teor de iodo do leite humano ou das fórmulas alimentares. Os prematuros são bastante suscetíveis aos efeitos da deficiência de iodo por terem formado reservas mais baixas durante a vida intrauterina, como também pela imaturidade do eixo hipotálamo-hipófise-tireoide na produção de hormônio tireoidiano e pela capacidade diminuída de converter T_4 em T_3 metabolicamente ativo. A deficiência de outros elementos como selênio e ferro pode afetar o desenvolvimento neurológico e a resposta tireoidiana à suplementação do iodo[24].

Por outro lado, a exposição neonatal ao **excesso de iodo** presente em alguns tipos de desinfetantes, contrastes radiológicos, ou drogas como a amiodarona pode exercer ação supressiva sobre a produção hormonal da tireoide, conhecida como efeito Wolff-Chaikoff. Os recém-nascidos com menos de 32 semanas de idade gestacional são muito suscetíveis a esse efeito, podendo apresentar hipotireoidismo subclínico (hipotiroxinemia transitória da prematuridade) pela ingestão de leite materno contendo concentrações mais elevadas de iodo. As necessidades enterais de iodo em prematuros são mais elevadas, por volta de 30 a 100μg/kg ao dia, enquanto nos RN de termo costuma variar de 15 a 150μg/kg ao dia[26].

Transmissão materna de anticorpos bloqueadores do receptor de TSH

Os anticorpos bloqueadores do receptor da tireotrofina desenvolvem-se em mulheres com doença autoimune da tireoide (tireoidite linfocítica crônica, doença de Graves), podendo atravessar a placenta e bloquear os receptores de TSH na glândula tireoide do RN. Tal situação é comprovada em aproximadamente 1:180.000 recém-nascidos, devendo-se considerar esse diagnóstico em casos de mães com mais de um filho com hipotireoidismo congênito. O hipotireoidismo congênito transitório, devido à presença desses anticorpos, pode durar de 3 a 6 meses após o nascimento, em função do tempo de eliminação das imunoglobulinas de origem materna[24].

Mutações com perda de função dos genes DUOX2 e DUOXA2

Mutações dos genes *DUOX2* e *DUOXA2* causam geração deficiente de peróxido de hidrogênio (H_2O_2) necessário à ação da tireoperoxidase na síntese do hormônio tireoidiano. O fenótipo dos portadores é heterogêneo, podendo ser permanente ou transitório, com defeitos de organificação total ou parcial de iodeto[24].

Hemangiomas hepáticos

Grandes hemangiomas hepáticos congênitos podem produzir quantidades elevadas da enzima desiodase de iodotironina tipo 3 causadoras de um tipo de hipotireoidismo consumptivo. As concentrações de TSH sérico e de T_3 reverso são elevadas com T_4 baixo. Altas doses de tiroxina costumam ser necessárias para manter um estado eutireoideo. O hipotireoidismo desaparece à medida que o hemangioma regrida ou seja tratado cirurgicamente[24].

Manifestações clínicas do hipotireoidismo congênito

Muitos dos recém-nascidos portadores do hipotireoidismo congênito não apresentam manifestações clínicas óbvias ao nascimento em virtude da presença de alguma função tireoidiana residual ou devido à proteção temporária obtida pela passagem transplacentária do HT materno, o que acaba por retardar o diagnóstico clínico até o terceiro mês de vida, quando as lesões cerebrais causadas pela privação do HT podem ser irreversíveis[7]. Acredita-se que ainda 75% dos recém-nascidos de países em desenvolvimento não sejam beneficiados por programas de triagem neonatal para o hipotireoidismo congênito, de maneira que a investigação laboratorial diagnóstica inicial será conduzida pela suspeita clínica levantada pelo médico assistente[4]. O quadro IX-22 apresenta o quadro clínico mais frequentemente associado ao HC.

Quadro IX-22. Quadro clínico mais frequentemente associado ao hipotireoidismo congênito à época do diagnóstico clínico[4,27].

Antecedentes neonatais	
Peso e comprimento de nascimento dentro da normalidade	
Atraso do crescimento pós-natal	
Quadro clínico do hipotireoidismo congênito	
Icterícia prolongada	Alargamento de fontanelas
Dificuldades de alimentação	Base alargada do nariz
Letargia	Dificuldade respiratória
Hérnia umbilical	Cianose
Macroglossia	Hipotermia
Constipação intestinal	Bradicardia
Pele fria ou *livedo reticularis*	Sonolência excessiva
Pele seca e sem elasticidade	Anemia
Choro rouco	Déficit pôndero-estatural
Mixedema	Atraso na dentição
Feição grosseira	Atraso da maturação óssea
Hipotonia	Atraso do desenvolvimento neuropsicomotor
	Retardo mental

Ressaltamos a importância do diagnóstico precoce que constitui uma emergência pediátrica das mais importantes, porquanto a terapêutica instituída no RN possa evitar lesões cerebrais irreparáveis.

Essas crianças, quando têm idade gestacional normal, apresentam peso e altura normais ou acima da média, apesar do atraso na maturação óssea. Os sinais clínicos mais precoces são: icterícia prolongada ou recorrente, atraso na queda do coto umbilical e hérnia umbilical. O choro é rouco e os sons emitidos são graves. Nos três primeiros meses, outros sinais se somam, como: desinteresse ou dificuldade alimentar, ganho de peso insuficiente, respiração ruidosa, congestão nasal, distúrbios respiratórios, obstipação, letargia, pele seca, fria, pálida e com *livedo reticularis*. Chamamos a atenção para a importância do uso de curvas de evolução pôndero-estatural pelo pediatra que pode surpreender, já nos primeiros dias de vida, uma velocidade de crescimento insatisfatória e, aliada ao atraso de idade óssea (IO), constituem dados importantes para o diagnóstico[28].

Contudo, o reconhecimento clínico do hipotireoidismo pode ser muito difícil nos primeiros dias de vida, de maneira que a observação clínica isoladamente é insuficiente para a garantia de um diagnóstico precoce. Por outro lado, as avaliações hormonais permitem a desejada precocidade diagnóstica, com elevado grau de confiança, já nos primeiros dias de vida. Para tanto, nos valemos da triagem laboratorial neonatal.

Com o passar dos meses, o quadro clínico do hipotireoidismo torna-se cada vez mais sugestivo, refletindo um metabolismo diminuído. Os sinais clínicos clássicos são a presença de uma fronte relativamente estreita, com fontanelas anterior e posterior grandes, ponte nasal deprimida, edema palpebral, macroglossia, pele grossa, seca e fria, cabelos grossos e abundantes, bradicardia, hipotensão arterial, anemia, distensão abdominal, hérnia umbilical e hiporreflexia[28]. No caso das disormonogêneses, o bócio poderá estar presente[24] (Figura IX-15).

Entretanto, com exceção do mixedema, nenhum outro sinal isolado é patognomônico de hipotireoidismo, podendo incluir amplas variações, como se seguem[28]:

Aspecto somático – a criança portadora de HC pode exibir desaceleração do crescimento já no primeiro mês de vida. Lembramos que o RN cresce de 3 a 5cm no primeiro mês de vida. Normalmente, a relação segmento superior/inferior é de 1,7 ao nascimento, 1,5 no primeiro ano, 1,3 aos 3 anos e 1,0 aos 10 anos. Essa relação se mantém infantil no hipotireoidismo grave. O RN pode apresentar, desde o nascimento, face grosseira, testa enrugada e macroglossia (Figura IX-16).

Alterações do sistema nervoso – o HT é essencial para o desenvolvimento do SNC, e sua deficiência na vida fetal e no RN leva à manutenção das características imaturas desse tecido, com hipoplasia dos neurônios corticais, atraso da

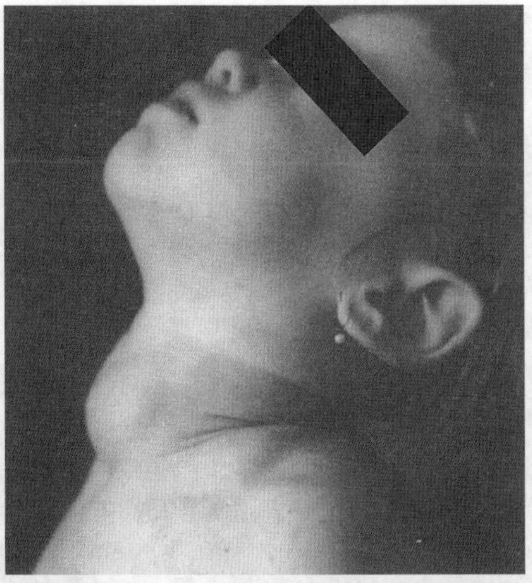

Figura IX-15. Aspecto geral de um caso de bócio congênito por defeito de síntese de hormônios tireoidianos. Captação de 24 horas = 71,9%; teste do perclorato = negativo. Idade cronológica = 48 meses; idade óssea = 20 meses; idade odontogenética = idade cronológica; idade altura = 33 meses; idade mental = 40 meses.

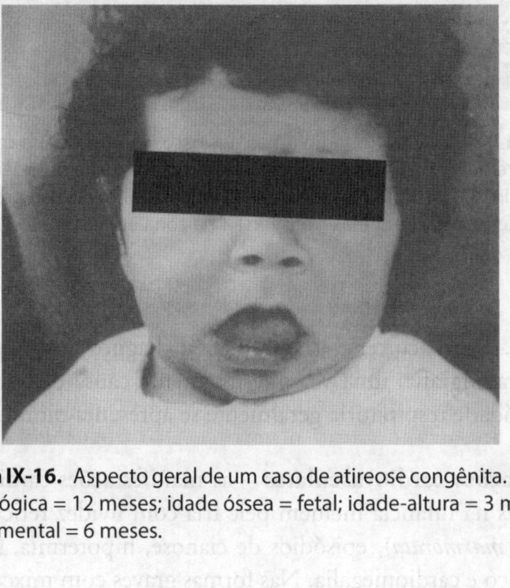

Figura IX-16. Aspecto geral de um caso de atireose congênita. Idade cronológica = 12 meses; idade óssea = fetal; idade-altura = 3 meses; idade mental = 6 meses.

mielinização e redução da vascularização. Se a reposição hormonal não for iniciada logo após o nascimento, essas lesões se tornam irreversíveis, com prejuízo do desenvolvimento neuropsicomotor (DNPM).

As manifestações neurológicas estão relacionadas com a época de aparecimento e o grau de deficiência dos HT. Tanto no cretinismo endêmico, no qual a mãe e o feto têm hipotireoidismo, quanto na forma congênita esporádica grave, essas manifestações se associam não apenas ao retardo mental, mas também a espasticidade, ataxia, estrabismo, tremor, defeitos de fala, afasia e apraxia. As formas congênitas moderadas muitas vezes não provocam sequelas neurológicas. O cretinismo endêmico pode ser acompanhado de perda de audição grave e permanente, mas a surdez é rara no tipo congênito esporádico.

Todas as funções intelectuais, inclusive a linguagem, tornam-se prejudicadas, em maior ou menor proporção. Há perda de iniciativa, sonolência, perda de memória, e até distúrbios psiquiátricos que podem estar presentes sob forma paranoide ou depressiva. Cefaleia e até hipóxia cerebral podem levar a alterações circulatórias e confusão mental nos casos mixedematosos graves. Os reflexos tendinosos são lentos devido aos distúrbios de condução nervosa.

Alterações da pele e anexos – o assim chamado fácies do hipotireóideo é o resultado final de processos dismórficos, não só de pele e subcutâneo, mas também do osso. A pele da face pode ser cérea, pálida ou amarelada por impregnação de caroteno. O acúmulo de ácido hialurônico altera a composição das substâncias que compõem a derme e outros tecidos. A água se liga a esse material, produzindo edema mucinoso, que é o responsável pelo aspecto grosseiro e inchado, conhecido como mixedema, característico do hipotireoidismo. O mixedema provoca o aumento da língua e o espessamento da mucosa da laringe e faringe. O mixedema da língua pode ser tão pronunciado que pode haver constante protrusão. Depósitos histologicamente semelhantes podem ocorrer em pacientes com doença de Graves, geralmente na região pré-tibial. Também, o hipotireóideo pode apresentar tardiamente edema pré-tibial. A pele é fria e pálida como resultado da vasoconstrição cutânea. A anemia presente nesses pacientes pode contribuir para o aumento da palidez.

Nessa doença, as secreções das glândulas sudoríparas e sebáceas estão reduzidas, provocando secura e engrossamento da pele, que nos casos mais graves pode ser comparável à ictiose. Geralmente, nas pernas, a hiperqueratose e o acúmulo de pele descamada podem dar o aspecto de cortiça de árvore, própria da ictiose. Os ferimentos da pele tendem à cicatrização mais lenta. Os cabelos são secos, sem brilho, quebradiços, com tendência ao desprendimento fácil. As unhas podem ter crescimento lento e ser quebradiças.

A derme é edemaciada e os tecidos conjuntivos fibrosos são separados por material mucinoso: complexo proteico com dois mucopolissacárides, ácido hialurônico e condroitim sulfato B. Os glicosaminoglicanos são mobilizados durante o tratamento, levando a aumento da excreção urinária de nitrogênio e hexosaminas.

Alterações hematopoiéticas – anemia e hipovolemia podem estar presentes, dando à pele cor acinzentada e aspecto marmóreo. A anemia normocítica é o resultado da produção diminuída de eritropoeitina. A forma microcítica é o resultado da absorção diminuída de ferro, enquanto a forma macrocítica provém da absorção deficiente de vitamina B_{12}, secundária à acloridria, às vezes associada ao hipotireoidismo. O mecanismo de coagulação pode estar alterado pela diminuição dos fatores de coagulação VIII e IX que, acrescidos de uma fragilidade capilar e diminuição de adesividade plaquetária, podem provocar tendência a sangramento que às vezes ocorre no hipotireoidismo.

Alterações musculares – a demora na contração e no relaxamento muscular leva à lentidão dos movimentos e dos reflexos osteotendinosos. Também são comuns a rigidez e a dor muscular, que são agravadas pela baixa temperatura. Na forma grave, existe hipotonia e a hérnia umbilical seria sequela aparente dessa hipotonia. Algumas crianças com mixedema grave dos músculos exibem pseudo-hipertrofia muscular e lentidão de ação muscular.

Alterações esqueléticas – o crescimento e a maturação do esqueleto dependem também do HT e, na sua deficiência, pode ocorrer diminuição da síntese proteica e redução das concentrações de IGF-1 que provocam atraso no crescimento da criança. O GH humano, contudo, não responde diretamente ao HT. As concentrações de cálcio e fósforo séricos são geralmente normais e a fosfatase alcalina pode estar diminuída. A excreção urinária do cálcio e a filtração glomerular estão diminuídas. Também, as concentrações de 1,25-di-hidroxicolecalciferol podem estar elevadas.

Dignas de nota são as alterações dismórficas dos ossos e dentes ao lado de atrasos de idade óssea (IO) e erupção dentária. No hipotireoidismo congênito, o grau de imaturidade óssea reflete a gravidade do processo, tendo sido sugerida uma correlação entre atraso de IO e retardo mental nessas crianças (Figura IX-17). Quando a terapia é iniciada no primeiro trimestre de vida em crianças com IO inferior a 8 meses de vida fetal, nota-se retardo mental permanente, mas, se a IO for superior a 8 meses de vida fetal, o DNPM tende a ser normal. No crânio, verifica-se atraso no fechamento de fontanelas e suturas, assim como o osso nasal costuma ser achatado e curto.

Desenvolvimento dentário – existe atraso da erupção dentária, mas como o atraso da idade dentária é menor do que aquele da idade óssea, a resposta terapêutica correspondentemente é menor. Não há alteração de número, tamanho ou forma, porém, se a doença incidir na fase de mineralização, serão afetados o esmalte, a dentina e o tecido ósseo peridentário. A hipoplasia é permanente, mas as cáries não são achados comuns.

Alterações respiratórias – o hipotireóideo grave apresenta congestão nasal, rinorreia, drenagem pós-nasal, voz e choro roucos devido ao espessamento das cordas vocais. Pode ocorrer morte por asfixia, revelando à necrópsia alterações mixedematosas da língua, epiglote e laringe. As crianças mixedematosas apresentam comprometimento dos músculos respiratórios, o que pode levar à hipoventilação alveolar e à retenção de CO_2, caminhando para o coma mixedematoso, além de serem particularmente sensíveis a infecções respiratórias. Pode ocorrer derrame pleural diagnosticado apenas pela radiografia, uma vez que raramente causa dispneia. A capacidade respiratória geralmente se apresenta diminuída.

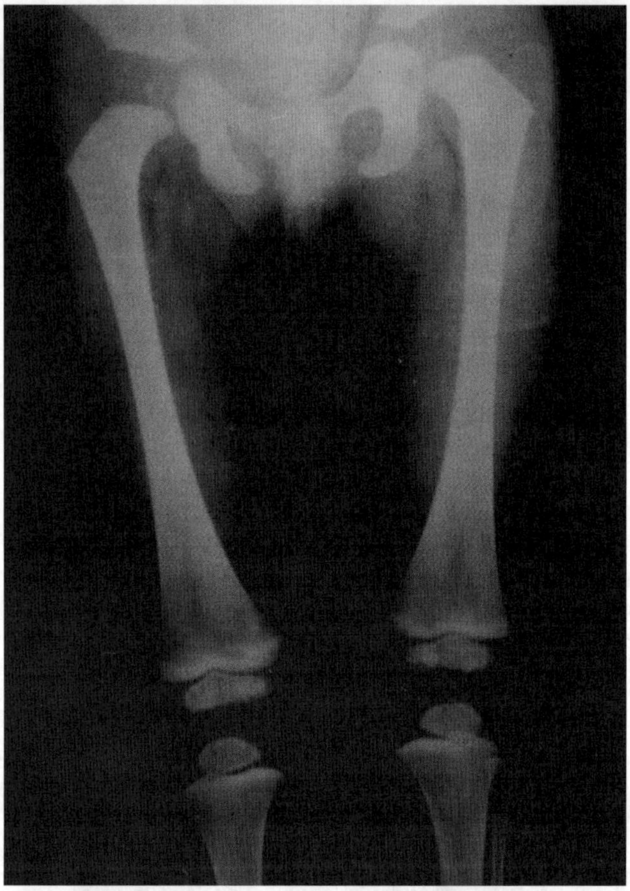

Figura IX-17. Aspecto radiológico dos ossos longos de um caso de hipotireoidismo. Disgenesia epifisária das epífises distais dos fêmures e proximais das tíbias. Espessamento da cortical dando ao osso um aspecto mamóreo. Linhas transversais na zona epifisária.

Alterações cardiovasculares – as manifestações cardiovasculares na infância incluem pele fria com lividez reticulada (*cutis marmorata*), episódios de cianose, hipotermia, sopro sistólico e cardiomegalia. Nas formas graves com mixedema de musculatura cardíaca, a taquicardia é, às vezes, o quadro dominante. Na forma adquirida, geralmente há bradicardia e pulso fino. As alterações eletrocardiográficas incluem bradicardia sinusal, alongamento do intervalo PR, baixa amplitude da onda P e do complexo QRS. Pode haver derrame pericárdico.

Anomalias congênitas associadas – é descrita associação com risco aumentado de outras anomalias afetando o coração, rins, trato urinário, trato gastrointestinal e sistemas esqueléticos. Em estudo de base populacional com 1.420 crianças com HC, a prevalência de malformações cardíacas foi quatro vezes maior (8,4%) que na população infantil controle (1 a 2%)[24].

Alterações endócrinas – os HT influenciam o desenvolvimento sexual e a função reprodutora. No adolescente de ambos os sexos, verifica-se, com certa frequência, infantilismo sexual. Nas adolescentes que já tiveram a menarca, o hipotireoidismo leva a alterações menstruais com ciclos anovulatórios. No entanto, paradoxalmente, o hipotireoidismo primário, na criança, pode desencadear puberdade precoce[28,29] (ver Hipotireoidismo na Criança e Adolescente).

Diagnóstico do hipotireoidismo congênito

Triagem neonatal

Os programas de triagem neonatal para o hipotireoidismo congênito foram iniciados na metade da década de 1970, entretanto, até a atualidade, não foram universalizados, estimando-se que somente 25% dos recém-nascidos no mundo sejam triados para o hipotireoidismo congênito e que, em vários países, muitas crianças ainda serão diagnosticadas somente pelas manifestações clínicas[4].

A amostra utilizada para os testes de triagem neonatal é o sangue coletado por punção do calcanhar do recém-nascido, disposto em círculos em cartões especiais de papel-filtro, secos em temperatura ambiente, entre o segundo e o quinto dias de vida, ou mais cedo, se a alta hospitalar for mais precoce. Alguns programas têm como rotina a coleta de uma segunda amostra entre 2 e 6 semanas de vida, enquanto outros utilizam sangue de cordão umbilical para a triagem. Os cartões de papel-filtro são enviados a um laboratório central para a análise e, devido à precisão crescente dos ensaios bioquímicos quantitativos do TSH em pequenas amostras de sangue, a maioria dos programas recentes baseia-se na análise inicial do TSH, embora outros associem análises simultâneas das concentrações de T_4 total. Por dificuldades técnicas, a obtenção do T_4 livre em amostras de papel-filtro[30] e da globulina ligadora dos hormônios tireoidianos (TBG) não são realizadas[31]. A triagem neonatal feita antes de 48 horas de vida pode levar a resultados falso-positivos, enquanto as amostras coletadas em RN gravemente enfermos ou após transfusão sanguínea podem ter resultados falso-negativos[7].

Cada centro deve desenvolver seus próprios valores de referência e limites de corte para as concentrações de T_4 e TSH; geralmente concentrações de T_4 < percentil 10 e/ou TSH > 10-20mUI/l indicarão reconvocação para a confirmação diagnóstica por dosagens em sangue venoso[7,32].

O Ministério da Saúde do Brasil (portaria nº 1.161, 18 de novembro de 2015) preconiza a triagem neonatal com dosagem do TSH coletada entre o terceiro e o sétimo dias de vida; em recém-nascidos pré-termo ou criticamente enfermos, a coleta deverá ser realizada aos 7 dias de vida. Crianças portadoras de concentrações de TSH > 20mUI/l dosados por radioimunoensaio, ou superiores a 10-15mUI/l por ensaios imunométricos, deverão ser convocadas para avaliação e confirmação[26] (Figura IX-18).

Em alguns centros de triagem neonatal, crianças com valores de TSH entre 10 e 20μU/ml são reconvocadas para uma segunda coleta em papel-filtro e somente após esse resultado, caso o TSH esteja > 10mUI/l, a criança será convocada para a confirmação por meio da dosagem de TSH e T_4 (total e/ou livre) em amostra de sangue venoso. Resultados de TSH sérico > 10mUI/l e T_4 total e/ou livre normais-baixos para o valor de referência confirmam o diagnóstico do hipotireoidismo congênito primário e as crianças deverão ser tratadas. Esse fluxo deve acontecer rapidamente, até a segunda semana de vida, para não retardar o início da reposição hormonal[27,32]. Entretanto, somente as estratégias de detecção

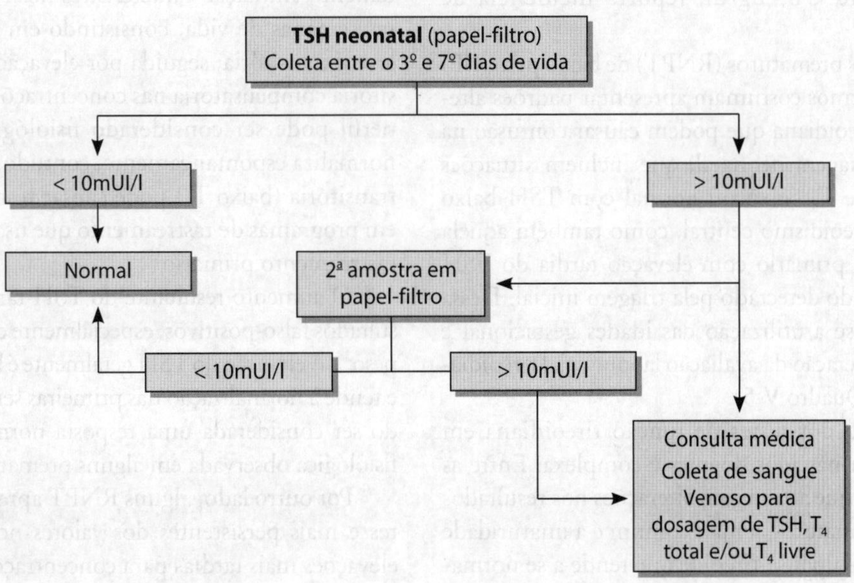

Figura IX-18. Valores de corte para a reconvocação e confirmação laboratorial do hipotireoidismo congênito sugeridos pelo Ministério da Saúde do Brasil[27].

que incluem as concentrações do T_4 total ou T_4 livre poderão detectar recém-nascidos portadores das causas centrais (hipotálamo-hipofisárias) de hipotireoidismo[7].

A partir de 2002, com a mudança da metodologia laboratorial de dosagem do TSH, do radioimunensaio para os métodos imunométricos, houve rebaixamento do nível de corte do TSH para a triagem neonatal de > 20-25mUI/l para > 6-10mUI/l (sangue total) em diversos centros internacionais. A incidência do hipotireoidismo congênito primário dobrou para as estatísticas atuais, principalmente por conseguir detectar formas mais leves, frequentemente associadas à tireoide tópica (glândula *in situ*), que podem ter evolução transitória (35%), subclínica (25%) ou permanente (40%)[6]. A incidência das formas graves (TSH ≥ 20mUI/L) de disgenesia tireoidiana, como aplasia e hipoplasia/ectopia, tem permanecido constante (1:3.800), enquanto as mais leves (TSH < 20mUI/l), como a hipertirotropinemia neonatal, as disormonogêneses e, principalmente, as formas com tireoide tópica foram as principais responsáveis pelo aumento das estatísticas mais recentes[6]. O seguimento no longo prazo desses últimos casos, com reavaliação do perfil hormonal tireoidiano após os 2 a 5 anos de idade, mostrou grande proporção de formas transitórias[33,34].

Por outro lado, poucos centros têm relatado estatísticas quanto ao hipotireoidismo congênito de etiologia central e, uma vez que a maioria desses casos costuma estar associada a outras deficiências hipofisárias, a detecção precoce das baixas concentrações de TSH permitiria antecipar o diagnóstico e tratamento dos outros déficits hormonais associados. A frequência assumida está por volta de 1:50.000 recém-nascidos, entretanto os programas que utilizam a análise conjunta do T_4, com TBG e TSH, relatam incidência de 1:16.404[35], enquanto o programa japonês que analisa o T_4 livre por meio da amostra de sangue seco em papel-filtro, com nível de corte < 0,7ng/dl, reporta incidência de 1:30.833[30].

Recém-nascidos prematuros (RNPT) de baixo peso (BP) e criticamente enfermos costumam apresentar padrões alterados da função tireoidiana que podem causar confusão na interpretação da triagem neonatal, que incluem situações como a presença de T_4 baixo ou normal com TSH baixo sugestiva de hipotireoidismo central, como também aquela do hipotireoidismo primário com elevação tardia do TSH que acabou não sendo detectado pela triagem inicial. Dessa forma, recomenda-se a utilização das idades gestacional e pós-natal na interpretação da avaliação laboratorial tireoidiana neonatal[36] (ver Quadro V-5).

A interpretação dos testes de função tireoidiana em prematuros e recém-nascidos doentes é complexa. Entre as diversas razões para que aconteçam alterações nos resultados desses testes em prematuros, a mais comum é a imaturidade do eixo hipotálamo-hipófise-tireoide que tende a se normalizar espontaneamente em 4 a 8 semanas, sem necessidade de tratamento. Por outro lado, a alça de *feedback* deste eixo não está totalmente desenvolvida, o que pode resultar no aumento tardio do TSH em resposta às variações das concentrações séricas dos hormônios da tireoide, mesmo em RN portadores de hipotireoidismo congênito permanente. Outra causa comum para resultados anormais da triagem em neonatos hospitalizados incluem a exposição a certos medicamentos utilizados no período neonatal, à incapacidade de regular o equilíbrio de iodo e à presença de doenças intercorrentes no período pós-natal como a síndrome do desconforto respiratório (SDR) e a síndrome da restrição do crescimento intrauterino (RCIU)[25].

Em RNPT com SDR e outros problemas médicos, as concentrações séricas de T_4 e T_3 podem diminuir nas primeiras 24 horas de vida, tendendo a não apresentar os aumentos pós-natais esperados nas concentrações séricas de TSH, T_4 e T_3, mantendo-se mais baixas até que a criança se recupere da doença aguda ou ganhe peso[37].

Essas condições médicas tendem a diminuir as concentrações séricas totais de T_4 com mais frequência do que as concentrações séricas de T_4 livre. Assim, pelo menos parte da queda nas concentrações séricas totais de T_4 é resultado de reduções na ligação sérica de proteínas ao T_4. Por outro lado, as concentrações séricas de T_3 total e livre são baixas, pois a conversão periférica de T_4 em T_3 diminui. RN criticamente enfermos podem apresentar também baixas concentrações séricas de TSH, o que reduz ainda mais as concentrações séricas de T_4 e T_3, juntando-se a isso a ação combinada de medicamentos frequentemente utilizados como dopamina e glicocorticoides que podem diminuir a secreção do TSH[37].

RN prematuros são mais propensos a resultados falso-positivos e falso-negativos nos testes iniciais de triagem neonatal para hipotireoidismo, em comparação aos de termo.

Resultados falso-positivos – RNPT apresentam, frequentemente, flutuação característica nos HT durante as primeiras semanas de vida, consistindo em uma hipotiroxinemia leve e transitória, seguida por elevação também leve e transitória compensatória nas concentrações séricas do TSH. Tal perfil pode ser considerado fisiológico porque em geral normaliza espontaneamente, contudo, essa hipotiroxinemia transitória (baixo T_4) pode causar resultados falso-positivos em programas de rastreamento que usam T_4 como o teste de rastreamento primário[37].

O aumento resultante do TSH também pode causar resultados falso-positivos, especialmente em RN de muito baixo peso[38]. A elevação do TSH geralmente é leve (entre 6 e 15mU/l) e tende à normalização nas primeiras semanas de vida, podendo ser considerada uma resposta normal à hipotiroxinemia fisiológica observada em alguns prematuros saudáveis.

Por outro lado, alguns RNPT apresentam desvios maiores e mais persistentes dos valores normais do TSH, com elevações mais tardias para concentrações > 20mU/l no soro ou > 10mU/l no sangue total por volta de 15 a 30 dias de vida, tornando difícil a distinção entre flutuações fisiológicas nos HT devido à prematuridade e hipotireoidismo primário verdadeiro, que pode ser transitório ou permanente. Considerando o risco de efeitos adversos no desenvolvimento do cérebro até recuperar a função tireoidiana normal, recomenda-se que esses casos sejam tratados[38].

Resultados falso-negativos – do mesmo modo, alguns RNPT portadores de hipotireoidismo primário congênito têm maior probabilidade de apresentar aumento tardio do TSH sérico, podendo criar um resultado falso-negativo em programas de triagem que empregam o teste primário de TSH, de tal forma que o diagnóstico de hipotireoidismo seria perdido se a triagem fosse realizada apenas uma vez nos primeiros dias de vida.

Devido a esse potencial de resultados falso-negativos e falso-positivos em RN de baixo peso e prematuros (peso ao nascer < 1.500g ou idade gestacional < 32 semanas) recomenda-se que um segundo teste de triagem neonatal seja realizado rotineiramente por volta de duas a quatro semanas de idade[37]. Além disso, os programas de triagem que utilizam somente a dosagem de TSH não são capazes de diagnosticar casos de hipotireoidismo congênito de causa central.

Diagnóstico laboratorial

A interpretação das análises laboratoriais da função tireoidiana no período neonatal pode variar em função das idades gestacional e pós-natal, como também das condições clínicas do recém-nascido[36].

Em recém-nascidos de termo saudáveis, as concentrações séricas de TSH aumentam abruptamente para 60 a 80mU/l dentro de 30 a 60 minutos após o parto, provavelmente devido à exposição ao frio e ao clampeamento do cordão umbilical, diminuindo rapidamente para aproximadamente 20mU/l, 24 horas após o parto, e depois, mais lentamente, para 6 a 10mU/l em uma semana (ver Figura IX-2).

O aumento inicial no TSH estimula a secreção dos HT pela tireoide, de modo que as concentrações séricas de T_4 total e livre atingem, respectivamente, picos de 10-22μg/dl e 2-5ng/dl. A concentração sérica do T_3 aumenta concomitantemente, atingindo um pico aproximado de 250ng/dl. A elevação do T_3 sérico resulta do aumento na secreção tireoidiana e da conversão de T_4 para T_3 nos tecidos periféricos[41].

As concentrações séricas de T_4, T_4 livre e T_3 caem gradualmente nas primeiras quatro semanas de vida, nivelando-se em valores ligeiramente superiores aos encontrados em adultos. Nessa fase, o intervalo normal para as concentrações séricas de T_4 total é de 7-16μg/dl e o intervalo normal para as concentrações séricas de T_4 livre é de 0,8-2ng/dl. Após as primeiras quatro semanas, a faixa normal de TSH é de 0,5-6mU/l, também mais alta que os níveis adultos. Os valores de TSH atingem a faixa normal do adulto aproximadamente aos dois anos de idade[41].

Por outro lado, nos **recém-nascidos prematuros**, as concentrações séricas de T_4 total e T_4 livre, tanto do sangue de cordão umbilical quanto da punção do calcanhar coletada após dois a cinco dias após o parto, são proporcionais ao peso de nascimento e à idade gestacional.

A concentração do T_4 total no soro do cordão é em média de 5,4μg/dl em RN com menos de 1.000g e 6,3μg/dl em RN nascidos com menos de 30 semanas de gestação. Contudo, as concentrações do T_4 livre no soro do cordão umbilical não são proporcionalmente baixas, apresentando uma média de 1,2ng/dl em RN nascidos com menos de 30 semanas de gestação[41].

Após o nascimento, as alterações nas concentrações séricas de TSH, T_4 e T_3 são semelhantes às dos RN de termo, porém quantitativamente menores, principalmente nos mais prematuros, provavelmente devido à imaturidade do eixo hipotálamo-hipófise-tireoide. O intervalo de referência para os hormônios tireoidianos varia, portanto, em função da idade gestacional e da idade pós-natal (ver Quadro IX-5).

Assim como nos RN de termo, as concentrações séricas de T_4 caem na primeira semana de vida em prematuros com baixo peso ao nascer. Essa queda é maior em RN de muito baixo peso e nos mais prematuros, nos quais a depuração do T_4 é mais rápida. Nas áreas endêmicas de deficiência de iodo, a falta de ingestão adequada contribui para a queda nas concentrações séricas de T_4[41].

Após a primeira semana de vida, as concentrações séricas de T_4 e T_3 aumentam gradualmente nos prematuros nascidos com 23 a 27 semanas de idade gestacional e, durante três a seis semanas de vida, esses valores costumam ser semelhantes à faixa normal dos RNT, embora os valores médios sejam ligeiramente mais baixos. Em prematuros de 30 a 35 semanas de gestação, considerados saudáveis, o T_4 sérico aumenta e atinge o pico em sete dias e depois cai e, após a primeira semana de vida, as concentrações de HT serão semelhantes àquelas do RNT[41].

Na suspeita de hipotireoidismo, a avaliação laboratorial deve incluir dosagens de T_4 livre e TSH, enquanto a análise do T_3 ou T_3 reverso geralmente não é útil nessa situação. Apesar de interferirem nos resultados do T_4 total, a pesquisa das proteínas transportadoras TBG, transtirretina e albumina poderá ser dispensada, uma vez que as concentrações de T_4 livre são indicativas da quantidade do hormônio ativo.

Na presença de TSH em faixa normal (0,5-6,0mU/l), o diagnóstico de hipotireoidismo é improvável, desde que causas centrais não estejam envolvidas[41].

Recém-nascidos com TSH confirmatório entre 6 e 10μU/ml e T_4 total e/ou livre normais deverão ser seguidos cuidadosamente com novas dosagens em uma semana. Caso o TSH persista discretamente elevado por volta de 1 mês de vida, mesmo com T_4 na faixa da normalidade, considera-se o tratamento com reavaliação após os 3 anos de idade. Crianças prematuras e doentes de qualquer natureza (síndrome do doente eutireoidiano) poderão ter T_4 total/T_4 livre baixos com TSH normal e não se recomenda o tratamento com levotiroxina, a não ser que apresentem evidências de doença hipotalâmica ou hipofisária[2,32].

A dosagem adicional da tireoglobulina pode auxiliar no diagnóstico da disgenesia tireoidiana ou da disormonogênese secundária a mutações do gene *TG*[2].

O diagnóstico diferencial do HC no período neonatal conforme as concentrações de T_4 livre, T_4 total e TSH é apresentado no quadro IX-23.

Diagnóstico por imagem

Ultrassonografia da tireoide

Entre os exames de imagem, a ultrassonografia (US) é a modalidade de escolha tanto na infância quanto para adultos[42]. No período neonatal, ele pode confirmar a aplasia da tireoide ou, no caso da detecção de aumento do volume glandular, sugerir a presença de disormonogênese. Apesar de ser superior à cintilografia no que tange à avaliação do formato anatômico da glândula, a US não avalia a funcionalidade da tireoide.

Radiografia dos joelhos

A ausência da epífise distal do fêmur é um achado frequente em recém-nascidos com HC, uma vez que essa epífise costuma estar ossificada na 32ª semana de gestação por ação do HT do feto.

Cintilografia da glândula tireoide com isótopo radiativo

O mapeamento e a captação de isótopo radiativo pela tireoide é o exame de imagem de maior acurácia para definir o local e o tamanho de qualquer fragmento de tecido tireoidiano. A cintilografia pode ser feita com tecnécio (Tc^{99m}) ou iodo (^{123}I), que são testes mais precisos para avaliar restos tireoidianos ectópicos não visualizados à US. Além disso, a cintilografia avalia se o tecido tireoidiano é funcionante e se tem capacidade de organificação normal[43]. A cintilografia com ^{123}I é melhor que a com Tc^{99m}, já que não tem emissão beta, tem meia-vida curta e radiação gama baixa, o que significa expor a criança a menor dose de radiação comparada ao tecnécio. A cintilografia com iodo reflete a captação pelo cotransportador sódio-iodo (NIS), o que faz dela uma verdadeira imagem molecular. Tireoide ávida por iodo sugere disormonogênese e provável defeito de organificação ou de acoplamento. A captação global reflete a capacidade de ligação do iodo à tireoglobulina que, em um indivíduo normal, vai aumentando com o tempo de exposição[43].

A cintilografia com Tc^{99m} quantifica o tecido tireoidiano. Cintilografia negativa com tecnécio não confirma, a princípio, atireose e essa ausência de tecido deve ser confirmada por US com Doppler. Quando ocorre essa discrepância (mapeamento negativo em presença de imagem de tireoide à US), ela pode refletir hipoplasia, elevação leve ou transitória de TSH, anticorpos bloqueadores do receptor de TSH, hipotireoidismo central, supressão de TSH por T_4, defeito do NIS ou do receptor de TSH ou ainda degeneração cística da glândula[42]. Por outro lado, a presença de tireoide tópica, de grande vo-

Quadro IX-23. Diagnóstico diferencial, perfil laboratorial e conduta sugerida para o acompanhamento do hipotireoidismo neonatal congênito.

Diagnóstico	Perfil laboratorial (concentrações séricas)			Conduta sugerida
	TSH (mUI/l)	T_4 total (µg/dl)	T_4 livre (ng/dl)	
Hipotireoidismo primário	> 10	< 7	< 0,8	Reposição imediata da levotiroxina
Hipotireoidismo subclínico (hipertireotropinemia)	> 10	Normal	Normal	Considerar reposição da levotiroxina se TSH > 10 após a segunda semana de vida **ou** repetir as dosagens de T_4 livre e TSH entre a segunda e quarta semanas de vida e iniciar o tratamento se não houver normalização do TSH
Hipotireoidismo primário com elevação tardia do TSH	Normal (transitório) Elevação tardia	Normal-baixo	Normal-baixo	Repetir as dosagens de T_4 livre e TSH entre a segunda e quarta semanas de vida em RN de risco (prematuros, baixo peso, gravemente enfermos, síndrome de Down)
Hipotireoidismo central	Normal ou baixo	Baixo	Baixo	Avaliar outras deficiências hormonais hipofisárias; considerar exame de imagem do SNC
Hipotiroxinemia da prematuridade	Normal ou baixo	Baixo	Normal	Repetir as dosagens de T_4 livre e TSH entre a segunda e quarta semanas de vida; há controvérsias na indicação de tratamento
Síndrome do doente eutiroidiano	Normal	Baixo $T_3 < T_4$	Normal-baixo	Repetir as dosagens de T_4 livre e TSH entre a segunda e quarta semanas de vida; considerar tratamento se existirem evidências de doença hipotálamo-hipofisária
Hipotebegenemia	Normal	Baixo	Normal	Dosagem da TBG em meninos

TSH = tireotrofina ou hormônio tireoestimulante; T_4 = tetraiodotironina ou tiroxina; RN = recém-nascido; SNC = sistema nervoso central; T_3 = tri-iodotironina; TBG = globulina transportadora dos hormônios tireoidianos.

lume e captação aumentada é compatível com as demais causas de disormonogênese diferentes dos defeitos de captação do iodeto, e o diagnóstico poderá ser complementado pelo teste do perclorato de sódio[44].

Teste do perclorato

Íons como perclorato e pertecnetato também são transportados para a glândula tireoide pelos mesmos mecanismos que o iodeto e atuam como inibidores competitivos do seu transporte para o interior das células foliculares, entretanto o pertenectato não é organificado.

Quando a cintilografia da tireoide com ^{123}I mostra captação normal ou aumentada a pesquisa para defeitos de organificação do iodeto poderá ser complementada pelo teste de descarga de perclorato. Primeiramente é administrado iodo radiativo e, após ter passado tempo suficiente para sua captação pela tireoide, será administrado o perclorato por via oral. O procedimento libera apenas o iodeto já concentrado pela célula folicular, mas ainda não incorporado à TG. Normalmente uma fração desprezível (< 10%) do ^{123}I total acumulado na tireoide é liberada após 1 hora da ingestão do perclorato. No defeito parcial, entre 25 e 80% do radioiodo são descarregados, enquanto no defeito completo, 81% ou mais do radioiodo acumulado será liberado na circulação.

As mutações homozigóticas ou heterozigóticas compostas da TPO levam à descarga total, enquanto as heterozigóticas mostram resposta parcial. As mutações *DUOX2* podem determinar respostas total ou parcial, enquanto as DUOXA2 geralmente mostram respostas parciais. As mutações *PDS* também apresentam descarga positiva de perclorato, mas as mutações *TG* e *IYD* geralmente se associam ao teste do perclorato negativo[15]

Diagnóstico diferencial do hipotireoidismo congênito

O diagnóstico diferencial do hipotireoidismo neonatal congênito com seu perfil laboratorial e conduta sugerida foi apresentado no quadro IX-23.

Hipotireoidismo congênito com elevação tardia do TSH

A "elevação tardia do TSH" ou "hipotireoidismo atípico" representa uma elevação transitória do TSH por várias semanas após o nascimento que é mais frequentemente vista em prematuros e recém-nascidos de baixo peso (RNBP) e de muito baixo peso ao nascimento (RNMBP). Geralmente, ocorre entre 2 e 6 semanas de idade e a maioria dos casos resolve-se espontaneamente entre 6 e 10 semanas de vida[26].

A etiologia desse processo permanece incerta. A concentração elevada de TSH pode refletir hipotireoidismo primário verdadeiro ou a recuperação da supressão induzida no eixo hipotálamo-hipófise-tireoide do recém-nascido criticamente enfermo. Tanto a deficiência quanto as concentrações excessivas de iodo já foram associadas ao desenvolvimento dessa elevação tardia do TSH em prematuros[45].

A suplementação com levotiroxina é geralmente recomendada na presença de elevação do TSH e/ou baixo nível de T_4. Nenhuma característica clínica ou laboratorial pode discernir com segurança o hipotireoidismo transitório da forma permanente, sendo recomendado o tratamento até os 2 a 3 anos de idade; nesse momento, o hormônio tireoidiano pode ser descontinuado e a função tireoidiana verificada um mês depois[38].

Hipotiroxinemia transitória da prematuridade

Durante a vida intrauterina, as concentrações de T_4 aumentam progressivamente com a idade gestacional, de tal forma que os RN de termo apresentam concentrações superiores a 6,5µg/dl. A hipotiroxinemia transitória da prematuridade caracteriza-se pela presença de concentrações circulantes transitoriamente baixas de HT associadas a concentrações normais de TSH, com prevalência de 35 a 85% entre os mais prematuros. Quanto menor for a idade gestacional, mais baixos costumam ser as concentrações de T_4 e mais prolongado será o tempo para sua recuperação, que geralmente acontece entre 2 a 3 semanas, acompanhando o processo de maturação progressiva do eixo hipotálamo-hipófise-tireoide[24,26].

Entre os fatores de risco associados a essa condição foram descritos: elevação atenuada do TSH após o nascimento, diminuição da produção hepática globulina carreadora do T_4 (TBG), menor capacidade de armazenamento do iodo, administração de drogas como dopamina, altas doses de glicocorticoides, exsanguineotransfusão e desnutrição[26].

Embora concentrações transitoriamente baixas dos HT tenham sido associadas a altas taxas de paralisia cerebral e alterações cognitivas em prematuros[46], estudos de intervenção terapêutica não demonstraram benefícios evidentes da reposição do hormônio tireoidiano em tais desfechos[47-50]. A recomendação atual é administrar hormônio tireoidiano somente na presença de concentrações elevadas de TSH[51,52].

Quando um RNPT apresenta baixas concentrações de T_4 paralelamente a concentrações normais ou baixas de TSH, deve-se realizar o diagnóstico diferencial com o hipotireoidismo central por meio do teste de estimulação com hormônio liberador de tireotropina (TRH), uma vez que a resposta do TSH ao estímulo do TRH em recém-nascidos em hipotiroxinemia transitória da prematuridade costuma ser semelhante àquela de lactentes eutireoidianos[26].

Hipotireoidismo subclínico (hipertireotropinemia)

A interpretação do T_4 livre normal com TSH levemente elevado depende da idade da criança. Antes de duas semanas de vida, esses resultados geralmente refletem elevações transitórias do TSH após a recuperação de um nível "fisiologicamente" baixo de T_4 devido à prematuridade. Esses recém-

-nascidos não devem ser tratados, mas a dosagem sérica deve ser repetida com duas a quatro semanas de vida. Na maioria dos casos, o TSH normalizará.

Após seis semanas de vida, o TSH persistentemente elevado com T_4 livre normal provavelmente representa hipotireoidismo subclínico, sendo recomendado o tratamento com hormônio tireoidiano. A dose inicial costuma ser mais baixa (de 8 a 10 µg/kg/dia) que aquelas utilizadas no tratamento do hipotireoidismo primário congênito. O diagnóstico de hipotireoidismo deverá ser reavaliado após os 2 a 3 anos de idade[38].

Hipotireoidismo central

O hipotireoidismo central pode ser devido à deficiência isolada de TSH, mas é mais provável em neonatos com evidência de outras deficiências de hormônios hipofisários, de exames de imagem com anormalidades hipofisárias (por exemplo, neuro-hipófise ectópica) ou defeitos da linha média (por exemplo, septo pelúcido ausente) ou história de distúrbio do sistema nervoso central que pode ter causado lesão hipotalâmico-hipofisária.

Testes laboratoriais que revelem T_4 livre persistentemente baixo e TSH não elevado (normal ou baixo) sugerem a possibilidade de hipotireoidismo central.

A presença de outras deficiências de hormônios hipofisários ou defeitos congênitos de linha média do SNC fortalecem a possibilidade de hipotireoidismo central verdadeiro. Na ausência desses achados, sugere-se acompanhar as concentrações séricas de T_4 livre (pelo método de diálise de equilíbrio) semanalmente por algumas semanas, sendo recomendado o tratamento com levotiroxina apenas nos casos em que não ocorrer normalização do T_4 livre[38]. O teste de estimulação com hormônio liberador de tireotropina (TRH) também pode ser usado para apoiar o diagnóstico de hipotireoidismo central.

Síndrome da doença eutireoidiana

A presença de doenças graves não tireoidianas pode causar alterações nas concentrações séricas dos HT classicamente em um perfil de T_3 total sérico baixo, T_4 total normal ou baixo, T_3 reverso elevado e concentrações normais de TSH. Acredita-se que o conjunto dessas alterações, conhecido como síndrome da doença eutireoidiana, possa configurar um mecanismo adaptativo para o indivíduo criticamente enfermo e a gravidade da doença de base tem sido correlacionada com a magnitude das alterações laboratoriais observadas[25].

Em recém-nascidos portadores de doença grave, observa-se mais frequentemente a presença do T_3 baixo, não sendo tão comum a elevação do T_3 reverso. Em teoria, as baixas concentrações de T_3 seriam uma resposta adaptativa ao estresse para economizar energia, reduzir a taxa metabólica e proteger o organismo do hipercatabolismo causado pela doença. No momento da recuperação clínica, o aumento do TSH deve ser acompanhado por aumento no T_3 sérico.

A gravidade da doença também pode ter impacto nesse processo. Os prematuros doentes apresentam resposta atenuada do eixo hipotálamo-hipófise-tireoide secundária à imaturidade e, além disso, nas doenças críticas, eles costumam ser expostos a uma variedade de agentes que afetam os testes de função tireoidiana. No caso de sepse neonatal ou choque séptico, as concentrações dos HT poderiam ter valor prognóstico, mas estudos adicionais ainda precisam ser concluídos. Interleucina-6 e outras citocinas inflamatórias, componentes da resposta de fase aguda durante a doença, poderiam estar implicadas na patogênese da síndrome da doença eutireoidiana. Baixas concentrações de T_3 e T_4 totais estão associadas a doenças e desfechos adversos, incluindo síndrome do desconforto respiratório, sepse e mortalidade[25].

Hipotebegenemia

A deficiência da globulina ligadora de tiroxina (TBG) está entre os defeitos dos transportadores dos HT, de manifestação neonatal com prevalência de 1:5.000 a 1:12.000. Tem transmissão genética ligada ao X, caracterizando-se pelo perfil laboratorial com T_4 total sérico baixo, mas T_4 livre e TSH normais; o diagnóstico é confirmado pela presença de baixas concentrações séricas de TBG. A função tireoidiana é normal e esses RN não necessitam de tratamento[38].

O excesso de TBG é registrado com prevalência que varia de 1:6.000 a 1:40.000 nascidos vivos. Aqui, ao contrário da forma anterior, as concentrações de T_4 total são elevadas, e as de T_4 livre e TSH apresentam-se normais. A forma de herança já foi considerada dominante, porém acredita-se que também seja ligada ao X.

HIPOTIREOIDISMO NA CRIANÇA E ADOLESCENTE

A tireoidite de Hashimoto é a forma mais frequente de hipotireoidismo adquirido em crianças, adolescentes e adultos. De etiologia autoimune, sua prevalência na infância é estimada em 1-2%, com predominância no sexo feminino (4:1). O histórico familiar de doença autoimune da tireoide costuma estar presente em cerca de 50% dos casos, assim como a associação com outras doenças autoimunes no mesmo paciente como *diabetes mellitus* tipo 1, alopecia, vitiligo, doença celíaca, e as síndromes de Down e Turner[2] (ver item Tireoidite Autoimune Crônica).

A deficiência de iodo, atualmente incomum em muitos países, ainda, em termos mundiais, responde pela maioria dos casos de hipotireoidismo adquirido. A partir de 2005, a Organização Mundial da Saúde determinou que cada país fizesse, a cada três anos, a avaliação de sua situação de suficiência de iodo na população. Até 2007, o número de países com deficiência de iodo (concentração urinária de iodo < 100µg/l) havia diminuído de 54 para 47, mas ainda há um número importante de países com deficiência ou com excesso de iodo na alimentação.

Radiação na região do pescoço e da cabeça para determinados tipos de câncer, e irradiações de corpo total em preparo para transplante de medula podem levar ao hipotireoidismo. Várias drogas, incluindo carbonato ou citrato de lítio, amiodarona, hidrocloretos, drogas antiepilépticas, interleucina-2, interferon alfa e inibidores de tirosinoquinase também podem levar à hipofunção tireoidiana.

A indução do hipotireoidismo pela ablação da tireoide por radioterapia ou cirurgia pode ser a meta terapêutica no tratamento da doença de Graves, quando as drogas antitireoidianas não conseguiram controlar o hipertireoidismo, ou no tratamento das neoplasias da tireoide.

As principais causas do hipotireoidismo adquirido na infância e adolescência são apresentadas no quadro IX-24.

Quadro IX-24. Principais etiologias do hipotireoidismo adquirido na infância.

Tipo de hipotireoidismo	Etiologia
Primário	Tireoidite autoimune Deficiência de iodo (bócio endêmico) Doenças infiltrativas ou infecciosas Irradiação/radioterapia Radioiodoterapia Alimentos bociogênicos Drogas
Secundário/terciário	Tumores hipotalâmicos/hipofisários Traumatismo cranioencefálico Doenças infiltrativas Alterações vasculares Infecções Drogas (dopamina, glicocorticoides) Neurocirurgia Radioterapia de SNC

Manifestações clínicas

A manifestação clínica mais característica do hipotireoidismo nessa faixa etária é a baixa estatura e a baixa velocidade de crescimento que podem comprometer a altura do adulto. Outros sintomas comuns são fadiga, intolerância ao frio, bradicardia, reflexos retardados, mixedema da face e extremidades podem estar presentes e, nas adolescentes que já menstruam, ocorrer distúrbios menstruais. Crianças podem apresentar atraso puberal ou, em casos de hipotireoidismo grave e de evolução prolongada, ocorrer a puberdade precoce (síndrome de Van Wyk-Grumbach)[53].

A síndrome de Van Wyk-Grumbach, descrita na década de 1960, consiste em uma associação rara entre hipotireoidismo grave de longa duração, desenvolvimento sexual precoce, maturação esquelética significativamente atrasada e parada do crescimento. As meninas apresentam manifestações estrogênicas como telarca e menarca precoces, além de galactorreia, e ovários aumentados de volume com múltiplos cistos são visualizados à ultrassonografia pélvica. Os meninos apresentam macro-orquidismo, frequentemente sem sinais de virilização[29].

A investigação do eixo hipotálamo-hipófise-gônadas de meninos com hipotireoidismo primário grave e macro-orquidismo revela uma resposta pré-púbere de gonadotrofinas à estimulação por GnRH, embora as concentrações basais de TSH, prolactina e gonadotropinas hipofisárias sejam elevadas. Foi observada ainda uma resposta exagerada de FSH ao estímulo do TSH, sugerindo também a presença de reatividade cruzada do TSH no receptor do FSH. Esses mecanismos resultariam em estimulação gonadal mediada por FSH, causando proliferação de células de Sertoli com subsequente aumento testicular em meninos e hiperestimulação ovariana em meninas. A falta de secreção de testosterona induzida por LH em meninos hipotireoidianos com gonadotrofinas elevadas foi atribuída à influência inibidora da prolactina na ação do LH na célula de Leydig[29].

Nesses casos, a terapia com a levotiroxina estimula o crescimento e a maturação óssea e interrompe o sangramento vaginal, que só reaparece quando o organismo atinge maturidade suficiente para deflagrar a puberdade. A radiografia de crânio pode revelar sela túrcica aumentada[28].

O exame físico da glândula tireoide na população pediátrica deve incluir a inspeção da porção anterior do pescoço do paciente em três posições: a) neutra, com o queixo paralelo ao chão; b) olhando para cima, com o pescoço estendido para trás; c) em deglutição, com o pescoço em posição intermediária entre a neutra e a estendida, com a cabeça um pouco fletida para a frente. O contorno da glândula tireoide de volume normal não deve ser visível em nenhuma das três posições do pescoço, assim como não devem existir linfonodos visíveis. A palpação glandular deve ser feita com o pescoço estendido, identificando-se o istmo tireoidiano logo abaixo da membrana cricotireóidea. Delicadamente, os dedos devem ser movidos lateralmente sobre cada lobo da tireoide, sentindo a textura e consistência (borrachosa) glandular, além da presença de dor ou de nódulos[2].

Tireoide aumentada (bócio) é definida pela capacidade de visualizar a forma da glândula durante o exame físico (Figura IX-19). A ausculta com a campânula do estetoscópio pode ser reservada a pacientes com suspeita de hipertireoidismo, nos quais um sopro contínuo, devido ao aumento do fluxo sanguíneo glandular, poderá ser ouvido.

Apesar de ser um achado típico no exame físico, o bócio não é específico de doença tireoidiana adquirida, quer no hipotireoidismo quer no hipertireoidismo (ver capítulo Bócio na Criança e Adolescência).

As manifestações clínicas mais frequentes do hipotireoidismo nas faixas etárias neonatal, pré-escolar, escolar e adolescência são apresentadas nos quadros IX-25 e IX-26[36].

O histórico detalhado de saúde, dieta e medicamentos pode revelar outras causas de hipotireoidismo adquirido. Sintomas de febre e dolorimento à palpação da tireoide sugerem tireoidite infecciosa (ver capítulo Tireoidites).

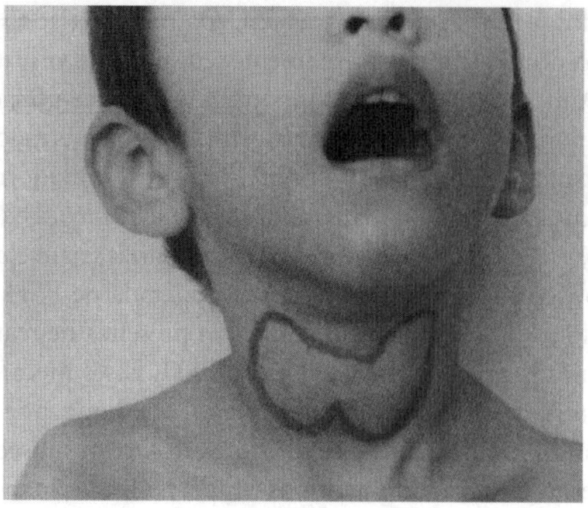

Figura IX-19. Visualização do contorno do bócio à inspeção do pescoço estendido.

Quadro IX-25. Manifestações clínicas mais frequentes do hipotireoidismo nas faixas etárias neonatal, pré-escolar e escolar[36].

Neonatal	Pré-escolar	Escolar
Icterícia	Atraso do crescimento	Atraso do crescimento
Constipação	Atraso do DNPM	Bócio
Sucção débil	Atraso da dentição	Bradicardia
Livedo reticularis	Hiporreflexia	Constipação
Choro rouco	Bradicardia	Fadiga
Respiração ruidosa	Feições grosseiras	Cabelo ralo
Hipoatividade	Mixedema	Pele seca
Sonolência	Cabelo ralo	Mixedema
Fontanela ampla	Membros curtos	Hiporreflexia
Macroglossia	Intolerância ao frio	Intolerância ao frio
Hérnia umbilical	Bócio	Atraso puberal
Hiporreflexia		

Quadro IX-26. Manifestações clínicas mais frequentes do hipotireoidismo na adolescência[36].

Atraso do crescimento/ baixa estatura	Cansaço
Feições infantis	Esquecimento
Feições grosseiras	Constipação
Mixedema	Distúrbios menstruais
Bócio	Alterações do humor/ comportamento
Atraso ou ausência dos sinais sexuais secundários	Queda do rendimento escolar
Pele seca	Dificuldade de concentração
Unhas e cabelos quebradiços	Depressão

Diagnóstico laboratorial

Na suspeita do hipotireoidismo, amostras de sangue venoso deverão ser obtidas para dosagem das concentrações séricas de TSH e T_4 livre, uma vez que as concentrações totais de T_4 sofrem variações em função das concentrações das proteínas de ligação do HT (globulina carreadora do HT, transtirretina e albumina) e por isso o T_4 livre é geralmente a melhor medida do estado tireoidiano. Por outro lado, a pesquisa de T_3 e T_3 reverso raramente será útil no diagnóstico do hipotireoidismo, não sendo necessária na maioria dos pacientes[2].

Crianças com hipotireoidismo primário apresentam TSH elevado e T_4 livre baixo, enquanto o perfil com TSH elevado e T_4 livre normal indicam hipotireoidismo subclínico. Os ensaios para TSH mostram-se mais precisos, são amplamente disponíveis e o custo é baixo. Os ensaios imunométricos de terceira geração têm alta sensibilidade e especificidade[54].

Nos casos em que a etiologia não é clara, devem ser pesquisados os anticorpos antitireoidianos, antiperoxidase (anti-TPO) e antitireoglobulina (anti-TG), que estão presentes em, respectivamente, 90%-95% e 20%-50% dos indivíduos com tireoidite de Hashimoto[55].

Muitas crianças com hipotireoidismo subclínico podem reverter espontaneamente para o estado tireoidiano normal, contudo a presença de bócio e de anticorpos antitireoidianos, em particular do anti-TPO, está associada a risco aumentado de progressão para hipotireoidismo manifesto (TSH > 10mUI/l)[2].

O hipotireoidismo central cursa com T_4 baixo e TSH normal ou baixo, devendo-se complementar a investigação da região hipofisária e do sistema nervoso central com ressonância magnética.

A dosagem urinária de iodo pode diagnosticar deficiência ou excesso de iodo.

Diagnóstico por imagem

Radiológico

Radiografias (RX) dos punhos podem mostrar atraso na idade óssea que, à semelhança da idade-altura, é mais baixa que a idade cronológica. O RX do crânio pode mostrar aumento da sela túrcica resultante da hiperplasia secundária das células tireotróficas[55].

Ultrassonografia da tireoide

Por ser um exame de imagem prontamente disponível, econômico, não ionizante e não invasivo, a US tem sido utilizada tanto no diagnóstico quanto no acompanhamento das anormalidades tireoidianas, dispensando o uso de contraste, sedação ou anestesia. Desempenha papel importante na determinação do tamanho da tireoide, de seu formato e ecotextura, da presença de lesões sólidas ou císticas, além de avaliar estruturas adjacentes do pescoço como a cadeia jugular e os gânglios supraclaviculares. As imagens obtidas com Doppler colorido permitem estudo mais completo de massas e nódulos[42].

A tireoide normal apresenta ecotextura homogênea, sendo relativamente hiperecoica em relação à musculatura do pescoço adjacente. Os lobos são triangulares nas imagens sagitais e os folículos coloides aparecem como pequenas áreas císticas anecoicas (< 3mm de diâmetro) dentro do parênquima tireoidiano. Ocasionalmente, os folículos contêm coloide concentrado que aparecem como focos ecogênicos puntiformes (umbilicações)[42].

Geralmente, os exames de imagem da tireoide não são necessários na avaliação diagnóstica do hipotireoidismo, embora o achado de ecotextura heterogênea à US possa apoiar um diagnóstico de tireoidite autoimune em casos de etiologia incerta com anticorpos negativos[36].

O exame de US deve ser considerado na investigação de pacientes com anticorpos antitireoidianos para identificar a doença tireoidiana autoimune e sempre que a palpação da tireoide revelar alguma anormalidade.

Diagnóstico diferencial

Hipotireoidismo subclínico

Caracteriza-se pela presença de concentrações séricas normais de T_4 livre e T_3 livre, acompanhadas de TSH elevado. A etiologia geralmente é idiopática, com prevalência de aproximadamente 2% em adolescentes, sendo frequentemente assintomático e mais comum em indivíduos obesos[55].

Na faixa etária pediátrica, o hipotireoidismo subclínico é uma condição benigna com baixo risco de progressão para hipotireoidismo manifesto. Os principais fatores de risco para essa progressão seriam presença de bócio, sexo feminino, sinais ou sintomas sugestivos de hipotireoidismo e anticorpos antiperoxidase tireoidiana fortemente positivos. Dados limitados mostram que o hipotireoidismo subclínico, por si só, parece não ter efeitos adversos sobre o desenvolvimento intelectual, crescimento esquelético e maturação e puberdade[56].

O tratamento de pacientes com o hipotireoidismo subclínico é controverso, mas existe recomendação em prol do tratamento durante os primeiros 3 anos de vida, devido à dependência crítica do hormônio tireoidiano para a mielinização do sistema nervoso central. Os dados são ainda insuficientes para apoiar a rotina do tratamento de crianças de mais idade com hipotireoidismo subclínico leve (TSH abaixo de 10mU/l), a não ser que haja sintomas ou bócio. Por outro lado, para concentrações de TSH superiores a 10mU/l, a indicação do tratamento é razoável. As crianças que não necessitam de tratamento deverão ser reavaliadas regularmente[55,56].

As outras condições como síndrome da *doença eutireoidiana, resistência* aos *HT, resistência* ao *TSH* e *deficiência* da *TBG* já foram apresentadas no item Diagnóstico Diferencial do Hipotireoidismo Congênito.

TRATAMENTO

O objetivo do tratamento do hipotireoidismo é garantir a normalidade do desenvolvimento neuropsicológico, do crescimento e da puberdade[57].

O T_4 é essencial para o desenvolvimento cerebral precoce, principalmente nos primeiros 3 anos de vida, existindo evidências de que a idade do diagnóstico e o início do tratamento seja inversamente proporcional ao quociente de inteligência (QI) em lactentes com hipotireoidismo congênito. Portanto, recém-nascidos e lactentes com suspeita de hipotireoidismo necessitam de avaliação diagnóstica e tratamento urgentes[36,55,57,58].

O resultado da triagem neonatal deve ser confirmado imediatamente pela dosagem laboratorial de TSH e T_4 livre séricos e o tratamento de reposição hormonal com a levotiroxina deverá ser iniciado imediatamente se TSH sérico > 20mUI/l, ou com TSH sérico entre 6-20mUI/l concomitante a concentrações baixas do T_4 livre. Caso o resultado da triagem neonatal no sangue total seja > 40mUI/l, o tratamento deverá ser iniciado tão logo tenha sido coletada a amostra sérica confirmatória, sem esperar pelos resultados[58]. Por outo lado, o tratamento para portadores de elevações discretas do TSH sérico (entre 6 e 20mUI/l) e concentrações normais do T_4 livre é ainda controverso[36].

O tratamento deve ser iniciado idealmente até os 15 dias de vida, pois existem evidências que crianças tratadas cedo e com doses superiores a 10µg/kg/dia apresentaram parâmetros de composição corporal, QI e função motora semelhantes aos irmãos eutireoidianos[58-60].

A droga de escolha é a levotiroxina (LT4) por via oral, administrada em tomada única diária, sob a forma de comprimidos que podem ser amassados e misturados em pequeno volume de água, leite materno ou fórmula neonatal e as crianças maiores podem mastigar ou engoli-los. A LT4 não deve ser administrada com substâncias que possam afetar sua absorção, como a suplementação de cálcio, ferro ou produtos derivados da soja, assim como crianças e adolescentes portadores da doença celíaca podem ter sua absorção prejudicada[36]. A formulação líquida da LT4 já está disponível na Europa e EUA, entretanto ainda existem controvérsias se as doses recomendadas para o início do tratamento devam ser as mesmas[61].

No hipotireoidismo congênito, a LT4 deverá ser iniciada imediatamente após a confirmação laboratorial ou, o mais rápido possível, nas primeiras duas semanas de vida. Geralmente, o critério de gravidade do HC utilizado baseia-se na presença de concentrações séricas de TSH > 20mUI/l (ensaios imunométricos), contudo, mais recentemente, tem sido sugerida uma escala de gravidade que adota como critério bioquímico as concentrações séricas do T_4 livre classificadas em grave, < 0,39ng/dl, moderado, de 0,39 a 0,78ng/dl, e leve, de 0,78 a 1,17ng/dl; além disso, a presença de atraso importante na maturação óssea avaliado pela radiografia dos joelhos e o diagnóstico etiológico do HC (atireose) podem auxiliar na determinação dessa gravidade[58].

As doses preconizadas são mais elevadas, 10 a 15μg/kg/dia, tentando-se atingir rapidamente o eutireoidismo. Aconselha-se que recém-nascidos com doença grave sejam tratados com a dose inicial mais alta, enquanto aqueles com hipotireoidismo leve a moderado recebam a dose mais baixa[58]. Entretanto, a suplementação hormonal exagerada, definida por concentrações séricas elevadas de T_4 livre, já foi associada à diminuição do QI aos 11 anos de idade[62], sugerindo-se que o T_4 livre seja um marcador mais sensível de doses excessivas da levotiroxina que as concentrações de TSH.

A dose de reposição da LT4 indicada para crianças e adolescentes, conforme a faixa etária, é apresentada no quadro IX-27[36].

Quadro IX-27. Dose de reposição da levotiroxina (LT4) para o hipotireoidismo pediátrico conforme o grupo etário.

Idade	Dose de LT4 (μg/kg/dia)
0-3 meses	10-15
3-12 meses	6-10
1-3 anos	4-6
3-10 anos	3-5
10-16 anos	2-4
> 16 anos	1,6

No hipotireoidismo primário, o método analítico mais sensível do estado tireoidiano é o TSH sérico e a meta terapêutica é manter sua concentração dentro do intervalo normal específico para a idade. As evidências existentes até o momento não indicam convincentemente benefício clínico de manter o TSH dentro de uma faixa mais baixa (entre 0,5 e 2mUI/l), pois nos portadores do hipotireoidismo central o TSH sérico não reflete estado sistêmico, recomendando-se que concentrações séricas de T4 livre devam ser mantidas na metade superior do valor de referência para a idade[63].

Uma vez que tanto o tratamento insuficiente quanto o excessivo do hipotireoidismo estão associados a efeitos neurocognitivos adversos, o acompanhamento contínuo desses pacientes, principalmente nos primeiros 3 anos de vida, deve incluir a avaliação clínica do desenvolvimento neuropsicomotor, do crescimento e ganho de peso, além do controle laboratorial da função tireoidiana com o objetivo de manter as concentrações séricas do TSH dentro da normalidade e do T_4 livre na metade superior da normalidade para a faixa etária específica[58].

O Ministério da Saúde do Brasil preconiza essa conduta, sugerindo que controles laboratoriais sejam realizados na frequência representada no quadro IX-28[26].

Para se avaliar se o HC é transitório ou definitivo, após os 3 anos de idade, suspende-se a LT4 por 1 mês e se reavalia

Quadro IX-28. Frequência sugerida para os controles laboratoriais durante o tratamento do hipotireoidismo congênito[27].

Duas a 4 semanas após iniciar tratamento com levotiroxina
A cada 1-2 meses nos primeiros 6 meses de vida
A cada 3-4 meses dos 6 meses aos 3 anos de vida
A cada 6-12 meses após os 3 anos de vida
Em 4 semanas após qualquer mudança na dose

a função tireoidiana. Se o TSH for mantido abaixo de 5mUI/l e o T_4 livre estiver na faixa normal correspondente à idade, a função tireoidiana está preservada e não se reinicia o tratamento. Os testes de função tireoidiana devem ser realizados a cada 3 a 6 meses no primeiro ano após a suspensão da levotiroxina. A reavaliação apenas após os 3 anos de idade evita privar a criança do tratamento com LT4 em um período em que o SNC ainda está em desenvolvimento. A suspensão do tratamento aos 3 anos de idade também permite que se explore a eventual etiologia do HC.

Quando as doses de LT4 com 1 ano de idade forem superiores a 4,9μg/kg/dia ou aos 2 anos superiores a 4,27μg/kg/dia, trata-se muito provavelmente de HC definitivo. Por outro lado, doses menores que 1,7μg/kg/dia com 1 ano ou 1,45μg/kg/dia com 2 anos sugerem HC transitório, confirmando-se tireoide tópica ao ultrassom[42].

O tratamento do hipotireoidismo adquirido é semelhante ao congênito. A droga de escolha é a levotiroxina (LT4), administrada por via oral, em uma tomada ao dia, 15 a 30 minutos antes da alimentação, evitando a coadministração de cálcio, ferro e produtos de soja, que interferem na absorção. A dose é de 100μg/m^2/dia ou baseada na idade e peso do paciente: 4-6μg/kg/dia em crianças de 1 a 3 anos de idade; 3 a 5μg/kg/dia para crianças de 3 a 10 anos de idade; 2-4μg/kg/dia entre 10 e 16 anos de idade; e 1,6μg/kg/dia para pacientes acima de 17 anos de idade. Recomenda-se obter amostra para T_4 e TSH seis a oito semanas após o início do tratamento. Uma vez estabelecida a dose terapêutica, a função tireoidiana deve ser avaliada a cada quatro a seis meses até que a criança atinja altura final e sempre seis a oito semanas após eventual mudança de dose de LT4. Não há indicação de uso concomitante de tri-iodotironina (T_3)[54].

Em casos de TSH persistentemente acima de 10mUI/l ou em faixas entre 5 e 10mUI/l em presença de anticorpos ou evidência ultrassonográfica de tireoidite autoimune, o tratamento está indicado[54].

Monitoramento clínico do desenvolvimento

O desenvolvimento psicomotor, a linguagem e a progressão da vida escolar devem ser monitoradas em toda criança com HC. Particular atenção deve ser dada a atrasos, dificuldades de aprendizado e problemas de atenção em crianças com HC grave, atireose, epífises dos joelhos ausentes em recém-nascidos de termo, concentrações muito baixas de T_4 e muito elevadas de TSH ao diagnóstico) ou mau controle endócrino, particularmente no primeiro ano de vida e em famílias com baixa condição socioeconômica[58].

Com o tratamento adequado, problemas intelectuais (definidos como QI < 70) desapareceram nas crianças que são detectadas pelos testes de triagem neonatal e o QI médio global é, hoje, 10 a 30 pontos mais alto nesses pacientes do que os da era pré-triagem. Alguns pacientes afetados ainda têm sequelas neurocognitivas e comportamentais do HC que persistem na adolescência e na vida adulta, que são relacionados à gravidade da doença. A evolução cognitiva relaciona-se à idade no início do tratamento, à dose de LT4 e ao *status* socioeducacional dos pais. No entanto, a maioria dos pacientes tratados precocemente é bem integrada à sociedade e não apresenta problemas escolares[58].

REFERÊNCIAS

1. Diaz A, Lipman Diaz EG. Hypothyroidism. Pediatr Rev. 2014; 35(8):336-47.
2. Hanley P, Lord K, Bauer AJ. Thyroid disorders in children and adolescents: a review. JAMA Pediatr. 2016;170(10):1008-19.
3. Macchia PE, Fenzi G. Thyroid hormone synthesis and action. In Jameson JL, De Groot LJ, de Kretser D, Giudice LC, Grossman A, Melmed S, et al. Endocrinology: adult & pediatric 7th ed. Philadelphia, PA: Elservier Saunders; 2016. p.1638-47.
4. Rastogi MV, LaFranchi SH. Congenital hypothyroidism. Orphanet J Rare Dis. 2010;5:17.
5. Toublanc JE. Comparison of epidemiological data on congenital hypothyroidism in Europe with those of other parts in the world. Horm Res. 1992;38(5-6): 230-5.
6. Wassner AJ, Brown RS. Congenital hypothyroidism: recent advances. Curr Opin Endocrinol Diabetes Obes. 2015;22(5):407-12.
7. Ford G, LaFranchi SH. Screening for congenital hypothyroidism: a worldwide view of strategies. Best Pract Res Clin Endocrinol Metab. 2014;28(2):175-87.
8. Deladoey J, Ruel J, Giguere Y, Van Vliet G. Is the incidence of congenital hypothyroidism really increasing? A 20-year retrospective population-based study in Quebec. J Clin Endocrinol Metab. 2011;96(8):2422-9.
9. Chiesa A, Prieto L, Mendez V, Papendieck P, Calcagno M de L, Gruñeiro-Papendieck L. Prevalence and etiology of congenital hypothyroidism detected through an argentine neonatal screening program (1997-2010). Horm Res Paediatr. 2013;80(3):185-92.
10. Olivieri A, Fazzini C, Medda E, Italian Study Group for Congenital Hypothyroidism. Multiple factors influencing the incidence of congenital hypothyroidism detected by neonatal screening. Horm Res Paediatr. 2015;83(2):86-93.
11. Wassner AJ. Congenital hypothyroidism. Clin Perinatol. 2018; 45(1):1-18.
12. Stoupa A, Kariyawasam D, Carré A, Polak M. Update of thyroid developmental genes. Endocrinol Metab Clin North Am. 2016; 45(2):243-54.
13. de Filippis T, Marelli F, Nebbia G, Porazzi P, Corbetta S, Fugazzola L, et al. JAG1 loss-of-function variations as a novel predisposing event in the pathogenesis of congenital thyroid defects. J Clin Endocrinol Metab. 2016;101(3):861-70.
14. Mio C, Grani G, Durante C, Damante G. Molecular defects in thyroid dysgenesis. Clin Genet. 2019;1-10.
15. Kwak MJ. Clinical genetics of defects in thyroid hormone synthesis. Ann Pediatr Endocrinol Metab. 2018;23(4):169-75.
16. Burch HB. Drug Effects on the thyroid. N Engl J Med. 2019; 381:749-61.
17. Makretskaya N, Bezlepkina O, Kolodkina A, Kiyaev A, Vasilyev EV, Petrov V, et al. High frequency of mutations in 'dyshormonogenesis genes' in severe congenital hypothyroidism. PLoS One. 2018;13(9):e0204323.
18. Schoenmakers N, Alatzoglou KS, Chatterjee VK, Dattani MT. Recent advances in central congenital hypothyroidism. J Endocrinol. 2015;227(3):R51-71.
19. de Moraes DC, Vaisman M, Conceição FL, Ortiga-Carvalho TM. Pituitary development: a complex, temporal regulated process dependent on specific transcriptional factors. J Endocrinol. 2012; 215(2):239-45.
20. Schwartz CE, May MM, Carpenter NJ, Rogers RC, Martin J, Bialer MG, et al. Allan-Herndon-Dudley syndrome and the monocarboxylate transporter 8 (MCT8) gene. Am J Hum Genet. 2005;77(1):41-53.
21. Filho HCM, Marui S, Manna TD, Brust ES, Radonsky V, Kuperman H, et al. Novel mutation in MCT8 gene in a Brazilian boy with thyroid hormone resistance and severe neurologic abnormalities. Arq Bras Endocrinol Metabol. 2011;55(1):60-6.
22. Remerand G, Boespflug-Tanguy O, Tonduti D, Touraine R, Rodriguez D, Curie A, et al. RMLX/AHDS Study Group. Expanding the phenotypic spectrum of Allan-Herndon-Dudley syndrome in patients with SLC16A2 mutations. Dev Med Child Neurol. 2019; 61(12):1439-47.
23. Dumitrescu AM, Liao XH, Abdullah MS, Lado-Abeal J, Majed FA, Moeller LC, et al. Mutations in SECISBP2 result in abnormal thyroid hormone metabolism. Nat Genet. 2005;37:1247-52.
24. Kanike N, Davis A, Shekhawat PS. Transient hypothyroidism in the newborn: to treat or not to treat. Transl Pediatr. 2017;6(4):349-58.
25. Chaudhari M, Slaughter JL. Thyroid function in the neonatal intensive care unit. Clin Perinatol. 2018;45(1):19-30.
26. Chung HR. Thyroid function of preterm infants. Ann Pediatr Endocrinol Metab. 2019;24(1):15-21.
27. Ministério da Saúde. Secretaria de Atenção à Saúde. Protocolo Clínico e Diretrizes Terapêuticas – Hipotiroidismo Congênito. Disponível em: www.saude.gov.br/sas.
28. Setian N. Hipotireoidismo congênito. In Setian N. Endocrinologia pediátrica: aspectos físicos e metabólicos de recém-nascido ao adolescente. 2ª ed. São Paulo, SP: Sarvier; 2002. p. 259-68.
29. Haddad NG, Eugster EA. Precocious puberty. In Jameson JL, De Groot LJ, de Kretser D, Giudice LC, Grossman A, Melmed S, et al. Endocrinology: adult & pediatric. 7th ed. Philadelphia, PA: Elservier Saunders; 2016. p. 2130-41.
30. Adachi M, Soneda A, Asakura Y, Muroya K, Yamagami Y, Hirahara F. Mass screening of newborns for congenital hypothyroidism of central origin by free thyroxine measurement of blood samples on filter paper. Eur J Endocrinol. 2012;166(5):829-38.
31. Donaldson M, Jones J. Optimising outcome in congenital hypothyroidism; current opinions on best practice in initial assessment and subsequent management. J Clin Res Pediatr Endocrinol. 2013;5 Suppl 1:13-22.
32. Maciel LM, Kimura ET, Nogueira CR, Mazeto GM, Magalhães PK, Nascimento ML, et al. Brazilian Society of Endocrinology and Metabolism. Congenital hypothyroidism: recommendations of the Thyroid Department of the Brazilian Society of Endocrinology and Metabolism. Arq Bras Endocrinol Metabol. 2013;57(3):184-92.

33. Corbetta C, Webert G, Cortinovis F, Calebiro D, Passoni A, Vigone MC, et al. A 7-year experience with low blood TSH cutoff levels for neonatal screening reveals an unsuspected frequency of congenital hypothyroidism (CH). Clin Endocrinol (Oxf). 2009;71(5): 739-45.
34. Zung A, Tenenbaum-Rakover Y, Barkan S, Hanukoglu A, Hershkovitz E, Pinhas-Hamiel O, et al. Neonatal hyperthyrotropinemia: population characteristics, diagnosis, management and outcome after cessation of therapy. Clin Endocrinol (Oxf). 2010;72(2):264-71.
35. Lanting CI, van Tijn DA, Loeber JG, Vulsma T, de Vijlder JJ, Verkerk PH. Clinical effectiveness and cost-effectiveness of the use of the thyroxine/thyroxine binding ratio to detect congenital hypothyroidism of thyroidal and central origin in a neonatal screening program. Pediatrics. 2005;116(1):168-73.
36. Wassner AJ. Pediatric hypothyroidism: diagnosis and treatment. Pediatr Drugs. 2017;19(4):291-301.
37. LaFranchi SH. Screening preterm infants for congenital hypothyroidism: better the second time around. J Pediatr. 2014;164(6):1259.
38. Dobbing J, Sands J. Quantitative growth and development of human brain. Arch Dis Child. 1973;48:757-67.
39. Fisher DA, Vandreschueren-Lodeweyckx M. Laboratory tests for thyroid diagnosis in infants and children. In Delange F, Fisher DA, Malvaux P, eds. Pediatric thyroidology. Basel: Karger. 1985. p. 125-42.
40. LaFranchi SH. Thyroid physiology and screening in preterm infants. In Cooper DS, Geffner ME, eds. UpToDate. Waltham. Accessed 8 Apr. 2020.
41. Fisher DA, Brown RS. Thyroid physiology in the perinatal period and during childhood. In Braverman LE, Utiger RD, eds. Werner's and Ingbar's the thyroid. Philadelphia: Lippincott Williams and Wilkins; 2000. p. 959.
42. Goldis M, Waldman L, Marginean O, Rosenberg HK, Rapaport R. Thyroid Imaging in Infants. Endocrinol Metab Clin North Am. 2016;45(2):255-66.
43. Clerc J. Imaging the thyroid in children. Best Pract Res Clin Endocrinol Metab. 2014;28(2):203-20.
44. Agrawal P, Philip R, Saran S, Gutch M, Razi MS, Agroiya P, et al. Congenital hypothyroidism. Indian J Endocrinol Metab. 2015; 19(2):221-7.
45. Fisher DA. Thyroid system immaturities in very low birth weight premature infants. Semin Perinatol. 2008;32(6):387-97.
46. Delahunty C, Falconer S, Hume R, Jackson L, Midgley P, Mirfield M, et al. Levels of neonatal thyroid hormone in preterm infants and neurodevelopmental outcome at 5 ½ years: millennium cohort study. J Clin Endocrinol Metab. 2010;95(11):4898-908.
47. van Wassenaer AG, Kok JH, de Vijlder JJ, Briët JM, Smit BJ, Tamminga P, et al. Effects of thyroxine supplementation on neurologic development in infants born at less than 30 weeks' gestation. N Engl J Med. 1997;336:21-6.
48. Briët JM, van Wassenaer AG, Dekker FW, de Vijlder JJ, van Baar A, Kok JH. Neonatal thyroxine supplementation in very preterm children: developmental outcome evaluated at early school age. Pediatrics. 2001;107:712-8.
49. van Wassenaer AG, Westera J, Houtzager BA, Kok JH. Tenyear follow-up of children born at < 30 weeks' gestational age supplemented with thyroxine in the neonatal period in a randomized, controlled trial. Pediatrics. 2005;116(5):e613-8.
50. van Wassenaer-Leemhuis A, Ares S, Golombek S, Kok J, Paneth N, Kase J, et al. Thyroid hormone supplementation in preterm infants born before 28 weeks gestational age and neurodevelopmental outcome at age 36 months. Thyroid. 2014;24(7):1162-9.
51. Mass Screening Committee; Japanese Society for Pediatric Endocrinology; Japanese Society for Mass Screening, Nagasaki K, Minamitani K, Anzo M, et al. Guidelines for mass screening of congenital hypothyroidism (2014 revision). Clin Pediatr Endocrinol. 2015;24:107-33.
52. Iijima S. Current knowledge of transient hypothyroxinemia of prematurity: to treat or not to treat? J Matern Fetal Neonatal Med. 2019;32(15):2591-97.
53. Medeiros-Neto G, Herodotou DT, Rajan S, Kommareddi S, de Lacerda L, Sandrini R, et al. A circulating, biologically inactive thyrotropin caused by a mutation in the beta subunit gene. J Clin Invest. 1996;97:1250-6.
54. Brenta G, Vaisman M, Sgarbi JA, Bergoglio LM, Andrada NC, Bravo PP, et al. Clinical practice guidelines for the management of hypothyroidism. Arq Bras Endocrinol Metabol. 2013;57(4): 265-91.
55. Leung AKC, Leung AAC. Evaluation and management of the child with hypothyroidism. World J Pediatr. 2019;15(2):124-34.
56. Salerno M, Capalbo D, Cerbone M, De Luca F. Subclinical hypothyroidism in childhood – current knowledge and open issues. Nat Rev Endocrinol. 2016;12:734-46.
57. LaFranchi SH. Approach to the diagnosis and treatment of neonatal hypothyroidism. J Clin Endocrinol Metab. 2011;96(10):2959-67.
58. Léger J, Olivieri A, Donaldson M, Torresani T, Krude H, van Vliet G, et al.; ESPE-PES-SLEP-JSPE-APEG-APPES-ISPAE; Congenital Hypothyroidism Consensus Conference Group. European Society for Paediatric Endocrinology consensus guidelines on screening, diagnosis, and management of congenital hypothyroidism. J Clin Endocrinol Metab. 2014;99(2):363-84.
59. Bongers-Schokking JJ, Koot HM, Wiersma D, Verkerk PH, de Muinck Keizer-Schrama SM. Influence of timing and dose of thyroid hormone replacement on development in infants with congenital hypothyroidism. J Pediatr. 2000;136(3):292-7.
60. Rose SR, Brown RS, Foley T, Kaplowitz PB, Kaye CI, Sundararajan S, et al. Update of newborn screening and therapy for congenital hypothyroidism. Pediatrics. 2006;117(6):2290-303.
61. Cherella CE, Wassner AJ. Update on congenital hypothyroidism. Curr Opin Endocrinol Diabetes Obes. 2020;27(1):63-9.
62. Bongers-Schokking JJ, Resing WC, de Rijke YB, de Ridder MA, de Muinck Keizer-Schrama SM. Cognitive development in congenital hypothyroidism: is overtreatment a greater threat than undertreatment? J Clin Endocrinol Metab. 2013;98(11):4499-506.
63. Jonklaas J, Bianco AC, Bauer AJ, Burman KD, Cappola AR, Celi FS, et al. Guidelines for the treatment of hypothyroidism: prepared by the American Thyroid Association task force on thyroid hormone replacement. Thyroid. 2014;24(12):1670-751.

Bócio na Criança e no Adolescente

Meyer Knobel

O aumento difuso ou nodular da glândula tireoide, presente em qualquer estágio da vida, é conhecido como bócio. Entretanto, esse termo não descreve sua característica funcional, mas apenas a aparência morfológica.

Segundo sua frequência em determinada população residente em área definida, o bócio pode ser classificado como endêmico ou esporádico. É endêmico quando um grau particular de hipertrofia glandular em população infantil e adulta excede 10% do total de indivíduos examinados. O fator causal mais comum universalmente é a carência crônica de iodo (Figura IX-20).

O tamanho e as características do bócio são determinados fundamentalmente pela palpação ou, de maneira mais precisa, pela ultrassonografia[1]. A palpação cuidadosa do pescoço permite reconhecer sua existência. Pode mostrar-se como difuso ou nodular, simétrico ou assimétrico e com consistência variável (consistência elástica, endurecida ou heterogênea). A classificação baseada no tamanho do bócio, aceita pela OMS para estudos de campo com propósito de saúde pública[2] é a seguinte:

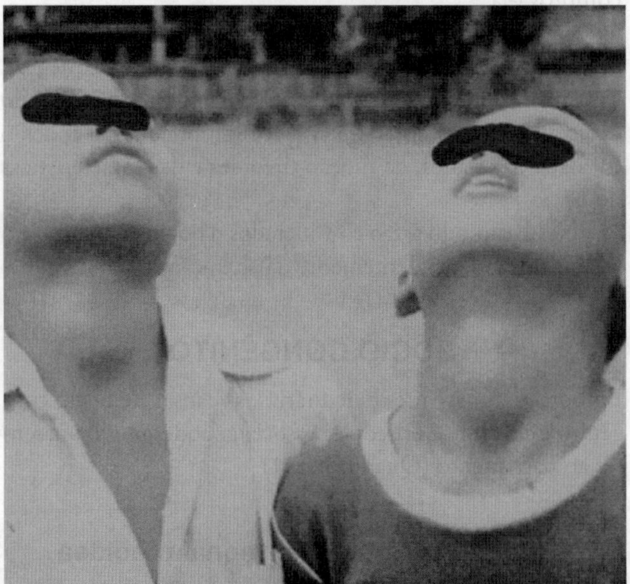

Figura IX-20. Dois escolares (11 e 12 anos) da região de Balsas (MA) com bócio difuso (grau 2) devido à carência crônica de iodo naquela região antes das medidas profiláticas e corretivas decorrentes da adição mandatória de iodo ao sal para consumo humano (a partir de 1995).

- Grau 0 – Tireoide não visível e não palpável.
- Grau 1 – Bócio palpável mas não visível em uma posição neutra do pescoço (paciente olhando para a frente, com o queixo paralelo ao chão).
- Grau 2 – Bócio visível e palpável em uma posição neutra do pescoço.

O volume da glândula relaciona-se com o grau de deficiência nutricional de iodo e varia com a idade e a superfície corporal do indivíduo[1]. Esses aspectos estão consoantes com o levantamento do volume tireóideo realizado na Europa patrocinado pela OMS, envolvendo 2.474 crianças com idade variando entre 6 e 15 anos, residentes ou procedentes de áreas iodossuficientes (Quadros IX-29 e IX-30).

Embora imprecisa e grosseira, para se avaliar clinicamente a dimensão da glândula em indivíduos com idade superior a 15 anos, pode ser usada a regra prática segundo a qual cada lobo da tireoide normal tem, aproximadamente, o mesmo tamanho da falange distal do polegar. Assumindo a densidade do tecido tireóideo como 1g/1cm^3, é possível estimar a massa glandular em gramas, a partir da medida do volume da tireoide. Em adultos jovens (n = 80, idade > 17 a 20 anos), o volume tireóideo encontrado (média ± DP) foi 11, 5 ± 4,4cm^3. O valor médio (± DP) obtido em 68 recém-nascidos de termo foi 0,9 ± 0,2cm^3 (variação de 0,38 a 1,42cm^3).

Do ponto de vista patogenético, o bócio pode ser causado por estimulação, inflamação, proliferação, infiltração do tecido tireóideo ou por processos TSH-independentes, tais como mutações ativadoras do receptor de TSH (TSHR) e tumores benignos e malignos.

Quadro IX-29. Volume tireóideo (limite superior do normal) de acordo com a idade, medido por ultrassonografia, em crianças iodossuficientes com idade entre 6 e 15 anos.

	Volume da tireoide (cm^3)	
Idade (anos)	**Meninos**	**Meninas**
6	5,4	5,0
7	5,7	5,9
8	6,1	6,9
9	6,8	8,0
10	7,8	9,2
11	9,0	10,4
12	10,4	11,7
13	12,0	13,1
14	13,9	14,6
15	16,0	16,1

Tabela IX-30. Volume tireóideo (limite superior do normal) de acordo com a superfície corporal, medido por ultrassonografia, em crianças iodossuficientes com idade entre 6 e 15 anos.

	Volume da tireoide (cm^3)	
Superfície corporal (m^2)	**Meninos**	**Meninas**
0,8	4,7	4,8
0,9	5,3	5,9
1,0	6,0	7,1
1,1	7,0	8,3
1,2	8,0	9,5
1,3	9,3	10,7
1,4	10,7	11,9
1,5	12,2	13,1
1,6	14,0	14,3
1,7	15,8	15,6

A estimulação pode ser promovida pelo TSH, por fatores de crescimento (IGF-1, GH) ou por anticorpos estimuladores do receptor de TSH, quando presentes. A elevação da secreção do TSH pode decorrer do aumento das necessidades de hormônios tireoidianos, como ocorre no bócio simples da puberdade, ou pela diminuição da produção hormonal glandular, conforme observado na tireoidite linfocitária crônica ou na disormonogênese[3]. É bastante provável que o TSH desempenhe papel importante no desenvolvimento do bócio, principalmente o endêmico. A deficiência de iodo e os elementos bocígenos ambientais ou dietéticos interagem na síntese dos hormônios tireoidianos, possivelmente liberando mais TSH e, por conseguinte, aumentando o crescimento glandular. Efeitos somatórios desses vários fatores superpõem-se aos processos internos bociogênicos. É oportuno ressalvar que, embora vários indivíduos em áreas endêmicas não exibam concentrações séricas elevadas de TSH, sua concentração média é superior àquela encontrada na população controle iodossuficiente[4].

Existem razões para suspeitar que, em adição aos efeitos do iodo e da concentração sérica de TSH sobre a célula folicular humana, vários fatores peptídicos, estimuladores ou inibidores, sintetizados e secretados pelos próprios tireócitos, estariam implicados na etiologia do bócio. Particularmente, foi proposto que o fator de crescimento epidérmico (EGF), os fatores de crescimento insulina-símile tipos I e II (IGF-I, IGF-II) e o fator de crescimento transformante tipo β (TBG-β) estão envolvidos na geração do bócio.

Tem sido registrado que a ativação do sistema imune mediado por células no bócio simples esporádico e endêmico pode desempenhar papel secundário na regulação da proliferação e função do tireócito. De fato, várias citocinas produzidas por leucócitos ativados são capazes de influenciar o crescimento e a função das células tireóideas, tanto *in vivo* como *in vitro*.

No passado, foi atribuído às imunoglobulinas estimuladoras do crescimento tireóideo (TGI), capazes de interagir com o TSHR, um papel de indução de estímulo constante e prolongado. Seria outro possível estímulo ao crescimento glandular nos portadores de bócio simples. Após o entusiasmo inicial, a existência dessas IgG estimuladoras no soro de pacientes com bócios simples, endêmico e esporádico foi contestada na literatura, por intermédio de resultados contraditórios. Enquanto alguns autores confirmavam a presença da atividade TGI, outros trabalhos foram incapazes de comprová-la[4].

Os tumores tireóideos, benignos ou malignos, podem ocasionar bócio por proliferação tumoral. Com frequência, a forma de apresentação do distúrbio é um nódulo. Quando detectado, a avaliação e o tratamento apropriados dependerão da idade da criança, da função tireóidea e das características do bócio.

Neste capítulo serão considerados o bócio congênito e o adquirido, independentemente da alteração funcional.

BÓCIO CONGÊNITO

Embora algumas vezes hereditárias, as causas de bócio congênito e a disfunção tireóidea associada podem ser inaparentes ao nascimento (Quadro IX-31).

Erros inatos da síntese hormonal tireóidea

Os vários defeitos genéticos responsáveis pela disormonogênese estão detalhados em outro capítulo deste livro. São transmitidos por herança autossômica recessiva. Todos resultam em graus variáveis de hipotireoidismo, detectável por procedimentos de triagem neonatal[3].

Quadro IX-31. Causas de bócio congênito e neonatal.

Erros inatos da síntese hormonal tireóidea (disormonogênese)
Transferência transplacentária de anticorpos maternos
Anticorpos bloqueadores do TSHR
Anticorpos estimuladores do TSHR
Ingestão materna de drogas antitireóideas e outros bocígenos
Propiltiouracil
Metimazol
Iodo e compostos iodados (povidona)
Mutações ativadoras do TSHR
Hipertireoidismo congênito não autoimune
Mutações ativadoras da proteína $G_s\alpha$
Síndrome de McCune-Albright

Esses distúrbios determinados por hereditariedade são responsáveis por cerca de 10 a 15% dos casos de hipotireoidismo congênito. A elucidação dos defeitos específicos requer estudos por imagem, métodos radioisotópicos, dosagens da tireoglobulina, hormônios tireoidianos, teste do perclorato e análise genética.

Transferência transplacentária de anticorpos maternos

Mulheres portadoras de tireoidite autoimune ou doença de Graves-Basedow podem produzir anticorpos que atravessam a placenta, resultando em bócio fetal ou neonatal e disfunção tireóidea, conforme o tipo de anticorpo:

Anticorpos bloqueadores do TSHR – o cruzamento transplacentário desses anticorpos (Ab) pode provocar hipotireoidismo fetal, ocasionalmente acompanhado por bócio discreto. O fenômeno é muito raro e são detectados em, aproximadamente, 1:100.000 recém-nascidos. Nessas crianças, o hipotireoidismo e o bócio são transitórios, resolvendo-se tipicamente entre três a seis meses, à medida que os anticorpos são depurados do organismo.

Anticorpos estimuladores do TSHR – esses anticorpos mimetizam a ação do TSH, causando hipertireoidismo fetal ou neonatal e bócio. Usualmente são encontrados em mães tratadas previamente por doença de Graves-Basedow. Ocorre em, aproximadamente, 1:25.000 recém-nascidos. Quando a mãe faz uso de drogas antitireóideas, o distúrbio pode passar despercebido ao nascimento, mas torna-se evidente posteriormente. O bócio nos afetados pode ser diagnosticado por exame físico ou por ultrassonografia. Raramente provoca compressão traqueal. Em geral, o hipertireoidismo e o bócio regridem em três a seis meses.

Ingestão materna de drogas antitireóideas e outros bocígenos

Definem-se como bocígenas aquelas substâncias capazes de produzir bócio por interferir em determinada fase da síntese hormonal tireóidea. O bócio regride com o cessar do efeito bociogênico[5].

O mecanismo de ação é variado: a) por diminuição da captação tireóidea de iodo, como o provocado por tiocianato, perclorato, nitrato, lítio; b) por bloqueio da incorporação intraglandular de iodo, como as drogas antitireóideas (ATD), propiltiouracil (PTU) e metimazol (MMI), no tratamento da doença de Graves-Basedow materna, que atravessam a placenta e podem provocar hipotireoidismo fetal ou neonatal; c) por interferência na liberação dos hormônios tireoidianos, como a colchicina, a vimblastina, o lítio; e d) por aumento da excreção fecal de tiroxina, como produtos derivados da soja e do girassol.

O hipotireoidismo e o bócio podem ocorrer por influência de compostos ricos em iodo como xaropes expectorantes, amiodarona[6] e antissépticos tópicos tal como povidona[7].

Mutações ativadoras do TSHR (hipertireoidismo congênito não autoimune)

As mutações germinativas no gene do TSHR podem resultar em ativação constitutiva do receptor. São causas raras de bócio difuso e hipertireoidismo, presentes ao nascimento ou diagnosticados anos ou décadas mais tarde. Essas mutações são transmitidas de forma autossômica dominante; consequentemente, pode haver história familiar de bócio e hipertireoidismo[3].

Embora o tratamento com ATD seja eficiente, o distúrbio é permanente e o hipertireoidismo recorrente, se a droga for interrompida. Por conseguinte, é indicado o tratamento ablativo com radioiodo ou por tireoidectomia subtotal.

Síndrome de McCune-Albright

Mutações somáticas comprometendo a subunidade α da proteína G ($G_s\alpha$) estão presentes na tireoide de crianças com a síndrome de McCune-Albright. São mutações ativadoras da $G_s\alpha$ que inibem a GTPase intrínseca, resultando em autonomia funcional tireóidea acompanhada de hiperplasia ou formação de nódulos e, portanto, bócio difuso ou nodular.

Usualmente, nos afetados encontram-se presentes outros aspectos da síndrome, que fornecem as pistas para o diagnóstico, como manchas hiperpigmentadas na tonalidade de "café com leite", cistos ovarianos hiperfuncionantes, puberdade precoce ou displasia fibrosa poliostótica. O hipertireoidismo é permanente, favorecendo a indicação de qualquer forma de ablação tireóidea (radioiodo ou cirurgia da glândula tireoide).

Hemiagenesia tireóidea

A hemiagenesia tireóidea pode causar, muito raramente, bócio unilateral em recém-nascidos em virtude da hipertrofia compensatória do lobo contralateral. A função tireóidea é normal, e somente um lobo é revelado pela ultrassonografia ou pela cintilografia.

BÓCIO ADQUIRIDO

As causas de bócio adquirido em crianças e adolescentes estão citadas no quadro IX-32.

Quadro IX-32. Causas de bócio adquirido em crianças e adolescentes.

Causas inflamatórias
Tireoidite autoimune crônica de Hashimoto
Tireoidite granulomatosa subaguda
Tireoidite supurativa aguda
Bócio coloide
Bócio por deficiência de iodo
Ingestão de bocígenos
Iodo
Carbonato de lítio
Alimentos (por exemplo, cassava e babaçu)
Doenças tireóideas infiltrativas
Histiocitose
Cistinose
Bócio tóxico
Doença de Graves-Basedow
Adenoma tireóideo hiperfuncionante
Mutações ativadoras do TSHR
Mutações ativadoras da proteína $G_s\alpha$
Cistos tireóideos
Adenomas tireóideos
Carcinoma da tireoide
Papilífero
Folicular
Medular

Tireoidite autoimune crônica de Hashimoto

Aproximadamente 1 a 2% das crianças em idade escolar exibem evidências clínicas e sorológicas de tireoidite crônica de Hashimoto. É mais comum em meninas do que meninos e em brancos do que em negros[8]. Ocorre, igualmente, em portadores de determinados distúrbios genéticos, como nas síndromes de Turner, Klinefelter e Down. É componente integral de síndromes autoimunes poliglandulares.

Em geral, apresenta-se clinicamente por bócio difuso, às vezes irregular ou nodular, de consistência aumentada, descoberto durante exame de rotina. A maioria dos afetados exibe eutireoidismo, mas alguns apresentam hipotireoidismo subclínico. Nesse caso, é acompanhado por atraso na velocidade de crescimento, baixa estatura e desenvolvimento puberal atrasado[8].

Cerca de 85 a 90% das crianças com o distúrbio são portadoras de concentrações circulantes elevadas de anticorpos antiperoxidase (TPOAb) e anticorpos antitireoglobulina[9,10].

Tireoidite granulomatosa subaguda

É também conhecida como tireoidite de De Quervain, de ocorrência rara em crianças. Deve ser suspeitada em qualquer portador de bócio doloroso. O curso clínico é semelhante ao do adulto, com fase hipertireóidea continuada por fase eutireóidea, fase hipotireóidea e, finalmente, cura.

Tireoidite supurativa aguda

Secundária à infecção aguda bacteriana, seguida por abscesso, é igualmente rara em crianças. Surge abruptamente, comprometendo um lobo tireóideo, acompanhada de febre, calafrios, dor de garganta, rouquidão e disfagia. Afeta comumente o lobo esquerdo e frequentemente se associa à fístula do seio piriforme (detectada por enema baritado ou ultrassonografia).

Na maioria das vezes, é provocada pelo *Streptococcus viridans*. O paciente deve ser tratado com antibiótico e drenagem cirúrgica. Se aquela fístula for constatada, deve ser removida para evitar recorrência.

Bócio coloide

Também denominado de bócio da adolescência caracteriza-se pela presença de bócio difuso e eutireoidismo, com pico de incidência na adolescência. A história familiar de bócio com transmissão por herança autossômica dominante e a expressão predominante em meninas são os aspectos comuns nos afetados. Embora a tireoide se apresente difusamente aumentada na maioria dos casos, ocorre ocasionalmente com característica nodular ou assimétrica. A função tireóidea é normal e a pesquisa de anticorpos antitireóideos, em geral, negativa. O exame histológico revela somente bócio coloide. Usualmente, a hiperplasia regride espontaneamente sem tratamento com o transcorrer do tempo; seu curso não se altera pela terapia com tiroxina.

Bócio por carência de iodo

A deficiência nutricional de iodo é a causa mais frequente de bócio no mundo[11,12]. Considera-se deficitária a ingestão inferior a 50µg/dia. Estima-se a necessidade diária iódica entre 150 e 300µg/dia; reputa-se adequada a oferta de 150µg/dia. O déficit de iodo pode causar amplo espectro de distúrbios (Quadro IX-33), alguns deles subclínicos, afetando indivíduos de qualquer idade. O diagnóstico é feito mediante determinação da mediana da iodúria (em µg/l) em alíquotas casuais e estudo do tamanho da tireoide por palpação ou ultrassonografia.

A melhor medida terapêutica para o bócio por carência de iodo é a profilaxia por meio da suplementação universal (a toda população) por obrigatória adição de iodo ao sal destinado ao consumo humano.

Ingestão de bocígenos

O bocígeno mais comumente ingerido pelas crianças é o iodo, frequentemente na forma de expectorantes iodados, para

Quadro IX-33. Espectro dos distúrbios provocados por carência de iodo.

No feto
Abortamentos
Anomalias congênitas
Aumento da mortalidade perinatal
Cretinismo endêmico: forma hipotireóidea
Baixa estatura
Deficiência mental acentuada
Disgenesia epifisária
Cretinismo endêmico: forma neurológica
Bócio
Surdo-mudez
Deficiência mental
Diplegia espástica
Defeitos psicomotores
No recém-nascido
Bócio neonatal
Hipotireoidismo neonatal
Na criança e no adolescente
Bócio
Comprometimento mental
Hipotireoidismo juvenil
Atraso do desenvolvimento físico
No adulto
Bócio e suas complicações
Hipotireoidismo
Comprometimento mental
Hipertireoidismo induzido por iodo

tratamento de doenças das vias aéreas superiores. Outra fonte rica em iodo é o *kelp*, suplemento alimentar à base de algas marinhas[13].

A maioria dos indivíduos que desenvolvem bócio iodo-induzido provavelmente exibe tireoidite autoimune crônica branda. A hiperplasia surge em virtude de a tireoide afetada não conseguir adaptar-se à oferta elevada do halogênio[13-16].

O carbonato de lítio pode provocar hipotireoidismo e bócio tanto em crianças como em adultos. A suspensão da droga ofensiva ou suplemento alimentar resulta no restabelecimento da função tireóidea normal e na redução do bócio.

Como mencionado, alguns alimentos como a cassava, raiz alimentícia semelhante à mandioca, o *millet* e o babaçu, muito utilizado no Nordeste do Brasil, contém substâncias bociogênicas[15]. É improvável que essas substâncias consumidas isoladamente provoquem alguma alteração, mas podem contribuir para a formação do bócio quando a oferta de iodo for marginal (Quadro IX-34).

Doenças tireóideas infiltrativas

Doenças como a histiocitose X e a cistinose podem envolver a tireoide na infância, mediante infiltração histiocitária ou depósito de cristais de cistina, respectivamente. Isso pode resultar em bócio e hipotireoidismo, conforme o grau de comprometimento glandular.

Recomenda-se que as crianças portadoras desses distúrbios sejam acompanhadas com determinações anuais do TSH sérico. A histiocitose X (histiocitose de células de Langerhans) é também causa de hipotireoidismo central.

Bócio tóxico

Essa condição pode ser encontrada em crianças com doença de Graves-Basedow ou adenomas tireóideos autônomos hiperfuncionantes.

A doença de Graves-Basedow com bócio difuso e hipertireoidismo ocorre em aproximadamente 0,02% (1:5.000) das crianças, principalmente em meninas adolescentes. Os indivíduos afetados exibem alterações frequentes de humor, distúrbios de comportamento, comprometimento do grau de atenção e sono perturbado. Como nos adultos, o início é insidioso.

Os adenomas tireóideos funcionantes são causas raras de hipertireoidismo em crianças. Algumas apresentam mutações somáticas do TSHR, enquanto outras mostram mutações na

Quadro IX-34. Fatores químicos e ambientais causadores de bócio (em associação com carência de iodo).

Fonte	Substância	Mecanismo
Poluição bacteriana	Pró-goitrina	Inibe a incorporação
	Fator estimulador da tireoide	Promove o crescimento glandular
Millet	Tiocianato, radicais fenólicos	Inibe a captação de iodeto
Cassava	Tiocianato	Inibe a captação de iodeto
Babaçu	Flavonoides	Inibe a TPO
Vegetais do gênero *brassica*	Goitrina	Inibe a incorporação de iodeto
Transportado pela água	Dissulfetos	Inibe a incorporação de iodeto
Soja	Desconhecida	Perda fecal de T_4
Desnutrição	Deficiência de vitamina A	Tireoglobulina com estrutura anormal

proteína $G_s\alpha$. Entretanto, mecanismos mais complexos, independentes das mutações, parecem atuar na patogênese dessas lesões, incluindo fatores ambientais, genéticos e epigenéticos. Isso porque mutações na $G_s\alpha$ ou no TSHR foram detectadas apenas em certo número de tumores hiperfuncionantes.

Cistos tireóideos

Ocorrem raramente em crianças. Do ponto de vista clínico, confundem-se com nódulos tireóideos. Os cistos podem ser simples ou apresentar-se como nódulo cístico, usualmente resultante de degeneração hemorrágica do adenoma tireóideo.

A ultrassonografia deve confirmar se a alteração é cística ou mista. O exame citológico do aspirado oferece dado importante, e a lesão pode desaparecer se completamente esvaziada.

Conforme o resultado da citologia, está indicada a remoção cirúrgica.

Nódulos solitários e tumores tireóideos

A glândula infantil é mais suscetível à carcinogênese. Consequentemente, em comparação aos adultos, o carcinoma tireóideo, quando descoberto em crianças, pode apresentar extensão a linfonodos cervicais. Apesar dessa característica, em geral, apresenta bom prognóstico.

Em estudo realizado nos Estados Unidos, constatou-se que os nódulos tireóideos estavam presentes em 1,8% de 100 estudantes avaliados, cuja idade variava de 11 a 18 anos[1]. A literatura sugere que, embora a maioria dos nódulos em crianças seja benigna, a proporção de carcinomas é superior aos adultos, oscilando de 2 a 40%. Entretanto, a proporção de nódulos tireóideos malignos infantis parece ser menor. Foi registrado que o carcinoma tireóideo incide, aproximadamente, em 1,75 por 100.000 crianças. Se 1,8 em cada 100 indivíduos exibe nódulos solitários, mas 1,75 em 100.000 desenvolve câncer, então, apenas 1 em cada 1.000 nódulos solitários seria carcinoma.

Existem evidências indicando que a tireoide jovem é mais sensível à irradiação. Segundo a trágica experiência do acidente do reator nuclear de Chernobyl, quatro anos após a exposição aos radioisótopos de iodo houve marcante incremento do câncer tireóideo na população local de crianças, associado a alterações do protoncogene *RET* e mutações do gene *BRAF*.

As causas de nódulos tireóideos são: adenomas (usualmente, foliculares), cistos e carcinomas. O adenoma folicular é o mais comum. Entre os carcinomas, aproximadamente 90% são papilíferos ou variantes foliculares destes; 10%, foliculares puros; e 1 a 2%, medulares.

Os tumores tireóideos infantis usualmente se apresentam como nódulos solitários assintomáticos. Os aspectos clínicos que aumentam a possibilidade de carcinoma são sexo masculino, história de irradiação prévia da cabeça e pescoço, exposição à precipitação radiativa, história de crescimento rápido, lesão firme ou imóvel à deglutição, rouquidão ou disfagia e adenopatia cervical.

As crianças parecem exibir tendência a apresentar doença avançada por ocasião do diagnóstico. Isso pode ser ilustrado pela revisão realizada com 540 delas procedentes de vários centros médicos, das quais 71 a 90% exibiam comprometimento de linfonodos regionais, em 20 a 60% ocorria extensão tumoral extracapsular e invasão da traqueia e 30% apresentavam envolvimento do nervo recorrente laríngeo. Em 10 a 28% dos casos ocorrem metástases pulmonares, seguidas pelas ósseas e cerebrais; estas ocorreram mais comumente no carcinoma folicular.

A ultrassonografia e a cintilografia são úteis na avaliação desses pacientes. Presumindo-se que a maioria das lesões sólidas e sem captação de iodo (nódulos frios) possa ser carcinomas, muitas têm sido tratadas por meio de cirurgia, independentemente da confirmação diagnóstica. Entretanto, com a crescente experiência e confiabilidade na biópsia aspirativa por agulha fina (PAAF), a abordagem terapêutica infantil parece estar sendo mais ponderada.

Em crianças, o câncer papilífero tende a ser multifocal e, biologicamente, mais agressivo. Assim, tem sido preconizada a tireoidectomia total ou quase total. A dissecção radical do pescoço não é indicada. A maioria dos centros utiliza o radioiodo para ablação do resíduo tireóideo ou tratamento da doença recorrente. O tratamento com LT4 deve ser instituído para manter o TSH sérico no limite inferior do normal. A determinação da concentração circulante da tireoglobulina é muito importante na monitorização para a detecção de eventual recidiva.

Apesar do caráter disseminador precoce, o grau de sobrevida em crianças portadoras de carcinoma da tireoide afigura-se melhor que aquele do adulto. Nos casos com envolvimento da tireoide, linfonodos regionais ou distantes, a recorrência foi de 10 a 34%. Entretanto, em período de seguimento variável entre 12 e 33 anos, somente 2,5% dos afetados teve a doença como causa da morte. O comprometimento ganglionar local parece não ter afetado a sobrevida.

REFERÊNCIAS

1. Knobel M, Medeiros-Neto G. Pediatric aspectof thyroid function and iodine. In Krassas G, Rivkees S, Kiess W, eds. Diseases of the thyroid in childhood and adolescence. Basel: Karger; 2007. p. 1-24.
2. World Health Organization (WHO). Goitre as a Determinant of the Prevalence and Severity of Iodine Deficiency Disorders in Populations. Geneva, Switzerland: WHO; 2014.
3. Knobel M, Medeiros-Neto G. An outline of inherited disorders of the thyroid hormone generating system. Thyroid. 2003;13(8):771-801.
4. Medeiros-Neto G, Knobel M. Iodine deficiency disorders In Jameson JL, De Groot L. Endocrinology. Chapter 88. 6th ed. Philadelphia: WB Saunders; 2010.
5. Gaitan E. Goitrogens in food and water. Annu Rev Nutr. 1990;10: 21-39.

6. Costigan DC, Holland FJ, Daneman D, Hesslein PS, Vogel M, Ellis G. Amiodarone therapy effects on childhood thyroid function. Pediatrics. 1986;77(5):703-8.
7. l'Allemand D, Gruters A, Heidemann P, Schurnbrand P. Iodine-induced alterations of thyroid function in newborn infants after prenatal and perinatal exposure to povidone iodine. J Pediatr. 1983; 102(6):935-8.
8. Doufas AG, Mastorakos G, Chatziioannou S, Tseleni-Balafouta S, Piperingos G, Boukis MA, et al. The predominant form of non-toxic goiter in Greece is now autoimmune thyroiditis. Eur J Endocrinol. 1999;140(6):505-11.
9. Zois C, Stavrou I, Kalogera C, Svarna E, Dimoliatis I, Seferiadis K, et al. High prevalence of autoimmune thyroiditis in schoolchildren after elimination of iodine deficiency in northwestern Greece. Thyroid. 2003;13(5):485-9.
10. Zois C, Stavrou I, Svarna E, Seferiadis K, Tsatsoulis A. Natural course of autoimmune thyroiditis after elimination of iodine deficiency in northwestern Greece. Thyroid. 2006;16:289-93.
11. Delange F. Epidemiology and impact of iodine deficiency in pediatrics. J Pediatr Endocrinol Metab. 2005;18(Suppl 1):1245-51.
12. Delange F, de Benoist B, Pretell E, Dunn JT. Iodine deficiency in the world: where do we stand at the turn of the century? Thyroid. 2001;11:437-47.
13. Mizukami Y, Michigishi T, Nonomura A, Hashimoto T, Tonami N, Matsubara F, et al. Iodine-induced hypothyroidism: a clinical and histological study of 28 patients. J Clin Endocrinol Metab. 1993;76(2):466-71.
14. Nishiyama S, Mikeda T, Okada T, Nakamura K, Kotani T, Hishinuma A. Transient hypothyroidism or persistent hyperthyrotropinemia in neonates born to mothers with excessive iodine intake. Thyroid. 2004;14:1077-83.
15. Premawardhana LD, Parkes AB, Smyth PP, Wijeyaratne CN, Jayasinghe A, de Silva DG, Lazarus JH. Increased prevalence of thyroglobulin antibodies in Sri Lankan schoolgirls-is iodine the cause? Eur J Endocrinol. 2000;143:185-8.
16. Suzuki H, Higuchi T, Sawa K, Ohtaki S, Horiuchi Y. Endemic coast goitre in Hokkaido, Japan. Acta Endocrinol (Copenh). 1965; 50:161-76.

Cretinismo Endêmico: Neurológico e Hipotireóideo

Geraldo Medeiros-Neto
Meyer Knobel (*in memoriam*)

As doenças decorrentes da carência crônica de iodo englobam todos os efeitos negativos sobre a saúde humana, em especial as relacionadas à função tireóidea e à maturação do sistema nervoso central, bem como no crescimento e no desenvolvimento pós-natal. Incluem, portanto, a presença de bócio em qualquer dos grupos etários estudados e de cretinismo endêmico, caracterizado por deficiência mental, com surdo-mudez, diplegia espástica e graus variáveis de vários defeitos neurológicos. A esse grupo de anormalidades se acrescentam modalidades mínimas ou graves de hipotireoidismo e crescimento retardado. A presença de hipotireoidismo transitório ao nascimento é relativamente frequente. Nota-se elevada prevalência de graus variáveis de deficiência mental na população infantil presumivelmente normal, nascida de gestações nas quais a carência de iodo se fazia presente. Somam-se a esses quadros decorrentes da carência de iodo a presença frequente de abortos espontâneos e o nível elevado de mortalidade neonatal.

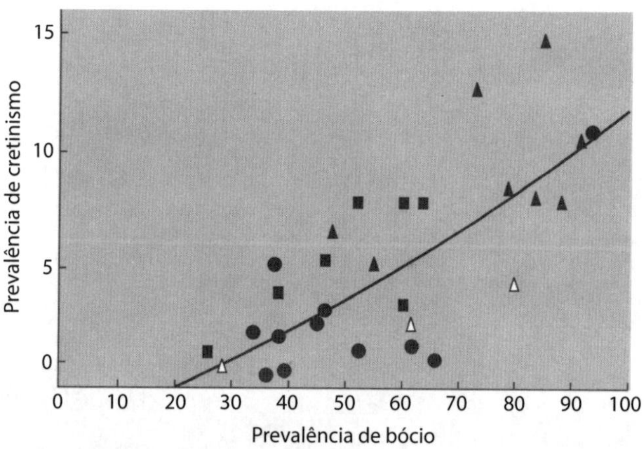

Figura IX-21. Modelo que indica a relação entre a prevalência de bócio populacional e a incidência de cretinismo endêmico na população infantil. Os símbolos representam diferentes áreas endêmicas da Indonésia, China, Papua – Nova Guiné e Sudoeste Asiático (reproduzido de Clugston, WHO, 1986).

Para dimensionar o problema, admite-se hoje que cerca de 2 bilhões de pessoas estão vivendo sob carência crônica de iodo em várias áreas do nosso mundo e que cerca de 10% da população infantil, nascendo sob o risco carencial, sofre das sérias consequências da falta de iodo sob forma de graus variáveis de deficiência mental, hipotireoidismo neonatal ou pós-natal e, ainda, de cretinismo, síndrome que representa a forma mais grave da endemia (Figura IX-21). Teríamos, portanto, cerca de 60 milhões de crianças com graus diversos de retardo mental, que constituem sobrecarga econômica quase insuportável para a difícil sobrevivência das populações dos países menos desenvolvidos. Decorrente desses fatos, a profilaxia da carência de iodo tornou-se prioritária junto às entidades internacionais de saúde, para erradicar totalmente da população infantil e adulta esse risco de condições de lesão cerebral irreversível.

CRETINISMO ENDÊMICO

A diferenciação entre o cretinismo endêmico, conhecido há mais de seis séculos, e o hipotireoidismo congênito é importante, tanto do ponto de vista clínico como etiológico. A forma congênita esporádica ocorre em 1:3.000 nascimentos e seria o resultado final de hipotireoidismo causado por agenesia total da glândula tireoide (cerca de 30% dos casos), ectopia tireóidea (40%) ou defeitos hereditários na síntese hormonal (20%). Em cerca de 10% dos nascituros, o hipotireoidismo resulta de anormalidades autoimunes ou de raras alterações funcionais hipotálamo-hipofisárias. Os indivíduos com cretinismo endêmico diferem, sob vários aspectos, do hipotireoidismo congênito esporádico. Nas áreas endêmicas, cerca de 70% dos indivíduos apresentam grau variável de aumento de massa glandular, com múltiplos nódulos, revelando a hiperplasia tireóidea de longa duração, enquanto a maioria dos hipotireóideos esporádicos não apresenta bócio. Por outro lado, a presença de surdo-mudez congênita e as alterações neurológicas não são encontradas no hipotireoidismo esporádico (Figura IX-22).

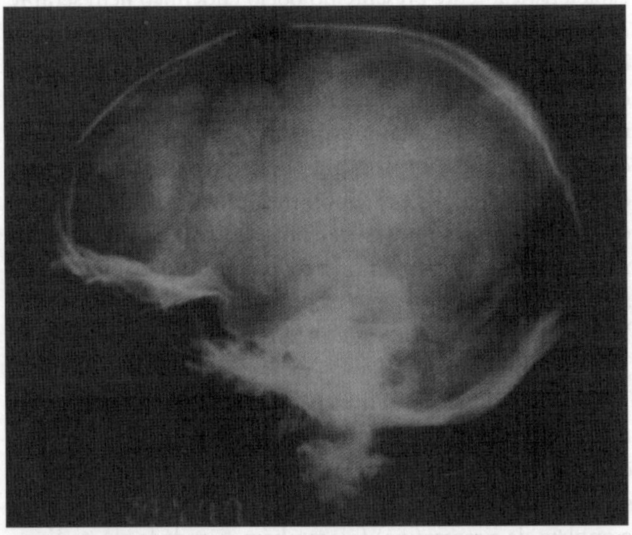

Figura IX-22. Sela túrcica de indivíduo com cretinismo endêmico e hipotireoidismo de longa duração, não tratado. Notar o alargamento da sela, devido à expansão da população de tireotrofos hipofisários, seguido de destruição de clinoides anterior e posterior.

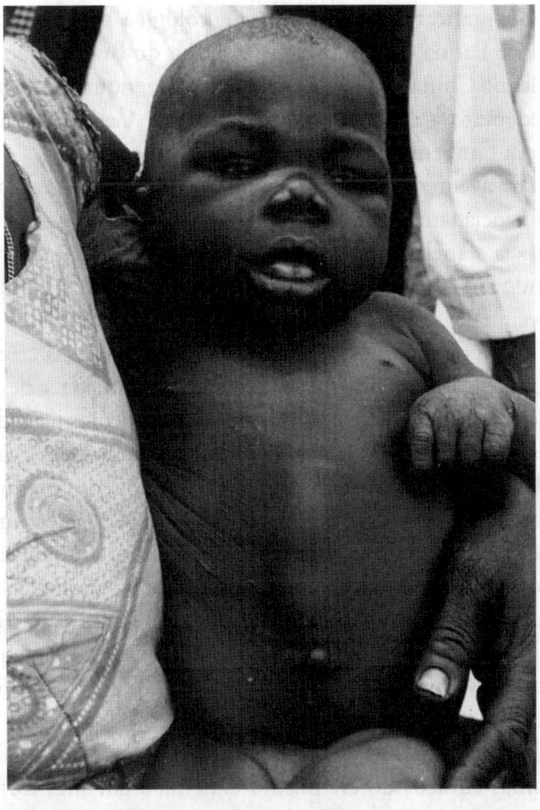

Figura IX-23. Cretinismo endêmico mixedematoso, avaliado e estudado no Zaire (lago Kivu). Notar o grave estado de hipotireoidismo com nariz em sela, macroglossia, hérnia umbilical, mixedema facial, dos membros. Retardo mental grave, deficiência do crescimento, fontanelas ainda abertas (aos 4-5 anos de idade presumível). Não foram detectados sinais neurológicos de lesão piramidal (cortesia do Prof. François Delange, Universidade Livre de Bruxelas, Bélgica).

Pacientes que apresentam cretinismos endêmicos podem exibir duas formas principais, ambas compondo a mesma síndrome:

Forma neurológica – com defeitos neuromotores, estrabismo, surdo-mudez, diplegia espástica e outras moléstias neurológicas relativas à coordenação motora e da marcha, com baixa estatura e deficiência mental (Figura IX-23).

Forma mixedematosa ou hipotireóidea – na qual predominam os aspectos clínicos e patológicos do hipotireoidismo, com baixa estatura, atraso de maturação óssea e da maturação epifisária. Usualmente, o indivíduo apresenta glândula tireoide de tamanho normal e raramente existe dificuldade na audição (Figura IX-24).

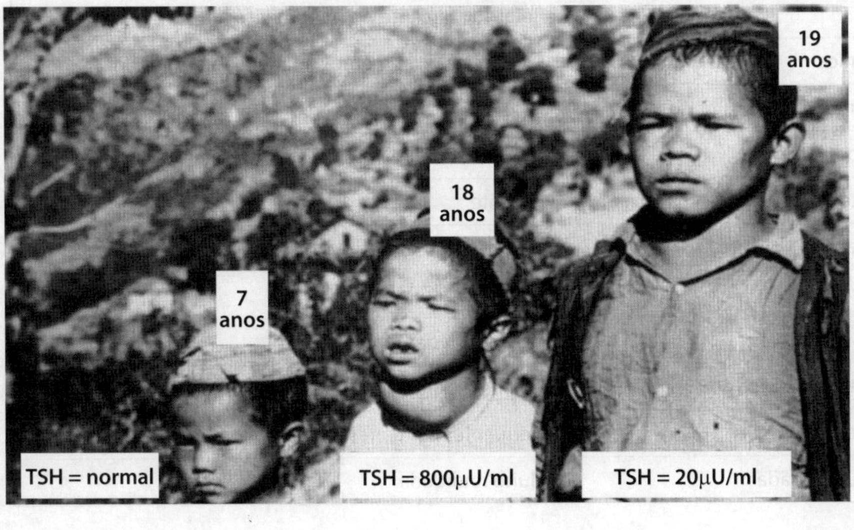

Figura IX-24. Expressão clínica inconstante de cretinismo endêmico no Nepal, forma mista com surdo-mudez congênita, grau variável de hipotireoidismo, déficit de crescimento e deficiência mental. Notar que os três irmãos, vivendo nas mesmas condições ambientais de carência grave de iodo, apresentam sinais clínicos diversos quanto ao tamanho do bócio e grau de hipotireoidismo, indicando que a resposta à falta de iodo pode variar de forma extremamente grande (adaptada de Ibbertson HK, 1979).

Geograficamente, a forma neurológica predomina na América Latina (Andes e regiões centrais do Brasil), algumas regiões da China, Nova Guiné e Himalaia, enquanto a forma mixedematosa é mais comum na África Central (Zaire), embora também presente nas outras áreas endêmicas.

Provavelmente, a combinação de fatores tóxicos alimentares (tiocianatos), trazidos pela ingestão de cassava (raiz alimentícia semelhante à mandioca brasileira) pelas gestantes vivendo em grau diverso de carência crônica de iodo, induz o aparecimento dos diferentes tipos clínicos de cretinismo endêmico (ver Figura IX-24). Por outro lado, a carência crônica contínua de iodo, a hiperplasia tireóidea continuada, a desnutrição proteico-calórica e a substituição de folículos tireóideos ativos, funcionantes por áreas hemorrágicas, fibróticas e calcificadas, levam progressivamente os indivíduos com predominância neurológica da síndrome à forma hipotireóidea frusta, isto é, de baixa reserva funcional. Pode-se, portanto, afirmar que o cretino endêmico predominantemente neurológico vai, com o tempo, evoluindo para hipotireoidismo tardio, fato esse confirmado pela sensibilidade a doses elevadas de iodo e pela resposta extremamente exagerada do TSH endógeno ao TRH, usualmente presente nesses indivíduos.

No quadro IX-35 apresentamos os principais sinais e sintomas clínicos do cretinismo endêmico em suas formas clínicas principais, neurológica e hipotireóidea.

Surdo-mudez e cretinismo endêmico

O cretino endêmico é, frequentemente, parcial ou totalmente surdo. Mesmo nos indivíduos que, aparentemente, exibem audição normal, é comum encontrarem-se alterações da articulação da palavra (disartria). A causa etiológica da surdez do cretino endêmico ainda não foi elucidada.

Aspectos laboratoriais do cretinismo endêmico

A excreção urinária de iodo é, geralmente, inferior a 40µg/dia e muitas vezes abaixo de 20µg/dia (normal em São Paulo: 150-300µg/dia). Portanto, caracteriza-se marcante carência crônica de iodo nesses indivíduos. A frequente presença de bócio multinodular com captação elevada de iodo radiativo caracteristicamente presente no bócio endêmico nem sempre é encontrada em cretinos. Muitos desses indivíduos apresentam bócios pequenos de baixa capacidade funcional e, portanto, com captação de iodo normal ou pouco elevada. Os hormônios tireoidianos podem estar presentes no soro sob as formas mais diversas: a) ambos normais; b) decréscimo de T_4 com elevação compensatória de T_3; e c) concentrações anormalmente baixas de ambos os hormônios tireoidianos. Tal diversidade de valores laboratoriais de T_3 e T_4 reflete o grau de variabilidade da síndrome, indicando o largo espectro das alterações funcionais. Na maioria dos indivíduos estudados, o nível de resposta de TSH é anormalmente elevado e exagerado ao estímulo pelo TRH, partindo de concentrações basais normais ou discretamente elevadas. Caracteristicamente, não se observa elevação de T_3 após o TRH, confirmando a baixa reserva tireóidea. A secreção das unidades α e β-TSH (componentes de cadeia completa da tireotrofina) foi, também, estudada em cretinos endêmicos e notou-se que, após TRH, segue em amplitude a resposta do TSH secretado pela hipófise, indicando que não existe secreção anormal de subunidades TSHα ou TSHβ no cretinismo endêmico. É extremamente importante a observação de que os indivíduos com cretinismo endêmico podem apresentar (e frequentemente exibem) alargamento da sela túrcica compatível com aspecto funcional hipofisário, inclusive com destruição da clinoide posterior (ver Figura IX-22). Tal

Quadro IX-35. Cretinismo endêmico: síndromes clínicas.

Sinais e sintomas	Forma neurológica	Forma hipotireóidea
Fácies	Cretina	Mixedematosa
Estatura	Baixa	Retardo marcante do crescimento
Relação superior/inferior	Harmônica	Predomina o segmento superior sobre o inferior
Surdo-mudez	Frequente	Raro
Bócio	Multinodular	Frequentemente ausente
Diplegia espástica	Presente	Ausente
Marcha	Anormal	Dificultada
Deficiência mental	Presente	Presente (grau acentuado)
T_4 e T_3 séricos	Normais/limítrofes	Muito elevados
Teste do TRH	Resposta exagerada ao TSH	Resposta exagerada ao TSH
Disgenesia epifisária	Ausente	Frequentemente presente
Idade óssea	Normal/retardada	Muito retardada

fenômeno indica que a hipersecreção persistente de TSH leva à hiperplasia dos tireotrofos hipofisários com a subsequente e evolutiva expansão selar. Nesses indivíduos, estudados após infusão de TRH, observou-se concentração basal normal de prolactina com resposta normal ao TRH. Por outro lado, a hipoglicemia provocada por insulina induz rápida e exagerada elevação de hormônio de crescimento (GH) a partir de seus valores basais normais. Essa resposta exagerada do GH não está bem explicada, uma vez que hipotireóideos, geralmente, apresentam resposta normal ou diminuída à hipoglicemia provocada. Mais recentemente, demonstrou-se que os indivíduos com cretinismo endêmico exibem concentrações normais ou baixas de IGF1 para a respectiva idade cronológica e, ao contrário do hipotireóideo esporádico congênito, não exibe elevação de IGF1 após tratamento com hormônios tireoidianos. Tal fenômeno poderia ser a base de explicação plausível para a baixa estatura desses indivíduos, além de eventual ausência da inibição retroativa que o IGF1 exerce sobre áreas hipotalâmicas que sintetizam o hormônio liberador de GH.

A função gonadal parece estar preservada em pacientes com cretinismo endêmico, observando-se concentrações normais de testosterona (sexo masculino) e estradiol (sexo feminino). A fecundidade e a fertilidade também são possíveis, sendo descritos na literatura tanto gravidez como parto normal em indivíduos com cretinismo endêmico.

Mais recentemente, verificou-se que as concentrações de TG sérica, usualmente elevadas em portadores de bócio endêmico e que se correlacionam com o grau de hiperplasia glandular, são relativamente baixas no cretinismo endêmico.

HIPOTIREODISMO PÓS-NATAL

Em áreas endêmicas, a incidência de hipotireoidismo neonatal, indicada por programas de rastreamento da doença em âmbito populacional, é da magnitude de 4%, ou seja, o dobro do número de recém-nascidos hipotireóideos em áreas não endêmicas.

A deterioração progressiva da função tireóidea na população infantil deve-se à carência crônica persistente de iodo na área estudada, à qual se associa a ingestão de tiocianatos veiculados pela alimentação basicamente constituída de raízes alimentícias como a cassava (ver Figura IX-24). Os autores concluem que a população infantil, embora nascendo progressivamente em condições de eutireoidismo, é levada ao estado hipotireóideo, com grau variável de deficiência mental, pela carência de iodo que se adiciona à ingestão de substâncias bocígenas. A prevalência de hipotireoidismo em crianças de idade escolar atingiu o percentual de 5 a 15%, dependendo da localidade estudada.

TRATAMENTO DO CRETINISMO ENDÊMICO

A terapêutica do cretinismo endêmico deve ser iniciada, tal como no hipotireoidismo congênito esporádico, na fase neonatal. No entanto, como já se demonstrou experimentalmente e se verifica na observação de condições do nascimento em áreas endêmicas, as lesões neurológicas e a deficiência mental já se estabeleceram na vida intrauterina. Portanto, o benefício da terapêutica substitutiva precoce será, evidentemente, menos visível nos pacientes cretinismo endêmico em comparação aos nascituros com hipotireoidismo neonatal detectado logo após o parto. Observa-se, no entanto, que a terapêutica substitutiva melhora o quadro clínico e laboratorial, adaptando, de forma mais harmônica, o indivíduo ao meio social e possibilitando maior capacidade de trabalho produtivo.

A melhor forma de conduzir a terapêutica do cretinismo endêmico é preventiva, isto é, a introdução de um programa de iodação da população com risco de carência de iodo, programa este que seja eficiente em sua implementação e contínuo ao longo do tempo.

No momento atual, três formas principais de profilaxia de carência de iodo estão sendo utilizadas.

Iodação do sal – é o método mais simples, adequado e econômico e deve ser reservado a áreas de endemicidade de graus leve e moderado, nas quais a excreção urinária de iodo está ao redor de 50µg/dia, em valores aproximados. Usualmente, recomenda-se o uso de 15-30mg de iodato de potássio por kg de sal. Em nosso país, o Ministério da Saúde, por meio do INAN (Instituto Nacional de Nutrição), fornece o iodato de potássio gratuitamente a toda a indústria salineira e fiscaliza a concentração de iodo no sal consumido pela população. Tal programa reflete um dos planos de maior sucesso em termos de saúde pública pelo seu baixo nível custo/benefício.

Óleo iodado (por via oral) – o uso de 2ml de óleo de soja iodado (475mg de iodo/ml) por via oral foi inicialmente utilizado na China, em áreas de endemicidade média e prevalência mínima de cretinismo endêmico, difundindo-se a outros países do mundo pelo seu baixo custo e facilidade de administração. A dose única de óleo iodado em cápsulas drageadas, resistentes ao suco gástrico (o qual pode desalogenar o óleo), é administrada a cada 12 meses e permite concentrações adequadas de iodo acima de 100µg/dia) durante todo esse período. Pode-se combinar o uso de óleo iodado oral, a ser usado nos dois anos iniciais, com a suplementação de medidas para a efetiva iodação do sal na mesma área.

Óleo iodado injetável – usado em áreas de alta prevalência de bócio (maior de 65%) e presença de cretinismo e hipotireoidismo congênito. Na Indonésia e na China já foram administrados mais de 6 milhões de doses (1ml por via intramuscular – 475mg). O nível de excreção urinária de iodo permanece acima de 100µg/dia durante dois a três anos, e os resultados, tanto na redução de bócio como no desaparecimento do nascimento de cretinos, são simplesmente extraordinários.

A rara ocorrência de hipertireoidismo pelo excesso de iodo (menos de 1% da população tratada) não invalida a medida terapêutica profilática. No entanto, o custo individual da injeção de óleo iodado é relativamente elevado em comparação aos métodos mencionados anteriormente, e somente em áreas de difícil acesso ou de alta endemicidade é que tal medida deve ser implementada.

BIBLIOGRAFIA

Boyages SC, Halpern JP. Endemic cretinism: toward a unifying hypothesis. Thyroid. 1993;3(1):59-69.

Delange F, Ermans AM, Vis HL, Stanbury JB. Endemic cretinism in Idjwi Island (Kivu Lake, Republic of Congo). J Clin Endocrinol Metab. 1972;34(6):1059-66.

Ibbertson HK. Endemic goiter and cretinism. Clin Endocrinol Metab. 1979;8(1):97-128.

Ibbertson HK. Goiter and cretinism in the Himlayas. N Zeal Med J. 1974;80(529):484-8.

Medeiros-Neto G, Knobel M. Iodine deficiency disorders. In Jameson JL, De Groot L. Endocrinology. Chapter 88. 6th ed. Philadelphia: WB Saunders; 2010.

Zimmermann MB. Iodine deficiency. Endocr Rev. 2009;30:376-408.

Tireoidites

Thais Della Manna
Nuvarte Setian (*in memoriam*)

As tireoidites compreendem várias condições inflamatórias da glândula tireoide determinantes de destruição dos folículos tireoidianos e causadoras da liberação aumentada dos estoques pré-formados de T_4 e T_3 na circulação, caracterizando uma fase tireotóxica transitória inicial, que pode ser seguida de um período transitório ou permanente de hipotireoidismo conforme o grau de lesão folicular e distorção das unidades funcionais da tireoide[1].

Sua etiopatogenia é diversificada envolvendo condições heterogêneas como autoimunidade, infecções bacterianas, virais ou fúngicas, processo esclerosante crônico (Riedel), doença granulomatosa (sarcoidose), inflamação induzida por radiação ou medicamentos (lítio), o que determina manifestações clínicas também bastante variáveis, podendo cursar como hiper ou hipotireoidismo, presença ou não de dor e bócio[2].

O diagnóstico diferencial das tireoidites, em função da presença ou não de dor, é apresentado no quadro IX-36.

Quadro IX-36. Diagnóstico diferencial das tireoidites[2].

Classificação	Etiopatogenia
Formas dolorosas	
Tireoidite infecciosa (supurativa aguda)	Infecções bacterianas e fúngicas
Tireoidite subaguda (de Quervain)	Precedida por infecções virais
Tireoidite induzida por radiação	
Formas indolores	
Tireoidite autoimune crônica (Hashimoto)	
Tireoidite silenciosa	
Tireoidite pós-parto	
Tireoidite induzida por drogas	Amiodarona, interferon alfa, interleucina-2, lítio, inibidores da tirosinoquinase

TIREOIDITE AGUDA SUPURATIVA

A tireoidite infecciosa ou aguda supurativa é rara, correspondendo a 0,1-0,7% de todas as doenças da tireoide, entretanto é potencialmente fatal[3].

Etiopatogenia – por ser uma estrutura encapsulada, a tireoide é mantida isolada dos tecidos adjacentes e o alto teor de iodo e peróxido de hidrogênio torna o ambiente desfavorável à proliferação bacteriana, entretanto, infecção pode acontecer por microrganismos como bactérias aeróbias, anaeróbias, micobactérias, fungos, geralmente por via hematogênica, linfática, através de fístula do seio piriforme ou por contiguidade a tecidos adjacentes. Em pacientes menores de 18 anos, o lobo tireóideo mais acometido é o esquerdo, sugerindo que a fístula, a partir do ápice do seio piriforme esquerdo, seja a via de infecção mais comum na tireoidite aguda supurativa na criança e no adolescente; anormalidades anatômicas entre o terceiro e quarto arcos branquiais e imunossupressão configuram também fatores de predisposição[3].

Manifestações clínicas – o quadro é quase sempre precedido por história de faringite não tratada, seguida por aumento abrupto do volume tireóideo. A região anterior do pescoço torna-se volumosa e extremamente dolorosa. A dor é geralmente unilateral, acompanhada de disfagia, dor de garganta, rouquidão, febre alta e linfadenopatia, e irradiada para as regiões auricular, mandibular e occipital, melhorando quando se flexiona o pescoço e piorando em posição de extensão[3].

Diagnóstico – os testes tireoidianos costumam estar normais, mas os HT poderão estar elevados secundariamente à destruição dos folículos tireoidianos; os autoanticorpos são negativos. A velocidade de hemossedimentação (VHS) é elevada e o hemograma demonstra leucocitose com desvio à esquerda. A cintilografia da tireoide revela uma área de atividade reduzida referente ao local afetado, com o restante da glândula normal. A ultrassonografia (US) pode detectar lobo tireoidiano aumentado, heterogêneo, com necrose central, sugerindo presença de abscesso; a punção aspirativa por agulha fina (PAAF) poderá confirmar os diagnósticos clínico e laboratorial, assim como coletar material de cultura para a determinação do agente etiológico e a realização de antibiograma para a obtenção da sensibilidade antibiótica[4]. O exame radiográfico contrastado da faringe e esôfago, ou a endoscopia digestiva alta, realizadas após a resolução da fase aguda, poderão diagnosticar a presença de fístula do seio piriforme. O exame histológico finaliza o diagnóstico (Figura IX-25).

Tratamento – antibioticoterapia direcionada contra possíveis patógenos detectados, drenagem do abscesso quando necessário e resolução cirúrgica eletiva da fístula do seio piriforme oportunamente[5].

TIREOIDITE SUBAGUDA

A tireoidite subaguda, também chamada de tireoidite granulomatosa, tireoidite de *de Quervain* ou tireoidite de células gigantes corresponde a um processo inflamatório tireoidiano não supurativo, autolimitado, de etiologia ainda não muito bem definida e, apesar de ser considerada rara, sua incidência vem aumentado. Costuma acometer mulheres de meia-idade (75-80% dos casos), acontecendo em uma frequência de 2-7% antes dos 20 anos de idade[6].

Etiopatogenia – com frequência, acontece secundariamente a uma infecção viral, ocorrida nas últimas 2-6 semanas, que é considerada desencadeante em indivíduos geneticamente predispostos. Tal suscetibilidade está associada aos alelos *HLA-B*35*, em 70% dos pacientes, e com *HLA-B*18:01*, *DRB1*01* e *C*04:01*[6]. O estudo histológico desse processo demonstra presença de neutrófilos na fase inicial, seguida de um infiltrado de linfócitos e células mononucleares, com destruição das células foliculares da tireoide, que acabam se resumindo a uma fina camada, acontecendo extravasamento do coloide e importante edema intersticial. Os histiócitos tendem a se agregar ao redor dos acúmulos de coloide dentro dos folículos e no tecido intersticial, dando o aspecto de células gigantes, multinucleadas (*pseudocélulas gigantes*), como também é descrita a presença de células gigantes verdadeiras e de granulomas. Na fase de recuperação, o processo inflamatório regride, sendo substituído por algum grau de fibrose e regeneração praticamente completa dos folículos, com repleção do coloide[7].

Manifestação clínica – é causa frequente de cervicalgia anterior, podendo acompanhar-se de febre, irradiação da dor para faringe e mandíbula, aumento do volume tireoidiano com rubor e calor da pele. Disfagia, rouquidão, nervosismo e palpitação podem estar presentes. Geralmente, é precedida de infecção de vias aéreas superiores ou por uma fase prodrômica de mialgia, mal-estar e fadiga[4,8].

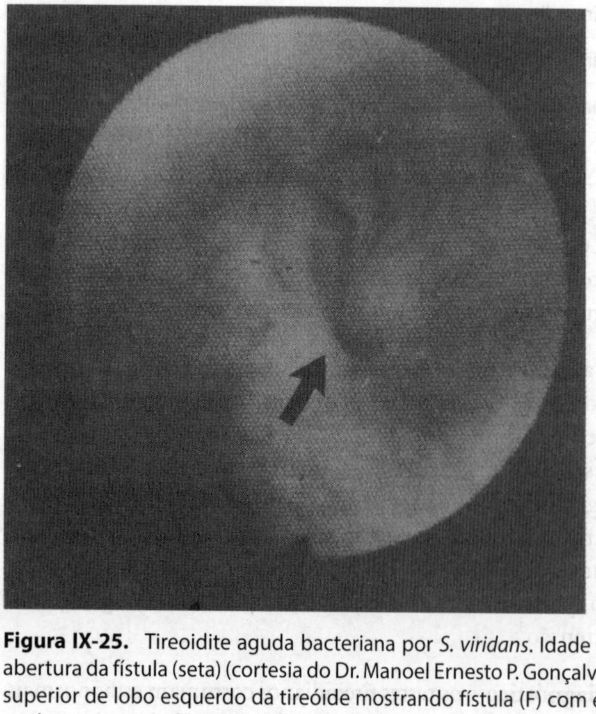

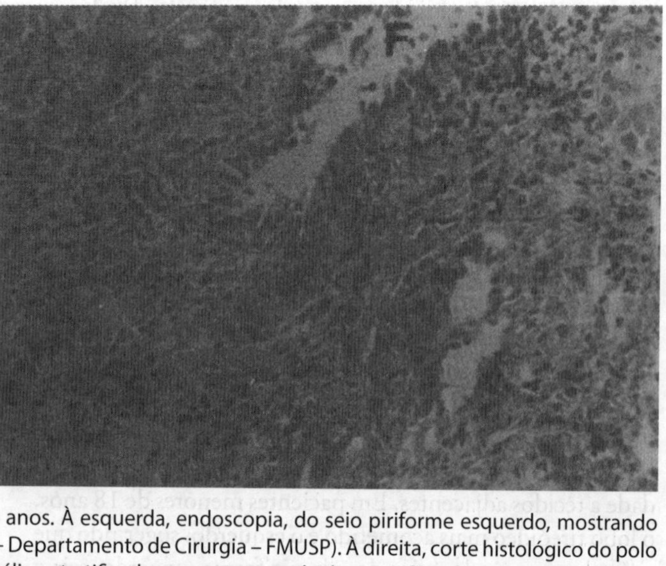

Figura IX-25. Tireoidite aguda bacteriana por *S. viridans*. Idade = 9 anos. À esquerda, endoscopia, do seio piriforme esquerdo, mostrando abertura da fístula (seta) (cortesia do Dr. Manoel Ernesto P. Gonçalves – Departamento de Cirurgia – FMUSP). À direita, corte histológico do polo superior de lobo esquerdo da tireóide mostrando fístula (F) com epitélio estratificado escamoso envolvida por infiltrado inflamatório mononuclear e áreas de fibrose (coloração HE).

Devido à destruição do epitélio folicular, os HT pré-formados, a tireoglobulina e outros aminoácidos iodinados são lançados na corrente sanguínea, podendo provocar tireotoxicose clínica, com supressão do TSH e aumento do T_4 livre e T_3, que podem durar cerca de 1-2 meses. Em seguida, as concentrações dos HT ficarão baixas, em concentrações de hipotireoidismo com TSH elevado. Na fase final, haverá normalização das concentrações de HT e T_4[7]. Contudo, existem formas assintomáticas com tireomegalia variável, indolor e sem sintomatologia sistêmica[4,8]. Raramente, a tireoidite subaguda progride para o hipotireoidismo permanente[7].

Diagnóstico – elevação da VHS e da proteína C-reativa (PCR); alteração dos testes de função tireoidiana, com um curso trifásico das concentrações do TSH: inicialmente suprimida, depois elevada e finalmente normal, em geral após 3-6 meses do início dos sintomas. Ausência de autoanticorpos tireoidianos; baixa captação do iodo radiativo, ou do tecnécio-99m, devido ao caráter destrutivo dessa forma de hipertireoidismo; textura heterogênea e hipoecoica do tecido tireoidiano à US[4]. Os testes de função tireoidiana deverão ser monitorados a cada 2-8 semanas para confirmar a resolução do hipertireoidismo, detectar o início do hipotireoidismo e subsequente recuperação do eutireoidismo[7].

Tratamento – o objetivo inicial do tratamento é a redução da inflamação e o alívio dos sintomas por meio de drogas anti-inflamatórias não hormonais (ácido acetilsalicílico) ou glicocorticoides (prednisona ou prednisolona) durante até três semanas. Na fase inicial do processo, se o paciente apresentar sintomas de hipertireoidismo com TSH suprimido, o uso de betabloqueadores poderá ser necessário até a reversão da fase de tireoidite destrutiva, geralmente em até três meses; as drogas antitireoidianas não são efetivas, nem indicadas. Durante a fase de hipotireoidismo, alguns pacientes necessitarão de reposição com levotiroxina e, apesar de a tireoidite subaguda costumar se resolver sem complicações em 6 a 12 meses, alguns pacientes desenvolverão hipotireoidismo persistente, necessitando de reposição crônica com levotiroxina[8,9].

TIREOIDITE AUTOIMUNE CRÔNICA (HASHIMOTO)

A tireoidite de Hashimoto (TH), também conhecida como tireoidite crônica, tireoidite autoimune crônica ou tireoidite linfocítica crônica, é a causa mais frequente de hipotireoidismo e bócio em países suficientes em iodo. Representa a tireoiodopatia mais frequente na infância e adolescência, com prevalência de 1-2%, sendo mais frequente em caucasianos, entre 6 e 16 anos de idade, do sexo feminino, associando-se, em uma frequência ainda mais elevada, a populações portadoras de outras doenças autoimunes como *diabetes mellitus* tipo 1, doença celíaca, doença de Addison, hipoparatireoidismo, e com algumas síndromes como Down, Turner e possivelmente Klinefelter[10].

A TH caracteriza-se pelo estabelecimento gradual da insuficiência tireoidiana, com ou sem formação de bócio, devido à destruição autoimune da glândula tireoide, envolvendo apoptose de suas células epiteliais. Praticamente, todos os portadores da TH apresentam concentrações séricas elevadas dos anticorpos antitireoglobulina (anti-TG) e antitireoperoxidase (anti-TPO), observando-se também a presença do anticorpo antirreceptor do TSH, em cerca de 15% dos casos, tanto da variedade bloqueadora quanto estimulante[11].

Etiopatogenia – o desenvolvimento da autoimunidade contra antígenos tireoidianos é desencadeado muito provavelmente por fatores genéticos e ambientais. Entre os genes de suscetibilidade são descritos: *HLA-DR, HLA-DQ, CTLA-4, PTPN22, TG* (tireoglobulina). Exposição ao iodo, deficiência do selênio, uso de drogas (amiodarona, lítio, interleucina-2, interferon alfa, terapia antirretroviral, fator estimulador de colônias de granulócitos e macrófagos), irradiação externa (acidente de Chernobyl), infecções (bacteriana ou viral), gravidez e puerpério são situações que podem resultar na expressão da doença tireoidiana autoimune e produção dos autoanticorpos[12].

O estudo histológico demonstra infiltração de células mononucleares hematopoiéticas, principalmente linfócitos, que formam centros germinativos no interstício entre os folículos da tireoide que são destruídos. Ambos os linfócitos B e T estão presentes. As células tireoidianas podem sofrer atrofia ou transformação em células foliculares maiores, ricas em mitocôndrias, denominadas células de Hürthle[13].

Os linfócitos B presentes no tecido tireoidiano estão ativados, sendo os principais responsáveis pela produção policlonal dos autoanticorpos anti-TPO e anti-TG que têm capacidade variável de fixação do complemento. A citotoxicidade mediada por anticorpo pode contribuir para o dano celular, além disso, o anticorpo anti-TPO pode inibir a atividade da enzima TPO. Os linfócitos T reagem tanto aos antígenos tireoidianos quanto a seus fragmentos, sofrendo ativação e liberando citocinas pró-inflamatórias, sendo responsáveis por três papéis maiores nesse mecanismo patogênico: a) estímulo à produção de anticorpos (resposta Th2); b) ação citotóxica (resposta Th1) indutora de apoptose das células tireoidianas; c) ação imunorreguladora, tendo sido descrita diminuição de função das células T reguladoras CD4+CD25+Foxp3+ (Treg) em portadores de TH e DG[14].

Manifestações clínicas – a apresentação clínica é bastante variável, mas um relato típico é o aparecimento de bócio difuso, de consistência firme e bocelada à palpação, detectado acidentalmente pelos pais ou durante o exame físico; contudo, o bócio pode ser irregular, nodular ou, ao contrário, existir atrofia glandular. A maioria dos pacientes tem a função tiroidiana normal nessa fase, mas alguns podem apresentar hipotireoidismo subclínico ou mesmo manifesto e, mais raramente, cursar com hipertireoidismo em uma etapa inicial (*hashitoxicose*). O fato de serem descritos associação entre casos de doença de Graves (DG) e TH dentro de mesmas famílias, assim como indivíduos que são diagnosticados inicialmente em um desses quadros e que acabam evoluindo para o outro, faz sugerir que tais distúrbios possam ter fisiopatologia bastante relacionada[15-17].

A *hashitoxicose* corresponde a um período de hipertireoidismo transitório, presente em alguns casos de tireoidite de Hashimoto, secundário à liberação dos estoques pré-formados de HT devido à destruição folicular da tireoide, que será sucedido pelo hipotireoidismo quando tal reserva hormonal se esgotar. Outra situação descrita em alguns raros pacientes seria a alternância entre ciclos de hipotireoidismo e de DG, possivelmente em função de o tipo de anticorpo antirreceptor do TSH produzido ser bloqueador ou estimulante, respectivamente[17]. Seu diagnóstico está baseado na ausência de bócio, captação diminuída do radioiodo secundária à tireoidite destrutiva, o que distingue a *hashitoxicose* da DG.

A *encefalopatia de Hashimoto* caracteriza-se pelo estabelecimento subagudo de um quadro de confusão mental, alteração do nível de consciência, convulsões e mioclonias, sendo também denominada de *meningoencefalite autoimune não vasculítica* ou *encefalopatia responsiva a esteroides associada à tireoidite de Hashimoto*. O mecanismo etiopatogênico é desconhecido, não relacionado diretamente aos estados de hipo ou hipertireoidismo, e as evidências apontam mais para uma vasculite autoimune ou outro processo inflamatório associado, talvez ao depósito de imunocomplexos lesivos à microvasculatura cerebral.

Diagnóstico – presença de concentrações séricas elevadas dos autoanticorpos antitireoglobulina (anti-TG) e antitireoperoxidase (anti-TPO), todavia, em aproximadamente 10-15% dos casos, os anticorpos são negativos. Se a suspeita clínica for forte, baseada nos antecedentes familiares de tireoidite autoimune e presença do hipotireoidismo adquirido, a US poderá esclarecer o diagnóstico. O padrão ultrassonográfico costuma ser de hipo ou hiperecogenicidade heterogênea, demonstrando também a presença de nódulos. Se forem detectados nódulos grandes (> 1cm), deverá ser investigada a possibilidade de câncer de tireoide, independentemente da presença ou ausência de anticorpos antitireoidianos. A cintilografia não costuma ser indicada nessas crianças, mas se for feita na fase de hipertireoidismo mostrará captação reduzida[18].

Tratamento – reposição da levotiroxina para a correção do hipotireoidismo (T_4 ou T_4 livre baixos e TSH > 10mU/l), contudo o tratamento tende a diminuir também o tamanho do bócio. Menos esclarecida é a conduta terapêutica em crianças com bócio e hipotireoidismo subclínico (T_4 ou T_4 livre normais e TSH > 6mU/l), uma vez que é sabido que algumas delas podem progredir para hipotireoidismo. A maioria dos autores opta pelo tratamento com levotiroxina quando o TSH > 10mU/l para assegurar a normalidade do período crítico de crescimento e desenvolvimento puberais, além de reduzir o tamanho do bócio, enquanto outros o indicam mesmo se as concentrações séricas de TSH estiverem entre 6 e 10mU/l. Os testes de função tireoidiana devem ser monitorados a cada três a seis meses e a dose de levotiroxina ajustada conforme indicado para manter as concentrações normais de TSH e T_4 livre.

Por outro lado, o tratamento não é rotineiramente sugerido para pacientes com função tireoidiana normal (T_4 ou T_4 livre e TSH normais), mesmo na presença do bócio, mas o monitoramento laboratorial semestral está indicado logo após o diagnóstico da tireoidite autoimune e, anualmente, depois disso[13].

Se o tratamento com levotiroxina for iniciado, geralmente ele prosseguirá até que o crescimento e o desenvolvimento puberais estejam concluídos. Nova dosagem de TSH e T_4 livre séricos deverá ser realizada após um mês para distinguir os casos transitórios dos permanentes.

Para pacientes com tireoidite autoimune crônica que apresentam hipertireoidismo na fase inicial de destruição autoimune da glândula, o tratamento medicamentoso antitireoidiano não é eficaz nem indicado. Os bloqueadores dos receptores beta-adrenérgicos podem ser necessários para manifestações clínicas tireotóxicas, até que a tireoidite destrutiva seja resolvida, geralmente em três meses.

A cirurgia pode ser indicada em função do tamanho do bócio, principalmente se ele causar sinais compressivos de outras estruturas cervicais como rouquidão, tosse, disfonia, disfagia ou dispneia, como também pela presença de nódulos cuja citologia traga suspeita de malignidade[13].

TIREOIDITE DE RIEDEL

A tireoidite de Riedel ou esclerosante crônica é rara e ocorre mais frequentemente em mulheres de meia-idade, podendo haver acometimento de outros órgãos.

Etiopatogenia – é ainda desconhecida, mas alguns casos se assemelham à forma fibrótica da tireoidite de Hashimoto. Além da glândula tireoide, a fibrose pode estender-se a regiões adjacentes, retroperitônio, mediastino, órbita e glândulas lacrimais[2,7].

Manifestações clínicas – os sintomas se estabelecem insidiosamente e são relacionados à compressão das estruturas adjacentes que incluem traqueia, esôfago e nervos laríngeos recorrentes, podendo existir bócio de volume moderado, assimétrico, de consistência endurecida "como pedra", que pode ser confundido com carcinoma, entretanto, não existe linfonodomegalia regional. A dor é pouco frequente, mas a sensação de pressão pode ser desproporcional ao tamanho do bócio[2,7].

Diagnóstico – presença de sintomas locais compressivos, hipotireoidismo primário, anticorpos antitireoidianos em títulos inferiores aos da tireoidite de Hashimoto, hipoparatireoidismo. O padrão ultrassonográfico é homogêneo e hipoecoico devido à fibrose. A tomografia computadorizada e a ressonância magnética permitem evidenciar a invasão extratireoidiana e o possível encarceramento vascular das artérias carótidas e veias jugulares internas. A cintilografia demonstra um padrão de captação heterogêneo ou muito baixo do traçador como outras formas de tireoidite[2,7].

O estudo histológico do tecido tireoidiano obtido por biópsia mostra eosinofilia importante e presença de eosinófilos, plasmócitos e uma população mista de linfócitos B e T, como também ausência de reação granulomatosa, células gigantes, folículos linfoides e neoplasia[7].

Tratamento – reposição da levotiroxina para o hipotireoidismo primário; cálcio e vitamina D para o hipoparatireoidismo caso esteja associado. Os glicocorticoides são efetivos na desaceleração da infiltração e fibrose dos tecidos peritireoidianos em muitos casos, quando iniciado precocemente no curso da doença. A dose é empírica, sendo sugerido, para adultos, a prednisona em dose inicial de 100mg/dia e manutenção de 15 a 60mg/dia. Para alguns casos de adultos com recidiva do processo, foi utilizado o tamoxifeno, que é uma droga antiestrogênica com propriedades inibitórias para a proliferação do tecido conectivo. A associação de prednisona e micofenolato de mofetil, para casos recidivantes, foi bem-sucedida em pequenas series de pacientes[7].

A cirurgia é indicada para aliviar sintomas de compressão da traqueia e esôfago, assim como para excluir a possibilidade de neoplasia se for o caso[7].

TIREOIDITE SILENCIOSA

A tireoidite indolor ou silenciosa é considerada uma variante da tireoidite autoimune crônica, caracterizada clinicamente por uma fase transitória de hipertireoidismo, algumas vezes seguida pelo hipotireoidismo, acontecendo então a recuperação[1].

TIREOIDITE PÓS-PARTO

A tireoidite pós-parto assemelha-se à tireoidite silenciosa, mas ocorre em mulheres no primeiro ano após a gravidez. Afeta cerca de 8 a 10% das gestações, mas pode ser ainda mais frequente em portadoras de outras doenças autoimunes como o *diabetes mellitus* tipo 1 (25-30%), sendo importante diferenciá-la de uma exacerbação da doença de Graves após o parto[1,19].

Muitas mulheres que manifestam tireoidite pós-parto apresentam concentrações elevadas do anticorpo anti-TPO no pré-natal, sendo recomendado o monitoramento da função tireoidiana após 3, 6 e 12 meses do parto. Contudo, a correlação com presença de anticorpos antirreceptor do TSH é fraca[19].

Etiopatogenia – está associada à autoimunidade tireoidiana mediada por mecanismos humorais e celulares, na qual existe forte associação com os haplótipos *HLA B8*, *DR3*, *DR4*, *DR5*, *DRW8*, *DRW9* e tem como desencadeante o estado puerperal.

Manifestações clínicas – fase transitória de tireotoxicidade, com ou sem bócio, fadiga, palpitações, hipertensão arterial, está presente em 70% dos casos entre as primeiras 6 semanas a 3 meses do puerpério, mas costuma se resolver espontaneamente em 1 a 2 meses. Uma fase de hipotireoidismo costuma ocorrer entre 3 e 6 meses após o parto, com sintomas de letargia, intolerância ao frio, déficit de atenção e memória, seguida de recuperação por volta dos 10 a 12 meses de puerpério. Entretanto, 15-20% dessas mulheres desenvolverão hipotireoidismo permanente, principalmente naquelas com disfunção tireoidiana mais grave e títulos mais elevados do anticorpo anti-TPO.

Diagnóstico – presença dos anticorpos antitireoidianos anti-TPO e anti-TG, quanto mais elevado for o título do anti-TPO, maior será o risco de hipotireoidismo permanente. Testes de função tireoidiana com perfil de hipertireoidismo (TSH suprimido; T_4 livre e T_3 livre elevados) ou hipotireoidismo (TSH elevado; T_4 livre normal ou baixo). Cintilografia com captação baixa ou ausente na fase de hipertireoidismo, ao contrário da captação elevada na doença de Graves. A exposição a radioisótopos deve ser evitada durante a lactação, mas, caso seja inevitável, a amamentação deverá ser suspensa[19].

Tratamento – por ser leve e autolimitada, a fase de hipertireoidismo poderá requerer somente betabloqueadores para alívio de sintomas. A reposição de levotiroxina está indicada na fase de hipotireoidismo se as concentrações de TSH > 20mUI/l[19].

TIREOIDITE INDUZIDA POR DROGAS

A tireoidite pode estar associada ao uso de diversas drogas, tais como:

Amiodarona – é uma droga antiarrítmica que possui em sua composição teor de iodo muito elevado, cerca de 3mg de iodo que são liberados na circulação por 100mg de amiodarona, o que corresponde a 200 vezes a recomendação diária de 150 microgramas. Além disso, a estrutura molecular da amiodarona tem semelhanças com as iodotironinas, podendo interferir no transporte do hormônio tireoidiano para as células, e no metabolismo e ação intracelular do hormônio tireoidiano. Ela interfere na 5'-monodeiodinação dos hormônios tireoidianos, resultando na diminuição das concentrações intracelular e extracelular do T_3. O hipertireoidismo e o hipotireoidismo induzidos pela amiodarona são bastante frequentes na prática clínica.

Etiopatogenia – *a tireotoxicose induzida pela amiodarona* pode ser diferenciada em duas formas: a) *tipo 1*, que é causada pelo aumento da síntese hormonal autônoma do tecido tireoidiano exposto a grandes quantidades de iodo; b) *tipo 2*, que resulta da destruição citotóxica das células foliculares e, portanto, na liberação de hormônios tireoidianos pré-formados. Por outro lado, o hipotireoidismo ocorre predominantemente em pacientes com doença autoimune tireoidiana subjacente e em áreas com ingestão adequada de iodo.

Manifestações clínicas – os portadores da *tireotoxicose induzida pela amiodarona tipo 1* geralmente apresentam bócio nodular, mas a sintomatologia pode não ser prontamente reconhecida devido à condição cardíaca subjacente e à escassez de manifestações adrenérgicas em pacientes tratados com esse fármaco. Perda de peso, exacerbação de arritmias e diminuição da função cardíaca podem ser observadas em grupo menor de pacientes.

Diagnóstico – as concentrações de T_4 total e T_4 livre são elevadas em pacientes tratados com amiodarona devido à inibição da 5'-monodeiodinação do anel externo induzida pela amiodarona. Em pacientes tireotóxicos, o TSH está suprimido, e o T_3, elevado. A ultrassonografia com Doppler de fluxo colorido é particularmente útil para a distinção entre as tireotoxicoses tipos 1 e 2; na primeira, o fluxo está normal ou aumentado, com distribuição irregular, enquanto na segunda, o fluxo sanguíneo está muito baixo ou ausente. À cintilografia, a captação do traçador é baixa ou normal para baixa na tipo 1 e baixa ou suprimida na tipo 2. No entanto, a captação de radioiodo de 24 horas geralmente não consegue distinguir entre as duas entidades porque as altas concentrações de iodo ingeridas resultam em captação < 1% na maioria dos pacientes com a tireotoxicose tipo 1 ou 2. Embora a distinção entre essas duas formas seja útil, existem formas mistas em muitos casos e o diagnóstico definitivo pode ser difícil.

Tratamento – sempre que possível, a amiodarona deverá ser descontinuada, entretanto, em portadores de arritmias ventriculares com risco de vida, isso pode não ser possível. Pacientes com tireotoxicose tipo 1 são tratados preferencialmente com metimazol, sendo necessárias frequentemente doses acima da média, seguidas de um ajuste gradual da dose. A tireoidectomia poderá ser considerada em pacientes refratários ao tratamento medicamentoso antitireoidiano. Para pacientes com tireotoxicose tipo 2, a prednisona poderá ser necessária. Como a distinção entre as formas tipos 1 e 2 nem sempre é possível e como alguns pacientes apresentam formas mistas de tireotoxicose induzida pela amiodarona, essas terapias são frequentemente combinadas[1].

- **Lítio** – associado ao desenvolvimento de bócio e hipotireoidismo, mas também pode ocorrer hipertireoidismo secundário à tireoidite ou, mais raramente, à doença de Graves.
- **Interferon alfa** – associado ao desenvolvimento de tireoidite indolor (silenciosa), tireoidite de Hashimoto, doença de Graves em 5 a 15% dos usuários.
- **Interleucina-2** – associada à tireoidite indolor (silenciosa) em cerca de 2% dos casos.
- **Inibidores da tirosinoquinase** – usados em amplo espectro de doenças neoplásicas, essas drogas têm sido associadas ao desenvolvimento tanto de hipotireoidismo quanto do hipertireoidismo em pacientes previamente eutireoidianos.

TIREOIDITE INDUZIDA POR RADIAÇÃO

O tratamento de pacientes com doença de Graves ou nódulos tóxicos com radioiodo pode resultar em tireoidite induzida por radiação, secundária à necrose causada pela irradiação β do iodo-131 e a subsequente liberação de hormônios da tireoide, podendo causar hipertireoidismo transitório e sensibilidade ou dor na região do pescoço.

Mais raramente, isso também ocorre secundariamente à ablação com radioiodo de grandes remanescentes na terapia de pacientes com câncer de tireoide e radiação externa incidental da glândula tireoide[1].

REFERÊNCIAS

1. Kopp P. Autonomous fuctioning thyroid nodules and other causes of thyrotoxicosis. In J Jameson JL, De Groot LJ, eds. Endocrinology (De Groot): adult & pediatric. 7th ed. Philadelphia, PA: Elsevier Saunders; 2016. p. 1500-14.
2. Brent GA, Davies TF. Hypothyroidism and thyroiditis. In Melmed S, Polonsky KS, Larsen PR, Kronenberg HM, eds. Williams textbook of endocrinology. 12th ed. Philadelphia, PA: Elsevier Saunders; 2011. p. 406-39.
3. Paes JE, Burman KD, Cohen J, Franklyn CR, Shoham SM, et al. Acute bacterial suppurative thyroiditis: a clinical review and expert opinion. Thyroid. 2010:20(3):247-55.
4. Hanley P, Lord K, Bauer AJ. Thyroid disorders in children and adolescents: A review. JAMA Pediatr. 2016;170(10):1008-19.
5. Akuzawa N, Yokota T, Suzuki T, Kurabayashi M. Acute suppurative thyroiditis caused by Streptococcus agalactiae infection: a case report. Clin Case Rep. 2017;5(8):1238-42.
6. Stasiak M, Tymoniuk B, Michalak R, Stasiak B, Kowalski ML, Lewiński A. Subacute thyroiditis is associated with HLA-B*18:01, -DRB1*01 and-C*04:01-the significance of the new molecular background. J Clin Med. 2020;9(2):534.
7. Guimarães VC. Subacute and Riedel's thyroiditis. In Jameson LJ, De Groot LJ, eds. Endocrinology (De Groot): adult & pediatric. 7th ed. Philadelphia, PA: Elsevier Saunders; 2016. p.1528-39.
8. Zhao N, Wang S, Cui XJ, Huang MS, Wang SW, Li YG, et al. Two-years prospective follow-up study of subacute thyroiditis. Front Endocrinol (Lausanne). 2020;11:47.
9. Engkakul P, Mahachoklertwattana P, Poomthavorn P. Eponym: de Quervain thyroiditis. Eur J Pediatr. 2011;170(4):427-31.
10. Diaz A, Lipman Diaz EG. Hypothyroidism. Pediatr Rev. 2014; 35(8):336-47.
11. Diana T, Krause J, Olivo PD, König J, Kanitz M, Decallonne B, et al. Prevalence and clinical relevance of thyroid stimulating hor-

mone receptor-blocking antibodies in autoimmune thyroid disease. Clin Exp Immunol. 2017;189(3):304.

12. Amino N, Lazarus JH, De Groot LJ. Chronic (Hashimoto's) thyroiditis. In Jameson JL, Leslie J. De Groot LJ, eds. Endocrinology (De Groot): adult & pediatric. 7th ed. Philadelphia, PA: Elsevier Saunders; 2016. p. 1515-27.
13. Caturegli P, De Remigis A, Rose NR. Hashimoto thyroiditis: clinical and diagnostic criteria. Autoimmun Rev. 2014;13(4-5): 391-7.
14. Glick AB, Wodzinski A, Fu P, Levine AD, Wald DN. Impairment of regulatory T-cell function in autoimmune thyroid disease. Thyroid. 2013;23(7):871-8.
15. de Vries L, Bulvik S, Phillip M. Chronic autoimmune thyroiditis in children and adolescents: at presentation and during long-term follow-up. Arch Dis Child. 2009;94:33-7.
16. Fava A, Oliverio R, Giuliano S, Parlato G, Michniewicz A, Indrieri A, et al. Clinical evolution of autoimmune thyroiditis in children and adolescents. Thyroid. 2009;19(4):361-7.
17. Nabhan ZM, Kreher NC, Eugster EA. Hashitoxicosis in children: clinical features and natural history. J Pediatr. 2005;146:533-6.
18. Svensson J, Ericsson UB, Nilsson P, Olsson C, Jonsson B, Lindberg B, et al. Levothyroxine treatment reduces thyroid size in children and adolescents with chronic autoimmune thyroiditis. J Clin Endocrinol Metab. 2006;91(5):1729-34.
19. Alexander EK, Mandel SJ. Diagnosis and treatment of thyroid disease during pregnancy. In Jameson JL, Leslie J. De Groot LJ, eds. Endocrinology (De Groot): adult & pediatric. 7th ed. Philadelphia, PA: Elsevier Saunders; 2016. p. 1478-99.

Hipertireoidismo

Thais Della Manna
Nuvarte Setian (*in memoriam*)

DEFINIÇÃO E CLASSIFICAÇÃO

O hipertireoidismo é definido pelo aumento da síntese e secreção dos hormônios tireoidianos (HT) pela glândula tireoide, enquanto o termo tireotoxicose refere-se ao estado de excesso circulante desses hormônios independentemente de sua origem[1].

Laboratorialmente, o hipertireoidismo é diagnosticado pela presença de concentrações séricas baixas ou suprimidas do hormônio tireoestimulante (TSH), simultaneamente à presença de concentrações elevadas da tiroxina (T_4), da tri-iodotironina (T_3) ou de ambas. A captação dos radioisótopos iodo-123 ou pertecnetato de sódio (Tc^{99m}) pode estar normal ou aumentada. *O hipertireoidismo subclínico* é definido por baixas concentrações séricas de TSH, mas normais de T_4 e T_3.

A tireotoxicose sem hipertireoidismo é causada por fontes extratireoidianas de hormônio tireoidiano ou pela liberação aumentada na circulação dos HT já sintetizados, cursando com baixa captação do radioiodo pela tireoide.

Por se tratar de uma síndrome heterogênea caracterizada pelo excesso de produção dos HT[2], a classificação do hipertireoidismo também pode ser realizada a partir do diagnóstico topográfico do processo fisiopatológico, quer ele se origine dentro da própria glândula tireoide (hipertireoidismo primário), quer por distúrbios no eixo hipotálamo-hipofisário (hipertireoidismo central ou secundário) ou ainda por diversas causas extratireoidianas periféricas (Quadro IX-37)[3].

EPIDEMIOLOGIA

O hipertireoidismo afeta todas as faixas etárias com prevalência que varia entre 0,2 e 1,3% nas regiões suficientes em iodo do mundo e aumenta com a idade, sendo mais frequente em mulheres, representando cerca de 15% dos distúrbios da tireoide na faixa etária pediátrica[3,i4]. Dados epidemiológicos nessa população são escassos, mas estudo francês recente e metodologicamente mais robusto identificou incidência anual de 4,58 casos em 100.000 jovens, entre 6 meses e 17 anos, que aumenta com a idade, em ambos os sexos, em um grupo amostral que inclui cerca de 10% de pacientes menores de 5 anos de idade[5,6].

ETIOPATOGENIA

O hipertireoidismo é caracterizado pelo aumento da produção de T_3 e T_4, com relação T_3:T_4 aumentada, acompanhado de concentração suprimida de tireotropina (TSH) e sintomas clínicos característicos (Quadro IX-38).

A doença de Graves, de etiologia autoimune, é a causa mais frequente de hipertireoidismo em crianças; no entanto, causas menos comuns que incluem as etiologias genética, infecciosa ou induzida por drogas (amiodarona) podem ocorrer (ver Quadro IX-37).

Os mecanismos fisiopatológicos incluem a destruição dos folículos tireoidianos causando liberação de concentrações suprafisiológicas de T_3 e T_4 (*hashitoxicose*, tireoidite induzida por amiodarona, tireoidite viral subaguda, tireoidite supurativa aguda) ou produção inapropriadamente elevada de HT por meio de um processo não destrutivo (doença de Graves, bócio multinodular tóxico, nódulo autônomo da tireoide). A resistência aos hormônios tireoidianos, causada por mutações no gene do receptor nuclear do HT, é a única condição na qual o TSH não está suprimido[4].

QUADRO CLÍNICO

As manifestações clínicas iniciais do hipertireoidismo na infância e adolescência podem ser sutis e insidiosas, como alterações do comportamento e queda do rendimento escolar,

Quadro IX-37. Classificação do hipertireoidismo de acordo com a topografia do processo fisiopatológico[3].

Hipertireoidismo primário	
• Doença de Graves	Estímulo aumentado via anticorpos estimulantes do receptor do TSH
• Tumores trofoblásticos; hiperêmese gravídica	Excesso de gonadotrofina coriônica
• Bócio multinodular tóxico	Mutações ativadoras do receptor do TSH ou da proteína G ($G_s\alpha$)
• Adenoma tóxico solitário	
• Hipertireoidismo familial não autoimune	
• Tireoidite linfocítica autoimune	Inflamação e liberação das reservas hormonais
• Tireoidite subaguda viral (De Quervain) ou pós-viral	
• Tireoidite supurativa aguda (bacteriana ou fúngica)	
• Tireoidite por radiação	
• Tireoidite induzida ou associada a drogas (amiodarona, lítio; interferon α; interleucina-2; fator estimulador de colônias de macrófagos e granulócitos)	
• Hipertireoidismo induzido pelo excesso de iodo (iodo; contrastes radiológicos)	Exposição excessiva ao iodo (efeito Jod-Basedow)
Hipertireoidismo secundário (central)	
• Tumor hipofisário secretor de TSH	Secreção inapropriada do TSH
• Resistência hipofisária ao HT	
Hipertireoidismo periférico (extraeixo hipotálamo-hipófise-tireoide)	
• Iatrogênico ou factício	Ingestão excessiva de HT
Struma ovarii	Produção ectópica do hormônio tireoidiano (HT)
• Carcinoma tireoidiano metastático funcionante	

Quadro IX-38. Manifestações clínicas do hipertireoidismo durante os períodos de vida fetal, neonatal, infantil, adolescência e adulta[1,2,4,8,9].

Período da vida	Manifestações clínicas
Fetal	Restrição do crescimento intrauterino; oligodrâmnio ou polidrâmnio; taquicardia; insuficiência cardíaca; craniossinostose; bócio; hidropisia fetal não imune; óbito fetal
Neonatal	Prematuridade; baixo peso; bócio; microcefalia; craniossinostose; fontanela pequena; irritabilidade; pele quente e úmida; tremores; hiper-reflexia; vômitos; diarreia; taquicardia; arritmia; hipertensão arterial; icterícia; exoftalmia; hepatoesplenomegalia; trombocitopenia; insuficiência cardíaca congestiva; óbito
Infantil e adolescência	Distúrbios de comportamento (hiperatividade/déficit de atenção, ansiedade); distúrbios do sono; perda de peso apesar da fome aumentada; diarreia; agitação; pele quente e úmida; intolerância ao calor; tremor fino de extremidades observado com a extensão dos membros superiores; taquicardia, hipertensão arterial; fraqueza muscular proximal; aceleração do crescimento; maturação óssea avançada; puberdade atrasada; irregularidade menstrual ou amenorreia; bócio; exoftalmia; oftalmopatia é mais rara que no adulto
Adulto	Palpitações; fadiga; tremores; ansiedade; distúrbios do sono; perda de peso; intolerância ao calor; sudorese aumentada; cabelos finos e quebradiços; alopecia; polidipsia; disfagia; dor no pescoço; bócio; edema de extremidades; mixedema pré-tibial; exoftalmia; oftalmopatia; dermopatia; acropatia; hipertensão arterial; insuficiência cardíaca

evoluindo para o quadro clínico semelhante ao do adulto. No entanto, o hipertireoidismo tem efeitos específicos no crescimento e desenvolvimento infantis, podendo ser responsável também por importantes manifestações neuropsicológicas, como descrito a seguir[7].

Crescimento e puberdade

No início da vida, o excesso de hormônio tireoidiano circulante pode causar craniossinostose prematura, assim como o hipertireoidismo de longa duração pode resultar em aceleração do crescimento e avanço na maturação epifisária. Nos casos mais graves de hipertireoidismo, o início da puberdade pode atrasar e sua evolução pode ser mais lenta.

Cardiovascular e respiratório

O hipertireoidismo causa elevação da frequência e débito cardíacos, aumento da amplitude do pulso arterial e diminuição da resistência vascular periférica. A pressão arterial sistólica pode aumentar e o clássico pulso em "martelo d'água" (alta amplitude e curta duração) pode ser observado na fase aguda da tireotoxicose. Palpitações e dispneia são comuns na tireotoxicose grave e a fibrilação atrial ocorre em até 20% dos adultos, mas é rara em crianças. A incidência de prolapso da válvula mitral é mais comum nesses pacientes do que na população geral.

Neuropsicológico

As manifestações neuropsicológicas podem ser graves na infância. Nervosismo, distúrbios do sono e labilidade emocional são comuns. A dificuldade de concentração nas tarefas pode resultar em queda de desempenho escolar que muitas vezes implicará a avaliação especializada para transtorno de déficit de atenção e hiperatividade (TDAH). O exame neurológico revela reflexos rápidos e tremor fino das mãos e língua.

Pele e cabelo

A alteração mais característica do hipertireoidismo é a pele quente e úmida resultante de vasodilatação cutânea e o suor excessivo, que acabam causando a intolerância ao calor. O cabelo torna-se fino e quebradiço, e a alopecia pode acontecer. As unhas podem tornar-se fracas e friáveis.

Pescoço

O exame do pescoço é um importante aspecto do exame físico pediátrico. Desde que tenha volume normal, o contorno da tireoide não deve ser visível no pescoço, assim como não devem existir linfonodos visíveis. À palpação, ela é lisa, firme e indolor. O bócio é definido pela capacidade de se visualizar o contorno da tireoide na região anterior do pescoço durante o exame físico (ver Figura IX-19). No caso do hipertireoidismo, o volume da tireoide é muito variável, sendo simetricamente aumentado na doença de Graves (Figura IX-26), de consistência firme, uniforme e a ausculta dessa região com estetoscópio poderá identificar sopro, como também frêmito sobre a glândula, consequentes ao aumento do fluxo sanguíneo local[2,4].

Toda vez que à palpação a glândula tireoide aumentada de volume apresentar um ou mais nódulos, for lobulada ou bosselada deve-se suspeitar de adenoma ou infiltração linfocitária. Os adenomas benignos são raros na criança com doença de Graves, porém a presença de graus variados de infiltração linfocitária é bastante frequente. Já os adenocarcinomas papilíferos ou foliculares, pequenos, geralmente não palpáveis, estão presentes em menos de 1% das tireoides removidas por doença de Graves.

Exame completo dos linfonodos laterais do pescoço é importante no exame físico de pacientes com nódulos tireoidianos porque o câncer diferenciado de tireoide frequentemente dá metástase para os gânglios linfáticos do pescoço. Linfonodos submandibulares são achados comuns em pacientes pediátricos, mas deve-se suspeitar de câncer de tireoide naqueles com persistência de linfonodos grandes e firmes cervicais e supraclaviculares[4].

Oftalmológicas

Crianças com hipertireoidismo podem apresentar retração da pálpebra devido a aumento do tônus adrenérgico dos músculos oculares, causando um olhar arregalado e o sinal do *lid lag* ("olhar adrenérgico"). Para avaliar o *lid lag*, o examinador deverá mover seu dedo para cima e para baixo na frente do rosto da criança, pedindo que ela siga esse movimento com os olhos; o sinal será positivo se o movimento da pálpebra superior demorar mais que a do globo ocular en-

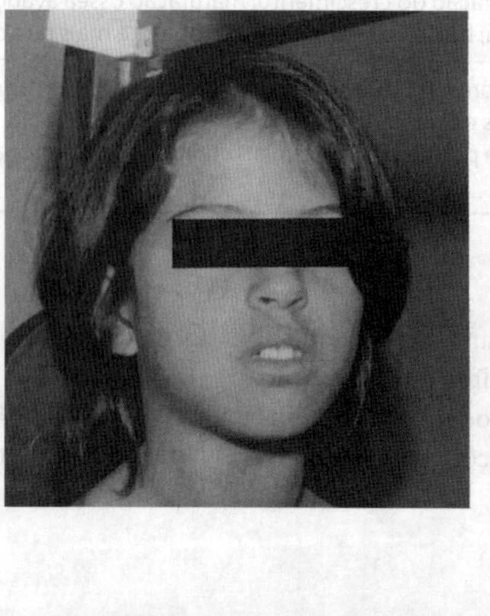

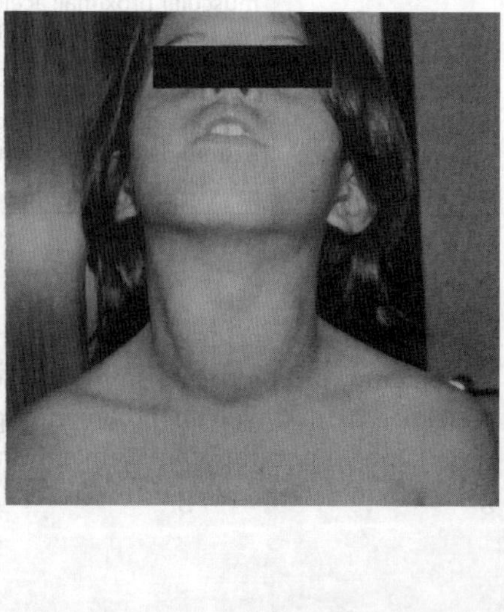

Figura IX-26. Doença de Graves. Idade cronológica de 11 anos. Bócio, exoftalmo e hipertireoidismo. T_3 = 235ng/ml (normal = 90 a 180); T_4 = 12mg/100ml (normal = 4,4 a 12,6). Captação de ^{131}I = 82% em 2 horas e 80% em 24 horas. Eletrocardiograma com alteração de repolarização.

quanto a criança olha lentamente para baixo. Também pode haver leve prurido e lacrimejamento ou mesmo proptose e exoftalmia.

Gastrointestinal

O hipertireoidismo causa aumento no apetite em crianças, entretanto a perda de peso ocorre em virtude do aumento da produção de calor (calorigênese) induzida pelo hormônio tireoidiano. Ocorre também aumento da frequência de evacuações, embora não ocorra diarreia.

Músculo e osso

Fraqueza, fadiga, dificuldade muscular proximal para subir escadas ou pentear cabelos são descritos. A *paralisia periódica tireotóxica* é uma complicação do hipertireoidismo caracterizada por paralisia muscular e hipocalemia vista mais frequentemente em mulheres. Hipertireoidismo grave aumenta a reabsorção óssea osteoclástica e o risco de fraturas. A densidade óssea melhora com o tratamento do hipertireoidismo.

As manifestações clínicas mais frequentes, conforme a faixa etária, foram apresentadas no quadro IX-38.

Crise tireotóxica ou tempestade tireoidiana

É uma condição rara e muito grave, configurando emergência endocrinológica com manifestações extremas de hipertireoidismo. Em adultos, estima-se que a tempestade tireoidiana ocorra em menos de 1% dos pacientes com hipertireoidismo. A incidência em crianças ainda não está bem esclarecida, mas é bastante rara[7].

Caracteriza-se pelo início agudo que pode ser precipitado por cirurgias, infecções, retirada abrupta de drogas antitireoidianas, ablação da tireoide com iodo radiativo e doenças agudas como cetoacidose diabética. O paciente desenvolve hipertermia, agitação, náuseas, vômitos, diarreia, disfunção hepática, hipotensão, taquicardia grave, insuficiência cardíaca congestiva, podendo evoluir para o estado de delírio, psicose, falência de múltiplos órgãos, estupor, coma e morte[7].

A suspeita de tempestade tireoidiana deve recair sobre crianças portadoras de hipertireoidismo que demonstrem evidências de descompensação sistêmica. Também já foi relatada tempestade tireoidiana em crianças após ingestão intencional de levotiroxina. Diretrizes internacionais recomendam que esses pacientes sejam tratados em unidades de terapia intensiva para ressuscitação volêmica e suporte respiratório, rigorosamente monitorizados e o plano terapêutico deve incluir bloqueio beta-adrenérgico, droga antitireoidiana, soluções de iodeto inorgânico para inibição da secreção e síntese do hormônio tireoidiano, glicocorticoides, além de medidas de apoio agressivas que incluem aplicação de mantas de resfriamento e uso de antitérmicos como o acetaminofeno[10,11].

DIAGNÓSTICO

O diagnóstico de hipertireoidismo será baseado na anamnese, no exame físico e nos resultados dos testes de função tireoidiana TSH, T_4 livre e T_3 total.

No hipertireoidismo primário, a concentração do TSH sérico estará suprimida, os valores de T_4 e T_3 serão elevados e a causa subjacente deverá ser investigada para orientação do tratamento. O exame físico da tireoide, a pesquisa dos anticorpos séricos antitireoidianos e os exames de imagem como ultrassonografia e cintilografia da tireoide com captação de radioisótopos iodo-123 ou pertecnetato de sódio (Tc^{99m}) auxiliam no diagnóstico diferencial das causas de hipertireoidismo.

O quadro IX-39 apresenta a classificação dos estados tireotóxicos e seus mecanismos fisiopatológicos em função dos níveis séricos de TSH e captação do radioiodo pela tireoide[1,12].

DOENÇA DE GRAVES

A doença de Graves (DG) é um distúrbio autoimune de etiologia multifatorial, causada por uma inter-relação complexa entre fatores genéticos, hormonais e ambientais que levam à perda da tolerância imunológica a antígenos próprios da tireoide e ao início de uma resposta autoimune sustentada[8].

A incidência da DG na população pediátrica é de 0,1 a 3 casos por 100.000 crianças, com variações geográficas, acometendo mais o sexo feminino, com pico entre 10 e 15 anos de idade. Pode associar-se a outras doenças autoimunes como *diabetes mellitus* tipo 1, doença celíaca, doença de Addison, lúpus eritematoso sistêmico, tireoidite de Hashimoto, anemia perniciosa no mesmo paciente ou dentro de uma mesma família. Também costuma acometer com maior frequência algumas síndromes como Down, Turner e DiGeorge[2,4].

Entre os fatores etiológicos são incluídos herança genética, sistema imunológico e exposições ambientais. Acredita-se que a suscetibilidade à DG seja um traço poligênico envolvendo os genes *HLA-DR3* (6p21), *CTLA-4* (2q33), *PTPN22* (1p13), *CD40* (20q11), *FCRL3* (1q23), *TG* (8q24) e *TSH-R* (14q31), embora outros ainda estejam em investigação. Fatores ambientais sugeridos têm sido: infecções (*Yersinia enterocolitica*, *Helicobater pylori*), estresses, tabagismo, lesão ao tecido tireoidiano por meio de injeção de etanol e radioioterapia, exposição ao iodo, deficiências de vitamina D e selênio, puerpério[8].

O mecanismo patogênico da DG inclui a presença de um infiltrado de linfócitos na glândula tireoide, a perda concomitante de tolerância a múltiplos antígenos tireoidianos (incluindo o receptor do TSH) e a produção de imunoglobulinas estimuladoras da tireoide capazes de interagir com o receptor do TSH, como um potente agonista. Concentrações elevadas desses anticorpos ativadores do receptor do TSH (TRAb) resultam num aumento desregulado da produção e liberação dos HT, como também do crescimento glandular.

Quadro IX-39. Classificação e mecanismos fisiopatológicos da tireotoxicose de acordo com os níveis séricos do TSH e captação do radioiodo pela tireoide[1,10].

Tireotoxicose com hipertireoidismo	
TSH baixo e captação aumentada do radioiodo	
• Doença de Graves	Anticorpos estimulantes do receptor do TSH
• Bócio multinodular tóxico	Mutações ativadoras do receptor do TSH ou da proteína G ($G_s\alpha$)
• Adenoma tóxico solitário	
• Hipertireoidismo familial não autoimune	
• Tumores trofoblásticos, hipertireoidismo gestacional	Excesso de gonadotrofina coriônica
TSH normal ou elevado e captação normal ou aumentada do radioiodo	
• Tumor hipofisário secretor de TSH	Secreção inapropriada do TSH
• Resistência hipofisária ao HT	
Tireotoxicose com excesso transitório do HT	
TSH baixo e captação baixa do radioiodo	
• Tireoidite linfocítica autoimune	Inflamação e liberação das reservas hormonais
• Tireoidite subaguda viral ou pós-viral	
• Tireoidite supurativa aguda (bacteriana ou fúngica)	
• Tireoidite por radiação	
• Tireoidite induzida ou associada a drogas	Amiodarona Lítio, interferon α, interleucina-2, fator estimulador de colônias de macrófagos e granulócitos
• *Struma ovarii*	Produção ectópica do hormônio tireoidiano (HT)
• Carcinoma tireoidiano metastático funcionante	
• Hipertireoidismo induzido pelo excesso de iodo (iodo, drogas contendo iodo, contrastes radiológicos)	Exposição excessiva ao iodo (efeito Jod-Basedow)
• Iatrogênica	Reposição de dose excessiva da levotiroxina
• "Hambúrguer"	Ingestão de produtos naturais contaminados por HT

Entretanto, anticorpos tireoidianos neutros e inibitórios também são produzidos, e alterações nas suas concentrações e de sua afinidade com o receptor do TSH podem resultar em ciclos alternados de sintomas clínicos e dos níveis circulantes dos HT[4].

Existem duas técnicas de análise laboratorial dos anticorpos antirreceptor do TSH. A mais comumente empregada é o TRAb, que consiste em imunoensaio que mede a ligação competitiva com o receptor do TSH marcado com iodo radiativo no soro do paciente, entretanto ele detecta tanto anticorpos estimuladores quanto inibidores, enquanto o TSI consiste em bioensaio semiquantitativo específico para imunoglobulinas estimulantes do receptor do TSH[13,14].

A passagem transplacentária dos anticorpos maternos estimulantes do receptor do TSH pode causar o hipertireoidismo fetal, que se continua no período neonatal até seu desaparecimento completo, por volta do terceiro mês de vida, mas, apesar desse curso transitório, associam-se a ele riscos de mortalidade perinatal e morbidades de curto e longo prazos (Quadros IX-38 e IX-40)[2,4,9,14].

Entretanto, o curso natural do hipertireoidismo da DG não é totalmente conhecido, pois os pacientes necessitam de tratamento para restaurar o eutireoidismo tão logo sejam diagnosticados. As drogas antitireoidianas (DAT) ou iodo radiativo (RAI) estão disponíveis desde o final da Segunda Guerra Mundial, mas já na primeira metade do século XX, o tratamento pela tireoidectomia já era bem-sucedido. De acordo com a literatura mais antiga, a maioria dos pacientes (60-70%) segue um curso ondulatório da doença alternando períodos de atividade, remissão e recorrência do hipertireoidismo, enquanto outros (30-40%) manifestam apenas um único episódio de hipertireoidismo e menos de 10% nunca apresentarão remissão da doença, que se não tratada poderá ser fatal[15].

Doença de Graves fetal e neonatal (hipertireoidismo/tireotoxicose autoimune fetal e neonatal)

A tireotoxicose gestacional não é rara, acometendo aproximadamente 1% das gestações[16]. A causa autoimune responsável pela DG é a mais frequente, sendo responsável por 90% dos casos[17], sendo diagnosticada pela presença do TRAb, além de concentrações suprimidas do TSH e aumentadas do T_4 livre na gestante[18].

Outras causas de hipertireoidismo na gestação são raras, como os nódulos tireoidianos autônomos hiperfuncionantes, tireoidites agudas e subagudas, causas genéticas ou mesmo iatrogênicas pelo uso excessivo da levotiroxina ou de drogas como a amiodarona, lítio, iodo, interferons, inibidores do controle imunológico (inibidores de *check-point*)[18].

O hipertireoidismo não autoimune transitório do início da gestação, também conhecido como tireotoxicose gestacional transitória (TGT), afeta 1-5% das grávidas, como consequência da produção excessiva de gonadotrofina coriônica, cursando com vômitos em diferentes intensidades, e costuma se resolver no final do primeiro ou segundo trimestres da gestação. A causa mais comuns é a hiperêmese gravídica que afeta 0,3-1% das gestações, entre a quarta e oitava semanas. O diagnóstico é feito pela presença de concentrações de TSH geralmente suprimidas, T_4 elevado, mas ausência de TRAb. A TGT não necessita de tratamento com drogas antitireoidianas (DAT), nem está associada a desfechos gestacionais adversos[18].

Anticorpos maternos da classe IgG, principalmente das subclasses 1 e 3, assim como anticorpos antitireoidianos podem cruzar a placenta a partir da 20ª semana da gestação. Os títulos maternos dessas imunoglobulinas são indicativos do grau de exposição fetal e de um potencial estímulo sobre a tireoide fetal, possibilitando que o acompanhamento desses títulos durante a gravidez promova informação prognóstica quanto ao desenvolvimento da DG fetal[17].

Cerca de 1 a 5% das gestações de mulheres com DG ativa ou tratada com DAT, ou mesmo daquelas que sofreram ablação tireoidiana com iodo radiativo ou cirurgia, poderão apresentar o hipertireoidismo fetal como complicação[17,19].

Logo no início da gravidez, toda mulher com histórico de DG em tratamento ou não com DAT, tratamento anterior com iodo radiativo ou cirurgia ablativa da tireoide, além de antecedente de filhos com disfunção tireoidiana, deverá realizar a pesquisa sérica quantititativa do TRAb. Na presença de níveis superiores a três vezes o limite superior do método, nova coleta deverá ser realizada entre 18 e 22 semanas de gestação e, persistindo a elevação dos títulos do TRAb, a monitorização fetal estará indicada com a ultrassonografia fetal. O TRAb deverá ser ainda reavaliado com 30-34 semanas e, se os níveis forem superiores a três vezes o limite superior do método, o recém-nascido deverá ser monitorado quanto a disfunções tireoidianas[14].

Fetos e recém-nascidos de mães com DG apresentam risco de hipertireoidismo transitório devido à passagem de anticorpos estimulantes do receptor do TSH (TRAb) através da placenta que estimulam a glândula tireoide fetal a partir da 18ª semana de vida intrauterina, quando os receptores de TSH fetais se tornam responsivos tanto ao TSH quanto ao TRAb[2,18].

Entretanto, anticorpos estimulantes e bloqueadores do receptor do TSH podem coexistir resultando, respectivamente, em hiper e hipotireoidismo fetal e neonatal, até mesmo em gestações diferentes de uma mesma mãe portadora de DG. O uso de drogas antitireoidianas (DAT) e a concentração circulante dos HT da gestante também contribuem no desfecho fetal. O quadro IX-40 apresenta as causas e evoluções clínicas dos possíveis distúrbios tireoidianos fetais e neonatais de gestações com doença de Graves[9].

Nos casos de DG neonatal, o TRAb materno geralmente é eliminado da circulação do lactente entre os primeiros 4 a 6 meses de vida, com resolução do hipertireoidismo[9].

Mais raramente, o hipertireoidismo neonatal tem evolução permanente devido à presença de mutações ativadoras no gene do receptor do TSH (*TSHR*) ou por mutações ativadoras no gene da subunidade alfa estimulante da proteína G (*GNAS1*) na síndrome de McCune-Albright[9].

Raros casos de tireotoxicose neonatal já foram relatados após a exposição ao iodo tópico[20].

Quadro IX-40. Causas e evoluções clínicas dos possíveis distúrbios tireoidianos fetais e neonatais de gestações com doença de Graves[9].

Doença de Graves fetal/ neonatal	Hipotireoidismo primário	Hipotireoidismo central
Evolução: transitória **Causa**: passagem transplacentária de anticorpos maternos estimulantes do receptor do TSH	**Evolução**: transitória **Causa**: passagem transplacentária de anticorpos maternos bloqueadores do receptor do TSH ou de drogas antitireoidianas	**Evolução**: transitória ou permanente **Causa**: supressão do eixo HHT causado pela passagem transplacentária de altas concentrações de T_4 materno
	Evolução: permanente **Causa**: disgenesia tireoidiana causada pela passagem transplacentária de altas concentrações de T_4 materno	

T_4 = tiroxina; HHT = hipotálamo-hipófise-tireoide.

Manifestações da doença de Graves na vida fetal

O hipertireoidismo do feto e o do neonato podem ser entendidos como uma continuidade da DG gestacional cujo tratamento deve equilibrar o controle do hipertireoidismo materno, mantendo um estado eutireóideo no feto, evitando reações fetais adversas e efeitos colaterais de agentes terapêuticos. Tanto as drogas antitireoidianas quanto o TRAb atravessam a placenta, afetando o estado tireoidiano materno e fetal. A passagem transplacentária do TRAb é iniciada a partir da 20ª semana de idade gestacional e estimula os receptores fetais de TSH, alterando sua produção hormonal[14]. Caso a DG gestacional tenha sido mal controlada ou não tratada, os desfechos fetal e neonatal podem ser bastante graves, com taxa de mortalidade de 25%[19].

O hormônio tireoidiano é necessário para o desenvolvimento de algumas regiões do sistema nervoso central e para a mielinização das fibras nervosas, essenciais para habilidades motoras normais. Esse processo começa muito cedo no desenvolvimento e continua após o nascimento[19].

Além disso, promove a regulação da expressão de diversos genes relacionados ao desenvolvimento cardíaco; muitas das manifestações cardíacas da disfunção tireoidiana estão associadas a alterações na expressão gênica mediada pelo T_3 livre. A produção excessiva dos HT tem efeitos contrastantes no sistema cardiovascular: o hipertireoidismo diminui a resistência vascular sistêmica, mas aumenta o débito cardíaco, a frequência cardíaca e o volume intravascular. A insuficiência cardíaca configura um dos principais riscos do hipertireoidismo neonatal[19].

As manifestações clínicas fetais (ver Quadro IX-38) incluem taquicardia (superior a 160 batimentos/minuto), aumento do volume tireoidiano (bócio; circunferência cervical aumentada), restrição de crescimento intrauterino, polidrâmnio ou oligodrâmnio, avanço da maturação óssea, craniossinostose com microcefalia, hidropisia fetal. O polidrâmnio está frequentemente associado a bócio que causou obstrução do esôfago e/ou traqueia. Nos casos com tireotoxicose grave, existe risco aumentado de prematuridade e óbito fetal[6].

A triagem fetal para hipertireoidismo é indicada na maioria das mulheres com DG atual ou pregressa, pois os anticorpos podem flutuar ou permanecer persistentemente elevados, apesar de um tratamento materno clínico ou cirúrgico bem-sucedido, podendo atravessar a placenta e influenciar a atividade da tireoide fetal[13,14].

Diagnóstico do estado tireoidiano fetal

Devido à dificuldade de acessar o estado tireoidiano fetal que demanda procedimentos invasivos como a cordocentese (coleta de sangue do cordão umbilical por punção guiada por ultrassonografia), utiliza-se mais frequentemente uma combinação de critérios maternos (títulos do TRAb, uso de drogas antitireoidianas e suas doses) e fetais (ultrassonografia da tireoide, frequência cardíaca, maturação óssea) para a distinção entre os estados de hiper e hipotireoidismo fetais, como se segue[9,13,21].

a) O monitoramento do TRAb por imunoensaio tem sido utilizado nas diretrizes que orientam a vigilância do risco da doença de Graves fetal e neonatal[13], sendo recomendado tão cedo quanto possível na gestação de mulheres portadoras de DG e na segunda metade da gestação, começando entre 20 e 24 semanas, com monitoramento mais intensivo se os níveis de TRAb excederem 2-3 vezes o limite superior do nível de referência do método utilizado, devendo ser repetido entre 30 e 34 semanas para a vigilância do risco de hipertireoidismo neonatal[13].
b) Monitoramento do volume de líquido amniótico, do crescimento e da frequência cardíaca fetais (se superior a 160/minuto sugere hipertireoidismo fetal)[13,21,22].
c) Realização de ultrassonografia (US) da tireoide fetal inicialmente com 20 semanas de gestação. Se houver bócio, deverá ser pesquisada a causa: a dose terapêutica da droga antitireoidiana materna pode ser excessiva para o feto, resultando em hipotireoidismo, ou ser consequência da passagem transplacentária do TRAb resultando em hipertireoidismo. A US deve ser repetida a cada 4 a 6 semanas a partir do diagnóstico para o acompanhamento do tamanho do bócio e da disfunção tireoidiana fetal[13,21,22].
d) Avaliação da maturação óssea fetal pode facilitar o diagnóstico de hipo ou hipertireoidismo auxiliando na opção terapêutica. Fisiologicamente, o aparecimento da epífise distal do fêmur é visto na 32ª semana gestacional, portanto, a maturação óssea estará avançada se a epífise distal do fêmur for detectada antes de 31 semanas de gestação[9,21].
e) Exames invasivos como coleta de amostras de líquido amniótico ou sangue fetal por cordocentese geralmente não serão necessários e devem ser reservados para casos raros em que o diagnóstico for duvidoso ou que necessitem de injeção intra-amniótica de tiroxina para tratar um estado de hipotireoidismo fetal secundário, isto é, quando o hipotireoidismo persistir por 2-4 semanas mesmo após a dose das drogas antitireoidianas de uso materno ter sido reduzida para propiltiouracil (PTU) ≤ 100mg/dia ou metimazol (MMZ) ≤ 10mg/dia[21]. A cordocentese é um procedimento invasivo, com 0,5-2% de risco de complicações como infecção fetal, sangramento, bradicardia, trabalho de parto prematuro e óbito fetal[13].

O conhecimento do histórico do tratamento materno é fundamental, pois tanto a levotiroxina quanto as carbamidas podem influenciar a atividade tireoidiana fetal e neonatal (ver Quadro IX-40)[9,14]. Além disso, a transferência das drogas antitireoidianas pode retardar o diagnóstico do hipertireoidismo neonatal, pois levam de 7 a 10 dias para serem eliminadas da circulação do neonato[14].

Tratamento do hipertireoidismo fetal

O hipertireoidismo fetal pode ser prevenido ou controlado pelo tratamento materno com drogas antitireoidianas (DAT)[9]. O objetivo do tratamento da DG gestacional com

DAT é a manutenção do T_4 livre materno no limite superior da normalidade para manter o eutiroidismo fetal[23].

Ambas as tionamidas (MMZ e PTU) são efetivas, mas já foram associadas ao aumento da prevalência de malformações fetais, tais como: a) a exposição ao MMZ, entre 6 e 10 semanas de gestação, associou-se a maior risco de atresia cloacal, onfalocele, atresia de esôfago, anormalidades do ducto onfalomensentérico, dismorfismos faciais, aplasia cútis congênita, aplasia de mamilos, malformações oculares; b) os defeitos associados à exposição ao PTU são menores, aparentemente restritos a cistos faciais e do pescoço; c) risco aumentado a malformações do trato urinário foi associado a ambas as drogas[21].

Tanto o PTU quanto o MMZ atravessam a placenta e são efetivos no tratamento do feto, mas o PTU tem sido mais amplamente utilizado no primeiro trimestre da gestação em função de o MMZ estar associado a maior risco de malformações congênitas[9].

A Associação Americana de Tireoide[22] sugere que em uma gestante com DG, que esteja bem controlada no começo da gravidez, seja tentada a suspensão do tratamento durante o primeiro trimestre. Caso não seja possível, melhor seria optar-se pelo PTU, na dose de 50-150mg/dia, fracionada em três doses diárias, durante este período e substituí-lo para o MMZ no segundo e terceiro trimestres devido ao risco de hepatotoxicidade associado ao PTU[18].

O feto é mais sensível às DAT que a mãe, devendo-se administrar à gestante a mínima dose possível para manter os HT no limite superior do método analítico utilizado. O monitoramento deve ser rigoroso, com dosagens de TSH e T_4 livre/T_4 total a cada 2 a 4 semanas. A normalização do T_4 materno precede a do T_3 e, também, porque os níveis desse último não se correlacionam com os fetais. O TSH pode manter-se suprimido durante toda a gestação e, quando detectável, a dose da DAT deve ser diminuída. A US fetal deve ser realizada com 18 semanas para monitoramento de sinais de hipotireoidismo fetal por superdosagem da DAT[18].

Outras indicações de alteração da dose terapêutica seriam a presença de sinais de hipotireoidismo fetal e diminuição dos títulos de TRAb a menos de três vezes o limite superior da referência. Na maioria das gestantes com DG, os títulos de TRAb cairão a partir da 20ª semana e, consequentemente, a necessidade da DAT irá baixar ou mesmo poderá ser suspensa a partir da 30ª-34ª semanas. Portanto, em gestantes que necessitem de doses baixas de DAT (2,5-5mg/dia de MMZ ou 50-100mg/dia de PTU), com TRAb inferior a três vezes o limite superior de referência, o tratamento poderá ser suspenso desde que o monitoramento laboratorial para a recorrência seja rigoroso. Mesmo em mulheres que necessitem de DAT até o parto, mas apresentem títulos de TRAb inferiores a três vezes o limite superior de referência, o risco para hipertireoidismo neonatal será baixo[18].

Contudo, nos casos de DG gestacional com TRAb positivo e suspeita de hipertireoidismo fetal, a dose da DAT materna precisará ser aumentada para reduzir sinais fetais de hipertireoidismo, tendo como objetivo a normalização da frequência cardíaca fetal[19]. Por outro lado, doses elevadas podem causar hipotireoidismo fetal e, portanto, recomenda-se não ultrapassar doses de 100-150mg de PTU e 10-15mg do MMZ na segunda metade da gestação[22]. Betaboqueadores (propranolol 10-20mg/dia fracionado a cada 6-8 horas) podem ser necessários para controlar sintomas adrenérgicos, entretanto, seu uso prolongado já foi associado à restrição de crescimento intrauterino, bradicardia e hipoglicemia neonatal[18].

A radioiodoterapia não deve ser indicada à mulher que planeje engravidar nos próximos 6 meses, por aumentar o risco de indução do hipertireoidismo fetal e neonatal secundariamente ao aumento dos títulos de TRAb induzidos por essa terapêutica, como também pelo risco de hipotireoidismo fetal secundário ao transporte transplacentário do iodo radiativo[9].

O tratamento cirúrgico teria indicação nessa situação pré-gestacional como opção terapêutica definitiva, mas durante a gravidez ela ficaria reservada para mulheres com antecedentes de efeitos colaterais graves às DAT, ou necessidade de doses muito elevadas (MMZ > 30mg/dia; PTU > 450mg/dia), quer por doença refratária, quer por baixa adesão ao tratamento, como também para aquelas portadoras de grandes bócios causadores de sintomas compressivos. Caso a cirurgia seja necessária, a melhor época seria no segundo trimestre da gravidez[9,18].

Evolução da doença de Graves fetal após o nascimento

As seguintes situações são consideradas de risco elevado para o hipertireoidismo neonatal: 1. antecedente de hipertireoidismo fetal; 2. mãe portadora de DG, especialmente aquelas com níveis de TRAb superiores a 2-3 vezes o limite superior da normalidade; 3. recém-nascidos com histórico familial de hipertireoidismo de causa genética, como mutações ativadoras do receptor de TSH[9].

O hipertireoidismo autoimune neonatal costuma ocorrer somente em 1-5% das gestações com DG, sendo geralmente de evolução transitória[18]. Entretanto, a presença do hipertireoidismo fetal (ver Quadro IX-38) quase que invariavelmente se estenderá ao período neonatal, determinando risco de mortalidade e morbidades de curto e longo prazos[2].

Sempre que houver suspeita de hipertireoidismo neonatal, o nível de TRAb deve ser medido no sangue do cordão umbilical no momento do parto; quase um terço dos recém-nascidos com TRAb aumentado no sangue do cordão umbilical desenvolvem hipertireoidismo neonatal[21].

Manifestações da doença de Graves neonatal

A maioria dos casos de hipertireoidismo neonatal autoimune é diagnosticada nas duas semanas após o nascimento[2,13].

Os aspectos clínicos mais frequentemente encontrados durante o período neonatal são taquicardia, hiperexcitabilidade, baixo ganho de peso apesar da aceitação alimentar normal ou aumentada, bócio, olhos arregalados com ou sem retração palpebral e exoftalmia, maturação óssea avançada, fontanela anterior pequena, esplenomegalia ou hepatomegalia, icterícia. Esses recém-nascidos são de risco também para insuficiência cardíaca e disfunções hepáticas (ver Quadro IX-38). Naqueles mais gravemente afetados, podem ser observados problemas psicomotores, craniossinostose e microcefalia (Figura IX-27)[2,9].

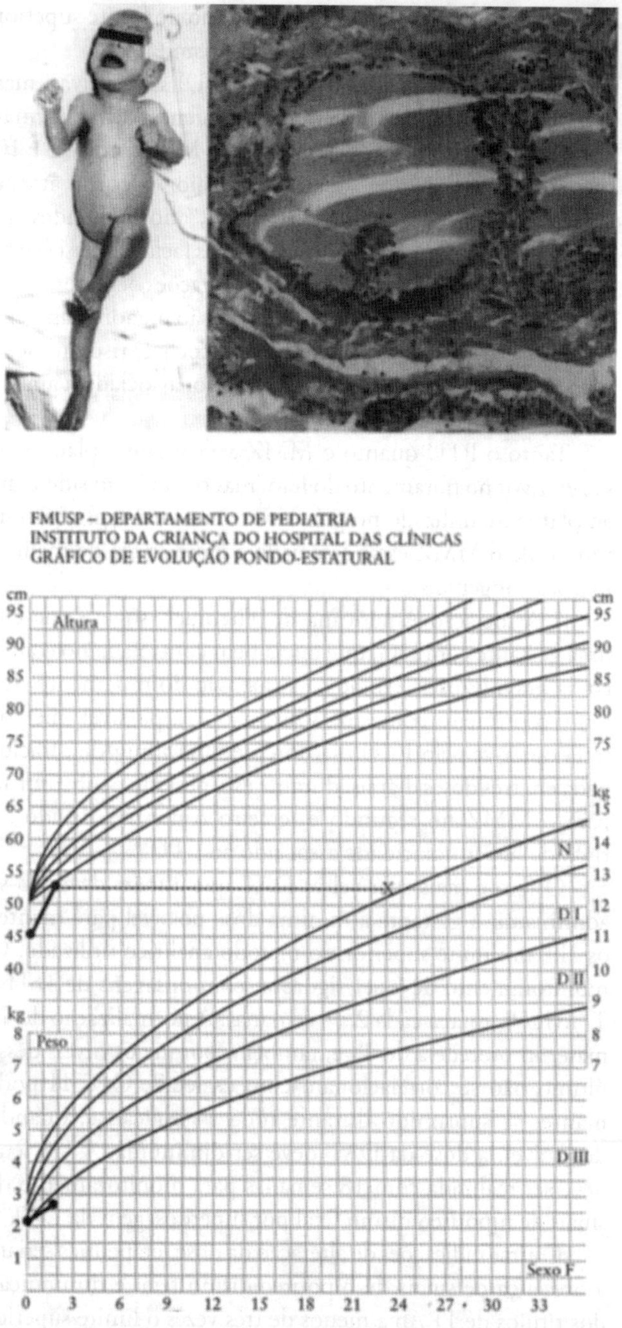

Figura IX-27. Aspecto geral, evolução pôndero-estatural de um caso de hipertireoidismo neonatal. Detalhe histológico da tireoide mostrando hiperplasia acentuada com formação de papilas projetadas no interior de ácinos polimorfos e repletos de coloide. X = idade óssea.

Diagnóstico do estado tireoidiano do recém-nascido

Os títulos séricos maternos do TRAb no final da gravidez demonstraram ser fortemente correlacionados com as concentrações desses anticorpos no soro do RN[24] e, sempre que possível, o TRAb deverá ser dosado no sangue do cordão umbilical de RNs com risco para hipertireoidismo neonatal[9].

Os testes de função tireoidiana (T_4 livre e TSH) realizados em sangue do cordão umbilical ao nascimento são considerados úteis principalmente para a avaliação da resposta pré-natal da gestante ao tratamento da DG[21], mas não para a previsão do hipertireoidismo neonatal[25].

Recém-nascidos de mães com resultado negativo para o TRAb durante a segunda metade da gestação e títulos negativos no sangue do cordão umbilical podem receber alta e não requerem acompanhamento adicional[2].

Entretanto, os RNs identificados como de risco elevado para o hipertireoidismo neonatal deverão receber monitoramento clínico e laboratorial durante as duas primeiras semanas de vida[9].

O hipertireoidismo neonatal (bioquímico) é fortemente suspeito se títulos elevados do TRAb forem detectados no sangue de cordão (mais de três vezes o limite superior da normalidade do método analítico empregado) e o T_4 livre sérico permanecer alto nos primeiros 2 a 4 dias de vida (acima do limite superior da normalidade). Diante dessa situação, alguns autores sugerem o início do tratamento do RN com drogas antitireoidianas para prevenir o desenvolvimento do hipertireoidismo clínico[2].

Concentrações elevadas de T_4 livre[24] e de TSH inferiores a 0,9mU/l, entre o 3º e 7º dias de vida, foram preditivas para o hipertireoidismo neonatal clínico[19].

O hipertireoidismo pode ainda se desenvolver no RN em 2-5 dias após o nascimento, se o TRAb persistir positivo após a depuração das drogas antitireoidianas transmitidas por via transplacentária para circulação do RN e que costumam ser metabolizadas nos primeiros 5 dias de vida. Nesses casos, os testes de função tireoidiana deverão ser realizados a cada 2 dias na primeira semana de vida, mesmo que os níveis de TSH sejam normais ou elevados no sangue de cordão umbilical (devido ao tratamento excessivo com drogas antitireoidianas no final da gravidez)[13,21].

Uma vez que as drogas antitireoidianas maternas são metabolizadas e excretadas nos primeiros 5 dias de vida do recém-nascido, a maioria dos casos de hipertireoidismo neonatal clínicos acontecerá nos primeiros 14 dias de vida[13]. Portanto, RNs de risco para o hipertireoidismo devem ser acompanhados de perto quanto aos sinais clínicos e perfil laboratorial coletado nos primeiros 3 a 7 dias de vida e repetido entre 10 e 14 dias de vida, mantendo o controle pediátrico mensal quanto a sinais de hipertireoidismo nos primeiros 2 meses de vida[9].

Em raros casos, alguns RN podem apresentar hipotireoidismo transitório durante 1-2 semanas devido à transferência materna de anticorpos bloqueadores do receptor do TSH, além do TRAb. A essa fase segue-se o hipertireoidismo com predominância do TRAb, reforçando a necessidade do controle hormonal durante as primeiras 2-4 semanas de vida[2].

Tratamento da doença de Graves neonatal

O benefício do tratamento do hipertireoidismo bioquímico assintomático ainda não é um consenso[9].

Mediante a presença de sintomatologia clínica e confirmação bioquímica (TSH baixo e T_4 livre elevado) do hipertireoidismo neonatal, o tratamento deve ser iniciado com metimazol (MMZ) na dose de 0,2 a 0,5mg/kg/dia, fracionado em duas doses diárias, uma vez que o propiltiouracil (PTU) não é recomendado na infância devido à sua hepatotoxicidade[26]. Na presença de sinais adrenérgicos, como taquicardia e hipertensão arterial, o propranolol deverá ser acrescentado na dose de 2mg/kg/dia, fracionado em duas doses diárias[2,9].

Nos casos graves, com comprometimento de estado hemodinâmico, poderá ser indicada a solução de lugol (iodeto de potássio a 10% e água destilada) 1 gota (6mg/gota) três vezes ao dia, devendo ser iniciada 1 hora após a primeira dose do MMZ. Os glicocorticoides como a hidrocortisona (2,5-10mg/kg/dia fracionada em três doses) ou a prednisolona (1-2mg/kg/dia fracionada em duas doses) podem ser benéficos por um curto período[9].

Os testes de função tireoidiana deverão ser repetidos a cada 1 a 2 semanas para monitoramento da dose do MMZ que, em geral, poderá ser diminuída progressivamente em função dos controles hormonais. O esquema terapêutico de bloqueio e reposição com levotiroxina costuma ser evitado nessa faixa etária. A doença é transitória e geralmente dura de 1 a 3 meses, resolvendo à medida que o TRAb de origem materna é eliminado da corrente sanguínea do lactente[2,9]. Aos 6 meses de idade, quase todos já normalizaram, havendo, porém, casos com persistência até 12 meses de vida[23].

Efeitos secundários ao uso do MMZ costumam acontecer em cerca de 28% dos casos, sendo na maioria leves, como elevação transitória das enzimas hepáticas, leucopenia transitória, sintomas gastrointestinais, *rash* cutâneo, artralgias ou mialgias. Mas, em 0,5%, podem surgir problemas graves como agranulocitose, síndrome de Stevens-Johnson, lesão hepática ou vasculites[27].

Nos casos de hipertireoidismo neonatal de causa genética, como nas mutações ativadoras do gene do receptor do TSH (*TSHR*) ou na síndrome de McCune-Albright (*GNAS1*), o tratamento deve ser também iniciado com MMZ nas mesmas doses recomendadas para a causa autoimune e tratamento definitivo com tireoidectomia ou radioiodoterapia pode ser postergado por meses ou anos se o lactente responder bem ao tratamento medicamentoso[9].

O aleitamento materno é considerado seguro para mães em tratamento com doses moderadas de drogas antitireoidianas como o MMZ (20-30mg/dia) ou PTU (< 300mg/dia), embora seus lactentes devam realizar periodicamente testes de função tireoidiana para monitorar a possibilidade de desenvolvimento de hipotireoidismo[9].

RNs com risco de hipertireoidismo neonatal beneficiam-se de abordagem multiprofissional, desde o período perinatal, com obstetras e radiologista com experiência em medicina materno-fetal, assim como neonatologistas, pediatras e endocrinopediatras[9,28].

Doença de Graves na infância e adolescência

A DG pode acontecer em qualquer época durante a infância, mas sua frequência aumenta com a idade, atingindo o pico na adolescência, e costuma acometer mais as meninas[2]. Apesar de ser a causa mais comum de hipertireoidismo da infância, apenas 1-5% dos pacientes com DG são diagnosticados nessa fase da vida, entretanto estudo francês relatou aumento nessa frequência nas últimas duas décadas, com maior acometimento de meninos menores de 10 anos de idade[5,29].

Manifestações clínicas da doença de Graves na infância e adolescência

As manifestações clínicas iniciais podem ser sutis como déficit de atenção, hiperatividade, nervosismo, mau rendimento escolar, labilidade emocional, evoluindo insidiosamente para distúrbios do sono, perda de peso apesar da fome aumentada, diarreia, pele quente e úmida, intolerância ao calor, sudorese excessiva, tremor fino de extremidades observado com a extensão dos membros superiores, palpitações, hipertensão arterial, fraqueza muscular proximal[2]. Problemas neuropsiquiátricos incluem ansiedade e depressão, agitação, oposição, agressividade ou confusão mental. Problemas neurológicos como movimentos espásticos involuntários, coreia e pseudomiopatia também são descritos[6] (ver Quadro IX-38).

Sinais específicos da infância seriam a aceleração do crescimento e maturação óssea avançada à época do diagnóstico, embora pareça não haver efeitos adversos na altura final, que acaba sendo consistente com potencial genético[7].

Nos casos mais graves, o início e a progressão da puberdade podem atrasar. Ciclos anovulatórios, oligomenorreia e amenorreia secundária são comuns em meninas pós-menarca[4,7]. O hipertireoidismo causa aumento na concentração plasmática da globulina carreadora dos hormônios sexuais, como resultado, as concentrações totais de testosterona e estradiol aumentam, mas suas frações livres são normais ou mesmo diminuídas[7].

O tamanho da tireoide é bastante variável, existindo bócio em mais de metade dos casos, geralmente simétrico, de consistência firme e uniforme na DG, com aumento do fluxo sanguíneo glandular que pode resultar em frêmito palpável e sopro à ausculta com estetoscópio (ver Figura IX-26).

Outros sinais clínicos maiores são taquicardia, frêmito precordial, hipertensão arterial, sopro sistólico por insuficiência mitral causado por prolapso da mitral. A massa mineral óssea pode estar diminuída, mas é frequentemente recuperável com o tratamento após dois anos de manutenção do eutireoidismo[2,6].

A oftalmopatia da DG acontece em cerca de um terço dos pacientes pediátricos[4], sendo mais frequente em adolescentes (68%), entre 11 e 18 anos de idade, e geralmente cursa com retração palpebral que deixa transparecer olhar ansioso, agitado, podendo haver prurido e lacrimejamento, ou proptose ocular leve e exoftalmia. Lesão oculomotora e neuropatia óptica são incomuns[2,6]. Após a resolução do hipertireoidismo em crianças, a retração inicial da pálpebra e o tônus adrenérgico se resolvem rapidamente, contudo a verdadeira proptose da oftalmopatia de Graves tende a persistir ou regredir apenas um pouco[7].

O mixedema com endurecimento da pele visto nos tornozelos e pés, classicamente associado à doença de Graves em adultos, é uma manifestação rara em crianças[2,6].

Diagnóstico da doença de Graves na infância e adolescência

O hipertireoidismo clínico deverá ser confirmado pelas dosagens de TSH, T_4, T_3 e pesquisa das concentrações séricas de imunoglobulinas estimuladoras do receptor de TSH pelos métodos do TSI ou do TRAb, que são positivos em cerca de 90% dos casos, existindo também uma correlação positiva entre títulos de TRAb e concentrações do T_4 livre[4,7].

A dosagem dos anticorpos antitireoglobulina e antitireoperoxidase (anti-TPO) pode ser útil para o diagnóstico da doença autoimune tireoidiana em alguns casos e ser positiva em cerca de 10% dos pacientes com doença de Graves[2,7].

Na DG, o TSH está suprimido e T_3 e T_4 elevados, TRAb positivo e elevado. A dosagem de T_3 é importante para o diagnóstico da fase inicial da DG, pois suas concentrações se elevam antes do T_4[4].

A US mostra uma glândula tireoide de volume aumentado, com textura difusamente homogênea, ecogenicidade normal ou hipoecogênica, como nas tireoidites, e hipervascularidade difusa do parênquima. O tamanho do bócio é variável, mas pode permanecer normal em 10% dos casos[2].

Para crianças com resultados negativos de anticorpos estimulantes do receptor do TSH ou quando o diagnóstico não é claro, a cintilografia com radioisótopos pode auxiliar na diferenciação das condições de aumento da produção de HT (como a doença de Graves) de outras condições com aumento da liberação do hormônio pré-formado (como tireoidite subaguda ou fase inicial da doença autoimune da tireoide). A captação de radionucleotídeo pode ser realizada com iodeto radiativo (iodo-123) ou pertecnetato de sódio (Tc^{99m}), esse último é preferido para o diagnóstico da DG, porque é de baixo custo, mais rápido e envolve menos exposição corporal total à radiação. A cintilografia na doença de Graves mostra captação difusamente aumentada pela glândula, sendo superior a 30% em 24 horas, enquanto as condições de aumento da liberação do hormônio pré-formado estão associadas à redução dessa captação. Tal diferenciação se torna importante para o planejamento da terapêutica a ser utilizada[7].

Exames adicionais incluem testes de função hepática e avaliação da contagem absoluta de neutrófilos em antecipação ao tratamento com drogas antitireoidianas[7].

DIAGNÓSTICO DIFERENCIAL DO HIPERTIREOIDISMO NA INFÂNCIA E ADOLESCÊNCIA

Apesar de a DG ser a causa mais frequente de hipertireoidismo na faixa etária pediátrica, outras condições que cursam com aumento da produção dos HT, assim como aquelas associadas ao aumento da liberação do hormônio pré-formado devem ser pesquisadas quando o quadro laboratorial demonstrar hipertireoidismo com pesquisa negativa para o TRAb[4,6] (ver Quadro IX-39).

Causas genéticas

a) Mutações germinativas ativadoras, autossômicas dominantes, no gene (*TSHR*) do receptor do TSH costumam ter manifestação clínica precoce, muitas vezes grave, tanto nas formas familiares quanto nas *de novo*, mas não necessariamente neonatais. Cursam com T_3 e T4 elevados, TSH suprimido, TRAb negativo, captação aumentada à cintilografia e estudo genético específico é indicado[2,4].
b) Mutações somáticas ativadoras, em mosaicismo, no gene (*GNAS1*) da subunidade alfa ($G_s\alpha$) da proteína G estimulante (síndrome de McCune-Albright) que determina displasia poliostótica fibrosa, manchas café com leite, puberdade precoce periférica, hipersecreção hormonal (cortisol, estrógeno, GH, T_3 e T_4 com supressão do TSH) e pode manifestar-se com tecido tireoidiano homogêneo, bócio multinodular tóxico ou adenoma tóxico. Cursam com T_3 e T_4 elevados, TSH suprimido, TRAb negativo e pesquisa de outras anormalidades hormonais e US da tireoide são indicadas[4,6]. Tais mutações podem ainda se apresentar como:
   - Adenoma tóxico (nódulos funcionantes autônomos): mutações somáticas, esporádicas nos genes *TSHR* ou *GNAS1*. Os nódulos secretam preferencialmente T_3, com T_4 normal ou elevado e TSH suprimido; a tireoide é assimétrica à palpação, com nódulo detectável ao exame físico ou à US. O tratamento consiste na ressecção cirúrgica do nódulo[4].
   - Bócio multinodular tóxico (múltiplos nódulos funcionantes autônomos dispersos no bócio): mutações somáticas, esporádicas nos genes *TSHR* ou *GNAS1*. Além

dos sinais e sintomas do hipertireoidismo, podem existir sintomatologia compressiva da região adjacente como disfagia, dispneia, estridor laríngeo, disfonia. O mecanismo de desenvolvimento desses nódulos é complexo e ainda parcialmente entendido[30].

c) Mutações germinativas inativadoras, autossômicas dominantes ou recessivas, do gene (*THRB*) da subunidade beta do receptor do HT (**síndrome de resistência ao HT**) que pode determinar déficit de concentração, taquicardia, bócio, baixa estatura, com T_4 elevado e TSH não suprimido (ver capítulo Resistência ao Hormônio Tireoidiano – RHT).

Hashitoxicose

Corresponde à fase de hipertireoidismo da tireoidite de Hashimoto (TH), geralmente de curta duração (1 a 6 meses), e costuma estar presente em 6,5% dos portadores em idade pediátrica. Entretanto, em cerca de 3 a 4% das crianças com DG, o hipertireoidismo foi precedido da TH, o que sugere a existência de amplo espectro da doença autoimune tireoidiana *in continuum* entre a TH e a DG, com a coexistência dos anticorpos anti-TPO, antitireoglobulina e TRAb[31].

Tireoidite aguda ou supurativa

Secundária a infecção bacteriana, viral ou fúngica de vias respiratórias superiores, tem início repentino de dor, febre, edema, frequentemente unilateral, afetando o lobo tireoidiano esquerdo mais comumente do que o direito. Cursa com leucocitose ao hemograma, aumento da velocidade de hemossedimentação (VHS) e a US pode revelar lobo de volume aumentado, textura heterogênea, com área de necrose central[4].

Tireoidite subaguda de De Quervain

Corresponde a uma tireoidite dolorosa, com liberação aguda do HT, provavelmente devido a uma inflamação pós-viral, com ausência de autoanticorpos tireoidianos. Tem sintomatologia leve ou assintomática (silenciosa) e as concentrações de TSH podem ter curso trifásico, inicialmente suprimidas, depois elevadas e finalmente normais, em geral após 3-6 meses. A VHS costuma estar elevada durante a fase de hipertireoidismo[4,6].

Ingestão exógena aguda ou crônica de hormônio tireoidiano (tireotoxicose factícia)

Uso intencional ou inadvertido de fármacos ou produtos naturais que contenham HT. As manifestações clínicas são semelhantes a outras formas de hipertireoidismo, exceto pelo volume da tireoide normal e ausência de nódulos; laboratorialmente, pode haver somente elevação das concentrações do T_3, caso haja ingestão de formulação farmacológica com T_3, ou aumento do T_3 e T_4, caso a formulação ingerida tenha sido T_4, com supressão do TSH e concentrações baixas de tireoglobulina; cintilografia com captação de 24 horas muito baixa (< 5%)[4].

Excesso de iodo

O hipertireoidismo induzido pelo iodo pode desenvolver-se após uma carga de iodo e depois da administração de agentes de contraste usados para angiografia ou tomografia computadorizada (TC) ou medicamentos ricos em iodo, como amiodarona. No hipertireoidismo induzido pelo iodo, a captação do radioiodo só será alta se houver tempo suficiente para que a maior parte do iodo administrado anteriormente já tenha sido excretada. Por outro lado, a captação será baixa se a administração do iodo for contínua ou se a preparação original tiver vida biológica longa[30].

Medicamentos

Incluem lítio, inibidores de tirosinoquinase (imunoterápicos), inibidores do ponto de controle imune (imunoterápicos) e amiodarona. Podem estar associados à disfunção tireoidiana, mais frequentemente ao hipotireoidismo, embora também possam causar hipertireoidismo resultante de "tireoidite destrutiva" e liberação do HT armazenado[30].

Radiação ionizante

O tratamento com radioiodo pode resultar em tireoidite secundária à necrose induzida pela irradiação β do iodo-131 e a subsequente liberação de hormônios da tireoide armazenados pode causar hipertireoidismo transitório e sensibilidade ou dor na região do pescoço. Mais raramente, isso também ocorre durante a ablação com radioiodo de grandes remanescentes tumorais na terapia de pacientes com câncer de tireoide, assim como por exposição à radiação externa incidental da glândula tireoide[30].

Carcinomas tireoidianos hiperfuncionantes

Mais frequentemente, o carcinoma folicular e, excepcionalmente, o papilífero podem secretar quantidades excessivas de HT causando o hipertireoidismo. O nódulo tireoidiano pode ser palpável ou achado da US e o diagnóstico da lesão maligna é obtido por meio do estudo citológico do material, pela punção aspirativa por agulha fina ou pela biópsia do material proveniente da ressecção cirúrgica[30].

Adenoma hipofisário secretor de TSH

Bastante raro, cursa com secreção normal ou inapropriadamente elevada em combinação com concentrações elevadas de T_4 livre e T_3. Os sinais e sintomas do hipertireoidismo são geralmente brandos e podem ser mascarados pela hipersecreção de outros hormônios hipofisários. O volume da tireoide é aumentado, e o *feedback* negativo entre HT e TSH, inoperante, pois a secreção do TSH é autônoma. A etiopatogenia desse processo é ainda pouco compreendida[30].

TRATAMENTO DO HIPERTIREOIDISMO NA INFÂNCIA E ADOLESCÊNCIA

Uma vez que o tratamento etiológico da doença de Graves ainda não é disponível, as estratégias terapêuticas atuais visam à correção da tireotoxicose, o alívio dos sintomas compressivos secundários a bócios volumosos e o tratamento da oftalmopatia de Graves, caso esteja presente. As drogas antitireoidianas (DAT) capazes de inibir a síntese, a liberação dos HT ou de alterar seu metabolismo periférico, como também a ablação do tecido tireoidiano por cirurgia ou radioiodoterapia são alternativas terapêuticas a serem consideradas para cada paciente[8].

As DAT ainda são consideradas a primeira opção no tratamento da população pediátrica porque muitas crianças apresentam um período de remissão da doença na vigência dessa modalidade terapêutica, embora a duração ótima do tratamento permaneça controversa. Tal fase de remissão tem sido descrita em aproximadamente um terço das crianças tratadas, mas com recidiva em metade delas[32-39].

A definição de remissão do hipertireoidismo da DG é a aquisição do eutireoidismo bioquímico (concentrações séricas normais de T_3, T_4 livre e TSH) obtido à época do controle de três meses após a suspensão da DAT[40] e que permaneça sem recorrências por pelo menos um ano[4,15]. Entretanto, as definições de remissão e recidiva da DG diferem entre os vários estudos[40].

Pacientes que não responderem ao tratamento clínico, ou apresentarem reações adversas às DAT, necessitarão de ablação tireoidiana com radioiodo ou cirúrgica, que, embora possam corrigir permanentemente o hipertireoidismo, causam o hipotireoidismo subsequente e por isso não são habitualmente utilizadas como primeira linha terapêutica[7].

Tratamento medicamentoso

Drogas antitireoidianas (DAT)

As DATs são usadas há mais de sete décadas no tratamento do hipertireoidismo para recuperar o estado eutireóideo com maior rapidez e segurança possível. Apesar de não curarem a DG, quando utilizados em doses adequadas são muito eficazes no controle do hipertireoidismo[10,27].

O próprio tratamento pode ter um papel imunossupressor benéfico na restauração do processo imunológico desregulado, seja por efeitos diretos sobre linfócitos T intratireoidianos, seja, indiretamente, por efeitos sobre o sistema imune na recuperação do eutireoidismo[10,15].

O metimazol (MMZ) e o propiltiouracil (PTU) são tionamidas utilizadas no tratamento da doença de Graves. Sua ação farmacológica maior é a inibição da organificação do iodeto e do acoplamento das iodotirosinas, bloqueando assim a produção dos HT. O PTU tem o efeito adicional de inibir parcialmente a conversão do T_4 a T_3 nos tecidos periféricos, embora esse efeito tenha valor clínico limitado[8].

O metimazol é cerca de 10 vezes mais potente que o PTU, sendo considerado de primeira linha no tratamento antitireoidiano de crianças com doença de Graves, uma vez que o PTU apresenta risco inaceitável de hepatotoxicidade em crianças, havendo relatos de necrose hepática fulminante e insuficiência hepática que podem requerer transplante de fígado ou mesmo ser fatal[8].

As tionamidas não bloqueiam a liberação dos HT já armazenados, de forma que o eutireoidismo só será obtido quando os estoques de iodo e HT intraglandulares estiverem depletados. Esse processo leva de 1 a 6 semanas, dependendo de fatores como atividade da doença, concentrações circulantes dos HT, reservas intratireoidianas de iodo e HT[8]. Por isso, no início do tratamento, os pacientes habitualmente necessitarão associar betabloqueadores para controle da taquicardia e hipertensão[7].

A dose recomendada do metimazol é de 0,2 a 0,5mg/kg/dia, podendo variar de 0,1 a 1,0mg/kg/dia, desde que a dose máxima não exceda 30mg/dia. A dose costuma ser mais elevada no início do tratamento, sendo reduzida em 50% ou mais após a normalização das concentrações dos HT[7], buscando-se a mínima dose possível para a manutenção do eutireoidismo pelos próximos dois anos, com concentrações do TSH dentro da variação da normalidade, por meio da monitorização laboratorial a cada 4 a 6 semanas[8]. O medicamento está disponível como comprimidos de 5 e 10mg e a dose pode ser arredondada conforme a necessidade.

Alternativamente, alguns portadores de um controle mais instável do hipertireoidismo, que apresentam diversos episódios de hiper e hipotireoidismo causados por pequenas modificações nas doses das DAT, podem beneficiar-se do esquema "bloqueio e substituição", isto é, utilização de uma dose relativamente elevada da tionamida combinada com a levotiroxina para prevenir o hipotireoidismo iatrogênico[8]. No entanto, esse esquema não aumenta a probabilidade de remissão sustentada e, devido a maior risco de complicações relacionadas à dose do metimazol, essa prática não tem sido mais recomendada, exceto em circunstâncias especiais[7].

O PTU costuma ser reservado para crianças alérgicas ou que desenvolveram algum efeito adverso ao metimazol que requeiram sua descontinuação, para as quais a radioiodoterapia ou cirurgia não forem também opções adequadas. O PTU ainda é usado em situações de risco de morte como a tempestade tireoidiana, por agir mais rapidamente, uma vez que inibe a conversão periférica de T_4 para T_3, como também em mulheres no primeiro trimestre gestação devido ao risco de embriopatia, a qual está mais associada ao uso do metimazol nessa fase[7].

Antes de iniciar o tratamento com DAT, deve-se obter a contagem de neutrófilos e testes de função hepática, pois o próprio processo da doença pode ser responsável por granulocitopenia e elevação de transaminases[7]. Após o início do metimazol, os testes da função tireoidiana geralmente são repetidos em duas semanas e depois mensalmente, até que os valores normalizem. Nas formas mais graves, os testes de função tireoidiana podem permanecer alterados por vários meses. Após normalização das concentrações dos HT, o monitoramento sérico deve ser feito a cada 3 a 4 meses pelos próximos dois anos[7].

Efeitos adversos podem acontecer em cerca de 6 a 35% das crianças em tratamento com DAT e, apesar de semelhantes, tendem a ser mais frequentes e graves com PTU. Com o MMZ geralmente acontecem dentro dos primeiros 6 meses de tratamento, mas podem se desenvolver mesmo depois de 2 anos do início do tratamento[4,7].

Na presença de efeitos adversos menores como erupção cutânea, artralgias, mialgias, náuseas e alteração do paladar o medicamento deve ser interrompido por alguns dias, até que o sintoma desapareça, e então poderá ser reiniciado. Entretanto, efeitos adversos maiores que incluem agranulocitose, vasculites, síndrome lúpus-símile, hepatite e insuficiência hepática podem acontecer em cerca de 2% dos pacientes. Caso a criança desenvolva febre, feridas na boca ou faringite durante o tratamento, a DAT deve ser descontinuada imediatamente e obtida nova contagem de granulócitos. A agranulocitose (< 500/mm^3) é contraindicação para tratamento medicamentoso antitireoidiano e o paciente deve ser encaminhado para a radioiodoterapia ou cirurgia[7].

A taxa de remissão da doença de Graves costuma ser mais baixa em crianças (30%) do que em adultos (40-60%). Apesar de estudos pediátricos terem buscado a identificação de fatores operantes, à época do diagnóstico, que pudessem ser preditivos para a remissão da doença após dois anos do tratamento clínico, tais como baixa idade, tamanho do bócio, gravidade da doença (concentrações muito elevadas de T_3, T_4, TRAb), tempo necessário para atingir o eutireoidismo, duração do tratamento medicamentoso inicial, a única relação encontrada até o momento foi associação positiva entre a taxa de cura da doença e a duração do tratamento medicamentoso por 5 a 10 anos[6,41,42]. Isso sugere que o prolongamento do tratamento medicamentoso possa ser oferecido a pacientes com boa adesão a essa terapêutica[28]. A probabilidade de remissão é relativamente mais baixa se, ao final do período de tratamento, os títulos de anticorpos antirreceptor do TSH forem elevados, mesmo se as concentrações séricas dos HT estiverem normais[15].

Apesar de não existir unanimidade, o momento de iniciar a redução da dose da DAT é quando houver normalização das concentrações séricas dos HT. Uma dose mínima de 2,5-10mg/dia deverá ser mantida por pelo menos 18 a 24 meses para manter a remissão, monitorando o paciente a cada 3-4 meses para confirmar a normalidade da função tireoidiana, com concentração de TSH dentro da faixa normal[29].

A decisão da descontinuação do tratamento é difícil e requer consideração cuidadosa, pois não existe um método estabelecido para diagnosticar a remissão da DG, utilizando-se geralmente para essa decisão a presença de concentrações séricas estáveis do TSH, títulos do TRAb ou características clínicas. Endocrinologistas pediátricos costumam manter o tratamento com DAT por alguns anos, especialmente em grupos mais jovens com prognóstico de remissão menos provável[29].

A taxa de recorrência da DG em crianças varia de 3 a 47%, em diferentes estudos, a maioria ocorrendo no primeiro ano após a descontinuação do tratamento, porém recidivas mais tardias também podem acontecer[7].

Betabloqueadores

Os betabloqueadores limitam a atividade beta-adrenérgica e inibem a conversão de T_4 para T_3. O uso temporário do propranolol é indicado para o controle de sintomas como palpitações, tremores, frequência cardíaca superior a 100 batimentos/min e em crianças com hipertensão arterial. Além disso, por ser altamente lipossolúvel e atravessar facilmente a barreira hematoencefálica, é benéfico para sintomas neurológicos. A dose é de 1-2mg/kg/dia, fracionada em duas a três doses ao dia, devendo ser usado até a normalização das concentrações do T_3 e T_4 livre pelas DAT[4,6,7].

Contudo, os derivados cardiosseletivos como o atenolol, na dose de 1-2mg/kg/dia, em uma dose diária, serão mais indicados para crianças com hiper-reatividade das vias aéreas[7].

Glicocorticoides

Os glicocorticoides em altas doses inibem a conversão periférica do T_4 em T_3 e reduzem a secreção de hormônio tireoidiano na doença de Graves, possivelmente pela atividade imunossupressora, mas a duração e a eficácia desse efeito são desconhecidas. Os efeitos colaterais associados a seu uso prolongado não justificam indicação, a não ser em casos graves de hipertireoidismo e para o tratamento da tempestade de tireoidiana, em curto espaço de tempo[7,8].

Tratamento definitivo

O tratamento definitivo com iodo radiativo ou tireoidectomia deve ser considerado em pacientes com reações adversas graves ou persistentes, além daqueles que não atinjam a remissão bioquímica após 5 a 6 anos do uso de DAT ou que apresentem sintomas persistentes apesar da normalização das concentrações dos HT. A má adesão ao tratamento medicamentoso constitui-se outra indicação frequente em adolescentes[4,42].

O objetivo dessa terapêutica é a indução do hipotireoidismo permanente com seus benefícios que seriam a relativa facilidade e o baixo risco associados à reposição hormonal com a levotiroxina, assim como um curso mais previsível da doença e controle laboratorial menos frequente[4].

Os critérios de seleção de pacientes para o tratamento definitivo são apresentados no quadro IX-41[4].

Quadro IX-41. Critérios de seleção para o tratamento definitivo do hipertireoidismo da doença de Graves[4].

Radioiodoterapia	Tireoidectomia total
Idade > 10 anos	Idade > 10 anos
Bócio < 3-4 vezes o volume normal	Bócio > 3-4 vezes o volume normal
Ausência de nódulos tireoidianos	Presença de nódulos tireoidianos
Falta de acesso a cirurgião experiente em tireoidectomias pediátricas (< 30 procedimentos/ano)	Acesso a cirurgião experiente em tireoidectomias pediátricas (> 30 procedimentos/ano)
Oftalmopatia leve ou ausente	Oftalmopatia ativa com proptose significativa
Escolha pessoal/familiar	Escolha pessoal/familiar
Prazo de 1 a 3 meses para obter o hipotireoidismo	Desejo de adquirir rapidamente o hipotireoidismo
Desejo de não ter cicatrizes	Falta de preocupação com cicatrizes

Radioiodoterapia

Os isótopos radiativos de iodo foram utilizados pela primeira vez no tratamento da doença de Graves na década de 1940. Entre os diferentes isótopos, ^{131}I é o de eleição no tratamento do hipertireoidismo devido à sua meia-vida e ao seu perfil de emissão favorável.

Após a administração por via oral, o radioiodo é completamente absorvido, rapidamente concentrado, oxidado e organificado pelas células foliculares da tireoide que serão destruídas pelos efeitos ionizantes das partículas β. Um microcurie (μCi) de ^{131}I retido por grama de tecido tireoidiano fornece aproximadamente 70 a 90rad.

Os efeitos biológicos iniciais do radioiodo incluem necrose das células foliculares e oclusão vascular, que se desenvolvem completamente ao longo de um período de semanas a meses após uma dose única de radioiodo. Consequentemente, o controle do hipertireoidismo necessitará de algumas semanas ou meses para ser alcançado. Os efeitos no longo prazo incluem sobrevida mais curta e replicação prejudicada das células foliculares sobreviventes, com atrofia e fibrose, além de uma resposta inflamatória crônica semelhante à tireoidite autoimune. Esses últimos efeitos são responsáveis pelo desenvolvimento de hipotireoidismo, mesmo anos após o tratamento[8].

O tratamento com ^{131}I pode ser considerado para crianças sem remissão da DG após pelo menos 1 a 2 anos de tratamento com DAT ou que tenham apresentado reações adversas graves a esses medicamentos.

Crianças com DG grave (T_4 total > 20μg/ml e T_4 livre > 5ng/dl) devem ser tratadas previamente com betabloqueador e metimazol até que os valores do hormônio tireoidiano estejam quase normais antes de prosseguir com a terapia com iodo radiativo, por causa do risco raro de tempestade tireoidiana.

As diretrizes atuais da terapia com ^{131}I para a DG é induzir hipotireoidismo, em vez do eutireoidismo, com dose única adequada, baseado em possível risco aumentado de desenvolvimento de neoplasia da tireoide no tecido tireoidiano parcialmente irradiado, além de haver baixas taxas de remissão quando são utilizadas baixas doses de ^{131}I.

O hipotireoidismo permanente costuma desenvolver-se entre 2 e 3 meses após o procedimento, quando será necessária a administração de levotiroxina em dose de reposição. Pode ocorrer algum dolorimento na região irradiada nos primeiros dias devido ao desenvolvimento da tireoidite induzida pela radiação, mas que responde bem ao tratamento com fármacos anti-inflamatórios não hormonais.

O iodo radiativo é excretado na saliva, na urina, nas fezes, e radiatividade significativa fica retida dentro da tireoide por muitos dias. Portanto, as crianças devem seguir recomendações de segurança para radiação após o tratamento, que incluem faltar à escola por uma semana, não compartilhar xícaras ou utensílios com outras pessoas, não beijar ou se sentar ao lado grávidas e bebês nesse período[7].

Devido ao número limitado de crianças pequenas tratadas com iodo radiativo e por preocupação com o risco de câncer, a Associação Americana de Tireoide recomenda que a terapia com ^{131}I seja evitada em crianças menores de 5 anos e que a dose seja limitada a 10mCi em crianças de 5 a 10 anos de idade[7]. Para aquelas com mais de 10 anos, a atividade do ^{131}I deve ser superior a 150μCi/g de tecido tireoidiano[10,29].

Apesar de útil no tratamento definitivo, a radioiodoterapia mantém taxa elevada (30%) de falha em alcançar o hipotireoidismo após o primeiro tratamento. Doses mais elevadas do ^{131}I por massa de tecido tireoidiano (geralmente, 220-275μCi/g) têm sido consideradas para reduzir a necessidade de uma segunda ablação. Estudos adicionais são necessários para confirmar se há risco no longo prazo para o desenvolvimento de cânceres sólidos associados ao tratamento com o iodo radiativo na DG, especialmente para crianças, uma vez que tem sido demonstrado risco aumentado de câncer, em adultos, atribuído ao próprio estado de hipertireoidismo[28].

Tireoidectomia

A tireoidectomia total é a terapêutica definitiva de eleição para crianças menores de 5 anos e naquelas portadoras de bócios muito volumosos (> 80g) e orbitopatias graves[28].

Se a cirurgia for planejada, o paciente deve ser previamente tratado com betabloqueadores e DAT ou iodo inorgânico. O uso de iodo inorgânico (solução de lugol) durante

7 a 10 dias reduz a vascularização de bócios grandes, sendo particularmente importante quando as DAT não podem ser usadas devido aos efeitos adversos[7].

A tireoidectomia total é o procedimento recomendado para tratamento da DG para minimizar o risco de recorrência do hipertireoidismo, além de determinar o hipotireoidismo imediato. Recomenda-se que seja realizada por um cirurgião altamente experiente para reduzir a taxa de complicações no pós-operatório, como hemorragia, infecção de ferida, formação de queloide, hipoparatireoidismo transitório ou permanente, e paralisia das cordas vocais por lesão do nervo laríngeo recorrente[43,28,44].

NOVAS PERSPECTIVAS NO TRATAMENTO DA DOENÇA DE GRAVES

Até o momento, não existe cura definitiva para a doença de Graves e apenas uma pequena porcentagem de pacientes diagnosticados na infância permanecerão em remissão clínica na vida adulta e a sustentabilidade do eutireoidismo não é possível com nenhuma das três opções terapêuticas disponíveis, ou seja, drogas antitireoidianas, radioiodoterapia e tireoidectomia; além de existirem potenciais efeitos adversos e complicações associados a todas elas[42].

A etiopatogenia da DG envolve um processo multifatorial que inclui fatores genéticos e ambientais determinantes da quebra da tolerância imunológica a antígenos tireoidianos. Aproximadamente 70% dos genes relacionados à DG estão implicados na atividade dos linfócitos T, indicando sua importância na fisiopatologia da doença tireoidiana autoimune. Estudos têm mostrado que a fase ativa da DG, assim como da oftalmopatia da doença de Graves (OG) estão associadas à resposta imunológica Th1 (T *helper*), enquanto as fases posteriores, de menor atividade, associam-se a uma mudança do padrão de resposta Th1 para Th2[45,46].

A imunomodulação antígeno-específica tem sido alvo para novos tratamentos indutores da tolerância imunológica via imunização com fragmentos peptídicos do receptor do TSH[47,48], assim como drogas direcionadas a citocinas como anti-TNFα (etanercepte)[49], anti-IL-6 (tocilizumab)[50] e rituximab[51], que é um anticorpo monoclonal quimérico contra o CD20, que foram usadas no OG com resultados promissores. Também o teprotumumab, que é um anticorpo monoclonal humano anti-IGF-1R, mostrou ser bastante eficaz em pacientes com OG[52].

Entretanto, ainda são necessários mais estudos quanto a real eficácia e segurança dessas novas terapias no controle dos distúrbios autoimunes da tireoide[46].

REFERÊNCIAS

1. De Leo S, Lee SY, Braverman LE. Hyperthyroidism. Lancet. 2016; 388(10047):906-18.
2. Léger J, Carel JC. Diagnosis and management of hyperthyroidism from prenatal life to adolescence. Best Pract Res Clin Endocrinol Metab. 2018;32(4):373-86.
3. Taylor PN, Albrecht D, Scholz A, Gutierrez-Buey G, Lazarus JH, Dayan CM, et al. Global epidemiology of hyperthyroidism and hypothyroidism. Nat Rev Endocrinol. 2018;14(5):301-16.
4. Hanley P, Lord K, Bauer AJ. Thyroid disorders in children and adolescents: A review. JAMA Pediatr. 2016;170(10):1008-19.
5. Simon M, Rigou A, Le Moal J, Zeghnoun A, Le Tertre A, De Crouy-Chanel P, et al. Epidemiology of childhood hyperthyroidism in France: A nationwide population-based study. J Clin Endocrinol Metab. 2018;103(8):2980-87.
6. Léger J, Oliver I, Rodrigue D, Lambert AS, Coutant R. Graves' disease in children. Ann Endocrinol (Paris). 2018;79(6):647-55.
7. Srinivasan S, Misra M. Hyperthyroidism in children. Pediatr Rev. 2015;36(6):239-48.
8. Marino M, Vitti, Chiovato L. Grave's disease. In J. Larry Jameson JL, De Groot LJ, eds. Endocrinology (De Groot): adult & pediatric. 7th ed. Philadelphia, PA: Elsevier Saunders; 2016. p.1437-64.
9. Samuels SL, Namoc SM, Bauer AJ. Neonatal thyrotoxicosis. Clin Perinatol. 2018;45(1):31-40.
10. Ross DS, Burch HB, Cooper DS, Greenlee MC, Laurberg P, Maia AL, et al. 2016 American Thyroid Association Guidelines for Diagnosis and Management of Hyperthyroidism and Other Causes of Thyrotoxicosis. Thyroid. 2016;26(10):1343-421.
11. Committee on Pharmaceutical Affairs, Japanese Society for Pediatric Endocrinology, and the Pediatric Thyroid Disease Committee, Japan Thyroid Association (Taskforce for the Revision of the Guidelines for the Treatment of Childhood-Onset Graves' Disease), Minamitani K, Sato H, Ohye H, Harada S, Arisaka O. Guidelines for the treatment of childhood-onset Graves' disease in Japan, 2016. Clin Pediatr Endocrinol. 2017;26(2):29-62.
12. Mandel SJ, Larsen PR, Davies TF. Thyrotoxocosis. In Melmed S, Polonsky KS, Larsen PR, Kronenberg HM, et al. Williams textbook of endocrinology 12th ed. Philadelphia, PA: Elservier Saunders; 2011. p. 362-405.
13. Kobaly K, Mandel SJ. Hyperthyroidism and pregnancy. Endocrinol Metab Clin North Am. 2019;48(3):533-45.
14. Cui Y, Rijhsinghani A. Role of maternal thyroid-stimulating immunoglobulin in Graves' disease for predicting perinatal thyroid dysfunction. AJP Rep. 2019;9(4):e341-e5.
15. Wiersinga WM. Graves' disease: can it be cured? Endocrinol Metab (Seoul). 2019;34(1):29-38.
16. Dong AC, Stagnaro-Green A. Differences in diagnostic criteria mask the true prevalence of thyroid disease in pregnancy: a systematic review and metaanalysis. Thyroid. 2019;29(2):278-89.
17. Alexander EK, Mandel SJ. Diagnosis and treatment of thyroid disease during pregnancy. In Jameson JL, De Groot LJ. Endocrinology (De Groot): adult & pediatric. 7th ed. Philadelphia, PA: Elsevier Saunders; 2016. p. 1478-99.
18. Nguyen CT, Mestman JH. Graves' hyperthyroidism in pregnancy. Curr Opin Endocrinol Diabetes Obes. 2019;26(5):232-40.
19. Banigé M, Polak M, Luton D, Research Group for Perinatal Dysthyroidism (RGPD) Study Group. Prediction of Neonatal Hyperthyroidism. J Pediatr. 2018;197:249-54.
20. Bryant WP, Zimmerman D. Iodine-induced hyperthyroidism in a newborn. Pediatrics. 1995;95(3):434-6.
21. Léger J. Management of fetal and neonatal Graves' disease. Horm Res Paediatr. 2017;87(1):1-6.
22. Alexander EK, Pearce EN, Brent GA, Brown RS, Herbert Chen H, Dosiou C, et al. 2017 guidelines of the American Thyroid Asso-

ciation for the diagnosis and management of thyroid disease during pregnancy and the postpartum. Thyroid. 2017;27(3):315-89.
23. De Groot L, Abalovich M, Alexander EK, Amino N, Barbour L, Cobin RH, et al. Management of thyroid dysfunction during pregnancy and postpartum: an Endocrine Society clinical practice guideline. J Clin Endocrinol Metab. 2012;97(8):2543-65.
24. Besançon A, Beltrand J, Le Gac I, Luton D, Polak M. Management of neonates born to women with Graves' disease: a cohort study. Eur J Endocrinol. 2014;170(6):855-62.
25. van der Kaay DC, Wasserman JD, Palmert MR. Management of neonates born to mothers with Graves' disease. Pediatrics. 2016; 137(4):e20151878.
26. Rivkees SA. Pediatric Graves' disease: controversies in management. Horm Res Paediatr. 2010;74(5):305-11.
27. Azizi F, Malboosbaf R. Safety of long-term antithyroid drug treatment? A systematic review. J Endocrinol Invest. 2019;42(11): 1273-83.
28. Kaplowitz PB, Vaidyanathan P. Update on pediatric hyperthyroidism. Curr Opin Endocrinol Diabetes Obes. 2020;27(1):70-6.
29. Król A, Krajewska J, Jarzab B. Important considerations when choosing pharmacotherapy for Graves' disease in children. Expert Opin Pharmacother. 2019;20(14):1675-7.
30. Kopp P. Autonomous functioning thyroid nodules and other causes of thyrotoxicosis. In Jameson JL, De Groot LJ, eds. Endocrinology (De Groot): adult & pediatric. 7th ed. Philadelphia, PA: Elsevier Saunders; 2016. p. 1500-14.
31. Crisafulli G, Gallizzi R, Aversa T, Salzano G, Valenzise M, Wasniewska M, et al. Thyroid function test evolution in children with Hashimoto's thyroiditis is closely conditioned by the biochemical picture at diagnosis. Ital J Pediatr. 2018;44(1):22.
32. Lippe BM, Landaw EM, Kaplan SA. Hyperthyroidism in children treated with long term medical therapy: twenty-five percent remission every two years. J Clin Endocrinol Metab. 1987;64(6):1241-5.
33. Glaser NS, Styne DM, Organization of Pediatric Endocrinologists of Northern California Collaborative Graves' Disease Study Group. Predicting the likelihood of remission in children with Graves' disease: a prospective, multicenter study. Pediatrics. 2008;121(3): 481-8.
34. Kaguelidou F, Alberti C, Castanet M, Guitteny MA, Czernichow P, Léger J, et al. Predictors of autoimmune hyperthyroidism relapse in children after discontinuation of antithyroid drug treatment. J Clin Endocrinol Metab. 2008;93(10):3817-26.
35. Gastaldi R, Poggi E, Mussa A, Weber G, Vigone MC, Salerno M, et al. Graves disease in children: thyroid-stimulating hormone receptor antibodies as remission markers. J Pediatr. 2014;164(5): 1189-94.
36. Jevalikar G, Solis J, Zacharin M. Long-term outcomes of pediatric Graves' disease. J Pediatr Endocrinol Metab. 2014;27(11-12): 1131-6.
37. Rabon S, Burton AM, White PC. Graves' disease in children: long-term outcomes of medical therapy. Clin Endocrinol (Oxf). 2016;85(4):632-5.
38. Kourime M, McGowan S, Al Towati M, Ahmed SF, Stewart G, Williamson S, et al. Long-term outcome of thyrotoxicosis in childhood and adolescence in the west of Scotland: the case for long-term antithyroid treatment and the importance of initial counselling. Arch Dis Child. 2018;103:637-42.
39. Azizi F, Amouzegar A. Management of thyrotoxicosis in children and adolescents: 35 years' experience in 304 patients. J Pediatr Endocrinol Metab. 2018;31(2):159-65.
40. Esen I, Bayramoğlu E, Yıldız M, Aydın M, Karakılıç Özturhan E, et al. Management of thyrotoxicosis in children and adolescents: A Turkish Multi-center Experience. J Paediatr Child Health. 2019; 55(5):601-3.
41. Ohye H, Minagawa A, Noh JY, Mukasa K, Kunii Y, Watanabe N, et al. Antithyroid drug treatment for graves' disease in children: a long-term retrospective study at a single institution. Thyroid. 2014; 24(2):200-7.
42. Azizi F, Takyar M, Madreseh E, Amouzegar A. Long-term methimazole therapy in juvenile Graves' disease: a randomized trial. Pediatrics. 2019;143(5):e20183034.
43. Rastogi MV, LaFranchi SH. Congenital hypothyroidism. Orphanet J Rare Dis. 2010;5:17.
44. Léger J, Carel JC. Management of endocrine disease: arguments for the prolonged use of antithyroid drugs in children with Graves' disease. Eur J Endocrinol. 2017;177(2):R59-67.
45. Antonelli A, Fallahi P, Elia G, Ragusa F, Paparo SR, Ruffilli I, et al. Graves' disease: clinical manifestations, immune pathogenesis (cytokines and chemokines) and therapy. Best Pract Res Clin Endocrinol Metab. 2020;34(1):101388.
46. Ferrari SM, Fallahi P, Elia G, Ragusa F, Camastra S, Paparo SR, et al. Novel therapies for thyroid autoimmune diseases: an update. Best Pract Res Clin Endocrinol Metab. 2020;34(1):101366.
47. Ungerer M, Fabbender J, Holthoff HP. Antigen-specific therapy of Graves' disease and orbitopathy by induction of tolerance. Front Biosci. 2018;23:2044-52.
48. Pearce SHS, Dayan C, Wraith DC, Kevin Barrell , Natalie Olive, Lotta Jansson, et al. Antigen-specific immunotherapy with thyrotropin receptor peptides in graves' hyperthyroidism: a phase I study. Thyroid. 2019;29(7):1003-11.
49. Paridaens D, van den Bosch WA, van der Loos TL, Krenning EP, van Hagen PM. The effect of etanercept on Graves' ophthalmopathy: a pilot study. Eye. 2005;19(12):1286-9.
50. Maldiney T, Deschasse C, Bielefeld P. Tocilizumab for the management of corticosteroid-resistant mild to severe Graves' ophthalmopathy, a report of three cases. Ocul Immunol Inflamm. 2020; 28(2):281-4.
51. Shen WC, Lee CH, Loh EW, Hsieh AT, Chen L, Tam KW, et al. Efficacy and safety of rituximab for the treatment of graves' orbitopathy: a meta-analysis of randomized controlled trials. Pharmacotherapy. 2018;38(5):503-10.
52. Douglas RS, Kahaly GJ, Patel A, Sile S, Thompson EHZ, Perdok R, et al. Teprotumumab for the treatment of active thyroid eye disease. N Engl J Med. 2020;382(4):341-352.

Câncer Diferenciado da Tireoide em Crianças e Adolescentes

Débora Lucia Seguro Danilovic

Suemi Marui

INTRODUÇÃO

O diagnóstico de nódulo e câncer de tireoide em adultos é amplamente divulgado por meio de diversas diretrizes[1-4]. Entretanto, o diagnóstico e o tratamento do câncer diferenciado da tireoide (CDT) em crianças devem ser diferentes do adulto, não apenas porque a mortalidade é baixa nas duas populações, mas pelo risco aumentado de complicações no longo prazo, como hipoparatireoidismo pós-cirúrgico e de aparecimento de malignidade secundária a um tratamento mais agressivo. Além disso, devido à falta de estudos clínicos randomizados e prospectivos, ainda existem inúmeras dúvidas sobre a melhor conduta nessa doença rara em crianças. Em 2015, a Sociedade Americana de Tireoide publicou as diretrizes para diagnóstico e conduta do CDT em crianças e adolescentes, com base em dados de literatura e *expertise* do comitê, mas ressaltando as diferenças que devem ser vistas quando comparadas às diretrizes dirigidas a adultos[5].

EPIDEMIOLOGIA

Câncer de tireoide é um tumor raro, mas considerado o mais comum em crianças e adolescentes, e com sua incidência aumentando nos últimos anos. No Brasil, a incidência em crianças aumentou de 0,2 em 2000 para 2,8 em 2013[6]. O aumento da incidência não pode ser explicado somente por maior diagnóstico ultrassonográfico ou achado incidental, como nos adultos. Provavelmente outros fatores de risco, ambientais e genético, estão influenciando o desenvolvimento de câncer de tireoide, mas que ainda não estão claramente definidos.

O câncer de tireoide acomete mais o sexo feminino e adolescentes (após o início da puberdade). A apresentação clínica é geralmente de nódulo tireoidiano e assintomático. Mas, frequentemente, pode apresentar-se inicialmente com metástase linfonodal cervical ou mesmo a distância.

O carcinoma da tireoide pode ser classificado em carcinoma diferenciado da tireoide (CDT), carcinoma anaplásico e carcinoma medular da tireoide (CMT), originado das células C. A incidência predominante em crianças e adolescentes é do CDT, particularmente o carcinoma papilífero da tireoide (CPT), e muito raramente o carcinoma folicular. O carcinoma anaplásico e o medular da tireoide são ainda mais raros.

PREDISPOSIÇÃO GENÉTICA

Algumas doenças genéticas estão associadas ao câncer de tireoide (Quadro IX-42). O exame físico e a avaliação ultrassonográfica devem ser feitos rotineiramente nesses pacientes.

O carcinoma papilífero da tireoide (CPT) na criança apresenta diferenças genéticas em comparação com os adultos, o que impacta na interpretação e utilização dos testes moleculares para o diagnóstico de malignidade. Observa-se maior prevalência de rearranjos genéticos e menor frequência de mutações pontuais nos oncogenes tão conhecidos na carcinogênese tireoidiana nos adultos[7]. Mutação no gene *BRAF* é raramente identificada em CPT em crianças[8], ao contrário dos adultos, em que se identifica em até 60% dos casos[9]. Os rearranjos *RETIPTC* são mais frequentes em crianças com CPT do que em adultos.

FATORES PREDISPONENTES

Radiação

Crianças expostas à irradiação externa como linfomas de Hodgkin e outros tumores de cabeça e pescoço apresentam

Quadro IX-42. Síndromes genéticas associadas a tumores tireoidianos.

Síndromes	Gene	Tipo de tumor tireoidiano	Manifestações extratireoidianas	MIM	Herança
Gardner	*APC*	Carcinoma papilífero	Pólipos adenomatosos do trato gastrointestinal	175100	AD
Complexo de Carney	*PRKAR1A*	Adenoma ou carcinoma folicular Carcinoma papilífero	Tumor adrenocortical nodular pigmentar Mixoma Adenoma de mamas	160980	AD
Cowden ou Bannayan-Riley-Ruvalcaba	*PTEN*	Bócio multinodular Adenoma folicular Carcinoma papilífero ou folicular	Macrocefalia Hamartoma em pele e outros tecidos Autismo ou atraso no desenvolvimento Malformações arteriovenosas ou hemangiomas Pólipos gastrointestinais	58350	AD
DICER1	*DICER*	Bócio multinodular Carcinoma papilífero ou folicular	Blastoma pleuropulmonar Nefroma cístico Tumor ovariano Hamartoma condromesenquimal	606241	AD
Werner	*WRN*	Carcinoma papilífero ou folicular	Progéria Osteossarcoma	277700	AR
NEM tipo 2	*RET*	Carcinoma medular	Feocromocitoma Hiperparatireoidismo primário Amiloidose cutânea Doença de Hirschsprung	171400 (2A) 162300 (2B)	AD

MIM = número de acesso a *Online Mendelian Inheritance in Man*; AD = autossômica dominante; AR = autossômica recessiva; NEM = neoplasia endócrina múltipla.

maior incidência de nódulos e câncer de tireoide na vida adulta e aparentemente mais agressivo (Associação Americana de Tireoide). Populações após os acidentes nucleares de Chernobyl e Fukushima e bomba atômica, Hiroshima e Nagasaki são amplamente conhecidas por apresentarem maior incidência de câncer de tireoide.

Doença autoimune da tireoide e deficiência de iodo

Existe evidência de risco aumentado de nódulos (13 a 30%) e de câncer de tireoide (< 3%) em crianças com tireoidite de Hashimoto e doença de Graves[10].

Populações com deficiência de iodo também apresentam maior incidência de nódulos tireoidianos em crianças em consequência da estimulação crônica pelo TSH. Pacientes com hipotireoidismo congênito e tireoide tópica raramente apresentam câncer de tireoide.

APRESENTAÇÃO CLÍNICA

Câncer de tireoide em crianças frequentemente se apresenta como nódulo único e assintomático e a avaliação sempre deve ser feita por meio de ultrassonografia para determinar suas características estruturais.

AVALIAÇÃO DE NÓDULO TIREOIDIANO

Diante de um nódulo palpável, a função tireoidiana deve ser avaliada principalmente por meio de TSH e o fluxograma sugerido está na figura IX-28.

As causas mais frequentes de nódulos tireoidianos, além do câncer de tireoide, são cistos e tireoidite de Hashimoto (Quadro IX-43).

Em paciente com nódulo tireoidiano associado a TSH suprimido, indicativo de hipertireoidismo, devem ser realizados o mapeamento e a captação da tireoide. Captação aumentada pelo nódulo tireoidiano determina o diagnóstico de nódulo autônomo, indicativo de adenoma folicular. A indicação de punção não é necessária, pois a probabilidade de malignidade é baixa. Como existem achados de malignidade em crianças com nódulo autônomo, o tratamento recomendado é lobectomia, em vez de radioiodoterapia.

As características ultrassonográficas devem ser sempre consideradas de acordo com o risco de malignidade e consequentemente a indicação de punção para continuidade da avaliação (Quadro IX-44). Nódulo hipoecoico, com margens irregulares, presença de microcalcificações, mais alto do que largo é sugestivo de malignidade e deve ser sempre puncionado. Na presença de nódulo suspeito, a avaliação de linfonodos cervicais é mandatória em busca de metástase ganglionar.

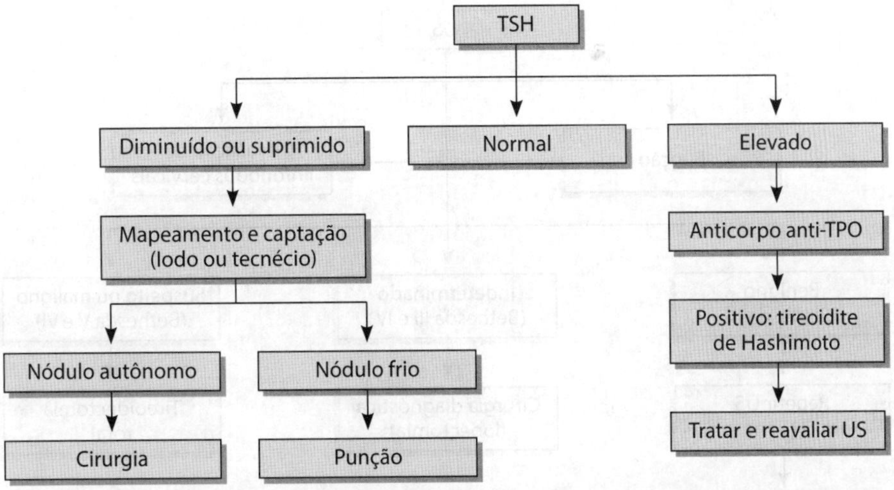

Figura IX-28. Avaliação inicial em criança com nódulo tireoidiano e sugestões de seguimento e conduta. Anti-TPO = anticorpo antitireoperoxidase; US = ultrassonografia.

Quadro IX-43. Causas de nódulo tireoidiano.

Etiologia benigna
Bócio multinodular
Tireoidite de Hashimoto
Cistos (coloide, simples ou hemorrágico)
Adenoma folicular
Etiologia maligna
Carcinoma diferenciado da tireoide
Carcinoma papilífero
Carcinoma folicular
Carcinoma medular
Carcinoma anaplásico
Linfoma primário da tireoide
Metástase de carcinoma não tireoidiano (mama, rim)

Quadro IX-44. Aspectos ultrassonográficos associados a risco de câncer de tireoide.

Alto risco	Baixo risco
Hipoecogenicidade	Hiperecogenicidade
Microcalcificações	Vascularização periférica
Vascularização central	Cístico puro
Margens irregulares	Espongiforme
Mais alto que largo	

Em crianças, o CPT pode apresentar-se como uma doença infiltrativa e difusa levando ao aumento de um lobo ou mesmo da glândula inteira. Portanto, toda criança com tireoide aumentada à palpação deve ser avaliada por ultrassonografia, tanto para avaliar a tireoide quanto para avaliar os linfonodos cervicais.

A punção aspirativa por agulha fina deve ser sempre guiada por ultrassom e os achados citopatológicos devem ser relatados pelo sistema Bethesda como nos adultos, em 6 categorias (Quadro IX-45), que representam as probabilidades crescentes de malignidade[11]. Entretanto, a probabilidade de malignidade em crianças é pouco conhecida, especialmente nas categorias indeterminadas (III e IV), sendo, portanto, recomendada cirurgia diagnóstica (lobectomia) mais frequentemente do que uma nova punção ou aplicação de teste molecular, como nos adultos[5].

Quadro IX-45. Classificação citológica de acordo sistema Bethesda[11].

	Significado
I	Material insuficiente
II	Benigno
III	Atipia de significado indeterminado
IV	Neoplasia folicular
V	Suspeito para malignidade
VI	Maligno

Nódulo tireoidiano com citologia benigna (Bethesda II) deve ser monitorizado com ultrassonografia a cada 6 a 12 meses[12]. Se houver crescimento ou as características ultrassonográficas forem sugestivas de malignidade, nova punção é recomendada ou mesmo lobectomia diagnóstica, especialmente se o nódulo for > 4cm, devido à maior probabilidade de falso-negativo para câncer de tireoide[13-15].

O tamanho do nódulo tireoidiano não deve ser considerado para indicar a punção, mas sim as características ultrassonográficas sugestivas de malignidade[16] (Quadro IX-44). A avaliação, de acordo com o resultado citopatológico, é sugerida na figura IX-29.

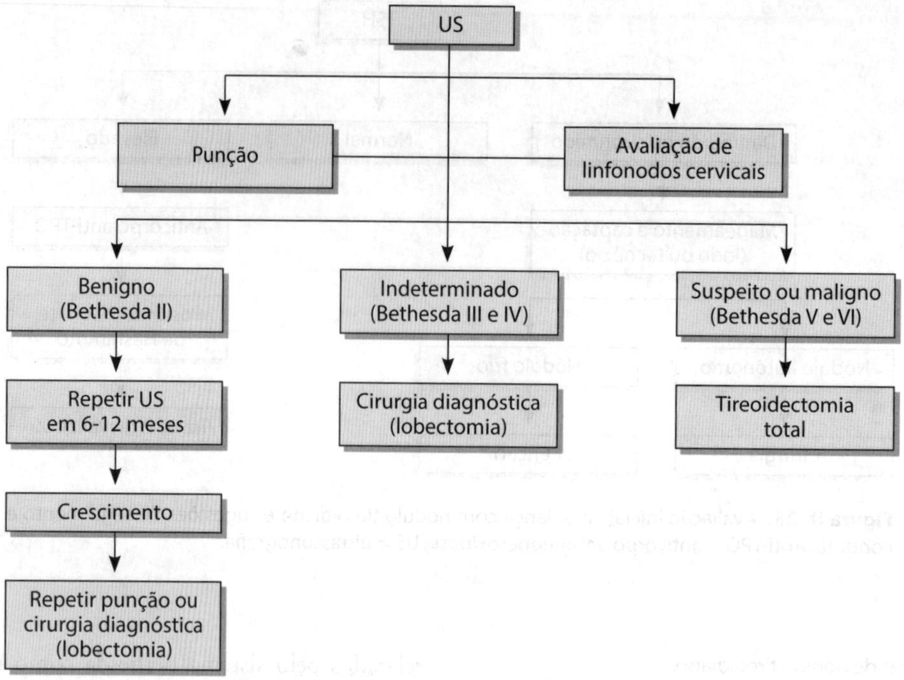

Figura IX-29. Avaliação de nódulo tireoidiano de acordo com citologia (sistema Bethesda) e sugestão de seguimento e conduta. US = ultrassonografia.

TRATAMENTO DO CÂNCER DE TIREOIDE

Toda criança cujo nódulo tireoidiano apresenta citologia suspeita de câncer de tireoide (Bethesda V e VI) deve ser submetida à tireoidectomia total realizada por cirurgião experiente. A avaliação pré-operatória da região cervical por ultrassonografia é recomendada devido à presença frequente de metástases linfonodais, facilitando o planejamento cirúrgico. Tomografia cervical pode ser considerada em pacientes com grandes metástases linfonodais ou paralisia de corda vocal. A tireoidectomia deve ser total, devido à maior incidência de câncer multifocal, e bilateral na maioria das crianças com CDT. O esvaziamento cervical deve ser realizado na presença de metástase linfonodal detectada por ultrassonografia ou tomografia prévias. O esvaziamento profilático cervical para CDT não é recomendado devido ao maior risco de hipoparatireoidismo definitivo e lesão de nervos.

ESTADIAMENTO DO CÂNCER DE TIREOIDE

As diretrizes para adultos dividem os pacientes de acordo com a idade em estadiamento I, aqueles com menos de 55 anos de idade para o risco de mortalidade, independentemente do sistema TNM (AJCC TNM 8ª edição) (Quadro IX-46) e em estadiamento II na presença de metástase a distância[17]. Mas a diretriz específica para as crianças sugere o estadiamento de acordo com o risco de persistência de doença em três níveis: baixo, intermediário e alto risco (Quadro IX-47), além da classificação TNM[5].

A classificação AJCC/TNM deve ser usada para descrever a extensão da doença nos pacientes pediátricos com CPT (ver Quadro IX-46) e o risco de recorrência ou persistência da doença deve ser baseado na apresentação clínica, tamanho do tumor e evidência de invasão regional e metástase, de acordo com o quadro IX-47. Assim, o seguimento e melhor terapêutica podem ser instituídos em crianças e adolescentes.

A conduta após a cirurgia deve ser baseada nos achados anatomopatológicos e condições intraoperatórias identificadas e dosagem de tireoglobulina sérica (Tg) visando à dose correta de levotiroxina, de acordo com a necessidade de supressão de TSH, indicação de radioiodoterapia (ablativa ou terapêutica) e a necessidade de complementação com exames e cirurgia.

TIREOGLOBULINA SÉRICA

A tireoglobulina sérica (Tg) é uma glicoproteína produzida e secretada pelas células foliculares da tireoide normal e pelo CDT. Portanto, as concentrações séricas de Tg são marcadores sensíveis de doença residual ou recorrente, auxiliando na conduta e seguimento dos pacientes. Atualmente, as dosagens de Tg são realizadas por métodos imunométricos altamente sensíveis e específicos, porém ainda estão sujeitas a interferências na presença de anticorpos antitireoglobulina (anti-Tg). Por isso, as dosagens devem ser interpretadas na ausên-

Quadro IX-46. Classificação AJCC TNM para adultos[17].

T		Tumor primário (pT)
T1		Tumor ≤ 2cm limitado à tireoide
	T1a	Tumor ≤ 1cm
	T1b	Tumor > 1cm e ≤ 2cm
T2		Tumor > 2cm e ≤ 4cm limitado à tireoide
T3		
	T3a	Tumor > 4cm limitado à tireoide
	T3b	Extensão extratireoidiana invadindo músculos adjacentes com tumor de qualquer tamanho
T4		
	T4a	Extensão extratireoidiana invadindo tecido subcutâneo, laringe, traqueia, esôfago ou nervo laríngeo recorrente com tumor de qualquer tamanho
	T4b	Extensão extratireoidiana invadindo fáscia pré-vertebral ou encarceramento de artéria carótida ou vasos mediastinais com tumor de qualquer tamanho
N		Linfonodos regionais (pN)
	NX	Linfonodos regionais não foram acessados
	N0	Sem evidência de metástases para linfonodos regionais
	N1	Metástase para linfonodos regionais
	N1a	Metástase para nível VI ou VII
	N1b	Metástase para linfonodos para outros níveis ou retrofaríngeos
M		Metástase a distância
	M0	Ausência de metástase a distância
	M1	Metástase a distância
Estadiamento		
Idade ao diagnóstico < 55 anos		
Estágio I		Qualquer T, qualquer N, M0
Estágio II		Qualquer T, qualquer N, M1

AJCC = *American Joint Committee on Cancer*; TNM = tumor, linfonodo, metástase.

Quadro IX-47. Estadiamento sugerido para crianças e adolescentes para risco de recorrência do câncer de tireoide[5].

Risco	Características
Baixo	Doença restrita à tireoide e N0 ou Nx N1a achado incidental
Intermediário	Doença extensa N1a Doença mínima N1b
Alto	Doença extensa em linfonodos regionais N1b Doença invasiva localmente (T_4) Presença de metástase a distância

cia de anti-Tg e idealmente realizadas no mesmo laboratório usando o mesmo ensaio sob valores de TSH equivalentes[18].

Em adultos, a concentração de Tg apresenta excelente correlação com Tg estimulada, por TSH recombinante (rhTSH) ou hipotireoidismo (TSH > 30mUI/l). Em crianças, os dados sugerem que as concentrações de Tg sérica são mais altas comparadas a adultos, sendo ainda amplamente indicada a pesquisa de corpo inteiro (PCI) com iodo-131 (^{131}I) para determinar a condição real do câncer de tireoide.

O uso de rhTSH deve ser restrito a pacientes que não podem permanecer em hipotireoidismo, como insuficiência cardíaca, ou não elevam os valores de TSH, como hipopituitarismo associado. A retirada de levotiroxina por cerca de 14 dias rapidamente eleva as concentrações de TSH para acima de 30mUI/l para a realização correta da PCI ou tratamento com radioiodo.

RISCO BAIXO DE ACORDO COM ATA – *American Thyroid Association* (2015)[5]

Pacientes nesse estadiamento devem ser mantidos com TSH entre 0,5 e 1mUI/l e a dosagem de Tg deve ser determinada, juntamente com a dosagem de anti-Tg. Espera-se, após tireoidectomia total, concentrações de Tg < 1 a 2ng/ml com o uso de levotiroxina.

Utilizando ensaios mais sensíveis de Tg e avaliação ultrassonográfica cervical, grande parte dos pacientes pediátricos classificados como risco baixo (ATA2015) podem ser assim monitorizados, a cada 3-6 meses, sem a necessidade de PCI. As tendências das concentrações de Tg e anti-Tg devem ser sempre avaliadas, pois se observa frequentemente queda nas concentrações com o passar do tempo, mesmo sem tratamento adicional. Nesse estadiamento, a radioiodoterapia com ^{131}I não é indicada *a priori*.

RISCO INTERMEDIÁRIO DE ACORDO COM A ATA (2015)[5]

Pacientes devem ser mantidos com TSH entre 0,1 e 0,5mUI/l com indicação de realização de PCI diagnóstica e ultrassonografia cervical três meses após a cirurgia. Pacientes com captação mínima ou ausente no leito tireoidiano associada a Tg estimulada baixa (< 2ng/ml) não necessitam de radioiodoterapia adjuvante. Somente observação com dosagens seriadas de Tg, anti-Tg e ultrassonografia cervical a cada 6-12 meses são suficientes.

Tratamento adjuvante com ^{131}I deve ser considerado para os pacientes com concentrações de Tg estimulada acima de 2ng/ml, mesmo sem captação no leito tireoidiano. O mapeamento e a captação 4 a 7 dias após o tratamento com ^{131}I são mandatórios. A tomografia feita simultaneamente com a PCI auxilia na localização de doença persistente.

Pacientes que apresentam captação no leito cervical ou metástase a distância devem realizar, além da ultrassonografia cervical, tomografia ou ressonância para avaliar a possibilidade de ressecção cirúrgica, antes de receberem o tratamento com ^{131}I. Dessa maneira, há otimização do tratamento de doença persistente.

RISCO ALTO DE ACORDO COM A ATA (2015)[5]

Todos os pacientes com alto risco de persistência de doença devem ser mantidos com TSH suprimido (< 0,1mUI/l) e a PCI deve ser sempre realizada com monitorização de Tg e anticorpos anti-Tg a cada 3-6 meses, além da ultrassonografia cervical.

TRATAMENTO COM IODO RADIATIVO (^{131}I)

O tratamento com ^{131}I está indicado para doença persistente em região cervical e linfonodos regionais, captantes na PCI e que não podem ser ressecados cirurgicamente[19]. A avaliação da resposta ao tratamento com ^{131}I deve ser feita por meio da monitorização de Tg e exames de imagem anualmente. Terapêutica adicional deve ser individualizada, baseada nos potenciais riscos e benefícios[20].

A primeira dose administrada de ^{131}I pode ser estimada por dosimetria ou empiricamente, pois não existem dados suficientes devido a grandes diferenças na superfície corporal e no clareamento de iodo das crianças.

Riscos de tratamento com ^{131}I

Em curto prazo, podem ocorrer sialadenite, xerostomia, cáries dentárias, estomatite, diminuição da lubrificação ocular e até obstrução de ducto nasolacrimal. A estimulação das glândulas salivares com alimentos ácidos e hidratação constante ajuda na prevenção e recuperação.

Elevação de FSH, sem comprometimento da produção de testosterona, e diminuição da espermatogênese podem ocorrer transitoriamente até 18 meses após o tratamento. A exposição testicular ao ^{131}I merece atenção, especialmente na fase pós-puberal, quando a dose acumulativa for alta (cerca de 400mCi), pois pode ocorrer diminuição da espermatogênese[21]. Irregularidade menstrual é relatada, mas sem causar aumento da infertilidade. Recomenda-se evitar concepção por pelo menos 12 meses após a iodoterapia.

Queda de leucócitos e plaquetas é observada agudamente, com recuperação gradual até o terceiro mês após o tratamento. Casos de aparecimento de leucemia foram relatados após altas doses de ^{131}I em intervalos curtos[22]. Portanto, é importante aguardar a recuperação total da medula óssea entre as sessões de radioiodoterapia.

O maior risco para um segundo tumor após radioiodoterapia é amplamente questionado, tanto em adultos quanto em crianças[23]. O risco de aparecimento de tumores sólidos, especialmente mama e estômago, onde o iodo se acumularia, parece estar diretamente relacionado a maiores atividades recebidas nesses órgãos.

Tratamento empírico com ^{131}I para pacientes sem evidência de tecido ávido por iodo não é recomendado, assim como novo tratamento com ^{131}I, quando não houve demonstração de resposta (captação ausente em PCI pós-dose, elevação de Tg e aumento das lesões).

SEGUIMENTO DO PACIENTE COM CARCINOMA DIFERENCIADO DA TIREOIDE

Tireoglobulina sérica

Valores indetectáveis de Tg estimulada, sempre na ausência de anticorpos anti-Tg, indicam remissão da doença, com alta probabilidade de a criança permanecer livre do câncer. Desse modo, a dose de levotiroxina pode ser remanejada, buscando concentrações mais elevadas de TSH.

Tg estimulada < 10ng/ml após tireoidectomia total e iodoterapia pode indicar doença persistente. Recomenda-se a ultrassonografia cervical e seguimento seriado de Tg, avaliando sua tendência, pois frequentemente ocorre queda nas concentrações, sem novos tratamentos.

Crianças com Tg em evidente ascensão ou >10ng/ml devem realizar exames radiológicos (ultrassonografia cervical, tomografia ou ressonância de pescoço, mediastino e tórax) para localizar a doença estrutural e decidir-se por cirurgia adicional e/ou nova dose de iodoterapia ou mesmo somente observação.

Na presença de anticorpos anti-Tg, os valores de Tg não podem ser considerados devido à interferência no ensaio. A tendência de queda ou subida dos anticorpos auxilia na decisão terapêutica, mas torna a interpretação de remissão mais difícil.

TSH

A manutenção de supressão de TSH deve ser feita de acordo com o risco de recorrência da doença e com sua evolução[5]. Na ausência de evidência de doença, a supressão pode ser relaxada. Os efeitos de longo prazo da supressão de TSH, como avanço de idade óssea, osteopenia e osteoporose, fibrilação atrial, hipertrofia miocárdica e alterações cognitivas, são pouco conhecidos nas crianças e não podem ser comparados à doença de Graves, quando as concentrações de hormônio tireoidiano são bem maiores.

Ultrassonografia cervical

A realização de ultrassonografia em conjunto com a dosagem de Tg sérica é altamente eficaz e sensível em identificar e localizar metástases em linfonodos cervicais[24]. A ultrassonografia pode direcionar a punção de lesões ou linfonodos suspeitos no leito tireoidiano. A citologia pode definir tecido ganglionar reacional ou presença de malignidade (metástase de carcinoma papilífero). Quando a citologia é indeterminada ou material insuficiente, a dosagem de Tg do lavado auxilia nessa definição. Portanto, a ultrassonografia cervical deve ser realizada rotineiramente no seguimento da criança com CDT.

Pesquisa de corpo inteiro com ^{131}I (PCI)

A PCI pode ser útil na suspeita de doença residual para a decisão de tratamento com ^{131}I quando existem tecidos ávidos por iodo. Após tratamento com ^{131}I, a PCI pode ser realizada para confirmar a remissão após 1 a 2 anos, idealmente acoplada com tomografia e de acordo com os valores de Tg sérica.

Quando o paciente apresentar PCI negativa, associado a valores baixos de Tg, indicando remissão da doença, não há necessidade de repetição, podendo ser seguido somente com Tg e ultrassonografia cervical.

PET/CT ^{18}F-FDG

A avaliação com tomografia por emissão de pósitrons (PET/CT) usando o traçador ^{18}F-fluordeoxiglicose (^{18}F-FDG) em adultos tende a auxiliar o manuseio, pois em pacientes com doença residual sem captação por ^{131}I, mas presente na avaliação com PET/CT ^{18}F-FDG, indicam ineficácia da iodoterapia por desdiferenciação do tumor. Entretanto, em crianças, a indicação rotineira de PET/CT ^{18}F-FDG para seguimento e avaliação de doença persistente ainda não é recomendada.

TRATAMENTO SISTÊMICO PARA CARCINOMA DIFERENCIADO DE TIREOIDE AVANÇADO

A maioria das crianças com doença progressiva e refratária a ^{131}I é assintomática e pode ser monitorizada e mantida somente com supressão do TSH. O tratamento sistêmico, tanto usando quimioterápicos tradicionais como inibidores de quinases, deve ser feito em centro especializado e pode ser considerado.

CARCINOMA MEDULAR DA TIREOIDE (CMT)

O CMT origina-se das células C ou parafoliculares da tireoide, derivadas da crista neural, e são capazes de secretar calcitonina. O CMT está associado à neoplasia endócrina múltipla tipo 2 (ver Quadro IX-42) e à mutação no proto-oncogene *RET*[25]. As manifestações extratireoidianas devem ser observadas e o rastreamento do nódulo deve ser mandatório, pois a presença de hiperplasia das células C pode ser considerada lesão pré-maligna. Em crianças portadoras de mutação, há indicação de tireoidectomia total tão precoce quanto 3 anos de idade, de acordo com o tipo de mutação identificado[26]. A monitorização deve ser feita por meio de dosagem de calcitonina e antígeno carcinogênico embrionário (CEA).

SEGUIMENTO PSICOSSOCIAL

Crianças com CDT podem necessitar de acompanhamento psicológico, principalmente visando melhorar a adesão ao tratamento em longo prazo com levotiroxina. Além disso, crianças com CDT devem ser seguidas durante toda a vida, pois existem relatos de recorrência da doença após 40 anos.

REFERÊNCIAS

1. Camargo R, Corigliano S, Friguglietti C, Gauna A, Harach R, Munizaga F, et al. Latin American thyroid society recommendations for the management of thyroid nodules. Arq Bras Endocrinol Metabol. 2009;53(9):1167-75.
2. Haugen BR, Alexander EK, Bible KC, Doherty GM, Mandel SJ, Nikiforov YE, et al. 2015 American Thyroid Association Management Guidelines for Adult Patients with Thyroid Nodules and Differentiated Thyroid Cancer: The American Thyroid Association Guidelines Task Force on Thyroid Nodules and Differentiated Thyroid Cancer. Thyroid. 2016;26(1):1-133.

3. Luster M, Aktolun C, Amendoeira I, Barczy ski M, Bible KC, Duntas LH, et al. European Perspective on 2015 American Thyroid Association Management Guidelines for Adult Patients with Thyroid Nodules and Differentiated Thyroid Cancer: Proceedings of an Interactive International Symposium. Thyroid. 2019;29(1):7-26.
4. Yi KH. The Revised 2016 Korean Thyroid Association Guidelines for Thyroid Nodules and Cancers: Differences from the 2015 American Thyroid Association Guidelines. Endocrinol Metab (Seoul). 2016;31(3):373-8.
5. Francis GL, Waguespack SG, Bauer AJ, Angelos P, Benvenga S, Cerutti JM, et al. Management guidelines for children with thyroid nodules and differentiated thyroid cancer. Thyroid. 2015;25(7): 716-59.
6. de Souza Reis R, Gatta G, de Camargo B. Thyroid carcinoma in children, adolescents, and young adults in Brazil: A report from 11 population-based cancer registries. PLoS One. 2020;15(5): e0232416.
7. Nikiforov YE, Nikiforova MN. Molecular genetics and diagnosis of thyroid cancer. Nat Rev Endocrinol. 2011;7(10):569-80.
8. Penko K, Livezey J, Fenton C, Patel A, Nicholson D, Flora M, et al. BRAF mutations are uncommon in papillary thyroid cancer of young patients. Thyroid. 2005;15(4):320-5.
9. Danilovic DL, Lima EU, Domingues RB, Brandão LG, Hoff AO, Marui S. Pre-operative role of BRAF in the guidance of the surgical approach and prognosis of differentiated thyroid carcinoma. Eur J Endocrinol. 2014;170(4):619-25.
10. Keskin M, Savas-Erdeve S, Aycan Z. Co-existence of thyroid nodule and thyroid cancer in children and adolescents with Hashimoto thyroiditis: A Single-Center Study. Horm Res Paediatr. 2016; 85(3):181-7.
11. Cibas ES, Ali SZ. The 2017 Bethesda System for Reporting Thyroid Cytopathology. Thyroid. 2017;27(11):1341-6.
12. Cherella CE, Feldman HA, Hollowell M, Richman DM, Cibas ES, Smith JR, et al. Natural history and outcomes of cytologically benign thyroid nodules in children. J Clin Endocrinol Metab. 2018; 103(9):3557-65.
13. Gupta A, Ly S, Castroneves LA, Frates MC, Benson CB, Feldman HA, et al. A standardized assessment of thyroid nodules in children confirms higher cancer prevalence than in adults. J Clin Endocrinol Metab. 2013;98(8):3238-45.
14. Pinchot SN, Al-Wagih H, Schaefer S, Sippel R, Chen H. Accuracy of fine-needle aspiration biopsy for predicting neoplasm or carcinoma in thyroid nodules 4 cm or larger. Arch Surg. 2009; 144(7):649-55.
15. Wharry LI, McCoy KL, Stang MT, Armstrong MJ, LeBeau SO, Tublin ME, et al. Thyroid nodules (≥ 4 cm): can ultrasound and cytology reliably exclude cancer? World J Surg. 2014;38(3):614-21.
16. Mussa A, De Andrea M, Motta M, Mormile A, Palestini N, Corrias A. Predictors of malignancy in children with thyroid nodules. J Pediatr. 2015;167(4):886-92.e1.
17. Amin MB, Greene FL, Edge SB, Compton CC, Gershenwald JE, Brookland RK, et al. The Eighth Edition AJCC Cancer Staging Manual: Continuing to build a bridge from a population-based to a more "personalized" approach to cancer staging. CA Cancer J Clin. 2017;67(2):93-9.
18. Giovanella L, Clark PM, Chiovato L, Duntas L, Elisei R, Feldt-Rasmussen U, et al. Thyroglobulin measurement using highly sensitive assays in patients with differentiated thyroid cancer: a clinical position paper. Eur J Endocrinol. 2014;171(2):R33-46.
19. Rivkees SA, Mazzaferri EL, Verburg FA, Reiners C, Luster M, Breuer CK, et al. The treatment of differentiated thyroid cancer in children: emphasis on surgical approach and radioactive iodine therapy. Endocr Rev. 2011;32(6):798-826.
20. Parisi MT, Eslamy H, Mankoff D. Management of differentiated thyroid cancer in children: Focus on the American Thyroid Association Pediatric Guidelines. Semin Nucl Med. 2016;46(2):147-64.
21. Pacini F, Gasperi M, Fugazzola L, Ceccarelli C, Lippi F, Centoni R, et al. Testicular function in patients with differentiated thyroid carcinoma treated with radioiodine. J Nucl Med. 1994;35(9): 1418-22.
22. Van Nostrand D, Neutze J, Atkins F. Side effects of "rational dose" iodine-131 therapy for metastatic well-differentiated thyroid carcinoma. J Nucl Med. 1986;27(10):1519-27.
23. Marti JL, Jain KS, Morris LG. Increased risk of second primary malignancy in pediatric and young adult patients treated with radioactive iodine for differentiated thyroid cancer. Thyroid. 2015; 25(6):681-7.
24. Lim-Dunham JE, Erdem Toslak I, Alsabban K, Aziz A, Martin B, Okur G, et al. Ultrasound risk stratification for malignancy using the 2015 American Thyroid Association Management Guidelines for Children with Thyroid Nodules and Differentiated Thyroid Cancer. Pediatr Radiol. 2017;47(4):429-36.
25. Wells SA, Asa SL, Dralle H, Elisei R, Evans DB, Gagel RF, et al. Revised American Thyroid Association guidelines for the management of medullary thyroid carcinoma. Thyroid. 2015;25(6):567-610.
26. Maia AL, Siqueira DR, Kulcsar MA, Tincani AJ, Mazeto GM, Maciel LM. Diagnosis, treatment, and follow-up of medullary thyroid carcinoma: recommendations by the Thyroid Department of the Brazilian Society of Endocrinology and Metabolism. Arq Bras Endocrinol Metabol. 2014;58(7):667-700.

PARTE X

Suprarrenal

COORDENADORES

Vaê Dichtchekenian
Hamilton Cabral de Menezes Filho

Fisiologia das Suprarrenais

Hamilton Cabral de Menezes Filho
Vaê Dichtchekenian

As glândulas suprarrenais consistem de uma camada cortical externa e da medula interna, ambas responsáveis pela secreção de hormônios essenciais para a vida[1]. Conforme abordado em outros capítulos, o comprometimento da função adrenal pode resultar em alterações eletrolíticas e do metabolismo dos carboidratos e levar ao colapso circulatório, coma hipoglicêmico e óbito[1]. Enquanto o córtex adrenal sintetiza diversos hormônios esteroides, a medula faz parte do sistema nervoso autônomo simpático e produz as catecolaminas epinefrina e norepinefrina[1]. O córtex e a medula diferem embriológica e fisiologicamente[1]. A medula é responsável por 10% da massa da suprarrenal do adulto e tem origem neuroectodérmica, enquanto o córtex tem origem mesodérmica[1]. Neste capítulo será abordada a fisiologia do córtex suprarrenal, além de aspectos da anatomia e histologia. Iniciaremos com breve relato histórico.

HISTÓRICO

Galeno no século II d.C. foi o primeiro cientista a notar uma estrutura acima dos rins com circulação independente e que aparentemente não tinha relação funcional com os rins. Em 1563, Bartholomeo Eustachius descreveu as suprarrenais com mais detalhes anatômicos denominando-as *glandulae renis incumbentes*[2]. Em 1849, Thomas Addison descreveu o quadro clínico de um paciente com evolução fatal, que posteriormente se descobriu que se tratava de anemia perniciosa e insuficiência suprarrenal[3]. Entre 1850 e 1856, Charlie E. Brown-Séquard observou que animais de experimentação adrenalectomizados morriam, sem exceção, após 36 horas[4]. William Osler et al. notaram em 1930 que o uso de extratos da suprarrenal resultava em maior sobrevida nos pacientes com a doença de Addison[5,6]. Em 1932, Loeb identificou o efeito mineralocorticoide das suprarrenais. Em 1949, portanto, um século após a descrição de Thomas Addison, foi sintetizado o acetato de cortisona.

As primeiras descrições relativas à atividade androgênica das suprarrenais foram feitas pelo anatomista De Crecchio em 1865, quando observou em um cadáver, com acentuada hiperplasia das suprarrenais, a presença de pênis, hipospadia, gônadas não palpáveis e presença de vagina, útero, trompas e ovários[7]. Em 1891, Felix Marchand correlacionou casos de pseudo-hermafroditismo com hiperplasia das suprarrenais. Fibiger, em 1905, e Debré-Semelaigne, em 1925, observaram que algumas crianças com vômitos e desidratação grave e letal apresentavam hiperplasia das suprarrenais.

O eixo hipófise-suprarrenal foi descrito por Smith em 1930, enquanto Ingle e Kendall, em 1937, descreveram o mecanismo de *feedback* negativo exercido pelo cortisol na liberação do hormônio adrenocorticotrófico (ACTH)[8]. Em 1981, Vale et al. sintetizaram o hormônio hipotalâmico liberador do ACTH (CRH)[9].

ANATOMIA

As glândulas suprarrenais têm forma piramidal e situam-se imediatamente acima dos rins, ou na sua superfície posteromedial[10]. Nos adultos, elas pesam em média 4 gramas e têm 2cm de largura, 5cm de comprimento e 1cm de espessura[10]. As suprarrenais possuem uma cápsula fibrosa e estão envoltas por tecido gorduroso, que serve como suporte.

As suprarrenais são irrigadas pela aorta, artérias renal e frênica, que originam as artérias suprarrenais superior, medial e inferior, enquanto a drenagem é realizada pela veia suprarrenal que à esquerda desemboca na veia renal esquerda e à direita na veia cava inferior[10].

EMBRIOLOGIA E HISTOLOGIA

As células do córtex suprarrenal têm origem no mesoderma intermediário e inicialmente fazem parte do primórdio adrenogonadal dentro da crista urogenital (que dará origem, além das células do córtex suprarrenal, também às células das gônadas e rins)[10]. As células do córtex suprarrenal são detectadas a partir da quarta semana e são separadas do primórdio gonadal a partir da oitava semana[1]. A diferenciação precoce do primórdio adrenogonadal, a partir da crista urogenital, requer a ação de fatores de transcrição como GLI3, SALL1, FOXD2, WT1, PBX1, WNT4 e o regulador da atividade telomerase, ACD[10]. A separação do primórdio adrenal do primórdio gonadal a partir da oitava semana de gestação parece depender da ação dos fatores de transcrição SF1 (fator esteroidogênico 1/NR5A1), DAX1, WNT4 e CITED2[10]. Na nona semana, as células da crista neural migram para o primórdio adrenal para formar a medula, e o órgão assim formado torna-se capsulado[1]. Nesse momento, as adrenais fetais são grandes quando comparadas a outros órgãos, e continuam a crescer até o terceiro trimestre[1]. Ao nascimento, as suprarrenais pesam 8-9 gramas, ou seja, o dobro do peso das suprarrenais dos adultos[1].

O córtex adrenal fetal é formado por uma pequena zona externa, denominada definitiva, cuja esteroidogênese permanece quiescente até o final da gestação, e por uma maior zona interna denominada fetal e que é esteroidogênica ativa durante a gestação[1]. No feto existe também uma zona transitória situada entre as citadas anteriormente, responsável pela síntese de cortisol a partir das semanas 24-28 e até o final do desenvolvimento fetal[1]. O córtex adrenal fetal é um grande produtor de andrógenos. As enzimas esteroidogênicas são encontradas a partir da sétima semana de gestação, e a síntese de cortisol ocorre a partir da oitava semana, estando sob controle do ACTH hipofisário[1]. A síntese do cortisol é possível graças à expressão transitória da enzima 3β-hidroxiesteroide desidrogenase tipo 2 (3β-HSD tipo 2) entre as semanas 7 e 12, e sua importância é evitar a virilização da genitália feminina[1]. Esse período é considerado crítico para a diferenciação adequada da genitália externa do feto, em ambos os sexos (lembrando que no feto do sexo masculino a virilização da genitália externa dependerá da testosterona secretada pelos testículos)[1]. Após a 12ª semana há redução acentuada da atividade da 3β-HSD tipo 2 e aumento da atividade da CYP17A1, especialmente da sua atividade 17,20-liase, de forma a haver aumento significativo na produção da di-hidroepiandrosterona (DHEA) e seu sulfato (DHEA-S)[1]. O DHEA-S pode ser hidroxilado na posição 16α no fígado, sendo posteriormente convertido em estriol, ou ser convertido diretamente a estrona e estradiol na placenta[1]. Dessa forma, a unidade fetoplacentária produz 90% do estriol e cerca da metade da estrona e estradiol presentes na circulação materna[1]. No entanto, o papel desses esteroides na evolução da gestação permanece desconhecido[1].

Após o nascimento, ocorre involução progressiva da zona fetal, que desaparece por volta dos 12 meses[10]. Por outro lado, a zona definitiva, possivelmente junto com a zona transitória, irá se desenvolver nas zonas glomerulosa e fasciculada[1]. A zona reticular pode ser observada a partir dos 2 anos e pode não estar completamente diferenciada antes dos 15 anos de idade[1,10]. A origem e a regulação da formação e diferenciação das zonas das suprarrenais ainda são pouco conhecidas[1]. As zonas do córtex suprarrenal são concêntricas e com funções definidas[11]. A zona glomerulosa é a mais externa (localizando-se na região subcapsular), constituindo cerca de 15% do córtex e sendo responsável pela produção de mineralocorticoides, cujo representante principal é a aldosterona[11]. Logo abaixo, encontra-se a fasciculada, que é a maior zona, correspondendo a cerca de 75% do córtex, e que produz preferencialmente os glicocorticoides, especificamente o cortisol[11]. A zona reticular é a mais interna, estando justaposta à medular, tendo como principal função a síntese de andrógenos, especialmente a DHEA[11]. A figura X-1 mostra o aspecto histológico das zonas glomerulosa, fasciculada e reticular.

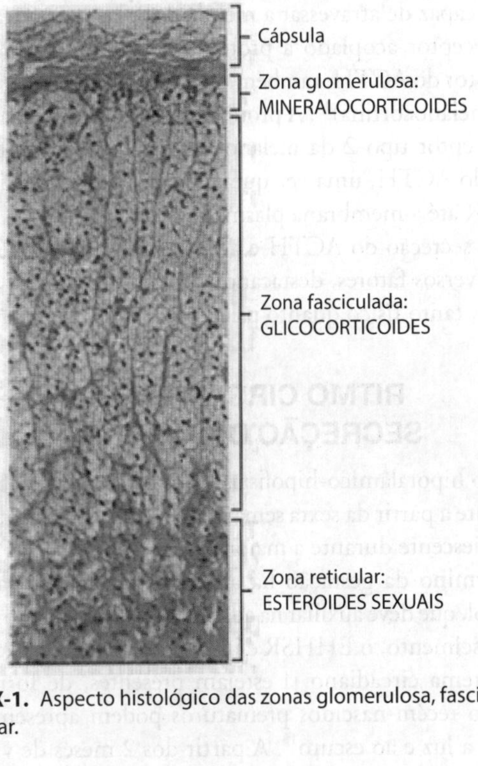

Figura X-1. Aspecto histológico das zonas glomerulosa, fasciculada e reticular.

EIXO HIPOTALÂMICO-HIPOFISÁRIO-SUPRARRENAL

O ACTH é o principal estimulador da biossíntese e secreção de cortisol[10]. O ACTH é um hormônio peptídico contendo 39 aminoácidos sintetizados na adeno-hipófise a partir da pró-ópiomelanocortina (POMC), precursor com 241 aminoácidos[10]. Na adeno-hipófise, a POMC é inicialmente clivada pela pró-hormônio convertase 1/3 nos peptídeos pró-ACTH e hormônio β-lipotrófico (β-LPH)[12]. O pró-ACTH será clivado pela mesma convertase em ACTH, pró-hormônio estimulador dos melanócitos γ (pró-γ-MSH) e o peptídeo de ligação[12]. O pró-γ-MSH será clivado em γ-MSH pela pró-hormônio convertase 2 (PC2)[12]. No hipotálamo e na *pars intermedia* da adeno-hipófise, o ACTH (molécula com 39 aminoácidos) será clivado pela PC2 em ACTH(1-17) (molécula de ACTH com 17 aminoácidos) e no peptídeo intermediário semelhante à corticotrofina (CLIP)[12]. Novos processamentos do ACTH(1-17) darão origem ao α-MSH[12].

A secreção da POMC é estimulada principalmente pelo hormônio liberador do ACTH (CRH) e pela arginina-vasopressina (AVP), ambos secretados pelo núcleo paraventricular do hipotálamo[10]. A AVP é secretada pela neuro-hipófise e age em receptores V3 nos corticotrofos da adeno-hipófise, onde estimula a secreção do ACTH sem afetar a transcrição do gene da POMC[13]. O controle da secreção do cortisol depende também do *feedback* negativo que ele exerce no hipotálamo e na adeno-hipófise onde inibe, respectivamente, a secreção do CRH e a do ACTH.

O ACTH, assim como outros hormônios peptídicos, não é capaz de atravessar a membrana plasmática e atua em um receptor acoplado à proteína G, denominado MC2R (receptor do ACTH, também conhecido como receptor tipo 2 da melanocortina)[14]. A proteína MRAP (proteína acessória do receptor tipo 2 da melanocortina) é importante para a ação do ACTH, uma vez que é responsável pelo tráfego do MC2R até a membrana plasmática[14].

A secreção do ACTH e a do cortisol são influenciadas por diversos fatores, destacando-se os associados ao estresse agudo, tanto físico quanto psicológico.

RITMO CIRCADIANO DE SECREÇÃO DO CORTISOL

O eixo hipotalâmico-hipofisário-suprarrenal (EHHSR) está presente a partir da sexta semana de vida fetal, mas mantém-se quiescente durante a maior parte da gestação[15]. Próximo do término da gestação há aumento da concentração de cortisol, que deve auxiliar na adaptação ao trabalho de parto[15]. Ao nascimento, o EHHSR é imaturo, embora os elementos do sistema circadiano já estejam presentes, de forma que mesmo recém-nascidos prematuros podem apresentar respostas à luz e ao escuro[15]. A partir dos 2 meses de vida já é possível reconhecer um ritmo no EHHSR, capaz de gerar pico de cortisol no início da manhã e nadir às 24 horas, enquanto o ritmo circadiano estará completamente definido por volta dos 9 meses de vida[15].

O ritmo circadiano caracteriza-se por pulsos de secreção do ACTH controlados pelo CRH, de forma que nas 24 horas do dia ocorrem cerca de 40 pulsos de ACTH, com intervalo entre eles de cerca de 39 minutos[13]. As amplitudes dos pulsos podem variar até 3,8 vezes e são maiores pela manhã ao acordar[13]. O pico de secreção do cortisol ocorre em geral 10 minutos após o pico do ACTH[13]. Nas 24 horas do dia existem cerca de 19 pulsos de secreção de cortisol, com intervalo entre eles de 77 minutos[13]. As amplitudes dos pulsos de cortisol variam em 6,6 vezes e as menores amplitudes ocorrem por volta das 20 horas e as maiores por volta das 8 horas[13]. A maior exposição do organismo ao cortisol ocorre durante a segunda metade da madrugada e no início da manhã, com pico por volta das 8:30 horas (quando a concentração plasmática de cortisol atinge 15,5µg/dl), enquanto a menor é observada por volta das 24 horas (quando a concentração plasmática de cortisol é inferior a 2µg/dl)[13]. O cortisol plasmático começa a aumentar entre 2 e 3 horas da madrugada[13].

AÇÕES DO CORTISOL

O cortisol é um hormônio esteroide e, sendo lipofílico, é capaz de atravessar a membrana plasmática para se ligar ao receptor localizado no citoplasma. Na circulação, 80% do cortisol está ligado à globulina ligante de cortisol (CBG), 10% está ligado à albumina e 10% representa a fração livre e biologicamente ativa[16]. O cortisol liga-se ao seu receptor no citoplasma para formar um complexo que será deslocado até o núcleo, onde o cortisol se ligará a sequências específicas do DNA (denominadas "elementos de resposta do glicocorticoide") na região promotora dos genes-alvo da sua ação[10]. Acredita-se que o cortisol possa agir também em receptores de membrana, que seriam responsáveis por ações não genômicas, com efeitos mais rápidos do que os decorrentes da sua ligação ao gene[10]. No entanto, esses receptores ainda não foram identificados[10].

O cortisol está envolvido no metabolismo energético, exercendo efeitos na síntese e degradação de carboidratos, proteínas e lípides[16]. O cortisol estimula a neoglicogênese por meio de: ativação de enzimas como a fosfoenolpiruvato carboquinase e glicose-6-fosfatase, aumento da proteólise muscular e inibição da captação de aminoácidos e da síntese proteica, aumentando, assim, a oferta de substratos para a neoglicogênese[16]. O cortisol também aumenta a resistência à insulina por meio do estímulo da secreção e ação de contrarreguladores da insulina como glucagon e catecolaminas e, dessa forma, reduz a captação e utilização de glicose no músculo e tecido adiposo. Também aumenta o depósito hepático de glicogênio pela ativação da glicogênio sintase e inibição da glicogênio fosforilase[16]. No tecido adiposo, suas ações incluem, por um lado, o estímulo da lipólise, que resulta em aumento dos ácidos graxos livres (que contribuem para o aumento da resistência à insulina) e de glicerol (que será usado como substrato para a neoglicogênese) e, por outro lado, o estímulo da lipogênese por meio da ativação da lipase lipoproteica[16]. O cortisol estimula a diferenciação dos adipócitos e promove o depósito visceral (ou "central") de gordura que está relacionado ao aumento dos receptores de glicocorticoide e da enzima 11β-hidroxiesteroide desidrogenase do tipo 1 (11β-HSD tipo 1, responsável pela ativação de cortisona em cortisol) no tecido adiposo visceral, mas não no tecido adiposo do subcutâneo. As ações do cortisol detalhadas acima resultam em aumento da glicemia. Devemos lembrar que o cortisol, juntamente com as catecolaminas, glucagon e GH, tem grande importância na prevenção e remissão da hipoglicemia[16].

O cortisol também participa do balanço hidroeletrolítico e do controle da pressão arterial[16]. Em relação à pressão arterial, destacam-se as seguintes ações: estímulo da síntese de angiotensinogênio (e consequentemente de angiotensina II, potente vasopressor); aumento dos efeitos vasopressores das catecolaminas e da angiotensina II; estímulo da metiltransferase, responsável pela conversão de norepinefrina em epinefrina (o aumento da epinefrina resulta em elevação da frequência cardíaca e do volume sistólico); redução da dilatação endotelial mediada pelo óxido nítrico; e redução da permeabilidade capilar[16,17]. Nos rins, as ações incluem: aumento do ritmo de filtração glomerular, da reabsorção de sódio e excreção de potássio no túbulo distal e da resistência ao hormônio antidiurético, promovendo aumento do *clearance* de água livre[16]. O cortisol é capaz de ligar-se ao receptor mineralocorticoide com a mesma afinidade que a aldosterona[16]. A ação do cortisol no receptor mineralocorticoide é controlada pela enzima 11β-HSD tipo 2, responsável pela inativação do cortisol a cortisona, cuja afinidade pelo receptor é muito menor[16].

O cortisol também tem importantes efeitos anti-inflamatórios e imunossupressores, em que destacamos: linfocitopenia (linfócitos T e B) por promover redistribuição dos linfócitos do compartimento intravascular para o baço, linfonodos e medula óssea; inibição da síntese de imunoglobulinas; indução da apoptose de linfócitos; redução da produção de citocinas inflamatórias (como interleucinas-1, 2 e 6, TNF-α e interferon-γ) através da inibição do fator nuclear *kappa* B; inibição da diferenciação dos monócitos em macrófagos e da ação dos macrófagos; supressão da inflamação local por meio da redução da síntese de histamina e prostaglandinas[16]. O cortisol pode levar também tanto à neutrofilia sem desvio à esquerda (por meio do deslocamento do *pool* marginal de neutrófilos para o intravascular), quanto à eosinopenia.

Finalizando, devemos lembrar que o cortisol é fundamental para a adaptação do organismo às situações de estresse, principalmente por meio de: redirecionamento da glicose para órgãos vitais (cérebro, coração, sangue); preservação do tônus vascular e da responsividade às catecolaminas e à angiotensina; e modulação da resposta imune[18].

SISTEMA RENINA-ANGIOTENSINA-ALDOSTERONA

O principal regulador da síntese de aldosterona é o sistema renina-angiotensina. A redução da pressão de perfusão glomerular, o aumento do tônus simpático e a diminuição da carga filtrada de sódio no túbulo proximal estimulam a secreção de renina pelo aparelho justaglomerular renal[19]. A renina promove clivagem do angiotensinogênio produzido pelo fígado em angiotensina I, a qual sofre a ação da enzima conversora no leito capilar pulmonar, sendo então transformada em angiotensina II[19]. A angiotensina II possui diversas ações, sendo potente vasoconstritor, além de estimular a secreção de aldosterona pelo córtex suprarrenal e do hormônio antidiurético pela neuro-hipófise[19]. A principal ação da aldosterona acontece no túbulo distal, no qual promove a reabsorção de sódio e água e a excreção de potássio[19]. A aldosterona exerce *feedback* negativo sobre a secreção de renina. O potássio tem efeito direto sobre a secreção de aldosterona, de forma que a hipercalemia estimula sua secreção, enquanto a hipocalemia leva à redução da resposta das células da zona glomerulosa à angiotensina II[19]. Por outro lado, o ACTH não tem papel relevante na secreção do mineralocorticoide[10].

Cinquenta a 70% da aldosterona circula ligada à albumina ou fracamente ligada à CBG, enquanto 30 a 50% representa a fração livre[19]. A expressão do receptor mineralocorticoide é tecido-dependente, sendo maior no néfron distal, cólon e hipocampo[19]. De modo semelhante ao descrito para o cortisol, as ações clássicas da aldosterona envolvem sua ligação ao receptor localizado no citoplasma e então seu transporte ao núcleo, onde atuará em elementos específicos do DNA[19]. Como o cortisol, a aldosterona também pode agir em receptores de membrana (embora ainda não identificados), responsáveis por ações não genômicas e mais rápidas[19].

O cortisol e a aldosterona ligam-se igualmente ao receptor mineralocorticoide[19].

No entanto, a ação do cortisol nesse receptor é controlada pela enzima 11β-HSD tipo 2, responsável pela inativação do cortisol a cortisona, cuja afinidade pelo receptor é muito menor[16].

ESTEROIDOGÊNESE

As esteroidogêneses suprarrenal e gonadal são feitas a partir do colesterol. O colesterol, presente no citoplasma, é transportado da porção externa da membrana mitocondrial para sua porção interna por meio da proteína reguladora aguda da esteroidogênese (conhecida como proteína StAR)[20]. A proteína StAR é sintetizada no citoplasma, inicialmente na forma de um precursor de 37kD, cujo gene está localizado em 8p11.2[20]. Esse precursor percorre a membrana mitocondrial em direção à sua porção interna e nesse trajeto sofre a ação de proteases mitocondriais, que originam a proteína StAR, de 30kD[20]. A proteína StAR leva ao estabelecimento de sítios de contato na membrana mitocondrial, que permitem a transferência do colesterol até a porção interna dessa membrana[20]. Atualmente, considera-se que essa seja a etapa limitante da esteroidogênese[20]. As mutações recessivas do gene da proteína StAR são responsáveis pela HCSR lipoide[21]. As diversas etapas da esteroidogênese são catalisadas por diferentes enzimas ou complexos enzimáticos, a saber: CYP11A1 (colesterol-desmolase ou 20,22-desmolase, responsável pela clivagem da cadeia lateral do colesterol), 3β-hidroxiesteroide desidrogenase (3β-HSD, responsável pela 3β-desidrogenação), CYP17A1 (complexo enzimático com ação de 17α-hidroxilase e de 17,20-liase), CYP21A2 (21-hidroxilase), CYP11B1 (11β-hidroxilase) e CYP11B2 (complexo enzimático com atividades de 18-hidroxilase e 18-oxidase)[22]. Todas essas enzimas, com exceção da 3β-HSD, pertencem à família das proteínas citocromo P450, que assumem aspecto colorido, com pico de absorbância de 450nm, quando reduzidas por meio da sua ligação ao monóxido de carbono[23]. As enzimas CYP11A1, CYP11B1 e CYP11B2 estão localizadas na mitocôndria, enquanto as enzimas 3β-HSD, CYP17A1 e CYP21A2 se situam no retículo endoplasmático[23]. As enzimas responsáveis pela esteroidogênese suprarrenal e as etapas das quais participam estão demonstradas na figura X-2, enquanto o quadro X-1 relaciona a localização dos genes responsáveis pela síntese da proteína StAR e das diversas enzimas que participam da esteroidogênese suprarrenal.

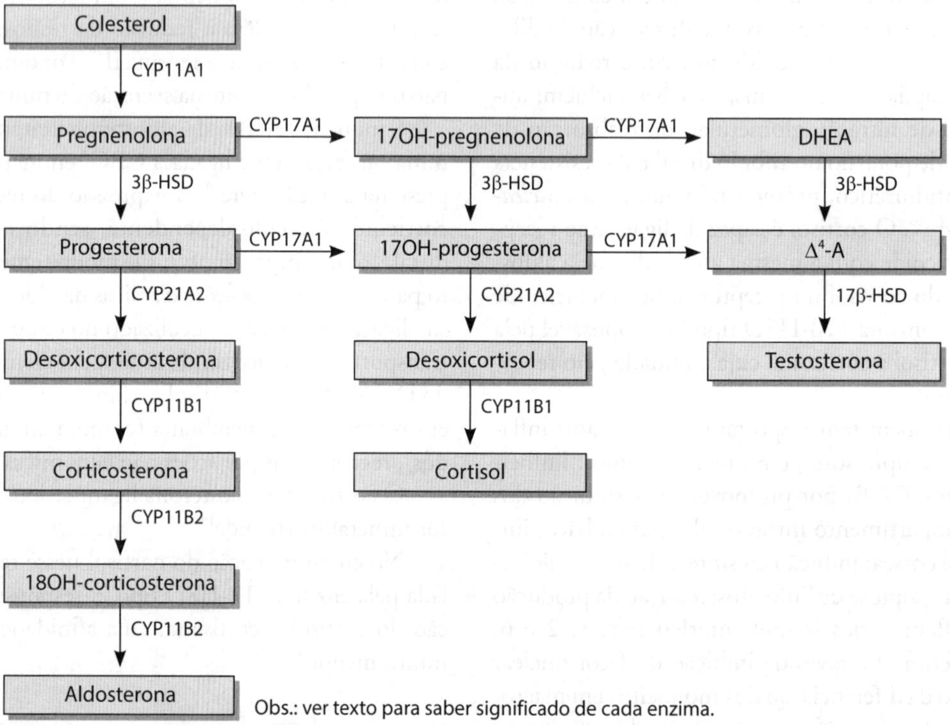

Figura X-2. Enzimas responsáveis pela esteroidogênese suprarrenal.

Quadro X-1. Localização dos genes responsáveis pelas proteínas que participam da esteroidogênese suprarrenal.

Proteína	Localização do gene
StAR	8p11.2
CYP11A1 (20,22-desmolase)	15q23-q24
3β-HSD	1p13.1
CYP17A1	10q24-q25
(17α-hidroxilase; 17,20-liase)	10q24-q25
CYP21A2 (21-hidroxilase)	6p21.3
CYP11B1 (11β-hidroxilase)	8q22

REFERÊNCIAS

1. Kempná P, Flück CE. Adrenal gland development and defects. Best Pract Res Clin Endocrinol Metab. 2008;22:77-93.
2. Eustachius B. Tabulae Anatomicae. Lancisius B, ed Amsterdam. 1774.
3. Addison T. On anaemia: disease of the supra-renal capsules. Lond Med Gaz. 1849;43:517-518.
4. Brown-Séquard CE. Recherches expérimentales sur la physiologie et la pathologie des capsules surrénales. Arch Gen Med. 1856;8: 385-401.
5. Medvei VC. A history of clinical endocrinology. Pearl River, NY: Parthenon; 1993.
6. Rowntree LG, Greene CH, Swingle WW. The treatment of patients with Addison's disease with the "cortical hormone" of Swingle and Pfiffner. Sience. 1930;72:482-3.
7. De Crecchio, L. Sopra un caso di apparenze virili in una donna. Morgagni. 1865;7:151.
8. Ingle DJ, Kendall EC. Atrophy of adrenal cortex of the rat produced by the administration of large amount of cortin. Science. 1937;86: 245.
9. Vale W, Spiess J, River C. Characterization of a 41-residue of ovine hypothalamic peptide that stimulates secretion of coricotropin and β-endorphin. Science. 1981;213:1394-7.
10. Newell-Price JDC, Auchus RJ. The adrenal cortex. In: Williams Textbook of Endocrinology, 14th ed. Philadelphia: Elsevier; 2019. p. 480-91.

11. Mitani F. Functional zonation of the rat adrenal cortex: the development and maintenance. Proc Jpn Acad Ser B Phys Biol Sci. 2014; 90(5):163-83.
12. Harno E, Ramamoorthy TG, Coll AP, White A. POMC: The physiological power of hormone processing. Physiol Rev. 2018;98: 2381-430.
13. Liyanarachchi K, Ross R, Debono M. Human studies on hypothalamo-pituitaryadrenal (HPA) axis. Best Pract Res Clin Endocrinol Metab. 2017;31:459-73.
14. Narumi S. Rare monogenic causes of primary adrenal insufficiency. Curr Opin Endocrinol Diabetes Obes. 2018;25:172-7.
15. Porter J, Blair J, Ross RJ. Is physiological glucocorticoid replacement important in children? Arch Dis Child. 2017;102:199-205.
16. El-Farhan N, Rees DA, Evans C. Measuring cortisol in serum, urine and saliva – are our assays good enough? Ann Clin Biochem. 2017;54:308-22.
17. Shulman DI, Palmert MR, Kemp SF, Lawson Wilkins Drug and Therapeutics Committee. Adrenal insufficiency: still a cause of morbidity and death in childhood. Pediatrics. 2007;119:e484-94.
18. Langer M, Modi BP, Agus M. Adrenal insufficiency in the critically ill neonate and child. Curr Opin Pediatr. 2006;18:448-53.
19. Young WF Jr. Endocrine hypertension. In Williams RH, ed. Williams textbook of endocrinology. 14th ed. Philadelphia: Elsevier; 2019. p. 559-61.
20. Stocco DM, Clark BJ. The role of the steroidogenic acute regulatory protein in steroidogenesis. Steroids. 1997;62:29-36.
21. Kim CJ. Congenital lipoid adrenal hyperplasia. Ann Pediatr Endocrinol Metab. 2014;19(4):179-83.
22. Maouche DE, Arlt W, Merke DP. Congenital adrenal hyperplasia. Lancet. 2017;390:2194-210.
23. Orth DN, Kovacs WJ. The adrenal cortex. In Williams RH, ed. Williams textbook of endocrinology. 9th ed. Philadelphia: Saunders; 1998, p. 517.

Hiperplasia Congênita das Suprarrenais

HAMILTON CABRAL DE MENEZES FILHO

A hiperplasia congênita das suprarrenais (HCSR) engloba um grupo de doenças de herança autossômica recessiva que se caracteriza por comprometimento da esteroidogênese das suprarrenais. O termo hiperplasia refere-se ao aspecto histológico do córtex suprarrenal, resultante da ação do hormônio adrenocorticotrófico (ACTH), cujas concentrações na HCSR se encontram cronicamente elevadas.

HISTÓRICO

O primeiro relato a respeito de um paciente acometido pela HCSR foi feito pelo anatomista napolitano De Crecchio, em 1865. O autor descreveu o caso de uma paciente do sexo feminino que sofreu intenso processo de virilização, caracterizado por hipertrofia de clitóris, alteração do timbre da voz e presença de pelos faciais e que apresentou diversos episódios de vômitos e diarreia copiosa, vindo a falecer após um deles, por volta dos 45 anos de idade[1]. O exame *post mortem* identificou órgãos genitais internos femininos e normais e grande aumento das suprarrenais, cujas dimensões eram superiores às dos rins[1].

Embora a perda de sal na HCSR tenha sido descrita por Butler et al. (1939) e por Wilkins et al. (1940), provavelmente Fibiger (1905) e Debré e Semelaigne (1925) tenham relatado previamente essa condição clínica[2-4]. Debré e Semelaigne descreveram o caso de um lactente avaliado aos 10 meses de idade por falta de ganho ponderal adequado desde o nascimento, que morreu subitamente após ter apresentado episódio febril[4]. O exame anatomopatológico identificou suprarrenais muito volumosas à custa, principalmente, da zona fasciculada[4].

A reposição de glicocorticoide no tratamento da HCSR foi descrita inicialmente por Wilkins et al. (1950) e logo após por Bartter et al. (1951)[5,6]. Wilkins et al. descreveram o tratamento com cortisona por via intramuscular (100mg/dia, durante 15 dias) de uma menina de 15 anos de idade portadora de HCSR, cuja suprarrenal esquerda e uma porção da glândula contralateral haviam sido removidas sem que se conseguisse controle da virilização[5]. Diante dos resultados obtidos, que mostraram redução acentuada na excreção de 17-cetoesteroides em urina de 24 horas a partir do segundo dia de tratamento, os autores comentaram: "acredita-se que a cortisona possa provar ser de valor terapêutico"[5]. Bartter et al. encontraram resultados semelhantes ao estudar três meninas de 10 a 13 anos portadoras de HCSR, tratadas com cortisona por 12 dias e posteriormente durante 5 a 6 meses[6].

FISIOLOGIA

Histologicamente, o córtex suprarrenal está dividido em três zonas principais, concêntricas: a glomerulosa, mais externa e responsável pela síntese de mineralocorticoide; a fasciculada, que sintetiza principalmente glicocorticoides; e a reticular, mais interna, que sintetiza predominantemente os esteroides sexuais[7].

A esteroidogênese suprarrenal e gonadal é feita a partir do colesterol. O colesterol, presente no citoplasma, é transportado da porção externa da membrana mitocondrial para sua porção interna por meio da proteína reguladora aguda da esteroidogênese (conhecida como proteína StAR)[8]. A proteína StAR é sintetizada no citoplasma, inicialmente na forma de um precursor de 37kD, cujo gene está localizado em 8p11.2[8]. Esse precursor percorre a membrana mitocondrial em direção à sua porção interna, e nesse trajeto sofre a ação de proteases mitocondriais, que originam a proteína StAR, de 30kD[8]. A proteína StAR leva ao estabelecimento de sítios de contato na membrana mitocondrial, que permitem a transferência do colesterol até a porção interna dessa membrana[8]. Atualmente, considera-se que essa seja a etapa limitante da esteroidogênese[8]. As mutações recessivas do gene da proteína StAR são responsáveis pela HCSR lipoide[9]. As diversas etapas da esteroidogênese são catalisadas por diferentes enzimas ou complexos enzimáticos, a saber: CYP11A1 (colesterol-desmolase ou 20,22-desmolase, responsável pela clivagem da cadeia lateral do colesterol), 3β-hidroxiesteroide desidrogenase (3β-HSD, responsável pela 3β-desidrogenação), CYP17A1 (complexo enzimático com ação de 17α-hidroxilase e de 17,20-liase), CYP21A2 (21-hidroxilase), CYP11B1 (11β-hidroxilase) e CYP11B2 (complexo enzimático com atividades de 18-hidroxilase e 18-oxidase)[10]. Todas essas enzimas, com exceção da 3β-HSD, pertencem à família das proteínas citocromo P450, que assumem aspecto colorido, com pico de absorbância de 450nm, quando reduzidas por meio da sua ligação ao monóxido de carbono[7]. As enzimas CYP11A1, CYP11B1 e CYP11B2 estão localizadas na mitocôndria, enquanto as enzimas 3β-HSD, CYP17A1 e CYP21A2 se situam no retículo endoplasmático[7]. As enzimas responsáveis pela esteroidogênese suprarrenal e as etapas das quais participam foram mostradas na figura X-2.

No quadro X-1 foi relacionada a localização dos genes responsáveis pela síntese da proteína StAR e das diversas enzimas que participam da esteroidogênese suprarrenal.

A deficiência de qualquer uma dessas enzimas compromete a secreção de cortisol e pode levar à HCSR. A deficiência da CYP21A2 (21-hidroxilase) é de longe a mais comum, sendo responsável por mais de 95% de todos os casos de HCSR[10]. A deficiência da CYP11B1 é responsável por cerca de 5% dos casos de HCSR, enquanto a deficiência da CYP17A1 é ainda menos frequente[11]. As deficiências da 3β-HSD e da proteína StAR são as mais raras.

A HCSR é uma das causas de insuficiência adrenocortical primária. A redução da síntese de cortisol pelo córtex suprarrenal leva à diminuição do *feedback* negativo que ele exerce sobre o hipotálamo e a adeno-hipófise[7]. Com isso, haverá aumento da secreção do hormônio liberador da corticotrofina (CRH) pelas células do núcleo paraventricular do hipotálamo e do ACTH pela adeno-hipófise, conforme ilustrado na figura X-3.

O principal regulador da síntese de aldosterona é o sistema renina-angiotensina. A redução da pressão de perfusão glomerular, o aumento do tônus simpático e a diminuição da carga filtrada de sódio no túbulo proximal estimulam a secreção de renina pelo aparelho justaglomerular renal[7]. A renina promove clivagem do angiotensinogênio produzido pelo fígado em angiotensina I, um decapeptídeo que sofre a ação da enzima conversora no leito capilar pulmonar, sendo então transformada em angiotensina II, um octapeptídeo[7]. A angiotensina II possui diversas ações, sendo potente vasoconstritor, além de estimular a secreção de aldosterona pelo córtex suprarrenal e hormônio antidiurético pela neuro-hipófise[7]. A principal ação da aldosterona faz-se no túbulo distal, no qual promove a reabsorção de sódio e água e a excreção de potássio[7]. A aldosterona exerce *feedback* negativo sobre a secreção de renina.

O potássio tem efeito direto sobre a secreção de aldosterona, de forma que a hipercalemia estimula sua secreção, en-

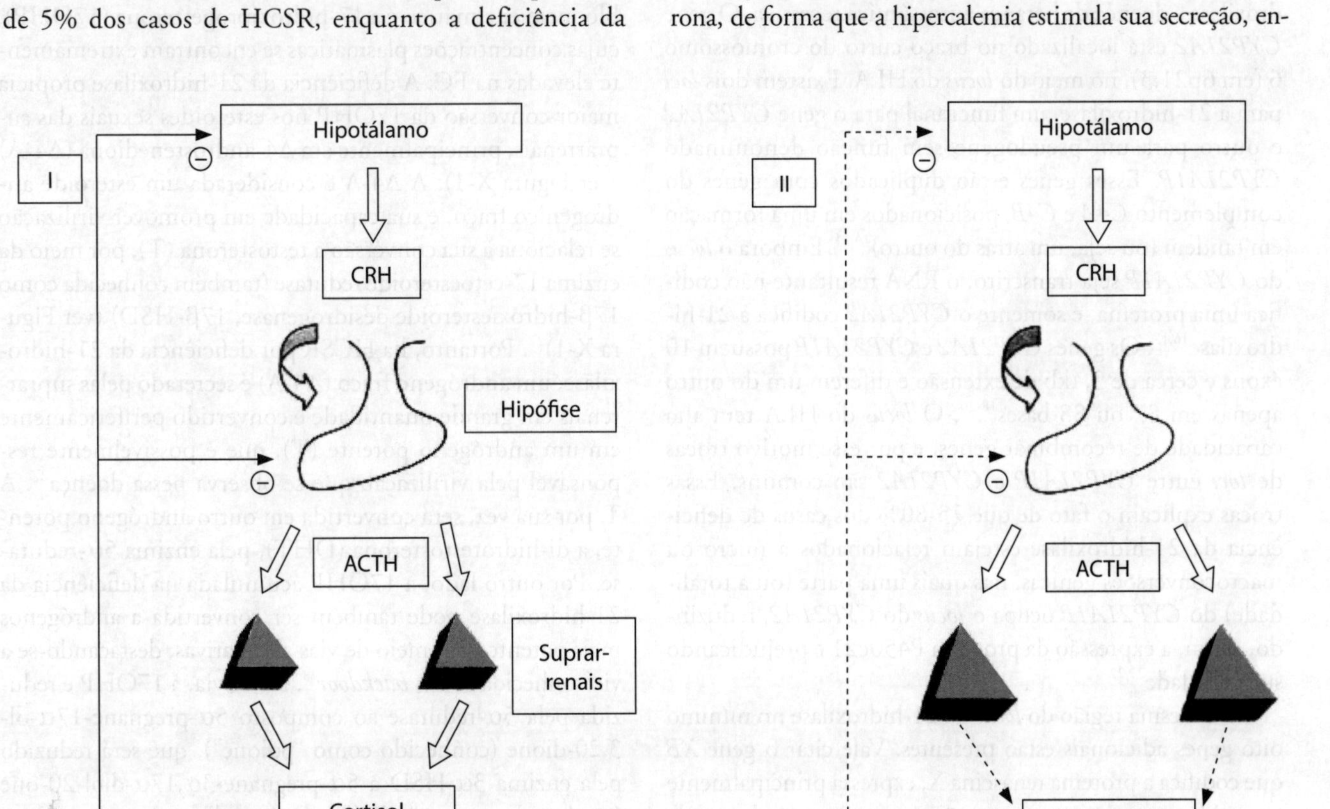

Figura X-3. Eixo hipotalâmico-hipofisário-suprarrenal em indivíduos normais (I) e na hiperplasia congênita das suprarrenais (II).

quanto a hipocalemia leva à redução da resposta das células da zona glomerulosa à angiotensina II[7]. Por outro lado, o ACTH não tem papel importante na secreção do mineralocorticoide[7].

HIPERPLASIA CONGÊNITA DAS SUPRARRENAIS POR DEFICIÊNCIA DA 21-HIDROXILASE (*CYP21A2*)

Incidência

Como vimos anteriormente, a deficiência da 21-hidroxilase é responsável por mais de 95% dos casos de HCSR[10]. A partir de dados de *screening* neonatal em diferentes países, acredita-se que a incidência da forma clássica (FC) de HCSR por deficiência da 21-hidroxilase seja de um caso para cada 14.000 a 18.000 nascimentos[12]. Em algumas regiões, a incidência é bem maior, como no sudoeste do Alaska, habitado pelos esquimós Yupik, onde a incidência é de aproximadamente um caso para cada 500 nascimentos[13]. A forma não clássica (FNC) tem incidência muito maior (em torno de um caso para cada 1.000 indivíduos), sendo considerada por alguns autores a doença autossômica recessiva mais comum da espécie humana[11].

Etiologia e genética

Como todas as formas de HCSR, a deficiência da 21-hidroxilase é doença de herança autossômica recessiva. O gene *CYP21A2* está localizado no braço curto do cromossomo 6 (em 6p21.3), no meio do *locus* do HLA. Existem dois *loci* para a 21-hidroxilase, um funcional para o gene *CYP21A2* e outro para um pseudogene sem função denominado *CYP21A1P*. Esses genes estão duplicados com genes do complemento *C4A* e *C4B*, posicionados em uma formação em tandem (ou seja, um atrás do outro)[14,15]. Embora o *locus* do *CYP21A1P* seja transcrito, o RNA resultante não codifica uma proteína, e somente o *CYP21A2* codifica a 21-hidroxilase[16,17]. Os genes *CYP21A2* e *CYP21A1P* possuem 10 éxons e cerca de 3,4kb de extensão e diferem um do outro apenas em 87 ou 88 bases[18-20]. O *locus* do HLA tem alta capacidade de recombinar genes, e por esse motivo trocas de *loci* entre *CYP21A1P* e *CYP21A2* são comuns. Essas trocas explicam o fato de que 75-80% dos casos de deficiência da 21-hidroxilase estejam relacionados a micro ou macroconversões gênicas, nas quais uma parte (ou a totalidade) do *CYP21A1P* ocupa o *locus* do *CYP21A2*, reduzindo, assim, a expressão da proteína P450c21 e prejudicando sua atividade[21,22].

Na mesma região do *locus* da 21-hidroxilase no mínimo oito genes adicionais estão presentes. Vale citar o gene *XB* que codifica a proteína tenascina X, expressa principalmente no tecido conectivo, cuja mutação caracteriza a síndrome de Ehlers-Danlos que, em alguns casos, pode estar associada com a deficiência da 21-hidroxilase[23].

A FC de deficiência da 21-hidroxilase com perda de sal (forma perdedora de sal) tem como causas: deleções, conversões gênicas, parada abrupta e prematura na codificação ou outras mutações, capazes de comprometer cerca de 98% da atividade enzimática, eliminando quase totalmente a capacidade de sintetizar mineralo ou glicocorticoides. A mutação adenina (ou citosina) → guanina próxima ao término do íntron 2 altera o *splicing* do íntron, estando frequentemente associada à forma perdedora de sal, enquanto a mutação no éxon 4 com substituição de isoleucina por asparagina no códon 172 (I172N) está associada à forma virilizante simples (FVS). Por outro lado, as mutações *missense* no éxon 1 (P30L) e no éxon 7 (V281L) estão associadas à FNC[24,25].

Os pacientes podem apresentar mutações diferentes em cada alelo, sendo então considerados heterozigotos compostos. Nesses casos, a gravidade da HCSR será determinada pela atividade do alelo menos intensamente afetado.

Fisiopatogenia

A deficiência da 21-hidroxilase leva à alteração do padrão secretório normal das suprarrenais, havendo, por um lado, comprometimento da secreção do cortisol (podendo ou não haver também redução da secreção de aldosterona) e acúmulo dos esteroides sintetizados proximalmente em relação ao bloqueio enzimático[26,27]. Na deficiência da 21-hidroxilase, o precursor imediatamente secretado em relação ao bloqueio enzimático é a 17-hidroxiprogesterona (17OHP), cujas concentrações plasmáticas se encontram extremamente elevadas na FC. A deficiência da 21-hidroxilase propicia maior conversão da 17OHP nos esteroides sexuais das suprarrenais, principalmente em Δ4-androstenediona (Δ4-A) (ver Figura X-1). A Δ4-A é considerada um esteroide androgênico fraco, e sua capacidade em promover virilização se relaciona à sua conversão a testosterona (T), por meio da enzima 17-cetoesteroide redutase (também conhecida como 17β-hidroxiesteroide desidrogenase, 17β-HSD) (ver Figura X-1)[27]. Portanto, na HCSR por deficiência da 21-hidroxilase, um andrógeno fraco (Δ4-A) é secretado pelas suprarrenais em grande quantidade e convertido perifericamente em um andrógeno potente (T), que é possivelmente responsável pela virilização que se observa nessa doença[27]. A T, por sua vez, será convertida em outro andrógeno potente, a di-hidrotestosterona (DHT), pela enzima 5α-redutase. Por outro lado, a 17OHP acumulada na deficiência da 21-hidroxilase pode também ser convertida a andrógenos mais potentes por meio de vias alternativas, destacando-se a via conhecida como *backdoor*[28]. Nessa via, a 17OHP é reduzida pela 5α-redutase ao composto 5α-pregnane-17α-ol-3,20-dione (conhecido como "pdione"), que será reduzido pela enzima 3α-HSD a 5α-pregnane-3α,17α-diol-20-one (conhecido como "pdiol"). O "pdiol" será convertido a partir da ação 17,20-liase da CYP17A1 a androsterona, que será convertida a androstenediol pela 17β-HSD. Finalmente, o androstenediol será convertido a DHT a partir da ação da 17β-HSD e/ou 3α-HSD[28]. Essa via parece ser especialmente importante nos primeiros anos de vida[28]. Outra possível origem de andrógenos na deficiência da 21-hidroxilase consiste na biossíntese de andrógenos 11 oxigenados como 11-cetotestosterona e 11-cetodi-hidrotestosterona, originados a partir de transformações da androstenediona[29]. A 11-cetotestosterona e a 11-cetodi-hidrotestosterona são capazes de se ligar aos receptores androgênicos com a mesma potência que a testosterona e a DHT[29]. Além disso, a 11-cetotestosterona exerce *feedback* negativo sobre o hipotálamo e hipófise semelhante à T[29].

A intensidade da deficiência da 21-hidroxilase determina as diferentes formas clínicas da doença. Na forma perdedora de sal, a deficiência enzimática é grave, comprometendo a secreção basal de cortisol, o que pode ocasionar alteração do tônus vascular e levar à hipoperfusão tecidual e à hipotensão arterial. Nessa condição há também comprometimento da secreção de aldosterona, o que leva à tendência à perda de sal por meio da redução da reabsorção de sódio no túbulo distal, exacerbando os sintomas relacionados ao hipocortisolismo[30]. A forma perdedora de sal responde por 75-80% dos casos da FC de HCSR por deficiência da 21-hidroxilase[12]. Nos restantes 20-25% não há evidência clínica de perda de sal, caracterizando-se assim a FVS. Nessa forma, a secreção basal do cortisol pode estar mantida à custa da hipersecreção do ACTH. No entanto, diante de situações de estresse, o organismo não é capaz de incrementar a síntese e a secreção do cortisol, manifestando-se então os sinais e os sintomas decorrentes da deficiência de cortisol. Na FNC, a deficiência enzimática é leve e o quadro clínico é menos grave, de forma que os sinais e sintomas são percebidos tardiamente[10,12]. Embora na FVS não haja evidência clínica de perda de sal, a secreção excessiva da 17-OHP pode levar ao aumento da natriurese, o que estimula o sistema renina-angiotensina-aldosterona (SRAA)[30]. Acredita-se que a ativação do SRAA possa contribuir para a manutenção de concentrações elevadas do ACTH no plasma, por meio dos seguintes mecanismos: estímulo pela angiotensina II da secreção do CRH pelo hipotálamo; estímulo pela angiotensina II da secreção de vasopressina pela neuro-hipófise, a qual pode estimular diretamente a secreção do ACTH pela adeno-hipófise[30,31]. É possível também que a angiotensina II tenha efeito direto sobre a esteroidogênese suprarrenal[31].

Quadro clínico

O quadro clínico irá depender da intensidade da deficiência enzimática e do sexo da criança acometida[10-12]. Na FC, seja perdedora de sal, seja virilizante simples, a hipersecreção adrenocortical dos esteroides sexuais inicia-se entre a sexta e a décima semanas de gestação, coincidindo, portanto, com a época de morfogênese e diferenciação da genitália externa[11]. A virilização da genitália externa faz-se a partir da DHT, formada intracelularmente a partir da T e da enzima 5α-redutase[11,26,27]. Desse modo, no feto de sexo feminino o excesso de andrógenos levará à virilização da genitália externa, com intensidade variando desde hipertrofia de clitóris isolada até a fusão completa dos grandes lábios e hipertrofia clitoridiana importante, simulando genitália masculina, inclusive com uretra e meato uretral característicos do sexo masculino[10-12]. Nesses casos, a suspeita clínica é prontamente levantada pelo fato de não haver gônadas palpáveis bilateralmente[11]. É importante salientarmos que os ductos de Müller se desenvolvem normalmente, de maneira que a genitália interna é normal, com formação do terço superior da vagina, do útero e das trompas. A HCSR por deficiência da 21-hidroxilase é considerada a principal causa de anomalia da diferenciação sexual 46,XX. Por outro lado, no sexo masculino, onde a T é de origem predominantemente testicular, a hipersecreção adrenocortical dos esteroides sexuais normalmente não leva a alterações no aspecto da genitália externa. Pode haver, no entanto, acentuação do aspecto pregueado da bolsa testicular.

Após o nascimento, a secreção excessiva dos esteroides sexuais pelas suprarrenais persiste e leva à virilização progressiva durante os primeiros anos de vida, a menos que a doença tenha sido diagnosticada e o tratamento iniciado[10,11,32]. A virilização manifesta-se por meio de aumento da massa muscular, aparecimento precoce de pelos pubianos, axilares e faciais, presença de acne e alteração do timbre da voz. Nas meninas, ocorre aumento progressivo do clitóris. A presença dos andrógenos suprarrenais em concentrações elevadas resulta em amenorreia, que só será resolvida após a normalização da secreção androgênica adrenocortical. Nos meninos, chama a atenção o aumento do volume peniano, contrastando com o aspecto pré-puberal dos testículos[11,32]. Isso acontece porque na HCSR os caracteres sexuais secundários se desenvolvem precocemente devido à secreção aumentada dos esteroides sexuais pelo córtex adrenal e, portanto, independentemente do eixo hipotálamo-hipófise-gônadas, caracterizando, dessa forma, puberdade precoce incompleta ou pseudopuberdade precoce. A ausência de elevação da secreção das gonadotrofinas faz com que os testículos, cujo aumento de volume se faz principalmente por ação do FSH, mantenham volume pré-puberal. Portanto, sempre que se deparar com um caso de puberdade precoce em que os testículos têm aspecto pré-púbere, deve-se considerar a suprarrenal como provável origem da precocidade sexual, seja por HCSR, seja por adenoma ou adenocarcinoma do córtex adrenal. A figura X-4 demonstra a intensa virilização apresentada por paciente do sexo feminino portadora de FC de HCSR por deficiência da 21-hidroxilase, cuja genitália demonstrava aspecto masculino (com fusão labioescrotal completa e uretra peniana), exceto pela ausência de gônadas palpáveis bilateralmente.

Por outro lado, a persistência de concentrações plasmáticas elevadas dos esteroides sexuais pode resultar em maturação precoce do eixo hipotalâmico-hipofisário e assim desencadear

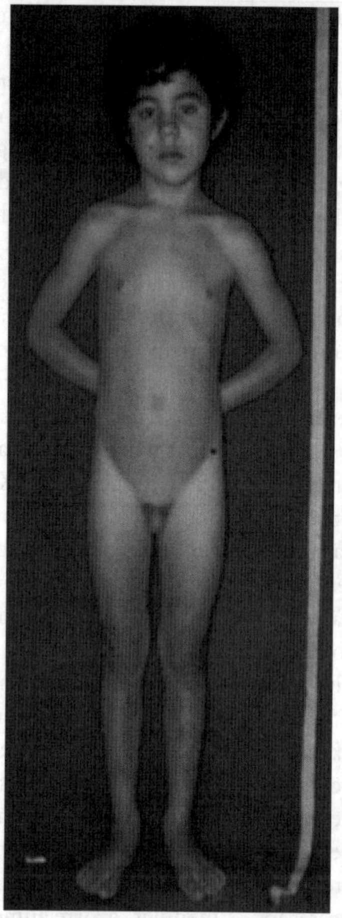

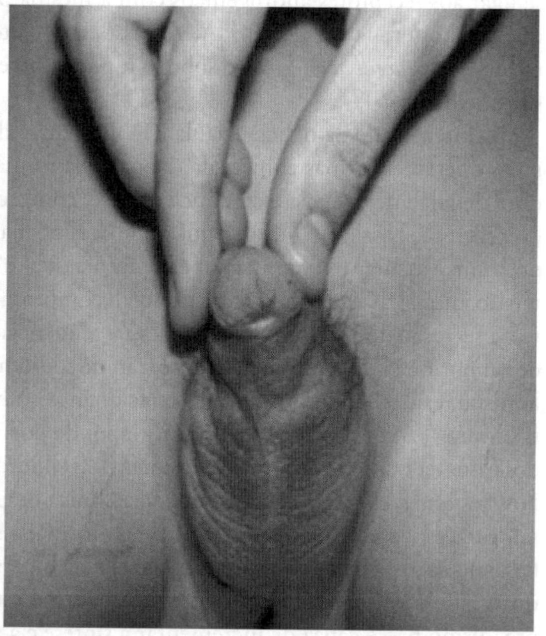

Figura X-4. HCSR por deficiência da 21-hidroxilase (forma clássica não perdedora de sal) em paciente de 6 anos de idade.

secundariamente puberdade precoce central em ambos os sexos[33]. O próprio tratamento também pode facilitar essa evolução, por reduzir rapidamente as concentrações plasmáticas dos andrógenos das suprarrenais e, consequentemente, o *feedback* negativo que eles exerciam sobre o hipotálamo e a hipófise[34].

A secreção aumentada dos esteroides sexuais das suprarrenais também resulta em aceleração do crescimento e da maturação epifisária, levando ao avanço da idade óssea (IO) em relação à idade cronológica[35]. Essas alterações são ainda mais significativas se concomitantemente tiver ocorrido desencadeamento de puberdade precoce central. O avanço da IO reduz o tempo total de crescimento, podendo levar à baixa estatura em grande parte dessas crianças[36]. O próprio tratamento da HCSR, que consiste em reposição permanente de glicocorticoide, é outro fator que pode contribuir para o crescimento inadequado, especialmente quando doses suprafisiológicas são utilizadas para reduzir a hipersecreção de ACTH e dos andrógenos adrenais[37]. Os corticosteroides suprimem o crescimento por reduzirem a geração do IGF-I no fígado e por inibirem as ações teciduais do IGF-I[38,39]. Os glicocorticoides também podem reduzir a secreção do hormônio de crescimento (GH) por aumentarem o tônus somatostatinérgico no hipotálamo. No entanto, estudo de Rappaport et al., assim como outros estudos, demonstraram preservação da secreção do GH em crianças portadoras de HCSR e em corticoterapia substitutiva[35].

Na forma perdedora de sal, o comprometimento significativo da secreção tanto de cortisol quanto da aldosterona leva à contínua perda de sal, que se manifesta geralmente a partir das duas primeiras semanas de vida[11,32]. Inicialmente, o quadro clínico caracteriza-se pela falta de ganho ponderal adequado, episódios de vômitos e diarreia e recusa alimentar[11,32]. Se o diagnóstico e o tratamento não ocorrerem em tempo hábil, o paciente evoluirá para crise perdedora de sal, que representa quadro de insuficiência adrenal aguda. Nesse caso, destacam-se os seguintes sinais e sintomas: mau estado geral, desnutrição, desidratação, hipotensão, desconforto respiratório, respiração acidótica, comprometimento da perfusão periférica e presença de *levedo reticular*. A suspeita diagnóstica do estado perdedor de sal é mais fácil nos pacientes do sexo feminino, devido à ambiguidade da genitália externa[11,32]. A maior dificuldade em se diagnosticar a tempo dessa grave condição clínica explica a maior morbimortalidade nos lactentes do sexo masculino[11,32]. A triagem neonatal da deficiência da 21-hidroxilase tem como principal objetivo o diagnóstico e tratamento precoces da FC e, consequentemente, a redução dos casos de insuficiência adrenal aguda nos recém-nascidos e lactentes.

É importante lembrar que as crises de insuficiência adrenal aguda podem ocorrer em qualquer faixa etária, e mesmo nos pacientes com FVS, principalmente quando expostos a alguma situação de estresse[11,32].

Apesar de na FC de HCSR por deficiência da 21-hidroxilase as concentrações de ACTH mostrarem-se persistente e significativamente elevadas, não é comum encontrarmos nesses pacientes a hiperpigmentação que acompanha outras doenças que levam à insuficiência adrenal primária.

Na FNC, a deficiência enzimática é mais leve, e o quadro clínico inicia-se mais tardiamente[10-12,32]. Por isso, é também denominada de forma de início tardio. Não há alterações na genitália externa do recém-nascido. Também não ocorre virilização nos primeiros anos de vida. Na FNC, os indivíduos afetados podem ser assintomáticos[10,11,32]. As características clínicas da FNC são variáveis, incluindo pubarca precoce (ou seja, surgimento de pelos pubianos antes dos 8 anos de idade nas meninas e antes dos 9 anos nos meninos), surgimento precoce de pilificação facial, aumento da velocidade de crescimento, aceleração da maturação epifisária (levando ao avanço da IO), acne facial de difícil tratamento. Nas meninas adolescentes pode haver calvície de padrão masculino, irregularidade menstrual e hirsutismo. Futuramente, essas pacientes poderão apresentar redução da fertilidade.

As irregularidades menstruais (amenorreia primária ou secundária e oligomenorreia) observadas nas pacientes com deficiência da 21-hidroxilase são causadas pela redução da secreção das gonadotrofinas (LH e FSH) em decorrência da hipersecreção androgênica adrenocortical[40]. Em alguns homens afetados a redução da secreção gonadotrófica pode levar à oligozoospermia e à diminuição da fertilidade[41]. Nesses indivíduos, a redução fertilidade pode estar associada também à presença de restos adrenais nos testículos (RAT)[41]. Nos pacientes adultos com a FC de HCSR a presença de RAT é frequente, sendo observada em 56% dos pacientes em estudo recente[42]. Neste estudo, os valores do ACTH e 17OHP plasmáticos foram significativamente superiores nos pacientes com RAT, indicando que o controle inadequado da HCSR favorece o surgimento de RAT[42]. Os pacientes com RAT apresentaram azoospermia (14,3%) e alterações do sêmen como menor concentração e mobilidade de espermatozoides. O estudo mostrou também que, seis meses após o aumento da dose de hidrocortisona em 25-30% (que resultou em redução significativa do ACTH e 17OHP plasmáticos), o ultrassom testicular identificou diminuição ou desaparecimento dos RAT em 78,6% dos pacientes[42].

O quadro X-2 ilustra de forma simplificada os principais achados clínicos na HCSR por deficiência da 21-hidroxilase, bem como nas demais formas de HCSR, discutidas adiante.

Diagnóstico

Na FC, o diagnóstico pode ser suspeitado já a partir do quadro clínico, quando os afetados são recém-nascidos e lactentes do sexo feminino ou crianças maiores com virilização. No entanto, a confirmação do diagnóstico depende da avaliação laboratorial. Por outro lado, conforme exposto acima, nos recém-nascidos e lactentes do sexo masculino portadores da FC o aspecto da genitália é normal, exceto a acentuação do pregueamento da bolsa escrotal, eventualmente presente. Desse modo, a incapacidade de se diagnosticar todos os recém-nascidos e lactentes afetados pela FC de deficiência da 21-hidroxilase e a importância do tratamento precoce desses pacientes justificam a inclusão dessa doença na triagem neonatal. A triagem neonatal da 21-hidroxilase será abordada em outro capítulo desta parte.

A deficiência das enzimas relacionadas à esteroidogênese da suprarrenal resulta em acúmulo dos esteroides sintetizados antes do bloqueio enzimático. Desse modo, a principal característica laboratorial da FC da deficiência da 21-hidroxilase consiste na elevação significativa da concentração plasmática da 17OHP[10-12]. Na FC da deficiência da 21-hidroxi-

Quadro X-2. Principais características clínicas nas diversas formas de HCSR

Forma de HCSR		Genitália ambígua	Virilização pós-natal	Perda de sal	Hipertensão arterial
21-hidroxilase	Forma perdedora de sal	+ (F)	+ (M / F)	+	–
	Forma virilizante simples	+ (F)	+ (M / F)	–	–
	Forma não clássica	–	+ (M / F)*	–	–
11β-hidroxilase	Forma clássica	+ (F)	+ (M / F)	–	+
	Forma não clássica	–	+ (M / F)*	–	–
17α-hidroxilase		–**	–	–	+
3β-HSD		+ (M/F)	+ (F)	+	–
Lipoide		–**	–	+	–

F = sexo feminino; M = sexo masculino; + = presente; – = ausente.
*A virilização ocorre em menor intensidade e mais tardiamente (e não durante os primeiros anos de vida).
**Em pacientes de ambos os sexos a genitália tem aspecto completamente feminino.

lase, a concentração plasmática da 17OHP é francamente aumentada, sendo geralmente muitas vezes superior à concentração de crianças normais de mesmo sexo e idade, e normalmente superior a 100ng/ml (10.000ng/dl)[10,43]. É importante lembrar que o recém-nascido normal apresenta concentrações plasmáticas elevadas de 17OHP nos primeiros dias de vida, em resposta ao estresse do trabalho de parto e do parto em si.

A concentração plasmática da Δ4-A, proveniente da conversão da 17OHP, também se encontra bastante elevada na FC de HCSR por deficiência da 21-hidroxilase[44]. A concentração plasmática da T também pode estar aumentada, podendo ser utilizada como marcador para o diagnóstico e seguimento tanto nos pacientes pré-púberes quanto nos de sexo feminino, embora com menor importância do que a 17OHP e a Δ4-A[45]. Nos meninos púberes a dosagem da T tem menor importância, visto que neles a T plasmática reflete principalmente a secreção testicular[45]. O mesmo ocorre com os lactentes do sexo masculino entre os 15 dias até o sexto mês de vida, nos quais há aumento da secreção testicular de T em resposta à estimulação gonadotrófica, característica de processo fisiológico conhecido como minipuberdade[26]. A dosagem da DHEA-S não contribui para o diagnóstico ou acompanhamento da deficiência da 21-hidroxilase[45].

Conforme citado anteriormente, as diversas deficiências enzimáticas que resultam na HCSR constituem causa primária de insuficiência adrenal, de modo que a concentração plasmática do ACTH estará aumentada nas deficiências mais graves, sendo frequentemente superior a 200pg/ml[11,32]. Devemos lembrar, no entanto, que a dosagem plasmática do ACTH é influenciada por diversos fatores, já que o ACTH é instável à temperatura ambiente, sofre clivagem por enzimas nas hemácias e plaquetas e adere às superfícies de vidro e a algumas superfícies de plástico[46]. Portanto, os resultados dependem significativamente da forma de coleta do sangue e do preparo e armazenamento adequados do plasma, aspectos que limitam o valor do ACTH para o diagnóstico e seguimento dos pacientes com formas mais graves de HCSR.

O ritmo circadiano de secreção do cortisol faz com que sua concentração no plasma seja maior pela manhã e decline durante o dia e no começo da noite[7]. Dessa forma, a dosagem plasmática do cortisol pela manhã é muito importante para o diagnóstico da insuficiência adrenal primária[7]. Portanto, na forma perdedora de sal, e em outras formas graves de HCSR, esperam-se encontrar valores reduzidos do cortisol plasmático pela manhã[47]. No entanto, valores normais de cortisol não excluem o diagnóstico, uma vez que a elevação da 17OHP pode interferir na dosagem do cortisol[7].

Quando a ambiguidade genital está presente, nos casos de fetos do sexo feminino que sofreram virilização intraútero, é importante a realização do cariótipo que, nesses casos, é compatível com o sexo feminino (46,XX). Também nesses casos auxiliam no diagnóstico a ultrassonografia de pelve, que evidencia órgãos genitais internos femininos e normais (com a presença de trompas e útero), e o genitograma, que consiste no estudo contrastado das estruturas genitais internas.

O diagnóstico da forma perdedora de sal baseia-se no quadro clínico e nas seguintes alterações laboratoriais: acidose metabólica, hiponatremia, hipercalemia e excreção urinária de sódio aumentada[11,32]. Pode haver também hipoglicemia. Na forma perdedora de sal, a hipotensão, a redução da pressão de perfusão glomerular e a hiponatremia são responsáveis pela grande elevação da atividade plasmática da renina (APR). Em geral, a hipercalemia não é de instalação aguda, de forma que os sinais eletrocardiográficos associados à hipercalemia (onda T apiculada, aumento do intervalo PR, desaparecimento das ondas P e alargamento do complexo QRS) raramente são observados.

A FNC da deficiência da 21-hidroxilase caracteriza-se laboratorialmente por 17OHP plasmática basal, avaliada às 8 horas, superior a 10ng/ml (1.000ng/dl)[10,12]. Valores da 17OHP plasmática basal inferiores a 2ng/ml normalmente excluem o diagnóstico da FNC, enquanto quando situados entre 2 e 10ng/ml exigem confirmação por meio do teste com ACTH por via intravenosa[10,12]. Nesse teste é administrado $ACTH_{1-24}$ sintético (Cortrosina®, por exemplo) na dose de 0,25mg por via intravenosa, realizando-se dosagem da 17OHP plasmática nos tempos zero e 60 minutos. 17OHP plasmática superior a 10ng/ml no tempo 60 minutos confirma o diagnóstico da FNC, enquanto quando inferior a 10ng/ml permite a exclusão do diagnóstico[12].

O quadro X-3 relaciona as principais elevações dos esteroides na HCSR por deficiência da 21-hidroxilase e nas demais formas da doença, discutidas a seguir.

Quadro X-3. Principais elevações dos esteroides nas diversas formas de HCSR.

	Formas de HCSR							
	21-hidroxilase			11β-hidroxilase		17α-hidroxilase	3β-HSD	Lipoide
	FPS	FVS	FNC*	FC	FNC*			
Esteroide(s) aumentado(s)	17OHP e Δ^4-A			Composto S e 11DOC	Composto S	Pregnenolona, progesterona, 11DOC, corticosterona	Pregnenolona, 17OH pregnenolona, DHEA	Nenhum

FPS = forma perdedora de sal; FVS = forma virilizante simples; FC = forma clássica; FNC = forma não clássica.
*A elevação é constatada no basal ou 60 minutos após estímulo com $ACTH_{1-24}$ sintético por via intravenosa.

Diagnóstico diferencial

O diagnóstico diferencial da deficiência da 21-hidroxilase depende da sua forma de apresentação clínica. Quando a doença se manifestar com ambiguidade genital, o diagnóstico diferencial envolverá todas as doenças que levam à ambiguidade genital, destacando-se aquelas em que normalmente não há gônadas palpáveis. Entre elas, citamos outras causas de HCSR (como a deficiência da 11β-hidroxilase ou da 3β-HSD), a disgenesia gonadal pura 46,XY (síndrome de Swyer), o hermafroditismo verdadeiro (DSD ovotesticular), o hiperandrogenismo materno (decorrente da ingestão de andrógenos durante a gestação ou de doença virilizante na gestante) e as malformações do desenvolvimento genital.

Nos lactentes do sexo feminino que apresentam forma perdedora de sal o diagnóstico diferencial torna-se bastante restrito, incluindo a deficiência da 3β-HSD, bem mais rara do que a deficiência da 21-hidroxilase. Por outro lado, nos lactentes de sexo masculino, a forma perdedora de sal pode ser confundida com outras doenças que afetam o ganho pôndero-estatural. Entre elas destacamos a estenose hipertrófica do piloro, os erros inatos do metabolismo, as infecções congênitas e as nefropatias. Na situação aguda da crise perdedora de sal, o diagnóstico diferencial engloba diarreia infecciosa e infecções sistêmicas. A hiponatremia e hipercalemia persistentes norteiam o diagnóstico para a HCSR.

O diagnóstico diferencial da FVS deve ser feito com outras doenças que cursam com virilização progressiva, destacando-se os adenomas e adenocarcinomas das suprarrenais[11,32]. Nessas doenças, ao contrário do observado na HCSR por deficiência da 21-hidroxilase, há elevação significativa das concentrações plasmáticas de DHEA e DHEA-S, e pequena alteração, se houver, das concentrações de Δ4-A e da 17OHP. O uso de esteroides anabolizantes também deve ser considerado, principalmente entre os adolescentes. Nas meninas, os tumores ovarianos virilizantes (arrenoblastomas) também devem ser lembrados.

Nos meninos, o diagnóstico diferencial da FVS deve ser feito também com outras doenças que levam à puberdade precoce incompleta: tumores das células de Leydig, testotoxicose familiar, síndrome de McCune-Albright e tumores secretores de hCG. É importante lembrar que nessas doenças, com exceção dos tumores das células de Leydig, há aumento leve a moderado do volume testicular, ao passo que na HCSR os testículos têm volume pré-puberal (a menos que tenha ocorrido desencadeamento de puberdade precoce central secundária ou que haja a presença de restos adrenais nos testículos)[11,32]. Laboratorialmente essas doenças são distinguidas da FVS pela elevação significativa da T e valores normais da Δ4-A e da 17OHP.

Em relação ao diagnóstico da deficiência da 21-hidroxilase ou de outras causas de HCSR, devemos lembrar que cada vez mais tem-se utilizado o método da cromatografia líquida/espectrometria de massa[12]. Por meio desse método pode-se avaliar tanto a concentração do principal marcador (como a 17OHP na deficiência da 21-hidroxilase), quanto o perfil mais completo de esteroides das suprarrenais, se houver interesse[12]. Nesse aspecto, a dosagem de 21-desoxicortisol (21DOF) é de importância, discriminando defeitos da 21-hidroxilase (onde 21DOF está aumentado) de defeitos da 11-hidroxilase (onde 21DOF não está aumentado).

Tratamento

O tratamento da FC da HCSR por deficiência da 21-hidroxilase deve ser iniciado após a coleta de sangue para o diagnóstico definitivo. Essa conduta é especialmente importante na insuficiência adrenal aguda, quando o tratamento deve ser iniciado de imediato, antes, portanto, de se conhecer os resultados das dosagens hormonais.

Ao se falar do tratamento da FC da deficiência da 21-hidroxilase, devemos salientar que ele deve buscar o difícil equilíbrio entre o hiperandrogenismo e o hipercortisolismo[12].

Os principais objetivos do tratamento da HCSR por deficiência da 21-hidroxilase consistem em: redução da hipersecreção androgênica adrenocortical, reposição dos hormônios secretados de forma insuficiente (glicocorticoide, sempre, e mineralocorticoide quando houver perda de sal) e evitar efeitos adversos relacionados ao tratamento (especialmente efeitos cushingoides)[10].

O glicocorticoide usado no tratamento exercerá *feedback* negativo no hipotálamo e na hipófise, levando, assim, à redução da secreção do CRH e do ACTH e, consequentemente, à diminuição da hipersecreção androgênica adrenocortical[10]. Deve ser utilizado em dose fisiológica para evitar a indução de síndrome de Cushing iatrogênica.

Nas crianças e adolescentes que ainda não alcançaram a altura final portadores da FC de deficiência da 21-hidroxilase recomenda-se o tratamento com hidrocortisona, por se tratar do glicocorticoide mais fisiológico[10,12]. A hidrocortisona tem meia-vida mais curta do que outros glicocorticoides, o que reduz os efeitos adversos da corticoterapia, destacando-se a supressão do crescimento[12]. A prednisolona e a dexametasona suprimem o crescimento 15 e 70-80 vezes mais do que a hidrocortisona, respectivamente[12]. Deve-se procurar utilizar a hidrocortisona em dose o mais próximo possível da secreção fisiológica de cortisol. Estudando indivíduos normais, Kenny et al., em 1966, identificaram secreção fisiológica de cortisol de 17,2 ± 5,8 e 18,7 ± 3,7mg/m^2/dia nos cinco primeiros dias de vida em recém-nascidos de parto cesárea e normal, respectivamente, e de 11,8 ± 2,5mg/m^2/dia nos recém-nascidos com mais de cinco dias de vida e em todas as demais faixas etárias, inclusive a idade adulta[48]. Posteriormente, Linder et al. encontraram valores menores, de 6,8 ± 1,9mg/m^2/dia, em crianças e adolescentes com idade entre 8 e 17 anos, independentemente da idade, estádio puberal ou sexo[49]. Tem sido recomendado o uso da hidrocortisona na dose de 10-15mg/m^2/dia[12]. Como sua meia-vida é de 8-12 horas, deve ser administrada 3 vezes ao dia (sendo metade da dose pela manhã e ¼ da dose à tarde e à noite)[12]. Recomenda-se fortemente que a hidrocortisona seja utilizada na forma de comprimido (que pode ser triturado e administrado com líquido nos lactentes e crianças menores), uma vez que nas formulações líquidas o fármaco está irregularmente distribuído[12]. Outra vantagem da hidrocortisona é sua boa ação mineralocorticoide (melhor do que a prednisona, prednisolona, betametasona e dexametasona), que contribui para a melhor retenção hidrossalina[32,50]. Devemos destacar que a dose será individualizada para que se evitem as consequências tanto do sub quanto do supertratamento.

Quando o tratamento com hidrocortisona não é capaz de promover o controle adequado da secreção adrenocortical, devido às características próprias do paciente ou à falta de adesão ao esquema proposto, a prednisona/prednisolona *eventualmente* pode ser utilizada de forma alternativa[51]. A meia-vida biológica da prednisona varia entre 18 e 36 horas, o que permite sua administração em dose única pela manhã[50]. A potência glicocorticoide da prednisona é 4 vezes maior do que a hidrocortisona, devendo ser empregada na dose de 2-3mg/m^2/dia. As desvantagens do uso da prednisona são sua maior capacidade em suprimir o crescimento (cinco vezes mais potente do que a hidrocortisona nesse aspecto) e sua menor potência retentora de sal (20% menos do que a hidrocortisona)[32,50]. Por outro lado, nos pacientes (pré-púberes e púberes) não aderentes ao tratamento com hidrocortisona, o maior potencial da prednisona em suprimir o crescimento pode ser compensado pela sua maior capacidade em reduzir a hipersecreção androgênica adrenocortical, prevenindo, assim, a aceleração da maturação epifisária e o avanço da IO[51].

Embora alguns autores proponham o uso de maiores doses de glicocorticoide à noite com a intenção de se bloquear a elevação do ACTH durante a madrugada e assim reduzir a secreção androgênica adrenocortical, especialmente nos pacientes mal controlados, essa estratégia pode resultar em diminuição da secreção de GH e contribuir para a redução da altura final. Isso deve ser especialmente considerado em pacientes púberes nos quais normalmente se observa aumento da secreção androgênica pelas adrenais, e da 17OHP plasmática. Nesses pacientes, o aumento da dose noturna de glicocorticoide pode ter impacto significativo no estirão.

Embora a deficiência de aldosterona resulte em manifestação clínica evidente nos pacientes com a forma perdedora de sal, acredita-se que nos demais pacientes com FC de deficiência da 21-hidroxilase ocorra deficiência de aldosterona subclínica[12]. Desse modo, justifica-se o tratamento de todos pacientes com FC de deficiência da 21-hidroxilase com mineralocorticoide[12]. O mineralocorticoide é reposto na forma de 9α-flúor-hidrocortisona, administrado por via oral em dose única diária[11,32]. A dose utilizada depende de cada paciente, variando de 50 a 200μg/dia. Os recém-nascidos e os lactentes muitas vezes requerem as doses mais elevadas da medicação. Nos lactentes, principalmente quando menores de 6 meses, deve-se repor sódio na dose de 1 a 2g/dia, até que passem a receber alimentos com maior conteúdo de sal[11,12,32]. É interessante notar que a manutenção do balanço de sódio é essencial para a euvolemia e para a redução da vasopressina[12]. Com a redução da vasopressina haverá menor estímulo para a secreção do hormônio antidiurético e, consequentemente, para a secreção do ACTH (já que uma das ações do hormônio antidiurético consiste no estímulo da secreção do ACTH)[12]. Ou seja, o equilíbrio hidrossalino contribui para a redução do ACTH, da hipersecreção androgênica adrenal e para o uso de doses menores de glicocorticoide.

Pacientes com a FC da deficiência da 21-hidroxilase e que completaram o crescimento também devem, a princípio, ser tratados com hidrocortisona na dose de 15-25mg/dia, podendo ser administrada 2 ou 3 vezes ao dia[12]. Nesses pacientes, também podem ser utilizados glicocorticoides mais potentes como prednisona (5-7,5mg/dia, administrada 2 vezes ao dia) ou dexametasona (0,25-0,5mg/dia, em dose única diária)[12]. Embora na idade adulta a necessidade de mineralocorticoide seja menor, a maior parte dos adultos não hipertensos se beneficia da manutenção do tratamento com fludrocortisona[12].

O tratamento de adolescentes e mulheres jovens com sintomas relacionados ao hiperandrogenismo pode incluir, além do glicocorticoide e mineralocorticoide, antagonistas do receptor androgênico e contraceptivos orais. Esse assunto será abordado no capítulo Síndrome dos Ovários Policísticos. Vale a pena comentar aqui, no entanto, que o uso da espironolactona como antagonista androgênico está relativamente contraindicado nas pacientes com a forma perdedora de sal, uma vez que possui também ação antagonista do mineralocorticoide, podendo induzir depleção de volume[12].

Na FC de deficiência da 21-hidroxilase, da mesma forma que em outras causas de insuficiência adrenal, a dose diária de glicocorticoide (mas não a do mineralocorticoide) deve ser aumentada quando o organismo estiver exposto a situações de estresse, que requerem maiores concentrações de glicocorticoide (ver capítulo Corticoterapia)[32]. As situações de estresse incluem, entre outras, doenças febris (especialmente quando T > 38,5°C), gastroenterite com desidratação, cirurgias sob anestesia geral, traumatismo grave[12]. Os responsáveis ou o próprio paciente (quando possível) devem ser adequadamente orientados quanto ao aumento da dose de glicocorticoide diante das situações de estresse[12]. Por outro lado, a preocupação com o frequente incremento da dose diária do glicocorticoide e suas consequências, principalmente sobre o crescimento durante os primeiros anos de vida, originaram a recomendação atual de que a dose do corticoide não seja aumentada diante das infecções de vias aéreas superiores ou após as imunizações, a menos que essas situações sejam acompanhadas por febre[52]. Os pacientes com FC de deficiência da 21-hidroxilase devem carregar identificação informando que têm insuficiência adrenal[12].

Pacientes diagnosticados com FNC de HCSR por deficiência da 21-hidroxilase devem ser tratados de acordo com a sintomatologia. Os pacientes assintomáticos não devem ser tratados[53]. Por outro lado, pacientes com pubarca precoce devem ser tratados com glicocorticoide se houver concomitantemente significativo avanço da idade óssea (IO) capaz de comprometer a altura final[12]. Pacientes com pubarca precoce sem avanço da IO, a princípio, não devem ser tratados, mas monitorados cuidadosamente[12]. Os glicocorticoides também auxiliam na remissão da irregularidade menstrual e acne, mas são menos eficientes na melhora do hirsutismo[12]. O glicocorticoide deve ser utilizado de modo semelhante ao descrito para a FC. Nos pacientes tratados por avanço da IO, o tratamento deve ser interrompido assim que a altura final tenha sido atingida[53]. É interessante destacar que estudo recente de mulheres com FNC por deficiência da 21-hidroxilase sugere que pacientes adultos não tratados podem se beneficiar de tratamento transitório com glicocorticoide e reidratação durante episódios de estresse agudo[54].

As principais características do tratamento de manutenção de crianças portadoras da FC de HCSR por deficiência da 21-hidroxilase estão resumidas no quadro X-4.

Quadro X-4. Principais características do tratamento de manutenção da HCSR por deficiência da 21-hidroxilase.

Reposição glicocorticoide	
Objetivos do tratamento	Fornecimento de dose fisiológica do glicocorticoide Redução da hipersecreção adrenocortical dos esteroides androgênicos Manutenção de ritmo de crescimento normal
Tratamento de eleição	Acetato de hidrocortisona: dose de 10-15mg/m²/dia, três vezes ao dia, sendo a metade da dose pela manhã
Diante de situações de estresse, a dose do glicocorticoide deve ser aumentada	
Reposição mineralocorticoide	
Indicações	Em todos os pacientes com a forma clássica
Tratamento	9α-Flúor-hidrocortisona: 50-200μg/dia, uma vez ao dia, por via oral

Tratamento da insuficiência adrenal aguda na HCSR por deficiência da 21-hidroxilase

Conforme citado anteriormente, os portadores da forma perdedora de sal, mas também os da FVS, podem apresentar insuficiência adrenal aguda, principalmente quando expostos a alguma situação de estresse, principalmente intercorrências infecciosas[11,32]. A insuficiência adrenal aguda representa urgência médica e deve, portanto, ser reconhecida e tratada o mais rápido possível. A abordagem inicial desses pacientes deve obedecer ao preconizado na avaliação inicial do paciente gravemente enfermo para se garantir, sequencialmente, a permeabilidade das vias aéreas e a adequação da incursão respiratória e da circulação. Se identificada, a causa da insuficiência adrenal aguda deve ser prontamente tratada.

Com frequência, essas crianças se apresentam clinicamente com desidratação grave e choque hipovolêmico e laboratorialmente com acidose metabólica, hiponatremia e hipercalemia[32].

Devemos destacar a importância de se colher amostra para dosagem da 17OHP nos pacientes ainda não diagnosticados com HCSR. A amostra deve ser colhida antes do início do tratamento, especialmente antes da primeira administração de glicocorticoide. Deve ser destacado também que nos recém-nascidos a crise adrenal pode ser observada a partir do final da primeira semana de vida, levando ao choque e/ou óbito, quando não tratada de forma adequada. Nos recém-nascidos deve-se considerar o peso do nascimento e o ganho esperado de 30g/dia. **A perda progressiva de peso, ou o ganho inadequado de peso, é a manifestação clínica mais importante e deve ser sempre considerada.**

Após a obtenção do acesso venoso, deve-se iniciar a expansão por meio da administração de soro fisiológico (SF) no volume de 20ml/kg em 20 minutos. Essa infusão deve ser repetida enquanto o paciente não estiver hidratado. Uma vez hidratada, a criança receberá soro de manutenção habitual (no entanto, **o soro de manutenção não deverá conter potássio,** até que tenha havido normalização da calemia). De acordo com as estimativas das perdas renais e/ou intestinais, poderá ser acrescentado ao soro de manutenção o soro de reposição. O soro de reposição consistirá em SF e de SG5%, utilizando-se volumes maiores ou menores de SF, de acordo com a natremia do paciente. Esses pacientes devem ser avaliados continuamente e seu peso aferido pelo menos a cada 6 horas para se assegurar a adequação do tratamento. É importante também se calcular o balanço hídrico a cada 6 horas.

Ao mesmo tempo que se procede à hidratação, deve-se iniciar a corticoterapia por meio de hidrocortisona administrada por via intravenosa. A hidrocortisona deve ser aplicada inicialmente na dose de 10mg/kg, "em bolo". Após, deverá ser mantida durante as primeiras 24 horas na dose de 100mg/m²/dia, podendo ser administrada continuamente no soro de manutenção, ou dividida em doses iguais a cada 4 ou 6 horas. Após essa fase inicial, e desde que o paciente esteja com boa evolução clínica e hemodinamicamente estável, a dose diária de hidrocortisona deverá ser reduzida paulatinamente a cada 24 horas. Desse modo, reduz-se a dose de 100mg/m²/dia para 75mg/m²/dia e, então, para 50mg/m²/dia. Ao se atingir a dose de 50mg/m²/dia, o corticoide passará a ser administrado por via oral na forma de hidrocortisona, na dose de 50mg/m²/dia. O paciente receberá alta quando estável e com normalização laboratorial e recebendo hidrocortisona por via oral na dose de $50mg/m^2/dia$. Essa dose será reajustada posteriormente durante o seguimento ambulatorial.

Na insuficiência adrenal aguda, deve-se repor também o mineralocorticoide, para a normalização da natremia e da calemia e melhora da volemia e da perfusão periférica. Utiliza-se a 9α-flúor-hidrocortisona em dose única diária de 100μg, por via oral ou por gavagem. Recém-nascidos e lactentes podem necessitar de doses maiores, de até 200μg/dia.

A hipercalemia não exige, geralmente, tratamento específico, uma vez que tende a se normalizar com a instituição de terapêutica adequada. Pode haver manutenção da hipercalemia durante alguns dias. Apesar disso, normalmente não são observadas alterações eletrocardiográficas que acompanham a hipercalemia, de modo que as condutas terapêuticas que visam à redução rápida da calemia e à proteção do miocárdio em geral não são necessárias. Se, no entanto, alterações eletrocardiográficas estiverem presentes, tais condutas deverão ser empregadas. A hidratação e a melhora da perfusão periférica contribuem significativamente para a redução da acidose metabólica, e sua correção por meio da administração intravenosa de bicarbonato de sódio estará indicada somente nos casos em que a acidose metabólica for grave, ou seja, quando o pH arterial for inferior a 7,1 e o bicarbonato sérico inferior a 8mEq/l. A hipoglicemia é outro distúrbio metabólico que pode estar presente na insuficiência adrenal aguda. O tratamento com hidrocortisona ajuda na normalização glicêmica. Devemos destacar também que os pacientes com FC de deficiência da 21-hidroxilase também podem apresentar secreção deficiente de epinefrina por anormalidade do desenvolvimento adrenomedular, já que os glicocorticoides têm papel essencial no desenvolvimento e regulação da medula adrenal[10,12]. A secreção insuficiente de epinefrina e de cortisol torna esses pacientes, especialmente quando diante de crise adrenal aguda, vulneráveis à hipoglicemia. Pacientes com hipoglicemia grave, caracterizada por crise convulsiva ou perda de consciência, devem ser tratados com soro glicosado a 10% administrado em bolo na dose de 2ml/kg, seguido pela instalação de soro que permita a infusão de glicose na quantidade necessária para a manutenção de valores glicêmicos adequados.

Tratamento cirúrgico

Não há consenso a respeito do melhor momento ou do melhor método para restaurar a funcionalidade da anatomia feminina nas pacientes com FC de deficiência da 21-hidroxilase[12]. Os pais devem ser adequadamente informados tanto em relação às opções cirúrgicas quanto aos benefícios em se realizar a cirurgia nos primeiros anos de vida ou de se postergá-la até a puberdade[12]. Nos casos em que o procedimento é postergado, cria-se a possibilidade de a própria paciente participar da decisão[10]. Duas estratégias podem ser consideradas: abordagem cirúrgica única envolvendo clitoroplastia, labioplastia e vaginoplastia realizada nos dois primeiros anos de vida ou apenas na puberdade ou por meio de abordagem cirúrgica inicial envolvendo clitoroplastia e labioplastia realizada nos dois primeiros anos de vida, e de segunda abordagem cirúrgica para vaginoplastia a ser realizada na puberdade[10].

Abordagem psicológica

Na deficiência da 21-hidroxilase duas importantes causas de estresse psicológico afetando as famílias e/ou os pacientes são: preocupação em relação à possibilidade de ocorrência de crise adrenal e impacto da virilização da genitália nos pacientes de sexo feminino[55]. Pais de crianças afetadas podem referir impacto negativo da doença na qualidade de vida delas, mas curiosamente as crianças afetadas podem não ter a mesma impressão[55]. Após a transição para a vida adulta, os pacientes com seguimento médico regular referem melhor qualidade de vida do que aqueles que não mantêm a mesma regularidade[55]. A correção cirúrgica da genitália nas pacientes afetadas pode contribuir para a melhora de parâmetros psicológicos em seus pais, como ansiedade, depressão, incerteza quanto à doença, qualidade de vida e estresse pós-traumático[55]. No entanto, estudos encontraram resultados diferentes na avaliação da satisfação dos pais quanto à realização ou não da genitoplastia nos primeiros anos de vida[55]. Do mesmo modo, estudos também obtiveram resultados diferentes quando avaliaram, nas mulheres afetadas, a satisfação com o desempenho sexual e com seu aspecto físico[55].

Pesquisa de novos esquemas terapêuticos

As complicações associadas ao tratamento da HCSR por deficiência da 21-hidroxilase, e principalmente a baixa estatura observada em grande parte desses pacientes, decorrentes tanto do sub quanto do supertratamento têm motivado a busca de novas opções ao tratamento clássico. Merke et al. estudaram em pacientes pediátricos com FC de HCSR por deficiência da 21-hidroxilase o tratamento com 4 drogas, ou seja, flutamida (bloqueador do receptor androgênico), testolactona (inibidor da aromatase, que impede a conversão de andrógenos em estrógenos), hidrocortisona em baixa dose (dose média de $8,6mg/m^2/dia$) e 9α-flúor-hidrocortisona, em comparação ao tratamento convencional com hidrocortisona (dose média de $13,3mg/m^2/dia$) e 9α-flúor- hidrocortisona[56]. De acordo com os autores, embora nos pacientes tratados com as 4 drogas as concentrações plasmáticas da 17OHP, Δ4-A, DHEA, DHEA-S e T tivessem sido maiores do que naqueles submetidos ao tratamento convencional, a velocidade de crescimento e a maturação óssea durante os dois anos de estudo foram normais[56]. A vantagem do esquema proposto é possibilitar o tratamento com doses menores de glicocorticoide, minimizando os efeitos adversos relacionados ao seu uso prolongado[56]. Apesar desses resultados favoráveis, deve-se levar em consideração as dificuldades relacionadas à complexidade do esquema proposto para o tratamento de uma doença crônica na infância.

Há interesse também em se poder repor o glicocorticoide de modo a evitar que concentrações suprafisiológicas possam resultar em complicações em médio e longo prazo. Nessa direção, têm sido estudados o uso de bomba para a administração contínua de hidrocortisona e o de formulação de hidrocortisona com padrão de absorção mais lento e duradouro (Chronocort/Plenadren)[12].

Outros fármacos têm sido estudados e poderiam representar opções para o tratamento alternativo da FC de deficiência da 21-hidroxilase. Um deles é o abiraterone, inibidor da enzima CYP17A1 e, portanto, capaz de reduzir a secreção androgênica adrenal[10]. No entanto, o abiraterone reduz também a síntese de esteroides gonadais, o que pode limitar seu uso para pacientes pré-púberes ou adultos em reposição hormonal[12]. Outro fármaco em estudo é um antagonista seletivo do receptor tipo 1 do CRH, capaz de reduzir a secreção do ACTH e da 17OHP[12].

A adrenalectomia bilateral, embora possa resultar em menor risco de virilização nas pacientes com FC de HCSR por deficiência da 21-hidroxilase e permitir o uso de doses menores de glicocorticoides, não é recomendada devido aos seguintes fatores: risco cirúrgico, possível aumento do risco para crise adrenal por perda de função adrenal residual e possível perda de hormônios que podem ter efeitos benéficos[12]. A hiperandrogenemia pode não ser totalmente abolida pela adrenalectomia bilateral devido ao potencial desenvolvimento de restos adrenais em testículos, ovários e retroperitônio[12].

Seguimento clínico-laboratorial e radiológico

As crianças portadoras da FC de HCSR por deficiência da 21-hidroxilase estão especialmente sob risco de baixa estatura, em decorrência da hipersecreção dos esteroides androgênicos pelas suprarrenais e da necessidade contínua de tratamento com glicocorticoides[57]. Portanto, no seguimento clínico desses pacientes deve-se prestar atenção especial em relação ao seu crescimento. A forma mais sensível de se proceder à avaliação do crescimento dessas crianças consiste no cálculo da velocidade de crescimento, a partir de dados obtidos em intervalos de 9 a 15 meses. De forma ideal, esses valores devem ser transformados em escore de desvio-padrão da velocidade de crescimento (z-score VC), com base em dados populacionais, à semelhança das curvas referenciais desenvolvidas por Tanner et al.[58,59]. O z-score VC situa a criança em relação a outras de mesma idade e sexo. Podem também, de maneira mais simples e prática, ser utilizadas curvas de velocidade de crescimento, nas quais esse parâmetro é expresso em percentis para crianças de mesmo sexo e idade. Seja qual for o método empregado, pretende-se que o crescimento das crianças em tratamento por FC de HCSR por deficiência da 21-hidroxilase esteja dentro do normal para seu sexo e idade, uma vez que a aceleração da velocidade de crescimento sugere redução inadequada da hipersecreção androgênica pelo córtex adrenal, que cursa também com avanço da IO, enquanto a velocidade de crescimento inferior ao normal sugere emprego de doses suprafisiológicas de glicocorticoide, capazes de reduzir o crescimento e atrasar a IO[57]. Ou seja, o crescimento normal representa o padrão-ouro para avaliação do tratamento correto da FC de deficiência da 21-hidroxilase. Estudo recente avaliou, por meio de espectrometria de massa/cromatografia gasosa em urina de 24 horas, a eliminação de compostos androgênicos e do tetra-hidrocortisol (metabólito do cortisol) em 63 pacientes pré-púberes (idade: 7,2 ± 1,6 anos) com a FC de deficiência da 21-hidroxilase e tratados com hidrocortisona e fludrocortisona e também as concentrações dos metabólitos urinários em relação aos dados da velocidade de crescimento[60]. Os autores encontraram maiores excreções urinárias dos metabólicos androgênicos nos pacientes com maiores velocidades de crescimento (z-score VC > 1,5), e menores excreções urinárias dos metabólicos androgênicos associadas a maiores excreções urinárias de tetra-hidrocortisol nos pacientes com menores velocidades de crescimento (z-score VC < –1,5)[60].

Lactentes com menos de 3 meses de vida, e diagnosticados nas primeiras semanas por meio da triagem neonatal e/ou a partir de quadro clínico e laboratorial, devem ser seguidos de perto, merecendo avaliação normalmente a cada duas semanas. Pacientes com idades entre 3 meses e 18 meses devem ser avaliados a cada 3 meses, e a partir daí a cada 4 meses[12]. Em cada consulta devem ser avaliadas: 1. adesão ao tratamento proposto; 2. presença de sintomas e/ou sinais sugestivos de virilização, decorrentes de ação androgênica excessiva; 3. presença de sintomas e/ou sinais sugestivos da síndrome de Cushing, decorrentes do uso do glicocorticoide em dose suprafisiológica.

No seguimento desses pacientes é de grande importância também sua avaliação laboratorial, que deve ser feita em cada consulta, complementando os dados clínicos. Rotineiramente, a avaliação laboratorial da HCSR por deficiência da 21-hidroxilase deve incluir as dosagens plasmáticas de ACTH, 17OHP, Δ4-A, APR e sódio e potássio[11,32]. A importância da 17OHP provém do fato de ser o esteroide sintetizado mais proximalmente em relação ao bloqueio enzimático. No entanto, algumas considerações devem ser feitas a respeito da dosagem plasmática da 17OHP: 1. a dosagem da 17OHP em meninas púberes que já apresentaram a menarca deve ser realizada na fase folicular do ciclo (primeira metade), a fim de se evitar interferência da progesterona produzida pelo corpo lúteo na fase progestacional; 2. as concentrações plasmáticas da 17OHP também são influenciadas pelo horário da administração prévia de glicocorticoide, sendo rapidamente reduzidas nos primeiros 90 minutos após a administração do corticoide; 3. deve-se considerar também que a 17OHP tem ritmo circadiano de secreção semelhante ao do cortisol, com pico por volta das 8 horas das manhã e nadir ao redor das 20 horas[43]. Na HCSR por deficiência da 21-hidroxilase há manutenção do ciclo circadiano de secreção da 17OHP, de modo que o horário em que a amostra é obtida influencia fortemente nos resultados[43,47,61,62]. A Δ4-A parece ser o indicador mais significativo do excesso de produção androgênica suprarrenal na HCSR, já que é secretada em grandes quantidades e tem importante papel na virilização, por meio de seus próprios efeitos ou de sua conversão na periferia a T e DHT[44,45,63]. As concentrações plasmáticas de T são um bom indicador de controle da doença nos pacientes de sexo feminino e nos meninos impúberes, excluindo-se os lactentes com menos de seis meses de vida[63].

A dosagem plasmática do DHEA-S tem menor importância na avaliação do controle da HCSR, já que, por motivos ainda desconhecidos, concentrações normais ou mesmo reduzidas são encontradas quando a doença está mal controlada. Por outro lado, quando concentrações muito elevadas de DHEA-S forem detectadas, deve-se pensar na possibilidade de adenoma ou adenocarcinoma de o córtex suprarrenal estar complicando o curso da HCSR[27,64].

A clínica de pacientes tratados com mineralocorticoide (e suplementação de sódio, quando necessária) é realizada principalmente por meio da monitoração da pressão arterial, enquanto laboratorialmente devem ser avaliadas natremia, calemia e APR[11,12,30,31].

Em relação ao seguimento laboratorial das crianças portadoras de deficiência da 21-hidroxilase, é importante frisar que a intenção do tratamento é a redução das concentrações hormonais, principalmente da 17OHP e da Δ4-A, de forma que a concentração plasmática de ambos os esteroides se aproxime do limite superior para crianças normais do mesmo sexo e idade. Não se deve procurar normalização de suas concentrações plasmáticas, sob pena de se submeter o organismo aos efeitos da administração crônica de glicocorticoide em doses suprafisiológicas[60]. A esse respeito, é importante estar atento para a elevação fisiológica da 17OHP, da Δ4-A, da T e da DHEA-S que ocorrem durante a adrenarca[11,32]. O não reconhecimento desse processo fisiológico pode levar ao aumento desnecessário e prejudicial da dose do glicocorticoide. O tratamento da FC de HCSR por deficiência da 21-hidroxilase deve resultar em concentrações plasmáticas de 17OHP entre 5 e 10ng/ml[10]. Valores inferiores a 5ng/ml são compatíveis com supertratamento, e quando superiores a 10ng/ml indicam subtratamento. Devemos destacar que na puberdade há aumento do *clearance* de cortisol[12]. Recomenda-se que nesse período valores maiores de 17OHP sejam tolerados para não se aumentar significativamente a dose do glicocorticoide.

O seguimento desses pacientes inclui também a realização de IO anualmente[11,32]. A IO fornece informações fundamentais quanto ao ritmo de maturação epifisária, sugerindo sub ou supertratamento quando avançada ou atrasada em relação à idade cronológica, respectivamente[11,32,35].

Complicações

Baixa estatura

A baixa estatura é, sem dúvida, a principal complicação da deficiência da 21-hidroxilase, sendo relatada pela maior parte dos autores que estudaram a altura final atingida por esses pacientes. A figura X-5 correlaciona os principais fatores responsáveis pelo comprometimento da altura final na deficiência da 21-hidroxilase, os quais já foram abordados neste capítulo. Embora o comprometimento do crescimento seja mais importante nos pacientes com a FC, também pode ser identificado nos pacientes com a FNC.

Estratégias para melhorar a altura final dos pacientes com a FC de deficiência da 21-hidroxilase – evidentemente a busca de bom controle da doença por meio do emprego preferencialmente de hidrocortisona em doses fisiológicas e a da redução criteriosa da secreção adrenocortical excessiva são essenciais para que o paciente possa alcançar altura final o mais próximo possível do seu potencial genético. Além desses cuidados, estratégias terapêuticas têm

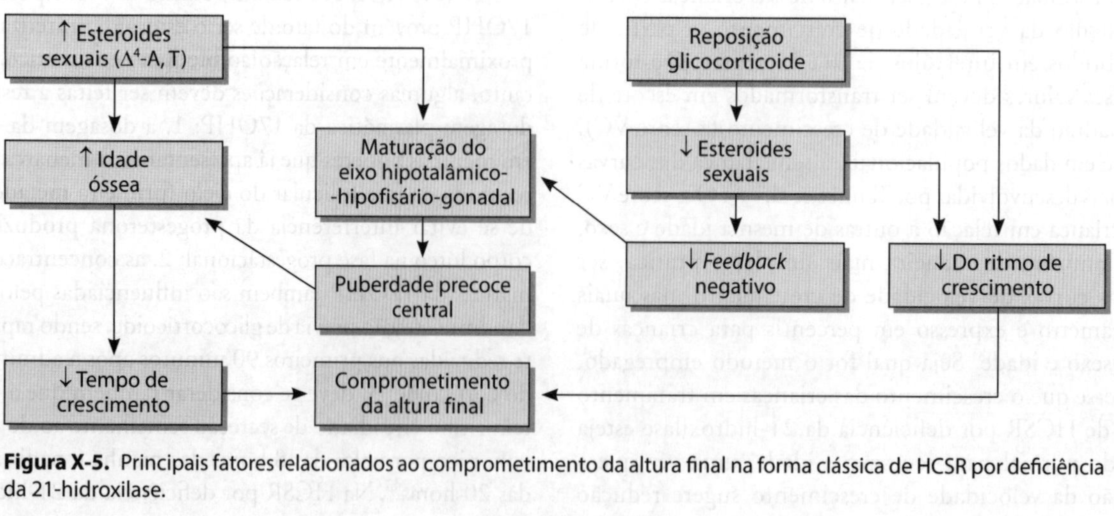

Figura X-5. Principais fatores relacionados ao comprometimento da altura final na forma clássica de HCSR por deficiência da 21-hidroxilase.

sido estudadas para beneficiar o crescimento e a altura final desses pacientes. Estudo publicado em 2011 avaliou em 34 pacientes (19 meninos) com deficiência da 21-hidroxilase (14 com a forma perdedora de sal, 8 com FVS e 12 com FNC) o benefício do tratamento com hormônio de crescimento (rhGH) em dose de 0,13-0,2UI/kg/dia durante 5,6 ± 1,8 anos, associado ou não ao bloqueio puberal (com acetato de leuprolide, administrado a cada 28 dias)[65]. Nesse estudo, os pacientes atingiram altura final significativamente maior do que a altura final prevista antes do início do tratamento, havendo ganho de altura de 9,2 ± 6,7cm e 10,5 ± 3,7cm, respectivamente, nos meninos e meninas[65]. Considera-se atualmente que o tratamento com rhGH pode ser indicado nos pacientes com z-score de altura < –2,25 (ou quando o z-score da altura final prevista for inferior a –2,25)[12]. No entanto, o benefício do tratamento com rhGH nos pacientes com deficiência da 21-hidroxilase deve ser mais bem avaliado por mneio de novos estudos prospectivos, randomizados e controlados[12].

Os inibidores da aromatase (IA), capazes de reduzir a conversão de T ou Δ4-A em estradiol ou estrona, respectivamente, têm sido estudados na última década, principalmente nos últimos anos, para reduzir o efeito dos compostos estrogênicos em relação ao aumento da maturação epifisária e, desse modo, aumentar a altura final em meninos púberes com baixa estatura (ou comprometimento da altura final prevista). Embora ainda considerado um tratamento *off-label*, os IA podem contribuir para o aumento da altura final, especialmente quando associados ao tratamento com rhGH[66]. Estudos recentes mostraram que os IA são capazes de reduzir o avanço da IO em pacientes com deficiência da 21-hidroxilase[67,68]. A redução do avanço da IO deve levar ao aumento da altura final. Antes da introdução dos IA, é importante avaliar a presença de lesões em coluna vertebral (que podem contraindicar o uso dos IA), assim como realizar avaliação densitométrica. Laboratorialmente, devem ser realizadas as seguintes avaliações antes e durante o tratamento: hemoglobina e hematócrito (podem aumentar durante o tratamento); enzimas hepáticas; perfil lipídico (pode haver aumento do LDL-colesterol e redução do HDL-colesterol); gonadotrofinas (podem aumentar durante o tratamento); e T plasmática (pode aumentar durante o tratamento). Devemos salientar que, apesar dos resultados promissores, o uso dos IA na baixa estatura e na HCSR deve ser avaliado por novos estudos prospectivos, randomizados e controlados, e que ainda não se conhecem os eventuais efeitos adversos de longo prazo.

Outras complicações

São também complicações frequentes a amenorreia (primária ou secundária) e a irregularidade menstrual, a infertilidade em ambos os sexos, principalmente no sexo feminino, e a obesidade[40,41,69,70]. O hiperandrogenismo suprarrenal pode levar ou estar associado ao desenvolvimento da síndrome dos ovários policísticos.

Nas meninas púberes, deve-se estar atento para sinais e sintomas de infecção da cavidade uterina, que pode evoluir com a formação de abscesso, infecção pélvica grave e sepse[71]. Estão predispostas a essas complicações aquelas pacientes em que a virilização intrauterina resultou em estreitamento do orifício vaginal[71]. A ultrassonografia de pelve representa importante recurso diagnóstico em pacientes com suspeita das complicações[71].

A hipersecreção dos andrógenos das suprarrenais pode levar à maturação precoce do eixo hipotalâmico-hipofisário gonadal e à puberdade precoce central[33]. A puberdade precoce central é caracterizada por elevação da concentração plasmática basal das gonadotrofinas (LH e FSH) e/ou elevação significativa das gonadotrofinas 2 horas após a aplicação de acetato de leuprolide por via intramuscular. É importante que a puberdade precoce central seja reconhecida e tratada no momento adequado, uma vez que ela pode contribuir para o comprometimento da altura final[57].

Outras complicações descritas na deficiência da 21-hidroxilase são: adenoma ou adenocarcinoma do córtex suprarrenal; presença de restos suprarrenais em gônadas; e déficits de aprendizado, que podem decorrer de crises de insuficiência adrenal aguda e de episódios de hipoglicemia, principalmente durante o primeiro ano de vida[41,64,72,73].

Atualmente, a mortalidade associada à FC da deficiência da 21-hidroxilase tem diminuído, principalmente entre os recém-nascidos e lactentes do sexo masculino, graças à triagem neonatal e à maior capacidade dos pediatras e neonatologistas em suspeitar da doença.

Diagnóstico e tratamento pré-natal

O diagnóstico e o tratamento pré-natal da deficiência da 21-hidroxilase tem como objetivo principal evitar ou limitar o processo de virilização intraútero nos fetos do sexo feminino afetados[11,32]. Além disso, acredita-se que a irregularidade menstrual e mesmo a síndrome dos ovários policísticos apresentadas por algumas dessas pacientes possam estar relacionadas à alteração da secreção cíclica feminina do LH e do FSH induzida pela exposição do hipotálamo fetal às altas concentrações de andrógenos circulantes, de modo que o tratamento pré-natal poderia evitar esses distúrbios nas adolescentes e mulheres acometidas[74]. O método inicial empregado para o diagnóstico pré-natal dessa doença consistia na dosagem das concentrações da 17OHP e da Δ4-A em líquido amniótico[74]. Embora esse método permita o diagnóstico pré-natal adequado na forma perdedora de sal, na qual a elevação dos compostos é intensa, o mesmo não ocorre com a FVS, na qual a elevação dos compostos é menor[74]. É possível o diagnóstico pré-natal da FC de deficiência da 21-hidroxilase por meio da amplificação enzimática dos genes CYP21 em material obtido de biópsia do vilo corial, realizada entre a 9ª e a 11ª semana de idade gestacional[74]. Esse método de diagnóstico pré-natal exige a existência de um caso-índice e de conhecimento da mutação por ele apresentada.

A oferta de glicocorticoide ao feto feminino portador de deficiência da 21-hidroxilase impede a elevação da secreção do CRH e do ACTH pelo hipotálamo e pela adeno-hipófise fetais, evitando que quantidades excessivas de andrógenos sejam secretadas pelo córtex adrenal fetal e, desse modo, restringindo a virilização da genitália externa do feto[74]. No entanto, a redução ou o impedimento da virilização da genitália externa só serão possíveis se o glicocorticoide for oferecido ao feto precocemente, ou seja, a partir da 4ª-5ª semanas de gestação[75]. Com esse intuito, recomenda-se que, após a confirmação de gravidez na qual há risco de acometimento do feto pela deficiência da 21-hidroxilase, seja iniciada a administração de dexametasona por via oral à gestante, na dose de 20μg/kg/dia (1-1,5mg/dia), dividida a cada 8 horas[75]. A administração de dexametasona é feita, portanto, antes de se saber o sexo fetal e se o feto está ou não afetado pela deficiência enzimática, dúvidas essas que somente serão elucidadas a partir da 9ª semana de gravidez. Nessa época da gravidez, se a biópsia do vilo corial revelar que se trata do sexo masculino ou de feto não afetado, o tratamento será suspenso[75]. Como em cada oito gestações somente em duas o feto será acometido (já que se trata de doença de herança autossômica recessiva, em que a possibilidade de ocorrência da doença é de 25%), e entre os fetos acometidos somente aqueles de sexo feminino irão se beneficiar do tratamento pré-natal, o esquema proposto irá fazer com que a dexametasona seja empregada desnecessariamente em sete fetos durante as primeiras semanas do seu desenvolvimento para que somente um oitavo feto seja realmente beneficiado[32]. Laboratórios especializados são capazes de determinar o sexo do feto a partir da identificação de DNA do cromossomo Y fetal no sangue materno com 99% de acurácia, o que pode ajudar a poupar os fetos de sexo masculino do tratamento pré-natal[12].

No entanto, a segurança em longo prazo dessa intervenção ainda não foi estabelecida[75]. Diversos autores são cautelosos, considerando que o tratamento pré-natal tem caráter experimental, devendo ser utilizado apenas em protocolos prospectivos previamente aprovados pelos comitês de ética das instituições acadêmicas[76]. Em 2018, a Sociedade de Endocrinologia dos EUA, analisando o procedimento do ponto de vista da eficácia, da segurança para a gestante, da segurança para o feto (onde foram avaliados teratogenicidade, peso ao nascer, alterações cerebrais e comportamentais), e dos efeitos em longo prazo, inclusive na vida adulta, reiterou que o tratamento pré-natal deve ainda ser considerado experimental, não sendo recomendados protocolos terapêuticos específicos[12].

Aconselhamento genético – os casais que já tiveram um filho afetado devem ser orientados a respeito do risco de 25% de recorrência da doença em futuras gestações.

HIPERPLASIA CONGÊNITA DAS SUPRARRENAIS POR DEFICIÊNCIA DA 11β-HIDROXILASE

Conforme ilustrado na figura X-2, a síntese da aldosterona na zona glomerulosa requer a 11-hidroxilação da 11-desoxicorticosterona em corticosterona pela CYP11B1 (também conhecida como 11β-hidroxilase) e a 18-hidroxilação e 18-oxidação da corticosterona em aldosterona, promovidas pela CYP11B2 (ou aldosterona sintase)[7,10]. A CYP11B1 é também responsável pela conversão de 11-deoxicortisol em cortisol na zona fasciculada[7,10]. É a deficiência da 11β-hidroxilase que leva à HCSR, cuja herança é autossômica recessiva[7,10]. A deficiência da enzima CYP11B2 é responsável pelo hipoaldosteronismo hiperreninêmico congênito, doença de herança autossômica recessiva caracterizada por perda de sal, hiponatremia e hipercalemia, mas sem HCSR[77].

Os genes responsáveis pelas enzimas CY11B1 e CYP11B2 são homólogos e adjacentes, estando localizados na posição 8q22[78]. Diversas mutações têm sido associadas à deficiência clássica da 11β-hidroxilase, como as mutações *missense* R448H, T318H, R374Q, R384Q e V441G, as mutações *nonsense* W116X, K174X, Q338X, Q356X, e as mutações *frameshift* nos códons 32 (deleção de um nucleotídeo) e 394 (inserção de dois nucleotídeos)[78]. As mutações *nonsense* e *frameshift* resultam na síntese de proteínas truncadas, nas quais as regiões essenciais para a função do citocromo P450 estão ausentes[78].

A deficiência da 11β-hidroxilase é a segunda causa mais comum de HCSR, sendo responsável por cerca de 5% dos casos e correspondendo a uma frequência estimada de um caso em cada 100.000 nascimentos[78]. Manifesta-se clinicamente por meio da FC (na qual a deficiência enzimática é grave) e, raramente, da FNC (na qual a deficiência enzimática é leve)[78].

Da mesma forma que observado na HCSR por deficiência da 21-hidroxilase, também na deficiência da 11β-hidroxilase há comprometimento da secreção de cortisol, que leva ao aumento da secreção de ACTH pela adeno-hipófise[79]. Há aumento da secreção de esteroides sintetizados proximalmente em relação à 11β-hidroxilase, principalmente do 11-deoxicortisol (ou composto S) e da 11-deoxicorticosterona (11DOC). As secreções da 17OHP e da progesterona também estão aumentadas, mas não tão intensamente quanto na deficiência da 21-hidroxilase[78].

Na deficiência da 11β-hidroxilase também ocorre hipersecreção dos esteroides sexuais das suprarrenais[78,79]. Durante o desenvolvimento fetal, a hipersecreção androgênica adrenal leva à virilização da genitália externa nos recém-nascidos de sexo feminino, em diversos graus de intensidade, enquanto o desenvolvimento dos órgãos genitais internos é normal[78,79]. Nos recém-nascidos de sexo masculino não há nenhuma alteração no aspecto da genitália externa[78,79]. Enquanto o diagnóstico não é estabelecido, a hipersecreção dos andrógenos das suprarrenais promove virilização progressiva em ambos os sexos, com as mesmas características citadas para a deficiência da 21-hidroxilase, inclusive com aceleração da maturação epifisária e redução do potencial de crescimento[78,79]. Também pode haver evolução para puberdade precoce central, a partir da maturação hipotalâmica precoce induzida pelos andrógenos suprarrenais em concentrações plasmáticas elevadas.

A elevação das concentrações plasmáticas de 11DOC, que possui importante atividade mineralocorticoide, e de alguns de seus metabólitos, leva à hipocalemia e à retenção de sódio, responsável pela expansão do volume extracelular e pela redução da APR observada na deficiência da 11β-hidroxilase[78,79]. Cerca de dois terços dos pacientes apresentam hipertensão arterial, que em geral se manifesta já nos primeiros anos de vida[78]. Embora geralmente de intensidade leve a moderada, a hipertensão pode levar à hipertrofia ventricular esquerda e à retinopatia em até um terço dos pacientes e é responsável por acidente vascular cerebral em idade precoce[78]. Pequena parte dos pacientes apresenta sintomas relacionados à hipocalemia, como fraqueza muscular e câimbras[78,79]. É importante lembrar que nos primeiros meses de vida há resistência renal aos mineralocorticoides de forma que a hipertensão arterial provavelmente não será observada nessa fase inicial da vida[10].

Na FNC da deficiência de 11β-hidroxilase, os pacientes podem ser assintomáticos ou apresentar características semelhantes às descritas para a FNC de deficiência da 21-hidroxilase[78]. Nesses pacientes, a pressão arterial é normal ou discretamente elevada.

O diagnóstico da deficiência da 11β-hidroxilase é feito a partir do quadro clínico descrito anteriormente (ver Quadro X-2) e da constatação da hipersecreção dos compostos sintetizados proximalmente em relação ao bloqueio enzimático, por meio das dosagens basais ou após estímulo com ACTH da 11DOC e do 11-deoxicortisol no plasma ou de seus metabólitos tetra-hidro em urina de 24 horas (ver Quadro X-3)[78]. Embora em muitos casos de deficiência clássica da 11β-hidroxilase sejam encontradas grandes elevações nas concentrações de ambos os compostos (11DOC e composto S), alguns pacientes apresentam elevação de apenas um dos compostos[78]. Outras alterações laboratoriais presentes na deficiência da 11β-hidroxilase que auxiliam no seu diagnóstico, além da hipernatremia, hipocalemia e redução da APR, são: aumento das concentrações plasmáticas de ACTH, 17OHP, progesterona e dos esteroides sexuais das suprarrenais (Δ4-A e DHEA-S)[78,79]. Na FNC, a concentração plasmática basal do composto S pode ser normal, de forma que a elevação será detectada 60 minutos após estímulo com 0,25mg de $ACTH_{1\text{-}24}$ sintético por via intravenosa[78].

Na deficiência da 11β-hidroxilase, os heterozigotos (por exemplo, os pais das crianças afetadas) não apresentam alterações laboratoriais, mesmo quando estimulados com ACTH por via intravenosa[78].

O tratamento da HCSR por deficiência da 11β-hidroxilase consiste na reposição de glicocorticoide, que deve ser feita da mesma forma descrita no tratamento da deficiência da 21-hidroxilase[78,79]. Geralmente, o tratamento com corticoide permite a normalização dos níveis pressóricos[78,79]. Se, no entanto, após o tratamento adequado houver manutenção de hipertensão arterial, pode ser necessário o emprego de anti-hipertensivos[78]. Igualmente ao que ocorre na deficiência da 21-hidroxilase, pode ser necessária a correção da genitália das meninas afetadas[78,79].

Pacientes com a FNC da deficiência da 11-hidroxilase, especialmente quando não diagnosticados a tempo, podem cursar com virilização progressiva, aumento da velocidade de crescimento, avanço da IO e comprometimento da altura final. Nos meninos podem ser observados restos adrenais em testículos[80].

Curiosamente, apesar de a hipertensão arterial representar importante característica clínica da FC da deficiência da 11-hidroxilase, há relatos de pacientes que apresentaram perda de sal com hiponatremia nas primeiras semanas de vida, o que pode ser atribuído à atividade natriurética de compostos como progesterona, pregnenolona e compostos 16-hidroxilados produzidos pela adrenal fetal remanescente, e agravada pela resistência a mineralocorticoides observada nessa faixa etária[10,81].

HIPERPLASIA CONGÊNITA DAS SUPRARRENAIS POR DEFICIÊNCIA DA 17α-HIDROXILASE

Nessa forma rara de HCSR, a deficiência afeta o complexo enzimático CYP17A1, o qual apresenta duas ações: 17α-hidroxilase (responsável pela conversão da pregnenolona e da progesterona em 17OH pregnenolona e 17OHP, respectivamente) e ação de 17,20-liase (responsável pela conversão da 17OH pregnenolona e da 17OHP em DHEA e Δ4-A, respectivamente), conforme ilustrado na figura X-2[7,10]. A deficiência pode acometer uma das duas atividades enzimáticas ou ambas. O gene *CYP17A1*, responsável pela síntese do complexo CYP17A1, está localizado no cromossomo 10q24-q25[82].

Geralmente, a deficiência de CYP17A1 ocorre tanto no córtex suprarrenal quanto nas gônadas, afetando a produção de cortisol, dos andrógenos e dos estrógenos[82,83]. O bloqueio enzimático resulta em aumento da secreção da 11DOC, o que leva à retenção de sal e à hipertensão arterial e, consequentemente, à redução da secreção de renina e de aldosterona[82,83]. A corticosterona, cuja secreção também está aumentada, pode contrabalançar parcialmente a deficiência do cortisol, uma vez que é capaz de se ligar ao receptor do glicocorticoide, embora com afinidade 100 vezes menor e, dessa forma, reduzir a ocorrência de insuficiência adrenal aguda[10,82]. A falta de produção dos esteroides sexuais durante o período intrauterino não altera o desenvolvimento da genitália feminina[82,83]. No feto masculino, no entanto, a ausência de virilização da genitália resulta em genitália externa com aspecto inteiramente feminino, inclusive sem gônadas palpáveis, por persistência dos testículos dentro da cavidade abdominal[82,83]. No sexo masculino, as estruturas genitais internas podem estar totalmente ausentes, já que a síntese inadequada de T impede a virilização dos ductos de Wolff, e a preservação da síntese do fator inibitório de Müller pelas células de Sertoli leva à involução dos ductos de Müller[82]. A existência de FNC de deficiência da 17α-hidroxilase ainda **não está definida**[10]. A deficiência isolada da 17,20-liase é muito rara e causada, na verdade, por mutações no citocromo b5, o cofator necessário para que CYP17A1 tenha atividade de 17,20-liase[84].

Entre as mutações capazes de levar à perda completa da atividade da CYP17A1, destacam-se a mutação *frameshift* por duplicação de quatro pares de base na posição 480, considerada, entre as mutações causadoras de deficiência da CYP17A1, a mais amplamente distribuída, sendo frequente nos casos descritos na Holanda e no Canadá[82]. As mutações *missense* S106P, H373L e R440H também levam à abolição completa da atividade da CYP17A1[82].

Nas meninas afetadas, o quadro clínico caracteriza-se por hipertensão arterial, ausência de desenvolvimento pubertário e amenorreia primária[82]. A maioria dos pacientes cujo cariótipo é 46,XY tem sexo social feminino, e o diagnóstico é suspeitado a partir do quadro de amenorreia primária, associada à hipertensão[82,83]. Em alguns desses casos, a suspeita diagnóstica pode ser feita antes, a partir da presença de hérnia ou massa inguinal, além da hipertensão arterial[82]. Em ambos os sexos há escassez ou ausência dos pelos pubianos e axilares à época da puberdade, sendo que nas crianças de sexo masculino pode surgir ginecomastia nesse período[82]. No quadro X-2 foram apresentadas as características clínicas da deficiência da 17α-hidroxilase.

O diagnóstico da deficiência da 17α-hidroxilase é feito a partir das concentrações plasmáticas elevadas de pregnenolona, progesterona, 11DOC e corticosterona, enquanto concentrações de 17OH-pregnenolona e de 17OHP são baixos, assim como os dos esteroides sexuais (ver Quadro X-3)[82]. Na avalição bioquímica, a presença de hipocalemia chama a atenção[82]. À época da puberdade haverá elevação significativa das gonadotrofinas, caracterizando o hipogonadismo hipergonadotrófico[82].

O tratamento consiste na reposição de cortisol conforme descrito no tratamento da deficiência da 21-hidroxilase, para reduzir a secreção excessiva do ACTH[82]. Da mesma forma que para a deficiência da 11β-hidroxilase, a reposição de glicocorticoide geralmente leva à normalização da pressão arterial[82].

Na época da puberdade, os pacientes devem receber esteroides sexuais de acordo com o sexo social adotado. Os testículos requerem avaliação clínica cuidadosa pelo maior risco de malignização por terem permanecido por tempo prolongado em posição intra-abdominal.

HIPERPLASIA CONGÊNITA DAS SUPRARRENAIS POR DEFICIÊNCIA DA 3β-HIDROXIESTEROIDE DESIDROGENASE

A enzima 3β-HSD é responsável pela conversão de esteroides Δ5 em esteroides Δ4, ou seja, converte a pregnenolona em progesterona, a 17OH pregnenolona em 17OHP, e a DHEA em Δ4-A (ver Figura X-2)[10,11]. Sua deficiência é rara.

Existem dois tipos de enzima 3β-HSD: tipo 1, encontrada na placenta, pele, glândula mamária e no fígado, e a enzima do tipo 2, encontrada nas suprarrenais e nas gônadas[10]. Essas isoenzimas são codificadas a partir de um gene localizado em 1p13.1[85]. Na HCSR, a deficiência envolve a 3β-HSD do tipo 2[85,86]. Diversas mutações de ponto levam à deficiência da 3β-HSD do tipo 2, incluindo mutações *nonsense* e *frameshift* (associadas ao maior comprometimento da atividade enzimática e, geralmente, à forma perdedora de sal) e mutações *missense* (associadas à atividade enzimática de pelo menos 10% e à ausência de perda de sal)[85].

O quadro clínico associado à deficiência da 3β-HSD é variável, de acordo com a intensidade da deficiência enzimática[85]. Na deficiência grave haverá comprometimento da síntese dos glicocorticoides, dos esteroides sexuais e de aldosterona[85]. Ocorre também acúmulo dos precursores pregnenolona, 17OH-pregnenolona e DHEA[10,85]. A DHEA, apesar de não se ligar ao receptor androgênico, pode ser convertida em andrógenos na periferia, já que a atividade intacta da 3β-HSD do tipo 1 permite a geração de esteroides androgênicos no fígado e na pele. Desse modo, ambos os sexos podem apresentar ambiguidade genital: o sexo masculino por virilização inadequada da genitália externa durante o período intrauterino, e o sexo feminino por virilização intraútero da genitália externa a partir da hipersecreção da DHEA[10,85]. Na deficiência grave da 3β-HSD, a secreção deficiente de cortisol e de aldosterona pode levar a quadros graves de insuficiência adrenal aguda com perda hidrossalina já nas primeiras semanas de vida, à semelhança do quadro descrito anteriormente para a deficiência da 21-hidroxilase[85,86]. Se a deficiência é menos acentuada, a secreção de aldosterona pode ser suficiente para evitar as crises perdedoras de sal. Permanece atualmente dúvida sobre a existência de FNC de deficiência da 3β-HSD e, se existir, é extremamente rara[85]. O quadro X-2 apresenta as principais características clínicas dos pacientes com deficiência da 3β-HSD.

O diagnóstico da deficiência da 3β-HSD é feito por meio da identificação das concentrações plasmáticas elevadas dos esteroides Δ5 (pregnenolona, 17OH-pregnenolona e DHEA) (ver Quadro X-3) e de concentrações reduzidas dos compostos Δ4 (progesterona, 17OHP e Δ4-A)[85]. A relação entre cada esteroide Δ5 e o correspondente esteroide Δ4 está aumentada[85]. Na crise perdedora de sal, o quadro laboratorial é o mesmo descrito anteriormente na deficiência da 21-hidroxilase, envolvendo hiponatremia, hipercalemia acentuada, acidose metabólica e elevação da APR[85].

O tratamento consiste na administração de doses fisiológicas de glicocorticoide, do mesmo modo que foi descrito na deficiência da 21-hidroxilase[85]. O mineralocorticoide deverá ser reposto sempre que houver perda de sal, também da maneira descrita na deficiência da 21-hidroxilase. Na época da puberdade, pode haver necessidade de reposição dos esteroides sexuais[85].

HIPERPLASIA CONGÊNITA DAS SUPRARRENAIS LIPOIDE

Essa forma bastante rara de HCSR representa o distúrbio genético mais grave da biossíntese dos hormônios esteroides, havendo comprometimento do passo inicial das esteroidogêneses suprarrenal e gonadal, ou seja, da conversão do colesterol a pregnenolona[87]. Nessa forma de HCSR, as células do córtex adrenal apresentam-se ingurgitadas pelo acúmulo de colesterol e de ésteres de colesterol, e a síntese de mineralocorticoides, glicocorticoides e dos esteroides sexuais é gravemente comprometida[87].

Acreditava-se que a HCSR lipoide ocorresse por deficiência da CYP11A1 (colesterol-desmolase ou 20,22-desmolase), responsável pela clivagem da cadeia lateral do colesterol[87]. No entanto, conforme exposto no início deste capítulo (Fisiologia), sabe-se que atualmente a HCSR lipoide resulta do comprometimento da síntese da proteína reguladora aguda da esteroidogênese (proteína StAR), responsável pelo transporte de colesterol da porção externa até a porção interna da membrana mitocondrial[8].

O gene responsável pela proteína StAR está localizado em 8p11.2[87]. A grande maioria das mutações no gene da proteína StAR até agora descritas é encontrada entre os éxons 5 e 7. As mutações *missense* Gln258Stop e Arg182Leu são responsáveis por 70 a 80% das mutações em pacientes no Japão e na Palestina, respectivamente[87].

A genitália dos recém-nascidos afetados tem aspecto feminino normal, já que nos fetos 46,XY a secreção intrauterina de testosterona está muito comprometida[10,87]. Nas primeiras semanas de vida surgem os sinais e os sintomas decorrentes da perda de sal, à semelhança daqueles descritos para a forma perdedora de sal da deficiência da 21-hidroxilase[87]. A possibilidade de sobrevivência dessas crianças reside no diagnóstico e no tratamento (com mineralocorticoide e glicocorticoide) precoces dessa forma de HCSR. Essa tarefa, no entanto, não é fácil, já que o aspecto feminino normal da genitália externa faz com que muito raramente se pense nessa possibilidade diagnóstica[87]. Curiosamente, há relatos de casos tratados somente a partir de um ano de vida[10].

Acredita-se que, em uma fase inicial da HCSR lipoide, mecanismos independentes da proteína StAR sejam capazes de promover o deslocamento de alguma quantidade de colesterol através da membrana mitocondrial, permitindo, assim, algum grau de esteroidogênese[87]. No entanto, a secreção deficiente de cortisol leva à hipersecreção do ACTH e ao aumento da produção intracelular de colesterol, o que resulta em maior acúmulo de ésteres de colesterol dentro das gotículas lipídicas[87]. O acúmulo das gotículas de lípide é responsável pelo ingurgitamento da célula e pelo comprometimento da citoarquitetura, à custa tanto de alterações físicas quanto das ações químicas dos produtos da auto-oxidação do colesterol[87]. Desse modo, a célula perde toda capacidade esteroidogênica, mantendo-se o estímulo para a hipersecreção do ACTH, que então perpetua o processo de lesão celular[87].

O ovário fetal não tem capacidade esteroidogênica e, portanto, não está sujeito aos efeitos nocivos do acúmulo de colesterol e de seus ésteres[87]. Na realidade, as células foliculares não são estimuladas até o início da puberdade, de modo que, diferentemente do que ocorre com as células do córtex adrenal, mantém arquitetura íntegra, até que sejam recrutadas no início de cada ciclo menstrual[87]. Assim, os ovários mantêm alguma capacidade em secretar os estrógenos por meio de mecanismo independente da proteína StAR, o que explica, nas meninas afetadas, a ocorrência de feminização durante a puberdade, inclusive menstruação, embora com ciclos anovulatórios, infertilidade e hipogonadismo hipergonadotrófico progressivo[87]. Por outro lado, o testículo fetal é estimulado pela gonadotrofina coriônica no início da gestação, o que leva ao comprometimento precoce da sua capacidade esteroidogênica e consequentemente à ausência de virilização observada nos fetos 46,XY, embora com virilização dos ductos de Wolff e inibição dos ductos de Müller[87]. Situação semelhante é observada na zona fetal da suprarrenal, capaz de secretar grande quantidade de DHEA, que na placenta será convertida a estriol[87]. Portanto, as gestantes cujos fetos são afetados pela HCSR lipoide têm concentração plasmática de estriol reduzida. Por outro lado, a zona definitiva da glândula suprarrenal fetal sintetiza uma quantidade relativamente pequena de esteroides e desenvolve-se nas zonas glomerulosa e fasciculada provavelmente somente após o nascimento. A intensidade do acometimento das zonas glomerulosa e fasciculada é variável, podendo haver secreção dos esteroides adrenocorticais até que o acúmulo do colesterol e de seus ésteres comprometa a capacidade residual de esteroidogênese do córtex suprarrenal (ver Quadros X-2 e X-3).

Recentemente foi estabelecido o conceito de FNC de HCSR lipoide, a partir da observação de que em alguns pacientes as manifestações clínicas são mais brandas e tardias[9,10].

O tratamento da HCSR lipoide é feito pela reposição de glicocorticoide e de mineralocorticoide, do mesmo modo descrito para a deficiência da 21-hidroxilase[87]. Pode ser necessária reposição estrogênica durante a puberdade.

REFERÊNCIAS

1. De Crecchio L. Sopra un caso di apparenze virili in una donna. Morgagni. 1865;7:151.
2. Butler AM, Ross RA, Talbot NB. Probable adrenal insufficiency in an infant. J Pediatr. 1939;15:831.

3. Wilkins L, Fleischmann W, Howard JE. Macrogenitosomia precox associated with hyperplasia of the androgenic tissue of the adrenal and death from adreno-corticoadrenal insufficiency. Endocrinology. 1940;26:385.
4. Debré R, Semelaigne G. Hypertrophie considerable des capsules surrenales chez un nourrison mort a 10 mois sans avoir agumente de poids depuis sa naissance. Bull Soc Pediat Paris. 1925;23:270.
5. Wilkins L, Lewis RA, Klein R, Rosemberg E. The suppression of androgen secretion by cortisone in a case of congenital adrenal hyperplasia. Bull Johns Hopkins Hosp. 1950;86(4):249.
6. Bartter FC, Albright F, Forbes AP, Leaf A, Dempsey E, Carroll E. The effects of adrenocorticotropic hormone and cortisone in adrenogenital syndrome associated with congenital adrenal hyperplasia: an attempt to explain and correct its disordered hormonal pattern. J Clin Invest. 1951;30(3):237.
7. Orth DN, Kovacs WJ. The adrenal cortex. In Williams RH, ed. Williams Textbook of Endocrinology. 9th ed. Philadelphia: Saunders; 1998. p. 517.
8. Stocco DM, Clark BJ. The role of the steroidogenic acute regulatory protein in steroidogenesis. Steroids. 1997;62(1):29-36.
9. Kim CJ. Congenital lipoid adrenal hyperplasia. Ann Pediatr Endocrinol Metab. 2014;19(4):179-83.
10. Maouche DE, Arlt W, Merke DP. Congenital adrenal hyperplasia. Lancet. 2017;390(10108):2194-210.
11. Donohue PA, Parker K, Migeon CJ. Congenital adrenal hyperplasia. In Scriver CR, Beaudet AL, Sly WS, Valle D. The metabolic and molecular bases of inherited disease. 7th ed. New York: McGraw-Hill, Inc. 1995. p. 2929.
12. Speiser PW, Arlt W, Auchus RJ, Baskin LS, Conway GS, Merke DP, et al. Congenital adrenal hyperplasia due to steroid 21-hydroxylase deficiency: an Endocrine Society clinical practice guideline. J Clin Endocrinol Metab. 2018;103(11):4043-88.
13. Hirschfeld AJ, Fleshman JK. An unusually high incidence of salt-losing congenital adrenal hyperplasia in the Alaskan eskimo. J Pediatr. 1969;75:492-4.
14. Carroll MC, Campbell RD, Porter RR. Mapping of steroid 21-hydroxylase genes to complement component C4 genes in HLA, the major histocompatibility locus in man. Proc Natl Acad Sci USA. 1985;82(2):521-5.
15. Amor M, Tosi M, Duponchel C, Steinmetz M, Meo T. Liver cDNA probes disclose two cytochrome P450 genes duplicated in tandem with the complement C4 loci of the mouse H-2S region. Proc Natl Acad Sci USA. 1985;82(13):4453-7.
16. White PC, Grossberger D, Onufer BJ, Chaplin DD, New MI, Dupont B, Strominger JL. Two genes encoding steroid 21-hydroxylase are located near the genes encoding the fourth component of complement in man. Proc Natl Acad Sci USA. 1985;82(4):1089-93.
17. Bristow J, Gitelman SE, Tee MK, Staels B, Miller WL. Abundant adrenal-specific transcription of the human P450c21A "pseudogene". J Biol Chem. 1993;268(17):12919-24.
18. White PC, New MI, Dupont B. Structure of the human steroid 21-hydroxylase genes. Proc Natl Acad Sci USA. 1986;83(14):5111-5.
19. Rodrigues NR, Dunham I, Yu CY, Yu CY, Carroll MC, Porter RR, Campbell RD. Molecular characterization of the HLA-linked steroid 21-hydroxylase B gene from an individual with congenital adrenal hyperplasia. EMBO J. 1987;6(6):1653-61.
20. Higashi Y, Yoshioka H, Yamane M, Gotoh O, Fujii-Kuriyama Y. Complete nucleotide sequence of two steroid 21-hydroxylase genes tandemly arranged in human chromosome: a pseudogene and genuine gene. Proc Natl Acad Sci USA. 1986;83(9):2841-5.
21. White PC, Speiser PW. Congenital adrenal hyperplasia due to 21-hydroxylase deficiency. Endocr Rev. 2000;21(3):245-91.
22. Speiser PW, White PC. Congenital adrenal hyperplasia. N Engl J Med. 2003;349(8):776-88.
23. Burch GH, Gong Y, Liu W, Dettman RW, Curry CJ, Smith L, et al. Tenascin-X deficiency is associated with Ehlers-Danlos syndrome. Nat Genet. 1997;17(1):104-8.
24. Witchel SF, Smith R, Crivellaro CE, Della Manna T, Dichtchekenian V, Setian N, Damiani D. CYP21 mutations in Brazilian patients with 21-hydroxylase deficiency. Hum Genet. 2000;106(4):414-9.
25. Bachega TASS, Billerbeck AE, Parente EB, Lemos-Marini SHV, Baptista MTM, Mello MP, et al. Estudo multicêntrico de pacientes brasileiros com deficiência da 21-hidroxilase: correlação do genótipo com o fenótipo. Arq Bras Endocrinol Metab. 2004;48(5):697-4.
26. Pang S, Levine LS, Chow DM, Faiman C, New MI. Serum androgen concentrations in neonates and young infants with congenital adrenal hyperplasia due to 21-hydroxylase deficiency. Clin Endocrinol. 1979;11(16):575-84.
27. Rivarola MA, Saez JM, Migeon CJ. Studies of androgens in patients with congenital adrenal hyperplasia. J Clin Endocrinol. 1967;27(5): 624-30.
28. Kamrath C, Hochberg Z, Hartmann MF, Remer T, Wudy SA. Increased activation of the alternative "backdoor" pathway in patients with 21-hydroxylase deficiency: evidence from urinary steroid hormone analysis. J Clin Endocrinol Metab. 2012;97(3):E367-75.
29. Pignatelli D, Pereira SS, Paquali R. Androgens in congenital adrenal hyperplasia. Front Horm Res. 2019;53:65-76.
30. Horner JM, Hintz RL, Luetscher JA. The role of renin and angiotensin in salt-losing, 21-hydroxylase-deficient congenital adrenal hyperplasia. J Clin Endocrinol Metab. 1979;48(5):776-83.
31. Rosler A, Levine LS, Schneider B, Novogroder M, New MI. The interrelationship of sodium balance, plasma renin activity and ACTH in congenital adrenal hyperplasia. J Clin Endocrinol Metab. 1977;45(3):500-12.
32. Miller WL. Clinical review 54. Genetics, diagnosis and management of 21-hydroxylase deficiency. J Clin Endocrinol Metab. 1994; 78(2):241-6.
33. Pescovitz OH, Comite F, Cassorla F, Dwyer AJ, Poth MA, Sperling MA, et al. True precocious puberty complicating congenital adrenal hyperplasia: treatment with a luteinizing hormone-releasing hormone analog. J Clin Endocrinol Metab. 1984;58(5):857-61.
34. New MI. Treatment-induced hypoandrogenism in childhood and puberty in females with virilizing (21-hydroxylase deficiency) congenital adrenal hyperplasia. J Endocrinol. 1996;150 Suppl: S31-2.
35. Rappaport R, Bouthreuil E, Marti-Henneberg C, Basmaciogullari A. Linear growth rate, bone maturation and growth hormone secretion in prepubertal children with congenital adrenal hyperplasia. Acta Paediatr Scand. 1973;62:513-9.
36. Martin DD, Wit JM, Hochberg Z, Sävendahl L, van Rijn RR, Fricke O, et al. The use of bone age in clinical practice – part 1. Horm Res Paediatr. 2011;76(1):1-9.
37. Minnetti M, Caiulo S, Ferrigno R, Baldini-Ferroli B, Bottaro G, Gianfrilli D, et al. Abnormal linear growth in paediatric adrenal diseases: pathogenesis, prevalence and management. Clin Endocrinol. 2020;92(2):98-108.
38. Tönshoff B, Mehls O. Interaction between glucocorticoids and the somatotropic axis. Acta Paediatr Suppl. 1996;417:72-5.
39. Unterman TG, Phillips LS. Glucocorticoid effects on somatomedins and somatomedin inhibitors. J Clin Endocrinol Metab. 1985; 61:618-26.

40. Jones HW, Verkauf BS. Congenital adrenal hyperplasia: age at menarche and related events at puberty. Am J Obstet Gynecol. 1971;109: 292-8.
41. Rohayem J, Tüttelmann F, Mallidis C, Nieschlag E, Kliesch S, Zitzmann M. Restoration of fertility by gonadotropin replacement in a man with hypogonadotropic azoospermia and testicular adrenal rest tumors due to untreated simple virilizing congenital adrenal hyperplasia. Eur J Endocrinol. 2014;170(4):11-7.
42. Mazzilli R, Stigliano A, Delfino M, Olana S, Zamponi V, Iorio C, Defeudis G, et al. The high prevalence of testicular adrenal rest tumors in adult men with congenital adrenal hyperplasia is correlated with ACTH levels. Front Endocrinol. 2019;10:335.
43. Strott CA, Yoshimi T, Lipsett MB. Plasma progesterone and 17-hydroxyprogesterone in normal men and children with congenital adrenal hyperplasia. J Clin Invest. 1969;48:930-9.
44. Cavallo A, Corn C, Bryan GT, Meyer WJ 3rd. The use of plasma androstenedione in monitoring therapy of patients with congenital adrenal hyperplasia. J Pediatr. 1979;95(1):33-7.
45. Keenan BS, McNeel R, Barrett GN, Holcombe JH, Kirkland RT, Clayton GW. Plasma androgens in congenital adrenal hyperplasia: androstenedione concentration as an index of adrenal androgen suppression. J Lab Clin Med. 1979;94(5):799-808.
46. Findling JW, Engeland WC, Raff H. The use of immunoradiometric assay for the measurement of ACTH in human plasma. Trends Endocrinol Metab. 1990;1(6):283-7.
47. Frisch H, Parth K, Schober E, Swoboda W. Circadian patterns of plasma cortisol, 17-hydroxyprogesterone, and testosterone in congenital adrenal hyperplasia. Arch Dis Child. 1981;56(3):208-13.
48. Kenny FM, Preeyasombat C, Migeon CJ. Cortisol production rate II. Normal infants, children, and adults. Pediatrics. 1966;37:34-42.
49. Linder BL, Esteban NV, Yergey AL, et al. Cortisol production rate in childhood and adolescence. J Pediatr. 1990;117:892-6.
50. Haynes RC Jr. Adrenocorticotropic hormone; adrenocortical steroids and their synthetic analogs; inhibitors of the synthesis and actions of adrenocortical hormones. In Gilman AG, Rall TW, Nies AS, Taylor P, eds. Goodman and Gilman's The Pharmacological Basis of Therapeutics. 8th ed. New York: Pergamon Press; 1990. p. 1431-62.
51. Caldato MC, Fernandes VT, Kater CE. One-year clinical evaluation of single morning dose prednisolone therapy for 21-hydroxylase deficiency. Arq Bras Endocrinol Metabol. 2004;48(5):705-12.
52. Jääskeläinen J, Voutilainen R. Growth of patients with 21- hydroxylase deficiency: an analysis of the factors influencing adult height. Pediatr Res. 1997;41:30-3.
53. Trapp CM, Oberfield SE. Recommendations for treatment of nonclassic congenital adrenal hyperplasia (NCCAH): an update. Steroids. 2012;77:342-6.
54. Kamenický P, Blanchard A, Lamaziere A, Piedvache C, Donadille B, Duranteau L, et al. Cortisol and aldosterone responses to hypoglycemia and Na depletion in women with non-classic 21-hydroxylase deficiency. J Clin Endocrinol Metab. 2020;105(1):55-64.
55. White PC. Update on diagnosis and management of congenital adrenal hyperplasia due to 21-hydroxylase deficiency. Curr Opin Endocrinol Diabetes Obes. 2018;25(3):178-84.
56. Merke DP, Keil MF, Jones JV, Fields J, Hill S, Cutler GB Jr. Flutamide, testolactone, and reduced hydrocortisone dose maintain normal growth velocity and bone maturation despite elevated androgen levels in children with congenital adrenal hyperplasia. J Clin Endocrinol Metab. 2000;85(3):1114-20.
57. Menezes-Filho HC, Dichtchekenian V, Kuperman H, Della Manna T, Damiani D, Setian N. Fatores que interferem no crescimento e na altura final de pacientes com hiperplasia congênita das supra-renais por deficiência da 21-hidroxilase. Arq Bras Endocrinol Metabol. 2001;45(6):520-32.
58. Tanner JM, Whitehouse RH, Takaishi M. Standards from birth to maturity for height, weight, height velocity, and weight velocity: British children, 1965. I. Arch Dis Child. 1966;41(219):454-71.
59. Tanner JM, Whitehouse RH, Takaishi M. Standards from birth to maturity for height, weight, height velocity, and weight velocity: British children, 1965. II. Arch Dis Child. 1966;41(220):613-35.
60. Kamrath C, Wettstaedt L, Hartmann MF, Wudy SA. Height velocity defined metabolic control in children with congenital adrenal hyperplasia using urinary steroid GC-MS analysis. J Clin Endocrinol Metab. 2019;104:4214-24.
61. Young MC, Robinson JA, Read GF, D Riad-Fahmy, Hughes IA. 17OH-progesterone rhythms in congenital adrenal hyperplasia. Arch Dis Child. 1988;63(6):617-23.
62. Atherden SM, Barnes ND, Grant DB. Circadian variation in plasma 17-hydroxyprogesterone in patients with congenital adrenal hyperplasia. Arch Dis Child. 1972;47:602-4.
63. Korth-Schutz S, Virdis R, Saenger P. Serum androgens as a continuing index of adequacy of treatment of congenital adrenal hyperplasia. J Clin Endocrinol Metab. 1978;46(3):452-8.
64. Forsbach G, Güitrón-Cantú A, Vázquez-Lara J, Mota-Morales M, Diaz-Mendoza ML. Virilizing adrenal adenoma and primary amenorrhea in a girl with adrenal hyperplasia. Arch Gynecol Obstet. 2000;263(3):134-6.
65. Lin-Su K, Harbison MD, Lekarev O, Vogiatzi MG, New MI. Final adult height in children with congenital adrenal hyperplasia treated with growth hormone. J Clin Endocrinol Metab. 2011;96(6): 1710-7.
66. Pedrosa LF, de Oliveira JM, Thomé PRV, Vogiatzi MG, New MI. Height increment and laboratory profile of boys treated with aromatase inhibitors with or without growth hormone. Horm Metab Res. 2017;49(10):778-85.
67. Goedegebuure WJ, Hokken-Koelega ACS. Aromatase inhibitor as treatment for severely advanced bone age in congenital adrenal hyperplasia: a case report. Horm Res Paediatr. 2019;92(3):209-13.
68. Halper A, Sanchez B, Hodges JS, Dengel DR, Petryk A, Sarafoglou K. Use of an aromatase inhibitor in children with congenital adrenal hyperplasia: impact of anastrozole on bone mineral density and visceral adipose tissue. Clin Endocrinol. 2019;91(1):124-30.
69. Cornean RE, Hindmarsh PC, Brook CGD. Obesity in 21-hydroxylase deficient patients. Arch Dis Child. 1998;78(3):261-3.
70. Knorr D, de Lienau SGCH. Persistent obesity and short final height after corticoid overtreatment for congenital adrenal hyperplasia in infancy. Acta Paediatr Jpn. 1988;30(Suppl):89-92.
71. Lashley DB, Thomas RD, Silberberg PJ, Skoog SJ. Management of an infected hematometrocolpos in a patient with congenital adrenal hyperplasia and vaginal stenosis. J Urol. 1998;160(2):508-9.
72. Clark RV, Albertson BD, Munabi A, Cassorla F, Aguilera G, Warren DW, et al. Steroidogenic enzyme activities, morphology, and receptor studies of a testicular adrenal rest in a patient with congenital adrenal hyperplasia. J Clin Endocrinol Metab. 1990;70(5): 1408-13.
73. Russo G, Paesano P, Taccagni G, Del Maschio A, Chiumello G. Ovarian adrenal-like tissue in congenital adrenal hyperplasia. N Engl J Med. 1998;339(12):853-4.
74. Carlson AD, Obeid JS, Kanellopoulou N, Wilson RC, New MI. Congenital adrenal hyperplasia: update on prenatal diagnosis and treatment. J Steroid Biochem Molec Biol. 1999;69(1):19-29.
75. Nimkarn S, New MI. Prenatal diagnosis and treatment of congenital adrenal hyperplasia. Horm Res. 2007;67(2):53-60.

76. Witchel SF, Miller WL. Prenatal treatment of congenital adrenal hyperplasia – not standard of care. J Genet Couns. 2012;21(15): 615-24.
77. Lages AS, Vale B, Oliveira P, Cardoso R, Dinis I, Carrilho F , et al. Congenital hyperreninemic hypoaldosteronism due to aldosterone synthase deficiency type I in a Portuguese patient – Case report and review of literature. Arch Endocrinol Metab. 2019;63(1):84-8.
78. Mantero F, Opocher G, Armanini D, Filipponi S. 11 beta-hydroxylase deficiency. J Endocrinol Invest. 1995;18(7):545-9.
79. Nimkarn S, New MI. Steroid 11beta-hydroxylase deficiency congenital adrenal hyperplasia. Trends Endocrinol Metab. 2008;19(3): 96-9.
80. Breil T, Yakovenko V, Inta I, Choukair D, Klose D, Mittnacht J, et al. Typical characteristics of children with congenital adrenal hyperplasia due to 11β-hydroxylase deficiency: a single-centre experience and review of the literature. J Pediatr Endocrinol Metab. 2019;32(3):259-67.
81. Valadares LP, Pfeilsticker ACV, Sousa SMB, Cardoso SC, de Moraes OL, Gonçalves de Castro LC, et al. Insights on the phenotypic heterogenity of 11β-hydroxylase deficiency: clinical and genetic studies in two novel families. Endocrine. 2018;62(2):326-32.
82. Kater CE, Biglieri EG. Disorders of steroid 17α-hydroxylase deficiency. Endocrinol Metab Clin North Am. 1994;23:341-57.
83. Auchus RJ. The genetics, pathophysiology, and management of human deficiencies of P450c17. Endocrinol Metab Clin North Am. 2001;30(1):101-19.
84. Yanase T. 17α-hydroxylase/17, 20-lyase defects. J Steroid Biochem Molec Biol. 1995;53(1-6):153-7.
85. Alawi AMA, Nordenström A, Falhammar H. Clinical perspectives in congenital adrenal hyperplasia due to 3βhydroxysteroid dehydrogenase type 2 deficiency. Endocrine. 2019;63(3):407-21.
86. Welzel M, Wüstemann N, Simic-Schleicher G, Dörr HG, Schulze E, Shaikh G, et al. Carboxyl-terminal mutations in 3beta-hydroxysteroid dehydrogenase type II cause severe salt-wasting congenital adrenal hyperplasia. J Clin Endocrinol Metab. 2008;93(4):1418-25.
87. Bose HS, Sugawara T, Strauss JF, Miller WL, International Congenital Lipoid Adrenal Hyperplasia Consortium. The pathophysiology and genetics of congenital lipoid adrenal hyperplasia. N Engl J Med. 1996;335(25):1870-8.

Triagem Neonatal da Hiperplasia Adrenal Congênita

MIRELA COSTA DE MIRANDA
TÂNIA SANCHEZ BACHEGA

A hiperplasia adrenal congênita é uma doença elegível para inclusão em programas de triagem neonatal. Muitos países que já a incluíram nos programas públicos de triagem neonatal observaram aumento da incidência da doença, além da diminuição das complicações pós-natais. Apesar de ser uma triagem eficaz no diagnóstico das formas clássicas, especialmente na identificação dos casos com a forma perdedora de sal, um dos seus grandes problemas é a frequência elevada de resultados falso-positivos. Adicionalmente, são frequentes casos com testes falso-positivos que evoluem com valores persistentemente elevados da 17-hidroxiprogesterona sérica, os quais demandam seguimento em longo prazo, além da realização de múltiplos testes confirmatórios. Dessa forma, é necessário que os profissionais de saúde conheçam tanto o comportamento da doença quanto o protocolo da triagem. Neste capítulo discutiremos cada passo do fluxograma da triagem neonatal para que se obtenha otimização do processo diagnóstico e terapêutico.

INTRODUÇÃO

Hiperplasia adrenal congênita (HAC) é o termo utilizado para caracterizar um grupo de doenças, com **herança autossômica recessiva**, resultantes da deficiência de uma das enzimas envolvidas na síntese de cortisol nas glândulas adrenais. Em populações caucasianas, 90 a 95% dos casos ocorrem por redução da atividade da enzima 21-hidroxilase (21OH)[1-3]. Na maioria dos grupos étnicos, a deficiência de 11-beta-hidroxilase corresponde à segunda causa mais comum de HAC (5% dos casos), mas no Brasil essa deficiência é rara e a da 17-alfa-hidroxilase constitui a segunda causa mais comum de HAC[4].

A hiperplasia adrenal congênita pela deficiência da 21-hidroxilase é uma das mais frequentes doenças autossômicas recessivas, caracterizada por comprometimento na produção de cortisol, associada ou não ao comprometimento da produção de aldosterona, e por secreção excessiva de andrógenos adrenais (Figura X-6). A doença apresenta um espectro de manifestações clínicas, variando desde sinais de virilização pré-natal da genitália externa no sexo feminino e pós-natal em ambos os sexos, até desidratação hiponatrêmica nas primeiras semanas de vida, podendo evoluir para choque e óbito na ausência de tratamento[1,2].

A incidência da deficiência da 21-hidroxilase varia de acordo com a população estudada; em 1993, Pang et al. coletaram dados de 29 programas de triagem provenientes de 13 países e estimaram que a incidência mundial a partir dos dados de 6,5 milhões de recém-nascidos era de 1:15.000 nascidos vivos, variando de 1:10.000 a 1:14.000 na maioria das populações caucasianas[5]. Trabalhos recentes da população brasileira demonstraram que a deficiência da 21-hidroxilase possui frequência elevada em nosso meio, ocorrendo em aproximadamente 1:10.000 a 18.000 nascidos vivos[6-9].

FORMAS CLÍNICAS DA DEFICIÊNCIA DA 21-HIDROXILASE

A HAC-21OH é causada pela presença de mutações no gene que codifica a enzima, *CYP21A2*, as quais resultam em diferentes comprometimentos da atividade enzimática e ocasionam um espectro de formas clínicas[10]. As manifestações clínicas estão correlacionadas com o grau de deficiência enzimática. Os sinais e sintomas podem ser decorrentes da deficiência de glicocorticoide, hormônio essencial à vida,

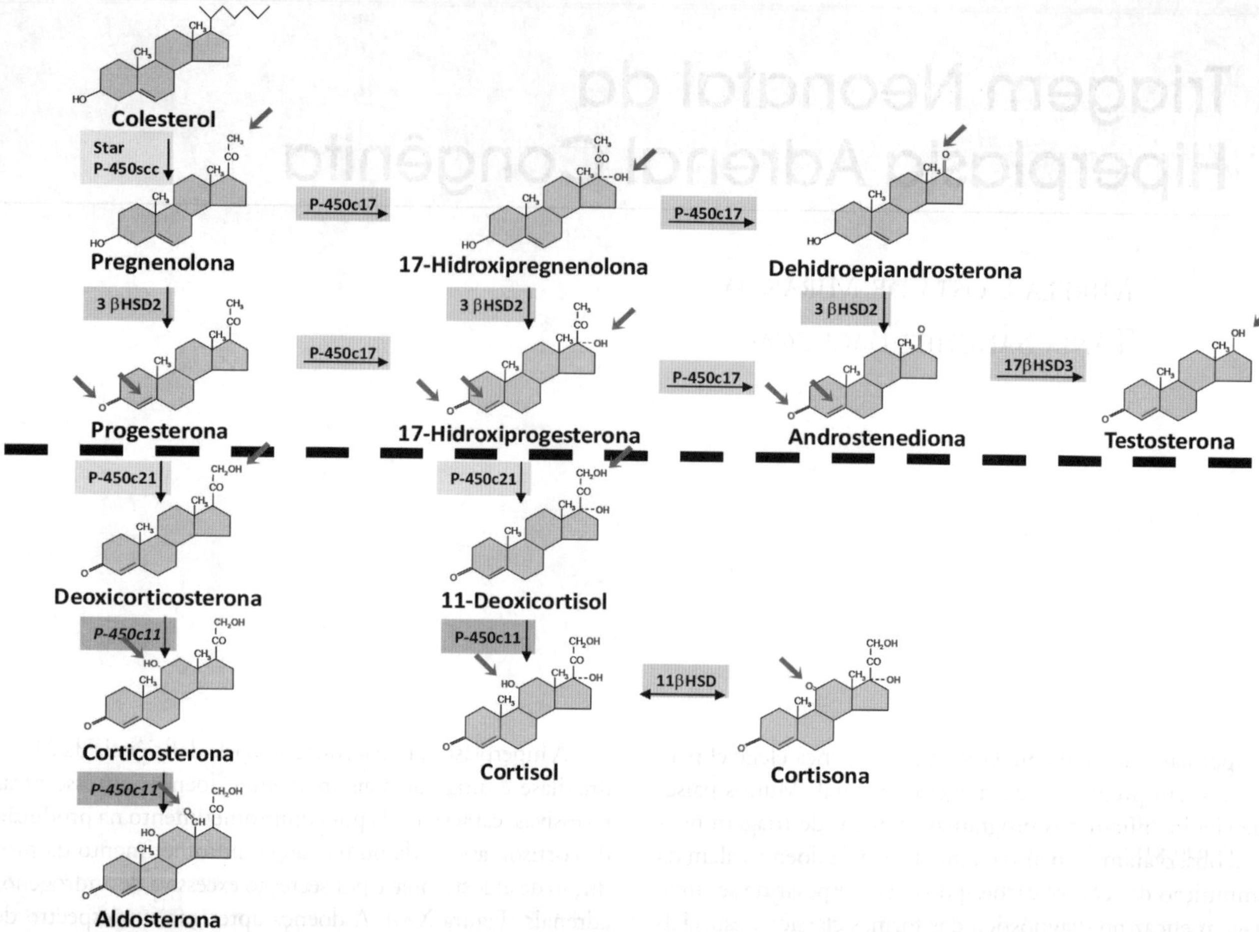

Figura X-6. Esteroidogênese adrenal. A enzima 21-hidroxilase (P450c21) catalisa a conversão da 17OH-progesterona em 11-desoxicortisol e da progesterona em desoxicorticosterona. O comprometimento da atividade enzimática causa prejuízo na síntese de cortisol, com consequente aumento compensatório na produção do ACTH, o qual ocasiona hiperplasia do córtex adrenal e estimula a produção excessiva dos precursores do cortisol. Esses precursores são desviados para a síntese de andrógenos adrenais.

sobretudo em situações de estresse, da deficiência de mineralocorticoide e do excesso de andrógenos nos períodos pré e pós-natais.

As formas clínicas da HAC-21OH são divididas em dois grandes grupos: forma clássica, com manifestações ao nascimento; e forma não clássica, cujos sintomas se iniciam tardiamente, podendo ser na infância, na puberdade ou na vida adulta, mas com intensidades bem menores do que nas formas clássicas. Pacientes com a forma não clássica apresentam-se com pubarca precoce, alterações menstruais, hirsutismo e/ou infertilidade. Esse diagnóstico deve também ser lembrado na presença de acne fora da adolescência.

A forma clássica é subdividida em perdedora de sal e virilizante simples, são essas as formas clínicas de interesse para o diagnóstico na triagem neonatal[1-3].

Na forma virilizante simples, os pacientes são carreadores de mutações que resultam em 3-7% de atividade residual da 21-OH em homozigose ou em heterozigose composta com as mutações que causam perda da atividade enzimática[2]. A forma virilizante simples caracteriza-se no sexo feminino por virilização pré-natal da genitália externa, que varia desde clitoromegalia isolada até fusão completa das pregas urogenitais, podendo ter aparência semelhante à da genitália masculina normal (Figura X-7).

Essa forma clínica, sem tratamento, também resulta em virilização pós-natal em ambos os sexos, com aumento progressivo do clitóris ou pênis, aparecimento precoce dos pelos pubianos, aumento da massa muscular, acne e engrossamento da voz. Observa-se incremento da velocidade de crescimento, porém com avanço da idade óssea e, assim, fechamento epifisário precoce com baixa estatura final[1-3].

A forma perdedora de sal compreende 70 a 75% dos casos da forma clássica em países desenvolvidos[2]. Esses pacientes são carreadores de mutações, em homozigose ou heterozigose composta, que resultam em comprometimento quase total da atividade enzimática (atividade < 2%)[10]. Uma vez que a enzima 21-hidroxilase também é essencial para a síntese de mineralocorticoide, esse comprometimento na

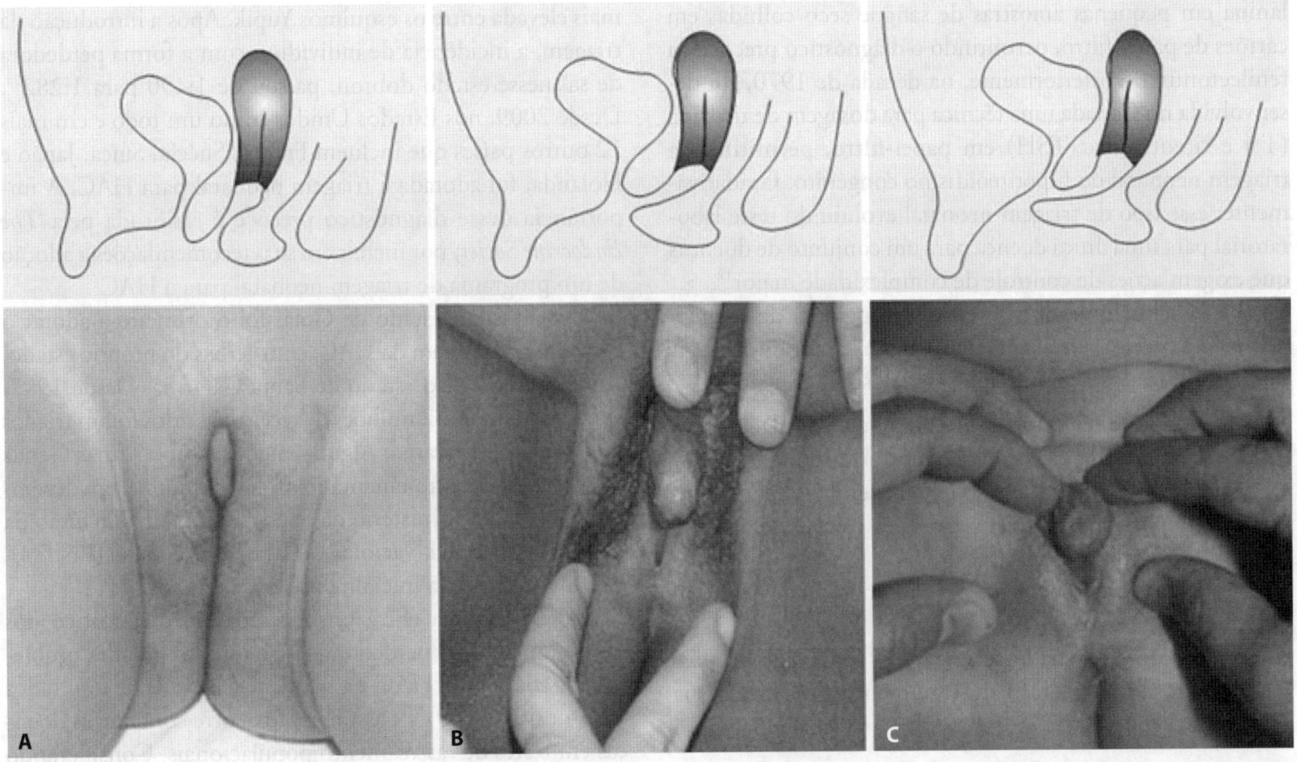

Figura X-7. Meninas com as formas clássicas da deficiência da 21-hidroxilase e com diferentes graus de virilização da genitália externa, quantificadas pela escala de Prader[10]. **A)** Clitoromegalia isolada. **B)** Clitoromegalia, fusão posterior de grandes lábios e abertura do seio urogenital no períneo. **C)** Clitoromegalia, fusão posterior de grandes lábios e abertura do seio urogenital na base do clitóris.

síntese de aldosterona resulta em perda de peso seguida de desidratação hiponatrêmica nas primeiras semanas de vida e potencial evolução para choque hipovolêmico e óbito sem diagnóstico precoce. As manifestações hiperandrogênicas pré e pós-natais observadas na forma virilizante simples também ocorrem na forma perdedora de sal.

O diagnóstico clínico do recém-nascido do sexo feminino de ambas as formas clínicas pode ser suspeitado pela presença da virilização da genitália externa. Vale a pena ressaltar que recém-nascido com atipia genital e sem as gônadas palpáveis é um diagnóstico de emergência, não só pela atribuição do sexo, mas também pelo fato de que meninas com a forma perdedora de sal constituem o diagnóstico mais frequente dos distúrbios de desenvolvimento sexual. Já nos recém-nascidos do sexo masculino, os sinais clínicos estão ausentes ou pouco evidentes e o diagnóstico só é realizado com a crise de desidratação hiponatrêmica e hipercalêmica nos primeiros dias de vida no caso dos perdedores de sal ou na infância pela investigação de pseudopuberdade precoce na forma virilizante simples.

A deficiência da enzima 21-hidroxilase leva ao acúmulo de metabólitos precursores da síntese de cortisol e da aldosterona, principalmente a 17OH-progesterona (17OHP), que está muito elevada nas formas clássicas, geralmente acima de 50ng/ml em pacientes sintomáticos[10], sendo o diagnóstico laboratorial confirmado por meio da sua dosagem. Os andrógenos como androstenediona e testosterona também se encontram elevados nesses pacientes[1,2].

A gravidade das manifestações das formas clássicas, associadas à incidência elevada e à possibilidade de execução fácil de teste de triagem neonatal tornam a HAC doença de eleição para a inclusão em programas públicos de triagem neonatal[2]. Em dezembro de 2012, o Ministério da Saúde anunciou a inclusão da HAC no Programa Nacional de Triagem Neonatal (PNTN)[11].

O objetivo principal da triagem neonatal para HAC é o diagnóstico precoce das formas perdedora de sal e virilizante simples, a fim de se prevenir o surgimento de complicações potencialmente graves, tais como perda de sal com desidratação hiponatrêmica e erros de atribuição do sexo ao nascimento nas meninas com virilização genital importante.

TRIAGEM NEONATAL

A triagem neonatal é uma estratégia preventiva em Saúde Pública, cujo modelo histórico exitoso é o teste do pezinho, que possibilita a diminuição da morbi/mortalidade infantil, associadas às doenças que podem ser diagnosticadas no período neonatal. Sua história teve início na década de 1960, com o desenvolvimento da técnica para dosagem de fenilalanina em pequenas amostras de sangue seco colhidas em cartões de papel-filtro, permitindo o diagnóstico precoce da fenilcetonúria. Posteriormente, na década de 1970, foi desenvolvida no Canadá uma técnica para dosagem de tiroxina (T_4) e tireotrofina (TSH) em papel-filtro, permitindo a triagem neonatal do hipotireoidismo congênito. Gradativamente, esse tipo de triagem neonatal evoluiu do teste laboratorial para uma única doença para um conjunto de doenças que exigem ações de controle de complexidade maior[12].

Para incluir uma doença em um programa de triagem neonatal é preciso que ela preencha alguns critérios de elegibilidade, baseados nos princípios de Wilson e Junger[13]:

- A doença deve ter impacto na saúde da população com incidência elevada e taxa alta de morbi/mortalidade.
- As manifestações clínicas não podem ser facilmente identificáveis por meios clínicos em fases iniciais, quando é possível evitar as sequelas.
- O teste diagnóstico neonatal deve ter método de execução fácil e custo baixo.
- A doença deve ter sua história natural conhecida e a possibilidade de instituição de tratamento que mude sua evolução.

As doenças diagnosticadas pelo teste do pezinho são nomeadas de erros inatos do metabolismo. Trata-se de doenças crônicas, congênitas, genéticas, incuráveis e com manifestações clínicas iniciadas no primeiro ano de vida. Seu tratamento precoce garante uma sobrevida normal com integração social dos doentes. Como exemplo, no hipotireoidismo congênito e fenilcetonúria o diagnóstico com a instituição precoce da terapia resultam em preservação da capacidade cognitivo-intelectual e melhora da qualidade de vida, assim como também se observa aumento da sobrevida na anemia falciforme/hemoglobinopatias e fibrose cística.

O Programa Nacional de Triagem Neonatal (PNTN) Brasileiro, implantado com a Portaria do Ministério da Saúde nº 822 de 06/06/2001, recomendava a realização da triagem neonatal para fenilcetonúria, hipotireoidismo congênito, doenças falciformes e outras hemoglobinopatias e fibrose cística. A Portaria do Ministério da Saúde nº 822 também considera a necessidade de definir e ampliar a gama de doenças congênitas a serem prioritariamente incluídas no programa, desde que levem em conta, entre outros aspectos, sua frequência na população, possibilidade de tratamento e benefícios gerados à saúde pública[11]. Posteriormente, tendo em conta os comentários acima, em 2012 foi aprovada a inclusão da triagem da deficiência da biotinidase e da 21-hidroxilase no PNTN.

Triagem neonatal da deficiência da 21-hidroxilase

O Alaska foi o primeiro estado a incluir a HAC no programa de triagem neonatal, pois a incidência dessa doença é ainda mais elevada entre os esquimós Yupik. Após a introdução da triagem, a incidência de indivíduos com a forma perdedora de sal nesse estado dobrou, passou de 1:490 para 1:282[14]. Desde 2009, nos Estados Unidos como um todo e em mais 12 outros países que incluem França, Suécia, Suíça, Japão e Holanda, foi adotada a triagem neonatal para HAC. A importância desse diagnóstico precoce é ratificada pela *The Endocrine Society* por incluir em suas recomendações a adoção de um programa de triagem neonatal para a HAC[2].

No Brasil, o estado de Goiás foi o primeiro a adotar o programa de triagem da HAC, com verbas do próprio estado, sendo seguido pelo estado de Santa Catarina. Desde 1997, aproximadamente 2 milhões de recém-nascidos foram triados no primeiro programa. Alguns estados, como Minas Gerais e São Paulo têm implementado projetos-piloto e, em dezembro de 2012, o Ministério da Saúde anunciou a inclusão da HAC no Programa Nacional de Triagem Neonatal (PNTN), que foi implantada inicialmente em 9 estados.

Apesar da sua eficácia, sobretudo no diagnóstico dos casos com a forma perdedora de sal, um dos grandes problemas da triagem da HAC é a frequência elevada de resultados falso-positivos (FP)[2,15], assim como ocorre com outras doenças em testes de rastreamento populacionais. Considerando que em países desenvolvidos, de forma geral, a HAC é adequadamente diagnosticada sem a triagem neonatal, diversos estudos não consideraram essa triagem custo-efetiva[16].

Entretanto, dados de aproximadamente 210 pacientes da casuística do Hospital das Clínicas de São Paulo, cujo diagnóstico foi por meios clínicos, mostram proporção menor de pacientes com a forma perdedora de sal, bem como do sexo masculino, o que sugere perda do diagnóstico por óbito no período neonatal. Além disso, parcela significativa dos pacientes possui diagnóstico tardio, com a presença de comorbidades, como a pseudopuberdade precoce, que pode induzir a uma puberdade precoce central, necessitando da adição de medicações de custo elevado por longos períodos para se bloquear a puberdade e recuperar o potencial de altura final, tais como análogos de GnRH e hormônio de crescimento[17].

Tem-se debatido sobre a necessidade da triagem para HAC em meninas, considerando-se que a atipia genital é uma característica evidente ao nascimento, o que facilita o diagnóstico precoce. Interessantemente, no Texas, onde a HAC está incluída no programa de triagem, observou-se que o diagnóstico foi possibilitado apenas pelo resultado do teste neonatal em 8/15 crianças com as formas clássicas e em 3/8 meninas a atipia genital não foi identificada ao nascimento[18]. Dados recentemente publicados da casuística do HCFMUSP sugerem realidade ainda pior, a atipia genital não foi identificada ao nascimento em 40% das meninas, sendo que aproximadamente 15% dessas foram registradas no sexo social masculino e, por terem tido diagnóstico muito tardio, cresceram no sexo social masculino. Esses pacientes 46,XX tiveram que ser submetidos a acompanhamento psicológico contínuo, genitoplastia masculinizante, mastectomia e histerectomia total e necessitarão de reposição contínua com andrógenos por toda a vida. Essas consequências não só acarretam importante comprometimento na qualidade de vida dos pacientes e de seus familiares, como também recentemente demonstramos que resultam em custos muito elevados para os serviços públicos de saúde[17]. No Estado de Goiás, que tem realizado a triagem da HAC e, consequentemente, os serviços de saúde já estão acostumados com esse diagnóstico, o cenário é um pouco melhor no reconhecimento neonatal da atipia genital nas meninas; ainda assim, 28% delas só tiveram sua identificação pelo resultado do teste da triagem[19].

Teste de triagem no papel-filtro

O processo de triagem consiste na coleta do sangue por meio de uma punção no calcanhar em cartões de papel-filtro (Figura X-8), idealmente entre o segundo e quinto dia de vida. A coleta é preconizada nesse período, pois é quando existe uma estabilização hormonal no recém-nascido e a possibilidade de diagnóstico e de tratamento precoces dos casos positivos[20,21]. É então realizada a dosagem da 17OHP nas amostras das crianças e determinados os limites de convocação de rotina para recoleta em papel-filtro (resultados moderadamente alterados) e de emergência (resultados muito elevados) para consulta médica imediata e coleta de exames confirmatórios.

Na prática, a idade na coleta das amostras varia muito em todo o Brasil. Algumas capitais a realiza entre 48 e 72 horas após o parto em hospitais públicos ou maternidades privadas, mas na maioria dos municípios a coleta ocorre entre o quarto e o sétimo dia de vida em Unidades Básicas de Saúde. Subsequentemente, as amostras são enviadas para um Laboratório de Referência em Triagem Neonatal.

As técnicas disponíveis para a dosagem da 17OHP neonatal incluem radioimunoensaio (RIA), testes imunoenzimáticos – *enzyme-linked immunosorbent assay* (ELISA) e testes imunofluorimétricos (FIA). O RIA foi o primeiro método desenvolvido, mas, como o ELISA, tem sido quase que completamente substituído pelo método imunofluorimétrico *dissociation-enhanced, lanthanide fluorescenc e immunoassay* (DELFIA®), que são altamente automatizados[22].

Resultados falso-positivos (RFP) ocorrem em aproximadamente 0,2 a 0,5% dos testes e consistem no principal desafio para a otimização da triagem neonatal para HAC[23]. Isso ocorre porque um teste de triagem habitualmente deve ter sensibilidade elevada para minimizar a ocorrência de resultados falso-negativos. O objetivo de um teste de triagem é selecionar precocemente, dentro de uma grande população, indivíduos que apresentem risco para uma determinada condição. Esse grupo, selecionado pela triagem, deverá ser submetido a um teste confirmatório com especificidade maior, geralmente de custo maior, mas com maior precisão diagnóstica. Aproximadamente 70% dos resultados falso-positivos são devidos à prematuridade, decorrente de *clearance* metabólico baixo da imaturidade hepática. Outras causas incluem baixo peso ao nascimento, estresse neonatal por doenças graves, especificidades metodológicas do ensaio ou coleta inadequada da amostra no papel-filtro[2,5,24,25].

Os protocolos de triagem neonatal que consideram a variação fisiológica da 17OHP neonatal, ajustando seus valores de corte para idade gestacional e/ou peso ao nascer, são apontados como alternativas para diminuição da taxa de RFP[26-28]. Considerando que no Brasil a ultrassonografia obstétrica não é realizada rotineiramente para se aferir a

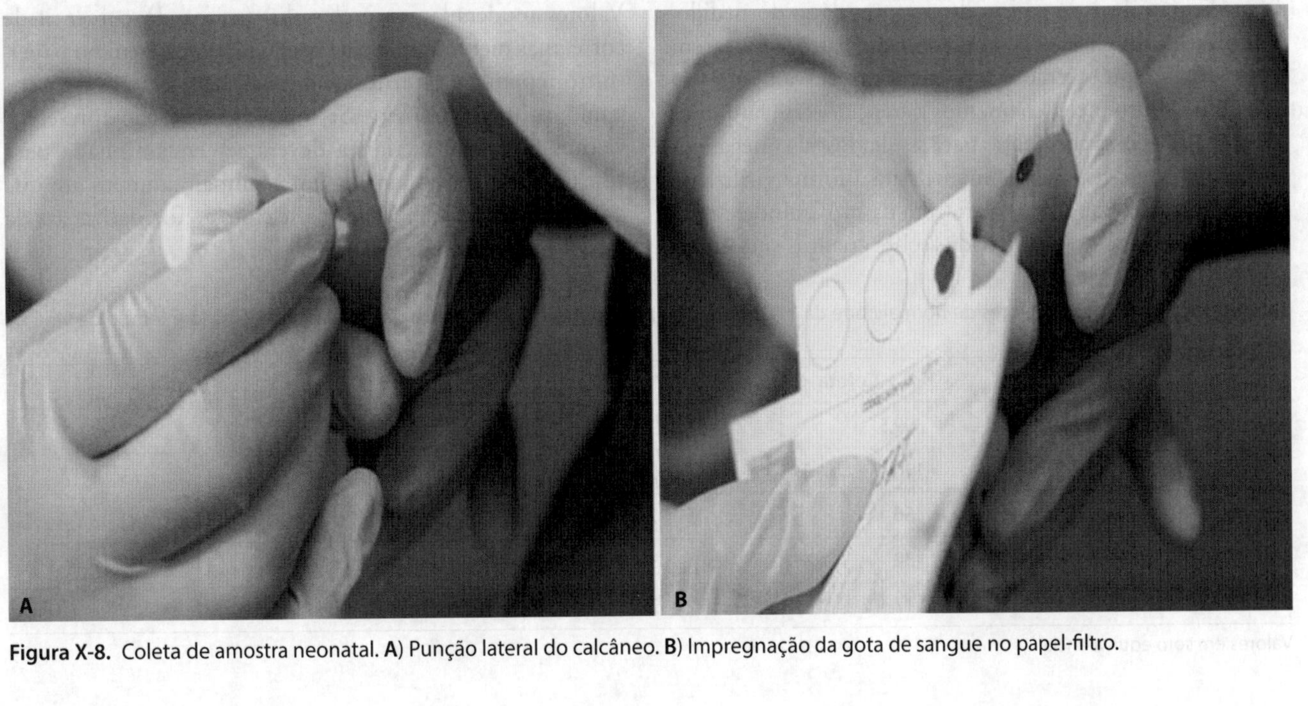

Figura X-8. Coleta de amostra neonatal. **A)** Punção lateral do calcâneo. **B)** Impregnação da gota de sangue no papel-filtro.

idade gestacional, tem-se adotado no País a padronização dos valores de normalidade da 17OHP de acordo com a faixa de peso do recém-nascido. Tendo em conta a taxa elevada de natalidade do Estado de São Paulo, aproximadamente 60.000 nascimentos por mês, seu protocolo adotou valores de referência da 17OHP neonatal de acordo com 4 grupos de peso ao nascimento, a fim de se minimizar a frequência de testes falso-positivos (< 1.500g, 1.500-2.000g, 2.001-2.500g e > 2.500g)[7].

O ajuste dos valores da 17OHP neonatal para a idade na coleta da amostra pode reduzir ainda mais as taxas de convocações[20]. Sabe-se que a coleta de amostras antes de 24-48 horas de vida pode prejudicar a precisão diagnóstica da triagem neonatal, contribuindo para a ocorrência de resultados falso-negativos[29,30]. Em estudo-piloto realizado na implementação da triagem para HAC em São Paulo, verificou-se que alguns dos recém-nascidos afetados pela forma perdedora de sal apresentavam valores de 17OHP neonatal moderadamente aumentados (30 a 40ng/ml); esses recém-nascidos possuíam em comum a coleta de amostras mais precoce, com 48 horas de vida[7]. Com esse achado, foram avaliados os valores da 17OHP neonatal de recém-nascidos normais e observou-se que os valores das coletas com 48 horas de vida foram significativamente menores do que as coletas acima de 72 horas de vida. Dessa forma, o atual protocolo do Estado de São Paulo tem valores da 17OHP neonatal adaptados não só de acordo com o peso ao nascimento mas também com o tempo de vida na coleta, para evitar a ocorrência de testes falso-negativos nas coletas precoces (Tabela X-1).

A administração de glicocorticoides à mãe no periparto ou ao recém-nascido previamente à coletada amostra neonatal são fatores que contribuem para resultados falso-negativos. O rastreio para HAC deve ainda ser recomendado, mas o uso da medicação deve ser registrado no formulário do pedido. A utilização de glicocorticoide antes do parto cesárea em recém-nascidos de termo é uma prática relativamente frequente em nosso meio; chamamos a atenção desse fato, pois supomos que possa corroborar para resultados falso-negativos em coletas precoces, especialmente para a forma virilizante simples. Considerando que a triagem da HAC ainda é relativamente recente no Brasil, dados sobre crianças sintomáticas que tiveram testes falso-negativos ainda não foram reportados. Transfusão sanguínea é outro fato relacionado a resultados falso-negativos e, se um recém-nascido necessitar de transfusão, deve ser obtida uma amostra de sangue antes da transfusão ou, no mínimo, 5 dias após[30,31].

Dependendo da magnitude da elevação dos valores alterados em papel-filtro, a segunda coleta poderá ser realizada em papel-filtro ou será necessária a realização de testes confirmatórios no soro e consulta médica imediata. Vale ressaltar que serviços que estão iniciando a triagem para HAC precisam realizar um estudo-piloto que seja representativo da população local para o estabelecimento dos seus valores de corte, de acordo com a metodologia utilizada. No estudo realizado pelo HCFMUSP em parceria com o Serviço de Referência em Triagem Neonatal do Estado São Paulo (Instituto Jô Clemente) foram estabelecidos os percentis dos valores de normalidade da 17OHP no papel-filtro para a população brasileira (Tabela X-1). Na maior parte dos estados é utilizado o percentil 99, enquanto no estado de São Paulo já foi assumido o percentil 99,5 como o de melhor acurácia, minimizando a taxa de resultados falso-positivos[7]. Mais recentemente, tem-se observado que a utilização do percentil 99,8 foi capaz de aumentar o valor preditivo do teste, sem incorrer na presença de resultados falso-negativos para a forma perdedora de sal[23]. A otimização do valor preditivo positivo de um teste de triagem, possibilitando a diminuição da taxa de reconvocação, tem grande importância na diminuição dos custos da triagem, especialmente em locais com taxa elevada de natalidade.

Os valores da 17OHP neonatal abaixo do percentil de corte são considerados normais. Aqueles com valores acima de 2 vezes o percentil de corte são considerados altamente suspeitos e receberão convocação de emergência para consulta médica e realização de exames confirmatórios séricos. Valores moderadamente elevados (acima do percentil de corte, mas menor que seu dobro) terão a dosagem no papel-filtro repetida e os critérios de avaliação serão os mesmos para a primeira amostra. Se o novo exame não apresentar valores normais, a criança deverá ser encaminhada para consulta médica e mantida em acompanhamento até que haja uma definição diagnóstica ou a normalização da 17OHP sérica[32,33].

Tabela X-1. Percentis dos valores de normalidade da 17OHP (ng/ml) nas coletas em papel-filtro para cada faixa de peso e tempo de vida na coleta.

Peso ao nascimento (g)	Coleta < 72h de vida		Coleta > 72h de vida	
	99,5	99,8	99,5	99,8
< 1.500	110	120	147	173
1.500-2.000	56	71	69	90
2.001-2.500	32	39	48	66
> 2.501	17	20	20	25

Valores em soro equivalência[23].

No protocolo atual assumido pela Secretaria de Saúde do Estado de São Paulo, as medidas da 17OHP no papel-filtro e no soro são avaliadas de acordo com o fluxograma da figura X-9[23].

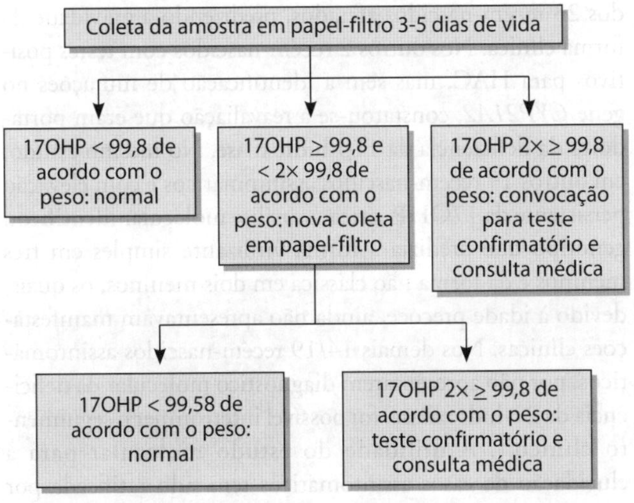

Figura X-9. Fluxograma da triagem neonatal para HAC realizada no Estado de São Paulo.

Os recém-nascidos, cujos resultados foram positivos e serão encaminhados para a consulta médica, deverão receber atenção especial para a avaliação de presença de atipia genital nas meninas ou de "hipospadia" naqueles registrados no sexo masculino e sem gônadas palpáveis. Aqueles com resultados bastante elevados (> 2× 99,8[th]) devem ser examinados com urgência, a fim de evitar ou minimizar a crise de perda de sal.

Testes confirmatórios séricos

Os testes confirmatórios hormonais da triagem da HAC consistem na dosagem dos esteroides em amostras de soro dos recém-nascidos com testes neonatais alterados. Devem ser realizados em amostra de sangue venoso, obtida o mais precocemente possível, após os resultados positivos em papel-filtro. As amostras de soro serão utilizadas para as dosagens da 17OHP, cortisol, androstenediona, testosterona, sódio e potássio e devem ser analisadas nos laboratórios de triagem neonatal para seu adequado processamento e armazenamento. A coleta rápida e o envio imediato das amostras para o laboratório de triagem neonatal visam permitir tempo hábil para a realização do diagnóstico e tratamento precoce dos afetados com a forma perdedora de sal[33].

Diferentes metodologias são utilizadas na dosagem sérica da 17OHP, destacando-se o radioimunoensaio (RIA) e a cromatografia líquida acoplada à espectrometria de massas em *tandem* (LC-MS/MS). Esta última metodologia tem a vantagem de dosar simultaneamente mais de um composto esteroide, separando-os por peso molecular e não por reações antígeno-anticorpo, o que confere especificidade maior e interferência menor das reações cruzadas entre diferentes analitos[2].

Embora o padrão-ouro para o diagnóstico hormonal da HAC seja o teste de estímulo com ACTH, os recém-nascidos afetados pela forma clássica possuem valores muito elevados da 17OHP, sendo geralmente acima de 100ng/ml na forma perdedora de sal e maior que 50ng/ml na forma virilizante simples, o que dispensa a utilização desse teste na definição do seu diagnóstico. Em estudo realizado pelo HCFMUSP e o Instituto Jô Clemente, observou-se que o valor médio da 17OHP sérica na forma perdedora de sal foi de 130,5ng/ml e variou de 36,6 a 51,8ng/ml nos 3 casos com a forma virilizante simples[23]. São considerados valores normais da 17OHP sérica: menor que 2ng/ml na dosagem por LC-MS/MS ou menor que 5ng/ml na dosagem por RIA.

Como mencionado acima, valores séricos basais da 17OHP são elevados nas formas clássicas da deficiência da 21-hidroxilase, não sendo necessária, na maioria das vezes, a realização do teste de estímulo com ACTH sintético, especialmente na presença de recém-nascido com atipia genital. O teste de estímulo com ACTH sintético na forma clássica seria indicado apenas nos casos com concentrações basais menores da 17OHP, e teria como objetivo excluir outros defeitos enzimáticos, como a deficiência da 11-hidroxilase e da P450-oxidorredutase. O teste é realizado através da administração por via intravenosa de 250µg de ACTH sintético com a dosagem de 17OHP e cortisol nos tempos 0 e 60 minutos após e, quando necessário, adicionar as dosagens de 11-desoxicortisol e de progesterona quando se suspeita dos defeitos de síntese supracitados.

Eventualmente, pequena porcentagem de pacientes com a forma não clássica acaba sendo rastreada pela triagem neonatal[15]; entretanto, essa forma clínica não é de interesse de diagnóstico pela triagem neonatal, nem mesmo tem indicação de tratamento nos primeiros anos de vida, antes do início das manifestações clínicas. Porém, esses casos assintomáticos e com valores flutuantes da 17OHP sérica não podem ter alta do seguimento da triagem até elucidação diagnóstica. O teste de estímulo com ACTH sintético ou os testes moleculares podem ser utilizados como ferramenta diagnóstica. Na forma não clássica, o valor da 17OHP pós-estímulo a ser usado como critério diagnóstico tem sido muito discutido. Alguns estudos têm apontado valores entre 10 e 15mg/ml[34,35]; entretanto, com o advento dos estudos genéticos, observou-se que valores da 17OHP pós-ACTH ≥ 17ng/ml eram encontrados na grande maioria dos pacientes com o diagnóstico molecular da forma não clássica e que valores pós-estímulo entre 10 e 15ng/ml compreendiam tanto alguns indivíduos heterozigotos para mutações de forma clássica como aqueles afetados pela forma não clássica[10,36]. Em nosso serviço, para indivíduos com manifestações hiperandrogênicas e valores da 17OHP pós-ACTH entre 10 e 15ng/ml, tem sido indicado o estudo molecular para a confirmação do diagnóstico da forma não clássica.

Apesar de toda a padronização dos testes confirmatórios séricos, 7 a 17% dos casos com 17OHP no papel-filtro com resultado falso-positivo ainda não apresentam normalização da 17OHP no soro. Esses recém-nascidos assintomáticos e que permanecem com resultados alterados no teste confirmatório necessitarão de seguimento clínico e laboratorial até que haja definição diagnóstica ou normalização da 17OHP sérica[28,37]. Esse procedimento eleva os custos para o sistema de saúde e causa ansiedade às famílias, o que evidencia a necessidade da padronização de testes confirmatórios com maior especificidade[38].

Para a otimização dos testes confirmatórios, tem sido proposto que o valor preditivo positivo (VPP) da concentração sérica elevada da 17OHP possa ser melhorado se interpretada em conjunto com outros esteroides, como cortisol, androstenediona e 21-desoxicortisol, possibilitando melhor especificidade diagnóstica. Adicionalmente, outras metodologias têm sido avaliadas, tais como a dosagem da 17OHP por LC-MS/MS, bem como a dosagem da androstenediona, cortisol, 21-desoxicortisol pelo mesmo método. Essa metodologia torna os valores de normalidade menores, sendo necessário o ajuste dos valores de referência para nossa população. Outra maneira de se melhorar significativamente o VPP dos testes confirmatórios é a de se avaliar as razões entre os esteroides, tais como 17OHP/cortisol [17OHP + androstenediona/cortisol] e [17OHP + 21-desoxicortisol/cortisol][39,40].

Testes confirmatórios moleculares

Além dos métodos hormonais para a confirmação diagnóstica de um teste de triagem positivo, a pesquisa de mutações no gene da 21-hidroxilase *(CYP21A2)* tem também sido proposta como teste confirmatório, em análise de amostras de DNA do sangue periférico ou do papel-filtro[37,41]. A ideia é se utilizar a análise genética baseando-se no fato de que 90-95% dos recém-nascidos afetados são heterozigotos compostos ou homozigotos para um número limitado de mutações de ponto, deleções e rearranjos gênicos. Em nossa experiência, em paciente com o diagnóstico hormonal da forma clássica, encontra-se mutação em ambos os alelos em 100% dos casos[10]. Porém, a biologia molecular não é essencial na confirmação diagnóstica dos recém-nascidos sintomáticos e com testes hormonais claramente alterados; sua maior utilidade seria em descartar a doença em pacientes assintomáticos com valores persistentemente elevados, diminuindo o tempo de acompanhamento desnecessário. Um exemplo prático são os casos de recém-nascidos do sexo masculino assintomáticos com valores moderadamente elevados, nos quais a biologia molecular seria importante para diferenciá-los em virilizantes simples, não clássicos ou falso-positivos. Em estudo prévio, observou-se que alguns dos casos falso-positivos demoraram de 6 a 12 meses para normalizarem os valores de 17OHP sérica, o que eleva o custo da triagem e causa grande estresse emocional às famílias[37].

Esse teste genético já foi avaliado em estudo-conjunto do HCFMUSP com o Serviço de Referência em Triagem Neonatal do Estado de Goiás (APAE-Anápolis), no qual foi verificada a alta eficácia desse método. A pesquisa das mutações foi capaz de confirmar o diagnóstico neonatal em 21 dos 23 recém-nascidos afetados, predizendo a gravidade da forma clínica. Nos outros 2 recém-nascidos com testes positivos para HAC, mas sem a identificação de mutações no gene *CYP21A2*, constatou-se à reavaliação que eram portadores da deficiência da 11β-hidroxilase. No mesmo estudo, em outros 19 recém-nascidos assintomáticos e com elevação persistente da 17OHP sérica, a análise molecular identificou genótipo que predizia a forma virilizante simples em três meninos e da forma não clássica em dois meninos, os quais, devido à idade precoce, ainda não apresentavam manifestações clínicas. Nos demais 14/19 recém-nascidos assintomáticos, por não apresentarem diagnóstico molecular da deficiência da 21-hidroxilase, foi possível interromper o seguimento clínico[37]. A utilidade do estudo molecular para a elucidação de casos assintomáticos tem sido ratificada por outros serviços de referência em triagem neonatal[42,43].

IMPLANTAÇÃO IDEAL DA TRIAGEM NEONATAL DA HAC

A implantação da triagem neonatal em nosso território deve seguir principalmente os seguintes aspectos[11]:

- Pelo menos 70% das amostras para triagem devem ser coletadas entre o 3º e 5º dia de vida.
- A idade da criança na primeira consulta deverá ser até 14 dias de vida (idealmente 10 dias).
- A ficha de coleta deve ser preenchida adequadamente com dados sobre peso ao nascimento, data e hora do nascimento e da coleta do teste do pezinho, uso de corticoide pela mãe nos últimos 15 dias pré-nascimento e aspecto da genitália externa do recém-nascido.
- É importante que o laboratório de apoio diagnóstico para exames confirmatórios apresente resultados em sua diluição final para evitar erros de interpretação dos resultados.
- É necessário haver uma parceria com ambulatório especializado de endocrinopediatria para agendamentos imediatos de consultas e rápida dispensação dos medicamentos necessários.
- Parceria com rede complementar para garantir serviços parceiros de atendimento de urgência e UTI neonatal.
- Serviços que estão iniciando a triagem para HAC precisam fazer um estudo-piloto que seja representativo da população local para estabelecimento dos seus valores de referência, de acordo com a metodologia utilizada.

CONSIDERAÇÕES FINAIS

A deficiência da 21-hidroxilase é uma doença genética frequente que apresenta herança autossômica recessiva e manifesta-se sob um amplo espectro de manifestações clínicas, variando desde sinais de virilização genital pré-natal no sexo feminino e pós-natal em ambos os sexos, até desidratação hiponatrêmica no período neonatal, seguida de choque e óbito.

A realização de testes de triagem neonatal modificou o curso de várias doenças, ao permitir que as crianças, tratadas antes mesmo de manifestações clínicas, evoluam com melhora significativa do seu prognóstico. Nos Estados Unidos e em vários países da Europa, a triagem neonatal para a HAC já foi implantada, conforme tem sido recomendado pela *Endocrine Society*. Nos países que realizam rotineiramente a triagem neonatal foi observado que o diagnóstico precoce é capaz de evitar a alta morbidade e mortalidade, características da doença.

Os pacientes perdedores de sal, diagnosticados fora dos procedimentos de triagem neonatal, apresentam número maior de internações por desidratações e, consequentemente, déficits cognitivos variáveis. Isso compromete a qualidade de vida dos pacientes, causa grande estresse para as famílias e aumenta o custo do seguimento.

O principal desafio à triagem para HAC é a determinação de um ponto de corte para a 17OHP que resulte em adequado custo/benefício. A utilização de diferentes valores de referência, conforme a idade gestacional ou peso ao nascimento e idade à coleta são estratégias frequentemente adotadas para tornar viável o processo de triagem, promovendo redução da taxa de falso-positivos.

Para se atingir o objetivo da triagem neonatal, todo o processo deve ser realizado de forma rápida para que o tratamento adequado seja iniciado o mais precocemente. Para isso, é necessário o trabalho conjunto de laboratório de triagem, rede complementar e ambulatório especializado. O paciente com hiperplasia adrenal congênita deve ter seguimento por uma equipe multiprofissional especializada, envolvendo pediatras, endocrinologistas, cirurgiões, psicólogos e enfermeiros.

Agradecimentos

A Elizabeth Silveira, Gisele Hayashi e Daniel Carvalho, pelas suas valiosas contribuições em suas teses de mestrado e doutorado em triagem neonatal, cujos dados parciais foram aqui apresentados. À equipe multidisciplinar de Hiperplasia Adrenal Congênita do HC (Larissa Gomes, Guiomar Madureira, Helena Valassi, Atecla Alves, Berenice Mendonca, Marlene Inácio, Maria Helena Sircili e Francisco T. Denis). Às equipes de triagem neonatal: Instituto Jô Clemente e APAE-Anápolis.

REFERÊNCIAS

1. White PC, Bachega TA. Congenital adrenal hyperplasia due to 21 hydroxylase deficiency: from birth to adulthood. Semin Reprod Med. 2012;30(5):400-9.
2. Speiser PW, Arlt W, Auchus RJ, Baskin LS, Conway GS, Merke DP, et al. Congenital adrenal hyperplasia due to steroid 21-hydroxylase deficiency: an Endocrine Society clinical practice guideline. J Clin Endocrinol Metab. 2018;103(11):1-46.
3. Merke DP, Bornstein SR. Congenital adrenal hyperplasia. Lancet. 2005;365(9477):2125-36.
4. Costa-Santos M, Kater CE, Auchus RJ, Group BCAHMS.Two prevalent CYP17 mutations and genotype-phenotype correlations in 24 Brazilian patients with 17-hydroxylase deficiency. J Clin Endocrinol Metab. 2004;89(1):49-60.
5. Pang SY, Wallace MA, Hofman L, Thuline HC, Dorche C, Lyon IC, Dobbins RH, Kling S, Fujieda K, Suwa S. Worldwide experience in newborn screening for classical congenital adrenal hyperplasia due to 21-hydroxylase deficiency. Pediatrics. 1988;81(6):866-74.
6. Silveira EL, dos Santos EP, Bachega TA, van der Linden Nader I, Gross, JL, Elnecave RH. The actual incidence of congenital adrenal hyperplasia in Brazil may not be as high as inferred--an estimate based on a public neonatal screening program in the state of Goiás. J Pediatr Endocrinol Metab. 2008;21(5):455-60.
7. Hayashi G, Faure C, Brondi MF, Vallejos C, Soares D, Oliveira E, et al. Weight-adjusted neonatal 17OH-progesterone cutoff levels improve the efficiency of newborn screening for congenital adrenal hyperplasia. Arq Bras Endocrinol Metabol. 2011;55:632-7.
8. Nascimento ML, Cristiano AN, Campos T, Ohira M, Cechinel E, Simoni G, et al. Ten-year evaluation of a Neonatal Screening Program for congenital adrenal hyperplasia. Arq Bras Endocrinol Metabol. 2014;8(7):765-71.
9. Kopacek C, de Castro SM, Prado MJ, da Silva CM, Beltrão LA, Spritzer PM. Neonatal screening for congenital adrenal hyperplasia in Southern Brazil: a population based study with 108,409 infants. BMC Pediatr. 2017;17(1):22.
10. Carvalho DF, Miranda MC, Gomes LG, Madureira G, Marcondes JA, Billerbeck AE, et al. Molecular CYP21A2 diagnosis in 480 Brazilian patients with congenital adrenal hyperplasia before newborn screening introduction. Eur J Endocrinol. 2016;175(2):107-16.
11. Ministério da Saúde. Portaria nº 2.829 Inclui a Fase IV no Programa Nacional de Triagem Neonatal (PNTN), instituído pela Portaria nº 822/GM/MS, de 6 de junho de 2001. Diário Oficial da União, Brasil. (Dezembro de 2012) Brasil.
12. Lopes ME. The successful "Guthrie test" celebrates its 10th birthday in Brazil! Cien Saude Colet. 2011;16(Suppl 1):716-7.
13. Wilson JM, Jungner YG. [Principles and practice of mass screening for disease]. Bol Oficina Sanit Panam. 1988;65(4):281-393.
14. Pang S, Murphey W, Levine LS, Spence DA, Leon A, LaFranchi S, et al. A pilot newborn screening for congenital adrenal hyperplasia in Alaska. J Clin Endocrinol Metab. 1982;55(3):413-20.
15. Gidlöf S, Wedell A, Guthenberg C, von Döbeln U, Nordenström A. Nationwide neonatal screening for congenital adrenal hyperplasia in sweden: a 26-year longitudinal prospective population-based study. JAMA Pediatr. 2014;168(6):567-74.
16. Grosse SD, Van Vliet, G. How many deaths can be prevented by newborn screening for congenital adrenal hyperplasia? Horm Res. 2016;67(6):284-91.
17. Miranda MC, Haddad LBP, Madureira G, Mendonca BB, Bachega TASS. Adverse outcomes and economic burden of congenital adrenal hyperplasia late diagnosis in the newborn screening absence. J Endocr Soc. 2019;21:4(2):bvz013.
18. Brosnan CA, Brosnan P, Therrell BL, Slater CH, Swint JM, Annegers JF, et al. A comparative cost analysis of newborn screening for classic congenital adrenal hyperplasia in Texas. Public Health Rep. 1998;113(2):170-8.

19. Santos M, Silveira EL, Santos EPD, Gomes LG, Madureira G, Brito VN. Comparison of clinical features between CAH cohorts from Goias and Sao Paulo: states with and without neonatal screening. In VIII Congreso Latinoamericano de Errores Innatos Del Metabolismo y Pesquisa Neonata, Cuzco, Peru. 2011.
20. Olgemöller B, Roscher AA, Liebl B, Fingerhut R. Screening for congenital adrenal hyperplasia: adjustment of 17-hydroxyprogesterone cut-off values to both age and birth weight markedly improves the predictive value. J Clin Endocrinol Metab. 2003;88(12):5790-4.
21. Gruñeiro-Papendieck L, Prieto L, Chiesa A, Bengolea S, Bossi G, Bergadá C. Neonatal screening program for congenital adrenal hyperplasia: adjustments to the recall protocol. Horm Res. 2001; 55(6):271-7.
22. Gonzalez RR, Mäentausta O, Solyom J, Vihko R. Direct solid-phase time-resolved fluoroimmunoassay of 17 alpha-hydroxyprogesterone in serum and dried blood spots on filter paper. Clin Chem. 1990; 36(9):1667-72.
23. Hayashi GY, Carvalho DF, de Miranda MC, Faure C, Vallejos C, Brito, VN, et al. Neonatal 17-hydroxyprogesterone levels adjusted according to age at sample collection and birth-weight improve the efficacy of congenital adrenal hyperplasia newborn screening. Clin Endocrinol (Oxf). 2016;86(4):480-7.
24. Thompson R, Seargeant L, Winter JS. Screening for congenital adrenal hyperplasia: distribution of 17 alpha-hydroxyprogesterone concentrations in neonatal blood spot specimens. J Pediatr. 1989; 114(3):400-4.
25. Hingre RV, Gross SJ, Hingre KS, Mayes DM, Richman RA. Adrenal steroidogenesis in very low birth weight preterm infants. J Clin Endocrinol Metab. 1994;78(2):266-70.
26. Van der Kamp HJ, Oudshoorn CG, Elvers BH, Van Baarle M, Otten BJ, Wit JM. Cutoff levels of 17-alpha-hydroxyprogesterone in neonatal screening for congenital adrenal hyperplasia should be based on gestational age rather than on birth weight. J Clin Endocrinol Metab. 2005;90:3904-7.
27. Allen DB, Hoffman GL, Fitzpatrick P, Laessig R, Maby S, Slyper A. Improved precision of newborn screening for congenital adrenal hyperplasia using weight-adjusted criteria for 17-hydroxyprogesterone levels. J Pediatr. 1997;130(1):128-33.
28. White PC. Optimizing newborn screening for congenital adrenal hyperplasia. J Pediatr. 2013;163(1):10-2.
29. Dorr H, Odenwald B, Nennstiel-Ratzel U. Early of children with classic congenital hyperplasia due to 21-hydroxylase deficiency by newborn screening. Int J Neonatal Screen. 2015;1:36-44.
30. Votava F, Török D, Kovács J, Möslinger D, Baumgartner-Parzer SM, Sólyom J, et al. Estimation of the false-negative rate in newborn screening for congenital adrenal hyperplasia. Eur J Endocrinol. 2005;152(6):869-74.
31. Gatelais F, Berthelot J, Beringue F, Descamps P, Bonneau D, Limal JM, et al. Effect of single and multiple courses of prenatal corticosteroids on 17-hydroxyprogesterone levels: implication for neonatal screening of congenital adrenal hyperplasia. Pediatr Res. 2004; 56(5):701-5.
32. Barra CB, Silva IN, Pezzuti IL, Januário JN. Neonatal screening for congenital adrenal hyperplasia. Rev Assoc Med Bras. 2012;58(4): 459-64.
33. Araújo J, Goldbeck A. Triagem neonatal: hiperplasia adrenal congênita. Ministério da Saúde, Secretaria de Atenção à Saúde, Departamento de Atenção Especializada e Temática. Brasília: Ministério da Saúde. 2015. p. 44.
34. Speiser PW, Knochenhauer ES, Dewailly D, Fruzzetti F, Marcondes JA, Azziz R. A multicenter study of women with nonclassical congenital adrenal hyperplasia: relationship between genotype and phenotype. Mol Genet Metab. 2000;71:527-34.
35. Azziz R, Dewailly D, Owerbach D. Clinical review 56: Nonclassic adrenal hyperplasia: current concepts. J Clin Endocrinol Metab. 1994;78:810-5.
36. Bachega TA, Brenlha EM, Billerbeck AE, Marcondes JA, Madureira G, Arnhold IJ, et al. Variable ACTH-stimulated 17-hydroxyprogesterone values in 21-hydroxylase deficiency carriers are not related to the different CYP21 gene mutations. J Clin Endocrinol Metab. 2002;87(2):786-90.
37. Silveira EL, Elnecave RH, dos Santos EP, Moura V, Pinto EM, van der Linden Nader, et al. Molecular analysis of CYP21A2 can optimize the follow-up of positive results in newborn screening for congenital adrenal hyperplasia. Clin Genet. 2009;76(6):503-10.
38. Cavarzere P, Samara-Boustani D, Flechtner I, Dechaux M, Elie C, Tardy V, et al. Transient hyper-17-hydroxyprogesteronemia: a clinical subgroup of patients diagnosed at neonatal screening for congenital adrenal hyperplasia. Eur J Endocrinol. 2009;161(2): 285-92.
39. Minutti CZ, Lacey JM, Magera MJ, Hahn SH, McCann M, Schulze A, et al. Steroid profiling by tandem mass spectrometry improves the positive predictive value of newborn screening for congenital adrenal hyperplasia. J Clin Endocrinol Metab. 2004; 89(8):3687-93.
40. Schwarz E, Liu A, Randall H, Haslip C, Keune F, Murray M, et al. Use of steroid profiling by UPLC-MS/MS as a second tier test in newborn screening for congenital adrenal hyperplasia: the Utah experience. Pediatr Res. 2009;66(2):230-5.
41. Sarafoglou K, Lorentz CP, Otten N, Oetting WS, Grebe SK. Molecular testing in congenital adrenal hyperplasia due to 21 -hydroxylase deficiency in the era of newborn screening. Clin Genet. 2012;82(1):64-70.
42. Castro PS, Rassi TO, Araujo RF, Pezzuti IL, Rodrigues AS, Bachega TASS, Silva IN. High frequency of non-classical congenital adrenal hyperplasia form among children with persistently elevated levels of 17-hydroxyprogesterone after newborn screening. J Pediatr Endocrinol Metab. 2019;32(5):499-504.
43. Kopacek C, Prado MJ, da Silva CMD, de Castro SM, Beltrão LA, Vargas PR, et al. Clinical and molecular profile of newborns with confirmed or suspicious congenital adrenal hyperplasia detected after a public screening program implementation. J Pediatr (Rio J). 2019;95(3):282-90.

Doenças do Córtex Suprarrenal – Insuficiência Suprarrenal

HAMILTON CABRAL DE MENEZES FILHO
VAÊ DICHTCHEKENIAN

As doenças do córtex suprarrenal podem resultar da produção insuficiente de cortisol (insuficiência suprarrenal), da produção excessiva de cortisol (síndrome de Cushing) ou de tumores das suprarrenais.

DEFINIÇÃO

A insuficiência suprarrenal (ISR) é definida como a manifestação clínica decorrente da produção deficiente ou ação dos glicocorticoides, acompanhada ou não pela deficiência de mineralocorticoides e andrógenos[1].

CLASSIFICAÇÃO

A ISR é classificada em primária (ISRP), secundária ou terciária quando decorre de doenças que afetam as suprarrenais, a adeno-hipófise e o hipotálamo, respectivamente. As ISR secundária e terciária são denominadas em conjunto como ISR central (ISRC)[1]. Enquanto na ISRP o comprometimento da secreção de cortisol geralmente é acompanhado por prejuízo também da secreção de mineralocorticoides e de andrógenos, a ISRC caracteriza-se pelo comprometimento isolado da secreção do cortisol[1]. A ISRP é também conhecida como doença de Addison.

EPIDEMIOLOGIA

Na Europa, a prevalência da ISRP aumentou de 40-70 casos por 1 milhão de pessoas em 1960 para 93-144 casos por 1 milhão de pessoas no final do século XX, havendo estimativa de 4,4 a 6 casos novos por 1 milhão de pessoas por ano[1]. A ISRP acomete mais o sexo feminino, e pode ser observada em qualquer idade, sendo mais comum entre 30 e 50 anos[1]. A ISRC é mais comum do que a primária.

ETIOLOGIA

Enquanto na primeira metade do século XX a tuberculose tenha representado a etiologia mais comum da ISRP, atualmente a adrenalite autoimune é a principal responsável pela doença nos adultos. Estudo de 2013 na Itália avaliou a etiologia da doença de Addison em 615 pacientes, encontrando doença autoimune em 82%, tuberculose em 9% e outras causas em 8%[1]. Por outro lado, na faixa etária pediátrica as principais causas de ISRP são genéticas, de forma que a hiperplasia congênita das suprarrenais responde por 72% das causas, enquanto 6% dos pacientes são acometidos por outras causas genéticas, e 13%, por adrenalite autoimune[1]. A principal etiologia da ISRC é o uso prolongado de glicocorticoides, que levam à supressão da secreção do CRH pelo hipotálamo e do ACTH pela adeno-hipófise[1]. A ISR também é causada por outras drogas, além dos glicocorticoides. Abordaremos a seguir a etiologia da ISRP, da ISRC e da ISR causada por drogas.

Etiologia da ISRP

Na faixa etária pediátrica, a ISRP é causada principalmente por: redução da esteroidogênese, autoimunidade, doenças metabólicas (doenças dos peroxissomos), alterações no desenvolvimento das suprarrenais, resistência ao ACTH, defeitos da síntese de colesterol, destruição das suprarrenais e diminuição da homeostase redox das suprarrenais[2].

Em relação ao histórico da doença de Addison (ou ISRP), destacamos que, em 1855, Thomas Addison descreveu no Guy's Hospital em Londres pela primeira vez os sinais e sintomas de um estado mórbido caracterizado por anemia, fraqueza e abatimento intensos, debilidade cardíaca, sintomas gástricos e mudança peculiar da pele, associados ao comprometimento da cápsula da suprarrenal[3]. No exame anatomopatológico de 11 pacientes com essas alterações, o Dr. Addison encontrou: seis casos de tuberculose suprarrenal, três casos de tumor, um caso de hemorragia e outro de fibrose de causa desconhecida (que na verdade representou a primeira descrição de adrenalite autoimune na literatura). Neste último paciente, o Dr. Addison observou manchas hipocrômicas na pele reconhecidas atualmente como vitiligo, uma das manifestações da autoimunidade[4]. Após estas descrições, o Dr. Trousseau, em 1856, definiu a insuficiência adrenocortical como doença de Addison, cuja expressão é utilizada até os dias atuais como sinônimo de ISRP[5].

Discutiremos a seguir as etiologias da ISRP na faixa etária pediátrica. A redução da esteroidogênese corresponde à hiperplasia congênita das suprarrenais, à doença de herança autossômica recessiva causada por deficiência de enzimas envolvidas na esteroidogênese suprarrenal (a deficiência da 21-hidroxilase, ou CYP21A2, é responsável por 95% dos casos) e representa a causa principal de ISRP em pediatria, sendo discutida em outro capítulo. O quadro X-5 apresenta as principais causas de ISRP.

Adrenalite autoimune – nessa, a ISRP decorre da destruição do córtex adrenal por mecanismos imunológicos[1]. A adrenalite autoimune pode ocorrer isoladamente ou fazer parte de síndromes poliglandulares autoimunes[1]. Anticorpos anti-21-hidroxilase são detectados em cerca de 85% dos pacientes com ISRP até então considerada idiopática, e são raros nos pacientes com outras causas de ISRP[1]. Na adrenalite autoimune, além dos anticorpos anti-21-hidroxilase (CYP21A2), podem ser encontrados anticorpos anti-17-hidroxilase (CYP17A1) e antienzima responsável pela clivagem da cadeia

Quadro X-5. Principais causas de insuficiência suprarrenal primária.

<table>
<tr><td>

Hiperplasia congênita das suprarrenais*
- Deficiência da 21-hidroxilase (CYP21A2): forma clássica – forma perdedora de sal, forma virilizante simples; forma não clássica
- Deficiência da 11-hidroxilase (CYP11A1): forma clássica e forma não clássica
- Deficiência da 17-hidroxilase (CYP17A1)
- Deficiência da 3ß-hidroxiesteroide desidrogenase
- Deficiência da proteína reguladora aguda da esteroidogênese (StAR): hiperplasia congênita das suprarrenais lipoide

Adrenalite autoimune
- Isolada
- Síndrome poliglandular autoimune:
Tipo 1: candidíase mucocutânea, hipoparatireoidismo, adrenalite; mutação do gene *AIRE*
Tipo 2: tireoidite, *diabetes mellitus* tipo 1, adrenalite; herança poligênica, HLA DQ2 e DQ8
- Síndrome IPEX: poliendocrinopatia, disfunção imunológica e enteropatia; herança ligada ao X (mutação do gene *FOXP3*)

Doenças metabólicas
Adrenoleucodistrofia ligada ao X (mutação do gene *ABCD1*): forma cerebral da infância; forma cerebral do adolescente; forma cerebral do adulto; adrenomieloneuropatia; forma com insuficiência suprarrenal primária isolada; e forma assintomática

Alterações no desenvolvimento das suprarrenais
Hipoplasia das suprarrenais:
Formas: esporádica; autossômica recessiva com citomorfologia "adulto em miniatura"; ligada ao X com hipogonadismo hipogonadotrófico e citomorfologia com padrão citomegálico (forma mais comum, causada por mutação do gene *DAX1/NROB1*); ligada ao X associada com deficiência da glicerol quinase e/ou distrofia muscular de Duchenne
Síndrome IMAGe: restrição do crescimento intrauterino, displasia metafisária, hipoplasia das suprarrenais e anormalidades geniturinárias, causada por mutações ativadoras do gene *CDKN1C*
Síndrome MIRAGE: mielodisplasia, infecção, restrição do crescimento, hipoplasia das suprarrenais, alterações genitais e enteropatia, causada por mutações heterozigóticas do gene *SAMD9*

</td><td>

Resistência ao ACTH
Mutação inativadora do gene *MC2R* (receptor do ACTH, também conhecido como receptor tipo 2 da melanocortina) ou do gene *MRAP* (proteína acessória do MC2R); herança autossômica recessiva

Defeitos da síntese de colesterol
- Síndrome de Smith-Lemli-Opitz: mutação homozigótica inativadora do gene *DHCR7* (7-de-hidrocolesterol redutase); microcefalia, retardo do crescimento, comprometimento intelectual, face típica, fenda palatina, sindactilia, anormalidades cardíacas e hipogenitalismo (nos meninos), redução do colesterol plasmático
- Doença de Wolman: mutação homozigótica inativadora do gene *LIPA* (lipase ácida lisossomal); hepatoesplenomegalia, fibrose hepática, cirrose, calcificação das suprarrenais, má absorção, comprometimento do desenvolvimento pôndero-estatural, dislipidemia (elevação do colesterol total, LDL-colesterol e triglicérides e redução do HDL-colesterol) e aumento das enzimas hepáticas

Destruição das suprarrenais
- Infecções sistêmicas: tuberculose, paracoccidioidomicose, histoplasmose, criptococose, HIV, sífilis
- Hemorragia bilateral: vasculite infecciosa (síndrome de Waterhouse-Friderichsen), vasculite autoimune (síndrome do anticorpo antifosfolípide) e tocotraumatismo
- Metástases
- Doenças infiltrativas: linfoma, amiloidose, hemocromatose
- Trauma
- Adrenalectomia

Diminuição da homeostase redox das suprarrenais
- Mutação homozigótica inativadora dos genes *NNT* (proteína implicada na produção de NADPH), *TXNRD2*
- Mutação homozigótica inativadora do gene *AAAS* (codifica a proteína ALADIN, responsável pelo reparo do DNA e de proteínas antioxidantes): síndrome triplo A (acalasia + doença de Addison + alacrimia)

</td></tr>
</table>

*A hiperplasia congênita das suprarrenais é abordada em outro capítulo.

lateral do colesterol (20,22-desmolase ou CYP11A1)[1]. Na fisiopatologia da adrenalite autoimune, fatores como infecções virais, fatores ambientais ou estresse atuam sobre as células adrenocorticais e causam sua apoptose ou necrose, permitindo que componentes celulares (como peptídeos derivados da 21-hidroxilase) ativem as células dendríticas, que então transportarão e apresentarão antígenos das células adrenocorticais aos linfócitos TH_1 CD4 positivos localizados nos linfonodos locais[1]. A partir daí haverá ativação e expansão clonal de linfócitos citotóxicos e de linfócitos B, que serão responsáveis pela produção de anticorpos anti-21-hidroxilase e de outros anticorpos[1]. A destruição progressiva do córtex suprarrenal será mediada por vários mecanismos, incluindo citotoxicidade direta a partir de linfócitos citotóxicos; citotoxicidade direta pelo interferon-γ e linfotoxina α secretados pelos linfócitos TH_1 CD4 positivos; ativação do complemento induzida pelos autoanticorpos; efeitos citotóxicos de citocinas inflamatórias (como TNF-α e IL-1ß) e radicais livres (óxido nítrico, superóxido) liberados por monócitos, macrófagos ou pelas próprias células adrenocorticais[1]. Vários genes são responsáveis pela suscetibilidade à doença de Addison autoimune, entre eles os haplótipos DR3-DQ2 e DR4-DQ8 do HLA e antígeno 4 do linfócito T citotóxico[1].

As síndromes poliglandulares autoimunes (SPGAIs) são caracterizadas pela associação de vários distúrbios autoimunes e, em alguns casos, por imunodeficiência concomitante[6]. Incluem doenças monogenéticas como a SPGAI tipo 1 e a síndrome IPEX (disfunção imune e poliendocrinopatia ligada ao X) e doenças genéticas mais complexas como SPGAI tipos 2, 3 e 4[6]. O termo poliglandular pode não ser adequado a todas as situações, uma vez que, embora alguns pacientes tenham algumas doenças endócrinas, há aqueles que apresentam, na verdade, várias autoimunidades não endocrinológicas[6]. Enquanto algumas doenças estão presentes em todas as SPGAIs, como as tireoidites autoimunes e o *diabetes mellitus* tipo 1, outras são muito menos comuns, como a doença de Addison e a *miastenia gravis*[6]. Acredita-se que 25% dos pacientes com uma doença autoimune irão desenvolver ao menos outra doença autoimune ao longo da vida[6]. A SPGAI tipo 1 é a mais comum e mais típica da faixa etária pediátrica. A SPGAI tipo 1, também conhecida por APECED (poliendocrinopatia autoimune, candidíase mucocutânea e distrofia ectodérmica), é uma doença rara de herança autossômica recessiva causada por mutações inativadoras do gene regulador da autoimunidade (gene *AIRE*). Embora esteja presente no mundo todo, sua prevalência é maior em alguns grupos geneticamente isolados, como finlandeses, população da Sardenha e judeus do Irã[6]. A APECED é uma doença mediada por células T, com aumento dos efetores CD8 positivos e redução das células T regulatórias FoxP3 positivas[6]. Os pacientes apresentam também alterações significativas do fenótipo das células B e desregulação da função das células B envolvendo mecanismos da imunidade inata[6]. O quadro clínico da APECED é caracterizado pela tríade clássica formada por candidíase mucocutânea crônica, adrenalite autoimune e hipoparatireoidismo; o diagnóstico da síndrome requer a presença de 2 desses componentes[6]. A candidíase costuma ser a primeira a surgir, já antes dos 5 anos de idade, seguida pelo hipoparatireoidismo (geralmente identificado antes dos 10 anos de idade, e acometendo 70 a 100% dos pacientes), enquanto a adrenalite autoimune aparece por volta dos 15 anos de idade e afeta 22 a 93% dos pacientes[7]. Ao longo da vida podem surgir outras doenças autoimunes como *diabetes mellitus* tipo 1 e anemia perniciosa[1]. Manifestações clínicas da APECED podem estar presentes desde os primeiros anos de vida[6]. Nos últimos anos novos distúrbios autoimunes que podem estar presentes na APECED foram descritos, incluindo doença pulmonar intersticial, polineuropatia inflamatória crônica desmielinizante e disfunção gastrointestinal[6]. A SPGAI tipo 2 é caracterizada pela adrenalite e tireoidite autoimunes, associadas ou não ao *diabetes mellitus* tipo 1[1]. É mais prevalente do que a SPGAI tipo 1, mais comum no sexo feminino e geralmente identificada na quarta década de vida[1]. De acordo com a classificação de Neufeld e Blizzard a SPGAI envolve também os tipos 3 e 4[6]. Classificação mais recente, difusamente utilizada nos últimos anos, engloba os tipos 2, 3 e 4 na SPGAI tipo 2[6]. Dessa forma, a SPGAI tipo 2 é a mais comum, com incidência de 1-2 casos novos para cada 10.000 indivíduos por ano, acometendo com maior frequência o sexo feminino (3:1) e podendo estar presente desde a infância até a vida adulta (geralmente detectada inicialmente na infância ou adolescência)[6]. A herança é poligênica, com importância de genes localizados no cromossomo 6 e participação do HLA DQ2 e DQ8[6]. A tireoidite autoimune é a alteração mais comum da síndrome, presente em 70 a 75% dos pacientes, seguida pelo *diabetes mellitus* tipo 1 (50 a 60%) e adrenalite autoimune (40%)[6]. Outras autoimunidades podem estar presentes, incluindo doença celíaca, vitiligo, anemia perniciosa, *miastenia gravis* e alopecia[6]. É importante lembrar que os parentes em primeiro grau de pacientes com SPGAI tipo 2 apresentam elevado risco para o desenvolvimento de doença autoimune ao longo da vida[6]. A elevada frequência da SPGAI tipo 2 justifica que crianças com tireoidite autoimune ou *diabetes mellitus* tipo 1 ou adrenalite autoimune ou doença celíaca sejam periodicamente monitoradas quanto ao surgimento de outras autoimunidades, embora não esteja definido o intervalo ideal para o monitoramento[6]. A síndrome IPEX, caracterizada por poliendocrinopatia, disfunção imunológica e enteropatia com herança ligada ao X, é muito rara e geralmente fatal, sendo geralmente detectada no período neonatal[6]. É causada por mutações no gene *FOXP3*, responsável pelo controle das células T regulatórias[6]. Manifesta-se desde os primeiros meses de vida com diarreia crônica, má absorção, dermatite, ganho pôndero-estatural inadequado, *diabetes mellitus* tipo 1 e outras doenças autoimunes[6]. É comum o óbito nos 2 primeiros anos de vida devido aos efeitos da desnutrição grave e das infecções de repetição relacionadas à terapia imunossupressora[6]. A melhora da função das células T por meio do tratamento com imunossupressores (ciclosporina, metotrexato, glicocorticoides em dose alta, tacrolimus, infliximabe e rituximabe) tende a melhorar o prognóstico da síndrome IPEX[6]. Para se alcançar esse objetivo, é importante que a doença seja diagnosticada o mais cedo possível, uma vez que o transplante precoce de medula óssea é capaz de interromper a evolução natural dessa doença grave[6].

Doenças metabólicas – nesse grupo destaca-se a adrenoleucodistrofia ligada ao X (ADL-X), causada por alteração dos peroxissomos. A ADL-X foi descrita pela primeira vez em 1910 por Haberfeld e Spieler em um menino de 6 anos de idade cuja apresentação clínica se caracterizava por degeneração progressiva do sistema nervoso central, escurecimento da pele, perda da força muscular, apatia e que evoluiu para óbito após dois anos[8]. A ADL-X é a doença peroxissomal mais comum, com variável apresentação fenotípica e causada por mutações no gene *ABCD1,* localizado em Xq28[9]. A herança é recessiva ligada ao X, embora mulheres portadoras possam se tornar sintomáticas na quinta ou sexta décadas de vida[9]. A prevalência no sexo masculino é de 1 caso para cada 20.000 indivíduos[1]. O produto do gene *ABCD1* é a proteína ALD, responsável pelo transporte de ácidos graxos de cadeia muito longa (AGCML) através da membrana dos peroxissomos[9]. Na ADL-X, a atividade reduzida da proteína ALD resulta em acúmulo dos AGCML, representados pelo ácido hexacosanoico e lignocérico (ou tetracosanoico), contendo 26 e 24 átomos de carbono[9], respectivamente. O acúmulo dos AGCML tem papel determinante na fisiopatologia das graves manifestações neurovegetativas da ADL-X (ADL cerebral e adrenomieloneuropatia), uma vez que contribui para a ruptura das membranas celulares e para o aumento do estresse oxidativo e da apoptose[9]. O acúmulo dos AGCML nas células adrenocorticais e de Leydig interfere diretamente na função celular. No córtex adrenal, o acúmulo ocorre preferencialmente na zona fasciculada e reticular e poupa parcialmente a zona glomerulosa, de forma que na ADL-X as manifestações incluem as deficiências de cortisol e de andrógenos[9]. Os AGCML também podem ficar incorporados nas membranas lipídicas e assim interferirem na ligação do ACTH e das gonadotrofinas aos seus receptores[9]. A ISRP ocorre em 86% dos pacientes do sexo masculino com ADL-X, e em menos de 1% das portadoras[9]. A disfunção testicular pode estar presente em 75% dos homens com ADL-X[9]. Nos pacientes com ISRP, o acúmulo dos AGCML no córtex suprarrenal inicia-se no período intrauterino[9]. O diagnóstico mais precoce de ISRP na ADL-X foi estabelecido em paciente com idade de 5 meses[9].

A apresentação clínica em indivíduos do sexo masculino com mutações do *ABCD1* é variável, destacando-se os seguintes fenótipos[9]:

- ADL-X cerebral da infância – condição progressiva detectada na primeira década de vida, é o fenótipo observado em 31 a 35% dos indivíduos. Manifesta-se inicialmente na forma de alterações comportamentais e cognitivas, destacando-se a queda do rendimento escolar. Há declínio relativamente rápido da função neurológica, e podem ser notadas as seguintes alterações: demência, ataxia cerebelar, surdez, cegueira cortical, convulsões, hemiparesia. A evolução para incapacidade total pode levar de 6 meses a 2 anos. A ISRP está presente em 79% dos pacientes com a ADL-X cerebral da infância.
- ADL-X cerebral do adolescente – detectada na segunda década de vida e observada em 4 a 7% dos indivíduos. As características são semelhantes às descritas acima, mas com evolução mais lenta. A ISRP ocorre em 62% dos pacientes com esse fenótipo.
- ADL-X cerebral do adulto – manifesta-se após a segunda década de vida e é observada em 2 a 3% dos indivíduos. As alterações incluem demência, distúrbios comportamentais e déficits neurológicos focais sem a precedência de adrenomieloneuropatia. A ISRP é observada em mais de 50% dos pacientes com esse fenótipo.
- Adrenomieloneuropatia – inicia-se entre a terceira e quarta décadas de vida e é o fenótipo mais comum em indivíduos do sexo masculino com mutações do *ABCD1*, estando presente em 40 a 46%. Caracteriza-se por paraparesia espástica progressiva, ataxia, disfunção esfincteriana, dor em membros, impotência, perda difusa de cabelos, depressão e distúrbios do humor. No momento do diagnóstico a ISRP está presente em 70% dos pacientes, e sua frequência aumenta progressivamente.
- ISRP isolada – tem início geralmente após os 3 anos e antes dos 10 anos de idade e corresponde a 10% dos fenótipos descritos aqui (no entanto, na faixa etária pediátrica pode atingir 50%). Todos os pacientes apresentam ISRP, destacando-se a deficiência de cortisol e de andrógenos das suprarrenais, e não há acometimento neurológico.
- Assintomático – menos de 5% dos indivíduos do sexo masculino com mutação do *ABCD1* são assintomáticos (este número pode ser significativamente superior na faixa etária pediátrica), não apresentando ISRP ou quadro neurológico. No entanto, com o passar do tempo, mais de 50% desses indivíduos apresentarão ISRP.

O diagnóstico da ADL-X é feito por meio da dosagem plasmática dos AGCML, sendo estabelecido se houver elevação do ácido hexacosanoico, do ácido lignocérico, da relação entre ácido hexacosanoico e compostos com 22 carbonos e/ou da relação entre o ácido lignocérico e compostos com 22 carbonos[9]. Todos os pacientes diagnosticados com ADL-X devem ser encaminhados imediatamente para avaliação com neurologista e serem submetidos à ressonância magnética (RM) de crânio (a ADL-X caracteriza-se por desmielinização da substância branca e as alterações são quantificadas por meio do escore de LOES, que varia de 0 a 34)[9]. O transplante de células hematopoiéticas deve ser indicado para pacientes com alterações à RM de crânio com escore de LOES superior a 1 e inferior a 9, cujo quociente de inteligência seja superior a 80[9]. A ADL-X foi incluída na triagem neonatal de forma pioneira na população do estado de Nova York, a partir de dezembro de 2013, com o intuito de se diagnosticar a doença precocemente e assim impedir a evolução devastadora do quadro neurológico através da realização do transplante de células hematopoiéticas em tempo hábil[9]. A triagem neonatal da ADL-X também permite que a ISRP seja diagnosticada antes do surgimento de sinais e sintomas[9].

Alterações no desenvolvimento das suprarrenais – envolvem a disgenesia/hipoplasia das suprarrenais. A hipoplasia das suprarrenais (HSR) caracteriza-se por dois padrões histológicos distintos: "adulto em miniatura" e forma citomegálica[2]. No padrão "adulto em miniatura", a organização estrutural do córtex suprarrenal é normal, enquanto na forma citomegálica o córtex suprarrenal residual é desorganizado, com a presença de formações nodulares de células eosinofílicas e havendo ausência (ou quase ausência) da zona permanente do córtex adulto[2]. A HSR está associada a quatro formas clínicas: 1. forma esporádica, associada com hipoplasia da hipófise e caracterizada por suprarrenais com dimensões reduzidas e redução da zona fetal; 2. forma autossômica recessiva, com a citomorfologia "adulto em miniatura"; 3. forma ligada ao X e associada ao hipogonadismo hipogonadotrófico, com padrão citomegálico; 4. forma ligada ao X associada com deficiência da glicerol quinase e/ou distrofia muscular de Duchenne[10]. Independentemente do tipo de herança, na disgenesia/hipoplasia das suprarrenais há comprometimento da secreção de cortisol, aldosterona e andrógenos[2]. A principal causa de HSR são as mutações inativadoras do gene *DAX1/NROB1* (*dosage-sensitive sex reversal-adrenal hypoplasia congenita critical region on the X chromosome, gene 1/nuclear receptor subfamily 0, group B, member 1*), localizado em Xp21.2[2,10]. Essas mutações têm herança recessiva ligada ao X e levam à HSR associada ao hipogonadismo hipogonadotrófico[2]. Essa forma clínica afeta apenas meninos, com prevalência no sexo masculino entre 1:70.000 e 1:600.000[4]. O DAX1 tem papel-chave no desenvolvimento das suprarrenais, testículos, ovários, hipófise e hipotálamo[10]. Os defeitos do *DAX1* têm sido detectados em 2/3 dos meninos com ISRP de etiologia desconhecida[2]. A deficiência do DAX1 deve ser considerada em pacientes do sexo masculino com história de ISRP não associada à hiperplasia congênita das suprarrenais, especialmente quando apresentarem atraso puberal, infertilidade ou história de ISR nos familiares maternos do sexo masculino. Embora as mutações inativadoras do *DAX1* sejam transmitidas por meio de herança recessiva ligada ao X, houve descrição de pacientes do sexo feminino com HSR por deficiência do DAX1 devido à inativação não randômica do cromossomo X[2]. A HSR pode fazer parte de síndromes genéticas. Destacamos a síndrome IMAGe (restrição do crescimento **i**ntrauterino, displasia **m**etafisária, hipoplasia **a**drenal congênita e anormalidades **ge**niturinárias) causada por mutações ativadoras do gene *CDKN1C*[11]. A síndrome IMAGe ocorre quando a mutação heterozigótica ativadora do *CDKN1C* provém da mãe[11]. É interessante notar que a mutação inativadora do *CDKN1C* está associada à síndrome de Beckwith-Wiedemann, caracterizada por crescimento excessivo, onfalocele, alterações em orelhas e predisposição a tumores[11]. A HSR também é um dos componentes da síndrome MIRAGE, caraterizada por mielodisplasia, infecção, restrição do crescimento, HSR, alterações genitais e enteropatia[11]. A síndrome MIRAGE é causada por mutações heterozigóticas do gene *SAMD9*[11]. As síndromes IMAGe e MIRAGE podem representar causas de distúrbio do desenvolvimento sexual em pacientes com cariótipo 46,XY[11]. Apesar de os genes *CDKN1C* e *SAMD9* serem responsáveis por síndromes genéticas caracterizadas por HSR, não se conhecem ainda seus papéis no desenvolvimento das suprarrenais[11].

Resistência ao ACTH – o ACTH é importante para a proliferação das células adrenocorticais e para a regulação e estímulo das enzimas envolvidas na esteroidogênese como a proteína StAR e CYP11A1 (colesterol-desmolase ou 20,22-desmolase) por exemplo[11]. Os defeitos genéticos que afetam a transdução de sinal do ACTH representam causa monogênica de ISRP sem hiperplasia das suprarrenais[11]. O tamanho das suprarrenais pode ser normal ou diminuído, dependendo do grau residual de transdução de sinal do ACTH[11]. A resistência ao ACTH poupa a zona glomerulosa, cuja regulação depende basicamente do sistema renina-angiotensina-aldosterona[11]. Assim, curiosamente a resistência ao ACTH representa causa de ISRP não associada à hiponatremia e hipercalemia. Os genes envolvidos na resistência ao ACTH são responsáveis pela codificação das proteínas MC2R (receptor do ACTH, também conhecido como receptor tipo 2 da melanocortina) e MRAP (proteína acessória do receptor tipo 2 da melanocortina, responsável pelo tráfego do MC2R até a membrana plasmática), e suas mutações resultam em ISRP de herança autossômica recessiva[11].

Defeitos da síntese de colesterol – destacamos aqui a síndrome de Smith-Lemli-Opitz, causada por mutações homozigóticas inativadoras do gene *DHCR7*, que codifica a 7-di-hidrocolesterol redutase, responsável pela conversão de 7-di-hidrocolesterol em colesterol[12]. Caracteriza-se por microcefalia, retardo do crescimento pré e pós-natal, comprometimento intelectual variável (desde inteligência normal até grave comprometimento), face típica, fenda palatina, sindactilia do segundo e terceiro dedos dos pés, anormalidades cardíacas e hipogenitalismo nos meninos[12]. Laboratorialmente, chama a atenção a redução do colesterol plasmático (estudo recente observou que todos os pacientes com colesterol total inferior a 13mg/dl morreram, enquanto as manifestações foram mais leves naqueles com valores superiores a 65mg/

dl)[13]. A ISRP está presente em algumas crianças, especialmente quando submetidas a estresse ou durante dieta pobre em alimentos que contenham LDL-colesterol[14].

Nesse grupo de doenças citamos também a doença de Wolman, rara, grave e causada por mutações homozigóticas do gene *LIPA*, que resultam em redução acentuada da atividade da lipase ácida lisossomal (que é responsável pela degradação do colesterol nos lisossomos)[15]. Caracteriza-se clinicamente por hepatoesplenomegalia, fibrose hepática, cirrose, calcificação das suprarrenais (importante achado na síndrome e responsável pela ISRP), má absorção, comprometimento do desenvolvimento pôndero-estatural e laboratorialmente por dislipidemia (elevação do colesterol total, LDL-colesterol e triglicérides e redução do HDL-colesterol) e aumento das enzimas hepáticas[15].

Destruição das suprarrenais – a destruição das suprarrenais pode estar relacionada a infecções sistêmicas (tuberculose, paracoccidioidomicose, histoplasmose, criptococose, HIV, sífilis), hemorragia, metástases, doenças infiltrativas (linfoma, amiloidose, hemocromatose), trauma e adrenalectomia[1]. A hemorragia das suprarrenais para levar à ISRP deve ser bilateral, podendo estar relacionada à vasculite infecciosa (como na sepse por meningococo, constituindo a síndrome de Waterhouse-Friderichsen), à vasculite autoimune (síndrome do anticorpo antifosfolípide) e, raramente, ao tocotraumatismo[1]. A hemorragia suprarrenal neonatal (HSRN) é relativamente rara, afetando 0,2 a 0,55% dos recém-nascidos[16]. Os principais fatores de risco para a HSRN são parto vaginal, macrossomia e acidemia fetal[16]. Nos recém-nascidos, as dimensões aumentadas e o aumento da vascularização das suprarrenais podem resultar em aumento da vulnerabilidade à compressão mecânica e da sensibilidade às mudanças da pressão venosa durante o parto[16]. Além disso, a hipóxia contribui para a HSRN por levar ao redirecionamento do fluxo sanguíneo (e ao aumento do fluxo para órgãos como cérebro, coração e suprarrenais) e por causar lesão endotelial, o que torna os vasos sanguíneos mais propícios para o sangramento[16]. Outros fatores de risco para a HSRN incluem sepse, distúrbios da coagulação e parto traumático[16]. No entanto, em grande proporção de casos a etiologia ou fatores facilitadores da HSRN não são identificados[16]. A HSRN é mais comum nos recém-nascidos de termo e do sexo masculino, provavelmente devido ao aumento do peso ao nascer[16]. A HSRN pode ser assintomática ou manifestar-se por meio de sintomatologia variada[16]. Podem ser encontradas icterícia intensa, anemia, cianose e massa abdominal palpável[16]. Em apenas 10% dos casos a HSRN é bilateral, de modo que representa causa pouco comum de ISRP[16]. O diagnóstico diferencial da HSRN inclui cisto adrenal, abscesso adrenal, neuroblastoma (ou outros tumores sólidos) e hiperplasia congênita das suprarrenais.

Diminuição da homeostase redox das suprarrenais – essa causa de ISRP normalmente compromete a zona fasciculada, de forma a não haver alteração significativa na secreção de aldosterona (cuja razão se desconhece)[11]. Representam causas de ISRP por diminuição da homeostase redox das suprarrenais as mutações homozigóticas inativadoras dos genes: *NNT* (NNT é uma proteína da membrana mitocondrial interna implicada na produção de NADPH, necessário para a desintoxicação mitocondrial das espécies reativas de oxigênio; essas mutações reduzem a esteroidogênese por causarem lesão das células adrenocorticais devido à diminuição da sua defesa contra o estresse oxidativo); *TXNRD2* (responsável pela proteína tioredoxina redutase 2); *AAAS* (codifica a proteína ALADIN): a deficiência dessa proteína tem como efeitos a redução do reparo do DNA e de proteínas antioxidantes (o que torna as células mais suscetíveis ao estresse oxidativo) e está associada à síndrome triplo A, caracterizada por acalasia, doença de Addison e alacrimia[11,17].

Etiologia da ISRC

Na ISRC, a deficiência do ACTH pode ser isolada ou associada a outras deficiências de hormônios hipofisários, caracterizando a deficiência múltipla dos hormônios hipofisários (DMHH). A ISRC é causada mais frequentemente pela corticoterapia em doses suprafisiológicas, que resulta na supressão do eixo hipotálamo- hipófise-suprarrenal (EHHSR)[18]. Também pode ser causada por doenças ou lesões na hipófise ou hipotálamo ou por doenças genéticas[1,18]. No Reino Unido, Canadá e Estados Unidos, 12 a 25% de todas as mortes em crianças com doenças hipotalâmico-hipofisárias são atribuídas à hipoglicemia e/ou ISRC[18]. Nos Estados Unidos, 24% dessas mortes foram súbitas e inesperadas e, entre essas, 74% ocorreu em pacientes com DMHH[18]. Abordaremos a seguir as principais causas de ISRC: supressão do EHHSR por corticoterapia suprafisiológica; lesão ou trauma da hipófise e/ou hipotálamo; e causas genéticas. O quadro X-6 apresenta as principais causas de ISRC.

Supressão do EHHSR por corticoterapia suprafisiológica

A interrupção de corticoterapia suprafisiológica representa a causa mais comum não só de ISRC, mas tambémde ISR[18]. A ISRC pode ocorrer independentemente da forma de administração do glicocorticoide, dose, duração do tratamento ou doença de base, embora seja mais comum após o uso de doses maiores e por mais tempo[19]. As drogas antifúngicas, como cetoconazol, interferem na síntese de cortisol e podem predispor pacientes previamente tratados com glicocorticoides em doses suprafisiológicas à ISR[18]. Revisão Cochrane analisou estudos que avaliaram a ocorrência e duração da supressão do EHHSR após ciclos de corticoterapia em crianças com leucemia linfoblástica aguda (LLA)[20]. Foram identificados 8 estudos englobando 218 pacientes que mostraram que a ISRC ocorre em quase todos os pacientes nos primeiros

Quadro X-6. Principais causas de insuficiência suprarrenal central.

Supressão do eixo hipotálamo-hipófise-suprarrenal por corticoterapia suprafisiológica **Lesão ou trauma da hipófise e/ou hipotálamo** – Radioterapia cranioespinhal – Tumores hipotalâmico-hipofisários: adenoma da hipófise, lesões císticas, craniofaringioma, ependimoma, meningioma, carcinomas, metástases de câncer de pulmão ou de mama – Cirurgia da hipófise ou hipotálamo – Infecções: tuberculose, paracoccidioidomicose, actinomicose, meningite, encefalite – Doenças infiltrativas: hemocromatose, histiocitose X (de células de Langerhans) – Doenças inflamatórias: hipofisite linfocítica, granulomatose de Wegener, sarcoidose – Trauma craniano grave – Hemorragia e isquemia da hipófise – Síndrome de Sheehan **Causas genéticas** – Causas genéticas de deficiência isolada do ACTH • Mutação inativadora recessiva do gene *TBX19* (responsável pela diferenciação terminal das células pituitárias que expressam o gene da POMC) • Mutação inativadora recessiva do gene da POMC: deficiência isolada de ACTH, cabelos com cor avermelhada, palidez cutânea e obesidade grave de início precoce • Mutação do gene da pró-hormônio-convertase 1 (PC1; responsável pela clivagem da POMC e processamento da pró-insulina e pró-glucagon): incluindo deficiência de ACTH, alterações do metabolismo da glicose, obesidade de início precoce, hipogonadismo hipogonadotrófico e diarreia persistente • Mutação heterozigótica do gene *NFKB2*: síndrome DAVID ("déficit na função da hipófise anterior e imunodeficiência variável") – Causas genéticas que cursam com deficiência de múltiplos hormônios hipofisários (DMHH) • Mutação recessiva do gene *PROP1*: responsável por 50% dos casos familiais de DMHH; geralmente a hipófise tem dimensões reduzidas	• Mutação homozigótica do gene *LHX3*: alteração da coluna vertebral (restrição para a rotação cervical e escoliose) e hipoacusia neurossensorial • Mutação hétero ou homozigótica do gene *LHX4*: pode cursar com alterações cerebelares, neuro-hipófise ectópica ou anomalias da sela túrcica • Mutação hétero ou homozigótica do gene *HESX1*: síndrome de De Morsier (ou displasia septo-óptica) caracterizada por hipoplasia do nervo óptico, DMHH e defeitos cerebrais da linha média (agenesia do septo pelúcido e/ou do corpo caloso) • Síndrome de Kallmann: hipogonadismo hipogonadotrófico e alterações do olfato; mutação dos genes *PROKR2* ou *FGF8* • Mutação do gene *FOXA2*: hiperinsulinismo congênito • Mutação do gene *GLI2*: holoprosencefalia, narina única, incisivo central único, agenesia parcial do corpo caloso, hipoplasia da hipófise, polidactilia • Síndrome da interrupção da haste hipofisária: ausência da haste hipofisária, ectopia ou ausência da neuro-hipófise e hipoplasia da adeno-hipófise; etiologia desconhecida em 95% dos casos, ou mutação heterozigótica dos genes *CDON* e *ROBO1* • Cisto da bolsa de Rathke • Síndrome de Prader-Willi • Síndrome de Pallister-Hall: mutação heterozigótica do gene *GLI3*; alterações anatômicas da hipófise, hamartoblastoma hipotalâmico, polidactilia, displasia ungueal, epiglote bífida, ânus imperfurado, alterações do coração, pulmões e rins • Síndrome de Webb-Dattani: mutação recessiva do gene *ARNT2*; hipoplasia frontotemporal, atraso global do desenvolvimento e hipoplasia da hipófise e hipotálamo • Deficiência da fosfoglicomutase-1 (PGM-1): alterações endocrinológicas, úvula fendida/fenda palatina, sequência de Pierre Robin, fraqueza muscular e miocardiopatia dilatada • Síndrome CHARGE • Síndrome de Williams-Beuren

dias após a interrupção da corticoterapia e que, na maioria deles, a recuperação acontece em 7 semanas, embora em pequeno número de pacientes a ISRC tenha persistido até 34 semanas[20]. Aparentemente, a ocorrência e a duração da ISRC não foram influenciadas pelo tipo de glicocorticoide (prednisona ou dexametasona), dose acumulada, duração da corticoterapia e método para a interrupção do tratamento, embora essas questões devam ser mais bem avaliadas em novos estudos[20]. De acordo com a revisão, o cetoconazol pode aumentar o tempo para a recuperação da função suprarrenal, enquanto as infecções ou outras situações não tiveram relação com a ISR[20]. Nos pacientes com supressão do EHHSR, a reposição glicocorticoide (hidrocortisona) pode reduzir complicações capazes de colocar a vida sob risco[20]. Estudo duplo-cego avaliou a reserva adrenal por meio do teste com ACTH por via intravenosa em dose baixa (1μg/m^2) em crianças com LLA tratadas com prednisona (40mg/m^2/dia; 16 pacientes) e com dexametasona (6mg/m^2/dia; 13 pacientes) durante 28 dias[21]. Nesse estudo, a reserva adrenal em ambos os grupos foi semelhante, tanto antes do tratamento quanto até 8 semanas após a interrupção da corticoterapia, significando que a dexametasona, embora mais potente como antileucêmica do que a prednisona, não interferiu mais no EHHSR do que a prednisona[21].

Lesão ou trauma da hipófise e/ou hipotálamo

A ISRC pode ser consequência dos efeitos da radioterapia cranioespinhal para o tratamento de tumores[18]. Nesses pacientes, a ISRC é comum, mesmo nos tratados com dose baixa (< 40Gy), o que justifica seu rastreamento durante toda vida[18] A ISRC também pode ser causada por tumores hipotalâmico-hipofisários (como adenoma da hipófise, lesões císticas, craniofaringioma, ependimoma, meningiomas, carcinomas ou metástases de câncer de pulmão ou de mama); cirurgia da hipófise ou hipotálamo; infecções (tuberculose, paracoccidioidomicose, actinomicose, meningite, encefalite);

doenças infiltrativas (hemocromatose, histiociotose de células de Langerhans); doenças inflamatórias (hipofisite linfocítica, granulomatose de Wegener, sarcoidose); trauma craniano grave: cursando com lesão da haste hipofisária ou do hipotálamo (fratura da base do crânio); hemorragia e isquemia da hipófise; síndrome de Sheehan (hemorragia e isquemia da hipófise periparto)[1,19].

Causas genéticas[18]

As causas genéticas de ISRC serão divididas entre as que causam deficiência isolada do ACTH e as que cursam com DMHH.

Causas genéticas de deficiência isolada do ACTH – a deficiência isolada de ACTH é rara e geralmente está relacionada a mutações inativadoras recessivas (homozigóticas ou heterozigóticas compostas) do gene *TBX19*, localizado em 1q24. A proteína TBX19 é um fator de transcrição membro da família T-Box, importante para a diferenciação terminal das células pituitárias que expressam o gene da POMC. A TBX19 é necessária, juntamente com o PITX1, para o início da transcrição do gene da pró-ópio-melanocortina (POMC), que, conforme abordado no capítulo "Fisiologia da Suprarrenal", é uma proteína precursora que será clivada em outras, entre as quais o ACTH. As mutações do *TBX19* causam deficiência isolada de ACTH congênita, identificada no período neonatal, mas não estão associadas à deficiência isolada de ACTH parcial ou de início tardio. A deficiência isolada de ACTH pode também fazer parte de síndromes genéticas. As mutações recessivas do gene da POMC (muito raras) estão associadas a uma síndrome caracterizada por deficiência isolada de ACTH, cabelos com cor avermelhada, palidez cutânea e obesidade grave de início precoce decorrente de hiperfagia. A deficiência da POMC resulta em não produção, além de ACTH, de outras proteínas originadas a partir da sua clivagem, como o hormônio melanotrófico (α-MSH), cujas funções incluem a regulação da ingestão alimentar e a pigmentação capilar. Raramente essas mutações podem estar relacionadas também a hipotireoidismo central. A deficiência de ACTH devido a mutações recessivas da pró-hormônio-convertase 1 (PC1) é ainda mais rara. A PC1 age isolada ou juntamente com a PC2 para clivar a POMC, processar a pró-insulina e o pró-glucagon nas ilhotas pancreáticas e participar da função absortiva do intestino delgado. As mutações da PC1 podem resultar em fenótipo variado, incluindo deficiência de ACTH, alterações do metabolismo da glicose (mais frequentemente hipoglicemia pós-prandial), obesidade de início precoce, hipogonadismo hipogonadotrófico e diarreia persistente desde o período neonatal por má absorção. Raramente a deficiência isolada de ACTH pode estar associada à deficiência imune comum variável, caracterizando a síndrome DAVID ("déficit na função da hipófise anterior e imunodeficiência variável"), causada por mutações heterozigóticas no gene *NFKB2*. Nessa síndrome, a deficiência sintomática do ACTH normalmente é precedida por hipogamaglobulinemia por disfunção dos linfócitos B, responsável por infecções de repetição. A deficiência do ACTH é encontrada em 2/3 dos pacientes com mutações heterozigóticas do *NFKB2*.

Causas genéticas que cursam com DMHH – o desenvolvimento do eixo hipotalâmico-hipofisário depende da expressão de diversos fatores de transcrição e de moléculas sinalizadoras. Mutações em qualquer um dos genes responsáveis por essas proteínas podem levar ao comprometimento isolado da secreção hormonal hipofisária ou à DMHH. O fenótipo pode ser bastante variável, incluindo defeitos craniofaciais e da linha média como na displasia septo-óptica (DSO) e holoprosencefalia. As mutações recessivas do gene *PROP1* (profeta do *PIT1*) são importantes causas de DMHH, e responsáveis por até 50% dos casos familiais de DMHH. O *PROP1* pode atuar tanto como repressor de transcrição para a expressão do *HESX1*, quanto como ativador de transcrição para a expressão do *PIT1*. Há grande variação na idade de início da deficiência dos hormônios da hipófise e na sua gravidade, de forma que a deficiência do ACTH, por exemplo, pode ser identificada desde a infância até a fase tardia da vida adulta. A maioria dos pacientes apresenta dimensões reduzidas da adeno-hipófise, enquanto outros podem evoluir com aumento progressivo da glândula. As mutações homozigóticas do gene *LHX3* também representam causa de DMHH, em que pode haver alterações da coluna vertebral (incluindo restrição para a rotação cervical e escoliose) e graus variáveis de hipoacusia neurossensorial. Nessas mutações, a dimensão da hipófise varia desde pequena até aumentada. Mutações hétero ou homozigóticas do gene *LHX4* estão associadas à DMHH acompanhada ou não por alterações cerebelares como malformação de Chiari I, neuro-hipófise ectópica ou anomalias da sela túrcica (hipoplasia ou formato em V).

A DMHH, incluindo o ACTH, pode estar relacionada a várias malformações congênitas do cérebro, principalmente defeitos da linha média, como ocorre na DSO (displasia septo-óptica ou síndrome de De Morsier), caracterizada clinicamente pela presença de ao menos dois dos seguintes componentes: hipoplasia do nervo óptico, alterações dos hormônios hipofisários e defeitos cerebrais da linha média (incluindo agenesia do septo pelúcido e/ou do corpo caloso). As principais causas da DSO são mutações hétero ou homozigóticas do gene *HESX1*. Essas mutações podem causar DMHH não associadas às demais características da DSO. Outros genes responsáveis pela deficiência do ACTH que pode estar associada a variantes da DSO incluem *SOX2*, *SOX3*, *OTX2* e *FGFR1*.

A deficiência do ACTH pode ser observada em outros fenótipos, como a síndrome de Kallmann (caracterizada por hipogonadismo hipogonadotrófico e alterações do olfato e causada por mutações dos genes *PROKR2* e *FGF8*), o hiperinsulinismo congênito (por mutações do gene *FOXA2*) e a holoprosencefalia (mutações do gene *GLI2*, acompanhadas por narina única, incisivo central único e agenesia parcial do corpo caloso, hipoplasia da hipófise e polidactilia). Outro defeito raro da linha média é a síndrome da interrupção da haste hipofisária caracterizada pela ausência da haste hipofisária, ectopia ou ausência da neuro-hipófise e hipoplasia da adeno-hipófise, cuja etiologia é desconhecida em 95% dos casos (pode estar associada a mutações heterozigóticas dos genes *CDON* e *ROBO1*). Os cistos da bolsa de Rathke também representam causa congênita de ISRC. São cistos benignos preenchidos por fluido geralmente localizados na porção posterior da adeno-hipófise, causados pelo desenvolvimento anormal da bolsa de Rathke, e que podem ser assintomáticos por toda a vida ou manifestar-se na forma de lesão tipo massa em SNC e com hipopituitarismo, incluindo a deficiência de ACTH.

A ISRC pode estar presente em 5-60% dos pacientes com a síndrome de Prader-Willi (discutida em detalhes em outro capítulo), provavelmente relacionada à alteração hipotalâmica, e em outras síndromes complexas, incluindo: síndrome de Pallister-Hall (causada por mutações dominantes do gene *GLI3*; a ISRC pode estar relacionada a alterações anatômicas da hipófise associadas ao hamartoblastoma hipotalâmico; também são encontradas na síndrome: polidactilia, displasia ungueal, epiglote bífida, ânus imperfurado e alterações do coração, pulmões e rins); síndrome de Webb-Dattani (causada por mutações recessivas do gene *ARNT2*, sendo caracterizada por hipoplasia frontotemporal, atraso global do desenvolvimento e hipoplasia da hipófise e hipotálamo); deficiência da fosfoglicomutase-1 (PGM-1) que cursa com deficiência de ACTH e outras alterações endocrinológicas, úvula fendida/fenda palatina, sequência de Pierre Robin, fraqueza muscular e miocardiopatia dilatada; síndromes CHARGE e Williams-Beuren, descritas no capítulo Distúrbios do Metabolismo Osteomineral, também podem cursar com deficiência de ACTH.

É importante destacar que, conforme discutido acima, diversas mutações causam hipopituitarismo afetando um ou mais hormônios. Mesmo quando inicialmente há deficiência hormonal isolada (geralmente deficiência do hormônio de crescimento – DGH), outras deficiências hormonais podem surgir ao longo do tempo, incluindo a ISRC, principalmente quando há alterações estruturais da hipófise e/ou hipotálamo ou deficiência de TSH. Por isso, nos pacientes em seguimento por DGH ou outras manifestações de hipopituitarismo é importante que a ISRC seja excluída periodicamente.

ISR causada por drogas

Além da corticoterapia prolongada, a ISR pode ser causada também por outras drogas. Entre elas destacamos: mifepristona – causa ISR por induzir resistência tecidual aos glicocorticoides por meio da redução da transdução de sinal; drogas antipsicóticas (clorpromazina) e antidepressivos (imipramina) – podem causar ISR por inibirem a transcrição de genes induzidos pelos glicocorticoides; cetoconazol, fluconazol e etomidato – inibem as enzimas mitocondriais dependentes do citocromo P450 (como CYP11A1 e CYP11B1), reduzindo a esteroidogênese suprarrenal; fenitoína, rifampicina e troglitazona – indutores de enzimas dependentes do citocromo P450, principalmente CYP3A4, levando ao aumento do metabolismo do cortisol; anticoagulantes (heparina, warfarina) e inibidores da tirosinoquinase (sunitinibe) – indução de hemorragia, podendo envolver as suprarrenais[1].

FISIOPATOLOGIA E QUADRO CLÍNICO

Conforme discutido no capítulo "Fisiologia da Suprarrenal", o ACTH é responsável pelo estímulo da secreção de cortisol na zona fasciculada, enquanto a secreção mineralocorticoide (principalmente aldosterona) na zona glomerulosa é controlada pelo sistema renina-angiotensina-aldosterona. Portanto, na ISRP, em que geralmente há comprometimento das zonas glomerulosa, fasciculada e reticular, haverá redução da secreção de mineralocorticoides, cortisol e andrógenos das suprarrenais. Por outro lado, a ISRC caracteriza-se pelo comprometimento da secreção de cortisol, mas não de mineralocorticoides.

Os sintomas da ISR crônica são variados e vagos[22]. Os principais sintomas da ISR, de acordo com a descrição inicial de Thomas Addison, em 1855, incluem: fraqueza, fadiga, anorexia, dor abdominal, perda de peso, hipotensão ortostática e avidez por sal[1]. No entanto, a maioria dos sinais e sintomas é inespecífica. Também podem ser observados: náuseas, vômitos, desenvolvimento pôndero-estatural insuficiente e cefaleia matinal[22]. A sintomatologia inespecífica pode retardar o diagnóstico e início do tratamento[1]. A ISR pode manifestar-se inicialmente em crianças na forma de episódios de hipoglicemia, enquanto em pacientes com *diabetes mellitus* tipo 1 pode resultar em piora dos controles glicêmicos e necessidade de redução das doses diárias de insulina[1]. Os episódios de hipoglicemia podem ser suspeitados a partir dos seguintes sinais e sintomas: palidez cutânea, taquicardia, tremores, sudorese fria, irritabilidade, alteração de humor, confusão mental, sonolência e perda de consciência. Os pacientes com ISRP também apresentam características clínicas relacionadas à secreção deficiente de mineralocorticoides, incluindo (algumas delas também relacionadas ao hipocortisolismo): desidratação, hipotensão, choque, avidez por sal, taquicardia, perda de peso, tontura[22].

Um importante sinal de ISRP crônica é a hiperpigmentação, notada principalmente em áreas submetidas à pressão, como cotovelos, articulações, linhas palmares, mas também em lábios e mucosa oral, e causada pela ação do ACTH e do hormônio melanotrófico (α-MSH) no receptor 1 de melanocortina nos melanócitos[22]. Devemos lembrar que na ISRP há aumento da secreção adeno-hipofisária da proteína POMC devido ao aumento do CRH hipotalâmico e, consequentemente, elevação das concentrações plasmáticas do ACTH e do α-MSH, produzidos a partir da clivagem da POMC[22]. Na ISRP, a secreção deficiente de aldosterona pode resultar, além da hipotensão, em choque e distúrbios eletrolíticos (hiponatremia e hipercalemia). A figura X-10 ilustra a hiperpigmentação em paciente com ISRP por adrenoleucodistrofia.

Na fisiopatologia da adrenalite autoimune, é interessante observar que a zona glomerulosa é a primeira a ser afetada, provavelmente porque é mais fina ou mais vulnerável à agressão autoimune do que as demais[1]. Esse fato justifica a alteração mais precoce encontrada nesses pacientes, caracterizada pela elevação da atividade plasmática de renina e redução da aldosterona plasmática, seguida pela deficiência progressiva de glicocorticoide (inicialmente representada pela incapacidade de se aumentar a secreção de cortisol em situações de estresse e posteriormente pela redução da concentração plasmática basal de cortisol)[1]. Evidentemente, quando a ISRP é decorrente de síndrome poliglandular autoimune, o paciente apresentará também sinais e sintomas das demais doenças autoimunes[1].

Uma vez que as glândulas suprarrenais e as gônadas estão interligadas quanto ao desenvolvimento embrionário e fisiologia (já que compartilham as vias da esteroidogênese), as alterações da genitália devem ser cuidadosamente avaliadas em pacientes com ISRP[11]. Além disso, em algumas causas de hipoplasia das suprarrenais, como as síndromes IMAGe e MIRAGE, há redução do desenvolvimento dos genitais em pacientes com cariótipo 46,XY[11].

Na ISRC, as manifestações clínicas resultam da deficiência de cortisol, uma vez que a secreção de aldosterona é normal[1]. Recém-nascidos com ISRC geralmente apresentam hipoglicemia grave, frequentemente acompanhada por episódios convulsivos, ganho ponderal inadequado e icterícia

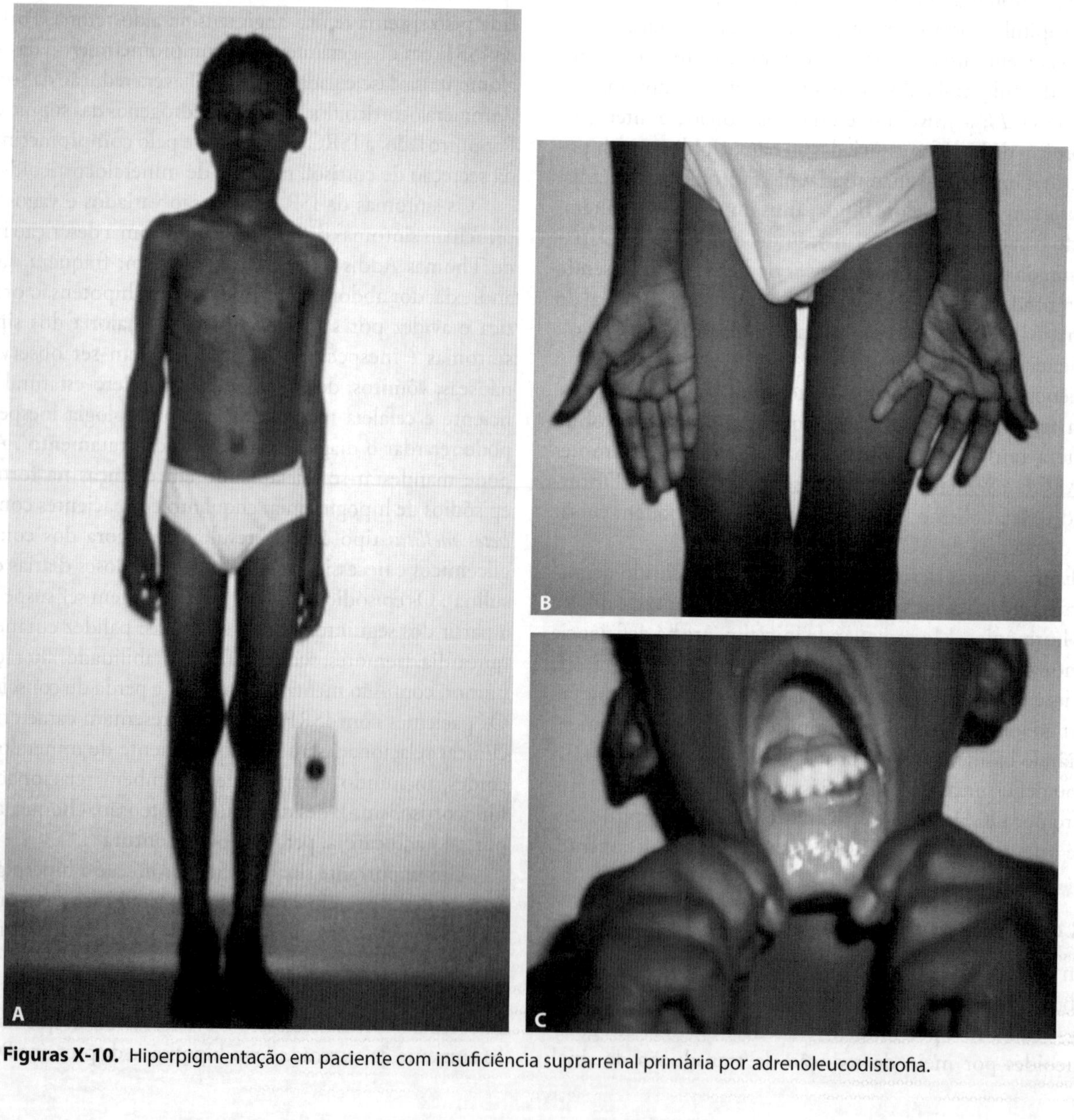

Figuras X-10. Hiperpigmentação em paciente com insuficiência suprarrenal primária por adrenoleucodistrofia.

colestática prolongada[18]. A colestase está relacionada ao retardo da maturação fisiológica da síntese e transporte dos sais biliares, decorrentes da deficiência de cortisol (e também do hipotireoidismo, caso esteja presente)[18]. A hiperbilirrubinemia conjugada manifesta-se em média aos 13 dias de vida e é seguida pela elevação persistente das enzimas hepáticas[18]. A colestase pode resolver após 6 a 10 semanas de tratamento[18]. A ISRC, quando não diagnosticada e tratada a tempo, pode levar à morte neonatal inexplicada[18]. Nos recém-nascidos e lactentes com ISRC isolada, destacam-se as seguintes características clínicas e as respectivas porcentagens de pacientes acometidos: episódios de hipoglicemia (94%), colestase (55%), crises convulsivas (53%), história de óbito neonatal em irmão (24%)[18]. Em vez da hiperpigmentação da ISRP, pacientes com ISRC podem apresentar palidez cutânea por conta da diminuição das concentrações plasmáticas de ACTH e α-MSH[22]. Na ISRC, o aumento do hormônio antidiurético (ADH) é capaz de levar à hiponatremia e à expansão do volume intravascular, com calemia normal[1]. Nos pacientes com ISRC podem ser observados sinais e sintomas decorrentes de doença no sistema nervoso central ou da deficiência de outros hormônios da adeno-hipófise, principalmente TSH e GH[1,18]. Pacientes com hipopituitarismo por defeito da linha média podem apresentar diversas alterações neurológicas, enquanto pacientes com tumores hipofisários ou hipotalâmicos podem apresentar cefaleia, vômitos, perda de campo visual ou convulsões[18]. Uma vez que a secreção dos andrógenos das suprarrenais é controlada pelo ACTH, as meninas com ISRC podem apresentar escassez de pelos pubianos[18].

Devemos lembrar que pacientes com deficiência parcial do ACTH podem ser assintomáticos no dia a dia, manifestando sinais e sintomas de ISR quando submetidos a situações de estresse ou na vigência de doenças agudas, especialmente quadros infecciosos[18].

É importante lembrar que a crise adrenal pode representar a manifestação inicial da ISR[1]. As manifestações clínicas da crise adrenal são discutidas no capítulo Hiperplasia Congênita das Suprarrenais.

O quadro X-7 apresenta as principais características clínicas da ISR.

Quadro X-7. Principais características clínicas da insuficiência das suprarrenais[22].

- Características inespecíficas
  Fraqueza, fadiga, anorexia, dor abdominal, perda de peso, desenvolvimento pôndero-estatural insuficiente, náuseas, vômitos, cefaleia matinal
- Características relacionadas à hipoglicemia
  Palidez cutânea, taquicardia, tremores, sudorese fria, irritabilidade, alteração de humor, confusão mental, sonolência, perda de consciência
- Características relacionadas à secreção deficiente de mineralocorticoides (algumas delas também relacionadas ao hipocortisolismo)
  Desidratação, hipotensão, choque, avidez por sal, taquicardia, perda de peso, tontura
- Características relacionadas ao aumento da secreção do ACTH e do hormônio melanotrófico (a-MSH)*
  Hiperpigmentação em cotovelos, articulações, linhas palmares, lábios e mucosa oral

*Observadas na insuficiência suprarrenal primária.

DIAGNÓSTICO

O diagnóstico da ISR depende da confirmação do comprometimento da secreção do cortisol[1]. Em seguida, é necessário diferenciar a ISRP da ISRC. A secreção do cortisol obedece a um ritmo circadiano, de forma que sua concentração plasmática é maior pela manhã, entre 7 e 9 horas, caindo pela metade por volta das 16 horas e atingindo nadir na primeira hora após o início do sono, por volta das 23 horas. Portanto, quando se deseja investigar a insuficiência suprarrenal, a concentração plasmática de cortisol pela manhã é mais informativa. A concentração de cortisol pela manhã correlaciona-se fortemente com o pico de cortisol nos testes dinâmicos que avaliam a função suprarrenal[22]. Em indivíduos saudáveis, o cortisol plasmático no pico varia entre 10 e 20µg/dl[1,23]. A dosagem do cortisol no plasma entre 7 e 9 horas é o primeiro passo na investigação laboratorial da ISR (tanto a ISRP quanto a ISRC)[19]. Embora não haja consenso quanto aos valores capazes de confirmar ou afastar a ISR, pode-se considerar que entre 7 e 9 horas da manhã concentrações plasmáticas de cortisol inferiores a 5µg/dl (idealmente em 2 dosagens) são compatíveis com o diagnóstico de ISR, enquanto valores superiores a 14,5µg/dl permitem excluir o diagnóstico[19,24]. Embora a dosagem do cortisol salivar não tenha sido totalmente validada na investigação da ISR, valores às 8 horas inferiores a 1,8µg/dl indicam alta probabilidade de ISR, enquanto quando superiores a 5,8µg/dl excluem o diagnóstico[1]. A avaliação do cortisol livre urinário não é útil na investigação da ISR[1].

A dosagem do ACTH geralmente permite a diferenciação entre ISRP e ISRC. A secreção do ACTH também obedece ritmo circadiano, semelhante ao padrão do cortisol, alcançando pico entre 7 e 11 horas[23]. Em indivíduos saudáveis, a concentração plasmática do ACTH às 8 horas situa-se entre 20 e 52pg/ml[1]. A ISRP caracteriza-se laboratorialmente, além da redução do cortisol plasmático entre 7 e 9 horas, pelo aumento do ACTH plasmático, elevação da atividade plasmática de renina, hiponatremia e hipercalemia[1]. O diagnóstico de ISRP é considerado altamente provável se o cortisol plasmático entre 7 e 9 horas for inferior a 5µg/dl e, concomitantemente, o ACTH plasmático for superior a 300pg/ml[23,25]. Por outro lado, na ISRC o ACTH plasmático é reduzido ou situa-se no limite inferior do normal, enquanto a atividade plasmática de renina é normal[1].

Naqueles em que a concentração plasmática do cortisol entre 7 e 9 horas não permite diagnosticar ou afastar a ISR (ou seja, valores superiores a 5 e inferiores a 14,5µg/dl), os testes dinâmicos de estímulo da secreção do cortisol podem ser necessários. O teste com ACTH sintético em dose convencional é o mais utilizado na prática em função da segurança e assertividade no diagnóstico da ISR[1]. Esse teste utiliza ACTH sintético administrado por via intravenosa ou intramuscular na dose de 250µg (ou 36µg/kg, até dose máxima de 250µg), com dosagem de cortisol nos tempos zero, 30 e 60 minutos[1,26]. A resposta é considerada normal quando o pico do cortisol for superior a 18µg/dl[1]. O teste não deve ser realizado antes de 4 a 6 semanas após a lesão na hipófise ou hipotálamo, quando poderá resultar em valores falsamente normais[1]. Em relação à ISRC, em que a deficiência de cortisol pode ser parcial, o teste convencional com ACTH sintético apresenta boa sensibilidade (ou seja, há elevada probabilidade de ISRC nos pacientes que não passam no teste; poucos falso-positivos) mas baixa especificidade (não é possível descartar a ISRC nos pacientes que passaram no teste; elevados falso-negativos)[19]. Uma vez que pacientes com ISR podem apresentar resposta normal no teste com ACTH na dose de 250µg, tem sido proposto o teste com dose baixa de ACTH sintético, de 1µg (ou 0,5µg/1,73m^2), para aumentar sua sensibilidade e especificidade[1]. No entanto, esse teste tem limitações por não haver preparações comerciais com essa dose baixa e pela dificuldade técnica imposta pela diluição necessária[1,26]. Estudo de revisão avaliou ambos os testes com ACTH sintético no diagnóstico de ISRC na faixa etária pediátrica, não encontrando superioridade de um em relação ao outro[26]. O teste com dose baixa parece ser mais sensível mas menos específico na detecção da ISRC e apresenta limitações quanto à reprodutibilidade, além das dificuldades técnicas, podendo ser indicado para avaliação de pacientes com ISRP leve ou pacientes com ISRC recente (há menos que 4 a 6 semanas)[1,26]. Nos pacientes com suspeita de ISRC, o teste de tolerância à insulina pode auxiliar no diagnóstico, principalmente quando se suspeita de insuficiência de ACTH recente[1]. Embora esse teste, conhecido como ITT, seja considerado padrão-ouro na avaliação da integridade do EHHSR, pode induzir hipoglicemia grave, especialmente se o paciente for incapaz de secretar cortisol adequadamente (lembrando que o cortisol, assim como o hormônio de crescimento, as catecolaminas e o glucagon são importantes na prevenção e remissão da hipoglicemia), e já foi associado a mortes, estando contraindicado em pacientes com histórico de crises convulsivas ou de cardiopatia[1,22]. O ITT consiste na administração por via intravenosa de insulina regular na dose de 0,05-0,1UI/kg, com dosagem plasmática de glicemia e cortisol (e GH se houver interesse em investigar deficiência de GH) nos tempos zero, 30, 60, 90 e 120 minutos. Para que o resultado do ITT possa ser valorizado, é necessário que a glicemia tenha caído abaixo de 40mg/dl, e a resposta será considerada normal se o pico de cortisol for superior a 18µg/dl[24]. O EHHSR pode ser avaliado também por meio do teste com metirapona. A metirapona inibe a 11-hidroxilase, impedindo a conversão do 11-deoxicortisol em cortisol[22]. Quando o EHHSR está intacto, a administração da metirapona resultará em aumento do 11-deoxicortisol[22]. As desvantagens desse teste são a necessidade de admissão hospitalar do paciente na noite anterior para a monitoração da glicemia e o desencadeamento de insuficiência suprarrenal em alguns pacientes[22]. O teste com glucagon por via intramuscular pode ser útil na avaliação da secreção do cortisol e do GH, consistindo na aplicação por via intramuscular de glucagon na dose de 0,06mg/kg (dose máxima de 1mg), com dosagem plasmática de glicemia, cortisol e GH nos tempos zero, 30, 60, 90, 120, 150 e 180 minutos; o teste com glucagon está associado a náuseas e vômitos[19]. O ITT e o teste com glucagon têm a vantagem de permitir a avaliação da integridade do EHHST logo após a suspeita de lesão da hipófise e/ou hipotálamo, auxiliando na decisão rápida de iniciar ou não corticoterapia[19]. O teste com CRH avalia o aumento da secreção do ACTH e do cortisol após administração por via intravenosa do CRH, podendo auxiliar na diferenciação entre ISR secundária (doença hipofisária, quando não haverá resposta) e terciária (doença hipotalâmica, quando haverá aumento exagerado e duradouro do ACTH), embora essa diferenciação na prática clínica e na condução do tratamento seja raramente importante[1]. Nenhum dos testes acima, no entanto, consegue classificar corretamente todos pacientes, de forma que pacientes com ISRC leve podem responder normalmente e indivíduos normais podem ter respostas levemente anormais. Assim, a avaliação clínica judiciosa deve prevalecer, e pacientes em que sinais ou sintomas de ISR permanecerem devem ser reavaliados[1]. A figura X-11 apresenta o roteiro para o diagnóstico da ISR.

O cortisol é lipofílico e utiliza transportador proteico para a circulação, de forma que 80% do cortisol está ligado à globulina ligante de cortisol (CBG), 10%, à albumina, e 10% representa a fração livre e biologicamente ativa[23]. A investigação da ISR baseia-se na dosagem do cortisol plasmático total, que normalmente se correlaciona bem com o cortisol livre[1]. A dosagem do cortisol total é influenciada pela concentração plasmática da CBG, de forma que as situações clínicas que cursam com aumento da CBG plasmática, como tratamento com estrógenos orais ou durante a gestação, podem sugerir valores falsamente normais de cortisol, mesmo diante de cortisol livre baixo[1]. O inverso pode ocorrer nas condições clínicas caracterizadas por hipoproteinemia, como síndrome nefrótica ou cirrose hepática, em que a redução da CBG pode sugerir valores falsamente baixos de cortisol, apesar de cortisol livre normal[1,23]. Nesses casos, podem ser úteis a dosagem do cortisol livre no soro (embora não facilmente disponível) ou do cortisol salivar[1]. Outra interferência na dosagem do cortisol, e também do ACTH, é o uso corrente ou nas semanas anteriores de glicocorticoides sintéticos[25]. A esse respeito, é importante perguntar ativamente não apenas sobre o uso por via oral, mas também quanto ao uso tópico, intranasal ou inalatório, frequentemente omitidos pelos pacientes[25]. A dosagem do cortisol plasmático também

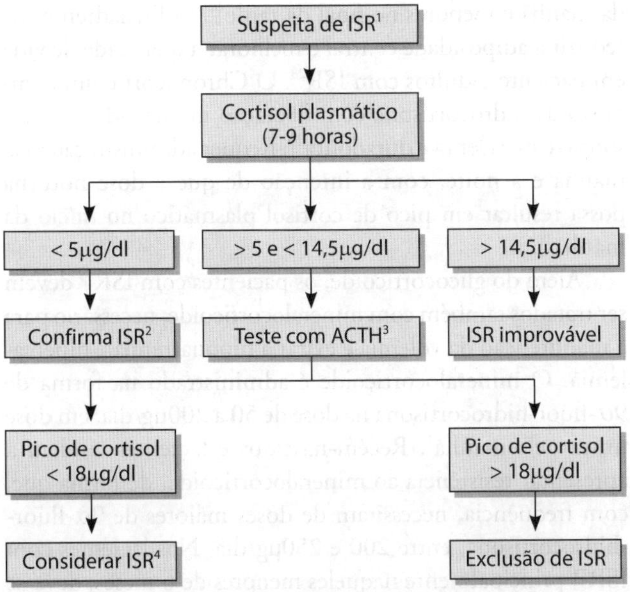

Figura X-11. Fluxograma de investigação da insuficiência suprarrenal. [1]ISR: insuficiência suprarrenal; suspeita de ISR baseada na presença de sinais e sintomas, ou histórico compatível com comprometimento do hipotálamo e/ou hipófise (ISR central). [2]Idealmente, o valor inferior a 5µg/dl deve ser encontrado em 2 dosagens. [3]Teste com ACTH sintético por via intravenosa na dose de 250µg; ver texto para discussão sobre teste com ACTH sintético em dose baixa (1µg). [4]Considerar ISR com base nos sinais e sintomas e possibilidade de ISR central; o diagnóstico pode ser aprofundado por meio do teste de tolerância à insulina (ITT; ver texto sobre cuidados e orientações; resposta normal: pico de cortisol superior a 18µg/dl), ou teste com glucagon ou metirapona.

sofre interferências nos pacientes com doença renal grave e naqueles criticamente enfermos[23]. Nesses pacientes, a limitação na avaliação do cortisol plasmático é exemplificada pelo aumento da variação interensaios e atribuída à redução do *clearance* de cortisol na insuficiência renal e ao aumento da secreção e redução da degradação do cortisol nos pacientes gravemente enfermos[23].

Tanto na ISRP quanto na ISRC há redução da secreção androgênica adrenal, exemplificada pelas concentrações plasmáticas reduzidas de de-hidroepiandrosterona (DHEA) e sua forma sulfatada (DHEA-S) nos pacientes com idade inferior a 40 anos (nos pacientes com mais de 40 anos há redução fisiológica na secreção do DHEA e DHEA-S, de forma que a avaliação da sua concentração plasmática não é informativa)[1].

Na adrenalite autoimune, a primeira alteração laboratorial consiste na elevação da atividade plasmática de renina, seguida pela elevação do ACTH plasmático[1]. Na adrenalite autoimune há positividade do anticorpo anti-21-hidroxilase em mais de 90% dos pacientes com início recente da doença, e exames radiológicos evidenciam suprarrenais de dimensões normais ou reduzidas, podendo haver evidência de outras doenças autoimunes[1]. Como vimos anteriormente, o diagnóstico da ADL-X é feito a partir da dosagem dos ácidos graxos de cadeia muito longa. A tomografia computadorizada das suprarrenais pode auxiliar no diagnóstico da tuberculose, quando mostrará hiperplasia das suprarrenais no estágio inicial da doença e calcificações irregulares nos estágios avançados[1]. A tomografia também pode ser útil no diagnóstico de outras condições mais raras das suprarrenais como linfoma, metástases, doenças infiltrativas (como sarcoidose, amiloidose, hemocromatose)[1]. Pacientes com ISRC devem ser submetidos ao exame de ressonância nuclear magnética da hipófise e hipotálamo, que pode identificar alterações na anatomia da hipófise (como sela vazia, neuro-hipófise ectópica), alterações na haste hipofisária (espessamento, que pode ser compatível com hipofisite autoimune, ou secção, decorrente de trauma, por exemplo), adenoma da hipófise, craniofaringioma, meningioma, metástase e lesões infiltrativas (como sarcoidose) ou compatíveis com histiocitose das células de Langerhans.

Avaliação da ISR em pacientes com doença aguda: na doença aguda há aumento das concentrações plasmáticas de cortisol devido à elevação do CRH induzido pelo estresse e menor *feedback* negativo exercido pelo cortisol[23]. Ocorrem perda do ritmo circadiano de secreção do cortisol e redução da CBG plasmática, levando ao aumento do cortisol livre na circulação[23]. Essas alterações estão relacionadas ao aumento das citocinas, principalmente fator de necrose tumoral (TNF), interleucina-1, interleucina-6[23]. As citocinas também aumentam a afinidade tecidual pelo cortisol e reduzem seu metabolismo na periferia[23]. A doença aguda também impacta o EHHSR, levando à ISR funcional, geralmente transitória[23]. Além disso, observam-se nos pacientes com doença aguda aumento da síntese de esteroides endógenos devido à ativação do EHHSR, maior quantidade de anticorpos heterófilos e redução da concentração proteica[23]. Esses fatores dificultam a avaliação da ISR e do EHHSR nesses pacientes, e o teste com ACTH sintético pode sugerir ISR em até 40% dos pacientes sem doença no EHHSR (falso-positivos)[23]. Quando, apesar das dificuldades apontadas acima, ainda se desejar avaliar o EHHSR nos pacientes com doença aguda, sugere-se a avaliação da concentração do cortisol livre, em vez do cortisol total, ou que o cortisol total seja dosado por meio de cromatografia líquida/espectrometria de massa, método mais sensível e específico do que os imunoensaios rotineiramente utilizados[23].

TRATAMENTO

A ISR é uma condição que pode representar risco de morte, de forma que seu tratamento deve ser iniciado assim que o diagnóstico for estabelecido, ou mesmo antes nos pacientes diagnosticados com crise adrenal aguda[1]. Os responsáveis e mesmo os pacientes (quando possível) devem ser instruídos quanto a diversos aspectos da ISR, incluindo: riscos que a ISR representa; necessidade de tratamento em longo prazo; importância da adesão ao tratamento; necessidade de aumentar a dose de glicocorticoide diante de situações de estresse; necessidade de informar a equipe médica da sua condição clínica quando avaliados em unidades de primeiro atendimento ou em programação cirúrgica; e necessidade de terem no domicílio hidrocortisona injetável e sabendo quando e como administrá-la[1].

O tratamento da ISR visa à reposição do glicocorticoide em doses fisiológicas. Nas crianças e adolescentes que ainda não alcançaram a altura final, recomenda-se o tratamento com hidrocortisona, por se tratar do glicocorticoide mais fisiológico. A hidrocortisona deve ser utilizada na dose de 7,5 a 15mg/m²/dia, em 2 a 3 tomadas ao dia, com metade ou 2/3 da dose pela manhã[1,22]. Especialmente nos pacientes pediátricos, recomenda-se o uso da hidrocortisona 3 vezes ao dia. A dose noturna deve ser administrada 4 a 6 horas antes do horário de dormir para evitar insônia e resistência noturna à insulina (que pode estar relacionada a complicações metabólicas)[25]. Recomenda-se fortemente que a hidrocortisona seja utilizada na forma de comprimido (que pode ser triturado e administrado com líquido nos lactentes e crianças menores), uma vez que nas formulações líquidas o fármaco está irregularmente distribuído[27]. Glicocorticoides mais potentes, como prednisona, prednisolona ou dexametasona devem ser evitados por estarem associados a maiores riscos de efeitos adversos, destacando-se nos pacientes pediátricos o prejuízo do crescimento[1]. Durante o tratamento, é importante monitorar a presença de sinais ou sintomas de ISR, discutidos acima. Além disso, representam importantes parâmetros clínicos a velocidade de crescimento e o ganho ponderal, uma vez que a hidrocortisona (assim como outros glicocorticoides), quando administrada em dose suprafisiológica, pode reduzir o crescimento e levar ao ganho excessivo de peso[22]. Devemos lembrar que a dose fisiológica é um conceito individual, de forma que a mesma dose pode levar a respostas e complicações diferentes em pacientes diferentes. Mesmo o tratamento com doses supostamente fisiológicas pode cursar com períodos do dia caracterizados pela hipercortisolemia (logo após a administração da hidrocortisona) e períodos prolongados de hipocortisolemia (no intervalo entre as doses)[22]. Com a intenção de se prevenirem as oscilações nas concentrações plasmáticas de cortisol e as prováveis complicações metabólicas associadas (obesidade, resistência à insulina, dislipidemia, redução do metabolismo glicêmico), além de alterações psicológicas, têm sido estudadas, principalmente em adultos, formulações de hidrocortisona com farmacocinética própria, destacando-se o Plenadren e Chronocort[28]. O Plenadren consiste em hidrocortisona com liberação modificada, com rápida liberação logo após sua administração pela manhã, seguido por liberação lenta nas horas subsequentes[28]. Em adultos, a administração do Plenadren em tomada única pela manhã resulta em exposição ao cortisol de forma semelhante à observada no tratamento convencional com hidrocortisona 3 vezes ao dia, embora com o Plenadren as concentrações de cortisol sejam maiores no final da manhã e menores no final da tarde[28]. O Plenadren pode reduzir a adiposidade central e melhorar a qualidade de vida em pacientes adultos com ISR[28]. O Chronocort é um composto de hidrocortisona com liberação modificada cuja absorção é mais lenta e duradoura[28]. Requer administração pela manhã e à noite, com a intenção de que a dose noturna possa resultar em pico de cortisol plasmático no início da manhã[28].

Além do glicocorticoide, os pacientes com ISRP devem ser tratados também com mineralocorticoide, necessário para a manutenção da volemia e evitar a hiponatremia e hipercalemia. O mineralocorticoide é administrado na forma de 9α-flúor-hidrocortisona na dose de 50 a 200μg/dia, em dose única pela manhã[1]. Recém-nascidos e lactentes tendem a apresentar resistência ao mineralocorticoide, de forma que, com frequência, necessitam de doses maiores de 9α-flúor-hidrocortisona, entre 200 e 250μg/dia. Nos lactentes com ISRP, principalmente naqueles menores de 6 meses, deve-se repor sódio na dose de 1 a 2g ao dia, até que passem a receber alimentos com maior conteúdo de sal, para manter o balanço de sódio e a euvolemia. A avaliação clínica do tratamento com mineralocorticoide inclui monitoramento de edema, avidez por sal e da pressão arterial[25]. Pacientes com ISRC não necessitam de tratamento com mineralocorticoide, mas podem precisar do tratamento com outros hormônios de acordo com as deficiências dos hormônios hipofisários, como levotiroxina ou somatropina. A esse respeito, devemos salientar que nos pacientes com pan-hipopituitarismo o primeiro hormônio a ser reposto é o glicocorticoide, seguido pela levotiroxina, e então somatropina. O tratamento com levotiroxina ou somatropina antes do início do tratamento com glicocorticoide pode precipitar quadro de insuficiência suprarrenal aguda, que pode ser grave.

Nos pacientes com ISRP, a dosagem do ACTH plasmático não é informativa quanto à eficácia do tratamento com glicocorticoide, uma vez que a meia-vida da hidrocortisona por via oral é curta, sendo incapaz de mimetizar a secreção fisiológica de cortisol e, portanto, de exercer *feedback* negativo adequado no hipotálamo e hipófise[25]. O tratamento com mineralocorticoide pode ser avaliado por meio da natremia, calemia e atividade plasmática de renina (deve ser mantida no limite superior da normalidade)[25].

Conforme discutido nos capítulos Hiperplasia Congênita das Suprarrenais" e Corticoterapia, na ISR a dose diária de glicocorticoide (mas não a do mineralocorticoide) deve ser aumentada quando o organismo estiver exposto a situações de estresse, que requerem maiores concentrações de glicocorticoide. É importante que os pacientes com ISR carreguem identificação informando da sua condição clínica.

O diagnóstico e o tratamento da insuficiência suprarrenal aguda (ou crise adrenal) são discutidos no capítulo Hiperplasia Congênita das Suprarrenais.

Insuficiência suprarrenal em pacientes criticamente doentes: a ISR é comum em pacientes criticamente doentes e tem sido observada na sepse, pneumonia grave, síndrome da angústia respiratória do adulto, trauma, HIV, tratamento com etomidato, podendo também estar associada à lesão estrutural das suprarrenais, hipófise ou hipotálamo[1]. Muitos desses pacientes desenvolvem lesão reversível do EHHSR[1]. A fisiopatologia envolve redução da secreção do cortisol e aumento da resistência à sua ação causado pela elevação das citocinas pró-inflamatórias[1]. A fisiopatologia também pode envolver a redução da vascularização da *pars distalis* da hipófise, levando à isquemia ou necrose da hipófise e ao acúmulo de óxido nítrico, superóxidos, neuropeptídeos ou prostaglandinas, o que reduz a secreção hormonal hipotalâmico-hipofisária[1]. O diagnóstico dessa condição clínica é suspeitado a partir de choque não responsivo a catecolaminas e, laboratorialmente, é estabelecido por elevação do cortisol plasmático inferior a 9µg/dl no teste com ACTH sintético (na dose de 250µg) ou valor aleatório de cortisol plasmático inferior a 20µg/dl nos pacientes pediátricos (ou inferior a 10µg/dl nos adultos)[1,29]. O tratamento é feito com hidrocortisona na dose de 50mg/m^2/dia por ao menos 7 dias[1,29,30].

REFERÊNCIAS

1. Charmandari E, Nicolaides NC, Chrousos GP. Adrenal insufficiency. Lancet. 2014;383(9935):2152-67.
2. Güran T. Latest insights on the etiology and management of primary adrenal insufficiency in children. J Clin Res Pediatr Endocrinol. 2017;9(Suppl 2):9-22.
3. Addison T. On the constitutional and local effects of disease of the suprarenal capsules. In a collection of the published writing of the late Thomas Addison, MD, physician to Guy's Hospital. London: New Sydenham Society 1868. [Reprinted in Medical Classics. 1855-1937;2:244-293.
4. Hertz KC, Gazze LA, Kirkpatrik, Katz SI. Autoimmune vitiligo. Detection of antibodies to melanin producing cells. N Engl J Med. 1977:12:634-67.
5. Trusseau A. Bronze Addison's disease. Arch Gen Med. 1856;8: 478-85.
6. Zirilli G, Santucci S, Cuzzupè C, Corica D, Pitrolo E, Salzano G. Peculiarities of autoimmune polyglandular syndromes in children and adolescents. Acta Biomed. 2017;88(3):271-5.
7. Betterle C, Dal Pra C, Mantero F, Zanchetta R. Autoimmune adrenal insufficiency and autoimmune polyendocrine syndromes: autoantibodies, autoantigens and their applicability in diagnosis and disease prediction. End Rev. 2002;23(3):327-64.
8. Haberfeld W, Spieler F. Zur diffusen Hirn-Rückenmarksclerose imKindesalter, Dtsch. Z. Nervenheilkd. 1910;40:436-63.
9. Burtman E, Regelmann MO. Endocrine dysfunction in X-linked adrenoleukodystrophy. Endocrinol Metab Clin North Am. 2016; 45(2):295-309.
10. Battistin C, Menezes Filho HC, Domenice S, Nishi MY, Della Manna T, Kuperman H, et al. A novel DAX1/NR0B1 mutation in a patient with adrenal hypoplasia congenita and hypogonadotropic hypogonadism. Arq Bras Endocrinol Metab. 2012;56(8):496-500.
11. Narumi S. Rare monogenic causes of primary adrenal insufficiency. Curr Opin Endocrinol Diabetes Obes. 2018;25(3):172-7.
12. Correa-Cerro LS, Porter FD. 3β-hydroxyesterol Δ^7-reductase and the Smith-Lemli-Opitz syndrome. Mol Genet Metab. 2005;84(2): 112-26.
13. Donoghue SE, Pitt JJ, Boneh A, White SM. Smith-Lemli-Opitz syndrome: clinical and biochemical correlates. J Pediatr Endocrinol Metab. 2018;31(4):451-9.
14. Andersson HC, Frentz J, Martínez JE, Tuck-Muller CM, Bellizaire J. Adrenal insufficiency in Smith-Lemli-Opitz syndrome. Am J Med Genet. 1999;82(5):382-4.
15. Aguisanda F, Thorne N, Zheng W. Targeting Wolman disease and cholesteryl ester storage disease: disease pathogenesis and therapeutic development. Curr Chem Genom Transl Med. 2017;30:1-18.
16. Toti MS, Ghirri P, Bartoli A, Caputo C, Laudani E, Masoni F, et al. Adrenal hemorrhage in newborn: how, when and why- from case report to literature review. Ital J Pediatr. 2019;45(1):58.
17. Meimaridou E, Kowalczyk J, Guasti L, Hughes CR, Wagner F, Frommolt P, et al. Mutations in NNT encoding nicotinamide nucleotide transhydrogenase cause familial glucocorticoid deficiency. Nat Genet. 2012;44(7):740-2.
18. Patti G, Guzzeti C, Di Iorgi N, Allegri AEM, Napoli F, Loche S, et al. Central adrenal insufficiency in children and adolescents. Best Pract Res Clin Endocrinol Metab. 2018;32(4):425-44.
19. Ceccato F, Scaroni C. Central adrenal insufficiency: open issues regarding diagnosis and glucocorticoid treatment. Clin Chem Lab Med. 2019;57(8):1125-35.
20. Gordijn MS, Rensen N, Gemke RJBJ, Dalen ECV, Rotteveel J, Kaspers JL. Hypothalamic-pituitary-adrenal (HPA) axis suppression after treatment with glucocorticoid therapy for childhood acute lymphoblastic leukaemia. Cochrane Database Syst Rev. 2015;17;(8):CD008727.
21. Kuperman H, Odone Filho V, Cristofani LM, de Almeida MTA, Setian N, Damiani D. Evaluation of adrenal reserve in children with acute lymphocytic leukemia treated with prednisone or dexamethasone. Horm Res Paediatr. 2012;78(2):73-80.
22. Park J, Didi M, Blair J. The diagnosis and treatment of adrenal insufficiency during childhood and adolescence. Arch Dis Child. 2016;101(9):860-5.
23. El-Farhan N, Rees DA, Evans C. Measuring cortisol in serum, urine and saliva – are our assays good enough? Ann Clin Biochem. 2017;54(3):308-22.
24. Newell-Price JDC, Auchus RJ. The adrenal cortex. In Williams Textbook of Endocrinology. 14th ed. Philadelphia; Elsevier; 2019. p. 523-4.
25. Barthel A, Benker G, Berens K, Diederich S, Manfras B, Gruber M, et al. An update on Addison's disease. Exp Clin Endocrinol Diabetes. 2019;127(2):165-70.
26. Ng SM, Agwu JC, Dwan K. A systematic review and meta-analysis of Synacthen tests for assessing hypothalamic-pituitary-adrenal insufficiency in children. Arch Dis Child. 2016;101(9):847-53.
27. Speiser PW, Arlt W, Auchus RJ, Baskin LS, Conway GS, Merke DP, et al. Congenital adrenal hyperplasia due to steroid 21-hydroxylase deficiency: an Endocrine Society clinical practice guideline. J Clin Endocrinol Metab. 2018;103(11):4043-88.
28. Porter J, Blair J, Ross RJ. Is physiological glucocorticoid replacement important in children? Arch Dis Child. 2017;102:199-205.
29. Pizarro CF, Troster EJ, Damiani D, Carcillo JA. Absolute and relative adrenal insufficiency in children with septic shock. Crit Care Med. 2005;33(4):855-9.
30. Langer M, Modi BP, Agus M. Adrenal insufficiency in the critically ill neonate and child. Curr Opin Pediatr. 2006;18(4):448-53.

Hiperfunção do Córtex Suprarrenal

Vaê Dichtchekenian

APRESENTAÇÃO CLÍNICA, ETIOLOGIA E EPIDEMIOLOGIA

No caso de hiperfunção do córtex suprarrenal, encontraremos estados clínicos de hipercortisolismo e/ou hiperaldosteronismo e/ou hiperandrogenismo e mais raramente hiperestrogenismo. O quadro clínico de hipercortisolismo ou síndrome de Cushing foi descrito pela primeira vez por William Osler em 1899 e com mais detalhes por Harvey Cushing em 1912.

É uma condição rara, com incidência em adultos de 2 a 5 novos casos por ano e somente 10% desses ocorrem em crianças, e caracteriza-se por obesidade centrípeta, voltada para o tronco e para a porção cefálica do tronco, embora em crianças menores, principalmente lactentes, o depósito de gordura seja mais global e acompanhado de queda do ritmo de crescimento. Nesse aspecto, criança ou adolescente em que o ganho de peso não é acompanhado pelo aumento da velocidade de crescimento ou existe queda do ritmo de crescimento, até prova em contrário, é portadora de hipercortisolismo. A fraqueza e a perda da força muscular geralmente acompanham o quadro e estão associadas ao aumento do consumo da massa óssea e muscular. As complicações cardiovasculares são causas frequentes de morbidade e mortalidade no hipercortisolismo, principalmente hipertensão arterial e alterações hemodinâmicas. A pele geralmente é atrófica, frágil e suscetível a lesões e equimoses; as estrias são visíveis no tronco e face lateral da coxa, têm coloração avermelhada ou vinhosa e isso se dá pela transparência da pele atrófica refletindo a coloração dos capilares sanguíneos; acne e não raramente a presença de pelos pubianos em pré-adolescentes podem ser notadas, pela fraca atividade androgênica do cortisol. Nos casos mais graves, infecções fúngicas podem ser observadas principalmente nas mucosas orais, dores lombares intensas são frequentes em casos mais arrastados e graves, por vezes limitando a movimentação normal do indivíduo; raramente pode-se encontrar quadro de poliúria ou polidipsia, pela atividade neoglicogênica do cortisol, levando à intolerância à glicose e ao hiperinsulinismo; distúrbios de conduta por impregnação do cortisol no sistema nervoso central podem ocorrer, principalmente nos adolescentes[1-7].

A causa mais comum de hipercortisolismo em crianças é o aumento da produção autônoma de ACTH pela hipófise, condição denominada doença de Cushing, causada geralmente por microadenoma e mais raramente por macroadenoma hipofisário que ainda mantém certa dependência do mecanismo de retrocontrole do eixo hipotálamo-hipófise-adrenal[2].

Hipercortisolismo de causa central ocorre em cerca de 75% de todos os casos de hipercortisolismo em crianças com idade superior a 7 anos, porém abaixo dessa idade os adenomas, carcinomas ou hiperplasia bilateral do córtex adrenal são mais comuns[2]. Secreção autônoma de cortisol das suprarrenais acontece em aproximadamente 15% dos casos de hipercortisolismo em crianças[2]. ACTH ectópico é raro em crianças, nos adolescentes incide em cerca de 1% dos casos de hipercortisolismo. As fontes de produção ectópica de ACTH incluem carcinoma de pequenas células de pulmão, tumores carcinoides de brônquios, pâncreas ou timo, carcinoma medular de tireoide, feocromocitoma e outros tumores carcinoides neuroendócrinos, especialmente de pâncreas e intestino[7]. Hipercortisolismo tanto de origem hipotalâmica, levando ao aumento da secreção de CRH, quanto de forma ectópica é raro e muitas vezes de difícil diagnóstico[8,9].

Portanto, o hipercortisolismo pode ser ACTH-dependente – hipofisário, ectópico ou hipotalâmico – ou ACTH-independente como os tumores do córtex suprarrenal, causa mais comum de hipercortisolismo. Mais raramente, teremos as displasias bilaterais micro ou macronodulares (Figuras X-12 e X-13). O hipercortisolismo iatrogênico também entra no grupo de ACTH-independente e sempre uma história clínica bem feita esclarecerá a etiologia ocasionada pelo uso de glicocorticoides, quer tópicos, quer sistêmicos (Figuras X-14 e X-15).

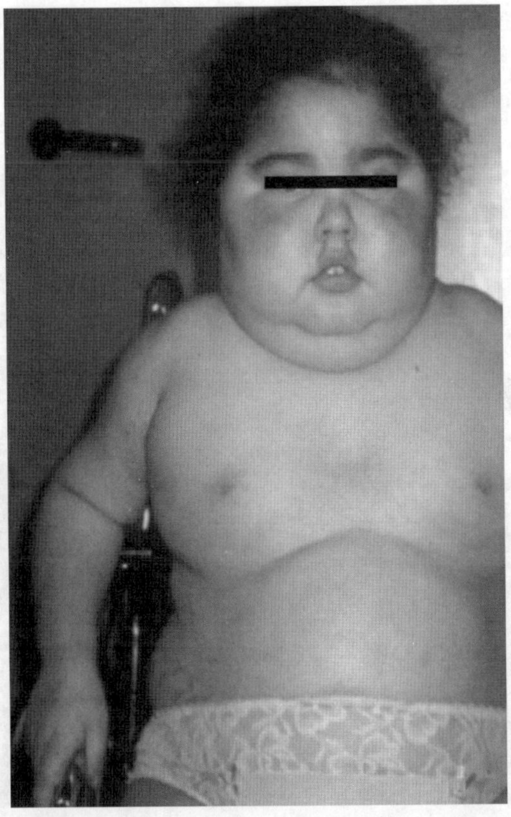

Figura X-12. Hipercortisolismo grave ACTH-dependente por macroadenoma hipofisário.

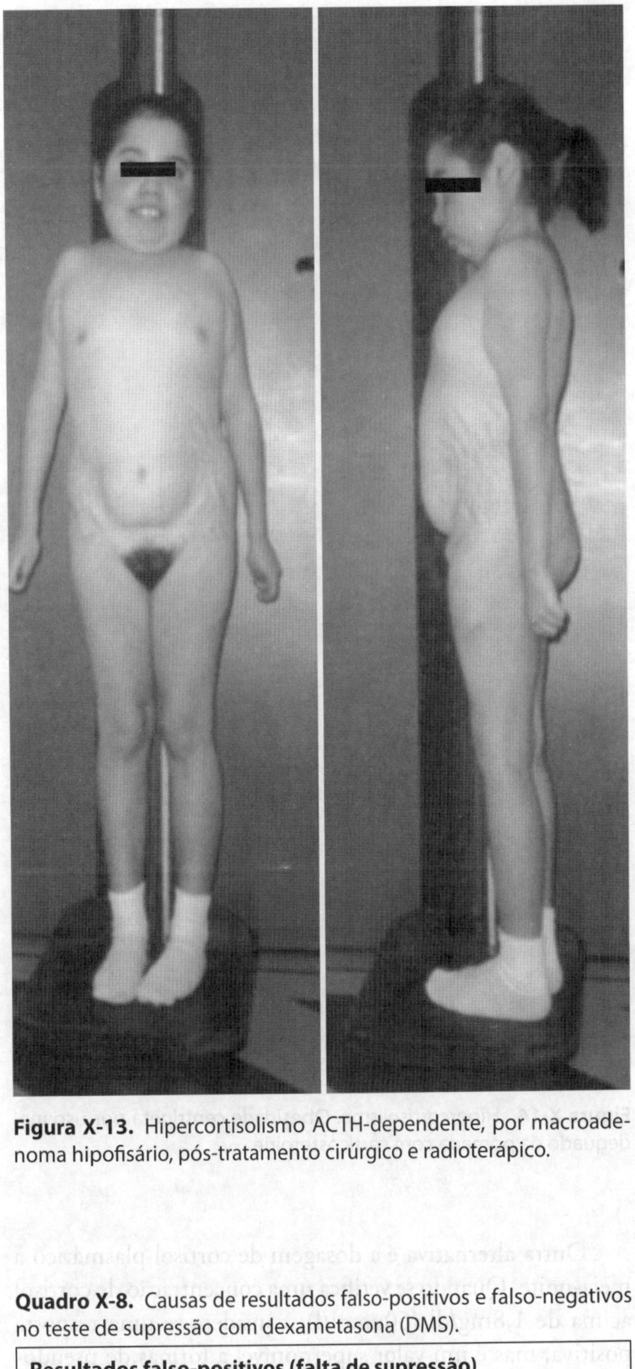

Figura X-13. Hipercortisolismo ACTH-dependente, por macroadenoma hipofisário, pós-tratamento cirúrgico e radioterápico.

DIAGNÓSTICO

Os achados laboratoriais devem obedecer a um raciocínio clínico. A primeira missão é comprovar a presença de concentrações elevadas do cortisol plasmático, com coletas de sangue em três períodos, entre 7 e 9 horas da manhã, ao final da tarde entre 16 e 17 horas e entre 23 e 24 horas, obedecendo o ritmo circadiano e nesse horário, se possível, também colher cortisol salivar[10-12].

A supressão do eixo com dexametasona em dose única de 20µg/kg (máximo de 1mg) administrada às 23 horas, com coleta de sangue às 8 horas da manhã seguinte, também pode indicar hipercortisolismo se o cortisol matutino não cair abaixo de 1,8µg/dl (50nmol/l). Cerca de 5% dos casos comprovados de doença de Cushing suprimem com o teste, dando um resultado falso-negativo. Esse teste é bastante semelhante ao uso de dexametasona em dose baixa (30µg/kg/dia – máximo de 2mg/dia) dividida em 4 tomadas durante dois dias, com coleta de cortisol na manhã do terceiro dia. A mesma interpretação quanto às concentrações matinais de cortisol podem ser aplicadas (valores que indicam supressão são menores que 1,8µg/dl). Esse método é mais trabalhoso porque exige a internação do paciente para a administração das doses de dexametasona a cada 6 horas.

O quadro X-8 mostra as causas de falso-positivos e de falso-negativos nos testes de supressão com dexametasona.

Quadro X-8. Causas de resultados falso-positivos e falso-negativos no teste de supressão com dexametasona (DMS).

Resultados falso-positivos (falta de supressão)

- Hipercortisolemia não resultante da síndrome de Cushing: obesidade, estados pseudo-Cushing (alcoolismo, anorexia nervosa, depressão, mania), elevação da CBG (estrogenioterapia, gravidez, hipertireoidismo), resistência aos glicocorticoides
- Liberação insuficiente de DMS na circulação: não ingestão ou uso incorreto da DMS, absorção diminuída (insuficiência renal) e aumento do *clearance* hepático da DMS (rifampicina, fenitoína, fenobarbital, carbamazepina, troglitazona)
- Diminuição da depuração renal da DMS: insuficiência renal crônica

Resultados falso-negativos

- Hipometabolismo da DMS (hepatopatias crônicas)
- Hipercortisolismo cíclico

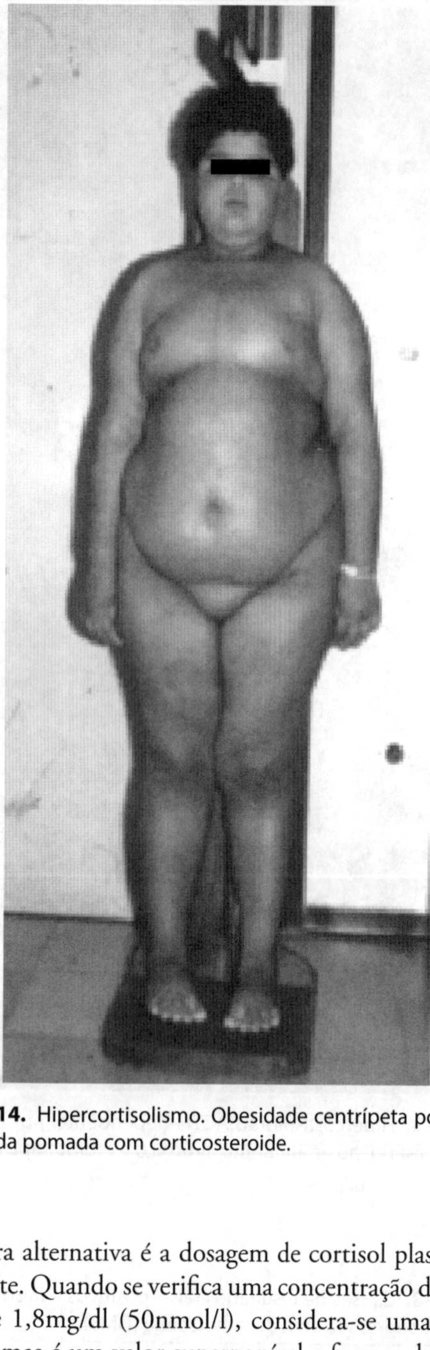

Figura X-14. Hipercortisolismo. Obesidade centrípeta por uso inadequado da pomada com corticosteroide.

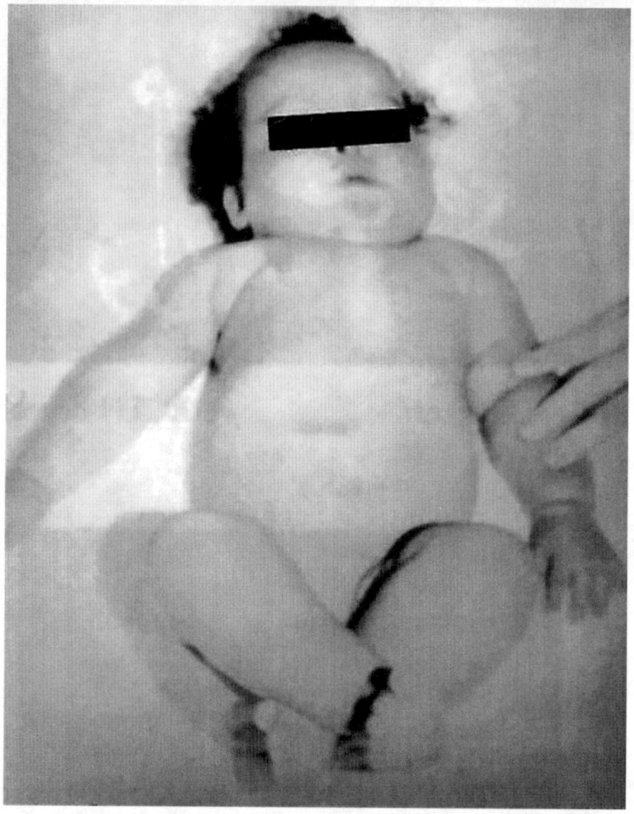

Figura X-15. Síndrome de Cushing. Causa iatrogênica por uso inadequado de gotas nasais contendo corticoide.

Outra alternativa é a dosagem de cortisol plasmático à meia-noite. Quando se verifica uma concentração de cortisol acima de 1,8mg/dl (50nmol/l), considera-se uma resposta positiva, mas é um valor superponível a formas de pseudo-Cushing. O valor de 7,5mg/dl consegue discriminar do pseudo-Cushing com boa sensibilidade e especificidade. Porém, em termos práticos, existe a dificuldade do horário da coleta de sangue impedindo a rotina desse método[13].

Nesse período, durante três dias deve ser colhida urina de 24 horas para a dosagem de cortisol livre e creatinina, esta última para correção eventual de perda de alguma amostra. Valor 3 a 4 vezes acima do limite superior do método indica hipercortisolismo. A crítica para esse exame é a eventual falsa positividade em casos de estresse físico ou emocional, obesidade grave e crônica, gravidez eventual em adolescente, exercício intenso, depressão, mau controle do diabetes, alcoolismo, anorexia, retirada abrupta de narcótico, ansiedade, desnutrição[2]. Recentemente, cortisol em fios de cabelo tem sido usado servindo como um novo método diagnóstico[14].

A partir do momento em que definimos a existência de hipercortisolismo, o objetivo é descobrirmos se é ACTH-dependente ou não, para tal devemos obter amostra de sangue para ACTH, colhida pela manhã, entre 8 e 9 horas, cujo valor de referência é de 5 a 46pg/ml[13]. A partir dessa avaliação, três situações serão possíveis: a primeira com valor baixo (ACTH < 10pg/ml), indicando inibição do eixo hipotálamo-hipofisário, portanto um hipercortisolismo cuja fonte está localizada no córtex suprarrenal ou é de origem exógena (uso de corticoesteroides); a segunda possibilidade é o valor do ACTH estar próximo ao limite superior (ACTH > 20pg/ml), observado principalmente nos adenomas hipofisários, pois nessa situação o hipercortisolismo ainda exerce ação inibitória parcial sobre o eixo hipotálamo-hipofisário criando um novo estado de retrocontrole; a terceira possibilidade é encontrarmos valores muito altos de ACTH (> 300pg/ml), compatível com uma produção ectópica, situação extremamente rara em crianças e adolescentes[13].

Como os adenomas hipofisários estão, ao menos parcialmente, sob controle do eixo hipotálamo-hipfisário, doses altas de dexametasona podem levar à inibição das concentrações de cortisol e de ACTH. Quando a produção de cortisol é suprarrenal ou ectópica, não ocorre supressão. Considera-se supressão redução de 50% nas concentrações de cortisol. Ultimamente, o estímulo com dose alta (120μg/kg/dia, máximo de 8mg/dia, dividido em 4 doses diárias) não tem sido realizado e podemos utilizar uma única dose às 23h (120μg/kg, máximo de 8mg de dexametasona) e dosar cortisol às 8-9h da manhã seguinte. Às 9 horas da manhã é colhida uma amostra de cortisol, às 23 horas são administrados 120μg/kg (no máximo 8mg) de dexametasona por via oral e às 9 horas da manhã seguinte será colhida nova amostra de cortisol. Em crianças, supressão de 20% da concentração de cortisol tem sensibilidade e especificidade de 97,5% e 100%, respectivamente, aponta a favor de hipercortisolismo central, afastando a hipótese suprarrenal[13]. Lembrar que alguns casos de ACTH ectópico (cerca de 10%) podem responder ao teste, dando um diagnóstico incorreto de se tratar de adenoma hipofisário.

Outro teste que também pode ser realizado para diferenciar o hipercortisolismo central, suprarrenal ou ectópico é o teste oCRH (hormônio liberador da corticotrofina ovino). Como não temos disponibilidade do CRH, o teste pode ser feito com DDAVP, que atua em receptores V3 presentes nos adenomas hipofisários, na dose de 10μg, por via intravenosa. Na verdade, esses estímulos diferenciam um hipercortisolismo secundário (hipofisário) do terciário (hipotalâmico): no secundário, o estímulo com CRH não eleva as concentrações de ACTH, enquanto no terciário ocorre grande elevação de ACTH sob estímulo de CRH. O critério para o diagnóstico de hipercortisolismo central é um aumento, em média, de 35% do valor basal do cortisol nos tempos 15 e 30 minutos e 20% nos 30 e 45 minutos após a administração do CRH[15] e 35-50% na concentração de ACTH.

Se a suspeita é em relação à hipótese de hiperplasia pigmentar bilateral das suprarrenais (nódulos menores que 4mm, pigmentados, entremeados a parênquima adrenal atrofiado), indica-se o teste de Liddle, que consiste em baixa dose de 30μg/kg de dexametasona, o máximo não devendo ultrapassar 0,5mg/dose a cada 6 horas; esse teste mostra um estímulo paradoxal do cortisol caracterizando a hiperplasia pigmentar bilateral das suprarrenais[16]. Essa forma pode ser esporádica mas frequentemente faz parte do complexo de Carney, em que ocorre mutação do gene *PKAR1A,* presente em 95% dos casos.

O diagnóstico por imagem é uma importante ferramenta diagnóstica para determinar a origem do hipercortisolismo. Podemos citar a ressonância magnética da hipófise com cortes de 1 a 2mm com alta resolução e com contraste (gadolínio). Em casos que necessitam de imagem mais precisa, indica-se a tomografia computadorizada ou ressonância magnética de alta resolução com a utilização de [^{18}F] fluordeoxiglicose emissor de pósitrons[17]. Tomografia computadorizada é o melhor método para o diagnóstico de hipercortisolismo de origem suprarrenal. Raramente pode ocorrer hipercortisolismo por comprometimento bilateral do córtex suprarrenal, entre eles está a doença nodular pigmentada primária, uma doença genética, geralmente associada ao complexo de Carney, uma síndrome ligada a neoplasias endócrinas múltiplas com lentigos e mixomas; a glândula tem o tamanho normal ou mesmo um pouco menor do habitual, com múltiplos nódulos pigmentados, e o quadro clínico se caracteriza por hipercortisolismo periódico e cíclico; outro comprometimento bilateral também raro é o hipercortisolismo por hiperplasia adrenal macronodular, cujo aspecto da glândula muito aumentada apresenta coloração amarronzada, típica da hiperprodução de cortisol; a hiperplasia macronodular, também pode estar associada à síndrome de McCune-Albright, caracterizada por uma mutação ativadora do gene *GNAS1* responsável pela ativação da subunidade alfa da proteína G (proteína Gsα) causando ativação contínua, ACTH-independente, da esteroidogênese na suprarrenal; essa rara condição ocorre com maior incidência em crianças com idade inferior a 6 meses e, curiosamente, algumas delas apresentam resolução espontânea[15].

Ressonância magnética ou tomografia computadorizada de pescoço, tórax, abdome e pelve podem ser úteis na detecção de fonte ectópica de produção de ACTH. Tomografia com emissão de pósitron ou com octreotide marcado e/ou 68Ga-DOTATATE PET/CT podem também ser úteis para a pesquisa de tecido ectópico produtor de ACTH[18]. Caso a avaliação laboratorial ou por imagem não forem suficientes para a localização de provável microadenoma, está indicada a cateterização bilateral do seio petroso inferior[18].

A realização de cateterismo de seio petroso inferior deve ser feita por pessoal experiente, infelizmente não disponível em todos os centros. Uma primeira informação é se a produção de ACTH é central ou periférica. Em condições basais, a relação entre ACTH colhido do seio petroso e o periférico é de 2. Valores inferiores a 1,8 indicam que não há diferença e, portanto, nem produção hipofisária de ACTH. Sob estímulo de CRH ou DDAVP, a relação entre o central e o periférico é maior que 3 se houver doença de Cushing. Outra informação que o exame fornece é a lateralidade do tumor: relação maior que 1,4 de um lado sobre o outro indica a lateralidade do tumor. A figura X-16 fornece os caminhos para se chegar ao diagnóstico final em casos de hipercortisolismo.

Não é raro encontrarmos em pacientes com hipercortisolismo aumento considerável de doenças cardiovasculares e, principalmente, hipertensão arterial, que ocorre em cerca de 47% das crianças e adolescentes, evidenciando que os glicocorticoides possuem papel muito importante na regulação da pressão arterial. Vários mecanismos podem ser considerados, tais como efeitos mineralocorticoides do cortisol, ativação do sistema renina-angiotensina e ação do cortisol no sistema vascular periférico[19-24].

O cortisol tem capacidade de induzir a um quadro hipertensivo, devido à sua propriedade de se ligar a receptores tipo 1 mineralocorticoide e tipo 2 glicocorticoide. Na célula, o cortisol é modulado por duas isoformas da enzima 11β-hi-

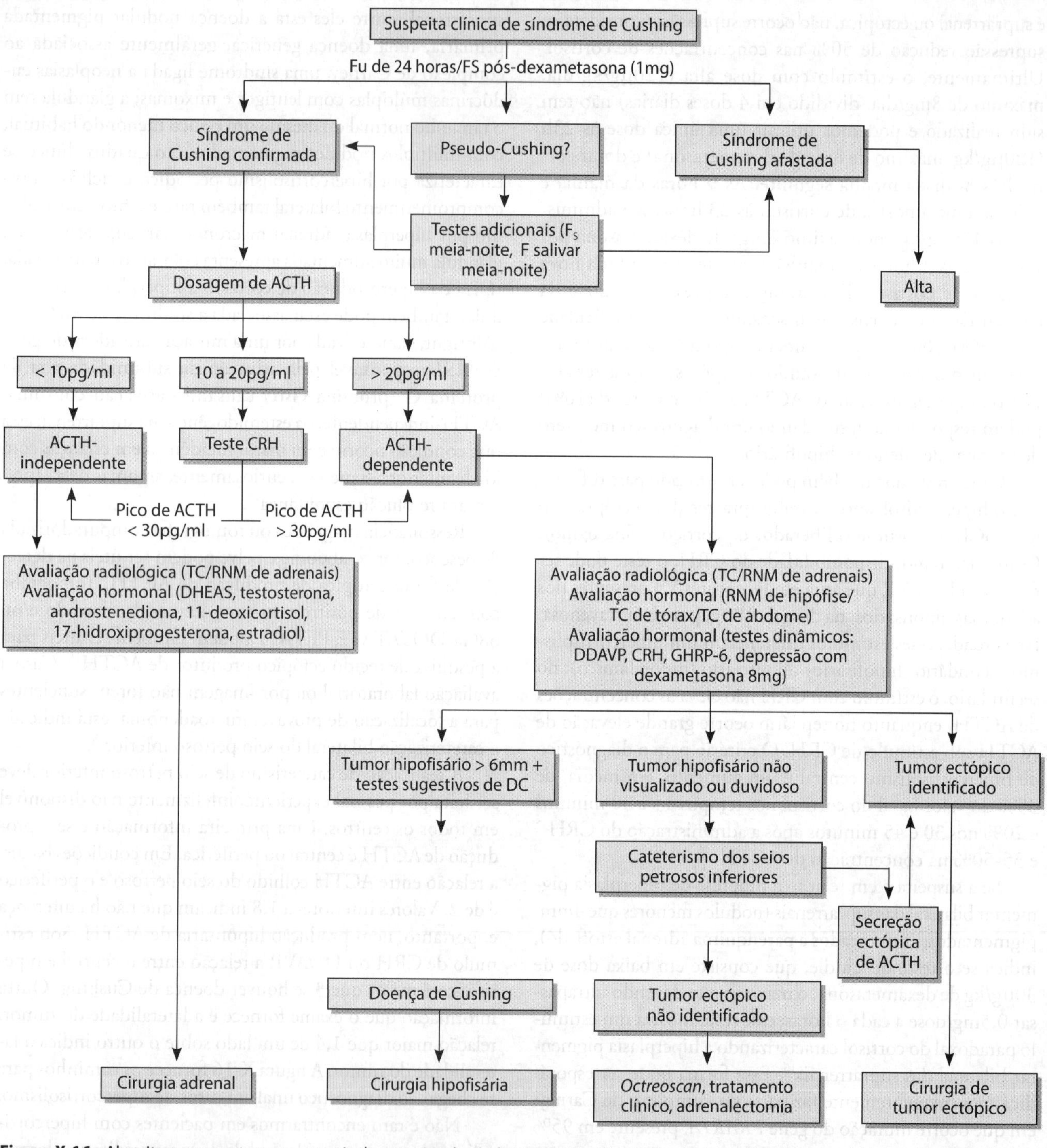

Figura X-16. Algoritmo proposto para, a partir da suspeita de síndrome de Cushing, chegar-se ao diagnóstico etiológico do processo e as condutas terapêuticas mais adequadas para cada situação. Fu = cortisol urinário livre; Fs = cortisol sérico.

droxiesteroide desidrogenase (11β-HSD): o tipo 1 é uma enzima NADPH-dependente, expressa mais abundantemente no fígado e tecido adiposo com capacidade redutase para converter a cortisona (inativa) em cortisol (ativo). Essa atividade redutase ocorre na presença de alta concentração de NADPH, que, por sua vez, é dependente da atividade da hexose-6-fosfato desidrogenase no retículo endoplasmático.

O tipo 2 é uma enzima $NADP^+$-dependente, com atividade predominante desidrogenase/oxidativa para converter cortisol em cortisona e é expressa predominantemente em tecidos sensíveis à ação mineralocorticoide como o córtex renal, cólon e glândulas salivares. Ambas as enzimas têm atuação nas células endoteliais do sistema vascular, nas células das artérias coronarianas e na musculatura lisa do sistema vascular, modulando o acesso local do cortisol ao sistema circulatório. Os receptores mineralocorticoides nos rins apresentam a mesma afinidade para a aldosterona e para o cortisol; normalmente, a concentração de cortisol em indivíduos saudáveis é muito maior do que a da aldosterona. Decorre daí que, para liberar a ligação da aldosterona ao receptor, é necessária a transformação do cortisol (ativo) em cortisona (inativa) realizada pela 11β-HSD tipo 2[25-27].

A atividade das 11β-HSD pode ser medida pela dosagem urinária dos metabólitos urinários dos esteroides. Tanto o cortisol quanto a cortisona são submetidos a uma redução do anel-A para 5α e 5β-redutase e 3α-hidroxiesteroide desidrogenase, resultando em 5β-tetra-hidrocortisol (THF), 5α-tetra-hidrocortisol (allo-THC) e 5β-tetra-hidrocortisona (THE). Dessa forma, a atividade das 11β-HSD tipos 1 e 2 pode ser avaliada por meio da relação dos metabólitos urinários ou plasmáticos do cortisol e cortisona, THF + allo-THF/THE[28].

Uma possível etiologia da hipertensão arterial no hipercortisolismo seria uma saturação da 11β-HSD tipo 2 pelo excesso de cortisol, observada tanto na dosagem urinária do cortisol quanto dos seus metabólitos, promovendo uma ação mineralocorticoide mais intensa do cortisol nos receptores mineralocorticoides tipo 1; como consequência, ocorre maior retenção de sódio pelos túbulos renais, hipocalemia, expansão de volume intravascular e hipertensão[29]. Esses achados clínicos e laboratoriais são similares àqueles observados nas mutações da 11β-HSD tipo 2 denominada de síndrome de excesso aparente de mineralocorticoide: o excesso de cortisol ativa os receptores mineralocorticoides, aparentando excesso de aldosterona. No entanto, aldosterona e renina estão totalmente suprimidos em comparação ao hipercortisolismo[20].

Estudos mostram que os glicocorticoides podem levar à hipertensão por estimularem o sistema renina-angiotensina e aumentarem a concentração de receptores tipo 1 da angiotensina II na hipófise, aumentando a produção de hormônio antidiurético e retenção de água, além de vasoconstrição na musculatura lisa dos vasos sanguíneos[30-33].

Outra causa associada à hipertensão em condições de hipercortisolismo é a ação inibitória do cortisol na produção de substâncias vasodilatadoras como óxido nítrico, prostaciclina, prostaglandina E_2 e calicreína[34,35].

Ainda no sistema vascular, há aumento na sensibilidade dos receptores beta-adrenérgicos aos glicocorticoides, contribuindo, dessa forma, ao aumento da resistência vascular e hipertensão arterial[36,37]. Foi observada também uma alteração na troca de sódio e cálcio na musculatura lisa das células vasculares com aumento na concentração de cálcio citoplasmático levando à vasoconstrição e à hipertensão arterial[38].

TRATAMENTO CLÍNICO

Em 2015, foi publicado pela Sociedade de Endocrinologia um guia prático para o tratamento do hipercortisolismo, porém com a ressalva que não é específico para a faixa pediátrica[39]. A ressecção cirúrgica transesfeinodal de tumores hipofisários hiperprodutores de ACTH é sempre a primeira escolha. Em centros especializados em neurocirurgia, o índice de sucesso da primeira cirurgia é cerca de 90%[40,41]. Podem ocorrer recidivas após anos da primeira cirurgia e nesses casos o índice de sucesso cai para 60%[2]. Complicações pós-operatórias incluem *diabetes insipidus*, síndrome da secreção inapropriada do hormônio antidiurético, hipotireoidismo central, hipogonadismo, deficiência do hormônio de crescimento, sangramento, infecções e apoplexia hipofisária. O índice de mortalidade é baixo (cerca de 1%)[39].

A radioterapia frequentemente utilizada em adultos tem restrições em crianças, principalmente em relação à irradiação levar a complicações por toxicidade no córtex cerebral, assim como a hipopituitarismo. Porém, quando necessária, existe a possibilidade de radioterapia convencional sem associação medicamentosa e parece que os resultados são mais efecientes do que em adultos[42]. Importante levar em conta a disfunção hipofisária após procedimentos radioterápicos, com avaliações clínicas e laboratoriais quando necessárias[43]. A dose tradicional de radioterapia em crianças é de 4.500 a 5.000cGy durante 6 semanas, entretanto novos métodos como a radioterapia estereotáxica já são disponíveis e indicados para o tratamento do hipercortisolismo central, incluindo partículas de aceleração linear, radiocirurgia estereotáxica por Gamma Knife e terapia por meio de feixe de próton[2]. Trabalhos recentes mostram resultado favorável no controle tumoral em 89% quando utilizada a Gamma Knife. Quando há necessidade de doses maiores de irradiação ou infiltração do tumor na região suprasselar, o hipopituitarismo é mais frequente[44]. Em estudos que levaram em consideração o período pós-irradiação em crianças menores que 10 anos de idade houve melhora de 95% na qualidade de vida e essas crianças estavam sem progressão do tumor em 90% após 2 anos[45]. É importante o conhecimento de que a irradiação, mesmo as estereotáxicas, eventualmente podem causar lesões do nervo óptico quando a irradiação nessa região ultrapassar 8Gy[46].

Normalmente, o tratamento medicamentoso serve como uma alternativa quando os procedimentos cirúrgicos não apresentam bons resultados. Há pouca experiência na conduta medicamentosa em crianças com hipercortisolismo e quando necessário podemos usar drogas que possuem três mecanismos de ação utilizados nessas situações: modulação da liberação do ACTH, inibição da esteroidogênese suprarrenal e bloqueio dos receptores dos glicocorticoides. Podemos citar: 1. Cetoconazol, como inibidor da esteroidogênese, apresenta efeitos colaterais gastrointestinais, hepatotoxicidade e insuficiência suprarrenal; 2. mitotane tem como capacidade a lise da glândula suprarrenal também com efeitos gastrointestinais, fadiga, insuficiência suprarrenal e alterações dermatológicas; 3. pasireotide e octreotide (análogos da somatostatina) podem causar insuficiência suprarrenal, hiperglicemia, bradicardia, efeitos gastrointestinais, hepatotoxicidade, cefaleia e fadiga; 4. mifepristone é um bloqueador de receptor de glicocorticoide, podendo provocar insuficiência suprarrenal, hipocalemia e, em meninas púberes, espessamento endometrial[2,47].

Nos casos de hipercortisolismo de origem suprarrenal, a conduta é a ressecção cirúrgica. Nossa experiência em tumores do córtex suprarrenal indica que nos tumores de massa menor que 250 gramas, tempo de história maior que 7 meses, idade maior que 33 meses, localização do tumor à esquerda e ausência de hipertensão arterial são dados de bom prognóstico[48]. Alguns casos com má evolução devem ser submetidos à quiomioterapia e os estudos mais recentes mostram bons resultados com a utilização de cisplatina, etoposide e doxorrubicina, principalmente nos estágios III ACC, porém resultados mais reservados no IV ACC[49].

A adrenalectomia bilateral é uma opção terapêutica a ser considerada nos casos refratários de hipercortisolismo central ou ACTH ectópico. A adrenalectomia bilateral precoce em pacientes de difícil controle pode melhorar os efeitos deletérios do hipercortisolismo[50]. Porém, o efeito indesejável da adrenalectomia em pacientes com hipercortisolismo central é a síndrome de Nelson, caracterizada por elevação da produção de ACTH e hiperpigmentação, com incidência em adultos de cerca de 23%. Além disso, crises de insuficiência suprarrenal podem ocorrer e nesses casos a intervenção clínica deve ser imediata[49].

Após os procedimentos cirúrgicos, quer por meio da abordagem transesfenoidal de tumores hipofisários ou adrenalectomia de adenomas/carcinomas hiperfuncionantes, haverá um período de insuficiência suprarrenal que deverá ser tratado com reposição com doses fisiológicas de glicocorticoide entre 12 e 15mg/m^2/dia divididas em três tomadas[51]. No período pós-cirúrgico imediato, a dose a ser considerada é de estresse e no decorrer dos dias deve ser diminuída gradativamente até a dose fisiológica. A função suprarrenal nos casos de retirada de tumores hiperfuncionantes deve ser avaliada periodicamente com teste de estímulo de 1 hora com ACTH e considera-se responsivo com cortisol aos 30 ou 60 minutos acima de 18µg/dl, a partir do qual a dose de glicocorticoide deve ser retirada gradativamente; normalmente o eixo hipotálamo-hipófise-suprarrenal se recompõe após ressecção de adenoma hipofisário em 12,6 ± 3 meses, recuperação antes dos 6 meses sugere recorrência[51].

Após suprarrenalectomia bilateral, além da reposição glicocorticoide, é necessária a reposição mineralocorticoide, geralmente a fludrocortisona nas doses de 100 a 300µg/dia. Além disso, no ato cirúrgico deve ser infundido glicocorticoide por via intravenosa para se evitar crise aguda de insuficiência na sala cirúrgica e manter doses de estresse no pós-operatório, geralmente o triplo da dose fisiológica nos primeiros três dias do pós-operatório[48].

Os desafios pós-tratamento incluem a recuperação do crescimento e do desenvolvimento puberal, bem como os efeitos corporais e metabólicos tal como a resistência insulínica e da saúde mental e cognitiva desses pacientes[52]. A hipertensão sistólica pode persistir em 16% dos pacientes com hipercortisolismo central e 21% dos casos de hipercortisolismo ACTH-independente. Já a hipertensão diastólica ocorre em 4% dos pacientes em até um ano após a cura[7].

O hipercortisolismo tem sido associado a quadros psiquiátricos como depressão, labilidade emocional e ansiedade[53-55]. Psicopatologias podem permanecer após a remissão do hipercortisolismo mesmo após a recuperação do eixo hipotálamo-hipófise-suprarrenal[56]. Tendências suicidas podem ocorrer em aproximadamente 6% das crianças após a cura do hipercortisolismo[57,58]. Pais e cuidadores devem ficar atentos a sinais de mudança de humor, comportamento, funções cognitivas e da qualidade de vida dessas crianças mesmo após a cura cirúrgica. Portanto, o diagnóstico precoce de hipercortisolismo em crianças é imperativo, pois diagnósticos tardios são responsáveis por alta morbidade e mortalidade.

CONCLUSÕES

Lidar com um paciente, criança, adolescente ou adulto com hipercortisolismo não é uma tarefa fácil. As ações generalizadas dos glicocorticoides, não poupando tecidos corporais de sua atuação, tornam o quadro bastante florido, acometendo os mais diferentes setores da economia.

Um primeiro grande desafio é provar que realmente estamos diante de hipercortisolismo e não diante de situações que o simulam, mas, na verdade, não o são (pseudo-Cushing). Essa tarefa não é fácil, mas só devemos prosseguir em investigação de imagem se tivermos comprovado a existência da síndrome de Cushing. De outra forma, achados inespecíficos podem complicar muito as condutas terapêuticas. Os diferentes testes que objetivam comprovar o hipercortisolismo têm prós e contras, com falso-positivos e falso-negativos e muitas vezes ficamos em situação difícil para indicar terapia adequada àquele paciente.

Uma vez constatado o hipercortisolismo, o passo seguinte é saber se ele é ou não dependente de ACTH. As condutas terapêuticas mudam conforme tenhamos essa informação.

Proposta a terapêutica, atenção a eventuais recorrências e nunca esquecer de avaliar e tratar as numerosas comorbidades que acompanham o hipercortisolismo, como problemas ósseos, problemas de crescimento, alterações comportamentais, alterações metabólicas. A tarefa é árdua, mas com bom senso e com o uso judicioso das técnicas de que dispomos para o diagnóstico e tratamento é possível vislumbrar um bom prognóstico em geral para esses pacientes.

REFERÊNCIAS

1. Magiakou MA, Mastorakos G, Oldfield EH, Gomez MT, Doppman JL, Cutler GB Jr, et al. Cushing's syndrome in children and adolescents. Presentation, diagnosis, and therapy. N Engl J Med. 1994;331(10):629-36.

2. Lodish MB, Keil MF, Stratakis CA. Cushing syndrome in pediatrics. Endocrinol Metab Clin North Am. 2018;47(2):451-62.
3. Orth DN. Cushing's syndrome. N Engl J Med. 1994;331(10):629-36.
4. Lodish MB, Hsiao HP, Serbis A, Sinaii N, Rothenbuhler A, Keil MF, et al. Effects of Cushing disease on bone mineral density in a pediatric population. J Pediatr. 2010;156(6):1001-5.
5. Keil MF, Graf J, Gokarn N, Stratakis CA. Anthropometric measures and fasting insulin levels in children before and after cure of Cushing syndrome. Clin Nutr. 2012;31(3):359-63.
6. Afshari A, Ardeshirpour Y, Lodish MB, Gourgar E, Sinaii N, Keil M, et al. Facial Plethora: Modern Technology for Quantifying an Ancient Clinical Sign and Its Use in Cushing Syndrome. J Clin Endocrinol Metab. 2015;100(10):3928-33.
7. Lodish MB, Sinaii N, Patronas N, Batista DL, Keil M, Samuel J, et al. Blood pressure in pediatric patients with Cushing syndrome. J Clin Endocrinol Metab. 2009;94(6):2002-8.
8. Etxabe J, Vazquez JA. Morbidity and mortality in Cushing's disease: an epidemiological approach. Clin Endocrinol (Oxf). 1994; 40(4):479-84.
9. Sharma ST, Nieman LK, Feelders RA. Cushing's syndrome: epidemiology and developments in disease management. Clin Epidemiol. 2015;7:281-93.
10. Elias PC, Martinez EZ, Barone BF, Mermejo LM, Castro M, Moreira AC. Late-night salivary cortisol has a better performance than urinary free cortisol in the diagnosis of Cushing's syndrome. J Clin Endocrinol Metab. 2014;99(6):2045-51.
11. Manetti L, Rossi G, Grasso L, Raffaelli V, Scattina I, Sarto SD, et al. Usefulness of salivary cortisol in the diagnosis of hypercortisolism: comparison with serum and urinary cortisol. Eur J Endocrinol. 2013;168(3):315-21.
12. Gafni RI, Papanicolaou DA, Nieman LK. Nighttime salivary cortisol measurement as a simple, noninvasive, outpatient screening test for Cushing's syndrome in children and adolescents. J Pediatr. 2000;137(1):30-5.
13. Batista DL, Riar J, Keil M, Stratakis CA. Diagnostic tests for children who are referred for the investigation of Cushing syndrome. Pediatrics. 2007;120(3):e575-86.
14. Hodes A, Lodish MB, Tirosh A, Meyer J , Belyavskaya E , Lyssikatos C, et al. Hair cortisol in the evaluation of Cushing syndrome. Endocrine. 2017;56(1):164-74.
15. Nieman LK, Biller BM, Findling JW, Murad MH, Newell-Price J, Savage MO, et al. Treatment of Cushing's Syndrome: An Endocrine Society Clinical Practice Guideline. J Clin Endocrinol Metab. 2015;100(8):2807-831.
16. Louiset E, Stratakis CA, Perraudin V, Griffin KJ, Libé R, Cabrol S, et al. The paradoxical increase in cortisol secretion induced by dexamethasone in primary pigmented nodular adrenocortical disease involves a glucocorticoid receptor-mediated effect of dexamethasone on protein kinase A catalytic subunits. J Clin Endocrinol Metab. 2009;94(7):2406-13.
17. Chittiboina P, Montgomery BK, Millo C, Herscovitch P, Lonser RR. High-resolution(18)F-fluorodeoxyglucose positron emission tomography and magnetic resonance imaging for pituitary adenoma detection in Cushing disease. J Neurosurg. 2015;122(4):791-7.
18. Oldfield EH, Doppman JL, Nieman LK, Chrousos GP, Miller DL, Katz DA, et al. Petrosal sinus sampling with and without corticotropin-releasing hormone for the differential diagnosis of Cushing's syndrome. N Engl J Med. 1991;325(13):897-905.
19. Sharma ST, Nieman LK. Cushing's syndrome: all variants, detection, and treatment. Endocrinol Metab Clin North Am. 2011;40(2): 379-91.
20. Fraser R, Davies DL, Connell JMC. Hormones and hypertension. Clin Endocrinol. 1989;31(6):701-46.
21. Chobanian AV, Bakris GL, Black HR, Cushman WC, Green LA, Izzo JI Jr, et al. The Seventh Report of the Joint National Committee on prevention, detection, evaluation and treatment of high blood pressure. Hypertension. 2003;42(6):1206-52.
22. Magiakou MA, Smyrnaki P, Chrousos GP. Hypertension in Cushing's syndrome. Best Pract Res Clin Endocrinol Metab. 2006;20(3): 467-82.
23. Zacharieva S, Orbetzova M, Stoynev A, Shigarminova R, Yaneva M, Kalinov K, et al. Circadian blood pressure profile in patients with Cushing's syndrome before and after treatment. J Endocrinol Invest. 2004;27(10):924-30.
24. Quinkler M, Stewart PM. Hypertension and the cortisol-cortisone shuttle. J Clin Endocrinol Metab. 2003;88(6):2384-92.
25. Hatakeyama H, Inaba S. Miyamori I. 11 betahydroxysteroid dehydrogenase in cultured human vascular cells: possible role in development of hypertension. Hypertension. 1999;33:11791184.
26. Brem A, Bina R, King T, King TC, Morris DJ. Localization of 2 11-betahydroxysteroid dehydrogenase isoforms in aortic endothelial cells. Hypertension. 1998;31(1 Pt 2):459-62.
27. Edwards CR, Stewart PM, Burt D, Burt D, Brett L, McIntyre MA, et al. Localization of 11-beta hydroxysteroid dehydrogenase – tissue specific protector of the mineralocorticoid receptor. Lancet. 1988;2(8618):986-9.
28. Dotsch J, Dorr HG, Stall GK, Sippell WG. Effect of glucocorticoid excess on cortisol/cortisone ratio. Steroids. 2001;66(11):817-20.
29. Ulick S, Wang JZ, Blumenfeld JD, Pickering TG. Cortisol inactivation overload: a mechanism of mineralocorticoid hypertension in the ectopic adrenocorticotropin syndrome. J Clin Endocrinol Metab. 1992;74(5):963-7.
30. Klett C, Ganten D, Hellmann W, Kaling M, Ryffel GU, Weimar-Ehl T, Hackenthal E. Regulation of hepatic angiotensinogen synthesis and secretion by steroid hormones. Endocrinology. 1992; 130(6):3660-8.
31. Sato A, Suzuki H, Murakami M, Nakazato Y, Iwaita Y, Saruta T. Glucocorticoid increases angiotensin II type 1 receptor and its gene expression. Hypertension. 1994;23(1):25-30.
32. Shelat SG, King JL, Flanagan-Cato LM, Fluharty SJ. Mineralocorticoids and glucocorticoids cooperatively increase salt intake and angiotensin II receptor binding in rat brain. Neuroendocrinology. 1999;69(5):339-51.
33. Scheuer DA, Bechtold AG. Glucocorticoids potentiate central actions of angiotensin to increase arterial blood pressure. Am J Physiol Regul Integr Comp Physiol. 2001;280(6):R1719-26.
34. Axelrod L. Inhibition of prostacyclin production mediates permissive effect of glucocorticoids on vascular tone. Perturbations of this mechanism contribute to pathogenesis of Cushing's syndrome and Addison's disease. Lancet. 1983;23:904-6.
35. Handa M, Kondo K, Suzuki H, T Saruta. Role of prostaglandins and pressure sensitivity to norepinephrine. Hypertension. 1984; 6(2):236-41.
36. McKnight JA, Rooney DP, Whitehead H, Atkinson AB. Blood pressure responses to phenylephrine infusions in subjects with Cushing's syndrome. J Hum Hypertens. 1995;9(10):855-8.
37. Kirilov G, Tomova A, Dakovska L, Kumanov PH, Shinkov A, Alexandrov AS. Elevated plasma endothelin as an additional cardiovascular risk factor in patients with Cushing's syndrome. Eur J Endocrinol. 2003;149(6):549-53.
38. Smith L, Smith JB. Regulation of sodium-calcium exchanger by glucocorticoids and growth factors in vascular smooth muscle. J Biol Chem. 1994;269(44):27527-31.

39. Nieman LK, Biller BM, Findling JW, Murad MH, Newell-Price J, Savage MO, et al. Treatment of Cushing's syndrome: An Endocrine Society Clinical Practice Guideline. J Clin Endocrinol Metab. 2015;100(8):2807-31.
40. Lonser RR, Wind JJ, Nieman LK, Weil RJ, DeVroom HL, Oldfield EH. Outcome of surgical treatment of 200 children with Cushing's disease. J Clin Endocrinol Metab. 2013;98(3):892-901.
41. Storr HL, Drake WM, Evanson J, Matson M, Berney DM, Grossman AB, et al. Endonasal endoscopic transsphenoidal pituitary surgery: early experience and outcome in paediatric Cushing's disease. Clin Endocrinol (Oxf). 2014;80(2):270-6.
42. Acharya SV, Gopal RA, Goerge J, Menon PS, Bandgar TR, Shah NS. Radiotherapy in paediatric Cushing's disease: efficacy and long term follow up of pituitary function. Pituitary. 2010;13(4):293-7.
43. Chan LF, Storr HL, Plowman PN, Perry LA, Besser GM, Grossman AB, Savage MO. Long-term anterior pituitary function in patients with paediatric Cushing's disease treated with pituitary radiotherapy. Eur J Endocrinol. 2007;156(4):477-82.
44. Xu Z, Lee Vance M, Schlesinger D, Sheehan JP. Hypopituitarism after stereotactic radiosurgery for pituitary adenomas. Neurosurgery. 2013;72(4):630-7.
45. Rieken S, Habermehl D, Welzel T, Mohr A, Lindel K, Debus J, Combs SE. Long term toxicity and prognostic factors of radiation therapy for secreting and non-secreting pituitary adenomas. Radiat Oncol. 2013;8:18.
46. Leavitt JA, Stafford SL, Link MJ, Pollock BE. Long-term evaluation of radiation-induced optic neuropathy after single-fraction stereotactic radiosurgery. Int J Radiat Oncol Biol Phys. 2013;87(3):524-7.
47. Castinetti F, Guignat L, Giraud P, Muller M, Kamenicky P, Drui D, et al. Ketoconazole in Cushing's disease: is it worth a try? J Clin Endocrinol Metab. 2014;99(5):1623-30.
48. Dichtchekenian V, de Bragança Pereira CA, Kuperman H, Della Manna T, Damiani D, Ferreira Alves VA, et al. Adrenocortical carcinoma: prognostic indices based on clinical and immunohistochemical markers. J Pediatr Endocrinol Metab. 2005;18(4): 347-53.
49. Ritzel K, Beuschlein F, Mickisch A, Osswald A, Schneider HJ, Schopohl J, et al. Clinical review: outcome of bilateral adrenalectomy in Cushing's syndrome: a systematic review. J Clin Endocrinol Metab. 2013;98(10):3939-48.
50. Morris LF, Harris RS, Milton DR, Waguespack SG, Habra MA, Jimenez C, et al. Impact and timing of bilateral adrenalectomy for refractory adrenocorticotropic hormone-dependent Cushing's syndrome. Surgery. 2013;154(6):1174-83.
51. Lodish M, Dunn SV, Sinaii N, Keil MF, Stratakis CA. Recovery of the hypothalamic-pituitary-adrenal axis in children and adolescents after surgical cure of Cushing's disease. J Clin Endocrinol Metab. 2012;97(5):1483-91.
52. Keil MF. Quality of life and other outcomes in children treated for Cushing syndrome. J Clin Endocrinol Metab. 2013;98(7):2667-78.
53. Devoe DJ, Miller WL, Conte FA, Kaplan SL, Grumbach MM, Rosenthal SM, et al. Long-term outcome in children and adolescents after transsphenoidal surgery for Cushing's disease. J Clin Endocrinol Metab. 1997;82(10):3196-202.
54. Starkman MN. Neuropsychiatric findings in Cushing syndrome and exogenous glucocorticoid administration. Endocrinol Metab Clin North Am. 2013;42(3):477-88.
55. Merke DP, Giedd JN, Keil MF, Mehlinger SL, Wiggs EA, Holzer S, et al. Children experience cognitive decline despite reversal of brain atrophy one year after resolution of Cushing syndrome. J Clin Endocrinol Metab. 2005;90(5):2531-6.
56. Dorn LD, Cerrone P. Cognitive function in patients with Cushing syndrome: a longitudinal perspective. Clin Nurs Res. 2000;9(4): 420-40.
57. Keil MF, Merke DP, Gandhi R, Wiggs EA, Obunse K, Stratakis CA. Quality of life in children and adolescents 1-year after cure of Cushing syndrome: a prospective study. Clin Endocrinol (Oxf). 2009;71(3):326-33.
58. Keil MF, Zametkin A, Ryder C, Lodish M, Stratakis CA. Cases of psychiatric morbidity in pediatric patients after remission of Cushing syndrome. Pediatrics. 2016;137(4): e20152234.

Feocromocitoma e Paragangliomas

Durval Damiani
Leandra Steinmetz

INTRODUÇÃO

Os feocromocitomas (FCC), tumores de células cromafins da medular adrenal, produtores de catecolaminas, e os paragangliomas (PGL), derivados dos gânglios simpáticos quando a localização não é adrenal, são verdadeiros desafios diagnósticos para o endocrinologista pediátrico.

Os paragangliomas são subdivididos em simpáticos (acometendo a cadeia simpática no tórax, abdome e pelve) e parassimpáticos (que se originam do tecido parassimpático da cabeça e pescoço e estes raramente secretam catecolaminas). As células cromafins derivam da crista neural e levam esse nome devido a características de coloração aos sais de cromo. São tumores raros, com incidência de 1 caso para 100.000 pacientes/ano e ocorrem igualmente em ambos os sexos.

Muitos dos casos nunca são diagnosticados na faixa pediátrica e acabam sendo descobertos quando da investigação de hipertensão arterial já no adulto. Seguramente, muitos casos nunca são diagnosticados! Em uma série de necropsias o diagnóstico havia sido feito *ante-mortem* em apenas 24% dos casos, embora 90% dos pacientes tivessem sintomas de excesso de catecolaminas[1].

Os desafios começam pela suspeita diagnóstica, passam pela investigação da localização do tumor e pela demonstração da produção anormal de catecolaminas, pelo manuseio no ato operatório e pela evolução após a retirada do tumor primário, quando isso é factível.

As catecolaminas secretadas incluem noradrenalina, adrenalina, dopamina e dopa em proporções variadas. O feocromocitoma é tido como o tumor dos 90s: 90% são encontrados na medula suprarrenal; 90%, benignos; 90%, esporádicos; e 90%, unilaterais. Em crianças, essas porcentagens diferem um pouco: 70% estão na adrenal, 70% são unilaterais e a associação com síndromes familiares é mais provável. O potencial maligno nos feocromocitomas de crianças é maior que em adultos.

Nos casos em que a localização não é adrenal, outros locais possíveis incluem:

- Paragânglios da cadeia simpática.
- Retroperitônio ao longo da aorta.
- Corpo carotídeo.
- Órgão de Zuckerkandl (na bifurcação da aorta).
- Sistema geniturinário.
- Cérebro.
- Saco pericárdico.
- Cistos dermoides.

Isso faz com que a localização do tumor seja muito trabalhosa e falsas imagens podem levar a uma localização errônea, com dificuldades na retirada do tumor.

Dos tumores extra-adrenais, 30% são malignos. Embora os feocromocitomas ocorram em qualquer idade, o pico de incidência é entre 20 e 40 anos de idade. Acredita-se que cerca de 25 a 30% estejam associados a mutações de células germinativas.

Os feocromocitomas variam de tamanho, mas têm em média de 5 a 6cm de diâmetro. Pesam 50 a 200g, mas já foram descritos tumores pesando vários quilos. Raramente são grandes o suficiente para serem palpados ou causarem sintomas, em razão da compressão ou obstrução. Independentemente do aspecto histológico, o tumor é considerado benigno se não invadiu a cápsula e se não forem encontradas metástases, apesar de existirem exceções. Em geral, é mais provável que tumores maiores sejam malignos.

Os feocromocitomas podem fazer parte das neoplasias endócrinas múltiplas (NEM) familiares, tipos IIA e IIB, em que outros tumores endócrinos (paratireoide ou carcinoma medular da tireoide) coexistem ou se desenvolvem subsequentemente. O feocromocitoma ocorre em 1% dos pacientes com neurofibromatose e pode cursar com angioma de retina, hemangioblastoma do cerebelo e carcinomas de células renais, como na doença de von Hippel-Lindau (mutação inativadora do gene *VHL*, um supressor tumoral). Feocromocitomas familiares e tumores do corpo carotídeo podem decorrer de mutações da enzima succinato desidrogenase, bem como dos genes responsáveis por outras moléculas de sinalização mais recentemente descritas.

Feocromocitomas e paragangliomas (FPGL) são conhecidos como os "grandes imitadores" devido à variabilidade de seus sintomas. Há alto grau de herdabilidade nesses tumores e grande heterogeneidade genética entre os pacientes. Existem, pelo menos, 12 síndromes genéticas diferentes, 15 genes bem caracterizados e um número cada vez maior de genes com potencial de modificar a doença. Com a maior disponibilidade de exames de Biologia Molecular, estamos cada vez mais perto de uma verdadeira "Medicina de Precisão" com relação a feocromocitomas e paragangliomas[2].

VARIABILIDADE GENÉTICA

Contrariamente à crença histórica da "regra dos 10" para feocromocitomas e paragangliomas (10% são hereditários, 10% malignos, 10% extra-adrenais e 10% bilaterais), a hereditariedade mostra ser muito mais importante nos casos pediátricos, chegando a responder por 40 a 80% dos casos[3].

Para acrescentar ainda mais complexidade ao assunto, a enorme heterogeneidade genética encontrada entre os pacientes permite afirmar que há, pelo menos, 12 síndromes genéticas diferentes, 15 genes causais bem caracterizados e um número cada vez maior de genes modificadores potenciais. Alguns desses genes são mutados exclusivamente na linhagem germinativa e, portanto, são genes clássicos de suscetibilidade; outros são mutados na linhagem germinativa ou somática e, em um terceiro grupo, há genes que só têm mutação somática. Como os estudos de Biologia Molecular têm-se tornado mais disponíveis e menos caros, o *screening* genético desses pacientes com FPGL pode tornar realidade uma verdadeira "Medicina de Precisão" com maior individualização dos tratamentos e melhor conhecimento do prognóstico de cada situação em particular[4].

A proporção de pacientes com FPGL hereditários chega a ser 40 a 80%, refletindo um número cada vez maior de *loci* de suscetibilidade. São os tumores com maior grau de hereditariedade na espécie humana. Entre 1 e 13% dos pacientes com FPGL têm mutação germinativa no gene *VHL* (gene supressor relacionado à doença de von Hippel-Lindau). Nos Estados Unidos da América, entre 400 e 800 casos de FPGL ocorrem por ano, na forma hereditária. Mutação ou fusão gênica pode ocorrer em 73% dos pacientes com FPGL: 27% como parte de uma síndrome de predisposição genética e 46% como uma mutação somática em pacientes com doença esporádica[5].

Com a descoberta de um número cada vez maior de genes envolvidos em FPGL, tentam-se agrupar esses genes em 3 grupos (*clusters*) (Figura X-17):

1. **Pseudo-hipóxia** – esse grupo tem uma resposta à hipóxia patológica devido à estabilização de fatores indutíveis por hipóxia (HIFs) sob pressão normal de oxigênio. É subdi-

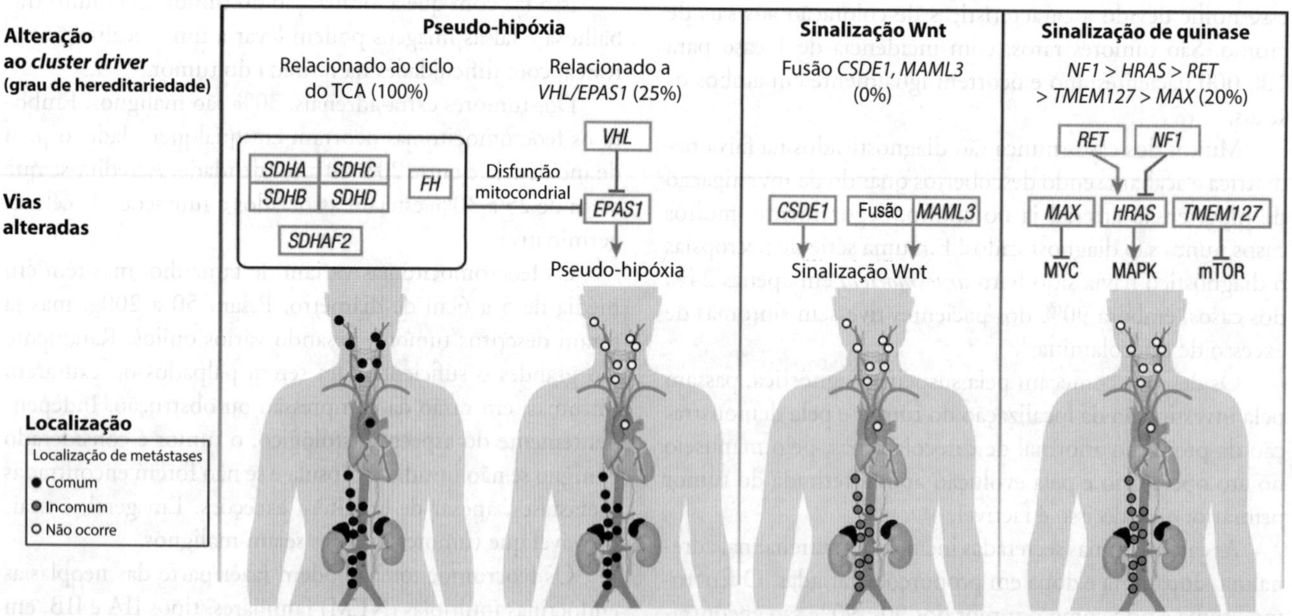

Figura X-17. Mecanismos envolvidos na formação de feocromacitomas e paragangliomas[2]. TCA = ciclo dos ácidos tricarboxílicos.

vidido em dois subgrupos: acúmulo de oncometabólitos relacionados ao ciclo de Krebs (ciclo dos ácidos tricarboxílicos – TCA) e um grupo relacionado a distúrbios no *turnover* dos fatores indutíveis por hipóxia (HIFs) como VHL/EPAS1.

- FPGL pseudo-hipóxico relacionado ao ciclo de Krebs – a maioria dos pacientes tem paragangliomas familiares associados a mutações da succinato desidrogenase (SDHA, SDHB, SDHC, SDHD e SDHAF). Este complexo succinato desidrogenase catalisa a oxidação do succinato a fumarato e participa na cadeia de transferência de elétrons. Uma pequena minoria dos FPGL pseudo-hipóxico tem mutação patogênica na fumarato hidratase (FH), que catalisa a conversão de fumarato a malato. Já foi publicada uma família com mutação da malato desidrogenase (MDH), que catalisa a conversão de malato a oxaloacetato no ciclo de Krebs. Mutações nessas três enzimas causam acúmulo oncometabólico de succinato (SDHx), fumarato (FH) e malato (MDH). Esses metabólitos têm efeitos oncogênicos por meio da inibição de enzimas envolvidas na sinalização celular e na manutenção da cromatina.
- FPGL pseudo-hipóxico relacionados a VHL (von Hippel-Lindau) e EPAS1 (*endothelial PAS domain protein 1*) – 95-100% dos pacientes com a síndrome de VHL têm mutações patogênicas no gene *VHL*. O mecanismo patogenético-chave é a estabilização das proteínas HIF, que resulta no estado pseudo-hipóxico. O HIF ativado altera a transcrição de genes-alvo, resultando em angiogênese, proliferação celular e apoptose reduzida. Os pacientes com mutações germinativas ou em mosaico com ganho de função no EPAS1 apresentam FPGL, somatostatinoma, policitemia (síndrome de Pacak-Zhuang).

2. **FPGL por sinalização Wnt** – todos os pacientes nessa categoria têm doença esporádica e as mutações ocorrem somente nas células tumorais. Propõe-se que essa categoria resulta em FPGL mais agressivos, com recorrências e metástases.
3. **Sinalização de quinases** – a síndrome hereditária mais comum nesse grupo é a NEM2, que ocorre devido a ganho de função do proto-oncogene RET. Uma minoria apresenta neurofibromatose tipo 1 relacionada a mutações patogênicas da neurofibromina 1 (NF1) ou FPGL familiar, relacionado a TMEM127 (proteína transmembrana 127) ou MAX (*MYC-associated factor X*). Esses casos são ligados à ativação da sinalização por quinases: vias RAS-RAF-MEK (RET), NF, PI3K-AKT-m-TOR (RET), TMEM127 e MYC-MAX (MAX).

A caracterização de subgrupos moleculares pode indicar a localização preferencial, a possibilidade de ser um paraganglioma e, portanto, estender-se pela cadeia simpática ou feocromocitoma, limitado à medula adrenal, bem como ao risco de metástase em casos de malignidade[2].

A tríade de Carney (descrita em 1977), a síndrome de Carney-Stratakis (descrita em 2002) e a síndrome de Pacak-Zhuang (descrita em 2013) são condições raras em que o paraganglioma é uma das apresentações.

A tríade de Carney inclui tumores estromais gastrointestinais (GISTs), paraganglioma e condroma pulmonar. A síndrome de Carney-Stratakis tem um padrão autossômico dominante de herança e inclui GISTs e paragangliomas. A maioria dos pacientes apresenta mutação germinativa nos genes SDHB, SDHC ou SDHD (que compõem o complexo succinato desidrogenase). Das 20 famílias reportadas com essa rara síndrome, o caso mais jovem foi de uma criança com 12 anos de idade. A síndrome de Pacak-Zhuang consiste em feocromocitomas/paragangliomas, somatostatinomas e policitemia, resultado de mutação no gene *fator 2 alfa indutível por hipóxia*.

Entre os numerosos genes envolvidos em FPGL[6], destacamos quatro: proto-oncogene *MERTK, FGFR1* (receptor tipo 1 de fator de crescimento fibroblástico), *H3F3A* e proto-oncogene *MET*.

MERTK (também conhecido como *c-Mer*) – essa mutação foi descoberta em um homem de 32 anos, com uma síndrome NEM2-*like* (carcinoma medular de tireoide, feocromocitoma e paragangliomas metastáticos e recorrentes). Não havia mutação do proto-oncogene *RET* e a análise genômica revelou uma mutação germinativa no domínio tirosinoquinase (TK) do gene do receptor *MERTK* (c.2273G>A p. R758H). Tanto *MERTK* quanto *RET* são receptores TK que ativam as vias MAPK/ERK, PIK3CA e AKT[6]. Várias outras mutações somáticas do *MERTK* têm sido identificadas em melanomas, linfomas e outros cânceres.

MERTK localiza-se no braço longo do cromossomo 2 (2q14.1), contém 19 éxons e codifica um receptor com 999 aminoácidos com 160 a 205kDa, dependendo do grau de glicosilação.

FGFR1 – mutações no gene *FGFR1* são eventos raros mas recorrentes em FPGLs. Têm sido encontradas em casos esporádicos de FPGL e as mutações mais frequentes (*hot spots*) são N546K e K656E. A ativação do *FGFR1* leva à fosforilação da via MAPK/ERK. O mesmo tipo de ativação ocorre em mutações do *RET*, *HRAS* e *NF1* (gene da neurofibromina 1) que levam a FPGLs.

Os 18 diferentes FGFs e seus quatro receptores tirosinoquinase (FGFR1-4) constituem uma rede de transdução de sinal multifuncional controlando crescimento celular, migração e diferenciação durante a embriogênese. Posteriormente, FGFs e FGFRs são ativos nas células endoteliais, promovendo crescimento e angiogênese. As mutações do *FGFR1* são pleiotrópicas e seus efeitos dependem da origem da mutação, do momento de aparecimento e suas consequências funcionais. Mutações germinativas inativadoras de FGFR1 levam a hipogonadismo hipogonadotrófico, síndrome de Kallmann, enquanto mutações germinativas com ganho de função são a base de diferentes síndromes esqueléticas, incluindo Crouzon, Antley-Bixler, Apert e displasias ósseas como acondroplasia, hipocondroplasia, displasia tanatofórica[6].

H3F3A – mutação encontrada em uma mulher de 31 anos com feocromocitoma bilateral, paragangliomas de bexiga urinária e periaórtico e história anterior de tumor de células gigantes recorrentes em tíbia. Nos tecidos do feo e dos paragangliomas foi encontrada a mutação G34W do *H3F3A* com frequência dos alelos mutantes de 20 a 46%. No tumor ósseo, a frequência do alelo mutante foi de 0,5%, mostrando tratar-se de uma mutação pós-zigótica não germinativa. Um segundo caso da mesma mutação foi encontrado em uma síndrome de paragangliomas agressivos e múltiplos.

O *H3F3A* causa *up-regulation* da oncoproteína MYCN, que é um dos oncogenes mais frequentemente ativados em cânceres humanos[6].

MET – uma mutação somática *missense* no gene *MET* foi identificada em mulher de 42 anos de idade com feocromocitoma. Atualmente, já há documentação de 22 casos de FPGL com mutações *missense* de *MET*. Tanto variantes somáticas quanto germinativas têm sido descritas.

BIOSSÍNTESE E AÇÃO DAS CATECOLAMINAS

A medula adrenal tem a mesma origem embriológica, neuroectodérmica, da cadeia simpática e, portanto, secreta os mesmos neurotransmissores, partindo da tirosina e chegando à noradrenalina, neurotransmissor do sistema nervoso simpático, passando por DOPA e DOPAMINA (Figura X-18). Um dado interessante é que o único local da cadeia simpática que secreta adrenalina (epinefrina) é a medular adrenal e isso se deve à indução, pelo cortisol produzido na cortical adrenal, da enzima feniletanolamina-N-metiltransferase, que converte norepinefrina em epinefrina. Dessa forma, um tumor produtor de epinefrina é de origem adrenal, enquanto paragangliomas secretam norepinefrina e dopamina. Por outro lado, um tumor produtor de adrenalina tende a causar hipotensão e taquicardia reflexa, em vez de hipertensão, tão característica dos FPGL[7].

O passo limitante da síntese é a tirosina hidroxilase, que converte tirosina em DOPA.

As catecolaminas são estocadas em grânulos e liberadas por exocitose. Como se pode ver na figura X-18, essas catecolaminas, uma vez liberadas, são catabolizadas e esses produtos do catabolismo são úteis no diagnóstico do feocromocitoma.

As catecolaminas atuam por meio de receptores alfa (1 e 2) e beta (1 e 2) adrenérgicos. Os receptores alfa 1 são excitatórios pós-sinápticos e localizam-se na musculatura lisa das arteríolas (constrição arteriolar), no intestino, no sistema geniturinário e na musculatura cardíaca. Os receptores alfa 1 ativam a fosfolipase C e aumentam o cálcio intracelular. Os receptores alfa 2 são pré-sinápticos e respondem pela inibição da secreção de norepinefrina e reduzem a secreção de insulina. Esses receptores estão acoplados à proteína G e atuam na sua fração inibitória (Gi). Os receptores beta 1 encontram-se no miocárdio, aumentando a contratilidade e a frequência, enquanto os receptores beta 2 promovem dilatação arteriolar e venosa e relaxam a musculatura traqueobronquial. Existem também receptores beta 3, presentes no tecido adiposo. Os receptores beta atuam por meio da proteína G na sua fração alfa estimulatória (Gs alfa), aumentando a adenilciclase.

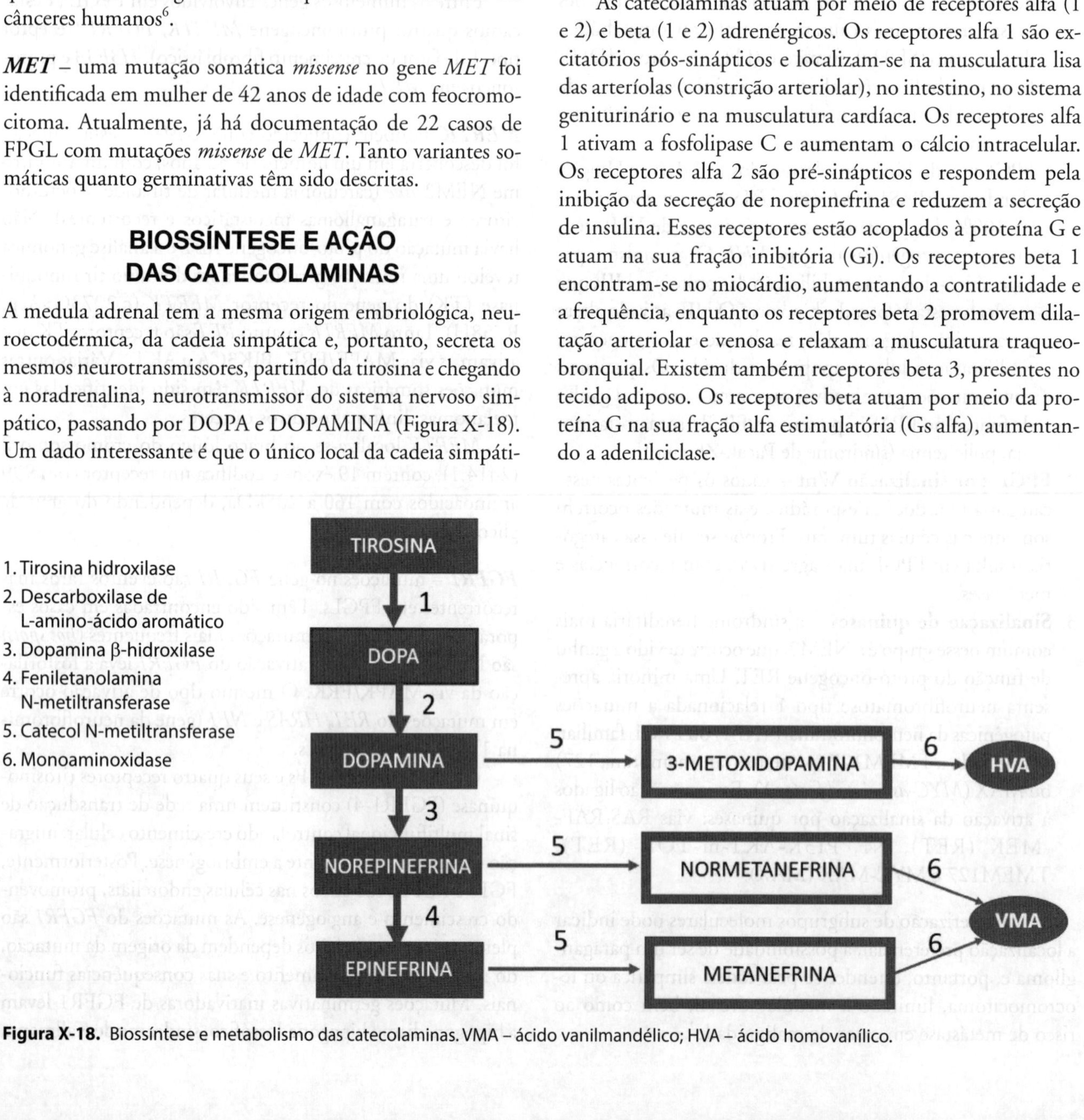

Figura X-18. Biossíntese e metabolismo das catecolaminas. VMA – ácido vanilmandélico; HVA – ácido homovanílico.

Quadro X-9. Classificação e farmacologia dos receptores adrenérgicos.

Tipo de receptor adrenérgico	Agonista farmacológico	Antagonista farmacológico
Alfa 1	Fenilefrina	Prazozim, fenoxibenzamina, fentolamina
Alfa 2	Clonidina/metildopa	Ioimbina, fenoxibenzamina, fentolamina
Beta 1	Dobutamina	Atenolol, metoprolol, propranolol
Beta 2	Terbutalina/albuterol	Propranolol

Cada um desses receptores apresenta agonistas e antagonistas, que são de utilidade no tratamento do feocromocitoma (Quadro X-9).

QUADRO CLÍNICO

A dificuldade diagnóstica nos feocromocitomas e paragangliomas (FPGL) reside no fato de as apresentações clínicas serem extremamente variadas e superponíveis a várias outras situações, até "quotidianas", na vida dos pacientes. Isso explica por que muitos feocromocitomas só são descobertos à necropsia!

A média de idade de apresentação em crianças é de 11 a 13 anos, com uma proporção meninos/meninas de 2:1.

A sintomatologia depende do tipo de hormônio secretado: os que secretam epinefrina podem apresentar-se com hipoglicemia e choque hipotenso e colapso circulatório. Os que secretam dopamina são usualmente assintomáticos, retardando o diagnóstico até que o efeito de massa do tumor seja aparente. O efeito de massa para os paragangliomas de cabeça e pescoço podem levar a disfagia, voz rouca, distúrbios auditivos e dor.

Os efeitos da liberação de catecolaminas se traduzem em cefaleia, palpitações, hipertensão arterial e sudorese que, digamos, podem ocorrer em qualquer situação de estresse. Esse quadro hipertensivo pode oscilar, com períodos de pressão arterial normal, entremeados por períodos de hipertensão, mas 50% dos pacientes podem ter hipertensão mantida e que responde mal a drogas anti-hipertensivas ou a betabloqueadores. Em crianças, a hipertensão ocorre em 75% dos pacientes, seguida de sudorese em 2/3 deles e náuseas e vômitos em metade dos pacientes. Na criança, a hipertensão é mantida (não oscilando entre hipertensão e pressão arterial normal) em 80 a 90% dos casos. Estima-se que de 0,5 a 2% das hipertensões em crianças sejam causadas por FPGLs[8].

Quando avaliamos uma criança com hipertensão, que ocorre em 2 a 4,5% delas, a obesidade, se presente, é a principal causa, seguida de hipertensão secundária a doença renovascular ou doença do parênquima renal (80%), causas endócrinas (11%), cardíacas (2%), pulmonares. Desde que FPGL responde por apenas 0,5 a 2% das causas, é necessário descartar as outras causas mais frequentes, antes de entrar em uma avaliação laboratorial e de imagem de FPGL.

Em cerca de 10% dos pacientes, o quadro de FPGL é assintomático, especialmente naqueles com doença familiar ou com tumores císticos grandes (> 50g). Acredita-se que, nesses casos, as catecolaminas produzidas são metabolizadas no interior do tumor e pouca ou nenhuma catecolamina é liberada para a circulação. Vários casos de feocromocitoma são achados de imagem acidental nas suprarrenais (incidentaloma) (Quadro X-10)[9].

Quadro X-10. Indicações para avaliação de feocromocitoma[1].

Tríade de cefaleia episódica, diaforese e taquicardia com ou sem hipertensão arterial
História familiar de feocromocitoma ou NEM2
Características clínicas compatíveis com NEM2
Massa adrenal indefinida
Hipertensão arterial inexplicada e pouco responsiva à terapia anti-hipertensiva
Hipertensão arterial significativa e taquicardia em resposta a anestesia geral, cirurgia ou drogas que provoquem ataques em portadores de feocromocitoma

DIAGNÓSTICO – MARCADORES BIOQUÍMICOS

Em geral, o diagnóstico de FPGL é feito documentando a secreção aumentada de catecolaminas. O método de escolha é a dosagem sanguínea ou urinária (em amostra de 24 horas) de metabólitos das catecolaminas.

O espectro de secreção de catecolaminas reflete a diferenciação das células paraganglionares e pode ser usado como um biomarcador de prognóstico. Há quatro principais perfis secretórios: adrenérgico, noradrenérgico, dopaminérgico e silencioso. Seus produtos de secreção são metanefrina, normetanefrina, 3-metoxitiramina e cromogranina A, respectivamente[10].

Metanefrinas livres no plasma (metanefrina e normetanefrina) e metanefrinas fracionadas em urina de 24 horas têm sido recomendadas na avaliação de FPGL e é o *gold standard* para o diagnóstico. A produção de metanefrinas livres no plasma é constante e independe da liberação de catecolaminas que são secretadas episodicamente. O grau de elevação dos metabólitos de catecolaminas deve ser avaliado quando se investiga um tumor secretor de catecolaminas. Valores maiores que 4 vezes o limite superior da normalidade são altamente sugestivos, enquanto valores menores que 4 vezes esse limite superior exigem que se continue a investigação (Tabela X-2)[8].

Tabela X-2. Sensibilidade e especificidade dos testes bioquímicos utilizados na investigação de feocromocitoma[8].

Teste bioquímico	Sensibilidade (%)	Especificidade (%)
Normetanefrina e metanefrina plasmáticas	100	94
Norepinefrina e epinefrina plasmáticas	92	91
Normetanefrina e metanefrina urinárias	100	95
Norepinefrina e epinefrina urinárias	100	83
VMA urinário	63-75	94

Em algumas situações, como nas neoplasias endócrinas múltiplas tipo 2, o único metabólito alterado pode ser a epinefrina urinária[1].

Tanto testes de supressão (fentolamina, clonidina) quanto de estimulação (glucagon, histamina, metoclopramida) têm sido propostos para melhorar a acurácia diagnóstica. No entanto, são testes perigosos e, se usados, máxima cautela e vigilância são requeridas. O teste de supressão com clonidina baseia-se na não supressibilidade das catecolaminas plasmáticas em feocromocitoma mas, para isso, o basal deve estar elevado.

O diagnóstico em pacientes com hipertensão episódica é mais complicado, pois, no momento da coleta, pode não estar havendo produção excessiva de catecolaminas. Deve-se orientar o paciente e a família a colher amostra urinária a partir de um episódio hipertensivo ou de sintomatologia bem evidente do excesso de catecolaminas. Lembrar do diagnóstico diferencial com neuroblastoma, em que também há produção aumentada de catecolaminas mas, nesse caso, a hipertensão arterial não costuma ser importante e o marcador urinário preferencial é o ácido homovanílico (HVA).

Em casos de FPGL suspeitos de serem não funcionantes, cromogranina A deve ser dosada (os pacientes não podem ter tomado medicamentos que inibem a bomba de prótons ao menos uma semana antes do exame)[11].

Lembrar também que há situações em que a dosagem de catecolaminas e seus metabólitos podem estar elevadas devido à interferência de alguma medicação e, portanto, teremos um falso-positivo para FPGL, assim como poderemos ter uma dosagem negativa em pacientes com a doença (falso-negativos) (Quadro X-11).

Na figura X-19 mostramos um algoritmo para a avaliação de um paciente suspeito de FPGL[8].

Quadro X-11. Fatores associados a falso-positivos e falso-negativos na avaliação de metanefrinas.

Falso-positivos
- Medicamentos
  - Bloqueadores de canal de cálcio
  - Betabloqueadores
  - Estabilizadores de humor: antidepressivos tricíclicos, buspirona
  - Simpatomiméticos: anfetamina, efedrina
  - Estimulantes: cafeína, nicotina
  - Agentes dopaminérgicos: levodopa, alfametildopa, acetaminofeno
- Idade
  - Aumento das metanefrinas plasmáticas com a idade
- Postura
  - Aumento nas metanefrinas plasmáticas na posição sentada *versus* posição supina
  - Exercício
  - Dieta com alto teor de catecolaminas
  - Hipertensão
  - Apneia obstrutiva do sono
  - AVC
  - Insuficiência renal

Falso-negativos
- Tumores pequenos (< 2cm em pacientes normotensos fazendo triagem inicial ou para recorrência)
- Tumores secretores de dopamina

IMUNO-HISTOQUÍMICA

A imuno-histoquímica pode ser usada como guia para limitar o tempo e os gastos que são requeridos para identificar mutações de base. Pode ser utilizada, também, para avaliar a patogenicidade de variantes de significado incerto detectadas em testes genéticos.

Identifica mutações ligadas à succinato desidrogenase (SDHx) pela perda de SDHB ou pela expressão da proteína SDHB. Entre os indivíduos com mutações nos genes *SDHB*, *SDHC* e *SDHD*, os tumores são negativos para imunocoloração para SDHB e positivos para imunocoloração para SDHA, em contraste a indivíduos com mutação em *SDHA* isolada, que são negativos tanto para SDHB e SDHA[7].

Embora imuno-histoquímica para SDHB/SDHA seja uma arma útil em identificar FPGL associados com mutação *SDHx*, há casos de desacordo em interpretação quando a imuno-histoquímica para SDHB é fraca e difusa. Isto é comumente observado em pacientes com a mutação *SDHD*. Devido a isso, a imuno-histoquímica é proposta como uma ferramenta complementar.

Mutações na fumarato hidratase (*FH*) leva a uma síndrome de leiomiomatose hereditária e carcinoma renal, juntamente com FPGL. Foi mostrado que os leiomiomas e o carcinoma de células renais com a mutação *FH* leva à perda da expressão da proteína FH, mas, como a condição é rara, os estudos com imuno-histoquímica desses casos são limitados.

Anidrase carbônica 9 (CA9) é fortemente expressa em feocromocitomas com mutação *VHL* de base. Imunocoloração positiva para CA9 foi observada em 42 de 48 (88%) pacientes com mutação *VHL* e propõe-se que todos os pacientes com FPGL sejam testados com imuno-histoquímica

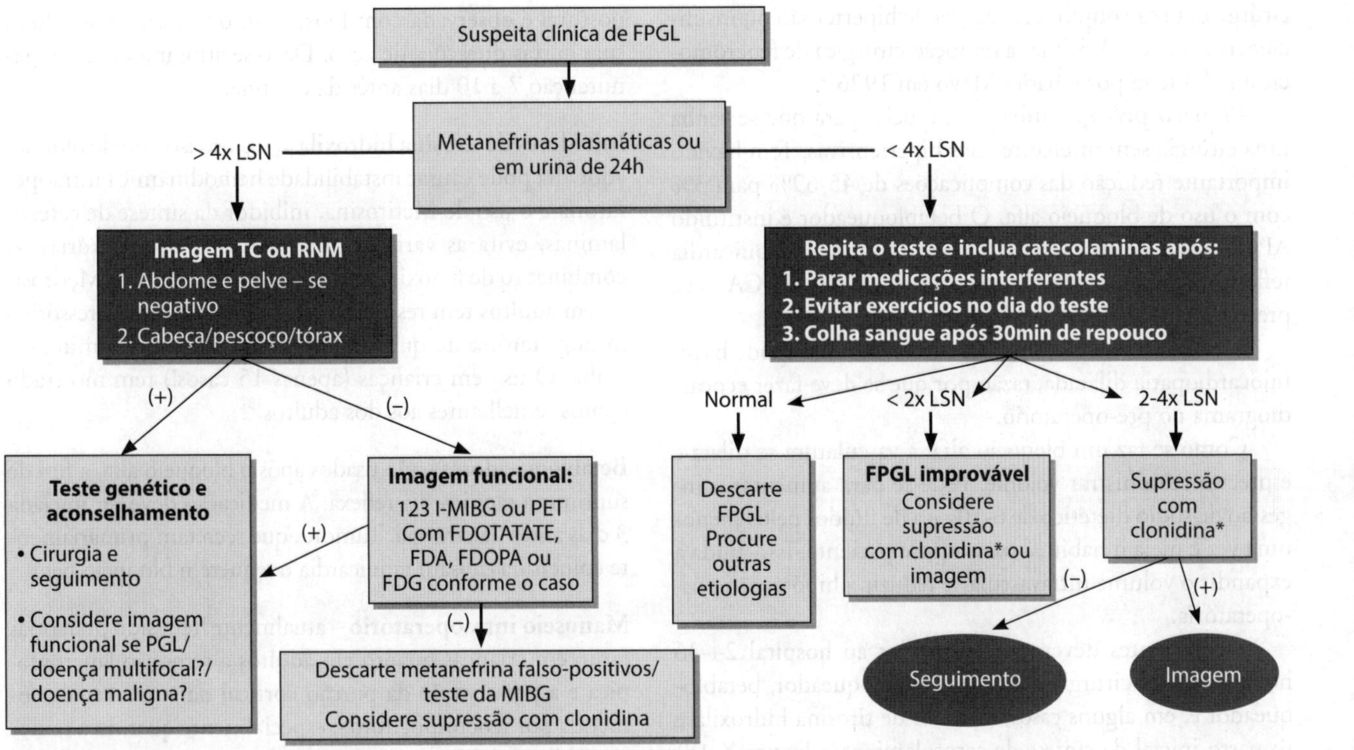

Figura X-19. Algoritmo para avaliação de casos suspeitos de feocromocitoma/paraganglioma (FPGL). *Supressão positiva quando há redução de 40% ou mais das catecolaminas.

para CA9 para identificar mutação germinativa ou somática de *VHL* de base. Essa técnica também pode ser usada para avaliar a patogenicidade de variantes *VHL* de significado incerto[7].

LOCALIZAÇÃO DO TUMOR

Uma vez que se tenha a confirmação bioquímica de produção excessiva de catecolaminas, o passo seguinte é tentar localizar sua fonte. Na maioria das vezes (85%), a fonte é a medular da suprarrenal (feocromocitoma). O ultrassom renal como primeira modalidade de pesquisa vai perder os pequenos tumores e os paragangliomas, já que a sensibilidade é de 89% e a especificidade de 61%. Dessa forma, a tomografia axial computadorizada (TC) ou a ressonância magnética (RM) do abdome e pelve têm sido as modalidades de escolha nos casos pediátricos e apresentam sensibilidade de 90-100% e especificidade de 70-80%. A RM tem melhor sensibilidade que a TC para localizar tumores extra-adrenais e conseguem avaliar a extensão da invasão no canal espinhal e o envolvimento de vasos maiores. Ao lado disso, a RM não expõe a criança à radiação.

Como nem a TC nem a RM conseguem discernir entre FPGL de outras condições intra-abdominais, se há alto índice de suspeita de tumor produtor de catecolaminas ou se há preocupações quanto à doença multifocal ou malignidade, estudos funcionais devem ser realizados: scan com ^{123}metaiodobenzilguanidina (^{123}I-MIBG), tomografia com emissão de pósitrons (PET) com [^{18}F] fluordopamina (FDA), [^{18}F] fluordeoxiglicose (FDG) ou [^{18}F] fluoro-di-hidroxifenilalanina (F-DOPA). Lembrar que descongestionantes e antidepressivos tricíclicos interferem com a captação de iodo no teste com MIBG e esses medicamentos devem ser descontinuados antes da realização dos exames.

Avanços recentes de imagem têm empregado peptídeos DOTA (como [^{68}Ga]-DOTATATE PET) que apresentam alta afinidade pelo receptor de somatostatina tipo 2 (SSTR2), que se hiperexpressam em FPGLs. Quando ocorre perda da expressão do SSTR, o uso de PET com [^{18}F] FDG é indicado.

TRATAMENTO

O manuseio do paciente com FPGL requer muito cuidado, pois mesmo a palpação do abdome, comprimindo-se a massa tumoral, pode provocar uma descarga muito grande de catecolaminas com pico hipertensivo e possibilidade de morbidade aguda. Tivemos um menino de 5 anos de idade, internado devido a um "mal-estar" com cefaleia que ficou durante dois dias no hospital e os exames gerais foram normais (não se pesquisou feocromocitoma). No momento da alta, o pediatra foi fazer um último exame físico e, ao palpar o abdome, verificou que a criança ficou pálida, taquicárdica, hipertensa e com sudorese, o que levantou a suspeita de feocromocitoma que foi então localizado e removido cirurgicamente.

A retirada cirúrgica do tumor é o tratamento de escolha, mas deve-se cercar de cuidados para que não se tenha, no ato cirúrgico, uma complicação aguda de hipertensão ou insuficiência cardíaca. A primeira remoção cirúrgica de feocromocitoma foi feita por Charles Mayo em 1926[12].

Preparo pré-operatório – é crucial para que se tenha uma cirurgia sem intercorrências hipertensivas. Tem havido importante redução das complicações de 45-69% para 3% com o uso de bloqueio alfa. O betabloqueador é instituído APÓS o uso de alfabloqueador para bloquear a taquicardia reflexa do antagonismo do receptor alfa 2 e NUNCA deve preceder o uso de alfabloqueador.

Devido ao efeito crônico das catecolaminas, pode haver miocardiopatia dilatada, razão por que se deve fazer ecocardiograma no pré-operatório.

Como se faz um bloqueio alfa, a vasculatura se dilata e é preciso administrar volume. Pede-se para aumentar a ingestão de sódio dietético de 6-10g e a de fluidos pelos menos uma vez e meia o habitual para aquele paciente. Isso ajuda a expandir o volume intravascular e reduzir a hipotensão pós-operatória.

Os pacientes devem ser admitidos ao hospital 24-36 horas antes da cirurgia e recebem alfabloqueador, betabloqueador e, em alguns casos, inibidor de tirosina hidroxilase (o passo inicial da síntese de catecolaminas – Figura X-18) na noite anterior à cirurgia. Soro fisiológico por via intravenosa deve ser dado em volume uma vez e meia o volume habitual, antes da cirurgia.

O quadro X-12 lista as principais drogas utilizadas em feocromocitoma pediátrico, suas doses e efeitos colaterais.

Bloqueio alfa – fenoxibenzamina tem sido utilizada desde a década de 1950 como um antagonista alfa 1 e alfa 2 não competitivo. Doxazosin ou Prazosin, antagonista alfa 1 competitivo, tem sido usado para adultos pelo fato de não cruzar a barreira hematocerebral como o faz a fenoxibenzamina, evitando cefaleia ou congestão nasal. Taquicardia reflexa é evitada quando não se faz bloqueio alfa 2. Pouca hipotensão postural é observada com Doxazosin ou Prazosin devido às suas curtas durações de ação. Deve-se atingir a dose de manutenção 7 a 10 dias antes da cirurgia.

Inibidores de tirosina hidroxilase – o uso isolado de bloqueador alfa pode causar instabilidade hemodinâmica intraoperatória e o uso de Metirosina, inibidor da síntese de catecolaminas, evita as variações pressóricas intraoperatórias. A combinação de fenoxibenzamina ou Prazosin com Metirosina em adultos tem resultado em melhor controle pressórico intraoperatório do que quando se usa fenoxibenzamina sozinha. O uso em crianças (apenas 15 casos!) tem mostrado efeitos semelhantes aos dos adultos[13].

Betabloqueadores – são usados após o bloqueio alfa, a fim de suprimir a taquicardia reflexa. A medicação deve ser iniciada 3 dias antes da cirurgia. Tumores que secretam primariamente epinefrina causam taquicardia e requerem bloqueio beta.

Manuseio intraoperatório – atualmente, têm sido preferidas tanto em crianças quanto em adultos a remoção laparoscópica e a preservação da porção cortical da suprarrenal acometida por feocromocitoma, especialmente quando a remoção é bilateral. Nesse tipo de cirurgia, a vantagem é não haver dependência posterior aos glicocorticoides, mas devem-se considerar o risco de recorrência e a probabilidade de malignidade. Preservar 15 a 30% da massa adrenal já é suficiente para evitar deficiência glicocorticoide.

O controle da pressão arterial no intraoperatório é feito com nitroprussiato ou esmolol. Cuidado com a quantidade de fluidos intraoperatórios se o paciente estiver hipotenso, para evitar complicações cardiopulmonares nos casos de miocardiopatia induzida pelas catecolaminas.

Manuseio pós-operatório – quando se utiliza fenoxibenzamina pode haver hipotensão pós-operatória devido à manutenção do bloqueio alfa e essa hipotensão requer fluidos para

Quadro X-12. Drogas utilizadas em FPGL pediátricos, suas doses e efeitos colaterais.

Classe de droga/nome	Dose inicial	Dose de manutenção	Efeitos colaterais
Bloqueador alfa não seletivo/ Fenoxibenzamina	0,2mg/kg/dia (máximo 10mg/dose)	Aumente 0,2mg/kg/dia a cada 4 dias – objetivo: 0,4-1,2mg/kg/dia a cada 6-8h (máximo 2-4mg/kg/dia)	Hipotensão ortostática, taquicardia, congestão nasal
Bloqueador alfa 1 específico/ Doxazosin	1-2mg/dia	Aumente para 4-16mg/dia divididos em 2 vezes/dia	Hipotensão ortostática, tonturas
Beta bloqueador não seletivo/Propranolol	1-2mg/kg/dia divididos em 2-4 tomadas ao dia	4mg/kg/dia (máximo 640mg/dia) divididos em 2-4 vezes/dia	Tonturas, fadiga, exacerbação de asma
Bloqueador beta 1 seletivo/ Atenolol	0,5-1mg/kg/dia, 1-2 vezes por dia	2mg/kg/dia (máximo 100mg/dia) em 1 ou 2 tomadas/dia	Edema, tonturas, fadiga
Bloqueio alfa e beta/ Labetalol	1-3mg/kg/dia em 2 a 3 tomadas	10-12mg/kg/dia (máximo 1.200mg/dia) em 2-3 tomadas	Tontura, fadiga, exacerbação da asma
Inibidor da tirosina hidroxilase/Metirosina	20mg/kg/dia a cada 6 horas OU 125mg/dia	Até 60mg/kg/dia a cada 6h OU aumente 125mg a cada 4-5 dias, até 2,5g/dia	Hipotensão ortostática, diarreia, sedação, sintomas extrapiramidais, cristalúria

manter a estabilidade hemodinâmica. Também pode ocorrer hipoglicemia, devido ao rebote de hiperinsulinismo pela redução aguda das catecolaminas.

Oportunidade terapêutica tendo como alvo *MET* e *FGFR1* – como ocorre ativação de receptores tirosinoquinases (TK), grande esforço tem sido feito para desenvolver pequenas moléculas inibidoras de quinases na terapia de câncer. O fato de as mutações de *MET*, *FGFR1*, *MERTK*, além da mutação do *RET*, serem ativadoras nos FPGLs abre uma janela de oportunidade para tratar esses tumores, especialmente nas formas avançadas e inoperáveis.

Há alguns inibidores de quinases como o Crizotinib e o Cabozantinib aprovados como inibidores de *MET* e indicados em linfoma anaplástico com receptor de TK expresso e carcinoma medular de tireoide avançado.

Inibidores de *FGFR1* também são disponíveis clinicamente, mas as drogas iniciais não eram específicas e poderiam inibir receptores que não seriam alvo para o tratamento do câncer. Por exemplo, o Lucitanib, além de inibir os FGFRx, inibe os receptores de fatores de crescimento endoteliais (VEGFR) 1 e 3 e o receptor do fator estimulador de colônias (CSF1R). Isto aumenta a toxicidade e impede o uso clínico[6].

Esses medicamentos, no futuro, podem constituir-se em ferramentas importantes para casos de difícil tratamento de FPGLs.

FPGL MALIGNOS

O prognóstico é primariamente determinado pela predileção genética, carga tumoral, fenótipo bioquímico, progressão da doença e presença de metástases. Melhor prognóstico é sugerido pelas seguintes variáveis: pouca idade, sexo feminino, tumores de corpo carotídeo/aórtico, ressecção cirúrgica completa, doença local e presença de uma segunda doença maligna primária. Melhor sobrevida é associada a paragangliomas de cabeça e pescoço (HNPGLs), metanefrinas menos que cinco vezes o limite superior da normalidade e baixo índice proliferativo. Por outro lado, taxa de sobrevida menor e pobre prognóstico estão correlacionados a sexo masculino, idade mais avançada no momento do diagnóstico, tumor primário grande, alta concentração de dopamina, ressecção incompleta e presença de metástases a distância[7].

A ressecção cirúrgica é a terapia curativa em FPGLs. Em tumores malignos (10% dos casos), ^{131}I-MIBG pode liberar radiação às células neoplásicas, já que o composto é captado pelos transportadores de norepinefrina. Análogos de somatostatina marcados com ^{111}In são utilizados em casos em que o tumor não capta bem MIBG.

Quimioterapia com ciclofosfamida, vincristina e dacarbazina é também utilizada tanto em casos pediátricos como em adultos.

Radioterapia (*external beam radiotherapy* – EBRT) tem sido utilizada para o controle de metástases em FPGLs. Em estudo retrospectivo de 17 pacientes com PGLs, excluindo os de cabeça e pescoço (HNPGL), tratados com EBRT, 76% atingiram controle local da doença ou alívio sintomático[5].

Em casos de feocromocitomas malignos refratários tanto à radiação quanto à quimioterapia, os inibidores de tirosinoquinase como o Sunitinib parecem ser benéficos. O Sunitinib, aprovado pelo FDA para NET pancreáticos, tem efeitos antiproliferativos e antitumorais por meio da supressão da angiogênese tumoral, inibindo VEGF, bem como inibição direta da síntese e secreção de catecolaminas. Em estudo de pacientes com FPGL metastático, 47% mostraram resposta parcial, doença estável, com melhora da pressão arterial e da condição clínica com Sunitinib[7].

SEGUIMENTO

Todos os pacientes com FPGL apresentam risco de recorrência mesmo após a ressecção completa do tumor, ou seja, todos têm um potencial de doença metastática. Aqueles com predisposição genética também estão sob risco de desenvolver novos FPGLs.

A redução do tempo para o diagnóstico poderia dar maior oportunidade de cura e reduzir o tempo em que o paciente é exposto a concentrações elevadas de catecolaminas. O problema fica complicado na prática devido à grande heterogeneidade dos pacientes e à dificuldade de oferecer soluções personalizadas. A caracterização genética, ao lado da clínica, pode permitir melhor avaliação do risco de um novo evento FPGL. As características familiares também podem ajudar nessa previsão de prognóstico.

Os pacientes com a apresentação da doença com idade menor estão em risco mais elevado de novo evento FPGL, especialmente nos pacientes que apresentam mutações relacionadas à succinato desidrogenase ou às mutações do gene *VHL*[2].

Em vista de todas essas dificuldades, é sempre recomendável que os pacientes sejam seguidos por equipes multidisciplinares, com experiência nesse tipo de doença.

PROGNÓSTICO

Os pacientes com doença benigna têm uma taxa de sobrevivência de 100%. Já os que apresentam doença maligna têm sobrevivência de 5, 10 e 15 anos de 78%, 62% e 31%, respectivamente. Entre os pacientes pediátricos, aqueles com doenças familiares (hereditárias), em seguimento de 10-19anos, tiveram 6% de mortalidade (8/144 pacientes). Três desses pacientes tinham VHL, três tinham mutações na succinato desidrogenase B (*SDHB*) e dois tinham neurofibromatose tipo 1. Todos os pacientes com doença esporádica em seguimento de 10 anos (variando de 1 a 45 anos) estavam vivos. A expectativa de vida nos casos hereditários é de 62 anos, mas, quando a doença se associa a mutações da succinato desidrogenase B (*SDHB*), cai para 47 anos e os pacientes com VHL têm uma expectativa de vida de 27 anos.

Malignidade é definida pela OMS como presença de metástases, não incluindo invasão local do tumor. Isso implica que um tumor maligno que ainda não teve metástases vai ser considerado benigno!

Cuidado especial deve ser exercido quanto à recorrência (12 a 38%). São mais comuns nas mutações germinativas do que nas formas esporádicas e o período de latência pode ser muito longo, o que exige acompanhamento constante desses pacientes. A avaliação laboratorial com metanefrinas urinárias ou séricas deve ser feita anualmente e, conforme clinicamente indicado ou por alterações bioquímicas, exames de imagem devem ser repetidos. Em casos pediátricos, uma reavaliação 6 semanas após a cirurgia, 6 meses e anualmente a partir daí é indicada.

Com a maior disponibilidade de exames de biologia molecular, poderemos conhecer a mutação específica em cada caso e isso muda o esquema de monitoramento do paciente: em casos de mutação da succinato desidrogenase B (*SDHB*) há risco alto de metástases; mutações em *VHL* e *SDHD* têm maior taxa de recorrência e mutações em *SDHA* ou *TMEM127* têm riscos adicionais de malignidade.

CONCLUSÕES

Feocromocitomas e paragangliomas continuam sendo grandes desafios para pediatras e endocrinologistas pediátricos devido a uma apresentação bastante variada, o que em muitos casos não leva sequer à suspeita diagnóstica e muitos pacientes adultos diagnosticados com FPGL já tinham a doença quando crianças e mesmo muitos pacientes nunca são diagnosticados, como se verifica em achados de necropsia.

A dificuldade em se documentar a produção excessiva de catecolaminas é grande e a documentação por imagem, que só deve ser feita após a confirmação bioquímica de excesso de produção de catecolaminas, é também difícil. Hoje, dispomos de métodos de imagem bem mais precisos e as possibilidade de encontrar o tumor produtor é maior. Mas esses tumores podem estar em qualquer parte da cadeia simpática (PGL) ou ser muito pequenos para serem detectados, o que acrescenta mais dificuldade ao trabalho do médico.

O preparo pré-operatório, os cuidados intraoperatórios e o seguimento do paciente são fundamentais para um prognóstico melhor e para a preservação de boa qualidade de vida.

Uma vez diagnosticado, em centros com disponibilidade de estudo molecular, a caracterização da mutação auxilia para entender o prognóstico de um caso em particular e o tipo de seguimento que esse caso necessita. Estamos caminhando para uma "Medicina de Precisão", onde as condutas não são mais "gerais" mas adaptadas às condições particulares de cada paciente.

Equipe multidisciplinar e habituada tanto quanto possível no manejo desses casos é fundamental e tem ocorrido grande redução nas taxas de complicações, especialmente cirúrgicas, no manuseio desses pacientes.

REFERÊNCIAS

1. Chernausek SD. Pheochromocytoma and the multiple endocrine neoplasia syndromes. In Sperling MA. Pediatric endocrinology. 2nd ed. Pittsburgh: 2002. p. 439.
2. Crona J, Taïeb D, Pacak K. New perspectives on pheochromocytoma and paraganglioma: toward a molecular classification. Endocr Rev. 2017;38(6):489-515.
3. Bausch B, Wellner U, Bausch D, Schiavi F, Barontini M, Sanso G, et al. Long-term prognosis of patients with pediatric pheochromocytoma. Endocr Relat Cancer. 2014;21(1):17-25.
4. Favier J, Amar L, Gimenez-Roqueplo AP. Paraganglioma and phaeochromocytoma: from genetics to personalized medicine. Nat Rev Endocrinol. 2015;11(2):101-11.
5. Fishbein L, Leshchiner I, Walter V, Danilova L, Robertson AG, Johnson AR, Lichtenberg TM; Cancer Genome Atlas Research Network. Comprehensive molecular characterization of pheochromocytoma and paraganglioma. Cancer Cell. 2017;31(2):181-93.
6. Toledo RA, Qin Y, Cheng ZM, Gao Q, Iwata S, Silva GM, et al. Recurrent mutations of chromatin-remodeling genes and kinase receptors in pheochromocytoma and paragangliomas. Clin Cancer Res. 2016;22(9):2301-10.
7. Antonio K, Valdez MMN, Machado-Asis L, Taïeb D, Pacak K. Pheochromocytoma/paraganglioma: recente updates in genetics, biochemistry, immunohistochemistry, metabolomics, imaging and therapeutic options. Gland Surg. 2020;9(1):105-23.
8. Bholah R, Bunchman TE. Review of pediatric pheochromocytomas and paragangliomas. Front Pediatr. 2017;5:1-14.
9. Bravo EL, Tagle R. Pheochromocytoma: state-of-the-art and future prospects. Endocr Rev. 2003;24(4):539-53.
10. Zuber S, Wesley R, Prodanov T, Eisenhofer G, Pacak K, Kantorovich V. Clinical utility of chromogranin A in SDHx-related paragangliomas. Eur J Clin Invest. 2014;44(4):365-71.
11. Nölting S, Ullrich M, Pretzsch J, Ziegler CG, Eisenhofer G, Grossman A, Pacak K. Current management of pheochromocytoma/paraganglioma: a guide for the practicing clinician in the era of precision medicine. Cancer. 2019;11(10):1505-32.
12. Mayo CH. Paroxysmal hypertension with tumor of retroperitoneal nerve: report of a case. JAMA. 1927;89:1047.
13. Ludwig AD, Feig DI, Brandt ML, Hicks MJ, Fitch ME, Cass DL. Recent advances in the diagnosis and treatment of pheochromocytoma in children. Am J Surg. 2007;194(6):792-6.

Hipertensão de Causa Endócrina

Flávia A. Costa-Barbosa
Rafael B. Giorgi
Claudio Elias Kater

INTRODUÇÃO

Hipertensão arterial (HA) na criança e no adolescente é uma condição infrequente, mas não rara. Comparada com a prevalência no indivíduo adulto (≥ 20 anos) – da ordem de 30%, chegando a 40% em algumas populações –, a prevalência em adolescentes e adultos jovens (12 a 19 anos) é de cerca de 4% nos EUA.

No entanto, diferente do adulto, em que a HA essencial ou idiopática (sem causa aparente) corresponde a 85-90% dos casos, na população pediátrica a etiologia é quase sempre identificável, caracterizando uma forma secundária de HA. Além disso, quanto mais jovem a criança, maior a probabilidade de que a HA se deva a uma causa secundária; e quanto mais prematura e prolongada a duração da HA nesses pacientes, mais graves os danos aos órgãos periféricos e as sequelas sistêmicas.

Entretanto, vale ressaltar que nas últimas décadas houve importantes mudanças ambientais e comportamentais, incluindo hábitos alimentares (opção por alimentos menos saudáveis, dietas com predomínio de carboidratos, excesso de sódio dos produtos industrializados, *fast-food* etc.), redução da prática de esportes, exercícios e atividade física de rotina (desinteresse por jogos ao ar livre, opção por brincadeiras caseiras, uso prolongado de artigos tecnológicos etc.) e maior estresse e cobranças durante o processo de educação e desenvolvimento. Como resultado, essa população tem-se tornado mais sedentária, mais obesa e, muitas vezes, intolerante aos carboidratos, dislipidêmica e resistente à insulina (componentes da síndrome metabólica) e, por isso, hipertensão de causa metabólica, semelhante ao adulto.

Este capítulo visa apresentar os aspectos relacionados à hipertensão de causa endócrina na criança e adolescente. Embora várias doenças endócrinas possam estar associadas com HA no seu quadro clínico, como disfunções tireoidianas e ovarianas e uso prolongado de certas medicações, vamos enfatizar neste texto as mais prevalentes doenças da glândula adrenal. Vamos, também, optar pelo nome adrenal, mais tradicional, em detrimento do mais correto, suprarrenal.

A essência da HA de causa adrenocortical é a retenção renal de sódio e fluidos e a expansão do volume do líquido extracelular, resultando em supressão da atividade plasmática de renina e hipocalemia, o típico efeito mineralocorticoide (MC) (Figura X-20). A ativação desse mecanismo resulta de múltiplas ações ao longo do sistema renina-angiotensina-aldosterona (SRAA), incluindo ou intermediada por receptores hormonais, fatores intracelulares, ações enzimáticas e elementos dos túbulos renais, canais de transporte de eletrólitos, ATPases etc.

Em todos esses passos há uma proteína responsável, codificada habitualmente por um único gene que, quando mutado, poderá manifestar-se tanto com ganho como com perda de função e determinar, respectivamente, hiperativação e inativação daquele passo específico. Na maioria dos casos, portanto, a origem da hipertensão é monogênica, ou seja, são desordens hipertensivas específicas de causa genética que inibem a regulação fisiológica renal e/ou adrenal da pressão arterial. Além dessas, alterações de função da medula adrenal – as síndromes de feocromocitoma e paraganglioma (Feo/PGL), geralmente familiais – também têm seu papel na doença hipertensiva da criança e do adolescente.

Didaticamente iremos apresentar e discorrer sobre: 1. as síndromes de excesso de produção de MC causando expansão de volume (aldosterona e outros MCH, em especial deoxicorticosterona – DOC); 2. reabsorção excessiva de sódio por ativação inapropriada do receptor MC; 3. mutações de canais

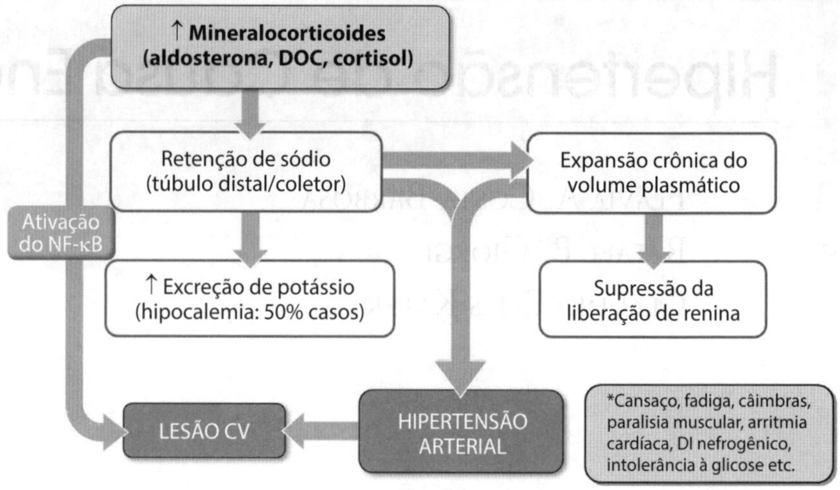

Figura X-20. Fisiopatologia simplificada da hipertensão arterial no excesso de mineralocorticoides (aldosterona > hiperaldosteronismo familial; DOC > deficiências enzimáticas da HAC; cortisol > SEAM) ou ativação constitutiva do receptor MC (síndrome de Geller). NF-κB = fator nuclear kappa B.

transportadores (tubulopatias renais simulando doença adrenal); 4. estados de hipercortisolismo (resistência generalizada aos glicocorticoides e síndrome de Cushing); 5. síndromes feocromocitoma/paraganglioma familiais; 6. síndrome da proliferação da musculatura dos vasos lisos e braquidactilia; e 7. outras causas de hipertensão endócrina de origem não adrenal (Quadro X-13).

HIPERALDOSTERONISMO PRIMÁRIO

Diagnóstico

Há mais de 60 anos, Jerome Conn descreveu o hiperaldosteronismo primário (HAP), caracterizado por hipertensão e hipocalemia, com aumento de aldosterona e supressão da atividade plasmática de renina (APR), classicamente devido a um adenoma produtor de aldosterona[1]. Na época, acreditava-se que o HAP seria causa rara de HA em adultos, com prevalência ≤ 1% dos hipertensos. Contudo, o emprego da relação aldosterona/APR (RAR) como teste de rastreamento em hipertensos (mesmo normocalêmicos) possibilitou aumento significativo da identificação dessa doença. Na atenção primária de adultos, a prevalência de HAP é de 4-5%, mas atinge 14-21% naqueles com HA resistente[2]. A presença de HAP está relacionada a maior risco metabólico e cardiovascular em relação à HA essencial[3].

A primeira criança com HAP devido a um adenoma adrenal produtor de aldosterona (APA) foi reportada por Orndahl et al., em 1959[4]. Até o início do século XXI, poucos casos de HAP na infância e adolescência tinham sido reportados, sendo assim considerada causa muito rara de HA[5]. Nos últimos 10 anos, entretanto, com os avanços no conhecimento da genética molecular e o emprego do sequenciamento de nova geração (NGS), as bases genéticas do HAP foram mais bem caracterizadas[6] e, desde então, formas monogênicas passaram a ser descritas com mais frequência.

Assim, embora o HAP seja ainda considerado causa incomum de HA endócrina na criança, um número cada vez maior de pacientes vem sendo diagnosticado com essa condição[7]. Essas formas familiares resultam de mutações em genes que codificam canais iônicos envolvidos no processo de despolarização da membrana plasmática das células da zona glomerulosa (ZG), com consequente produção contínua de aldosterona.

Em condições fisiológicas, a via de sinalização dependente de cálcio tem papel fundamental na síntese e secreção de aldosterona pelas células da ZG, as quais apresentam alta condutância de potássio em repouso, produzindo um potencial de membrana fortemente negativo. A ativação do receptor de angiotensina II (AT1R) induz despolarização das células da ZG, como resultado do fechamento do canal de potássio Kir3.4 e da Na/K-ATPase. Essa despolarização dispara o influxo de Ca^{2+} por meio dos canais de Ca^{2+} voltagem-dependentes (Cav1.3); o aumento intracelular de Ca^{2+} ativa o gene da aldosterona sintetase (*CYP11B2*) e a consequente produção de aldosterona[6,8] (Figura X-21).

Apesar de novos diagnósticos de HAP, a doença permanece subdiagnosticada, sendo importante causa de morbimortalidade. Os subtipos mais comuns de HAP, considerados causas esporádicas, são o APA e a hiperplasia adrenal bilateral (HAB) ou hiperaldosteronismo idiopático (HAI), que correspondem a 95% dos casos. Os demais 5% correspondem a formas familiares de base mendeliana autossômica dominante – quatro tipos diferentes de formas monogênicas foram descritos até o momento: hiperaldosteronismo familial (HF) tipos 1 a 4.

Crianças e jovens devem ser rastreados para causas secundárias de HA, em especial o HAP[9]. Os testes de rastreamento para investigar HAP são os que apresentam alta sensibilidade, com razoável especificidade. A investigação baseia-se em três etapas: 1. triagem ou rastreamento; 2. confirmação diagnóstica; e 3. diferenciação dos subtipos (bioquímica e por imagem).

Quadro X-13. Doenças e condições endócrinas (ou endócrino-relacionadas) associadas com hipertensão arterial em crianças e adolescentes.

Doença/condição	Sinonímia (síndromes)	OMIM (fenótipo)	Herança (transmissão)	Renina	Aldosterona	Cortisol	DOC	K^+	OMIM (genótipo)	Gene mutado	*Locus* citogenético
Causas hereditárias de hiperaldosteronismo primário – HAP familial											
– HA familial tipo 1 (HASD)	Lifton	#103.900	AD	↓		→	→	↓	610.613	*CYP11B1/CYP11B2*	8q24.3
– HA familial tipo 2		#605.635	AD	↓		→	→	↓	600.570	*CLCN2*	3q27.1
– HA familial tipo 3		#613.677	AD	↓		→	→	↓	600.734	*KCNJ5*	11q24.3
– HÁ familial tipo 4		#617.027	AD	↓		→	→	↓	607.904	*CACNA1H*	16p13.3
– HA familial tipo 5? (PASNA)		#615.474	AD	↓		→	→	↓	114.206	*CACNA1D*	3p21.1
Deficiências enzimáticas na síntese do cortisol – hiperplasia adrenal congênita											
– Deficiência de 17α-hidroxilase	Biglieri	#202.110 (tipo V)	AR	↓	↓	↓		↓	609.300	*CYP17A1*	10q24.32
– Deficiência de 11β-hidroxilase	Eberlein-Bongiovanni	#202.010 (tipo IV)	AR	↓	↓	↓		↓	610.613	*CYP11B1*	8q24.3
Ativação inapropriada do receptor mineralocortioide											
– Síndrome do excesso aparente de MC (SEAM)	New-Ulick	#218.030	AR	↓	↓	→	→	↓	614.232	*HSD11B2*	16q22.1
– Ativação constitutiva do receptor	Geller	#605.115	AD	↓	↓	→	→	↓	600.983	*NR3C2*	4q31.23
Outros estados de renina baixa – tubulopatias simulando doença adrenal											
– Síndrome de Liddle	Liddle	#177.200	AD	↓	↓	→	→	↓	600.760	*SCNN1B*	16p12.2
– Síndrome de Liddle tipo 2		#618.114	AD	↓	↓	→	→	↓	600.761	*SCNN1G*	16p12.2
– Pseudo-hipoaldosteronismo (PHA) tipo 2 (ou hipertensão hipercalêmica familial)	Gordon	%145.260 (tipo 2A)	AD	↓	→↓	→	→		Não especificado (%)		1q31-q42
		#614.491 (tipo 2B)	AD	↓	→↓	→	→		601.844	*WNK4*	17q21.2
		#614.492 (tipo 2C)	AD	↓	→↓	→	→		605.232	*WNK1*	12p.13.33
		#614.495 (tipo 2D)	AR/AD	↓	→↓	→	→		605.775	*KLHL3*	5q31.2
		#614.496 (tipo 2E)	AD	↓	→↓	→	→		603.136	*CUL3*	2q36.2
Síndromes feocromocitoma-paraganglioma familial				**Adrenal.**	**Noradrenal.**						
– Síndrome de von Hippel-Lindau	von Hippel-Lindau	#193.300	AD						*608.537	*VHL*	3p25.3
– Neoplasia endócrina múltipla tipo 2A	Takahashi	#171.400	AD						*164.761	*RET*	10q11.21
– Neurofibromatose/feocromocitoma	von Recklinghausen	162.240	AD						*613.113	*NF1*	17q11.2
– Feocromocitoma (suscetibilidade)		#171.300	AD						*605.995	*KIF1B*	1p36.22
– Feocromocitoma (suscetibilidade)		#171.300	AD						*154.950	*MAX*	14q23.3
– Feocromocitoma (suscetibilidade)		#171.300	AD						*613.403	*TMEM127*	2q11.2
– Feocromocitoma (modificador)		#171.300	AD						*600.837	*GDNF*	5p13.2
– Paraganglioma familial tipo 1		#168.000	AD	→					*602.690	*SDHD*	11q23.1

(*Continua*)

Quadro X-13. Doenças e condições endócrinas (ou endócrino-relacionadas) associadas com hipertensão arterial em crianças e adolescentes. (*Continuação*).

Doença/condição	Sinonímia (síndromes)	OMIM (fenótipo)	Herança (transmissão)	Renina	Aldosterona	Cortisol	DOC	K⁺	OMIM (genótipo)	Gene mutado	*Locus* citogenético
Síndromes feocromocitoma-paraganglioma familial (*Continuação*)				**Adrenal.**	**Noradrenal.**						
– Paraganglioma familial tipo 2		#601.650	AD	→					*613.019	*SDHAF2, SDH5*	11q12.2
– Paraganglioma familial tipo 3		#605.373	AD	→					*602.413	*SDHC*	1q23.3
– Paraganglioma familial tipo 4 (maligno)		#115.310	AD	→					*185.470	*SDHB, SDH2*	1p36.13
– Paraganglioma familial tipo 5		#614.165	AD	→					*600.857	*SDHA, SDH1, SDHF*	5p15.33
Síndrome de Cushing pediátrica e outros estados de hipercortisolismo											
– Síndrome de Cushing adrenal	PPNAD-1	#610.489	AD	↓	→↓		→	→ ↓	*188.830	*PRKAR1A, TSE1, CNC1*	17q24.2
– Síndrome de Cushing adrenal	PPNAD-2	#610.475	AD	↓	→↓		→	→ ↓	*604.961	*PDE11A (A1-3)*	2q31.2
– Síndrome de Cushing adrenal	PPNAD-3	#614.190	?	↓	→↓		→	→ ↓	*603.390	*PDE8B*	5q13.3
– Síndrome de Cushing adrenal	PPNAD-4	#615.830	AD	↓	→↓		→	→ ↓	*615.830	*PPNAD4*	19p13

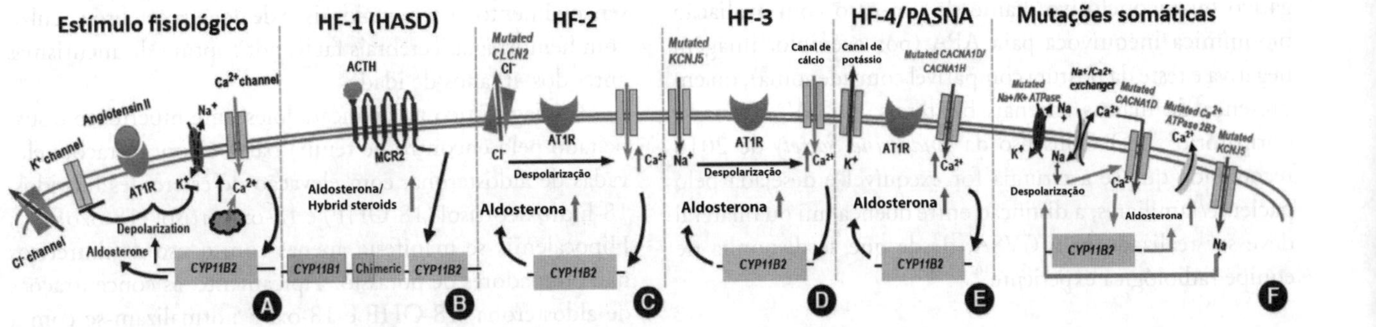

Figura X-21. **A)** Normalmente, a ativação do receptor AT1 induz despolarização como resultado da inativação do canal de K^+, Kir3.4 e da Na/K--ATPase. Essa despolarização dispara o influxo de Ca^{2+} através dos canais de cálcio voltagem-dependentes (V-D); o resultante aumento do Ca^{2+} intracelular ativa o gene da aldosterona sintetase (*CYP11B2*). Ca^{2+}-ATPase subsequentemente transporta Ca^{2+} para fora da célula. **B)** Em células contendo o gene híbrido *CYP11B1/CYP11B2*, o aumento da CYP11B2 é controlado pelo ACTH por meio do receptor MCR2. **C)** Mutações germinativas com ganho de função no canal de cloro-2 V-D (CLCN2) promove a extrusão dos íons Cl^-, despolarização da membrana plasmática e abertura dos canais de cálcio V-D. **D)** Mutação do canal de potássio KCNJ5 altera a seletividade do Kir3.4, permitindo o influxo de Na^+. Aumento da concentração dos íons Na^+ causa despolarização na ausência de estímulo do receptor AT1. **E)** Mutações na subunidade alfa-1 D/H do canal de cálcio V-D (CACNA1D/H) aumentam a condutância do Ca^{2+}. **F)** Mutações no *ATP2B3* previnem a remoção dos íons Ca^{2+} da célula, ambas as mutações (**E** e **F**) aumentam a concentração intracelular de Ca^{2+} e ativam a transcrição do *CYP11B2* e a síntese de aldosterona. Mutações em canais iônicos (codificados pelos genes *CLCN2, KCNJ5, CACNA1D/H* e *ATP2B3*) nas células da zona glomerulosa adrenal estão associadas com produção excessiva de aldosterona[8].

Rastreamento – o diagnóstico sindrômico de HAP é suspeitado pela demonstração de uma relação aldosterona/renina (RAR) elevada. Dados de 127 pacientes com HAP e 55 hipertensos essenciais avaliados na UNIFESP mostram sensibilidade de 89,8% e especificidade de 98,2%, quando se utiliza o *cutoff* de 27 para a RAR (aldosterona plasmática – AP – em ng/dl e APR em ng/ml/h) e de 12ng/dl, para AP na identificação de HAP entre hipertensos essenciais. Quando muito elevados (por exemplo, RAR > 100 e AP > 20ng/dl), esses *cutoffs* permitem, inclusive, diferenciação entre APA e HAI, com boa sensibilidade e especificidade[9]. Entretanto, a identificação precisa do APA é fundamental, por ser a única forma de HAP curável cirurgicamente[9].

Confirmação diagnóstica – a autonomia da produção de aldosterona nos casos suspeitos deve ser comprovada pela ausência de resposta aos testes de supressão; vários testes estão disponíveis, sendo a escolha dependente da experiência de cada Serviço. Em presença de RAR > 40, APR suprimida e hipocalemia, o uso desses testes pode ser dispensado, passando-se diretamente para avaliação por imagem. O teste da infusão salina, preferência do nosso grupo, consiste na infusão por via intravenosa de 2 litros de solução salina a 0,9% durante 4 horas com determinação de AP antes e ao final da infusão. Pacientes com HAP apresentam valores de AP após infusão > 10ng/dl; se AP for < 5ng/dl, o HAP é descartado, enquanto valores entre 5 e 10ng/dl são indeterminados[10]. O teste da sobrecarga por via oral de sódio é realizado pela adição de 6 a 10g por dia de NaCl na alimentação, durante 3 a 5 dias, visando a níveis urinários de Na > 200mEq/24h. Valores de aldosterona urinária > 12-14µg/24h sugerem fortemente HAP. Outros testes, como o da furosemida, do captopril e supressão com fludrocortisona, podem também ser utilizados para a confirmação do HAP[11].

Diferenciação dos subtipos – o teste de estímulo postural é uma manobra diagnóstica com bom poder discriminatório entre o APA e a HAI. Sua interpretação é baseada no padrão divergente de resposta da AP à angiotensina. Após repouso e jejum durante a noite, colhem-se amostras matinais de sangue para dosagem de AP e cortisol, que são repetidas após 2 horas de deambulação. Semelhante a indivíduos normais, pacientes com HAI elevam as concentrações de AP 2,5 a 3 vezes o valor basal, devido à acentuada sensibilidade à angiotensina, mesmo em concentrações reduzidas. Ao contrário, as concentrações de AP em pacientes com APA não se alteram ou mesmo caem durante o período do teste[12,13]. Exceções nesses padrões de resposta podem ocorrer em variantes desses subtipos[14]. Concentrações basais elevadas de 18-hidroxicorticosterona (18-OHB: 70-100ng/dl), produto da 18-hidroxilação da corticosterona na ZG pela aldosterona sintetase, estão presentes no APA, em contraste com valores < 70ng/dl observados no HAI[9].

Diagnóstico por imagem – os APA são tumores pequenos (1 a 3cm, com 1,8cm em média), mas facilmente detectados pela tomografia computadorizada (TC) de abdome com protocolo para adrenais, método de escolha na investigação desses tumores. A ressonância magnética (RM) é um procedimento alternativo, com definição em geral inferior à da TC.

Cateterismo seletivo de veias adrenais (CSVA) com dosagem de aldosterona – quando o estudo por imagem é negativo ou inconclusivo diante de um caso com avaliação bioquímica inequívoca para APA (por exemplo, imagem negativa e teste da postura compatível com adenoma), ou em presença de massas adrenais bilaterais, o CSVA torna-se obrigatório[9,10]. O Consenso da *Endocrine Society* de 2016 recomenda que se a cirurgia for exequível e desejada pelo paciente/familiares, a distinção entre doença uni ou bilateral deve ser realizada pelo CVSA, desde que se disponha de equipe radiológica experiente[10].

Causas hereditárias de hiperaldosteronismo primário

Hiperaldosteronismo familial tipo 1 (HF-1) ou hiperaldosteronismo supressível por dexametasona (HASD)

O HASD, posteriormente denominado HF-1, foi descrito originalmente em 1966[15], em pai e filho com HAP, nos quais apenas o uso da dexametasona resultou no controle da PA e das concentrações de aldosterona, APR e potássio. Posteriormente, Ulick et al. mostraram que a síntese de aldosterona era controlada primariamente pelo estímulo do ACTH[16]. Finalmente, em 1992, as bases moleculares dessa forma autossômica dominante de HAP foram elucidadas[17].

O HF-1 decorre de um *crossing over* desigual entre dois diferentes genes altamente homólogos (94%): *CYP11B1* e *CYP11B2*. O primeiro codifica a síntese da enzima 11-beta-hidroxilase (expressa na zona fasciculada – ZF – e controlada pelo ACTH), e o segundo, a aldosterona sintetase (expressa na ZG, sob controle do SRA e do potássio). O emparelhamento desigual desses genes resulta em um gene quimérico, constituído pela região promotora do *CYP11B1* e a região codificadora do *CYP11B2*. Assim, a síntese de aldosterona torna-se dependente de ACTH (Figuras X-21 e X-22).

A doença, habitualmente, manifesta-se antes dos 20 anos de idade. Estudo com população pediátrica portadora de HA mostrou prevalência de 3% para o HF-1, geralmente moderado ou grave, havendo, no entanto, pacientes normotensos[7]. Pacientes afetados apresentam déficit de crescimento e desenvolvimento[18] e têm maior risco de doença cerebrovascular, com hemorragias cerebrais fatais por ruptura de aneurismas antes dos 40 anos de idade.

O diagnóstico na criança/adolescente hipertenso é suspeitado pelo encontro de renina baixa e concentrações elevadas de aldosterona, com elevação de esteroides híbridos, 18-hidroxicortisol (18-OHF) e 18-oxicortisol (18-oxoF)[7,18]. Hipocalemia se manifesta apenas com o uso de diuréticos não poupadores de potássio. Tipicamente, as concentrações de aldosterona, 18-OHF e 18-oxoF normalizam-se com a administração de doses baixas de dexametasona (0,5mg por via oral, 2-3 vezes ao dia durante 4 dias). HF-1 está mais associado à HAB do que com APA[19]. O diagnóstico é confirmado pela identificação molecular do gene quimérico por PCR (reação em cadeia da polimerase) estendido.

A base terapêutica consiste na supressão do ACTH com o uso de dexametasona 0,125-0,25mg/dia. Contudo, deve-se estar atento aos efeitos colaterais do uso prolongado de glicocorticoide (GC), especialmente na criança em crescimento. Além disso, em caso de resposta limitada ou no para reduzir a exposição ao GC, doses baixas de antagonistas MC podem ser adicionadas, sendo a espironolactona (SPL) boa opção. No entanto, deve-se também atentar ao uso da SPL durante a puberdade, devido aos seus efeitos antiandrogênicos. Como alternativa, pode-se usar amilorida ou triantereno[18].

Hiperaldosteronismo familial tipo 2 (HF-2)

Inicialmente, o HF-2 foi reconhecido como forma de HAP de padrão de herança autossômico dominante, após a exclusão do HF-1[7]. De maneira similar às formas esporádicas, HF-2 apresenta-se como APA ou HAI, e fenótipos diferentes podem ser observados na mesma família. Inicialmente, estudos de *linkage* evidenciaram associação com o cromossomo 7p22; mas, recentemente, foi identificada uma mutação no gene *CLCN2* (Arg172Gln) em famílias com HAP de início precoce[20]. Adicionalmente, Fernandes-Rosa et al. identificaram mutação *de novo* (Gly24Asp) no mesmo gene em menina de 9 anos com hipertensão grave, hipocalemia, aldosterona elevada e APR baixa[21]. O gene *CLCN2* codifica o canal de cloro CLC-2, que é expresso amplamente no organismo,

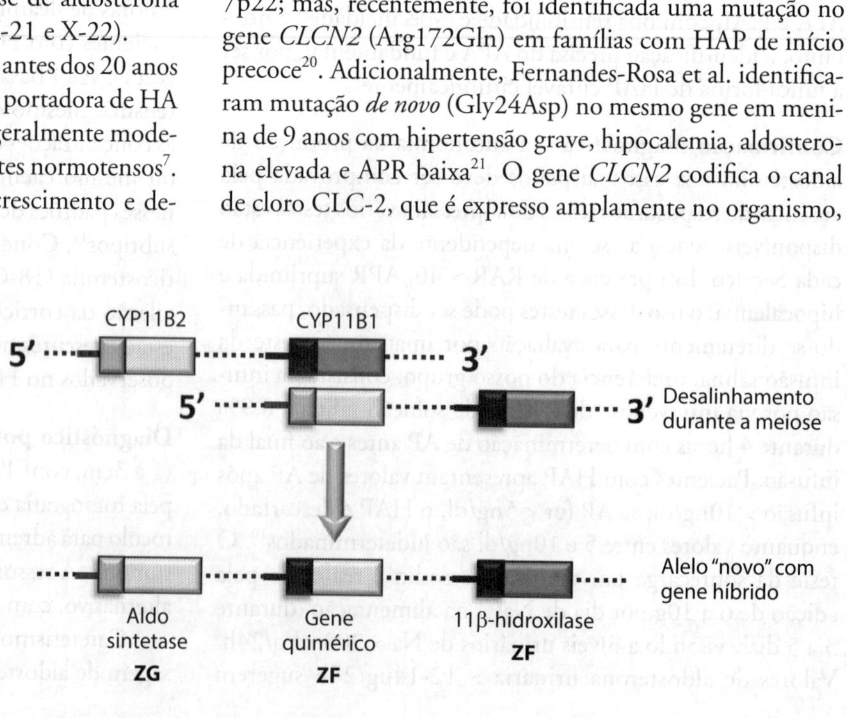

Figura X-22. Fisiopatogênese do hiperaldosteronismo familial tipo 1 (HA supressível por dexametasona) e formação do gene híbrido *CYP11B1/CYP11B2*, que codifica uma enzima CYP11B2 responsiva ao ACTH.

inclusive nas células da ZG adrenal. Esse canal se abre em condições como: hiperpolarização celular, pH ácido e alterações da osmolaridade celular. Mutações com perda de função desse gene, resultam em leucodistrofia e azoospermia[22]. No entanto, as mutações descritas no HF-2 são de ganho de função. Como consequência, ocorre maior corrente celular de cloro, resultando na despolarização da membrana celular e abertura do canal de Ca^{2+} voltagem-dependente, com maior síntese e liberação de aldosterona[7]. Mutações do *CLCN2* foram descritas em cerca de 10% dos HAP em indivíduos jovens sem outras causas moleculares conhecidas e em 2% dos HAI, significando menor frequência do que anteriormente estimada[20,21] (ver Figura X-21).

Hiperaldosteronismo familial tipo 3 (HF-3)

Essa forma de HF, padrão autossômico dominante, foi descrita por Geller et al. em 2008[6], em um pai e duas filhas com HAP grave (com início entre 4 e 7 anos de idade) e hipertrofia ventricular desde a infância. Todos os três necessitaram de adrenalectomia bilateral, cujo aspecto anatômico mostrou hiperplasia macronodular bilateral. Apresentavam concentrações elevadas de aldosterona, 18-OHF e 18-oxoF e supressão de APR, mas sem resposta à dexametasona, sendo excluído o HF-1. Estudos de sequenciamento de nova geração determinaram a etiologia genética dessa família[6], pela identificação de mutação em heterozigose no gene *KCNJ5* (p.Thr158Ala). Esse gene localiza-se no cromossomo 11p24 e codifica o canal de potássio GIRK4 (Kir3.4). Essa mutação está presente especificamente no canal Kir3.4 e muda a seletividade pelo K^+ em favor do Na^+. Dessa forma, há maior influxo celular de Na^+, com despolarização contínua e síntese de aldosterona[23]. Após a descrição dessa variante, outras foram reportadas em novos pacientes (p.Gly151Arg, p.Ile157Ser) com fenótipo similar de HAP grave, de início precoce e resistentes à terapia com antagonistas MC[7,24]. Por outro lado, as variantes p.Tyr152Cys e p.Gly151Glu parecem apresentar clínica mais discreta[23]. No entanto, pode haver divergências entre genótipo e fenótipo, pois há caso descrito de portador de p.Gly151Arg, sem hiperplasia adrenal e com resposta favorável à terapia medicamentosa[25]. O HF-3 é doença rara, com prevalência estimada em menos de 0,5% dos HAP e 8% das formas familiares (ver Figura X-21).

Hiperaldosteronismo familial tipo 4 (HF-4)

Estudos utilizando estratégias de NGS em grupo de 40 crianças (antes dos 10 anos de idade) com HA permitiram a identificação de mutação ativadora (p.Met1549Val) em heterozigose no gene *CACNA1H*, localizado no cromossomo 16p13 em 5 pacientes[26]. Esse gene codifica a subunidade alfa do canal de cálcio do tipo T voltagem-dependente, Cav3.2. Alterações nesse canal favorecem o influxo de cálcio e a despolarização celular. Outro estudo, utilizando método similar, encontrou 4 novas mutações (p.Met15489Ile, p.Ser196Leu, p.Val1951Glu e p.Pro2083Leu) em crianças com HAP familial[27], todas elas evidenciando padrão de herança autossômico dominante e penetrância incompleta. A HA pode vir acompanhada de manifestações de espectro do autismo, distúrbios epilépticos, dor crônica e/ou desordens do desenvolvimento[7] (ver Figura X-21).

Hiperaldosteronismo primário familial associado a convulsões e anormalidades neurológicas (PASNA)

Mutações *de novo* no *CACNA1D* (p.Gly403Asp, p.Ile770Met), que codificam a subunidade alfa-1 do canal de Ca^{2+} tipo L voltagem-dependente, Cav1.3, foram identificadas em 2 crianças com HAP, sem alterações na imagem adrenal[28]. São variantes de ganho de função, que permitem a abertura do canal em baixas voltagens, aumentando a concentração de cálcio intracelular. Nesses pacientes, o HAP mostrava-se associado a convulsões e anormalidades neurológicas[7] (ver Figura X-21).

DEFICIÊNCIAS ENZIMÁTICAS NA SÍNTESE DO CORTISOL – HIPERPLASIA ADRENAL CONGÊNITA (HAC)

HAC é o nome dado ao conjunto de condições clínicas determinadas geneticamente, caracterizadas pela deficiência de enzimas específicas envolvidas na biossíntese dos esteroides adrenais (para mais detalhes, consulte capítulo específico nesta parte). A principal delas, deficiência da 21-hidroxilase (D21OH), corresponde a mais de 90% de todos os casos de HAC. Habitualmente, a D21OH é acompanhada de uma síndrome de perda de sódio no quadro clínico. Mas, duas outras formas de deficiência enzimática, as deficiências de 17-alfa e de 11-beta-hidroxilases, costumam, ao contrário, acompanhar-se de hipertensão arterial.

HAC por deficiência de 17-alfa-hidroxilase (D17OH)

A D17OH é uma forma supostamente incomum de HAC, descrita primeiramente por Biglieri et al., em 1966, em paciente do sexo feminino de 35 anos com HA, hipocalemia e ausência de caracteres sexuais secundários[29]. A doença tem padrão de herança autossômico recessivo e suas bases genéticas foram descritas cerca de 20 anos depois. O gene *CYP17A1*, localizado no cromossomo 10, codifica a expressão da enzima 17-hidroxilase[30] tanto nas adrenais como nas gônadas. Seu papel é de catalisação de duas reações sequenciais, a 17-hidroxilação da pregnenolona e da progesterona, e a clivagem da cadeia lateral da molécula esteroide na posição 17,20 (papel de liase), resultando na produção de androstenediona (andro) e deidroepiandrosterona (DHEA), que são precursores imediatos da produção de andrógenos e estrógenos.

A deficiência total da expressão dessa enzima resulta, caracteristicamente, em fenótipo típico feminino; é considerada uma DSD (desenvolvimento sexual diferente) 46,XY, apresentando ausência de estruturas müllerianas e do terço superior da vagina. Do ponto de vista reprodutivo, pacientes com D17OH (tanto XX como XY) apresentam hipogonadismo hipergonadotrófico com ausência de caracteres sexuais secundários (ausência de pelos pubianos e axilares), bem como amenorreia primária, fenótipo eunucoide e comprometimento da massa óssea.

A hidroxilação na posição do carbono-17 é crítica para a formação do cortisol. Por isso, a via não 17-hidroxilada (17-deoxi) da ZF encontra-se enormemente ativada pelo excesso de ACTH, produzindo quantidades elevadas de DOC, B, 18-OHDOC e, nessa situação particular, também de 18-OHB, um produto normalmente produzido na ZG[31] (Figura X-23A). O excesso de DOC é responsável pela retenção hidrossalina, hipertensão arterial, hipocalemia e supressão da APR que, com o tempo, irá suprimir a formação

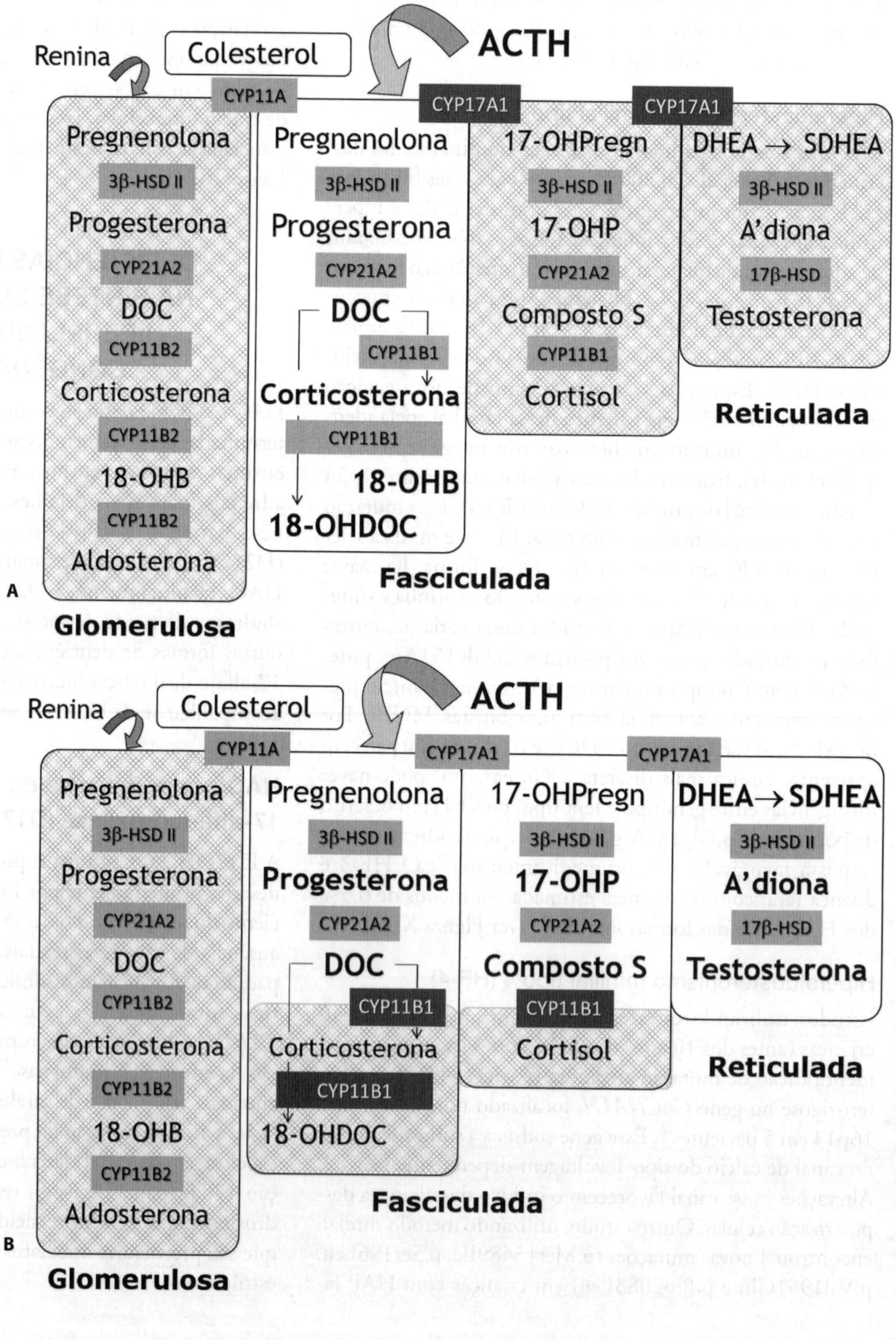

Figura X-23. Biossíntese dos esteroides adrenocorticais nas deficiências de 17-alfa (**A**) e 11-beta-hidroxilase (**B**) da hiperplasia adrenal congênita.

de esteroides na ZG. Interessantemente, a produção abundante de B fornece atividade GC suficiente para compensar o estado crônico de hipocortisolismo[32].

Estudo de frequência de HAC em Centros de Referência de Endocrinologia no Brasil[33,34] mostrou que a ocorrência da D17OH, habitualmente dada como rara, é mais frequente do que aparentava. No Brasil, é considerada a segunda causa de HAC, com cerca de 5-7% dos casos[34]. Essa maior prevalência está provavelmente relacionada à presença de genes fundadores de origem espanhola e portuguesa durante a colonização, acrescida da ampla miscigenação com índios e negros africanos no período da escravidão[34,35]. Em outro estudo, 93,5% das pacientes com D17OH receberam até dois diagnósticos incorretos antes do diagnóstico final dessa forma de HAC, evidenciando a alta frequência de subdiagnóstico e o desconhecimento dessa doença[36]. Até maio de 2020, tinham sido descritas 137 mutações no *CYP17A1*, sendo a W406R a mais prevalente na população brasileira (50%), seguida da R362C (cerca de 30%)[33,37]. A HA de caráter mineralocorticoide tem início precoce e é de difícil controle, predispondo a desfechos renais e cardiovasculares precoces[38]. O diagnóstico laboratorial demonstra concentrações elevadas de DOC, B, 18OHB, 18-OHDOC, ACTH e concentrações baixas de esteroides sexuais, como elevação de LH e FSH e progesterona. A supressão do SRA pelo excesso de DOC e B, produzidos na via 17-deoxi da ZF, praticamente abole a produção de aldosterona da ZG (Figura X-23A). Hipocalemia também é manifestação frequente nesses pacientes[32,39].

A deficiência de 17,20-liase pode ocorrer isoladamente. Nesses casos raros, mutações específicas do *CYP17A1* (R347H ou R358Q) diminuem a atividade de 17,20-liase seletivamente, sem prejuízo da atividade de 17-hidroxilase. Essas mutações afetam a superfície da enzima, reduzindo a interação ao complexo enzimático da P450 oxidorredutase (POR) e citocromo b5, afetando apenas a atividade de liase. Nesses casos, portanto, a produção de cortisol está mantida em presença de concentrações baixas/ausentes de esteroides sexuais, sem que os pacientes apresentem HA[38,40].

Semelhantemente a outras formas de HAC, o tratamento da deficiência da 17-OH (D17OH) implica reposição de GC. Hipertensão e hipocalemia são prontamente corrigidas, mas podem necessitar de adição de espironolactona ou outros anti-hipertensivos. Além disso, pacientes de ambos sexos apresentam sexo social feminino, devendo receber, a partir da puberdade, terapia de reposição de estrógenos, para completar a feminização e proporcionar massa mineral óssea adequada. A reposição de andrógenos pode ser útil em pacientes desejosas de pelos axilares e pubianos e de melhora da libido (observação pessoal). Orquiectomia faz-se necessária no paciente 46,XY criado no sexo feminino.

HAC por deficiência de 11-beta-hidroxilase (D11OH)

Bongiovanni e Eberlein foram os primeiros a reportar, em 1956[41], a deficiência da enzima 11-beta-hidroxilase, baseados no perfil plasmático e urinário esteroide em paciente com HAC e hipertensão arterial. Embora no Brasil a D11OH seja a terceira causa de HAC, em outras populações é considerada a segunda causa mais comum (cerca de 5-8%)[42], com incidência de 1:100.000 habitantes, sendo mais prevalente em esquimós do Alaska e em países da África do Norte, especialmente em judeus do Marrocos[43].

O *CYP11B1*, gene que codifica a 11-beta-hidroxilase, está localizado no cromossomo 8q22. Como as outras formas de HAC, é de transmissão autossômica recessiva. Até maio de 2020, tinham sido descritas cerca de 110 mutações. Na forma clássica da D11OH, a atividade enzimática está totalmente abolida, impedindo o último passo da síntese do cortisol, a 11-hidroxilação do 11-deoxicortisol (composto S). Como resultado, ocorre elevação do ACTH e estímulo do córtex adrenal, com aumento da produção do composto S e da DOC (essa, com ação MC), supressão da APR e produção excessiva de andrógenos (Figura X-23B). Vale salientar que a produção de aldosterona pela ZG fica prejudicada secundariamente, devido à supressão da APR pelo excesso de DOC.

Meninas 46,XX apresentam diversos graus de virilização genital, pubarca precoce, HA e hipocalemia. Em meninos, o excesso de andrógenos leva a aumento peniano, pubarca precoce e estímulo de restos adrenais nos testículos[44]. A HA tem caráter MC de grau leve a moderado e está presente em até 2/3 dos casos ao diagnóstico. Geralmente, inicia-se com o avançar da idade da criança, mas há descrição de ocorrência desde o nascimento[45]. Não há boa correlação entre as concentrações séricas de DOC e o grau de HA ou da virilização. Adicionalmente, os raros pacientes com formas não clássicas da D11OH geralmente são normotensos.

Além das concentrações elevadas de andrógenos, há também maior produção de 17-hidroxiprogesterona (17-OHP), que é considerada marcador bioquímico clássico da deficiência de 21-hidroxilase (D21OH). Dessa forma, alguns pacientes com D11OH podem ser erroneamente diagnosticados como D21OH. A dosagem de 21-deoxicortisol (21DF), esteroide resultante da ação da 11-beta-hidroxilase sobre a 17-OHP e produzido exclusivamente nas adrenais, pode auxiliar na diferenciação dessas formas de HAC[46]. Enquanto na D21OH a produção de 21DF encontra-se elevada, na D11OH sua síntese está ausente[46].

O tratamento envolve o uso de GC para reduzir a hipersecreção de ACTH, o hiperandrogenismo e as concentrações de DOC. No início do tratamento, pode até ocorrer depleção de sódio, resultante da impossibilidade de a ZG produzir prontamente aldosterona, necessitando da adição de MC ao esquema terapêutico. No entanto, com o passar do tempo, a

HA pode tornar-se refratária à terapia GC, sendo necessária a introdução de antagonistas MC, como espironolactona e, ocasionalmente, amilorida e bloqueadores de canais de cálcio[44].

ATIVAÇÃO INAPROPRIADA DO RECEPTOR MINERALOCORTICOIDE

Síndrome do excesso aparente de mineralocorticoide (SEAM)

O primeiro caso de SEAM foi descrito por New et al.[47] em uma jovem índia nativa norte-americana que apresentava uma síndrome clássica de excesso de atividade MC, responsiva ao tratamento com espironolactona, mas sem nenhum esteroide em excesso. À semelhança de outros casos reportados, os pacientes apresentavam HA grave, hipocalemia, alcalose metabólica e supressão de renina. Curiosamente, as concentrações de aldosterona estavam baixas e DOC na faixa normal ou reduzida. A anormalidade esteroide comum a esses indivíduos era a presença de alteração no metabolismo periférico do cortisol, com concentrações de metabólitos alteradas[48].

A SEAM decorre da deficiência da 11β-hidroxiesteroide-desidrogenase tipo 2 (11HSD2), enzima expressa predominantemente junto ao receptor MC nos túbulos distal e coletor do néfron, cólon, glândulas salivares e placenta. Essa enzima converte cortisol (F) no seu metabólito inativo, cortisona (E), impedindo a ativação do receptor MC pelo F (Figura X-24). Vale salientar que o F tem a mesma afinidade que a aldosterona pelo receptor MC e encontra-se em concentrações 1.000 vezes maiores. Por isso, a deficiência da atividade enzimática da 11HSD2 resulta na exposição renal excessiva ao F, produzindo um estado de hiperatividade MC[49]. A elucidação da fisiopatogênese dessa doença abriu uma nova era no estudo da biologia de receptores, uma vez que a especificidade do receptor MC se mostrou dependente de um maquinário enzimático protetor e não da ação do receptor em si.

A enzima 11HSD2 é produto do gene *HSD11B2*, localizado no cromossomo 16q22. Até maio de 2020, foram descritas cerca de 49 mutações. A SEAM é transmitida de forma autossômica recessiva e suas bases genéticas explicam inteiramente a clínica e bioquímica desses pacientes[50].

Na SEAM tipo I, forma mais grave da doença, as mutações da *HSD11B2* resultam em atividade enzimática virtualmente nula e sua apresentação clínica é dramática. Os pacientes estão doentes desde o período neonatal, com baixo peso, baixa estatura, hipertensão grave com alcalose metabólica e fraqueza muscular. Nefropatia hipocalêmica causa nefrocalcinose, rins policísticos, *diabetes insipidus* nefrogênico com poliúria e polidpsia. Insuficiência renal não é rara. A gravidade da hipertensão produz hipertrofia ventricular esquerda, cardiomegalia e retinopatia hipertensiva. A mortalidade é >10%, secundária a eventos cerebrovasculares e infarto. Já na SEAM tipo II, as mutações resultam em atividade da enzima parcialmente reduzida. Dessa forma, os pacientes apresentam diagnóstico mais tardio, geralmente na adolescência ou fase adulta[51,52]. Apesar de quatro décadas após a descrição da doença, poucos casos foram reportados.

Os pacientes com SEAM não apresentam estigmas de síndrome de Cushing, pois o mecanismo de *feedback* negativo com o ACTH encontra-se intacto, mantendo as concentrações de F normais, apesar do seu metabolismo prejudicado.

O diagnóstico bioquímico da SEAM é realizado por meio da elevação da relação dos metabólitos urinários do F (tetraidrocortisol + 5α-tetraidrocortisol) sobre os da E (tetraidrocortisona) (THF+5αTHF:THE). Essa relação encontra-se, geralmente, muito elevada (Figura X-25), acompanhada de defeito na redução do anel A, ou seja, razão 5αTHF/THF alta e THF+5αTHF/F diminuída, demonstrando maiores concentrações de F ativo. Relação do cortisol livre urinário (UFF) e cortisona livre urinária (UFE) também pode ser feita com boa acurácia no diagnóstico da SEAM[53] (Figura X-25).

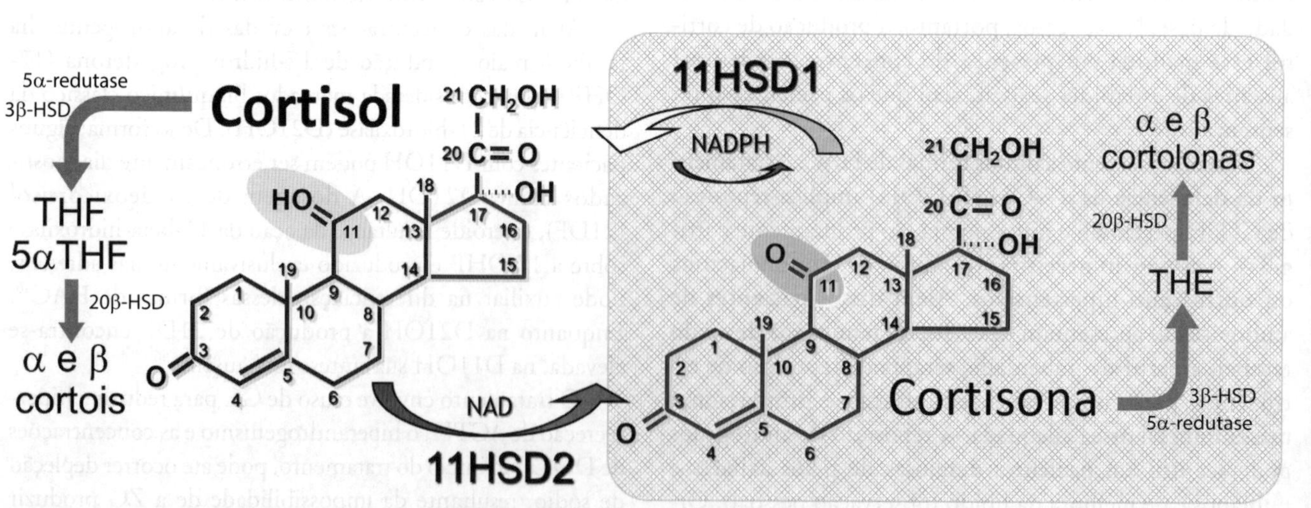

Figura X-24. Fisiopatogênese da síndrome do excesso aparente de mineralocorticoides (SEAM) por deficiência da 11β-hidroxisteroide desidrogenase tipo 2 (11HSD2). Cortisol não é metabolizado para cortisona.

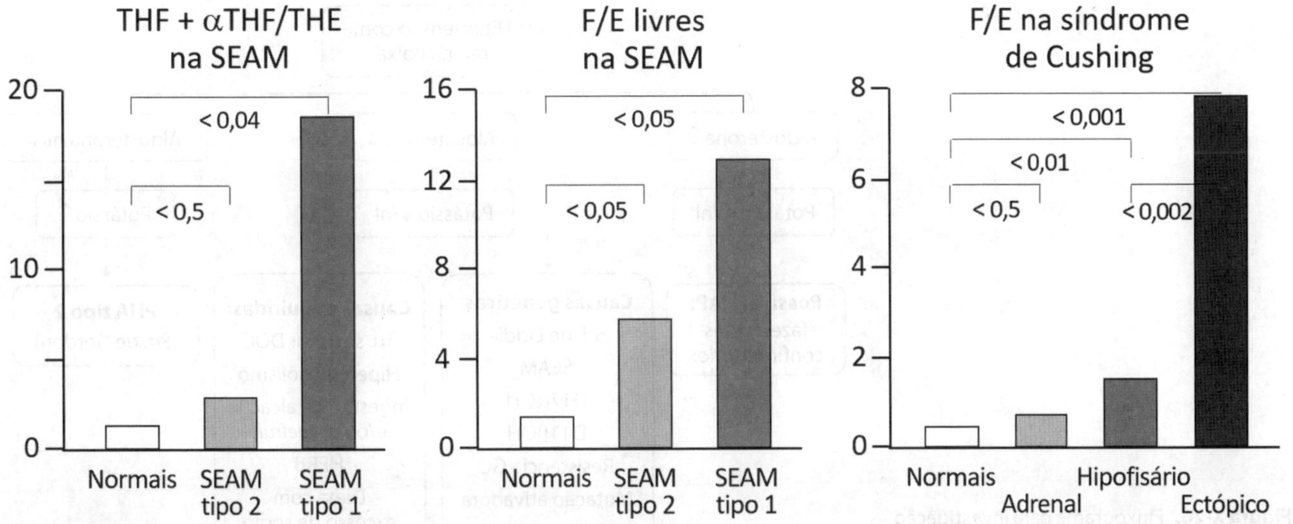

Figura X-25. Relações dos metabólitos urinários do cortisol (THF, αTHF, F livre) e da cortisona (THE, E livre) na síndrome do excesso aparente de mineralocorticoides (SEAM) e nas várias etiologias da síndrome de Cushing[51].

Certas condições adquiridas podem induzir a SEAM, como o consumo excessivo de alcaçuz, *grapefruit* e carbenoxolona. Essas substâncias possuem quantidades elevadas de ácido glicirretínico, potente inibidor competitivo da enzima 11HSD2 renal. Dessa forma, ocorre maior disponibilidade de F no receptor MC. Adicionalmente, na síndrome de Cushing, o excesso de F pode saturar a 11HSD2, permitindo maior acesso de F ao receptor MC renal[54].

O tratamento de escolha para a SEAM é a dexametasona. Doses de 1,5 a 2mg/dia suprimem o cortisol e normalizam os níveis pressóricos e de potássio em 7-10 dias, em aproximadamente 60% dos casos. Outros anti-hipertensivos também podem ser usados, como espironolactona, amilorida e triamtereno[48,52].

Ativação constitutiva do receptor MC (Síndrome de Geller)

Essa doença foi descrita originalmente por Geller, em 2000[55], em menino de 15 anos de idade com HA de caráter MC grave. Tem padrão de herança autossômico dominante, causada por ativação constitutiva do receptor de MC, sem um ligante natural. Suas bases genéticas demonstram mutação com ganho de função no gene *NR3C2* (cromossomo 4q31), com consequente alteração nas especificidades de ligações ao receptor MC. Assim, além da ativação constitutiva do receptor (sem a presença de ligantes naturais), a progesterona e a espironolactona, que fisiologicamente são antagonistas desse receptor, passam a agir como agonistas. Esse fato justifica a piora da HA no período gestacional.

Foi relatado que a cortisona também adquire capacidade de ativar o receptor nessa síndrome[56], justificando a exacerbação da HA também em homens e não grávidas. O início da HA geralmente ocorre antes dos 20 anos de idade e seu diagnóstico precoce é essencial, pois pode piorar significativamente durante uma gestação. Concentrações de aldosterona e APR encontram-se baixas ou suprimidas, mas com concentrações normais de potássio[52]. O diagnóstico é confirmado por meio do estudo molecular. Diferentemente de outras formas de HA de caráter MC, o uso de espironolactona e eplerenona está contraindicado. Não há, até o momento, terapia específica definida para não gestantes. Durante a gestação, o parto prematuro é opção factível em casos graves de risco maternofetal[52].

OUTROS ESTADOS DE RENINA BAIXA – TUBULOPATIAS RENAIS SIMULANDO DOENÇAS ADRENAIS (Figura X-26)

Síndrome de Liddle

Em 1963, Liddle et al.[57] descreveram uma síndrome familiar caracterizada por hipertensão grave, hipocalemia, alcalose metabólica e concentrações suprimidas de renina, mimetizando HAP. Paradoxalmente, as concentrações de aldosterona mostravam-se reduzidas, daí a denominação de pseudo-hiperaldosteronismo primário[57].

A síndrome de Liddle (SL) é uma causa rara de hipertensão, de herança autossômica dominante, causada por mutações ativadoras nos genes *SCNN1A*, *SCNN1B* e *SCNN1G*, que codificam respectivamente as subunidades α, β e γ do canal epitelial de sódio (ENaC). Essas mutações aumentam a atividade do ENaC e promovem retenção de sódio independente da presença de aldosterona[58,59]. No rim, o ENaC é expresso principalmente nas células principais sensíveis à aldosterona no néfron distal, incluindo o túbulo

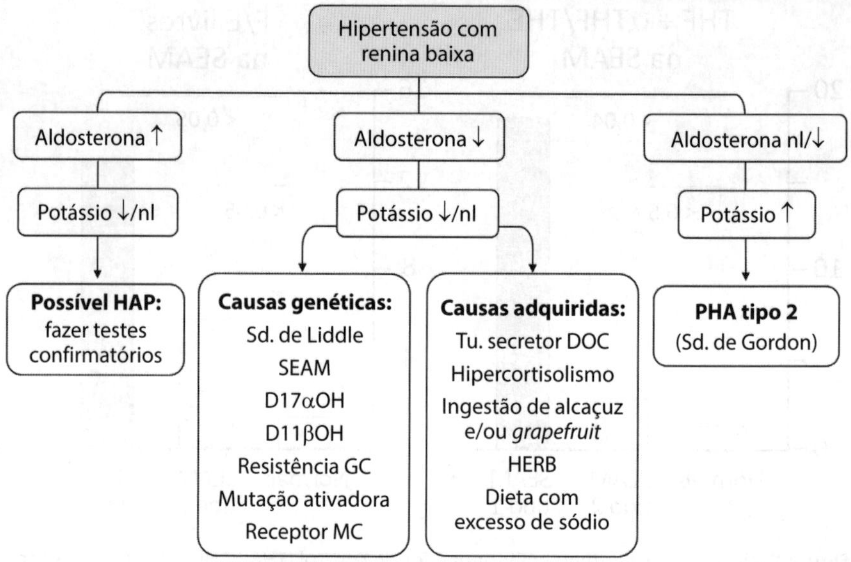

Figura X-26. Fluxograma para investigação da hipertensão arterial com renina baixa[60].

contorcido distal tardio, túbulo de conexão e ducto coletor. Esse canal exerce o ajuste fino da excreção de sódio, controlado hormonalmente pelos rins. Aumento na atividade do ENaC (como ocorre na SL) resulta em retenção inapropriada de sódio[59] (Figura X-26).

A hipertensão de início precoce é um achado típico no paciente com essa condição, podendo ocorrer a partir de 2 anos de idade; porém, o fenótipo típico de SL foi observado em pacientes de mais idade[61]. Na maior série de casos reportados sobre essa doença, a média de idade do início da hipertensão foi de 15,5 ± 3,3 anos, e o pico de pressão arterial média foi de 196 (± 22) × 121 (± 16)[62]. Revisão sistemática dos casos relatados de SL, realizada em 2018[58], revelou que hipertensão está presente em 92,3% dos pacientes com mutações identificadas.

O diagnóstico da SL costuma ser difícil, pois o quadro pode assemelhar-se a outras causas secundárias de hipertensão, especialmente na criança e adolescente. Além disso, muitas formas de hipertensão secundária podem sobrepor-se na apresentação clínica e nos achados laboratoriais. Contudo, a história familial pode fornecer pistas para o diagnóstico de SL.

Muitas das causas monogênicas de hipertensão têm padrões conhecidos de herança. A SL é autossômica dominante, enquanto a HAC e alguns casos de resistência aos GC exibem padrões de herança autossômica recessiva. As características clínicas e bioquímicas da SL estão desigualmente presentes e podem sobrepor-se às características de outras causas de hipertensão secundária, o que torna desafiador o diagnóstico[59].

O tratamento da SL se faz tipicamente pelo uso de amilorida ou triamtereno. Ambos esses diuréticos funcionam bloqueando a atividade do ENaC. Já os antagonistas do receptor MC, como a espironolactona, não corrigem a hipertensão e a hipocalemia[59,62].

Pseudo-hipoaldosteronismo tipo II (PHA II) (Síndrome de Gordon)

O pseudo-hipoaldosteronismo tipo II, também conhecido como síndrome de Gordon, é uma doença rara, de herança autossômica dominante, que cursa tipicamente com hipertensão com renina baixa. Mas, diferentemente do que seria esperado, ocorre hipercalemia marcante. Também é observada acidose metabólica (especificamente acidose tubular renal tipo IV), com função renal preservada e concentrações de aldosterona normais ou baixas[63,64] (Figura X-26).

O PHA II pode manifestar-se com fenótipo particularmente grave, com hipercalemia atingindo valores até 8 a 9mmol/l, resultando em paralisia periódica e risco de arritmias cardíacas[63].

Apesar de extensa investigação, a fisiopatologia da síndrome de Gordon ainda não é totalmente esclarecida. Gordon propôs que a anormalidade primária estaria relacionada ao aumento de reabsorção de sódio em segmentos distais do néfron (próximos a locais regulados pela aldosterona), levando à queda das concentrações de sódio no tubo coletor cortical e à diminuição da negatividade do lúmen. Tal fato impediria a excreção de potássio. A reabsorção exagerada de sódio resulta em expansão do volume extracelular, hipertensão e inibição do SRA. Apesar de a hipercalemia estimular a secreção de aldosterona, essa é ineficaz na regulação de secreção de potássio[65].

A importância de se fazer o diagnóstico da síndrome de Gordon é que o tratamento é simples: diuréticos tiazídicos efetivamente revertem a hipertensão e a hipercalemia. O co-transportador sódio-cloro afetado pelas mutações nos genes *WNK1* e *WNK4* é justamente o alvo molecular dos diuréticos tiazídicos; estima-se que a hipertensão em pacientes com PHA II seja seis vezes mais sensível ao tratamento com essas drogas do que em indivíduos hipertensos essenciais[64]. Os inibidores da enzima conversora da angiotensina e os bloqueadores dos receptores da angiotensina II não devem ser utilizados para tratar a hipertensão no PHA II, pois podem piorar a hipercalemia[66,67].

Por se tratar de uma doença genética, a síndrome de Gordon deve ser sempre suspeitada quando há história familial positiva com as características supracitadas. A figura X-26 mostra um fluxograma de investigação de HA com renina baixa.

SÍNDROMES DE FEOCROMOCITOMA-PARAGANGLIOMA FAMILIAL (mais detalhes em capítulo específico nesta mesma parte do livro)

Feocromocitomas são tumores de células cromafins situados na medula adrenal que produzem, armazenam, metabolizam e secretam catecolaminas. Na população pediátrica, assim como em adultos, é causa rara de hipertensão secundária com alto potencial curativo quando o diagnóstico é realizado a tempo. Em crianças, contribui com 0,5-2% das causas de hipertensão secundária[68].

Feocromocitomas/paragangliomas (Feo/PGL) podem ser esporádicos ou familiais. As síndromes genéticas mais comumente associadas são a neoplasia endócrina múltipla do tipo 2 (NEM-2), a doença de von Hippel-Lindau (VHL) e a neurofibromatose tipo 1 (NF1), entre outras. Feo/PGL malignos estão fortemente associados à mutação do gene *SDHB* (succinato desidrogenase B), sendo raros nas outras síndromes genéticas[69]. A avaliação genética é obrigatória atualmente na investigação do Feo/PGL, especialmente na população pediátrica (Figura X-27).

A faixa de idade na apresentação de Feo/PGL em pacientes pediátricos é de 11 a 13 anos, com preponderância masculina de 2:1.

A fisiopatogênese do excesso de catecolaminas (Feo/PGL) está resumidamente apresentada na figura X-28. A apresentação clínica é variável, com hipertensão sustentada observada em 60 a 90% dos casos pediátricos. Uma série descreveu 67% das crianças com cefaleia, além de hipertensão, enquanto palpitações, sudorese, palidez, náuseas e rubor foram observados em 47-57% das crianças. Ansiedade, perda de peso e distúrbio visual também podem ocorrer mais raramente[68,70].

O diagnóstico é confirmado pela demonstração de quantidade excessiva de catecolaminas ou de seus produtos de degradação, tanto no sangue quanto na urina. O teste mais acurado para o diagnóstico de Feo/PGL é a presença de metanefrinas e normetanefrinas na urina ou no sangue (Figura X-29). As metanefrinas séricas têm sensibilidade próxima a 100% na população pediátrica, semelhante à observada na urina de 24 horas. Dosagens maiores do que 3 ou 4 vezes o valor de referência do exame confirmam o diagnóstico.

A dosagem das catecolaminas plasmáticas ou urinárias também pode ser usada; elas têm especificidade relativamente boa (são úteis para excluir a doença quando negativos), entretanto, resultados falso-negativos não são incomuns devido à sua baixa sensibilidade (secreção cíclica de catecolaminas ou tumores grandes que podem não demonstrar excesso de catecolaminas na investigação)[68,70,71]. Apesar de simples e de baixo custo, a dosagem do ácido vanililmandélico (VMA) é pouco confiável devido à alta frequência de falso-negativos devido à sua baixa sensibilidade (63-74%)[68].

Cromogranina A é uma proteína presente nas células cromafins e nos tumores neuroendócrinos, que é estocada e co-liberada junto com as catecolaminas. No diagnóstico do Feo/PGL, tem boa sensibilidade com baixa especificidade. Contudo, seu custo é alto e pouco disponível[71].

Uma vez confirmado bioquimicamente o diagnóstico de Feo, deve-se proceder à avaliação por imagem para a localização do tumor. A TC e a RM do abdome e pelve são a

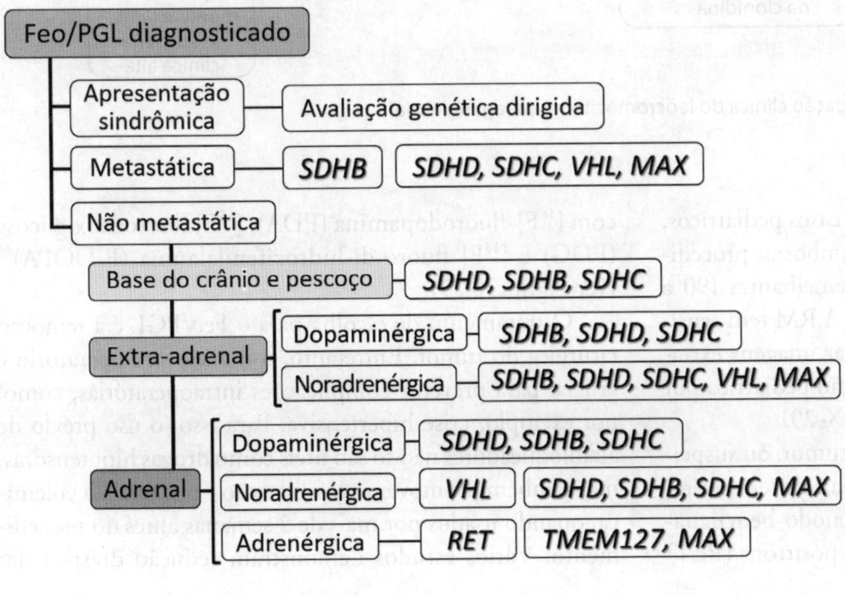

Figura X-27. Algoritmo para investigação genética do feocromocitoma/paraganglioma confirmado[70].

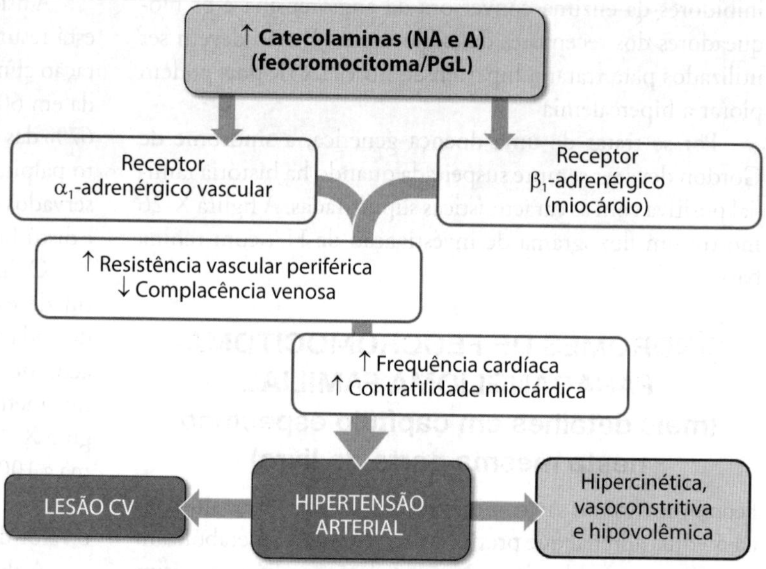

Figura X-28. Fisiopatologia simplificada da hipertensão arterial no excesso de catecolaminas (noradrenalina e adrenalina) nas síndromes de feocromocitoma/paraganglioma familiais.

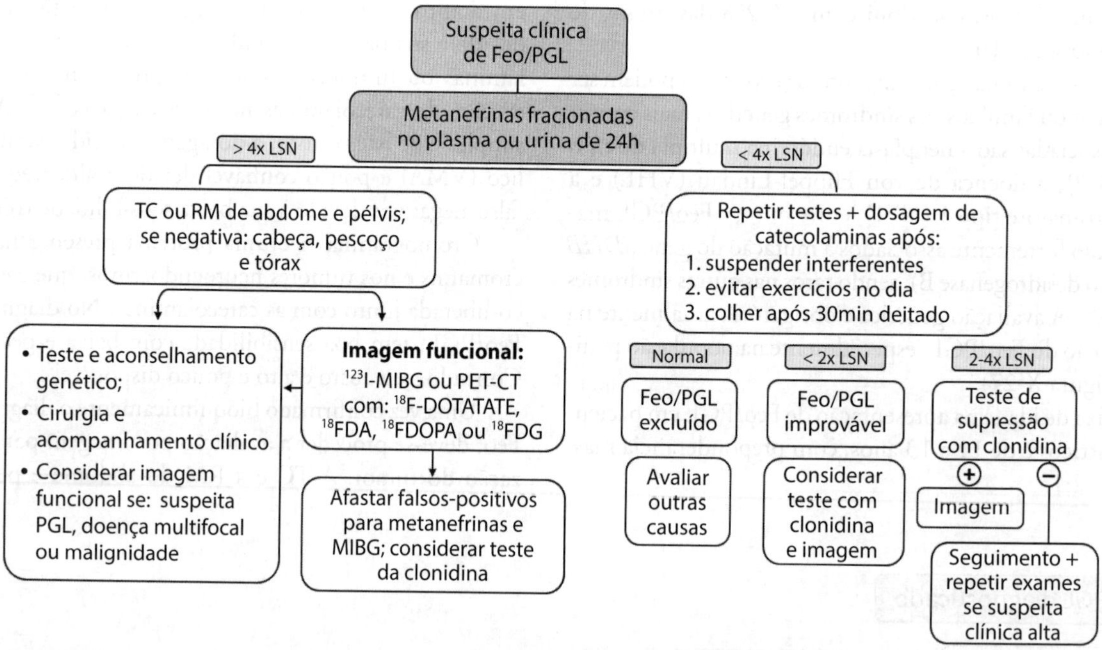

Figura X-29. Fluxograma para investigação clínica do feocromocitoma/paraganglioma[67].

modalidade de imagem de escolha para os casos pediátricos, à semelhança do que ocorre em adultos. Ambos os procedimentos têm sensibilidades diagnósticas semelhantes (90 a 100%), com especificidades de 70 a 80%. A RM tem sensibilidade melhor que a da TC para localizar imagens extra-adrenais, e pode ser preferível na população pediátrica por não expor a criança à radiação (ver Figura X-29).

Caso haja dificuldade em visualizar o tumor, ou suspeita de doença multifocal, imagens funcionais devem ser realizadas, como a cintilografia com ^{123}I-metaiodo-benzilguanidina (^{123}I-MIBG), a TC por emissão de pósitrons (PET) com [^{18}F]-fluorodopamina (FDA), [^{18}F] fluorodeoxiglicose (FDG) e [^{18}F] fluoro-di-hidroxifenilalanina (F-DOPA)[69] (ver Figura X-29).

O tratamento de escolha para o Feo/PGL é a remoção cirúrgica do tumor. Entretanto, o manejo pré-operatório é crucial para prevenir complicações intraoperatórias, como, por exemplo, crise hipertensiva. Para isso, o uso prévio de alfabloqueadores não só são úteis como drogas hipotensoras, mas também promovem vasodilatação e restauração volêmica, quando usados por mais de 2 semanas antes do procedimento. Vários estudos demonstram redução drástica das complicações perioperatórias de 45 a 69% para 3% com o uso do alfabloqueio. Já o betabloqueio pode ser instituído após o alfabloqueio, para compensar a taquicardia reflexa do antagonismo do receptor alfa-2. O betabloqueio nunca deve preceder o alfabloqueio[68,71].

No Brasil, o único alfabloqueador disponível atualmente no mercado é a doxazosina. Devido à baixa prevalência dos Feo/PGL na população pediátrica, os estudos são escassos em orientar a dose que deve ser usada. Em uma série com adultos e crianças (total de 50 pacientes), usou-se uma dose inicial de 1-2mg/dia, chegando a 16mg/dia, administradas uma ou duas vezes ao dia. Os autores não informaram se as doses mais altas foram usadas em pacientes pediátricos[72]. Além disso, como preparo adicional, os pacientes devem consumir dieta irrestrita em sódio (6 a 10g/dia) e ingerir líquidos abundantemente[71].

ESTADOS DE HIPERCORTISOLISMO

Síndrome de resistência generalizada aos glicocorticoides (síndrome de Chrousos)

A resistência GC generalizada primária, ou síndrome de Chrousos[73], é um distúrbio raro que afeta todos os tecidos que expressam o receptor GC humano. É caracterizada por insensibilidade generalizada ou parcial do tecido à ação dos GC, induzida por mutações no gene *NR3C1*[73] (ver Figura X-26).

Caracteristicamente, ocorre elevação do ACTH e do cortisol circulante, que mantém sua secreção respeitando o ciclo circadiano e a capacidade de resposta apropriada aos estressores.

A hipersecreção de ACTH resulta em hiperplasia adrenal e aumento da produção de esteroides adrenais com atividade MC, como o próprio cortisol, DOC e corticosterona, além dos andrógenos adrenais. Isto leva a um quadro de hipertensão secundária com hipocalemia e alcalose e manifestações de hiperandrogenismo, podendo resultar em genitália ambígua em recém-nascidos 46,XX, ou aparecimento precoce de pelos, puberdade precoce e outros sinais androgênicos em ambos os sexos[74]. A variabilidade destas formas clínicas depende principalmente do grau de resistência aos GC.

O diagnóstico de resistência generalizada aos GC é sugerido pelas elevadas concentrações séricas de cortisol, bem como o aumento da excreção urinária de cortisol livre em 24 horas (UFC) na ausência de manifestações clínicas do hipercortisolismo. A concentração plasmática de ACTH pode ser normal ou alta. O padrão circadiano de secreção do ACTH e do cortisol, e sua responsividade aos estressores, são preservados, embora em concentrações mais altas. Há resistência do eixo HHA à supressão pela dexametasona. A confirmação diagnóstica se dá pelo sequenciamento genético[73,74].

O objetivo do tratamento na resistência generalizada aos GC é suprimir a secreção excessiva de ACTH, suprimindo assim o aumento da produção de esteroides adrenais com atividade MC e androgênica. Para isso, é necessária a administração de doses altas de GC sintéticos, como a dexametasona (1 a 3mg/dia), que suprimem a secreção endógena de ACTH nos indivíduos afetados. O tratamento de longo prazo deve ser cuidadosamente acompanhado e a dose da dexametasona meticulosamente titulada de acordo com as manifestações clínicas e o perfil bioquímico dos indivíduos afetados[74].

Síndrome de Cushing pediátrica

A síndrome de Cushing (SC) pediátrica é uma condição rara, caracterizada pela exposição prolongada e a níveis elevados (suprafisiológicos) de GC, podendo ser de origem endógena ou exógena. Na primeira infância, é mais prevalente no sexo masculino, enquanto mais tarde há predominância entre as meninas. A principal causa de SC na infância é a exposição iatrogênica a GC sintéticos[75]. Menos comum, o hipercortisolismo de fonte endógena pode ser subdividido em causas ACTH-dependentes (adenoma hipofisário produtor de ACTH [Doença de Cushing] e secreção ectópica de ACTH) ou ACTH-independentes (adenoma ou carcinoma adrenal)[75-78] (ver Figura X-26).

A prevalência de hipertensão em pacientes adultos com SC endógena é de aproximadamente 80%, podendo chegar a 95% nos casos de secreção ectópica de ACTH. Já em crianças e adolescentes, esses índices chegam a 50%. A maioria dos pacientes com SC apresenta hipertensão leve a moderada, enquanto 17% pode apresentar uma forma grave. Na SC iatrogênica, 20% dos pacientes evoluem com hipertensão, podendo variar de acordo com a dose e o GC usado[79,80].

A hipertensão arterial na SC resulta da interação de vários mecanismos fisiopatológicos que regulam o volume plasmático, a resistência vascular periférica e o débito cardíaco. O cortisol tem a capacidade de se ligar não só ao receptor GC, mas também ao MC. Esse receptor, no entanto, é protegido da ativação pelo cortisol (cujas concentrações séricas são cerca de 1.000 vezes maiores do que os da aldosterona) pela enzima 11β-HSD2 (chamada de "guardiã da porteira"), cuja função é inativar o cortisol em cortisona. No entanto, em estados de hipercortisolismo, a capacidade da 11β-HSD2 de inativar o cortisol pode estar comprometida, permitindo que ele fique disponível para acessar o receptor MC e mimetizar as ações da aldosterona. Essa ativação resulta em aumento da reabsorção tubular renal de sódio e expansão do volume intravascular, levando à hipertensão arterial com hipocalemia e supressão da atividade plasmática de renina[80,81].

Além disso, o excesso de cortisol induz várias outras alterações que aumentam o débito cardíaco, a resistência periférica total e a resistência renovascular, levando à hipertensão crônica. A resistência à insulina e a apneia do sono parecem também contribuir para a hipertensão arterial sistêmica[80].

Com a remoção cirúrgica do tumor (tratamento de escolha) ou a interrupção gradual do uso de GC nesses pacientes, a hipertensão geralmente desaparece. Entretanto, sua total resolução não está significativamente correlacionada com a duração do hipercortisolismo. Nos casos onde o diagnóstico é atrasado, a cirurgia, apesar de benéfica, pode não ser curativa para a hipertensão.

Assim, estratégias terapêuticas específicas para a hipertensão da SC são necessárias para reduzir a morbimortalidade associada a essa doença[80]. Tanto nos casos de tratamento pré-operatório, como quando há persistência pós-operatória da hipertensão, é necessário o uso de terapia farmacológica para o controle da hipertensão. Em geral, mais do que um agente são necessários para normalizar as concentrações de PA. Os diuréticos (tanto tiazídicos quanto os de alça – furosemida) podem piorar a hipocalemia, devendo, portanto, ser evitados. Bloqueadores do receptor da angiotensina (BRA) e inibidores da ECA podem ser usados. Mas, atualmente, o tratamento de escolha é a espironolactona (antagonista do receptor MC) ou a eplerenona, um antagonista seletivo da aldosterona com efeito antiandrogênico, mas ainda não disponível no Brasil[80,82].

Além disso, vários medicamentos que inibem a esteroidogênese adrenal, como o cetoconazol e a metirapona, podem ser usados com controle relativamente efetivo da doença e melhora dos níveis pressóricos[82].

Síndrome de Cushing primária (adrenal)

Tumores do córtex adrenal (TCA) podem ocorrer em qualquer idade, mas uma distribuição bimodal tem sido observada: um primeiro pico ocorrendo antes dos 5 anos de idade, e um segundo, entre a 4ª e 5ª décadas de vida[83].

Enquanto na maioria dos países o carcinoma adrenal é uma doença bastante rara, com incidência anual nos Estados Unidos de cerca de 0,3 caso/milhão (25 novos casos/ano), no Brasil, e em especial na Região Sul e Sudeste (principalmente nos estados do Paraná e de São Paulo), essa incidência é 15 vezes maior, atingindo 4,2 novos casos/milhão anualmente[83,84].

Os TCA malignos que se desenvolvem em crianças podem ser esporádicos ou associados à síndrome de Li-Fraumeni. Pacientes com essa condição podem desenvolver vários tipos de tumores que usualmente incluem sarcomas de tecidos moles, osteossarcomas, carcinoma de mama, tumores cerebrais, leucemia/linfoma e adenomas e carcinomas adrenocorticais[84].

Mutações na linhagem germinativa, no gene que codifica o supressor de tumor p53 localizado no cromossomo 17p13.1 (*TP53*), são encontradas em 70% das famílias afetadas. Em 2001, foi identificada em pacientes atendidos no Paraná a mutação germinativa R337H no *TP53*, presente em 35 de 36 pacientes em acompanhamento em um dado serviço. Posteriormente, a mesma mutação foi descrita em 19 pacientes de São Paulo, sendo 5 adultos[84-87].

A razão para essa elevada frequência de carcinomas adrenais no Brasil ainda permanece sob investigação. Inicialmente se pensava improvável que fosse por um efeito fundador, dado o padrão de dois marcadores polimórficos intragênicos e dois flanqueadores. Contudo, Pinto et al.[88] demonstraram recentemente um haplotipo TP53 idêntico em 95% dos pacientes brasileiros aparentemente não aparentados com tumores adrenocorticais portadores da mutação R337H no *TP53*, sugerindo que tenha se originado de um único ancestral comum[88].

Critérios clínicos para identificar uma família com a síndrome clássica de Li-Fraumeni incluem: 1. um paciente com sarcoma, diagnosticado com *TP53* de até 45 anos de idade; 2. um parente de primeiro grau com um dos tumores associados, diagnosticado com menos de 45 anos; e, 3. um parente de primeiro ou segundo grau com qualquer câncer diagnosticado com menos de 45 anos ou com sarcoma diagnosticado em qualquer idade[87]. Carcinomas de adrenal nesses pacientes geralmente ocorrem durante a primeira década de vida[84].

As manifestações clínicas mais frequentes dos TCA estão relacionadas ao aumento da secreção de hormônios pelo córtex adrenal. Raramente esses tumores são não funcionantes. As formas de apresentação clínica mais comuns são: virilização, síndrome de Cushing e hipertensão MC. São sinais comuns: pubarca, hipertrofia do clitóris ou pênis, hirsutismo, acne, aumento da massa muscular, aumento da velocidade de crescimento, irritabilidade, ganho de peso, alteração do timbre da voz, hipertensão arterial e convulsões, entre outros[84].

Em grande série brasileira, foi visto que 51,2% dos pacientes tinham quadro de virilização isolada e em 42% a virilização estava associada com manifestações da síndrome de Cushing (síndrome mista). Em dois pacientes (1,6%) ocorreu síndrome de Cushing isolada e um paciente (0,8%) apresentou hiperaldosteronismo primário. Os tumores não funcionantes corresponderam a 4,8% dos casos. Hipertensão arterial, por ocasião do diagnóstico, foi observada em 56% dos pacientes e esteve presente em todas as formas clínicas do TCA. Em 9 pacientes, a hipertensão foi grave a ponto de causar encefalopatia hipertensiva com crise convulsiva.

A hipertensão arterial é atribuída, em parte, à produção tumoral elevada de GC (na maioria dos casos) e/ou de MC. Contudo, 13,6% dos pacientes com quadro clínico e laboratorial de virilização isolada também apresentaram hipertensão, cuja patogênese pode estar relacionada à compressão da artéria renal pelo tumor ou à secreção de um ou mais esteroides adrenais que não foram mensurados[83]. Concentrações de sulfato deidroepiandrosterona (SDHEA) podem estar normais ou pouco elevadas, mas sua elevação acentuada sugere tumor do córtex adrenal[84]. O prognóstico para crianças com TCA malignos permanece ruim. A taxa global de sobrevida em 5 anos é de 49 a 55%, com taxa de sobrevida livre de evento ou doença de 46 a 54%. O único tratamento curativo é a cirurgia, com remoção completa da lesão, podendo variar de uma adrenalectomia isolada apenas ou ser mais extenso, envolvendo nefrectomia, hepatectomia parcial, esplenectomia ou a remoção de um trombo intracaval, dependendo do estágio da doença[84,89]. Verificou-se que os pacientes que sofreram ressecção completa (microscópica) tiveram uma taxa de sobrevida global em 5 anos de 70%, em comparação com 7% nas crianças nas quais havia margens comprometidas[90].

Doença de Cushing (hipotálamo-hipofisária)

A doença de Cushing (DC) é a causa mais comum de SC endógena na infância (após os 5 anos de idade) e na adolescência[91]. Definida como hipercortisolismo secundário a adenoma hipofisário secretor de ACTH, a DC pediátrica responde por aproximadamente 75 a 80% de todos os casos de SC. A média de idade na apresentação é de 14,1 anos (141 casos extraídos da literatura), incluindo casos com 6 anos de idade[92]. Apesar dos avanços no diagnóstico e tratamento da DC, a condição ainda causa morbimortalidade significativa.

Diferentemente das causas adrenais de SC, nos casos ACTH-dependentes pode ocorrer hiperandrogenismo concomitante pela estimulação da camada reticulada da adrenal e subsequente produção de andrógenos. É comum a ocorrência de virilização com puberdade pseudoprecoce e elevação das concentrações séricas de androstenediona, testosterona e SDHEA[93]. O algoritmo diagnóstico é o mesmo utilizado para confirmação de hipercortisolismo em outras causas de SC, além de concentrações normais ou elevadas de ACTH.

A RM de sela túrcica deve ser realizada apenas após a confirmação da dependência ao ACTH[78]. Assim como na SC adrenal, as concentrações de cortisol podem ser tão elevadas que excedem a capacidade da enzima 11HSD2 de metabolizá-lo eficientemente, permitindo que ocupe e ative o receptor MC. Esse hiperestímulo é responsável pelo quadro de hipertensão arterial e hipocalemia. A aldosterona está geralmente reduzida, embora a APR não esteja necessariamente suprimida[81].

O tratamento é sempre cirúrgico com a exérese do adenoma hipofisário preferencialmente por via transesfenoidal. As taxas de curas atingem cerca de 75% em grandes centros[94,95]. Apesar da elevada eficácia e segurança, essa modalidade cirúrgica tem como complicação mais comum o pan-hipopituitarismo.

Em casos de recidiva ou cura incompleta após a cirurgia transesfenoidal, pode-se considerar o emprego de radioterapia (atingindo remissão de 80-100% dos casos), uso de medicações (como. por exemplo, inibidores da esteroidogênese adrenal) ou, em raros casos, a adrenalectomia bilateral[94,95].

PROLIFERAÇÃO DE VASOS MUSCULARES LISOS

Síndrome de hipertensão e braquidactilia (síndrome de Bilginturan)

Essa síndrome é uma doença mendeliana rara, caracterizada por HA de início precoce, independente de sal, associada à baixa estatura e à braquidactilia. Foi descrita em 1973 por Bilginturan et al.[96] em uma família turca com braquidactilia (falanges e metacarpos curtos) associada à HA sem causa explicável, uma vez que o sistema renina-angiotensina-aldosterona, a resposta ao sal e as concentrações de catecolaminas estão normais nesses indivíduos. A doença é transmitida por meio de herança autossômica dominante com alta penetrância[96].

Praticamente todos os pacientes apresentam anomalias vasculares ou neurovasculares, sugerindo que a hipertensão poderia ser causada por compressão da medula ventromedular, embora haja controvérsias quanto à real fisiopatologia. Quando não tratada, morte pode ocorrer antes dos 50 anos de idade, possivelmente por acidente vascular cerebral (AVC).

A bases genéticas foram mais bem esclarecidas por meio do sequenciamento genômico completo (NGS), com a descrição de mutações com ganho de função no gene *PDE3A*, localizado no braço curto do cromossomo 12[97]. Foi sugerido que mutações nesse gene levam à HA devido ao aumento da resistência vascular periférica[98]. O reconhecimento do fenótipo na infância/adolescência é essencial para o diagnóstico, uma vez que a associação de baixa estatura, braquidactilia e hipertensão sugerem a síndrome. Dessa forma, o tratamento precoce da HA pode prevenir lesão de órgãos-alvo e morte prematura[99].

HIPERTENSÃO DE CAUSA ENDÓCRINA NÃO ADRENAL

Distúrbios da tireoide

HA costuma ser observada tanto no hiper quanto no hipotireoidismo. Pacientes com hipertireoidismo geralmente apresentam também aumento do débito cardíaco e da contratilidade miocárdica no cenário de diminuição da resistência vascular periférica, resultando no achado de hipertensão e taquicardia. Além disso, a ativação do SRA também parece contribuir para a hipertensão.

O hipotireoidismo também pode estar associado à hipertensão; no entanto, seu mecanismo permanece ainda controverso. O tratamento da disfunção tireoidiana subjacente resulta na normalização da pressão arterial[100].

Distúrbios da paratireoide e hipercalcemia

O hiperparatireoidismo está frequentemente associado à HA, podendo ser observado mesmo em casos leves. O mecanismo exato da hipertensão no hiperparatireoidismo não é claro. Além disso, nem sempre há melhora definitiva da hipertensão nesses pacientes, mesmo quando o hiperparatireoidismo primário é tratado. Acredita-se que a hipercalcemia intracelular e a regulação anormal do cálcio estejam envolvidas na fisiopatogênese da hipertensão[101].

Síndrome metabólica e apneia do sono

Obesidade e apneia obstrutiva do sono (AOS) precisam sempre ser consideradas durante a avaliação do paciente pediátrico hipertenso. No Brasil, uma em cada 3 crianças apresenta sobrepeso. Comparado com crianças não obesas, as obesas têm aproximadamente 3 a 5 vezes mais riscos de apresentar hipertensão. Consequências adicionais da obesidade incluem intolerância à glicose, resistência à insulina, *diabetes mellitus* tipo 2, dislipidemia, esteatose hepática, colelitíase, AOS e problemas ortopédicos.

A AOS afeta 1% a 3% da população pré-escolar. Essa condição é diagnosticada por polissonografia e tem como característica a hipertensão diastólica, tanto no período do sono como na vigília. O grau da hipertensão parece correlacionar-se com a gravidade da doença e com o IMC. Embora o mecanismo da hipertensão nas crianças ainda seja desconhecido, ele provavelmente é semelhante ao descrito em adultos: ativação do sistema nervoso simpático devido a excitação, hipoxemia e possivelmente alterações no débito cardíaco causado pela pressão intratorácica[100,101].

Síndrome dos ovários policísticos (SOP) (para mais detalhes, ver capítulo específico na parte VIII)

Adolescentes com SOP são mais propensas a desenvolver hipertensão arterial; se isso é consequência dos maiores índices de obesidade nessa população ou não ainda é controverso. Outros fatores que contribuem para a hipertensão na SOP, independentemente dos níveis de IMC, são: hiperinsulinemia, hiperandrogenismo e aumento da atividade simpática. Adolescentes com SOP precisam ser regularmente monitorizadas em relação à pressão arterial[102].

HIPERTENSÃO IATROGÊNICA

Anamnese abrangente em crianças e adolescentes com hipertensão deve incluir detalhes dos medicamentos em uso. Muitas medicações empregadas em endocrinologia podem levar à HA[100]. Atenção especial deve ser dada ao uso de GC, para tratamento de crianças com doenças respiratórias, processos alérgicos etc.

O uso de GC pode ser indicado tanto para o tratamento de alguma doença endócrina, como, por exemplo, casos de hiperplasia adrenal congênita e insuficiência adrenal, quanto para condições não endócrinas, como doenças autoimunes, doenças pulmonares, protocolos de quimioterapia e uso de anticoncepcionais orais combinados[102].

REFERÊNCIAS

1. Conn JW. Primary aldosteronism. J Lab Clin Med. 1955;45(4):661-4.
2. Douma S, Petidis K, Doumas M, Papaefthimiou P, Triantafyllou A, Kartali N, et al. Prevalence of primary hyperaldosteronism in resistant hypertension: a retrospective observational study. Lancet. 2008;371(9628):1921-26.
3. Mulatero P, Monticone S, Bertello C, Viola A, Tizzani D, Iannaccone A, et al. Long-term cardio- and cerebrovascular events in patients with primary aldosteronism. J Clin Endocrinol Metab. 2013;98(12):4826-33.
4. Orndahl G, Hokfelt B, Ljunggren E, Hood B.Two cases of primary aldosteronism. Comments on differential diagnosis and difficulties in screening. Acta Med Scand. 1959;165:445-52.
5. Abdullah N, Khawaja K, Hale J, Barrett AM, Cheetham TD. Primary hyperaldosteronism with normokalaemia secondary to an adrenal adenoma (Conn's syndrome) in a 12 year-old boy. J Pediatr Endocrinol Metab. 2005;18(2):215-19.
6. Choi M, Scholl UI, Yue P, Bjorklund P, Zhao B, Nelson-Williams C, et al. K^+ channel mutations in adrenal aldosterone-producing adenomas and hereditary hypertension. Science. 2011;331(6018):768-72.
7. Boulkroun S, Fernandes-Rosa FL, Zennaro MC. Old and new genes in primary aldosteronism. Best Pract Res Clin Endocrinol Metab. 2020;34 (2):101375.
8. Tevosian SG, Fox SC, Ghayee HK. Molecular mechanisms of primary aldosteronism. Endocrinol Metab (Seoul). 2019;34(4):355-66.
9. Kater CE, Biglieri EG.The syndromes of low-renin hypertension: "separating the wheat from the chaff". Arq Bras Endocrinol Metabol. 2004;48(5):674-81.
10. Funder JW, Carey RM, Mantero F, Murad MH, Reincke M, Shibata H, et al.The management of primary aldosteronism: case detection, diagnosis, and treatment: An Endocrine Society Clinical Practice Guideline. J Clin Endocrinol Metab. 2016;101(5):1889-916.
11. Vilela LAP, Almeida MQ. Diagnosis and management of primary aldosteronism. Arch Endocrinol Metab. 2017;61(3):305-12.
12. Kater CE, Biglieri EG, Brust N, Chang B, Hirai J, Irony I. Stimulation and suppression of the mineralocorticoid hormones in normal subjects and adrenocortical disorders. Endocr Rev. 1989;10(2):149-64.
13. Fontes RG, Kater CE, Biglieri EG, Irony I. Reassessment of the predictive value of the postural stimulation test in primary aldosteronism. Am J Hypertens. 1991;4(9):786-91.
14. Irony I, Kater CE, Biglieri EG, Shackleton CHL. Correctable subsets of primary aldosteronism. Primary adrenal hyperplasia and renin responsive adenoma. Am J Hypertens. 1990;3(7):576-82.
15. Sutherland DJ, Ruse JL, Laidlaw JC. Hypertension, increased aldosterone secretion and low plasma renin activity relieved by dexamethasone. Can Med Assoc J. 1966;95(22):1109-19.
16. Ulick S, Chan CK, Gill Jr JR, Gutkin M, Letcher L, Mantero F, et al. Defective fasciculata zone function as the mechanism of glucocorticoid-remediable aldosteronism. J Clin Endocrinol Metab. 1990;71(5):1151-57.
17. Lifton RP, Dluhy RG, Powers M, Rich GM, Cook S, Ulick S, et al. A chimaeric 11 beta-hydroxylase/aldosterone synthase gene causes glucocorticoid-remediable aldosteronism and human hypertension. Nature. 1992;355(6357):262-65.
18. Bhavani N. Pediatric endocrine hypertension. Indian J Endocrinol Metab. 2011;15(Suppl 4):S361-66.
19. Stowasser M, Gordon RD. Familial hyperaldosteronism. J Steroid Biochem Mol Biol. 2001;78(3):215-29.
20. Scholl UI, Stolting G, Schewe J, Thiel A, Tan H, Nelson-Williams C, et al. CLCN2 chloride channel mutations in familial hyperaldosteronism type II. Nat Genet. 2018;50(3):349-54.

21. Fernandes-Rosa FL, Daniil G, Orozco IJ, Goppner C, El Zein R, Jain V, et al. A gain-of-function mutation in the CLCN2 chloride channel gene causes primary aldosteronism. Nat Genet. 2018;50(3): 355-61.
22. Depienne C, Bugiani M, Dupuits C, Galanaud D, Touitou V, Postma N, et al. Brain white matter oedema due to ClC-2 chloride channel deficiency: an observational analytical study. Lancet Neurol. 2013; 12(7):659-68.
23. Scholl UI, Nelson-Williams C, Yue P, Grekin R, Wyatt RJ, Dillon MJ, et al. Hypertension with or without adrenal hyperplasia due to different inherited mutations in the potassium channel KCNJ5. Proc Natl Acad Sci USA. 2012;109(7):2533-38.
24. Monticone S, Hattangady NG, Penton D, Isales CM, Edwards MA, Williams TA, et al. A novel Y152C KCNJ5 mutation responsible for familial hyperaldosteronism type III. J Clin Endocrinol Metab. 2013; 98(11):E1861-65.
25. Adachi M, Muroya K, Asakura Y, Sugiyama K, Homma K, Hasegawa T. Discordant genotype-phenotype correlation in familial hyperaldosteronism type III with KCNJ5 gene mutation: a patient report and review of the literature. Horm Res Paediatr. 2014;82(2): 138-42.
26. Scholl UI, Stolting G, Nelson-Williams C, Vichot AA, Choi M, Loring E, et al. Recurrent gain of function mutation in calcium channel CACNA1H causes early-onset hypertension with primary aldosteronism. Elife. 2015;4:e06315.
27. Daniil G, Fernandes-Rosa FL, Chemin J, Blesneac I, Beltrand J, Polak M, et al. CACNA1H mutations are associated with different forms of primary aldosteronism. EBio Medicine. 2016;13:225-36.
28. Scholl UI, Goh G, Stolting G, Oliveira RC, Choi M, Overton JD, et al. Somatic and germline CACNA1D calcium channel mutations in aldosterone-producing adenomas and primary aldosteronism. Nat Genet. 2013;45(9):1050-54.
29. Biglieri EG, Herron MA, Brust N. 17-hydroxylationdeficiency in man. J Clin Invest. 1966;45(12):1946-54.
30. Matteson KJ, Picado-Leonard J, Chung BC, Mohandas TK, Miller WL. Assignment of the gene for adrenal P450c17 (steroid 17 alpha-hydroxylase/17,20 lyase) to human chromosome 10. J Clin Endocrinol Metab. 1986;63(3):789-91.
31. Kater CE, Biglieri EG. Zona fasciculata origin of 18-hydroxycorticosterone in the chronically suppressed zona glomerulosa. J Clin Endocrinol Metab. 1982;55(4):628-33.
32. Kater CE, Biglieri EG. Disorders of steroid 17 alpha-hydroxylase deficiency. Endocrinol Metab Clin North Am. 1994;23(2):341-57.
33. Costa-Santos M, Kater CE, Auchus RJ, Brazilian CAH Multicenter Study Group.Two prevalent CYP17 mutations and genotype-phenotype correlations in 24 Brazilian patients with 17-hydroxylase deficiency. J Clin Endocrinol Metab. 2004;89(1):49-60.
34. Costa-Santos MC, Kater CE. Estudo de freqüência de hiperplasia adrenal congênita em centros de referência médica do Brasil. Arq Bras Endocrinol Metab. 1996;42:385-92.
35. Martin RM, Lin CJ, Costa EMF, Oliveira ML, Carrilho A, Villar H, et al. P450c17 deficiency in Brazilian patients: biochemical diagnosis through progesterone levels confirmed by CYP17 genotyping.J Clin Endocrinol Metab. 2003;88(12):5739-46.
36. Fontenele R, Costa-Santos M, Kater CE. 17alpha-hydroxylase deficiency is an underdiagnosed disease: high frequency of misdiagnosis in a large cohort of Brazilian patients. Endocr Pract. 2018; 24(2):170-8.
37. Coeli-Lacchini FB, Mermejo LM, Bodoni AF, Elias LLK, Silva WA Jr, Antonini SR, et al. Clinical, molecular, functional, and structural characterization of CYP17A1 mutations in Brazilian patients with 17-hydroxylase deficiency. Horm Metab Res. 2020;52(3):186-93.
38. Auchus RJ. Steroid 17-hydroxylase and 17,20-lyase deficiencies, genetic and pharmacologic. J Steroid Biochem Mol Biol. 2017; 165(Pt A):71-8.
39. Kater CE, Biglieri EG. Distinctive plasma aldosterone, 18-hydroxycorticosterone, and 18-hydroxydeoxycorticosterone profile in the 21-, 17 alpha-, and 11 beta-hydroxylase deficiency types of congenital adrenal hyperplasia. Am J Med. 1983;75(1):43-8.
40. Geller DH, Auchus RJ, Mendonça BB, Miller WL. The genetic and functional basis of isolated 17,20-lyase deficiency. Nat Genet. 1997;17(2):201-05.
41. Bongiovanni AM, Eberlein WR. Plasma and urinary corticosteroids in the hypertensive form of congenital adrenal hyperplasia. J Biol Chem. 1956;223(1):85-94.
42. Zachmann M, Tassinari D, Prader A. Clinical and biochemical variability of congenital adrenal hyperplasia due to 11 beta-hydroxylase deficiency. A study of 25 patients. J Clin Endocrinol Metab. 1983;56(2):222-9.
43. Khémiri M, Ridane H, Bou YO, Matoussi N, Khaldi F. [11 beta hydroxylase deficiency: a clinical study of seven cases]. Tunis Med. 2006;84(2):106-13.
44. Bulsari K, Falhammar H. Clinical perspectives in congenital adrenal hyperplasia due to 11beta-hydroxylase deficiency. Endocrine. 2017;55(1):19-36.
45. Mimouni M, Kaufman H, Roitman A, Morag C, Sadan N. Hypertension in a neonate with 11 beta-hydroxylase deficiency. Eur J Pediatr. 1985;143(3):231-33.
46. Tonetto-Fernandes V, Lemos-Marini SHV, Kuperman H, Ribeiro-Neto LM, Verreschi ITN, Kater CE. Serum 21-deoxycortisol, 17-hydroxyprogesterone, and 11-deoxycortisol in classic congenital adrenal hyperplasia: clinical and hormonal correlations and identification of patients with 11beta-hydroxylase deficiency among a large group with alleged 21-hydroxylase deficiency. J Clin Endocrinol Metab. 2006;91(6):2179-84.
47. New MI, Levine LS, Biglieri EG, Pareira J, Ulick S. Evidence for an unidentified steroid in a child with apparent mineralocorticoid hypertension. J Clin Endocrinol Metab. 1977;44(5):924-33.
48. New MI, Geller DS, Fallo F, Wilson RC. Monogenic low renin hypertension. Trends Endocrinol Metab. 2005;16(3):92-7.
49. Quinkler M, Stewart PM. Hypertension and the cortisol-cortisone shuttle. J Clin Endocrinol Metab. 2003;88(6):2384-92.
50. Quinkler M, Bappal B, Draper N, Atterbury AJ, Lavery GG, Walker EA, et al. Molecular basis for the apparent mineralocorticoid excess syndrome in the Oman population. Mol Cell Endocrinol. 2004;217(1-2):143-9.
51. Palermo M, Quinkler M, Stewart PM. Apparent mineralocorticoid excess syndrome: an overview. Arq Bras Endocrinol Metabol. 2004; 48(5):687-96.
52. Ceccato F, Mantero F. Monogenic forms of hypertension. Endocrinol Metab Clin North Am. 2019;48(4):795-810.
53. Monder C, Shackleton CH, Bradlow HL, New MI, Stoner E, Iohan F, et al. The syndrome of apparent mineralocorticoid excess: its association with 11 beta-dehydrogenase and 5 beta-reductase deficiency and some consequences for corticosteroid metabolism. J Clin Endocrinol Metab. 1986;63(3):550-7.
54. Funder JW. Apparent mineralocorticoid excess. J Steroid Biochem Mol Biol. 2017;165(Pt A):151-3.
55. Geller DS, Farhi A, Pinkerton N, Fradley M, Moritz M, Spitzer A, et al. Activating mineralocorticoid receptor mutation in hy-

pertension exacerbated by pregnancy. Science. 2000;289(5476): 119-23.
56. Mariniello B, Ronconi V, Sardu C, Pagliericcio A, Galletti F, Strazzullo P, et al. Analysis of the 11beta-hydroxysteroid dehydrogenase type 2 gene (HSD11B2) in human essential hypertension. Am J Hypertens. 2005;18(8):1091-8.
57. Liddle GW, Bledsoe T, Coppage WS. A familial renal disorder stimulating primary aldosteronism but with negligible aldosterone secretion. Trans Am Assoc Physicians. 1963;76:199-213.
58. Tetti M, Monticone S, Burrello J, Matarazzo P, Veglio F, Pasini B, et al. Liddle syndrome: review of the literature and description of a new case. Int J Mol Sci. 2018;19(3):12.
59. Enslow BT, Stockand JD, Berman JM. Liddle's syndrome mechanisms, diagnosis and management. Integr Blood Press Control. 2019;12:13-22.
60. Athimulam S, Lazik N, Bancos I. Low-renin hypertension. Endocrinol Metab Clin North Am. 2019;48(4):701-15.
61. Findling JW, Raff H, Hansson JH, Lifton RP. Liddle's syndrome: prospective genetic screening and suppressed aldosterone secretion in an extended kindred. J Clin Endocrinol Metab. 1997;82(4): 1071-4.
62. Cui Y, Tong A, Jiang J, Wang F, Li C. Liddle syndrome: clinical and genetic profiles. J Clin Hypertens (Greenwich). 2017;19(5):524-9.
63. Mabillard H, Sayer JA. The molecular genetics of Gordon syndrome. Genes (Basel). 2019;10(12):986.
64. Gordon RD. Syndrome of hypertension and hyperkalemia with normal glomerular filtration rate. Hypertension. 1986;8(2):93-102.
65. Achard JM, Disse-Nicodeme S, Fiquet-Kempf B, Jeunemaitre X. Phenotypicand genetic heterogeneity of familial hyperkalaemic hypertension (Gordon syndrome). Clin Exp Pharmacol Physiol. 2001;28(12):1048-52.
66. Mayan H, Vered I, Mouallem M, Tzadok-Witkon M, Pauzner R, Farfel Z. Pseudo-hypoaldosteronism type II: marked sensitivity to thiazides, hypercalciuria, normomagnesemia, and low bone mineral density. J Clin Endocrinol Metab. 2002;87(7):3248-54.
67. Brooks AM, Owens M, Sayer JA, Salzmann M, Ellard S, Vaidya B. Pseudohypoaldosteronism type 2 presenting with hypertension and hyperkalaemia due to a novel mutation in the WNK4 gene. QJM. 2012;105(8):791-94.
68. Bholah R, Bunchman TE. Review of pediatric pheochromocytoma and paraganglioma. Front Pediatr. 2017;5:155.
69. Pereira MAA, Ferraz de Souza B, Freire DS, Lucon AM. [Pheochromocytoma]. Arq Bras Endocrinol Metabol. 2004;48(5): 751-75.
70. Ludwig AD, Feig DI, Brandt ML, Hicks MJ, Fitch ME, Cass DL. Recent advances in the diagnosis and treatment of pheochromocytoma in children. Am J Surg. 2007;194(6):792-6.
71. Lenders JWM, Duh Q-Y, Eisenhofer G, Gimenez-Roqueplo A-P, Grebe SKG, Murad MH, et al. Pheochromocytoma and paraganglioma: An endocrine society clinical practice guideline. J Clin Endocrinol Metab. 2014;99(6):1915-42.
72. Beltsevich DG, Kuznetsov NS, Kazaryan AM, Lysenko MA. Pheochromocytoma surgery: epidemiologic peculiarities in children. World J Surg. 2004;28(6):592-96.
73. Nicolaides NC, Charmandari E. Chrousos syndrome: from molecular pathogenesis to therapeutic management. Eur J Clin Invest. 2015;45(5):504-14.
74. Charmandari E, Kino T, Ichijo T, Chrousos GP. Generalized glucocorticoid resistance: clinical aspects, molecular mechanisms, and implications of a rare genetic disorder. J Clin Endocrinol Metab. 2008;93(5):1563-72.
75. Güemes M, Murray PG, Brain CE, Spoudeas HA, Peters CJ, Hindmarsh PC, et al. Management of Cushing syndrome in children and adolescents: experience of a single tertiary centre. Eur J Pediatr. 2016;175(7):967-76.
76. Batista DL, Riar J, Keil M, Stratakis CA. Diagnostic tests for children who are referred for the investigation of Cushing syndrome. Pediatrics. 2007;120(3):e575-86.
77. Magiakou MA, Mastorakos G, Oldfield EH, Gomez MT, Doppman JL, Cutler Jr GB, et al. Cushing's syndrome in children and adolescents. Presentation, diagnosis, and therapy. N Engl J Med. 1994;331(10):629-36.
78. Nieman LK, Biller BMK, Findling JW, Newell-Price J, Savage MO, Stewart PM, et al. The diagnosis of Cushing's syndrome: an Endocrine Society Clinical Practice Guideline. J Clin Endocrinol Metab. 2008;93(5):1526-40.
79. Magiakou MA, Smyrnaki P, Chrousos GP. Hypertension in Cushing's syndrome. Best Pract Res Clin Endocrinol Metab. 2006;20(3): 467-82.
80. Cicala MV, Mantero F. Hypertension in Cushing's syndrome: From pathogenesis to treatment. Neuroendocrinology. 2010;92 Suppl 1:44-9.
81. Frey FJ, Odermatt A, Frey BM. Glucocorticoid-mediated mineralocorticoid receptor activation and hypertension. Curr Opin Nephrol Hypertens. 2004;13(4):451-8.
82. Morris D, Grossman A. The medical management of Cushing's syndrome. Ann NY Acad Sci. 2002;970:119-33.
83. Pereira RM, Michalkiewicz E, Sandrini F, Figueiredo BC, Pianovski M, França SN, et al. [Childhood adrenocortical tumors]. Arq Bras Endocrinol Metabol. 2004;48(5):651-58.
84. Sutter JA, Grimberg A. Adrenocortical tumors and hyperplasias in childhood--etiology, genetics, clinical presentation and therapy. Pediatr Endocrinol Rev. 2006;4(1):32-9.
85. Ribeiro RC, Sandrini F, Figueiredo B, Zambetti GP, Michalkiewicz E, Lafferty AR, et al. An inherited p53 mutation that contributes in a tissue-specific manner to pediatric adrenal corticalcarcinoma. Proc Natl Acad Sci USA. 2001;98(16):9330-5.
86. Latronico AC, Pinto EM, Domenice S, Fragoso MC, Martin RM, Zerbini MC, et al. An inherited mutation outside the highly conserved DNA-binding domain of the p53 tumor suppressor protein in children and adults with sporadic adrenocortical tumors. J Clin Endocrinol Metab. 2001;86(10):4970-3.
87. Li FP, Fraumeni JF Jr, Mulvihill JJ, Blattner WA, Dreyfus MG, Tucker MA, et al. A cancer family syndrome in twenty-four kindreds. Cancer Res. 1988;48(18):5358-62.
88. Pinto EM, Billerbeck AEC, Villares MCBF, Domenice S, Mendonça BB, Latronico AC. Founder effect for the highly prevalent R337H mutation of tumor suppressor p53 in Brazilian patients with adrenocortical tumors. Arq Bras Endocrinol Metabol. 2004; 48(5):647-50.
89. Michalkiewicz E, Sandrini R, Figueiredo B, Miranda ECM, Caran E, Oliveira-Filho AG, et al. Clinical and outcome characteristics of children with adrenocortical tumors: a report from the International Pediatric Adrenocortical Tumor Registry. J Clin Oncol. 2004; 22(5):838-45.
90. Teinturier C, Pauchard MS, Brugières L, Landais P, Chaussain JL, Bougnères PF. Clinical and prognostic aspects of adrenocortical neoplasms in childhood. Med Pediatr Oncol. 1999;32(2):106-11.
91. Magiakou MA, Chrousos GP. Cushing's syndrome in children and adolescents: current diagnostic and therapeutic strategies. J Endocrinol Invest. 2002;25(2):181-94.

92. Greening JE, Brain CE, Perry LA, Mushtaq I, Sales Marques J, Grossman AB, et al. Efficient short-term control of hypercortisolaemia by low-dose etomidate in severe paediatric Cushing's disease. Horm Res. 2005;64(3):140-3.
93. Savage MO, Storr HL. Pediatric Cushing's disease: management issues. Indian J Endocrinol Metab, 2012;16(Suppl 2):S171-5.
94. Chan LF, Storr HL, Grossman AB, Savage MO. Pediatric Cushing's syndrome: clinical features, diagnosis, and treatment. Arq Bras Endocrinol Metabol. 2007;51(8):1261-71.
95. Pivonello R, De Leo M, Cozzolino A, Colao A. The treatment of Cushing's disease. Endocr Rev. 2015;36(4):385-486.
96. Bilginturan N, Zileli S, Karacadag S, Pirnar T. Hereditary brachydactyly associated with hypertension. J Med Genet. 1973;10(3):253-9.
97. Maass PG, Aydin A, Luft FC, Schachterle C, Weise A, Stricker S, et al. PDE3A mutations cause autosomal dominant hypertension with brachydactyly. Nat Genet. 2015;47(6):647-53.
98. Renkema KY, Westermann JM, Nievelstein RAJ, Lo-A-Njoe SM, van der Zwaag B,Manshande ME, et al. PDE3A gene screening improves diagnostics for patients with Bilginturan syndrome (hypertension and brachydactyly syndrome). Hypertens Res. 2018;41(11):981-8.
99. Pereda A, Garin I, Garcia-Barcina M, Gener B, Beristain E, Ibañez AM, et al. Brachydactyly E: isolated or as a feature of a syndrome. Orphanet J Rare Dis. 2013;8:141.
100. Lind L, Hvarfner A, Palmér M, Grimelius L, Akerström, Ljunghall S, et al. Hypertension in primary hyperparathyroidism in relation to histopathology. Eur J Surg. 1991;157(8):457-9.
101. Feld LG, Corey H.Hypertension in childhood. Pediatr Rev. 2007; 28(8):283-98.
102. Bentley-Lewis R, Seely E, Dunaif A.Ovarian hypertension: polycystic ovary syndrome. Endocrinol Metab Clin North Am. 2011; 40(2):433-49.

Tumores do Córtex Suprarrenal

Sonir Roberto Rauber Antonini
Mônica Freire Stecchini

INTRODUÇÃO

Tumores adrenocorticais (TAC) são massas primárias do córtex suprarrenal que raramente acometem a população pediátrica. A incidência desses tumores varia de acordo com a localização geográfica. Entretanto, principalmente nas Regiões Sul e Sudeste do Brasil, é excepcionalmente mais elevada do que em qualquer outra parte do mundo[1].

Na faixa etária pediátrica, a maioria dos casos de TAC ocorre antes dos 5 anos de idade (Figura X-30)[1-3]. Raramente há casos de TAC considerados congênitos, com o diagnóstico feito no período neonatal[1,2]. De maneira geral, o sexo feminino é o mais afetado[1-5].

O termo "tumor" é aqui utilizado e recomendado, uma vez que a distinção entre adenomas e carcinomas é um desafio e não tem associação precisa com o desfecho dos pacientes pediátricos[6].

FISIOLOGIA

O desenvolvimento do córtex adrenal inicia-se durante o período embrionário e continua até a idade adulta. Derivado do mesoderma, o córtex representa a maior porção das glândulas adrenais e é responsável pela síntese de hormônios esteroides – andrógenos, glicocorticoides e mineralocorticoides[7,8].

O córtex adrenal é composto por zonas funcionalmente distintas tanto no período pré-natal (zona fetal, zona de transição e zona definitiva) quanto no período pós-natal (zona reticular, zona fasciculada e zona glomerulosa). As características morfológicas e as enzimas esteroidogênicas de cada zona definem sua função e, consequentemente, o tipo de hormônio sintetizado. Devido às semelhanças, as zonas pré-natais são consideradas análogas às zonas pós-natais[7,8].

Durante o período pré-natal, a zona fetal, mais interna, corresponde à maior parte das glândulas adrenais e é respon-

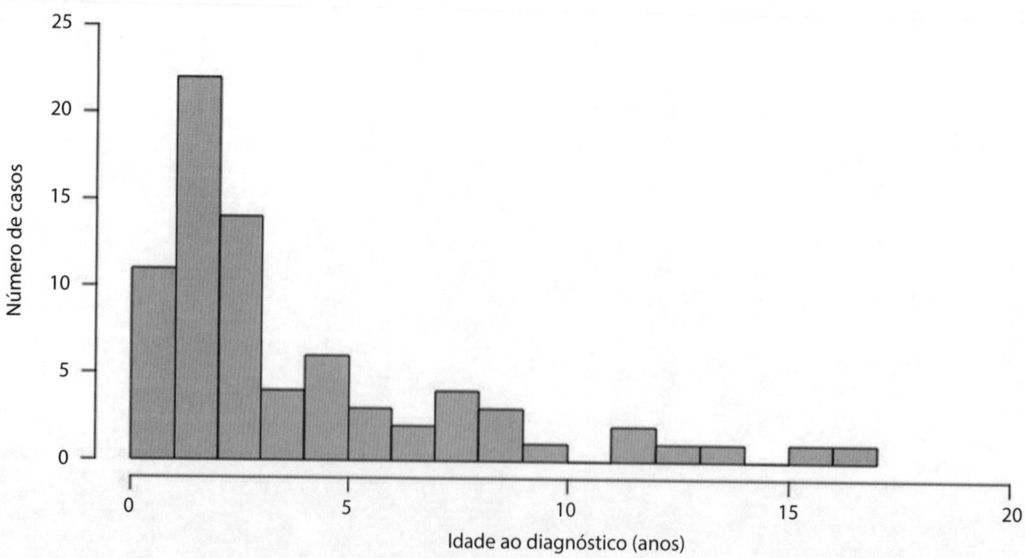

Figura X-30. Distribuição dos casos de tumores adrenocorticais, de acordo com a idade ao diagnóstico, nos pacientes pediátricos do Hospital das Clínicas da Faculdade de Medicina de Ribeirão Preto da Universidade de São Paulo, entre 1975 e 2019 (Fonte: autores).

sável pela síntese de grandes quantidades de deidroepiandrosterona (DHEA) e de sua forma sulfatada (DHEAS). A zona de transição, intermediária, e a zona definitiva, mais externa, abaixo da cápsula, adquirem a capacidade de sintetizar cortisol e aldosterona, respectivamente[7,8].

Durante o período pós-natal, a zona fetal sofre involução, por meio de apoptose. Esse processo tem uma fase rápida – nas primeiras duas semanas de vida – e uma fase mais lenta, que, geralmente, se completa em 3-12 meses. Concomitantemente, a zona de transição e a zona definitiva sofrem modificações para dar origem à zona fasciculada e à zona glomerulosa, respectivamente, as quais se tornam maduras aos 2-3 anos. A partir dessa idade, focos esparsos de células da zona reticular podem ser identificados, porém o desenvolvimento dessa zona é mais tardio – aos 6-8 anos nas meninas e aos 7-9 anos nos meninos, durante a *adrenarca* – e pode não estar completo até 10-20 anos de idade[7,8].

No córtex adrenal adulto, a zona reticular – mais interna e correspondente a 10% do córtex – sintetiza andrógenos, sob controle do eixo hipotálamo-hipófise-adrenal (HHA). Sua regulação completa, no entanto, ainda é pouco compreendida. A zona fasciculada – intermediária e correspondente a 75% do córtex – sintetiza glicocorticoides, sob controle do eixo HHA. A zona glomerulosa – mais externa e correspondente a 15% do córtex – sintetiza mineralocorticoides, sob controle principal do sistema renina-angiotensina-aldosterona[7,8].

FISIOPATOLOGIA

Na população pediátrica, os TAC resultam de anormalidades moleculares complexas, ainda parcialmente conhecidas. As alterações moleculares identificadas nesses tumores frequentemente envolvem genes e vias de sinalização que regulam o desenvolvimento normal e a homeostase do córtex adrenal[6,9].

Nessa faixa etária, muitos casos de TAC são associados a alguma condição que predispõe a tumores, como a síndrome de Li-Fraumeni e a de Beckwith-Wiedemann, entre outras. No entanto, TAC também podem ocorrer de modo esporádico[10].

TP53

O gene *TP53* (*Tumor Protein P53*), localizado no braço curto do cromossomo 17 (17p13.1), codifica a proteína P53 – um fator de transcrição essencial para a preservação da integridade genômica. Normalmente, quando ocorre dano ao DNA, essa proteína desencadeia uma resposta baseada na regulação da transcrição de genes envolvidos em processos de reparo de DNA, metabolismo celular, ciclo celular, senescência e apoptose. O prejuízo da função dessa proteína pode, portanto, predispor à formação de tumores[11,12].

A maioria dos TAC na faixa etária pediátrica está associada a alterações germinativas ou somáticas no gene *TP53*[10]. Esses tumores podem ser a primeira ou até mesmo a única manifestação de uma condição de predisposição a câncer[11,12].

Síndrome de Li-Fraumeni

Portadores de alterações no gene *TP53* apresentam risco elevado de desenvolvimento precoce de amplo espectro de tumores. Entre eles, destacam-se os sarcomas de partes moles, os osteossarcomas, os do sistema nervoso central (SNC), os de mama e as leucemias, além dos TAC. No entanto, o acometimento de pulmão, pele, trato gastrointestinal, rim e tireoide, entre outros sítios, também é possível[11].

A grande heterogeneidade quanto aos tipos de tumor, à idade de aparecimento e à história familiar entre portadores de alterações no gene *TP53* se deve a fatores diversos. Em primeiro lugar, a penetrância das alterações nesse gene depende do tipo de defeito e do seu efeito na proteína P53. Adicionalmente, fatores genéticos modificadores e, possivelmente, ambientais têm influência complementar. Por fim, alterações *de novo* no gene *TP53* podem estar presentes em até 20% dos casos[12].

Nesse contexto, a síndrome de Li-Fraumeni, descrita em 1969, é uma condição de predisposição a câncer, de herança autossômica dominante, associada a alterações germinativas no gene *TP53*[13]. Os critérios clássicos, definidos em 1988, para o diagnóstico dessa condição incluem: indivíduo com diagnóstico de sarcoma antes dos 45 anos de idade, que tenha pelo menos um parente de primeiro grau com diagnóstico de qualquer tipo de câncer antes dos 45 anos e um outro parente de primeiro ou segundo grau com diagnóstico de qualquer tipo de câncer antes dos 45 anos ou de sarcoma em qualquer idade[14].

A identificação de alterações germinativas no gene *TP53* em indivíduos que não preenchem a definição clássica da síndrome levou ao uso do termo "síndrome Li-Fraumeni-*like*" e à criação dos "critérios de Chompret" – os quais descrevem situações clínicas com alta probabilidade de associação a alterações nesse gene[15,16]. O diagnóstico de TAC, independente da história familial e da idade, é um desses critérios[16]. Assim, definição mais abrangente de uma "síndrome de predisposição a câncer associada a alterações hereditárias no gene *TP53*" foi recentemente sugerida para ampliar o conceito da síndrome de Li-Fraumeni[12].

TP53 p.R337H

A incidência elevada de TAC na população pediátrica das Regiões Sul e Sudeste do Brasil é atribuída à herança da variante germinativa *TP53* p.R337H[17]. Essa variante tem prevalência estimada de aproximadamente 0,2-0,3% da população[18-20] e pode ser identificada em 75-97% dos pacientes pediátricos com TAC nessas regiões[17,21,22].

A variante *TP53* p.R337H tem um efeito fundador: seus portadores compartilham o mesmo haplótipo e, até o momento, não foram identificadas variantes *de novo*[23-25]. Considera-se que essa variante tenha sido introduzida no Brasil durante o período de colonização do País, a partir de um ancestral comum, de origem europeia. A localização geográfica em que a variante é prevalente remete à rota dos tropeiros – comerciantes portugueses – nos séculos XVIII e XIX[24,25].

Essa variante é do tipo *missense*, caracterizada pela substituição de um único nucleotídeo (CGC → CAC) na posição 1010, com consequente troca de um aminoácido (arginina → histidina) no códon 337 (Figura X-31)[17]. Ao contrário das "variantes clássicas" da síndrome de Li-Fraumeni, que ocorrem nos éxons 5-8 e afetam o domínio de ligação da P53 ao DNA, a variante *TP53* p.R337H ocorre no éxon 10 e compromete um domínio de dimerização da P53. A variante é herdada de um dos pais, em heterozigose[17,21,22]. No tumor, ocorre a perda do alelo normal, ou seja, a perda da heterozigose (LOH) – evento considerado precoce durante a formação tumoral[9,17,21].

Inicialmente, essa variante foi associada a casos aparentemente esporádicos de TAC na faixa etária pediátrica[17,21]. Posteriormente, no entanto, foi associada ao risco de desenvolvimento de outros tipos de tumores durante a vida. Apesar de que esses tumores pertencem ao espectro da síndrome de Li-Fraumeni, há diferenças no tipo, na frequência e na idade de aparecimento. Nos portadores da variante *TP53* p.R337H, os TAC – especialmente na faixa etária pediátrica – são mais frequentes, enquanto os demais tumores são mais raros e tendem a aparecer mais tardiamente[24,26-28]. Nesse contexto, essa variante é considerada de baixa penetrância[12].

Para os TAC na população pediátrica, a penetrância dessa variante é de aproximadamente 3-4%[18,19]. Apesar de contribuir para o desenvolvimento do tumor, a presença dessa variante não tem associação com o prognóstico dos pacientes com TAC nessa faixa etária[21,22,29].

IGF2

O gene *IGF2* (*Insulin-like Growth Factor 2*), localizado no braço curto do cromossomo 11 (11p15.5) – uma região de *imprinting* –, é expresso pelo alelo de origem paterna e codifica o fator de crescimento IGF2. Essa proteína é altamente expressa no córtex adrenal no período pré-natal e considerada o principal regulador do crescimento da zona fetal. No período pós-natal, sua expressão se reduz significativamente – coincidente com a regressão da zona fetal[7].

Em TAC de pacientes pediátricos, a expressão gênica aumentada de *IGF2* é uma característica comum[9,30]. A LOH do cromossomo 11, com a conservação do alelo paterno e a perda do alelo materno – uma das anormalidades que predispõe à expressão gênica aumentada de *IGF2* – foi considerada evento precoce e característico da formação de TAC nessa faixa etária[9]. Adicionalmente, a expressão gênica aumentada do *IGF1R* – gene que codifica o receptor de IGF2 – também já foi documentada e associada ao risco de recorrência ou metástase[30,31].

A expressão gênica aumentada de *IGF2* foi identificada em TAC de pacientes sem condições de predisposição a câncer conhecidas, com alterações no gene *TP53* ou com a síndrome de Beckwith-Wiedemann[9,30].

Síndrome de Beckwith-Wiedemann

A síndrome de Beckwith-Wiedemann é uma condição rara, associada a alterações genéticas e epigenéticas no cromossomo 11, com consequente alteração do *imprinting* de genes que regulam o crescimento pré e pós-natal, como o *IGF2*. Em 10-15% dos casos, essa condição é hereditária[32].

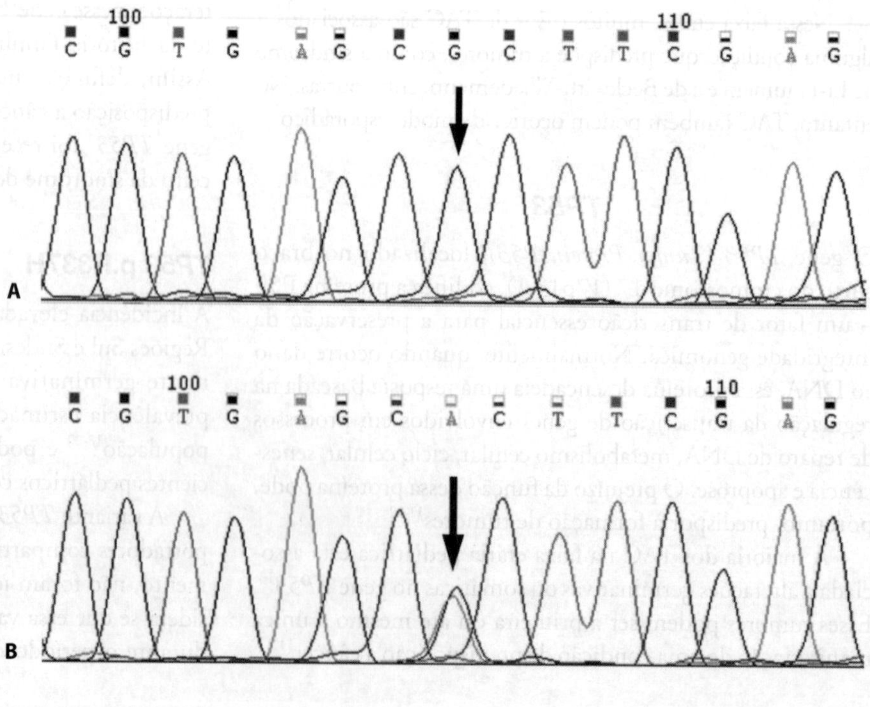

Figura X-31. Representação de parte do sequenciamento direto do éxon 10 do gene *TP53*, com uma sequência normal **(A)** e uma sequência alterada **(B)** – correspondente à variante germinativa *TP53* p.R337H em heterozigose – códon 337 = CGC → CAC (Fonte: autores).

Essa síndrome tem espectro clínico amplo, desde hemi-hiperplasia isolada à apresentação clássica. As manifestações cardinais incluem: macroglossia, onfalocele, hemi-hiperplasia, tumor de Wilms bilateral, hiperinsulinismo e achados patológicos específicos, como citomegalia adrenal ou displasia mesenquimal placentária. As manifestações sugestivas incluem: macrossomia fetal, nevos faciais simples, polidrâmnio ou placentomegalia, alterações auriculares (pregas ou vincos), hipoglicemia transitória, tumores embrionários, nefromegalia ou hepatomegalia, e hérnia umbilical ou diástese de reto. O diagnóstico clínico (≥ 4 características) pode ser feito a partir de um escore de características cardinais (2 pontos cada) e sugestivas (1 ponto cada), enquanto o diagnóstico molecular é indicado nos casos menos típicos (≤ 2 características). Como se trata de uma condição de *imprinting* e mosaicismo tecidual, o diagnóstico molecular pode ser um desafio[32].

O risco de desenvolvimento de câncer associado a essa síndrome depende do defeito genético específico. No entanto, de maneira geral, é significativo nos primeiros dois anos de vida e acomete aproximadamente 8% dos pacientes. Os tipos mais comuns de tumores são: tumor de Wilms, hepatoblastoma, neuroblastoma, rabdomiossarcoma e TAC. O risco de câncer diminui com o tempo; não há evidência de risco aumentado na idade adulta[10,32].

CTNNB1

O gene *CTNNB1 (Catenin Beta 1)*, localizado no braço curto do cromossomo 3 (3p22.1), codifica a β-catenina – uma proteína que integra a via de sinalização canônica WNT. Quando essa via está ativada, a β-catenina é translocada para o núcleo das células, onde atua como coativadora de genes-alvo. A ativação dessa via tem papel importante no desenvolvimento das glândulas adrenais. A β-catenina atua na manutenção das células progenitoras e na regulação da proliferação de células adrenocorticais[7].

Em TAC de pacientes pediátricos, variantes somáticas ativadoras no gene *CTNNB1* já foram documentadas, bem como evidências de desregulação (ativação constitutiva) da via WNT/β-catenina, com o acúmulo de β-catenina. Essas alterações foram encontradas em TAC de pacientes com ou sem alterações no gene *TP53*[9,33]. Dados iniciais sugerem que a presença de variante somática no gene *CTNNB1* seja um fator desfavorável no desfecho clínico de pacientes com TAC[33].

ATRX

O gene *ATRX* (*Alpha Thalassemia/Mental Retardation Syndrome X-Lnked*), localizado no braço longo do cromossomo X (Xq21.1), codifica a proteína ATRX. Essa proteína atua como fator de remodelamento da cromatina, especialmente em regiões de sequências altamente repetitivas do genoma, como os telômeros[9].

Em TAC de pacientes pediátricos, alterações somáticas no gene *ATRX* foram documentadas em casos com alterações germinativas ou somáticas no gene *TP53*[9,34]. Nesses tumores, um mecanismo de manutenção do comprimento de telômeros foi observado – o qual sugere a perda da função da proteína ATRX. A presença de alterações concomitantes nos genes *TP53* e *ATRX* foi associada a pior prognóstico dos pacientes afetados[9].

NR5A1

O gene *NR5A1 (Nuclear Receptor Subfamily 5 Group A Member 1)*, localizado no braço longo do cromossomo 9 (9q33.3), codifica o SF1 (*steroidogenic fator 1*) – um fator de transcrição que regula inúmeros genes envolvidos na diferenciação sexual. O SF1 é essencial para o desenvolvimento adrenocortical e para a esteroidogênese, bem como para a proliferação de células progenitoras. A ativação do gene *NR5A1* é um dos alvos da β-catenina[7].

Em TAC de pacientes pediátricos, o aumento do número de cópias do gene *NR5A1* e o da expressão de SF1 foram documentados[35,36].

NR0B1

O gene *NR0B1 (Nuclear Receptor Subfamily 0 Group B Member 1)*, localizado no braço curto do cromossomo X (Xp21.2), codifica o NR0B1, também chamado de DAX1 – um fator de transcrição essencial para o desenvolvimento e as funções adrenocortical e gonadal. DAX1 inibe a ativação – mediada pelo SF1 – de genes envolvidos na esteroidogênese[7].

Em TAC de pacientes pediátricos, expressão forte de DAX1 foi detectada na maioria dos tumores avaliados, com correlação positiva entre DAX1 e SF1[37].

VIA *SONIC HEDGEHOG*

A via de sinalização *sonic hedgehog* é importante para o desenvolvimento e manutenção do córtex adrenal. Componentes dessa via são expressos tanto no período pré-natal quanto no pós-natal, principalmente na região subcapsular das glândulas adrenais[7].

Em TAC de pacientes pediátricos, até o momento, a desregulação dessa via foi demonstrada em um único estudo[38].

OUTRAS SÍNDROMES DE PREDISPOSIÇÃO A CÂNCER

A **síndrome de Lynch** é caracterizada por risco aumentado de câncer, como colorretal e endometrial, além de outros tumores, como TAC. É uma condição rara, de herança autossômica dominante, associada a variantes germinativas em genes que codificam proteínas de reparo de DNA (*DNA-mismatch repair* – MMR) – *PMS2, MSH2, MSH6* e *MLH1*. Os TAC podem ser a primeira manifestação dessa síndrome[10,28].

A **neoplasia endócrina múltipla tipo 1** é caracterizada por predisposição a um amplo espectro de tumores endócrinos e não endócrinos. É uma condição rara, de herança autossômica dominante, associada a variantes germinativas inativadoras no gene supressor de tumor *MEN1*. Os principais tumores endócrinos acometem as paratireoides, o pâncreas e a adeno-hipófise, mas TAC podem ocorrer também[10,39].

MANIFESTAÇÕES CLÍNICAS

Os TAC podem ser funcionantes – secretores de andrógenos, glicocorticoides, mineralocorticoides e/ou estrógenos – ou não funcionantes. Na população pediátrica, a maioria dos TAC apresenta-se com sinais de excesso hormonal (Figura X-32). Eventualmente, esses tumores se manifestam por meio de dor e/ou massa abdominal palpável e, raramente, são identificados como incidentaloma. Sinais inespecíficos, como febre e perda ponderal não são típicos de TAC[1-6].

A presença de sinais de excesso hormonal pode contribuir para um diagnóstico mais precoce, bem como para a monitorização clínica e laboratorial de recidiva e/ou metástases após o tratamento inicial[3].

Hiperandrogenismo

A síndrome virilizante – decorrente do excesso de andrógenos – é a apresentação clínica mais comum na população pediátrica (Figura X-32A)[1-6].

Os pacientes afetados podem desenvolver pelos pubianos, odor e pelos axilares, aumento do clitóris ou do pênis, hipertrofia muscular, engrossamento da voz, aumento da oleosidade da pele, acne e alterações comportamentais, como irritabilidade e agressividade. Adicionalmente, podem apresentar aceleração da velocidade de crescimento, com alta estatura ou estatura acima do canal de crescimento prévio, bem como avanço da idade óssea. Quando ocorrem em meninas < 8 anos e meninos < 9 anos, essas alterações caracterizam um quadro de puberdade precoce independente de gonadotrofinas[1,3,40].

Hipercortisolismo

A síndrome de Cushing – decorrente do excesso de glicocorticoides – apresenta-se mais frequentemente em associação à síndrome virilizante (Figura X-32B); isoladamente, é rara na população pediátrica[1,2,6].

Na presença do excesso isolado de glicocorticoides, ganho excessivo de peso e redução ou parada de crescimento podem ser os únicos sinais em crianças de pouca idade. Outros sinais típicos, como obesidade central, pletora facial, estrias violáceas > 1cm, equimoses espontâneas e fraqueza muscular proximal, podem ser observados em crianças maiores e adolescentes. Adicionalmente, pode haver hipertensão arterial sistêmica (HAS) e atraso da idade óssea[41].

Na presença do excesso de andrógenos e de glicocorticoides, no entanto, os efeitos do hiperandrogenismo podem predominar sobre aqueles do hipercortisolismo. Em muitos casos de pacientes com quadro clínico de síndrome virilizante isolada, apenas a avaliação laboratorial revela a presença de hipercortisolismo[40].

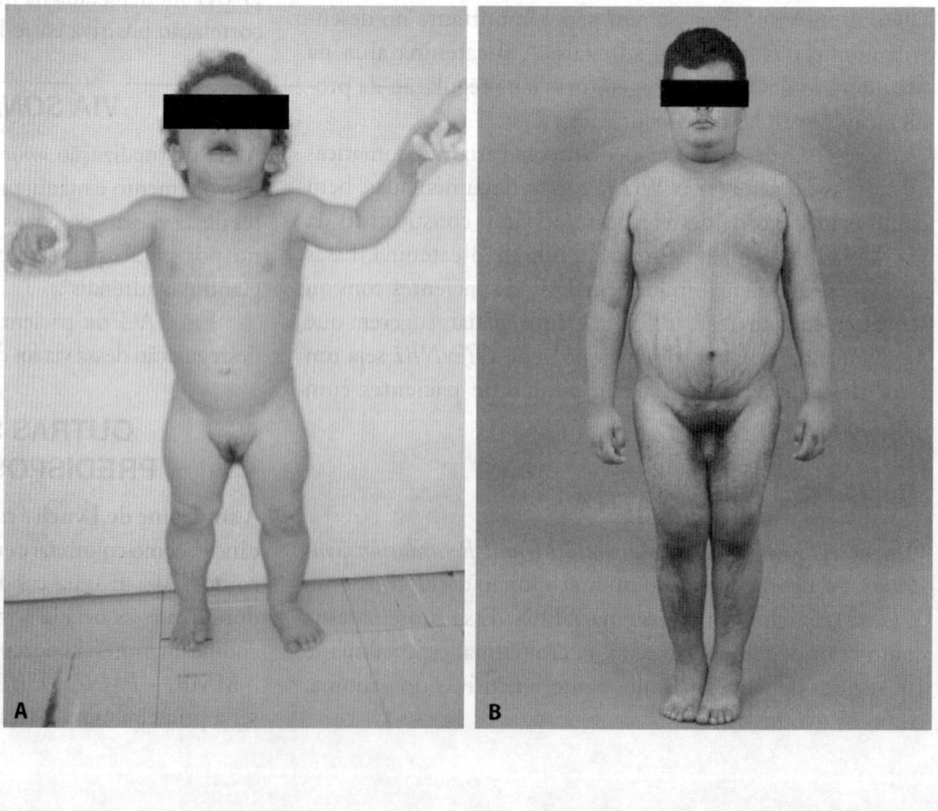

Figura X-32. Síndromes clínicas mais comuns em pacientes pediátricos com tumores adrenocorticais. **A**) Síndrome virilizante em menina de 1 ano e 5 meses. **B**) Síndrome virilizante associada à síndrome de Cushing em menino de 6 anos e 10 meses. É interessante ressaltar que, na avaliação laboratorial, ambos os tumores eram mistos (secretores de andrógenos e cortisol). Fonte: Acervo dos autores.

Hiperaldosteronismo

A síndrome de Cohn – decorrente do excesso de mineralocorticoides – é muito rara na população pediátrica, isoladamente ou associada a outras síndromes. Os pacientes afetados podem apresentar, além de HAS, hipocalemia[1,2,6].

É importante notar que HAS pode ser detectada em pacientes com todos os tipos de TAC. Na ausência de hipercortisolismo – causa mais comum – ou de hiperaldosteronismo, a HAS pode ser causada pela compressão da artéria renal pelo tumor. Em qualquer uma dessas situações, a HAS pode ser grave e causar urgências ou emergências hipertensivas[1-3,6].

Hiperestrogenismo

Manifestações clínicas por excesso de estrógenos também são raras na população pediátrica. Os pacientes afetados podem apresentar ginecomastia (no sexo masculino) ou telarca precoce (no sexo feminino), bem como aceleração da velocidade de crescimento e avanço da idade óssea[1-3,6].

DIAGNÓSTICO

O diagnóstico de TAC é baseado nas características clínicas, laboratoriais e de imagem. A confirmação histopatológica é realizada após a ressecção do tumor[4].

Suspeita clínica

A anamnese detalhada e o exame físico completo são essenciais para a elaboração da suspeita clínica inicial.

A anamnese deve incluir a caracterização dos sinais e sintomas, com sua duração, bem como a história pessoal e familiar de câncer. A confecção de um heredograma – com pelo menos três gerações – a partir dos dados coletados pode auxiliar a identificação de síndromes familiais de predisposição a câncer[3,10].

O exame físico deve incluir os dados antropométricos (peso, estatura e índice de massa corporal), o estadiamento puberal e a medida da pressão arterial. Essa avaliação deve buscar sinais de excesso hormonal, bem como de síndromes genéticas[3,10].

Exames laboratoriais

Diante da suspeita clínica de TAC, a avaliação da secreção autônoma e excessiva de hormônios adrenocorticais é essencial (Quadro X-14). A presença de mais de um tipo de excesso hormonal define os tumores mistos (Figura X-33)[6].

Investigação de hiperandrogenismo

O hiperandrogenismo deve ser investigado em todos os pacientes por meio da dosagem plasmática basal de sulfato de deidroepiandrosterona (DHEAS), androstenediona, testosterona e 17-hidroxiprogesterona (17-OHP)[6]. Concentrações basais elevadas de todos esses esteroides, especialmente do DHEAS, são típicas dos TAC secretores de andrógenos[1].

Quadro X-14. Exames laboratoriais para investigação de tumor adrenocortical em pacientes pediátricos.

Exame laboratorial	Indicação
Investigação de hiperandrogenismo DHEAS Androstenediona Testosterona 17-OHP	Todos os pacientes
Investigação de hipercortisolismo Cortisol plasmático às 9h Teste de supressão com 1mg (20µg/kg) de dexametasona às 23h Cortisol salivar às 23h Três dosagens consecutivas Cortisol livre urinário Duas ou três dosagens de 24h ACTH plasmático às 9h Duas dosagens com intervalo de 15 minutos	Todos os pacientes
Investigação de hiperaldosteronismo Aldosterona plasmática Renina plasmática	HAS ou hipocalemia
Investigação de hiperestrogenismo Estradiol	Telarca/ ginecomastia

DHEAS = sulfato de deidroepiandrosterona; 17-OHP = 17-hidroxiprogesterona; ACTH = hormônio adrenocorticotrófico; HAS = hipertensão arterial sistêmica.

Investigação de hipercortisolismo

O hipercortisolismo também deve ser investigado em todos os pacientes[6]. Na população pediátrica, a dosagem de cortisol plasmático às 9 horas, após a administração de dexametasona (20µg/kg ou 1mg – máximo) às 23 horas da noite anterior, e a dosagem de cortisol salivar noturno (às 23 horas) em três amostras consecutivas permitem a documentação do hipercortisolismo de maneira mais prática do que a dosagem do cortisol livre urinário de 24 horas em duas a três amostras[41].

Após a documentação do hipercortisolismo, a dosagem do hormônio adrenocorticotrófico (ACTH) em duas amostras com intervalo de 15 minutos está indicada para confirmar que a secreção de cortisol é independente de ACTH[41].

A avaliação da secreção autônoma de cortisol pelo tumor, independente da presença de sinais e sintomas relacionados, permite a seleção dos pacientes com necessidade de reposição de glicocorticoides no período intra e pós-operatório. Esse cuidado tem o objetivo de evitar crise de insuficiência adrenal, devido à inibição crônica da adrenal contralateral pelos TAC secretores de cortisol[6].

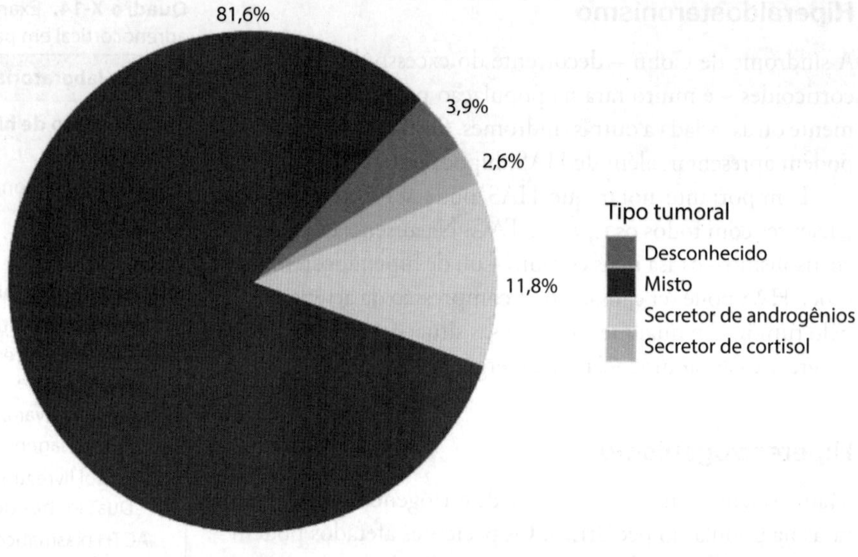

Figura X-33. Classificação, de acordo com os exames laboratoriais, dos tumores adrenocorticais dos pacientes pediátricos do Hospital de Clínicas da Faculdade de Medicina de Ribeirão Preto da Universidade de São Paulo, entre 1975 e 2019 (Fonte: autores). Nota: Os pacientes com tumores de tipo desconhecido foram operados antes da suspeita de tumor adrenocortical e, consequentemente, da avaliação laboratorial adequada.

Investigação de hiperaldosteronismo

O hiperaldosteronismo deve ser investigado nos casos de HAS e/ou hipocalemia, por meio da dosagem plasmática de aldosterona e de renina. Concentrações elevadas de aldosterona e reduzidas de renina, com consequente elevação de razão aldosterona/renina, sugerem secreção tumoral de aldosterona[6].

Investigação de hiperestrogenismo

O hiperestrogenismo deve ser investigado nos pacientes com telarca ou ginecomastia, por meio da dosagem de estradiol. Nesse caso, são encontradas concentrações muito elevadas de estradiol, usualmente superiores a 100pg/ml[6].

Exames de imagem

Após a suspeita clínica e o diagnóstico laboratorial de TAC, os exames de imagem permitem a identificação da lesão primária, a busca por possíveis lesões secundárias e o planejamento cirúrgico[4,6]. Na população pediátrica, esses exames não permitem a diferenciação acurada entre adenomas e carcinomas, a menos que haja evidência de invasão local ou metástase[42]. Os principais sítios de metástase de TAC são os linfonodos regionais, o fígado, os pulmões, os ossos e o SNC[2,4,43,44].

A ultrassonografia, por ser um exame mais disponível, não invasivo, que não requer sedação, eventualmente é utilizada na avaliação inicial, para a identificação do tumor[3]. No entanto, devido à possibilidade de não identificar lesões pequenas e de não permitir caracterização adequada do tumor para a programação cirúrgica, seu uso não deve ser recomendado de rotina[6,42].

Na faixa etária pediátrica, a ressonância magnética (RM) de abdome é o exame de escolha para identificar o tumor, definir suas características, bem como avaliar a presença de invasão local ou metástases (Figura X-34). Apesar de a tomografia computadorizada (TC) de abdome ter eficácia semelhante, o uso da RM evita exposição à radiação ionizante e permite melhor avaliação de invasão vascular ou trombose[6,42]. Após a identificação da lesão primária, TC de tórax e cintilografia óssea são indicadas para buscar metástases. A RM do SNC é indicada se houver suspeita clínica de metástase para esse local[6].

Adicionalmente, no caso dos tumores secretores de andrógenos, glicocorticoides e/ou estrógenos, a radiografia simples de mão e punho esquerdos é indicada para a avaliação da idade óssea[6].

Avaliação histopatológica

A realização de biópsia para o diagnóstico de TAC é contraindicada, devido à possibilidade de disseminação de células neoplásicas durante o procedimento[4,44]. A avaliação histopatológica, portanto, é possível somente após a ressecção cirúrgica do tumor[1].

Na população pediátrica, a distinção entre adenomas e carcinomas por meio de critérios histopatológicos é um desafio. Pacientes com tumores que apresentam características sugestivas de malignidade frequentemente têm evolução clínica favorável. Apenas a presença de invasão local e/ou metástase define um tumor como carcinoma indubitavelmente[45].

Nessa faixa etária, o uso dos critérios de Wieneke[45], propostos em 2003, tem sido validado e recomendado atualmente[46-48]. Os nove critérios incluem quatro características macroscópicas, relacionadas à dimensão e extensão do tumor, e cinco características microscópicas (Quadro X-15). A partir deles, os TAC são classificados em três grupos: clinicamente benignos ($\leq$ 2 critérios), com potencial indeterminado de malignidade (3 critérios) ou clinicamente malignos ($\geq$ 4 critérios)[45].

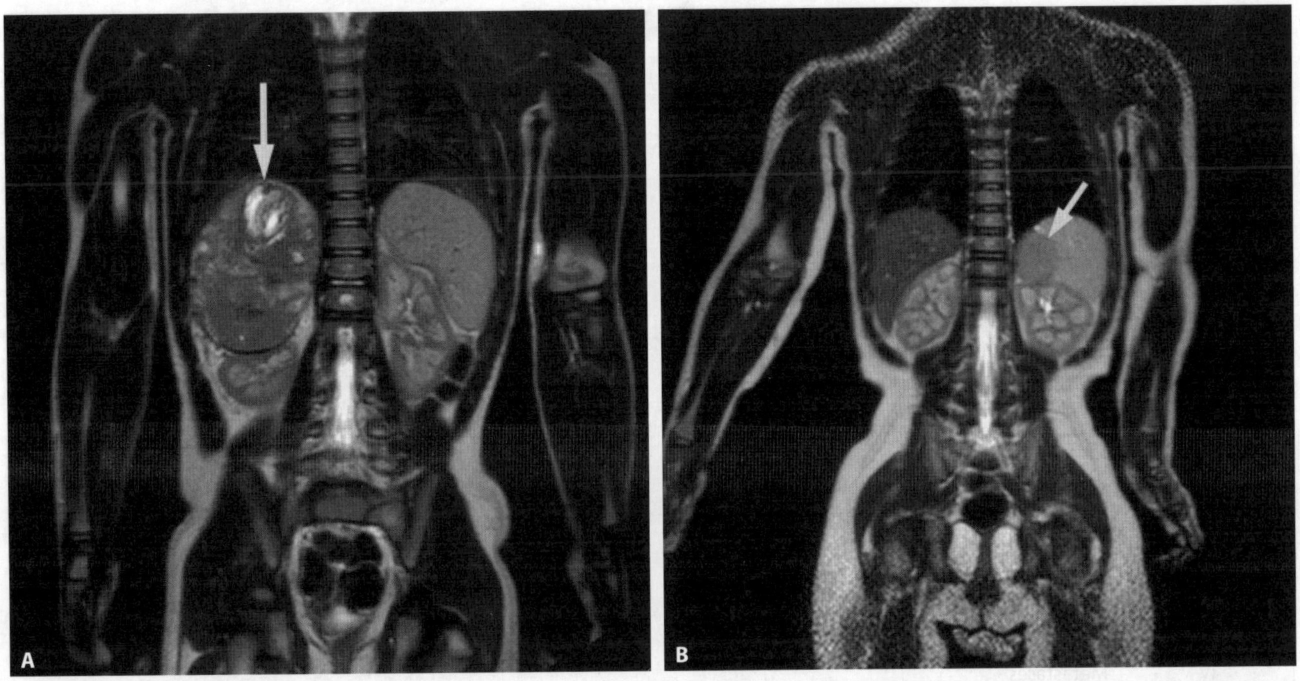

Figura X-34. Imagens de ressonância magnética de abdome de tumores adrenocorticais em duas pacientes do sexo feminino. **A)** Presença de grande massa tumoral heterogênea, porém com bordas aparentemente bem delimitadas na adrenal direita. **B)** Presença de pequena massa tumoral homogênea e com bordas bem delimitadas na adrenal esquerda.

Quadro X-15. Critérios de Wieneke para a classificação histopatológica de tumores adrenocorticais em pacientes pediátricos[45].

Critérios de Wieneke	Pontuação
Características macroscópicas	
Peso tumoral > 400g	1
Tamanho tumoral > 10,5cm	1
Extensão para tecidos moles e/ou órgãos adjacentes	1
Invasão da veia cava	1
Características microscópicas	
Invasão vascular	1
Invasão capsular	1
Necrose tumoral	1
> 15 mitoses por 20 campos de grande aumento (400×)	1
Figuras de mitose atípica	1

Recentemente, a avaliação imuno-histoquímica do Ki-67 – um índice de proliferação celular – tem sido utilizada para complementar o estudo histopatológico[34,44,48]. Em TAC de pacientes pediátricos, os poucos estudos realizados até o momento revelam boa correlação entre o escore de Wieneke e o valor do Ki-67[46], e sugerem que valores de Ki-67 < 15% são associados a desfechos mais favoráveis[5,34,48]. No entanto, nessa faixa etária, esse índice ainda precisa ser validado.

É importante ressaltar que nenhuma característica histopatológica isolada pode ser utilizada independentemente para prever o comportamento dos TAC na população pediátrica e que nenhum número determinado de características garante, com acurácia, o desfecho esperado em todos os casos[5,6,45]. Diante dessas limitações, a classificação histopatológica não é utilizada para definir o tratamento dos pacientes pediátricos[5].

Estadiamento tumoral

Assim como a avaliação histopatológica, o estadiamento tumoral dos TAC na população pediátrica é possível somente após a ressecção cirúrgica, a menos que os exames de imagem pré-operatórios indiquem a presença de invasão local ou de metástases[44].

A classificação proposta pelo *International Pediatric Adrenocortical Tumor Registry* (IPACTR) é recomendada atualmente para essa faixa etária[49]. Os TAC são classificados de I a IV, com base no peso e no volume tumoral, na avaliação hormonal pós-operatória, na integridade do tumor durante a cirurgia, nas margens tumorais e na presença de metástases (Quadro X-16)[49]. Os estadiamentos I e II caracterizam doença localizada, e os estadiamentos III e IV, doença avançada[2].

O estadiamento tumoral tem boa associação com o prognóstico dos pacientes pediátricos – especialmente para os estágios I e IV – e é utilizado para definir o tratamento nessa população[49].

Quadro X-16. Estadiamento de tumores adrenocorticais em pacientes pediátricos, segundo o *International Pediatric Adrenocortical Tumor Registry* (IPACTR)[49].

Estadiamento tumoral	Características
I	Tumor < 100g ou < 200cm³ Ressecção cirúrgica completa Normalização das concentrações hormonais após a cirurgia
II	Tumor ≥ 100g ou ≥ 200cm³ Ressecção cirúrgica completa Normalização das concentrações hormonais após a cirurgia
III	Invasão local Doença residual macro ou microscópica Ruptura tumoral espontânea, durante biópsia ou durante cirurgia I ou II sem normalização das concentrações hormonais após a cirurgia Envolvimento dos linfonodos retroperitoneais
IV	Metástases

Avaliação genética

A pesquisa de variantes germinativas no gene *TP53*, por sequenciamento direto, é recomendada para todos os pacientes com TAC[2,10,12]. Na população brasileira das Regiões Sul e Sudeste, a pesquisa da variante germinativa *TP53* p.R337H no éxon 10 é realizada inicialmente; se essa variante não estiver presente, o restante do gene deve então ser sequenciado. O exame pode ser oferecido para os pais e demais familiares dos pacientes com resultado positivo.

A pesquisa por outras alterações genéticas deve ser guiada por características clínicas específicas, sugestivas de alguma outra condição de predisposição a câncer[10].

TRATAMENTO

O tratamento dos TAC em pacientes pediátricos é definido conforme o estadiamento tumoral. Atualmente, o protocolo ARAR0332 (*Treatment of Adrenocortical Tumors with Surgery plus Lymph Node Dissection and Multiagent Chemotherapy*), do *Children's Oncology Group*, é recomendado (Quadro X-17)[49].

Cirurgia

A cirurgia é a base do tratamento dos TAC[1,4,6]. A ressecção completa do tumor (com toda a adrenal acometida) – além das outras estruturas acometidas e/ou metástases, se presentes – é a terapia mais eficaz, com maior chance de cura. Essa conduta se aplica também aos casos de recidiva local e/ou metástases durante o seguimento[4,6,44].

A laparotomia (via aberta) é a abordagem cirúrgica recomendada para todos os casos de TAC na população pediátrica, independentemente do tamanho do tumor[4,6]. Além da impossibilidade de distinguir adenomas de carcinomas pelos exames de imagem pré-operatórios, os TAC nessa faixa etária são friáveis e apresentam risco de ruptura durante a cirurgia[1,2,4,44]. A disseminação de células neoplásicas nessa situação está associada a pior prognóstico[2,4]. Assim, apesar de que a laparoscopia apresenta vantagens, como tempo cirúrgico menor, menos tempo de internação e resultados estéticos melhores, essa abordagem deve ser evitada nessa faixa etária[4,6].

Quadro X-17. Tratamento para tumores adrenocorticais em pacientes pediátricos de acordo com o estadiamento tumoral, segundo o protocolo ARAR0332[49].

Estadiamento tumoral	Tratamento
I	Cirurgia
II	Cirurgia + dissecção dos linfonodos retroperitoneais
III	Cirurgia + dissecção dos linfonodos retroperitoneais Mitotano + cisplatina/etoposídio/doxorrubicina
IV	Cirurgia + dissecção dos linfonodos retroperitoneais Mitotano + cisplatina/etoposídio/doxorrubicina

A reposição de glicocorticoides deve ser instituída para os pacientes com tumores secretores de cortisol durante o procedimento cirúrgico e no período pós-operatório[6,50]. Durante a internação, utiliza-se hidrocortisona por via intravenosa, em doses de estresse (ataque de 100mg/m²/dose e manutenção de 50mg/m²/dose), com redução progressiva (6/6h, 8/8h, 12/12h até uma vez ao dia) mediante a condição clínica do paciente. Após a retomada da via oral, utiliza-se um glicocorticoide em doses fisiológicas até que haja recuperação do eixo HHA. No Hospital de Clínicas da Faculdade de Medicina de Ribeirão Preto da Universidade de São Paulo (HCFMRP-USP), avalia-se mensalmente o cortisol plasmático e suspende-se a reposição na presença de duas dosagens, obtidas em ocasiões diferentes, de cortisol basal ≥ 5µg/dl.

Quimioterapia

Há poucas opções para a terapia farmacológica dos pacientes com doença avançada. O uso de mitotano, associado ou não a agentes quimioterápicos citotóxicos, está indicado nesses casos[2,3,43,49].

A terapia farmacológica é recomendada, na maioria dos casos, após a cirurgia (terapia adjuvante)[6]. Excepcionalmente, em casos de tumores inoperáveis ou de doença metastática disseminada, pode ser utilizada antes (terapia neoadjuvante), na tentativa de possibilitar a ressecção cirúrgica[6,43,44].

Os regimes de tratamento são baseados na experiência em pacientes adultos[50] e apresentam eficácia limitada na população pediátrica[1,3,51]. Até o momento, não há terapia-alvo disponível[6].

Mitotano

O mitotano (orto para'-diclorodifenildicloroetano ou op'-DDD), derivado sintético do inseticida diclorodifeniltricloroetano (DDT), é o pilar da terapia farmacológica para pacientes com doença avançada[6]. Esse agente adrenotóxico tem atividade anti-hormonal e antitumoral, por interferir na esteroidogênese e por estimular vias de apoptose nas glândulas adrenais[52].

A concentração plasmática de mitotano recomendada para possibilitar seu efeito antitumoral e evitar toxicidade excessiva é de 14 a 20mg/l. Não há consenso sobre a dose necessária para atingir esse alvo, porém a dose de 4g/m^2/dia pode ser utilizada como referência. Inicialmente, a monitorização laboratorial pode ser mensal, porém, quando as concentrações de mitotano atingem 10mg/l, a monitorização deve ser realizada a cada duas semanas. A absorção desse agente é muito variável e alguns pacientes podem demorar até seis meses para atingir concentrações plasmáticas terapêuticas[51].

Os efeitos adversos mais comuns do mitotano envolvem o trato gastrointestinal e o SNC[1,43,51]. O dano à mucosa do trato gastrointestinal após sua administração por via oral pode causar náuseas, vômitos, dor abdominal e diarreia. A capacidade de atravessar a barreira hematoencefálica promove seu acúmulo no SNC e pode causar disfunção neurológica, como alteração na fala e na marcha, sonolência, letargia ou vertigem. A toxicidade é habitualmente revertida com redução da dose ou descontinuação temporária do mitotano[51].

A inibição da esteroidogênese pelo mitotano pode proporcionar bom controle das manifestações clínicas decorrentes do excesso hormonal. No entanto, as dosagens hormonais deixam de ser indicadores de progressão da doença, a qual poderá ser detectada apenas pelos exames de imagem[1,6,51].

Além do efeito sobre a esteroidogênese adrenal, o mitotano provoca aumento da globulina de ligação ao cortisol, bem como aumento da depuração hepática dos corticosteroides[51]. Consequentemente, o tratamento da insuficiência adrenal induzida por esse agente requer reposição, especialmente de glicocorticoides, em doses bem mais elevadas do que as habituais. A monitorização dos pacientes deve ser cuidadosa, bem como a orientação para ajuste da dose de glicocorticoides em situações de estresse[6].

Outros cuidados durante o uso do mitotano incluem a monitorização da função tireoidiana e a observação da puberdade. Hipotireoidismo já foi descrito, bem como a presença de telarca nas meninas ou ginecomastia nos meninos, devido ao uso desse agente[1,51].

Não há consenso sobre o momento ideal para iniciar ou interromper o tratamento com mitotano[50,51]. É plausível recomendar seu início o mais precocemente possível: assim que indicado, se for utilizado como terapia neoadjuvante, ou logo após a cirurgia, se for utilizado como terapia adjuvante. Seu uso por um período de seis meses a dois anos, no mínimo, pode ser recomendado, com base no tempo prolongado necessário para atingir concentrações terapêuticas e no período de maior risco de recorrência e/ou metástase[43,44,51]. A concentração de mitotano acima de 14mg/l e o uso desse agente por mais de seis meses foram associados à melhor sobrevida de pacientes pediátricos[43].

Quimioterapia citotóxica

A combinação de cisplatina, etoposídio e doxorrubicina pode ser utilizada em associação ao mitotano para o tratamento de TAC nos pacientes pediátricos com doença avançada, ao diagnóstico ou durante o seguimento[49]. No entanto, esse esquema quimioterápico apresenta eficácia limitada nessa faixa etária[44,51].

Radioterapia

A radioterapia não é recomendada atualmente para o tratamento de pacientes pediátricos com TAC[49]. O uso dessa modalidade terapêutica foi descrito em poucos casos de doença avançada nessa faixa etária, porém seu benefício não está bem definido[43,44]. Adicionalmente, o risco de surgimento de neoplasias secundárias no campo de radiação contraindica o uso de radioterapia em pacientes com alterações no gene *TP53*[3,10].

Outros cuidados

Alguns pacientes com HAS podem necessitar de tratamento antes, durante e após a ressecção cirúrgica de TAC. Na maioria dos casos, ocorre normalização da pressão arterial em alguns dias a semanas após a cirurgia[1,6].

PROGNÓSTICO

O prognóstico dos pacientes pediátricos com TAC é, em geral, bom[6]. A idade ao diagnóstico tem associação com o desfecho desses pacientes: de maneira geral, aqueles menores de 3-5 anos têm melhor prognóstico do que aqueles que se apresentam mais tardiamente (Figura X-35A)[1-3,5,6]. A sobrevida total é de aproximadamente 75-85%, porém há grande variação de acordo com o estadiamento tumoral: 95-100% no I, 75-95% no II, 55% no III e 0-25% no IV (Figura X-35B)[3,6,44].

SEGUIMENTO

Todos os pacientes pediátricos com TAC requerem seguimentos clínico, laboratorial e de imagem[6]. Os objetivos são identificar e tratar prontamente as recidivas e/ou metástases, os efeitos tardios da exposição precoce ao excesso hormonal e os outros tumores primários[10,40]. A periodicidade da avalia-

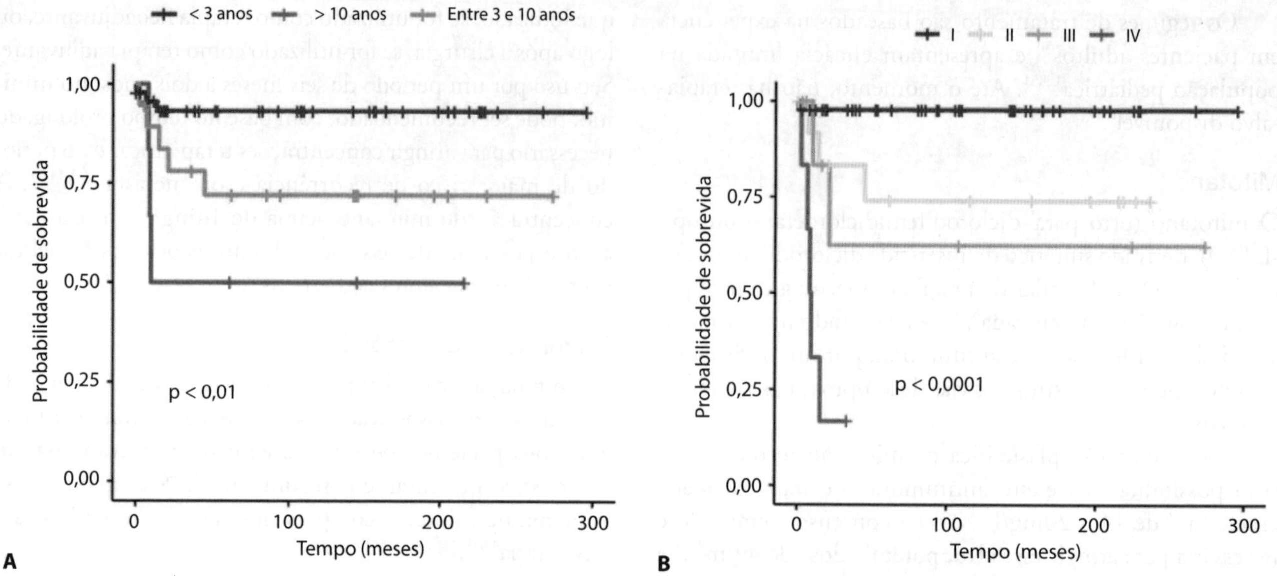

Figura X-35. Sobrevida total (**A**) de acordo com a idade ao diagnóstico de tumor adrenocortical e (**B**) estadiamento tumoral de pacientes pediátricos do Hospital de Clínicas da Faculdade de Medicina de Ribeirão Preto da Universidade de São Paulo, entre 1975 e 2019.

ção depende do tempo de doença e das necessidades específicas de cada caso. A duração do seguimento não está bem estabelecida, porém deve ser prolongada – possivelmente por toda a vida.

Recidiva local e/ou metástases

A ocorrência de recidiva local e/ou metástases é mais comum nos primeiros dois anos após a cirurgia e rara após cinco anos[1,5,45]. Na maioria dos casos, ocorre recidiva local antes do surgimento de metástases[1]. Embora de ocorrência rara, existe a possibilidade de tumores bilaterais, em momentos diferentes (tumores metacrônicos) ou simultaneamente (tumores sincrônicos)[21,27,44].

Os intervalos entre as avaliações devem ser mais curtos nos primeiros meses a anos, com espaçamento progressivo. Recomenda-se a realização de exames laboratoriais (dosagens hormonais) e de imagem (de abdome e tórax) periodicamente (Quadro X-18)[6].

Enquanto os pacientes com doença localizada podem ser acompanhados pela equipe de endocrinologia pediátrica apenas, aqueles com doença avançada devem seguir, adicionalmente, a rotina da equipe de oncologia pediátrica.

Efeitos tardios da exposição precoce ao excesso hormonal

A exposição precoce ao excesso hormonal, no caso dos tumores funcionantes, pode trazer consequências para o crescimento linear e para o desenvolvimento puberal, não apenas no momento do diagnóstico de TAC, mas também após o tratamento. Assim, o acompanhamento cuidadoso do crescimento e da puberdade é essencial[1,3,40].

Quadro X-18. Seguimento pós-operatório dos pacientes pediátricos com tumores adrenocorticais com estadiamentos tumorais I e II no Hospital de Clínicas da Faculdade de Medicina de Ribeirão Preto da Universidade de São Paulo*.

Periodicidade	Tipo de exame complementar
Primeiros 6 meses	
Mensalmente	Avaliação hormonal
Aos 3 meses	Imagem (RM de abdome)
6-12 meses	
A cada 2 meses	Avaliação hormonal
Aos 12 meses	Imagem (RM de abdome)
1-5 anos	
A cada 4 meses	Avaliação hormonal
Anualmente	Imagem (RM de abdome)
Após 5 anos	
Anualmente	Avaliação clínica

RM = ressonância magnética.

*Pacientes em quimioterapia seguem protocolo diferente. Fonte: Elaborado pelos autores.

Por mecanismos ainda pouco compreendidos, o avanço da idade óssea causado pelo hiperandrogenismo pode desencadear a ativação do eixo hipotálamo-hipófise-gônada, com consequentes distúrbios puberais – puberdade precoce ou puberdade rapidamente progressiva – dependentes de gonadotrofinas, em até um terço dos pacientes. O tratamento com análogos do hormônio liberador de gonadotrofinas (GnRHa) está indicado nesses casos e tem resultados satisfatórios quanto ao bloqueio puberal e à estatura final[40].

Outros tumores

Diante da possibilidade de surgimento de outros tumores primários, nos casos de pacientes com alterações no gene *TP53* ou com outras síndromes de predisposição a tumores, o seguimento do caso-índice e dos familiares portadores das mesmas alterações genéticas é recomendado[10]. Apesar de que estudos sugerem que a realização de exames periódicos permite a detecção precoce de outros tumores e melhora o prognóstico dos pacientes, a rotina de investigação pode ser exaustiva e dispendiosa[11,12].

No Brasil, os pacientes e seus familiares carreadores da variante *TP53 p.R337H* devem ser acompanhados no longo prazo em serviço especializado, idealmente em um ambulatório de oncogenética, para rastreio periódico de neoplasias associadas à síndrome de Li-Fraumeni[11,12]. Entretanto, ainda não está bem estabelecido o melhor modelo de rastreio, nem a relação custo-efetividade desse acompanhamento.

CONSIDERAÇÕES FINAIS

A suspeita clínica de TAC deve ser competência do médico nos serviços de atenção primária ou secundária. No entanto, a investigação diagnóstica completa, o tratamento e o seguimento dos pacientes pediátricos com TAC devem ser realizados em um centro de referência com equipe multidisciplinar experiente. A equipe deve ser composta, no mínimo, por endocrinologista pediátrico, oncologista pediátrico, radiologista, cirurgião pediátrico ou urologista pediátrico com experiência nesse procedimento, patologista, geneticista e psicólogo. Adicionalmente, o acesso a uma equipe de cuidados paliativos pode ser necessário em alguns casos[3,4,50].

O conhecimento sobre esses tumores permite a identificação dos casos suspeitos e agiliza o encaminhamento aos centros de referência. Na ausência de terapias complementares efetivas para a doença avançada, o diagnóstico e o tratamento cirúrgico precoces da doença localizada são essenciais para garantir desfechos favoráveis aos pacientes pediátricos com TAC.

REFERÊNCIAS

1. Sandrini R, Ribeiro RC, DeLacerda L. Childhood adrenocortical tumors. J Clin Endocrinol Metab. 1997;82(7):2027-31.
2. Michalkiewicz E, Sandrini R, Figueiredo BC, Miranda ECM, Caran E, Oliveira-Filho AG, et al. Clinical and outcome characteristics of children with adrenocortical tumors: A Report From the International Pediatric Adrenocortical Tumor Registry. J Clin Oncol. 2004;22(5):838-45.
3. Mastellaro MJ, Ribeiro RC, Oliveira Filho AG, Seidinger AL, Cardinalli IA, Miranda ECM, et al. Adrenocortical tumors associated with the TP53 p.R337H germline mutation can be identified during child care consultations. J Pediatr (Rio J). 2018; 94(4):432-9.
4. Hubertus J, Boxberger N, Redlich A, von Schweinitz D, Vorwerk P. Surgical aspects in the treatment of adrenocortical carcinomas in children: Data of the GPOH-MET 97. Klin Padiatr. 2012;224(3): 143-7.
5. Picard C, Orbach D, Carton M, Brugieres L, Renaudin K, Aubert S, et al. Revisiting the role of the pathological grading in pediatric adrenal cortical tumors: results from a national cohort study with pathological review. Mod Pathol. 2018;32(4):546-59.
6. Antonini SR, Leal LF, Cavalcanti MM. Pediatric adrenocortical tumors: diagnosis, management and advancements in the understanding of the genetic basis and therapeutic implications. Expert Rev Endocrinol Metab. 2014;9(5):445-64.
7. Antonini SR, Stecchini MF, Ramalho FS. Development and function of the adrenal cortex and medulla in the fetus and neonate. In Kovacs CS, Deal CL, eds. Maternal-fetal and neonatal endocrinology. Elsevier; 2019. p. 611-23.
8. Newell-Price JDC, Auchus RJ. The adrenal cortex. In Melmed S, Koenig RJ, Rosen CJ, Auchus RJ, Goldfine AB, eds. Williams textbook of endocrinology. 14th ed. Elsevier; 2020. p. 480-541.
9. Pinto EM, Chen X, Easton J, Finkelstein D, Liu Z, Pounds S, et al. Genomic landscape of paediatric adrenocortical tumours. Nat Commun. 2015;6:6302.
10. Petr EJ, Else T. Adrenocortical carcinoma (ACC): when and why should we consider germline testing? Press Med. 2018;47(7-8): e119-25.
11. Kratz CP, Achatz MI, Brugieres L, Frebourg T, Garber JE, Greer MLC, et al. Cancer screening recommendations for individuals with Li-Fraumeni syndrome. Clin Cancer Res. 2017;23(11):e38-45.
12. Frebourg T, Lagercrantz SB, Oliveira C, Magenheim R, Evans DG. Guidelines for the Li-Fraumeni and heritable TP53-related cancer syndromes. Eur J Hum Genet. 2020;Online ahe.
13. Li FP, Fraumeni JF Jr. Soft-tissue sarcomas, breast cancer, and other neoplasms. A familial syndrome? Ann Intern Med. 1969; 71(4):747-52.
14. Li FP, Fraumeni JF Jr, Mulvihill JJ, Blattner WA, Dreyfus MG,Tucker MA, Miller RW. A cancer family syndrome in twenty-four kindreds. Cancer Res. 1988;48(18):5358-63.
15. Birch JM, Hartley AL, Tricker KJ, Prosser J, Condie A, Kelsey AM, et al. Prevalence and diversity of constitutional mutations in the p53 gene among 21 Li-Fraumeni families. Cancer Res. 1994;54(5): 1298-304.
16. Tinat J, Bougeard G, Baert-Desurmont S, Vasseur S, Martin C, Bouvignies E, et al. 2009 Version of the Chompret Criteria for Li Fraumeni Syndrome. J Clin Oncol. 2009;27(26):108-9.
17. Ribeiro RC, Sandrini F, Figueiredo B, Zambetti GP, Michalkiewicz E, Lafferty AR, et al. An inherited p53 mutation that contributes in a tissue-specific manner to pediatric adrenal cortical carcinoma. PNAS. 2001;98(16):9330-5.
18. Custódio G, Parise GA, Filho NK, Komechen H, Sabbaga CC, Rosati R, et al. Impact of neonatal screening and surveillance for the TP53 R337H mutation on early detection of childhood adrenocortical tumors. J Clin Oncol. 2013;31(20):2619-27.
19. Costa TEJ, Gerber VKQ, Ibañez HC, Melanda VS, Parise IZS, Watanabe FM, et al. Penetrance of the TP53 R337H mutation and pediatric adrenocortical carcinoma incidence associated with environmental influences in a 12-year observational cohort in Southern Brazil. Cancers (Basel). 2019;11(11):1804.
20. Seidinger AL, Caminha IP, Mastellaro MJ, Gabetta CS, Nowill AE, Pinheiro VRP, et al. TP53 p. Arg337His geographic distribution correlates with adrenocortical tumor occurrence. Mol Genet Genomic Med. 2020;8(9):e1168.
21. Latronico AC, Pinto EM, Domenice S, Fragoso MC, Martin RM, Zerbini MC, Lucon AM, Mendonca BB. An inherited mutation outside the highly conserved DNA-binding domain of the p53 tumor suppressor protein in children and adults with sporadic adrenocortical tumors. J Clin Endocrinol Metab. 2001;86(10):4970-3.
22. Sandrini F, Villani DP, Tucci S, Moreira AC, Castro M, Elias LLK.

Inheritance of R337H p53 gene mutation in children with sporadic adrenocortical tumor. Horm Metab Res. 2005;37(4):231-5.

23. Pinto EM, Billerbeck AEC, Fragoso MCBV, Domenice S, Mendonca BB, Latronico AC. Founder effect for the highly prevalent R337H mutation of tumor suppressor p53 in Brazilian patients with adrenocortical tumors. Arq Bras Endocrinol Metab. 2004; 48(5):647-50.
24. Garritano S, Gemignani F, Palmero EI, Olivier M, Martel-Planche G, Calvez-Kelm FL, et al. Detailed haplotype analysis at the TP53 locus in p.R337H mutation carriers in the population of Southern Brazil: evidence for a founder effect. Hum Mutat. 2010;31(2):143-50.
25. Paskulin DD, Giacomazzi J, Achatz MI, Costa S, Reis RM, Hainaut P, et al. Ancestry of the Brazilian TP53 c.1010G>A (p. Arg337His, R337H) founder mutation: clues from haplotyping of short tandem repeats on chromosome 17p. PLoS One. 2015; 10(11):e0143262.
26. Achatz MIW, Olivier M, Le Calvez F, Martel-Planche G, Lopes A, Rossi BM, et al. The TP53 mutation, R337H, is associated with Li-Fraumeni and Li-Fraumeni-like syndromes in Brazilian families. Cancer Lett. 2007;245(1-2):96-102.
27. Mastellaro MJ, Seidinger AL, Kang G, Abrahão R, Miranda ECM, Pounds SB , et al. Contribution of the TP53 R337H mutation to the cancer burden in Southern Brazil: insights from the study of 55 families of children with adrenocortical tumors. Cancer. 2017;123(16):3150-8.
28. Ferreira AM, Brondani VB, Helena VP, Charchar HLS, Zerbini MCN, Leite LAS, et al. Clinical spectrum of Li-Fraumeni syndrome/ Li-Fraumeni-like syndrome in Brazilian individuals with the TP53 p.R337H mutation. J Steroid Biochem Mol Biol. 2019;190:250-5.
29. Mermejo LM, Leal LF, Colli LM, Fragoso MCBV, Latronico AC, Tone LG, et al. Altered expression of noncanonical Wnt pathway genes in paediatric and adult adrenocortical tumours. Clin Endocrinol (Oxf). 2014;81(4):503-10.
30. Lira RCP, Fedatto PF, Antonio DSM, Leal LF, Martinelli CE, Margaret de Castro, et al. IGF2 and IGF1R in pediatric adrenocortical tumor: roles in metastasis and steroidogenesis. Endocr Relat Cancer. 2016;23(6):481-93.
31. Almeida MQ, Fragoso MCBV, Lofti CFP, Santos MG, Nishi MY, Soares Costa MH, et al. Expression of insulin-like growth factor-II and its receptor in pediatric and adult adrenocortical tumors. J Clin Endocrinol Metab. 2008;93(9):3524-31.
32. Wang KH, Kupa J, Duffy KA, Kalish JM. Diagnosis and management of Beckwith-Wiedemann syndrome. Front Pediatr. 2020;7:562.
33. Leal LF, Mermejo LM, Ramalho LZ, Martinelli CE Jr, Yunes JA, Seidinger AL, et al. Wnt/beta-catenin pathway deregulation in childhood adrenocortical tumors. J Clin Endocrinol Metab. 2011; 96(10):3106-14.
34. Pinto EM, Rodriguez-Galindo C, Pounds SB, Wang L, Clay MR, Neale G, et al. Identification of clinical and biologic correlates associated with outcome in children with adrenocortical tumors without germline TP53 mutations: A St Jude Adrenocortical Tumor Registry and Children's Oncology Group Study. J Clin Oncol. 2017;35(35):3956-63.
35. Figueiredo BC, Cavalli LR, Pianovski MAD, Lalli E, Sandrini R, Ribeiro RC, et al. Amplification of the steroidogenic factor 1 gene in childhood adrenocortical tumors. J Clin Endocrinol Metab. 2005;90(2):615-9.
36. Almeida MQ, Soares IC, Ribeiro TC, Fragoso MCBV, Marins LV, Wakamatsu A, et al. Steroidogenic factor 1 overexpression and gene amplification are more frequent in adrenocortical tumors from children than from adults. J Clin Endocrinol Metab. 2010;95(3):1458-62.
37. de Souza GRV, Soares IC, Faria AM, Domingues VB, Wakamatsu A, Lerario AM, et al. DAX1 overexpression in pediatric adrenocortical tumors: a synergic role with SF1 in tumorigenesis. Horm Metab Res. 2015;47(9):656-61.
38. Gomes DC, Leal LF, Mermejo LM, Scrideli CA, Martinelli CE Jr, Fragoso MCBV, et al. Sonic hedgehog signaling is active in human adrenal cortex development and deregulated in adrenocortical tumors. J Clin Endocrinol Metab. 2014;99(7):1209-16.
39. Kamilaris CDC, Stratakis CA. Multiple endocrine neoplasia type 1 (MEN1): an update and the significance of early genetic and clinical diagnosis. Front Endocrinol (Lausanne). 2019;10:339.
40. Stecchini MF, Braid Z, More CB, Aragon DC, Castro M, Moreira AC, et al. Gonadotropin-dependent pubertal disorders are common in patients with virilizing adrenocortical tumors in childhood. Endocr Connect. 2019;8(5):579-89.
41. Lodish MB, Keil MF, Stratakis CA. Cushing's syndrome in pediatrics: an Update. Endocrinol Metab Clin North Am. 2018;47(2):451-62.
42. Melo-leite AF de, Elias PCL, Teixeira SR, Tucci S, Barros GE, Antonini SR, et al. Adrenocortical neoplasms in adulthood and childhood: distinct presentation. Review of the clinical, pathological and imaging characteristics. J Pediatr Endocrinol Metab. 2017; 30(3):253-76.
43. Redlich A, Boxberger N, Strugala D, Frühwald MC, Leuschner I, Kropf S, et al. Systemic treatment of adrenocortical carcinoma in children: data from the German GPOH-MET 97 Trial. Klin Padiatr. 2012;224(6):366-71.
44. Picard C, Faure-Conter C, Leblond P, Brugières L, Thomas-Teinturier C, Hameury F, et al. Exploring heterogeneity of adrenal cortical tumors in children: The French pediatric rare tumor group (Fracture) experience. Pediatr Blood Cancer. 2019;67(e28086):1-8.
45. Wieneke JA, Thompson LDR, Heffess CS. Adrenal cortical neoplasms in the pediatric population: a clinicopathologic and immunophenotypic analysis of 83 patients. Am J Surg Pathol. 2003; 27(7):867-81.
46. Das S, Sengupta M, Islam N, Roy P, Datta C, Mishra PK, et al. Weineke criteria, Ki-67 index and p53 status to study pediatric adrenocortical tumors: Is there a correlation? J Pediatr Surg. 2016; 51(11):1795-800.
47. Jehangir S, Nanjundaiah P, Sigamani E, Burad D, Manipadam MT, Lea V, et al. Pathological prognostication of paediatric adrenocortical tumours: is a gold standard emerging? Pediatr Blood Cancer. 2019;66(e27567):1-5.
48. Clay MR, Pinto EM, Clinc C, Tran QT, Lin T, Dyer MA, et al. DNA methylation profiling reveals prognostically significant groups in pediatric adrenocortical tumors: A Report From the International Pediatric Adrenocortical Tumor Registry. JCO Precis Oncol. 2019;3:1-21.
49. Ribeiro RC, Pinto EM, Zambetti GP, Rodriguez-Galindo C. The International Pediatric Adrenocortical Tumor Registry initiative: Contributions to clinical, biological, and treatment advances in pediatric adrenocortical tumors. Mol Cell Endocrinol. 2012; 351(1):37-43.
50. Fassnacht M, Dekkers OM, Else T, Baudin E, Berruti A, de Krijger R, et al. European Society of Endocrinology Clinical Practice Guidelines on the management of adrenocortical carcinoma in adults, in collaboration with the European Network for the Study of Adrenal Tumors. Eur J Cancer. 2018;179(4):G1-46.
51. Zancanella P, Pianovski MAD, Oliveira BH, Ferman S, Piovezan GC, Lichtvan LL, et al. Mitotane associated with cisplatin, etoposide, and doxorubicin in advanced childhood adrenocortical carcinoma. J Pediatr Hematol Oncol. 2006;28(8):513-24.
52. Sbiera S, Leich E, Liebisch G, Sbiera I, Schirbel A, Wiemer L, et al. Mitotane inhibits sterol-O-acyl transferase 1 triggering lipid-mediated endoplasmic reticulum stress and apoptosis in adrenocortical carcinoma cells. Endocrinology. 2015;156(11):3895-908.

Corticoterapia

Hilton Kuperman

Os glicocorticoides têm encontrado uma ampla variedade de aplicações clínicas, devido principalmente às suas propriedades anti-inflamatórias e imunossupressoras. Os corticoides são indicados, já em condições intraútero, como tratamento da imaturidade pulmonar, estendendo-se sua utilização para doenças do colágeno, gastrointestinais, cardíacas, infecciosas, endócrinas, autoimunes, alérgicas, pulmonares, hepáticas, metabólicas, oncológicas, renais, oftálmicas, na prevenção da rejeição de transplantes. Lembrar que, com exceção da insuficiência suprarrenal, os corticoides não têm ação curativa. Uma revisão de suas ações, indicações de uso e efeitos colaterais são, a seguir, apresentados.

ESTRUTURA, MECANISMO DE AÇÃO E METABOLISMO

O cortisol é um hormônio esteroide que contém 21 carbonos arranjados sobre a estrutura básica do colesterol, cuja molécula básica vem do ciclo pentanoperidrofenantreno (Figura X-36). Após sua produção no córtex suprarrenal, ele se distribui no sangue de forma que 75 a 80% é transportado pela globulina transportadora de cortisol (CBG ou transcortina), uma α_2-globulina, enquanto 10 a 15% é ligado à albumina e uma pequena fração, livre, vai atuar nos tecidos[1].

Mecanismo de ação

Os glicocorticoides agem por meio de três mecanismos de ação: dois intranucleares ou genômicos ou clássicos e um terceiro não genômico.

No mecanismo de ação **tipo 1**, os glicocorticoides ligam-se a um receptor localizado no citoplasma das células-alvo, por meio de sua porção carboxiterminal. O receptor de glicocorticoide (RG) inativado está ligado a um complexo proteico (~ 330kDa) que inclui proteínas sensíveis ao calor de 90kDa (hsp 90, hsp 70, hsp 40), uma imunofilina de 59kDa e várias outras proteínas, entre elas as quinases ao sistema sinalizador da *MAPK* (*mitogen activating protein kinase*)[2]. Após a ligação entre o RG e o glicocorticoide, ocorre a dissociação das hsp90 (ou das outras hsp), expondo dois sinais de localização nuclear e permitindo ao complexo ativado mover-se rapidamente ao núcleo e ligar-se ao DNA. O número de genes por célula regulado diretamente pelo glicocorticoide é estimado entre 10 e 100. Dentro do núcleo, os receptores de glicocorticoides formam um dímero que se liga a sítios de ligação do DNA chamados "elementos de reposta de glicocorticoides" (GRE).

Isso vai levar, mais frequentemente, a uma *indução* ("transativação") na transcrição de vários genes, entre eles, lipocortina, vasocortina, endonuclease, ribonuclease, endopeptidase, somatostatina, fator inibidor de migração, receptores para hormônios e citoquinas (IL-1, RII). Pode ocorrer também *inibição* ("transrepressão") da transcrição gênica. O número de GREs e suas posições relativas no sítio de transcrição podem ser importante determinante da magnitude da resposta transcricional do esteroide.

No mecanismo de ação **tipo 2** não há ligação com os GREs. Os glicocorticoides ativam a proteína ativadora-1 (AP-1), um fator de transcrição composto de dímeros da família de proteínas Jun e Fos. Isso leva, mais frequentemente, à *inibição* da transcrição de vários genes envolvidos nas respostas inflamatória e/ou imune como citoquinas (IL-1, IL-2, IL-3, IL-4, IL-5, IL-6, IL-7, IL-8, IL-11, IL-12, IL-13, FNT-α, GM-CSF, RANTES, MIP-1α), sintetase do óxido nítrico, ciclo-oxigenase, fosfolipase A2, elastase, colagenase, ativador de plasminogênio. A interação com outros fatores de transcrição pode ser também de importância na determinação diferencial da resposta do esteroide em diferentes tipos celulares. Como exemplo, uma célula renal pode responder de forma diferente que um linfócito. Quando as concentrações dos glicocorticoides caem, ocorre dissociação rápida desses com os receptores intranucleares, com parada da resposta transcricional. Como os glicocorticoides são responsáveis pela síntese de macromoléculas, pode levar algumas horas a dias para que seus efeitos se façam presentes. Por outro lado, a duração das ações dos glicocorticoides pode

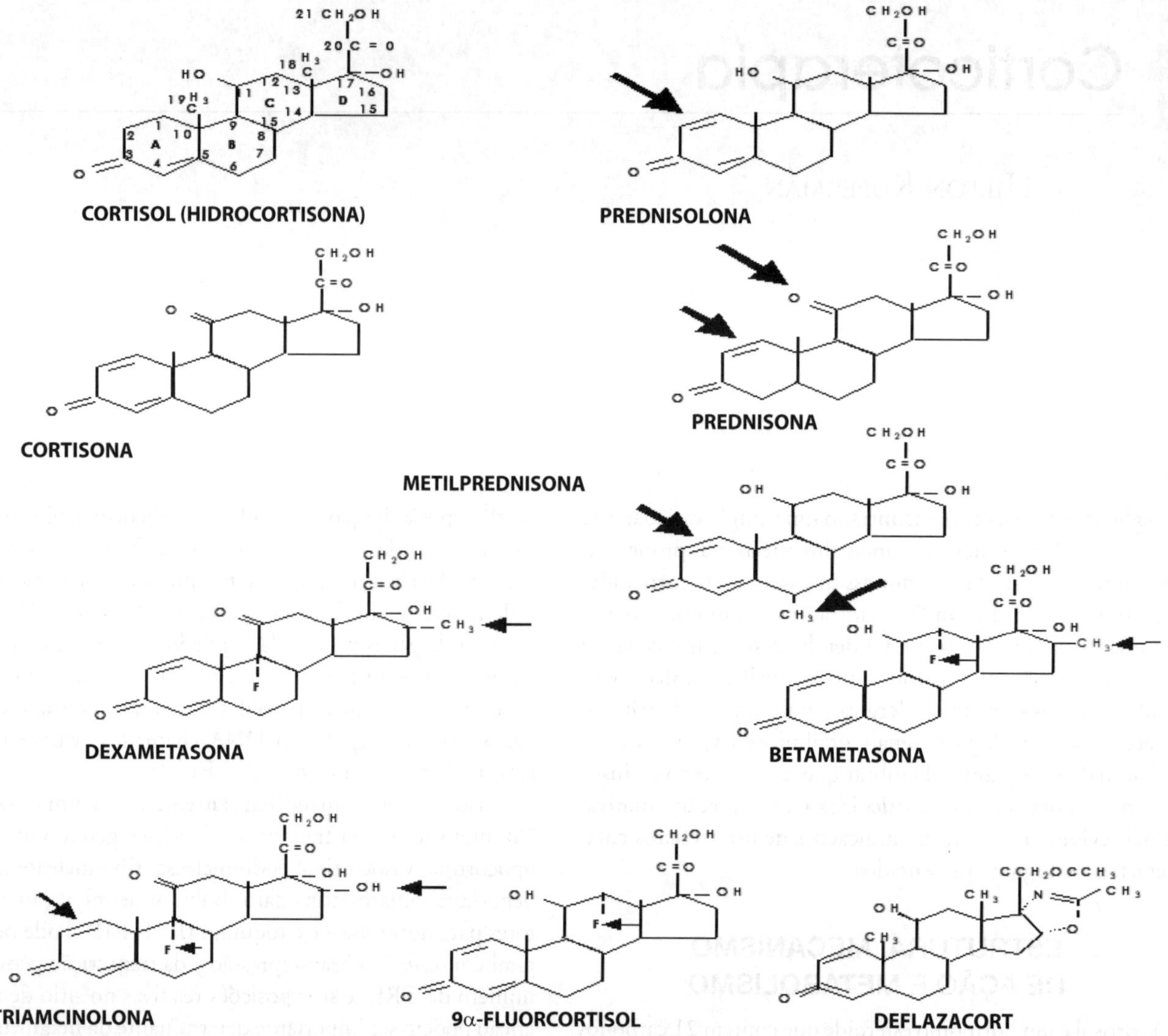

Figura X-36. Estrutura química dos corticoides mais comumente usados na prática clínica.

prolongar-se até algum tempo após a queda de suas concentrações (Figura X-37)[2,3,5].

Um **terceiro** mecanismo envolvido é de uma ação não dependente do genoma, isto é não dependente de uma ação intranuclear. Esse mecanismo de ação foi observado por meio dos efeitos *in vitro* na respiração, na síntese de proteínas e na ação da Na^+-K^+-ATPase e Ca^{2+}-ATPase em timócitos. Esse mecanismo de ação tem importância clínica, pois pode explicar a ação rápida de alguns glicocorticoides, justificando seu uso em corticoterapia "de pulso" (ver adiante)[5].

PRODUÇÃO DE CORTISOL

As suprarrenais produzem aproximadamente $6{,}9 \pm 1{,}9 mg/m^2$/dia de cortisol em crianças acima de 7 anos de idade[6,7], com valores elevados de manhã e mais baixos à tarde, caracterizando o ciclo circadiano. O ritmo circadiano pode ser alterado por fatores que levam ao estresse, como exemplo, infecções[8]. Até o primeiro ano de vida não há padrão circadiano[7].

Nos primeiros dias de vida, a concentração de cortisol é um pouco maior (18-$24 mg/m^2$/dia), devido à passagem transplacentária de cortisol[7,9]. Sua metabolização ocorre no fígado e seus metabólitos são excretados pelo rim. A meia-vida do cortisol é de aproximadamente uma hora e meia, sendo maior no período neonatal e em pacientes com doenças hepáticas.

AÇÕES E FARMACOLOGIA

Os corticoides possuem dois tipos de ações:

Glicocorticoides – são ações biológicas equivalentes na sua capacidade de depositar glicogênio no fígado, possuir ação anti-inflamatória, agir no músculo esquelético e diminuir

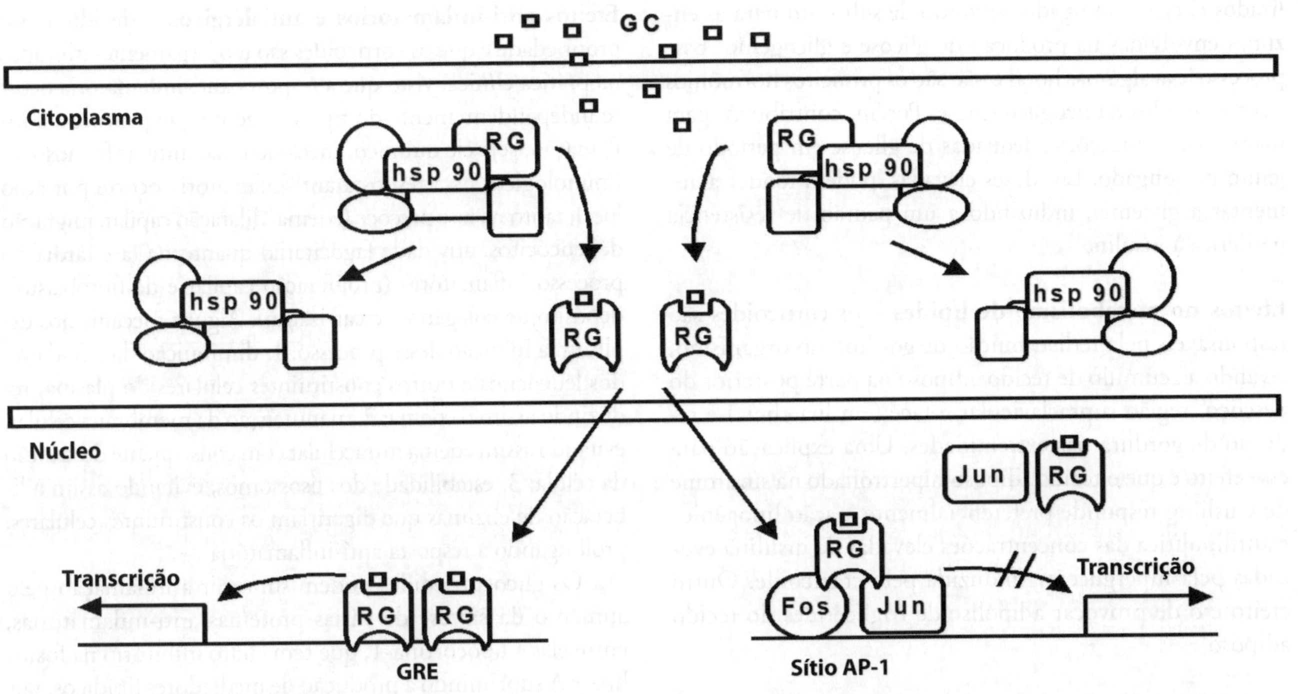

Figura X-37. Mecanismo de ação transcricional tipo 1 (à esquerda) e tipo 2 (à direita) dos glicocorticoides. No tipo 1, ocorrem estimulação e menos frequentemente inibição da transcrição. No tipo 2, ocorre inibição da transcrição. GC = glicocorticoide; GRE = elementos de resposta de glicocorticoide; RG = receptor de glicocorticoide.

tecido linfoide. Os corticoides unem-se a sítios de ligação específicos (também chamados tipo II) encontrados nas células-alvo para exercer essa ação[1].

Mineralocorticoide – são ações que propiciam a retenção de sódio. Essas ações são devidas à ligação dos corticoides a sítios específicos das células-alvo renais (também chamados sítios tipo I)[10].

Modificações na estrutura básica do cortisol levam a aumento ou diminuição das atividades glico e/ou mineralocorticoides (ver Figura X-36). Cabe ressaltar que, do ponto de vista prático, a ação glicocorticoide que tem maior interesse é a ação anti-inflamatória.

Dessa forma, vemos que no anel A do cortisol a presença de uma dupla ligação nos carbonos 1-2 aumenta o poder anti-inflamatório, como na prednisona e prednisolona. A presença de um radical metila no carbono 6 aumenta sua atividade glicocorticoide, com na metilprednisolona. A presença de um radical flúor no carbono 9 do cortisol aumenta as atividades glico e principalmente a mineralocorticoide (fluorcortisol). A metilação no carbono 16 diminuiu a ação mineralocorticoide, pouco modificando a ação anti-inflamatória (dexametasona e betametasona).

O grupo hidroxila no carbono 11 é fundamental para a atividade biológica do glicocorticoide. Daí, para exercerem sua ação, a cortisona e a prednisona são hidroxiladas no fígado, respectivamente, a hidrocortisona e a prednisolona[1].

A **meia-vida plasmática** é definida pelo tempo que metade da dose dada leva para desaparecer. A **meia-vida biológica** do corticoide é definida pelo tempo que o eixo hipotálamo-hipófise-suprarrenal fica suprimido após a ingestão por via oral de uma dose de corticoide. Com base na meia-vida biológica, os corticoides foram divididos em: curta duração, com meia-vida biológica de 8 a 12 horas (cortisol e cortisona); ação intermediária, com meia-vida biológica de 12 a 36 horas (prednisona, prednisolona, metilprednisolona, deflazacort); ação prolongada, com meia-vida biológica de 36 a 54 horas (dexametasona, betametasona). A implicação prática desse conceito é que os corticoides com meia-vida prolongada não seriam recomendados em esquemas de dias alternados[1].

EFEITOS

Os corticoides possuem os seguintes efeitos sistêmicos:

Efeitos no metabolismo de carboidratos e de proteínas – promovem neoglicogênese, por meio de ação periférica e hepática. A neoglicogênese ocorre perifericamente através da redução da síntese proteica e da mobilização de aminoácidos de vários tecidos (ação catabólica), com diminuição do tecido linfático e da massa muscular, osteoporose (redução na matriz proteica seguida de perda de cálcio), afinamento da pele e balanço nitrogenado negativo. Os aminoácidos mobilizados chegam ao fígado, servindo de substrato para as enzimas envolvidas na produção de glicose e glicogênio. Esse processo leva algumas horas e não são os primeiros hormônios a serem usados na neoglicogênese. Porém, contribuem para manter concentrações adequadas de glicose em período de jejum prolongado. Em doses elevadas, podem tender a aumentar a glicemia, induzindo a um padrão de resistência periférica à insulina[1].

Efeitos no metabolismo de lípides – os corticoides são responsáveis pela redistribuição de gordura no organismo, levando a acúmulo de tecido adiposo na parte posterior do pescoço, região supraclavicular e face (em lua cheia) e redução de gordura nas extremidades. Uma explicação para esse efeito é que o tecido adiposo hipertrofiado na síndrome de Cushing responde preferencialmente à ação lipogênica e antilipolítica das concentrações elevadas de insulina evocadas pela hiperglicemia induzida pelo corticoide. Outro efeito é o de provocar a lipólise de triglicérides do tecido adiposo[1].

Efeitos no balanço de água e eletrólitos – por meio da ação no túbulo distal, os cortícoides promovem reabsorção de sódio e excreção de potássio e hidrogênio, por sua ação nos receptores tipo I. Essa ação é mais intensa com mineralocorticoides (9α-fluorcortisol, desoxicorticosterona), menor com glicocorticoides naturais (hidrocortisona) e praticamente nenhuma com os glicocorticoides sintéticos (prednisona, prednisolona, dexametasona), enquanto alguns glicocorticoides promovem excreção de sódio (triamcinolona, betametasona, metilprednisolona). Os mineralocorticoides promovem a retenção de água, mas os glicocorticoides aumentam o *clearance* de água livre por ação direta no túbulo distal e indireta por inibição da liberação do hormônio antidiurético. Essas ações contribuem para a normalização da concentração sérica de sódio em pacientes com insuficiência adrenal. Edema, efeito colateral relativamente frequente do tratamento com cortisona, é pouco visto quando esteroides sintéticos são utilizados[7].

Efeitos nos componentes do sistema hematopoiético – os corticoides tendem a aumentar as concentrações de hemoglobina e o número de hemácias circulantes. Na série branca, observa-se neutrofilia por meio da liberação da medula óssea para a corrente sanguínea, diminuição da renovação da circulação e aumento da liberação da parede do endotélio (*pool* marginal) para a circulação (*pool* circulante). Além disso, ocorrem eosinopenia, linfopenia e monocitopenia[1].

Efeitos no sistema nervoso central – os glicocorticoides aumentam a excitabilidade do córtex, sendo que, em dose excessiva, levam ao fenômeno conhecido como pseudotumor cerebral. A maioria dos glicocorticoides, principalmente a dexametasona, aumenta o apetite.

Efeitos anti-inflamatórios e antialérgicos – devido a essa propriedade é que os corticoides são tão largamente utilizados na prática clínica, visto que a resposta anti-inflamatória ocorre independentemente do tipo de agente que provocou a inflamação, seja ele químico, mecânico, radiante, infeccioso ou imunológico. Essa resposta anti-infamatória ocorre por ação local, tanto na fase precoce (edema, dilatação capilar, migração de leucócitos, atividade fagocitária) quanto na fase tardia do processo inflamatório (proliferação capilar e de fibroblastos, depósito de colágeno e cicatrização). Alguns mecanismos explicam a inibição desse processo: 1. diminuição da exsudação dos leucócitos e outros constituintes celulares do plasma, reduzindo assim o edema; 2. manutenção da membrana celular, evitando assim edema intracelular com consequente destruição da célula; 3. estabilidade dos lisossomos, evitando assim a liberação de enzimas que digeririam os constituintes celulares, prolongando a resposta anti-inflamatória[1].

Os glicocorticoides podem suprimir a inflamação pelo aumento da síntese de várias proteínas anti-inflamatórias, entre elas a lipocortina-1, que tem efeito inibitório na fosfolipase A suprimindo a produção de mediadores lipídicos, tais como leucotrienos, prostaglandinas e fator ativador de plaquetas. Os glicocorticoides também inibem, pelo mecanismo de ação tipo 2, a transcrição de várias citoquinas que são relevantes na resposta inflamatória (IL-1. IL-2, IL-3, IL-4 – crítico para a síntese de IgE –, e IL-5. GM-CSF – importantes na sobrevivência de eosinófilos –, IL-6, Il-11, TNF-α), e quimoquinas que atraem as células inflamatórias ao local de inflamação (incluindo IL-8, RANTES, MCP-1, MCP-3, MCP-4, MIP-1α e eotaxina). Os glicocorticoides bloqueiam a ação da sintetase do ácido nítrico, enzima cuja indução por citoquinas pró-inflamatórias pode aumentar a produção de ácido nítrico. A inibição dessa enzima leva à diminuição no fluxo sanguíneo e da exsudação plasmática. Os glicocorticoides inibem a indução do gene codificador do COX-2 em monócitos, além de bloquear a transcrição de uma forma de fosfolipase A2 induzida por citoquinas. Os glicocorticoides reduzem a ativação, a proliferação e a sobrevivência de eosinófilos e linfócitos T, além de bloquear a liberação de várias citoquinas (IL-2, Il-3, IL-4, IL-5, IL-13, GSM-CSF), que são importantes no recrutamento e sobrevivência de células envolvidas no processo inflamatório. Esse processo leva à morte celular ou à apoptose. O mecanismo molecular de indução de apoptose pelos glicocorticoides é incerto. Por outro lado, os glicocorticoides diminuem a apoptose e aumentam a sobrevida de neutrófilos. Ao mesmo tempo, os glicocorticoides inibem o acúmulo de neutrófilos nos sítios da inflamação. Em relação às células envolvidas na resposta inflamatória em si, os glicocorticoides inibem a liberação de citoquinas de macrófagos. A indução da apoptose de eosinófilos é medida pela eosinopenia[11].

Estudos *in vivo* mostram que o tratamento de pacientes asmáticos com glicocorticoides inalatórios inibem a inflamação brônquica e simultaneamente melhora sua função pumonar[12].

Efeitos no *tecido linfoide* e na resposta imune – os corticoides diminuem o tecido linfoide, bem como provocam linfocitopenia (principalmente linfócitos T), fato esse que leva a uma grande aplicação no tratamento de neoplasias. Com relação à resposta imune, observa-se que os corticoides diminuem a resposta celular (mediada por linfócitos T), como na reação à tuberculina, embora a resposta imune humoral fique pouco prejudicada, a não ser quando os corticoides são administrados em altas doses. Por esses motivos, os corticoides são usados na prevenção da rejeição de transplantes e em doenças autoimunes. Os glicocorticoides promovem o processo de apoptose, ou morte celular programada, em células linfoides.

A apoptose, mediada por receptor de glicocorticoide, é caracterizada por mudanças citoplasmáticas, tais como perda de água e degradação proteica, e por mudanças nucleares, incluindo condensações de cromatina e fragmentação internucleossomal do DNA. Desde que a via apoptótica é o mecanismo de seleção negativa de timócitos, o processo é de grande importância no desenvolvimento de reserva imune. Os glicocorticoides produzem diminuição no número de linfócitos periféricos em 4 horas, com maior depleção de linfócitos T que linfócitos B. Esse efeito é causado por uma redistribuição temporária do compartimento intravascular para o baço, linfonodo, ducto torácico e medula óssea. Os glicocorticoides causam redistribuição similar de monócitos, porém têm efeito oposto nos granulócitos, fazendo com que eles deixem a medula óssea e cheguem à circulação.

Os glicocorticoides podem induzir apoptose das células linfocíticas malignas. Essa apoptose pode ocorrer por dois mecanismos: indução de genes específicos por ativação de receptor de glicocorticoide (I kappa B, c-jun) ou repressão de fatores de sobrevivência celular (AP-1, c-Myc)[10,13].

Efeitos no crescimento – doses farmacológicas dos corticoides diminuem ou interrompem o crescimento. A patogênese dessa supressão é complexa e envolve várias etapas na cascata de eventos que levam ao crescimento linear. Os corticoides interferem com a retenção mineral e de nitrogênio e inibem a secreção endógena de hormônio de crescimento (GH), a síntese endógena de colágeno, a mitose do condrócito, a ligação do receptor de GH e a atividade da IGF-1 (ver adiante)[14].

USO DOS CORTICOIDES

O uso dos corticoides está baseado em alguns princípios gerais, de modo a evitar o máximo possível de efeitos colaterais[6,15,16].

1. A corticoterapia deve ser usada somente quando o diagnóstico foi estabelecido e quando outras formas de terapia ao paciente foram utilizadas sem sucesso.
2. Considerar o prognóstico e determinar a gravidade da doença.
3. Pesar a relação risco/benefício da corticoterapia.
4. Administrar uma dose apropriada ao paciente avaliando a resposta continuamente, isto é, usar a menor dose desejada para que se obtenha o máximo efeito terapêutico.
5. Uma única dose de corticoide, mesmo em elevada quantidade, não acarreta prejuízo ao paciente (importante em situações de emergência).
6. A corticoterapia aplicada por poucos dias (até duas semanas), geralmente é isenta de complicações, exceto em doses elevadas.
7. Com exceção da insuficiência suprarrenal, a administração de corticoides não é curativa, nem etiológica, mas apenas paliativa à custa de seus efeitos anti-inflamatórios, não se recomendando fazer teste terapêutico.
8. Quando a corticoterapia se prolonga por semanas ou meses e a dose administrada excede a recomendada na terapêutica de substituição, pode ocorrer supressão do eixo hipotálamo-hipófise-suprarrenal.
9. Sempre que possível, utilizar corticoides em dias alternados.

Com base nesses princípios, algumas drogas devem ser consideradas:

Escolha da droga

A droga deve ser escolhida de modo a produzir o menor número de efeitos colaterais quando em uso prolongado. Assim, a prednisona e a prednisolona são preferíveis ao cortisol e à cortisona, pois causam menos efeitos colaterais com doses equivalentes anti-inflamatórias, tendo meia-vida biológica maior, podendo ser usada em dose única, de preferência pela manhã, a fim de se manter o ritmo circadiano. Em hepatopatias, recomenda-se o uso de corticoides com hidroxilação no carbono 11, como a hidrocortisona e a prednisolona (ver Figura X-36), em vez da cortisona e prednisona, respectivamente, cuja 11-hidroxilação ocorre no fígado. A dexametasona e a betametasona em doses equivalentes anti-inflamatórias produzem efeitos cushingoides mais intensos do que a prednisona e a prednisolona. A prednisona, com meia-vida biológica intermediária (18 a 36 horas) é preferível em dose única diária, visto que a dexametasona tem meia-vida biológica relativamente longa (36 a 54 horas), dificultando sua manipulação. Para uso de glicocorticoide em dias alternados, uma sugestão é aumentar a dose um dia e diminuindo no dia seguinte. Deve-se considerar o tempo de terapia, visto que há possibilidade de supressão do eixo HHSR. Uma dose de manhã é recomendada, visto que doses divididas podem cancelar o benefício do esquema de dias alternados. Recomenda-se administrar a droga pela manhã para manter o ritmo circadiano[15,16].

A dexametasona é a droga de escolha em edema cerebral e no uso de alguns testes de avaliação de supressão do eixo HHSR. Pode ser a droga de escolha em pacientes com hipertensão, insuficiência cardíaca congestiva e outras condições que retenham sal[14]. A dexametasona parece ser mais potente do que se supunha anteriormente, apresentando-se duas vezes mais potente que a hidrocortisona após 8 horas de administração e 154 vezes mais potente após 14 horas de administração[15,17].

A triamcinolona, embora não produza tanto efeito cushingoide, pode produzir hipertricose e perda muscular[18].

Via de administração[18]

Via intravenosa – é usada nas situações em que há risco de morte ao paciente ou quando queremos um efeito mais rápido da droga. Geralmente, a droga de escolha para essas situações é a hidrocortisona (succinato ou acetato), com início de ação aos 15 minutos e tempo de ação média de 90-120 minutos, podendo ser usada a cada 2 a 4 horas. Outras preparações hidrossolúveis esterificadas, como fosfato sódico de hidrocortisona, succinato sódico de metilprednisolona, fosfato sódico de dexametasona, também podem ser utilizadas por essa via, com o mesmo tempo de ação.

Via intramuscular – é usada na terapêutica de manutenção de pacientes que foram inicialmente tratados com corticoides por via intravenosa; em situações de estresse temporário de pacientes que são tratados de forma crônica por via oral; e naqueles que, em situações de estresse, não tenham a necessidade de utilizar a droga por via intravenosa. A droga de preferência por via intramuscular é o acetato de cortisona, cujas características principais são: atinge concentrações séricas adequadas; observa-se um efeito de depósito quando aplicada a cada 12 horas, levando a concentrações séricas mais constantes; após quatro a seis aplicações com intervalo de 12 horas, ela pode ser aplicada uma vez ao dia. Outras aplicações não esterificadas como acetato de hidrocortisona, prednisolona, metilprednisolona e triamcinolona podem ser utilizadas por via intramuscular, tendo absorção mais lenta e vida média de 4 horas.

Via oral – a droga de escolha para tratamento crônico é a prednisona ou a prednisolona por não apresentar efeitos colaterais como aumento do apetite (observado com dexametasona) ou quadro semelhante à dermatomiosite (observado com triamcinolona), sendo também a droga de escolha para dias alternados. Outra medicação a ser indicada é o deflazacort, um derivado oxalínico da prednisolona. Na terapêutica de substituição, quando possível, recomenda-se o uso de acetato de hidrocortisona.

Via tópica – as drogas mais usadas são hidrocortisona, triamcinolona e betametasona, além da mometasona. Os corticoides fluorados (triamcinolona e betametasona) têm maior absorção pela pele. Lembremos que crianças têm maior suscetibilidade aos corticoides tópicos com mais probabilidade de supressão do eixo hipotálamo-hipófise-suprarrenal ou síndrome de Cushing, pois têm maior área corporal em relação ao peso, comparadas aos adultos. Os corticoides tópicos podem levar a atrofia da pele e outros efeitos locais. Drogas como mometasona e betamametasona podem ser usadas uma vez ao dia, com menor efeito colateral. Embora o corticoide tópico diminua o processo inflamatório local, pode facilitar a instalação e proliferação de processo infeccioso[16].

Outras vias como a ocular e a sinovial, além da tópica, podem levar à absorção do corticoide, principalmente se usadas cronicamente, com efeitos colaterais indesejáveis.

Via inalatória – o uso crônico de glicocorticoides inalatórios tem sido preconizado como importante terapêutica no controle da asma brônquica. De forma rotineira, os glicocorticoides têm sido utilizados no controle e prevenção da asma grave, bem como na asma leve persistente e moderada.

A farmacocinética dos corticoides inalatórios determina a proporção de droga inalada que atinge as células-alvo nas vias aéreas, bem como a fração que atinge a circulação sistêmica, podendo provocar efeitos colaterais. Dez a 20% dos corticoides inalados atingem o trato respiratório, sendo disponíveis para absorção na circulação sistêmica, contribuindo em pequena proporção para os efeitos colaterais. Os 80 a 90% restantes são depositados na orofaringe e deglutidos. O uso de espaçadores diminui esses efeitos, por reduzir a absorção de partículas grandes. O enxágue da boca após a inalação também diminui a absorção sistêmica, além de reduzir a incidência de candidíase oral. Outro dado que influencia os efeitos colaterais são as diferenças no metabolismo que esses glicocorticoides sofrem. A beclometasona na forma de dipropionato é metabolizada em sua forma ativa monopropionato em muitos tecidos. Não há informação do metabolismo dessa substância em humanos. Por outro lado, flunisolida e budenosida são sujeitas à metabolização hepática com diminuição dos efeitos sistêmicos. Fluticasona tem baixa biodisponibilidade oral, além de ser metabolizada no trato gastrointestinal em um metabólito inativo, o que reduz seu efeito sistêmico[19].

Dosagem

A dosagem do corticoide a ser empregada é variável de doença para doença e de indivíduo para indivíduo e somente a experiência clínica vai mostrar qual dose deva ser utilizada.

Cabe aqui a conceituação de *dose fisiológica*, lembrando que as suprarrenais produzem aproximadamente 7,5mg/m^2/dia de cortisol e que isso corresponderia a 15mg/m^2/dia de hidrocortisona administrados por via oral. A dose fisiológica é igual ou menor àquela que, dada por via oral, equivaleria à produção fisiológica de cortisol, sem causar efeitos colaterais. A *dose farmacológica* é qualquer dose maior que a fisiológica, podendo ou não causar efeitos colaterais. Como existe variação individual em relação à suscetibilidade a drogas, pode ocorrer que pacientes que recebem a dose supostamente fisiológica de hidrocortisona em terapêutica de substituição, como na hiperplasia congênita das suprarrenais, apresentem efeitos colaterais, como "face em lua cheia" ou atraso de crescimento.

Outro conceito a ser apresentado é o de *dose anti-inflamatória* do corticoide. Limbeck e Kelley[18] recomendam, quando não se sabe a dose adequada de um corticoide, iniciar com a dose inicial de 6mg/kg/dia de hidrocortisona. Essa dose é denominada *dose anti-inflamatória padrão*, podendo ser mantida ou aumentada. Do ponto de vista prático, a dose usualmente empregada de hidrocortisona, por via oral, é de 2,5 a 10mg/kg/dia ou 75 a 300mg/m^2/dia dividida em três a quatro doses, sendo que a dose parenteral é de metade a um terço da oral. Para os outros glicocorticoides, utiliza-se a tabela de equivalência de doses, conforme mostrado no quadro X-19.

Como regra geral, o horário de administração do corticoide é variável, conforme a via e a causa para sua administração. Na via intravenosa, em situações de emergência, pode-se repetir a dose de hidrocortisona com intervalo de até 15 minutos. Após isso, a dose é mantida em intervalo adequado para manter o paciente protegido de situação de estresse (a cada 2, 4 ou 6 horas). Na via intramuscular, pode-se aplicar o corticoide a cada 12 horas (acetato de cortisona) e após 4 a 6 aplicações, a cada 24 horas. Para a via oral, geralmente divide-se em três a quatro doses iniciais e, assim que houver melhora da doença, pode-se chegar a uma tomada diária. Porém, a utilização de uma dose diária pela manhã, quando possível, é preferível, pois há menor risco de supressão do eixo, assim como quando se administra em esquema de dias alternados[15,17,18,20].

As doses equivalentes são válidas quando dadas por via oral ou intravenosa. Há diferença entre as potências relativas dos corticoides quando administrados por vias intramuscular e intra-articular. As preparações são baseadas na potência anti-inflamatória, mineralocorticoide e meia-vida biológica. Em crianças deve ser considerado o efeito no crescimento[1].

Conforme vimos acima, existe alteração na potência dos glicocorticoides quando analisamos sua ação não genômica, que apresenta efeito rápido e pode ser usado em sistuações agudas ou em pulsoterapia. Por esse mecanismo, a potência relativa dos glicocorticoides fica assim caracterizada: dexametasona – 1,2; metilprednisolona – 1,0; prednisolona – 0,4; betametasona – 0,23. Essa ação não genômica pode explicar a eficácia da metilprednisolona em pulsoterapia com potência 2,5 vezes maior que a prednisolona. Portanto, devemos considerar a escolha de uma droga tanto pela ação genômica quanto não genômica[5].

A potência relativa dos *glicocorticoides inalatórios* não está relacionada ao seu poder anti-inflamatório como nos corticoides orais, porém à sua potência tópica comparada com a capacidade de afinamento da pele em relação à mesma ação realizada pela dexametasona. Com base nesses dados, observamos que a fluticasona tem potência relativa tópica duas vezes maior que a beclometasona, quatro vezes maior que a flunisolida e a triamcinolona e uma vez e meia maior que a budesonida[14,21]. Embora isso possa servir de base para o cálculo da dose a ser administrada, estudos clínicos mostraram que a beclometasona e a budesonida têm efeitos semelhantes em doses equivalentes: a fluticasona obém o mesmo efeito que duas vezes a dose de beclometasona e budesonida; a beclometasona alcança efeitos similares a duas vezes a dose de triamcinolona (Quadro X-20).

As doses de corticoides inalatórios são proporcionalmente menores que os orais. Como exemplo, a budesonida tem eficácia equivalente à prednisona na proporção de 40/1[12].

Uso em doenças endócrinas

Os glicocorticoides são usados na terapêutica de substituição na insuficiência suprarrenal, cujas causas podem ser agudas como na hipoplasia ou hiperplasia congênitas das suprarre-

Quadro X-19. Equivalência dos glicocorticoides[1].

Corticoide	Meia-vida plasmática (min)	Meia-vida biológica (h)	Potência anti--inflamatória	Potência retentora de sódio	Potência inibidora do crescimento	Dose equivalente (mg)
Cortisol	90	8-12	1	1	1	20
Cortisona	30	8-12	0,8	0,8	0,8	25
Prednisona	60	12-36	4	0,8	5	5
Prednisolona	200	12-36	4	0,8	5	5
Metilprednisolona	200	12-36	5	0,8	7,5	4
Triamcinolona	200	8-12	5	0,5	–	4
9α-flúor-hidrocortisol	–	8-12	10	125	–	–
Dexametasona	300	36-54	25	Zero	–	0,75
Betametasona	300	36-54	25	Zero	80	0,6
Deflazacort	90-120	12-36	3,5	–	–	6

Quadro X-20. Potência relativa dos corticoides inalatórios.

Medicação	Potência tópica	Afinidade de ligação do receptor	Meia-vida de ligação do corticoide ao receptor pulmonar (horas)
Beclometasona	600	13,5	7,5
Budesonida	980	9,4	5,1
Flunisolida	330	1,8	3,5
Fluticasona	1.200	18,0	10,5
Triamcinolona	330	3,6	3,9

nais, hemorragia suprarrenal bilateral do recém-nascido, crise de insuficiência suprarrenal após suspensão de tratamento crônico com corticoide, crise aguda após adrenalectomia ou crônica como na doença de Addison.

O objetivo é utilizar glico e mineralocorticoides, de modo a repor as necessidades fisiológicas em situações de estresse. Lembrar que as suprarrenais produzem aproximadamente 7,5mg/m^2/dia de cortisol (sendo que 50% dessa produção é maior pela manhã à custa do seu ritmo circadiano) e que a dosagem por via oral equivalente é de 10-15mg/m^2/dia.

No quadro X-21 apresentamos o uso dos corticoides nas situações aguda e crônica.

No paciente em uso de corticoide com terapêutica de substituição deve ser utilizado um cartão de identificação com o nome e a dosagem da droga utilizada, bem como mudança da dosagem em situações de estresse (Figura X-38).

Quadro X-21. Uso de corticoide na crise aguda e fase de manutenção.

Crise aguda

- Hidratação com soro glicosado a 5%: soro fisiológico (1:1), na quantidade calculada para a perda de peso
- Drogas
  - Hidrocortisona: pode-se iniciar com 1 a 2mg/kg/dia, por via intravenosa IV, repetindo-se a cada 4 a 6 horas; se necessário, conforme a evolução passar para 50 a 75mg/m^2/dia, por via IV, de 6 em 6 horas
  - Acetato de desoxicorticosterona: a dose é de 1 a 5mg/dia, por via intramuscular, iniciando-se com 2mg/dia e, geralmente, diminuindo-se para 1mg/dia

  À medida que haja melhora clínica do paciente, reduz-se paulatinamente a dose de hidrocortisona, até se procurar atingir a dose de manutenção (10mg/m^2/dia, por via IV). Quando o paciente puder aceitar a medicação por via oral, seguiremos o esquema de manutenção

Fase de manutenção

- Dieta
  - Antes de introdução das refeições de sal: 1g de NaCl/10kg de peso/dia às mamadeiras
  - Após a introdução das refeições de sal: não há necessidade de quantidade extra
- Drogas
  - Glicocorticoides

    Hidrocortisona por via oral: 10 -15mg/m^2/dia em 3 tomadas divididas em 50, 25 e 25% da dose total **ou** Prednisona ou prednisolona por via oral: 2,5-4mg/m^2/dia (75% e 25%)
  - Mineralocorticoides

    9α-Fluorcortisol: 0,05-0,2mg/dia por via oral em dose única pela manhã

    O 9α-fluorcortisol pode ser usado na fase aguda caso o paciente possa aceitar essa droga por via oral, ou através de sonda nasogástrica, iniciando-se com dose de 0,1mg/dia e aumentando ou diminuindo a dose, conforme a evolução clínica

USO EM DOENÇAS NÃO ENDÓCRINAS

Os corticoides, pelas suas características gerais e, principalmente, atividade anti-inflamatória têm sua aplicação clínica em várias doenças. Cabe aqui apenas uma revisão dessas condições, sendo que, para uma avaliação mais profunda, recomenda-se procurar literatura mais específica.

Em doenças infecciosas e inflamatórias, os corticoides são usados em doenças do colágeno como lúpus eritematoso sistêmico, dermatomiosite, poliarterite nodosa, artrite reumatoide, na fase aguda da cardite reumática, em doenças gastrointestinais como colite ulcerativa e ileíte regional.

Utilizam-se corticoides no edema cerebral em: encefalomielite aguda, síndrome de Guillain-Barré, meningites em que há risco de sequela grave após fibrose pós-inflamatória como na meningite tuberculosa e pneumocócica, pneumonites não infecciosas, tireoidites subagudas e hepatites crônicas ativas.

Nas doenças alérgicas e autoimunes, os corticoides são usados tanto na fase aguda quanto na crônica, quando outras medidas terapêuticas não forem eficazes.

Os glicocorticoides têm sido usados nas formas oral, inalatória ou tópica no tratamento e controle da asma e bronquite.

Usam-se os corticoides em processos hematológicos como leucemias, linfossarcomas, anemia aplástica, nas púrpuras trombocitopênicas idiopática e trombótica, entre outras.

Nas oftalmopatias, os corticoides são aplicados no tratamento da uveíte, úlceras de córneas marginais, neurite retrobulbar e nas afecções do segmento anterior do olho como na irite.

Entre as afecções renais, a síndrome nefrótica corticossensível é tratada utilizando-se prednisona.

Outras aplicações incluem hipoglicemia, choque endotóxico, na prevenção da membrana hialina, na prevenção da rejeição de transplantes.

COMPLICAÇÕES DA CORTICOTERAPIA

Os efeitos dos glicocorticoides são mediados por diferenças na biodisponibilidade, ativação do receptor por fosforilação, translocação e ativação/repressão da expressão gênica. Isso leva a efeitos colaterais que estão ligados ao tempo de **uso, dose, horário de administração e tipo de corticoide empregado**, aliados à suscetibilidade individual do paciente[22]. São menos comuns em uso de menor duração (3 semanas), porém alterações do sono, irritação gástrica e distúrbio de comportamento podem ocorrer[23].

A seguir, relacionamos as complicações mais comuns[22,24,25]:

- **Complicações oftalmológicas** – aumento da pressão intraocular (geralmente reversível), glaucoma que pode ser irreversível em pacientes suscetíveis, catarata subcapsular posterior (mais comum em crianças), infecções bacterianas e fúngicas do olho, exacerbação da queratite herpética. Alguns pacientes miópicos e com *diabetes mellitus* podem ter risco aumentado de glaucoma. Recomenda-se a avaliação rotineira da pressão intraocular[15,26,27].
- **Complicações no sistema nervoso central** – a mais comum é o "pseudotumor cerebral" que ocorre com o uso de outros corticoides que não a prednisona, sendo mais frequente com a triamcinolona. A presença de papiledema deve levar à suspeita de pseudotumor cerebral. É mais comum em crianças do que em adultos. O tratamento consiste em substituir o corticoide. Outras manifestações descritas, embora raras em crianças, incluem convulsões, distúrbios do comportamento e psíquicos, que podem variar como insônia, nervosismo, mudanças de comportamento euforia. Parece que as alterações psíquicas estão ligadas à dose do glicocorticoide empregado e podem iniciar-se nas primeiras semanas de terapia[26,28].
- **Complicações hematológicas** – observa-se aumento do número total de leucócitos com elevação do número de neutrófilos (principalmente à custa do deslocamento do *pool* marginal para o *pool* circulante), diminuição do número de monócitos, linfócitos e eosinófilos, sendo que a eosinopenia se deve à sequestração reversível do sistema reticuloendotelial e à diminuição da liberação pela medula óssea. A neutrofilia diminui quando o corticoide é usado em dias alternados, normalizando-se no dia em que não é administrado. Outra complicação é a chamada púrpura induzida por corticoide que acomete, principalmente, as superfícies extensoras do dorso da mão, porção radial do antebraço, sendo essas lesões grandes e que persistem por semanas[1].
- **Complicações gastrointestinais** – são raras em crianças. Podem ocorrer gastrite, úlcera péptica, pancreatite (por mecanismo não bem esclarecido) e hepatomegalia, além do aumento do apetite, principalmente com o uso da dexametasona.
- **Complicações musculoesqueléticas** – os efeitos colaterais mais comuns são miopatia, osteoporose, fraturas e necrose asséptica do osso.

CARTÃO DE CORTICOTERAPIA

Nome ....

Recebe .... na dose de ....

....
(droga)

Em situações de estresse, aumentar as doses:

1. Extração dentária única, processos febris simples, trauma leve; dobrar a dose
2. Cirurgias sob anestesia local, extrações dentárias múltiplas: aplicar 50mg de hidrocortisona 2 horas antes. Dobrar a dose por via oral de glicocorticoide no dia da cirurgia
3. Infecções sistêmicas, traumas graves: 50 a 100mg de hidrocortisona por via IM ou IV a cada 6 horas
4. Cirurgias sob anestesia geral:
   - 50mg de hidrocortisona por via IM, 2 horas antes.
   - 100mg de hidrocortisona em 250ml de soro glicosado a 5% } Via IV, gota a gota durante o ato cirúrgico
   - Após a cirurgia, nos dois primeiros dias, usar o triplo da dose, por via IM ou IV
   - No terceiro dia, usar o dobro da dose por via IM ou IV
   - No quarto dia, passar à dose habitual por via oral
5. Cirurgia de urgência: aplicar 100mg de hidrocortisona por via IV e manter 100mg de hidrocortisona diluídos em soro glicosado a 5%, durante o ato cirúrgico. Após a cirurgia, ver item anterior
6. Em casos de vômitos frequentes: aplicar 50mg de hidrocortisona por via IM

Figura X-38. Modelo de cartão de corticoterapia em situações de estresse.

A miopatia caracteriza-se por meio de peso e massa muscular, dor muscular e articular, associada a alterações de pele. É mais comum com o uso de triamcinolona, podendo ser também observada como o uso de dexametasona. O tratamento consiste em substituição por dose equivalente de prednisona ou prednisolona.

A necrose asséptica óssea, principalmente da cabeça do fêmur, pode ser devida à osteoporose ou à embolia gordurosa.

A osteoporose e as fraturas por compressão vertebral, de ossos longos e de costela são mais comuns em crianças pequenas e adolescentes do sexo feminino. Vários mecanismos podem explicar a osteoporose. Os glicocorticoides inibem a função do osteoblasto e o depósito ósseo. Várias funções específicas dos osteoblastos estão bloqueadas pelos glicocorticoides e seus efeitos são amplificados com os resultados da inibição da liberação de fatores de crescimento, como IGF-1 e TGF-β. Os glicocorticoides também promovem excreção renal e inibem a absorção intestinal de cálcio. Essas ações promovem uma tendência a hipocalcemia com hiperparatireoidismo secundário levando à reabsorção óssea. A excreção renal de cálcio também é aumentada, levando à diminuição da formação óssea. A perda óssea pode ocorrer nos primeiros 12 meses de terapêutica, sendo maior nos primeiros seis meses, chegando a 1 a 2% ao ano. Os osso trabeculado (incluindo o fêmur proximal) e a borda cortical do corpo vertebral são mais suscetíveis aos efeitos dos corticoides do que o osso cortical dos ossos longos. Quando necessário, deve-se evitar esse efeito colateral com o uso de cálcio e vitamina D. Nova perspectiva terapêutica é o uso de calcitonina e bisfosfonatos, porém novos estudos precisam ser realizados para a faixa pediátrica[16,29,30].

O deflazacort tem sido preconizado como um corticoide que causa menos osteoporose, porém alguns estudos na faixa etária pediátrica precisam ser mais bem analisados para melhor conclusão.

- **Complicações renais** – as mais comuns são nefrocalcinose, nefrolitíase e uricosúria.
- **Complicações cardiovasculares** – a mais comum é a hipertensão arterial, que ocorre em 20% dos pacientes que recebem corticoides. No esquema de dias alternados, há diminuição dos níveis pressóricos. Em crianças, a hipertensão ocorre nos casos em que a doença de base está associada ao comprometimento renal e à vasculite generalizada. Ocorre com o uso de doses altas de corticoides e na fase inicial da terapêutica. Recomenda-se o controle frequente da pressão arterial e, caso haja alteração, usar drogas anti-hipertensivas. A causa para a hipertensão não está bem estabelecida. Parece haver relação com a produção hepática de angiotensinogênio. Outra explicação seria a diminuição, pelos glicocorticoides, da prostaglandina E2 e calicreína, que são vasodilatadores.

Outras complicações citadas são: arritimias[31], doença aterosclerótica, infarto do miocárdio, cujo risco é de 2,5 vezes maior em uso crônico de glicocorticoide (prednisona) comparado a controles, e acidente vascular cerebral[32].

- **Alterações na distribuição de gordura e de pele** – os corticoides são responsáveis pelo aspecto "cushingoide", observando-se obesidade no tronco, gibosidade e fácies arredondada. A pele torna-se eritematosa, afinada, com formação de estrias, principalmente no abdome, flancos, coxas, mamas, ombros e braços. Isso pode ocorrer mesmo em doses baixas, em uso crônico[27]. Nota-se o aparecimento de acne na face, pescoço e porção superior do tórax, além de hirsutismo. Observa-se a presença de equimoses, além da facilidade de rompimento da pele a traumas leves e de difícil cicatrização. Os corticoides tópicos podem levar a atrofia da pele e outros efeitos locais. Mometasona e betametasona podem ser usadas uma vez ao dia, com menor efeito colateral. Embora o corticoide tópico diminua o processo inflamatório local, pode facilitar a instalação e proliferação de processo infeccioso. As crianças são mais suscetíveis a essas alterações por apresentarem pele mais fina[16].
- **Suscetibilidade a infecções** – está ligada ao tempo de tratamento, dose, horário, terapia imunossupressora associada à doença de base do paciente (leucemias e linfomas, doenças neurológicas e renais, lúpus eritematoso sistêmico). A imunidade dependente de células T é mais acometida do que a dependente de células B. Além disso, pelas suas características anti-inflamatórias, os glicocorticoides inibem o acúmulo de leucócitos e exsudação plasmática nos sítios de inflamação. A adesão de neutrófilos a células endoteliais é bloqueada, resultando em menor oferta de neutrófilos ao sítio da inflamação. Como os glicocorticoides atenuam os sinais e sintomas da inflamação, isso pode esconder o reconhecimento de infecção. Febre geralmente está diminuída ou ausente. Sinais peritoneais estão bem atenuados ou ausentes, levando a diagnóstico tardio[33].

As infecções virais acometem mais que as bacterianas, embora essas podem também se manifestar, como veremos a seguir:

Infecções bacterianas – as causadas por estafilococo, proteus, pseudomonas e salmonela podem estar aumentadas em pacientes sob corticoterapia. Pode haver aumento de infecção artrítica por bactéria gram-negativa, embora seja baixo o risco de infecções articulares após a administração intra-articular de glicocorticoides. A listeriose está comumente associada a estados de imunossupressão, incluindo uso de glicocorticoides, neoplasias e gravidez.

Micobactéria – o risco de reativação de tuberculose, embora exista, é pequeno se o tratamento com glicocorticoides for inferior a duas semanas. O risco de reativação é real e tem sido enfatizado em pacientes com a síndrome da imunodeficiência adquirida (AIDS) e pneumonia por pneumocisto sob corticoterapia.

Parasitose – a predisposição existe para *Pneumocystis carinii,* estrongiloid*í*ase, toxoplasmose e amebíase. A pneumonia por *Pneumocystis carinii* é observada em aidéticos, naqueles tratados por anemia linfocítica aguda, em transplante de medula óssea e transplante de órgão sólido. A estrongiloidíase pode ocorrer quando o nematodo fica alojado por anos após a exposição e se dissemina quando ocorre depressão da imunidade celular. A amebíase pode ocorrer em pacientes que receberam glicocorticoide para doença inflamatória do cólon. A toxoplasmose deve também ser lembrada em pacientes que tomam medicações imunossupressoras.

Fungos – a aspergilose disseminada é uma das primeiras infecções oportunistas associada com a administração de glicocorticoides. Neutropenia é considerada o maior fator de risco para a infecção. Os glicocorticoides parecem contribuir para a candidíase disseminada em pacientes com neoplasias e fatores de risco como terapia antibiótica prévia, cateter intravenoso e de Foley, nutrição parenteral, transplante hepático. A criptococose parece estar também aumentada em pacientes sob corticoterapia.

Vírus – a infecção por varicela é um problema em crianças que recebem glicocorticoides em altas doses (que aumentariam o risco de varicela grave ou fatal) ou com doença de base hematológica, do tecido conectivo ou do sistema reticuloendotelial. É geralmente recomendado que a corticoterapia seja mantida em crianças com varicela enquanto são tratadas com aciclovir. A imunização ativa com a vacina contra o vírus da varicela poderá reduzir o risco dessa infecção.

Para diminuir esses efeitos colaterais algumas recomendações são sugeridas: PPD (se a terapia for de longa duração); radiografia de tórax; pesquisa de estrongiloidiase; precaução de dieta (evitar alimentos malcozidos); evitar vacinas de vírus vivos atenuados (pólio, febre amarela); observar sinais não específicos para risco de infecção.

- **Complicações endócrinas e metabólicas** – notam-se retenção de sódio e edema em pacientes que usam cortisona e hidrocortisona a às vezes prednisona, porém pode ocorrer perda de sódio em pacientes que usam triamcinolona e betametasona. A terapia por tempo prolongado pode levar à depleção de potássio, com alcalose hipocalêmica, além de hipocalcemia, como já vimos. Outra complicação é a resistência à insulina, glicemia de jejum próxima do normal com testes de tolerância à glicose anormais, que piora com o aumento da dose. Pode, em algumas situações, chegar a um estado semelhante ao diabetes. Outra complicação descrita é a hiperlipidemia, com aumento da concentração sérica de colesterol[22].
- **Alterações no crescimento** – a mais importante complicação do uso de corticoides em crianças é a diminuição da velocidade do crescimento, principalmente com doses elevadas e por tempo prolongado. Os glicocorticoides interferem com a retenção de nitrogênio e formação de colágeno, aumentam a energia derivada do catabolismo proteico e diminuem a oxidação de lípides. Além disso, interferem com a formação óssea. Em doses altas, podem diminuir a secreção espontânea de hormônio de crescimento (GH), mais provavelmente devido a aumento da liberação de somatostatina, hormônio antagônico ao GH. Além disso, podem ocorrer redução da expressão de receptores de GH e desacoplamento dos receptores de seu mecanismo de transdução. A ligação de receptores hepáticos de GH, mRNA de receptores de GH e as proteínas carreadoras de GH estão diminuídos. Ocorre diminuição da atividade do IGF-1 (Figura X-39).

O problema que se segue é determinar qual a dose e por quanto tempo o corticoide é administrado para que possa provocar essa alteração no crescimento. Sabemos que o uso de corticoides em dias alternados não provoca diminuição da velocidade de crescimento tão importante quanto no uso contínuo. Estudos realizados em crianças asmáticas concluíram que aquelas tratadas por menos de seis meses com dose menor que 3mg/m²/dia de prednisona não apresentaram atraso importante na velocidade de crescimento, havendo até recuperação desse atraso após a suspensão da terapêutica.

Crianças tratadas por mais de seis meses poderiam apresentar atraso importante no crescimento, com prejuízo na altura final[21,34,35]. Lembremos que essas normas devem ser

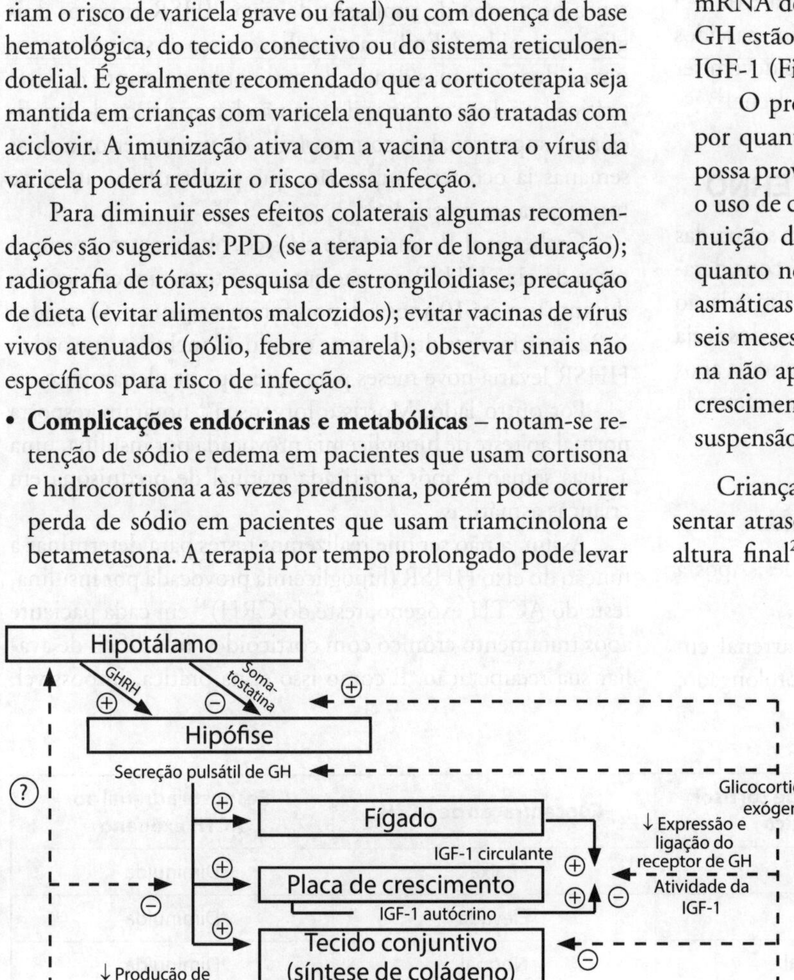

Figura X-39. Interferência dos glicocorticoides na regulação do crescimento.

individualizadas, conforme a dose e a doença de base. Crianças expostas a glicocorticoides antes da puberdade, momento em que a secreção endógena de GH está um pouco diminuída, podem ser particularmente suscetíveis à supressão do hormônio de crescimento. A inibição de esteroides sexuais pela suprarrenal promovida pelo glicocorticoide pode atenuar a secreção aumentada de GH e a estimulação direta do crescimento pelos esteroides sexuais normalmente observados na puberdade. A dose, o tipo de glicocorticoide empregado e o tempo de exposição podem influenciar o grau de supressão observado. Mesmo doses relativamente modestas de prednisona (3-5mg/m^2/dia) ou hidrocortisona (12-15mg/m^2/dia) podem prejudicar o crescimento, principalmente nas crianças pré-púberes. Os efeitos de atraso do crescimento da prednisona é maior que os observados com a hidrocortisona (em doses equivalentes), provavelmente devido à meia-vida maior[21].

- **Ação sobre o feto** – os corticoides não fluorados (cortisona, cortisol, prednisona, prednisolona) passam pouco a barreira placentária, Já os fluorados (betametasona, dexametasona) a ultrapassam bem e devem ser utilizados pela mãe com cautela. O gradiente de concentração materno-fetal é de 10 para 1 para cortisol e prednisolona e de 2-3 para 1 para betametasona e dexametasona. Recém-nascidos cujas mães receberam altas doses de corticoides devem ser monitorados quanto a sinais de insuficiência adrenal[23].

GLICOCORTICOIDE E LEITE MATERNO

Prednisona, triamcinolona e betametasona podem ser usadas em mães que amamentam. Por outro lado, não é considerado seguro o uso de dexametasona e deflazacort. Em relação à metilprednisolona, pode ser utilizado desde que a dose seja baixa (menos que 8mg/dia) e a criança seja amamentada após 4 horas da tomada do corticoide. Não se conhece o efeito da hidrocortisona sobre o leite materno[36].

INSUFICIÊNCIA SUPRARRENAL

É a mais séria complicação do uso dos corticoides. Após a sua retirada, quatro situações podem ocorrer[37]:

1. Supressão do eixo hipotálamo-hipófise-suprarrenal em pacientes que receberam corticoides por tempo prolongado.
2. Reagudização dos sintomas ligados à doença de base, sendo essa recidiva variável com a doença e com o indivíduo.
3. "Síndrome de retirada do corticoide", que não tem uma etiologia definida e caracteriza-se por dor de cabeça, anorexia, náuseas, vômitos, fraqueza, mal-estar, fadiga, prostração, mialgia, artralgia, descamação de pele, febre baixa, perda de peso, irritabilidade, depressão e insônia. Ocorre de um a cinco dias após a suspensão da terapia e não está ligada à doença de base.
4. Uma dependência psicológica não ligada à doença de base[17].

A supressão do eixo hipotálamo-hipófise-suprarrenal (HHSR) é consequência do tempo de uso, dosagem e horário de administração do corticoide. Estudo realizado em 15 crianças com leucemia linfoide aguda (LLA) que tomaram dexametasona em doses supressivas durante 42 dias mostrou, por meio do teste do CRH, a persistência da supressão do eixo em 6 crianças até 14 dias do término da corticoterapia[38]. Outro estudo comparando a recuperação do eixo HHSR em 29 crianças que tomaram prednisona ou dexametasona durante 28 dias, na fase de indução do tratamento de LLA, mostrou, por meio do teste do ACTH em baixa dose realizado semanalmente, durante oito semanas, que não há diferença no tempo de supressão do eixo HHSR entre os dois glicocorticoides[39]. Embora possa haver risco de supressão com uma a duas semanas de uso de corticoide, do ponto de vista prático, até duas semanas de uso não haveria risco de insuficiência suprarrenal, e com período de uso superior a duas semanas já ocorreria supressão, que poderia levar até doze meses para ser revertida[23,38].

Graber et al.[40], em estudo clássico, observaram a recuperação do eixo HHSR em pacientes que tomaram corticoides durante um até 10 anos e depois foram suspensos. O quadro X-22 mostra o resultado desse estudo. Conclui-se que o eixo HHSR levaria nove meses para se recuperar plenamente.

Por outro lado, Morris e Jorgensen[41] notaram resposta normal ao teste de hipoglicemia provocada por insulina, uma a duas semanas após a retirada gradual de prednisona em crianças asmáticas.

Assim, a não ser que realizemos testes para determinar a função do eixo HHSR (hipoglicemia provocada por insulina, teste do ACTH exógeno, teste do CRH)[42] em cada paciente após tratamento crônico com corticoides, fica difícil de avaliar sua recuperação. E como isso é, na prática, impossível,

Quadro X-22. Estudo clássico de Graber et al[40].

Tempo de suspensão do esteroide (meses)	Concentração de cortisol plasmático	Concentração de ACTH	Resposta adrenal ao ACTH exógeno
1	Baixa	Baixa	Diminuída
2-5	Baixa	Elevada	Diminuída
6-8	Normal	Normal	Diminuída
> 9	Normal	Normal	Normal

devemos lembrar que pacientes que tomaram corticoides durante até três semanas ou menos podem suspender a terapia abruptamente. Após esse período, para promover recuperação lenta e paulatina do eixo HHSR, a retirada gradual da administração do corticoide deve ser feita. Deve-se levar em conta os seguintes aspectos na retirada: gravidade da doença de base, tempo de duração da doença de base, uso contínuo do glicocorticoide (e não intermitente) e se a doença de base está estabilizada.

Vários esquemas de retirada são utilizados[43], entre eles, o descrito no quadro X-23.

Quadro X-23. Dose de prednisona e o esquema de sua retirada.

Dose de prednisona (ou equivalente)	Retirada
> ou igual 20mg/dia	¼ da dose inicial a cada 4 dias
10 a 20mg/dia	2,5mg/semana
< 10mg/dia	2mg/2 semanas

Esquema mais detalhado consiste em diminuições graduais de 2,5 a 5mg de prednisona a cada três a sete dias, se a doença permitir. Quando o paciente chegar na dose fisiológica de corticoide (10-15mg/mm^2/dia de hidrocortisona ou 2,5-4mg/m^2/dia de prednisona) e não apresentar sintomas de síndrome de retirada de corticoide ou insuficiência suprarrenal, pode-se, após duas semanas, realizar teste do ACTH por via intravenosa. Após a administração de 250µg de ACTH, "em bolo", colhe-se cortisol no tempo zero e/ou 60 minutos. Se o valor de cortisol basal for de 6µg/dl ou mais, se a elevação for ao menos 7µg/dl acima do basal ou se o pico de cortisol for, pelo menos, 18µg/dl, pode-se inferir que o paciente apresenta recuperação adequada do eixo HHSR, podendo-se fazer a retirada total do corticoide administrado[44,45].

Se não for possível realizar o teste acima, pode-se medir o cortisol basal pela manhã. Se este estiver acima de 10µg/dl ou mais, a suspensão do glicocorticoide pode ser realizada.

Caso o paciente apresente, durante a retirada, sintomas da doença de base, se forem leves, apenas observação, e se forem mais intensos, interrompe-se a retirada e aumenta-se a dose do corticoide. Até um ano da suspensão da terapêutica, em caso de estresse, recomenda-se repor corticoide conforme figura X-38.

Devemos, sempre que utilizarmos glicocorticoide de forma crônica, lembrar de periodicamente:

1. Avaliar o crescimento – a cada três meses em crianças pequenas (menores de 2 anos) e a cada seis meses nas crianças maiores.
2. Estimular dieta rica em proteínas, potássio e cálcio, e baixa em sódio.
3. Verificar a possibilidade de alterações no eixo HHSR.
4. Fazer avaliação hematológica da glicemia e eletrólitos.
5. Avaliar condição oftalmológica.
6. Avaliar maturação óssea e densidade mineral óssea.
7. Avaliar a pressão arterial.
8. Verificar o aparecimento de infecções e alterações gástricas (úlceras).

EFEITOS COLATERAIS DE CORTICOIDES INALATÓRIOS

Os efeitos colaterais do uso crônico de corticoides inalatórios são função, como nos corticoides orais, da dose, do tempo e da frequência da administração. Além disso, o sistema de administração pode influenciar nos efeitos colaterais.

Os efeitos colaterais podem ser *locais* ou *sistêmicos*. Entre os primeiros, citamos: disfonia (5 a 10% dos pacientes); candidíase orofaríngea (pode ser reduzida com o enxágue da boca); tosse reflexa e broncoespasmo (mais raro). Não foram observados aumento da frequência de infecções respiratórias nem alterações da mucosa brônquica[46,47].

Os efeitos *sistêmicos* mais comumente observados com o uso de corticoides inalatórios são: alterações do crescimento, alterações ósseas e supressão do eixo HHSR. Outros efeitos sistêmicos observados com o uso de corticoides orais parecem não ocorrer. Quando ocorrem, o fazem de forma leve. Assim, não foram observadas alterações **metabólicas**: a glicemia e a insulinemia são normais, bem como concentrações séricas de colesterol e triglicérides. Com relação às alterações **hematológicas**, podem ocorrer eosinopenia e leve aumento dos neutrófilos circulantes. Poucos efeitos no **sistema nervoso central** são observados (labilidade emocional, euforia, depressão, agressividade, insônia)[7]. Embora não tenham sido descritas alterações **oculares** em crianças, recomenda-se a avaliação anual desses pacientes em uso de corticoides inalatórios, para a detecção precoce de catarata[12,46].

Entre os efeitos sistêmicos dos corticoides inalatórios, chamamos a atenção para: alterações no crescimento, alterações ósseas e supressão do eixo HHSR.

Para avaliar o **efeito no crescimento** devemos considerar a velocidade de crescimento que o paciente apresenta antes e durante o tratamento. Para a análise da influência dos corticoides inalatórios no crescimento, deve-se considerar dois fatores: o primeiro é de que crianças com asma crônica podem ter atraso do crescimento, bem como na maturação óssea e no estirão pubertário, devido ao tratamento com corticoides ou pela gravidade da doença pulmonar; em segundo lugar, existem diferenças farmacodinâmicas entre os corticoides inalatórios, de modo que o resultado de um estudo pode não ser extrapolado para outro[14,21].

A velocidade de crescimento deve ser avaliada por meio de medidas sequenciais por período de pelo menos seis meses. Estudo de metanálise de 21 trabalhos comparou o efeito dos corticoides orais e inalatórios no crescimento. Nesse estudo, a utilização crônica de corticoides orais, entre eles a prednisona, levou à diminuição da velocidade de crescimento. Porém, a análise dos trabalhos em que se utilizaram corticoides inalatórios mostrou tendência de manutenção do crescimento desses pacientes dentro do normal, mesmo com períodos longos de tratamento ou maior gravidade da asma[21,48].

Embora os trabalhos tenham tendência a sugerir que a velocidade de crescimento não seja prejudicada com o uso de corticoides inalatórios em doses menores que 400µg/dia de beclometasona ou equivalente em crianças, há uma recomendação para que haja monitorização rotineira da velocidade de crescimento de maneira a utilizar a menor dose possível do corticoide inalatório. Com relação ao **metabolismo ósseo**, a avaliação de trabalhos realizados em crianças que tomaram doses diárias usuais de corticoide inalatório não tiveram alterações na atividade óssea, medida por marcadores bioquímicos (fosfatase alcalina óssea, osteocalcina, paratormônio, $1,25(OH)_2$-vitamina D e secreção urinária de hidroxiprolina), bem como alteração na densidade óssea e risco de fratura[19].

Os pacientes em corticoterapia inalatória apresentam supressão do eixo HHSR detectada laboratorialmente, dose e tempo-dependentes. Manifestações clínicas de insuficiência da suprarrenal têm sido descritas em alguns pacientes[19,49]. Portanto, são recomendados o seguimento e a intervenção em caso de suspeita clínica de insuficiência suprarrenal[19,49,50,51].

NOVAS OPÇÕES TERAPÊUTICAS DOS GLICOCORTICOIDES[52,53]

Algumas novas propostas terapêuticas têm sido utilizadas para adaptar o tratamento dos glicocorticoides ao ritmo circadiano – cronoterapêutica.

Isso se baseia no fato de que alguns pacientes apresentam manifestações inflamatórias em determinados horários do dia. Verificou-se que pacientes com artrite reumatoide têm padrões circadianos de dor, rigidez e incapacidade funcional, bem como variações cíclicas nas concentrações hormonais e de citocinas, que se refletem em sintomas tais como dor, inflamação e rigidez, geralmente mais grave nas horas da manhã. Isso se deve à liberação, preferencialmente à noite, de citocinas, como a IL-6 e o TNF-α.

Para diminuir essa liberação noturna das citocinas inflamatórias, foi desenvolvida a prednisona de liberação prolongada. Essa medicação foi aprovada para uso em adultos com artrite reumatoide, polimialgia reumática e artrite psoriática, bem como condições respiratórias, tais como a doença pulmonar obstrutiva crônica (DPOC) e asma. Aguardam-se, porém, estudos em crianças.

Outra nova proposta terapêutica é o desenvolvimento de hidrocortisona de ação prolongada que simula o ritmo circadiano do cortisol (Chronocort®), que seria usada no tratamento de pacientes com hiperplasia congênita da suprarrenal. Essa medicação já é disponível para uso em adultos mas aguardam-se estudos em crianças.

Uma abordagem interessante para otimizar o tratamento com glicocorticoides inclui o desenvolvimento de agonistas seletivos de receptores de glicocorticoide (SEGRAs). Esses agonistas seletivos apresentariam efeito anti-inflamatório efetivo (por meio da inibição da transcrição), reduzindo seus efeitos colaterais (que ocorrem pelo efeito de transativação do receptor do glicocorticoide, ver Figura X-37). Entretanto, ainda faltam estudos que demonstrem a eficácia clínica e a segurança dessas substâncias.

Novas propostas terapêuticas que estão sendo estudadas são os nitroesteroides, que mostraram ser mais potentes que a prednisolona, porém sem ativar a atividade osteoclástica da reabsorção óssea *in vitro* (como ocorre com a prednisolona). Porém novos dados precisam ser adicionados sobre a eficácia dos nitroesteroides.

REFERÊNCIAS

1. Schimmer BP, Funder JW. Adrenal steroids, and pharmacology of the adrenal cortex. In Bruton LL, Chabner BA, Knollman BC, eds. The pharmacological basis of therapeutics. 12th ed. New York: McGraw-Hill; 2011. p. 1209-35.
2. Strehl C, Buttgereit F. Optimized glucocorticoid therapy: teaching old drugs new tricks. Mol Cell Endocrinol. 2013;380(1-2):32-40.
3. Baxter JD. The effects of glucocorticoid therapy. Hosp Pract (Off Ed). 1992;27(9):111-4.
4. Bamberger CM, Schulte HM, Chrousos GP. Molecular determinants of glucocorticoid receptor function and tissue sensitivity to glucocorticoids. Endocr Rev. 1996;17(3):245-61.
5. Buttgereit F, Brand MD, Burmester GR. Equivalent doses and relative drug potencies for non-genomic glucocorticoid effects: a novel glucocorticoid hierarchy. Biochem Pharmacol. 1999;58(2): 363-8.
6. Linder BL, Esteban NV, Yergey AL, Winterer JC, Loriaux DL, Cassorla F. Cortisol production rate in childhood and adolescence. J Pediatr. 1990;117(6):892-6.
7. Spirer Z, Hauser GJ. Corticosteroid therapy in pediatric practice. Adv Pediatr. 1985;32:549-87.
8. Dickmeis T, Weger BD, Weger M. The circadian clock and glucocorticoids--interactions across many time scales. Mol Cell Endocrinol. 2013;380(1-2):2-15.
9. Sizonenko PC. Hypothalmo-pituitaty axis and adrenal cortex: fetoplacental unit. In Bertrand JRR, Sizonenko PC, eds. Pediatric endocrinology: physiology; pathophysiology and clinical aspects. Baltimore: Williams & Wilkins, 1993. p. 121-34.
10. Stewart PM. The adrenal cortex. In Kronenberg HM, Polonsky KS, Larsen PR., ed. Williams Textbook of Endocrinology. 11th ed. Philadelphia: WB Saunders; 2008. p. 445-503.
11. Barnes PJ. Anti-inflammatory actions of glucocorticoids: molecular mechanisms. Clin Sci. 1998;94(6):557-72.
12. van der Velden VH. Glucocorticoids: mechanisms of action and anti-inflammatory potential in asthma. Mediators Inflamm. 1998; 7(4):229-37.
13. Pallardy M, Biola A. [Induction of apoptosis in lymphocytes by glucocorticoids: between physiology and pharmacology]. C R Seances Soc Biol Fil. 1998;192(6):1051-63.
14. Allen DB. Influence of inhaled corticosteroids on growth: a pediatric endocrinologist's perspective. Acta Paediatr. 1998;87(2):123-9.
15. Collins TR, Byyny RL. The clinical use of glucocorticoids. Comprehensive Therapy. 1980;6(11):63-72.
16. Baxter JD. Advances in glucocorticoid therapy. Adv Intern Med. 2000;45:317-49.

17. Cook DM. Safe use of glucocorticoids. How to monitor patients taking these potent agents. Postgrad Med. 1992;91(3):145-9, 52-4.
18. Limbeck GA. Therapy with adrenal corticosteroids. In: VC K, ed. Metabolic, endocrine, and genetic disorders of children. Hagerstown: Harper and Row; 1974. p. 337-55.
19. Barnes PJ, Pedersen S. Efficacy and safety of inhaled corticosteroids in asthma. Report of a workshop held in Eze, France, October 1992. Am Rev Respir Dis. 1993;148(4 Pt 2):S1-26.
20. Meikle AW, Tyler FH. Potency and duration of action of glucocorticoids. Effects of hydrocortisone, prednisone and dexamethasone on human pituitary-adrenal function. Am J Med. 1977;63(2): 200-7.
21. Allen DB, Mullen M, Mullen B. A meta-analysis of the effect of oral and inhaled corticosteroids on growth. J Allergy Clin Immunol. 1994;93(6):967-76.
22. Schacke H, Docke WD, Asadullah K. Mechanisms involved in the side effects of glucocorticoids. Pharmacol Ther. 2002;96(1):23-43.
23. Magiakou MA, Chrousos GP. Corticosteroid therapy, nonendocrine disease, and corticosteroid withdrawal. Curr Ther Endocrinol Metab. 1997;6:138-42.
24. Streeten DH. Corticosteroid therapy. II. Complications and therapeutic indications. JAMA. 1975;232(10):1046-9.
25. Rimsza ME. Complications of corticosteroid therapy. Am J Dis Child. 1978;132:806-10.
26. Dujovne CA, Azarnoff DL. Clinical complications of corticosteroid therapy. A selected review. Med Clin North Am. 1973;57(5): 1331-42.
27. Da Silva JA, Jacobs JW, Kirwan JR, Boers M, Saag KG, Ines LB, et al. Safety of low dose glucocorticoid treatment in rheumatoid arthritis: published evidence and prospective trial data. Ann Rheum Dis. 2006;65(3):285-93.
28. Brown ES, Suppes T. Mood symptoms during corticosteroid therapy: a review. Har Rev Psychiatry. 1998;5(5):239-46.
29. Frauman AG. An overview of the adverse reactions to adrenal corticosteroids. Adverse Drug React Toxicol Rev. 1996;15(4):203-6.
30. Wagener JS, Wojtczak HA. Inhaled steroids in children: risks versus rewards. J Pediatr. 1998;132(3 Pt 1):381-3.
31. Christiansen CF, Christensen S, Mehnert F, Cummings SR, Chapurlat RD, Sorensen HT. Glucocorticoid use and risk of atrial fibrillation or flutter: a population-based, case-control study. Arch Intern Med. 2009;169(18):1677-83.
32. Wei L, MacDonald TM, Walker BR. Taking glucocorticoids by prescription is associated with subsequent cardiovascular disease. Ann Intern Med. 2004;141(10):764-70.
33. Aucott JN. Glucocorticoids and infection. Endocrinol Metab Clin North Am. 1994;23(3):655-70.
34. Rimsza ME. Complications of corticosteroid therapy. Am J Dis Child. 1978;132(8):806-10.
35. Allen DB. Growth suppression by glucocorticoid therapy. Endocrinol Metab Clin North Am. 1996;25(3):699-717.
36. Anderson PO. Corticosteroid use by breast-feeding mothers. Clin Pharm. 1987;6(6):445.
37. Sullivan JN. Saturday conference: steroid withdrawal syndromes. South Med J. 1982;75(6):726-33.
38. Damiani D, Dichtchekenian V, Setian N, Szeliga DV, Passos LD, Lima TM, et al. [Thyroid carcinoma in children and adolescents – review of six cases]. J Pediatr. 2001;77(1):45-8.
39. Kuperman H, Odone Filho V, Cristofani LM, Assis de Almeida MT, Setian N, Damiani D. Evaluation of adrenal reserve in children with acute lymphocytic leukemia treated with prednisone or dexamethasone. Horm Res Paediatr. 2012;78(2):73-80.
40. Graber AL, Ney RL, Nicholson WE, Island DP, Liddle GW. Natural history of pituitary-adrenal recovery following long-term suppression with corticosteroids. J Clin Endocrinol Metab. 1965;25:11-6.
41. Morris HG, Jorgensen JR. Recovery of endogenous pituitary-adrenal function in corticosteroid-treated children. J Pediatr. 1971;79(3): 480-8.
42. Grinspoon SK, Biller BM. Clinical review 62: Laboratory assessment of adrenal insufficiency. J Clin Endocrinol Metab. 1994; 79(4):923-31.
43. Richter B, Neises G, Clar C. Glucocorticoid withdrawal schemes in chronic medical disorders. A systematic review. Endocrinol Metab Clin North Am. 2002;31(3):751-78.
44. Greig WR, Maxwell JD, Boyle JA, Lindsay RM, Browning MC. Criteria for distinguishing normal from subnormal adrenocortical function using the Synacthen test. Postgrad Med J. 1969;45(523): 307-13.
45. Kountz DS, Clark CL. Safely withdrawing patients from chronic glucocorticoid therapy. Am Fam Physician. 1997;55(2):521-5, 9-30.
46. Barnes PJ. Inhaled glucocorticoids for asthma. N Engl J Med. 1995; 332(13):868-75.
47. Galvan CA, Guarderas JC. Practical considerations for dysphonia caused by inhaled corticosteroids. Mayo Clin Proc. 2012;87(9): 901-4.
48. Sharek PJ, Bergman DA. The effect of inhaled steroids on the linear growth of children with asthma: a meta-analysis. Pediatrics. 2000;106(1):E8.
49. Kapadia CR, Nebesio TD, Myers SE, Willi S, Miller BS, Allen DB, et al. Endocrine effects of inhaled corticosteroids in children. JAMA Pediatr. 2016;170(2):163-70.
50. Sastre J, Mosges R. Local and systemic safety of intranasal corticosteroids. Journal of Investig Allergol Clin Immunol. 2012;22(1):1-12.
51. Schwartz RH, Neacsu O, Ascher DP, Alpan O. Moderate dose inhaled corticosteroid-induced symptomatic adrenal suppression: case report and review of the literature. Clin Pediatr. 2012;51(12):1184-90.
52. Buttgereit F. A fresh look at glucocorticoids how to use an old ally more effectively. Bull NYU Hosp Jt Dis. 2012;70 Suppl 1:26-9.
53. Buttgereit F, Spies CM, Bijlsma JW. Novel glucocorticoids: where are we now and where do we want to go? Clin Exp Rheumatol. 2015; 33(4 Suppl 92):S29-33.

PARTE XI

Diferenciação Sexual Diferente

COORDENADORES

Leandra Steinmetz
Durval Damiani

Milênios de História da Diferenciação Sexual

Durval Damiani

INTRODUÇÃO

Os conceitos sobre determinação gonadal e diferenciação sexual datam de milênios e várias hipóteses já foram aventadas para se tentar compreender como funcionam os mecanismos que levam uma criança ao sexo masculino ou feminino.

Muitas dessas teorias levam muito tempo para serem confirmadas ou infirmadas e esse tem sido o caminho percorrido nessa tentativa de elucidação dos intrincados e complexos mecanismos que fazem uma gônada atingir seu destino final (ovário ou testículo) e a genitália externa se formar adequadamente no sexo feminino ou masculino.

Quando uma nova teoria é proposta, aguarda-se sua confirmação por meio de cuidadosa observação dos casos. Toda vez que um caso foge à teoria proposta, essa é adaptada aos novos dados e é assim que esse conhecimento evolui. Em outras palavras, quando nasce um menino fenotípico, com cariótipo 46,XY e testículos ou quando nasce uma menina fenotípica, com cariótipo 46,XX e com ovários, nenhuma surpresa! No entanto, quando nasce um menino fenotípico com cariótipo 46,XX ou uma menina fenotípica com cariótipo 46,XY, tem-se a necessidade de se explicar o que e como ocorreu tal discrepância. É isso que tem permitido que o conhecimento fisiopatológico da diferenciação sexual evolua e estamos hoje com ferramentas muito poderosas para estudar os casos de diferenciação sexual diferente (DSD) e até temos o "problema" de "excesso" de informação que essas novas ferramentas nos oferecem. Cuidadoso critério de seleção do que realmente é causal e do que não tem relação com o quadro clínico do paciente é posto em prática, para evitar que tiremos conclusões inadequadas e atribuamos uma falsa relação de causa-efeito.

QUEM FOI ADÃO?

No Livro do Gênesis (2:21) se lê: "Deus criou Eva, a primeira mulher, de uma costela de Adão".

Estaria correta esta interpretação do texto hebraico?

A palavra *zela*, traduzida como "costela", também significa "lado" (como "costa", em latim[1]. Seguindo essa ideia, Adão teria sido hermafrodita (Krappe, 1936) e poderia procriar sem ter uma mulher. Deus então decide dar-lhe uma "ajuda": pôs Adão em um sono profundo e criou a mulher de um de seus lados (2:21).

A bissecção de um Adão inicialmente hermafrodita dá uma visão mais igualitária à mulher, mais que a visão de ela ter vindo de uma simples costela de Adão.

Na obra *Symposium* de Platão[2], Aristófanes descreve o primeiro homem como hermafrodita até que Zeus o cortou ao meio.

Ambas as histórias parecem ser versões modificadas de uma crença antiga onde o primeiro ser foi bissectado por uma divindade – uma lenda Oriental que era conhecida na Mesopotâmia, Índia e Pérsia[3] (Figura XI-1).

HERMAPHRODITUS

Quando nos referimos a um hermafrodita verdadeiro (DSD ovotesticular), entendemos que é um indivíduo com tecido testicular e tecido ovariano em qualquer combinação. Muitas vezes, ambos os tecidos se encontram em uma mesma gônada (ovotéstis), outras, há um testículo de um lado e um ovário de outro e, na maioria das vezes, há um ovotéstis de um lado e um ovário do outro.

Hermaphroditus era filho de Hermes e Afrodite, foi seduzido pela ninfa Salmacis, que fundiu seu corpo com o dele para produzir uma parte superior com proporções femininas e uma parte inferior, masculina.

Várias estátuas de ***Hermaphroditus*** foram feitas na Antiguidade e foram reverenciadas por algumas comunidades. Gravuras e afrescos (Figuras XI-2 e XI-3) foram inicialmente criticados e censurados, mas, posteriormente, venerados

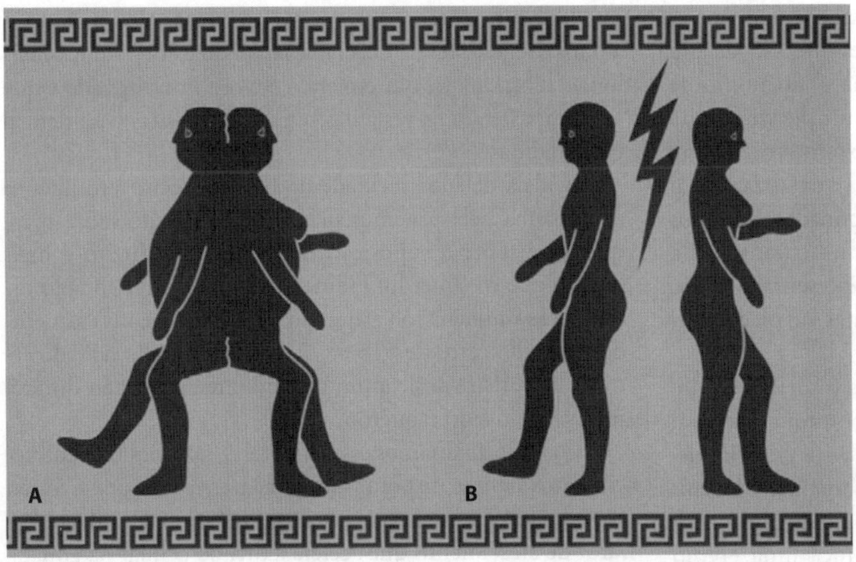

Figura XI-1. **A**) O primeiro ser humano – no *Symposium* de Platão (cerca de 385-370 a.C.), o homem primitivo era redondo, com quatro pernas, quatro braços e duas faces. Este ser tinha 3 sexos: masculino-masculino, masculino-feminino, feminino-feminino. **B**) Como sua força poderia representar uma ameaça, os deuses o dividiram. Daí para a frente, as duas metades se procuram para se reunir em uma só, e a essa procura chamamos de AMOR.

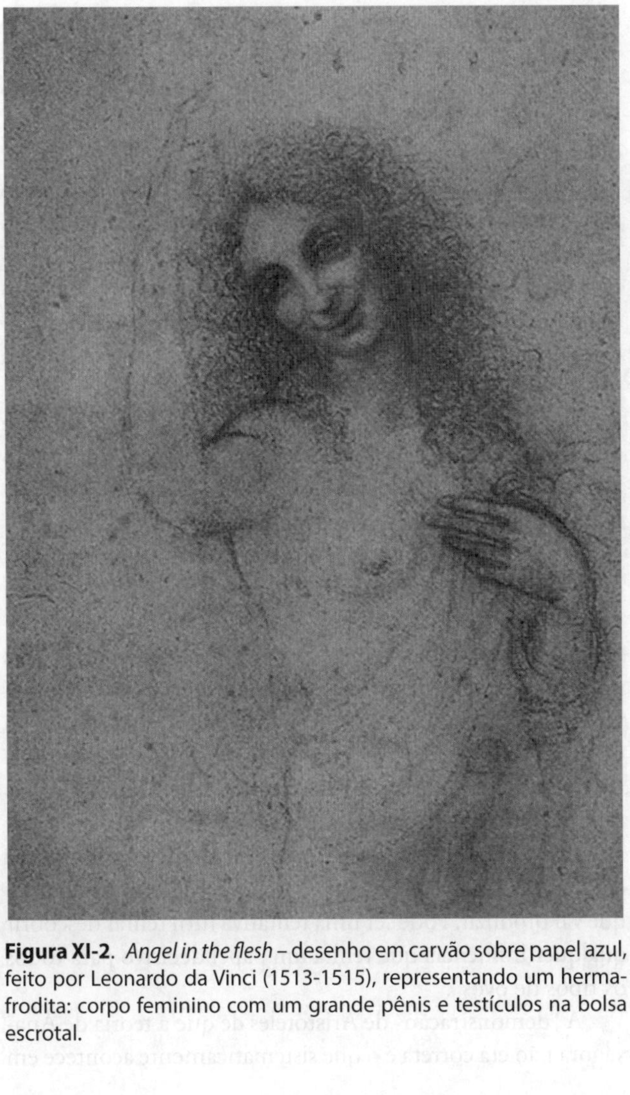

Figura XI-2. *Angel in the flesh* – desenho em carvão sobre papel azul, feito por Leonardo da Vinci (1513-1515), representando um hermafrodita: corpo feminino com um grande pênis e testículos na bolsa escrotal.

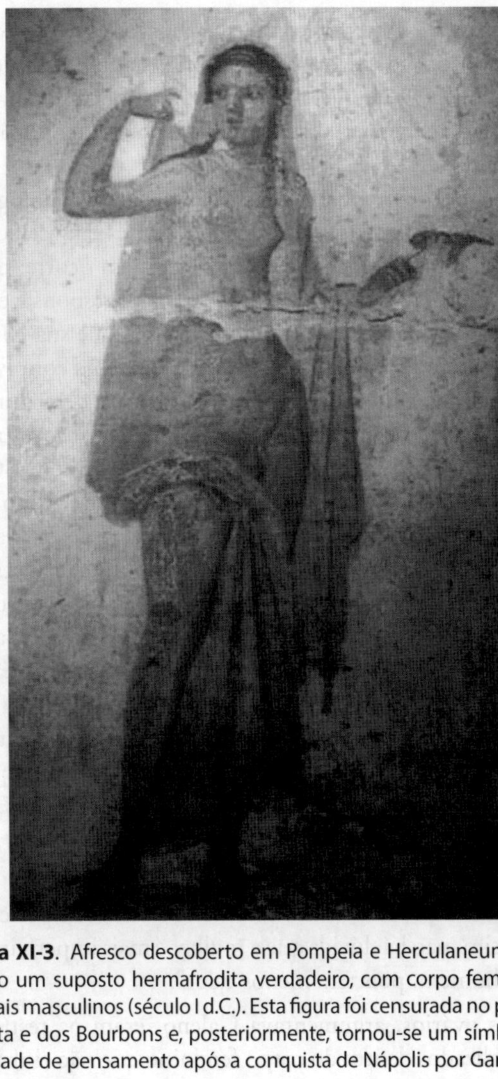

Figura XI-3. Afresco descoberto em Pompeia e Herculaneum, mostrando um suposto hermafrodita verdadeiro, com corpo feminino e genitais masculinos (século I d.C.). Esta figura foi censurada no período fascista e dos Bourbons e, posteriormente, tornou-se um símbolo da liberdade de pensamento após a conquista de Nápolis por Garibaldi.

por vários povos da Antiguidade. Interessante notar que as figuras que retratam um hermafrodita sempre são de um corpo de mulher com genitália masculina e, do ponto de vista médico, esta não é a definição de um hermafrodita verdadeiro, que pode ter uma genitália externa totalmente compatível com seu corpo físico. Voltamos a enfatizar que o diagnóstico se baseia na caracterização de gônadas de ambos os sexos no mesmo indivíduo. Na Arte, no entanto, essa "licença poética" é permitida e daí as representações dos hermafroditas da maneira como elas são feitas são plenamente aceitas.

Afrodite teve um filho com Dionísius (o deus bêbado, obeso, banhado em vinho que é tema na Sinfonia Pastoral de Beethoven e no filme *Fantasia* de Walt Disney), **Priapus,** representado como um homem baixo com um imenso pênis e acredita-se que essa interpretação surgiu de meninos com HCSR. O termo "priapismo", que significa uma ereção prolongada e dolorosa, vem de Priapus[4].

IDEIAS INICIAIS DA FORMAÇÃO DO SEXO DE UM INDIVÍDUO

É interessante notarmos como a percepção sobre os sexos foi se estabelecendo ao longo da história, sempre partindo de uma concepção de que o homem é "melhor" que a mulher. Uma verdadeira guerra de sexos que se instala na história da humanidade.

Quando extrapolamos essa visão para a fisiologia da determinação gonadal e da diferenciação sexual, verificamos que essa mesma "guerra dos sexos" também ocorre: o SRY induz a formação do SOX9, que é o maior responsável pela determinação testicular. No momento em que sua concentração aumenta (há um circuito de amplificação com FGF9/FGFR2), ele bloqueia genes envolvidos na determinação ovariana. Por outro lado, genes de diferenciação ovariana (*WNT4*, *RSPO1*, betacatenina) também inibem SOX9. Assim, a formação de um indivíduo de sexo masculino exige que sejam extintas ou inibidas vias de formação ovariana e, na formação de um indivíduo de sexo feminino, é necessário que as vias de formação testicular sejam inibidas. Isso vale também para a diferenciação da genitália externa e para os ductos internos (mesonéfricos – Wolff ou paramesonéfricos – Müller).

Na Grécia antiga, Galeno, médico no século II d.C., relata:

> "Como o ser humano é o mais perfeito dos animais, dentro da espécie humana, o homem é mais perfeito que a mulher e a razão dessa perfeição é seu excesso de calor. O calor é o instrumento primeiro da Natureza. Todo animal que tem menos calor se torna mais imperfeito e, assim, não há dúvida que a mulher é mais imperfeita que o homem, pois tem menos calor".

Os ovários, argumentava Galeno, eram os testículos internalizados dentro do corpo feminino que não tinha "calor vital" suficiente para promover a extrusão dos órgãos. Os alunos e seguidores de Galeno levaram essas ideias ainda mais longe, dizendo que o útero era o escroto internalizado e que as trompas eram as vesículas seminais sopradas para dentro e expandidas.

A ideia de superioridade do homem sobre a mulher se acompanha pela proeminência do lado direito sobre o esquerdo e sobre a suposição de que o lado direito é mais quente que o esquerdo. Homens são associados ao lado direito, e as mulheres, ao esquerdo[5]. De acordo com Parmenides (nascido cerca de 515 a.C.), o sexo do embrião é determinado por sua posição no útero: homens do lado direito, mulheres do lado esquerdo.

Quando analisamos essas hipóteses, aplicando os conhecimentos de que dispomos atualmente, vemos que não são ao todo descabidas. Supõe-se que o SRY seja, na verdade, um fator de crescimento que acelera a divisão celular na gônada bipotencial. Maior velocidade de diferenciação levaria essa gônada a testículo e menor velocidade de diferenciação levá-la-ia a ovário. Ora, multiplicação celular implica mais metabolismo e, portanto, maior consumo de energia, e daí a ideia de que o homem, que desenvolve testículo, teria mais calor e seria mais "quente". Por outro lado, tem-se observado essa curiosa questão da lateralidade: em hermafroditas verdadeiros é mais comum encontrarmos o tecido testicular do lado direito, quer sob a forma de um testículo, quer de um ovotéstis.

Anaxágora (nascido cerca de 500 a.C.) pensava que o sexo fosse determinado pelo pai, homens sendo formados por sêmen advindo do testículo direito, e mulheres, do testículo esquerdo. Também a posição no útero em que o feto se desenvolvia determinaria o sexo do recém-nascido: posicionados do lado direito do útero seriam os meninos e os posicionados do lado esquerdo seriam as meninas[6].

Aristóteles era crítico dessa teoria e tinha evidências de que fetos de sexos opostos podem posicionar-se no mesmo lado do útero e que homens com apenas um testículo poderiam ter filhos homens e filhas mulheres.

Apesar disso, é incrível constatarmos que essa teoria direita/esquerda tenha sobrevivido por mais de 2000 anos, um recorde difícil de ser batido!

Mesmo o biólogo celular Thomas Morgan, um dos mais proeminentes propositores do papel dos genes no desenvolvimento, dizia que o sexo pode não ser determinado por meio de genes. Em 1903, Morgan escreveu que o sexo era provavelmente determinado por estímulos ambientais múltiplos mais do que estímulos genéticos. "O ovo, no que concerne ao sexo, parece estar em um tipo de estado de equilíbrio e as condições às quais ele é exposto podem determinar o sexo que vai produzir. Pode ser uma tentativa fútil tentar descobrir qualquer influência que tenha um papel decisivo para todos os tipos de ovos".

A "demonstração" de Aristóteles de que a teoria de Anaxágora não era correta é o que sistematicamente acontece em muitas teorias médicas. Na área da diferenciação sexual, é comum idealizarmos determinada teoria, baseada nos dados disponíveis à época e com o passar do tempo, com o surgimento de pacientes que contrariam essa teoria, ela vai sendo reformulada e readequada à "realidade". A primeira hipótese da formação gonadal era muito simples: em presença de cromossomo Y a gônada vai a testículo e, em sua ausência, vai a ovário. Logo, os fatos derrubaram essa teoria, ou seja, é possível ter o cromossomo Y e não se chegar ao testículo e, ao contrário, não ter o cromossomo Y e chegar-se à diferenciação testicular. Isso faz com que as teorias iniciais sejam aprimoradas, para tentar explicar o maior número de casos possíveis. Especialmente nessas áreas, as exceções permitem que avancemos no conhecimento, ou seja, a Natureza nos oferece respostas que, se formos atentos, permitirão evoluir no caminho da descoberta de mecanismos fisiológicos e fisiopatológicos.

Foi Aristóteles que teve a perspectiva mais próxima da realidade em termos de determinação sexual:

1. Tanto o homem quanto a mulher contribuem para o desenvolvimento do embrião.
2. O sêmen determina o sexo da criança.
3. O sexo do embrião é estabelecido durante o desenvolvimento, após um período de ambiguidade.

Ainda mais, baseado na observação dos traços corporais de um eunuco, sugeriu que os testículos são os responsáveis pela masculinização.

AS GRANDES DESCOBERTAS

Antonie van Leeuwenhoek (1632-1723), descobridor do microscópio, envia uma carta endereçada à *Royal Society of London* em 1676 (que foi publicada em 1678) descrevendo e ilustrando os achados em esperma humano e de cachorros: eles eram habitados por estranhas figuras móveis que ele chamou de *spermatic animalculus*. Essa "misteriosa substância" (sêmen) era habitada por esses pequenos animais que poderiam ser artefatos, contaminação ou alguma coisa que evitasse a coagulação do esperma, e sua origem foi debatida por 150 anos! Esse achado ia contra a teoria de que todos os animais se originariam de ovos.

Foi em 1827 que Karl von Baer descreveu e ilustrou o óvulo dentro dos folículos de Graaf. Ele via os *animalculus* como parasitas e os chamou de **espermatozoides**[7].

Em 1841, Albert Kölliker, examinando invertebrados marinhos ao microscópio, concluiu que os espermatozoides são produto de células do testículo, que precisavam entrar em contato com um óvulo para a reprodução. O encontro dessas duas células só foi documentado 30 anos mais tarde (em 1875). Podemos dizer que em 1875 houve a constatação da "fecundação das ideias" de Leeuwenhoek, von Baer e Kölliker!

O último quarto do século XIX testemunhou a descoberta dos cromossomos. Naquele momento, dispúnhamos, pela primeira vez, dos elementos para o estudo da determinação gonadal.

Havia nessa época a ideia de que a determinação sexual seria feita não por fatores genéticos ou hereditários, mas por condições externas. Entendia-se por condições externas a nutrição e a temperatura[8]. A má nutrição seria responsável pela produção de **meninos magros**, enquanto a boa nutrição daria origem a **meninas rechonchudas**.

Geddes e Thompson, em 1889, escrevem: "os menos nutridos e, portanto, menores, mais famintos e mais móveis organismos nós chamamos de machos; os organismos mais nutridos, usualmente quiescentes nós chamamos de fêmeas. As células masculinas, famintas, procuram as células femininas, bem nutridas, para propósitos de conjugação".

No final do século XIX (1899), Cuénot desmentiu inequivocamente a teoria de que o sexo é determinado por condições atuando durante a gestação.

No inverno de 1903, no mesmo ano em que Thomas Morgan publicou um trabalho descartando a teoria genética na determinação sexual, Nettie Stevens, bióloga, fazia um estudo que transformaria o campo da determinação gonadal. Filha de um carpinteiro, nascida em Vermont em 1861, ela juntou dinheiro para entrar na Universidade de Stanford e optou por Biologia, uma escolha incomum para mulheres naquela época. Mais incomum ainda, ela optou para trabalhar na estação zoológica de Nápoles, com o embriologista alemão Theodor Boveri que tinha recentemente isolado cromossomos em ovos de ouriço. Como ela aprendeu a falar italiano, fez amizade com vários pescadores que coletavam ovos para ela estudar.

Em 1905, E. B. Wilson e Netty Stevens obtiveram evidência para a teoria dos cromossomos. Perceberam que havia um cromossomo diferente em um dos sexos. O menor deles foi implicado na determinação masculina e recebeu o nome de "Y", e seu parceiro, "X"[9]. Ambos, "X" e "Y", foram chamados de cromossomos sexuais.

Nas décadas seguintes, evidência a favor do "Y" nos mamíferos machos aumentou, mas somente no terceiro quarto do século XX obteve-se a certeza desse fato, com o desenvolvimento de novas técnicas citogenéticas.

Além de revelar os cariótipos normais de homens e mulheres, as novas técnicas mostraram várias anormalidades que demonstravam que o Y era dominante para estabelecer o fenótipo masculino. A função do Y nos mamíferos diferia, por exemplo, da sua função na *Drosophila malanogaster*, onde XXY = fêmea e se assemelhava à da *Silene* (*melandrium*) *dioica*, onde plantas XXXY = macho[10].

À PROCURA DO TDF (*TESTIS-DETERMINING FACTOR*)

O último quarto do século XX caracterizou-se pela procura do fator que levaria a gônada indiferenciada a testículo (TDF).

Sabia-se, por estudo de casos clínicos, que a determinação testicular poderia ocorrer em ausência de Y, mas deveria haver algum fator que desencadeasse o processo para "acelerar" a diferenciação da gônada bipotencial e, assim, levá-la a testículo.

Evidência de duas mulheres e dois homens com deleção de Y indicava que o gene determinante de testículo deveria estar localizado no braço curto do cromossomo Y[11].

O anúncio de que um antígeno de transplante, H-Y (*histocompatibility Y*), poderia ser o produto do gene *TDF*[12] teve uma recepção entusiástica e originou extensa literatura, que incluía também o antígeno detectado sorologicamente, assim como citólise mediada por células T no "guarda-chuva" antígeno H-Y[13].

Com o passar do tempo, no entanto, verificou-se que o H-Y sorológico não estava no cromossomo Y nem no X e deveria estar em um cromossomo autossômico. Não era o mesmo antígeno de histocompatibilidade que havia sido descrito nos transplantes de pele entre camundongos isogênicos. Isso derrubava um edifício que havia sido construído sobre o H-Y sorológico e a procura pelo TDF prosseguia.

Em 1987, David Page, estudando um mapa de deleção em mulher XY com disgenesia gonadal completa (síndrome de Swyer), chega à localização, em uma região de 150kb no braço curto do cromossomo Y, do ZFY (*zinc-finger protein on the Y chromosome*)[14].

Apesar de, na época, ser o putativo TDF, várias descobertas apontavam contra ZFY ser o TDF:

- Em marsupiais, o gene estava localizado no autossomo.
- Quatro pacientes XX, três homens e um hermafrodita, que tinham sequências de DNA derivadas de Y não tinham o ZFY[15]. Portanto, esses pacientes, que desenvolveram tecido testicular, eram negativos para ZFY.
- Quatro HV e uma síndrome de Swyer – todos ZFY negativos e com desenvolvimento de tecido testicular (mesmo que disgenético)[16].

Esses achados redefiniam a região de determinação sexual e colocavam sérias dúvidas em ser o ZFY o verdadeiro TDF.

SRY (*sex-determining region on the Y chromosome*) foi finalmente isolado de uma região de 35kb no Y e seu correspondente murino, *Sry*, foi clonado do cromossomo Y. Peter Goodfellow, um jovem geneticista inglês apaixonado por futebol, e seu time de investigadores chegaram finalmente ao TDF utilizando uma técnica de mapeamento genético que havia sido desenvolvida alguns anos antes por David Botstein e Ronald Davis[17].

Forte evidência do envolvimento do *SRY* no desenvolvimento testicular humano foi o achado de mutação em mulheres XY[18], embora em uma minoria de pacientes.

Por outro lado, *Sry* induziu o desenvolvimento testicular em uma proporção de ratos transgênicos XX[19].

Esses resultados fazem com que *SRY* continue a ser visto como o único gene no Y requerido para a formação testicular, embora outros genes no Y são necessários para a espermatogênese.

A localização do *SRY* no braço curto do cromossomo Y é muito próxima à do *ZFY* e Page foi de certa forma "enganado" na sua procura pelo TDF porque a mulher que foi estudada apresentava, de fato, duas quebras, o que levou Page a localizar o *ZFY* em vez do *SRY*. Assim, David Page foi "quase" o pai do TDF.

A partir daí, um número substancial de genes fora do Y foi identificado com função no desenvolvimento masculino, pondo em evidência a complexidade do processo de determinação gonadal.

Por outro lado, tecido testicular pode formar-se na ausência de *Sry* em um grande número de espécies de mamíferos e ocorre regularmente em duas espécies: *Ellobius lutescens* e *E. tancrei*[20].

Sry induz a proliferação celular na gônada de camundongos[21]. Esse achado elucidava um número de dados até então conflitantes.

Quando o cromossomo Y foi descoberto e a ele se atribuiu o papel-mestre da diferenciação sexual masculina, com seu *SRY* no braço curto, esperava-se que numerosos genes envolvidos na masculinização de um embrião estivessem espalhados pelo Y. A determinação do sexo, afinal, envolve uma coordenação de múltiplas características anatômicas, fisiológicas e psicológicas e seria difícil imaginar que um único gene seria capaz de realizar funções tão diversas.

Por outro lado, apesar de estarmos falando de um processo essencial à sobrevivência da espécie, o cromossomo Y é um lugar pouco adequado para albergar genes! Quanto mais genes que, se alterados, podem pôr em risco a continuidade da espécie humana!

Diferentemente de todos os outros cromossomos, ele não tem um par semelhante, ou seja, não há um cromossomo irmão e não há sua cópia duplicada (salvo em regiões pseudoautossômicas), de modo que ele fica meio "por conta própria". Uma mutação em qualquer outro gene pode ser "consertada" copiando o gene intacto do outro cromossomo. O Y não pode ser consertado, reparado ou recopiado de outro cromossomo: é um cromossomo sem *back-up*! Há, na verdade, um sistema interno único de reparo no Y. Quando o Y é assolado por mutações, ele não tem um mecanismo para recuperar a informação. O cromossomo Y é o ponto mais vulnerável no genoma humano!

No decurso do tempo, genes que eram importantes para a sobrevida foram mudados do Y para outros cromossomos, onde poderiam ser armazenados com mais segurança. O Y foi "encolhendo", com perda de material genético. Por isso, é o menor de todos os cromossomos humanos (responde por menos de 1% de todo o genoma).

Do ponto de vista genético, esse é um paradoxo particular! O sexo, um dos aspectos mais complexos do ser humano, acaba sendo controlado por um único gene, localizado precariamente no cromossomo Y, e é o regulador-mestre da masculinidade!

OS DIAS ATUAIS

Fica evidente que a diferenciação sexual se inicia bem antes do estágio da prega genital.

A conexão entre *SRY* e a proliferação celular leva a determinação sexual à interface entre efeitos genéticos e ambientais. Essa inter-relação pode trazer luz a outras anomalias intrigantes, como a distribuição assimétrica das gônadas das DSD ovotesticulares (hermafroditismo verdadeiro), sendo os ovários preferencialmente situados à esquerda e testículos e ovotéstis à direita[22,23]. Essa assimetria é o provável resultado de uma diferença correspondente no crescimento das gônadas fetais direita e esquerda[24] e pode ser vista como um fenômeno epigenético, imitando a diferenciação sexual ambiental em um estágio mais precoce da evolução.

Com as novas técnicas de Biologia Molecular, um sem-número de genes é descrito a cada dia, compondo uma cascata de diferenciação sexual e de determinação gonadal cada vez mais complexa.

Atualmente, nosso problema talvez seja o "excesso" de achados, muitos dos quais podem não ter relação causal com o problema estudado. Muito cuidado para não atribuir relação de causa-efeito onde ela não existe.

Em outros capítulos deste livro, o leitor pode interar-se do estado atual do conhecimento sobre a determinação gonadal e a determinação sexual, seus aspectos genéticos e a crítica necessária para não se aceitar simplesmente uma mutação genética como causadora do problema do paciente, mas tentar entendê-la no contexto mais geral dessa fascinante área da Endocrinologia.

REFERÊNCIAS

1. Cassuto U. A Commentary on the book of Genesis. From Adam to Noah, translated by I Abraham Magnes, Jerusalem. Vol. 1. 1961.
2. Jowett B. The dialogues of Plato, translated by B Jowett, New Edition. Vol. 2. 1970. p. 185-237. London: Sphere; 1871.
3. Krappe AH. The birth of Eve. In Schindler B, Marmor-Stein A, eds. Gaster anniversary. London: Taylor's Foreign Press; 1936. p. 312-22.
4. Mittwoch U. Sex determination in Mythology and History. Arq Bras Endocrinol Metab. 2005;49(1):7-13.
5. Lloyd GER. Right and left in Greek philosophy. In Needham R, ed. Right and left, essays in dual symbolic classification. Chicago/London: University of Chicago Press; 1973. p. 167-186.
6. Stévant I, Papaioannou MD, Nef S. A brief history of sex determination. Mol Cell Endocrinol. 2018;468:3-10.
7. Cole FJ. Early theories of generation. Oxford: The Carendon Press; 1930.
8. Mittwoch U. Three thousand years of questioning sex differentiation. Cytogenet Cell Genet. 2000;91(1-4):186-91.
9. Wilson EB. Recent researches on the determination and heredity of sex. Science. 1909;29(732):52-70.
10. Warmke HE. Sex determination and sex balance in Melandrium. Am J Bot. 1946;33:648-60.
11. Jacobs PA, Ross A. Structural abnormalities of the Y chromosome in man. Nature. 1966;210(5034):352-4.
12. Wachtel SS, Ohno S, Koo GC, Boyse EA. Possible role for H-Y antigen in the primary determination of sex. Nature. 1975;257(5523):235-6.
13. Wachtel SS. H-Y antigen and the biology of sex determination. New York: Grune & Stratton; 1983.
14. Page DC, Mosher R, Simpson EM, Fisher EMC, Mardon G, Pollack J, et al. The sex-determining region of the human Y chromosome encodes a finger protein. Cell. 1987;51(6);1091-104.
15. Palmer MS, Sinclair RH, Berta P, Ellis NA, Goodfellow PN, Abbas NE. Genetic evidence that ZFY is not the testis-determining factor. Nature 1989;342(6252):937-9.
16. Damiani D, Billerbeck AE, Goldberg AC, Setian N, Fellous M, Kalil J. Investigation of ZFY in true hermaphroditism and Swyer syndrome. Human Genet. 1990:85(1):85-8.
17. Sinclair AH, Berta P, Palmer MS, Hawkins JR, Griffiths BL, Smith MJ, et al. A gene from the human sex-determining region encodes a protein with homology to a conserved DNA binding motif. Nature. 1990;346(6281):240-4.
18. Affara NA, Chalmers IJ, Ferguson-Smith MA. Analysis of the SRY gene in 22 sex-reversed XY females identifies four new point mutations in the conserved DNA binding domain. Hum Mol Genet. 1993;2(6):785-9.
19. Koopman P, Gubbay J, Vivian N, Goodfellow P, Lovell-Badge R. Male development of chromosomally female mice transgenic for Sry. Nature. 1991;351(6322):117-21.
20. Just W, Rau W, Vogel W, Akhverdian M, Fredga K, Graves JAM, Lyapunova E. Absence of *Sry* in species of the vole Ellobius. Nature Genet. 1995;11(2):117-8.
21. Schmahl J, Eicher EM, Washburn LL, Capel B. Sry induces cell proliferation in the mouse gonad. Development. 2000;127(1): 65-73.
22. van Niekerk WA, Retief A. The gonads of human true hermaphrodites. Hum Genet. 1981;58(1):117-22.
23. Mittwoch U. Unilateral phenotypic manifestations of bilateral structures: which phenotype matches the genotype? In New MI, ed. Where phenotype does not match genotype. Frontiers Endocrinol. 1996;116:121-9.
24. Mittwoch U. Differential growth of human foetal gonads with regard to sex and body side. Ann Hum Genet. 1976;40(1):133-8.

Embriologia do Aparelho Reprodutor

Suzana Guimarães Moraes
Andréa Trevas Maciel-Guerra
Gil Guerra-Júnior

A determinação e a diferenciação sexual são processos que envolvem diversos eventos celulares interconectados que dependem de uma rede complexa de genes (Figura XI-4). Ocorrem não só no período embrionário, mas também no período fetal e alguns só após o nascimento. A determinação sexual é o processo que resulta na formação de testículos ou ovários, e a diferenciação sexual refere-se aos processos subsequentes, ou seja, o surgimento dos ductos genitais e da genitália externa[1,2].

ESTABELECIMENTO DO SEXO GENÉTICO

O sexo genético é estabelecido no zigoto pela fertilização de um óvulo contendo um cromossomo X e por um espermatozoide contendo um X ou um Y. Em humanos, o sexo heterogamético (XY) é masculino, e o homogamético (XX), feminino. O gene *SRY* (*Sex-determining Region on the Y chromosome*), localizado na região 1A1 do braço curto do cromossomo Y, tem papel fundamental na determinação do testículo a partir da gônada bissexual. No entanto, o controle da gonadogênese masculina depende de vários outros genes presentes nos autossomos e no cromossomo X, e também o controle da gonadogênese feminina vem sendo investigado nos últimos anos (Figura XI-4)[1,2].

Aplicação clínica

Indivíduos com cariótipo 46,XY e mutação inativadora no *SRY* (ou em outros genes importantes da determinação testicular) apresentarão disgenesia gonadal XY completa (genitálias interna e externa femininas, gônadas disgenéticas bilateralmente) ou parcial (genitália externa ambígua, genitália interna com derivados masculinos e femininos, testículo disgenético bilateral ou associado à gônada disgenética contralateral). Indivíduos com perda total ou parcial de um cromossomo sexual (por exemplo, 45,X) apresentarão gônadas disgenéticas e genitálias interna e externa femininas (fazendo parte do quadro da síndrome de Turner).

ESTADO SEXUALMENTE NEUTRO OU INDIFERENCIADO

Até cerca de seis semanas após a fertilização o embrião humano contém primórdios gonadais e genitais idênticos em ambos os sexos e não é possível a distinção macro ou microscópica entre embriões com predestinação masculina ou feminina. Estão presentes um par de gônadas bissexuais, os primórdios dos ductos genitais internos masculinos e femininos, representados pelos ductos de Wolff (mesonefros) e de Müller (paramesonefros), respectivamente, e os rudimentos dos genitais externos[4].

Esse estado sexualmente neutro ou indiferenciado se inicia na quarta semana após a fertilização, com o surgimento das cristas urogenitais revestidas pelo epitélio celômico. Na quinta semana, ocorre nessas cristas um espessamento do mesênquima originando as saliências gonadais, processo que é induzido pela migração das células germinativas primordiais (CGPs) para essa região (Figura XI-5)[4].

Em torno da sexta semana, células do epitélio celômico invadem o mesênquima formando os cordões sexuais primários, que cercam as células germinativas e distribuem-se em uma região cortical e outra medular (Figura XI-5).

Os ductos de Wolff (Figura XI-5) são originalmente de excreção dos rins medianos (mesonefros), sendo incorporados ao sistema genital quando a função renal passa a ser realizada pelos metanefros (rins definitivos). Após a divisão da cloaca pelo septo urorretal, o local de abertura dos ductos de Wolff passa a ser denominado seio urogenital[2,4].

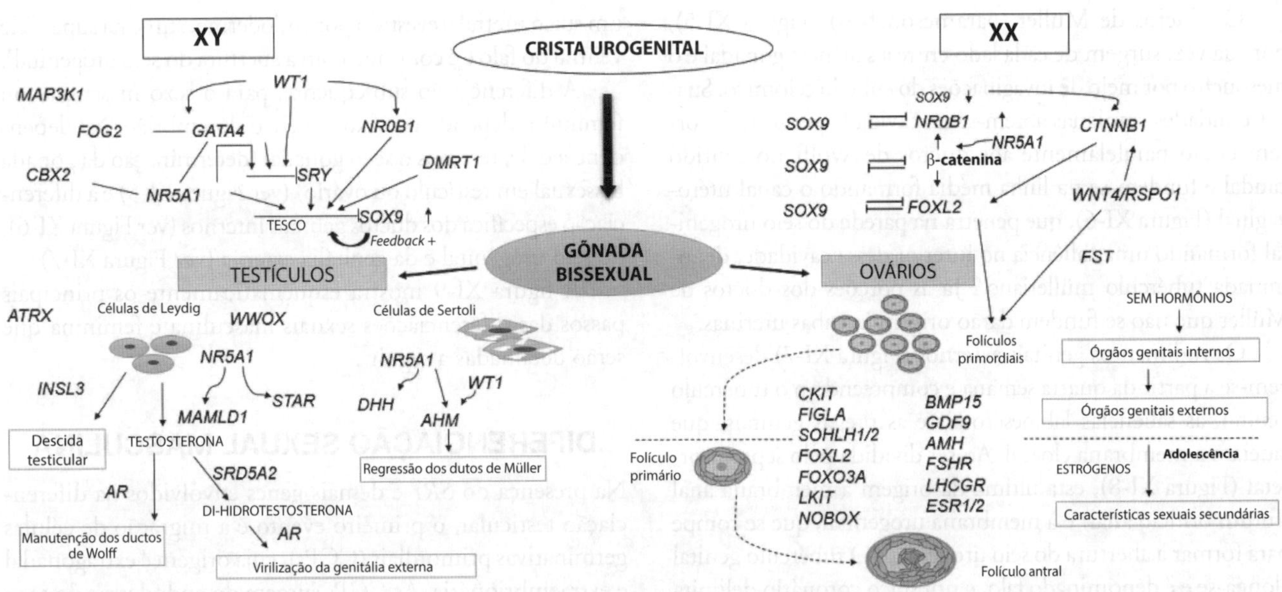

Figura XI-4. Esquema ilustrando os genes envolvidos no desenvolvimento gonadal. À esquerda e à direita são mostrados os genes e as interações entre eles que são importantes para os desenvolvimentos masculino e feminino, respectivamente. Acima e abaixo encontram-se os genes cujas expressões são necessárias tanto antes quanto após a determinação testicular e ovariana[3].

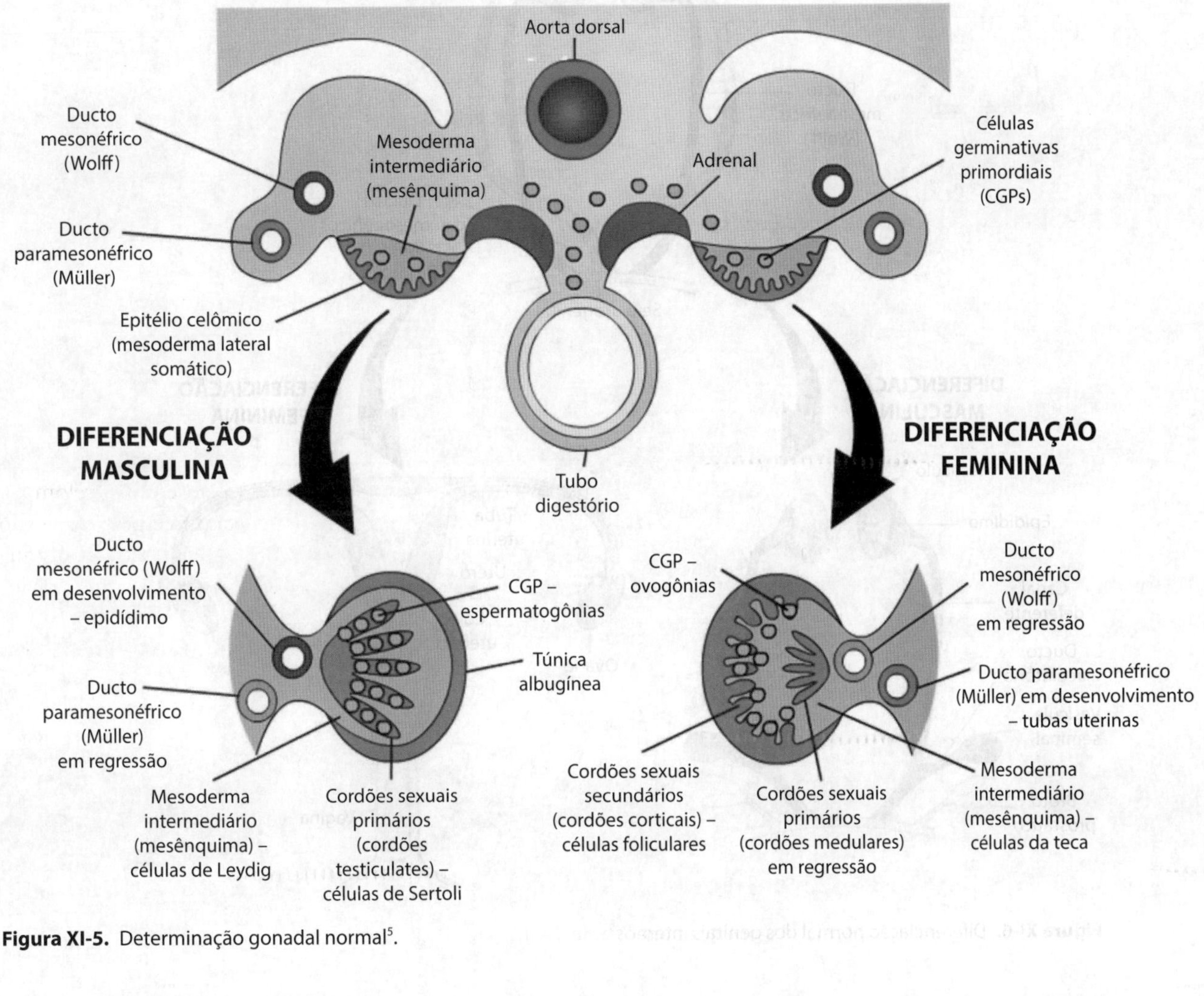

Figura XI-5. Determinação gonadal normal[5].

Os ductos de Müller (paramesonefros) (Figura XI-5), por sua vez, surgem de cada lado entre a saliência gonadal e o mesonefro por meio de invaginações do epitélio celômico. Suas extremidades cranianas abrem-se na cavidade peritoneal; correm então paralelamente aos ductos de Wolff no sentido caudal e fundem-se na linha média formando o canal uterovaginal (Figura XI-6), que penetra na parede do seio urogenital formando uma saliência no interior dessa cavidade, denominada tubérculo mülleriano[6]. Já as porções dos ductos de Müller que não se fundem darão origem às tubas uterinas.

Os rudimentos genitais externos (Figura XI-7) desenvolvem-se a partir da quarta semana e compreendem o tubérculo genital, as saliências labioescrotais e as pregas genitais, que ladeiam a membrana cloacal. Ao ser dividida pelo septo urorretal (Figura XI-8), esta última dá origem à membrana anal (futuro orifício anal) e à membrana urogenital, que se rompe para formar a abertura do seio urogenital. O tubérculo genital alonga-se e é denominado falo, e um sulco coronário delimita sua haste do primórdio da glande do futuro pênis ou clitóris; um sulco uretral, revestido por endoderme, surge na superfície ventral do falo e é contínuo com a abertura do seio urogenital[4].

A diferenciação subsequente, para o sexo masculino ou feminino, depende do sexo genético do embrião. Na dependência dele, teremos o sexo gonadal (determinação da gônada bissexual em testículo ou ovário) (ver Figura XI-5) e a diferenciação específica dos ductos genitais internos (ver Figura XI-6), do seio urogenital e da genitália externa (ver Figura XI-7).

A figura XI-9 mostra esquematicamente os principais passos das diferenciações sexuais masculina e feminina que serão detalhadas a seguir[5].

DIFERENCIAÇÃO SEXUAL MASCULINA

Na presença do *SRY* e demais genes envolvidos na diferenciação testicular, o primeiro evento é a migração de células germinativas primordiais (CGPs), cuja origem é extragonadal e extraembrionária. As CGPs surgem do endoderma do saco vitelino (ver Figura XI-5) e migram pelo mesentério intesti-

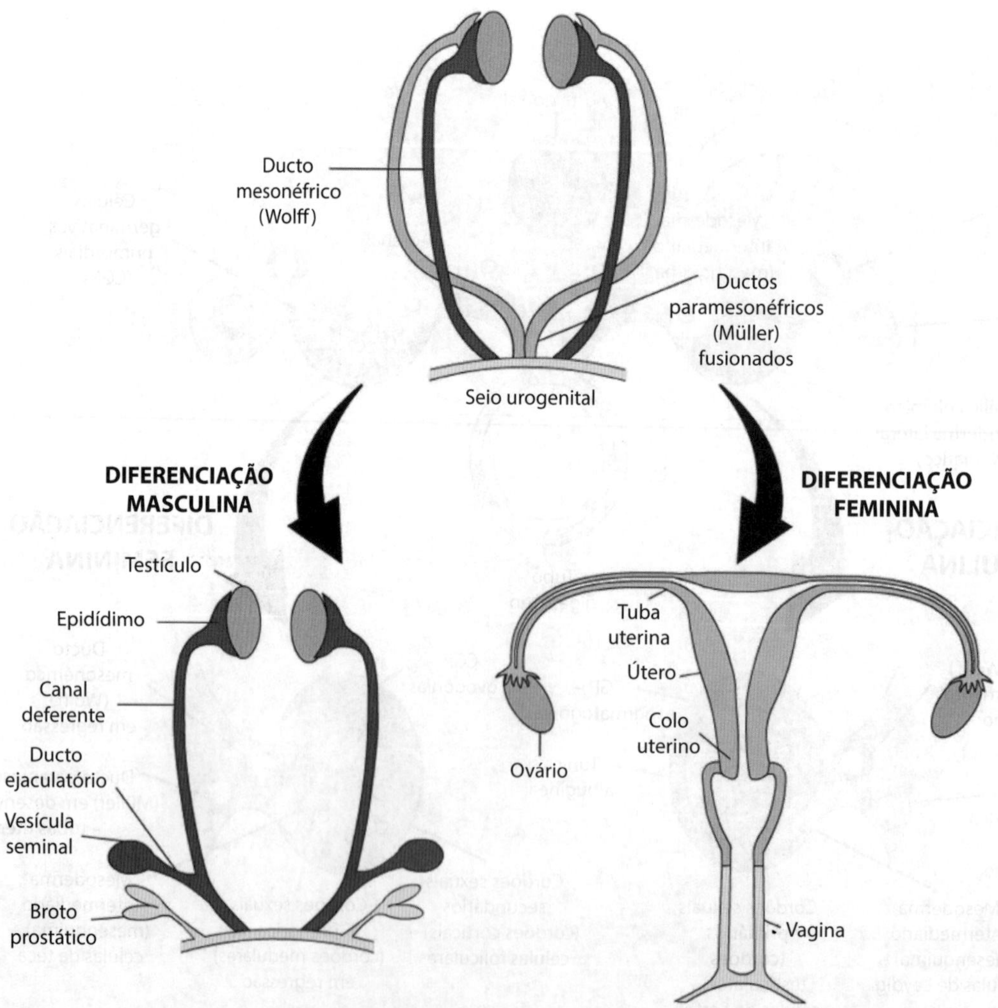

Figura XI-6. Diferenciação normal dos genitais internos[5].

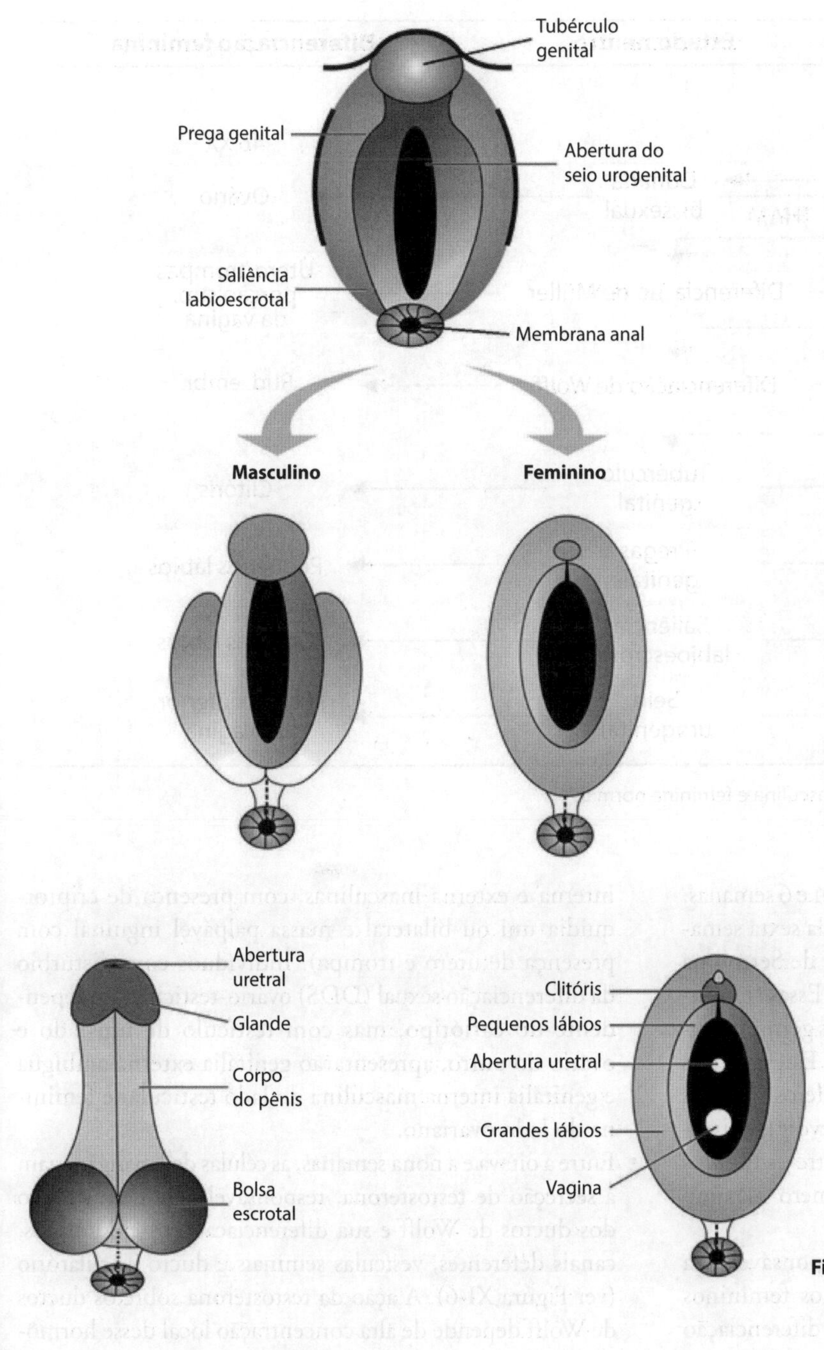

Figura XI-7. Diferenciação normal da genitália externa[5].

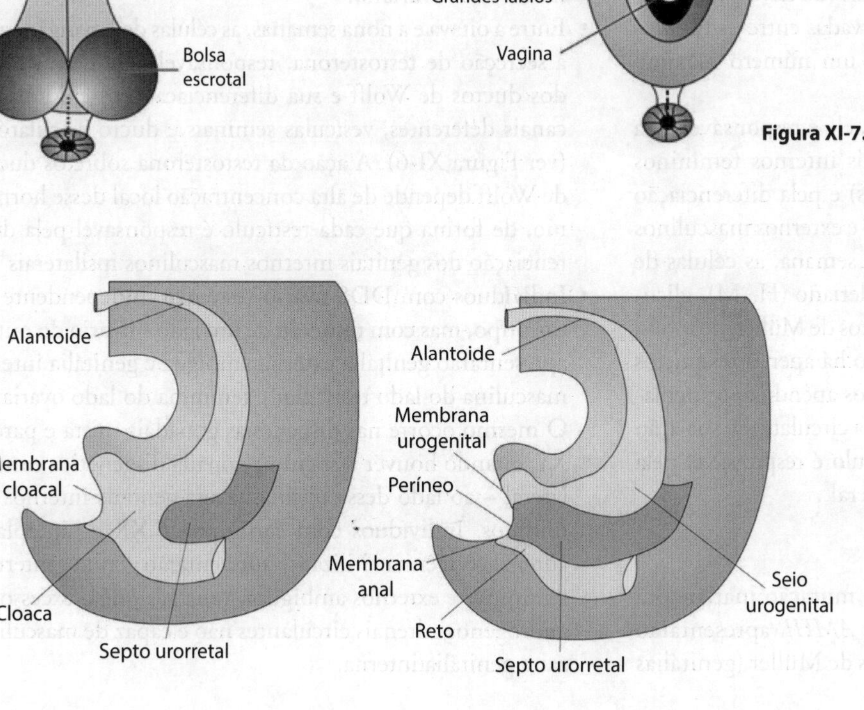

Figura XI-8. Atuação do septo urorretal na divisão da cloaca em reto e seio urogenital[5].

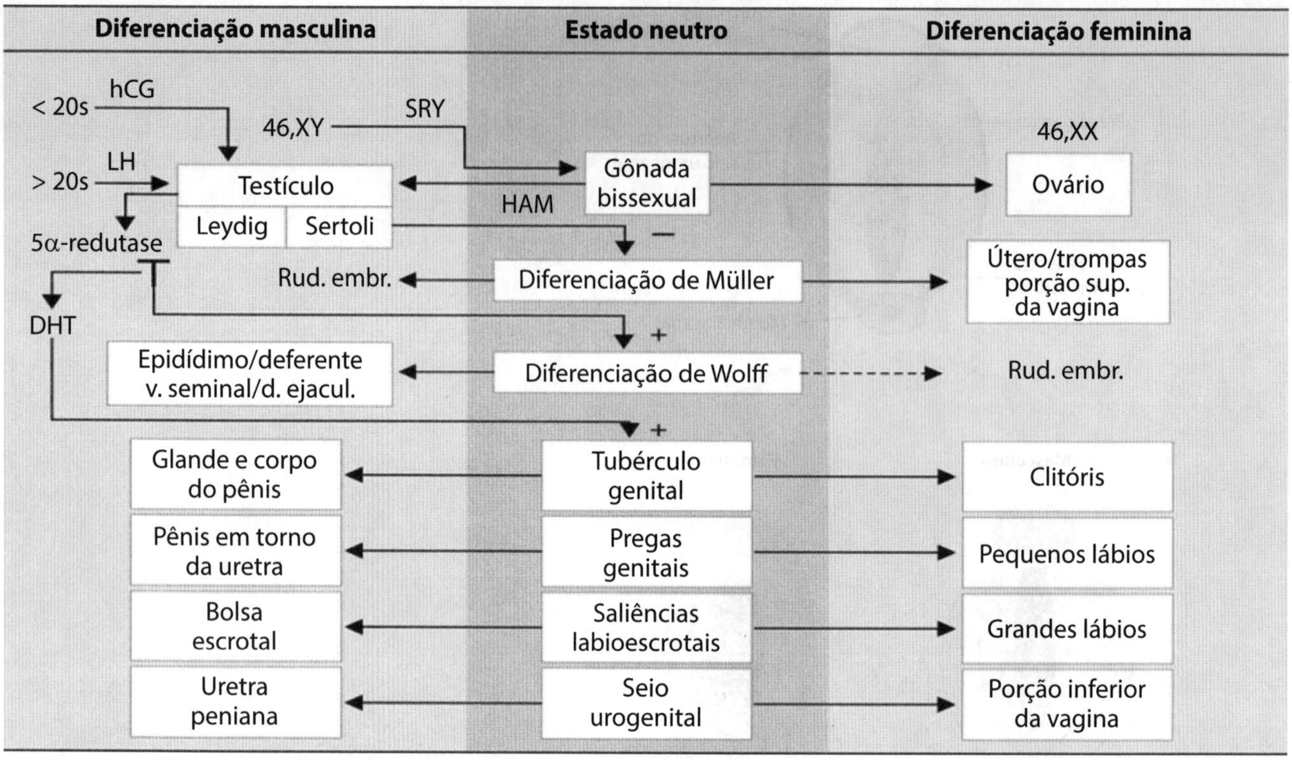

Figura XI-9. Esquema das diferenciações sexuais masculina e feminina normais[5].

nal até atingir as gônadas indiferenciadas, entre 4 e 6 semanas. Em seguida, ocorre a diferenciação, por volta da sexta semana, de células do epitélio celômico em células de Sertoli na região medular dos cordões sexuais primários. Essas se agrupam formando cordões que englobam as células germinativas primordiais, que se tornam as espermatogônias. Esses cordões desenvolvem-se para formar os túbulos seminíferos, túbulos retos e rede téstis. As células intersticiais (de Leydig), derivadas do mesênquima, podem ser observadas entre os túbulos a partir da oitava semana e atingem um número máximo entre 14 e 18 semanas[1,4].

Uma vez diferenciado o testículo, ele é responsável pela regressão dos primórdios dos genitais internos femininos (ductos de Müller ou paramesonefros) e pela diferenciação de genitais internos (ductos de Wolff) e externos masculinos (ver Figura XI-6). A partir da sétima semana, as células de Sertoli secretam o hormônio antimülleriano (HAM), glicoproteína que induz a regressão dos ductos de Müller, de modo que nos indivíduos do sexo masculino há apenas resquícios desses ductos, o utrículo prostático e os apêndices testiculares[4,7]. A ação do HAM não se dá por via circulatória; sua ação é parácrina, de modo que cada testículo é responsável pela destruição do ducto de Müller ipsilateral[2].

Aplicação clínica

- Indivíduos com cariótipo 46,XY e mutação inativadora no gene *AMH* ou no seu receptor *AMHR* apresentarão síndrome de persistência dos ductos de Müller (genitálias interna e externa masculinas, com presença de criptorquidia uni ou bilateral e massa palpável inguinal com presença de útero e trompa). Indivíduos com distúrbio da diferenciação sexual (DDS) ovário-testicular, independente do cariótipo, mas com testículo de um lado e ovário do outro, apresentarão genitália externa ambígua e genitália interna masculina do lado testicular e feminina do lado ovariano.
- Entre a oitava e a nona semanas, as células de Leydig iniciam a secreção de testosterona, responsável pela manutenção dos ductos de Wolff e sua diferenciação em epidídimos, canais deferentes, vesículas seminais e ducto ejaculatório (ver Figura XI-6). A ação da testosterona sobre os ductos de Wolff depende de alta concentração local desse hormônio, de forma que cada testículo é responsável pela diferenciação dos genitais internos masculinos ipsilaterais[4,8].
- Indivíduos com DDS ovário-testicular, independente do cariótipo, mas com testículo de um lado e ovário do outro, apresentarão genitália externa ambígua e genitália interna masculina do lado testicular e feminina do lado ovariano. O mesmo ocorre nas disgenesias gonadais mista e parcial XY, quando houver testículo e gônada disgenética contralateral – ao lado dessa última haverá genitais internos femininos. Indivíduos com cariótipo 46,XX e hiperplasia adrenal congênita virilizante apresentarão genitais internos femininos e externos ambíguos, uma vez que o excesso de andrógenos adrenais circulantes não é capaz de masculinizar a genitália interna.

- A testosterona é convertida pela enzima 5α-redutase tipo 2 em di-hidrotestosterona (DHT), que masculiniza os rudimentos genitais externos entre a nona e a décima segunda semanas de gestação. Por ação desse hormônio há aumento na distância anogenital e fusão das saliências labioescrotais na linha média, originando a bolsa escrotal (ver Figura XI-7). O tubérculo genital dá origem à glande do pênis e alonga-se, juntamente com as pregas genitais, para formar o corpo do pênis. A fusão das pregas genitais no sentido distal ao longo da superfície ventral do pênis faz com que o sulco uretral, recoberto por endoderma, dê origem à uretra peniana. O orifício uretral externo desloca-se, assim, progressivamente em direção à glande, onde uma invaginação ectodérmica dá origem a um novo sulco, contínuo ao sulco uretral do pênis. O fechamento desse sulco move o orifício uretral para a extremidade da glande, unindo, assim, as porções balânica e peniana da uretra por volta da décima segunda semana. Nessa mesma época se inicia a formação do prepúcio (Figura XI-10) a partir de outra invaginação de ectoderma, envolvendo quase por completo a glande em torno da 14ª semana. A próstata surge por volta da décima semana, a partir de evaginações endodérmicas do seio urogenital na altura do tubérculo mülleriano[4].
- A masculinização dos genitais externos de indivíduos com cariótipo 46,XY depende de secreção de testosterona pelas células de Leydig, sua conversão em di-hidrotestosterona e ligação ao receptor de andrógenos. Indivíduos com disgenesia gonadal completa terão genitais externos e internos femininos, e aqueles com disgenesia gonadal parcial, defeito no receptor LH/hCG ou defeitos de síntese de testosterona apresentarão diferentes graus de ambiguidade genital externa e de diferenciação de Wolff. Apesar de secretarem testosterona em concentrações normais, os portadores de mutações inativadoras no gene da enzima 5α-redutase tipo 2 (*SRD5A2*), que converte testosterona em DHT, apresentarão genitália externa francamente ambígua ou feminina com testículos palpáveis, porém com genitais internos masculinos. Já aqueles com mutação inativadora no gene do receptor de andrógenos (*AR*) apresentarão a síndrome de insensibilidade aos andrógenos, que pode ocorrer na forma completa (genitália externa feminina, em geral com testículos palpáveis, e ausência de genitais internos), parcial (genitália externa ambígua, em geral com testículos palpáveis, e diferentes graus de diferenciação de Wolff) ou leve (genitálias interna e externa masculinas, com ginecomastia e/ou infertilidade).

A migração dos testículos da cavidade pélvica para a bolsa escrotal parece ser influenciada por cinco fatores: crescimento dos testículos; aumento do processo vaginal; aumento da pressão intra-abdominal (pelo crescimento das outras vísceras); atrofia do gubernáculo (ligamento fibroso cuja extremidade inicial se fixa na porção inferior do testículo e a extremidade final se fixa na bolsa escrotal em formação); e ação de andrógenos e da proteína 3 semelhante à insulina (INSL3). Os testículos alcançam a região inguinal na décima segunda semana, migrando por meio do canal inguinal por volta da vigésima oitava, atingindo sua posição final na bolsa escrotal em torno da trigésima terceira semana (Figura XI-11)[9].

A gonadotrofina coriônica humana (hCG), secretada pelo sinciciotrofoblasto, estimula a secreção de testosterona pelas células de Leydig durante o período crítico da diferenciação sexual masculina, ou seja, a primeira metade da gestação, quando ainda não há secreção de LH pela hipófise[10].

Por volta da décima sexta semana de gestação, a concentração de testosterona atinge seu pico (200 a 600ng/dl), com valores comparáveis aos de um homem adulto. Entre 16 e 20 semanas, essa concentração cai para 100ng/dl e, após a vigésima quarta semana, é ainda mais baixa, com valores semelhantes ao final da infância[10].

As gonadotrofinas hipofisárias fetais, em especial o hormônio luteinizante, são essenciais para a continuidade do crescimento e desenvolvimento das células de Leydig após esse período crítico inicial e, portanto, para a completa descida testicular, bem como para o crescimento peniano. De fato, embora a organogênese peniana esteja

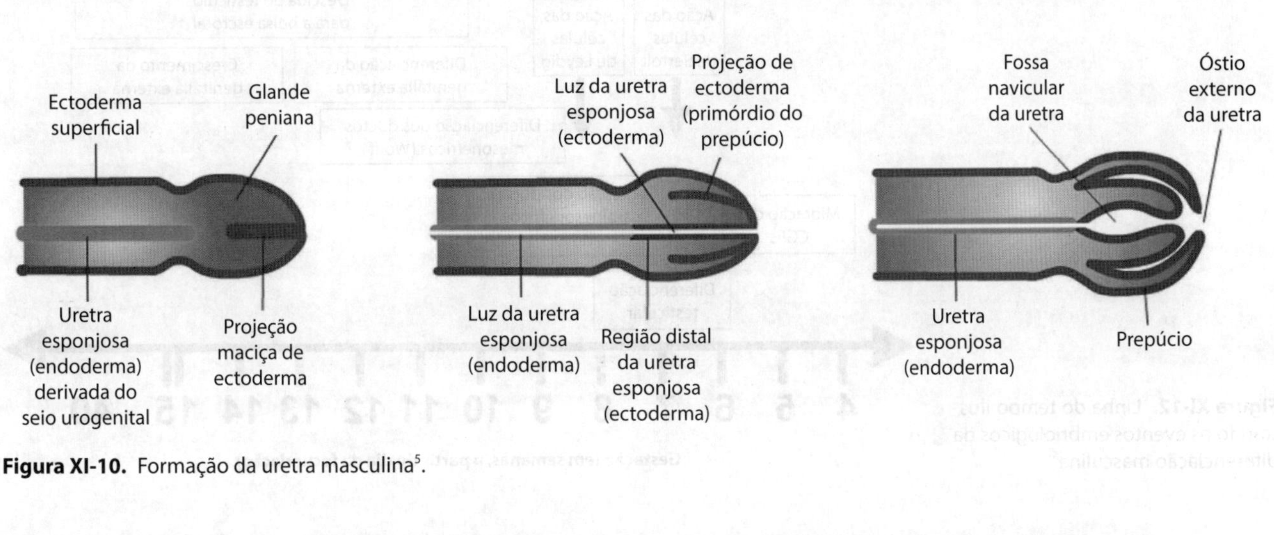

Figura XI-10. Formação da uretra masculina[5].

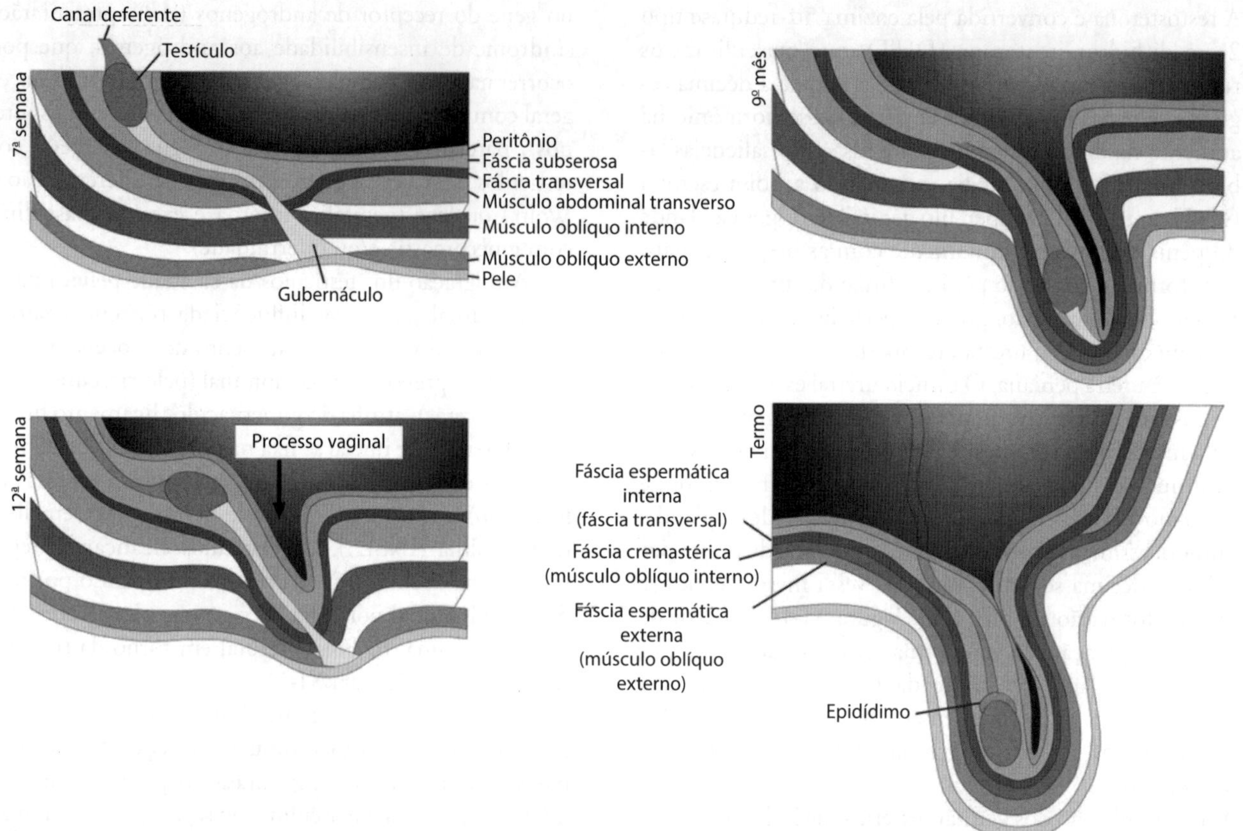

Figura XI-11. Formação do canal inguinal, bolsa escrotal e descida testicular[5].

completa na décima segunda semana de gestação, até a décima sexta o pênis e o clitóris têm mais ou menos o mesmo tamanho[10].

- Indivíduos com cariótipo 46,XY e mutação inativadora no gene do receptor de LH e hCG (*LHCGR*) apresentam hipoplasia ou agenesia das células de Leydig com genitália externa francamente ambígua ou feminina, em geral com testículos palpáveis e genitália interna ausente. Indivíduos com cariótipo 46,XY e hipogonadismo hipogonadotrófico isolado ou associado a hipopituitarismo apresentarão genitália interna masculina normal e genitais externos com micropênis e criptorquidia bilateral, mas sem hipospadia.

A figura XI-12 mostra uma linha do tempo ilustrando eventos embriológicos da diferenciação sexual masculina.

DIFERENCIAÇÃO SEXUAL FEMININA

Na ausência do *SRY*, as gônadas permanecem no estágio indiferenciado até o final da décima semana, quando se inicia, então, a diferenciação ovariana. Essa se caracteriza pelo

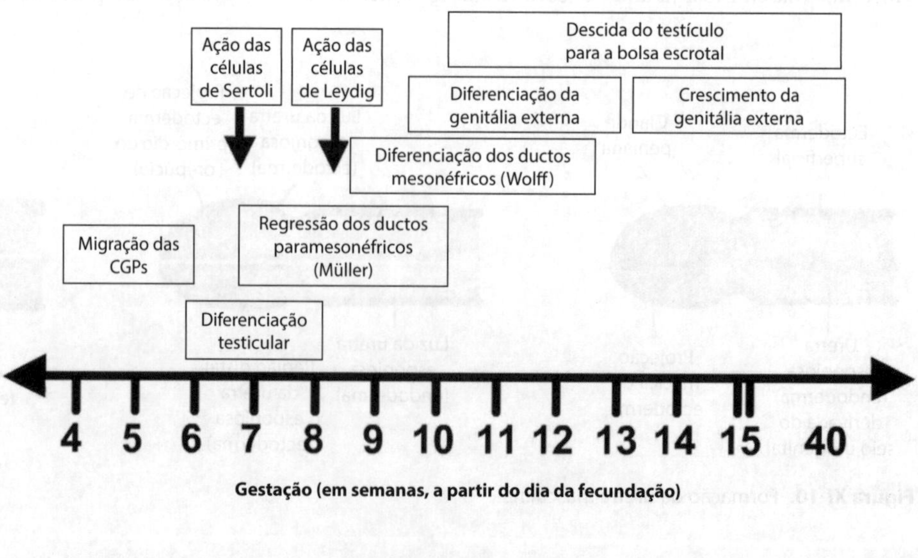

Figura XI-12. Linha do tempo ilustrando os eventos embriológicos da diferenciação masculina[5].

desenvolvimento de cordões sexuais primários, que degeneram rapidamente, formando-se em seguida os cordões sexuais secundários, mais curtos que os primários e ocupando apenas a região cortical do órgão. Há ainda diferenciação das células mesenquimatosas em células foliculares que envolvem as células germinativas primordiais derivadas do endoderma do saco vitelino, as quais se tornarão as ovogônias (ver Figura XI-5)[1,4,11].

Por volta da décima sexta semana são observados os folículos primordiais, que consistem de uma ovogônia envolta por uma camada de células epiteliais achatadas. A formação máxima de folículos primordiais ocorre entre a vigésima e a vigésima quinta semanas de gestação, coincidindo com o pico máximo de produção de FSH fetal. A partir dessa época, a gônada apresenta características morfológicas de ovário definitivo. As ovogônias multiplicam-se exponencialmente, chegando a 7 milhões em torno da vigésima semana, dando origem aos ovócitos primários. Esses, quando rodeados por uma camada de células foliculares cúbicas, passam a ser denominados folículos primários, envolvidos por um estroma derivado do mesênquima. A meiose inicia-se já a partir da décima primeira semana e é interrompida no estágio de diplóteno na prófase da primeira divisão meiótica. Entre a vida fetal e a adulta há degeneração acentuada dos folículos, de modo que 99% deles sofrem atresia, que se supõe seja decorrente de apoptose[1,4].

Para a manutenção ovariana, é necessária a presença de dois cromossomos X íntegros; caso contrário há aceleração do processo de degeneração dos folículos ovarianos e a gônada torna-se disgenética, ou seja, constituída somente de tecido conjuntivo, sem elementos da linhagem germinativa. O cromossomo X contém várias regiões necessárias para a manutenção ovariana; as mais importantes são a Xq13-q21 e Xq23-q27. Além de genes do cromossomo X, vários outros localizados nos autossomos têm papel relevante na manutenção da estrutura e função ovarianas[12].

Uma vez que não há secreção de HAM, os ductos de Müller se desenvolvem para formar o trato genital feminino (útero, tubas uterinas e porção superior da vagina) (Figuras XI-6 e XI-13). A não produção de andrógenos impede a dife-

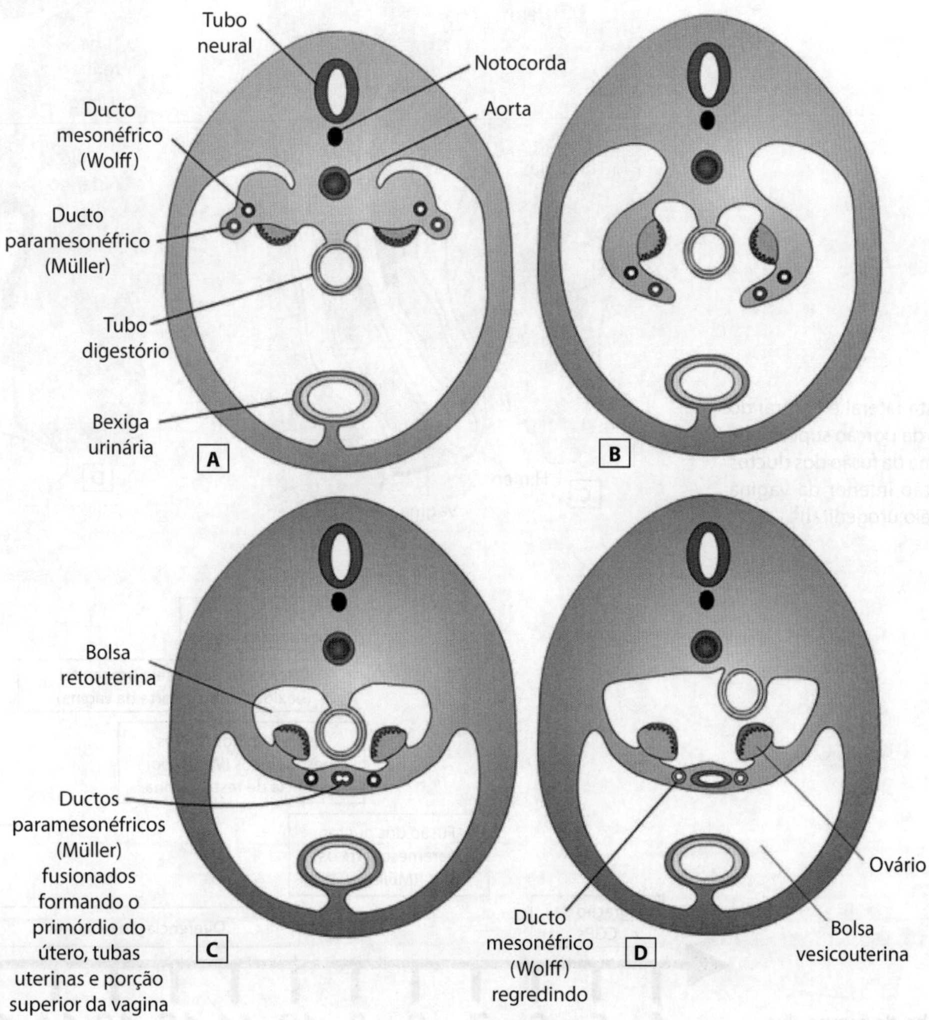

Figura XI-13. Corte transversal do abdome mostrando a fusão dos ductos de Müller (paramesonéfricos) e formação da bolsa retouterina[5].

renciação dos ductos de Wolff, que persistem como vestígios embrionários (epoóforo, paraóforo, ductos de Gartner). Na ausência da DHT, o tubérculo genital dá origem à glande e à haste do clitóris, as pregas urogenitais aos pequenos lábios e as saliências labioescrotais aos grandes lábios, que se ligam, posteriormente, formando a comissura labial posterior e, anteriormente, o monte pubiano. O seio urogenital, por sua vez, dá origem à uretra feminina e à porção inferior da vagina (Figura XI-14)[4,7]. A figura XI-15 mostra uma linha do tempo ilustrando os eventos embriológicos da diferenciação feminina.

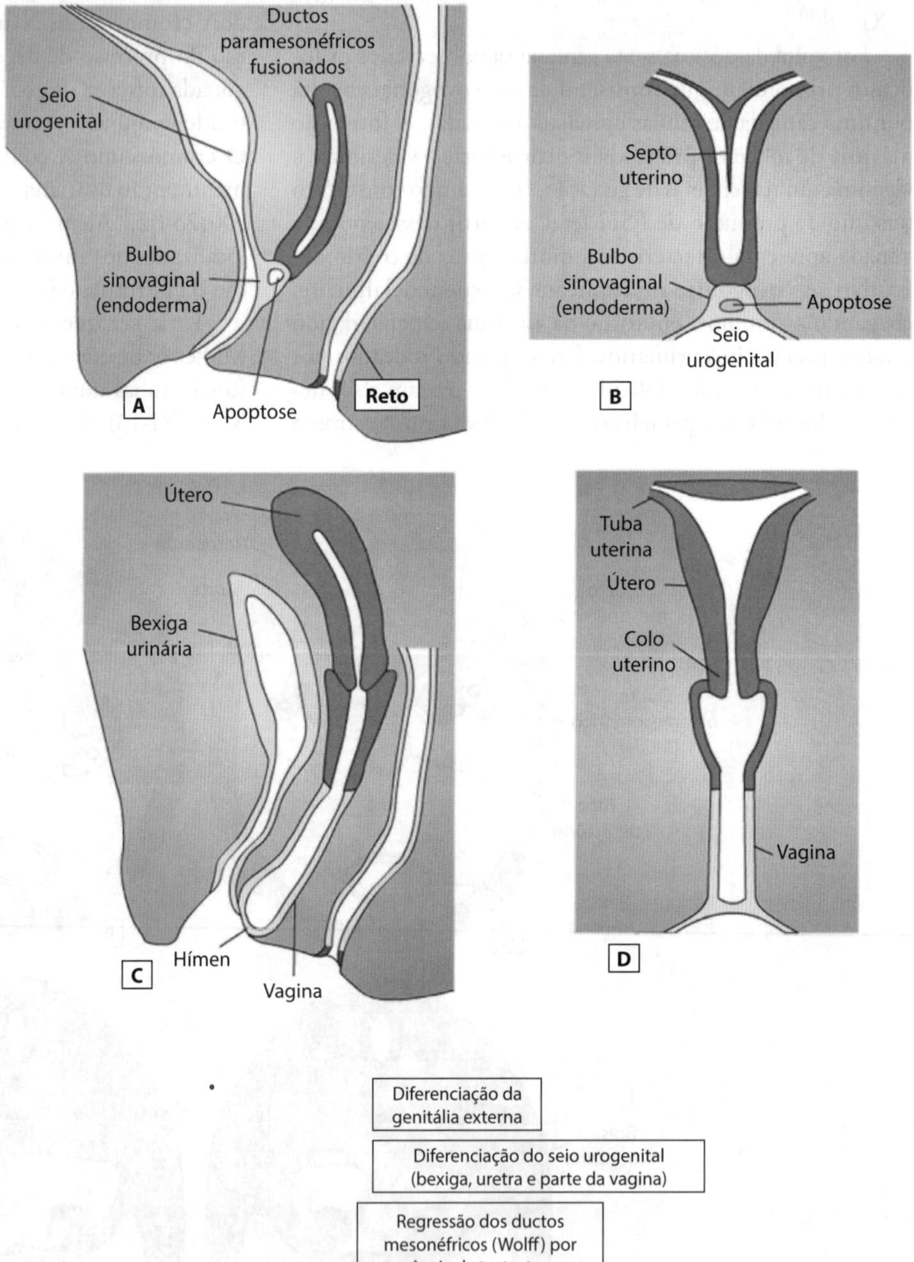

Figura XI-14. Vista lateral e ventral do desenvolvimento da porção superior da vagina (mesoderma da fusão dos ductos de Müller) e porção inferior da vagina (endoderma do seio urogenital)[5].

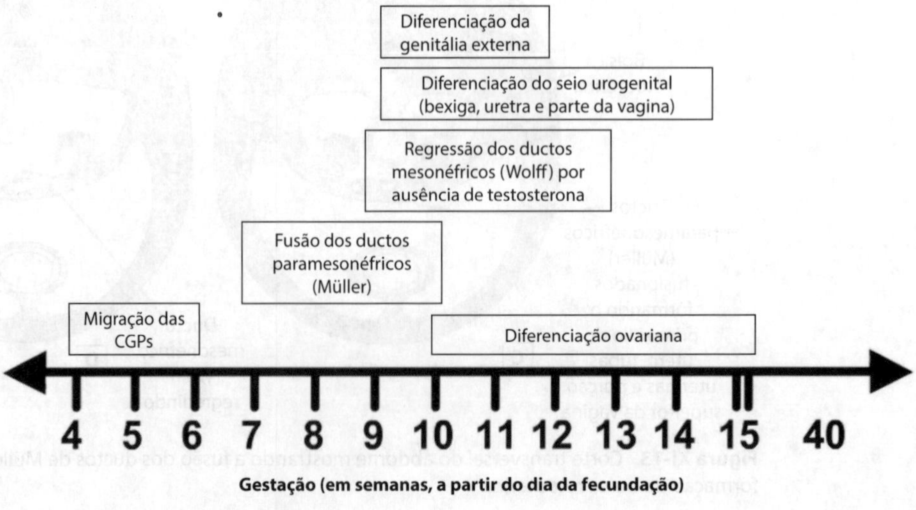

Figura XI-15 Linha do tempo ilustrando os eventos embriológicos da diferenciação feminina[5].

REFERÊNCIAS

1. Bashamboo A, Eozenou C, Rojo S. Anomalies in human sex determination provide unique insights into the complex genetic interactions of early gonad development. Clin Genet. 2017;91(2):143-56.
2. Lucas-Herald AK, Bashamboo A. Gonadal Development. Endocr Dev. 2014;27:1-16.
3. Guaragna MS, Fabbri-Scallet H, De Mello MP. Genes envolvidos na determinação e diferenciação sexual. In Maciel-Guerra AT, Guerra-Júnior G, ed. Menino ou menina? Os distúrbios da diferenciação do sexo. 3ª ed. Curitiba: Editora Appris; 2019. p. 35-54.
4. Moore KL, Persaud TVN, Torchia MG. Sistema urogenital. In Embriologia básica. 9ª ed. Rio de Janeiro: Elsevier; 2016. p. 161-88.
5. Moraes SG, Maciel-Guerra AT, et al. Aspectos embriológicos. In Maciel-Guerra AT, Guerra-Júnior G, eds. Menino ou menina? Os Distúrbios da Diferenciação do Sexo. 3ª ed. Curitiba: Editora Appris; 2019. p. 21-34.
6. Cunha GR, Robboy SJ, Kurita T, Isaacson D, Shen J, Mei Cao M. Development of the human female reproductive tract. Differentiation. 2018;103:46-65.
7. Roly ZY, Backhouse B, Cutting A, Tan TY, Sinclair AH, Ayers KL, et al. The cell biology and molecular genetics of Müllerian duct development. Wiley Interdiscip Rev Dev Biol. 2018;7(3):e310.
8. Tong SYC, Hutson JM, Watts LM. Does testosterone diffuse down the Wolffian duct during sexual differentiation? J Urol. 1996;155(6):2057-9.
9. Sadler TW. Langman embriologia médica. 11ª ed. Rio de Janeiro: Guanabara Koogan; 2010.
10. O'shaughnessy PJ, Morris ID, Huhtaniemi I, Baker PJ, Abel MH. Role of androgen and gonadotrophins in the development and function of the Sertoli cells and Leydig cells: data from mutant and genetically modified mice. Mol Cell Endocrinol. 2009;306(1-2):2-8.
11. Hughes IA. Minireview: sex differentiation. Endocrinology. 2001;142(8):3281-7.
12. Rossetti R, Ferrari I Bonomi M, Persani L. Genetics of primary ovarian insufficiency. Clin Genet. 2017;91(2):183-98.

Genes Relacionados ao Desenvolvimento Sexual

Leandra Steinmetz
Durval Damiani

O processo de desenvolvimento sexual, ou seja, o desenvolvimento das gônadas, ductos genitais e genitais externos, é diferente dependendo do cromossomo sexual. Ao contrário de outros órgãos do embrião em desenvolvimento, a gônada forma-se com potencial para se desenvolver em ovário ou testículo.

O desenvolvimento sexual em humanos é controlado por fatores genéticos que induzem a formação das gônadas e sua produção hormonal de forma tempo-específica. Cada vez mais são descobertos genes ou fatores de transcrição que são responsáveis por parte da determinação gonadal, da manutenção da gônada e, em última análise, do fenótipo final do indivíduo. Tentar estabelecer o gene ou os genes candidatos em determinado caso facilita o trabalho de investigação e pode conduzir a um diagnóstico mais preciso[1,2].

A determinação e a diferenciação sexual são processos sequenciais regulados por um grande número de genes localizados tanto nos cromossomos sexuais quanto nos autossomos, e ocorrem por meio de diversos mecanismos, dependendo de fatores de transcrição, hormônios (peptídicos e esteroides) e receptores teciduais.

O processo de desenvolvimento sexual compreende 3 etapas:

1. Formação da gônada primordial bipotencial.
2. Determinação gonadal.
3. Diferenciação sexual.

FORMAÇÃO DA GÔNADA PRIMORDIAL BIPOTENCIAL

Nas primeiras seis semanas após a fecundação, independentemente dos cromossomos sexuais, as gônadas primordiais são bipotenciais, isto é, elas são anatômica, histológica e funcionalmente indiferenciadas e podem formar ovários ou testículos[2].

A proliferação celular do componente somático das cristas urogenitais (com proliferação das células dos mesonefros e do epitélio celômico) é um processo essencial, que é regulado por vários genes, entre eles, *GATA4*, *EMX2*, *CBX2*, *LHX9* e *WT1*, modulando a expressão do SF1 (que é um transcrito do gene *NR5A1*). Outros fatores responsáveis pela proliferação celular somática são TCF21, INSR, IGF1R e INSRR (Figura XI-16)[2,3].

Durante o período bipotencial, tanto gônadas de fetos XX quanto XY mostram perfis de expressão idênticos para fatores supostamente pró-testiculares, como *SOX9* e FGF9, e fatores pró-ovarianos, como *WNT4*, *RSPO1* e *FOXL2*[3,4].

GATA4 – é um membro da família de fatores de transcrição GATA que interage com várias proteínas, incluindo NR5A1, para regular a expressão de genes críticos para a determinação e diferenciação dos testículos (*SRY*, *SOX9*, *AMH*, *STAR*, *CYP19A1*, *HSD3B2*). O padrão de expressão é conservado entre as espécies e age na diferenciação dos testículos pela ativação transcricional do *SRY*, em sinergia com o *WT1*. Ele também é necessário para o desenvolvimento adequado do coração. Em ratos de ambos os sexos, o *Gata-4* é visto especificamente nas linhagens celulares somáticas em desenvolvimento (Sertoli no testículo e granulosa no ovário), mas não em células germinativas[1].

***EMX2* (*empty spiracles homeobox 2*)** – é um gene crítico para o desenvolvimento do telencéfalo dorsal, sendo expresso no epitélio dos componentes do sistema urogenital em desenvolvimento. O *knockout* do *Emx2* em camundongos

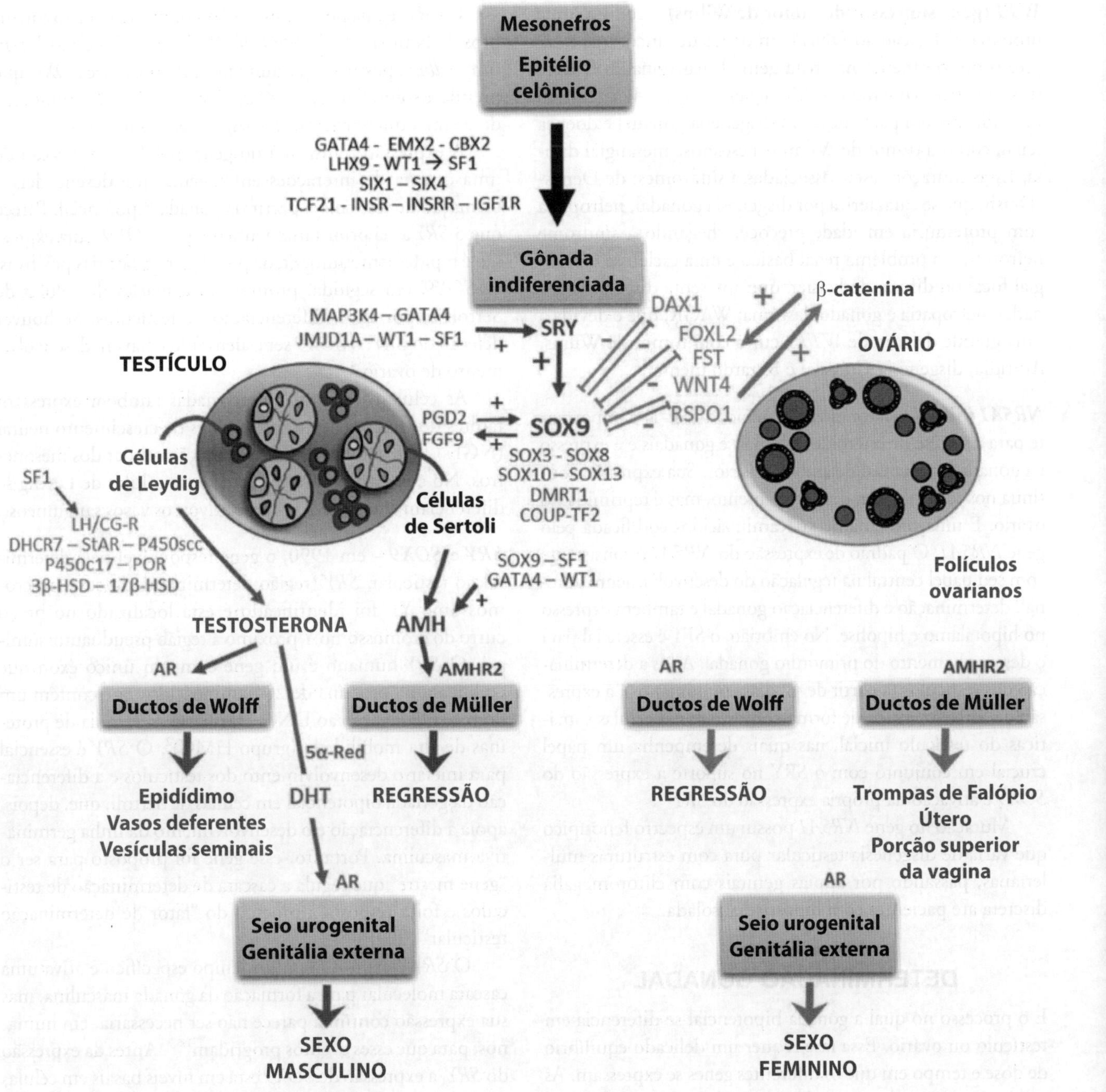

Figura XI-16. Desenvolvimento sexual de mamíferos[3].

leva a alterações de rins, ureteres, gônadas e tratos genitais, enquanto as glândulas suprarrenais e bexiga se desenvolvem normalmente.

CBX2 (chromobox homolog 2) – faz parte de um complexo grupo de proteínas reguladoras. Em camundongos, a interrupção da *Cbx2* resulta em malformação da coluna vertebral e costelas, falha na produção de células T e reversão sexual em animais XY. Os animais XX apresentaram ausência ou redução no tamanho dos ovários em comparação com os da ninhada do tipo selvagem. A mutação do *Cbx2* resulta em redução da expressão de *Nr5a1*, sugerindo que seja um regulador a montante do SF1.

LHX9 (homeobox LIM 9) – é um membro da família de genes homeobox LIM. Em camundongos com *knockout* do gene *Lhx9*, células germinativas migram normalmente, mas as células somáticas da crista genital não proliferam e a gônada não se forma, com ausência de produção de testosterona e hormônio antimülleriano, levando a um fenótipo feminino.

***WT1* (gene supressor de tumor de Wilms)** – codifica uma proteína de ligação ao DNA com dedos de zinco, que é expresso precocemente na crista genital, nas gônadas fetais e rins em desenvolvimento. Mutações no gene *WT1* foram identificadas em pacientes com disgenesia gonadal e doença renal, como o tumor de Wilms e a esclerose mesangial difusa. Essas mutações estão associadas a síndromes: de Denys-Drash, que se caracteriza por disgenesia gonadal, nefropatia com proteinúria em idade precoce, chegando à síndrome nefrótica, e o problema renal básico é uma esclerose mesangial focal ou difusa; de Frasier, que apresenta disgenesia gonadal, nefropatia e gonadoblastoma; WAGR, que é devida a uma grande deleção de *WT1* e cursa com tumor de **W**ilms, **A**niridia, disgenesia **G**onadal e **R**etardo mental[1,2].

***NR5A1* (SF1)** – o fator esteroidogênico 1 (SF-1) é importante para a síntese de esteroides adrenais e gonadais e é expresso na gônada bipotencial de ambos os sexos. Sua expressão continua nos testículos em desenvolvimento, mas é reprimida no ovário. É uma proteína de 461 aminoácidos codificada pelo gene *NR5A1*. O padrão de expressão do *NR5A1* é consistente com seu papel central na regulação do desenvolvimento adrenal, determinação e diferenciação gonadal e também expresso no hipotálamo e hipófise. No embrião, o SF1 é essencial para o desenvolvimento do primórdio gonadal. Após a determinação dos testículos (a partir de 42 dias em humanos), a expressão de SF1 é mantida de forma consistente nas células somáticas do testículo inicial, nas quais desempenha um papel crucial em conjunto com o SRY no suporte à expressão do *SOX9* e ativação da própria expressão do *SRY*[1,2].

Mutação no gene *NR5A1* possui um espectro fenotípico que varia de disgenesia testicular pura com estruturas müllerianas, passando por atipias genitais com clitoromegalia discreta até pacientes com hipospadia isolada.

DETERMINAÇÃO GONADAL

É o processo no qual a gônada bipotencial se diferencia em testículo ou ovário. Essa fase requer um delicado equilíbrio de dose e tempo em que os diferentes genes se expressam. As células somáticas da gônada bipotencial são as primeiras a se diferenciar, em fetos XY, como células de Sertoli e, em fetos XX, como células da granulosa.

Determinação testicular

A diferenciação de células somáticas progenitoras em células de Sertoli é iniciada pelo *SRY*, que aumenta nessas células no início da sexta semana de gestação[1]. As células de Sertoli depois se organizam em estruturas semelhantes a cordões que envolvem as células germinativas e dão origem aos túbulos seminíferos. Elas também produzem hormônio antimülleriano (AMH) e iniciam uma série de eventos que levam à formação de testículos.

O *SRY* regula positivamente o gene *SOX9* e outros membros da família SOX. O *SOX9*, PGD2 e FGF9 estabelecem um *feedback* positivo, que aumenta a expressão de *SOX9*, que prevalece sobre *DAX1*, *FOXL2*, *WNT4* e *RSPO1*, promovendo assim a diferenciação testicular (ver Figura XI-16).

A expressão transitória do gene *SRY* leva à ativação de uma cascata de interações entre genes que desencadeia a formação de testículo a partir da gônada bipotencial. Parece que o *SRY* atua prioritariamente no gene *SOX9*, cuja expressão é rapidamente aumentada por alças regulatórias positivas. O *SOX9*, em seguida, promove a formação de células de Sertoli e, portanto, diferenciação de testículos. Se houver deleção do *SRY*, o *SOX9* será silenciado e haverá desenvolvimento de ovários[1,5,6].

As células de Sertoli diferenciadas também expressam fatores de crescimento, como fatores de crescimento neural (NGFs), que podem induzir a migração celular dos mesonefros. No compartimento intersticial, as células de Leydig se diferenciam entre o tecido conjuntivo e os vasos sanguíneos[2].

SRY* e *SOX9 – em 1990, o gene responsável pela determinação testicular, *SRY* (região determinante do sexo no cromossomo Y), foi identificado e está localizado no braço curto do cromossomo Y próximo à região pseudoautossômica[1]. O *SRY* humano é um gene com um único éxon que codifica uma proteína de 204 aminoácidos que contém um domínio de ligação ao DNA e faz parte da família de proteínas de alta mobilidade (grupo HMG)[2]. O *SRY* é essencial para iniciar o desenvolvimento dos testículos e a diferenciação da gônada bipotencial em células de Sertoli, que, depois, apoia a diferenciação e o desenvolvimento da linha germinativa masculina. Portanto, esse gene foi proposto para ser o "gene mestre" que regula a cascata de determinação de testículos e foi a resposta à procura do "fator de determinação testicular" (TDF)[5,6].

O *SRY* é expresso em um tempo específico e ativa uma cascata molecular para a formação da gônada masculina, mas sua expressão contínua parece não ser necessária, em humanos, para que esses eventos progridam[1,6,7]. Antes da expressão do *SRY*, a expressão de *SOX9* está em níveis basais em células primordiais gonadais masculinas e femininas e, após a expressão do *SRY*, ela é regulada positivamente. Essa regulação positiva nos homens é devida, pelo menos em parte, a uma ação sinérgica do *SRY* com *NR5A1*/SF1, por meio da ligação a um amplificador do *SOX9* específico para testículos chamado TESCO (*Testis-specific Enhancer of SOX9 Core*), localizado a aproximadamente 13kb a montante do *SOX9*[6,8,9].

O *SRY* também é expresso em outros tecidos somáticos como o tecido adiposo, esôfago, timo, glândulas suprarrenais, rins e em algumas linhas celulares de câncer, sugerindo suas funções além da determinação do sexo.

Embora a expressão do *SOX9* seja induzida pelo *SRY*, a continuidade dessa ativação depende de uma alça regulatória positiva com o fator de crescimento fibroblástico 9 (FGF9), que aumenta a expressão de *SOX9* e é amplificado pelo próprio *SOX9*, em um circuito que promove o aumento de dose de ambos. Dessa forma, o FGF9 é um potente ativador da formação testicular[1,5,6].

O *SOX9* também é capaz de aumentar ainda mais sua expressão ativando a via de sinalização da PGD2 (prostaglandina D2 sintase), reprimindo direta ou indiretamente a determinação ovariana e provavelmente ativando a expressão do gene *SOX8*. Tanto o *SOX8* como o *SOX9* são então mantidos nas células de Sertoli ao longo da vida, agindo de forma redundante (provavelmente sempre com *NR5A1*/SF1) para ajudar a manter a expressão de uma gama de genes necessários para a diferenciação e função das células de Sertoli, incluindo a produção de sinais que instruem outras linhagens celulares na gônada a seguir o caminho dos testículos[2,3,5,6].

O *SOX9* atua tanto como ativador da transcrição quanto como repressor transcricional, dependendo do gene-alvo e o recrutamento subsequente de coativadores ou correpressores.

A expressão dos genes *SOX9* e *FGF9* na gônada bipotencial leva à diferenciação das células de Sertoli. Essas, por sua vez, desencadeiam o desenvolvimento da gônada em testículo, que incluem migração das células do mesonefro, formação dos cordões testiculares, vascularização específica e diferenciação das células musculares e de Leydig. Outras moléculas sinalizadoras e fatores de transcrição que também participam no desenvolvimento testicular são o *WT1*, *NR5A1*/SF1, *GATA4*, *DMRT1*, *PDGF* e *DHH*[8,9].

Por outro lado, essa alça de regulação positiva SOX9--FGF9 leva à repressão do gene *WNT4* (*wingless-type MMTV integration site family, member 4)*, que promove o desenvolvimento ovariano. Ambos, *SOX9 e WNT4*, são expressos na mesma gônada e constituem sinais opostos na diferenciação gonadal. No momento em que a alça de amplificação SOX9--FGF9 promove aumento de ambos, o equilíbrio pende a favor da diferenciação testicular[4,5,6].

Mutações de perda de função do *SOX9* podem causar disgenesia gonadal em indivíduos XY, juntamente com displasia campomélica, enquanto duplicações do *SOX9* podem causar DSD ovotesticular (antigo hermafroditismo verdadeiro) em indivíduos XX. Mutações nas regiões reguladoras do *SOX9* podem causar manifestações fenotípicas semelhantes, mesmo na ausência de interrupção direta da sequência de codificação[6,7].

Mutações no gene *SRY* são identificadas em aproximadamente 15% de pacientes com síndrome de Swyer (disgenesia gonadal pura tipo XY) e translocação do gene *SRY* para o cromossomo X é relatada em um subconjunto de homens XX.

Outros genes importantes na determinação testicular são:

***DAX-1* (*dosage-sensitive sex reversal – DSS, adrenal hypoplasia congenita critical region on the X chromosome, gene 1*)** – o *DAX-1* (*NR0B1*) está localizado no cromossomo X (p21.3) e codifica um receptor nuclear órfão. A duplicação de dose desse gene (indivíduos com cariótipo XY) atua inibindo diretamente o SF-1 (fator de transcrição que regula o *SOX9*). Dessa maneira, se houver duplicação do *DAX-1*, não há SRY suficiente e ocorre formação de ovários. Além disso, a dosagem excessiva de *DAX-1* reprime o TESCO e, portanto, inibe a expressão do *SOX9* e a diferenciação testicular[2,10]. Assim, para a diferenciação testicular, o *DAX-1* precisa estar em dose única.

DMRT1 – o *DMRT1* está envolvido na determinação do sexo e no desenvolvimento gonadal em uma ampla gama de espécies. As proteínas DMRT são fatores de transcrição que compartilham um domínio de ligação ao DNA que é semelhante a um dedo de zinco, chamado domínio DM. Em humanos, várias deleções subteloméricas no braço curto do cromossomo 9 foram associadas à reversão sexual e disgenesia gonadal em indivíduos XY. Como o *DMRT1* foi identificado nessa região e foi afetado por todas essas deleções, ele pode ser o gene mais provável responsável por esses distúrbios. O papel crítico do *DMRT1* na determinação do sexo masculino em humanos é confirmado por estudo recente que mostra que uma mutação pontual nesse gene resultou em reversão completa do sexo masculino para feminino[2,11,12].

***DHH* (*desert hedgehog*)** – o *DHH* está localizado no cromossomo 12q12 e codifica uma proteína de 396 aminoácidos da família de moléculas sinalizadoras. *Dhh* é expresso nas células de Schwann, endotélio vascular, endocárdio e epitélio seminífero de embrião de camundongo. A via de sinalização *Dhh* desencadeia a diferenciação de células de Leydig por meio da regulação positiva da expressão de *Nr5a1* e *Cyp11a1* nas células precursoras intersticiais. A diferenciação das células mioides peritubulares e a consequente formação de cordões testiculares também dependem da expressão de *Dhh*[12-14].

Nas mutações homozigóticas envolvendo o *DHH*, ocorre disgenesia gonadal parcial ou completa (46,XY) com neuropatia minifascicular.

A origem das células de Leydig é menos clara: os mesonefros, o epitélio celômico, a crista neural e as células que expressam SF1 residentes no primórdio adrenogonadal foram propostas como precursoras. A diferenciação adicional das células de Leydig requer gonadotrofina coriônica humana da placenta (hCG) no primeiro e segundo trimestres de vida fetal e do hormônio luteinizante da hipófise do feto atuando posteriormente. O *FGF9* e o *DHH* são outros fatores secretados pelas células de Sertoli e responsáveis pela diferenciação normal das células de Leydig[2].

Determinação ovariana

Nos fetos XX, a determinação ovariana depende da expressão de genes específicos pró-ovários e também da repressão da expressão de genes que determinam os testículos.

A diferenciação feminina ocorre quando as células germinativas entram em meiose, na ausência de *SRY*, resultando na incapacidade da expressão de o *SOX9* atingir um limiar crítico, juntamente com a expressão de fatores de sinalização como *RSPO1*, *WNT4* e *FOXL2* que levam à diferenciação das células precursoras em células da granulosa e à formação de ovário[1-3,15] (ver Figura X-16).

Os fatores de sinalização *WNT4* e *RSPO1* favorecem e estabilizam a expressão do fator de transcrição CTNNB1 (conhecido como β-catenina) que suprime a expressão do *SOX9* e regula a transcrição de genes dependentes de *WNT4*, como *FST* (folistatina) e *FOXL2*, resultando em diferenciação das células da granulosa. A folistatina também neutraliza *FGF9*, *SOX9* e ativinas A e B, reprimindo assim a formação do vaso celômico[1,2,13,14].

Assim, a presença de *WNT4* antagoniza a via masculina, interferindo no *SOX9*. A expressão de uma única cópia dos genes *SOX9*, *NR5A1/SF-1* e *WT1*, bem como a duplicação dos genes *DAX1* e *WNT4* resultam em disgenesia gonadal 46,XY.

WNT4 (Wingless type MMTV integration site family, member 4) – pertence à família WNT, um grande grupo de glicoproteínas segregadas codificadas por 19 genes distintos que são expressos de forma tecido-específica. O *WNT4*, junto com a *RSPO1*, leva à redução na fosforilação e degradação da β-catenina. O consequente aumento da β-catenina induz genes responsivos ao *WNT* e antagoniza o *SOX9*. Além disso, o *WNT4* regula positivamente a expressão de *DAX1*, que antagoniza o *NR5A1/SF1*, inibindo as enzimas esteroidogênicas. A superexpressão do *WNT4* tem sido associada à reversão sexual em indivíduos XY[2,3,13,14].

Além de seu papel na diferenciação ovariana, o WNT4 também está diretamente envolvido na formação do ducto mülleriano e desempenha papel crítico na formação dos rins, suprarrenais, hipófise e tecido mamário.

RSPO1 (R-spondin homolog 1) – é um dos membros da família da R-espondina e está localizado no cromossomo 1p34.3. A *RSPO1* age em sinergia com o *WNT4* nas gônadas XX para estabilizar a β-catenina, atuando como ativador da sinalização do desenvolvimento ovariano[3,15,16].

A *RSPO1* é expressa na crista gonadal indiferenciada dos embriões XY e XX e aumenta nas gônadas XX na ausência de *SRY*. O gene *RSPO1* estimula a expressão de *WNT4* e coopera com ele para aumentar as concentrações citoplasmáticas de β-catenina e folistatina. O aumento do *WNT4*/β-catenina neutraliza o *SOX9*, levando à diferenciação ovariana.

Em humanos, os primeiros casos relatados com mutações de perda de função do gene *RSPO1* foram associados a DSD ovotesticular com SRY negativo, hiperqueratose palmoplantar e carcinoma de células escamosas da pele, provavelmente devido à regulação positiva de *SOX9*[15].

FOXL2 (Forkhead transcription factor 2) – é um gene com único éxon no cromossomo 3q22.3 que codifica um fator de transcrição com 376 aminoácidos, contendo um domínio de ligação ao DNA de 110 aminoácidos.

Estudos de expressão em humanos demonstraram que o transcrito e a proteína são expressos no mesênquima das pálpebras em desenvolvimento, nas células da granulosa em fetos e adultas, e na hipófise (células gonadotróficas e tireotróficas) embrionária e adulta[2,14-16].

Em camundongos sem o *Foxl2*, a diferenciação masculina é iniciada nos ovários, com marcadores masculinos como o *Sox9*, fortemente aumentados. Essas observações sugerem que o *FOXL2* reprime o desenvolvimento masculino e é parceiro do *DMRT1* que mantém o destino masculino pela supressão do desenvolvimento feminino. A ablação direcionada de *Foxl2* no ovário adulto leva a uma transdiferenciação molecular das células de suporte do ovário, que adquirem as características das células de Sertoli, incluindo a expressão de *Sox9*[14-16].

No ser humano, mutações heterozigotas do gene *FOXL2* estão associadas à síndrome de blefarofimose (BPES). A BPES tipo I apresenta malformação palpebral associada à insuficiência ovariana, enquanto o tipo II é isolado.

DIFERENCIAÇÃO SEXUAL

A diferenciação sexual é o processo pelo qual, a partir da gônada diferenciada (ovário ou testículo), chega-se ao fenótipo final, feminino ou masculino.

Os ductos müllerianos começam a se formar na sexta semana de gestação, como uma invaginação do epitélio celômico, e dão origem aos órgãos sexuais internos femininos (trompas, útero e porção proximal da vagina), enquanto regridem nos homens. Os ductos de Wolff dão origem aos órgãos sexuais internos masculinos (epidídimo, ducto deferente, vesícula seminal e ductos ejaculatórios) (Figura XI-17).

Os experimentos clássicos de Alfred Jost em coelhos identificaram um inibidor dos ductos de Müller associado ao testículo e necessário para que ocorra sua regressão[17]. O inibidor dos ductos de Müller foi posteriormente identificado como hormônio antimülleriano (AMH). O AMH é um membro da família TGF-β (*transforming growth fator* β) que codifica uma glicoproteína de 560 aminoácidos. Vários fatores de transcrição, como NR5A1, SOX9, GATA4 e WT1, regulam a transcrição de AMH[17-19].

As células de Sertoli são a única fonte embrionária produtora de AMH e sua expressão começa em células pré-Sertoli e é mantida durante todo o desenvolvimento fetal masculino. Exceto por um declínio transitório no período perinatal, a secreção de AMH permanece alta até a puberdade, quando as células de Sertoli finalmente estão maduras e secretam concentrações mais baixas de AMH. Nas mulheres adultas, as células da granulosa expressam AMH. No entanto, sua expressão começa apenas durante o período puberal, permanece baixa ao longo da vida reprodutiva e se torna indetectável após a menopausa[18,20].

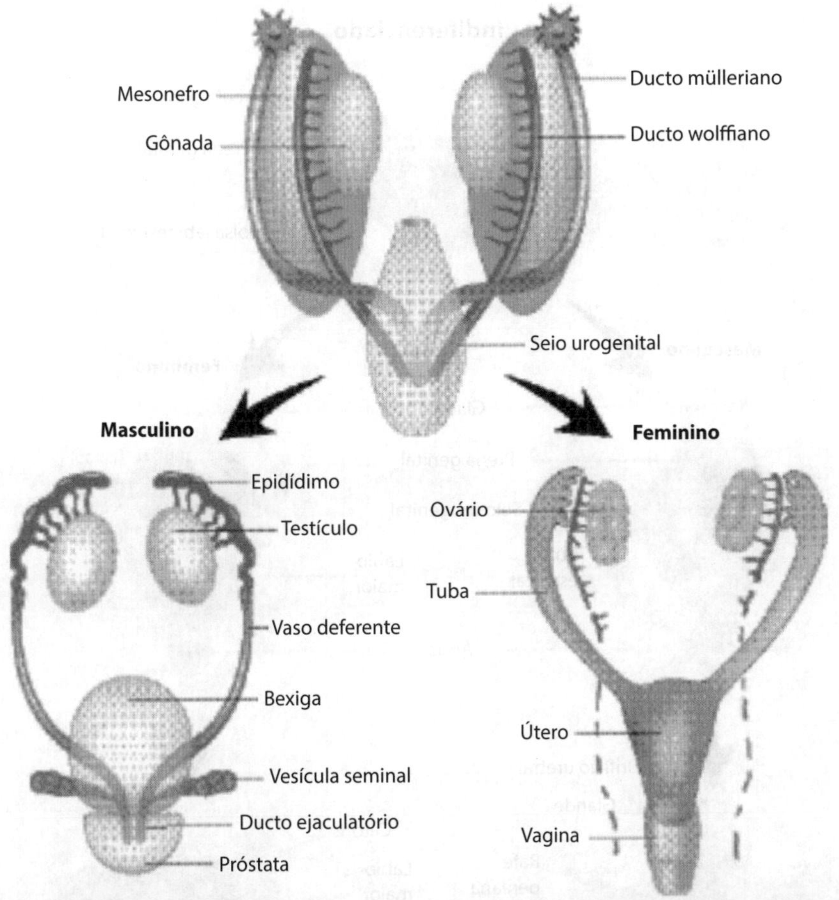

Figura XI-17. Diferenciação sexual normal. O desenvolvimento dos ductos de Wolff no sexo masculino determina a formação do epidídimo, dos deferentes, das vesículas seminais e dos ductos ejaculatórios, ao passo que o desenvolvimento dos ductos de Müller no sexo feminino culmina com a formação das trompas, do útero e do terço proximal da vagina.

Mutações no *AMH* ou em seu receptor tipo 2 (*AMHR2*) resultam na síndrome da persistência dos ductos de Müller (PMDS). Homens com PMDS têm útero e trompas de Falópio e podem ter criptorquidia.

No embrião masculino, já com os testículos formados, nas células de Sertoli, o *NR5A1*/SF-1 ativa a expressão do *AMH* a partir da sétima semana de gestação, o que leva à regressão dos ductos de Müller no feto masculino em desenvolvimento. Nas células de Leydig, o *NR5A1*/SF-1 ativa a expressão das enzimas da esteroidodogênese a partir da oitava semana de gestação, o que resulta em virilização da genitália externa[16,20].

O desenvolvimento dos ductos de Wolff depende de alta concentração local de testosterona (T), que é produzida pelas células de Leydig (ação parácrina, ou seja, de célula a célula) de forma autônoma no início, seguida pela estimulação da gonadotrofina coriônica humana (hCG) e, posteriormente, pelo estímulo do hormônio luteinizante (LH) hipofisário fetal.

No embrião feminino, quando o desenvolvimento ovariano ocorreu normalmente, a ausência de testosterona (T) e de hormônio antimülleriano (AMH) provocam a regressão dos ductos de Wolff e permite o desenvolvimento dos ductos de Müller.

Ao final da oitava semana, existem o tubérculo genital, as pregas labioescrotais e as pregas urogenitais. No sexo masculino, essas estruturas darão origem ao pênis, ao escroto e à uretra peniana, enquanto no sexo feminino formarão o clitóris e os grandes e pequenos lábios, respectivamente (Figura XI-18). A diferenciação da genitália externa para o sexo feminino faz-se de modo aparentemente passivo.

No sexo masculino, a diferenciação da genitália externa depende da presença de di-hidrotestosterona (DHT), convertida a partir da T nas células-alvo, por ação da enzima microssomal 5α-redutase, que reduz uma ligação dupla na posição 4-5 dos esteroides com 19 carbonos. A testosterona e a di-hidrotestosterona se ligam ao mesmo receptor de andrógenos, mas a DHT apresenta afinidade maior a esse receptor. Além disso, o complexo receptor-DHT liga-se ao DNA com mais eficiência[1,2,21].

A 5α-redutase possui 2 isoenzimas, a 5α-redutase tipo1 e 5α-redutase tipo 2. Ambos os genes da 5α-redutase têm cinco éxons e codificam proteínas 254 e 259 aminoácidos altamente hidrofóbicas, respectivamente. A 5α-redutase tipo 2 (5αRD-2) é encontrada principalmente na pele dos genitais externos e crítica para a formação da genitália externa masculina[1,22].

Para a virilização correta da genitália interna e externa é necessário que o receptor androgênico (AR) funcione corretamente.

O AR é um membro da superfamília de receptores nucleares, localizado no cromossomo X. Ele está presente no

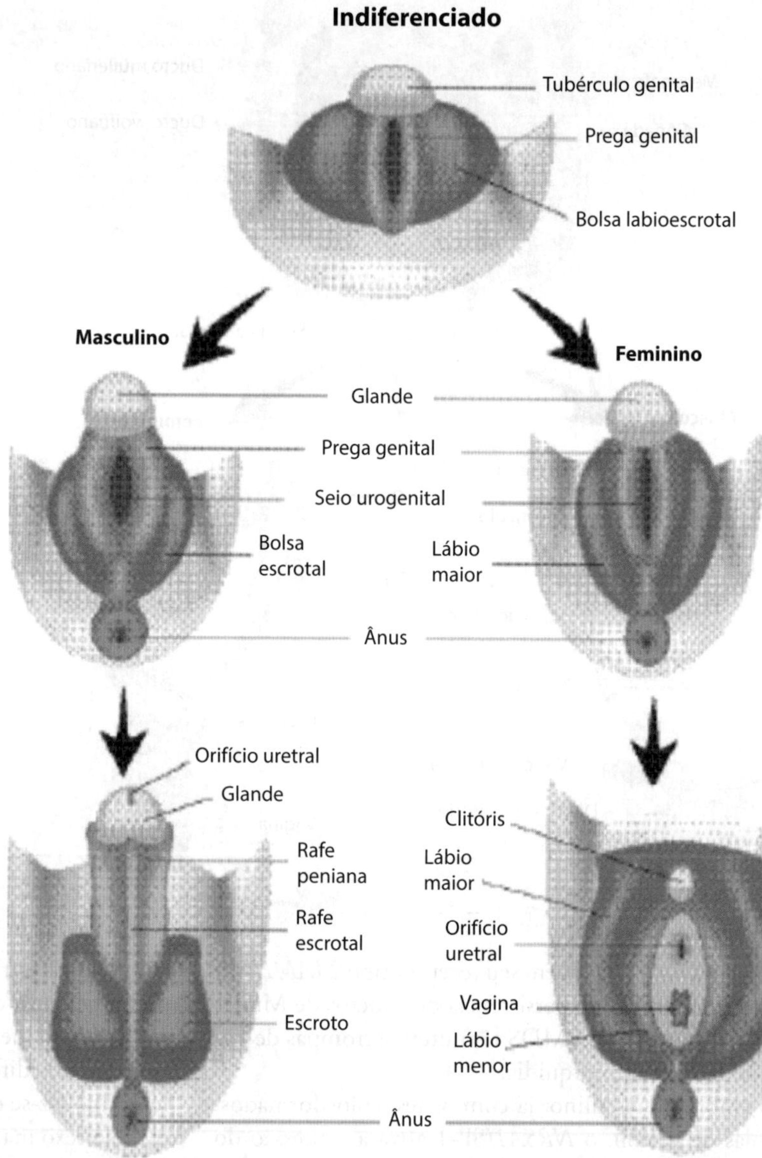

Figura XI-18. Diferenciação da genitália externa.

citoplasma e no núcleo de todas as células, mas está presente em maiores concentrações nos tecidos da genitália externa e de outros tecidos-alvo de andrógenos. A forma ligada do receptor é quase exclusivamente nuclear[23].

Quando a testosterona ou a DHT se ligam ao domínio de ligação ao ligante, as proteínas *chaperones* (por exemplo, proteínas de choque térmico HSP90 e HSP70) se dissociam, induzem uma alteração conformacional no receptor e aumentam a fosforilação. Com isso, ocorre dimerização das moléculas de AR e o complexo se liga a elementos de resposta androgênica no DNA, levando à transcrição de mRNA e nova síntese de proteínas[23].

Mutações no AR levam à síndrome de insensibilidade androgênica que pode ser leve (MAIS – *mild androgen insensitivity syndrome*), parciais (PAIS) ou completas (CAIS).

A diferenciação da genitália externa masculina está completa na 14ª semana, enquanto a feminina só se completa em torno da 20ª semana, após o término da canalização da vagina.

Muitos mecanismos governam a expressão de genes durante esse processo de desenvolvimento sexual: mutações de ponto podem gerar uma proteína disfuncional. Alterações na dosagem dos genes, inserções nos cromossomos sexuais, mutações de *splicing*, SNPs (polimorfismos de nucleotídeos únicos) nas regiões promotoras e mutações digênicas e oligogênicas foram descritas como mecanismos moleculares patogênicos nos casos de diferenciação sexual diferente (DSD). Alterações que afetam sequências reguladoras não codificantes, metilação do DNA, justaposição de genes individuais e interações gene-gene podem influenciar a expressão gênica e alterar a harmonia da diferenciação sexual[1,2,11,12].

O quadro XI-1 mostra um resumo dos genes aqui expostos, com sua localização, proteína que codifica e o fenótipo da sua mutação[9].

Quadro XI-1. Principais genes envolvidos no desenvolvimento sexual.

	Locus	Proteína	Herança	Fenótipo
Desenvolvimento gonadal				
CBX2.2	17q25.3	Cromobox homólogo 2 (isoforma 2)	AR	Disgenesia gonadal XY
EMX2	10q26.11	Empty spiracles homeobox 2	Deleção monossômica	Disgenesia gonadal XY
*GATA4**	8p23.1	GATA-binding protein 4	AD	Disgenesia gonadal XY com ou sem doença cardíaca congênita
*NR5A1(SF1)**	9q33.3	Receptor nuclear, subfamília 5, grupo A, membro 1 (fator esteroidogênico 1)	AD ou AR	DSD ovotesticular XX (AD), disgenesia gonadal parcial ou completa com ou sem insuficiência adrenal (AD), falência ovariana prematura tipo 7 (AD), insuficiência espermatogênica tipo 8 (AD) e insuficiência adrenal (AR)
*WT1**	11p13	Tumor de Wilms 1	AD	Síndrome de Denys-Drash, síndrome de Frasier, síndrome nefrótica tipo 4, tumor de Wilms tipo 1, DSD ovotesticular XX, síndrome WAGR (deleção de genes contíguos, incluindo *WT1* e *PAX6*)
*ZFPM2 (FOG2)**	8q23.1	Zinc finger protein, família FOG membro 2 (friend of GATA protein 2)	AD	Disgenesia gonadal XY
Determinação testicular				
ARX	Xp21.3	Aristaless related homeobox	XL	Lisencefalia ligada a X com genitália atípica e síndrome de Proud (agenesia de corpo caloso com genitália atípica e retardo intelectual)
ATRX	Xq13.3	ATRX chromatin remodeller	XL	Síndrome alfa-talassemia e retardo mental
CBX2.1	17q25.3	Cromobox homólogo 2 (isoforma 1)	AD	DSD XY
DHH	12q13.12	Desert hedgehog	AR	Disgenesia gonadal XY e disgenesia gonadal parcial XY com ou sem neuropatia minifascicular
DMRT1	9p24.3	Doublesex e mab-3-related transcription factor 1	Deleção monossômica	Disgenesia gonadal XY e DSD ovotesticular XY
MAP3K1	5q11.2	Mitogen-activated protein kinase kinase kinase 1	AD	Disgenesia gonadal XY
NR0B1 (DAX1)	Xp21.2	Subfamília de receptores nucleares 0, grupo B, membro 1 (dosage-sensitive sex reversal)	XL	Disgenesia gonadal XY (duplicação de *NR0B1*) e hipoplasia adrenal congênita
SOX9	17q24.3	SRY-box 9	AD	Testículos disgenéticos com displasia campomélica e DSD ovotesticular XX (duplicação de *SOX9*)
SOX10	22q13.1	SRY-box 10	Não conhecida	DSD ovotesticular XX (duplicação de *SOX10*)
SRY	Yp11.2	Sex determining region Y	YL	Disgenesia gonadal XY e DSD ovotesticular XX (translocação de *SRY*)
Determinação ovariana				
BMP15	Xp11.22	Proteína morfogênica do osso 15	XL	Disgenesia ovariana e falência ovariana prematura tipo 4
CTNNB1	3p22.1	Betacatenina 1	Não conhecida	Sem fenótipo gonadal reportado
FOXL2	3q22.3	Forkhead box L2	AD	Síndrome blefarofimose, ptose, epicanto inverso Falência ovariana prematura tipo 3
WNT4	1p36.12	Família Wnt membro 4	AD ou AR	Síndrome SERKAL (DSD ovotesticular 46,XX com disgenesia renal, glândula adrenal e de pulmões, AR), aplasia mülleriana e hiperandrogenismo (AD), DSD ovotesticular XX (AD)
RSPO1	1p34.3	R-spondina 1	AR	DSD ovotesticular XX com hiperqueratose palmoplantar e carcinoma de células escamosas da pele

REFERÊNCIAS

1. Eid W, Biason-Lauber A. Why boys will be boys and girls will be girls: Human sex development and its defects. Birth Defects Res C Embryo Today. 2016;108(4):365-79.
2. Yatsenko SA, Witchel SF. Genetic approach to ambiguous genitalia and disorders of sex development: What clinicians need to know. Semin Perinatol. 2017;41(4):232-43.
3. Grinspon RP, Rey RA. Molecular Characterization of XX Maleness. Int J Mol Sci. 2019;20(23):pii: E6089.
4. Baetens D, Verdin H, De Baere E, Cools M. Update on the genetics of dierences of sex development (DSD). Best Pract Res Clin Endocrinol Metab. 2019;33(3):101271.
5. Rotgers E, Jørgensen A, Yao HH. At the crossroads of fate-somatic cell lineage specification in the fetal gonad. Endocr Rev. 2018;39(5):739-59.
6. Sreenivasan R, Ludbrook L, Fisher B, Declosmenil F, Knower KC, Croft B, et al. Mutant NR5A1/SF-1 in patients with disorders of sex development shows defective activation of the SOX9 TESCO enhancer. Hum Mutat. 2018;39(12):1861-74.
7. Kremen J, Chan YM. Genetic evaluation of disorders of sex development: current practice and novel gene discovery. Curr Opin Endocrinol Diabetes Obes. 2019;26(1):54-9.
8. Huang S, Ye L, Chen H. Sex determination and maintenance: the role of DMRT1 and FOXL2. Asian J Androl. 2017;19(6):619-24.
9. León NY, Reyes AP, Harley VR. A clinical algorithm to diagnose differences of sex development. Lancet Diabetes Endocrinol. 2019;7(7):560-74.
10. García-Acero M, Moreno O, Suárez F, Rojas A. Disorders of sexual development: current status and progress in the diagnostic approach. Curr Urol. 2020;13(4):169-78.
11. Bashamboo A, Eozenou C, Rojo S, McElreavey K. Anomalies in human sex determination provide unique insights into the complex genetic interactions of early gonad development. Clin Genet. 2017;91(2):143-56.
12. Kremen J, Chan YM, Swartz JM. Recent findings on the genetics of disorders of sex development. Curr Opin Urol. 2017;27(1):1-6.
13. Stévant I, Nef S. Genetic control of gonadal sex determination and development. Trends Genet. 2019;35(5):346-58.
14. Nef S, Stévant I, Greenfield A. Characterizing the bipotential mammalian gonad. Curr Top Dev Biol. 2019;134:167-94.
15. Tomaselli S, Megiorni F, De Bernardo C, Felici A, Marrocco G, Maggiulli G, et al. Syndromic true hermaphroditism due to an R-spondin1 (RSPO1) homozygous mutation. Hum Mutat. 2008;29(2):220-6.
16. Achermann JC, Domenice S, Bachega TASS, Nishi MY, Mendonça BB. Disorders of sex development: effect of molecular diagnostics. Nat Rev Endocrinol. 2015;11(8):478-88.
17. She ZY, Yang WX. Molecular mechanisms involved in mammalian primary sex determination. J Mol Endocrinol. 2014;53(1):R21-37.
18. Witchel SF. Disorders of sex development. Best Pract Res Clin Obstet Gynaecol. 2018;48:90-102.
19. Croft B, Ayers K, Sinclair A, Ohnesorg T. Review disorders of sex development: The evolving role of genomics in diagnosis and gene discovery. Birth Defects Res C Embryo Today. 2016;108(4):337-50.
20. Lucas-Herald AK, Bashamboo A. Gonadal development. Endocr Dev. 2014;27:1-16.
21. Rey RA, Grinspon RP. Normal male sexual differentiation and aetiology of disorders of sex development. Best Pract Res Clin Endocrinol Metab. 2011;25:221-38.
22. Ahmadifard M, Kajbafzadeh A, Panjeh-Shahi S, Vand-Rajabpour F, Ahmadi-Beni R, Arshadi H, et al. Molecular investigation of mutations in androgen receptor and 5-alpha-reductase-2 genes in 46,XY disorders of sex development with normal testicular development. Andrologia. 2019;51(5):e13250.
23. Mongan NP, Tadokoro-Cuccaro R, Bunch T, Hughes IA. Androgen insensitivity syndrome. Best Pract Res Clin Endocrinol Metab. 2015;29(4):569-80.

Genes and Gene Variants Involved in DSD; an Update

KEN MCELREAVEY
ANU BASHAMBOO

Human Developmental Genetics
Institut Pasteur, Paris, France

In the last few years there has been a rapid increase in the number of new genes proposed to be involved in DSD as well as a broadening of the range of phenotypes associated with DSD genes that were thought to be well-characterized. As genomic data continues to emerge data evidence is accumulating to suggest that genes that were proposed to be associated with DSD may play little or no role in the development of the phenotype. Several recent reviews have given a more general description of classic genes causing DSD including *SRY, SOX9, MAP3K1, CYP21A2* etc[1-4]. This chapter will review evidence in favor, or against, causality of gene variants in DSD with a specific focus on recently discovered candidate genes, both for 46,XY DSD and 46,XX *SRY*-negative DSD, over the last five years.

46,XY DSD

Recent advances in the discovery of new genetic variants causing DSD have mainly revolved around 46,XY gonadal dysgenesis. The reasons for this are quite simple. The phenotype is well-defined and is considered, for the most part to be essentially monogenic with little or no known environmental influence. This contrasts with milder phenotypes such as isolated hypospadias or cryptorchidism which is considered to be caused by multiple genetic variants and environmental factors[2,3]. Variation in genes known to cause 46,XY gonadal dysgenesis have often been demonstrated to be associated with milder gonadal phenotypes such as hypospadias/cryptorchidism or infertility with normal genital development. Here we will review the evidence for causality of new genes associated with anomalies in sex-determination and early embryonic testis development.

ZNRF3

In mammalian testis-determination SRY acts to up-regulate the expression of the transcription factor SOX9 which initiates a regulatory gene network that directs Sertoli cell differentiation. A body of data have shown that the testis-determining genetic pathway is important for the inhibition of the equivalent ovarian-determining pathway. Sry also initiates a positive feedback loop between Sox9 and Fgf9, which results in up-regulation of Fgf9 and repression of the ovarian gene Wnt4[5]. The *DMRT* gene family is involved in sexual development in birds, frogs, flies and worms. The transcription factor DMRT1 is required for testis-determination in human and goats but not in mice[5-7]. The loss of Dmrt1 in mouse adult Sertoli cells results in their trans-differentiation into granulosa and theca cells[7]. We established that, unlike mice, human DMRT1 is required for testis-determination since we identified a case of 46,XY complete gonadal dysgenesis with a *de novo* missense variant in the DNA-binding DM-domain of the DMRT1 protein[6]. This missense variant, which also causes sex-reversal in Drosophila, shows dominant negative activity on the wild-type DMRT1 protein[6]. However, the relationship between, and the components of, the SRY/SOX9 and DMRT1 networks in either testis formation or the maintenance of testis identity are poorly understood. In mice, ovary formation requires both Rspo1/Wnt4/β-catenin and Foxl2 signalling networks; although the degree to which these networks interact is unknown[5,8-10] the Rspo1/Wnt4 signalling network stabilizes β-catenin, which counteracts the establishment of a pro-testis Sox9/Fgf9 network. This mutual antagonism persists in the adult mouse gonad and the post-natal deletion of genes such as *DMRT1*[7] and *FOXL2*[11] can result in reprogramming of cells of the adult testis and ovary, respectively, to the alternative sexual fate.

Canonical WNT/β-catenin signals are required for normal ovarian development and variants in either WNT4 or Rspondin-1 (RSPO1), which are required for the stabilization of β-catenin, can result in syndromic forms of 46,XX DSD or virilization in 46,XX individuals[2,9]. The transmembrane E3 ubiquitin ligases ZNRF3 and RNF43 function to inhibit WNT signaling by targeting Frizzled receptor for degradation by ubiquitination and increased membrane turnover. R-spondins function to promote WNT signaling by binding to and sequestering the negative regulars ZNRF3 and RNF43[12,13].

In exome sequencing studies of 46,XY DSD we identified two novel ZNRF3 variants and two known variants in five individuals[14]. No other DSD-associated variants were present in these patients. Two 46,XY females with gonadal dysgenesis carried novel ZNRF3 variants (exon8:c.2767+5G>A and p.Ser554Asn), two sisters with a milder phenotype of 46,XY DSD (uterus absent) carried a rare missense variant (p.Arg768Gly) and a boy with perineal hypospadias, intrascrotal testis carried a different, rare missense variant (p.Arg621Ser). These data are suggestive for a role of ZNRF3 variants in 46,XY DSD but they are not conclusive since a formal genetic association with the phenotype cannot be established due to the relatively small number of patients carrying potentially pathogenic variants. However, when the functional consequences of two of the missense variants were assessed (p.Ser554Asn and p.Arg768Gly) in transfection assays and zebrafish embryo assays both variants disrupted the ability of ZNRF3 to inhibit canonical WNT signals compared with wild-type ZNRF3. Finally, mice carrying only one copy of the *Znrf3* gene on the B6.Y^{AKR} background showed widely different degrees of sex-reversal consistent with the human DSD phenotypes. Together these data indicate that ZNRF3 variants may contribute to a wide spectrum of DSD phenotypes from complete gonadal dysgenesis to 46,XY boy with hypospadias. Since there has been only a single published study, the prevalence of ZNRF3 variants causing DSD remains to be established.

DHX37

Two subgroups of DSD are the comparatively rare condition of 46,XY testicular regression syndrome (TRS) and anorchia. TRS is defined by a 46,XY chromosome complement, ambiguous or atypical genitalia, anomalies of sexual duct formation and absence of gonadal tissue on one or both sides[15-17]. Some boys with TRS are born with normal external genitalia but present with cryptorchidism and may even have one or both palpable testes that subsequently involute. Children with TRS are considered to have variable degrees of testicular determination with the loss of gonad tissue early in gestation before testis formation is complete. The families of some patients with TRS raised as male also include other children with complete or partial 46,XY gonadal dysgenesis or agonadism who are raised as female[18, 19]. Thus, both 46,XY gonadal dysgenesis and TRS can be regarded as a continuum of phenotypes due to errors in testis determination and maintenance rather than clearly distinct and unrelated categories of atypical testicular formation. Anorchia is defined by the complete absence of testicular tissue in a 46,XY phenotypic male. However, since male-typical differentiation of the genital tract and the development of the external genitalia is dependent on the production of anti-Müllerian hormone (AMH) and androgens, the testis must have been present at least up to the 16th week of gestation in these individuals[20]. In some circumstances anorchia may occur secondary to a vascular event or testicular torsion.

Recently, germline variants in an RNA helicase termed DHX37 have been reported to cause either gonadal dysgenesis or TRS but not anorchia[21,22]. A total of 28 individuals have been published carrying pathogenic variants of DHX37 (Table XI-1). 9 of these individuals belong to 4 different families[21]. The inheritance of pathogenic variants was defined in 9 sporadic cases and in the 4 familial cases. Inheritance was de novo in 7 of the sporadic cases. The other 2 sporadic cases inherited the variant from the unaffected mother. In the familial forms the variant was inherited maternally in 3 families and from the father in one family. All variants are heterozygous and impact highly conserved amino acids in functional domains of the protein (Figure XI-19). The external genitalia ranged from completely female to male with bilateral cryptorchidism. Of the 24 informative cases, gonadal material was absent from one or both sides in 19 of them.

DHX37 is located on chromosome 12q24.31 and it is one the most highly conserved genes in the human genome. It is intolerant to loss-of-function and missense variants in the general population (pLI = 1; https://gnomad.broadinstitute.org/). Compared with rare (Minor Allelic Frequency < 0.01%) missense variants in the DHX37 gene from 32,500 control individuals of matched-ancestry (https://gnomad.broadinstitute.org/), the association with 46,XY gonadal dysgenesis and 46,XY TRS is striking (P value = 6×10^{-12})[22]. Consistent with a role in testis-determination and early testis development, DHX37 is expressed exclusively in somatic cell lineages of the mouse and human gonad during testis-determination and early testis development[22].

The biological function of DHX37 is mainly understood through extensive studies in yeast. The yeast orthologue of DHX37, Dhr1 is required for ribosome biogenesis[23-25]. The human ribosome is composed of a small 40S subunit consisting of the 18S rRNA chain and 33 ribosomal proteins and a large 60S subunit encompassing the 28S, 5S and 5.8S rRNA chains, and 47 ribosomal proteins. In eukaryotic cells, ribosome assembly is initiated in the nucleolus by synthesis of a pre-rRNA transcript containing the sequences of three of the

Table XI-1. Reported variants in the DHX37 protein associated with 46,XY gonadal dysgenesis or 46,XY TRS.

Case	Diagnosis	Gonads	Variant	Inhert.	Case	Diagnosis	Gonads	Variant	Inherit.
F1-1*	Gonadal dysgenesis	L: dysgenetic gonad; R: dysgenetic gonad	p.Arg308Gln	P	F10	Gonadal dysgenesis	L: dysgenetic gonad; R: dysgenetic gonad	p.Arg674Trp	M
F1-2	TRS	L: Absent; R: dysgenetic gonad	p.Arg308Gln	P	F11	Gonadal dysgenesis	L: residual fibrous tissue; R: residual fibrous tissue	p.Arg674Gln	NA
F2-1	TRS	L: Absent; R: Absent	p.Arg308Gln	NA	F12	Gonadal dysgenesis	L: residual fibrous tissue; R: residual fibrous tissue	p.Arg674Gln	De novo
F2-2	TRS	L: Absent; R: dysgenetic gonad	p.Arg308Gln	M	F12	Gonadal dysgenesis	L: dysgenetic testis; R: residual fibrous tissue	p.Arg308Gln	De novo
F3-1*	Gonadal dysgenesis	L: dysgenetic gonad; R: dysgenetic gonad	p.Arg674Trp	M	F13	Gonadal dysgenesis	L: Absent; R: Absent	p.Thr304Met	M
F3-2*	Gonadal dysgenesis	L: dysgenetic gonad; R: dysgenetic gonad	p.Arg674Trp	M	F14	Gonadal dysgenesis	L: residual fibrous tissue; R: residual fibrous tissue	p.Thr304Met	De novo
F4-1	TRS	L: Absent; R: Absent	p.Arg674Trp	M	F15	Gonadal dysgenesis	L: Absent; R: Absent	p.Arg344Leu	De novo
F4-2	TRS	L: Absent; R: Absent	p.Arg674Trp	M	F16	Suspected gonadal dysgenesis	NA	p.Arg308Gln	NA
F4-3	TRS	L: Absent; R: dysgenetic gonad	p.Arg674Trp	M	F17	Suspected gonadal dysgenesis	NA	p.Arg308Gln	NA
F5	TRS	L: Absent; R: Absent	p.Arg308Gln	De novo	F18	Gonadal dysgenesis	NA	p.Arg308Gln	NA
F6	TRS	L: Absent; R: Absent	p.Arg308Gln	NA	F19	TRS	L: Absent; R: Absent	p.Ser626Leu	NA
F7	Gonadal dysgenesis	L: dysgenetic gonad; R: dysgenetic gonad	p.Arg308Gln	De novo	F20	TRS	L: Absent; R: Absent	p.Arg344Trp	NA
F8	XY female	NA	p.Thr304Met	NA	F21	TRS	L: residual fibrous tissue; R: absent	p.Arg308Gln	De novo
F9	TRS	L: Absent; R: Absent	p.Arg674Trp	NA	F22	TRS	L: Absent; R: Absent	p.Gly1030Glu	NA

*Indicated as 46,XY TRS in report but phenotype compatible with gonadal dysgenesis as both dysgenetic gonads were present. Cases F1-1 were reported in (21) and F11-F22 in (22).

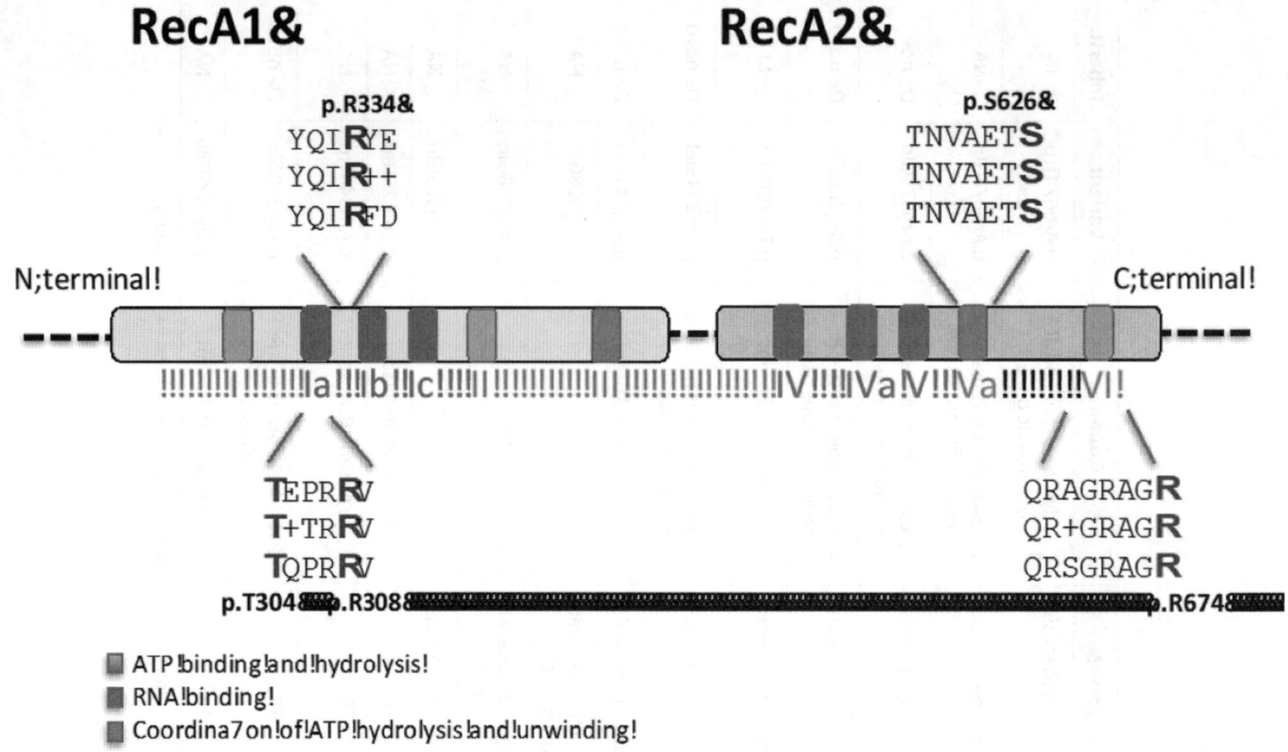

Figure XI-19. Schematic diagram of the RecA-like domains in DEAH-box RNA helicases showing the positions of amino acids changes associated with 46,XY DSD. Colors represent main helicase functions. Alignment of human (top) and Saccharomyces cerevisiae (bottom) showing the positions of recurrent variants causing 46,XY disorders/differences of sex development (DSD) with the consensus amino acid sequence shown in the middle.

four rRNAs. Maturation of the pre-rRNAs involves processing of this transcript by endo- and exo-nucleases and extensive modification of the mature rRNA sequences by small nucleolar RNPs (snoRNPs). At least 200 factors are involved in this process in yeast[26]. A subset of ribosomal proteins and RNA-binding factors are recruited to the nascent pre-rRNA transcript and these generate an early pre-ribosomal complex termed the small subunit (SSU) processome. This complex also contains various enzymes that mediate important steps in SSU biogenesis. Dhr1 is an essential component of the SSU processome, where its activity drives the transition of the SSU processome to pre-40S maturation pathway[25]. Specifically, Dhr1 functions to release U3 snoRNP from the complex, which allows downstream maturation. Recently, the human DHX37 protein was also shown to be required for maturation of the small ribosomal subunit in the nucleolus of human HELA cells by interacting with similar protein partners and small nucleolar RNAs suggesting that this function is conserved in Eukaryotes[27].

Considering the essential role of DHX37 in ribosome biogenesis in Eukaryotes, it is surprising that the pathogenic variants associated with 46,XY DSD are clustered in highly conserved functional domains and involve amino acids which are conserved in Eukaryotes through to yeast. RNA helicases are characterized by a highly conserved core domain of two tandem RecA-like domains (RecA1: ATP-binding DEAH-box helicase, RecA2: C-terminal helicase), which are connected by a flexible linker[28]. Within these domains are 11 sequence motifs conserved throughout to yeast, which are involved in RNA substrate interaction, nucleoside triphosphate (NTP) binding and hydrolysis, and the coordination of unwinding activity. In the vast majority of pathogenic variants involve only 5 amino acids – p.Thr304, p.Arg308, p.Arg344, p.Ser626, p.Arg674. These fall within the highly conserved RecA1 and RecA2 domains of the protein within domains involved in RNA-binding, ATP-binding and hydrolysis and helicase activity and coordination of ATP-hydrolysis and unwinding.

Disorders associated with ribosome biogenesis are termed the ribosomopathies. These are an emerging and poorly understood branch of medicine[29-31]. Three human ribosomopathies are caused by variants in other components of the SSU processome; UTP4 variants and North American Indian childhood cirrhosis; UTP14 with infertility, ovarian cancer and scleroderma; EMG1 with Bowen-Conradi syndrome[29,31]. Some forms of 46,XY DSD can now be considered as a ribosomopathy. However, the question remains unresolved of how a mutation in a widely expressed protein involved in a basic cellular function can generate a highly-specific human phenotype.

The genetic association of novel DHX37 variants with gonadal dysgenesis or TRS in multiple unrelated individuals establishes DHX37 variants as a new cause of 46,XY DSD. This is supported by expression studies where the protein is expressed in the somatic cells of the gonad at the moment of sex-determination. The variants are recurrent, affecting specific amino acids. The absence of LOF variants in DHX37 associated with 46,XY DSD suggests that these may be gain-of-function variants. Ribosomopathies are often associated with increased cancer susceptibility and long-term follow-up studies of this group of patients is recommended to monitor this and the development of any other somatic phenotypes[32].

WWOX

The human *WWOX* gene, located at a common fragile site *FRA16D* on chromosome 16q23.3-24.1, encodes a tumor suppressor WW domain-containing oxidoreductase, WWOX[33]. The relationship with DSD was first proposed by the identification of a boy with 46,XY DSD who carried a maternally inherited deletion removing exons 6-8 of the WWOX gene[34]. Two different mouse KO models also suggested that WWOX may play a role in Leydig cell function. WWOX continues to be used in targeted exome analysis of DSD individuals[35-39]. However, there is now a large body of work to indicate that variants in WWOX are not associated with DSD, but homozygous variants are associated with autosomal recessive spinocerebellar ataxia-12 (SCAR12)[40] and early infantile epileptic encephalopathy-28 (EIEE28; also known as WOREE syndrome) is caused by homozygous or compound heterozygous variants[41]. These data are supported by animal models[40,42] and many other families have been published with biallelic variants causing these syndromic phenotypes[43-46]. In these families there is no evidence of DSD in either affected individuals or carriers of deleterious variants. Variants in WWOX should therefore not be considered a cause of human DSD.

SOX8

Although the *SOX* genes *SRY* and *SOX9* play essential roles in driving early mammalian testis-determination, emerging evidence suggests the contribution of another *Sox* gene, *Sox8*, in murine testis-determination as well as in the maintenance of gonadal function. *Sox8* shows an overlapping expression pattern with *Sox9* in foetal and adult mouse gonad and functional redundancy between *Sox8* and *Sox9* occurs during testis development[47-50].

We observed that SOX8 is co-expressed with NR5A1 and SOX9 in the early stages of human testis-determination in Sertoli cells and Leydig cells as well as in Sertoli and Leydig cells in adult men[51]. We identified two individuals with rearrangements at the *SOX8* locus and one individual with a missense variant of a highly conserved amino acid residue within the HMG-domain of the SOX8 protein. One of the individuals carried a pericentric inversion of *SOX8* and presented with 46,XY gonadal dysgenesis. A second individual carried a complex rearrangement at the *SOX8* locus associated with a syndromic form of 46,XY gonadal dysgenesis. The third girl presented with 46,XY gonadal dysgenesis carried a missense variant involving a highly conserved glutamic acid residue within helix 3 of the SOX8 HMG-box. The mutant protein displayed dominant negative activity on the wild-type SOX8 and SOX9 proteins. Further evidence to support a link between SOX8 variants and 46,XY DSD is provided by a patient with 46,XY gonadal dysgenesis, skeletal and cardiac anomalies and developmental delay was reported to carry a similar 560 kb duplication located approximately 18 kb upstream of SOX8[52]. 46,XY individuals carrying deletions that include the *SOX8* gene occasionally present with mild anomalies such as hypospadias or cryptorchidism[53]. We also found evidence that nonsynonymous variants in the *SOX8* gene are weakly associated with reduced sperm counts in men with normal genital development and a stronger genetic association with 46,XX women with ovarian insufficiency. All of the variants were heterozygous and are located outside of the HMG-box. Together these data indicate variants in the SOX8 and at the SOX8 locus are a cause of 46,XY DSD. Other heterozygous variants, in regions flanking the HMG-box may contribute to both male and female infertility.

HHAT

The Hedgehog family of secreted signaling proteins plays a fundamental role during embryonic development, including early testis formation, by acting as morphogens to form concentration gradients for long-range and short-range signaling. Three Hedgehog proteins are expressed in vertebrates Sonic (Shh), Indian (Ihh), and Desert (Dhh). The latter is secreted by Sertoli cells and functions as a commitment factor by inducing the formation of the Leydig cell lineage[54]. Biallelic variants in DHH are associated with 46,XY gonadal dysgenesis[55,56].

Hedgehog acyltransferase (HHAT) is an ER-resident multipass membrane protein consisting of 10 transmembrane domains and 2 re-entrant loops[57]. It is a member of the membrane bound-O-acyltransferase (MBOAT) family of enzymes that catalyze the attachment of specific fatty acids to secreted proteins[57]. The palmitoylation of a member of the Hedgehog family, sonic hedgehog is catalyzed by HHAT.

Exome sequencing identified a homozygous p.G287V missense variant in the MBOAT domain of HHAT (hedgehog acyltransferase) in a familial case of two sibs presenting with a complex phenotype[58]. The first sib presented with chondrodysplasia, 46,XY gonadal dysgenesis, a narrow, bell-shaped thorax, micromelia, brachydactyly, severe microcephaly with cerebellar vermis hypoplasia, facial anomalies, hypoplastic irides, coloboma of both optic discs, mild mental retardation, muscular hypertrophy, myopia and other facial dysmorphia. The other sib was 46,XX with histologically normal ovaries, and presented with a complex phenotype. Functional studies showed that the pathogenic variant disrupted the ability of the HHAT protein to palmitoylate hedgehog proteins including both DHH and SHH proteins suggesting that it is pathogenic[58]. Hhat is expressed in the somatic cells of both the mouse XX and XY gonads at the time of SD. *Hhat*$^{-/-}$ mice display severely impaired development of fetal Leydig cells, Sertoli cells, as well as the proper formation of testis cords[58]. These data indicate that in the mouse HHAT is required for the initiation of Leydig cell formation. Although only a single 46,XY DSD patient has been described the data suggest that the variant is pathogenic and that this is a cause of DSD.

ESR2

Estrogens (estradiol and estrone) control development and cell differentiation by binding and activating their nuclear receptors, estrogen receptor (ESR1) and β (ESR2). Mice lacking *Esr2* exhibit both male and female infertility with no evidence of DSD[59-61]. Consistent with these observation, identified a heterozygosite missense variant p.K314R in ERS2 carried by a 46,XX 16.5 year-old-girl who presented with primary amenorrhea[62]. Clinical evaluation revealed streak gonads, absent puberty, no breast development, infantile uterus and osteoporosis. This variant is absent from public databases and it is predicted to impair the interaction of the mutant ESR2 with nuclear coactivator 1 (NCoA1). Functional studies showed that the variant significantly impaired ESR2 signalling and exhibited dominant negative activity[62]. A second case describing an ESR2 missense variant in association with 46,XX primary amenorrhea has been described although it is unclear if the phenotype was due to ovarian dysenesis[63]. The combination of animal models, functional studies and the location of the protein change suggest that it is a cause of ovarian dysgenesis, with the caveat that only a single patient has been described to date.

Monoallelic and biallelic variants in ESR2 has been reported in patients with syndromic and nonsyndromic 46,XY DSD[64]. The first case presented with a complex developmental phenotype including absence of uterus, fallopian tubes, gonads, and vagina, anal atresia, rectovestibular fistula and ocular anomalies as well as facial dymorphism. A rare in-frame deletion was found of a single amino acid within the DNA-binding domain. Case 2 was an XY female with clitoromegaly, urogenital sinus and absent uterus and since FSH and LH levels were within normal range rather than elevated it suggests that the individual may have had androgen insensitivity. Information on the gonads or gonadal hormones was unavailable. This girl carried a rare heterozygous missense variant p.Gly84Val in ESR2. No somatic anomalies were observed. The third case was diagnosed with 46,XY complete gonadal dysgenesis. She carried a rare heterozygous p.Leu426Arg missense variant. However, establishing an association between ESR2 variants with the XY DSD phenotype is challenging since each of clinical the phenotypes are distinct, functional analysis of the mutant proteins did not show a statistically significant change compared to the activity of the wild-type protein and ESR2 expression could not be detected in the gonad an 8-week-old male human embryo[64]. The gnomAD database indicates that ESR2 gene is tolerant to loss-of-function variants in human populations (pLI = 0) suggesting that heterozygous variants are unlikely to contribute to the phenotype unless they have a dominant negative activity on the wild-type allele. These date indicate that the association of ESR2 variants with 46,XY DSD remains to be established.

HMGCS2

Recently, variants the gene 3-hydroxy-3-methylglutaryl coenzyme A synthase 2 (HMGCS2), encoding a metabolic enzyme in the liver important for energy production from fatty acids, have been proposed as a cause of human DSD[65]. However, although this gene shows an expression profile consistent with a role in early mouse testis and ovary development, mice lacking *Hmgcs2* have normally developed gonads even on a sensitized genetic background[65]. In a screen of 46,XY DSD patients with gonadal dysgenesis, two patients were identified with a heterozygous deletion and a predicted deleterious heterozygous missense variant in HMGCS2 respectively[65]. However, data from the gnomAD database indicates that HMGCS2 is not a conserved gene in human populations (pLI = 0) unlike other genes known to be involved in testis determination and which can cause DSD and are intolerant to variation (e.g. *DMRT1*, *SOX9*, *NR5A1*) making it unlikely that heterozygous variants are responsible for the phenotype. The reported missense variant is a polymorphism in East Asian populations. Together these data indicate that variants in HMCS2 have not been established as a cause of human DSD.

MYRF

Myelin regulatory factor (MYRF) is a large membrane-associated homo-trimeric protein that self-cleaves to release an N-terminal immunoglobulin-type Ndt80 domain for DNA-binding domain which activates transcription[66-68]. The protein also contains an intramolecular chaperone domain (ICD) for trimerization and autoproteolysis in the central portion and a transmembrane-domain in its carboxyterminal part that anchors the protein in the membrane of the endoplasmic reticulum (ER). Upon auto-cleavage, the MYRF N-terminal homo-trimer is released from the ER membrane and enters the nucleus to function as a homo-trimer transcription factor (Figure XI-20)[66-68].

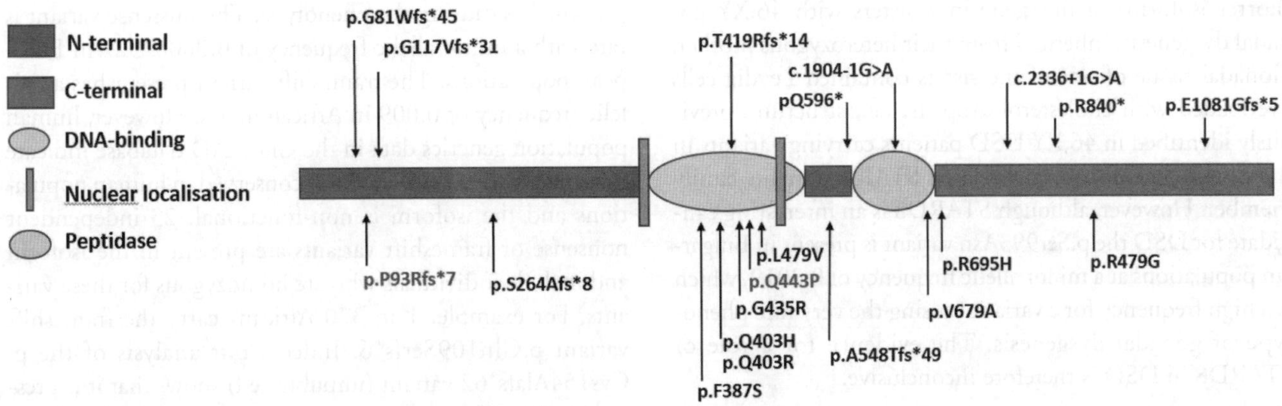

Figure XI-20. Schematic representation of the MYRF protein showing the functional domains. The positions of all variants associated with syndromic forms of DSD are indicated. Two variants associated with 46,XY DSD with no evidence for somatic anomalies are highlighted in red.

In the murine central nervous system, MYRF is specifically expressed by oligodendrocytes. MYRF is considered a myelin-specific transcription factor since conditional knockout of *Myrf* in oligodendrocyte precursors leads to widespread dysmyelination and severe neurological anomalies[69]. However, expression is much more widespread including the stomach, lung, heart, ovary, eye, and developing gonads and the function is not limited to myelination[70-72]. This is reflected in the very broad range of phenotypes associated with pathogenic variants in the gene. Deleterious or complete loss-of-function and often *de novo* variants in MYRF are associated with congenital diaphragmatic hernia (CDH), cardiac anomalies including Scimitar syndrome, urogenital anomalies, and an encephalopathy syndrome[71-74]. The genitourinary anomalies in XY individuals include ambiguous external genitalia, hypospadias, horseshoe kidney, chordee or cryptorchidism. A total of 14 46,XY syndromic forms have been described to date with 12 of them presenting with urogenital anomalies[71-74]. A further two 46,XY cases have been described with only urogenital anomalies and no other somatic anomalies[71]. These two boys had micropenis, hypospadias, small testis and cryptorchidism with low levels of testosterone and AMH[71]. Five 46,XX individuals have been described. Of these 2 had CHD and cardiac anomalies one had CDH, cardiac anomalies and no internal genital organs with a blind-ending vagina. A pair of 46,XX monozygotic twins were also reported who presented with small or absent ovaries and Mullerian duct aplasia with no other somatic anomalies[71]. These data indicate that variants in the *MYRF* gene can be considered as cause a new form of syndromic XX and XY DSD as well as 46,XY and 46,XX DSD with no other apparent somatic anomalies. The precise role of MYRF in gonadal and Mullerian duct development is unknown. There is no apparent relationship between the genotype and the phenotype, however only a small number of cases have been reported to date.

PPP2R3C

The *PPP2R3C* gene encodes the B"gamma regulatory subunit of the protein phosphatase 2A (PP2A), which is a serine/threonine phosphatase. Four 46,XY females from four unrelated consanguineous Turkish families were identified with a complex and previously unreported syndromic form of 46,XY DSD consisting of complete gonadal dysgenesis, typical dysmorphic facies, retinal dystrophy, and myopathy[75]. In these families deleterious homozygous missense variants were identified in the *PPP2R3C* gene. The deleterious variants segregated with the phenotype in each family and were not found in ancestry-matched controls or in public variant databases. Three fathers were available for study and semen analysis of each revealed teratozoospermia. Oligomenorrhea and hypomenorrhea as well as early menopause were reported in two of the mothers. The combination of homozygous, novel deleterious variants associated with a specific syndromic form of 46,XY gonadal dysgenesis in 4 unrelated families establishes variation in PPP2R3C as a new genetic cause of 46,XY DSD[75]. It also highlights the observation that variants in several genes which cause 46,XY DSD can also cause both male and female infertility in individuals with apparent normal gonad development such as NR5A1 and SOX8[2,51,76,77].

STARD8

Rho-GTPases are important molecular switches that control a wide variety of signal transduction pathways in all eukaryotic cells. STARD8 is a Rho-GAP that maps to chromosome Xq13 and the protein consists of a sterile alpha motif (SAM), GAP and START (steroidogenic acute regulatory protein [StAR]-related lipid transfer) domain[78,79].

Recently, *STARD8* has been proposed as a DSD candidate gene[80]. Two sisters carried a missense variant p.Ser993Asn (rs201005000, also termed p.Ser913Asn in a shorter isoform) of this gene in 2 sisters with 46,XY gonadal dysgenesis, inherited from their heterozygous mother. Gonadal tissue of one of the sisters contained Leydig cells overloaded with cholesterol droplets, i.e., structures previously identified in 46,XY DSD patients carrying variants in the *STAR* gene encoding a related START domain family member. However, although STARD8 is an interesting candidate for DSD the p.Ser993Asn variant is present in Bulgarian populations at a minor allelic frequency of 0.0019, which is a high frequency for a variant causing the very rare phenotype of gonadal dysgenesis. The evidence for a role of STARD8 in DSD is therefore inconclusive.

CBX2

The human *Chromobox homolog* 2 (*CBX2*) gene, encodes a component of the polycomb (PcG) multiprotein complex. PcG proteins together with the counteracting trithorax (trxG) proteins establish a cellular heritable memory by maintaining transcription states throughout development via chromatin remodeling and/or histone modification beyond cell division[81]. PcG and trxG12 are recognized as the gatekeepers of gene expression, for example of *Hox* genes, where they interact directly with DNA elements in the regulatory region[82,83]. Disruption of *Cbx2* in mice results in male-to-female gonadal sex reversal[84]. The mice lacking *Cbx2* show a delay in appearance of genital ridges and formation of hypoplastic gonads in both the sexes. The growth defects appear just at the time of expression of *Sry*, suggestion a role for Cbx2 in regulation of Sry. However, a recent study has shown that XY sex-reversal caused by loss of *Cbx2* in mice can be rescued by simultaneously deleting *Wnt4*[85]. CBX2 bound to the downstream *Wnt* signaler *Lef1*, an ovary-promoting gene that remains bivalent in Sertoli cells. These findings led the authors to propose that instead of directly regulating the expression of *Sry*, *Cbx2* stabilized the testis fate by blocking the upregulation of bivalent ovarian pathway genes during testis development.

In the human, variants in *CBX2* have been reported in a single patient in association with 46,XY DSD[86]. Sequence analysis showed that the patient has compound heterozygote variants with a p.P98L variant inherited from the father and a p.R443P inherited from the mother in the CBX2 protein. The girl had female external genitalia and normal bilateral ovaries instead of dysgenetic gonads. Other genomic studies have failed to identify pathogenic variants in the *CBX2* gene in either 46,XY or 46,XX DSD[35,36,38,39,87] indicating that it is possibly a very rare cause of DSD.

Recently, variants in a second isoform of CBX2 termed CBX2.1 has been proposed as causing DSD[88]. CBX2.1 is a shorter (211 amino acids) protein compared with the reference CBX2 isoform (532 amino acids). Two heterozygous variants p.Cys132Arg and p.Cys154 Alafs*62 were identified in two cases of 46,XY DSD with dysgenetic testes and these proposed as causing the phenotype. The missense variant is rare with a minor allelic frequency of 0.00002327 in European populations. The frameshift variant present has an allelic frequency of 0.009 in African males. However, human population genetics data in the GnomAD database indicate that the CBX2.1 isoform is not conserved in human populations and the isoform is non-functional. 23 independent nonsense or frameshift variants are present in the isoform and include individuals who are homozygous for these variants. For example, 1 in 370 Africans carry the frameshift variant p.Gln109Serfs*6. Indeed, our analysis of the p. Cys154Alafs*62 variant (unpublished) shows that it is present in 12% of normospermic/fertile men of North African origin and therefore excludes this isoform from being involved in DSD. In conclusion, variants in the CBX2 major isoform are a very rare cause of 46,XY DSD and population genetics evidence indicates that the CBX2.1 isoform is non-functional.

46,XX DSD

WT1

The mammalian Wilm's tumour 1 (*WT1*) gene encodes for a transcription factor with over 30 potential isoforms, through a number of mechanisms including alternative transcription start sites, translation start sites, splicing and RNA editing. However, only two of these isoforms (+KTS and -KTS) have been assigned a functional relevance. These two isoforms are a result of alternate splicing of the Lysine-Threonine-Leucine amino acids in exon 9 of *WT1*. *WT1* has a complex biology and as a result has a role in a myriad of developmental processes including but not limited to, homeostasis and disease of tissues arising from the intermediate and lateral plate mesoderm, mesenchymal epithelial plasticity and fundamental aspects of transcription and epigenetic regulation[89].

During murine development the expression of *WT1* is detected first in the proliferating coelomic epithelium and intermediate mesoderm at E9 and continues in their derivatives – the diaphragm, gonads and mesothelial lining of organs and the kidney[90]. Ablation of *Wt1* in mouse results in absence of kidneys, gonads, spleen and adrenal[89]. *Wt1* null mice have congenital diaphragmatic hernia (CDH), hypoplastic lungs and die at around E13.5 possibly due to cardiac defects[91]. A mouse strain carrying a *Wt1* conditional knockout allele, where *Wt1* is specifically ablated in Sertoli cells by embryonic day 14.5, shows degrading seminiferous tubules with progressive loss of Sertoli and germ cells, resulting in severe hypoplasia associated with reduction of Sox9 expression[92].

In human, variants in *WT1* result in Wilm's tumour and glomerulosclerosis of the kidney, gonadal dysgenesis and rarely congenital diaphragmatic hernia (CDH) and heart disease. Haploinsufficiency of *WT1* is linked with WAGR syndrome (Wilms' tumour, aniridia, genitourinary anomalies and retardation) characterized by Wilms' tumour in 70% of cases with associated gonadal anomalies, including undescended testes in males and streak gonads with bicornate uterus in females[93]. Point mutations in *WT1* are reported as a cause of two rare autosomal diseases; Frasier syndrome (a splice site variant) and Denys-Drash syndrome (DDS; exon 8 or 9). 46,XY individuals with DDS have ambiguous or female external genitalia with normal or undescended testes or gonadal dysgenesis with mesangial sclerosis of the glomerulus and may develop Wilms' tumour[94]. Frasier syndrome is characterized by focal nodular glomerulosclerosis and 46,XY DSD with streak gonads and feminized to female external genitalia[95]. It has been proposed that the DDS variants act in a dominant-negative fashion, whereas Frasier Syndrome may be due to an imbalance of the -KTS/+KTS WT1 isoforms[95]. Another, less frequent syndrome, and one that overlaps with DDS, is Meacham syndrome, which is characterized by CDH, ambiguous genitalia and complex congenital heart defects but no renal abnormalities in 46,XY individuals[96]. 15 WT1 variants have been reported in 46,XX girls. These are associated with either apparently normal functioning ovaries, premature ovarian failure (POF) or streak ovaries[97,98].

Recently, in a series of 78 children presenting with *SRY*-negative 46,XX OTDSD/TDSD, we identified 7 families with recurrent missense and frameshift variants impacting the 4th zinc finger of WT1. In *in-vitro* transient transactivation assays the WT1 protein with mutated 4th ZF shows aberrant biological activity as compared to the wild type protein. When introduced into a human granulosa cell line, the variant results in upregulation of Sertoli-specific transcripts. Moreover, mutating the 4th ZF of Wt1 results in masculinization of the gonad in XX mice. The mechanism whereby the mutated WT1 has the ability to induce testis formation may be explained by the ability of the mutated but not the wild-type protein, to physically interact with the key pro-ovarian and anti-testis factor ß-CATENIN resulting in direct or indirect inactivation of pro-testis signaling pathway(s). This raises the intriguing possibility that, similar to the recurrent p.R92 variant of NR5A1, variants impacting a specific domain of WT1 may be associated with testis formation in 46,XX chromosomal context.

Hypospadias affecting male external genitalia is considered multifactorial in origin, but familial aggregation has been reported, suggesting a strong genetic component in its pathogenesis. Variants in WT1 have been reported in severe, syndromic cases of hypospadias. These often form a part of the spectrum of the genito-urinary anomalies in DDS and WAGR syndrome[99]. However, missense variants of WT1 have also been suggested to be responsible for isolated hypospadias. One of the most studied variant is C-T transition at position 390 in *WT1* (rs2234583) originally reported in the Chinese population (2 of 90 cases of non-syndromic hypospadias[100]. Since then there have been several reports with conflicting data[99]. In recent years, data from exome and whole genome sequencing has established rs2234583 to be a common polymorphism with a global frequency of 7.77 percent[101]. The frequency of rs2234583 is lower in Europe (3.33-7.26%) as compared to Africa (27.5-32.75%) and marginal in East Asia (0.79%, http://www.ncbi.nlm.nih.gov/SNP/). The population stratification observed in the incidence of rs2234583 could explain the contradictory data considering it a positive or a negative association. Other variants of WT1, mostly in exon 1 and 2, have been reported in association with incidence of isolated hypospadias, but the evidence lacks statistical rigor, population stratification data and reproducibility[99,101]. Further studies will larger defined patient and population cohorts and stratified population are required to establish a definitive contribution of variants in WT1 to the incidence of isolated hypospadias.

NR2F2

The chicken ovalbumin upstream promoter–transcription factor type II (COUP-TFII also termed NR2F2) is a member of the steroid/thyroid nuclear receptor superfamily, structurally related to the orphan nuclear receptor NR5A1[102]. Globally, murine Coup-tf2 is highly abundant at E14-E15 in the mesenchymal compartment of the developing organs and declines after the completion of organogenesis[102]. The absence of NR2F2 in terminally differentiated epithelium suggests that NR2F2 plays a major role in the mesenchymal-epithelial transition. In mice, Coup-Tf2 is involved in the development of multiple organs and tissues by modulating the expression of downstream targets to promote cellular differentiation, proliferation, migration, survival, and intercellular communication[103-106]. Homozygous *Nr2f2* null mice die at embryonic day 10 due to the requirement of the factor for angiogenesis and heart development[106]. *Nr2f2* also plays essential roles in cell differentiation and organogenesis of the stomach, uterus, diaphragm, limbs, skeletal muscle, and endothelial cells.

There is emerging evidence over the last few years for an important role for NR2F2 in reproductive biology. In XY male mice NR2F2 is essential for the differentiation and function of foetal and adult Leydig cells[107-110]. Inactivation of *Nr2f2* during prepubertal stages of male sexual development results in infertility, hypogonadism, and a block in spermatogenesis due to a failure of progenitor Leydig cells to mature[111]. Murine *Nr2f2*$^{+/-}$ XX females show a wide range of reproductive anomalies including reduced fecundity, irregular estrus cycles, delayed puberty, retarded postnatal growth, and reduced levels of steroidogenic enzymes, but virilization and testis development has not been reported[111].

A tamoxifen-inducible Wt1CreERT2 mouse model was described that targets *Nr2f2* in Wt1+ mesenchymal cells. The

XX mice lacking *Nr2f2* had both Müllerian and Wolffian ducts in the mesonephros[112]. The ovaries of these mice did not produce androgens, but an androgen-independent activation of the p-ERK pathway in the Wolffian duct epithelium was observed. This leads to the presence of Wolffian duct tissue in XX mice. Reduced steroidogenesis in these mice was shown to be associated with decreased mRNA levels for several steroidogenic enzymes, including *Hsd3b1, Cyp11a1*, and *Cyp17a1*[112].

Heterozygous, and often *de novo,* missense, in-frame duplication, or splice donor variants have been reported in *NR2F2* with congenital heart defects (CHD), usually atrioventricular septal defects[113-119]. Occasionally, NR2F2 CHD patients also present with congenital diaphragmatic hernia (CDH) and rare cases have been described with only CDH as the clinical presentation.

In a screen of 79 individuals with 46,XX SRY-negative testicular or ovotesticular DSD, we identified three children with heterozygous frameshift variants in at the N-terminal of NR2F2[118]. These are predicted to be complete loss-of-function because the frameshift variants are located at the N-terminal region of the protein. In two of three children the variant was *de novo*. All three children presented with remarkably similar phenotypes. Each child presented with CHD, one child with congenital diaphragmatic hernia CDH, and two children with blepharophimosis-ptosis-epicanthus inversus syndrome (BPES). In humans, heterozygous loss-of-function FOXL2 variants are associated with autosomal-dominant blepharophimosis-ptosis-epicanthus inversus syndrome either with (type I) or without (type 2) ovarian insufficiency as well as ovarian insufficiency without BPES[119]. To date homozygous FOXL2 disruption has not been described[119]. Coup-tf2 is known to play crucial roles in the formation of the morphology of the murine eye, and given the similarities in the phenotypes, it would be of interest to determine whether FOXL2 and COUP-TF2 are acting in the same developmental pathway.

The role of NR2F2 in human ovarian development is unknown. Functional studies on the mutant protein were not performed as the protein-truncating variant occurs at the beginning of the protein before any functional domain. Although only 3 cases have been described to date, the association between LOF variants in *NR2F2* gene in DSD compared to control cohorts is strong ($p = 2.44 \times 10^{-8}$) and indicates causality. The specific combination of phenotypes associated with NR2F2 LOF variants suggests that this represents a subgroup of 46,XX DSD individuals.

Although most studies show that NR2F2 functions as a transcriptional repressor, others have shown that it can function as both a repressor and an activator depending on the cellular, organ and developmental context. NR2F2 can repress transcription of pro-testis genes including *DAX-1*, whereas in the human endometrium, NR2F2 is a positive regulator of the pro-ovary *WNT4* gene[120,121]. In mice, NR2F2 negatively regulates the expression of the pro-testis Sox9 gene in the osteogenic mesenchyme[122].

Humans have 48 different nuclear receptors with a diverse range of functions and next-generation sequencing approaches are starting to identify novel and sometimes unexpected phenotypes associated with specific nuclear receptor variants. Recently, we described recurrent missense variants that specifically target the Arg92 residue of another nuclear receptor, NR5A1 and which are associated with both 46,XX OTDSD and TDSD in multiple individuals (see below).

NR5A1

NR5A1, also known as steroidogenic factor-1 (SF-1) is an orphan nuclear receptor transcription factor that plays a key role in many aspects of reproductive development and function[124]. The structure of NR5A1 consists of amino-terminal region, which contains a classic two zinc-finger DNA-binding domain. The carboxyl-terminal region of NR5A1 has a 12-helix structure similar that is typical of nuclear receptors. NR5A1 binds DNA as a monomer. DNA-binding is thought to be stabilized by an 'A' box region immediately adjacent to the DNA-binding domain. Mice lacking *Nr5a1* exhibit adrenal and spleen underdevelopment and gonadal dysgenesis. Initially, reports of NR5A1 pathogenic variants were associated with anomalies of adrenal and testis development that closely resembled the mouse phenotype and pathogenic variants were considered to be very rare. However, in the past few years, both the number of individuals with pathogenic NR5A1 variants has expanded considerably as well as the range of phenotypes associated with heterozygous loss-of-function variants[123-125]. These include a wide range of 46,XY DSD conditions without adrenal insufficiency, including testicular dysgenesis with or without Müllerian structures, anomalies of androgen production, hypospadias, progressive androgenization at puberty, and male infertility with normal genital development[123-125]. In 46,XX individuals pathogenic variants are associated with primary ovarian insufficiency and early menopause[123-125]. In all of these conditions the penetrance of the phenotype is highly variable. To add to this complex range of phenotypes a novel heterozygous nonsense variant has been reported in a 46,XY female with polysplenia and her father, who had hypospadias and asplenia[126]. A second missense variant has been reported in a 46,XY DSD child with asplenia[127].

Recently, changes in a specific arginine variant in NR5A1, p.Arg92 are quite remarkably associated with TDSD or OTDSD[128-134]. This phenotype has not been observed in association with missense variants in other positions of the NR5A1 protein in 46,XX individuals. We described 2 sisters with OTDSD, 2 men with TDSD, and a family with two affected sibs - one a 46,XX child raised male and the other a 46,XY child raised female[134]. More than twenty 46,XX (O)

TDSD children with changes in the p.Arg92 variant have been reported establishing the causality of p.Arg92 modification with DSD[128-134]. Although many of the variants are not carried by the parents and are therefore *de novo*, there are several unaffected female carriers of the variant indicating incomplete penetrance of the phenotype[128,134]. Although in most cases the change in codon 92 results in a tryptophan, in one case a change to glutamine has been reported[133]. This p.Arg92 amino acid is located in the highly conserved "A-box" of NR5A1, which is required for appropriate DNA-binding, and not surprisingly the NR5A1 p.Arg92Trp variant has lost DNA-binding in *in vitro* assays[134]. However, exactly how changes in this specific amino acid cause XX DSD is unclear. Genome editing of the specific p.Arg92Trp change into the mouse by CRISPR/Cas9 approaches does not produce a phenotype in the ovary[135].

CONCLUSIONS

The widespread availability of exome and, in near future, genomic sequencing is revolutionizing our understanding of the genetic causes of rare congenital disorders, such as DSD. There are two important aspects to the interpretation of the genomic data of the child with DSD. One is the interpretation of novel variants in genes that are well-established as a cause of DSD. This can be difficult in certain circumstances and a discussion on this is beyond the scope of this chapter. The second aspect concerns the discovery of new genes that carry variants which may cause DSD. This is particularly important for DSD since in the majority of affected individuals, especially the undervirilized male, there is no recognized genetic cause of the phenotype. The identification of new genes causing DSD is challenging, since many of the clinical sub-groups are very rare disorders. Therefore, familial cases, which allow formal genetic linkage analysis to be performed in order to identify the genetic cause, are infrequent. The genetic pathways controlling early gonad development are not well conserved in evolution and because of this model organisms only occasionally provide candidates for human DSD. Moreover, several genes (e.g. *DMRT1, NR2F2*) or specific pathogenic variants (e.g. NR5A1p.Arg92) which cause DSD in the human, show no gonadal phenotype in animal models. Establishing that variants in a new gene can cause DSD usually requires several lines of evidence, except in situations where the genetic evidence is compelling. The first and most important is the genetic association itself between variants in the gene and the DSD phenotype. Are the variants rare or absent in ancestry-matched controls? This would be consistent with a rare phenotype whereas a common variant is unlikely to be responsible. Are there sufficient affected individuals with the same or similar phenotype carrying potentially pathogenic variants to allow a statistical comparison with appropriate ancestry-matched control groups? Public databases such as GnomAD are widely used for this purpose but it should be remembered that these databases are highly orientated towards individuals of European ancestry. Many populations are underrepresented or not represented in the databases such as populations from the Indian subcontinent, many south-east Asian populations, middle Eastern and North African populations. Determining the ancestry of the DSD family therefore, is still essential for the interpretation of the genomic datasets. For some new genes that have been discovered to cause DSD, e.g. *DHX37* or *NR2F2* or specific variants NR5A1p.Arg92, the evidence in favor of pathogenicity can be successfully obtained by comparing rare missense or rare loss-of-function variants in the patient cohort versus the control cohort. This is particularly important for genes such as *DHX37*, where there is no biological context for their role in early testis formation and no obvious reason for them to be considered a potential candidate for the phenotype. Causality can also be supported by determining if the pathogenic variants in gene are inherited from the parents or not. If a variant is *de novo*, that by itself is not an evidence in favor of pathogenicity since we all carry *de novo* variants. However, a statistical comparison can be performed between the prevalence of *de novo* variants in the gene in the DSD patient cohort with those found in large population genetic screens (http://denovo-db.gs.washington.edu/denovo-db/). This can be a particularly useful approach, since a significant proportion of variants in several of the recently discovered DSD genes such as *DHX37* or *NR2F2* are *de novo*.

Using population genetics data is a very powerful tool to establish, or exclude, if a gene or specific variants can cause DSD. Of course, in some circumstances it has limitations, if for example the number of patients carrying pathogenic variants is not sufficient to perform a statistical analysis. In this situation, supporting data such as the known biological function of the encoded protein, expression data (including single cell) from the human gonad, functional analysis and if possible, modelling the variant/gene in the mouse or in human cellular models provide evidence in favor of or against establishing causality of novel variants/genes in association with DSD.

REFERENCES

1. Audi L, Ahmed SF, Krone N, Cools M, McElreavey K, Holterhus PM, et al. Genetics In Endocrinology: Approaches to molecular genetic diagnosis in the management of differences/disorders of sex development (DSD): position paper of EU COST Action BM 1303 'DSDnet'. Eur J Endocrinol. 2018;179:R197-R206.
2. Bashamboo A, Eozenou C, Rojo S, McElreavey K. Anomalies in human sex determination provide unique insights into the complex genetic interactions of early gonad development. Clin Genet. 2017;91:143-56.
3. Kalfa N, Gaspari L, Ollivier M, Philibert P, Bergougnoux A, Paris F, et al. Molecular genetics of hypospadias and cryptorchidism recent developments. Clin Genet. 2019;95(1):122-31.

4. Baronio F, Ortolano R, Menabò S, Cassio A, Baldazzi L, Di Natale V, et al. 46,XX DSD due to Androgen Excess in Monogenic Disorders of Steroidogenesis: Genetic, Biochemical, and Clinical Features. Int J Mol Sci. 2019;20(18):E4605.
5. Capel B. Vertebrate sex determination: evolutionary plasticity of a fundamental switch. Nat Rev Genet. 2017;18(11):675-89.
6. Murphy MW, Lee JK, Rojo S, Gearhart MD, Kurahashi K, Banerjee S, et al. An ancient protein-DNA interaction underlying metazoan sex determination. Nat Struct Mol Biol. 2015;22(6):442-51.
7. Matson CK, Murphy MW, Sarver AL, Griswold MD, Bardwell VJ, Zarkower D. DMRT1 prevents female reprogramming in the postnatal mammalian testis. Nature. 2011;476(7358):101-4.
8. Elzaiat M, Todeschini AL, Caburet S, Veitia RA. The genetic make-up of ovarian development and function: the focus on the transcription factor FOXL2. Clin Genet. 2017;91(2):173-182.
9. Biason-Lauber A, Chaboissier MC. Ovarian development and disease: The known and the unexpected. Semin Cell Dev Biol. 2015;45:59-67.
10. Chassot AA, Gillot I, Chaboissier MC. R-spondin1, WNT4, and the CTNNB1 signaling pathway: strict control over ovarian differentiation. Reproduction. 2014;148(6):R97-110.
11. Uhlenhaut NH, Jakob S, Anlag K, Eisenberger T, Sekido R, Kress J, et al. Somatic sex reprogramming of adult ovaries to testes by FOXL2 ablation. Cell. 2009;139(6):1130-42.
12. Hao HX, Xie Y, Zhang Y, Charlat O, Oster E, Avello M, et al. ZNRF3 promotes Wnt receptor turnover in an R-spondin-sensitive manner. Nature. 2012;485(7397):195-200.
13. Xie Y, Zamponi R, Charlat O, Ramones M, Swalley S, Jiang X, et al. Interaction with both ZNRF3 and LGR4 is required for the signalling activity of R-spondin. EMBO Rep. 2013;14(12):1120-6.
14. Harris A, Siggers P, Corrochano S, Warr N, Sagar D, Grimes DT, et al. ZNRF3 functions in mammalian sex determination by inhibiting canonical WNT signaling. Proc Natl Acad Sci U S A. 2018;115(21):5474-9.
15. Edman CD, Winters AJ, Porter JC, Wilson J, MacDonald PC. Embryonic testicular regression. A clinical spectrum of XY agonadal individuals. Obstet Gynecol. 1977;49(2):208-17.
16. Josso N, Briard ML. Embryonic testicular regression syndrome: variable phenotypic expression in siblings. J Pediatr. 1980;97(2):200-4.
17. Pirgon Ö, Dündar BN. Vanishing testes: a literature review. J Clin Res Pediatr Endocrinol. 2012;4:116-20.
18. Marcantonio SM, Fechner PY, Migeon CJ, Perlman EJ, Berkovitz GD. Embryonic testicular regression sequence: a part of the clinical spectrum of 46,XY gonadal dysgenesis. Am J Med Genet. 1994; 49(1):1-5.
19. Fechner PY, Marcantonio SM, Ogata T, Rosales TO, Smith KD, Goodfellow PN, et al. Report of a kindred with X-linked (or autosomal dominant sex-limited) 46,XY partial gonadal dysgenesis. J Clin Endocrinol Metab. 1993;76(5):1248-53.
20. Brauner R, Neve M, Allali S, Trivin C, Lottmann H, Bashamboo A, et al. Clinical, biological and genetic analysis of anorchia in 26 boys. PLoS One. 2011;6(8):e23292.
21. da Silva TE, Gomes NL, Lerário AM, Keegan CE, Nishi MY, Carvalho FM, et al. Genetic Evidence of the Association of DEAH-Box Helicase 37 Defects With 46,XY Gonadal Dysgenesis Spectrum. J Clin Endocrinol Metab. 2019;104(12):5923-34.
22. McElreavey K, Jorgensen A, Eozenou C, Merel T, Bignon-Topalovic J, Tan DS, et al. Pathogenic variants in the DEAH-box RNA helicase DHX37 are a frequent cause of 46,XY gonadal dysgenesis and 46,XY testicular regression syndrome. Genet Med. 2020;22(1): 150-9.
23. Black JJ, Wang Z, Goering LM, Johnson AW. Utp14 interaction with the small subunit processome. RNA. 2018;24(9):1214-28.
24. Zhu J, Liu X, Anjos M, Correll CC, Johnson AW. Utp14 recruits and activates the RNA helicase Dhr1 to undock U3 snoRNA from the preribosome. Mol Cell Biol. 2016;36(6):965-78.
25. Phipps KR, Charette J, Baserga SJ. The small subunit processome in ribosome biogenesis—progress and prospects. Wiley Interdiscip Rev RNA. 2011;2(1):1-21.
26. Woolford JLJ, Baserga SJ. Ribosome biogenesis in the yeast Saccharomyces cerevisiae. Genetics. 2013;195(3):643-81.
27. Choudhury P, Hackert P, Memet I, Sloan KE, Bohnsack MT. The human RNA helicase DHX37 is required for release of the U3 snoRNP from pre-ribosomal particles. RNA Biol. 2019;16(1): 54-68.
28. Sloan KE, Bohnsack MT. Unravelling the mechanisms of RNA helicase regulation. Trends Biochem Sci. 2018;43(4):237-50.
29. Aubert M, O'Donohue MF, Lebaron S, Gleizes PE. Pre-ribosomal RNA processing in human cells: from mechanisms to congenital diseases. Biomolecules. 2018;8(4):E1.
30. Farley-Barnes KI, Ogawa LM, Baserga SJ. Ribosomopathies: Old Concepts, New Controversies. Trends Genet. 2019;35(10):754-67.
31. Sondalle SB, Baserga SJ. Human diseases of the SSU processome. Biochim Biophys Acta. 2014;1842(6):758-64.
32. Kampen KR, Sulima SO, Vereecke S, De Keersmaecker K. Hallmarks of ribosomopathies. Nucleic Acids Res. 2020;48(3):1013-28.
33. Bednarek AK, Keck-Waggoner CL, Daniel RL, Laflin KJ, Bergsagel PL, Kiguchi K, et al. WWOX, the FRA16D gene, behaves as a suppressor of tumor growth. Cancer Res. 2001;61(22):8068-73.
34. White S, Hewitt J, Turbitt E, van der Zwan Y, Hersmus R, Drop S, et al. A multi-exon deletion within WWOX is associated with a 46,XY disorder of sex development. Eur J Hum Genet. 2012;20(3):348-51.
35. Kim JH, Kang E, Heo SH, Kim GH, Jang JH, Cho EH, et al. Diagnostic yield of targeted gene panel sequencing to identify the genetic etiology of disorders of sex development. Mol Cell Endocrinol. 2017;444:19-25.
36. Buonocore F, Clifford-Mobley O, King TFJ, Striglioni N, Man E, Suntharalingham JP, et al. Next-Generation Sequencing Reveals Novel Genetic Variants (SRY, DMRT1, NR5A1, DHH, DHX37) in Adults With 46,XY DSD. J Endocr Soc. 2019;3(12):2341-60.
37. Fan Y, Zhang X, Wang L, Wang R, Huang Z, Sun Y, et al. Diagnostic Application of Targeted Next-Generation Sequencing of 80 Genes Associated with Disorders of Sexual Development. Sci Rep. 2017;7:44536.
38. Camats N, Fernández-Cancio M, Audí L, Schaller A, Flück CE. Broad phenotypes in heterozygous NR5A1 46,XY patients with a disorder of sex development: an oligogenic origin? Eur J Hum Genet. 2018;26(9):1329-38.
39. Baxter RM, Arboleda VA, Lee H, Barseghyan H, Adam MP, Fechner PY, et al. Exome sequencing for the diagnosis of 46,XY disorders of sex development. J Clin Endocrinol Metab. 2015;100(2):E333-44.
40. Mallaret M, Synofzik M, Lee J, Sagum CA, Mahajnah M, Sharkia R, et al. The tumour suppressor gene WWOX is mutated in autosomal recessive cerebellar ataxia with epilepsy and mental retardation. Brain. 2014;137(Pt 2):411-9.
41. Mignot C, Lambert L, Pasquier L, Bienvenu T, Delahaye-Duriez A, Keren B, et al. WWOX-related encephalopathies: delineation of the phenotypical spectrum and emerging genotype-phenotype correlation. J Med Genet. 2015;52(1):61-70.

42. Tochigi Y, Takamatsu Y, Nakane J, Nakai R, Katayama K, Suzuki H. Loss of Wwox Causes Defective Development of Cerebral Cortex with Hypomyelination in a Rat Model of Lethal Dwarfism with Epilepsy. Int J Mol Sci. 2019;20(14)3596.
43. He J, Zhou W, Shi J, Zhang B, Wang H. A Chinese patient with epilepsy and WWOX compound heterozygous mutations. Epileptic Disord. 2020;22(1):120-4.
44. Peter B, Dinu V, Liu L, Huentelman M, Naymik M, Lancaster H, et al. Exome Sequencing of Two Siblings with Sporadic Autism Spectrum Disorder and Severe Speech Sound Disorder Suggests Pleiotropic and Complex Effects. Behav Genet. 2019;49(4):399-414.
45. Weisz-Hubshman M, Meirson H, Michaelson-Cohen R, Beeri R, Tzur S, Bormans C, et al. Novel WWOX deleterious variants cause early infantile epileptic encephalopathy, severe developmental delay and dysmorphism among Yemenite Jews. Eur J Paediatr Neurol. 2019;23(3):418-26.
46. Piard J, Hawkes L, Milh M, Villard L, Borgatti R, Romaniello R, et al. The phenotypic spectrum of WWOX-related disorders: 20 additional cases of WOREE syndrome and review of the literature. Genet Med. 2019;21(6):1308-18.
47. Chaboissier MC, Kobayashi A, Vidal VI, Lützkendorf S, van de Kant HJ, Wegner M, et al. Functional analysis of Sox8 and Sox9 during sex determination in the mouse. Development. 2004;131(9): 1891-901.
48. Lavery R, Chassot AA, Pauper E, Gregoire EP, Klopfenstein M, de Rooij DG, et al. Testicular differentiation occurs in absence of R-spondin1 and Sox9 in mouse sex reversals. PLoS Genet. 2012; 8(12):e1003170.
49. Barrionuevo F, Georg I, Scherthan H, Lécureuil C, Guillou F, Wegner M, et al. Testis cord differentiation after the sex determination stage is independent of Sox9 but fails in the combined absence of Sox9 and Sox8. Dev Biol. 2009;327(2):301-12.
50. Miura K, Harikae K, Nakaguchi M, Imaimatsu K, Hiramatsu R, Tomita A, et al. Molecular and genetic characterization of partial masculinization in embryonic ovaries grafted into male nude mice. PLoS One. 2019;14(3):e0212367.
51. Portnoi MF, Dumargne MC, Rojo S, Witchel SF, Duncan AJ, Eozenou C, et al. Mutations involving the SRY-related gene SOX8 are associated with a spectrum of human reproductive anomalies. Hum Mol Genet. 2018;27(7):1228-40.
52. Erickson RP, Yatsenko SA, Larson K, Cheung SW. A Case of Agonadism, Skeletal Malformations, Bicuspid Aortic Valve, and Delayed Development with a 16p13.3 Duplication Including GNG13 and SOX8 Upstream Enhancers: Are Either, Both or Neither Involved in the Phenotype? Mol Syndromol. 2011;1(4):185-91.
53. Harteveld CL, Kriek M, Bijlsma EK, Erjavec Z, Balak D, Phylipsen M, et al. Refinement of the genetic cause of ATR-16. Hum Genet. 2007;122(3-4):283-92.
54. Huang CC, Yao HH. Diverse functions of Hedgehog signaling in formation and physiology of steroidogenic organs. Mol Reprod Dev. 2010;77(6):489-96.
55. Tajouri A, Kharrat M, Hizem S, Zaghdoudi H, M'rad R, Simic-Schleicher G, et al. In vitro functional characterization of the novel DHH mutations p. (Asn337Lysfs*24) and p. (Glu212Lys) associated with gonadal dysgenesis. Hum Mutat. 2018;39(12):2097-109.
56. Rothacker KM, Ayers KL, Tang D, Joshi K, van den Bergen JA, Robevska G, et al. A novel, homozygous mutation in desert hedgehog (DHH) in a 46, XY patient with dysgenetic testes presenting with primary amenorrhoea: a case report. Int J Pediatr Endocrinol. 2018;2018:2.
57. Matevossian A, Resh MD. Membrane topology of hedgehog acyltransferase. J Biol Chem. 2015;290(4):2235-43.
58. Callier P, Calvel P, Matevossian A, Makrythanasis P, Bernard P, Kurosaka H, et al. Loss of function mutation in the palmitoyltransferase HHAT leads to syndromic 46,XY disorder of sex development by impeding Hedgehog protein palmitoylation and signaling. PLoS Genet. 2014;10(5):e1004340.
59. Dupont S, Krust A, Gansmuller A, Dierich A, Chambon P, Mark M. Effect of single and compound knockouts of estrogen receptors alpha (ERalpha) and beta (ERbeta) on mouse reproductive phenotypes. Development. 2000;127(19):4277-91.
60. Krege JH, Hodgin JB, Couse JF, Enmark E, Warner M, Mahler JF, et al. Generation and reproductive phenotypes of mice lacking estrogen receptor beta. Proc Natl Acad Sci U S A. 1998;95(26):15677-82.
61. Antal MC, Krust A, Chambon P, Mark M. Sterility and absence of histopathological defects in nonreproductive organs of a mouse ERbeta-null mutant. Proc Natl Acad Sci U S A. 2008;105(7): 2433-8.
62. Lang-Muritano M, Sproll P, Wyss S, Kolly A, Hürlimann R, Konrad D, Biason-Lauber A. Early-Onset Complete Ovarian Failure and Lack of Puberty in a Woman With Mutated Estrogen Receptor β (ESR2). J Clin Endocrinol Metab. 2018;103(10):3748-56.
63. Asadi M, Ghafouri-Fard S, Zare-Abdollahi D, Ebrahim-Habibi A, Matin N. Estrogen receptor mutation in a girl with primary amenorrhea. Clin Genet. 2013;83(5):497-8.
64. Baetens D, Güran T, Mendonca BB, Gomes NL, De Cauwer L, Peelman F, et al. Biallelic and monoallelic ESR2 variants associated with 46,XY disorders of sex development. Genet Med. 2018;20(7):717-27.
65. Bagheri-Fam S, Chen H, Wilson S, Ayers K, Hughes J, Sloan-Bena F, et al. The gene encoding the ketogenic enzyme HMGCS2 displays a unique expression during gonad development in mice. PLoS One. 2020;15(1):e0227411.
66. Kim D, Choi JO, Fan C, Shearer RS, Sharif M, Busch P, et al. Homo-trimerization is essential for the transcription factor function of Myrf for oligodendrocyte differentiation. Nucleic Acids Res. 2017;45(9):5112-25.
67. Senoo H, Araki T, Fukuzawa M, Williams JG. A new kind of membrane-tethered eukaryotic transcription factor that shares an auto-proteolytic processing mechanism with bacteriophage tail-spike proteins. J Cell Sci. 2013;126(Pt 22):5247-58.
68. Li Z, Park Y, Marcotte EM. A Bacteriophage tailspike domain promotes self-cleavage of a human membrane-bound transcription factor, the myelin regulatory factor MYRF. PLoS Biol. 2013;11(8): e1001624.
69. Emery B, Agalliu D, Cahoy JD, Watkins TA, Dugas JC, Mulinyawe SB et al. Myelin gene regulatory factor is a critical transcriptional regulator required for CNS myelination. Cell. 2009;138(1):172-85.
70. Garnai SJ, Brinkmeier ML, Emery B, Aleman TS, Pyle LC, Veleva-Rotse B, et al. Variants in myelin regulatory factor (MYRF) cause autosomal dominant and syndromic nanophthalmos in humans and retinal degeneration in mice. PLoS Genet. 2019;15(5):e1008130.
71. Hamanaka K, Takata A, Uchiyama Y, Miyatake S, Miyake N, Mitsuhashi S, et al. MYRF haploinsufficiency causes 46,XY and 46,XX disorders of sex development: bioinformatics consideration. Hum Mol Genet. 2019;28(14):2319-29.
72. Qi H, Yu L, Zhou X, Wynn J, Zhao H, Guo Y, et al. De novo variants in congenital diaphragmatic hernia identify MYRF as a new syndrome and reveal genetic overlaps with other developmental disorders. PLoS Genet. 2018;14(12):e1007822.

73. Rossetti LZ, Glinton K, Yuan B, Liu P, Pillai N, Mizerik E, et al. Review of the phenotypic spectrum associated with haploinsufficiency of MYRF. Am J Med Genet A. 2019;179(7):1376-82.
74. Pinz H, Pyle LC, Li D, Izumi K, Skraban C, Tarpinian J, et al. De novo variants in Myelin regulatory factor (MYRF) as candidates of a new syndrome of cardiac and urogenital anomalies. Am J Med Genet A. 2018;176(4):969-72.
75. Guran T, Yesil G, Turan S, Atay Z, Bozkurtlar E, Aghayev A, et al. PPP2R3C gene variants cause syndromic 46,XY gonadal dysgenesis and impaired spermatogenesis in humans. Eur J Endocrinol. 2019;180(5):291-309.
76. Bashamboo A, Ferraz-de-Souza B, Lourenço D, Lin L, Sebire NJ, Montjean D, et al. Human male infertility associated with mutations in NR5A1 encoding steroidogenic factor 1. Am J Hum Genet. 2010;87(4):505-12.
77. Lourenço D, Brauner R, Lin L, De Perdigo A, Weryha G, Muresan M, et al. Mutations in NR5A1 associated with ovarian insufficiency. N Engl J Med. 2009;360(12):1200-10.
78. Durkin ME, Ullmannova V, Guan M, Popescu NC. Deleted in liver cancer 3 (DLC-3), a novel Rho GTPase-activating protein, is downregulated in cancer and inhibits tumor cell growth. Oncogene. 2007;26(31):4580-9.
79. Braun AC, Hendrick J, Eisler SA, Schmid S, Hausser A, Olayioye MA. The Rho-specific GAP protein DLC3 coordinates endocytic membrane trafficking. J Cell Sci. 2015;128(7):1386-99.
80. Ilaslan E, Calvel P, Nowak D, Szarras-Czapnik M, Slowikowska-Hilczer J, Spik A, et al. A Case of Two Sisters Suffering from 46,XY Gonadal Dysgenesis and Carrying a Mutation of a Novel Candidate Sex-Determining Gene STARD8 on the X Chromosome. Sex Dev. 2018;12(4):191-5.
81. Orlando V. Polycomb, epigenomes, and control of cell identity. Cell. 2003;112(5):599-606.
82. Gindhart J-G Jr, Kaufman T-C. Identification of Polycomb and trithorax group responsive elements in the regulatory region of the Drosophila homeotic gene Sex combs reduced. Genetics. 1995; 139(2):797-814.
83. Americo J, Whiteley M, Brown J-L, Fujioka M, Jaynes J-B, Kassis J-A. A complex array of DNA-binding proteins required for pairing-sensitive silencing by a polycomb group response element from the Drosophila engrailed gene. Genetics. 2002;160(4):1561-71.
84. Katoh-Fukui Y, Tsuchiya R, Shiroishi T, Nakahara Y, Hashimoto N, Noguchi K, et al. Male-to-female sex reversal in M33 mutant mice. Nature. 1998;393(6686):688-92.
85. Garcia-Moreno SA, Lin YT, Futtner CR, Salamone IM, Capel B, Maatouk DM. CBX2 is required to stabilize the testis pathway by repressing Wnt signaling. PLoS Genet. 2019;15(5):e1007895.
86. Biason-Lauber A, Konrad D, Meyer M, DeBeaufort C, Schoenle EJ. Ovaries and female phenotype in a girl with 46,XY karyotype and mutations in the CBX2 gene. Am J Hum Genet. 2009;84(5):658-63.
87. Norling A, Hirschberg AL, Iwarsson E, Wedell A, Barbaro M. CBX2 gene analysis in patients with 46,XY and 46,XX gonadal disorders of sex development. Fertil Steril. 2013;99(3):819-26-e3.
88. Sproll P, Eid W, Gomes CR, Mendonca BB, Gomes NL, Costa EM, Biason-Lauber A. Assembling the jigsaw puzzle: CBX2 isoform 2 and its targets in disorders/differences of sex development. Mol Genet Genomic Med. 2018;6(5):785-95.
89. Hastie ND. Wilms' tumour 1 (WT1) in development, homeostasis and disease. Development. 2017;144(16):2862-72.
90. Armstrong JF, Pritchard-Jones K, Bickmore WA, Hastie ND, Bard JB. The expression of the Wilms' tumour gene, WT1, in the developing mammalian embryo. Mech Dev. 1993;40(1-2):85-97.
91. Moore AW, McInnes L, Kreidberg J, Hastie ND, Schedl A. YAC complementation shows a requirement for Wt1 in the development of epicardium, adrenal gland and throughout nephrogenesis. Development. 1999;126(9):1845-57.
92. Gao F, Maiti S, Alam N, Zhang Z, Deng JM, Behringer RR, et al. The Wilms tumor gene, Wt1, is required for Sox9 expression and maintenance of tubular architecture in the developing testis. Proc Natl Acad Sci U S A. 2006;103(32):11987-92.
93. Glaser T, Lewis WH, Bruns GA, Watkins PC, Rogler CE, Shows TB, et al. The beta-subunit of follicle-stimulating hormone is deleted in patients with aniridia and Wilms' tumour, allowing a further definition of the WAGR locus. Nature. 1986;321(6073): 882-7.
94. Jaubert F, Vasiliu V, Patey-Mariaud de Serre N, Auber F, Jeanpierre C, Gubler MC, et al. Gonad development in Drash and Frasier syndromes depends on WT1 mutations. Arkh Patol. 2003;65(2): 40-4.
95. Barbaux S, Niaudet P, Gubler MC, Grünfeld JP, Jaubert F, Kuttenn F, et al. Donor splice-site mutations in WT1 are responsible for Frasier syndrome. Nat Genet. 1997;17(4):467-70.
96. Suri M, Kelehan P, O'neill D, Vadeyar S, Grant J, Ahmed SF, et al. WT1 mutations in Meacham syndrome suggest a coelomic mesothelial origin of the cardiac and diaphragmatic malformations. Am J Med Genet A. 2007;143A(19):2312-20.
97. Haning RV Jr., Chesney RW, Moorthy AV, Gilbert EF. A syndrome of chronic renal failure and XY gonadal dysgenesis in young phenotypic females without genital ambiguity. Am J Kidney Dis. 1985; 6(1):40-8.
98. Jeanpierre C, Denamur E, Henry I, Cabanis MO, Luce S, Cécille A, et al. Identification of constitutional WT1 mutations, in patients with isolated diffuse mesangial sclerosis, and analysis of genotype/phenotype correlations by use of a computerized mutation database. Am J Hum Genet. 1998;62(4):824-33.
99. Buglyó G, Beyer D, Biró S, Oláh É. The Wilms' tumour 1 gene as a factor in non-syndromic hypospadias: evidence and controversy. Pathology. 2018;50(4):377-81.
100. Wang Y1, Li Q, Xu J, Liu Q, Wang W, Lin Y, et al. Mutation analysis of five candidate genes in Chinese patients with hypospadias. Eur J Hum Genet. 2004;12(9):706-12.
101. Geller F, Feenstra B, Carstensen L, Pers TH, van Rooij IA, Körberg IB, et al. Genome-wide association analyses identify variants in developmental genes associated with hypospadias. Nat Genet. 2014;46(9):957-63.
102. Wu SP, Yu CT, Tsai SY, Tsai MJ. Choose your destiny: Make a cell fate decision with COUP-TFII. J Steroid Biochem Mol Biol. 2016;157:7-12.
103. Pereira FA, Qiu Y, Zhou G, Tsai MJ, Tsai SY. The orphan nuclear receptor COUP-TFII is required for angiogenesis and heart development. Genes Dev. 1999;13(8):1037-49.
104. Yu CT, Tang K, Suh JM, Jiang R, Tsai SY, Tsai MJ. COUP-TFII is essential for metanephric mesenchyme formation and kidney precursor cell survival. Development. 2012;139(3):2330-9.
105. van den Driesche S, Walker M, McKinnell C, Scott HM, Eddie SL, Mitchell RT, et al. Proposed role for COUP-TFII in regulating fetal Leydig cell steroidogenesis, perturbation of which leads to masculinization disorders in rodents. PLoS One. 2012;7(5): e37064.
106. Lin FJ, You LR, Yu CT, Hsu WH, Tsai MJ, Tsai SY. Endocardial cushion morphogenesis and coronary vessel development require chicken ovalbumin upstream promoter-transcription factor II. Arterioscler Thromb Vasc Biol. 2012;32(11):e135-46.

107. Mehanovic S, Mendoza-Villarroel RE, Viger RS, Tremblay JJ. The Nuclear Receptor COUP-TFII Regulates Amhr2 Gene Transcription via a GC-Rich Promoter Element in Mouse Leydig Cells. J Endocr Soc. 2019;3(5):2236-57.
108. Mendoza-Villarroel RE, Robert NM, Martin LJ, Brousseau C, Tremblay JJ. The nuclear receptor NR2F2 activates star expression and steroidogenesis in mouse MA-10 and MLTC-1 Leydig cells. Biol Reprod. 2014;91(1):26.
109. Martin LJ, Tremblay JJ. Nuclear receptors in Leydig cell gene expression and function. Biol Reprod. 2010;83(1):3-14.
110. Qin J, Tsai MJ, Tsai SY. Essential roles of COUP-TFII in Leydig cell differentiation and male fertility. PLoS One. 2008;3(9):e3285.
111. Takamoto N, Kurihara I, Lee K, Demayo FJ, Tsai MJ, Tsai SY. Haploinsufficiency of chicken ovalbumin upstream promoter transcription factor II in female reproduction. Mol Endocrinol. 2005;19(9):2299-308.
112. Zhao F, Franco HL, Rodriguez KF, Brown PR, Tsai MJ, Tsai SY, Yao HH. Elimination of the male reproductive tract in the female embryo is promoted by COUP-TFII in mice. Science. 2017;357(6352):717-20.
113. Wang J, Abhinav P, Xu YJ, Li RG, Zhang M, Qiu XB, et al. NR2F2 loss-of-function mutation is responsible for congenital bicuspid aortic valve. Int J Mol Med. 2019;43(4):1839-46.
114. Upadia J, Gonzales PR, Robin NH. Novel de novo pathogenic variant in the NR2F2 gene in a boy with congenital heart defect and dysmorphic features. Am J Med Genet A. 2018;176(6):1423-16.
115. Qiao XH, Wang Q, Wang J, Liu XY, Xu YJ, Huang RT, et al. A novel NR2F2 loss-of-function mutation predisposes to congenital heart defect. Eur J Med Genet. 2018;61(4):197-203.
116. High FA, Bhayani P, Wilson JM, Bult CJ, Donahoe PK, Longoni M. De novo frameshift mutation in COUP-TFII (NR2F2) in human congenital diaphragmatic hernia. Am J Med Genet A. 2016;170(9):2457-61.
117. Al Turki S, Manickaraj AK, Mercer CL, Gerety SS, Hitz MP, Lindsay S, et al. Rare variants in NR2F2 cause congenital heart defects in humans. Am J Hum Genet. 2014;94(4):574-85.
118. Bashamboo A, Eozenou C, Jorgensen A, Bignon-Topalovic J, Siffroi JP, Hyon C, et al. Loss of Function of the Nuclear Receptor NR2F2, Encoding COUP-TF2, Causes Testis Development and Cardiac Defects in 46,XX Children. Am J Hum Genet. 2018;102(3):487-93.
119. Elzaiat M, Todeschini AL, Caburet S, Veitia RA. The genetic make-up of ovarian development and function: the focus on the transcription factor FOXL2. Clin Genet. 2017;91(2):173-182.
120. Yu RN, Ito M, Jameson JL. The murine Dax-1 promoter is stimulated by SF-1 (steroidogenic factor-1) and inhibited by COUP-TF (chicken ovalbumin upstream promoter-transcription factor) via a composite nuclear receptor-regulatory element. Mol Endocrinol. 1998;12(7):1010-22.
121. Li X, Large MJ, Creighton CJ, Lanz RB, Jeong JW, Young SL, Lessey BA, Palomino WA, Tsai SY, Demayo FJ. COUP-TFII regulates human endometrial stromal genes involved in inflammation. Mol Endocrinol. 2013;27(12):2041-54.
122. Hsu WH, Chen CM, You LR. COUP-TFII is required for morphogenesis of the neural crest-derived tympanic ring. Sci Rep. 2017;7(1):12386.
123. Meinsohn MC, Smith OE, Bertolin K, Murphy BD. The Orphan Nuclear Receptors Steroidogenic Factor-1 and Liver Receptor Homolog-1: Structure, Regulation, and Essential Roles in Mammalian Reproduction. Physiol Rev. 2019;99(2):1249-79.
124. Domenice S, Machado AZ, Ferreira FM, Ferraz-de-Souza B, Lerario AM, Lin L, et al. Wide spectrum of NR5A1-related phenotypes in 46,XY and 46,XX individuals. Birth Defects Res C Embryo Today. 2016;108(4):309-20.
125. Achermann JC, Schwabe J, Fairall L, Chatterjee K. Genetic disorders of nuclear receptors. J Clin Invest. 2017;127(4):1181-92.
126. Colson C, Aubry E, Cartigny M, Rémy AA, Franquet H, Leroy X, et al. SF1 and spleen development: new heterozygous mutation, literature review and consequences for NR5A1-mutated patient's management. Clin Genet. 2017;92(1):99-103.
127. Zangen D, Kaufman Y, Banne E, Weinberg-Shukron A, Abulibdeh A, Garfinkel BP, et al. Testicular differentiation factor SF-1 is required for human spleen development. J Clin Invest. 2014;124(5):2071-5.
128. Baetens D, Stoop H, Peelman F, Todeschini AL, Rosseel T, Coppieters F, et al. NR5A1 is a novel disease gene for 46,XX testicular and ovotesticular disorders of sex development. Genet Med. 2017;19(4):367-76.
129. Takasawa K, Igarashi M, Ono M, Takemoto A, Takada S, Yamataka A, et al. Phenotypic Variation in 46,XX Disorders of Sex Development due to the NR5A1 p.R92W Variant: A Sibling Case Report and Literature Review. Sex Dev. 2017;11(5-6):284-8.
130. Domenice S, Machado AZ, Ferreira FM, Ferraz-de-Souza B, Lerario AM, Lin L, et al. Wide spectrum of NR5A1-related phenotypes in 46,XY and 46,XX individuals. Birth Defects Res C Embryo Today. 2016;108(4):309-20.
131. Knarston IM, Robevska G, van den Bergen JA, Eggers S, Croft B, Yates J, et al. NR5A1 gene variants repress the ovarian-specific WNT signaling pathway in 46,XX disorders of sex development patients. Hum Mutat. 2019;40(2):207-16.
132. Takasawa K, Igarashi M, Ono M, Takemoto A, Takada S, Yamataka A, et al. Phenotypic Variation in 46,XX Disorders of Sex Development due to the NR5A1 p.R92W Variant: A Sibling Case Report and Literature Review. Sex Dev. 2017;11(5-6):284-88
133. Swartz JM, Ciarlo R, Guo MH, Abrha A, Weaver B, Diamond DA, Chan YM, Hirschhorn JN. A 46,XX Ovotesticular Disorder of Sex Development Likely Caused by a Steroidogenic Factor-1 (NR5A1) Variant. Horm Res Paediatr. 2017;87(3):191-195.
134. Bashamboo A, Donohoue PA, Vilain E, Rojo S, Calvel P, Seneviratne SN, et al. A recurrent p.Arg92Trp variant in steroidogenic factor-1 (NR5A1) can act as a molecular switch in human sex development. Hum Mol Genet. 2016;25(16):3446-53.
135. Miyado M, Inui M, Igarashi M, Katoh-Fukui Y, Takasawa K, Hakoda A, et al. The p.R92W variant of NR5A1/Nr5a1 induces testicular development of 46,XX gonads in humans, but not in mice: phenotypic comparison of human patients and mutation-induced mice. Biol Sex Differ. 2016;7:56.

Abordagem Clínica da Diferenciação Sexual Diferente

Julia Warchavchik Melardi
Leandra Steinmetz

O nascimento de uma criança é uma das ocasiões mais celebradas em uma família. Frequentemente, uma das primeiras perguntas que pais, familiares e amigos fazem é: "é menino ou menina?" A incerteza sobre o sexo da criança costuma trazer angústia para os pais e é uma emergência médica para os profissionais da área da saúde[1].

O exame minucioso da genitália externa dos recém-nascidos na maternidade permite a detecção oportuna de uma genitália atípica. O início precoce da investigação diagnóstica de diferenciação sexual diferente (DSD) é fundamental, por se tratar de uma urgência médica – por exemplo para prevenção de crises de perda de sal – e social – para definição do sexo de criação.

Uma vez detectada a atipia genital, a obtenção de dados de anamnese, exames físico, laboratoriais, radiológicos e anatomopatológicos deve ocorrer de forma organizada e sistematizada. Neste capítulo mostraremos a abordagem inicial de um recém-nascido com genitália atípica, passando por todas essas etapas.

A família deve ser comunicada imediatamente a respeito da atipia genital e orientada a postergar o registro da criança até que a investigação da DSD esteja completa ou até que se tenham dados suficientes para a escolha fundamentada do sexo de criação[2]. Além disso, é importante informar sobre a necessidade de exames complementares até o esclarecimento diagnóstico.

A investigação diagnóstica é dispendiosa e difícil e, em alguns casos, mesmo após a realização de diversos exames, não se chega a um diagnóstico etiológico preciso. A apresentação clínica das DSD é muito variável, de tal forma que nenhuma apresentação clínica pode ser dita patognomônica deste ou daquele diagnóstico etiológico.

A presença de uma equipe multiprofissional – composta por endocrinologista pediátrico, pediatra/neonatologista, geneticista, psiquiatra, psicólogo, radiologista, cirurgião pediátrico e assistente social – é fundamental para avaliação individualizada de cada caso e decisão terapêutica[1-3]. O objetivo do tratamento e a escolha do sexo de criação devem ter como foco principal a qualidade de vida do paciente, levando em conta diversos fatores, como genótipo, potencial de fertilidade, tipo e características das gônadas, risco de malignização, aspectos culturais, opções cirúrgicas, necessidade de terapia hormonal de reposição em longo prazo e opinião dos pais[4,5].

Apesar de vivermos na era da biologia molecular, a procura por etiologias definidas na complexa cascata de determinação gonadal e diferenciação sexual deve ser feita após os passos básicos terem sido tomados. Inverter essa prioridade pode prejudicar o raciocínio diagnóstico e gerar maiores complicações para o paciente e para a família.

QUANDO SUSPEITAR DE UMA DSD?

Alguns critérios clínicos devem levar à suspeita de uma DSD no período neonatal, como[6,7]:

- Atipia genital clara.
- Genitália aparentemente feminina com clitóris aumentado (mais de 6mm de diâmetro ou mais de 9mm de comprimento), fusão labial posterior ou massa inguinal/labial.
- Genitália aparentemente masculina com criptorquidia bilateral, micropênis, hipospadia perineal ou hipospadia de qualquer grau associada à criptorquidia.
- História familiar de DSD.
- Discordância entre a aparência da genitália e o cariótipo do pré-natal.

A DSD pode não ser suspeitada em um primeiro momento se a genitália atípica passar despercebida ao exame físico ou se não houver alteração de genitália externa. Achados compatíveis com apresentações tardias de DSD são[6,8]:

- Genitália atípica previamente não identificada.
- Clitoromegalia progressiva.
- Hérnia ou massa inguinal/labial em uma menina.
- Atraso puberal ou desenvolvimento puberal incompleto.
- Virilização em uma menina.
- Amenorreia primária.
- Desenvolvimento mamário em meninos.
- Hematúria intensa ou cíclica no menino.

ANAMNESE

A anamnese é o passo inicial para abordagem de um recém-nascido ou criança com genitália atípica. Os pontos a seguir devem ser questionados durante a consulta médica:

1. Ingestão materna de medicamentos ou contato com interferentes ambientais[3,8] – progestágenos, estrógenos, clomifeno, finasterida, flutamida, inibidores da síntese de colesterol, valproato e ciproterona são drogas potencialmente feminilizantes[9]. Testosterona, danazol, acetato de medroxiprogesterona ou outros progestágenos são drogas potencialmente virilizantes[9]. Algumas dessas drogas podem ser utilizadas para fertilização *in vitro*, tentativas de abortamento ou como anticoncepcionais[9]. O uso dessas medicações durante a gestação, em especial entre a 8ª e a 12ª semanas (período crítico da embriogênese). pode resultar em genitália atípica. Após a 16ª semana de gestação, o uso de clomifeno, tamoxifeno ou dietilbestrol também pode interferir no desenvolvimento do mesênquima e endométrio uterino e no epitélio das tubas uterinas[9]. O uso de pomadas com testosterona por familiares próximos também deve ser questionado, já que pode ocorrer passagem para a pele da criança com absorção da medicação. Contato com interferentes endócrinos, como pesticidas organoclorados, agrotóxicos, fitoestrógenos, ftalatose poliestirenos, também deve ser avaliado[9].
2. Antecedente familiar de DSD/presença de casos semelhantes na família[3,10] – as etiologias das DSD apresentam transmissão genética autossômica recessiva, ligada ao cromossomo X ou autossômica dominante, de modo que a presença de familiares afetados pode constituir-se de pista diagnóstica útil. Por exemplo, os defeitos de receptor androgênico (causando síndromes de insensibilidade androgênica) são transmitidos por gene recessivo ligado ao cromossomo X, portanto, em um paciente 46,XY, a presença de outros casos na família da mãe pode corroborar com esse diagnóstico.
3. Presença de infertilidade ou amenorreia em familiares (incluindo tias, tios, avós) – podem ser as únicas manifestações clínicas de alguma DSD, como a insensibilidade androgênica completa.
4. Consanguinidade[3,10] – favorece o aparecimento de doenças de transmissão autossômica recessiva.
5. Presença de mortes inexplicadas na família durante o período neonatal[3,10] – sugere casos de hiperplasia congênita da suprarrenal (crises de perda de sal com desidratação).
6. Presença de doença virilizante materna prévia – filhos de mães com hiperplasia congênita de suprarrenal, por exemplo, podem sofrer virilização pela passagem transplacentária de andrógenos.
7. Presença de virilização materna durante a gravidez, como mudança de voz e hirsutismo[3,10] – esse dado clínico sugere a presença de algumas doenças, como deficiência de aromatase, deficiência da enzima P450 oxidorredutase e tumores maternos virilizantes (tumores adrenais ou ovarianos).
8. Presença e início do desenvolvimento puberal – deve ser investigado no caso de crianças de mais idade e adolescentes.
9. Idade gestacional, peso de nascimento, medidas antropométricas ao nascimento, escore de Apgar, intercorrências neonatais[9,11] – alguns estudos associaram restrição de crescimento intrauterino e/ou prematuridade com DSD 46,XY. Além disso, essas informações podem ser úteis para investigação de síndromes genéticas.
10. Presença ou antecedente de tumores ou doença renal[3,8] – tumor de Wilms ou doença renal podem estar associados a mutações no gene WT1. Outros tumores, como gonadoblastoma e disgerminoma, também podem estar associados à DSD.

EXAME FÍSICO

O exame físico deve ser meticuloso, organizado e realizado com cautela[8]. As características físicas da genitália externa não permitem um diagnóstico etiológico, no entanto, são muito úteis para dirigir a solicitação de exames e de testes funcionais em cada caso. Essas características devem ser observadas e descritas de forma precisa em prontuário.

Os elementos que devem ser caracterizados ao exame físico geral são:

1. Medidas antropométricas e sinais vitais[8,10] – ganho de peso inadequado e sinais clínicos de desidratação podem ser indicativos de hiperplasia congênita de suprarrenal (HCSR). Assim, é importante averiguar pressão arterial, frequência cardíaca, pulsos centrais e periféricos, tempo de enchimento capilar e hidratação de mucosas. A hipertensão também é um dado clínico relevante, já que pode estar presente em HCSR por defeito de 11-beta-hidroxilase e 17-alfa-hidroxilase[12].
2. Características dismórficas – é importante realizar exame físico completo, atentando para fácies, membros, dedos, orelhas, abdome, área cardíaca, entre outros, para buscar associação com determinadas síndromes genéticas[3,8,12].

3. Defeitos de linha média – fenda palatina ou labial e malformações cardíacas podem estar associadas a hipopituitarismo. Hipoplasia de nervo óptico também pode estar associada à deficiência de hormônios hipofisários (síndrome de Morsier)[8,10].
4. Presença de malformações anorretais e de coluna terminal – nesses casos, a presença de ambiguidade genital pode ser devido à malformação, sem base hormonal.
5. Alterações esqueléticas – malformações esqueléticas podem estar associadas à síndrome de Antley-Bixler, sugerindo deficiência da enzima P450 oxidorredutase, ou disgenesia gonadal associada à displasia camptomélica, sugerindo mutações de *SOX9*[8].
6. Dismorfismos sugestivos de síndrome de Turner – podem estar presentes na síndrome de Turner e na disgenesia gonadal mista[8].
7. Presença de massa abdominal – realizar palpação abdominal para a detecção de possível tumor abdominal (tumor de Wilms).

Em relação ao exame da genitália externa, é preciso observar:

1. Simetria da genitália externa[8,12].
2. Palpação de gônadas, localização, tamanho e consistência[3] – realizar palpação cuidadosa das pregas labioescrotais e região inguinal para determinar se as gônadas são ou não palpáveis. Como veremos a seguir, a presença de gônadas palpáveis é um dado importante para o direcionamento diagnóstico. Quanto à consistência, a palpação de um polo mais macio (tecido testicular) e um mais rígido (tecido ovariano) pode sugerir DSD ovotesticular. A palpação de testículos firmes e pequenos, associados à alta estatura, levanta a suspeita de síndrome de Klinefelter[8]. Ectopia testicular transversa (dois testículos no mesmo saco inguinal) pode indicar síndrome da persistência dos ductos de Müller[8].
3. Presença de hiperpigmentação labioescrotal[3,8,12] – pode ocorrer nos casos de HCSR por aumento da produção de ACTH e hormônio melanotrófico (MSH), ambos derivados da pró-ópio-melanocortina (POMC).
4. Comprimento e largura do falo/pênis[3,10,13] – o falo deve ser medido em sua face dorsal, esticado, da sua base (abaixo da sínfise púbica) até o topo[12]. Após a medida, deve ser comparado às medidas consideradas normais para a idade (Tabela XI-2). Micropênis é definido por um tamanho peniano equivalente a –2,5DP para a idade. No recém-nascido de termo, falo de 2,5cm deve ser investigado. É importante também observar outras alterações, como a presença de *chordee*. Agenesia de pênis/afalia e transposição penoscrotal são anomalias primárias do desenvolvimento da genitália externa, não relacionadas à alteração da função gonadal[8].
5. Comprimento e largura do clitóris[12] – deve ser medido após exclusão do prepúcio. Clitóris maior que 9mm de comprimento e 6mm de diâmetro é considerado aumentado, indicando virilização.
6. Posicionamento do meato uretral[2,10] – a uretra pode ter localização na glande, no corpo do pênis ou no períneo. A hipospadia é definida como a abertura da uretra na porção ventral do falo, podendo ser proximal, média ou distal. A hipospadia proximal pode tratar-se de um defeito embriogenético, sem envolvimento hormonal. Já a abertura perineal é sugestiva de atipia genital e geralmente está associada a outras alterações.
7. Presença de abertura vaginal ou seio urogenital[2,8] – é importante averiguar se há abertura vaginal e uretral distintas ou se existe abertura perineal única, caracterizando o seio urogenital.
8. Presença de fusão labial posterior – quando há abertura vaginal, é importante verificar a relação entre a distância ânus-fúrcula e a distância ânus-clitóris. Relação maior que 0,5 indica fusão labial posterior, que ocorre pela ação androgênica na genitália externa.

Tabela XI-2. Referência para a média do comprimento do pênis e o comprimento considerado micropênis para cada idade[14].

Idade	Média (mm)	± DP (mm)	Micropênis (mm) Média –2,5DP
0 a 12 meses	47	8	27
1 ano	51	8	31
2 anos	55	8	35
3 anos	61	9	38
4 anos	63	9	40
5 anos	67	9	44
6 anos	67	9	44
7 anos	69	10	44
8 anos	70	10	45
9 anos	70	10	45
10 anos	74	11	46
11 anos	78	12	48
12 anos	86	12	56
13 anos	101	12	71
14 anos	115	13	82
15 anos	129	15	91
16 anos	133	15	95
17 anos	143	16	103
18 anos	145	16	105

DP = desvio-padrão.

A caracterização da genitália externa pode seguir os critérios de Prader, facilitando a comparação da genitália em diversos centros. A classificação de Prader foi elaborada em 1954 para HCSR, mas pode ser extrapolada para outros casos de atipia genital. Prader classificou a genitália externa de pacientes com HCSR de acordo com o grau de virilização da seguinte forma (Figura XI-21):

- Prader I – aumento isolado do falo em genitália de aparência feminina[11].
- Prader II – aumento do falo associado à fusão posterior das pregas labioescrotais, com aberturas uretral e vaginal distintas[11].
- Prader III – aumento significativo do falo associado à fusão quase completa de pregas labioescrotais, com presença de seio urogenital com abertura perineal[11].
- Prader IV – falo com aparência de pênis associado à fusão completa das pregas labioescrotais e seio urogenital com abertura perineal na base ou na porção ventral do falo[11].
- Prader V – falo com aparência de pênis bem desenvolvido, associado à fusão completa das pregas labioescrotais e seio urogenital com abertura no corpo ou na extremidade distal do falo[11].

O grau de virilização é mais intenso quando esse processo ocorreu precocemente na vida intrauterina.

AVALIAÇÃO BIOQUÍMICA

Para a interpretação dos resultados da avaliação laboratorial de DSD é preciso ter em mente a fisiologia dos hormônios do recém-nascido. Eles devem ser interpretados de acordo com o ensaio e com os valores normais para as idades gestacional e cronológica, sendo necessária a dosagem seriada de hormônios em alguns casos[6]. Os hormônios esteroides podem ser dosados por imunoensaio ou cromatografia líquida associada à espectrometria de massa[12]. Esse último tem maior especificidade e permite a análise simultânea, em uma pequena amostra de sangue, de múltiplos hormônios e seus metabólitos, no entanto, nem sempre é um exame disponível[12,15].

Em recém-nascidos com tecido testicular, a testosterona está alta nos primeiros 2-3 dias (pelo estímulo de secreção da gonadotrofina coriônica humana – hCG), com queda até o 15º dia aproximadamente e nova elevação após, devido ao estímulo de LH da hipófise do recém-nascido. O pico da produção hormonal ocorre aos 3 meses, havendo declínio progressivo posteriormente, com retorno a concentrações pré-puberais aos 6 meses de idade[13,16]. Assim, a avaliação da função testicular por dosagem hormonal basal de testosterona é válida em lactentes de até 6 meses de vida, em meninos na época da puberdade e em homens adultos.

Após esse período e durante toda a infância, para avaliar a produção androgênica, é necessário realizar teste de estímulo com hCG[12]. Existem alguns protocolos para o teste do hCG, com dose única ou múltiplas doses, e dosagem de testosterona e seus precursores 48 horas após o estímulo. A resposta ao hCG é considerada positiva se houver elevação da testosterona em 150ng/dl do valor basal ou para valores acima de 160ng/dl.

De forma geral, os testes laboratoriais de primeira linha a serem realizados em um recém-nascido com genitália atípica seriam: 17-OH progesterona (17-OHP), eletrólitos séricos (sódio e potássio), andrógenos (testosterona, DHT, androstenediona, DHEA, DHEAS), hormônio antimülleriano (AMH), inibina B, gonadotrofinas (LH e FSH) e cariótipo[8]. Esses exames deverão ser solicitados conforme a suspeita clínica.

A presença ou ausência de gônadas palpáveis ao exame físico é um elemento importante para determinar os exames a serem solicitados, como veremos adiante nos fluxos diagnósticos. Por exemplo, no caso de gônadas não palpáveis, com útero e genitália virilizada, a principal suspeita é de HCSR. Nesse caso, os próximos exames a serem solicitados

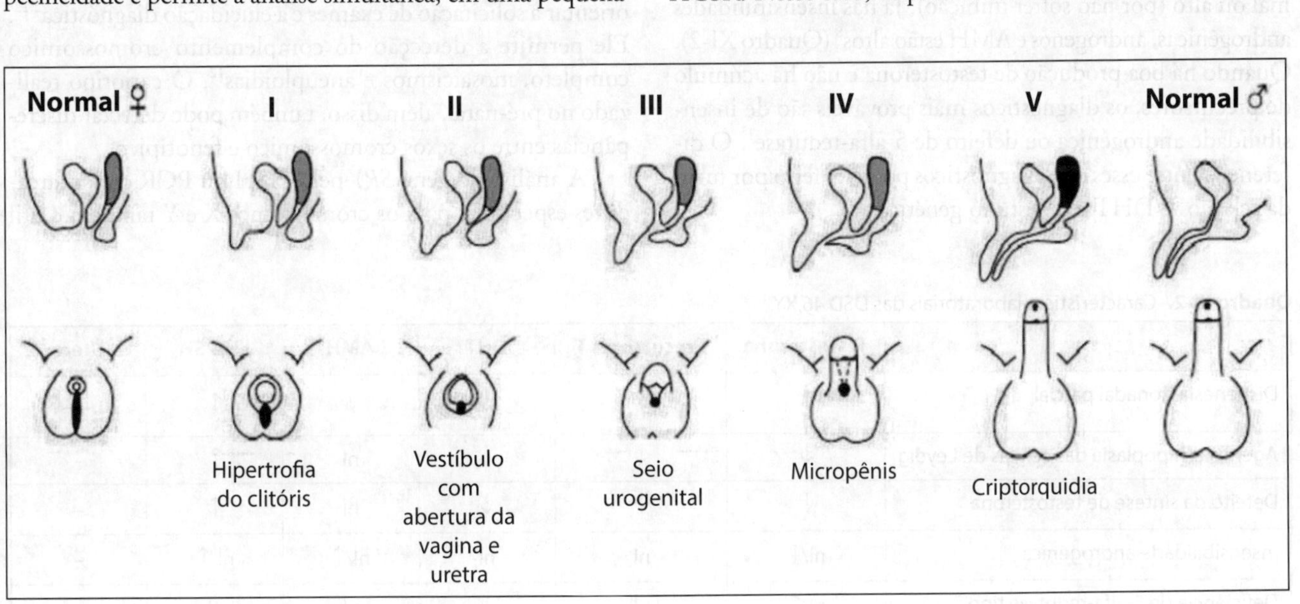

Figura XI-21. Classificação de Prader para os graus de atipia genital[1].

seriam andrógenos adrenais e seus precursores (17-OHP, androstenediona, testosterona), cortisol, ACTH, sódio, potássio, glicose e atividade plasmática de renina[2]. É preciso lembrar que a dosagem de 17-OHP não é fidedigna antes de 36 horas de vida e que os eletrólitos serão anormais apenas após os primeiros 4-15 dias de vida (com hiponatremia e hipercalemia nas formas perdedoras de sal)[8]. Na avaliação inicial desse recém-nascido, é importante questionar sobre a coleta e o resultado do teste do pezinho, que pode trazer informação relevante em relação à dosagem de 17-OHP.

Já no caso da presença de gônadas palpáveis, uni ou bilateralmente, o diagnóstico mais provável é de DSD 46,XY, não se podendo excluir, no entanto, DSD ovotesticular e disgenesia gonadal mista. Isso porque, para que a gônada seja palpável, ela necessariamente é um testículo ou um ovotéstis. A linha de raciocínio nesse caso será então a de avaliação da função testicular, que pode ser feita por meio da dosagem de LH, FSH, testosterona, DHT, AMH e inibina B[12].

LH, FSH e testosterona (dosagem basal na minipuberdade ou após estímulo com hCG após os 6 meses de idade) são exames fundamentais nesse caso[2]. A presença de testosterona e andrógenos altos é indicativa da funcionalidade das células de Leydig[8,17]. Já o AMH e a inibina B são marcadores de células de Sertoli. No indivíduo do sexo masculino, o AMH é baixo ao nascimento e aumenta a partir da 3ª semana de vida, gradualmente até o 2º ano de vida[12]. Ele fica estável durante a infância e diminui na puberdade, quando é inibido pelo aumento da testosterona[12]. A inibina B também é baixa ao nascimento e aumenta até os 2 anos de idade, diminui durante a infância e volta a aumentar na puberdade[12].

Em pacientes 46,XY, concentrações baixas de AMH e inibina B indicam disgenesias gonadais[8]. Nos defeitos de síntese de testosterona, há diminuição das concentrações de testosterona, com acúmulo de precursores, e o AMH é normal ou alto (por não sofrer inibição). Já nas insensibilidades androgênicas, andrógenos e AMH estão altos[8] (Quadro XI-2). Quando há boa produção de testosterona e não há acúmulo de precursores, os diagnósticos mais prováveis são de insensibilidade androgênica ou defeito de 5-alfa-redutase[1]. O diferencial entre esses dois diagnósticos pode ser feito por meio da relação T/DHT e do estudo genético[1].

No indivíduo 46,XX, concentrações de AMH e andrógenos acima do valor de referência para o sexo feminino sugerem DSD ovotesticular. Aumento das concentrações de andrógenos, com AMH dentro do valor de referência para o feminino, deve levantar a suspeita de deficiência de aromatase[8]. Quando as concentrações de andrógenos decrescem progressivamente, junto com o grau de virilização, tumores maternos podem ser uma causa[8].

As concentrações de gonadotrofinas também podem ser úteis, podendo ser altas nos casos de hipoplasia de células de Leydig e nas disgenesias gonadais, normais ou pouco elevadas nos casos de defeitos de síntese de testosterona e insensibilidade androgênica parcial, até baixas na insensibilidade androgênica completa[1,8,12].

Na suspeita de defeitos da síntese de testosterona, a análise de esteroides na urina por meio da espectrometria de massa também pode ser realizada, permitindo a detecção de acúmulo de metabólitos anteriores à deficiência enzimática. O teste da cortrosina (estímulo com ACTH) pode ser útil na suspeita de defeitos de síntese de testosterona, que são comuns à via de síntese de cortisol com HCSR associada.

Em recém-nascidos do sexo feminino, a minipuberdade ocorre aproximadamente até os 2 anos de idade. A avaliação de tecido ovariano pode ser feita mediante dosagem de estradiol e inibina A após estímulo gonadotrófico durante a infância[18].

ESTUDOS GENÉTICOS

Os estudos genéticos incluem: *fluorescent in situ hybridization* (FISH – usado para identificar regiões específicas dos cromossomos X e Y), citogenética (cariótipo) e biologia molecular (pesquisa de gene *SRY* e de mutações em enzimas ou receptores específicos, painel de genes ou exoma).

O cariótipo é fundamental para a avaliação de todos os pacientes com genitália atípica, sendo determinante para orientar a solicitação de exames e a elucidação diagnóstica[2,12]. Ele permite a detecção do complemento cromossômico completo, mosaicismos e aneuploidias[12]. O cariótipo realizado no pré-natal, além disso, também pode detectar discrepâncias entre os sexos cromossômico e fenotípico[8].

A análise do gene *SRY* pelo FISH ou PCR com marcadores específicos para os cromossomos X e Y também é útil

Quadro XI-2. Características laboratoriais das DSD 46,XY.

	Testosterona	Precursores T	DHT	AMH	LH/FSH	Útero
Disgenesia gonadal parcial	↓	↓	↓	↓	↑	+/–
Agenesia/hipoplasia das células de Leydig	↓	↓	↓	nl	↑	–
Defeito da síntese de testosterona	↓	↑	↓	nl	↑	–
Insensibilidade androgênica	nl/↑	nl	nl	nl/↑	nl/↑	–
Deficiência de 5-alfa-redutase tipo 2	nl/↑	nl	↓	nl	nl	–

na investigação das DSD e muitas vezes tem resultado mais rápido do que o cariótipo[2,12].

Atualmente, os testes genéticos estão cada vez mais acessíveis e o diagnóstico genético deve ser buscado sempre que possível[15]. Na suspeita de um diagnóstico específico, deverá ser realizado o sequenciamento do gene de suspeita[15]. Se não for possível realizar o diagnóstico por meio do sequenciamento, ou se não houver suspeita etiológica, está indicado o exoma do paciente e dos seus pais[15]. É preciso lembrar que, no caso de um recém-nascido com DSD 46,XY, cerca de 50% dos casos ainda são idiopáticos[6,15]. A genética das DSD será abordada com mais profundidade em outro capítulo.

EXAME ANATOMOPATOLÓGICO

A biópsia gonadal com avaliação histológica é necessária em alguns casos para o diagnóstico específico de uma DSD, como, por exemplo, nas suspeitas de DSD ovotesticular, DSD testicular e disgenesia gonadal. Além disso, o exame anatomopatológico permite a avaliação do grau de diferenciação gonadal, do risco de tumores e do número de células germinativas, contribuindo para avaliar a função gonadal potencial[12].

EXAMES DE IMAGEM

A ultrassonografia (US) de pelve e abdome deve ser feita no diagnóstico inicial de um paciente com atipia genital; em algumas situações, é o primeiro exame realizado após a avaliação clínica do paciente[12]. Ela permite a avaliação da presença ou ausência de derivados müllerianos, localização e características das gônadas intra-abdominais e inguinais e morfologia das glândulas adrenais[2,4]. A US é considerada o exame de primeira linha por ser facilmente acessível e não precisar de sedação ou uso de radiação ou contraste[4,12,15]. No entanto, depende da experiência do examinador e da qualidade do aparelho[4,12,15]. Se a US não detecta determinada estrutura, é necessária a realização de outros exames de imagem para confirmação[12]. É importante que o radiologista esteja informado a respeito do exame físico do paciente para melhor avaliação do exame de imagem[4].

A genitografia, a tomografia computadorizada (TC) e a ressonância magnética (RM) da pelve e a videolaparoscopia são exames de imagem adicionais que podem ser usados em casos selecionados[4], tentando-se sempre evitar o uso de métodos que envolvem radiação (TC) quando da avaliação gonadal.

A genitografia ou uretrocistografia miccional retrógrada utiliza um marcador radiopaco, inserido retrogradamente através de um orifício perineal. Esse exame permite a caracterização anatômica da vagina, sua relação com a uretra, presença de fístulas, caracterização da cérvix e do útero[2,4]. Pode ser utilizada em um recém-nascido com seio urogenital ou para avaliação de orifícios perineais e é importante em alguns casos para mapear a abordagem cirúrgica[2,4]. O exame pode ser confirmado por meio da cistoscopia, mas isso não é recomendado de rotina[4].

A TC não é o exame de escolha nos casos de DSD, por ter baixa resolução para avaliação das estruturas pélvicas, além do uso de radiação ionizante[4]. Seu uso está reservado principalmente para avaliação ou estadiamento de tumores ou complicações pós-operatórias[4].

A RM pode ser realizada quando a US é duvidosa, sendo um exame adicional para acessar gônadas, estruturas internas e genitália[2,4]. Tem alta resolução para tecidos moles, sendo preferível à US para avaliação de estruturas müllerianas[12]. Está indicada quando a US não consegue identificá-las, no entanto, não é confiável para acessar testículos intra-abdominais e gônadas em *streak*, pelo risco de falso-positivo (visualização de linfonodos)[12]. A RM tem a vantagem de não usar radiação ionizante, no entanto, exige colaboração do paciente ou sedação (principalmente para crianças mais novas). Os exames de imagem, tanto US quanto RM, podem ser úteis para avaliar também outras estruturas abdominais, com identificação de anormalidades do trato urinário e da adrenal[12].

O padrão-ouro para a avaliação das estruturas internas é a videolaparoscopia, realizada quando há indicação de biópsia ou procedimento cirúrgico ou quando há resultados inconclusivos dos exames da imagem em relação à presença de estruturas abdominais[4,12].

A US pré-natal é cada vez mais utilizada de forma rotineira para avaliar a genitália fetal[4]. Ela tem maior sensibilidade após a 14ª semana de idade gestacional. Deve haver suspeita de DSD se não for possível visualizar genitália feminina ou masculina típica à US pré-natal ou se houver discordância entre a US e o cariótipo pré-natal[4].

FLUXOGRAMAS DIAGNÓSTICOS

Não existe um protocolo único para a abordagem diagnóstica de pacientes com DSD, devido ao grande espectro de achados e possíveis diagnósticos[6]. Quando avaliamos uma genitália atípica, a direção inicial para os exames laboratoriais e para as hipóteses diagnósticas pode ser dada pela presença ou ausência de gônadas palpáveis. A seguir, sugerimos alguns fluxogramas diagnósticos que levam em conta o cariótipo e a presença de gônadas ao exame físico.

Genitália atípica sem gônadas palpáveis

O diagnóstico mais provável nesse caso é uma DSD 46,XX devido à HCSR. Outros sinais, como desidratação, dificuldade de ganho de peso, vômitos e hipoatividade podem reforçar essa hipótese diagnóstica (lembrando que a maioria dos casos de HCSR por deficiência de 21-hidroxilase são formas clássicas perdedoras de sal). Os exames laboratoriais também podem indicar hiponatremia, hipercalemia e acidose metabólica.

Nessa situação, o primeiro exame a ser solicitado é a dosagem sérica da 17-hidroxiprogesterona (17-OHP) (Figura XI-22), precursor imediato ao defeito enzimático, que na maioria dos casos estará elevado, confirmando o diagnóstico. A US pélvica com presença de útero também é um dado importante que fortalece a hipótese de HCSR, e muitas vezes pode ser obtido antes mesmo do resultado da 17-OHP.

É possível também que o paciente sem gônadas palpáveis ao exame físico apresente cariótipo 46,XY ou mosaicos (apesar de não ser o mais comum) e, nesse caso, há diversos possíveis diagnósticos diferenciais. A regressão testicular é uma possibilidade, mas pode haver outra DSD com gônadas intra-abdominais. O cariótipo nesses casos é fundamental, já que o raciocínio diagnóstico muda. Elas devem ser pensadas de acordo com as figuras XI-23 e XI-24.

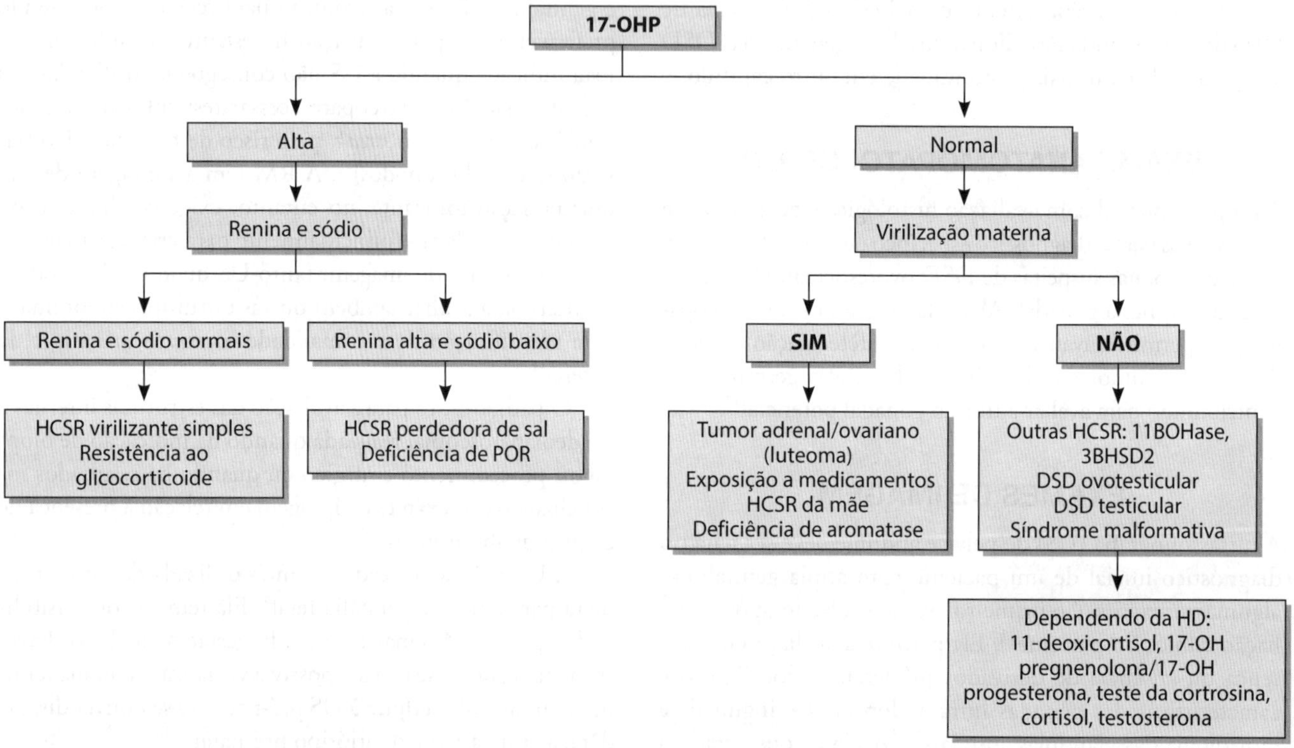

Figura XI-22. Paciente 46,XX com genitália atípica e gônadas não palpáveis. POR = P450 oxidorredutase.

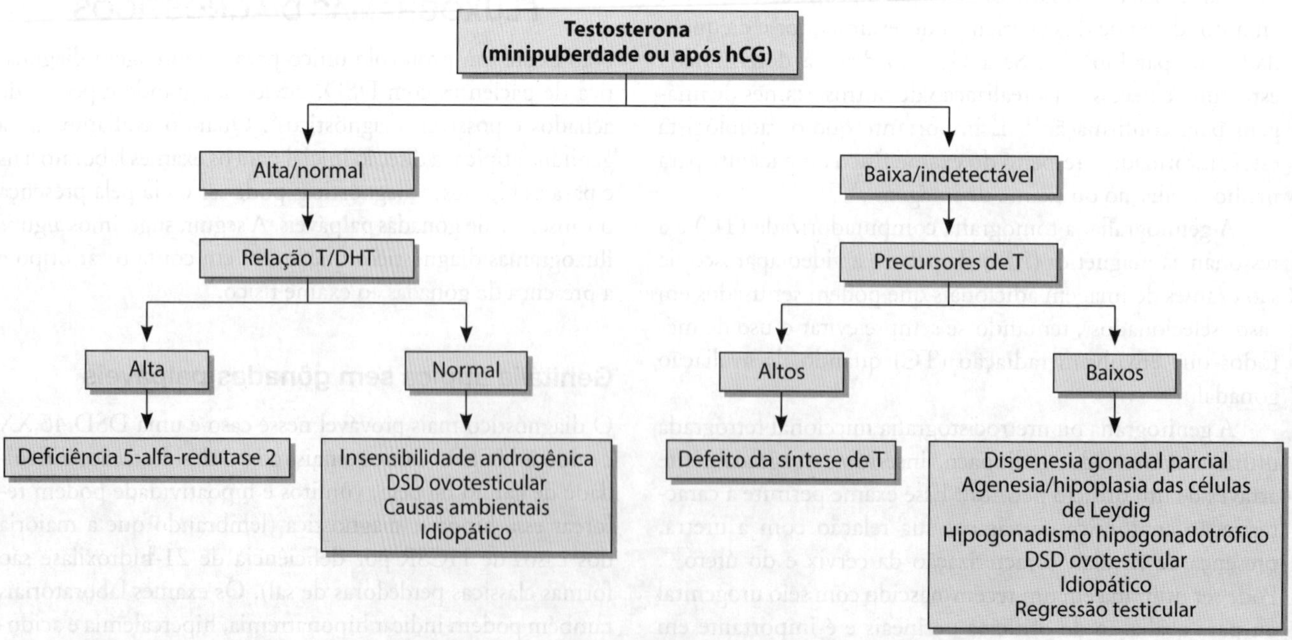

Figura XI-23. Paciente 46,XY com genitália atípica e gônadas palpáveis ou não palpáveis.

Genitália atípica com gônadas palpáveis uni ou bilateralmente

Para que a gônada seja palpável, ela necessariamente é um testículo ou um ovotéstis. Assim, o diagnóstico mais provável é de uma DSD 46,XY, não se podendo excluir, no entanto, DSD ovotesticular (mais frequentemente 46,XX) e disgenesia gonadal mista (associada a cariótipo 46,XY/45,X). Assim, quando há gônada palpável, seja ela uni ou bilateral, o cariótipo é importante para orientar o fluxograma diagnóstico. A presença ou ausência de útero também é pista fundamental nessa situação e em alguns casos essa informação pode ser obtida antes do cariótipo. A ausência de útero reflete a presença de AMH e, portanto, indica presença de testículo.

No caso de um paciente com cariótipo 46,XY, a avaliação inicial será a da integridade da via sintética da testosterona. Isso pode ser realizado por meio da dosagem da testosterona e de seus precursores (dosagem basal durante a minipuberdade ou após estímulo com hCG após 6 meses de idade). Outros exames que podem ser úteis de acordo com a suspeita diagnóstica são: DHT, AMH, LH, FSH e inibina B (Figura XI-23 e Quadro XI-2).

No caso de um paciente com cariótipo 46,XX, os principais diagnósticos diferenciais seriam a DSD testicular ou a DSD ovotesticular. A biópsia gonadal é necessária para o diagnóstico. O útero está presente na maioria dos casos de DSD ovotesticular e não está presente na DSD testicular (Figura XI-24).

No caso de um paciente com cariótipo com mosaicismo, os principais diagnósticos diferenciais seriam a disgenesia gonadal mista, a disgenesia gonadal parcial e a DSD ovotesticular. Também é necessária a biópsia gonadal para o diagnóstico (ver Figura XI-24).

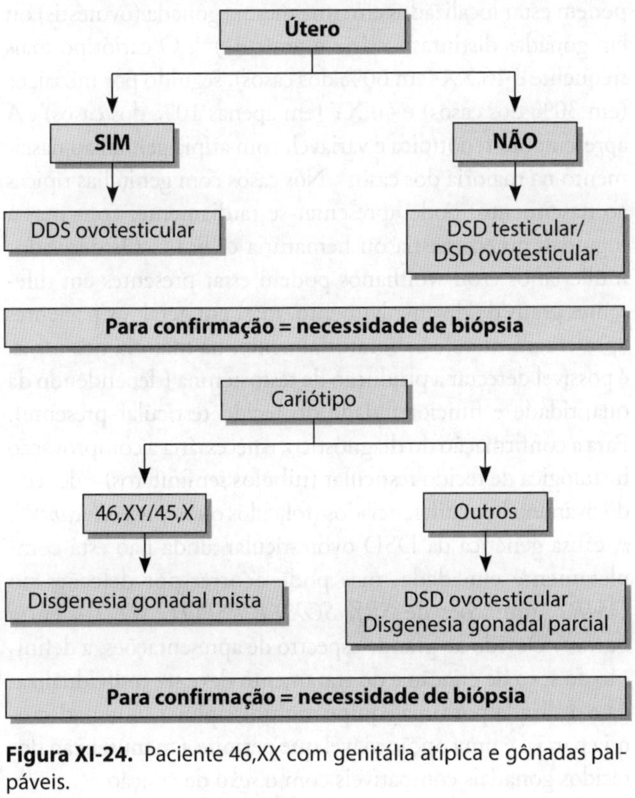

Figura XI-24. Paciente 46,XX com genitália atípica e gônadas palpáveis.

REFERÊNCIAS

1. Ahmad A, Ayub F, Saleem I, Ahmad N. Initial assessment of a child with suspected disorder of sex development. J Pak Med Assoc. 2019;69(5):711-7.
2. Kutney K, Konczal L, Kaminski B, Uli N. Challenges in the diagnosis and management of disorders of sex development. Birth Defects Res C Embryo Today. 2016;108(4):293-308.
3. Raza J, Zaidi SZ, Warne GL. Management of disorders of sex development – With a focus on development of the child and adolescent through the pubertal years. Best Pract Res Clin Endocrinol Metab. 2019;33(3):101297.
4. Guerra-Junior G, Andrade KC, Barcelos IHK, Maciel-Guerra AT. Imaging techniques in the diagnostic journey of disorders of sex development. Sex Dev. 2018;12(1-3):95-9.
5. Markosyan R, Ahmed SF. Sex Assignment in conditions affecting sex development. J Clin Res Pediatr Endocrinol. 2017;9(Supll 2):106-12.
6. Lee PA, Houk CP, Ahmed SF, Hughes IA. International Consensus Conference on Intersex organized by the Lawson Wilkins Pediatric Endocrine Society and the European Society for Paediatric Endocrinology. Consensus Statement on Management of Intersex Disorders. Pediatrics. 2006;118(2):e488-500.
7. Woodward M, Roberts R. Disorders of sex development. Elsevier; 2016. p. 633-8.
8. Lee PA, Nordenström A, Houk CP, Ahmed SF, Auchus R, Baratz A, et al. Global disorders of sex development update since 2006: Perceptions, Approach and Care. Horm Res Paediatr. 2016;85(3):158-80.
9. Maciel-Guerra AT, Guerra-Junior G. Menino ou menina? Os distúrbios da diferenciação do sexo. 3ª ed. Rio de Janeiro: Rúbio; 2019.
10. Davies JH, Cheetham T. Recognition and assessment of atypical and ambiguous genitalia in the newborn. Arch Dis Child. 2017; 102(10):968-74.
11. Guerra-Junior G, Maciel-Guerra AT. The role of the pediatrician in the management of children with genital ambiguities. J Pediatr. 2007;83(5):S184-91.
12. León NY, Reyes AP, Harley VR. A clinical algorithm to diagnose differences of sex development [published correction appears in Lancet Diabetes Endocrinol]. Lancet Diabetes Endocrinol. 2019; 7(7):560-74.
13. Hewitt J, Zacharin M. Hormone replacement in disorders of sex development: current thinking. Best Pract Res Clin Endocrinol Metab. 2015;29(3):437-47.
14. Gabrich PN, Vasconcelos JSP, Damião R, Silva EA. Penile anthropometry in Brazilian children and adolescents. J Pediatr (Rio). 2007; 83(5):441-6.
15. Wisniewski AB, Batista RF, Costa EMF, Finlayson C, Sircili MHP, Dénes FT, et al. Management of 46,XY differences/disorders of sex development (DSD) throughout life. Endocr Rev. 2019;40(6):1547-72.
16. Swee DS, Quinton R. Congenital hypogonadotrophic hypogonadism: minipuberty and the case for neonatal diagnosis. Front Endocrinol. 2019;10:97.
17. Alhomaidah D, McGowan R, Ahmed SF. The current state of diagnostic genetics for conditions affecting sex development. Clin Genet. 2017;91(2):157-62.
18. Steinmetz L, Rocha MN, Longui CA, Damiani D, Dichtchekenian V, Setian N, et al. Inhibin A production after gonadotropin stimulus: a new method to detect ovarian tissue in ovotesticular disorder of sex development. Horm Res. 2009;71(2):94-9.

Classificação da Diferenciação Sexual Diferente

Julia Warchavchik Melardi
Leandra Steinmetz

As desordens do desenvolvimento sexual (DSD) foram definidas no Consenso de Chicago, em 2006, como um grupo de condições congênitas que afetam a diferenciação do seio urogenital, no qual o desenvolvimento do sexo cromossomal, gonadal ou anatômico é atípico ou discordante[1-3]. Atualmente algumas organizações propõem a mudança do termo "desordem do desenvolvimento sexual" para "diferenciação sexual diferente", para diminuir a estigmatização desses pacientes[4]. As DSD resultam de alterações cromossomais, da diferenciação gonadal, da produção hormonal ou da resposta aos hormônios[2].

A incidência das DSD como um todo não é bem estabelecida, havendo também variações regionais. No entanto, a incidência da genitália atípica é de aproximadamente 1:4.500 a 1:5.550 nascidos vivos[4].

A apresentação clínica das DSD é variável[2]. Na maioria dos casos, manifestam-se com algum grau de atipia genital, o que permite o diagnóstico no período neonatal. No entanto, pode haver também genitália externa típica masculina ou feminina, com anatomia interna ou cariótipo discordante, com reconhecimento apenas na adolescência ou vida adulta[2]. Esse é o caso, por exemplo, de pacientes com DSD testicular, síndromes de Turner e de Klinefelter, que, em alguns casos, podem ser diagnosticados somente por meio da observação de pequenos detalhes clínicos, em uma época mais tardia da vida, como na adolescência ou na vida adulta.

O Consenso de Chicago, além de propor uma mudança de nomenclatura, trouxe uma sugestão de classificação para as DSD, de acordo com o cariótipo, em: DSD 46,XY, DSD 46,XX e DSD cromossomo sexual[1]. Iremos utilizar neste capítulo esta classificação, no entanto, a DSD ovotesticular (que pode se apresentar com qualquer cariótipo) e DSD testicular (que geralmente tem apresentação clínica diferente de outras DSD 46,XX) serão descritas separadamente para fins didáticos. O objetivo deste capítulo é abordar sucintamente as características das principais etiologias de DSD. O quadro XI-3 resume a classificação utilizada.

DSD OVOTESTICULAR

É uma condição rara, caracterizada pela presença de tecido testicular e ovariano em um mesmo indivíduo[2,5]. Esses tecidos podem estar localizados em uma mesma gônada (ovotéstis) ou em gônadas distintas (ovário e testículo)[2,5]. O cariótipo mais frequente é 46,XX (em 60% dos casos), seguido por mosaicos (em 30% dos casos) e 46,XY (em apenas 10% dos casos)[6]. A apresentação fenotípica é variável, com atipia genital ao nascimento na maioria dos casos[5]. Nos casos com genitálias típicas ao nascimento, pode apresentar-se tardiamente, com massa inguinal, ginecomastia ou hematúria cíclica[5,6]. Os derivados müllerianos e/ou wolffianos podem estar presentes em diferentes graus de desenvolvimento, mas, em geral, os pacientes apresentam útero[6]. Laboratorialmente, na maioria dos casos, é possível detectar a produção de testosterona (dependendo da quantidade e funcionalidade do tecido testicular presente). Para a confirmação do diagnóstico, é necessária a comprovação histológica de tecido testicular (túbulos seminíferos) e de tecido ovariano bem diferenciados (folículos ou *corpora albicans*)[5,7]. A causa genética da DSD ovotesticular ainda não está completamente elucidada, mas pode ocorrer por deleções no *DMRT*, mutações de *SRY*, *SOX9* e *RSPO1*, *WNT4*, entre outras[3]. Devido ao grande espectro de apresentações, a definição do sexo de criação e do tratamento deve ser individualizada e realizada por uma equipe multidisciplinar. A gonadectomia parcial é uma opção viável que permite a manutenção dos tecidos gonadais compatíveis com o sexo de criação.

Quadro XI-3. Classificação das DSD.

DSD cromossomo sexual	DSD 46,XY	DSD 46,XX
– Síndrome de Klinefelter – Síndrome de Turner – Disgenesia gonadal mista – Mosaicos • Disgenesia gonadal • DSD ovotesticular	1. Defeitos do desenvolvimento gonadal – DSD ovotesticular – Disgenesia gonadal completa – Disgenesia gonadal parcial – Síndrome de regressão testicular	1. Defeitos do desenvolvimento gonadal – DSD ovotesticular – DSD testicular – Disgenesia gonadal
	2. Defeitos na produção de andrógenos – Defeitos do receptor de LH – Deficiência de 5-alfa-redutase – Hipogonadismo hipogonadotrófico – Defeitos na síntese de T • Síndrome de Smith-Lemli-Optiz • Deficiência de STAR • Deficiência de 20-22-desmolase • Deficiência de 3βHSD2 • Deficiência de 17-hidroxilase • Deficiência de POR • Deficiência de 17-20-liase • Deficiência de 17βHSD3	2. Defeitos por excesso de andrógenos a) Fetal – Deficiência de 21-hidroxilase – Deficiência de 3βHSD2 – Deficiência de 11β-hidroxilase – Resistência aos glicocorticoides b) Fetoplacentário – Deficiência de aromatase – Deficiência de POR c) Materno – Tumores ovarianos – Tumores adrenais – HCSR da mãe
	3. Defeito na ação dos andrógenos – Síndrome de insensibilidade androgênica parcial ou completa	3. Distúrbios do desenvolvimento dos ductos de Müller – Síndrome de Mayer-Rokitansky-Kuster-Hauser
	4. Defeitos na síntese ou ação do AMH – Síndrome da persistência dos ductos de Müller	4. Outras causas – Síndromes genéticas – Uso de medicamentos
	5. Outras causas – Síndromes genéticas – Uso de medicamentos – Causas ambientais – Casos idiopáticos	

DSD TESTICULAR

A DSD testicular, anteriormente denominada "homem XX", é caracterizada pela presença de um cariótipo 46,XX, genitália externa masculina (normal a atípica), dois testículos, azoospermia e ausência de estruturas müllerianas[8]. A apresentação clínica, em aproximadamente 85% dos casos, ocorre durante a puberdade ou na vida adulta, com microrquidia, ginecomastia e infertilidade por azoospermia[8]. O restante dos casos se apresenta ao nascimento com genitália atípica (como criptorquidia e hipospadia)[8]. A DSD testicular pode ser causada pela presença do gene *SRY* (na maioria dos casos), mutações no gene *RSPO1* ou variantes no número de cópias ou rearranjos dos genes *SOX9* e *SOX3*[8,9]. A azoospermia ocorre porque genes relacionados à espermatogênese estão localizados no cromossomo Y[10]. Os pacientes podem ter concentrações de testosterona diminuídas e LH e FSH aumentados (hipogonadismo hipergonadotrófico)[8]. Para o diagnóstico é necessário realizar a biópsia das gônadas, para diferenciação da DSD ovotesticular. O tratamento, se necessário, é realizado com reposição de testosterona[8].

DSD CROMOSSOMO SEXUAL

As aneuploidias de cromossomos sexuais e os mosaicismos são causas relativamente comuns de DSD[2]. Entre eles estão:

Síndrome de Klinefelter e variantes (47,XXY, 48,XXXY, 49,XXXXY) – é a aneuploidia de cromossomos sexuais mais comum, afetando aproximadamente 1:660 nascidos vivos masculinos[11]. Ocorre pela adição de cromossomos X, em um indivíduo XY[2]. Muitos pacientes têm sintomas leves e inespecíficos e permanecem sem diagnóstico durante toda a vida[11]. Nos casos com sintomas mais proeminentes, pode manifestar-se com atraso de desenvolvimento, alterações comportamentais, hipogonadismo, genitália atípica (hipospadia, criptorquidia e micropênis), ginecomastia e infertilidade[11]. Outras pistas que podem levar ao diagnóstico são: presença de testículos em tamanho inferior ao esperado, alta estatura com hábito eunucoide e puberdade incompleta[11]. Os testículos, além de pequenos, podem ter consistência mais endurecida, devido a atresia das células germinativas, hialinização e fibrose dos túbulos seminíferos, bem como diminuição das células de Leydig[11]. Os pacientes têm maior risco de tumores de células germinativas, além de *diabetes mellitus* tipo 2, doenças autoimunes, osteoporose, distúrbios psiquiátricos e de neurodesenvolvimento[11]. Laboratorialmente, há hipogonadismo hipergonadotrófico[11]. Pode ser necessário tratamento com reposição de andrógenos e inibidor de aromatase (anastrozol), além de acompanhamento multidisciplinar[11].

Síndrome de Turner e variantes (45,X, 45,X/46,XX, 45,X/46,XY) – é resultado da perda de um dos cromossomos sexuais ou da anormalidade do segundo cromossomo X, em pelo menos uma das linhagens celulares, em uma menina[12]. Ocorre em 1:2.500 nascidos vivos femininos[12]. Apresentam-se com sexo fenotípico feminino e disgenesia gonadal (gônadas em fita e ausência de desenvolvimento de caracteres sexuais secundários). Podem apresentar também outras características como baixa estatura, dismorfismos faciais, anormalidades cardiovasculares e renais, doenças autoimunes, entre outros (serão explicadas em capítulo específico)[12]. O tratamento é feito com reposição estrogênica, além de hormônio de crescimento e seguimento multidisciplinar[12].

Disgenesia gonadal mista (46,XY/45,X) – é caracterizada pela presença de um *streak* de um lado e de um testículo disgenético ou normal do outro, geralmente associado a cariótipo 46,XY/45,X[2,13]. A apresentação clínica mais comum é de genitália atípica, sendo que a assimetria da genitália externa é um dado que chama a atenção para a possibilidade diagnóstica (gônada palpável unilateralmente)[14]. A laparoscopia pode identificar a gônada em fita e um hemiútero, contralateral à gônada palpável, e podem existir remanescentes dos ductos de Wolff do lado do testículo funcionante[15]. O paciente pode apresentar dismorfias típicas da síndrome de Turner, como baixa estatura, alterações tireoidianas e malformações renais e cardíacas[13]. Os pacientes têm risco significativo de desenvolver tumores gonadais (10 a 20% em pacientes com 15 anos e 46% para pacientes com 40 anos), sendo aconselhável a remoção de gônadas muito disgenéticas e em *streak*[13]. Para o diagnóstico, é necessário realizar biópsia das gônadas. O sexo de criação pode ser feminino ou masculino e o tratamento também deve ser individualizado[14].

Mosaicos (46,XX/46,XY) – podem causar disgenesias gonadais ou DSD ovotesticular.

DSD 46,XY

As DSD 46,XY podem ser reunidas em grupos de acordo com sua fisiopatologia[1,3]:

Defeitos do desenvolvimento gonadal – estão incluídos nesse grupo DSD ovotesticular, disgenesia gonadal (parcial ou completa) e síndrome da regressão testicular.

Defeitos na produção de andrógenos – estão incluídos nesse grupo: deficiência de 5-alfa-redutase tipo 2, defeitos no receptor de LH, hipogonadismo hipogonadotrófico e defeitos na síntese de testosterona.

Defeito na ação dos andrógenos – inclui a síndrome da insensibilidade androgênica parcial e completa.

Defeito de síntese ou ação do AMH – inclui a síndrome da persistência dos ductos de Müller.

Outras causas – síndromes genéticas com anomalias geniturinárias, uso de medicamentos (como progestágenos, estrógenos, finasterida, flutamida, inibidores da síntese de colesterol, valproato, ciproterona), causas ambientais (contato com pesticidas organoclorados, fitoestrógenos, ftalatos, poliestirenos) e casos idiopáticos (que chegam a aproximadamente 50% das DSD 46,XY).

Defeitos do desenvolvimento gonadal no 46,XY

Disgenesia gonadal é um termo utilizado para descrever uma gônada com diferenciação inadequada ou incompleta[16]. Assim, engloba amplo espectro de distúrbios, com diferentes graus de diferenciação gonadal, podendo ser uma gônada bastante indiferenciada até próxima à arquitetura normal de um testículo ou ovário[16].

A disgenesia gonadal pura é caracterizada pela presença de gônadas em *streak* bilateralmente, sem função hormonal. Já a disgenesia gonadal parcial ocorre quando há gônadas disgenéticas, com algum comprometimento de sua função (também variável). A disgenesia gonadal mista foi explicada anteriormente. A incidência da disgenesia gonadal, de modo geral, é de 1 a 5 para 100.000 nascidos vivos[3]. Existem vários subtipos de disgenesia gonadal e ela pode estar associada à mutação de diversos genes, que serão descritos a seguir.

Disgenesia gonadal pura ou completa 46,XY – também conhecida como síndrome de Swyer, é caracterizada pela presença de gônadas em *streak*, intra-abdominais e não funcionantes[3]. Como não há produção de AMH e testosterona, o fenótipo é totalmente feminino, com presença de estruturas müllerianas e genitália externa sem atipias[4]. Na puberdade, há falência no desenvolvimento de caracteres sexuais secundários[4]. Há alto risco de tumor na gônada disgenética, estando indicada sua retirada[17]. O sexo de criação é o feminino[12].

Disgenesia gonadal parcial 46,XY – nesse caso, as gônadas são disgenéticas e podem ter localizações intra-abdominal, inguinal ou escrotal[3]. O grau de virilização e de regressão dos ductos de Müller depende da função testicular residual da gônada, havendo fenótipos variáveis[2]. A genitália externa geralmente é atípica e as estruturas müllerianas podem estar presentes ou ausentes. A puberdade pode ser espontânea ou não ocorrer de forma adequada[3]. Laboratorialmente, é caracterizada por um hipogonadismo hipergonadotrófico (produção de testosterona pode ser normal a baixa) e redução de

AMH. Para a definição de conduta, o ideal é que seja realizada biópsia das gônadas, para avaliação histológica e pelo risco de tumor das gônadas disgenéticas. O sexo de criação pode ser masculino ou feminino[3]. No caso de opção pelo sexo feminino, está indicada a gonadectomia bilateral[3]. No caso de opção pelo sexo masculino, está indicada a retirada de gônadas em fita, testículos muito disgenéticos ou testículos que não serão levados à bolsa escrotal. Além disso, há necessidade de seguimento com ultrassom anual das gônadas e nova biópsia na puberdade[3]. A disgenesia gonadal parcial ou completa pode ocorrer por mutação nos seguintes genes: *SRY, NR5A1/SF1, MAP3K1, SOX9, ARX, ATRX, CBX2, DHH, DHX37, DMRT1, FGFR2, GATA4, EMX2, ESR2,* entre outros[3,9]. Além disso, pode ocorrer por duplicação de *WNT4* e *DAX1*[3]. Algumas mutações irão provocar fenótipos conhecidos e, nesses casos, o sequenciamento do gene específico deve ser solicitado se possível na suspeita diagnóstica. A seguir, iremos abordar alguns tipos de disgenesia gonadal parcial com quadro clínico característico.

- **Disgenesia gonadal 46,XY associada à doença renal (mutações do *WT1*)** – o gene *WT1* é um gene de supressão tumoral, envolvido na regulação dos desenvolvimentos renal e gonadal, localizado no cromossomo 11, na posição 11p13[18,19]. Dependendo de qual for sua mutação, pode levar a diferentes quadros clínicos:

  Síndrome de Frasier – ocorre por uma mutação de ponto no sítio de *splicing* do íntron 9 do *WT1*, com diminuição da isoforma WT1 + KTS (que leva à redução da expressão do *SRY*)[18]. Na maioria dos casos, apresenta-se com genitália externa feminina (podendo haver também apresentação com genitália externa masculina ou atípica) e glomerulopatia progressiva (síndrome nefrótica corticorresistente na infância, que progride para insuficiência renal na adolescência ou no adulto jovem)[18]. Há risco de tumores gonadais (principalmente gonadoblastoma e disgerminoma)[18]. A suspeita diagnóstica pode ocorrer devido à doença renal na infância ou ausência de desenvolvimento de caracteres secundários na adolescência[18].

  Síndrome de Denys-Drash – ocorre por uma mutação dominante negativa no éxon 8 ou 9 do *WT1*, que leva à produção de uma proteína *WT1* anormal[18]. É associada a uma tríade clínica: genitália atípica, tumor de Wilms e síndrome nefrótica corticorresistente que leva à falência renal precoce (antes de 3 anos de vida)[18-20]. Os pacientes têm alto risco para tumor de Wilms, com aparecimento precoce, e baixo risco para gonadoblastoma[20]. Geralmente, a biópsia renal revela esclerose mesangial difusa e, mais raramente, glomeruloesclerose segmentar focal. A genitália pode ser atípica (testículos disgenéticos) ou feminina (gônadas em fita)[20].

  Síndrome WAGR – WARG é um acrônimo para W = tumor de Wilms, A = aniridia, G = malformação geniturinária, R = Retardo mental. Ocorre por deleção dos genes contíguos *WT1* e *PAX6*[21]. A aniridia é a manifestação mais frequente, presente em 95% dos casos[21]. Além disso, pode apresentar-se com genitália atípica (criptorquidia e hipospadia), malformações uterinas e falência renal[21].

- **Disgenesia gonadal associada à displasia camptomélica (mutações do *SOX9*)** – a displasia camptomélica ou campomélica é uma displasia esquelética de transmissão autossômica dominante, causada pela mutação no gene *SOX9*, localizado no cromossomo 17, na posição 17q24.3[22]. É caracterizada por encurvamento de ossos longos (campomelia), particularmente de membros inferiores, associada a hipoplasia de escápula, mineralização óssea diminuída, tórax pequeno, 11 pares de costelas, pé torto, fenda palatina e micrognatia[22]. O gene *SOX9* é um regulador da condrogênese e da diferenciação de condrócitos, além de estar envolvido na determinação gonadal testicular[22]. Dois terços dos homens afetados apresentam-se com genitália totalmente feminina ou genitália atípica (disgenesia completa ou parcial)[22]. A maioria morre precocemente, no período neonatal ou no primeiro ano de vida, por insuficiência respiratória[22].
- **Disgenesia gonadal por mutação do gene *SF1/NR5A1*** – é uma das principais mutações associadas à disgenesia gonadal no indivíduo 46,XY[23]. O gene *SF1* está localizado no cromossomo 9, na posição 9q33.3, e envolvido no desenvolvimento adrenal e gonadal[23]. O fenótipo é variável, podendo apresentar-se com genitália externa feminina ou atípica[23]. Pode também ocorrer insuficiência adrenal primária[23].
- **Disgenesia gonadal por duplicação do gene *DAX1/NR0B1*** – a duplicação do gene *DAX1*, localizado no cromossomo X, na posição Xp21, é uma causa de disgenesia gonadal no indivíduo 46,XY[24]. A genitália externa é feminina[24]. Pode apresentar-se apenas na puberdade, com amenorreia primária ou infertilidade em uma menina[24]. Há risco aumentado de tumores, como gonadoblastoma[24].
- **Disgenesia gonadal por monossomia distal do cromossomo 9p** – deleções no braço curto do cromossomo 9, onde se localizam os genes *DMRT1*, *DMRT2* e *DMRT3*, também podem causar disgenesias gonadais, parciais ou completas[10]. Além da genitália externa feminina ou atípica, os pacientes apresentam baixa estatura, hipotonia, retardo mental, trigonocefalia, dismorfismos faciais, entre outros[10]. Há maior risco de gonadoblastoma[10]
- **Disgenesia gonadal por mutação do gene *DHH*** – o gene *DHH* (*desert hedgehog*), localizado no cromossomo 12, na posição 12q13.12, está envolvido no processo de determinação testicular e na formação da bainha de mielina dos nervos periféricos[25]. Sua mutação pode causar disgenesia gonadal parcial ou completa, com fenótipo geralmente feminino, eventualmente associada à neuropatia periférica[25,26].
- **Disgenesia gonadal por mutação do *GATA4*** – localizado no cromossomo 8, na posição 8p23.1, está envolvido no desenvolvimento gonadal e do coração. Pode causar DSD 46,XY isolada ou associada à cardiopatia congênita[27].

Síndrome de regressão testicular – a síndrome da regressão testicular (SRT) pode ser definida como uma condição na qual ocorreu o desenvolvimento testicular aparentemente normal durante a vida fetal, com atrofia e desaparecimento do testículo após[28]. Outra possível definição seria a de uma condição congênita, na qual não há macroscopicamente tecido testicular normal, após investigação de um testículo não palpável clinicamente[29]. Pode haver, no entanto, tecidos testiculares remanescentes no final do cordão espermático[29]. A etiologia da SRT ainda não está completamente elucidada, podendo ser secundária a torção testicular ou evento vascular[28-30]. Não há mutação genética definitivamente relacionada à SRT, apesar de existirem genes suspeitos[31]. Na maioria dos casos, a genitália é masculina típica (exceto pela criptorquidia), o que indica a presença de função testicular até, pelo menos, a 12ª semana de gestação[31]. Nesses casos, a SRT pode ser denominada de anorquia. Quando a regressão testicular ocorre em uma época mais precoce, antes da 9ª semana de gestação, ocorre o chamado agonadismo[10]. Nesse caso, a genitália é feminina, com grau de virilização mínimo, mas a regressão dos ductos de Müller já ocorreu[10]. Laboratorialmente, há hipogonadismo hipergonadotrófico, ausência de resposta ao teste do hCG e concentrações indetectáveis de AMH e inibina B[10]. É importante diferenciar de testículos não descidos, presentes em 3% dos recém-nascidos masculinos de termo e 0,8% dos meninos com 1 ano[29]. A exploração cirúrgica, demonstrando a ausência de testículos, é necessária para a confirmação diagnóstica em alguns casos[10].

Defeitos na produção de andrógenos no 46,XY

Defeitos no receptor de LH/aplasia ou hipoplasia de células de Leydig – é uma doença rara, que ocorre por mutações inativadoras no gene *LHCGR* (gene do receptor do LH), localizado no cromossomo 2, na posição 2p21, de herança autossômica recessiva[3]. Dependendo do grau de inativação do gene, pode ocorrer a forma completa ou parcial[3]. Na forma completa, o receptor é completamente irresponsivo a hCG e LH e, portanto, não há produção de testosterona e DHT, resultando em um fenótipo feminino, com vagina em fundo cego, já que há regressão das estruturas müllerianas, pela produção normal de AMH[32]. Nesses casos, a apresentação clínica costuma ocorrer na puberdade, por ausência de desenvolvimento de caracteres sexuais secundários e amenorreia primária[32,33]. As gônadas podem ser palpáveis na região inguinal[33]. A forma parcial se apresenta com virilização incompleta da genitália externa, com genitália atípica, por exemplo, com hipospadia e micropênis[32]. Laboratorialmente, não há resposta de testosterona ao teste do hCG nem acúmulo de precursores. Na puberdade, ocorre hipogonadismo hipergonadotrófico. Na histologia, há células de Leydig imaturas, com túbulos seminíferos e células de Sertoli normais[32]. O sexo de criação na forma completa é feminino, com necessidade de reposição estrogênica e dilatação vaginal em alguns casos[33]. Nos pacientes com genitália externa subvirilizada, o sexo de criação pode ser masculino, estando nesse caso indicada a reposição androgênica[33].

Deficiência de 5-alfa-redutase tipo 2 – ocorre por mutação no gene *SRD5A2*, localizado no cromossomo 2, na posição 2p23, de herança autossômica recessiva[3]. A enzima 5-alfa--redutase catalisa a conversão da testosterona em di-hidrotestosterona (DHT), andrógeno fisiologicamente mais ativo na virilização da genitália externa[34]. Ambos os hormônios se ligam ao mesmo receptor (receptor de andrógeno)[34]. Existem 2 isoformas da enzima 5-alfa-redutase tipo 1, presente em tecidos periféricos, e tipo 2, localizada na pele da área genital, com maior afinidade pela testosterona[34]. A 5-alfa-redutase tipo 1 é codificada pelo gene *SRD5A1*, localizado no cromossomo 5[34]. O fenótipo na maioria dos casos é de uma genitália atípica, podendo manifestar-se com clitoromegalia, hipospadia e criptorquidia uni ou bilateral[34]. Dependendo da atividade da enzima, também pode manifestar-se com fenótipos masculinos ou femininos, na minoria dos casos[34]. Uma característica importante é a virilização durante a puberdade, com aparecimento de características masculinas, como engrossamento da voz, aumento do falo, sem desenvolvimento de mamas[34]. Isso ocorre devido ao aumento na concentração de testosterona, que passa a ser convertida pela 5-alfa-redutase tipo 1[2]. Além disso, a mudança de gênero do feminino para o masculino durante a puberdade também é bem descrita e atribuída à exposição do sistema nervoso central. a testosterona pré e pós-natal[34]. Laboratorialmente, os pacientes apresentam-se com aumento de testosterona e redução da DHT e, portanto, elevação da relação T/DHT (dosagem após estímulo com hCG, na puberdade ou na minipuberdade)[34]. O valor de corte para a relação T/DHT é controverso, com alguns estudos apontando para valores maiores que 20 como sugestivos do diagnóstico (e outros valores maiores que 8,5)[34]. Como esse valor não parece ser um bom preditor do diagnóstico, outras possibilidades são a dosagem de esteroides urinários e o sequenciamento do gene *SRD5A2*, considerado o padrão-ouro[34]. O diagnóstico diferencial é feito com a síndrome de insenbilidade androgênica e o diagnóstico correto é essencial para o manejo adequado do paciente[34]. O sexo de criação é preferencialmente masculino[2]. O tratamento, quando necessário, é realizado com testosterona em altas doses ou DHT em gel (5-10mg/dia), para aumento dos pelos corporais e do tamanho peniano[34].

Hipogonadismo hipogonadotrófico – pode ser isolado ou associado a outras deficiências hipofisárias (hipopituitarismo)[35]. Defeitos de linha média, icterícia prolongada e hipoglicemia são sinais que devem levantar a suspeitar de hipopituitarismo. Alguns genes estão envolvidos na formação hipofisária e podem ser causa de hipopituitarismo, como *PROP1* e *HESX1* (responsável pela displasia septo-óptica)[35]. No caso do hipogonadismo hipogonadotrófico isolado, ele pode ser associado à anosmia ou hiposmia (constituindo a síndrome de Kallmann) ou não (hipogonadismo hipogonadotrófico normósmico)[35]. A síndrome de Kallmann ocorre por defeitos na migração de neurônios produtores de GnRH e de neurônios olfatórios[36]. Os genes envolvidos na sua fisiopatologia são: *KAL1*, *FGFR1/FGF8*, *PROK2/PROKR2*, *NELF*, *HS6ST1*, *WDR11* e *SEMA3A*[35]. Já o hipogonadismo hipogonadotrófico normósmico pode ser causado por mutações nos genes *KISS1*, *GPR54*, *LEP*, *LEPR*, *TAC3/TACR3*, *GNRH1/GNRHR*, entre outros[35]. A mutação do gene *CHD7*, responsável pela síndrome CHARGE, pode causar hipogonadismo hipogonadotrófico com ou sem anosmia[35,36]. O hipogonadismo hipogonadotrófico pode manifestar-se precocemente com criptorquidia uni ou bilateral e micropênis, devido à produção diminuída de LH/FSH e, portanto, de testosterona, durante a segunda metade da gestação e no período neonatal. O diagnóstico também pode ocorrer tardiamente, na infância ou adolescência, por atraso de desenvolvimento puberal ou desenvolvimento puberal incompleto, micropênis e estatura normal ou alta com proporções eunucoides[36].

Defeitos de síntese de testosterona

Os defeitos de síntese de testosterona podem estar associados à HCSR, se a enzima comprometida estiver também envolvida na produção de cortisol pela suprarrenal, ou não, se a enzima for exclusiva da via de síntese de testosterona no testículo. De forma geral, nesse grupo de doenças, não há boa produção de testosterona em resposta ao teste do hCG ou na minipuberdade/puberdade e é possível identificar acúmulo de precursores, anteriores ao defeito enzimático. A seguir iremos falar brevemente sobre cada um dos defeitos que podem ocorrer na via de síntese de testosterona.

Síndrome de Smith-Lemli-Optiz – ocorre por uma mutação inativadora do gene *DHCR7*, localizado no cromossomo 11, na posição 11q12-q13, com herança autossômica recessiva[3]. A mutação compromete o funcionamento da enzima 7-deidrocolesterol redutase, reduzindo a formação de colesterol a partir de 7-deidrocolesterol (7DHC), cursando com insuficiência adrenal[37]. Os pacientes podem apresentar características dismórficas como: ponte nasal alargada, micrognatia, palato fendido, implantação baixa de orelhas, sindactilia, prega palmar única, subvirilização (hipospadia, micropênis, criptorquidia), malformações renais e cardíacas, alterações eletrolíticas, imunodeficiência, retardo mental, entre outras[37]. Na sua forma grave, ocorre morte no período neonatal[37]. Laboratorialmente, é possível detectar redução do colesterol plasmático, aumento de 7DHC e acúmulo de metabólitos urinários como 5,7-pregnadientriol sulfato, 5,7-pregadienetetrol sulfato e 5,7-pregnadien-diol-20-one sulfato[37]. O tratamento é feito por meio da suplementação de colesterol[38].

Deficiência de STAR – ocorre por mutação no gene *STAR*, localizado no cromossomo 8, na posição 8p11, com herança autossômica recessiva[3]. É responsável pela hiperplasia congênita lipoide, a forma mais grave e rara de HCSR, caracterizada pelo acúmulo de lípides nas células esteroidogênicas[39]. A proteína STAR é reguladora da esteroidogênese e permite o transporte do colesterol da membrana externa da mitocôndria para a interna, permitindo a conversão de colesterol em pregnenolona[39]. O indivíduo acometido apresenta deficiência de glicocorticoide, mineralocorticoide e esteroides sexuais, em graus variáveis, dependendo da atividade residual da enzima[39]. A maioria apresenta genitália externa feminina, independentemente do cariótipo, além de crises de perda de sal[39]. Em formas leves, pode apresentar-se com micropênis[3]. As glândulas adrenais são aumentadas em tamanho e há evolução para falência adrenal precoce[3]. Existe a forma não clássica de deficiência de STAR, com sintomas mais leves de apresentação[39].

Deficiência de 20,22-desmolase – ocorre por mutação no gene *CYP11A1*, localizado no cromossomo 15, na posição 15q24.1, com herança autossômica recessiva[3]. Essa enzima é responsável pela conversão de colesterol em pregnenolona e sua deficiência também causa hiperplasia adrenal lipoide, com quadro clínico semelhante à deficiência de STAR[39].

Deficiência de 3-beta-hidroxiesteroide desidrogenase tipo 2 (3βHSD2) – ocorre por mutação no gene *HSD3B2*, localizado na região cromossômica 1p13.1, de herança autossômica recessiva[3]. Essa enzima é responsável pela conversão de esteroides delta 5 (como 17-OH pregnenolona e DHEA) em esteroides delta 4 (como 17-OH progesterona e androstenediona). É uma causa de atipia genital tanto no indivíduo 46,XY quanto no 46,XX. No 46,XY, pode causar subvirilização da genitália externa, por diminuição da produção testicular de andrógenos[2]. O diagnóstico é feito pelo aumento da 17-OH pregnenolona e de sua relação com 17-OH progesterona.

Deficiência de 17-alfa-hidroxilase – ocorre por mutações no gene *CYP17A1*, localizado no cromossomo 10, na posição 10q24.3, com herança autossômica recessiva[3]. O defeito enzimático resulta em atividade mineralocorticoide aumentada (pelo acúmulo de 11-deoxicorticosterona) e deficiência de glicocorticoide e andrógenos. Assim, pode causar genitália atípica ou feminina em indivíduos 46,XY, além de hipertensão arterial sistêmica[2]. Em indivíduos 46,XX, a genitália externa é típica, mas o desenvolvimento puberal é incompleto ou ausente (enzima também presente na via de síntese de esteroides sexuais no ovário). A deficiência de 17-alfa-hidroxilase pode estar associada ou não à deficiência da 17,20-liase (mesma enzima que catalisa duas reações diferentes).

Deficiência de P450 oxidorredutase (POR) – ocorre por mutações no gene *POR*, localizado no cromossomo 7, na posição 7q11.2, de transmissão autossômica recessiva[3]. A proteína POR é uma doadora de elétrons para enzimas P450, como a 17-alfa-hidroxilase, 17,20-liase, 21-hidroxilase e aromatase[40]. Pode provocar atipia genital tanto no indivíduo

46,XX, quanto no 46,XY. A virilização materna durante a gravidez é um dado importante e ocorre por deficiência da aromatase placentária e pela ativação da via *backdoor*, com aumento da produção de andrógenos (nessa via metabólica, a partir de 17-hidroxiprogesterona chega-se à di-hidrotestosterona sem passar por testosterona)[40]. A deficiência de POR pode apresentar-se como síndrome de Antley-Bixler, caracterizada por dismorfismos faciais, genitália atípica e anormalidades esqueléticas. Entre as anormalidades esqueléticas estão: craniossinostose, hipoplasia de face média, malformação de mãos e pés, atresia de coanas e sinostose de grandes articulações (radioumeral e radioulnar)[41]. Para diagnóstico, é possível fazer a análise de esteroides na urina, com acúmulo de metabólitos da pregnenolona, progesterona e 17-OHP e diminuição de metabólitos androgênicos[10].

Deficiência de 17,20-liase – pode ser causada por mutações no gene *CYP17A1*, por mutações na POR ou por mutações no citocromo b5 (facilita a interação entre a POR e a 17,20-liase)[3,42]. A enzima pode ser afetada isoladamente e nesse caso não haverá comprometimento da produção de cortisol, apenas defeito da síntese de andrógenos. Pode causar genitália atípica ou feminina em indivíduos 46,XY[42].

Deficiência de 17-beta-hidroxiesteroide tipo 3 (17βHSD3) – ocorre por mutações no gene *HSD17B3*, localizado no cromossomo 9, na posição 9q22, de herança autossômica recessiva[3]. Essa enzima, expressa nos testículos, é responsável pela conversão de androstenediona em testosterona. A genitália pode ser atípica ou feminina ao nascimento, dependendo da atividade enzimática residual[3]. As gônadas podem ter localização inguinal, abdominal ou nas bolsas labioescrotais[3]. O diagnóstico se dá pelo aumento da razão androstenediona/testosterona. Na puberdade pode ocorrer virilização, pela síntese de testosterona pelas isoenzimas HSD17B1 e HSD17B2. O sexo de criação é preferencialmente masculino[4]. É um diagnóstico diferencial da síndrome de resistência a andrógenos e um dado importante no diagnóstico diferencial é que a testosterona é alta nos defeitos de receptor androgênico, enquanto na deficiência de 17-beta-HSD tipo 3, a testosterona é baixa.

Defeitos na ação dos andrógenos

Síndrome da insensibilidade androgênica (parcial ou completa) – ocorre na maioria das vezes por mutação no gene *AR*, que codifica o receptor androgênico[43]. Esse gene está localizado no cromossomo X, na posição Xq12 e sua transmissão é recessiva ligada ao X[3]. Por isso, pode haver história familiar de amenorreia ou infertilidade, na família materna. É uma das causas mais comuns de ADS 46,XY. Os pacientes têm produção adequada de andrógenos, mas sua genitália é subvirilizada, por defeitos na sua ação[43]. O fenótipo varia de acordo com a função residual do receptor, podendo ser dividida em completa, parcial ou leve[43].

Na forma completa, a insensibilidade aos andrógenos é total e, portanto, o fenótipo é feminino típico. Em geral, a apresentação clínica ocorre apenas na adolescência, com amenorreia primária[43,44]. O diagnóstico pode ser mais precoce quando a apresentação ocorre na infância (geralmente por meio da correção de uma hérnia inguinal com achado de testículos ou palpação de testículo em grandes lábios) ou por meio da incompatibilidade do fenótipo ao nascimento com o cariótipo do pré-natal[43,44]. As pacientes não têm útero e a vagina é em fundo cego, já que o AMH tem produção e ação normais[43]. Na puberdade ocorrem telarca e adiposidade feminina na idade esperada, pela conversão periférica de andrógenos em estrógeno pela aromatase, no entanto, os pelos pubianos e axilares estão ausentes ou diminuídos[43,44]. A altura é maior do que a média feminina e menor do que a média masculina[43,44]. O sexo de criação é feminino. O risco de tumor é pequeno até a adolescência, aumentando com a idade[43]. Por isso, na forma completa é recomendada a manutenção das gônadas até o desenvolvimento completo da puberdade, com retirada após[43].

Já a forma parcial apresenta fenótipo variável, de acordo com o grau de insensibilidade do receptor[44]. A apresentação mais comum é de genitália atípica no período neonatal, incluindo micropênis, hipospadia grave e escroto bífido, com ou sem criptorquidia[43,44]. Na forma parcial, o sexo de criação deve ser avaliado individualmente, mas há maior tendência para sexo de criação masculino[43,44]. É possível fazer um teste com testosterona ou DHT tópico para avaliar a responsividade aos andrógenos[44]. Na forma parcial, geralmente é necessário realizar suplementação de andrógenos (testosterona em doses alta ou DHT tópico) e inibidores de aromatase para a redução da ginecomastia[43]. No caso de opção para o sexo feminino, está indicada a gonadectomia antes da puberdade, para evitar o risco de virilização[43].

A forma leve cursa com desenvolvimento masculino normal ou com micropênis isolado. Além disso, podem ocorrer ginecomastia na puberdade e infertilidade na vida adulta[2,43].

Laboratorialmente, é possível observar boa produção de testosterona na minipuberdade ou em resposta ao teste do hCG. Para o diagnóstico é possível fazer a pesquisa da mutação do gene *AR* (identificada em mais de 95% dos pacientes com insensibilidade total e em menos de 50% dos pacientes com a forma parcial)[43].

Defeitos do AMH e do seu receptor

Síndrome da persistência dos ductos de Müller – é uma síndrome rara que ocorre por mutação no gene *AMH*, localizado na região cromossômica 19p13.3, ou no gene *AMHRII* (do receptor de AMH), localizado na região cromossômica 12q13, e tem herança autossômica recessiva[3]. A genitália externa é masculina, geralmente com criptorquidia unilateral[45]. Pode apresentar-se também com hérnia *uteri inguinalis* (presença de testículo, útero e tubas uterinas no saco herniário) ou ectopia testicular transversa (presença dos dois testículos no mesmo canal inguinal)[45]. O diagnóstico em geral ocorre incidentalmente durante cirurgia para correção de hérnia inguinal ou criptorquidia[45]. A genitália interna é composta por estruturas müllerianas e wolffianas[45]. A testosterona e o DHT estão em concentrações normais e o AMH pode estar baixo (no defeito de produção) ou normal ou alto (nos defeitos de receptor)[45]. Há risco de transformação maligna das estruturas müllerianas e dos testículos criptorquídicos[45]. Por isso, quando possível, deve ser realizada cirurgia para remoção de estruturas müllerianas e para orquidopexia, facilitando a detecção precoce de tumores[45]. Há maior risco de torção e degeneração testicular, e a maior parte dos pacientes apresenta infertilidade[45].

DSD 46,XX

As DSD 46,XX também podem ser reunidas em grupos de acordo com sua fisiopatologia[1]:

Defeitos do desenvolvimento gonadal – inclui a DSD ovotesticular, DSD testicular (já abordadas anteriormente) e a disgenesia gonadal.

Defeitos por excesso de andrógenos – pode ser subdividido em andrógenos de origem materna, fetal ou fetoplacentária.

Defeitos no desenvolvimento dos ductos de Müller – inclui a síndrome de Mayer-Rokitansky-Kuster-Hauser.

Outras causas – estão incluídas nesse grupo síndromes genéticas com anomalias geniturinárias e malformações genitais e uso de medicações (como testosterona, danazol, progestágenos, clomifeno, tamoxifeno e dietilbestrol)[10].

Defeitos no desenvolvimento gonadal do 46,XX

Disgenesia gonadal pura 46,XX – nesse caso, há duas gônadas em *streak* e a genitália externa é feminina, sem atipia genital[12]. As estruturas müllerianas estão presentes, mas o útero pode ser hipoplásico[12]. Geralmente não há outras anormalidades associadas[12]. A apresentação geralmente ocorre na adolescência, com ausência de telarca[12]. Na maioria dos casos, não é encontrada alteração genética, no entanto, mutações em genes ligado ao X, como *BMP15, FMR1* e *FMR2* já foram descritas[12]. Mutações em genes autossômicos, como mutação do *FSH-R* e do *LH-R* (receptor de FSH e LH), ambos localizados no cromossomo 2, também podem ser responsáveis pela disgenesia gonadal pura, tanto no indivíduo 46,XX quanto no 46,XY[12].

Síndrome de Perrault – é uma síndrome rara, autossômica recessiva, caracterizada por perda auditiva neurossensorial em ambos os sexos, associada à insuficiência ovariana primária em pacientes 46,XX[46]. Pode haver também manifestações neurológicas, como ataxia, neuropatia e comprometimento intelectual e hábitos marfanoides[46]. Alguns genes que estão envolvidos são: *HS17B4, HARS2, LARS2, CLPP* e *C10orf2*[46].

Defeitos por excesso de andrógenos fetal

O excesso de andrógenos de origem fetal pode ser decorrente de uma HCSR ou de uma resistência aos glicocorticoides (diagnóstico diferencial das HCSR). As HCSR são a principal causa de genitália atípica no paciente 46,XX, que ocorre como resultado do desvio para a produção de andrógenos na suprarrenal, consequente à deficiência de cortisol e ao aumento do ACTH, em determinados defeitos enzimáticos. Nas HCSR, há progressão da virilização no período pós-natal e durante a infância, se não houver tratamento adequado.

Deficiência de 21-hidroxilase – é a forma mais comum de HCSR, causada por mutação do gene *CYP21A2*, que codifica a enzima 21-hidroxilase, envolvida na síntese de glicocorticoides e mineralocorticoides pela suprarrenal[47]. As formas clássicas (perdedora de sal e virilizante simples) apresentam-se no paciente 46,XX com genitália atípica ao nascimento – com graus variáveis de virilização. A suspeita diagnóstica deve ocorrer pela genitália virilizada em um recém-nascido sem gônadas palpáveis. Nas formas perdedoras de sal, outros sinais, como desidratação, dificuldade de ganho de peso, vômitos e hipoatividade, também podem estar presentes. Para o diagnóstico, deve ser realizada a dosagem de 17-OH progesterona, que estará aumentada.

Deficiência de 3-beta-hidroxiesteroide desidrogenase tipo 2 (3βHSD2) – ocorre por mutação no gene *HSD3B2*, localizado na região cromossômica 1p13.1, de herança autossômica recessiva[3]. Essa enzima é responsável pela conversão de esteroides delta 5 (como 17-OH pregnenolona e DHEA) em esteroides delta 4, (como 17-OH progesterona e androstenediona). É uma causa de atipia genital tanto no indivíduo 46,XY quanto no 46,XX. No 46,XX, pode manifestar-se com aumento clitoriano, fusão labial incompleta e hiperpigmentação genital[48]. Existem duas isoformas da enzima 3-beta-hidroxiesteroide desidrogenase: a tipo 1, presente na placenta e nos tecidos periféricos (pele e tecido mamário), e a tipo 2, presente nas suprarrenais e nas gônadas[47,48]. A deficiência da 3βHSD2 causa aumento de DHEA, que pode ser convertido na periferia para andrógenos mais potentes[48]. Em casos mais leves, a genitália externa pode ser normal, postergando o diagnóstico[48]. Manifestações tardias da deficiência de 3βHSD2 podem ser: hirsurtismo, pubarca prematura, oligomenorreia ou amenorreia primária[48]. O diagnóstico é feito pelo aumento da 17-OH pregnenolona e de sua relação com 17-OH progesterona.

Deficiência de 11-beta-hidroxilase – ocorre por mutação do gene *CYP11B1*, localizado no cromossomo 8, na posição

8q24.3[47]. É a segunda forma de HCSR mais comum[47]. A 11-beta-hidroxilase é responsável por catalisar a conversão de 11-deoxicortisol (composto S) a cortisol (composto F) e de 11-deoxicorticosterona (DOC) a corticosterona[47]. Assim, seu defeito causa hipertensão arterial (pelo acúmulo de DOC), além de hipocortisolismo e hiperandrogenismo, causando genitália atípica em indivíduos 46,XX[47]. O diagnóstico é feito pelo aumento de 11-deoxicortisol.

Resistência aos glicocorticoides – é uma doença rara que causa insensibilidade generalizada aos glicocorticoides[49]. Ocorre por mutação no gene *NR3C1*, que resulta na formação de um receptor de glicocorticoide alterado, com diminuição de sua resposta[49]. Consequentemente, ocorre aumento de ACTH e ADH, levando à hipertrofia adrenal, com elevação da produção de cortisol, andrógenos adrenais e mineralocorticoides[49]. O quadro clínico pode variar de assintomático a grave. Pode haver hipertensão arterial, fadiga e hipoglicemia e em meninas também pode causar genitália atípica, puberdade precoce, acne, hirsurtismo, irregularidade menstrual e subfertilidade[49]. Outras manifestações são ansiedade e depressão (pelo aumento de CRH e ADH), adenomas secretores de ACTH, adenomas adrenais e restos adrenais testiculares (estimulados pelo excesso de ACTH)[49]. Laboratorialmente, apresenta-se com aumento significativo do cortisol sérico e da excreção de cortisol na urina de 24 horas em mais de uma dosagem, mas não há manifestações clínicas de síndrome de Cushing[49]. O ciclo circadiano da secreção do cortisol está mantido e há ausência da supressão com dexametasona[49]. Os pacientes devem ser tratados com doses altas de dexametasona (glicocorticoide sem efeito mineralocorticoide), para suprimir o ACTH, evitando adenomas secretores de ACTH e hiperandrogenismo[49].

Defeitos por excesso de andrógenos fetoplacentários

Deficiência de aromatase placentária – ocorre devido à mutação do gene *CYP19A1*, localizado no cromossomo 15, na posição 15q21.1, de transmissão autossômica recessiva[50]. Esse gene sintetiza a enzima aromatase, responsável pela conversão de andrógenos em estrógenos (androstenediona, testosterona e 16-alfa-hidroxiandrostenediona em estrona, estradiol e estriol, respectivamente)[50]. Essa enzima é expressa nos ovários, testículos, tecido adiposo, pele, cérebro e placenta[50]. A deficiência de aromatase placentária causa aumento das concentrações de andrógenos na mãe e no feto[50]. Assim, pode causar virilização materna durante a gestação (acne, alteração de voz, hirsutismo, clitoromegalia), geralmente após o segundo trimestre, com desaparecimento gradual após o parto[50]. No feto 46,XX causa genitália atípica. Além disso, na puberdade, essas meninas podem apresentar ausência de desenvolvimento de caracteres sexuais secundários, hipogonadismo hipergonadotrófico, ovários policísticos, amenorreia primária e virilização[50]. Diferentemente da HCSR, a deficiência de aromatase não causa virilização progressiva durante a infância[50]. Atraso da idade óssea, hábito eunucoide, osteopenia e osteoporose podem ocorrer tanto no 46,XX quanto no 46,XY[50]. O tratamento é feito com estrógenos em doses baixas desde a infância, com aumento da dose na puberdade[50].

Deficiência de P450 oxidorredutase (POR) – ocorre por mutações no gene *POR*, localizado no cromossomo 7, na posição 7q11.2, de transmissão autossômica recessiva[3]. A proteína POR é uma doadora de elétrons para enzimas P450, como a 17-OH-hidroxilase, 17,20-liase, 21-hidroxilase e aromatase[40]. Um dado importante na anamnese é a presença de virilização materna durante a gestação (pela deficiência de ação da aromatase)[40]. Pode provocar atipia genital tanto no indivíduo 46,XX, quanto no 46,XY[40]. No 46,XX, a genitália externa é atípica, mas, diferentemente da HCSR, a virilização por deficiência de POR geralmente não progride no período pós-natal[47]. Além disso, assim como no 46,XY, pode apresentar-se com HCSR e síndrome de Antley-Bixler.

Defeitos por excesso de andrógenos maternos

Doenças virilizantes maternas podem causar genitálias atípicas em fetos 46,XX pela passagem de andrógenos pela placenta. A mãe também pode apresentar sinais de virilização. São exemplos:

- Tumores ovarianos virilizantes: como arrenoblastoma, tumor de Krukenberg, luteoma da gravidez (pseudotumor de células da teca)[10].
- Tumores adrenais[10].
- HCSR mal controlada da mãe[10].

Defeitos no desenvolvimento dos ductos de Müller

Existem alguns defeitos do desenvolvimento dos ductos de Müller. O mais comum é a síndrome de Mayer-Rokitansky-Kuster-Hauser, que será descrita a seguir.

Síndrome de Mayer-RokitanskY-Kuster-Hauser (MRKH) – também conhecida como agenesia mülleriana, caracteriza-se pela ausência congênita das estruturas que derivam dos ductos de Müller, incluindo a parte superior da vagina, cérvix e útero[51]. As tubas uterinas frequentemente são normais, mas podem ser hipoplásicas, aplásicas ou malformadas[51]. Fenotipicamente, a genitália é típica feminina, com ovários funcionantes e caracteres sexuais secundários femininos presentes[51]. É causa importante de amenorreia primária, com incidência de aproximadamente 1:4.000 a 1:5.000 nascidos vivos[51,52]. Sua fisiopatologia não está associada ao AMH[52]. É dividida em duas formas: MRKH tipo 1 ou típica, na qual apenas há falha de desenvolvimento de estruturas müllerianas caudais (útero, cérvix e vagina), e MKRH tipo

2, que se associa a outras malformações, como renais e esqueléticas[51]. A MKRH tipo 1 raramente está associada a sinais clínicos de hiperandrogenismo[51]. A do tipo 2 também inclui o subtipo MURCS (*Müllerian Renal Cervical Somite*), caracterizada por alterações renais e defeitos cervicotorácicos[51]. A síndrome é geralmente esporádica, mas existe transmissão hereditária, com herança autossômica dominante. O gene *WNT4* é o único que comprovadamente está associado a MRKH com hiperandrogenismo. Outros genes candidatos para MRKH são: *LHX1*, *HNF1B*, *TBX6*, *HOX*, duplicação de *SHOX*, *WNT7A*, *WNT9B*, entre outros[51,52].

REFERÊNCIAS

1. Lee PA, Houk CP, Ahmed SF, Hughes IA. International Consensus Conference on Intersex organized by the Lawson Wilkins Pediatric Endocrine Society and the European Society for Paediatric Endocrinology. Consensus Statement on Management of Intersex Disorders. Pediatrics. 2006;118(2):e488-500.
2. Kutney K, Konczal L, Kaminski B, Uli N. Challenges in the diagnosis and management of disorders of sex development. Birth Defects Res C Embryo Today. 2016;108(4):293-308.
3. Wisniewski AB, Batista RF, Costa EMF, Finlayson C, Sircili MHP, Dénes FT, et al. Management of 46,XY differences/disorders of sex development (DSD) throughout life. Endocr Rev. 2019;40(6):1547-72.
4. Lee PA, Nordenström A, Houk CP, Ahmed SF, Auchus R, Baratz A, et al. Global disorders of sex development update since: perceptions, approach and care. Horm Res Paediatr. 2006;2016;85:158-80.
5. Khadilkar KS, Budyal SR, Kasaliwal R, Sathe PA, Kandalkar B, Sanghvi BV, et al. Ovotesticular Disorder of Sex Development: A Single Center Experience. Endocr Pract. 2015;21(7):770-6.
6. Steinmetz L, Guedes DR, Damiani D. Anomalias da diferenciação sexual: da fisiologia à conduta prática. In Damiani D, Schvartsman BGS, Maluf PT Jr. Endocrinologia Pediátrica na Prática Clínica. São Paulo: Manole; 2016. p. 143-63.
7. Ganie Y, Aldous C, Balakrishna Y, Wiersma R. The Spectrum of Ovotesticular Disorders of Sex Development in South Africa: A Single-Centre Experience. Horm Res Paediatr. 2017;87(5):307-19.
8. Délot EC, Vilain EJ, In Pagon RA, Adam MP, Ardinger HH, et al. Nonsyndromic 46,XX Testicular Disorders of Sex Development. Gene Reviews. 2003 updated. 2015. p. 1993-2017.
9. Rodprasert W, Virtanen HE, Mäkelä JA, Toppari J. Hypogonadism and cryptorchidism. Front Endocrinol (Lausanne). 2020;10:906.
10. Maciel-Guerra AT, Guerra-Junior G. Menino ou menina? Os distúrbios da diferenciação do sexo. 3ª ed. Ed. Appris; 2019.
11. Samango-Sprouse CA, Counts DR, Tran SL, Lasutschinkow PC, Porter GF, Gropman AL. Update On The Clinical Perspectives And Care Of The Child With 47,XXY (Klinefelter Syndrome). Appl Clin Genet. 2019;12:191-202.
12. Ladjouze A, Donaldson M. Primary gonadal failure. Best Pract Res Clin Endocrinol Metab. 2019;33(3):101295.
13. Cunha SC, Andrade JGR, Angelis CM, Billis A, Bustorff-Silva JM, Maciel-Guerra AT, et al. Early development of a gonadal tumor in a patient with mixed gonadal dysgenesis. Arch Endocrinol Metab. 2018;62(6):644-7.
14. Soheilipour F, Abeda O, Behnamc B, Abdolhosseini M, Alibeigi P, Pazouki A. A rare case of mixed gonadal dysgenesis with mosaicism 45,X/46,X,+mar. Int J Surg Case Rep. 2015;7C:35-8.
15. Davies JH, Cheetham T. Recognition and assessment of atypical and ambiguous genitalia in the newborn. Arch Dis Child. 2017; 102(10):968-74.
16. Nistal M, Paniagua R, González-Peramato P, Reyes-Múgica M. Perspectives in pediatric pathology, Chapter 5. Gonadal dysgenesis. Pediatr Dev Pathol. 2015;18(4):259-78.
17. Alves CAD. Endocrinologia pediátrica. 1a ed. Manole; 2019.
18. Ezaki J, Hashimoto K, Asano T, Kanda S, Akioka Y, Hattori M, et al. Gonadal tumor in Frasier syndrome: a review and classification. Cancer Prev Res. 2015; 8(4):271-6.
19. Gariépy-Assal L, Gilbert RD, Ziaugra A, Foster BJ. Management of Denys-Drash syndrome: A case series based on an international survey. Clin Nephrol Case Stud. 2018;6:36-44.
20. Roca N, Munoz M, Cruz A, Vilalta R, Lara E, Ariceta G. Long-term outcome in a case series of Denys-Drash syndrome. Clin Kidney J. 2019;12(6):836-9.
21. Galvis-Blanco SJ, Arias-Flórez JS, Contreras-García GA. WAGR syndrome by heterozygous deletion of the WT1 gene. Pediatric case report. Arch Argent Pediatr. 2019;117(5):e505-8.
22. Csukasi F, Duran I, Zhang W, Martin JH, Barad M, Bamshad M, et al. Dominant-negative SOX9 mutations in campomelic dysplasia. Hum Mutat. 2019;40(12):2344-52.
23. Domenice S, Machado AZ, Ferreira FM, Ferraz-de-Souza B, Lerario AM, Lin L, et al. Wide spectrum of NR5A1-related phenotypes in 46,XY and 46,XX individuals. Birth Defects Res C Embryo Today. 2016;108(4):309-20.
24. García-Acero M, Molina M, Moreno O, Ramirez A, Forero C, Céspedes C, et al. Gene dosage of DAX-1, determining in sexual differentiation: duplication of DAX-1 in two sisters with gonadal dysgenesis. Mol Biol Rep. 2019;46:2971-8.
25. Baldinotti F, Cavallaro T, Dati E, Baroncelli GI, Bertini V, Valetto A, et al. Novel familial variant of the desert hedgehog gene: clinical findings in two sisters with 46,XY gonadal dysgenesis or 46,XX karyotype and literature review. Horm Res Paediatr. 2018;89:141-9.
26. Rothacker KM, Ayers KL, Tang D, Joshi K, van den Bergen JA, Robevska G, et al. A novel, homozygous mutation in desert hedgehog (DHH) in a 46, XY patient with dysgenetic testes presenting with primary amenorrhoea: a case report. Int J Pediatr Endocrinol. 2018;2018:2.
27. Martinez de LaPiscina I, de Mingo C, Riedl S, Rodriguez A, Pandey AV, Fernández-Cancio M, et al. GATA4 variants in individuals with a 46,XY Disorder of Sex Development (DSD) May or May Not Be Associated With Cardiac Defects Depending on Second Hits in Other DSD Genes. Front Endocrinol (Lausanne). 2018; 9:142.
28. Hegarty PK, Mushtaq I, Sebire NJ. Natural history of testicular regression syndrome and consequences for clinical management. J Pediatr Urol. 2007;3(3):206-8.
29. Nataraja RM, Yeap E, Healy CJ, Nandhra IS, Murphy FL, Hutson JM, Kimber C. Presence of viable germ cells in testicular regression syndrome remnants: Is routine excision indicated? A systematic review. Pediatr Surg Int. 2018;34(3):353-61.
30. McElreavey K, Jorgensen A, Eozenou C, Merel T, Bignon-Topalovic J, Tan DS, et al. Pathogenic variants in the DEAH-box RNA helicase DHX37 are a frequent cause of 46,XY gonadal dysgenesis and 46,XY testicular regression syndrome. Genet Med. 2020;22(1): 150-9.
31. Heksch RA, Matheson MA, Tishelman AC, Swartz JM, Jayanthi VR, Diamond DA, et al. Testicular regression syndrome: practice variation in diagnosis and management. Endocr Pract. 2019;25(8): 779-86.

32. Qiao J, Han B. Diseases caused by mutations in luteinizing hormone/chorionic gonadotropin receptor. Elsevier. Prog Mol Biol Transl Sci. 2019;161:68-83.
33. Latronico AC, Costa EM, Mendonça BB, Arnhold IJ. Hipoplasia das células de Leydig [Leydig cell hypoplasia]. Arq Bras Endocrinol Metabol. 2005;49(1):83-6.
34. Avendaño A, Paradise I, Cammarata-Scalisi F, Callea M. 5- -Reductase type 2 deficiency: is there a genotype-phenotype correlation? A review. Hormones. 2018;17(2):197-204.
35. Rodprasert W, Virtanen HE, Mäkelä JA, Toppari J. Hypogonadism and cryptorchidism. Front Endocrinol. 2020;10:906.
36. Tusset C, Trarbach EB, Silveira LFG, Beneduzzi D, Montenegro L, Latronico AC. Aspectos clinicos e moleculares do hipogonadismo hipogonadotrofico isolado congênito. Arq Bras Endocrinol Metab. 2011;55:8.
37. Donoghue SE, Pitt JJ, Boneh A, White SM. Smith-Lemli-Opitz syndrome: clinical and biochemical correlates. J Pedriatr Endocrinol Metab. 2018;31(4):451-9.
38. Kelley R, Hennekam R. The Smith-Lemli-Optiz syndrome. J Med Genet. 2000;37(5):321-35.
39. Chen H, Zhang Q, Chen R, Yuan X, Lin X, Yang X, Zhang Y. Lipoid congenital adrenal hyperplasia due to steroid acute regulatory protein (STAR) variants in the Chinese patients. J Steroid Biochem Mol Biol. 2020;200:105635.
40. Fan L, Ren X, Song Y, Su C, Fu J, Gong C. Novel phenotypes and genotypes in Antley-Bixler syndrome caused by cytochrome P450 oxidoreductase deficiency: based on the first cohort of Chinese children. Orphanet J Rare Dis. 2019;14(1):299.
41. Idwowiak J, Cragun D, Hopkin RJ, Arlt W. Cytochrome P450 oxidoreductase deficiency. Gene Reviews. 2017.
42. Leung MT, Cheung HN, IU YP, Choi CH, Tiu SC Shek CC. Isolated 17,20-lyase deficiency in a CYB5A mutated female with normal sexual Development and fertility. J Endocr Soc. 2020;4(2): bvz016.
43. Mongan NP, Tadokoro-Cuccaro R, Bunch T, Hugues IA. Androgen insensitivity syndrome. Best Pract Res Clin Endocrinol Metab. 2015;29(4):560-80.
44. Hughes IA, Werner R, Bunch T, Hiort O. Androgen insensitivity syndrome. Semin Reprod Med. 2012;30(5):432-42.
45. Dey SK, Chand K, Sharma A, Shaw SC. Persistent Mullerian Duct Syndrome: A rare clinical entity. Med J Armed Forces India. 2019; 75(4):472-5.
46. Demain LAM, Urquhart JE, O'Sullivan J, Williams SG, Bhaskar SS, Jenkinson EM, et al. Expanding the genotypic spectrum of Perrault syndrome. Clin Genet. 2017;91(2):302-12.
47. Hannah-Shmouni F, Chen W, Merke DP. Genetics of congenital adrenal hyperplasia. Endocrinol Metabol Clin North Am. 2017; 46(2):435-58.
48. Alawi AM, Nordenström A, Falhammar H. Clinical Perspectives in congenital adrenal hyperplasia due to hydroxysteroid dehydrogenase type 2 deficiency. Endocrine. 2019;(63):407-21.
49. Nicolaides NC, Charmandari E. Chrousos syndrome: from molecular pathogenesis to therapeutic management. Eur J Clin Invest. 2015;45 (5):504-14.
50. Unal E, Yildirim R, Tas FF, Demir V, Onay H, Haspolat YK. Aromatase deficiency due to a novel mutation in CYP19A1 Gene. J Clin Res Pediatr Endocrinol. 2018;10(4):377-81.
51. Fontana L, Gentilin B, Fedele L, Gervasini C, Miozzo M. Genetics of Mayer-Rokitansky-Küster-Hauser (MRKH) syndrome. Clin Genet. 2017;91(2):233-46.
52. Londra L, Choung FS, Kolp L. Mayer-Rokitansky-Kuster-Hauser syndrome: a review. Int J Womens Health. 2015;7:865-70.

Síndromes Malformativas com Anomalias do Desenvolvimento Sexual

Israel Gomy
Lilian Maria José Albano
Debora Romeo Bertola
Chong Ae Kim

INTRODUÇÃO

O sexo genotípico de um indivíduo é estabelecido desde o momento da fertilização entre os gametas masculino e feminino. Para alguns recém-nascidos, entretanto, a determinação do sexo fenotípico pode ser difícil ou até impossível, devido a anomalias genitais tão importantes a ponto de parecerem com o sexo cromossômico oposto. Tais anomalias podem variar desde leves hipospadias no sexo masculino e clitoromegalia no sexo feminino até a presença de ambas as gônadas em um mesmo indivíduo, como nos distúrbios ovotesticulares.

A detecção de malformações menores e maiores em um recém-nascido com anomalia do desenvolvimento sexual (ADS) ou, como se tem preferido, diferenciação sexual diferente (DSD), especialmente quando observadas por um geneticista clínico, pode fornecer pistas importantes para o diagnóstico etiológico das síndromes malformativas que cursam com DSD. Por isso, um exame físico completo é extremamente útil para a determinação do sexo genotípico. A presença de outras anomalias associadas à DSD exclui diagnósticos como a hiperplasia congênita da adrenal e geralmente indica que a criança afetada tenha um dos seguintes defeitos: 1. no mesoderma embrionário, que forma a genitália externa, como ocorre na sequência de malformação do septo urorretal; 2. na produção de precursores do colesterol para a síntese dos hormônios esteroides; ou 3. na morfogênese genital como parte de uma síndrome malformativa[1]. Nesses casos, a obtenção do histórico familial e a presença ou não de consanguinidade são de extrema utilidade.

As malformações tanto da genitália externa quanto da interna indicam obrigatoriamente o estudo cromossômico. Entretanto, não necessariamente, elas são causadas por anomalias dos cromossomos sexuais, que já foram discutidas em outros capítulos. De fato, apesar de haver menor incidência (cerca de 1 em 20.000 nativivos), casos com DSD também podem apresentar anormalidades cromossômicas ou síndromes monogênicas ou, até mesmo, alterações não genéticas, como a embriopatia diabética[2].

Entre as cromossomopatias autossômicas numéricas, alterações na genitália são comumente observadas, como micropênis em 70% dos casos com a trissomia 21[3], criptorquidismo em 100% dos casos com trissomia 18 e clitoromegalia em 89% na trissomia 13[4]. Entre as anomalias cromossômicas estruturais, por exemplo, 70% dos meninos com deleção do 4p têm hipospadias, podendo haver inclusive ausência de útero e gônadas em fita[5]. Além disso, há deleções e duplicações de genes de determinação sexual que têm sido implicadas em diversas síndromes com sexo reverso ou anomalias genitais (Quadro XI-4).

Existem vários genes autossômicos que, quando mutados, causam distúrbios nos desenvolvimentos sexual e gonadal, como, por exemplo, os genes *SOX9* no cromossomo 17q (que causa a displasia campomélica com reversão sexual) e *WT1* no cromossomo 11p (que causa a síndrome de Denys-Drash)[6].

Na maior base de dados *online* sobre doenças genéticas, OMIM (*Online Mendelian Inheritance in Man*)[7], existem atualmente mais de 100 síndromes monogênicas cujas principais características compreendem a DSD.

Quadro XI-4. Alterações cromossômicas estruturais associadas com sexo reverso ou anomalias genitais.

Anormalidade citogenética	Genitália	Genótipo
Dup 1p31-35 (gene *WNT4*)	Feminina	XY
Del 2q31	Feminina	XY
Del 9p24.3	Feminina/ambígua (atípica)	XY
Del 10q26-ter	Feminina	XY
Del 12q24.3	Ambígua (atípica)	XY
Dup 22q	Hermafroditismo verdadeiro	XY
DupXp21.3 (gene *DAX1*)	Feminina	XY

Para efeitos didáticos, descreveremos suscintamente algumas das síndromes mais conhecidas.

SÍNDROME DE ROBINOW (OMIM 268310)

A síndrome de Robinow é uma doença rara que pode ser autossômica dominante (3 genes) e autossômica recessiva (2 genes), sendo que o gene *ROR2* (recessivo) é responsável pela proliferação, diferenciação, maturação, motilidade e função dos condrócitos[8]. A síndrome consiste principalmente das seguintes características: fácies "fetal" com hipertelorismo, fronte proeminente, fendas palpebrais longas, nariz curto com narinas antevertidas e filtro longo (na forma dominante) ou curto (na forma recessiva), encurtamento mesomélico dos antebraços com dedos curtos e hipoplasia genital. A face fetal típica tende a diminuir com a idade (Figura XI-25).

A baixa estatura é desproporcionada e mais acentuada na forma recessiva. Pode haver anomalias de vértebras, costelas e renais, mais comuns na forma recessiva. Entre as anomalias da genitália podem-se observar: micropênis, criptorquidismo, hipogonadismo, hipoplasia de clitóris e lábios maiores e atresia vaginal com hematocolpos. A inteligência geralmente é normal, mas atraso no desenvolvimento e déficit intelectual têm sido relatados em 20% dos casos. Embora as formas dominante e recessiva se sobreponham, o tipo recessivo é mais comum e tem um fenótipo mais grave[9]. Em 10% dos casos com a forma recessiva houve óbito antes dos 3 anos de idade devido a complicações pulmonares e cardíacas[10].

Os diagnósticos diferenciais são a síndrome de Aarskog (hipertelorismo, braquidactilia e escroto em cachecol), a acrodisostose (dismorfismo facial, mãos e pés curtos, baixa estatura) e o pseudo-hipoparatireoidismo (baixa estatura, obesidade, dedos curtos, hipo ou normocalcemia, hiperfosfatemia, hormônio paratireoidiano elevado).

SÍNDROME DE SMITH-LEMLI-OPITZ (OMIM 270400)

A síndrome de Smith-Lemli-Opitz (SLO) afeta um recém-nascido a cada 20.000 a 30.000[11]. A herança é autossômica recessiva e causada por mutações no gene *DHCR7* (lócus 11q12-13), que codifica a enzima 7-deidrocolesterol redutase, envolvida na biossíntese do colesterol. Caracteriza-se principalmente por: microcefalia, déficit de crescimento, atraso grave de desenvolvimento e intelectual, sindactilia cutânea entre 2º e 3º pododáctilos em forma de "Y" e anomalias genitais (Figura XI-26).

Há grande variabilidade de expressão do fenótipo. A face apresenta fendas palpebrais oblíquas para baixo com ptose, raiz nasal deprimida com narinas antevertidas, orelhas bai-

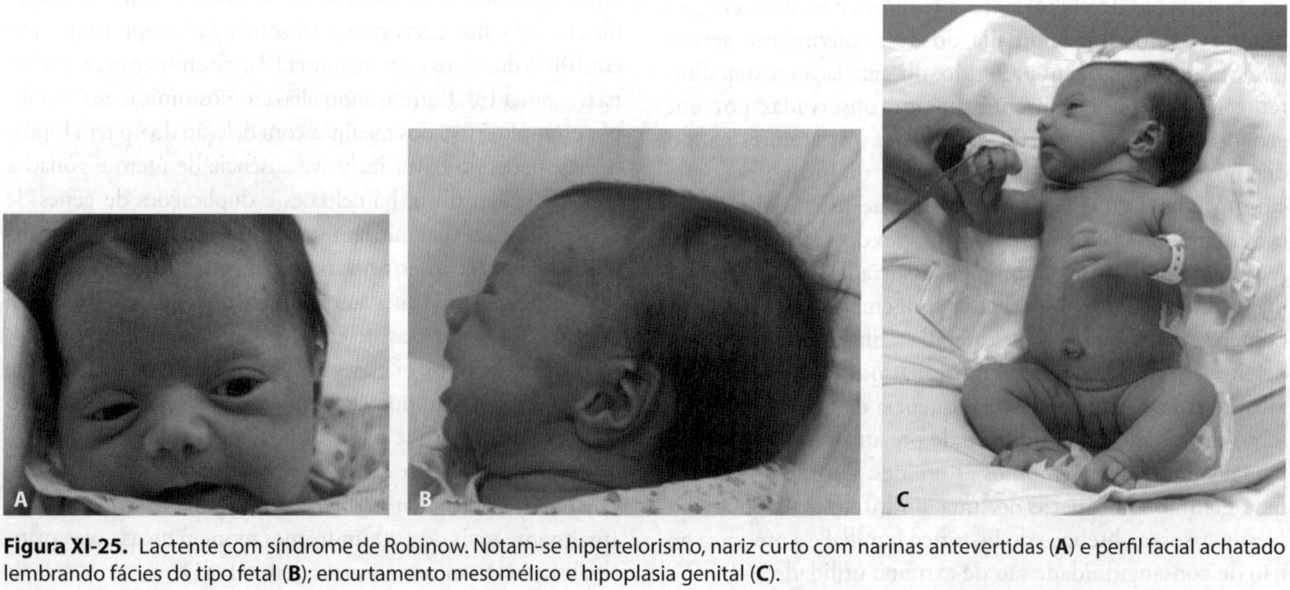

Figura XI-25. Lactente com síndrome de Robinow. Notam-se hipertelorismo, nariz curto com narinas antevertidas (**A**) e perfil facial achatado lembrando fácies do tipo fetal (**B**); encurtamento mesomélico e hipoplasia genital (**C**).

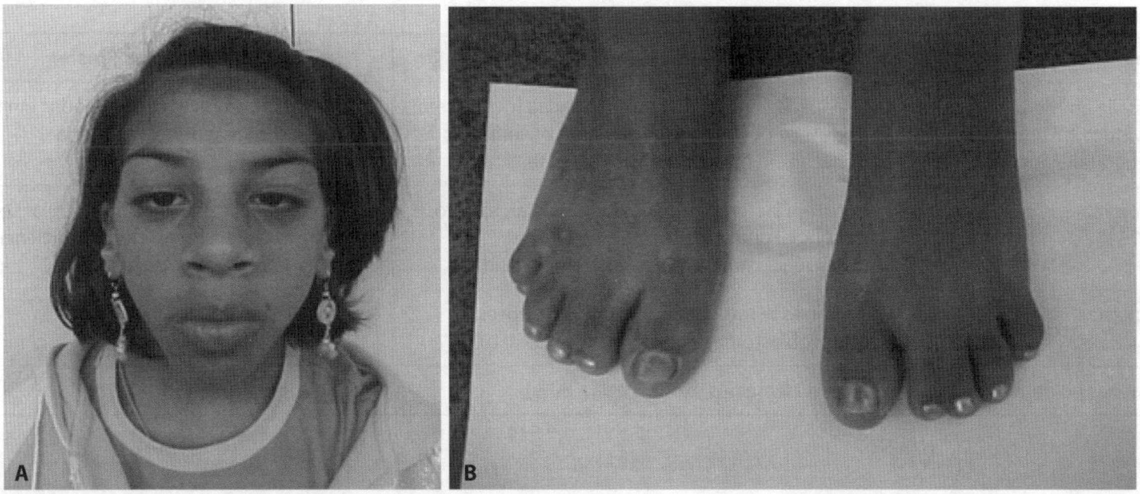

Figura XI-26. Criança com síndrome de Smith-Lemli-Opitz. Notam-se microcefalia, ptose palpebral bilateral, narinas antevertidas (**A**) e sindactilia entre 2º e 3º artelhos em forma de "Y" (**B**).

xoimplantadas e/ou rodadas e micrognatia. Pode haver várias anomalias cerebrais. sendo a mais grave a holoprosencefalia, além de convulsões, comportamento autoagressivo e autístico e distúrbios de sono. Como o colesterol e outros metabólitos são componentes importantes na formação da mielina e outras proteínas do SNC, o perfil esteroide alterado na síndrome de SLO é associado com disfunções intelectual e motora. Além disso, o colesterol é fundamental para a sinalização morfogenética durante a embriogênese, sendo demonstrado que ativa a proteína shh (*sonic hedgehog),* codificada pelo gene de mesmo nome, com importante papel no desenvolvimento embrionário[12]. Em cerca de metade dos casos podem ocorrer anomalias de trato urinário superior e anomalias cardíacas congênitas, sendo as mais comuns: CIA *ostium secundum*, PCA, canal atrioventricular e do retorno venoso pulmonar. Entre as anomalias genitais no sexo masculino, presentes em 91 a 100% dos casos, pode haver desde anomalias leves à ambiguidade genital com sexo reverso ou pseudo-hermafroditismo masculino (DSD 46,XY). As mais comuns são criptorquidia bilateral e hipospadias em metade dos casos e no sexo feminino há hipoplasia dos lábios. Já nos fenótipos mais graves pode haver escrotalização dos lábios maiores, clitóris proeminente e escroto bífido. Poucos lactentes XY apresentam vagina hipoplásica e útero[13].

O diagnóstico é clínico e laboratorial, confirmado pela dosagem sérica de altas concentrações de 7-deidrocolesterol e baixas concentrações de colesterol.

No período neonatal, 90% dos casos apresentam dificuldades de alimentação e irritabilidade e os muito afetados podem morrer devido à falência hepática e à desnutrição. As crianças que sobrevivem evoluem com baixa estatura, sendo rara a sobrevida na fase adulta nos casos mais leves[14]. A suplementação com colesterol (40-120mg/kg/dia) tem demonstrado melhora no ganho de peso, mas a alimentação nasogástrica ou por gastrostomia deve ser considerada. Há alguns relatos de melhora no crescimento, desenvolvimento e comportamento com a suplementação de colesterol[15].

Os diagnósticos diferenciais são: anomalias cromossômicas; síndrome de Meckel (displasia renal cística, encefalocele occipital e polidactilia pós-axial); síndrome de Pallister-Hall (hamartoblastoma hipotalâmico); síndrome hidroletal (hidrocefalia, fenda labial); síndrome genitopalatocardíaco (disgenesia gonadal XY, fenda palatina, anomalia conotruncal).

SÍNDROMES DE DENYS-DRASH (OMIM 194080) E FRASIER (OMIM 136680)

As síndromes de Denys-Drash e Frasier são raras e representam um espectro de doenças do desenvolvimento geniturinário e predisposição a neoplasias. A síndrome de Denys-Drash é classicamente definida pela tríade clínica composta por desenvolvimento incompleto genital masculino, nefropatia de início precoce e tumor de Wilms. A síndrome de Frasier caracteriza-se pela tríade: disgenesia gonadal XY (fenótipo feminino com cariótipo XY e gônadas em fita), insuficiência renal na infância e gonadoblastoma. As principais características estão resumidas no quadro XI-5.

A herança é autossômica dominante e se deve a mutações no gene supressor tumoral *WT1* (11p13). Por isso foi denominado o termo "doenças do espectro WT1" para melhor definir ambas as síndromes. O gene *WT1* expressa-se especificamente no sistema geniturinário e atua como um fator de transcrição essencial para o desenvolvimento normal das gônadas e rins. A expressão do *WT1* é maior durante a embriogênese urogenital no mesênquima, vesícula renal e podócitos, o que parece confirmar sua importância na função glomerular até a fase adulta[16]. Altos níveis de expressão também são observados nas bordas genitais em desenvolvi-

Quadro XI-5. Características das síndromes de Denys-Drash e Frasier.

Características	Síndrome de Denys-Drash	Síndrome de Frasier
Genitália ambígua em indivíduos XY (indivíduos XX têm genitália normal)	Gravidade variável de masculinização incompleta: pode haver estruturas müllerianas e wolfianas; gônadas em fita, ovotéstis, ovários, testículos	Sexo reverso completo com gônadas em fita; mulheres com amenorreia primária
Nefropatia	Início em lactentes ou até idade escolar; esclerose mesangial difusa resistente a esteroides; insuficiência renal crônica aos 3 anos de idade	Início na infância; esclerose glomerular segmentar e focal resistente a esteroides; insuficiência renal crônica aos 10-20 anos de idade
Neoplasia	Tumor de Wilms (> 90%) de início precoce; gonadoblastoma ocasional	Gonadoblastoma
Mutações no gene *WT1*	Tipo *missense* nos éxons 8 e 9 (> 80%)	Tipo *splicing* no íntron 9

mento e nas gônadas fetais, persistindo somente nas células de Sertoli dos testículos e nas células granulosas e epiteliais dos ovários[17].

O diagnóstico clínico pode ser feito com segurança se todas as três anomalias estão presentes (genital, nefropatia e neoplasia). O teste genético do *WT1* está indicado para casos suspeitos com qualquer anomalia de ambas as síndromes, o que confirmaria o diagnóstico e indicaria um seguimento clínico apropriado. O teste também pode ser indicado para familiares em risco.

A nefropatia ocorre em 95% dos pacientes com a síndrome de Denys-Drash e é a causa mais frequente de óbito. Em revisão de 150 casos, dois terços das crianças morreram com idade média de 2 anos, principalmente de insuficiência renal[18]. A diálise e o transplante renal antecipados melhoram significativamente o prognóstico. Devido ao risco de tumor de Wilms bilateral, vários nefrologistas recomendam nefrectomia bilateral naqueles pacientes com insuficiência renal terminal[19].

O tumor de Wilms ocorre em mais de 90% das crianças com a síndrome de Denys-Drash clássica, em idade menor do que nos casos esporádicos e com mais casos bilaterais[20]. A neoplasia tem prognóstico excelente se detectada precocemente com ultrassonografias periódicas (a cada 3 meses até os 6 anos) para casos suspeitos ou diagnosticados com a síndrome de Denys-Drash. Mais de 85% de todos os pacientes são curados pela combinação de cirurgia e quimioterapia[21].

A ocorrência de gonadoblastoma é maior na síndrome de Frasier, sendo geralmente diagnosticado na adolescência. A remoção cirúrgica de gônadas em fita intra-abdominais está indicada assim que o diagnóstico de sexo reverso XY com fenótipo feminino é feito, não sendo necessário um programa de rastreamento. Recomenda-se a retirada de gônadas disgenéticas em meninos com genitália ambígua, e aqueles com biópsia testicular normal podem ser manejados com orquidopexia. A palpação regular dos testículos por endocrinologista pediátrico ou urologista está indicada em meninos com a síndrome de Denys-Drash, pelo menos a cada 2 anos até a adolescência[22].

Os diagnósticos diferenciais são a síndrome WAGR e outras causas de síndrome nefrótica na infância.

SÍNDROME WAGR (OMIM 194072)

A síndrome WAGR representa um acrônimo das suas principais características: tumor de Wilms, Aniridia, anomalias Genitais e Retardo do desenvolvimento. Outras características incluem: dismorfismos craniofaciais, microcefalia, ptose palpebral, polidactilia pré e pós-axial e obesidade[23].

O achado ocular típico é a aniridia, que está comumente associada com catarata anterior e glaucoma secundário em 50-75%, principal responsável pela perda visual. Outros achados incluem microftalmia, anomalias de câmara anterior e displasia da retina[24].

O risco preciso de tumor de Wilms é desconhecido, mas é estimado em 30%, com maior predileção no sexo masculino da ordem 3:1[25]. Em cerca de 17-35% o tumor é bilateral, em comparação com 2-6% nos tumores esporádicos[26] e em idade mais precoce (2 a 3 anos) do que nos casos com tumor de Wilms esporádico (4 a 5 anos). Também há diversos relatos de gonadoblastoma, a maioria em pacientes XY com gônadas disgenéticas.

O déficit intelectual é frequente mas não onipresente, e a maioria apresenta problemas de comportamento, como déficit de atenção com ou sem hiperatividade, particularmente nos meninos. Cerca de metade das crianças apresenta restrição do crescimento[27].

As anomalias genitais no sexo masculino tipicamente são criptorquidismo, hipospadias, micropênis, escroto hipoplásico, e no sexo feminino pode haver anomalias internas, como gônadas em fita ou ausentes, agenesia ou hipoplasia uterina[28].

A síndrome WAGR representa uma clássica síndrome de microdeleção ou deleção de genes contíguos, cujo fenótipo é causado pela perda de vários genes na região 11p13, entre os quais os genes *WT1* e *PAX6*[29]. Enquanto a deleção do *WT1* causa anomalias geniturinárias e tumor de Wilms (explicadas anteriormente), a deleção do gene *PAX6* causa a aniridia. A deficiência desse gene do desenvolvimento dos olhos causa malformação panocular, entre as quais a mais evidente é a ausência completa da íris. Dois terços dos casos de aniridia são familiais e devem-se a mutações dominantes nesse gene, enquanto um terço são casos esporádicos[30]. A síndrome WAGR é geralmente esporádica e parece estar associada à idade materna avançada. Entretanto, há relatos de ocorrência familial cuja herança é autossômica dominante[31].

O diagnóstico é clínico, citogenético e molecular. Em crianças com aniridia esporádica com ou sem outras características da síndrome WAGR deve ser feito o cariótipo de alta resolução para detectar a deleção da região 11p13. Sendo normal, deve-se realizar a análise de hibridação fluorescente *in situ* (FISH) ou *multiplex ligation-dependent probe amplification* (MLPA) para os genes *WT1* e *PAX6*. Se nenhuma deleção for encontrada, devem-se sequenciar ambos os genes.

O seguimento em longo prazo de crianças com tumor de Wilms que tiveram aniridia revelou que 38% delas desenvolveram falência renal cerca de 20 anos após o diagnóstico de tumor de Wilms. O risco cumulativo estimado para insuficiência renal foi de 60% depois dos 25 anos de idade e a maioria dos pacientes com doença renal terminal foi submetida a transplante renal[32]. Por isso, pacientes com a síndrome WAGR devem ser monitorados quanto aos sinais de nefropatia durante a vida. O prognóstico é excelente, em que cerca de 85% dos casos são curados com cirurgia e quimioterapia. A retirada cirúrgica de gônadas em fita intra-abdominais está indicada no fenótipo feminino com sexo reverso XY e no sexo masculino com genitália ambígua e gônadas disgenéticas. Meninos com gônadas intra-abdominais e biópsia testicular normal podem ser tratados por orquidopexia e monitorados periodicamente; já os meninos com testículos tópicos devem ser monitorados clinicamente. O protocolo de seguimento para rastreamento de tumor de Wilms é feito por ultrassonografia renal a cada três meses até os 6 anos e exame físico a cada seis meses até os 8 anos de idade[21].

Os diagnósticos diferenciais são as síndromes de Denys-Drash e Frasier, a aniridia isolada autossômica dominante e a síndrome de Gillespie (aniridia, ataxia cerebelar, déficit cognitivo).

DISPLASIA CAMPOMÉLICA (OMIM 114290)

O nome dessa osteodisplasia, que ocorre em um a cada 100.000 nascimentos, deriva do grego que significa membros curvos. As principais características clínicas e radiológicas estão descritas na tabela XI-3 e figura XI-27.

A doença é causada por mutações ou quebras por translocações do gene *SOX9* (17q24.3) com herança autossômica dominante. O gene *SOX9* é um fator de transcrição expresso durante o desenvolvimento gonadal e a condrogênese, juntamente com o gene *COL2A1*[34]. Nas gônadas, o *SOX9* é

Tabela XI-3. Características clínicas e radiológicas da displasia campomélica[33].

Características clínicas	Frequência (%)
Macrocefalia	87
Ponte nasal achatada	90
Orelhas baixoimplantadas	88
Micrognatia	93
Fenda palatina	66
Luxação congênita do quadril	82
Fossetas pré-tibiais	88
Pés tortos	94
Sexo reverso XY (fenótipo feminino)	75
Características radiológicas	
Ossos faciais hipoplásicos	70
Escápulas hipoplásicas	92
Tórax curto em forma de sino	72
Costelas finas	61
Vértebras cervicais anormais	77
Asas ilíacas estreitas	93
Fêmures encurvados	90
Tíbias encurvadas	82
Epífises femorais distais com retardo de ossificação e não mineralização do tálus	81

expresso nas saliências genitais, parecendo ser necessário para a formação dos testículos. Assim, na ausência de uma cópia do gene, os testículos não se desenvolvem, seguindo a via ovariana. Curiosamente, há relatos em que a duplicação de *SOX9* leva ao sexo reverso XX, sugerindo que a superprodução de *SOX9*, mesmo na ausência do gene *SRY*, pode iniciar a formação testicular[6].

Em cerca de 50% dos casos há óbito fetal ou nas primeiras 24 horas após o nascimento. Quase todos morrem aos 10 meses de vida e poucos sobrevivem por anos, porém, apresentam perda auditiva, cifoescoliose progressiva, baixa estatura, luxação dos quadris e déficit intelectual. Pelo menos 85-95% apresentam insuficiência respiratória devido à pequena caixa torácica, laringe estreita, traqueia hipoplásica e hipotonia central[35].

Os diagnósticos diferenciais são: síndrome de Cumming (campomelia, doença renal policística, linfocele cervical e polisplenia), displasia cifomélica (ossos curvos e curtos, osteopenia generalizada, alterações dentárias), síndrome de Stüve-Wiedemann (dismorfias faciais, camptodactilia, ossos curvos e curtos, pés tortos), síndrome de Antley-Bixler (cranioestenose, sinostose radioumeral, fraturas, fêmur curto).

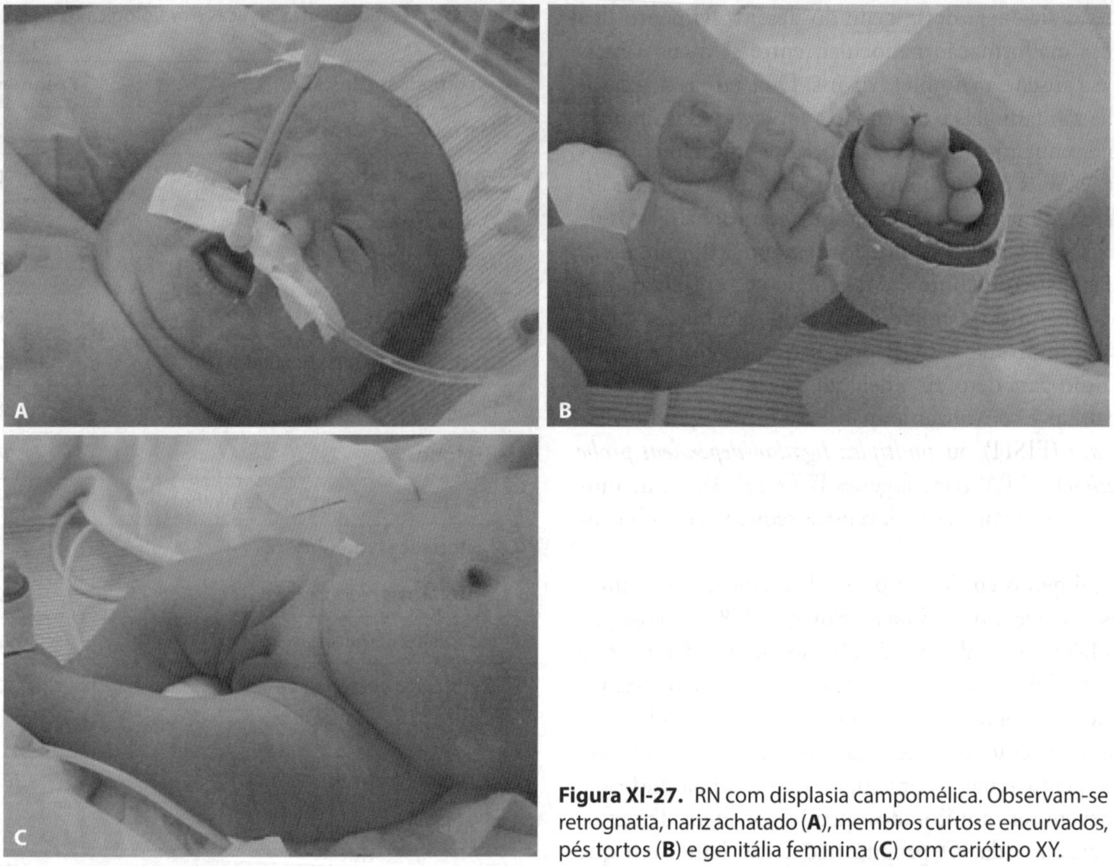

Figura XI-27. RN com displasia campomélica. Observam-se retrognatia, nariz achatado (**A**), membros curtos e encurvados, pés tortos (**B**) e genitália feminina (**C**) com cariótipo XY.

ASSOCIAÇÃO VACTERL (OMIM 192350)

A associação VACTERL ou VATER é uma condição relativamente comum ao nascimento (1,6 em 10.000) e representa um complexo de malformações múltiplas agregadas, cujas principais características foram agrupadas em um acrônimo (V = anomalia vertebral; A = atresia anal; C = anomalia cardíaca; T = fístula traqueoesofágica; E = atresia esofágica; R = anomalia renal; L = *limbs*, anomalia de membros, principalmente do eixo radial). Além dessas, pode haver anomalias genitais, que são mais encontradas quando há atresia anal, tais como hipospadias, escroto bífido, hipoplasia labial. Tanto as anomalias da genitália quanto a atresia anal estão mais associadas com malformações renais[36].

Poucos afetados apresentam todas as principais anomalias, em média três a quatro. Por isso, parece prudente firmar o diagnóstico com a presença de pelo menos três das anomalias da associação[37]. O cariótipo deve ser sempre realizado para excluir cromossomopatias.

Nenhuma causa conhecida foi estabelecida até o momento. Quan e Smith[36] propuseram que um defeito na diferenciação do mesoderma embrionário antes dos 35 dias de gestação possa ser o mecanismo patogênico. Todos os casos são esporádicos e em apenas um caso com algumas características de VACTERL foi identificada uma mutação no gene *HOXD13*, que participa da via de sinalização shh durante a embriogênese[38]. Há maior incidência entre recém-nascidos de mães diabéticas.

O manejo é bastante complexo, pois os pacientes necessitam de frequentes intervenções cirúrgicas para corrigir as principais malformações. Cerca de até 13 especialistas diferentes podem ser necessários para cada paciente, incluindo fisioterapeuta, terapeuta ocupacional, nutricionista, psicóloga, assistente social etc. O médico geneticista pode ser útil ao encaminhar para determinado especialista ou indicar exames adicionais, além de realizar o aconselhamento genético. O prognóstico em longo prazo é variável, dependendo da anomalia e da sua correção cirúrgica, em que a soma das sequelas residuais em órgãos críticos, como coração e rins, reflete-se em impacto negativo para a qualidade de vida. O crescimento e o desenvolvimento psicomotor podem ser atrasados devido às disfunções orgânicas. A inteligência é normal na maioria dos casos[39].

Os diagnósticos diferenciais são: anemia de Fanconi (defeito radial, anomalia renal, atresia anal, microcefalia, pancitopenia), trissomia 18, síndrome de Townes-Brocks (atresia anal, anomalias auriculares, alteração de polegares, surdez), síndrome de Holt-Oram (anomalias de mãos e cardíacas), embriopatia diabética por diabetes materna, síndrome CHARGE.

SÍNDROME CHARGE (OMIM 214800)

O termo CHARGE refere-se a um acrônimo mnemônico das malformações congênitas múltiplas mais importantes da síndrome (C = coloboma ocular; H = *heart*, anomalias cardíacas; A = atresia de coanas; R = restrição de crescimento e desenvolvimento e/ou anomalia de sistema nervoso central; G = genital; E = *ear*, anomalias auriculares ou surdez). Afeta 1 a cada 12.000 recém-nascidos cujas principais alterações genitais são: hipogenitalismo em 80 a 90% dos meninos, com microfálus, escroto pouco desenvolvido, critporquidismo; e 15 a 25% das meninas apresentam hipoplasia de lábios maiores. Essas anomalias provavelmente se devem à disfunção do eixo hipotalâmico-hipofisário, o que também explica o atraso da puberdade (Figura XI-28)[40].

Inicialmente, foram detectadas alterações citogenéticas, principalmente nas regiões 7q21 e 8q12 associadas à síndrome[41]. Subsequentemente, identificaram-se microdeleções e mutações no gene *CHD7* localizado em 8q12, que afeta o desenvolvimento embrionário inicial, ao interferir na expressão gênica e na estrutura da cromatina[42]. Mutações no mesmo gene também foram descritas na síndrome de Kallmann e no hipogonadismo hipogonadotrófico idiopático[43]. Por isso, especula-se se tais pacientes também teriam características da síndrome de CHARGE se fossem especificamente investigados. Na maioria dos casos, a ocorrência é esporádica e o risco de recorrência empírico é aproximadamente 1%, porém há relatos de casos familiais[44].

Propõe-se que haja pelo menos quatro das características de CHARGE para fazer o diagnóstico preciso, sendo obrigatório o coloboma ou a atresia de coanas[44]. O cariótipo deve ser feito para excluir cromossomopatias e sugere-se descartar a microdeleção da região 22q11.2 devido à sobreposição de fenótipos[45].

Cerca de 35% dos pacientes morrem durante os 3 primeiros meses de vida. Pacientes do sexo masculino com atresia de coanas bilateral, anomalias de SNC, anomalia esofágica, cardiopatia congênita têm maior taxa de mortalidade[46]. Problemas de comportamento são frequentes, mas o déficit cognitivo é influenciado pelos déficits sensoriais. O crescimento é deficitário em 50% e o hipopituitarismo tem sido relatado com frequência[47]. Para um manejo adequado, o paciente com a síndrome de CHARGE deve seguir uma abordagem multidisciplinar que combine diversas especialidades, como cirurgia pediátrica, otorrinolaringologia, oftalmologia e cirurgia plástica.

Os diagnósticos diferenciais são: trissomia 13, trissomia 22, deleções (4p, 9q, 11q, 13q, 22q) e duplicação 4p, síndrome de *cat-eye* (coloboma de íris), espectro facioauriculovertebral, associação VACTERL, síndrome de Kallmann (hipogonadismo e anosmia), síndrome de DiGeorge/velocardiofacial (defeitos cardíacos, faciais, imunodeficiência), síndrome alcoólica fetal e embriopatia diabética.

OUTRAS SÍNDROMES RARAS

Algumas síndromes mais raras, cuja etiologia genética é conhecida, estão representadas no quadro XI-6[48].

CONSIDERAÇÕES FINAIS

Em suma, embora raras individualmente, muitas são as síndromes genéticas que cursam com ambiguidade genital. Assim, diante de um recém-nascido com diferenciação sexual diferente e outras anomalias, deve ser solicitada a avaliação por um geneticista clínico, o qual faz minucioso exame morfológico, indica o cariótipo e, eventualmente, testes genéticos moleculares que contribuirão para o diagnóstico correto, o que permite o manejo clínico pertinente e o aconselhamento genético adequado.

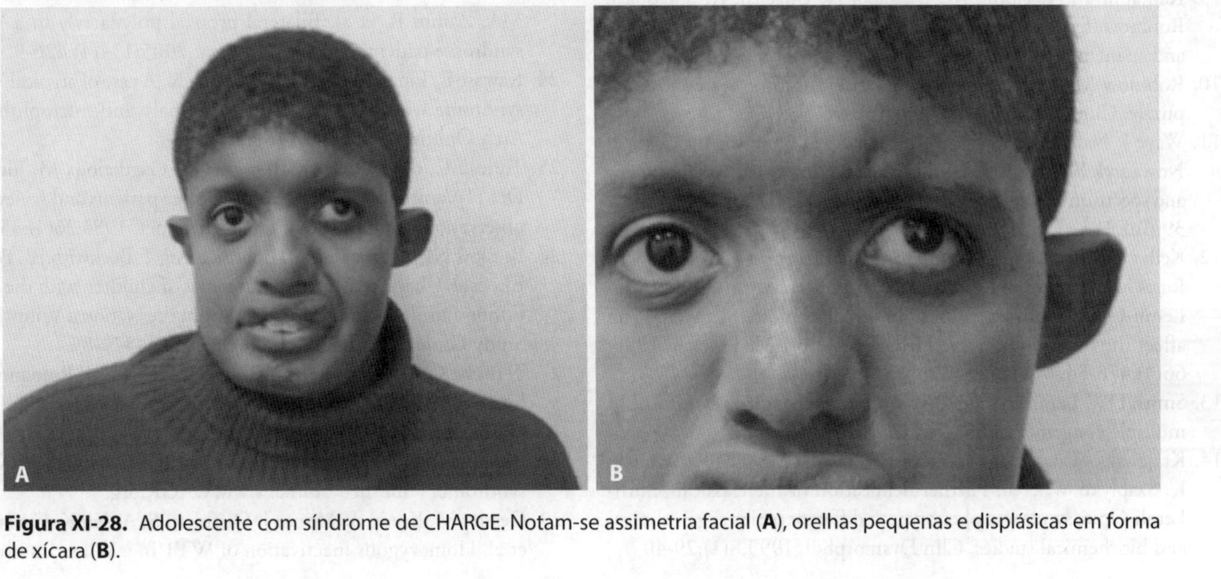

Figura XI-28. Adolescente com síndrome de CHARGE. Notam-se assimetria facial (**A**), orelhas pequenas e displásicas em forma de xícara (**B**).

Quadro XI-6. Outras síndromes raras associadas com anomalias genitais.

Síndrome	Características	OMIM	Gene/herança
Ablefaromacrostomia	Ausência de pálpebras, sobrancelhas, cílios, orelha externa; mamilos; defeitos de fusão da boca; pele em pergaminho; atraso da linguagem	200110	*TWIST2*/AD
Síndrome de Fraser	Criptoftalmia, defeito de orelha, implantação baixa do cabelo lateral, narinas hipoplásicas, deficiência mental, sindactilia cutânea parcial	219000	*FRAS1*/AR *FREM2*/AR *GRIP1*/AR
Polidactilia, costela curta tipo Majewski	Baixa estatura, membros curtos, fenda labial e palatina, anomalia de orelhas, polidactilia, tórax estreito, costelas curtas, clavículas altas	263520	*NEK1*/AR
Lissencefalia, ligada ao X com genitália ambígua	Lissencefalia, microcefalia, corpo caloso ausente, convulsões neonatais, disfunção hipotalâmica, fronte proeminente, micrognatia	300215	*ARX*/LX

AD = autossômica dominante; AR = autossômica recessiva; LX = ligada ao X.

REFERÊNCIAS

1. American Academy of Pediatrics: Evaluation of the newborn with developmental anomalies of the external genitalia. Pediatrics. 2000;106(1 Pt 1):138-42.
2. Martinez-Frías ML. Epidemiological analysis of outcomes of pregnancy in diabetic mothers: identification of the most characteristic and most frequent congenital anomalies. Am J Med Genet. 1994;51(2)108-13.
3. Domino G, Newman D. Relationship of physical stigmata to intellectual subnormality in mongoloids. Am J Ment Defic. 1964;69: 541-7.
4. Taylor AI. Autosomal trisomy syndromes: a detailed study of 27 cases of Edwards´ syndrome and 27 cases of Patau´s syndrome. J Med Genet. 1968;5:227-52.
5. Lurie IW, Lazjuk GI, Ussova YI, Presman EB, Gurevich DB. The Wolf-Hirschhorn syndrome. Clin Genet. 1980;17(6):375-84.
6. Fleming A, Vilain E. The endless quest for sex determination genes. Clin Genet. 2004;67(1):15-25.
7. Online Mendelian Inheritance in Man (OMIM). http://omim.org (acesso em 23/08/2019).
8. Van Bokhoven H, Celli J, Kayserili H, Van Beusekom E, Balci S, Brussel W, et al. Mutation enconding the ROR2 tyrosine kinase causes autosomal recessive Robinow syndrome. Nat Genet. 2000; 25(4):423-6.
9. Kantaputra PN, Gorlin RJ, Ukarapol N, Unachak K, Sudasna J. Robinow (fetal face) syndrome: report of a boy with dominant type and an infant with recessive type. Am J Med Genet. 1999;84(1):1-7.
10. Robinow M. The Robinow (fetal face) syndrome – a continuing puzzle. Clin Dysmorphol. 1993;2(3):189-98.
11. Waye J, Nakamura L, Eng B, Hunnisett L, Chitayat D, Costa T, Nowaczyk MJM. Smith-Lemli-Opitz syndrome: carrier frequency and spectrum of DHCR7 mutations in Canada. J Med Genet. 2002; 39(6):E31.
12. Kelley RI, Roessler E, Hennekam RC, Feldman GL, Kosaki K, Jones MC, Palumbos JC, et al. Holoprosencephaly in RSH/Smith-Lemli-Opitz syndrome: does abnormal cholesterol metabolism affect the function of Sonic Hedgehog? Am J Med Genet. 1996; 66(4):478-84.
13. Smith DW, Lemli L, Opitz JM. A Newly recognized syndrome of multiple congenital anomalies. J Pediatr. 1964;64:210-7.
14. Krajewska-Walasek M, Gradowska W, Ryzko J, Socha P, Chmielik J, Szapłyko W, et al. Further delineation of the classical Smith-Lemli-Opitz syndrome phenotype at different patient ages: clinical and biochemical studies. Clin Dysmorphol. 1999;8(1):29-40.
15. Starck L, Lovgren-Sandblom A, Bjorkhen I. Cholesterol treatment forever? The first Scandinavian trial of cholesterol supplementation in the cholesterol-synthesis defect in Smith-Lemli-Opitz syndrome. J Int Med. 2002;252(4):314-21.
16. Pritchard-Jones K. The Wilms tumor gene, WT1, in normal and abnormal nephrogenesis. Pediatr Nephrol. 1999;13(7):620-5.
17. Pelletier J, Bruening W, Li FP, Haber DA, Glaser T, Housman DE. WT1 mutations contribute to abnormal genital system development and hereditary Wilms´ tumor. Nature. 1991;353(6343):431-4.
18. Mueller RF. The Denys-Drash syndrome. J Med Genet. 1994; 31(6):471-7.
19. Cleper R, Davidovitz M, Krause I, Bar Nathan N, Ash M, Schwartz C, et al. Unexpected Wilms´ tumor in a pediatric renal transplant recipient: suspected Denys-Drash syndrome. Transplant Proc. 1999;31(6):1907-9.
20. Coppes MJ, Haber DA, Grundy PE. Genetic events in the development of Wilms´ tumor. N Engl J Med. 1994;331(9):586-90.
21. Clericuzio C, D´Angio GL, Duncan M, Green DM, Knudson AG. Summary and recommendations: first international conference on clinical and molecular genetics of childhood renal tumors. Med Pediatr Oncol. 1993;21:233-6.
22. Clericuzio C. Denys-Drash and Frasier syndromes. In Cassidy SB, Allanson JE, eds. Management of genetic syndromes. 2nd ed. Hoboken: John Wiley & Sons; 2005.
23. Manoukian S, Manoukian S, Crolla JA, Mammoliti PMA, Testi MA, Zanini R, et al. Bilateral preaxial polydactyly in a WAGR syndrome patient. Am J Med Genet. 2005;134(4):426-9.
24. Kawase E, Tanaka K, Honna T, Azuma N. A case of atypical WAGR syndrome with anterior segment anomaly and microphthalmos. Arch Ophthalmol. 2001;119(12):1855-6.
25. Turleau C, de Grouchy J, Tournade M, Gagdanoux M, Junien C. Del 11p/aniridia complex: report of three patients and review of 37 observations from the literature. Clin Genet. 1984;26(4):356-62.
26. Breslow NE, Norris R, Norkool PA, Kang T, Beckwith JB, Perlman EL, et al. Characteristics and outcomes of children with the Wilms tumor-aniridia syndrome: a report from the National Wilms Tumor Study Group. J Clin Oncol. 2003;21(24):4579-85.
27. Termine C, Cristiano Termine, Parigi G, Rossi M, Romano P, Balottin U. WAGR syndrome: is the 'R' Always justified? Clin Dysmorphol. 2007;16(1):69-70.
28. MedQuest 2003. The results of a survey of 50 patients with WAGR syndrome. Published online: www.WAGR.org.
29. Gessler M, Konig A, Moore J, Qualman S, Arden K, Cavanee W, et al. Homozygous inactivation of WT1 in a Wilms´tumor asso-

ciated with WAGR syndrome. Genes Chromosome Cancer. 1993; 7(3):131-6.
30. Mutto R, Yamamori S, Ohashi H, Osawa M. Prediction by FISH analysis of the occurrence of Wilms tumor in aniridia patients. Am J Med Genet. 2002;108(4):285-9.
31. Rangercroft L, O'Donell B. Wilms' tumor and associated congenital anomalies. Ir J Med Sci. 1980;149:191-3.
32. Breslow NE, Takashima JR, Ritchey ML, Stroong LC, Green DM. Renal failure in the Danys-Drash and Wilms' tumor-aniridia syndromes. Cancer Res. 2000;60(15):4030-2.
33. Mansour S, Hall CM, Pembrey ME, Young ID. A clinical and genetic study of campomelic dysplasia. J Med Genet. 1995;32(6): 415-20.
34. Wright E, Hargrave MR, Christiansen J, Cooper L, Kun J, Evans T, et al. The Sry-related gene SOX9 is expressed during chondrogenesis in mouse embryos. Nat Genet. 1995;9(1):15-20.
35. Houston CS, Opitz JM, Spranger JW, Macpherson RI, Reed MH, Gilbert FE, et al. The campomelic syndrome: a review, report of 17 cases and follow-up on the currently 17 year-old boy first reported by Maroteaux in 1971. Am J Med Genet. 1983;15(1):3-28.
36. Quan L, Smith DW. The VATER association. J Pediatr. 1973; 82(1):104-7.
37. Botto LD, Khoury MJ, Mastroiacovo P, Castilla EE, Moore CA, et al. The spectrum of congenital anomalies of the VATER association: an international study. Am J Med Genet. 1997;71(1):8-15.
38. Garcia-Barcelo M-M, Wong KK, Lui VC, Yuan Z, So M, Ngan ES, et al. Identification of a HOXD13 mutation in a VACTERL patient. Am J Med Genet. 2008;146A(24):3181-5.
39. Hall BD. VATER association. In Cassidy SB, Allanson JE,eds. Management of Genetic Syndromes, 2nd ed. Hoboken: John Wiley & Sons; 2005.
40. Ragan DC, Casale AJ, Rink RC, Cain MP, Weaver DD. Genito-urinary anomalies in the CHARGE association. J Urol. 1999; 161(2):622-5.
41. Martin DM, Sheldon S, Gorski JL. CHARGE association with choanal atresia and inner ear hypoplasia in a child with a de novo chromosome translocation t(2;7)(p14;q21.11). Am J Med Genet. 2001;99(2):115-9.
42. Vissers LE, van Ravenswaaij CM, Admiraal R, Hurst JA, de Vries BBA, Janssen IM, et al. Mutations in a new member of the chromodomain gene family cause CHARGE syndrome. Nat Genet. 2004;36(9):955-7.
43. Kim HG, Kurth I, Lan F, Meliciani I, Wenzel W, Eom SH, et al. Mutations in CHD7, enconding a chromatin-remodeling protein, cause idiopathic hypogonadotropic hypogonadism and Kallmann syndrome. Am J Hum Genet. 2008;83(4):511-9.
44. Pagon RA, Graham JM, Zonana J, Yong SL. Coloboma, congenital heart disease and choanal atresia with multiple anomalies: CHARGE association. J Pediatr. 1981;99(2):223-7.
45. Oley CA. CHARGE association. In Cassidy SB, Allanson JE, eds. Management of Genetic syndromes. 2nd ed. Hoboken: John Wiley & Sons; 2005.
46. Tellier AL, Cormier-Daire V, Abadie V, Amiel J, Sigaudy S, Bonnet D, et al. CHARGE syndrome: report of 47 cases and review. Am J Med Genet. 1998;76(5):402-9.
47. Pinto G, Abadie V, Mesnage R, Blustajn J, Cabrol S, Amiel J, et al. CHARGE syndrome includes hypogonadotropic hypogonadism and abnormal olfactory bulb development. J Clin Endocrinol Metab. 2005;90(10):1-5626.
48. Burke LW. Female genital system. In Human Malformations and Related Anomalies. New York: Oxford University Press; 2006.

Diferenciação Sexual Diferente – Novos Paradigmas

Durval Damiani
Leandra Steinmetz
Manoel Carlos Pietro Velhote

INTRODUÇÃO

O interesse sobre os processos que comandam a diferenciação sexual normal data de muitos séculos, tendo-se levantado várias hipóteses, tanto por leigos como por cientistas, e muitas delas têm sido mantidas até como uma espécie de tabu, que se propaga de geração em geração. Por se tratar de um processo que preserva a espécie, a Natureza desenvolveu vários mecanismos até como proteção da fertilidade: se não há fertilidade, extingue-se a espécie!

Por se tratar de um processo complexo e, ainda hoje, não completamente compreendido, é compreensível que erros possam ocorrer e uma criança, inicialmente "programada" para nascer em determinado sexo, possa nascer com uma genitália atípica, não totalmente identificada com o sexo para o qual foi "projetada". Claro que o impacto de um evento desses é enorme para a família que espera que nasça um menino ou uma menina.

Podemos dizer que todos nós temos diferentes "sexos": o fenotípico (que é a apresentação externa de nosso corpo), o gonadal (testículo, ovário), o genético ou cariotípico (46,XX ou 46,XY), que tendem a convergir para um só. Ou seja, na grande maioria dos casos, um menino nasce com sua genitália masculina, testículos, com um cariótipo 46,XY e uma menina nasce com sua genitália feminina, ovários e um cariótipo 46,XX. Uma criança em cada 4.500 nascidas vai apresentar alguma alteração dessa "fórmula" básica e teremos uma situação em que esses vários "sexos" não coincidem. Trata-se de um estado intersexual, nomenclatura abolida em 2006 na Convenção de Chicago e substituída por DSD (*disorder of sex development*)[1] e que posteriormente se sugeriu substituir por DSD (*diferenciação sexual diferente*). Isso para não estigmatizar o paciente portador de alguma alteração no seu desenvolvimento sexual.

Ao lado de uma característica física de sexo desenvolve-se a identidade de gênero que é a forma como o indivíduo, independentemente de seu fenótipo, sente-se em relação a seus pares. Um indivíduo com sexo masculino pode sentir-se como pertencente ao gênero feminino e vice-versa, o que configura uma incongruência de gênero (já designada como distúrbio de indentidade de gênero – DIG, transexualismo, disforia de gênero).

A evolução dos conhecimentos sobre a determinação gonadal (o caminho que vai desde uma gônada indiferenciada até um testículo ou um ovário) e a diferenciação sexual (que ocorre a partir da gônada já diferenciada, levando às características fenotípicas daquele sexo em particular) tem permitido um conhecimento mais aprofundado sobre o que ocorre em situação normal e em situações que culminam em DSD. Conhecer a etiologia do processo permite, em muitos casos, melhor possibilidade de tomada de decisão condizente com a programação inicial dessa criança, permitindo que ela cumpra seu papel social no sexo de criação escolhido.

Nas décadas de 1960-1980, muito peso foi dado para o "sexo social", acreditando-se que, em qualquer situação, quem vai determinar o comportamento sexual desse indivíduo é o meio em que ele é criado e os valores que lhe são transmitidos[2]. Com o passar do tempo, no entanto, verificou-se que as coisas não eram tão simples como pareciam...

Ao lado disso, as morbidades relacionadas a um diagnóstico de DSD não podem ser desprezadas, especialmente quando se trata de DSD 46,XY, já que os riscos de tumores gonadais aumentam nesse grupo de pacientes.

Quando um endocrinologista pediátrico é chamado para avaliar uma criança com genitália atípica, a grande preocupação é se não se trata de alguma condição que ameace agudamente a vida dessa criança (por exemplo, uma hiperplasia congênita de suprarrenal perdedora de sal) e qual o diagnóstico etiológico dessa atipia genital. Quando se chega a um diagnóstico etiológico (que muitas vezes não é obtido!), a preocupação seguinte é qual o sexo de criação a ser recomendado para essa criança. Nesse aspecto em particular, os conceitos têm mudado bastante...

DETERMINAÇÃO GONADAL E DIFERENCIAÇÃO SEXUAL

A determinação gonadal refere-se ao caminho desde a gônada indiferenciada ao seu destino final: testículo ou ovário. A partir daí, ocorre a diferenciação sexual, onde as transformações físicas inerentes ao sexo masculino ou feminino vão se estabelecer.

Uma complexa rede de fatores genéticos e hormonais entra nas várias fases desses processos e a investigação clínico-laboratorial desses pacientes com DSD tem evoluído muito e permitido diagnósticos etiológicos mais seguros e os mecanismos mais íntimos desse intrincado processo têm, a cada dia, sido mais bem compreendidos. Ainda não conhecemos todos os passos desses processos, mas evoluímos muito na última década e a tendência é que façamos diagnósticos etiológicos precisos na maioria dos casos. Algumas situações, ainda hoje, não permitem a caracterização etiológica e isso vale especialmente nas DSD 46,XY, em que cerca de 50% dos casos não são esclarecidos (ver detalhes desses processos em outros capítulos deste livro).

COMUNICAÇÃO ENTRE EQUIPE MÉDICA E PACIENTE

Por muito tempo, as decisões sobre o destino do paciente com DSD estavam exclusivamente nas mãos da equipe médica, particularmente nas mãos do médico. A partir da década de 1990, pacientes com DSD passaram a reivindicar seu direito de interferir nas decisões sobre o sexo de criação, retirada ou não das gônadas, correção da genitália externa.

Na prática, essas mudanças incluíram maior atenção às demandas dos pacientes e dos seus familiares, posposição de cirurgias antes feitas precocemente, o que permite observar o desenvolvimento e, eventualmente, aguardar até que a voz do paciente possa ser ouvida. Isso inclui esforços para compreender a criança e o adolescente dentro de seu contexto sociocultural e não focar a prática apenas nos aspectos físicos da genitália externa e no desenvolvimento de comportamentos predominantemente em relação à função sexual e reprodução[3].

Embora a educação sexual geral seja mais disseminada hoje, muitas pessoas têm compreensão limitada do intrincado processo de diferenciação sexual e dos fatores genéticos, gonadais e hormonais que podem alterar esse processo. A maioria dos pais veem o parto com expectativas de ter um menino ou uma menina e a questão mais frequente após o nascimento é: menino ou menina?

Muitos casais já sabem o sexo da criança em um momento precoce da gravidez, via ultrassom e, às vezes, o ultrassom já revela alguma atipia genital que pode ser avaliada, no pré-natal, por meio do estudo do DNA livre no sangue materno (cffDNA – *cell-free fetal DNA*). Isso vai aumentar o número de discrepâncias entre os achados ultrassonográficos e os de biologia molecular pré-natal[4].

Em muitos casos, a decisão inicial da equipe médica ocorre antes mesmo que informações críticas estejam disponíveis, de forma que a decisão médica sobre a criança é, na melhor das hipóteses, incerta. Comunicar informação diagnóstica precisa para a criança/adolescente com DSD envolve um balanço cuidadoso entre informação médica complicada com a necessidade de suporte da identidade do paciente e do senso de si próprio.

Estratégias de comunicação[5]

Normalize a situação – DSD não é uma condição incomum e a equipe médica deve ser experiente e já ter acompanhado numerosos casos até a vida adulta. Explique à família o que é conhecido e o que ainda é desconhecido no caso particular de sua criança. O fato de os pais e as crianças/adolescentes saberem que a equipe médica vê com frequência casos como o dessa família traz muito conforto e segurança para seguir as recomendações. Claro que a implicação imediata dessa recomendação é que toda criança com DSD deve ser avaliada por uma equipe médica que tenha experiência nesse tipo de caso e a referência a um centro especializado minimiza danos eventuais ao paciente e à família.

Revise com a família/paciente o que eles sabem a respeito do problema em questão e veja quais as dúvidas mais prementes que eles têm. Ouça o que os pais e os pacientes têm a dizer. No curso de uma investigação de DSD, a família passa por vários serviços, várias informações são dadas, algumas corretamente, mas outras, incorretamente, de modo que muitas dúvidas persistem em todos eles e é importante que se sintam confiantes para expressá-las e esclarecer eventuais informações que não são adequadas ao caso específico. Em nossa experiência, é comum, após várias conversas com os familiares, um outro médico da equipe perguntar o que eles sabem a respeito de sua criança e a resposta é, frequentemente, que não sabem nada! Na verdade, eles querem ouvir de novo e avaliar se a informação dada por esse novo membro da equipe está de acordo com o que já ouviram antes.

Eduque sobre o desenvolvimento sexual – mesmo antes de se ter um diagnóstico etiológico (o que nem sempre ocorre), discutir com a família os processos de diferenciação sexual ajuda muito. É importante que eles vejam que ambos os sexos têm um início em comum e não é difícil que o processo não se concretize inteiramente, gerando uma atipia genital. Mostrar figuras com o desenvolvimento no sexo masculino e feminino torna a compreensão mais fácil e permite entender as dificuldades que temos para chegar a um diagnóstico etiológico, em muitos dos casos.

Divida abertamente as informações médicas – houve um tempo em que o "conhecimento sobre o assunto" ficava com o médico e sua equipe e a família não participava desse processo. Repartir a informação com a família ajuda a entender e a aceitar as sugestões da equipe médica. A família e, quando possível, o paciente devem ser ouvidos também. Quanto mais completo for o conhecimento por parte de todos os "atores" desse processo, melhor. A equipe médica deve discutir o caso antes de conversar com a família, pois informações desencontradas por parte da equipe médica causa insegurança a todos. O uso da terminologia também deve ficar acertado: enquanto não definirmos o sexo de criação, termos que conotem um determinado sexo devem ser evitados, pois isso é tomado por quem ouve como uma definição de sexo de criação. Dessa forma, termos como gônadas (e não testículo ou ovário), falus ou falo (e não pênis ou clitóris) devem ser utilizados. Referir-se ao paciente como a "criança" ou o "bebê" em vez de "ele" ou "ela" não define o sexo de criação. Esses pequenos detalhes fazem grande diferença nessa difícil conversa com os pais.

Revisar os achados até o momento, incluindo testes genéticos, órgãos internos e externos, função hormonal, implicações em relação à fertilidade e à função sexual, bem como analisar as áreas de incerteza e a necessidade de mais testes colocam a família dentro do "time médico" e os fazem participar ativamente das decisões. Lembrar sempre das implicações psicossociais, emocionais e sobre o desenvolvimento cognitivo da criança e sempre responder às questões referentes à orientação sexual e à identificação de gênero, frequentemente levantadas pelos familiares, dá confiança e diminui seu grau de ansiedade. Sempre deixar uma porta aberta para discussão de eventuais dúvidas, deixando com a família um contato de alguém da equipe que pode sanar dúvidas conforme vão aparecendo.

Cada família é única e é preciso respeitar a maneira como cada um quer receber as informações: alguns preferem que se diga tudo que se sabe sobre o paciente, imediatamente, enquanto outros preferem que as informações vão sendo passadas gradualmente, dando tempo para "digeri-las". Cabe ao médico e à equipe perceber com que tipo de familiares estão lidando.

Repita as informações quantas vezes se fizer necessário. É comum, após algumas reuniões, perguntarmos ao familiar o que ele sabe sobre o problema de sua criança e a resposta é que ele não sabe nada! Na verdade, ele quer que repitemos o que já foi dito para se certificar que a informação se repete e é confiável.

Gere alguns *scripts* de comunicação – como falar com os outros sobre o problema? Muitos pais e pacientes ficam relutantes em **como** e até mesmo **se** devem falar com outros a respeito do problema. É necessário treinar com a família e/ou com o paciente um modo confortável de responder às perguntas que fatalmente virão. Nos primeiros dias de vida da criança, as questões dos familiares e dos amigos sobre o que ocorre com a criança e qual o sexo do bebê são comuns e isso embaraça enormemente os pais, que não sabem o que dizer. Estabelecer um tipo de resposta com a qual os pais se sintam confortáveis e treinar com eles esse tipo de postura diminui sua ansiedade e ajuda na evolução do caso. Jovens com DSD lutam com as diferenças na aparência física e com as variações no desenvolvimento, o que levanta preocupações sobre como eles são percebidos e aceitos pelos pares e parceiros em potencial. Eles precisam ser preparados para responder perguntas sobre ausência escolar devido a consultas médicas e a exames laboratoriais, diferenças no desenvolvimento sexual e eventuais limitações à fertilidade. É importante trabalhar com cada um sobre suas questões em particular, preparando-os para respondê-las. Uma vez que o diagnóstico esteja estabelecido, ligar-se a grupos de suporte pode ser útil, mas é uma decisão do paciente e da família fazer esse tipo de aproximação.

ESCOLHA DO SEXO DE CRIAÇÃO

Em primeiro lugar, uma questão de terminologia: sexo de criação ou gênero de criação?

No momento em que vemos uma criança com genitália atípica, todos os esforços são feitos para a obtenção de um diagnóstico etiológico, o que, em bom número de casos, não é factível. Então buscamos avaliar em qual sexo conseguiríamos maior funcionalidade para esse indivíduo.

Nesse momento, não falamos em identidade de gênero, já que ela não se desenvolveu ainda e, até certo ponto, independe da morfologia genital externa. Então, parece que a melhor terminologia para essa atribuição inicial de sexo é mesmo sexo de criação e não gênero de criação.

A identidade de gênero nem sempre se alinha aos sexos genético (46,XX ou 46,XY), gonadal (ovários, testículos) ou anatômico. Da mesma forma, a atração sexual para homem, mulher ou ambos é difícil de predizer a partir do sexo anatômico. Tal discordância entre sexo, identidade de gênero e orientação sexual ilustra as dificuldades enfrentadas pela equipe médica para decidir sobre o sexo de criação.

Em certa fase, foram muito valorizados o aspecto externo da genitália e a possibilidade de correção para um determinado sexo de criação, que seria escolhido. Dessa forma, dizia-se que o tamanho peniano e o posicionamento do meato uretral eram os fatores determinantes para se escolher o sexo masculino como sexo de criação. Uma hipospadia perineal e um falo muito reduzido eram fortes indicações para se optar pelo sexo feminino. Para a opção se voltar ao sexo masculino era necessário que o falo tivesse condições de ser levado a um pênis funcionante e o meato uretral deveria ser posicionado na ponta do falo, permitindo que a criança, no sexo masculino, pudesse urinar em pé.

As decisões sobre o sexo de criação em RN com DSD são complexas e desafiadoras, especialmente para os DSD 46,XY com subvirilização. Uma explicação direta e ampla sobre o que esperar com relação ao futuro desenvolvimento social da criança, função sexual, fertilidade e necessidade de tarapia de substituição hormonal e/ou cirurgia deve ser dada aos familiares antes da decisão sobre o sexo de criação.

Em determinadas condições clínicas, podemos dizer que há uma "orientação preferencial" para determinado sexo de criação, mas cada caso deve ser avaliado individualmente.

Outro aspecto a ser lembrado é a possibilidade de fertilidade. Em algumas situações em que ocorre virilização de um feto feminino (com ovários, ductos internos femininos e genitália externa virilizada), a opção preferencial é "devolver" essa criança ao sexo para o qual ela foi programada (feminino): cariótipo 46,XX, ovários, ductos internos femininos e genitália externa atípica, em graus variados, indo desde uma leve virilização a um aspecto totalmente masculino. Isso acontece nas hiperplasias congênitas de suprarrenal por deficiência de 21-hidroxilase ou 11-hidroxilase, em situações de mutações em transportadores de elétrons, essenciais ao funcionamento de enzimas-chave na via de síntese de cortisol, como a deficiência de P450 oxidorredutase (POR) e nas situações em que ocorreu uma virilização fetal por uso de substâncias virilizantes pela mãe ou pela produção de andrógenos pela própria mãe (por exemplo, luteoma gravídico). No entanto, dependendo da idade da criança, pode-se ter instalado um "sexo social" masculino e a mudança para o feminino é desaconselhável. Por exemplo, uma criança que aos 7 anos de idade, criada como menino, com HCSR por deficiência de 21-hidroxilase, cariótipo 46,XX, útero, ovários e genitália externa totalmente masculina, já desenvolveu uma identidade de gênero para o sexo masculino torna a mudança para o feminino praticamente impossível.

Há casos, no entanto, em que essa identidade de gênero não está estabelecida mesmo em idade superior aos 3-4 anos (quando a criança já tem consciência de sua identidade de gênero) e, nesse caso, a opção pelo sexo de criação feminino se torna viável. Tivemos a oportunidade de acompanhar uma criança que, aos 11 anos de idade, com HCSR por deficiência de 21-hidroxilase (46,XX) não havia desenvolvido uma identidade de gênero: o pai a tratava como menino, e a mãe, como menina. Após o diagnóstico e a orientação para o sexo feminino, essa menina se adequou socialmente, passou a namorar um rapaz e se casou com ele.

Quando estamos diante de insensibilidade androgênica completa, por mutação no receptor androgênico, o fenótipo é feminino, cariótipo 46,XY, testículos podem ser encontrados em canal inguinal ou não (podem estar em posição intra-abdominal), não se desenvolvem derivados müllerianos e a vagina tem fundo cego. Há dados suficientes para criar essas meninas fenotípicas no sexo feminino e, na vida adulta, apresentam uma identidade de gênero feminina. Há, no entanto, raros casos em que ocorre o desenvolvimento de uma identidade de gênero masculina. A conduta com relação aos testículos tem variado segundo os grupos: alguns fazem precocemente a remoção das gônadas e outros as mantêm até a puberdade. Costumávamos, em nosso Grupo, remover precocemente as gônadas, mas, ultimamente, temos preservado ambos os testículos e isso permite que a puberdade se inicie (a produção de testosterona leva à conversão a estradiol, que promove o desenvolvimento mamário e as características iniciais de puberdade no sexo feminino). Por outro lado, a manutenção da gônada pode deixar em aberto a possibilidade de fertilidade.

Nas disgenesias gonadais puras 46,XY, também ocorre um fenótipo feminino e essas crianças são criadas no sexo feminino, com boa adaptação.

Já na DSD 46,XY com deficiência de 5-alfa-redutase ou 17-beta-hidroxiesteroide desidrogenase tipo 3, os dados são menos claros e há forte possibilidade de haver uma opção pelo gênero masculino na puberdade, se essas crianças forem criadas no sexo feminino.

A exposição androgênica em vida intrauterina é o melhor preditor do desenvolvimento de uma identidade de gênero masculina do que a exposição androgênica mais tardiamente. A ideia de que um recém-nascido tem um gênero neutro também não se sustenta. Essa compreensão das influências endócrinas sobre o desenvolvimento psicossocial se traduz na prática clínica. Antes de 1990, apenas 35% das crianças com atipia genital e cariótipo 46,XY eram criadas no sexo masculino, enquanto após 1999 68% dessas crianças eram criadas no sexo masculino[6].

A incongruência entre o cariótipo e o sexo de criação cria forte estresse nos pais e familiares e, em certas condições, a decisão preferencial de sexo de criação será o feminino em um indivíduo 46,XY (insensibilidade completa a andrógeno por exemplo) ou o masculino em uma criança com 46,XX (DSD ovotesticular, por exemplo) e isso deve ser cuidadosamente explicado aos pais, enfatizando que o cariótipo é apenas um dos elementos que utilizamos para chegar ao diagnóstico etiológico e, por consequência, escolher um sexo de criação.

DSD ovotesticular – nessa condição clínica, em que coexistem tecidos ovariano e testicular, em geral há desenvolvimento de derivados müllerianos (útero) no lado em que existe tecido ovariano e a genitália externa apresenta vários graus de atipia. A maioria de nossos pacientes apresenta a combinação ovário + ovotéstis (uma gônada que tem tecidos testicular e ovariano). Em geral, são pacientes em que o tecido ovariano tende a ser preservado, com capacidade de produção hormonal e mesmo de fertilidade. Por outro lado, o tecido testicular tende a ser disgenético. A maioria dos pacientes (60%) apresenta cariótipo 46,XX.

A opção preferencial de sexo de criação é feminina, tentando-se preservar o tecido ovariano: se houver ovotéstis, tenta-se preservar a porção ovariana da gônada, e se for um ovário, deixa-se a gônada e remove-se o testículo contralateral ou a porção testicular do ovotéstis contralateral. Com isso, é possível manter-se a progressão puberal no sexo feminino e inclusive a fertilidade.

Nos casos em que o sexo social já esteja instalado e é masculino, deixa-se o tecido testicular, mas extrema vigilância é necessária, já que essas gônadas têm algum potencial de malignidade. Nos casos de cariótipo 46,XX (a maioria das DSD ovotesticulares) e com SRY negativo (a maioria dos casos DSD ovotesticular 46,XX), o risco de malignização é menor, mas, em casos da presença de cromossomo Y, o risco aumenta e a vigilância deve ser redobrada.

DSD testicular – antigamente chamado de "homem XX", essa condição apresenta, em geral, o mosaicismo 45,X/46,XY, o que confere aos pacientes alguns estigmas turnerianos (baixa estatura, pescoço alado, cúbito valgo) e, de um lado, desenvolve-se testículo (que pode ser disgenético), e do outro, banda fibrosa (*streak*) muito semelhante à gônada em fita encontrada na síndrome de Turner. A apresentação clínica desses pacientes é de uma genitália assimétrica, em que se palpa testículo em um lado (daí o nome alternativo antigo de "disgenesia gonadal assimétrica"), e o aspecto geral é ambíguo, mas tendendo mais a uma genitália masculina. Com certa frequência, o útero está presente, do lado do *streak*, e pode ser normal ou hemiútero, com trompa desse mesmo lado.

Se a opção for para o sexo feminino, tanto o *streak* quanto o testículo deverão ser removidos, preserva-se o útero e procede-se à correção da genitália externa ao sexo feminino. Já na opção a sexo masculino, o *streak* deve ser removido (em presença de cromossomo Y há risco de malignização) e o testículo é mantido, mas com estrita vigilância, pois é uma gônada disgenética e também corre o risco de malignização em idade futura.

DSD disgenético – nas disgenesias 46,XY completas (síndrome de Swyer), o fenótipo é feminino e a opção de sexo de criação é feminina, removendo-se as gônadas pelo risco de malignização (gônada disgenética com cromossomo Y).

Na síndrome de Turner (disgenesia gonadal com cariótipo 45,X e variantes), não há problema na atribuição do sexo de criação, já que são, fenotipicamente, meninas. A retirada da gônada disgenética (*streak*) depende da presença ou não de cromossomo Y ou de fragmentos de Y. Quando presentes, a retirada da gônada é mandatória. Lembrar que toda criança com síndrome de Turner deve ter a investigação da presença de fragmentos de Y (FISH).

Na síndrome de Klinefelter (47,XXY) não há problema de atribuição de sexo de criação, que é masculino. Os problemas da disgenesia gonadal vão surgir em época de puberdade, quando os testículos tendem a ter seus túbulos hialinizados e com pouca produção de testosterona, que é capaz de iniciar a puberdade masculina, mas, em geral, não é capaz de mantê-la, sendo necessário doses adicionais de testosterona nessa fase. Quanto à fertilidade, muitos desses pacientes podem vir a ser férteis, por meio de procedimentos de retirada de espermatozoides para fertilização *in vitro*.

Já nas disgenesias gonadais puras tipo 46,XX, a gônada é um *streak*, a genitália externa é feminina e não há risco de malignização, já que não se encontra cromossomo Y ou algum fragmento de Y. Nesse caso, a gônada não precisa ser removida e a criança é criada no sexo feminino.

O problema maior ocorre nas disgenesias gonadais parciais em indivíduo 46,XY. Nesses casos, a genitália externa apresenta graus variados de atipia, os testículos são disgenéticos e há presença de cromossomo Y, o que aumenta o risco de malignização gonadal. A escolha do sexo de criação, a depender do grau de atipia genital, fica muito complicada e não há conduta "ideal" nesses casos, que vai depender de um julgamento da equipe médica multidisciplinar, juntamente com os familiares, colocando-se claramente o que pode ocorrer com cada opção. São os casos mais difíceis de decisão sobre o sexo de criação.

De forma geral, tende-se a levar a criança para o sexo masculino, mas tudo depende do grau de atipia genital e das possibilidades de uma correção anatômica que permita atividade sexual.

PROCEDIMENTOS CIRÚRGICOS

Ao lado das correções estéticas para se adequar o aspecto geral da genitália ao sexo de criação escolhido, há alguns detalhes que, se não forem bem resolvidos, acarretam sofrimento e desconforto extremo ao paciente. Uma dessas condições refere-se às hipospadias. Para um menino, a impossibilidade de urinar em pé cria sérios problemas psicológicos e psicossociais. Assim, uma correção adequada e precoce da hipospadia deve ser realizada por cirurgião experiente nesse tipo de procedimento.

Outro aspecto é a correção de uma genitália externa virilizada que, na menina, cria enormes constrangimentos. Esses dois aspectos serão abordados a seguir.

Como corrigir a hipospadia?

Hipospadia é a abertura anômala, mais proximal, da uretra. Dependendo da sua posição no falo, é classificada de proximal, mediopeniana ou distal. Pode ou não estar associada a uma curvatura ventral de maior ou menor grau, decorrente do desenvolvimento incompleto da uretra, substituída por cordão fibroso (corda venérea ou *chordee*).

Recomenda-se que as hipospadias devem estar completamente corrigidas antes dos 3 anos de idade. Usualmente, inicia-se a correção cirúrgica entre 6 meses e 1 ano de idade.

O cirurgião dispõe de várias técnicas de correção que, ao fim de uma ou várias cirurgias, reconstrói o pênis com pouca ou nenhuma curvatura residual, com meato posicionado distalmente compatível com uma micção dirigida e capaz de manter relações sexuais.

As hipospadias mais proximais, infelizmente, comprometem o tamanho e o volume do órgão. Quando o pênis não responde bem a andrógenos, essa é uma limitação que deverá ser aceita pelos pacientes como uma situação sem solução ideal.

Como resolver uma genitália virilizada, por exemplo, em meninas com hiperplasia congênita de suprarrenal por deficiência de 21-hidroxilase?

O grau de virilização do genital da menina acometida de HCSR varia desde um clitóris levemente aumentado com vagina normal, até um grau extremo de virilização, com um falo masculino e o meato uretral na ponta do falo.

Na maioria das vezes, o clitóris está bastante aumentado e a abertura da vagina parcialmente fechada pela persistência do seio urogenital não totalmente reabsorvido.

A correção cirúrgica visa obter uma redução do tamanho do clitóris e propiciar abertura ampla da vagina, que permita, após a puberdade, a possibilidade de manter relações sexuais satisfatórias

Na clitoroplastia procura-se diminuir a glande do clitóris para seu tamanho normal, esvaziando e ressecando parcialmente os corpos cavernosos até sua bifurcação junto ao púbis, porém mantendo-se a irrigação e a inervação do clitóris pela manutenção do feixe vasculonervoso dorsal. Modelam-se e criam-se com os tecidos de vizinhança os grandes e pequenos lábios.

Quando a abertura vaginal é muito estreita, faz-se no mesmo tempo que a clitoroplastia uma colpoplastia. Nessa fase não se procura a correção total da abertura da vagina, mas sim permitir o livre fluxo da micção, evitando as infecções urinárias.

Normalmente, roda-se um retalho cutâneo perineal que será levado até cerca da posição do hímen, se possível deixando exposto o meato uretral, normalmente um pouco hipospádico.

Introitos vaginais relativamente estreitos costumam, na puberdade, sob ação hormonal ampliar naturalmente seu calibre sem nenhuma intervenção. Não raro na adolescência algum procedimento ou dilatação são necessários.

DIFICULDADES DE COMUNICAÇÃO

Conversar com adolescentes é sempre complicado por estarmos lidando com pessoas em fase de transição, que em geral apresentam muitas dúvidas sobre si mesmos. Quando há DSD envolvida, as dificuldades ficam ainda maiores.

Como discutir o aspecto do cariótipo que não se encaixa com seu sexo de criação?

É importante, desde o início do atendimento de uma criança com DSD, que se explique claramente aos familiares e à própria criança quando ela tem idade para compreender o que significa cada item que está sendo avaliado na investigação etiológica de uma DSD.

Costumamos iniciar a investigação com o cariótipo, que informa sobre o "plano inicial" para essa criança: uma criança com cariótipo 46,XY foi programada inicialmente para ser menino e uma com cariótipo 46,XX foi programada para ser menina. No entanto, o caminho desde essa programação inicial até se completar todo o processo é longo e passa por numerosas etapas, de modo que não é o cariótipo que vai, em última análise, decidir sobre o sexo de criação dessa criança. Isso deve ser cuidadosamente explicado para que não se fique com a ideia de que essa criança tem um "sexo oculto", que acaba virando um fantasma na vida da criança/adolescente e da família.

Um exemplo bastante ilustrativo são as crianças que apresentam insensibilidade completa a andrógenos (DSD 46,XY) e que nascem fenotipicamente femininas e, criadas no sexo feminino, não tendem a apresentar incongruência de gênero na vida adulta, ou seja, têm boa identificação no gênero feminino (ver item "Disforia de gênero em DSD"). De forma análoga, em DSD testicular, o cariótipo é 46,XX e a maioria dessas crianças nasce com genitália masculina normal e é criada no sexo masculino com identidade de gênero masculina. O problema da infertilidade surge, evidentemente, mais tarde e, muitas vezes, aí se faz o diagnóstico que jamais fora suspeitado em idade anterior.

Como conversar sobre questões de fertilidade?

Muitas crianças, adolescentes ou adultos jovens com DSD enfrentam problemas relacionados à fertilidade futura. Este é um aspecto que, há alguns anos, nem era ventilado com as famílias, mas ultimamente tem feito, felizmente, parte das discussões com os familiares. Os problemas relacionados à fertilidade futura podem ser devidos a:

1. Variações no desenvolvimento no trato reprodutivo e nas gônadas.
2. Gonadectomia profilática realizada por risco de doença maligna.
3. Insuficiência gonadal progressiva.
4. Terapia de reposição hormonal.

Algumas crianças/adolescentes com DSD podem ser candidatas à preservação gonadal, incluindo criopreservação de tecido gonadal. Outras podem não ter potencial biológico de fertilidade, dentro das limitações atuais da tecnologia de reprodução assistida.

Algumas condições englobadas como DSD apresentam potencial de fertilidade, como síndrome de Klinefelter, síndrome de Turner, hiperplasia congênita de suprarrenal, DSD ovotesticular (hermafroditismo verdadeiro). No entanto, em várias outras condições, o potencial de fertilidade não é completamente definido. Condições com potencial de fertilidade desconhecido levam a estresse, confusão e dificuldade para propor tratamentos que podem afetar a futura fertilidade[7].

Em estudo com pais de crianças portadoras de diferentes etiologias de DSD, a preocupação com fertilidade apareceu na maioria deles, tanto no momento do diagnóstico, como no decurso da investigação e acompanhamento clínico. As crianças tinham uma variedade de condições que levavam à DSD, tais como disgenesia gonadal mista, hiperplasia congênita de suprarrenal, hermafroditismo verdadeiro, insensibilidade completa a andrógenos, mosaicismos de Turner, Mayer-Rokitansky-Kuster-Hauser, disgenesias gonadais 46,XY não especificadas.

Em estudo com mulheres entre 14 e 19 anos, portadoras de DSD, as questões que apareceram foram: incerteza sobre a fertilidade futura, adoção e preocupação de passar aos filhos as doenças que elas apresentavam[8].

A opção de preservação da fertilidade em crianças e jovens com DSD é recente, há pouca literatura a respeito e há ainda muitas questões a serem resolvidas.

Historicamente, os especialistas têm recomendado que o potencial de fertilidade seja considerado quando se fazem decisões sobre a atribuição de sexo de criação e no momento da cirurgia.

Embora infertilidade seja comum em muitas etiologias de DSD, muitos portadores de condições como DSD ovotesticular, insensibilidade parcial a andrógenos, deficiência de 5-alfa-redutase têm conseguido ter filhos biológicos e, em hiperplasia congênita de suprarrenal, é comum a preservação da fertilidade. Preservação da fertilidade tem sido conseguida em pacientes com síndromes de Klinefelter e Turner[7].

O estudo de preservação de fertilidade tem sido mais desenvolvido em pacientes neoplásicos. Um *guideline* com recomendações-padrão para pacientes com DSD é necessário e poderia melhorar o cuidado desses pacientes e responder às demandas dos seus pais. Evitaríamos as queixas dos pais de nunca terem discutido com sua equipe médica o tema de fertilidade quando a criança tinha pouca idade, oferecendo eventuais opções para preservá-la. A criação de um *guideline* daria um instrumento lembrando os clínicos que falam de fertilidade com seus pacientes com DSD para não assumirem que todos serão heterossexuais e que todos têm o desejo de terem filhos biológicos, pontos enfatizados pelas mulheres estudadas por Sanders[8].

MORBIDADE EM DSD

Há muitas razões por que um indivíduo com DSD 46,XY pode apresentar várias morbidades, incluindo hipogonadismo, reposição irregular de hormônios sexuais, cirurgia genital e gonadectomia. A morbidade geral e a mortalidade em mulheres DSD 46,XY são aumentadas, comparadas a pessoas não afetadas pela DSD. A reduzida densidade mineral óssea em pacientes gonadectomizados com insensibilidade completa a andrógenos (CAIS) é maior quando comparamos com indivíduos sem DSD ou mesmo com CAIS em que a remoção dos testículos ocorreu em idade posterior. Mesmo mulheres com disgenesia gonadal 46,XY que sofreram virilização parcial podem apresentar densidade mineral óssea normal[9].

Mulheres com CAIS apresentam prevalência aumentada de obesidade, resistência à insulina e dislipidemia, atribuídas ao defeito de sinalização do receptor androgênico. Já a ocorrência de problemas circulatórios, incluindo doença cardíaca isquêmica, não tem sido documentada em mulheres com DSD 46,XX[10].

O câncer gonadal é outra preocupação em pacientes com disgenesia gonadal, e a presença de cromossomo Y, especialmente na região GBY (*gonadoblastoma on the Y*), com o gene *TSPY* aumenta o risco tumoral (*testis-specific protein in the Y chromosome*). Tumores de células germinativas (seminoma/disgerminoma e não seminomas) podem ocorrer nessas gônadas, sendo a neoplasia de célula germinativa *in situ* e o gonadoblastoma os tumores não invasivos, benignos, mais comuns. No entanto, eles podem levar ao desenvolvimento de tumores de células germinativas invasivos.

Em geral, a mortalidade entre mulheres 46,XY e as controles é semelhante, embora com o risco aumentado de tumores gonadais nas primeiras. No caso dos homens com DSD 46,XY, atenção especial deve ser dada à morbidade cardiovascular, à tolerância alterada à insulina e à osteoporose. Nesses casos, o hipogonadismo pode ser a causa das complicações.

Os andrógenos promovem um efeito organizacional nas estruturas cerebrais, mas não é claro como esses hormônios influenciam o desenvolvimento de algumas condições psiquiátricas (depressão, adição a drogas e distúrbios alimentares). DSD 46,XY com insensibilidade completa a andrógenos ou disgenesia gonadal completa são mais propensas a episódios depressivos, somatização, personalidade antissocial e distúrbios obsessivo-compulsivos, comparadas a mulheres normais. Mais tendências suicidas são notadas em mulheres com insensibilidade parcial ou total a andrógenos. Além de fatores hormonais, ansiedade dos pais, variáveis associadas com a genitália atípica, infertilidade, intervenções cirúrgicas, não conformidade de gênero também contribuem com o aumento de estresse documentado nessas pacientes. Diagnóstico precoce e estilo de vida saudável reduzem problemas de saúde mental e física e devem ser perseguidos em todos os pacientes com DSD[10].

DISFORIA DE GÊNERO E DSD

A atribuição inicial de sexo e o gênero de criação continuam sendo os mais fortes preditores da identidade de gênero do adulto na população geral e na maioria dos indivíduos com DSD. No entanto, é impossível prever com certeza se o recém-nascido permanecerá no gênero designado. Apesar dessa incerteza, o objetivo ao decidir a atribuição como homem ou mulher é que seja consistente com a identidade de gênero adulta estabelecida. Os fatores a serem considerados ao aconselhar os pais quanto à atribuição de sexo incluem diagnóstico genético, estimativa da quantidade e duração da exposição a andrógenos no pré e pós-natal, expressão fenotípica, risco de malignidade gonadal, potencial de fertilidade e expectativa dos pais, juntamente com o contexto cultural.

Crenças comuns sobre atribuição de sexo em indivíduos com DSD mudaram profundamente nos últimos anos. Antes, acreditava-se que a identidade de gênero era completamente neutra ao nascimento e se desenvolvia no período pós-natal com a influência de fatores sociais, familiares e culturais. De acordo com essa teoria, em criança com DSD sem atipia genital, devido a uma cirurgia precoce e reposição hormonal na puberdade, esperava-se que a identidade de gênero se desenvolvesse de acordo com o sexo atribuído. Essa abordagem levava a designações de sexo precoce e correções cirúrgicas da genitália atípica de acordo com sexo designado. De fato, a atribuição de gênero era baseada, em parte, nos resultados cirúrgicos esperados e para "normalizar" a genitália atípica, permitindo um funcionamento sexual adequado no final da adolescência/idade adulta[11-13].

Uma das questões mais difíceis em uma criança com diagnóstico de DSD, particularmente no caso de genitais atípicos, é a atribuição de sexo mais apropriado e, de uma perspectiva dos pais, o gênero de criação. Para muitos autores, o objetivo principal em crianças com DSD é que a identidade de gênero seja consistente com o gênero atribuído ao nascimento, para evitar maior risco de disforia de gênero posterior[11].

Pacientes com DSD frequentemente experimentam incerteza em relação ao gênero que pode ser atribuída a questões sociais, percepções pessoais e sentimentos relacionados ao diagnóstico, à presença de genitália atípica ou à realização de cirurgia genital, além de aspectos biológicos ainda não bem definidos (hormônios, diagnóstico genético, desenvolvimento puberal atípico e atividade gonadal incerta). Essas incertezas podem confundir-se com o diagnóstico de disforia de gênero[11,12].

A questão de gênero na população com DSD é complexa. Muitos indivíduos se autodefinem como gênero fluído e muitos que apresentam disforia de gênero não procuram a transição de gênero até o final, convivendo com esse sofrimento a vida toda. Como as DSDs são raras, poucos estudos relacionados à identidade de gênero, expressão de gênero e orientação sexual nessa população foram publicados[13].

A diferenciação sexual dos órgãos genitais ocorre muito mais cedo no desenvolvimento (nos primeiros 2 meses de gravidez) do que a diferenciação sexual do cérebro (na segunda metade da gravidez), e esses dois processos podem ser influenciados independentemente, sendo que o grau de virilização do genital nem sempre reflete o nível de masculinização do cérebro[11,12].

A prevalência de disforia de gênero e de mudança de gênero é maior em pacientes com DSD do que na população geral, mas também não muito alta, e difere conforme a etiologia da DSD, mas o desconforto com o gênero atribuído é maior que o relatado pelos pacientes espontaneamente e precisa ser abordado em consulta de rotina[13-15].

Estudo multicêntrico publicado em 2018 mostrou incidência de 3% de disforia de gênero em pacientes com DSD contra 0,2-0,7% da população geral. Eles mostraram que a mudança de gênero foi mais comum em pessoas com cariótipo 46,XY que tiveram exposição a andrógenos no pré-natal e foram criadas como mulheres (8,6%) em relação às que foram criados como homens (2,6%)[14].

Dados da literatura mostram que dos pacientes 46, XX com HCSR, criados como mulheres, 2% deles fizeram a mudança de gênero, enquanto nos criados como homens essa porcentagem foi de 4%. Em DSD 46,XY, aspectos biológicos, como exposição precoce a andrógenos e diagnóstico etiológico, são preditores de adequação de identidade de gênero na vida adulta para algumas etiologias, enquanto a influência social é importante para outras.

Na síndrome de insensibilidade parcial aos andrógenos, a mudança de gênero foi relatada em 4% das pessoas criadas como mulheres e em 13% das pessoas criadas como homens. Já na síndrome de insensibilidade aos andrógenos completa, apenas 1% optou pela mudança de gênero. Em defeitos da síntese de testosterona, como deficiência de 5-alfa-redutase-2 e 17-beta-hidroxisteroide desidrogenase-3, a mudança de gênero ocorreu em aproximadamente 50% dos casos[14-17].

Em pacientes com HCSR, 46,XX, os estudos mostram que a maioria de mulheres criadas no sexo feminino se identificam como mulher e vivem em seu gênero atribuído, apesar de a expressão de gênero poder ser mais masculinizada. Apenas por volta de 5% apresenta disforia de gênero e aproximadamente 1/3 desses opta por viver no gênero masculino, geralmente após a adolescência. E esse número, embora pequeno, é muito maior que a população geral[12,18,19].

As questões de atribuição gênero ou redesignação de gênero no contexto de DSD são complexas e desafiadoras. Embora questões relacionadas à identidade de gênero tomem uma dimensão importante para o atendimento tanto de indivíduos com DSD como com incongruência de gênero, há divergências suficientes entre as necessidades médicas dessas populações para garantir programas clínicos multidisciplinares separados em alguns centros. É preciso prestar atenção às diferenças na idade de apresentação e histórico médico[11,13,20].

CONCLUSÕES

Atualmente, as condutas tomadas em relação a uma criança que nasça com genitália atípica diferem, em muitas situações, do que se fazia ou se acreditava há alguns anos. A ideia de que o ambiente social modela o gênero de criação, muito em voga após os trabalhos de Money nas décadas de 1960 e 1970, foi sendo modificada e não temos, no momento, instrumentos para aquilatar, com precisão, qual será o gênero assumido na vida adulta, independentemente do aspecto externo da genitália desses pacientes.

A percepção de que o sexo de criação atribuído não evita conflitos de identidade de gênero futuramente tem colocado mais cautela em decisões irreversíveis como gonadectomia ou amputação de um falo.

Ter a família e, quando possível, o próprio paciente como atores nessas difíceis decisões ajuda bastante e permite que se propicie aos nossos pacientes com DSD melhor qualidade de vida e melhor adaptação social.

O médico que é chamado para avaliar uma criança com atipia genital tem importante papel no direcionamento inicial do paciente e, mesmo ainda não tendo elementos para o diagnóstico etiológico (que nem sempre é obtido), deve posicionar-se de maneira clara, explicando aos familiares as dificuldades e o caminho a ser seguido para que, quando possível, se encontre a etiologia do processo e, baseado na experiência da literatura, oferecer a melhor opção de sexo de criação. As dificuldades são variadas, dependendo da etiologia do processo ou da ausência de etiologia reconhecida. O encaminhamento para uma equipe multidisciplinar com experiência no tema é de transcendental importância e evita sequelas em longo prazo.

REFERÊNCIAS

1. Hughes IA, Houk C, Ahmed SF, Lee PA, LWPES Consensus Group, ESPE Consensus Group. Consensus statement on management of intersex disorders. Arch Dis Child. 2006;91(7):554-63.
2. Money J. The development of sexuality and eroticism in humankind. Quart Rev Biol. 1981;56:379-404.
3. McCauley E. Challenges in educating patients and parentes about diferences in sex development. Am J Med Genet. 2017;175C:293-9.
4. Zilberman D, Parikh LI, Skinner M, Landy HJ. Prenatal diagnosis of androgen insensitivity syndrome using cell-free fetal DNA testing. Ultrasound Obstet Gynecol. 2015;45(1):114-5.
5. Parisi MA, Ramsdell LA, Burns MW, Carr MC, Grady RE, Gunther DF, Pagon RA. A gender assessment team: Experience with 250 patients over a period of 25 years. Genet Med. 2007;9(6):348-57.
6. Kolesinska Z, Ahmed SF, Niedziela M, Bryce J, Molinska-Glura M, Rodie M, et al. Changes over time in sex assignment for disorders of sex development. Pediatrics. 2014;134(3):e710-5.
7. Johnson EK, Rosoklija I, Shuba A, D'Oro A, Gordon EJ, Chen D, Jinlayson C, Holl JL. Future fertility for individuals with differences of sex development: parent attitudes and perspectives about decision-making. J Pediatr Urol. 2017;13(4):402-13.
8. Sanders C, Carter B, Lwin R. Young women with a disorder of sex development: learning to share information with health professionals, friends and intimate partners about bodily dif- ferences and infertility. J Adv Nurs 2015;71(8):1904e13.
9. Sobel V, Schwartz B, Zhu YS, Cordero JJ, Imperato-McGinley J. Bone mineral density in the complete androgen insensitivity and 5a-reductase-2 de- ficiency syndromes. J Clin Endocrinol Metab. 2006; 91(8):3017-23.
10. Wisniewski AB, Batista RL, Costa EMF, Finlayson C, Sircili MHP, Dénes FT, et al. 46,XY DSD management. Endocr Rev. 2019;40(6): 1547-72 .
11. Fisher AD, Ristori J, Fanni E, Castellini G, Forti G, Maggi M. Gender identity, gender assignment and reassignment in individuals with disorders of sex development: a major of dilema. J Endocrinol Invest. 2016;39(11):1207-24.
12. Binet A, Lardy H, Geslin D, Francois-Fiquet C, Poli-Merol ML. Should we question early feminizing genitoplasty for patients with congenital adrenal hyperplasia and XX karyotype? J Pediatr Surg. 2016;51(3):465-8.
13. Cocchetti C, Ristori J, Mazzoli F, Prunas A, Bertellon S, Magini A, et al. 5 -Reductase-2 deficiency: is gender assignment recommended in infancy? Two case-reports and review of FC the literature. J Endocrinol Invest. 2020;43(8):1131-6.
14. Kreukels BPC, Köhler B, Nordenström A, Roehle R, Thyen U, Bouvattier C. Gender dysphoria and gender change in disorders of sex development/intersex conditions: results from the dsd-LIFE Study. J Sex Med. 2018;15(5):777-85.
15. Berenbaum S A, Meyer-Bahlburg HFL. Gender development and sexuality in disorders of sex development. Horm Metab Res. 2015; 47(5):361-6.
16. Khattab A, Yau M, Qamar A, Gangishetti P, Barhen A, Al-Malki S, et al. Long term outcomes in 46, XX adult patients with congenital adrenal hyperplasia reared as males. J Steroid Biochem Mol Biol. 2017;165(Pt A):12-7.
17. Bakula DM, Mullins AJ, Sharkey CM, Wolfe-Christensen C, Mullins LL, Wisniewski AB. Gender identity outcomes in children with disorders/differences of sex development: Predictive factors. Semin Perinatol. 2017;41(4):214-7.
18. de Jesus LE, Costa EC, Dekermacher S. Gender dysphoria and XX congenital adrenal hyperplasia: how frequent is it? Is male-sex rearing a good idea? J Pediatr Surg. 2019;54(11):2421-7.
19. Gurbuz F, Alkan M, Celik G, Bisgin A, Cekin N, Unal I, et al. Gender Identity and Assignment Recommendations in Disorders of Sex Development (DSD) Patients: 20 years' Experience and Challenges. J Clin Res Pediatr Endocrinol. 202;12(4):347-57.
20. Lee PA, Fuqua JS, Houk CP, Kogan BA, Mazur T, Caldamone A. Individualized care for patients with intersex (disorders/differences of sex development): part I. J Pediatr Urol. 2020;16(2)230-37.

Aspectos Cirúrgicos da Diferenciação Sexual Diferente

Manoel Carlos Prieto Velhote

INTRODUÇÃO

O nascimento de uma criança com genitália ambígua sempre desencadeia uma situação extremamente delicada e estressante para a família e que, infelizmente, nem sempre pode ter seu diagnóstico final definido com presteza ao nascer e se antecipar com segurança como será seu futuro, sua fertilidade, seu comportamento social e sexual. É um grande desafio para o médico conquistar a confiança da família e conduzir o caso o mais rápido possível para uma orientação quanto ao futuro do recém-nascido[1,2].

A ambiguidade genital envolve grande complexidade quanto ao diagnóstico, à definição de gênero, às possibilidades de intervenções cirúrgicas e, principalmente, à qualidade de vida futura.

Para que se proponham intervenções para o melhor resultado possível, é necessário o diagnóstico preciso da anomalia e escolhas baseadas em evidências médicas consistentes. Ao longo dos tempos, várias foram as proposições de classificação englobando em grupos as diferentes situações de ambiguidade genital, sendo a mais recente a de Chicago (2005)[3], a qual rotula todo o grupo anteriormente chamado de Anomalias de Desenvolvimento Sexual (ADS) como *Disorders of Sex Development* (Diferenciação Sexual Diferente – DSD), que já foi extensamente discutida em outros capítulos deste livro.

É extremamente importante que as DSD sejam sempre avaliadas por equipe multidisciplinar entrosada, com a participação do cirurgião, cujas decisões serão sempre colegiadas e coerentes, passando para a família segurança e a sensação de se estar procurando a melhor solução para a criança[4].

O papel do cirurgião nessa equipe é auxiliar na acurácia do diagnóstico por meio de avaliação macroscópica de gônadas durante o procedimento cirúrgico, realização de biópsias teciduais e avaliação de órgãos internos com laparoscopia. Irá também procurar, por meio de procedimentos cirúrgicos, adequar a anatomia distorcida ou imprópria àquela mais adequada ao paciente, levando ao melhor resultado de adaptação à vida futura.

Embora em algumas situações a tomada de decisão seja relativamente fácil, dispondo-se de evidência médica suficiente sobre qual a melhor conduta cirúrgica, existem inúmeras situações nas quais a opção técnica da reparação cirúrgica que, naquele momento inicial, parecia ser a mais adequada, com o passar dos anos evidenciam insatisfação do paciente, agora com maior idade, com as opções anatômicas feitas. Por isso a importância da experiência, conhecimento e multidisciplinaridade do grupo que conduz o paciente.

Existem poucas dúvidas em situações como na realização da correção da hipospadia perineal com pênis de razoável tamanho em paciente DSD 46,XY com insensibilidade parcial a andrógenos, com sua manutenção no sexo masculino. Da mesma maneira, a manutenção no sexo feminino na DSD 46,XX por hiperplasia adrenal congênita ou na DSD 46,XY com insensibilidade androgênica total (CAIS).

Entretanto, a opção da designação sexual da DSD 45,X/46,XY (antiga disgenesia gonadal mista), da DSD 46,XY com insensibilidade androgênica parcial (PAIS) ou da DSD ovotesticular (antigo hermafroditismo verdadeiro) pode ser conduzida ao sexo masculino ou feminino e, na idade adulta, haver disforia de gênero com inadequação entre a opção da cirurgia realizada e a identidade de gênero sentida pelo paciente (distúrbio de identidade de gênero – DIG; incongruência de gênero – IG).

Por volta de 1950, houve muita aceitação das ideias de Money[5] que acreditava que o determinismo sobre a identificação de gênero se consolidava entre 1 e 3 anos de idade e nessa faixa etária era possível conduzir uma criança indiferentemente para sexo masculino ou feminino somente à custa de cirurgia corretiva e abordagem psicológica.

Assim a designação para sexo feminino de crianças com ambiguidade genital 46,XY de difícil manutenção no sexo masculino seria possível com bons resultados. Nessa ocasião não se conhecia a ação da testosterona no cérebro fetal provocando um *imprint* que se acredita provocar comportamento tipo masculino na vida pós-natal[6]. Foi muito famoso o caso conhecido como John-Joan-John[7,8], onde uma criança gemelar que teve a perda acidental do pênis no período neonatal por uma circuncisão e foi criada, com todo apoio ambiental, familiar e psicológico, no sexo feminino e descrito como sucesso completo de identificação no sexo feminino, comparando seu comportamento com o do irmão gêmeo e com seguimento por mais de uma década. Na idade adulta estava totalmente inadaptada ao sexo feminino, fazendo a opção pelo comportamento masculino e acabou se suicidando.

Como afirmado em outro capítulo deste livro "a identidade de gênero, nem sempre se alinha ao sexo genético (46,XX ou 46,XY), ao sexo gonadal (ovários, testículos) ou ao sexo anatômico. Da mesma forma, a atração sexual para homem, mulher ou ambos é difícil de predizer a partir do sexo anatômico. Tal discordância entre sexo, identidade de gênero e orientação sexual ilustra as dificuldades enfrentadas pela equipe médica para decidir sobre o sexo de criação".

No restante do capítulo vamos fazer breve menção aos procedimentos e recursos cirúrgicos para levar avante as propostas advindas da equipe multidisciplinar sem aprofundamento no embasamento para tais decisões, amplamente discutidas em outros capítulos.

CORREÇÃO DO GENITAL MASCULINO

Hipospadia é a abertura anômala, mais proximal, da uretra. Dependendo da sua posição no falo é classificada de glandar, distal, mediopeniana, proximal ou perineal (Figura XI-29).

Pode ou não estar associada a uma curvatura ventral de maior ou menor grau, decorrente do desenvolvimento incompleto da uretra, substituída por cordão fibroso (corda venérea ou *chordee*). Pequenas curvaturas, como não interferem com o ato sexual, não necessitam de correção.

Recomenda-se que as hipospadias devam estar completamente corrigidas antes dos 3 anos de idade, por razões emocionais e de identificação do sexo[9]. Usualmente, inicia-se a correção cirúrgica em torno dos 6 meses de vida. Para se conseguir correções satisfatórias nessa idade, é necessária a utilização de lupas que amplificam a imagem, material bastante delicado (micro) e fios cirúrgicos bastante finos (PDS 6-0, 7-0).

Quando o falo é muito pequeno, pode-se aumentar o tamanho, para facilitar o manuseio cirúrgico, utilizando pomada de testosterona a 1% ou usando a testosterona intramuscular no pré-operatório. As hipospadias acompanhadas de insensibilidade à ação dos andrógenos não costumam responder a essa abordagem.

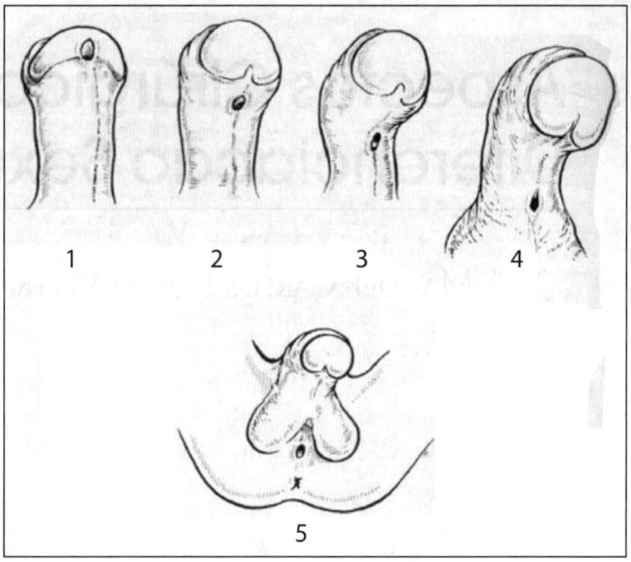

Figura XI-29. Diferentes graus de hipospadia. 1. Hipospadia glandar. 2. Hipospadia distal. 3. Hipospadia mediopeniana. 4. Hipospadia proximal. 5. Hipospadia perineal. Observar a intensa curvatura das formas 3, 4 e 5.

Procura-se corrigir qualquer tipo de hipospadia realizando um só tempo cirúrgico. As hipospadias muito proximais ou com muita curvatura corrigem-se em dois tempos. Entre a primeira cirurgia e a subsequente espera-se de 3 a 6 meses.

O cirurgião dispõe de várias técnicas de correção que, ao fim de uma ou várias cirurgias, reconstroem o pênis com pouca ou nenhuma curvatura residual, com meato posicionado distalmente compatível com micção dirigida e capaz de manter relações sexuais. O pênis das hipospadias graves costuma ser de menor tamanho que o normal e sempre tem um aspecto diferente, que lembra o pênis circuncisado.

São frequentes complicações menores na correção das hipospadias, principalmente o aparecimento de fístulas da neouretra (40%), bem como deiscências de sutura ou isquemia dos retalhos prepuciais utilizados.

As hipospadias mais proximais, infelizmente, comprometem o tamanho e o volume do órgão. Quando o pênis não responde bem a andrógenos, essa é uma limitação que deverá ser aceita pelos pacientes como uma situação sem solução ideal.

FEMINILIZAÇÃO DA GENITÁLIA VIRILIZADA

A situação mais frequente necessitando de feminilização da genitália, por coincidência, é a anomalia mais frequente das DSD, que é a DSD 46,XX, hiperplasia congênita de suprarrenal (HCA), com sua virilização decorrente de precursores androgênicos acumulados por causa do ciclo bloqueado dos hormônios esteroides. Esses pacientes apresentam graus muito diferentes de virilização, sendo o mais frequente a discreta hipertrofia de clitóris com abertura vaginal um pouco ocluída, de aspecto ambíguo, virilizado, sem gônadas palpáveis (Figura XI-30).

São raros os casos com uma virilização completa com falo idêntico a um pênis com meato uretral na ponta. São casos difíceis de se diagnosticar, a não ser em incidência familiar. Quando não diagnosticados podem apresentar, na puberdade, uretrorragia (Figura XI-31).

Devemos lembrar que, independentemente da morfologia do genital externo, a DSD 46,XX tem vagina, útero, trompa e ovário e, portanto, com capacidade de ter relações sexuais e fertilidade e, portanto, sempre vale a pena a correção cirúrgica.

Na maioria das vezes, o clitóris está bastante aumentado e a abertura da vagina parcialmente fechada pela persistência do seio urogenital não totalmente reabsorvido.

A correção cirúrgica visa obter a redução do tamanho do clitóris, preservando sua sensibilidade, e propiciar abertura ampla da vagina que permita, após a puberdade, a capacidade de manter relações sexuais satisfatórias[10].

Na clitoroplastia procura-se diminuir a glande do clitóris para seu tamanho normal, esvaziando e ressecando parcialmente os corpos cavernosos até sua bifurcação junto ao púbis, porém mantendo-se a irrigação e a inervação do clitóris pela manutenção do feixe vasculonervoso dorsal. Modelam-se e criam-se com os tecidos de vizinhança os grandes e pequenos lábios (Figura XI-32).

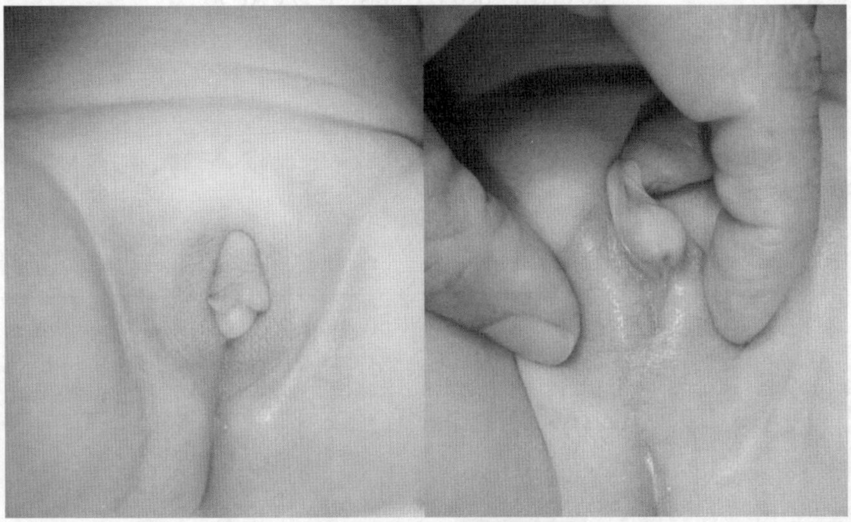

Figura XI-30. Lactente portador de DSD 46,XX, hiperplasia congênita de suprarrenal.

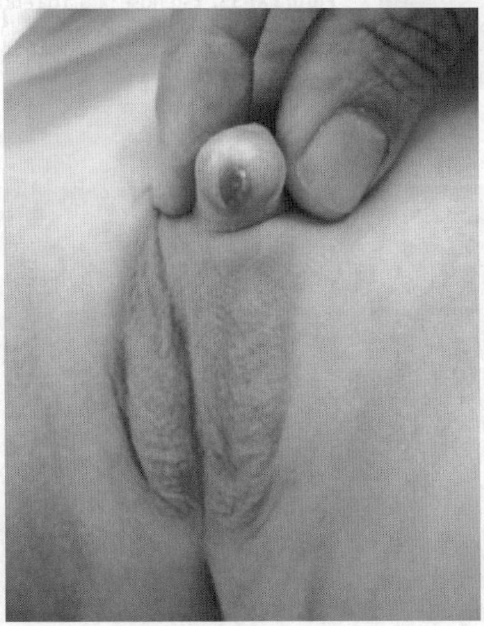

Figura XI-31. Virilização extrema em DSD 46,XX, HCA. Observar aspecto de pênis normal, com meato ureteral na ponta da glande.

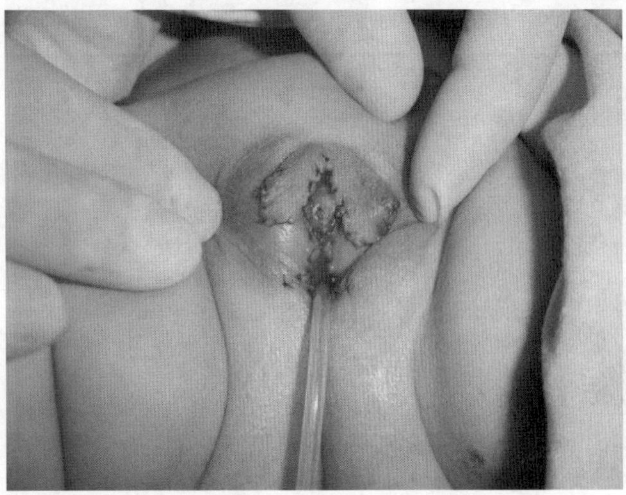

Figura XI-32. Aspecto pós-operatório do paciente da figura XI-30.

Quando a abertura vaginal é muito estreita, faz-se, ao mesmo tempo que a clitoroplastia, uma colpoplastia. Nessa fase, não se procura a correção total da abertura da vagina, mas sim permitir o livre fluxo da micção, evitando as infecções urinárias.

Normalmente, roda-se um retalho cutâneo perineal que será levado até cerca da posição do hímen, se possível deixando exposto o meato uretral, normalmente um pouco hipospádico.

Introitos vaginais relativamente estreitos costumam, na puberdade, sob ação hormonal, ampliar naturalmente seu calibre sem nenhuma intervenção. Quando, na puberdade, o calibre da vagina for insuficiente pode-se recorrer à dilatação progressiva com velas de Hegar ou realizar um segundo tempo cirúrgico, com a ampliação vaginal (Figura XI-33).

Não raro na idade adulta, talvez pela ação androgênica no período fetal, essas meninas apresentam comportamento masculinizado com inclinações homoafetivas[11].

LAPAROSCOPIA NAS DSD

Embora os métodos de avaliação de estruturas pélvicas (ultrassonografia, tomografia e ressonância magnética) sejam bastante precisos, frequentemente ou como recurso diagnóstico ou terapêutico, há necessidade de se realizar laparoscopia nos casos de DSD[12].

A finalidade desse procedimento pode ser para:

- Avaliação precisa da anatomia interna da pelve, identificando presença ou não de útero, vagina e trompas, avaliação macroscópica e da topografia das gônadas – com biópsia se indicado (Figura XI-34).
- Pesquisa de gônada intra-abdominal, difícil de ser visualizada com certeza pelos métodos de imagem, com sua ressecção, biópsia ou pexia na bolsa escrotal dependendo do diagnóstico (Figuras XI-35 e XI-36).

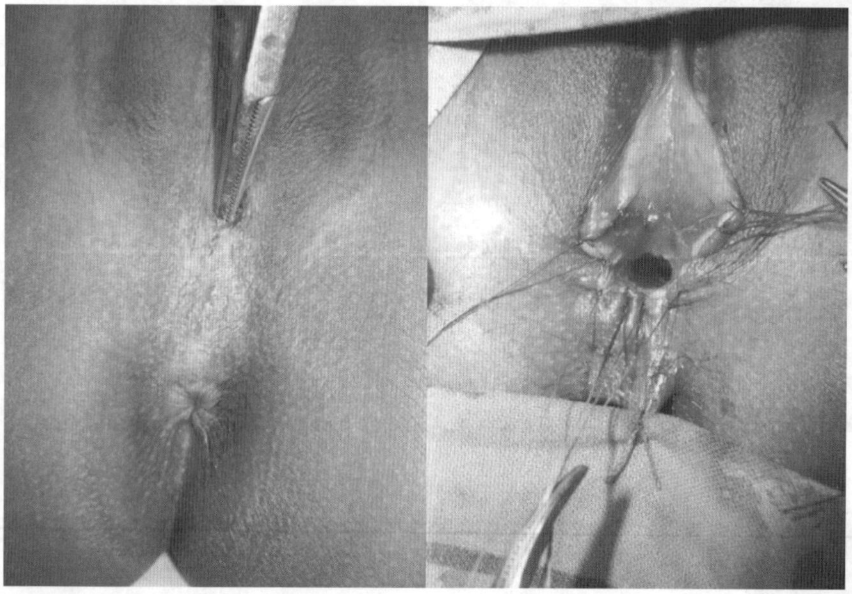

Figura XI-33. Estenose tardia da entrada da vagina após feminilização quando lactente. Ampliação da estenose (colpoplastia) em adolescente.

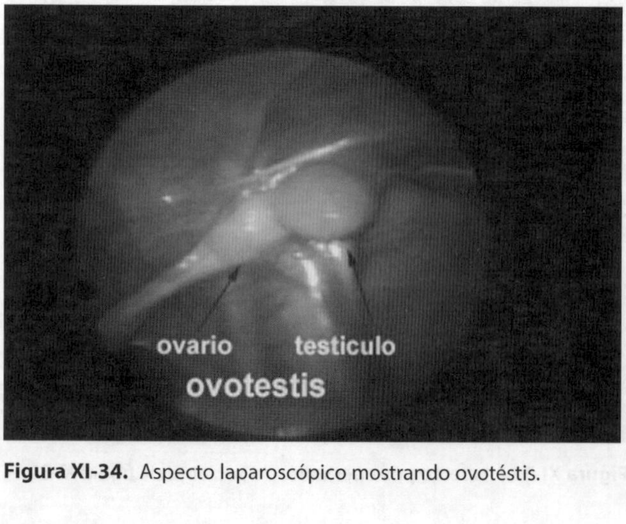

Figura XI-34. Aspecto laparoscópico mostrando ovotéstis.

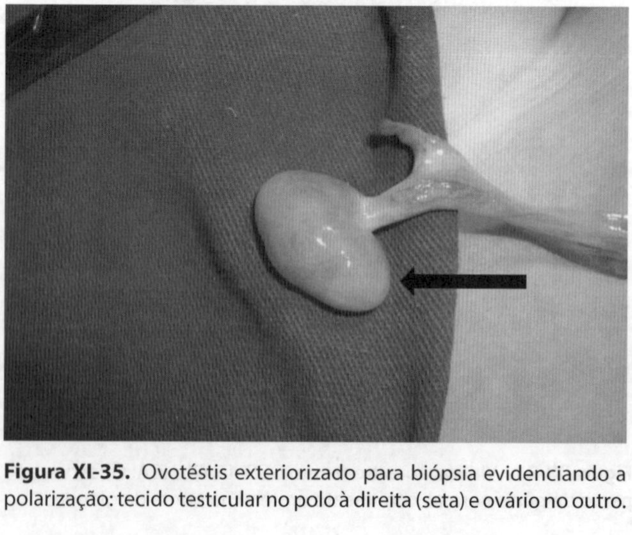

Figura XI-35. Ovotéstis exteriorizado para biópsia evidenciando a polarização: tecido testicular no polo à direita (seta) e ovário no outro.

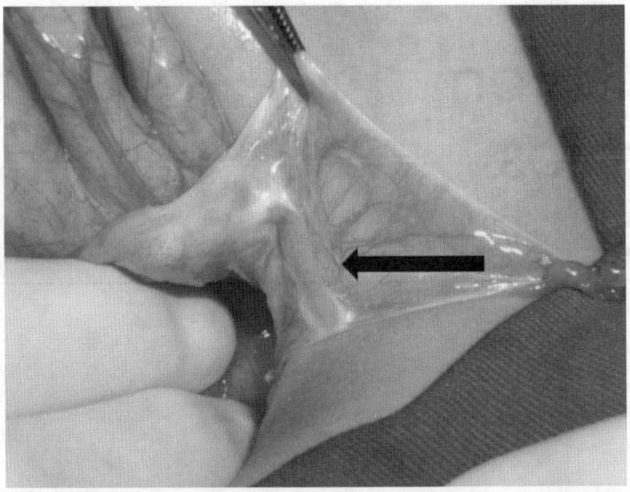

Figura XI-36. Trompa, útero e gônada em *streak* (seta) para ressecção em DSD 45,X.

Lembrar que, na opção pela manutenção no sexo feminino, a presença do útero assegura que, no futuro, possa receber a implantação de um embrião na cavidade uterina e prosseguir com a gestação.

REFERÊNCIAS

1. Brain CE, Creightonn SM, Mushtaq I, Carmichael PA, Barnicoat A, Honour JW, et al. Holistic management of DSD. Best Pract Clin Endocrinol Metab. 2010;24(2):335-54.
2. Lambert SM, Vilain EJN, Kolon TF. A practical approach to ambiguous genitalia in the newborn period. Urol Clin North Am. 2010;37:195-205.
3. Hughes IA, Houk CP, Ahmed SF, Lee PA, LWPES Consensus Group, ESPE Consensus Group. Consensus statement on management of intersex disorders. Arch Dis Child. 2006;91(7):554-63.
4. Lee PA, Houk CP, Ahmed SF, Hughes IA, International Consensus Conference on Intersex organized by the Lawson Wilkins Pediatric Endocrine Society and the European Society for Paediatric Endocrinology. Consensus statement of intersex disorders Pediatrics. 2006;118(2):e488-500.
5. Money J, Erhardt AA. Man and woman, boy and girl: the differentiation and dimorphism of gender identity from conception to maturity. Baltimore: John Hopkins University Press; 1972.
6. Swaab DF. Sexual differentiation of the brain and behavior. Best Pract Res Clin Endocrinol Metab. 2007;21(3):431-44.
7. Colapinto J. As nature made him. The boy who was raised as a girl (2001). In Sexual differentiaton of the brain and behavior. Swaab D F. Best Pract Res Clin Endocrinol Metab. 2007;21(3):431-44.
8. Money J. Ablatio penis: normal male infant sex-reassigned as a girl. Arch Sex Behav. 1975;4(1):65-71.
9. Barthold JS. Disorders of sex differentiation: a pediatric urologist's perspective of new terminology and recommendations. J Urol. 2011; 185:393-400.
10. Allen L. Disorders of sexual development. Obstet Gynecol Clin North Am. 2009;36(1):25-45.
11. Cohen-Kettenis PT. Psychosocial and psychosexual aspects of disorders of sex development. Best Pract Res Clin Endocrinol. 2010; 24(2):325-34.
12. Morya K, Morita K, Mitsui T, Kitta T, Nakamura M, Kon M, et al. Impact of laparoscopy for diagnosis and treatment in patients with disorders of sex development. J Pediatr Urol. 2014;10(5): 955-61.

Fertilidad y Neoplasias en Pacientes con Disturbios del Desarrollo Sexual

RODOLFO A. REY
ROMINA GRINSPON

DISTURBIOS DEL DESARROLLO SEXUAL (DSD): DEFINICIONES

Los disturbios del desarrollo sexual (DSD en inglés) incluyen las afecciones congénitas en las que hay discrepancias entre el sexo cromosómico, gonadal y/o genital. Durante las primeras 6 semanas de desarrollo embrionario y fetal, los esbozos de las gónadas y los genitales internos y externos son indiferenciados. En el embrión 46,XY, la existencia del gen *SRY* es decisiva para dirigir la diferenciación de las gónadas en el sentido testicular. Los testículos producen dos hormonas que inducen la diferenciación de los genitales en el sentido masculino: la hormona anti-Mülleriana (AMH en inglés) y la testosterona. La AMH causa la regresión de los conductos Müller mientras que la testosterona, el andrógeno más abundante, induce la diferenciación de los conductos Wolff en epidídimos, conductos deferentes y vesículas seminales, así como la virilización del seno urogenital y de los esbozos de los genitales externos. En el embrión 46,XX, las gónadas se diferencian en ovarios, que no producen andrógenos ni AMH durante el período de la diferenciación sexual. Como resultado, los conductos de Müller se desarrollan para formar las trompas de Falopio, el útero y la parte superior de la vagina, los conductos de Wolff involucionan y el seno urogenital y los genitales externos se feminizan[1].

Los DSD pueden ser consecuencia de:

- Disturbios en el desarrollo temprano de los esbozos de los genitales: se trata de DSD de causa no endocrina, o DSD malformativos.
- Disturbios en la diferenciación gonadal: son los DSD disgenéticos.
- Deficiencia específica en la producción o en la acción de los andrógenos.
- Deficiencia específica en la producción o en la acción de la AMH.
- Exceso de andrógenos en individuos 46,XX.

Los pacientes con DSD suelen tener comprometida su capacidad fértil e incrementado el riesgo de desarrollar neoplasias gonadales, si bien ambas complicaciones varían según el tipo de DSD.

NEOPLASIAS GONADALES

En pacientes con DSD, el riesgo de neoplasias está aumentado solamente en casos con desarrollo testicular o con gónadas no diferenciadas. El tejido ovárico no parece tener mayor riesgo de tumores. En todos los casos, el riesgo de neoplasia depende de la presencia de la región pericentromérica del cromosoma Y donde mapea *TSPY*[2].

Origen de los tumores gonadales en los DSD

Las células germinales primordiales se originan en el epiblasto embrionario y migran hacia las gónadas indiferenciadas, donde llegan en la 5ta semana del desarrollo, luego de pasar por tejidos extraembrionarios como el saco vitelino y por el mesenterio del intestino posterior en la línea media[3]. En el feto masculino, las células de Sertoli y las células germinales forman los cordones seminíferos; entonces las células germinales se denominan gonocitos y son pluripotenciales. En el ovario, se denominan ovogonias, las que entran luego en meiosis para formar los ovocitos primarios, que se rodean de las células de la granulosa dando origen a los folículos ováricos.

En condiciones normales, los gonocitos testiculares se diferencian en preespermatogonias en las semanas 17-18, aunque pueden quedar algunos gonocitos hasta después del nacimiento[3]. En casos de perturbaciones de las señales involucradas en el desarrollo gonadal, la diferenciación en testículo u ovario puede detenerse, formándose un tejido gonadal indiferenciado (UGT en inglés). En este caso, las células germinales pueden quedar formando estructuras cordonales o inmersas en un estroma similar al del ovario pero sin formar folículos o cordones testiculares típicos[4]. En el contexto de un microambiente perturbado, sea por causas genéticas o ambientales, las poblaciones celulares de las gónadas no se desarrollan adecuadamente, pudiendo dar origen a lesiones pretumorales como el gonadoblastoma y las neoplasias de células germinales *in situ* (GCNIS en inglés), antes llamadas carcinoma *in situ* (CIS) o neoplasia de células germinales intratubular no clasificada. El gonadoblastoma se desarrolla a partir de células germinales y estromales tipo granulosa/Sertoli casi exclusivamente en UGT o gónadas disgenéticas de pacientes con DSD, mientras que el GCNIS se desarrolla a partir de gonocitos en los cordones o túbulos seminíferos de los testículos en pacientes con o sin DSD[3].

Clasificación de los tumores gonadales

La reciente clasificación de tumores del sistema reproductor masculino adoptada por la Organización Mundial de la Salud (Tabla XI-4) apunta a homogeneizar la nomenclatura[5]. Los tumores testiculares se clasifican en: a) tumores de células germinales derivados de neoplasia de células germinales in situ (GCNIS); b) tumores de células germinales no relacionados con neoplasia de células germinales in situ; c) tumores de los cordones sexuales y del estroma; d) tumores de células germinales y elementos de los cordones sexuales y del estroma (gonadoblastomas); e) tumores hemolinfoideos; f) tumores misceláneos del testículo; g) tumores de los conductos colectores y la *rete testis*. De todos ellos, los que tienen mayor riesgo de presentación en los DSD son los tumores de células germinales derivados de GCNIS y los gonadoblastomas[3,4,6].

Los tumores de células germinales derivados de GCNIS incluyen a los seminomas y los tumores no seminomatosos (teratoma pospuberal, tumor del saco vitelino pospuberal, carcinoma embrionario y tumores trofoblásticos). Las GCNIS evolucionan naturalmente a tumores invasivos con el curso de los años en aproximadamente 70% de los casos[3,7], aproximadamente la mitad de ellos a seminomas y la otra mitad a no seminomas[6]. Los gonadoblastomas evolucionan a seminomas en un 50% de los casos y a tumores no seminomatosos en un 10%[3].

Tabla XI-4. Tumores del aparato reproductor masculino, clasificación de la Organización Mundial de la Salud 2016.

Tumores de células germinales derivados de neoplasia *in situ* de células germinales (GCNIS)
1. Neoplasia de células germinales no invasiva a) Neoplasia de células germinales in situ (CGNIS)
2. Tumores de un tipo histológico (formas puras) a) Seminoma b) Tumores de células germinales no seminomatosos i) Carcinoma embrionario ii) Tumor del saco vitelino, tipo pospuberal iii) Tumores trofoblásticos: Coriocarcinoma, formas no coriocarcinomatosas iv) Teratoma tipo pospuberal
3. Tumores de más de un tipo histológico a) Tumores mixtos de células germinales
Tumores de células germinales no relacionados con GCNIS
1. Tumor espermatocítico 2. Teratoma tipo prepuberal 3. Tumor del saco vitelino, tipo prepuberal 4. Tumor mixto (teratoma y saco vitelino)
Tumores del estroma y de los cordones sexuales
1. Tumor de células de Leydig 2. Tumor de células de Sertoli 3. Tumor de **células de la granulosa** 4. Fibroma-tecoma 5. Tumor mixto
Tumor con células germinales y elementos del estroma y de los cordones sexuales
1. Gonadoblastoma
Tumores misceláneos del testículo
1. Tumor tipo epitelial ovárico 2. Xantogranuloma juvenil 3. Hemangioma
Tumores hemolinfoides
1. Linfoma 2. Plasmacitoma
Tumores de los conductos colectores y de la rete testis

FERTILIDAD Y NEOPLASIAS EN DSD MALFORMATIVOS

Los DSD malformativos (no endocrinos) son la consecuencia de anomalías en la morfogénesis de los esbozos de los genitales internos o externos que ocurre en etapas tempranas de la embriogénesis, antes de la octava semana del desarrollo[8]. Pueden afectar los conductos de Müller, los conductos de Wolff, el seno urogenital y los genitales externos, provocando así dificultades en la procreación. En cambio, ninguna de estas afecciones tiene un riesgo aumentado de neoplasias gonadales.

Malformaciones de los conductos de Müller

Las malformaciones del útero y la vagina pueden tener su origen en la agenesia o en anomalías de la migración caudal o de la canalización de estos conductos. Un ejemplo es el síndrome de Mayer-Rokitansky-Küster-Hauser (MRKH), caracterizado por la agenesia total o parcial de las trompas de Falopio, el útero y la vagina, que puede acompañarse de anomalías renales[9]. Se han descripto este tipo de malformaciones, de presentación aislada o en pacientes sindrómicos, en asociación con mutaciones *WNT4, HNF1B, LHX1, TBX6, HNF1B* y *MKKS.*

Estas mujeres suelen presentar amenorrea primaria con desarrollo normal de características sexuales secundarias y genitales externos normales, lo que indica la función ovárica endocrina normal. El tratamiento de la aplasia vaginal consiste en la creación de una neovagina que puede permitir las relaciones sexuales.

Otras anomalías son la falta de fusión de los conductos de Müller en la línea media, que puede dar origen desde un útero bicorne hasta una duplicación del útero. El síndrome de hemivagina obstruida con anomalía renal ipsilateral (OHVIRA) presenta un útero didelfo y una vagina obstruida por un tabique vaginal[10].

Las dificultades reproductivas en estas pacientes están determinadas por las razones anatómicas que impiden el transporte de los gametos o la implantación y desarrollo del embrión. Los resultados de técnicas de trasplante uterino desarrolladas desde 2014 parecen alentadores para restablecer la anatomía del aparato reproductor, especialmente en los casos de síndrome de MRKH[11,12].

Malformaciones de los conductos de Wolff

La agenesia unilateral del conducto de Wolff se asocia generalmente con la ausencia ipsilateral del riñón y el uréter, lo que indica un defecto en el desarrollo temprano de estructuras mesonéfricas[8]. La ausencia bilateral del conducto deferente es responsable del 1% al 2% de los casos de infertilidad masculina y está presente en el 95% de los pacientes afectados con fibrosis quística por mutaciones en el gen *CFTR*. La espermatogénesis suele ser normal, pero puede estar afectada en algunos casos[13]. Las técnicas de reproducción asistida, basadas en la extracción testicular de espermatozoides (TESE) y fecundación in vitro, son el tratamiento recomendado.

Malformaciones de la cloaca y del seno urogenital

En las malformaciones cloacales, la anatomía perineal puede verse tan afectada que el sexo de los genitales externos no puede identificar se fácilmente. Aunque las anomalías urinarias e intestinales son los principales problemas por resolver en estos casos, la asignación sexual también podría ser un tema complejo. Los niveles hormonales están dentro del rango normal para el sexo genético, lo que indica que las gónadas no se ven afectadas. Dependiendo de la gravedad, las malformaciones cloacales pueden involucrar el sistema urinario, la pelvis, la pared abdominal, los genitales, la columna vertebral y el ano[14].

Entre las anomalías posibles, se encuentran la persistencia de la cloaca debido a la falla en el desarrollo del tabique urorrectal, quedando comunicadas las estructuras gastrointestinales, urinarias y genitales, con una sola abertura perineal. La extrofia cloacal es consecuencia de un defecto en el cierre de la pared ventral del abdomen que se acompaña de una falta de cierre de la pared anterior de la cloaca. Dependiendo de la gravedad, también puede involucrar malformaciones del sistema urinario, el piso pélvico y la columna vertebral. En la extrofia vesical, la patogénesis es similar a la de la extrofia cloacal, pero con un desarrollo normal del tabique uro-rectal, por lo que la solamente la vejiga queda expuesta a través de un defecto de línea media del abdomen (Figura XI-37). Las anomalías genitales consisten en epispadias y un falo pequeño y dividido en ambos sexos. En las niñas, se observa un útero bífido y una vagina duplicada o extrófica. Distinguir si el recién nacido presenta un escroto bífido o labios mayores puede resultar difícil. En los niños, los testículos generalmente no descienden al escroto[8]. Los defectos anatómicos representan la principal dificultad reproductiva en estos pacientes.

Malformaciones de los esbozos de los genitales externos

La afalia o ausencia aislada del falo se caracteriza por una ausencia completa de los cuerpos cavernosos y el cuerpo esponjoso como consecuencia de una falla en la formación o desarrollo del tubérculo genital. La uretra puede desembocar en cualquier posición, desde prescrotal hasta alta en el recto. El escroto es normal, con testículos descendidos. La agenesia de clítoris está generalmente asociada con hipoplasia de los labios menores.

El micropene aislado, sin criptorquidia ni microorquidismo, se debe a malformaciones no explicadas por defectos de andrógenos. Un ejemplo es la forma autosómica dominante del síndrome de Robinowpor mutaciones de *WNT5A.*

De igual manera el hipospadias aislado, consecuencia de una fusión incompleta de los pliegues uretrales, suele no ser debido a fallas de androgenización[15]. Es una de las malformaciones congénitas más frecuentes y su incidencia parece estar aumentando, probablemente asociada al efecto de los disruptores endocrinos ambientales[16]. Los hipospadias aislados son más frecuentes en niños nacidos prematuros, pequeños para la edad gestacional o concebidos con tratamientos de fertilidad[17]. Estudios genómicos han identificado 18 regiones, que incluyen genes involucrados en la morfogénesis embrionaria como *DGKK, HOXA4, IRX5, IRX6* y *EYA1*, que explican el 9% de los casos[18].

Si bien las técnicas de cirugía correctiva han mejorado, los resultados de las faloplastias y uretroplastias suelen no ser óptimos, generando dificultades en la erección y eyaculación. Las técnicas de TESE y fecundación asistida pueden ser necesarias.

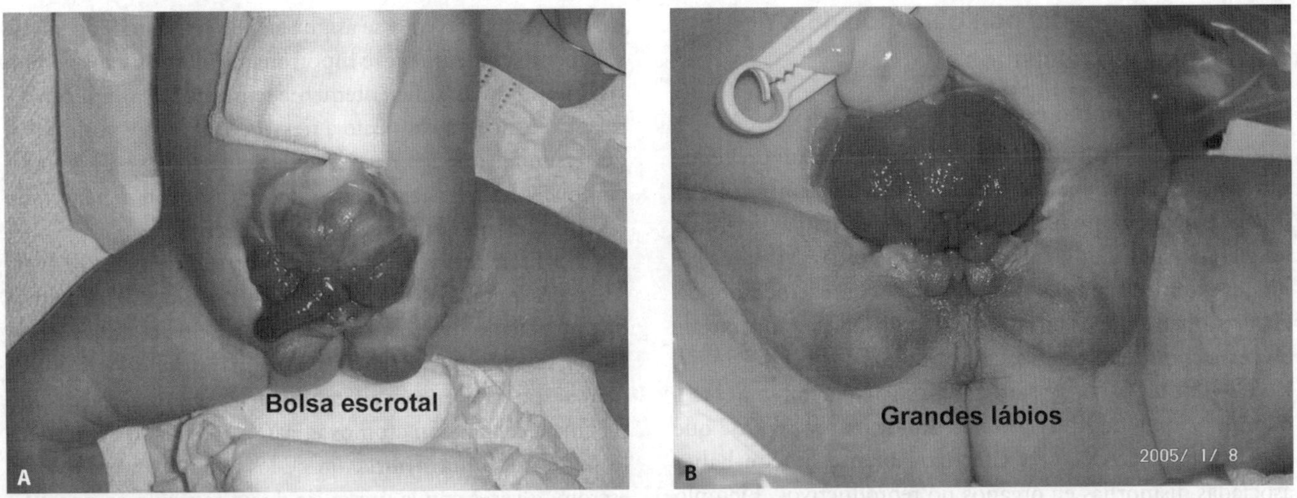

Figura XI-37. Alteração genital em caso com extrofia vesical.

FERTILIDAD Y NEOPLASIAS EN DSD DISGENÉTICOS

Los disturbios en el proceso de diferenciación de la gónada puede acontecer en individuos con cariotipo 46,XY, 46,XX o con alteraciones cromosómicas, incluidos los mosaicismos y las aneuploidías de los cromosomas sexuales (Tabla XI-5). Los diferentes tipos de disgenesia gonadal representan un espectro de una misma entidad histológica, que se manifiesta por un hipogonadismo primario con disfunción gonadal generalizada, es decir que afecta a todas las poblaciones celulares de las gónadas: Sertoli/granulosa, Leydig/teca y germinales[19,20]. Una condición particular la constituye la disgenesia ovárica 46,XX, que habitualmente no se incluye entre los DSD por no acompañarse de genitales ambiguos ni otras manifestaciones clínicas hasta la edad puberal, dado que los ovarios no participan activamente en la diferenciación genital durante el desarrollo fetal[21].

Tabla XI-5. Fertilidad y riesgo neoplásico en disgenesias gonadales.

Etiología	Fertilidad	Riesgo neoplásico
Disgenesia gonadal		
46,XY y mosaicismos con Y	Formas completas: asignadas mujeres maternidad posible con donación de ovocitos Formas parciales/asimétricas: Asignados varones: azoospermia/oligospermia, raramente paternidad espontánea Asignados mujeres: maternidad posible con donación de ovocitos	CGNIS 30-50% Gonadoblastoma hasta 75%
47,XXY y variantes (síndrome de Klinefelter)	Paternidad mediante TESE + fertilización asistida	No tumores gonadales Riesgo de tumores germinales extragonadales
45,X y variantes (síndrome de Turner)	Formas severas: no ovocitos, maternidad posible con ovocitos donados, embarazo de alto riesgo Formas leves: pobre producción de ovocitos, Terapia de Reemplazo Hormonal posible o embarazo espontáneo eventual	Tumores gonadales en caso de existencia de secuencias del Y (TSPY)
46,XX	No ovocitos, terapia de reemplazo hormonal necesaria, maternidad posible con ovocitos donados	No tumores gonadales
DSD ovotesticular y testicular 46,XX	Asignados mujeres: maternidad posible con donación de ovocitos o raramente embarazo espontaneo Asignados varones: azoospermia, paternidad espontánea no reportada	No tumores gonadales, excepto si hay existencia de secuencias del Y (TSPY)

Disgenesia gonadal con cariotipo 46,XY puro o con mosaicismos

Disgenesia gonadal completa

En la disgenesia gonadal completa o pura existe un tejido fibroso ("streak") o bien un UGT sin túbulos seminíferos ni folículos ováricos, pero que puede contener células germinales y estromales. Por la falta de andrógenos y AMH, los genitales externos e internos son completamente femeninos. El cuadro puede presentarse en forma aislada (síndrome de Swyer), como en las mutaciones de *SRY*[22,23], *MAP3K1*[24], *ZNRF3*[25], *DHX37*[26,27] y rearreglos que involucran a *SOX8*[28] o duplicaciones de Xp21.3-p21.2 donde mapea *NR0B1* que codifica para DAX1[29,30]. Alternativamente, puede haber asociadas dismorfias en órganos no reproductivos. Ejemplo de ello son la displasia campomélica por mutaciones de *SOX9*, los síndromes de Denys-Drash, Frasier y WAGR por alteraciones de *WT1*[31], la asociación con disturbios suprarrenales por mutaciones de *NR5A1* que codifica para SF1[32], el síndrome ATRX[33] y otras formas sindrómicas con diferentes grados de malformaciones sistémicas[34-46].

Riesgo de neoplasias

El riesgo de desarrollar neoplasias gonadales está aumentado en pacientes con disgenesias gonadales y secuencias del cromosoma Y que contienen *TSPY*[2]. En términos generales, la prevalencia de neoplasias de células germinales en DSD disgenéticos es mayor (30-50%) que en DSD no disgenéticos (< 1-15%). En pacientes prepuberales con UGT se describe más frecuentemente la existencia de gonadoblastomas, hasta en un 75% de los casos[3,47]. Dada la falta de potencialidad funcional y el riesgo de neoplasia, la gonadectomía está recomendada.

Fertilidad

Estas pacientes presentan útero, trompas de Falopio, vagina y genitales externos completamente femeninos, por lo cual son asignadas como mujeres al nacimiento. En las formas de disgenesia gonadal aislada, suelen consultar recién en la edad de la pubertad por falta de desarrollo puberal. En las formas sindrómicas, las otras anomalías pueden ser el foco de la atención médica, pasando el aspecto reproductivo a un segundo plano.

No existe por el momento posibilidad de fertilidad espontánea ya que las gónadas de tipo "streak" o UGT carecen de ovocitos. Por otra parte, la extirpación quirúrgica de cualquier tejido gonadal residual es una práctica habitual, dado el riesgo tumoral aumentado. Sin embargo, luego de instaurado el tratamiento de remplazo hormonal, se puede lograr un embarazo mediante la donación de ovocitos[48-50].

Disgenesia gonadal parcial, incluyendo la diferenciación gonadal asimétrica

El grado de masculinización generalmente es relevante para definir la asignación sexual al nacimiento. Cuando la disgenesia parcial es severa y se asigna género femenino, dado que solamente existe una leve hipotrofia del clítoris y los genitales internos están suficientemente feminizados, se aplican los mismos conceptos respecto a riesgo neoplásico y posibilidad de fertilidad que los descriptos para la disgenesia gonadal completa. La asignación femenina en casos con mayor grado de virilización es cada vez menos frecuente[51].

La diferenciación gonadal asimétrica (también llamada "disgenesia gonadal mixta"), caracterizada por la existencia de un testículo disgenético de un lado y una cintilla contralateral, se asocia frecuentemente con un cariotipo 45,X/46,XY pero se pueden encontrar también otros mosaicismos con una línea celular con cromosoma Y[52,53]. Del lado del testículo se produce una virilización de los órganos internos y del escroto, a veces con la presencia de un testículo en posición escrotal. Del lado del "streak", puede existir una trompa de Falopio y un hemi-útero.

Riesgo de neoplasias

Estos pacientes tienen un alto riesgo (27-63%) de presentar una GCNIS en el tejido testicular[3] y de gonadoblastoma en los UGT de las formas asimétricas de disgenesia[3]. En pacientes con mutaciones de WT1, el riesgo estimado de GCNIS o gonadoblastoma es de 40-60%[2]. En estos casos la decisión sobre realizar o no la gonadectomía es más difícil. Algunos grupos proponen conductas más conservadoras, con nueva biopsia gonadal en la pubertad, en pacientes más virilizados, mientras que se inclinan por realizar la gonadectomía en pacientes con genitales más ambiguos cuando los niveles hormonales son insuficientes y predicen la necesidad de terapia de reemplazo en la pubertad, los testículos no pueden ser descendidos al escroto o la biopsia muestra lesiones preneoplásicas. Si el género asignado es femenino, proponen la gonadectomía inmediata[47,54-56].

Fertilidad

En los sujetos asignados como varones, suele existir una severa disminución o ausencia de células germinales[47,57]. Además, como consecuencia de la disfunción de las células de Sertoli, existe una persistencia de restos müllerianos, baja concentración sérica de AMH y microorquidismo. Finalmente, la disfunción de las células de Leydig provoca una hipotrofia de los derivados wolffianos y genitales externos ambiguos[1]. El descenso testicular incompleto contribuye a la disfunción gonadal.

El sector leydigiano suele estar menos afectado que el resto del tejido testicular, por lo cual estos pacientes suelen comenzar la pubertad[58], pero luego desarrollan frecuententemente un hipogonadismo con azoospermia[54,55]. Además, existen defectos anatómicos del tracto reproductivo. La genitoplastia incluye la corrección de la cuerda peniana ("chordee"), uretroplastia, glanuloplastia, corrección de deformidades escrotales y orquidopexia[59]. Se han reportado algunos casos de fertilidad espontánea en formas leves de disgenesia[24,60] y, en otros casos, ha sido exitosa la TESE para fertilización asistida[61].

Disgenesia testicular con cariotipo 47,XXY y variantes (Síndrome de Klinefelter)

En el síndrome de Klinefelter existe una polisomia del cromosoma X en varones con al menos un cromosoma Y. El cariotipo más frecuente es 47,XXY pero existen otras variantes, incluidos algunos mosaicismos. Si bien la población de células germinales está afectada desde el nacimiento[62], la afectación gonadal en general no se manifiesta hasta la pubertad media (estadio 3 de Tanner), cuando se produce un progresivo deterioro de la función de las células de Sertoli[63,64] y una apoptosis masiva de las células germinales[62] que provoca una disminución del volumen testicular. Puede existir también una disfunción leve de la célula de Leydig que progrese en la adultez y requiera terapia de reemplazo androgénica.

Riesgo de neoplasias

El riesgo de desarrollar tumores gonadales no está aumentado en los pacientes con síndrome de Klinefelter. Se piensa que ello es debido a la apoptosis masiva de las células germinales antes de finalizar el desarrollo puberal. En cambio, hay un riesgo aumentado de tumores germinales de localización extragonadal[4].

Fertilidad

Los pacientes suelen tener oligo o azoospermia; sin embargo, es posible recuperar espermatozoides mediante técnicas de TESE en alrededor del 50% de los adultos. La utilización de TESE en pacientes menores a 16 años no ha aportado mejores resultados que en adultos[65]. La TESE seguida de técnicas de fertilización asistida han permitido la paternidad biológica en una proporción importante de pacientes con síndrome de Klinefelter[66]. Los focos de espermatogénesis se originarían en clones de espermatogonias que han perdido algunos de sus cromosomas X[67].

Disgenesia testicular y ovotesticular con cariotipo 46,XX o quimeras XX/XY

En fetos con quimerismo cromosómico 46,XX/46,XY o variantes que contienen líneas XX y XY, es posible que se desarrolle tejido testicular u ovotestes. También en pacientes 46,XX se ha descripto el desarrollo exclusivo de testículos o de ovotestes. En la mayoría de ellos se encuentra el gen *SRY* traslocado en un cromosoma X o en un autosoma. Menos frecuentemente, no hay presencia del gen *SRY* pero existe una sobreexpresión de genes protesticulares (como *SOX9* o *SOX3*) o la sub expresión de genes proováricos (como *RSPO1*)[68].

Al igual que en las disgenesias gonadales previamente descriptas, el grado de virilización depende de la cantidad de células de Leydig funcionales productoras de andrógenos, y los pacientes pueden ser asignados tanto mujeres como varones. La histología y función del tejido ovárico está generalmente mejor preservada que la porción testicular[50,69].

Riesgo de neoplasias

En la mayoría de los DSD ovotesticulares el riesgo de desarrollar un tumor germinal es bajo, probablemente debido a la falta de *TSPY*[2], pero podría ser mayor en caso de presencia de cromosoma Y[47].

Fertilidad

Para los pacientes asignados varones, las consideraciones son las mismas que las previamente descriptas para otros grupos de disgenesias testiculares. Si existen ovotestes, la extirpación quirúrgica del tejido ovárico es necesaria para evitar la ginecomastia y el desarrollo de otros caracteres sexuales femeninos. En general el tejido testicular es muy disgenético e incompatible con la capacidad fértil; sin embargo, existe un caso de un paciente con DSD ovotesticular y cariotipo 46,XX/46,XY en el que se logró extraer espermatozoides por TESE y se consiguió un embarazo mediante fertilización asistida[70]. Las características clínicas de los varones 46,XX son bastante similares a la de los pacientes con síndrome de Klinefelter; sin embargo, no existe producción de espermatozoides dado el exceso de cromosomas X y la falta de genes del Y que son imprescindibles para la espermatogénesis[50,71].

En pacientes con DSD ovotesticular asignadas mujeres, que tienen generalmente derivados müllerianos funcionalmente aceptables, el potencial de fertilidad es mayor. Como el tejido ovárico suele ser funcional, el tratamiento conservador de dicho tejido al realizar la exéresis del tejido testicular es de suma importancia para lograr un embarazo en el futuro. Puede ser necesario el uso de técnicas de reproducción asistida, utilizando los ovocitos propios de las pacientes. Sin embargo, es necesario destacar que, debido a los defectos del tracto reproductivo femenino, en la mayoría de los casos reportados ha habido nacimientos pretérmino y morbilidad relacionada con el trabajo de parto[72].

Disgenesia ovárica con cariotipo 46,XX

Como ya se mencionó, dado que la función ovárica no ejerce ninguna influencia en la diferenciación sexual fetal ni durante la infancia, la falla ovárica congénita suele pasar desapercibida hasta la edad puberal, a menos que forme parte de un cuadro sindrómico. La condición, usualmente denominada falla o insuficiencia ovárica primaria o prematura de causa familiar, representa entre un 4 y un 31% de las insuficiencias ováricas. Su forma de transmisión es predominantemente autosómica dominante o ligada al cromosoma X[73].

Se han identificado numerosas alteraciones del desarrollo ovárico en síndromes que afectan la reparación del ADN y se manifiestan por envejecimiento prematuro, cáncer e infertilidad, o bien en la anemia de Fanconi, el síndrome de Perrault y en síndromes con manifestaciones neurosensoriales o esqueléticas[73]. En la mayoría de estos casos, las manifestaciones no reproductivas dominan el cuadro y su manejo clínico. Existen formas no sindrómicas, debidas a mutaciones en genes involucrados en el reclutamiento y la regulación del crecimiento folicular, como *BMP15*, *FSHR*, *NOBOX*, *NUP107*, *SOHLH1* and *SOHLH2*[73]. En estos casos, el motivo de consulta suele ser la ausencia de desarrollo puberal, que requiere un tratamiento de reemplazo con estrógenos y progestágenos.

Riesgo de neoplasias

En los síndromes que resultan de mutaciones que afectan la reparación del ADN (por ejemplo en los genes *STAG3*, *MCM9* y *FANCM*), si bien se ha descripto una mayor incidencia de cáncer, las neoplasias no afectan al ovario[73].

Fertilidad

Las pacientes con insuficiencia ovárica primaria presentan un cuadro típico de hipogonadismo primario con disfunción generalizada, o sea que afecta a todas las poblaciones celulares. Las gonadotrofinas están elevadas en la edad puberal y adulta, y las hormonas ováricas están en niveles muy bajos o indetectables, según la severidad de la afección. Estas pacientes no ovulan, lo que lleva a una infertilidad cuyo abordaje se limita actualmente a la ovodonación seguida de transferencia embrionaria[73]. Los genitales internos requieren de un tratamiento de reemplazo hormonal previo con estrógenos y progestágenos.

Disgenesia gonadal con cariotipo 45,X y variantes (Síndrome de Turner)

El síndrome de Turner se caracteriza por la falta de todo o parte de un cromosoma sexual y representa la forma más frecuente de disgenesia gonadal. Dada la falta de hormonas gonadales durante la vida fetal, desarrollan genitales femeninos. La mayoría de las niñas con cariotipo 45,X presentan una disgenesia gonadal completa. Poco frecuentemente, las pacientes con cariotipo 45,X con mosaicismos que incluyen una línea 46,XX presentan ovarios con un grado de disgenesia variable.

Riesgo de neoplasias

El riesgo aumentado (12-40%) de neoplasias gonadales del tipo gonadoblastoma o GCNIS sólo parecería estar relacionado con la existencia de secuencias del cromosoma Y (cromosoma Y en anillo u otras aberraciones cromosómicas del Y que portan la región *TSPY*), que representaría una indicación para la gonadectomía[2,74,75].

Fertilidad

Se ha descripto un desarrollo puberal espontáneo en hasta un 33% de las niñas con síndrome de Turner, siendo la existencia de niveles de AMH detectables durante la infancia un buen predictor[76]. Sin embargo, sólo un 10% completa su pubertad y un 2% logra un embarazo espontáneo[77].

La mayoría de las pacientes con síndrome de Turner requieren terapia de reemplazo con estrógenos y progestágenos debido al hipogonadismo primario. En niñas con AMH detectable, que indica la presencia de folículos, la preservación de ovocitos puede ser recomendada antes de que pierdan completamente la reserva folicular. Alternativamente, en pacientes sin reserva folicular detectable, la donación de ovocitos representa una alternativa posible. Sin embargo, debe advertirse el riesgo aumentado de morbilidad cardiovascular y mortalidad secundaria a disección aórtica durante el embarazo y parto[77,78].

Varones 47,XYY y mujeres 47,XXX

Estas aneuploidías son casi tan frecuentes como el síndrome de Klinefelter, con una prevalencia de aproximadamente 1:1000 nacidos vivos[79]. Sin embargo, suelen pasar desapercibidos por ser oligo- o asintomáticos. La función gonadal está relativamente conservada, observándose solamente un riesgo algo aumentado de falla ovárica prematura en las mujeres 47,XXX[80].

FERTILIDAD Y NEOPLASIAS EN DSD 46,XY CON DEFICIENCIA ESPECÍFICA EN LA PRODUCCIÓN O EN LA ACCIÓN DE LOS ANDRÓGENOS

Las deficiencias en la síntesis o en la acción de los andrógenos dan como resultado una insuficiente virilización de los genitales en los individuos 46,XY (Tabla XI-6). En las fallas completas, los recién nacidos tienen genitales externos femeninos, por lo que son asignados como mujeres. Los defectos completos en el receptor de LH/CG y en la enzima 17β-HSD pasan desapercibidos hasta la pubertad[81]. Entonces, requieren terapia hormonal sustitutiva con estrógenos para provocar el desarrollo mamario. Por su parte, las mutaciones del receptor de andrógenos que provocan una insensibilidad completa a los andrógenos (CAIS en inglés) no necesitan estrógenos exógenos, ya que a la edad puberal los testículos producen testosterona que es aromatizada a estradiol[82]. En cambio, los defectos en la esteroidogénesis (deficiencias deStAR, P450scc, CYP17A1, POR o 3β-HSD) suelen acompañarse de insuficiencia suprarrenal, lo cual lleva al diagnóstico más tempranamente[83].

En las formas parciales de deficiencias esteroidogénicas o de insensibilidad a los andrógenos (PAIS en inglés), los genitales pueden ser desde claramente ambiguos hasta presentar un mínimo defecto en la masculinización (micropene y criptorquidia)[1].

Una consideración especial merecen los defectos en la enzima 5α-reductasa tipo 2, que provocan una insuficiente

Tabla XI-6. Fertilidad y riesgo neoplásico enDSD 46,XY nodisgenéticos.

Etiología	Fertilidad	Riesgo neoplásico
Defectos en la producción testicular de andrógenos	Formas severas: asignados mujeres, maternidad no posible por ausencia de útero Formas leves: asignados varones, azoospermia, raramente paternidad espontánea o con tratamiento hormonal.	No hay suficiente seguimiento
Defectos en la síntesis de DHT	Completa: asignados mujeres, maternidad no posible por ausencia de útero Parcial/leve: azoospermia/oligospermia, raramente paternidad espontánea con tratamiento hormonal	No tumores gonadales
Insensibilidad a los andrógenos	CAIS: asignados mujeres, maternidad no posible por ausencia de útero PAIS: asignados varones, o que cambian el género de femenino a masculino en la pubertad, paternidad espontánea o con tratamiento hormonal posible.	CAIS: < 12% PAIS: controvertido
Síndrome de persistencia de los conductos de Müller	Azoospermia, probablemente por criptorquidia de larga evolución o daño del epidídimo, vías deferentes o irrigación testicular.	Hasta 33%

producción de dihidrotestosterona (DHT) a partir de testosterona en los órganos blanco de andrógenos[81,84]. Si bien los genitales son ambiguos en el recién nacido, se virilizan gracias a la actividad de la 5α-reductasa tipo 1 en la pubertad, por lo cual se prefiere la asignación masculina cuando el diagnóstico se hace en el recién nacido.

Riesgo de neoplasias

Dada la rareza de los DSD por deficiencias esteroidogénicas y como la mayoría de ellos fueron gonadectomizados en el pasado puesto que se asignaba sexo de crianza femenino, no hay seguimiento suficiente para definir el riesgo de neoplasias en estos pacientes.

En pacientes con CAIS, si bien se encuentran adenomas de células de Sertoli con cierta frecuencia, la prevalencia de gonadoblastomas o GCNIS parece no superar el 12%, siempre en individuos pospuberales[3,85]. Debido al potencial beneficio del desarrollo mamario y de otros caracteres sexuales secundarios espontáneamente en la pubertad, varios grupos son proclives a posponer la gonadectomía hasta después de la pubertad o incluso no realizarla si la paciente se manifiesta de acuerdo, realizando seguimiento con resonancia magnética[47].

En pacientes con PAIS, es controvertido si el riesgo de tumor gonadal es mayor que en las pacientes con CAIS[3,85]. En estos casos, el manejo sugerido es similar al de los DSD disgenéticos, de acuerdo con el grado de virilización, la posición de las gónadas y el aspecto histológico de la biopsia[47].

Fertilidad

Dado que la producción de AMH por las células de Sertoli está conservada, en estos pacientes no se desarrollan las trompas de Falopio, el útero ni la porción superior de la vagina. Ello impide la gestación en las formas completas asignadas al género femenino. Sin embargo, los recientes avances relacionados al trasplante uterino abren el camino para futuras alternativas utilizando ovocitos donados[12]. La vagina corta puede ser un impedimento para las relaciones sexuales.

Para las pacientes con deficiencias esteroidogénicas parciales o con PAIS criadas como mujeres, las consideraciones sobre la fertilidad son similares a aquellas con formas completas, considerando la ausencia de derivados müllerianos. Además, los genitales externos muestran variable grado de virilización (clitoromegalia, orificio vaginal y uretral único) que puede requerir corrección quirúrgica y dificultar las relaciones sexuales.

En los casos asignados como varón, el tratamiento quirúrgico requerido suele ser el mismo que para las formas disgenéticas de DSD 46,XY[59]. El tratamiento sustitutivo con testosterona es necesario a partir de la edad puberal para lograr el desarrollo de los caracteres sexuales secundarios. En términos generales, estos pacientes tienen afectada su fertilidad por causa de una espermatogénesis defectuosa secundaria a la insuficiencia de andrógenos, criptorquidia persistente, hipospadias perineo-escrotal y complicaciones secundarias a la corrección quirúrgica de los genitales. La concentración androgénica que se logra a nivel de los túbulos seminíferos con el tratamiento sustitutivo resulta generalmente insuficiente para desarrollar la espermatogénesis[86].

Sin embargo, se han descripto casos de paternidad biológica en pacientes con formas leves de hipoplasia de células de Leydig por mutaciones de *LHCGR*, en los que el tratamiento sustitutivo con gonadotrofinas logró un aumento significativo del recuento de espermatozoides y fertilidad[87] o casos aislados de paternidad luego del uso de TESE y fertilización in vitro[88]. También se ha reportado fertilidad en pacientes con hiperplasia suprarrenal lipoidea "no clásica", debido a defectos leves de StAR[89-91].

En los pacientes con insensibilidad parcial a los andrógenos, los resultados suelen ser insatisfactorios a todo nivel, aun usando dosis más elevadas de andrógenos. Aparte del defecto en la gametogénesis, puede existir una hipoplasia de las vías deferentes que afecta el tránsito espermático. Sin embargo, se han reportado pacientes que fueron padres[92]. En algunos casos, la fertilidad ha sido espontánea, mientras que, en otros, ha sido necesario el uso de técnicas de reproducción asistida[93-98].

En los casos de deficiencias de 5α-reductasa tipo 2, se ha reportado libido y actividad sexual normales, aunque el tamaño pequeño del pene puede dificultar las relaciones sexuales. El semen se caracteriza por un bajo volumen, aumento de viscosidad, y pobre licuefacción, atribuidos a la defectuosa secreción prostática[99]. La fertilidad es posible, especialmente en los sujetos no criptórquidos ya que la espermatogénesis está regulada principalmente por la testosterona, no por la DHT[99-103]. Sin embargo, la mayoría de los pacientes afectados son infértiles debido a la criptorquidia de larga evolución o a los defectos uretrales o peneanos. Las técnicas de fertilización asistida que combinan TESE con inseminación intrauterina o fertilización in vitro pueden salvar estas dificultades.

FERTILIDAD Y NEOPLASIAS EN DSD 46,XY POR DEFECTOS EN LA SECRECIÓN O ACCIÓN DE LA AMH

Los defectos en la producción de AMH y la insensibilidad a la AMH secundaria a defectos en su receptor son causas del Síndrome de Persistencia de los Conductos de Müller (PMDS en inglés, Tabla XI-6). La persistencia del útero y las trompas de Falopio es generalmente un hallazgo casual durante la cirugía por criptorquidia. Los pacientes, por otra parte poseen una virilización normal, indicando una normal función de las células de Leydig[104].

Riesgo de neoplasias

El riesgo tumoral en estos pacientes parece exceder al riesgo relacionado con la criptorquidia, llegando a un 33% en individuos mayores de 18 años[104]. Los seminomas son los más prevalentes, aunque se han hallado coriocarcinomas, carcinomas embrionarios, tumores del saco vitelino y gonadoblastomas.

Fertilidad

Es común encontrar azoospermia secundaria a la criptorquidia de larga evolución y/o al daño en el epidídimo, vías deferentes o afectación de la irrigación vascular del testículo que se puede producir durante la cirugía[105]. Han sido reportado al momento varios casos con paternidad, la mayoría de ellos presentaban al menos un testículo en posición escrotal[104].

FERTILIDAD Y NEOPLASIAS EN DSD 46,XX DEBIDO A UNA EXCESIVA EXPOSICIÓN A ANDRÓGENOS

La virilización o masculinización del feto 46,XX con una organogénesis ovárica normal es causada por una excesiva exposición prenatal a los andrógenos de origen fetal y/o materno. No hay aumento del riesgo de neoplasias en las pacientes con DSD 46,XX por exceso de andrógenos intraútero, por ello sólo nos referiremos a los aspectos relacionados con la fertilidad.

Hiperplasia suprarrenal congénita

Deficiencia de 21-hidroxilasa

El 90-95% de los casos de hiperplasia suprarrenal congénita (HSC) se debe a una deficiencia de 21-hidroxilasa provocada por mutaciones del gen *CYP21A2*, la causa más prevalente de DSD[106]. En la adultez, la capacidad reproductiva es una preocupación por lo que el manejo médico ha puesto énfasis en la preservación de la fertilidad.

En mujeres con la forma clásica de HSC (principalmente las formas perdedoras de sal), los trastornos ovulatorios se han relacionado con los altos niveles de andrógenos y los efectos de la exposición crónica del endometrio a altas concentraciones de progesterona. La tasa de fertilidad ha mejorado con un estrecho monitoreo del tratamiento, reduciendo la necesidad de terapias inductoras de la ovulación, pero puede verse afectada por la ambigüedad genital, que requiere cirugías correctivas a veces con resultados poco satisfactorios (por ejemplo un calibre vaginal insuficiente para mantener relaciones sexuales) y a aspectos psicológicos. Las mujeres con HSC que consideran la maternidad y buscan activamente la concepción, han podido en su mayoría lograr un embarazo, independientemente del genotipo[107]. Se necesitan regímenes de tratamiento con glucocortidoides y mineralocorticoides optimizados e individualizados para permitir una concepción espontánea con un resultado exitoso. Para las mujeres que permanecen infértiles a pesar de una supresión efectiva de los andrógenos, están disponibles técnicas de inducción de la ovulación y de reproducción asistida.

Deficiencia de 11β-hidroxilasa

Una forma menos común de HSC se debe a la deficiencia en 11β-hidroxilasa causada por mutaciones en el gen *CYP11B1*. Estas pacientes no necesitan tratamiento con mineralocorticoides, pero el resto del enfoque médico, quirúrgico y psicológico es similar al que reciben las pacientes con deficiencia de 21-hidroxilasa[106]. Con relación a la fertilidad, existe solo un caso con embarazo exitoso en la literatura[108].

Defectos en la enzima 3β-hidroxisteroide dehidrogenasa tipo 2

La deficiencia de 3β-HSD tipo 2 produce ambigüedad genital en los fetos 46,XX debido a una acumulación de esteroides Δ5, que poseen una moderada actividad androgénica. La mayoría de los problemas están relacionados con el exceso de andrógenos y el hipogonadismo: la deficiencia de 3β--HSD puede afectar también la síntesis de estrógenos ováricos y algunas mujeres necesitan tratamiento de reemplazo con estrógenos para inducir o mantener las caracteres sexuales secundarios y menstruar[106]. No existe información sobre la fertilidad de estas pacientes.

Deficiencia de aromatasa

La deficiencia de aromatasa, que impide la conversión de andrógenos a estrógenos, es una forma rara de DSD 46,XX debido a un exceso placentario de andrógenos como consecuencia de mutaciones en el gen*CYP19A1*[109]. En las formas más severas, las niñas afectadas nacen con genitales ambiguos y evolucionan hacia un hipogonadismo hipergonadotrófico con retardo puberal, amenorrea primaria e hiperandrogenismo. Algunas pacientes desarrollan un aumento del volumen ovárico con grandes quistes ováricos, que en algunos casos requieren exéresis quirúrgica por torsión, dolor o sangrado. La capacidad reproductiva puede verse afectada por los factores mencionados, junto con las consecuencias de la reconstrucción quirúrgica de los genitales. Algunas pacientes han desarrollado mamas y crecimiento uterino a pesar del exceso de andrógenos. Sin embargo, no se conoce aún la evolución de la enfermedad en la adultez y las consecuencias a largo plazo en la fertilidad[109].

REFERÊNCIAS

1. Rey RA, Grinspon RP. Normal male sexual differentiation and aetiology of disorders of sex development. Best Pract Res Clin Endocrinol Metab. 2011;25(2):221-38.
2. Pyle LC, Nathanson KL. A practical guide for evaluating gonadal germ cell tumor predisposition in differences of sex development. Am J Med Genet C Semin Med Genet. 2017;175(2):304-14.
3. Jorgensen A, Lindhardt Johansen M, Juul A, Skakkebaek NE, Main KM, Rajpert-De Meyts E. Pathogenesis of germ cell neoplasia in testicular dysgenesis and disorders of sex development. Semin Cell Dev Biol. 2015;45:124-37.
4. Spoor JA, Oosterhuis JW, Hersmus R, Biermann K, Wolffenbuttel KP, Cools M, et al. Histological Assessment of Gonads in DSD: Relevance for Clinical Management. Sex Dev. 2018;12(1-3):106-22.
5. Moch H, Cubilla AL, Humphrey PA, Reuter VE, Ulbright TM. The 2016 WHO Classification of Tumours of the Urinary System and Male Genital Organs-Part A: Renal, Penile, and Testicular Tumours. Eur Urol. 2016;70(1):93-105.
6. Looijenga LHJ, Kao CS, Idrees MT. Predicting Gonadal Germ Cell Cancer in People with Disorders of Sex Development; Insights from Developmental Biology. Int J Mol Sci. 2019;20(20):5017.
7. Hersmus R, van Bever Y, Wolffenbuttel KP, Biermann K, Cools M, Looijenga LH. The biology of germ cell tumors in disorders of sex development. Clin Genet. 2017;91(2):292-301.
8. Grinspon RP, Rey RA. When hormone defects cannot explain it: Malformative disorders of sex development. Birth Defects Res C Embryo Today. 2014;102:359-73.
9. Hutson JM, Grover SR, O'Connell M, Pennell SD. Malformation syndromes associated with disorders of sex development. Nat Rev Endocrinol. 2014;10(8):76-487.
10. Mandava A, Prabhakar RR, Smitha S. OHVIRA syndrome (obstructed hemivagina and ipsilateral renal anomaly) with uterus didelphys, an unusual presentation. J Pediatr Adolesc Gynecol. 2012;25(2):e23-5.
11. Brännström M, Johannesson L, Bokström H, Kvarnström N, Molne J, Dahm-Kähler P, et al. Livebirth after uterus transplantation. Lancet. 2015;385:607-16.
12. Jones BP, Saso S, Bracewell-Milnes T, Thum MY, Nicopoullos J, Diaz-Garcia C, et al. Human uterine transplantation: a review of outcomes from the first 45 cases. BJOG. 2019;126(11):1310-9.
13. Chen H, Ruan YC, Xu WM, Chen J, Chan HC. Regulation of male fertility by CFTR and implications in male infertility. Hum Reprod Update. 2012;18(6):703-13.
14. Ebert AK, Reutter H, Ludwig M, Rosch WH.The exstrophy-epispadias complex. Orphanet J Rare Dis. 2009;4:23.
15. Rey RA, Codner E, Iñíguez G, Bedecarrás P, Trigo R, Okuma C, et al. Low risk of impaired testicular Sertoli and Leydig cell functions in boys with isolated hypospadias. J Clin Endocrinol Metab. 2005;90(11):6035-40.
16. Main KM, Skakkebæk NE, Virtanen HE, Toppari J. Genital anomalies in boys and the environment. Best Pract Res Clin Endocrinol Metab. 2010;24(2):279-89.
17. Woud SG, van Rooij IA, van Gelder MM, Olney RS, Carmichael SL, Roeleveld N, et al. Differences in risk factors for second and third degree hypospadias in the national birth defects prevention study. Birth Defects Res A Clin Mol Teratol. 2014;100(9):703-11.
18. Geller F, Feenstra B, Carstensen L, Pers TH, van Rooij IA, Korberg IB, et al. Genome-wide association analyses identify variants in developmental genes associated with hypospadias. Nat Genet. 2014;46(9):957-63.
19. Rey RA, Grinspon RP, Gottlieb S, Pasqualini T, Knoblovits P, Aszpis S, et al. Male hypogonadism: an extended classification based on a developmental, endocrine physiology-based approach. Andrology. 2013;1(1):3-16.
20. Grinspon RP, Freire AV, Rey RA. Hypogonadism in Pediatric Health: Adult Medicine Concepts Fail. Trends Endocrinol Metab. 2019;30(12):879-90.
21. Jost A. Problems of fetal endocrinology: the gonadal and hypophyseal hormones. Recent Prog Horm Res. 1953;8:379-418.
22. Fan W, Wang B, He S, Zhang T, Yin C, Chen Y, et al. A Novel Missense Mutation 224G>T (R75M) in SRY Coding Region Interferes with Nuclear Import and Results in 46, XY Complete Gonadal Dysgenesis. PLoS One. 2016;11:e0168484.
23. Bashamboo A, Eozenou C, Rojo S, McElreavey K. Anomalies in human sex determination provide unique insights into the complex genetic interactions of early gonad development. Clin Genet. 2017;91:143-56.
24. Pearlman A, Loke J, Le CC, White S, Chin L, Friedman A, et al. Mutations in MAP3K1 cause 46,XY disorders of sex development and implicate a common signal transduction pathway in human testis determination. Am J Hum Genet. 2010;87:898-904.
25. Harris A, Siggers P, Corrochano S, Warr N, Sagar D, Grimes DT, et al. ZNRF3 functions in mammalian sex determination by inhibiting canonical WNT signaling. Proc Natl Acad Sci U S A. 2018;115(21):5474-9.
26. da Silva TE, Gomes NL, Lerario AM, Keegan CE, Nishi MY, Carvalho FM, et al. Genetic Evidence of the Association of DEAH-Box Helicase 37 Defects With 46,XY Gonadal Dysgenesis Spectrum. J Clin Endocrinol Metab. 2019;104:5923-34.
27. McElreavey K, Jorgensen A, Eozenou C, Merel T, Bignon-Topalovic J, Tan DS, et al. Pathogenic variants in the DEAH-box RNA helicase DHX37 are a frequent cause of 46,XY gonadal dysgenesis and 46,XY testicular regression syndrome. Genet Med. 2019;22(1):150-59.

28. Portnoi MF, Dumargne MC, Rojo S, Witchel SF, Duncan AJ, Eozenou C, et al. Mutations involving the SRY-related gene SOX8 are associated with a spectrum of human reproductive anomalies. Hum Mol Genet. 2018;27(7):1228-40.
29. Bardoni B, Zanaria E, Guioli S, Floridia G, Worley KC, Tonini G, et al. A dosage sensitive locus at chromosome Xp21 is involved in male to female sex reversal. Nat Genet. 1994;7(4):497-501.
30. Barbaro M, Oscarson M, Schoumans J, Staaf J, Ivarsson SA, Wedell A. Isolated 46,XY gonadal dysgenesis in two sisters caused by a Xp21.2 interstitial duplication containing the DAX1 gene. J Clin Endocrinol Metab. 2007;92(8):3305-13.
31. Niaudet P, Gubler MC. WT1 and glomerular diseases. Pediatr Nephrol. 2006;21(11):1653-60.
32. Suntharalingham JP, Buonocore F, Duncan AJ, Achermann JC. DAX-1 (NR0B1) and steroidogenic factor-1 (SF-1, NR5A1) in human disease. Best Pract Res Clin Endocrinol Metab. 2015;29(4):607-19.
33. Gibbons R. Alpha thalassaemia-mental retardation, X linked. Orphanet J Rare Dis. 2006;1:15.
34. Puffenberger EG, Hu-Lince D, Parod JM, Craig DW, Dobrin SE, Conway AR, et al. Mapping of sudden infant death with dysgenesis of the testes syndrome (SIDDT) by a SNP genome scan and identification of TSPYL loss of function. Proc Natl Acad Sci U S A. 2004;101(32):11689-94.
35. Biason-Lauber A, Konrad D, Meyer M, deBeaufort C, Schoenle EJ. Ovaries and Female Phenotype in a Girl with 46,XY Karyotype and Mutations in the CBX2 Gene. Am J Hum Genet. 2009;84(5):658-63.
36. Ogata T, Sano S, Nagata E, Kato F, Fukami M. MAMLD1 and 46,XY disorders of sex development. Semin Reprod Med. 2012;30(5):410-6.
37. White S, Hewitt J, Turbitt E, van der Zwan Y, Hersmus R, Drop S, et al. A multi-exon deletion within WWOX is associated with a 46,XY disorder of sex development. Eur J Hum Genet. 2012;20:348-51.
38. Quinonez SC, Park JM, Rabah R, Owens KM, Yashar BM, Glover TW, et al. 9p partial monosomy and disorders of sex development: review and postulation of a pathogenetic mechanism. Am J Med Genet A. 2013;161A(8):1882-96.
39. Bashamboo A, Brauner R, Bignon-Topalovic J, Lortat-Jacob S, Karageorgou V, Lourenco D, et al. Mutations in the FOG2/ZFPM2 gene are associated with anomalies of human testis determination. Hum Mol Genet. 2014;23(14):3657-65.
40. Callier P, Calvel P, Matevossian A, Makrythanasis P, Bernard P, Kurosaka H, et al. Loss of function mutation in the palmitoyl-transferase HHAT leads to syndromic 46,XY disorder of sex development by impeding Hedgehog protein palmitoylation and signaling. PLoS Genet. 2014;10(5):e1004340.
41. Werner R, Merz H, Birnbaum W, Marshall L, Schroder T, Reiz B, et al. 46,XY Gonadal Dysgenesis due to a Homozygous Mutation in Desert Hedgehog (DHH) Identified by Exome Sequencing. J Clin Endocrinol Metab. 2015;100:E1022-9.
42. Bagheri-Fam S, Bird AD, Zhao L, Ryan JM, Yong M, Wilhelm D, et al. Testis Determination Requires a Specific FGFR2 Isoform to Repress FOXL2. Endocrinology. 2017;158(11):3832-43.
43. Baetens D, Guran T, Mendonca BB, Gomes NL, De Cauwer L, Peelman F, et al. Biallelic and monoallelic ESR2 variants associated with 46,XY disorders of sex development. Genet Med. 2018;20(7):717-27.
44. Ilaslan E, Calvel P, Nowak D, Szarras-Czapnik M, Slowikowska-Hilczer J, Spik A, et al. A Case of Two Sisters Suffering from 46,XY Gonadal Dysgenesis and Carrying a Mutation of a Novel Candidate Sex-Determining Gene STARD8 on the X Chromosome. Sex Dev. 2018;12(4):191-5.
45. Flück CE, Audí L, Fernández-Cancio M, Sauter KS, Martínez de LaPiscina I, Castaño L, et al. Broad Phenotypes of Disorders/Differences of Sex Development in MAMLD1 Patients Through Oligogenic Disease. Front Genet. 2019;10:746.
46. Rossetti LZ, Glinton K, Yuan B, Liu P, Pillai N, Mizerik E, et al. Review of the phenotypic spectrum associated with haploinsufficiency of MYRF. Am J Med Genet A. 2019;179(7):1376-82.
47. Cools M, Looijenga LH, Wolffenbuttel KP, T'Sjoen G. Managing the risk of germ cell tumourigenesis in disorders of sex development patients. Endocr Dev. 2014;27:185-96.
48. Jorgensen PB, Kjartansdottir KR, Fedder J. Care of women with XY karyotype: a clinical practice guideline. Fertil Steril. 2010;94(1):105-13.
49. Creatsas G, Deligeoroglou E, Tsimaris P, Pantos K, Kreatsa M. Successful pregnancy in a Swyer syndrome patient with preexisting hypertension. Fertil Steril. 2011;96(2):e83-5.
50. Guercio G, Costanzo M, Grinspon RP, Rey RA. Fertility Issues in Disorders of Sex Development. Endocrinol Metab Clin North Am. 2015;44(4):867-81.
51. Kolesinska Z, Ahmed SF, Niedziela M, Bryce J, Molinska-Glura M, Rodie M, et al. Changes over time in sex assignment for disorders of sex development. Pediatrics. 2014;134(3):e710-5.
52. Bergadá C, Cleveland WW, Jones HW Jr, Wilkins L. Variants of embryonic testicular dysgenesis: bilateral anorchia and the syndrome of rudimentary testes. Acta Endocrinol (Copenh). 1962;40:521-36.
53. Sohval AR. "Mixed" gonadal dysgenesis: a variety of hermaphroditism. Am J Hum Genet. 1963;15(2):155-8.
54. Lindhardt Johansen M, Hagen CP, Rajpert-De Meyts E, Kjærgaard S, Petersen BL, Skakkebæk NE, et al. 45,X/46,XY Mosaicism: Phenotypic Characteristics, Growth, and Reproductive Function: A Retrospective Longitudinal Study. J Clin Endocrinol Metab. 2012;97(8):E1540-9.
55. Martinerie L, Morel Y, Gay CL, Pienkowski C, de Kerdanet M, Cabrol S, et al. Impaired puberty, fertility, and final stature in 45,X/46,XY mixed gonadal dysgenetic patients raised as boys. Eur J Endocrinol. 2012;166(4):687-94.
56. Chemes HE, Venara M, Del Rey G, Arcari AJ, Musse MP, Papazian R, et al. Is a CIS phenotype apparent in children with Disorders of Sex Development? Milder testicular dysgenesis is associated with a higher risk of malignancy. Andrology. 2015;3(1):59-69.
57. Chemes H, Muzulin PM, Venara MC, Mulhmann MC, Martinez M, Gamboni M. Early manifestations of testicular dysgenesis in children: pathological phenotypes, karyotype correlations and precursor stages of tumour development. APMIS. 2003;111(1):12-23.
58. Ljubicic ML, Jorgensen A, Acerini C, Andrade J, Balsamo A, Bertelloni S, et al. Clinical but Not Histological Outcomes in Males With 45,X/46,XY Mosaicism Vary Depending on Reason for Diagnosis. J Clin Endocrinol Metab. 2019;104(10):4366-81.
59. Sircili MHP, de Queiroz e Silva FA, Costa EMF, Brito VN, Arnhold IJP, Dénes FT, et al. Long-Term Surgical Outcome of Masculinizing Genitoplasty in Large Cohort of Patients With Disorders of Sex Development. J Urol. 2010;184(3):1122-7.
60. Ciaccio M, Costanzo M, Guercio G, De D, V, Marino R, Ramirez PC, et al. Preserved fertility in a patient with a 46,XY disorder of sex development due to a new heterozygous mutation in the NR5A1/SF-1 gene: evidence of 46,XY and 46,XX gonadal dysgenesis phenotype variability in multiple members of an affected kindred. Horm Res Paediatr. 2012;78(2):119-26.

61. Flannigan RK, Chow V, Ma S, Yuzpe A. 45,X/46,XY mixed gonadal dysgenesis: A case of successful sperm extraction. Can Urol Assoc J. 2014;8(1-2):E108-10.
62. Aksglæde L, Wikström AM, Rajpert-De Meyts E, Dunkel L, Skakkebæk NE, Juul A. Natural history of seminiferous tubule degeneration in Klinefelter syndrome. Hum Reprod Update. 2006;12(1):39-48.
63. Bastida MG, Rey RA, Bergadá I, Bedecarrás P, Andreone L, del Rey G, et al. Establishment of testicular endocrine function impairment during childhood and puberty in boys with Klinefelter syndrome. Clin Endocrinol (Oxf). 2007;67(6):863-70.
64. Rey RA, Gottlieb S, Pasqualini T, Bastida MG, Grinspon RP, Campo SM, et al. Are Klinefelter boys hypogonadal? Acta Paediatr. 2011;100(6):830-8.
65. Franik S, Hoeijmakers Y, D'Hauwers K, Braat DD, Nelen WL, Smeets D, et al. Klinefelter syndrome and fertility: sperm preservation should not be offered to children with Klinefelter syndrome. Hum Reprod. 2016;31(9):1952-9.
66. Greco E, Scarselli F, Minasi MG, Casciani V, Zavaglia D, Dente D, et al. Birth of 16 healthy children after ICSI in cases of nonmosaic Klinefelter syndrome. Hum Reprod. 2013;28(5):1155-60.
67. Sciurano RB, Luna Hisano CV, Rahn MI, Brugo Olmedo S, Rey Valzacchi G, Coco R, et al. Focal spermatogenesis originates in euploid germ cells in classical Klinefelter patients. Hum Reprod. 2009;24(9):2353-60.
68. Grinspon RP, Rey RA. Molecular Characterization of XX Maleness. Int J Mol Sci. 2019;20(23):6089.
69. Verkauskas G, Jaubert F, Lortat-Jacob S, Malan V, Thibaud E, Nihoul-Fekete C. The long-term followup of 33 cases of true hermaphroditism: a 40-year experience with conservative gonadal surgery. J Urol. 2007;177(2):726-31; discussion 731.
70. Sugawara N, Kimura Y, Araki Y. Successful second delivery outcome using refrozen thawed testicular sperm from an infertile male true hermaphrodite with a 46, XX/46, XY karyotype: case report. Hum Cell. 2012;25(4):96-9.
71. Vorona E, Zitzmann M, Gromoll J, Schuring AN, Nieschlag E. Clinical, endocrinological, and epigenetic features of the 46,XX male syndrome, compared with 47,XXY Klinefelter patients. J Clin Endocrinol Metab. 2007; 92(9):3458-65.
72. Schultz BA, Roberts S, Rodgers A, Ataya K. Pregnancy in true hermaphrodites and all male offspring to date. Obstet Gynecol. 2009;113(2):534-6.
73. Huhtaniemi I, Hovatta O, La Marca A, Livera G, Monniaux D, Persani L, et al. Advances in the Molecular Pathophysiology, Genetics, and Treatment of Primary Ovarian Insufficiency. Trends Endocrinol Metab. 2018;29(6):400-19.
74. Lee PA, Houk CP, Ahmed SF, Hughes IA, in collaboration with the participants in the International Consensus Conference on Intersex organized by the Lawson Wilkins Pediatric Endocrine Society and the European Society for Paediatric Endocrinology. Consensus Statement on Management of Intersex Disorders. Pediatrics. 2006;118(2):e488-e500.
75. Cools M, Looijenga LH. Tumor risk and clinical follow-up in patients with disorders of sex development. Pediatr Endocrinol Rev. 2011;9 Suppl 1:519-24.
76. Hagen CP, Aksglæde L, Sorensen K, Main KM, Boas M, Cleemann L, et al. Serum levels of anti-Mullerian hormone as a marker of ovarian function in 926 healthy females from birth to adulthood and in 172 Turner syndrome patients. J Clin Endocrinol Metab. 2010;95(11):5003-10.
77. Karnis MF. Fertility, pregnancy, and medical management of Turner syndrome in the reproductive years. Fertil Steril. 2012;98(4):787-91.
78. Bondy CA, Group TSS. Care of girls and women with Turner syndrome: a guideline of the Turner Syndrome Study Group. J Clin Endocrinol Metab. 2007;92(1):10-25.
79. Nielsen J, Wohlert M. Sex chromosome abnormalities found among 34,910 newborn children: results from a 13-year incidence study in Arhus, Denmark. Birth Defects Orig Artic Ser. 1990;26(4):209-23.
80. Holland CM. 47,XXX in an Adolescent with Premature Ovarian Failure and Autoimmune Disease. J Pediatr Adolesc Gynecol. 2001;14(2):77-80.
81. Mendonça BB, Costa EM, Belgorosky A, Rivarola MA, Domenice S. 46,XY DSD due to impaired androgen production. Best Pract Res Clin Endocrinol Metab. 2010;24:243-62.
82. Hughes IA, Davies JD, Bunch TI, Pasterski V, Mastroyannopoulou K, MacDougall J. Androgen insensitivity syndrome. Lancet. 2012;380(9851):1419-28.
83. Turcu AF, Auchus RJ. Adrenal steroidogenesis and congenital adrenal hyperplasia. Endocrinol Metab Clin North Am. 2015;44(2):275-96.
84. Imperato-McGinley J, Zhu YS. Androgens and male physiology the syndrome of 5alpha-reductase-2 deficiency. Mol Cell Endocrinol. 2002;198(1-2):51-9.
85. Tack LJW, Maris E, Looijenga LHJ, Hannema SE, Audi L, Kohler B, et al. Management of Gonads in Adults with Androgen Insensitivity: An International Survey. Horm Res Paediatr. 2018;90(4):236-46.
86. Edelsztein NY, Rey RA. Importance of the Androgen Receptor Signaling in Gene Transactivation and Transrepression for Pubertal Maturation of the Testis. Cells. 2019;8(8):1-17.
87. Martens JW, Verhoef-Post M, Abelin N, Ezabella M, Toledo SP, Brunner HG, Themmen AP. A homozygous mutation in the luteinizing hormone receptor causes partial Leydig cell hypoplasia: correlation between receptor activity and phenotype. Mol Endocrinol. 1998;12(6):775-84.
88. Bakircioglu ME, Tulay P, Findikli N, Erzik B, Gultomruk M, Bahceci M. Successful testicular sperm recovery and IVF treatment in a man with Leydig cell hypoplasia. J Assist Reprod Genet. 2014;31(7):817-21.
89. Metherell LA, Naville D, Halaby G, Begeot M, Huebner A, Nurnberg G, et al. Nonclassic lipoid congenital adrenal hyperplasia masquerading as familial glucocorticoid deficiency. J Clin Endocrinol Metab. 2009;94(10):3865-71.
90. Sahakitrungruang T, Soccio RE, Lang-Muritano M, Walker JM, Achermann JC, Miller WL. Clinical, genetic, and functional characterization of four patients carrying partial loss-of-function mutations in the steroidogenic acute regulatory protein (StAR). J Clin Endocrinol Metab. 2010;95(7):3352-9.
91. Flück CE, Pandey AV, Dick B, Camats N, Fernández-Cancio M, Clemente M, et al. Characterization of novel StAR (steroidogenic acute regulatory protein) mutations causing non-classic lipoid adrenal hyperplasia. PLoS One. 2011;6(5):e20178.
92. Wisniewski AB, Mazur T. 46,XY DSD with Female or Ambiguous External Genitalia at Birth due to Androgen Insensitivity Syndrome, 5alpha-Reductase-2 Deficiency, or 17beta-Hydroxysteroid Dehydrogenase Deficiency: A Review of Quality of Life Outcomes. Int J Pediatr Endocrinol. 2009;2009:567430.
93. Tsukada T, Inoue M, Tachibana S, Nakai Y, Takebe H. An androgen receptor mutation causing androgen resistance in undervirilized male syndrome. J Clin Endocrinol Metab. 1994;79(4):1202-7.
94. Yong EL, Ng SC, Roy AC, Yun G, Ratnam SS. Pregnancy after hormonal correction of severe spermatogenic defect due to mutation in androgen receptor gene. Lancet. 1994;344(8925):826-7.

95. Grino PB, Griffin JE, Cushard WG Jr, Wilson JD. A mutation of the androgen receptor associated with partial androgen resistance, familial gynecomastia, and fertility. J Clin Endocrinol Metab. 1988;66(4):754-61.
96. Giwercman A, Kledal T, Schwartz M, Giwercman YL, Leffers H, Zazzi H, et al. Preserved male fertility despite decreased androgen sensitivity caused by a mutation in the ligand-binding domain of the androgen receptor gene. J Clin Endocrinol Metab. 2000;85(6):2253-9.
97. Chu J, Zhang R, Zhao Z, Zou W, Han Y, Qi Q, et al. Male fertility is compatible with an Arg(840)Cys substitution in the AR in a large Chinese family affected with divergent phenotypes of AR insensitivity syndrome. J Clin Endocrinol Metab. 2002;87(1):347-51.
98. Massin N, Bry H, Vija L, Maione L, Constancis E, Haddad B, et al. Healthy birth after testicular extraction of sperm and ICSI from an azoospermic man with mild androgen insensitivity syndrome caused by an androgen receptor partial loss-of-function mutation. Clin Endocrinol (Oxf). 2012;77:593-8.
99. Cai LQ, Fratianni CM, Gautier T, Imperato-McGinley J. Dihydrotestosterone regulation of semen in male pseudohermaphrodites with 5 alpha-reductase-2 deficiency. J Clin Endocrinol Metab.1994;79(2):409-14.
100. Costa EM, Domenice S, Sircili MH, Inacio M, Mendonça BB. DSD due to 5alpha-reductase 2 deficiency – from diagnosis to long term outcome. Semin Reprod Med. 2012;30(5):427-31.
101. Ivarsson SA. 5-alpha reductase deficient men are fertile. Eur J Pediatr. 1996;155(5):425.
102. Katz MD, Kligman I, Cai LQ, Zhu YS, Fratianni CM, Zervoudakis I, et al. Paternity by Intrauterine Insemination with Sperm from a Man with 5{alpha}-Reductase-2 Deficiency. N Engl J Med. 1997;336(14):994-8.
103. Nordenskjold A, Ivarsson SA. Molecular characterization of 5 alpha-reductase type 2 deficiency and fertility in a Swedish family. J Clin Endocrinol Metab. 1998;83(9):3236-8.
104. Picard JY, Cate RL, Racine C, Josso N. The Persistent Mullerian Duct Syndrome: An Update Based Upon a Personal Experience of 157 Cases. Sex Dev. 2017;11(3):109-25.
105. Josso N, Belville C, di Clemente N, Picard JY. AMH and AMH receptor defects in persistent Mullerian duct syndrome. Hum Reprod Update. 2005;11(4):351-6.
106. Auchus RJ, Chang AY. 46,XX DSD: the masculinised female. Best Pract Res Clin Endocrinol Metab. 2010;24(2):219-42.
107. Casteras A, De SP, Rumsby G, Conway GS. Reassessing fecundity in women with classical congenital adrenal hyperplasia (CAH): normal pregnancy rate but reduced fertility rate. Clin Endocrinol (Oxf). 2009;70(6):833-7.
108. Simm PJ, Zacharin MR. Successful pregnancy in a patient with severe 11-beta-hydroxylase deficiency and novel mutations in CYP11B1 gene. Horm Res. 2007;68(6):294-7.
109. Belgorosky A, Guercio G, Pepe C, Saraco N, Rivarola MA. Genetic and clinical spectrum of aromatase deficiency in infancy, childhood and adolescence. Horm Res. 2009;72(6):321-30.

Aspectos Psicológicos da Diferenciação Sexual Diferente

Vera P. M. Ferrari Rego Barros

Ela brinca com os objetos de sua caixa, mas olha constantemente para outra caixa, fechada com cadeado, que está a certa distância.

– O que tem naquela caixa?

– Brinquedos.

– Mas, que brinquedos? Por que a caixa está trancada?

– Brinquedos, como na sua caixa.

– Mas por que está trancada?

– ....

– Ah! Já sei! Aquela é a caixa dos meninos!

Mariella, 7 anos – cariótipo 46,XY, com Insuficiência Androgênica Parcial, Redesignada para o sexo feminino aos 6 meses.

O SEXO E A IDENTIDADE SEXUAL

A preocupação com a estigmatização e o constrangimento causados às crianças e seus familiares, não só pelos diagnósticos relativos aos quadros de ambiguidade genital propriamente ditos, mas também pelas terminologias utilizadas para defini-los, motivaram uma proposta positiva do Consenso de Chicago, reunião de especialistas membros *da Lawson Wilkins Pediatric Endocrine Society* (LWPES) e da *European Society for Paediatric Endocrinology* (ESPE) no final de 2006, de substituição do termo "intersexo", até então correntemente utilizado para definir crianças com ambiguidade genital, mas indiscutivelmente dúbio, por anomalia da diferenciação sexual (ADS) ou *disorder of sex development* (DSD), mais apropriada à questão. O termo intersexo, que denota um sexo intermediário ou um terceiro sexo, foi então abolido por não refletir a verdadeira condição desses sujeitos. Atualmente, com o mesmo propósito de minimizar os efeitos negativos das nomenclaturas que patologizam a condição de um indivíduo com diagnóstico desse escopo, a designação adotada é diferenciação sexual diferente[1].

Os quadros de diferenciação sexual diferente (DSD) levantam questões complexas e delicadas tanto em relação ao diagnóstico e tratamento como para o processo de construção da identidade do indivíduo.

A mais importante é a definição do sexo da criança.

A problemática da DSD traz impasses à conduta médica por envolver muitas questões referentes à adaptação sexual futura da criança, o que determina que o tratamento, muitas vezes, envolva condutas cirúrgicas, além das clínicas. Ainda assim, será só *a posteriori*, ao longo do crescimento e desenvolvimento da criança, que se poderá confirmar sua adequação, uma vez que não se trata apenas da definição de um sexo, mas do processo de sexuação que nele se apoia.

As condutas médicas têm por pauta:

- Preservar a funcionalidade sexual do indivíduo.
- Evitar condições que ameacem agudamente a vida da criança, como uma malignização das gônadas, por exemplo.

Contudo, mesmo a melhor opção quanto à designação sexual não é suficiente para definir a identidade sexual da criança logo ao nascimento.

Também podemos afirmar que não realizar procedimentos médicos ou não dar um nome à criança logo ao nascimento não garante, em nenhuma hipótese, que ela não teria problemas para realizar sua identidade sexual no futuro. Isso se deve ao fato de que a identidade sexual não é produto apenas da dimensão biológica do indivíduo. Se assim fosse, poderia oferecer uma projeção bastante objetiva do futuro, a partir do tratamento realizado.

Ao contrário, para essa questão, o suporte biológico é justamente o que confunde, desnorteia, uma vez que nem a correção cirúrgica das anomalias assegura o gênero da criança ou que essa será um adulto que exercerá, satisfatoriamente, sua sexualidade.

Esse limite, essa relatividade na contribuição do organismo para a construção de uma identidade para a criança, é decorrente dos inúmeros elementos presentes nesse processo, incluindo o movimento da própria criança nessa direção.

Muitos fatores incidem sobre o desenvolvimento de gênero das crianças. Elas não são apenas receptáculo das aspirações dos pais ou conformadas aos ditames da anatomia e da biologia.

Segundo Halim e Lindner[2], de modo muito ativo, as crianças bem precocemente demonstram curiosidade quanto ao seu corpo, as diferenças entre este e o dos outros, conseguem discriminar a distinção de gêneros e se classificar conforme essa percepção. Em um movimento circular, essa percepção a instiga a investigar, a buscar mais informações sobre as categorias de gênero das quais tem percepção, formando esquemas de gênero que a auxiliem a definir o seu próprio, aquele com o qual se identifica.

Há, aí, um trabalho cognitivo em paralelo com a constituição subjetiva da criança e com seu desenvolvimento global.

Assim é com Mariella, a garotinha citada acima, que interpreta a impossibilidade de saber o que tem na outra caixa, não por ser a caixa de outra criança, mas por ser a "caixa de um menino" – justamente porque lhe é interdita, sem acesso ao interior, evocando um diferente que ela só pode conceber imaginariamente, tal como é na distinção que toda criança elabora sobre o sexo e a sexualidade a partir do que lhe falta e que vislumbra – mas não vivencia – no outro.

Ainda reportando a Halim e Lindner[2], essa aprendizagem, que de início é pautada por certa rigidez quanto aos comportamentos, crenças e atitudes sobre o gênero, bem como sobre a escolha de seus pares e, até mesmo, brinquedos, brincadeiras e vestimentas, tende a se flexibilizar com o tempo e por volta dos 7/8 anos já observamos certo desapego dessas normas tão estritas.

Porém, o fato de quão rapidamente as crianças se apercebem de que seu universo pode ser dividido em categorias de gênero evidencia quão intensa é a ênfase dada ao gênero pela sociedade. De modo geral, por mais significativos que sejam os avanços nessa área, a maioria dos aspectos da vida é atravessada por conceitos de feminilidade e masculinidade.

O problema de se destacar o gênero em tal intensidade é que também se potencializam as estereotipias e o comportamento discriminatório negativo de gênero, o que, associado ao preconceito, pode acarretar reduzida diversidade de escolhas, habilidades e relacionamentos disponíveis às crianças.

Mas, mesmo se reduzindo a ênfase sobre o gênero nos vários cenários habitados pelas crianças, elas ainda irão criar um conceito de gênero, pautado nas associações vinculadas em cada categoria e nas várias interlocuções da criança com seu meio.

Tanto os profissionais de saúde quanto os pais devem estar atentos à maneira como contribuem para que essas associações se formem ou como corroboram as mensagens vinculadas a elas, em função das inúmeras consequências negativas que podem incidir sobre o desenvolvimento da criança como um todo, na busca de corresponder a um ideal pré-figurado.

A diversidade de significados associados aos gêneros permite que a criança se coloque para além da concepção de que os meninos têm que ser durões e não levarem desaforo para casa ou de que as meninas são seres sensíveis, que usam rosa e só se preocupam com a aparência.

A busca de parâmetros mais precisos para efetuar a opção quanto ao sexo mais funcionalmente satisfatório a essa criança, auxiliar na tarefa médica e ajudar a organização da família e da criança em relação aos conflitos que fatalmente ocorrem nessa situação leva a algumas questões:

- Como é estabelecida a identidade sexual?
- Qual é o impacto do diagnóstico para a criança e familiares?
- Quais as intervenções prioritárias nesse contexto, para permitir a melhor elaboração possível dessa problemática, para todos os que estão envolvidos, de alguma forma, com ela?

O diagnóstico de DSD compromete a criança naquilo que a define logo ao nascimento: seu sexo e, por consequência, seu nome.

Os pais, ao esperarem um filho, nutrem inúmeras expectativas com relação ao bebê e, particularmente, ao seu sexo. Revelam, nesses anseios, um desejo muito particular de que a criança que está por nascer venha a corresponder a um ideário de características, capacidades e condutas que são pertinentes à própria história de vida dos pais e com as quais esses se identificam e se reconhecem.

A ambiguidade genital no bebê instalará um impasse que percorrerá todas as decisões que os pais deverão tomar nessa situação – da escolha do nome ao modo de tratar a criança.

A entrada da criança nessa família será feita de forma bastante específica, uma vez que, em geral, os pais são tomados de enorme frustração e estranhamento diante do filho que não podem identificar como o de suas expectativas. É importante destacar que há um duplo inominável: ao não poder nomear a criança como menino ou menina, também não é possível nomearem-se como pais de um menino ou menina, com todas as diferentes nuances de trato que daí decorre. A quem devem dirigir seus cuidados? Como "conversar" com esse bebê? Como qualificar seus gestos e seus apelos?

Será necessário um reposicionamento dessa criança na fantasia e no desejo dos pais, e em especial para com seu sexo, para que ela possa encontrar seu lugar na história e na linhagem da família e ser reconhecida no discurso familiar. Só assim poderá constituir-se como um sujeito, com assunção de um gênero, e crescer com todas as vicissitudes que o sermos diferentes de qualquer outro determina, com ou sem intersexualidade. O substrato orgânico agirá como disparador para as delicadas questões que a família deverá elaborar na resolução dos impasses entre seu desejo e a realidade.

É a partir de um posicionamento dos pais que o cenário para todas as identificações ligadas à atribuição de sexo na criança poderá ser construído, favorecendo, também, a construção de sua identidade sexual, que é constituída não apenas sobre o que é similar, mas também e necessariamente sobre o que é diferente.

A criança, que é só organismo ao nascimento, vai assumindo seu *status* de sujeito paulatinamente, em uma humanização tecida pela apropriação da linguagem, saindo da indiscriminação para uma diferenciação, pela construção de uma imagem corporal, única, que está ligada diretamente a esse sujeito e sua história, a qual sintetiza suas experiências emocionais[3], e que pautará o engendramento de uma identidade pessoal e sexual – uma identificação a um gênero. A construção da identidade de gênero acontece no transcurso da constituição da subjetividade da criança, isto é, no processo de tornar-se um sujeito. É na relação com a mãe que esse processo de subjetivação tem início.

> "Ela é o primeiro sujeito que, antes da própria criança, tem de lidar com a questão. Isso não é sem consequência para a criança, pois será a mãe quem apresentará as primeiras significações de mundo ao bebê. Desse modo, a mãe é o sujeito que inicia o texto da criança, que irá reeditá-lo mais tarde, quando já estiver submetida à linguagem[4]".

Caracteriza-se, a princípio, por uma indiferenciação entre o "eu e o outro", na qual a criança vive uma relação de completude com a figura materna, que lhe permite receber as ofertas nutricionais, afetivas e, principalmente, simbólicas de que necessita nesse momento e nos quais se realiza algo além da simples nutrição. Ao responder aos apelos do bebê, a mãe instaura os primórdios da subjetivação, na medida em que interpretá-los significa dar um nome ao que supõe que ele queira, mas principalmente significa já supor um sujeito que deseja algo. A esse investimento da mãe sobre a criança dá-se o nome de função materna, salientando-se a dimensão simbólica que a sustenta, e que se refere a todas as nomeações que são feitas para a criança – do seu próprio nome à interpretação de seus apelos, passando pelas falas ou sons especiais que acompanham os cuidados oferecidos pela mãe, que marcam o bebê com uma singularidade e atestam à criança ser reconhecida no meio familiar. É uma vivência de harmonia e plenitude, em que a criança e a mãe pretendem ser uma só e onde nada falta e nada falha.

A partir dos seis meses, com a percepção da mãe como um ser concreto e não como uma extensão de si própria, é a dimensão do olhar que se torna fundamental para a constituição do sujeito.

A criança busca no olhar da mãe, como em um espelho, uma imagem que ateste sua integridade corporal, mesmo na vigência dessa separação psíquica, da dissolução dessa unidade imaginária entre ela e a mãe, mas que também confirme o que percebe de si, base para a construção de uma autoimagem a partir da qual se coloca na relação com os outros. Busca também a permanência do seu amor por ela, na vigência das diferenças que vão aí se instalando.

É com a entrada do pai nessa intensa ligação que as diferenças são evocadas.

À função paterna, sustentada por um pai real, cabe interpor-se e interditar essa relação dual e indiferenciada com a mãe, dando a conhecer à criança que ela não pode funcionar exclusivamente como objeto do amor e do desejo materno, o que impossibilitaria que ela se distinguisse como indivíduo, com a constituição de um psiquismo próprio e um funcionamento singular. Mais do que isso, dá-lhe a conhecer que ela teve origem não só da mãe, mas sim pela relação dessa com um diferente – o pai e, com isso, instaura os primórdios das identificações ligadas ao gênero.

Introduz, aí, a lei que rege as relações entre pais e filhos, entre os sexos e entre o sujeito e a sociedade – primeira marca da cultura a qual pertence, com seus parâmetros e normatizações. A criança emerge desse processo com um nome, sua filiação, e uma identificação com um sexo, mas não necessariamente já com uma definição de gênero.

O exercício das funções materna e paterna oferece à criança os enquadres para, nesse momento, posicionar-se e identificar-se com um pai ou com o outro.

É necessário que essas funções, que incluem a veiculação das diferenças nos pares "eu-outro", "masculino-feminino", mesmo que via de regra dentro de uma normativa binária, sejam satisfatoriamente exercidas para que a criança possa se discriminar e exercer sua própria sexualidade, coerente com seu sexo.

Em essência, é no campo das relações afetivas e sociais que a sexuação acontece – o corpo deixa de ser somente um organismo para ganhar um revestimento simbólico que confere ao sujeito uma multiplicidade de identificações, incluindo as relativas ao sexo e ao gênero, necessárias ao seu desenvolvimento. Abrange a autoimagem, as concepções sobre a sexualidade, os papéis sociais do homem ou da mulher, o posicionamento ante a diferença e o singular do sexo e é, necessariamente, veiculada no discurso dos pais, o qual reflete as posições e identificações parentais diante da criança. Assim, em geral e segundo o olhar dos pais, a criança é hábil, inteligente, agitada, esperta, ansiosa, mal-humorada, calma... menino ou menina, "João" ou "Maria".

Dolto[3] aponta que a visão de mundo da criança é consistente com sua imagem do corpo atual. Desde o nascimento, as palavras acompanham os contatos captados pelo corpo da criança.

Sustentada pelas identificações ligadas a seu nome e sexo, a criança organizará todas as relações objetais – as relações de afeto, em qualquer âmbito, com seus pares, designando-lhe inclusive sua natureza.

Mas, o nascimento de um bebê com ambiguidade genital tem forte impacto psicológico na relação dual entre a mãe e a criança, tão necessária para que essa tenha as ofertas adequadas para um desenvolvimento sadio, no sentido mais amplo do termo.

O investimento narcísico que a mãe faz no bebê, calcado na criança idealizada a quem se dirige, capaz de ocupar seu lugar predeterminado em uma linhagem familiar, é colocado em suspenso pela impossibilidade, mesmo, de atribuir-lhe um sexo e um nome, ponto de partida para todas as identificações posteriores.

Os primeiros meses de vida dessa criança tornam-se, então, fundamentais para o desenrolar do futuro desse sujeito, porque é nesse momento que todas as principais questões atreladas à definição da identidade sexual e social são evocadas em função tanto do reposicionamento dos pais em face das suas expectativas para com o filho, quanto de uma possível necessidade de redesignação sexual, por meio de conduta clínico-cirúrgica.

A redesignação sexual, se necessária, envolve a decisão sobre qual é a melhor opção sexual para a criança, baseada no diagnóstico etiológico e nas condições anatômicas presentes.

A percepção de um terceiro fator, o sexo social, interagindo ou mesmo se confrontando com a opção definida clinicamente, faz com que o posicionamento dos pais em face da criança com uma indeterminação quanto ao sexo seja um elemento fundamental para a tomada de decisão.

Os problemas mais delicados, sensíveis e de difícil manejo aparecem aí, evocando a complexidade e a diversidade das questões relativas ao sexo e à sexualidade.

Para as crianças com DSD, pela ambiguidade da genitália e indiferenciação sexual, é na questão do nome que incide o primeiro desdobramento dessa problemática.

O tempo decorrido entre o nascimento, o diagnóstico e a correção cirúrgica acarreta que o reconhecimento da criança como de um determinado sexo fique em suspenso, inclusive do ponto de vista legal, pela impossibilidade de se proceder a um registro civil logo ao nascimento, trazendo inúmeras sequelas, uma vez que esse primeiro momento da relação pais-criança marca de forma incisiva, como já apontamos, o processo de identificação sexual.

Em essência, reflete um comprometimento na possibilidade de posicionar a criança em face do desejo dos pais e conferir-lhe um lugar, passível de ser atravessado pelas múltiplas identificações necessárias ao processo de formação de uma identidade, o que inclui o sexo.

Outras vezes, a dúvida com relação ao sexo da criança, quando de seu nascimento, não foi informada aos pais, que acabam por registrar a criança como sendo de um determinado sexo para, posteriormente, ter que alterá-lo, com todos os desconfortos que isso acarreta.

A criança pode vir a ser chamada de "nenê" durante meses pela impossibilidade de receber um nome definitivo ou então pode ser tratada por apelidos que servem para os dois sexos para evitar situações constrangedoras. Em inúmeros casos, esses apelidos provisórios acabam se tornando definitivos, relembrando continuamente a ambiguidade de seu nascimento.

O nome está ligado à existência da criança e tem um sentido único como marca das expectativas e projeções no futuro do filho.

Atrelada à indefinição com relação ao nome, está a indefinição com relação ao gênero. Hoje em dia, a pluralidade de identidades e de expressões de gênero oferece mais um impasse ou dificuldade aos pais quando do nascimento do bebê: o receio de tomar uma decisão "errada", caso seja discutida a necessidade de uma redesignação de sexo ou, ao contrário, de optarem por não fazer nenhuma escolha no momento e deixar a criança decidir sobre seu sexo e seu gênero quando crescer e se sentir apta para isso. Em muitas dessas elaborações, percebe-se um receio outro que é o da orientação sexual da criança quando adulta.

É importante salientar que a busca por alcançar um ideal de individualidade, em um esforço de neutralização de gênero ao nascimento, para que as crianças possam estar livres dos estereótipos que induziriam suas identificações, muitas vezes se defronta com o fato de que crianças pequenas podem buscar essas formas estereotipadas de ser justamente na busca de referências para poderem construir sua identidade.

IMPASSES FAMILIARES

A necessidade de efetuar uma opção quanto ao sexo da criança acaba por criar um impasse para os pais que se traduz por:

- Incapacidade de decidir, uma vez que nenhuma opção é completamente satisfatória, isto é, nenhuma opção reconstrói na criança e nem no imaginário parental o sexo que ela, porventura teria, apagando assim a falha no nascimento-falha irreversível em todos os sentidos.
- Receio de fazerem a escolha errada e, futuramente, virem a ser responsabilizados pela criança.
- Fantasia de que no futuro o filho possa manifestar homossexualidade por não ter o sexo anatômico correspondente ao sexo biológico ou genético.
- Desejo, inconsciente, de ter uma criança com o sexo de sua preferência.
- Enorme constrangimento em comunicar a alteração, sofrimento com estigmatizações, sentimentos de vergonha e culpa, temor às possíveis discriminações e comentários preconceituosos, em casos onde a criança já está registrada e seu nome e sexo já são partilhados pelo meio social.
- Os pais, em algum momento do tratamento, revelam sua ambivalência diante da problemática, colocando nomes que poderiam ser utilizados por ambos os sexos com pequena alteração, usando apelidos ambíguos ou mesmo atribuindo um nome que tem correlato no gênero oposto. Eles se questionam sobre a adequação do sexo escolhido e preocupam-se com o desenvolvimento físico da criança,

que não obedece aos parâmetros usuais, com o interesse sexual por pessoas do mesmo sexo no futuro, com a possibilidade de manter relações sexuais, casar e ter filhos.

O meio social e os ditames culturais são fatores de muita apreensão e influência na atitude que os pais assumem perante o diagnóstico. Muitos pais acabam por esconder os fatos de familiares e amigos, e até mesmo mudar de bairro, para evitarem o confronto.

É importante ressaltar que a escolha para determinado sexo remeterá sempre a exclusão do que é referente ao sexo oposto: em um primeiro momento, em relação aos aspectos anatômicos e, posteriormente, às atitudes culturalmente atribuídas a cada sexo.

Se mal elaboradas de início, esses aspectos excluídos do corpo ou das condutas estarão sempre presentes no discurso dos pais, a cada pergunta que esses se fizerem sobre o futuro do filho, a cada repreensão por comportamentos que não julgam condizentes com o sexo da criança, a cada manifestação de reprovação pelas roupas que vestem ou interesses que desenvolvem e a cada silêncio sobre aquilo que acreditam poder apagar de sua história, com essas condutas.

Na tentativa de constante reafirmação do sexo social da criança, procurando eliminar qualquer traço do sexo oposto, é justamente a ambiguidade sexual que é evocada, repetidamente.

A elaboração dessas questões e das inúmeras fantasias referentes ao futuro da criança é extremamente penosa para os pais.

Sofrem não só pela responsabilidade da decisão que devem tomar em nome da criança real, mas também pela perda da criança imaginária, aquela com a qual já vinham estabelecendo um vínculo desde a concepção.

Sofrem pela dificuldade em se colocarem como pais em uma situação tão adversa e pelo receio de não saberem ser os pais adequados para "aquela criança", não conseguindo se vincular à "nova" criança.

Buscam repetidamente nas informações médicas, nas características físicas da criança ou em suas atitudes, quando com mais idade, um sinal revelador de qual é seu sexo verdadeiro, para então se conformar a ele.

Quando o conflito é muito intenso, porém, nenhuma informação objetiva é capaz de auxiliar na decisão.

Esses conflitos são responsáveis por um acréscimo de problemas aos que já são enfrentados desde o início.

Determinam, por exemplo, interrupções bruscas no processo de investigação por parte dos pais – que temem os resultados e suas implicações, idas e vindas sem critério aos serviços médicos ou busca de atendimento em múltiplos serviços, na procura de um diagnóstico mais conveniente e menos aterrador, reformulações constantes de decisões já tomadas –, adiando, repetidamente, os procedimentos que tornariam definitiva a opção realizada.

Em casos mais complexos, no que tange ao posicionamento dos pais, encontramos aqueles que veem na situação a oportunidade de fazer o que pais nenhum poderiam por princípio: escolher o sexo da criança, contemplando apenas suas próprias expectativas. Vemos pais protelando indefinidamente uma solução, a ponto de inviabilizar o que seria a melhor opção para a criança, na tentativa de mostrar à equipe médica o quanto seu filho era aquilo que eles afirmavam ser.

Como exemplo, podemos citar um paciente que desde o nascimento foi diagnosticado como DDS 46,XY, com melhor opção para o sexo feminino, mas cujos pais interromperam o atendimento inúmeras vezes, em momentos fundamentais do tratamento e em âmbito mais amplo, do próprio desenvolvimento da criança.

A cada vez que retornavam à consulta cortavam bem curto o cabelo da criança, vestiam-no com roupas bem masculinas, paravam de ministrar o hormônio feminilizante, acentuando, com isso, de forma bem contundente, o fenótipo masculino do filho.

Escudavam-se obstinadamente atrás dessa aparência para reafirmar à equipe que tratava da criança, quão masculina ela era.

Nas consultas, não rejeitavam as orientações, não refutavam as informações, não se omitiam de discutir a situação, mas também não se posicionavam de forma definida.

Diziam estar tentando em casa ou na igreja que frequentavam introduzir a criança como menina, mas era visível que essa decisão não era realmente assumida pelos pais.

Com isso, os pais faziam o tempo passar e tornavam cada vez mais complexo pensar-se em redesignar a criança para o sexo feminino na atual idade, atestando, aí, a força do desejo parental quanto ao que queriam desse filho.

Foi a mãe dessa criança, contudo, que, em uma de suas falas, fez uma observação fundamental para a compreensão das questões ligadas à redesignação sexual em crianças que, até por questões da dificuldade de realizar-se um diagnóstico precoce, já tinham uma nomeação em uso pela família, no momento da tomada dessas decisões.

Disse essa mãe:

"Como posso ir dormir chamando meu filho de João e acordar chamando-o de Maria?".

Ou seja, por maior que seja o trabalho de preparação e aceitação dos pais diante de uma nova realidade, um dia eles terão que dormir chamando (genericamente) a criança de "João" para, no dia seguinte, acordar chamando-a de "Maria".

O que é necessário para se desinvestir de um sexo e se investir no outro?

O que é necessário para se investir em um sexo ou em outro?

Sabemos que o sexo biológico por si só não é determinante do gênero e da posição sexual do sujeito no futuro, e que a identidade sexual não define a orientação sexual, mas talvez esse investimento necessite, minimamente, de um substrato no real do corpo para inscrever-se simbolicamente e possibilitar que se fantasie sobre as características e propensões da criança, para que se possa projetá-la em um futuro.

Isso afeta diretamente a situação de crianças já com alguma idade e que aguardam um posicionamento dos pais, um consentimento para a alteração de seu sexo, para enfim poderem se submeter à correção cirúrgica ou à introdução hormonal e se compatibilizarem com o gênero que elegeram.

É possível esperar que os pais se dirijam a uma menina quando tudo o que veem é um menino?

O que isso nos aponta do ponto de vista das intervenções nesses casos?

A consequência mais relevante dessas considerações é que, desde o nascimento de uma criança com DSD e principalmente nos primeiros meses de vida, os pais são figuras fundamentais como objeto do processo terapêutico.

É o investimento na melhor elaboração possível que os pais possam fazer de seus impasses, que pode trazer a disponibilidade para que a criança, ao longo de seu processo de desenvolvimento físico, psíquico e social, possa ter as ofertas necessárias e adequadas à construção e ao exercício de sua identidade de forma geral e de sua sexualidade de forma específica.

Nos casos de famílias com crianças portadoras de DSD, a ausência de uma intervenção organizada, objetiva e sistemática desde o início do processo tem consequências para todas as partes:

- Para os pais, que desdobram a situação conflitante em dúvidas e impasses, que de maneira mais ou menos recorrente ou evidente percorrem toda a história da relação com o filho.
- Para a criança, mais ou menos sabedora de sua história, que se apropria de todas as palavras e mesmo de todos os silêncios sobre sua situação, para se situar, em face do fato original, ao desejo parental e, muitas vezes, denunciar seu próprio conflito.
- E para o médico, que sabe de antemão da limitação de seus recursos, imposta por uma patologia que, embora ocorra na dimensão do corpo, só se resolve na dimensão psíquica.

IMPASSES NA CRIANÇA E NO ADOLESCENTE

Como a autoimagem e a percepção do corpo e suas funções configuram-se na relação afetiva pais-criança, organizando-se para além do corpo biológico e reportando um discurso parental sobre seu corpo e sua imagem, temos que em um momento onde a criança já pode se representar por si mesma, sua linguagem e sua produção gráfica podem sinalizar os efeitos do comprometimento no processo de construção de uma identidade sexual.

Como exemplo, encontramos:

- Representação da imagem corporal caracterizada pela indiferenciação sexual e até mesmo uma despersonalização (Figura XI-38).
- Dificuldade em identificar-se com figuras do mesmo sexo, apresentando precariedade de elementos associados a esse sexo (Figura XI-39).

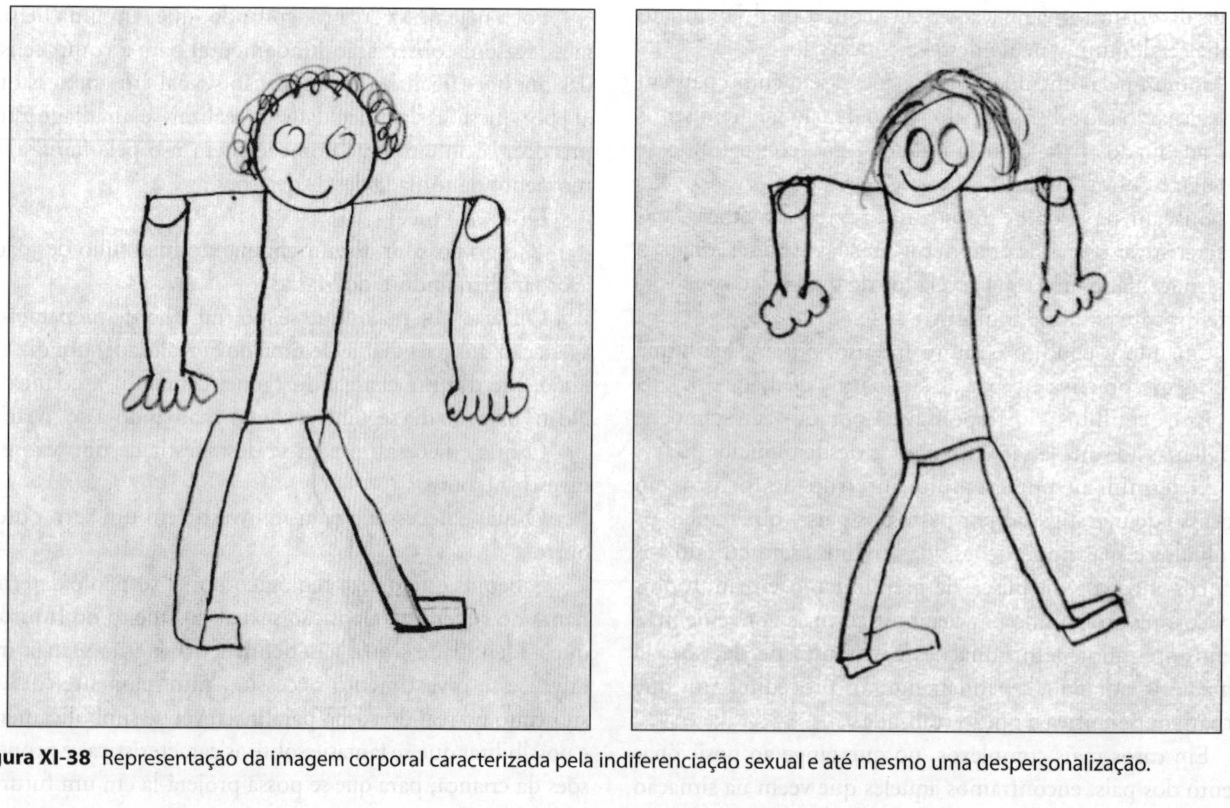

Figura XI-38 Representação da imagem corporal caracterizada pela indiferenciação sexual e até mesmo uma despersonalização.

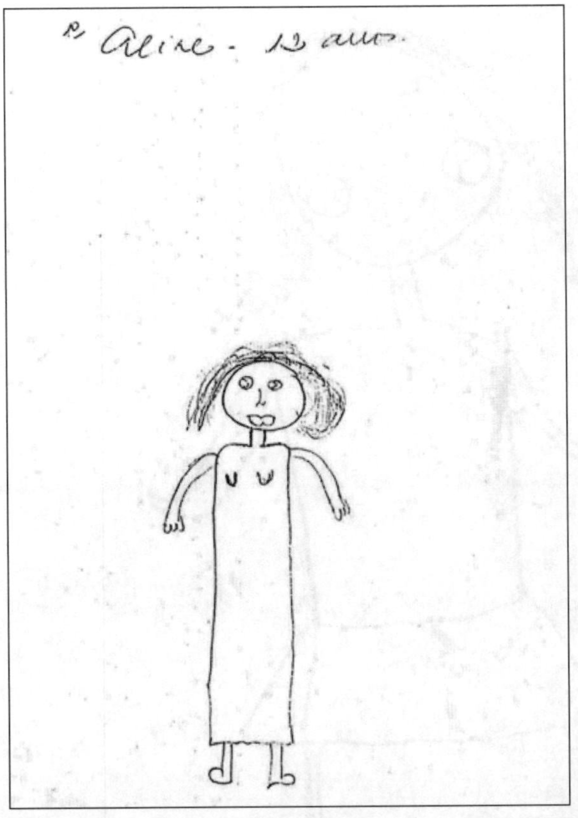

Figura XI-39 Dificuldade em identificar-se com figuras do mesmo sexo, apresentando precariedade de elementos associados a esse sexo.

- Exagero na expressão de elementos ligados à diferenciação sexual nas representações das figuras humanas com hiperfoco na região genital (Figura XI-40).
- Referências a elementos captados nas explicações e falas médicas sobre o caso e que ainda não foram elaborados subjetivamente, explicitando a dicotomia Código médico *versus* Identidade (Figura XI-41).
- Representação da imagem corporal com referências ao sexo oposto.
- Preocupação quanto às diferenças no desenvolvimento.
- Insegurança quanto à realização pessoal.

No que tange à inserção dessas crianças no meio social, a tendência a fazer parte de um grupo e ser reconhecida como "igual" só é viabilizada quando a própria criança ou adolescente encontra em sua diferença certo significado ou marca que permite o liame entre ela e os outros.

Um exemplo disso é a adolescente que, contrariando a pressão familiar para vestir-se ou comportar-se de forma mais feminina, segue rejeitando os emblemas tradicionais da feminilidade e usando unicamente camiseta, calças compridas largas e tênis, interessando-se também por desenho mecânico. Dentro de seu grupo, porém, inseriu-se nas equipes esportivas, em que esse tipo de vestimenta é habitual e uma garota que joga handebol ou futebol tem até certo *status*. Consegue, dessa forma, integrar-se socialmente, mas adia a possibilidade de vir a questionar-se sobre a diferença que inaugurou seu desenvolvimento.

Outra criança, um menino de 9 anos de idade, deixa muito patente que "sabe" de algo estranho relativo ao seu nascimento, embora não conheça exatamente qual é o problema, uma vez que só lhe foi explicado pelos pais que ele teria tido que "corrigir um probleminha no ponto fraco quando bebê". (*sic*)

Manifesta essa estranheza por meio de um comportamento peculiar, mostrando-se na escola como um menino estranho: desconectado do que está ocorrendo no momento, fala ou pergunta coisas esquisitas constantemente, referentes a outras épocas, outras vidas, outros planetas, o que acabou por lhe angariar o apelido de Menino Maluquinho.

É com esse significante, o Menino Maluquinho, que ele se introduz no meio social, mudando a natureza de sua diferença, que no original poderia discriminá-lo, mas que nessa formatação torna-se um fator de aceitação e, até, de admiração. Todos o acham inteligente e divertido e querem ser seus amigos.

DESLOCAMENTOS DAS QUESTÕES

Constata-se ao longo do atendimento de crianças com ADS ou de seus familiares que há diferença de prioridades das questões relevantes para cada fase, mas que em qualquer fase do processo elas estão presentes, camufladas ou não.

A adolescência e a entrada na fase adulta atualizam o conflito inicial a respeito da identidade sexual, uma vez que esses momentos estão associados às novas fases do tratamento e, com destaque, as alterações corporais e a ampliação das expectativas e interesses voltados para os campos afetivo e social. Nesse momento, para o portador de um comprometimento na diferenciação sexual, as diferenças existentes entre a forma como se processa seu desenvolvimento biológico, o aparecimento ou não dos caracteres sexuais secundários, a ausência de menstruação, o crescimento tornam-se fatores de muita angústia, pois potencializam os conflitos normais da idade. É nessa época que essas crianças estão procurando afirmar-se como indivíduo autônomo, independente, com um saber e um pensar próprio, buscando ultimar a construção de uma identidade que esteja em sintonia com sua geração.

As diferenças, aí, tornam-se marcantes e, constantemente, causa de isolamento social, constrangimento e não integração.

Em uma fase mais avançada da adolescência, o conhecimento de que não poderão menstruar ou ter filhos, signo social do "feminino" nas mulheres, pode fazer com que as garotas busquem mais as companhias masculinas, onde esses assuntos não entram em pauta, do que as femininas.

Curiosamente, essa conduta, que em qualquer adolescente, embora causando certa apreensão, também reafirma aos pais a adequação do comportamento da filha, nos casos

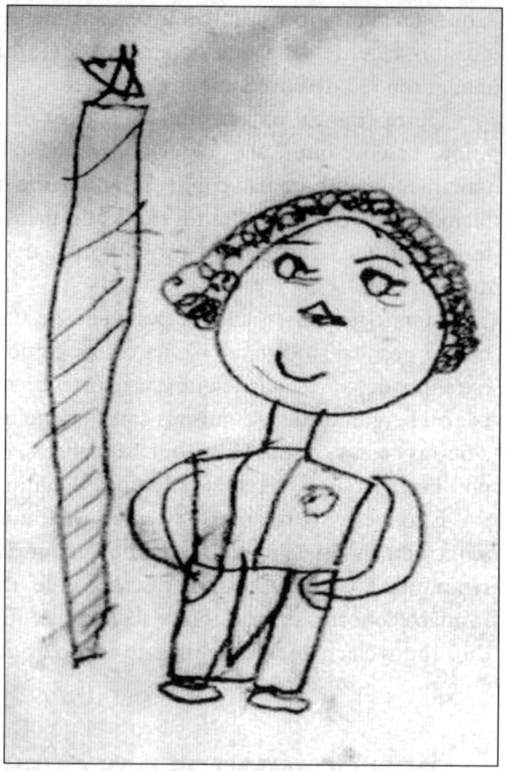

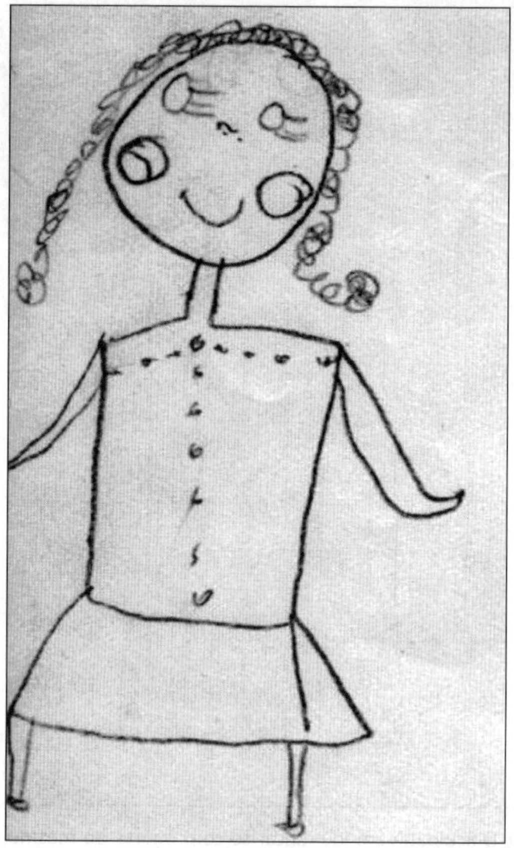

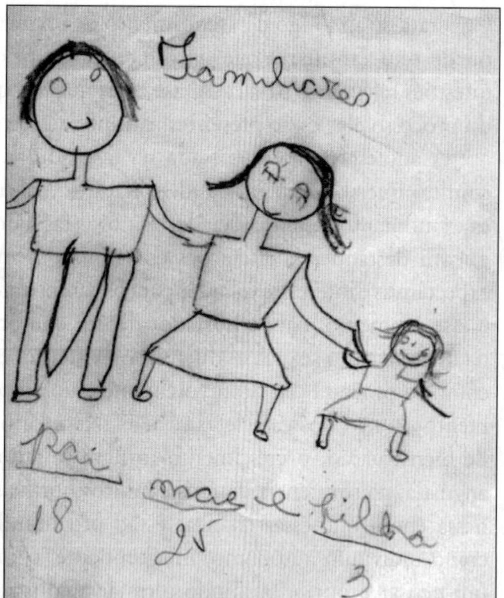

Figura XI-40 Exagero na expressão de elementos ligados à diferenciação sexual nas representações das figuras humanas com hiperfoco na região genital.

de DDS, em que, apesar de geneticamente masculina, houve designação para o sexo feminino só incrementa nos pais a dúvida e o temor pela inadequação sexual. Acreditam que é o sexo genético procurando seus pares que aí se manifesta.

Evidencia-se que, também para os pais, as questões em que emerge a preocupação com a sexualidade dos filhos têm seu teor alterado com o tempo. Se nos primeiros anos essa preocupação liga-se ao nome, a definição do sexo e a possibilidade de eles próprios se haverem com as atribuições de papéis e funções sexuais que marquem a criança com o sexo para o qual foi redesignada, aos 9 ou 10 anos de idade a atenção se volta para os aspectos do desenvolvimento corporal; na adolescência, remete à escolha das amizades, vestuário e interesses de vida; e na fase adulta, concentra-se na possibilidade de exercer a sexualidade e na natureza das relações afetivas.

Por fim, como a construção da identidade sexual ocorre no campo das relações sociais e no tempo, isso exige dos

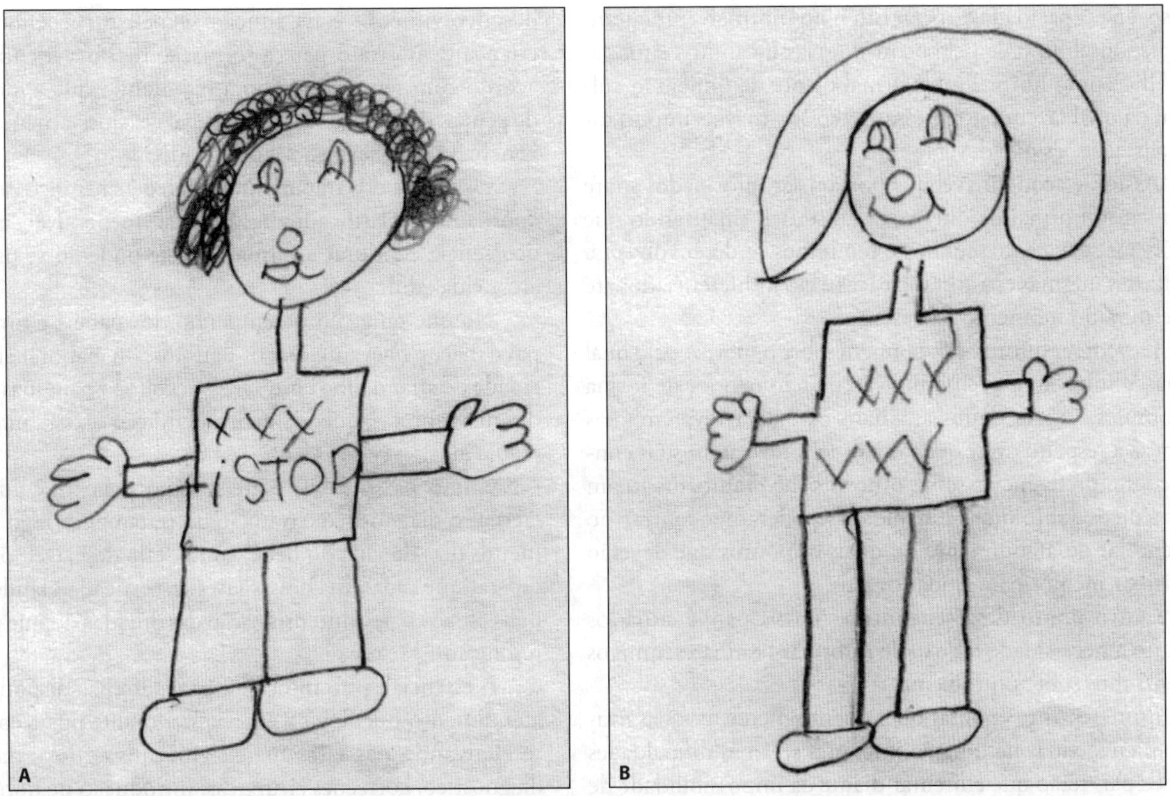

Figura XI-41 Referências a elementos captados nas explicações e falas médicas sobre o caso e que ainda não foram elaborados subjetivamente, explicitando a dicotomia Código médico *versus* Identidade.

profissionais que se ocupam com crianças com DDS uma atenção especial à fase em que se encontra cada uma delas, no que tange à idade e à capacidade de elaboração psíquica possível diante da problemática.

ATUAÇÃO INTERDISCIPLINAR

As considerações levantadas aqui indicam intenso trabalho a ser desenvolvido com os pais e com as crianças, quando possível, mas que implicam também os profissionais em suas várias funções e interfaces com a questão.

Damiani e Guerra Junior[1] assinalam que:

"Em relação à investigação e manuseio das ADS, foi decisão do Consenso que alguns conceitos gerais no cuidado de pacientes com ADS devem ser aplicados: (a) a atribuição de gênero deve ser evitada antes da avaliação de especialistas, (b) a avaliação e o manuseio em longo prazo devem ser feitos em Centro Médico com equipe multidisciplinar experiente, (c) todos os indivíduos devem receber um gênero, (d) uma via de comunicação fácil entre pais e equipe de saúde é essencial e encoraja-se a participação da família nos processos de decisão, (e) as preocupações dos pacientes e dos familiares devem ser respeitadas e tratadas num ambiente de confiança. A importância de grupos de apoio tanto para os familiares quanto para os próprios pacientes não deve ser descartada".

Este trabalho pode ser sistematizado para garantir um espaço de interlocução entre os pais e a equipe, que permita a todos avaliarem suas informações, concepções, apreensões, expectativas – aquilo que, articulado à designação do sexo para a criança, venha a facilitar ou obstaculizar os passos desse processo.

É fundamental que se esclareça aos pais, logo ao nascimento da criança, que não se pode determinar o sexo naquele momento. A necessidade de responder prontamente à legítima aspiração dos pais de saber sobre o sexo do filho pode ter consequências muito mais desastrosas *a posteriori*.

Contudo, é essencial, justamente por isso, que essa investigação possa ser realizada com a maior brevidade, para que a vinculação dos pais à sua criança possa se efetuar com o menor comprometimento possível.

Na medida em que essa investigação se processa, podemos levantar alguns passos para auxiliar a elaboração dos problemas do campo psicológico que venham a ocorrer.

Um primeiro passo tem como objetivo a avaliação e o esclarecimento e intenta conhecer o que os pais sabem sobre o problema, o que já compartilharam com familiares ou amigos, quais seus temores ou ansiedades, ligados à ambiguidade genital, e quais providências tomaram até o momento.

Inclui expor aos pais os dados e hipóteses que se têm sobre a questão e informá-los sobre a problemática. É importante ressaltar que estarão vendo a situação como uma falha pessoal na capacidade de gerar um filho "normal", procurando responsabilizar-se pelo ocorrido, classificando a situação do filho como normal ou anormal diante da dimensão cultural da qual fazem parte e essas serão as variáveis importantes nas decisões que deverão tomar.

Assim, é aconselhável que possam ser informados sobre o processo normal de diferenciação sexual, sinalizando que os órgãos sexuais masculinos e femininos se desenvolvem a partir das mesmas estruturas básicas e são indiferenciados até determinado momento da gestação.

Devem ser informados também sobre o motivo pelo qual a masculinização e a feminilização podem ocorrer de forma incompleta. Esses dados auxiliam os pais a reverem suas crenças a respeito do sexo da criança e a revelarem suas concepções e preferências sobre o novo bebê. Também situam os médicos sobre quais dificuldades poderão encontrar no desenrolar do atendimento ou quais os pontos que deverão trabalhar melhor para ajudar os pais.

Outro ponto desse encontro com os pais é situá-los quanto à necessidade ou não de informar familiares, amigos ou vizinhos sobre o problema.

É interessante apontar que, quanto menos pessoas estiverem envolvidas na questão, menores serão as dificuldades que os pais terão que enfrentar diante da impossibilidade de nomear a criança no círculo social ou em face da necessidade de ter que comunicar uma mudança no sexo social original.

Porém, é importante que os pais possam contar com o apoio de familiares mais próximos e, se necessário, esses devem ser contatados e esclarecidos sobre a condição da criança. Para a grande maioria das pessoas que estão ligadas aos pais, quanto menor o grau de informações, menor o risco de ter que desfazer as informações já fornecidas ou de facilitar interpretações equivocadas sobre a questão.

Se necessário, devem-se ajudar os pais a elaborar uma informação precisa e sucinta sobre a situação da criança, a ser dada ao círculo maior de amizades, que possa conter a curiosidade até que a informação definitiva seja veiculada. O passo seguinte é auxiliar os pais a elaborar fantasias, expectativas e dúvidas sobre o funcionamento sexual da criança depois de adultos, os efeitos e consequências para a aquisição de uma identidade sexual, a orientação quanto ao sexo, à autoimagem e à autoestima.

Como a intervenção psicológica precoce se mostra fator positivo para um bom prognóstico de crianças nessa condição, é importante que se possa orientar os pais e assegurá-los de que podem contribuir para esse final satisfatório.

O próximo passo é possivelmente o mais importante.

Confirmado o sexo da criança, deve-se implicar os pais no processo de tomada de decisão e assegurar que eles estão de acordo com a designação e podem elaborar e superar o problema da ambiguidade, dando continuidade ao tratamento.

Em caso de haver diferença entra o sexo genético e o social, ressalta-se a necessidade de enfatizar o processo pelo qual os tratamentos hormonal e cirúrgico poderão agir no desenvolvimento e na função sexual, fornecendo para a criança o substrato para a formação de uma identidade de acordo com seu sexo, embora ressaltando que a identidade de gênero da criança não está atrelada exclusivamente ao sexo genético ou ao sexo social designado.

Os passos dos tratamentos clínico e cirúrgico devem ser apontados e clarificados na medida do possível, quanto à ocorrência e à duração, uma vez que poderão se prolongar até a vida adulta.

No que tange ao desempenho dos papéis e funções de pai e mãe, é relevante que os pais possam elaborar sua capacidade de criar o filho com sucesso, voltado para suas demandas mais amplas, que incluem a definição sexual, mas não se esgota aí.

Como passo final, e até mesmo pela dificuldade em efetuar o diagnóstico e o início do tratamento logo nos primeiros dias de vida do bebê, como seria desejável, podemos esperar que cada uma dessas fases seja esticada, dando muito mais espaço para a intensificação das dúvidas do que para sua resolução.

É essencial, portanto, que essas famílias disponham de atendimento psicológico especializado, que possa continuar se efetivando nas fases mais significativas do tratamento: diagnóstico, correções cirúrgicas, introdução de hormônios, que correspondem a fases do desenvolvimento em que os conflitos referentes ao nascimento podem se atualizar.

A abordagem deve incluir sempre os familiares e as crianças, quando em idade viável para isso, considerando a particularidade de cada caso e a subjetividade de cada indivíduo.

Como consideração final, é necessário reafirmar que não há nenhuma forma de garantir *a priori* que uma decisão tomada com relação à definição de sexo da criança será a mais adequada, sem incluir as variáveis que só ao longo do tempo confirmarão sua posição sexual, permitindo que essa se viabilize satisfatoriamente.

Mais do que isso, o tempo de que se trata não é o tempo cronológico, mas um tempo que decorre dentro de uma lógica, que baliza o sujeito na asserção de uma certeza sobre si, tal como apresentado por Lacan[5]. Um tempo, na verdade, desdobrado em três, necessários à construção dessa certeza.

Essa questão é abordada por meio de um sofisma, descrito aqui de modo bem simplificado, proposto a três presidiários pelo diretor de uma prisão, apresentado na forma de um jogo de adivinhação, um jogo de lógica, no qual há cinco círculos – 3 brancos e 2 pretos. Cada sujeito tem colado às suas costas um círculo de uma dessas cores, mas não tem ciência de qual é sua cor – branca ou preta. Só pode descobrir quem é ele a partir dos outros dois e só tem à sua disposição o olhar dos demais e para os demais, seu raciocínio e suas conclusões, já que não podem comunicar-se. O primeiro que conseguir descobrir qual cor de que é portador e, portanto, quem é ele entre os demais deve declarar-se rapidamente sobre o que é, para ganhar o jogo.

O prêmio para o vencedor do jogo é a liberdade.

O que importa para nosso tema, sobre a resolução desse sofisma bastante complexo, é como o sujeito – todo sujeito – constitui, no encadeamento dos tempos, a certeza sobre o que ele é, sem, contudo, saber realmente de si, na medida em que há algo que ele desconhece e ao qual não tem acesso, só podendo concluir a partir do posicionamento dos demais, mas, ao mesmo tempo, descolando-se desses.

No jogo, os tempos decorrem, então, como segue:

Em um primeiro momento, o Instante de ver, o sujeito observa o que está fora de si, mas os elementos percebidos ainda não permitem uma elaboração que o leve a saber quem ele é.

Em um segundo momento, o Tempo de compreender, ele empreende uma elaboração e acredita poder dizer quem é, mas não tem convicção, recua, observa novamente os outros, sua hesitação é partilhada pelos outros, que também não se mobilizam em direção à saída, o que indicaria terem realizado sua descoberta.

No terceiro tempo, o Momento de concluir – emerge a coragem para se posicionar e, vencendo a hesitação, o sujeito apressa-se para concluir, dirigindo-se para a saída, declarando então sua convicção sobre o que é.

Esses movimentos – tão cheios de incertezas e sondagens –, antes da conclusão final, resultam do fato de que nenhum sujeito conta previamente com todas as certezas e garantias para se afirmar e tomar decisões em nome próprio. A incompletude do ser humano, decorrente do processo de separação da figura materna, instaura uma falta, estrutural e necessária para nossos deslocamentos e posicionamentos na vida, mas que também evidencia nossa condição de sujeito finito, relativizado, que designamos como sexuado pelo efeito dessa partição, cujo desfecho o intima a se situar em algum lado, na relação com os demais, dada a impossibilidade em se ter "todos" os sexos. Mas a asserção do que somos se articula à percepção do que o outro é.

A condição de liberdade de um sujeito advém de se responsabilizar e se arriscar a se declarar o que é, precipitando a realização de o ser, realmente.

O que podemos observar nesse jogo é que o sujeito não terá direito à própria verdade enquanto estiver preso às ações dos outros. Mais ainda: não será possível que se tenha certeza de fato se não a afirmar por meio de um ato. A verdade do sujeito mora no ato.

Trazendo para a questão deste texto, é o ato de concluir sobre seu sexo e declarar-se como tal que levará um sujeito a poder vivenciá-lo de verdade. Essa é a liberdade.

A lógica da temporalidade não corresponde a uma estrutura homogênea e seu desdobramento em três instâncias temporais, que não têm a mesma duração, corresponde a três modos de subjetivação do ser humano, de construção singular de sentidos sobre o que vive e experimenta, que lhe confere a marca do que ele é. O tempo de compreender **é sempre** mais longo, com paradas, suspensões dos movimentos, dúvidas, até se precipitar para uma conclusão. Um ato que só é possível o sujeito tomar por si próprio. Movimento constante, porquanto a vida não cessa de inscrever-se de algum modo.

Isso é o que está em pauta quando apontamos que só o tempo pode dizer sobre o sexo da criança – o tempo da subjetivação.

E é por isso que o tempo cronológico, muitas vezes, não basta para explicar porque famílias têm tantas dúvidas quanto a um passo a passo de tratamento que foi tão minuciosamente explicado, durante meses, ou porque abandonam as consultas depois de anos, ou porque uma adolescente às vésperas de fazer um procedimento que parecia esperar a vida toda para finalmente poder se olhar como a mulher que gostaria de ver, recua, desiste e se silencia.

É possível postular que para todo enfrentamento na vida há um instante de ver, um tempo para compreender e um momento de concluir, indicando com isso que a lógica que rege os deslocamentos do sujeito ao longo da vida não se prende aos fatos da realidade, como tal, mas à interpretação peculiar que esses lhes confere e a forma como deles se apropria.

É possível concluir que a assunção de um sexo e de uma identidade só pode se estabelecer no ato final de um processo de subjetivação, articulado pelo encadeamento da lógica temporal.

Esta é a lógica sobre a qual devemos pautar a questão da diferenciação e da identidade sexual e nortear nossas intervenções.

REFERÊNCIAS

1. Damiani D, Guerra Junior G. As novas definições e classificações dos estados intersexuais: o que o Consenso de Chicago contribui para o estado da arte? Arq Bras Endocrinol Metab. São Paulo. 2007; 51(6)10.1590/S0004-27302007000600018.
2. Halim ML, Lindner NC . Auto-socialização de gênero na primeira infância – In Encyclopédie sur le Développement des Jeunes Enfants. Dezembro 2013. [Acessado em 13 maio 2020]. Disponível em http://www.enfant-encyclopedie.com/genre-socialisation-precoce/selon-experts/lauto-socialisation-des-garcons-et-des-filles-pendant-la.
3. Dolto F. Imagem inconsciente do corpo. Trad. Noemi Moritz Kon e Marize Levy. 3ª ed. São Paulo: Perspectiva; 2019.
4. Oliveira Reis de PAA, Rosa VMM. Intersexualidade: uma clínica da singularidade. Rev Bioét [Internet]. 2015 Abr [citado. 2020; 23(1): 70-9. Disponível em: http://www.scielo.br/scielo.php?script=sci_arttext&pid=S1983-80422015000100070&lng=pt.
5. Lacan J. O tempo lógico e a asserção de certeza antecipada. In Lacan J. Escritos. Rio de Janeiro: Jorge Zahar; 1998. p. 197-213.

PARTE XII

Incongruência de Gênero em Crianças e Adolescentes

COORDENADORA

Leandra Steinmetz

Critérios Diagnósticos e Acompanhamento Psiquiátrico na Incongruência de Gênero na Infância e Adolescência

ALEXANDRE SAADEH

DEFINIÇÃO

Considerando que o diagnóstico de incongruência de gênero em adultos ganhou consistência apenas na década de 1920, a questão das crianças e adolescentes com incongruência de gênero só ganha visibilidade a partir dos anos 1980 e reconhecimento e discussão somente a partir do século XXI.

O Ambulatório Transdisciplinar de Identidade de Gênero e Orientação Sexual do Instituto de Psiquiatria do Hospital das Clínicas da Faculdade de Medicina da Universidade de São Paulo (AMTIGOS-IPq-HCFMUSP) foi criado em 2010 e recebeu a primeira criança no final de 2011. Tem, desde então, parceria com o Serviço de Endocrinologia do Instituto da Criança.

Desde o final de 2015 só recebe para triagens crianças e adolescentes[1].

Contamos hoje com dois manuais diagnósticos que estabelecem critérios complementares e que se fundamentam em vertentes distintas. O primeiro é o ligado ao Manual Diagnóstico e Estatístico de Transtornos Mentais, 5ª edição (DSM-5 – APA, 2013) (Quadro XII-1)[2]; o segundo é a Classificação Internacional de Doenças, 11ª versão (CID-11 – OMS, 2018)[3].

Em linhas gerais, o que temos do DSM-5 é a eleição do sintoma disfórico como eixo para o diagnóstico. O principal problema é que nem todo mundo apresentará disforia em relação ao seu gênero no momento do diagnóstico, mas já passou por isso em algum momento da vida, geralmente por questões ambientais e sociais, sentindo-se uma aberração ou monstruosidade.

Na CID-11[3], o diagnóstico de incongruência de gênero sai do capítulo de transtornos mentais e do comportamento como era na CID-10 e passa a integrar o capítulo Condições relacionadas à saúde sexual. Com isso, a incongruência de gênero deixa de ser considerada transtorno mental, seja na infância, seja na adolescência ou na fase adulta da vida[4].

Condições relacionadas à saúde sexual:

Incongruência de Gênero

Descrição

Incongruência de Gênero é caracterizada por uma marcada e persistente incongruência entre a experiência de gênero do indivíduo e o sexo reconhecido ao nascimento. Comportamento variante e preferências de gênero isoladas não são base para o reconhecimento do diagnóstico nesse grupo.

Exclui: Transtornos Parafílicos (6D30-6D3Z)

HA60 Incongruência de Gênero na Adolescência ou em Adultos

Descrição

Incongruência de Gênero na adolescência ou em adultos é caracterizada por uma marcada e persistente incongruência entre a experiência individual de gênero e o sexo reconhecido, a qual frequentemente leva a um desejo de "transição", numa requisição de viver e ser aceito como uma pessoa do gênero experenciado, passando por tratamento hormonal, cirurgia ou outros cuidados de serviços de saúde para fazer seu corpo se alinhar o máximo possível ao gênero experenciado e desejado. O diagnóstico não pode ser dado antes do início da puberdade. Comportamento variante e preferências de gênero isoladas não são base para o reconhecimento do diagnóstico.

Exclui: Transtornos Parafílicos (6D30-6D3Z)

Quadro XII-1. Disforia de gênero (DSM-5)[1].

Em crianças – 302.6	Em adolescentes e adultos – 302.85
A) Incongruência acentuada entre o gênero experimentado/expresso e o gênero designado de uma pessoa, com duração de pelo menos seis meses, manifestada por no mínimo seis dos seguintes (um deles deve ser o Critério A1)	**A**) Incongruência acentuada entre o gênero experimentado/expresso e o gênero designado de uma pessoa, com duração de pelo menos seis meses, manifestada por no mínimo dois dos seguintes:
1. Forte desejo de pertencer ao outro gênero ou insistência de que um gênero é o outro (ou algum gênero alternativo diferente do designado)	1. Incongruência acentuada entre o gênero experimentado/expresso e as características sexuais primárias e/ou secundárias (ou, em adolescentes jovens, as características sexuais secundárias previstas)
2. Em meninos (gênero designado), forte preferência por *cross-dressing* (travestismo) ou simulação de trajes femininos; em meninas (gênero designado), forte preferência por vestir somente roupas masculinas típicas e forte resistência a vestir roupas femininas típicas	2. Forte desejo de livrar-se das próprias características sexuais primárias e/ou secundárias em razão de incongruência acentuada com o gênero experimentado/expresso (ou, em adolescentes jovens, desejo de impedir o desenvolvimento das características sexuais secundárias previstas)
3. Forte preferência por papéis transgêneros em brincadeiras de faz de conta ou de fantasias	3. Forte desejo pelas características sexuais primárias e/ou secundárias do outro gênero
4. Forte preferência por brinquedos, jogos ou atividades tipicamente usados ou preferidos pelo outro gênero	4. Forte desejo de pertencer ao outro gênero (ou a algum gênero alternativo diferente do designado)
5. Forte preferência por brincar com pares do outro gênero	5. Forte desejo de ser tratado como o outro gênero (ou como algum gênero alternativo diferente do designado)
6. Em meninos (gênero designado), forte rejeição de brinquedos, jogos e atividades tipicamente masculinos e forte evitação de brincadeiras agressivas e competitivas; em meninas (gênero designado) forte rejeição de brinquedos, jogos e atividades tipicamente femininos	6. Forte convicção de ter os sentimentos e reações típicos do outro gênero (ou de algum gênero alternativo diferente do designado)
7. Forte desgosto com a própria anatomia sexual	
8. Desejo intenso em adquirir as características sexuais primárias e/ou secundárias compatíveis com o gênero experimentado	
B) A condição está associada a sofrimento clinicamente significativo ou prejuízo no funcionamento social, acadêmico ou em outras áreas importantes da vida do indivíduo	**B**) A condição está associada ao sofrimento clinicamente significativo ou ao prejuízo no funcionamento social, profissional ou em outras áreas importantes da vida do indivíduo
Especificar se: **Com transtorno do desenvolvimento sexual** (por exemplo, distúrbio adrenogenital congênito, como 255.2 [E25.0] hiperplasia adrenal congênita ou 259.50 [E34.50] síndrome de insensibilidade androgênica) **Nota para codificação**: codificar tanto o transtorno do desenvolvimento sexual como a disforia de gênero	**Especificar se:** **Com transtorno do desenvolvimento sexual** (por exemplo, distúrbio adrenogenital congênito, como 255.2 [E25.0] hiperplasia adrenal congênita ou 259.50 [E34.50] síndrome de insensibilidade androgênica) **Nota para codificação**: codificar tanto o transtorno do desenvolvimento sexual como a disforia de gênero **Especificar** se: **Pós-transição**: o indivíduo fez uma transição para uma vida em tempo integral no gênero desejado (com ou sem legalização da mudança de gênero) e fez (ou está se preparando para fazer) pelo menos um procedimento médico ou um regime de tratamento transexual – a saber, tratamento hormonal transexual regular ou cirurgia de redesignação de gênero confirmando o gênero desejado (por exemplo, penectomia, vaginoplastia em um gênero masculino ao nascimento; mastectomia ou faloplastia em um gênero feminino ao nascimento)

HA61 Incongruência de Gênero na Infância

Descrição

Incongruência de Gênero na Infância é caracterizada por uma marcada incongruência entre a experiência/expressão de gênero de um indivíduo e o sexo reconhecido em crianças pré-púberes. Inclui: um forte desejo de ser de um gênero diferente de seu sexo reconhecido; um forte desconforto da criança com a anatomia sexual dela ou dele ou os caracteres sexuais secundários antecipados, e/ou um forte desejo de ter as características sexuais primárias ou secundárias que batam com seu gênero experenciado; e faz de conta ou brincadeiras fantasiosas, brinquedos, jogos ou atividades e companheiros de brincadeiras que são típicos do gênero experenciado ao invés do sexo reconhecido. A incongruência deve ter persistido por cerca de dois anos. Comportamento variante e preferências de gênero isoladas não são base para o reconhecimento do diagnóstico.

Exclusão: Trantornos Parafílicos (6D30-6D3Z)

Com esses critérios, o diagnóstico clínico deve ser feito de maneira longitudinal, tendo em mente a persistência, a consistência e a intensidade que a criança ou o adolescente revela sua identidade de gênero incongruente com seu sexo de nascimento.

Já os diagnósticos diferenciais para disforia de gênero consideram-se: travestismo fetichista (fetichismo transvéstico), homossexualidade homofóbica, homofobia internalizada, quadros psicóticos com delírios de identidade de gênero (esquizofrenia e transtornos de humor psicóticos, delírios ligados às psicoses epilépticas), retardo mental grave e transtorno de personalidade *borderline* grave[5].

Os principais diagnósticos diferenciais em crianças são: outras possibilidades de expressão de papéis de gênero, homossexualidade incipiente com manifestações iniciais relacionadas à expressão do papel de gênero, transtornos de ansiedade e depressão. Estresses afetivos familiares, tais como separação dos pais, nascimento de irmão, morte ou perda de pessoa afetivamente importante, também podem estar relacionados a comportamentos compatíveis com disforia de gênero na infância, mas geralmente são transitórios e de pouco comprometimento[6].

Com adolescentes, os diagnósticos diferenciais mais importantes são: intersexo, depressão, esquizofrenia, transtorno dismórfico corporal, não aceitação da própria homossexualidade, homofobia internalizada, disforia de gênero sem outra especificação, transtornos de conduta e traços de personalidade *borderline*/histriônico[6].

Outra questão a ser levada em conta, além do diagnóstico diferencial é a co-ocorrência de morbidades psiquiátricas ao quadro de disforia de gênero, o que pode afetar negativamente o prognóstico e a evolução do quadro. Dessa maneira, é fundamental a avaliação psiquiátrica criteriosa e cuidadosa.

A presença do pediatra na equipe interdisciplinar se faz fundamental, pois acrescenta olhar cuidadoso nos diagnósticos diferenciais, possíveis co-ocorrências de síndromes pediátricas e nos critérios de desenvolvimento específicos da criança.

Também temos de levar em conta algumas características específicas da infância. Uma criança começa a ter consciência de seu sexo e sua identidade de gênero por volta dos dois ou três anos de idade e passa a expressar com mais convicção por volta dos quatro anos[7].

E por que o diagnóstico é fundamental nas questões de identidade de gênero? Por que só a partir de um diagnóstico bem feito é possível indicar uma proposta de acompanhamento específica para aquela criança ou adolescente[8].

Na infância, essa proposta de acompanhamento será preventiva e protetora para o que aquela criança possa enfrentar consigo, sua família, a escola ou a sociedade em geral, evitando *bullying* e sensação de ser estranha, aberrante e monstruosa. Com adolescentes para evitar maiores sofrimentos que os que já tenha sofrido, minimizando ou evitando o isolamento, depressão, abandono escolar, tentativas de suicídio ou de autolesão.

O que não podemos esquecer é que as co-ocorrências psiquiátricas podem ser muito comuns, mas não em todas as crianças e adolescentes com diagnóstico de incongruência de gênero. Vários autores[9-15] relatam depressão, ansiedade, TDAH, TOD, automutilação, tentativas de suicídio e espectro autista. Cada uma dessas condições remete a acompanhamento específico com o uso ou não de medicamentos psiquiátricos e psicoterapia.

Um trabalho interessante, da Turquia, estabelece que o acompanhamento de transição favorece qualidade de vida e diminui risco de suicídio nessa população[16]. Outro, refere que adolescentes e crianças que percebem seus pais como autoritários têm mais autoacusação e autoagressão que aqueles que percebem seus pais como mais democráticos. Atitudes democráticas são associadas com maior autorrespeito[17].

Já variação de gênero pode ser um sintoma dentro de outro quadro psicopatológico (depressão, esquizofrenia, transtorno afetivo bipolar) ou simplesmente uma postura de alguns adolescentes e crianças e que podem e devem ser aceitos socialmente, especialmente pela escola[18].

Diagnósticos diferenciais devem ser levados em conta. São eles: comportamentos *cross-gender* em crianças e adolescentes, sem maiores significados, mas podendo revelar no futuro homossexualidade ou bissexualidade; comportamento *Tomboy* e brincadeiras infantis de curta duração.

É o acompanhamento longitudinal que nos dirá se a persistência, consistência e intensidade do fenômeno conferem diagnóstico de incongruência de gênero. O acompanhamento deve ser realizado com anuência e participação ativa da família e participação da escola. O diagnóstico pode estar firmado antes da puberdade, o que pode facilitar a decisão da indicação do bloqueio hormonal na fase Tanner II (início de puberdade).

Todas as decisões devem ser tomadas entre a equipe multi e transdisciplinar, a família e a criança/adolescente, de acordo com a resolução publicada pelo Conselho Federal de Medicina[19]. Com isso, garantimos participação, autonomia e estabelecimento de confiança e respeito.

REFERÊNCIAS

1. Saadeh A. (org.). Como lidar com a disforia de gênero (transexualidade): guia prático para pacientes, familiares e profissionais de saúde. São Paulo: Hogrefe CETEPP; 2019.
2. American Psychiatric Association. Diagnostic and statistical manual of mental disorders (DSM-5®). American Psychiatric Pub; 2013 May 22.
3. OMS, ICD-11, junho, 2018. https://icd.who.int/browse11/l-m/en#/http%3a%2f%2fid.who.int%2ficd%2fentity%2f577470983. Acessado em 26/02/2020.
4. The Lancet. Editorial. ICD-11. Volume 393, issue 10188, p.2275. June, 08, 2019. DOI:hpps://doi.org/10.106/S0140-6736(19)31205-X.
5. Heylens G, Elaut E, Kreukels BP, Paap MC, Cerwenka S, Richter-Appelt H, et al. Psychiatric characteristics in transsexual indi-

viduals: multicentre study in four European countries. Br J Psychiatry. 2014;204(2):151-6.
6. Rowland, DL, Incrocci, L. Handbook of sexual and gender identity disorders. Hobokem Wiley; 2008.
7. Grossman AH, D'Augelli AR, Salter NP. Male-to-female transgender youth: gender expression. Milestones, gender atypicality, victimization, and parents' responses. Journal of GLBT Family Studies, 2006;2(1):71-92.
8. Pfäffling F. Understanding transgendered phenomena. In Levine SB, Risen CB, Althof SE. Handbook of clinical sexuality for mental health professionals. 2nd ed. New York: Routledge; 2010.
9. Zucker KJ, Wood H, VanderLaan DP. Models of psychopathology in children and adolescentes with gender dysphoria. In Kreukels BPC, Steensma TD, Vries ALC de, eds. Gender dysphoria and disorders of sex development: progress in care and knowledge. New York: Springer; 2014. p 171-92.
10. Wallien MS, Swaab H, Cohen-Kettenis PT. Psychiatric comorbidity among children with gender identity disorder. J Am Acad Child Adolesc Psychiatry. 2007;46(10):1307-14.
11. Spack NP, Edwards-Leeper L, Feldman HA, Leibowitz S, Mandel F, Diamond DA, Vance SR. Children and adolescentes with gender identity disorder referred to a pediatric medical center. Pediatrics. 2012;129(3):418-25.
12. De Vries AL, Steensma TD, Cohen-Kettenis PT, VanderLaan DP, Zucker KJ. Poor peer relations predict parente- and self – reproted behavioral and emotional problems of adolescentes with gender dysphoria: a cross-national, cross-clinic comparative analysis. Eur Child Adolesc Psychiatry. 2016;25(6):579-88.
13. Clements-Nolle K, Marx R, Katz M. Attempted suicide among transgender person: the influence of gender-based discrimination and victmization. Homosex. 2006;51:53-69.
14. Bockting WO, Miner MH, Swinburne Romine RE. Stigma, mental health, and resilience in an online sample of the US transgender population. Am J Public Health. 2013;103:943-51.
15. Nuttbrock L, Bockting W, Rosenblum A. Gender abuse, depressive symptoms, and HIV and other seually transmitted infections among male-to-female transgender persons: a three-year prospective study. Am J Public Health. 2013;103:300-7.
16. Yildizhan, Yüksel S, Avayu HN, Yildizhan E. Effects of gender reassignment on quality of life and mental health in people with gender dysphoria. Turk J Psychiatry. 2018;29(1):11-21.
17. Yüksel S, Ertekin BA, Öztürk M. A clinically negletected topic: risk of suicide in transgender individuals. Arch Neuropsychiatry. 2016. DOI: 10.5152/npa.2016.10075.
18. Ettner R, Monstrey S, Coleman E. Principles of transgender medicine and surgery. 2nd ed. New York; 2016.
19. Brasil, Conselho Federal de Medicina. RESOLUÇÃO CFM nº 2.265/2019. Publicada no D.O.U. de 09 de janeiro de 2020, Seção I, p. 96. Dispõe sobre o cuidado específico à pessoa com incongruência de gênero ou transgênero e revoga a Resolução CFM nº 1.955/2010.

Hormonioterapia em Crianças e Adolescentes com Incongruência de Gênero

Wendy Justiniano Cespedes
Leandra Steinmetz

É importante ressaltar que o acompanhamento e o tratamento das crianças e adolescentes com incongruência de gênero (IG) requerem uma equipe multidisciplinar treinada, que inclui psicólogos, psiquiatras, pediatras, endocrinologistas pediátricos, fonoaudiólogos, cirurgiões, entre outros, especializados em cuidados de identidade de gênero e trabalhando juntos para oferecer aos jovens que buscam tratamento de afirmação de gênero desde o início da puberdade a chance de se tornarem jovens adultos felizes[1,2].

Existe um consenso universal entre todos os profissionais médicos que trabalham com essa população, de que as crianças pré-púberes não são elegíveis para nenhuma forma de intervenção médica hormonal.

Uma vez estabelecido o diagnóstico de IG nos adolescentes, o desenvolvimento dos caracteres sexuais secundários pode piorar o quadro de aversão ao sexo social estabelecido, interferindo com as relações familiares, escolares e pessoais. Assim, o objetivo do tratamento endócrino, psicológico e cirúrgico está em levar o indivíduo a se sentir mais confortável com sua escolha de gênero, aumentar seu bem-estar psicológico e atingir a autorrealização[3,4].

O *guideline* da *Endocrine Society* publicado em 2017 traz algumas recomendações de tratamento para crianças e adolescentes com IG[5]:

1. Recomenda que os adolescentes que preencham critérios para mudança de sexo inicialmente sejam submetidos a um tratamento para suprimir o desenvolvimento puberal.
2. Recomenda que a supressão dos hormônios sexuais se inicie com os primeiros sinais de puberdade em meninas e meninos (confirmados por concentrações puberais de estradiol e testosterona, respectivamente), mas não mais cedo do que os estágios 2 ou 3 de Tanner.
3. Recomenda que os análogos de GnRH (GnRHa) sejam usados para atingir uma supressão dos hormônios puberais.
4. Suge que o desenvolvimento da puberdade desejado no sexo oposto seja iniciado após os 16 anos, usando uma dose progressivamente crescente de esteroides sexuais.
5. Recomenda que o paciente tratado com hormônios seja encaminhado para cirurgia quando:
   a) a experiência da vida real resultar em uma alteração de função social satisfatória;
   b) o indivíduo estiver satisfeito com os efeitos hormonais;
   c) o indivíduo deseje alterações cirúrgicas definitivas.
6. Sugere adiar a cirurgia até que o indivíduo tenha pelo menos 18 anos de idade.

As intervenções hormonais usadas no tratamento de adolescentes com IG incluem medicações que suprimem a produção hormonal endógena do sexo de nascimento (supressão puberal) e medicações que promovem o desenvolvimento dos caracteres sexuais secundários do gênero de afirmação (hormonioterapia cruzada). Os fatores envolvidos na decisão de qual a melhor conduta para cada indivíduo são: estadiamento puberal, disforia com o início da puberdade, objetivos do indivíduo em relação a seu tratamento, maturidade do adolescente e sua capacidade em entender os riscos e benefícios da intervenção e consentimento dos pais ou responsáveis pelo adolescente.

As diretrizes recentes para o tratamento de crianças e adolescentes com IG, incluindo a diretriz prática da *Endocrine Society* e da *WPATH* (*World Professional Association for Transgender Health*), recomendam o tratamento de adolescentes no início da puberdade com análogo do GnRH, idealmente a ser realizado na evidência clínica dos primeiros sinais físicos da puberdade, ou seja, estadiamento Tanner 2, que é caracterizado nas meninas pelo aparecimento do broto mamário e nos meninos pelo aumento do volume testicular, e/ou a confirmação laboratorial da ativação do eixo hipotálamo-hipófise-gônadas. E aos 16 anos iniciar a hormonioterapia cruzada[5,6].

No Brasil, o tratamento hormonal é feito com o suporte do Parecer nº 8/13 do Conselho Federal de Medicina (CFM) e pela Resolução CFM nº 2.265/2019, publicada em janeiro de 2020, que reitera o início do bloqueio puberal em indivíduos no estágio Tanner 2[7,8].

BLOQUEIO PUBERAL

Os principais objetivos da terapia para bloqueio puberal são os seguintes: 1. suprimir a secreção endógena de hormônios sexuais, conforme determinado pelo sexo genético ou gonadal do indivíduo; e 2. manter as concentrações de hormônios sexuais dentro da faixa normal para o gênero de afirmação.

A ativação do eixo hipotálamo-hipófise-gônadas inicia-se com o aumento da secreção pulsátil do hormônio liberador de gonadotrofinas (GnRH) pelo hipotálamo por volta dos 8-9 anos de idade, e essa secreção pulsátil de GnRH atua na hipófise estimulando a síntese e a secreção das gonadotrofinas, que são o hormônio luteinizante (LH) e o hormônio folículo-estimulante (FSH), para a circulação periférica. O LH e o FSH estimulam a secreção dos hormônios sexuais; estrógenos pelos ovários nas meninas e testosterona pelos testículos nos meninos. Esses hormônios são os encarregados de produzir as mudanças físicas próprias da puberdade de cada sexo. Essas mudanças físicas costumam produzir piora da disforia na IG.

O objetivo do bloqueio é parar a progressão da puberdade, atenuando a angústia e a ansiedade associadas ao aparecimento dos caracteres sexuais secundários[1,2].

O análogo do GnRH tem sido usado desde a década de 1980 no tratamento da puberdade precoce central, e seus benefícios estão bem estabelecidos. Seu uso é considerado seguro, eficaz e sem efeitos adversos em longo prazo. Essa medicação atua diretamente na hipófise, levando a um *down regulation* dos receptores de GnRH, inibindo a produção de LH e FSH e, assim, a progressão da puberdade.

A supressão da puberdade permite dar um tempo ao paciente para explorar, experimentar e decidir sobre sua identidade de gênero, ameniza o sofrimento e, além disso, quando a puberdade é bloqueada no estágio Tanner 2, algumas características puberais próprias do sexo atribuído ao nascimento não se desenvolvem ou regridem, melhorando os sintomas de ansiedade, depressão, rejeição ao próprio corpo e maior tranquilidade para a hormonioterapia cruzada[9,10].

Os análogos do GnRH comumente utilizados são: acetato de leuprorrelina, triptorrelina, goserrelina e histrelina. Em nosso meio utilizamos o acetato de leuprorrelina na dose de 3,75mg administrado por via intramuscular a cada 28 dias. Alguns estudos mostram bons resultados com os análogos de GnRH de aplicação trimestral como o acetato de leuprorrelina 11,25mg ou a triptorrelina 11,25mg a cada 84 dias com maior conforto para o paciente e com um índice de adesão maior ao tratamento. A histrelina em implante subcutâneo também tem sido utilizada em alguns países, garantindo bloqueio da secreção de gonadotrofinas por até 12 meses[9-12].

O acompanhamento endocrinológico deve ser realizado trimestralmente para avaliação clínica (peso, altura, desenvolvimento puberal) e laboratorial (LH, FSH, estradiol/testosterona). O perfil osteometabólico (cálcio, fósforo, fosfatase alcalina, PTH, 25OHD, DMO, IO) deve ser avaliado anualmente, já que os hormônios sexuais são essenciais na formação da massa óssea e, considerando que estarão inibidos por um longo período, existe o risco de diminuição na mineralização óssea ocasionada pela falta dos hormônios sexuais, levando a uma densidade mineral óssea diminuída[1,13].

Um ponto importante que deve ser considerado e conversado com os pais e o paciente é sobre a fertilidade. Os adolescentes transexuais devem ser aconselhados sobre a possível perda da fertilidade antes da supressão puberal ou do tratamento hormonal[1,2]. Os análogos da GnRH atuam suprimindo os hormônios da hipófise e, portanto, seus efeitos na gônada interrompem a espermatogênese e o desenvolvimento de oócitos. A terapia com análogo do GnRH precisa ser adiada ou descontinuada para permitir desenvolvimento suficiente para a preservação da fertilidade[2,14]. Os indivíduos tratados com a supressão puberal ou hormonioterapia cruzada devem ser aconselhados em relação às opções de preservação da fertilidade e encaminhados para cuidados especiais, conforme indicado. Para meninas trans, a criopreservação de espermatozoides e a extração cirúrgica de espermatozoides são opções para preservação de gametas, e para meninos trans, a preservação de embriões ou oócitos pode ser realizada. Existem estudos que demonstram que, embora muitos jovens transgêneros desejem ter filhos, poucos desejam ter um filho biológico e a preservação da fertilidade é subutilizada, mesmo que os jovens tenham sido aconselhados[15-17].

Os efeitos adversos são, em geral, pouco frequentes, aproximadamente 12% dos pacientes apresentam reação alérgica no local, alguns apresentam a formação de abscessos estéreis no local da aplicação da injeção que pode levar à falha terapêutica por absorção inadequada do medicamento. Nesses casos está indicada a troca do medicamento por algum outro análogo do GnRH. Outros efeitos colaterais que podem acontecer são: cefaleia, náuseas e sintomas vasomotores ocasionados pela diminuição do estrógeno[11].

HORMONIZAÇÃO CRUZADA

O tratamento hormonal deve ser iniciado progressivamente, com aumento gradual da dose de hormônios sexuais, e ocorrer em paralelo com o tratamento psicológico e apoio da equipe multidisciplinar. Esse tratamento realizado com estrógeno ou testosterona deve ser iniciado a partir dos 16 anos de idade, de acordo com a recomendação da *Endocrine Society* e da resolução do CFM[5,8].

Critérios para o início da hormonioterapia cruzada[5]:

1. DG/IG persistente, bem documentada e/ou com exacerbação durante a adolescência.
2. Morbidades, condições e/ou questões psicológicas, médicas ou sociais abordadas, tratadas ou em acompanhamento regular por equipe especializada.
3. O adolescente compreende os riscos e benefícios do tratamento, os efeitos colaterais esperados.
4. O consentimento informado dado pelo adolescente, pelos pais ou responsáveis.

TRATAMENTO COM ESTRÓGENOS

O estrógeno é usado para o tratamento de pessoas que se identificam com o gênero feminino (mulher trans), como parte do processo de transição de gênero, e oferece a oportunidade de se desenvolver no sexo desejado para melhor conciliação entre o corpo e a mente.

Avaliação inicial

Antes de iniciar a terapia hormonal feminizante, deve ser realizada avaliação completa do paciente[2]:

História familiar – investigar ativamente sobre antecedentes de trombofilias, tromboembolismo e doenças cardiovasculares na família.

Antecedentes patológicos do paciente – prestar atenção especial à presença atual ou anterior de câncer sensível a hormônios, doença arterial coronariana, doença cerebrovascular, hiperprolactinemia, hipertrigliceridemia, colelitíase e doenças hepáticas, que devem ser avaliados antes do início da terapia estrogênica. Doenças sexualmente transmissíveis, incluindo HIV e hepatite B, também devem ser investigadas. O tabagismo traz risco maior para o paciente e o médico deve encorajar o paciente a suspender totalmente o uso do tabaco.

É importante realizar rastreamento laboratorial antes do início do uso de estrógenos, que deve avaliar a contagem completa das células sanguíneas, função hepática, perfil lipídico, glicemia, perfil osteometabólico (principalmente se o paciente tiver realizado bloqueio da puberdade), proteína S, fator V, fator VIII, fibrinogênio, dímero-D, coagulograma completo, antitrombina III, anticorpo antilúpico, anticardiolipina como triagem para doenças tromboembólicas.

O tratamento com estrógenos diminui a produção de testosterona por parte dos testículos ao promover a inibição do eixo hipotálamo-hipófise-gônada, induz a feminilidade e reduz as características físicas masculinas. Entre as mudanças permanentes, o desenvolvimento do tecido mamário é sem dúvida a mudança que mais se associa à diminuição da inquietude com o próprio corpo nessas pacientes.

As mamas podem levar vários anos para se desenvolverem em tamanho real, porém há estudos que mostram que apenas 20% das mulheres trans atingem o estágio 4-5 de Tanner depois de 24 meses de uso da medicação. No entanto, existem outras opções como a mamoplastia[18].

Com o uso de estrógenos, há diminuição da produção de testosterona, com redução de cerca de 40% do tamanho testicular. O desejo sexual pode diminuir e pode haver diminuição ou perda de ereções espontâneas matinais. A quantidade e a qualidade da ejaculação podem diminuir ou ainda parar completamente. O espermatozoide ainda estará presente nos testículos, mas provavelmente parará de amadurecer, o que pode levar à infertilidade. Se parar de tomar estrógeno, a fertilidade pode ou não ser afetada[19].

Medicações e doses

Estrógenos

Existem vários tipos e vias de administração do estrógeno e não há ainda estudo específico na população trans jovem que demonstre maior eficácia ou maior segurança entre as opções disponíveis (Quadro XII-2).

O 17β-estradiol, tanto na sua apresentação oral quanto transdérmico, é amplamente utilizado para a indução puberal e também o estrógeno que tem mais estudos em pacientes cis gênero, demonstrando associação menor com tromboem-

Quadro XII-2. Tratamento de afirmação do sexo feminino.

Medicação	Apresentação	Doses (aumento 6/6 meses)
Estrógenos conjugados	VO	0,312mg/dia (1 comprimido dias alternados)
		0,625mg/dia
		1,25mg/dia
17β-Estradiol	VO	0,25mg/dia (1comprimido dias alternados)
		0,5mg/dia
		1mg/dia
		1,5mg/dia
		2mg/dia
17β-Estradiol	Transdérmico	6,25-12,5µg/dia
		0,025mg/dia
		0,0375mg/dia
		0,05mg/dia
		0,075mg/dia
		0,1-0,2mg/dia

bolismo[20]. Em pacientes que realizarão indução da puberdade, é recomendado iniciar com uma dose de 0,25mg/dia e ir aumentando até atingir a dose de adulto de 2 a 4mg/dia em 2 anos[5]. Os estrógenos conjugados também conseguem induzir a feminização em meninas transgênero, porém existem estudos que mostram associação maior ao aparecimento de eventos tromboembólicos quando comparados com 17β-estradiol. A dose de início sugerida é de 0,325mg/dia realizando aumento até atingir uma dose de 1,25mg/dia em 2 anos. Nas pacientes que irão induzir a feminização estando já com uma puberdade tão avançada quanto Tanner 4-5, a dose de início do tratamento poderá ser maior, como também a progressão para atingir a dose de adulto pode ser mais rápida. A apresentação trans- dérmica do 17β-estradiol também pode ser utilizada. Há estudos demonstrando que essa apresentação poderia ter menor associação com eventos tromboembólicos já que evita a passagem hepática, o que não acontece com as apresentações orais[21-24].

Antiandrógenos

Esses medicamentos têm como principal objetivo antagonizar e inibir os efeitos causados pela testosterona produzida pelos testículos. Os antiandrógenos mais utilizados são a espironolactona e o acetato de ciproterona que são associados aos estrógenos no tratamento de pacientes que iniciam a reposição hormonal com puberdade já avançada. Entre os efeitos adversos mais comuns associados ao uso dessas medicações estão descritos: a hipercalemia no caso da espironolactona. Hepatotoxicidade, hiperprolactinemia, exacerbação de quadros depressivos em pacientes que já têm a morbidade e meningiomas multifocais foram associados ao uso da ciproterona[25].

Como antiandrógenos de segunda linha temos o inibidor da 5-alfa-redutase (finasterida) que bloqueia a conversão de testosterona em di-hidrotestosterona. Não são recomendados como medicamento de primeira linha, já que não diminuem as concentrações de testosterona[26]. O bloqueador do receptor androgênico (bicalutamida), da mesma forma que o inibidor da 5-alfa-redutase, não diminui as concentrações séricas de testosterona e está fortemente associado a efeitos hepatotóxicos. Portanto, não é recomendado como medicamento de primeira linha[27].

O acompanhamento deve ser realizado em consultas trimestrais para avaliação clínica dos caracteres sexuais e laboratorial, avaliando as concentrações de LH, FSH, estradiol, testosterona e prolactina se o paciente estiver em uso de ciproterona. Deve também ser realizada, anualmente, uma bateria de exames para avaliar a função hepática, glicose, insulina, perfil lipídico, perfil osteometabólico, ultrassonografia (US) testicular e, se necessário, avaliação prostática.

Efeitos adversos

Como já mencionado anteriormente, existem condições que podem ser exacerbadas pela terapia com estrógeno. Pacientes com história de doenças tromboembólicas, como trombose venosa profunda e embolia pulmonar, devem ser submetidos a avaliação e tratamento antes do início da terapia. Além disso, fatores de risco que podem aumentar a probabilidade de doenças tromboembólicas devem ser modificados, como tabagismo, obesidade e sedentarismo. Em pacientes com fatores de risco não modificáveis, como trombofilia conhecida, história pregressa de trombose ou história familiar forte de tromboembolismo, o tratamento com estrógeno e terapia de anticoagulação concomitante deve ser considerado. O risco de câncer de próstata é extremamente baixo devido à atrofia da glândula após o bloqueio puberal[28]. O uso prolongado de antiandrógenos em altas doses é preocupante, como já mencionado anteriormente. Estudo retrospectivo observou maior incidência de meningioma em uma população de cisgêneros usando acetato de ciproterona, especialmente quando doses mais altas foram usadas; no entanto, mais pesquisas são necessárias. No que diz respeito ao rastreamento do câncer de mama, as diretrizes atualmente são idênticas às do sexo feminino cisgênero[29].

TRATAMENTO COM TESTOSTERONA

A testosterona se constitui no principal tratamento hormonal para induzir a virilização. Sob supervisão médica, a terapia com testosterona é segura com base em estudos de segurança de curto e longo prazo[30].

Deve ser iniciada seguindo as recomendações da *Endocrine Society* já mencionadas anteriormente.

Avaliação Inicial

Antes do início da terapia com testosterona, o médico deve obter uma história clínica completa do paciente, incluindo o uso de hormônios por conta própria, pois é sabido que muitos esteroides podem ser obtidos de forma clandestina, incluindo a testosterona. Deve ser realizado rastreio minucioso de condições que podem ser agravadas durante seu uso, visando descobrir antecedentes de doenças cardiovasculares, tromboembólicas, hipertensão arterial, policitemia, apneia do sono, desejo de ter filhos biológicos e descartar gestação antes do início do tratamento.

Efeitos

A hormonioterapia nos homens trans destina-se a induzir a virilização. Isso inclui cessação da menstruação, desenvolvimento dos contornos físicos masculinos, aprofundamento da voz, crescimento clitoriano, aumento do desejo sexual e de pelos faciais e corporais. Calvície de padrão masculino também pode ocorrer. Alterações na composição corporal, como redistribuição da gordura corporal e aumento da massa e força muscular, também têm sido descritas extensivamente[5,19].

Medicações e doses

O esquema de uso de testosterona para o processo de transição em pacientes com DG segue os protocolos usados para terapia de reposição hormonal (TRH) em pacientes com hipogonadismo masculino, esperando alcançar concentrações de referência de testosterona semelhantes às obtidas em pacientes cisgênero[5].

A TRH para afirmação do sexo masculino pode ser administrada por via intramuscular, subcutânea ou transdérmica. O éster de testosterona aplicado por via intramuscular é o mais usado em nosso meio, para indução puberal. Recomenda-se iniciar com doses baixas e realizar aumento progresivo, até atingir a dose de manutenção, que varia entre 200mg a cada 2 ou 3 semanas, para monoésteres de testosterona como o enantato de testosterona, e 250mg a cada 3 ou 4 semanas, para misturas de éster de testosterona[20].

Em adolescentes que receberam bloqueio puberal nos estágios iniciais do desenvolvimento puberal, a indução com testosterona é iniciada com doses baixas, sendo que alguns protocolos usam $25mg/m^2$ a cada 2 semanas com aumento de $25mg/m^2$ a cada 6 meses e outros iniciam uma dose de testosterona de 50mg/mês com aumento a cada 6 meses e para 100, 150, 200mg/mês até atingir a dose de manutenção. No caso de pacientes que iniciam o tratamento no final da puberdade, a testosterona pode ser iniciada em dosagem maior, como 75mg por via intramuscular a cada 2 semanas ou 150mg/mês, seguida pela dose de manutenção após 6 meses. Caso o adolescente esteja usando GnRHa, é importante manter o bloqueio até que a dose de manutenção da testosterona seja atingida, ou até a gonadectomia se possível[5,20].

O acompanhamento clínico e laboratorial deve ser realizado trimestralmente, com avaliação clínica que inclui: antropometria, aferição de sinais vitais, exame físico completo, hemograma completo, LH, FSH, testosterona e estradiol. Anualmente, recomendam-se dosar: função hepática, perfil lipídico, glicemia, insulinemia, perfil osteometabólico completo, DMO e US de mama para melhor avaliação de aparecimento de nódulos mamários.

Efeitos adversos

Sobre os fatores de risco, as últimas revisões demonstraram que, apesar do impacto negativo percebido em vários fatores de risco, incluindo aumento no hematócrito, diminuição no HDL-colesterol, aumento dos triglicérides, LDL-colesterol, parâmetros de inflamação[31], pequeno aumento na pressão arterial sistólica[30,32], diminuição na adiponectina e leptina[33], nenhum aumento significativo nos desfechos cardiovasculares foi encontrado[34].

REFERÊNCIAS

1. Martinerie L, Condat A, Bargiacchi A, Bremont-Weill C, de Vries MC, Hannema SE. Management of endocrine disease: approach to the management of children and adolescents with gender Dysphoria. Eur J Endocrinol. 2018;179(5):R219-37.
2. Coleman E, Bockting W, Botzer M, Cohen-Kettenis P, DeCuypere G, Feldman J. Standards of care for the health of trans-sexual, transgender and gender-nonconforming people version 7. Int J Transgend 2012;13:165-232.
3. McDermott E, Roen K, Scourfield J. Avoiding shame: young LGBT people, homophobia and self-destructie behaiors. Cult Health Sex. 2008;10(8):815-29.
4. Claes L, Bouman WP, Witcomb G, Thurston M, Fernandez-Aranda F, Arcelus J. Non-suicidal selfinjury in trans people: associations with psychological symptoms, victimization, interpersonal functioning, and perceived social support. J Sex Med. 2015;12(1):168-79.
5. Hembree WC, Cohen-Kettenis PT, Gooren L, Hannema SE, Meyer WJ, Murad MH, et al. Endocrine treatment of gender-dysphoric/gender-incongruent persons: an Endocrine Society clinical practice guideline. J Clin Endocrinol Metab. 2017;102:3869-903.
6. 2012 World Professional Association for Transgender Health (WPATH). 7ª versão 3 | www.wpath.org.
7. Conselho Federal de Medicina. Parecer nº 8/2013: http://www.portalmedico.org.br/pareceres/CFM/2013/8_2013.pdf.
8. Resolução do Conselho Federal de Medicina nº 2.265/2019, publicada no Diário Oficial da União de 09 de janeiro de 2020, Seção: 1, p. 96- 102. Disponível em http://www.in.gov.br/web/dou/-/resolucao-n-2.265-de-20-de-setembrode-2019-237203294.
9. Cohen-Kettenis PT, van Goozen SH. Pubertal delay as an aid in diagnosis and treatment of a transsexual adolescente. Eur Child Adolesc Psychiatry. 1998;7(4):246-8.
10. de Vries ALC, Steensma TD, Doreleijers TAH, Cohen-Kettenis PT. Puberty suppression in adolescents with gender identity disorder: a prospective follow-up study. J Sex Med. 2011;8(8):2276-83.
11. Mul D, Hughes IA. The use of GnRH agonists in precocious puberty. Eur J Endocrinol. 2008;159:S3-8.
12. Chiocca E, Dati E, Baroncelli GI, Cassio A, Wasniewska M, Galluzzi F, et al. Central precocious puberty: treatment with triptorelin 11.25 mg. Scientific World Journal. 2012;2012:583751.
13. Rosenthal SM. Approach to the patient: transgender youth: endocrine considerations. J Clin Endocrinol Metab. 2014;99(12):4379-89.
14. Hembree WC. Guidelines for puberal suspension and gender reassignment for transgender adolescents. Child Adolesc Psychiatr Clin North Am. 2011;20:(4):725-32.
15. De Roo C, Tilleman K, T'Sjoen G, De Sutter P. Fertility options in transgender people. Int Rev Psychiatry. 2016;28(1):112-9.
16. Strang Jf, Jarin J, Call D, et al. Transgender youth fertility atitudes questionnaire:measure development in nonautistic and autistic transgender youth and their parentes. J Adolesc Health 2018;62(2):128-35
17. Hembree WC, Cohen-Kettenis PT, Gooren L, Hannema SE, Meyer WJ, Murad MH, et al. Endocrine treatment of gender-dysphoric/gender-incongruent persons: an Endocrine Society clinical practice guideline. J Clin Endocrinol Metab. 2017;102(11):3869-903.
18. Fisher AD, Castellini G, Ristori J, Casale H, Cassioli E, Sensi C, et al. Cross-sex hormone treatment and psychobiological changes in transsexual persons: two-year follow-up data. J Clin Endocrinol Metab. 2016;101(11):4260-426.
19. Skordis N, Kyriakou A, Dror S, Mushailov A, Nicolaides NC. Gender dysphoria in children and adolescents: an overview. Hormones (Athens). 2020;19(3):267-76.

20. Mohammed K, Abu Dabrh AM, Benkhadra K, Al Nofal A, Carranza Leon BG, Prokop LJ, et al. Oral vs transdermal estrogen therapy and vascular events: a systematic review and meta-analysis. J Clin Endocrinol Metab. 2015;100(11):4012-20
21. Ankarberg-Lindgren C, Elfving M, Wikland KA, Norjavaara E. Nocturnal application of transdermal estradiol patches produces levels of estradiol that mimic those seen at the onset of spontaneous puberty in girls. J Clin Endocrinol Metab. 2001;86(7):3039-44.
22. Ankarberg-Lindgren C, Kristrom B, Norjavaara E. Physiological estrogen replacement therapy for puberty induction in girls: a clinical observational study. Horm Res Paediatr. 2014;81(4):239-44.
23. Nabhan ZM, Dimeglio JA, Qi R, Perkins SM, Eugster EA. Conjugated oral versus transdermal estrogen replacement in girls with Turner syndrome: a pilot comparative study. J Clin Endocrinol Metab. 2009;94(6):2009-14.
24. Illig R, DeCampo C, Lang-Muritano MR, Prader A, Torresani T, Werder EA, et al. A physiological mode of puberty induction in hypogonadal girls by low dose transdermal 17 beta-oestradiol. Eur J Pediatr. 1990;150(2):86-91.
25. Gil M, Oliva B, Timoner J, Maciá MA, Bryant V, de Abajo FJ. Risk of meningioma among users of high doses of cyproterone acetate as compared with the general population: evidence from a population-based cohort study. Br J Clin Pharmacol. 2011;72(6):965-8.
26. Spack NP. Management of transgenderism. JAMA. 2013;309(5):478-84.
27. Manson JE, Chlebowski RT, Stefanick ML, Aragaki AK, Rossouw JE, Prentice RL, et al. Menopausal hormone therapy and health outcomes during the intervention and extended poststopping phases of the Women`s Health Initiative randomized trials. JAMA. 2013;310(13):1353-68.
28. Deebel NA, Morin JP, Autorino R, Vince R, Grob B, Hampton LJ. Prostate cancer in transgender women: incidence, etiopathogenesis, and management challenges. Urology. 2017;110:166-71.
29. Gooren LJ, van Trotsenburg MA, Giltay EJ, van Diest PJ. Breast cancer development in transsexual subjects receiving cross-sex hormone treatment. J Sex Med. 2013;10(12):3129-34.
30. Wierckx K, Van Caenegem E, Schreiner T, Haraldsen I, Fisher AD, Toye K, Kaufman JM, T'Sjoen G. Crosssex hormone therapy in trans persons is safe and effective at short-time follow-up: results from the European network for the investigation of gender incongruence [published correction appears in J Sex Med. 2016;13(4):732]. J Sex Med. 2014;11(8):1999-2011.
31. Cupisti S, Giltay EJ, Gooren LJ, Kronawitter D, Oppelt PG, Beckmann MW, et al. The impact of testosterone administration to female-to-male transsexuals on insulin resistance and lipid parameters compared with women with polycystic ovary syndrome. Fertil Steril. 2010;94(7):2647-53.
32. Mueller A, Haeberle L, Zollver H, Claassen T, Kronawitter D, Oppelt PG, et al. Effects of intramuscular testosterone undecanoate on body composition and bone mineral density in female-to-male transsexuals. J Sex Med. 2010;7(9):3190-98.
33. T'Sjoen G, Arcelus J, Gooren L, Klink DT, Tangpricha V. Endocrinology of transgender medicine. Endocr Rev. 2019;40(1):97-117.
34. Quirós C, Patrascioiu I, Mora M, Aranda GB, Hanzu FA, Gómez-Gil E, et al. Effect of crossex hormone treatment on cardiovascular risk factors in transsexual individuals. Experience in a specialized unit in Catalonia. Endocrinol Nutr. 2015;62(5):210-6.

Avaliação e Acompanhamento Psicológico de Crianças e Adolescentes com Incongruência de Gênero

Desirèe M. Cordeiro
Luciane Gonzalez

O critério diagnóstico não sugere a atribuição de doença às crianças e aos adolescentes, mas serve como referência entre os profissionais da saúde para se referirem a um mesmo fenômeno que pode se manifestar nessas fases. O objetivo maior da equipe de saúde é o de construir uma avaliação longitudinal desses indivíduos, auxiliando-os no processo de compreensão de sua vivência de incongruência de gênero, fortalecendo-os e criando repertórios internos para lidarem com as questões e sofrimento advindos da sua identidade de gênero.

Essa proposta não ocorre para cristalizar as crianças e os adolescentes em um diagnóstico, mas sim para que a equipe de saúde possa auxiliar e promover o processo de compreensão dessas crianças, adolescentes e de seus familiares sobre a incongruência de gênero, ampliando, dessa forma, as formas de lidar com fenômenos ligados à identidade de gênero e orientação sexual de maneira a não causar maiores problemas de saúde, ou na tentativa de minimizá-los no futuro.

INCONGRUÊNCIA DE GÊNERO

A Organização Mundial da Saúde (OMS), por meio da CID-11[1], criou um novo capítulo de condições relacionadas à saúde sexual, que inclui a Incongruência de Gênero. Esse movimento ocorreu por conta do estigma que o diagnóstico, até então psiquiátrico, gerava na população que sofre com a incongruência de gênero.

É importante destacar que a CID-11[1] só entrará em vigor no Brasil em 2022, por questões técnicas de implementação em todo sistema de saúde. Até lá, o termo usado para essa população no âmbito da saúde ainda é o transtorno de identidade sexual – CID-10[2].

1.1 CID-10[1] – Transtorno da Identidade Sexual (F64)

1.1.1 Transexualismo (F64.0)

Trata-se de um desejo de viver e ser aceito enquanto pessoa do sexo oposto. Este desejo se acompanha em geral de um sentimento de mal-estar ou de inadaptação por referência a seu próprio sexo anatômico e do desejo de submeter-se a uma intervenção cirúrgica ou a um tratamento hormonal a fim de tornar seu corpo tão conforme quanto possível ao sexo desejado.

1.1.2 Transtorno de identidade sexual na infância (F64.2)

Transtorno que usualmente primeiro se manifesta no início da infância (e sempre bem antes da puberdade), caracterizado por um persistente e intenso sofrimento com relação a pertencer a um dado sexo, junto com o desejo de ser (ou a insistência de que se é) do outro sexo. Há uma preocupação persistente com a roupa e as atividades do sexo oposto e repúdio do próprio sexo. O diagnóstico requer uma profunda perturbação de identidade sexual normal; não é suficiente que uma menina seja levada ou traquina ou que o menino tenha uma atitude afeminada. Os transtornos da identidade sexual nos indivíduos púberes ou pré-púberes não devem ser classificados aqui mas sob a rubrica F66.9.

Exclui:

orientação sexual egodistônica (F66.1)

transtorno da maturação sexual (F66.0)

1.1.3 Transtorno da maturação sexual (F66.0)

O paciente está incerto quanto à sua identidade sexual ou sua orientação sexual, e seu sofrimento comporta ansiedade ou depressão. Comumente isto ocorre em adolescentes que não estão certos da sua orientação (homo, hetero ou bissexual), ou em indivíduos que após um período de orientação sexual aparentemente estável (frequentemente ligada a uma relação duradoura) descobre que sua orientação sexual está mudando.

1.2 CID-11[2] – Incongruência de Gênero

Descrição

A incongruência de gênero é caracterizada por uma incongruência acentuada e persistente entre o gênero experimentado/expresso de um indivíduo e o sexo designado ao nascimento. O comportamento e as preferências das variantes de gênero, por si só, não são uma base para atribuir os diagnósticos neste grupo.

Exclusão

- Distúrbios Parafílicos (6D30-6D3Z)

1.2.1 Incongruência de Gênero na Infância (HA61)

Descrição

A incongruência de gênero na infância é caracterizada por acentuada incongruência entre o gênero experimentado/expresso de um indivíduo e o sexo atribuído ao nascimento em crianças pré-púberes. Inclui forte desejo de ter um gênero diferente do sexo atribuído; uma forte antipatia por parte da criança, de sua anatomia sexual ou características sexuais secundárias antecipadas e/ou um forte desejo pelas características sexuais primárias e/ou secundárias antecipadas que correspondam ao sexo experimentado; e brincadeiras de fantasias, brinquedos, jogos ou atividades e companheiros de brincadeira que são típicos do sexo experimentado, e não do sexo designado. A incongruência deve ter persistido por cerca de 2 anos. O comportamento e as preferências das variantes de gênero por si só não são uma base para atribuir o diagnóstico.

Exclusão

- Distúrbios Parafílicos (6D30-6D3Z)

1.2.2 Incongruência de Gênero na Adolescência ou na Idade Adulta (HA60)

Descrição

A incongruência de gênero na adolescência e na idade adulta é caracterizada por uma incongruência acentuada e persistente entre o gênero experimentado/expresso de um indivíduo e o sexo designado ao nascimento, o que muitas vezes leva a um desejo de "transição", a fim de viver e ser aceito como pessoa do sexo experimentado/expresso, por meio de tratamento hormonal, cirurgia ou outros recursos de saúde, para alinhar o corpo do indivíduo, tanto quanto desejado e na medida do possível, com o sexo experimentado/expresso. O diagnóstico não pode ser atribuído antes do início da puberdade. O comportamento e as preferências das variantes de gênero por si só não são uma base para atribuir o diagnóstico.

Exclusão

- Distúrbios Parafílicos (6D30-6D3Z)

AVALIAÇÃO E ACOMPANHAMENTO PSICOLÓGICO

Avaliação psicológica

A avaliação psicológica é um processo técnico-científico que utiliza uma combinação de técnicas para auxiliar o profissional a chegar a algumas hipóteses sobre uma pessoa e seu comportamento, personalidade e capacidades, podendo ser realizado individualmente ou em grupo. Os objetivos são o estudo e a interpretação de informações a respeito dos fenômenos psicológicos resultantes da relação do indivíduo com o meio, utilizando para tal métodos, técnicas e instrumentos psicologicos[3]. O procedimento de avaliação integra informação proveniente de diversas fontes, podendo ser testes psicológicos, técnicas projetivas, entrevistas estruturadas e semiestruturadas, observações e análise de documentos de outros profissionais ou instâncias. Por intermédio da avaliação psicológica, podem-se investigar diversas características psicológicas, como: emoção, afeto, cognição, inteligência, motivação, personalidade, atenção, memória, percepção, entre outras características.

Importante ressaltar que a avaliação psicológica é, por lei, uma prática exclusiva do psicólogo porque são os únicos profissionais habilitados para realizar e avaliar testes psicológicos. Ela pode subsidiar o trabalho da área em diversos campos de atuação como a saúde, a educação, o trabalho e outros. A efetividade e a qualidade da avaliação psicológica têm relação direta com a competência técnica e científica dos psicólogos que a irão realizar[5].

A avaliação psicológica nunca deve ser realizada isoladamente, um aspecto importante de uma avaliação completa inclui o pedido de um exame clínico realizado por um médico competente, para descartar as possibilidades de uma causa orgânica para os sintomas que o indivíduo apresenta[6]. Componentes da avaliação psicológica:

Testes padronizados – um teste psicológico padronizado é composto por um conjunto de tarefas fornecidas por condições pré-definidas. Ele foi desenvolvido para avaliar algum aspecto do conhecimento, das habilidades ou da personalidade de uma pessoa. Um teste fornece uma escala de medida para diferenças individuais consistentes em relação a algum conceito psicológico e serve para alinhar as pessoas de acordo com esses conceitos. Os testes podem ser vistos como indicadores reais, produzem uma ou mais pontuações quantitativas obtidas objetivamente, de modo que, tanto quanto possível, cada pessoa seja avaliada da mesma maneira. A intenção é fornecer uma comparação equitativa entre os participantes. Testes padronizados foram desenvolvidos para avaliar várias áreas: inteligência, habilidades motoras, comportamento, mudanças e rupturas nos aspectos sociais, entre outras. Os psicólogos têm a opção de muitos testes bem padronizados e psicometricamente adequados para avaliar um indivíduo. Cada avaliação pode fornecer uma riqueza de informações que não estariam disponíveis até para um observador bem qualificado tecnicamente e que não usou o recurso de um teste.

Entrevistas – informações valiosas são obtidas por meio de entrevistas. Quando se trata de uma criança, as entrevistas ou anamneses devem ser feitas também com os pais, professores e outras pessoas familiarizadas com elas. As entrevistas são mais abertas e menos estruturadas que os testes padronizados e oferecem aos entrevistados a oportunidade de transmitirem informações com suas próprias palavras e percepções.

Uma entrevista clínica formal é frequentemente realizada antes do início de qualquer avaliação ou teste psicológico. Ela pode durar de 60 a 90 minutos e inclui perguntas sobre a história pessoal e infantil do indivíduo, experiências recentes de vida, vida escolar, trabalho e antecedentes familiares.

Observações – realizar observações da pessoa que está sendo avaliada em seu ambiente natural, especialmente se for uma criança ou adolescente, pode fornecer informações adicionais e valiosas para a avaliação. Nesses casos, como eles se comportam no ambiente escolar, em casa ou com o grupo de amigos? O professor os trata de maneira diferente das outras crianças ou adolescentes? Como seus amigos reagem a eles? As respostas para essas e outras perguntas podem dar uma melhor imagem da dinâmica psíquica da criança ou do adolescente e de seus funcionamentos sociais.

Avaliação informal – os testes padronizados podem, às vezes, precisar ser complementados com procedimentos de avaliações mais informais, como testes projetivos ou feitos por outros profissionais. Por exemplo, no caso de uma criança, pode ser valioso obter amostras das linguagens escrita e verbal dela, testar sua capacidade de lucrar com sugestões sistemáticas, avaliar as habilidades de leitura ou como se comporta em jogos e competições.

O domínio da avaliação informal é vasto, mas deve ser usado com mais cautela, pois a validade científica dessas ferramentas é menos reconhecida.

Os psicólogos buscam coletar as informações e transformá-las em uma imagem abrangente e completa da pessoa que está sendo avaliada. As coletas de dados são baseadas em todos os resultados da avaliação e nas entrevistas com colegas, familiares e outras pessoas que possam esclarecer o comportamento do indivíduo em seus diferentes contextos. No caso de adolescentes e crianças, é sempre necessário obter as informações com os pais e professores para que a avaliação seja considerada completa, além da autorização por escrito do responsável legal do menor[7].

As principais discrepâncias entre os achados dos dados devem ser resolvidas antes que sejam tomadas decisões ou recomendações de diagnóstico para a devolutiva à família ou conduta de tratamento.

A avaliação psicológica nunca se concentra em uma única maneira ou número específico de testes, isso quer dizer que cada queixa trazida pelo indivíduo servirá de norteamento para a escolha das ferramentas que serão utilizadas pelo profissional para a condução da avaliação ou pode ser feito um protocolo para ser aplicado em determinado grupo de pessoas que vivem experiências ou queixas parecidas. Toda pessoa tem uma gama de competências que podem ser avaliadas por meio de vários métodos. Um psicólogo tem a função e a capacidade técnica para avaliar essas habilidades, bem como as limitações da pessoa, e deve relatá-las de maneira objetiva, mas sempre deve objetivar a orientação de facilitadores para o desenvolvimento emocional do indivíduo avaliado. Um bom relatório de avaliação psicológica não avalia apenas os pontos fracos encontrados nos testes, mas também as potencialidades do indivíduo[8].

Acompanhamento psicológico

O acompanhamento psicológico ou psicoterapêutico tem características específicas de acordo com a população e a faixa etária a que se destina. Ele corresponde a um encontro com uma pessoa que, não necessariamente apresenta doença ou sofrimento, porém que busca resolver uma questão específica de sua vida com um psicólogo, na medida em que sente que não consegue fazer só. Esse encontro pode ocorrer de forma individual ou em grupo[9].

A ideia principal desse acompanhamento baseia-se na facilitação da compreensão dos fenômenos de cada indivíduo, para facilitar uma adaptação mais satisfatória da pessoa em questão à situação que a aflige e com isso otimizar seus recursos pessoais em relação ao autoconhecimento, autoajuda e autonomia: promoção do bem-estar psicológico, autonomia pessoal diante das dificuldades e problemas que se depara. Tal processo envolve a construção de uma aliança entre o psicólogo e o paciente/cliente. O psicólogo oferece sua disponibilidade interior, tempo e liberdade de julgamentos e crenças para que a pessoa possa explorar seus pensamentos, sentimentos e emoções, em uma atmosfera de confiança, respeito, neutralidade e ética[9].

O psicólogo usa técnicas, para esse encontro que podem variar conforme sua linha teórica de pesquisa e estudos, porém todos usam da escuta clínica, empatia e reflexão para compreender a pessoa e a situação em que se encontra para auxiliar em ultrapassar suas dificuldades.

AVALIAÇÃO E ACOMPANHAMENTO DE CRIANÇAS COM INCONGRUÊNCIA DE GÊNERO

É importante salientar que nenhuma criança no Brasil está passando por qualquer tratamento irreversível. Nessa fase, o tratamento para a incongruência de gênero consiste, principalmente, em orientação e psicoterapia que auxiliam a criança, tanto no bem-estar emocional quanto na observação da persistência da disforia, além do trabalho em orientar seus pais e suas escolas. Nenhum outro tratamento ou prescrição médica endocrinológica ocorrerá até que a criança se aproxime da puberdade.

Segundo o Dicionário Aurélio, criança é um ser humano de pouca idade. No mesmo dicionário, a infância está definida como um período de crescimento, na espécie humana, que vai do nascimento até a puberdade. Na sua origem etimológica, o termo infância vem do latim *infans*, que significa ausência de linguagem. No cerne do legado ideológico ocidental, não ter linguagem significa ausência de pensamento, ser desprovido de conhecimento e não ser munido de racionalidade. Nesse sentido, a criança sempre foi vista como um ser menor a ser educado por um longo intervalo de tempo até adquirir sabedoria e autonomia, por isso parece ser tão difícil aceitar-se que uma criança possa saber sobre sua identidade de gênero.

Segundo Sarmento e Marchi (2017), na Contemporaneidade, reflete-se o papel das crianças na sociedade e se sabe que elas ocupam outra função dentro do nosso grupo social. As crianças participam coletivamente da sociedade e dessa são sujeitos ativos e não meramente passivos. Isso significa que na atualidade se propõe estudar a infância por si mesma, rompendo com a prática social que estabelece o poder aos adultos deixando os jovens e crianças com menor liberdade, devido a alguma carência de formação; compreende-se a criança como um ser social, produtor de cultura, ativo e consciente de si. Criança pensa, articula e produz conhecimento quando estimulada, elas também são providas de autocrítica e autoconhecimento.

Muitas vezes, pensa-se que as crianças são imaturas, mas elas, na verdade, estão muito mais inteiradas das situações do que se imagina. Para Weinraub et al. (1984), é por volta dos 3 ou 4 anos de idade, quando a criança começa a falar e a se expressar, que ela já mostra qual gênero a descreve. Primeiramente, ela aprende a nomear o gênero. Depois, descobre que o gênero não muda de acordo com a roupa que usa. E esse desenvolvimento ocorre até que a criança, ainda nos primeiros anos de vida, tenha propriedade para falar de sua congruência ou incongruência de gênero.

Para as crianças bem pequenas, os conceitos iniciais sobre gênero são bastante flexíveis e elas experimentam todas as possibilidades com tranquilidade e liberdade. Um aluno da educação infantil pode acreditar nessa transitoriedade e perguntar para um adulto se ele era menino ou menina quando era criança ou um garoto pode dizer que gostaria de ser mulher quando crescer, sem nenhuma estranheza.

A noção de gênero, diferentemente da concepção de sexo, macho ou fêmea, é um termo que se refere às características psicológicas associadas e construídas em relação ao sexo biológico do indivíduo. Martin e Ruble (2004) postulam que as crianças são "pesquisadores de gênero", agentes intrinsecamente motivados procurando informações sobre sua própria identidade de gênero dentro de si e nos outros. Essa compreensão e consciência das crianças sobre sua identidade de gênero afetam como elas organizam e interpretam as informações que coletam.

O conceito de gênero das crianças se desenvolve paulatinamente entre as idades de 3 e 5 anos. Antes dos 5 anos, as crianças não parecem considerar que o gênero seja algo imutável. É entre 6 e 7 anos que as crianças passam a considerar o gênero uma característica consolidada, elas também introduzem o gênero em sua própria identidade (Bonifácio e Rosenthal, 2015). Desse modo, elas se tornam motivadas a se relacionar com outros membros de seu grupo e procuram informações relacionadas a seu gênero; frequentemente se tornando muito rigorosos a aderirem aos estereótipos de gênero.

Geralmente as crianças têm sua identidade de gênero congruente ao seu sexo biológico, mas nem todas as crianças se identificam totalmente com as características sexuais do seu nascimento: elas relatam a incompatibilidade de como se percebem com a genitália que nasceram. Algumas meninas sentem-se subjetivamente como se fossem meninos, e alguns garotos percebem-se como se fossem garotas. Esse fenômeno retrata a vivência de uma criança transgênero.

Segundo ICD-11 (2018), a disforia de gênero afeta crianças que se identificam como transgêneros, isto é, não se identificam com as características sexuais com as quais nasceu, e que sofrem por essa incongruência. É importante ressaltar que ser transgênero não é categorizado como um transtorno psiquiátrico, mas a disforia de gênero sim. A disforia de gênero só é diagnosticada se a criança vivenciar um sofrimento profundo por sua transgeneridade e essa investigação é feita pelo profissional da saúde.

A concepção da disforia de gênero como sendo um distúrbio distinto foi feita para remover o estigma sobre o ser transgênero e para mudar o foco da preocupação dos profissionais de saúde mental em ajudar aqueles nos quais a experiência de ser transexual resulta em sofrimento significativo e funcionamento psíquico prejudicado.

Uma criança que sofre de angústia como resultado de sua identidade de gênero, especialmente se é intimidada ou marginalizada, vivencia maior risco para desenvolver quadros psiquiátricos, como transtornos de ansiedade, depressão, automutilação, ideação suicida e abuso de substâncias, entre outros.

As crianças passam muito tempo na escola e esse ambiente precisa ser facilitador às questões de incongruência de gênero; algumas crianças incongruentes relatam ter experiências positivas na escola, mas isso geralmente não é a realidade para a maioria que sofre com *bullying*.

Experiências negativas na escola incluem dificuldades com colegas e amizades, assédio e violência, medo com sua segurança, problemas sociais, exclusão, questões relacionadas a uniformes, uso dos banheiros, esportes e outras formas de discriminação. Frequentemente, essas crianças podem querer faltar à escola ou mudar de instituição para evitar essas experiências negativas, resultando, muitas vezes, em escolaridade interrompida, com consequências negativas em longo prazo para sua saúde, para seu desempenho educacional e empregabilidade na vida adulta.

Essas crianças na pré-adolescência começam a ter muito medo e angústia acerca das alterações físicas que ocorrerão na puberdade, como o desenvolvimento de mamas, menorreia, pelos no corpo e na face e engrossamento da voz etc. O apoio das famílias, bem como o apoio social mais amplo, é crucial para que a saúde mental dessas crianças esteja preservada. É essencial para o bem-estar dessas crianças que pais, cuidadores e famílias as apoiem e afirmem sua identidade de gênero incondicionalmente. Usar os nomes e pronomes que a criança expressa, em vez daqueles que foram atribuídos ao nascimento, ameniza o sofrimento experimentado pela incongruência de gênero.

Existem crianças que oscilam como um pêndulo na sua identidade de gênero: ora congruentes, ora incongruentes. É preciso respeitar esse ir e vir e lembrar que a velocidade desse processo é uma experiência subjetiva e isso pode gerar maior angústia nos pais dessas crianças, por necessitarem de uma congruência/coerência do papel da criança diante de um dos gêneros, desejando uma definição rápida. Devemos identificar essa pressão por parte dos pais e/ou responsáveis e pontuar que ela não deve ocorrer, pois isso pode prejudicar em demasia o desenvolvimento dessa criança. Devemos ainda trabalhar essa angústia familiar e visar à possível pendulação dessa criança na questão de gênero, até que ela possa se apropriar de sua experiência psíquica.

O grau em que pais e cuidadores são positivos e empáticos ao gênero que a criança se identifica tem um impacto não só na criança, mas também em todos os que a rodeiam, como família, comunidade e escolas, pois frequentemente se norteiam pela maneira que a família da criança está reagindo à questão.

Muitas vezes, a criança sabe há muito tempo antes de encontrar a coragem de conversar com seus pais que se sente diferente e de sua incongruência de gênero.

Embora ser uma criança com incongruência de gênero não seja um problema de saúde, buscar apoio de um profissional de saúde mental que afirme o gênero da criança será de grande ajuda ao desenvolvimento emocional dela.

É importante pontuar que não existem registros feitos por profissionais da saúde de nenhum caso em que uma criança foi prejudicada por ter realizado a transição social e depois reconhecer-se congruente ao sexo de nascimento. A transição social é o processo no qual a criança faz algumas alterações, que não necessitam de nenhuma intervenção médica, tais como mudança de nome, alternância de pronomes, utilização de roupas do sexo oposto ao do nascimento e autoapresentação em situações sociais em outro gênero.

Podem existir indicadores, mas não há um tutorial para se identificar a criança transgênero. O mais sensato a se fazer é questionar, considerar e respeitar o conteúdo do que elas relatam, afinal não existe ninguém mais adequado do que ela mesma para dizer quem ela é e qual é sua identidade de gênero.

AVALIAÇÃO E ACOMPANHAMENTO DE ADOLESCENTES COM INCONGRUÊNCIA DE GÊNERO

O acompanhamento de adolescentes com incongruência de gênero consiste em orientação e psicoterapia que auxiliam esse adolescente e sua família (ou responsáveis) a compreenderem a questão em si e as necessidades de algumas intervenções como bloqueio de puberdade e/ou hormonioterapia cruzada. Essa psicoterapia visa ao bem-estar emocional, além da observação da persistência da incongruência de gênero e possível disforia.

As intervenções médicas em adolescentes com incongruência de gênero geram questionamentos. Por um lado, alguns argumentam que a supressão da puberdade por meio de análogos do GnRH ou afirmando o tratamento hormonal não deve ser iniciada antes que o desenvolvimento da puberdade física de uma pessoa esteja completa, porque a identidade de gênero ainda pode mudar durante essa fase da vida, portanto os adolescentes não deveriam tomar decisões sobre esse assunto[15]. Outro ponto de preocupação é a falta de dados sobre o resultado físico em longo prazo e os sinais de modelos animais de que a supressão da puberdade influencia o desenvolvimento do cérebro[16]. Porém, sabemos que a supressão da puberdade é reversível, sendo utilizada desde 1985 com o uso de análogos do GnRH, no acompanhamento de crianças com puberdade precoce, independentemente da questão de gênero. Além disso, a supressão da puberdade em adolescentes com incongruência de gênero serve como ferramenta diagnóstica, uma vez que proporciona tempo, com menor disforia por conta da supressão do desenvolvimento dos caracteres sexuais secundários, e assim esses adolescentes podem revelar sua consistência na questão da incongruência de gênero em si. Tal conduta é amplamente prescrita para adolescentes com incongruência de gênero em outros países[17,18].

Estudos demonstram que, ao suprimir o desenvolvimento de caracteres sexuais secundários com o bloqueio hormonal, problemas comportamentais e emocionais e sintomas depressivos diminuíram, enquanto o funcionamento geral melhorou significativamente[19].

O acompanhamento e a avaliação psicológica têm função importantíssima nesse contexto, uma vez que a autonomia no processo de cada adolescente faz diferença, para que ele se sinta integrado, e com isso tenhamos melhores resultados em longo prazo. É fundamental entender que a determinação da identidade de gênero diz respeito a cada um que a sente, e nenhuma outra pessoa tem gerência sobre ela[20]. Isso gera maior relação de confiança por parte dos adolescentes, que são respeitados em suas expressões, porém é importante lembrar-lhes que a parte da assistência psicológica, médica e de outros profissionais da saúde cabe a esses profissionais, que não vão dizer quem eles são, porém vão identificá-los dentro de uma condição de saúde específica, como pode ser o caso do diagnóstico de incongruência de gênero. E com isso o restante do acompanhamento pode acontecer.

Os adolescentes precisam entender quem são e como podem se expressar dentro dessas descobertas. A melhor ferramenta para ajudá-los nesse processo é a psicoterapia. Na questão da incongruência de gênero, isso não é tarefa fácil, porém extremamente necessária a essa população; o sofrimento, o isolamento social, o abandono escolar e outros transtornos sociais geram tremendo desconforto e fazem com que essa população específica tenha quatro vezes mais probabilidade de tentar suicídio em relação à população geral[21].

Após esse processo, podemos recomendar o tratamento hormonal a partir dos 16 anos de idade e a cirurgia a partir dos 18 anos, segundo nova resolução do CFM[23].

Para essa recomendação é necessário que o adolescente se encontre consistente em suas percepções afetivas e na vida cotidiana. Ele precisa ainda ter ciência dos benefícios e malefícios de cada intervenção, e isso pode e deve ser abordado em psicoterapia. Com isso, buscamos evitar problemas psicológicos co-ocorrentes ou morbidades psiquiátricas que possam se agravar no processo. A intenção é melhorar a qualidade de vida desses adolescentes diante das adversidades da incongruência de gênero e não o contrário.

De acordo com essas necessidades, entendemos ser de extrema importância o acompanhamento e avaliação psicológica desses adolescentes em parceria com seus familiares e/ou responsáveis, para poder lidar da melhor forma com possíveis intercorrências e dificuldades que a vida em sociedade possa apresentar. Quanto mais bem adaptado esse adolescente estiver, mais tranquila será sua transição médica no processo de adequação da sua identidade[20].

CONSIDERAÇÕES FINAIS

Crianças e adolescentes com incongruência de gênero sempre existiram em nossa sociedade. Atualmente, seu número parece ter aumentado, mas o que cresceu foi a visibilidade das questões psíquicas dessas pessoas, além da possibilidade de sua existência na sociedade.

É importante salientar que a psicoterapia é recomendada para que a criança e o adolescente estejam confortáveis com a vivência da sua identidade e da sua sexualidade, com melhoras do sofrimento que uma transição pode trazer, visando ao desenvolvimento de uma autoimagem construtiva e à ampliação de repertórios cognitivos que os fortaleçam tornando-os mais resilientes às adversidades que enfrentarão.

Temos ainda um grande desafio que é o de preparar os profissionais da saúde para que recebam em sua formação subsídios teóricos e possam reconhecer essas pessoas, além de estarem instrumentalizados tecnicamente para se tornarem facilitadores nesse processo de fortalecimento psíquico desses indivíduos.

REFERÊNCIAS

1. World Health Organization. Clinical Description and Diagnostic Guidelines. Gender Incongruence. ICD-11: WHO. Maio 2018.
2. World Health Organization. International statistical classification of diseases and health-related problems (The) ICD-10: WHO. 2004.
3. 'Conselho Federal de Psicologia. Resolução CFP Nº 007/2003. Brasília. Jun. 2003.
4. Conselho Federal de Psicologia. Resolução CFP Nº 012/00. Brasília. Dez. 2000.
5. Conselho Federal de Psicologia. Cartilha avaliação psicológica 30013. Brasília. Nov. 2013.
6. Dicionário Aurélio em https//dicionário do aurelio.com/criança, acesso em 10 de fevereiro de 2020.
7. Lins MRC, Borsa JC, eds. Avaliação psicológica: aspectos teóricos e práticos. Petrópolis, RJ: Vozes; 2017.
8. Martin CL, Ruble D. Children's search for gender cues: cognitive perspectives on gender development. Current Directions in Psychological Science. 2004.
9. Wechsler SM. Guia de procedimentos éticos para a avaliação psicológica. In Wechsler SM, Guzzo RSL (Orgs). Avaliação psicológica. Perspectiva internacional. São Paulo: Casa do Psicólogo; 1999. p.133-41.
10. Bowden AR. Beyond definition and method: The next era for counselling and psychotherapy. Asia Pacific Journal of Counselling and Psychotherapy. 2010;1(1):4-14.
11. Hutz-Midgett A, Hutz CS. Counseling in Brazil: Past, present, and future. Journal of Counseling & Development, 2012;90(2):238-42. <http://dx.doi.org/10.1111/j.1556-6676.2012.00030.x>
12. Benjamin H. The transsexual phenomenon. New York: Julian Press; 1966.
13. Bodlund O, Kullgren G, Sundbom E, Höjerback, T. Personality traits and disorders among transsexuals. Acta Psychiatr Scand. 1993; 88(5):322-7.
14. Bonifacio HJ, Rosenthal SM. Gender variance and dysphoria in children and adolescents. Pediatr Clin North Am. 2015;62(4): 1001-1.
15. Chiland C. Transvestism and transsexualism. Int J Psychoanal. 1998; 79 (Pt 1):156-9.
16. Cohen-Kettenis PT, Gooren LJG. Transsexualism: a review of etiology, diagnosis and treatment. J Psychosom Res. 1999;46(4):315-33.
17. Dicionário do Aurélio em https//dicionário do aurelio.com/criança, acesso em 10 de Abril de 2018.
18. Costa R, Carmichael P, Colizzi M. To treat or not to treat: puberty suppression in childhood-onset gender dysphoria. Nat Rev Urol. 2016;13:456-62. https://doi.org/10.1038/nrurol.2016.128.
19. Richards C, Maxwell J, McCune N. Use of puberty blockers for gender dysphoria: a momentous step in the dark. Arch Dis Child. 2019;104:611-2. https://doi.org/10.1136/archdischild-2018-315881.
20. Khatchadourian K, Amed S, Metzger DL. Clinical management of youth with gender dysphoria in Vancouver. J Pediatr. 2014; 164:906-11. https://doi.org/10.1016/j.jpeds.2013.10.068.
21. Turban JL, Ehrensaft D. Research review: gender identity in youth: treatment paradigms and controversies. J Child Psychol Psychiatry. 2018;59:1228-43. https://doi.org/10.1111/jcpp.12833.
22. De Vries AL, Steensma TD, Doreleijers TA, Cohen-Kettenis PT. Puberty suppression in adolescents with gender identity disorder: a prospective follow-up study. J Sex Med. 2011;8:2276-83. https://doi.org/10.1111/j.1743-6109.2010.01943.x.
23. Sarmento MJ, Marchi RC. Infância, normatividade e direitos das crianças: transições contemporâneas. Educação & Sociedade. 2017; 38:951-64.
24. Toomey RB, Syvertsen AK, Shramko M. Transgender Adolescent Suicide Behavior. Pediatrics. 2018;142(4):e20174218.
25. Thoma BC, Salk RC, Choukas-Bradley S, Goldstein TR, Levine MD, Marshal MP. Suicidality disparities between transgender and cisgender adolescents. Pediatrics. 2019;144(5):e20191183.
26. Resolução nº 2.265/2019.
27. Weinraub M, Clemens LP, Sockloff A, Ethridge T, Gracely E, Myers. The development of sex role stereotypes in the third year: relationships to gender labiling, gender identy, sex-typed toy preference, and family characteristics. Child Development. 1984;55: 1493-503.

PARTE XIII

Distúrbios Nutricionais

COORDENADORA

Louise Cominato

Fisiopatologia da Obesidade

Louise Cominato
Valesca Mansur Kuba

INTRODUÇÃO

A presença de indivíduos com obesidade tem sido relatada na história através da arte e da ciência, porém a crescente prevalência da obesidade tornou-se importante preocupação de saúde pública nos últimos 30 anos.

Todos os organismos, de procariontes a mamíferos, desenvolveram mecanismos de armazenamento lipídico para superar o desequilíbrio na disponibilidade de nutrientes. Muitos animais sofrem períodos de depósito de gordura sazonal durante a hibernação ou migração. Animais naturalmente gordos são mais comuns em altas altitudes ou desertos – ambientes caracterizados pela imprevisibilidade de disponibilidade de alimentos[1]. Esse acúmulo de tecido adiposo é fisiológico e, portanto, livre das complicações metabólicas tipicamente vistas entre humanos com obesidade. Por outro lado, quando os animais são deslocados de seu *habitat* nativo, expostos a alimentos hipercalóricos e em abundância, os sinais da doença metabólica surgem, como hiperglicemia, doenças cardiovasculares e esteatose hepática. A obesidade humana pode ser parcialmente explicada como uma discórdia semelhante entre o nosso *habitat* natural e o ambiente em que atualmente residimos[2,3].

Globalmente, estima-se que 2 bilhões de adultos apresentem sobrepeso e obesidade, representando aproximadamente 39% da população mundial. Se as tendências atuais continuarem, é estimado que 2,7 bilhões de adultos estarão acima do peso, mais de 1 bilhão obesos, 177 milhões de adultos gravemente afetados pela obesidade e mais de 200 milhões de crianças estarão obesas até 2025[4].

Diante dessa "epidemia" global, a obesidade vem sendo amplamente estudada, seja sobre os fatores causais, seja sobre as formas de prevenção e novas abordagens e tratamentos. Aspectos fisiológicos como apetite e saciedade, papel do tecido adiposo e do trato gastrointestinal, além de fatores que aumentam o risco dessa doença (genética/meio ambiente/microbiota), são temas de bastante relevância no desvendar dessa doença de origem multifatorial.

FISIOLOGIA

Apetite e saciedade

O controle do apetite e do balanço energético é complexo e envolve a intersecção de fatores ambientais, fisiológicos e genéticos, que são amplamente integrados por circuitos neurais no cérebro. Os núcleos arqueado e paraventricular do hipotálamo mediobasal, hipotálamo lateral e o tecido adiposo apresentam papel fundamental nesse controle[5].

Os neurônios do núcleo arqueado secretam peptídeos orexígenos (neuropeptídeo Y: NPY) e anorexígenos (peptídeo relacionado ao Agouti: AgRP) e são muito sensíveis aos sinais metabólicos. A leptina e a insulina estimulam a transcrição dos peptídeos anorexígenos e inibem os peptídeos orexígenos, reduzindo o apetite[6]. Os neurônios orexígenos provocam a ingestão de alimentos e, quando ativados, também transmitem um sinal associado aos sentimentos desagradáveis atribuído à fome. Os neurônios AgRP aumentam sua atividade durante o déficit de energia e, quando há ingestão de alimentos, são suprimidos rapidamente, assim que o consumo de alimentos se inicia.

O hipotálamo lateral (LH) é a região que está ligada a comportamentos de consumo e reforço positivo. Esses neurônios estão envolvidos em vários estágios do comportamento e influenciam em diferentes aspectos do apetite, como sinal de recompensa e palatabilidade. Esse circuito impulsiona o consumo de alimentos que são recompensadores.

Os neurônios AgRP estão mais associados ao apetite por um estado de necessidade fisiológica, enquanto os circuitos dos neurônios LH participam de ações ligadas aos aspectos gratificantes do consumo alimentar[5]. Sugerimos a leitura do capítulo Controle do apetite para mais detalhes sobre esse tema.

Tecido adiposo

O tecido adiposo é um complexo e ativo órgão endocrinometabólico. É composto pelos adipócitos, matriz de tecido conjuntivo, tecido nervoso, células estromovasculares e células imunes. A função desse órgão pode ser dividida em 3 categorias: 1. armazenamento e metabolismo de lípides; 2. secreção de proteínas com função endocrinometabólica (adipocinas); e 3. metabolismo de hormônios esteroides.

A primeira adipocina descrita foi a leptina em 1994, identificada em ratos obesos portadores de mutação no gene *obob*, que codifica essa proteína. A leptina (do grego *leptos*, que significa fino) tem 16kDa e é um polipeptídeo contendo 167 aminoácidos. Os adipócitos secretam leptina em proporção direta à quantidade de tecido adiposo, sendo um bom marcador do estado nutricional. O papel principal da leptina é servir como um sinal metabólico de suficiência energética e sua produção declina rapidamente com restrição calórica e perda de peso, levando ao aumento do apetite e à diminuição do gasto calórico. Em humanos com obesidade, a resistência à ação da leptina limita sua eficácia biológica[7].

Ao contrário da leptina, a secreção de adiponectina geralmente está diminuída na obesidade. A adiponectina atua aumentando a sensibilidade à insulina, a oxidação de ácidos graxos, bem como o gasto de energia e reduz a produção de glicose pelo fígado. No fígado, a adiponectina eleva a sensibilidade à insulina, aumenta a oxidação de ácidos graxos e reduz a neoglicogênese. No músculo, a adiponectina estimula o uso de glicose e oxidação de ácidos graxos. Dentro da parede vascular, inibe a adesão de monócitos e a transformação de macrófagos em células espumosas e diminui a proliferação de células musculares lisas. Além disso, a adiponectina aumenta a produção de óxido nítrico nas células endoteliais e estimula a angiogênese. Essa adipocina é produzida exclusivamente pelo tecido adiposo e tem ação anti-inflamatória e antiaterogênica, além de aumentar a sensibilidade insulínica. A perda de peso leva à melhora da sensibilidade à leptina e ao aumento da concentração sérica de adiponectina[8,9].

Citocinas inflamatórias, como TNF-α e IL-6 também são substâncias produzidas pelo tecido adiposo e a produção aumentada em pacientes obesos leva a um estado inflamatório crônico de baixo grau que tem sido associado ao desenvolvimento de resistência à insulina e diabetes[7,10].

Várias proteínas do sistema hemostático e fibrinolítico são secretadas por adipócitos, incluindo fator tecidual e PAI-1. PAI-1 é o principal inibidor da fibrinólise por inativação do ativador de plasminogênio e está associado com angiogênese e aterogênese, contribuindo para o aumento de doenças cardiovasculares entre os obesos.

Peptídeos gastrointestinais

O trato gastrointestinal produz peptídeos que apresentam ação metabólica por meio do aumento da secreção de insulina (efeito incretina), além de modular a digestão e absorção de nutrientes, o esvaziamento gástrico e o controle do apetite. Dois hormônios intestinais principais estimulam a secreção de insulina: peptídeo 1 semelhante ao glucagon (GLP-1) e polipeptídeo inibitório gástrico (GIP), ambos são liberados após a ingestão de alimentos e agem amplificando a secreção de insulina dependente de glicose[11].

A secreção de uma variedade de hormônios pelo intestino delgado em resposta à ingestão de alimentos tem papel na coordenação da digestão, na absorção de alimentos e na assimilação periférica de nutrientes. Suas funções individuais incluem a amplificação da secreção de insulina dependente de glicose (GLP-1 e GIP), promoção do armazenamento de gordura adipocitária (GIP), estimulação da contração da vesícula biliar (colecistocinina – CCK), constrição do piloro gástrico (GLP-1, CCK e PYY) e estimulação do pâncreas exócrino (CCK e secretina). Vários hormônios intestinais também têm efeitos no sistema nervoso central, incluindo náuseas (GLP-1 e PYY) e anorexia (GLP-1, CCK e PYY).

A ghrelina é um peptídeo com ação orexígena, produzido principalmente pelas células X do estômago e liberado como um peptídeo pró-ghrelina mais longo que requer clivagem pós-traducional e acilação para gerar a forma bioativa. Conhecido como hormônio do jejum, os níveis plasmáticos de ghrelina aumentam antes das refeições e há supressão da secreção após ingestão de alimentos[11].

Leia também a Parte II – Fisiologia Endócrina.

FATORES DE RISCO

A epidemia atual de obesidade é atribuída principalmente a fatores ambientais como ingestão excessiva de calorias e inatividade física. No entanto, indivíduos expostos ao mesmo tipo de alimentação e atividade física podem ou não desenvolver obesidade: fatores genéticos, biológicos, sexo, idade, etnia e até mesmo o ambiente intrauterino contribuem para essa variabilidade. Estudos em gemelares mostram semelhança de índice de massa corporal (IMC) entre os pares, sugerindo que grande parcela do risco de obesidade pode ser devido a fatores herdados. Embora as escolhas de estilo de vida possam explicar parte dessa variabilidade, estudos demonstram que genes específicos também contribuem para o risco de obesidade[12].

Genética

A obesidade é um distúrbio complexo e hereditário que resulta da interação entre suscetibilidade genética, epigenética e meio ambiente.

Estudos de associação em todo o genoma identificaram mais de 30 *loci* fortemente associados ao IMC e mais de 200 variantes genéticas envolvidas em diferentes vias biológicas associadas à obesidade poligênica, tais como sistema nervoso central, detecção e digestão de alimentos no trato gastrointestinal, diferenciação de adipócitos, sensibilidade à insulina, metabolismo lipídico, biologias muscular e hepática e microbiota intestinal, mostrando a complexidade do sistema associado ao ganho de peso[13,14].

Stunkard et al. avaliaram o IMC de 93 pares de gêmeos idênticos criados separados, 154 pares de gêmeos idênticos criados juntos, 218 pares de gêmeos não idênticos (fraternos) criados separados e 208 pares de gêmeos fraternos criados juntos. A correlação de IMC entre gêmeos idênticos foi duas vezes maior do que em gêmeos fraternos, mostrando a importância genética da variação de IMC. Ainda mais expressivo foram os achados de alta correlação de IMC entre gêmeos idênticos e fraternos criados separadamente, ou seja, mesmo criados em ambientes diferentes o IMC mantinha-se semelhante entre os pares. O autor conclui que as influências genéticas no IMC são substanciais, enquanto o ambiente infantil tem pouca influência[15].

É importante enfatizar que não existe um único valor verdadeiro de herdabilidade, as contribuições para a manutenção do peso variam naturalmente dependendo do ambiente em que o indivíduo é exposto e sua linhagem genética[12].

Mutações em genes específicos, em especial os genes associados ao controle do apetite no hipotalâmico, podem levar à obesidade monogênica, assim como determinadas síndromes genéticas. Ler o capítulo Obesidade Genética.

Ambiente

Os mecanismos que alteram o fenótipo do indivíduo podem ser causados por malformação durante a organogênese ou por fenômenos epigenéticos[16]. Assim como a metilação do DNA, as modificações das histonas são potencialmente herdadas, podendo afetar processos enzimáticos do organismo por várias gerações. As modificações epigenéticas são aquelas que alteram a expressão de genes, independentemente de mudanças na estrutura primária do ácido desoxirribonucleico (DNA), ocorrem na cromatina e resultam da interação do indivíduo com o meio ambiente. O DNA é suscetível à metilação, especialmente na região promotora citosina fosfato guanina (CpG), catalisada por DNA metiltransferases, que levam à repressão celular por inibirem a transcrição gênica. As histonas podem sofrer várias modificações, sendo as mais importantes a acetilação e a metilação. Essas reações tornam a cromatina mais ou menos compacta, estimulando ou silenciando a transcrição, respectivamente.

Nas últimas décadas, tem havido grande modificação no estilo de vida, caracterizada pelo alto consumo de alimentos industrializados, ricos em gorduras saturadas e açúcares. Vários estudos publicados recentemente sugerem a existência de uma ligação estreita entre esse estilo de vida e a ocorrência de fenômenos epigenéticos, levando a obesidade, inflamação crônica, doenças cardiovasculares, *diabetes mellitus* e maior risco de certos tipos de câncer, como de mama, próstata e cólon. A inflamação crônica também pode ocorrer na região hipotalâmica, levando à disfunção dos neurônios do hipotálamo mediobasal, responsáveis pela fome e saciedade[17,18].

Os fenômenos epigenéticos podem aumentar o risco de obesidade na prole de diversas formas, podendo ocorrer antes da concepção, durante a gestação, no parto e no período pós-natal. A obesidade dos pais pode alterar a metilação em domínios específicos do DNA dos gametas (DMRs), que constituem as regiões CpG. Soubry et al. realizaram um estudo no sangue do cordão umbilical em recém-nascidos (RN), e, por meio da reação em cadeia da polimerase, quantificaram a metilação de genes envolvidos no crescimento e desenvolvimento precoces da criança, como *MEG-3* (gene expresso maternalmente), *MEST* (transcrito mesodérmico específico), *PEG-3* (gene expresso paternalmente), *PLAGL1* (gene semelhante ao do adenoma pleomórfico), *SGCE/PEG10* (épsilon sarcoglican/gene 10 expresso paternalmente) e *NNAT* (neuronatina). Os autores observaram que a obesidade paterna se relacionou com a hipometilação dos genes *MEST*, *PEG-3* e *NNAT*, e hipermetilação do *PLAG1* do RN. A hipometilação do *MEST* leva à hipertrofia dos adipócitos e ao risco de doenças metabólicas na prole, e a alteração do *NNAT* associou-se ao aumento de risco de obesidade infantil. Portanto, as obesidades paterna e materna influenciam na composição corporal da criança e estão envolvidas na programação da prole para obesidade e doenças metabólicas na vida adulta[19].

Em relação ao período gestacional, a lipotoxicidade é um fator que pode alterar o meio placentário, do mesmo modo que causa resistência à insulina (RI) no fígado, músculos, pâncreas e cérebro, a placenta também é suscetível ao acúmulo de lípides. Em estudo que comparou placenta e sangue do cordão umbilical de RN de gestantes com IMC normal e obesas, foi observado aumento da atividade da lipase lipoproteica (LPL), decorrente da diminuição da expressão da angioproteína *like-4* (uma potente inibidora da LPL), levando à maior captação placentária de ácidos graxos em gestantes obesas. Além disso, a análise de sequenciamento gênico para a pesquisa de genes relacionados a doenças metabólicas demonstrou que as placentas das gestantes com excesso de peso continham 50% a mais de lípides, acarretando degradação da MAPK, aumento da atividade da JNK/NFkB, de interleucina-6, TNF-α e estresse oxidativo. Os autores também observaram aumento na expressão do gene *FOXO4* (fator protetor contra a inflamação) na tentativa de deter esse processo, que é limitado nas obesas[20].

Como a placenta é fenestrada, os ácidos graxos livres alcançam facilmente o hipotálamo mediobasal do feto, onde se acumulam no núcleo arqueado, podendo induzir um processo inflamatório crônico, resistência à leptina e funcionar como um "disruptor" do mecanismo de fome e saciedade[16,21]. Os mecanismos patogênicos ainda não são totalmente conhecidos, mas especula-se que o alto teor de gorduras saturadas causaria uma microgliosite e agressão dos neurônios do núcleo arqueado, estimulando o recrutamento e a proliferação de células neurais imunes, como também a expressão dos *Toll like receptors* 4 (TRL 4). Semelhante aos macrófagos da periferia, a micróglia expressa os TRL 4 abundantemente, que são capazes de induzir a resistência à RI e inflamação hipotalâmica, por meio da ativação das vias IKK-β e NFk-β. Outro mecanismo proposto para a ativação da IKK-β pela dieta hiperlipídica seria direto nas células neuronais do AgRP, via SOCS3. A sinalização da insulina e da leptina no hipotálamo mediobasal é integrada pela ativação da PI3 quinase, Fox 1 e mTor, enquanto a inibição da sinalização é integrada pela SOCS3. Essa inflamação parece preceder a RI nos tecidos periféricos, hipertrofia do tecido adiposo e ganho de peso, sugerindo que a obesidade começa com a inflamação do hipotálamo do RN[17]. Em adultos, a microgliosite começa 24 horas após a ingestão dos ácidos graxos e pode ser detectada na ressonância magnética de encéfalo. A inflamação dos neurônios do núcleo arqueado também acomete os que expressam a POMC (pró-opiomelanocortina), reduzindo sua expressão em 25%. Todos esses fenômenos, em conjunto, induzem a hiperfagia do RN, maior quantidade de leite ingerido durante as mamadas e maior ganho de peso, mesmo quando alimentado somente com leite materno[18].

Outros fatores envolvidos na gênese da obesidade e RI seriam as alterações da microbiota intestinal, causadas pelo uso de antibióticos de largo espectro, particularmente os beta-lactâmicos, durante a gestação ou nos primeiros anos de vida, além do parto cesariano e o desmame precoce[22].

O estilo de vida está particularmente associado à obesidade; hábitos como pular o café da manhã e comer noturno podem levar a hiperexia ao longo do dia, distúrbios do comportamento alimentar (como *bingeeating*), maior consumo de alimentos densos e calóricos, dislipidemias, acúmulo de gordura corporal e, consequentemente, aumento de risco cardiovascular[23,24]. O excesso de tempo em frente à tela de computadores, TV e celulares, encurtamento do sono e inatividade física também contribuem para o aumento do risco de obesidade[25].

Microbiota intestinal

A microbiota intestinal é um complexo sistema formado por microrganismos que interagem entre si e com o organismo do indivíduo saudável de modo harmônico. A composição e a função da microbiota diferem entre indivíduos saudáveis, indivíduos magros e obesos[26].

O metaboloma luminal derivado da microbiota é a soma da produção de diversas espécies bacterianas e depende da quantidade e natureza da população microbiana, bem como da composição de fontes nutricionais que os alimentam, células epiteliais descartadas e componentes secretados como ácidos biliares. A microbiota colônica produz uma variedade de metabólitos, vários dos quais atuam na função e produção dos enterócitos[26,27].

Os mecanismos estudados que associam a microbiota à obesidade são vários, entre eles a capacidade de extração de energia dos alimentos, a influência na integridade da barreira intestinal, a modulação da inflamação de baixo grau e do sistema imunológico, produção de metabólitos específicos que, além de ter um efeito local no sistema imunológico e na barreira intestinal associados ao intestino, também sinalizam para outros tecidos e órgãos, incluindo tecidos cerebral, hepático e adiposo (peptídeos gastrointestinais)[11].

Os principais filos bacterianos que compõem a microbiota intestinal de humanos são Firmicutes e Bacteroidetes, além de Actinobacteria, Verrucomicrobia e Proteobacteria, presentes em menores proporções. Em indivíduos saudáveis há predominância de Bacteroidetes sobre Firmicutes, porém, em humanos obesos, essa proporção é alterada com um grande aumento de bactérias do filo Firmicutes. Recentemente evidências do papel do filo Verrucomicrobia estão surgindo, mostrando que o aumento da abundância do gênero *Akkermansia* sp. tem relação direta com a perda de peso, além de melhora de perfis metabólicos e resistência à insulina[26].

Vários fatores ambientais estão associados à mudança da microbiota como tipo de alimentação, partos cesarianos, aleitamento por fórmulas infantis, modificações dramáticas na dieta, saneamento básico, incidência de parasitoses, aumento de vacinações, uso de antibióticos, entre outros. Existe um potencial promissor na prevenção e tratamento da obesidade e doenças associadas por meio da manutenção e manipulação da microbiota. Leia mais detalhes no capítulo de Microbiota Intestinal[26].

CONCLUSÃO

A obesidade é uma doença complexa e multifatorial. Mecanismos fisiológicos ligados ao controle do apetite hipotalalâmico, além de substâncias produzidas pelo tecido adiposo e trato gastrointestinal, estão associados à sensação de fome e saciedade, assim como ao desenvolvimento de obesidade e suas comorbidades. Fatores genéticos são muito relevantes, o que nos alerta sobre cuidados e prevenção precoces. O meio ambiente, fatores epigenéticos, tipo e quantidade de alimentação, gasto energético e sedentarismo são fatores relacionados à obesidade e que podemos atuar com mudanças de hábito de vida tanto para prevenção como para tratamento do excesso de peso.

REFERÊNCIAS

1. Sheriff MJ, Fridinger RW, Toien O, Barnes BM, Buck CL. Metabolic rate and prehibernation fattening in free-living arctic ground squirrels. Physiol Biochem Zool. 2013;86(5):515-27.
2. Gerstein HC, Waltman L. Why don't pigs get diabetes? Explanations for variations in diabetes susceptibility in human populations living in a diabetogenic environment. CMAJ. 2006;174(1):25-6.
3. Qasim A, Turcotte M, de Souza RJ, Samaan MC, Champredon D, Dushoff J, et al. On the origin of obesity: identifying the bio-

logical, environmental and cultural drivers of genetic risk among human populations. Obes Rev. 2018;19(2):121-49.
4. Chooi YC, Ding C, Magkos F. The epidemiology of obesity. Metabolism. 2019;92:6-10.
5. Sternson SM, Eiselt AK. Three pillars for the neural control of appetite. Annu Rev Physiol. 2017;79:401-23.
6. Blundell J, de Graaf C, Hulshof T, Jebb S, Livingstone B, Lluch A, et al. Appetite control: methodological aspects of the evaluation of foods. Obes Rev. 2010;11(3):251-70.
7. Kershaw EE, Flier JS. Adipose tissue as an endocrine organ. J Clin Endocrinol Metab. 2004;89(6):2548-56.
8. Stern JH, Rutkowski JM, Scherer PE. Adiponectin, leptin, and fatty acids in the maintenance of metabolic homeostasis through adipose tissue crosstalk. Cell Metab. 2016;23(5):770-84.
9. Goossens GH. The Metabolic phenotype in obesity: fat mass, body fat distribution, and adipose tissue function. Obes Facts. 2017;10(3):207-15.
10. Ahima RS. Adipose tissue as an endocrine organ. Obesity (Silver Spring). 2006;14 Suppl 5:242s-9s.
11. Gribble FM, Reimann F. Function and mechanisms of enteroendocrine cells and gut hormones in metabolism. Nat Rev Endocrinol. 2019;15(4):226-37.
12. Elks CE, den Hoed M, Zhao JH, Sharp SJ, Wareham NJ, Loos RJ, et al. Variability in the heritability of body mass index: a systematic review and meta-regression. Front Endocrinol (Lausanne). 2012;3:29.
13. Speliotes EK, Willer CJ, Berndt SI, Monda KL, Thorleifsson G, Jackson AU, et al. Association analyses of 249,796 individuals reveal 18 new loci associated with body mass index. Nat Genet. 2010;42(11):937-48.
14. Pigeyre M, Yazdi FT, Kaur Y, Meyre D. Recent progress in genetics, epigenetics and metagenomics unveils the pathophysiology of human obesity. Clin Sci (Lond). 2016;130(12):943-86.
15. Stunkard AJ, Harris JR, Pedersen NL, McClearn GE. The body-mass index of twins who have been reared apart. N Engl J Med. 1990;322(21):1483-7.
16. Cesar HC, Pisani LP. Fatty-acid-mediated hypothalamic inflammation and epigenetic programming. J Nutr Biochem. 2017;42:1-6.
17. Zhang X, Zhang G, Zhang H, Karin M, Bai H, Cai D. Hypothalamic IKKbeta/NF-kappaB and ER stress link overnutrition to energy imbalance and obesity. Cell. 2008;135(1):61-73.
18. Thaler JP, Yi CX, Schur EA, Guyenet SJ, Hwang BH, Dietrich MO, et al. Obesity is associated with hypothalamic injury in rodents and humans. J Clin Invest. 2012;122(1):153-62.
19. Soubry A, Murphy SK, Wang F, Huang Z, Vidal AC, Fuemmeler BF, et al. Newborns of obese parents have altered DNA methylation patterns at imprinted genes. Int J Obes (Lond). 2015;39(4):650-7.
20. Saben J, Lindsey F, Zhong Y, Thakali K, Badger TM, Andres A, et al. Maternal obesity is associated with a lipotoxic placental environment. Placenta. 2014;35(3):171-7.
21. Pendergast JS, Branecky KL, Yang W, Ellacott KL, Niswender KD, Yamazaki S. High-fat diet acutely affects circadian organisation and eating behavior. Eur J Neurosci. 2013;37(8):1350-6.
22. Mueller NT, Whyatt R, Hoepner L, Oberfield S, Dominguez-Bello MG, Widen EM, et al. Prenatal exposure to antibiotics, cesarean section and risk of childhood obesity. Int J Obes (Lond). 2015; 39(4):665-70.
23. Brown AW, Bohan Brown MM, Allison DB. Belief beyond the evidence: using the proposed effect of breakfast on obesity to show 2 practices that distort scientific evidence. Am J Clin Nutr. 2013;98(5):1298-308.
24. Traub M, Lauer R, Kesztyus T, Wartha O, Steinacker JM, Kesztyus D. Skipping breakfast, overconsumption of soft drinks and screen media: longitudinal analysis of the combined influence on weight development in primary schoolchildren. BMC Public Health. 2018;18(1):363.
25. Katzmarzyk PT, Barreira TV, Broyles ST, Champagne CM, Chaput JP, Fogelholm M, et al. Relationship between lifestyle behaviors and obesity in children ages 9-11: Results from a 12-country study. Obesity (Silver Spring). 2015;23(8):1696-702.
26. Saad MJ, Santos A, Prada PO. Linking Gut Microbiota and Inflammation to Obesity and Insulin Resistance. Physiology (Bethesda). 2016;31(4):283-93.
27. Dao MC, Clement K. Gut microbiota and obesity: Concepts relevant to clinical care. Eur J Intern Med. 2018;48:18-24.

Controle do Apetite – Mecanismos Metabólicos e Cognitivos

Durval Damiani
Daniel Damiani
Hamilton Cabral de Menezes Filho

INTRODUÇÃO

O ser humano sempre lutou pela sobrevivência, procurando garantir para si próprio e para sua família o sustento necessário para se manter vivo. A manutenção do equilíbrio energético é um determinante maior da sobrevida de organismos superiores, incluindo-se o homem. Nesse contexto de equilíbrio energético, contam-se as calorias ingeridas (não necessariamente absorvidas) *versus* as calorias gastas nos vários processos metabólicos necessários à homeostase.

Nosso homem primitivo, a cada dia, lutava para conseguir alimento e, uma vez que não dispunha de utensílios de armazenamento, guardava os excessos alimentares eventuais em seu próprio corpo, na forma de gordura, para mobilizá-los em época de falta de alimento. Ao lado disso, os alimentos de que dispunha exigiam grande esforço digestivo, já que os ingeria crus (carnes de animais caçados, raízes, frutas etc.). Isso criou um sistema digestório adaptado a grandes digestões e, como vantagem de sobrevivência, os que conseguiam "guardar" no seu corpo mais nutrientes estariam mais aptos a enfrentar períodos de escassez alimentar. Desenvolve-se o "fenótipo poupador", comandado por "genes poupadores" que tendem a fazer com que o balanço energético penda para o lado positivo, o que significa armazenamento energético para as necessidades diárias.

A vida moderna traz consigo uma verdadeira "explosão" de obesidade, acometendo praticamente todas as regiões do mundo e todas as classes sociais. Com a obesidade, que muitas vezes já se inicia na infância, vem uma série de consequências metabólicas deletérias para o organismo, reduzindo a qualidade de vida e a longevidade. A mudança ambiental e a do estilo de vida, associadas a padrões de respostas fisiológicas que são trazidas desse "fenótipo poupador", acabam por ser a hipótese mais provável para essa verdadeira explosão na prevalência de obesidade[1,2]. Os genes não causam diretamente a obesidade, mas predispõem o indivíduo a se tornar obeso. Assim, podemos dizer que uma fração da população é geneticamente predisposta aos estímulos ambientais para a obesidade, enquanto outra fração é resistente[3].

Podemos dizer que a "obesidade exógena" ocorre quando a predisposição individual para lidar com um ambiente restritivo, marcada pela genética, epigenética e/ou experiências do início da vida, é confrontada com um ambiente de plenitude e abundância alimentar. Dessa forma, a adiposidade aumentada em indivíduos predispostos deve ser vista como uma resposta fisiológica NORMAL a um ambiente modificado e não uma doença do sistema regulador[4].

CONTROLE DO PESO – UM GRANDE DESAFIO!

A ingestão alimentar e o gasto de energia são controlados por sistemas neurais complexos e redundantes, verdadeiros sistemas integradores, recebendo sinais aferentes desde o sistema digestório, passando pelo tecido adiposo e chegando às estruturas centrais. Tem havido muito progresso na identificação do papel do hipotálamo e do tronco encefálico (porção caudal) nos vários mecanismos hormonais e neurais pelos quais o cérebro é informado sobre a disponibilidade dos nutrientes ingeridos e estocados. Em resposta, vias eferentes determinam uma resposta comportamental, autonômica e endócrina, levando à redução da ingestão alimentar e ao aumento do gasto energético.

Sternson e Eiselt propõem três pilares de controle de apetite (Figura XIII-1): 1. os neurônios AgRP (*Agouti-related peptide*) que iniciam o apetite e promovem as condições para obter o alimento. Seu estímulo cessa rapidamente; 2. o hipotálamo lateral que induz a fome e continua a propiciar a fome dependendo do prazer (hedonismo) alimentar; 3. os sinais de aversão alimentar, que provêm de sinais viscerais e que interrompem a fome[5].

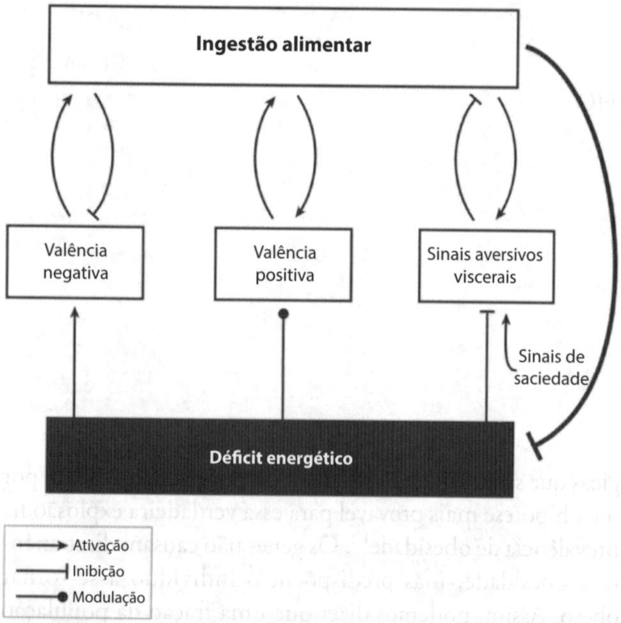

Figura XIII-1. Os três pilares do controle do apetite: regulação da ingestão alimentar por valências positiva e negativa e vias de aversão visceral. Os sistemas de apetite por valência negativa (exemplo: neurônios AgPR) estão sob controle homeostático, mas os neurônios AgRP são rapidamente inibidos por indícios que preveem oferta alimentar. A alimentação mediada por valência positiva (exemplo: via hipotálamo lateral) é modulada por déficit energético mas mantém o apetite sem relação ao estado homeostático (o indivíduo continua a comer pelo prazer em comer!). Os sinais aversivos viscerais, com propriedades motivacionais diferentes dos neurônios AgRP, são mediados pelos neurônios do núcleo parabraquial produtores de CGRP (*calcitonin gene-ralated protein*) e ativados por sinais viscerais de saciedade, que cessam a ingestão alimentar[5].

O hipotálamo, com dezenas de núcleos que controlam diferentes aspectos da economia, é o grande controlador da fome e da saciedade, estabelece ritmos circadianos e recebe os dados sensoriais da visão e do olfato (cheiros e sabores). Ultimamente, optogenética e quimiogenética têm possibilitado a compreensão de vários desses núcleos neuronais, utilizando a luz ou desenhando drogas que desligam neurônios individuais e, com isso, tem sido possível estabelecer mapas neuronais de controle do apetite.

Pouca atenção, no entanto, tem sido dada aos sistemas corticais que, em muitas situações, "vencem" os sistemas de controle metabólico, exercidos pelo hipotálamo.

No cérebro, os três maiores componentes desse sistema parecem ser: **tronco encefálico, hipotálamo (centro integrador)** e **córtex (orbitofrontal, núcleos da base, ínsula, límbico, núcleo *acumbens* e complexo amigdaloide).**

A primeira estação de controle para a interpretação nutricional está na porção caudal do tronco encefálico, que recebe informação das papilas gustativas, do aparelho olfativo e do trato gastrointestinal, este último, através de aferências vagais. Com essa informação, a maquinaria oromotora (presente nos núcleos do tronco encefálico bem como nos núcleos da base) é ativada para a ingestão do alimento e sua evolução pelo trato gastrointestinal.

O hipotálamo, especialmente no núcleo arqueado (ARC), é o local de integração nutricional, recebendo informações que se originam em órgãos periféricos e mediadas por hormônios circulantes e metabólitos, bem como por vias neurais procedentes do tronco cerebral. O ARC é influenciado também por sinais provenientes dos núcleos laterais e paraventriculares do hipotálamo. Os núcleos laterais recebem diversas aferências: sistema de recompensa, informações relacionadas à memória, sistemas motivacionais e de aprendizado, sinais vagais, do núcleo *acumbens*, do complexo amigdaloide, pálido ventral; todos sendo integrados nesses núcleos e correlacionando-se diretamente (via produção de histamina, neurotensina, hipocretina, orexina e melanina) com o ARC.

O sistema corticolímbico permite interagir com o ambiente que oferece o alimento, incluindo a procura do alimento e seu armazenamento, levando em conta experiência, disponibilidade e custo. A visão, o sabor, a palatabilidade de alimentos já familiares contam nessas escolhas. O contexto social bem como hábitos e regras religiosas também determinam as escolhas alimentares. A influência límbica é maior que a necessidade metabólica do alimento.

COMPREENDENDO O APETITE

O núcleo arqueado é uma estrutura notável! Exerce poderoso controle sobre a fome e contém dois grupos de neurônios-chave: AgRP (*Agouti-related peptide*) que sinaliza o estado de jejum e estimula o apetite e POMC (pró-ópio-melanocortina) que inibe o apetite. Em conjunto, esses dois grupos de neurônios monitoram o estado nutricional. AgRP é um neurônio sensor que recebe informações metabólicas, indicando fome, tais como ghrelina, secretada no fundo gástrico, quando o estômago está vazio. A ghrelina ativa os neurônios AgRP e inibe os neurônios POMC. AgRP estimula NPY (neuropeptídeo Y – um potente orexígeno).

Por outro lado, a leptina, produzida no tecido adiposo, indica a quantidade de tecido adiposo presente. Quando há excesso, a leptina fica elevada e sinaliza para o hipotálamo inibindo neurônios AgRP e ativando neurônios POMC, o contrário do que faz a ghrelina. Um dado interessante é que a barreira hematoencefálica, na região do ARC, é mais permeável, permitindo que peptídeos circulantes, sinalizadores de fome ou saciedade, entrem em contato com o ARC modulando sua ação[6].

Os neurônios AgRP liberam GABA (ácido gama-aminobutírico) e os neuromoduladores AgRP e NPY. A fome aguda é desencadeada por GABA e NPY, enquanto AgRP desencadeia a fome e todo o trabalho necessário para obter o alimento, mas cessa sua atividade logo em seguida, ou seja, não atua nos mecanismos motores de ingestão alimentar. No núcleo arqueado há cerca de 10.000 neurônios AgRP, mas a estimulação de 800 já desencadeia fome e essa se torna mais intensa quanto mais neurônios forem ativados, à semelhança de um acelerador de carro[5].

AgRP liberado dos neurônios do ARC antagoniza os receptores tipo 4 de melanocortina (MC4R) por meio de ligação competitiva e agonismo inverso do receptor. A administração de um agonista do MC4R abole os efeitos alimentares (aumento do apetite) do AgRP e induz a perda de apetite. O αMSH, liberado dos neurônios POMC, age como agonista do MC4R e induz a perda de apetite. AgRP e αMSH atuam no MC4R fazendo a transdução do sinal via proteína G_s. No entanto, foram identificados mecanismos ionotrópicos de sinalização independentes de G_s no MC4R. Tem sido mostrado que o canal de potássio pode ser aberto na presença de AgRP e fechado em presença de αMSH[6].

Quando o NPY é injetado em cérebros de roedores, os animais comem vorazmente. Seria esperado que, sem NPY, os animais ignorassem comida e perdessem peso, mas os camundongos com *knockout* de NPY comem e crescem normalmente. Quando se promove o *knockout* tanto de NPY quanto de AgRP, os animais também se alimentam e crescem normalmente. No entanto, quando se destrói totalmente os neurônios AgRP, os camundongos comem menos e perdem peso (20% do peso em 6 dias). Interessante é que, utilizando optogenética, verificou-se que estimulando apenas 800 neurônios AgRP no camundongo já se induzia a um apetite voraz e todo um comportamento para obter alimento. Quanto mais neurônios eram ativados, maior a fome, indicando que, quando temos fome, sinais metabólicos vão se somando para ativar cada vez mais neurônios AgRP[7].

Um dado curioso é que os neurônios AgRP e POMC são rapidamente modulados pela mera visão e cheiro do alimento, de forma que faz um *reset* de sua atividade antes mesmo que a comida seja consumida. A modulação sensorial de neurônios AgRP e POMC não é homeostática porque ela ocorre antes que qualquer alteração fisiológica tenha ocorrido. Em vez disso, trata-se de uma resposta "antecipatória", já que ela prediz alterações nutricionais que vão ocorrer no futuro, após a ingestão do alimento[8]. Os mecanismos antecipatórios são disseminados em neurobiologia mas não são, em geral, considerados quando se discute o comportamento alimentar. O clássico exemplo de regulação antecipatória são os cachorros de Pavlov: eles salivavam, preparando-se para a digestão, ao ouvirem o sino tocar.

Para estabelecer as vias através das quais os neurônios sensoriais interoceptivos orquestram a alimentação, Krashes et al.[9] ativaram neurônios AgRP enquanto interrompiam seus sinais de saída em circuitos abaixo de AgRP. Eles focaram em três áreas cerebrais que recebem *inputs* dos neurônios AgRP: neurônios que expressam POMC no núcleo arqueado, neurônios do núcleo parabraquial (PBN) no prosencéfalo e neurônios na região paraventricular do hipotálamo.

Mostrou-se que os neurônios AgRP inibem fortemente os POMC, que não regulam agudamente o comportamento alimentar. Todavia, uma ativação e silenciamento específico de tipo celular indicam que eles regulam as respostas alimentares de longo prazo. Os autores mostraram que ocorre inibição prolongada de neurônios do núcleo hipotalâmico paraventricular (PVH) pelas sinapses de axônios AgRP. A supressão desses neurônios PVH é suficiente para explicar o ato de comer induzido agudamente pelos neurônios AgPR. Apesar de os neurônios do PVH serem basicamente anoréticos, há subgrupos que atuam estimulando os neurônios AgRP, induzindo a fome, o que cria uma via de mão dupla entre neurônios AgRP e neurônios do PVH[9]. Finalmente, as projeções dos neurônios AgRP que têm por alvo o núcleo parabraquial (PBN) no prosencéfalo não ativam diretamente a fome, mas eles restringem o mal-estar visceral que resulta da ablação de neurônios AgRP. Múltiplos mecanismos envolvendo a fome são dissociados em módulos comportamentais distintos, por projeções de neurônios AgRP separadas anatomicamente[10].

Sem os sinais derivados dos neurônios AgRP, os neurônios CGRP (*calcitonin gene-related protein*) no núcleo parabraquial se tornavam hiperativos, levando à caquexia. Para mapear os neurônios abaixo dos CGRP, usou-se proteína fluorescente para destacar os axônios. Isso revelou que eles se projetavam para a amígdala, uma estrutura cerebral envolvida em memória e emoção. Isso explica por que perdemos o apetite quando estamos nauseados ou com dor, quando comer poderia ser prejudicial, ou quando temos uma experiência emocional ou sofremos de intoxicação alimentar.

Neurônios oxitocina (OXT) no hipotálamo estão no caminho dos neurônios AgRP. A perda desses neurônios OXT é vista na síndrome de Prader-Willi, em que ocorre um apetite insaciável. A supressão dos neurônios OXT é crítica para estimular o apetite. Estimulando, ao mesmo tempo, neurônios AgRP e OXT ocorre bloqueio do apetite, sugerindo que o circuito neural AgRP-OXT pode ser um modelo animal bom para estudar a síndrome de Prader-Willi[10].

CONTROLE DA INGESTÃO ALIMENTAR

Diante das necessidades energéticas de todo ser vivo, a obtenção de nutrientes é um passo extremamente importante para a sobrevida e não é de se estranhar que seu controle seja extremamente complexo e confiável. O sistema funciona como "recepção de sinal – integração – saída do sinal" (Figura XIII-2).

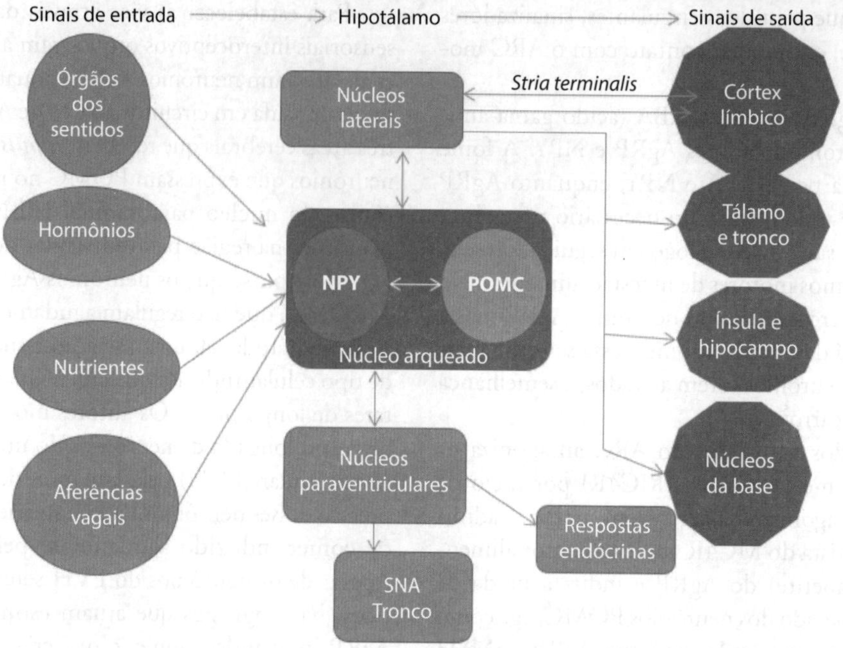

Figura XIII-2. Sistema simplificado de recepção de sinal (*input*) proveniente dos vários sensores periféricos, integração do sinal, analisando as ações adequadas àquele *input* e comando para alguma ação diante dos sinais recebidos. SNA = sistema nervoso autônomo.

Informação sobre os nutrientes

Uma vez diante do alimento, o odor, o aspecto e o paladar são essenciais para a ingestão. As papilas gustativas discriminam o tipo de sabor que o alimento apresenta: **doce** e para **aminoácidos** (considerados alimentos "benéficos"), **amargo** (que pode incluir várias toxinas potencialmente danosas), transmitidos através de receptores acoplados à proteína G. O sabor **salgado** é mediado através de canais de sódio, sensíveis à amilorida e o sabor **azedo** é mediado por um transportador de canal iônico (TRP). Ainda há dúvidas se existe um receptor específico para gordura, como ocorre em roedores[1]. Dessa forma, informações sobre glicose, aminoácidos e lípides são levadas ao cérebro para o processo de "integração".

Piruvato e lactato inibem a ingestão alimentar diferentemente em animais que se tornam obesos, comparados aos magros. Durante a hidrólise da caseína, produz-se um heptapeptídeo que estimula a ingestão alimentar em animais de experimentação – é a β-casomorfina. Os outros peptídeos desse grupo inibem a ingestão alimentar, incluindo calcitonina, apolipoproteína A-IV, a forma cíclica da histidilprolina, várias citocinas e TRH (hormônio liberador de tireotrofina). Vários desses peptídeos agem em receptores gastrointestinais ou hepáticos e encaminham seus sinais via aferente vagal[11].

Sinalizadores intestinais

No tubo digestório, químio e mecanorreceptores dão informação sobre a quantidade de nutrientes que está estocada temporariamente no trato gastrointestinal. Estabelece-se aí importante comunicação intestino-cérebro[12]. No estômago, os nutrientes são percebidos por estiramento vagal em sensores presentes na mucosa gástrica. Fatores neurotróficos (como o BDNF – *brain-derived neurotrophic factor* e neurotrofina-3) são essenciais para a aferência vagal da parede do estômago. A **ghrelina,** secretada no fundo gástrico pelas células enteroendócrinas quando o estômago está vazio, dá um poderoso sinal de fome para o cérebro e sua secreção é inibida com a ingestão alimentar. No entanto, em muitos aspectos a ghrelina difere de outros hormônios intestinais: primeiramente, as células secretórias que liberam ghrelina não têm acesso nem são reguladas pelos conteúdos luminais do estômago ou por distensão gástrica. Em vez disso, parece que a secreção de ghrelina é controlada por impulsos autonômicos. De acordo com seu aspecto, e muito notável, a ghrelina é o único fator circulante sistêmico que estimula o apetite. Suas concentrações são mais altas antes das refeições, caem com a alimentação e voltam a aumentar com o jejum subsequente[13]. A relação entre ghrelina acilada e não acilada também é importante para o estímulo do apetite. Na síndrome de Prader-Willi, há aumento da relação entre ghrelina acilada/ghrelina não acilada. Nesses pacientes, os análogos da ghrelina não acilada (livoletida ou AZP-531) inibem as concentrações plasmáticas de ghrelina acilada e melhoram o metabolismo da glicose. Os resultados evidenciaram diminuição do apetite, menos comportamento de procura por alimentos e menor circunferência da cintura (ver mais detalhes no capítulo Síndrome de Prader-Willi).

Na porção alta do intestino delgado, a **colecistocinina** (CCK), atuando via receptor CCK-A no trato gastrointestinal, dá um sinal de saciedade via vagal, motivado principalmente pela presença de lípides e proteínas (não glicose!)[14]. Esses sinais são transmitidos ao núcleo do trato solitário (NTS) e, daí, a centros superiores, incluindo o núcleo parabraquial e complexo amigdaloide, entre outros.

Nas porções mais baixas do intestino delgado e colo, o peptídeo YY (PYY– peptídeo tirosina-tirosina) e o peptídeo semelhante ao glucagon (GLP-1) são secretados pela estimulação direta dos nutrientes na parede intestinal, bem como por reflexos originados na porção mais alta do intestino. Tanto $PYY_{(3-36)}$ quanto GLP-1 são anoréxicos. O $PYY_{(3-36)}$, além de suprimir a ingestão alimentar, modula a atividade da *área tegmentar ventral* (VTA) e o *striatum ventral*[15].

Sinais advindos do fígado, pâncreas e músculos também são enviados ao cérebro informando sobre a disponibilidade de nutrientes. A **enterostatina**, um pentapeptídeo produzido da clivagem da colipase pancreática, reduz a ingestão alimentar. Esse peptídeo difere da CCK, reduzindo seletivamente a ingestão de gorduras. A **bombesina** e seu análogo humano **GIP** (peptídeo inibidor de gastrina ou peptídeo insulina-gastrina) reduzem a ingestão alimentar em indivíduos obesos e em magros. Hormônios pancreáticos, incluindo **glucagon**, **amilina** e **polipeptídeo pancreático**, também reduzem a ingestão alimentar[11].

Sinalizadores do tecido adiposo

De especial importância são os sinais advindos do tecido adiposo, o maior sítio de estoque energético do nosso organismo e o mais importante órgão endócrino.

A **leptina**, uma proteína de 16kDa, produzida principalmente pelo tecido adiposo subcutâneo, informa o cérebro da presença de excesso de tecido adiposo, induzindo o bloqueio do neuropeptídeo Y (NPY), um potente orexígeno, e suprimindo o apetite. Quando as reservas de gordura estão baixas, a queda de leptina estimula a produção de NPY com aumento do apetite. Além disso, a secreção reduzida de leptina diminui o gasto energético, reduz a secreção de hormônios tireoidianos e de gonadotrofinas e aumenta a secreção de cortisol[16].

O tecido adiposo secreta uma série de substâncias, chamadas em conjunto de adipocitocinas, que são marcadores inflamatórios: IL-6, leptina, TNF, resistina, adiponectina, PAI-1 (inibidor do ativador de plasminogênio 1), angiotensinogênio, visfatina, IL-1.

A obesidade é marcada pelo aumento das adipocitocinas séricas, com exceção da adiponectina. A resistina é uma proteína de 12kD, sendo também uma molécula de sinalização durante o processo inflamatório: produzida por macrófagos, tecido adiposo, pâncreas e placenta. Sua função é aumentar a síntese hepática de glicose e reduzir a utilização de glicose no tecido muscular; sua atividade é anti-insulínica levando à hiperglicemia. As concentrações de resistina são diretamente relacionadas à quantidade de tecido adiposo presente no organismo. O PAI-1 inibe a fibrinólise, sendo, então, pró-trombótico. O PAI-1 aumenta suas concentrações na vigência de hipertrigliceridemia e hiperinsulinemia. A **visfatina** (**vis**ceral ***fat***), produzida no tecido adiposo visceral, tem um papel ainda controvertido em relação à obesidade e à resistência à insulina[17]. Em alguns estudos, ela aumenta conforme aumenta o ganho de peso e a resistência à insulina e, em outros, parece haver redução. A **apelina,** descrita em 2005[18], é produzida no tecido adiposo e aumenta sob estímulo de insulina e de TNF-α (fator de necrose tumoral α), estando envolvida na resistência à insulina. A **omentina**, descrita em 2006[19], tem grande produção no tecido adiposo omental e relação inversa com a obesidade, parecendo ser, da mesma forma que a adiponectina, uma adipocitocina protetora da resistência à insulina e da síndrome metabólica. Apresenta correlação negativa com o HOMA (*homeostasis model assessment* – um índice de resistência à insulina) e positiva com a adiponectina e com o HDL-colesterol. Como podemos perceber, o tecido adiposo produz uma série de substâncias pró-inflamatórias, havendo, de certa forma, importante integração entre o tecido adiposo e o sistema imunológico (por exemplo: enquanto a leptina induz a maior resposta Th1, a adiponectina suprime a fagocitose – papel anti-inflamatório), não sendo exagero dizer que quando estamos subnutridos ou mesmo desnutridos há um estado de "imunossupressão", enquanto quando estamos obesos há um estado de "inflamação crônica".

HIPOTÁLAMO – UM CONTROLADOR MAIOR DO APETITE

O núcleo arqueado (ARC) constitui-se, dentro do hipotálamo, em um sítio maior de integração entre os diversos sinais oriundos da periferia e do tronco cerebral, determinando ações que visam adequar o balanço energético do organismo. A leptina é um dos sinais que provém do tecido adiposo, informando o cérebro sobre os estoques de gordura do corpo. A leptina inibe, no ARC, a produção de dois potentes orexígenos: neuropeptídeo Y (NPY) e proteína relacionada ao Agouti (AgRP). Os neurônios NPY/AgRP são estimuladores da ingestão alimentar, mas, curiosamente, em animais *knockout* para os genes *NPY* e *AgRP* havia pouca interferência na ingestão alimentar, enquanto a ablação aguda desses neurônios no animal adulto leva a profunda perda de peso e inibição do apetite. Isso indica que outras vias podem compensar a perda de NPY/AgRP no início do desenvolvimento, mas não em fase posterior da vida[20].

Uma outra subpopulação neuronal expressa pró-ópio-melanocortina (POMC) e transcritos relacionados à anfetamina e à cocaína (CART), com papel anorético. A POMC é precursora de vários produtos, especialmente o αMSH ou seu análogo estável melanotano II (MTII), que atuam em receptores melanocortina (especialmente o tipo 4 – MC4R), induzindo a perda de apetite. Esses dois grupos de neurônios presentes no ARC, NPY/AgRP de um lado e POMC/CART de outro, funcionariam como um sistema de "acelerador-freio" para a ingestão alimentar e há colaterais axonais (GABAérgicas) locais ligando esses grupos de neurônios[21]. Como os neurônios NPY produzem ácido gama-aminobutírico (GABA), eles inibem os neurônios POMC por meio tanto de receptores Y1 como de receptores GABA. Na ausência de inibição recíproca de NPY pelos neurônios POMC, esse arranjo pode ser visto como um sistema que privilegia a ingestão alimentar (Figura XIII-3).

INTEGRAÇÃO ENTRE OS SINAIS EMITIDOS PELOS NUTRIENTES E A SECREÇÃO HORMONAL

Tanto os neurônios NPY/AgRP quanto os POMC expressam receptores de leptina e são regulados diretamente por ela. Dessa forma, baixas concentrações de leptina resultam em aumento de apetite e supressão do gasto energético, enquanto altas concentrações levam à inibição do apetite e ao aumento do gasto energético. Além de sua ação por meio dos receptores da classe das citocinas, ativando Jannus quinase (JAK2) e STATs, especialmente o STAT3, a leptina atua em outras vias intracelulares, incluindo ERK (quinase sensível a estímulos externos), PI3K (fosfatidilinositol 3-quinase) e cAMP/PDE3B (AMP cíclico e fosfodiesterase 3B). A perda do sinal de PI3K atenua a inibição do apetite induzida pela leptina e a estimulação do sistema nervoso simpático (que leva a aumento do gasto energético).

A **insulina** atua no cérebro, suprimindo a atividade dos neurônios NPY e aumentando a atividade dos neurônios POMC, sendo, portanto, no SNC, um potente anorético. As ações superpostas de insulina e leptina são explicadas porque ambas ativam PI3K no interior dos neurônios hipotalâmicos e o PI3K é requerido para a supressão do apetite. Um dado a

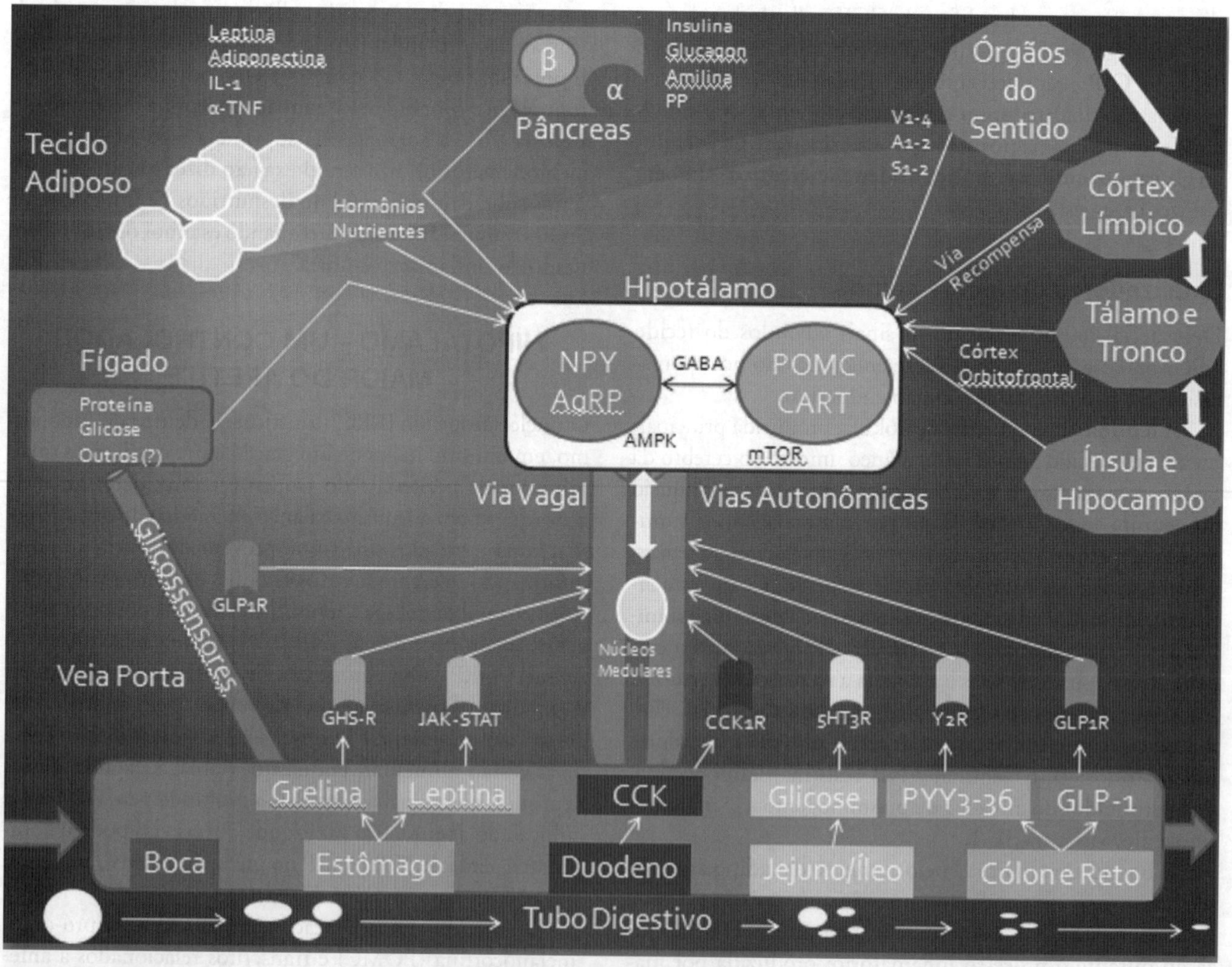

Figura XIII-3. Mecanismos conhecidos de sinalização alimentar. Notar que os núcleos hipotalâmicos também estão interconectados: AMPK tem função orexígena (estimuladora do núcleo NPY/AgRP), sendo inibido pela ação da insulina, glicose e leptina. Já o mTOR constitui-se em um sensor do estado metabólico do organismo, sendo um estimulador anorexígeno (estimuladores do núcleo POMC/CART). AMPK = quinase ativada por AMP cíclico; NPY = neuropeptídeo Y; AgRP = proteína relacionada ao Agouti; POMC = pró-ópio-melanocortina; CART = transcritos relacionados à cocaína e à anfetamina.

ser lembrado é que a hipoglicemia motivada pela insulina é um poderoso estímulo à ingestão alimentar: a concentração de glicose sofre queda antes do início da maioria das refeições, tanto em humanos quanto em roedores. Quando se evita essa queda glicêmica, a próxima refeição é retardada.

A **ghrelina** estimula os neurônios NPY por meio de um receptor secretagogo de GH (GHS-R), pertencente à família da rodopsina, enquanto o $PYY_{(3\text{-}36)}$ inibe os neurônios NPY via receptores Y2. A clivagem dos dois primeiros aminoácidos transforma um peptídeo orexígeno que atua em receptores Y1 e Y5 em um anorexígeno, que atua em receptor Y2. **GLP-1**, produzido nas células L do íleo, também funciona como inibidor de apetite. Além disso, sinais intestinais chegam ao núcleo arqueado via projeções ascendentes do complexo vagal dorsal. Curioso notar-se que alguns neurônios são sensíveis a variações de concentrações de glicose, atuando de modo muito semelhante à célula betapancreática. Também sinais originados de ácidos graxos e de aminoácidos suprimem o apetite, atuando nesses neurônios hipotalâmicos do ARC[12]. Em contraste à leptina, a ghrelina parece facilitar o comportamento de "armazenar" alimentos e aumenta os processos de recompensa, como parte de sua ação orexígena.

A leptina é estimulada pela insulina (via metabolismo de glicose) e inibida por catecolaminas e por tiazolidinedionas (por meio da supressão do PPAR gama). Sua ação de inibição do apetite coincide com a da insulina e ambos os hormônios apresentam um fator comum de sinalização PI3K. Os receptores de leptina expressam-se em várias estruturas telencefálicas, como hipocampo, neocórtex, núcleo *accumbens*, área tegmentar ventral, tálamo, tronco caudal, neurônios aferentes vagais e até em receptores de paladar[22].

Analisando o comportamento da leptina em obesos, em que suas concentrações elevadas não condicionam bloqueio do apetite, já que se desenvolve resistência à leptina, podemos inferir que talvez a leptina não surgiu evolutivamente para prevenir a obesidade. Suas ações biológicas ocorrem em baixas concentrações plasmáticas, em que sua ausência é um forte estímulo para a procura e a ingestão alimentar. No entanto, quando as concentrações se normalizam, a emergência cessa e posterior elevação de leptina não induz a redução do apetite. Isto ocorre porque pode ter sido desvantajoso para as espécies que viviam em ambiente restritivo ter esse bloqueio de ingestão e evolui um mecanismo que cria a resistência à leptina. Nos animais que hibernam, no final do verão, em que já estão obesos, eles continuam a comer, para aumentar as reservas para o inverno que vai chegar e isso ocorre porque se desenvolve resistência à leptina[22]. Um mecanismo aventado para essa aquisição de resistência à leptina é a elevação de triglicérides, o que dificulta a passagem da leptina pela barreira hematoencefálica. Nas épocas de fome, era útil ter um mecanismo que limitasse a ação da leptina no bloqueio do apetite (resistência à leptina) e o sinalizador era o triglicéride, já que essas substâncias se elevam em um período de fome prolongado. No entanto, com uma ingestão alta de gorduras, também aumentam os triglicérides séricos e isso pode confundir o sistema, que passa a dificultar a ação da leptina quando, na verdade, deveria facilitá-la, evitando a obesidade. No recém-nascido, os triglicérides derivados do leite materno inibem o transporte de leptina para o SNC e isso tem importância em um momento da vida em que o alimento é precioso e o ganho de peso é necessário, rapidamente. É intrigante que esse achado de resistência à leptina em obesos possa ser uma "confusão de identidade" por parte dos sinalizadores que controlam a ingestão alimentar: não se trata de falta de alimento, mas de excesso de alimentos gordurosos. Não se trata de um recém-nascido, que tem necessidade urgente em ganhar peso e os triglicérides elevados não são os derivados do leite, mas os derivados de uma alimentação inadequada.

Outra explicação para a resistência à leptina é um defeito de receptor, que sinaliza para neurônios NPY e POMC. A deleção de dois reguladores negativos da sinalização de leptina – supressor da sinalização de citocina 3 ou SOCS3 e tirosina fosfatase PTB1B – protege camundongos de desenvolver resistência à leptina. Nos animais que hibernam, a reversibilidade da resistência à leptina no verão é uma propriedade fisiológica desses neurônios[23].

A proteína ativadora da acetilação (ASP) atua por ação parácrina no tecido adiposo, sendo estimulada por insulina, por quilomícrons e VLDL-colesterol, aumentando a captação de glicose, aumentando a diacilglicerol aciltransferase, reduzindo a lipase sensível a hormônio e aumentando a síntese de triglicérides. Quando se suprime a ação da ASP, o animal se torna resistente à obesidade. Seus efeitos ocorrem no fígado, músculo e SNC, aumentando a sensibilidade à insulina, reduzindo a produção hepática de glicose e aumentando a oxidação de ácidos graxos.

Já a adiponectina é estimulada pelas tiazolidinedionas (por meio de PPAR gama) e é inibida pelas catecolaminas, glicocorticoides e fator de necrose tumoral alfa. Possui dois receptores que já foram identificados: Adipo-R1 (expresso no tecido muscular) e Adipo-R2 (presente nos hepatócitos). Atua, sistemicamente, no fígado, no músculo e no SNC, aumentando a sensibilidade à insulina, reduzindo a produção hepática de glicose e estimulando a oxidação de ácidos graxos[24].

A oxintomodulina foi descrita pela primeira vez em 1980, liberada pelas células enteroendócrinas (porção distal do intestino), mostrando aumento das suas concentrações de 5-10 minutos após a ingestão, sendo atingido seu pico máximo nos 30 minutos pós-prandiais. O gene produtor desse pró-glucagon é expresso no estômago, pâncreas e SNC; as enzimas convertases C1 e C2 clivam essa molécula dependendo do seu sítio de ação. A oxintomodulina pode ser secretada em conjunto com o PYY. A oxintomodulina, como o GLP-1, é anorexígena, agindo em vias distintas mas em receptores semelhantes (GLP-1 e GLP-2). Sua atividade no sistema nervoso é encontrada na medula, bulbo olfatório, cerebelo, córtex e hipotálamo (inibem no núcleo arqueado os neurônios NPY/AgRP), além de atuar via nervo vago[25].

ALÉM DO HIPOTÁLAMO, O QUE MAIS?

O estudo do controle do apetite tem focado muito o hipotálamo e, de certa forma, negligenciado outras importantes estruturas cerebrais. Os neurônios NPY/AgRP e POMC não estão isolados do resto do cérebro, mas recebem informações neurais de várias áreas cerebrais, especialmente dos neurônios orexina/hipocretina no hipotálamo lateral (ver Figura XIII-3).

A importância dos processos cognitivos e emocionais para o equilíbrio energético não pode ser desprezada. As estruturas corticolímbicas lidam com cognição, recompensa e emoção. Uma vez que o sistema de recompensa passa a ser nosso alvo na complexa circuitaria neuronal do controle do apetite, e sabendo que esse sistema tem a capacidade de modular o comportamento alimentar, apenas pelo desejo de algum alimento e não pela sua necessidade metabólica, necessitaremos sempre considerar a necessidade de terapias que atenuem, de certa forma, sua atividade. Para esse fim, os obesos muitas vezes necessitarão de apoio psicológico, bem como de farmacoterapia com antidepressivos.

A procura do alimento é um mecanismo de sobrevivência altamente conservado[26]. Nesse aspecto, gostaria de traçar um paralelo entre nosso homem primitivo, vivendo em um ambiente de restrição e de carência alimentar e o nosso homem moderno.

Cenário 1 – o homem primitivo, com fome, procura seu alimento. Lembra-se de locais onde possa encontrá-lo e se dirige a esses locais. Avalia os perigos envolvidos até chegar ao local, como o encontro de predadores. Chegando ao local, encontrando sua presa, sai ao encalço dela, travando uma luta para dominá-la, matá-la e comê-la, eventualmente trazendo-a para seu local de habitação (alguma caverna) onde possa compartilhar o alimento com sua família. O alimento é ingerido sem nenhum preparo e exige digestão trabalhosa.

Cenário 2 – gosto de feijoada! Lembro de um restaurante que faz uma excelente feijoada e decido obter esse alimento. Os estímulos motores me levarão até o restaurante: pego meu carro e me dirijo ao local não sem antes considerar os riscos envolvidos: o carro pode quebrar, posso ter um pneu furado ou posso mesmo ser assaltado no caminho. Chegando ao local, deixo o carro com o manobrista (vai que eu estacione longe e tenha que andar mais de uma quadra para chegar...) e vou ao encalço da feijoada. Ou ainda mais simples: pego o telefone e peço a feijoada que chegará à minha casa. Se eu for mais "ativo" e decido pegar o carro, posso comê-la no restaurante ou levá-la para minha casa para compartilhá-la com meus familiares. O alimento tem tudo para estimular meu apetite: apresentação, odor, sabor. A recompensa da minha refeição é uma notável sensação de bem-estar. Como a feijoada e descanso após o almoço, afinal, ninguém é de ferro...

Diante desses dois cenários, fica mais fácil entender por que a obesidade vem crescendo no mundo...

Vemos por esses exemplos que há um cérebro metabólico (que responde a sinais provindos do estômago, intestino, de nutrientes) e um cérebro "cognitivo" onde uma complexa rede de integração parte do GOSTAR do alimento, QUERER, PROCURAR e INGERIR. Todas essas ações apresentam representações corticais e límbicas e influenciam a quantidade de alimento ingerida. Estudos eletrofisiológicos em primatas mostram que neurônios do complexo amigdaloide, núcleo *accumbens* e do córtex orbitofrontal respondem a atributos sensoriais específicos dos alimentos experimentados, como bebidas doces e cremes[22].

O "gostar" de um alimento envolve circuitos neurais que passam pelo núcleo *accumbens* e pálido ventral, na porção límbica e motora do cérebro, respectivamente. Os receptores opioides parecem ser muito importantes nesse processo: a injeção de um agonista de receptor opioide (DAMGO) no núcleo *accumbens* desencadeia uma fome voraz, especialmente de alimentos doces e com alto teor de gordura. Por outro lado, a injeção de um antagonista opioide seletivo para receptores *mu* reduz a ingestão de sacarose. Contrariamente ao que sempre se pensou, o sistema mesolímbico dopaminérgico não tem nrnhum papel nesse "gostar" do alimento, mas é importante para o comportamento motor para obter certos alimentos. Isto foi chamado de "querer" por Berridge e Robinson[26]. As projeções dopaminérgicas da área tegmentar ventral (VTA) para o núcleo *accumbens* (parte do sistema dopaminérgico, mesolímbico) são o componente mais crucial desse sistema implícito ou inconsciente de "querer". A manipulação desse sistema influencia poderosamente o "querer", mas não o "gostar". O hipotálamo lateral também está envolvido no "querer", pois a estimulação elétrica nessa área em camundongos faz com que eles comam (queiram) a comida, mas não os faz "gostar" dessa comida. Um dado interessante é que a leptina modula os sinais aferentes provenientes do alimento, mesmo nos estágios mais iniciais do processamento alimentar, de modo que baixas concentrações de leptina podem baixar dramaticamente os limiares dos estímulos externos sinalizando a disponibilidade de nutrientes. Leptina e insulina podem também atuar diretamente nos neurônios dopaminérgicos mesolímbicos para modular o "querer" alimentar[4].

Quando se "gosta" de determinado alimento e se dá uma escala de valor a esse "gostar" (posso gostar em graus diferentes de diversos alimentos), quem está envolvido nesse sentimento é o córtex pré-frontal e o cíngulo (Figura XIII-4). Como se vê, esses sentimentos sobre o alimento estão espalhados pelo cérebro e parece que o fator de união são os receptores opioides. Quando se administra cronicamente um antagonista opioide (naloxona), o que se verifica é que há clara redução da ingestão de alimentos palatáveis, mas não ocorrem mudanças significativas no balanço energético. Outro denominador comum para essa "rede de prazer alimentar" espalhada pelo cérebro é a sinalização por receptores canabinoides CB1. Como os opioides, a sinali-

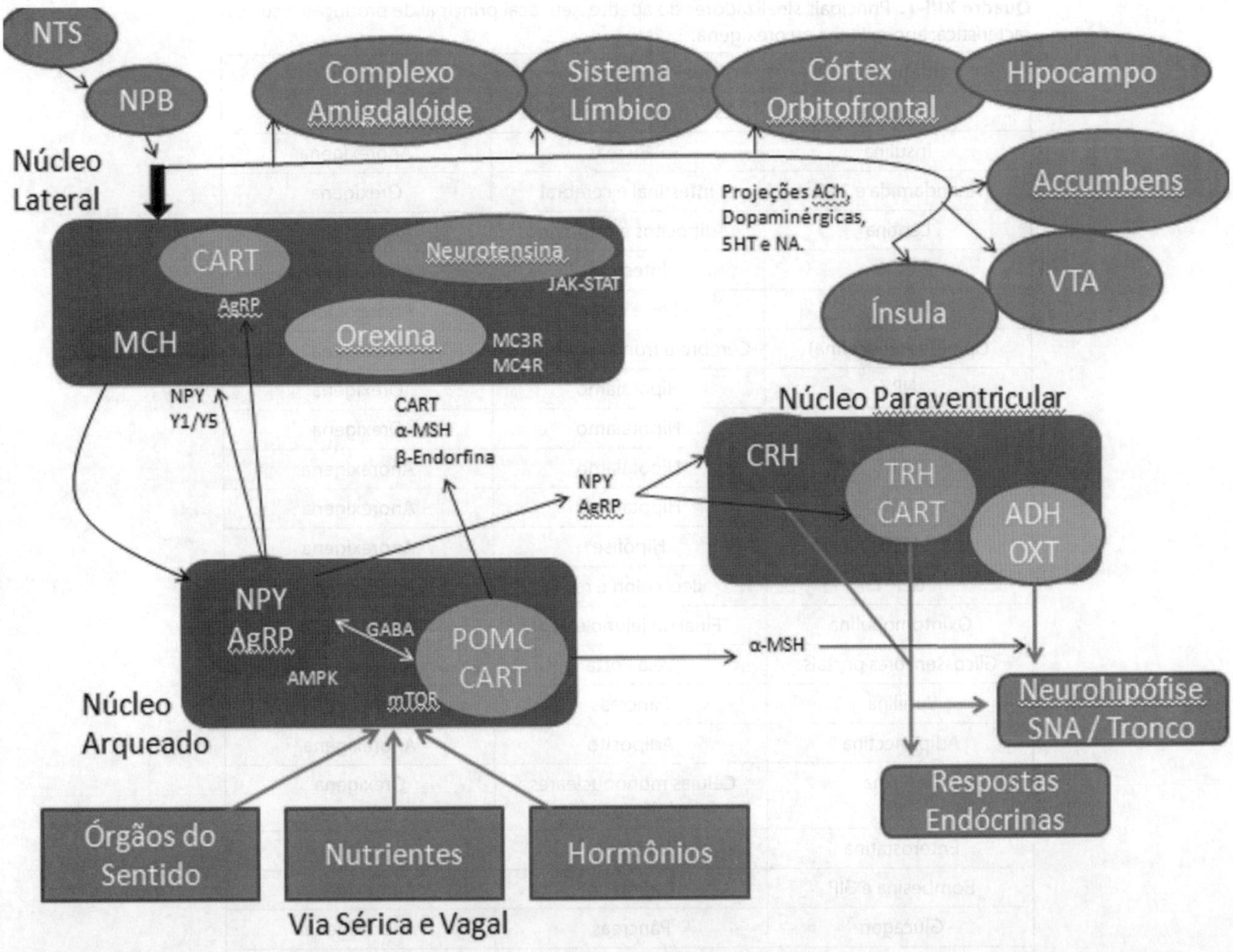

Figura XIII-4. Integração das regiões corticais superiores: sistema de recompensa – "o cérebro cognitivo no apetite". NTS = núcleo do trato solitário; NPB = núcleo parabraquial; VTA = área tegumentar ventral; CART = transcritos relacionados à cocaína e à anfetamina; MCH = hormônio concentrador de melanócitos; CRH = hormônio liberador de corticotrofina; TRH = hormônio liberador de tireotrofina; ADH = hormônio antidiurético; OXT = ocitocina; NPY = neuropeptídeo Y; AgRP = peptídeo relacionado ao Agouti; MC3R = receptor de melanocortina 3; MC4R = receptor de melanocortina 4; Ach = acetilcolina; NA = noradrenalina; 5HT = serotonina; MSH = hormônio melanotrófico; GABA = ácido gama-aminobutírico; AMPK = quinase ativada por AMP cíclico; mTOR = alvo da rapamicina em mamíferos.

zação dos endocanabinoides por meio de receptores CB1 suprime seletivamente o apetite para comidas palatáveis[27]. O sistema endocanabinoide atua localmente (autócrina e paracrinamente), sendo inativado muito rapidamente a partir de sua liberação. As substâncias agonistas endógenas são bem conhecidas e chamadas de 2AG (2-araquidonoilglicerol) e anandamida (N-araquidonoil etanolamina) – esta última possui como precursor os fosfolípides, e como metabólito, derivados do ácido araquidônico, resultando em hipomotilidade intestinal, analgesia, catalepsia e hipotermia; esse ligante atua nos receptores CB1 e CB2, ambos ligados à proteína G. Os receptores CB1 estão espalhados pelo organismo: cérebro (hipotálamo, hipófise, núcleos da base, cerebelo, sistema nervoso entérico), medula espinhal, sistema nervoso periférico, fígado, tecido adiposo, células endoteliais, músculo esquelético e trato gastrointestinal. Os receptores CB2 foram encontrados nas células do sistema imunológico (células B, T, baço, tonsilas e micróglia). A ativação do receptor CB1 possui efeito orexígeno (atuando sobre os núcleos hipotalâmicos) e efeito sobre o sistema límbico: aumenta a motivação para a alimentação e para o fumo. Uma vez ativados, os receptores CB1, acoplados à proteína G, bloqueiam a adenilatociclase, fechando os canais de cálcio e abrindo os de potássio. Nos tecidos periféricos, o receptor CB1 relaciona-se ao aumento da lipogênese (tecido adiposo, fígado, trato gastrointestinal e músculo esquelético), alterando assim o metabolismo da glicose. Já dispomos atualmente de ferramentas farmacológicas que bloqueiam o receptor CB1, suprimindo assim o apetite. Especula-se que na obesidade esse sistema permaneça ativado[28]. O quadro XIII-1 mostra os principais orexígenos e anorexígenos, importantes na regulação alimentar.

Quadro XIII-1. Principais sinalizadores do apetite, seu local principal de produção e sua característica: anorexígena ou orexígena.

Sinalizador	Produzido principalmente	Ação
Ghrelina	Estômago e hipotálamo	Orexígena
Insulina	Pâncreas	Anorexígena
Anandamida e 2AG	Intestinal e cerebral	Orexígena
Leptina	Adipócitos e estômago	Anorexígena
CCK	Intestino	Anorexígena
$PYY_{(3-36)}$	Íleo e cólon	Anorexígena
Opioides (endorfina)	Cérebro e tronco encefálico	Orexígena
NPY	Hipotálamo	Orexígena
AgRP	Hipotálamo	Orexígena
CART	Hipotálamo	Anorexígena
POMC	Hipotálamo	Anorexígena
MSH	Hipófise	Anorexígena
GLP-1	Íleo, cólon e reto	Anorexígena
Oxintomodulina	Final do jejuno e íleo	Anorexígena
Glicossensores portais	Veia Porta	Anorexígena
Amilina	Pâncreas	Anorexígena
Adiponectina	Adipócito	Anorexígena
Resistina	Células mononucleares, adipócito, pâncreas	Orexígena
Enterostatina	Intestino	Anorexígena
Bombesina e GIP	Estômago	Anorexígena
Glucagon	Pâncreas	Anorexígena
Polipeptídeo P (PP)	Pâncreas	Anorexígena
mTOR	Hipotálamo	Anorexígena
AMPK	Hipotálamo	Orexígena

"PANDEMIA" DE OBESIDADE

Quando temos a junção de um fenótipo poupador, reflexo de genes poupadores, herdados de nossa necessidade ancestral de se manter vivo, diante de períodos frequentes de escassez alimentar, com a abundância e a "tecnologia" para "empurrar" alimentos para serem consumidos e um grau importante de sedentarismo, temos aí a fórmula que conduz à obesidade. Claro que há os resistentes! Indivíduos que, apesar de ingerirem grande quantidade calórica, têm a capacidade de um alto gasto energético e são poupados da "pandemia" de obesidade. As pressões ambientais para a aumentada ingestão alimentar são enormes, incluindo-se aí todo um trabalho de divulgação em que o aspecto e a apresentação do produto falam mais alto do que seu próprio sabor[29]. Diante de um sistema que responde assimetricamente, onde ocorreu uma pressão de evolução para defender o ser humano da fome, mas não defendê-lo da obesidade, podemos dizer que as pressões ambientais podem sobrepujar a fraca capacidade dos mecanismos homeostáticos de defender os limites superiores do peso corporal e da adiposidade.

A palatabilidade é outro fator que determina a ingestão alimentar. Temos, atualmente, a chamada "dieta da cafeteria", que é um poderoso estímulo para se alimentar. Quantas vezes, já saciados, não resistimos a uma apetitosa sobremesa? É o "fenômeno da sobremesa"...

Por outro lado, a vida moderna trouxe um alto grau de estresse. Pouco se conhece sobre os mecanismos pelos quais o estresse tanto pode aumentar quanto bloquear o apetite. Como todos nós temos um alto grau de estresse, os afortunados que deixam de comer ou comem menos sob estresse terão alta probabilidade de serem magros, enquanto os que não param de comer quando estressados vão ganhar peso e podem tornar-se obesos. O estresse crônico altera o processamento emocional na amígdala e em outras áreas corticais, por meio do aumento de glicocorticoides e do hormônio liberador de corticotrofina (CRH). Muitas vezes, o alimento funciona como um medicamento para reduzir o estresse. Muitos, estressados, comem várias caixas de chocolate!

Um outro fator que favorece a obesidade é a falta de sono, tão comum em nossos dias tão atribulados. O indivíduo que dorme menos não só tem mais tempo para consumir guloseimas ou outros alimentos, mas altera sua neuroquímica, predispondo-se a ganhar peso.

A tarefa de se fazer um paciente perder peso é árdua, já que o sistema de regulação, nos pacientes predispostos à obesidade, parece atuar "ao contrário". Em vez de "cooperar" com a perda de peso, o sistema cria dificuldades a essa perda e isso é interpretado como a necessidade de sobrevivência em épocas de escassez alimentar. Comparando as alterações de atividade cerebral desencadeadas por estímulo visual de comida em obesos, antes e após 10% de perda de peso, detectamos a "anatomia" de um cérebro faminto após a perda de 10%, mesmo embora o indivíduo continue obeso. Embora as alterações de atividade foram notadas nas áreas homeostáticas tradicionais do hipotálamo e do tronco cerebral, muitas áreas corticolímbicas envolvidas nas funções emocionais e cognitivas eram mais fortemente afetadas pela perda de peso. O curioso é que a maioria dessas alterações era reversível com a administração de leptina e o tratamento com leptina durante a perda de peso aumentava a probabilidade de atingir os objetivos de perda de peso e prevenir recaídas[30].

CONCLUSÃO

A ingestão alimentar é claramente controlada por um conjunto de fatores cognitivos, emocionais e de recompensa, envolvendo a mesma via neuronal que o vício a uma determinada substância exerce, com todo seu impacto hedônico. Esses processos eminentemente corticais (cérebro cognitivo: consciente e inconsciente) podem ser mais fortes do que os processos metabólicos de regulação da ingestão alimentar, centrados principalmente nos núcleos hipotalâmicos. Esses mecanismos subconscientes passam por cima da saciedade e levam o indivíduo a comer além de suas necessidades. Indivíduos com a síndrome de Prader-Willi, por exemplo, revelaram nos exames de imagem funcional uma excitação patológica cortical quando visualizam carboidratos, não possuindo circuitaria neuronal (pré-frontal ventromedial) suficientemente eficaz para inibir o impulso dado pelo complexo amigdaloide. Muito ao contrário do esperado, seu córtex pré-frontal ventromedial apresenta uma desorganização estrutural, sendo superexcitado, resultando em hiperfagia e obesidade. Em longo prazo, a menos que mecanismos compensatórios entrem em cena para limitar a assimilação alimentar, a obesidade vai ocorrer. Como afirma Berthoud, esses processos, que não têm sido estudados com tanta profundidade como os mecanismos sacietógenos, são tão fisiológicos quanto os estudos de regulação hipotalâmica (neurofisiologia não possui o menor impacto nessa regulação quando comparada à fisiologia hepática ou adipocitária) e podem ofertar subsídios para que se obtenham armas para combater com mais efetividade essa verdadeira "pandemia" de obesidade que presenciamos no mundo todo[22].

Nos últimos anos, testemunhamos os primeiros lampejos sobre a dinâmica dos tipos neurais-chave controlando o apetite, incluindo os neurônios AgRP e POMC. Esses tipos celulares, antes vistos como meramente sensores do estado interior do corpo, respondem rapidamente a estímulos sensoriais do mundo exterior. Eles utilizam as informações sensoriais para prever as alterações nutricionais que vão ocorrer no futuro, revelando uma dinâmica antecipatória notável e complicada, para que ela confunda as explicações tradicionais de como esses neurônios controlam o comportamento. Os neurônios AgRP e POMC representam somente uma pequena peça dessa rede neuronal que controla o apetite e, provavelmente, novas surpresas nos aguardam a cada dia que mais conhecemos sobre este intrincado processo de controle do apetite.

REFERÊNCIAS

1. Lenard NR, Berthoud HR. Central and peripheral regulation of food intake and physical activity: pathways and genes. Obesity (Silver Spring) 2008;16(Suppl 3):S11-22.
2. Prentice AM, Rayco-Solon P, Moore SE. Insights from the developing world? Thrifty genotypes and thrifty phenotypes. Proc Nutr Soc. 2005;64(2):153-61.
3. Speakman JR. Obesity: the integrated roles of environment and genetics. J Nutr. 2004;134(8 Suppl):2090S-2105S.
4. Zheng H, Lenard N, Shin A, Berthoud HR. Appetite control and energy balance regulation in the modern world: Reward-driven brain overrides repletion signals. Int J Obes (Lond). 2009;33(Suppl 2): S8-S13.
5. Sternson SM, Eiselt AK. Three pillars for the neural control of apetite. Annu Rev Physiol. 2017;79:401-23.
6. Webber ES, Bonci A, Krashes MJ. The elegance of energy balance: insight from circuit level manipulations. Synapse. 2015;69(9):461-74.
7. Trivedi BP. Dissecting appetite. Nature. 2014;508(7496):S64-5.
8. Chen Y, Knight ZA. Making sense of the sensory regulation of hunger neurons. Bioessays. 2016;38(4):316-24.
9. Krashes MJ, Shah BP, Madara JC, Olson DP, Strochlic DE, Garfield AS, et al. An excitatory paraventricular nucleus to AgPR neuron circuit that drives hunger. Nature. 2014;507(7491):238-44.
10. Atasoy D, Betley JN, Su HH, Sternson SM. Deconstruction of a neural circuit for hunger. Nature. 2012;488(7410):172-7.
11. Bray GA. Afferent signals regulating food intake. Proc Nutr Soc. 2000;59(3):373-84.
12. Berthoud HR, Morrison C. The brain, appetite, and obesity. Annu Rev Paychol. 2008;59:55-92.
13. Anderman ML, Lowell BD. Toward a wiring diagram undestanding of appetite control. Neuron. 2017;95(4):757-78.
14. Geary N. Endocrine control of eating: CCK, leptin, and ghrelin. Physiol Behav. 2004;81(5):719-33.
15. Batterham RL, Ffytche DH, Rosenthal JM, Zelaya FO, Barker GJ, Withers DJ, et al. PYY modulation of cortical and hypothalamic brain areas predicts feeding behavior in humans. Nature. 2007; 450(7166):106-9.

16. Jéquier E, Tappy L. Regulation of body weight in humans. Physiol Rev. 1999;79(2):451-80.
17. Fukuhara A, Matsuda M, Nishizawa M, Segawa K, Tanaka M, Kishimoto K, et al. Visfatin: a protein secreted by visceral fat that mimics the effects of insulin. Science. 2005;307(5708):426-30.
18. Boucher J, Masri B, Daviaud D, Gesta S, Guigné C, Mazzucotelli A, et al. Apelin, a newly identified adipokine up-regulated by insulin and obesity. Endocrinology. 2005;146(4):1764-71.
19. Yang RZ, Lee MJ, Hu H, Pray J, Wu HB, Hansen BC, et al. Identification of omentin as a novel depot-specific adipokine in human adipose tissue: possible role in modulating insulin action. Am J Physiol Endocrinol Metab. 2006;290(6):E1253-61.
20. Luquet S, Perez FA, Hnasko TS, Palmiter RD. NPY/AgRP neurons are essential for feeding in adult mice but can be ablated in neonates. Science. 2005;310(5748):683-5.
21. Roseberry AG, Liu H, Jackson AC, Cai X, Friedman JM. Neuropeptide Y-mediated inhibition of proopiomelanocortin neurons in the arcuate nucleus shows enhanced desensitization in ob/ob mice. Neuron. 2004;41(5):711-22.
22. Berthoud HR. Interactions between the "cognitive" and "metabolic" brain in the control of food intake. Physiol Behav. 2007;91(5):486-98.
23. Krol E, Duncan JS, Redman P, Morgan PJ, Mercer JG, Speakman JR. Photoperiod regulates leptin sensitivity in field voles, Microtus agrestis. J Comp Physiol B Biochem Syst Environ. 2006;176(2):153-63.
24. Havel PJ. Control of energy homeostasis and insulin action by adipocyte hormones: leptin, acylation stimulating protein, and adiponectin. Curr Opin Lipidol. 2002;13(1):51-9.
25. Pimentel GD, Mota JF, Oyama LM. Oxintomodulina e obesidade. Rev Nutr. 2009;22(5):727-37.
26. Berridge KC, Robinson TE. Parsing reward. Trends Neurosci. 2003;26:507-13.
27. Cooper SJ. Endocannabinoids and food consumption: comparisons with benzodiazepine and opioid palatability-dependent appetite. Eur J Pharmacol. 2004;500:37-49.
28. Godoy-Matos AF, Guedes EP, Souza LL, Valério CM. O sistema endocanabinóide: novo paradigma no tratamento da síndrome metabólica. Arq Bras Endocrinol Metab. 2006;50(2):390-9.
29. Linn SE. Food marketing to children in the context of a marketing maelstrom. J Public Health Policy. 2004;25(3-4):367-78.
30. Rosenbaum M, Murphy EM, Heymsfield SB, Matthews DE, Leibel RL. Low dose leptin administration reverses effects of sustained weight-reduction on energy expenditure and circulating concentrations of thyroid hormones. J Clin Endocrinol Metab. 2002;87(5):2391-4.

Microbioma Intestinal na Infância e Obesidade

Carla R. Taddei
Ramon V. Cortez

INTRODUÇÃO

O trato gastrointestinal (TGI) humano é um complexo ecossistema envolvendo a interação simbionte entre bactérias, bactérias-hospedeiro, bactérias-nutrientes, além de nutrientes-hospedeiro. Estima-se que o TGI tenha 10,3 vezes mais bactérias do que as células do organismo humano. Assim, o microbioma ou microbiota é composto(a) por microrganismos encontrados nesse ecossistema, o qual possui mais de 8 milhões de genes bacterianos, uma proporção muito mais elevada quando comparado aos 22 mil genes humanos.

Nos últimos anos, vários estudos estão surgindo, mostrando o papel do microbioma intestinal na modulação de processos patológicos, como doenças inflamatórias, neoplasias, além de distúrbios psíquicos e cognitivos, como, por exemplo, o autismo. Mais especificamente, muito se tem discutido sobre o papel do microbioma nas alterações metabólicas, como obesidade e diabetes, principalmente em indivíduos adultos. Dessa forma, abordaremos neste capítulo a relação entre o microbioma intestinal na infância e a obesidade, destacando achados recentes na literatura, bem como futuras perspectivas.

MICROBIOMA INTESTINAL

O estabelecimento da ontogenia intestinal é um processo influenciado por fatores internos, intrínsecos ao hospedeiro e fatores externos. Os chamados fatores externos incluem a composição do microbioma materno, a forma de nascimento (cesárea ou parto normal), contaminação ambiental, alimentação e uso de medicamentos. Os fatores internos são relacionados à fisiologia, como anatomia do TGI, peristaltismo, ácidos biliares, potencial hidrogeniônico (pH) intestinal e resposta imunológica. Dessa forma, a competição entre microrganismos por receptores da mucosa e interações entre microrganismo e hospedeiro modulam sua composição e função, tornando o microbioma intestinal único e interpessoal.

As principais funções atribuídas ao microbioma intestinal incluem: 1. modulação imunológica, permitindo que o sistema imunológico fique pronto para reagir contra bactérias patogênicas, além de ser capaz também de se manter tolerante em relação aos membros do microbioma; 2. resistência à colonização ou efeito barreira, impedindo a colonização do epitélio, além da produção de substratos que inibiriam o crescimento das bactérias patogênicas (antagonismo), e competição por nutrientes e sítios de adesão; e 3. nutrição e metabolismo do hospedeiro, como o aumento da capacidade de digestão de polissacarídeos da dieta, alterações de motilidade e pH intestinal, favorecendo a absorção de íons e água.

O microbioma degrada carboidratos ingeridos pela alimentação, produzindo substratos absorvidos pela célula intestinal do hospedeiro. São produzidos no intestino grande variedade de ácidos graxos bioativos e metabólitos, tais como o ácido linoleico conjugado (CLA) e ácidos graxos de cadeia curta (AGCC). Os AGCC têm papel fundamental na fisiologia do cólon, principalmente o butirato, e seu efeito trófico sobre o epitélio intestinal tem também um papel de estimular a proliferação e a diferenciação das células epiteliais.

A arquitetura do epitélio intestinal envolve uma camada de muco, células epiteliais e lâmina própria. As células epiteliais são revestidas por um gel de muco composto predominantemente de glicoproteínas, como as mucinas secretadas por células caliciformes. Essas mucinas montam uma camada de muco protetora que se estende até 150mM a partir da superfície do epitélio, sendo que a camada interna é resistente à penetração de bactérias, definindo uma zona estéril, protegendo a superfície do epitélio intestinal contra a invasão dos microrganismos.

A camada de muco evita o excesso de translocação de metabólitos bacterianos e moléculas, como o lipopolissacarídeo (LPS) de bactérias gram-negativas, para a circulação do hospedeiro, auxiliando na segregação de membros do microbioma e das células do epitélio intestinal, além de permitir o reconhecimento da presença de bactérias por células imunes da lâmina própria.

As bactérias são distribuídas por toda a camada do muco exterior, tendo na sua camada uma fonte direta de carboidratos, peptídeos e nutrientes exógenos, incluindo vitaminas e minerais. A esse conjunto de células epiteliais, muco, microbioma e lâmina própria, dá-se o nome de **barreira intestinal**, com importante papel em manter a homeostase do tecido intestinal.

Os principais filos bacterianos presentes no microbioma intestinal são Firmicutes, Bacteroidetes, Proteobacteria, Verrucimicrobia e Actinobacteria. O filo Firmicutes foi proposto inicialmente para diferenciar bactérias gram-positivas, formadoras de esporos e com baixa proporção de C + G na sua composição molecular. Porém, sabe-se que neste filo estão inclusas também as bactérias gram-negativas, várias não formadoras de esporos e algumas com alta proporção de C + G, caracterizando-o como o filo de maior diversidade bacteriana com mais de 270 gêneros bacterianos descritos até o momento. É o filo com maior representação no microbioma intestinal, e mais diverso, incluindo gêneros bacterianos importantes na modulação do microbioma, como *Roseburia*, *Faecalibacterium* e *Eubacterium*, importantes produtores de AGCC, além de incluir gêneros potencialmente patogênicos, como *Clostridium* e *Listeria*. Bactérias que transformam lactato em butirato ou propionato, prevenindo o excesso de acidez pelo acúmulo de lactato, pertencem a este filo, mostrando sua importância na regulação da homeostase do microbioma intestinal.

O filo Bacteroidetes compreende os bacilos gram-negativos, anaeróbios, alguns aerotolerantes que habitam o ambiente e o trato digestório de animais e humanos. Os gêneros que compõem a família Bacteroidales são encontrados no microbioma intestinal humano com maior representatividade, destacando-se *Bacteroides*, *Prevotella*, *Alistipes* e *Parabacteroides*. *Bacteroides* estão relacionados com a degradação de polissacarídeos da dieta em carboidratos metabólitos, os quais serão absorvidos pelas células epiteliais. *Prevotella* são produtores de propionato, um importante AGCC.

Os carboidratos da dieta, em conjunto com proteínas e peptídeos que não são digeridos no estômago, são fermentados pelo microbioma no ceco e no cólon. Os principais produtos dessa fermentação são os AGCC, que são ácidos carboxílicos com menos de 6 átomos de carbono, principalmente acetato, propionato e butirato, cada um com um papel fisiológico distinto, como moldar o ambiente intestinal, influenciar a fisiologia do cólon e ser uma fonte de energia para os colonócitos.

Uma das interações mais interessantes entre o hospedeiro e o microbioma intestinal é por meio da produção de AGCC. No intestino, o butirato nutre os colonócitos, enquanto pequenas quantidades são transportadas com acetato e propionato pela veia porta. No fígado, o propionato é principalmente metabolizado pelos hepatócitos, e o acetato e porções menores de propionato e butirato são liberadas na circulação sistêmica.

Uma porção maior de propionato é metabolizada principalmente no fígado, tornando o acetato o AGCC mais abundante na circulação sanguínea periférica do corpo humano, utilizado para a síntese de glutamina, glutamato e ácido beta hidroxibutírico. Esses metabólitos regulam a permeabilidade intestinal, o controle da inflamação e o metabolismo dos ácidos biliares, as funções imunológicas e o controle de doenças.

Devido à presença de produtos ácidos, originados de processos fermentativos, o pH luminal é, aproximadamente, 5,5. Esse ambiente levemente acidificado permite a competição entre as bactérias produtoras de butirato e bactérias que utilizam carboidratos, como *Bacteroides*, além de estimular a produção de butirato. A diminuição desse pH dificulta a permanência de bactérias do gênero *Eubacterium*, utilizadoras de lactato, e, com isso, permitem acúmulo de ácido láctico. Assim, a interação entre os membros do microbioma intestinal induz a transformação do lactato em butirato, evitando a acidificação do meio, modulando o ambiente intestinal.

MICROBIOMA NA CRIANÇA

Desde o início dos anos 2010, inúmeras evidências mostram a presença de bactérias no líquido amniótico, membranas uterinas e mecônio, em trabalhos que usam metodologias de sequenciamento de DNA. Especula-se que células dendríticas do intestino materno "sequestrem" bactérias do microbioma intestinal e as carreguem, por via circulatória, para o ambiente uterino, atravessando a barreira placentária. Bactérias do gênero *Enterococcus*, *Streptococcus*, *Bifidobacterium* e *Lactobacillus*, frequentemente encontrados no microbioma intestinal materno, foram descritas nos tecidos uterinos, além de mecônio. A teoria da colonização uterina vem sendo reforçada por evidências experimentais publicadas recentemente. Um grupo de pesquisadores mostrou que, após a inoculação de ratas prenhas com cepas de *Enterococcus faecium* marcados, tanto o líquido amniótico como o mecônio estavam colonizados com a bactéria marcada.

A presença de bactérias no útero durante a gestação tem sido largamente discutida, uma vez que, segundo a discussão de alguns autores, os estudos que descrevem bactérias no útero utilizam metodologias que detectam DNA bacteriano e não bactérias viáveis colonizando o útero. Algumas evidências de colonização intraútero têm surgido nos últimos anos, como um estudo publicado em 2019, mostrando a produção de propionato e lactato, isto é, ácidos graxos de cadeia curta (AGCC) no tecido uterino imediatamente após o parto. Esse mesmo trabalho evidencia a semelhança da comunidade bacteriana encontrada na placenta e no mecônio, evidenciando a plausibilidade da teoria da colonização intraútero.

Porém, apesar dessa evidência de colonização intraútero, sabe-se que a carga microbiana que o recém-nascido recebe na hora do parto é fundamental para o estabelecimento de um microbioma saudável na vida do indivíduo. Crianças nascidas de parto normal apresentam maior diversidade do microbioma intestinal, predominantemente relacionado com o microbioma vaginal materno como *Lactobacillus* e *Prevotella*, e crianças nascidas de parto cesáreo apresentam um microbioma predominantemente associado ao ambiente, com bactérias encontradas na pele, como *Staphylococcus* e *Propionebacterium*. Assim, crianças nascidas de parto cesáreo estão mais suscetíveis a interferências do ambiente hospitalar, apresentando um microbioma não tão saudável como aquele apresentado por crianças nascidas de parto normal.

De maneira geral, as bactérias anaeróbias facultativas, como *E. coli*, *E. faecalis* e *E. faecium*, são as primeiras bactérias a colonizarem o TGI do recém-nascido nas primeiras horas após o parto, devido ao elevado teor de oxigênio que existe inicialmente no lúmen intestinal. À medida que essas bactérias consomem o oxigênio, o meio se torna mais adequado para as bactérias anaeróbias estritas (*Bifidobacterium*, *Bacteroides* e *Clostridium*), que intensificam sua colonização em 7 a 10 dias após o parto. Observa-se aumento da diversidade bacteriana na colonização intestinal do recém-nascido, principalmente por bactérias anaeróbias. A evolução da colonização nesses primeiros meses de vida parece estar relacionada à amamentação e ao ambiente no qual o recém-nascido está inserido.

DESENVOLVIMENTO E COLONIZAÇÃO DO MICROBIOMA HUMANO

O microbioma intestinal tem forte relação com o sistema imunológico; sabe-se que, durante a gestação, o microbioma intestinal materno tem um papel importante na modulação imunológica, bem como na modulação de sistemas metabólicos do neonato. O termo "Primeiros 1.000 dias" de vida foi proposto em 2014 como diretriz de cuidados à saúde da criança, desde a concepção até o segundo ano de vida. Distúrbios na vida da criança nesse período, como, por exemplo, os relacionados à alimentação e ao uso de medicamentos, com consequente ação disbiótica no microbioma intestinal, poderão ter um impacto significativo na vida adulta, como a manifestação de doenças inflamatórias e atópicas, diabetes, obesidade e alergias.

O ambiente no qual o recém-nascido está inserido é fundamental para determinar quais bactérias colonizarão o intestino. O desenvolvimento do microbioma intestinal é afetado pela região geográfica em que a criança nasce e esse fato é descrito até mesmo em países do mesmo continente. A formação do microbioma parece diferir entre crianças que vivem em países desenvolvidos e em desenvolvimento, podendo esse fato ser atribuído aos elevados níveis de contaminação ambiental a que as crianças de países em desenvolvimento são expostas no início da vida.

De acordo com a hipótese da higiene, práticas mais rigorosas de higiene adotadas em países desenvolvidos podem modificar a exposição microbiana inicial e, consequentemente, o padrão do microbioma intestinal desses recém-nascidos, causando impacto negativo sobre a regulação imunológica, possivelmente levando à maior incidência de doenças alérgicas e autoimunes observadas nesses países.

Em países desenvolvidos, com alto índice de higiene, como a Suíça, as crianças têm alta prevalência de *Staphylococcus*, fortemente associada à transmissão pela pele dos pais. Nesses estudos, a detecção de *Staphylococcus* e *Streptococcus* no segundo dia de vida sugere que a possível transferência desse microrganismo seja derivada inicialmente do microbioma vaginal materno, que posteriormente foi substituído por bactérias provenientes da pele dos pais e do ambiente. Na Europa, estudo multicêntrico mostrou a prevalência de *Bifidobacterium* e *Bacteroides* no microbioma de crianças de seis semanas de vida, amamentadas com leite materno exclusivo.

Em países em desenvolvimento, a exposição acentuada a bactérias do ambiente pode induzir um padrão de colonização instável e favorecer a presença de bactérias potencialmente patogênicas em números relevantes. Nessas sociedades, a amamentação materna exclusiva é importante para desenvolver um microbioma com baixo potencial patogênico. Altas taxas de colonização pelo gênero *Escherichia*, principalmente nos primeiros meses de vida, foram descritas praticamente de forma unânime pelos primeiros estudos que analisaram a instalação do microbioma em recém-nascidos, tendo sido observados em diferentes países em desenvolvimento ao redor do mundo, como Guatemala, Paquistão e Brasil.

A estabilidade do microbioma na criança é alcançada por volta dos 2 a 3 anos de idade, o que significa que a sucessão ecológica do trato gastrointestinal atingiu seu clímax e a composição e diversidade do microbioma permanecerão estáveis até a vida adulta desse indivíduo. Mesmo em adolescentes, o microbioma intestinal é muito semelhante ao do adulto, sendo influenciado, predominantemente, por fatores externos como contaminação ambiental e dieta.

ALEITAMENTO MATERNO E OBESIDADE

Acredita-se que o leite materno possa promover um estado de inflamação fisiológica importante para o equilíbrio e interação dos microrganismos com o epitélio intestinal do neonato. A importância dos *Lactobacilos* e *Bifidobacterium* no microbioma intestinal consiste na inibição competitiva com outras bactérias pela adesão à mucosa intestinal e na síntese de compostos que inibem ou destroem bactérias patogênicas. Seus efeitos na imunomodulação da mucosa intestinal ocasionam aumento na atividade das células *natural killer* e produção de macrófagos que ativam fagócitos, promovendo a secreção da IgA. A permeabilidade intestinal diminui, assim como possíveis reações de hipersensibilidade.

Durante as primeiras semanas de vida, o microbioma da criança modifica-se conforme o tipo de leite administrado, fórmula infantil ou leite materno. Crianças amamentadas ao seio têm maiores quantidades de *Lactobacillus* e *Bifidobacterium* nas fezes. Crianças amamentados com fórmulas infantis possuem colonização reduzida de bactérias lácticas como *Lactobacillus* e *Bifidobacterium* e predominância de *Clostridium difficile, C. perfringes, Bacteroides* e enterobactérias.

Amamentação mista, com leite materno e fórmula infantil, ajuda a manter os níveis elevados de colonização por *Bifidobacteruim* e *Lactobacillus*, apesar de ser em menor proporção quando comparado com crianças amamentadas com leite materno exclusivo. Crianças amamentadas com leite humano têm maior prevalência de *Bifidobacterium longum* subsp. *infantis,* descrito como fermentador de oligossacarídeos do leite humano. O efeito simbionte do leite humano, com bactérias e os oligossacarídeos têm papel importante na modulação do microbioma intestinal da criança.

Fórmulas infantis ou leites industrializados não são capazes de substituir todos os componentes proporcionados pelo leite materno humano, e o microbioma intestinal de crianças amamentadas exclusivamente com leite materno é mais diverso e estável, em comparação a crianças que recebem fórmulas infantis. Alguns trabalhos mostram que a permeabilidade intestinal é diminuída em crianças amamentadas com leite materno, mesmo aqueles que têm dieta mista. O aumento da permeabilidade intestinal, e consequente quebra da barreira intestinal, possui papel importante no desenvolvimento de doenças, como alergias e doenças atópicas.

O aleitamento materno protege o recém-nascido e as crianças contra a obesidade e diminui a probabilidade de desenvolver *diabetes mellitus* tipo 2 na vida adulta. Esse risco diminui proporcionalmente quanto maior o período de amamentação, com resultados significantes em crianças amamentadas pelo menos nos 7 primeiros meses de vida. A obesidade materna durante a gestação também está associada a maior risco de crianças nascidas com peso elevado e parece que o feto em desenvolvimento pode herdar a disbiose da mãe, aumentando a predisposição do desenvolvimento de obesidade e diabetes. Crianças prematuras também são suscetíveis ao desenvolvimento de obesidade e diabetes. Nesses casos, o leite materno é quase sempre suplementado com fórmula infantil, e o crescimento inicial mais lento, seguido de rápido ganho de peso na primeira infância, pode resultar em maior risco de obesidade e diabetes.

OBESIDADE E MICROBIOMA

Há alguns mecanismos moleculares que relacionam o microbioma intestinal à obesidade, já muito bem estabelecidos em adultos, e estudos recentes mostram que essas relações também são observadas em crianças. Alterações de permeabilidade e quebra na barreira intestinal levam a alterações moleculares no trato gastrointestinal, com repercussão sistêmica, e, consequentemente, aparecimento de obesidade e/ou diabetes.

Aumento da permeabilidade celular intestinal – a monocamada de enterócitos é rigidamente estruturada, sendo a única interface entre lúmen intestinal e lâmina própria. Essa estrutura é baseada na interação entre as proteínas claudina e ocludina, formando junções celulares estáveis nas membranas laterais das células. A conexão entre essas proteínas diminui a permeabilidade celular, mantendo o estado de homeostase no tecido. O aumento da abundância de bactérias comensais ou potencialmente patogênicas e da colonização por bactérias gram-negativas podem alterar esse estado de homeostase. Isso porque há diminuição da produção de AGCC pelo microbioma simbionte e, com isso, diminui o estímulo celular na expressão de claudina e ocludina, aumentando a permeabilidade do tecido e, consequentemente, o estado de inflamação tecidual. A passagem de LPS, flagelina e metabólicos bacterianos para a lâmina própria estimulam o sistema imune local e sistêmico.

Indução da inflamação local e sistêmica – metabólitos bacterianos, LPS e/ou flagelina interagindo com os receptores Toll, presentes nas membranas apicais (especificamente TLR4 e TLR5) e basolaterais dos enterócitos, estimulam a expressão de citocinas e quimiocinas pró-inflamatórias, como o fator de necrose tumoral ou TNF. Além disso, o intestino é um importante órgão imunológico, e o aumento da permeabilidade intestinal estimula as células imunológicas intestinais na lâmina própria, e ocorre, então, o estado de inflamação crônica, o que, por sua vez, está fortemente relacionado com a resistência à insulina.

AGCC – os AGCC são moléculas de sinalização capazes de induzir, por exemplo, a secreção de insulina. Dessa maneira, os AGCC contribuem para a homeostase energética por sua influência nas vias metabólicas celulares mediadas pelos receptores. Além disso, regulam vários processos sistêmicos por meio da ativação de cascatas de sinalização, envolvendo a liberação de hormônios que controlam o apetite. No entanto, tem sido relatado que, em comparação com o peso normal, em crianças e adolescentes obesos, há maior abundância de bactérias capazes de fermentar carboidratos, o que aumenta a taxa de biossíntese de AGCC, fornecendo uma fonte extra de energia para o hospedeiro que acaba sendo armazenado como lípides ou glicose. Concentrações alteradas de AGCC e alteração na composição do microbioma intestinal já foram observadas em uma coorte com crianças obesas. O aumento nas concentrações de acetato, propionato e butirato, bem como a concentração total de AGCC, nas fezes de crianças obesas pode indicar que nesse grupo a fermentação colônica é elevada ou que há diminuição da absorção de AGCC devido à inflamação de baixo grau. Esse dado já foi corroborado em coortes de crianças e adultos. Nesse contexto, os AGCC desempenham papel significativo na regulação do balanço energético e do peso em crianças e podem influenciar o desenvolvimento e a progressão da obesidade. A compreensão da capacidade funcional desses metabólitos ajudará a entender seu papel na saúde do hospedeiro.

Lipase – a lipoproteína lipase (LPL) tem papel importante no acúmulo de tecido adiposo. Em estudos com animais *germ-free* que foram colonizados, observa-se o aumento de LPL e aumento da camada adiposa nesses animais, sugerindo o papel do microbioma nesse processo, ou pelo menos eventos bioquímicos e metabólicos consequentes da atividade bacteriana. Além disso, o fator adiposo induzido pelo jejum (Fiaf) é conhecidamente um inibidor da LPL, e dados experimentais em animais mostraram aumento da atividade da LPL e adiposidade significativamente maior em modelos com dietas ricas em gordura e açúcares.

RELAÇÃO FIRMICUTES *vs.* BACTEROIDETES

A obesidade pode estar relacionada com as variações na abundância dois filos microbianos predominantes no intestino: Firmicutes e Bacteroidetes. O aumento na proporção de Firmicutes para Bacteroidetes pode contribuir para a fisiopatologia da obesidade e está associado à elevação da produção de AGCC e da obtenção de energia da fermentação colônica. Já foi observado que o microbioma intestinal de crianças obesas é enriquecido em Firmicutes e empobrecido em Bacteroidetes, elevando a proporção Firmicutes/Bacteroidetes. Além disso, há clara alteração no microbioma intestinal em crianças obesas em todos os níveis taxonômicos. Bactérias pertencentes ao filo Firmicutes podem participar na relação entre a diversidade do microbioma intestinal e o ganho de peso. Estudos já observaram aumento nas espécies *C. leptum* e *E. hallii*, concomitante com a diminuição de *Faecalibacterium prausnitzii* e *C. difficile* associados à obesidade e excesso de peso em lactentes e crianças em idade pré-escolar/escolar. Em contrapartida, outros estudos demonstraram correlação positiva ou associação entre *B. fragilis* e obesidade em crianças.

Estudo recente com 300 crianças de 1 a 3 anos de idade demonstrou que o ganho de peso está positivamente associado à prevalência de bactérias produtoras de butirato do filo Firmicutes e correlacionado negativamente com a prevalência de Enterobacteriaceae. Estudo prospectivo analisou a composição do microbioma fecal de crianças obesas ou com sobrepeso comparado a crianças normais e encontrou que a quantidade de bifidobactérias durante a infância foi maior em crianças que permaneceram com peso normal do que em crianças com excesso de peso. Adicionalmente, níveis reduzidos de *S. aureus* foram associados ao peso normal. Os resultados indicaram que diferenças no microbioma intestinal podem preceder o desenvolvimento de excesso de peso.

Ao comparar o microbioma intestinal de crianças em idade escolar obesas e não obesas, crianças obesas têm quantidade menor de *Bifidobacterium* e quantidade maior de *Escherichia coli* e dados de pesquisas sugerem que alta concentração de *Bifidobacterium* na infância e na idade adulta protege contra a obesidade. Nesse sentido, alterações nos filos Firmicutes e Bacteroidetes podem ser usadas como indicadores para obesidade infantil, mas é necessário cautela para extrapolar essa suposição, visto a heterogeneidade das espécies envolvidas nessas pesquisas.

IMPACTO DO USO DE ANTIBIÓTICOS

Fatores maternos e ambientais podem participar da programação metabólica e também do ganho de peso em longo prazo em recém-nascidos, indicando que o excesso de peso na infância pode ser dependente de exposições que ocorrem na primeira infância. O uso materno de antibióticos, durante o segundo e o terceiro trimestres, já foi relacionado ao aumento no risco de obesidade em crianças. Dessa forma, o tratamento com antibióticos, principalmente no início da vida, pode alterar a composição do microbioma intestinal. Mesmo a exposição a antibióticos intraparto é suficiente para reduzir a abundância de *Bifidobacterium* (particularmente *B. breve*, *B. bifidum* e *B. dentium*) no intestino da criança, o que está associado ao aumento do risco de obesidade posteriormente na vida.

Recém-nascidos expostos a antibióticos apresentam redução em *Bifidobacterium*, aumento em *Enterobacteria* e diversidade filogenética reduzida nos primeiros 2 anos de vida. Além disso, apresentam atraso na maturação da comunidade microbiana, com consequências no armazenamento de energia. Essa janela crítica (< 6 meses) para a exposição a antibióticos é consistente em vários estudos e a exposição a antibióticos mais tarde na infância (6-23 meses) não está consistentemente associada a aumento da massa corporal mais tarde na vida.

Exposição a antibióticos (especialmente os de amplo espectro) durante os primeiros 6 meses de vida pode aumentar o risco de a criança apresentar excesso de peso aos 7 anos de idade, como observado em estudo entre filhos de mães com peso normal. Também já foi observado que a exposição a antibióticos no primeiro ano de vida está associada ao aumento no risco de sobrepeso na pré-adolescência e adiposidade central em meninos. Além disso, o uso de antibióticos macrolídeos no início da vida pode estar associado ao aumento do IMC ao longo da vida, aumento da obesidade, adiposidade ou doenças metabólicas em crianças e adultos. Em relação às comunidades microbianas, os macrolídeos podem diminuir a riqueza geral, a quantidade de *Bifidobacterium* e Christensenellaceae, bem como aumentar a proporção de *Bacteroides* e Erysipelotrichaceae.

O número de tratamentos com antibióticos durante a infância também está proporcionalmente relacionado com alterações na composição do microbioma intestinal ao longo do tempo, como visto em experimento com modelo animal que observou que ratos jovens tratados com antibiótico em longo prazo apresentam alteração no microbioma intestinal e indução de obesidade.

PERSPECTIVAS

A modulação do microbioma intestinal para a perda de peso há muito já é discutida. Há algumas estratégias sendo analisadas com a finalidade de se promover essa modulação:

- O uso de probióticos para modular o microbioma e consequentemente levar o paciente a uma perda de peso tem sido testado. Em crianças e adolescentes, o uso de probiótico parece ser promissor. A abundância de *Bifidobacterium* e *Bacteroides* está diminuída em pacientes obesos, quando comparados a indivíduos magros. *Bifidobacecterium* é uma das principais bactérias que habitam o trato intestinal de crianças até os 7 anos de idade. Nesse contexto, o tratamento de crianças com obesidade com uma mistura de *B. breve* (BR03 e B632) mostrou resultados positivos em restabelecer a homeostase e reduzir a inflamação crônica. Há ainda relatos de melhora do metabolismo da glicose, ajuda no controle de peso, redução do IMC e relação cintura/altura. Há relatos também do uso de prebióticos associados à melhora de peso corporal, gordura corporal e IMC. Fibras alimentares podem promover saciedade, reduzirr a absorção de macronutrientes e modificar a produção de hormônios intestinais. A indicação do uso de probiótcos e prebiótcos deve ser feita com cautela, levando-se em conta hábitos alimentares e histórico clínico.
- Uma nova cepa bacteriana tem chamado a atenção de pesquisadores nos últimos anos, conhecida como *Akkermansia muciniphila*, pertencente ao filo Verrucomicrobia. Essa bactéria está relacionada à melhora de níveis metabólicos, perda de peso e diminuição de placas de ateroscleroma. Uma proteína de membrana externa dessa bactéria (AMUC_1100) parece estar envolvida com esses efeitos sistêmicos no hospedeiro. Essa proteína é absorvida pela mucosa intestinal, restaura a expressão de claudina e ocludina, diminuindo a inflamação pela reestruturação da barreira intestinal e, consequentemente, efeitos sistêmicos são observados. Porém, ainda não há estudos sobre os efeitos dessa proteína em crianças e, apesar de ser encontrada no leite materno, o papel dessa bactéria em crianças ainda não está estabelecido.
- O transplante fecal já é uma prática no Brasil e no mundo. Foi proposto inicialmente para o tratamento de pacientes com infecção intestinal persistente por *Clostridium difficille*, refratário ao tratamento com antibióticos e imunossupressores. Consiste em, após uma carga inicial de quimioterápicos, recolonização do epitélio intestinal com fezes de um doador saudável. A comunidade microbiana do doador se instala na mucosa intestinal, proporcionando um novo padrão de interação microbioma-hospedeiro, com consequente repercussão sistêmica no paciente. As taxas de sucesso foram notáveis, com poucos relatos de complicações no receptor, e desfechos como ganho ou perda de peso (relacionados às condições do doador) encorajaram as pesquisas com pacientes obesos.
- A cirurgia bariátrica parece ser uma opção viável para alcançar a perda de peso em adolescentes obesos para os quais todas as outras intervenções foram realizadas, visto que apresenta resultados semelhantes de curto prazo em relação à cirurgia em adultos, com o *Roux-en-Y gastric bypass* (RYGB) produzindo a maior perda de peso com a base de evidências mais robusta. Atualmente, não existem outras intervenções médicas baseadas em evidências que resultem em magnitudes semelhantes de perda de peso; dessa forma, a cirurgia bariátrica deve ser uma opção de tratamento, especialmente onde existem complicações relacionadas ao peso. No entanto, a cirurgia bariátrica parece estar associada a risco de efeitos colaterais, complicações e comorbidades e tem potencial para impactar no padrão de dieta para toda a vida. Dessa forma, um equilíbrio deve ser feito entre benefícios e danos potenciais individualmente.

BIBLIOGRAFIA

Ajslev TA, Andersen CS, Gamborg M, Sørensen TIA, Jess T. Childhood overweight after establishment of the gut microbioma: the role of delivery mode, pre-pregnancy weight and early administration of antibiotics. Int J Obes. 2011;35(4):522-9.

Aloisio I, Mazzola G, Corvaglia LT, Tonti G, Faldella G, Biavati B, et al. Influence of intrapartum antibiotic prophylaxis against group B Streptococcus on the early newborn gut composition and evaluation of the anti-Streptococcus activity of Bifidobacterium strains. Appl Microbiol Biotechnol. 2014;98(13):6051-60.

Angelakis E, Raoult D. Gut microbioma modifications and weight gain in early life. Human Microbiome Journal. 2018;7(1)8:10-4.

Azad MB, Bridgman SL, Becker AB, Kozyrskyj AL. Infant antibiotic exposure and the development of childhood overweight and central adiposity. Int J Obes. 2014;38(10):1290-8.

Bergström A, Skov TH, Bahl MI, Roager HM, Christensen LB, Ejlerskov KT, et al. Establishment of intestinal microbioma during early life: a longitudinal, explorative study of a large cohort of Danish infants. Appl Environ Microbiol. 2014;80(9):2889-900.

Black JA, White B, Viner RM, Simmons RK. Bariatric surgery for obese children and adolescents: a systematic review and meta-analysis. Obes Rev. 2013;14(8):634-44.

Bokulich NA, Chung J, Battaglia T, Henderson N, Jay M, Li H, et al. Antibiotics, birth mode, and diet shape microbiome maturation during early life. Sci Transl Med. 2016;8(343):343ra82.

Borgo F, Verduci E, Riva A, Lassandro C, Riva E, Morace G, Borghi E, et al. Relative abundance in bacterial and fungal gut microbes in obese children: A case control study. Child Obes (Print). 2017;13(1):78-84.

Brandt K, Taddei CR, Takagi EH, Oliveira FF, Duarte RT, Irino I, et al. Establishment of the bacterial fecal community during the first month of life in Brazilian newborns. Clinics (Sao Paulo). 2012;67(2):113-23.

Taddei CR, Brandt K, Carneiro-Sampaio M. Microbiota humana. In Trabulsi LR, Alterthum F. Microbiologia. 6ª ed. Rio de Janeiro: Editora Atheneu; 2015.

Clemente JC, Ursell LK, Parfrey LW, Knight R. The impact of the gut microbiota on human health: an integrative view. Cell. 2012;148(6):1258-70.

Collado MC, Rautava S, Aakko J, Isolauri E, Salminen S. Human gut colonisation may be initiated in utero by distinct microbial communities in the placenta and amniotic fluid. Sci Rep. 2016;6(1):23129.

Taddei CR. O microbioma da infância à idade adulta. In Faintuch J, ed. Microbioma, disbios, probióticos e bacterioterapia. 1ª ed. São Paulo, Brasil: Manole; 2017.

Cummings JH, Pomare EW, Branch WJ, Naylor CP, Macfarlane GT. Short chain fatty acids in human large intestine, portal, hepatic and venous blood. Gut. 1987;28(10):1221-7.

Dominguez-Bello MG, Costello EK, Contreras M, Magris M, Hidalgo G, Fierer N, et al. Delivery mode shapes the acquisition and structure of the initial microbiota across multiple body habits in newborn. PNAS. 2010;107(26):11971-5.

Dumas O, Varraso R, Gillman MW, Field AE, Camargo CA Jr. Longitudinal study of maternal body mass index, gestational weight gain, and offspring asthma. Allergy. 2016;71(9):1295-304.

Fernandes J, Su W, Rahat-Rozenbloom S, Wolever TMS, Comelli EM. Adiposity, gut microbioma and faecal short chain fatty acids are linked in adult humans. Nutr Diabetes. 2014;4(6):e121.

Gao X, Jia R, Xie L, Kuang L, Feng L, Wan C. Obesity in school-aged children and its correlation with gut E.coli and Bifidobacteria: a case-control study. BMC Pediatr. 2015;15:64.

Giannini C, de Giorgis T, Scarinci A, Ciampani M, Marcovecchio ML, Chiarelli F, et al. Obese related effects of inflammatory markers and insulin resistance on increased carotid intima media thickness in pre-pubertal children. Atherosclerosis. 2008;197(1):448-56.

Gilliland FD, Berhane K, Islam T, McConnell R, Gauderman WJ, Gilliland, SS, et al. Obesity and the risk of newly diagnosed asthma in school-age children. Am J Epidemiol. 2003;158(5):406-15.

Goffredo M, Mass K, Parks EJ, Wagner DA, McClure EA, Graf J, et al. Role of gut microbioma and short chain fatty acids in modulating energy harvest and fat partitioning in youth. J Clin Endocrinol Metab. 2016;101(11):4367-76.

Guilloteau P, Martin L, Eeckhaut V, Ducatelle R, Zabielski R, Van Immerseel F. From the gut to the peripheral tissues: the multiple effects of butyrate. Nutr Res Rev. 2010;23(2):366-84.

Hedström AK, Lima Bomfim I, Barcellos L, Gianfrancesco M, Schaefer C, Kockum I, et al. Interaction between adolescent obesity and HLA risk genes in the etiology of multiple sclerosis. Neurology. 2014;82(10):865-72.

Ho W-C, Lin Y-S, Caffrey JL, Lin MH, Hsu HT, Myers L, et al. Higher body mass index may induce asthma among adolescents with pre-asthmatic symptoms: a prospective cohort study. BMC Public Health. 2011;11(1):542.

Ignacio A, Fernandes MR, Rodrigues VAA, Groppo FC, Cardoso AL, Avila-Campos MJ, et al. Correlation between body mass index and faecal microbioma from children. Clin Microbiol Infect. 2016;22(3):258.e1-8.

Indiani CMDSP, Rizzardi KF, Castelo PM, Ferraz LFC, Darrieux M, Parisotto TM. Childhood Obesity and Firmicutes/Bacteroidetes Ratio in the Gut Microbioma: A Systematic Review. Child Obes (Print). 2018;14(8):501-9.

John GK, Mullin GE. The gut microbiome and obesity. Curr Oncol Rep. 2016;18(7):45.

Kalliomäki M, Collado MC, Salminen S, Isolauri E. Early differences in fecal microbioma composition in children may predict overweight. Am J Clin Nutr. 2008;87(3):534-8.

Khan MJ, Gerasimidis K, Edwards CA, Shaikh MG. Role of gut microbioma in the aetiology of obesity: proposed mechanisms and review of the literature. J Obes. 2016;2016:7353642.

Kopelman PG. Obesity as a medical problem. Nature. 2000;404(6778):635-43.

Kursawe R, Dixit VD, Scherer PE, Santoro N, Narayan D, Gordillo R, et al. A role of the inflammasome in the low storage capacity of the abdominal subcutaneous adipose tissue in obese adolescents. Diabetes. 2016;65(3):610-8.

Scheepers Le, Penders J, Mbakwa CA, Thijs C, Mommers M, Arts CIW. The intestinal microbioma composition and weight development in children: The KOALA Birth Cohort Study. Int J Obes. 2015;39(1);16-25.

Macfarlane GT, Macfarlane S. Bacteria, colonic fermentation, and gastrointestinal health. J AOAC Int. 2012;95(1):50-60.

Magrone T, Jirillo E. Childhood obesity: immune response and nutritional approaches. Front Immunol. 2015;6:76.

Marques FZ, Mackay CR, Kaye DM. Beyond gut feelings: how the gut microbioma regulates blood pressure. Nat Rev Cardiol. 2018;15(1):20-32.

Mraz M, Haluzik M. The role of adipose tissue immune cells in obesity and low-grade inflammation. J Endocrinol. 2014;222(3):R113-27.

Mueller NT, Whyatt R, Hoepner L, Oberfield S, Dominguez-Bello MG, Widen EM, et al. Prenatal exposure to antibiotics, cesarean section and risk of childhood obesity. Int J Obes. 2015;39(4):665-70.

Munger KL, Bentzen J, Laursen B, Stenager E, Koch-Henriksen N, Sørensen NTI, Baker JL, et al. Childhood body mass index and multiple sclerosis risk: a long-term cohort study. Mult Scler. 2013;19(10):1323-9.

Okubo Y, Nochioka K, Hataya H, Sakakibara H, Terakawa T, Testa M. Burden of obesity on pediatric inpatients with acute asthma exacerbation in the United States. J Allergy Clin Immunol Pract. 2016;4(6):1227-31.

Payne AN, Chassard C, Zimmermann M, Müller P, Stinca S, Lacroix C. The metabolic activity of gut microbioma in obese children is increased compared with normal-weight children and exhibits more exhaustive substrate utilization. Nutr Diabetes. 2011;1(7):e12.

Dagher PC, Egnor RK, Taglietta-Kohlbrecher A, Charney AN. Short-chain fatty acids inhibit cAMP-mediated chloride secretion in rat colon. Am J Physiol. 1996;271(6 Pt 1):C1853-60.

Riva A, Borgo F, Lassandro C, Verduci E, Morace G, Borghi E, Berry D, et al. Pediatric obesity is associated with an altered gut microbioma and discordant shifts in Firmicutes populations. Environ Microbiol. 2017;19(1):95-105.

Rosenbaum M, Knight R, Leibel RL. The gut microbioma in human energy homeostasis and obesity. Trends Endocrinol Metab. 2015;26(9):493-501.

Schachter LM, Peat JK, Salome CM. Asthma and atopy in overweight children. Thorax. 2003;58(12):1031-5.

Scholtens PA, Oozeer R, Martin R, Amor KB, Knol J. The early settlers: intestinal microbiology in early life. Annu Rev Food Sci Technol. 2012;3:425-47.

Schwiertz A, Taras D, Schäfer K, Beijer S, Bos NA, Donus C, et al. Microbioma and SCFA in lean and overweight healthy subjects. Obesity (Silver Spring,). 2009;18(1):190-5.

Solé D, Wandalsen GF, Camelo-Nunes IC, Naspitz CK. Prevalence of symptoms of asthma, rhinitis, and atopic eczema among Brazilian children and adolescents identified by the International Study of Asthma and Allergies in Childhood (ISAAC) Phase 3. J Pediatr (Rio J). 2006;8(5):341-6.

Taddei CR, Oliveira FF, Duarte RTD, Talarico ST, Takagi EH, Carvalho IIR, et al. High abundance of Escherichia during the establishment of fecal microbiota in Brazilian children. Microb Ecol. 2014;67(3):624-34.

Trasande L, Blustein J, Liu M, Corwin E, Cox LM, Blaser MJ. Infant antibiotic exposures and early-life body mass. Int J Obes. 2013;37(1);16-23.

Tsukumo DM, Carvalho BM, Carvalho Filho MA, Saad MJA. Translational research into gut microbioma: new horizons on obesity treatment: updated 2014. Arch Endocrinol Metab. 2015;59(2):154-60.

Turnbaugh PJ, Ley RE, Mahowald MA, Magrini V, Mardis ER, Gordon JI. An obesity-associated gut microbiome with increased capacity for energy harvest. Nature. 2006;444(7122):1027-31.

Umano GR, Pistone C, Tondina E, Moiraghi A, Lauretta D, Del Giudice EM, et al. Pediatric obesity and the immune system. Front Pediatr. 2019;7:487.

Vael C, Verhulst SL, Nelen V, Goossens H, Desager KN. Intestinal microflora and body mass index during the first three years of life: an observational study. Gut Pathog. 2011;3(1):8.

Van Veen IH, Ten Brinke A, Sterk PJ, Rabe KF, Bel EH. Airway inflammation in obese and nonobese patients with difficult-to-treat asthma. Allergy. 2008;63(5):570-4.

WHO WHO. Obesity and overweight. 2020.

Obesidade

Louise Cominato
Ruth Rocha Franco

INTRODUÇÃO E PREVALÊNCIA

O excesso de peso é atualmente um grave problema de saúde pública em todo o mundo e a prevalência de obesidade mais do que dobrou desde 1980[1]. Segundo dados da Organização Mundial da Saúde (OMS), mais de 200 milhões de homens e cerca de 300 milhões de mulheres são obesos e pelo menos 2,8 milhões morrem por ano devido ao excesso de peso[2]. No Brasil, segundo dados do Instituto Brasileiro de Geografia e Estatística (IBGE) de 2008 e 2009, metade da população adulta acima de 20 anos apresentava excesso de peso (50,1% dos homens e 48% das mulheres)[3].

A obesidade infantil também vem aumentando e é considerada um dos mais sérios problemas de saúde pública do século XXI[4]. De acordo com o Centro de Controle e Prevenção de Doenças (CDC) dos Estados Unidos da América (EUA), a prevalência de obesidade em crianças de 6 a 11 anos aumentou substancialmente de 7% em 1980 para quase 18% em 2012[5]. Da mesma forma, em adolescentes de 12 a 19 anos também aumentou de 5% para quase 21% no mesmo período[5]. Recentemente, registrou-se estabilidade das taxas de obesidade infantil nesse país em algumas faixas etárias, porém a obesidade grave continua em ascensão e chega a 5,8%[6].

No Brasil, em 2008, o excesso de peso entre crianças de 5 a 9 anos já era de 33,5%, sendo 14,2% de obesos, e a região com maior prevalência era o Sudeste[7]. Estudo mais recente com boa representatividade nacional – o Estudo dos Riscos Cardiovasculares em Adolescentes: ERICA – avaliou adolescentes brasileiros e constatou prevalência de obesidade de 8,4%, sendo mais baixa na região Norte e mais alta na região Sul do Brasil[7]. Nesse mesmo estudo a prevalência nacional de síndrome metabólica foi 2,6%, sendo de 0,1% entre os adolescentes eutróficos, 3,3% entre os que apresentavam sobrepeso e 21,3% entre os adolescentes com obesidade, essa prevalência foi ainda maior nos adolescentes obesos do sexo masculino[8].

O risco de uma criança com obesidade tornar-se um adulto com obesidade é cerca de 70-80% e deve ser motivo de preocupação desde os primeiros anos de vida[9]. A estimativa até 2025 é que 268 milhões de crianças entre 5 e 17 anos estejam acima do peso, sendo 91 milhões de obesos[10]. Se nenhuma intervenção política for eficaz na mudança das tendências atuais, o número provável de crianças em 2025 com comorbidades relacionadas à obesidade será alarmante: 12 milhões apresentarão tolerância à glicose diminuída, 4 milhões com diabetes tipo 2, 27 milhões de hipertensos e 38 milhões apresentarão esteatose hepática[10]. O aumento de prevalência de obesidade também está associado ao desemprego de familiares, desvantagens sociais e redução da produtividade socioeconômica, criando cada vez mais um ônus econômico à sociedade[10].

CONCEITO E DIAGNÓSTICO

Obesidade é uma doença crônica multicausal resultante do balanço energético positivo. Em longo prazo, ocorre aumento da adiposidade que, com o tempo, leva a anormalidades estruturais, desordens fisiológicas e comprometimentos funcionais, aumentando o risco de desenvolver outras doenças crônicas e mortalidade prematura[11]. Como em outras doenças crônicas, a obesidade é diferenciada por vários fenótipos, apresentações clínicas e diferentes respostas ao tratamento proposto[11].

O diagnóstico de obesidade é feito a partir da constatação de excesso de gordura corporal. Devido à indisponibilidade e ao alto custo das técnicas que medem diretamente a gordura corporal, o índice de massa corporal (IMC), derivado do peso e da estatura, emergiu como a medida-padrão para classificar sobrepeso e obesidade também na infância. O IMC é calculado dividindo-se o peso corporal em quilogramas pela altura em metros quadrados. Em geral, o IMC fornece uma estimativa razoável da adiposidade de crianças saudáveis[11]. No entanto, ele pode superestimar a porcentagem de gordura em crianças pequenas ou com massa muscular relativamente alta e subestimar a adiposidade em uma proporção substancial de crianças, como aquelas com massa muscular reduzida devido ao sedentarismo[12]. Portanto, o IMC deve ser visto como uma medida substituta para avaliar a quantidade de tecido adiposo e suas limitações devem ser consideradas quando usadas em contextos clínicos. A circunferência da cintura e a relação cintura-altura podem ser usadas para avaliar a obesidade abdominal, enquanto a espessura das dobras cutâneas também pode ser útil como indicador de adiposidade[13].

Para a definição de obesidade e sobrepeso na infância, utilizam-se gráficos de percentis ou gráficos de escore z de IMC. No Brasil, a Sociedade Brasileira de Pediatria sugere o uso das curvas da OMS (Tabela XIII-1). O gráfico exibe uma curva em forma de "J", com o IMC de crianças pequenas diminuindo normalmente entre os 2 e 6 anos de idade e aumentando continuamente entre os 6 e os 20 anos. Essa diminuição e subsequente aumento na curva de IMC são denominados "rebotes da adiposidade". Se o IMC de uma criança não diminui ou aumenta precocemente entre 2 e 6 anos de idade, ela está em risco de obesidade. Esse fenômeno é chamado de "recuperação precoce da adiposidade"[14].

Para acessar as curvas de crescimento da OMS utilize o link: https://www.who.int/childgrowth/en/

ETIOPATOGENIA

Ambiente e genética

O peso corporal é o resultado de componentes genéticos, metabólicos, hereditários, comportamentais, ambientais, culturais, psicológicos e socioeconômicos. A principal causa do excesso de tecido adiposo é o desequilíbrio entre a ingestão e o gasto de calorias[15].

O mecanismo de regulação do peso corporal é complexo e envolve uma interação entre hormônios e neuropeptídeos, sob o controle dos núcleos hipotalâmicos[15]. A elucidação de diversas mutações em modelos de roedores permitiram a identificação da maioria das formas de obesidade monogênica na espécie humana[16], porém essas são raras e não explicam as formas mais comuns de obesidade. Os estudos dessas mutações têm permitido grande avanço no conhecimento sobre a base genética e fisiopatológica da obesidade, possibilitando o estudo de novas abordagens terapêuticas[17].

A crescente prevalência de obesidade comum (multifatorial) é provavelmente devida a uma interação complexa entre mudanças ambientais ("ambiente obesogênico") e predisposição genética individual[18]. Mudanças nos ambientes físico, social, político e econômico influenciam no quanto comemos e o quanto somos ativos[19]. É improvável que as mudanças genéticas sozinhas expliquem a rápida disseminação da obesidade em todo o mundo, já que o "*pool* genético" em uma população permanece bastante estável por muitas gerações e, portanto, leva muito tempo para que novas mutações ou polimorfismos se espalhem. Se nossos genes permaneceram praticamente os mesmos, o principal responsável por essa pandemia de obesidade é a mudança ambiental que facilita as pessoas a comerem demais e a se exercitarem menos[20].

O aumento simultâneo da obesidade em quase todos os países é impulsionado por mudanças no sistema alimentar global, que está produzindo alimentos cada vez mais processados, hipercalóricos e acessíveis do que antes[21]. O consumo excessivo de energia também é resultado das economias de mercado baseadas no consumo[22]. A energia *per capita* disponível em alimentos aumentou na maioria das regiões do mundo e esse aumento é suficiente para explicar o excesso de peso corporal médio da população em muitos países[23].

Esse consumo de alimentos altamente processados faz parte da mudança na alimentação nas últimas décadas em todo o mundo[2,24]. No Brasil, estudo transversal sobre consumo alimentar da Pesquisa de Orçamentos Familiares 2008-2009 em amostra representativa da população de 10 ou mais anos de idade observou que o maior consumo de alimentos ultraprocessados foi associado a maior teor de gorduras em geral, de gordura saturada, de gordura trans e de açúcar[25]. Além disso, foi observado menor consumo de fibras, proteínas, sódio e potássio, quando comparado ao consumo de alimentos *in natura* ou minimamente processados[25]. Adicionalmente, os adolescentes vêm alterando progressivamente o consumo de suas refeições, com frequente omissão do

Tabela XIII-1. Valores de referência para o diagnóstico do estado nutricional utilizando as curvas de IMC para idade para crianças acima de 5 anos, da Organização Mundial da Saúde.

Valor encontrado na criança	Valor encontrado na criança	Diagnóstico nutricional
< Percentil 0,1	< Escore z −3	Magreza acentuada
≥ Percentil 0,1 e < percentil 3	≥ Escore z −3 e < escore −2	Magreza
≥ Percentil 3 e < percentil 85	≥ Escore z −2 e < escore +1	Eutrofia
≥ Percentil 85 e < percentil 97	≥ Escore z +1 e < escore +2	Sobrepeso
≥ Percentil 97 e ≤ percentil 99,9	≥ Escore z +2 e ≤ escore +3	Obesidade
> Percentil 99,9	> Escore z +3	Obesidade grave

desjejum e substituição de almoço e jantar por lanches não saudáveis, mudanças comportamentais consideradas desfavoráveis à saúde[26].

O aumento rápido da obesidade nas últimas décadas não pode ser explicado pelo fator genético, porém existe uma base genética associada ao ganho de peso já bem estabelecida pela literatura. Estudos realizados na década de 1980 e 1990 com gêmeos e crianças adotadas evidenciaram forte ligação dos fatores genéticos com a regulação do peso corporal, demonstrando que existe associação do IMC dos pais biológicos com o dos filhos, mais do que com o fator ambiental[27]. Sabe-se também que existe risco bastante elevado de obesidade em crianças cujos pais também são obesos[28] e alguns estudos atribuem que 60 a 90% da variação do IMC está associada a fatores hereditários[29]. O *genome-wide association study* (GWAS) para IMC revelou importantes novos *insights* sobre a genética da obesidade, porém ainda existe grande limitação no entendimento da extensa variabilidade genética do IMC. Estudos que identificaram alguns polimorfismos na obesidade só explicam coletivamente menos de 3 a 5% da variabilidade do IMC[30-32]. A hereditariedade que influencia a variação do IMC está também diretamente relacionada com a idade; dessa maneira, aos 4 anos de idade ela está em torno 48%; aos 11 anos, 78%; atingindo seu pico na adolescência em torno de 90%[29]. Estudos em populações etnicamente diversas também destacam a relevância da contribuição genética no peso[33].

Embora estudos direcionados às interações gene-ambiente tenham surgido rapidamente na última década, os resultados ainda são bastante inconclusivos[18]. Outros fatores como absorção de nutrientes, metabolismo, gasto energético e prática de atividade física também são associados à hereditariedade, em torno de 20 a 50%[29]. O estudo da herança da obesidade é bastante difícil, por se tratar de uma doença poligênica complexa[34]. Até o momento, já foram identificados mais de 250 *loci* de suscetibilidade relacionados à obesidade comum[35,36]. Estudos de pessoas com obesidade grave levaram à identificação de variantes genéticas raras que afetam as principais vias moleculares e neurais envolvidas na homeostase da energia humana[37,38]. Essas variantes estão envolvidas na regulação da ingestão alimentar e na regulação do sistema nervoso central ou na função adipocitária[34,39].

Os mecanismos epigenéticos são responsáveis pela regulação da expressão gênica e modificações nesses mecanismos estão associadas ao desenvolvimento da obesidade[18], sendo considerados importantes no aumento vertiginoso da obesidade nos últimos 30 anos[40].

Epigenética é um termo usado para descrever processos que resultam em regulação hereditária da expressão gênica sem alteração na sequência de bases do DNA. A metilação do DNA (um dos mecanismos epigenéticos) em crianças é especialmente importante, pois as evidências mostram que os padrões de metilação estabelecidos no início da vida são persistentes[41,42]. O perfil de metilação nas regiões promotoras de alguns genes, cuja relação com a obesidade é bem conhecida, mostrou-se alterada em crianças e adultos com obesidade quando comparados com indivíduos magros[43,44]. Um exemplo disso é o aumento da metilação no gene *hypoxia induced factor 3 gene* (HIF3A), tanto no tecido adiposo subcutâneo (TAS) como no sangue total em indivíduos com IMC mais elevado. O gene HIF3A codifica o fator induzível por hipóxia 3α, um fator de transcrição que pertence à família de fatores induzíveis por hipóxia, cujas funções estão na adaptação de células e tecidos à hipóxia, uma característica comum ao tecido adiposo com a expansão dos adipócitos[45]. Estudos evidenciaram associação positiva entre metilação no primeiro íntron de HIF3A e IMC de adultos[46]. Além disso, o gene HIF3A tem correlação com vários parâmetros antropométricos, resistência à insulina e concentrações séricas de alanina transaminase (ALT), sugerindo uma relação entre obesidade e função hepática[47]. Outro exemplo é a constatação de que a perda de peso influencia a metilação do gene *ATP-binding-cassette-sub-family-G-member 1 gene* (ABCG1), a expressão e a atividade dessa proteína. Esse gene está envolvido de maneira crítica na regulação do metabolismo de lípides em macrófagos, hepatócitos e células da mucosa intestinal[48]. Vários estudos também demonstraram que o promotor do gene da leptina no sangue, saliva e sangue do cordão umbilical é hipometilado em crianças com obesidade, e esse estado está correlacionado negativamente com peso corporal, adiposidade e perfil metabólico[49,50].

Com todos esses estudos e descobertas, as análises de metilação do DNA em todo o genoma fornecem evidências de forte correlação dos padrões epigenéticos com as variáveis clínicas da obesidade[51] (Figura XIII-5).

O advento do GWAS levou à descoberta de novos fatores genéticos associados à obesidade, por exemplo, o gene *fat mass and obesity associated* (FTO) localizado no cromossomo 16[52,53]. FTO é uma variante genética relativamente comum e pessoas portadoras têm risco de obesidade 20% a 30% maior do que as não portadoras[53]. Outra variante genética associada à obesidade que foi identificada encontra-se no cromossomo 18, próximo ao gene do receptor da melanocortina 4[54].

Estudos sobre interações gene-ambiente relacionados à obesidade ainda estão engatinhando. As evidências até agora sugerem que a predisposição genética não é destino – muitas pessoas que carregam os chamados "genes da obesidade" não se tornam obesas –, pelo contrário, parece que ter uma dieta saudável e fazer exercícios podem neutralizar alguns dos riscos de obesidade relacionados a esses genes[55]. A maioria das pessoas provavelmente tem alguma predisposição genética para a obesidade, dependendo do histórico familiar e da etnia[56]. No entanto, avanços recentes nas estratégias de investigar todo o genoma demonstraram claramente que os locais associados à obesidade carregam genes envolvidos em vias que afetam os circuitos neuronais de regulação do ape-

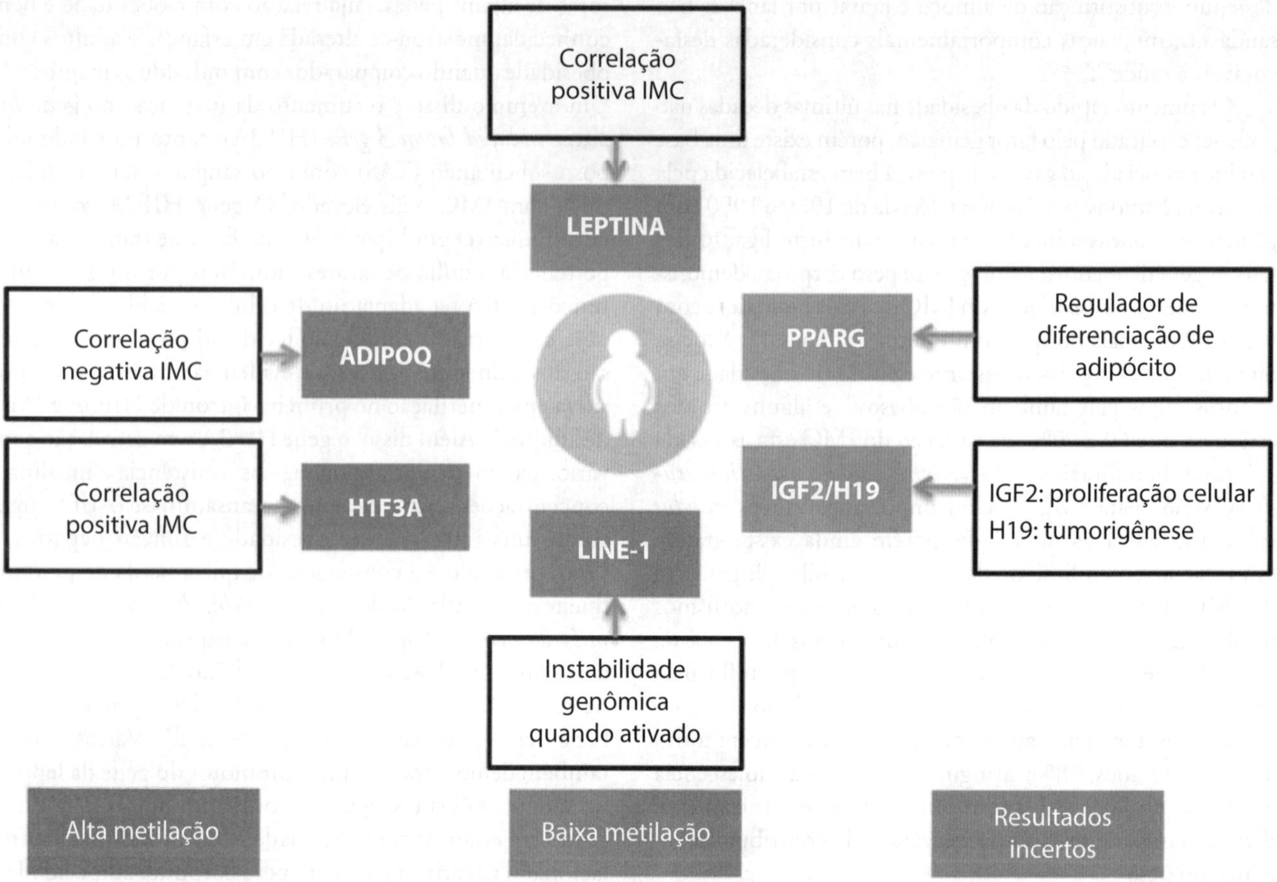

Figura XIII-5. Principais genes estudados na obesidade infantil, sua função e o perfil de metilação associado à obesidade infantil. ADIPOQ = adiponectina; HIF3A = fator 3α induzível por hipóxia; IGF2/H19 = fator de crescimento semelhante à insulina 2/RNA H19 não codificador longo; LINE-1 = elemento nuclear longo intercalado-1; LEP = leptina; *PPARG* = gene gama de receptores ativados por proliferador de peroxissomo[51].

tite e da saciedade como: *brain-derived-neurotrophic-factor-gene* (*BDNF*), *melanocortin-4-receptor* gene (*MC4R*) e *neurograin* gene (*NEGR*)[57-59] (ver capítulo Controle do Apetite).

Uma das principais lições que aprendemos até momento é que os efeitos desfavoráveis das variantes genéticas da obesidade podem ser compensados por mudanças comportamentais, como melhorar a dieta e a atividade física[60]. A intervenção do exercício induz grandes alterações na metilação do DNA do tecido adiposo humano[61]. Outras intervenções, principalmente as que induzem perda significativa de peso, como a cirurgia bariátrica, mostraram evidências de alterações epigenéticas associadas à melhora da saúde metabólica[58].

Obesidade monogênica

O papel da genética na obesidade comum (multifatorial/poligênica) é menos pronunciado do que em indivíduos com obesidade monogênica e sindrômica[18]. Uma herança "monogênica" é definida como a herança de um gene que tem forte efeito no fenótipo (trato mendeliano ou condição mendeliana), originando uma relação quase que de 1 para 1 entre genótipo e fenótipo. Um "gene maior" é definido como um gene que guarda uma variante associada a alto risco de desenvolver uma determinada doença[29]. As formas monogênicas de obesidade são pouco frequentes e apenas alguns genes, quando mutados, levam ao acúmulo de massa adiposa. As formas conhecidas de obesidade monogênica podem ser divididas em três grandes categorias, como descrito a seguir[62]:

1. Mutações em genes que têm um papel fisiológico no sistema leptina-melanocortina-hipotálamo (regulador do balanço energético). Nessa categoria está a obesidade causada por mutação do gene da leptina, do receptor de leptina, do receptor de melanocortina tipo 4 (MC4R), do pró-ópio-melanocortina (POMC) e pró-hormônio convertase 1/3 (PC1/3), cuja transmissão é autossômica recessiva, com exceção de *MC4R*, que pode ter herança autossômica dominante.
2. Mutações nos três genes necessários para o desenvolvimento do hipotálamo, que incluem: *SIM1*, *BDNF* (*brain-derived neurotrophic factor*) e *NTRK2* (*tropomyosin-rela-*

ted kinase B – receptor de *BDNF*). Mutações em um desses genes leva à grave obesidade, ressaltando o papel crítico do hipotálamo na regulação do peso corporal.

3. Mutações em genes que fazem parte de síndromes complexas, incluindo obesidade. Nesse grupo, as mutações são menos compreendidas na sua relação fisiopatológica com a obesidade. Síndrome de Bardet-Biedl (BBS), Alström e a síndrome de Prader-Labhardt-Willi são algumas dessas síndromes.

Mutações em genes associados ao sistema leptina-melanocortina-hipotálamo

Leptina

Em 1994, o gene da leptina, foi clonado e representou um marco para o desenvolvimento molecular na regulação corporal de gordura em mamíferos[63]. O hormônio leptina é produzido no tecido adiposo branco e seu receptor expressa-se em vários tecidos, mas seus efeitos sobre o peso corporal manifestam-se por ação hipotalâmica. A leptina é um regulador da quantidade de tecido adiposo e sua produção aumenta conforme o aumento da massa adiposa. Essa adipocina reduz a ingestão alimentar estimulando os neurônios POMC, com produção de αMSH, além de aumentar o gasto energético, o que tende a fazer a massa adiposa retornar ao seu *set point* inicial. Como afirma Morrison e Berthoud, "esses sistemas neurais de regulação de peso auxiliam poderosamente o regulador hipotalâmico a defender os limites inferiores do peso, mas fazem pouco para ultrapassar sua inerente fraqueza em defender o organismo da supernutrição e dos limites superiores de peso e de adiposidade[64]. Esse sistema foi desenvolvido de forma "assimétrica", ou seja, a leptina impede ou tenta impedir que o indivíduo morra de fome, pois a redução de suas concentrações, em situações de carência de tecido adiposo, leva a um apetite voraz, por meio da desinibição do neuropeptídeo Y (NPY) no hipotálamo. Quando se inicia acúmulo de tecido adiposo, a concentração de leptina aumenta, o que tenderia a reduzir o apetite, no entanto, acaba se desenvolvendo resistência à leptina e o indivíduo tende a acumular mais tecido adiposo.

A mutação do gene da leptina é uma das causas de obesidade monogênica[64], que leva a concentrações baixas de leptina sérica e obesidade grave se desenvolve já no início da vida. É uma condição rara, de herança autossômica recessiva, e pouco mais de 10 pacientes foram descritos até o momento, exibindo mutações *frameshift* (ΔG133) ou *missense* (R105Y)[65]. Todos os pacientes descritos apresentam em comum obesidade grave, hiperfagia, concentrações de leptina desproporcionalmente baixas para seu grau de obesidade. Nascem com peso normal, mas já a partir de 3 meses inicia-se um ganho exagerado de peso, podendo atingir 20kg com 1 ano de idade e mais de 50kg aos 5 anos. Além disso, tais pacientes apresentam mais de 50% de gordura corporal, quando o normal para crianças é de 15 a 25%[65]. Nos heterozigotos, a concentração de leptina é mais baixa e o índice de massa corporal mais elevado em comparação aos controles, implicando essa forma heterozigota como possível causa de muitos casos de obesidade comum (poligênica). Os pacientes com deficiência de leptina apresentam puberdade atrasada, com hipogonadismo hipogonadotrófico, o que ressalta o papel importante da leptina na indução puberal e alterada função de células T, que se traduz em frequentes infecções respiratórias. Como a leptina também regula a enzima pró-hormônio convertase 1/3 (PC1/3), responsável pela conversão de TRH e GHRH, a disfunção tireoidiana e distúrbios do crescimento podem fazer parte do quadro[65]. Esses pacientes beneficiam-se do uso de leptina, com significativa perda de peso e redução da proporção adipocitária. O sequenciamento do gene da leptina é o ponto alto do diagnóstico porque pode-se ter uma mutação que não afete a síntese ou a secreção da leptina, mas altere sua ligação ao receptor ou outras funções pós-receptor. Nesses casos, concentração sérica de leptina proporcional à massa adiposa pode estar presente[62].

Receptor da leptina

Os pacientes com mutação no receptor de leptina apresentam quadro clínico muito semelhante aos que têm mutação no gene da leptina. Laboratorialmente, diferenciam-se por apresentarem concentrações elevadas, e não baixas, do hormônio leptina. Os três primeiros casos descritos foram de irmãs de uma família argelina. A obesidade iniciou-se precocemente, elas nasceram com peso normal e, com 1 ano de idade, já pesavam mais de 15kg. Avaliadas na adolescência, apresentavam índice de massa corporal de 50 a 70kg/m^2, com uma proporção de gordura superior a 65%. Como na deficiência de leptina, apresentam hipogonadismo hipogonadotrófico e secreção alterada do hormônio de crescimento e do hormônio tireoidiano[66]. Nos pacientes com mutação no receptor de leptina, as concentrações séricas da leptina não são mais elevadas do que em uma pessoa obesa, sem a mutação, o que sugere que não exista mecanismo de *feedback* entre o receptor de leptina e o tecido adiposo. A leptina é secretada do mesmo modo, com o receptor funcionando ou não.

Pró-ópio-melanocortina (POMC)

A POMC é precursora de cinco proteínas biologicamente ativas: ACTH, αMSH, βMSH, γMSH e β-endorfina, por meio da ação das pró-convertases. Enquanto o ACTH é produzido na hipófise (pela ação da PC1/3), os outros são produzidos no hipotálamo e na pele, mas não na hipófise. Os pacientes com deficiência completa de POMC apresentam insuficiência adrenal já ao nascimento, pois não conseguem secretar ACTH. A hiperfagia e a obesidade resultam da falta de estimulação, pelo αMSH, no receptor melanocortina tipo 4 (MC4R), que é um fator anorexígeno. Os pacientes nascem com peso normal, mas, já antes dos 6 meses de idade, estão obesos. Com 1 ano de idade ultrapassam 15kg, e aos 3 anos, mais de 25kg. Entre os pacientes descritos, o cabelo avermelhado (pela falta de αMSH) ocorreu na grande maioria dos pacientes, porém ter cabelos negros não exclui deficiência de *POMC*[67]. Pacientes heterozigotos para a mutação da *POMC* apresentam IMC mais elevado e hiperfagia, sem outras manifestações clínicas, tais como insuficiência suprarrenal[67].

Pró-hormônio convertase 1/3 (PC1/3)

As pró-convertases (PC) atuam clivando precursores hormonais em peptídeos biologicamente ativos. As PC1/3 e a PC2 expressam-se seletivamente em tecidos neuroendócrinos convertendo pró-TRH, pró-glucagon, pró-insulina, pró-GHRH, POMC, pró-neuropeptídeo Y e pró-CART (transcritos relacionados à anfetamina e à cocaína) em seus hormônios na forma ativa. Os casos descritos de mutação da PC1/3 mostram obesidade grave de início precoce, hiperfagia que provavelmente ocorre por falta de ação do αMSH no receptor de melanocortina tipo 4. Os pacientes descritos apresentavam leve hipocortisolismo devido à deficiência parcial de ACTH, não tão intensa quanto a dos pacientes com deficiência de POMC. Má absorção pode ocorrer devido a um processamento inadequado de pró-glucagon para GLP-2, em células intestinais, prejudicando seu efeito trófico[68]. Devido ao processamento inadequado de pró-insulina nas células β, pode haver hiperglicemia pós-prandial com hipoglicemia reativa posterior. No momento, a única avaliação laboratorial que pode sugerir o diagnóstico de mutação de PC1/3 é a dosagem de pró-insulina e de insulina, mostrando relação aumentada entre elas[68]. Os que apresentam heterozigose para a mutação de PC1/3 não têm fenótipo especial, já que há uma superposição de especificidade de substrato e redundância funcional entre PC1/3 e PC2[68].

Receptor de melanocortina tipo 4 (MC4R)

A descrição da via da melanocortina iniciou-se com o estudo de ratos obesos com pelagem amarela (conhecidos como ratos amarelos *agouti*), descobertos há mais de 100 anos. O gene mutado é chamado *agouti* ou proteína sinalizadora do *agouti* (ASIP). Inicialmente, ASIP não era vista como uma proteína candidata à obesidade por ser produzida somente na pele, porém também apresenta ação parácrina, bloqueando a ligação do αMSH a outros receptores de melanocortina, incluindo MC3R e MC4R, que são expressos em centros hipotalâmicos reguladores do peso. Dessa forma, nos ratos amarelos obesos, a obesidade resulta da expressão da ASIP no hipotálamo, onde ela antagoniza a ligação de αMSH ao MC3R e MC4R. Vários estudos têm demonstrado que a injeção intraventricular de αMSH resulta em ingestão alimentar reduzida. Entre os vários sistemas componentes do circuito leptina-melanocortina, podemos dizer que o receptor de melanocortina tipo 4 é a molécula mais especializada, sendo sua herança autossômica dominante. Com apenas um alelo mutado, desenvolve-se obesidade grave, de início precoce. Os pacientes que apresentam mutação *MC4R* não exibem outras alterações físicas, hormonais ou de desenvolvimento, ressaltando o papel do *MC4R* como muito específico para o balanço energético. Entre as várias causas de obesidade monogênica, a mutação do gene *MC4R* é a mais frequente, respondendo por 2,83% das crianças com obesidade de início precoce e 2,35% dos adultos com obesidade de início mais tardio[69]. De todas as causas de obesidade monogênica, elucidamos somente em torno de 5% delas. A mutação *MC4R* responde por 50% dessas causas monogênicas[69]. Dependendo do grau de comprometimento funcional da mutação *MC4R*, têm-se fenótipos variados, desde indivíduos magros até gravemente obesos, com início precoce. Trata-se de uma mutação autossômica dominante, com apenas um alelo afetado e isso é suficiente para que o quadro clínico se expresse. No entanto, em situações de mutação em ambos os alelos, o fenótipo é muito mais pronunciado, comparável aos pacientes com deficiência de leptina, mutação no receptor de leptina e POMC[70]. A via da melanocortina tem-se tornado extremamente interessante para a elucidação de mecanismos fisiopatológicos envolvidos na obesidade por várias razões: ela inclui mais genes da obesidade do que a via da leptina e contém o gene com a mutação mais comum causadora de obesidade. Sua descoberta ilustra que a compreensão da biologia pode seguir-se à compreensão das vias envolvidas no processo e, abrindo caminho para futuros medicamentos, antiobesidade.

Obesidade causada por genes que afetam o desenvolvimento neural

Três genes têm-se revelado importantes no desenvolvimento hipotalâmico em modelos de camundongos e mutações nesses genes têm sido descritas em obesidade humana, por meio de mecanismos até agora desconhecidos: *SIM1*, *BDNF* e *NTRK2*[62].

SIM1 (single-minded homolog 1)

SIM1 está localizado no cromossomo 6q16.3-q21 e consiste em 11 éxons com 75kb. O *SIM1* codifica um fator de transcrição hipotalâmico na família helix loop helix loop/Per Arnt Sim (bHLH-PAS)[71]. Sua principal função descrita é a ação na formação do núcleo paraventricular do hipotálamo, fundamental para a regulação da ingestão alimentar. O *SIM1* também desempenha papel importante na regulação da homeostase energética, interagindo com a via de sinalização da melanocortina e as variantes de perda de função nesse gene estão entre as causas conhecidas de obesidade monogênica em humanos e camundongos[72,73]. A primeira mutação nesse gene foi descrita em 2000, em menina com obesidade grave de início precoce: aos 3 meses de idade, hiperfagia, alta estatura e gasto energético normal. Não havia outras características sindrômicas, alterações hormonais ou anomalias do desenvolvimento[74].

BDNF (brain-derived neurotrophic factor) e seu receptor TRKB (tropomyosin-related kinase B)

Tanto *BDNF* (cromossomo 11) quanto TRKB regulam a proliferação, sobrevida e diferenciação de neurônios durante a fase de desenvolvimento, e na vida adulta, a plasticidade do sistema nervoso. A deficiência parcial de BDNF e TRKB em camundongos causam hiperfagia e obesidade. Em 2006, foi publicado o primeiro caso de mutação de *BDNF* em uma menina de 8 anos de idade, com hiperfagia e obesidade, associado ao quadro de hiperatividade, alteração na cognição, na memória e na nocicepção[75]. Um caso de mutação de novo no gene *NTRK2* (9q22.1), que codifica o TRKB, foi descrito em um menino de 8 anos de idade, com hiperfagia e obesidade de início precoce, associado a atraso de desenvolvimento, comportamento estereotipado, alterações de memória, do aprendizado e da nocicepção[76].

COMORBIDADES RELACIONADAS À OBESIDADE

Sobrepeso e obesidade em crianças estão associados a várias comorbidades devido a doenças cardiovasculares (DCV), com mortalidade prematura na idade adulta[77-81]. Quanto maior a gravidade da obesidade, maiores os riscos de fatores cardiometabólicos, principalmente entre os meninos[82]. Crianças e adolescentes com obesidade apresentam maior prevalência da maioria das comorbidades identificadas, em relação às crianças e adolescentes de peso saudável. O excesso de adiposidade pode ser acompanhado pelas seguintes alterações:

Anormalidades estruturais – como hipertrofia ventricular esquerda, linfedema/estase venosa, distúrbios musculoesqueléticos, esteatose hepática/fibrose[11].

Anormalidades funcionais – como refluxo gastroesofágico, incontinência urinária, incapacidade ou dificuldade de locomoção, presença de fatores de risco para doenças crônicas, incluindo os seguintes: resistência à insulina, inflamação crônica, dislipidemia e pressão arterial elevada; infertilidade; idade mais precoce da menarca e, durante a gravidez, múltiplos desfechos fetais e neonatais adversos[11].

Sinais e sintomas – incluindo hiperfagia, síndrome da apneia obstrutiva do sono/hipoventilação da obesidade, tolerância ao exercício prejudicada[11].

O risco elevado de mortalidade prematura[11] e o aumento do risco de comorbidades, incluindo condições que favorecem o desenvolvimento ou piora de mais de 200 doenças crônicas como doença cardiovascular; alguns tipos de câncer; doenças cerebrovasculares; *diabetes mellitus* tipo 2; hipertensão; asma; doenças psiquiátricas (incluindo depressão); síndrome dos ovários policísticos; doença hepática gordurosa não alcoólica; doença do refluxo gastroesofágico; doença da vesícula biliar; osteoartrite; pré-eclâmpsia e *diabetes mellitus* gestacional; pseudotumor cerebral[11].

Metanálise identificou que crianças e adolescentes com obesidade tinham 1,4 vez mais risco de ter pré-diabetes; 4,4 vezes, pressão alta; 26,1 vezes, doença hepática gordurosa não alcoólica (DHGNA); e 1,7 vez, asma[83].

A prevalência de DHGNA é particularmente preocupante, pois é considerada uma doença silenciosa com propensão a fibrose e cirrose[84]. Outra grande preocupação é o risco aumentado para doenças malignas: vários estudos encontraram diversos tipos de câncer associados à obesidade (colorretal, rim, próstata, mama e ovário)[85].

A obesidade também está associada à função neurológica executiva comprometida. Essa relação pode ser parcialmente explicada pela espessura cortical reduzida associada ao IMC[86]. O desenvolvimento da função executiva está ligado à maturação do córtex pré-frontal (PFC) na infância. O aumento do IMC foi associado a uma espessura cortical média significativamente reduzida, bem como a uma espessura cortical diminuída bilateralmente nas regiões corticais pré-frontais. Dessa maneira, a obesidade infantil tem sido associada a alterações na estrutura cerebral, particularmente no PFC, bem como a déficits nas funções executivas[86].

A obesidade é responsável, direta ou indiretamente, pela redução da qualidade de vida dos indivíduos afetados e impõe custos econômicos e sociais substanciais[11], além de consequências psicológicas[87,88].

Diante de todas essas comorbidades, devem-se examinar cuidadosamente as histórias médicas, familiares e as avaliações laboratoriais de crianças e adolescentes com sobrepeso ou obesidade, a fim de identificar comorbidades precocemente e iniciar um tratamento adequado. Leia mais detalhes no capítulo Comorbidades na Obesidade.

DIAGNÓSTICO DIFERENCIAL

A obesidade exógena é a principal causa de obesidade, responsável por mais de 95% dos casos, e sua etiologia é multifatorial. A obesidade endógena pode ser secundária a distúrbios genéticos e a doenças endocrinometabólicas e corresponde a uma pequena porcentagem dos casos (cerca de 1-5%).

O diagnóstico diferencial de crianças com obesidade começa com uma avaliação do crescimento linear. O crescimento linear acontece em crianças até a fusão das placas de crescimento. Crianças com obesidade exógena apresentam crescimento normal ou acelerado. Essas crianças correm o risco de desenvolver precocemente características sexuais secundárias e podem ter um avanço da idade óssea que excede a idade cronológica em mais de 2 desvios-padrão. Por outro lado, criança com obesidade que apresenta velocidade de crescimento abaixo do esperado para a idade deve ser avaliada para descartar endocrinopatias como: deficiência de hormônio do crescimento (GH), hipotireoidismo ou síndrome de Cushing. Sobrepeso/obesidade também podem estar associados a telarca, pubarca e menarca precoces em meninas[89]. A evidência é mais forte em meninas do que em meninos porque um subgrupo de meninos com obesidade pode apresentar atraso puberal[90]. A avaliação de causas endocrinológicas deve ser feita se o paciente estiver abaixo de seu potencial genético e/ou se a velocidade de crescimento estiver diminuída, ou com sinais e/ou sintomas característicos de doença endocrinológica como "face de lua cheia, presença de giba, bócio, entre outros[91]. No entanto, vale ressaltar que pacientes com obesidade hipotalâmica adquirida por um tumor ou em decorrência de cirurgia ou radioterapia podem ter velocidade de crescimento adequada mesmo quando a produção de GH é deficiente[92-94]. Anamnese completa é crucial para avaliar uma criança obesa, já que a obesidade e as comorbidades associadas podem ser assintomáticas/ subclínicas, mas têm tendências familiares. Em antecedentes familiares, perguntar ativamente sobre histórico de obesidade; cirurgia bariátrica (normalmente não revelada pelas famílias, a menos que solicitado especificamente); *diabetes mellitus* tipo 2; diabetes gestacional; dislipidemia; hipertensão; esteatose hepática; cirrose; apneia do sono e uso de pressão positiva contínua nas vias aéreas; eventos/ mortes prematuras por DCV (como ataques cardíacos ou derrames); e (nas mulheres) sinais e sintomas associados à infertilidade, SOP ou hiperandrogenismo[95]. Deve-se avaliar a presença de poliúria/polidipsia, visão embaçada, vaginite/ secreção fúngica em meninas e perda de peso inexplicável, todas indicativas de hiperglicemia. Interrogar sobre presença de cefaleias inexplicáveis frequentes que aumentam a possibilidade de hipertensão, pseudotumor cerebral ou apneia do sono; ronco habitual, sono inquieto, cefaleias matinais, cansaço generalizado e/ou sonolência diurna excessiva, bem como comportamento desatento hiperativo em crianças pequenas como manifestações de apneia do sono[96]; desconforto gastrointestinal como manifestação de DHGNA[97]; sintomas musculoesqueléticos[98]; e (nas meninas púberes) acne, hirsutismo (incluindo o uso recente de técnicas de remoção de pelos que mascarariam o grau de hirsutismo no momento do exame) e início e padrão da menstruação para rastrear a possibilidade de síndrome dos ovários policísticos. Os médicos devem obter histórico cuidadoso de distúrbios psiquiátricos, porque crianças e adolescentes com sobrepeso ou obesidade têm maior probabilidade de sofrer de distúrbios de saúde mental do que seus colegas de peso normal[99,100]. Além disso, deve-se interrogar sobre o uso de antipsicóticos de segunda geração, como clozapina, risperidona, olanzapina e quetiapina, devido à associação com o ganho de peso[101,102].

As causas genéticas da obesidade devem ser consideradas em crianças com obesidade grave antes dos 5 anos de idade. Essas crianças podem apresentar atraso no desenvolvimento, baixa estatura, *fácies* dismórfica e hiperfagia. A pesquisa genética envolve estudos de metilação do DNA, sequenciamento de exoma, além de cariotipagem que procuram síndromes conhecidas: Prader-Willi, Bardet-Biedl, X frágil, osteodistrofia hereditária de Albright, Alström, deficiência de leptina congênita, deficiência de POMC, deficiência de MC4R e síndrome de Cohen. No entanto, muitas outras causas genéticas de obesidade não associadas a síndromes conhecidas, sem dúvida, podem estar presentes[103-106].

As principais causas de obesidade estão descritas no quadro XIII-2.

Quadro XIII-2. Causas de obesidade infantil e juvenil.

Obesidade endógena	Endócrinas	**Hipotireoidismo** **Síndrome de Cushing** **Deficiência de hormônio de crescimento**
	Genéticas	**Desordens monogênicas** – Mutação do receptor de melanocortina 4 – Deficiência de leptina – Deficiência de pró-opiomelanocortina **Síndromes** – Prader-Willi – Bardet-Biedl – Cohen – Alström – Frohlich – Osteodistrofia de Albright
	Neurológicas	**Lesão cerebral** (trauma, infecção, radiação) **Tumor cerebral**
	Psicológicas	**Depressão** **Distúrbios alimentares**
	Farmacológicas	**Antidepressivos tricíclicos** **Contraceptivos orais** **Antipsicóticos** **Anticonvulsivantes** **Glicocorticoides**
Obesidade exógena	Desequilíbrio entre ingestão alimentar e gasto energético	

Causas endocrinológicas

Hipotireoidismo

Na maioria dos casos, o hipotireoidismo não justifica o ganho de peso, que, na maioria dos casos, está associado ao desenvolvimento de mixedema, o qual ocorre devido ao acúmulo de fluido e mucopolissacárides. Esse acúmulo pode ser facilmente diferenciado do excesso de tecido adiposo. Em nosso ambulatório de obesidade infantil, na avaliação de 400 pacientes que já passaram pelo nosso serviço (Grupo BOIA – Brigada contra a Obesidade na Infância e Adolescência – ICr HC-FMUSP), menos de 1% dos pacientes apresentam hipotireoidismo e, nesses pacientes, o tratamento somente com levotiroxina não levou ao emagrecimento, mostrando que eles apresentavam obesidade exógena associada ao hipotireoidismo e não obesidade secundária ao hipotireoidismo.

Deficiência de hormônio de crescimento

O paciente com deficiência de hormônio de crescimento pode apresentar obesidade com acúmulo de gordura abdominal. Também apresenta fácies característica com nariz pequeno "em sela", fronte proeminente, além de lentificação importante do crescimento e atraso da idade óssea, situação bem diferente da obesidade exógena, em que geralmente a altura está acima do canal-alvo e a idade óssea está normal ou avançada. Deve-se ter cuidado na avaliação de deficiência de hormônio de crescimento em crianças obesas por meio de testes de estímulos, pois muitas não respondem aos testes e podem ser erroneamente consideradas deficientes. Assim, a avaliação antropométrica e da idade óssea são fundamentais nessa diferenciação[107].

Hipercortisolismo

A obesidade ocorre em torno de 97% dos casos de hipercortisolismo, sendo muitas vezes a principal queixa clínica. A distribuição é centrípeta, com depósito do tecido gorduroso na região abdominal, sendo predominantemente perivisceral, e no mediastino, peritônio, tecido subcutâneo da face (face em "lua cheia"), fossa supraclavicular e região dorsocervical (giba). Importante ressaltar que na síndrome de Cushing a distribuição de gordura pode ser inicialmente generalizada. Além do depósito de gordura, o grande diferencial desses pacientes é a baixa estatura, além do atraso da idade óssea, presença de estrias vinhosas e hipertensão arterial. A história clínica também é muito importante para o diferencial entre síndrome de Cushing e obesidade exógena, devendo-se afastar o uso de corticosteroide por via oral ou tópico.

Obesidade associada à síndrome genética

Prader-Labhardt-Willi (PWS)

Ver capítulo específico nesta mesma parte.

Bardet-Biedl

A síndrome de Bardet-Biedl (BBS) é uma rara ciliopatia autossômica recessiva caracterizada por distrofia retiniana, obesidade, polidactilia pós-axial, disfunção renal, dificuldades de aprendizado e hipogonadismo[108]. A incidência estimada é de 1:160.000 nas populações do norte da Europa, 1:13.500 em algumas populações árabes. Muitas características secundárias associadas podem ser úteis no diagnóstico e são importantes no manejo clínico da BBS. O diagnóstico é baseado em achados clínicos e pode ser confirmado pelo sequenciamento genético. O desenvolvimento de diabetes tipo 2 é prevalente entre os pacientes, pode estar relacionado ao grau de obesidade e é frequentemente encontrado em associação com outros sinais de síndrome metabólica[109]. Os genes *BBS* codificam proteínas que se localizam nos cílios e no corpo basal e estão envolvidos na biogênese e na função dos cílios. As mutações levam à contabilização defeituosa dos cílios em parte pelos efeitos pleiotrópicos observados na BBS[109]. O teste genético molecular está disponível e, atualmente, sabe-se que 16 genes estão associados à síndrome de Bardet-Biedl, representando aproximadamente 80% da BBS diagnosticada clinicamente[108].

Carpenter

A síndrome de Carpenter é um distúrbio autossômico recessivo raro que pertence a um grupo de síndromes raras de craniossinostoses[110]. É causada por mutação *nonssense* homozigota L145X no gene *RAB23*. O gene *RAB23* pertence à família RAB que regula o tráfego de proteínas associadas à membrana e está envolvido na formação do cílio primário[111]. As características clínicas incluem fácies peculiar, assimetria do crânio, polidactilia, braquimesofalangia, sindactilia leve dos tecidos moles, obesidade, hipogenitalismo, doença cardíaca congênita e retardo mental.

Alström

A síndrome de Alström é um distúrbio genético autossômico recessivo, causado por mutações no *ALMS1* (Chr 2p13), um gene de função molecular atualmente desconhecida. A síndrome de Alström é multissistêmica, com distrofia retiniana em cone-haste levando a cegueira juvenil, perda auditiva neurossensorial, obesidade, resistência à insulina com hiperinsulinemia e *diabetes mellitus* tipo 2. Incidências muito altas de fenótipos adicionais de doenças que podem afetar gravemente o prognóstico e a sobrevida incluem anormalidades endócrinas, miocardiopatia dilatada, fibrose pulmonar, doença pulmonar restritiva, insuficiência hepática e renal progressiva. Outras características clínicas presentes em alguns pacientes são: hipertensão, hipotireoidismo, hiperlipidemia, hipogonadismo, anormalidades urológicas, baixa estatura, distúrbios osteomusculares. A maioria dos pacientes demonstra inteligência normal, embora alguns relatos indiquem atraso nos desenvolvimentos psicomotor e intelectual. O tempo de vida de pacientes com síndrome de Alström raramente excede 40 anos. Não existe terapia específica para essa síndrome, mas o diagnóstico e a intervenção precoces podem moderar a progressão dos fenótipos da doença e melhorar a longevidade e a qualidade de vida dos pacientes[112].

TRATAMENTO

Tratar a obesidade requer abordagens que combinem intervenções individuais com mudanças no ambiente e na sociedade. A compreensão das notáveis diferenças regionais na prevalência e nas tendências dessa doença pode ajudar a identificar os principais fatores agravantes da obesidade naquela população e fornecer dados sobre quais as estratégias de intervenção possam ser mais promissoras. De maneira individual, o tratamento convencional proposto para obesidade infantil fundamenta-se na mudança do estilo de vida da criança com redução da ingestão calórica e aumento do gasto energético; para que haja sucesso nesse processo, é fundamental o envolvimento familiar.

Ao contrário de outras causas de morte e incapacidade evitáveis, como uso de tabaco, lesões e doenças infecciosas, não existem populações nas quais a epidemia de obesidade tenha sido revertida por medidas de saúde pública. Dessa maneira, é necessário aumentar os recursos de prevenção, tratamento e pesquisas sobre a obesidade. Alguns pontos importantes ainda precisam ser implementados: 1. desmistificar as percepções públicas de que a obesidade é uma escolha de estilo de vida ou um comportamento aberrante; 2. reduzir o estigma e a discriminação direcionados às pessoas com obesidade, pois os danos causados limitam o progresso das políticas públicas no tratamento de forma séria e adequada[11].

Aspectos comportamentais e ambientais são os grandes responsáveis pelo ganho de peso e é onde os profissionais de saúde devem focar suas abordagens para prevenção e tratamento da obesidade infantil. Uma das medidas mais relevantes na perda do peso na infância é o envolvimento dos pais[113].

Combate ao sedentarismo deve ser uma das primeiras ferramentas utilizadas nessa batalha. A obtenção de histórico de comportamentos sedentários, tempo de exposição a telas, assim como de tempo de atividade física (duração, frequência, na escola e em casa, participação esportiva, caminhada até a escola e lojas) é fundamental. O aumento da atividade física isoladamente modifica pouco o peso e a adiposidade, porém programas bem estruturados podem melhorar a coordenação motora, a saúde esquelética, o aumento da massa magra, a flexibilidade, a capacidade aeróbica, a autoconfiança e ainda aumentar a inclusão social[113].

Ao considerar como modificar a ingestão alimentar de uma criança com obesidade, não existe uma abordagem universalmente aceita. É necessário um entendimento da ingestão adequada de uma criança saudável como ponto de partida, assim como as necessidades nutricionais para as diversas faixas etárias. Embora as várias técnicas de avaliação da ingestão alimentar não sejam confiáveis e estejam sujeitas a erros[114], é importante estimar o tipo e a quantidade de ingestão alimentar, de bebidas açucaradas, frequência do comer fora de casa, local onde as refeições são realizadas, frequência e tipo de lanches (entre outros problemas alimentares). Estimular as refeições em família é um ato importante, existem evidências mostrando que as famílias que fazem refeições juntas consomem mais alimentos saudáveis[114] e as crianças aprendem a experimentar novos alimentos observando seus pais. O estilo de alimentação dos pais é significativo no modelo a ser seguido pelos filhos[114]. Refeições fora de casa ou na frente da TV estão associadas à maior ingestão de gordura e alimentos hipercalóricos[114]. A restrição autoritária de *junk-food* está associada ao aumento do desejo por alimentos não saudáveis e maior peso[114]. A maior disponibilidade e exposição repetida a alimentos saudáveis são essenciais para o desenvolvimento de preferências e podem superar a aversão a alguns tipos de alimentos[115].

Segundo o posicionamento da Obesity Society de 2018, as intervenções que incluem dieta combinada com incentivo à atividade física podem reduzir o risco de obesidade (z-IMC e IMC) em crianças de 0 a 5 anos de idade[11]. No entanto, intervenções que se concentram apenas na atividade física não parecem ser eficazes em crianças dessa idade[11]. Por outro lado, para crianças com mais de 6 anos de idade e adolescentes as intervenções focadas apenas na atividade física podem reduzir o risco de obesidade[11]. Para o grupo de adolescentes com obesidade grave, a perda de peso costuma ser mínima somente com intervenções em mudança de estilo de vida e os pacientes continuam obesos mesmo após as mudanças iniciais[93]. Nesses casos, o tratamento deve ser mais intensivo e alguns medicamentos devem ser considerados. O tratamento cirúrgico também pode ser discutido nessa situação, pois acaba sendo a única opção diante da gravidade[93]. Para mais informações sobre medicamentos e cirurgia bariátrica, ver os capítulos específicos Tratamento Farmacológico da Obesidade na Infância e na Adolescência e subcapítulo Cirurgia Bariátrica no Adolescente p. 825.

MEDICINA DE PRECISÃO NA OBESIDADE

O tratamento individualizado, levando em consideração os perfis de risco pessoal e a resposta a várias opções de tratamento, é considerado a abordagem terapêutica mais eficaz para doenças complexas no futuro[116]. O tratamento individualizado deve incluir o tipo de intervenção com exercícios, dieta e medicamentos específicos. Embora grandes avanços tecnológicos tenham aberto novos caminhos para decifrar a arquitetura genética da obesidade comum[30], a medicina de precisão visando a terapia individualizada, suas comorbidades e variáveis clínicas ainda está engatinhando[117]. Os marcadores genéticos disponíveis até o momento não atendem aos critérios de biomarcadores adequados na medicina de precisão. Outras limitações estão na grande variabilidade interindividual das variáveis clínicas que dificultam, adicionalmente, o tratamento individualizado[118]. No entanto, houve um progresso significativo no estabelecimento de grandes bancos de dados genéticos e ferramentas de bioinformática, que serão extremamente úteis em esforços futuros para decifrar a variabilidade fenotípica individual[119].

É importante ressaltar que as interações *gene vs. ambiente* que influenciam o resultado pessoal na perda ou recuperação de peso, intervenção na dieta ou alterações no estilo de vida aumentam ainda mais a variabilidade interindividual[120]. Até agora, as aplicações clínicas da medicina de precisão na obesidade comum são limitadas e é necessário mais progresso na identificação e validação de biomarcadores adequados. Em contrapartida, na obesidade monogênica, o aconselhamento individualizado é possível por meio de testes genéticos de genes candidatos, como leptina, receptor de leptina, *MC4R* e *POMC*. Mutações no *LEP* resultam em grave deficiência de leptina, que pode ser tratada pela administração de leptina recombinante[17]. Recentemente, fortes evidências foram relatadas para o tratamento da obesidade grave em indivíduos com mutações no receptor MC4R e no LEPR com uma nova droga, um agonista do MC4R, o setmelanotide. Essa droga vem sendo estudada também em outras causas de obesidade monogênica com resultados positivos[70]. Ainda há muito o que se estudar no âmbito do tratamento dessa doença complexa.

CONCLUSÃO

A prevenção e o tratamento da obesidade são desafiadores, porque a interação de fatores genéticos da obesidade com o ambiente obesogênico é complexa. Modificações epigenéticas podem contribuir para a obesidade, no entanto não se sabe até que ponto os hábitos alimentares, a preferência alimentar e a atividade física afetam a expressão gênica por meio de mecanismos epigenéticos.

Pesquisas futuras devem permitir melhor compreensão das contribuições genéticas para a obesidade – especialmente as interações comuns entre obesidade e gene-ambiente. Importante lembrar que, em geral, a contribuição dos genes para o risco de obesidade é pequena, enquanto a contribuição de nosso ambiente "tóxico" é enorme. Como um cientista escreveu: "Os genes podem codeterminar quem fica obeso, mas nosso ambiente determina quantos ficam obesos"[121]. É por isso que os esforços de prevenção da obesidade são tão importantes, desde antes da concepção, assim como a luta em melhorar nosso ambiente e ensinar as pessoas a fazerem escolhas mais saudáveis.

REFERÊNCIAS

1. Rajjo T, Mohammed K, Alsawas M, Ahmed AT, Farah W, Asi N, et al. Treatment of pediatric obesity: an umbrella aystematic Review. J Clin Endocrinol Metab. 2017;102(3):763-75.
2. Jaacks LM, Vandevijvere S, Pan A, McGowan CJ, Wallace C, Imamura F, et al. The obesity transition: stages of the global epidemic. Lancet Diabetes Endocrinol. 2019;7(3):231-40.
3. Brasil. Ministério do Planejamento, O.e.G.I.B.d.G.e.E.P.-. POF 2008-2009: desnutrição cai e peso das crianças brasileiras ultrapassa padrão internacional. Available from: http://www.ibge.gov.br/home/presidencia/noticias/noticia_visualiza.php?id_noticia=1699&id_pagina=1. Accessed in 2011 (Jul 12) [cited 2011.
4. Bluher M, Obesity: global epidemiology and pathogenesis. Nat Rev Endocrinol. 2019;15(5):288-98.
5. Ogden CL, Carroll MD, Kit BK, Flegal KM. Prevalence of childhood and adult obesity in the United States, 2011-2012. JAMA. 2014;311(8):806-14.
6. Ogden CL, Fryar CD, Hales CM, Carroll MD, Aoki Y, Freedman DS. Differences in obesity prevalence by demographics and urbanization in US children and adolescents, 2013-2016. JAMA. 2018; 319(23):2410-8.
7. Sichieri R, Cardoso MA. ERICA: Study of Cardiovascular Risk Factors in Adolescents. Rev Saude Publica. 2016;50 Suppl 1(Supp 1): 1s.
8. Kuschnir MC, Bloch KV, Szklo M, Klein CH, Barufaldi LA, Abreu GA, et al. ERICA: prevalence of metabolic syndrome in Brazilian adolescents. Rev Saude Publica. 2016;50 Suppl 1(Supp 1):11s.
9. Freedman DS, Khan LK, Serdula MK, Dietz WH, Srinivasan SR, Berensonet GS. The relation of childhood BMI to adult adiposity: the Bogalusa Heart Study. Pediatrics. 2005;115(1):22-7.
10. Lobstein T, Jackson-Leach R. Planning for the worst: estimates of obesity and comorbidities in school-age children in 2025. Pediatr Obes. 2016;11(5):321-5.
11. Jastreboff AM, Kotz CM, Kahan S, Kelly AS, Heymsfield SB. Obesity as a disease: The Obesity Society 2018 Position Statement. Obesity (Silver Spring). 2019;27(1):7-9.
12. Javed A, Jumean M, Murad MH, Okorodudu D, Kumar S, Somers VK, et al. Diagnostic performance of body mass index to identify obesity as defined by body adiposity in children and adolescents: a systematic review and meta-analysis. Pediatr Obes. 2015;10(3): 234-44.
13. Fernandez JR, Redden DT, Pietrobelli A, Allison DB. Waist circumference percentiles in nationally representative samples of African-American, European-American, and Mexican-American children and adolescents. J Pediatr. 2004;145(4):439-44.
14. Matos SM, de Jesus SR, Saldiva SR, Prado MS, D'Innocenzo S, Assis AM, et al. Weight gain rate in early childhood and overweight in children 5-11 years old in Salvador, Bahia State, Brazil. Cad Saude Publica. 2011;27(4):714-22.
15. Greenway FL. Physiological adaptations to weight loss and factors favouring weight regain. Int J Obes (Lond). 2015;39(8):1188-96.
16. Farooqi IS, O'Rahilly S. Monogenic obesity in humans. Annu Rev Med. 2005;56:443-58.
17. Farooqi IS, Matarese G, Lord GM, Keogh JM, Lawrence E, Agwu C, et al. Beneficial effects of leptin on obesity, T cell hyporesponsiveness, and neuroendocrine/metabolic dysfunction of human congenital leptin deficiency. J Clin Invest. 2002;110(8):1093-103.
18. Rohde K, Keller M, Poulsen LI, Blüher M, Kovacs P, Yvonne Böttcher. Genetics and epigenetics in obesity. Metabolism. 2019; 92:37-50.
19. Walley AJ, Asher JE, Froguel P. The genetic contribution to non-syndromic human obesity. Nat Rev Genet. 2009;10(7):431-42.
20. Qi L, Cho YA. Gene-environment interaction and obesity. Nutr Rev. 2008;66(12):684-94.
21. Bochukova EG, Lawler K, Croizier S, Keogh JM, Patel N, Strohbehn G, et al. A transcriptomic signature of the hypothalamic response to fasting and BDNF deficiency in Prader-Willi syndrome. Cell Rep. 2018;22(13):3401-8.
22. Swinburn BA, Sacks G, Hall KD, McPherson K, Finegood DT, Moodie ML, Gortmaker SL. The global obesity pandemic: shaped by global drivers and local environments. Lancet. 2011;378 (9793):804-14.
23. Vandevijvere S, Chow CC, Hall KD, Umali E, Swinburn BA. Increased food energy supply as a major driver of the obesity epidemic: a global analysis. Bull World Health Organ. 2015;93(7):446-56.
24. Moodie R, Stuckler D, Monteiro C, Neal NS, Thamarangsi T, Lincoln P, Casswell S, Lancet NCD Action Group. Profits and

pandemics: prevention of harmful effects of tobacco, alcohol, and ultra-processed food and drink industries. Lancet. 2013;381(9867): 670-9.

25. Louzada ML, Martins AP, Canella DS, Baraldi LG, Levy RB, Claro RM, et al. Impact of ultra-processed foods on micronutrient content in the Brazilian diet. Rev Saude Publica. 2015;49:45.
26. Pedersen TP, Holstein BE, Flachs EM, Rasmussen M. Meal frequencies in early adolescence predict meal frequencies in late adolescence and early adulthood. BMC Public Health. 2013;13:445.
27. Bouchard C, Tremblay A, Després JP, Nadeau A, Lupien PJ, Thériault G, et al. The response to long-term overfeeding in identical twins. N Engl J Med. 1990;322(21):1477-82.
28. Whitaker RC, Wright JA, Koepsell TD, Finch AJ, Psaty BM. Characteristics of children selecting low-fat foods in an elementary school lunch program. Arch Pediatr Adolesc Med. 1994;148(10): 1085-91.
29. Hinney A, Vogel CI, Hebebrand J. From monogenic to polygenic obesity: recent advances. Eur Child Adolesc Psychiatry. 2010;19(3): 297-310.
30. Locke AE, Kahali B, Berndt SI, Justice AE, Pers TH, Day FR, et al. Genetic studies of body mass index yield new insights for obesity biology. Nature. 2015;518(7538):197-206.
31. Yengo L, Sidorenko J, Kemper KE, Zheng Z, Wood AR, Weedon MN, et al. Meta-analysis of genome-wide association studies for height and body mass index in approximately 700000 individuals of European ancestry. Hum Mol Genet. 2018;27(20):3641-9.
32. Yang J, Bakshi A, Zhu Z, Hemani G, Vinkhuyzen AA, Lee SH, et al. Genetic variance estimation with imputed variants finds negligible missing heritability for human height and body mass index. Nat Genet. 2015;47(10):1114-20.
33. Fesinmeyer MD, North KE, Ritchie MD, Lim U, Franceschini N, Wilkens LR, et al. Genetic risk factors for BMI and obesity in an ethnically diverse population: results from the population architecture using genomics and epidemiology (PAGE) study. Obesity (Silver Spring). 2013;21(4):835-46.
34. Herrera BM, Lindgren CM. The genetics of obesity. Curr Diab Rep. 2010;10(6):498-505.
35. Akiyama M, Okada Y, Kanai M, Takahashi A, Momozawa Y, Ikedaet M, et al. Genome-wide association study identifies 112 new loci for body mass index in the Japanese population. Nat Genet. 2017;49(10):1458-67.
36. Turcot V, Lu Y, Highland HM, Schurmann C, Justice AE, Fine RS , et al. Publisher Correction: Protein-altering variants associated with body mass index implicate pathways that control energy intake and expenditure in obesity. Nat Genet. 2018;50(5):765-6.
37. Ramachandrappa S, Raimondo A, Cali AM, Keogh AJ, Henning E, Saeed S, et al. Rare variants in single-minded 1 (SIM1) are associated with severe obesity. J Clin Invest. 2013;123(7):3042-50.
38. Saeed S, Bonnefond A, Tamanini F, Mirza MU, Manzoor J, Janjua QM , et al. Loss-of-function mutations in ADCY3 cause monogenic severe obesity. Nat Genet. 2018;50(2):175-9.
39. Gonzalez-Muniesa P, Mártinez-González MA, Hu FB, Després J-P, Matsuzawa Y, Loos RJF, et al. Obesity. Nat Rev Dis Primers. 2017;3:17034.
40. Cuda SE, Censani M. Pediatric obesity algorithm: a practical approach to obesity diagnosis and management. Front Pediatr. 2018; 6:431.
41. Tobi EW, Lumey LH, Talens RP, Kremer D, Putter H, Stein AD, et al. DNA methylation differences after exposure to prenatal famine are common and timing- and sex-specific. Hum Mol Genet. 2009; 18(21):4046-53.
42. Lumey LH, Terry MB, Delgado-Cruzata L, Liao Y, Wang Q, Susser E, et al. Adult global DNA methylation in relation to pre-natal nutrition. Int J Epidemiol. 2012;41(1):116-23.
43. Simar D, Versteyhe S, Donkin I, Liu J, Hesson L, Nylander V, et al. DNA methylation is altered in B and NK lymphocytes in obese and type 2 diabetic human. Metabolism. 2014;63(9):1188-97.
44. Milagro FI, Gómez-Abellán P, Campión J, Martínez JA, Ordovás JM, Garaulet M. CLOCK, PER2 and BMAL1 DNA methylation: association with obesity and metabolic syndrome characteristics and monounsaturated fat intake. Chronobiol Int. 2012;29(9):1180-94.
45. Suzuki T, Shinjo S, Arai T, Kanai M, Goda N. Hypoxia and fatty liver. World J Gastroenterol. 2014;20(41):15087-97.
46. Dick KJ, Nelson CP, Tsaprouni L, Sandling JK, Aïssi D, Wahl S, et al. DNA methylation and body-mass index: a genome-wide analysis. Lancet. 2014;383(9933):1990-8.
47. Dave V, Yousefi P, Huen K, Volberg V, Holland N. Relationship between expression and methylation of obesity-related genes in children. Mutagenesis. 2015;30(3):411-20.
48. Schmitz G, Langmann T, Heimer lS. Role of ABCG1 and other ABCG family members in lipid metabolism. J Lipid Res. 2001;42(10): 1513-20.
49. Dunstan J, Bressler JP, Moran TH, Pollak JS, Hirsch AG, Bailey-Davis L, et al. Associations of *LEP*, *CRH*, *ICAM-1*, and *LINE-1* methylation, measured in saliva, with waist circumference, body mass index, and percent body fat in mid-childhood. Clin Epigenetics. 2017;9:29.
50. Garcia-Cardona MC, Huang F, García-Vivas JM, López-Camarillo C, Del Río Navarro BE, Olivos EN, et al. DNA methylation of leptin and adiponectin promoters in children is reduced by the combined presence of obesity and insulin resistance. Int J Obes (Lond). 2014;38(11):1457-65.
51. Lim RS, Gomes JA, Moreira PR. An overview about DNA methylation in childhood obesity: Characteristics of the studies and main findings. J Cell Biochem. 2020;121(5-6):3042-57.
52. Frayling TM, Timpson NJ, Weedon MN, Zeggini E, Freathy RM, Lindgren CM, et al. A common variant in the FTO gene is associated with body mass index and predisposes to childhood and adult obesity. Science. 2007;316(5826):889-94.
53. Dina C, Meyre D, Gallina S, Durand E, Körner A, Jacobson P, et al. Variation in FTO contributes to childhood obesity and severe adult obesity. Nat Genet. 2007;39(6):724-6.
54. Loos RJ, Loos RJ, Lindgren CM, Li S, Wheeler E, Zhao JH, et al. Common variants near MC4R are associated with fat mass, weight and risk of obesity. Nat Genet. 2008;40(6):768-75.
55. Andreasen CH, Stender-Petersen KL, Mogensen MS, Torekov SS, Wegner L, Andersen G, et al. Low physical activity accentuates the effect of the FTO rs9939609 polymorphism on body fat accumulation. Diabetes. 2008;57(1):95-101.
56. Kilpelainen TO, Qi L, Brage S, Sharp SJ, Sonestedt E, Demerath E, et al. Physical activity attenuates the influence of FTO variants on obesity risk: a meta-analysis of 218,166 adults and 19,268 children. PLoS Med. 2011;8(11):e1001116.
57. Ho EV, Klenotich SJ, McMurray MS, Dulawa SC. Activity-based anorexia alters the expression of BDNF transcripts in the mesocorticolimbic reward circuit. PLoS One. 2016;11(11):e0166756.
58. Horstmann A, Kovacs P, Kabisch S, Boettcher Y, Schloegl H, Tönjes A, et al. Common genetic variation near MC4R has a sex-specific impact on human brain structure and eating behavior. PLoS One. 2013;8(9):e74362.
59. Boender AJ, van Rozen AJ, Adan RA. Nutritional state affects the expression of the obesity-associated genes Etv5, Faim2, Fto, and Negr1. Obesity (Silver Spring). 2012;20(12):2420-5.

60. Huang T, Hu FB. Gene-environment interactions and obesity: recent developments and future directions. BMC Med Genomics. 2015;8 Suppl 1:S2.
61. Ronn T, Volkov P, Davegårdh C, Dayeh T, Hall E, Olsson AH, et al. A six months exercise intervention influences the genome-wide DNA methylation pattern in human adipose tissue. PLoS Genet. 2013;9(6):e1003572.
62. Ranadive SA, Vaisse C. Lessons from extreme human obesity: monogenic disorders. Endocrinol Metab Clin North Am. 2008;37(3): 733-51.
63. Zhang Y, Proenca R, Maffei M, Barone M, Leopold L, Friedman JM. Positional cloning of the mouse obese gene and its human homologue. Nature. 1994;372(6505):425-32.
64. Morrison CD, Berthoud HR. Neurobiology of nutrition and obesity. Nutr Rev. 2007;65(12 Pt 1):517-34.
65. Montague CT, Farooqi IS, Whitehead JP, Soos MA, Rau H, Wareham NJ, et al. Congenital leptin deficiency is associated with severe early-onset obesity in humans. Nature. 1997;387(6636):903-8.
66. Clement K, Vaisse C, Lahlou N, Cabrol S, Pelloux V, Cassuto D, et al. A mutation in the human leptin receptor gene causes obesity and pituitary dysfunction. Nature. 1998;392(6674):398-401.
67. Farooqi IS, Drop S, Clements A, Keogh AM, Biernacka J, Lowenbein S, et al. Heterozygosity for a POMC-null mutation and increased obesity risk in humans. Diabetes. 2006;55(9):2549-53.
68. Jackson RS, Creemers JW, Ohagi S, Raffin-Sanson ML, Sanders L, Montague CL, et al. Obesity and impaired prohormone processing associated with mutations in the human prohormone convertase 1 gene. Nat Genet. 1997;16(3):303-6.
69. Lubrano-Berthelier C, Dubern B, Lacorte JM, Picard F, Shapiro A, Zhang S. Melanocortin 4 receptor mutations in a large cohort of severely obese adults: prevalence, functional classification, genotype-phenotype relationship, and lack of association with binge eating. J Clin Endocrinol Metab. 2006;91(5):1811-8.
70 Clement K, Clément K, Biebermann H, Farooqi SI, der Ploeg LV, Wolters B, et al. MC4R agonism promotes durable weight loss in patients with leptin receptor deficiency. Nat Med. 2018; 24(5):551-5.
71. Akinci A, Türkkahraman D, Tekedereli I, Özer L, Evren B, a-hin EI, et al. Novel mutations in obesity-related genes in Turkish children with non-syndromic early onset severe obesity: a multicentre study. J Clin Res Pediatr Endocrinol. 2019;11(4):341-9.
72. Michaud JL, Michaud JL, Rosenquist T, May NR, Fan CM. Development of neuroendocrine lineages requires the bHLH-PAS transcription factor SIM1. Genes Dev. 1998;12(20):3264-75.
73. Tolson KP, Tolson KP, Gemelli T, Gautron L, Elmquist JK, Zinn, AR, et al. Postnatal Sim1 deficiency causes hyperphagic obesity and reduced Mc4r and oxytocin expression. J Neurosci. 2010; 30(10):3803-12.
74. Holder JL, Butte NF, Zinn AR. Profound obesity associated with a balanced translocation that disrupts the SIM1 gene. Hum Mol Genet. 2000;9(1):101-8.
75. Gray J, Yeo GS, Cox JJ, Morton J, Adlam AL, Keogh JM, et al. Hyperphagia, severe obesity, impaired cognitive function, and hyperactivity associated with functional loss of one copy of the brain-derived neurotrophic factor (BDNF) gene. Diabetes. 2006; 55(12):3366-71.
76. Yeo GS, Hung CC, Rochford J, Keogh J, Gray J, Sivaramakrishnan S, et al. A de novo mutation affecting human TrkB associated with severe obesity and developmental delay. Nat Neurosci. 2004;7(11): 1187-9.
77. Eriksson JG, Kajantie E, Lampl M, Osmond C. Trajectories of body mass index amongst children who develop type 2 diabetes as adults. J Intern Med. 2015;278(2):219-26.
78. Bibbins-Domingo K, Coxson P, Pletcher MJ, Lightwood J, Goldman L. Adolescent overweight and future adult coronary heart disease. N Engl J Med. 2007;357(23):2371-9.
79. Tirosh A, Shai I, Afek A, Dubnov-Raz G, Ayalon N, Gordon B, et al. Adolescent BMI trajectory and risk of diabetes versus coronary disease. N Engl J Med. 2011;364(14):1315-25.
80. Juonala M, Juonala M, Magnussen CG, Berenson GS, Venn A, Burns TL, et al. Childhood adiposity, adult adiposity, and cardiovascular risk factors. N Engl J Med. 2011;365(20):1876-85.
81. Franks PW, Hanson RL, Knowler WC, Sievers ML, Bennett PH, Looker HC, et al. Childhood obesity, other cardiovascular risk factors, and premature death. N Engl J Med. 2010;362(6):485-93.
82. Skinner AC, Perrin EM, Moss LA, Skelton JA. Cardiometabolic risks and severity of obesity in children and young adults. N Engl J Med. 2015;373(14):1307-17.
83. Sharma V, Coleman S, Nixon J, Sharples L, Hamilton-Shield J, Harry Rutter, et al. A systematic review and meta-analysis estimating the population prevalence of comorbidities in children and adolescents aged 5 to 18 years. Obes Rev. 2019;20(10):1341-9.
84. El-Zayadi AR. Hepatic steatosis: a benign disease or a silent killer. World J Gastroenterol. 2008;14(26):4120-6.
85. Nadler DL, Zurbenko IG. Estimating cancer latency times using a Weibull model. Advances in Epidemiology. 2014;2014.
86. Ronan L, Alexander-Bloch A, Fletcher PC. Childhood obesity, cortical structure, and executive function in healthy children. Cereb Cortex. 2020;30(4):2519-28.
87. Müller M, Geisler C. Defining obesity as a disease. Eur J Clin Nutr. 2017;71(11):1256-8.
88. Vallgarda S, Wagner IV, Sabin MA, Pfäffle RW, Hiemisch A, Sergeyev E, et al. Should Europe follow the US and declare obesity a disease?: a discussion of the so-called utilitarian argument. Eur J Clin Nutr. 2017;71(11):1263-17.
89. Rosenfield RL, Lipton RB, Drum ML. Thelarche, pubarche, and menarche attainment in children with normal and elevated body mass index. Pediatrics. 2009;123(1):84-8.
90. Wagner IV, Sabin MA, Pfäffle RW, Hiemisch A, Sergeyev E, Körner A, Kiess W. Effects of obesity on human sexual development. Nat Rev Endocrinol. 2012;8(4):246-54.
91. Hinney A, de Sousa G, Austrup F, Hebebrand J, Andler W. Definable somatic disorders in overweight children and adolescents. J Pediatr. 2007;150(6):618-22, 622.e1-5.
92. Steele CA, Cuthbertson DJ, MacFarlane IA, Javadpour M, Das KSV, Gilkes C, et al. Hypothalamic obesity: prevalence, associations and longitudinal trends in weight in a specialist adult neuroendocrine clinic. Eur J Endocrinol. 2013;168(4):501-7.
93. Spear BA, Spear BA, Barlow SE, Ervin C, Ludwig DS, Saelens BE, et al. Recommendations for treatment of child and adolescent overweight and obesity. Pediatrics. 2007;120 Suppl 4:S254-88.
94. Krebs NF, Himes JH, Jacobson D, Nicklas TA, Guilday P, Styne D, et al. Assessment of child and adolescent overweight and obesity. Pediatrics. 2007;120 Suppl 4:S193-228.
95. Styne DM, Arslanian SA, Connor EL, Farooqi IS, M Murad H, Silverstein JH, et al. Pediatric obesity-assessment, treatment, and prevention: An Endocrine Society Clinical Practice Guideline. J Clin Endocrinol Metab. 2017;102(3):709-57.
96. Wise MS, Nichols CD, Grigg-Damberger MM, Marcus CL, Witmans MB, Kirk VG, et al. Affiliations expand executive sum-

mary of respiratory indications for polysomnography in children: an evidence-based review. Sleep. 2011;34(3):389-98AW.

97. Huang JS, Barlow SE, Quiros-Tejeira RE, Scheimann A, Skelton J, Suskind D, et al. Childhood obesity for pediatric gastroenterologists. J Pediatr Gastroenterol Nutr. 2013;56(1):99-109.
98. Taylor ED, Theim KR, Mirch MC, Ghorbani S, Tanofsky-Kraff M, Adler-Wailes DC, et al. Orthopedic complications of overweight in children and adolescents. Pediatrics. 2006;117(6):2167-74.
99. BeLue R, Francis LA, Colaco B. Mental health problems and overweight in a nationally representative sample of adolescents: effects of race and ethnicity. Pediatrics. 2009;123(2):697-702.
100. Zametkin AJ, Zametkin AJ, Zoon CK, Klein KW, Munson S, et al. Psychiatric aspects of child and adolescent obesity: a review of the past 10 years. J Am Acad Child Adolesc Psychiatry. 2004; 43(2):134-50.
101. Bak M, Bak M, Fransen A, Janssen J, van Os J, Drukker M, et al. Almost all antipsychotics result in weight gain: a meta-analysis. PloS One. 2014;9(4).
102. Musil R, Obermeier M, Russ P, Hamerle M. Weight gain and antipsychotics: a drug safety review. Expert Opin Drug Saf. 2015; 14(1):73-96.
103. Irizarry KA , Miller M, Freemark M, Haqq AM. Prader Willi syndrome: genetics, metabolomics, hormonal function, and new approaches to therapy. Adv Pediatr. 2016;63(1):47-77.
104. Kosti RI, Panagiotakos DB. The epidemic of obesity in children and adolescents in the world. Cent Eur J Public Health. 2006;14(4): 151-9.
105. Loos RJ. The genetics of adiposity. Curr Opin Genet Dev. 2018; 50:86-95.
106. Rask-Andersen M, Karlsson T, Weronica EEk, Johansson A. Genome-wide association study of body fat distribution identifies adiposity loci and sex-specific genetic effects. Nat Commun. 2019; 10(1):339.
107. Damiani D, Carvalho DPD, Oliveira RGD. Obesidade na infância: um grande dasafio! Pediatr Mod. 2000;36(8):489-90.
108. Forsythe, E, Beales PL, Bardet-Biedl. Syndrome. Eur J Hum Genet. 2013;21(1):8-13.
109. Moore SJ. Clinical and genetic epidemiology of Bardet-Biedl syndrome in Newfoundland: a 22-year prospective, population--based, cohort study. Am J Med Genet A. 2005;132A(4):352-60.
110. Hidestrand P, Vasconez H, Cottrill C. Carpenter syndrome. J Craniofac Surg. 2009;20(1):254-6.
111. Jenkins D, Seelow D, Jehee FS, Perlyn CA, Alonso LG, Bueno DF, et al. RAB23 mutations in Carpenter syndrome imply an unexpected role for hedgehog signaling in cranial-suture development and obesity. Am J Hum Genet. 2007;80(6):1162-70.
112. Marshall JD, Beck S, Maffei P, Naggert JK. Alström syndrome. Eur J Hum Genet. 2007;15(12):1193-202.
113. Bahia L, Schaan CW, Sparrenberger K, de Abreu GA, Barufaldi LA, Coutinho W, et al. Overview of meta-analysis on prevention and treatment of childhood obesity. J Pediatr (Rio J). 2019; 95(4):385-400.
114. Birch LL, Fisher JO. Development of eating behaviors among children and adolescents. Pediatrics. 1998;101(3 Pt 2):539-49.
115. Brown T, Moore TH, Hoope L, Gao Y, Zayegh A, Ijaz S, et al. Interventions for preventing obesity in children. Cochrane Database Syst Rev. 2019;7:CD001871.
116. Feero WG, Guttmacher AE. Genomics, personalized medicine, and pediatrics. Acad Pediatr. 2014;14(1):14-22.
117. Ng MCY, Bowden DW. Is genetic testing of value in predicting and treating obesity? N C Med J. 2013;74(6):530-3.
118. Loos RJ. Genetic determinants of common obesity and their value in prediction. Best Pract Res Clin Endocrinol Metab. 2012; 26(2):211-26.
119. Collins FS, Varmus H. A new initiative on precision medicine. N Engl J Med. 2015;372(9):793-5.
120. Zhang X, Qi Q, Zhang C, Smith SR, Hu FB, Sacks FM, et al. FTO genotype and 2-year change in body composition and fat distribution in response to weight-loss diets: the POUNDS LOST Trial. Diabetes. 2012;61(11):3005-11.
121. Veerman JL. On the futility of screening for genes that make you fat. PLoS Med. 2011;8(11):e1001114.

Causas Genéticas da Obesidade

Chong Ae Kim
Lilian Maria José Albano
Débora Romeo Bertola

INTRODUÇÃO

A obesidade constitui uma doença heterogênea em que os fatores ambientais desempenham papel considerável em sua prevalência, contudo, há fortes evidências de que o peso pode ser geneticamente determinado[1]. Estudos em gêmeos evidenciaram que múltiplos genes contribuem significativamente para a ocorrência da obesidade. Inicialmente, muitos genes foram identificados em ratos obesos. Posteriormente, verificou-se que a obesidade em humanos: a) decorria de mutações em alguns desses genes (como por exemplo, a leptina); b) aquela decorrente de mutações com herança autossômica recessiva era rara; c) a dominante, situada no receptor da melanocortina 4, era pouco mais frequente (6%)[2].

Foram identificados mais de 500 *loci* associados à obesidade[3] e catalogados em 693 síndromes, das quais 169 associam-se à deficiência intelectual, segundo o catálogo de OMIM[4].

As obesidades sindrômicas podem decorrer de:

a) síndromes monogênicas de herança autossômica dominante, recessiva e ligada ao X;
b) alterações cromossômicas numéricas, estruturais (microdeleções);
c) doenças de herança não mendeliana, como, por exemplo, as alterações do *imprinting* genômico, entre outras.

Convém ressaltar que a maioria das doenças genéticas apresenta déficit pôndero-estatural e sua presença, em alguns casos, constitui até mesmo indicação da possibilidade de se tratar de um problema genético. Em contrapartida, na faixa pediátrica, o crescimento acelerado e/ou obesidade, além de ocorrerem menos comumente, são considerados aspectos positivos tanto por parte dos pais e/ou responsáveis como dos profissionais de saúde, o que dificulta e/ou retarda o diagnóstico sindrômico definitivo das doenças genéticas que cursam com esse tipo de distúrbio nutricional.

Neste capítulo serão discutidas as síndromes associadas à obesidade consideradas mais relevantes e de maior interesse na prática médica. Os aspectos moleculares de algumas delas são extremamente complexos, observando-se uma infinidade de genes envolvidos. Mais importante do que entender esses processos, para o clínico, interessa observar cuidadosamente as sutilezas e nuances de cada achado clínico-laboratorial e descrevê-los detalhadamente, para que as bases moleculares dessas doenças possam ser bem estabelecidas.

SÍNDROME DE PRADER-WILLI (OMIM: 176270)

A síndrome de Prader-Willi (SPW) constitui a causa genética mais comum de obesidade, estimando-se sua incidência em 10.000-29.000[5] (ver também subcapítulo Síndrome de Prader-Willi, p. 792).

O quadro clínico é extremamente variável e de acometimento multissistêmico, caracterizado por retardo mental, hipotonia neonatal grave e dificuldade para se alimentar na lactância precoce, que, posteriormente, evolui para hiperfagia e obesidade mórbida. A fácies é típica, observando-se dolicocefalia, estreitamento do diâmetro bifrontal, fendas palpebrais inclinadas para cima, lábio superior fino e comissura labial voltada para baixo. As mãos e os pés são pequenos, sendo comuns o hipogonadismo e a baixa estatura (Figura XIII-6). Há atraso evidente nas aquisições motoras. A maioria dos afetados apresenta retardo mental leve (com média do coeficiente de inteligência – QI – entre 60 e 70) e, em aproximadamente 20% dos casos, é moderado. Cerca de 18% dos pacientes apresentam convulsões, que em 90% dos casos se manifestam de forma generalizada[6].

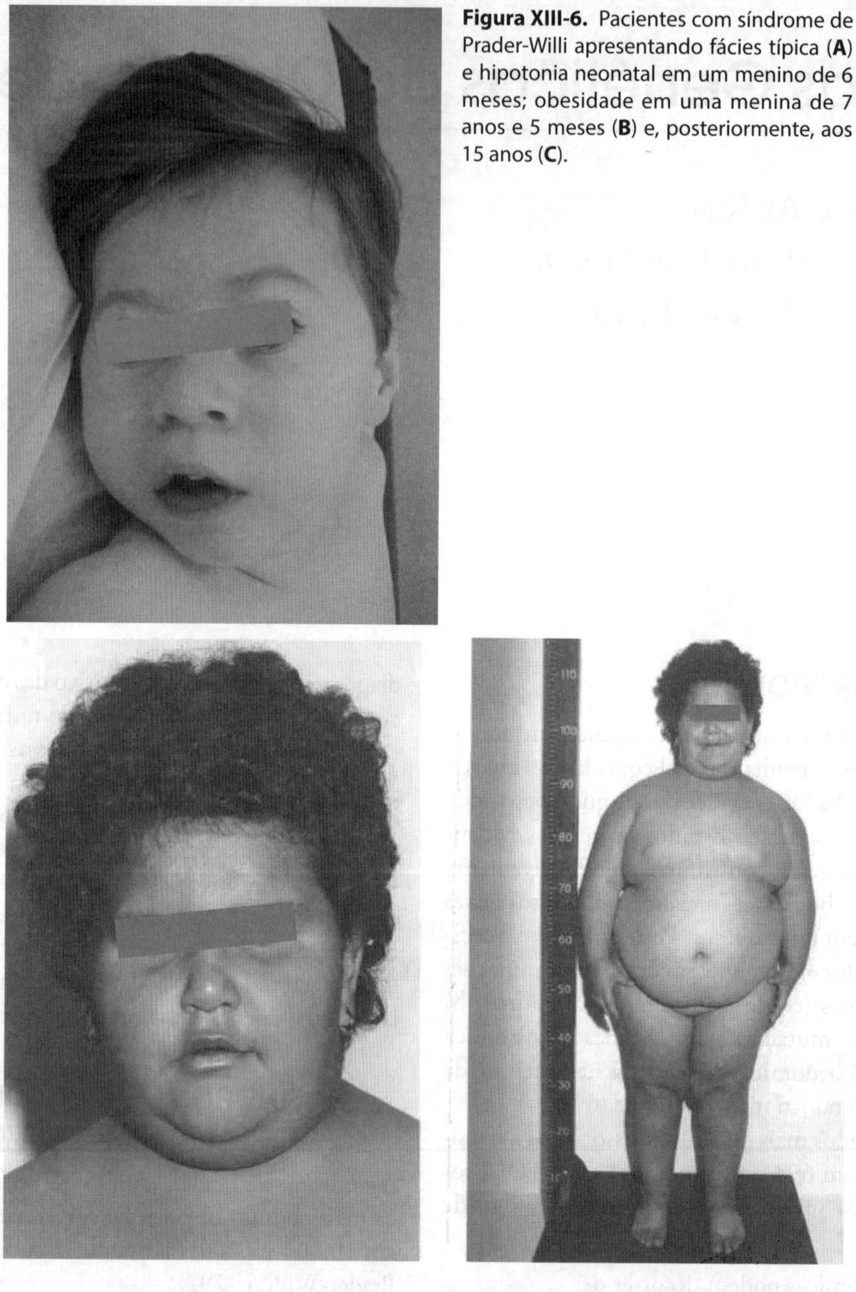

Figura XIII-6. Pacientes com síndrome de Prader-Willi apresentando fácies típica (**A**) e hipotonia neonatal em um menino de 6 meses; obesidade em uma menina de 7 anos e 5 meses (**B**) e, posteriormente, aos 15 anos (**C**).

Estudos recentes de neuroimagem evidenciaram: ventriculomegalia em todos os afetados; 50% deles apresentaram redução do volume do tecido cerebral no lobo parieto-occipital; 65%, polimicrogiria na região da fissura sylviana; e 49%, redução do peso da glândula pituitária[7,8].

Na infância, são comuns os acessos de raiva, teimosia, características obsessivo-compulsivas e dificuldade com mudanças de rotina, o que dificulta o convívio social. São capazes de aprender a ler, escrever e fazer cálculos aritméticos simples, mostrando habilidade especial para montar quebra-cabeças. Costumam mentir, praticar furtos, apresentar atitudes agressivas, beliscar a própria pele e arrancar a crosta das feridas.

A hipotonia pode ser observada já na vida intrauterina, pela diminuição dos movimentos fetais e posição fetal anômala – condições que, muito frequentemente, levam a parto assistido. A hipotonia é importante e melhora a partir de 8 a 11 meses de idade. No período neonatal, as crianças apresentam pouca movimentação, letargia, choro fraco, sucção débil e reflexos diminuídos, sendo considerada, muitas vezes, uma doença neuromuscular. Em geral, a causa dessa hipotonia é exaustivamente investigada, realizando-se, não raro, biópsia muscular. Contudo, o resultado mostra-se normal. O aleitamento materno raramente é possível, utilizando-se frequentemente sondas para alimentação, o que termina por comprometer de forma significativa o ganho ponderal, no primeiro ano de vida.

O peso de nascimento, em geral, situa-se na faixa da normalidade. Com a melhora do tônus muscular e normalização da sucção, a dificuldade inicial do ganho ponderal melhora, observando-se, a partir de um ano de idade, rápido ganho de peso e obesidade centrípeta, decorrentes de uma hiperfagia por provável distúrbio hipotalâmico com perda da saciedade.

O apetite voraz desses pacientes faz com que tenham o hábito de comer alimentos não convencionais, como congelados, estragados e até mesmo lixo. O alto limiar para vomitar, a hiperfagia, o sedentarismo e o baixo gasto energético são fatores que contribuem para o excesso de peso.

Três mecanismos diferentes são responsáveis pela síndrome de Prader-Willi (SPW): a) deleção (75%); b) dissomia uniparental (20-25%); e c) defeito no centro de *imprinting* (1-2%)[9]. Aproximadamente 75% dos casos apresentam microdeleção na região 15q11.2-q13 de origem paterna, passível de ser detectada apenas por estudos citogenéticos de alta resolução ou pela hibridização *in situ* por fluorescência (FISH). Cerca de 1% dos afetados pode apresentar outros rearranjos cromossômicos envolvendo o cromossomo 15, resultando em deleções na mesma região crítica. Translocações aparentemente balanceadas e que, presumivelmente, alteram o centro de *imprinting* também podem ser detectadas em menos de 1% dos casos. Na região crítica da SPW, com intervalo de 500kb, há vários genes que são sujeitos ao fenômeno do *imprinting*, entre eles o mais conhecido é o *SNRPN* (*small nuclear ribonucleoprotein N*), o qual codifica um polipeptídeo N, com expressão preferencial no cérebro e no coração[9]. Entretanto, o(s) gene(s) responsável(is) pela SPW não foi(ram) ainda identificado(s), sendo provável que ela decorra da deficiência de múltiplos genes, compatível com uma síndrome de genes contíguos. Indivíduos com deleção podem ser subdivididos em dois grupos.

Holm et al. (1993)[10] classificaram os critérios diagnósticos em maiores, menores e de suporte (Quadro XIII-3), sendo necessário para se estabelecer o diagnóstico clínico um somatório de pontuação de:

- 5 pontos (3 critérios necessariamente maiores), para crianças < 3 anos;
- 8 pontos (4 critérios maiores), para crianças > 3 anos.

O diagnóstico é feito em 99% dos afetados pelo teste de metilação do gene *SNRPN/SNURF*, capaz de demonstrar deleção (75%), dissomia uniparental (20-25%) e defeitos no centro de *imprinting* (1%-2%) na região crítica do cromossomo 15 (15q11.2-q13)[9]. O mecanismo exato dessa síndrome, entretanto, requer um estudo de marcadores polimórficos (microssatélites), que é capaz de identificar os três mecanismos acima. Para se detectarem as mutações no centro de *imprinting* é necessário o sequenciamento dessa região. O teste de FISH é capaz de detectar apenas os casos com deleção e, por ter um custo elevado, prefere-se realizar, primeiramente, o teste de metilação e, em segundo lugar, o de FISH. O estudo cromossômico é realizado concomitantemente com o teste de metilação, pois, se o teste for positivo para a SPW, translocações e/ou deleções podem ser detectadas e, se for negativo, o cariótipo pode elucidar outras causas de retardo mental (Quadro XIII-4).

Como todos esses testes são relativamente dispendiosos e realizados, em geral, em centros especializados, é recomendável na fase de investigação, quando ainda não se dispõe do diagnóstico, seguir um guia prático para indicação do teste molecular[11] (Quadro XIII-5).

Duas situações merecem atenção especial no diagnóstico pré-natal, em virtude de o risco de recorrência ser maior: a) casais cujo mecanismo da síndrome de Prader-Willi em um de seus filhos foi identificado como sendo um defeito no centro de *imprinting* (até 50%); b) translocações herdadas envolvendo o cromossomo 15 que resultem em deleção (até 25%).

Quadro XIII-3. Critérios diagnósticos para a síndrome de Prader-Willi[10].

Critério maiores 1 ponto cada	Critérios menores 0,5 ponto cada	Critérios de suporte Nenhum ponto
Hipotonia central	Diminuição dos movimentos fetais/letargia infantil	Alto limiar para dor
Dificuldades alimentares	Distúrbios típicos do comportamento	Alto limiar para vômitos
Obesidade rápida (entre 1 e 6 anos)	Distúrbios do sono/apneia do sono	Instabilidade térmica
Fácies característica	Baixa estatura	Escoliose e/ou cifose
Hipogonadismo	Hipopigmentação	Adrenarca precoce
Retardo mental	Mãos e pés pequenos	Osteoporose
	Mãos estreitas com retificação da borda ulnar	Habilidade especial para quebra-cabeças
	Exotropia, miopia	Estudos neuromusculares normais
	Saliva espessa	
	Problemas na articulação da fala	
	Hábito de beliscar a pele	

Quadro XIII-4. Riscos de recorrência e frequência de afetados pela síndrome de Prader-Willi, conforme o método empregado para a detecção do mecanismo etiológico envolvido.

Método	Mecanismo	Risco de recorrência	% de indivíduos
Metilação	Anormalidade na metilação	Depende do mecanismo	99
FISH/PCR quantitativo	Deleção *de novo*	< 1%	75
	Translocação e deleção*	Até 25%	
Microssatélites	Dissomia uniparental	< 1%	20-25
	Dissomia uniparental decorrente de translocação robertsonianas		
Sequenciamento do centro de *imprinting*	Mutação no centro de *imprinting*	50%	< 1
	Sem mutação no centro de *imprinting*	1%	

*A grande maioria dos casos decorre de uma deleção *de novo*, mas, em pequena porcentagem, um dos pais pode apresentar translocação balanceada, acarretando segregação anômala e risco de recorrência maior.

Quadro XIII-5. Guia prático para indicação do teste molecular[11].

< 2 anos	2 a 6 anos	6 a 12 anos	≥13 anos
Hipotonia neonatal com sucção débil	Hipotonia com história de sucção débil na infância	Hipotonia com história de sucção débil	Déficit cognitivo
	Atraso global do desenvolvimento	Atraso global do desenvolvimento	Retardo mental leve
		Hiperfagia	Hiperfagia
		Obesidade centrípeta	Obesidade centrípeta
			Hipogonadismo hipotalâmico
			Distúrbios típicos de comportamento

A obesidade dos pacientes com síndrome de Prader-Willi é de difícil controle, podendo levar a vários distúrbios:

a) no sistema cardiovascular: hipertensão arterial, síndrome de Pickwick, tromboflebites, edema crônico nos membros inferiores, arteriosclerose precoce;
b) *diabetes mellitus* tipo 2;
c) apneia obstrutiva do sono.

A prevenção da obesidade constitui um dos maiores desafios dessa síndrome, preconizando-se controle dietético rigoroso e prática precoce de exercícios físicos. Infelizmente, nenhum medicamento ou tratamento cirúrgico tem mostrado eficácia em longo prazo. O uso do hormônio de crescimento tem-se mostrado benéfico. Entretanto, como alguns pacientes que o utilizaram morreram por causa desconhecida, recomenda-se pesar seus riscos e benefícios[4,12]. O octreotide e os agonistas da somatostatina diminuem as concentrações da ghrelina[13], mas não alteraram o apetite voraz desses pacientes[14]. O topiramato foi capaz de reduzir o hábito que eles têm de beliscar a pele[15].

Estudos de correlação entre o genótipo e o fenótipo mostraram que os pacientes com dissomia uniparental exibem menos frequentemente: fácies típica, hipopigmentação da pele e dos cabelos e habilidade para quebra-cabeças e, mais frequentemente, maior QI verbal, doenças psicóticas e distúrbios do sono[9].

O diagnóstico diferencial é procedido, especialmente, com a síndrome de Bardet-Biedl, porém outras possibilidades como a osteodistrofia de Albright, a síndrome de Cohen e outras causas de obesidade pós-natal devem ser consideradas. Alguns indivíduos com fenótipo similar ao da síndrome de Prader-Willi, obesos, com hipotonia e retardo mental sem as alterações citogenéticas ou mutações no centro de *imprinting* no cromossomo 15 podem apresentar uma deleção 6q[16].

SÍNDROME DE BARDET-BIEDL (OMIM: 209900)

A síndrome de Bardet-Biedl (SBB) (OMIM 209900), no passado, conhecida como síndrome de Laurence-Moon-Bardet-Biedl, atualmente é considerada distinta da síndrome de Lawrence-Moon. Esta última apresenta ataxia e paralisia espástica, ausentes na SBB. Por outro lado, na SBB, há polidactilia e obesidade, ausentes na síndrome de Laurence-Moon. A incidência da SBB é estimada entre 1:140.000 e 1:160.000 nascidos vivos[17,18].

A SBB deve sempre ser considerada em pacientes com obesidade e dificuldade visual progressiva[19].

As manifestações clínicas incluem: obesidade que, da mesma forma que na síndrome de Prader-Willi, é truncal ou centrípeta; distrofia retiniana; polidactilia pós-axial; disfunção renal; hipogonadismo hipogonadotrófico (nos meninos); malformações geniturinárias complexas (nas meninas); e dificuldade do aprendizado.

A distrofia retiniana é o achado cardinal e está presente, praticamente, em todos os casos[20,21]. Entre os 4 e 9 anos de idade, em geral, inicia-se cegueira noturna progressiva, evidente a partir dos 7-8 anos de idade. Primeiramente, ocorre perda da visão central e, posteriormente, da visão periférica. Por essa razão, enquanto a visão periférica ainda está preservada, é comum o relato de que a criança se choca com objetos colocados exatamente em sua frente; e inclina a cabeça para um dos lados olhando com o canto dos olhos para pegar objetos dispostos no chão. A cegueira ocorre, em média, aos 15,5 anos de idade.

O peso de nascimento geralmente é normal. No primeiro ano de vida, observa-se ganho de peso significante. Aproximadamente 38% dos lactentes mostram um percentil acima dos 90, na curva de crescimento. O tecido adiposo exibe distribuição difusa na infância e, na vida adulta, distribui-se principalmente nas regiões do tronco e proximal dos membros.

Acredita-se que a hipófise e o hipotálamo estejam implicados na etiologia da obesidade, entretanto, essa ainda permanece desconhecida. Ao que tudo indica, não há anormalidades no metabolismo basal[22]. A polidactilia pós-axial ocorre em 58-98% e, em geral, de forma assimétrica. Pode ser unilateral e ocorrer quase que exclusivamente no lado ulnar, incidindo nas mãos e/ou nos pés.

Os meninos apresentam hipogonadismo hipogonadotrófico de causa desconhecida, com pênis pequeno e/ou volume reduzido de testículos, criptorquidia e hipospadia (Figura XIII-7). Atribui-se a essas anomalias uma falência gonadal primária e/ou do eixo hipotálamo-hipofisário[22]. Na

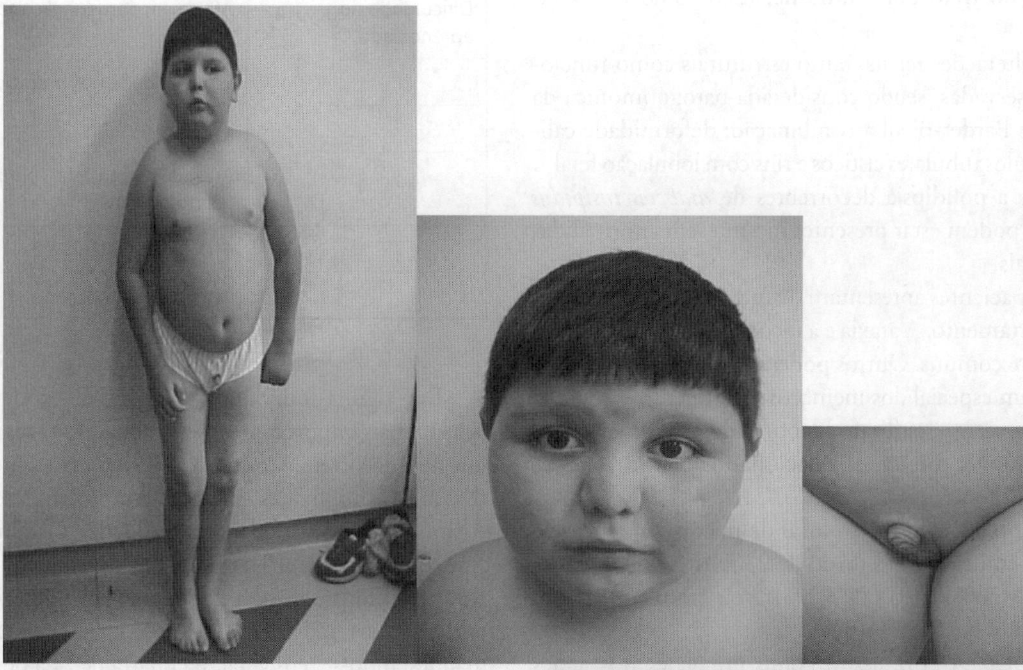

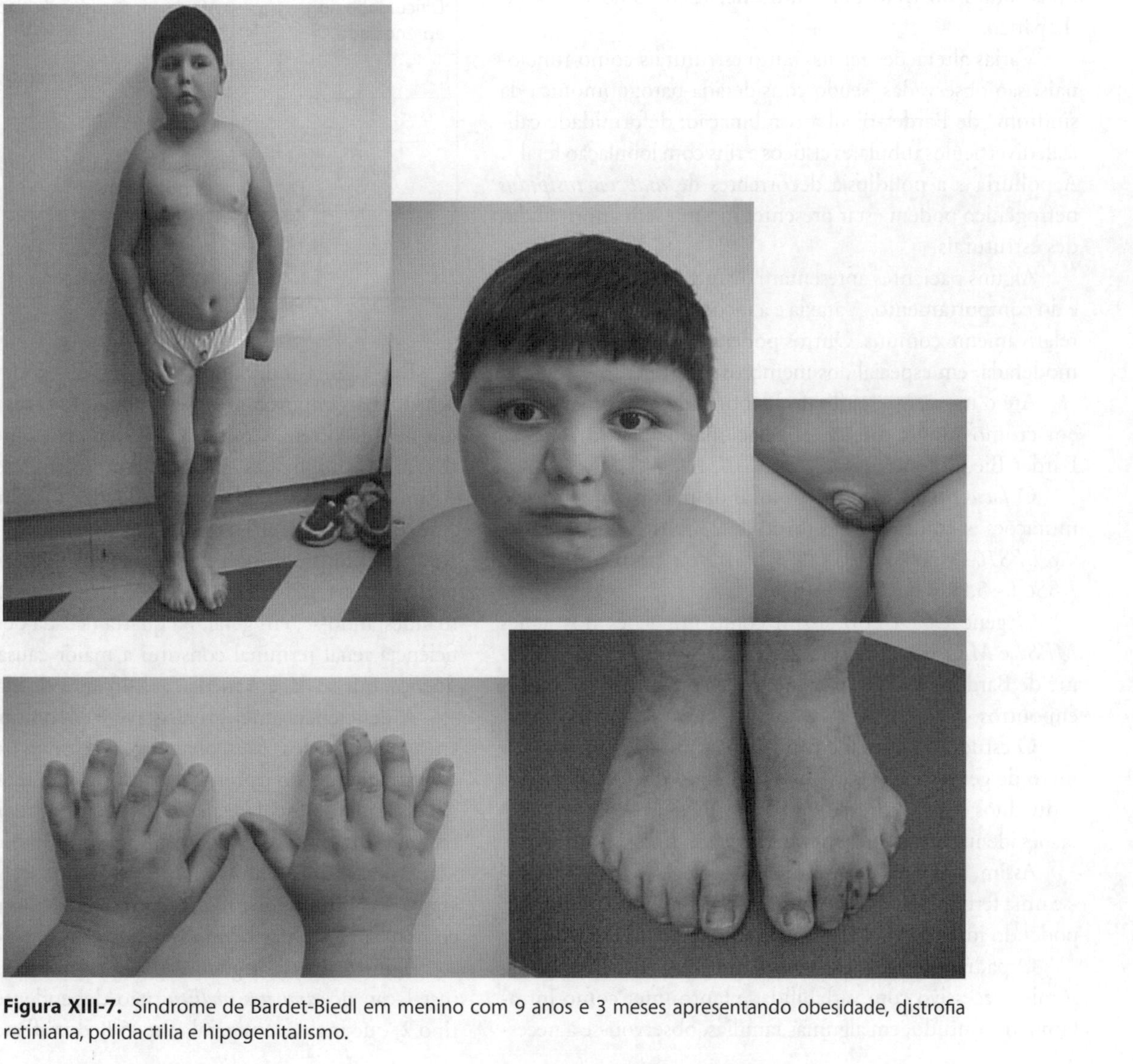

Figura XIII-7. Síndrome de Bardet-Biedl em menino com 9 anos e 3 meses apresentando obesidade, distrofia retiniana, polidactilia e hipogenitalismo.

biópsia testicular, observam-se fibrose e degeneração dos túbulos seminíferos.

Nas meninas, pode haver atresias uterina e vaginal parcial ou completa, septo vaginal transverso, duplicação uterina, ausência de orifício vaginal ou uretral, hipoplasia ovariana e das trompas e ausência de broto mamário. A puberdade pode estar atrasada, podendo ocorrer amenorreia. As características sexuais secundárias, em geral, são normalmente desenvolvidas em ambos os sexos.

O palato pode ser ogival e as raízes curtas com anomalias dentárias, como oligodontia, micro/hipodontia, especialmente nos pré-molares. Inúmeras anomalias ecocardiográficas já foram descritas (50%), sendo as estenoses valvulares e os defeitos septais atriais/ventriculares os mais frequentemente relatados[21,23].

O envolvimento hepático pode ser congênito, contudo, só é detectado na infância ou adolescência, sendo constituído por fibrose perilobular ou periportal com ductos biliares pequenos, proliferação dos ductos com dilatação cística, cirrose biliar, hipertensão portal e dilatações císticas congênitas, tanto do trato biliar intra-hepático como do extra-hepático.

Várias alterações renais, tanto estruturais como funcionais, são observadas, sendo considerada patognomônica da síndrome de Bardet-Biedl a combinação: deformidade calicial, divertículos tubulares císticos e rins com lobulação fetal[17]. A poliúria e a polidipsia decorrentes de *diabetes insipidus* nefrogênico podem estar presentes mesmo sem anormalidades estruturais.

Alguns pacientes apresentam distúrbios do aprendizado e do comportamento. A ataxia e a incoordenação motora são relativamente comuns. Outros podem apresentar hipertonia moderada, em especial dos membros inferiores.

Até o momento, já foram identificados 23 *loci* situados em cromossomos diferentes relacionados à síndrome de Bardet-Biedl.

O *locus* do gene *BBS1* é o local de maior frequência de mutações encontradas, em torno de 23,2%. E outros genes são *BBS10* (~ 20%), *BBS2* (~ 8,1%), *BBS9* (~ 6%), *MKKS/BBS6* (~ 5,8%) e *BBS12* (~ 5%).

O gene *CCDC28B*, assim como mutações nos genes *MKS1* e *MKS3* modificam a expressão fenotípica da síndrome de Bardet-Biedl em pacientes que apresentam mutações em outros.

O estudo molecular é complexo, tanto pelo grande número de genes envolvidos como pelo fato de 20 a 30% dos indivíduos com síndrome de Bardet-Biedel não terem mutações identificáveis em nenhum dos genes *BBS* já conhecidos.

Assim, o sequenciamento de nova geração (NGS) tornou-se uma ferramenta importante para o diagnóstico molecular, podendo identificar outros genes ainda não identificados[24].

O padrão de herança inicialmente descrito foi o autossômico recessivo com variabilidade tanto inter como intrafamiliar, contudo, em algumas famílias, observou-se a necessidade da presença de três alelos mutados para a manifestação do fenótipo da síndrome (e não apenas dois, como o preconizado para heranças autossômicas recessivas), sugerindo um modelo de herança conhecido como trialélico – com frequência estimada em menos de 10% dos casos de síndrome de Bardet-Biedl.

Para se estabelecer o diagnóstico da SBB são necessárias quatro alterações primárias ou três primárias e mais duas secundárias (Quadro XIII-6)[25].

Quadro XIII-6. Classificação das alterações da síndrome de Bardet-Biedl, segundo Beals[25].

Alterações primárias	Alterações secundárias
Distrofia retiniana	Atraso da fala
Obesidade	Estrabismo, catarata, astigmatismo
Polidactilia pós-axial	Braquidactilia/sindactilia
Hipogenitalismo	Atraso do desenvolvimento
Anomalias renais	Poliúria, polidipsia
Dificuldade do aprendizado	Ataxia, incoordenação motora
	Espasticidade nos membros inferiores
	Diabetes mellitus
	Anomalias dentárias, hipodontia, palato ogival
	Anomalias cardíacas
	Fibrose hepática

Em alguns indivíduos, a obesidade pode constituir o achado mais importante, observando-se todas as complicações que dela decorrem. Contudo, as repercussões preponderantes devem-se às anomalias renais e não propriamente à obesidade. Assim, a maior causa de morbiletalidade é a insuficiência renal. Aproximadamente 15-55% dos casos evoluem com falência renal crônica progressiva que requer diálise peritoneal. A hipertensão arterial está presente em 50-66% dos afetados, manifestando-se, em geral, na quarta década de vida. A insuficiência renal terminal constitui a maior causa de óbito da doença, que se dá, em média, aos 43 anos de idade[26,27].

A deficiência intelectual grave é incomum, ocorrendo em apenas 9% dos casos, observando-se, mais frequentemente, dificuldade do aprendizado de leve a moderada, com necessidade de escola especializada em, aproximadamente, metade dos casos[25]. A fala é ininteligível até os 4 anos de idade. Labilidade emocional, hiperatividade, sintomas obsessivos-compulsivos e teimosia são alguns dos distúrbios do comportamento também observados.

A intolerância à glicose pode estar presente antes da instalação do *diabetes mellitus* não dependente de insulina tipo 2, que incide, em geral, em 45% dos afetados, nos adolescentes e adultos[17,18]. Ocasionalmente, a insulina é requerida para o controle da hiperglicemia aguda, podendo o diabetes estar relacionado com o grau de obesidade.

Recomenda-se, nesses pacientes, avaliação oftalmológica regular, devendo-se também monitorar a pressão arterial, o perfil lipídico, a função renal, bem como afastar possível *diabetes mellitus* associado. A investigação das funções pituitária, hepática e tireoidiana também devem fazer parte da abordagem desses doentes.

O diagnóstico diferencial deve ser realizado principalmente com as síndromes de McKusick-Kaufman, Alström, Joubert, Sênior-Loken e com a amaurose congênita de Leber.

(T2) SÍNDROME DE COHEN (OMIM 216550)

A síndrome de Cohen, descrita principalmente na população finlandesa[28], é rara e de incidência desconhecida. A herança é autossômica recessiva e, até o momento, apenas um gene mapeado no cromossomo 8q22-q23 (*COH1*, também conhecido como *VPS13B*) foi relacionado à doença.

Os principais achados são constituídos por obesidade, hipotonia, retardo mental, dentes incisivos centrais proeminentes e mãos e pés estreitos. A partir de estudos finlandeses[29-31] foram incluídos: microcefalia, neutropenia e anormalidades oftalmológicas como miopia elevada e distrofia retiniana progressiva.

As características craniofaciais típicas da síndrome de Cohen são: fissuras palpebrais "em onda" e inclinadas para baixo, filtro curto, sobrancelhas e cabelos espessos e base nasal alargada. A aparência da face é bastante variável, sendo as fissuras palpebrais em forma de "onda" e o filtro curto os achados mais consistentes. Seifert al. (2006)[32] ampliaram o espectro clínico e determinaram os critérios clínicos da doença e, como os dismorfismos faciais podem ser muito sutis, o diagnóstico de síndrome de Cohen não pode ser excluído na ausência de fácies típica.

A obesidade centrípeta torna-se evidente entre 5 e 12 anos de idade e raramente é acentuada, verificando-se, posteriormente, constituir um achado não tão frequente como inicialmente descrito[29,33]. A hipotonia é geralmente detectada na lactância (92%), podendo estar presente já ao nascimento e persistir até a adolescência. A boca tende a ficar aberta, com exposição da gengiva superior e os dentes proeminentes.

Na lactância e infância observa-se, em geral, deficiência do crescimento, contudo, na adolescência, o sobrepeso torna-se mais frequente. Diferentemente dos pacientes com síndrome de Prader-Willi, os pacientes com síndrome de Cohen não apresentam aumento do apetite nesse período.

A distrofia retiniana, de início precoce e progressiva, constitui a anormalidade mais característica. Estrabismo ou algum erro de refração é observado em 82% dos pacientes, geralmente em idade precoce (idade inferior a 5 anos), progredindo para miopia alta na segunda década de vida em 70% dos casos[34]. O início da miopia é precoce, estando presente em todos os pacientes com mais de 5 anos de idade.

A capacidade cognitiva é variável, entretanto, a maioria dos afetados exibe retardo mental que varia de moderado a profundo. Contudo, por apresentarem temperamento amigável, a socialização desses pacientes torna-se mais fácil[35].

SÍNDROME DE ALSTRÖM (OMIM 203800)

A síndrome de Alström, cujo gene (*ALMS1*) se localiza no cromossomo 2p13[36], é rara e apresenta um padrão de herança autossômico recessivo.

Caracteriza-se por obesidade, degeneração retiniana, *diabetes mellitus* e surdez neurossensorial[37,38], quadro de certa forma superponível ao da síndrome de Bardet-Biedl. Contudo, os pacientes não apresentam polidactilia e raramente mostram deficiência intelectual e hipogonadismo.

Na faixa pediátrica, a síndrome de Alström nem sempre é reconhecida, podendo ser apenas suspeitada por ocasião do desenvolvimento do *diabetes mellitus* tipo 2, na segunda ou terceira décadas de vida.

Por outro lado, a distrofia retiniana de cones e bastonetes tem início precoce, manifestando-se ao nascimento ou na lactância como um déficit visual progressivo, nistagmo e fotofobia.

O peso de nascimento é, geralmente, normal, ocorrendo ganho excessivo desde o primeiro ano de vida, tendendo a ficar no limite superior da normalidade, na adolescência. Na infância, a obesidade é centrípeta.

O déficit auditivo neurossensorial é progressivo e, durante o primeiro ano de vida, já pode ser detectada perda auditiva nas frequências mais altas. Na primeira década de vida, 70% dos casos apresentam surdez.

A miocardiopatia dilatada que ocorre na infância também constitui outro sinal de alerta para o pediatra e, mais tardiamente, os pacientes podem desenvolver nefropatia crônica progressiva e insuficiência renal, sendo essa a principal causa de morte[39,40]. A miocardiopatia dilatada de início precoce (entre 3 semanas e 4 meses de vida) e de início na adolescência está presente em mais de 60% dos casos e pode evoluir para insuficiência cardíaca[38]. Nos casos de início precoce, 80% sobrevivem e apresentam boa recuperação e 10% apresentam recorrência com progressão do quadro. Aproximadamente 50% dos afetados apresentam atraso motor e dificuldade da fala, e 30%, problemas de aprendizado. Apesar de os pacientes mostrarem atraso na aquisição dos marcos do desenvolvimento, a inteligência é considerada normal[41].

O diagnóstico da síndrome de Alström baseia-se nos critérios clínicos (Quadro XIII-7) e na detecção de mutações no gene *ALMS1*, presente em 85 a 90% dos casos e microdeleção/duplicação em 5% dos pacientes.

Dessa forma, o encontro pelo teste molecular de dois alelos mutados faz o diagnóstico de síndrome de Alström. A

Quadro XIII-7. Critérios maiores e menores, conforme a faixa etária, para o diagnóstico da síndrome de Alström, segundo com Marshall et al., 2007[41].

	Nascimento até 2 anos	3 aos 14 anos	Acima de 15 anos
Confirma o diagnóstico	2 alelos *ALMS1* mutados	2 alelos *ALMS1* mutados	2 alelos *ALMS1* mutados
Diagnóstico provável	2 critérios maiores ou 1 maior e 2 menores	2 critérios maiores ou 1 maior e 3 menores	2 maiores e 2 menores ou 1 maior e 4 menores
Critério maior	1 alelo *ALMS1* mutado e/ou história familiar de AS	1 alelo *ALMS1* mutado e/ou história familiar de AS	1 alelo *ALMS1* mutado e/ou história familiar de AS
	Visão: nistagmo, fotofobia	Visão: nistagmo, fotofobia, diminuição da acuidade visual, distrofia de cones pelo eletrorretinograma	Visão: nistagmo na lactância/infância, cegueira, distrofia de cones e bastonetes pelo eletrorretinograma
Critério menor	Obesidade	Obesidade e/ou resistência insulínica	Obesidade e/ou resistência insulínica e/ou diabetes tipo 2
	Miocardiopatia dilatada e insuficiência cardíaca congestiva	História de miocardiopatia dilatada e insuficiência cardíaca congestiva	História de miocardiopatia dilatada e insuficiência cardíaca congestiva
		Surdez	Surdez
		Disfunção hepática	Disfunção hepática
		Falência renal	Falência renal
		Idade óssea aumentada	Idade óssea aumentada
			Homens: hipogonadismo Mulheres: irregularidades menstruais e/ou hiperandrogenismo
Outras evidências variáveis	Infecções pulmonares recorrentes	Infecções pulmonares recorrentes	Infecções pulmonares recorrentes
	Dígitos normais	Dígitos normais	Dígitos normais
	Atraso na aquisição dos marcos de desenvolvimento	História de atraso na aquisição dos marcos de desenvolvimento	História de atraso na aquisição dos marcos de desenvolvimento
		Hiperlipidemia	Hiperlipidemia
		Escoliose	Escoliose
		Pés largos e planos	Pés largos e planos
		Hipotireoidismo	Hipotireoidismo
		Hipertensão	Hipertensão
		Infecção urinária recorrente	Infecção urinária recorrente
		Deficiência do hormônio de crescimento	Deficiência do hormônio de crescimento
			Alopecia

presença de apenas um alelo mutado deve ser analisada em conjunto com as evidências clínicas, que, quando positivas, tornam essa possibilidade diagnóstica promissora, especialmente a da infância[41].

O diagnóstico diferencial da síndrome de Alström deve ser procedido com a amaurose congênita de Leber, acromatopsia, com as síndromes de Bardet-Biedl, Biedmon tipo II, Wolfram e Cohen, além da miocardiopatia dilatada infantil esporádica e doenças mitocondriais.

OSTEODISTROFIA HEREDITÁRIA DE ALBRIGHT (OMIM 103580)

A osteodistrofia hereditária de Albright (OHA) é uma doença metabólica em que os achados somáticos se associam a uma resistência ao paratormônio (PTH) e a outros tipos de hormônios. O modo de herança é autossômico dominante e o gene *GNAS* responsável pela doença foi mapeado no cromossomo 20q13.2[42].

Os indivíduos afetados apresentam, em geral, baixa estatura, obesidade, fácies arredondada, calcificações ectópicas no tecido celular subcutâneo e no cérebro (especialmente no plexo coroide), braquidactilia e outras anomalias esqueléticas. O retardo mental em geral é leve. Essa constelação de anormalidades é coletivamente denominada de fenótipo OHA.

O estudo radiológico é capaz de demonstrar a braquidactilia característica dessa doença, bem como as calcificações subcutâneas e estreitamento do canal lombar.

A braquidactilia da OHA acomete especialmente os 4º e 5º metacarpos[39] e não deve ser confundida com a braquidactilia tipo E, que também exibe herança autossômica dominante, baixa estatura e face arredondada, mas não o pseudo-hipoparatireoidismo (PHP), retardo mental, catarata ou calcificações ectópicas da OHA.

O critério biológico da OHA é a presença de PHP tipo IA. O PHP é um termo utilizado para um grupo heterogêneo de doenças que apresentam resistência ao PTH. Subdivide-se em Ia, Ib, Ic e II, de acordo com o fenótipo e a patogênese[40]. O diagnóstico do PHP é clínico-laboratorial, observando-se hipocalcemia, hiperfosfatemia com aumento da reabasorção tubular do fosfato e concentrações de PTH elevadas em indivíduos com função renal normal.

O que distingue o tipo I do tipo II é a excreção urinária do AMP cíclico (AMPc) em resposta à administração de PTH. No tipo I, essa resposta do AMPc encontra-se diminuída e no tipo II pode ser normal ou elevada, contudo, no tipo II, a resposta fosfatúrica é deficiente.

O PHP tipo Ia caracteriza-se por hipocalcemia, hiperfosfatemia e PTH com concentrações séricas elevadas e decorre de uma deficiência de aproximadamente 50% da atividade da subunidade alfa da proteína G_s (*stimulatory G protein*), a qual está acoplada ao receptor do paratormônio (PTH/PTHrP). A subunidade alfa da proteína G_s ($G_s\alpha$) é uma proteína sinalizadora essencial para a ação do PTH e de muitos outros hormônios, havendo redução da capacidade de ativação da adenilciclase nas situações em que se tem diminuição da atividade dessa $G_s\alpha$[43].

Clinicamente, o PHP tipo Ia e Ic são idênticos e podem incluir o fenótipo OHA, deficiência de PTH e resistência hormonal múltipla[42]. O PHP Ia distingue-se do PHP Ic pela presença de inativação das mutações *GNAS* e/ou atividade reduzida da G_s – o maior subproduto proteico do *locus GNAS* (Quadro XIII-8).

Na OHA, há pseudo-pseudo-hipoparatireoidismo (PPHP) em que as concentrações de PTH são normais. A maioria dos casos de OHA resulta de mutações heterozigotas inativadoras do gene *GNAS*, responsável pela regulação do *imprinting* genômico[44-46]. Assim, o modo de herança da OHA é autossômico dominante, porém a resistência hormonal (que, além do PTH, pode incluir o TSH e as gonadotrofinas) depende da origem parental do alelo mutado: a doença se expressa de forma completa em indivíduos com o alelo *GNAS1* materno mutado; e incompletamente naqueles com mutações no alelo paterno, em que não se observa resistência hormonal[47].

Os critérios diagnósticos, segundo Kotter et al. (2004)[48], são: a) clínicos: obesidade, fácies arredondada, braquidactilia, especialmente de 4º e 5º dígitos, e atraso leve do crescimento; b) radiológicos: braquidactilia (4º e 5º dígitos), estreitamento do canal medular lombar e calcificações subcutâneas; c) biológicos: resistência ao PTH ou múltipla (principalmente ao TSH e godadotrofinas). Contudo, Mantovani e Spada (2010)[49], ao demonstrarem superposição entre as características clínicas e moleculares de indivíduos com PHP IA e PHP IB, ressaltaram a necessidade de se realizar nova classificação clínica da doença.

Outras doenças como a síndrome de McCune-Albright, a heteroplasia óssea progressiva, a displasia fibrosa poliostótica e alguns tumores hipofisários são decorrentes de mutações nesse mesmo gene (*GNAS1*). Diversas mutações já foram identificadas, mas apenas a deleção do éxon 7 é recorrente[52].

A síndrome de McCune-Albright, cujos sinais cardinais são displasia fibrosa poliostótica, manchas café com leite e puberdade precoce, também exibe herança autossômica dominante e faz parte do diagnóstico diferencial da OHA.

Quadro XIII-8. Características clínicas e laboratoriais dos diferentes tipos de pseudo-hipoparatireoidismo (PHP) e da osteodistrofia hereditária de Albright (OHA)[40,47,50,51].

	PHP Ia	PHP Ib	PHP Ic	PPHP	PHP II	OHA
Fenótipo OHA	+	–	+	+	–	+
Resistência hormonal múltipla	+	–¶	+	–	+µ	+
Resposta do AMPc à infusão do PTH				N	N ou ↑	
Atividade da subα da proteína G_s		N	N		N	N
Mutação GNAS1	+	+	+	+	NR	+
Alelo parental mutado	P	M	M §	P		M (completa) P (incompleta)

P = paterno; M = materno; subα = subunidade alfa; NR = não referido; ¶ = resistência apenas ao PTH e ocasionalmente ao TSH; § = mutação C-terminal; µ = restrita ao PTH.

SÍNDROME DE BÖRJESON-FORSSMAN--LEHMANN (OMIM 301900)

A síndrome de Börjeson-Forssman-Lehmann (OMIM 301900) é rara, sendo considerada uma das causas de retardo mental ligado ao X. Assim, os homens são predominantemente afetados, porém, as mulheres também podem ser acometidas por formas mais leves. O gene *PHF6* foi identificado como sendo o responsável pela doença. Apresenta grande variabilidade inter e intrafamiliar.

A deficiência intelectual é um achado cardinal dessa síndrome. Suas principais características são: dismorfismos faciais com fissuras palpebrais estreitas e orelhas grandes, especialmente os lóbulos que se mostram longos e flácidos; obesidade truncal (76%); ginecomastia (97%); hipogonadismo (86%); anomalias de dígitos características (96%) como dedos curtos, achatados e hiperflexíveis, artelhos curtos e separados, háluces largos e curtos e/ou em martelo.

O peso de nascimento em geral é normal, observando-se no período neonatal e na lactância hipotonia, deficiência do crescimento e atraso do desenvolvimento. O retardo mental situa-se entre leve e moderado, há retardo de fala e do desenvolvimento das habilidades motoras, exibindo na adolescência, dificuldade do aprendizado generalizada, que os torna dependente de terceiros.

SÍNDROME DE BIEMOND TIPO II

Na síndrome de Biemond tipo II (OMIM) observa-se deficiência intelectual, coloboma, obesidade, polidactilia, hipogonadismo, hidrocefalia e disostose facial. Alguns desses achados sobrepõem-se aos da síndrome de Bardet-Biedl, podendo essas duas síndromes ser confundidas. Como em vários casos da síndrome de Bardet-Biedl relatou-se coloboma, além da distrofia retiniana (alteração não observada na síndrome de Biemond tipo II); e, no relato original da síndrome de Biemond, a obesidade não foi observada; a seguinte divisão foi proposta:

a) Síndrome de Biemond tipo II com presença de coloboma incidental.
b) Síndrome de Biemond tipo II *stricto sensu* com herança autossômica recessiva apresentando hipogenitalismo, baixa estatura, coloboma e polidactilia pré-axial sem obesidade.
c) Microftalmia colobomatosa "nova" associada ocasionalmente com obesidade, hipogonadismo e retardo mental; e com teste citogenético positivo para Rubinstein-Taybi (fato observado em pelo menos um caso).
d) Síndrome letal não classificada de início precoce semelhante à síndrome de Buntinx-Majewski.
e) Síndrome colobomatosa "nova" associada a anomalias dos dedos e lesões labiopalatais denominada de *coloboma--zygodactyly-clefting syndrome*.

SÍNDROMES MONOGÊNICAS

Algumas outras síndromes monogênicas, relativamente frequentes na prática clínica, também podem cursar com obesidade, como, por exemplo, as síndromes de: Kabuki, Rubinstein-Taybi, Simpson-Golabi-Behmel e acondroplasia, entre outras (Figuras XIII-8 e XIII-9).

ABERRAÇÕES CROMOSSÔMICAS

Embora as aberrações cromossômicas, em geral, cursem com deficiência do crescimento, algumas, entretanto, podem apresentar obesidade. A mais conhecida delas é a síndrome de Down (Figura XIII-10).

Síndrome de Smith-Magenis

A síndrome de Smith-Magenis decorre em 90% dos casos de uma deleção na região 17p11.2, capaz de ser demonstrada por análise citogenética e/ou molecular. Mutações no gene *RAI1* também podem levar à doença[53].

Caracteriza-se basicamente por dismorfismos craniofaciais que se tornam mais evidentes com o progredir da idade, retardo mental e distúrbios do comportamento, observando--se ainda: braquicefalia, hipoplasia mediofacial, prognatismo, voz rouca, atraso da fala acompanhado ou não de surdez, atraso psicomotor e do desenvolvimento (ver Figura XIII-8). Anormalidades esqueléticas, cardíacas e do sistema geniturinário também já foram descritas. Alguns pacientes podem exibir neuropatia periférica, uma vez que a doença de Charcot-Marie-Tooth tipo IA (CMT1A) mapeia exatamente na região comprometida do cromossomo 17. Contudo, até o momento, essa síndrome não foi observada em pacientes com CMT1A[53].

A hipotonia, as dificuldades para a alimentação, a deficiência intelectual e os distúrbios comportamentais, especialmente nos primeiros 18 meses de vida, superpõem-se, de certa maneira, à clínica da síndrome de Prader-Willi.

As características das principais doenças que devem ser consideradas na abordagem da obesidade sindrômica podem ser observadas no quadro XIII-9.

Outras aberrações cromossômicas podem apresentar obesidade[1,54]:

- Deleções 1p36, 2q37, 6q16.2, 9q34; 16p11.2.
- Duplicação 3p25.3p26.2.
- Dissomia uniparental do cromossomo 14.
- Deleção/*imprinting* da região 11p13 associada ao tumor de Wilms, aniridia, genitália ambígua e retardo mental.
- Variação do número de cópias (*Copy Number Variation* – CNV) detectada por *microarray* mostrou associação com obesidade, ao menos em três estudos, em que foram observadas: deleção 7q22.1-22.3, duplicação Xq28 e trissomia parcial 19q.

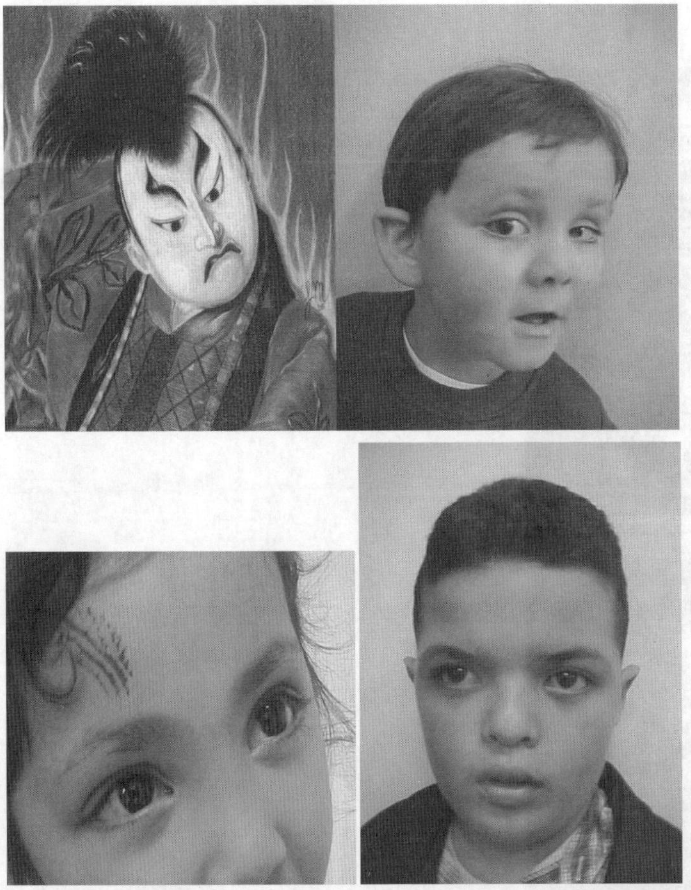

Figura XIII-8. Representação gráfica da máscara atribuída à síndrome de Kabuki comparada aos dismorfismos craniofaciais apresentados por três diferentes pacientes com a doença.

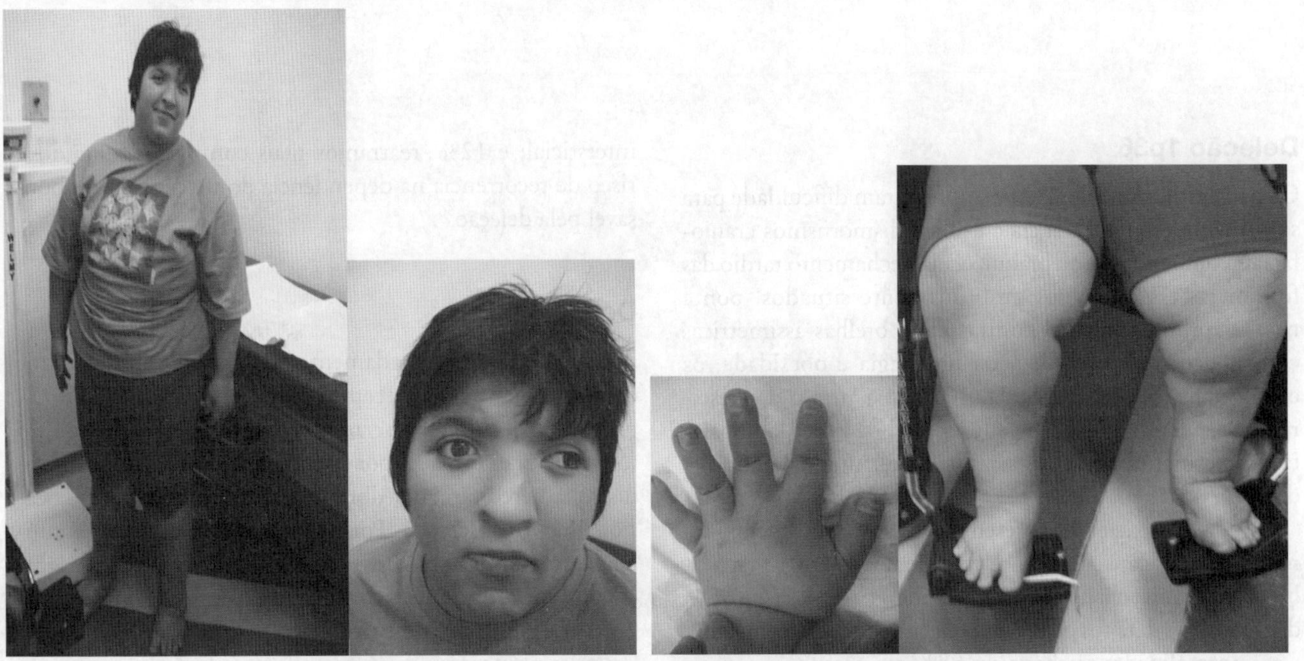

Figura XIII-9. Paciente com síndrome de Rubinstein-Taybi apresentando obesidade, deficiência intelectual, fissuras palpebrais inclinadas para baixo, estrabismo, hipoplasia malar, nariz proeminente com prolongamento do septo nasal evidenciando a columela curta e polegares e háluces alargados.

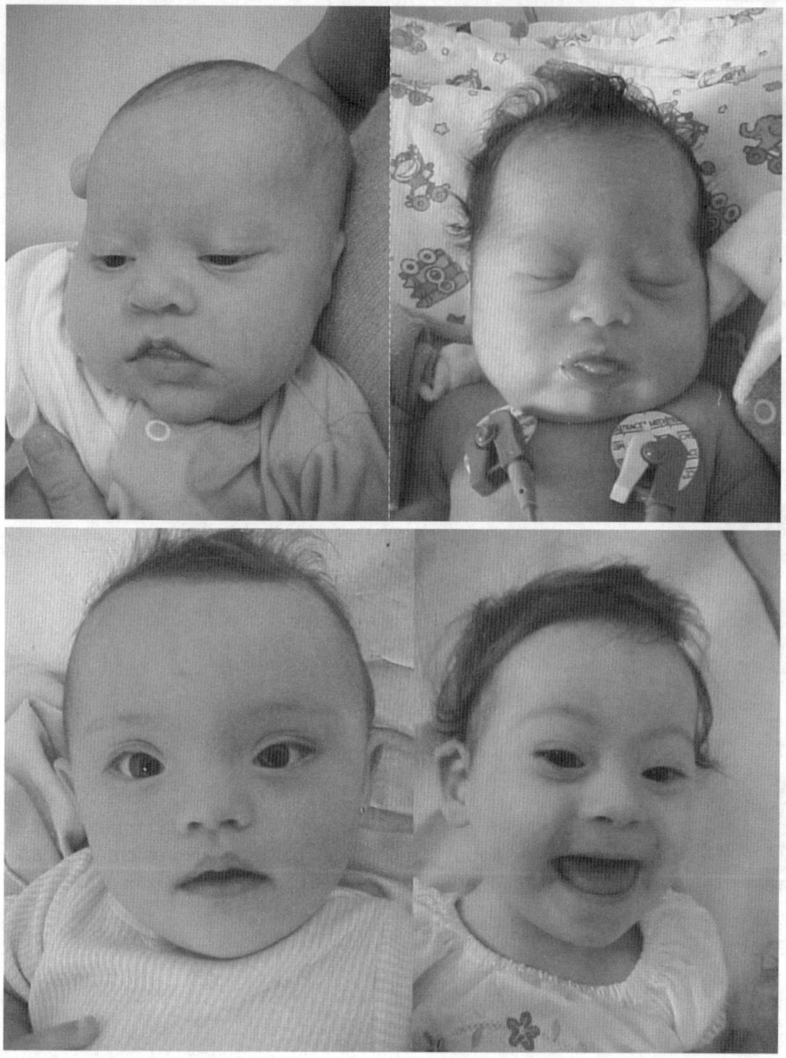

Figura XIII-10. Dismorfismos craniofaciais típicos da síndrome de Down em diferentes pacientes.

Deleção 1p36

Os pacientes com deleção 1p36 apresentam dificuldade para se alimentarem na lactância e exibem dismorfismos craniofaciais como micro e/ou braquicefalia, fechamento tardio das fontanelas (77%), olhos profundamente situados, ponte nasal deprimida, queixo pontiagudo e orelhas assimétricas com hélices espessas. Além da hiperfagia e obesidade, os outros achados observados são: hipotonia, atraso de crescimento, epilepsia (44-58%), surdez (44%), lesões labiopalatais, hipermetropia, defeitos cardíacos estruturais e miocardiopatia dilatada.

Todos os pacientes apresentam retardo do desenvolvimento e/ou incapacidade intelectual em diferentes graus. A hipotonia é um achado consistente, sendo observada em 95% dos casos. Os defeitos cardíacos congênitos ocorrem em 71% e as anormalidades cerebrais em 88% dos casos[55].

Aproximadamente 52% dos indivíduos com deleção 1p36 apresentam deleção *de novo* terminal; 29%, deleção intersticial; e 12%, rearranjos mais complexos, estando o risco de recorrência na dependência do mecanismo responsável pela deleção[56].

Deleção 2q37

A deleção de aproximadamente 3Mb na região 2q37 que compreende os genes receptor 35 da proteína G (*GPR35*), *glypican* 1 (*GPC1*) e *serine-threonine protein kinase 25* (*STK25*) é responsável por um quadro similar ao da osteodistrofia hereditária de Albright, em que a obesidade é ocasionalmente observada. Por essa razão, a deleção 2q37 também é conhecida como osteodistrofia hereditária de Albright-Like. Outra sinonímia considerada para essa monossomia 2q37 é a síndrome de braquidactilia e retardo mental. Há braquimetafalangia dos dígitos 3-5, mais frequentemente do quarto isoladamente (50%). Os afetados apresentam retardo mental leve, com face arredondada, olhos fundos, nariz com

Quadro XIII-9. Principais síndromes que cursam com obesidade.

OMIM	Síndrome	Principais manifestações
176270	Prader-Willi	Obesidade centrípeta, hipotonia neonatal, retardo mental e hipogonadismo
209900	Bardet-Biedl	Obesidade truncal, dificuldade visual progressiva, polidactilia pós-axial, disfunção renal e hipogenitalismo
216550	Cohen	Obesidade centrípeta, hipotonia, retardo mental, dentes incisivos centrais proeminentes e mãos e pés estreitos
203800	Alström	Obesidade centrípeta, degeneração retiniana, *diabetes mellitus*, miocardiopatia dilatada e surdez neurossensorial
103580	Osteodistrofia hereditária de Albright (OHA)	Obesidade, baixa estatura, fácies arredondada, calcificações ectópicas, braquidactilia esquerda, PHP1A/PPHP
301900	Síndrome de Börjeson-Forssman-Lehmann	Obesidade truncal, retardo mental, fissuras palpebrais estreitas e orelhas grandes, especialmente os lóbulos, ginecomastia, hipogonadismo, anomalias de dígitos
210350	Biemond tipo II	Obesidade, retardo mental, coloboma, polidactilia, hipogonadismo, hidrocefalia e disostose facial
182290	Síndrome de Smith-Magenis Deleção 17p11.2	Dismorfismos faciais mais evidentes com o progredir da idade, hipotonia, alterações esqueléticas, retardo mental, distúrbios do comportamento
607872	Deleção 1p36	Obesidade, dificuldade para se alimentar, micro e/ou braquicefalia, olhos profundamente situados, ponte nasal deprimida, queixo pontiagudo e orelhas assimétricas com hélices espessas
600430	Deleção 2q37	Obesidade ocasional, quadro similar ao da OHA, retardo mental leve, convulsões, face arredondada, olhos fundos, nariz com a ponta bulbosa, vermelhões labiais espessos e cabelos esparsos
611913	Deleção 16p11.2	Obesidade, maior suscetibilidade para doenças do espectro autístico

a ponta bulbosa, vermelhidões labiais espessas, cabelos esparsos, cardiopatias congênitas, hipermobilidade articular e anomalias do sistema nervoso central, gastrointestinais e renais. Convulsões podem estar presentes[57].

Na maioria dos casos, a deleção 2q37 é *de novo* e seus pais apresentam cariótipos normais. Em 5% dos casos, o probando herda a deleção de um dos genitores, cujo cariótipo exibe uma translocação equilibrada. Assim, o risco de recorrência na maioria dos casos é desprezível. Entretanto, nas situações em que a deleção é herdada, o risco é maior e depende do rearranjo cromossômico observado[57].

Deleção 16p11.2

A deleção 16p11.2 é considerada uma síndrome de genes contíguos. Microdeleções recorrentes e microduplicações de, aproximadamente, 555kb na região 16p11.2 conferem suscetibilidade para o espectro das doenças autísticas.

É uma forma altamente penetrante de obesidade, que, inicialmente, foi detectada em indivíduos com distúrbios cognitivos heterozigotos para essa deleção. Wagners et al. (2010), em estudo multicêntrico, demonstraram que a del 16p11.2 estava associada de forma significante à obesidade e, especialmente, à obesidade mórbida (0,7%). Todos os parentes de primeiro grau dos indivíduos com obesidade mórbida também eram obesos. A maioria dos casos de obesidade mórbida, nesse estudo, ocorreu *de novo*, contudo, em torno de 0,4% a deleção foi herdada.

Ao que tudo indica, os fenótipos observados em pacientes com a deleção 16p11.2 devem-se à haploinsuficiência dos cerca de 30 genes que fazem parte dessa região. Ressalta-se que o fenótipo pode decorrer da deleção de múltiplos genes que desempenham papel importante na obesidade[58].

Há evidências de que de fato exista correlação entre a obesidade e os distúrbios cognitivos. Pacientes com autismo ou dificuldade do aprendizado exibem risco maior para obesidade. As explicações possíveis seriam: a) relação causal direta entre obesidade e retardo mental; b) envolvimento dos mesmos padrões regulatórios ou correlatos; c) resultados diversos para a mesma classe de distúrbios comportamentais com efeitos pleiotrópicos e idades de início e expressividade variáveis[58].

CONCLUSÕES

A síndrome de Prader-Willi constitui a causa genética mais comum de obesidade, devendo sempre ser lembrada nos casos de hipotonia neonatal de causa central. A complexidade dos mecanismos etiológicos envolvidos, como deleções (75%), dissomia uniparental (20%-25%) e defeitos no centro de *imprinting* (1%-2%), requer o reconhecimento de suas principais características e de seus critérios, a fim de que a solicitação dos testes citogenéticos e moleculares adequados (teste de metilação, cariótipo com bandas, FISH/MLPA e/ou sequenciamento da região do centro de *imprinting*) seja a mais racional possível.

Diante de pacientes com obesidade e dificuldade visual progressiva, a síndrome de Bardet-Biedl deve ser considerada. O reconhecimento de suas principais características, critérios diagnósticos e modelos de herança também são importantes para o diagnóstico e manejo adequados, além de orientar o estudo molecular, uma vez que todos esses testes são relativamente dispendiosos.

Embora síndromes como de Prader-Willi, Bardet-Biedl, osteodistrofia de Albright, Alström e Cohen sejam mais frequentemente aventadas em casos de obesidade sindrômica, outras causas devem ser consideradas. Assim, pesquisas recentes vêm demonstrando a associação entre obesidade e microdeleções, detectáveis apenas por estudos moleculares e não visualizadas pelo cariótipo clássico com bandas.

Dessa forma, o estudo da obesidade sindrômica requer a investigação de uma multiplicidade de possibilidades e a técnica de sequenciamento de nova geração (NGS) trouxe a possibilidade de diagnóstico em um único teste, ainda não disponível na rotina prática em nosso meio.

REFERÊNCIAS BIBLIOGRÁFICAS

1. Bochukova EG, Huang N, Keogh J, Henning E, Purmann C, Blaszczyk K, et al. Large rare chromosomal deletions associated with severe early-onset obesity. Nature. 2010;463(7281):666-70.
2. Kolehmainen J, Black GCM, Saarinen A, Chandler K, Clayton-Smith J, Träskelin AL, et al. Cohen syndrome is caused by mutations in a novel gene, COH1, encoding a transmembrane protein with a presumed role in vesicle-mediated sorting and intracellular protein transport. Am J Hum Genet. 2003;72(6):1359-69.
3. Sina M, Hinney A, Ziegler A, Neupert T, Mayer H, Siegfried W, et al. Phenotypes in three pedigrees with autosomal dominant obesity caused by haploinsufficiency mutations in the melanocortin-4 receptor gene. Am J Hum Genet. 1999;65(6):1501-7.
4. OMIM. Online Mendelian Inheritance in man, OMIM (TM) Center for Medical Genetics, Jphn Hopkins University (Baltimore MD) and national Center for Biotechnology Information, National Library of Medicine (Bethesda, MD), 1996. World Wide Web URL. [última atualização 29/10/2010]. Obesity syndrome. Disponível em <http://www.ncbi.nlm.nih.gov>. Acesso em 15/abril/2020.
5. Whittington JE, Holland AJ, Webb T, Butler J, Clarke D, Boer H. Population prevalence and estimated birth incidence and mortality rate for people with Prader-Willi syndrome in one UK Health Region. (Letter) J Med Genet. 2001;38(11):792-8.
6. Fan Z, Greenwood R, Fisher A, Pendyal S, Powell CM. Characteristics and frequency of seizure disorder in 56 patients with Prader-Willi syndrome. Am J Med Genet A. 2009;149A(7):1581-4.
7. Miller JL, Couch JA, Schmalfuss I, He G, Liu Y, Driscoll DJ, et al. Intracranial abnormalities detected by three-dimensional magnetic resonance imaging in Prader-Willi syndrome. Am J Med Genet A. 2007;143A(5):476-83.
8. Iughetti L, Bosio L, Corrias A, Gargantini L, Ragusa L, Livieri C, et al. Pituitary height and neuroradiological alterations in patients with Prader-Labhart-Willi syndrome. Eur J Pediatr. 2007;167(6):701-2.
9. Varela MC, Kok F, Setian N, Kim CA, Koiffmann CP. Impact of molecular mechanisms, including deletion size, on Prader-Willi syndrome phenotype: study of 75 patients. Clin Genet. 2005;67(1):47-52.
10. Holm VA , Cassidy SB, Butler MG, Hanchett JM, Greenswag LR, Whitman BY, et al. Prader-Willi syndrome: consensus diagnostic criteria. Pediatrics. 1993;91(2):398-402.
11. Gunay-Aygun M, Schwartz S, Heeger S, O'Riordan MA, Cassidy SB. The changing purpose of Prader-Willi syndrome clinical diagnostic criteria and proposed revised criteria. Pediatrics. 2001;108(5):e92.
12. Myers SE, Carrel AL, Whitman BY, Carrel AL, Whitman BY, Allen DB. Sustained benefit after 2 years of growth hormone on body composition, fat utilization, physical strenght and agility and growth in Prader-Willi syndrome. J Pediatr. 2000;137(1):42-9.
13. Haqq, AM, Stadler DD, Rosenfeld RG, Pratt KL, Weigle DS, Frayo RS, et al. Circulating ghrelin levels are suppressed by meals and octreotide therapy in children with Prader-Willi syndrome. J Clin Endocrinol Metab. 2003;88(8):3573-6.
14. Tan TM, Vanderpump M, Khoo B, Patterson M, Ghatei MA, Goldstone AP, et al. Somatostatin infusion lowers plasma ghrelin without reducing appetite in adults with Prader-Willi syndrome. J Clin Endocrinol Metab. 2004;89(8):4162-5.
15. Hapira NA, Lessig MC, Lewis MH, Goodman WK, Driscol DJ. Effects of topiramate in adults with Prader-Willi syndrome. Am J Ment Retard. 2004;109(4):301-9.
16. Gilhuis HJ, Van Ravenswaaij CM, Hamel BJC, Gabreëls FJ. Interstitial 6q deletion with a Prader-Willi-like phenotype: a new case and review of the literature. Europ J Paediat Neurol. 2000;4(1):39-43.
17. Forsythe E. [última atualização 18/abril/2015]. Bardet-Biedl syndrome. In GeneReviews at GeneTests. Medical Genetics Information Resource (database online). Copyright, University of Washington, Seattle. 1993-2020. Disponível em http://www.genetests.org. Acesso em 16/abril/2020.
18. Slavotinek AM. Bardet-Biedl syndrome. In Cassidy SB, Allanson JE. Management of genetic syndromes. 3rd ed. New Jersey: Wiley-Liss; 2010. p. 111-28.
19. Hamel CP. Cone rod dystrophies. Orphanet Journal of Rare Diseases. 2007;2:7 (article is available form: http://www.ORJD.com/content/2/1/7 (this is an Open Access article).
20. Dollfus H, Verloes A, Bonneau D, Cossée M, Perrin-Schmitt F, Brandt C, et al. Update on Bardet-Biedl syndrome. J Fr Ophtalmol. 2005;28(1):106-12.
21. Elbedour K, Zucker N, Zalzstein E, Barki Y, Carmi R. Cardiac abnormalities in the Bardet-Biedl syndrome: echocardiographic studies of 22 patients. Am Med J Genet. 1994;52(2):164-9.
22. Katsanis N, Lupski JR, Deales PL. Exploring the molecular basis of Bardet-Biedl syndrome. Hum Mol Genet. 2001;10(20):2293-9.
23. Kahn MA, Muhammad N, Khan MA, Kamal A, Rehman ZU, Khan S. genetics of human Bardet-Biedl syndrome, an up dates. Clin Genet. 2016;90(1):3-15.
24. Ece SA, Onay H, Atik T, Aykut A, Gunes MC, Yuregir OO, et al. Targed multi-gene panel testing for the diagnosis of Bardet-Biedl syndrome: identification of nine novel mutation across BBS1, BBS2, BBS4, BBS7, BBS9, BBS10 genes. Eur J Med Genet. 2015;58(12):689-94.
25. Beals PL, Elcioglu N, Woolf AS, Parker D, Flinter FA. New criteria for improved diagnosis of Bardet-Biedl syndrome: results of population survey. J Med Genet. 1999;36(6):437-46.

26. Green JS, Parfrey PS, Harnett JD, Farid NR, Cramer BC, Johnson G, et al. The cardinal manifestations of Bardet-Biedl syndrome, a form of Laurence-Moon-Biedl syndrome. N Eng J Med. 1989;321(15):1002-9.
27. O'dea D, Parfrey PS, Harnett JD, Hefferton D, Cramer BC, Green J. The importance of renal impairment in the natural history of Bardet-Biedl syndrome. Am J Kidney Dis. 1996;27(6):776-83.
28. Cohen MMJR, Hall BD, Smith DW, Graham CB, Lampert KJ. A new syndrome with hypotonia, obesity, mental deficiency, and facial, oral, ocular and limb anomalies. J Pediatr. 1973;83(2): 280-4.
29. Kivitie-Kallio S, Norio R. Cohen syndrome: essential features, natural history, and heterogeneity. Am J Med Genet. 2001; 102(2):125-35.
30. Kolehmainen J, Wilkinson R, Lehesjoki AE, Chandler K, Kivitie-Kallio S, Clayton-Smith J, et al. Delineation of Cohen syndrome following a large-scale genotype-phenotype screen. Am J Hum Genet. 2005;75(1):122-7.
31. Norio R, Raitta C, Lindahl E. Further delineation of the Cohen syndrome: report on chorioretinal dystrophy, leukopenia and consanguinity. Clin Genet. 1984;25(1):1-14.
32. Seifert W, Holder-Espinasse M, Spranger S, Hoeltzenbein M, Rossier E, Dollfus H, et al. Mutational spectrum of COH1 and clinical heterogeneity in Cohen syndrome. J Med Genet. 2006;43(5):e22.
33. Chandler KE, Kidd A, Al-Gazali L, Kolehmainen J, Lehesjoki A-E, Black GCM, et al. Diagnostic criteria, clinical characteristics, and natural history of Cohen syndrome. J Med Genet. 2003; 40(4):233-41.
34. Chandler KE, Biswas S, Lloyd IC, Parry N, Clayton-Smith J, Black GCM. The ophthalmic findings in Cohen syndrome. Br J Ophthalmol. 2002;86(12):1395-8.
35. Karpf J, Turk J, Howlin P. Cognitive, language, and adaptive behavior profiles in individuals with a diagnosis of Cohen syndrome. Clin Genet. 2004;65:327-32.
36. Hearn T, Renforth GL, Spalluto C, Hanley NA, Pioper K, Brickwood S, et al. Mutation of ALMS1, a large gene with a tandem repeat encoding 47 amino acids, causes Alström syndrome. Nat Genet. 2002;31(1):79-82.
37. Marshall JD, Ludman MD, Shea SE, Salisbury SR, Willi SM, LaRoche RG, Nishina PM. Genealogy, natural history, and phenotype of Alström syndrome in a large Acadian kindred and three additional families. Am J Med Genet. 1997;73(2):150-61.
38. Michaud JL, Heon E, Guilbert F, Weill J, Puech B, Benso L, et al. Natural history of Alström syndrome in early childhood: onset with dilated cardiomyopathy. J Pediatr. 1996;128(2):225-9.
39. De Sanctis L, Vai S, Andreo MR, Romagnolo D, Silvestro L, de Sanctis C. Brachydactyly in 14 genetically characterized pseudohypoparathyroidism type Ia patients. J Clin Endocrinol Metab. 2004;89(4):1650-55.
40. Marguet C, Mallet E, Basuyau JP, Martin D, Leroy M, Brunelle P, et al. Clinical and biological heterogeneity in pseudohypoparathyroidism syndrome. Horm Res. 1997;48(3);120-30.
41. Marshall JD, Beck S, Maffei P, Naggert JK. Alström syndrome. Eur J Hum Genet. 2007;15(12):1193-202.
42. Patten JL, Johns Valle DR D, Eil C, Gruppuso PA, Steele G, Smallwood PM, et al. Mutation in the gene encoding the stimulatory G protein of adenylate cyclase in Albright´s hereditary osteodystrophy. N Engl J Med. 1990;322(20):1412-9.
43. Levine MA, Downs RW Jr, Singer M, Marx SJ, Aurbach GD, Spiegel AM. Deficient activity of guanine nucleotide regulatory protein in erythrocytes from patients with pseudohypoparathyroidism. Biochem. Biophys Res Commun. 1980;94(4):1319-24.
44. Bastepe M. The GNAS locus and pseudohypoparathyroidism. Adv Exp Med Biol. 2008;626:27-40.
45. Weinstein LS, Liu J, Sakamoto A, Xie T, Chen M. Minireview: GNAS: normal and abnormal functions. Endocrinology. 2004;145(12):5459-64.
46. Weinstein LS, Yu S. The role of genomic imprinting of Gsα in the pathogenesis of Albright hereditary osteodystrophy. Trends Endocrinol Metab. 1999;10(3):81-5.
47. Adegbite NS, Xu M, Kaplan FS, Shore EM, Pignolo RJ. Diagnostic and mutational spectrum of progressive osseous heteroplasia (POH) and other forms of *GNAS*-based heterotopic ossification. Am J Med Genet A. 2008;146A(14):1788-96.
48. Kottler ML, Linglart A, Carel JC. Albright hereditary osteodystrophy. Orphanet encyclopedia, January 2004. [última atualização: janeiro, 2004]. Disponível em <http://www.orpha.net/data/patho/GB/uk-AHO.pdf >. Acesso em 16/abril/2020.
49. Mantovani G, DE Sanctis L, Barbieri AM, Elli FM, Bollati V, Vaira V, et al. Pseudohypoparathyroidism and GNAS epigenetic defects: clinical evaluation of albright hereditary osteodystrophy and molecular analysis in 40 patients. J Clin Endocrinol Metab. 2010;95(2):651-8.
50. OMIM. Online Mendelian Inheritance in man, OMIM (TM) Center for Medical Genetics, Jphn Hopkins University (Baltimore MD) and national Center for Biotechnology Information, National Library of Medicine (Bethesda, MD), 1996. World Wide Web URL. [última atualização 28/maio/2010]. Pseudohyparathyroidism IA. Disponível em <http://www.ncbi.nlm.nih.gov/omim/103580>. Acesso em 16/abril/2020.
51. Linglart A, Carel JC, Garabedian M, Lé T, Mallet E, Kottler ML. GNAS1 lesions in pseudohypoparathyroidism Ia and Ic: genotype phenotype relationship and evidence of the maternal transmission-of the hormonal resistance. J Clin Endocr Metab. 2002;87(10:189-97.
52. De Sanctis L, Romagnolo D, Olivero M, Buzi F, Maghnie M, Scirè G, et al. Molecular analysis of the GNAS1 gene for the correct diagnosis of Albright hereditary osteodystrophy and pseudohypoparathyroidism. Pediatr Res. 2003;53(5):749-55.
53. Greenberg F, Guzzetta V, Montes de Oca-Luna, Magenis RE, Smith AC, Richter SF, et al. Molecular analysis of the Smith-Magenis syndrome: a possible contiguous-gene syndrome associated with del(17)(p11.2). Am J Hum Genet. 1991;49(6):1207-18.
54. Macmillan Publishers. A new highly penetrant form of obesity due to deletions on chromosome 16p11.2. Nature. 2010;463(7281):671-7.
55. Battaglia A, Hoyme HE, Dallapiccol AB, Zackai E, Hudgins L, McDonald-McGinn D, et al. Further delineation of deletion 1p36 syndrome in 60 patients: a recognizable phenotype and common cause of developmental delay and mental retardation Pediatrics. 2008;121(2):404-10.
56. Battaglia A, Shaffer LG. 1p36 Deletion syndrome. In GeneReviews at GeneTests. Medical Genetics Information Resource (database online). Copyright, University of Washington, Seattle. 1993-2020. [última atualização: 22/jun/16]. Disponível em <http://www.genetests.org> Acesso em 16/abril/2020.
57. Aldred MA, Sanford ROC, Thomas NS, Barrow MA, Wilson LC, Brueton LA, et al. Molecular analysis of 20 patients with 2q37.3 monosomy: definition of minimum deletion intervals for key phenotypes. J Med Genet. 2004;41(6):433-9.
58. Walters RG, Jacquemont S, Valsesia A, de Smith AJ, Martinet D, Andersson J, et al. A new highly penetrant form of obesity due to deletions on chromosome 16p11.2. Nature. 2010;463(7281):671-5.

Síndrome de Prader-Willi

RUTH ROCHA FRANCO
CAROLINE BUFF DE GOUVEIA PASSONE
SIMONE SAKURA ITO

INTRODUÇÃO

A síndrome de Prader-Willi (SPW) foi descrita pela primeira vez em 1956 pelos médicos Prader e Labhart, porém 70 anos antes Langdon-Down (o mesmo que descreveu a síndrome de Down) já havia feito a descrição de uma menina que aos 13 anos pesava 84kg e apresentava as características da SPW; ele chamou essa doença de *polysarcia*[1]. SPW é a causa mais comum de obesidade sindrômica; é uma desordem genética causada pela ausência da expressão de genes paternos do cromossomo 15q11.2-q13[2]. Existem 3 classes principais de anormalidades cromossômicas que levam à SPW: deleção, dissomia uniparental materna ou defeito no centro de *imprinting* (Figura XIII-11), embora mutação gênica e translocação equilibrada também podem ser encontradas[3]. A prevalência é estimada em 1:10.000-1:30.000 em diferentes populações estudadas[-2]. Afeta entre 350.000 e 400.000 indivíduos em todo o mundo, envolvendo ambos os sexos igualmente[4]. A principal característica é a hipotonia grave no período neonatal com dificuldade de sucção, seguida por ingestão alimentar excessiva no início da infância e desenvolvimento gradual de obesidade nos anos seguintes, a menos que a alimentação seja controlada externamente[5]. Os marcos motores e o desenvolvimento da linguagem estão atrasados e todos os indivíduos apresentam algum grau de incapacidade cognitiva[6]. A maioria das pessoas com SPW tem QI médio em torno de 60-70[7]. Um fenótipo comportamental distinto é comum, com birras, teimosia e comportamentos manipulador e compulsivo[2]. Pacientes com SPW apresentam disfunção hipotalâmica que é responsável pelas alterações endocrinológicas. As alterações mais frequentes encontradas são: obesidade, deficiência do hormônio de crescimento, hipogonadismo, hipotireoidismo, insuficiência adrenal, baixa densidade mineral óssea e *diabetes mellitus* tipo 2[8].

GENÉTICA E GENES ENVOLVIDOS NA SPW

Na figura XIII-11 apresentamos os mecanismos genéticos na SPW.

Existem vários genes na região 15q11.2-q13 cuja perda contribui para o fenótipo completo da síndrome de Prader-Willi. Como o *nocaute* de nenhum gene pode explicar completamente o fenótipo SPW, acha-se que esse distúrbio genético requer a perda da expressão de vários genes para

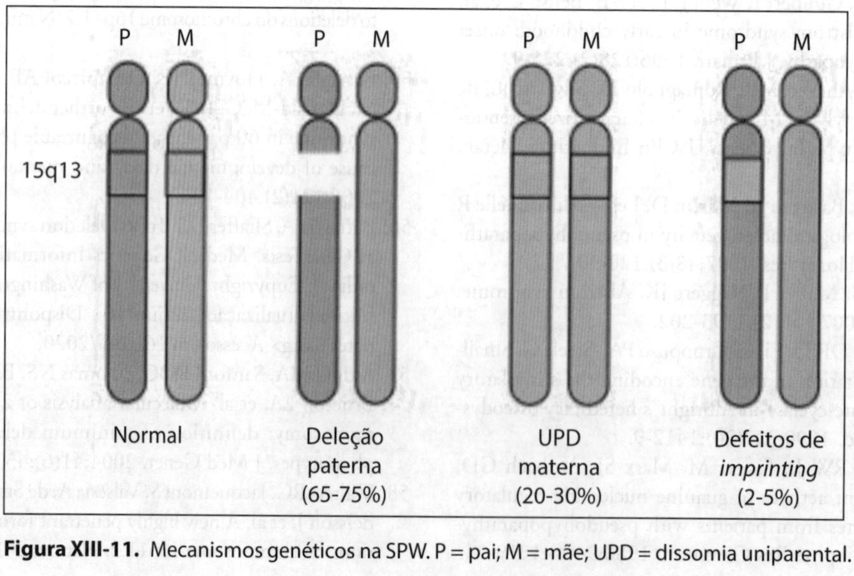

Figura XIII-11. Mecanismos genéticos na SPW. P = pai; M = mãe; UPD = dissomia uniparental.

causar o fenótipo completo. No entanto, a ausência de um pequeno gene de organização nucleolar, *SNORD 116*, reproduz muitas das características clínicas da SPW[2]. Outros genes de expressão paterna localizados na extremidade centromérica da região 15q11-q13 podem ser responsáveis pelo fenótipo da SPW, são eles: *MKRN3, MAGEL2, NDN* e *C15orf2*. Vários desses genes estão envolvidos no desenvolvimento neural, função cerebral, infertilidade e ritmo circadiano (Figura XIII-12).

A seguir, mais informações sobre cada gene e sua contribuição fenotípica na SPW.

MKRN3

A relevância funcional e fisiológica do *MKRN3* não é bem conhecida e, apesar de sua localização na região crítica da PWS, seu papel nessa síndrome também é incerto. Recentemente, descobriu-se que a puberdade precoce central poderia surgir da perda da expressão de *MKRN3* pelo alelo paterno devido a uma deleção *de novo*, dissomia uniparental materna (UPD) materna ou um defeito de *imprinting*, mecanismos reconhecidos na patogênese da SPW[10].

NDN

Codifica a proteína necdin, que é preferencialmente expressa no hipotálamo e está envolvida no crescimento dos axônios do sistema nervoso central, com expressão em regiões do cérebro, incluindo o hipotálamo e o tálamo. A falta de expressão desse gene é responsável pela função anormal do comando respiratório central, o que leva a apneia central e diminuição da resposta à hipóxia. *NDN* também é responsável pela redução dos neurônios que expressam ocitocina nos núcleos paraventriculares e neurônios GnRH na região pré-óptica. Essas alterações explicariam a redução da função gonadal e o *skin picking* (ato de se beliscar, machucando-se). *NDN* também é responsável pelos fatores de crescimento neural nos neurônios sensoriais e por isso indivíduos com SPW podem ter maior tolerância à dor[11].

MAGEL2 (melanoma antigen gene L2)

Está localizado próximo ao *NDN* e codifica a proteína MAGEL 2, que, como necdin, é altamente expressa nos núcleos hipotalâmico supraóptico, paraventricular e supraquiasmático. A falta de expressão do gene *Magel* leva à diminuição de orexina, um hormônio que regula o sono e o apetite. Também contribuem para o atraso de crescimento pós-natal até a 6ª semana de vida. Colabora com o atraso puberal e diminuição da fertilidade em mulheres e em homens[11]. Experiências *in vitro* mostram que o *Magel 2* promove diretamente o crescimento do axônio e sua perda leva à ruptura de circuitos de regulação hipotalâmica da alimentação. Esse feito parece ser independente dos efeitos da leptina e da ghrelina e provavelmente envolve um efeito neurotrófico direto de *Magel 2*[12].

SNURF

Formado por um pequeno complexo nuclear está envolvido no processamento de mRNA no cérebro. Modelos de camun-

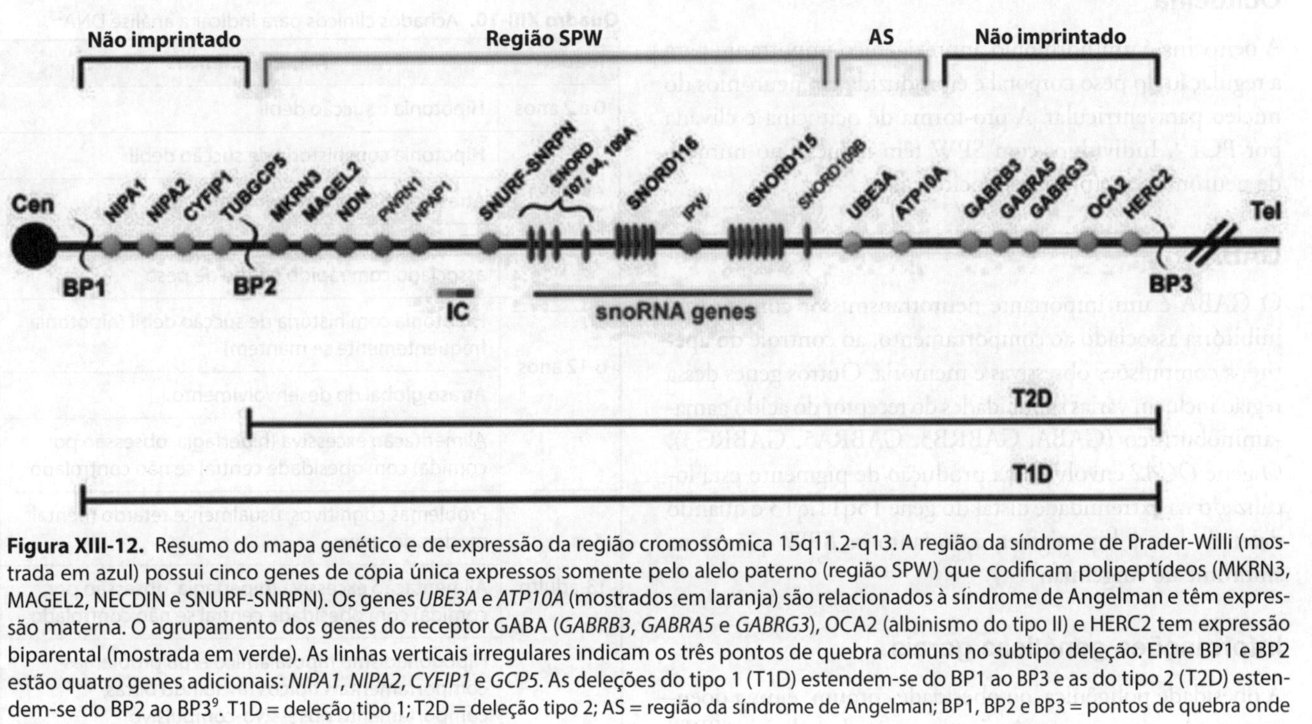

Figura XIII-12. Resumo do mapa genético e de expressão da região cromossômica 15q11.2-q13. A região da síndrome de Prader-Willi (mostrada em azul) possui cinco genes de cópia única expressos somente pelo alelo paterno (região SPW) que codificam polipeptídeos (MKRN3, MAGEL2, NECDIN e SNURF-SNRPN). Os genes *UBE3A* e *ATP10A* (mostrados em laranja) são relacionados à síndrome de Angelman e têm expressão materna. O agrupamento dos genes do receptor GABA (*GABRB3, GABRA5* e *GABRG3*), OCA2 (albinismo do tipo II) e HERC2 tem expressão biparental (mostrada em verde). As linhas verticais irregulares indicam os três pontos de quebra comuns no subtipo deleção. Entre BP1 e BP2 estão quatro genes adicionais: *NIPA1, NIPA2, CYFIP1* e *GCP5*. As deleções do tipo 1 (T1D) estendem-se do BP1 ao BP3 e as do tipo 2 (T2D) estendem-se do BP2 ao BP3[9]. T1D = deleção tipo 1; T2D = deleção tipo 2; AS = região da síndrome de Angelman; BP1, BP2 e BP3 = pontos de quebra onde pode ocorrer a deleção; Cen = centrômero; Tel = telômero.

dongos sem o gene *Snrpn* apresentam fenótipo variável, com alguns apresentando hipotonia e compulsão alimentar[11].

SNORD 116 e pró-convertase 1

É expresso em altas concentrações nos centros controladores do apetite do hipotálamo, incluindo os núcleos arqueado, paraventricular e ventromedial. A deleção do *Snord 116* em camundongos leva à ansiedade, deficiência na aprendizagem e atraso de crescimento, mimetizando a hipotonia e a incapacidade de se desenvolver como acontece com os recém-nascidos que têm SPW. Ao contrário de outros modelos *knockout* de animais, os camundongos *knockout* para *Snord 116* apresentam concentrações de ghrelina elevadas e são moderadamente hiperfágicos; no entanto, sob condições de alimentação-padrão, eles não se tornam obesos[11]. A falta do *SNORD 116* leva à deficiência de pró-convertase 1 (PC1). A deficiência de PC1 é uma das hipóteses que vem sendo estudada para explicar os principais fenótipos da SPW. As principais alterações fenotípicas da SPW poderiam ser explicadas pela deficiência do processamento de alguns pró-hormônios como: GHRH levando à baixa produção de GH e à baixa estatura; proGnRH levando ao hipogonadismo; proghrelina e consequentemente hiperghrelinemia, pró-insulina que explicaria a hipoinsulinemia relativa *e diabetes mellitus* tipo 2; (POMC-hipocortisolismo) e (pró-TRH-hipotireoidismo). Além da POMC, muitos outros hormônios envolvidos na ingestão de alimentos e no gasto de energia são processados pelo PC1, incluindo pró-hormônios de AgRP, NPY, ocitocina e fator neurotrófico derivado do cérebro (BDNF)[13].

Ocitocina

A ocitocina é um hormônio anorexigênico importante para a regulação do peso corporal e é produzida em neurônios do núcleo paraventricular. A pró-forma de ocitocina é clivada por PC1[14]. Indivíduos com SPW têm redução no número de neurônios que produzem ocitocina[15].

GABA

O GABA é um importante neurotransmissor com função inibitória associado ao comportamento, ao controle do apetite, a compulsões obsessivas e memória. Outros genes dessa região incluem várias subunidades do receptor do ácido gama-aminobutírico (GABA, GABRB3, GABRA5, GABRG3). O gene *OCA2* envolvido na produção de pigmento está localizado na extremidade distal do gene 15q11.q13 e quando deletado leva à hipopigmentação tanto na SPW quanto na síndrome de Angelman[11].

Informações genéticas gerais

A obesidade poligênica, ou obesidade comum, é uma doença complexa com penetrância altamente hereditária. SPW tem penetrância completa. Informações da SPW e de seus genes podem ser encontradas no *site* https://www.omim.org/. Com as especificações abaixo:

- OMIM da Doença: #176270.
- OMIM do Gene: #182279.
- Nome dos genes analisados ou segmentos de DNA: SNURF-SNRPN/# 15q11-q13.1.4.

DIAGNÓSTICO

O diagnóstico precoce é fundamental para melhorar a qualidade de vida e mudar o curso da doença. Quando o diagnóstico é feito nos primeiros meses de vida, permite o início precoce do tratamento e das terapias que poderão reduzir a morbidade e, em particular, a obesidade.

Diagnóstico clínico

O fenótipo da SPW é evolutivo desde o nascimento até a idade adulta. Por isso as características clínicas que levam à suspeita da SPW dependem da idade do paciente (Quadro XIII-10). Os recém-nascidos com SPW apresentam menor peso médio ao nascimento e menor comprimento comparados aos neonatos saudáveis[16]. A taxa de nascimento por parto cesáreo, parto prematuro e baixo peso ao nascer é maior em indivíduos com SPW em comparação com a população geral[16]. A diminuição dos movimentos fetais é uma queixa comum durante a gravidez. A maioria dos recém-nascidos com SPW necessita de alimentação por via sonda gástrica ou gastrostomia[16]. Além da hipotonia, a presença de lábio superior fino, olhos amendoados, acromicria e hipoplasia genital

Quadro XIII-10. Achados clínicos para indicar a análise DNA[23].

Idade	Achados clínicos
0 a 2 anos	Hipotonia e sucção débil
2-6 anos	Hipotonia com história de sucção débil
	Atraso global do desenvolvimento
6-12 anos	Baixa estatura e/ou déficit de crescimento associado com rápido ganho de peso
	Hipotonia com história de sucção débil (hipotonia frequentemente se mantém)
	Atraso global do desenvolvimento
	Alimentação excessiva (hiperfagia, obsessão por comida) com obesidade central se não controlado
13-adulto	Problemas cognitivos, usualmente retardo mental moderado-grave
	Alimentação excessiva (hiperfagia, obsessão por comida) com obesidade central se não controlado
	Hipogonadismo hipotalâmico e/ou problemas comportamentais típicos (incluindo birras, comportamento obsessivo-compulsivo)

complementam o diagnóstico clínico. Indivíduos com suspeita de SPW mas que não apresentaram nenhuma dessas principais características do fenótipo inicial raramente serão confirmados para SPW[17]. Embora os critérios clínicos sejam precisos, o teste genético deve ser sempre realizado, especialmente naqueles que têm achados atípicos ou são muito jovens para apresentar características clínicas suficientes[17]. O teste genético também deve ser considerado em adolescentes e adultos com um fenótipo menos marcante, mas com problemas comportamentais e psicológicos, além da obesidade e da maturação sexual atrasada ou incompleta ou que tenham tido antecedentes perinatais sugestivos de SPW.

Diagnóstico molecular

Existem diferentes métodos para confirmar a SPW e identificar o subtipo genético[18]. A escolha de qual teste solicitar vai depender de alguns fatores, incluindo a disponibilidade de amostras e a dos serviços laboratoriais. Existem seis abordagens citogenéticas e moleculares estabelecidas para a realização de testes diagnósticos: análise de metilação do DNA do gene SNRPN; análise cromossômica de alta resolução; análise de hibridização *in situ* com fluorescência-FISH; genotipagem de marcadores polimórficos do cromossomo 15; MS-MLPA (*Methylation-Specific – Multiplex ligation-dependent Probe Amplification*) e microarranjos de SNP cromossômicos de alta resolução. Historicamente, a análise de cromossomos de alta resolução tem sido usada, mas atualmente vem sendo substituída por tecnologia mais avançada com maior resolução e precisão (*microarrays* cromossômicos SNP de alta resolução e/ou MS-MLPA). No entanto, a análise cromossômica de rotina é realizada para descartar translocações cromossômicas ou rearranjos que seriam perdidos usando *microarrays* de alta resolução, o que poderia impactar significativamente no aconselhamento genético[19]. O exame mais sensível para diagnosticar SPW é o teste de metilação[20].

Teste de metilação – é o único teste que confirma ou exclui a SPW e por isso pode ser o escolhido para a investigação inicial[21]. Esse teste é mais comumente feito usando metilação do DNA no *locus* SNURF-SNRPN. As amostras dos pais para esse teste não são necessárias. Ele determina se a região herdada é apenas da mãe (ou seja, a expressão paterna está ausente), nesse caso a SPW será confirmada. O teste detecta mais de 99% dos indivíduos afetados. Subsequentemente, outros métodos podem ser realizados para determinar o subtipo genético e permitir aconselhamento genético apropriado, em particular devido ao risco de recorrência da doença[22].

Análise de hibridização *in situ* com fluorescência (FISH) – tem a vantagem de necessitar apenas de uma amostra do indivíduo para detectar deleções do cromossomo 15. A análise negativa de FISH ou de cariótipo não exclui o diagnóstico e, portanto, se feito primeiro, deve ser seguido por uma análise de metilação do DNA. Além disso, a síndrome de Angelman pode manifestar-se com hipotonia neonatal, e o FISH sozinho pode, portanto, resultar em diagnóstico errôneo, pois detectará deleções 15q11-q13 (maternas). Translocações cromossômicas ou rearranjos também podem ser detectados usando esse método[20].

MS-MLPA – este teste fornece mais informações, pois proporciona um meio para detectar simultaneamente alterações no número de cópias e metilação do DNA no 15q11q13 de maneira semiquantitativa. A análise por MS-MLPA detecta grandes deleções, mecanismo esse mais frequente entre os pacientes com SPW[20].

Diagnóstico pré-natal

Recomenda-se que apenas a realização do teste de metilação do *locus* SNRPN seja considerado no contexto do diagnóstico pré-natal, pois tanto as vilosidades coriônicas quanto as amostras de líquido amniótico mostram hipometilação significativa no *locus* MAGEL2 e NDN. Esses resultados sugerem que a metilação do *locus* MAGEL2 e NDN não está totalmente estabelecida no tecido coriônico[20].

ESPECTRO MUTACIONAL E RECORRÊNCIA

Nos casos de deleção *de novo* ou dissomia uniparental materna, o risco de recorrência é baixo (1%) se os cromossomos dos pais forem normais. Em casos de deleção com presença de rearranjo desbalanceado do cromossomo 15 dos pais, o risco de recorrência é alto. A maioria dos pacientes com defeito do centro de *imprinting* são casos esporádicos sem mutações detectáveis na sequência de DNA. Esses casos de defeito do centro de *imprinting* (DCI) geralmente não mostram recorrência familiar e, portanto, apresentam baixo risco, mas quando a deleção do CI é uma mutação familiar o risco de recorrência chega a 50%[24]. O risco de recorrência em caso de translocações cromossômicas é avaliado em até 10%. Nos outros grupos, o risco de recorrência é o mesmo que a população geral (< 1%)[21].

Prevalência

- Deleção paterna *de novo* 15q11-q13: 70-75%.
- Dissomia uniparental materna: 25-30%.
- DCI: 1%.
- Translocação equilibrada com ponto de quebra no *locus* SNURF-SNRPN: raro.
- Deleção do *SNORD 116*: raro[22].

Risco de outras doenças genéticas associadas à SPW

A idade materna avançada pode levar a uma não disjunção durante a meiose, formando um zigoto trissômico. Para corrigir esse erro, o resgate trissômico é realizado e perda subsequente do cromossomo paterno 15 ocorre, causando assim a SPW por UPD. A UPD pode estar associada à perda de heterozigosidade (H). Pode-se dividir a UPD em três subclasses com base na presença ou ausência de H (heterodissomia, isodissomia segmentar e isodissomia total)[25]. Existem aproximadamente 600 genes codificadores de 20 proteínas em um espaço de 80Mb no cromossomo 15. Incluindo 75 responsáveis por doenças autossômicas recessivas, 44 por doença autossômica dominante e 125 genes para outros distúrbios clínicos. Nos indivíduos com UPD por isodissomias segmentares maternas com tamanho médio de H de 25Mb seria de se esperar que aproximadamente 180 genes fossem localizados nessa região. Nesses indivíduos, há risco antecipado de ter uma segunda condição genética além da SPW. Com essa informação, deve-se acompanhar mais de perto ou monitorar o paciente para outros diagnósticos. Aqueles com UPD segmentar ou isodissomia total podem estar sob maior risco de um segundo distúrbio genético se a mãe tiver alelo recessivo ou gene dominante de baixa penetrância. Grande perda de H com mais genes no segmento envolvido aumenta a probabilidade de características atípicas ou de uma segunda condição genética associada. Testes genéticos avançados usando *microarrays* SNP de alta resolução permitem um diagnóstico mais preciso no início da vida e leva à vigilância de genes causadores de doenças no cromossomo 15 impactado pela classe molecular, tamanho e localização do defeito genético na SPW[25].

APRESENTAÇÃO CLÍNICA

Classicamente, a SPW tem sido descrita como tendo dois estágios nutricionais: fase 1: hipotonia, sucção débil, dificuldade de alimentação e déficit de crescimento na infância; e fase 2: hiperfagia que leva à obesidade no final da infância e início da adolescência. Porém a evolução da obesidade, do crescimento e da via metabólica é muito mais complexa e gradual do que os tradicionais dois estágios descritos na literatura. Recentemente, pode-se identificar a existência de sete diferentes fases nutricionais na história natural da SPW, como apresentado no quadro XIII-11[26].

Fases nutricionais

A fase inicial, fase 0, ocorre no útero, com diminuição dos movimentos fetais, menor peso ao nascer e menor comprimento. Na fase 1, o lactente é hipotônico, com a subfase 1a caracterizada pela dificuldade de alimentação (muitas vezes necessitando de alimentação via tubo gástrico ou sonda nasogástrica). Essa fase é seguida pela subfase 1b, quando a criança começa a se alimentar melhor e cresce de forma constante ao longo de uma curva de crescimento, com o peso aumentando de modo mais próximo do normal. A fase 2 está associada ao aumento de peso. A subfase 2a ocorre quando

Quadro XIII-11. Fases nutricionais e características.

Faixa etária	Fase	Características clínicas
Antes nascimento	0	Diminuição dos movimentos fetais (85%) Baixo peso ao nascer
0-9 meses	1 A	Hipotonia com dificuldade de alimentação e diminuição do apetite
9-25 meses	1 B	Melhora da aceitação alimentar com crescimento mais adequado
2,1-4,5 anos	2 A	Aumento do peso sem aumentar o apetite ou ingestão calórica
4,5-8 anos	2 B	Aumento do apetite e de ingestão calórica, ainda pode ter um pouco de saciedade
8 anos-adulto	3	Hiperfagia, raramente está satisfeito
Adulto	4	Alguns podem ter novamente saciedade

a criança tem aumento de peso sem uma mudança significativa no apetite ou na ingestão calórica, enquanto na subfase 2b a criança experimenta um aumento contínuo de peso com aumento do interesse pela comida. A fase 3 é caracterizada pelo desenvolvimento de hiperfagia, tipicamente acompanhada de procura de comida e falta de saciedade. A fase 4 ocorre quando um indivíduo que estava anteriormente na fase 3 não tem mais um apetite insaciável e pode se sentir satisfeito. Essa última fase só é observada na idade adulta. O peso do indivíduo com SPW começa a aumentar entre 2 e 4,5 anos – sem que seja associado a aumento na ingestão alimentar[27]. Ou seja, o início da obesidade é observado antes de um aumento na ingestão de alimentos, devido à diminuição na taxa metabólica basal (TMB), e aumento na absorção de calorias e nutrientes. Nessas crianças, a TMB chega a reduzir em 50% da recomendação do RDA para a mesma idade. A TMB continua diminuindo à medida que as crianças progridem nas fases nutricionais. Nesse momento, a recomendação é diminuir a ingestão calórica para cerca de 50-80% da RDA para a idade. Ao fazer isso, é importante garantir que a dieta permaneça bem equilibrada. Se as crianças com SPW mantiverem uma dieta tipicamente americana, que pode ser composta de 60-70% de carboidratos, sua obesidade será ainda pior, pois o aumento do quociente respiratório (QR), em comparação com crianças em desenvolvimento, sugere que elas tendem a converter carboidratos extras em tecido adiposo[26]. A conscientização das várias fases ajuda no entendimento da fisiopatologia de cada uma delas e fornece uma base para o tratamento nutricional adequado. O aconselhamento para os pais de recém-diagnosticados com SPW sobre o que esperar em relação a essas fases nutricionais ajuda a prevenir ou retardar o início da obesidade[26].

Diferenças clínicas entre os tipos genéticos

Nenhuma característica fenotípica se correlaciona exclusivamente com qualquer um dos três principais mecanismos moleculares (deleção, UPD e DCI). No entanto, as diferenças na frequência ou na gravidade de certas características são relatadas, principalmente entre a deleção paterna e a UPD materna, para a qual um grande número de casos está disponível para estudo. As diferenças clínicas são bem estabelecidas naqueles pacientes com subtipo deleção, mas ainda há escassez de dados para aqueles com defeitos CI ou subclasses UPD[28].

Deleção

O subtipo deleção é dividido em dois tipos, de acordo com o tamanho da deleção: na deleção tipo 1 a perda é de 6Mb; esse tipo é 500kb maior do que a deleção tipo 2. Como a deleção é maior, nesse caso a perda inclui quatro genes a mais do que os genes da região de Prader-Willi (*NIPA1*, *NIPA2*, *CYFIP1*, *GCP5*). Esses 4 genes, quando excluídos, estão associados a pior desenvolvimento neurológico e cognitivo e pior compulsão, mais autolesões e comportamento mais difícil[25]. Além de mais distúrbios do sono e comprometimento da articulação da fala[29]. Indivíduos com deleção do tipo I apresentam fenótipo mais grave que o tipo II. Deleções atípicas ocorrem em 7 a 9% dos casos e podem ser maiores ou menores do que o tipo I ou II[25]. Os indivíduos com deleção apresentam problemas de alimentação mais proeminentes, distúrbios do sono e mais comprometimento da articulação da fala[30].

Dissomina uniparental materna

Os indivíduos com UPD têm QI verbal ligeiramente mais alto e problemas comportamentais mais leves[31], mas são mais propensos a terem psicose na vida adulta[32,33] e transtorno do espectro autista[34]. Essas observações fornecem pistas iniciais para uma investigação mais aprofundada de acordo com o subtipo genético[29].

Defeitos do centro de *imprinting*

Indivíduos com mutação CI são mais semelhantes ao grupo com UPD[26].

Distúrbios endocrinológicos

As principais alterações endocrinológicas da SPW são: obesidade, deficiência do hormônio de crescimento, deficiência de gonadotrofinas, síndrome metabólica, adrenarca precoce, hipotireoidismo central, insuficiência adrenal central, *diabetes mellitus* tipo 2 e baixa densidade mineral óssea[5,35].

Obesidade

A prevalência de obesidade na SPW é muito alta, chegando a 98%[36]. O mecanismo exato do desenvolvimento da obesidade na SPW ainda não é entendido completamente, mas a disfunção na via adipócito-leptina-hipotalâmica está envolvida. Essa disfunção leva a diminuição da saciedade, ingestão excessiva de alimentos, deficiência nos circuitos hormonais[37] e diminuição no gasto energético que podem explicar parte do desenvolvimento da obesidade[38]. Nos últimos anos, estudos de imagem neurofuncional têm documentado resposta aumentada subcortical pós-refeição (hipotálamo, amígdala e hipocampo) e estruturas límbica e paralímbicas, isso significa que pacientes com SPW mantêm o cérebro mais ativado diante de um estímulo alimentar (essa resposta é ainda mais intensa para alimentos de alto teor calórico)[39]. Eles sentem mais prazer em comer em relação a indivíduos normais[39-41]. Também têm um intervalo menor para o retorno da fome entre o fim de uma refeição e o início da outra e geralmente começam a perguntar sobre a próxima refeição enquanto ainda comem[42]. Se deixados por conta própria, os indivíduos com SPW irão consumir três vezes mais alimentos que os obesos controles[43]. Essa hiperfagia resulta em um comportamento de busca de alimentos, geralmente acumulando ou roubando comida ou dinheiro. A obesidade dos indivíduos com SPW é metabolicamente diferente da obesidade simples. Esses indivíduos apresentam menor quantidade de massa magra e maior quantidade de massa gorda quando comparados aos obesos sem SPW. A diminuição da massa muscular está associada à redução do gasto energético de repouso[44]. A distribuição da massa gorda na SPW é tipicamente alojada no tronco e na região proximal dos membros com maior adiposidade subcutânea e menor adiposidade visceral. Por causa deste último, maior sensibilidade à insulina (com menor insulinemia de jejum) é geralmente observada em pacientes com SPW quando comparada à população obesa. A obesidade é a causa mais comum de complicações metabólicas e piora da qualidade de vida em indivíduos com SPW[27]. Indivíduos com SPW e obesidade grave têm função cognitiva pior e mais problemas comportamentais do que controle SPW sem obesidade[45].

Os hormônios descritos a seguir estão alterados em indivíduos com SPW e contribuem para a obesidade:

Ghrelina – esse é o hormônio mais estudado na SPW, pois está elevado e por muitos anos foi considerado o único responsável pela causa da obesidade na SPW. A ghrelina é um hormônio orexígeno sintetizado principalmente no fundo gástrico. Estimula a liberação de hormônio de crescimento, regula o metabolismo da glicose, estimula a lipogênese e inibe a oxidação lipídica[46]. O número de células que expressam a ghrelina e a quantidade de ghrelina no fundo gástrico de pessoas com SPW é duas a três vezes mais elevada do que no grupo controle[47]. As concentrações de ghrelina permanecem elevadas e não suprimem adequadamente após a ingestão de alimentos quando comparadas com os controles obesos[48]. Porém a ghrelina está elevada em crianças com SPW desde a infância e precede o início da obesidade[49]. Esse fato corrobora com a hipótese de que a ghrelina sozinha não é responsável pela obesidade da SPW. Nos últimos anos, tem-se dado maior relevância para a proporção da forma acilada da ghrelina (AG) com sua forma não acilada (UAG)[50]. A ghrelina acilada é conhecida por ser diabetogênica e tem muitas ações, como estimular o apetite e induzir um balanço energético positivo, o que pode levar ao ganho de peso[51]. Durante muito tempo, a ghrelina não acilada foi considerada um produto de degradação inativa de AG. Atualmente, há evidências crescentes de que a UAG também tem ações distintas[52]. É relatado que UAG tem efeitos protetores sobre as células beta, células progenitoras endoteliais e células musculares, e UAG parece melhorar o controle glicêmico. Além disso, a UAG atua como um inibidor funcional da AG e foi relatado que ela suprime as concentrações de ghrelina em humanos[53]. Isso sugere um papel crucial para a relação entre as concentrações de AG e UAG (relação AG/UAG) na manutenção do equilíbrio de peso. Estudos recentes evidenciaram que pacientes com SPW têm concentrações mais elevadas de AG, mas concentrações semelhantes de UAG em comparação com controles saudáveis, resultando em uma relação AG/UAG significativamente maior em pacientes com SPW do que nos controles. Pacientes com SPW sem ganho de peso ou sem hiperfagia têm uma relação AG/UAG semelhante aos controles sem SPW. O momento da mudança para ganho excessivo de peso na SPW parece coincidir com um aumento na relação AG/UAG, mesmo antes do início da hiperfagia. Dessa forma, hoje em dia a relação entre as concentrações de AG e UAG (relação AG/UAG) têm sido o parâmetro mais importante do que as concentrações individuais de GA e UAG[54].

Insulina – inibe o neuropeptídeo Y (NPY) e estimula os neurônios da pró-opiomelanocortina no núcleo arqueado para reduzir a ingestão de alimentos. Pode ser considerado um dos mecanismos que contribui para a obesidade na SPW. Algumas evidências sugerem menor insulina plasmática em jejum e retardo na secreção de insulina durante um teste de tolerância oral à glicose[55]. A insulina plasmática inibe a ghrelina independentemente das concentrações plasmáticas de glicose. Concentração reduzida de insulina em pacientes com SPW pode ser um fator que contribui para a elevação da ghrelina plasmática e seus efeitos hipotalâmicos[27].

Peptídeo YY – é liberado pelas células do íleo após a refeição. PYY estimula os neurônios pró-opiomelanocortina e inibe o NPY, além de reduzir o esvaziamento gástrico. As evidências ainda são contraditórias se o PYY está reduzido[56] ou aumentado[57].

Leptina – reduz a ingestão alimentar e o metabolismo energético, inibindo os neurônios NPY no núcleo arqueado. Nenhuma diferença em relação às concentrações de leptina entre SPW eutrófico e SPW obeso foi observada. A resposta hipotalâmica às concentrações de leptina ainda precisa ser investigada[27].

Resistina e adiponectina – concentrações mais altas de resistina estão associadas à resistência à insulina e lipogênese em pacientes obesos com SPW, enquanto a adiponectina, que melhora a sensibilidade à insulina e é anti-inflamatória e antiaterogênica, está aumentada em pacientes com SPW[58].

Visfatina – está positivamente associada a inflamação sistêmica, aterogênese e diabetes[59] e aumenta em até 32% para cada diminuição de hora do sono REM (movimento rápido dos olhos)[60]. Pacientes com SPW têm o sono REM diminuído e podem ter aumento dessa adipocitocina no plasma, embora a visfatina ainda não foi avaliada na SPW[60].

TRH-TSH – a alteração desse eixo resulta em gasto energético reduzido e pacientes com SPW têm alterações dos hormônios tireoidianos com muita frequência[61].

GH – a deficiência de GH leva à redução da massa muscular e ao aumento da gordura corporal[62], o que colabora com o ganho de peso.

Obestatina – é produzida no estômago pela modificação pós-translacional da ghrelina. A obestatina suprime a ingestão alimentar, inibe o esvaziamento gástrico e diminui o ganho de peso. Nenhum estudo mostrou diferença significativa nas concentrações de obestatina plasmática entre pacientes com SPW obesos e obesos sem SPW[63].

Diabetes tipo 2

A SPW está relacionada com a obesidade grave, que é diabetogênica. Ainda não está claro se as mudanças nas concentrações de insulina são consequência da obesidade grave ou se a capacidade de secreção de insulina dos pacientes com SPW é anormal[55]. Os indivíduos não diabéticos com SPW apresentam resposta reduzida das células β à estimulação da glicose e extração hepática de insulina aumentada em comparação com os controles obesos sem SPW. Os mecanismos de glicorregulação são diferentes em indivíduos obesos com SPW *versus* não-SPW. O *diabetes mellitus* tipo 2 (DM2) é comum em adultos com SPW, chegando até 25%, e raramente se desenvolve durante a infância[64]. As recomendações para rastreamento e tratamento de DM2 e síndrome metabólica são semelhantes às diretrizes gerais em adolescentes obesos[21]. A abordagen dietética intensiva e exercícios regulares são a abordagem de primeira linha. A metformina pode ser adicionada como terapia adjuvante[6]. Estudo que avaliou o uso de metformina em meninos constatou agravamento acentuado dos problemas comportamentais em 1-2 dias após a ingestão da metformina[6]. Esses problemas de comportamento incluíram grave instabilidade emocional, possível atividade convulsiva e piora na procura de alimentos. Curiosamente, após interromperem o uso da metformina, os sintomas comportamentais melhoraram. A adição de outros hipoglicemiantes orais e insulina também pode ser necessária com base na hemoglobina A1c. Novas classes de medicamentos, como agonistas do GLP-1, têm sido estudadas e alguns estudos têm mostrado efeitos positivos sobre o peso e o controle glicêmico em adultos SPW com DM2[65]. Esses medicamentos têm sido bem tolerados, possivelmente devido ao maior limiar para dor e náuseas na SPW[66,67]. No entanto, cuidado deve ser dado devido ao potencial efeito colateral de atraso no esvaziamento gástrico e o risco de ruptura gástrica[66,68,69].

Síndrome metabólica

O aparecimento da síndrome metabólica (SM) em pessoas com SPW depende em grande parte do grau da obesidade[70]. Crianças e adultos obesos com SPW têm maior sensibilidade à insulina e menos doença hepática gordurosa não alcoólica em comparação com controles obesos[71,72]. Isso ocorre provavelmente pelo aumento da gordura subcutânea e diminuição do depósito de gordura visceral, bem como o aumento de adiponectina, que funciona como fator de proteção contra o surgimento da SM[70].

Deficiência do hormônio de crescimento

A deficiência do hormônio de crescimento (DGH) pode estar presente em quase 100% dos pacientes[37,62,73]. Considera-se que a DGH é um processo evolutivo em indivíduos com SPW[74]. As crianças mais jovens podem ter uma reserva hipofisária de hormônio de crescimento normal, mas apresentam deficiência na secreção hipotalâmica de GHRH. À medida que essas crianças crescem, podem deixar de ter essa reserva de GH e se tornarem deficientes. Os testes de estímulo para a dosagem do GH não são mandatórios, pois a maioria das pessoas com SPW apresenta deficiência de GH ou disfunção do eixo GH/IGF-1. Sem a reposição de hormônio de crescimento, a média de altura final é de 155-160cm para homens e 145-150cm para mulheres[73]. Por outro lado, existem benefícios do tratamento com GH também naqueles sem DGH com mudança na composição corporal, aumento de massa magra, maior tolerância à atividade física, além da melhora cognitiva[75]. A avaliação pré-tratamento deve ser feita por uma equipe multidisciplinar com conhecimento da SPW para diagnosticar e tratar as comorbidades que possam afetar a segurança e a resposta ao hormônio de crescimento recombinante humano (rhGH).

Hipogonadismo

O hipogonadismo é uma característica comum na SPW e manifesta-se como hipoplasia genital no início da vida, puberdade atrasada ou incompleta na adolescência e infertilidade na vida adulta[76]. A etiologia do hipogonadismo na SPW é bastante heterogênea, podendo ser causada por defeito no eixo hipotâlamico-hipofisário, pela falha da resposta da gônada ou pela combinação das duas formas[77,78]. Meninas podem ter hipoplasia de pequenos lábios e de clitóris e a maioria dos meninos tem criptorquidia, nesse caso deve ser considerada a realização de gonadotrofina coriônica humana (hCG), bem como a consulta com um urologista pediátrico experiente para a correção cirúrgica, quando necessário[77]. Apesar de o hipogonadismo ser frequente, existem casos descritos de gestação espontânea em mulheres (com maior risco de terem filhos com síndrome de Angelman)[79,80]. Dessa forma, orientação sobre contracepção deve ser sempre fornecida[21]. Ainda não se sabe se alguns homens produzem espermatozoides, o que seria possível na minoria que apresenta concentração de testosterona adequada. Não há relatos de homens que tiveram filhos.

Adrenarca precoce e puberdade precoce

As concentrações de andrógenos na SPW podem estar levemente elevadas durante a infância, mas normalizam-se na vida adulta[81,82]. A adrenarca precoce ocorre em 30-40% das crianças com SPW[82] e não é rapidamente progressiva ou associada a outros sinais de puberdade central. Geralmente tem evolução benigna[82]. Investigações ou tratamentos adicionais não são normalmente necessários. A puberdade precoce central é muito rara em pacientes com PWS[82].

Hipotireoidismo

Na SPW, a disfunção hipotalâmica pode levar ao hipotireoidismo central. Existem vários relatos sobre a prevalência de hipotireoidismo na SPW, com taxas variando de 2-30%[38,83,84]. As concentrações de T4 livre, T3 e TSH devem ser medidas regularmente, pois uma conversão aumentada de T4 para T3 pode ser causada pela terapia com rhGH[61,85]. O tratamento com levotiroxina em doses habituais para a idade e peso deve ser iniciado se houver confirmação do hipotireoidismo.

Insuficiência adrenal

A insuficiência adrenal central pode ocorrer em indivíduos com SPW, mas sua incidência ainda é incerta[86]. Como resultado dessa incerteza, não existe consenso sobre a avaliação apropriada e o manejo da insuficiência adrenal central na SPW. Existe ocorrência mais elevada de insuficiência adrenal em pacientes do sexo feminino, obesas, com o subtipo genético deleção[21,87]. A dosagem das concentrações séricas de cortisol e ACTH durante uma doença aguda ou outra situação de estresse pode ser útil para suspeitar da insuficiência adrenal. Pode-se considerar o uso de corticosteroides em doses de estresse para os pacientes com SPW durante infecções leves nas vias respiratórias superiores, uma vez que os pacientes com SPW muitas vezes não apresentam sinais significativos de doença grave, como febre ou vômitos[88]. Também, recomendam-se considerar medidas profiláticas com dose de estresse para cirurgias de grande porte ou quando houver sintomas de insuficiência adrenal[17,89]. A conduta mais apropriada nesse caso é fornecer aos pacientes o cartão de corticoterapia para que seja feita dose de hidrocortisona durante processo infeccioso e/ou procedimentos com anestesia[86]. O GH inibe a 11β-hidroxiesteroide desidrogenase tipo 1 (11βHSD-1), resultando em menor conversão da cortisona em cortisol ativo; dessa forma, pacientes com SPW devem avaliar o eixo adrenal antes de iniciar o rhGH e pacientes usando rhGH também devem ser avaliados quanto à possibilidade de precipitar um episódio de insuficiência adrenal[86].

Densidade mineral óssea

A osteoporose e/ou fraturas em indivíduos com SPW ocorre em até 30% dos adultos com SPW[90]. Muitos estudos que examinaram a densidade mineral óssea (DMO) de adultos com SPW constataram menor DMO total e elevadas taxas de osteoporose[91]. No entanto, estudos recentes não mostraram diferenças na DMO quando comparados aos controles[92]. O início precoce de tratamento com rhGH tem sido associado com melhor DMO na adolescência[92]. Muito provavelmente, a diminuição da densidade mineral óssea durante a adolescência e a osteoporose na idade adulta em SPW são devidas ao hipogonadismo[21]. A recomendação de monitorização da saúde óssea em paciente com SPW é realizar densitometria óssea na puberdade e depois a cada 1-2 anos. A reposição de vitamina D e cálcio pode ser necessária[93].

Outros problemas associados à SPW

Distúrbios do sono

Indivíduos com SPW apresentam arquitetura alterada do sono e redução da latência do sono REM que explica a narcolepsia ou catalepsia[94]. As anormalidades do sono geralmente requerem manejo com oxigênio ou CPAP. Apneia obstrutiva do sono moderada a grave não tratada é um risco de edema pulmonar, particularmente em situações de hipoxemia ou pressão intratorácica negativa extrema[75].

Distúrbios ortopédicos

A deformidade da coluna vertebral que ocorre na SPW pode levar a dor crônica, redução do funcionamento diário e deformidades da caixa torácica que comprimem o coração e os pulmões[95]. A escoliose está presente em 15 a 86% dos pacientes com SPW[96]. Essa proporção e sua gravidade aumentam com a idade até a maturidade esquelética[97]. A escoliose deve ser acompanhada desde o início da infância por um ortopedista. Casos mais graves podem necessitar de correção cirúrgica.

Distúrbios hematológicos

Poucos estudos avaliaram o risco de câncer na SPW, mas parece haver risco discretamente aumentado de leucemia mieloide, mas não de outros tipos de câncer[98].

Distúrbios do trato gastrointestinal

Indivíduos com PWS têm propensão para dilatação e necrose gástrica. Devido às dificuldades alimentares no período neonatal, pode haver necessidade do uso de sondas e/ou gastrostomia. Porém, a gastrostomia deve ser evitada, pois pode afetar a integridade do estômago, o que pode aumentar a morbidade e a mortalidade em longo prazo[5]. Outra consideração importante é o aumento do limiar para vômitos[99]. O vômito não ocorre em circunstâncias típicas, e seus episódios são importantes para considerar sinal de alerta que podem exigir atendimento de emergência. Os antieméticos podem ser ineficazes e tóxicos se doses repetidas forem administradas. Isso é particularmente preocupante quando itens não alimentícios, estragados ou perigosos forem ingeridos[76]. Aspiração e asfixia são provavelmente subdiagnosticadas e por isso indivíduos com SPW requerem monitoramento durante a alimentação e devem ser encorajados a mastigar bem e comer devagar. A constipação é comum na SPW e requer manejo individualizado[76]. Recomenda-se a adição de fibra suficiente como parte de uma dieta saudável e equilibrada[76].

Distúrbios respiratórios

Crianças e adultos com SPW têm comprometimento ventilatório restritivo, principalmente como resultado de fraqueza muscular respiratória[100]. A insuficiência respiratória é uma das principais causas de morte, manifestando-se muito cedo tanto para homens (média de idade de 25 anos) quanto para mulheres (média de idade de 23 anos). Os casos relatados de insuficiência respiratória não são correlacionados com a obesidade e tipicamente são relacionados como de surgimento inesperado[101]. Os pacientes podem ter infecções respiratórias recorrentes, o que contribui para aumentar a mortalidade[102]. O monitoramento com testes de função pulmonar para identificar aqueles que podem estar em risco deve ser considerado. Taxas mais altas de tromboembolismo pulmonar também foram descritas e, portanto, o risco e os sintomas clínicos devem ser discutidos como parte da orientação antecipatória, especialmente naqueles que são obesos e/ou apresentam edema nos membros inferiores ou estiverem acamados[76].

Distúrbios pisquiátricos

Os comportamentos mais frequentes na SPW incluem explosões, mudança de humor, impulsividade, comportamento agressivo, automutilação e *skin-picking* (inclusive em região anal), o que pode levar a feridas graves e infecções recorrentes[103]. O humor depressivo é o sintoma psiquiátrico mais comum. É importante procurar por características psicóticas em pacientes com SPW e sintomas depressivos. Os episódios psicóticos ocorrem em 16% dos indivíduos com SPW e têm início na adolescência e estão mais relacionados ao subtipo genético UPD[104]. Esquizofrenia também pode ocorrer na SPW e é mais frequente naqueles que têm UPD[105]. A esquizofrenia pode ser muito difícil de diagnosticar em pacientes com SPW por causa de sua tendência a fabular ou inventar histórias[106]. Pacientes com SPW podem apresentar também comportamentos repetitivos, compulsivos, ritualísticos e até estereotipados, levando muitas vezes a diagnóstico errôneo de autismo. É importante ter uma avaliação minuciosa por psiquiatra infantil, pois, apesar dessas características, grande parte dos pacientes não tem problema de interação social.

Distúrbios odontológicos

A hipotonia pode explicar a assimetria nas expressões faciais e a má oclusão dos dentes, o que afeta a capacidade de articular palavras, a velocidade da fala, a qualidade da voz e contribui para um desenvolvimento de fala e som insatisfatórios[107]. Diversas doenças bucais são encontradas em pacientes com SPW como: saliva espessa e viscosa (com volume reduzido resulta em boca seca, facilitando problemas de articulação, cárie dentária e esmalte hipoplásico), doença periodontal, desgaste dentário, erosão dentária, má oclusão dentária, candidíase, lesões eritematosas da mucosa oral, gengivite, queilite angular, desmineralização, abscesso dentoalveolar, língua hipotônica, respiração oral e atraso na erupção dentária[108]. O aumento do fluxo salivar pode ser feito por produtos estimulatórios. O controle da ingestão de alimentos evita complicações dentárias, e a intervenção ortodôntica é fundamental. A avaliação odontológica precisa ser feita a partir dos 3 meses até a adolescência e a idade adulta[109]. A higiene bucal supervisionada pelos pais ou responsáveis, o uso de flúor tópico, exames periódicos, medidas preventivas e tratamento odontológico, quando necessário, podem melhorar a saúde bucal dos pacientes com SPW[108].

DIAGNÓSTICO DIFERENCIAL

Muitas outras doenças podem mimetizar o fenótipo SPW. A hipotonia também é observada nas seguintes condições: desordens neuromusculares centrais e periféricas (especialmente, atrofia muscular espinhal), anomalias do sistema nervoso central, anoxia neonatal, alguns erros inatos metabolismo, síndrome de Angelman e síndrome do X frágil. A obesidade de início na infância com atraso no desenvolvimento também está presente nas síndromes de Bardet-Biedl, Alström, Borjeson-Forssman-Lehman, Cohen e deleção 16p11.2 SH2B1 (que está envolvido na sinalização de leptina e insulina). Geralmente, fenótipo semelhante é observado em pacientes com dissomia uniparental maternal do cromossomo 14, ou uma deleção paterna da região *imprinting* 14q32 (síndrome de Temple)[24]. A síndrome de Schaaf-Yang (mutação no gene *MAGEL2*) apresenta sobreposição fenotípica com a SPW e inclui hipotonia neonatal, incapacidade intelectual e início tardio da obesidade. As contraturas das articulações interfalângicas podem servir como uma característica distintiva[55,56].

TRATAMENTO

A base do tratamento da SPW deve ser focada na dieta, atividade física e uso do GH. A dieta e a atividade física diária são essenciais para manter o peso adequado. O uso de certos medicamentos requer julgamento clínico do médico e as decisões devem ser tomadas individualmente com base na consideração cuidadosa dos riscos e benefícios. Uma nota importante é a hipersensibilidade aos medicamentos observados em muitos indivíduos com SPW que necessitam de cautela na dosagem, especialmente para psicofarmacologia.

Dieta

Até o momento, a única maneira de controlar a hiperfagia na SPW é o controle externo que pode ser feito pelos tutores e/ou responsáveis pelo seu cuidado. O acesso à comida deve ser restrito para garantir uma ingestão calórica reduzida. O ganho de peso na PWS está associado à preferência por açúcares simples. A alta ingestão de carboidratos pode promover ou sustentar a hiperfagia e o depósito de gordura[43,110]. A restrição de carboidrato pode reduzir a via orexigênica e aumentar a anorexigênica e, dessa forma, melhorar a função metabólica[111]. A orientação nutricional deve ser feita de modo diferente para indivíduos com SPW. A distribuição dos macronutrientes que melhor permite um controle de peso e redução do Z-IMC é uma dieta com baixo teor de carboidratos (45%) e maiores em gordura e proteína (30% e 25%, respectivamente)[112]. Deve-se fornecer proteína a cada refeição e incorporar a quantidade adequada de fibra com base na idade (média de 20g). Os carboidratos devem incluir vegetais e grãos. É difícil convencer os indivíduos com SPW a consumir água. Recomenda-se adicionar sabores de vegetais frescos ou frutas, como pepinos, para saborizar a água e facilitar a aceitação. Suplementação vitamínica e/ou mineral pode ser necessária para atingir as recomendações para a idade e evitar deficiências de micronutrientes. Vitaminas em forma de gomas devem ser evitadas devido ao risco de abuso e teor calórico elevado. Injeções de vitamina B_{12} podem ser indicadas para aqueles que apresentam baixas concentrações séricas, ou naqueles que seguem uma dieta vegana. O ácido docosa-hexaenoico (DHA) é indicado para indivíduos em dieta com baixo teor de gordura ou com hiperlipidemia. A deficiência de ácido graxo essencial pode surgir em indivíduos em dieta vegetariana restrita. Seguir dietas rígidas e restringir a comida é um compromisso vitalício que requer modificações ambientais, como bloqueios em copas e cozinhas para impedir o acesso à comida. A educação de todos os cuidadores, incluindo o pessoal da escola, é muito importante. Refeições escolares padrão podem resultar em ganho de peso acentuado. Tem sido recomendado que os indivíduos sigam um cronograma rigoroso para evitar a insegurança alimentar e sair do controle[76].

Atividade física

Os portadores da SPW são menos ativos, apresentam menor força, flexibilidade e equilíbrio em comparação com controles obesos com peso e IMC semelhantes[113]. Consequentemente, realizam menos atividade física vigorosa em comparação aos indivíduos obesos[113]. Geralmente pessoas com SPW apresentam baixa aptidão cardiovascular relacionada principalmente à obesidade e à hipotonia[114]. Sabe-se que a motivação é um fator essencial no exercício e no esporte e os indivíduos com SPW são menos motivados para o exercício. A atividade física melhora a capacidade aeróbica e ajuda na perda de peso e no bem-estar geral. Dessa forma, o exercício físico deve ser uma parte importante da vida diária dos pacientes com SPW, como tratamento coadjuvante à terapia com GH e dieta. Durante a atividade física, o acompanhamento e o monitoramento devem ser feitos por um responsável ou profissional habilitado, pois a frequência cardíaca em pessoas com SPW é mais alta durante o exercício submáximo. Eles também podem apresentar pior eficiência durante exercícios aeróbicos em comparação com crianças sem SPW[113].

Medicamentos

A busca por um tratamento que modifique a história natural da SPW e melhore os sintomas mais angustiantes (como a hiperfagia e a automutilação/*skin picking*) ainda continua. Embora alguns estudos tenham se mostrado promissores, outros evidenciaram efeitos adversos graves e as preocupações com a segurança é um dos pontos críticos na SPW. Não se deve deixar de considerar que indivíduos com SPW têm características únicas, incluindo alta tolerância à dor, diminuição da massa muscular, aumento da predisposição a transtornos psiquiátricos, atraso do esvaziamento gástrico, diminuição da tolerância à atividade física e metabolismo lento, que podem causar complicações e/ou efeitos colaterais imprevistos[76].

Hormônio de crescimento (nível de evidência A)

O hormônio de crescimento é o único medicamento usado para pessoas com SPW com nível de evidência A. O hormônio de crescimento recombinante (rhGH) foi inicialmente descrito para SPW em 1987 e foi aprovado pelo *Federal Drug Administration* (FDA) em 2000 e pela *European Medicine Agency* (EMA) em 2001. O rhGH não reduz a hiperfagia; no entanto, promove melhora na qualidade de vida, incluindo maior força e diminuição do índice de massa corporal (em conjunto com uma dieta controlada)[115]. O tratamento precoce com rhGH melhora o crescimento e a composição corporal, resultando em melhora na força muscular e na função motora. Benefícios adicionais incluem perfis lipídicos mais favoráveis, efeitos positivos no desenvolvimento e na cognição, melhora dos sintomas depressivos, melhora na qualidade de vida e no rendimento físico[62,116]. O rhGH é mais eficaz quando iniciado antes de 1 ano de idade, pois garante um desenvolvimento cerebral mais apropriado[76]. Acredita-se que esse benefício seja devido ao papel do fator de crescimento semelhante à insulina 1 (IGF-1) no desenvolvimento e maturação cerebral[117]. Os benefícios do tratamento com rhGH com início entre 4 e 6 meses de idade também já foram demonstrados[118].

Doses

Lactentes e crianças – devem começar a reposição do rhGH com uma dose diária de 0,5mg/m^2/dia, com ajustes subsequentes até chegar na dose de 1mg/m^2/dia (0,035mg/kg/dia ou 0,245mg/kg/semana) em 3-6 meses[119]. A eficácia de doses inferiores a 1mg/m^2/dia ainda é incerta[120]. Os pacientes com SPW são altamente sensíveis ao rhGH em termos de geração de IGF-1 e as doses-padrão frequentemente resultam em concentrações de IGF-1 acima do normal, principalmente nos primeiros 6 meses de tratamento[121]. Embora as concentrações totais de IGF-1 sejam elevadas, as de IGF-1 livres são semelhantes, diminuindo assim os riscos associados à elevação do IGF-1 total[93].

Adultos – devem receber uma dose inicial de rhGH de 0,1-1,6mg/dia. A titulação de doses deve basear-se em concentrações de IGF-1 na resposta clínica, na idade e no sexo. Os estudos apontam que, em adultos com SPW, a concentração ótima de IGF-1 durante o tratamento com rhGH é entre 0 e +2 SDS para a idade para se atingirem os efeitos benéficos e ao mesmo tempo o menor risco possível de eventos adversos[21,120,122].

Segurança e cuidados com GH na SPW

Como a terapia com rhGH pode levar ao crescimento do tecido linfoide e crianças com SPW já têm maior incidência de apneia central e apneia obstrutiva, a terapia com rhGH pode agravar a apneia. Assim, a polissonografia deve ser realizada antes do início da terapia, 3-6 meses após e depois anualmente. Pacientes com apneia obstrutiva do sono devem ser avaliados por otorrinolaringologista para analisar a indicação de adenoamigdalectomia e, caso apresentem mais de 5 apneias centrais/hora, devem ser vistos por um neurologista[116]. Embora o rhGH não deva ser iniciado durante infecção respiratória aguda, ele não precisa ser interrompido durante episódios subsequentes de infecção respiratória. A escoliose é uma complicação comum na SPW, mas nem a incidência nem a taxa de progressão são influenciadas pelo tratamento com rhGH[121]. O rhGH está contraindicado nas seguintes situações: doença aguda grave, obesidade grave, *diabetes mellitus* não controlado, apneia obstrutiva do sono grave, doenças proliferativas em atividade, hipersensibilidade ao medicamento e psicose[119]. A segurança do rhGH em pessoas com SPW é uma das grandes preocupações. Até o momento, nenhuma associação concreta entre rhGH e câncer foi confirmada[123]. Os achados mostraram que a terapia com rhGH não está associada ao início de leucemia em pacientes sem fatores de risco para leucemia[123]. Após 15 anos da liberação do rhGH em pacientes com SPW, a conclusão foi de que a relação benefício/risco é positiva[124]. Adultos obesos com SPW podem ter características cardíacas hipocinéticas semelhantes às observadas em indivíduos com deficiência de GH (isto é, menor função sistólica, diminuição da massa cardíaca e menor resposta cronotrópica a um estímulo adrenérgico)[124]. Os efeitos colaterais do tratamento com rhGH descritos na SPW são: edema periférico, dor nas articulações, apneia do sono, respiração desordenada, ronco, pausas respiratórias, sonolência diurna excessiva, pseudotumor cerebral, hipertensão intracraniana benigna, cefaleia, alterações visuais, náuseas, tontura, epifisiólise de cabeça de fêmur, dor no quadril e/ou joelho, distúrbios da marcha e diminuição de T4[125]. A tolerabilidade de rhGH por pacientes pediátricos e adultos com PWS é alta. Para crianças com SPW tratadas com rhGH e seguidas em pesquisas de pós-comercialização de fase 4, a taxa de efeitos colaterais relatada que leva à cessação do tratamento é baixa[124,126].

Outros medicamentos

Gonadotrofina coriônica (nível de evidência C)

A gonadotrofina coriônica humana (hCG) estimula a produção de hormônios esteroides gonadais atuando nas células de Leydig que passam a produzir andrógenos. Em caso de criptorquidia, pode ajudar na descida testicular (em poucos casos), porém a maioria dos pacientes vai necessitar de intervenção cirúrgica[127]. A hCG é iniciada em torno de 3 meses de idade e pode também ter o benefício adicional de aumentar transitoriamente as concentrações de testosterona e promover o crescimento peniano naqueles meninos com micropênis. Se os testículos não descerem até os 18 meses, a intervenção cirúrgica deve ser recomendada[128].

Terapia reposição hormonal (nível de evidência C)

A terapia de reposição hormonal (TRH) deve ser considerada para a indução da puberdade, com o aumento da dose feito de tal forma que reflita a evolução puberal normal. Os riscos potenciais de tromboembolismo e agravamento de comportamentos devem ser monitorados. Apesar dos possíveis efeitos adversos da TRH, ela beneficia a densidade mineral óssea[129]. A densidade óssea deve ser monitorada começando em torno da idade de desenvolvimento puberal ou 14 anos[129]. Ainda não há um consenso de como a puberdade deve ser induzida nesses pacientes com SPW. Existem poucos estudos que descrevem doses, período e riscos associados. A TRH na SPW precisa ser adaptada individualmente, dependendo do desenvolvimento físico, dos perfis hormonais, da densidade óssea e das necessidades emocionais e sociais de cada adolescente e/ou adulto. O uso de adesivos de estradiol pode estimular o *skin-picking*, não sendo boa indicação na maioria dos casos.

Modafinil (nível de evidência B)

O modafinil é um medicamento estimulante indicado no tratamento da narcolepsia e funciona como um inibidor fraco da recaptação da dopamina melhorando a sonolência[130]. A dose inicial recomendada é de 100mg/dia. Os efeitos colaterais são raros, mas graves, como reações adversas dermatológicas incluindo a síndrome de Stevens-Johnson[76].

Topiramato (nível de evidência B)

O topiramato é um antiepiléptico que estabiliza o humor. Também é usado para o controle da impulsividade[131]. O tratamento com topiramato parece ser promissor em pacientes com SPW, uma vez que melhora a impulsividade, o comportamento agressivo e o *skin-picking*[132]. Os dados sobre os efeitos colaterais são deficientes em SPW. Pode induzir alucinações em 2 a 5% dos pacientes que o usam regularmente[133]; esse efeito colateral pode ter particular importância na SPW, especialmente para pacientes com UPD.

Inibidores da recaptação da serotonina (nível de evidência C)

Frequentemente, essas medicações são usadas na tentativa de melhorar a teimosia, a rigidez cognitiva, a ansiedade e os comportamentos obsessivo-compulsivos. Embora os dados clínicos mostrem que, em doses baixas, esses medicamentos podem ser úteis, pode haver um limiar após o qual eles exacerbam os sintomas. Recomenda-se titulação lenta para o efeito desejado, com descontinuação gradual se a medicação não for benéfica[5].

Antipsicóticos (nível de evidência C)

Não há ensaios clínicos randomizados para orientar medicamentos psiquiátricos. A consideração desses medicamentos deve ser baseada no julgamento clínico dos médicos e nos sintomas de cada indivíduo, como agressividade e psicose. O ganho de peso com antipsicóticos, especialmente a risperidona (antipsicótico mais usado em pacientes com SPW), é significativo. A eficácia dos antipsicóticos em relação a problemas comportamentais é fraca em pacientes com deficiência intelectual, e os dados são escassos[134].

N-acetilcisteína (nível de evidência C)

A N-acetilcisteína (NAC) modula os receptores de glutamato via glutationa e pode melhorar o comportamento de automutilação, especialmente o *skin-picking*[135]. Pode haver efeitos colaterais ao receber NAC com outros medicamentos psiquiátricos.

Futuros tratamentos

Ocitocina/cabertocina

Indivíduos com SPW têm menos neurônios produtores de ocitocina no núcleo paraventricular do hipotálamo, e estudos mostraram concentrações plasmáticas diminuídas nesses pacientes[136]. Supõe-se que a sinalização e o *feedback* interrompidos da ocitocina desempenhem um papel nos sintomas de hiperfagia, ansiedade, características autistas e comportamentos obsessivo-compulsivos. Curiosamente, a ocitocina tem dois efeitos opostos no comportamento alimentar, dependendo do momento da administração. Na infância, a ocitocina induz a amamentação e ajuda a melhorar a alimentação, enquanto, mais tarde, a ocitocina é um hormônio anorexigênico potente que é parte integrante das complexas redes neurais e intestinais associadas ao controle homeostático da ingestão de alimentos, saciedade e balanço energético. Estudos pré-clínicos mostram que a ocitocina aumenta a lipólise e a oxidação das gorduras, reduzindo assim a gordura visceral, a gordura do fígado e os triglicérides[137]. Uma dose única de ocitocina por via intranasal pode resultar em diminuição no quociente respiratório, indicando que a administração de ocitocina causa aumento na oxidação de gordura[138]. A ocitocina também aumenta diretamente a captação de glicose nos músculos esqueléticos ativando a proteína quinase ativada por AMP (AMPK), o que pode explicar como a administração de ocitocina ajuda a preservar a massa muscular magra e manter o gasto energético apesar da perda de peso[139]. Além desses benefícios metabólicos diretos da administração exógena de ocitocina, também pode haver efeitos complementares no controle do peso devido à ocitocina agir na regulação do eixo hipotalâmico-hipofisário-adrenal[140]. Existem receptores de ocitocina localizados nas glândulas hipófise e suprarrenal, e a administração de ocitocina reduz as concentrações de hormônio adrenocorticotrófico e cortisol[141]. Apesar desse efeito, a administração de ocitocina não reduziu as concentrações de cortisol. Mais estudos são necessários para determinar se os efeitos da ocitocina no eixo hipotalâmico-hipófise-adrenal levam a um melhor perfil metabólico em humanos.

Diazóxido

O diazóxido tem sido usado para tratar o hiperinsulinismo em recém-nascidos e crianças. Uma formulação de ação prolongada (diazóxido colina) está sob investigação para tratar a hiperfagia e comportamentos agressivos. A possível capacidade da medicação de melhorar a sensibilidade à leptina e à insulina, particularmente nos neurônios Agouti (AgRP) e pró-opiomelanocortina (POMC) no hipotálamo, levou a testes clínicos na SPW. Estudo de fase 1 mostrou diminuição da hiperfagia, redução da massa gorda e do peso e melhorou o gasto energético de repouso. Também melhorou os comportamentos antissociais[142].

Canabidiol (CBD)

O canabidiol (CBD) é um fitocanabinoide não psicoativo encontrado na planta da *cannabis*, com potencial terapêutico bem reconhecido para doenças neurológicas e câncer[143]. Dados *in vitro* sugerem que o CBD é um antagonista de alta potência dos receptores CB1R e CB2R. O sistema endocanabinoide (eCB) desempenha papel crucial na regulação do apetite, peso corporal e metabolismo, sendo o CB1R um elemento importante desse sistema. Pesquisas mostraram que a ativação do CB1R aumenta o apetite, a resistência à insulina e a lipogênese hepática[144], enquanto o bloqueio do CB1R periférico melhora a obesidade e suas consequências metabólicas[144]. Novo candidato que atua como antagonista periférico do CB1R, o JD5037, pode exercer seus efeitos de redução da hiperfagia e de peso por meio da reversão da resistência à leptina. Assim, a desregulação do sistema eCB pode ser responsável, pelo menos em parte, pela hiperfagia e obesidade da SPW. Estudo clínico de fase 2 do CBD, solução oral (NCT02844933), desenvolvido pela INSYS Therapeutics (Phoenix, AZ, EUA), foi iniciado com conclusão prevista em maio de 2020 e teria fornecido evidências sobre o efeito do CBD no comportamento relacionado à hiperfagia e sua segurança em longo prazo em crianças e adolescentes com SPW. No entanto, esse estudo foi encerrado devido à declaração de falência da empresa em junho de 2019. Curiosamente, as famílias que participaram dos estudos iniciais relatam um efeito positivo, particularmente no comportamento.

Agonistas do receptor de peptídeo 1 semelhante ao glucagon (GLP-1)

O GLP-1 e os agonistas do receptor (GLP1RA), tais como exenatida e liraglutida, foram inicialmente introduzidos para o tratamento de diabetes tipo 2. Os GLP1RAs promovem a perda de peso e inibem o apetite e diminuem a ghrelina circulante[145]. O uso em pacientes com SPW mostrou escores de apetite diminuídos, efeitos antidiabetogênicos e melhor índice de massa corporal (IMC), particularmente nos primeiros 12 meses de terapia, e a medicação foi segura quando usada em adultos com SPW. Além disso, melhorou a saciedade e diminuiu a ghrelina circulante[66]. Investigações sobre segurança e benefícios e efeitos dos agonistas do receptor de GLP-1 na SPW são muito limitados e ainda não se pode tirar conclusões nesse momento. No entanto, futuros ensaios clínicos do receptor GLP-1 estão em andamento. Atualmente, a liraglutida está sendo testada em indivíduos com PWS por alguns grupos de pesquisa em todo o mundo e alguns resultados mostraram redução significativa do peso em pacientes pediátricos (NCT02527200).

Agonistas do receptor de melanocortina 4

Mutações heterozigotas e homozigotas no receptor da melanocortina 4 (MC4R) causam obesidade monogênica. O agonista RM-493 do receptor MC4R aumentou o gasto energético de repouso em adultos obesos[146]. Ensaios iniciais em pacientes obesos com mutações heterozigotas no MC4R e outras mutações na via de sinalização hipotalâmica da leptina e melanocortina, bem como em indivíduos com SPW, parecem promissores. Ensaio de fase 2 desse medicamento em SPW foi concluído, porém os dados não mostraram nenhum benefício da setmelanotide na SPW (ClinicalTrials.gov: NCT02311673).

Análogo da ghrelina não acilada

Os análogos da ghrelina não acilada (livoletida ou AZP-531) inibem as concentrações plasmáticas de ghrelina acilada e melhoram o metabolismo da glicose. Os resultados evidenciaram diminuição do apetite, menos comportamento de procura por alimentos e menor circunferência da cintura[147].

Tesofensina/metoprolol

Tesofensina é um inibidor triplo da recaptação de monoamina com efeitos antiobesidade[148] e metoprolol é um betabloqueador usado para combater os efeitos adversos do aumento da frequência cardíaca e pressão arterial induzidas pela tesofensina[149]. Recentemente, um ensaio clínico de fase 2 de tesofensina/metoprolol em SPW (NCT03149445) relatou que pacientes (com idades entre 18 e 30 anos) tratados com 0,5mg de tesofensina/50mg de metoprolol diariamente obtiveram perda de peso significativa de 4,8kg (n = 5) após 8 semanas e 7,9kg (n = 2) após 13 semanas em relação ao placebo[149]. Eventos adversos, como exacerbação de comportamentos e distúrbios do sistema nervoso central, foram notificados em todos os participantes. Doses menores ainda estão sendo testadas[150].

Cirurgia bariátrica

Embora a cirurgia bariátrica seja atualmente a terapia mais eficaz para induzir perda de peso em pacientes com obesidade grave, seu uso na SPW permanece controverso[150]. Como revisado anteriormente por Scheimannetal, várias técnicas bariátricas, incluindo vagotomia truncal, gastroplastia, colocação de balão endoscópico e procedimentos de má absorção, não tiveram resultados favoráveis em pacientes com SPW[151].

MORTALIDADE

A mortalidade em pacientes com SPW é maior do que a da população geral[101]. Porém, desde 2000, após a aprovação do rhGH pelo FDA, houve aumento significativo na sobrevivência de pacientes com SPW. Esse fato se deve ao diagnóstico precoce e medidas preventivas para evitar a obesidade mórbida e o GH contribuiu com essa melhora[101]. Setenta por cento das mortes em pacientes com SPW ocorrerem na idade adulta por insuficiência respiratória. Os homens apresentam risco aumentado de acidentes e/ou lesões relacionadas à hiperfagia, bem como fatores cardiopulmonares, quando comparados às mulheres. Indivíduos com UPD têm aumento do risco de morte por fatores cardiopulmonares quando comparados aos indivíduos com deleção. A doença respiratória e a morte súbita associadas à desregulação da temperatura são causas de morte em lactentes e crianças, enquanto complicações relacionadas à obesidade, incluindo problemas cardiovasculares, diabetes, hipertensão e apneia do sono, são frequentes em adultos com SPW[87,152].

PERÍODO DE TRANSIÇÃO

Durante a vida adulta de pessoas com SPW ocorre aumento dos problemas endocrinológicos, dos distúrbios comportamentais e das comorbidades associadas à obesidade. A probabilidade de mortalidade até 29 anos é de 50% e até os 42 anos é de 75%[101]. Felizmente, as estimativas atuais de sobrevida para os indivíduos com SPW mostram que eles estão vivendo mais até a idade adulta. Dessa forma, a assistência de saúde na fase de transição é importante para manter a continuidade de cuidados e otimizar o tratamento por meio da troca de informações entre os profissionais de saúde. Estudo recente comparou o tratamento endocrinológico e os parâmetros antropométricos e metabólicos de adultos com SPW, que tiveram acompanhamento pediátrico especializado e que fizeram ou não a transição programada. Os pacientes do grupo que tiveram a transição melhoraram os parâmetros metabólicos e psicológicos[153]. Durante o processo de transição, a presença de obesidade, diabetes, hipertensão, doenças cardíacas, osteoporose, apneia do sono, comportamento difícil e problemas psiquiátricos sempre devem ser considerados[21]. A redução de peso durante a fase de transição, mesmo que seja difícil de alcançar, continua sendo uma das questões-chave na prevenção da morbimortalidade[153]. A realização sistemática de uma avaliação endocrinológica e neuropsiquiátrica ao final do crescimento, ainda na unidade pediátrica, antes de encaminhar os pacientes para a clínica de adultos, é o mais indicado[153]. Na atenção ao adulto, os novos ambientes de cuidados de saúde devem estar centrados na autonomia do paciente, nas mudanças do desenvolvimento sexual, na evolução psicológica, nos problemas sociais, nas possibilidades de trabalho e nos aspectos financeiros[153]. Espera-se que as crianças com SPW e suas famílias tenham a oportunidade de ter especialistas que possam discutir com eles e fazer sugestões sobre o período de transição para a vida adulta para que eles continuem tendo menor prevalência de obesidade mórbida e de mortalidade.

CONCLUSÃO

A SPW é um distúrbio complexo que envolve o eixo hipotâlamico-hipófisário, resultando em múltiplas endocrinopatias, entre outros problemas. O monitoramento e o manejo dessas condições na criança, adolescente e no adulto com SPW devem ser orientados por endocrinologistas. No entanto, o reconhecimento do diagnóstico precoce é uma questão importante tanto para endocrinologistas como para pediatras e neonatologista e pode mudar o curso da doença de quem tem SPW. Nos últimos anos, o aumento no conhecimento científico aprimorou o manejo clínico com melhores resultados e aumento da sobrevida. Esses pacientes necessitam de acompanhamento multidisciplinar e especial atenção deve ser dada desde o momento do diagnóstico a uma dieta bem equilibrada com restrição calórica, atividade física diária e início precoce de rhGH. Como perspectivas de tratamento, vários estudos estão pesquisando alternativas terapêuticas para a SPW, assim como a terapia gênica.

Links com informações sobre a SPW:

https://www.ipwso.org/
https://www.pwsausa.org/
http://www.pws.org.au/
https://www.spwbrasil.com.br/

REFERÊNCIAS

1. Down JL. Lettsomian lectures on some of the mental affections of childhood and youth. Br Med J. 1887;1(1360):149-51.
2. Cassidy SB, Schwartz S, Miller JL, Driscoll DJ. Prader-Willi syndrome. Genet Med. 2012;14(1):10-26.
3. Butler MG, Hartin SN, Hossain WA, Manzardo AM, Kimonis V, Dykens E, et al. Molecular genetic classification in Prader-Willi syndrome: a multisite cohort study. J Med Genet. 2019;56(3):149-53.
4. Butler MG. Management of obesity in Prader-Willi syndrome. Nat Clin Pract Endocrinol Metab. 2006;2(11):592-3.
5. Angulo MA, Butler MG, Cataletto ME. Prader-Willi syndrome: a review of clinical, genetic, and endocrine findings. J Endocrinol Invest. 2015;38(12):1249-63.
6. Miller JL, Linville TD, Dykens EM. Effects of metformin in children and adolescents with Prader-Willi syndrome and early-onset morbid obesity: a pilot study. J Pediatr Endocrinol Metab. 2014;27(1-2):23-9.
7. Dykens EM, Hodapp RM, Walsh K, Nash LJ. Profiles, correlates, and trajectories of intelligence in Prader-Willi syndrome. J Am Acad Child Adolesc Psychiatry. 1992;31(6):1125-30.
8. Miller JL. Approach to the child with prader-willi syndrome. J Clin Endocrinol Metab. 2012;97(11):3837-44.
9. Cassidy DD, Hodapp RM, Walsh K, Nash LJ. Prader-Willi syndrome, in Genereview, P Ra, Editor. University of Washington, Seattle: Internet; 2017.
10. Cheon CK. Genetics of Prader-Willi syndrome and Prader-Will-Like syndrome. Ann Pediatr Endocrinol Metab. 2016;21(3):126-35.
11. Irizarry KA, Miller M, Freemark M, Haqq AM. Prader Willi syndrome: genetics, metabolomics, hormonal function, and new approaches to therapy. Adv Pediatr. 2016;63(1):47-77.
12. Maillard J, Park S, Croizier S, Vanacker C, Cook JG, Prevot V, et al. Loss of Magel2 impairs the development of hypothalamic anorexigenic circuits. Hum Mol Genet. 2016;25(15):3208-15.
13. Burnett LC, LeDuc CA, Sulsona CR, Paull D, Rausch R, Eddiry S, et al. Deficiency in prohormone convertase PC1 impairs prohormone processing in Prader-Willi syndrome. J Clin Invest. 2017;127(1):293-305.
14. Pan H, Nanno D, Che F-Y, Zhu X, Salton SR, Steiner DF, et al. Neuropeptide processing profile in mice lacking prohormone convertase-1. Biochemistry. 2005;44(12):4939-48.
15. Swaab DF. Prader-Willi syndrome and the hypothalamus. Acta Paediatr Suppl. 1997;423:50-4.
16. Singh P, Mahmoud R, Gold JA, Tamura RN, Miller JL, Butler MG, et al. Perinatal complications associated with Prader-Willi syndrome (PWS) – comparison to the general population and among the different genetic subtypes. Pediatrics. 2018;142(1 Meeting Abstract):230.
17. Whittington J, Holland A, Webb T, Butler J, Clarke D, Boer H. Relationship between clinical and genetic diagnosis of Prader-Willi syndrome. J Med Genet. 2002;39(12):926-32.
18. Diagnostic testing for Prader-Willi and Angleman syndromes: Report of the ASHG/ACMG Test and Technology Transfer Committee. American journal of human genetics. 1996;58(5):1085-8.
19. Butler MG. Benefits and limitations of prenatal screening for Prader-Willi syndrome. Prenatal Diagnosis. 2017;37(1):81-94.
20. Beygo J, Buiting K, Ramsden SC, Ellis R, Clayton-Smith J, Kanber D. Update of the EMQN/ACGS best practice guidelines for molecular analysis of Prader-Willi and Angelman syndromes. Eur J Hum Genet. 2019;27(9):1326-40.
21. Goldstone AP, Holland AJ, Hauffa BP, Hokken-Koelega AC, Tauber M, Speakers contributors at the Second Expert Meeting of the Comprehensive Care of Patients with PWS. Recommendations for the diagnosis and management of Prader-Willi syndrome. J Clin Endocrinol Metab. 2008;93(11):4183-97.
22. Hokken-Koelega A, van der Lely AJ, Hauffa B, Häusler G, Johannsson G, Maghnie M, et al. Bridging the gap: metabolic and endocrine care of patients during transition. Endocr Connect. 2016;5(6):R44-R54.
23. Gunay-Aygun M, Schwartz S, Heeger S, O'Riordan MA, Cassidy SB. The changing purpose of Prader-Willi syndrome clinical diagnostic criteria and proposed revised criteria. Pediatrics. 2001;108(5):e92.
24. Buiting K, Cassidy SB, Driscoll DJ, Gillessen-Kaesbach G, Kanber D, Tauber M, et al. Clinical utility gene card for: Prader-Willi syndrome. Eur J Hum Genet. 2014;22(9).
25. Butler MG, Hartin SN, Hossain WA, Manzardo AM, Kimonis V, Dykens E, et al. Molecular genetic classification in Prader-Willi syndrome: a multisite cohort study. J Med Genet. 2019;56(3):149-53.
26. Miller JL, Lynn CH, Driscoll DC, Goldstone AP, Gold PA, Kimonis V, et al. Nutritional phases in Prader-Willi syndrome. Am J Med Genet A. 2011;155A(5):1040-9.
27. Khan MJ, Gerasimidis K, Edwards CA, Shaikh MG. Mechanisms of obesity in Prader-Willi syndrome. Pediatr Obes. 2018;13(1):3-13.
28. Salvatoni A, Moretti A, Grugni G, Agosti M, Azzolini S, Bonaita V, et al. Anthropometric characteristics of newborns with Prader-Willi syndrome. Am J Med Genet A. 2019;179(10):2067-74.
29. Kim Y, Wang SE, Jiang Y-H. Epigenetic therapy of Prader-Willi syndrome. Transl Res. 2019;208:105-18.
30. Torrado M, Araoz V, Baialardo E, Abraldes K, Mazza C, Krochik G, et al. Clinical-etiologic correlation in children with Prader-Willi syndrome (PWS): an interdisciplinary study. Am J Med Genet Part A. 2007;143A(5):460-8.
31. Hartley SL, Maclean WE Jr, Butler MG, Zarcone J, Thompson T. Maladaptive behaviors and risk factors among the genetic subtypes of Prader-Willi syndrome. Am J Med Genet Part A. 2005;136A(2):140-5.
32. Holland AJ, Whittington JE, Butler J, Webb T, Boer H, Clarke D. Behavioural phenotypes associated with specific genetic disorders: evidence from a population-based study of people with Prader-Willi syndrome. Psychol Med. 2003;33(1):141-53.
33. Yang L, Zhan JD, Ding JJ, Wang HJ, Ma D, Huang GY, et al. Psychiatric illness and intellectual disability in the Prader-Willi syndrome with different molecular defects--a meta analysis. PLoS One. 2013;8(8):e72640.
34. Veltman MW, Craig, Bolton PF. Autism spectrum disorders in Prader-Willi and Angelman syndromes: a systematic review. Psychiatr Genet. 2005;15(4):243-54.
35. Jin DK. Endocrine problems in children with Prader-Willi syndrome: special review on associated genetic aspects and early growth hormone treatment. Korean J Pediatr. 2012;55(7):224-31.

36. Muscogiuri G, Formoso G, Pugliese G, Ruggeri RM, Scarano E, Colao A, et al. Prader-Willi syndrome: an uptodate on endocrine and metabolic complications. Rev Endocr Metab Disord. 2019;20(2):239-50.
37. Burman P, Ritzen EM, Lindgren AC. Endocrine dysfunction in Prader-Willi syndrome: a review with special reference to GH. Endocr Rev. 2001;22(6):787-99.
38. Butler MG, Theodoro MF, Bittel DC, Donnelly JE. Energy expenditure and physical activity in Prader-Willi syndrome: comparison with obese subjects. Am J Med Genet A. 2007;143A(5):449-59.
39. Dimitropoulos A, Schultz RT. Food-related neural circuitry in Prader-Willi syndrome: response to high- versus low-calorie foods. J Autism Dev Disord. 2008;38(9):1642-53.
40. Zhang Y, Wang J, Zhang G, Zhu Q, Cai W, Tian J, et al. The neurobiological drive for overeating implicated in Prader-Willi syndrome. Brain Res. 2015;1620:72-80.
41. Pujol J, Blanco-Hinojo L, Esteba-Castillo S, Caixàs A, Harrison BJ, Bueno M, et al. Anomalous basal ganglia connectivity and obsessive-compulsive behaviour in patients with Prader Willi syndrome. J Psychiatry Neurosci. 2016;41(4):261-71.
42. Miller J. The potential of oxytocin for the treatment of hyperphagia in Prader-Willi Syndrome. Expert Opinion on Orphan Drugs. 2018;6(4):247-51.
43. Martinez ML, Haqq AM, Wismer WV. A review of chemosensory perceptions, food preferences and food-related behaviours in subjects with Prader-Willi syndrome. Appetite. 2016;99:17-24.
44. Bekx MT, Carrel AL, Shriver TC, Li Z, Allen DB. Decreased energy expenditure is caused by abnormal body composition in infants with Prader-Willi syndrome. J Pediatr. 2003;143(3):372-6.
45. Miller J, Kranzler J, Hatfield A, Mueller TO. Cognitive and behavioral findings in Prader-Willi syndrome and early-onset morbid obesity. Am J Med Genet 2007;496-7.
46. Kojima M, Kangawa K. Ghrelin: from gene to physiological function. Results Probl Cell Differ. 2010;50:185-205.
47. Feigerlova E, Diene G, Conte-Auriol F, Molinas C, Gennero I, Salles JP, et al. Hyperghrelinemia precedes obesity in Prader-Willi syndrome. J Clin Endocrinol Metab. 2008;93(7):2800-5.
48. Balikcioglu PG, Balikcioglu M, Muehlbauer MJ, Purnell JQ, Broadhurst D, Freemark M, et al. Macronutrient regulation of ghrelin and peptide YY in pediatric obesity and Prader-Willi syndrome. J Clin Endocrinol Metab. 2015;100(10): 3822-31.
49. Bizzarri C, Balikcioglu M, Muehlbauer MJ, Purnell JQ, Broadhurst D, Michael Freemark, et al. Children with Prader-Willi syndrome exhibit more evident meal-induced responses in plasma ghrelin and peptide YY levels than obese and lean children. Eur J Endocrinol. 2010;162(3):499-505.
50. van der Lely, AJ, Tschöp M, Heiman ML, Ghigo E. Biological, physiological, pathophysiological, and pharmacological aspects of ghrelin. Endocr Rev. 2004;25(3):426-57.
51. Tschop M, Smiley DL, Heiman ML. Ghrelin induces adiposity in rodents. Nature. 2000;407(6806):908-13.
52. Delhanty PJ, Neggers SJ, van der Lely AJ. Mechanisms in endocrinology: Ghrelin: the differences between acyl- and des-acyl ghrelin. Eur J Endocrinol. 2012;167(5):601-8.
53. Ozcan B, Neggers SJCMM, Miller AR, Yang HC, Lucaites V, Abribat T, et al. Does des-acyl ghrelin improve glycemic control in obese diabetic subjects by decreasing acylated ghrelin levels? Eur J Endocrinol. 2014;170(6):799-807.
54. Kuppens RJ, Diène G, Bakker NE, Molinas C, Faye S, Nicolino M, et al. Elevated ratio of acylated to unacylated ghrelin in children and young adults with Prader-Willi syndrome. Endocrine 2015;50(3):633-42.
55. L'Allemand D, Eiholzer U, Schlumpf M, Torresani T, Girard J. Carbohydrate metabolism is not impaired after 3 years of growth hormone therapy in children with Prader-Willi syndrome. Horm Res. 2003;59(5):239-48.
56. Butler MG, Bittel DC, Talebizadeh Z. Plasma peptide YY and ghrelin levels in infants and children with Prader-Willi syndrome. J Pediatr Endocrinol Metab. 2004;17(9):1177-84.
57. Hoybye C, Bruun JM, Richelsen B, Flyvbjerg A, Frystyk J. Serum adiponectin levels in adults with Prader-Willi syndrome are independent of anthropometrical parameters and do not change with GH treatment. Eur J Endocrinol. 2004;151(4):457-61.
58. Haqq AM, Muehlbauer MJ, Newgard CB, Grambow S, Freemark M. The metabolic phenotype of Prader-Willi syndrome (PWS) in childhood: heightened insulin sensitivity relative to body mass index. J Clin Endocrinol Metab. 2011;96(1):E225-32.
59. Moschen AR, Kaser A, Enrich B, Mosheimer B, Theurl M, Niederegger H, Tilg H. Visfatin, an adipocytokine with proinflammatory and immunomodulating properties. J Immunol. 2007;178(3):1748-58.
60. Hayes AL, Xu F, Babineau D, Patel SR. Sleep duration and circulating adipokine levels. Sleep. 2011;34(2):147-52.
61. Vaiani E, Herzovich V, Chaler E, Chertkoff L, Rivarola MA, Torrado M, et al. Thyroid axis dysfunction in patients with Prader-Willi syndrome during the first 2 years of life. Clin Endocrinol (Oxf). 2010;73(4):546-50.
62. Tauber M, Cutfield W. KIGS highlights: growth hormone treatment in Prader-Willi syndrome. Horm Res. 2007;68(Suppl 5):48-50.
63. Orsso CE, Butler AA, Muehlbauer MJ, Cui HN, Rubin DA, Pakseresht M, et al. Obestatin and adropin in Prader-Willi syndrome and nonsyndromic obesity: Associations with weight, BMI-z, and HOMA-IR. Pediatr Obes. 2019;14(5):e12493.
64. Crino A, Grugni G. Update on Diabetes mellitus and glucose metabolism alterations in Prader-Willi syndrome. Curr Diab Rep. 2020;20(2):7.
65. Sze L, Purtell L, Jenkins A, Loughnan G, Smith E, Herzog H, et al. Effects of a single dose of exenatide on appetite, gut hormones, and glucose homeostasis in adults with Prader-Willi syndrome. J Clin Endocrinol Metab. 2011;96(8):E1314-9.
66. Fintini D, Grugni G, Brufani C, Bocchini S, Cappa M, Crinò A. Use of GLP-1 receptor agonists in Prader-Willi syndrome: report of six cases. Diabetes Care. 2014;37(4):e76-7.
67. Seetho IW, Jones G, Thomson GA, Fernando DJS. Treating diabetes mellitus in Prader-Willi syndrome with Exenatide. Diabetes Res Clin Pract. 2011;92(1):e1-2.
68. Arenz T, Schwarzer A, Pfluger TH, Koletzko S, Schmidt H. Delayed gastric emptying in patients with Prader Willi syndrome. J Pediatr Endocrinol Metab. 2010;23(9):867-71.
69. Fintini D. Disorders of glucose metabolism in Prader-Willi syndrome: Results of a multicenter Italian cohort study. Nutr Metab Cardiovasc Dis. 2016;26(9):842-7.
70. Brambilla P, Crinò A, Bedogni G, Bosio L, Cappa M, Corrias A, et al. Metabolic syndrome in children with Prader-Willi syndrome: the effect of obesity. Nutr Metab Cardiovasc Dis. 2011;21(4):269-76.
71. Fintini D, Inzaghi E, Colajacomo M, Bocchini S, Grugni G, Brufani C, et al. Non-alcoholic fatty liver disease (NAFLD) in children and adolescents with Prader-Willi syndrome (PWS). Pediatr Obes. 2016;11(3):235-8.

72. Bedogni G, Grugni G, Nobili V, Agosti F, Saezza A, Sartorio A. Is non-alcoholic fatty liver disease less frequent among women with Prader-Willi syndrome. Obes Facts. 2014;7(1):71-6.
73. Bakker NE, Fintini D, Inzaghi E, Colajacomo M, Bocchini S, Grugni G, et al. Growth hormone treatment in children with Prader-Willi syndrome: three years of longitudinal data in prepubertal children and adult height data from the KIGS database. J Clin Endocrinol Metab. 2017;102(5):1702-11.
74. Cohen M, Cohen M, Harrington J, Narang I, Hamilton J. Growth hormone secretion decreases with age in paediatric Prader-Willi syndrome. Clin Endocrinol (Oxf). 2015;83(2):212-5.
75. Aycan Z, Bas VN. Prader-Willi syndrome and growth hormone deficiency. J Clin Res Pediatr Endocrinol. 2014;6(2):62-7.
76. Duis J, Wattum P, Scheimann A, Salehi P, Brokamp E, Fairbrother L, et al. A multidisciplinary approach to the clinical management of Prader-Willi syndrome. Mol Genet Genomic Med. 2019;7(3): e514.
77. Eldar-Geva T, Hirsch H, Benarroch F, Rubinstein O, Gross-Tsur V. Hypogonadism in females with Prader-Willi syndrome from infancy to adulthood: variable combinations of a primary gonadal defect and hypothalamic dysfunction. Eur J Endocrinol. 2010; 162(2):377-84.
78. Eldar-Geva T, Hirsch H, Rabinowitz R, Benarroch F, Rubinstein O, Gross-Tsur V. Primary ovarian dysfunction contributes to the hypogonadism in women with Prader-Willi syndrome. Horm Res. 2009;72(3):153-9.
79. Schulze A, Mogensen H, Hamborg-Petersen B, Graem N, Ostergaard JR, Brøndum-Nielsen K. Fertility in Prader-Willi syndrome: a case report with Angelman syndrome in the offspring. Acta Paediatr. 2001;90(4):455-9.
80. Akefeldt A, Tornhage CJ, Gillberg C. 'A woman with Prader-Willi syndrome gives birth to a healthy baby girl'. Dev Med Child Neurol. 1999;41(11):789-90.
81. Crino A, Schiaffini R, Ciampalini P, Spera S, Beccaria L, Benzi F, et al. Hypogonadism and pubertal development in Prader-Willi syndrome. Eur J Pediatr. 2003;162(5):327-33.
82. Siemensma EP, Wijngaarden R, Otten B, de Jong F, Hokken-Koelega A. Pubarche and serum dehydroepiandrosterone sulphate levels in children with Prader-Willi syndrome. Clin Endocrinol (Oxf). 2011;75(1):83-9.
83. Tauber M, Tauber M, Barbeau C, Jouret B, Pienkowski C, Malzac P, et al. Auxological and endocrine evolution of 28 children with Prader-Willi syndrome: effect of GH therapy in 14 children. Horm Res. 2000;53(6):279-87.
84. Sharkia M, Michaud S, Berthier M, Giguère Y, Stewart L, Deladoëy J, et al. Thyroid function from birth to adolescence in Prader-Willi syndrome. J Pediatr. 2013;163(3):800-5.
85. Festen DA, Visser T, Otten B, Wit J, Duivenvoorden H, Hokken-Koelega A. Thyroid hormone levels in children with Prader-Willi syndrome before and during growth hormone treatment. Clin Endocrinol (Oxf). 2007;67(3):449-56.
86. Emerick JE, Vogt KS. Endocrine manifestations and management of Prader-Willi syndrome. Int J Pediatr Endocrinol. 2013;2013(1): 14.
87. Tauber M, Diene G, Molinas C, Hébert M. Review of 64 cases of death in children with Prader-Willi syndrome (PWS). Am J Med Genet A. 2008;146A(7):881-7.
88. de Lind van Wijngaarden RF, Otten B, Festen D, Joosten K, de Jong F, Sweep F, Hokken-Koelega A, et al. High prevalence of central adrenal insufficiency in patients with Prader-Willi syndrome. J Clin Endocrinol Metab. 2008;93(5):1649-54.
89. Barbara DW, Hannon JD, Hartman WR. Intraoperative adrenal insufficiency in a patient with prader-willi syndrome. J Clin Med Res. 2012;4(5):346-8.
90. Butler JV, Whittington JE, Holland AJ, Boer H, Clarke D, Webb T. Prevalence of, and risk factors for, physical ill-health in people with Prader-Willi syndrome: a population-based study. Dev Med Child Neurol. 2002;44(4):248-55.
91. Vestergaard P, Kristensen K, Bruun J, Østergaard J, Heickendorff L, Mosekilde L, et al. Reduced bone mineral density and increased bone turnover in Prader-Willi syndrome compared with controls matched for sex and body mass index--a cross-sectional study. J Pediatr. 2004;144(5):614-9.
92. Bakker NE, Kuppens RJ, Siemensma EPC, Tummers-de Lind van Wijngaarden RFA, Festen DAM, Bindels-de Heus GCB, et al. Bone mineral density in children and adolescents with Prader-Willi syndrome: a longitudinal study during puberty and 9 years of growth hormone treatment. J Clin Endocrinol Metab. 2015; 100(4):1609-18.
93. De Lind van Wijngaarden RF, Siemensma E, Festen DM, Otten BJ, Van Mil EG, Rotteveel J, et al. Efficacy and safety of long-term continuous growth hormone treatment in children with Prader-Willi syndrome. J Clin Endocrinol Metab. 2009;94(11):4205-15.
94. Lassi G, Priano L, Maggi S, Garcia-Garcia C, Balzani E, El-Assawy N, et al. Deletion of the Snord116/SNORD116 Alters Sleep in Mice and Patients with Prader-Willi syndrome. Sleep. 2016; 39(3):637-44.
95. Gurd AR, Thompson TR. Scoliosis in Prader-Willi syndrome. J Pediatr Orthop. 1981;1(3):317-20.
96. Nakamura Y, Murakami N, Iida T, Ozeki S, Asano S, Nohara Y, Nagai T, et al. The characteristics of scoliosis in Prader-Willi syndrome (PWS): analysis of 58 scoliosis patients with PWS. J Orthop Sci. 2015;20(1):17-22.
97. Odent T, Accadbled F, Koureas G, Cournot M, Moine A, Diene G, et al. Scoliosis in patients with Prader-Willi syndrome. Pediatrics. 2008; 122(2):e499-503.
98. Davies HD, Leusink GL, McConnell A, Deyell M, Cassidy SB, Fick GH, et al. Myeloid leukemia in Prader-Willi syndrome. J Pediatr. 2003;142(2):174-8.
99. Alexander RC, Greenswag LR, Nowak AJ. Rumination and vomiting in Prader-Willi syndrome. Am J Med Genet. 1987;28(4): 889-95.
100. Hákonarson H, Moskovitz, Daigle, Cassidy JK, Cloutier MM. Pulmonary function abnormalities in Prader-Willi syndrome. J Pediatr. 1995;126(4):565-70.
101. Manzardo AM, Loker J, Heinemann J, Loker C, Butler M. Survival trends from the Prader-Willi Syndrome Association (USA) 40-year mortality survey. Genet Med. 2018;20(1):24-30.
102. Einfeld SL, Kavanagh SJ, Smith A, Evans EJ, Tonge BJ, Taffe J. Mortality in Prader-Willi syndrome. Am J Ment Retard. 2006; 111(3):193-8.
103. Morgan JR, Storch EA, Woods DW, Bodzin D, Lewin AB. A preliminary analysis of the phenomenology of skin-picking in Prader-Willi syndrome. Child Psychiatry Hum Dev. 2010;41(4): 448-63.
104. Bouras N, Beardsmore A, Dorman T, Cooper SA, Webb T. Affective psychosis and Prader-Willi syndrome. J Intellect Disabil Res. 1998;42(6):463-71.
105. Boer H, Holland A, Whittington J, Butler J, Webb T, Clarke D, et al. Psychotic illness in people with Prader Willi syndrome due to chromosome 15 maternal uniparental disomy. Lancet. 2002; 359(9301):135-6.

106. Soni S, Whittington J, Holland AJ, Webb T, Maina EN, Boer H, Clarke D. The phenomenology and diagnosis of psychiatric illness in people with Prader-Willi syndrome. Psychol Med. 2008;38(10):1505-14.
107. Saeves R, Asten P, Storhaug K, Bågesund M. Orofacial dysfunction in individuals with Prader-Willi syndrome assessed with NOT-S. Acta Odontol Scand. 2011;69(5):310-5.
108. Bantim YCV, Kussaba ST, de Carvalho GP, Garcia-Junior IR, Roman-Torres CVG. Oral health in patients with Prader-Willi syndrome: current perspectives. Clin Cosmet Investig Dent. 2019; 11:163-70.
109. Cassidy SB DJ. Driscoll, Prader-Willi syndrome. Eur J Hum Genet. 2009;17(1):3-13.
110. Caldwell ML, Taylor RL. A clinical note on food preference of individuals with Prader-Willi syndrome: the need for empirical research. J Ment Defic Res. 1983;27(Pt 1):45-9.
111. Irizarry KA, Mager DR, Triador L, Muehlbauer MJ, Haqq AM, Freemark M. Hormonal and metabolic effects of carbohydrate restriction in children with Prader-Willi syndrome. Clin Endocrinol (Oxf). 2019;90(4):553-61.
112. Schmidt H, Schwarz HP, Enders A. Dietary intervention in the first four years prevents abnormal weight gain but negatively affects height development in Prader-Willi syndrome. Acta Paediatr. 2001;90(4):468-9.
113. Gross I, Hirsch HJ, Constantini N, Nice S, Pollak Y, Genstil L, et al. Physical activity and maximal oxygen uptake in adults with Prader-Willi syndrome. Eat Weight Disord. 2018;23(5):615-20.
114. Armstrong S, Wong C. Physical activity interventions improve quality of life of children with obesity: Should We Expect Them to Also Decrease Body Mass Index? J Adolesc Health. 2019;65(3): 309-10.
115. Höybye C, Hilding A, Jacobsson H, Thorén M. Growth hormone treatment improves body composition in adults with Prader--Willi syndrome. Clin Endocrinol. 2003;58(5):653-61.
116. Bakker NE, Lindberg A, Heissler J, Wollmann HA, Camacho--Hübner C, Hokken-Koelega AC, et al. Growth hormone treatment in children with Prader-Willi syndrome: Three Years of Longitudinal Data in Prepubertal Children and Adult Height Data From the KIGS Database. J Clin Endocrinol Metab. 2017; 102(5):1702-11.
117. Dyer AH, Vahdatpour C, Sanfeliu A, Tropea D. The role of Insulin-Like Growth Factor 1 (IGF-1) in brain development, maturation and neuroplasticity. Neuroscience. 2016;325:89-99.
118. Festen DAM, Wevers M, Lindgren AC, Böhm B, Otten BJ, Wit JM, et al. Mental and motor development before and during growth hormone treatment in infants and toddlers with Prader--Willi syndrome. Clin Endocrinol. 2008;68(6):919-25.
119. Deal CL, Tony M, Höybye C, Allen DB, Tauber M, Christiansen JS, et al. GrowthHormone Research Society workshop summary: consensus guidelines for recombinant human growth hormone therapy in Prader-Willi syndrome. J Clin Endocrinol Metab. 2013;98(6):E1072-87.
120. Carrel AL, Myers SE, Whitman BY, Allen DB. Benefits of long--term GH therapy in Prader-Willi syndrome: a 4-year study. J Clin Endocrinol Metab. 2002;87(4):1581-5.
121. Feigerlova E, Diene G, Oliver I, Gennero I, Salles JP, Arnaud C, et al. Elevated insulin-like growth factor-I values in children with Prader-Willi syndrome compared with growth hormone (GH) deficiency children over two years of GH treatment. J Clin Endocrinol Metab. 2010;95(10):4600-8.
122. Grugni G, Marzullo P. Diagnosis and treatment of GH deficiency in Prader-Willi syndrome. Best Pract Res Clin Endocrinol Metab. 2016;30(6):785-94.
123. Carel JC, Sävendahl L, Cooke R, Tidblad A, Beckers D, Butler G, et al. Long-term mortality after recombinant growth hormone treatment for isolated growth hormone deficiency or childhood short stature: preliminary report of the French SAGhE study. J Clin Endocrinol Metab. 2012;97(2):416-25.
124. Nishi Y, Tanaka T. Growth hormone treatment and adverse events. Pediatr Endocrinol Rev. 2017;14 Suppl 1(Suppl 1):235-9.
125. Festen DA, Wevers M, Lindgren AC, Böhm B, Otten BJ, Wit JM, et al. Mental and motor development before and during growth hormone treatment in infants and toddlers with Prader--Willi syndrome. Clin Endocrinol (Oxf). 2008;68(6):919-25.
126. Myers SE, Whitman BY, Carrel AL, Moerchen V, Bekx TM, Allen DB, et al. Two years of growth hormone therapy in young children with Prader-Willi syndrome: physical and neurodevelopmental benefits. Am J Med Genet A. 2007;143A(5):443-8.
127. Bakker NE, Wolffenbuttel KP, Looijenga LH, Hokken-Koelega ACS. Testes in infants with Prader-Willi syndrome: human chorionic gonadotropin treatment, surgery and histology. The Journal of Urology. 2015;193(1):291-8.
128. Eiholzer U, Grieser J, Schlumpf M, l'Allemand D. Clinical effects of treatment for hypogonadism in male adolescents with Prader--Labhart-Willi syndrome. Horm Res. 2007;68(4):178-84.
129. Eldar-Geva T, Hirsch HJ, Pollak Y, Benarroch F, Gross-Tsur V. Management of hypogonadism in adolescent girls and adult women with Prader-Willi syndrome. Am J Med Genet Part A. 2013;161(12):3030-4.
130. De Cock VC, Diene G, Molinas C, Masson VDL, Kieffer I, Mimoun E, Tiberg M, et al. Efficacy of modafinil on excessive daytime sleepiness in Prader-Willi syndrome. Am J Med Genet Part A. 2011;155(7):1552-7.
131. Segal DH, Salgado BR, Garcia CA, Cabases JS. [Efficacy of topiramate in children and adolescent with problems in impulse control: preliminary results]. Actas Esp Psiquiatr. 2006;34(4): 280-2.
132. Smathers SA, Wilson JG, Nigro MA. Topiramate effectiveness in Prader-Willi syndrome. Pediatr Neurol. 2003;28(2):130-3.
133. Stella F, Caetano D, Cende F, Guerreiro CA. Acute psychotic disorders induced by topiramate: report of two cases. Arq Neurosiquiatr. 2002;60:285-7.
134. Hassler F, Reis O. Pharmacotherapy of disruptive behavior in mentally retarded subjects: A review of the current literature. Dev Disabil Res Rev. 2010;16(3):265-72.
135. Miller JL, Angulo M. An open-label pilot study of N-acetylcysteine for skin-picking in Prader-Willi syndrome. Am J Med Genet A. 2014;164a(2):421-4.
136. Johnson L, Manzardo AM, Miller JL, Driscoll DJ, Butler MG. Elevated plasma oxytocin levels in children with Prader-Willi syndrome compared with healthy unrelated siblings. Am J Med Genet A. 2016;170(3):594-601.
137. Cai D, Purkayastha S. A new horizon: oxytocin as a novel therapeutic option for obesity and diabetes. Drug Discov Today Dis Mech. 2013;10(1-2):e63-8.
138. Maejima Y, Iwasaki Y, Yamahara Y, Kodaira M, Sedbazar U, Yada T. Peripheral oxytocin treatment ameliorates obesity by reducing food intake and visceral fat mass. Aging (Albany NY). 2011;3(12):1169-77.
139. Lee ES, Uhm KO, Lee YM, Kwon J, Park SH, Soo KH, et al. Oxytocin stimulates glucose uptake in skeletal muscle cells throu-

gh the calcium-CaMKK-AMPK pathway. Regul Pept. 2008;151(1-3):71-4.
140. Stanic D, Plećaš-Solarović B, Mirković D, Jovanović P, Dronjak S, Marković B, et al. Oxytocin in corticosterone-induced chronic stress model: Focus on adrenal gland function. Psychoneuroendocrinology. 2017;80:137-46.
141. Wirth MM, Gaffey AE, Martinez BS. Effects of intranasal oxytocin on steroid hormones in men and women. Neuropsychobiology. 2015;71(4):202-11.
142. Kimonis V, Surampalli A, Wencel M, Gold JA, Cowen NM. A randomized pilot efficacy and safety trial of diazoxide choline controlled-release in patients with Prader-Willi syndrome. PLoS One. 2019;14(9):e0221615.
143. Thomas A, Baillie GL, Phillips AM, Razdan RK, Ross RA, Pertwee RG, et al. Cannabidiol displays unexpectedly high potency as an antagonist of CB1 and CB2 receptor agonists in vitro. Br J Pharmacol. 2007;150(5):613-23.
144. Knani I, Earley BJ, Udi S, Nemirovski A, Hadar R, Gammal A. Targeting the endocannabinoid/CB1 receptor system for treating obesity in Prader-Willi syndrome. Mol Metab. 2016;5(12):1187-99.
145. Gagnon J, Baggio LL, Drucker DJ, Brubaker PL. Ghrelin is a novel regulator of GLP-1 secretion. Diabetes. 2015;64(5): 1513-21.
146. Chen KY, Muniyappa R, Abel BS, Mullins KP, Staker P, Brychta RP, et al. RM-493, a melanocortin-4 receptor (MC4R) agonist, increases resting energy expenditure in obese individuals. J Clin Endocrinol Metab. 2015;100(4):1639-45.
147. Allas S, Abribat T. Clinical perspectives for ghrelin-derived therapeutic products. Endocr Dev. 2013;25:157-66.
148. Appel L, Appel L, Bergström M, Lassen JB, Långström B. Tesofensine, a novel triple monoamine re-uptake inhibitor with anti-obesity effects: dopamine transporter occupancy as measured by PET. Eur Neuropsychopharmacol. 2014;24(2):251-61.
149. Bentzen BH, Grunnet M, Hyveled-Nielsen L, Sundgreen C, Lassen JB, Hansen HH, et al. Anti-hypertensive treatment preserves appetite suppression while preventing cardiovascular adverse effects of tesofensine in rats. Obesity (Silver Spring). 2013;21(5): 985-92.
150. Tan Q, Orsso CE, Deehan EC, Triador L, Field CJ, Tun HM, et al. Current and emerging therapies for managing hyperphagia and obesity in Prader-Willi syndrome: a narrative review. Obes Rev. 2020;21(5):e12992.
151. Scheimann AO, Butler MG, Gourash L, Cuffari C, Klish W, et al. Critical analysis of bariatric procedures in Prader-Willi syndrome. J Pediatr Gastroenterol Nutr. 2008;46(1):80-3.
152. Schrander-Stumpel CT, Curfs LM, Sastrowijoto P, Cassidy SB, Schrander JJ, Fryns JP, et al. Prader-Willi syndrome: causes of death in an international series of 27 cases. Am J Med Genet A. 2004;124A(4):333-8.
153. Paepegaey AC, Schrander-Stumpel CT, Curfs LMG, Sastrowijoto P, Cassidy SB, Schrander JJ, et al. Impact of transitional care on endocrine and anthropometric parameters in Prader-Willi syndrome. Endocr Connect. 2018;7(5):663-72.

Complicações da Obesidade Infantil

Valesca Mansur Kuba
Louise Cominato
Durval Damiani

INTRODUÇÃO

Há algumas décadas, estamos vivendo uma verdadeira "epidemia" de obesidade, trazendo consigo hipertensão arterial sistêmica, pré-diabetes, *diabetes mellitus* tipo 2, síndrome metabólica, entre tantas outras complicações que já se iniciam na faixa etária pediátrica e contribuem enormemente para o aumento de risco cardiovascular e piora da qualidade de vida.

DISLIPIDEMIA E ATEROGÊNESE

A aterosclerose ou doença aterosclerótica cardiovascular é uma afecção das artérias de médio e grande calibres, caracterizada por lesões em placas (ateromas). Tem sido mostrado que colesterol total (CT) elevado se correlaciona com o risco cardiovascular aterosclerótico. Particularmente, as alterações de pressão arterial e do perfil lipídico vêm ocorrendo cada vez mais cedo, entre 5 e 10 anos de idade[1-3].

Aproximadamente 1 em cada 5 crianças e adolescentes com idade entre 8 e 17 anos nos Estados Unidos da América apresentam dislipidemia, com colesterol total e/ou LDLc (*low-density lipoprotein*) aumentados e HDLc (*high-density lipoprotein*) abaixo dos limites de normalidade[4]. No estudo ERICA, foram avaliados 38.069 adolescentes em várias regiões do Brasil, 20% apresentaram CT elevados e 46% HDL diminuído[5].

Os lípides circulam na corrente sanguínea em estruturas micelares esféricas denominadas lipoproteínas (LP). AS LP contêm em seu núcleo lípides hidrofóbicos (triacilgliceróis e ésteres de colesterol) e, no exterior, uma camada formada por lípides anfipáticos (fosfolípides e colesterol) e proteínas denominadas apolipoproteínas (A, B, C, E). A estria gordurosa é a lesão aterosclerótica mais precoce, cuja formação está associada à presença das LP circulantes no sangue periférico. São 5 tipos de LP: quilomícrons, LDLc (*low-density lipoprotein*), HDL (*high-density lipoprotein*), IDL (*intermediate-density lipoprotein*), VLDL (*very-low-density lipoprotein*). As apolipoproteínas são: Apo A, B, C e E[6].

Avolumam-se informações que levam a supor que essas alterações vasculares são bastante precoces e devem ser prevenidas já na criança e no adolescente. As estrias gordurosas provavelmente não são patogênicas, não alteram a estrutura do vaso nem sua elasticidade, mas podem evoluir para lesões mais elevadas, iniciando a formação da placa aterosclerótica. A placa cria alterações vasculares e pode mesmo ocasionar oclusão vascular e embolizar, sendo responsável por obstruções vasculares a distância[6].

Triglicérides, ésteres de colesterol, fosfolípides e esteróis derivados de vegetais são, após a ingestão, digeridos a ácidos graxos, monoglicerídeos, lisofosfolípides, colesterol não esterificado e esteróis vegetais. A absorção ocorre por meio de dois mecanismos: difusão passiva e difusão facilitada (em que há um carregador que transporta o composto para o interior da célula). Na difusão passiva, lípides não polares são solubilizados com ácidos biliares e lisofosfolípides em micelas mistas que podem se difundir através da superfície apical da membrana entérica. Já na difusão facilitada, vários transportadores diferentes estão envolvidos. Para a absorção de ácidos graxos de cadeia longa e colesterol no intestino proximal, CD 36 é o transportador. Dois outros transportadores estão envolvidos: NPC1L1 (*Niemann-Pick C1-like 1 protein*) e SR-B1 (*scavenger receptor B1*), esses são alvo da ezetimiba, uma droga utilizada para inibir a captação do colesterol e baixar sua concentração sérica.

A maior parte dos esteróis ingeridos e cerca de metade do colesterol absorvido voltam novamente à luz intestinal, o que limita sua absorção. Esse transporte de volta à luz intestinal é feito por dois transportadores (G5 e G8) ligados aos transportadores ABC unidos a ATP (ATP *binding cassette*) e, quando esses transportadores estiverem deficientes, ocorre grande elevação de esteróis derivados de vegetais, com risco aumentado de aterosclerose. Essa condição é conhecida como **sitosterolemia**.

Triglicérides e ésteres de colesterol são organizados dentro do enterócito em aglomerados, aos quais se acopla a apo-B48 para formar os quilomícrons. Essa ação de aglomeração desses lípides é feita pela MTP (*microsomal triglyceride transfer protein*). Na abetalipoproteinemia ocorre mutação da MTP e não se formam nem quilomícrons, nem VLDL. Um processo semelhante ocorre no fígado, onde triglicérides e ésteres de colesterol são acoplados à apo-B100 e formam VLDL[6].

Os quilomícrons, por serem partículas grandes, são carregados pelo sistema linfático e, via ducto torácico, atingem a circulação sanguínea. Conforme vão entrando na circulação sanguínea, elas recebem apo-CII, apo-CIII e apo-E dos HDL.

Os quilomícrons transportam triglicérides e colesterol para sítios de armazenagem ou de metabolização e ativam a lipase lipoproteica ou lipoproteína lipase (LPL) graças à apo-CII. Essa LPL é uma hidrolase que se encontra no endotélio capilar e, em sua ausência, esses triglicérides ficam na circulação e atingem concentrações altíssimas.

Quando cerca de 80% do conteúdo de triglicéride é liberado dos quilomícrons, a apo-CII se desliga do complexo e passamos a ter o "remanescente de quilomícron", que é captado pelo fígado por meio do receptor de LDL (LDL-R). Esse receptor reconhece a apo-E na superfície dos quilomícrons e a apo-B100 nas lipoproteínas derivadas do fígado. Menor fração desses remanescentes é internalizada no fígado pela *LDLR-related protein 1* (LRP1), por endocitose.

As partículas de VLDL produzidas no fígado, diferentemente dos quilomícrons, não são formadas a partir de triglicérides alimentares, mas, pela síntese *de novo* a partir de carboidratos alimentares, remanescentes de lipoproteínas ou ácidos graxos circulantes que foram internalizados pelo fígado. À semelhança dos quilomícrons, as partículas de VLDL são liberadas para a linfa e entram gradualmente na circulação sanguínea onde recebem apo-CII, apo-CIII e apo-E. A apo-CII ativa a LPL. Quando 80% do conteúdo de triglicéride é retirado do VLDL, a apo-CII se desacopla e ela passa a ser um "remanescente de VLDL", também chamado de IDL (*intermediate-density lipoprotein*). Metade das IDL é removida pelo fígado, por meio do receptor de LDL (LDLR) e a outra metade é convertida em LDL (*low-density lipoprotein*) pela ação da lipase hepática (HL). Durante a transição de IDL para LDL, apo-E é transferida ao HDL.

O LDL é o maior transportador de colesterol do plasma e é captado tanto pelo fígado quanto por tecidos periféricos graças ao receptor de LDL. Esse LDLR funciona associado a uma proteína de adaptação (AP – *adaptor protein*) que faz com que o complexo LDL-LDL-R/AP seja internalizado por endocitose em pequenos espaços revestidos por clatrina. Após a internalização na célula, esse complexo é separado, o LDLR volta à superfície para captar novos LDL. Nessa volta à superfície, o receptor pode ser degradado por uma proteína convertase e não chegar à superfície (*PCSK9-proprotein convertase subtilisin/kexin type 9*).

A quantidade de colesterol liberada do endossomo do hepatócito regula a produção de LDLR e de colesterol. Assim, quando há pouco colesterol, uma enzima do complexo de Golgi, SREBP (*sterol regulatory element-binding proteins*) se transloca ao núcleo e funciona como um fator de transcrição que aumenta o LDLR e a HMG-CoA redutase, uma enzima-chave na produção de colesterol e alvo de inibição pelas estatinas.

Quando ocorre excesso de LDL circulante e de partículas contendo apo-B, a capacidade de retirada pelo LDLR é excedida e essas partículas sofrem oxidação. As lipoproteínas contendo apo-B oxidadas são removidas da circulação por receptores *scavengers* nos macrófagos localizados no endotélio das artérias e contribuem para a formação das placas ateroscleróticas.

O HDL, sintetizado predominantemente pelo fígado, conhecido como o "bom colesterol", remove colesterol e outros lípides dos tecidos periféricos, inclusive da placa ateromatosa, levando-os de volta para o fígado em um processo denominado transporte reverso. O HDL contém a apo-AI na sua superfície e essa lipoproteína ativa a LCAT (*lecithin-cholesterol acyltransferase*), que catalisa a esterificação do colesterol. O colesterol esterificado é mais hidrofóbico e migra para o interior da partícula de HDL. Conforme a partícula de HDL aumenta de tamanho, ela se torna substrato para a CETP (*cholesteryl ester transfer protein*), que permite a troca de triglicérides das partículas com apo-B100 pelo colesterol, sendo então captadas pelo fígado por meio do LDLR, fechando o ciclo de transporte reverso de colesterol. O restante de colesterol do HDL é seletivamente captado pelo fígado por meio da lipase hepática (HL). Esse HDL agora, pobre em lípide, é reciclado.

Hoje em dia, a triagem lipídica em crianças e adolescentes, para evitar complicações cardiovasculares, é uma prática recomendada internacionalmente e vários *guidelines* têm sido publicados em diversos países sugerindo a triagem na infância, especialmente quando estão acima do peso (Quadro XIII-12). Triagem é aconselhável a partir dos 2 anos de idade em crianças obesas, diabéticas ou com história familiar de doença cardiovascular precoce ou hipercolesterolemia primária. A triagem lipídica pediátrica universal foi recomendada em recentes diretrizes pediátricas, sugerindo que todas as crianças entre 9 e 11 anos, independente de condição clínica ou histórico familiar, devam realizar dosagem de lípides[7-10].

Juntamente com o aumento da obesidade, a tríade triglicéride e LDL elevados com HDL baixo, que acompanha as condições de excesso de peso, tem-se tornado bastante prevalente. Evidências empíricas mostram que a obesidade

Quadro XIII-12. Valores de lipoproteínas aceitáveis, limítrofe e altos[11].

Avaliação	Aceitável	Limítrofe*	Alto**
Colesterol total (mg/dl)	< 170	170-199	> 200
LDLc	< 110	110-129	> 130
Não HDLc	< 120	120-144	> 145
HDLc	> 45	45-40	< 40 (baixo)***
Triglicérides	< 75	75-99	> 100
0-9 anos	< 90	90-129	> 130
10-19 anos			

*Percentil 75; **percentil 95; ***percentil 10.

na infância se associa ao mesmo agrupamento de fatores de risco visto em adultos e essa alteração metabólica continua na vida adulta, aumentando o risco de aterosclerose precoce e acelerada[12]. Programas de perda de peso tendem a reverter o quadro e devem ser perseguidos a partir do momento em que se observa que a criança/adolescente está fora do peso e essa tem sido a primeira abordagem nesses casos de obesidade/sobrepeso.

Os *guidelines* são unânimes em afirmar que a primeira medida para tratar uma dislipidemia é a "mudança de estilo de vida", que compreende um conjunto de modificações no dia a dia, tais como alimentação adequada (fases 1 e 2), em que se reduz muito a ingestão de gordura saturada e de colesterol, atividade física, que compreende atividade vigorosa por 1 hora todos os dias ao lado de restrição ao uso de "telas" como computador, telefone celular, televisão (não mais que 2 horas ao dia). Tentativas de mudanças de hábito de vida são toleradas durante 3 a 6 meses, dependendo da gravidade do quadro e da remoção de fatores de risco, como obesidade, hipertensão arterial, tabagismo, sedentarismo vão certamente auxiliar nessa tarefa[9].

Dentro do tratamento dietético, lembrar que açúcares devem ser reduzidos, pois sofrem glicólise e geram acetil-CoA, que é o bloco básico da construção de novos ácidos graxos. O carboidrato dietético gera acetil-CoA que é usado na produção hepática de VLDL. Portanto, dietas ricas em substratos abundantes para a síntese de triglicérides, como açúcares refinados e açúcares simples, elevam o VLDL[13].

As estatinas são a base do tratamento das hipercolesterolemias, pelo seu mecanismo de ação de inibição da enzima-chave na síntese de colesterol (3HMG-CoA redutase). Várias estatinas são liberadas para uso a partir dos 8-10 anos de idade, destacando-se as mais novas e mais eficazes como a atorvastatina e a rosuvastatina. Eventual associação com ezetimiba, que bloqueia a absorção intestinal de colesterol biliar e dietético, interferindo na ação de transportadores como o NPC1L1 (*Niemann-Pick C1-like 1 protein*) e SR-B1 (*scavenger receptor B1*) pode ser necessária[14]. Como a ezetimiba inibe seletivamente a absorção de colesterol, triglicérides e vitaminas lipossolúveis não são afetados[7,9].

Os derivados do ácido fíbrico (fibratos) são usados classicamente no tratamento de hipertrigliceridemias em adultos. Gemfibrozil, fenofibrato e ciprofibrato têm sido utilizados. Em crianças, prefere-se tratamento dietético, reservando-se o uso de fibratos quando triglicérides > 500mg/dl[11,15].

As resinas quelantes de sais biliares (colestiramina, colestipol, colesevelan) podem reduzir as concentrações de colesterol, induzindo a uma maior expressão de receptores de LDL, porém tendem a elevar triglicérides e interferem na absorção de vitaminas lipossolúveis[15].

A perda de peso, definitivamente, é o melhor tratamento para as dislipidemias associadas à obesidade e deve ser o foco no tratamento dessa comorbidade[16].

SÍNDROME METABÓLICA

A combinação de dislipidemia, regulação anormal da glicose, obesidade/aumento da circunferência abdominal e hipertensão são conhecidos coletivamente como síndrome metabólica (SM)[17].

Inicialmente descrita por Kylin em 1920, foi renomeada por Reaven em 1988 como síndrome X. Após a publicação de Reaven, o agrupamento de fatores que aumentam o risco de doença cardiovascular e diabetes tipo 2 (DM2) foram descritos de várias formas: síndrome de resistência à insulina, síndrome X, alterações dismetabólicas. Em 2001, o Programa Nacional de Educação sobre o Colesterol (NCEP) *Adult Treatment Panel III* (ATP III) definiu o termo "síndrome metabólica" (SM) para descrever a presença de quaisquer 3 de 5 riscos particulares: hiperglicemia, hipertrigliceridemia, adiposidade central, hipertensão e baixa das lipoproteínas de alta densidade (HDLc)[18,19].

Obesidade, envelhecimento, inflamação, fatores hormonais, sedentarismo, ingestão de açúcar e genética são implicados na patogênese da SM. A origem fisiopatológica da SM está associada à resistência à insulina (RI), situação em que a resposta à ação desse hormônio está comprometida. Na RI, a supressão da produção de glicose hepática é prejudicada, além de diminuição na captação da glicose em músculo e tecido adiposo, resultando na homeostase anormal da glicose. No entanto, a ação da insulina gerando lipogênese no fígado não é prejudicada, causando a liberação de ácidos graxos livres e triglicérides na circulação, resultando em dislipidemia. À medida que o tecido adiposo se expande, em especial na região visceral, ocorre hipertrofia das células adiposas que passam a ser mais resistentes à ação da insulina para suprimir a lipólise. Esses adipócitos também secretam substâncias pró-inflamatórias como interleucina-6 e fator de necrose tumoral alfa, ácidos graxos livres, inibidor do ativador do plasminogênio-1, além de adipocinas como resistina e proteína ligadora de retinol 4 que promovem o aumento da resistência insulínica[18,19].

A disfunção dos adipócitos é um contribuinte essencial para a patogênese da síndrome metabólica. As citocinas produzidas em resposta ao excesso de gordura armazenada nos adipócitos promovem a migração de macrófagos para o tecido adiposo que aumenta o estado inflamatório local. Esse processo gera diminuição na produção de adiponectina, que, entre suas ações, aumenta a sensibilidade à insulina e é protetora cardiovascular[17].

Morrison et al. avaliaram cerca de 800 crianças e adolescentes e observaram 4% de prevalência de síndrome metabólica nessa população. Ao reavaliar os mesmos pacientes 25 anos depois, constataram que 19,4% dos adultos que apresentaram SM na infância apresentaram doença cardiovascular, enquanto somente 1,5% dos adultos que não tiveram SM na infância tiveram doença cardiovascular. O mesmo ocorreu com o risco de diabetes: o número de diabéticos triplicou entre os adultos que apresentaram SM quando criança, mostrando a importância do diagnóstico e tratamento da SM desde a infância[8,20].

Os critérios de definição de SM da infância foram propostos pela Internacional Diabetes Federation (IDF) em 2007, continua sendo aceito pela maioria dos autores do assunto e está apresentada no quadro XIII-13[19,21].

Em 2016, a Associação Americana de Cardiologia (AHA) selecionou 7 itens que poderiam ser implementados em crianças e adolescentes para permitir uma melhora de sua saúde cardiovascular. Três desses itens referem-se a fatores potencialmente modificáveis por intervenção médica: concentração de colesterol total, glicemia e hipertensão arterial; e quatro que dependem de comportamento individual: índice de massa corporal, atividade física, dieta e tabagismo. Os quadros XIII-14 a XIII-16 mostram as proposições da AHA para melhorar a saúde cardiovascular[22].

HIPERTENSÃO ARTERIAL SISTÊMICA

A hipertensão arterial sistêmica (HAS) é uma doença multifatorial que se manifesta pela interação entre fatores genéticos, socioeconômico-culturais, étnicos e ambientais. Peso ao nascer, obesidade, ingestão excessiva de sal e história familiar estão envolvidos[23,24].

A HAS essencial é a doença crônica mais prevalente no mundo e a principal causa de morbimortalidade cardiovascular em adultos, por aumentar o risco de infarto do miocárdio, acidente vascular cerebral, insuficiências renal e cardíaca[25].

O valor normal da pressão arterial (PA) em crianças e adolescentes é baseado em percentis para a idade cronológica, sexo e percentil de altura, cuja validação é limitada, pois os pontos de corte foram estabelecidos em consensos e não em desfechos cardiovasculares em longo prazo, além de não contemplarem as diferenças inter-raciais. Considera-se pré-hipertensão valores da PA iguais ou maiores que o percentil 90 (p90) e menores que o p95, ou para adolescente valores iguais ou superiores a 120/80mmHg e inferiores ao p95 para a idade, sexo e percentil de altura. A HAS pediátrica é definida a partir de valores iguais ou maiores que o p95 para a idade, sexo e percentil da estatura. A medida da PA deve ser realizada pelo método auscultatório, após, no mínimo, duas aferições na mesma consulta, com a criança sentada, por pelo menos 5 minutos, com o esfigmomanômetro adequado à circunferência do braço[26,27].

O conceito tradicional de que a HAS na infância é secundária a nefro e cardiopatias vem se modificando nas últimas décadas. Particularmente acima de 6 anos de idade, a HA essencial vem se sobrepondo às causas secundárias, em função do aumento epidêmico da obesidade, principalmente naqueles com história familiar e que apresentam adiposidade central. Em estudo alemão, Schawandt et al. avaliaram

Quadro XIII-13. Critérios de definição de síndrome metabólica – IDF.

	< 10 anos	Entre 10-16 anos	> 16 anos
Definição	Não definir	> CA + 2 critérios	> CA + 2 critérios
Circunferência abdominal (CA)		≥ percentil 90	Homem > 94cm Mulher > 80cm
Glicemia (mg/dl)		≥ 100	≥ 100
Triglicérides (mg/dl)		≥ 150	≥ 150
HDLc (mg/dl)		< 40	< 40: homem < 50: mulher
Pressão sistólica (mmHg)		≥ 130/85	≥ 130/85

Quadro XIII-14. Fatores de risco pediátrico para doença arterial coronariana.

Fatores positivos
LDLc acima de 130mg/dl
História familiar de doença coronariana prematura (< 55 anos para homens e < 65 anos para mulheres) ou doença vascular periférica
Tabagismo
Hipertensão
Obesidade
Inatividade física
Diabetes
Fatores negativos
HDLc > 60mg/dl

Quadro XIII-15. Proposição da Associação Americana de Cardiologia (AHA) para melhorar a saúde cardiovascular.

Fatores comportamentais
Indice de massa corporal – < percentil 85
Atividade física – 1 hora ou mais de atividade moderada ou intensa, TODOS OS DIAS
Alimentação
Frutas e vegetais – > 4,5 xícaras/dia
Peixe – 2 ou mais porções por semana
Grãos integrais, ricos em fibras – ao menos 100g/dia
Sódio – < 1.500mg/dia
Bebidas açucaradas – < 450kcal/semana
Não fumar
Fatores de saúde
Pressão arterial – inferior ao percentil 90
Colesterol total < 170mg/dl
Glicemia < 100mg/dl

Quadro XIII-16. Estratégias dietéticas para reduzir colesterol e gorduras saturadas.

1. Coma 7 a 10 porções de frutas e vegetais ao dia (frescos, congelados ou enlatados)
2. Use óleos vegetais e margarinas com baixo teor de gorduras saturadas e ácidos graxos trans, em vez de manteiga ou gorduras animais
3. Prefira pães e cereais integrais em vez de processados
4. Leite e derivados lácteos desnatados ou semidesnatados
5. Coma mais peixes, cozidos ou assados
6. Carnes magras e tenha o cuidado de retirar toda a gordura da carne antes do cozimento
7. Remova a pele do frango ou do peru antes do cozimento e coma somente a carne branca
8. Evite carnes processadas como salsichas, linguiças e embutidos
9. Evite cremes ou molhos feitos com manteiga ou com leite integral
10. Escolha lanches com baixa quantidade de gorduras

16.000 crianças em idade escolar e observaram que a prevalência de hipertensão aumentou fortemente nos obesos graves, 59,1% nos meninos e 56% nas meninas[1,24]. No Brasil, o Estudo ERICA avaliou mais de 73.000 adolescentes e observou que prevalências de hipertensão arterial e obesidade foram maiores no sexo masculino. Adolescentes obesos apresentaram maior prevalência de hipertensão, 28,4%, do que adolescentes com excesso de peso, 15,4%, e adolescentes eutróficos, 6,3%[28].

A obesidade pode acarretar elevação da PA por vários mecanismos: aumento do tônus simpático, alteração estrutural dos vasos, disfunção endotelial e resistência à insulina[29].

Considerando-se, portanto, os riscos cardiovasculares inerentes à obesidade, a HAS deve ser rastreada rotineiramente na consulta da criança acima do peso, em especial na presença de outros fatores de risco previamente mencionados. Mudanças mais agressivas no estilo de vida são necessárias, por meio de uma dieta saudável e atividade física regular, além do foco na perda de peso, e devem ser as primeiras medidas a serem implementadas no tratamento da HAS pediátrica associada à obesidade[27].

DIABETES MELLITUS TIPO 2 (DM2)

Concomitantemente à epidemia de obesidade infantil, a incidência e a prevalência de DM2 também se elevaram significativamente. Os estudos indicam que grande parte dos diabetes recém-diagnosticados em adolescentes é do tipo 2. A *American Diabetes Association* (ADA) tem descrito que 8 a 40% dos casos novos diagnosticados são diabetes não autoimunes. Estudos clínicos identificaram os principais fatores de risco associados ao DM2 juvenil: obesidade, antecedente familiar para DM2, puberdade, certas etnias, alto ou baixo peso ao nascimento e presença de SM. Alguns fatores foram determinantes no aumento da prevalência desse tipo de diabetes na adolescência nas últimas décadas: alterações na dieta e redução da atividade física, além de exposição fetal à hiperglicemia em razão de diabetes gestacional.

O DM2 aparece preferencialmente em adolescentes em fase puberal com idade média de 13 anos e afeta mais meninas do que meninos na proporção de 1,5:1 a 3:1.

A ADA recomenda a realização de glicemia de jejum a cada 2 anos em crianças com idade > 10 anos ou em início de puberdade para triagem diagnóstica[30].

O diagnóstico é feito por medidas de glicose plasmática de jejum, ou dosagens de glicose aleatórias ou durante o TOTG da seguinte forma[30,31]:

- Sintomas de diabetes associados à glicemia aleatória maior ou igual a 200mg/dl.
- Glicemia de jejum maior ou igual a 126mg/dl (necessários dois testes).
- Glicemia no tempo 120 minutos do TOTG ≥ 200mg/dl (dois testes).
- Hb glicada maior ou igual a 6,5% (dois testes).

O tratamento do DM2 na infância envolve mudanças no estilo de vida como reeducação alimentar, atividade física e medicamentos. A recomendação de medicação para uso pediátrico é a metformina, que aumenta a sensibilidade à insulina e reduz a neoglicogênese hepática. A dose recomendada é de 1 a 2,5mg/dia, após as principais refeições, para reduzir os efeitos colaterais gastrointestinais, como náuseas, vômitos, dor abdominal e diarreia.

Recentemente, a liraglutida foi aprovada para uso em adolescentes com *diabetes mellitus* tipo 2. Trata-se de um análogo do GLP-1 (*glucagon-like peptide-1*) que atua sobre as células do pâncreas, reduzindo a secreção inapropriada de glucagon, estimulando a liberação de insulina mediada pela ingestão de glicose, reduzindo o esvaziamento gástrico e atuando sobre o centro da saciedade, reduzindo o apetite. Com isso, ocorrem plenitude pós-prandial, emagrecimento, melhora da glicemia de jejum e pós-prandial. A dose usual é de 1,8mg/dia (variando de 0,6 a 3mg/dia) e pode ser adicionada à metformina. Os efeitos colaterais mais comuns são gastrointestinais, especialmente náuseas[32].

O tratamento com insulina é indicado nos casos de hiperglicemias mais graves, cetose, insuficiências cardíaca, renal e hepática. Leia também a parte XV.

DOENÇA HEPÁTICA GORDUROSA NÃO ALCOÓLICA

A doença hepática gordurosa não alcoólica (*non alcoholic fatty liver disease – NAFLD*) abrange um espectro de alterações que vai desde a esteatose hepática assintomática, com aminotransferases normais ou pouco elevadas, até a esteato-hepatite (*non alcoholic steatohepatitis* – NASH). Em crianças não obesas, a NAFLD afeta 2,6%, mas em obesos chega a 77%, e em nossos pacientes do grupo de obesidade do ICr-HC-FMUSP, próximo a 25%.

Não se conhece exatamente a história natural da NAFLD, mas a mortalidade em pacientes com esteato-hepatite é mais alta naqueles que apresentam fibrose ou inflamação hepática[33]. A esteato-hepatite pode evoluir para cirrose hepática já na infância, aumentando a morbimortalidade.

Tem sido demonstrada forte relação entre esteatose hepática e hiperinsulinemia/resistência à insulina. Sugere-se que a NAFLD pode ser considerada a manifestação hepática da SM e, nesse contexto, associa-se à obesidade, resistência à insulina, dislipidemia e metabolismo glicídico alterado.

Um modelo aceito para a patogênese do fígado gorduroso é a hipótese dos "dois eventos": a resistência à insulina compromete os depósitos de lípides e a lipólise em tecidos sensíveis à insulina, levando a um fluxo aumentado de ácidos graxos livres para o fígado, com acúmulo de triglicérides nos hepatócitos. O "segundo evento" é o estresse oxidativo que ativa as citocinas inflamatórias (como TNF alfa) e gera espécies reativas de oxigênio, tais como radicais hidroxil e ânions superóxido. Tais substâncias reagem com o excesso de lípides e formam peróxidos. Os produtos lipídicos oxidados podem lesar as células interferindo com a função de membrana ou estimulando a fibrose pelas células hepáticas estreladas[34].

A esteatose hepática representa uma preocupação maior em crianças e adolescentes obesos e deve ser pesquisada sistematicamente, para que se possam instituir medidas terapêuticas antes que lesões irreversíveis se estabeleçam.

APNEIA OBSTRUTIVA DO SONO

A causa primária é o colapso da passagem aérea da faringe, que possui pouco suporte rígido e depende do componente neuromuscular, capaz de manter sua permeabilidade. A causa mais comum em adultos é a obesidade e, em crianças, a hipertrofia das adenoides e amígdalas. Enquanto o indivíduo está acordado, o estreitamento faringiano leva à maior resistência à passagem do ar, ativando receptores mecânicos que deflagram a resposta vasodilatadora. Durante o sono, a resposta vasodilatadora da faringe está reduzida, levando ao estreitamento e ao colapso intermitente das vias aéreas superiores. Isso acarreta hipóxia, hipercapnia, aumento do estresse oxidativo, da atividade adrenérgica e vasoconstrição. Por isso, a apneia do sono aumenta o risco de HAS, acidente vascular cerebral (AVC), disfunções ventriculares e arritmias cardíacas[35].

O eixo hipotálamo-hipófise-adrenal também regula o estado de alerta e do sono, influencia o balanço energético e a distribuição da gordura visceral. A fragmentação do sono durante os episódios de apneia estimula a secreção de cortisol, aumentando a resistência à insulina e o risco de DM. Todos esses fatores, juntamente com o trauma da lesão local causada pelos roncos, contribuem para a secreção de citocinas inflamatórias[36].

A apneia do sono também é uma comorbidade cada vez mais comum entre as crianças obesas, portanto deve ser interrogada na consulta desses pacientes sobre a presença de roncos e sonolência diurna. O padrão-ouro para o diagnóstico é a relação hipopneia/apneia inspiratórias por hora de sono (AHI), juntamente com hipersonolência. Em adultos, considera-se diagnóstica AHI ≥ 5[36].

CONCLUSÃO

As comorbidades da obesidade na infância são comuns, variadas e podem prejudicar a qualidade de vida em curto e longo prazos. Toda criança ou adolescente acima do peso deve ter uma avaliação sistemática dos vários setores potencialmente envolvidos nesse quadro de excesso de peso. A detecção precoce pode evitar danos maiores no decorrer da vida dessas pessoas[37]. Lembrar que, hoje, fazemos uma puericultura para quem vai viver potencialmente mais de um século! A detecção precoce de anormalidades possibilita que essas alterações sejam cuidadas no seu início, evitando ou minimizando danos potenciais que, a partir de certo momento, tornam-se irreversíveis. Cabe ao pediatra, ao hebiatra, ao endocrinologista pediátrico, na visão holística da criança e do adolescente, proceder à procura e à detecção dessas alterações.

REFERÊNCIAS

1. Schwandt P, Haas GM. Family based prevention of cardiovascular disease risk factors in children by lifestyle change: The PEP Family Heart Study. Adv Exp Med Biol. 2019;1121:41-55.
2. August GP, Caprio S, Fennoy I, Freemark M, Kaufman FR, Lustig RH, et al. Prevention and treatment of pediatric obesity: an endocrine society clinical practice guideline based on expert opinion. J Clin Endocrinol Metab. 2008;93(12):4576-99.
3. Madeira IR, Carvalho CN, Gazolla FM, Pinto LW, Borges MA, Bordallo MA. Impact of obesity on metabolic syndrome components and adipokines in prepubertal children. J Pediatr (Rio J). 2009;85(3):261-8.
4. Walsh MC, Di Fiore JM, Martin RJ, Gantz M, Carlo WA, Finer N. Association of oxygen target and growth status with increased mortality in small for gestational age infants: further analysis of the surfactant, positive pressure and pulse oximetry randomized trial. JAMA Pediatr. 2016;170(3):292-4.
5. Bloch KV, Cardoso MA, Sichieri R. Study of Cardiovascular Risk Factors in Adolescents (ERICA): results and potentiality. Rev Saude Publica. 2016;50(Suppl 1):2s.
6. Badimon L, Martinez-Gonzalez J, Llorente-Cortes V, Rodriguez C, Padro T. Cell biology and lipoproteins in atherosclerosis. Curr Mol Med. 2006;6(5):439-56.
7. Daniels SR. Pediatric guidelines for dyslipidemia. J Clin Lipidol. 2015;9(5 Suppl):S5-s10.
8. Morrison JA, Friedman LA, Gray-McGuire C. Metabolic syndrome in childhood predicts adult cardiovascular disease 25 years later: the Princeton Lipid Research Clinics Follow-up Study. Pediatrics. 2007;120(2):340-5.
9. Arnett DK, Blumenthal RS, Albert MA, Buroker AB, Goldberger ZD, Hahn EJ, et al. 2019 ACC/AHA Guideline on the Primary Prevention of Cardiovascular Disease. Circulation. 2019;140(11): e596-646.
10. Blackett P, Farrell K, Truong M, George M, Turner P, Less J, et al. Feasibility of ideal cardiovascular health evaluation in a pediatric clinic setting. Adv Prev Med. 2018;2018:5474838.
11. Wilson DP, McNeal C, Blackett P. Pediatric dyslipidemia: recommendations for clinical management. South Med J. 2015;108(1):7-14.
12. Brambilla P, Lissau I, Flodmark CE, Moreno LA, Widhalm K, Wabitsch M, et al. Metabolic risk-factor clustering estimation in children: to draw a line across pediatric metabolic syndrome. Int J Obes (Lond). 2007;31(4):591-600.
13. Valaiyapathi B, Ashraf AP. Hospital management of severe hypertriglyceridemia in children. Curr Pediatr Rev. 2017;13(4):225-31.
14. Kennedy MJ, Jellerson KD, Snow MZ, Zacchetti ML. Challenges in the pharmacologic management of obesity and secondary dyslipidemia in children and adolescents. Paediatr Drugs. 2013;15(5): 335-42.
15. Faludi AA, Izar MCO, Saraiva JFK, Chacra APM, Bianco HT, Afiune AN, et al. Atualização da Diretriz Brasileira de Dislipidemias e Prevenção da Aterosclerose – 2017. Arq Bras Cardiol. 2017; 109(2 Supl 1):1-76.
16. Speliotes EK, Willer CJ, Berndt SI, Monda KL, Thorleifsson G, Jackson AU, et al. Association analyses of 249,796 individuals reveal 18 new loci associated with body mass index. Nat Genet. 2010;42(11):937-48.
17. Wittcopp C, Conroy R. Metabolic syndrome in children and adolescents. Pediatr Rev. 2016;37(5):193-202.
18. Damiani D, Kuba VM, Cominato L, Dichtchekenian V, Menezes Filho HC. [Metabolic syndrome in children and adolescents: doubts about terminology but not about cardiometabolic risks]. Arq Bras Endocrinol Metabol. 2011;55(8):576-82.
19. Magge SN, Goodman E, Armstrong SC. The metabolic syndrome in children and adolescents: shifting the focus to cardiometabolic risk factor clustering. Pediatrics. 2017;140(2):e20171603.
20. Morrison JA, Friedman LA, Wang P, Glueck CJ. Metabolic syndrome in childhood predicts adult metabolic syndrome and type 2 diabetes mellitus 25 to 30 years later. J Pediatr. 2008;152(2):201-6.
21. Zimmet P, Alberti KG, Kaufman F, Tajima N, Silink M, Arslanian S, et al. The metabolic syndrome in children and adolescents – an IDF consensus report. Pediatr Diabetes. 2007;8(5):299-306.
22. Steinberger J, Daniels SR, Hagberg N, Isasi CR, Kelly AS, Lloyd-Jones D, et al. Cardiovascular health promotion in children: challenges and opportunities for 2020 and beyond: A Scientific Statement From the American Heart Association. Circulation. 2016; 134(12):e236-55.
23. Barker DJ. The fetal origins of hypertension. J Hypertens Suppl. 1996;14(5):S117-20.
24. Katzmarzyk PT, Srinivasan SR, Chen W, Malina RM, Bouchard C, Berenson GS. Body mass index, waist circumference, and clustering of cardiovascular disease risk factors in a biracial sample of children and adolescents. Pediatrics. 2004;114(2):e198-205.
25. Roger VL, Go AS, Lloyd-Jones DM, Adams RJ, Berry JD, Brown TM, et al. Heart disease and stroke statistics--2011 update: a report from the American Heart Association. Circulation. 2011;123(4): e18-e209.
26. The fourth report on the diagnosis, evaluation, and treatment of high blood pressure in children and adolescents. Pediatrics. 2004; 114(2 Suppl 4th Report):555-76.
27. Flynn JT, Kaelber DC, Baker-Smith CM, Blowey D, Carroll AE, Daniels SR, et al. Clinical practice guideline for screening and management of high blood pressure in children and adolescents. Pediatrics. 2017;140(3):e20171904.
28. Bloch KV, Klein CH, Szklo M, Kuschnir MC, Abreu Gde A, Barufaldi LA, et al. ERICA: prevalences of hypertension and obesity in Brazilian adolescents. Rev Saude Publica. 2016;50 Suppl 1 (Suppl 1):9s.
29. Sorof J, Daniels S. Obesity hypertension in children: a problem of epidemic proportions. Hypertension. 2002;40(4):441-7.
30. Classification and Diagnosis of Diabetes: Standards of Medical Care in Diabetes-2019. Diabetes Care. 2019;42(Suppl 1):S13-s28.
31. Zeitler P, Arslanian S, Fu J, Pinhas-Hamiel O, Reinehr T, Tandon N, et al. ISPAD Clinical Practice Consensus Guidelines 2018: Type 2 diabetes mellitus in youth. Pediatr Diabetes. 2018;19 Suppl 27:28-46.
32. Tamborlane WV, Barrientos-Perez M, Fainberg U, Frimer-Larsen H, Hafez M, Hale PM, et al. Liraglutide in children and adolescents with type 2 diabetes. N Engl J Med. 2019;381(7):637-46.
33. Ekstedt M, Franzen LE, Mathiesen UL, Thorelius L, Holmqvist M, Bodemar G, et al. Long-term follow-up of patients with NAFLD and elevated liver enzymes. Hepatology. 2006;44(4):865-73.
34. D'Adamo E, Santoro N, Caprio S. Metabolic syndrome in pediatrics: old concepts revised, new concepts discussed. Endocrinol Metab Clin North Am. 2009;38(3):549-63.
35. Calvin AD, Albuquerque FN, Lopez-Jimenez F, Somers VK. Obstructive sleep apnea, inflammation, and the metabolic syndrome. Metab Syndr Relat Disord. 2009;7(4):271-8.
36. Narang I, Mathew JL. Childhood obesity and obstructive sleep apnea. J Nutr Metab. 2012;2012:134202.
37. Styne DM, Arslanian SA, Connor EL, Farooqi IS, Murad MH, Silverstein JH, et al. Pediatric obesity-assessment, treatment, and prevention: An Endocrine Society Clinical Practice Guideline. J Clin Endocrinol Metab. 2017;102(3):709-57.

Tratamento Farmacológico da Obesidade na Infância e na Adolescência

Louise Cominato
Maria Edna de Melo
Ruth Rocha Franco

INTRODUÇÃO

A obesidade é considerada um dos maiores problemas de saúde pública na atualidade. Globalmente, estima-se que 2 bilhões de adultos apresentem sobrepeso e obesidade, representando aproximadamente 39% da população mundial. Se as tendências atuais continuarem, é estimado que 2,7 bilhões de adultos estarão acima do peso, mais de 1 bilhão com obesidade, 177 milhões de adultos gravemente afetados pela obesidade e mais de 200 milhões de crianças estarão com obesidade até 2025. Concomitante ao avanço da obesidade infantil, as comorbidades associadas a essa doença também trazem limitações e agravos à saúde e especial atenção deve ser dada ao diagnóstico e tratamento já na fase pediátrica[1,2].

Diante dos prejuízos que a obesidade acarreta já na faixa etária pediátrica, o que muitas vezes se prolonga ao longo da vida adulta, é fundamental que o ganho de peso seja diagnosticado e tratado precocemente para melhor qualidade e maior expectativa de vida[3]. O tratamento de primeira linha em crianças e adolescentes é baseado em mudanças de estilo de vida, que devem ser reforçadas em toda consulta médica. Essa abordagem nem sempre produz resultados significantes, reduzindo em média 0,3 ponto no escore z do IMC, o que pode ser insatisfatório de acordo com a gravidade do paciente. Nos casos de falência do tratamento convencional, em pacientes com obesidade graves, o uso de medicamentos pode ser uma opção[4,5].

Os estudos clínicos randomizados com medicamentos na faixa etária pediátrica são escassos ou de curto prazo, o que dificulta prever quais são as implicações de longo prazo tanto dos efeitos esperados como dos efeitos colaterais das medicações. O uso de qualquer medicamento no tratamento da obesidade somente se justifica se for complementar às mudanças no estilo de vida (mudanças alimentares e aumento da atividade física), nunca isoladamente[6].

Atualmente, apenas três medicamentos são aprovados para o tratamento da obesidade em adultos no Brasil: sibutramina, orlistate, liraglutida e semaglutida. Existem estudos publicados com o uso dessas 3 medicações em adolescentes, porém a sibutramina não possui aprovação para uso em pacientes com idade inferior a 18 anos, segundo bula aprovada pela Agência Nacional de Vigilância Sanitária (ANVISA). Na sequência, serão apresentados os medicamentos citados nas diretrizes de tratamento da obesidade infantil.

MEDICAMENTOS

Orlistate

As lipases gastrointestinais são responsáveis pela digestão de lípides no intestino. O orlistate é um derivado saturado da lipoestatina, potente inibidor da lipase pancreática, enzima responsável pela digestão lipídica no trato gastrointestinal. Em consequência da inibição enzimática, essa droga impede a absorção de cerca de 30% da gordura ingerida na refeição, que passa a ser eliminada nas fezes. A perda de peso acontece em consequência da diminuição da absorção de gorduras. Sua ação ocorre basicamente na luz intestinal, sendo pouco absorvida, o que confere segurança para o uso dessa substância.

Os principais efeitos colaterais são gastrointestinais, já que sua ação ocorre nesse sistema: esteatorreia, escapes fecais com ou sem gordura, incontinência fecal, urgência fecal, meteorismo e aumento da flatulência são efeitos indesejáveis da medicação que estão diretamente associados à ingestão de gordura pelo paciente. Refeições com até 1,5g de gordura não costumam causar esses desconfortos, portanto a medicação também ajuda na educação alimentar: se o paciente ingerir mais gordura passará a ter mais efeitos colaterais[7].

Em revisão sistemática publicada em 2014 por Yanovski et al., pacientes adultos tratados durante um ano com 120mg de orlistate apresentaram perda de 3,3kg em média, comparado com placebo. Seu uso também está associado com melhora significativa de fatores de risco cardiovascular, incluindo diminuição do colesterol total e LDL, glicemia de jejum e pressões arteriais sistólica e diastólica após um ano de tratamento[8].

Chanoine et al. avaliaram 528 adolescentes com obesidade, com idades entre 12 e 16 anos, em estudo duplo-cego controlado e randomizado, comparando perda de peso com o uso de orlistate 3 vezes/dia (180mg) ou placebo: ao final de 12 meses de intervenção, o grupo em uso de orlistate obteve redução média do índice de massa corporal (IMC) de 0,55kg/m² e no grupo placebo houve aumento em média de 0,31kg/m² no mesmo período. Dos pacientes que utilizaram orlistate, 26,5% perderam 5% do peso e 13,3% perderam 10% ou mais; nos pacientes que utilizaram placebo, 15,7% perderam 5% de peso e 4,5% perderam 10% ou mais. Durante todo o seguimento foi prescrita suplementação de vitaminas lipossolúveis em doses habituais e não houve variação na concentração sérica nesses pacientes[9].

O orlistate é utilizado para o tratamento da obesidade na faixa etária pediátrica, sendo indicado para adolescentes a partir dos 12 anos após falha do tratamento convencional que inclui mudança de estilo de vida, aumento de atividade física e redução de ingestão calórica. Por apresentar poucos efeitos colaterais sistêmicos, tal medicação é uma opção segura para uso nessa faixa etária, porém pouco aceita pelos adolescentes. Estudos mostram que 50% dos pacientes pediátricos em uso de orlistate descontinuam a medicação já no primeiro mês de uso e apenas 10% permanecem em uso após 6 meses. Na prática clínica observa-se que o paciente nessa faixa etária não tolera os efeitos colaterais gastrointestinais e acabam abandonando o tratamento, portanto a baixa adesão em longo prazo limita o uso dessa droga[6].

A dose recomendada é de uma cápsula de 120mg nas 3 principais refeições (café, almoço e jantar). Caso o paciente não realize café da manhã completo, o uso de orlistate pode ser efetuado apenas no almoço e no jantar. Doses maiores que 180mg não produzem efeito de perda de peso adicional.

Vitaminas lipossolúveis (A, D, E e K), principalmente a D, devem sempre ser suplementadas em doses habituais de reposição durante todo o tratamento com orlistate, independentemente da dosagem sérica. Atenção especial deve ser dada à verificação de valor circulante de vitamina D. Em pacientes com concentração basal baixa de vitamina D, sua reposição deve ser feita antes de iniciar o tratamento[10].

Liraglutida

A liraglutida é um análogo do peptídeo-1 semelhante ao glucagon (GLP-1). O GLP-1 é um hormônio gastrointestinal, da família das incretinas, produzido em resposta à ingestão de alimentos. É secretado pelas células L intestinais e atua sobre as células pancreáticas, reduzindo a secreção inapropriada de glucagon e estimulando a liberação de insulina, somente em vigência de hiperglicemia. Além disso, o GLP-1 atua sobre o centro da fome e saciedade, reduzindo o apetite, além de reduzir o esvaziamento gástrico, tendo papel importante na saciedade pós-alimentar[41,42].

Os receptores de GLP-1 são expressos em neurônios do núcleo arqueado do hipotálamo, envolvidos no controle do apetite. A liraglutida estimula diretamente os neurônios que sintetizam POMC/CART (aumentando a saciedade) e inibe indiretamente, via neurônios GABAérgicos, a neurotransmissão em neurônios que expressam NPY/AGRP (reduzindo a fome). A liraglutida também se liga em áreas-chave do sistema nervoso central, associadas ao controle do balanço energético, à recompensa e ao prazer. Os efeitos colaterais mais comuns são gastrointestinais, de leve intensidade, costumam ocorrer no início do tratamento e durante a progressão de dose e tendem a diminuir espontaneamente[43].

A liraglutida está aprovada no Brasil para o tratamento da obesidade em adultos desde 2016 e recentemente foi aprovada pela Anvisa e FDA para o tratamento da obesidade em adolescentes de 12 a 18 anos. O Brasil foi o primeiro país do mundo a obter essa aprovação regulatória em agosto de 2020. A eficácia e segurança para o tratamento de adolescentes com obesidade foram demonstradas no estudo SCALE TEENS, um ensaio clínico randomizado, fase 3. Nesse estudo, 251 adolescentes de 12-18 anos de idade com obesidade, sem resposta às mudanças no estilo de vida, foram randomizados para receber até 3mg de liraglutida por via subcutânea uma vez ao dia ou placebo. Um total de 103 participantes (82,4%) no grupo liraglutida e 124 participantes (98,4%) no grupo placebo alcançaram a dose máxima do medicamento. Após 56 semanas, redução de pelo menos 5% no IMC foi observada em 43,3% dos pacientes que usaram liraglutida versus 18,7% dos indivíduos do grupo placebo. Além disso, redução no IMC de pelo menos 10% foi observada em 26,1% dos participantes do grupo liraglutida e 8,1% dos participantes no grupo placebo. Os principais eventos adversos relatados no grupo liraglutida foram associados ao trato gastrointestinais, como náuseas e dores abdominais[44,45].

A eficácia, a segurança e o perfil de tolerabilidade da liraglutida em adolescentes foram semelhantes aos de estudos realizados em adultos e em estudos anteriores realizados em uma população menor de adolescentes. A medicação deve ser administrada na dose de 3mg uma vez ao dia, via subcutânea. Deve-se iniciar com uma dose de 0,6mg ao dia, com progressão escalonada da dose, de 0,6 em 0,6mg semanalmente, até chegar à dose de 3mg, a qual deve ser mantida. Se o medicamento for descontinuado durante 3 dias ou mais, quando for reintroduzido, deve-se reiniciar a titulação, partindo de 0,6mg. A programação escalonada da dose é importante para se minimizar os efeitos colaterais. É importante destacar que a liraglutida na dose de 3mg/dia demonstrou ser segura no que diz respeito a desfechos neuropsiquiátricos e cardiovasculares. Não houve avanço puberal ou de idade óssea na população do SCALE TEENS[44-46].

Estudos com liraglutida em crianças estão em andamento. O SCALE Kids tem previsão de término para 2024. Futuramente, novas indicações de liraglutida na população pediátrica devem ser aprovadas pelas agências regulatórias.

MEDICAMENTOS USADOS *OFF-LABEL* NO TRATAMENTO DA OBESIDADE EM ADOLESCENTES

Metformina

A metformina é um antidiabético oral que reduz a glicemia plasmática por vários mecanismos, sendo o principal deles a redução da neoglicogênese hepática. É aprovada e efetiva no tratamento de *diabetes melitus* tipo 2 (DM2) em adultos e crianças a partir de 10 anos de idade. Sua ação sobre a perda de peso é modesta e não é aprovada para o tratamento da obesidade. No entanto, a metformina reduz a produção de glicose, aumenta a sensibilidade periférica à insulina e pode reduzir o apetite.

Por ser uma medicação associada a poucos efeitos colaterais sistêmicos, a metformina tem sido avaliada no tratamento da obesidade infantil há cerca de duas décadas. Os estudos realizados em crianças e adolescentes incluíram pacientes com obesidade e com resistência à insulina (*acantose nigricans*, insulinemia de jejum aumentada, e/ou *homeostatic model assessment* – HOMA – elevado)[11].

Em revisão sistemática publicada em 2009, Park et al. analisaram estudos em crianças e adolescentes com obesidade entre 6 e 19 anos, não diabéticos, com duração média de 6 meses. A metformina favoreceu redução média de IMC de 1,42kg/m^2 e do HOMA-IR de –2,01. Os efeitos colaterais descritos foram alterações do trato gastrointestinal como diarreia, dor ou desconforto abdominal. As doses utilizadas nos estudos variaram entre 1.000 e 2.000mg/dia[12].

O MOCA (*Metformin in Obese Children and Adolescents*) foi um estudo duplo-cego, placebo-controlado, conduzido em 6 centros do Reino Unido, que incluiu 151 crianças e adolescentes com obesidade e idades entre 8 e 18 anos, com resistência à insulina e/ou pré-diabetes após 3 e 6 meses do uso de metformina (ou placebo) na dose total diária de 1,5g. Foi observado efeito discreto, mas significante, na perda de peso no grupo metformina em relação ao grupo placebo[13].

Estudos em pacientes usando medicamentos antipsicóticos (olanzapina e clozapina, que costumam levar a ganho de peso excessivo) mostraram que a introdução da metformina diminuiu o ganho de peso e melhorou o perfil metabólico durante 12 a 16 semanas de tratamento, podendo ser uma alternativa terapêutica nesses pacientes[14,15].

Em estudo de 18 meses de duração, Van der Aa et al. incluíram adolescentes com obesidade e resistência à insulina, que receberam 2.000mg de metformina ou placebo diariamente associado a treinamento físico duas vezes por semana e avaliaram IMC, segurança e tolerabilidade dessa droga. Em conclusão, o tratamento de longo prazo com metformina em adolescentes com obesidade e resistência à insulina resultou em estabilização do IMC e melhora da composição corporal em comparação com placebo, além de ser segura, podendo ser considerada uma terapia adicional em combinação com intervenção no estilo de vida[16].

As situações nas quais a metformina pode auxiliar no tratamento da obesidade em pacientes pediátricos são aqueles sem resposta à terapêutica de mudança de estilo de vida e com contraindicação para a introdução de medicamento antiobesidade mais eficaz, com comorbidades associadas ou com sinais clínicos de resistência à insulina (*acantose nigricans* muito intensa), alterações da glicemia (glicemia de jejum alterada, intolerância à glicose) ou com história familiar de DM2 precoce em parentes de primeiro grau.

Em revisão sistemática publicada recentemente foram incluídos 38 estudos, em um total 2.199 participantes. A metformina reduziu significativamente o IMC (–1,07kg/m^2), a circunferência da cintura –1,93cm) e o peso corporal (–2,51kg) em todos os participantes, comparado com placebo[17].

A dose inicial é de 500mg uma vez ao dia antes do almoço ou do jantar, podendo ser aumentada após duas semanas para 500mg duas vezes ao dia, antes das principais refeições, podendo chegar à dose máxima de 2.000mg/dia. O aumento deve ser gradual e realizado caso a medicação esteja sendo bem tolerada para evitar abandono de tratamento devido aos efeitos colaterais. Em todas as consultas, deve-se questionar sobre a presença de dores abdominais, diarreia, sensação de plenitude gástrica e pirose.

Sibutramina

A sibutramina bloqueia a recaptação de serotonina e norepinefrina e, de maneira menos intensa, de dopamina, na fenda sináptica neuronal no hipotálamo, levando à sensação de saciedade, diminuição do apetite e do consumo alimentar, favorecendo balanço energético negativo e, consequentemente, perda de peso. Estudos realizados com a sibutramina demonstram que, além do efeito na diminuição do consumo alimentar, esse medicamento também induz à perda de peso por manter o gasto energético em tecido adiposo marrom. Além disso, outras pesquisas sugerem que a sibutramina aumenta a circulação da passagem de leptina no sistema nervoso central, favorecendo o estado hiporético.

Em adultos, já foram realizados vários estudos com sibutramina, entre os quais, pelo menos 7 estudos randomizados, duplo-cegos e controlados com placebo, contabilizando mais de 2.500 pacientes. Metanálise, envolvendo apenas estudos controlados com mais de um ano de seguimento e 2.636 pacientes, concluiu que a perda de peso de 5% nos pacientes que usaram sibutramina foi de 55% comparados aos 27% do grupo placebo e, para perda de 10% ou mais, 28% dos pacientes em uso de sibutramina alcançaram essa meta, comparados com apenas 10% dos pacientes do grupo placebo[8].

O estudo SCOUT (*Sibutramine Cardiovascular Outcomes Trial*) publicado em 2010, um estudo randomizado, duplo--cego, controlado, conduzido em 16 países, com duração média de 3,4 anos, em pacientes com mais de 55 anos de idade e com alto risco cardiovascular, mostrou o risco de evento cardiovascular primário em pacientes em uso de sibutramina de 11,4% contra risco de 10% nos pacientes em uso de placebo. A conclusão desse estudo foi a seguinte: os indivíduos com condições cardiovasculares preexistentes que estavam em tratamento prolongado com sibutramina tiveram risco aumentado de doença cardiovascular não fatal. Após esse estudo, mesmo tendo sido feito em uma população com doença cardiovascular prévia e após os 55 anos de idade, a agência europeia de medicamentos sugeriu a retirada da sibutramina do mercado europeu e a própria fabricante da sibutramina (já sem a patente da medicação) retirou a medicação do mercado americano. Após luta das associações médicas brasileiras, o uso de sibutramina manteve-se no mercado, porém teve sua prescrição mais controlada e restrita pela ANVISA. Atualmente, no Brasil, a sibutramina está indicada em bula para pacientes adultos com IMC acima de 30kg/m² que não tenham respondido após intensa tentativa de mudança de estilo de vida[18].

Em crianças e adolescentes, há pelo menos 6 estudos (550 crianças e adolescentes entre 11 e 18 anos de idade) com o uso de sibutramina. Neles, a redução de IMC média encontrada foi de 2,4kg/m² (de –1,8 a –3,1kg/m²)[19,20].

Berkcovitz et al. avaliaram 498 adolescentes obesos entre 12 e 16 anos de idade e dividiram em dois grupos: um grupo recebeu placebo, e o outro, sibutramina. Houve redução média de IMC de –3,1kg/m² no grupo que usou sibutramina e –0,3kg/m² para o grupo placebo. Dos pacientes randomizados para receber sibutramina, foi constatada em 45% redução de IMC maior ou igual a 10%. Essa redução superior a 10% ocorreu em apenas 6,3% pacientes randomizados para placebo[21].

O estudo duplo-cego randomizado conduzido no ambulatório de obesidade do ICr-HCFMUSP comparou 62 adolescentes em uso de sibutramina/placebo durante seis meses. Ambos os grupos receberam as mesmas orientações nutricionais e para mudanças de hábitos de vida. O IMC do grupo placebo reduziu, em média, 0,24kg/m², enquanto com o uso da sibutramina o IMC diminuiu, em média, 2,38kg/m² ($p < 0,001$). Nenhum paciente apresentou efeito adverso grave; cefaleia e constipação foram os efeitos adversos mais frequentes nos pacientes em uso de sibutramina[19].

Em estudos conduzidos na população pediátrica, a sibutramina também se mostrou efetiva na redução de triglicérides, mas não houve consenso sobre possíveis efeitos nas concentrações circulantes de glicose, colesterol HDL, colesterol LDL ou insulina de jejum.

A sibutramina é uma medicação com efeito simpaticomimético periférico, levando a aumento de frequência cardíaca e pressão arterial (PA) em alguns pacientes adultos, alterações que, quando persistentes em duas visitas consecutivas, são motivos de suspensão do tratamento. Essa substância também pode elevar a frequência cardíaca e a PA na infância. No estudo de Berkcovitz, além do relato de boca seca, a taquicardia foi o único efeito adverso significativamente mais prevalente durante o uso da sibutramina: 13% tiveram aumento da frequência cardíaca basal em pelo menos uma visita e em 2% a medicação foi suspensa devido à manutenção do quadro. No grupo placebo, a prevalência de taquicardia foi de 6% e levou à interrupção do tratamento em 2%. Aumento entre 0,8 e 5 batimentos cardíacos por minuto (bpm) está descrito principalmente em pacientes com perda de peso inferior a 5% do IMC inicial. Em relação à pressão arterial, não houve diferença estatística entre a pressão sistólica ou diastólica entre os grupos, tanto nos pacientes usando a substância como nos do grupo placebo, porém, durante o estudo, 1% do total em uso de sibutramina foi excluído do estudo por elevação de PA sustentada em mais de duas visitas. Outro dado relevante é que, nas avaliações aos três e seis meses de tratamento, a redução de PA foi mais lenta que no grupo placebo nos pacientes que estavam utilizando a substância[21,22].

A taquicardia (aumento de 10bpm na frequência cardíaca) em repouso em duas consultas consecutivas ou a persistência da frequência acima do limite esperado para a faixa etária são fatores que implicam parada da medicação. História prévia ou tratamento atual de taquiarritmias contraindicam a prescrição de sibutramina[23]. O aumento da PA, em 10mmHg na pressão sistólica (PAS) ou 5mmHg na pressão diastólica (PAD), ou a manutenção PA acima de 120 × 80mmHg, constatados em duas visitas diferentes, são indicadores de parada do tratamento. A sibutramina pode ser utilizada em pacientes previamente hipertensos se estiverem bem controlados, mas está contraindicada para pacientes com hipertensão descontrolada[24].

Outros efeitos colaterais descritos, e que devem ser investigados ativamente, são: boca seca (em geral sem repercussão clínica, podendo-se estimular maior consumo de água); constipação intestinal (deve ser avaliada a frequência evacuatória e orientar maior consumo de fibras, água e atividade física); cefaleia (habitualmente de baixa intensidade e que desaparece após duas semanas de uso da medicação, mas se for intensa ou persistente é motivo de retirada da medicação); insônia (pode desaparecer com duas semanas de tratamento, porém, em casos mais intensos ou graves, a sibutramina deve ser suspensa; alteração do comportamento (podendo levar a irritabilidade e desentendimentos mais frequentes, de particular relevância, nos adolescentes que já apresentam mudanças comportamentais próprias do período; deve-se suspeitar do medicamento como fator etiológico se a alteração de comportamento tiver relação temporal com o início do tratamento). Muitos desses efeitos colaterais tendem a melhorar no decorrer de duas semanas e, dependendo do benefício em relação ao tratamento da obesidade, não são, necessariamente, fatores para a retirada da medicação, como descrito anteriormente.

Nos casos de adolescentes com obesidade grave (escore z do IMC ≥ +3) e, principalmente, na presença de comorbidade associada (*diabetes mellitus* tipo 2, dislipidemia, hipertensão controlada, esteatose hepática, apneia do sono, alterações ortopédicas secundárias à obesidade), em que não houve melhora efetiva com tentativa de mudança de estilo de vida, pode-se discutir com o paciente, os pais e/ou os responsáveis a terapia auxiliar com sibutramina após explicação dos efeitos colaterais e da recomendação da ANVISA. As reavaliações devem ser frequentes, a cada duas semanas, lembrando sempre que a medicação é um auxílio para a mudança de estilo de vida desse adolescente/criança.

No Brasil, a sibutramina está disponível em cápsulas de 10 e 15mg. O tratamento deve ser iniciado sempre com 10mg, uma vez ao dia, no período da manhã, não é necessário jejum e a duração do efeito é de 8 a 24 horas.

Trabalho avaliando a resposta ao tratamento com sibutramina em crianças e adolescentes com obesidade hipotalâmica ou associada a síndromes cognitivas (autismo, síndrome de Prader-Willi, déficit de atenção, mutação de receptor de melanocortina 4, síndrome de Down, retardo mental de outra causa), realizado por Danielsson et al. entre 2005 e 2007, encontrou benefício do uso de sibutramina nesses pacientes. Foi um estudo duplo-cego controlado com placebo; a duração da terapêutica com sibutramina foi de 20 semanas seguidas por mais 8 semanas de estudo aberto. De modo geral, a diminuição do escore z do IMC em 0,8 ponto foi alcançada. Em crianças com obesidade hipotalâmica (com lesão no sistema nervoso central, síndrome de Prader-Willi, ou mutação no receptor de melanocortina 4), a redução no escore z do IMC foi menor, diminuindo em média 0,2 ponto, mesmo após a utilização de maior dose diária, 15mg. Nos demais pacientes, portadores de autismo, déficit de atenção, síndrome de Down, a redução média foi de 0,9 ponto no escore z do IMC com dose de 10mg/dia de sibutramina. Nesse estudo, foram selecionados cinco pacientes em uso concomitante de inibidores de recaptação de serotonina (fluoxetina ou sertralina, por exemplo) em dose baixa e nenhum deles apresentou sintomas de síndrome serotoninérgica[25].

Após a suspensão do uso de sibutramina, existe a possibilidade de recuperação do peso perdido. Em adultos, a manutenção do peso está associada à perda de peso inicial (primeiros seis meses), à continuidade do tratamento com sibutramina por pelo menos um ano e à quantidade de atividade física realizada. Portanto, como já dito anteriormente, é fundamental que a mudança de estilo de vida esteja associada à terapêutica medicamentosa[26,27].

Não existem, até o momento, resultados de estudos em que a sibutramina tenha sido usada por mais de 12 meses em crianças e adolescentes, portanto, não é possível garantir sua segurança acima desse período. No entanto, é comprovado que a manutenção da perda de 5 a 10% de peso em adultos diminui o risco de desenvolvimento de diabetes em quem tem intolerância à glicose e risco cardiovascular.

Ainda não há consenso de por quanto tempo a terapêutica deva ser mantida. Em pacientes com boa resposta, sem efeitos colaterais relevantes, o uso pode ser mantido até que o adolescente deixe de ter obesidade grave ou melhore os fatores de risco associados e, a partir de então, a retirada pode ser proposta aos cuidadores e pacientes, com retornos médicos mais próximos para reforçar as mudanças de estilo de vida.

Topiramato

O topiramato foi desenvolvido em 1979, sendo usado para o tratamento de epilepsia em adultos e crianças, e é aprovado em bula também para a profilaxia da enxaqueca. Além dessas indicações, essa droga vem sendo utilizada no tratamento de transtornos do humor e alterações no comportamento alimentar[28,29].

Em adultos com obesidade, o tratamento com topiramato é efetivo em alguns pacientes, principalmente nos portadores de transtorno compulsivo do comportamento alimentar[30,31].

Em crianças com obesidade, ainda não há estudo clínico randomizado com topiramato para controle de peso, mas, em crianças que usam a medicação para controle de epilepsia, é relatada redução do apetite em 40% dos pacientes e perda ponderal em 10%[32].

O topiramato é uma medicação com efeitos colaterais que podem atrapalhar o desempenho escolar como: dificuldade de encontrar palavras durante a fala, raciocínio lento, sonolência, confusão e parestesias periorais. Também é descrito aumento de risco de acidose metabólica. Seu uso não é aprovado no tratamento da obesidade de modo geral. Os pacientes pediátricos com obesidade que podem se beneficiar do tratamento com topiramato podem ser aqueles com outras doenças associadas como epilepsia, enxaqueca, transtorno afetivo do humor ou de compulsão alimentar com acompanhamento psiquiátrico em conjunto. Por inibir a anidrase carbônica, a utilização em pacientes com pseudotumor cerebral também é justificável.

Octreotida

A octreotida é um análogo da somatostatina utilizada no tratamento de tumores hipersecretores do hormônio de crescimento (acromegalia e gigantismo) e tumores endócrinos gastroenteropancreáticos funcionais.

Poucas são as publicações que versam sobre octreotida no tratamento da obesidade, sendo específicas para pacientes com obesidade hipotalâmica. A possibilidade do uso é baseada na observação de que nesses pacientes parece ocorrer diminuição do tônus inibitório exercido sobre a célula-beta pancreática; consequentemente, a insulina é liberada de modo constante, favorecendo maior acúmulo de gordura corporal. O bloqueio que a octreotida exerce sobre receptores de somatostatina na célula-beta pancreática diminui a secreção de insulina[33].

Em 18 adolescentes com obesidade hipotalâmica randomizados para receber octreotida 5mg/kg, em 3 doses subcutâneas diárias durante seis meses, houve redução no ganho de peso, com discreta redução do IMC, 0,2kg/m^2, dados significativamente melhores do que no grupo no qual houve aumento do IMC de 2,2kg/m^2. Os efeitos colaterais foram diarreia e desconforto abdominal em todos os pacientes do grupo octreotida durante as duas primeiras semanas de aplicação da octreotida; em 44%, houve aparecimento de lama ou litíase biliar diagnosticada na ultrassonografia de controle após seis meses de tratamento; 22% evoluíram de normoglicemia para glicemia de jejum alterada, mas não foi diagnosticado diabetes.

Em grupo de adultos com obesidade não hipotalâmica, a redução de IMC foi discreta (0,7kg/m^2). Em pacientes com síndrome de Prader-Willi, não houve diferença de IMC entre o grupo placebo e o tratado. Em mulheres com síndrome de ovários policísticos, também não houve redução de IMC, mas houve diminuição significativa do hirsutismo. Não há estudos com crianças ou adolescentes com obesidade primária e octreotida[34].

Hormônio de crescimento recombinante

O hormônio de crescimento recombinante (rhGH) é a terapia de escolha no tratamento da baixa estatura por deficiência de GH. Os pacientes com síndrome de Prader-Willi são os casos descritos em que o rhGH pode ser utilizado como tratamento adjuvante no controle da obesidade[35].

Estudos realizados nesses pacientes concluem que, apesar de a mudança de IMC não ser significativa, ocorre redução com diferença estatística no percentual de gordura corporal e melhora do crescimento naqueles que utilizam terapia com rhGH. Essa alteração de composição persiste ao longo de, pelo menos, quatro anos de terapia.

Os efeitos colaterais gerais do uso de GH são: edema de mãos e/ou pés, artralgia, síndrome do túnel do carpo, epifisiólise, necrose asséptica da cabeça do fêmur, hiperinsulinemia, hiperglicemia, pseudotumor cerebral. Nos pacientes com síndrome de Prader-Willi, o efeito colateral mais relatado é o aparecimento ou piora de escoliose, com incidência de 3,5% em 675 pacientes tratados durante um ano; nesses mesmos 675 pacientes, foram descritos cinco casos de morte súbita relacionados com doença respiratória. Diante disso, antes de se iniciar o tratamento nos pacientes com síndrome de Prader-Willi deve-se realizar polissonografia, exame otorrinolaringológico completo e verificar a progressão de sinais e sintomas de apneia do sono no decorrer do uso do GH. Devem-se monitorar também os valores de glicemia e insulinemia em jejum após estímulo e alterações de coluna com avaliação clínica e imagem[36,37]. Para mais detalhes sobre a síndrome de Prader-Willi ver capítulo específico p. 792.

Leptina recombinante

Leptina é um hormônio produzido pelos adipócitos que, em situações fisiológicas, atua em receptores no centro de saciedade, induzindo diminuição do consumo alimentar. A leptina recombinante é efetiva em pacientes com deficiência congênita de leptina, em que a leptina circulante é baixa. Na obesidade primária ou exógena há resistência à ação da leptina e a concentração de leptina encontra-se aumentada.

Em 1999, Farooqi et al. descreveram o caso de uma paciente do sexo feminino, com 9 anos de idade, filha de pais consanguíneos, com mutação no gene que codifica a leptina. O paciente apresentava hiperfagia desde o nascimento e obesidade muito grave, pesando 94,9kg e medindo 140cm na época, com o escore z do IMC de +4,8, para idade e sexo; a leptina sérica dosada era indetectável. Após o tratamento com leptina recombinante, houve perda de 16 quilos, sem repercussão na estatura[38].

Esse tratamento é eficaz somente nos casos raros de deficiência do hormônio, relatados apenas em famílias de origem paquistanesa. Nos casos de obesidade poligênica (maior parte), ele não tem indicação[39].

Antidepressivos inibidores da recaptação de serotonina

Os dois principais inibidores da recaptação de serotonina mais utilizados no tratamento da obesidade são a fluoxetina e a sertralina. Atuam similarmente à sibutramina, inibindo a recaptação de serotonina no neurônio pré-sináptico, mas não de norepinefrina.

Os trabalhos em adultos mostram perda de peso inicial com o uso de sertralina e fluoxetina, mas tendência à recuperação após seis meses de tratamento, por isso, atualmente, esses fármacos não são de escolha para obesidade[40].

Um grupo específico de pacientes parece ter melhor resposta ao tratamento com esse tipo de substância: portadores de transtorno de compulsão alimentar (TCA) sem componentes purgativos; nesses, o uso de fluoxetina ou sertralina associado à terapia cognitivo-comportamental auxiliou a perda e a manutenção de peso perdido.

Em pacientes que apresentam diagnóstico de TCA, as doses de tratamento variam entre 20 e 60mg/dia de fluoxetina e entre 50 e 150mg/dia de sertralina.

Em crianças e adolescentes, não há trabalhos suficientes para justificar a utilização desse tipo de medicamento como tratamento inicial da obesidade. É possível que alguns casos específicos, com componentes de TCA, mostrem-se benéficos, mas ainda são necessários mais estudos.

Os efeitos colaterais comuns descritos em adultos são: constipação intestinal, insônia, náuseas, astenia, diminuição de libido.

Importante ressaltar que a associação entre inibidores da recaptação de serotonina e norepinefrina (sibutramina) deve ser evitada, pois seus efeitos somados podem desencadear um quadro de síndrome serotoninérgica.

NOVOS MEDICAMENTOS

Semaglutida

A semaglutida é um novo análogo de GLP-1 que induz à perda de peso diminuindo o apetite e reduzindo a ingestão calórica.

Entre adultos com sobrepeso ou obesidade, o tratamento com semaglutida subcutânea na dose de 2,4mg uma vez por semana, associado à intervenção no estilo de vida, provocou efeitos clinicamente significativos na perda de peso e melhora de risco cardiometabólico[47].

Em dezembro de 2022 foi publicado o estudo que avaliou o efeito do tratamento com semaglutida em adolescentes com obesidade: STEP TEENS. Esse estudo duplo-cego randomizado observou a eficácia e a segurança de semaglutida subcutânea uma vez por semana associada à mudança no estilo de vida entre adolescentes com obesidade. Os resultados foram relevantes em redução do IMC e do peso corporal no grupo semaglutida em comparação ao grupo placebo, com 5 a 20% de perda de peso, além de melhora do risco metabólico. A média de peso de IMC com semaglutida foi de –16,1%, enquanto no grupo placebo foi de –0,6%, mostrando a melhor resposta de perda de IMC, após uso de medicações, já relatada nessa faixa etária. As reduções no peso corporal e no IMC observadas com semaglutida foram substancialmente maiores do que aquelas relatadas entre os adolescentes que tomaram outros agonistas do receptor do peptídeo-1 semelhante ao glucagon e outros medicamentos para obesidade[48].

A segurança da semaglutida nessa população adolescente foi semelhante à encontrada nos estudos com a população adulta[48].

Semaglutida na dose de 2-4mg foi recentemente aprovada para adultos com obesidade no Brasil (janeiro de 2023). Futuramente essa medicação também deve ser oprovada para uso em adolescentes.

Tirzepatida

Tirzepatida é um peptídeo injetável subcutâneo de aplicação semanal, desenvolvido a partir da sequência GIP nativa, com atividade agonista nos receptores GIP e GLP-1.

A ativação do GIP age sinergicamente com ativação do receptor GLP-1 para permitir maior redução do peso em relação aos análogos de GLP-1 isolados[49].

Estudo publicado em junho de 2022 mostra o resultado na perda de peso em adultos com obesidade. A média de perda de peso no final do estudo (semana 72) foi de –15% com 5mg de tizerpatida, –19,5% com 10mg e –20,9% com doses de 15mg *versus* –3,15 com placebo. A porcentagem de participantes que tiveram redução do peso de 5% ou mais foi de 85%, enquanto 50% dos participantes no grupo de 10mg e 57% no grupo de 15mg obtiveram redução no peso corporal de 20% ou mais.

Os eventos adversos mais comuns foram gastrointestinais, de gravidade leve a moderada, ocorrendo principalmente durante o aumento da dose[49].

Até o momento não há estudos publicados com tizerpatida em crianças e adolescentes.

CONSIDERAÇÕES FINAIS

A obesidade infantil vem aumentando sua incidência no mundo todo em decorrência de novos hábitos alimentares adquiridos e rotina de vida mais sedentária. O combate a esses comportamentos deve envolver também ações governamentais para que resultados mais efetivos sejam obtidos. Orientação sobre práticas alimentares saudáveis e estímulo à atividade física são as peças fundamentais no tratamento de crianças e adolescentes com sobrepeso e obesidade e devem ser reforçados e estimulados em todas as consultas médicas.

Em casos de crianças ou adolescentes com obesidade grave, principalmente se associada a comorbidades, nos quais a orientação de mudança comportamental não seja efetiva, a utilização de medicamentos para auxiliar na redução do escore z do IMC pode ser discutida com os responsáveis.

Uma vez iniciado o tratamento medicamentoso nesses pacientes, os retornos devem ser em intervalos mais curtos e a atenção aos efeitos colaterais deve ser constante. A manutenção do tratamento medicamentoso somente deve ocorrer mediante ocorrência de boa tolerabilidade e eficácia.

REFERÊNCIAS

1. Chooi YC, Ding C, Magkos F. The epidemiology of obesity. Metabolism. 2019;92:6-10.
2. Freedman DS, Mei Z, Srinivasan SR, Berenson GS, Dietz WH. Cardiovascular risk factors and excess adiposity among overweight children and adolescents: the Bogalusa Heart Study. J Pediatr. 2007; 150(1):12-7.e2.
3. Baker JL, Olsen LW, Sorensen TI. Childhood body-mass index and the risk of coronary heart disease in adulthood. N Engl J Med. 2007;357(23):2329-37.
4. Mead E, Brown T, Rees K, Azevedo LB, Whittaker V, Jones D, et al. Diet, physical activity and behavioural interventions for the treatment of overweight or obese children from the age of 6 to 11 years. Cochrane Database Syst Rev. 2017;6(6):CD012651.

5. Al-Khudairy L, Loveman E, Colquitt JL, Mead E, Johnson RE, Fraser H, et al. Diet, physical activity and behavioural interventions for the treatment of overweight or obese adolescents aged 12 to 17 years. Cochrane Database Syst Rev. 2017;6(6):CD012691.
6. Styne DM, Arslanian SA, Connor EL, Farooqi IS, Murad MH, Silverstein JH, et al. Pediatric obesity-assessment, treatment, and prevention: An Endocrine Society Clinical Practice Guideline. J Clin Endocrinol Metab. 2017;102(3):709-57.
7. Davidson MH, Hauptman J, DiGirolamo M, Foreyt JP, Halsted CH, Heber D, et al. Weight control and risk factor reduction in obese subjects treated for 2 years with orlistat: a randomized controlled trial. JAMA. 1999;281(3):235-42.
8. Yanovski SZ, Yanovski JA. Long-term drug treatment for obesity: a systematic and clinical review. JAMA. 2014;311(1):74-86.
9. Chanoine JP, Hampl S, Jensen C, Boldrin M, Hauptman J. Effect of orlistat on weight and body composition in obese adolescents: a randomized controlled trial. JAMA. 2005;293(23):2873-83.
10. McDuffie JR, Calis KA, Booth SL, Uwaifo GI, Yanovski JA. Effects of orlistat on fat-soluble vitamins in obese adolescents. Pharmacotherapy. 2002;22(7):814-22.
11. Atabek ME, Pirgon O. Use of metformin in obese adolescents with hyperinsulinemia: a 6-month, randomized, double-blind, placebo-controlled clinical trial. J Pediatr Endocrinol Metab. 2008; 21(4):339-48.
12. Park MH, Kinra S, Ward KJ, White B, Viner RM. Metformin for obesity in children and adolescents: a systematic review. Diabetes Care. 2009;32(9):1743-5.
13. Kendall D, Vail A, Amin R, Barrett T, Dimitri P, Ivison F, et al. Metformin in obese children and adolescents: the MOCA trial. J Clin Endocrinol Metab. 2013;98(1):322-9.
14. Miller LJ. Management of atypical antipsychotic drug-induced weight gain: focus on metformin. Pharmacotherapy. 2009;29(6): 725-35.
15. Morrison JA, Cottingham EM, Barton BA. Metformin for weight loss in pediatric patients taking psychotropic drugs. Am J Psychiatry. 2002;159(4):655-7.
16. van der Aa MP, Elst MA, van de Garde EM, van Mil EG, Knibbe CA, van der Vorst MM. Long-term treatment with metformin in obese, insulin-resistant adolescents: results of a randomized double-blinded placebo-controlled trial. Nutr Diabetes. 2016;6(8):e228.
17. Sadeghi A, Mousavi SM, Mokhtari T, Parohan M, Milajerdi A. Metformin Therapy Reduces Obesity Indices in Children and Adolescents: A Systematic Review and Meta-Analysis of Randomized Clinical Trials. Child Obes. 2020;16(3):174-91.
18. James WP, Caterson ID, Coutinho W, Finer N, Van Gaal LF, Maggioni AP, et al. Effect of sibutramine on cardiovascular outcomes in overweight and obese subjects. N Engl J Med. 2010; 363(10):905-17.
19. Franco RR, Cominato L, Damiani D. [The effect of sibutramine on weight loss in obese adolescents]. Arq Bras Endocrinol Metabol. 2014;58(3):243-50.
20. Mead E, Atkinson G, Richter B, Metzendorf MI, Baur L, Finer N, et al. Drug interventions for the treatment of obesity in children and adolescents. Cochrane Database Syst Rev. 2016;11(11): CD012436.
21. Berkowitz RI, Fujioka K, Daniels SR, Hoppin AG, Owen S, Perry AC, et al. Effects of sibutramine treatment in obese adolescents: a randomized trial. Ann Intern Med. 2006;145(2):81-90.
22. Daniels SR, Long B, Crow S, Styne D, Sothern M, Vargas-Rodriguez I, et al. Cardiovascular effects of sibutramine in the treatment of obese adolescents: results of a randomized, double-blind, placebo-controlled study. Pediatrics. 2007;120(1):e147-57.
23. Bucaretchi F, de Capitani EM, Mello SM, Lanaro R, Barros RF, Fernandes LC, et al. Serotonin syndrome following sibutramine poisoning in a child, with sequential quantification of sibutramine and its primary and secondary amine metabolites in plasma. Clin Toxicol (Phila). 2009;47(6):598-601.
24. McMahon FG, Weinstein SP, Rowe E, Ernst KR, Johnson F, Fujioka K. Sibutramine is safe and effective for weight loss in obese patients whose hypertension is well controlled with angiotensin-converting enzyme inhibitors. J Hum Hypertens. 2002;16(1):5-11.
25. Danielsson P, Janson A, Norgren S, Marcus C. Impact sibutramine therapy in children with hypothalamic obesity or obesity with aggravating syndromes. J Clin Endocrinol Metab. 2007;92(11):4101-6.
26. James WP, Astrup A, Finer N, Hilsted J, Kopelman P, Rossner S, et al. Effect of sibutramine on weight maintenance after weight loss: a randomised trial. STORM Study Group. Sibutramine Trial of Obesity Reduction and Maintenance. Lancet. 2000;356(9248):2119-25.
27. van Baak MA, van Mil E, Astrup AV, Finer N, Van Gaal LF, Hilsted J, et al. Leisure-time activity is an important determinant of long-term weight maintenance after weight loss in the Sibutramine Trial on Obesity Reduction and Maintenance (STORM trial). Am J Clin Nutr. 2003;78(2):209-14.
28. Hedges DW, Reimherr FW, Hoopes SP, Rosenthal NR, Kamin M, Karim R, et al. Treatment of bulimia nervosa with topiramate in a randomized, double-blind, placebo-controlled trial, part 2: improvement in psychiatric measures. J Clin Psychiatry. 2003;64(12): 1449-54.
29. Hoopes SP, Reimherr FW, Hedges DW, Rosenthal NR, Kamin M, Karim R, et al. Treatment of bulimia nervosa with topiramate in a randomized, double-blind, placebo-controlled trial, part 1: improvement in binge and purge measures. J Clin Psychiatry. 2003; 64(11):1335-41.
30. McElroy SL, Arnold LM, Shapira NA, Keck PE, Jr., Rosenthal NR, Karim MR, et al. Topiramate in the treatment of binge eating disorder associated with obesity: a randomized, placebo-controlled trial. Am J Psychiatry. 2003;160(2):255-61.
31. Wilding J, Van Gaal L, Rissanen A, Vercruysse F, Fitchet M. A randomized double-blind placebo-controlled study of the long-term efficacy and safety of topiramate in the treatment of obese subjects. Int J Obes Relat Metab Disord. 2004;28(11):1399-410.
32. Levisohn PM. Safety and tolerability of topiramate in children. J Child Neurol. 2000;15 Suppl 1:S22-6.
33. Lustig RH, Hinds PS, Ringwald-Smith K, Christensen RK, Kaste SC, Schreiber RE, et al. Octreotide therapy of pediatric hypothalamic obesity: a double-blind, placebo-controlled trial. J Clin Endocrinol Metab. 2003;88(6):2586-92.
34. De Waele K, Ishkanian SL, Bogarin R, Miranda CA, Ghatei MA, Bloom SR, et al. Long-acting octreotide treatment causes a sustained decrease in ghrelin concentrations but does not affect weight, behaviour and appetite in subjects with Prader-Willi syndrome. Eur J Endocrinol. 2008;159(4):381-8.
35. Deal CL, Tony M, Hoybye C, Allen DB, Tauber M, Christiansen JS. GrowthHormone Research Society workshop summary: consensus guidelines for recombinant human growth hormone therapy in Prader-Willi syndrome. J Clin Endocrinol Metab. 2013;98(6):E1072-87.
36. de Lind van Wijngaarden RF, Siemensma EP, Festen DA, Otten BJ, van Mil EG, Rotteveel J, et al. Efficacy and safety of long-term continuous growth hormone treatment in children with Prader-Willi syndrome. J Clin Endocrinol Metab. 2009;94(11):4205-15.
37. Eiholzer U. Deaths in children with Prader-Willi syndrome. A contribution to the debate about the safety of growth hormone treatment in children with PWS. Horm Res. 2005;63(1):33-9.

38. Farooqi IS, Jebb SA, Langmack G, Lawrence E, Cheetham CH, Prentice AM, et al. Effects of recombinant leptin therapy in a child with congenital leptin deficiency. N Engl J Med. 1999;341(12): 879-84.
39. Zelissen PM, Stenlof K, Lean ME, Fogteloo J, Keulen ET, Wilding J, et al. Effect of three treatment schedules of recombinant methionyl human leptin on body weight in obese adults: a randomized, placebo-controlled trial. Diabetes Obes Metab. 2005;7(6):755-61.
40. Darga LL, Carroll-Michals L, Botsford SJ, Lucas CP. Fluoxetine's effect on weight loss in obese subjects. Am J Clin Nutr. 1991;54(2):321-5.
41. Tamborlane WV, Barrientos-Perez M, Fainberg U, Frimer-Larsen H, Hafez M, Hale PM, et al. Liraglutide in Children and Adolescents with Type 2 Diabetes. N Engl J Med. 2019;381(7):637-46.
42. Mastrandrea LD, Witten L, Carlsson Petri KC, Hale PM, Hedman HK, Riesenberg RA. Liraglutide effects in a paediatric (7-11 y) population with obesity: A randomized, double-blind, placebo-controlled, short-term trial to assess safety, tolerability, pharmacokinetics, and pharmacodynamics. Pediatr Obes. 2019;14(5):e12495.
43. Danne T, Biester T, Kapitzke K, Jacobsen SH, Jacobsen LV, Petri KCC, et al. Liraglutide in an Adolescent Population with Obesity: A Randomized, Double-Blind, Placebo-Controlled 5-Week Trial to Assess Safety, Tolerability, and Pharmacokinetics of Liraglutide in Adolescents Aged 12-17 Years. J Pediatr. 2017;181:146-53.e3.
44. Kelly AS, Auerbach P, Barrientos-Perez M, Gies I, Hale PM, Marcus C, et al. A Randomized, Controlled trial of Liraglutide for Adolescents with Obesity. N Engl J Med. 2020;382(22):2117-20.
45. Kochar IS, Sethi A. Efficacy and safety of liraglutide in Indian adolescents with obesity. Obes Sci Pract. 2019;5(3):251-7.
46. Liraglutida 3mg (Saxenda®) bula profissional. https://consultas.anvisa.gov.br/#/medicamentos/25351358815201494/?nome Produto = Saxenda.
47. Friedrichsen M, Breitschaft A, Tadayon S, Wizert A, Skovgaard D. The effect of semaglutide 2.4 mg once weekly on energy intake, appetite, control of eating, and gastric emptying in adults with obesity. Diabetes Obes Metab. 2021;23:754-62.
48. Weghuber D, Barrett T, Barrientos-Pérez M, Gies I, Hesse D, Jeppesen OK, Kelly AS, Mastrandrea LD, Rasmus Sørrig R, Arslanian S, for the STEP TEENS Investigators* Once-Weekly Semaglutide in Adolescents with Obesity. N Engl J Med. Dez 2022.
49. Jastrebof AM, Aronne LJ, Ahmad NN, Wharton S, Connery L, Alves B, et al. Tirzepatide once weekly for the treatment of obesity. N Engl J Med. 2022;387(3):205-16.

Cirurgia Bariátrica no Adolescente

Manoel Carlos Prieto Velhote
Ruth Rocha Franco
Sérgio Santoro
Louise Cominato

INTRODUÇÃO

Sobrepeso e obesidade afetam mais de um terço das crianças e adolescentes nos Estados Unidos[1]. De acordo com o *World Health Organization*, a previsão é que em 2025 esse número chegue a 70 milhões[2]. A obesidade extrema é cada vez mais prevalente e afeta 4 a 6% desses jovens[3]. No Brasil, os poucos dados existentes apontam prevalência de obesidade infantil de 8,4%[4]. Os riscos cardiovascular e metabólico para crianças e adolescentes obesos são amplamente conhecidos[5]. Diversas condições podem ser observadas, tais como resistência à insulina (RI), *diabetes mellitus* tipo 2 (DM2), apneia obstrutiva do sono (AOS), esteatose hepática (EH), dislipidemia, hipertrofia ventricular esquerda (HVE), hipertensão arterial sistêmica (HAS), problemas ortopédicos, *pseudotumor cerebri*, além de distúrbios psicossocioeducacionais, como baixa autoestima, mau rendimento escolar, déficit cognitivo e exclusão social[6]. A prevalência dessas comorbidades na infância e na adolescência é proporcional à elevação das taxas de obesidade e, consequentemente, ao aumento da mortalidade precoce. Esse fato faz com que a perda de peso nesses pacientes seja uma das prioridades[7]. A intervenção comportamental é o tratamento de primeira linha para adolescentes com obesidade grave, mas esse tipo de intervenção raramente leva a significativa e mantida perda de peso em longo prazo[3]. Tratamentos clínicos, farmacológicos e comportamentais têm apresentado resultados limitados: quanto mais grave é a obesidade, menos eficaz é o tratamento clínico, levando a complicações mais frequentes[8].

Nesse cenário, a cirurgia bariátrica (CB) está sendo cada vez mais considerada a melhor opção para adolescentes obesos com índice de massa corporal (IMC) acima de 35kg/m², com comorbidades e que não alcançaram perda de peso significativa por meio de tratamento convencional[9].

Durante muito tempo, a indicação da CB na faixa etária pediátrica foi desaconselhada devido ao desconhecimento dos comportamentos fisiológicos e psicológicos no pós-operatório dos pacientes com idade inferior a 18 anos[10]. Em 2004, o consenso da *American Society of Bariatric Surgery* (ASBMS – atualmente renomeada como *American Society of Bariatric and Metabolic Surgery*) incluiu os adolescentes como um grupo de pacientes que poderia se beneficiar do tratamento cirúrgico da obesidade[11]. Muitos grupos já publicaram diretrizes para o encaminhamento adequado de adolescentes obesos para CB[3,6,12]. Hoje, a CB é realizada em aproximadamente 1.000 adolescentes norte-americanos a cada ano, e continua aumentando[13]. Apesar disso, os procedimentos bariátricos para adolescentes ainda permanecem controversos. Embora existam semelhanças técnicas com os procedimentos para adultos, há considerações especiais necessárias para a aplicação da CB em pacientes pediátricos[14]. Ainda há muito a ser entendido sobre o impacto da cirurgia na mudança metabólica em longo prazo, na saúde mental, nos comportamentos alimentares e na cognição desses pacientes[14].

Algumas publicações já mostraram eficácia e segurança do *bypass* e da gastrectomia vertical em adolescentes. Atualmente, as diretrizes da *International Pediatric Endosurgery Group* (IPEG) preconizam que em adolescentes obesos a intervenção cirúrgica deva ser considerada tratamento, caso eles estejam próximos da estatura final[15]. Hoje, considera-se a CB uma boa opção terapêutica para adolescentes obesos graves[16-18].

FISIOLOGIA DA RESPOSTA METABÓLICA PÓS-PRANDIAL

O controle energético dos organismos exige ajustes contínuos. Em jejum, há geração de fome, diminuição de gasto energético, elevação de glucagon sanguíneo, concentração baixa de insulina, produção hepática de glicose, lipólise etc. Em períodos pós-prandiais, há proporcional saciedade, aumento de gasto energético (incluindo a termogênese), produção mais elevada de insulina, captação de glicose e de lípides sanguíneos. Essas mudanças implicam alterações em diversos órgãos e sistemas, com controle rigoroso e vital. Hoje, sabe-se que as atividades endócrino-metabólicas do intestino proximal (duodeno e jejuno) são muito distintas das do intestino delgado distal (o íleo). As mudanças metabólicas ocorrem, normalmente, sob a coordenação de sinais emitidos pelo sistema digestório, principalmente o intestino delgado. Em jejum, com quantidades muito baixas de insulina, impede-se o consumo de glicose pela maioria dos tecidos do corpo, reservando-a para tecidos nobres, que têm a capacidade de consumir glicose mesmo na ausência de insulina. A produção endógena de glicose, que mantém a glicemia nesses períodos, é basicamente dedicada a esses tecidos independentes de insulina, principalmente o sistema nervoso central (SNC).

A gordura é armazenada em tempos de abundância, então sob concentração alta de insulina. O tecido adiposo, sob baixa concentração de insulina, faz o processo oposto, a lipólise, para liberar os ácidos graxos (AG) no sangue. Em jejum, os músculos e outros tecidos do corpo sem acesso à glicose (devido à baixa concentração de insulina) consomem normalmente AG. A insulina sanguínea baixa induz a lipólise (células adiposas expelindo triglicérides); os triglicérides serão quebrados em glicerol e ácidos graxos livres (AGL). O glicerol ainda pode ser um substrato para a gliconeogênese, gerando glicose, como mencionado acima, mas os AGL não podem. Os AGL irão gerar corpos cetônicos que servem como combustível para as células durante períodos de fome. Se, após esse jejum, ingere-se apenas carne, os nutrientes são quase todos proteínas e gorduras, com quantidades insignificantes de açúcar. Após essa refeição, uma resposta à insulina será acionada e, mesmo sem a ingestão de açúcar, não ocorrerá hipoglicemia. O principal responsável por esse fenômeno é um hormônio intestinal, um polipeptídeo insulinotrópico independente da glicose, ou simplesmente GIP (peptídeo gastrointestinal).

Nutrientes estimulam as células K do intestino proximal e provocam a secreção de GIP. O GIP é secretado após as refeições, basicamente no duodeno e jejuno. Se a glicemia não é alta, o GIP induz a secreção de insulina e uma poderosa secreção de glucagon (que já era alta devido ao período de jejum). Portanto, mais glicose endógena é produzida, agora sob alta insulina, e todos os tecidos dependentes de insulina terão acesso à glicose[19]. Essa situação oferece glicose para as células, mas note que, nesse caso, a glicose não foi ingerida, mas produzida. O êntero-hormônio GIP tem grande responsabilidade nesse aspecto. O intestino proximal, por meio de sua atividade endócrina, não é bom gerador de saciedade nem bloqueia o esvaziamento gástrico (no início da refeição isso não seria adequado). Como açúcares livres são raros em dietas primitivas, o intestino proximal mantém e intensifica a neoglicogênese. O GIP também colabora para o crescimento, a diferenciação e a manutenção das células beta. Há receptores extrapancreáticos de GIP, inclusive em adipócitos. Sua estimulação contribui para o depósito de gordura em tecidos. A superestimação do GIP por alimentação hipercalórica leva ao depósito de gorduras, inclusive em fígado e músculos, contribuindo para o desenvolvimento de RI. O bloqueio do receptor de GIP causa pouco dano à secreção de insulina (já que há outros agentes insulinotrópicos). Porém, esse bloqueio reduz de modo significativo o depósito de gordura e, em ratos, diminui o ganho de peso e os efeitos metabólicos nefastos da obesidade[20]. Abre-se a perspectiva de uso terapêutico do bloqueio do receptor de GIP no tratamento da síndrome metabólica, o que é algo paradoxal (bloquear agente insulinotrópico com diabetes), mas há evidência que a ação insulinotrópica do GIP esteja bloqueada no diabetes tipo 2, enquanto sua ação de lipogênese não.

Diferentemente, hormônios do intestino delgado distal ativam a saciedade central e causam forte resposta insulinotrópica e glucogenostática pós-prandial. Eles são secretados por células neuroendócrinas L da mucosa intestinal (existentes desde o intestino proximal, e mais concentradas em territórios distais, como íleo e cólon). São eles o polipeptídeo YY (PYY)[21], o *Glucagon-like peptide* 1 (GLP-1)[22], a oxintomodulina, o *Fibroblast Growth Factor 19* (FGF-19), o FGF-19 distal[23]. Esses hormônios desencadeiam as ações metabólicas necessárias quando se ingere alimento nutritivo em certa quantidade. O GLP-1 causa forte estimulação da síntese de insulina, além de bloquear a secreção de glucagon (ação glucogenostática). Essas duas ações têm grande poder hipoglicemiante. Os portadores de DM2 apresentam resistência à ação insulinotrópica do GIP, enquanto são muito sensíveis à ação do GLP-1, o que possibilitou o uso farmacológico recente de análogos do GLP-1 no tratamento do DM2 e não do GIP[24]. Aliás, reforçando a tese de que a atividade do intestino proximal está exagerada, a administração de GIP piora a hiperglicemia. O GLP-1 também reduz a secreção ácida gástrica (é um hormônio que encerra as refeições) e causa grande redução da velocidade do esvaziamento gástrico[22]. Isso limita a ingestão adicional de alimento e faz com que as pessoas com estômagos de mesmo tamanho, mas com diferentes respostas de GLP-1 (entre outros êntero-hormônios), tenham vontade e consigam comer quantidades muito variadas. Essa compreensão reduz a importância do tamanho real da câmara gástrica e traz à tona a importância da "restrição funcional" e não simplesmente mecânica. GLP-1 ainda tem outra função preciosa, quando liberado nos períodos pós-prandiais, ele promove o *clearance* de triglicérides evitando que o sangue fique lipêmico após as refeições[25]. Isso causa, também, melhora no âmbito do diabetes, pois é sabido que a gordura no sangue aumenta a resistência à insulina (efeito Randle). Se há deficiência de GLP-1, isso colabora para a lipemia pós-prandial. Essa lipemia também está relacionada com a hipertensão arterial, rebaixando a produção endotelial de óxido nítrico (grande agente vasodilatador dos mamíferos em geral). A hiperlipemia aumenta a reatividade vascular arterial e colabora para a hipertensão arterial sistêmica. O GLP-1 ultrapassa a barreira hematoencefálica e causa saciedade por ação central e, eventualmente, se em concentrações elevadas, até provoca aversão ao alimento. O PYY é fortemente sacietogênico e também estimula a secreção insulínica. A oxintomodulina demonstrou ser sacietógena. Outras ações da oxintomodulina ainda estão pouco estudadas. Esses três últimos hormônios mencionados são hormônios "terminadores de refeição". Mais recentemente, o hormônio FGF-19 reforçou a importância da estimulação do intestino distal[23]. Curiosamente, esse polipeptídeo não é secretado por células neuroendócrinas imiscuídas na mucosa, como os demais. As células da própria mucosa ileal apresentam receptores nucleares FXR que interagem com sais biliares e isso deflagra a produção e secreção de FGF-19[26]. Esse hormônio tem efeito protetor contra obesidade e esteatose hepática, eleva o gasto calórico e aumenta a sensibilidade à insulina e a quantidade de gordura marrom[27]. Há tendência à baixa concentração de FGF-19 nos pacientes diabéticos e obesos[28,29]. Cirurgias que criam atalhos para o íleo podem provocar grande elevação pós-prandial dessa substância.

Fisiologia da cirurgia bariátrica

No início da cirurgia bariátrica, antes da compreensão desse sofisticado sistema de controle, acreditava-se que eram simplesmente maus hábitos alimentares, compulsões, indisciplina, falta de esforços e sedentarismo o núcleo do problema. Assim, as cirurgias baseavam-se em criar restrição mecânica (reduzindo as câmaras gástricas a volumes bem pequenos e/ou colocando obstáculos mecânicos à progressão do alimento) ou má absorção (excluindo segmentos do trânsito intestinal e impedindo que as enzimas digestivas encontrassem os alimentos, atrapalhando a digestão). A introdução das dietas modernas, refinadas, cozidas, trituradas com abundância de nutrientes altamente absorvíveis e com poucas fibras mudou o cenário. É possível absorvê-las, eficientemente, já nas porções proximais do intestino, criando picos de absorção de nutrientes e deixando o intestino distal hipoativo. É muito plausível que dietas de alto índice glicêmico tenham provocado um desequilíbrio das ações endócrinas intestinais com hiperatividade proximal e hipoatividade distal, um desequilíbrio proximal-distal[30]. Cirurgias e medicamentos reforçam a tese. Hormônios do intestino distal se elevam após a realização de CB que levam nutrientes ao intestino distal por meio de um atalho[31]. A resseção intestinal proximal faz o mesmo[32]. Porém se, sem cirurgia, forem administrados os hormônios de intestino distal como fármacos (GLP-1, FGF-19, PYY, oxintomodulina), há significativa melhora na obesidade e no diabetes tipo 2[22], mas, Infelizmente, esses hormônios não são facilmente administráveis. Esses dados apontam para um caminho promissor no tratamento clínico da obesidade e suas comorbidades, mas as cirurgias são bem mais eficientes em elevá-los de modo síncrono com as refeições e, portanto, de maneira mais fisiológica.

Como mencionado, as cirurgias que criavam atalhos para o alimento, excluindo segmentos, e desenhadas para obter má absorção, não intencionalmente (pois no momento de sua criação não havia esse conhecimento), corrigiam a baixa e atrasada secreção de hormônios do intestino distal justamente por sobrecarregar o íleo de nutrientes, enquanto aliviavam o duodeno e jejuno. Visando à má absorção, não intencionalmente, corrigiam o desequilíbrio proximal-distal. Houve o reconhecimento de que essas intervenções para obesidade têm o poder de causar remissão ou melhora acentuada do DM2 e sua indicação foi estendida como cirurgia metabólica aos DM2 mal controlados clinicamente. Nesses casos, em que são criados atalhos no tubo digestório que fazem o alimento atingir mais rápida e intensamente as porções finais do intestino delgado (o íleo), a melhora é imediata, antes mesmo de o paciente perder peso. O resultado é muito potente, havendo remissão de quase 100% dos casos de DM2 e por longo prazo.

Quando o atalho é pequeno, como no *bypass* gástrico em Y de Roux (BGYR), levando o alimento diretamente ao jejuno e não ao íleo, ou não há *bypass* algum (como na gastrectomia vertical – GV), os resultados são bons, mas não tão potentes como no caso das derivações biliopancreáticas (DBP). Diante da percepção de que a má absorção é uma doença com consequências graves, que não seria ela, a má absorção, a principal responsável pelos resultados exuberantes das DBP, mas sim a desativação proximal e a imediata estimulação ileal, houve o desenvolvimento da bipartição do trânsito intestinal (BTI). Ela visa a ser uma adição à GV. A BTI traz o íleo diretamente ao estômago sem, entretanto, ocluir o duodeno. Uma anastomose término-lateral entre jejuno e íleo adiante reúnem os segmentos novamente. A BTI leva o íleo todo para próximo do estômago. Entre as vantagens da BTI estão a imediata estimulação ileal, tal qual ocorre em Duodenal Switch (DS); a desativação proximal ocorre por um desvio parcial e não por exclusão; o acesso endoscópico completo que não ocorre em nenhuma outra forma de *bypass*; a facilidade técnica quando comparada ao DS, uma vez que não é necessário intervir no duodeno; a condição nutricional muito preservada, uma vez que todas as porções intestinais estão funcionando (apenas tiveram suas funções endócrinas reequilibradas); a facilidade da reversão da BTI. Embora considerada nova entre as técnicas, já tem milhares de pacientes operados em vários continentes e os resultados se mantêm: remissão do diabetes tipo 2 entre 85 e 90% dos casos, perda de excesso de peso acima de 70% mantida por longo prazo, reversão de doenças associadas em níveis mais altos (como em DBP) e taxas bastante menores de efeitos adversos, quando comparada ao DS.

Essas virtudes tornam a BTI uma alternativa interessante em adolescentes que, por apresentarem obesidade acentuada em idade tão precoce, em geral se caracterizam por casos graves, em que essa potência é bem-vinda, especialmente se desassociada dos efeitos nutricionais graves das DBP clássicas.

INDICAÇÃO DE CIRURGIA BARIÁTRICA NO ADOLESCENTE

É consenso que a CB no adolescente somente deva ser realizada em centros de referência e sempre acompanhada no pré e pós-operatório por equipe multidisciplinar que inclua, obrigatoriamente, endocrinologista pediátrico, cirurgião pediátrico, nutricionista, psicólogo, fisioterapeuta, contando com retaguarda de UTI e cardiologista. Os critérios para se propor a cirurgia bariátrica em adolescentes são IMC > 35kg/m^2 com comorbidades ou IMC > 40kg/m^2 em qualquer circunstância (Quadro XIII-17).

Os pacientes do Instituto da Criança (ICr) são encaminhados para a cirurgia somente após falha no tratamento clínico e avaliação completa da equipe multiprofissional.

Quadro XIII-17. Comorbidades para indicação de cirurgia bariátrica.

Maiores
DM-2
Apneia obstrutiva do sono moderada ou grave (IAH >15 eventos/h)
Pseudotumor cerebral
Esteatose hepática grave
Menores
Apneia obstrutiva do sono leve (IAH > 5 eventos/h)
Hipertensão arterial
Resistência à insulina
Intolerância oral à glicose
Dislipidemia
Qualidade de vida comprometida
Habilidade de realizar atividades diárias comprometidas

Pré-requisitos para a cirurgia bariátrica em adolescentes

- Falha na redução do peso após, no mínimo, 6 meses de tratamento convencional/medicamentoso.
- Ter sido avaliado e acompanhado pela equipe multiprofissional e ter sua indicação para CB referendada por toda a equipe. O fator limitante mais frequente é a liberação pelo psicólogo. Esse indica o melhor momento para realizar a CB.
- Ter atingido a estatura final ou estar no final de seu crescimento estatural: idade óssea de 13 anos para as meninas e 15 anos para os meninos.
  Ou estágio puberal de Tanner 5
- Ter capacidade decisória e concordar com a realização da cirurgia.
- Envolvimento e presença do núcleo familiar durante o tratamento.
- Concordar em seguir as recomendações da equipe no pós-operatório: retornos ambulatoriais frequentes, aderir às diretrizes nutricionais e de exercícios; evitar a gravidez por 1-2 anos após CB.

TIPOS DE TÉCNICAS CIRÚRGICAS

Historicamente, as cirurgias bariátricas foram desenvolvidas para propiciar emagrecimento pela dificuldade na absorção intestinal do bolo alimentar (criando *bypass* intestinais internos, disabsortivos) ou pela restrição do volume ingerido (gastroplastias). A primeira cirurgia visando à perda de peso foi feita por Kremen et al. em 1953, realizando extenso desvio intestinal, anastomosando o jejuno proximal ao íleo (derivação jejunoileal). Essa cirurgia foi abandonada pela grande desnutrição provocada, mas sua ideia de derivação interna disabsortiva ainda persiste na cirurgia de Scopinaro/Duodenal Switch. As cirurgias bariátricas com pretensão restritiva iniciaram-se com a observação de Mason, em 1967, de que mulheres operadas por úlcera, com remoção parcial do estômago, apresentavam perda de peso mantida no pós-operatório. A remoção ou exclusão do estômago do trânsito alimentar associado ou não a alguma modificação da passagem do bolo alimentar no intestino delgado forma uma das vertentes da moderna cirurgia bariátrica.

A cirurgia bariátrica passou por longa evolução, deixando para trás alguns procedimentos (derivação jejunoileal, septação gástrica, banda gástrica laparoscópica) de pouca resolutividade ou com complicações importantes. Hoje em dia os conceitos de cirurgias restritivas, disabsortivas e combinadas (mistas) estão sendo abandonados por modernos conceitos baseados nas ações dos êntero-hormônios intestinais com secreção alterada pelos procedimentos cirúrgicos e é ainda um campo em evolução e pesquisas[33,34]. Essas novas técnicas surgiram a partir da maior compreensão da fisiologia gastrointestinal e de sua relação com as mudanças ocorridas nas vias metabólicas após a CB[35]. Após esse conhecimento, os modelos cirúrgicos puderam ser modificados para desenvolver a chamada cirurgia metabólica pura[33]. A exemplo disso, os efeitos de técnicas que resultam da intensa estimulação intestinal e precoce podem explicar a modulação neuro-hormonal, as alterações da microbiota e do metabolismo dos sais biliares que ocorre após CB[36]. A gastrectomia vertical laparoscópica ganhou notoriedade nos últimos anos[37] e, atualmente, já é a cirurgia mais realizada.

Gastrectomia vertical laparoscópica

Na figura XIII-13 apresentamos a gastrectomia vertical laparoscópica (GVL).

Na GVL, cria-se um tubo gástrico de 80 a 120ml de volume por meio da excisão longitudinal da maior parte do estômago. Essa técnica, além de limitar o volume da ingestão, também remove a maior parte das células produtoras de ghrelina da mucosa gástrica. Criada com a intensão de ser em parte restritiva, alcança seus objetios por mecanismos diferentes: retirando-se o fundo gástrico e reduzindo-se a ghrelina aí secretada e propiciando uma aceleração do esvaziamento gástrico, esse procedimento pode desencadear mecanismos hormonais adicionais que propiciam a diminuição do peso[38,39]. Isso explicaria o aumento da eficácia, em comparação com métodos cirúrgicos puramente restritivos. O procedimento, inicialmente introduzido como primeiro estágio de outras cirurgias para grandes obesos que necessitavam reduzir o risco cirúrgico, mostrou-se eficaz por si só. Após essa constatação, foi incorporada às opções aceitáveis como procedimento bariátrico pela ASBMC em 2007. A GVL tornou-se um procedimento popular entre adultos devido à relativa simplicidade do procedimento e à minimização da síndrome de *dumping* (devido à manutenção do piloro) e a opção de se transformar na sequência em *bypass* gástrico em Y de Roux (BGYR) no caso de a perda de peso ser insuficiente[36]. Por essas razões, associada a sua simplicidade técnica, baixos índices de morbimortalidade e boa re-

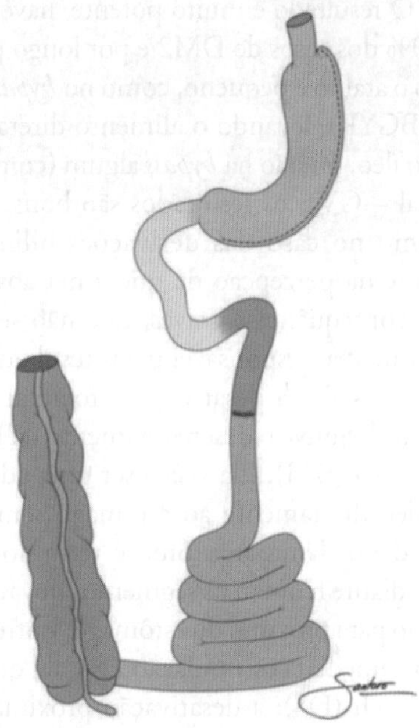

Figura XIII-13. GVL.

versão da obesidade, a popularidade desse procedimento vem aumentando entre adultos e também na indicação para adolescentes[40]. Diversas publicações mostraram eficácia e segurança da gastrectomia vertical em adolescentes, sendo possível considerar, hoje, o tratamento cirúrgico de eleição da obesidade em adolescentes[41]. Além disso, dada a consistente observação da má adesão ao uso de multivitamínicos e oligoelementos no pós-operatório na população de adolescente após CB, a GVL entra como uma boa alternativa, pois propicia grande perda de peso e resolução das comorbidades, com baixa taxa de complicações[42]. É uma cirurgia menos invasiva que o *bypass* gástrico em Y de Roux (BGYR) e, pelo fato de não ter a presença de implantes artificiais, como na banda gástrica, torna-se boa opção cirúrgica[37]. Essa é a técnica em que o ICr tem mais experiência, realizando-a desde 2005.

Bypass gástrico em Y de Roux

Na figura XIII-14 apresentamos o *bypass* gástrico em Y de Roux (BGYR).

Existem dois componentes para esse procedimento. Primeiro, é criada uma pequena bolsa estomacal, com aproximadamente 30ml de volume pela separação transversal do fundo gástrico, permanecendo o restante do estômago, bem como o duodeno excluso do trânsito alimentar. Em seguida, o jejuno proximal é dividido e a extremidade distal do intestino delgado é anastomosada à bolsa do estômago recém-criada. O procedimento é concluído conectando-se a porção distal do jejuno ao íleo, para que a secreção gástrica e biliopancreática com as enzimas digestivas acabem se misturando aos alimentos no interior do íleo. O redirecionamento do

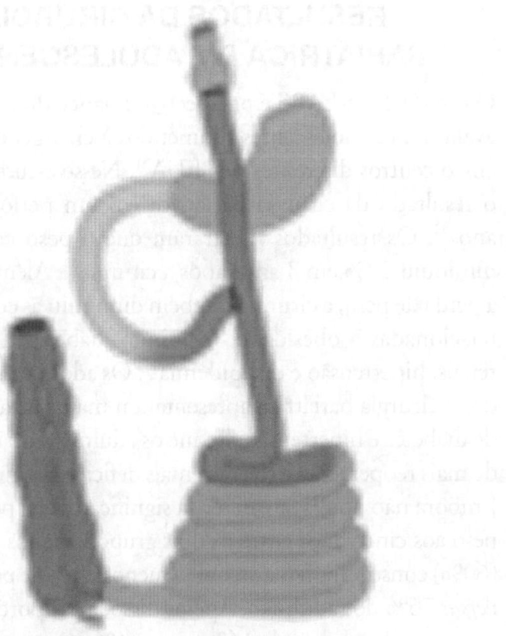

Figura XIII-14. BGYR.

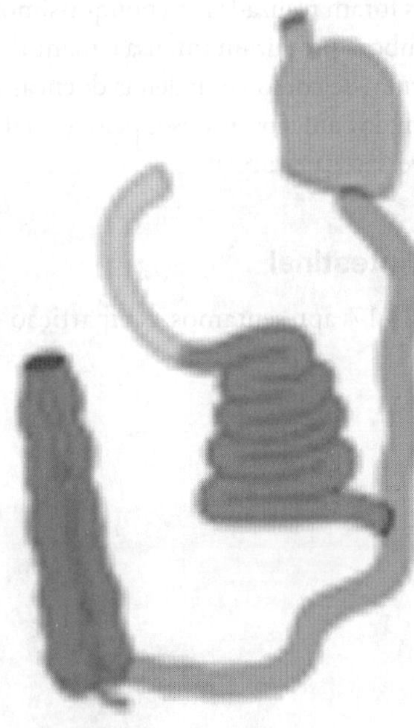

Figura XIII-15. BGYR.

fluxo de alimentos, levando o bolo alimentar não completamente digerido às porções mais proximais do íleo, produz modificação na secreção dos hormônios intestinais que promovem a saciedade, suprimem a fome e revertem um dos principais mecanismos pelos quais a obesidade induz à síndrome metabólica e ao diabetes tipo 2[43]. O BGYR é tecnicamente uma operação mais complexa que a GVL e com maiores taxas de complicações e mortalidade, além de levar a deficiências de vitaminas/minerais em longo prazo, particularmente déficits em vitamina B_{12}, ferro, cálcio e folato. Requer adesão às recomendações alimentares, suplementação vitamínica/mineral ao longo da vida e conformidade com o acompanhamento. Foi durante muito tempo a CB mais realizada em adultos.

Derivação biliopacreática com duodeno *switch*

A derivação biliopancreática foi descrita pela primeira vez por Nicola Scopinaro em 1979[44]. Essa técnica combinou uma ressecção gástrica horizontal com o fechamento do coto duodenal, uma gastroileostomia e uma íleo-ileostomia, para criar um canal comum de 50cm e um canal alimentar de 250cm (Figura XIII-15)[45]. Os excelentes resultados quanto à perda de peso em longo prazo do procedimento foram associados às altas taxas de complicações e maior mortalidade relatadas na literatura e ao grande risco de desnutrição proteica[46,47]; desse modo, criou-se a necessidade de melhorias neste tipo de CB. A técnica foi modificada para um procedimento chamado de Duodenal Switch (DBP-DS ou cirurgia de Hess) e evoluiu para o procedimento "moderno" de BPD-DS, que inclui uma gastrectomia parcial realizada ao longo da maior curvatura (isto é, uma gastrectomia vertical, GV), transecção do duodeno 3-4cm distal ao piloro e criação de uma alça alimentar de 250cm (Figura XIII-16)[48].

A alça biliar é anastomosada a 100cm da válvula ileocecal, para criar o canal comum. O componente de má absorção do procedimento resulta da mistura dos alimentos do suco biliar e pancreático em uma extensão muito curta do íleo terminal[49]. Isso resulta em redução da absorção calórica e alimentar, principalmente de lípides, e alterações metabólicas por meio da modificação das concentrações de incretinas.

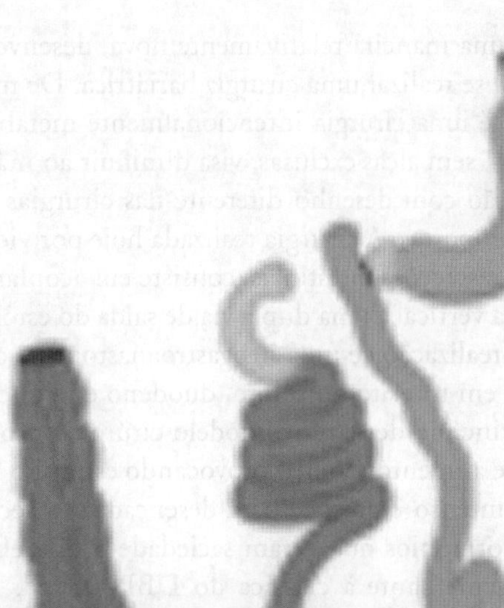

Figura XIII-16. DBP-DS.

Essas cirurgias foram realizadas em pouquíssimos adolescentes porque, embora produzam intensa e mantida redução no peso, comportam-se como verdadeiras doenças nutricionais que necessitam de cuidados intensos pelo resto da vida quando não há reversão da cirurgia.

Bipartição intestinal

Na figura XIII-17 apresentamos a bipartição do trânsito intestinal (BTI).

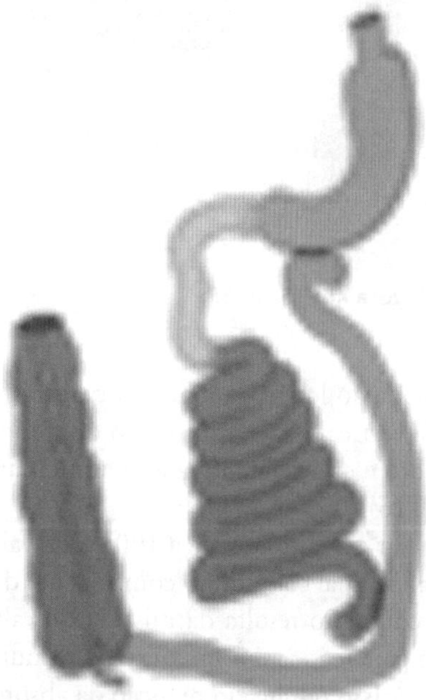

Figura XIII-17. BTI.

BTI é uma maneira relativamente nova, desenvolvida no Brasil, de se realizar uma cirurgia bariátrica. De maneira pioneira, é uma cirurgia intencionalmente metabólica, sem próteses, sem alças exclusas, visa diminuir ao máximo a má absorção com desenho diferente das cirurgias anteriormente propostas. A cirurgia realizada hoje por videocirurgia, sem ressecções intestinais, consiste em acoplar uma gastrectomia vertical a uma dupla via de saída do estômago obtida pela realização de uma ileogastroanastomose com a preservação em trânsito do piloro, duodeno e jejuno proximal. O princípio desse novo modelo cirúrgico promove a chegada de alimentos no íleo provocando estímulo intestinal distal intenso e precoce para desencadear a secreção de êntero-hormônios que geram saciedade[50]. Sua eficácia parece ser semelhante à clássica do DBP-DS[51,52]. Além disso, a preservação de fluxo alimentar duodenal confere proteção nutricional, garantindo o pleno acesso ao tubo digestório, mantendo mecanismos protetores proximais contra a hipoglicemia e ainda boa capacidade de absorção de micronutrientes[34].

RESULTADOS DA CIRURGIA BARIÁTRICA EM ADOLESCENTES

O estudo Teen-LABS é prospectivo financiado pelo NIH que avaliou 242 adolescentes submetidos à cirurgia bariátrica em cinco centros diferentes nos EUA[51]. Nesse estudo, avaliou-se o resultado da cirurgia bariátrica em um período de cinco anos[53]. Os resultados mostraram que o peso corporal total diminuiu 27% em 3 anos após a cirurgia[53]. Além de permitir a perda de peso, a cirurgia também diminuiu as comorbidades relacionadas à obesidade, incluindo diabetes tipo 2, danos renais, hipertensão e dislipidemia[53]. Os adolescentes submetidos à cirurgia bariátrica apresentaram maior taxa de remissão de diabetes e hipertensão do que os adultos, mas necessitaram de mais reoperações e tiveram mais deficiências nutricionais[53]. Embora não houvesse diferença significativa na perda geral de peso aos cinco anos entre os dois grupos, menos adolescentes (60%) conseguiram manter pelo menos 20% de perda de peso, *versus* 76% dos adultos[53]. Apesar disso, a proporção de pessoas com diabetes caiu de 14% para 2,4% entre os adolescentes e de 31% para 12% entre os adultos; da mesma forma, as taxas de remissão para hipertensão foram de 68% contra 41%, respectivamente[53]. Houve três (1,9%) óbitos no grupo de adolescentes e sete (1,8%) no grupo de adultos. Duas mortes no grupo de adolescentes foram atribuídas à overdose de drogas; o outro foi resultado de sepse[53].

No Instituto da Criança do Hospital das Clínicas já foram realizadas mais de 80 CB em adolescentes. Dados de 22 adolescentes que realizaram CB com a técnica de GVL evidenciaram perda média de peso de 34,5kg nos primeiros 12 meses pós-GVL, correspondente a uma perda de excesso de peso (PEP) de 60%, bem como redução média de IMC de 12,3kg/m^2. No entanto, após 24 meses, a PEP média foi de 45%, correspondente a uma perda média de peso de 13,3kg. Antes da cirurgia, mais da metade dos pacientes era hipertensa e apresentava esteatose hepática e dois tinham hipertrofia concêntrica do ventrículo esquerdo. Após a GVL, todas as comorbidades foram resolvidas[54].

Os resultados em médio/longo prazo (5-7 anos) de 11 adolescentes que realizaram GVL no ICr evidenciaram reganho de peso, como demonstrado na figura XIII-18.

Porém, a melhora metabólica se mantém mesmo após o reganho de peso como representado na tabela XIII-2.

As complicações de curto prazo da CB em adolescentes são comparáveis aos dados de adultos[55,56]. A morbidade hospitalar varia de 4,2 a 5,9% em adolescentes[57]. A desnutrição é o efeito adverso mais comum em adolescentes submetidos a BGYR e requer suplementação ao longo da vida, pois pode resultar em má absorção de ferro, cálcio e vitamina B_{12}. A saúde mental dos adolescentes antes e após a cirurgia, bem como alterações em longo prazo na psicopatologia, incluindo risco de suicídio, abuso de álcool e drogas, devem ser consideradas, pois pode haver risco aumentado que requer mais estudos em adolescentes.

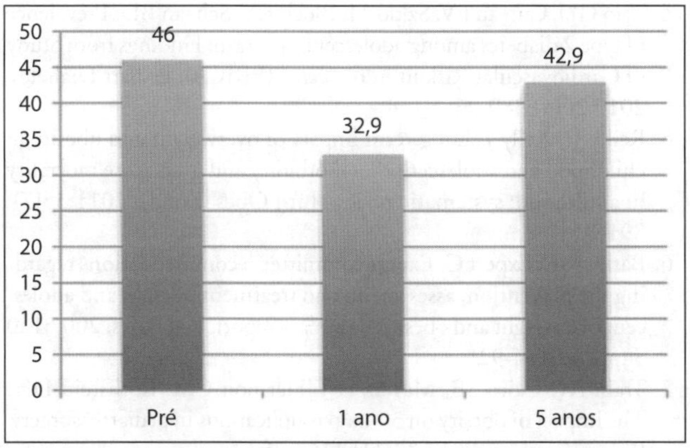

Figura XIII-18. Média IMC kg/m^2.

Tabela XIII-2. Evolução da resolução das comorbidades após cirurgia bariátrica em porcentagem.

Comorbidade	Pré-operatória	1 ano	5-7 anos
DM2 (%)	0	0	0
Hipertensão arterial (%)	63,6	9	45,4
Dislipidemia (%)	90,9	9	54,5
Resistência à insulina (%)	90,9	36	72,7
Esteatose hepática (%)	36,4	0	18,1

DIREÇÃO FUTURA DA CIRURGIA DE OBESIDADE NO ADOLESCENTE

A gastrectomia vertical isoladamente, usada, sem outras intervenções intestinais, como forma de tratamento precoce e de baixo impacto na fisiologia normal, foi sugerida em 2003[58], em um tempo em que o BGYR reinava como *gold standard*. De fato, a não manipulação de intestinos gera uma qualidade de vida bastante boa e baixas implicações nutricionais adversas. Sua simplicidade, razoável eficácia e baixos eventos adversos tornaram a GV muito popular e em poucos anos tornou-se o procedimento para a obesidade mais popular do mundo. Essas virtudes são especialmente valiosas em adolescentes, nos quais a má absorção é ainda menos desejável que em adultos, assim como áreas exclusas, inacessíveis ao endoscópio.

A longa sobrevida prevista para o jovem agrava esses defeitos das cirurgias que excluem segmentos digestivos. Isso fez da GV a cirurgia de maior sucesso em adolescentes. Porém, a potência restrita da GV é um problema significante, diante de pacientes com obesidade grave, manifesta precocemente. Obter estimulações de hormônios distais e reduzir a estimulação proximal adicionam potência. Por isso tem havido algum retorno ao BGYR mesmo em adolescentes. O BGYR tem uma série de inconvenientes (*dumping*, hipoglicemias, a área exclusa, má absorção de nutrientes não calóricos, como ferro, cálcio etc.). Outro problema é a recuperação de peso (que ocorre de modo similar à GV), mas cirurgias revisionais (uma nova intervenção para a obesidade) são particularmente difíceis após BGYR, pois a alteração anatômica é expressiva. Entre adultos, o BGYR tem perdido espaço (na frequência de procedimentos totais) não só para a GV, mas também para outros modelos. Uma delas é a variação mais simples tecnicamente e mais potente: o *bypass* **gástrico em anastomose única** (*one anastomosis gastric bypass* – OAGB (Figura XIII-19), também conhecido como *minigastric bypass*[59]. Como essa técnica simplifica e dá potência ao BGYR, esse modelo tem ganhado terreno sobre o BGYR. Contudo, esse modelo não deve ganhar espaço entre jovens por dois graves motivos: o primeiro, longa exclusão (mais longa que no BGYR tradicional: alça biliopancreática de 2 metros) com suas consequências nutricionais nefastas e a falta de acesso endoscópico. Em segundo, há retorno de bile a um coto gástrico pequeno que pode, ao menos em tese, ser carcinogênico e ulcerogênico, além de maior exposição do esôfago à bile (também com potencial carcinogênico). A longa expectativa de vida dos jovens torna essa técnica potencial mais grave.

As mesmas críticas (ulcerogênese, carcinogênese) são válidas para outros procedimentos de uma anastomose única, como, por exemplo, a bipartição de anastomose única (*one anastomosis transit bipartition* – OATB, Figura XIII-20). Nessa variedade não há exclusão, logo o acesso endoscópico é pleno, a má absorção é de pequeno impacto, a reversibilidade simples. Como a anastomose é feita com o íleo, a potência é grande. Note-se que só é possível fazer anastomose com o íleo sem o alto preço em má absorção porque o intestino proximal não foi excluso (trata-se, portanto, de uma variante simplificada de bipartição).

Desse modo, a GV permanece sendo o procedimento principal entre adolescentes. Quando a potência parecer

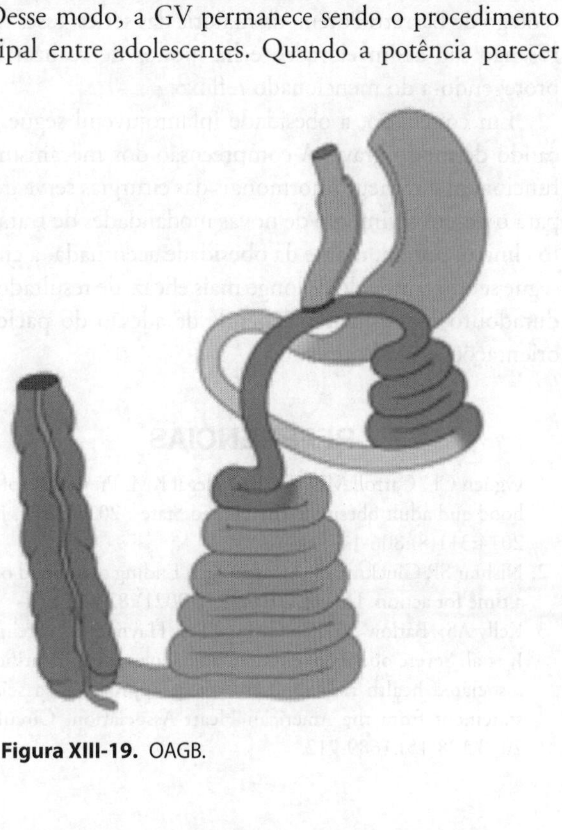

Figura XIII-19. OAGB.

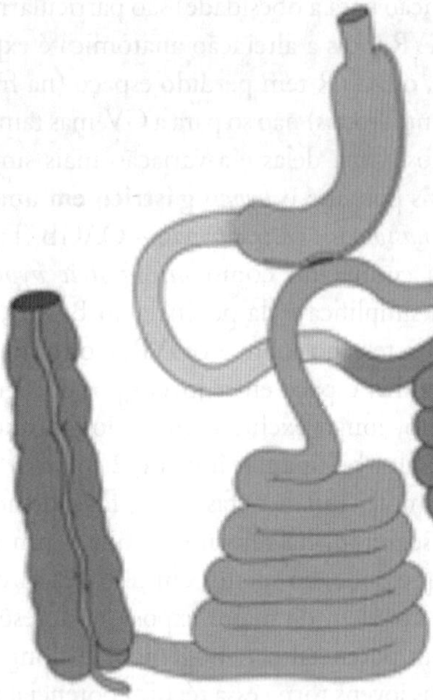

Figura XIII-20. OATB.

insuficiente, possivelmente a melhor alternativa seja mesmo a BTI (em especial se há IMC > 50kg/m^2, diabetes, hipertrigliceridemia acentuada). Essa é potente, pois há estimulação ileal direta, é segura quanto à má absorção, pois não há exclusões, sem elementos potencialmente carcinogênicos ou ulcerogênicos (não há retorno de bile à câmara gástrica). O refluxo gastroesofágico permanece sendo uma possibilidade ruim para todos os modelos que incluem a GV, pois pode haver lesão do esfíncter inferior do esôfago. Algumas publicações mais alarmantes associam a GV a índices altos de esôfago de Barrett. Porém, na maioria das séries, esses números não são assim elevados e há modos de realizar a GV protegendo-a do mencionado refluxo.

Em conclusão, a obesidade infantojuvenil segue avançando de modo grave. A compreensão dos mecanismos de funcionamento neuro-hormonais das cirurgias serve de guia para o desenvolvimento de novas modalidades de tratamento clínico, porém, diante da obesidade acentuada, a cirurgia segue sendo o modelo de longe mais eficaz, de resultado mais duradouro e que menos depende de adesão do paciente a orientações e medicamentos.

REFERÊNCIAS

1. Ogden CL, Carroll MD, Kit BK, Flegal KM. Prevalence of childhood and adult obesity in the United States. 2011-2012. JAMA. 2014;311(8):806-14.
2. Nishtar SP, Gluckman P, Armstrong T. Ending childhood obesity: a time for action. Lancet. 2016;387(10021):825-7.
3. Kelly AS, Barlow SE, Rao G, Inge TH, Hayman LL, Steinberger J, et al. Severe obesity in children and adolescents: identification, associated health risks, and treatment approaches: a scientific statement from the American Heart Association. Circulation. 2013;128(15):1689-712.
4. Telo GH, Cureau FV, Szklo M, Bloch KV, Schaan BD. Prevalence of type 2 diabetes among adolescents in Brazil: Findings from Study of Cardiovascular Risk in Adolescents (ERICA). Pediatr Diabetes. 2019;20(4):389-96.
5. Reilly JJ, Kelly J. Long-term impact of overweight and obesity in childhood and adolescence on morbidity and premature mortality in adulthood: systematic review. Int J Obes (Lond). 2011;35(7): 891-8.
6. Barlow SE, Expert C. Expert committee recommendations regarding the prevention, assessment, and treatment of child and adolescent overweight and obesity: summary report. Pediatrics. 2007;120 Suppl 4:S164-92.
7. Train AT, Cairo SB, Meyers HA, Harmon CM, Rothstein DH. The impact of obesity on 30-day complications in pediatric surgery. Pediatr Surg Int. 2017;33(11):1167-75.
8. Connelly JB, Duaso MJ, Butler G. A systematic review of controlled trials of interventions to prevent childhood obesity and overweight: a realistic synthesis of the evidence. Public Health. 2007;121(7):510-7.
9. Klebanoff MJ, Chhatwal J, Nudel JD, Corey KE, Kaplan LM, Hur C. Cost-effectiveness of bariatric surgery in adolescents with obesity. JAMA Surg. 2017;152(2):136-41.
10. Gastrointestinal surgery for severe obesity. Proceedings of a National Institutes of Health Consensus Development Conference. March 25-27, 1991, Bethesda, MD. Am J Clin Nutr. 1992;55(2 Suppl):487s-619s.
11. Buchwald H, Consensus Conference Panel. Consensus conference statement bariatric surgery for morbid obesity: health implications for patients, health professionals, and third-party payers. Surg Obes Relat Dis. 2005;1(3):371-81.
12. August GP, Caprio S, Fennoy I, Freemark M, Kaufman FR, Lustig RH, et al. Prevention and treatment of pediatric obesity: an endocrine society clinical practice guideline based on expert opinion. J Clin Endocrinol Metab. 2008;93(12):4576-99.
13. Zwintscher NP, Azarow KS, Horton JD, Newton CR, Martin MJ. The increasing incidence of adolescent bariatric surgery. J Pediatr Surg. 2013;48(12):2401-7.
14. Mingrone G. Pros and cons of bariatric surgery in adolescents. Lancet Diabetes Endocrinol. 2017;5(3):152-4.
15. Treadwell JR, Sun F, Schoelles K. Systematic review and meta-analysis of bariatric surgery for pediatric obesity. Ann Surg. 2008;248(5): 763-76.
16. Baltasar A, Serra C, Bou R, Bengochea M, Andreo L. Sleeve gastrectomy in a 10-year-old child. Obes Surg. 2008;18(6):733-6.
17. Boza C, Salinas J, Salgado N, Pérez G, Raddatz A, Funke R, et al. Laparoscopic sleeve gastrectomy as a stand-alone procedure for morbid obesity: report of 1,000 cases and 3-year follow-up. Obes Surg. 2012;22(6):866-71.
18. Alqahtani AR, Hosoda H, Kakei M, Hashiguchi S, Watanabe M, Kangawa K, et al. Laparoscopic sleeve gastrectomy in 108 obese children and adolescents aged 5 to 21 years. Ann Surg, 2012;256(2): 266-73.
19. Dezaki K, Hosoda H, Kakei M, Hashiguchi S, Watanabe M, Kangawa K, et al. Endogenous ghrelin in pancreatic islets restricts insulin release by attenuating Ca2+ signaling in beta-cells: implication in the glycemic control in rodents. Diabetes. 2004;53(12): 3142-51.
20. Irwin N, Flatt PR. Evidence for beneficial effects of compromised gastric inhibitory polypeptide action in obesity-related diabetes and possible therapeutic implications. Diabetologia. 2009;52(9): 1724-31.
21. Ballantyne GH. Peptide YY(1-36) and peptide YY(3-36): Part II. Changes after gastrointestinal surgery and bariatric surgery. Obes Surg. 2006;16(6):795-803.

22. Lam NT, Kieffer TJ. The multifaceted potential of glucagon-like peptide-1 as a therapeutic agent. Minerva Endocrinol. 2002;27(2): 79-93.
23. Beenken A, Mohammadi M. The FGF family: biology, pathophysiology and therapy. Nat Rev Drug Discov. 2009;8(3):235-53.
24. Nauck MA, Baller B. Meier JJ. Gastric inhibitory polypeptide and glucagon-like peptide-1 in the pathogenesis of type 2 diabetes. Diabetes. 2004;53 Suppl 3:S190-6.
25. Meier JJ, Gethmann A, Götze O, Gallwitz B, Holst JJ, Schmidt WE, Nauck MA. Glucagon-like peptide 1 abolishes the postprandial rise in triglyceride concentrations and lowers levels of non-esterified fatty acids in humans. Diabetologia. 2006;49(3):452-8.
26. Huang X, Yang C, Luo Y, Jin C, Wang F, McKeeha WL. FGFR4 prevents hyperlipidemia and insulin resistance but underlies high-fat diet induced fatty liver. Diabetes. 2007;56(10):2501-10.
27. Tomlinson E, Fu L, John L, Hultgren B, Huang X, Renz M, et al. Transgenic mice expressing human fibroblast growth factor-19 display increased metabolic rate and decreased adiposity. Endocrinology. 2002;143(5):1741-7.
28. Sonne DP, van Nierop FS, Kulik W, Soeters MR, Vilsbøll T, Knop FK. Postprandial plasma concentrations of individual bile acids and FGF-19 in patients with type 2 diabetes. J Clin Endocrinol Metab. 2016;101(8):3002-9.
29. Itoh N. Hormone-like (endocrine) Fgfs: their evolutionary history and roles in development, metabolism, and disease. Cell Tissue Res. 2010;342(1):1-11.
30. Sérgio S. Relações entre o comprimento do intestino e a obesidade. Hipótese: a síndrome do intestino longo. Einstein. 2003;(1): 63-4.
31. Naslund E, Grybäck P, Hellström PM, Jacobsson H, Holst JJ, Theodorsson E, et al. Gastrointestinal hormones and gastric emptying 20 years after jejunoileal bypass for massive obesity. Int J Obes Relat Metab Disord. 1997;21(5):387-92.
32. Salinari S, le Roux CW, Bertuzzi A, Rubino F, Mingrone G. Duodenal-jejunal bypass and jejunectomy improve insulin sensitivity in Goto-Kakizaki diabetic rats without changes in incretins or insulin secretion. Diabetes. 2014;63(3):1069-78.
33. Santoro S. From bariatric to pure metabolic surgery: new concepts on the rise. Ann Surg. 2015;262(2):e79-80.
34. Godoy EP, dos Santos Pereiral SS, Coelho D, Medeiros Pinto IM, Luz VF, Coutinho JL, et al. Isolated intestinal transit bipartition: a new strategy for staged surgery in superobesity. Rev Col Bras Cir. 2019;46(5):e20192264.
35. Stefater MA, Wilson-Pérez HE, Chambers AP, Sandoval DA, Seeley RJ. All bariatric surgeries are not created equal: insights from mechanistic comparisons. Endocr Rev. 2012;33(4):595-622.
36. Celik A, Ugale S. Functional restriction and a new balance between proximal and distal gut: the tools of the real metabolic surgery. Obes Surg. 2014; 24(10):1742-3.
37. Nguyen NT, Nguyen B, Gebhart A, Hohmann S. Changes in the makeup of bariatric surgery: a national increase in use of laparoscopic sleeve gastrectomy. J Am Coll Surg. 2013;216(2):252-7.
38. Cummings DE, Weigle DS, Frayo RS, Breen PA, Ma MK, Patchen E, et al. Plasma ghrelin levels after diet-induced weight loss or gastric bypass surgery. N Engl J Med. 2002;346(21):1623-30.
39. Anderson B, Switzer NJ, Almamar A, Shi X, Birch DW, Karmali S. The impact of laparoscopic sleeve gastrectomy on plasma ghrelin levels: a systematic review. Obes Surg. 2013;23(9):1476-80.
40. Pourcher G, De Filippo G, Ferretti S, Piquard C, Dagher I, Bougnères P. Short-term results of single-port sleeve gastrectomy in adolescents with severe obesity. Surg Obes Relat Dis. 2015;11(1):65-9.
41. Boza C, Viscido G, Salinas J, Crovari F, Funke R, Perez G. Laparoscopic sleeve gastrectomy in obese adolescents: results in 51 patients. Surg Obes Relat Dis. 2012;8(2):133-7; discussion 137-9.
42. Karamanakos SN, Konstantinos Vagenas K, Fotis Kalfarentzos F, Alexandrides TK. Weight loss, appetite suppression, and changes in fasting and postprandial ghrelin and peptide-YY levels after Roux-en-Y gastric bypass and sleeve gastrectomy: a prospective, double blind study. Ann Surg. 2008;247(3):401-7.
43. Lutz TA, Bueter M. The physiology underlying Roux-en-Y gastric bypass: a status report. Am J Physiol Regul Integr Comp Physiol. 2014; 307(11):R1275-91.
44. Scopinaro N, Adami GF, Marinari GM, Gianetta E, Traverso E, Friedman D, et al. Biliopancreatic diversion. World J Surg. 1998;22(9):936-46.
45. Biertho L, Simon-Hould F, Marceau S, Lebel S, Lescelleur O, Biron S. Current outcomes of laparoscopic duodenal Switch. Ann Surg Innov Res. 2016;10:1.
46. Buchwald H, Avidor Y, Braunwald E, Jensen MD, Pories W, Fahrbach K, et al. Bariatric surgery: a systematic review and meta-analysis. JAMA. 2004;292(14):1724-37.
47. Topart P, Becouarn G, Ritz P. Comparative early outcomes of three laparoscopic bariatric procedures: sleeve gastrectomy, Roux-en-Y gastric bypass, and biliopancreatic diversion with duodenal switch. Surg Obes Relat Dis. 2012;8(3):250-4.
48. Hess DS, Hess DW. Biliopancreatic diversion with a duodenal switch. Obes Surg. 1998;8(3):267-82.
49. Marceau P, Hould FS, Simard S, Lebel S, Bourque RA, Potvin M, et al. Biliopancreatic diversion with duodenal switch. World J Surg. 1998;22(9):947-54.
50. Azevedo FR, Santoro S, Correa-Gianella ML, Toyoshima MT, Gianella-Neto D, Calderaro D, et al. A prospective randomized controlled trial of the metabolic effects of sleeve gastrectomy with transit bipartition. Obes Surg. 2018;28(10):3012-9.
51. Santoro S, Castro LC, Velhote MC, Malzoni CE, Klajner S, Castro LP, et al. Sleeve gastrectomy with transit bipartition: a potent intervention for metabolic syndrome and obesity. Ann Surg. 2012;256(1):104-10.
52. Inge TH, Zeller MH, Jenkins TM, Helmrath M, Brandt ML, Michalsky MP, et al. Perioperative outcomes of adolescents undergoing bariatric surgery: the Teen-Longitudinal Assessment of Bariatric Surgery (Teen-LABS) study. JAMA Pediatr. 2014;168(1): 47-53.
53. Inge TH, Courcoulas AP, Jenkins TM, Michalsky MP, Brandt ML, Xanthakos SA, et al. Five-year outcomes of gastric bypass in adolescents as compared with adults. N Engl J Med. 2019;380(22): 2136-45.
54. Franco RR, Ybarra M, Cominato L, Mattar L, Steinmetz L, Damiani D , et al. Laparoscopic sleeve gastrectomy in severely obese adolescents: effects on metabolic profile. Arch Endocrinol Metab. 2017;61(6):608-13.
55. Black JA, White B, Viner RM, Simmons RK. Bariatric surgery for obese children and adolescents: a systematic review and meta-analysis. Obes Rev. 2013;14(8):634-44.
56. Kelleher DC, Merrill CT, Cottrell LT, Nadler EP, Burd RS. Recent national trends in the use of adolescent inpatient bariatric surgery: 2000 through 2009. JAMA Pediatr. 2013;167(2):126-32.
57. Varela JE, Hinojosa MW, Nguyen NT. Perioperative outcomes of bariatric surgery in adolescents compared with adults at academic medical centers. Surg Obes Relat Dis. 2007;3(5):537-40; discussion 541-2.
58. Santoro S, Velhote MCP, Mechenas ASG, Malzoni CE, Strassmann V. Laparoscopic adaptive gastro-omentectomy as an early procedure to treat and prevent the progress of obesity. Rev Bras Videocir. 2003;1(3):96-102.
59. Carbajo M, García-Caballero M, Toledano M, Osorio D, García-Lanza C. One-anastomosis gastric bypass by laparoscopy: results of the first 209 patients. Obes Surg. 2005;15(3):398-404.

Anorexia Nervosa

Bacy Fleitlich-Bilyk
Louise Cominato

INTRODUÇÃO

Anorexia nervosa é um transtorno alimentar grave, de etiologia multifatorial e alto índice de morbidade e mortalidade. É caracterizado por restrição alimentar intencional para perder peso, recusa em manter um peso mínimo adequado para sua idade e altura, medo intenso em ganhar peso, distúrbio na percepção de sua imagem corporal e amenorreia secundária (em meninas pós-menarca). Mais comum entre adolescentes e jovens adultas, cuja prevalência varia de 1,2 a 2,2%; no sexo masculino a prevalência é 5 a 10 vezes mais baixa[1].

Considerada por alguns autores a terceira maior doença crônica em adolescentes do sexo feminino, a anorexia nervosa é uma doença multifatorial, envolvendo aspectos psicológicos, ambientais, sociais e vulnerabilidade genética[2]. Está associada a inúmeras complicações médicas gerais, diretamente atribuíveis à perda de peso e à desnutrição. As complicações afetam a maioria dos principais sistemas orgânicos e geralmente incluem distúrbios fisiológicos, como hipotensão, bradicardia, hipotermia e amenorreia[3].

PERSPECTIVA HISTÓRICA

A apresentação clínica mais conhecida da anorexia nervosa é um corpo emagrecido, onde observamos saliências e reentrâncias correspondentes aos ossos cobertos por tecido cutâneo. Foram identificados indivíduos com esta apresentação mesmo antes do século XV, a chamada de "anorexia religiosa", praticada através de jejuns prolongados dedicados à fé e seus personagens como a Santa Catarina de Siena, que viveu na Itália, no século XIV (*Saint Catherine de Siena*).

Já no fim do século XIX, Sir Willian Gull (1873) utiliza a denominação de anorexia nervosa e somente em 1952 surge a primeira classificação americana *Diagnostic and Statistical Manual of Mental Disorders* (DSM-I), baseada em fenótipos estatisticamente mais comuns. Nessa época, os pais do paciente eram culpabilizados e o tratamento mais utilizado era a separação da paciente de sua família, a chamada parentectomia.

No surgimento da DSM-II, seguida por publicação de Salvador Minuchin (1978), foi usado o conceito de famílias psicossomáticas e a anorexia nervosa associada a esse conceito com a sugestão de abordagem baseada em modelo sistêmico familiar[4].

Entre os anos 1980 e 1990 a classificação válida era a DSM-IV e incluía anorexia nervosa tipo restritiva (restrição alimentar) ou tipo bulímica (com compulsões e comportamentos compensatórios para evitar a perda de peso). Em 2013, foi publicada a DSM-V e as principais diferenças entre DMS-IV e V estão descritas a seguir.

CLASSIFICAÇÃO DIAGNÓSTICA

1. Uma das classificações diagnósticas mais utilizadas nos últimos 15 anos foi a DSM-IV, cujos critérios para diagnóstico eram:
   a) Perda de peso ou recusa em manter o peso normal (≥ 85% do peso esperado).
   b) Medo mórbido de engordar mesmo estando abaixo do peso.
   c) Perturbação na forma de vivenciar o baixo peso, negação do baixo peso.
   d) Amenorreia consecutiva por 3 ciclos.

   Incluía também os subtipos – restritivo (dieta e exercícios apenas); ou compulsão periódica/purgativo (presença de episódios de compulsão e/ou purgação além da dieta, exercícios).
2. A partir de 2013 completou-se a atual classificação em uso DSM-V[5]. Observamos que as principais diferenças se encontram nos critérios a e d.

No item a, o novo texto diz "restrição da ingestão calórica em relação às necessidades levando a um peso corporal significativamente baixo no contexto da idade, gênero, trajetória do desenvolvimento e saúde física. O peso significativamente baixo é definido como inferior ao peso mínimo normal – e não mais ≥ 85% do peso esperado – ou no caso de crianças, abaixo do minimamente esperado.

Os itens b e c permanecem como antes.

O item d foi abolido, portanto não há exigência que haja amenorreia.

QUADRO CLÍNICO

Apesar de a anorexia nervosa ser mais prevalente no sexo feminino, na faixa etária de crianças e adolescentes a diferença entre as prevalências é menor (5:1) do que se compararmos com as taxas na idade adulta[6].

A apresentação clínica historicamente esperada é de um indivíduo extremamente emagrecido. Entretanto, observamos que os pacientes buscam tratamento cada vez mais precocemente e o peso ainda não está tão baixo. O sintoma principal, mas quase sempre escondido, são as alterações do conteúdo do pensamento. O paciente repetidamente pensa que está gordo, que precisa perder peso, se comer qualquer alimento vai perder o controle e ficar gordo. Esses pensamentos são angustiantes a ponto de "convencerem" o paciente a diminuir a quantidade de alimento, excluir determinados alimentos como carboidrato e açúcar ou até extinguir refeições. O endocrinologista pediátrico precisa estar atento aos hábitos alimentares de seus pacientes adolescentes, assim como perda de peso rápida. O encaminhamento precoce ao psiquiatra para diagnóstico e acompanhamento melhora a adesão e eficácia do tratamento.

O peso começa a cair e pode atingir um ponto em que, mesmo o paciente querendo parar de perder, o medo de engordar é mais forte. Assim, os comportamentos alimentares alterados continuam. A distorção da autoimagem também contribui para a manutenção da dieta e da perda de peso.

Além dos sintomas acima citados, o paciente também pode apresentar compulsões e comportamentos compensatórios, como vômitos, excesso de exercício, uso de laxantes e inibidores de apetite.

COMPLICAÇÕES CLÍNICAS

A anorexia nervosa tem a maior taxa de mortalidade de todos os transtornos psiquiátricos (5,6% em uma década), sendo que 54% falecem em função das complicações físicas. A mortalidade está associada principalmente a complicações cardiovasculares e distúrbios hidroeletrolíticos.

O sistema cardiovascular é frequentemente afetado, podendo ocorrer hipotensão, arritmia e bradicardia que são atribuídas a uma adaptação do organismo em resposta à perda de peso e à redução da reserva energética. Estudos mostram atrofia muscular do ventrículo esquerdo com consequente prolapso de válvula mitral, diminuição da contratilidade miocárdica e aumento do intervalo QT. Essas alterações são mais frequentes e graves quanto menor o IMC, menor a quantidade de gordura corporal e maior o tempo de evolução da doença e são reversíveis com a recuperação nutricional[7].

A desidratação e as alterações das concentrações de eletrólitos costumam ser frequentes entre esses pacientes graças aos vômitos, à baixa ingestão de líquidos e ao uso de laxantes e diuréticos. A hipocalemia é o distúrbio hidroeletrolítico mais comum e pode gerar sintomas como fraqueza, constipação, náuseas e causar arritmias cardíacas aumentando o risco de morte súbita[8].

Uma das principais complicações da anorexia nervosa na adolescência é a osteoporose. Sua origem é multifatorial, consequência da deficiência de estrógeno, da má alimentação (desnutrição, deficiência de cálcio e vitaminas) e secreção excessiva de glicocorticoide. As baixas concentrações de fator de crescimento insulina-símile I (IGF-1) e leptina também contribuem para a diminuição da massa óssea. A gravidade das complicações ósseas correlaciona-se com a duração da doença e o baixo índice de massa corporal[9,10].

COMPLICAÇÕES ENDOCRINOLÓGICAS

Alterações hormonais são achados frequentes nesses pacientes e, geralmente, normalizam-se com a recuperação nutricional. Algumas das anormalidades endócrinas na anorexia nervosa representam respostas fisiológicas adaptativas à desnutrição e servem para restringir o gasto energético para os processos fisiológicos mais essenciais.

Frequentemente, essas adolescentes procuram o endocrinologista com queixa de baixa estatura, atraso puberal e amenorreia secundária. Podem também apresentar clínica de hipotireoidismo com constipação intestinal, intolerância ao frio, pele seca, bradicardia e hipotensão. É importante pensar em anorexia nervosa e ter conhecimento das mudanças nas concentrações hormonais que ocorrem nessa doença.

A deficiência estrogênica na anorexia nervosa é associada a baixas concentrações de LH e FSH, ausência de pulsatilidade na secreção de LH e diminuição da resposta ao estímulo com GnRH. A atividade do eixo hipotálamo-hipófise-gonadal depende de um estoque energético adequado. A necessidade de determinada massa corporal para o desenvolvimento desse eixo está relacionada à produção de leptina, ou seja, a perda excessiva de tecido adiposo leva à diminuição da produção de leptina que sinaliza ao sistema nervoso central (SNC). Receptores de leptina são expressos especificamente nos neurônios secretores de GnRH, acelerando a pulsatilidade da secreção desse hormônio. Com a diminuição da leptina por perda de tecido adiposo que ocorre na anorexia nervosa, subsequentemente diminui a secreção de GnRH e consequente queda na concentração de LH e FSH, levando a hipogonadismo hipogonadotrófico. Concentrações de leptina estão fortemente correlacionadas com o índice de massa corporal (IMC), sendo mais elevado quanto maior o IMC[11,12].

Além da alteração na produção estrogênica, outros distúrbios hormonais estão presentes, como no eixo hormonal tireoidiano, em que pode ocorrer baixa concentração de T_3 e T_4 com concentração normal de TSH e resposta tardia ao estímulo com TRH, indicando hipotireoidismo terciário. Sabe-se que a deficiência congênita de leptina está associada com alterações no eixo hipotálamo-hipófise-tireoide em ratos e em humanos e mutações no gene do receptor de leptina, que levam à resistência desse hormônio, estão associadas a hipotireoidismo em humanos, mostrando o papel da leptina nesse eixo hormonal. Administração exógena de leptina em doses fisiológicas em desnutridos humanos restaura a pulsatilidade de TSH, aumenta T_4L e a expressão de TRH por ação direta nos neurônios produtores de TRH no núcleo hipotalâmico paraventricular. O aumento de T_3 reverso combinado às baixas concentrações de T_4, T_4L e T_3 demonstram aumento da conversão periférica de T_4 em rT_3 como na síndrome do eutireoidiano doente. A recuperação de peso nos pacientes com anorexia nervosa é seguida do aumento na secreção de leptina e dos hormônios tireoidianos[13,14].

Em relação à secreção de GH, a concentração desse hormônio pode estar normal, aumentada ou diminuída em adolescentes com anorexia nervosa, porém as concentrações de GHBP, IGF-1 e IGFBP-3 são baixas. Hipersecreção de GH pode ocorrer devido à diminuição de somatostatina e menor *feedback* negativo, já que o IGF-1 é baixo, configurando um quadro de resistência ao GH. O eixo GH é um importante regulador da formação óssea, e a desregulação desse sistema contribui para a perda óssea associada à anorexia nervosa[15].

As concentrações de cortisol sérico e urinário estão elevadas, mantendo, contudo, o ritmo circadiano. Não ocorre supressão adequada após dexametasona. Valores de ACTH e CRH (dosados no LCR) também estão elevados. A hiperestimulação do eixo hipotálamo-hipófise-adrenal é secundária à desnutrição grave, resultando em aumento da secreção de CRH. O cortisol eleva-se também graças ao aumento da meia-vida consequente ao hipometabolismo. Pacientes com anorexia não desenvolvem características cushingoides apesar do aumento do cortisol, sendo proposta uma resistência ao cortisol, ou que, em decorrência da desnutrição, essas características não se manifestem. Concentrações elevadas de cortisol levam ao aumento da proteína ligadora de leptina, diminuindo mais as concentrações de leptina livre[16].

As complicações endocrinológicas mais frequentes em adolescentes com anorexia nervosa são: amenorreia e perda da massa óssea. Atenção com a perda de massa óssea deve ser o principal objetivo do endocrinologista que acompanha essas adolescentes, já que é nessa faixa etária que ocorre o pico de aquisição de massa óssea; perda ou diminuição na aquisição de massa óssea nesse período podem ser irreversíveis, se não houver tratamento adequado[17,18].

Amenorreia

A perda de peso entre 10 e 15% do peso normal interrompe o ciclo menstrual na maioria das mulheres. O retorno do ciclo acorre em geral 4 a 9 meses após o início do tratamento e está associado à recuperação do peso, porém somente o IMC não é um bom parâmetro do retorno menstrual. Aumento de LH, leptina e IGF-1 acompanham o ganho de peso, e o IGF-1 é um bom parâmetro para o retorno menstrual[17,19].

Perda de massa óssea

Adolescentes com anorexia nervosa podem apresentar grande perda óssea, além de diminuição na aquisição de massa óssea normal. Em estudo de 130 mulheres jovens com anorexia nervosa (idade média de 24 anos), mais de 90% tiveram osteopenia e quase 40% apresentaram osteoporose[9]. A recuperação da densidade óssea é ainda mais complexa do que a própria recuperação de peso e pode ser irreversível[18].

Aumento do risco de fraturas, aumento dos marcadores de reabsorção óssea e diminuição dos marcadores de formação óssea são descritos. Em adolescentes, em que normalmente ocorre o período de maior renovação óssea, pode haver redução da reabsorção e formação óssea[20].

A gravidade da perda óssea em mulheres com anorexia nervosa é maior do que naquelas com amenorreia hipotalâmica com peso normal, indicando que, além da deficiência de estradiol, existem outros fatores, incluindo deficiências nutricionais e anormalidades hormonais que contribuem para a perda óssea, como resistência ao GH, hipercortisolemia, diminuição de IGF-1, baixa leptina e testosterona, todas elas implicadas na osteopenia associada à anorexia[10,20,21].

TRATAMENTOS BASEADOS EM EVIDÊNCIA

Tratamento psicoterápico

Os primeiros tratamentos testados, tanto a psicanálise quanto o aconselhamento, não mostraram eficácia estatisticamente significante. Em 1987, foi desenvolvido o *Maudsley Family Treatment* que incluía a família na abordagem terapêutica, mantendo o foco no adolescente. Os resultados da avaliação de eficácia foram mais relevantes em amostras de pacientes adolescentes com menos de 3 anos de história de anorexia nervosa. Além disso, os resultados salientaram que a família não deveria ser culpabilizada pela doença e sim uma ferramenta importante para o tratamento[22].

A terapia cognitivo-comportamental também demonstrou eficácia utilizando um protocolo bastante detalhado e específico para transtornos alimentares desenvolvidos por Fairburn em 1995[23].

Após vários anos, surgiu um novo protocolo que partia de algumas ideias contidas no tratamento desenvolvido por Dare em 1987. Em 2015, LeGrange chamou de *Family-*

-*based-treatment* (FBT), um tratamento que incluía a família nas sessões, sem deixar de ter o paciente como foco principal. Também, nesse caso, o tratamento foi manualizado detalhadamente e vem sendo aplicado em vários centros especializados no tratamento de transtornos alimentares[22,24,25].

Tratamento medicamentoso

Não há nenhuma medicação com eficácia comprovada para o tratamento da anorexia, por outro lado, sabemos que as comorbidades podem e devem ser tratadas. Os inibidores seletivos da recaptação da serotonina (ISRS) são as drogas mais utilizadas para tratamento da depressão e transtornos ansiosos associados à anorexia nervosa. Fluoxetina, citalopram e sertralina são os ISRS utilizados para o tratamento das comorbidades.

As evidências para uso de antipsicóticos são limitadas. Os antipsicóticos atípicos como olanzapina, aripiprazol, risperidona e quetiapina foram utilizados em estudos randomizados duplo-cegos e demonstraram alguma melhora na obsessividade. Quanto ao ganho de peso, poucos estudos mostraram alguma resposta[26].

Tratamento das complicações endocrinológicas

A melhor estratégia para reverter as complicações endocrinológicas na anorexia nervosa é a recuperação nutricional acompanhada do retorno do ciclo menstrual[27].

Para a prevenção de osteoporose, a reposição de vitamina D (800UI/dia) e a ingestão de cálcio (1.200mg/dia) devem ser prescritas, seja a partir de dieta, seja de suplementos. Embora os exercícios de sustentação do peso sejam benéficos para a saúde óssea, o gasto calórico gerado durante a atividade física pode piorar a perda de peso e prolongar a amenorreia, portanto prescrição ou proscrição de atividade física deve ser individualizada. O ganho de peso e a restauração dos ciclos menstruais podem melhorar, independentemente da densidade mineral óssea (DMO), e continuam sendo o objetivo principal[27,28].

Estudos prospectivos não mostraram benefício do uso de contraceptivos orais combinados (estrógeno e progesterona) no tratamento da perda óssea associada à anorexia nervosa em adolescentes ou adultos. Pílulas anticoncepcionais orais, portanto, não devem ser prescritas para a prevenção de perda óssea na anorexia nervosa[29].

Em 2011, Misra et al. publicaram um trabalho com o uso de reposição de 17-beta-estradiol transdérmico com progesterona micronizada cíclica em 110 meninas adolescentes com anorexia nervosa durante 18 meses. Essa reposição de estradiol mais fisiológica resultou em recuperação de DMO na coluna vertebral e no quadril em comparação com o placebo, embora a terapia não tenha voltado a DMO ao normal. O estrógeno em altas doses (contraceptivos orais) não tem sido eficaz para a perda óssea associada à anorexia nervosa em adultos ou adolescentes, mas o estrógeno fisiológico em doses mais baixas parece promissor em adolescentes e pode ser opção em adolescentes com redução da DMO, amenorreia prolongada e dificuldade na recuperação de peso[30].

O fator de crescimento semelhante à insulina humana recombinante-1 (rhIGF-1), sozinho ou com contraceptivos orais, pode melhorar a DMO em mulheres com anorexia nervosa, mas os dados são limitados e não são aprovados ou disponíveis para uso clínico[20,21].

Dados limitados sugerem que os bisfosfonatos podem ser benéficos em mulheres com perda óssea associada à anorexia nervosa. Até o momento não há dados na literatura que sustentem seu uso na adolescência[20].

CONCLUSÃO

A anorexia nervosa é uma doença psiquiátrica complexa com impacto importante no sistema endocrinológico. Cabe ao endocrinologista estar atento no atendimento de pacientes adolescentes para possíveis casos de anorexia ainda sem diagnóstico. Nos casos confirmados, é necessário estar atendo às comorbidades endocrinológicas, em especial a amenorreia e a perda de massa óssea.

A melhor forma de tratamento para a anorexia e suas comobidades é a recuperação do peso e todos os esforços da equipe que atende esses pacientes devem se concentrar nessa recuperação ponderal. É fundamental que a equipe esteja alinhada na estratégia do tratamento para que haja sucesso terapêutico.

REFERÊNCIAS

1. Alvarenga MS, Koritar P, Pisciolaro F, Mancini M, Cordas TA, Scagliusi FB. Eating attitudes of anorexia nervosa, bulimia nervosa, binge eating disorder and obesity without eating disorder female patients: differences and similarities. Physiol Behav. 2014;131:99-104.
2. Misra M, Aggarwal A, Miller KK, Almazan C, Worley M, Soyka LA, et al. Effects of anorexia nervosa on clinical, hematologic, biochemical, and bone density parameters in community-dwelling adolescent girls. Pediatrics. 2004;114(6):1574-83.
3. Westmoreland P, Krantz MJ, Mehler PS. Medical complications of anorexia nervosa and bulimia. Am J Med. 2016;129(1):30-7.
4. Kog E, Vertommen H, Vandereycken W. Minuchin's psychosomatic family model revised: a concept-validation study using a multitrait-multimethod approach. Fam Process. 1987;26(2):235-53.
5. Attia E, Becker AE, Bryant-Waugh R, Hoek HW, Kreipe RE, Marcus MD, et al. Feeding and eating disorders in DSM-5. Am J Psychiatry. 2013;170(11):1237-9.
6. Swanson SA, Crow SJ, Le Grange D, Swendsen J, Merikangas KR. Prevalence and correlates of eating disorders in adolescents. Results from the national comorbidity survey replication adolescent supplement. Arch Gen Psychiatry. 2011;68(7):714-23.
7. Olivares JL, Vazquez M, Fleta J, Moreno LA, Perez-Gonzalez JM, Bueno M. Cardiac findings in adolescents with anorexia nervosa

at diagnosis and after weight restoration. Eur J Pediatr. 2005;164(6): 383-6.
8. Lowinger K, Griffiths RA, Beumont PJ, Scicluna H, Touyz SW. Fluid restriction in anorexia nervosa: a neglected symptom or new phenomenon? Int J Eat Disord. 1999;26(4):392-6.
9. Grinspoon S, Thomas E, Pitts S, Gross E, Mickley D, Miller K, et al. Prevalence and predictive factors for regional osteopenia in women with anorexia nervosa. Ann Intern Med. 2000;133(10):790-4.
10. Compston JE, McConachie C, Stott C, Hannon RA, Kaptoge S, Debiram I, et al. Changes in bone mineral density, body composition and biochemical markers of bone turnover during weight gain in adolescents with severe anorexia nervosa: a 1-year prospective study. Osteoporos Int. 2006;17(1):77-84.
11. Ballauff A, Ziegler A, Emons G, Sturm G, Blum WF, Remschmidt H, et al. Serum leptin and gonadotropin levels in patients with anorexia nervosa during weight gain. Mol Psychiatry. 1999;4(1):71-5.
12. Ankarberg-Lindgren C, Dahlgren J, Carlsson B, Rosberg S, Carlsson L, Wikland KA, et al. Leptin levels show diurnal variation throughout puberty in healthy children, and follow a gender-specific pattern. Eur J Endocrinol. 2001;145(1):43-51.
13. Bluher S, Mantzoros CS. The role of leptin in regulating neuroendocrine function in humans. J Nutr. 2004;134(9):2469-74s.
14. Calandra C, Musso F, Musso R. The role of leptin in the etiopathogenesis of anorexia nervosa and bulimia. Eat Weight Disord. 2003; 8(2):130-7.
15. Misra M, Miller KK, Bjornson J, Hackman A, Aggarwal A, Chung J, et al. Alterations in growth hormone secretory dynamics in adolescent girls with anorexia nervosa and effects on bone metabolism. J Clin Endocrinol Metab. 2003;88(12):5615-23.
16. Misra M, Miller KK, Almazan C, Ramaswamy K, Lapcharoensap W, Worley M, et al. Alterations in cortisol secretory dynamics in adolescent girls with anorexia nervosa and effects on bone metabolism. J Clin Endocrinol Metab. 2004;89(10):4972-80.
17. Cominato L, da Silva MM, Steinmetz L, Pinzon V, Fleitlich-Bilyk B, Damiani D. Menstrual cycle recovery in patients with anorexia nervosa: the importance of insulin-like growth factor 1. Horm Res Paediatr. 2014;82(5):319-23.
18. Silva MM, Damiani D, Cominato L. [Evaluation of bone mineral density in female adolescents with eating disorders]. Arq Bras Endocrinol Metabol. 2013;57(7):527-32.
19. Rastogi R, Sieke EH, Nahra A, Sabik J, Rome ES. Return of menses in previously overweight patients with eating disorders. J Pediatr Adolesc Gynecol. 2020;33(2):133-8.
20. Soyka LA, Misra M, Frenchman A, Miller KK, Grinspoon S, Schoenfeld DA, et al. Abnormal bone mineral accrual in adolescent girls with anorexia nervosa. J Clin Endocrinol Metab. 2002;87(9): 4177-85.
21. Bahamonde M, Misra M. Potential applications for rhIGF-I: bone disease and IGFI. Growth Horm IGF Res. 2020;52:101317.
22. Russell GF, Szmukler GI, Dare C, Eisler I. An evaluation of family therapy in anorexia nervosa and bulimia nervosa. Arch Gen Psychiatry. 1987;44(12):1047-56.
23. Byrne S, Wade T, Hay P, Touyz S, Fairburn CG, Treasure J, et al. A randomised controlled trial of three psychological treatments for anorexia nervosa. Psychol Med. 2017;47(16):2823-33.
24. Dare C, Eisler I, Russell G, Treasure J, Dodge L. Psychological therapies for adults with anorexia nervosa: randomised controlled trial of out-patient treatments. Br J Psychiatry. 2001;178:216-21.
25. Le Grange D, Lock J, Agras WS, Bryson SW, Jo B. Randomized clinical trial of family-based treatment and cognitive-behavioral therapy for adolescent bulimia nervosa. J Am Acad Child Adolesc Psychiatry. 2015;54(11):886-94.e2.
26. Gray E, Chen T, Menzel J, Schwartz T, Kaye WH. Mirtazapine and weight gain in avoidant and restrictive food intake disorder. J Am Acad Child Adolesc Psychiatry. 2018;57(4):288-9.
27. Baskaran C, Misra M, Klibanski A. Effects of anorexia nervosa on the endocrine system. Pediatr Endocrinol Rev. 2017;14(3):302-11.
28. Misra M, Klibanski A. Anorexia nervosa and Its associated endocrinopathy in young people. Horm Res Paediatr. 2016;85(3):147-57.
29. Strokosch GR, Friedman AJ, Wu SC, Kamin M. Effects of an oral contraceptive (norgestimate/ethinyl estradiol) on bone mineral density in adolescent females with anorexia nervosa: a double-blind, placebo-controlled study. J Adolesc Health. 2006;39(6):819-27.
30. Misra M, Katzman D, Miller KK, Mendes N, Snelgrove D, Russell M, et al. Physiologic estrogen replacement increases bone density in adolescent girls with anorexia nervosa. J Bone Miner Res. 2011; 26(10):2430-8.

Parte XIV

Lípides

COORDENADORA

Edna R. Nakandakare

Doenças do Metabolismo Lipídico em Pediatria

Edna R. Nakandakare
Marisa Passarelli

INTRODUÇÃO

A doença cardiovascular aterosclerótica (DCV) é uma das principais causas de morbidade e mortalidade na população geral. Na infância e na adolescência, a presença de fatores de risco para DCV prediz o desenvolvimento precoce da aterosclerose no adulto jovem, manifestado pelo espessamento da camada íntima-média das artérias carótidas ou presença de cálcio nas artérias coronárias[1]. As lesões iniciais da aterosclerose foram observadas em necropsias de crianças e adolescentes por morte acidental, sendo associadas aos principais fatores de riscos, como hipercolesterolemia, concentrações reduzidas de colesterol na lipoproteína de densidade alta (HDLc), hipertensão arterial, tabagismo e obesidade[2]. A crescente incidência de obesidade e sobrepeso em crianças e adolescentes aumenta o risco de doenças crônicas, como resistência à insulina, *diabetes mellitus* tipo 2, hipertensão arterial, dislipidemias e DCV. Estudos epidemiológicos demonstram que filhos de pais portadores de DCV prematura apresentam maior frequência de alterações metabólicas associadas à aterosclerose[3].

METABOLISMO DE LÍPIDES E LIPOPROTEÍNAS[4]

Nas circulações sanguínea e linfática, o transporte dos lípides – triglicérides (TG), colesterol (c) e fosfolípides (FL) – ocorre por meio das lipoproteínas (LP), agregados macromoleculares de lípides e proteínas. As LP são formadas por um núcleo hidrofóbico que contém colesterol esterificado (CE) e TG, além de vitaminas lipossolúveis, e uma superfície hidrofílica na qual se inserem a molécula de colesterol livre (CL), fosfolípides (FL) e proteínas. As apolipoproteínas (apo) ligam-se à camada superficial das LP, conferindo-lhes estabilidade estrutural, solubilidade, além de garantir sua metabolização adequada. Muitas apolipoproteínas desempenham outras atividades, participando de processos antioxidantes e anti-inflamatórios.

As LP são classificadas de acordo com sua densidade e tamanho, o que é determinado pela composição percentual em lípides e apolipoproteínas. Dessa forma, cinco classes principais de LP são caracterizadas: quilomícrons (QM), VLDL (LP de densidade muito baixa), IDL (LP de densidade intermediária), LDL (LP de densidade baixa) e HDL (LP de densidade alta) (Tabela XIV-1).

Os QM são as maiores partículas – aproximadamente 1μm de diâmetro – com densidade inferior a 1,006g/ml, caracterizadas pelo predomínio de TG em seu interior. As VLDL (*very low density lipoprotein*) são partículas grandes, ricas em TG, porém menores do que os QM, também isoladas na densidade inferior a 1,006g/ml. A seguir, encontram-se as IDL (*intermediate density lipoprotein*) isoladas na faixa de densidade = 1,006-1,019g/ml e as *LDL* (*low density lipoprotein*), isoladas na faixa de densidade = 1,019-1,063g/ml. As LDL são as principais transportadoras de colesterol na circulação em humanos, provendo os tecidos periféricos com

Tabela XIV-1. Composição percentual das principais das lipoproteínas.

	Lípides (%)					Proteínas (%)
	CE	CL	TG	FL	Total	
QM	1-3	0,5-1	86-94	3-8	98-99	1-2
VLDL	12-14	6-8	55-65	12-18	89-94	5-10
LDL	35-40	5-10	8-12	20-25	75-80	20-24
HDL	14-18	3-5	3-6	20-30	50-55	45-50

esse esterol. Finalmente, as HDL (*high density lipoprotein*) são as partículas de menor tamanho e maior densidade (densidade = 1,063-1,21g/ml), mais ricas em apolipoproteínas, e com conteúdo lipídico reduzido, formado principalmente por fosfolípides (FL).

As principais apolipoproteínas são representadas pelas famílias A, B, C e E e atuam na formação e exportação das LP, no reconhecimento por receptores celulares, e como cofatores para proteínas e enzimas envolvidas no metabolismo dos lípides no plasma e nos tecidos. As apo A são as principais constituintes das HDL, modulam a retirada de colesterol celular e desempenham ações anti-inflamatórias, antioxidantes e favorecerem a sinalização insulínica. As apo B, sendo a B-100 típica de VLDL e LDL, e a B-48 dos QM, são as apolipoproteínas estruturais que se mantêm fixas às LP, além de propiciarem o reconhecimento dessas pelos receptores B-E. As apo C regulam a atividade da enzima lipoproteína lipase (LPL), com a apo CII estimulando e a apo CIII inibindo. As apo E estimulam a captação de QM, VLDL e LDL por receptores celulares específicos, principalmente no fígado.

Os lípides provenientes da dieta e absorvidos nos enterócitos são exportados para a circulação linfática por meio dos QM. A formação dessas LP envolve a transferência de TG e CE à molécula nascente de apo B-48, processo intermediado pela proteína de microssomal de transferência de TG (MTP), regulada pela insulina. Por meio do ducto torácico, os QM atingem a circulação sanguínea, onde sofrem a ação da LPL que hidrolisa TG, com liberação de glicerol e ácidos graxos. Esse evento favorece a redução do tamanho dos QM, então designados QM remanescentes (QM-REM). Esses são rapidamente removidos da circulação graças ao reconhecimento, principalmente, pelos receptores LRP-1 (*LDL receptor related protein-1*) e receptores de LDL (receptores B-E) no fígado. A síntese e a atividade da LPL são reguladas positivamente pela insulina, a qual também estimula a produção de apo C-II e inibe a de apo C-III. O exercício físico também é importante modulador positivo da LPL.

O fígado secreta as VLDL na circulação sanguínea que, de modo análogo aos QM, sofrem ação da LPL, transformando-se em remanescentes (REM) de VLDL, ou IDL, e finalmente nas LDL. Embora o evento primário seja a hidrólise dos TG pela LPL, concomitantemente ocorrem trocas de colesterol, FL e proteínas entre as LP. Os lípides que integram as VLDL são provenientes dos QM, bem como da síntese *de novo* de colesterol e TG no fígado.

A LDL formada no final dessa cascata metabólica é bastante enriquecida em colesterol esterificado (CE), embora mantenha o principal componente proteico advindo das VLDL (apo B-100) e, em menor quantidade, outras apolipoproteínas: apo E, apo C, mas sem apo A. Com exceção das apo B, as demais apolipoproteínas podem deslocar-se, parcialmente, entre as várias LP durante seu metabolismo no plasma, pelo fato de terem peso molecular consideravelmente inferior e serem anfifílicas. As apo B (48 e 100), devido ao seu grande tamanho, mantêm-se ligadas às suas lipoproteínas durante toda sua metabolização. Além disso, apresentam-se em cópia única nos QM, VLDL e LDL, sendo marcadores de número de partículas e utilizadas como parâmetro clínico de risco cardiovascular.

As LDL são as principais fornecedoras de colesterol para os tecidos periféricos, graças à sua interação com os receptores de LDL ou receptores B-E. Por outro lado, seu envolvimento na gênese da aterosclerose relaciona-se à sua captação pelos receptores *scavenger*, presentes em macrófagos e em vários tecidos, inclusive no fígado e no sistema hematopoiético. Na parede arterial, tais receptores favorecem a formação de células espumosas, ricas em colesterol e material ceroide. Devido ao seu pequeno tamanho, as LDL atravessam a camada endotelial das artérias, sendo oxidadas na íntima arterial. Nesse compartimento, as defesas antioxidantes são menores quando comparadas ao plasma. Em determinadas condições metabólicas, as LDL já entram modificadas na íntima arterial, tipicamente no *diabetes mellitus* e doença renal crônica, onde sofrem na circulação modificação por glicação e/ou carbamoilação. Ademais, em condições de resistência à insulina e hipertrigliceridemia, formam-se LDL pequenas e densas, as quais têm acesso favorecido à íntima arterial, sendo mais suscetíveis à modificação glicoxidativa e consequente captação por macrófagos[5].

Nas células em geral, a principal fonte de colesterol advém da síntese desse esterol a partir de acetil-CoA, em uma série de reações enzimáticas. A enzima-chave controladora desse processo e que, portanto, regula o fluxo ao longo da via metabólica é a HMG-CoA redutase, que converte HMG-CoA em ácido mevalônico. Uma vez formado, o colesterol pode ser armazenado no citosol na forma esterificada. Há um ciclo constante de esterificação do colesterol, principalmente com o ácido oleico, e hidrólise de CE. Nesses processos, atuam as atividades da acilcolesterol-aciltransferase (ACAT) e colesterol éster hidrolase neutra. Esse balanço metabólico necessita ser controlado de maneira muito sensível, pois o aumento na disponibilidade de CL leva ao seu acúmulo nas membranas celulares, desestabilizando-as e favorecendo a citotoxicidade. Na forma esterificada, pode haver acúmulo de colesterol como gotículas de cristal líquido, visto que seu ponto de fusão é pouco acima da temperatura do corpo.

O CL é necessário para as diferentes funções celulares, que incluem síntese de hormônios esteroides, ácidos biliares, vitamina D e membranas celulares. A concentração intracelular de colesterol é, então, mantida dentro de uma faixa bem restrita de equilíbrio. Quando a célula se enriquece em colesterol, seja a partir de sua síntese, seja da captação de LDL, são desencadeados processos de regulação que se refletem na diminuição da expressão da HMG-CoA redutase e dos receptores de LDL, com aumento da atividade da ACAT. Esses eventos impedem, portanto, a síntese e a entrada adicional de colesterol para a célula. O inverso ocorre mediante depleção do conteúdo celular de colesterol, que favorece a ativação da proteína de ligação ao elemento responsivo a esterol

(SREBP), fator de transcrição que migra ao núcleo estimulando a transcrição dos genes que codificam para a HMG-CoA redutase, receptor de LDL e pró-proteína convertase subtilisina/kexina tipo 9 (PCSK9), restabelecendo o conteúdo intracelular de colesterol[5]. A PCSK9 é uma proteína celular que degrada o receptor de LDL e seu aumento paradoxal na vigência de redução de colesterol celular, parece contrabalançar a expressão estimulada de receptor B-E, reduzindo a recaptação hepática de VLDL e LDL. Terapias imunológicas que conferem inibição da PCSK9 favorecem maior sobrevida dos receptores de LDL na superfície celular, contribuindo para a redução do LDLc[6].

As estatinas compõem uma classe de medicamentos com ação eficiente na redução da colesterolemia, particularmente do LDLc. Sua ação baseia-se na inibição competitiva da HMG-CoA redutase, diminuindo a síntese de colesterol, o que favorece a maior expressão do receptor de LDL e a consequente remoção dessas LP da circulação.

As HDL são LP com origens múltiplas, geradas durante o metabolismo das VLDL e QM pela LPL e pela produção hepática e intestinal de apo A-I e pré-beta HDL ou HDL nascente. No processo de hidrólise de TG pela LPL, ocorre projeção de componentes de superfície das LP, como CL, FL e proteínas (apo C e apo A), decorrente da diminuição no volume dessas partículas. Essas projeções destacam-se rapidamente das partículas grandes, dando origem às pré-beta HDL. Essas apresentam estrutura lamelar rica em FL e CL e são ótimas receptoras de colesterol celular[7].

A remoção de colesterol pelas HDL ou apolipoproteínas A-I livres, por intermédio dos receptores ABCA-1 e ABCG-1 (*ATP-dependent binding cassette* A1 e G1), é um processo ativo, com energia proveniente da hidrólise do ATP ligado a domínios específicos na estrutura do receptor. Além do ABCA-1, o colesterol celular pode ser removido por difusão, graças à interação dos componentes lipídicos da HDL com a superfície celular. Esse é um processo lento, o qual pode ser facilitado pelo receptor SR-BI. Em células periféricas e em macrófagos, inclusive na íntima arterial, esse receptor estimula a saída de colesterol livre a favor de gradiente de concentração para as partículas de HDL.

Uma vez na HDL, o colesterol sofre ação da enzima lecitina colesterol aciltransferase (LCAT) transformando-se em colesterol esterificado que se desloca para o núcleo hidrofóbico da partícula. À medida que recebem colesterol esterificado, as HDL aumentam gradativamente de tamanho, assumindo o formato mais esférico, sendo denominadas de HDL_3. Mediante troca de componentes lipídicos com outras LP no compartimento plasmático, as HDL_3 enriquecem-se em TG e são denominadas HDL_2. Essa etapa faz parte do sistema de transporte de colesterol dos tecidos periféricos ao fígado, denominado transporte reverso de colesterol (TRC)[8].

O colesterol esterificado pode, então, seguir duas vias: a primeira é chamada de via direta de transporte reverso de colesterol. Caracteriza-se pela remoção seletiva de CE das HDL pelos receptores SR-BI do fígado, em detrimento de seus componentes proteicos que, então, retornam à periferia reiniciando o ciclo de remoção de colesterol celular. Quanto maior a expressão do receptor SR-BI, maior a excreção de colesterol hepático para a bile. A segunda via, a qual é prevalente em seres humanos, refere-se à transferência de CE das HDL para as LP que contêm apo B. Esse processo é intermediado pela proteína de transferência de CE (CETP) que transfere CE das HDL para as VLDL e LDL, e TG dessas últimas para as HDL. Uma vez contendo mais TG, as HDL_2 tornam-se melhores substratos para a enzima lipoproteína lipase hepática (LLH) que hidrolisa TG e, principalmente, FL, favorecendo a captação subsequente de CE pelos receptores SR-BI. Por outro lado, as VLDL e LDL ricas em CE podem ser eficientemente removidas pelos receptores de LDL do fígado. Ambas as vias são consideradas antiaterogênicas, já que integram o sistema de retirada de colesterol periférico que garante sua eliminação biliar. Nesse ciclo, as apo A-I livres, liberadas na circulação, podem ser degradadas pelos rins (complexo receptor cubilina/megalina)[9].

Alterações em etapas do transporte reverso vinculam-se, em sua maioria, ao maior risco de aterosclerose. Variantes alélicas no gene *ABCA1* que codifica para o receptor de HDL, ABCA-1, acarretam acúmulo intracelular de colesterol e reduções acentuadas no HDLc, como na doença de Tangier. A diminuição do efluxo de colesterol para as pré-beta HDL acarreta redução de maturação dessas partículas, as quais são rapidamente degradadas pelos rins[10].

A deficiência de LCAT caracteriza-se pela menor esterificação do CL na partícula de HDL (*fish eye disease*) ou em HDL e LDL, em conjunto (deficiência familial de LCAT). O CL acumulado na superfície das LP é rapidamente removido pelas hemácias, as quais sofrem desestabilização de suas membranas e hemólise. A deficiência de LCAT também é acompanhada por esclerose glomerular e perda da função renal, embora os mecanismos fisiopatológicos dessa condição não sejam completamente conhecidos[10].

Variantes alélicas no gene *CETP* também podem estar vinculadas ao maior ou menor risco de aterosclerose, embora as modificações na atividade dessa proteína, determinadas pelo ambiente dislipidêmico ou hiperglicêmico, sejam mais importantes. Nesse sentido, aumento da atividade da CETP é mais frequentemente vinculado com a aterogênese, por favorecer a transferência de CE para LP potencialmente aterogênicas, como as LDL.

Finalmente, variantes alélicas no gene *SCARB1* que codifica para SR-BI estão associadas ao aumento de marcadores subclínicos de aterosclerose, como espessamento da íntima-média da carótida, a despeito da elevação substancial de HDL-C (~ 150mg/dl)[11].

Ao longo de sua metabolização que reflete o fluxo pelo transporte reverso de colesterol, as HDL aumentam seu tamanho, tornando-se mais aptas a liberar colesterol ao fígado (Figura XIV-1). Assim, a medida do tamanho da HDL tem

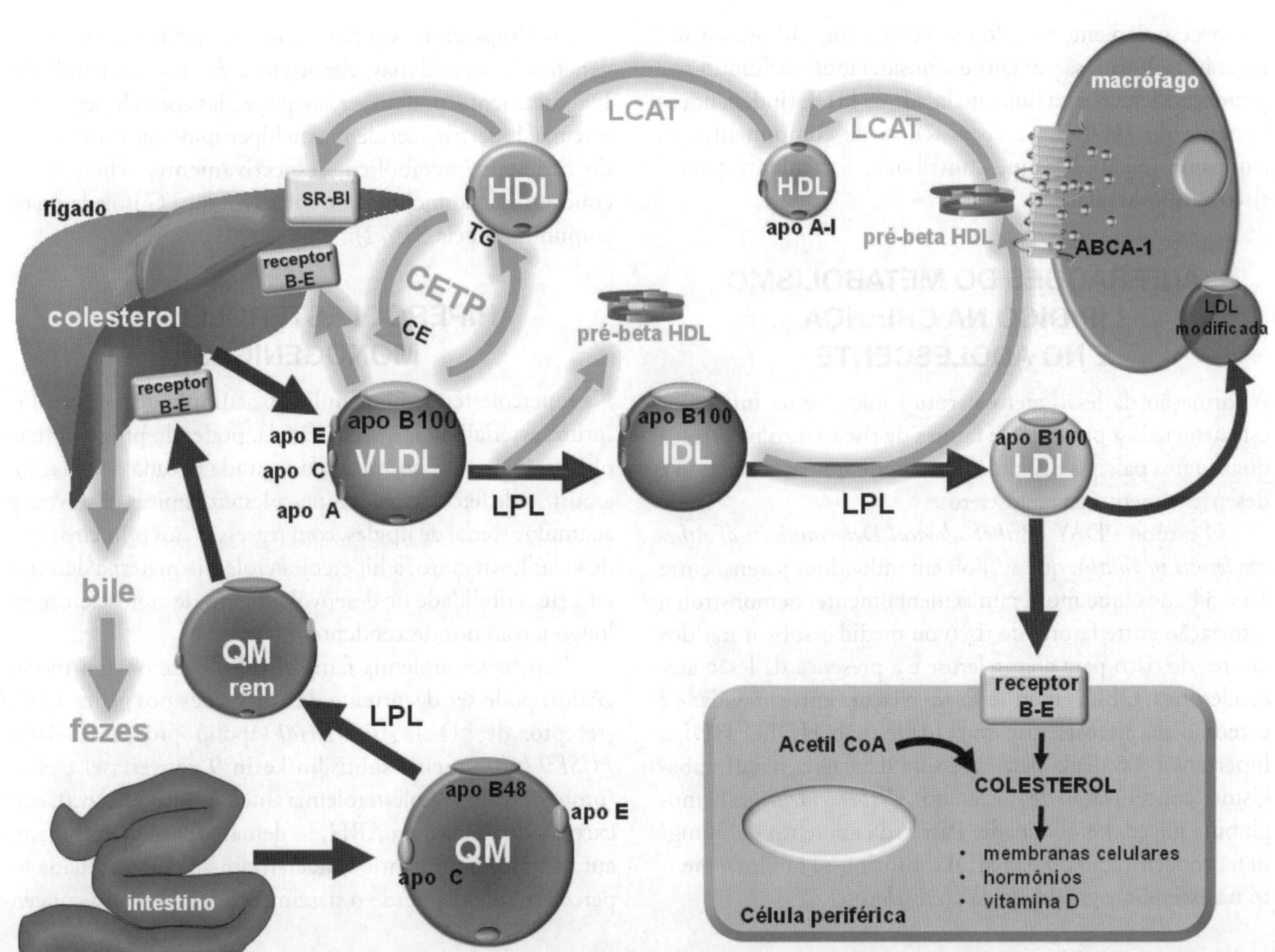

Figura XIV-1. Metabolismo de lipoproteínas. Os quilomícrons (QM) são produzidos no intestino e, na circulação, metabolizados pela lipoproteína lipase (LPL). Juntamente com a hidrólise dos TG, ocorre a liberação de componentes de superfície dessas LP, com a geração das pré-beta HDL (HDL nascentes). Os QM remanescentes são removidos pelo fígado, o qual produz as VLDL que se transformam, gradualmente, em IDL e LDL, pela ação da LPL, com geração de pré-beta HDL. As LDL, quando modificadas, são captadas pelos receptores *scavenger* de macrófagos e o acúmulo intracelular de colesterol contribui para aumentar a expressão de ABCA-1. As pré-beta HDL interagem com os receptores ABCA-1, removendo o excesso de colesterol livre celular, o qual é esterificado pela LCAT. Partículas maiores de HDL entregam colesterol esterificado (CE) ao fígado, por intermédio do receptor SR-BI. Em paralelo, a CETP transfere CE das HDL para as VLDL (ou LDL e QM), as quais podem ser removidas pelos receptores hepáticos do tipo B-E. O colesterol hepático pode ser eliminado na forma livre na bile ou convertido em ácidos biliares, sendo ambos eliminados nas fezes. As setas cinza claro correspondem à metabolização das HDL e fluxo ao longo do transporte reverso de colesterol.

sido utilizada como ferramenta experimental para inferir o risco cardiovascular em grandes ensaios clínicos. Grande parte do papel antiaterogênico das HDL relaciona-se à sua atuação no transporte reverso de colesterol, embora outras ações protetoras sejam descritas. Entre elas, destaca-se a redução da oxidação das LDL no interstício celular, graças à atividade de enzimas associadas à estrutura da HDL, como a paraoxonase e a PAF-acetil hidrolase. Além disso, são demonstradas atividades anti-inflamatórias, antiagregantes e vasodilatadoras das HDL que são óxido nítrico dependentes, reguladas pelo endotélio e melhora da secreção de insulina e sensibilidade periférica a esse hormônio. Assim sendo, as ações das HDL são múltiplas na proteção contra a aterosclerose prematura.

O proteoma da HDL tem evidenciado várias proteínas associadas a essas LP, as quais não participam especificamente do metabolismo lipídico, mas que podem atuar na ativação do sistema complemento, modulação de metaloproteinases que atuam na lesão aterosclerótica, entre outras. De modo semelhante, a análise do lipidoma dessa LP identifica diferentes subespécies de lípides quimicamente ativos que podem modular as ações antiaterogênicas das HDL.

As estratégias para a elevação do HDLc são limitadas e, do ponto de vista farmacológico, pouco efetivas, principalmente devido à falta de adesão ao tratamento com derivados da vitamina B (ácido nicotínico). Além disso, em grande parte dos ensaios clínicos em adultos, a elevação do HDLc não necessariamente vinculou-se a desfechos cardiovasculares favoráveis. Vários são os fatores considerados, incluindo-se a presença alterações na funcionalidade da HDL (independentemente do HDLc) e a coexistência de componentes de síndrome metabólica que contribuem fortemente para o risco cardiovascular.

ALTERAÇÕES DO METABOLISMO LIPÍDICO NA CRIANÇA E NO ADOLESCENTE

A formação da lesão aterosclerótica inicia-se na infância e está associada à presença de fatores de risco tanto na criança quanto nos pais. As dislipidemias interferem na aceleração e desenvolvimento da aterosclerose.

O estudo PDAY (*Pathobiological Determinants of Atherosclerosis in Youth*), que avaliou em indivíduos jovens, entre 15 e 34 anos, que morreram acidentalmente, demonstrou a associação entre fatores de risco ou medidas substitutas dos fatores de risco para aterosclerose e a presença da lesão aterosclerótica. Observaram-se fortes relações entre gravidade e extensão da aterosclerose com idade, não HDLc, HDLc, hipertensão (avaliada pela espessura da artéria renal), tabagismo (concentração de tiocianato), *diabetes mellitus* (hemoglobina glicada) e obesidade. Para cada aumento de 30mg/dl na concentração do não HDLc associou-se um incremento na extensão e gravidade da aterosclerose[1].

As dislipidemias são classificadas em primárias, de origem genética, e secundárias, decorrentes de diversas condições. Didaticamente, podem ser categorizadas como hipercolesterolemia, hipertrigliceridemia ou hiperlipidemia mista, quando o defeito metabólico, respectivamente, reflete-se em concentração aumentada de colesterol ou TG isolada ou em conjunto (Tabela XIV-2).

HIPERCOLESTEROLEMIAS MONOGÊNICAS

Na hipercolesterolemia familial, o acúmulo de colesterol na íntima arterial inicia-se na infância, podendo progredir para obstrução arterial no início da segunda década de vida. Em amostras de fetos de mães hipercolesterolêmicas observou-se acúmulo arterial de lípides, com regressão nos primeiros anos de vida. Entretanto, a hipercolesterolemia materna determina a suscetibilidade de desenvolvimento de aterosclerose em longo termo nos descendentes[12].

Hipercolesterolemia familial (HF)[13], de origem monogênica, pode ser decorrente das alterações nos genes *LDLR* (receptor de LDL), *APO B100* (apolipoproteína B-100), *PCSK9* (proproteína subtisilin/kexin 9 convertase) e *ARH* (proteína da hipercolesterolemia autossômica recessiva), com exceção do defeito na ARH, as demais apresentam herança autossômica dominante. Caracterizam-se por acentuada hipercolesterolemia desde o nascimento, observando concen-

Tabela XIV-2. Principais dislipidemias primárias, causas genéticas e incidência na população.

Dislipidemias	Causas genéticas	Incidência
	Hipercolesterolemias	
Hipercolesterolemia familial	Receptor LDL	Heterozigose 1:300 Homozigose 1:1.000.000
	APO B100	1:1.000
	PCSK9	Raríssima
Hipercolesterolemia autossômica recessiva	*ARH*	Raríssima
Hipercolesterolemia poligênica	Poligênica	1-5%
	Hipertrigliceridemias	
Hipertrigliceridemia familial	Não identificada	1:300
Hiperquilomicronemia familial	*LPL, APOC2, GPIHBP1, APOA5 ou LMF1*	1:1.000.000
	Hiperlipidemias mistas	
Hiperlipidemia familial combinada	Poligênica	1-2%
Disbetalipoproteinemia ou tipo III	*APO E*	Raríssima
	Hipoalfalipoproteinemias	
Deficiência familial de LCAT	*+LCAT*	1:1.000.000
Fish eye disease	*LCAT*	1:1.000.000
Doença de Tangier	*ABCA1*	Raríssima
Deficiência de apo A-I	*Apo A1*	Raríssima

tração plasmática de LDLc acima de 200mg/dl nas formas heterozigóticas e de 400mg/dl nos homozigóticos (Figura XIV-2). A causa de maior frequência das hipercolesterolemias primárias é o defeito no gene *LDLR* (receptor de LDL). Cerca de 2.000 variantes alélicas no gene do receptor de LDL já foram descritas na literatura, podendo ser diferenciadas em 6 classes:

Classe 1 – defeito na síntese do receptor.

Classe 2 – defeito no transporte do receptor do retículo endoplasmático para o Golgi.

Classe 3 – defeito no domínio de ligação do receptor com a apo B.

Classe 4 – defeito na internalização do complexo LDL-receptor.

Classe 5 – defeito na dissociação da partícula de LDL do receptor e reciclagem do receptor.

Classe 6 – falha no transporte inicial do receptor para a membrana basolateral[14].

Os defeitos no receptor de LDL provocam diminuição na taxa de remoção de LDL circulantes e consequente acúmulo plasmático de lipoproteínas ricas em colesterol.

Elevações no LDLc também podem ser observadas em condições associadas ao defeito familial de apo B-100, cuja incidência é de 1:1.000 na população. Nesse caso, elevações da colesterolemia são decorrentes da redução no *clearance* de LDL, devido à diminuição do reconhecimento e ligação ao receptor de LDL.

A proproteína subtisilin/kexin 9 convertase é uma serina protease que atua na metabolização do receptor de LDL. As mutações no gene *PCSK9* são implicadas tanto na hipercolesterolemia quanto na hipocolesterolemia, cuja prevalência de ambas é muito rara. Mutações com ganho de função no gene *PCSK9* aumentam a concentração de LDLc e o desenvolvimento precoce da aterosclerose, enquanto mutações com perda de função estão relacionadas com concentrações extremamente baixas de LDLc e proteção contra aterosclerose precoce. Pacientes com mutações em heterozigose com ganho

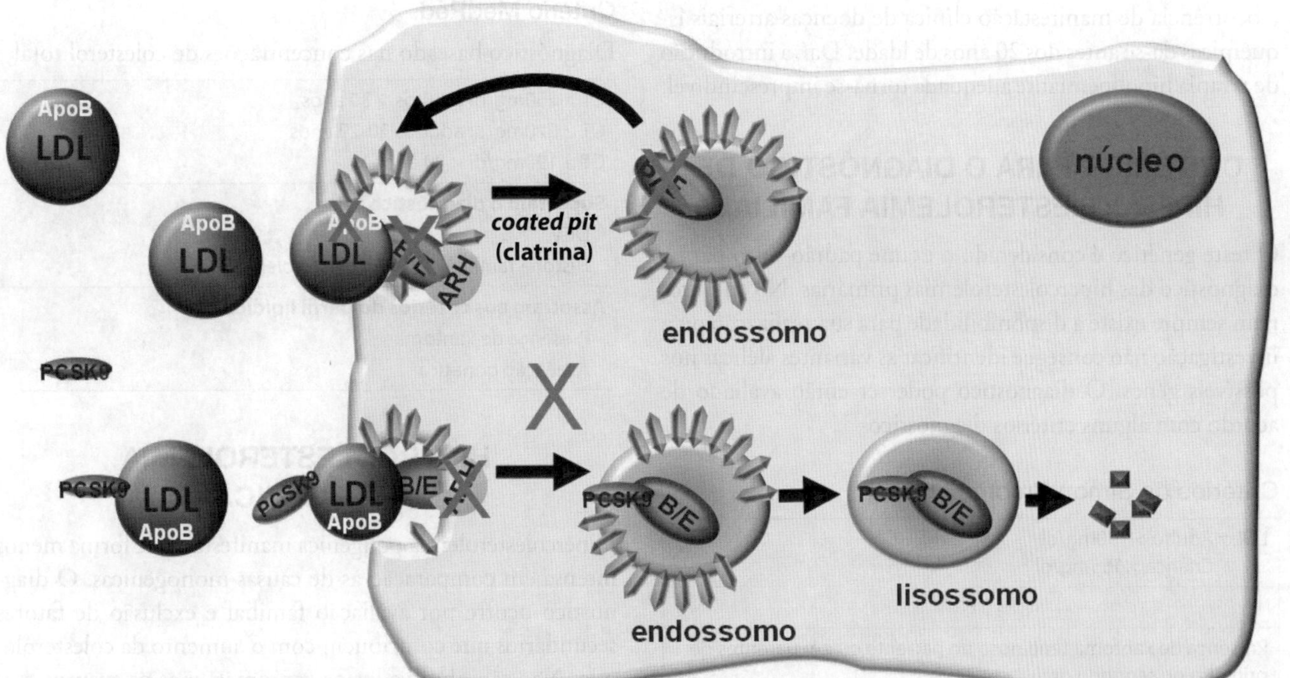

Causas	Gene	Frequência
Defeito familial do receptor B/E	*LDLR*	Heteroz 1/300 Homoz 1/10^6
Defeito familial da Apo B-100	*APOB100*	1/1.000
Mutação PCSK9	*PCSK9*	Raríssima
Hipercolesterolemia Autossômica recessiva	*ARS*	Raríssima

Figura XIV-2. Principais causas de hipercolesterolemia familial monogênica. Defeito familial no receptor B/E reduz a captação de LDL; defeito familial da apo B-100: falta de reconhecimento da LDL pelo receptor B/E; mutação com ganho de função na PCSK9 aumenta a metabolização do receptor B/E; hipercolesterolemia autossômica recessiva reduz a internalização do complexo LDL-receptor B/E.

de função apresentam manifestações clínicas semelhantes aos heterozigóticos pelo defeito no receptor de LDL.

A hipercolesterolemia autossômica recessiva é decorrente de mutações na proteína ARH (*autossomal recessive hypercholesterolemia*), proteína de ancoramento do receptor de LDL na membrana plasmática, com consequente prejuízo na internalização do complexo LDL-receptor. Nessa forma, a elevação plasmática de LDLc pode ser semelhante às demais causas de hipercolesterolemia familial, porém os pais apresentam colesterolemias normais.

QUADRO CLÍNICO E DIAGNÓSTICO

Os principais sinais clínicos que caracterizam a hipercolesterolemia familial são os xantomas tendinosos, tuberosos e xantelasmas, os quais refletem acúmulo de colesterol em macrófagos infiltrados nos tendões e na pele. Como consequência da intensa elevação do LDLc plasmático, o desenvolvimento da aterosclerose é acelerado e precoce, provocando maior incidência de eventos cardiovasculares. Salienta-se que, na forma homozigótica da hipercolesterolemia familial, a ocorrência de manifestação clínica de doenças arteriais isquêmicas dá-se antes dos 20 anos de idade. Daí, a introdução de terapia hipolipemiante adequada torna-se imprescindível.

CRITÉRIOS PARA O DIAGNÓSTICO DE HIPERCOLESTEROLEMIA FAMILIAL

O teste genético é considerado o exame padrão-ouro para o diagnóstico das hipercolesterolemias primárias. No entanto, nem sempre existe a disponibilidade para sua realização ou a investigação não consegue identificar as variantes alélicas nos possíveis genes. O diagnóstico pode ser então avaliado de acordo com alguns critérios diagnósticos[15].

Critérios de Simon Broome

LDLc: Adulto > 190mg/dl Criança > 155mg/dl
E
Presença de xantoma tendinoso no paciente ou em parentes de primeiro ou segundo grau
OU
Identificação genética

Critérios *Dutch Lipid Clinic*

História familial
Parentes de primeiro grau com DCV prematura (homens < 55 anos; mulheres < 60 anos) ou com LDLc > percentil 95 para sexo e idade: 1 ponto Parentes de primeiro grau com xantomas tendinosos e/ou arco córneo ou crianças < 18 anos com LDLc > percentil 95 para sexo e idade: 2 pontos
História clínica
Doença coronariana prematura: 2 pontos Doença arterial cerebral ou periférica prematura: 1 ponto
Exame físico
Presença de xantoma tendinoso: 6 pontos Presença de arco córneo em indivíduo < 45 anos: 4 pontos
LDLc
≥ 328mg/dl (≥ 8,5mmol/l): 8 pontos 251-327mg/dl (6,5-8,4 mmol/l): 5 pontos 193-250mg/dl (5-6,4 mmol/l): 3 pontos 155-192mg/dl (4-4,9 mmol/l): 1 ponto
Análise de genética
Presença de mutação causadora nos genes *LDLR*, *APOB* ou *PCSK9*: 8 pontos
Definitivo > 8 pontos Provável 6-7 pontos Possível 3-5 pontos Baixa possibilidade ≤ 2 pontos

Critério MedPed

Diagnóstico baseado nas concentrações de colesterol total

CT ≥ 250mg/dl adultos > 30 anos CT ≥ 220mg/dl adultos 20-29 anos CT ≥ 190mg/dl < 20 anos
Suportam o diagnóstico DCV História familial de hipercolesterolemia
Associam aos critérios do perfil lipídico Presença de xantomas Avaliação genética

HIPERCOLESTEROLEMIA POLIGÊNICA

Hipercolesterolemia poligênica manifesta-se de forma menos intensa em comparação às de causas monogênicas. O diagnóstico ocorre por avaliação familial e exclusão de fatores secundários que contribuem com o aumento da colesterolemia. Não são observados os xantomas, mas os eventos cardiovasculares ocorrem de maneira precoce.

HIPERLIPIDEMIAS MISTAS PRIMÁRIAS

Hiperlipidemia familial combinada

A hiperlipidemia familial combinada (HFC)[16] é a forma mais comum das hiperlipidemias primárias, aumentando de 2 a 10 vezes o risco de doenças cardiovasculares, atingindo cerca de 1 a 2% da população adulta e de 10 a 20% de pacientes com infarto agudo do miocárdio. Caracteriza-se por aumento da produção hepática de apo B-100 e secreção de VLDL, associada à redução na remoção das lipoproteínas que contêm apo B, provocando elevação de VLDL, IDL e LDL, além de maior proporção de partículas de LDL pequenas e densas. A variabilidade de apresentação dos lípides plasmáticos dificulta sua identificação clínica, podendo ocorrer hipercolesterolemia e/ou hipertrigliceridemia, redução de HDLc e aumento de apo B. Além das alterações no metabolismo lipídico hepático, disfunções no metabolismo do tecido adiposo também estão presentes, resultando na maior lipólise dos triglicérides nos adipócitos. Apesar de manifestar-se de forma autossômica dominante, até o momento não se identificou o gene causador da hiperlipidemia familial combinada, provavelmente se trata de doença poligênica. Diversas alterações genéticas que regulam o *turnover* de triglicérides foram exploradas no tecido adiposo, entre elas, no gene *LIPE* (lipase hormônio-sensível) e *PNPLA2* (*patatin-like phospholipase domain-containing protein 2* ou *adipose triglyceride lipase*), porém alteração no gene da USF1 foi mais bem associada ao desenvolvimento da dislipidemia, por atuar na lipólise mediada por catecolaminas, por intermédio da fosforilação da lipase hormônio-sensível e PNPLA2, contribuindo, dessa forma, com o aumento da hidrólise de triglicérides nos adipócitos. No fígado, caracteristicamente, ocorre aumento de produção de VLDL e acúmulo de gordura decorrentes do maior fluxo de ácidos graxos livres proveniente do tecido adiposo, lipogênese hepática *de novo* e prejuízo na beta-oxidação dos ácidos graxos. No entanto, observou-se também que alteração no gene *GCKR* (glucoquinase), aumentando a via glicolítica, contribui com a lipogênese e prejuízo na beta-oxidação. USF1 pode também estar associado ao aumento da síntese de ácidos graxos no fígado, estimulando a ácido graxo sintase e a expressão da glucoquinase, contribuindo com maior acúmulo de gordura hepática.

Na circulação sanguínea, a hipertrigliceridemia decorre do aumento na quantidade de VLDL secretadas e do maior conteúdo de triglicérides em cada partícula. Análises genéticas não demonstraram que as alterações no gene da LPL contribuem, de maneira isolada, no desenvolvimento da hiperlipidemia familial combinada. Alterações no *cluster* dos genes *apoA1/C3/A4/A5* tem sido mais bem associado ao desenvolvimento dessa doença. As proteínas codificadas por esse *cluster* são responsáveis pelo controle de síntese de proteínas presentes nas lipoproteínas ricas em triglicérides e na HDL. O aumento de apo CIII está associado à redução na atividade da LPL, diminuindo o catabolismo das VLDL e formação de HDL. Aumento na formação de LDL pequenas e densas é decorrente do menor *clearance* das lipoproteínas ricas em TG e do aumento da atividade da CETP (proteína de transferência de colesterol esterificado) facilitando a troca de TG e colesterol esterificados entre as lipoproteínas[17]. Apesar do desenvolvimento precoce da dislipidemia, raramente ocorre a formação de xantomas.

Disbetalipoproteinemia

Disbetalipoproteinemia ou hiperlipidemia familial do tipo III[18], rara na população geral, caracteriza-se pelo acúmulo de remanescentes de quilomícrons e VLDL, decorrente da ausência de apo E ou de sua alteração genética. Manifesta-se por elevação de triglicérides e colesterol com valores semelhantes, além de aumento de apo B. Apo E é importante no reconhecimento das lipoproteínas remanescentes pelos receptores (LRP1, receptor BE, receptor E). A etiologia da disbetalipoproteinemia está associada com a variante polimórfica, apo E2 em homozigose, ou a presença de outras mutações na apolipoproteina E. Essas alterações levam à redução na remoção de LP remanescentes, devido ao menor reconhecimento da apo E das partículas pelos receptores específicos. Pelo fato de as lipoproteínas permanecerem maior tempo em circulação, ocorre redução no conteúdo de TG, devido à hidrólise pela LPL, o que torna as LP relativamente com maior conteúdo de colesterol. Disbetalipoproteinemia apresenta herança autossômica recessiva. Alterações metabólicas das lipoproteínas são exacerbadas pela coexistência de obesidade, *diabetes mellitus* ou ingestão de álcool. A presença de xantomas é frequente em quase 50% dos portadores da dislipidemia, caracterizada pela formação de xantoma palmar, presente de forma plana nas linhas das palmas das mãos, como sinal característico da doença. Xantomas tuberosos ou tuberoeruptivos também são comuns, além da ocorrência de doença aterosclerótica prematura.

Hipertrigliceridemias primárias

Entre as hipertrigliceridemias primárias destacam-se a hipertrigliceridemia familial (HTGF) e a hiperquilomicronemia (HQM). HTGF é caracterizada por aumento de VLDL, com concentração dos TG plasmáticos entre 200 e 500mg/dl, redução de HDLc e, em geral, LDLc normal. Na HTGF ocorre aumento da produção de TG, porém, sem alterar a apo B. Portanto, são produzidas VLDL maiores e mais ricas em TG. Não há identificação do defeito genético que pode ser associado a defeitos poligênicos com herança autossômica dominante. Em geral, a manifestação clínica e o diagnóstico são feitos somente após a puberdade e, na maioria das vezes, difícil de distinguir da hiperlipidemia familial combinada.

A hiperquilomicronemia familial[19] manifesta-se por quadro de hipertrigliceridemia muito grave (acima de 1.000mg/dl), que pode estar presente desde a primeira alimentação, cuja complicação mais frequente é a pancreatite aguda. A prevalência é estimada em aproximadamente 1:1.000.000 indivíduos. As causas principais são alterações genéticas da lipoproteína lipase e a deficiência da apo C-II, cofator da LPL. Outras variantes alélicas foram identificadas nos genes *GPIHBP1* (*glycosylphosphatidylinositol-anchored high density lipoprotein-binding protein 1*), *APOA5*, *LMF* (*lipase maturation fator 1*), cujas prevalências são ainda mais baixas (Tabela XIV-3). As alterações patogênicas identificadas

Tabela XIV-3. Causas genéticas da hiperquilomicronemia.

Gene	Proteína	Função	Frequência da mutação (%)
LPL	Lipoproteína lipase	Hidrólise de TG dos QM e VLDL	95
APOC2	Apo C-II	Cofator ativador da lipoproteína lipase	2,0
GPIHBP1	*Glycosylphosphatidylinositol-anchored high density lipoprotein-binding protein 1*	Transporte da LPL do interstício para a luz capilar e ancoramento da LPL	2,0
APOA5	Apo A-V	Estabiliza o complexo lipoproteína LPL	0,6
LMF1	*Lipase maturation factor 1*	Chaperona para a maturação da LPL	0,4

nesses genes provocam diminuição da atividade da LPL, dessa forma os TG dos quilomícrons e das VLDL não são hidrolisados, reduzindo o catabolismo dessas partículas, mantidas em circulação por longos períodos. LPL está ancorada na superfície endotelial de capilares sanguíneos por meio de moléculas de proteoglicanos e também da GPIHBP1; a falta de ancoramento da LPL dificulta sua atividade na lipólise dos TG de QM e VLDL. Apo A-V é sintetizada no fígado e liga-se às lipoproteínas ricas em TG e serve para estabilizar o complexo lipoproteína-enzima para que ocorra a lipólise de TG. A falta ou inatividade da apo A-V reduz a eficiência da atividade da LPL. LMF (*lipase maturation factor 1*) serve como *chaperone* no retículo endoplasmático para a maturação da LPL. Trigliceridemia acima de 1.000mg/dl indica presença de QM, que pode ser detectado pela observação do plasma leitoso e anel cremoso no sobrenadante. Xantomas eruptivos em região dorsal, glútea, braços, mãos e coxas, além de hepatoesplenomegalia, são observados com frequência.

Hipoalfalipoproteinemias

As hipoalfalipoproteinemias primárias manifestam-se pela concentração de HDLc muito baixa e associam-se ao maior risco de DCV. As alterações genéticas na LCAT, ABCA1 e apo A-I apresentam incidência muito rara, mas causam manifestações clínicas desde a infância[20].

Deficiência de LCAT

Lecitina-colesterol aciltransferase (LCAT), enzima ligada às lipoproteínas que esterifica o colesterol livre, importante para a formação e maturação da HDL e transporte reverso do colesterol. LCAT é uma glicoproteína sintetizada principalmente no fígado, que se liga principalmente à HDL e em menor proporção à LDL. A esterificação do colesterol livre da superfície da partícula ocorre com o ácido graxo de posição sn-2 da fosfatidilcolina, deslocando o colesterol esterificado para o núcleo da partícula. No plasma, LCAT apresenta duas atividades, alfa, específica para HDL e beta com especificidade para as lipoproteínas que contêm apo B-100 (VLDL e LDL).

Deficiência de LCAT é doença autossômica recessiva, incidência em torno de 1:1.000.000. Mutações no gene *LCAT* podem causar dois tipos de manifestações: deficiência familial de LCAT e *fish eye disease*, ambas com concentração de HDLc muito baixa.

Deficiência familial de LCAT caracteriza-se por falta completa das atividades da LCAT (alfa e beta), apresentando um quadro clinico mais grave que inclui HDLc < 20mg/dl, redução acentuada de apo A-I, apo A-II e LDL, além da presença de Lp-X (lipoproteína X), partícula multilamelar constituída por colesterol livre, fosfolípides, albumina e apolipoproteínas, formadas devido à falta de esterificação do colesterol. Além das alterações nas lipoproteínas plasmáticas, ocorre opacidade da córnea, anemia hemolítica, hipertrigliceridemia e proteinúria que pode evoluir para o estágio final de doença renal crônica. A proteinúria pode iniciar-se na infância e progredir para insuficiência renal no adulto[21].

Fish eye disease decorre da deficiência na atividade alfa da LCAT, ocorrendo redução somente na concentração de HDLc, mantendo LDL e VLDL normais. A principal manifestação clínica é menos grave, com a presença da opacidade da córnea, que levou à sua denominação. O desenvolvimento da doença renal é menos frequente[22].

Doença de Tangier

Doença de Tangier é uma das formas mais grave de deficiência de HDL, decorrente de alteração no gene *ABCA1*, que codifica o transportador ABCA-1, principal ligante da apo A-I e das partículas precursoras da HDL, na primeira etapa do transporte reverso de colesterol[23]. A frequência é muito rara, podendo ocorrer de forma homozigótica ou heterozigótica composta. A deficiência intensa de HDL na circulação provoca acúmulo de colesterol esterificado em diversos tecidos, em particular no sistema reticuloendotelial, que é caracterizada pela presença de amígdalas hiperplásicas com coloração amarelo-alaranjada, hepatoesplenomegalia e neuropatia periférica. Outras manifestações podem variar entre os indivíduos, podendo ocorrer alterações hematológicas, incluindo trombocitopenia, reticulocitose, estomatocitose e anemia hemolítica, assim como a opacidade de córnea também pode manifestar-

-se em alguns indivíduos. Embora ocorra redução intensa na concentração de HDL, o risco de ocorrência de eventos cardiovasculares ateroscleróticos precoce é moderado.

Deficiência de apo A-I

Apo A-I é a principal apolipoproteína constituinte da HDL. A deficiência de apo A-I é muito rara e caracterizada pela concentração de HDLc extremamente baixa (< 5mg/dl), presença de xantomas e opacidade de córnea. Apo A-I não é sintetizada e secretada para a circulação provocando acúmulo de colesterol nos tecidos devido ao prejuízo no efluxo de colesterol[24].

Dislipidemias secundárias

Diversas causas devem ser consideradas antes do diagnóstico e tratamento das dislipidemias primárias (Quadro XIV-1).

Hipercolesterolemias secundárias

As principais causas secundárias de hipercolesterolemias que devem ser investigadas na infância são hipotireoidismo[25], hipopituitarismo, deficiência de hormônio de crescimento[26], alimentação rica em gorduras saturadas e transesterificadas[27]. O mecanismo básico que provoca o aumento na concentração plasmática de colesterol é a redução na síntese de receptores BE provocada pelas doenças de base. O excesso no consumo de gorduras saturadas e transesterificadas também provoca aumento na quantidade de colesterol esterificado nas LDL, devido ao melhor empacotamento das moléculas nas lipoproteínas.

Hipertrigliceridemias secundárias

Diversas doenças e medicamentos podem afetar as concentrações plasmáticas de triglicérides. As causas secundárias são mais frequentes e devem ser sempre excluídas antes da investigação das causas primárias. As hipertrigliceridemias associadas ao desenvolvimento da resistência à insulina e ao excesso no consumo calórico na forma de carboidratos e de gorduras merecem atenção.

Dislipidemia na resistência à insulina

Obesidade, síndrome metabólica, diabetes tipo 2, síndrome de Cushing, acromegalia, uso de medicamentos como glicocorticoides, derivados do ácido retinoico, alguns inibidores de protease e outras situações que alteram a sensibilidade à insulina podem manifestar-se com alterações lipídicas.

Quadro XIV-1. Principais causas de dislipidemias secundárias.

Causas	CT	LDLc	TG	HDLc	Mecanismos
Hipotireoidismo	↑↑	↑↑	–/↑	–	↓ Receptor BE
Hipopituitarismo	↑↑	↑↑	–/↑	–	↓ Receptor BE
Deficiência do hormônio de crescimento	↑↑	↑↑	–	–	↓ Receptor BE
Síndrome metabólica	–/↑	–/↑	↑↑	↓	Resistência à insulina
Diabetes mellitus tipo 1	–	–	–	↑	↑ Insulina exógena
Diabetes mellitus tipo 2	–/↑	–/↑	↑↑↑	↓	Resistência à insulina
Obesidade	–/↑	–/↑	↑	↓	Resistência à insulina
Síndrome de Cushing	–/↑	–/↑	↑	↓	Resistência à insulina
Doença renal crônica	–/↑	–/↑	↑↑	↓	↓ Atividade LPL ↑ apo C-III Resistência à insulina
Síndrome nefrótica	–/↑	–/↑	↑↑	↓	↑ Síntese de apo B
Gestação	↑	↑	↑↑	↑	Terceiro trimestre. Resistência à insulina
Consumo de álcool	–	–	↑↑	↑	↑ Síntese hepática de TG ↓ Atividade da lipase hepática
Estrógeno	–/↑	–/↑	↑	↑	↑ Síntese hepática de TG ↓ Atividade da lipase hepática
Diuréticos	–/↑	–/↑	↑	↓	↓ LPL
Inibidores de proteases	–/↑	–/↑	↑↑↑	↓	Resistência à insulina
Ácido retinoico	–/↑	–/↑	↑↑↑	↓	Resistência à insulina
Glicocorticoides (exógeno)	–/↑	–/↑	↑↑	↓	Resistência à insulina
Glicogenose tipo 1A (deficiência da glicose 6-fosfatase)	–	–	↑↑↑	↓	↑ Síntese hepática de TG

A dislipidemia na resistência à insulina é caracterizada pela hipertrigliceridemia, hiperlipidemia pós-alimentar, maior concentração de LDL menores e mais densas e menor de HDLc[28].

A hipertrigliceridemia é consequente ao aumento na síntese hepática de triglicérides e de apo B-100. Isso advém do aumento no fluxo de ácidos graxos livres provenientes da lipólise no tecido adiposo decorrente da resistência à insulina e da síntese hepática de ácidos graxos devido à maior concentração de insulina. Dessa forma, a hipertrigliceridemia decorre do aumento na quantidade de partículas, assim como do maior conteúdo de trilglicérides por VLDL, sendo essas maiores em tamanho. Na corrente sanguínea, alterações nas proporções de apolipoproteínas nas VLDL são observadas, como aumento da apo C-III em relação à apo C-II, o que provoca diminuição na atividade da enzima lipoproteína lipase, reduzindo a hidrólise dos triglicérides das VLDL, da velocidade de catabolismo e consequentemente da captação dessas partículas pelos receptores. No período pós-prandial, em função da absorção intestinal de gorduras, ocorre geração de maior quantidade de quilomícrons e mais ricos em triglicérides e redução no metabolismo, contribuindo com a hiperlipemia pós-prandial. O acúmulo de lipoproteínas ricas em triglicérides favorece a maior atividade da CETP (proteína de transferência de colesterol esterificado), que promove a troca de triglicérides de VLDL/QM com colesterol de HDL e LDL. A hidrólise dos triglicérides de HDL e LDL pela lipase hepática resulta na formação de partículas de HDL e LDL pequenas e mais densas. As LDL menores e mais densas são comprovadamente mais suscetíveis à oxidação na parede da artéria, favorecendo a formação da placa aterosclerótica. HDL menores são mais rapidamente removidas da circulação sanguínea, que contribui com a menor concentração plasmática de HDL. As modificações provocadas nas HDL também favorecem a formação da lesão aterosclerótica pela redução da remoção do excesso de colesterol celular por meio dos receptores ABCA1 e ABCG1.

Dislipidemia no *diabetes mellitus* tipo I

Alterações nas concentrações plasmáticas de lípides no diabetes tipo 1 são observadas no quadro de descompensação aguda por cetoacidose. Em geral, manifesta-se por hipertrigliceridemia, decorrente do aumento da atividade da lipase hormônio-sensível no tecido adiposo devido à insuficiência de insulina, liberando ácidos graxos livres que, no fígado, aumentam a síntese de triglicérides e secreção de VLDL. Além disso, a atividade da lipoproteína lipase também está diminuída decorrente da deficiência de insulina, o que diminui o catabolismo das lipoproteínas ricas em triglicérides. Concentração plasmática de LDL está reduzida nessa situação, pela redução na atividade da LPL, que diminui a metabolização de VLDL, formação de LDL e de precursores de HDL (pré-beta-HDL). A atividade da CETP está aumentada, que provoca maior troca entre colesterol e triglicérides de LDL e HDL com as VLDL. Nos portadores de diabetes tipo 1 tratados, ocorre redução de colesterol e triglicérides, decorrentes de LDL e VLDL, devido à ação da insulinização, que promove inibição na atividade da lipase hormônio-sensível no tecido adiposo, consequentemente menor lipólise, e aumenta a atividade da LPL que acelera o catabolismo das lipoproteínas ricas em triglicérides, enquanto a concentração de HDL pode estar normal ou elevada devido à maior relação LPL/lipase hepática (aumento da atividade da LPL e normal da lipase hepática)[29].

Dislipidemia na doença renal crônica

A doença renal crônica está associada ao desenvolvimento precoce da aterosclerose que pode ser decorrente das alterações nas lipoproteínas plasmáticas[30]. A dislipidemia é caracterizada por hipertrigliceridemia moderada, pelo acúmulo de lipoproteínas ricas em triglicérides (VLDL, IDL e remanescentes de QM), associada à redução de HDLc e, em geral, com concentrações normais de colesterol total e LDLc. Redução na atividade da LPL, aumento da concentração de apo C-III e resistência à insulina são condições que favorecem o acúmulo das lipoproteínas ricas em TG.

Na síndrome nefrótica, as alterações nos lípides plasmáticos estão associadas à intensidade da proteinúria. A perda proteica renal provoca maior taxa de produção hepática de proteínas, incluindo apo B, aumentando a geração de VLDL.

DIAGNÓSTICO E AVALIAÇÃO DAS DISLIPIDEMIAS NA CRIANÇA E NO ADOLESCENTE

A avaliação do perfil de lípides nas crianças e adolescentes é recomendada de acordo com os seguintes critérios (Tabela XIV-4)[31]:

Idade abaixo de 2 anos – não existe indicação de avaliar, exceto se houver suspeita de hiperquilomicronemia.

Idade entre 2 e 8 anos – avaliar se:

a) pais portadores de hipercolesterolemia (CT > 240mg/dl);
b) pais ou parentes de primeiro grau (homens < 55 anos, mulheres < 65 anos) com história de infarto do miocárdio, *angina pectoris*, doença vascular cerebral ou periférica, morte súbita ou que foram submetidos à revascularização miocárdica, por cirurgia ou angioplastia;
c) história familial desconhecida (pais/avós) e em pacientes com dois ou mais fatores de risco para doença coronariana, incluindo obesidade, hipertensão arterial, tabagismo, concentração baixa de HDLc, sedentarismo e *diabetes mellitus*;
d) crianças portadoras de doenças com moderado ou alto risco de dislipidemias ou aterosclerose (doença renal crônica, síndrome nefrótica, pós-transplante renal ou cardíaco, doença inflamatória crônica – lúpus, artrite reumatoide).

Tabela XIV-4. Concentrações plasmáticas de lípides, lipoproteínas e apolipoproteínas em crianças e adolescentes.

	Aceitável	Limítrofe	Alta	Baixa
Colesterol total	< 170	170-199	> 200	
LDLc	< 110	110-129	≥ 130	
Colesterol não HDL	< 123	123-143	≥ 144	
Apo B	< 90	90-109	≥ 110	
Triglicérides				
0-9 anos	< 75	75-99	≥ 100	
10-19 anos	< 90	90-120	> 130	
HDLc	> 45	35-45		< 35
Apo A-I	> 120	110-120		< 110

Valores de lípides e lipoproteínas plasmáticas de acordo com Expert Panel on Integrated Guidelines for Cardiovascular Health and Risk Reduction in Children and Adolescents; National Heart, Lung, and Blood Institute[31].

Idade entre 9 e 11 anos – avaliação universal.
Idade entre 12 e 16 anos – não há indicação devido às variações hormonais da puberdade.
Idade entre 17 e 21 anos – avaliação universal.

A avaliação inicial pode ser realizada sem o período de jejum prolongado (> 8 horas), principalmente em crianças menores. A colesterolemia não é alterada no período pós-prandial. Se o resultado da medida de não HDLc for acima de 145mg/dl, deve-se repetir com período de jejum.

TRATAMENTO DAS DISLIPIDEMIAS NA CRIANÇA E NO ADOLESCENTE

Dieta

O início do controle alimentar para o tratamento das dislipidemias em crianças ocorre após 2 anos de idade. Estudos de longo prazo acompanhando crianças a partir de 6 meses de idade indicam que dieta pobre em gorduras pode ser instituída seguramente desde que tenham acompanhamento médico[31].

As dislipidemias nos jovens devem ser inicialmente tratadas com redução na quantidade de colesterol, gorduras totais, saturadas e transesterificadas. O valor calórico deve ser ajustado pela ingestão de carboidratos complexos, com restrição aos açúcares simples. A ingestão de proteínas não deve ser reduzida, assim como a ingestão calórica deve ser ajustada para a manutenção do crescimento e desenvolvimento normal. Dessa forma, a ingestão de 25-30% do valor calórico total em gorduras, sendo abaixo de 7% em gordura saturada e menos de 300mg/dia em colesterol, permite o desenvolvimento adequado das crianças e adolescentes.

Adição de até 2g/dia de ésteres de fitostanóis ou de fitosteróis reduz LDLc em cerca de 10-15% quando associada à dieta pobre em gorduras. As fibras hidrossolúveis (6-12g/dia) podem também reduzir em 5-10% LDLc[31]. A suplementação com ácido graxo ômega-3 (ácido docosa-hexanoico 1,2g/dia) não reduz LDLc, mas aumenta a população de LDL grandes e reduz a subclasse de LDL pequenas.

O tratamento da hipertrigliceridemia na infância e na adolescência deve sempre ser iniciado com controle alimentar, visando principalmente à adequação do peso em relação à estatura. A redução dos alimentos ricos em gorduras e açúcares simples consegue, na maioria dos casos, diminuir a trigliceridemia e o peso.

Na hiperquilomicronemia, a alimentação é de fundamental importância e merece toda atenção, inclusive nos lactentes, devido ao alto risco de desencadear quadro de pancreatite aguda. A ingestão da quantidade de gordura deve ser monitorada em todas as fases do desenvolvimento da criança e do adolescente. Restrição da quantidade de gordura total, em média 20g/dia, ou seja, em torno de 15% do valor calórico total (VCT), incluindo os ácidos graxos essenciais (ácido linoleico e alfa-linolênico), deve ser a conduta inicial. Adição de triglicérides de cadeia média (TCM) pode ser uma alternativa caso necessite de suplementação calórica. Ingestão de proteínas pode ser ajustada entre 25 e 30% e carboidratos complexos em torno de 60% do VCT, com restrição de açúcar livre. A adição dos ácidos graxos de cadeia média (de 8 a 12 carbonos) não interferem na trigliceridemia, pois são absorvidos e transportados para o fígado diretamente pelo sistema porta, não sendo necessários os quilomícrons. Ácidos graxos de cadeia média são saturados e podem elevar a colesterolemia[32].

Nos lactentes, o uso de leite desnatado deve ser iniciado e associado à suplementação de ácidos graxos essenciais e à utilização de TCM. O uso de fórmulas contendo TCM podem ser utilizadas, com observação cuidadosa da sua composição para a necessidade de outros nutrientes.

A restrição da ingestão de bebidas alcóolicas é uma recomendação obrigatória. Álcool aumenta a síntese hepática de TG e reduz a atividade da LPL, além de reduzir a oxidação de ácidos graxos.

A prática regular de exercícios físicos também deve ser estimulada. Em crianças e adolescentes demonstra-se que o exercício físico (1 hora/dia de atividade física) diminui componentes da síndrome metabólica, o que, diretamente, beneficia o perfil lipídico. Além da recomendação de reduzir a menos de 2h/dia de atividades sedentárias em computador, TV, celulares ou *tablets*[31].

TRATAMENTO MEDICAMENTOSO DA HIPERCOLESTEROLEMIA

A utilização de medicamentos nas crianças é decorrente da gravidade da hipercolesterolemia (Tabela XIV-5). Há indi-

Tabela XIV-5. Tratamento farmacológico.

Medicamentos	Indicações	Doses (mg/dia)	Efeitos
Resinas quelantes de sais biliares			↓ **LDLc**
Colestiramina	Hipercolesterolemia	12-24g/dia	15-20%
Estatinas			↓ **LDLc**
Sinvastatina	Hipercolesterolemia	10-40	25-40%
Atorvastatina	Hipercolesterolemia	10-80	35-50%
Rosuvastatina	Hipercolesterolemia	5-40	40-55%
Pitavastatina	Hipercolesterolemia	1-4	35-45%
Ezetimiba			↓ **LDLc**
Ezetimiba	Hipercolesterolemia	10	15-20%
Fibratos			↓ **TG**
Ciprofibrato	Hipertrigliceridemia	100	20-50%
Fenofibrato	Hipertrigliceridemia	200-250	20-50%
Niacina			↓ **TG**
Niacina	Hipertrigliceridemia	500-2.000	20-50% ↑ **HDLc** 10-30%

cação nas crianças e adolescentes com LDLc > 190mg/dl ou naquelas com LDLc > 160mg/dl associado com a presença de doença cardiovascular prematura nos familiares ou de dois ou mais fatores de risco. A idade para o início do tratamento medicamentoso é dependente do tipo da medicação. Atualmente, as resinas quelantes de ácidos biliares, por não serem absorvidas no intestino, podem ser utilizadas desde a infância, enquanto as estatinas foram aprovadas a partir de 8 anos de idade. No entanto, ezetimiba tem liberação para uso em crianças com idade superior a 10 anos e em adolescentes, principalmente nos portadores de sitosterolemia ou hipercolesterolemia familial homozigótica.

As resinas quelantes de ácidos biliares (colestiramina, colestipol e colesevelan) são as recomendadas para crianças antes de 8 anos de idade. A colestiramina é a medicação disponível no Brasil. Atuam reduzindo a reabsorção intestinal dos ácidos biliares e, consequentemente, aumentam a conversão do colesterol hepático em ácidos biliares. No entanto, ocorre aumento da trigliceridemia, por aumento da síntese hepática de ácidos graxos. Seu efeito na redução do LDLc é limitado em cerca de 15%, além de apresentar baixa tolerabilidade decorrente do seu paladar e efeitos gastrointestinais, principalmente obstipação. A dose recomendada na criança e adolescente é entre 12 e 16g/dia, 1 ou 2 vezes/dia, preferencialmente antes das refeições. A redução do colesterol no fígado aumenta a expressão do receptor de LDL, que reduz o LDL plasmático. A segunda geração das resinas é o colesevelan (não disponível no Brasil), que apresenta maior afinidade aos ácidos biliares (cápsulas com 625mg, 3-6 cápsulas/dia) e melhor tolerabilidade. As resinas podem interferir na absorção de outros medicamentos, portanto, deve-se ter cuidado nos horários de administração. Podem também diminuir a absorção de vitaminas lipossolúveis, A, D e K, que devem ser monitoradas e repostas, se necessário[33].

As estatinas são as mais eficientes para reduzir a colesterolemia. Todas estatinas são aprovadas para uso em crianças acima de 8 anos de idade e adolescentes portadores de hipercolesterolemia familial e em maiores de 10 anos nas demais hipercolesterolemias. As estatinas atuam inibindo competitivamente a HMG-CoA redutase na síntese do colesterol, o que, por sua vez, estimula a expressão dos receptores de LDL, aumentando a captação hepática de LDL plasmática. O tratamento deve ser iniciado com a menor dose de estatina e com o monitoramento das transaminases hepáticas e da creatina quinase muscular, além da atenção no surgimento de sintomas (mialgia, fraqueza, indisposição etc.). Elevação acima de 3 vezes o limite superior das transaminases hepáticas ou de 10 vezes da CK condiciona a suspensão do uso das estatinas. Nas alterações intermediárias, a continuidade ou a redução da dose de estatina depende da presença de sintomas ou do critério médico[34].

O seguimento de crianças portadoras de hipercolesterolemia familial durante 20 anos demonstrou que o uso de estatinas desde a infância reduziu a LDLc em 36% do valor basal, com redução na progressão da espessura da camada mediaintimal das artérias carótidas e do risco de eventos cardiovasculares na vida adulta[35].

Ezetimiba representa outra classe de medicamento para o tratamento das hipercolesterolemias. Atua inibindo especificamente a absorção intestinal de colesterol e fitosteróis, por meio do bloqueio da proteína *Niemann-Pick C1 like 1* (NPC1L1), e não age sobre a absorção de gorduras ou ácidos biliares. O menor fluxo de colesterol para o fígado estimula a síntese do receptor de LDL. A redução do colesterol plasmático é limitada, em torno de 15-20% de LDLc, devido ao aumento na síntese hepática do colesterol. No entanto, a associação da ezetimiba com estatina apresenta maior eficiência no controle da colesterolemia devido ao efeito aditivo[36].

Anticorpos monoclonais anti-PCSK9 (evolocumabe e alirocumabe) ligam-se a PCSK bloqueando sua atividade na degradação do receptor de LD, aumentando a disponibilidade desses receptores para a captação de LDL circulantes. Eficientes na redução de LDLc na hipercolesterolemia familial homozigótica e heterozigótica com resposta não adequada ou intolerância às estatinas. Já foi demonstrada a redução nas taxas de eventos cardiovasculares em adultos. Eficiência e segurança do evolocumabe estão sendo avaliadas na população pediátrica (10-17 anos), com hipercolesterolemia familial heterozigótica em estudo clínico multicêntrico que ainda não foi concluído[37].

TRATAMENTO FARMACOLÓGICO DAS HIPERTRIGLICERIDEMIAS

O uso de fibratos para o controle de hipertrigliceridemia na infância e adolescência não é recomendado, uma vez que a segurança e a eficácia em crianças não foram estabelecidas[33]. Excepcionalmente, em adolescentes a indicação é limitada nos casos com risco de pancreatite aguda, TG > 500mg/dl. Os fibratos (fenofibrato, ciprofibrato, bezafibrato) são agonistas dos receptores nucleares PPARα, que aumentam a oxidação de ácidos graxos reduzindo a síntese hepática de triglicérides e de VLDL. Estimulam também a atividade da lipoproteína lipase aumentando a hidrólise de triglicérides das VLDL e QM. A redução média da trigliceridemia é entre 40 e 60%. A miopatia é um dos efeitos colaterais mais sérios e os fibratos devem ser usados com muita cautela nos portadores de insuficiência renal, sendo contraindicados nos casos mais graves (Tabela XIV-5).

Outra classe de medicamento para a redução da trigliceridemia é a niacina, derivada do ácido nicotínico, que atua diminuindo o fluxo de ácidos graxos do tecido adiposo para o fígado, reduzindo a síntese de triglicérides. Derivados do ácido nicotínico são os medicamentos mais eficientes na elevação do HDLc. Entretanto, a niacina não é recomendada em crianças e adolescentes devido à sua baixa tolerância decorrente de sintomas induzidos pelas prostaglandinas (hiperemias, pruridos, palpitações, calores etc.)[33].

CONSIDERAÇÕES FINAIS

Ao longo dos anos, diversos estudos clínicos, epidemiológicos, genéticos e metanálises indicam que a origem da aterosclerose e dos fatores de risco para as doenças cardiovasculares se iniciam na infância e quanto mais precoce for o tratamento melhor a qualidade de vida do adulto. Para a identificação dos fatores de risco nos jovens, em particular das dislipidemias, é necessária uma avaliação familial adequada, não apenas das doenças cardiovasculares, mas também de outras doenças que possam estar relacionadas, como obesidade, *diabetes mellitus*, síndrome nefrótica, entre outras. O tratamento inicial das dislipidemias inclui o controle da dieta com ajustes da quantidade de gordura total, saturadas, colesterol e açúcares simples e estímulo à prática regular de exercícios físicos. O uso de medicamentos é restrito, sendo indicado principalmente nos jovens portadores de dislipidemias primárias ou graves ou que não sejam controladas com mudanças no estilo de vida.

REFERÊNCIAS

1. McGill HC Jr, McMahan CA, Zieske AW, Sloop GD, Walcott JV, Troxclair DA, et al. Associations of coronary heart disease risk factors with the intermediate lesion of atherosclerosis in youth. The Pathobiological Determinants of Atherosclerosis in Youth (PDAY) Research Group. Arterioscler Thromb Vasc Biol. 2000;20(8):1998-2004.
2. Berenson GS, Srinivasan SR, Bao W, Newman WP 3rd, Tracy RE, Wattigney WA. Association between multiple cardiovascular risk factors and atherosclerosis in children and young adults. The Bogalusa Heart Study. N Engl J Med. 1998;338(23):1650-6.
3. Bao W, Sathanur SR, Srinivasan SR, Valdez R, Greenlund KJ, Wattigney WA, et al. Longitudinal changes in cardiovascular risk from childhood to young adulthood in offspring of parents with coronary artery disease: The Bogalusa Heart Study. JAMA. 1997;278(21): 1749-54.
4. Passarelli M. Lipoproteínas. In Quintão Eder CR, Nakandakare ER, Passarelli M, ed. Lípides do metabolismo à aterosclerose. São Paulo: Sarvier; 2011. p.1-88.
5. Orekhov AN, Sobenin IA. Modified and dysfunctional lipoproteins in atherosclerosis: effectors or biomarkers? Curr Med Chem. 2019; 26(9):1512-24.
6. Brown MS, Radhakrishnan A, Goldstein JL. Retrospective on cholesterol homeostasis: the central role of scap. Annu Rev Biochem. 2018;87:783-807.
7. Zhou L, Li C, Gao L, Wang A. High-density lipoprotein synthesis and metabolism. Mol Med Rep. 2015;12(3):4015-21.
8. Ouimet M, Barrett TJ, Fisher EA. HDL and reverse cholesterol transport. Circ Res. 2019;124(10):1505-18.
9. Zannis VI, Fotakis P, Koukos G, Kardassis D, Ehnholm C, Jauhiainen M, et al. HDL biogenesis, remodeling, and catabolism. Handb Exp Pharmacol. 2015;224:53-111.
10. Rader DJ, deGoma EM. Approach to the patient with extremely low HDL-cholesterol. J Clin Endocrinol Metab. 2012;97(10): 3399-407.
11. Zanoni P, Khetarpal SA, Larach DB, Hancock-Cerutti WF, Millar JS, Cuchel M, et al. Rare variant in scavenger receptor BI raises HDL cholesterol and increases risk of coronary heart disease. Science. 2016;351(6278):1166-71.
12. Palinski W, Napoli C. Pathophysiological events during pregnancy influence the development of atherosclerosis in humans. Trends Cardiovasc Med. 1999;9(7):205-14.
13. Defesche JC, Gidding SS, Harada-Shiba M, Hegele RA, Santos RD, Wierzbicki AS. Familial hypercholesterolaemia. Nat Rev Dis Primers. 2017;3:17093.
14. Gidding SS, Champagne MA, de Ferranti SD, Defesche J, Ito MK, Knowles JW, et al. The agenda for familial hypercholesterolemia: A Scientific Statement From the American Heart Association. Circulation. 2015;132(22):2167-92.
15. Singh S, Bittner V. Familial hypercholesterolemia--epidemiology, diagnosis, and screening. Curr Atheroscler Rep. 2015;17(2):482.
16. Luijten J, van Greevenbroek MMJ, Schaper NC, Meex SJR, van der Steen C, Meijer LJ, et al. Incidence of cardiovascular disease in familial combined hyperlipidemia: a 15-year follow-up study. Atherosclerosis. 2019;280:1-6.
17. Brahm AJ, Hegele RA. Combined hyperlipidemia: familial but not (usually) monogenic. Curr Opin Lipidol. 2016;27(2):131-40.
18. Sniderman AD, de Graaf J, Thanassoulis G, Tremblay AJ, Martin SS, Couture P. The spectrum of type III hyperlipoproteinemia. J Clin Lipidol. 2018;12(6):1383-9.
19. Brahm AJ, Hegele RA. Chylomicronaemia--current diagnosis and future therapies. Nat Rev Endocrinol. 2015;11(6):352-62.
20. Tietjen I, Hovingh GK, Singaraja R, Radomski C, McEwen J, Chan E, et al. Increased risk of coronary artery disease in Caucasians with extremely low HDL cholesterol due to mutations in ABCA1, APOA1, and LCAT. Biochim Biophys Acta. 2012;1821(3):416-24.
21. Saeedi R, Li M, Frohlich J. A review on lecithin:cholesterol acyltransferase deficiency. Clin Biochem. 2015;48(7-8):472-5.

22. Dimick SM, Sallee B, Asztalos BF, Pritchard PH, Frohlich J, Schaefer EJ. A kindred with fish eye disease, corneal opacities, marked high-density lipoprotein deficiency, and statin therapy. J Clin Lipidol. 2014;8(2):223-30.
23. Burnett JR, Hooper AJ, McCormick SPA, et al. Tangier Disease. 2019 Nov 21. In Adam MP, Ardinger HH, Pagon RA, et al., editors. GeneReviews® [Internet]. Seattle (WA): University of Washington, Seattle. 1993-2020.
24. Schaefer EJ, Santos RD, Asztalos BF. Marked HDL deficiency and premature coronary heart disease. Curr Opin Lipidol. 2010;21(4): 289-97.
25. Sinha RA, Singh BK, Yen PM. Direct effects of thyroid hormones on hepatic lipid metabolism. Nat Rev Endocrinol. 2018;14(5): 259-69.
26. Hirayama S, Nagasaka H, Nakagawa S, Takuwa M, Nakacho M, Yorifuji T, et al. Growth hormone activates hepatic and cerebral cholesterol metabolism in small-for-gestational age children without catch-up growth. J Clin Lipidol. 2017;11(4):1032-42.
27. Wang DD, Hu FB. Dietary fat and risk of cardiovascular disease: recent controversies and advances. Annu Rev Nutr. 2017;37:423-46.
28. Chait A, Ginsberg HN, Vaisar T, Heinecke JW, Goldberg IJ, Bornfeldt KE. Remnants of the triglyceride-rich lipoproteins, diabetes, and cardiovascular disease. Diabetes. 2020;69(4):508-16.
29. Vergès B. Lipid disorders in type 1 diabetes. Diabetes Metab. 2009; 35(5):353-60.
30. Ferro CJ, Mark PB, Kanbay M, Sarafidis P, Heine GH, Rossignol P, et al. Lipid management in patients with chronic kidney disease [published correction appears in Nat Rev Nephrol. 2019 Feb;15(2): 121]. Nat Rev Nephrol. 2018;14(12):727-49.
31. Expert Panel on Integrated Guidelines for Cardiovascular Health and Risk Reduction in Children and Adolescents; National Heart, Lung, and Blood Institute. Expert panel on integrated guidelines for cardiovascular health and risk reduction in children and adolescents: summary report. Pediatrics. 2011;128 Suppl 5(Suppl 5):S213-56.
32. Williams L, Rhodes KS, Karmally W, Welstead LA, Alexander L, Sutton L, et al. Familial chylomicronemia syndrome: bringing to life dietary recommendations throughout the life span. J Clin Lipidol. 2018;12(4):908-19.
33. Miller ML, Wright CC, Browne B. Lipid-lowering medications for children and adolescents. J Clin Lipidol. 2015;9(5 Suppl):S67-76.
34. Vuorio A, Kuoppala J, Kovanen PT, Humphries SE, Tonstad S, Wiegman A, et al. Statins for children with familial hypercholesterolemia. Cochrane Database Syst Rev. 2017;7(7):CD006401.
35. Luirink IK, Wiegman A, Kusters DM, Hof MH, Groothoff JW, de Groot E, et al. 20-Year follow-up of statins in children with familial hypercholesterolemia. N Engl J Med. 2019;381(16):1547-56.
36. Clauss S, Wai K-M, Kavey R-EW, Kuehl K. Ezetimibe treatment of pediatric with hypercholesterolemia. J Pediatr. 2009;154(6):869-72.
37. Gaudet D, Langslet G, Gidding SS, Luirink IK, Ruzza A, Kurtz C, et al. Efficacy, safety, and tolerability of evolocumab in pediatric patients with heterozygous familial hypercholesterolemia: rationale and design of the HAUSER-RCT study. J Clin Lipidol. 2018;12(5):1199-207.

PARTE XV

Metabolismo de Carboidratos

COORDENADORA

Thais Della Manna

Fisiologia do Metabolismo da Glicose e Hipoglicemia na Infância

Thais Della Manna

REGULAÇÃO DO METABOLISMO DA GLICOSE

Em condições fisiológicas, a glicose é a fonte energética obrigatória do cérebro que demanda um fornecimento contínuo de oxigênio e glicose da circulação arterial para a manutenção do seu metabolismo e, consequentemente, da vida. O transporte da glicose através da barreira hematoencefálica depende diretamente da sua concentração arterial que deverá estar dentro dos limites fisiológicos. A disponibilização da glicose para a circulação arterial procede de três fontes: a) absorção intestinal dos carboidratos da dieta; b) glicogenólise – quebra das reservas de glicogênio em polímeros de glicose; c) gliconeogênese – formação de glicose a partir de precursores como lactato, piruvato, aminoácidos (principalmente alanina e glutamina) e glicerol. Somente o fígado e os rins expressam a enzima glicose-6-fosfatase necessária para a liberação da glicose para a circulação em concentrações suficientes para a utilização sistêmica[1].

O cérebro de um adulto representa somente 2,5% do peso corporal, entretanto seu metabolismo oxidativo é responsável por aproximadamente 25% da taxa metabólica basal e mais de 50% da utilização de glicose por todo o corpo. Apesar de grande parte da utilização obrigatória de glicose pelo cérebro ser contínua, a oferta exógena de glicose a partir da ingestão alimentar de carboidratos é intermitente, entretanto o balanço sistêmico da glicose é mantido dentro dos limites da normalidade (70-126mg/dl) por um sistema dinâmico de regulação imediata da produção endógena de glicose pelo fígado e rins, como também pela utilização da glicose por tecidos fora do sistema nervoso central, como o músculo. Normalmente, as taxas de entrada de glicose endógena na circulação e de sua saída em direção aos outros tecidos, além do cérebro, são reguladas, de maneira bastante coordenada, por hormônios como a insulina, de ação hipoglicemiante, e seus contrarreguladores como adrenalina, glucagon, GH e cortisol, todos de ação hiperglicemiante, o que mantém normal o balanço da glicose no organismo, assim como o suprimento contínuo ao cérebro, mesmo em situações de grandes variações como antes e após as refeições e durante o exercício e repouso (Quadro XV-1).

Em condições não fisiológicas, como no jejum prolongado, concentrações circulantes bastante elevadas de corpos cetônicos podem suprir as necessidades energéticas cerebrais em sua maior parte, reduzindo assim a utilização da glicose. Em adulto saudável, as concentrações plasmáticas de glicose durante jejum fisiológico variam de 70 a 110mg/dl, com média de 90mg/dl. Nessa situação, as taxas médias de pro-

Quadro XV-1. Controle hormonal dos mecanismos metabólicos reguladores da glicemia no estado de jejum[2].

Hormônios	Glicogenólise	Gliconeogênese	Lipólise	Cetogênese
Insulina	Inibe	Inibe	Inibe	Inibe
Glucagon	Estimula	Estimula		Estimula
Adrenalina	Estimula		Estimula	Estimula
GH			Estimula	
Cortisol		Estimula		

dução e utilização da glicose aproximam-se de 2,2mg/kg/min, com variação de 1,8-2,6mg/kg/min. Essas taxas chegam a ser três vezes mais elevadas em recém-nascidos e lactentes por apresentarem massa cerebral maior em relação ao peso corporal. O fígado é a principal fonte endógena de glicose no período de jejum quando estimulado pela adrenalina e glucagon; os rins, que utilizam e produzem glicose, contribuem pouco nessa situação e são capazes de aumentar sua produção de glicose somente quando estimulados pela adrenalina, mas não pelo glucagon. Tanto no fígado quanto nos rins, a produção de glicose é suprimida pela insulina. Os mecanismos de glicogenólise e gliconeogênese são importantes para a manutenção da glicose plasmática nas concentrações fisiológicas. Em adulto de aproximadamente 70kg, a glicose livre nos fluidos extracelulares e nas células de certos tecidos, como o hepático, representa cerca de 15-20g; a reserva de glicogênio mobilizável para suprir glicose à circulação é de aproximadamente 70g (variando de 25-130g), o que significa que essa reserva manteria as concentrações glicêmicas normais por, no máximo, 8 horas de jejum. Se o jejum for mantido por 24 a 48 horas, a concentração plasmática de glicose declina para então se estabilizar e sua utilização pelos tecidos muscular e adiposo praticamente cessa. A reserva de glicogênio hepática cai a menos de 10g e a gliconeogênese se torna a única fonte de produção de glicose; como os aminoácidos são os principais precursores da gliconeogênese, a proteína muscular passa a ser degradada. Ocorre aceleração da lipólise e cetogênese com elevação das concentrações circulantes dos corpos cetônicos que se tornam o principal combustível cerebral. Nessa fase, a utilização da glicose pelo cérebro declina a quase metade, o que reduz a taxa de gliconeogênese necessária para a manutenção da glicemia, diminuindo assim o consumo de proteínas[1].

Após uma refeição, dependendo da quantidade de carboidratos ingeridos, da velocidade de esvaziamento gástrico e do ritmo da digestão e absorção, a taxa de oferta exógena de glicose para a circulação se eleva a mais de duas vezes a de produção endógena do período de jejum. Conforme a glicose é absorvida, a produção endógena é suprimida e sua utilização pelo músculo, tecido adiposo e hepatócito acelera-se. A glicose exógena é incorporada e, após rápida elevação, a concentração plasmática de glicose retornará ao valor de jejum.

O exercício aumenta a utilização da glicose pelo músculo a taxas que podem ser muitas vezes superiores àquelas do jejum, entretanto, tal consumo é acompanhado paralelamente pela aceleração da produção endógena da glicose, de maneira a manter a glicemia normal.

Apesar das grandes variações da oferta de glicose dos estados de jejum e após as refeições, a manutenção das concentrações plasmáticas de glicose, dentro dos limites relativamente estreitos da normalidade, é garantida pela inter-relação de um conjunto de fatores hormonais, neurais e de substratos glicorregulatórios. Falhas nesse sistema resultarão em hiperglicemia (*diabetes mellitus*) ou hipoglicemia.

MECANISMOS FISIOLÓGICOS DA SECREÇÃO DE INSULINA

A secreção de insulina pelas células beta pancreáticas é regulada principalmente pelo metabolismo da glicose estimulada pela sua absorção exógena após as refeições, que causa aumento do seu transporte para dentro das células beta por meio do transportador de membrana específico (GLUT2) de maneira independente da insulina (Figura XV-1). A glicose é transformada em glicose-6-fosfato por ação da enzima glicoquinase, sendo então metabolizada por meio dos ciclos glicolítico e

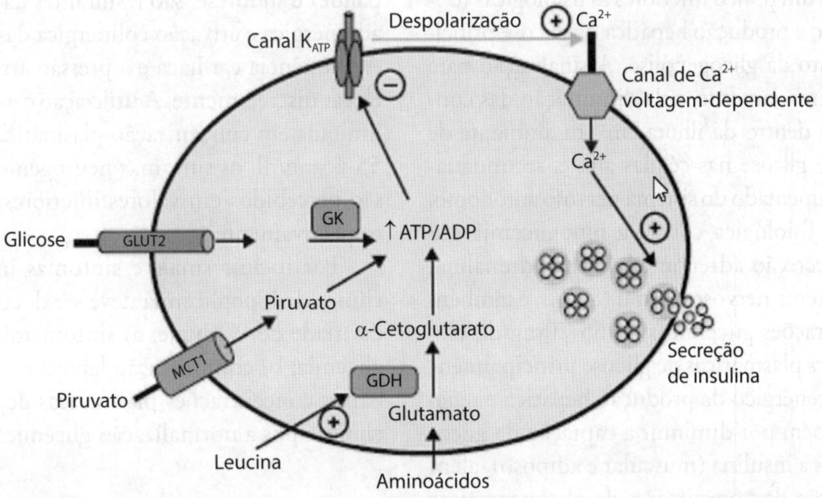

Figura XV-1. Mecanismos da secreção de insulina pelas células beta pancreáticas[4]. Canal K_{ATP} = canal de potássio sensível ao ATP; Ca^{2+} = íon cálcio; GLUT2 = transportador de glicose de membrana plasmática tipo 2; GK = enzima glicoquinase; MCT1 = transportador 1 de monocarboxilato da membrana plasmática; GDH = enzima glutamato desidrogenase.

ácido tricarboxílico a adenosina trifosfato (ATP), gás carbônico (CO_2) e água (H_2O). O aumento da relação ATP:ADP (adenosina difosfato) dentro da célula beta estimula o fechamento (inibição) dos canais de potássio sensíveis ao ATP (K^+_{ATP}), o que promove a despolarização da membrana celular e a abertura dos canais de cálcio dependentes de voltagem, liberando, então, a entrada do cálcio extracelular que deflagrará a exocitose dos grânulos de insulina ativados para a corrente sanguínea. A célula beta pode ainda promover a secreção de insulina por vias independentes do canal K^+_{ATP} que promovam aumento da concentração citoplasmática de cálcio, assim como do recrutamento das proteinoquinases A e C promotoras da exocitose dos grânulos de insulina[3].

HIPOGLICEMIA

A hipoglicemia ocorre quando as taxas de entrada da glicose na circulação (soma da produção endógena de glicose com a oferta exógena a partir dos carboidratos ingeridos na dieta) falharem em compensar as taxas de desaparecimento da glicose da circulação (soma do grande consumo metabólico cerebral com a utilização variável de glicose por outros tecidos como fígado, músculos, tecido adiposo e rins). A queda das concentrações plasmáticas de glicose causa uma sequência de respostas de defesa definidas por limiares glicêmicos em pessoas normais[1].

A primeira resposta é a diminuição da secreção de insulina pelas células beta pancreáticas sinalizada, em um primeiro momento, pela queda das concentrações de glicose localmente nas células beta, o que corresponde a concentrações plasmáticas ainda fisiológicas (80-85mg/dl) e favorece o aumento das produções hepática e renal de glicose, como também a inibição da utilização da glicose pelos tecidos sensíveis à insulina como o músculo.

A segunda resposta é o aumento da secreção do glucagon pelas células alfa pancreáticas quando a glicose plasmática baixar a concentrações um pouco inferiores às fisiológicas (65-70mg/dl), estimulando a produção hepática de glicose principalmente pelo aumento da glicogenólise. A sinalização para essa resposta se dá, primariamente, pela diminuição das concentrações de insulina dentro da ilhota em um ambiente de baixa concentração de glicose nas células alfa e, secundariamente, por estímulo aumentado do sistema nervoso autônomo.

A terceira defesa fisiológica contra a hipoglicemia é o aumento crítico da secreção adrenomedular de adrenalina, que é sinalizada via sistema nervoso central (SNC), e também acontece em concentrações glicêmicas de 65-70mg/dl, elevando as concentrações plasmáticas de glicose principalmente por estímulo β_2-adrenérgico da produção hepática e renal de glicose, como também por diminuir a captação da glicose nos tecidos sensíveis à insulina (muscular e adiposo), além de causar a mobilização dos precursores da gliconeogênese (lactato produzido na via glicolítica, aminoácidos do tecido muscular e glicerol do tecido adiposo) e suprimir a secreção de insulina via estímulo α_2-adrenérgico. A adrenalina circulante é derivada quase que exclusivamente da medula adrenal em adultos, enquanto a noradrenalina se origina das terminações nervosas simpáticas em condições de repouso, mas na resposta à hipoglicemia, em situações de estímulo como o exercício, ela será produzida também pela medula adrenal. A secreção dos outros hormônios contrarreguladores, GH e cortisol, também acontece em concentrações plasmáticas de glicose entre 65 e 70mg/dl.

Tais respostas de defesa normalmente impedem a queda da concentração plasmática da glicose, prevenindo a hipoglicemia. Caso falhem, a queda progressiva da glicemia a valores de 50-55mg/dl causará uma resposta simpatoadrenal ainda mais exuberante, resultando em sintomas neurogênicos que incitarão o comportamento de defesa contra a hipoglicemia, que é a busca por alimentos. Se a queda persistir (< 50mg/dl), disfunção cognitiva e manifestações adicionais de falência funcional cerebral com convulsões e coma podem ocorrer.

A hipoglicemia pode causar disfunção cerebral, sintomatologia de morte iminente e, efetivamente, levar à morte por arritmia cardíaca ou morte cerebral. Suas manifestações clínicas costumam ser classificadas em sintomas **neurogênicos** que resultam da percepção das alterações fisiológicas causadas pelas descargas simpatoadrenais (principalmente do sistema nervoso simpático) desencadeadas pela hipoglicemia e incluem sintomas adrenérgicos (mediados por catecolaminas), como palpitações, tremores, ansiedade, excitação, e também colinérgicos (mediados por acetilcolina), como sudorese, fome e parestesias; e em sintomas **neuroglicopênicos** que acontecem como resultado direto da privação de glicose cerebral e incluem: prejuízo cognitivo, alterações de comportamento, anormalidades psicomotoras, convulsões e coma quando em concentrações glicêmicas muito baixas. Mecanismos centrais também podem estar envolvidos na geração de alguns sintomas como fome. Sinais de hipoglicemia, como palidez e sudorese, são resultantes da vasoconstrição cutânea adrenérgica e ativação colinérgica das glândulas sudoríparas. A frequência cardíaca e a pressão arterial sistólica podem se elevar discretamente. A utilização cerebral de glicose torna-se limitada em concentração plasmática de glicose ao redor de 55-65mg/dl; os sintomas neurogênicos e neuroglicopênicos são percebidos em valores inferiores a 55mg/dl e 50mg/dl, respectivamente[5].

Por incluir sinais e sintomas inespecíficos, a suspeita clínica de hipoglicemia deve ser documentada pela presença da tríade de Whipple: a) sintomatologia sugestiva de hipoglicemia; b) comprovação laboratorial da concomitância de baixas concentrações plasmáticas de glicose; c) recuperação clínica após a normalização glicêmica[6].

Hipoglicemia na infância

Recém-nascidos, lactentes e crianças apresentam risco aumentado de hipoglicemia em relação a adultos, devido à elevada taxa de utilização de glicose (~ 4-6mg/kg/min); por outro lado, os mecanismos metabólicos adaptativos do jejum ocorrem mais rapidamente na infância do que na vida adulta, principalmente na formação dos corpos cetônicos[7].

A hipoglicemia é um distúrbio metabólico bastante frequente no período neonatal, sendo menos observada em lactentes e pré-escolares, a não ser quando submetidos a jejum prolongado de 24 a 36 horas; a partir dos 4 anos de idade, a hipoglicemia é bem menos comum que a hiperglicemia[8].

A homeostase da glicose no período neonatal compreende uma transição do meio intrauterino, com oferta alimentar contínua, ao estado de relativo jejum pós-natal. Durante a vida fetal, a obtenção de energia depende da oxidação da glicose proveniente da circulação uteroplacentária, que é dependente da glicemia materna (70-90mg/dl) e controlada pela insulina materna, sendo que a diferença média entre as concentrações plasmáticas de glicose materna e fetal é de 9mg/dl e o limite inferior da normalidade para glicemia fetal durante a gestação é de 54mg/dl. Desde que a gestante receba nutrição adequada, a gliconeogênese e a cetogênese fetais estarão inibidas e a principal função da insulina fetal será regular o crescimento fetal[9].

Ao nascimento, após o clampeamento do cordão umbilical, o suprimento materno de glicose cessa de maneira abrupta e as concentrações glicêmicas do recém-nascido caem rapidamente, em 25-30mg/dl, para um nadir de cerca de 55-60mg/dl nas primeiras 1-2 horas de vida, estabilizando-se para então se elevarem gradualmente nas próximas 48 horas. Esse padrão de hipoglicemia estável das primeiras 24-48 horas de vida não pode ser explicado por deficiências enzimáticas da glicogenólise, gliconeogênese e cetogênese hepáticas em estudos animais. Além disso, estudos em recém-nascidos normais e pequenos para a idade gestacional (PIG) demonstraram que as baixas concentrações glicêmicas do primeiro dia de vida se acompanham de concentrações plasmáticas de cetonas bastante baixas, à semelhança daquelas encontradas em lactentes portadores de hipoglicemia hiperinsulinêmica, sugerindo-se que essa **hipoglicemia neonatal transitória** possa estar associada a uma supressão incompleta da insulina. Por outro lado, os limiares glicêmicos para a ativação das respostas de glucagon e adrenalina nessa fase da vida parecem ser semelhantes àqueles de crianças de mais idade e adultos (~ 50-60mg/dl), supondo-se que o mesmo aconteça para o limiar neuroglicopênico (~ 50mg/dl). A neuroglicopenia tende a ocorrer quando a hipoglicemia é mais duradoura ou grave, podendo resultar em lesão neurológica permanente. Quando os episódios hipoglicêmicos são muito frequentes, a resposta autonômica pode estar atenuada; nessas condições, os sinais neuroglicopênicos não serão antecipados pelos sintomas neurogênicos.

A **hipoglicemia neonatal transitória** deve resolver-se nos primeiros 2-3 dias de vida quando a glicemia se eleva em um ritmo constante até os valores de jejum normais para lactentes, crianças e adultos (70-100mg/dl). Recém-nascidos submetidos a certos agravos perinatais apresentam risco aumentado para **hipoglicemia neonatal prolongada**, por provável hiperinsulinismo transitório, e devem ser avaliados quanto à etiologia dessa hipoglicemia antes da alta hospitalar, assim como os portadores de hipoglicemia secundária a defeitos congênitos ou genéticos da regulação da secreção de insulina, deficiências de cortisol e/ou GH, e a defeitos do metabolismo da glicose, glicogênio e ácidos graxos, cuja manifestação clínica inicial será a **hipoglicemia neonatal persistente** além das primeiras 48 horas de vida (Quadros XV-2 e XV-3)[5,9].

Portanto, o diagnóstico precoce e acurado indicativo de um tratamento rápido que previna a recorrência de novos

Quadro XV-2. Situações de risco para hipoglicemia neonatal prolongada.

Sintomatologia sugestiva de hipoglicemia
Pequeno para idade gestacional (PIG): < percentil 10 de peso
Grande para idade gestacional (GIG): > percentil 90 de peso
Gemelar discordante: peso 10% inferior ao do gêmeo maior
Filho de mãe diabética: principalmente se mal controlada
Filho de mãe hipertensa ou com pré-eclâmpsia/eclâmpsia
Baixo peso ao nascimento (< 2.500g)
Estresse perinatal: acidose grave ou síndrome hipóxico-isquêmica
Aspiração de mecônio
Policitemia: hematócrito venoso > 70% de hiperviscosidade
Eritroblastose fetal
Hipotermia
Suspeita de infecção
Desconforto respiratório
História familiar de hipoglicemia de causa genética
Síndrome de Beckwith-Wiedemann
Micropênis ou defeitos da linha média
Suspeita ou diagnóstico de erros inatos do metabolismo ou doenças endócrinas
Uso materno de drogas (terbutalina, propranolol, hipoglicemiantes orais)

Quadro XV-3. Situações de risco para hipoglicemia neonatal persistente.

Hipoglicemia grave (sintomática/recorrente ou que necessite de infusão parenteral de glicose)
Incapacidade de manter concentração plasmática de glicose > 50mg/dl nas primeiras 48h de vida e/ou > 60mg/dl após 48h de vida
História familiar de hipoglicemia de causa genética
Síndrome de Beckwith-Wiedemann
Micropênis ou defeitos da linha média
Suspeita ou diagnóstico de erros inatos do metabolismo ou doenças endócrinas

episódios de hipoglicemia é de importância fundamental para a proteção do cérebro em desenvolvimento da carência de glicose e de sequelas neurológicas permanentes.

Critérios diagnósticos

A grande maioria dos casos de hipoglicemia na infância está relacionada a defeitos nos mecanismos metabólicos de adaptação ao jejum e, mais raramente, poderá acontecer após as refeições como complicações de cirurgias de fundogastroplicatura para refluxo gastroesofágico, de alimentação infundida por sonda enteral, na intolerância hereditária à frutose ou no subtipo de hipoglicemia hiperinsulinêmica induzida pela ingestão de proteínas[2,5].

O reconhecimento clínico da hipoglicemia no período neonatal e no lactente pode ser difícil por incluir sinais e sintomas inespecíficos como tremores, irritabilidade, sucção débil, letargia, taquipneia, cianose e hipotermia (Quadros XV-4 e XV-5), os quais podem também estar associados a outras condições como sepse, desconforto respiratório, cardiopatias. Além disso, recém-nascidos, lactentes e crianças não são capazes de reconhecer e comunicar a ocorrência dessa sintomatologia, o que inviabiliza a documentação da hipoglicemia pela tríade de Whipple, sendo necessárias repetidas dosagens plasmáticas de glicose para sua comprovação clínica[10].

A exposição anterior a um único evento hipoglicêmico pode atenuar as respostas neurogênicas a episódios subsequentes e hipoglicemias recorrentes podem eliminá-las, determinando uma situação de falta de percepção da hipoglicemia que prejudica a procura por alimentos, como também a liberação hepática de glicose. Essa situação é denominada de disfunção autonômica associada à hipoglicemia ou disautonomia e pode persistir por mais de 24 horas após um único episódio de hipoglicemia ou por mais tempo em casos de hipoglicemias recorrentes. Defeito semelhante de respostas neuroendócrinas à hipoglicemia também pode acontecer

Quadro XV-4. Classificação dos sinais e sintomas da hipoglicemia no período neonatal e no lactente[2].

Neurogênicos	Neuroglicopênicos
Irritabilidade, tremores	Letargia
Taquicardia	Irritabilidade
Fome	Sucção débil
Palidez	Convulsões
Hipotermia	Cianose
Instabilidade vasomotora	Taquipneia
	Apneia, respiração irregular
	Choro fraco ou estridente
	Hipotonia
	Incoordenação ocular
	Sucção dos lábios
	Mioclonias

Quadro XV-5. Classificação dos sinais e sintomas da hipoglicemia em crianças e adolescentes[13].

Neurogênicos	Neuroglicopênicos
Sudorese	Cefaleia
Tremores	Alterações visuais
Taquicardia	Letargia
Ansiedade, nervosismo	Irritabilidade
Fraqueza	Dificuldade de concentração, fala empastada
Fome	Confusão mental
Náuseas, vômitos	Sonolência, dificuldade de despertar do sono
Palidez	Alteração de consciência, coma
Hipotermia	Convulsões
	Sinais neurológicos bizarros
	Distúrbios motores
	Distúrbios sensoriais
	Perda da habilidade intelectual
	Alterações de personalidade
	Comportamento bizarro
	Acessos de raiva
	Desagregação psicológica
	Crises de mania
	Depressão
	Psicoses
	Lesão neurológica ou mental permanente

secundariamente a episódios hipoglicêmicos durante o sono e exercícios. Dessa forma, a exposição recorrente à hipoglicemia pode deslocar o limiar glicêmico de reconhecimento dos sintomas neurogênicos a concentrações inferiores a 55mg/dl; por outro lado, o limiar glicêmico de resposta neuroglicopênica parece não se alterar agudamente pela exposição prévia à hipoglicemia[11,12].

Não existe também um valor específico abaixo do qual a concentração plasmática de glicose possa ser adotada como definição inquestionável de hipoglicemia, pelas seguintes evidências: a) respostas cerebrais específicas para hipoglicemia acontecem em uma variação de concentrações de glicose plasmática cujo limiar pode ser alterado pela presença de fontes energéticas alternativas como corpos cetônicos e lactato, como também pela ocorrência de hipoglicemias recorrentes; b) não existe um valor específico de glicose plasmática que determine lesão cerebral e a extensão dessa lesão pode ser influenciada por outros fatores como duração e grau da hipoglicemia; c) presença de artefatos e problemas técnicos na determinação da glicose plasmática pode alterar e dificultar a interpretação desses valores. As concentrações de glicose no sangue total são aproximadamente 15% inferiores às plasmáticas por causa do consumo pelos eritrócitos, de modo que um atraso no processamento do exame pode reduzir o valor em até 6mg/dl/h.

Os glicosímetros portáteis têm sido bastante utilizados como instrumento de triagem por possibilitarem um resultado rápido e geralmente utilizam sangue total capilar, mas alguns deles são calibrados para fornecerem resultados comparáveis às concentrações plasmáticas de glicose fornecidas pelos laboratórios, trazendo a informação de possuírem "calibração plasmática". Mesmo assim, quando na faixa da hipoglicemia, esses resultados apresentam variação de erro entre 10 e 15mg/dl, e o valor de glicemia capilar inferior a 60mg/dl obtido por glicosímetro à beira do leito deverá ser confirmado por dosagem plasmática de glicose[7,13].

A eficácia e a segurança de sistemas de monitorização contínua de glicose em tempo real (CGM) já foram investigadas em ambiente de UTI neonatal, demonstrando hipoglicemias não detectadas pelo monitoramento capilar intermitente padrão, em cerca de 25 a 80% dos RNs e, no geral, o CGM foi bem tolerado[14,15]. Entretanto, o benefício real desses dispositivos nessa população ainda é incerto. O planejamento dos algoritmos de calibração dos sistemas de CGM priorizam a detecção da hiperglicemia em função das necessidades dos portadores de *diabetes mellitus*, nos quais existe uma relação entre glicemia plasmática, administração de insulina e consumo de carboidratos e, por isso, a eficácia em condições de hipoglicemia não podem ser assumidas aprioristicamente, assim como a acurácia do CGM nos distúrbios hipoglicêmicos da infância é ainda considerada insuficiente[16].

Critérios para rastreamento da hipoglicemia na infância

A *Pediatric Endocrine Society*[5] recomenda que, em situação de aleitamento normal, recém-nascidos normais e de risco sem suspeita de distúrbio hipoglicêmico congênito tenham como meta glicêmica, nas primeiras 48 horas de vida, a manutenção de concentrações plasmáticas de glicose superiores a 50mg/dl (acima do limiar para sintomas neuroglicopênicos); após 48 horas, a meta deverá ser superior a 60mg/dl (acima do limiar dos sintomas neurogênicos) mais próxima daquela de lactentes e crianças (Quadro XV-6).

Portanto, após 48 horas de vida, recém-nascidos cujos valores glicêmicos permanecerem baixos ou que tenham sofrido agravos perinatais (ver Quadro XV-2) devem ser avaliados quanto à etiologia da hipoglicemia antes da alta hospitalar e medidas diagnósticas e terapêuticas devem ser iniciadas se as concentrações plasmáticas de glicose permanecerem abaixo de 60mg/dl. A mesma indicação se aplica para lactentes e crianças de menos idade que ainda não consigam comunicar sintomas de hipoglicemia. Para crianças capazes de reconhecer esses sintomas, adolescentes e adultos, a avaliação e o tratamento são indicados quando a tríade de Whipple for documentada, geralmente com uma concentração plasmática de glicose < 55mg/dl[9].

Investigação diagnóstica

Após as primeiras 48 horas de vida, a avaliação diagnóstica está indicada em recém-nascidos de risco para **hipoglicemia prolongada** (ver Quadro XV-2) incapazes de manter concentrações glicêmicas > 60mg/dl, assim como para aqueles de risco para **hipoglicemia persistente** (ver Quadro XV-3) incapazes de manter concentrações glicêmicas > 70mg/dl, quando submetidos a um período de 6-8 horas de jejum. Para lactentes e crianças incapazes de relatar sintomas, concentrações plasmáticas de glicose < 60mg/dl (inferiores ao limiar para a resposta neurogênica) são indicativas de investigação, e para crianças maiores capazes de comunicar sintomas a documentação da tríade de Whipple deve anteceder a pesquisa diagnóstica[5].

Quadro XV-6. Limites da normalidade para as concentrações plasmáticas de glicose conforme o tempo de vida e níveis indicativos para investigação diagnóstica e tratamento[2,5,9,13].

Faixa etária	Concentração plasmática de glicose (mg/dl)		
	Normal	Nível para investigação	Meta terapêutica
Vida intrauterina	> 70		
1-2 horas de vida	55-60		
2-24 horas de vida	> 60	< 50	
24-48 horas de vida	> 60	< 50	
48-72 horas de vida	> 60	< 60	> 70
> 72 horas de vida	> 70	< 60	> 70
Lactentes	> 70	< 60	> 70
Crianças pré-escolares	> 70	< 60	> 70
Crianças escolares e adolescentes	> 70	< 55	>70
Adultos	> 70	< 55	> 70

A investigação laboratorial deve ser realizada durante o atendimento da crise hipoglicêmica na unidade neonatal ou no setor de emergência. Caso essa oportunidade seja perdida, deve-se proceder a um teste provocativo de jejum sob supervisão de equipe especializada, em ambiente hospitalar, e a coleta dos exames estará indicada quando a glicose plasmática for inferior a 50-55mg/dl, valor suficientemente baixo para desencadear as respostas metabólicas e hormonais necessárias ao diagnóstico. O tempo necessário de jejum para atingir tal concentração glicêmica pode ser às vezes tão prolongado quanto 24 horas, em lactentes menores de 1 ano, e até 36 horas em crianças de mais idade; contudo, o teste deverá ser interrompido caso a cetonemia seja superior a 2,5mmol/l ou ocorram sintomas adversos[2,13].

A obtenção de amostras críticas de sangue e urina durante a crise hipoglicêmica é de extrema importância para seu diagnóstico e tratamento[2]. O quadro XV-7 enumera os exames laboratoriais que deverão ser solicitados nessa coleta crítica.

A realização do **teste de estímulo do glucagon** logo após a coleta das amostras críticas é importante para o diagnóstico da hipoglicemia hiperinsulinêmica. Quando a glicose plasmática estiver inferior a 50-55mg/dl, administrar 0,5-1mg de glucagon por via intravenosa (IV), intramuscular (IM) ou subcutânea (SC) e monitorar a glicemia a cada 10 minutos durante 40 minutos. Caso haja aumento superior a 30mg/dl em relação ao basal, o resultado será sugestivo de hiperinsulinismo. Doses mais baixas de glucagon (0,03mg de glucagon por quilo de peso) causam menos efeitos colaterais como náuseas e vômitos transitórios, mas podem ser ineficazes caso não sejam administradas por via IV. Se não houver aumento da glicemia em 20 minutos, deve-se encerrar o teste e introduzir infusão de soro glicosado a 10%[5,13,17].

O diagnóstico diferencial das hipoglicemias da infância é bastante extenso, abrangendo situações próprias do período neonatal, erros inatos do metabolismo, endocrinopatias, hepatopatias, neuropatias (Quadro XV-8).

Quadro XV-7. Exames laboratoriais que deverão ser realizados a partir das amostras críticas de sangue e urina coletadas durante a crise hipoglicêmica[2].

Sangue	Urina
Glicose plasmática	Cetonúria
Gasometria arterial ou venosa	Substâncias redutoras
Eletrólitos (sódio, potássio, cloro)	Ácidos orgânicos
Cetonemia	
Lactato, amônia, ácido úrico	
Transaminases	
Insulina, peptídeo C, cortisol, GH, ACTH	
Perfil de acilcarnitinas	
Tubo com soro extra	
Cromatografia de ácidos orgânicos	
Cromatografia de aminoácidos	

GH = hormônio de crescimento; ACTH = hormônio corticotrófico.

A anamnese cuidadosa com investigação do tempo de tolerância ao jejum, presença de fatores desencadeantes, histórico familiar, assim como exame físico minucioso com pesquisa de sinais de comprometimento de órgãos ou sistemas que possam estar associados à hipoglicemia são de grande auxílio para o início do raciocínio diagnóstico (Quadros XV-9 e XV-10). Um roteiro diagnóstico poderá ser traçado a partir dos resultados dos exames da amostra crítica (Figura XV-2).

Tratamento

Na abordagem inicial da hipoglicemia neonatal assintomática, entre 36 e 39mg/dl, de RN > 35 semanas de idade gestacional, a aplicação por massagem da cavidade bucal com gel de glicose a 40%, na dose de 0,5ml/kg, seguida de aleitamento com fórmula está validada como alternativa terapêutica na redução da recorrência da hipoglicemia[21].

Por outro lado, episódios sintomáticos ou recorrentes com valores glicêmicos inferiores a 50-55mg/dl deverão ser tratados com infusão por via intravenosa de solução de glicose a 10%, na dose de 200mg/kg ou 2ml/kg em *bolus*, seguida de infusão contínua de glicose a 10% e controles glicêmicos deverão ser realizados a cada 30 a 60 minutos até sua estabilização; frequentemente, portadores de hiperinsulinismo necessitarão de taxas de infusão de glicose superiores a 8mg/kg/min. Os *bolus* de glicose poderão ser repetidos se houver recorrência das crises hipoglicêmicas e o ritmo de infusão periférica de glicose deverá ser titulado para a manutenção de concentrações plasmáticas de glicose > 70mg/dl; em geral, a repetição de mais de dois *bolus* de glicose consecutivos deve ser evitada pelo risco de estimular a secreção inapropriada de insulina. Soluções por via intravenosa com concentrações de glicose bastante elevadas (20-25%) podem ser necessárias para manter taxa de infusão de 15-30mg/kg/min, sendo que concentrações superiores a 12,5% necessitarão de um acesso venoso central[7,18,22,23].

A determinação da causa da hipoglicemia e o tratamento da doença de base serão necessários para a prevenção de novos episódios de hipoglicemia e suas sequelas nessas crianças. Uma vez que a seleção da melhor opção terapêutica poderá demorar algumas semanas em função da espera dos resultados da investigação laboratorial, durante o processo diagnóstico será importante um planejamento terapêutico cuja meta é a manutenção de concentrações plasmáticas de glicose acima de 70mg/dl, como forma de minimizar o risco de novos períodos hipoglicêmicos capazes de atenuar ou abolir seus sintomas e também as respostas neuroendócrinas, aumentando assim a suscetibilidade da criança a novos episódios de hipoglicemia[13,24].

Algumas crianças portadoras de hipoglicemia hiperinsulinêmica apresentam também sérias dificuldades de alimentação, como aversão à comida, refluxo gastroesofágico e dismotilidade intestinal que poderiam ser explicados, em parte, como efeitos colaterais da terapêutica medicamentosa

Quadro XV-8. Diagnóstico diferencial das hipoglicemias da infância[2,13,18-20].

Hipoglicemia neonatal transitória

Hipoglicemia neonatal prolongada

Hipoglicemia persistente

• **Hipoglicemia hiperinsulinêmica congênita**

Hiperinsulinismo isolado (monogênico)
- Mutações associadas aos genes *ABCC8* e *KCNJ11*
  - Forma focal
  - Forma difusa
- Mutações associadas ao gene *GLUD1*
- Mutações associadas ao gene *HADH*
- Mutações associadas ao gene *GCK*
- Mutações associadas ao gene *SLC16A1*
- Mutações associadas ao gene *HNF4A*
- Mutações associadas ao gene *HNF1A*
- Mutações associadas ao gene *UCP2*
- Mutações associadas ao gene *HK1*
- Mutações associadas ao gene *PGM1*
- Mutações associadas ao gene *PMM2*
- Mutações associadas ao gene *FOXA2*
- Mutações associadas ao gene *CACNA1D*

Hiperinsulinismo associado a síndromes
- Com macrossomia pré e pós-natal
  - Síndrome de Beckwith-Wiedemann
  - Síndrome de Sotos
  - Síndrome de Simpson-Golabi-Behmel
  - Síndrome de Perlman
- Com déficit de crescimento pós-natal
  - Síndrome de Kabuki
  - Síndrome de Costello
- Com anormalidades cromossômicas
  - Síndrome de Patau (trissomia do 13)
  - Síndrome de Turner mosaico
- Com deleção de genes contíguos afetando o gene *ABCC8*
  - Síndrome de Usher
- Com anormalidades da homeostase do *cálcio*
  - Síndrome de Timothy
- Outras
  - Distúrbios congênitos da glicosilação tipos 1a, 1b, 1c
  - Síndrome de Ondine (hipoventilação central congênita)

Hiperinsulinismo associado a síndromes de resistência à insulina
- Síndrome de Donohue
- Síndrome de Rabson-Mendenhall
- Síndrome de resistência à insulina tipo A

Hiperinsulinismo associado à tirosinemia tipo I

• **Hipoglicemia hiperinsulinêmica adquirida**
- Factícia
- Autoimune
- Insulinoma
- Após cirurgia gastrointestinal (hipoglicemia pós-prandial)

• **Hipoglicemia hipoinsulinêmica secundária à amplificação da sinalização pós-receptor da insulina**
- Mutação com ganho de função do gene *AKT2*

• **Hipoglicemia hipoinsulinêmica secundária a tumor produtor de IGF-2**

• **Deficiências hormonais**
- Deficiência de GH
- Deficiência de ACTH
- Hipocortisolismo primário
- Resistência ao GH e deficiência de IGF-1
- Deficiências de glucagon e adrenalina

• **Distúrbios da glicogenólise (glicogenoses)**
- Deficiência da enzima glicose-6-fosfatase (glicogenose tipos 1a e 1b)
- Deficiência da enzima amilo-1,6-glucosidase (glicogenose tipo 3)
- Deficiência da enzima fosforilase hepática e fosforilase-quinase (glicogenose tipos 6 e 9)
- Deficiência da enzima glicogênio sintase (glicogenose tipo 0)
- Deficiência da enzima ramificadora do glicogênio (glicogenose tipo 4)

• **Distúrbios da gliconeogênese**
- Deficiência da enzima piruvato carboxilase
- Deficiência da enzima fosfenolpiruvato carboxiquinase (citosólica e mitocondrial)
- Deficiência da enzima frutose-1,6-difosfatase

• **Distúrbios da oxidação dos ácidos graxos**

Defeitos no transporte dos ácidos graxos e carnitina
- Defeito no transportador de membrana da carnitina (mutação no gene *SLC22A5*)
- Deficiência da enzima carnitina palmitoiltransferase I (CPT I)
- Deficiência da enzima carnitina/acilcarnitina translocase (CACT)
- Deficiência da enzima carnitina palmitoiltransferase II (CPT II)

Defeitos da beta-oxidação
- Deficiência da enzima VLCAD
- Deficiência da enzima MCAD
- Deficiência da enzima SCAD
- Deficiência da enzima ACAD9
- Deficiência da enzima LCHAD
- Deficiência da enzima MTP

Defeitos na cadeia de transporte de elétrons

Defeitos na síntese dos corpos cetônicos
- Deficiência da enzima HMG-CoA sintase mitocondrial
- Deficiência da enzima HMG-CoA liase mitocondrial

Defeitos na utilização dos corpos cetônicos
- Deficiência da enzima succinil-CoA: 3-oxiácido CoA transferase
- Deficiência da enzima acetoacetil-CoA tiolase (beta-cetotiolase)

• **Distúrbios do metabolismo dos aminoácidos**
- Deficiência da enzima propionil-CoA carboxilase (acidemia propiônica)
- Deficiência da enzima metilmalonil-Coa mutase (acidemia metilmalônica)
- Deficiência do complexo enzimático desidrogenase dos cetoácidos de cadeia ramificada (leucinose)
- Deficiência da enzima fumarilacetoacetato hidrolase (tirosinemia tipo 1)

• **Hipoglicemia cetogênica idiopática**

• **Intolerância a açúcares**
- Deficiência da enzima aldolase B (intolerância hereditária à frutose)
- Deficiência da enzima galactose-1-fosfato uridiltransferase (galactosemia)

• **Defeitos dos transportadores de glicose**
- Deficiência do GLUT2 (síndrome de Fanconi-Bickel)

• **Hipoglicemia induzida por drogas**

• **Hipoglicemia associada a doenças sistêmicas**

VLCAD = acil-CoA desidrogenase de cadeia muito longa (C20 a C14); MCAD = acil-CoA desidrogenase de cadeia média (C12 a C6); SCAD = acil-CoA desidrogenase de cadeia curta (C6 e C4); ACAD9 = acil-CoA desidrogenase 9; LCHAD = 3-hidroxiacil-CoA desidrogenase de cadeia longa; MTP = complexo da proteína trifuncional mitocondrial; HMG-CoA = 3-hidróxi-3-metilglutaril-coenzima A.

Quadro XV-9. Dados de anamnese úteis para o diagnóstico diferencial das hipoglicemias na infância.

Dados de anamnese	Diagnóstico
Tempo de tolerância ao jejum	
4 a 8 horas	Hiperinsulinismo Distúrbios da glicogenólise (glicogenoses)
8 a 12 horas	Distúrbios de gliconeogênese Distúrbios da oxidação dos ácidos graxos
12 a 18 horas	Distúrbios da oxidação dos ácidos graxos Hipocortisolismo Deficiência de GH Hipopituitarismo
Fatores desencadeantes	
Introdução do suco na dieta	Intolerância hereditária à frutose
Introdução do leite	Galactosemia

Quadro XV-10. Dados de exame físico úteis para o diagnóstico diferencial das hipoglicemias na infância.

Dados de exame físico	Diagnóstico
Macrossomia fetal	Hiperinsulinismo
Anomalias da linha média facial Atrofia do nervo óptico Micropênis Icterícia prolongada	Hipopituitarismo
Déficit de crescimento	Deficiência de GH/ hipopituitarismo Distúrbios da glicogenólise (glicogenoses)
Hiperpigmentação cutânea	Hipocortisolismo
Hepatomegalia	Distúrbios da glicogenólise (glicogenoses) Distúrbios da gliconeogênese Distúrbios da oxidação dos ácidos graxos
Miopatia Miocardiopatia Neuropatia periférica	Distúrbios da oxidação dos ácidos graxos

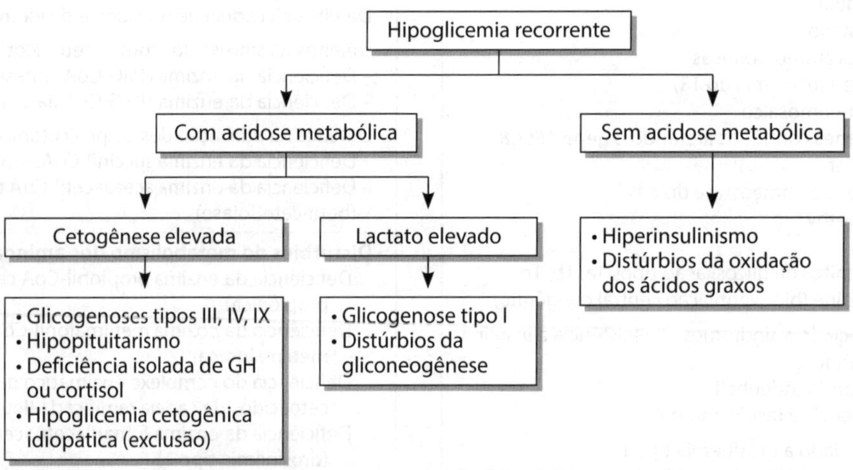

Figura XV-2. Roteiro diagnóstico das hipoglicemias na infância a partir dos resultados da glicemia, gasometria, lactato e pesquisa de cetonas na urina.

utilizada, necessitando frequentemente de dieta enteral por sonda nasogástrica ou gastrostomia, como também da fundogastroplicatura de Nissen para o controle do refluxo gastroesofágico[25]. A oferta deverá ser frequente, com alto teor de carboidratos ou suplementada de amido de milho cru em crianças maiores de 1 ano de idade[18]. Caso os episódios hipoglicêmicos ainda persistam na vigência de uma infusão contínua de glicose de 20mg/kg/min e dieta enteral frequente, opções terapêuticas adicionais serão necessárias para manter as concentrações glicêmicas entre 70 e 110mg/dl[24].

Não existe consenso quanto ao momento ideal de se iniciar a administração de drogas adjuvantes, sendo indicadas desde o final das primeiras 36 horas até 7 a 10 dias de vida, para permitir que as formas transitórias de hipoglicemia se resolvam antes que os recém-nascidos sejam expostos a drogas desnecessariamente. Por outro lado, se as crises de hipoglicemia forem recorrentes, mesmo na vigência de concentrações de glicose elevadas, cursos terapêuticos de curta duração com glucagon ou glicocorticoides poderão ser utilizados enquanto os resultados da investigação diagnóstica não estiverem disponíveis[26].

Glucagon

O glucagon endógeno é secretado pelas células alfa do pâncreas como um hormônio contrarregulador da insulina. Injeções de glucagon têm sido usadas há muitos anos em unidades de terapia intensiva neonatais para elevar a glicemia, sendo bastante efetivas em recém-nascidos de termo e pré-termo sem hiperinsulinismo por promover a quebra do glicogênio hepático, além de estimular a gliconeogênese, a lipólise e a cetogênese[18,26]. Na emergência, o glucagon poderá ser administrado em *bolus* de 0,5-1mg por via IM ou SC, como também em infusão por via IV contínua na dose de 2-20µg/kg/h, até um máximo de 1mg/dia, uma vez que doses elevadas podem estimular paradoxalmente a secreção de insulina causando hipoglicemia rebote e necessidade de infusão mais elevada de glicose[25]. Além disso, pode agravar a hiponatremia já precipitada pelos grandes volumes de solução de glicose por via IV administrados, devendo-se monitorar o sódio sérico durante a infusão do glucagon. A oclusão de cateteres por via intravenosa pela cristalização do glucagon diluído em pequenos volumes já foi descrita, recomendando-se maior diluição ou aumentar a frequência da troca da solução. Trombocitopenia e um fenômeno paraneoplásico raro, denominado *Eritemanecrolyticum migrans*, foram também associados à infusão contínua de glucagon[18,19,23,26-28].

Hawks et al.[29] observaram, em estudo retrospectivo, que a utilização intravenosa contínua, em 24 horas, de solução de 1mg de glucagon diluído em 24ml de soro glicosado a 5%, independente do peso corporal, foi eficiente na redução da concentração de glicose necessária para manter a glicemia > 70mg/dl e da frequência de hipoglicemias. Os efeitos colaterais mais frequentes foram desconforto respiratório, vômitos, *rash*; além disso, recomendam que a solução de glucagon deva ser renovada a cada 24 horas para minimizar o risco de cristalização no equipo.

Novas formulações solúveis de glucagon estão sendo desenvolvidas, algumas já em processo de aprovação pelas agências reguladoras, com perfil mais adequado à utilização em cateteres por via IV ou SC, de uso prolongado. Alguns desses fármacos adquiriram maior solubilidade por alteração da composição química do veículo ou por modificação da sequência de aminoácidos nativa do glucagon (análogos bioativos) e, entre eles, o dasiglucagon apresentou perfil farmacológico comparável ou mesmo superior ao glucagon em adultos portadores de DM1[23,30,31].

Glicocorticoides

Em situações fisiológicas, os glicocorticoides aumentam a resistência à ação da insulina, reduzem a secreção insulínica, ativam a gliconeogênese; teoricamente, tais efeitos deveriam induzir o aumento da glicemia. Entretanto, não existem evidências em favor do uso dos glicocorticoides no tratamento da hipoglicemia que não seja causada por insuficiência adrenal primária ou secundária. Além disso, efeitos colaterais significativos podem ocorrer e seu uso dificulta em muito o trabalho diagnóstico para a etiologia da hipoglicemia[26].

Diazóxido

Uma vez confirmado o hiperinsulinismo como causa da hipoglicemia persistente, a terapêutica medicamentosa de primeira linha será com o diazóxido por via oral. O diazóxido é um derivado benzotiadiazínico com potentes ações hiperglicêmicas, quando administrado por via oral, por atuar no canal K^+_{ATP} promovendo sua abertura, o que provoca a inibição da secreção de insulina pela célula beta pancreática. A dose recomendada varia de 5 a 15mg/kg/dia dividida em 2 a 3 doses por via oral, com dose máxima de 20mg/kg/dia. A ação se inicia em 1 hora da administração e dura aproximadamente 8 horas, desde que a função renal esteja normal[2,18].

A meta terapêutica será a manutenção da glicemia > 70mg/dl após o período de jejum noturno, que variará em função da idade do paciente, com a manutenção de concentrações baixas ou suprimidas de insulina sérica e elevação dos corpos cetônicos após esse tempo de jejum. Quando a droga é efetiva, a glicemia se normalizará em 2 a 4 dias; não havendo resposta, a dose deverá ser aumentada em 5mg/kg/dia a cada 4 dias, até a dose máxima, devendo-se esperar mais 5 dias antes de classificar o paciente como não responsivo ao diazóxido[17,25]. Aumentos na dose superiores a 20mg/kg/dia aumentarão o risco de efeitos colaterais. Entre eles, o mais frequente é a hipertricose que costuma ser reversível com a suspensão do tratamento, seguido da retenção de sódio e fluido principalmente no período neonatal, quando a restrição de fluidos por via IV e a associação com o diurético hidroclorotiazida (5-10mg/kg/dia) geralmente são necessárias; náuseas, vômitos, dificuldades alimentares, hiperuricemia, taquicardia e leucopenia também já foram descritos[2,18,19,22]. Hipertensão pulmonar já foi associada ao uso do diazóxido em prematuros e pacientes sindrômicos, sugerindo-se a utilização de doses mínimas nessas situações e monitorização por ecocardiografia[32]. Crianças em tratamento prolongado como o diazóxido podem adquirir traços faciais grosseiros, que associados à hipertricose costumam ser motivo de descontinuação do medicamento[23,28].

A suspensão do tratamento poderá ser cogitada quando a dose necessária para a manutenção da normoglicemia for inferior a 5mg/kg/dia e deverá ser realizada em ambiente intra-hospitalar[19,22,25].

Portadores de defeitos genéticos que afetem as proteínas SUR1 e Kir6.2, formadoras do canal K^+_{ATP}, podem não responder eficientemente ao diazóxido, principalmente nas formas histológicas difusas e focais associadas a mutações inativadoras dos genes *ABCC8* e *KCNJ11*, sendo indicado um curso terapêutico com o octreotida por atuar mais distalmente na via secretora da insulina[18,19,22]. Por outro lado, portadores de mutações nos demais genes associados ao hiperinsulinismo congênito costumam responder bem ao diazóxido[25,33].

Hidroclorotiazida

A hidroclorotiazida é frequentemente associada ao diazóxido para minimizar o efeito retentor de fluido e em doses elevadas, de 5-10mg/kg/dia fracionada em duas doses, poderia agir sinergicamente com o diazóxido ativando o canal de potássio sensível ao ATP por diferentes mecanismos[19]. Em crianças de mais idade, sem evidências de retenção de fluido, a associação com diuréticos tiazídicos não será necessária[25].

Análogos da somatostatina

A somatostatina é um hormônio inibitório que atua no SNC e em tecidos periféricos por meio de diferentes subtipos de receptores específicos. Nas ilhotas, ela é liberada pelas células delta exercendo potente efeito inibitório sobre a secreção de insulina e glucagon, sendo capaz de influenciar a secreção de insulina por ambas as vias: induzida pela glicose e mediada pelo GLP1 (peptídeo glucagon-símile tipo 1). De um total de cinco receptores específicos de somatostatina (SSTRs), quatro são expressos nas ilhotas (SSTR1, 2, 3 e 5). Acredita-se que a somatostatina participe de diferentes etapas do acoplamento do estímulo secretório que incluem ativação do canal K^+_{ATP}, inibição dos canais de Ca^{2+} voltagem-dependentes e diminuição da concentração intracelular de AMPc. A regulação da secreção parácrina de glucagon e insulina pela somatostaina é fisiologicamente importante, uma vez que tanto a redução do número de células delta quanto a presença de um perfil de células mais imaturas já foram associadas à patogênese do hiperinsulinismo congênito[23].

A octreotida é um análogo da somatostatina que inibe a secreção da insulina, sendo considerada o medicamento de segunda linha no tratamento da hipoglicemia hiperinsulinêmica. Apesar de os análogos da somatostatina atuarem em todos os tipos de SSTR, eles têm uma seletividade preferencial sobre o SSTR2 e SSTR5 na inibição da secreção de insulina.

A meia-vida da octreotida é de aproximadamente uma hora e meia, podendo ser administrada intermitentemente 1 a 2 horas após as refeições, entre 4 e 6 vezes ao dia, pelas vias IV e SC, como também pela via IV contínua, com titulação da dose conforme a necessidade. A dose inicial sugerida é de 5-10μg/kg/dia, devendo-se avaliar a resposta terapêutica a cada 48-72 horas, uma vez que o fenômeno da taquifilaxia pode limitar seu efeito. O critério de eficácia é o mesmo utilizado para o diazóxido e, se houver necessidade, poderão ser promovidos aumentos de 5μg/kg/dia até ser atingida a dose máxima de 30μg/kg/dia[18,22,23,28]. Potenciais efeitos adversos seriam anorexia aguda, náuseas, dor abdominal, diarreia, hepatite medicamentosa, síndrome do QT longo, enterocolite necrotizante. Relatos de uso prolongado da octreotida, por mais de quatro anos consecutivos, descreveram efeitos colaterais como diminuição da motilidade intestinal, taquifilaxia, supressão de hormônios hipofisários (GH e TSH), litíase biliar tratável com o ácido ursodeoxicólico[25].

Análogos da somatostatina de ação prolongada, como a octreotida-LAR e a somatulina autogel (lanreotida), têm sido utilizados como terapêutica de manutenção em pacientes responsivos à octreotida. Essas formulações têm a vantagem da administração pelas vias IM ou SC profunda a cada 4 semanas, com melhora da adesão e qualidade de vida do paciente[22]. Apesar de essa classe de medicamentos não estar licenciada para o uso pediátrico, ela tem sido utilizada por diversos centros internacionais especializados com as seguintes recomendações[34]: a) primeiramente, assegurar a responsividade à octreotida e ausência de efeitos colaterais; excluir pacientes com risco de enterocolite necrotizante; b) a lanreotida pode ser iniciada na dose de 30-60mg por via SC, a cada 28 dias, ou a octreotida-LAR na dose de 10mg por via IM, a cada 28 dias; c) durante o tratamento, o monitoramento glicêmico frequentente deverá ser obtido para verificação da resposta terapêutica; d) monitoramento das enzimas hepáticas deverá ser realizado a cada 4-6 semanas, e da litíase biliar por ultrassonografia, a cada 3-6 meses; caso seja diagnosticada a colelitíase, o ácido ursodeoxicólico deverá ser acrescentado à terapêutica; e) monitoramento do crescimento e da função tireoidiana a cada 6 meses; caso a hipotiroxinemia seja diagnosticada, a levotiroxina deverá ser acrescentada.

A lanreotida deverá ser iniciada em dose mais baixa, entretanto as seringas pré-preenchidas têm dose mínima de 60mg, o que envolve perda de precisão quando se tenta aproximar à dose de 30mg. O equilíbrio farmacológico desses medicamentos será obtido após a terceira dose[23].

Inibidores da mTOR (*mammalian target of rapamycin*)

Os inibidores da mTOR têm sido usados com sucesso no tratamento de insulinomas malignos por reduzirem a sinalização pós-receptor de insulina[35]. O **sirolimo** foi utilizado com sucesso em alguns lactentes com a forma grave de hiperinsulinismo congênito que não haviam respondido ao tratamento com diazóxido e octreotida[36]. Contudo, a mesma eficácia não conseguiu ser reproduzida por estudos posteriores, relatando-se também efeitos colaterais mais graves como infecções devido à sua ação imunossupressora[28,37,38].

Nifedipina

Por ser um bloqueador de canal de cálcio voltagem-dependente, a nifedipina poderia prejudicar o influxo do cálcio para dentro da célula beta pancreática, impedindo assim a secreção da insulina. Alguns relatos de caso descreveram eficácia em atingir a normoglicemia e suspensão do soro glicosado[39,40], entretanto, em estudo com portadores de mutações *ABCC8*, não se obteve melhora do controle glicêmico em nenhum caso[41]. Talvez as mutações no canal K^+_{ATP}, possam tornar inefetiva a terapêutica com bloqueadores do canal de cálcio[19]. A dose recomendada é 0,25-2,5mg/kg/dia fracionada em 2 a 3 vezes. A hipotensão é um efeito colateral raro, principalmente em doses superiores a 0,5mg/kg/dia[19,39,40].

Os medicamentos utilizados no tratamento da hipoglicemia recorrente da infância, com as respectivas vias de administração, doses, prováveis mecanismos de ação e efeitos colaterais estão listados no quadro XV-11.

Alguns pacientes podem não responder ou apresentar uma resposta apenas parcial à terapêutica medicamentosa, necessitando do uso frequente do glucagon, de oferta alimentar contínua por sonda nasogástrica acrescida de carboidratos como o amido cru ou manutenção da infusão por via IV de glicose para manter a normoglicemia, o que sugerirá a necessidade da pancreatectomia como tratamento do hiperinsulinismo[25].

Tratamento cirúrgico

A forma focal do hiperinsulinismo congênito, assim como o insulinoma podem ser curados cirurgicamente pela remoção da lesão, enquanto para a forma difusa do hiperinsulinismo congênito, não responsiva ao tratamento medicamentoso, haverá necessidade de pancreatectomia quase total, que significa a remoção de 95-98% do pâncreas, evoluindo com alta incidência de *diabetes mellitus* e insuficiência pancreática exócrina posteriormente; além disso, alguns pacientes submetidos à pancreatectomia podem necessitar ainda de terapêutica medicamentosa com diazóxido, octreotida e também refeições frequentes para manter a normoglicemia[18]. Mais detalhamento da terapêutica cirúrgica para o hiperinsulinismo congênito será apresentada no capítulo específico sobre hiperinsulinismo congênito.

Prognóstico

O diagnóstico precoce e o tratamento agressivo da hipoglicemia infantil são importantes para minimizar suas sequelas neurológicas. Atraso do desenvolvimento foi relatado em 47% dos casos de hiperinsulinismo congênito tratados com medicamentos, com taxas ainda mais elevadas para os casos abordados cirurgicamente. Sequelas neurológicas como paralisia cerebral, distúrbios visuais, epilepsia, microcefalia são descritas, assim como lesões cerebrais à ressonância magnética (atrofia cerebral e alterações da substância branca). Tais sequelas foram associadas tanto às baixas concentrações plasmáticas de glicose quanto ao atraso no controle glicêmico[42].

PRINCIPAIS CAUSAS DE HIPOGLICEMIA NA INFÂNCIA

Hiperinsulinismo congênito

O hiperinsulinismo congênito compreende um grupo de distúrbios da regulação da secreção de insulina pelas células beta pancreáticas cuja característica principal é a liberação inapropriada e imprevisível da insulina determinando um quadro de hipoglicemia hiperinsulinêmica persistente com captação de glicose aumentada pelos tecidos sensíveis à insulina (hepático, muscular e adiposo) e supressão simultânea da proteólise, lipólise e cetogênese.

A concomitância de hipoglicemia e hipocetonemia determina risco aumentado de lesão cerebral irreversível, o que torna o hiperinsulinismo a forma mais grave, como também a mais frequente de hipoglicemia em recém-nascidos e lactentes. Apesar de aproximadamente 60% dos casos manifestarem-se na primeira semana de vida, formas mais brandas podem acontecer no lactente à medida que os intervalos entre as refeições vão se prolongando. A maioria dos casos é esporádica, sendo a prevalência geral de 1:50.000 nascidos vivos, mas podendo chegar a 1:2.500 entre casais consanguíneos[3,13,23].

A apresentação clínica pode variar desde sintomas inespecíficos como letargia, sucção débil, irritabilidade até um quadro grave com apneias, convulsões e coma. Antecedentes perinatais, como o uso de solução glicosada durante o parto, diabetes gestacional, restrição de crescimento intrauterino, macrossomia fetal, sofrimento fetal, asfixia, devem ser pesquisados, assim como a história familial de consanguinidade, hipoglicemia e *diabetes mellitus* em outros membros da família. A investigação da existência de uma relação temporal entre a crise hipoglicêmica e a última refeição também pode ser útil, uma vez que sua ocorrência, após curto período de jejum, sugere hiperinsulinismo, enquanto a hipoglicemia pós-prandial acontece na síndrome do *dumping* ou em pacientes com mutações no gene do receptor da insulina e, mais raramente, pode ser desencadeada pela ingestão proteica ou realização de exercícios anaeróbicos vigorosos[18]. Ao exame físico, sinais sugestivos de hiperinsulinismo são: presença de restrição de crescimento assim como da macrossomia fetal, miocardiopatia hipertrófica, aumento discreto do fígado, ou alterações fenotípicas específicas das síndromes que costumam cursar com hiperinsulinismo[43].

A necessidade de uma taxa de infusão de glicose superior a 8mg/kg/min para a manutenção da glicose plasmática > 70mg/dl é bastante sugestiva de hiperinsulinismo e o reconhecimento precoce dessa situação é fundamental para a prevenção de sequelas neurológicas.

Para a coleta da amostra crítica para o diagnóstico diferencial, será necessária uma concentração plasmática de glicose < 50mg/dl para investigação da resposta dos hormônios contrarreguladores e diminuir a probabilidade de resultados falso-positivos. O perfil bioquímico consistente com ação insulínica inapropriada inclui: a) concentrações plasmáticas inapropriadamente baixas do ácido beta-hidroxibutírico e dos ácidos graxos livres, assim como ausência de cetonas na urina; b) resposta glicêmica superior a 30mg/dl após aplicação de 0,5-1mg de glucagon por vias IM, SC ou IV, na crise hipoglicêmica[2,18,43].

A presença de concentrações detectáveis ou inapropriadamente elevadas de insulina e peptídeo C na vigência da hipoglicemia, espontânea ou durante uma prova de jejum, é consistente com hiperinsulininismo, entretanto, devido à

Quadro XV-11. Tratamento medicamentoso da hipoglicemia recorrente em crianças, com as respectivas vias de administração, doses, prováveis mecanismos de ação e efeitos colaterais[18,19,22,23,25-28].

Medicamento	Via de administração	Doses	Mecanismo de ação provável	Efeitos colaterais
Glicose	Intravenosa contínua	6-8mg/kg/min (máximo 20-30mg/kg/min)	Aumento da oferta energética	Venóclise ou cateter central por tempo prolongado; hipervolemia
Glucagon	Injeções (*bolus*) via subcutânea/intramuscular Intravenosa contínua	2,5-2µg/kg/dose 1-20µg/kg/h, máximo 1mg/dia	Ativação da adenilciclase via receptor acoplado à proteína G (G_s), estimula glicogenólise e gliconeogênese	Náuseas, vômitos, hiponatremia, trombocitopenia *Incomum*: manchas cutâneas *Altas doses*: secreção paradoxal de insulina e hipoglicemia rebote
Diazóxido	Oral	5-20mg/kg/dia fracionada em 3 doses	Agonista do canal de potássio sensível ao ATP	Hipertricose, retenção de fluidos, náuseas, vômitos *Raras*: hiperuricemia, eosinofilia, leucopenia, hipotensão, insuficiência cardíaca
Hidroclorotiazida associada ao diazóxido	Oral	5-10mg/kg/dia fracionada em 2 doses	Ativação do canal de potássio sensível a ATP em sinergismo com o diazóxido	Hiponatremia, hipocalemia
Octreotida	Injeções por via subcutânea a cada 6-8 horas Intravenosa contínua	5-25µg/kg/dia (máximo: 35µg/kg/dia)	*Múltiplas ações na célula beta*: inibe a secreção de insulina pela ativação do receptor 5 da somatostatina; inibe a mobilização do cálcio e a atividade da acetilcolina *Duvidosa*: ação direta no canal de potássio sensível ao ATP	*Gastrointestinais*: anorexia, náuseas, dor abdominal, distensão abdominal, flatulência, fezes amolecidas, diarreia, litíase biliar *Endócrinas*: supressão do GH, TSH, ACTH, glucagon *Comum*: taquifilaxia *Incomum*: supressão do crescimento
Nifedipina	Oral	0,25-2,5mg/kg/dia fracionada em 3 doses	Bloqueador do canal de cálcio	*Incomum*: hipotensão
Hidrocortisona (somente para insuficiência adrenal)	Intravenosa	25-50mg/m²/dia	Aumenta à resistência insulínica, ativa a glicogenólise e a gliconeogênese, aumenta a produção hepática de glicose	Hipernatremia, retenção de fluido, hipocalemia, hipertensão arterial, imunossupressão, gastrite, osteopenia, tromboembolismo, catabolismo proteico, obesidade centrípeta, supressão do crescimento

melhora da sensibilidade dos novos métodos analíticos, a presença de insulina sérica detectável tem sido possível mesmo na ausência de hiperinsulinismo; do mesmo modo, as concentrações séricas de insulina indetectáveis não excluem esse diagnóstico, pois, no momento da coleta, a concentração de insulina poderia estar abaixo do limiar de detecção de determinado ensaio laboratorial. Potanto, o diagnóstico requer ampla análise dos marcadores bioquímicos da ação insulínica, além de sua concentração plasmática[43].

A presença de concentrações séricas elevadas de amônia em paciente com hipoglicemia hiperinsulinêmica sugere o diagnóstico da síndrome hiperinsulinismo e hiperamonemia (HI/HA), apesar de concentrações de amônia normais não excluírem essa possibilidade; nesses pacientes, tanto o jejum quanto um teste de sobrecarga oral de proteínas ou leucina podem precipitar a hipoglicemia. Por outro lado, elevações das concentrações da 3-hidroxiburitil carnitina sérica e do 3-hidroxiglutarato urinário indicam a deficiência da enzima 3-hidroxi-acil-CoA desidrogenase de cadeia curta (HADH)[2,18].

Portadores da hipoglicemia hiperinsulinêmica induzida pelo exercício necessitarão de um teste de exercício ou de sobrecarga oral de piruvato para a demonstração da hipoglicemia. Caso elas aconteçam após as refeições, o teste de sobrecarga oral com dieta mista parece ser mais efetivo que a sobrecarga oral de glicose na comprovação diagnóstica. Anticorpos anti-insulina devem ser analisados na suspeita do hiperinsulinismo autoimune (síndrome de Hirata)[2,18].

O hiperinsulinismo pode acontecer isoladamente como consequência de um distúrbio primário da secreção de insulina ou fazer parte de um quadro sindrômico, em que o hiperinsulinismo é um dos sintomas dentro de uma doença mais generalizada (Quadro XV-12).

Hiperinsulinismo congênito associado a síndromes

Muitas síndromes do desenvolvimento podem apresentar hipoglicemia hiperinsulinêmica durante e após o período neonatal (Quadro XV-12). Entre elas, a mais frequente é a síndrome de Beckwith-Wiedemann (SBW) que inclui aceleração do crescimento pré e pós-natal, macroglossia, defeitos de fechamento da parede anterior do abdome, visceromegalia, hemi-hipertrofia, tumor embrionário, pregas na face anterior do lóbulo da orelha e fossetas na hélice e anormalidades do trato urinário. Essa síndrome é causada por diversas alterações epigenéticas e/ou genéticas que desregulam genes sujeitos a *imprinting* no cromossomo 11p15.5. A doença ocorre esporadicamente (85%), mas está descrita transmissão familial (15%). A hipoglicemia é encontrada em cerca de 50% dos casos e geralmente se resolve em poucos dias, entretanto, em 5% deles, pode haver necessidade de tratamento medicamentoso ou mesmo pancreatectomia subtotal[18].

As formas de hiperinsulinismo congênito isoladas ou monogênicas (Quadro XV-13) estão associadas a anormalidades genéticas classificadas em duas categorias: **canalopatias** quando relacionadas aos genes *ABCC8* e *KCNJ11* que codificam, respectivamente, as proteínas SUR1 e Kir6.2 formadoras do canal K^+_{ATP} e as **metabolopatias** quando relacionadas a genes (*GLUD1, GCK, HNF4A, HNF1A, SLC16A1, UCP2* e *HADH*) que regulam diferentes vias metabólicas associadas à secreção de insulina. As canalopatias são as mais frequentes e geralmente determinadas por mutações recessivas, enquanto as metabolopatias costumam decorrer de mutações dominantes e mais raras (Figura XV-3)[3,23].

Apesar de muitas causas genéticas de hiperinsulinismo congênito já terem sido descritas, diversos casos ainda necessitam de esclarecimento etiológico[13,43].

Canalopatias

O canal K^+_{ATP} da célula beta é um complexo hetero-octamérico que consiste em uma subunidade central formadora do poro seletivo ao K^+, composta por quatro proteínas Kir6.2, envolvida por uma subunidade reguladora, composta por quatro proteínas SUR1. Defeitos nos genes *KCNJ11* e *ABCC8*, localizados no cromossomo 11p15.1, que codificam as proteínas Kir6.2 e SUR1, respectivamente, são responsáveis por mais de 90% dos casos de hipoglicemia hiperinsulinêmica congênita grave. Tais mutações implicam vários tipos de defeitos do canal K^+_{ATP} como: alterações na sua biogênese e reciclagem, no tráfego das proteínas do retículo endoplasmático e aparelho de Golgi para a membrana plasmática, assim como na resposta do canal à regulação por nucleotídeo e na frequência de seu estado ativado (aberto). O canal K^+_{ATP} é inibido (fechado) por drogas como as sulfonilureias e ativado (aberto) pelo diazóxido, que corresponde ao principal tratamento clínico para o hiperinsulinismo congênito[13,18].

Três grupos principais de canalopatias costumam acontecer: 1. por herança de duas mutações autossômicas recessivas do canal K^+_{ATP}, associada ao padrão histológico com alterações difusas nas ilhotas pancreáticas, causadora de doença neonatal grave, não responsiva ao diazóxido; 2. por herança de dois defeitos genéticos sucessivos que seriam a associação de uma única mutação autossômica recessiva de origem paterna com a perda de alelos maternos normais, resultando em uma mutação recessiva homozigótica do canal K^+_{ATP} em um clone de células beta determinante de uma área de hiperplasia focal adenomatosa no pâncreas; 3. mais raramente, por herança de mutação autossômica dominante responsável por uma forma mais leve e de apresentação mais tardia de hiperinsulinismo, podendo ser responsiva ou não ao diazóxido[13,23].

Na fisiopatologia do hiperinsulinismo secundário às mutações do K^+_{ATP}, a perda de função do canal resulta em resposta inadequada da secreção de insulina estimulada pela glicose, de maneira que as quedas das concentrações plasmáticas de glicose não conseguem suprimir a liberação de insulina, assim como rápidas elevações glicêmicas não conseguem

Quadro XV-12. Formas sindrômicas de hiperinsulinismo congênito[22,43].

Síndromes	Gene	*Locus*	Herança	Manifestações clínicas
Macrossomia				
Beckwith-Wiedemann	*IGF2, H19, CDKN1C, KCNQ1*	11p15.5	AD Esporádica UDPpat	Macrossomia, macroglossia, hemi-hipertrofia, visceromegalia, defeitos da parede abdominal, deformidades auriculares, tumores embrionários
Sotos-símile Síndrome de Sotos Síndrome de Malan	 *NSD1* *NFIX*	 5q35 19p13	 Esporádica AD	Macrocefalia, características faciais peculiares (fronte ampla e proeminente, cabelo frontotemporal esparso, rosto longo e queixo estreito), dificuldade de aprendizagem, idade óssea avançada
Simpson-Golabi-Behmel	*GPC3*	Xq26	Ligada ao X	Aumento de crescimento pré e pós-natal, macrocefalia, feições grosseiras, macroglossia, anormalidades do palato, déficit intelectual variável, com ou sem anormalidades estruturais de cérebro
Perlman	*DIS3L2*	2q37.1	AR	Macrossomia, polidrâmnio, ponte nasal larga e achatada, lábio superior evertido em forma de V, baixa implantação de orelhas, olhos fundos, fronte proeminente, displasia renal, nefroblastomatose, alta taxa de mortalidade neonatal
Déficit de crescimento pós-natal				
Kabuki	*KMT2D* *KDM6A*	12q13.12 Xp11.3	AR Esporádica	Restrição de crescimento pós-natal, fissuras palpebrais longas com eversão do terço lateral da pálbebra inferior, sobrancelhas largas e arqueadas, orelhas grandes e proeminentes, columela curta com depressão da ponta do nariz, defeitos cardíacos, déficit intelectual
Costello	*HRAS*	11p15.5	AD Esporádica	Déficit pôndero-estatural, atraso de desenvolvimento ou déficit intelectual, feições grosseiras (lábios grossos, boca grande, ponta nasal larga), macrocefalia, miocardiopatia hipertrófica, risco de tumores sólidos
Turner	*KDM6A?*	Xp11.2	Esporádica	Baixa estatura, falência ovariana prematura, baixa implantação posterior do cabelo, defeitos cardíacos e renais congênitos, anormalidades esqueléticas, tireoidite autoimune
Defeitos da glicosilação				
CDG 1a	*PMM2*	16p13.2	AR	Déficit de crescimento, hipotonia, mamilos invertidos, distribuição anormal de gordura subcutânea, hipoplasia cerebelar, atraso do desenvolvimento
CDG 1b	*MPI*	15q24.1	AR	Déficit de crescimento, vômitos cíclicos, fibrose hepática, enteropatia perdedora de proteínas, coagulopatia
PGM-1 CDG	*PGM1*	1p31.3	AR	Hepatopatia, fenda palatina, úvula bífida, miocardiopatia dilatada, atraso de crescimento, miopatia
Outras				
Forkhead BOX A2	*FOXA2*	20p11.21	Esporádica	Hipopituitarismo, hipertelorismo, coloboma coroidal, lábio superior fino, baixa imlantação das orelhas, hipertelorismo mamário
Subunidade ALFA-1D do canal de cálcio dependente de voltagem tipo L	*CACNA1D*	3p21.1	Esporádica	Defeitos cardíacos congênitos (insuficiência aórtica, defeito do septo ventricular, hipertrofia biventricular), hipotonia, convulsões, atraso do desenvolvimento, hiperaldosteronismo primário
Timothy	*CACNA1C*	12p13.33	AD Esporádica	Intervalo QT prolongado, doença cardíaca congênita, sindactilia cutânea, orelhas de implantação baixa, ponte nasal deprimida, atraso de desenvolvimento, autismo
Trissomia 13	*CDX2, IPF1*	Trissomia do 13	Esporádica	Holoprosencefalia, microftalmia, fenda labiopalatina, polidactilia pós-axial, malformações cardíaca e urogenital, deficiência intelectual grave
Tirosinemia tipo 1	*FAH*	15q25.1	AR	Insuficiência de crescimento, insuficiência hepática, síndrome de Fanconi renal, irritabilidade, sonolência, encefalopatia, risco para carcinoma hepatocelular
Usher – tipo 1C	*USH1C-ABCC8**	11p15.1	AR	Surdez neurossensorial congênita, disfunção vestibular, retinite pigmentosa

AR = autossômica recessiva; AD = autossômica dominante; UDPpat = dissomia uniparental paterna; *deleção de genes contíguos, incluindo o *ABCC8*.

Quadro XV-13. Características clínicas, genéticas e histológicas das formas isoladas (monogênicas) de hiperinsulinismo congênito[22,44].

Gene	Produto	Herança	Histologia	*Locus*	Resposta ao diazóxido	Comentário
Canal K^+_{ATP}						
ABCC8	SUR1	AR	Difusa	11p15.1	Sim/não	
		AD	Difusa	11p15.1	Frequentemente sim	
		E/pater	Focal	11p15.1	Frequentemente não	Mutação de herança paterna com UDP 11p15 focal
KCNJ11	Kir6.2	AR	Difusa	11p15.1	Sim/não	
		E/pater	Focal	11p15.1	Frequentemente não	Mutação de herança paterna com UDP 11p15 focal
GLUD1	GDH	AD/DN	Difusa	10q23.3	Frequentemente sim	
GCK	Glicoquinase	AD/DN	Difusa	7p15	Sim/não	
HADH	HADH	AR	Difusa	4q22-26	Sim	
UCP2	UCP2	AD	Difusa	11q13.4	Sim	
SLC16A1	MCT1	AD	Difusa	1p13.2	Sim/não	Hipoglicemia durante exercício anaeróbico
HK1	Hexoquinase 1	AD		10q21-22	Sim	
PGM1	PGM1	AR		1p31.3	Não	
PMM2	PMM2	AR		16p13.2	Sim	
Fatores de transcrição						
HNF4A	HNF4α	AD/DN	Difusa	20q13.12	Sim	MODY1 mais tarde
HNF1A	HNF1α	AD/DN	Difusa	12q24.31	Sim	MODY3 mais tarde
FOXA2	FOXA2	Esporádica	?	20p11.21	Sim	Hipopituitarismo

AD = autossômica dominante; AR = autossômica recessiva; DN = *de novo*; E/pater = esporádica, mas com mutação de herança paterna; GDH = glutamato desidrogenase; HI = hiperinsulinismo.

elevá-la. No início da vida, parece haver predomínio do primeiro defeito determinando a sintomatologia clínica da hipoglicemia, enquanto o segundo defeito seria responsável pelos quadros de alteração da tolerância à glicose vistos, ocasionalmente, em épocas mais tardias da vida. Por outro lado, as células beta com defeito canalicular costumam ser hiper-responsivas ao estímulo por aminoácidos que pode resultar em hipoglicemia induzida pela ingestão proteica[2].

A apresentação clínica dependerá da gravidade do efeito da mutação, mas geralmente esses recém-nascidos são grandes para a idade gestacional (GIG) e apresentam hipoglicemia neonatal grave, não responsiva ao diazóxido, necessitando de taxas de reposição de glicose extremamente elevadas para a manutenção de concentrações plasmáticas > 70mg/dl, exceto para as mutações dominantes, nas quais o peso de nascimento é normal e a manifestação clínica costuma ser mais tardia. As mutações recessivas podem interferir completamente com a expressão do canal K^+_{ATP} na membrana plasmática da célula beta, tornando inefetiva a terapêutica com diazóxido, enquanto as mutações dominantes geralmente prejudicam a atividade do canal de maneira parcial ou completa, resultando em espectro de fenótipos que variam do leve ao grave, podendo ser responsivos ou não ao diazóxido.

Metabolopatias

Incluem um grupo de alterações genéticas causadoras de elevação da relação ATP:ADP dentro das células beta pancreáticas capazes de influenciar a abertura e o fechamento dos canais K^+_{ATP}. As metabolopatias costumam apresentar o padrão histológico difuso, sendo geralmente responsivas ao diazóxido, com exceção de algumas mutações do gene *GCK*[33].

Mutações na enzima glutamato desidrogenase 1 (*GLUD1*)

As mutações ativadoras do gene *GLUD1* (10q23.2), que codifica a enzima glutamato-desidrogenase (GDH), consti-

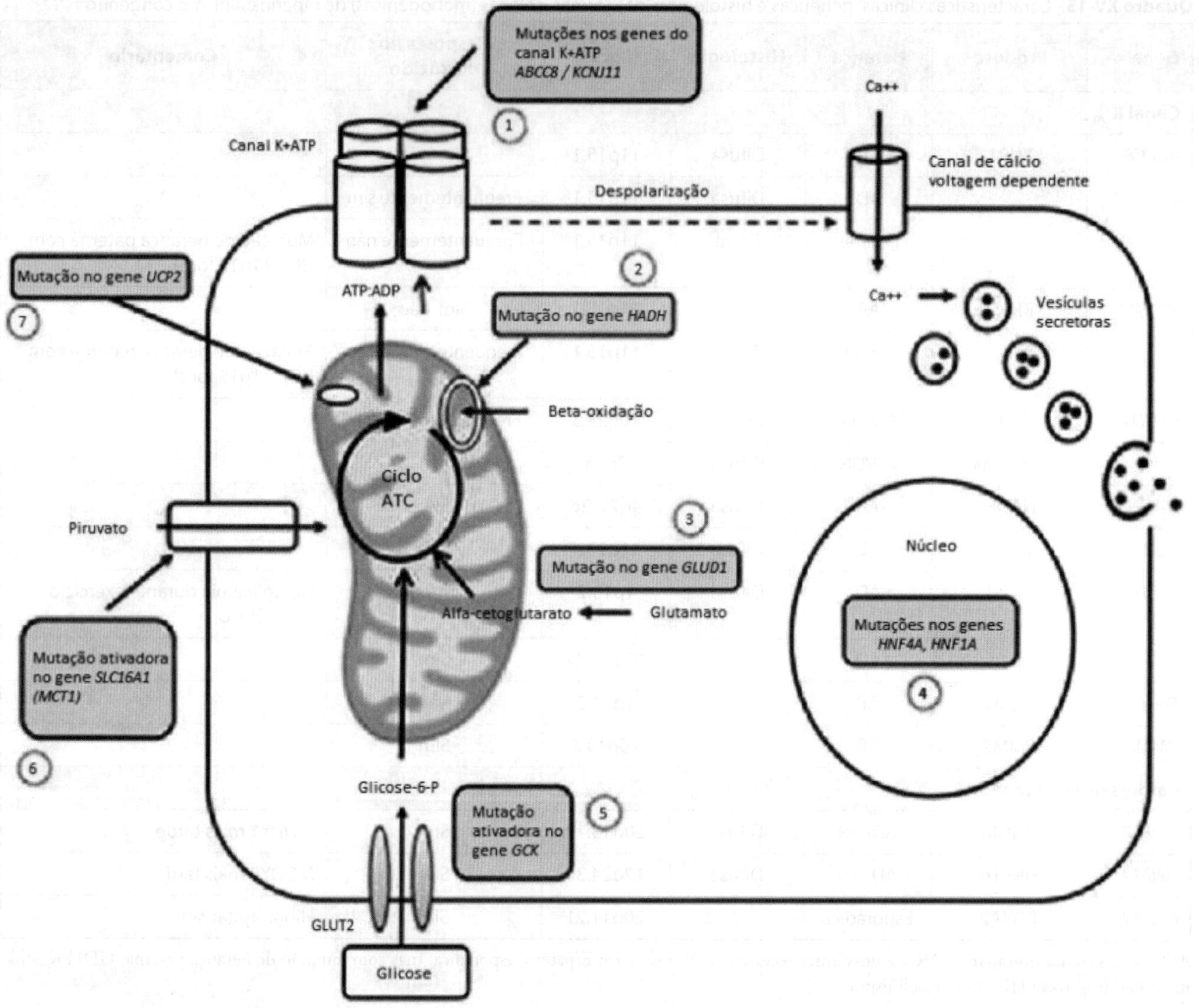

Figura XV-3. Mecanismos moleculares causadores do hiperinsulinismo congênito[18]. K^+_{ATP} = canal de potássio sensível ao ATP; Ca^{++} = íon cálcio; ACT = ácido tricarboxilíco; glicose-6-P = glicose-6-fosfato; GLUT2 = transportador de glicose de membrana plasmática tipo 2; MCT1 = transportador 1 de monocarboxilato da membrana plasmática.

tuem a segunda forma mais prevalente de hiperinsulinismo congênito e, em sua maioria (80%), ocorrem *de novo*, apesar de alguns casos apresentarem transmissão autossômica dominante. A GDH é uma enzima da matriz mitocondrial que exerce importante papel regulador do metabolismo dos aminoácidos e da amônia nas células beta pancreáticas, no fígado, nos rins e no cérebro. O glutamato é um componente importante na modulação da secreção de insulina induzida por aminoácidos, sendo degradado por transaminação para formar o α-cetoglutarato capaz de entrar no ciclo do ácido tricarboxílico, gerando ATP e exocitose dos grânulos de insulina (ver Figura XV-3); no fígado e rins, o glutamato é transaminado em amônia. A enzima GDH regula a entrada do glutamato no ciclo do ácido tricarboxílico e catalisa sua degradação; além disso, na célula beta, a GDH atua na via da secreção de insulina estimulada pela leucina, que funciona como um ativador alostérico dessa enzima, causando aumento da oxidação do glutamato a α-cetoglutarato e, portanto, da produção de ATP e secreção de insulina por uma via independente da glicose. A atividade aumentada da GDH causa secreção inapropriada de insulina, assim como aumento da produção de amônia nos rins e redução da síntese hepática de ureia[2,13,18,22].

A síndrome do hiperinsulinismo e hiperamonemia (HI/HA) causada pelas mutações ativadoras do gene *GLUD1* pode ser diagnosticada pela presença de hipoglicemia recorrente e não cetótica, com concentrações inapropriadamente elevadas de insulina, ocorrendo tanto no jejum quanto após refeições ricas em proteínas. A hipoglicemia de jejum pode ser leve, permitindo um período de tolerância, assintomático, de aproximadamente 8 a 12 horas, entretanto a crise hipoglicêmica pode ser grave após 30 a 90 minutos de uma refeição proteica. A hiperamonemia costuma ser persistente, acontecendo tanto no estado de jejum quanto no pós-prandial, variando entre 2 e 5 vezes o limite superior da normalidade; não é acompanhada por manifestações tóxicas e as concentrações de amônia plasmática geralmente não se elevam após a ingestão de proteínas, diferentemente dos defeitos enzimáticos do ciclo da ureia. Portadores da síndrome HI/HA costumam nascer com peso normal, apresentar boa resposta terapêutica ao diazóxido, sendo recomendada também a oferta de carboidratos antes da ingestão de uma dieta proteica; por outro lado, a restrição alimentar de proteínas não se mostrou efetiva no controle do quadro[2,3,18,22,43].

Mutações na glicoquinase (*GCK*)

Mutações heterozigóticas ativadoras (autossômicas dominantes) do gene *GCK* (7p13) causam anormalidades na enzima glicoquinase que exerce papel central na via glicolítica e, juntamente com o transportador de glicose GLUT2, faz parte do mecanismo sensor de glicose da célula beta pancreática, do hepatócito, das células enteroendócrinas e dos neurônios hipotalâmicos. Essa enzima catalisa a fosforilação do carbono-6 da glicose transformando-a em glicose-6-fosfato (G6P), que por sua vez seguirá pela via glicolítica aumentando a produção intracelular de ATP e ativando a secreção de insulina por meio da regulação dos canais K^{+}_{ATP} e de cálcio dependentes de voltagem (ver Figura XV-3). À medida que a concentração plasmática de glicose supera 90mg/dl, a atividade da glicoquinase aumenta mantendo a glicemia dentro dos limites da normalidade entre 70 e 100mg/dl. As mutações ativadoras resultam em maior afinidade da enzima pela glicose e na secreção de insulina em concentrações glicêmicas mais baixas (20 a 81mg/dl); em extremo oposto, as mutações com perda de função da glicoquinase determinarão a forma *GCK*-MODY (MODY2) de diabetes monogênico[2,18].

A apresentação clínica costuma incluir macrossomia fetal e hipoglicemia variável, desde quadros graves de início neonatal, com convulsões, não responsivos ao diazóxido que necessitarão de octreotida e pancreatectomia, até quadros mais leves de início na infância, com hipoglicemia de jejum ou pós-prandial e boa resposta ao diazóxido[2,3,18,22,43]. Como em algumas formas de hiperinsulinismo secundário a mutações do canal K^{+}_{ATP}, as mutações ativadoras do gene *GCK* podem causar hipoglicemia neonatal transitória, tornando-se assintomáticas por muitos anos antes de voltarem a se manifestar, mais tarde na vida, com graus de gravidade mais leves[13].

Mutações na enzima 3-hidroxiacil-coenzima A desidrogenase (*HADH*)

O gene *HADH* (4q25) é altamente expresso nas células beta pancreáticas, regulado por fatores de transcrição, como o FOXA2, sendo crucial para o funcionamento e diferenciação completa da célula beta. Mutações inativadoras, de herança autossômica recessiva, causam anormalidades na enzima mitocondrial 3-hidroxiacil-CoA desidrogenase. Essa enzima é fundamental para a beta-oxidação dos ácidos graxos que atuam como fonte energética alternativa em situação de jejum prolongado. O acetil-CoA é o produto final do processo de beta-oxidação, mas, em situação de carência de carboidratos, sua entrada no ciclo do ácido tricarboxílico é interrompida e esse acúmulo ativará a cetogênese. A enzima HADH participa da penúltima etapa da beta-oxidação, catalisando a oxidação do 3-hidroxiacil-CoA em 3-cetoacil-CoA e, aparentemente, ela exerce regulação negativa sobre a secreção de insulina por meio de um efeito inibitório na enzima glutamato-desidrogenase (GDH). Portadores de mutações com perda de função da HADH podem apresentar sintomas de graus variados, desde hipoglicemia leve de início tardio até quadros neonatais graves, manifestando-se tanto no jejum como após refeições proteicas, à semelhança dos portadores do hiperinsulinismo secundário às mutações da GDH, mas sem apresentar hiperamonemia; ao contrário de outros defeitos da oxidação dos ácidos graxos, pacientes com perda de função da HADH não apresentam hepatopatia, miocardiopatia ou miopatia esquelética. Além da hipoglicemia recorrente, não cetótica, com concentrações inapropriadamente elevadas de insulina, a elevação das concentrações plasmáticas da 3-hidroxibutiril-carnitina e das concentrações urinárias do 3-hidroxiglutarato sugerem atividade enzimática reduzida da HADH. A maioria dos pacientes descritos é de famílias consanguíneas com peso de nascimento normal e responsivos ao tratamento com diazóxido[2,22,43].

Mutações no transportador de membrana plasmática de monocarboxilato-1 (*SLC16A1*)

As mutações autossômicas dominantes, com ganho de função, do gene *SLC16A1* (1p13.2) determinam um quadro conhecido como hiperinsulinismo congênito induzido pelo exercício, geralmente muito intenso, ou após sobrecarga oral de piruvato. Esse gene codifica o transportador MCT1 (transportador 1 de monocarboxilato da membrana plasmática) que promove a entrada do lactato e piruvato para dentro das células. Em condições normais, a expressão do MCT1 é muito baixa ou indetectável nas células beta pancreáticas, mas a presença dessas mutações causa um defeito no silenciamento transcricional desse gene nas células beta, que passam a expressar o transportador MCT1 e a captar o piruvato circulante para dentro das células, ativando o ciclo do ácido tricarboxílico e, consequentemente, promovendo a secreção de insulina de maneira independente da glicose. A hipoglicemia acontece geralmente entre 30 e 45 minutos após exercícios anaeróbicos vigorosos (musculação, *sprints*, saltos) ou após sobrecarga oral de piruvato[18]. Portadores dessas mutações costumam apresentar resposta incompleta ao diazóxido e devem ser aconselhados a evitar esse tipo de atividade física e ingerir carboidratos durante e após a realização de exercícios[3,22,43].

Mutações nos fatores de transcrição HNF4α (*HNF4A*) e HNF1α (*HNF1A*)

Fatores de transcrição são proteínas que se ligam ao DNA para permitir a ligação da enzima RNA-polimerase ao DNA, promovendo, assim, a transcrição e a futura tradução gênica. São formados por um domínio de ligação específico para uma pequena sequência de DNA e um domínio que influencia a transcrição de genes por ativadores e repressores.

Os fatores de transcrição nucleares do hepatócito 1-alfa e 4-alfa (HNF1α e HNF4α) também são expressos no epitélio intestinal, nos túbulos renais e no pâncreas, onde estão envolvidos no desenvolvimento pancreático, da massa de células beta e na secreção de insulina. Tanto no hepatócito quanto nas células beta, esses dois fatores de transcrição agem sinergicamente, de modo que a perda de função de um acarretará expressão diminuída do outro. Mutações inativadoras heterozigóticas (autossômicas dominantes) do gene *HNF4A* (20q13.12), responsáveis pelo HNF4α, podem causar aumento da secreção de insulina nos períodos fetal, neonatal e infância, determinando desde macrossomia fetal até hiperinsulinismo persistente e, eventualmente, poderão evoluir para um prejuízo progressivo da secreção de insulina mediada pela glicose, manifestando-se como hiperglicemia franca antes dos 25 anos de idade, que é a forma *HNF4A*-MODY (MODY 1) de diabetes monogênico. O quadro clínico das crianças portadoras de mutações no gene *HNF4A* pode incluir tubulopatia renal e hepatomegalia com acúmulo de glicogênio. Portadores dessas mutações podem apresentar graus variados de hipoglicemia de jejum, geralmente respondem bem ao tratamento com diazóxido e muitos deles melhoram com a idade. Esse fenótipo ambíguo de hiperinsulinismo no início da vida e diabetes mais tarde também acontece em portadores de mutações dominantes do gene *HNF1A* (12q24.31) que, da mesma forma, podem apresentar macrossomia fetal, hipoglicemia hiperinsulinêmica neonatal transitória e diabetes monogênico tipo *HNF1A*-MODY (MODY 3) quando jovens[2,3,22,43]. O mecanismo exato dessa desregulação na secreção de insulina ainda é desconhecido, sugerindo-se menor expressão da subunidade Kir6.2 do canal K^{+}_{ATP} ou do receptor nuclear PPARα[22].

Mutações na proteína desacopladora 2 (*UCP2*)

Mutações autossômicas dominantes, com perda de função, do gene *UCP2* (11q13.4) podem ser uma causa monogênica de hiperinsulinismo congênito[22]. Esse gene codifica o carreador mitocondrial UCP2 presente nas células alfa e beta pancreáticas que exerce importante papel na proteção contra o estresse oxidativo durante o metabolismo dos ácidos graxos, tendo efeito regulador negativo sobre a secreção de insulina[2,3,18]. Entretanto, alta prevalência de variantes *UCP2* têm sido identificadas na população geral, questionando-se a real importância desse gene na etiologia do hiperinsulinismo congênito[22,43].

Mutações na hexoquinase 1 (*HK1*)

A hexoquinase 1 (HK1) é uma enzima fosforiladora com alta afinidade pela glicose. Sua expressão é normalmente suprimida nas células beta, mas a ocorrência de um silenciamento prejudicado da expressão do gene *HK1* (10q22.1) pode reduzir o limiar de glicose para a secreção de insulina, resultando em hipoglicemia hiperinsulinêmica. Variantes nas regiões não codificantes desse gene foram propostas como a causa de uma forma de herança dominante e responsiva ao diazóxido em quatro gerações de uma grande genealogia com hiperinsulinismo congênito[22,43,45].

Mutações na enzima fosfoglicomutase 1 (*PGM1*)

A fosfoglucomutase 1 (PGM1) catalisa a interconversão de glicose-6-fosfato e glicose-1-fosfato, sendo essencial para a formação de glicogênio, glicogenólise e glicosilação de proteínas. A atividade da PGM1 nas ilhotas pancreáticas modula a secreção de insulina estimulada por glicose. Mutações inativadoras recessivas do gene *PGM1* causam um distúrbio raro com amplo espectro de características fenotípicas, incluindo úvula bífida ou fenda palatina ao nascimento, hepatomegalia, atraso de crescimento, miocardiopatia dilatada, fraqueza muscular, rabdomiólise, hipogonadismo hipogonadotrófico e hipoglicemia. As crianças afetadas apresentam hipoglicemia cetótica em jejum e hipoglicemia hiperinsulinêmica hipocetótica pós-prandial, devido a um defeito na glicosilação do SUR1 que gera secreção de insulina estimulada por glicose exagerada[22].

Mutações na enzima fosfomanomutase 2 (*PMM2*)

O gene da fosfomanomutase 2 (*PMM2*), que codifica uma enzima-chave na glicosilação e desglicosilação nas células beta pancreáticas, demonstrou alterar a secreção de insulina. Uma mutação recessiva na região promotora do gene *PMM2* (c.--167G.T) causa uma forma recentemente descrita de HH congênita, associada ao desenvolvimento de doença renal policística congênita. Todos os pacientes afetados têm rins aumentados e multicísticos em exames de imagem com apresentação clínica variável, e alguns deles também apresentam cistos no fígado. Essa forma de hipoglicemia hiperinsulinêmica responsiva ao diazóxido geralmente se apresenta com convulsões na infância, sem evidência de comprometimento neurológico[22,46].

Mutações na subunidade alpha 1D do canal de cálcio dependente de voltagem (*CACNA1D*)

O gene *CACNA1D* codifica a subunidade alfa do principal canal de cálcio dependente de voltagem tipo L que tem papel fundamental na secreção de insulina da célula beta pancreática. Uma mutação de ganho de função nesse gene (p.G403D) foi relatada como causadora de hipoglicemia hiperinsulinêmica responsiva a diazóxido em um recém-nascido macrossômico logo após o nascimento. As características adicionais incluíram insuficiência aórtica leve, hérnia umbilical, hipermetropia, hipotonia axial grave e convulsões[47]. A triagem de mutações nesse gene deve ser considerada em pacientes com HH com defeitos cardíacos adicionais[22].

Mutações no fator de transcrição FOXA2 (*FOXA2*)

Um caso de mutação no *FOXA2* foi relatado com hipopituitarismo, hiperinsulinismo e anormalidades de órgãos derivados da endoderme[48]. No entanto, a ligação direta entre hiperinsulinismo e mutação no *FOXA2* ainda não foi comprovada[22].

CLASSIFICAÇÃO HISTOLÓGICA DO HIPERINSULINISMO CONGÊNITO

O hiperinsulinismo congênito pode ser classificado, conforme suas características histológicas, em três variantes: difusa, focal e atípica[49].

Na forma difusa, as células beta de todo o pâncreas apresentam-se hipertrofiadas com citoplasma abundante e nucleomegalia, havendo preservação ou mínima alteração da arquitetura pancreática, que pode ser encontrada em um grupo heterogêneo de causas genéticas, entre as quais as mutações dos genes *ABCC8* e *KCNJ11*, tanto recessivas quanto dominantes[18].

Na forma focal, a arquitetura do pâncreas é distorcida pela existência de pequenas áreas, mal definidas, de hiperplasia adenomatosa nodular formada por agrupamentos de células endócrinas heterogêneas, de tamanhos variados, semelhantes àquelas das ilhotas de Langerhans, cercadas por tecido pancreático normal[49]. A área de adenomatose da lesão focal difere histologicamente do insulinoma por ter formato irregular, não encapsulado, com tentáculos que se estendem por dentro do parênquima adjacente composto por ilhotas normais. Por outro lado, o insulinoma é uma lesão encapsulada composta por células anormais, com diferentes índices mitóticos, não existindo ilhotas normais. Na infância, os insulinomas são geralmente benignos e podem ser multifocais em portadores da síndrome de neoplasia endócrina múltipla tipo 1 (NEM1)[50].

O mecanismo genético associado à forma focal inclui a ocorrência de dois eventos genéticos diferentes: primeiramente, a herança de uma mutação germinativa nos genes *ABCC8* (11p15.1) ou *KCNJ11* (11p15.1) de origem paterna e, subsequentemente, aconteceria a perda somática de alelos presentes na região 11p15.1-11p15.5 de origem materna, dentro da área de lesão focal. A perda desses alelos maternos causa a dissomia uniparental paterna com expressão da mutação do canal K^{+}_{ATP} de herança paterna e também com expressão anormal dos genes imprintados nessa região (aumento da expressão do gene *IGF2* de origem paterna e ausência de expressão dos genes supressores tumorais *H19* e *CDKN1C* de origem materna) que poderiam estar envolvidos na proliferação das células beta dentro das áreas focais de hiperplasia adenomatosa. Ao contrário do que é visto nos adenomas verdadeiros, células acinares exócrinas estão presentes nos focos de hiperplasia adenomatosa[2].

Padrões histológicos atípicos também são vistos em alguns pacientes, como na síndrome de Beckwith-Wiedemann, caracterizados por um mosaicismo morfológico pela coexistência de dois tipos de tecido com as seguintes características: a) grandes ilhotas com células beta de citoplasma abundante e, ocasionalmente, núcleos grandes, que costumam estar confinadas a poucos lóbulos pancreáticos; b) ilhotas pequenas com células beta de citoplasma reduzido e núcleos pequenos. Outro padão atípico, denominado LINE (*localized nuclear enlargement*) caracteriza-se pela presença de células beta com nucleomegalia, como na forma difusa, mas confinada a uma região limitada do pâncreas. Raramente, lesões bifocais, multifocais e ectópicas são também descobertas[50]. A ressecção cirúrgica desses focos histológicos atípicos é curativa da doença e estudos *in vitro* dessas ilhotas alteradas observaram aumento da secreção de insulina em limiares baixos de glicose, com superexpressão de hexoquinase-I evidenciada por imuno-histoquímica; a presença de uma mutação somática ativadora do gene *GCK* já foi também demonstrada em um paciente[22,44].

DIAGNÓSTICO POR MÉTODOS DE IMAGEM

Uma vez que as formas focais são potencialmente curáveis pela cirurgia, a possibilidade de realização desse diagnóstico em pacientes não responsivos ao diazóxido é de extrema importância para o planejamento da extensão da abordagem cirúrgica. Métodos diagnósticos de imagem tradicionais como tomografia computadorizada (TC) e ressonância magnética (RM) não têm sensibilidade para detectar as lesões focais; técnicas de radiologia intervencionista como cateterismo portal trans-hepático com amostragem venosa de insulina, com ou sem estímulo pelo cálcio por cateterismo seletivo simultâneo das artérias pancreáticas, além de serem muito invasivas, apresentam grande dificuldade técnica em crianças muito pequenas e pouca eficácia[18].

A partir de 2003, a tomografia por emissão de pósitrons (PET-SCAN) usando como marcador a 18-fluoro-L-3,4-di--hidroxifenilalanina (^{18}F-DOPA-PET) trouxe maior acurácia ao mapeamento das formas difusa e focal de hiperinsulinismo congênito[51]. As células beta pancreáticas são capazes de captar ativamente a L-3,4-di-hidroxifenilalanina e de convertê--la em dopamina (DOPA) por ação da enzima DOPA-descarboxilase expressa nas células da ilhota, tornando possível a delimitação das áreas focais de acúmulo de ^{18}F-DOPA em crianças portadoras da forma focal. A análise conjunta das imagens geradas pelo PET e pela angiografia por TC (^{18}F--DOPA-PET/ATC) torna possível a localização anatômica das lesões focais, que são visualizadas como áreas refringentes sobre um fundo escuro, sendo considerada padrão-ouro desse diagnóstico em centros especializados da Europa, EUA e Japão[2,18,22,50]. Entretanto, mesmo nesses centros, a interpretação das imagens pode ser bastante difícil por diversos fatores de confusão como: a) nas formas focais, a captação do marcador pode não estar totalmente suprimida no tecido pancreático normal; b) a área focal alterada pode não ser detectada por ser muito pequena ou grande demais, mimetizando uma forma difusa; c) erros diagnósticos tanto da forma focal quanto da difusa podem ser induzidos pela captação da ^{18}F-DOPA por tecidos vizinhos como o renal, que pode estar na frente da cauda do pâncreas, assim como pela bile presente no ducto biliar comum que passa na altura da cabeça do pâncreas[22,44,50].

Na prática clínica, a classificação do hiperinsulinismo congênito acaba sendo realizada conforme sua resposta à terapêutica de primeira linha com o diazóxido por via oral. Estudo observacional realizado em uma coorte de 300 pacientes relatou que 63,5% deles eram responsivos e 36,5% não responsivos ao diazóxido[33]. Anormalidades genéticas foram encontradas em 22 a 47% dos casos responsivos, sendo mais frequentes nos genes *ABCC8* e *GLUD1* (40% para cada) e as demais 20% estariam igualmente divididas entre os genes *HNF4A*, *HNF1A*, *HADH*, *KCNJ11* e *UCP2*. Nos casos não responsivos, uma causa genética pode ser encontrada em 80--90% das vezes, sendo a maioria nos genes *ABCC8* e *KCNJ11* e apenas 2,5% no gene *GCK*; os demais 10-20% dos casos permaneceram sem causa genética definida[33].

Pesquisa genética rápida para mutações nos genes *ABCC8* e *KCNJ11* permitiria identificar a maioria dos casos não responsivos que podem ser portadores da forma difusa do hiperinsulinismo com mutações homozigóticas e heterozigóticas compostas; por outro lado, pacientes diagnosticados com uma mutação de origem paterna nos genes *ABCC8* e *KCNJ11*, ou aqueles sem mutações identificadas, apresentam potencialmente uma doença focal e necessitarão de exame de imagem como o ^{18}F-DOPA-PET/ATC para sua localização[18,25]. Infelizmente, em nosso meio, poucos centros têm acesso ao diagnóstico genético rápido, não existe disponibilidade da investigação por imagem pelo ^{18}F-DOPA-PET/ATC, além da grande dificuldade de acesso ao diazóxido por via oral, por não ser um medicamento registrado na ANVISA, inviabilizando que algoritmos diagnósticos e terapêuticos sugeridos pela literatura internacional[2,17-19,22,25,27,28,50] sejam seguidos em nosso meio.

TRATAMENTO CIRÚRGICO DO HIPERINSULINISMO CONGÊNITO

Para todos os casos não responsivos ao tratamento medicamentoso estará indicada a pancreatectomia, entretanto será necessária a distinção entre as formas focal e difusa do hiperinsulinismo para o planejamento da extensão da abordagem cirúrgica[18]. As formas focais são diagnosticadas em cerca de 40-60% dos pacientes tratados cirurgicamente que poderão ser curados definitivamente após a remoção da lesão focal (lesionectomia) ou do segmento pancreático afetado, sendo fundamental a participação de um patologista em sala cirúrgica para determinar a extensão do tecido a ser retirado, quando as margens da biópsia de congelação estiverem livres da doença[22,52]. Antes da cirurgia, tanto o diazóxido quanto a octreotida deverão ser descontinuados por 5 e 2 dias, respectivamente, para aumentar a acurácia do exame histopatológico. A primeira fase da cirurgia consiste na análise intraoperatória dos fragmentos de biópsia de congelação das regiões da cabeça, colo, corpo e cauda do pâncreas para confirmar os diagnósticos de lesão focal ou difusa, como também para determinar se a área suspeita corresponde efetivamente à lesão focal. Tratando-se de lesão focal ou atípica, a área pancreática correspondente à imagem gerada pela ^{18}F-DOPA--PET/ATC será removida; biópsias adicionais serão realizadas até que nas margens da secção cirúrgica não sejam mais detectadas células beta anormais[52]. Se a hiperplasia focal estiver localizada na cabeça ou no colo do pâncreas, poderão ser necessárias a secção do ducto pancreático e a realização de uma anastomose em Y de Roux entre a porção distal do pâncreas e o jejuno[53]. A presença de hiperglicemia e glicosúria transitórias no pós-operatório é indicativa de cura completa do paciente, mas a recorrência precoce da hipoglicemia significará ressecção incompleta ou presença de um segundo foco pancreático[54].

Por outro lado, as formas difusas necessitarão de pancreatectomia quase total que conserva uma pequena porção do pâncreas localizada entre o duodeno e o ducto biliar comum, correspondente a 2-5% do volume total do órgão e, muitas vezes, serão também indicadas drogas como octreotida e suporte alimentar intensivo por gastrostomia para o controle da hipoglicemia[28,55].

Em estudo que incluiu 58 crianças que sofreram pancreatectomia quase total, 59% delas permaneceram sintomáticas logo após a cirurgia ou algum tempo depois dela; no entanto, as hipoglicemias foram menos graves, ocorrendo principalmente antes das refeições ou após uma noite inteira de jejum, e puderam ser controladas com ajustes dietéticos ou medicamentos. Com a idade, a frequência dos episódios hipoglicêmicos diminuiu e, após 5 anos da cirurgia, passaram a acontecer de forma esporádica[55]. Existem, porém, casos graves de hiperinsulinismo congênito que necessitarão de reabordagem cirúrgica e pancreatectomia total[56]. Sempre que possível, a terapêutica medicamentosa será preferível à cirúrgica devido aos riscos associados à pancreatectomia; recentemente, graças aos avanços da farmacoterapia, um número menor de pacientes está sendo encaminhado à cirurgia em países desenvolvidos[25].

A pancreatectomia quase total implica risco aumentado para insuficiência pancreática exócrina e *diabetes mellitus* em época posterior. Algumas vezes, a hiperglicemia pode acontecer desde o primeiro dia após a cirurgia, mas em geral sua incidência aumenta gradualmente com a idade. A necessidade da insulinoterapia é de 19% no pós-operatório imediato, elevando-se para 91% por volta dos 14 anos de idade[25,55].

Com uma casuística de 500 portadores de hiperisulinismo congênito, composta pelas formas focal (n = 246), difusa (n = 202), atípica (n = 37) e insulinoma (n = 15), tratados cirurgicamente, entre 1998-2018, Adzick et al. reforçam a importância do diagnóstico pré-operatório das possíveis lesões focais e atípicas pela ^{18}F-DOPA PET/TC, para a acurácia da localização intraoperatória da lesão pancreática com lupa cirúrgica e biópsia de congelação, permitindo pancreatectomias parciais curativas[52].

EVOLUÇÃO

Devido à natureza complexa da hipoglicemia hiperinsulinêmica, esses pacientes deverão ser rigorosamente monitorados, tanto nas suas glicemias quanto em seu desenvolvimento neurológico, mesmo após a alta hospitalar. Os pais e/ou cuidadores deverão ser treinados para fazer os controles de glicemia capilar, interpretar os resultados, prevenir situações de risco, reconhecer a sintomatologia da hipoglicemia e promover rapidamente seu tratamento. Evolutivamente, ajustes nas doses dos medicamentos serão necessários em função do aumento da superfície corporal, mas também existem casos em que a hipoglicemia vai se tornado menos frequente à medida que a criança cresce. Pacientes submetidos à pancreatectomia subtotal (95-98%) ou total deverão ser vigiados quanto ao início do *diabetes mellitus* ainda na infância, assim como da insuficiência pancreática exócrina, por meio do monitoramento da elastase fecal-1, sendo importante promover a reposição das enzimas pancreáticas para garantir a absorção satisfatória de lípides e bom estado nutricional[22,25]. Por outro lado, portadores de mutações nos genes *HNF4A* e *HNF1A* apresentam risco de desenvolver diabetes tipo MODY no final da adolescência ou início da vida adulta[57]. Para que os pacientes não percam o acompanhamento médico após a alta hospitalar, é importante que a natureza genética e a evolução clínica esperada em médio e longo prazo sejam bem explicadas às suas famílias.

Episódios persistentes e imprevisíveis de hipoglicemia hipocetótica são prejudiciais para o cérebro vulnerável do lactente e estão associados a prejuízo do desenvolvimento, tanto nas formas transitórias, quanto nas permanentes, difusas e focais, em uma frequência entre 26 e 48%, sugerindo que o impacto da hipoglicemia não está relacionado com o tipo do hiperinsulinismo congênito, mas com o atraso no diagnóstico. A hipoglicemia deve ser tratada prontamente para prevenir sequelas neurológicas[28].

Dificuldades de alimentação, como problemas de sucção e deglutição, vômitos persistentes, refluxo gastroesofágico e recusa alimentar, ocorrem em uma proporção significativa de crianças (33-45%), principalmente nas formas mais graves. A causa não é clara, sendo provavelmente multifatorial. Muitas vezes, as crianças necessitam de oferta enteral de altas concentrações de dextrose por períodos prolongados, que prejudicam o desenvolvimento alimentar. Os medicamentos podem induzir náuseas e intolerância alimentar, deixando o cenário ainda mais estressante. Uma equipe multidisciplinar, composta por nutricionistas, fonoaudiólogos e psicólogos, deve dar suporte a essas famílias, uma vez que a resolução desse processo pode demorar várias semanas ou meses[28].

HIPOGLICEMIA HIPERINSULINÊMICA PÓS-PRANDIAL

A hipoglicemia hiperinsulinêmica pós-prandial ou síndrome de *dumping* acontece algumas horas após a ingestão alimentar, em virtude da secreção inapropriada de insulina em resposta a uma refeição, que na infância é mais comumente vista no pós-operatório da cirurgia de correção do refluxo gastroesofágico (fundogastroplicatura de Nissen). O esvaziamento gástrico rápido de soluções hiperosmolares, ricas em carboidratos, no intestino delgado resultaria na absorção rápida da glicose e, consequentemente, em hiperglicemia seguida de hipoglicemia reativa, provavelmente causada por secreção exagerada da incretina GLP-1 (peptídeo semelhante ao glucagon 1), que poderia contribuir para um pico elevado de secreção de insulina[58]. O critério diagnóstico para a síndrome de *dumping* costuma ser a presença de sintomas neuroglicopênicos e hipoglicemia hiperinsulinêmica pós-prandiais, assim como a realização do teste de sobrecarga oral à glicose (GTTO) ou à dieta mista (TTDM), de 3 horas de duração, para a documentação de uma hiperglicemia inicial e hipoglicemia no final, com diferencial maior que 108mg/dl do pico em relação ao nadir[18].

INSULINOMA

O adenoma pancreático secretor de insulina ou insulinoma é causa rara de hipoglicemia hiperinsulinêmica iniciada na infância ou adolescência, surgindo como tumor sólido e esporádico, de aproximadamente 0,5 a 2cm de tamanho, de evolução benigna após a ressecção do tumor, apesar de o diazóxido conseguir controlar alguns casos[13]. Sintomas adrenérgicos e neuroglicopênicos recorrentes costumam acontecer mais frequentemente no jejum, mas episódios pós-prandiais do tipo hipoglicemia reativa e também associados ao exercício podem ocorrer, além de ganho de peso acelerado[1,18]. A avaliação diagnóstica inicia-se pela verificação da presença dos critérios de Whipple e uma prova de jejum pode ser necessária para a confirmação do hiperinsulinismo; na maioria dos casos, a concentração plasmática de glicose < 50mg/dl será atingida antes de 24 horas de jejum, acompanhada de concentrações elevadas de insulina, proinsulina, peptídeo C e supressão das cetonas no sangue e na urina. Exame de imagem pré-operatório estará indicado para a caracterização e localização do tumor, entretanto a ultrassonografia, a TC helicoidal e a ressonância magnética do pâncreas apresentam falha diagnóstica em 20 a 40% dos pacientes, principalmente em tumores menores de 2cm. Por outro lado, o PET/TC associado a diversos marcadores poderá evidenciar tumores múltiplos ou extrapancreáticos; outras técnicas como cateterismo da artéria e veia pancreática para a coleta de insulina nos diversos segmentos pancreáticos sob estímulo do cálcio, assim como a ultrassonografia intraoperatória podem aumentar a acurácia diagnóstica[13].

Menos de 10% dos casos relatados em adultos correspondem a insulinomas malignos, múltiplos, ou insulinomas integrantes da síndrome de neoplasia endócrina múltipla tipo 1 (NEM tipo 1) causada por mutações inativadoras do gene *MENIN* (11q13.1), de transmissão autossômica dominante. Os insulinomas da NEM tipo 1 costumam ser múltiplos, podendo estar associados a adenomas funcionantes ou não funcionantes das paratireoides e hipófise. A pesquisa genética das famílias afetadas permite identificar crianças com risco de insulinoma, recomendando-se acompanhamento com glicemia de jejum e dosagens séricas de insulina e proinsulina a partir dos 5 anos de idade[13].

HIPOGLICEMIA HIPERINSULINÊMICA FACTÍCIA

A administração exógena de insulina, sulfonilureias e meglitinidas podem causar crises graves de hipoglicemia hiperinsulinêmica de difícil diagnóstico e que frequentemente resultam da ação de um cuidador próximo, configurando uma forma de abuso infantil também conhecida como "síndrome de Munchausen por procuração". Os sintomas clássicos da hipoglicemia estão presentes, mas em uma frequência irregular, acompanhados de supressão das cetonas e resposta positiva ao glucagon; entretanto, quando realizada prova de jejum, após período de afastamento do cuidador suspeito, a resposta será normal. A evidência mais conclusiva da administração exógena de insulina será a presença de concentrações suprimidas de proinsulina e peptídeo C na vigência de concentrações muito elevadas de insulina. Por outro lado, após a administração de drogas hipoglicemiantes orais, ambas as concentrações de insulina e peptídeo C estarão bastante elevadas. Exame toxicológico com pesquisa de sulfonilureias e meglitinidas poderá comprovar a presença dessas drogas no sangue e na urina, desde que a coleta dessas amostras seja realizada durante o episódio hipoglicêmico ou o mais rápido possível[13,59].

HIPOGLICEMIA DE CAUSA AUTOIMUNE

A hipoglicemia de causa autoimune é rara, podendo manifestar-se no jejum ou após as refeições. Os autoanticorpos podem estar direcionados à própria molécula de insulina, ao receptor de insulina ou à célula beta.

A hipoglicemia causada por anticorpos anti-insulina endógena, também conhecida como doença de Hirata, acontece em situações de dissociação da molécula de insulina de seus anticorpos causando hiperinsulinemia prolongada; pode estar associada a outras doenças autoimunes (doença de Graves, artrite reumatoide, lúpus eritematoso sistêmico, polimiosite) ou ser precipitada pelo uso de drogas (metimazol, hidralazina, procainamida, penicilamina, interferon α). Esse é o tipo de hipoglicemia autoimune mais comum na faixa etária pediátrica, manifestando-se como episódios hipoglicêmicos não cetóticos, mais frequentemente após as refeições do que no jejum e, às vezes, com quadros graves de convulsões e coma. As concentrações circulantes de insulina estão elevadas porque são liberadas agudamente, entretanto, as concentrações do peptídeo C costumam ser mais baixas que aquelas produzidas tipicamente pelo insulinoma ou na maioria dos casos de hiperinsulinismo endógeno, e também não estão suprimidas como acontece na administração exógena de insulina. O diagnóstico é comprovado pela presença de altos títulos de anticorpo anti-insulina (endógena). Sua evolução costuma ser autolimitada e o tratamento inclui a prevenção do jejum prolongado com pequenas refeições frequentes, com restrição de açúcar simples; além disso, existem relatos da administração de glicocorticoides, plasmaférese e imunoglobulina intravenosa[1,13,59].

A hipoglicemia associada a anticorpos antirreceptor de insulina é descrita em adultos; acredita-se que tais anticorpos poderiam agir como agonistas determinando hipoglicemia, como também poderiam bloquear o receptor de insulina, causando *acantose nigricans* e resistência insulínica tipo B, antes de se tornarem agonistas. Outras doenças autoimunes (lúpus eritematoso sistêmico, escleroderma, cirrose biliar primária, púrpura trombocitopênica autoimune, doença celíaca, tireoidite de Hashimoto, linfoma de Hodgkin) podem estar associadas a essa condição. As concentrações plasmáticas de insulina e peptídeo C costumam ser indetectáveis e a evolução autolimitada, entretanto, devido à gravidade da hipoglicemia, tratamento com altas doses de glicocorticoides, plasmaférese e agentes alquilantes já foram relatados[1,13,59].

Postula-se que uma forma ainda mais rara de hipoglicemia autoimune seja causada por anticorpos direcionados contra antígenos de superfície da célula beta que estimulariam secreção inapropriada de insulina[13].

HIPOGLICEMIA HIPERINSULINÊMICA ASSOCIADA COM RESISTÊNCIA INSULÍNICA

Três síndromes de resistência insulínica secundárias a mutações no gene *INSR* do receptor da insulina (19p13.2) são descritas e cursam com valores muito elevados de insulina plasmática, células beta hiperplasiadas e hipoglicemia.

A síndrome de Donohue apresenta atrasos de crescimento intrauterino e pós-natal, diminuição de tecido celular subcutâneo, face característica (leprechaunismo) com orelhas grandes e micrognatia, *acantose nigricans*, hipertricose, aumento do volume mamário e clitoromegalia; a hiperglicemia pós-prandial com insulinemia elevada é característica, entretanto a hipoglicemia pode acontecer após algumas horas de jejum.

A síndrome de Rabson-Mendenhall cursa com baixa estatura, abdome protuberante, hipertricose, *acantose nigricans*, anormalidades de dentição e das unhas, hiperplasia de pineal. O grau de resistência insulínica costuma ser intermediário e a hipoglicemia pode acontecer mais frequentemente após as refeições que no jejum[13].

Portadores de síndrome de resistência insulínica tipo A não apresentam distúrbios do crescimento, nem lipodistrofia e, geralmente, manifestam sinais da resistência insulínica a partir da puberdade com *acantose nigricans*, musculatura proeminente e hiperandrogenismo ovariano no sexo feminino. Hipoglicemia pós-prandial (reativa) é descrita, com evolução gradual para o *diabetes mellitus* no início da vida adulta[13].

HIPOGLICEMIA HIPERINSULINÊMICA COMO PRÓDROMO DO *DIABETES MELLITUS*

Um evento precoce no início do *diabetes mellitus* é a perda da primeira fase da resposta insulínica ao alimento que resulta em elevação glicêmica mais acentuada, seguida de queda pronunciada da glicose plasmática sem, contudo, atingir as concentrações desencadeantes dos sintomas neuroglicopênicos. Episódios de hipoglicemia, tanto no jejum quanto pós-prandiais, podem acontecer antes do início do diabetes tipo 1 ou durante a fase de lua de mel, sugerindo-se que possam participar desse processo os seguintes mecanismos: a) presença dos anticorpos anti-insulina; b) presença de uma segunda fase de liberação insulínica excessiva após uma primeira fase insuficiente; c) liberação de insulina de forma inapropriada durante a destruição inflamatória das células beta[13].

DISTÚRBIOS DA OXIDAÇÃO DOS ÁCIDOS GRAXOS

Os distúrbios da oxidação dos ácidos graxos também podem apresentar crises de hipoglicemia não cetótica ou hipocetótica em lactentes e pré-escolares, geralmente durante episódios de doença intercorrente, representando importante diagnóstico diferencial da hipoglicemia hiperinsulêmica. Tais distúrbios envolvem defeitos em enzimas e transportadores das vias oxidativas dos ácidos graxos que produzem energia e acetil-CoA, prejudicando os processos de gliconeogênese e cetogênese durante o período de jejum. O cérebro fica especialmente suscetível em situação de hipoglicemia com suprimento inadequado de corpos cetônicos[20]. Tais defeitos hereditários podem cursar com miocardiopatia e miopatia periférica com fraqueza muscular, neuropatia periférica, além da hipoglicemia (Quadro XV-14).

A deficiência do transportador de carnitina da membrana plasmática é uma doença autossômica recessiva com frequência de 1:40.000 nascidos vivos; a presença de baixas concentrações plasmáticas de carnitina e de acilcarnitina são diagnósticas e o tratamento com dieta rica em carnitina pode prevenir a hipoglicemia. As deficiências das enzimas carnitina-palmitoil transferase I e II (CPTI e CPT II) podem manifestar-se como quadros graves, com risco de morte, que necessitam de dieta frequente e suplementação de triglicérides de cadeia média (TCM) e da L-carnitina. A deficiência da acil-CoA desidrogenase de cadeia média (MCAD) é o defeito mais frequente da oxidação dos ácidos graxos, também de herança autossômica recessiva; a hipoglicemia acontece em situações de jejum prolongado ou de estresses infecciosos, acompanhando-se de vômitos, apneia, coma, encefalopatia. O tratamento consiste em se evitar o jejum e as crises de descompensação agudas que podem determinar sequelas neurológicas e óbito. Alimentação frequente, lanche antes de dormir, suplementação de amido cru e carnitina tem sido recomendados[59].

As deficiências das enzimas acil-CoA desidrogenases de cadeia muito longa (VLCAD) e de cadeia curta (SCAD) podem ser graves e algumas vezes fatais, cursando com episódios de hipoglicemia hipocetótica e acidose metabólica, com hepatomegalia na VLCAD e disfunções neurológicas na SCAD. O tratamento inclui a manutenção da normoglicemia durante episódios de estresse, evitando-se o jejum com alimentação frequente baseada em fórmulas hipogordurosas, enriquecidas com carboidratos e TCM[8,59].

Outro subgrupo de distúrbios da beta-oxidação dos ácidos graxos é formado pelas deficiências das enzimas 3-hidroxiacil-CoA desidrogenases NAD^+-dependentes: HADH ou SCHAD (3-hidroxiacil-CoA desidrogenase de cadeia curta) e LCHAD (3-hidroxiacil-CoA desidrogenase de cadeia longa), que está associada à proteína trifuncional (LCHAD + 2-enoil-CoA hidratase + beta-cetotiolase). As deficiências da LCHAD e da proteína trifuncional (MTP)

Quadro XV-14. Quadro clínico associado aos distúrbios da oxidação dos ácidos graxos[20].

Deficiência enzimática	Quadro clínico
Transportador da carnitina	Hipoglicemia hipocetótica, hiperamonemia, elevação das transaminases Hepatomegalia, letargia, coma, óbito no início da vida Miocardiopatia progressiva, miopatia periférica em crianças de mais idade
CPT I	Hipoglicemia hipocetótica, hiperamonemia, elevação das transaminases, acidose metabólica leve Letargia, convulsões, atraso do desenvolvimento, coma, óbito
Carnitina-acilcarnitina translocase	Hipoglicemia hipocetótica, hiperamonemia, elevação da CK e das transaminases Convulsões, miocardiopatia, arritmias cardíacas, apneia Disfunções neurológica, cardíaca e hepática progressivas
CPT II	Hipoglicemia hipocetótica, acidose metabólica *Forma neonatal grave*: dismorfismos, convulsões, arritmias cardíacas, nefromegalia, hepatomegalia, cardiomegalia, defeitos de migração neuronal e óbito na primeira semana de vida *Forma do lactente*: hepatomegalia, elevação da CK, encefalopatia, convulsões, dispneia, miocardiopatia e arritmias cardíacas; potencialmente fatal *Forma do adolescente e do adulto*: rabdomiólise induzida por exercício ou estresse, com mialgia, mioglobinúria, elevação da CK; insuficiência renal e parada cardíaca
SCAD	Hipoglicemia cetótica, acidoses láctica e metabólica leves, hiperamonemia, elevação de transaminases e ácido úrico Atraso de desenvolvimento, hipotonia, vômitos, convulsões, microcefalia, déficit pôndero-estatural, coma e óbito
MCAD	Hipoglicemia hipocetótica
VLCAD	Hipoglicemia hipocetótica, miocardiopatia, arritmias, hipotonia, hepatomegalia
SCHAD	Hipoglicemia hipocetótica, acidúria dicarboxílica, mioglobinúria, déficit de crescimento, hipotonia, miocardiopatia, hepatopatia, convulsões, encefalopatia
LCHAD	Hipoglicemia hipocetótica, miopatia esquelética, retinopatia pigmentar e cegueira
Proteína trifuncional mitocondrial (MTP)	Hipoglicemia hipocetótica, miocardiopatia, miopatia periférica

CK = creatinoquinase.

podem apresentar episódios de hipoglicemia hipocetótica graves, encefalopatia, neuropatia perférica e morte; a deficiência da LCHAD pode apresentar retinopatia pigmentar e amaurose[59].

O diagnóstico será baseado na confirmação da hipoglicemia com concentrações plasmáticas suprimidas de insulina, ausência absoluta ou relativa de corpos cetônicos no sangue e na urina, na vigência de concentrações plasmáticas elevadas de ácidos graxos livres, como também pela dosagem da carnitina plasmática total e livre, pelo perfil das acilcarnitinas, pela pesquisa dos ácidos orgânicos na urina e concentrações séricas da creatinoquinase realizados durante a crise hipoglicêmica. O diagnóstico do tipo específico do distúrbio da oxidação dos ácidos graxos dependerá do estudo da atividade enzimática específica em cultura de fibroblastos. A pesquisa de erros inatos do metabolismo pelo método da espectrometria de massa em *tandem* pode triar essas doenças ao nascimento, evitando os riscos e sequelas da hipoglicemia. A linha geral do tratamento é evitar períodos de jejum superiores a 6 a 8 horas em lactentes e de 10 a 12 horas em crianças maiores. Amido de milho cru, riboflavina e carnitina têm sido utilizados como adjuvantes na prevenção da hipoglicemia[13].

DEFICIÊNCIAS HORMONAIS

O hipopituitarismo congênito geralmente se manifesta com hipoglicemia persistente ou recorrente no período neonatal, que pode necessitar de altas taxas de infusão de glicose, à semelhança do hiperinsulinismo congênito. A deficiência combinada de corticotropina (ACTH) e hormônio do crescimento (GH) causam hipoglicemia tanto pela diminuição da produção hepática da glicose quanto pelo aumento da sua utilização periférica. A produção insuficiente de cortisol e GH causam diminuição da gliconeogênese e aumento da sensibilidade à insulina, respectivamente. Esses recém-nascidos também podem apresentar anomalias da linha média como hipoplasia do nervo óptico, ausência do corpo caloso (displasia septo-óptica), lábio e palato fendidos, além de hepatite colestática que costuma ser resolvida de semanas a meses após o início da reposição hormonal; micropênis pode acontecer pela insuficiência de gonadotrofinas, no sexo masculino. O diagnóstico laboratorial inclui a presença de hipoglicemia cetótica, geralmente após o jejum noturno, com concentrações baixas de insulina, GH, ACTH séricos, com resposta glicêmica baixa ao estímulo do glucagon. Além disso, o grau de cetose durante a hipoglicemia costuma ser de menor intensidade que aquele presente na hipoglicemia cetogênica do pré-escolar, o que a torna mais lesiva para o cérebro. O diagnóstico da deficiência congênita de GH não pode estar baseado somente em amostra de GH baixa coletada durante um episódio de hipoglicemia, devendo ser confirmada por exame de imagem que demonstre um defeito anatômico da hipófise ou outros defeitos da linha média. Após o segundo ano de vida, o déficit de crescimento com concentrações baixas de IGF1 sugerem mais fortemente o déficit de GH que poderá ser confirmado pelos testes provocativos de secreção do GH. Adolescentes e adultos podem apresentar crise de hipoglicemia em situações de estresse, jejum prolongado ou exercícios. O tratamento do hipopituitarismo consiste na reposição dos hormônios que não estão sendo produzidos (cortisol, levotiroxina, GH e hormônio antidiurético em alguns casos); à época da puberdade haverá necessidade da reposição dos hormônios sexuais[13].

A crise de insuficiência adrenal aguda que se manifesta com hipoglicemia, hipotensão, hiponatremia e hipercalemia sugere deficiência da produção de glico e mineralocorticoides. A causa mais frequente é a hiperplasia congênita de adrenal por deficiência da enzima 21-hidroxilase que pode determinar virilização da genitália externa em recém-nascidas do sexo feminino com hipoglicemia, hiponatremia e hipercalemia. Entretanto, o sexo masculino pode apresentar somente o distúrbio hidroeletrolítico com genitália de aspecto normal. O tratamento por via intravenosa com solução salina normal (SF a 0,9%), glicose (10%) e hidrocortisona em altas doses pode corrigir o distúrbio hidroeletrolítico (ver detalhes do tratamento da insuficiência suprarrenal na parte X). Crianças de mais idade com crise adrenal aguda podem apresentar doença de Addison autoimune, adrenoleucodistrofia ligada ao X, supressão adrenal após retirada abrupta de tratamento prolongado com glicorticoide oral ou inalado. Todas as formas de insuficiência adrenal primária incluem hiperpigmentação cutânea, devido às altas concentrações da corticotropina (ACTH) associadas à atividade elevada do hormônio melanotrófico ou melanocortina (MSH).

A deficiência de ACTH costuma ser a causa mais provável de hipoglicemia que o hipocortisolismo primário, principalmente quando acompanhada da deficiência do GH. Os defeitos de desenvolvimento da hipófise secundários a mutações genéticas (*HESX1, PROP1, POUF1*) costumam cursar com hipoglicemia bastante precoce; outra causa menos frequente seria a autoimune (hipofisite autoimune)[13].

A deficiência adrenérgica é a causa de hipoglicemia mais frequentemente associada ao tratamento do diabetes e em portadores de insulinoma, sugerindo-se que as hipoglicemias recorrentes possam diminuir a secreção de adrenalina (disfunção autonômica associada à hipoglicemia ou disautonomia), uma vez que a redução das hipoglicemias induzidas pela insulina costuma restaurar a resposta normal às catecolaminas; a resposta adrenérgica insuficiente que geralmente acompanha casos de hipocortisolismo costuma reverter com a reposição de glicocorticoides. Outra situação de deficiência adrenérgica causadora de crises hipoglicêmicas de jejum na infância acontece pelo uso de drogas betabloqueadoras, como o propranolol, em crianças pequenas[13].

DISTÚRBIOS DA GLICOGENÓLISE (GLICOGENOSES)

A maior parte do glicogênio mobilizável para a manutenção da glicemia dentro da normalidade nos períodos de jejum está armazenada nos hepatócitos. A glicogenólise estará ativa algumas horas após as refeições, continuando até que a reserva hepática esteja depletada, entre 16 e 24 horas mais tarde, enquanto o glicogênio é sintetizado logo após as refeições, quando as concentrações de glicose e insulina se elevam. Diversos sistemas enzimáticos estão envolvidos nessa movimentação da glicose para dentro e fora das células hepáticas, na síntese de glicogênio e na glicogenólise, de forma que defeitos nessas enzimas podem prejudicar o funcionamento de diversos órgãos[13].

Crianças com doenças de depósito de glicogênio, também chamadas de glicogenoses, apresentam frequentemente déficit de ganho de peso e crescimento, hepatomegalia, além da hipoglicemia. As deficiências das enzimas glicose-6-fosfatase (glicogenose tipo 1), que é a forma mais grave, e glicogênio sintase (glicogenose tipo 0) manifestam-se frequentemente no período neonatal com hipoglicemia que, por outro lado, poderá ocorrer mais tarde na infância na deficiência da enzima glicogênio fosforilase hepática (glicogenose tipo 6)[13,59] (Quadro XV-15).

A tolerância à hipoglicemia crônica pode ser desenvolvida devido à produção de substratos alternativos como lactato e corpos cetônicos. A alimentação frequente rica em carboidratos e o consumo de amido de milho cru promovem uma reserva intestinal de glicose, podendo evitar episódios de hipoglicemias noturnas, ou durante o exercício e situações de estresse. Em situações de descompensações agudas, a infusão de glicose por via intravenosa pode ser necessária para a manutenção de glicose plasmática > 70mg/dl[59].

DISTÚRBIOS DA GLICONEOGÊNESE

Nas primeiras horas de jejum pós-prandial, a normoglicemia depende principalmente dos mecanismos de glicogenólise e gliconeogênese; à medida que se prolonga o jejum além de 12 a 16 horas, o glicogênio hepático estará depletado e a gliconeogênese será a principal fonte de glicose circulante na corrente sanguínea. A alanina procedente da proteólise é o substrato mais precoce da gliconeogênese, seguido dos ácidos láctico e

Quadro XV-15. Quadro clínico associado aos distúrbios da glicogenólise (glicogenoses) que cursam com hipoglicemia[2,59].

Deficiência enzimática	Tipo	Quadro clínico
Glicogênio sintase	0	Hipoglicemia hipercetótica no jejum e hiperglicemia com elevação do lactato e glicosúria após refeições ricas em carboidratos
Glicose-6-fosfatase	1a	Hipoglicemia hipocetótica, acidose láctica, hiperuricemia, hipertrigiceridemia, hipercolesterolemia, disfunção plaquetária Hepatomegalia, esteatose hepática, adenoma hepático, nefromegalia, nefrocalcinose, proteinúria, gota Atraso de crescimento, atraso puberal, osteoporose
Glicose-6-fosfato translocase (T1)	1b	Semelhante ao tipo 1a + neutropenia, lesões orais, abscessos perianais, doença inflamatória intestinal, infecções bacterianas recorrentes
Amilo-1,6-glicosidase hepática e muscular	3	Hipoglicemia cetótica no jejum, elevação das transaminases, elevação da creatinoquinase, hiperlipidemia Atraso do crescimento, fraqueza muscular, miopatia, miocardiopatia
Ramificadora	4	Hipoglicemia de jejum na fase de insuficiência hepática
Glicogênio fosforilase hepática	6	Hipoglicemia, hepatomagalia
Glicogênio fosforilase cinase	9	Hipoglicemia, hepatomegalia, miopatia

pirúvico oxidado. Os distúrbios hereditários da gliconeogênese incluem deficiências das enzimaspiruvato carboxilase, fosfoenolpiruvato carboxiquinase (PEPCK) nas isoformas mitocondrial e citosólica, frutose-1,6-difosfatase e glicose-6-fosfatase que aqui foi classificada como uma forma de glicogenose (tipo 1). Tais enzimas são específicas na via de produção de glicose a partir de precursores como lactato, glicerol e cadeia carbônica de certos aminoácidos. Os pacientes costumam apresentar elevações das concentrações de lactato e piruvato, além da hipoglicemia cetótica. O tratamento consiste em se evitar o jejum com a manutenção de alimentação frequente e, no caso da deficiência da frutose-1,6-difosfatase, deve-se reduzir a oferta de frutose e sacarose na dieta[13] (Quadro XV-16).

INTOLERÂNCIA A AÇÚCARES

A intolerância hereditária à frutose é causada pela deficiência da enzima frutose 1-fosfato aldolase e se torna sintomática quando o lactente passa a receber fórmulas dietéticas contendo sacarose ou quando forem introduzidos sucos e frutas na dieta. A ingestão de frutose causará vômitos, diarreia e hipoglicemia nessas crianças. O tratamento consiste na exclusão de alimentos que contenham frutose, sacarose e sorbitol[60] (Quadro XV-17).

A galactosemia clássica é causada pela deficiência da enzima galactose-1-fosfato uridiltransferase (GALT) que determina acúmulo de galactose e galactose-1-fosfato no sangue e nos tecidos após o consumo do leite, devido à incapacidade de converter a galactose-1-fosfato em glicose-1--fosfato, que pode resultar em hipoglicemia com presença de substâncias redutoras na urina; entretanto, a hipoglicemia costuma ser incomum antes da fase de insuficiência hepática avançada[13]. As deficiências de outras duas enzimas envolvidas na metabolização da galactose, a galactoquinase (GALK) e a uridinofosfato-hexose-4-polimerase (GALE), também podem provocar o quadro clínico de galactosemia[61] (Quadro XV-17).

DEFEITO DOS TRANSPORTADORES DE GLICOSE (GLUT)

A síndrome de Fanconi-Bickel é causada por mutações recessivas do gene *SLC2A2* (3q26.2), responsável pelo transportador de glicose GLUT2 presente na membrana plasmática das células beta pancreáticas, do hepatócito, na membrana basolateral do intestino e no epitélio tubular renal. A manutenção da normoglicemia depende da movimentação da glicose por meio da membrana do hepatócito, sendo que a deficiência do GLUT2 pode determinar acúmulo de glicogênio hepatorrenal, disfunção tubular renal proximal e na capacidade de utilização da glicose e galactose. As manifestações clínicas incluem hepatomegalia devido ao acúmulo de glicogênio, intolerância à glicose e galactose, raquitismo hipofosfatêmico, grave comprometimento estatural, podendo apresentar tanto hipoglicemia cetótica no jejum, quanto hipoglicemia pós-prandial com glicosúria excessiva e fosfatúria, por defeito da reabsorção tubular renal proximal (síndrome de Fanconi). A hipoglicemia pode ser agravada pela perda renal de glicose consequente ao transporte defeituoso da glicose e galactose pela membrana basolateral das células do túbulo renal. A hiperglicemia e a hipergalactosemia pós-prandiais podem ser explicadas pela captação hepática diminuída, como também pela secreção de insulina inapropriadamente baixa devido ao comprometimento do mecanismo sensor de glicose das células beta peancreática dependente do GLUT2. O tratamento inclui reposição de água, eletrólitos, bicarbonato, fósforo e vitamina D para compen-

Quadro XV-16. Quadro clínico associado aos distúrbios da gliconeogênese[13].

Deficiência enzimática	Quadro clínico
Piruvato carboxilase	Hipoglicemia, acidose láctica, atraso psicomotor, hipotonia, ataxia, encefalopatia, hepatomegalia
Fosfoenolpiruvato carboxiquinase – *citosólica* Fosfoenolpiruvato carboxiquinase – *mitocondrial*	Hipoglicemia, esteatose hepática, hipoglicemia, acidose láctica, insuficiência hepática
Frutose 1,6-difosfatase	Hipoglicemia, acidose láctica, cetoacidose, convulsões, coma, hepatomegalia, elevação do ácido úrico
Glicose-6-fosfatase	Ver Glicogenose tipo 1

Quadro XV-17. Quadro clínico associado à frutosemia e galactosemia[60,61].

Deficiência enzimática	Quadro clínico
Frutose-1-fosfato aldolase (frutosemia)	Hipoglicemia recorrente, acidose láctica, hiperuricemia, vômitos, diarreia, convulsões, coma, hepatoesplenomegalia, icterícia, cirrose, atraso de crescimento, tubulopatia renal, insuficiência renal crônica
Galactose-1-fosfato uridiltransferase (galactosemia clássica)	Galactosemia, acidose metabólica, galactosúria, aminoacidúria, vômitos, diarreia, icterícia, hipotonia, letargia, catarata, hepatomegalia, cirrose, insuficiência hepática, hipoglicemia, hipogonadismo hipergonadotrófico

sar as perdas secundárias à tubulopatia renal e a manutenção de oferta calórica adequada com refeições frequentes contendo carboidratos de absorção lenta, como o amido cru, para evitar a hipoglicemia de jejum[2].

DISTÚRBIOS DO METABOLISMO DOS AMINOÁCIDOS

Distúrbios da degradação dos aminoácidos caracterizam-se pelo acúmulo de ácidos orgânicos e seus derivados em tecidos como cérebro, fígado, rins, pâncreas, medula óssea, retina, no sangue e na urina, cursando com sintomas como recusa alimentar, vômitos recorrentes, hipotermia, hipoatividade, hipotonia axial com hipertonia de membros, convulsões, odor pouco usual, letargia progressiva ao coma, hepatomegalia, insuficiência de múltiplos órgãos. Na investigação laboratorial são observados acidose metabólica, cetonemia, hipoglicemia, aumento das transaminases, hiperamonemia, neutropenia ou pancitopenia. Atraso de desenvolvimento, sequelas neurológicas e evolução fatal podem acontecer caso o tratamento específico não seja iniciado no recém-nascido ou lactente.

As formas mais comuns que podem cursar com hipoglicemia são as **acidemias propiônica e metilmalônica** que incluem as doenças hereditárias do metabolismo dos aminoácidos isoleucina, valina, metionina e treonina por deficiência das enzimas propionil-CoA carboxilase e metilmalonil-CoA mutase, respectivamente; **a doença da urina de xarope de bordo** ou leucinose causada pela deficiência na atividade do complexo desidrogenase dos cetoácidos de cadeia ramificada como os aminoácidos leucina, valina e isoleucina; e a **tirosinemia** hereditária que pode resultar da disfunção de três enzimas diferentes e, entre elas, a hipoglicemia hiperinsulinêmica com hipertrofia das ilhotas pancreáticas é característica da deficiência da enzima fumarilacetoacetato hidrolase (gene *FAH*, 15q25.1) responsável pela tirosinemia tipo 1 ou forma hepatorrenal (Quadro XV-18). A pesquisa de ácidos orgânicos na urina, mesmo em situação de glicemia normal, perfil sérico das acilcarnitinas, ensaios enzimáticos e teste genético molecular podem confirmar a suspeita diagnóstica. A pesquisa de erros inatos do metabolismo pelo método da espectrometria de massa em *tandem* pode triar essas doenças ao nascimento, evitando riscos e sequelas[8].

HIPOGLICEMIA CETOGÊNICA IDIOPÁTICA

A hipoglicemia cetótica ou cetogênica idiopática é um tipo de hipoglicemia recorrente comum em crianças pré-escolares previamente hígidas, mas que tende a ser um diagnóstico de exclusão por ter ainda uma fisiopatologia pouco compreendida, permanecendo duvidoso se essa condição representa uma entidade clínica isolada ou se reflete uma imaturidade da capacidade adaptativa ao jejum. Ela costuma ocorrer em crianças entre os 18 meses e 5 anos de idade e remite espontaneamente por volta dos 8 a 9 anos, manifestando-se geralmente em uma criança que, após ter se alimentado pouco ou ter omitido a última refeição noturna, tem dificuldades de despertar na manhã seguinte, apresentando sintomas neuroglicopênicos como letargia ou convulsões. Além da hipoglicemia documentada laboratorialmente, as concentrações de cetonas estão elevadas no plasma e na urina e as concentrações de insulina são baixas. Tais episódios são mais frequentes durante doenças intercorrentes quando o consumo alimentar é limitado[13].

Quadro XV-18. Quadro clínico associado às acidemias orgânicas que cursam com hipoglicemia[8].

Deficiências enzimática	Quadro clínico
Propionil-CoA carboxilase	Hipoglicemia, cetoacidose, leucopenia, trombocitopenia Recusa alimentar, vômitos, letargia, hipotonia, desidratação, coma, atraso do desenvolvimento, suscetibidade a infecções virais e bacterianas
Metilmalonil-CoA mutase	Hipoglicemia, cetoacidose, hiperamonemia Hipotonia, coma, atraso do desenvovlimento, déficit de crescimento, anemia, neutropenia, trombocitopenia
Complexo desidrogenase dos cetoácidos de cadeia ramificada	Hipoglicemia, cetoacidose, odor de xarope de bordo na urina e cerume, recusa alimentar, irritabilidade, letargia, opistótono, movimentos esterotipados, ataxia, convulsões, apneia, coma, alucinações, atraso do desenvolvimento
Fumarilacetoacetato hidrolase (tirosinemia tipo 1)	Hipoglicemia hperinsulinêmica, vômitos, diarreia, hepatomegalia, sepse, insuficiência hepática com coagulopatia, ascite, icterícia, tubulopatia renal, odor anormal (repolho cozido)

Acredita-se que a hipoglicemia cetogênica reflita mais a produção diminuída que a utilização aumentada da glicose e muitas dessas crianças costumam apresentar concentrações séricas diminuídas de alanina durante a crise hipoglicêmica. A alanina, que é formada e liberada pelo músculo durante o jejum, é um importante substrato para a gliconeogênese. Alguns estudos observaram que infusões de alanina, frutose e glicerol foram capazes de elevar a glicemia sem alterar as concentrações de lactato ou piruvato, sugerindo que o envolvimento de uma deficiência de substrato seja mais provável que um defeito da gliconeogênese[62,63]. Do mesmo modo, foi observado que estão íntegras as vias glicogenolíticas, as de oxidação dos ácidos graxos, a capacidade de elevação dos hormônios contrarregladores e a supressão da insulina, assim como nenhum defeito do metabolismo dos aminoácidos foi demonstrado até o momento. Um comprometimento da oferta de substrato para a gliconeogênese pode refletir a pequena reserva muscular em idade em que as necessidades de glicose para suprir o metabolismo cerebral são muito elevadas[13]. No diagnóstico diferencial devem ser afastadas a deficiência da enzima glicogênio sintase e a insuficiência adrenal iatrogênica pelo uso de esteroides inalados ou tópicos, pois ambas cursam com hipoglicemia cetótica sem hepatomegalia.

A hipoglicemia cetogênica idiopática pode ser confirmada por um teste de jejum prolongado, supervisionado. A presença de hipoglicemia com elevação de ácidos graxos livres e dos ácidos beta-hidroxibutírico e acetoacético acontece em 14 a 24 horas na maioria dessas crianças, enquanto uma criança normal de mesma idade conseguiria suportar o jejum por pelo menos 24 horas sem desenvolver hipoglicemia[13].

Os episódios de hipoglicemia cetogênica poderão ser evitados pela prevenção do jejum noturno prolongado com oferta de carboidratos antes de dormir e um desjejum mais cedo pela manhã. Em situações de doenças intercorrentes, deve-se pesquisar presença de cetonas na urina periodicamente, já que a cetonúria costuma preceder a hipoglicemia em algumas horas. Uma vez detectada a cetonúria, a criança deverá consumir líquidos açucarados; caso não seja possível em virtude de vômitos recorrentes, o acesso por via intravenosa para a reposição de solução glicosada será necessário para evitar a hipoglicemia[7,13].

DROGAS

A insulina, as drogas secretagogas de insulina como sulfonilureias, meglitinidas e agonistas do GLP-1 são as mais associadas a episódios hipoglicêmicos; entretanto, seu uso não é comum entre crianças não diabéticas. A gliconeogênese pode ser prejudicada pela intoxicação alcoólica, intoxicação por salicilatos, por betabloqueadores como o propranolol, como também raros casos foram relatados com o uso da sulfonamida com cotrimoxazol; o quinino usado no tratamento da malária parece estimular a secreção de insulina. O consumo de álcool, especialmente na ausência de alimentos, leva à depleção das reservas de glicogênio hepático precipitando a hipoglicemia. A intoxicação por salicilatos pode induzir hipoglicemia hiperinsulinêmica. O tratamento da crise hipoglicêmica em todos esses distúrbios será a infusão por via intravenosa de soro glicosado[13,59].

HIPOGLICEMIA ASSOCIADA A DOENÇAS SISTÊMICAS

Em condições normais, uma criança bem nutrida consegue manter concentrações glicêmicas superiores a 70mg/dl por muitas horas entre as refeições. À medida que o jejum se prolonga e a cetogênese passa a representar a maior fonte de combustível, a glicemia poderá baixar a menos de 50mg/dl, mesmo em crianças normais sem a manifestação de sintomas neurogênicos ou neuroglicopênicos. As doenças sistêmicas podem alterar o metabolismo dos carboidratos por diversos mecanismos que resultarão em hipo ou hiperglicemia, dependendo do estado nutricional do paciente, da gravidade e duração da doença, entre outros fatores. Muitos deles atuam por aumentar a captação e utilização periférica da glicose, por deprimir a produção de glicogênio ou por aumentar a produção de glicose e diminuir a sensibilidade insulínica[13].

O quadro XV-19 apresenta doenças sistêmicas e situações de estresse que podem cursar com hipoglicemia, acompanhados de seus respectivos mecanismos fisiopatológicos prováveis.

Quadro XV-19. Mecanismos fisiopatológicos prováveis associados à hipoglicemia presente em algumas doenças sistêmicas e situações de estresse[1,13,59].

Doenças	Mecanismos fisiopatológicos prováveis
Desnutrição, anorexia nervosa	Depleção de substratos da gliconeogênese (alanina, lactato, glicerol) e de formação de corpos cetônicos
Exercício prolongado e extenuante	Aumento da utilização periférica da glicose Aumento agudo da sensibilidade insulínica Depleção dos glicogênios hepático e muscular
Doença diarreica grave + jejum prolongado	Depleção de substratos da gliconeogênese (alanina, lactato, glicerol) e de formação de corpos cetônicos Disfunção da gliconeogênese Má absorção gastrointestinal
Malária	Disfunção da gliconeogênese
Sepse	Aumento da utilização periférica da glicose mediada por citocinas Diminuição da resposta aos sinais glicorreguladores Depleção de substratos da gliconeogênese
Insuficiência hepática	Disfunção da glicogenólise Disfunção da gliconeogênese hepática
Insuficiência renal crônica	Diminuição do *clearance* da insulina Disfunção da glicogenólise hepática Disfunção das gliconeogêneses renal e hepática
Cardiopatia grave e insuficiência cardíaca	Aumento da capatação de glicose Disfunção da glicogenólise hepática Disfunção da gliconeogênese Má absorção gastrointestinal
Distrofia muscular	Depleção de aminoácidos para a gliconeogênese
Leucemias e linfoma	Depleção de glicogênio hepático Depleção de substratos da gliconeogênese

REFERÊNCIAS

1. Cryer PE. Hypoglycemia. In Melmed S, Polonsky KS, Larsen PR, Kronenberg HM, eds. Williams textbook of endocrinology. 12th ed. Philadelphia: Elsevier Saunders; 2011. p. 1552-77.
2. De Leon DD, Thornton OS, Stanley CA, Sperling MA. Hypoglycemia in the newborn and infant. In Sperling MA, ed. Pediatric endocrinology. 4th ed. Philadelphia: Elsevier Saunders; 2014. p. 157-85.
3. Rahman SA, Nessa A, Hussain K. Molecular mechanisms of congenital hyperinsulinism. J Mol Endocrinol. 2015;54(2):R119-29.
4. Palladino AA, Bennett MJ, Stanley CA. Hiperinsulinismo na infância: quando apenas uma dosagem de insulina não é suficiente. J Bras Patol Med Lab. 2008;44:413-22.
5. Thornton PS, Stanley CA, De Leon DD, Harris D, Haymond MW, Hussain K, et al. Recommendations from the Pediatric Endocrine Society for Evaluation and Management of Persistent Hypoglycemia in Neonates, Infants, and Children. J Pediatr. 2015;167(2):238-45.
6. Whipple AO, Fratz DK. Adenoma of islet cells with hyperinsulinism: a review. Ann Surg. 1935;101(6):1299-335.
7. Josefson J, Zimmerman D. Hypoglycemia in the emergency department. Clin Pediatr Emerg Med. 2009;10:285-91.
8. El-Hattab AW. Inborn errors of metabolism. Clin Perinatol. 2015; 42:413-39.
9. Stanley CA, Rozance PJ, Thornton PS, De Leon DD, Harris D, Haymond MW, et al. Re-evaluating "transitional neonatal hypoglycemia": mechanism and implications for management. J Pediatr. 2015;166(6):1520-5.
10. Wight N, Marinelli KA; Academy of Breastfeeding Medicine Protocol Committee. ABM clinical protocol #1: guidelines for glucose monitoring and treatment of hypoglycemia in breastfed neonates. Breastfeed Med. 2006;1(3):178-84.
11. Cryer PE. Diverse causes of hypoglycemia-associated autonomic failure in diabetes. N Engl J Med. 2004;350(22):2272-9.
12. Hussain K, Bryan J, Christesen HT, Brusgaard K, Aguilar-Bryan L. Serum glucagon counterregulatory hormonal response to hypo-

glycemia is blunted in congenital hyperinsulinism. Diabetes. 2005; 54(10):2946-51.

13. Langdon DR, Stanley CA, Sperling MA. Hypoglycemia in the toddler and child. In: Sperling MA ed. Pediatric Endocrinology. 4th ed. Philadelphia: Saunders Elsevier; 2014. p. 920-1577.
14. Uettwiller F, Chemin A, Bonnemaison E, Favrais G, Saliba E, Labarthe F. Real-time continuous glucose monitoring reduces the duration of hypoglycemia episodes: a randomized trial in very low birth weight neonates. PLoS One. 2015;10(1):e0116255.
15. Thomson L, Elleri D, Bond S, Howlett J, Dunger DB, Beardsall K. Targeting glucose control in preterm infants: pilot studies of continuous glucose monitoring. Arch Dis Child Fetal Neonatal Ed. 2019;104(4):F353-9.
16. Worth C, Dunne M, Ghosh A, Harper S, Banerjee I. Continuous glucose monitoring for hypoglycaemia in children: Perspectives in 2020. Pediatr Diabetes. 2020;21(5):697-706.
17. Lord K, De León D. Monogenic hyperinsulinemic hypoglycemia: current insights into the pathogenesis and management. Int J Pediatr Endocrinol. 2013;2013(1):3.
18. Güemes M, Hussain K. Hyperinsulinemic hypoglycemia. Pediatr Clin North Am. 2015;62(4):1017-36.
19. Demirbilek H, Hussain K. Congenital hyperinsulinism: diagnosis and treatment update. J Clin Res Pediatr Endocrinol. 2017;9(Suppl 2):69-87.
20. Kompare M, Rizzo WB. Mitochondrial fatty-acid oxidation disorders. Semin Pediatr Neurol. 2008;15(3):140-9.
21. Gregory K, Turner D, Benjamin CN, Monthe-Dreze C, Johnson L, Hurwitz S, et al. Incorporating dextrose gel and feeding in the treatment of neonatal hypoglycaemia. Arch Dis Child Fetal Neonatal Ed. 2020;105(1):45-9.
22. Galcheva S, Al-Khawaga S, Hussain K. Diagnosis and management of hyperinsulinaemic hypoglycaemia. Best Pract Res Clin Endocrinol Metab. 2018;32(4):551-73.
23. Worth C, Yau D, Salomon Estebanez MS, O'Shea E, Cosgrove K, Dunne M, et al. Complexities in the medical management of hypoglycaemia due to congenital hyperinsulinism. Clin Endocrinol (Oxf). 2020;92(5):387-95.
24. Lord K, De León DD. Hyperinsulinism in the neonate. Clin Perinatol. 2018;45(1):61-74.
25. Roženková K, Güemes M, Shah P, Hussain K. The diagnosis and management of hyperinsulinaemic hypoglycaemia. J Clin Res Pediatr Endocrinol. 2015;7(2):86-97.
26. Sweet CB, Grayson S, Polak M. Management strategies for neonatal hypoglycemia. J Pediatr Pharmacol Ther. 2013;18(3):199-208.
27. Kostopoulou E, Shah P. Hyperinsulinaemic hypoglycaemia-an overview of a complex clinical condition. Eur J Pediatr. 2019; 178(8):1151-60.
28. Banerjee I, Salomon-Estebanez M, Shah P, Nicholson J, Cosgrove KE, Dunne MJ. Therapies and outcomes of congenital hyperinsulinism-induced hypoglycaemia. Diabet Med. 2019;36(1):9-21.
29. Hawkes CP, Lado JJ, Givler S, De Leon DD. The Effect of Continuous Intravenous Glucagon on Glucose Requirements in Infants with Congenital Hyperinsulinism. JIMD Rep. 2019;45:45-50.
30. Hövelmann U, Bysted BV, Mouritzen U, Macchi F, Lamers D, Kronshage B, et al. Pharmacokinetic and pharmacodynamic characteristics of dasiglucagon, a novel soluble and stable glucagon analog. Diabetes Care. 2018;41(3):531-7.
31. Thieu VT, Mitchell BD, Varnado OJ, Frier BM. Treatment and prevention of severe hypoglycaemia in people with diabetes: Current and new formulations of glucagon. Diabetes Obes Metab. 2020; 22(4):469-79.
32. Yoshida K, Kawai M, Marumo C, Kanazawa H, Matsukura T, Kusuda S, et al. High prevalence of severe circulary complications with diazoxide in premature infants. Neonatology. 2014;105(3):166-71.
33. Kapoor RR, Flanagan SE, Arya VB, Shield JP, Ellard S, Hussain K. Clinical and molecular characterisation of 300 patients with congenital hyperinsulinism. Eur J Endocrinol. 2013;168(4): 557-64.
34. Van der Steen I, van Albada ME, Mohnike K, Christesen HT, Empting S, Salomon-Estebanez M, et al. A multicenter experience with long-acting somatostatin analogues in patients with congenital hyperinsulinism. Horm Res Paediatr. 2018;89(2):82-9.
35. Kulke MH, Bergsland EK, Yao JC. Glycemic control in patients with insulinomas treated with everolimus. N Engl J Med. 2009;360: 195-7.
36. Senniappan S, Alexandrescu S, Tatevian N, Shah P, Arya V, Flanagan S, et al. Sirolimus therapy in infants with severe hyperinsulinemic hypoglycemia. N Engl J Med. 2014;370(12):1131-7.
37. Szymanowski M, Estebanez MS, Padidela R, Han B, Mosinska K, Stevens A, et al. MTOR inhibitors for the treatment of severe congenital hyperinsulinism: perspectives on limited therapeutic success. J Clin Endocrinol Metab. 2016;101(12):4719-29.
38. Güemes M, Dastamani A, Ashworth M, Morgan K, Ellard S, Flanagan SE, et al. Sirolimus: efficacy and complications in children with hyperinsulinemic hypoglycemia: a 5-year follow-up study. J Endocr Soc. 2019;3(4):699-713.
39. Durmaz E, Flanagan SE, Parlak M, Ellard S, Akcurin S, Bircan I. A combination of nifedipine and octreotide treatment in an hyperinsulinemic hypoglycemic infant. J Clin Res Pediatr Endocrinol. 2014;6(2):119-21.
40. Khawash P, Hussain K, Flanagan SE, Chatterjee S, Basak D. Nifedipine in congenital hyperinsulinism – a case report. J Clin Res Pediatr Endocrinol. 2015;7(2):151-4.
41. Güemes M, Shah P, Silvera S, Morgan K, Gilbert C, Hinchey L, Hussain K. Assessment of nifedipine therapy in hyperinsulinemic hypoglycemia due to mutations in the ABCC8 gene. J Clin Endocrinol Metab. 2017;102(3):822-30.
42. Helleskov A, Melikyan M, Globa E, Shcherderkina I, Poertner F, Larsen AM, et al. Both low blood glucose and insufficient treatment confer risk of neurodevelopmental impairment in congenital hyperinsulinism: A Multinational Cohort Study. Front Endocrinol (Lausanne). 2017;8:156.
43. Rosenfeld E, Ganguly A, De Leon DD. Congenital hyperinsulinism disorders: genetic and clinical characteristics. Am J Med Genet C Semin Med Genet. 2019;181(4):682-92.
44. Arnoux JB, Saint-Martin C, Montraver F, Verkarre V, Galmiche L, Télion C, et al. An update on congenital hyperinsulinism: advances in diagnosis and management. Expert Opin Orphan Drugs. 2014; 2(8):779-95.
45. Pinney SE, Ganapathy K, Bradfield J, Stokes D, Sasson A, Mackiewicz K, et al. Dominant form of congenital hyperinsulinism maps to HK1 region on 10q. Horm Res Paediatr. 2013;80(1):18-27.
46. Cabezas OR, Flanagan SE, Stanescu H, García-Martínez E, Caswell R, Lango-Allen H, et al. Polycystic kidney disease with hyperinsulinemic hypoglycemia caused by a promoter mutation in phosphomannomutase 2. J Am Soc Nephrol. 2017;28(8):2529-39.
47. Flanagan SE, Vairo F, Johnson MB, Caswell R, Laver TW, H Allen LH, et al. A CACNA1D mutation in a patient with persistent hyperinsulinaemic hypoglycaemia, heart defects, and severe hypotonia. Pediatr Diabetes. 2017;18(4):320e3.
48. Giri D, Vignola ML, Gualtieri A, Scagliotti V, McNamara P, Peak M, et al. Novel FOXA2 mutation causes hyperinsulinism, hypopitu-

itarism with craniofacial and endoderm-derived organ abnormalities. Hum Mol Genet. 2017;26(22):4315-26.

49. Rahier J, Guiot Y, Sempoux C. Morphologic analysis of focal and diffuse forms of congenital hyperinsulinism. Semin Pediatr Surg. 2011;20(1):3-12.
50. States LJ, Saade-Lemus S, De Leon DD. 18-F-L 3,4-Dihydroxyphenylalanine PET/computed tomography in the management of congenital hyperinsulinism. PET Clin. 2020;15(3):349-59.
51. Otonkoski T, Näntö-Salonen K, Seppänen M, Veijola R, Huopio H, Hussain K, et al. Noninvasive diagnosis of focal hyperinsulinism of infancy with [18F]-DOPA positron emission tomography. Diabetes. 2006;55(1):13-8.
52. Adzick NS, De Leon DD, States LJ, Lord K, Bhatti TR, Becker SA, et al. Surgical treatment of congenital hyperinsulinism: Results from 500 pancreatectomies in neonates and children. J Pediatr Surg. 2019;54(1):27-32.
53. Laje P, Stanley CA, Palladino AA, Becker SA, Adzick NS. Pancreatic head resection and Roux-en-Y pancreaticojejunostomy for the treatment of the focal form of congenital hyperinsulinism. J Pediatr Surg. 2012;47(1):130-5.
54. Khen-Dunlop N, Capito C, Valayannopoulos V, Elie C, Ribeiro MJ, Rahier J, et al. Predictive value of postoperative glycosuria after partial elective pancreatectomy in focal congenital hyperinsulinism. Diabetes Care. 2008;31(10):e71.
55. Beltrand J, Caquard M, Arnoux JB, Laborde K, Velho G, Verkarre V, et al. Glucose metabolismo in 105 children and adolescents after pancreatectomy for congenital hyperinsulinism. Diabetes Care. 2012;35(2):198-203.
56. Barthlen W, Mohnike W, Mohnike K. Techiques in pediatric surgery: congenital hyperinsulinism. Horm Res Paediatr. 2010; 74(6):438-43.
57. Kapoor RR, Locke J, Colclough K, Wales J, Conn JJ, Hattersley AT, et al. Persistent hyperinsulinemic hypoglycemia and maturity-onset diabetes of the young due to heterozygous HNF4A mutations. Diabetes. 2008;57(6):1659-63.
58. Palladino AA, Sayed S, Levitt Katz LE, Gallagher PR , De León DD. Increased glucagon-like peptide-1 secretion and postprandial hypoglycemia in children after Nissen's fundoplication. J Clin Endocrinol Metab. 2009;94(1):39-44.
59. Davis SN, Lamos EM, Younk LM. Hypoglycemia and hypoglycemic syndromes. In Jameson I, Larry J, eds. Endocrinology: adult and pediatric. 7th ed. Philadelphia: Elsevier Saunders; 2016. p. 816-38.
60. El-Hattab AW. Inborn errors of metabolism. Clin Perinatol. 2015;42(2):413-39.
61. Bosch AM. Classic galactosemia revisited. J Inherit Metab Dis. 2006;29:516-25.
62. Hawkes CP, Stanley CA. 50 years ago in the journal of pediatrics: ketotic hypoglycemia. J Pediatr. 2014;164(6):1310.
63. Kaplowitz P, Sekizkardes H. Clinical and laboratory characteristics and follow up of 62 cases of ketotic hypoglycemia: a retrospective study. Int J Pediatr Endocrinol. 2019;2019:3.

Diabetes Mellitus na Infância e Adolescência

Thais Della Manna

INTRODUÇÃO

A glicose é um monossacarídeo que atua como fonte de energia essencial à vida. As fontes de glicose procedem tanto pela via exógena através da ingestão alimentar, como pela endógena garantida principalmente pelo metabolismo hepático (produção hepática de glicose) por meio da glicogenólise e gliconeogênese, uma vez que a capacidade de síntese e liberação renal de glicose é reduzida, satisfazendo somente às suas necessidades locais. Muitos tecidos podem utilizar também as gorduras e proteínas como fonte de produção de energia, entretanto, o cérebro, os elementos figurados do sangue e as células da medula renal oxidam preferencialmente a glicose para a obtenção de energia. A captação da glicose pelas células dos mamíferos é facilitada por um grupo de proteínas específicas transportadoras de glicose, que é a família de transportadores GLUT (GLUcose Transporters). Os subtipos de GLUT diferem na sua distribuição pelos diversos tecidos, na especificidade pelo substrato, nas propriedades cinéticas, na localização intracelular, contribuindo para o ajuste minucioso do equilíbrio da glicose por todo o organismo. O GLUT4 é um transportador de glicose regulado pela insulina, expresso nos tecidos adiposo e muscular estriado, responsável pela capacidade de armazenamento da glicose nesses tecidos sensíveis à insulina. A glicose captada pelas células poderá ser armazenada como glicogênio ou metabolizada, por meio da via glicolítica, até piruvato que poderá ser totalmente oxidado gerando trifosfato de adenosina (ATP), gás carbônico (CO_2) e água (H_2O), ou convertido a outros substratos como lactato, alanina, ou ácidos graxos que poderão ser armazenados como triglicérides.

A glicemia normal é mantida dentro de uma faixa relativamente estreita, aproximadamente entre 70 e 150mg/dl, apesar das grandes variações apresentadas durante o dia, como elevação após as refeições ou queda durante o exercício físico.

O aumento das concentrações plasmáticas de glicose estimula a transcrição do gene da insulina (gene *INS*) e, principalmente, a tradução do seu RNA mensageiro (mRNA) nas células beta das ilhotas de Langerhans do pâncreas. Rapidamente, após a chegada da molécula de pré-pró-insulina no retículo endoplasmático (RE), ela será clivada em pró-insulina, sendo transportada ao complexo de Golgi no qual será armazenada em grânulos imaturos, sofrendo outros processamentos que gerarão insulina, peptídeo C e pepídeos pró-insulina-símiles.

A insulina estimula a captação de glicose e seu armazenamento em seus tecidos-alvo na forma de glicogênio. Por outro lado, quando as concentrações glicêmicas caem, as células alfa das ilhotas de Langerhans são estimuladas a liberar o glucagon que promove a conversão do glicogênio em glicose-6-fosfato, pela via metabólica da glicogenólise. Alguns tipos celulares específicos como o hepatócito e as células do córtex renal contêm a enzima glicose-6-fosfatase que as torna capazes de completar a quebra do glicogênio até glicose e liberá-la novamente para a corrente sanguínea. Durante o jejum prolongado ou exercício intenso, a glicose poderá também ser gerada por meio de substratos alternativos aos carboidratos, como, por exemplo, piruvato, aminoácidos e glicerol, pela via metabólica da gliconeogênese.

A homeostase da glicose é consequência da perfeita harmonia entre a secreção de insulina pela célula beta do pâncreas, a ação da insulina em suas células-alvo (hepatócito, adipócito e célula muscular), aumentando a captação celular da glicose pelo transportador GLUT4, assim como pela produção endógena de glicose nos períodos de jejum por meio dos mecanismos de glicogenólise e gliconeogênese. A perda renal de glicose em situação fisiológica costuma ser mínima[1] (Figura XV-4).

Os receptores de insulina no músculo, fígado e tecido adiposo são, em geral, extremamente sensíveis à insulina. Em

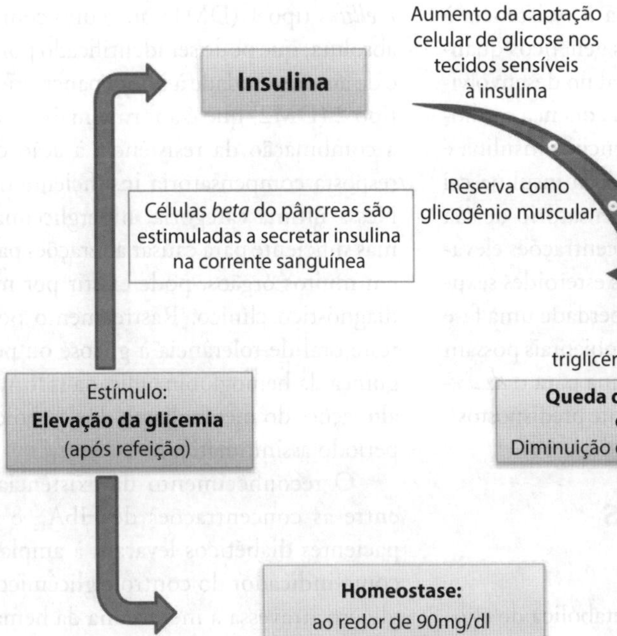

Figura XV-4. Homeostase da glicose.

indivíduos normais, existe uma relação de *feedback* entre secreção de insulina pelas células beta e a sensibilidade à ação insulínica nos seus tecidos-alvo. Essa relação não é linear, sendo mais bem representada como uma função hiperbólica, isto é, quando a sensibilidade à insulina diminui, a secreção de insulina deverá aumentar para manter a glicemia normal (Figura XV-5). Portanto, a avaliação da capacidade funcional da célula beta deve ser estabelecida em relação à sensibilidade à insulina[2].

A resistência à insulina é a função inversa da sensibilidade à ação da insulina (1/sensibilidade à insulina), representando a capacidade diminuída de as células-alvo responderem normalmente à insulina devido à presença de distúrbios genéticos, metabólicos e nutricionais. Associa-se fortemente com a obesidade e a inatividade física, sendo que alguns mecanismos mediadores dessa interação têm sido relatados. Vários hormônios circulantes, citocinas, nutrientes combustíveis como os ácidos graxos livres provenientes do tecido adiposo podem ser moduladores da ação insulínica. Grandes estoques armazenados de triglicérides, especialmente nos depósitos de gordura visceral, causam aumento no volume do adipócito, tornando-o resistente à ação antilipolítica da insulina, resultando em aumento das concentrações circulantes de glicerol e ácidos graxos livres, ambos capazes de agravar a resistência à insulina no músculo esquelético e no fígado[4].

Nas fases iniciais do distúrbio glicêmico, as células beta pancreáticas produtoras de insulina são capazes de compensar a resistência aumentada por meio do incremento de sua capacidade secretora de insulina; tal hiperinsulinemia compensatória será capaz de manter as concentrações glicêmicas

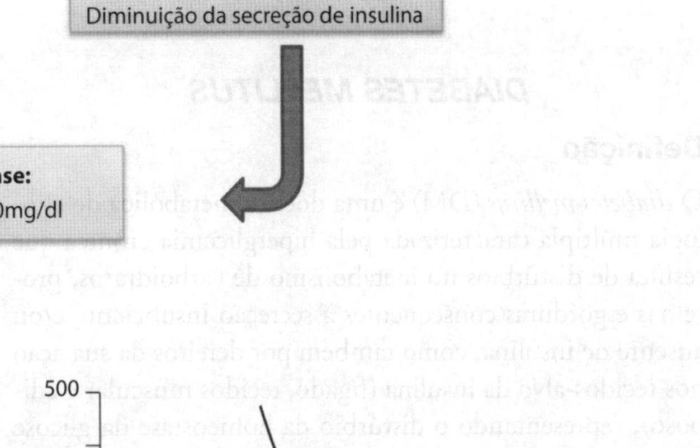

Figura XV-5. Relação entre secreção aguda de insulina e sensibilidade à insulina obtida em uma população de índios Pima. No período de cinco anos, 114 indivíduos foram avaliados em pelo menos três ocasiões; desses, 17 casos evoluíram do estado de tolerância normal para a tolerância à glicose diminuída e *diabetes mellitus* tipo 2, enquanto 31 permaneceram normais. As linhas representam os limites superior e inferior das respostas obtidas em uma população de 277 índios Pima com tolerância normal à glicose[3].

dentro da normalidade. No momento em que a célula *beta* atingir seu limite secretor máximo, tornando-se insuficiente para compensar o aumento da resistência à ação celular da insulina, acontecerá o *diabetes mellitus* (DM).

A obesidade está fortemente associada à resistência à insulina que se desenvolve tanto por fatores genéticos quanto ambientais, representando o estágio inicial no desenvolvimento do *diabetes mellitus* tipo 2 (DM2) e da doença cardiovascular. Outra causa importante de resistência à insulina é a puberdade, quando a sensibilidade à ação da insulina cai em cerca de 30%, havendo aumento compensatório de sua secreção pela célula *beta*. A presença de concentrações elevadas do hormônio de crescimento (GH), dos esteroides sexuais e outros fatores hormonais tornam a puberdade uma fase de grande vulnerabilidade para que fatores ambientais possam desequilibrar o estado de resistência à insulina para o *diabetes mellitus* franco em indivíduos geneticamente predispostos[5].

DIABETES MELLITUS

Definição

O *diabetes mellitus* (DM) é uma doença metabólica de etiologia múltipla caracterizada pela hiperglicemia crônica que resulta de distúrbios no metabolismo de carboidratos, proteínas e gorduras consequentes à secreção insuficiente e/ou ausente de insulina, como também por defeitos da sua ação nos tecidos-alvo da insulina (fígado, tecidos muscular e adiposo), representando o distúrbio da homeostase da glicose mais comum do ser humano. Vários processos patogênicos estão envolvidos no desenvolvimento do diabetes, desde anormalidades causadoras de resistência à ação da insulina até a destruição autoimune das células *beta* pancreáticas com deficiência insulínica grave. Frequentemente, secreção insuficiente de insulina e ação insulínica defeituosa coexistem em um mesmo paciente.

A sintomatologia clássica da hiperglicemia inclui diurese aumentada (poliúria), muita sede (polidipsia), perda de peso apesar da ingestão aumentada de alimentos (polifagia), embaçamento de visão. O atraso no diagnóstico por falta de reconhecimento desses sintomas pode precipitar situações agudas, de risco de morte iminente, como a cetoacidose diabética ou o estado hiperosmolar hiperglicêmico.

A história natural do diabetes envolve risco aumentado para complicações no longo prazo, como as microvasculares na forma de retinopatia com potencial perda da visão; nefropatia que pode levar à insuficiência renal terminal; neuropatia periférica com risco de ulcerações, amputações de membros inferiores e artropatia de Charcot; neuropatia autonômica causadora de sintomas gastrointestinais, geniturinários, cardiovasculares e disfunção sexual; como também para doença vascular aterosclerótica coronariana, cerebral e vascular periférica, hipertensão arterial e anormalidades do metabolismo das lipoproteínas[6]. Aproximadamente 1,94 milhão de pessoas morreu em consequência ao diabetes em 2019, sendo que dois terços delas nos países em desenvolvimento[7].

A maioria dos casos de diabetes geralmente está classificada em duas grandes categorias fisiopatológicas: o *diabetes mellitus* tipo 1 (DM1) que cursa com deficiência insulínica absoluta, que pode ser identificado por marcadores genéticos e de autoimunidade à ilhota pancreática, e o *diabetes mellitus* tipo 2 (DM2) que é a forma mais prevalente, na qual existe a combinação da resistência à ação da insulina com uma resposta compensatória insuficiente de secreção insulínica. Nessa última categoria, hiperglicemia pouco sintomática, mas suficiente para causar alterações patológicas e funcionais em muitos órgãos, pode existir por muito tempo antes do diagnóstico clínico. Rastreamento por glicemia de jejum, teste oral de tolerância à glicose ou pela concentração sanguínea da hemoglobina glicada (HbA_{1c}) podem demonstrar alterações do metabolismo dos carboidratos mesmo em um período assintomático.

O reconhecimento da existência de forte correlação entre as concentrações de HbA_{1c} e média glicêmica em pacientes diabéticos levaram à ampla utilização da HbA_{1c} como indicador do controle glicêmico na prática clínica. A glicose atravessa a membrana da hemácia através do transportador específico denominado GLUT1 e já no compartimento intracelular pode sofrer ligação não enzimática e frouxa ao grupo amina das cadeias *beta* das globinas da hemoglobina A, formando a base de Schiff; em um primeiro momento essa ligação é reversível, podendo ser dissociada novamente a glicose e hemoglobina A (HbA). A quantidade de base de Schiff formada é proporcional à concentração de glicose. Com o passar do tempo, algumas das moléculas podem sofrer rearranjo quase irreversível, formando o produto de Amadori, que é bastante estável com reversão mínima a seus precursores, sendo então denominado de hemoglobina glicada. A HbA1 total corresponde às formas de HbA com carga elétrica mais negativa devido à adição de glicose e outros carboidratos; quando a glicose é ligada à valina N-terminal da cadeia *beta* da globina da molécula de hemoglobina A, o produto de Amadori passa então a ser chamado de HbA_{1c} (Figura XV-6). Como o produto de Amadori não se dissocia facilmente, a concentração da HbA_{1c} intracelular aumenta progressivamente durante os 120 dias de vida da hemácia[8,9].

Critérios diagnósticos

Na maioria das vezes, o diagnóstico de DM baseia-se na suspeita clínica que será confirmada por exame bioquímico. A sintomatologia clássica do DM é poliúria com nictúria frequente, polidipsia, perda de peso em período curto e desidratação se a ingestão hídrica estiver comprometida. Outros dados de anamnese úteis ao diagnóstico são presença de turvamento de visão, letargia, exposição a drogas hiperglicemiantes, antecedente familiar de diabetes e outras endocrinopatias associadas. Ao exame físico, infecções cutâneas de repetição, monilíase genital, presença da necrobiose lipoídica *diabeticorum*, que consiste em lesões cutâneas de coloração violácea com centro amarelado e pele fina e transparente, são

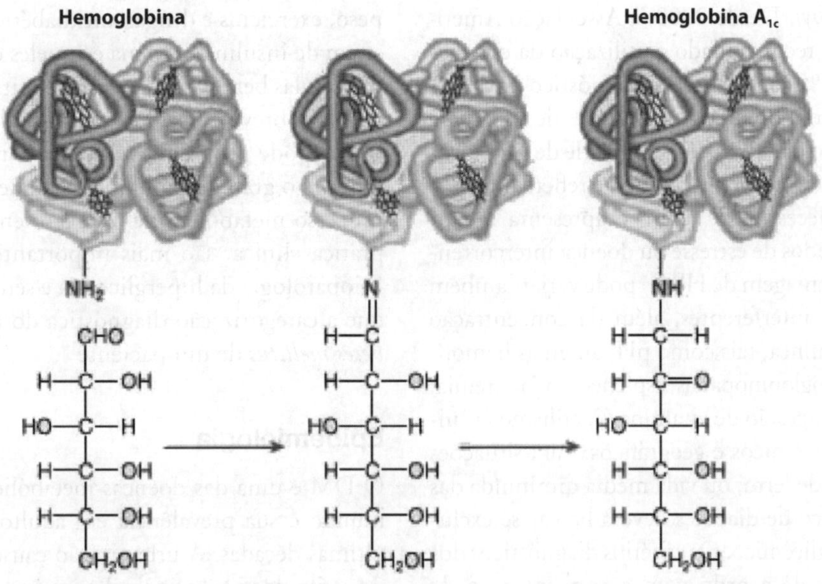

Figura XV-6. Mecanismo de glicação da molécula de insulina.

Quadro XV-20. Critérios diagnósticos dos distúrbios glicêmicos de acordo com a glicemia de jejum.

Diagnóstico	Glicemia de jejum
Normal	70-99mg/dl
Glicemia de jejum alterada	≥ 100mg/dl e ≤ 125mg/dl
Diabetes mellitus (esse diagnóstico deve ser confirmado)	≥ 126mg/dl

Quadro XV-21. Critérios diagnósticos dos distúrbios glicêmicos de acordo com o teste oral de tolerância à glicose (TOTG).

Diagnóstico	Glicemia 2 horas TOTG
Normal	< 140mg/dl
Tolerância à glicose diminuída	≥ 140mg/dl e < 200mg/dl
Diabetes mellitus (esse diagnóstico deve ser confirmado)	≥ 200mg/dl

sugestivas do diabetes. A presença da **concentração plasmática de glicose ≥ 200mg/dl**, a qualquer momento do dia, confirmará o diagnóstico[10].

Infelizmente, ainda, 25 a 40% dos diagnósticos de DM na infância são realizados em primodescompensação grave com cetoacidose diabética, principalmente em crianças com menos de 4 anos de idade procedentes de populações com baixa informação sobre diabetes, em que a sintomatologia clássica não foi reconhecida[11,12].

Diante de quadros menos sintomáticos, a suspeita clínica deverá ser confirmada por algum teste bioquímico diagnóstico para o DM como a glicemia de jejum (Quadro XV-20), o teste oral de tolerância à glicose (Quadro XV-21) ou concentrações da hemoglobina glicada (Tabela XV-1). Entretanto, na ausência da sintomatologia clássica, esses testes deverão ser repetidos em um outro dia, na ausência de processos infecciosos, traumatismos, procedimentos cirúrgicos ou uso de drogas hiperglicemiantes[10]. Os critérios diagnósticos são idênticos para adultos e crianças.

A determinação da **glicemia de jejum (GJ)** requer ausência de qualquer consumo calórico nas últimas 8 horas[10]. Os critérios diagnósticos dos distúrbios glicêmicos, de acordo com a glicemia de jejum, estão descritos no quadro XV-20.

Para o **teste oral de tolerância à glicose (TOTG)**, uma dose equivalente a 1,75g de glicose por kg de peso, com um máximo de 75g de glicose anidra dissolvida em 300ml de água deverá ser ingerida em 3-5 minutos; também requer ausência de qualquer consumo calórico nas últimas 10 a 16 horas. Os critérios diagnósticos dos distúrbios glicêmicos segundo o TOTG[10] estão descritos no quadro XV-21.

A avaliação da concentração da **hemoglobina glicada (HbA_{1c})** tem sido amplamente utilizada como indicador de hiperglicemia crônica, refletindo a média das concentrações glicêmicas dos últimos 2 a 3 meses, representando o padrão-ouro para a avaliação do controle metabólico obtido com a terapêutica. Além disso, correlaciona-se bem com o risco para complicações microvasculares, mas em menor grau para as macrovasculares. Entretanto, o estabelecimento dos níveis de diagnóstico e de meta terapêutica depende da padronização do método analítico entre os vários laboratórios em relação ao método utilizado no estudo clínico *Diabetes Control and Complication Trial* (DCCT) que utilizou a cromatografia líquida de alto desempenho (HPLC = *High Performance*

Liquid Chromatography). Desde 2009, a Associação Americana de Diabetes tem recomendado a utilização da concentração de $HbA_{1c} \geq 6{,}5\%$ como critério diagnóstico de diabetes, principalmente em indivíduos com fatores de risco para a doença[13]. A utilização da HbA_{1c} tem uma série de vantagens em relação à glicemia de jejum, uma vez que reflete hiperglicemia crônica, não necessita de jejum e apresenta menor variabilidade em períodos de estresse ou doença intercorrente. Entretanto, a porcentagem de HbA_{1c} pode variar também em função de outros interferentes, além da concentração média de glicose sanguínea, tais como pH, anemias hemolíticas e ferropriva, hemoglobinopatias, esplenectomia, uremia, hipertrigliceridemia, ingestão de vitamina C, etilismo crônico ou mesmo aspectos étnicos e geográficos. Para situações de hemólise, carência de ferro, ou vida média diminuída das hemácias, o diagnóstico de diabetes deverá basear-se exclusivamente no critério glicêmico. Os critérios diagnósticos dos distúrbios glicêmicos de acordo com a concentração de HbA_{1c}[10] estão descritos na tabela XV-1.

Tabela XV-1. Critérios diagnósticos dos distúrbios glicêmicos de acordo com a concentração de hemoglobina glicada (HbA_{1c}).

Diagnóstico	HbA_{1c}
Normal	≤ 5,6%
Pré-diabetes	5,7-6,4%
Diabetes mellitus (esse diagnóstico deve ser confirmado)	≥ 6,5%

Existem ainda categorias que, mesmo assintomáticas, representam risco aumentado para o desenvolvimento do DM e doenças cardiovasculares e por isso foram definidas como **pré-diabetes**, que seriam a glicemia de jejum alterada, a tolerância à glicose diminuída e a presença de concentrações de HbA_{1c} entre 5,7 e 6,4%. O risco do pré-diabetes definido por qualquer desses três testes é contínuo e se estende desde seu limite inferior, tornando-se desproporcionalmente mais elevado nos limites superiores dessa faixa de risco[10].

Classificação

A classificação atual do DM baseia-se nos conhecimentos fisiopatológicos atuais, incluindo quatro classes clínicas: DM tipo 1 (DM1), DM tipo 2 (DM2), DM gestacional (DMG) e tipos específicos de DM devido a outras causas (Quadro XV-22). Entretanto, muitos pacientes podem não se enquadrar perfeitamente a uma categoria específica. O grau da hiperglicemia pode flutuar ao longo do tempo, dependendo da intensidade do processo fisiopatológico de base. Em período inicial, poderiam ser detectadas glicemia de jejum alterada e/ou tolerância diminuída à sobrecarga de glicose apesar da ausência de sintomas clínicos. Alguns pacientes atingem o controle glicêmico com redução do peso, exercícios e drogas antidiabéticas orais, outros necessitam de insulina exógena e aqueles com grande destruição das células beta pancreáticas necessitarão da insulinoterapia para a sobrevivência. A gravidade da anormalidade metabólica pode progredir, regredir ou manter-se estável; portanto, é o grau da hiperglicemia que reflete a gravidade do processo metabólico de base e orienta seu tratamento. Na prática clínica, são mais importantes o entendimento da fisiopatologia da hiperglicemia e seu tratamento efetivo do que a categorização diagnóstica do tipo particular de *diabetes mellitus* de um paciente[10].

Epidemiologia

O DM é uma das doenças metabólicas mais frequentes no mundo e sua prevalência em adultos vem aumentado nas últimas décadas. A urbanização causou drásticas mudanças no estilo de vida, principalmente nos países em desenvolvimento, e, acompanhando essa rápida transição, houve aumento nos fatores de risco para doenças não transmissíveis como o DM2, que corresponde a 90% de todas as formas de diabetes[14,15].

A Federação Internacional de Diabetes (IDF) vem realizando estimativas da prevalência do DM no mundo desde 2000, observando grande aumento nesses números, com significativas variações regionais e, em 2021, estimou a existência de 537 milhões de indivíduos com DM, projetando aumento para 643 e 783 milhões, respectivamente, para 2030 e 2045, com a maioria dessas pessoas vivendo em áreas urbanas e em idade economicamente ativa[7,16]. O Brasil ocupa atualmente a quinta colocação entre os países com maior número de adultos (20-79 anos) com diabetes, sendo estimada a presença de 15,7 milhões de pessoas em 2021, projetando-se um aumento para 23,2 milhões em 2045[7].

O controle do DM e de suas complicações representa um dos maiores problemas de saúde pública a serem enfrentados no século XXI, devido ao aumento do número de indivíduos diabéticos em consequência do crescimento e envelhecimento populacional, da maior urbanização, do aumento da prevalência da obesidade e sedentarismo, assim como pelo crescimento populacional de grupos étnicos especialmente predispostos ao DM2. Tendo-se em vista que o desenvolvimento dos sistemas de saúde não costuma acompanhar tal ritmo, o diabetes e suas complicações continuarão a representar um grande ônus, especialmente em países de renda média e baixa[16]. No Brasil, em 2017, a mortalidade total relacionada ao DM foi de 30,7 por 100 mil habitantes, variando de 1,1 (0-29 anos de idade) até 90,1 (com 60 anos de idade ou mais)[17].

Por outro lado, o DM1 é a forma mais frequente na infância, correspondendo a 90% dos casos e juntamente com a asma e o câncer constituem as principais doenças crônicas da infância. O DM1 caracteriza-se pela deficiência de insulina grave com risco aumentado para a descompensação

Quadro XV-22. Classificação etiológica do DM segundo a Associação Americana de Diabetes (ADA).

1. **DM tipo 1** (destruição das células beta, levando frequentemente à insulinopenia absoluta):
   - 1A (autoimune)
   - 1B (idiopático)

2. **DM tipo 2** (devido à perda progressiva da secreção de insulina em um quadro de resistência à insulina pregressa)

3. **DM gestacional**

4. **Tipos específicos de DM secundários a outras causas**:

A) Diabetes monogênico

Defeitos genéticos funcionais da célula beta

1. Diabetes tipo MODY (HNF1A, HNF4A, GCK)
   Outras formas mais raras de MODY (PDX1, HNF1B, NEUROD1, KLF11, CEL, PAX4, INS, BLK, ABCC8, KCNJ11, APPL1)
2. Diabetes neonatal transitório (mais comumente defeitos de *imprinting* no 6q24, região ZAC/HYMAI)
3. Diabetes neonatal permanente (mais comumente gene KCNJ11 que codifica a subunidade Kir6.2 do canal KATP da célula beta)
4. Diabetes mitocondrial
5. Outros

Defeitos genéticos na ação da insulina

1. Resistência à insulina tipo A
2. Leprechaunismo
3. Síndrome de Rabson-Mendenhall
4. Diabetes lipoatrófico
5. Outros

B) Doenças do pâncreas exócrino

1. Pancreatite
2. Trauma/pancreatectomia
3. Neoplasia
4. Fibrose cística
5. Hemocromatose
6. Pancreatopatia fibrocalculosa
7. Outros

C) Endocrinopatias

1. Acromegalia
2. Síndrome de Cushing
3. Glucagonoma
4. Feocromocitoma
5. Hipertireoidismo
6. Somatostatinoma
7. Aldosteronoma
8. Outros

D) Induzidos por fármacos e agentes químicos

1. Vacor
2. Pentamidina
3. Ácido nicotínico
4. Glicocorticoides
5. Hormônio tireoidiano
6. Diazóxido
7. Agonistas β-adrenérgicos
8. Tiazidas
9. Dilantina
10. Gama(γ)-interferon
11. Outros

E) Infecções

1. Rubéola congênita
2. Citomegalovírus
3. Outros

F) Formas incomuns de diabetes imunomediado

1. Síndrome *stiff-man*
2. Anticorpos antirreceptor de insulina
3. Outros

G) Outras síndromes genéticas algumas vezes associadas ao diabetes

1. Síndrome de Down
2. Síndrome de Klinefelter
3. Síndrome de Turner
4. Síndrome de Wolfram
5. Ataxia de Friedreich
6. Coreia de Huntington
7. Síndrome de Laurence-Moon-Biedl
8. Distrofia miotônica
9. Porfiria
10. Síndrome de Prader-Willi
11. Outros

metabólica aguda e grave, que é a cetoacidose diabética. O Atlas do Diabetes da IDF, em sua edição de 2021, relatou a existência de 1,2 milhão de jovens (0-20 anos de idade) portadores de DM1, estimando o surgimento de 108.200 casos novos por ano entre crianças e adolescentes até 15 anos de idade, aumentando para 149.500 quando a faixa etária é estendida até os 20 anos[7]. Infelizmente, o diabetes diagnosticado na infância apresenta maior risco para complicações ainda em fase precoce e produtiva da vida, podendo implicar redução de 10 a 20 anos na expectativa média de vida, principalmente nos países em desenvolvimento[18,19].

Nas últimas duas décadas, paralelamente ao aumento da obesidade infantil, houve também aumento na incidência de DM2 no jovem[7,20]. Outras formas de diabetes também podem acometer crianças e adolescentes, como o diabetes neonatal, o diabetes do tipo MODY, o diabetes mitocondrial, o diabetes das lipodistrofias, o diabetes secundário a outras pancreatopatias, o diabetes secundário a outras endocrinopatias, o diabetes associado a infecções e drogas citotóxicas e o diabetes relacionado a algumas síndromes genéticas (ver Quadro XV-22). O reconhecimento destas várias formas é importante, pois podem envolver prognósticos e tratamentos diferentes[21].

REFERÊNCIAS

1. Cryer PE, Gerich JE. Glucose counterregulation, hypoglycemia, and intensive insulin therapy in diabetes mellitus. N Engl J Med. 1985;313(4):232-41.

2. Gungor N, Arslanian S. Pathophysiology of type 2 diabetes mellitus in children and adolescents. Treat Endocrinol. 2002;1(6):359-71.
3. Weyer C, Bogardus C, Mott DM, Pratley R. The natural history of insulin secretory dysfunction and insulin resistance in the pathogenesis of type 2 diabetes mellitus. J Clin Invest. 1999;104(6): 787-94.
4. Stumvoll M, Goldstein BJ, van Haeften TW. Type 2 diabetes: principles of pathogenesis and therapy. Lancet. 2005;365(9467): 1333-46.
5. Steinberger J, Daniels SR. Obesity, insulin resistance, and cardiovascular risk in children: an American Heart Association scientific statement from the Atherosclerosis, Hypertension, and Obesity in the Young Committee (Council on Cardiovascular Disease in the Young) and the Diabetes Committee (Council on Nutrition, Physical Activity, and metabolism). Circulation. 2003;107(10):1448-53.
6. Expert Committee on the Diagnosis and Classification of Diabetes Mellitus. American Diabetes Association Position Statement on Diagnosis and Classification of Diabetes Mellitus. Diabetes Care. 2013;36(Suppl.1):S67-74.
7. International Diabetes Federation. IDF Diabetes Atlas 10th ed. 2021. https://diabetesatlas.org
8. Chalew SA, McCarter RJ, Hempe JM. Biological variation and hemoglobin A1c: relevance to diabetes management and complications. Pediatr Diabetes. 2013;14(6):391-8.
9. Grupo interdisciplinar de padronização da hemoglobina glicada. Atualização sobre hemoglobina glicada (A1c) para avaliação do controle glicêmico e para o diagnóstico do diabetes: aspectos clínicos e laboratoriais (Posicionamento Oficial). Sociedade Brasileira de Diabetes. 3ª ed. 2009.
10. American Diabetes Association. Classification and diagnosis of diabetes. Sec. 2. In Standards of Medical Care in Diabetes – 2020. Diabetes Care. 2020;43(Suppl. 1):S14-31.
11. Dunger DB, Sperling MA, Acerini CL, Bohn DJ, Daneman D, Danne TPA, et al. Lawson Wilkins Pediatric Endocrine Society: European Society for Pediatric Endocrinology/Lawson Wilkins Pediatric Endocrine Society consensus statement on diabetic ketoacidosis in children and adolescents. Pediatrics. 2004;113(2):133-40.
12. Della Manna T, Steinmetz L, Campos PR, Farhat SC, Schvartsman C, Kuperman H, et al. Subcutaneous use of a fast-acting insulin analog: an alternative treatment for pediatric patients with diabetic ketoacidosis. Diabetes Care. 2005;28(8):1856-61.
13. International Expert Committee. International Expert Committee report on the role of the A1C assay in the diagnosis of diabetes. Diabetes Care. 2009;32(7):1327-34.
14. Shaw JE, Sicree RA, Zimmet PZ. Global estimates of the prevalence of diabetes for 2010 and 2030. Diabetes Res Clin Pract. 2010;87(1): 4-14.
15. Whiting DR, Guariguata L, Weil C, Shaw J. IDF diabetes atlas: global estimates of the prevalence of diabetes for 2011 and 2030. Diabetes Res Clin Pract. 2011;94(3):311-21.
16. Guariguata L, Whiting DR, Hambleton I, Beagley J, Linnenkamp U, Shaw JE. Global estimates of diabetes prevalence for 2013 and projections for 2035 for the IDF Diabetes Atlas. Diabetes Res Clin Pract. 2014;103(2):137-49.
17. Sociedade Brasileira de Diabetes. Epidemiologia e impacto global do diabetes mellitus. Diretrizes da Sociedade Brasileira de Diabetes (2019-2020). São Paulo, Brasil: Clannad. 2019. p. 12-8.
18. Patterson C, Guariguata L, Dahlquist G, Soltész G, Ogle G, Silink M. Diabetes in the young – a global view and worldwide estimates of numbers of children with type 1 diabetes. Diabetes Res Clin Pract. 2014;103(2):161-75.
19. Soltész G, Patterson C, Dahlquist G. Global trends in childhood type 1 diabetes. In: International Diabetes Federation. Diabetes Atlas third edition. IDF. Brussels. 2006. p. 154-90.
20. Pinhas-Hamiel O, Zeitler P. The global spread of type 2 diabetes mellitus in children and adolescents. J Pediatr. 2005;146(5):693-700.
21. Della Manna T. Not every diabetic child has type 1 diabetes mellitus. J Pediatr (Rio J). 2007;83(5 Suppl):S178-83.

Diabetes Mellitus Tipo 1

Thais Della Manna

DEFINIÇÃO

O *diabetes mellitus* tipo 1 (DM1) é considerado uma doença imunomediada que se desenvolve em consequência da destruição gradual das células beta pancreáticas produtoras de insulina e que, eventualmente, resulta na perda total dessas células, assim como na completa dependência da insulina exógena. Sua apresentação clínica pode ocorrer em qualquer idade, entretanto, a maioria dos pacientes será diagnosticada antes dos 30 anos de idade. O processo da doença inicia-se meses a anos antes do aparecimento dos sinais clínicos, entretanto a etiologia e a história natural do DM1 são ainda desconhecidas, mas fatores genéticos e ambientais contribuem para o desenvolvimento da doença. Apesar de os genes *HLA* exercerem papel maior na etiologia, outros genes também contribuem para o efeito genético, contudo o tipo de herança permanece ainda desconhecido. O efeito genético contribui em 70-75% da suscetibilidade ao DM1, enquanto os fatores ambientais possivelmente iniciam ou estimulam o processo que leva à destruição das células beta e ao início da doença[1].

EPIDEMIOLOGIA

O conhecimento dos padrões epidemiológicos do DM1, como também das variações globais de incidência, prevalência, tendências temporais, história natural e complicações, tem importância na inferência de possíveis mecanismos envolvidos na fisiopatologia da doença. Na atualidade, a epidemiologia do DM1 está mais bem caracterizada em crianças e adolescentes com idade inferior a 15 anos[2].

No começo do século XX, o DM na infância era raro e rapidamente fatal, existindo o conceito de que quanto mais jovem a criança, menor seria sua expectativa de vida. Nos anos que antecederam a insulinoterapia, a evolução para a cetoacidose diabética já era bem conhecida e as estatísticas sobre mortalidade dos Estados Unidos da América (EUA), Dinamarca e Noruega sugeriam incidência entre 2 e 7 casos por 100.000 indivíduos, por ano, em menores de 15 anos. A partir da década de 1920, a insulina mudou a história do diabetes infantil, de uma doença rara e fatal para uma condição em que a sobrevivência prolongada era possível, mas com evolução ainda desconhecida[3]. A incidência do DM1 na infância permaneceu relativamente baixa e estável até a metade do século XX, sofrendo aumento acentuado a partir de 1950[4].

No final da década de 1970, estudos epidemiológicos mostraram, pela primeira vez, grande variação geográfica na incidência do DM1 em crianças. O programa EURODIAB (*Europe and Diabetes*) de atividades de pesquisa sobre epidemiologia e prevenção do DM1 foi iniciado em 1988, sendo estabelecidas redes europeias de colaboração para compreender a epidemiologia e etiopatogenia do DM1. Parcerias foram formadas para pesquisa em áreas relacionadas, produzindo novas informações sobre fatores genéticos e familiares, características clínicas da doença ao diagnóstico e associações do DM1 com outras doenças, assim como especulações sobre possíveis determinantes não genéticos[5].

Em uma primeira análise dos resultados relativos ao período de 1990-1994, observou-se uma diferença de mais de 350 vezes na incidência do DM1 entre as 100 populações analisadas em 50 países, sendo mais elevada na faixa dos 10-14 anos de idade na maioria das populações; entretanto, no decorrer do tempo, a tendência ao aumento foi maior nos grupos de 0-4 anos (4%) e 5-9 anos (3%) que naquele de 10-14 anos de idade (2,1%)[6]. O estudo DIAMOND confirmou então que o aumento na incidência do DM1 tinha sido muito rápido, principalmente nas faixas etárias mais novas e em populações de origem europeia, sugerindo que tal aumento acontecido em um período tão curto (10 anos) não poderia ser explicado somente pela suscetibilidade genética, mas que outros agentes causais deveriam ser pesquisados no meio ambiente, assim como inter-relações genético-ambientais[7].

Em trabalho de revisão sistemática por meio de estudos com padronização para a idade, em menores de 15 anos, no período de 1960 a 1996, Onkamo et al. concluíram ter havido uma modificação significativa na taxa de incidência do DM1 entre os grupos etários de 0-4, 5-9 e 10-14 anos de idade, que passou para 5,4%, 4,3% e 2,9%, respectivamente[1]. Observaram que esse aumento da incidência do diabetes infantil começou na metade do século XX; no início, mais evidente em países com altas taxas de diabetes, atingindo mais tardiamente também populações com menor incidência da doença, o que sugere um fenômeno de *catch-up* (a taxa relativa de aumento aconteceu de maneira inversamente proporcional à incidência vigente)[1,3,8]. Apesar de existirem nítidas diferenças geográficas, estimou-se aumento mundial na taxa de incidência de DM1 de 3,0% ao ano[7] em população menor de 15 anos de idade, principalmente em alguns países europeus de baixa prevalência da doença e, principalmente, nas crianças mais novas[9], enquanto em países de alta incidência houve aparentemente estabilização nessas taxas. Entretanto, essa tendência poderia refletir somente uma mudança na idade de início da doença em vez de um verdadeiro aumento da prevalência do DM1 entre menores de 15 anos de idade.

No período analisado de 30 anos, seria muito improvável que um aumento de 3 a 10 vezes na proporção de indivíduos com suscetibilidade genética ao DM1 tivesse acontecido em certas populações em intervalo de tempo tão curto; por outro lado, a penetrância dos genes de suscetibilidade poderia estar se alterando. Acredita-se que a penetrância do DM1 seja determinada por interações entre os diversos genes de suscetibilidade e fatores ambientais ainda desconhecidos[10].

Além da influência das variações geográficas na incidência do DM1 infantil, existe também tendência a variações temporais entre diversas regiões, diferentes países ou dentro de um mesmo país, que acontecem em períodos distintos no tempo[10]. Poucos estudos abordaram tendências temporais em populações maiores de 15 anos de idade, entretanto, apesar de serem ainda pouco conclusivas, as evidências sugerem que as taxas de incidência do DM1 não estão aumentando nas faixas etárias mais altas, por outro lado, estaria ocorrendo aumento do número de casos diagnosticados em crianças mais novas[11-13].

A prevalência é determinada não somente pela incidência da doença, mas também pela sobrevida de cada caso, que pode variar entre as diversas populações. Dados de prevalência são úteis para a determinação do impacto da doença em saúde pública[14]. A IDF tem realizado estimativas da prevalência e incidência do DM1 no mundo desde 2000 e os dados publicados em seu Atlas do Diabetes, 2021 (10ª edição)[7,15], são apresentados na tabela XV-2.

A tabela XV-3 apresenta as listas dos 10 países com taxas de incidência mais elevadas e maior número estimado de casos novos de DM1 (0-14 anos), em 2021. Os países com as estimativas de prevalência mais elevadas de casos novos por ano foram Índia (229.400), EUA (157.900) e Brasil (92.300)[15].

Tabela XV-2. Estimativas globais para o *diabetes mellitus* tipo 1 em crianças e adolescentes (0-14 anos e 0-19 anos) em 2021 (International Diabetes Federation. IDF Diabetes Atlas 10th ed. https://diabetesatlas.org).

População global (0-14 anos)	1,99 bilhões
População global (0-19 anos)	2,61 bilhões
Diabetes tipo 1 em crianças e adolescentes (0-14 anos)	
Prevalência (casos existentes)	651.700
Incidência (casos novos por ano)	108.300
Diabetes tipo 1 em crianças e adolescentes (0-19 anos)	
Prevalência (casos existentes)	1.211.900
Incidência (casos novos por ano)	149.500

FISIOPATOLOGIA

O *diabetes mellitus* tipo 1 (DM1) é uma doença crônica grave resultante da insuficiência da secreção de insulina endógena pelas células beta pancreáticas, geralmente devido à perda da reserva celular. Embora seja conhecida a participação do processo autoimune na destruição das células beta, a etiologia precisa e seus mecanismos patológicos ainda não estão bem esclarecidos[16]. Configura uma das condições endócrinas e metabólicas mais comuns da infância e na maioria dos casos (70-90%) está associada à presença de autoanticorpos contra antígenos da célula beta, recebendo a classificação de DM tipo 1A; em um grupo menor de pacientes, a causa da destruição das células beta é desconhecida, não há evidências de autoimunidade ou formação de anticorpos e receberá a denominação de DM tipo 1B[17].

Fatores de risco associados ao DM tipo 1A

Genético

O risco genético para DM1 inclui mais de 60 *loci* gênicos, a maioria deles revelada por estudos de sequenciamento em larga escala do genoma humano, geralmente envolvidos na autoimunidade, na produção e metabolismo da insulina e na sobrevida da célula beta pancreática[18]. Associações bastante significativas foram encontradas na região altamente polimórfica do antígeno leucocitário humano (HLA) no cromossomo 6[19]. Outras variantes identificadas no gene *INS* (gene da insulina) com razão de probabilidades (OR = *odds ratio*) de 2,38 e os genes *PTPN22* (gene da proteína tirosinofosfatase linfoide) e *IL2RA* (gene do receptor alfa da interleucina-2), ambos com OR de 1,5, são as que apresentaram maior risco para o DM1, depois dos genes *HLA* de classe II, com OR variável de 0,02 até > 11[17].

Sistema HLA

O sistema HLA (6p21.1-21.3) compreende três grandes classes de genes (I, II e III) envolvidos na resposta imune. Os genes de classes I e II codificam proteínas apresentadoras de antígenos peptídicos aos linfócitos T, enquanto os de classe III codificam proteínas do complemento (Figura XV-7). Além deles, existem ainda alguns genes que, apesar de ocuparem a região do HLA, não fazem parte de nenhuma dessas três categorias, como os genes da enzima esteroidogênica 21-hidroxilase (*CYP21*), da citocina fator de necrose tumoral-alfa (*TNF*-α) e da proteína do choque térmico 70 (*HSP*). O polimorfismo gênico da região do HLA é o mais extenso já descrito nas várias espécies animais e significa que numerosos alelos diferentes (alótipos) podem coexistir em um *locus* único, o que determina muitas variantes diferentes de genes

Tabela XV-3. Lista dos 10 países com taxas de incidência mais elevadas e maior número estimado de casos novos de DM1 (0-14 anos), segundo o atlas 2021 da Federação Internacional de Diabetes (International Diabetes Federation. IDF Diabetes Atlas 10th ed. https://diabetesatlas.org).

Posição	País	Taxa de incidência (100.000 menores de 15 anos/ano)	Posição	País	Número estimado de casos novos (1.000)
1	Finlândia	52,2	1	Índia	24,0
2	Suécia	44,1	2	EUA	18,2
3	Kuwait	41,7	3	Brasil	8,9
4	Catar	38,1	4	Argélia	6,5
5	Canadá	37,9	5	China	6,1
6	Argélia	34,8	6	Marrocos	5,1
7	Noruega	33,6	7	Federação Russa	4,0
8	Arábia Saudita	31,4	8	Nigéria	3,8
9	Reino Unido	28,1	9	Arábia Saudita	3,8
10	Irlanda	27,5	10	Alemanha	3,6

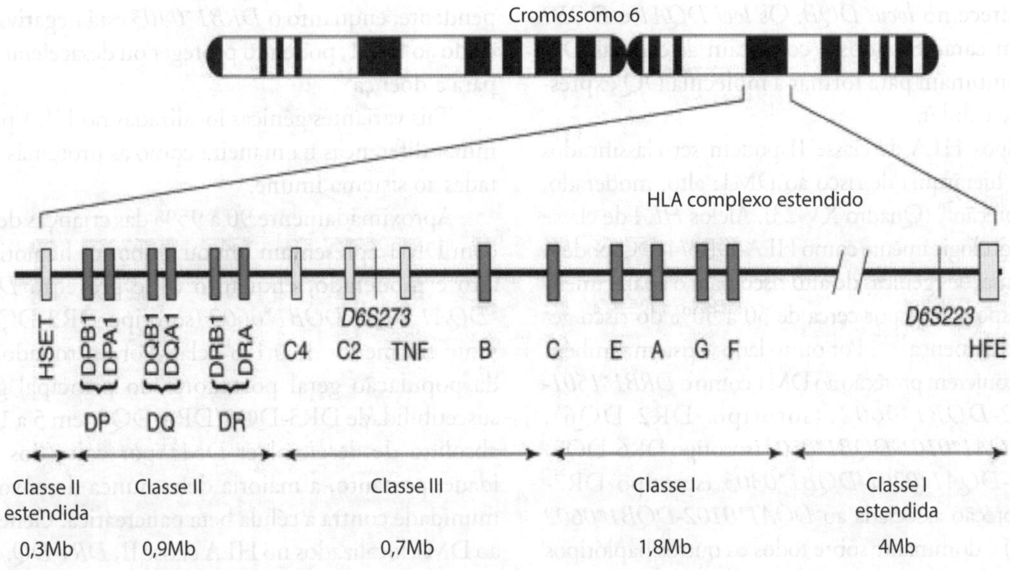

Figura XV-7. Representação das sub-regiões do HLA localizado no braço curto do cromossomo 6.

de classes I e II. Um conjunto desses genes é herdado como uma unidade ou haplótipo, um de origem materna e outro paterna, e ambos serão expressos em codominância como proteínas na superfície celular dos filhos. Outra particularidade de sua herança é a existência de um desequilíbrio de ligação (*linkage disequilibrium*) que significa que alguns alelos são encontrados agrupados no mesmo haplótipo em frequência maior do que o esperado se a meiose acontecesse ao acaso. Disso resulta a transmissão de grandes porções do HLA intactas, chamadas de haplótipos estendidos, significando longos segmentos cromossômicos que incorporam genes de todas as três classes do HLA e que são passados de geração em geração de maneira uniforme[19].

A região HLA de classe I é composta pelos *loci* clássicos *HLA-A, B, C*, que codificam as moléculas apresentadoras de antígenos aos linfócitos T CD8+ e estão presentes em praticamente todas as células nucleadas. Os genes que codificam as cadeias alfa (α) de classe I apresentam grande polimorfismo, enquanto uma mesma cadeia beta (β), denominada β_2-microglobulina, cujo gene está localizado no cromossomo 15, é usada por todos os tipos de cadeias α, para a formação da molécula de classe I (Figura XV-8). Existem também nessa região, genes *HLA* de classe I não clássicos, *HLA-E, F, G*, cujos produtos exercem interação com as células *natural killer* (ver Figura XV-7).

A região HLA de classe II engloba cinco *loci*, *HLA-DP, DQ, DR, DM* e *DO*; entre eles, o *HLA-DP, DQ* e *DR* são os mais importantes e os mais polimórficos, que codificam as moléculas de classe II presentes na superfície de células imunocompetentes como macrófagos, células dendríticas, monócitos, linfócitos B e apresentam antígenos aos linfócitos T CD4+ (ver Figura XV-8). As moléculas de classe II são heterodímeros compostos por duas cadeias polipeptí-

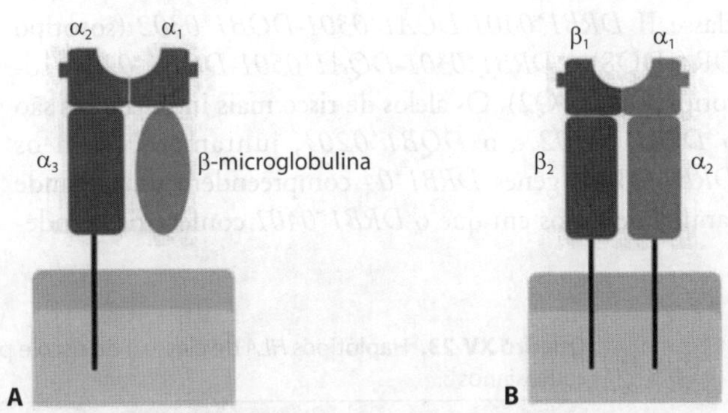

Figura XV-8. A) Molécula HLA de classe I. **B**) Molécula HLA de classe II.

dicas, uma α e uma β, de tamanhos aproximadamente iguais. Ambas as cadeias têm quatro regiões: 1. uma porção citoplasmática contendo regiões de fosforilação e elementos de ligação ao citoesqueleto; 2. uma porção transmembrana contendo aminoácidos hidrofóbicos pelos quais a molécula é ancorada na membrana celular; 3. um domínio α_2 e um domínio β_2 altamente conservados nos quais se liga o CD4; 4. uma região de ligação ao peptídeo altamente polimórfica formada pelos domínios α_1 e β_1. Cada um dos *loci HLA* de classe II contém um gene para a cadeia α e pelo menos um gene para a cadeia β. A sub-região *DR* contém um único gene para a cadeia α (*DRA*) e vários genes para o *locus DRB* (*B1-9*), sendo o *DRB1* o mais conhecido. Assim, cadeias β distintas podem combinar-se a uma única cadeia α invariável, formando moléculas DRαβ1 distintas; mais de 60 alelos diferentes já foram descritos no *locus DRB1*. A sub-região *DQ* contém dois pares de genes para as cadeias α e β, ambos com muitos alelos; entretanto, o maior polimorfismo acontece no *locus DQB*. Os *loci DQA1* e *DQB1* estão mais bem caracterizados e codificam as cadeias DQ α e β que se combinam para formar a molécula DQ expressa na superfície celular.

Os haplótipos HLA de classe II podem ser classificados conforme uma hierarquia de risco ao DM1: alto, moderado, baixo ou de proteção[20] (Quadro XV-23). Alelos *HLA* de classe II classificados sorologicamente como HLA-DR3/4-DQ podem produzir combinações gênicas de alto risco para o aparecimento do DM1, responsáveis por cerca de 30 a 50% do risco genético associado à doença[21,22]. Por outro lado, existem também haplótipos que conferem proteção ao DM1 como o *DRB1*1501-DQA1*0102-DQB1*0602* (sorotipo DR2-DQ6), *DRB1*1401-DQA1*0101-DQB1*0503* (sorotipo DR6-DQ5) e *DRB1*0701-DQA1*0201-DQB1*0303* (sorotipo DR7-DQ9)[23]. A proteção associada ao *DQA1*0102-DQB1*0602* (sorotipo DQ6) é dominante sobre todos os outros haplótipos *DQ* e, em crianças, essa proteção parece acontecer mesmo na presença dos autoanticorpos associados ao DM1[24].

Atualmente, considera-se que os principais marcadores de suscetibilidade ao DM1 sejam os haplótipos *HLA* de classe II *DRB1*0401-DQA1*0301-DQB1*0302* (sorotipo DR4-DQ8) e *DRB1*0301-DQA1*0501-DQB1*0201* (sorotipo DR3-DQ2). Os alelos de risco mais importantes são o *DQB1*0302* e o *DQB1*0201*, juntamente com os *DRB1*03*; os genes *DRB1*04* compreendem uma grande família de alelos em que o *DRB1*0401* confere risco independente, enquanto o *DRB1*0403* está negativamente associado ao DM1, podendo proteger ou desacelerar a progressão para a doença[23].

Tais variantes gênicas localizadas no HLA podem determinar diferenças na maneira como as proteínas são apresentadas ao sistema imune.

Aproximadamente 90 a 95% das crianças de baixa idade com DM1 apresentam um ou ambos os haplótipos de risco alto e moderado, enquanto o de proteção *DRB1*1501-DQA1*0102-DQB1*0602* (sorotipo DR2-DQ6) está presente em menos de 0,1% delas. Por outro lado, indivíduos da população geral portadores do principal genótipo de suscetibilidade DR3-DQ2/DR4-DQ8 têm 5 a 10% de risco absoluto de desenvolver DM1 por volta dos 15 anos de idade; portanto, a maioria deles nunca desenvolverá autoimunidade contra a célula beta pancreática. Genes associados ao DM1 localizados no HLA classe II, *DR* e *DQ*, são também compartilhados por outras doenças autoimunes como artrite reumatoide, esclerose múltipla, lúpus eritematoso sistêmico e doença celíaca[25].

A prevalência global do DM1 é cerca de 0,3-0,4%, enquanto a recorrência entre irmãos de um portador da doença é de 5%, o que significa risco 15 vezes maior da doença, indicando que fatores genéticos são importantes na sua fisiopatologia[25]. O risco cumulativo de se desenvolver DM1 entre gêmeos monozigóticos pode chegar a 65-70%[26], podendo ser ainda mais elevado se o caso-índice tiver de-

Quadro XV-23. Haplótipos *HLA* de classe II de risco e proteção para o *diabetes mellitus* tipo 1 mais comuns entre caucasianos[25].

Efeito	*Locus* HLA			Sorotipo HLA
	DRB1	*DQA1*	*DQB1*	
Suscetibilidade				
1	*0405*	*0301*	*0302*	DR4-DQ8
2	*0401*	*0301*	*0302*	DR4-DQ8
3	*0301*	*0501*	*0201*	DR3-DQ2
4	*0402*	*0301*	*0302*	DR4-DQ8
5	*0404*	*0301*	*0302*	DR4-DQ8
Proteção				
1	*0701*	*0201*	*0303*	DR7-DQ9
2	*1401*	*0101*	*0503*	DR6-DQ5
3	1501	0102	*0602*	DR2-DQ6
4	*0403*	*0301*	*0302*	DR4-DQ8

O haplótipo HLA de alto risco mais frequente é: HLA DR4-DQ8 (*DRB1*0401-DQA1*0301-DQB1*0302*).
O haplótipo HLA de risco moderado mais frequente é: HLA DR3-DQ2 (*DRB1*0301-DQA1*0501-DQB1*0201*).
O genótipo de alto risco mais comum é: HLA heterozigoto DR3-DQ2/DR4-DQ8.

senvolvido o DM1 durante a infância[27] Risco elevado também é observado entre irmãos que herdaram o mesmo genótipo *HLA DR3-DQ2/DR4-DQ8* daquele que é portador de DM1, contando com risco de 80% de desenvolverem autoimunidade contra a ilhota por volta dos 15 anos de idade[28] e risco 12 vezes mais elevado de desenvolveram o DM1 se o caso-índice tiver sido diagnosticado antes dos 12 anos de idade[29].

O risco mais elevado para parentes de primeiro grau de pessoas com DM1, em relação à população geral portadora de genótipo de alto risco, sugere contribuição de outros *loci* nessa suscetibilidade genética; como, por exemplo, um outro gene *HLA* de classe II, o *HLA-DPB1*, foi descrito como modulador do risco associado ao genótipo *HLA* de classe II independentemente dos genes *HLA-DRB* e *DQB1*[30], assim como genes *HLA* de classe I também parecem conferir efeito independente do risco para o DM1[28]. Estudos entre irmãos identificaram haplótipos de extremo alto risco provavelmente devido a uma combinação com variantes funcionais dentro ou adjacentes ao HLA[31]. Portanto, uma inter-relação entre as variantes HLA de classe II de alto risco com grande variedade de genes de suscetibilidade deve contribuir para os demais 50% do risco genético para o DM1.

Gene *INS*

A região promotora do gene *INS* (11p15.5) apresenta um número variável de repetições em tandem (VNTR) capaz de influenciar sua regulação, de forma que os alelos nessa região são classificados em três categorias, conforme o número de repetições de pares de bases do DNA. Os alelos de classes I, II e III têm respectivamente 570, 1.200 e 2.200 pares de bases. Existe maior risco ao DM1 associado aos alelos de classe I, enquanto haveria proteção com os alelos de classe III. Estudos de expressão do gene *INS* sugerem que os alelos de classe I estejam associados a uma expressão de duas a três vezes menor no timo e que isso poderia alterar o processo de seleção tímica dos linfócitos T, influenciando na tolerância imunológica à insulina[28,29]. Possível interação entre o gene *INS* e o gene regulador da autoimunidade (*AIRE*) no timo foi descrita como fator etiopatogênico da síndrome poliglandular autoimune tipo 1[32].

Gene *PTPN22*

O gene *PTPN22* (1p13) também está associado à suscetibilidade ao DM1 e causa um prejuízo da regulação negativa dos linfócitos T ativados[33,34].

Gene *IL2RA*

O gene *IL2RA* (10p15) codifica a cadeia alfa do receptor da interleucina-2 (CD25) e exerce papel primordial na proliferação das células T regulatórias (linfócitos Treg) supressoras da autoimunidade; os alelos de risco para o DM1 foram associados a concentrações diminuídas de IL2RA[35].

Gene *CTLA4*

A maior prevalência do DM1 entre pacientes com outras endocrinopatias autoimunes, como a doença de Addison e a doença tireoidiana autoimune (tireoidite de Hashimoto e doença de Graves), levou à identificação de outros genes envolvidos na regulação da imunidade, como o *CTLA4* (OR = 1,25), na fisiopatologia do DM1[36,37].

O gene *CTLA4* (2q33) codifica uma molécula de superfície do linfócito T citotóxico que produz sinalização negativa para sua ativação e, portanto, alterações de sua expressão poderiam gerar clones de células T autorreativas importantes no desencadeamento das doenças autoimunes[38].

Genes como *IL2, CD25, INS, IL18RAP, IL10, IFH1* e *PTPN22* parecem exercer influência na velocidade de progressão para o DM1 após o início da autoimunidade contra a ilhota[39], enquanto os genes *HLA* teriam aparentemente um efeito limitado nessa progressão[40]. Algoritmos preditivos para DM1 que incorporaram também marcadores genéticos não *HLA*, como o gene *PTPN22* ou o gene *INS*, aumentaram a capacidade de previsão de risco principalmente em portadores do haplótipo DR3/DR4 na população geral[41]. Dessa forma, têm sido propostos escores que utilizam alelos de risco e polimorfismos de um único nucleotídeo (SNPs) de genes não *HLA* para estratificação de risco tanto para o desenvolvimento de autoanticorpos contra ilhota, quanto para a progressão para a doença clínica[42,43].

A tabela XV-4 apresenta a estratificação de risco para o DM1 através da história familiar e suscetibilidade genética[44].

Idade

A taxa de incidência do DM1 costuma aumentar a partir do nascimento, com pico na puberdade, entre os 10 e 14 anos de idade; entretanto, vários estudos têm observado aumento mais acentuado da incidência em crianças com idade inferior a 5 anos[45]. O início da doença em idade mais precoce tem sido associado a certos haplótipos HLA de alto risco, encontrados mais frequentemente em crianças diagnosticadas antes dos 5 anos[46]. Por outro lado, têm-se observado taxas mais estáveis, ou mesmo mais baixas, desse diagnóstico mais tarde na vida, sugerindo-se que o aumento de incidência nas crianças mais novas seja resultado de uma progressão mais rápida para o início da doença, em vez de estar acontecendo propriamente aumento no risco da doença ao longo da vida. As taxas de incidência declinam a partir da puberdade e tendem a se estabilizar no adulto jovem, entre 15 e 29 anos, apesar de aproximadamente 25% das pessoas com DM1 serem diagnosticadas quando adultas. A apresentação clínica da doença acontece em todas as idades, inclusive na nona década da vida[47]. Em cerca de 10% dos adultos diagnosticados como DM2 podem ser detectados autoanticorpos associados ao DM1, como também destruição das células beta pancreáticas, porém em ritmo bem mais lento do que na infância. O diabetes autoimune de adultos é conhecido como LADA (*latent autoimmune diabetes of adults*)[48].

Tabela XV-4. Estratificação de risco para DM1 através da história familiar e suscetibilidade genética[44].

População	Risco para DM1 (%)	Frequência na população (%)	Frequência entre casos de DM1 (%)
Baixo risco (< 1%)			
• RN: Europa/EUA	0,4-1	100	100
• RN com genótipos HLA de proteção	< 0,05	75	7,2
• RN-PPG com genótipos HLA de proteção	0,3	0,3	< 1
• RN-PPG com escore de risco genético baixo (genes *HLA* e não *HLA* de risco)	< 1	0,1	< 1
Risco intermediário (1-12%)			
• RN com genótipos HLA de risco alto	4	4-5	36
• RN com escore de risco genético alto (genes *HLA* e não *HLA* de risco)	12	1	27
• RN-PPG	5	0,5-1	10
Risco alto (12-25%)			
• RN-PPG com genótipos HLA de risco alto	10-20	0,1	< 5
• RN-PPG com escore de risco genético alto (genes *HLA* e não *HLA* de risco)	40	0,1	< 5
• Múltiplos PPG afetados	20-25	<< 0,1	<< 5
Risco muito alto (> 25%)			
• Gêmeo monozigótico de portador de DM1	30-70	<< 0,1	<< 5
• Múltiplos PPG afetados mais genótipos HLA de risco	50	<< 0,1	<< 5
• Irmão afetado mais genes *HLA* de risco idênticos aos do irmão afetado	30-70	<< 0,1	<< 5

RN = recém-nascido; PPG = parente de primeiro grau.

Gênero

Aparentemente, meninos e meninas são igualmente afetados pelo DM1[49]. Muitos estudos relatam excesso de casos de DM1 em adultos do sexo masculino após a puberdade (relação masculino/feminino ≥ 1,5) em populações de origem europeia[11,50,51].

Além disso, a probabilidade de pais portadores de DM1 transmitirem a doença a seus filhos é maior do que a de mães afetadas, principalmente se esses pais desenvolveram diabetes antes dos 5 anos de idade e após a década de 1990[50,52]. O risco para filhos de pais portadores é 1,7 vez superior àquele de mães portadoras da doença. Filhas de mães portadoras apresentam redução nesse risco quando comparadas aos filhos do sexo masculino[52].

Familiar (parentes de primeiro grau portadores de DM1)

O modo de transmissão do DM1 é complexo e cerca de 80 a 85% dos casos novos da doença acontecem esporadicamente, sem agregação familiar[53]; entretanto, a existência de uma correlação entre populações de alta incidência de DM1 e maior prevalência da doença em parentes de primeiro grau foi observada durante o EURODIAB[54]. Na Finlândia, o risco cumulativo para filhos de pais portadores da doença foi 6,7% por volta dos 20 anos de idade; a incidência de filhos de pais que desenvolveram DM1 na infância foi 10 vezes superior ao da população geral, tendo sido observado aumento nesse risco nas últimas décadas, entretanto não foi superior ao rápido aumento observado na incidência do DM1 na população geral. Esse risco parece ser especialmente elevado em famílias em que o caso índice é do sexo masculino e desenvolveu DM1 em idade precoce (Tabela XV-5). A probabilidade de se tornar diabético em idade precoce é 3 a 10 vezes mais elevada em filhos de casais em que ambos os genitores têm a doença. *A priori*, nessas famílias ambos os pais carregam genes de suscetibilidade para o DM1 e, portanto, a probabilidade de a criança herdar ao menos um haplótipo de suscetibilidade é claramente mais elevada[52].

Etnia

Muito da variação observada atualmente na incidência do DM1 poderia se dever em parte a diferenças na distribuição das diversas etnias no globo terrestre. Caucasianos tendem a apresentar risco mais elevado de DM1 em relação a todos os outros grupos étnicos. A causa disso permanece sem explicação, entretanto, frequências diferentes de genes de alto risco podem contribuir para esse fenômeno. A importância de fatores étnicos e raciais na variação da incidência do DM1 parece ser menos substancial do que as variações geográficas, sugerindo ser necessária a influência adicional de fatores ambientais[45]. Uma das propostas do estudo norte-americano SEARCH *for Diabetes in Youth* é a análise cuidadosa da influência étnica/racial na prevalência do DM em menores de 20 anos de idade. Entre 2002 e 2015, a incidência do DM1 foi de 1,9% por ano, sendo mais elevada em jovens asiáticos e ilhéus do Pacífico (4,4%), hispano-americanos (4,0%), afro-americanos (2,7%) do que na população branca (0,7%)[56].

Tabela XV-5. Risco para *diabetes mellitus* tipo 1 (DM1) entre parentes de primeiro grau de portadores da doença e a população geral[55]

População	Risco proporcional	Porcentagem
População geral	1 em 300-400	0,3-0,4
População geral portadora do HLA DR3/DR4	1 em 40	2,5
Parentes de primeiro grau de portador de DM1	1 em 20	5
Filhos de mães afetadas	1 em 50	2
Filhos de pais afetados	1 em 14	7
Entre gêmeos monozigóticos	1 em 2-3	30-50
Entre gêmeos dizigóticos	1 em 10-16	6-10
Entre irmãos	1 em 20	5
Entre irmãos que compartilham o mesmo DR3/DR4 com o afetado	1 em 4	25

Sazonalidade

O efeito das variações sazonais na incidência do DM1 já foi analisado tanto em relação à época do nascimento, quanto à época do diagnóstico da doença, sugerindo-se que diferentes períodos de suscetibilidade possam sofrer influência de fatores ambientais[57].

A relação entre sazonalidade à época do nascimento e o risco de DM1 foi extensamente estudada, mas com achados inconsistentes, principalmente devido a casuísticas pequenas e metodologias estatísticas diferentes[45,58]. Uma hipótese seria que variações sazonais nas concentrações de vitamina D maternas poderiam repercutir no funcionamento das células beta e no sistema imunológico do feto. A deficiência de vitamina D tem sido associada ao DM1[59,60] e o uso do óleo de fígado de bacalhau durante a gestação e no primeiro ano de vida já foi associado a menor risco da doença[61,62]. Por outro lado, análise de 19 regiões incluídas no projeto EURODIAB não mostrou associação com variações do mês de nascimento[63].

A presença de efeito sazonal na época do início da doença apresenta um padrão mais consistente entre diversas populações, com taxas de incidência mais elevadas nos meses mais frios[56,64]. Além disso, a probabilidade de encontrar efeito sazonal para o início da doença em crianças entre 5 e 14 anos foi maior que em outras idades. Apesar de as razões para esse padrão sazonal não estarem esclarecidas, sugere-se um papel para fatores ambientais como doenças infecciosas, clima (exposição solar) e possíveis suplementações dietéticas (vitamina D). A variação sazonal dos processos infecciosos suspeitos de precipitarem o DM1 poderia exercer papel primordial nesse fenômeno[65].

Fatores ambientais

A hipótese da participação de fatores ambientais na fisiopatologia do DM1 é reforçada pela observação do aumento global na incidência de DM1, ocorrido nos últimos 30 anos, paralelamente à redução da proporção de portadores de haplótipos HLA de alto risco em algumas populações. Apesar de as migrações poderem mudar lentamente, o conteúdo genético de uma população e as rápidas mudanças relatadas na taxa de incidência da doença parecem ser consequência de alterações dos fatores ambientais que poderiam iniciar a autoimunidade, ou acelerar e precipitar a destruição das células beta pancreáticas[66,67].

A pesquisa dos fatores ambientais relacionados ao DM1 tem sido realizada por meio de análises epidemiológicas, estudos da história natural do DM1 e ensaios animais. Exposições fetais precoces, infecções virais durante a vida intrauterina ou pós-natal, introdução precoce de componentes do leite de vaca e outros fatores nutricionais poderiam iniciar o processo de autoimunidade[68-71].

A frequência do DM1 na infância já foi associada com as estimativas de riqueza das populações como o produto interno bruto, sugerindo que hábitos de vida relacionados à riqueza possam ser responsáveis por alterações nessas tendências. A riqueza é um determinante bem conhecido do peso ao nascimento e do crescimento infantil; diferentes variáveis do crescimento infantil como peso elevado ao nascimento, alta estatura, sobrepeso, índice de massa corporal (IMC) elevado têm sido apontados repetidamente como fatores de risco para o DM na infância[72-77].

Apesar de os mecanismos autoimunes serem responsáveis pela destruição das células beta pancreáticas que levam ao DM1, a sobrecarga de fatores nutricionais poderia acelerar esse processo[78]. O estilo de vida moderno promove nutrição excessiva, rápido ganho de peso e de crescimento desde o início da vida, tendo como consequência o aumento da resistência à insulina que poderia acelerar tanto o desenvolvimento da autoimunidade na ilhota quanto a progressão para o DM1[79,80].

Revisões sistemáticas de estudos observacionais, principalmente de caso-controle, identificaram alguns **fatores de proteção** ao desenvolvimento do DM1 como leite materno[81], atopia[82], frequentar creches como indicativo de infecções precoces[83], além de alguns **fatores de risco** como idade materna avançada[84], nascimento por cesariana[85], menor ordem de nascimento[86].

Apesar de a doença viral ser considerada há muito tempo um potencial desencadeante da destruição das células beta pancreáticas, a exposição insuficiente a infecções em fases precoces da vida pode aumentar o risco ao DM1, uma vez que a maturação da regulação imunológica após o nascimento é orientada pela exposição aos microrganismos. Evidências associando infecções específicas (caxumba, rubéola, citomegalovírus, enterovírus como Coxsackie e retrovírus) com DM1 ainda são inconclusivas[87-89].

Outras exposições possivelmente de risco têm sido investigadas como introdução de antígenos estranhos na dieta do lactente (caseína, insulina bovina, tubérculos e cereais), efeito protetor do leite materno exclusivo ou concomitante à introdução de cereais, assim como dos ácidos graxos ômega-3[81,90-93]. O papel do metabolismo da vitamina D no risco para o DM1 ainda é indeterminado[94-97].

O aumento significante da incidência do DM1 no mundo sugere a importância de interações entre os diversos genes de predisposição, bem como entre genes e fatores ambientais em etiologia multifatorial. Evidências epidemiológicas e experimentais sustentam também o papel de alterações epigenéticas como metilação do DNA, modificações das histonas, desregulação de mecanismos reguladores da expressão gênica em âmbito pós-transcricional (microRNAs), na fisiopatologia do DM1, assim como interações entre meio ambiente e sistemas biológicos (metaboloma, microbioma, lipidoma) poderiam regular a tolerância imunológica[50,51,98,99].

Insulite e papel das células T

Os primeiros estudos histológicos de pâncreas procedentes de pacientes falecidos logo após o diagnóstico clínico do DM1 revelaram que as ilhotas de Langerhans apresentavam alterações como fibrose, hialinização, atrofia e infiltrado inflamatório, o que foi descrito como insulite. Posteriormente, observou-se que esse processo tinha natureza transitória, pois era encontrado principalmente em portadores de DM1 de início recente, com distribuição heterogênea pelo tecido pancreático. Estudos subsequentes demonstraram haver perda progressiva específica das células beta produtoras de insulina a partir do início clínico da doença, como também a associação do DM1 com outras doenças autoimunes, como a doença tireoidiana autoimune, a anemia perniciosa e a doença de Addison. Desde então, a maioria dos artigos sobre a fisiopatologia do DM1 atribui a doença à destruição autoimune das células beta pancreáticas secretoras de insulina[100].

O modelo fisiopatológico do DM1 foi proposto por Eisenbarth, em 1986[101], como uma deficiência progressiva da produção de insulina consequente à destruição das células beta pancreáticas por um processo autoimune mediado por linfócitos T, em indivíduos geneticamente suscetíveis à doença, que nasceriam com um número normal de células beta, mas mediante exposição a fatores precipitantes, provavelmente ambientais, iniciariam o processo de destruição celular. As células beta seriam destruídas por um processo autoimune agressivo, mediado, mas não limitado, ao infiltrado de células T CD4+ e CD8+, como também por linfócitos B e macrófagos, resultando na insulite[102]. A imunidade celular seria acompanhada da imunidade adaptativa e os anticorpos anti-insulina (IAA) seriam os primeiros marcadores detectáveis da destruição das células beta, seguidos pelo aparecimento dos demais autoanticorpos como o antidescarboxilase do ácido glutâmico (GADA), o antitirosina fosfatase transmembrana (IA-2A) e o antimolécula transportadora de zinco 8 (anti-ZnT8), todos dirigidos contra outros componentes dos grânulos secretores de insulina, cuja presença sugeriria a expansão do processo destrutivo. Após a perda de aproximadamente 85 a 95% das células beta, surgiriam os sintomas clássicos do *diabetes mellitus* e o processo de agressão autoimune terminaria juntamente com a eliminação completa dessas células[102,103].

Contudo, estudos de necropsia sugerem que as células beta podem persistir por um tempo mais prolongado em alguns indivíduos com DM1, sem nunca atingir a destruição total; além disso, demonstrou-se que cerca de 40 a 50% das células beta podem ainda estar viáveis ao surgimento da hiperglicemia e, portanto, o início dos sintomas do diabetes dependeria de outros fatores como idade, índice de massa corporal ou atividade física[104-106].

A maioria dos estudos sobre a fisiopatologia do DM1 esteve focada no modelo experimental que utiliza camundongos diabéticos não obesos NOD (*non-obese diabetic mouse*), os quais compartilham com a doença humana muitos aspectos genéticos e imunológicos, mas diferem substancialmente nas características histopatológicas das ilhotas de Langerhans[102,107].

A maior parte do conhecimento sobre a patogênese do DM1, em humanos, deriva da análise de espécimes pancreáticos, do soro e de linfócitos do sangue periférico de pacientes, cujos estudos sugerem que uma série de defeitos funcionais na medula óssea, no timo, no sistema imune e nas células beta devam contribuir coletivamente para a fisiopatologia do DM1[100,108]. Se, por um lado, a doença no camundongo NOD tem muitos aspectos patogênicos semelhantes à doença humana, como a predisposição genética, o traço poligênico, a contribuição dos genes MHC, a forte influência ambiental e a autorreatividade contra componentes das células beta mediada por células T CD8+, do ponto de vista histopatológico, a insulite das ilhotas de Langerhans de pacientes recém-diagnosticados com DM1 são muito diferentes daquelas observadas nos camundongos NOD. Nesse modelo animal, o infiltrado inflamatório é enorme, afeta todas as ilhotas e apresenta uma fase inicial bem caracterizada pelo acúmulo na periferia da ilhota, que precede o desenvolvimento da citotoxicidade às células beta. Nenhuma dessas características é vista em humanos, nos quais a infiltração das células inflamatórias é relativamente discreta em termos numéricos, sendo observada em algumas ilhotas, em alguns casos[109].

A maioria dos estudos sobre doença pancreática no DM1 envolve a análise retrospectiva de amostras de pâncreas obtidas em necropsias de indivíduos que morreram logo após o diagnóstico. O estudo colaborativo *nPOD* (*Network for Pancreatic Organ Donors with Diabetes*)[110] foi estabelecido para coletar tecidos ou pâncreas inteiro, após o óbito de doadores com evidências sorológicas de autoimunidade contra a ilhota, como a presença de autoanticorpos associados ao DM1, tanto na fase pré-clínica, quanto na fase de doença estabelecida. O objetivo é o entendimento do processo patogênico do DM1 e das interações entre célula beta e sistema imune[111].

Em pâncreas de portadores de DM1 ainda com células beta sobreviventes, as lesões insulíticas são geralmente lobulares, semelhantes à perda lobular de melanócitos no vitiligo[112]. Um mecanismo patogênico potencial envolveria a composição das células inflamatórias dentro da lesão insulítica que apresenta as seguintes características: predomínio da população de células T CD8+, seguida em ordem decrescente pelos macrófagos (CD68+), células T CD4+, linfócitos B (CD20+) e plasmócitos (CD138+), enquanto as células T regulatórias (FOXP3+) e *natural killer* são raras nessas lesões[113].

Apesar de se postular que os sintomas clínicos apareçam após a perda de 85 a 95% das células beta, o diagnóstico de DM1 pode acontecer quando aproximadamente 2/3 das ilhotas já não contêm células produtoras de insulina[112]. Entre portadores de DM1 há mais de 5 anos, a maioria das ilhotas remanescentes é deficiente em insulina, mas apresenta número normal das outras células secretoras de hormônios (células alfa secretoras de glucagon, células delta secretoras de somatostatina, células PP secretoras de polipeptídeo pancreático)[112]; portanto, o DM1 envolve perda seletiva das células beta[100].

Além da participação da autoimunidade na fisiopatologia do DM1, outras características pancreáticas poderiam ter papel patogênico significante, como o tamanho pancreático, que parece estar diminuído em portadores de DM1 tanto à época do diagnóstico, quanto no período assintomático (fase em que somente os autoanticorpos contra a ilhota são detectáveis). Tais características combinadas com a ausência de insulite em alguns casos sugerem que múltiplos mecanismos patogênicos possam levar à perda das células beta pancreáticas no DM1[100,114,115].

Contudo, esses conceitos permanecem em debate. O modelo fisiopatológico do DM1 como uma doença autoimune mediada por células T tem sido questionado por meio de evidências imunológicas e histológicas como: presença de células T dentro e ao redor das ilhotas não é um achado universal no DM1 em pâncreas humanos; o processo de lesão tecidual no DM1 não apresenta a especificidade esperada para uma doença autoimune mediada por células T, sendo geralmente lenta a progressão para o DM1; a perda das células beta é heterogênea ao longo do pâncreas, ao contrário do que seria esperado se a doença fosse mediada por uma resposta de células T contra antígenos da ilhota. Estudos recentes apoiam um modelo patogênico que envolve a combinação entre fragilidade celular intrínseca das células beta e defeitos na regulação tanto da imunidade inata, quanto da adaptativa, gerando alterações que teriam como consequências a atrofia pancreática e a disfunção das porções endócrina e exócrina, culminando em deficiência insulínica e destruição de células beta[116].

HISTÓRIA NATURAL DO *DIABETES MELLITUS* TIPO 1

O modelo fisiopatológico do DM1 como doença autoimune crônica, que se desenvolve em estágios[101], prevalece ainda hoje após algumas modificações (Figura XV-9). A hipótese é que os indivíduos nasçam com graus variados de suscetibilidade genética ao DM1 e que influências ambientais de início bastante precoce, operantes durante a vida intrauterina e, provavelmente, também durante os primeiros meses de vida precipitariam o início e a continuidade da agressão autoimune sobre as células beta pancreáticas. Eventos fisiológicos comuns ao desenvolvimento do sistema imunológico e ao ciclo de vida normal das células beta poderiam também influenciar tais processos patogênicos[100,117]. Uma desregulação imunológica inata, facilitada pela suscetibilidade genética e que provavelmente curse em fases de atividade e remissão, seria responsável pelo surgimento das evidências sorológicas precoces da destruição das células beta, como a positividade dos autoanticorpos associados ao DM1[118]. Na maioria desses indivíduos, alterações na secreção de insulina e na tolerância à glicose podem acontecer de meses a décadas após a detecção de múltiplos autoanticorpos contra a ilhota, entretanto, por razões ainda desconhecidas, nem todos progredirão para a doença clínica[119].

Alterações metabólicas precoces na história natural do DM1 são: a) diminuição da resposta do peptídeo C à sobrecarga oral de glicose, pelo menos 2 anos antes do início da doença clínica[120]; b) instabilidade glicêmica[121]; c) aumento do crescimento linear e da glicemia alguns meses antes do diagnóstico clínico[122].

Após a destruição de uma massa crítica de células beta, entre 85 e 95%, ocorreriam os sintomas e a necessidade de reposição de insulina. Em indivíduos geneticamente predispostos e portadores de múltiplos anticorpos contra a ilhota, a sintomatologia clínica costuma suceder um período silencioso, que pode durar de meses a muitos anos, referido como DM1 assintomático. A perda dessa quantidade de células

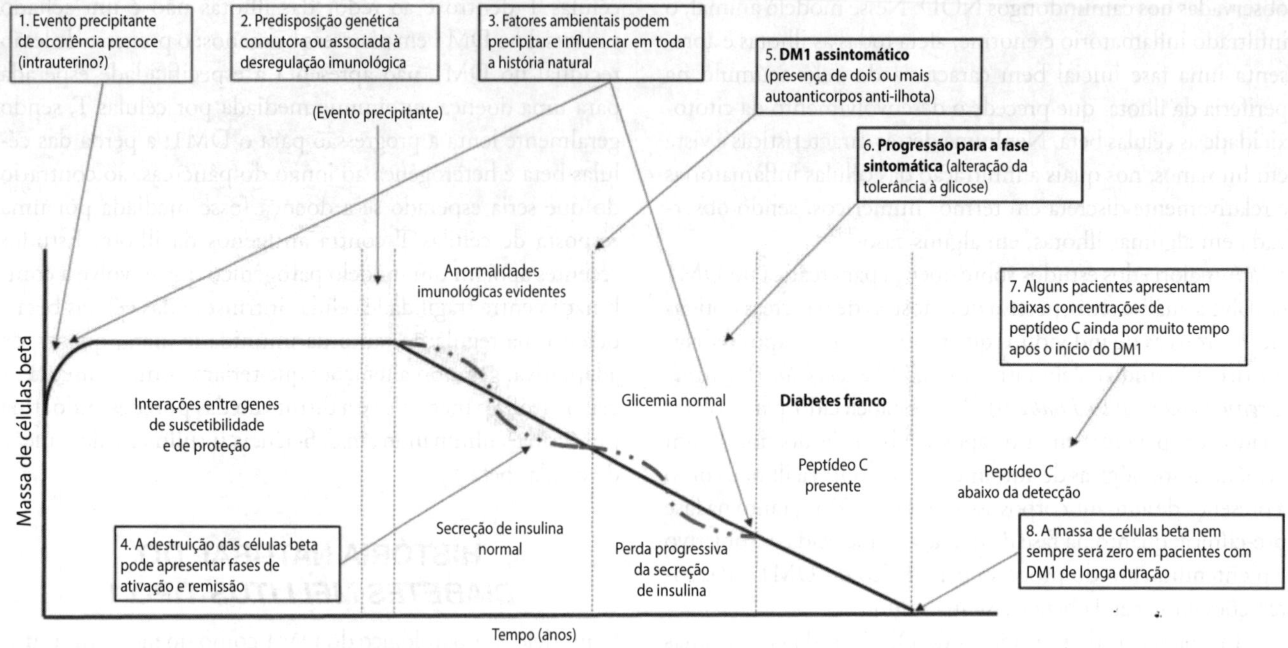

Figura XV-9. Modelo da história natural do DM1[100].

beta afeta, provavelmente, tanto seu funcionamento residual, quanto o dos outros tipos celulares da ilhota. Após o diagnóstico, a capacidade de manter a função residual, avaliada pela produção do peptídeo C, é heterogênea em termos do tempo decorrido para seu esgotamento total[123].

MARCADORES DE ATIVAÇÃO IMUNOLÓGICA NO DM1

Por falta de marcadores sorológicos específicos para a imunidade celular, a presença da autoimunidade no DM1 tem sido identificada pela presença dos autoanticorpos direcionados à ilhota e aos antígenos das células beta, os quais podem ser detectados bem antes da evidência clínica da doença. Mais de 20 tipos de anticorpos estão associados ao DM1 além dos anticorpos anticélulas da ilhota (ICA), antidescarboxilase do ácido glutâmico (GADA), anti-insulina (IAA), antitirosina fosfatase transmembrana (IA-2A) e antimolécula transportadora de zinco 8 (anti-ZnT8)[124]. A positividade para vários tipos de anticorpos, assim como seus títulos séricos são fatores preditivos independentes para o risco ao DM1[125]. Aproximadamente 90% dos portadores de DM1 apresentam dois ou mais autoanticorpos no momento do diagnóstico, sendo provável que os restantes 10% apresentem anticorpos contra antígenos ainda desconhecidos. Em crianças, o IAA é frequentemente o primeiro anticorpo a se desenvolver, enquanto adultos tendem a apresentar títulos mais elevados do GADA ao diagnóstico[126].

Em população de risco genético, já foi observado que marcadores precoces do metaboloma puderam ser detectados antes da soroconversão ou do desenvolvimento do DM1[127-129], como também alterações no perfil do metabolismo da glicose, dos aminoácidos, dos lípides e ácidos graxos podem preceder o desenvolvimento da autoimunidade à ilhota e poderiam estar associados à inflamação e à apoptose no pâncreas[129].

Estudos prospectivos de história natural do DM1 foram iniciados a partir do final da década de 1980, incluindo parentes de primeiro grau de pacientes com DM1 portadores de haplótipos HLA de alto risco (DR3/DR4-DQ8), acompanhados desde o nascimento, tendo como objetivos a verificação do início da autoimunidade contra a ilhota (soroconversão) e do tempo de progressão para o início clínico do DM1.

Ziegler et al.[130] realizaram análise do conjunto de dados coletados por três estudos prospectivos de história natural[131-133], observando que a detecção de múltiplos autoanticorpos contra ilhota em crianças com risco genético pode ser interpretada como estágio pré-clínico do DM1. Identificaram ainda que, em um prazo de 10 anos após a soroconversão, as seguintes situações foram fatores preditivos para a progressão ao DM1: a) soroconversão antes dos 3 anos de idade; b) presença do genótipo *HLA DR3/DR4-DQ8*; c) sexo feminino; e d) presença de mais de três tipos de autoanticorpos. Tais evidências sugerem que quanto mais baixa a idade ao início da autoimunidade dirigida à ilhota, mais rápida será a progressão para o diabetes clínico antes da puberdade e que os processos responsáveis por esse fenômeno devem estar operantes antes dos 2 anos de vida ou mesmo durante a gestação.

Diversos estudos clínicos têm sido conduzidos em familiares de portadores de DM1 para melhorar o entendimento da doença, assim como tornar possível o planejamento de estratégias de prevenção do DM1 sintomático; entre eles, o DPT-I (*Diabetes Prevention Trial – Type 1*)[134,135] e os estudos *Type 1 Diabetes TrialNet Network*[136], ambos norte-americanos, que acompanham anualmente crianças e adultos jovens, parentes de primeiro e segundo graus de portadores de DM1, rastreando o aparecimento dos autoanticorpos contra ilhota. Contudo, apesar de esses estudos terem investigado mais de 150.000 indivíduos na última década, muitos questionamentos têm sido levantados quanto à relevância da pesquisa com famílias de risco[44], uma vez que somente 15% dos casos novos de DM1 apresentam antecedente familiar positivo para a doença[137,138].

Os mecanismos que levam à reatividade imunológica contra as células beta ainda não foram totalmente elucidados, mas peptídeos como a (pro)insulina, o GAD65, IA-2 e o ZnT8 foram identificados como alvos antigênicos do DM[139,140]. Apesar de se acreditar que os linfócitos T sejam os responsáveis pela destruição das células beta, raramente eles são detectados na circulação e não existem ensaios laboratoriais capazes de quantificá-los; por outro lado, os ensaios usados para a análise dos autoanticorpos contra ilhota são sensíveis e já bem padronizados.

O rastreamento de parentes de portadores de DM1 incluídos nos estudos *TrialNet* (trialnet.org/our-research) apresentou taxa de positividade para autoanticorpos de cerca de 5% e esses casos passaram a ser acompanhados com a realização de testes metabólicos e genéticos[136]. Para os indivíduos que inicialmente não apresentavam autoanticorpos, a taxa de soroconversão foi mais elevada naqueles com idade inferior a 10 anos, alcançando cerca de 75% de positividade por volta dos 13 anos[141,142].

No estudo multicêntrico TEDDY (*The Environmental Determinants of Diabetes in the Young*)[143], em crianças com risco genético, a detecção inicial dos autoanticorpos aconteceu raramente antes dos 6 meses, apresentando pico entre 9 e 24 meses de vida. Na maioria dos casos, o IAA desenvolve-se antes que o GAD65, enquanto o IA-2A e o anti-ZnT8 raramente foram os primeiros a serem detectados. A progressão de um para dois ou mais anticorpos ocorre mais frequentemente em crianças com idade inferior a 5 anos, em geral nos dois anos após a soroconversão inicial, sendo mais raro de acontecer após 4 anos desse evento[144,145].

A detecção de dois ou mais autoanticorpos contra a ilhota aumenta a taxa de progressão para o DM1 sintomático. O acompanhamento de 585 crianças de alto risco genético, com dois ou mais autoanticorpos, incluídas nos estudos BABYDIAB, DIPP, DAISY, mostrou evolução para o DM1 sintomático em 43,5%, 69,7% e 84,2% delas após 5, 10 e 15 anos, respectivamente[130]. Portanto, o risco de desenvolver DM1 clínico no decorrer da vida pode chegar a 100%, quando dois ou mais autoanticorpos forem detectados em crianças com risco genético[44].

Além da idade à soroconversão e do número de autoanticorpos detectados, também a magnitude dos títulos, a afinidade e o tipo do autoanticorpo parecem influenciar no ritmo de progressão para a doença clínica[44]. Títulos mais elevados de IAA e IA-2A estão associados ao início mais precoce do DM1[146]; a presença do IA-2A ou do anti-ZnT8 associa-se a uma progressão mais rápida para o início dos sintomas[147].

O estudo TEDDY tem também o objetivo de avaliar as inter-relações entre meio ambiente e genética através da verificação da época de início da autoimunidade contra a ilhota e tempo para a progressão ao início clínico do DM1, em função de exposições ambientais de uma população de parentes de primeiro grau de indivíduos com DM1 portadores de 10 genótipos *HLA*, assim como aqueles procedentes da população geral portadores de quatro genótipos *HLA* de alto risco, pretendendo identificar 70% de casos de DM1 entre os familiares e 50% de casos procedentes da população geral até os 15 anos de idade[148]. A evolução dessas crianças vem sendo acompanhada desde o nascimento, com coletas frequentes de sangue, esfregaço nasal, cabelo, fragmentos de unha, urina e fezes e com registros alimentares, de imunizações, estresses e doenças intercorrentes, realizando análises dos perfis de transcriptoma, proteoma e metaboloma, assim como análises epigenéticas em futuro próximo[149].

O estudo multicêntrico europeu INNODIA (*an innovative approach to understanding type 1 diabetes*), iniciado em 2017, pretende avançar de maneira decisiva nas técnicas de predição, estadiamento, diagnóstico e prevenção do início e progressão do DM1. Novas ferramentas estão sendo criadas como biomarcadores, modelos de doenças e de estudos clínicos, para permitir maior entendimento da etiopatogenia e progressão da doença, nos níveis celular e molecular, que possam viabilizar novos tratamentos para pacientes com DM1 e indivíduos de risco. O grupo de pesquisadores conta com uma rede interdisciplinar de cientistas clínicos e básicos associados à indústria farmacêutica e a duas fundações de pesquisa (https://www.innodia.eu/research)[150].

MARCADORES METABÓLICOS DA PERDA FUNCIONAL DAS CÉLULAS BETA PANCREÁTICAS

Testes metabólicos que avaliam a capacidade de secreção de insulina e o estado glicêmico também são utilizados como critérios de previsão da função residual da massa de células beta e do início clínico do DM1.

Os testes metabólicos capazes de avaliar **risco** para diabetes são: a) o teste por via intravenosa (IV) de tolerância à glicose (TIVTG) que revela perda da primeira fase da secreção insulínica, que é a resposta precoce de insulina durante os primeiros 10 minutos após a sobrecarga IV de glicose[25], em que concentrações inferiores a 50mU/l na primeira fase de secreção insulínica confere risco de 85% em 5 anos e, na presença de um autoanticorpo contra ilhota principalmente ICA ou IAA, confere risco de 92%[151]; b) no teste oral de tolerância à glicose (TOTG), parentes de primeiro grau de portadores de autoanticorpos contra ilhota que apresentaram alterações glicêmicas (glicemia de jejum ≥ 100mg/dl, glicemia 2h-TOTG ≥ 140mg/dl ou concentrações de glicose ≥ 200mg/dl nos tempos intermediários 30, 60, 90 minutos) tiveram risco de até 90% de DM1 em 5 anos[25]; c) concentrações de HbA_{1c} ≥ 5,9%, em dois testes consecutivos, associaram-se a risco 12 vezes maior de desenvolver o DM clínico em período mediano de 0,9 ano[152].

Os testes metabólicos utilizados para avaliar a reserva funcional de células beta em indivíduos já diabéticos utilizam o peptídeo C como marcador de secreção endógena, uma vez que ele é secretado em concentrações equimolares à insulina e não sofre interferência da insulina exógena; entretanto, essa avaliação pode variar em função do estado metabólico, uma vez que situações como hiperglicemia aguda, acidose metabólica, cetose, inflamação podem diminuir a secreção de insulina e peptídeo C. Por outro lado, após a compensação metabólica obtida por meio da insulinoterapia, a capacidade funcional da célula beta pode melhorar transitoriamente, o que é demonstrado pelo aumento da secreção do peptídeo C e redução da necessidade de insulina exógena durante a fase de lua de mel ou remissão parcial do DM1.

As metodologias habitualmente utilizadas nos diversos estudos são: a) dosagens de peptídeo C em um teste de tolerância à dieta mista (TTDM) em que a formulação líquida padronizada contendo carboidratos, proteínas e gorduras é ingerida em 5 minutos e o peptídeo C é dosado a cada 30 minutos, em 2 a 4 horas. Sob condições padronizadas, que inclui a hora do dia e a dose de insulina exógena administrada, esse teste é altamente reprodutível e apropriado para a utilização em ensaios clínicos[25,153]; b) dosagens de peptídeo C em um teste de estímulo por via intravenosa com glucagon, contudo, concentrações de peptídeo C costumam ser mais elevadas durante o TTDM, talvez por ação das incretinas estimuladas pela ingestão da dieta mista[25]; c) dosagem do peptídeo C algumas horas após uma refeição que é, porém, uma metodologia mais imprecisa[108]; d) avaliação da relação peptídeo C/creatinina urinária tem sido proposta como uma alternativa ao TTDM[108].

RASTREAMENTO DE RISCO PARA O INÍCIO DO DM1 SINTOMÁTICO

A diminuição das concentrações de peptídeo C pós-estímulo costuma acontecer após serem detectadas alterações no TOTG. Declínio acentuado das concentrações de peptídeo C pós-estímulo pode ser observado, aproximadamente, seis meses antes do início dos sintomas clínicos, com declínio mais acentuado nos últimos três meses[154], apesar da manutenção de concentrações basais normais nessa fase[155]. Existirá risco de 47% de desenvolver DM1 quatro anos após ser detectada diminuição de 20% das concentrações basais de peptídeo C, com valor preditivo positivo de 78% para o desenvolvimento da doença em cinco anos[44,156].

Ainda não está claro se os atuais critérios laboratoriais desenvolvidos para diagnosticar pré-diabetes no DM2 possam representar critérios adequados para a previsão da taxa de progressão para o início dos sintomas no DM1[44]; entretanto, os testes metabólicos continuam sendo um método fundamental para a avaliação da reserva funcional das células beta na fase pré-sintomática[157,158].

A glicemia de 2h-TOTG foi o melhor fator preditivo da progressão para o DM1 sintomático no estudo DPT-1, entretanto, ela só começa a se alterar cerca de 0,8 ano antes do diagnóstico clínico, aumentando rapidamente a partir daí[122]. Na fase pré-sintomática, é possível haver reversão da resposta pré-diabética no TOTG para normal, mas isso parece não alterar a taxa de progressão para a doença sintomática em crianças de risco[121].

Aumento na resistência à insulina pode ser observado nos estágios finais da progressão para o DM1 sintomático e contribuir para a disfunção da célula beta[80,160,161].

Apesar de representar um critério diagnóstico para o DM2, a elevação das concentrações da HbA_{1c} apresenta um desempenho variável como marcador do DM1; concentrações ≥ 6,5% apresentam baixa sensibilidade, mas alta especificidade para a progressão ao DM1[162], entretanto, a elevação progressiva das concentrações da HbA_{1c} antes de atingir o limite de 6,5% pode representar um biomarcador mais eficiente para a progressão da doença, acontecendo entre 12 e 18 meses antes do diagnóstico clínico, independentemente das concentrações de glicose do jejum e do número de anticorpos[156,163-165].

Portanto, o DM1 é uma doença heterogênea cuja capacidade de manter um funcionamento residual das células beta pode ser influenciada pela herança genética, pela idade ao diagnóstico e pela intensidade do controle metabólico[100]. O risco genético pode ser definido pela história familial positiva, pela presença de haplótipos HLA DR3/DQ2, DR4/DQ8 de risco alto e moderado para DM1 e pela presença de alelos de mais 20 genes capazes de influenciar a progressão da doença, como dos genes *INS* e *PTPN22*. Assim como nos modelos animais, essa carga genética pode ser forte o suficiente para causar disfunção autoimune em uma fase muito precoce da vida, apesar da pouca exposição ambiental, levando ao desenvolvimento rápido da hiperglicemia[130,166]. Os fatores ambientais não são incluídos no rastreamento do risco, nem no estadiamento ou na prevenção do DM1 porque ainda não foi demonstrada conclusivamente uma relação de causalidade com a doença[44].

A detecção sorológica dos autoanticorpos associados ao DM1, nessa população de risco genético, indica que o processo autoimune contra a ilhota atingiu um estágio do qual ele não poderá mais ser desativado e a progressão para o DM1 ocorrerá em 10 a 20 anos, caso os autoanticorpos surjam antes dos 10 anos de idade[130,166,167]. Se a essa situação se somar uma disfunção metabólica pré-diabética, estará definida uma fase em que as células beta ainda estão secretando insulina, mas do ponto de vista imunológico elas estão progredindo para o início da doença clínica[166].

ESTÁGIOS DO *DIABETES MELLITUS* TIPO 1

Os estudos prospectivos, longitudinais, com indivíduos de risco genético para o DM1 demonstraram que seu processo patogênico progride em um *continuum* de tempo, desde uma fase pré-clínica assintomática até a doença diabética crônica com complicações vasculares em uma velocidade variável mas previsível, permitindo a caracterização de estágios bem definidos (Figura XV-10) e adotados atualmente por diversas sociedades de especialistas internacionais (*Endocrine Society, American Diabetes Association, American Association of Clinical Endocrinologists, International Society for Pediatric and Adolescent Diabetes*)[44]:

- **Estágio 1** – DM1 pré-sintomático, com autoimunidade positiva (dois ou mais autoanticorpos contra a ilhota) e glicemia normal.

Corresponde à fase de doença imunológica; em muitos casos, a progressão para a doença clínica ocorrerá entre 8 e 10 anos[166]. Para crianças triadas ao nascimento pelo risco genético, assim como para parentes de primeiro grau de portadores de DM1, o risco de progressão para doença sintomática em 5 a 10 anos é de 44% e 70%, respectivamente, aproximando-se de 100% durante a vida inteira[44,130,168].

- **Estágio 2** – DM1 pré-sintomático, com autoimunidade positiva (dois ou mais autoanticorpos contra a ilhota) e disglicemia pré-diabética (glicemia de jejum alterada e/ou tolerância à glicose diminuída no TOTG).

Corresponde à fase de doença quase irreversível, com perda funcional de células beta e início da doença metabólica[166]. O risco de doença sintomática em 5 anos é de aproximadamente 75%, chegando a 100% durante a vida inteira[44,156].

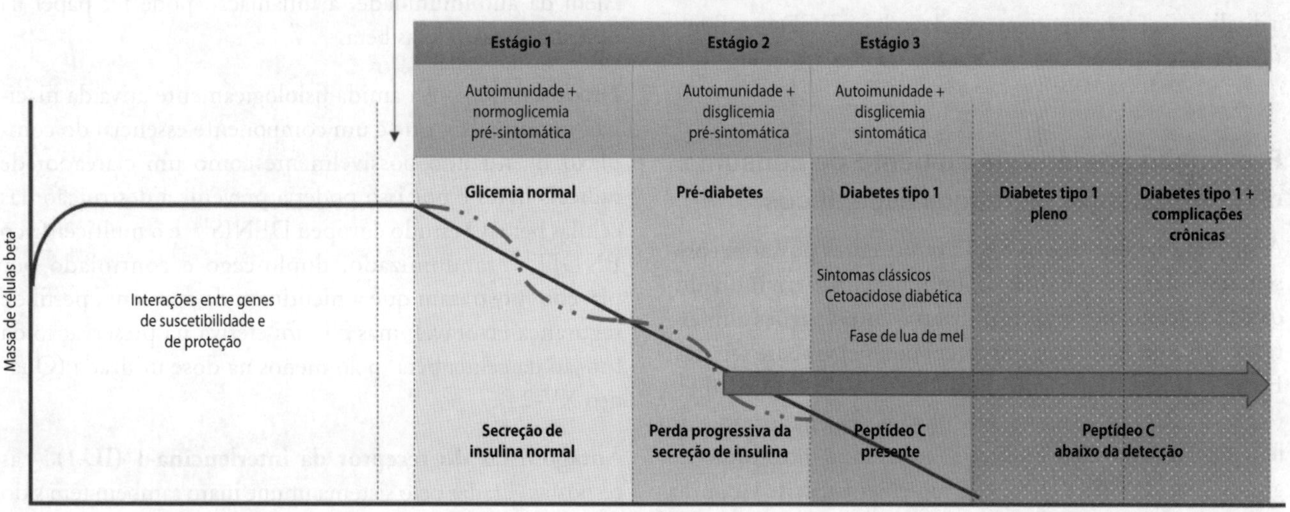

Figura XV-10. Estágios do *diabetes mellitus* tipo 1 (DM1)[44].

- **Estágio 3** – DM1 sintomático, com autoimunidade positiva (dois ou mais autoanticorpos contra ilhota) e disglicemia diabética (glicemia de jejum diabética e/ou TOTG diabético, elevação da HbA1c).

Corresponde à fase de aceleração autoimune da doença[166], com presença de sinais e sintomas típicos do DM1 como poliúria, polidipsia, perda de peso, cetoacidose diabética[44].

A capacidade de rastrear o risco para o DM1 e identificar um estágio pré-sintomático promove uma janela de oportunidades para a implantação de possíveis intervenções capazes de prevenir ou retardar o início dos sintomas clínicos e, teoricamente, poderiam ser iniciadas em três etapas diferentes no curso da doença[169]:

- Prevenção: antes do desenvolvimento do diabetes clínico.
- Preservação: após o diagnóstico, enquanto existem células beta funcionantes.
- Reposição de células beta: para portadores do DM1 estabelecido, sem reserva funcional endógena de células beta.

ESTUDOS DE PREVENÇÃO E PRESERVAÇÃO

As tentativas de prevenção são classificadas como **prevenção primária**, quando voltadas a indivíduos de risco genético antes do início da autoimunidade, devendo utilizar intervenções terapêuticas seguras e acompanhadas por longos períodos, enquanto os estudos de **prevenção secundária** têm como objetivo retardar ou suprimir a progressão para o DM1 sintomático (estágio 3) nos indivíduos já portadores de autoanticorpos contra ilhota.

Os estudos de **preservação** visam interromper a destruição das células beta pancreáticas após o diagnóstico do

DM1, quando se supõe que ainda existam entre 15 e 40% delas em funcionamento, o que garantiria melhor controle metabólico, concentrações mais baixas de HbA_{1c}, menor variabilidade glicêmica e risco mais baixo de hipoglicemias. Entretanto, nessa fase mais tardia do processo autoimune, a escolha dos imunomoduladores deverá equilibrar a agressividade necessária para frear a destruição celular, com a segurança e tolerabilidade do agente. Nas últimas décadas, vários estudos foram conduzidos em pequenas populações, geralmente sem um grupo controle, apresentando graus variados de sucesso.

As intervenções utilizadas são geralmente agrupadas como antígeno-específicas e não antígeno-específicas[170] (Quadros XV-24 e XV-25).

É importante ter mente que todas as evidências disponíveis até o momento sobre a evolução natural do DM1 procedem de populações selecionadas pelo risco alto de desenvolver a doença por serem parentes de primeiro grau e portadoras de genótipo de risco alto e moderado para a doença; entretanto, a maioria (85-90%) dos casos novos não apresenta história familiar positiva, o que significa que o foco de investigação deverá ser mudado para a população geral tão logo quanto possível.

O estudo alemão "Fr1da – *Early diagnosis and care of type 1 diabetes*" que visa rastrear uma amostra de 200.000 crianças, entre 3 e 4 anos de idade, procedentes da população geral, por meio das visitas de puericultura, para a identificação daquelas portadoras de múltiplos anticorpos contra a ilhota, tem como objetivos estabelecer a viabilidade do estadiamento do DM1 na população geral, prevenir descompensações metabólicas graves à época do diagnóstico e reduzir o estresse psicológico por meio de abordagens educativas[171]. No estudo "Fr1da-*Insulin-Intervention*" (NCT02620072), os participantes que evoluírem para o estágio 2 serão randomizados para receber cápsulas de insulina oral ou placebo, e os desfechos analisados serão a velocidade de progressão para a disglicemia e o comportamento das células T CD4+ e Treg[171] (Quadro XV-24).

Prevenção primária via aumento do consumo de componentes dietéticos específicos

A suspeita de que macro e micronutrientes possam representar fatores precipitantes da autoimunidade em indivíduos de risco genético é antiga; diversas intervenções alimentares têm sido estudadas por serem potencialmente seguras. Entre elas, retardar a introdução do leite de vaca na dieta (estudo TRIGR)[172], retirar a insulina bovina da fórmula do leite de vaca (estudo FINDIA)[173], retardar a introdução do glúten (estudo BABYDIET)[174], suplementação de vitamina D[96] e de ácidos graxos ômega-3 (estudo piloto NIP)[175] (Quadro XV-24).

Prevenção primária e secundária por meio de terapêuticas antígeno-específicas

As imunoterapias antígeno-específicas representam talvez a forma mais segura e efetiva de prevenir o DM1, tendo como racional a exposição do sistema imune a altas concentrações de um autoantígeno supostamente envolvido na fisiopatologia da doença, com a finalidade de promover a tolerância imunológica em vez da destruição[176]. Os primeiros estudos planejados para prevenir ou reverter o diabetes autoimune foram inspirados em modelos animais, mas os resultados não foram reproduzidos em seres humanos. As propriedades imunomoduladoras da insulina têm sido testadas por via oral (estudo DPT-1, Fr1da)[134,171], parenteral (estudos DPT-1 e Belgian Parenteral Insulin)[177], intranasal (estudos DIPP, INIT I, INIT II)[178-180] e em altas doses por via oral (estudos Pre-POINT e TrialNet NCT00419562)[181,182], mas ainda sem conclusões definitivas (Quadro XV-24).

Estudos experimentais observaram que a exposição antigênica à descarboxilase do ácido glutâmico (GAD65) poderia prevenir o diabetes em camundongos NOD; entretanto, a utilização da vacina com GAD-alum (estudo DiAPREV-IT), apesar de segura, não demonstrou benefício na progressão para o DM1 sintomático em crianças com autoimunidade contra ilhota positiva[183]. O "DiAPREV-IT2" (NCT02387164) está em curso atualmente, utilizando a vacina GAD-alum combinada com altas doses da vitamina D_3 para análise da eficácia em interromper a progressão da doença, em portadores de múltiplos anticorpos contra a ilhota, e futuras abordagens pretendem associar essa vacina ao ibuprofeno e também ao etanercepte, que é um antagonista do fator de necrose tumoral alfa-TNF-α (Quadro XV-24)[184].

Prevenção secundária por meio de agentes anti-inflamatórios

Além da autoimunidade, a inflamação pode ter papel na destruição das células beta.

Nicotinamida – é a amida fisiologicamente ativa da niacina (vitamina B_3), que é um componente essencial do complexo B, atuando possivelmente como um clareador de radicais livres e por isso poderia prevenir a destruição das células beta. O estudo europeu DENIS[185] e o multicêntrico ENDIT[186] randomizado, duplo-cego e controlado por placebo mostraram que a nicotinamida apresenta perfil de segurança favorável, mas não foi efetiva na preservação da função da célula beta, pelo menos na dose utilizada (Quadro XV-24).

Antagonistas do receptor da interleucina-1 (IL-1) – as respostas geradas pelo sistema imune inato também têm sido foco de estudo, sugerindo que a interleucina-1 (IL-1) represente uma citocina pró-inflamatória primária e mediadora

Quadro XV-24. Estudos de prevenção primária e secundária do *diabetes mellitus* tipo 1[184,189,190].

Estudo	Idade de inclusão	Intervenção	Desfecho primário	Resultado final
Estudos de prevenção primária				
TRIGR piloto	Nascimento	Fórmula com caseína hidrolisada	Diminuir autoanticorpos	Sim
BABYDIET	Nascimento	Postergar a exposição ao glúten na dieta	Diminuir autoanticorpos	Sem benefício
DAISY	Nascimento	Suplementação de vitamina D	Diminuir autoanticorpos	Sem benefício
TRIGR	Nascimento	Fórmula com caseína hidrolisada	Diminuir autoanticorpos	Sem benefício
FINDIA	Nascimento	Fórmula de leite de vaca livre de insulina	Diminuir autoanticorpos	Sim
Estudos de prevenção secundária				
DAISY	Nascimento	Suplementação de vitamina D	Retardar o diagnóstico de DM1	Sem benefício
DENIS	3-12 anos	Nicotinamida	Retardar o diagnóstico de DM1	Sem benefício
ENDIT	3-40 anos	Nicotinamida	Retardar o diagnóstico de DM1	Sem benefício
DPT-1 Insulina Parenteral	4-45 anos	Insulina Parenteral	Retardar o diagnóstico de DM1	Sem benefício
Belgian Parenteral Insulin	5-40 anos	Insulina Parenteral	Retardar o diagnóstico de DM1	Sem benefício
DPT-1 Insulina Oral	3-45 anos	Insulina Oral	Retardar o diagnóstico de DM1	Sem benefício
***TrialNet* Insulina Oral**	3-45 anos	Insulina Oral	Retardar o diagnóstico de DM1	Sem benefício
Pre-POINT	2-7 anos	Insulina Oral	Células T CD4+ com perfil regulatório	Estudo-piloto com benefício
Fr1da	2-12 anos	Insulina Oral	Retardar o diagnóstico de DM1/ Células T CD4+ e Treg	Em andamento
DIPP	Nascimento	Insulina Intranasal	Retardar o diagnóstico de DM1	Sem benefício
INIT-I	5-33 anos	Insulina Intranasal	Segurança	Sim
INIT-II	4-20 anos	Insulina Intranasal	Retardar o diagnóstico de DM1	Em andamento
DiAPREV-IT	4-18 anos	GAD-alum	Retardar o diagnóstico de DM1	Sem benefício
DiAPREV-IT 2	4-18 anos	GAD-alum + vitamina D_3	Retardar o diagnóstico de DM1	Em andamento
TrialNet Teplizumab	8-45 anos	Teplizumabe (anti-CD3)	Retardar o diagnóstico de DM1	Efetivo
TrialNet Abatacept + Rituximab	6-45 anos	Abatacepte (CTLA4-Ig) Rituximabe (anti-CD20)	Prevenir ou retardar o diagnóstico de DM1	Em andamento

TRIGR = *Trial to Reduce Insulin-Dependent Diabetes Mellitus in the Genetically at Risk*; BABYDIET = *Primary Prevention of T1D in Relatives at Increased Genetic Risk*; DAISY = *Diabetes Autoimmunity Study in the Young*; FINDIA = *Finnish Dietary Intervention Trial For the Prevention of Type 1 Diabetes*; DENIS = *Deutsche Nicotinamide Intervention Study*; ENDIT = *European Nicotinamide Diabetes Intervention Trial*; DPT-1 = *Diabetes Prevention Trial-Type 1*; DM1 = *diabetes mellitus* tipo 1; TrialNet = *Type 1 Diabetes TrialNet*; Pre-POINT = *Primary Oral/Intranasal Insulin Trial*; Fr1da = *Insulin-Intervention*; DIPP = *type 1 Diabetes Prediction and Prevention Study*; INIT = *Intranasal Insulin Trial*; DiAPREV-IT = *Diabetes Prevention-Immune Tolerance*.

da destruição das células beta; entretanto, as drogas canaquinumabe e anacinra não demonstraram eficácia em estudos preliminares[200] (Quadros XV-24 e XV-25).

Hidroxicloroquina – o estudo *TrialNet Hydroxychloroquine* (NCT03428945) encontra-se em fase de recrutamento de casuística (maiores de 3 anos de idade, portadores de dois ou mais autoanticorpos associados ao DM1, TOTG normal) e pretende verificar sua eficácia na prevenção e atraso do início do DM1 sintomático. O mecanismo de ação dos antimaláricos, embora não totalmente conhecido, envolve a inibição da interação antígeno-anticorpo, a inibição da síntese de interleucina-1 e das funções lisossomais dos fagócitos e dos macrófagos[190].

Prevenção secundária por meio de imunoterapias não antígeno-específicas

Esse tipo de intervenção terapêutica está geralmente associado a riscos secundários a suas propriedades imunomoduladoras e imunossupressoras, sendo reservado para pacientes com autoimunidade estabelecida[176].

Ciclosporina – é um imunomodulador muito utilizado em transplantes que tem ação supressora principal nos mecanismos dependentes de células T, mas também atua na supressão da imunidade humoral[169]. Estudos da década de 1980 demonstraram que a ciclosporina era capaz de diminuir o ritmo de destruição das células beta, principalmente em pacientes com diagnóstico recente[201,202]. Entretanto, era necessária uma terapêutica contínua, com risco de hepato e nefrotoxicidade, além de infecções e possivelmente câncer, sendo relativamente abandonada, a partir da década seguinte, em prol de novas terapêuticas que não necessitassem de uso contínuo.

Anticorpos monoclonais anti-CD3 (teplizumabe; otelixizumabe) – bloqueiam a ativação de células T potencialmente autorreativas, por alterarem a sinalização primária entre o receptor das células T e as células apresentadoras de antígenos, têm sido estudados em pacientes na fase precoce do DM1[203-205]. O teplizumabe, em particular, apresentou resultados favoráveis na preservação das células beta em crianças de pouca idade[205]; entretanto, com o otelixizumabe os efeitos secundários foram mais severos, incluindo a reativação transitória do vírus Epstein-Barr em alguns pacientes[203].

O estudo *TrialNet Teplizumab* (NCT01030861) randomizado, duplo-cego, controlado por placebo, de prevenção do DM1 clínico em parentes (n = 76) na fase pré-sintomática da doença (múltiplos anticorpos positivos e disglicemia) avaliou a segurança e a eficácia do teplizumabe em pacientes (n = 44), entre 8,5 e 49,5 anos (72% < 18 anos), com DM1 em estágio 2. Em período médio de acompanhamento de 51 meses, 45% dos pacientes que receberam teplizumabe evoluíram para o estágio 3 do DM1, em comparação a 72% daqueles que receberam placebo. O tempo decorrido desde a randomização até o diagnóstico de DM1 em estágio 3 foi de 50 meses para os pacientes tratados com teplizumabe e 25 meses para o grupo placebo, representando uma eficácia estatisticamente significativa na queda da taxa de incidência anual do DM1 clínico para 14,9% ao ano *versus* 35,9% no grupo placebo, sendo também considerado seguro[188] (Quadro XV-25).

Em 17/11/2022, o FDA aprovou o uso clínico do teplizumabe nos EUA como estratégia de postergar o início do estágio 3 do DM1 em adultos e crianças maiores de 8 anos de idade no estágio 2 da doença (https://www.fda.gov/news-events/press-announcements/fda-approves-first-drug-can-delay-onset-type-1-diabetes).

O medicamento Tzield® (Prevention Bio) de apresentação intravenosa (2mg/2ml) deve ser infundido em solução de cloreto de sódio a 0,9%, durante 30 minutos, uma vez ao dia, por 14 dias consecutivos. São descritos efeitos secundários como erupção cutânea, linfopenia e síndrome da liberação de citocinas com febre, fadiga, dores musculares e articulares, náuseas, cefaleias, aumento das enzimas hepáticas nos primeiros 5 dias de tratamento, aconselhando-se o uso por via oral de anti-inflamatórios como ibuprofeno, naproxeno e outros sintomáticos como acetaminofeno, anti-histamínicos e antieméticos nesse período. O seguinte esquema terapêutico é recomendado para uso adulto e pediátrico: dia 1 = 65μg/m²; dia 2 = 125μg/m²; dia 3 = 250μg/m²; dia 4 = 500μg/m2; dia 5 até 14 = 1.030μg/m². Não deverão ser administradas mais de uma dose por dia (https://www.drugs.com/tzield.html).

Anticorpo monoclonal anti-CD20 (rituximabe) – na fisiopatologia do DM1, os linfócitos B podem atuar como células apresentadoras de antígenos alterando potencialmen-

Quadro XV-25. Estudos de prevenção secundária e preservação[184].

Registro *ClinicalTrials.gov*	Intervenção	Número de pacientes	Resultado	*Status*
NCT00279305	Rituximabe	49	Atraso na queda do peptídeo C	Completo
NCT00505375	Abatacepte (CTLA4-IG)	73	Atraso na queda do peptídeo C	Completo
NCT00730392	Etanercepte (inibidor do TNF-a)	9	Atraso na queda do peptídeo C	Completo
NCT00645840	Anacinra	12	Sem efeito	Completo
NCT03406897 (POSEIDON)	Ácidos graxos ômega-3 + vitamina D	28	Estudo piloto	Recrutamento
NCT01030861	Teplizumabe	44	Atraso na queda do peptídeo C	Completo
NCT01210664	Treg policlonal	14	Atraso na queda do peptídeo C	Completo
NCT01106157	Antitimocina + G-CSF	16	Atraso na queda do peptídeo C	Completo
NCT03929601 (TN25)	Rituximabe + batacepte	36	Atraso na queda do peptídeo C	Em andamento

IL = interleucina; G-CSF = fator estimulador de colônias de granulócitos.

te o comportamento das células T. Em estudo de fase II, controlado por placebo, em uma população com DM1 recém-diagnosticado, a depleção seletiva dos linfócitos B induzida pelo anticorpo monoclonal anti-CD20 (rituximabe) foi capaz de retardar a falência secretória de peptídeo C, mas a taxa de declínio foi paralela nos dois grupos ao final de 30 meses[218].

Bloqueio coestimulatório das interações entre as células apresentadoras de antígenos e as células T – configura uma estratégia para inibir vias secundárias de ativação dos linfócitos T. O **abatacepte** (CTLA4-Ig) modula seletivamente um sinal fundamental da coestimulação, necessário para a ativação completa dos linfócitos T que expressam o CD28. Estudo de fase II (NCT00505375), randomizado e controlado por placebo, que utilizou o abatacepte por via parenteral, durante dois anos, foi capaz de desacelerar a perda funcional de células beta e melhorar a HbA_{1c} em pacientes com DM1 de início precoce, com perfil de tolerabilidade e segurança favoráveis; esse efeito benéfico foi sustentado por pelo menos um ano após o término do tratamento[209]. Intervenção mais precoce, na fase pré-sintomática, poderia ser ainda mais eficiente, o que motivou a realização do estudo de prevenção *TrialNet-Abatacept* (NCT01773707), atualmente em curso, cujos desfechos analisados são prevenção ou desaceleração da progressão ao DM1 em população de risco genético, com anticorpos contra ilhota positivos[184] (Quadro XV-25).

O **alefacepte** (LFA3-Ig) bloqueia interações entre a molécula coestimuladora LGFA-3 expressa nas células apresentadoras de antígenos, interferindo na ativação e depleção das células T de memória, sendo efetivo e bem tolerado no tratamento de pacientes com psoríase. O estudo de fase II, randomizado e controlado por placebo em pacientes com DM1 de início recente, mostrou preservação da secreção de peptídeo C, redução das necessidades de insulina exógena e dos eventos hipoglicêmicos; contudo, tais efeitos não se sustentaram após um ano da interrupção[210].

O novo estudo de intervenção, ***Rituximab and Abatacept for Prevention or Reversal of Type 1 Diabetes – TN25* (NCT03929601)**, analisará a eficácia e segurança da administração sequencial do rituximabe seguido pelo abatacepte na progressão para o DM1, em 36 indivíduos maiores de 8 anos, de risco para a doença[184] (Quadros XV-24 e XV-25).

Devido ao relativo sucesso das intervenções terapêuticas com os anticorpos monoclonais anti-CD3, pesquisadores postularam que anticorpos policlonais contra células T pudessem apresentar eficácia ainda maior na preservação das células beta, o que já havia sido sugerido por estudos animais[206].

Imunoglobulina de coelho antitimócitos humanos (antitimoglobulina) – consiste em um soro policlonal que contém anticorpos específicos que reconhecem diferentes moléculas funcionais envolvidas na cascata de ativação das células T, como CD2, CD3, CD4, CD8, LFA-1 (CD11a/CD18), CD25, CD28, HLA-DR e HLA classe I, causando imunossupressão por provável depleção de linfócitos e, talvez, estimulem também a indução de células T regulatórias (Treg), o que seria potencializado pelo tratamento adjuvante com o fator estimulador de colônias de granulócitos (G-CSF), conforme demonstrado em estudos animais. Entre os estudos clínicos-piloto utilizando a antitimoglobulina, o mais bem-sucedido foi o estudo brasileiro conduzido por Couri et al.[207] que utilizaram uma terapia combinada, tendo em vista uma reprogramação imunológica mais agressiva através da técnica de transplante autólogo não mieloablativo de células-tronco hematopoiéticas. Os pacientes eram tratados inicialmente com ciclofosfamida e em seguida com G-CSF para mobilizar as células-tronco hematopoiéticas; as células emergentes precursoras da medula óssea CD34+ eram cultivadas e armazenadas e, após passar por uma fase de recuperação, os pacientes passavam por um condicionamento imunoablativo com antitimoglobulina e ciclofosfamida para então receberem uma infusão das suas próprias células-tronco. Vinte entre 23 pacientes conseguiram interromper a insulinoterapia mantendo a normoglicemia por um período que variou de 7 a 58 meses; os efeitos colaterais relatados foram reações durante a infusão dos medicamentos, oligospermia e infecções oportunistas. Apesar dos efeitos metabólicos impactantes, muitos investigadores consideram que os riscos associados à terapêutica empregada não justificam sua utilização em um número maior de pacientes. Por outro lado, a fragmentação do esquema terapêutico utilizando somente antitimoglobulina e G-CSF inspirou outros estudos de fase II em portadores de DM1 de início recente, avaliando o uso isolado e combinado das duas drogas; contudo, sem eficácia significativa[208].

Células T regulatórias (Treg) – consistem em uma pequena porcentagem das células T CD4+ que expressam CD25 (cadeia α do receptor da IL-2) e o fator de transcrição FOXP3, sendo capazes de controlar sua atividade autorreativa. Acredita-se que muitos dos imunossupressores utilizados nesses estudos clínicos possam estimular o desenvolvimento de novas populações de células Treg, além de inibir a resposta das células T efetoras. A interleucina-2 (IL-2) é fundamental para o desenvolvimento das Treg e quando utilizada em doses baixas poderia expandir seletivamente essa população de células; já em altas doses ela funciona como um ativador não específico de múltiplos subtipos de células imunes, incluindo células T e *natural killer*[211]. Uma outra abordagem é a infusão direta de células Treg policlonais que em um estudo de fase I com crianças recém-diagnosticadas com DM1 se mostrou segura e possivelmente efetiva[212]. Células-tronco mesenquimais, a partir da infusão de células autólogas de cordão umbilical isoladamente[213] ou combinada com a suplementação de vitamina D e ômega-3[214], poderiam se diferenciar em células beta ou em células moduladoras da resposta imune, mas tais estratégias, apesar de seguras e capazes de aumentar a frequência das células Treg, não conseguiram preservar a produção de peptídeo C.

O estudo piloto *POSEIDON* (NCT03406897) investigará a segurança e a eficácia do esquema que associa ácidos graxos ômega-3 e vitamina D *versus* vitamina D isoladamente sobre a produção de peptídeo C estimulada pelo teste de tolerância à dieta mista (TTDM), em pacientes portadores de DM1 entre 6 e 65 anos de idade, em insulinoterapia intensiva. Enquanto a vitamina D tem efeitos na geração e função das células Treg[215], os ácidos graxos ômega-3 têm ação sobre várias células do sistema imune, como macrófagos, neutrófilos, eosinófilos, basófilos, mastócitos e linfócitos B e T, células dendríticas e *natural killer*; além disso, podem aumentar a diferenciação para células Treg[216] (Quadro XV-25).

Incremento da massa de células beta – estratégias terapêuticas para aumentar a massa de células beta através do reparo, regeneração ou neogênese com medicamentos como os agonistas do GLP-1 (*glucagon-like protein-1*) e inibidores da dipeptidil peptidase-4 (DPP-IV) poderiam ter algum um papel adjuvante aos imunossupressores na tentativa da preservação funcional[169,217].

ESTÁGIO 3: DM1 – FASE SINTOMÁTICA

A fase sintomática do DM1 corresponde à aceleração autoimune da doença[166], que evolui desde um período sem sintomas clínicos evidentes, mas caracterizado pela presença da disglicemia diabética laboratorial (glicemia de jejum diabética e/ou TOGT diabético, $HbA_{1c} \geq 6,5\%$), até a fase de insulinopenia absoluta ou quase absoluta com presença das complicações vasculares crônicas. Dessa forma, o estágio 3 (ver Figura XV-10) poderia ser subclassificado em:

- **Estágio 3 precoce** – corresponde à fase de remissão parcial ou fase de lua de mel. Poder prever quem entrará ou não em remissão parcial, como também a taxa do declínio funcional das células beta ao início do DM1 sintomático, é importante para a alocação dos pacientes em estudos de preservação. Ao começar a insulinoterapia no tratamento do DM1, ocorre recuperação do funcionamento das células beta com aumento da produção do peptídeo C por cerca de 6 semanas, ocorrendo, nos próximos 12 meses, um declínio muito mais acelerado nessa produção, em relação ao que acontecerá no segundo ano após o diagnóstico[167].
- **Estágio 3** – corresponde ao DM1 sintomático pleno, com dependência crônica da insulinoterapia basal associada a *bolus* de correção e refeição[167].
- **Estágio 4** – corresponde à fase do DM1 de longa duração[99].

Na fase inicial (estágio 3 precoce), a resposta imune está totalmente ativada e o diagnóstico clínico é, na maioria das vezes, estabelecido pela presença dos sintomas clássicos do diabetes: **poliúria, sede excessiva (polidipsia)** e **perda de peso** inexplicada. Tais sintomas deverão ser imediatamente investigados por coleta de glicemia ao acaso (diagnóstica se ≥ 200mg/dl em qualquer momento do dia) e por testes urinários rápidos que confirmem presença de glicosúria e possível cetonúria. Entretanto, a falta de reconhecimento da sintomatologia clássica ou uma apresentação clínica atípica aumentam o risco para o quadro grave da cetoacidose diabética (CAD) (ver Complicações Agudas do DM1).

Infelizmente, ainda, 25 a 40% dos diagnósticos de DM1 na infância são realizados em situação de primodescompensação com CAD, principalmente em crianças menores de 4 anos de idade procedentes de populações com baixa informação sobre diabetes, onde a sintomatologia clássica não foi reconhecida[191,192]. Os critérios clínicos e laboratoriais para o diagnóstico da CAD são apresentados no quadro XV-26.

Quadro XV-26. Diagnósticos clínico e laboratorial da cetoacidose diabética (CAD).

Quadro clínico	Diagnóstico laboratorial
• Vômitos, dor abdominal • Desidratação • Hálito cetônico • Respiração acidótica • Diminuição do nível de consciência	• Glicemia ≥ 200mg/dl • pH < 7,3 ou bicarbonato < 15mEq/l • Cetonemia > 3mmol/l ou cetonúria > ++

Uma minoria de pacientes apresenta início mais insidioso, com sintomatologia sugestiva como enurese, dores abdominais, vômitos, baixo ganho de peso ou emagrecimento, cansaço, irritabilidade, queda do rendimento escolar ou infecções cutâneas recorrentes por alguns meses. Outros dados de anamnese úteis ao diagnóstico seriam duração dos sintomas, presença de turvamento de visão, letargia, exposição a drogas hiperglicemiantes, antecedente familiar de diabetes e outras endocrinopatias associadas. Ao exame físico, a presença de desnutrição, infecções cutâneas, monilíase genital, necrobiose lipoídica *diabeticorum* que consiste em lesões cutâneas de coloração violácea com centro amarelado, pele fina e transparente, são sugestivas de DM.

Diante dos quadros menos sintomáticos, como situações em que a glicosúria é detectada por exame de urina tipo I solicitado para investigação de processo febril, o diagnóstico do DM1 poderá ser confirmado pela glicemia de jejum, assim como pelo teste oral de tolerância à glicose (TOTG). Na ausência da sintomatologia clássica, esses testes deverão ser confirmados no dia subsequente, na ausência de processos infecciosos, traumatismos, procedimentos cirúrgicos ou uso de drogas hiperglicemiantes. Atualmente, ambas as categorias **glicemia de jejum alterada** e **tolerância à glicose diminuída** são classificadas como **pré-diabetes**, definindo-se assim uma situação de risco para DM futuro, bem como para a doença cardiovascular[193]. Os critérios diagnósticos aceitos para pré-diabetes e *diabetes mellitus* foram apresentados nos quadros XV-20 e XV-21 e tabela XV-1.

FASE DE REMISSÃO PARCIAL OU LUA DE MEL (Estágio 3 Precoce)

Em aproximadamente 80% das crianças e adolescentes, as necessidades diárias de insulina diminuem transitoriamente após o início da insulinoterapia, provavelmente em virtude da recuperação funcional das células beta ainda presentes, graças à reversão de glicotoxicidade, com melhora da secreção endógena de insulina, como também da sua sensibilidade nos tecidos periféricos[99,105]. Essa fase começa em dias a semanas após o início da insulinoterapia e pode durar por meses ou anos; as concentrações plasmáticas de glicose costumam ficar estáveis dentro dos limites da normalidade, apesar de ocorrerem flutuações em função da dieta e da atividade física.

Clinicamente, a fase de remissão parcial pode ser definida pelos seguintes critérios:

- Necessidades diárias de insulina ≤ 0,5UI/kg/dia e HbA_{1c} < 7% (210), ou
- Pela dose de insulina ajustada para a concentração da HbA_{1c}, conforme a seguinte fórmula: HbA_{1c} (%) + 4 × (dose de insulina/kg/dia), onde um valor < 9 definiria remissão parcial[195].

A presença de primodescompensação com CAD e baixa idade ao diagnóstico diminuem a probabilidade da ocorrência da remissão parcial[196], contudo a maioria dos portadores de DM1 de início recente apresenta algum grau de reserva funcional de células beta que ainda pode persistir por alguns anos[123,197], sugerindo-se que a preservação dessa reserva funcional possa diminuir o risco do desenvolvimento das complicações vasculares e dos episódios de hipoglicemia graves. A insulinoterapia intensiva basal-*bolus*, por meio das múltiplas injeções subcutâneas de insulina, ou por sistema de infusão subcutânea contínua de insulina (SICI), tem-se mostrado mais efetiva na manutenção de uma considerável secreção residual de insulina, avaliada pela resposta secretória de peptídeo-C no teste de estímulo à dieta mista, durante o primeiro ano da doença, e por um controle metabólico mais estável após vários anos, com concentrações mais baixas de HbA_{1c}, doses diárias menores de insulina e redução do risco de hipoglicemias graves[198,199].

A observação de tais benefícios clínicos e metabólicos configura o racional para o desenvolvimento de intervenções terapêuticas capazes de preservar a função das células beta em pacientes recém-diagnosticados

FASE DE DM1 PLENO

A fase de remissão da doença é tanto parcial quanto transitória e sua progressão para uma fase de dependência crônica da insulina exógena vai variar em função da diminuição gradual da reserva funcional das células beta. A insulinoterapia exógena é ainda a única forma de reposição insulínica em crianças e adolescentes com DM1 e a educação continuada para o autocuidado é o meio de promover a integração à vida diária dos esquemas diversificados de administração de insulina, das técnicas de abordagem nutricional, da atividade física regular, do monitoramento glicêmico intensivo, capacitando o paciente e seus cuidadores na manutenção do controle glicêmico o mais normal possível, a maior parte do tempo possível[194].

O estudo multicêntrico norte-americano DCCT (*Diabetes Control and Complications Trial*), publicado em 1993[162], demonstrou definitivamente que o controle glicêmico rigoroso pode retardar, ou mesmo prevenir, o surgimento das complicações crônicas microangiopáticas (retinopatia, nefropatia, neuropatia) associadas ao diabetes e que, com o tempo, tal benefício pode estender-se também às complicações macrovasculares (doenças cardiovascular, cerebrovascular e vascular periférica). Redução de 2% nas concentrações de HbA_{1c} diminuiu pela metade a incidência das complicações microvasculares, entretanto, houve aumento de três vezes no risco de hipoglicemias graves. O estudo EDIC (*Epidemiology of Diabetes Interventions and Complications*), que deu continuidade à observação clínica da população incluída no DCCT, relatou a manutenção do risco aumentado de complicações no grupo de pacientes que havia sido alocado para o tratamento convencional, apesar da melhora do controle metabólico nos anos subsequentes ao DCCT, demonstrando que a manutenção do bom controle metabólico é importante tão cedo quanto possível no curso da doença[219].

Ainda mais evidências em favor do controle metabólico rigoroso foram acrescentadas pelo estudo UKPDS (*UK Prospective Diabetes Study*), em adultos portadores de DM2, demonstrando que a melhora do controle glicêmico se associou à redução das taxas de retinopatia, nefropatia e neuropatia[220], como também da mortalidade por complicações tardias do diabetes, incluindo morte por doença arterial coronariana e doença cerebrovascular[221].

Portanto, é recomendado que jovens portadores de DM mantenham o controle glicêmico o mais próximo possível do normal, desde a época do diagnóstico, e com a menor variabilidade glicêmica possível[168].

O objetivo de manter controle glicêmico rigoroso e prevenir hipoglicemias requer que os pacientes dominem algoritmos de reposição de insulina em função de uma gama complexa de parâmetros fisiológicos que incluem o conhecimento do conteúdo de carboidratos da dieta e do seu metabolismo, de parâmetros glicêmicos pessoais e a necessidade de ajustes em situações especiais como atividade física, ciclo menstrual, doenças intercorrentes. Tal complexidade no autocuidado ainda hoje leva a que grande porcentagem de pacientes não consiga atingir o controle glicêmico recomendado.

Nos últimos 20 anos, aconteceram avanços significativos no tratamento do diabetes graças a novos medicamentos e tecnologias; por outro lado, os sistemas de saúde em geral não acompanharam tal padrão de qualidade. Ainda hoje, grande porcentagem de pessoas com DM1 são incapazes de conduzir ou pagar pelo autocuidado necessário, assim como pacientes e equipes de saúde continuam a enfrentar dificuldades para integrar o controle do diabetes às rotinas de vida diária[222].

O cuidado efetivo do diabetes requer a parceria entre uma equipe multidisciplinar informada, preparada, proativa e pacientes motivados e ativos em seu autocuidado. A equipe multidisciplinar deve fornecer a melhor informação possível e de forma eficaz. Tal informação deve ser vinculada a um programa continuado de educação para o autocuidado, para dar suporte aos tipos de mudanças de comportamento exigidos pelas pessoas com doença crônica (Quadro XV-27).

TRATAMENTO DO DM1 SINTOMÁTICO

O tratamento do DM na infância tem como objetivo manter o bom controle metabólico e o bem-estar psicossocial, permitindo crescimento e desenvolvimento normais para a criança e o adolescente, evitando assim as complicações agudas e crônicas do diabetes. O plano terapêutico envolve vários níveis de atuação como educação, insulinoterapia, abordagem nutricional, atividade física e apoio psicossocial.

O plano terapêutico deverá ser formulado em colaboração entre paciente, família e equipe multidisciplinar, utilizando ampla variedade de técnicas e estratégias para promover educação e habilidades de resolução de problemas nos diversos aspectos do controle do diabetes. No desenvolvimento desse plano, devem-se considerar as seguintes variáveis:

- *Aspectos familiares* como estilo de vida, crenças e influências culturais, atitudes de saúde, conhecimentos sobre o diabetes, comportamento e habilidades para o autocuidado, disponibilidade para aprender, grau de alfabetização, limitações físicas, suportes familiar, social e econômico.
- *Aspectos individuais do paciente* como idade, crescimento e desenvolvimento, puberdade, agenda escolar, atividade física, padrão alimentar, fatores socioculturais, outras condições médicas, e necessidades particulares como mudanças sociais e emocionais, necessidade do envolvimento de adultos na promoção dos cuidados tanto em casa quanto nas escolas.

Sugere-se que a equipe multidisciplinar especializada envolvida no processo educativo inclua médicos especialistas em endocrinologia pediátrica ou diabetes, enfermeira educadora em diabetes, enfermeira com treinamento em pediatria, nutricionista especializada em diabetes, psicólogos com interesse especial em diabetes, assistente social, recreacionista[223].

O autocuidado corresponde a um processo ativo e multidimensional direcionado para os seguintes comportamentos: a) estabelecimento, manutenção e monitoramento do controle glicêmico; b) tomada de decisões terapêuticas necessárias aos esquemas de insulinização mais flexíveis; c) prevenção e correção dos desvios das metas glicêmicas. Ele enfatiza a quantidade, a precisão e a regularidade desses comportamentos mais do que o quanto o comportamento está de acordo com a prescrição médica[224,225].

A **educação para o autocuidado** significa: a) promoção de conhecimento sobre a doença; b) facilitação da aprendizagem de habilidades técnicas e de atitudes necessárias ao autocuidado e à solução de problemas associados ao desvio das metas do tratamento; c) promoção de mudanças do comportamento que conduzam ao bom controle do diabetes durante toda a vida[226,227].

Instrumentos de avaliação do autocuidado e de qualidade de vida específicos para crianças e adolescentes portadores de DM1 devem ser aplicados periodicamente para nortear aspectos do processo contínuo de educação em diabetes que devam ser priorizados, rediscutidos ou reconstruídos.

O processo de educação para o autocuidado varia ao longo da vida, de maneira que, na fase de lactente e pré-escolar, os pais e outros adultos cuidadores são os promotores do tratamento e por isso serão o foco do processo educativo. Conforme a criança avança pela infância, adolescência e emerge na vida adulta, ocorre o compartilhamento, a transferência gradual e a aceitação das responsabilidades do autocuidado para si. O programa educativo deve mudar o foco para a própria criança ao longo de sua evolução, identificando barreiras e redefinindo metas que promovam suporte continuado às suas necessidades individuais.

A **insulinoterapia** tenta mimetizar a secreção fisiológica de insulina pelo pâncreas, porém nenhum esquema atual exerce essa função satisfatoriamente, havendo necessidade de individualização da proposta terapêutica para cada paciente, de acordo com sua rotina de vida e da sua sensibilidade à insulina nos diferentes horários do dia. Há vários esquemas terapêuticos utilizando a associação de insulinas de ação intermediária ou prolongada com as de ação rápida ou ultrarrápida, entretanto aqueles que utilizam uma ou duas doses diárias de insulina são ineficientes na maioria dos portadores de DM1, para os quais deveremos repassar as informações e aconselhamentos obtidos no DCCT[162], mostrando as vantagens da utilização de múltiplas doses diárias de insulina associadas ao automonitoramento glicêmico.

Cerca de 50% dos pacientes pediátricos recém-diagnosticados com DM1 iniciam o tratamento em internação hospitalar[228], mesmo sem quadro de CAD, e muitos centros indicam a internação de qualquer criança com idade inferior a 2 anos, independentemente de seu estado metabólico. Na abordagem ambulatorial, existe a necessidade de acesso rápido a uma equipe especializada disponível para o início do processo terapêutico e educativo; essa abordagem pode reduzir custos e não tem sido associada a pior controle glicêmico ou aumento do número de futuras internações, pelo contrário, ela pode agilizar o retorno da criança à escola e da família às suas atividades habituais. Qualquer que seja o local do início do tratamento do DM1, o paciente e sua família necessitarão de um contato muito frequente com a equipe multidisciplinar para a promoção da educação em diabetes, para a individualização da insulinoterapia intensiva por meio de contatos telefônicos frequentes por algumas semanas após o diagnóstico[223].

Quadro XV-27. Necessidades das crianças e adolescentes com DM1 e de seus cuidadores, conforme os vários estágios do desenvolvimento infantil[223].

Estágios do desenvolvimento	Necessidades associadas ao DM1
Lactente (0-12 meses)	• Desenvolvimento de um relacionamento de confiança ou vínculo com o(s) cuidador(es) • Prevenção e tratamento da hipoglicemia • Suporte ao estresse familiar • Compartilhamento da sobrecarga do tratamento entre os cuidadores
Lactente (13-35 meses)	• Desenvolvimento do senso de comando e autonomia • Prevenção da hipoglicemia • Evitar flutuações glicêmicas extremas em função da aceitação alimentar irregular • Estabelecimento de horários • Estabelecimento de limites e suporte à falta de cooperação da criança ao tratamento • Compartilhamento da sobrecarga do tratamento entre os cuidadores
Pré-escolar e início da vida escolar (3-7 anos)	• Desenvolvimento de iniciativa e autoconfiança • Prevenção da hipoglicemia • Lidar com a imprevisibilidade do apetite e do grau de atividade física • Reforço positivo da cooperação com o tratamento • Confiar o manejo do DM a outros cuidadores (escola) • Reforçar à criança que o DM não é culpa de ninguém • Educar outros cuidadores no manejo do DM
Escolar (8-11 anos)	• Desenvolvimento de habilidades nas áreas esportiva, cognitiva, artística, social • Consolidação da autoestima em relação ao grupo social • Flexibilização do regime terapêutico em prol da participação das atividades escolares • Compreensão dos benefícios do ótimo controle no curto e longo prazo • Permitir maior independência no autocuidado em ocasiões especiais, mas mantendo o envolvimento familiar nas tarefas de monitoramento glicêmico e aplicação de insulina • Continuar educando outros cuidadores e a escola
Adolescência precoce (12-15 anos)	• Entendimento sobre as mudanças do corpo • Desenvolvimento de forte senso de identidade • Aumento das necessidades de insulina durante a puberdade • Maior dificuldade no controle glicêmico e do diabetes • Preocupações com o peso e imagem corporal • Renegociação entre pais e adolescente quanto aos papéis nos cuidados do diabetes • Aprendizado de habilidades de enfrentamento para melhorar a capacidade de autocuidado • Prevenir e intervir nos conflitos familiares relacionados ao diabetes • Monitoramento de sinais de depressão, distúrbios alimentares e comportamentos de risco
Adolescência tardia (16-19 anos)	• Estabelecimento do senso de identidade após término do ensino médio (decisões sobre educação, profissões, mudanças de domicílio, trabalho e questões sociais) • Discussão sobre a transição para uma nova equipe multidisciplinar em diabetes • Integração do diabetes em novo estilo de vida • Suporte familiar na transição para a independência • Aprendizado de habilidades de enfrentamento para melhorar a capacidade de autocuidado • Prevenir e intervir nos conflitos familiares relacionados ao diabetes • Monitoramento de sinais de depressão, distúrbios alimentares e comportamentos de risco

Logo ao diagnóstico, a dose inicial de insulina depende da presença, ou não, da CAD e do estágio puberal do paciente. A CAD está associada a necessidades de insulina mais elevadas devido ao estado de resistência à insulina secundário à cetose e à presença de uma falência funcional mais grave das células beta. A puberdade é também um período de maior resistência à insulina associada ao estirão de crescimento e desenvolvimento sexual[229]. O quadro XV-28 relaciona as necessidades diárias de insulina ao diagnóstico do DM1, dependendo de a primodescompensação ter acontecido, ou não, com CAD.

As necessidades diárias de insulina podem ainda variar em função de outros fatores como idade, peso, tempo de doença, estágio puberal, duração e fase do diabetes, condições locais do sítio das injeções de insulina, atividade física, composição e distribuição da dieta, rotina diária do paciente, como também em função dos resultados do automonitoramento glicêmico, das concentrações de HbA_{1c} e da presença

Quadro XV-28. Necessidades diárias de insulina por via subcutânea em crianças e adolescentes à época do diagnóstico do DM1[229].

Estágio puberal	Sem CAD (U/kg/dia)	Com CAD (U/kg/dia)
Pré-púbere	0,25-0,50	0,75-1,00
Púbere	0,50-0,75	1,00-1,25
Pós-púbere	0,25-0,50	0,75-1,00

CAD = cetoacidose diabética.

de doenças intercorrentes[230]. Nos primeiros meses após o diagnóstico, o paciente pode passar pelo período de remissão parcial ou lua de mel, quando as células beta pancreáticas ainda têm capacidade de secreção de insulina e as necessidades de insulina exógena poderão diminuir a níveis inferiores a 0,5U/kg/dia; porém, durante períodos de doenças intercorrentes, elas poderão aumentar significativamente. A dose de insulina indicada é aquela que possibilita o melhor controle glicêmico possível, evitando a ampla variabilidade glicêmica e o aumento do risco de hipoglicemias, e que também permita o crescimento e desenvolvimento harmoniosos da criança ou adolescente. O quadro XV-29 apresenta as necessidades diárias de insulina nas fases de remissão parcial e do diabetes pleno[230].

Quadro XV-29. Necessidades diárias de insulina (dose total) nas fases de remissão parcial e diabetes pleno[230].

Fase do *diabetes mellitus* tipo 1		Necessidades diárias de insulina (U/kg/dia)
Período de remissão parcial (fase de lua de mel)		0,1 a 0,5
Diabetes pleno	Pré-púbere	0,7-1,0
	Púbere	1-2

Tipos de insulina

A partir da descoberta e isolamento da insulina por Banting e Best, em 1921, portadores de DM1 puderam ser tratados com a insulina solúvel (regular) obtida de pâncreas de animais (bovino e suíno). Após 60 anos, a tecnologia do DNA recombinante permitiu que a insulina de animal fosse substituída pela insulina humana, atingindo grau de purificação excelente que resultou na redução da formação de anticorpos anti-insulina, menos reações alérgicas e lipoatrofias nos locais de aplicação das injeções de insulina[231].

As figuras XV-11 a XV-13 ilustram as curvas de ação dos diversos tipos de insulina frequentemente utilizados em pacientes pediátricos.

A insulina humana circula pela corrente sanguínea na forma de monômeros, em baixas concentrações, mas, apesar de a sequência peptídica e a estrutura terciária da **insulina humana regular** recombinante serem idênticas àquelas da insulina humana endógena, ela tende à autoagregação em estruturas quaternárias de dímeros e hexâmetros, em soluções mais concentradas contendo íons zinco. Então, para que a insulina regular atinja a corrente sanguínea, após a injeção por via subcutânea, haverá necessidade da dissociação desses cristais hexaméricos em dímeros e monômeros, difusão pelo tecido celular subcutâneo e absorção através das membranas dos capilares sanguíneos. Tais características determinam absorção mais lenta, o que implica o atraso do início de seu efeito em 20 a 40 minutos após a injeção por via subcutânea, assim como em tempo de ação mais prolongado, entre 6 e 8 horas, principalmente quando forem aplicadas doses mais elevadas (Quadro XV-30). Portanto, a insulina humana regular não reproduz adequadamente a secreção de insulina fisiológica pós-prandial e suas características farmacocinéticas e farmacodinâmicas contribuem para a hiperglicemia logo após as refeições e hipoglicemia tardia; consequentemente, a insulina regular deve ser administrada entre 20 e 30 minutos antes das refeições[194]. Por outro lado, ela apresenta menor custo em relação aos análogos de ação rápida e ultrarrápida e continua sendo a insulina de eleição para o tratamento por via intravenosa da

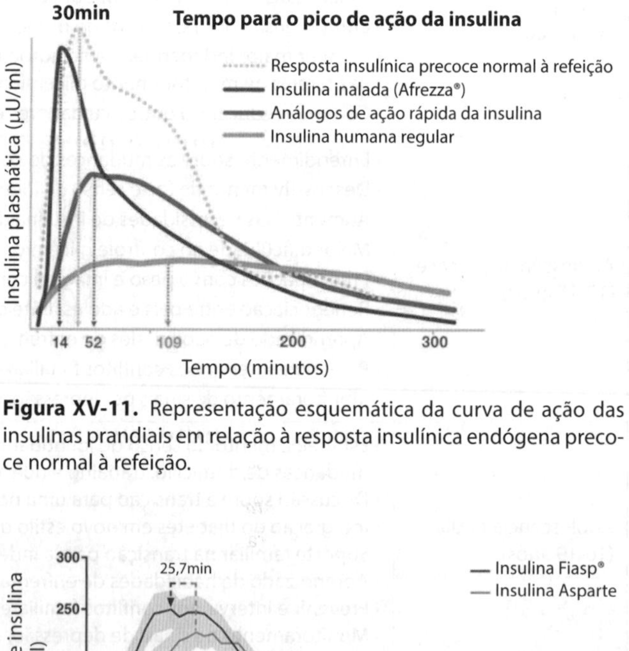

Figura XV-11. Representação esquemática da curva de ação das insulinas prandiais em relação à resposta insulínica endógena precoce normal à refeição.

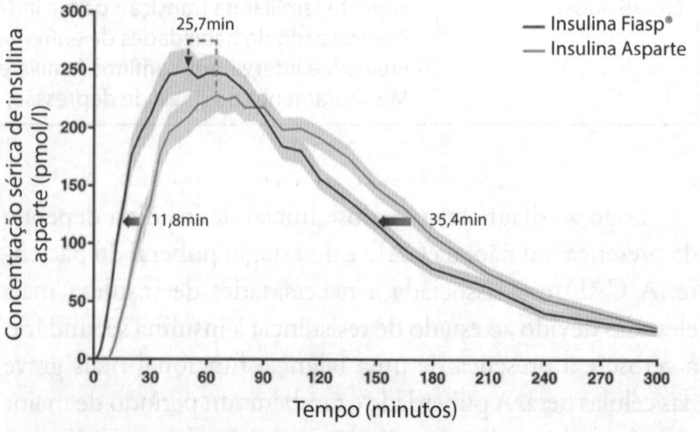

Figura XV-12. Perfil farmacológico dos análogos da insulina de ação rápida (Asparte) e ultrarrápida (Fiasp®) em pacientes com DM1 em sistema de infusão contínua de insulina por via subcutânea[237].

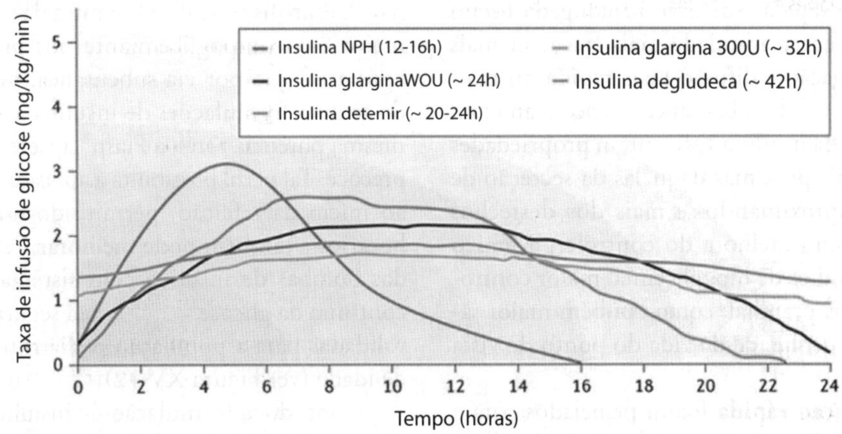

Figura XV-13. Perfil de ação das insulinas basais representado pelo efeito na taxa de infusão de glicose em função do tempo decorrido após a injeção por via subcutânea[235].

Quadro XV-30. Parâmetros farmacocinéticos das preparações de insulina disponíveis no mercado nacional[194].

Insulina	Preparação	Início de ação (h)	Pico de ação (h)	Duração de ação (h)
Humana	Regular (R)	0,5-1	2-4	5-8
	NPH	2-4	4-12	12-24
Análogos	Rápida (lispro, asparte, glulisina	0,15-0,35	1-3	3-5
	Ultrarrápida (asparte ultrarrápida)	0,1-0,2	1-3	3-5
	Prolongada (Glargina 100U)	2-4	8-12	22-24
	Prolongada (Detemir)	1-2	4-7	20-24
	Prolongada (Degludeca)	0,5-1,5	Pico mínimo	> 42
	Prolongada (Glargina 300U)	2-6	Pico mínimo	30-36

NPH = neutra protamina-zinco (Hagerdorn); U = unidades internacionais; h = horas.

cetoacidose diabética (CAD). Quando administrada pela via intravenosa, a insulina humana regular inicia sua ação em 5 minutos, terminando seu efeito em cerca de 15 minutos após o término da infusão[168].

A **insulina NPH** (*neutral protamine Hagedorn*) ou isófana foi desenvolvida em 1946 para prolongar a ação biológica das preparações de insulina regular, aproximando-se mais do perfil de insulina basal e diminuindo a frequência das injeções. Inicialmente, foi composta pela insulina regular de origem animal, sendo substituída pela humana a partir da década de 1980, suspensa em solução de protamina e zinco, em pH neutro. Ela é classificada como de ação intermediária e não apresenta um perfil apropriado para o ritmo basal endógeno por ter pico de ação pronunciado e, além disso, por ser uma insulina em suspensão, a insulina NPH tem grande variabilidade inter e intraindividual de absorção a partir do depósito subcutâneo. Tais características farmacocinéticas resultam frequentemente em controle glicêmico inadequado, associado à grande variabilidade glicêmica, com hipoglicemias inadvertidas, principalmente noturnas, e hiperglicemia de jejum devido ao seu tempo de ação mais curto[231]. Geralmente, a insulina NPH é usada em duas aplicações ao dia, antes do desjejum e antes do jantar ou antes de dormir e, devido ao seu efeito de pico, haverá necessidade de fracionamento das refeições com a adição de lanches extras para evitar hipoglicemias. Na tentativa de reproduzir um perfil basal, sugere-se maior fracionamento da dose diária da insulina NPH, em três ou quadro aplicações ao dia, para diminuir o efeito de pico[194,232].

Os análogos da insulina humana, ou ligantes do receptor da insulina, foram idealizados para aperfeiçoar as propriedades farmacocinéticas e farmacodinâmicas das formulações tradicionais de insulina, garantindo maior eficácia clínica no controle glicêmico. Por meio de manipulações na estrutura da molécula da insulina humana pelas técnicas de DNA recombinante, como substituições, inversões ou adições de aminoácidos, foram modificadas suas propriedades bioquímicas resultando em taxas diferenciadas de autoagregação, sem afetar suas funções biológicas como afinidade pelo receptor, e sinalização pós-receptor[233].

Análogos de ação rápida e de ação prolongada foram projetados para apresentar afinidade mais fraca ou mais forte para a autoagregação e difusão mais rápida ou mais lenta após a injeção no tecido subcutâneo, respectivamente. Portanto, os análogos da insulina apresentam propriedades farmacodinâmicas mais próximas daquelas da secreção de insulina endógena, aproximando-se mais dos desfechos clínicos desejados, como melhora do controle glicêmico com redução dos episódios de hipoglicemia, maior controle da hiperglicemia pós-prandial, como também maior satisfação e melhora da qualidade de vida do ponto de vista dos pacientes[231].

Os **análogos de ação rápida** foram planejados para a cobertura mais eficiente das refeições e, por meio de alterações estruturais na cadeia B da insulina que impedem a autoagregação das moléculas em complexos multiméricos, foram desenvolvidas as insulinas lispro, asparte e glulisina. Na **insulina lispro** houve inversão dos aminoácidos prolina e lisina nas posições B28 e B29, diminuindo a tendência à dimerização entre as moléculas. Na **insulina asparte**, a substituição do aminoácido prolina na posição B28 por um resíduo de ácido aspártico de carga negativa resultou em repulsão entre os monômeros, enquanto na **insulina glulisina** as substituições simultâneas do resíduo de lisina da posição B29 por uma glutamina e do ácido aspártico da posição B3 pela lisina promoveram estabilidade e também menor tendência à autoagregação por conter, na sua formulação, o polissorbato 20 em vez do zinco[234,235].

O perfil farmacocinético dos análogos de ação rápida com início de ação mais rápido, entre 10 e 30 minutos a partir da injeção por via subcutânea, pico de ação entre 0,5 e 2 horas, tempo de ação entre 3 e 5 horas, é comparável entre esses três análogos e mais compatível com o perfil fisiológico de liberação de insulina estimulada pelas refeições. Existe ainda menor variabilidade farmacocinética em função dos locais de aplicação do que acontece com a insulina humana regular[231]. Os três análogos de ação rápida são liberados para uso em bomba de insulina, entretanto, a insulina glulisina apresenta maior risco de oclusão no cateter quando esse for usado por mais de 3 dias (ver Figura XV-11)[236].

Os análogos de ação rápida têm demonstrado maior eficiência clínica, com maior controle das hiperglicemias pós-prandiais, diminuição dos episódios hipoglicêmicos e melhora da qualidade de vida entre os pacientes, por permitirem maior flexibilidade e conveniência na hora da administração antes das refeições ou mesmo imediatamente após as refeições no caso de lactentes e pré-escolares[231,234,235].

Uma nova formulação da insulina asparte, denominada Fiasp® (*fast-acting insulin aspart*) e classificada como **análogo da insulina de ação ultrarrápida**, contém como excipientes a nicotinamida e a L-arginina, o que garante a ela absorção inicial mais rápida, início de ação duas vezes mais rápido, controlando melhor o pico de hiperglicemia pós-prandial em comparação à insulina asparte tradicional[237]. A análise farmacodinâmica da nova insulina mostrou maior efeito hipoglicemiante nos primeiros 90 minutos após a injeção por via subcutânea, indicando que, apesar de as duas formulações de insulina asparte apresentarem a mesma potência total, a Fiasp® apresenta pico de ação mais precoce. Tal perfil possibilita a aplicação da insulina prandial ao início da refeição, permitindo maior flexibilidade de horários e também pode melhorar a eficácia da tecnologia das bombas de insulina com sistema de monitoramento contínuo da glicose[231,234,235]. Sua segurança e eficácia foram validadas para a população pediátrica com mais de 1 ano de idade (ver Figura XV-12)[238].

Contudo, a formulação de insulina que melhor reproduz o padrão fisiológico da ação da insulina humana associada à refeição é aquela absorvida pela via pulmonar (ver Figura XV-12). A insulina inalada Afrezza® (BIOMM S.A.) é um produto baseado em micropartículas (tecnoesferas) que contêm insulina humana recombinante administradas por um inalador acionado por inspiração pela boca. O Afrezza® apresenta um tempo mais rápido para atingir as concentrações máximas (10 a 20 minutos), mas com menor duração da ação (120-206 minutos) em relação aos análogos de ação rápida por via subcutânea, o que reduz o risco de hipoglicemia tardia, mas pode necessitar de doses adicionais após as refeições e parece não ser inferior aos esquemas que utilizam os análogos subcutâneos da insulina em relação à redução da HbA_{1c}[239,240]. Está disponível para população maior de 18 anos de idade em três apresentações por refis de 4, 8 e 12 unidades.

Os **análogos de ação prolongada** disponíveis para reposição e suplementação da secreção de insulina basal incluem as insulinas glargina 100U/ml e detemir (primeira geração), como também glargina 300U/ml e degludeca (segunda geração). A estrutura molecular de cada análogo foi alterada de maneira a prolongar o tempo de absorção a partir da injeção por via subcutânea, adquirindo um perfil de ação sem pico e tempo de ação de 24-42 horas, mais compatíveis com a liberação fisiológica basal de insulina endógena em relação àquele da insulina NPH. Os análogos de insulina basais de segunda geração adquiriram um perfil mais achatado e prolongado, diminuindo ainda mais o risco de hipoglicemias (ver Figura XV-13).

A **insulina glargina** apresenta modificações estruturais em ambas as cadeias peptídicas A e B da insulina, tendo havido especificamente substituição da asparagina pela glicina na posição A21 e adição de dois resíduos de arginina na posição B30, o que resultou em uma molécula menos solúvel no pH fisiológico neutro do tecido celular subcutâneo e mais estável no pH ácido (4) da solução de armazenamento. Dessa forma, após a injeção subcutânea, a insulina glargina forma um precipitado amorfo de moléculas de insulina, que serão liberadas lentamente para a circulação, com duração de 20-24 horas[235,242], garantindo efetividade em uma única aplicação ao dia na maioria dos pacientes, mas não em todos[194,235,243]. A insulina glargina foi liberada por agências reguladoras internacionais em crianças com mais de 2 anos de idade, após estudo de segurança e eficácia específico para pré-escolares (2-6 anos)[230].

A partir de 2014-2015, as agências reguladoras internacionais aprovaram a utilização clínica da **insulina glargina biossimilar** por meio de estudos de farmacocinética e farmacodinâmica[244,245] que confirmaram a similaridade completa com o perfil de ação da insulina glargina original[235]. No Brasil, ela foi aprovada, em 2017, para uso em população com mais de 2 anos de idade.

A **insulina detemir** tem duas modificações na cadeia B da insulina, uma deleção da treonina da posição B30 e a ligação de um ácido graxo alifático de 14 carbonos (ácido mirístico) ao resíduo de lisina da posição B29, aumentando sua afinidade pela albumina e que resulta em insulina de ação protraída à custa de uma liberação sustentada a partir de complexos multiméricos depositados no subcutâneo após a injeção, assim como da ligação reversível à albumina, com duração de 14-20 horas[194,246,247]. Doses mais elevadas poderão ser necessárias para a manutenção do mesmo controle glicêmico, quando da transferência da insulina glargina para a determir[248]. A insulina detemir está liberada para uso em crianças com mais de 2 anos de idade[249].

A **insulina degludeca** apresenta modificações em dois locais da cadeia B que são a deleção da treonina da posição B30 e a adição de um diácido graxo de 16 carbonos (ácido hexadecanoico) no resíduo de lisina da posição B29, via um espaçador de ácido glutâmico, sendo capaz de autoagregação em grandes complexos multi-hexaméricos após a injeção por via subcutânea, dissociando-se lentamente em monômeros que entram na circulação, em perfil de ação mais prolongado, com meia-vida mediana de 25,4 horas e duração de aproximadamente 42 horas[231,235,246,250]. O uso da insulina degluteca está aprovado para pacientes pediátricos com mais de 1 ano de idade[251].

A maior concentração da insulina glargina para uma formulação com 300U/ml **(insulina glargina 300U/ml)** conseguiu prolongar o tempo de ação hipoglicemiante do novo produto, com meia-vida de 19 horas e duração de 32 horas, e um perfil ainda mais plano que a glargina 100U/ml (ver Figura XV-13). Isso se deve, provavelmente, à formação de um depósito de insulina mais compacto no subcutâneo, observando-se que o efeito hipoglicemiante completo pode não ser percebido antes de se completar 3 a 5 dias do início do tratamento. Descreveu-se, em estudo em adultos, necessidades de doses um pouco mais elevadas de glargina 300U/ml em relação à glargina 100U/ml para que fossem atingidas as metas glicêmicas[252], enquanto estudo com pacientes pediátricos (6-17 anos de idade) descreveu perfil de segurança e eficácia semelhantes àqueles da glargina 100U[253].

As **insulinas combinadas ou pré-misturas** não costumam ser indicadas para crianças e adolescentes portadores de DM1, salvo em situações nas quais a família ou o próprio paciente estejam impossibilitados de realizar a mistura das insulinas rápida ou ultrarrápida com análogos de ação prolongada ou NPH[246].

Os parâmetros farmacocinéticos das preparações de insulina disponíveis no mercado nacional foram apresentados no quadro XV-30.

Administração da insulina

Na insulinoterapia intensiva, a administração pode ser realizada através de múltiplas doses de insulina (MDI), utilizando seringas ou canetas, como também o sistema de infusão contínua de insulina (SICI), ou bomba de insulina, que consiste num dispositivo mecânico com comando eletrônico que injeta microdoses de insulina continuamente, de um reservatório, para um cateter inserido no tecido subcutâneo.

As seringas recomendadas são aquelas com agulha fina por não apresentarem espaço morto e retenção de insulina; aquelas com capacidade de 30 e 50 unidades (U) apresentam escala graduada de 1 em 1 unidade, sendo mais convenientes às pequenas doses infantis.

As canetas injetoras são bastante práticas e oferecem muitas vantagens em relação às seringas como: a) maior reprodutibilidade nas doses de insulina preparadas por diferentes cuidadores; b) escala graduada em números maiores, além de produzir um clique audível à medida que a dose é preparada, o que aumenta a segurança do manuseio por pessoas com déficit visual; c) injeção mais confortável, uma vez que a agulha fica romba ao perfurar a borracha do frasco de insulina antes de perfurar a pele; d) minimiza o erro e facilita a aplicação de insulina pela equipe da escola; e) facilita o transporte da insulina em frascos de 3ml (refil); f) promove pequenos incrementos de até 0,5U por dose. As canetas não permitem a mistura de insulinas, entretanto essa prática está cada vez mais rara, desde que a maior flexibilidade do esquema de insulina basal-*bolus* foi tão bem aceita pelos pacientes e seus familiares[246].

Já existem em nosso meio canetas com memória indicativa do número de unidades aplicadas na última injeção e o tempo transcorrido desde então, minimizando o risco de acúmulo de insulina por correções sucessivas. Mais recentemente, foram lançadas no mercado internacional as canetas "inteligentes" ou canetas conectadas por tecnologia sem fio a aplicativos em telefone celular ou sistemas de monitoramento contínuo de glicose (CGM) capazes de fornecer benefícios como coleta de dados, alertas e alarmes, calculadores de *bolus*, levando em consideração o tempo de insulina ativa[280].

Crianças e adolescentes podem utilizar as agulhas de 4, 5, 6mm. As agulhas de 4 e 5mm de comprimento dispensam a realização da prega subcutânea no momento da aplicação, a não ser em crianças com menos de 6 anos de idade[254]. Os fabricantes de seringas e agulhas para canetas recomendam que elas sejam usadas somente uma vez, devido ao risco de perda da esterilidade e ao encurvamento da ponta da agulha.

As aplicações diárias de insulina devem ser realizadas no tecido subcutâneo do abdome, 3 a 4 dedos (do paciente) da cicatriz umbilical, no braço (prega triceptal), nas coxas (faces anterior e lateral externa) e nos glúteos (quadrante superior externo). Além disso, a velocidade de absorção das insulinas humanas pode diferir conforme o local de aplicação, sendo mais rápida no abdome e no braço, ideais para a aplicação da insulina regular, e mais lenta nas coxas e glúteos, ideais para a aplicação da insulina NPH. Contudo, parece não haver esse tipo de variação quando são utilizados os análogos de ação rápida ou prolongada. O rodízio nos locais de aplicação é importante na prevenção das lipodistrofias, devendo-se esgotar as possibilidades de aplicação em uma mesma região antes da mudança, para que sejam evitadas grandes variações na biodisponibilidade da insulina de um dia para o outro; recomenda-se ainda que o retorno para o mesmo local de aplicação só aconteça após terem passado 14 dias[254].

Desde 1990, os sistemas de infusão contínua de insulina (SICI), ou bombas de insulina, de uso externo (não implantável), tornaram-se pequenos, compactos e eficientes, sendo chamados de bombas "espertas" quando adquiriam recursos para cálculo de *bolus*, interface com computadores e alarmes; entretanto, transformaram-se em bombas "inteligentes" quando adquiriram a capacidade de comunicação com glicosímetros e sensores de glicose por tecnologia sem fio e também por contar com um calculador de *bolus* capaz de sugerir as doses de insulina necessárias para correções e refeições. Em relação à insulinoterapia por seringas ou canetas, o uso do SICI associa-se à redução da taxa de hipoglicemias graves, melhora da média e variabilidade glicêmicas e da HbA1c. Contudo, no dia a dia, os problemas associados ao conjunto de infusão como dificuldades de inserção e perda do cateter, vazamento, irritação da pele podem comprometer seu uso.

A terapêutica com bomba de insulina padrão compreende um dispositivo eletrônico, bateria, reservatório de insulina e um conjunto de infusão que inclui cateter de vários comprimentos, cânula flexível e uma agulha-guia de metal. As regiões do corpo para inserção da cânula são as mesmas das seringas e canetas, com os mesmos cuidados de antissepsia da pele, mas o uso de antiperspirante poderá ser necessário para melhorar a fixação do adesivo. O conjunto de infusão e o reservatório de insulina deverão ser trocados a cada três dias para assegurar a integridade da pele e a absorção da insulina; o rodízio do local da inserção da cânula é importante para se evitarem as lipodistrofias e interferência na absorção da insulina, seguindo as mesmas recomendações anteriores[256].

Devido ao seu perfil farmacocinético, os análogos de ação rápida e ultrarrápida são mais adequados ao uso nesses dispositivos, além de apresentarem menor risco de obstrução do cateter por formação de cristais de insulina[256].

Esquemas de reposição de insulina

A terapia insulínica intensiva tenta reproduzir o padrão de secreção fisiológico da insulina pela célula beta pancreática que mantém um ritmo basal de liberação de insulina, entre 2 e 5mU/l, para a manutenção das concentrações glicêmicas na faixa da normalidade, quando os alimentos não são consumidos, e também para manter inibidos os mecanismos metabólicos produtores de glicose como a gliconeogênese e a glicogenólise hepáticas, assim como a lipólise e a cetogênese. Por outro lado, picos de secreção de insulina acontecem em resposta à ingestão de alimentos, principalmente estimulados pela glicose, mas também a outros estímulos hormonais e do sistema nervoso autônomo[168].

O esquema basal-*bolus* tenta reproduzir o padrão de secreção fisiológico da insulina em resposta à alimentação, pela administração do análogo de insulina de ação rápida ou ultrarrápida (*bolus*), quantas vezes forem necessárias, considerando-se os objetivos glicêmicos, associada à utilização da insulina de ação prolongada (basal), para controlar a produção hepática de glicose e a lipólise no período entre as refeições (pós-absortivo). Esse esquema terapêutico permite maior flexibilidade em relação ao horário das refeições e redução da necessidade de lanches durante o dia (Quadro XV-31).

Aproximadamente 30-50% da dose total diária de insulina deverá ser planejada para a **insulinoterapia basal**, tanto no sistema de infusão contínua de insulina quanto no esquema MDI[194]; nesse último, a insulina basal será administrada preferencialmente na forma de análogos de ação prolongada como glargina, degludeca ou detemir.

A insulina glargina costuma ser aplicada uma vez ao dia, na dose inicial de 0,2-0,4U/kg/dia, sendo mais efetiva no controle da glicemia de jejum quando aplicada 2 a 4 horas após o jantar em crianças maiores e adultos; entretanto, em crianças menores de 10 anos, a aplicação da glargina pela manhã pode prevenir hipoglicemias no alvorecer, devido à maior sensibilidade insulínica nessa faixa etária[246]. Algumas crianças podem necessitar de duas aplicações ao dia, ou mesmo combinar uma dose de glargina com outra de NPH, para promover a cobertura completa do esquema basal do dia[194].

A insulina detemir pode ser iniciada na dose de 0,2-0,4U/kg/dia, uma vez ao dia, mas frequentemente é necessária uma segunda dose noturna para o controle da glicemia de jejum[194,246].

A insulina degludeca deve ser aplicada uma vez ao dia, recomendando-se que se inicie o tratamento com doses 30% mais baixas do que aquelas recomendadas para a insulina detemir[194,251].

A adequação da dose do análogo de ação prolongada em relação às variações das atividades diárias é difícil, devendo-se recorrer a estratégias como ajustar o consumo de carboidratos ou alterar as doses de insulina das refeições para prevenir hipoglicemias durante ou após uma atividade física extra. A dose da insulina basal deve ser titulada para a manutenção

Quadro XV-31. Esquemas de insulinoterapia intensiva do tipo basal-*bolus*.

Insulinoterapia	Dose diária	Esquema de aplicação	Insulina sugerida conforme sua curva de ação
Basal	30-50% do total	Múltiplas doses de insulina (MDI)	• Glargina; Degludeca 1 vez/dia • Detemir fracionada em 2 vezes/dia • NPH fracionada em 3-4 vezes/dia
		Sistema de infusão contínua de insulina (SICI)	• Lispro, Asparte, Glulisina • Asparte ultrarrápida (velocidade basal)
Bolus (correção + refeição)	50-70% do total	Múltiplas doses de insulina (MDI)	• Lispro, Asparte, Glulisina • Asparte ultrarrápida • Regular
		Sistema de infusão contínua de insulina (SICI)	• Lispro, Asparte, Glulisina • Asparte ultrarrápida • Regular

da glicemia de jejum dentro da meta (ver Tabelas XV-6 e XV-7), evitando-se a hipoglicemia noturna ou antes das refeições, como também é bastante útil a avaliação periódica do estado de equilíbrio da insulina basal, cujo objetivo será conseguir omitir a refeição da manhã, sem apresentar hipoglicemia algumas horas depois, desde que se tenha apresentado um valor glicêmico dentro da meta antes de dormir (ver Tabelas XV-6 e XV-7) e que não tenha acontecido nenhum lanche noturno. O automonitoramento na madrugada ou o uso do sistema de monitoramento contínuo da glicose ajudam a determinar se os ajustes das doses basais são necessários para o controle glicêmico noturno[246].

Alternativamente, a insulina humana NPH pode ser administrada duas vezes ao dia, mas, por ser uma insulina de ação intermediária, frequentemente será necessário maior fracionamento, em três ou quatro doses menores, para melhor se adequar ao perfil basal, sugerindo-se que também seja utilizada uma dose diária mais baixa da insulina NPH[232,246]. Como exemplo, citamos o seguinte esquema: 1. NPH (15% do total diário de insulina) + *bolus* de refeição (análogo de ação rápida/ultrarrápida ou regular) antes do desjejum e antes do almoço; 2. *bolus* de refeição (análogo de ação rápida/ultrarrápida ou regular) antes do jantar; 3. NPH (5-10% do total diário de insulina) antes do dormir.

O ajuste da dose deverá ser feito de acordo com a glicemia antes da próxima refeição (ver Tabelas XV-6 e XV-7). Recomenda-se que a última dose de NPH do dia seja administrada antes de dormir, próximo às 22:00 horas, de modo a equilibrar o **fenômeno do alvorecer**, que é a tendência à hiperglicemia nas primeiras horas da manhã, geralmente após as 5:00 horas, decorrente dos picos de secreção de hormônio de crescimento (GH), com aumento da resistência à insulina e da produção hepática de glicose, sendo mais pronunciado durante a puberdade[194]. Entretanto, estudos com bomba de insulina observaram que as crianças menores necessitam de uma dose basal mais elevada, entre 22:00 e 02:00 horas, e não no início da manhã (**fenômeno do alvorecer invertido**)[257,258]. No esquema múltiplas doses de insulina (MDI), esse padrão poderia ser corrigido pela aplicação da insulina humana regular na última refeição do dia, em substituição ao análogo de ação rápida, devendo-se então verificar a glicemia na madrugada[194].

Em portadores de DM1, a hiperglicemia de jejum é causada, predominantemente, pelo declínio das concentrações de insulina, potencializando assim o fenômeno do alvorecer. Por outro lado, a utilização de doses de NPH antes do jantar pode causar hipoglicemias na madrugada e, consequentemente, provocar a liberação de hormônios contrarreguladores (catecolaminas, glucagon, GH e cortisol) que diminuirão a sensibilidade à insulina, causando hiperglicemia no jejum (**fenômeno de Somogyi**). Melhor controle desse fenômeno seria a transferência para uma dose noturna de análogo de ação prolongada ou para o sistema de infusão contínua de insulina[194].

Para a substituição da insulina NPH pela insulina detemir deve-se iniciar com a mesma dose, utilizando duas aplicações diárias e, em alguns casos, há a possibilidade de apenas uma aplicação ao dia. Ao substituir a insulina NPH pela insulina glargina deve-se reduzir a dose em 30%, passando a ser aplicada uma vez ao dia. Ao substituir a insulina detemir pela degludeca, deve-se reduzir a dose em 30%[194]. Correções adicionais deverão ser realizadas de acordo com os resultados do automonitoramento glicêmico.

Na insulinoterapia por meio **do sistema de infusão contínua de insulina (SICI)**, o ritmo basal é importante para o controle glicêmico durante as 24 horas do dia, por inibir a produção hepática de glicose, a lipólise e a cetogênese, por meio da infusão de pequenas doses de insulina de ação rápida ou ultrarrápida a cada 10 minutos, aproximadamente, à semelhança das ilhotas humanas[259].

Para transferir um paciente do esquema de MDI para o SICI, o ritmo basal poderá ser calculado reduzindo-se a dose diária total de insulina (DDTI) em 20 a 30% e metade dela será utilizada como o basal inicial do SICI[168]. Contudo, em crianças com menos de 7 anos de idade, sugere-se começar com 30-35% da DDTI[259]. A dose calculada será então dividida pelas 24 horas do dia, seguindo padrões de distribuição variáveis conforme a faixa etária e a individualidade de cada paciente; como a resistência à insulina aumenta com a idade, assim também serão as necessidades basais diárias.

A programação de múltiplos basais durante o dia já foi associada a melhor controle metabólico na população pediátrica[260], sendo sugerido o seguinte esquema para as diversas faixas etárias[168]:

- **Lactentes e pré-escolares** – ritmo basal mais plano, utilizando velocidades de infusão baixas como 0,025 unidade de insulina por hora (U/h), pois facilita a individualização das doses a partir da primeira semana de uso; para recém-nascidos, a programação intermitente de períodos de até 2 horas com velocidade de 0,01U/h pode ser útil. No pré-escolar, as necessidades basais mais elevadas costumam acontecer à noite, entre 22:00 e 2:00 horas e as mais baixas no período da tarde.
- **Crianças e adolescentes** – cerca de cinco velocidades basais podem ser necessárias: a mais baixa entre meia-noite e 4:00 horas; das 4:00 às 7:00 horas deve cobrir o período do fenômeno do alvorecer de maior resistência insulínica; das 7:00 às 13:00 horas deve cobrir o período da manhã; das 13:00 às 20:00 horas deve cobrir o período da tarde; das 20:00 horas à meia-noite deve cobrir o período da noite[261]. Às vezes, períodos adicionais precisarão ser programados, como, por exemplo, para cobrir o **fenômeno do entardecer** associado à maior resistência à insulina entre 17:00 e 20:00 horas[262].

Mais de um padrão de programação basal pode ser armazenado na memória do SICI, para serem utilizados em situações especiais como finais de semana, período de férias, período menstrual, atividade física. Outro recurso das bombas de insulina é a programação de um ritmo basal temporário que permite diminuir a taxa de entrega da insulina durante um intervalo de tempo, no caso de atividade física, ou aumentar no caso de doenças intercorrentes[259,263].

Os demais 50-70% da DDTI serão distribuídos entre os ***bolus*** de insulina que correspondem às doses de insulina rápida ou ultrarrápida administradas antes das refeições, para a metabolização dos nutrientes ingeridos (***bolus* de refeição**), e às doses administradas para a correção de hiperglicemias (***bolus* de correção**).

A dose do análogo de ação rápida ou ultrarrápida para o bolus de refeição deve ser adequada para a quantidade de carboidratos (CH) a serem ingeridos em cada refeição, através das técnicas de substituição de equivalentes CH ou da contagem de CH (Quadro XV-32) e a relação insulina/CH deverá ser individualizada para cada paciente[264]. A regra dos 500 (500 ÷ dose de insulina total do dia) pode ser utilizada inicialmente194, mas já foi descrita uma necessidade insulínica mais elevada em crianças que poderiam usar a regra dos 350, dos 330 para pré-escolares e dos 250 para crianças menores[263,265]. Contudo, a necessidade real de cada paciente

Quadro XV-32. Planejamento da insulinoterapia utilizada nos *bolus* de refeição.

Conceito	Combina a dose de insulina de ação rápida ou ultrarrápida com a quantidade de CH da refeição A relação insulina/CH deverá ser individualizada para cada paciente	
Técnicas	Substituição de equivalentes CH	Tabelas nutricionais organizadas em porções equivalentes a 15g de CH
	Contagem de CH	Pesagem dos alimentos Leitura de rótulos Consulta de manuais de contagem de CH*

CH = carboidrato.

* https://www.diabetes.org.br/profissionais/images/2018/manual-de-contagem-de-carbo.pdf.

será deduzida pela observação cuidadosa dos registros alimentares, que correlacionam a quantidade de CH ingerida e os controles glicêmicos domiciliares antes e 2 horas após as refeições, em relação à dose da insulina aplicada antes de cada refeição. Alguns pacientes necessitam de relações diferenciadas para cada momento do dia.

Em pacientes em **MDI**, as doses de análogos de ação rápida devem ser administradas entre 15 e 20 minutos antes das refeições e a insulina asparte ultrarrápida (Fiasp®) pode ser aplicada imediatamente antes (0 a 2 minutos) até 20 minutos após. Em crianças, em que muitas vezes é imprevisível a quantidade de alimento que será ingerida, pode-se optar por administrar a insulina ultrarrápida logo após a refeição, baseando-se na glicemia obtida antes da refeição e na quantidade de CH realmente ingerida, ou dividindo a dose calculada do análogo de ação rápida em duas aplicações, antes e após a refeição, minimizando o risco de hipoglicemia.

Por outro lado, existe maior versatilidade no *bolus* de refeição infundido pelo **SICI** que, além da curva padrão de entrega rápida, quando a refeição deverá ser ingerida nos próximos 15 a 20 minutos, ele incorpora também os *bolus* avançados que incluem: a) *bolus* de onda estendida ou quadrada que administra a insulina lentamente em intervalo de tempo pré-determinado (festas ou churrascos); b) *bolus* combinado ou de onda dupla, quando entrega uma fração pré-definida da insulina rapidamente e o restante será infundido em velocidade mais lenta, por exemplo, 40% do *bolus* imediatamente e os restantes 60% durante 4 horas, que cobre melhor as refeições com um alto teor de gordura[194,256]. Os SICI são programados para descontar da infusão do *bolus* a proporção de insulina considerada ativa desde o último *bolus*, por meio do recurso denominado tempo de insulina ativa, o que reduz o risco de hipoglicemias graves[263].

A omissão dos *bolus* de refeição, principalmente durante a escola, é a principal causa de inadequação do controle glicêmico, sendo fundamentais a supervisão e o suporte da família e da equipe escolar[168].

Os ***bolus* de correção** têm por objetivo corrigir os desvios das metas glicêmicas antes e algumas horas após as refeições. O cálculo inclui o conceito do **fator de sensibilidade** à insulina, que significa o quanto 1U do análogo de ação rápida faz baixar a glicemia (mg/dl), entre 2 e 4 horas da aplicação, sem ingestão de alimentos ou líquidos açucarados[168,259,266]. Uma regra prática para a determinação do fator de sensibilidade, usando um análogo de ação rápida, é dividir 1.800 pela dose DDTI; para pacientes mais sensíveis à insulina essa regra pode ser ajustada para cima (2.000/DDTI) ou para baixo (1.500/DDTI) nos mais resistentes[194].

A adequação do *bolus* de correção será verificada pelas análises glicêmicas realizadas após 2 a 4 horas, tendo como meta a glicemia-alvo. Correções sucessivas devem ser evitadas em um período inferior a 2 horas, por risco de sobreposição das doses de insulina e, consequentemente, de hipoglicemia[168,259,266]. Quando em bomba de insulina, sugere-se programar o tempo de insulina ativa em 3 horas, promovendo ajustes subsequentes, caso se desejem doses de correção mais ou menos agressivas[259].

A dose da insulina pré-prandial será o somatório do *bolus* de correção e do *bolus* de refeição. Os *bolus* de correção deverão ser calculados individualmente, de acordo com a sensibilidade à insulina, nos períodos de jejum ou entre as refeições e com os objetivos glicêmicos de cada paciente (Quadro XV-33). A sensibilidade à insulina pode variar com o horário do dia, em um mesmo indivíduo; de modo geral, os pacientes possuem sensibilidade à insulina menor pela manhã.

Como uma alternativa a pacientes que não conseguem aderir à insulinoterapia intensiva, doses preestabelecidas de insulina podem seguir algoritmos de correção[267], conforme apresentado no quadro XV-33. Os ajustes das doses pré-prandiais deverão ser realizados após a observação da glicemia capilar pós-prandial (2 horas após o início da refeição) em cada uma das refeições.

O **controle metabólico desejável** é a manutenção da normoglicemia a maior parte do tempo possível, evitando-se hipoglicemias recorrentes e grande variabilidade glicêmica. Sua vigilância é realizada por meio do **automonitoramento domiciliar das glicemias capilares**, dos sensores de glicose em tempo real e da análise da concentração da hemoglobina glicada (HbA_{1c}) a cada três meses.

O tratamento intensivo do diabetes, tanto no esquema de MDI quanto com o SICI, requer o automonitoramento glicêmico regular e frequente, entre 6 e 10 vezes ao dia[268,269], como também a revisão frequente dos resultados para que sejam identificados padrões que requeiram ajustes terapêuticos. Os pacientes e suas famílias devem ser orientados a interpretar e a agir na vigência de glicemias fora das metas, efetuando ajustes na insulinoterapia em situações de exercícios, de variações na alimentação e da sensibilidade à insulina que acompanham o crescimento e desenvolvimento infantis, sendo recomendados controles glicêmicos nas seguintes situações:

- Antes de dormir, durante a noite e no jejum para detectar e prevenir a hipoglicemia noturna e a hiperglicemia, como também para orientar a dose da insulina basal.
- Durante o dia, antes e 2 horas após as refeições para orientar o cálculo das doses de insulina das refeições.
- Antes, durante e muitas horas após exercícios vigorosos para orientar a prevenção de episódios hipoglicêmicos.
- Para confirmar a suspeita de hipoglicemia e acompanhar sua recuperação.
- • Durante episódios de doenças intercorrentes para prevenir crises hiperglicêmicas.
- Antes de dirigir um veículo ou operar algum maquinário semelhante.

A frequência do automonitoramento glicêmico relaciona-se diretamente com a melhora da HbA_{1c} em portadores de DM1, provavelmente por promoverem ajustes da insulino-

Quadro XV-33. Fórmulas e algoritmos utilizados para os cálculos dos *bolus* de insulina de correção de hiperglicemias, com metas glicêmicas de acordo com os critérios da Associação Americana de Diabetes, 2020[267*,268].

Tipos de correção	Técnica	
Bolus de correção	Fórmula: $\frac{\text{glicemia obtida} - \text{glicemia-alvo}}{\text{fator de sensibilidade}}$	
	Glicemia-alvo: pré-prandial	Valor intermediário entre 90 e 130mg/dl (meta individualizada)
	Glicemia-alvo: pós-prandial	Valor intermediário entre 90 e 180mg/dl (meta individualizada)
	Fator de sensibilidade	Análogo de ação rápida: $\frac{1.800}{\text{dose diária total de insulina}}$ Insulina regular: $\frac{1.500}{\text{dose diária total de insulina}}$
Algoritmo de correção*	Crianças: 0,5U para cada 50mg/dl acima de 150mg/dl Púberes e adultos: 1 unidade para cada 50mg/dl acima de 120mg/dl Obesos ou resistentes: 1U para cada 30mg/dl acima de 120mg/dl	

terapia relacionada às refeições e correção rápida das glicemias fora do alvo. Além disso, a detecção das hipoglicemias, antes de aparecerem os sintomas, previne o consumo excessivo de açúcar simples, o que frequentemente resulta em hiperglicemia[268,269].

As metas do controle metabólico sugeridas pela ISPAD (*International Society for Pediatric and Adolescent Diabetes*), 2018[269], estão apresentadas na tabela XV-6, e os objetivos glicêmicos e de HbA_{1c} recomendados pela ADA (*American Diabetes Association*), 2020[268], para a população pediátrica na tabela XV-7. Elas recomendam que toda criança deva ter suas metas glicêmicas individualizadas visando a alcançar valores o mais próximo possível do normal, desde que sejam evitados hipoglicemias graves, episódios recorrentes de hipoglicemias leves e moderadas, como também estresse e sobrecarga excessiva da criança e seus familiares[269].

Especial atenção deve ser dada a crianças menores de 6 anos que não sabem comunicar a presença de hipoglicemias e para pacientes com hipoglicemias noturnas e falta de percepção dos sintomas da hipoglicemia, nos quais as hipoglicemias graves são mais comuns. Essas crianças costumam apresentar concentrações glicêmicas inferiores a 70mg/dL sem sinais ou sintomas adrenérgicos como tremores, fraqueza, sudorese fria, palidez e palpitações, devido a uma inibição das respostas contrarreguladoras neuro-humorais causada pelas hipoglicemias recorrentes. Controle glicêmico menos rigoroso pode, às vezes, ser indicado para esses pacientes (Tabela XV-7), acreditando-se que a falta de percepção à hipoglicemia possa ser revertida se forem evitados episódios de hipoglicemia durante 2 a 3 semanas consecutivas[260].

A partir de 2021, as diretrizes da ADA e ISPAD (2022) passaram a recomendar que os alvos glicêmicos sugeridos para a monitorização da glicemia capilar fossem alinhados àqueles do CGM (70-180mg/dl) por falta de evidências empíricas de que a recomendação de uma variedade de valores glicêmicos em função da hora do dia e das refeições tivesse reduzido efetivamente a ocorrência tanto de hipo quanto de hiperglicemias, além de gerar confusão de informações e maior complexidade de processo de educação para o autocuidado. Sugerem ainda que um alvo mais rigoroso entre 70 e 144mg/dl no jejum poderia ser recomendado para casos individualizados.

A **hemoglobina glicada** (HbA_{1c}) corresponde a uma variante estável da hemoglobina formada pela ligação não enzimática da glicose ao resíduo de valina N-terminal da cadeia beta da hemoglobina, representando o melhor indicador disponível da glicemia média dos últimos três meses e o melhor marcador preditivo para as complicações microvasculares associadas ao diabetes. Apesar de a vida média do eritrócito ser de 120 dias, grandes alterações das médias

Tabela XV-6. Metas glicêmicas e de hemoglobina glicada (HbA_{1c}) em crianças e adolescentes segundo as diretrizes da ISPAD (*International Society for Pediatric and Adolescent Diabetes*), 2018[269].

Metas	Jejum ou pré-prandial (mg/dl)	Pós-prandial (mg/dl)	Antes de dormir/ madrugada (mg/dl)	HbA_{1c} (%) (normal: 4,0-6,0)
ISPAD, 2018	70-130	90-180	80-140	< 7,0*

*** Uma meta mais baixa (< 7,0%) é razoável se puder ser obtida sem excesso de hipoglicemias, estresse e prejuízo da qualidade de vida.**

Tabela XV-7. Metas glicêmicas e de hemoglobina glicada (HbA_{1c}) para a população pediátrica em todas as faixas etárias, segundo a ADA (*American Diabetes Association*), 2020[268].

Metas	Jejum ou pré-prandial (mg/dl)	Pós-prandial (mg/dl)	Antes de dormir/ madrugada (mg/dl)	HbA_{1c} (%) (normal: 4,0-6,0)
ADA 2020	90-130		90-150	< 7,0*

***A meta de HbA_{1c} deve ser individualizada e reavaliada periodicamente.**

Conceitos importantes no estabelecimento de metas:

- **Metas mais baixas (< 6,5%) podem ser razoáveis em função da avaliação risco-benefício.**
- **Metas menos rigorosas (< 7,5%) podem ser apropriadas para crianças que não sabem comunicar a hipoglicemia, que não percebem as hipoglicemias ou que não têm acesso aos recursos tecnológicos mais recentes do tratamento do DM1.**
- **Metas ainda menos rigorosas (< 8,0%) podem ser adequadas para crianças com histórico de hipoglicemias graves, ou doenças crônicas graves, com expectativa de vida limitada.**
- **As metas glicêmicas deverão ser modificadas em crianças com hipoglicemias frequentes ou falta de percepção da hipoglicemia.**
- **Monitoramento pós-prandial é recomendado quando houver disparidade entre os valores pré-prandiais e as concentrações da HbA_{1c}, como também para avaliar a dose dos *bolus* de insulina antes das refeições em pacientes em insulinoterapia basal-*bolus*.**

glicêmicas nas últimas 1 a 2 semanas exercem impacto maior nas concentrações da HbA_{1c} do que aquelas das últimas 3 a 4 semanas; as concentrações glicêmicas dos últimos 30 dias contribuem em cerca de 50% para a concentração final da HbA_{1c}, enquanto aquelas dos últimos 90-120 dias contribuem em apenas 10%[270].

Contudo, outros fatores podem interferir nas dosagens da HbA_{1c}. Concentrações mais baixas associam-se a situações que abreviam a sobrevida das hemácias como anemias hemolíticas e hemorragias agudas, à ingestão das vitaminas C e E, por provável inibição da glicação da hemoglobina. A presença de hemoglobinas variantes também pode interferir nesses resultados, causando falsas elevações e diminuições. Em portadores de hemoglobinopatias e anemias hemolíticas são sugeridos métodos alternativos como dosagem da frutosamina[270].

A correlação entre HbA_{1c} e a média das concentrações glicêmicas foi estimada principalmente para a população adulta, demonstrando forte associação com fatores de risco para a doença cardiovascular[271]. A tabela XV-8 mostra que, para cada elevação de 29mg/dl na média glicêmica, a concentração da HbA_{1c} aumenta em 1%. Essa relação é chamada de glicemia média estimada e tem sido disponibilizada pela maioria dos ensaios laboratoriais validados para a dosagem de HbA_{1c}[272,273].

Para avaliação do resultado do teste de HbA_{1c} há necessidade de se conhecer a técnica laboratorial utilizada na sua realização, uma vez que as faixas de normalidade variam em função dos ensaios utilizados. Métodos certificados pela NGSP (*National Glycohemoglobin Stardadization Program*) reproduzem os padrões do DCCT, com faixa de normalidade entre 4 e 6%[274].

A proteína circulante em maior concentração no sangue é a hemoglobina, entretanto outras proteínas também sofrem glicação e são chamadas de frutosamina, das quais a maior parcela é devida à albumina. Por apresentar vida útil mais curta, a frutosamina sérica pode ser usada para avaliar o controle glicêmico das últimas duas a três semanas, entretanto ela

Tabela XV-8. Relação entre concentrações de hemoglobina glicada (HbA_{1c}) e glicemia média estimada[273].

Hemoglobina glicada, %	Glicemia plasmática média (variação), mg/dl
5	97 (76-120)
6	126 (100-152)
7	154 (123-185)
8	183 (147-217)
9	212 (170-249)
10	240 (19-282)
11	269 (217-314)
12	298 (240-347)

apresenta baixas reprodutibilidade e correlação com a glicemia média, além de não ter sido validada para desfechos de longo prazo como já aconteceu com a HbA_{1c}. Assim mesmo ela tem sido preconizada como um teste alternativo para portadores de hemoglobinopatias e anemias hemolíticas[270].

O 1,5 anidroglucitol (1,5 AG) é um poliol derivado da glicose cuja reabsorção nos túbulos renais proximais é inibida competitivamente pela glicose; assim, em situação de hiperglicemia, a reabsorção tubular do 1,5 AG diminui. Portanto, a redução da sua concentração plasmática reflete aumento da glicemia, tendendo a normalizar à medida que os valores glicêmicos atingirem concentrações inferiores a 180mg/dl. A dosagem sérica do 1,5 AG permite um controle glicêmico mais precoce (24 a 72 horas) do que a frutosamina (15 dias) ou a HbA_{1c} (120 dias), apresentando boa correlação com a hiperglicemia pós-prandial mesmo em pessoas com HbA_{1c} dentro da meta (6-8%) (https://www.fleury.com.br/medico/exames/anidroglucitol-1-5-soro).

Se por um lado a análise do perfil de glicemias capilares obtidas em mais de cinco momentos do dia trouxe maior efetividade no tratamento do DM1 e melhora dos desfechos a médio e longo prazo[275], os **sistemas de monitoramento contínuo da glicose** (CGM) tornaram possível a análise dinâmica das flutuações glicêmicas ao longo das 24 horas do dia, sendo capazes de sinalizar tendências e com isso influenciar grandes inovações para a insulinoterapia. Os sistemas de **CGM em tempo real** incluem sensores inseridos no subcutâneo e medem a concentração de glicose do fluido intersticial a cada 10 segundos, usando métodos eletroquímicos baseados na glicose-oxidase, como também produzem relatórios das médias armazenadas a cada 5 minutos, disponibilizando 288 médias ao dia. Os resultados são mostrados num monitor e também sinalizam por setas se a concentração de glicose está aumentando ou abaixando e em qual velocidade por minuto (1, 2, 3 ou mais de 3 setas para cima ou para baixo), assim como geram gráficos indicativos do comportamento da glicose ao longo do tempo e alarmes para hipo e hiperglicemia. Existe um atraso de cerca de 10 a 15 minutos entre a concentração de glicose no fluido intersticial em relação às alterações da glicemia e por isso o sistema deve ser calibrado pela glicemia capilar entre 2 e 4 vezes por dia.

Os sensores de nova geração apresentam melhora da acurácia, avaliada pelo MARD (*Mean Absolute Relative Difference*) que mede a diferença entre as leituras do CGM e as concentrações de glicose avaliadas, concomitantemente, por sistema de medida de referência, com valor < 10%, considerada semelhante àquela dos glicosímetros portáteis[269]. Pacientes que utilizam os sensores quase que diariamente têm mostrado melhora dos níveis de HbA_{1c}, redução no tempo de exposição à hiper e hipoglicemia, às amplas flutuações glicêmicas. Além disso, a revisão dos relatórios dos dados armazenados no CGM é um excelente instrumento didático para ensinar aos pacientes os efeitos das doses de insulina, da alimentação e atividade física sobre a glicemia[269].

Os parâmetros utilizados para a interpretação clínica dos dados obtidos pelo CGM (Tabela XV-9) são: pelo menos 14 dias de uso do dispositivo; sensor em atividade por pelo menos 70% desse período; concentração média de glicose; variabilidade glicêmica ≤ 36%; indicador de gerenciamento de glicose (GMI) < 7%. A porcentagem de tempo passado dentro do alvo glicêmico (70-180mg/dl) tem sido recomendada como critério de eleição para a avaliação do bom controle metabólico[274], e sua correlação com a HbA_{1c} está representada na tabela XV-10.

O sistema *flash* de monitoramento de glicose, também conhecido como CGM de escaneamento intermitente (isCGM), mede a concentração de glicose do fluido intersticial a cada 1 minuto, armazena as médias a cada 15 minutos, em um total de 96 médias ao dia. As leituras de glicose em tempo real são apresentadas sempre que o usuário aproximar o escâner ou o telefone celular ao sensor, assim como informa sobre as tendências glicêmicas por meio de setas e disponibiliza gráficos sobre as leituras armazenadas, porém não tem alarmes. Sua calibração vem de fábrica e não necessita de outros procedimentos pelo usuário[277].

Um novo tipo de sensor implantável, de longa duração (6 meses), foi lançado como uma alternativa aos sensores de aplicação transcutânea (CGM) e sua utilização clínica associou-se tanto à melhora da HbA1c quanto aos parâmetros do monitoramento contínuo em adultos com DM1[281].

Tabela XV-9. Parâmetros do CGM a serem avaliados no atendimento clínico[276].

Parâmetro	
1. Número de dias em uso do CGM (recomendação: pelo menos 14 dias)	
2. Porcentagem de tempo de atividade do CGM (recomendação ≥ 70% dos dados de 14 dias)	
3. Concentração média de glicose	
4. Indicador do controle glicêmico (GMI) < 7%	
5. Variabilidade glicêmica (%CV): meta ≤ 36%	
6. Tempo acima do alvo: % de leituras e de tempo > 250mg/dl: meta < %	Nível 2
7. Tempo acima do alvo: % de leituras e de tempo 181-250mg/dl: meta < 25%	Nível 1
8. Tempo dentro do alvo: % de leituras e de tempo 70-180mg/dl: meta > 70%	No alvo
9. Tempo abaixo do alvo: % de leituras e de tempo 54-69mg/dl: meta < 4%	Nível 1
10. Tempo abaixo do alvo: % de leituras e de tempo < 54mg/dl: meta < 1%	Nível 2

CGM = monitoramento contínuo de glicose; CV = coeficiente de variação.

Tabela XV-10. Correlação entre a porcentagem de tempo dentro do alvo glicêmico (70-180mg/dl) e HbA_{1c}[274].

Tempo no alvo (%)	HbA_{1c} (%)
0	12,1
10	11,4
20	10,6
30	9,8
40	8,3
50	7,5
60	7,5
70	6,7
80	5,9
90	5,1
100	4,3

SISTEMAS DE INFUSÃO DE INSULINA ACOPLADOS A SENSORES DE MONITORIZAÇÃO CONTÍNUA DE GLICOSE EM TEMPO REAL

Os sistemas de infusão contínua (bomba de insulina) são capazes de liberar insulina em ritmos diferentes que se adequam à infusão basal e aos bolus de refeição e correção, incluindo programas capazes de sugerir doses de *bolus* de insulina baseados na informação individualizada das metas glicêmicas, da quantidade de carboidratos (CH) ingerida, da relação insulina/CH, fator de sensibilidade à insulina e da glicemia capilar. Alguns modelos podem acoplar sensores de glicose em tempo real, gerando informação a cada 5 minutos e ativando alarmes informativos para quedas ou elevações rápidas das concentrações de glicose, sendo capazes de interromper automaticamente a infusão da insulina, caso a meta glicêmica inferior definida pela equipe seja atingida. Esse recurso terapêutico é apropriado e recomendado para a população pediátrica, que frequentemente demanda doses de insulina inferiores a 0,5UI para correções ou refeições, permitindo que uma proporção maior de pessoas com DM1 atinjam com segurança as metas glicêmicas recomendadas. As falhas do conjunto de infusão são comuns em qualquer terapia com bomba de insulina, fazendo-se necessário o treinamento do usuário para o reconhecimento imediato do problema, para que sejam evitadas hiperglicemia, cetonemia e cetoacidose diabética[281a].

Modelos de bombas de insulina integrados a sistemas de CGM em tempo real têm adquirido muitas funcionalidades tecnológicas para melhor controle glicêmico e menor risco de hipoglicemias sendo classificadas como[277,278]:

a) SAP (sensor augmented pump) – a terapêutica com sensor (em atividade por tempo ≥ 60%) acoplado à bomba de insulina mostrou-se superior ao esquema MDI e monitorização da glicose capilar na redução da HbA_{1c}, sem aumento na frequência de hipoglicemias ou de hipoglicemia grave.

b) LGS (*low-glucose suspend system*) – emite um alarme quando o limite de hipoglicemia é previsto e, caso o alarme não seja ouvido pelo paciente, ou se os níveis de glicose atingirem o limiar de hipoglicemia, o sistema suspenderá a infusão de insulina pela bomba de infusão. Esse algoritmo reduz significativamente o risco de hipoglicemia noturna, sem haver piora no controle glicêmico.

c) PGLS (*predictive low-glucose suspend system*) – o algoritmo preditivo é mais complexo e faz com que a infusão de insulina seja interrompida 30 minutos antes de atingir o limiar de hipoglicemia. É capaz de reduzir o número e a duração dos episódios de hipoglicemia em todas as faixas etárias.

d) AID (*automated insulin deliver system*) – um algoritmo complexo em alça fechada controla automaticamente a glicemia nos períodos noturno e entre as refeições; no sistema híbrido, o usuário controla apenas seu bolus pré-refeição. Estudos demonstraram aumento consistente no tempo dentro do alvo glicêmico, redução no tempo em hiperglicemia e em hipoglicemia[279,280].

O quadro XV-34 apresenta as características e configurações de bombas de insulina disponíveis no Brasil, segundo a Sociedade Brasileira de Diabetes[256].

O avanço tecnológico tem sido rápido, permitindo que algoritmos matemáticos possam controlar continuamente o ritmo de liberação da insulina pelos sistemas de alça fechada em função das variações glicêmicas detectadas pelos sensores de glicose em tempo real.

O sistema MiniMed 780G (Medtronic) foi o primeiro sistema de alça fechada híbrido aprovado para uso comercial em indivíduos de 7 a 80 anos de idade, cuja dose

Quadro XV-34. Características e configurações das bombas disponíveis no Brasil (Sociedade Brasileira de Diabetes)[256].

Características	Accu-chek® Spirit Combo	MiniMed Paradigm® Veo 754	MiniMed® 640G
Restrição de idade	Não	Não	Não
Número de perfis de taxa basal	5	3	8
Número de taxas basais/24 horas	24	48	48
Taxa basal mínima (U/h)	0,05	0,025	0,025
Incremento mínimo da taxa basal (U/h)	0,01	0,025	0,025
Frequência de infusão de taxa basal	A cada 3 minutos	Depende da taxa basal (taxa/menor incremento)	Depende da taxa basal (taxa/menor incremento)
Tipos de *bolus*	Padrão, estendido e multionda	Padrão, quadrado, onda e dupla onda	Padrão, quadrado, onda e dupla onda
Incremento de *bolus* (U)	0,1	0,025	0,025
Velocidade de *bolus* para 1U	5 segundos	Sem informação	4 a 40 segundos
Taxa basal temporária (porcentagem de dose e duração)	0 a 250%; 15 minutos a 24 horas	0 a 200%; 30 minutos a 24 horas	0 a 200%; 30 minutos a 24 horas
Configuração de insulina ativa	Sim	Sim	Sim
Tempo até o alarme de oclusão	1,0U/h: < 2 horas 0,05U/h: < 24 horas	1,0U/h: 2,25 a 3,9 horas 0,025U/h: 66 a 189 horas	0,025U/h: 123 a 178 horas
Orientador de *bolus*	Sim	Sim	Sim
Sistema CGM acoplado	Não	Sim (LGS)	Sim (PGLS)
Software	Accu-Chek® Connect	CareLink	CareLink

diária total de insulina seja entre 8 e 250U por dia. Ele dispõe de uma avançada tecnologia (SmartGard®) de autogestão do diabetes que ajusta automaticamente a administração da insulina visando à estabilização dos níveis glicêmicos do usuário. Inclui a bomba de insulina à prova d'água, um conjunto de infusão (MiniMed Mio® Advance), um sensor de monitorização contínua de glicose (Guardian® Sensor 3), um transmissor (Transmissor Guardian® Link 3) que envia à bomba de insulina os dados medidos pelo sensor através de uma ligação sem fios. A calibração do sensor deve ser realizada por pelo menos duas a três medidas diárias de glicemia capilar no glicosímetro Accu-chek® Guide, cujos resultados são também enviados à bomba por ligação sem fios.

O sistema ajusta automaticamente a administração de insulina e corrige os valores de glicose acima da meta de forma permanente, a cada 5 minutos, até 288 vezes por dia, prevenindo também as hipoglicemias. As metas glicêmicas podem ser individualizadas, para cada paciente, em 100, 110 e 120mg/dl. O comando do usuário para a realização dos bolus de refeição é necessário para que os resultados glicêmicos ideais sejam atingidos; contudo, o sistema é capaz de promover uma autocorreção (se maior que 120mg/dl), a cada 5 minutos, que visa corrigir a glicemia diurna, atenuando imprecisões na contagem de carboidratos e eventuais bolus de refeição atrasados ou perdidos, ajustando a variabilidade glicêmica diária sem intervenção do usuário. Os dados da bomba e do sensor podem ser visualizados em tempo real por meio do aplicativo MiniMed® Mobile para telefone celular (smartphone) e compartilhado com a equipe de saúde pelo aplicativo Carelink® Connect.

A **atividade física** regular é recomendada para jovens portadores de DM1, com cerca de 60 minutos de exercícios aeróbicos de intensidade moderada a vigorosa diários, e de fortalecimento muscular e ósseo três vezes por semana. Informações devem ser dadas quanto aos padrões glicêmicos durante e após os exercícios, que incluem hiperglicemia transitória inicial, seguida de hipoglicemia, sugerindo-se que iniciem atividade em uma faixa glicêmica entre 90 e 250mg/dl e que tenham acesso fácil a carboidratos durante o exercício planejado[268]. Devido à melhora da sensibilidade à insulina, pode haver necessidade de redução da dose total diária em 20 a 40%. Tais efeitos podem ser sentidos durante a atividade, assim como nas próximas 3 a 12 horas, podendo precipitar episódios hipoglicêmicos. O risco de hipoglicemia noturna praticamente dobra em crianças e adolescentes com DM1 após uma tarde de exercícios em relação a um dia sedentário, o que estaria relacionado provavelmente à maior utilização da glicose circulante para a renovação dos estoques de glicogênio muscular durante o sono[282,283].

Algumas ações sugeridas para minimizar esse risco são[268]: a) diminuir a dose do *bolus* de refeição imediatamente anterior ao exercício; b) reduzir as doses basais; c) aumentar a ingestão de CH (10 a 15g) para cada meia a uma hora de atividade; d) usar monitorização contínua da glicose.

Se a hipoglicemia é um problema comum durante o exercício, o excesso de lanches para preveni-la pode resultar em hiperglicemia prejudicando os benefícios metabólicos e cardiovasculares da atividade física. Portanto, os efeitos do exercício devem ser cuidadosamente monitorados, orientando-se a realização de controles glicêmicos antes, durante, após e na noite que se segue ao exercício, para orientarem atitudes de prevenção conforme o esquema terapêutico em uso[268,283].

A **dieta** é frequentemente o motivo das maiores dificuldades e falta de adesão ao plano terapêutico do DM. As alterações dietéticas propostas deverão ser realistas e razoáveis, levando-se em conta os hábitos culturais e étnicos da família, cujo apoio é essencial para o sucesso do tratamento. A orientação nutricional deverá ser iniciada pela determinação das necessidades calóricas basais (Quadro XV-35) em função do peso ideal, que poderá ser calculado pelo índice de massa corporal (IMC) = peso (kg) ÷ estatura^2 (m^2), uma vez que o mau controle crônico do diabetes pode prejudicar o ganho de peso e crescimento do jovem portador de DM1, assim como a hiperinsulinização pode causar o ganho excessivo de peso. As necessidades calóricas diárias do paciente, de acordo com o nível de atividade física (Quadro XV-36), também deverão ser consideradas.

Quadro XV-35. Cálculo das necessidades calóricas basais[284].

Crianças	1.000kcal + 100kcal por ano até a puberdade
Adolescentes	Sexo feminino = 2.400-2.800kcal Sexo masculino = 2.600-3.400kcal

kcal = quilocalorias.

Quadro XV-36. Necessidades calóricas de acordo com o grau de atividade física[285].

Grau de atividade física	Atividade física	Necessidades calóricas
Atividade leve	Escrever, caminhar, pescar	100-200kcal/h
Atividade moderada	Andar de bicicleta, de patins, jogar boliche	200-350kcal/h
Atividade intensa	Correr, jogar futebol, tênis, aeróbica	400-900kcal/h

kcal = quilocalorias.

As recomendações nutricionais, em calorias e macronutrientes, para a orientação do plano alimentar de indivíduos com diabetes conforme a faixa etária são apresentadas no quadro XV-37. O quadro XV-38 ilustra como transformar as calorias dos diversos nutrientes em gramas.

Quadro XV-37. Recomendações nutricionais em calorias e macronutrientes conforme a faixa etária do indivíduo com diabetes[286].

Necessidades calóricas e nutricionais para o crescimento e desenvolvimento			
Fontes de calorias	**Variação aceitável na distribuição de macronutrientes (% de calorias) de acordo com a faixa etária**		
Macronutrientes	1-3 anos	4-18 anos	Adultos
Carboidratos (%)	45-65	45-65	45-65
Proteínas (%)	5-20	10-30	10-35
Gorduras (%)	30-40	25-35	20-35
Fibras			
Referência para o consumo diário de fibras = 14g fibras/1.000kcal após 12 meses de idade			
1-3 anos de idade	19g/dia		
4-8 anos de idade		25g/dia	
9-13 anos de idade			
Sexo masculino		31g/dia	
Sexo feminino		26g/dia	
14-50 anos de idade			
Sexo masculino			38g/dia
Sexo feminino			26g/dia

Quadro XV-38. Transformação de calorias em gramas de macronutrientes.

Nutriente	**Transformação de calorias em gramas**
Carboidratos	÷ 4
Proteínas	÷ 4
Gorduras	÷ 9

REFERÊNCIAS

1. Onkamo P, Väänänen S, Karvonen M, Tuomilehto J. Worldwide increase in incidence of type I diabetes--the analysis of the data on published incidence trends. Diabetologia. 1999;42(12):1395-403.
2. Knip M. Descriptive epidemiology of type 1 diabetes-is it still in? Diabetologia. 2012;55(5):1227-30.
3. Gale EAM. The rise of childhood type 1 diabetes in the 20th century. Diabetes. 2002;51(12):3353-61.
4. Krolewski AS, Warram JH, Rand LI, Kahn CR. Epidemiologic approach to the etiology of type 1 diabetes and its complications. N Engl J Med. 1987;317(22):1390-8.
5. Green A. The EURODIAB studies on childhood diabetes 1988-1999. Diabetologia. 2001;44(Suppl 3):B1-2.
6. Karvonen M, Viik-Kajander M, Moltchanova E, Libman I, LaPorte R, Tuomilehto J. Incidence of childhood type 1 diabetes worldwide. Diabetes Mondiale (DiaMond) Project Group. Diabetes Care. 2000;23(10):1516-26.
7. The DIAMOND Project Group. Incidence and trends of childhood type 1 diabetes worldwide 1990-1999. Diabet Med. 2006;23(8):857-66.
8. Green A, Patterson CC on the behalf of the EURODIAB TIGER Study Group. Trends in the incidence of childhood-onset diabetes in Europe 1989-1998. Diabetologia. 2001;44Suppl 3:B3-8.
9. Patterson CC, Dahlquist GG, Gyurus E, Green A, Soltesz G, EURODIAB Study Group. Incidence trends for childhood type 1 diabetes in Europe during 1989–2003 and predicted new cases 2005-20: a multicentre prospective registration study. Lancet. 2009;373(9680):2027-33.
10. Patterson CC, Gyurus E, Rosenbauer J, Cinek O, Neu A, Schober E, et al. Trends in childhood type 1 diabetes incidence in Europe during 1989-2008: evidence of non-uniformity over time in rates of increase. Diabetologia. 2012;55(8):2142-7.
11. Weets I, De Leeuw IH, Du Caju MVL, Rooman R, Keymeulen B, Mathieu C, et al. The incidence of type 1diabetes in the age group 0-39 years has not increased in Antwerp (Belgium) between 1989 and 2000: evidence for earlier disease manifestation. Diabetes Care. 2002;25(5):840-6.
12. Feltbower RG, McKinney PA, Parslow RC, Stephenson CR, Bodansky HJ. Type 1 diabetes in Yorkshire UK: time trends in 0-14 and 15-29-year-olds, age at onset and age-period cohort modelling. Diabet Med. 2003;20(6):437-41.
13. Dahlquist GG, Nystrom L, Patterson CC, Swedish Childhood Diabetes Study Group Diabetes Incidence in Sweden Study Group. Incidence of type 1 diabetes in Sweden among individuals aged 0-34 years, 1983-2007: an analysis of time trends. Diabetes Care. 2011;34(8):1754-9.
14. Pettitt DJ, Talton J, Dabelea D, Divers J, Imperatore G, Lawrence JM, et al. For the SEARCH for Diabetes in Youth Study Group. Prevalence of Diabetes Mellitus in U.S. Youth in 2009: The SEARCH for Diabetes in Youth Study. Diabetes Care. 2014;37(2):402-8.
15. International Diabetes Federation. IDF Diabetes Atlas. 9th ed. 2019.www.diabetesatlas.org.
16. Ilonen J, Lempainen J, Veijola R. The heterogeneous pathogenesis of type 1 diabetes mellitus. Nat Rev Endocrinol. 2019;15(11):635-50.
17. Katsarou A, Gudbjörnsdottir S, Rawshani A, Dabelea D, Bonifacio E, Anderson BJ, et al. Type 1 diabetes mellitus. Nat Rev Dis Primers. 2017;3:17016.
18. Noble JA, Erlich HA. Genetics of type 1 diabetes. Cold Spring Harb Perspect Med. 2012;2(1):A007732.
19. Oram RA, Redondo MJ. New insights on the genetics of type 1 diabetes. Curr Opin Endocrinol Diabetes Obes. 2019;26(4):181-7.
20. Miranda-Vilela AL. A diversidade genética do complexo principal de histocompatibilidade (MHC) e sua relação com a susceptibilidade para doenças auto-imunes e câncer. Ribeirão Preto: Editora da Sociedade Brasileira de Genética; 2007.
21. Lambert AP, Gillespie KM, Thomson G, Cordell HJ, Todd JA, Galeet AME, et al. Absolute risk of childhood-onset type 1 diabetes defined by human leukocyte antigen class II genotype: a population-based study in the United Kingdom. J Clin Endocrinol Metab. 2004;89(8):4037-43.
22. Noble JA, Valdes AM, Cook M, Klitz W, Thomson G, Erlich HA. The role of HLA class II genes in insulin-dependent diabetes mellitus: molecular analysis of 180 Caucasian, multiplex families. Am J Hum Genet. 1996;59(5):1134-48.
23. Ounissi-Benkalha H, Polychronakos C. The molecular genetics of type 1 diabetes: new genes and emerging mechanisms. Trends Mol Med. 2008;14(6):268-75.

24. Erlich H, Valdes AM, Noble J, Carlson JA, Varney M, Pat C, et al. HLA DR-DQ haplotypes and genotypes and type 1 diabetes risk: analysis of the type 1 diabetes genetics consortium families. Diabetes. 2008;57(4):1084-92.
25. Delli AJ, Lernmark Å. Type 1 diabetes mellitus etiology, pathogenesis, prediction, and prevention. In Jameson L, De Groot LJ, eds. Endocrinology adult and pediatric. 7th ed. Philadelphia: Elservier Saunders; 2016. p. 672-90.
26. Ismail H, Greenbaum CJ. Natural history and prediction of type 1 diabetes. In Peters A, Laffel L, eds. ADA/JRRF Type 1 diabetes sourcebook. Alexandria: American Diabetes Association; 2013. p. 19-31.
27. Redondo MJ, Jeffrey J, Fain PR, Eisenbarth GS, Orban T. Concordance for islet autoimmunity among monozygotic twins. N Engl J Med. 2008;359(26):2849-50.
28. Redondo MJ, Yu L, Hawa M, Mackenzie T, Pyke DA, Eisenbarth GS, et al. Heterogeneity of type I diabetes: analysis of monozygotic twins in Great Britain and the United States. Diabetologia. 2001; 44(3):354-62.
29. Aly TA, Ide A, Jahromi MM, Barker JM, Fernando MS, Babu SR, et al. Extreme genetic risk for type 1A diabetes. Proc Natl Acad Sci U S A. 2006;103(38):14074-9.
30. Gillespie KM, Aitken RJ, Wilson I, Williams AJ, Bingley PJ. Early onset of diabetes in the proband is the major determinant of risk in HLA DR3-DQ2/DR4-DQ8 siblings. Diabetes. 2014; 63(3):1041-7.
31. Nejentsev S, Howson JM, Walker NM, Szeszko J, Field SF, Stevens HE, et al. Localization of type 1 diabetes susceptibility to the MHC class I genes HLA-B and HLA-A. Nature. 2007;450(7171):887-92.
32. Sparks AE, Chen C, Breslin MB, Lan MS. Functional Domains of Autoimmune Regulator (AIRE) modulate INS-VNTR transcription in human thymic epithelial cells. J Biol Chem. 2016;291(21): 11313-22.
33. Bottini N, Musumeci L, Alonso A, Rahmouni S, Nika K, Mi R, et al. A functional variant of lymphoid tyrosine phosphatase is associated with type I diabetes. Nat Genet. 2004;36(4):337-8.
34. Bottini N, Vang T, Cucca F, Mustelin T. Role of PTPN22 in type 1 diabetes and other autoimmune diseases. Semin Immunol. 2006; 18(4):207-13.
35. Qu HQ, Montpetit A, Ge B, Hudson TJ, Polychronakos C. Toward further mapping of the association between the IL2RA locus and type 1 diabetes. Diabetes. 2007;56(4):1174-6.
36. Eisenbarth GS. Banting lecture 2009: An unfinished journey: molecular pathogenesis to prevention of type 1A diabetes. Diabetes. 2010;59(4):759-74.
37. Concannon P, Rich SS, Nepom GT. Genetics of type 1A diabetes. N Engl J Med. 2009;360(16):1646-54.
38. Ueda H, Howson JM, Esposito L, Heward J, Snook H, Chamberlain G, et al. Association of the T-cell regulatory gene CTLA4 with susceptibility to autoimmune disease. Nature. 2003;423(6939): 506-11.
39. Achenbach P, Hummel M, Thumer L, Boerschmann H, Hofelmann D, Ziegler AG. Characteristics of rapid vs slow progression to type 1 diabetes in multiple islet autoantibody-positive children. Diabetologia. 2013;56(7):1615-22.
40. Lipponen K, Gombos Z, Kiviniemi M, Siljander H, Lempainen J, Hermann R, et al. Effect of HLA class I and class II alleles on progression from autoantibody positivity to overt type 1 diabetes in children with risk-associated class II genotypes. Diabetes. 2010; 59(12):3253-6.
41. Steck AK, Wong R, Wagner B, Johnson K, Liu E, Romanos J, et al. Effects of non-HLA gene polymorphisms on development of islet autoimmunity and type 1 diabetes in a population with high-risk HLA-DR, DQ genotypes. Diabetes. 2012;61(3):753-8.
42. Winkler C, Krumsiek J, Lempainen J, Achenbach P, Grallert H, Giannopoulou E, et al. A strategy for combining minor genetic susceptibility genes to improve prediction of disease in type 1 diabetes. Genes Immun. 2012;13(7):549-55.
43. Winkler C, Krumsiek J, Buettner F, Angermüller C, Giannopoulou EZ, Theis FJ, et al. Feature ranking of type 1 diabetes susceptibility genes improves prediction of type 1 diabetes. Diabetologia. 2014;57(12):2521-9.
44. Insel RA, Dunne JL, Atkinson MA, Chiang JL, Dabelea D, Gottlieb PA, et al. Staging Presymptomatic Type 1 Diabetes: A Scientific Statement of JDRF, the Endocrine Society, and the American Diabetes Association. Diabetes Care. 2015;38(10):1964-74.
45. Vehik K, Dabelea D. The changing epidemiology of type 1 diabetes: why is it going through the roof? Diabetes Metab Res Rev. 2011;27(1):3-13.
46. Gillespie KM, Gale EA, Bingley PJ. High familial risk and genetic susceptibility in early-onset childhood diabetes. Diabetes. 2002;51(1):210-4.
47. Thunander M, Petersson C, Jonzon K, Fornander J, Ossiansson B, Torn C, et al. Incidence of type 1 and type 2 diabetes in adults and children in Kronoberg, Sweden. Diabetes Res Clin Pract. 2008; 82(2):247-55.
48. Leslie RD, Williams R, Pozzilli P. Clinical review: type 1 diabetes and latent autoimmune diabetes in adults: one end of the rainbow. J Clin Endocrinol Metab. 2006;91(5):1654-9.
49. Soltesz G, Patterson CC, Dahlquist G. Worldwide childhood type 1 diabetes incidence--what can we learn from epidemiology? Pediatr Diabetes. 2007;8(Suppl 6):6-14.
50. Gale EA, Gillespie KM. Diabetes and gender. Diabetol. 2001; 44(1):3-15.
51. Kyvik KO, Nystrom L, Gorus F, Songini M, Oestman J, Castell C, et al. The epidemiology of Type 1 diabetes mellitus is not the same in young adults as in children. Diabetologia. 2004;47(3):377-84.
52. Harjutsalo V, Reunanen A, Tuomilehto J. Differential transmission of type 1 diabetes from diabetic fathers and mothers to their offspring. Diabetes. 2006;55(5):1517-24.
53. Todd JA, Farrall M. Panning for gold: genome-wide scanning for linkage in type 1 diabetes. Hum Mol Genet. 1996;5:1443-8.
54. Eurodiab Ace Study Group: Variation and trends in incidence of childhood diabetes in Europe. Lancet. 2000;355(9207):873-6.
55. Gan MJ, Albanese-O'Neill A, Haller MJ. Type 1 diabetes: current concepts in epidemiology, pathophysiology, clinical care, and research. Curr Probl Pediatr Adolesc Health Care. 2012;42(10):269-91.
56. Divers J, Mayer-Davis EJ, Lawrence JM, Isom S, Dabelea D, Dolan L, et al. Trends in incidence of type 1 and type 2 diabetes among youths – selected counties and Indian reservations, United States, 2002-2015. MMWR Morb Mortal Wkly Rep. 2020;69(6):161-5.
57. Stanescu DE, Lord K, Lipman TH. The epidemiology of type 1 diabetes in children. Endocrinol Metab Clin North Am. 2012;41(4): 679-94.
58. Maahs DA, West NA, Lawrence JM, Mayer-Davis EJ. Epidemiology of type 1 diabetes. Endocrinol Metab Clin North Am. 2010;39(3): 481-97.
59. Mathieu C, Gysemans C, Giulietti A, Bouillon R. Vitamin D and diabetes. Diabetol. 2005;48(7):1247-57.
60. Mohr SB, Garland CF, Gorham ED, Garland FC. The association between ultraviolet B irradiance, vitamin D status and incidence

rates of type 1 diabetes in 51 regions worldwide. Diabetol. 2008;51(8): 1391-8.
61. Stene LC, Ulriksen J, Magnus P, Joner G. Use of cod liver oil during pregnancy associated with lower risk of Type I diabetes in the offspring. Diabetol. 2000;43(9):1093-8.
62. Stene LC, Joner G. Use of cod liver oil during the first year of life is associated with lower risk of childhood-onset type 1 diabetes: a large, population-based, case-control study. Am J Clin Nutr. 2003; 78(6):1128-34.
63. McKinney PA. Seasonality of birth in patients with childhood type I diabetes in 19 European regions. Diabetologia. 2001;44(Suppl 3): B67-74.
64. Ostman J, Lonnberg G, Arnqvist HJ, Blohmé G, Bolinder J, Schnell EA, Eriksson JW, et al. Gender differences and temporal variation in the incidence of type 1 diabetes: results of 8012 cases in the nationwide Diabetes Incidence Study in Sweden 1983-2002. J Intern Med. 2008;263(4):386-94.
65. Moltchanova EV, Schreier N, Lammi N, Karvonen M. Seasonal variation of diagnosis of type 1 diabetes mellitus in children worldwide. Diabet Med. 2009;26(7):673-8.
66. Fourlanos S, Varney MD, Tait BD, Morahan G, Honeyman MC, Colman PG, et al. The rising incidence of type 1 diabetes is accounted for by cases with lower-risk human leukocyte antigen genotypes. Diabetes Care. 2008;31(8):1546-9.
67. Hermann R, Knip M, Veijola R, Simell O, Laine A-P, Akerblom HK, et al. Temporal changes in the frequencies of HLA genotypes in patients with type 1 diabetes-indication of an increased environmental pressure? Diabetologia. 2003:46(3):420-5.
68. Dahlquist GG, Ivarsson S, Lindberg B, Forsgren M. Maternal enteroviral infection during pregnancy as a risk factor for childhood IDDM: a population-based case control study. Diabetes. 1995; 44(4):408-13.
69. Hyoty H, Hiltunen M, Knip M, Laakkonen M, Vahasalo P, Karjalainen J, et al. A prospective study of the role of coxsackie B and other enterovirus infections in the pathogenesis of IDDM. Childhood Diabetes in Finland (DiMe) Study Group. Diabetes. 1995; 44(6):652-7.
70. Craig ME, Nair S, Stein H, Rawlinson WD. Viruses and type 1 diabetes: a new look at an old story. Pediatr Diabetes. 2013;14(3): 149-58.
71. Akerblom HK, Vaarala O, Hyoty H, Ilonen J, Knip M. Environmental factors in the etiology of type 1 diabetes. Am J Med Genet. 2002;115(1):18-29.
72. Patterson CC, Dahlquist G, Soltesz G, Green A, EURODIAB ACE Study Group. Europe and Diabetes. Is childhood-onset type I diabetes a wealth-related disease? An ecological analysis of European incidence rates. Diabetologia. 2001;44(Suppl. 3):B9-16.
73. Blom L, Persson LA, Dahlquist G. A high linear growth is associated with an increased risk of childhood diabetes mellitus. Diabetologia 1992;35(6):528-33.
74. Dahlquist G, Bennich SS, Kallen B. Intrauterine growth pattern and risk of childhood onset insulin dependent (type I) diabetes: population based case-control study. Br Med J. 1996;313(7066):1174-7.
75. Stene LC, Magnus P, Lie RT, Søvik O, Joner G, Norwegian Childhood Diabetes Study Group. Birth weight and childhood onset type 1 diabetes: population based cohort study. Br Med J. 2001;322(7291):889-92.
76. Hypponen E, Virtanen SM, Kenward MG, Knip M, Akerblom HK, Childhood Diabetes in Finland Study Group. Obesity, increased linear growth, and risk of type 1 diabetes in children. Diabetes Care. 2000;23(12):1755-60.
77. EURODIAB Substudy 2 Study Group. Rapid early growth is associated with increased risk of childhood type 1 diabetes in various European populations. Diabetes Care. 2002;25(10):1755-60.
78. Pipeleers D, Hoorens A, Marichal-Pipeleers M, Van de Casteele M, Bouwens L, Ling Z. Role of pancreatic beta-cells in the process of beta-cell death. Diabetes. 2001;50(Suppl. 1):S52-7.
79. Couper JJ, Beresford S, Hirte C, Baghurst PA, Pollard A, Brian DT, et al. Weight gain in early life predicts risk of islet autoimmunity in children with a first-degree relative with type 1 diabetes. Diabetes Care. 2009;32:94-9.
80. Fourlanos S, Narendran P, Byrnes GB, Colman PG, Harrison LC. Insulin resistance is a risk factor for progression to type 1 diabetes. Diabetologia. 2004;47(10):1661-7.
81. Cardwell CR, Stene LC, Ludvigsson J, Rosenbauer J, Cinek O, Svensson J, et al. Breast-feeding and childhood-onset type 1 diabetes: a pooled analysis of individual participant data from 43 observational studies. Diabetes Care. 2012;35(11):2215-25.
82. Cardwell CR, Shields MD, Carson DJ, Patterson CC. A meta-analysis of the association between childhood type 1 diabetes and atopic disease. Diabetes Care. 2003;26(9):2568-74.
83. Kaila B, Taback SP. The effect of day care exposure on the risk of developing type 1 diabetes: a meta-analysis of case-control studies. Diabetes Care. 2001;24(8):1353-8.
84. Cardwell CR, Stene LC, Joner G, Bulsara MK, Cinek O, Rosenbauer J, et al. Maternal age at birth and childhood type 1 diabetes: a pooled analysis of 30 observational studies. Diabetes. 2010;59(2): 486-94.
85. Cardwell CR, Stene LC, Joner G, Cinek O, Svensson J, Goldacre MJ, et al. Caesarean section is associated with an increased risk of childhood-onset type 1 diabetes mellitus: a meta-analysis of observational studies. Diabetologia. 2008;51(5):726-35.
86. Cardwell CR, Stene LC, Joner G, Bulsara MK, Cinek O, Rosenbauer J, et al. Birth order and childhood type 1 diabetes risk: a pooled analysis of 31 observational studies. Int J Epidemiol. 2011; 40(2):363-74.
87. Peng H, Hagopian W. Environmental factors in the development of type 1 diabetes. Rev Endocr Metab Disord. 2006;7(3):149-62.
88. Green J, Casabonne D, Newton R. Coxsackie B virus serology and type 1 diabetes mellitus: a systematic review of published case-control studies. Diabet Med. 2004;21(6):507-14.
89. Viskari H, Ludvigsson J, Uibo R, Salur L, Marciulionyte D, Hermann R, et al. Relationship between the incidence of type 1 diabetes and enterovirus infections in different European populations: results from the EPIVIR project. J Med Virol. 2004;72(4):610-17.
90. Akerblom HK, Virtanen SM, Ilonen J, Savilahti E, Vaarala O, Reunanen A, et al. Dietary manipulation of beta cell autoimmunity in infants at increased risk of type 1 diabetes: a pilot study. Diabetologia. 2005;48(5):829-37.
91. Norris JM, Barriga K, Klingensmith G, Hoffman M, Eisenbarth GS, Erlich HA. Timing of initial cereal exposure in infancy and risk of islet autoimmunity. JAMA. 2003;290(13):1713-20.
92. Ziegler AG, Schmid S, Huber D, Hummel M, Bonifacio E. Early infant feeding and risk of developing type 1 diabetes-associated autoantibodies. JAMA. 2003;290(13):1721-8.
93. Norris JM, Yin X, Lamb MM, Barriga K, Seifert J, Hoffman M, et al. Omega-3 polyunsaturated fatty acid intake and islet autoimmunity in children at increased risk for type 1 diabetes. JAMA. 2007;298(12):1420-8.
94. Zipitis CS, Akobeng AK. Vitamin D supplementation in early childhood and risk of type 1 diabetes: a systematic review and meta-analysis. Arch Dis Child. 2008;93(6):512-7.

95. Tizaoui K, Kaabachi W, Hamzaoui A, Hamzaoui K. Contribution of VDR polymorphisms to type 1 diabetes susceptibility: systematic review of case-control studies and meta-analysis. J Steroid Biochem Mol Biol. 2014;143:240-9.
96. Simpson M, Brady H, Yin X, Seifert J, Barriga K, Hoffman M, et al. No association of vitamin D intake or 25-hydroxyvitamin D levels in childhood with risk of islet autoimmunity and type 1 diabetes: the Diabetes Autoimmunity Study in the Young (DAISY). Diabetologia. 2011;54(11):2779-88.
97. Raab J, Giannopoulou EZ, Schneider S, Warncke K, Krasmann M, Winkler C, et al. Prevalence of vitamin D deficiency in pre-type 1 diabetes and its association with disease progression. Diabetologia. 2014;57(5):902-8.
98. Stankov K, Benc D, Draskovic D. Genetic and epigenetic factors in etiology of diabetes mellitus type 1. Pediatrics. 2013;132(6):1112-22.
99. Couper JJ, Haller MJ, Greenbaum CJ, Ziegler A-G, Wherrett DK, Knip M, Craig ME. ISPAD Clinical Practice Consensus Guidelines 2018: Stages of type 1 diabetes in children and adolescents. Pediatr Diabetes. 2018;19(Suppl. 27):20-7.
100. Atkinson MA, Eisenbarth GS, Michels AW. Type 1 diabetes. Lancet. 2014;383(9911):69-82.
101. Eisenbarth GS. Type I diabetes mellitus. A chronic autoimmune disease. N Engl J Med. 1986;314(21):1360-8.
102. In't Veld P. Insulitis in human type 1 diabetes: a comparison between patients and animal models. Semin Immunopathol. 2014; 36(5):569-79.
103. Atkinson MA. George S. Eisenbarth, 1947-2012. Diabetologia. 2013;56(3):435-8.
104. Meier JJ, Bhushan A, Butler AE, Rizza RA, Butler PC. Sustained betacell apoptosis in patients with long-standing type 1 diabetes: Indirect evidence for islet regeneration? Diabetologia. 2005;48(11): 2221-8.
105. Akirav E, Kushner JA, Herold KC. b-Cell mass and type 1 diabetes: going, going, gone? Diabetes. 2008;57(11):2883-8.
106. Matveyenko AV, Butler PC. Relationship between b-cell mass and diabetes onset. Diabetes Obes Metab. 2008;10Suppl 4(0 4): 23-31.
107. Yang Y, Santamaria P. Lessons on autoimmune diabetes from animal models. Clin Sci. 2006;110(6):627-39.
108. Besser RE, Ludvigsson J, Jones AG, McDonald TJ, Shields BM, Knight BA, Hattersley AT. Urine C-peptide creatinine ratio is a noninvasive alternative to the mixed-meal tolerance test in children and adults with type 1 diabetes. Diabetes Care. 2011;34(3): 607-9.
109. Atkinson MA, von Herrath M, Powers AC, Clare-Salzler M. Current concepts on the pathogenesis of type 1 diabetes: considerations for attempts to prevent and reverse the disease. Diabetes Care. 2015;38(6):979-88.
110. Campbell-Thompson M, Wasserfall C, Kaddis J, Albanese-O'Neill A, Staeva T, Nierras C, et al. Network for Pancreatic Organ Donors with Diabetes (nPOD): developing a tissue biobank for type 1 diabetes. Diabetes Metab Res Rev. 2012;28(7):608-17.
111. Pugliese A, Yang M, Kusmarteva I, Heiple T, Vendrame F, Wasserfall C, et al. The Juvenile Diabetes Research Foundation Network for Pancreatic Organ Donors with Diabetes (nPOD) Program: goals, operational model and emerging findings. Pediatr Diabetes. 2014;15(1):1-9.
112. Willcox A, Richardson SJ, Bone AJ, Foulis AK, Morgan NG. Analysis of islet inflammation in human type 1 diabetes. Clin Exp Immunol. 2009;155(2):173-81.
113. Morgan NG. Analysis of islet inflammation in human type 1 diabetes. Clin Exp Immunol. 2009;155(2):173-81.
114. Gaglia JL, Guimaraes AR, Harisinghani M, Turvey SE, Jackson R, Benoist C, et al. Noninvasive imaging of pancreatic islet inflammation in type 1A diabetes patients. J Clin Invest. 2011;121(1): 442-5.
115. Campbell-Thompson M, Wasserfall C, Montgomery EL, Atkinson MA, Kaddis JS. Pancreas organ weight in individuals with disease-associated autoantibodies at risk for type 1 diabetes. JAMA. 2012;308(22):2337-9.
116. Peters L, Posgai A, Brusko TM. Islet-immune interactions in type 1 diabetes: the nexus of beta cell destruction. Clin Exp Immunol. 2019;198(3):326-40.
117. Atkinson MA, Bluestone JA, Eisenbarth GS, Hebrok M, Herold KC, Accili D, et al. How does type 1 diabetes develop?: the notion of homicide or β-cell suicide revisited. Diabetes. 2011;60(5): 1370-9.
118. Von Herrath M, Sanda S, Herold K. Type 1 diabetes as a relapsing-remitting disease? Nat Rev Immunol. 2007;7(12):988-94.
119. Bonifacio E, Ziegler AG. Advances in the prediction and natural history of type 1 diabetes. Endocrinol Metab Clin North Am. 2010;39(5):513-25.
120. Sosenko JM, Palmer JP, Rafkin LE, Krischer JP, Cuthbertson D, Greenbaum CJ, et al. Trends of earlier and later responses of C-peptide to oral glucose challenges with progression to type 1 diabetes in diabetes prevention trial-type 1 participants. Diabetes Care. 2010;33(3):620-5.
121. Sosenko JM, Skyler JS, Krischer JP, Greenbaum CJ, Mahon J, Rafkin LE, et al. Glucose excursions between states of glycemia with progression to type 1 diabetes in the diabetes prevention trial-type 1 (DPT-1). Diabetes. 2010;59(10):2386-9.
122. Ferrannini E, Mari A, Nofrate V, Sosenko JM, Skyler JS. Progression to diabetes in relatives of type 1 diabetic patients: mechanisms and mode of onset. Diabetes. 2010;59(3):679-85.
123. Greenbaum CJ, Beam CA, Boulware D, Gitelman SE, Gottlieb PA, Herold KC, et al. Fall in C-peptide during first 2 years from diagnosis: evidence of at least two distinct phases from composite type 1 diabetes TrialNet data. Diabetes. 2012;61(8):2066-73.
124. Atkinson MA. The pathogenesis and natural history of type 1 diabetes. Cold Spring Harb Perspect Med. 2012;2(11):A007641.
125. Skyler JS. Prediction and prevention of type 1 diabetes: Progress, problems, and prospects. Clin Pharmacol Ther. 2007;81(5):768-71.
126. Simmons KM, Michels AW. Type 1 diabetes: a predictable disease. World J Diabetes. 2015;6(3):380-90.
127. Oresic M, Simell S, Sysi-Aho M, Näntö-Salonen K, Seppänen-Laakso T, Parikka V, et al. Dysregulation of lipid and amino acid metabolism precedes islet autoimmunity in children who later progress to type 1 diabetes. J Exp Med. 2008;205(13):2975-84.
128. Pflueger M, Seppänen-Laakso T, Suortti T, Hyötyläinen T, Achenbach P, Bonifacio E, et al. Age- and islet autoimmunity-associated differences in amino acid and lipid metabolites in children at risk for type 1 diabetes. Diabetes. 2011;60(11):2740-7.
129. Pugliese A. The multiple origins of type 1 diabetes. Diabet Med. 2013;30(2):135-46.
130. Ziegler AG, Rewers M, Simell O, Simell T, Lempainen J, Steck A, et al. Seroconversion to multiple islet autoantibodies and r isk of progression to diabetes in children. JAMA.2013;309(23): 2473-9.
131. Ziegler AG, Bonifacio E, Babydiab-Babydiet Study Group. Age-related islet autoantibody incidence in offspring of patients with type 1 diabetes. Diabetologia. 2012;55(7):1937-43.

132. Parikka V, Näntö-Salonen K, Saarinen M, Simell T, Ilonen J, Hyöty H, et al. Early seroconversion and rapidly increasing autoantibody concentrations predict prepubertal manifestation of type 1 diabetes in children at genetic risk. Diabetologia. 2012;55(7):1926-36.
133. Nokoff N, Rewers M. Pathogenesis of type 1 diabetes: lessons from natural history studies of high-risk individuals. Ann N Y Acad Sci. 2013;1281(1):1-15.
134. Diabetes Prevention Trial--Type 1 Diabetes Study Group. Effect of insulin in relatives of patients with type 1 diabetes mellitus. N Engl J Med. 2002;346:1685-91.
135. Skyler JS, Krischer JP, Wolfsdorf J, Cowie C, Palmer JP, Greenbaum C, et al. Effects of oral insulin in relatives of patients with type 1 diabetes: the Diabetes Prevention Trial--Type 1. Diabetes Care. 2005;28(5):1068-76.
136. Mahon JL, Sosenko JM, Rafkin-Mervis L, et al. TrialNet Natural History Committee; Type 1 Diabetes TrialNet Study Group. The Trial-Net Natural History Study of the Development of Type 1 Diabetes: objectives, design, and initial results. Pediatr Diabetes. 2009;10(2):97-104.
137. Kostraba JN, Gay EC, Cai Y,Cruickshanks KJ, Rewers MJ, Klingensmith GJ, et al. Incidence of insulin-dependent diabetes mellitus in Colorado. Epidemiology. 1992;3(3):232-8.
138. The EURODIAB ACE Study Group and the EURODIAB ACE Substudy 2 Study Group. Familial risk of type I diabetes in European children. Diabetologia. 1998;41(10):1151-6.
139. Lieberman SM, Di Lorenzo TP. A comprehensive guide to antibody and T-cell responses in type 1 diabetes. Tissue Antigens 2003;62(5):359-377.
140. Roep BO, Peakman M. Antigen targets of type 1 diabetes autoimmunity. Cold Spring Harb Perspect Med. 2012;2(4):a007781.
141. Vehik K, Haller MJ, Beam CA,Schatz DA, Wherrett DK, Sosenko JM, et al. DPT-1 Study Group. Islet autoantibody seroconversion in the DPT-1 study: justification for repeat screening throughout childhood. Diabetes Care. 2011;34(2):358-62.
142. Vehik K, Beam CA, Mahon JL, Schatz DA, Haller MJ, Sosenko JM, et al. TrialNet Natural History Study Group. Development of autoantibodies in the TrialNet Natural History Study. Diabetes Care. 2011;34(9):1897-901.
143. Krischer JP, Lynch KF, Schatz DA, Ilonen J, Lernmark A, Hagopian WA, et al. TEDDY Study Group. The 6 year incidence of diabetes associated autoantibodies in genetically at-risk children: the TEDDY study. Diabetologia. 2015;58(5):980-7.
144. Steck AK, Vehik K, Bonifacio E, Lernmark A, Ziegler AG, Hagopian WA, et al. TEDDY Study Group. Predictors of progression from the appearance of islet autoantibodies to early childhood diabetes: The Environmental Determinants of Diabetes in the Young (TEDDY). Diabetes Care. 2015;38(5):808-13.
145. Chmiel R, Giannopoulou EZ, Winkler C, Achenbach P, Ziegler AG, Bonifacio E. Progression from single to multiple islet autoantibodies often occurs soon after seroconversion: implications for early screening. Diabetologia. 2015;58(2):411-3.
146. De Grijse J, Asanghanwa M, Nouthe B, Albrecher N, Goubert P, Vermeule I, et al.Belgian Diabetes Registry. Predictive power of screening for antibodies against insulinoma associated protein 2 beta (IA-2beta) and zinc transporter-8 to select first-degree relatives of type 1 diabetic patients with risk of rapid progression to clinical onset of the disease: implications for prevention trials. Diabetologia. 2010;53(3):517-24.
147. Gorus FK, Balti EV, Vermeulen I, Demeester S, Dalem AV, Costa O, et al. Belgian Diabetes Registry. Screening for insulinoma antigen 2 and zinc transporter 8 autoantibodies: a cost-effective and age-independent strategy to identify rapid progressors to clinical onset among relatives of type 1 diabetic patients. Clin Exp Immunol. 2013;171(1):82-90.
148. Hagopian WA, Erlich H, Lernmark A,Rewers M, Ziegler AG, Simell O, et al. TEDDY Study Group. The Environmental Determinants of Diabetes in the Young (TEDDY): genetic criteria and international diabetes risk screening of 421000 infants. Pediatr Diabetes. 2011;12(8):733-43.
149. Rewers M, Hyöty H, Lernmark Å, Hagopian W, She JX, Schatz D, et al. The Environmental Determinants of Diabetes in the Young (TEDDY) Study: 2018 Update. Curr Diab Rep. 2018;18(12):136.
150. Mathieu C, Lahesmaa R, Bonifacio E, Achenbach P, Tree T. Immunological biomarkers for the development and progression of type 1 diabetes. Diabetologia. 2018;61(11):2252-8.
151. Vendrame F, Gottlieb PA. Prediabetes: prediction and prevention trials. Endocrinol Metab Clin North Am. 2004;33(1):75-92.
152. Helminen O, Aspholm S, Pokka T, Hautakangas MR, Haatanen N, Lempainen J, et al. HbA1c predicts time to diagnosis of type 1 diabetes in children at risk. Diabetes. 2015;64(5):1719-27.
153. Della Manna T, Setian N, Rodrigues JC. Cystic fibrosis-related diabetes: a frequent co-morbidity. Arq Bras Endocrinol Metabol. 2008;52(2):188-97.
154. Sosenko JM, Palmer JP, Rafkin-Mervis L, Krischer JP, Cuthbertson D, Matheson D, et al. Glucose and C-peptide changes in the perionset period of type 1 diabetes in the Diabetes Prevention Trial--Type 1. Diabetes Care. 2008;31(11):2188-92.
155. Sosenko JM, Palmer JP, Greenbaum CJ, Mahon J, Cowie C, Krischer JP, et al. Patterns of metabolic progression to type 1 diabetes in the Diabetes Prevention Trial--Type 1. Diabetes Care. 2006;29(3):643-9.
156. Krischer JP, Type 1 Diabetes TrialNet Study Group. The use of intermediate endpoints in the design of type 1 diabetes prevention trials. Diabetologia. 2013;56(9):1919-24.
157. Greenbaum CJ, Buckingham B, Chase HP, Krischer J, Diabetes Prevention Trial, Type 1 Diabetes (DPT-1) Study Group. Metabolic tests to determine risk for type 1 diabetes in clinical trials. Diabetes Metab Res Rev. 2011;27(6):584-9.
158. Sosenko JM, Skyler JS, Herold KC, Palmer JP; Type 1 Diabetes TrialNet and Diabetes Prevention Trial--Type 1 Study Groups. The metabolic progression to type 1 diabetes as indicated by serial oral glucose tolerance testing in the Diabetes Prevention Trial--Type 1. Diabetes. 2012;61:1331-7.
159. Sosenko JM, Palmer JP, Rafkin-Mervis L, Krischer JP, Cuthbertson D, Mahon J, et al. Diabetes Prevention Trial--Type 1 Study Group. Incident dysglycemia and progression to type 1 diabetes among participants in the Diabetes Prevention Trial--Type 1. Diabetes Care. 2009;32(9):1603-7.
160. Xu P, Cuthbertson D, Greenbaum C, Palmer JP, Krischer JP. Diabetes Prevention Trial--Type 1 Study Group. Role of insulin resistance in predicting progression to type 1 diabetes. Diabetes Care. 2007;30(9):2314-20.
161. Bingley PJ, Mahon JL, Gale EA, European Nicotinamide Diabetes Intervention Trial Group. Insulin resistance and progression to type 1 diabetes in the European Nicotinamide Diabetes Intervention Trial (ENDIT). Diabetes Care. 2008;31(1):146-50.
162. Diabetes Control and Complications Trial Research Group. The effect of intensive treatment of diabetes on the development and progression of long-term complications in insulin-dependent diabetes mellitus. N Engl J Med. 1993;329(14):977-86.

163. Vehik K, Cuthbertson D, Boulware D, Beam CA, Rodriguez H, Legault L, et al, TEDDY, TRIGR, Diabetes Prevention Trial--Type 1, and Type 1 Diabetes TrialNet Natural History Study Groups. Performance of HbA1c as an early diagnostic indicator of type 1 diabetes in children and youth. Diabetes Care. 2012;35(9): 1821-5.
164. Stene LC, Barriga K, Hoffman M, Kean J, Klingensmith G, Norris JM, et al. Normal but increasing hemoglobin A1c levels predict progression from islet autoimmunity to overt type 1 diabetes: Diabetes Autoimmunity Study in the Young (DAISY). Pediatr Diabetes. 2006;7(5):247-53.
165. Helminen O, Aspholm S, Pokka T, Hautakangas MR, Haatanen N, Lempainen J, et al. HbA1c predicts time to diagnosis of type 1 diabetes in children at risk. Diabetes. 2015;64(5):1719-27.
166. Gottlieb PA. What defines disease in an age of genetics and biomarkers? Curr Opin Endocrinol Diabetes Obes. 2015;22(4): 296-9.
167. Insel R, Dutta S, Hedrick J. Type 1 diabetes: disease stratification. Biomed Hub. 2017;2(suppl 1):481131.
168. Sperling MA, Tamborlane WV, Battelino T, Weinzimer AS, Phillip M. Diabetes mellitus. In Sperling MA, ed. Pediatric endocrinology. 4th ed. Philadelphia: Elservier Saunders; 2014. p. 846-900.
169. Chiang JL, Gitelman SE. Interdiction: prevention of β-cell destruction and preservation for those with existing type 1 diabetes. In Peters A, Laffel L, eds. ADA/JRRF yype 1 diabetes sourcebook. Alexandria: American Diabetes Association; 2013. p. 33-60.
170. Haller MJ, Gottlieb PA, Schatz DA. Type 1 diabetes intervention trials 2007: where are we and where are we going? Curr Opin Endocrinol Diabetes Obes. 2007;14(4):283-7.
171. Raab J, Haupt F, Scholz M, Matzke C, Warncke K, Lange K, et al. Capillary blood islet autoantibody screening for identifying pretype 1 diabetes in the general population: design and initial results of the Fr1da study. BMJ Open. 2016;6(5):e011144.
172. Knip M, Akerblom HK, Becker D, Dosch HM, Dupre J, Fraser W, et al. Hydrolyzed infant formula and early beta-cell autoimmunity: a randomized clinical trial. JAMA. 2014;311(22):2279-87.
173. Vaarala O, Ilonen J, Ruohtula T, Pesola J, Virtanen SM, Härkönen T, et al. Removal of bovine insulin from cow's milk formula and early initiation of beta-cell autoimmunity in the FINDIA pilot study. Arch Pediatr Adolesc Med. 2012;166(7):608-14.
174. Hummel S, Pfluger M, Hummel M, Bonifacio E, Ziegler AG. Primary dietary intervention study to reduce the risk of islet autoimmunity in children at increased risk for type 1 diabetes: the BABYDIET Study. Diabetes Care. 2011;34(6):1301-5.
175. Chase HP, Boulware D, Rodriguez H, Donaldson D, Chritton S, Rafkin-Mervis L, et al. Effect of docosahexaenoic acid supplementation on inflammatory cytokine levels in infants at high genetic risk for type 1 diabetes. Pediatr Diabetes. 2015;16(4):271-9.
176. Beauchamp G, Haller MJ. Can we prevent type 1 diabetes? Curr Diab Rep. 2015;15(11):86.
177. Vandemeulebroucke E, Gorus FK, Decochez K, Weets I, Keymeulen B, De Block C, et al. Belgian Diabetes Registry. Insulin treatment in IA-2A-positive relatives of type 1 diabetic patients. Diabetes Metab. 2009;35(4):319-27.
178. Näntö-Salonen K, Kupila A, Simell S, Siljander H, Salonsaari T, Hekkala A, et al. Nasal insulin to prevent type 1 diabetes in children with HLA genotypes and autoantibodies conferring increased risk of disease: a double-blind, randomised controlled trial. Lancet. 2008;372(9651):1746-55.
179. Skyler JS. Primary and secondary prevention of type 1 diabetes. Diabet Med. 2013;30(2):161-9.
180. Fourlanos S, Perry C, Gellert SA, Martinuzzi E, Mallone R, Butler J, et al. Evidence that nasal insulin induces immune tolerance to insulin in adults with autoimmune diabetes. Diabetes. 2011;60(4):1237-45.
181. Bonifacio E, Ziegler AG, Klingensmith G, Schober E, Bingley PJ, Rottenkolber M, et al. Effects of high dose oral insulin on immune responses in children at high risk for type 1 diabetes: the Pre-POINT randomized clinical trial. JAMA. 2015;313(15): 1541-9.
182. Writing Committee for the Type 1 Diabetes TrialNet Oral Insulin Study Group, Krischer JP, Schatz DA, Bundy B, Skyler JS, Greenbaum CJ. Effect of oral insulin on prevention of diabetes in relatives of patients with type 1 diabetes: a randomized clinical trial. JAMA. 2017;318(19):1891-902.
183. Larsson HE, Lundgren M, Jonsdottir B, Cuthbertson D, Krischer J. Safety and efficacy of autoantigen-specific therapy with 2 doses of alum-formulated glutamate decarboxylase in children with multiple islet autoantibodies and risk for type 1 diabetes: a randomized clinical trial. Pediatr Diabetes. 2018;19(3):410-9.
184. Rapini N, Schiaffini R, Fierabracci A. Immunotherapy Strategies for the Prevention and Treatment of Distinct Stages of Type 1 Diabetes: An Overview. Int J Mol Sci. 2020;21(6):2103.
185. Lampeter EF, Klinghammer A, Scherbaum WA, Heinze E, Haastert B, Giani G, Kolb H. The Deutsche Nicotinamide Intervention Study: an attempt to prevent type 1 diabetes. DENIS Group. Diabetes. 1998;47(6):980-4.
186. Gale EA, Bingley PJ, Emmett CL, Collier T, European Nicotinamide Diabetes Intervention Trial (ENDIT) Group. European Nicotinamide Diabetes Intervention Trial (ENDIT): a randomised controlled trial of intervention before the onset of type 1 diabetes. Lancet. 2004;363(9413):925-31.
187. Hagopian W, Ferry RJ Jr, Sherry N, Carlin D, Bonvini E, Johnson S, et al.; Protégé Trial Investigators. Teplizumab preserves C-peptide in recent-onset type 1 diabetes: two-year results from the randomized, placebo-controlled Protégé trial. Diabetes 2013; 62(11):3901-8.
188. Herold KC, Bundy BN, Long SA, Bluestone JA, DiMeglio LA, Duford MJ, et al. An anti-CD3 antibody, teplizumab, in relatives at risk for type 1 diabetes. N Engl J Med. 2019;381(7):603-13.
189. Nagy G, Szekely TE, Somogyi A, Herold Z. New therapeutic approaches for type 1 diabetes: Disease-modifying therapies. World J Diabetes 2022;13(10):835-50.
190. Dayan CM, Korah M, Tatovic D, Bundy BN, Herold KC. Changing the landscape for type 1 diabetes: the first step to prevention. Lancet. 2019;394(10205):1286-96.
191. Della Manna T, Strinmetz L, Campos PR, Farhat SC, Schvartsman C, Kuperman H, et al. Subcutaneous use of a fast-acting insulin analog: an alternative for pediatric patients with diabetic ketoacidosis. Diabetes Care. 2005;28(8):1856-61.
192. Wolfsdorf JI, Allgrove J, Craig ME, Edge J, Glaser N, Jain V. A Consensus Statement from the International Society for Pediatric and Adolescent Diabetes: Diabetic ketoacidosis and hyperglycemic hyperosmolar state. Pediatr Diabetes. 2014;15(Suppl 20): 154-79.
193. American Diabetes Association. Classification and diagnosis of diabetes. Sec. 2. In Standards of Medical Care in Diabetes – 2020. Diabetes Care. 2020;43(Suppl. 1):S14-31.
194. Danne T, Phillip M, Buckingham BA, Jarosz-Chobot P, Saboo B, Urakami T, et al. ISPAD Clinical Practice Consensus Guidelines 2018: Insulin treatment in children and adolescents with diabetes. Pediatr Diabetes. 2018;19(Suppl. 27):115-35.

195. Neylon OM, White M, O Connell MA, Cameron FJ. Insulin-dose-adjusted HbA1c-defined partial remission phase in a paediatric population–when is the honeymoon over? Diabet Med. 2013:30(5):627-8.

196. Bowden SA, Duck MM, Hoffman RP. Young children (< 5 yr) and adolescents (> 12 yr) with type 1 diabetes mellitus have low rate of partial remission: diabetic ketoacidosis is an important risk factor. Pediatr Diabetes. 2008:9(Pt):197-201.

197. Oram RA, Jones AG, Besser RE,Knight BA, ShieldsBM, Brown RJ, et al. The majority of patients with long-duration type 1 diabetes are insulin microsecretors and have functioning beta cells. Diabetologia. 2014:57(1):187-91.

198. The Diabetes Control and Complications Trial Research Group. Effect of intensive therapy on residual beta-cell function in patients with type 1 diabetes in the diabetes control and complications trial. A randomized, controlled trial. Ann Intern Med. 1998; 128(7):517-23.

199. Steffes MW, Sibley S, Jackson M, Thomas W. Beta cell function and the development of diabetes-related complications in the diabetes control and complications trial. Diabetes Care. 2003:26(3): 832-6.

200. Moran A, Bundy B, Becker DJ, DiMeglio LA, Gitelman SE, Goland R, et al.; Type 1 Diabetes TrialNet Canakinumab Study Group; AIDA Study Group. Interleukin-1 antagonism in type 1 diabetes of recent onset: two multicentre, randomised, double-blind, placebo-controlled trials. Lancet 2013;381(9881): 1905-15.

201. Stiller CR, Dupré J, Gent M, Jenner MR, Keown PA, Laupacis A, et al. Effects of cyclosporine immunosuppression in insulin-dependent diabetes mellitus of recent onset. Science. 1984;223(4643):1362-7.

202. Bougneres PF, Carel JC, Castano L, Boitard C, Gardin JP, Landais P, et al. Factors associated with early remission of type I diabetes in children treated with cyclosporine. N Engl J Med. 1988; 318(11):663-70.

203. Herold KC, Gitelman SE, Masharani U, Hagopian W, Bisikirska B, Donaldson D, et al. A single course of anti-CD3 monoclonal antibody hOKT3gamma1(Ala-Ala) results in improvement in C-peptide responses and clinical parameters for at least 2 years after onset of type 1 diabetes. Diabetes. 2005;54(6):1763-9.

204. Herold KC, Gitelman SE, Ehlers MR, Gottlieb PA, Greenbaum CJ, Hagopian W, et al. Teplizumab (anti-CD3 mAb) treatment preserves C-peptide responses in patients with new-onset type 1 diabetes in a randomized controlled trial: metabolic and immunologic features at baseline identify a subgroup of responders. Diabetes. 2013;62(11):3766-74.

205. Sherry N, Hagopian W, Ludvigsson J, Jain SM, Wahlen J, Ferry RJ Jr, et al.; Protégé Trial Investigators. Teplizumab for treatment of type 1 diabetes (Protégé study): 1-year results from a randomised, placebo-controlled trial. Lancet. 2011;378(9790):487-97.

206. Parker MJ, Xue S, Alexander JJ, Wasserfall CH, Campbell-Thompson ML, Battaglia M, et al. Immune depletion with cellular mobilization imparts immunoregulation and reverses autoimmune diabetes in nonobese diabetic mice. Diabetes. 2009;58(10): 2277-84.

207. Couri CE, Oliveira MC, Stracieri AB, Moraes DA, Pieroni F, Barros GM, et al. C-peptide levels and insulin independence following autologous nonmyeloablative hematopoietic stem cell transplantation in newly diagnosed type 1 diabetes mellitus. JAMA. 2009;301(15):1573-9.

208. Haller MJ, Long SA, Blanchfield JL, Schatz DA, Skyler JS, Krischer JP, et al.; Type 1 Diabetes TrialNet ATG-GCSF Study Group. Low-Dose Anti-Thymocyte Globulin Preserves C-Peptide, Reduces HbA(1c), and Increases Regulatory to Conventional T-Cell Ratios in New-Onset Type 1 Diabetes: Two-Year Clinical Trial Data. Diabetes. 2019;68(6):1267-76.

209. Orban T, Bundy B, Becker DJ, Dimeglio LA, Gitelman SE, Goland R, et al.; Type 1 Diabetes TrialNet Abatacept Study Group. Costimulation modulation with abatacept in patients with recent-onset type 1 diabetes: follow-up 1 year after cessation of treatment. Diabetes Care. 2014;37(4):1069-75.

210. Rigby MR, Harris KM, Pinckney A, DiMeglio LA, Rendell MS, Felner EI, et al. Alefacept provides sustained clinical and immunological effects in new-onset type 1 diabetes patients. J Clin Invest. 2015;125(8):3285-96.

211. Bluestone JA, Buckner JH, Fitch M, Gitelman SE, Gupta S, Hellerstein MK, et al. Type 1 diabetes immunotherapy using polyclonal regulatory T cells. Sci Transl Med. 2015;7(315): 315ra189.

212. Marek-Trzonkowska N, Mysliwiec M, Dobyszuk A, Grabowska M, Derkowska I, Juscinska J, et al. Therapy of type 1 diabetes with CD4(+)CD25(high)CD127-regulatory T cells prolongs survival of pancreatic islets – results of one year follow-up. Clin Immunol. 2014;153(1):23-30.

213. Haller MJ, Wasserfall CH, Hulme MA, Cintron M, Brusko TM, McGrail KM, et al. Autologous umbilical cord blood transfusion in young children with type 1 diabetes fails to preserve C-peptide. Diabetes Care. 2011;34(12):2567-9.

214. Haller MJ, Wasserfall CH, Hulme MA, Cintron M, Brusko TM, McGrail KM, et al. Autologous umbilical cord blood infusion followed by oral docosahexaenoic acid and vitamin D supplementation for C-peptide preservation in children with Type 1 diabetes. Biol Blood Marrow Transplant. 2013;19(7):1126-9.

215. Issazadeh-Navikas S, Teimer R, Bockermann R. Influence of dietary components on regulatory T cells. Mol Med. 2012;18(1): 95-110.

216. Gutiérrez S, Svahn SL, Johansson ME. Effects of omega-3 fatty acids on immune cells. Int J Mol Sci. 2019;20(20):5028.

217. Griffin KJ, Thompson PA, Gottschalk M, Kyllo JH, Rabinovitch A. Combination therapy with sitagliptin and lansoprazole in patients with recent-onset type 1 diabetes (REPAIR-T1D): 12-month results of a multicentre, randomised, placebo-controlled, phase 2 trial. Lancet Diabetes Endocrinol. 2014;2(9):710-8.

218. Pescovitz MD, Greenbaum CJ, Bundy B, Becker DJ, Gitelman SE, Goland R, et al.; Type 1 Diabetes TrialNet Anti-CD20 Study Group. B-lymphocyte depletion with rituximab and β-cell function: two-year results. Diabetes Care 2014;37(2):453-9.

219. White NH, Cleary PA, Dahms W, Goldstein D, Malone J, Tamborlane WV. Diabetes Control and Complications Trial (DCCT)/ Epidemiology of Diabetes Interventions and Complications (EDIC) Research Group. Beneficial effects of intensive therapy of diabetes during adolescence: outcomes after the conclusion of the diabetes control and complications trial (DCCT). J Pediatr. 2001;139(6):804-12.

220. UK Prospective Diabetes Study Group. Relative efficacy of randomly allocated diet, sulphonilurea, insulin, or metformin in patients with newly diagnosed non-insulin dependent diabetes followed for three years. (UKPDS 13). BMJ. 1998;310:83-8.

221. Stratton IM, Adler AI, Neil AW, Matthews DR, Manley SE, Cull CA, et al. Association of glycaemia with macrovascular and mi-

crovascular complications of type 2 diabetes (UKPDS 35): prospective observational study. BMJ. 2000;321(7258):405-12.

222. Heller SR. Structured education in type 1 diabetes. Br J Diabetes Vasc Dis. 2009;9(6):269-72.
223. Siminerio LM, Laffel L, Peters A. Initial evaluation and follow-up. In Peters A, Laffel L, eds. ADA/JRRF Type 1 diabetes sourcebook. Alexandria: American Diabetes Association; 2013. p.73-101.
224. Harris MA, Wysocki T, Sadler M, Wilkinson K, Harvey LM, Buckloh LM, et al. Validation of a structured interview for the assessment of diabetes self-management. Diabetes Care. 2000; 23(9):1301-4.
225. Schilling LS, Dixon JK, Knafl KA, Lynn MR, Murphy K, Dumser S, Grey M. A new self-report measure of self-management of type 1 diabetes for adolescents. Nurs Res. 2009;58(4):228-36.
226. Clement S. Diabetes self-management education. Diabetes Care. 1995;18:1204-14.
227. Swift PGF. ISPAD clinical practice consensus guidelines 2006-2007. Diabetes education. Pediatric Diabetes. 2007;8(2):103-9.
228. Rewers A, Klingensmith G, Davis C, Petitti DB, Pihoker C, Rodriguez B, et al. Presence of diabetic ketoacidosis at diagnosis of diabetes mellitus in youth: the Search for Diabetes in Youth Study. Pediatrics. 2008;121(5):e1258-66.
229. Amiel SA, Sherwin RS, Simonson DC, Lauritano AA, Tamborlane WV. Impaired insulin action in puberty. A contributing factor to poor glycemic control in adolescents with diabetes. N Engl J Med. 1986;315(4):215-9.
230. Danne T, Philotheou A, Goldman D, Guo X, Ping L, Cali A, Johnston P. A randomized trial comparing the rate of hypoglycemia assessed using continuous glucose monitoring in 125 preschool children with type 1 diabetes treated with insulin glargine or NPH insulin (the PRESCHOOL study). Pediatr Diabetes. 2013;14(8):593-601.
231. Borgoño CA, Zinman B. Insulins: past, present, and future. Endocrinol Metab Clin North Am. 2012;41(1):1-24.
232. Bolli GB. Insulin treatment in type 1 diabetes. Endocr Pract. 2006;12(Suppl 1):105-9.
233. Hirsch IB. Insulin analogues. N Engl J Med. 2005;352(2):174-83.
234. Home PD. The pharmacokinetics and pharmacodynamics of rapid-acting insulin analogues and their clinical consequences. Diabetes Obes Metab. 2012;14(9):780-8.
235. Mathieu C, Gillard P, Benhalima K. Insulin analogues in type 1 diabetes mellitus: getting better all the time. Nat Rev Endocrinol. 2017;13:385-99.
236. Kerr D, Wizemann E, Senstius J, Zacho M, Ampudia-Blasco, FJ. Stability and performance of rapid-acting insulin analogs used for continuous subcutaneous insulin infusion: a systematic review. J Diabetes Sci Technol. 2013;7(6):1595-606.
237. Heise T, Zijlstra E, Nosek L, Rikte T, Haahr H. Pharmacological properties of faster-acting insulin aspart vs insulin aspart in patients with type 1 diabetes receiving continuous subcutaneous insulin infusion: A randomized, double-blind, crossover trial. Diabetes Obes Metab. 2017;19(2):208-215.
238. Bode BW, Iotova V, Kovarenko M, Laffel LM, Rao PV, Deenadayalan S, et al. Efficacy and Safety of Fast-Acting Insulin Aspart Compared With Insulin Aspart, Both in Combination With Insulin Degludec, in Children and Adolescents With Type 1 Diabetes: The onset 7 Trial. Diabetes Care. 2019;42(7):1255-62.
239. Akturk HK, Snell-Bergeon JK, Rewers A, Klaff LJ, Bode BW, Peters AL, et al. Improved Postprandial Glucose with Inhaled Technosphere Insulin Compared with Insulin Aspart in Patients with Type 1 Diabetes on Multiple Daily Injections: The STAT Study. Diabetes Technol Ther. 2018;20(10):639-47.
240. Janež A, Guja C, Mitrakou A, Lalic N, Tankova T, Czupryniak L, et al. Insulin therapy in adults with type 1 diabetes mellitus: a narrative review. Diabetes Ther. 2020;11(2):387-409.
241. Beck RW, Bergenstal RM, Laffel LM, Pickup JC. Advances in technology for management of type 1 diabetes. Lancet. 2019;394 (10205):1265-73.
242. Porcellati F, Rossetti P, Ricci NB, Pampanelli S, Torlone E, Campos SH, et al. Pharmacokinetics and pharmacodynamics of the long-acting insulin analog glargine after 1 week of use compared with its first administration in subjects with type 1 diabetes. Diabetes Care. 2007;30(5):1261-63.
243. Ashwell SG, Gebbie J, Home PD. Optimal timing of injection of once-daily insulin glargine in people with Type 1 diabetes using insulin lispro at meal-times. Diabet Med. 2006;23(1):46-52.
244. Linnebjerg H, Chen E, Lam Q, Seger ME, Coutant D, Chua L, et al. Comparison of the pharmacokinetics and pharmacodynamics of LY2963016 insulin glargine and EU- and USapproved versions of lantus insulin glargine in healthy subjects: three randomized euglycemic clamp studies. Diabetes Care. 2015;38(12):2226-33.
245. Linnebjerg, H. et al. Pharmacokinetics of the long-acting basal insulin LY2605541 in subjects with varying degrees of renal function. Clin Pharmaco. Drug Dev. 2016;5:216-24.
246. Chiang JL, Klingensmith GJ. Insulin – pediatrics. In Peters A, Laffel L, eds. ADA/JRRF Type 1 diabetes sourcebook. Alexandria: American Diabetes Association; 2013. p. 293-304.
247. Kurtzhals P. Pharmacology of insulin detemir. Endocrinol Metab Clin North Am. 2007;36(Suppl 1):14-20.
248. Abalı S, Turan S, Atay Z, Güran T, Haliloglu B, Bereket A. Higher insulin detemir doses are required for the similar glycemic control: comparison of insulin detemir and glargine in children with type 1 diabetes mellitus. Pediatr Diabetes. 2015;16(5):361-6.
249. Thalange N, Bereket A, Larsen J, Hiort LC, Peterkova V. Insulin analogues in children with Type 1 diabetes: a 52-week randomized clinical trial. Diabet Med. 2013;30(2):216-25.
250. Heise T, Hövelmann U, Nosek L, Hermanski L, Bøttcher SG, Haahr H. Comparison of the pharmacokinetic and pharmacodynamic profiles of insulin degludec and insulin glargine. Expert Opin Drug Metab Toxicol. 2015;11(8):1193-1201.
251. Thalange N, Deeb L, Iotova V, Kawamura T, Klingensmith G, Philotheou A, et al. Insulin degludec in combination with bolus insulin aspart is safe and effective in children and adolescents with type 1 diabetes. Pediatr Diabetes. 2015;16(3):164-76.
252. Home PD, Bergenstal RM, Bolli GB, Ziemen M, Rojeski M, Espinasse M, et al. New insulin glargine 300 Units/mL versus glargine 100 Units/mL in people with type 1 diabetes: a randomized, phase 3a, open-label clinical trial (EDITION 4). Diabetes Care. 2015;38(12):2217-25.
253. Danne T, Tamborlane WV, Malievsky OA, Franco DR, Kawamura T, Denissie M, et al. Efficacy and Safety of Insulin Glargine 300 Units/mL (Gla-300) Versus Insulin Glargine 100 Units/mL (Gla-100) in Children and Adolescents (6-17 years) With Type 1 Diabetes: Results of the EDITION JUNIOR Randomized Controlled Trial. Diabetes Care. 2020;43(7):1512-9.
254. Sociedade Brasileira de Diabetes. Práticas seguras para o preparo e aplicação de insulina. Diretrizes da Sociedade Brasileira de Diabetes (2019-2020). São Paulo, Brasil: CLANNAD, 2019. p. 189-205.
255. Langdon DR, Stanley CA, Sperling MA. Hypoglycemia in the toddler and child. In Sperling MA, ed. Pediatric endocrinology. 4th ed. Philadelphia: Saunders Elsevier; 2014. p. 920-1577.
256. Sociedade Brasileira de Diabetes. Sistema de infusão contínua de insulina: indicações e uso. Diretrizes da Sociedade Brasileira de

Diabetes (2019-2020). São Paulo, Brasil: CLANNAD; 2019. p. 206-17.

257. Nicolajsen T, Samuelsson A, Hanas R. Insulin doses before and one year after pump start: children have a reversed dawn phenomenon. J Diabetes Sci Technol. 2012;6:589-94.
258. Szypowska A, Lipka M, Blazik M, Groele L, Pankowska E. Insulin requirement in preschoolers treated with insulin pumps at the onset of type 1 diabetes mellitus. Acta Paediatr. 2009;98:527-30.
259. Maahs DM, Horton LA, Chase HP. The use of insulin pumps in youth with type 1 diabetes. Diabetes Technol Ther. 2010;12 Suppl 1(Suppl 1):S59-65.
260. Nabhan ZM, Rardin L, Meier J, Eugster EA, Dimeglio LA. Predictors of glycemic control on insulin pump therapy in children and adolescents with type I diabetes. Diabetes Res Clin Pract. 2006;74(3):217-21.
261. Danne T, von Schütz W, Lange K, Nestoris C, Datz N, Kordonouri O. Current practice of insulin pump therapy in children and adolescents – the Hannover recipe. Pediatr Diabetes. 2006;7(Suppl 4):25-31.
262. Battelino T. Risk and benefits of continuous subcutaneous insulin infusion (CSII) treatment in school children and adolescents. Pediatr Diabetes. 2006;7(Suppl 4):20-4.
263. Sherr JL, Tauschmann M, Battelino T, Bock M, Forlenza G, Roman R, et al. ISPAD Clinical Practice Consensus Guidelines 2018: Diabetes technologies. Pediatr Diabetes. 2018;19(Suppl. 27):302-25.
264. Smart CE, Annan F, Higgins LA, Jelleryd E, Lopez M, Acerini CL. ISPAD Clinical Practice Consensus Guidelines 2018: Nutritional management in children and adolescents with diabetes. Pediatr Diabetes. 2018;19(Suppl. 27):136-54.
265. Hanas R, Adolfsson P. Bolus Calculator Settings in Well-Controlled Prepubertal Children Using Insulin Pumps Are Characterized by Low Insulin to Carbohydrate Ratios and Short Duration of Insulin Action Time. J Diabetes Sci Technol. 2017;11(2): 247-52.
266. American Diabetes Association. Tools of therapy. In: Kaufman FR, editor. Medical management of type 1 diabetes. 6th ed. Alexandria: American Diabetes Association; 2012. p. 59-84.
267. Kaufman FR, Halvorson M, Carpenter S. Use of a plastic insulin dosage guide to correct blood glucose levels out of the target range and for carbohydrate counting in subjects with type 1 diabetes. Diabetes Care. 1999;22(8):1252-7.
268. American Diabetes Association. 13. Children and adolescents: Standards of Medical Care in Diabetes – 2020. Diabetes Care. 2020;43(Suppl. 1):S163-82.
269. DiMeglio LA, Acerini CL, Codner E, Craig ME, Hofer SE, Pillary K, Maahs DM. ISPAD Clinical Practice Consensus Guidelines 2018: Glycemic control targets and glucose monitoring for children, adolescents, and young adults with diabetes. Pediatr Diabetes. 2018;19(Suppl.27):105-14.
270. Klonoff DC. Monitoring for diabetes. In Peters A, Laffel L, eds. ADA/JRRF type 1 diabetes sourcebook. Alexandria: American Diabetes Association; 2013. p. 187-208.
271. Borg R, Kuenen JC, Carstensen B, Zheng H, Nathan DM, Heine RJ, et al. ADAG Study Group. $HbA_1(c)$ and mean blood glucose show stronger associations with cardiovascular disease risk factors than do postprandial glycaemia or glucose variability in persons with diabetes: the A1C-Derived Average Glucose (ADAG) study. Diabetologia. 2011;54(1):69-72.
272. Nathan DM, Kuenen J, Borg R, Zheng H, Schoenfeld D, Heine RJ, et al. Translating the A1C assay into estimated average glucose values. Diabetes Care. 2008;31(8):1473-8.
273. Meah F, Juneja R. Insulin tactics in type 2 diabetes. Med Clin North Am. 2015;99(1):157-86.
274. Sociedade Brasileira de Diabetes. Metas glicêmicas para adultos, gestantes e crianças. Diretrizes da Sociedade Brasileira de Diabetes (2019-2020). São Paulo: São Paulo, Brasil: CLANNAD; 2019. p. 33-41.
275. Skeie S, Kristensen GB, Carlsen S, Sandberg S. Self-monitoring of blood glucose in type 1 diabetes patients with insufficient metabolic control: focused self-monitoring of blood glucose intervention can lower glycated hemoglobin A1C. J Diabetes Sci Technol. 2009;3(1):83-8.
276. American Diabetes Association. 6. Glycemic targets: Standards of Medical Care in Diabetes – 2020. Diabetes Care. 2020;43(Suppl. 1):S66-76.
277. Sociedade Brasileira de Diabetes. Monitorização contínua de glicose no diabetes mellitus tipos 1 e 2. Diretrizes da Sociedade Brasileira de Diabetes (2019-2020). São Paulo, Brasil: CLANNAD; 2019. p. 220-33.
278. Buckingham BA, Raghinaru D, Cameron F, Beguette BW, Chase HP, Maahs DM, et al. Predictive low-glucose insulin suspension reduces duration of nocturnal hypoglycemia in children without increasing ketosis. Diabetes Care. 2015;38(7):1197-204.
279. Garg SK, Weinzimer SA, Tamborlane WV, Buckingham BA, Bode BW, Bailey TS, et al. Glucose outcomes with the in-home use of a hybrid closed-loop insulin delivery system in adolescents and adults with type 1 diabetes. Diabetes Technol Ther. 2017;19(3):155-63.
280. Sherr JL, Schoelwer M, dos Santos TJ, Reddy L, Biester T, Galderisi A, van Dyk JC, Hilliard ME, Berget C, DiMeglio LA. Clinical Practice Consensus Ghidelines 2022: Diabetes technologies: Insulin delivery. Pediatr Diabetes. 2022 Dec;23(8):1406-31. doi: 10.1111/pedi.13421. Epub 2022 Dec 5. PMID: 36468192.
281. Deiss D, Irace C, Carlson G, Tweden KS, Kaufman FR. Real-world safety of an implantable continuous glucose sensor over multiple cycles of use: A Post-Market Registry Study. Diabetes Technol Ther. 2020;22(1):48-52.
281a. Silva J da, Lepore G, Battelino T, Arriet A, Castañeda J, Grossman B, et al. Real-World Performance of the MiniMedTM 780G System: First Report of Outcomes from 4120 Users. Diabetes Technol Ther. 2022;24(2):113-9.
282. Tsalikian E, Mauras N, Beck RW, Tamborlane WV, Janz KF, Chase HP, et al. IMPACT of exercise on overnight glycemic control in children with type 1 diabetes mellitus. J Pediatr. 2005; 147(4):528-34.
283. McMahon SK, Ferreira LD, Ratnam N, Davey RJ, Youngs LM, Davis EA, et al. Glucose requirements to maintain euglycemia after moderate-intensity afternoon exercise in adolescents with type 1 diabetes are increased in a biphasic manner. J Clin Endocrinol Metab. 2007;92(3):963-8.
284. American Diabetes Association and American Dietetic Association: A Guide for Professionals: The Effective Application of Exchange Lists for Meal Planning. New York; 1977.
285. Franz MJ. Exercise and the management of diabetes mellitus. J Am Diab Ass. 1987;87(7):872-80.
286. Higgins LA, Zacharotos MZ. Nutrition. In Peters A, Laffel L, eds. ADA/JRRF Type 1 diabetes sourcebook. Alexandria: American Diabetes Association; 2013. p. 219-47.

PLANO ALIMENTAR NO DM1 PARA A INFÂNCIA E ADOLESCÊNCIA

ADRIANA SERVILHA GANDOLFO
LARISSA BALDINI FARJALLA MATTAR

Planos alimentares individualizados e insulinoterapia intensiva podem fornecer flexibilidade a crianças e adolescentes com diabetes para acomodar horários irregulares de refeições, situações de variação de apetite e níveis variáveis de atividade física[1,2].

Entre os macronutrientes da alimentação, os carboidratos são os que mais afetam as concentrações glicêmicas, com uma conversão de quase 100% em glicose em 15 minutos a 2 horas; entre 35 e 60% das proteínas ingeridas são convertidas em glicose em 3 a 4 horas e somente 10% das gorduras são convertidas em aproximadamente 5 horas ou mais[1,3].

O método de contagem de carboidratos (CCH) consiste em relacionar a quantidade de carboidratos consumida com a quantidade de insulina adequada para sua absorção, para reduzir as variações de glicemia pós-prandial, resultantes da variação do tipo e da quantidade dos alimentos ingeridos[1,2].

Há dois métodos de CCH que são mais utilizados: a lista de equivalentes, ou lista de substituições, e a CCH em gramas[4,5]; esse último oferece informações mais precisas porque avalia os alimentos pesados ou medidos, considerando informações de rótulos de embalagens de alimentos e tabelas de referência. Entretanto, estimar carboidratos por substituições é mais simples e preserva o valor nutricional dos alimentos[4]. Na escolha do método de contagem devem-se considerar as necessidades do indivíduo, sendo que ambos podem ser utilizados concomitantemente.

Na lista de equivalentes ou substituições, os alimentos são agrupados de forma que cada porção de alimento escolhido corresponde a aproximadamente 15 gramas de carboidratos. Os alimentos são classificados em grupos, baseados na função nutricional e composição química, permitindo a troca do alimento por qualquer outro do mesmo grupo[5].

Na CCH em gramas, pode-se pesar ou medir a quantidade de alimento a ser consumido e verificar a quantidade de carboidratos em tabelas de CCH[5]. Ao consumir produtos industrializados, deve-se utilizar a informação contida no rótulo dos alimentos.

Existem ainda alimentos em que a contagem de carboidratos é variável como legumes, carnes e gorduras; as carnes (proteínas) não entram na contagem de carboidratos se o consumo for inferior a uma porção de 120 gramas, mas, se for maior, uma porcentagem será convertida em carboidratos. Por exemplo: um bife de 120g possui 30g de proteína, em que 60% da proteína é convertida em glicose (30g × 60% = 18g) e, portanto, serão contadas 18 gramas de carboidratos. No caso das hortaliças cruas ou cozidas, consideramos 15 gramas de carboidratos se o consumo for maior que 1 xícara de verdura/legume cru ou ½ xícara de verdura/legume cozido[4].

A pessoa com DM será treinada para visualizar a quantidade de alimento consumida e entender o que isso representa em sua glicemia, possibilitando a determinação dos *bolus* de refeição. Assim, no exemplo do quadro XV-39, citado anteriormente, se o indivíduo foi orientado a utilizar 1 unidade de análogo de insulina de ação rápida para cada 15 gramas de carboidratos no café da manhã, ele deverá fazer o seguinte cálculo: 42 gramas de CH ÷ 15 = 2,8UI de insulina; se a aplicação for feita com seringa ou caneta, essa dose poderá ser arredondada para 2,5UI ou 3UI em função de variáveis como o grau de atividade física do momento.

Pankowska et al.[6] criaram um algoritmo considerando, para cada 100kcal provenientes de gordura consumida, 10g de CHO. A programação do *bolus* de refeição na bomba de insulina é estabelecida individualmente com base na quantidade de carboidratos, proteínas e gorduras presentes nos alimentos consumidos, permitindo a utilização dos *bolus* avançados com ondas quadrada (ou prolongada) e dupla (ou multionda) mais eficientes para refeições ricas em proteínas e gorduras.

Quadro XV-39. Exemplo de um registro alimentar utilizado pelo nutricionista no treinamento da contagem de carboidratos (CH).

Horário	Refeição	Alimentos/preparação	Quantidade		
			Medida caseira	Gramas de CH	Escolhas de CH
8:00h	Café da manhã	Leite integral	1 copo grande (240ml)	12	1
		Café	30 ml	0	–
		Adoçante	1 sachê	0	–
		Pão francês	1 unidade	30	2
		Margarina	1 ponta de faca	0	–
Total de carboidratos				**42**	**3**

A avaliação periódica do conhecimento sobre a CCH pode ser realizada por meio da aplicação de questionários validados na literatura[7], mas adaptados para os hábitos alimentares regionais.

OUTRAS MODALIDADES TERAPÊUTICAS PARA O DM1

Reposição de células beta

Buscando-se a cura do DM1 na fase sintomática plena, têm sido propostos procedimentos como os transplantes de pâncreas e ilhotas de Langerhans isoladas, contudo, eles incluem dificuldades técnicas, além dos riscos associados à imunossupressão e às complicações como as rejeições.

Transplante de pâncreas

Os transplantes de pâncreas podem ser uma opção terapêutica viável para pacientes com DM1, especialmente para aqueles já candidatos ao transplante renal devido à doença renal terminal, secundária à nefropatia diabética, para os quais a imunossupressão já está indicada. Três tipos de transplante de pâncreas total podem ser realizados[8]: a) simultâneo de pâncreas e rim; b) pâncreas após rim; c) isolado de pâncreas.

Desde a década de 1980, quando tais procedimentos começaram a ser realizados, grandes avanços aconteceram, tanto na técnica cirúrgica quanto nos esquemas de imunossupressão, obtendo-se um tempo de sobrevivência dos enxertos de vários anos com ótimo controle metabólico, com pouca ou nenhuma necessidade de insulina exógena e reversão de algumas complicações crônicas. Contudo, o transplante pancreático não é uma terapêutica indicada para crianças e adolescentes com DM1 devido aos riscos associados e pela ausência da doença renal terminal causada pelo diabetes nessa faixa etária[9].

Em pacientes adultos com DM1 e doença renal terminal, o transplante simultâneo de pâncreas e rim tem mostrado maior sobrevida no longo prazo, melhor qualidade de vida, com regressão da maioria das complicações do DM, entretanto, ainda está associado a risco aumentado de morbiletalidade pós-operatória precoce[10].

Transplante de ilhotas

Há quatro décadas, foi realizado o primeiro transplante de ilhotas bem-sucedido na clínica; no entanto, a independência da insulina durou apenas um mês devido à imunossupressão inadequada e à rejeição das ilhotas. A busca pela independência da insulina continuou na década de 1990, mas os resultados foram pouco promissores, com menos de 10% mantendo a independência da insulina em um ano. Foi somente em 2000, com a introdução do protocolo de Edmonton[11], que o transplante de ilhotas se tornou uma opção viável de tratamento para pacientes com DM1[12].

Muitas dificuldades técnicas prejudicam ainda a sobrevivência das ilhotas isoladas e infundidas na veia porta do receptor, como a necessidade de um número muito grande de ilhotas e a rejeição. Algumas das drogas imunossupressoras, como os inibidores da calcineurina (ciclosporina e tacrolimus), são tóxicas para as ilhotas de Langerhans, prejudicando a secreção de insulina ou mesmo causando o *diabetes mellitus*[12]. Apesar do sucesso inicial do protocolo de Edmond para o transplante de ilhotas, o qual evita o uso de corticosteroides, minimiza a dose do tacrolimus, utiliza uma indução com anticorpo antirreceptor da interleucina-2 (daclizumabe) e o sirolimus (inibidor da mTOR) para a imunossupressão de longo prazo, a sobrevivência do implante por mais de 5 anos é infrequente, não consegue reverter totalmente a falta de percepção à hipoglicemia e complicações técnicas são também descritas[11]. Os protocolos existentes para transplante de ilhotas não são ainda recomendados para crianças[13].

As pesquisas nessa área continuam para diminuir a imunogenicidade das ilhotas isoladas e melhorar a viabilidade e a relação custo-benefício desses transplantes, assim como o desenvolvimento de células beta a partir de células-tronco[14,15].

PESQUISA DE DOENÇAS ASSOCIADAS

A associação com outras doenças autoimunes é frequente em portadores de DM1 e por isso avaliação periódica para a presença de tireoidite autoimune e doença celíaca é recomendada logo após o diagnóstico, mesmo em indivíduos assintomáticos; entretanto, ainda não estão bem estabelecidos a frequência, tão pouco os benefícios reais dessa pesquisa. Apesar de menos frequente, a associação com doença de Addison, hepatite autoimune, gastrite autoimune, dermatomiosite e *miastenia gravis* com o DM1 é maior que na população geral, devendo ser pesquisada em função da presença de sintomatologia sugestiva.

A doença tireoidiana autoimune (tireoidite de Hashimoto) ocorre em cerca de 17-30% dos pacientes com DM1, sugerindo-se a dosagem dos anticorpos antitireoglobulina e antiperoxidase logo após o diagnóstico do DM1, depois da obtenção do controle metabólico. A positividade desses marcadores é preditiva da disfunção tireoidiana, mais frequentemente do hipotireoidismo, apesar de o hipertireoidismo acontecer em cerca de 0,5% dos casos. Em caso de normalidade, a pesquisa deverá ser repetida em 1-2 anos, ou antes, mediante a presença de sintomas sugestivos ou bócio, anormalidades do crescimento ou variações glicêmicas inexplicáveis. O hipotireoidismo subclínico pode associar-se a risco aumentado de hipoglicemias assintomáticas e desaceleração do crescimento; enquanto o hipertireoidismo pode alterar o metabolismo glicêmico causando piora no controle metabólico[16].

A frequência da doença celíaca é de 1,6-16,4% em portadores de DM1 e de 0,3-1% na população geral, sendo sugerida a pesquisa dos autoanticorpos (IgA) antitransglutaminase e antigliadina ou antiendomísio, juntamente com a dosagem quantitativa de IgA, logo após o diagnóstico do DM1; se normais, a pesquisa deverá ser repetida a cada 2-5 anos, ou antes se houver sintomas sugestivos. Outras situações clínicas em que essa pesquisa pode estar indicada são: presença de parentes de primeiro grau com doença celíaca, atraso de crescimento, perda ou falta de ganho de peso, diarreia, flatulência, dor abdominal, sinais de má absorção, hipoglicemias frequentes ou piora do controle glicêmico. A biópsia de intestino delgado é recomendada para a confirmação da doença celíaca em pacientes com sorologia positiva e, uma vez confirmada em crianças sintomáticas, estará indicada a dieta isenta em glúten e consulta com nutricionista especializada no manejo do DM1 e da doença celíaca[16].

DESCOMPESAÇÕES E COMPLICAÇÕES AGUDAS ASSOCIADAS AO DM1

Doenças intercorrentes

Doenças febris agudas e procedimentos cirúrgicos costumam elevar a glicemia devido à liberação dos hormônios de estresse promotores da gliconeogênese e do aumento da resistência à insulina, cursando frequentemente com aumento da produção dos corpos cetônicos secundária à insulinopenia relativa em função desse novo ambiente metabólico[9,17]. Mesmo durante o período de incubação de algumas infecções pode ocorrer aumento das necessidades de insulina alguns dias antes do início da doença, que poderá perdurar por ainda alguns dias após a convalescença por causa da resistência à insulina, havendo, porém, variações em função da doença e de uma pessoa para outra[18].

Por outro lado, episódios de vômitos e diarreia podem baixar a glicemia, com risco de hipoglicemia como consequência da diminuição do consumo alimentar, do comprometimento da absorção dos nutrientes, do atraso do esvaziamento gástrico ou da diarreia franca, pelo aumento do trânsito intestinal durante gastroenterite[17,18].

Mesmo em jejum, a reposição de insulina não deverá ser descontinuada, pois é necessária para a manutenção das necessidades metabólicas basais que frequentemente estão aumentadas em situação de doença aguda[18].

O monitoramento glicêmico frequente facilita a otimização do tratamento durante as doenças intercorrentes, devendo ser realizados controles no mínimo a cada 3-4 horas, inclusive no período do sono noturno e, em algumas situações, a cada 1-2 horas. A meta do controle glicêmico nessas situações é permanecer entre 70 e 180mg/dl[19].

As cetonas (ácidos beta-hidroxibutírico e acetoacético) são produzidas no fígado, a partir da oxidação dos ácidos graxos livres em situação de falta de insulina, e acúmulo progressivo da cetonemia acontece devido ao aumento das taxas de lipólise e da cetogênese devido às baixas concentrações circulantes de insulina. O ácido beta-hidroxibutírico é o mais abundante na corrente sanguínea durante os processos de descompensação diabética, na proporção de 10:1 em relação ao ácido acetoacético. As fitas para o controle da cetonemia em sangue capilar dosam o ácido beta-hidroxibutírico em monitor portátil, enquanto as fitas para controle da cetonúria, que utilizam nitroprussiato, detectam o ácido acetoacético e a acetona. Com a reposição de insulina, as concentrações do ácido beta-hidroxibutírico baixarão muito antes que as do ácido acetoacético e, portanto, o monitoramento com fitas de cetonemia permitem melhor entendimento do processo de recuperação metabólica, uma vez que as fitas de cetonúria continuam ainda marcando a presença do ácido acetoacético e da acetona por um tempo mais prolongado do que o necessário para o controle da cetonemia. Concentrações de cetonemia superiores a 0,5mmol/l são anormais em crianças com DM1; a meta do controle nessas situações de descompensação é manter a cetonemia abaixo de 0,6mmol/l[18].

Somente uma marca de fita para teste capilar de cetonemia em aparelho portátil está disponível no mercado nacional, havendo acesso mais fácil às fitas para pesquisa da cetonúria. O quadro XV-40 apresenta uma correspondência aproximada entre as concentrações de cetonemia e a intensidade da cetonúria.

Como pacientes em bomba de insulina recebem somente análogo de insulina de ação rápida ou ultrarrápida, não havendo depósito de insulina de ação prolongada, eles são mais suscetíveis à descompensação com cetose em situações de mau funcionamento do sistema de infusão, ou durante doenças intercorrentes, se não houver ajuste das doses de insulina. Na presença de glicemia ≥ 250mg/dl, ou em qualquer situação associada à presença de cetonemia/cetonúria, o paciente e/ou cuidador deverão verificar possíveis problemas com a sistema de infusão de insulina como presença de dobras no cateter, ar no sistema de infusão, desconexão do cateter no sítio de inserção, ou inflamação da pele ou subcutâneo nesse local. Uma vez identificado o problema, cânula, cateter e reservatório de insulina deverão ser trocados e um *bolus* de insulina de correção deverá ser aplicado imediatamente com seringa ou caneta, para se assegurar que a insulina tenha sido adequadamente absorvida. Controles de glicemia capilar e cetonemia/cetonúria deverão ser realizados até o controle completo da descompensação; na presença de cetose, doses

Quadro XV-40. Correspondência entre a concentração de cetonas no sangue capilar e a intensidade da cetonúria[18].

Cetonemia (mmol/l)	Cetonúria
< 0,6	Negativa ou traços
0,6-0,9	Traços ou leve (+)
1,0-1,4	Leve (+) ou moderada (++)
1,5-2,9	Moderada (++) ou intensa (+++)
≥ 3,0	Intensa (+++ ou ++++)

extras de insulina deverão continuar sendo aplicadas com seringa ou caneta, pelo risco de o mau funcionamento da bomba de insulina ter causado o problema.

A pesquisa de cetonemia ou cetonúria deverá ser realizada em intervalos de 2-4 horas, principalmente se a glicemia exceder 250mg/dl, em dois controles consecutivos; a presença da cetose indica deficiência de insulina, mesmo na ausência de hiperglicemia acentuada e, frequentemente, a dose habitual de insulina deverá ser aumentada da seguinte maneira[18]:

- Na presença de hiperglicemia com cetonúria leve ou ausente, suplementar a dose diária total de insulina (DDTI) em 5-10%, na forma de insulina de ação rápida ou ultrarrápida (0,05-0,1UI/kg), que deverá ser aplicada por via subcutânea (SC), a cada 2-4 horas, de acordo com a resposta glicêmica e das condições clínicas. Na bomba de insulina, pode-se programar um ritmo basal temporário com acréscimo de 10-30% da dose habitual durante 2-4 horas, ou mais se necessário.
- A presença de hiperglicemia com cetonúria moderada ou intensa denota descompensação diabética mais séria, com risco de evolução para a cetoacidose diabética (CAD) e a DDTI deverá ser suplementada em 10-20%, com doses elevadas de insulina de ação rápida ou ultrarrápida (0,1-0,2UI/kg) por via SC, a cada 2-4 horas, de acordo com a resposta glicêmica e das condições clínicas; raramente, a via intramuscular (IM) será necessária. O ritmo basal temporário deverá ser programado com acréscimo de 20-50%, durante 2-4 horas, ou mais se necessário.

Durante o processo da doença, tal ritmo de insulinoterapia mais intensivo poderá ser necessário até que as concentrações glicêmicas comecem a normalizar e a cetonemia esteja ausente. Entretanto, reduções entre 20 e 50% na dose DDTI poderão ser indicadas na presença de hipoglicemia, devendo-se ficar atento para a possibilidade de cetose em consequência dessa conduta[18].

Febre, vômitos, diarreia, hiperglicemia, glicosúria excessiva e cetonúria contribuem para as perdas hídricas e oferta adequada de fluidos é fundamental para prevenir a desidratação e promover excreção urinária das cetonas. Associar à dieta preparações como canja e caldos de galinha ajudará na reposição de água, sódio e potássio; se o apetite estiver diminuído e a glicemia cair abaixo de 180mg/dl, líquidos contendo açúcar como soluções de hidratação oral ou sucos de frutas diluídos, assim como alimentos facilmente digeríveis como gelatinas, frutas secas, arroz deverão ser consumidos para evitar a cetose do jejum e a hipoglicemia[18]. A doença de base deverá ser tratada conforme o preconizado para crianças e adolescentes sem diabetes.

A procura de um serviço de emergência com experiência em diabetes infantil é recomendada nas seguintes situações: descompensação de causa desconhecida; criança de baixa idade (2 a 5 anos); despreparo da família para os cuidados necessários; vômitos persistentes por mais de 2 horas; perda rápida de peso sugestiva de desidratação; dificuldade em baixar a glicemia apesar da aplicação de doses extras de insulina; dificuldade em manter a glicemia acima de 60mg/dl; persistência ou agravamento do hálito cetônico; presença de cetonúria intensa ou progressiva (cetonemia > 1-1,5mmol/l); cansaço excessivo, dor abdominal, hiperventilação, confusão mental; alteração do nível de consciência.

Hipoglicemia no DM1

A hipoglicemia é uma complicação aguda muito frequente no diabetes devido à imperfeição farmacodinâmica, tanto da insulinoterapia por via subcutânea no DM1, quanto dos agentes secretagogos de insulina (sulfonilureias ou glinidas) no DM2, em reproduzir a secreção fisiológica de insulina pelas ilhotas pancreáticas. A prevenção de episódios hipoglicêmicos secundários a tal hiperinsulinemia terapêutica ou iatrogênica configura uma das preocupações centrais nos cuidados de crianças e adolescentes diabéticos[20].

O medo da hipoglicemia é bastante comum, tanto nesses jovens quanto em seus cuidadores, constituindo uma barreira importante na aquisição e manutenção do ótimo controle metabólico, pois, geralmente após um episódio grave, a confiança dessas famílias fica bastante abalada e o medo de recorrência pode induzir mudanças no autocuidado como superalimentação ou omissão de doses de insulina, prejudicando o controle glicêmico. Para algumas famílias, a preocupação com a hipoglicemia noturna costuma causar mais ansiedade que outros aspectos do DM1, como as complicações crônicas micro e macroangiopáticas[19].

O monitoramento da hipoglicemia é um dos componentes principais do manejo do DM1, assim como a informação educativa sobre causas, prevenção e tratamento desses episódios, cuja recorrência se associa a uma significativa disfunção psicossocial e, em casos raros, pode levar a sequelas permanentes e mesmo risco de morte[21].

Em indivíduos sem diabetes, quando a glicemia cai a concentrações inferiores a 85mg/dl, ocorre redução na secreção da insulina pela célula *beta* e, quando abaixo de 70mg/dl, haverá aumento na secreção de glucagon pela célula *alfa* pancreática induzido pela hipoglicemia; em pacientes com DM1 nenhuma dessas linhas de defesa está operante[22].

Entretanto, não existe um consenso quanto à definição bioquímica da hipoglicemia em crianças diabéticas, pela ausência de um único valor que defina limiares para sintomas e disfunção do sistema nervoso central, assim como para a liberação de hormônios contrarreguladores, podendo haver variações, tanto entre os diversos indivíduos quanto em um mesmo indivíduo, em momentos diferentes. Em crianças e adolescentes de 8 a 16 anos de idade, diabéticos ou não, a resposta dos hormônios contrarreguladores pode ser detectada em presença de concentrações glicêmicas mais elevadas que nos adultos e por isso podem manifestar sintomas de hipoglicemia em concentrações relativamente normais de glicose.

Na fisiopatologia da hipoglicemia associada ao DM1, sabe-se que a resposta normal ao glucagon é perdida precocemente no curso da doença e que os pacientes dependem da resposta simpatoadrenal para prevenir e corrigir os episódios hipoglicêmicos; entretanto, mesmo hipoglicemias leves podem reduzir a resposta adrenérgica e a capacidade de perceber sintomas em episódios subsequentes[20,23]. Além disso, crianças até os 11 anos de idade têm habilidade incompleta de reconhecimento dos sintomas associados à hipoglicemia[24] e pouco se conhece sobre as respostas contrarreguladoras em pré-escolares[25].

A definição bioquímica da hipoglicemia atualmente utilizada corresponde a concentrações de glicose < **70mg/dl** e baseia-se na observação de dados do CGM e dosagem da glicemia plasmática. Esse limiar pode ser usado tanto no diagnóstico quanto como alerta para o início do tratamento da criança diabética, pelo risco potencial de baixar a concentrações inferiores. Enquanto concentrações < **54mg/dl** indicam hipoglicemia clinicamente importante e séria, cuja recorrência pode levar a defeitos de contrarregulação e prejuízo da percepção à hipoglicemia, devendo ser rastreadas nas consultas de rotina. Sintomas neurogênicos e disfunção cognitiva ocorrem abaixo desse nível com aumento do risco de hipoglicemia grave[19,26,28] (Quadro XV-41).

Os sinais e sintomas da hipoglicemia são causados pelas respostas da secreção adrenomedular e da ativação do sistema nervoso simpático à queda das concentrações plasmáticas de glicose (sintomas neurogênicos), como também pela disfunção cerebral causada pela baixa oferta de nutrientes combustíveis (sintomas neuroglicopênicos) (Quadro XV-42) e, geralmente, os pacientes relatam combinação de vários desses sintomas. Crianças costumam apresentar mais frequentemente palidez, fraqueza, tremores, fome, cansaço, tonturas, sudorese e cefaleia; contudo, naquelas menores de 6 anos de idade, a sintomatologia neuroglicopênica ou mesmo inespecífica, como mudanças de comportamento do tipo irritabilidade, crises de birra, choro incontrolável, costuma ser mais habitual. A sobreposição de sintomas neurogênicos e neuroglicopênicos em crianças sugere que os limiares glicêmicos desencadeantes estejam muito próximos[19,28].

Os episódios hipoglicêmicos do adulto portador de DM1 são habitualmente classificados em graus leve, moderado e grave. Como a maioria das crianças necessitam da ajuda de um cuidador para promover o tratamento da hipoglicemia, não existe distinção na abordagem das formas leves e moderadas na infância. Quando sintomáticos, esses episódios são percebidos pela criança ou cuidador, que podem responder a eles promovendo seu tratamento com glicose por via oral, após documentar a presença de glicemia capilar ≤ 70mg/dl. A hipoglicemia assintomática acontece quando a criança não apresenta sintomas mesmo na presença de níveis glicêmicos < 70mg/dl[26,27].

Uma vez que crianças menores de 6 anos frequentemente não reconhecem nem conseguem comunicar sintomas, a documentação da frequência desses episódios é importante para a verificação de uma possível **falta de percepção da hipoglicemia** (*hypoglycemia unawareness*) que significa uma situação em que ocorre o registro de concentrações baixas de glicose na ausência de sintomas de hipoglicemia, ou se os sintomas neuroglicopênicos não se acompanharem dos sintomas neurogênicos. Ela está associada a risco significativamente elevado de hipoglicemia grave e sua presença deverá ser investigada no atendimento ambulatorial de rotina.

A **hipoglicemia noturna** é causa de grande ansiedade familiar no tratamento do diabetes. O aumento da secreção de adrenalina é normalmente a principal defesa contra a hipoglicemia em portadores de DM1, entretanto o sono parece alterar as respostas dos hormônios contrarreguladores à hipoglicemia em pessoas com e sem diabetes, o que pode explicar a maior suscetibilidade à hipoglicemia duran-

Quadro XV-41. Classificação da hipoglicemia.

Categoria	Critério glicêmico
Nível 1	Entre < 70mg/dl até ≥ 54mg/dl
Nível 2	< 54mg/dl
Nível 3	Qualquer evento hipoglicêmico acompanhado de queda do nível de consciência e/ou que necessite da assistência de terceiros para seu tratamento

Quadro XV-42. Classificação dos sinais e sintomas da hipoglicemia em crianças e adolescentes[28].

Neurogênicos	Neuroglicopênicos
Sudorese	Cefaleia
Tremores	Alterações visuais
Taquicardia	Letargia
Ansiedade, nervosismo	Irritabilidade
Fraqueza	Dificuldade de concentração, fala empastada
Fome	Confusão mental
Náuseas, vômitos	Sonolência, dificuldade de despertar do sono
Palidez	Alteração de consciência, coma
Hipotermia	Convulsões
	Sinais neurológicos bizarros
	Distúrbios motores
	Distúrbios sensoriais
	Perda da habilidade intelectual
	Alterações de personalidade
	Comportamento bizarro
	Acessos de raiva
	Desagregação psicológica
	Crises de mania
	Depressão
	Psicoses
	Lesão neurológica ou mental permanente

te o sono[29]. Além disso, a própria hipoglicemia noturna pode ainda prejudicar a resposta contrarreguladora. Portanto, as defesas prejudicadas à hipoglicemia durante o sono podem contribuir para um círculo vicioso de hipoglicemia, disfunção das respostas contrarreguladoras e falta de percepção dos sintomas autonômicos de alerta antes do estabelecimento da neuroglicopenia, tanto acordado quanto dormindo.

Estudos com monitoramento glicêmico intermitente frequente e com sistemas de monitoramento contínuo da glicose (CGM), realizados durante a noite em crianças e adultos, mostraram alta incidência de hipoglicemias assintomáticas (14-47%). A incidência da hipoglicemia noturna pode ser afetada por numerosos fatores, incluindo o esquema de insulinoterapia, a hora e o conteúdo das refeições ou dos lanches e o antecedente de atividade física[30].

Na população pediátrica, a **hipoglicemia grave** manifesta-se geralmente com sintomas neuroglicopênicos graves que resultam em perda de consciência, coma ou convulsões e necessitam de tratamento parenteral com glucagon ou glicose por via IV[21].

Crianças portadoras de DM1 costumam descrever mudança nas características de seus sintomas com o passar do tempo, de maneira que os sintomas neurogênicos se tornam menos frequentes ou mais sutis, enquanto os neuroglicopênicos ficam mais comuns, havendo então necessidade de aprenderem a reconhecer essas modificações para poderem prevenir hipoglicemias graves. Assim como em adultos, as crianças com mau controle glicêmico podem apresentar sintomatologia de hipoglicemia (hipoglicemia relativa) em concentrações glicêmicas mais elevadas que aquelas com bom controle metabólico[31].

A maioria das crianças com DM1 que manifestam **hipoglicemia grave** apresentam episódios isolados, entretanto algumas podem sofrer episódios recorrentes. A hipoglicemia recorrente pode associar-se a doenças autoimunes como doença de Addison, tireoidite de Hashimoto e doença celíaca, como também à falta de percepção da hipoglicemia e à disfunção autonômica[31]. A autoadministração inadvertida ou voluntária de doses repetidas de insulina também pode ser causa de hipoglicemias inexplicáveis, recorrentes e graves em pacientes com distúrbios psicológicos[32].

Os quadros XV-43 e XV-44 apresentam, respectivamente, causas e situações clínicas associadas à hipoglicemia em portadores de DM1, que acontecem basicamente por causa do uso de doses excessivas de insulina ou por aumento da sensibilidade insulínica, secundários a um desequilíbrio entre a insulina aplicada, a refeição ingerida e a atividade física realizada.

A **atividade física** está associada a risco aumentado de hipoglicemias durante o exercício, como também após 24 horas de seu término, por meio de vários mecanismos ainda pouco compreendidos, entre eles: absorção mais rápida da insulina, aumento da sensibilidade insulínica, depleção das

Quadro XV-43. Causas de hipoglicemia em crianças e adolescentes portadores de DM1[19].

Erro na dose de insulina (inadvertido ou deliberado)
Troca entre as doses da manhã e da noite Troca entre as doses de insulina de ação prolongada/intermediária e ação rápida/ultrarrápida Administração da insulina em hora inadequada em relação à refeição Dose excessiva de insulina Uso dissimulado da insulina; tentativa de suicídio
Absorção errática ou alterada de insulina
Injeção por via intramuscular inadvertida Absorção mais rápida a partir de membros em exercício Absorção imprevisível a partir de injeções em áreas de lipo-hipertrofia Absorção mais rápida após sauna, banho quente, banho de sol
Dieta
Omissão ou redução do tamanho das refeições ou lanches Atraso de refeições ou lanches Variações na composição das refeições: carboidrato com/sem proteínas e gorduras Distúrbios alimentares Gastroparesia Má absorção intestinal
Exercício
Atividade física não planejada Duração prolongada e/ou intensidade aumentada da atividade física Exercício extenuante durante a tarde ou à noite Falha em reduzir a dose basal noturna para evitar a hipoglicemia tardia
Sono noturno
Atenuação da resposta simpatoadrenal Defeitos de contrarregulação
Álcool e/ou drogas
Disfunção da gliconeogênese e glicogenólise pelo consumo excessivo do etanol Disfunção cognitiva pelo uso do etanol, da maconha, cocaína e outras drogas (que pode causar a falta de percepção da hipoglicemia)
Hipoglicemia associada à disfunção autonômica
Hipoglicemia recorrente Falta de percepção da hipoglicemia Defeitos de contrarregulação
Outras causas incomuns de hipoglicemia
Insuficiência adrenocortical (doença de Addison) Hipotireoidismo Déficit de GH Insuficiência renal Diminuição da necessidade de insulina no primeiro trimestre da gestação Presença de anticorpos anti-insulina

Quadro XV-44. Situações clínicas associadas a risco mais elevado de hipoglicemia em portadores de DM1[19,21].

Fatores de risco para hipoglicemia em crianças com DM1
Crianças menores de 6 anos
Concentrações baixas de HbA_{1c}
Falta de percepção da hipoglicemia
Episódio anterior de hipoglicemia grave
Maior duração do DM1
Sexo masculino
Concentrações mais baixas de peptídeo C
Doses diárias de insulina mais elevadas (U/kg/dia)
Uso da insulina humana NPH
Centros com menor número de pacientes diabéticos (< 50)
Distúrbios psiquiátricos
Situação socioeconômica mais baixa da família

reservas de glicose, resposta deficiente dos hormônios contrarreguladores induzida pelo exercício[33,34]. O manejo da hipoglicemia durante e após o exercício pode acrescentar ainda maior complexidade ao esquema terapêutico, devendo ser constantemente discutido pela equipe multidisciplinar.

O **álcool** suprime a gliconeogênese, a glicogenólise, podendo também induzir a falta de percepção à hipoglicemia. Além disso, a ingestão aguda do álcool pode causar prejuízo da resposta contrarreguladora, provavelmente devido à redução da secreção do GH induzida pelo álcool[35]. Quando associado à atividade física, como em festa com dança, o consumo alcoólico pode levar à hipoglicemia grave em até 10 a 12 horas após o exercício[21].

Adolescentes devem ser orientados quanto à ingestão responsável do álcool, sempre acompanhada de alimentos, e quanto aos potenciais efeitos da hipoglicemia. O monitoramento glicêmico deve ser intensificado após a ingestão alcoólica para avaliar a necessidade do tratamento, como também os carboidratos de ação rápida devem estar facilmente disponíveis para essas ocasiões. O efeito aditivo do álcool e da hipoglicemia sobre a função cognitiva reforça a regra de se evitar a direção de veículos sempre que se ingerirem bebidas alcoólicas[36].

Tratamento da hipoglicemia no DM1

A meta é o restabelecimento da glicemia a valores ≥ 100mg/dl o mais rápido possível, após serem detectados os primeiros sinais ou sintomas[21].

Episódios hipoglicêmicos leves, entre 54 e 70mg/dl, e sem sintomas que impeçam a ingestão oral normal, podem ser tratados pelo consumo imediato de 10-15g de glicose, entretanto, o efeito do consumo do carboidrato pode variar em função de outros fatores como tamanho da criança, esquema de insulinoterapia, pico das doses de insulina, tempo e intensidade dos exercícios realizados, assim como o tipo de carboidrato ingerido[21].

Após o tratamento, a glicemia capilar deverá ser monitorada a cada 10-15 minutos, tendo como meta a concentração de 100mg/dl, e se a resposta for insuficiente o tratamento deverá ser repetido; após a melhora dos sintomas e restabelecimento da normoglicemia, a criança deverá fazer um lanche ou refeição que contenha carboidratos complexos na forma de frutas, pão, cereais ou leite para prevenir a recorrência da hipoglicemia[21].

Em situações de doenças intercorrentes com náuseas, vômitos ou impossibilidade de consumir alimentos, como em cirurgias ou mesmo recusa alimentar, medidas de emergência poderão ser necessárias. Uma prática comum é a administração de gel de glicose ou mel na mucosa bucal, entretanto não existem evidências científicas quanto à efetividade dessa prática[21]. Uma conduta sugerida por diversos autores é a aplicação de **"minidoses" de glucagon** que costumam elevar as concentrações de glicose em 60-90mg/dl em 30 minutos, com duração de aproximadamente 1 hora[19,21]. A preparação e a dose recomendadas conforme a faixa etária são apresentadas no quadro XV-45.

Episódios de hipoglicemia graves com diminuição ou perda de consciência e convulsões necessitam de tratamento de emergência com glucagon pelas vias IM ou SC, na dose de 0,01-0,03mg/kg; os sintomas costumam melhorar em 10 minutos e a elevação das concentrações glicêmicas serão mantidas por pelo menos 30 minutos. Na prática clínica, a dose frequentemente recomendada por diversos autores é de 0,5mg para crianças menores de 12 anos (ou < 25kg) e de 1mg para aquelas maiores de 12 anos (ou > 25kg). A preparação de glucagon disponível no mercado necessita ser diluída em água esterilizada, sendo importante que os pais e/ou cuidadores sejam treinados e frequentemente relembrados quanto à preparação e à aplicação desse medicamento. Após a aplicação do glucagon, o paciente deverá ser colocado em decúbito lateral pelo risco de náuseas e vômitos, e a glicemia capilar deverá ser repetida

Quadro XV-45. Tratamento com minidoses de glucagon para episódios de hipoglicemia leve/moderada quando a ingestão por via oral de carboidratos não for possível[19,21,22].

1. Diluir 1mg de glucagon em 1ml do diluente e aspirar com uma seringa de insulina U-100.	
2. Determinar a dose com base na idade	
Idade	Unidades na seringa de insulina U-100
< 2 anos	2 unidades (20µg de glucagon)
2-15 anos	1 unidade (10µg de glucagon) por ano de idade
> 15 anos	15 unidades (150µg de glucagon = dose máxima)
3. Administrar a dose de glucagon por via subcutânea	
4. Medir a glicemia capilar a cada 30 minutos por 1 hora, e depois a cada hora	
5. Se após 30 minutos não houver elevação da glicemia capilar, administrar o dobro da dose e reavaliar em 30 minutos	

em 10 minutos. A fase de recuperação após o tratamento da hipoglicemia grave inclui monitoramento glicêmico e observação clínica rigorosos, podendo acontecer vômitos e recorrência da hipoglicemia[19,21].

Recentemente, uma nova formulação de glucagon intranasal (Baqsimi®) foi aprovada por agência regulatória norte-americana para uso clínico em maiores de 4 anos de idade, assim como duas novas formulações solúveis de glucagon em caneta para aplicação subcutânea: o Gvoke® a partir dos 2 anos de idade e um análogo de glucagon, o dasiglucagon (Zegalogue®), de maior estabilidade, aprovado para maiores de 6 anos de idade[37], mas ainda não disponíveis em nosso meio.

Em ambiente hospitalar, o tratamento de eleição será a glicose por via intravenosa na forma de solução de glicose a 10% (100mg/ml), 2ml/kg em infusão rápida (*push* de glicose), seguida da instalação de solução de glicose a 10% na velocidade de 2-5mg/kg/min, até que a criança esteja apta a deglutir normalmente.

As possíveis causas da hipoglicemia grave devem ser avaliadas para prevenir episódios futuros e os pais e/ou cuidadores ser informados que um episódio de hipoglicemia grave implica risco significativamente mais elevado de recorrência e alterações no esquema terapêutico são recomendadas[21].

Depois de uma hipoglicemia grave mais prolongada ou convulsões, a recuperação cognitiva e da função neurológica poderá levar ainda muitas horas após a normalização da glicemia. Sequelas neurológicas como hemiparesia permanente são raras, mas o período pós-ictal pode vir acompanhado de cefaleia, letargia, náuseas, vômitos e dores musculares. Disfunções cognitivas, dificuldades acadêmicas, déficits intelectuais globais e específicos nos campos da memória, atenção e habilidades visuoespaciais têm sido documentadas em crianças e adolescentes com diagnóstico de DM1 na infância[38].

Complicações neuropsicológicas têm sido detectadas em dois anos após o diagnóstico de diabetes e crianças portadoras de diabetes de longa duração, principalmente se iniciado antes dos 6 anos de idade, parecem apresentar maior risco. Entretanto, ainda não foi possível distinguir a contribuição específica, tanto da hipoglicemia quanto da hiperglicemia, nos efeitos psicológicos do DM1 na criança de baixa idade, apesar de existirem evidências associando a hipoglicemia assintomática, assim como a grave, nos déficits neuropsicológicos[39].

As hipoglicemias moderada e grave são incapacitantes, afetam o rendimento escolar, tornam arriscadas a direção de veículos e operação de máquinas semelhantes e atenção especial deve ser dada à prevenção desses episódios[40]. A hipoglicemia grave, recorrente ou prolongada pode causar lesão permanente no sistema nervoso central, especialmente nas crianças mais novas; contudo, tem sido uma causa rara de morte em crianças portadoras de DM1[41].

Informações educativas sobre os fatores de risco para hipoglicemia devem ser dadas aos pais e/ou cuidadores e atenção especial deve ser dada ao seu treinamento, como também dos professores para o reconhecimento dos sinais iniciais da hipoglicemia, para o monitoramento glicêmico e para o tratamento apropriado e rápido da hipoglicemia.

Crianças e adolescentes diabéticos devem usar acessórios de identificação ou alerta para a doença, assim como glicosímetros devem estar disponíveis para a confirmação imediata e tratamento seguro da hipoglicemia com uma fonte de glicose de ação rápida, que deve estar sempre facilmente disponível.

Novas tecnologias como os sistemas de monitoramento contínuo da glicose, o acoplamento desses sistemas à bomba de insulina com tecnologia de interrupção da infusão da insulina na tendência à queda para o limiar programado de hipoglicemia e os sistemas de alça fechada híbridos oferecem um potencial para a redução do impacto da hipoglicemia.

Cetoacidose diabética (CAD)

A cetoacidose diabética (CAD) é um distúrbio metabólico agudo e grave, caracterizado por hiperglicemia, graves perdas hidroeletrolíticas, acidose metabólica, hiperosmolalidade e cetose, com elevado risco de morte se houver atraso no diagnóstico e no início do tratamento. Mesmo em centros de referência, ainda 15-67% das crianças diabéticas apresentam a CAD como primeira manifestação da doença, principalmente em menores de 5 anos de idade, em populações com baixa prevalência do DM1 ou com dificuldades de acesso rápido a serviços de saúde por questões socioeconômicas[42-44]. Por outro lado, em países que implementaram campanhas informativas sobre DM1 e prevenção da CAD, observou-se risco aumentado em crianças menores de 2 anos de idade e em adolescentes; nos lactentes, provavelmente, em virtude de maior agressividade da doença, maior vulnerabilidade à desidratação e dificuldades no reconhecimento da sintomatologia clássica de poliúria, polidipsia, hiperfagia com falta de ganho de peso; já nos adolescentes, com a maior autonomia conquistada, haveria atraso na observação desses sintomas[45,46].

Entre crianças e adolescentes sabidamente portadores de DM1, a CAD é a causa mais comum de hospitalizações frequentemente associadas à omissão de doses de insulina, sendo responsável por cerca de 50% de todas as mortes em indivíduos diabéticos até os 24 anos de idade[47]. O edema cerebral pode surgir como complicação grave durante o tratamento da CAD, principalmente entre crianças, em cerca de 1-3% dos casos[48]. Apesar de bem menos frequente, a CAD também pode ocorrer em portadores de DM2 em situações de estresse como infecções, cirurgias ou trauma[49].

A CAD é o produto final de uma série de alterações do metabolismo dos carboidratos, proteínas e lípides resultantes da secreção insuficiente ou ausente de insulina associada a um estado de resistência à ação da insulina causado pela presença de hormônios do estresse (catecolaminas, glucagon, GH e cortisol) secretados em resposta à hipoperfusão tecidual, infecção ou trauma. Esse ambiente hormonal acarreta diminuição da captação da glicose pelas células-alvo da insulina (hepatócito, adipócito e célula muscular), como também o direcionamento do metabolismo para a produção hepática de glicose por estímulo da glicogenólise e gliconeogênese, causando hiperglicemia, glicosúria, diurese osmótica, desidratação, perda de eletrólitos e acidose metabólica com acúmulo de ácido láctico por baixa perfusão tecidual[42].

Nos tecidos periféricos, a deficiência grave de insulina causa proteólise e lipólise excessiva geradora de glicerol e ácidos graxos livres; estes últimos sofrerão oxidação no hepatócito produzindo os corpos cetônicos, ácidos beta-hidroxibutírico e acetoacético, que agravarão a acidose metabólica. Em geral, o ácido acetoacético é convertido em acetona, que é eliminada pela urina e pela respiração, no entanto, a acidemia láctica presente na CAD aumenta a conversão do ácido acetoacético em ácido beta-hidroxibutírico, o que diminui a capacidade do organismo de excretar esses cetoácidos, caracterizando a CAD como um estado de acidose metabólica com aumento do *anion gap*[50]. A cetonemia elevada é responsável pelos sintomas de dor abdominal, hálito cetônico, vômitos que agravarão o grau de desidratação.

Tanto os aminoácidos quanto o glicerol servirão de substratos alternativos ao hepatócito na produção de mais glicose pela via da gliconeogênese, perpetuando a hiperglicemia[42]. Concentrações glicêmicas superiores a 180mg/dl ultrapassam a capacidade de absorção renal de glicose, acarretando glicosúria e diurese osmótica que provocam perda de água livre, sódio, potássio, fósforo e magnésio, ocorrendo profunda depleção do volume intravascular, o que pode comprometer a perfusão dos rins e sua capacidade de excreção de glicose, acentuando a hiperglicemia e, consequentemente, promovendo a hiperosmolalidade sérica. Apesar da grande depleção volumétrica, o grau de desidratação do paciente em CAD pode ser facilmente subestimado, uma vez que sinais clínicos de desidratação são determinados principalmente pelo volume extracelular que está conservado devido à hiperosmolalidade presente na CAD[51-53].

A desidratação, a hiperosmolalidade, a acidose e os distúrbios eletrolíticos levam à liberação de hormônios contrarreguladores da insulina, perpetuando o ciclo de descompensação (Figura XV-14).

Episódios de CAD costumam ter como fatores precipitantes as doenças agudas febris ou traumáticas, os estresses físico ou emocional intensos, entretanto a inadequação da terapêutica insulínica às necessidades aumentadas devido a uma doença intercorrente, assim como a falta de adesão ao tratamento insulínico e dietético por questões comportamentais, sociais ou econômicas, falhas no sistema de infusão subcutânea contínua de insulina (bomba de insulina), o uso de medicamentos hiperglicemiantes podem levar à CAD[54].

O quadro clínico inclui poliúria, polidipsia, perda de peso, letargia, entretanto, a apresentação clínica predominante é a desidratação que pode ser leve, moderada ou grave, com instabilidade hemodinâmica e, apesar disso, a diurese está presente. Os distúrbios eletrolíticos podem causar irritabilidade e confusão mental; a cetogênese intensa provoca rubor facial, hálito cetônico (odor adocicado de fruta passada), náuseas, vômitos, dor abdominal; a acidose metabólica causará taquipneia, desde leve até a respiração de Kussmaul (movimento inspiratório profundo seguido de pausa, com expiração súbita e gemente seguida de nova pausa) e alterações do nível de consciência.

O diagnóstico bioquímico inclui a presença de concentrações plasmáticas de glicose superiores a 200mg/dl, gasometria venosa com pH inferior a 7,3 e/ou bicarbonato inferior a 18mEq/l e presença de cetonemia (superior a 3mmol/l) e/ou cetonúria $\geq$ 2+ (moderada ou forte); conforme o grau da acidose metabólica, a CAD poderá ser classificada como leve, moderada ou grave[43].

Mais raramente, a CAD pode ocorrer com níveis glicêmicos discretamente elevados ou normais (CAD euglicêmica), se já tiver sido parcialmente tratada por injeções extras de insulina de ação rápida ou ultrarrápida em casa ou em situações de desnutrição, jejum prolongado, dieta com baixo teor de carboidratos e elevado de gorduras, uso *off-label* dos antidiabéticos orais inibidores de SGLT2[43]. Os critérios bioquímicos para a definição e classificação da CAD encontram-se no quadro XV-46.

A avaliação inicial do paciente no setor de emergência deve incluir exame físico detalhado, com atenção para o estado circulatório (pulso, pressão arterial e perfusão periférica), grau de desidratação (Quadro XV-47), nível de consciência pela escala do coma de Glasgow, presença de respiração acidótica, hálito cetônico e sinais de quadros infecciosos associados; aferir o peso do paciente. Devem ser realizadas à beira do leito, glicemia e cetonemia de ponta de dedo, ou cetonúria por fita urinária. A avaliação laboratorial inicial deve incluir glicemia plasmática, gasometria venosa, sódio, potássio, cloro, ureia e creatinina, permitindo o cálculo da osmolalidade sérica e do *anion gap*[43,56,57]. As fórmulas utilizadas para esses cálculos são apresentadas no quadro XV-48.

O paciente desidratado moderado/grave deve ser admitido em centro especializado em emergência, em local onde seu estado neurológico, sinais vitais, glicemias capilares possam ser reavaliados de hora em hora, onde existam protocolos escritos para o tratamento da CAD na faixa etária pediátrica e que tenha acesso a laboratório preparado para fornecer ininterruptamente os resultados das variáveis bioquímicas necessárias para a condução do tratamento; pelo menos a cada 2-4 horas devem ser realizadas análises de gasometria venosa e avaliações bioquímicas das concentrações de eletrólitos, glicose, ureia e creatinina e hematócrito. Considerar o monitoramento cardíaco se houver distúrbios nas concentrações de potássio[42,43].

As condutas devem ser padronizadas e registradas em folha de fluxo que correlacione as horas decorridas desde a

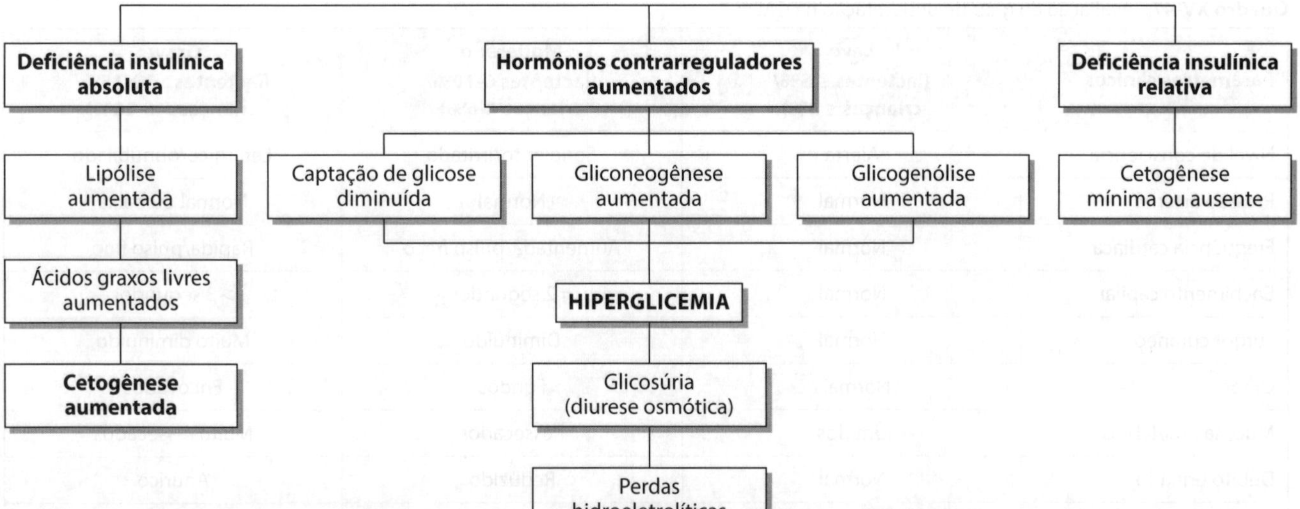

Figura XV-14. Fisiopatologia da cetoacidose diabética (CAD) e do estado hiperosmolar hiperglicêmico (EHH)[54].

Quadro XV-46. Critérios bioquímicos para definição e classificação da CAD[42,43,54]

Parâmetros bioquímicos	Cetoacidose diabética (CAD)		
	Leve	Moderada	Grave
Glicemia (mg/dl)	> 200	> 200	> 200
pH sérico	< 7,3	< 7,2	< 7,1
Bicarbonato sérico (mEq/l)	< 18	< 10	< 5
Cetonemia (mmol/l)	> 3	> 3	> 3
Cetonúria	Presente	Presente	Presente
Osmolalidade sérica (mOsm/kg)	Variável	Variável	Variável
Anion gap	> 12	> 12	> 12

admissão do paciente com a evolução dos sinais vitais, nível de consciência, resultados das análises de glicemia e cetonemia capilares (ou cetonúria) realizadas à beira do leito, das dosagens de glicose plasmática, eletrólitos, gasometria venosa, e também com as alíquotas de fluido administradas, reposições eletrolíticas e doses de insulina[56]. Recomenda-se o encaminhamento para a unidade de terapia intensiva, já desde o início do tratamento, os casos de CAD graves com longa duração de sintomas, comprometimento do estado circulatório ou depressão do nível de consciência, assim como aqueles em risco aumentado para edema cerebral, ou seja, crianças menores de 5 anos de idade, acidose grave, baixo pCO_2, ureia elevada[42,59].

Os objetivos do tratamento da CAD são: a) reparação do volume extracelular que promoverá a recuperação do ritmo de filtração glomerular e consequentemente a elimi-

Quadro XV-47. Avaliação do grau de desidratação na CAD[43,58].

Parâmetros clínicos	Leve (lactentes ≤ 5%/ crianças ≤ 3%)	Moderado (lactentes 6-10%/ crianças 4-6%)	Grave (lactentes >10-15%/ crianças > 6-10%)
Nível de consciência	Alerta	Sonolento/irritado	Letárgico/obnubilado
Pressão arterial	Normal	Normal	Normal ou baixa
Frequência cardíaca	Normal	Aumentada/pulso fraco	Rápida/pulso fino
Enchimento capilar	Normal	= 2 segundos	> 3 segundos
Turgor cutâneo	Normal	Diminuído	Muito diminuído
Olhos	Normais	Fundos	Encovados
Mucosa oral/lábios	Úmidos	Ressecados	Muito ressecados
Débito urinário	Normal	Reduzido	Anúrico
Parâmetros laboratoriais			Ureia > 20mg/dl pH < 7,1

Quadro XV-48. Fórmulas utilizadas para o cálculo da osmolalidade sérica, *anion gap* e sódio corrigido na CAD[43,57,58].

Osmolalidade sérica efetiva (normal = 275-295mOsm/kg)	$2 \times [Na^+]$ + glicose (mg/dl)/18
Anion gap (normal = 12 ± 2mEq/l)	Na^+ (mEq/l) – [Cl^- + HCO_3^- (mEq/l)]
Sódio corrigido para a glicemia (fórmula de Katz) (normal = 135-145mEq/l)	Na^+ (mEq/l) dosado + 1,6 × ([glicose (mg/dl) – 100]/100)

nação de glicose e corpos cetônicos pela urina; b) correção das perdas eletrolíticas; c) interrupção da cetogênese pela administração de insulina que reverterá a proteólise e a lipólise, estimulando a captação e o processamento periférico da glicose, tendendo a controlar a glicemia e a acidose metabólica; d) prevenção das complicações do tratamento como o edema cerebral, a hipocalemia e hipoglicemia; e) identificação e tratamento dos fatores desencadeantes; f) prevenção das possíveis complicações[57,59,60].

É importante salientar que a reposição hidroeletrolítica adequada e bem planejada e o monitoramento clínico e laboratorial frequente do paciente são os fatores críticos no tratamento da CAD.

Em pacientes com quadros graves de diminuição do nível de consciência, coma ou sinais de fadiga respiratória, a sondagem nasogástrica e a intubação orotraqueal devem ser realizadas para que uma via aérea segura seja estabelecida[57]. O choque com instabilidade hemodinâmica costuma ser raro em pacientes pediátricos e a estimativa clínica do déficit de volume tende a ser subjetiva e pouco precisa; portanto, em casos de CAD de gravidade moderada o déficit volumétrico é estimado em 5 a 7% e nos casos graves em 7 a 10%[60]. A presença de pulsos periféricos fracos ou não palpáveis, hipotensão ou oligúria sugerem desidratação ≥ 10%[43]. Todos os fluidos infundidos na criança anteriormente a essa avaliação deverão ser computados nos cálculos de reposição[56].

A osmolalidade sérica efetiva inicial à admissão costuma estar em torno de 300-320mOsm/kg. Elevação nas concentrações de ureia e do *anion gap* são as varáveis mais fortemente correlacionadas ao déficit de volume extracelular[43]. As concentrações séricas de sódio não devem ser usadas, uma vez que a hiperglicemia causa um movimento osmótico da água do compartimento intra para o extracelular, levando a uma hiponatremia dilucional, sugerindo-se calcular o sódio corrigido para a glicemia (fórmula de Katz, ver Quadro XV-48) e acompanhar suas alterações durante o curso do tratamento.

A reposição de fluidos deve ser iniciada imediatamente, antes da insulinoterapia, pois a perfusão adequada é necessária para que a insulina atinja seus receptores nos tecidos-alvo.

O tratamento consiste na expansão do compartimento extracelular até normalização da circulação periférica, devendo ser iniciada com solução isotônica: **soro fisiológico (SF) 0,9% – 20ml/kg/hora** (máximo de 1.000ml/hora); novas alíquotas de 10ml/kg/hora podem ser necessárias até que haja melhora clínica da hidratação do paciente. Durante a fase de expansão, se a glicemia atingir níveis iguais ou inferiores a 250mg/dl, deve-se acrescentar soro glicosado (SG) a 5% ao SF 0,9% (1:1), uma vez que a resolução da acidemia costuma levar mais tempo que o controle da glicemia. A reposição volumétrica, após as primeiras 12 horas da admissão, deverá ser realizada com solução salina de tonicidade igual ou superior a 0,45%. O risco de usar grandes quantidades de SF 0,9% seria a acidose metabólica hiperclorêmica, entretanto não existem evidências de que o uso de coloides seja superior ao de cristaloides no tratamento da CAD[57,59]. As perdas urinárias não devem ser rotineiramente repostas, mas em raras situações elas podem ser necessárias[42,43].

A perda do potássio corporal total é elevada na CAD, cerca de 3 a 6mEq/kg, principalmente do estoque intracelular que é depletado pela movimentação transmembrana causada tanto pela hipertonicidade do meio intravascular quanto pela acidose metabólica e déficit de insulina. Vômitos, diurese osmótica e hiperaldosteronismo secundário à depleção volumétrica agravam ainda mais essa perda.

A reposição de potássio deve ser iniciada assim que o paciente começar a urinar, desde que seu nível sérico seja < 5,5mEq/l, geralmente a partir da segunda hora da hidratação, com 30 a 40mEq/l de potássio no fluido de hidratação, em uma velocidade máxima de 0,5mEq/kg/hora. Caso seja detectada a hipocalemia (< 3,5mEq/l) nos exames de admissão da criança, a reposição deverá ser iniciada paralelamente à expansão volumétrica inicial, mas em acessos venosos diferentes, antes do início da insulinoterapia e com monitorização cardíaca[43]. Não há consenso quanto à administração de cloreto de potássio ou fosfato de potássio, podendo-se proceder à correção total com solução de KCl 19,1%. Se a opção for a utilização de sais de fosfato de potássio, preconiza-se 1/3 de fosfato monopotássico a 25% (1m = 1,8mEq de potássio) e 2/3 de KCl 19,1% (1ml = 2,5mEq de potássio), como também o monitoramento das concentrações plasmáticas de cálcio[57]. Uma vez iniciada a hidratação parenteral e a reposição do potássio, as concentrações de glicose começarão a baixar.

A insulinoterapia deverá ser iniciada 1 a 2 horas após o início da reparação volumétrica, quando já se obteve melhora da perfusão periférica, podendo-se então optar por esquemas de administração de baixas doses de insulina por via intravenosa, intramuscular ou subcutânea[54]. A infusão intravenosa contínua de pequenas doses de insulina humana regular sem *bolus* inicial tem sido o esquema de eleição por acarretar uma taxa de queda da glicose mais previsível e por permitir ajustes de dose mais imediatos[42,54]. Entretanto, haverá necessidade de acessos venosos distintos para permitir manipulações independentes da hidratação parenteral e do ritmo de infusão da insulina.

A solução de insulina humana regular deve ser infundida na dose de 0,05 a 0,1U/kg/hora a partir da diluição de 50U de insulina humana regular em 500ml de SF 0,9%, onde 1ml = 0,1U de insulina. O objetivo será promover um ritmo de queda da glicemia em torno de 36 a 90mg/dl/hora[43]. A cada hora deve-se realizar glicemia de ponta de dedo e monitorar a taxa de queda da glicemia; se houver grande sensibilidade à insulina com queda > 90mg/kg/hora, deve-se acrescentar glicose a 5% ao soro, ou mesmo 10 a 12,5%, para a manutenção da glicemia entre 250 e 300mg/dl, de forma que a insulinoterapia intravenosa não seja interrompida até o controle da cetose e acidose metabólica[42,43,56]. Em casos leves/moderados de CAD (pH > 7,15), a infusão de insulina na taxa de 0,05U/kg/h (0,03U/kg/h em crianças menores de 5 anos com CAD leve) costuma ser suficiente para a resolução da acidose[43].

Alternativamente, utilizamos no setor de emergência do Instituto da Criança do HC-FMUSP insulina análoga de ação rápida (lispro ou asparte) por via subcutânea, na dose 0,15U/kg a cada 2 horas, sendo reduzida para 0,1U/kg se a taxa de queda da glicemia exceder 100mg/dl/hora[47,61].

Na maioria dos episódios de CAD, o controle da acidose metabólica ocorrerá em consequência à reposição volumétrica e à insulinoterapia; a reposição de bicarbonato poderá ser considerada somente nos casos extremos, com choque e falência circulatória, que cursem com pH < 6,9 mesmo após a primeira hora da expansão volumétrica[56,57,62], na dose de 1-2mEq/kg em 1 a 2 horas ou calculada pela fórmula[57]:

$$\text{Bicarbonato a administrar (mEq)} = (15 - \text{Bicarbonato encontrado}) \times 0{,}3 \times \text{peso (kg)}$$

As concentrações de fosfato estão geralmente diminuídas no quadro de CAD e com o início da insulinoterapia esses níveis caem ainda mais, existindo uma justificativa teórica para sua reposição (síndrome da depleção do fosfato, diminuição da oxigenação tecidual por diminuição do 2,3 DPG); porém, na prática, os benefícios dessa suplementação ainda não foram comprovados, havendo possibilidade de precipitar a hipocalcemia e a hipomagnesemia[54,63].

Amostras de sangue venoso deverão ser coletadas a cada 2 horas para dosagens das concentrações de glicose, sódio, potássio, cloro, fósforo e da gasometria até a correção da acidose metabólica. Caso se utilize solução de fosfato na hidratação, aconselha-se também monitorar os níveis de cálcio e magnésio[42,57,63].

Durante o tratamento da CAD, as elevadas concentrações séricas do ácido beta-hidroxibutírico são convertidas em ácido acetoacético que será eliminado na urina, mantendo positiva a reatividade nas fitas de cetonúria por ainda algumas horas após o controle da cetonemia. As fitas urinárias reagem usualmente com o ácido acetoacético e, portanto, a cetonúria não deve ser utilizada como parâmetro de controle do tratamento. Por outro lado, as fitas para monitoramento da cetonemia em sangue capilar da ponta de dedo, à beira do leito, reagem com o ácido beta-hidroxibutírico e têm sido úteis neste controle[56].

Líquidos por via oral poderão ser introduzidos quando houver recuperação do quadro clínico com normalização do nível de consciência e resolução das náuseas e vômitos, mesmo na vigência de grau leve de acidose/cetose[43]; entretanto, caso não seja suficiente para manter níveis glicêmicos entre 90 e 180mg/dl, deverá ser introduzido soro de manutenção com 5% de glicose para que a insulinoterapia não seja interrompida antes do controle total da cetogênese. A reposição de potássio também poderá ser mantida por via oral, quando da suspensão do soro intravenoso[57,61].

Após o controle da acidose metabólica (pH > 7,30; bicarbonato > 18mEq/l; ácido beta-hidroxibutírico < 1mmol/l ou normalização do *anion gap*), a insulina regular intravenosa poderá ser substituída pela aplicação subcutânea intermitente de insulina humana regular (0,1U/kg a cada 4 horas), com o cuidado de iniciá-la 1 a 2 horas antes de a infusão ser interrompida. Para o esquema com a insulina análoga de ação rápida subcutânea intermitente, nesse momento doses de 0,1U/kg poderão ser aplicadas a cada 3 horas. Para evitar hipoglicemia, deve ser acrescentado soro glicosado 5% ao SF (1:1) quando os níveis glicêmicos estiverem próximos de 250-300mg/dl[43,57,60,61]. Cerca de 12 horas após o início do tratamento, já com a melhora da acidose, a insulinoterapia basal deverá ser iniciada com insulina de ação intermediária NPH na dose de 0,6 a 1,0U/kg/dia, fracionada em 2 a 3 doses, associada às aplicações de insulina de ação rápida ou análoga de ação rápida que forem necessárias, conforme os controles de glicemia capilar a cada 3 ou 4 horas[57,61]. As insulinas análogas de ação prolongada (glargina, detemir, degludeca) poderão ser utilizadas em substituição à insulina NPH[42,43,56].

Entre as possíveis complicações como hipoglicemia, hipocalemia, arritmia cardíaca, fenômenos trombóticos venosos e arteriais, é o edema cerebral a principal causa de mortalidade associada à CAD[42,60].

O edema cerebral pode acontecer em 0,5 a 1% de todos os casos de CAD na infância, surgindo em média 5 a 15 horas após o início do tratamento, acompanhado de altas taxas de morbimortalidade como sequela neurológica permanente, em uma frequência entre 10 e 25% e mortalidade entre 20 e 25% dos casos[42,60]. Fatores de risco associados ao edema cerebral são a idade inferior a 5 anos, o diagnóstico recente de DM, longa duração dos sintomas, presença de hipocapnia, acidose grave, uso de bicarbonato para tratamento da acidose; alterações da osmolalidade sérica devido à reposição rápida de volume também já foram consideradas, porém, as evidências mais recentes sugerem que a hipoperfusão cerebral e o estado hiperinflamatório causado pela CAD exerçam um papel central nessa fisiopatologia[43]. Pior prognóstico parece estar associado à presença de maior depressão neurológica e concentrações elevadas de ureia ao momento do diagnóstico do edema cerebral, assim como a hiperventilação com uma pCO_2 inferior a 22mmHg[43,60].

O diagnóstico do edema cerebral é clínico, mas com sintomatologia variável, existindo forte evidência de que a administração precoce do manitol previne a lesão cerebral e morte. A presença de cefaleia leve ou moderada logo à admissão da criança com CAD não é infrequente, entretanto, seu desenvolvimento ou agravamento durante o curso do tratamento torna-se preocupante[43]. Muir et al.[64] desenvolveram um modelo clínico para a detecção precoce dessa complicação que incluem critérios diagnósticos como alterações das respostas verbal e motora à dor; postura decorticada ou descerebrada; paralisia de nervos cranianos (especialmente do III, IV, VI) e anormalidade do padrão respiratório como gemência, taquipneia, Cheine-Stokes, apneias. A presença de dois critérios maiores ou de um critério maior e dois menores (Quadro XV-49) tornam possível o reconhecimento do edema cerebral numa fase precoce o suficiente para seu tratamento, com sensibilidade de 92% e especificidade de 96%.

Quadro XV-49. Critérios de Muir para a detecção precoce do edema cerebral na CAD[64].

Critérios maiores
Alteração ou flutuação do nível de consciência
Desaceleração sustentada da frequência cardíaca (declínio superior a 20 batimentos por minuto) não atribuível ao sono ou à reparação do volume intravascular
Incontinência urinária
Critérios menores
Recorrência dos vômitos após período de melhora
Recorrência e agravamento da cefaleia
Letargia ou dificuldade para acordar
Pressão arterial diastólica superior a 90mmHg
Idade inferior a 5 anos

Diante da suspeita clínica, o tratamento deverá ser instituído rapidamente com administração de manitol 0,5-1g/kg IV, em 10 a 15 minutos, cujo efeito é esperado em 15 minutos, com duração de 2 horas; se não houver resposta, a dose poderá ser repetida em 30 minutos. A solução salina hipertônica (3%), 2,5-5ml/kg IV em 10-15 minutos, pode ser uma alternativa ao manitol ou mesmo se não houver resposta a ele.

A fluidoterapia deverá ser ajustada às taxas necessárias para a manutenção da normalidade da pressão arterial, evitando-se administração volumétrica excessiva que possa agravar a formação do edema cerebral, assim como a hipotensão arterial que possa comprometer a pressão de perfusão cerebral[43].

Havendo evolução para insuficiência respiratória pelo acometimento neurológico grave, deve-se proceder também à intubação do paciente para mantê-lo em hiperventilação (pCO_2 entre 27 e 30mmHg), evitando-se a hiperventilação agressiva com pCO_2 menor que 22mmHg, que tem sido associada a pior prognóstico. Após o início do tratamento, tomografia de crânio deverá ser realizada para excluir trombose ou hemorragia cerebral[42,43,56,60].

A prevenção é uma etapa fundamental na abordagem da CAD. Campanhas educativas sobre *diabetes mellitus* na infância voltadas à comunidade e à atenção primária de saúde conseguiram reduzir drasticamente a prevalência de primodescompensações diabéticas com cetoacidose na Itália[65]. Por outro lado, entre pacientes que apresentam episódios recorrentes de CAD, a omissão da insulina ou o manejo inadequado de situações de estresse são as causas mais comuns; portanto, educação e treinamento para o monitoramento mais frequente, detecção de cetonas no sangue ou na urina e aumento das doses de insulina durante períodos de doença intercorrente deverão ser intensificados. A administração da insulina por um adulto responsável, avaliação e apoio psicológico para o paciente diabético e sua família podem contribuir para a redução dos episódios de descompensação diabética[42,51].

ESTADO HIPERGLICÊMICO HIPEROSMOLAR (EHH)

O estado hiperglicêmico hiperosmolar (EHH) é uma situação de descompensação diabética aguda caracterizada por concentrações séricas de glicose extremamente elevadas, desidratação grave com perda de eletrólitos e obnubilação ou mesmo coma, e hiperosmolalidade, sem evidências de acúmulo de cetoácidos. Sua incidência vem aumentando, sendo estimada uma frequência de 2% na apresentação clínica de jovens com DM2[42,43]. O EHH caracteriza-se clínica e bioquimicamente pela presença de[42,43,60,66]:

- Glicemia > 600mg/dl.
- Osmolalidade sérica > 320mOsm/kg.
- pH > 7,25 (venoso) ou > 7,30 (arterial) e bicarbonato > 15mEq/l.
- Cetonúria mínima ou ausente/cetonemia < 1 ± 0,2mmol/l.
- Obnubilação, agitação ou convulsões (em aproximadamente 50% dos casos).

Classicamente, o EHH afeta indivíduos mais idosos, sem diagnóstico prévio de diabetes cujo quadro de descompensação hiperosmolar foi precipitado por algum processo infeccioso, por falta de acesso à água ou consumo exagerado de líquidos açucarados, como também pelo uso de drogas hiperglicemiantes como glicocorticoides, cimetidina, tiazídicos e fenitoína, ou mesmo pelo infarto agudo do miocárdio (IAM). Apesar de raro na faixa etária pediátrica, houve aumento do número de casos relatados na última década, provavelmente em virtude do aumento da prevalência do DM2 no jovem[67].

O mecanismo fisiopatológico do EHH (ver Figura XV-14) envolve também a coexistência de insulinopenia, porém mais relativa que absoluta, com a elevação dos hormônios contrarreguladores (catecolaminas, glucagon, GH e cortisol) agravando a resistência à ação da insulina nas células-alvo. Dessa forma, os processos metabólicos da gliconeogênese e glicogenólise estarão ativados, aumentando as produções hepática e renal de glicose, assim como a utilização da glicose pelos tecidos-alvo periféricos (fígado, músculo e tecido adiposo) estará prejudicada, resultando em hiperglicemia progressiva e hiperosmolalidade do espaço extracelular. Muito provavelmente, no EHH as concentrações circulantes de insulina são suficientes o bastante para bloquear a lipólise e cetogênese, porém inadequadas para promover a utilização periférica da glicose[66].

A hiperosmolalidade causa desvio de água do meio intracelular para o extracelular causando importante desidratação intracelular. Em um primeiro momento, a redistribuição da água causa expansão discreta do volume extracelular, diminuindo levemente as concentrações séricas de sódio, mas esse efeito é transitório. Resultante também da hiperglicemia, o escape renal da glicose manifesta-se como glicosúria gerando a diurese osmótica que provoca perdas de água, sódio, potássio, fósforo e magnésio, o que causa profunda depleção do volume intravascular, diminuindo a perfusão dos rins e sua capacidade de excreção de glicose. Tal situação agrava a magnitude da hiperglicemia, o que aumenta ainda mais a osmolalidade sérica[68].

A perda de sódio na diurese osmótica agrava a depleção do volume intravascular, entretanto, as perdas urinárias de água livre sempre superam aquelas de sódio, o que propicia o desenvolvimento de desidratação hipertônica[68].

O estabelecimento do quadro do EHH é insidioso e costuma ter como antecedente um período de alguns dias de doença aguda intercorrente que culmina em desidratação profunda, sem sinais de acidose, o que pode prolongar o tempo de diurese osmótica e atrasar a procura ao atendimento médico, em comparação aos casos de CAD. O quadro clínico de apresentação costuma incluir letargia, fraqueza, confusão mental, tonturas, alterações de comportamento[43] e, em alguns pacientes, pode haver predomínio de sinais neurológicos focais ou convulsões[66].

Deve-se suspeitar do EHH em paciente que mantenha diurese abundante apesar de desidratado, principalmente quando apresentar nível de consciência rebaixado, sendo de risco os adolescentes obesos, por provável acometimento pelo DM2, e crianças em tratamento com drogas hiperglicemiantes[68].

À admissão por quadro de desidratação e diminuição do nível de consciência, o paciente deverá ser admitido em UTI onde realizará as seguintes análises: glicemia plasmática e capilar; gasometria venosa; sódio, potássio, ureia, creatinina; cálculo da osmolalidade sérica; cálculo do *anion gap*; pesquisa de corpos cetônicos na urina e/ou pesquisa da cetonemia em sangue capilar; hemograma, hemocultura, urocultura para pesquisa de foco infeccioso. As fórmulas utilizadas para o cálculo da osmolalidade sérica e *anion gap* foram apresentadas no quadro XV-48. O quadro XV-50 ilustra as principais diferenças laboratoriais entre a CAD e o EHH.

As recomendações para o tratamento do EHH em crianças e adolescentes são ainda baseadas na experiência clínica em adultos e na avaliação das principais diferenças entre o EHH e a CAD em relação ao volume administrado, ao

Quadro XV-50. Critérios laboratoriais para o diagnóstico diferencial entre a cetoacidose diabética (CAD) e o estado hiperglicêmico hiperosmolar (EHH)[43]

Exames laboratoriais	CAD	EHH
Glicose plasmática (mg/dl)	> 200	> 600
pH venoso	< 7,30	> 7,25
Bicarbonato sérico (mEq/l)	< 18	> 15
Osmolalidade sérica (mOsm/kg)	< 320	> 320
Anion gap (mEq/l)	> 12	< 12
Cetonúria	> 3+	Mínima

tempo de início da insulinoterapia e à monitorização do declínio da concentração do sódio corrigido.

Os objetivos da fluidoterapia inicial do EHH são[43]: expansão dos volumes intra e extracelulares; restauração da perfusão renal normal; promoção do declínio gradual da concentração do sódio sérico corrigido e da osmolalidade sérica.

Expansão dos volumes intra e extravasculares e restauração da perfusão renal

O ritmo da reposição de fluidos deve ser mais rápido que aquele recomendado para a CAD. A expansão inicial deve ser feita com solução de NaCl (SF) 0,9% ≥ 20ml/kg; alíquotas adicionais deverão ser administradas, se necessário, até a restauração da perfusão periférica[43]. Os fluidos isotônicos são mais eficientes em manter o volume circulante[60].

Correção do déficit total de fluidos, da hiperosmolalidade sérica e reposição das perdas hídricas

Recomenda-se assumir um déficit total de fluidos de aproximadamente 12-15% do peso corporal. Nessa fase, a solução de NaCl a 0,45 a 0,75% deverá ser administrada para repor o déficit de fluidos em 24 a 48 horas[42,43,60]. O objetivo é promover queda gradual das concentrações séricas de sódio e da hiperosmolalidade.

O sódio sérico deverá ser dosado frequentemente para ajustes nas concentrações do sódio no soro administrado, a fim de promover declínio gradual do sódio corrigido para a glicemia (fórmula de Katz, ver Quadro XV-48) e da osmolaridade sérica. A taxa de queda do sódio recomendada para a correção da desidratação hipernatrêmica é de 0,5mEq/l/h[60].

A reposição das perdas urinárias é recomendada no EHH por meio de fluidos que contenham uma concentração de sódio superior a 0,45%[42,69].

Reposição eletrolítica

Geralmente, os déficits de potássio, fosfato e magnésio no EHH são maiores que na CAD. A reposição do potássio na dose de 40mEq/l no fluido de reparação deve ser iniciada tão logo se obtenha uma concentração de potássio sérica dentro dos limites da normalidade e a função renal esteja restabelecida e adequada, devendo ser monitorado por coletas de sangue a cada 2 a 3 horas, como também pelo eletrocardiograma (ECG). Em situação de hipocalemia, o potássio sérico deve ser monitorado de hora em hora; a administração de doses mais elevadas de potássio pode ser necessária após o início da reposição de insulina[42,43,52].

A hipofosfatemia grave (< 1mg/dl) pode levar a rabdomiólise, uremia hemolítica, fraqueza muscular e paralisia. A administração de fosfato na forma de solução intravenosa contendo uma relação de 50:50 de fosfato de potássio com cloreto ou acetato de potássio permite uma reposição adequada de potássio, minimizando o risco da hipocalcemia. O fosfato sérico deve ser monitorado a cada 3-4 horas[42,60].

A reposição do magnésio deverá ser considerada em situação de hipomagnesemia grave (< 1mg/dl) durante o tratamento, na dose de 25-50mg/kg a cada 4-6 horas, se necessário, com taxa de infusão máxima de 150mg/min ou 2g/h[42,60].

Apesar de a cetonemia ser geralmente mínima, a acidemia láctica é comum no EHH devido à hipoperfusão tecidual, sendo corrigida pela fluidoterapia. O tratamento com bicarbonato é contraindicado, pois pode precipitar a hipocalemia e também prejudicar a oxigenação tecidual[42,43].

Correção da hiperglicemia

Apenas com a reidratação adequada espera-se queda na glicemia de 75-100mg/dl por hora. Taxa de declínio glicêmico ainda mais rápida pode acontecer após as primeiras horas do início do tratamento, quando a reparação do volume intravascular provoca melhora na perfusão renal. A pressão osmótica exercida pela glicose dentro do espaço intravascular contribui para a manutenção da volemia. Diminuição rápida da glicemia e da osmolalidade pode comprometer o volume circulante e promover trombose, caso a fluidoterapia não esteja adequada. Se a glicemia continuar a cair rapidamente, em taxas superiores a 90mg/dl/h, deve-se considerar a adição de glicose de 2,5-5% no fluido de hidratação. Por outro lado, se a glicemia não cair conforme o esperado, devem-se reavaliar a fluidoterapia e a função renal.

A insulinoterapia deverá ser iniciada quando a taxa de queda da glicose for ≤ 50mg/dl/h apesar da fluidoterapia adequada. Por outro lado, em pacientes com cetose ou acidose mais grave, a administração de insulina deve ser iniciada mais cedo. A administração por via intravenosa contínua é a de eleição, iniciada na dose de 0,025-0,05U/kg/h, sendo titulada para manter um ritmo de queda da glicemia entre 50 e 75mg/dl/h; *bolus* de insulina não são recomendados[42,43,60]. Pacientes com EHH geralmente apresentam importante déficit de potássio e a movimentação rápida do potássio do compartimento intravascular para o intracelular induzido pela insulina pode precipitar arritmias cardíacas[60]. A administração por via subcutânea de insulina pode ser iniciada após a reparação do volume intravascular, da melhora do nível de consciência e assim que a ingestão por via oral for possível[66,68].

A taxa de mortalidade relacionada ao EHH e ao seu tratamento ainda é elevada nos grandes centros devido a complicações associadas como eventos tromboembólicos, edema cerebral, rabdomiólise.

A trombose venosa pelo uso de cateter venoso central é comum em adultos, sugerindo-se o uso de profilaxia mecânica e farmacológica com heparina de baixo peso molecular, principalmente em crianças acima de 12 anos[43]. A administração de insulina não deverá ser feita pelo cateter, pois seu grande espaço morto pode causar uma oferta errática da insulina na circulação[60].

A rabdomiólise é descrita em crianças com EHH, resultando em insuficiência renal aguda, hipercalemia grave, hipocalcemia e edema muscular causador da síndrome compartimental[42,43,71]. A sintomatologia clássica da rabdomiólise inclui mialgia, fraqueza, urina escura, e o monitoramento da creatinoquinase é recomendado a cada 2-3 horas[43,60,71].

A hipertermia maligna já foi descrita em algumas crianças com EHH, sendo associada à elevada taxa de mortalidade[42,60].

A alteração do nível de consciência é comum em adultos cuja osmolalidade sérica excede 330mOsm/kg, mas o edema cerebral parece ser raro. A diminuição do nível de consciência após a melhora da hiperosmolalidade é incomum e deve ser investigada rapidamente[42,60,67].

Atenção deve ser tomada para o reconhecimento de casos em que existe sobreposição de características do EHH e da CAD; pacientes com EHH e desidratação grave podem apresentar acidose metabólica leve ou moderada secundária à hipoperfusão periférica e acidose láctica, assim como crianças com primodescompensação do DM1 podem chegar em hiperglicemia muito grave, por causa da ingestão de grande quantidade de líquidos açucarados para saciar a sede aumentada ou para a reposição das perdas hídricas.

REFERÊNCIAS

1. Smart CE, Annan F, Higgins LA, Jelleryd E, Lopez M, Acerini CL. ISPAD Clinical Practice Consensus Guidelines 2018: Nutritional management in children and adolescents with diabetes. Pediatr Diabetes. 2018;19(Suppl 27):136-54.
2. American Diabetes Association. Facilitating behavior change and wellbeing to improve health outcomes: Standards of Medical Care in Diabetes-2020. Diabetes Care. 2020;43(Suppl 1):S48-65.
3. Sociedade Brasileira de Diabetes. Princípios gerais da orientação nutricional no diabetes mellitus. Diretrizes da Sociedade Brasileira de Diabetes (2019- 2020). São Paulo: Clanad Editora Científica; 2019. p. 97-129.
4. Gandolfo AS, Mattar LBF. Diabetes mellitus. In Silva APA, Zamberlan P, Nascimento AG. Manual de dietas e condutas nutricionais em pediatria. Atheneu; 2014.
5. Manual de Contagem de Carboidratos para Pessoas com Diabetes. Departamento de Nutrição da Sociedade Brasileira de Diabetes; 2016. Disponível em: https://www.diabetes.org.br/profissionais/images/2018/manual-de-contagem-de-carbo.pdf.
6. Pankowska E, Ladyzynski P, Foltynski P, Mazurczak K. A randomized controlled study of an insulin dosing application that uses recognition and meal bolus estimations. Journal of Diabetes Science and Technology. 2017;11(1):43-9.
7. Koontz MB, Cuttler L, Palmert MR, O'Riordan M, Borawski EA, McConnell J, et al. Development and validation of a questionnaire to assess carbohydrate and insulin-dosing knowledge in youth with type 1 diabetes. Diabetes Care. 2010;33(3):457-62.
8. Argente-Pla M, Martínez-Millana A, Del Olmo-García MI, Espí-Reig J, Pérez-Rojas J, Traver-Salcedo V, et al. Autoimmune diabetes recurrence after pancreas transplantation: diagnosis, management, and literature review. Ann Transplant. 2019;24:608-16.
9. Sperling MA, Sperling MA, Tamborlane WV, Battelino T, Weinzimer AS, Phillip M. Diabetes mellitus. In Sperling MA, ed. Pediatric endocrinology. 4th ed. Philadelphia: Elservier Saunders; 2014. p. 846-90.
10. Aref A, Zayan T, Pararajasingam R, Sharma A, Halawa A. Pancreatic transplantation: brief review of the current evidence. World J Transplant. 2019;9(4):81-93.
11. Shapiro AM, Ricordi C, Hering BJ, Auchincloss H, Lindblad R, Robertson RP, et al. International trial of the Edmonton protocol for islet transplantation. N Engl J Med. 2006;355(13):1318-30.
12. Health Quality Ontario. Pancreas Islet Transplantation for Patients with Type 1 Diabetes Mellitus: A Clinical Evidence Review. Ont Health Technol Assess Ser. 2015;15(16):1-84.
13. American Diabetes Association and American Dietetic Association: A Guide for Professionals: The Effective Application of Exchange Lists for Meal Planning. New York; 1977.
14. Gamble A, Pepper AR, Bruni A, Shapiro AMJ. The journey of islet cell transplantation and future development. Islets. 2018;10(2): 80-94.
15. Odorico J, Markmann J, Melton D, Greenstein J, Hwa A, Nostro C, et al. Report of the key opinion leaders meeting on stem cell-derived beta cells. Transplantation. 2018;102(8):1223-9.
16. American Diabetes Association. 13. Children and adolescents: Standards of Medical Care in Diabetes – 2020. Diabetes Care. 2020;43(Suppl 1):S163-82.
17. Siminerio LM, Laffel L, Peters A. Initial evaluation and follow-up. In Peters A, Laffel L, eds. ADA/JRRF Type 1 diabetes sourcebook. Alexandria: American Diabetes Association; 2013. p. 73-101.
18. Laffel LM, Limbert C, Phelan H, Virmani A, Wood J, Hofer SE. ISPAD Clinical Practice Consensus Guidelines 2018: Sick day management in children and adolescents with diabetes. Pediatr Diabetes. 2018;19(Suppl 27):193-204.
19. Wolfsdorf JI, Garvey KC. Management of diabetes in children. In Jameson L, De Groot LJ, eds. 7th ed. Endocrinology adult and pediatric. Philadelphia: Elservier Saunders; 2016. p. 877-81.
20. Cryer PE. Hypoglycemia in type 1 diabetes mellitus. Endocrinol Metab Clin North Am. 2010;39(3):641-54.
21. Abraham MB, Jones TW, Naranjo D, Karges B, Oduwole A, Tauschmann M, et al. ISPAD Clinical Practice Consensus Guidelines 2018: Assessment and management of hypoglycemia in children and adolescents with diabetes. Pediatr Diabetes. 2018; 19(Suppl 27):178-92.
22. Seaquist ER, Clarke WL. Hypoglycemia. In Peters A, Laffel L, eds. ADA/JRRF Type 1 diabetes sourcebook. Alexandria: American Diabetes Association; 2013. p. 341-57.
23. Cryer PE. Mechanisms of hypoglycemia-associated autonomic failure in diabetes. N Engl J Med. 2013;369(4):362-72.
24. Gonder-Frederick L, Zrebiec J, Bauchowitz A, Lee J, Cox D, Ritterband L, et al. Detection of hypoglycemia by children with type 1 diabetes 6 to 11 years of age and their parents: a field study. Pediatrics. 2008;121(3):e489-95.
25. Matyka K, Ford-Adams M, Dunger DB. Hypoglycaemia and counterregulation during childhood. Horm Res. 2002;57 Suppl 1:85-90.
26. Heller SR, Buse JB, Ratner R, et al. Redefining hypoglycemia in clinical trials: validation of definitions recently adopted by the American Diabetes Association/European Association for the study of diabetes. Diabetes Care. 2020;43(2):398-404.
27. American Diabetes Association. Glucose concentrations of less than 3.0 mmol/L (54 mg/dL) should be reported in clinical trials: a joint position statement of the American Diabetes Association and the European Association for the Study of Diabetes. Diabetes Care. 2017;40(1):155-7.

28. Langdon DR, Stanley CA, Sperling MA. Hypoglycemia in the toddler and child. In Sperling MA, ed. Pediatric endocrinology. 4th ed. Philadelphia: Saunders Elsevier; 2014. p. 920-1577.
29. Banarer S, Cryer PE. Sleep-related hypoglycemia-associated autonomic failure in type 1 diabetes: reduced awakening from sleep during hypoglycemia. Diabetes. 2003;52(5):1195-203.
30. Juvenile Diabetes Research Foundation Continuous Glucose Monitoring Study Group. Prolonged nocturnal hypoglycemia is common during 12 months of continuous glucose monitoring in children and adults with type 1 diabetes. Diabetes Care. 2010;33(5):1004-8.
31. Cryer PE. Mechanisms of hypoglycemia-associated autonomic failure and its component syndromes in diabetes. Diabetes. 2005; 54(12):3592-601.
32. Boileau P, Aboumrad B, Bougneres P. Recurrent comas due to secret self-administration of insulin in adolescents with type 1 diabetes. Diabetes Care. 2006;29(2):430-1.
33. McMahon SK, Ferreira LD, Ratnam N, Davey RJ, Youngs LM, Davis EA, et al. Glucose requirements to maintain euglycemia after moderate-intensity afternoon exercise in adolescents with type 1 diabetes are increased in a biphasic manner. J Clin Endocrinol Metab. 2007;92(3):963-8.
34. Tansey MJ, Tsalikian E, Beck RW, Mauras N, Buckingham BA, Weinzimer AS, et al. The effects of aerobic exercise on glucose and counterregulatory hormone concentrations in children with type 1 diabetes. Diabetes Care. 2006;29(1):20-5.
35. Kerr D, Cheyne E, Thomas P, Sherwin R. Influence of acute alcohol ingestion on the hormonal responses to modest hypoglycaemia in patients with type 1 diabetes. Diabet Med. 2007;24(3):312-6.
36. Higgins LA, Zacharotos MZ. Nutrition. In Peters A, Laffel L, eds. ADA/JRRF Type 1 diabetes sourcebook. Alexandria: American Diabetes Association; 2013. p. 219-47.
37. Thieu VT, Mitchell BD, Varnado OJ, Frier BM. Treatment and prevention of severe hypoglycaemia in people with diabetes: current and new formulations of glucagon. Diabetes Obes Metab. 2020;22(4): 469-79.
38. Gaudieri PA, Chen R, Greer TF, Holmes CF. Cognitive function in children with type 1 diabetes: a meta-analysis. Diabetes Care. 2008;31(9):1892-7.
39. Ryan CM. Why is cognitive dysfunction associated with the development of diabetes early in life? The diathesis hypothesis. Pediatr Diabetes. 2006;7(5):289-97.
40. Lorber D, Anderson J, Arent S, Daniel J, Frier BM, Greene MA, et al. Diabetes and driving. Diabetes Care. 2012;35(Suppl 1):S81-6.
41. Feltbower RG, Bodansky HJ, Patterson CC, Parslow RC, Stephenson CR, Reynolds C, et al. Acute complications and drug misuse are important causes of death for children and young adults with type 1 diabetes: Results from the Yorkshire Register of diabetes in children and young adults. Diabetes Care. 2008;31(5):922-6.
42. Wolfsdorf JI, Glaser N, Agus M, Fritsch M, Hanas R, Rewers A, et al. SPAD Clinical Practice Consensus Guidelines 2018: Diabetic ketoacidosis and the hyperglycemic hyperosmolar state. Pediatr Diabetes. 2018;19(Suppl. 27):155-77.
43. Glaser N, Fritsch M, Priyambada L, et al. ISPAD Clinical Practice Consensus Guidelines 2022: Diabetic ketoacidosis and hyperglycemic hyperosmolar state. Pediatr Diabetes. 2022;23(7):835-56.
44. Hekkala A, Reunanen A, Koski M, Knip M, Veijola R. Age-related differences in the frequency of ketoacidosis at diagnosis of type 1 diabetes in children and adolescents. Diabetes Care. 2010;33(7): 1500-2.
45. Rubio-Cabezas O, Ellard S. Diabetes mellitus in neonates and infants: genetic heterogeneity, clinical approach to diagnosis, and therapeutic options. Horm Res Pediatr. 2013;80:137-146.
46. Temple IK, Shield JPH. 6q24 transient neonatal diabetes. Rev Endocr Metab Disord. 2010;11:199-204.
47. Palladino AA, Bennet MJ, Bennett MJ, Sianley CA. Hiperinsulinismo na infância: quando apenas uma dosagem de insulina não é suficiente. J Bras Patol Med Lab. 2008;44:413-22.
48. Flanagan SE, Patch AM, Mackay DJ, Edghill EL, Gloyn AL, Robinson D, et al. Mutations in ATP-sensitive K^+ channel genes cause transient neonatal diabetes and permanent diabetes in childhood or adulthood. Diabetes. 2007;56:1930-7.
49. Gloyn AL, Flanagan SE, Diatloff-Zito C, Edghill EL, Bellanne-Chantelot C, Nivot S, Coutant R, et al. KCNJ11 activating mutations are associated with developmental delay, epilepsy and neonatal diabetes syndrome and other neurological features. Eur J Hum Genet. 2006;14(7):824-30.
50. Orlowski JP, Cramer CL, Fiallos MR. Diabetic ketoacidosis in the pediatric ICU. Pediatr Clin North Am. 2008;55(3):577-87.
51. Bismuth E, Laffel L. Can we prevent diabetic ketoacidosis in children? Pediatr Diabetes. 2007;8(Suppl 6):24-33.
52. Agus MSD, Wolfsdorf JI. Diabetic ketoacidosis in children. Pediatr Clin North Am. 2005;52(4):1147-63.
53. Umpierrez GE, Kitabchi AE. Diabetic ketoacidosis: risk factors and management strategies. Treat Endocrinol. 2003;2(2):95-108.
54. Kitabchi AE, Nyenwe EA. Hyperglycemic crises in diabetes mellitus: diabetic ketoacidosis and hyperglycemic hyperosmolar state. Endocrinol Metab Clin North Am. 2006;35(4):725-51.
55. Barone JV, Tillman EM, Ferry RJ Jr. Treatment of transient neonatal diabetes mellitus with subcutaneous insulin glargine in an extremely low birth weight neonate. J Pediatr Pharmacol Ther. 2011; 16(4):291-7.
56. Rosenbloom AL. The management of diabetic ketoacidosis in children. Diabetes Ther. 2010;1(2):103-20.
57. Savoldelli RD, Farhat SC, Manna TD. Alternative management of diabetic ketoacidosis in a Brazilian pediatric emergency department. Diabetol Metab Syndr. 2010;2:41.
58. Umpierrez G, Korytkowski M. Diabetic emergencies – ketoacidosis,hypergycaemic hyperosmolar state and hypoglcaemia. Nat Rev Endocrinol. 2016;12(4):222-32.
59. Klein M, Sathasivam A, Novoa Y, Rapaport R. Recent consensus statements in pediatric endocrinology: a selective review. Endocrinol Metab Clin North Am. 2009;38(4):811-25.
60. Wolfsdorf JI, Allgrove J, Craig ME, Edge J, Glaser N, Jain V, et al. A Consensus Statement from the International Society for Pediatric and Adolescent Diabetes: Diabetic ketoacidosis and hyperglycemic hyperosmolar state. Pediatric Diabetes. 2014;15(Suppl 20): 154-79.
61. Della Manna T, Steinmetz L, Campos PR, Farhat SC, Schvartsman C, Kuperman H, et al. Subcutaneous use of a fast-acting insulin analog: an alternative treatment for pediatric patients with diabetic ketoacidosis. Diabetes Care. 2005;28(8):1856-61.
62. Chua HR, Schneider A, Bellomo R. Bicarbonate in diabetic ketoacidosis: a systematic review. Ann Intensive Care. 2011;1(1):23-35.
63. Dunger DB, Sperling MA, Acerini CL, Bohn DJ, Daneman D, Danne TPA, et al. Lawson Wilkins Pediatric Endocrine Society: European Society for Pediatric Endocrinology/Lawson Wilkins Pediatric Endocrine Society consensus statement on diabetic ketoacidosis in children and adolescents. Pediatrics. 2004;113(2):133-40.
64. Muir AB, Quisling RG, Yang MCK, Rosenbloom AL. Cerebral edema in childhood diabetic ketoacidosis. Natural history, radiographic findings, and early identification. Diabetes Care. 2004; 27(7):1541-6.
65. Vanelli M, Chiari G, Ghizzoni L, Costi G, Giacalone T, Chiarelli F. Effectiveness of a prevention program for diabetic ketoacidosis

in children. An 8-year study in schools and private practices. Diabetes Care. 1999;22(1):7-9.
66. Kitabchi AE, Umpierrez GE, Murphy MB, Kreisberg RA. Hyperglycemic crisis in adults patients with diabetes: a consensus statement from the American Diabetes Association. Diabetes Care. 2006;29(12):2739-47.
67. Rosenbloom AL. Hyperglycemic hyperosmolar state: an emerging pediatric problem. J Pediatr. 2010;156(20):180-4.
68. Venkatraman R, Singhi SC. Hyperglycemic hyperosmolar nonketotic syndrome. Indian J Pediatr. 2006;73(1):55-60.
69. Kitabchi AE, Umpierrez GE, Fisher JN, Murphy MB, Stentz FB. Thirty years of personal experience in hyperglycemic crises: diabetic ketoacidosis and hyperglycemic hyperosmolar state. J Clin Endocrinol Metab. 2008;93(5):1541-52.
70. Zeitler P, Haqq A, Rosenbloom A, Glaser N. Hyperglycemic hyperosmolar syndrome in children: pathophysiological considerations and suggested guidelines for treatment. J Pediatr. 2011;158(1): 9-14, 14.e1-2.
71. Mannix R, Tan ML, Wright R, Baskin M. Acute pediatric rhabdomyolysis: causes and rates of renal failure. Pediatrics. 2006;118(5): 2119-25.

Diabetes Mellitus Tipo 2

THAIS DELLA MANNA
LOUISE COMINATO

DEFINIÇÃO

O *diabetes mellitus* tipo 2 (DM2) é um distúrbio metabólico complexo de etiologia heterogênea, incluindo fatores de risco genéticos, ambientais, sociais e comportamentais[1].

Até há 30 anos, o DM2 era raro em crianças e adolescentes, entretanto, a partir da metade dos anos 1990, observou-se aumento nessa incidência em todo o mundo, mas particularmente em países como os EUA, Canadá, Japão, Áustria, Reino Unido e Alemanha[2]. O aumento do número de casos de DM2 no jovem acompanhou o aumento da prevalência de obesidade na infância[3,4]. Contudo, observa-se mais recentemente que a prevalência da obesidade infantil não tem aumentado nos EUA e em alguns países da Europa, mas, por outro lado, a prevalência do DM2 no jovem aumentou em três vezes[5].

Evidências têm mostrado que o DM2 não apresenta prognóstico favorável, acarretando enorme impacto físico, psicológico, econômico e social com os quais a sociedade moderna irá se confrontar mais precocemente[2].

EPIDEMIOLOGIA

O estudo norte-americano SEARCH (SEARCH *for Diabetes in Youth Study*), para determinar a prevalência de diabetes em jovens com menos de 20 anos de idade, observou prevalência de DM2 de 0,24/1000, sendo mais elevada em subgrupos étnicos específicos na proporção de 5,5%, 37,6% e 80,0%, respectivamente, entre brancos não hispânicos, negros não hispânicos e índios americanos/nativos do Alasca[6]. Do mesmo modo, a incidência foi também mais elevada entre índios americanos e negros não hispânicos, com 46,5 e 32,6/100.000/ano, respectivamente, seguidos por hispânicos, ilhéus da Ásia ou do Pacífico e brancos não hispânicos, com 18,2, 12,2 e 3,9/100.000/ano, respectivamente. A incidência em meninas foi, substancialmente, mais elevada que em meninos (16,2 *vs.* 9,0/100.000/ano)[6].

A maioria dos casos de DM2 na faixa etária pediátrica é diagnosticada na segunda década de vida em idade mediana de 13,5 anos, coincidindo com o pico de resistência à insulina fisiológica da puberdade, acontecendo geralmente um ano antes nas meninas que nos meninos; o diagnóstico antes da puberdade é pouco frequente[7]. Além disso, grande número desses jovens é obeso e tem antecedente de obesidade na infância.

Fatores socioeconômicos e escolaridade aparentemente também influenciam no risco para o DM2 do jovem, com maior prevalência de casos entre as classes menos beneficiadas nos EUA e Europa; entretanto, em países emergentes como a China e Índia, as crianças procedentes de classes em ascensão social são mais afetadas que as mais pobres[7].

Apesar de existir impressão geral de que o DM2 do jovem vem se tornando um sério problema clínico, sua frequência entre crianças e adolescentes é ainda muito inferior àquela do DM1 e alguns pesquisadores questionam se esse problema não estaria sendo superestimado, especialmente em populações menos afetadas. Em contrapartida, existe a hipótese de que o DM2 em adolescentes seja subestimado e pouco diagnosticado em países em desenvolvimento[8,9].

FISIOPATOLOGIA

Na fisiopatologia do DM2 existe a participação de fatores etiológicos heterogêneos, com forte componente hereditário, possivelmente poligênico, que definem as diferentes prevalências entre os grupos raciais[10]. Entretanto, o rápido aumento dessas prevalências não consegue ser explicado por alterações na frequência gênica, enfatizando a importância de fatores ambientais[2].

A homeostase da glicose depende do equilíbrio entre a secreção de insulina pela célula beta pancreática e a ação da insulina nos tecidos-alvo, sendo reconhecido que a resistência à insulina à captação da glicose nas células-alvo seja um achado característico em pacientes com DM2[2]. A evolução da glicemia normal para o estado de tolerância à glicose diminuída (TGD) está associada ao agravamento da resistência à insulina (Figura XV-15), sendo um fator preditivo forte para o desenvolvimento do DM2 e para a doença cardiovascular (DCV). Entretanto, na população pediátrica existe uma taxa de conversão espontânea da TGD para a tolerância normal nos próximos 3 a 5 anos após o diagnóstico pelo teste oral de tolerância à glicose (TOTG), atribuindo-se tal fato à resistência à insulina fisiológica da puberdade que é normalmente acompanhada de hiperinsulinemia compensatória. Acredita-se que a secreção elevada do GH seja responsável pelo aumento da resistência à insulina nessa fase da vida. Ao final da puberdade, tanto a resposta de insulina basal quanto a estimulada pela glicose declinam[11,12].

A resistência à insulina, de causa genética e/ou adquirida, pode contribuir para o desenvolvimento do DM2 em indivíduos que apresentem limitação da secreção de insulina pelas células beta, por aumentar as necessidades de insulina. A deficiência de insulina causa redução da captação muscular de glicose, aumento da mobilização de ácidos graxos livres do tecido adiposo e produção exagerada de glicose pelo fígado. A hiperglicemia acontecerá, inicialmente, após as refeições e mais tardiamente no período de jejum e esse estado hiperglicêmico poderia agravar tanto a resistência à insulina quanto a disfunção secretora da célula beta, acelerando a transição do estado de TGD para o DM2[13,14] (Figura XV-15).

A obesidade está fortemente associada à resistência à insulina e o aumento da prevalência do DM2 entre crianças e adolescentes parece resultar do aumento da obesidade, principalmente de seu componente visceral, existindo forte relação entre a obesidade infantil e o desenvolvimento da resistência à insulina no adulto jovem[15].

A resistência à insulina representa uma disfunção na resposta aos efeitos fisiológicos da insulina no metabolismo da glicose, dos lípides, das proteínas e na função endotelial vascular, afetando diversos tecidos como o hepático, o adiposo, o muscular e algumas áreas do cérebro; entretanto, nem todos os tecidos são resistentes à insulina e alguns continuam a responder à hiperinsulinemia, como ocorre com ovários e com os músculos inervados pelo sistema nervoso simpático. Além disso, dentro de um mesmo tecido pode haver variação de resistência e sensibilidade à insulina em algumas funções específicas, como no fígado onde pode haver uma combinação de resistência à insulina, gerando uma produção hepática de glicose aumentada, associada a uma resposta insulínica normal de supressão da produção da globulina carreadora

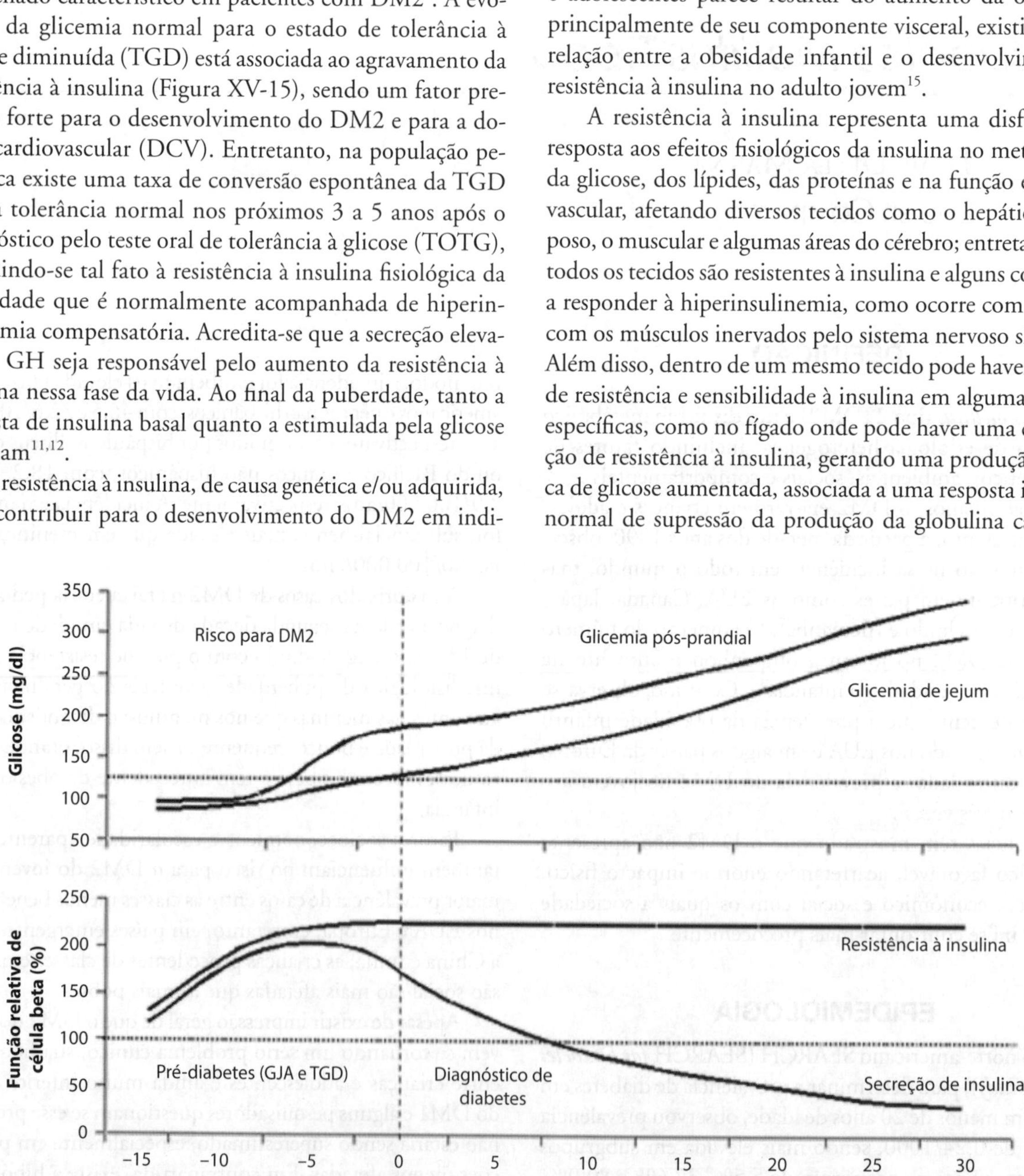

Figura XV-15. História natural do *diabetes mellitus* tipo 2[14]. GJA = glicemia de jejum alterada; TGD = tolerância à glicose diminuída.

dos hormônios sexuais, que resulta em aumento das concentrações dos esteroides sexuais livres e no estímulo da produção do IGF-1 com efeitos mitogênicos[16].

A resistência à insulina está aumentada no meio da puberdade, na gestação, na idade avançada, na fase lútea do período menstrual, em pessoas com aumento da adiposidade visceral e total, com consumo frequente de dieta gordurosa, de etnias não caucasianas e com estilo de vida sedentário. Entretanto, eventos mais precoces da vida podem ser considerados de risco para esse estado como a adrenarca prematura[17,18], ter nascido pequeno para a idade gestacional (PIG) ou grande para idade gestacional (GIG), principalmente por gestações complicadas pela obesidade materna ou pelo diabetes gestacional e DM2 materno[19], como também pelo desenvolvimento de obesidade e vida sedentária durante a infância[7].

As anormalidades da secreção de insulina relatadas em adultos com DM2 incluem: comprometimento da primeira fase da resposta insulínica com preservação relativa da segunda fase mais tardia (Figura XV-16); comprometimento da resposta à insulina à glicose com preservação da resposta a outros secretagogos, assim como diminuição e atraso na resposta secretora após ingestão de dieta mista; alterações nos pulsos rápidos e oscilações pulsáteis da secreção de insulina; aumento das concentrações da proinsulina em relação à insulina[20].

O momento que a capacidade secretora compensatória das células beta falha, resultando em secreção de insulina insuficiente, sinaliza a transição do estado de resistência à insulina para o *diabetes mellitus* clínico. Acredita-se que defeitos genéticos da célula beta possam predispor a essa evolução. A secreção de insulina depende da gravidade e da duração da doença, sendo que o comprometimento pode variar desde uma resposta atrasada, mas exuberante à sobrecarga de glicose, até uma insuficiência evidente[21]. Adultos com sintomatologia diabética apresentam redução de 50% na secreção de insulina à época do diagnóstico, podendo ficar dependentes de insulina em alguns anos[22]. Dados do estudo norte-americano TODAY (*Treatment Options for T2DM in Adolescents and Youth*) sugerem que a perda de secreção de insulina é ainda mais rápida quando o DM2 começa na adolescência[23,24].

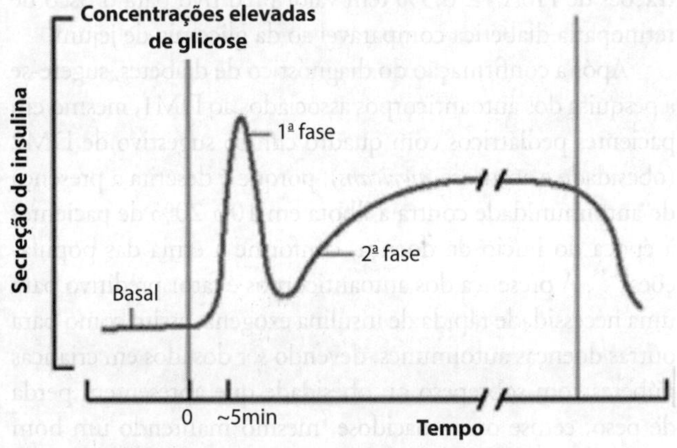

Figura XV-16. Secreção bifásica de insulina estimulada pela infusão intravenosa de glicose.

QUADRO CLÍNICO

O DM2 costuma acometer jovens na fase intermediária da puberdade com idade média de 13,5 anos, afetando mais meninas do que meninos, na proporção de 1,6:1 a 3:1. O excesso de peso está presente na grande maioria dos pacientes que frequentemente apresentam IMC superior ao percentil 85 para sexo e idade. A acantose *nigricans*, que é uma lesão cutânea hiperpigmentada e aveludada que acomete principalmente superfícies de flexura, como pescoço e axilas, está presente em 60 a 95% dos casos. O antecedente familiar para DM2 e o histórico de DM gestacional materno são muito importantes, existindo geralmente muitos membros da família afetados em várias gerações.

As manifestações clínicas vão desde a hiperglicemia leve, até a insulinopenia grave com poliúria, polidipsia, emagrecimento, cetonúria e mesmo cetoacidose diabética, quando haverá necessidade de reposição de insulina exógena. Uma vez corrigida a descompensação metabólica inicial, o paciente passa a necessitar de doses progressivamente mais baixas de insulina até se tornar independente dela. Entretanto, mesmo durante a fase não dependente de insulina, o paciente pode manifestar episódios de hiperglicemia, glicosúria e elevações da hemoglobina glicada (HbA_{1c}), assim como descompensações mais graves com hiperglicemia e cetonúria, principalmente durante processos infecciosos intercorrentes.

A apresentação clínica do DM2 na forma de cetoacidose diabética aconteceu em cerca de 6% de jovens entre 10 e 19 anos de idade[25]. Nesses pacientes existiria insuficiência insulínica devido a defeitos agudos e graves da secreção de insulina, mas não de causa autoimune. Após a introdução da insulinoterapia, alguma capacidade de secreção endógena poderia ser recuperada. Acredita-se que defeitos genéticos da célula beta possam predispor ao desenvolvimento de insulinopenia e cetose[26].

Crianças com DM2 costumam apresentar hiperglicemias menos intensas, concentrações mais elevadas de insulina e peptídeo C, graus mais leves de cetonúria e de acidose metabólica. Esse perfil bioquímico, associado à presença clínica de obesidade e acantose *nigricans*, é fortemente sugestivo do estado de resistência à insulina. A relação resistência à insulina/hiperinsulinemia está presente desde a idade precoce nas populações de alto risco, indicando suscetibilidade ao DM2.

Existem evidências de que as complicações do diabetes frequentemente se iniciam antes do aparecimento dos sintomas. Estudos de necropsia revelaram que alterações vasculares ateroscleróticas são prevalentes entre crianças e que o grau da aterosclerose está relacionado a fatores de risco como índice de massa corporal (IMC) e alterações no perfil lipídico[27].

Portanto, a identificação precoce de crianças em risco para DM2 e o tratamento agressivo dos fatores associados a esse risco poderiam prevenir sérias complicações futuras.

RASTREAMENTO DIAGNÓSTICO PARA DM2

Os estados de glicemia de jejum alterada (GJA) e tolerância à glicose diminuída (TGD) representam anormalidades diferentes na homeostase da glicose e na evolução do diabetes, não sendo intercambiáveis; enquanto a GJA representa um índice de disfunção do metabolismo dos carboidratos no estado basal, a TGD avalia essa disfunção em estado dinâmico após sobrecarga de glicose[28]. Portadores de GJA ou TGD frequentemente apresentam normoglicemia em suas vidas diárias, com concentrações normais ou quase normais de HbA_{1c}; por outro lado, concentrações elevadas de HbA_{1c} podem ser encontradas em pessoas com TOTG normal, refletindo provavelmente um consumo diário exagerado de carboidratos[7]. Em adolescentes com obesidade, o pré-diabetes é geralmente um estado transitório, havendo reversão para a tolerância à glicose normal, em dois anos, em cerca de 60% dos casos. O ganho persistente de peso é um fator preditivo para o pré-diabetes persistente e progressão para o *diabetes mellitus*[29].

Por ser uma "doença silenciosa", discute-se a importância de se fazer uma triagem diagnóstica na infância. A Associação Americana de Diabetes (ADA) recomenda a realização de glicemia de jejum em crianças com sobrepeso ou obesidade em idade > 10 anos ou em início de puberdade para triagem diagnóstica. O quadro XV-51 apresenta as recomendações da ADA (2020) para o rastreamento do pré-diabetes e DM2 em jovens menores de 18 anos, assintomáticos[25].

Quadro XV-51. Critérios para o rastreamento do pré-diabetes e *diabetes mellitus* tipo 2 (DM2) em jovens menores de 18 anos, assintomáticos[25].

Critérios
Sobrepeso (IMC ≥ percentil 85 para sexo e idade, relação peso para a altura > percentil 85 ou peso > 120% do ideal para a altura)
Associado a dois dos seguintes fatores de risco
História familiar de DM2 em parentes de primeiro ou segundo graus
Etnia/raça (nativo americano, afro-americano, latino, asiático-americano, ilhéu do Pacífico)
Sinais de resistência à insulina ou condições associadas à resistência à insulina (acantose *nigricans*, hipertensão, dislipidemia, síndrome dos ovários policísticos, pequeno para a idade gestacional)
História de diabetes materno ou diabetes gestacional na gestação desse jovem
Idade para o início do rastreamento
10 anos de idade ou ao início da puberdade caso iniciada antes dos 10 anos
Frequência do rastreamento
A cada 3 anos

CRITÉRIOS DIAGNÓSTICOS PARA O DM2

Os critérios diagnósticos do DM2 são baseados na presença dos sintomas clínicos e em testes laboratoriais como: dosagens das concentrações plasmáticas de glicose ao acaso; das concentrações da glicose plasmática no jejum; na resposta glicêmica ao teste oral de tolerância à glicose (TOTG); nas concentrações da HbA_{1c}[30]. Os limites diagnósticos são idênticos para adultos e crianças e, na ausência de sintomas clínicos evidentes da hiperglicemia[25], qualquer um dos quatro métodos acima poderá ser indicado para a confirmação diagnóstica em um dia subsequente. Os procedimentos diagnósticos não deverão ser realizados em dias de doença intercorrente, após trauma ou cirurgia ou durante o uso de drogas hiperglicemiantes (Quadro XV-52).

Quadro XV-52. Critérios diagnósticos dos distúrbios glicêmicos segundo a Associação Americana de Diabetes (ADA) – 2020[30].

Diagnóstico	Glicemia de jejum (mg/dl)	Glicemia 2h-TOTG (mg/dl)	HbA_{1c} (%)
Normal	70-99	≤ 140	4,5-5,6
Pré-diabetes	100-125 (GJA)	140-199 (TGD)	5,7-6,4
Diabetes mellitus	≥ 126	≥ 200	≥ 6,5

2h-TOTG = tempo 120 minutos do teste oral de tolerância à glicose; HbA_{1c} = hemoglobina glicada avaliada por ensaio laboratorial alinhado com aquele utilizado pelo DCCT; GJA = glicemia de jejum alterada; TGD = tolerância à glicose diminuída.

Apesar de a concentração da HbA_{1c} ser aceita pela ADA para o diagnóstico de DM2 em adultos e crianças[25,30], esse ainda é um critério controverso por não ser exatamente concordante com os diagnósticos realizados pela glicemia de jejum e pelo teste oral de sobrecarga à glicose[31,32]. Contudo, concentrações de $HbA_{1c} \geq 6{,}5\%$ têm valor preditivo para o risco de retinopatia diabética comparável ao da glicemia de jejum.

Após a confirmação do diagnóstico de diabetes, sugere-se a pesquisa dos autoanticorpos associados ao DM1, mesmo em pacientes pediátricos com quadro clínico sugestivo de DM2 (obesidade e acantose *nigricans*), porque é descrita a presença de autoimunidade contra a ilhota em 10 a 20% de pacientes à época do início da doença, conforme a etnia das populações[33-35]. A presença dos autoanticorpos é fator preditivo para uma necessidade rápida de insulina exógena, assim como para outras doenças autoimunes, devendo ser dosados em crianças púberes com sobrepeso ou obesidade que apresentem perda de peso, cetose ou cetoacidose, mesmo mantendo um bom controle metabólico, sem necessidade de insulinoterapia por um bom período, após o controle da descompensação inicial[36].

TRATAMENTO DO DM2 EM CRIANÇAS E ADOLESCENTES

Diversas peculiaridades do DM2 do jovem tornam sua abordagem terapêutica diferente daquela habitualmente aplicada a crianças com DM1. Tais pacientes costumam ser adolescentes, procedentes de famílias com alta prevalência do DM2 e de suas complicações, com dificuldades no controle metabólico e do peso. A prevalência de comorbidades associadas e de complicações precoces também são mais elevadas no curso do DM2, incluindo esteatose hepática, apneia do sono, hipertensão arterial à época do diagnóstico do diabetes, assim como desenvolvimento de complicações micro e macrovasculares em ritmo acelerado. Atenção especial a essas situações, como também início oportuno de seus respectivos tratamentos são necessários desde a época da detecção da disglicemia[24,37,38]. Intervenções no estilo de vida são extremamente necessárias para o controle do DM2 na infância e adolescência.

As metas do tratamento do DM2 na criança e adolescente, segundo as diretrizes do ISPAD – 2018[7], são: educação para o autocuidado em diabetes; normalização da glicemia com profilaxia de hipoglicemias; perda de peso; redução do consumo de calorias e carboidratos; aumento da atividade física; controle das comorbidades, incluindo hipertensão, dislipidemia, nefropatia, distúrbios do sono e esteatose hepática.

Educação para o autocuidado

O processo educativo deverá enfocar mudanças de comportamento, principalmente quanto à dieta e ao exercício, assim como à administração de medicamentos e insulina em caso de necessidade. O material educativo deve ser apropriado para a idade e cultura do paciente e de sua família que deverá estar envolvida nos princípios do tratamento do DM2, compreendendo a importância das mudanças do estilo de vida necessárias ao sucesso terapêutico do jovem portador de DM2.

Essas orientações devem ser iniciadas logo ao diagnóstico, incluindo intervenções dietéticas, treinamento físico, perda de peso e interrupção do tabagismo. A equipe multidisciplinar deve sensibilizar o paciente e suas famílias quanto às implicações médicas da obesidade e do DM2, assim como treiná-los no monitoramento da quantidade e qualidade dos alimentos, no comportamento alimentar e na regularidade da atividade física. As pequenas mudanças deverão ser elogiadas, reforçando-se o entendimento de que essa necessidade é para sempre[7].

O tabagismo é prejudicial à saúde, devendo ser pesquisado ativamente em toda a consulta como forma de aconselhamento sobre seus malefícios ou possível suporte para a interrupção desse hábito.

Redução do consumo de calorias e carboidratos

As modificações dietéticas devem incluir a eliminação de sucos e bebidas açucaradas que deverão ser substituídas por água ou bebidas *diet* e não calóricas, aumento do consumo de frutas e vegetais, redução do uso de comidas processadas, embaladas ou de conveniência, redução de açúcar refinado e doces processados, controle do tamanho das porções, dieta balanceada sem exagero de carboidratos, substituição da farinha e arroz branco pelos integrais com menor índice glicêmico, evitando-se refeições fora de casa. As famílias deverão ser aconselhadas a limitarem a compra de alimentos e bebidas muito gordurosos e calóricos, a lerem rótulos de alimentos industrializados, a estimularem bons hábitos alimentares, a promoverem refeições em família, em local e horários regulares, sem televisão ou outras distrações e também a manterem registros alimentares e de atividades físicas como forma de monitoramento dos progressos alcançados[7].

Aumento da atividade física

A atividade física regular é capaz de melhorar o controle glicêmico, reduzir o risco cardiovascular, contribuir para a perda de peso e melhorar o bem-estar. Jovens portadores de DM2 devem ser estimulados a realizar pelo menos 60 minutos ao dia de exercícios moderados a vigorosos, mesmo que seja de forma intervalada. O exercício deve ser prazeroso para o paciente e dentro do orçamento da família; um amigo ou parente poderiam acompanhá-lo nessa nova atividade. Espera-se que o exercício rotineiro promova mudanças no comportamento sedentário, com redução do número de horas em frente à televisão, a computadores e videogames, que deverão ficar reduzidos a duas horas por dia, e também a adoção de rotinas diárias, incluindo aumento do número de horas de sono noturno e atividades físicas entre as horas de estudo como subir escadas, andar a pé ou de bicicleta[39,40].

Controle glicêmico

A meta do tratamento do DM2 na criança e adolescente é a manutenção das concentrações de HbA_{1c} < 7% e, em alguns casos, < 6,5%[7,25]; enquanto para aqueles pacientes já em insulinoterapia a meta será individualizada em função da frequência de hipoglicemias[25]. As metas glicêmicas devem ser individualizadas, considerando-se os benefícios do bom controle glicêmico no longo prazo e os riscos de efeitos adversos[25]. O automonitoramento das glicemias capilares deve ser realizado regularmente, com frequência individualizada, que inclua controles de jejum e pós-prandiais, em função do esquema de insulinoterapia e do grau de controle metabólico, devendo ser intensificado durante episódios de doença intercorrente, ou quando ocorrerem sintomas de hiper e hipoglicemia. O benefício potencial dos sistemas de monitoramento contínuo da glicose ainda não foi descrito nessa população[7].

Tratamento farmacológico

Uma vez que apenas alguns jovens com DM2 conseguem melhorar o controle metabólico somente com dieta e atividade física, a intervenção farmacológica é frequentemente necessária para o controle glicêmico.

O objetivo do tratamento farmacológico é[7]: a) aquisição do controle glicêmico; b) prevenção das complicações agudas e crônicas do diabetes; c) diminuição da resistência à insulina; d) aumento da secreção endógena de insulina; e) restaurar a fisiologia das incretinas e glucagon; f) administração exógena de insulina quando for necessário.

Apesar de existirem diversos agentes hipoglicemiantes orais para o tratamento de adultos com DM2, somente a metformina, a insulina e, mais recentemente, a liraglutida são aprovadas para o uso na população pediátrica na maioria dos países.

AGENTES FARMACOLÓGICOS LIBERADOS PARA MENORES DE 18 ANOS

Metformina

A metformina faz parte do grupo das biguanidas e atua por meio da monofosfato de adenosina (AMP) quinase no fígado, músculo e tecido adiposo, com ação predominante no fígado, onde promove diminuição da gliconeogênese, reduzindo a produção hepática de glicose; no músculo e no tecido adiposo, ela aumenta a captação de glicose estimulada pela insulina. Seu efeito predominante é diminuir a glicemia de jejum, com ação insignificante na glicemia pós-prandial e evidências clínicas de sua eficácia no tratamento do DM2 mostram que ela não estimula a secreção de insulina, havendo necessidade de alguma concentração de insulina circulante para sua ação. O uso prolongado da metformina como monoterapia está associado a uma redução de 1 a 2% nas concentrações da HbA_{1c}, com risco mínimo de hipoglicemia, tendo efeito inicial anorexígeno que pode promover perda de peso limitada.

A metformina pode normalizar distúrbios ovulatórios associados ao hiperandrogenismo ovariano, o que implica risco aumentado de gestação; contudo, ela está aprovada para uso durante a gravidez. Efeitos gastrointestinais transitórios como desconforto abdominal, diarreia, anorexia e náuseas são comuns, podendo ser minimizados pela administração da droga durante as refeições e pelo aumento gradual da dose por um período de 3 a 4 semanas até a dose de 2.000mg/dia; as formulações de liberação prolongada (XR) podem atenuar os efeitos colaterais preservando a mesma eficácia daquelas de liberação imediata. A acidose láctica é uma complicação rara (0,03 caso/1.000 pacientes-ano), sendo contraindicada para pacientes com insuficiências renal, cardíaca, hepática e respiratória, assim como em pacientes que serão submetidos a exames radiológicos contrastados; a metformina deve ser temporariamente descontinuada durante doenças gastrointestinais[7,41,42].

Insulina

Apesar do estado de hiperinsulinemia e resistência à insulina característicos do DM2, a administração suplementar de insulina é geralmente eficiente em reduzir a hiperglicemia e atingir as metas glicêmicas. Em situação de descontrole glicêmico durante o tratamento com antidiabéticos orais, a introdução de um análogo de ação prolongada da insulina ou mesmo da insulina humana NPH aplicada uma vez ao dia pode promover controle satisfatório, sem necessidade de *bolus* de insulina de refeição em um primeiro momento. Os efeitos secundários principais da insulina são o ganho de peso e as hipoglicemias, contudo, elas costumam ser infrequentes em adolescentes com DM2 por causa da resistência à insulina[7].

As concentrações de HbA_{1c} deverão ser determinadas a cada três meses no paciente em insulinoterapia, ou naquele com controle metabólico inadequado. Caso o controle glicêmico não seja atingido e houver persistência da hiperglicemia pós-prandial, a insulina de ação rápida ou ultrarrápida deverá ser iniciada como *bolus* de refeição. Os efeitos secundários associados à insulina correspondem aos episódios de hipoglicemia, bem mais raros no DM2, por causa da resistência à insulina, e ao ganho de peso que merece muita atenção nesse grupo, enfatizando-se a importância da dieta e atividade física. Controle glicêmico de longa duração é mais provável de ser obtido quando o tratamento é intensificado para manter a HbA_{1c} na meta (*treat-to-target*) do que quando se espera pela elevação da $HbA_{1c,}$ antes de proceder à intensificação da terapêutica (*treat-to-failure*)[7].

Análogo de GLP-1

A liraglutida é um análogo do GLP-1 (*glucagon-like peptide-1*) que foi liberado, em 2019, para o uso em população pediátrica portadora de DM2, com mais de 10 anos de idade, sem antecedentes pessoais e familiares de carcinoma medular da tireoide ou neoplasia endócrina múltipla tipo 2[25,43]. Essa classe farmacológica estimula a liberação de insulina mediada pela ingestão de glicose, reduz a secreção inapropriada de glucagon e o esvaziamento gástrico, além de atuar sobre o centro da saciedade, reduzindo o apetite. Tais ações levam à plenitude gástrica pós-prandial, emagrecimento, além da melhora da glicemia de jejum e pós-prandial.

Recentemente a exenatida de ação prolongada foi aprovada para uso em adolescentes pelo FDA. Estudos com dulaglutida e trizepatida em adolescentes estão em andamento e, provavelmente, em um futuro próximo haverá aprovação dessas medicações para uso na adolescência[44].

Outros agentes orais poderiam ser úteis no tratamento de adolescentes (Quadro XV-53), mas em geral são mais caros, além de não existirem evidências para sua indicação, pois muitos estudos clínicos ainda estão em curso no momento[2,7].

Quadro XV-53. Opções terapêuticas para crianças e adolescentes com DM2[2,7].

Modalidade terapêutica	Redução da glicemia	Aumento da secreção de insulina	Redução da resistência à insulina	Aprovação para crianças (FDA/EMA)	Observações
Dieta e exercícios	Sim	Não	Sim	Sim	Intervenção de primeira linha A eficácia depende de mudanças bem sucedidas no estilo de vida
Insulina	Sim	Não	Não	Sim	Ganho de peso (controverso) Risco de hipoglicemia
Metformina	Sim	Não	Sim	Sim	Segurança comprovada Perda de peso mínima
Sulfonilureias	Sim	Sim	Não	Não	Segurança comprovada em adultos Risco de hipoglicemia
Meglitinidas	Sim	Sim	Não	Não	Poucos dados sobre seu uso
Tiazolidinedionas	Sim	?	Sim	Não	Ganho de peso Falta de dados de longo prazo
Inibidores da DPP-4/GLP-1 miméticos	Sim	Sim	Não	Somente a liraglutida	Perda de peso moderada Reações pancreáticas (controverso) Falta de dados de longo prazo
Inibidores da SGLT2	Sim	Não	Não	Não	Perda de peso mínima Infecções urinárias e genitais Risco de hipoglicemia Relatos de cetoacidose diabética atípica Falta de dados de longo prazo
Acarbose	?	Não	Não	Não	Efeitos colaterais podem ser inaceitáveis
Orlistat	?	Não	Não	Não	Efeitos colaterais podem ser inaceitáveis
Cirurgia bariátrica	Sim	Não	Sim	Sim, após 16 anos	Alguns relatos de caso após 16 anos

FDA = *US Food and Drug Administration*; EMA = *European Medicines Agency*; DPP-4 = dipeptidil peptidase-4; GLP-1 = peptídeo glucagon-símile 1; SGLT2 = cotransportador sódio-glicose 2.

TRATAMENTO FARMACOLÓGICO

O tratamento farmacológico inicial do jovem portador de DM2 deve incluir a metformina ou a insulina, como também a combinação entre ambas. A indicação será baseada nos sintomas, gravidade da hiperglicemia e presença de cetose ou cetoacidose[25].

Para pacientes metabolicamente estáveis, assintomáticos e com $HbA_{1c} < 8{,}5\%$, o tratamento deverá ser iniciado com a metformina, paralelamente à adoção do estilo de vida saudável. A dose inicial recomendada é 500mg/dia, durante 7 dias consecutivos; aumentando 500mg por semana, durante 3 a 4 semanas, até atingir a dose máxima de 2.000mg/dia[7,25]. Se o paciente não atingir a meta da $HbA_{1c} < 7\%$ em 3 a 4 meses de monoterapia com metformina, a insulinoterapia basal adicional deverá ser considerada.

A insulinoterapia deverá ser o tratamento inicial nas seguintes situações[7,25]: a) quando houver incerteza quando à classificação do diabetes em DM1 ou DM2; b) na presença de concentrações plasmáticas de glicose ≥ 250mg/dl e/ou $HbA_{1c} > 8{,}5\%$; c) na presença de cetose/cetoacidose.

Muitos esquemas de insulinoterapia são eficientes, mas a utilização de uma dose ao dia da insulina humana NPH, ou de um análogo basal, na dose inicial de 0,25-0,5U/kg/dia, costuma ser suficiente para a obtenção do controle metabólico. Na ausência de cetose/cetoacidose, a metformina poderá ser iniciada concomitantemente à insulina e, geralmente após 2 a 6 semana, ela poderá ser diminuída em 30 a 50%, enquanto a dose de metformina vai sendo aumentada até que a insulina seja totalmente suspensa, permanecendo a metformina como monoterapia.

Caso a meta glicêmica não seja atingida, pela meta de $HbA_{1c} < 7{,}0$ ou $< 6{,}5\%$[45], o diagnóstico de DM2 deverá ser reavaliado e o tratamento intensificado com aumento da insulina basal até 1,5U/kg/dia e os *bolus* de insulina de refeição deverão ser iniciados e titulados até se atingir a meta[7,25].

Se os alvos glicêmicos não forem alcançados com o uso de metformina (com ou sem insulina basal), a terapia com liraglutida poderá ser considerada em crianças maiores de 10 anos, sem histórico médico ou familiar de carcinoma medular de tireoide, na dose de 1,8mg/dia[43,45].

AGENTES FARMACOLÓGICOS DISPONÍVEIS PARA MAIORES DE 18 ANOS

Os agentes antidiabéticos orais têm como objetivo a manutenção da normoglicemia (jejum < 100mg/dl e pós-prandial < 140mg/dl) e, de acordo com seu mecanismo de ação, essas drogas podem ser agrupados conforme o efeito que exercem, como se segue[46]: a) incremento na secreção pancreática de insulina (sulfonilureias e glinidas); b) incremento na secreção pancreática de insulina dependente de glicose e diminuição da secreção de glucagon pós-prandial por efeito incretínico, mediado pelos hormônios GLP-1 (*glucagon-like peptide-1*); c) redução da produção hepática de glicose (biguanidas); d) aumento da utilização periférica de glicose (glitazonas); e) redução da velocidade de absorção de glicídios (inibidores das alfaglicosidases); f) inibição do contratransporte sódio/glicose 2 nos túbulos proximais dos rins.

Agentes secretagogos da insulina (sulfonilureias e metiglinidas)

As sulfonilureias exercem sua ação por meio do fechamento dos canais de potássio sensíveis ao ATP presentes na membrana das células beta, aumentando a capacidade de secreção de insulina. Causam diminuição moderada nas concentrações glicêmicas na maioria dos adultos portadores de DM2, associando-se a uma queda de 1,5 a 2% nas concentrações da HbA_{1c}; entretanto, por atuarem em concentrações glicêmicas baixas, podem precipitar hipoglicemias e ganho de peso. Enquanto a tolbutamida, a gliclazida e a glipizida apresentam período de ação relativamente curto, a glimepirida e a glibenclamida têm duração de 24 horas.

As metiglinidas são secretogogos de insulina quando em presença de glicose, apresentando duração de ação mais curta que as sulfonilureias e, portanto, menor risco de hipoglicemia. A nateglinida atua no mesmo sítio das sulfonilureias e a repaglinida age em um sítio vizinho a esse receptor. As metiglinidas costumam ser prescritas para induzir elevação rápida da secreção de insulina, cobrindo principalmente o período pós-prandial. Descreve-se redução de 1% na HbA_{1c} com a nateglinida e de 1,5 a 2% com a repaglinida[46].

Agentes incretinomiméticos

Novo conceito de agentes secretagogos de insulina surgiu a partir do isolamento do peptídeo glucagon-símile 1 (GLP-1). Essa incretina, hormônio secretado no trato gastrointestinal em resposta a nutrientes, tem potente ação insulinotrópica na presença de glicose, suprime o glucagon, apresentando também ações tróficas sobre a célula beta e efeitos inibitórios sobre a motilidade intestinal com aumento do tempo de esvaziamento gástrico e promoção da saciedade. Entretanto, o GLP-1 é imediatamente inativado pela enzima dipeptidil-peptidase-4 (DPP-4), tornando impraticável seu uso terapêutico. Análogos resistentes a essa enzima, assim como inibidores seletivos da DPP-4 têm sido desenvolvidos, compondo duas classes terapêuticas à parte de antidiabéticos orais[41].

Agonistas do receptor do GLP-1

Incluem os agonistas do receptor do GLP-1 (exenatida) e os análogos do GLP-1 (liraglutida, lixisenatida, dulaglutida, semaglutida). Estudos clínicos em adultos mostram que a utilização dos agonistas do GLP-1 pode reduzir tanto a glicemia no jejum quanto após as refeições, diminuindo as concentrações da HbA_{1c} em 0,5-0,8%, podendo também promover perda de peso. A exenatida é administrada em injeções subcutâneas duas vezes ao dia. A liraglutida e a lixisenatida devem ser administradas por via subcutânea uma vez ao dia, já a dulaglutida e a semaglutida são aplicadas semanalmente; essa última é capaz de reduzir a HbA_{1c} em 1,8%. Efeitos adversos incluem náuseas, vômitos, diarreia, cefaleia, tonturas e dispepsia, mas esses efeitos costumam melhorar com o tempo[46,47].

Inibidores da DPP-4

Os inibidores da enzima DPP-4 (sitagliptina, vildagliptina, saxagliptina, linagliptina, alogliptina) têm como principal mecanismo de ação a estabilização do GLP-1 endógeno pela inibição da enzima DPP-4 e são administrados por via oral, uma vez ao dia, associando-se a uma redução de 0,6-0,8% nas concentrações de HbA_{1c} em adultos, sem efeitos no esvaziamento gástrico, na saciedade ou na perda de peso. Efeitos colaterais relatados são: cefaleia, náuseas, dores articulares[46].

Agentes sensibilizadores da insulina por redução da produção hepática de glicose (biguanidas)

A metformina tem efeito anti-hiperglicemiante, reduzindo a produção hepática de glicose, além de ação sensibilizadora periférica mais discreta. Ela é capaz de reduzir a HbA_{1c} em 1,5-2%, mas pode promover intolerância gastrointestinal e é contraindicada na insuficiência renal grave (TFG < 30ml/min); na insuficiência renal moderada, deve ter a sua dose reduzida em 50% (TFG entre 30 e 45ml/min). O uso de metformina no longo prazo pode associar-se à deficiência de vitamina B_{12}[46].

Agentes sensibilizadores da insulina por redução da resistência à insulina periférica (glitazonas)

As tiazolidinedionas (pioglitazona) aumentam a sensibilidade à insulina nos tecidos muscular, adiposo e hepático, sendo capazes de promover maior captação de glicose em território muscular que as biguanidas (metformina), reduzem a produção hepática de glicose e inibem a lipólise. Dessa forma, reduzem as concentrações glicêmicas, podendo contribuir também para a melhora da dislipidemia e do estado inflamatório presente no DM2[41].

Sua ação acontece por meio da ativação dos receptores gama ativadores da proliferação do peroxissoma (PPAR-gama) do tecido adiposo, alterando seu metabolismo e distribuição, diminuindo a circulação dos ácidos graxos livres por meio do desvio dos triglicérides para os depósitos de gordura subcutâneos, menos suscetíveis à lipólise. As tiazolidinedionas também diminuem as concentrações circulantes de citocinas pró-inflamatórias como o TNF-α e a interleucina-6, promovendo aumento simultâneo da adiponectina, que apresenta atividade sensibilizadora à ação da insulina e anti-inflamatória. Sua utilização no tratamento de adultos associou-se à redução de 0,5-1,4% nas concentrações da HbA_{1c}, contudo foram também observados aumentos da retenção hídrica e do ganho de peso, com risco de insuficiência cardíaca e de fraturas. As várias tiazolidinedionas apresentam efeitos diferentes no perfil lipídico, sendo que a pioglitazona tem ação mais benéfica sobre o LDL-colesterol que a rosiglitazona. No estudo TODAY, a associação da rosiglitazona à metformina diminuiu o risco da progressão para insulinoterapia em 23%[24], por outro lado, estudo de revisão sistemática evidenciou risco aumentado para a doença cardiovascular com a rosiglitazona que culminou com a retirada do medicamento do mercado europeu e brasileiro, permanecendo com restrição extrema no norte-americano[46]. Os efeitos colaterais incluem ganho de peso, anemia, retenção de fluido com edema periférico, hemodiluição discreta, insuficiência cardíaca congestiva e infarto agudo do miocárdio[48].

Agentes redutores da velocidade de absorção de glicídios (inibidores das alfaglicosidases)

Os inibidores da α-glicosidase (acarbose e miglitol) diminuem a taxa de hidrólise dos carboidratos de cadeia complexa, assim como a digestão e absorção intestinal dos carboidratos da dieta, conseguindo reduzir a elevação da glicemia pós-prandial e os níveis da HbA_{1c} em 0,5-1%[5]. Entretanto, podem causar flatulência e desconforto gastrointestinal limitando seu tempo de uso[41].

Agentes que promovem a glicosúria (inibidores da SGLT2)

Os inibidores do cotransportador de sódio-glicose 2 (SGLT-2) (canagliflozina, dapagliflozina, empagliflozina) diminuem a reabsorção tubular renal da glicose, causando aumento da glicosúria, redução da glicemia com baixo risco de hipoglicemia, perda de peso de 2-3kg, redução da pressão arterial sistólica de 4-6mmHg. Como efeitos colaterais são descritas as infecções dos tratos genital e urinário, podendo causar depleção do volume circulante devido ao seu efeito diurético, sendo contraindicados em portadores de insuficiência renal moderada ou grave. Além disso, relatos de caso têm mostrado risco aumentado para cetoacidose diabética atípica, com glicemia < 200mg/dl[7].

COMORBIDADES ASSOCIADAS AO DM2

A obesidade e outras comorbidades características do estado de resistência à insulina podem estar presentes ao diagnóstico do DM2 no jovem, ou tem início precoce no curso da doença, devendo fazer parte da avaliação clínica inicial, o que difere do acompanhamento de casos de DM1, em que esses distúrbios são interpretados como complicações crônicas[7,49]. As seguintes comorbidades deverão ser pesquisadas, monitoradas e tratadas no jovem portador de DM2, já a partir do seu diagnóstico.

Hipertensão arterial

A hipertensão está associada a disfunção endotelial, rigidez arterial e risco aumentado para doenças cardiovascular e renal. Ambos os estudos norte-americanos, SEARCH e TODAY, descrevem aumento da prevalência de hipertensão arterial em jovens portadores de DM2; o primeiro descreveu presença de hipertensão em 65% de jovens portadores de DM2 de longa duração[50], enquanto o segundo observou presença de hipertensão em 13,6% dos jovens (n = 699) com duração média de 7 meses de DM2[51], havendo aumento para 33,8% após 3,9 anos de diabetes, sendo que o sexo masculino e o IMC elevado se associaram significativamente ao aumento desse risco[52].

O quadro XV-54 apresenta recomendações para o monitoramento e tratamento da hipertensão arterial em jovens com DM2[7].

Quadro XV-54. Recomendações para o monitoramento e tratamento da hipertensão arterial em jovens com DM2, segundo as diretrizes da ISPAD-2018[7].

Monitoramento
• A pressão arterial (PA) deve ser aferida em toda consulta com manguito adequado e normalizada para sexo, altura e idade
PA elevada deverá ser confirmada em outros dois dias
Hipertensão arterial é definida por uma PA média sistólica ou diastólica > percentil 95 para sexo, idade e altura, com limite superior da normalidade entre os percentis 90 e 95
A investigação da hipertensão deverá incluir ultrassonografia renal e ecocardiograma
Tratamento
• O tratamento inicial consiste na perda de peso, redução do sal da dieta e no aumento da atividade física
• Se a PA persistir > percentil 95 após 6 meses, o tratamento medicamentoso com inibidor da ECA deverá ser iniciado e titulado para atingir uma PA < percentil 90
Se o inibidor da ECA não for tolerado por efeitos colaterais, BRA, ou bloqueador do canal de cálcio, ou diurético poderão ser utilizados
A terapêutica combinada pode ser necessária se a hipertensão não normalizar com a monoterapia. A associação de um inibidor da ECA com um BRA deve ser evitada por excesso de efeitos adversos

ECA = enzima de conversão da angiotensina; BRA = bloqueador do receptor da angiotensina II.

Nefropatia

Tanto a micro quanto a macroalbuminúria já podem estar presentes à época do diagnóstico do DM2 em um número considerável de adolescentes e sua frequência costuma aumentar com a duração da doença[27]. A presença da albuminúria no jovem é um fator preditivo forte para o risco futuro de insuficiência renal. No adolescente, a prevalência da micro e macroalbuminúria é mais elevada que em adultos com DM2, assim como a progressão para a nefropatia costuma ser mais rápida em indivíduos que desenvolveram DM2 na juventude, que nas populações com DM1. Fatores que podem influenciar nessa progressão são o tempo de duração do diabetes, concentrações de HbA_{1c}, PA diastólica[53].

O quadro XV-55 apresenta recomendações para o monitoramento e tratamento da micro e macroalbuminúria em jovens com DM2[7].

Quadro XV-55. Recomendações para o monitoramento e tratamento da micro e macroalbuminúria em jovens com DM2, segundo as diretrizes da ISPAD – 2018[7].

Monitoramento
A albuminúria deve ser avaliada ao diagnóstico e uma vez por ano a partir daí
• Definição de microalbuminúria: – Relação albumina/creatinina (RAC) em amostra isolada de urina entre 30 e 299mg/g – Taxa de excreção de albumina cronometrada durante a noite ou em urina de 24 horas entre 20 e 199µg/min Um valor elevado pode ser secundário a: exercício, tabagismo, menstruação, posição ortostática A persistência de taxa elevada de microalbuminúria deve ser documentada em duas de três dosagens consecutivas obtidas em dias diferentes A repetição do exame deve ser feita ao acordar pela manhã, já que a proteinúria ortostática benigna é comum em adolescentes
• Definição de macroalbuminúria – Relação albumina/creatinina (RAC) em amostra isolada de urina > 300mg/g Encaminhar para nefrologista para exclusão de outras causas de doença renal não relacionadas ao diabetes
Tratamento
• Indicação RAC confirmada > 30mg/g e PA elevada, ou RAC > 300mg/g
• Os inibidores da ECA ou BRA deverão ser iniciados, mesmo com PA normal
• A excreção de albumina deverá ser monitorada a cada 3 a 6 meses e a dose titulada para se atingir uma relação albumina/creatinina mais próxima do normal possível

ECA = enzima de conversão da angiotensina; BRA = bloqueador do receptor da angiotensina II.

Dislipidemia

A hipertrigliceridemia e baixas das concentrações do HDL-colesterol são as principais características da dislipidemia associada à resistência à insulina e ao DM2. Achados adicionais incluem concentrações elevadas de VLDL, lipoproteína a $[Lp_{(a)}]$ e do LDL, assim como a diminuição da atividade da lipase lipoproteica e o aumento da oxidação tornam as lipoproteínas mais aterogênicas.

O quadro XV-56 apresenta recomendações para o monitoramento e tratamento da deslipidemia em jovens com DM[7].

Quadro XV-56. Recomendações para o monitoramento e tratamento da dislipidemia em jovens com DM2, segundo as diretrizes da ISPAD – 2018[7].

Monitoramento
• A pesquisa para a dislipidemia deve ser realizada o mais rápido possível após se atingir o controle glicêmico e uma vez por ano a partir daí
• Concentrações recomendadas LDL < 100mg/dl; HDL > 35mg/dl; triglicérides < 150mg/dl
• Se LDL > 100mg/dl – Intensificar o controle glicêmico – Orientar dieta com colesterol < 200mg/dia; gorduras saturadas < 7% do total das calorias – Aumentar a atividade física Repetir o perfil lipídico em 6 meses
• Se LDL permanecer elevado, o tratamento deverá ser intensificado Se LDL entre 100 e 130mg/dl: intensificar o tratamento não medicamentoso Se LDL > 130mg/dl: iniciar intervenção medicamentosa com meta ideal < 100mg/dl
Tratamento
• As estatinas mostraram-se tão seguras e eficientes em crianças como em adultos, devendo ser a opção farmacológica inicial, apesar de a segurança no longo prazo não estar ainda estabelecida
• A estatina deve ser iniciada na dose mais baixa, devendo ser titulada de acordo com as concentrações do LDL e efeitos colaterais
• Em caso de dores musculares, a estatina deverá ser descontinuada até melhora do quadro • As estatinas não estão liberadas na gestação e são potencialmente teratogênicas • Aconselhamento para adolescentes sexualmente ativas
• Concentrações baixas de HDL em jovens devem ser manejadas com aumento da atividade física e dieta saudável, não sendo utilizados medicamentos
• Se triglicérides > 150mg/dl Intensificar o controle glicêmico Orientar dieta com restrição de gorduras e açúcar simples Intensificar estratégias para aquisição do peso ideal
Tratamento
• Se triglicérides de jejum > 400mg/dl ou > 1.000mg/dl sem jejum Tratamento medicamentoso com fibratos deve ser considerado pelo risco i aumentado de pancreatite, tendo como meta inicial níveis de jejum < 150mg/dl
• Os fibratos constituem os agentes farmacológicos de eleição para o tratamento da hipertrigliceridemia, mostrando-se seguros e efetivos

Retinopatia e outras comorbidades

A retinopatia e a doença hepática gordurosa não alcoólica também deverão ser investigadas logo ao diagnóstico e, depois disso, anualmente; caso as enzimas hepáticas permaneçam alteradas apesar da perda de peso e do bom controle metabólico, o paciente deverá ser encaminhado ao gastroenterologista[54,55]. Distúrbios menstruais, hiperandrogenismo, depressão, apneia obstrutiva do sono, tabagismo e uso de álcool deverão ser pesquisados ao diagnóstico e regularmente no acompanhamento de jovens[56].

REFERÊNCIAS

1. Kiess W, Böttner A, Raile K, Kapellen T, Müller G, Galler A, et al. Type 2 diabetes mellitus in children and adolescents: a review from a European perspective. Horm Res. 2003;59(Suppl 1):77-84.
2. Reinehr T. Type 2 diabetes mellitus in children and adolescents. World J Diabetes. 2013;4(6):270-81.
3. Grundy SM. Obesity, metabolic syndrome, and cardiovascular disease. J Clin Endocrinol Metab. 2004;89(6):2592-600.
4. Stein CJ, Colditz GA. The epidemic of obesity. J Clin Endocrinol Metab. 2004;89(6):2522-5.
5. May AL, Kuklina EV, Yoon PW. Prevalence of cardiovascular disease risk factors among US adolescents, 1999-2008. Pediatrics. 2012;129(6):1035-41.
6. Jensen ET, Dabelea D. Type 2 diabetes in youth: New Lessons from the SEARCH Study. Curr Diab. 2018;18(6):36.
7. Zeitler P, Arslanian S, Fu J, Pinhas-Hamiel O, Reinehr T, Tandon N, et al. ISPAD Clinical Practice Consensus Guidelines 2018: Type 2 diabetes mellitus in youth. Pediatr Diabetes. 2018;19(Suppl 27): 28-46.
8. Goran MI, Davis J, Kelly L, Shaibi G, Spruijt-Metz D, Soni SM, Weigensberg M. Low prevalence of pediatric type 2 diabetes: where's the epidemic? J Pediatr. 2008;152(6):753-5.
9. Fernandes RCL, Teló GH, Cureau FV, Barufaldi LA, Kuschnir MCC, Schaan BD, et al. Prevalence of high HbA1c levels in Brazilian adolescents: The Study of Cardiovascular Risk in Adolescents. Diabetes Res Clin Pract. 2017;125:1-9.
10. Florez JC. Clinical review: the genetics of type 2 diabetes: a realistic appraisal in 2008. J Clin Endocrinol Metab. 2008;93(12):4633-42.
11. Kleber M, Lass N, Papcke S, Wabitsch M, Reinehr T. One year follow-up of untreated obese white children and adolescents with impaired glucose tolerance: high conversion rate to normal glucose tolerance. Diabet Med. 2010;27(5):516-21.
12. Kleber M, de Sousa G, Papcke S, Wabitsch M, Reinehr T. Impaired glucose tolerance in obese white children and adolescents: three to five year follow-up in untreated patients. Exp Clin Endocrinol Diabetes. 2011;119(3):172-6.
13. Arslanian SA. Type 2 diabetes mellitus in children: pathophysiology and risk factors. J Pediatr Endocrinol Metab. 2000;13(Suppl 6):1385-1394.
14. Bergenstal RM, Kendall DM, Franz MJ, Rubenstein AH. Management of type 2 diabetes: a systematic approach to meeting the standards of care: self-management education, medical nutrition therapy and exercise. In DeGroot LJ, Jamerson JL, eds. Endocrinology. St. Louis, Mo: WB Saunders; 2001. p. 810-22.
15. Steinberger J, Moran A, Hong CP, Jacobs DR Jr, Sinaiko AR. Adiposity in childhood predicts obesity and insulin resistance in young adulthood. J Pediatr. 2001;138(4):469-73.
16. Reaven G. The metabolic syndrome or the insulin resistance syndrome? Different names, diferent concepts, different goals. Endocrinol Metab Clin North Am. 2004;33(2):283-303.
17. Banerjee S, Raghavan S, Wasserman EJ, Lin-Der BL, Saenger P, Dimartino-Nardi J. Hormonal findings in African American and Caribbean Hispanic girls with premature adrenarche: implications for polycystic ovarian syndrome. Pediatrics. 1998;102(3):E36.
18. Ibanez L, Potau N, Marcos MV, Dezegher F. Exaggerated adrenarche and hyperinsulinism in adolescent girls born small for gestational age. J Clin Endocrinol Metab. 1999;84(12):4739-41.
19. Dabelea D, Crume T. Maternal environment and the transgenerational cycle of obesity and diabetes. Diabetes. 2011;60(7):1849-55.
20. Polonsky KS, Sturis J, Bell GI. Non-insulin dependent diabetes mellitus: a genetically programmed failure of the beta cell to compensate for insulin resistance. N Engl J Med. 1996;334(12):777-83.
21. Druet C, Tubiana-Rufi N, Chevenne D, Rigal O, Polak M, Levy-Marchal C. Characterization of insulin secretion and resistance in type 2 diabetes of adolescents. J Clin Endocrinol Metab. 2006;91:401-4.
22. United Kingdom Prospective Diabetes Study Group. Intensive blood-glucose control with sulphonylureas or insulin compared with conventional treatment and risk of complications in patients with type 2 diabetes (UKPDS 33). Lancet. 1998;352:837-53.
23. TODAY Study Group, Zeitler P, Hirst K, Guandalini C, Higgins J, Hirst K, et al. A clinical trial to maintain glycemic control in youth with type 2 diabetes. N Engl J Med. 2012;366(24):2247-56.
24. TODAY Study Group. Rapid rise in hypertension and nephropathy in youth with type 2 diabetes: the TODAY clinical trial. Diabetes Care. 2013;36(6):1735-41.
25. American Diabetes Association. 13. Children and adolescents: Standards of Medical Care in Diabetes – 2020. Diabetes Care. 2020;43(Suppl 1):S163-82.
26. Hannon TS, Rao G, Arslanian SA. Childhood obesity and type 2 diabetes mellitus. Pediatrics. 2005;116(2):473-80.
27. McGill HC Jr, McMahan CA, Herderick EE, Zieske AW, Malcom GT, Tracy RE, et al. Obesity accelerates the progression of coronary atherosclerosis in young men. Circulation. 2002;105(23):2712-8.
28. Cali AMC, Bonadonna RC, Trombetta M, Weiss R, Caprio S. Metabolic abnormalities underlying the different prediabetic phenotypes in obese adolescents. J Clin Endocrinol Metab. 2008;93(5):1767-73.
29. Weiss R, Taksali SE, Tamborlane WV, Burgert TS, Savoye M, Caprio S. Predictors of changes in glucose tolerance status in obese youth. Diabetes Care. 2005;28(4):902-9.
30. American Diabetes Association. Classification and diagnosis of diabetes. Sec. 2. In Standards of Medical Care in Diabetes – 2020. 2020;43(Suppl 1):S14-31.
31. Kapadia CR. Are the ADA hemoglobin A1c criteria relevant for the diagnosis of type 2 diabetes in youth? Curr Diab Rep. 2013;13(1):51-5.
32. Buse JB, Kaufman FR, Linder B, Hirst K, El Ghormli L,Willi S. HEALTHY Study Group. Diabetes screening with hemoglobin A1c versus fasting plasma glucose in a multiethnic middle-school cohort. Diabetes Care. 2013;36(2):429-35.
33. Umpaichitra V, Banerji MA, Castells S. Autoantibodies in children with type 2 diabetes mellitus. J Pediatr Endocrinol Metab. 2002;15:525-30.
34. Reinhard T, Schober E, Weigand S, Thon A, Holl R, Group obotD-WS. β-cell autoantibodies in children with type 2 diabetes mellitus: subgroup or misclassification? Arch Dis Child. 2006;91(6): 473-7.

35. Klingensmith GJ, Laffel L, Pyle L, Arslanian S, Copeland KC, Cuttler L, et al. The presence of GAD and IA-2 antibodies in youth with a type 2 diabetes phenotype. Diabetes Care. 2010;33(9):1970-5.
36. Laffel L, Chang N, Grey M, Hale D, Higgins L, Hirst K, et al. Metformin monotherapy in youth with recent onset type 2 diabetes: experience from the prerandomization run-in phase of the TODAY study. Pediatr Diabetes. 2012;13(5):369-75.
37. TODAY Study Group. Retinopathy in youth with type 2 diabetes participating in the TODAY clinical trial. Diabetes Care. 2013;36(6):1772-4.
38. TODAY Study Group. Lipid and inflammatory cardiovascular risk worsens over 3 years in youth with type 2 diabetes. Diabetes Care. 2013;36(6):1758-64.
39. Lane A, Harrison M, Murphy N. Screen time increases risk of overweight and obesity in active and inactive 9 year old Irish children: a cross sectional analysis. J Phys Act Health. 2014;11(5):985-91.
40. Haines J, McDonald J, O'Brien A, Sherry B, Bottino CJ, Schmidt ME, et al. Healthy Habits, Happy Homes: randomized trial to improve household routines for obesity prevention among preschool-aged children. JAMA Pediatr. 2013;167(11):1072-9.
41. Stumvoll M, Goldstein BJ, van Haeften TW. Type 2 diabetes: principles of pathogenesis and therapy. Lancet. 2005;365:1333-46.
42. The TODAY Study Group. Safety and tolerability of the treatment of youth-onset type 2 diabetes. Diabetes Care. 2013;36:1765-71.
43. Tamborlane WV, Barrientos-Perez M, Fainberg U, Frimer-Larsen H, Hafez M, Hale PM, et al. Liraglutide in children and adolescents with type 2 iabetes. N Engl J Med. 2019;381(7):637-46.
44. Shah AS, Zeitler PS, Wong J, Pena AS, Wicklow B, Arslanian S, et al. ISPAD Clinical Practice Consensus Guidelines 2022: Type 2 diabetesin children and adolescents. Pediatr Diabetes. 2022;23(7):872-902.
45. American Diabetes Association. Tools of therapy. In Kaufman FR, ed. Medical management of type 1 diabetes. 6th ed. Alexandria: American Diabetes Association; 2012. p. 59-84.
46. Sociedade Brasileira de Diabetes. Medicamentos no tratamento do diabetes mellitus tipo 2: como selecioná-los de acordo com as características clínicas dos pacientes. Diretrizes da Sociedade Brasileira de Diabetes (2019-2020). São Paulo, Brasil: CLANNAD; 2019. p. 235-44.
47. Rodbard HW, Lingvay I, John Reed J, Rosa R, Rose L, Sugimoto D, et al. Semaglutide Added to Basal Insulin in Type 2 Diabetes (SUSTAIN 5): A Randomized, Controlled Trial. J Clin Endocrinol Metab. 2018;103(6):2291-301.
48. Lincoff AM, Wolski K, Nicholls SJ, Nissen SE. Pioglitazone and risk of cardiovascular events in patients with type 2 diabetes mellitus: a meta-analysis of randomized trials. JAMA. 2007;298(10):1180-8.
49. Amutha A, Anjana RM, Venkatesan U, Ranjani H, Unnikrishnan R, Narayan KMV, et al. Incidence of complications in young-onset diabetes: comparing type 2 with type 1 (the young diab study). Diabetes Res Clin Pract. 2017;123:1-8.
50. West NA, Hamman RF, Mayer-Davis EJ, D'Agostino RB Jr, Marcovina SM, Liese AD, et al. Cardiovascular risk factors among youth with and without type 2 diabetes: differences and possible mechanisms. Diabetes Care. 2009;32(1):175-80.
51. Copeland KC, Zeitler P, Geffner M, Guandalini C, Higgins J, Hirst K, et al. Characteristics of adolescents and youth with recent-onset type 2 diabetes: the TODAY cohort at baseline. J Clin Endocrinol Metab. 2011;96(1):159-67.
52. TODAY Study Group. Rapid rise in hypertension and nephropathy in youth with type 2 diabetes: the TODAY clinical trial. Diabetes Care. 2013;36(6):1735-41.
53. Yokohama H, Okudaira M, Otani T, Sato A, Miura J, Takaike H, et al. Higher incidence of diabetic nephropathy in type 2 than in type 1 diabetes in early-onset diabetes in Japan. Kidney Int. 2000; 58(1):302-11.
54. Wong J, Molyneaux L, Constantino M, Twigg SM, Yue DK. Timing is everything: age of onset influences long-term retinopathy risk in type 2 diabetes, independent of traditional risk factors. Diabetes Care 2008;31(10):1985-90.
55. Newton KP, Hou J, Crimmins NA, Lavine JE, Barlow SE, Xanthakos AS, et al. Prevalence of prediabetes and type 2 diabetes in children with nonalcoholic fatty liver disease. JAMA Pediatr. 2016;170(10):e161971.
56. Constantino MI, Molyneaux L, Limacher-Gisler F, Al-Saeed A, Luo C, Wu T, et al. Long-term complications and mortality in young-onset diabetes: type 2 diabetes is more hazardous and lethal than type 1 diabetes. Diabetes Care. 2013;36(12):3863-9.

Diabetes Monogênico

THAIS DELLA MANNA

O diabetes monogênico resulta de uma ou mais alterações em um único gene, podendo ser transmitido por herança dominante, recessiva ou como um traço não mendeliano, além de poder acontecer espontaneamente pela ocorrência de uma mutação *de novo*. Os defeitos monogênicos são responsáveis por menos de 6,5% dos casos de diabetes[1], entretanto mais de 40 subtipos genéticos já foram descritos, cada um com um fenótipo característico e um tipo de herança específico; apesar disso, a maioria deles costuma estar erroneamente diagnosticada como DM1 e mais raramente como DM2[2-4].

Historicamente, a idade ao diagnóstico foi o critério de classificação do DM, em diabetes juvenil e diabetes da maturidade, de maneira que o quadro iniciado nos primeiros 6 meses de vida foi denominado de diabetes neonatal, enquanto o acrônimo MODY (do inglês, *Maturity-Onset Diabetes of the Young*) foi usado pela primeira vez por Stefan Fajans, na década de 1960, ao realizar testes de sobrecarga de glicose em familiares de portadores de DM2, ele percebeu que alguns indivíduos iniciavam a doença antes dos 25 anos de idade[5].

Por ser uma síndrome de etiologia heterogênea, o DM gera grandes dificuldades de classificação e, a partir de 1997, o critério passou a ser o conhecimento fisiopatológico existente, incluindo os defeitos genéticos específicos determinantes de fenótipos particulares (Figura XV-17). Dessa forma, o diabetes monogênico agrega uma categoria particular de DM, graças às novas técnicas de sequenciamento do genoma que permitiram a identificação de mais de 30 genes associados ao diabetes neonatal, 14 genes ao MODY, e tantos outros associados às diversas síndromes com manifestações extrapancreáticas[6,7].

As diferentes formas de diabetes monogênico são classificadas em dois grandes grupos: **defeitos genéticos da secreção de insulina** e **defeitos genéticos da ação da insulina**. A maioria dos casos pediátricos é consequência de mutações altamente penetrantes causadoras de perda ou disfunção das células beta pancreáticas, devendo-se suspeitar das seguintes condições clínicas: a) diabetes iniciado nos primeiros 6 meses de vida (DM neonatal); b) hiperglicemia ou diabetes familial de transmissão autossômica dominante; c) diabetes associados a manifestações clínicas extrapancreáticas; d) síndromes de resistência à insulina monogênicas. Além disso, a ausência de autoanticorpos associados ao DM1 e a presença de concentrações de peptídeo C detectáveis, assim como baixa necessidade de insulina exógena nos primeiros 5 anos da doença, sugerem que o diagnóstico de DM1 esteja incorreto; da mesma forma, a ausência de obesidade, acantose *nigricans* e outros marcadores da síndrome metabólica abala o diagnóstico de DM2[2,3,7].

O teste genético molecular é tanto sensível quanto específico para o diagnóstico do diabetes monogênico e sua realização implica a melhora da abordagem clínica do paciente, pois possibilita prever sua evolução, orientar a terapêutica mais adequada para cada caso e promover aconselhamento genético para outros membros da família. A técnica tradicional de sequenciamento de Sanger direcionado ao gene mais provável, de acordo com os fenótipos clínico, imunológico e bioquímico do paciente, é capaz de detectar substituições de bases nitrogenadas, além de pequenas inserções e deleções; para a identificação de deleções grandes ou de gene inteiro e duplicações, será necessário um teste adicional, como o MLPA (amplificação de múltiplas sondas dependente de ligação). Contudo, as técnicas mais modernas de sequenciamento genético de nova geração, capazes de analisar múltiplos genes simultaneamente, são opções mais eficientes e de menor custo, principalmente quando utilizam painéis de genes específicos para diabetes monogênico[2,3,8].

Estudos genéticos realizados em grandes genealogias com diabetes monogênico demonstraram que portadores de uma mesma mutação, dentro de uma mesma família, podem ter apresentações clínicas diferentes, como o início neonatal ou na adolescência, assim como características do DM2 ou mesmo do DM1 no adulto[8].

DEFEITOS GENÉTICOS DA SECREÇÃO DE INSULINA

DM neonatal

O *diabetes mellitus* neonatal (DMN) é definido pelo início da doença clínica nos primeiros 6 a 12 meses de vida e compreende formas monogênicas raras que afetam criticamente o desenvolvimento e o funcionamento das células beta pancreáticas, ou a autoimunidade[9]. Sua incidência é baixa, de aproximadamente 1:90.000 a 1:160.000 nascidos vivos, associando-se à restrição de crescimento intrauterino e baixo peso ao nascimento, o que confirma o papel da insulina como um fator de crescimento[10].

A apresentação clínica pode variar da hiperglicemia assintomática detectada incidentalmente até a desidratação grave e cetocidose diabética (CAD). As manifestações clínicas incluem restrição de crescimento intrauterino, déficit de crescimento ou ganho de peso pós-natais, poliúria, taquipneia, irritabilidade, letargia. O risco de CAD aumenta com a idade, sendo descrita em maior frequência em portadores de mutações dos genes *ABCC8/KCNJ11* e *INS*, sendo improvável em casos de DMN transitório, secundários à superexpressão do 6q24[11,12]. A diarreia disabsortiva (esteatorreia) associada à insuficiência pancreática exócrina e outras mani-

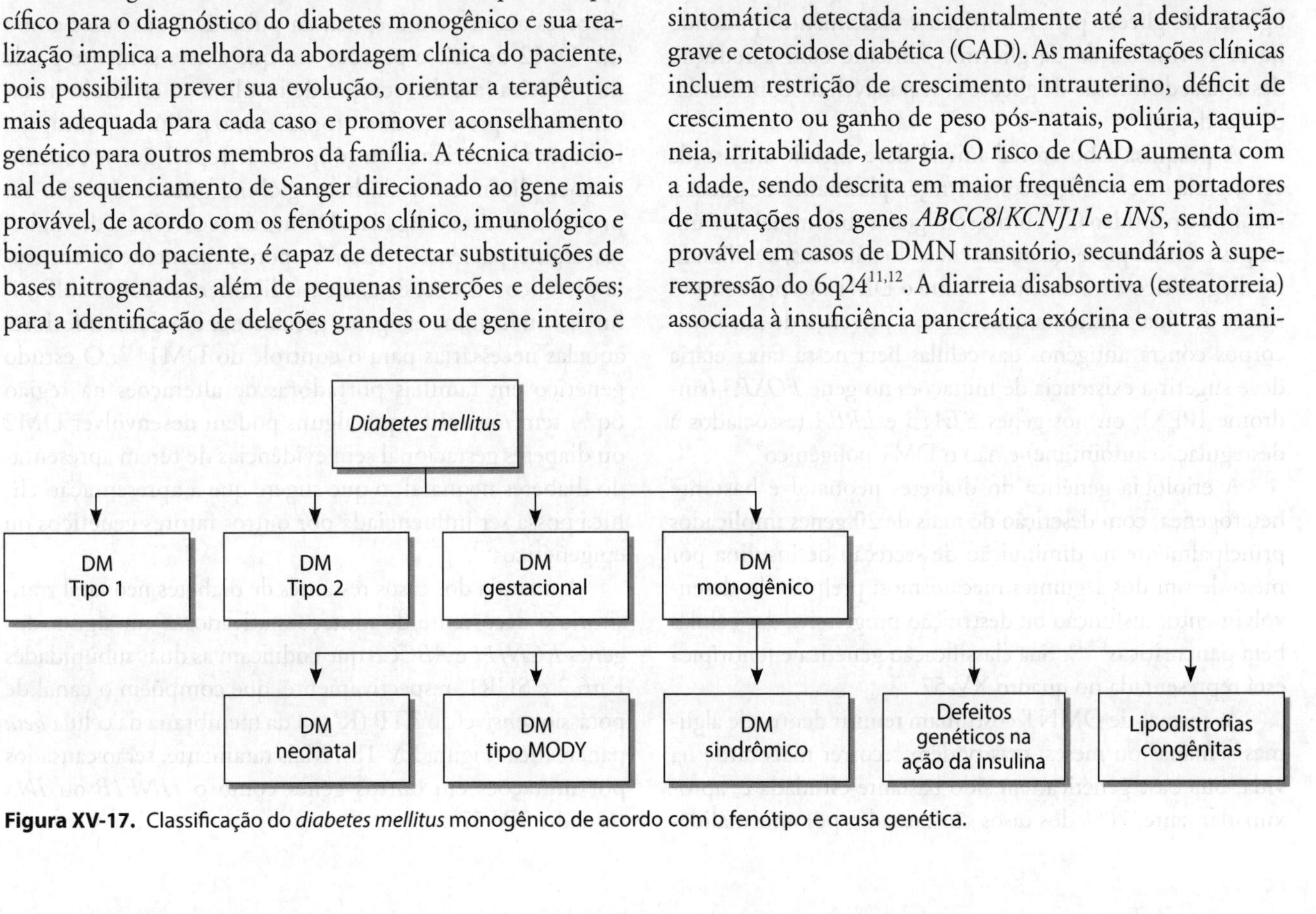

Figura XV-17. Classificação do *diabetes mellitus* monogênico de acordo com o fenótipo e causa genética.

festações extrapancreáticas podem sugerir mutações específicas (Quadro XV-55).

O DMN pode ter evolução transitória, transitória e recorrente geralmente na adolescência, ou permanente em 50% dos casos que necessitarão de tratamento por toda a vida[9,13].

Apesar de a definição de hiperglicemia no período neonatal ser ainda controversa, a concentração entre 125 e 150mg/dl é aceita, arbitrariamente, quando dosado no sangue total, ou 15% a mais quando dosado no plasma. A prevalência da hiperglicemia neonatal em prematuros é de 27-75%, acontecendo entre o 3º e 10º dias de vida, e costuma se resolver geralmente em três dias; entre as causas estão: administração parenteral de glicose, aumento dos hormônios contrarreguladores por estresses, sepses, drogas hiperglicemiantes, glicocorticoides. Apesar de não existir consenso, são consideradas indicativas de intervenção terapêutica com insulina a manutenção de concentrações de glicose persistentemente acima de 250mg/dl por alguns dias, independentemente da causa, e qualquer glicemia plasmática superior a 300mg/dl[10].

Recém-nascidos (RN) com mais de 32 semanas de idade gestacional são mais prováveis de apresentar causa monogênica que os prematuros e estudos sugerem que as formas de *diabetes mellitus* neonatal transitórias (DMNT) costumam manifestar hiperglicemia mais cedo que as formas permanentes[10].

À investigação diagnóstica deve-se avaliar a existência de algum fator exógeno determinante da hiperglicemia, como drogas hiperglicemiantes ou infusão de glicose. Habitualmente, RN em cuidados intensivos recebem entre 6 e 12mg/kg/min de glicose para a nutrição e crescimento, podendo haver normalização da glicemia somente com a redução dessa taxa de infusão de glicose e, se possível, descontinuidade das drogas[12].

A pesquisa laboratorial inicial deve incluir análise da cetonemia ou cetonúria, concentração plasmática de glicose, insulina e peptídeo C. A ultrassonografia abdominal será útil na pesquisa da presença ou ausência do pâncreas, auxiliando no diagnóstico e tratamento. Como o DM1 nos primeiros 6 meses de vida é extremamente raro, a presença de autoanticorpos contra antígenos das células beta nessa faixa etária deve sugerir a existência de mutações no gene *FOXP3* (síndrome IPEX), ou nos genes *STAT3* e *LRBA* (associados à desregulação autoimune) e não o DM1 poligênico[9].

A etiologia genética do diabetes neonatal é bastante heterogênea, com descrição de mais de 20 genes implicados principalmente na diminuição de secreção de insulina por meio de um dos seguintes mecanismos: prejuízo do desenvolvimento, disfunção ou destruição progressiva das células beta pancreáticas[1-3,14]. Sua classificação genética e fenotípica está representada no quadro XV-57.

As formas de DMNT costumam remitir dentro de algumas semanas ou meses, mas podem recorrer mais tarde na vida. Sua base genética tem sido bastante estudada e, aproximadamente, 70% dos casos são causados por anormalidades em uma região "imprintada" no cromossomo 6q24, que inclui os genes *PLAGL1* (*Pleomorphic Adenoma Gene-Like 1*) e *HYMAI* (*Hydatidiform Mole-Associated and Imprinted Transcript*). Genes "imprintados" têm a expressão diminuída em um dos genitores por meio de modificações epigenéticas[15]. Várias anormalidades causadoras da superexpressão de genes imprintados na região 6q24 resultam em DMNT. Três mecanismos conhecidos são: a) isodissomia uniparental paterna do cromossomo 6; b) duplicação desbalanceada do 6q24 de herança paterna; c) hipometilação dos alelos maternos. Os casos são geralmente esporádicos, mas a transmissão paterna pode ocorrer. Alguns casos de DMNT secundários a múltiplos defeitos de metilação são causados por mutações recessivas no gene *ZFP57*, localizado no cromossomo 6p e envolvido na regulação da metilação do DNA[1,2,9].

O quadro clínico inclui restrição de crescimento intrauterino observado principalmente no último trimestre da gestação, baixo peso ao nascimento, hiperglicemia a partir da primeira semana de vida, com desidratação e raramente cetoacidose diabética, associando-se a manifestações extrapancreáticas como macroglossia, hérnia umbilical, cardiopatia congênita, hipotonia e atraso motor[15]. Com a melhora do controle metabólico após o início do tratamento, costuma haver recuperação do ganho de peso e remissão do diabetes a partir dos 4 a 12 meses de idade, acontecendo também um *catch-up* do crescimento nos primeiros dois anos. Durante a fase de remissão, hiperglicemia transitória pode ocorrer em situações de doença intercorrente e, em aproximadamente 50-60% dos pacientes, a recorrência do diabetes acontecerá à época da puberdade, às vezes como um DM2 de início precoce em que existe somente perda da primeira fase de secreção de insulina ao estímulo intravenoso. Na presença de sintomas como poliúria, polidipsia, infecções bacterianas ou fúngicas de repetição, as concentrações glicêmicas e da hemoglobina glicada deverão ser prontamente investigadas. Diante da recorrência do diabetes, alguns pacientes podem responder somente ao controle dietético ou necessitar de medicamentos como sulfonilureias ou insulina exógena, geralmente em doses inferiores àquelas necessárias para o controle do DM1[3,15]. O estudo genético em famílias portadoras de alterações na região 6q24 tem mostrado que alguns podem desenvolver DM2 ou diabetes gestacional sem evidências de terem apresentado diabetes neonatal, o que sugere que a apresentação clínica possa ser influenciada por outros fatores genéticos ou epigenéticos[2,3].

A maioria dos casos restantes de diabetes neonatal transitório é decorrente de mutações ativadoras em algum dos genes *KCNJ11* e *ABCC8* que codificam as duas subunidades Kir6.2 e SUR1, respectivamente, que compõem o canal de potássio sensível ao ATP (K^+_{ATP}) da membrana da célula *beta* pancreática (Figura XV-18). Mais raramente, serão causados por mutações em outros genes como o *HNF1B* ou *INS* (Quadro XV-57).

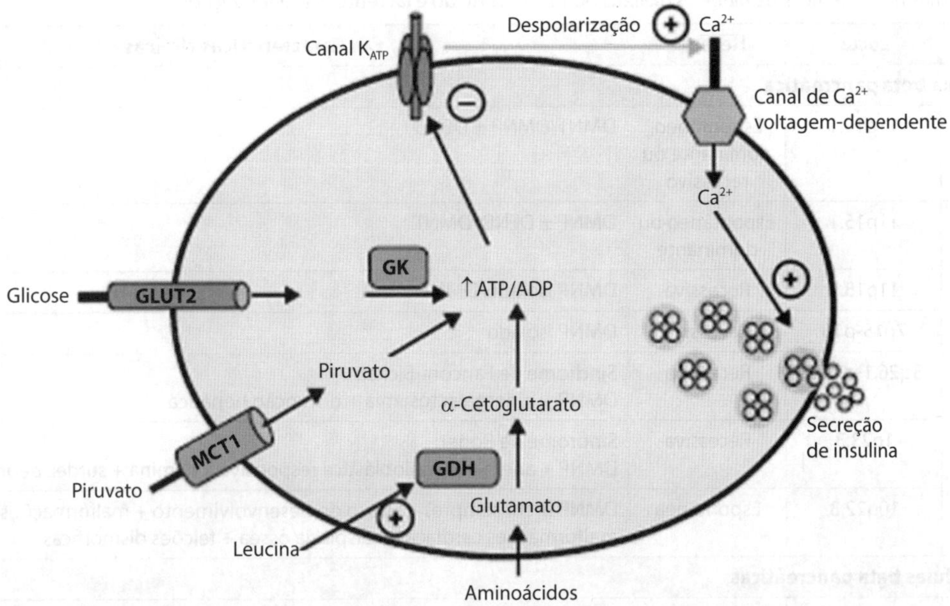

Figura XV-18. Mecanismos da secreção de insulina pelas células beta pancreáticas[16]. Canal KATP = canal de potássio sensível ao ATP; Ca^{2+} = íon cálcio; GLUT2 = transportador de glicose de membrana plasmática tipo 2; GK = enzima glicoquinase; MCT1 = transportador 1 de monocarboxilato da membrana plasmática; GDH = enzima glutamato desidrogenase.

Quadro XV-57. Formas monogênicas de *diabetes mellitus* no recém-nascido e lactente[1-3].

Gene	*Locus*	Herança	Características clínicas
Anormalidade no desenvolvimento pancreático			
PLAGL1/HYMAI	6q24	Variável (*imprinting*)	DMNT ± macroglossia ± hérnia umbilical
ZFP57	6q22.1	Recessiva	DMNT (síndrome da hipometilação múltipla) ± macroglossia ± atraso do desenvolvimento ± defeitos umbilicais ± cardiopatia congênita
PDX1	13q12.1	Recessiva	DMNP + agenesia pancreática (esteatorreia)
PTF1A	10p12.2	Recessiva	DMNP + agenesia pancreática (esteatorreia) + hipoplasia/aplasia cerebelar + disfunção respiratória central
PTF1A enhancer	10p12.2	Recessiva	DMNP + agenesia pancreática sem manifestações do SNC
HNF1B	17q21.3	Dominante	DMNT + hipoplasia pancreática + cistos renais
RFX6	6q22.1	Recessiva	DMNP + atresia intestinal + agenesia da vesícula biliar
GATA6	18q11.1-q11.2	Dominante	DMNP + agenesia pancreática + cardiopatia congênita + anormalidades biliares
GATA4	8p23.1	Dominante	DMNP + agenesia pancreática + cardiopatia congênita
GLIS3	9p24.3-p23	Recessiva	DMNP + hipotireoidismo congênito + glaucoma + fibrose hepática + cistos renais
NEUROG3	10q21.3	Recessiva	DMNP + má absorção intestinal (diarreia)
NEUROD1	2q32	Recessiva	DMNP + hipoplasia cerebelar + déficit visual + surdez
PAX6	11p13	Recessiva	DMNP + microftalmia + malformações cerebrais
MNX1	7q36.3	Recessiva	DMNP + atraso do desenvolvimento + agenesia sacral + ânus imperfurado
NKX2-2	20p11.22	Recessiva	DMNP + atraso do desenvolvimento + hipotonia + baixa estatura + surdez + constipação
CNOT1	16q21	Espontânea	DMNP + agenesia pancreática + holoprosencefalia
ONECUT1	15q21.3	Recessiva	DMNP + hipoplasia pancreática + hipoplasia da vesícula biliar

(*Continua*)

Quadro XV-57. Formas monogênicas de *diabetes mellitus* no recém-nascido e lactente[1-3]. (*Continuação*).

Gene	*Locus*	Herança	Características clínicas
Disfunção da célula beta pancreática			
ABCC8	11p15.1	Espontâneo, dominante ou recessivo	DMNT/DMNP ± DEND
KCNJ11	11p15.1	Espontâneo ou dominante	DMNP ± DEND/DMNT
INS	11p15.5	Recessiva	DMNP isolado/DMNT
GCK	7p15-p13	Recessiva	DMNP isolado
SLC2A2 (GLUT2)	3q26.1-q26.3	Recessiva	Síndrome de Fanconi-Bickel: DMNP + hipergalactosemia + disfunção hepática
SLC19A2	1q23.3	Recessiva	Síndrome de Roger: DMNP + anemia megaloblástica responsiva à tiamina + surdez neurossensorial
KCNMA1	10q22,3	Espontânea	DMNP (nem sempre) + atraso do desenvolvimento + malformações intestinais + malformações cardíacas + displasia óssea + feições dismórficas
Destruição das células beta pancreáticas			
INS	11p15.5	Espontânea ou dominante	DMNP isolado
EIF2AK3	2p11.2	Recessiva	Síndrome de Wolcott-Ralisson: DMNP + displasia esquelética + disfunção hepática recorrente
IER3IP1	18q21.2	Recessiva	DMNP + microcefalia + lisencefalia + encefalopatia epiléptica
FOXP3	Xp11.23-p13.3	Recessiva -ligada ao X	Síndrome IPEX: enteropatia autoimune + eczema + hipotireoidismo autoimune + IgE elevada
WFS1	4p16.1	Recessiva	DMNP[a] + atrofia óptica ± *diabetes insipidus* ± surdez
WFS1	4p16.1	Dominante	DMNP ou DM iniciado no lactente + catarata congênita + surdez
EIF2B1	12q24.31	Espontânea	DMNP + episódios de disfunção hepática
YIPF5	5q31,3	Recessiva	DMNP + microcefalia severa + epilepsia
STAT3	17q21,2	Espontânea	DMNP + enteropatia + outras autoimunidades como citopenias
CTLA4	2q33,2	Espontânea	Síndrome linfoproliferativa + enteropatia + citopenias + DM + tireoidites
ITCH	20q11,22	Recessiva	DMNP + dismorfismo facial + autoimunidade multissistêmica
IL2RA	10p15,1	Recessiva	Linfoproliferação + autoimunidade multissistêmica + DM
LRBA	4q31,3	Recessiva	DMNP + enteropatia + hipotireoidismo + anemia hemolítica autoimune

DMNT = *diabetes mellitus* neonatal transitório; ± = associado ou não; DMNP = *diabetes mellitus* neonatal permanente; SNC = sistema nervoso central; DEND = síndrome com atraso do desenvolvimento, epilepsia, *diabetes mellitus* neonatal; IPEX = síndrome com desregulação imunológica, poliendocrinopatia, enteropatia, ligada ao X.

[a]A idade média de diagnóstico em pacientes com mutações WFS1 é aproximadamente 5 anos.

O canal de potássio sensível ao ATP (K^+_{ATP}) é um complexo hetero-octamérico composto por quatro subunidades Kir6.2 e quatro subunidades SUR1 que exerce papel fundamental na secreção da insulina pela célula beta pancreática, por ser responsável pelo acoplamento do metabolismo intracelular da glicose com a atividade elétrica da membrana por meio do fluxo de potássio. O aumento da atividade metabólica intracelular gera aumento da relação ATP/ADP dentro da célula beta que provoca o fechamento do canal K^+_{ATP}, causando então a despolarização da membrana celular que deflagrará a secreção de insulina. As mutações ativadoras nos genes *KCNJ11* e *ABCC* prejudicam o fechamento canal K^+_{ATP}, sendo responsáveis por 33-50% dos casos de diabetes neonatal permanentes e 26% dos casos transitórios; enquanto a maioria dos portadores de mutações no *KCNJ11* apresenta a forma permanente (90%) e as mutações no *ABCC8* causam, mais frequentemente, a forma transitória (66%)[2,3,17].

A apresentação clínica inclui baixo peso ao nascimento e hiperglicemia, geralmente de início mais tardio, peso mais elevado, maior frequência de cetoacidose diabética e, nas formas transitórias, a fase de remissão costuma ser mais tardia e a recorrência mais precoce que nos casos com anormalidades no *locus* 6q24[17]. Como o canal K^+_{ATP} é expresso também em neurônios e células musculares, cerca de 20% dos portadores de mutações no *KCNJ11* apresentam sintomas neurológicos; o quadro mais grave inclui atraso importante do desenvolvimento neuromotor e epilepsia de início precoce, sendo conhecido como síndrome DEND (*development delay, epilepsy, neonatal diabetes*), enquanto a síndrome DEND intermediária é mais comum e engloba casos com atraso de desenvolvimento menos graves, sem epilepsia[14,18]. Estudos recentes revelaram a presença de anormalidades leves do desenvolvimento neuromotor mesmo em portadores de mutações anteriormente consideradas causadoras de diabetes isolado. Muitas dessas crianças preencheram os critérios para transtorno do desenvolvimento da coordenação (dispraxia visual-espacial), transtorno de déficit de atenção e hiperatividade, transtorno de ansiedade, autismo, dificuldades comportamentais ou do sono[1]. Em mais de 90% dos portadores de mutações ativadoras nos genes associados ao canal K^+_{ATP}, a hiperglicemia pode ser controlada com sulfonilureias com melhora do controle metabólico e diminuição do risco de hipoglicemias[2,3,13], havendo também melhora dos sintomas neurológicos em alguns casos[2,3].

As mutações heterozigóticas no gene da insulina (*INS*) correspondem à segunda causa mais comum de diabetes neonatal permanente, sendo responsável por cerca de 10-15% dos casos[19]. Tais mutações tendem a afetar, direta ou indiretamente, os resíduos de cisteína críticos para a formação da ponte dissulfeto, sugerindo que esse defeito cause acúmulo de moléculas de proinsulina mal processadas dentro do retículo endoplasmático (RE), levando ao estresse do RE e à apoptose da célula beta[2,9]. A gravidade da restrição de crescimento intrauterino é semelhante àquela dos pacientes com mutações associadas ao canal K^+_{ATP}, entretanto o início do diabetes costuma ser mais tardio, até mesmo no final da fase de lactente ou durante a infância; não existem manifestações extrapancreáticas e, como aproximadamente 70% das mutações ocorrem *de novo*, o histórico familiar estará ausente, o que torna essa forma de diabetes clinicamente indistinguível do DM1 de início precoce. Uma vez que existe perda progressiva de células beta, a insulinoterapia é a única opção terapêutica[14].

Mutações nos genes do canal K^+_{ATP} e da insulina são responsáveis por 50-75% dos casos de diabetes neonatal permanentes em populações não consanguíneas. Todas as mutações relatadas no gene *KCNJ11* e a maioria daquelas nos genes *ABCC8* e *INS* são heterozigóticas, dominantes; frequentemente aparecem *de novo*, sem histórico familiar. Por outro lado, algumas mutações no *ABCC8* e *INS* e todas as mutações nos genes *EIF2AK3* (fator 2 alfa-quinase 3 de iniciação da tradução eucariótica), *GCK* (glicoquinase) e outros genes menos frequentemente causadores do diabetes neonatal são homozigóticas ou heterozigóticas compostas, de herança recessiva e, portanto, com risco aumentado para casais consanguíneos[14].

A enzima glicoquinase, produto do gene *GCK*, é considerada o sensor de glicose da célula beta, pois catalisa a etapa limitante de velocidade da fosforilação da glicose, tornando possível a secreção de insulina proporcionalmente às variações glicêmicas. A deficiência **completa** da glicoquinase secundária à presença de mutações nos dois alelos, de forma homozigótica ou heterozigótica composta, prejudica a secreção de insulina dependente da glicose. O quadro clínico inclui grave restrição de crescimento intrauterino, diabetes de início precoce e dependência da insulinoterapia. Mutações do gene *GCK* são responsáveis por cerca de 2-3% dos casos de diabetes neonatal permanente, sendo transmitidas de forma autossômica recessiva[3].

Avanços recentes nas técnicas de sequenciamento gênico permitiram a identificação de diversos genes implicados no diabetes iniciado nos primeiros 6 meses de vida, associado à insuficiência exócrina do pâncreas, com graus variados de manifestações extrapancreáticas, que correspondem a aproximadamente 10% dos casos de diabetes neonatal (Quadro XV-57). Muitos deles codificam fatores de transcrição importantes nos diferentes estágios do desenvolvimento pancreático. Quando o gene afetado participa de fases precoces do desenvolvimento pancreático (genes *RFX6* e *GATA6*), ambos os compartimentos endócrino e exócrino serão afetados, cursando com algum grau de hipoplasia pancreática e disfunção exócrina e, dependendo da expressão em outros tecidos, manifestações extrapancreáticas poderão estar associadas; por exemplo, as mutações heterozigóticas do gene *GATA6*, determinantes da forma mais comum de agenesia pancreática, estão frequentemente associadas a malformações cardíacas.

O diagnóstico molecular específico do DM neonatal apresenta alta sensibilidade e especificidade, sendo capaz de identificar mais de 80% dos casos de diabetes neonatal nos primeiros meses de vida[2].

A identificação precoce de mutações nos genes do canal K^+_{ATP} é custo-efetiva, uma vez que implica a indicação terapêutica específica das sulfonilureias com melhor controle da glicemia e das manifestações neurológicas, tornando prioritária a pesquisa de mutações nos genes *KCNJ11* e *ABCC8*[20]. Caso o resultado seja negativo, o gene *INS* deverá ser o próximo a ser pesquisado. Anormalidades no *locus* 6q24 devem ser investigadas na presença de restrição de crescimento intrauterino, início do diabetes na primeira semana de vida ou se o diabetes já houver remitido. O prosseguimento da pesquisa dos genes candidatos deverá ser orientado conforme as características clínicas associadas[14]. A tecnologia de sequenciamento de nova geração, que permite a detecção de alterações de um único nucleotídeo em todo o genoma, tornou possível a pesquisa simultânea de mutações em todos os genes descritos para o diabetes neonatal em um único painel e com custo mais baixo[1,10].

O tratamento da hiperglicemia neonatal envolve o controle da doença subjacente, do uso de drogas hiperglicemiantes como glicocorticoides, diuréticos tiazídicos, metilxantinas, adrenalina, noradrenalina, dopamina, aconselhando-se a diminuição da taxa de infusão da glicose para concentrações de 3-5mg/kg/min. A hiperglicemia persistente pode gerar hiperosmolalidade sérica com desidratação por diurese osmótica e necessidade de reparação de volume com solução de NaCl 0,9%, com reposição de eletrólitos (potássio, fósforo, magnésio)[10].

Não existem diretrizes universais que orientem a insulinoterapia em RN, assim como faltam estudos farmacodinâmicos específicos para esse grupo etário[21]. Em geral, a manutenção de concentrações glicêmicas superiores a 180mg/dl, durante um período de 12 horas, é aceita como indicativa de algum tipo de intervenção[10]. Entretanto, o limiar de indicação da insulinoterapia tem variado em diversos estudos, entre 250 e > 500mg/dl[22,23]. Lemelman et al.[10] recomendam intervenção com insulina sempre que a glicemia for persistentemente superior a 250mg/dl, qualquer que seja a etiologia.

A infusão contínua de insulina humana regular diluída em NaCl 0,9%, em solução a 10%, para correr em bomba de infusão intravenosa, na dose de 0,02-0,05UI/kg/h; a taxa de infusão de insulina será titulada por pequenas alíquotas de 0,01U/kg/h para baixo, quando a glicemia baixar de 200mg/dl ou, para cima, quando estiver superior a 250mg/dl, monitorada por controles de glicemia capilar de hora em hora[10], em função também de outras variáveis como alimentação e períodos de jejum ou uso de drogas hiperglicemiantes. Ao utilizar infusão intravenosa de insulina, devemos ter em mente que existe um grau de adsorção de moléculas de insulina ao equipo de soro de polivinil ou polietileno que diminuirá a disponibilidade de insulina para o paciente no momento inicial da terapêutica, sugerindo-se que o equipo seja impregnado pela solução de insulina, por um período variável de 20 a 60 minutos, antes de ser ligado ao RN.

Após a estabilização do quadro, a insulinoterapia por via subcutânea poderá ser iniciada na forma de múltiplas aplicações por dia ou pelo sistema de infusão subcutânea contínua (bomba de insulina), com dose inicial baseada naquelas utilizadas anteriormente por via intravenosa, tendo como metas a manutenção de concentrações glicêmicas estáveis, evitando-se as hipoglicemias[12,13,23]. Entretanto, essa fase da terapêutica é ainda um grande desafio em virtude de múltiplas variáveis próprias do recém-nascido e lactente jovem, tais como: escassez de depósitos de tecido celular subcutâneo em recém-nascidos com restrição de crescimento intrauterino ou prematuros; desconhecimento da farmacocinética da insulina aplicada por via subcutânea nesse grupo etário; erros técnicos associados à administração de doses muito pequenas de insulina; falta de acurácia nas seringas e canetas disponíveis na dispensação das doses necessárias; falta de evidências quanto à eficiência de diluição em soro fisiológico das formas farmacêuticas de insulina disponíveis no mercado; grande sensibilidade à insulina exógena determinante de risco aumentado para hipoglicemias e potencial para lesão neuronal; necessidade de várias refeições ao dia com risco de frequentes flutuações glicêmicas pré e pós-prandiais[21,23,24].

Não existem ainda diretrizes clínicas para o tratamento do DM neonatal, somente relatos de casos na literatura que descrevem a experiência de alguns centros. Na maioria deles existe uma sugestão para que se evitem o uso subcutâneo intermitente da insulina humana NPH e das múltiplas injeções de insulina humana regular devido ao risco das hipoglicemias recorrentes[10,12,21]. O esquema de múltiplas injeções ao dia (MDI) pode incluir uma ou duas aplicações ao dia de análogo da insulina de ação prolongada e várias doses de análogos da insulina de ação rápida antes das mamadas, para cobrir o consumo de carboidratos e a hiperglicemia. A contagem de carboidratos do leite materno é um desafio, estimando-se, aproximadamente, 2,1g em 30ml de leite materno[10,12].

As necessidades diárias totais de insulina ao dia costumam variar de 0,1-1,5U/kg/dia, no esquema MDI, e entre 0,2 e 1,4U/kg/dia em bomba de insulina[25]. Em recém-nascidos e lactentes saudáveis em aleitamento materno exclusivo, a necessidade diária de insulina variará em função da frequência das mamadas; ocorrendo mais de seis mamadas ao dia, recomenda-se que a dose total diária seja administrada em padrão basal mais elevado (até 50% do total) e, havendo necessidade, doses muito baixas de análogo de ação rápida poderão ser aplicadas como *bolus* de refeição. Frequentemente, doses inferiores a 0,5-1U serão necessárias, requerendo que a insulina obtida dos frascos de concentração comercial padrão seja diluída com solução diluente obtida do fabricante. Apesar de as insulinas asparte, lispro e NPH possuírem diluentes especiais de fábrica, eles não estão disponíveis em nosso meio.

Mesmo não sendo ainda liberados em bula, os análogos da insulina de ação prolongada têm sido usados em RN e lactentes jovens como insulina basal, pelo perfil farmacocinético sem pico e mais seguro que a NPH[23,24], demonstrando relativo sucesso e segurança no período neonatal por diversos serviços, algumas vezes fracionados em duas aplicações ao dia, promovendo um melhor controle das pequenas, mas muito frequentes refeições dos recém-nascidos. A dose utilizada variou de 0,2 a 0,4UI/kg/dia[12,21,23,24], o que representa volumes extremamente pequenos das formulações comerciais que contêm 100UI/ml, podendo haver necessidade de diluição em uma proporção de 1:100 em solução salina 0,9%, em preparação utilizando 0,1ml (10UI) da insulina comercial em 9,9ml de NaCl 0,9% que produz uma solução contendo 1UI/ml[24]. Erros de dosagem devido às diluições de insulina podem ser graves, sendo necessário cuidado especial nesse procedimento.

No momento em que o padrão alimentar se tornar mais intermitente, a proporção de insulina para as refeições deverá ser aumentada e a insulinoterapia basal será reduzida proporcionalmente, em geral para 30-50% da dose diária total, quando administrada por múltiplas injeções ao dia, e para 10-30% do total em bomba de insulina. Os *bolus* de análogo da insulina de ação rápida poderão ser dados na dose de 0,1-0,15U/kg antes das mamadas, quando a glicemia for superior a 200-250mg/dl[10]; da mesma forma, haverá necessidade de diluição da insulina para a adequação de doses inferiores a 0,5U. O controle glicêmico deverá ser realizado antes de todas as mamadas, pelo menos inicialmente[10].

Como a aceitação alimentar de lactentes costuma ser imprevisível, em algumas situações pode-se considerar a aplicação dos *bolus* imediatamente após as refeições. Oferta extra de carboidratos de absorção lenta, como amido de milho, pode ser necessária antes de dormir para evitar a hipoglicemia noturna. Para recém-nascidos em nutrição parenteral ou enteral contínua, a reposição de insulina deverá ser realizada somente como infusão basal para a manutenção de concentrações glicêmicas mais estáveis[14]. Pacientes com agenesia do pâncreas necessitam de suplementação de enzimas pancreáticas além da insulinoterapia.

A administração dos análogos da insulina de ação rápida (lispro, asparte) em sistemas de infusão subcutânea contínua de insulina (bomba de insulina) tem sido a terapêutica de eleição por possibilitar um controle mais preciso do ritmo de infusão da insulina com doses muito pequenas, tanto no basal, permitindo um mínimo de 0,025UI/h, quanto para os *bolus* de correção e refeição, na ordem de 0,05UI por vez, o que garante maior estabilidade das concentrações glicêmicas, com menor risco de hipoglicemias. Alguns modelos permitem a programação de intervalos com 0,01UI/h[10,23]. A proporção de insulina sugerida para a programação basal inicial é de 10 a 30% da dose diária total, para uma meta glicêmica entre 100 e 200mg/dl[12,23]; *bolus* de refeição geralmente variam em torno de 0,01-0,1U/g de carboidrato e os *bolus* de correção costumam ser de 0,1U para cada 100mg/dl acima da glicemia capilar de 250mg/dl[23].

Várias questões no manuseio da bomba de insulina merecem atenção: a dificuldade de manter posicionado o conjunto de infusão em lactente ativo merece atenção na escolha do equipamento. Cânulas horizontais são mais adequadas à espessura do tecido subcutâneo, sendo a região glútea o melhor local para a inserção do conjunto de infusão em comparação às coxas, por permitir melhor mobilidade, evitando deslocamentos. Infecções locais na região da inserção do cateter e falha da bomba com cetoacidose subsequente já foram descritas[23].

O monitoramento sistemático das glicemias capilares pode ser difícil e traumático para a pequena superfície das polpas digitais e calcanhares do RN. Os sistemas de monitoramento contínuo da glicose (CGM) em RN de muito baixo peso mostraram capacidade de permanecer inseridos em região de coxas e glúteos por tempo prolongado[10]. A análise em tempo real das variações glicêmicas orienta as necessidades insulínicas subsequentes e a fase de remissão do DMNT poderá ser suspeitada no momento que o alvo glicêmico não diabético for atingido, sugerindo a possibilidade do início da retirada da insulina exógena[13,23].

Com a descoberta das mutações ativadoras na subunidade Kir6.2 como causa de diabetes neonatal em 2004, surgiu a ideia de que o tratamento com sulfonilureias poderia ser bem-sucedido. pois, por meio de sua ligação com a subunidade SUR1, tais drogas poderiam bloquear a atividade do canal K^+_{ATP} por uma via independente do ATP[26]. Desde então, cerca de 90% dos portadores de mutações ativadoras em ambos os genes, *KCNJ11* e *ABCC8*, puderam ter a insulinoterapia substituída pelas sulfonilureias, mantendo um controle metabólico muito bom, com melhora das concentrações da HbA_{1c} e redução das flutuações das glicemias, sem aumento da frequência de hipoglicemias[1-3,9-14,23-25].

A glibenclamida, que é capaz de se ligar ao SUR1 do pâncreas, neurônios, músculo esquelético e cardíaco, tem sido mais utilizada, apesar de a gliclazida já ter sido usada, mas com menor eficácia, tendo atividade restrita aos tecidos pancreático e nervoso[27]. A dose é geralmente elevada em relação àquela habitualmente usada por pacientes com DM2, especialmente em pacientes com manifestações neurológicas, variando de 0,1-1mg/kg/dia[9,10,23,27,28], entretanto existem casos publicados que só obtiveram sucesso terapêutico com doses de 2mg/kg/dia[23,27]. O seguimento de longo prazo tem mostrado que esse tratamento é seguro e eficaz, com efeitos colaterais como alergias cutâneas transitórias (1,5%), diarreia transitória (1-2%), distúrbios hematológicos (anemia, leucopenia, trombocitopenia), que resolveram com a diminuição da dose, e escurecimento dos dentes[27].

O tratamento com sulfonilureia pode apresentar benefícios no desenvolvimento neurocognitivo, especialmente em portadores de mutações *KCNJ11*, havendo melhora no tônus muscular, concentração, habilidades motoras grosseiras, aprendizado, fala e diminuição de tiques[12,28]. Entretanto, o uso das sulfonilureias não está liberado para a população pediátrica em bula, recomendando-se a obtenção de consentimento informado e realização da substituição terapêutica com o paciente internado.

O protocolo de transferência da insulinoterapia para o tratamento oral com glibenclamida para portadores de DM neonatal por mutação ativadora nos genes *KCNJ11* e *ABCC8* é descrito sucintamente por Lemelman et al.[10], Dahl e Kumar[12] e em detalhes por Hattersley (Exter, UK) no endereço eletrônico www.diabetesgenes.org[27]. Algumas mutações da região 6p24 também podem ser responsivas ao tratamento com sulfonilureias[10].

O monitoramento contínuo da glicose pelo CGM tornou-se uma ferramenta valiosa no controle do DMN, uma vez que os sinais de hipoglicemia são de difícil reconhecimento, a HbA_{1c} não pode ser usada como indicador por causa da interferência da hemoglobina fetal (HbF) até os 12 meses de idade. As concentrações da frutosamina não são afetadas pela anemia nem pelas hemoglobinas variantes, entretanto, a concentração de frutosamina em lactentes é menor que em adultos, como também o metabolismo de proteínas como a albumina costuma ser mais elevado[29].

MODY (*Maturity-Onset Diabetes of the Young*)

O tipo mais comum de diabetes monogênico são formas transmitidas por herança autossômica dominante e conhecidas como MODY, acrônimo do inglês que significa diabetes da maturidade de início juvenil, representando aproximadamente 1-2% de todos os casos de diabetes.

O termo MODY descreve um grupo heterogêneo de distúrbios glicêmicos caracterizados clinicamente por *diabetes mellitus* não cetótico, geralmente iniciado antes dos 25 anos de idade, com herança autossômica dominante de mutações em genes importantes para o desenvolvimento, função e regulação da célula beta pancreática, assim como para o funcionamento correto do mecanismo sensor de glicose e para a expressão do gene da insulina. Tais genes podem ser expressos em outros tecidos, como hepático e renal, determinando alterações funcionais concomitantes nesses órgãos em alguns tipos específicos de MODY.

Estudos de análise genética de segregação e de ligação em grandes genealogias, com muitos membros afetados pelo fenótipo DM de transmissão autossômica dominante, de início em idade relativamente jovem, levaram à identificação de diversos genes causadores de MODY[30]. Esses genes codificam sete fatores de transcrição, três enzimas, um hormônio, duas proteínas componentes do canal de potássio sensível ao ATP e uma proteína integrante da via de sinalização insulínica pós-receptor[1,31] (Quadro XV-58).

A história natural da doença varia de acordo com o gene afetado, devendo-se suspeitar de MODY diante de pacientes diabéticos que não apresentem marcadores imunológicos associados a DM1, com histórico familiar de diabetes em duas ou mais gerações sucessivas em um padrão de herança autossômica dominante e também pela ausência de caracte-

Quadro XV-58. Genes responsáveis pelos 14 tipos de MODY identificados[1,31].

Tipo	Gene (*locus*)	Proteína (função)	Expressão em outros tecidos (características clínicas)
1	MODY-*HNF4A* (20q12)	HNF-4α (F transcrição)	Macrossomia e hipoglicemia neonatal transitória
2	MODY-*GCK* (7p13)	Glicoquinase (enzima)	Hiperglicemia neonatal Quadro estável, assintomático
3	MODY-*HNF1A* (12q24.2)	HNF-1α (F transcrição)	Glicosúria (baixo limiar renal de glicose)
4	MODY-*PDX1* (13q12.1)	IPF1 (F ranscrição)	
5	MODY-*HNF1B* (17cen-q21.3)	HNF-1β (F transcrição)	Cistos renais, anomalias GU Hipoplasia/atrofia do pâncreas
6	MODY-*NEUROD1* (2q32)	NeuroD1 ou Beta2 (F transcrição)	
7	MODY-*KLF11* (2p25)	KLF11 (F transcrição)	
8	MODY-*CEL* (9q34)	Carboxil-éster lipase (enzima)	Disfunção pancreática exócrina Atrofia/cistos pancreáticos
9	MODY-*PAX4* (7q32)	PAX4 (F transcrição)	
10	MODY-*INS* (11p15.5)	Preproinsul/ins Hormônio	
11	MODY-*BLK* (8p23)	Transcrito BLK Tirosinoquinase	
12	MODY-*ABCC8* (11p15.1)	SUR1 Canal iônico (K^+_{ATP})	
13	MODY-*KCNJ11* (11p15.1)	Kir6.2 Canal iônico (K^+_{ATP})	
14	MODY-*APPL1* (3p14.3)	APPL1 Proteína de sinalização insulínica	

F transcrição = fator de transcrição; GU = geniturinárias; K^+_{ATP} = canal de potássio sensível ao ATP.

rísticas clínicas do DM2 como obesidade, *acantose nigricans*, síndrome de ovários policísticos. Em geral, fatores que reduzam a sensibilidade à insulina como infecções, puberdade, gestação, obesidade podem deflagrar o início da hiperglicemia. As formas mais comuns são decorrentes de mutações nos genes *GCK*, *HNF1A*, *HNF4A*[1,2].

Mutações heterozigóticas inativadoras do gene *GCK* (MODY 2) são responsáveis pelo tipo de MODY mais frequentemente identificado na infância. Esse gene transcreve a enzima glicoquinase que catalisa a primeira etapa da glicólise e síntese de glicogênio, que é a fosforilação da glicose em glicose 6-fosfato. A glicoquinase participa do mecanismo sensor de glicose na célula beta e no hepatócito, responsável pela sincronia da secreção da insulina em função das alterações glicêmicas. Essas mutações causam aumento do ponto de regulação para a secreção de insulina causando hiperglicemia de jejum leve (100-145mg/dl), mas estável, a HbA_{1c} é levemente aumentada, geralmente < 7,5%, com resposta discreta (incremento inferior a 60mg/dl) à sobrecarga de glicose[2].

A utilização de hipoglicemiantes orais e insulinoterapia não costumam alterar esse padrão de hiperglicemia, sendo também extremamente raras as complicações vasculares associadas a essa forma de MODY, o que torna desnecessário seu tratamento[2,32]. O histórico familiar costuma revelar casos de diabetes sem complicações e diabetes gestacional em genitores e avós. Mulheres portadoras dessas mutações frequentemente recebem insulinoterapia na gestação para evitar a macrossomia fetal, apesar de ainda não existirem evidências de que essa terapêutica seja mais efetiva que o controle dietético isolado[31]. Estudos em famílias afetadas demonstraram que recém-nascidos portadores de MODY-*GCK* têm peso e comprimento de nascimento inferiores àqueles dos não afetados, independentemente da origem paterna da mutação; entretanto em grande porcentagem dessas crianças existe recuperação pós-natal, sem comprometimento da estatura final[33,34]. Casos de DMNP-*GCK* são descritos em famílias portadoras de MODY-*GCK*, principalmente em casos com consanguinidade[2].

Mutações do gene *HNF1A* (MODY 3) determinam a forma mais frequente de MODY em famílias portadoras de diabetes sintomático[2]; esse gene codifica um fator de transcrição importante para o desenvolvimento pancreático, como também para a diferenciação e função da célula beta. As mutações são altamente penetrantes, levando à deterioração funcional da célula beta, com hiperglicemia progressiva e diabetes antes dos 25 anos de idade em cerca de 60% dos portadores, e em 94% deles, por volta dos 50 anos de idade, estando também associadas a baixo limiar renal de glicose que resulta em glicosúria, mesmo em concentrações relativamente normais de glicose[3].

Clinicamente, o MODY-*HNF1A* costuma manifestar-se com hiperglicemia pós-prandial importante, mas com glicemia de jejum relativamente preservada ao início da doença, o que torna o teste de sobrecarga oral de glicose (incremento > 80mg/dl) importante ferramenta para esse diagnóstico na infância e adolescência[2]. Com o tempo, ocorre diminuição progressiva da secreção de insulina, manifestando-se também a hiperglicemia de jejum. A maioria dos pacientes é extremamente sensível às sulfonilureias, devendo-se iniciar com um quarto da dose recomendada para adultos para prevenir hipoglicemias, até atingir uma dose de manutenção de 20-40mg de gliclazida ao dia, por exemplo. Portadores de MODY apresentam sensibilidade insulínica aumentada quando comparados àqueles com DM2 e as sulfonilureias, por causarem efeito insulinotrópico independente da glicose, podem desencadear hipoglicemias pós-prandiais ou mesmo noturnas. As meglitinidas (repaglinida e nateglinida), por serem secretagogos de curta duração, podem ser usadas somente às refeições como estratégia de minimizar o risco de hipoglicemias[3,35,36]. Os agentes inibidores da dipeptilpeptidase-IV (DPP-4), que reduzem as concentrações glicêmicas por prolongarem a atividade das incretinas circulantes, assim como os agonistas do receptor do GLP-1, que exercem efeito insulinotrópico estritamente dependente de glicose, já foram utilizados com sucesso como adjuvantes terapêuticos com melhora do controle metabólico[37-39]. A metformina e as tiazolidinedionas não são indicadas, pois não atuam no defeito fisiopatológico primário, que é a insuficiência na secreção de insulina[35,40]. A insulina pode ser necessária em períodos de aumento da resistência à insulina, como durante a gestação ou doenças intercorrentes, ou na progressão da doença quando os agentes secretagogos não forem mais suficientes para manter a normoglicemia. Frequentemente, apenas doses de análogos da insulina de ação rápida para as refeições serão necessárias, em virtude da alta sensibilidade à insulina e concentrações de glicemia de jejum de fácil controle. As complicações micro e macrovasculares podem ocorrer em frequência e em concentrações glicêmicas semelhantes àquelas do DM1 e DM2[5,41].

O gene *HNF4A* (MODY 1) também codifica um fator de transcrição importante para o desenvolvimento pancreático, diferenciação e função da célula beta, sendo que as mutações desse gene respondem por cerca de 10% dos casos de MODY. O quadro clínico é semelhante ao do MODY-*HNF1A*, caracterizando-se por deficiência insulínica progressiva e diagnóstico de diabetes antes dos 25 anos de idade; paradoxalmente, macrossomia fetal e hipoglicemia hiperinsulinêmica neonatal transitória responsiva ao diazóxido já foram associadas a essas mutações[42]. Especificamente, a mutação p.Arg76Trp (R76W) pode causar uma forma atípica de síndrome de Fanconi com hipercalciúria e nefrocalcinose[2]. Concentrações de triglicérides e apolipoproteínas podem estar diminuídas nessa forma de MODY[43]. A resposta terapêutica a doses relativamente baixas de sulfonilureias é boa, mas complicações vasculares também são descritas[7,41].

Mutações heterozigóticas e deleções no gene *HNF1B* (MODY 5) costumam causar distúrbios do desenvolvimento renal como doença cística e displasia renal em crianças antes do diagnóstico de diabetes. Hipoplasia pancreática devido à atrofia do corpo e cauda, malformações genitais, principalmente uterinas, hiperuricemia e gota, alterações das funções hepática e exócrina do pâncreas podem ocorrer. O desenvolvimento do diabetes é mais tardio, geralmente na adolescência ou no adulto jovem, apesar de o diabetes neonatal transitório já ter sido descrito. O fenótipo com cistos renais e diabetes é altamente variável dentro de famílias portadoras de uma mesma mutação. A resposta terapêutica às sulfonilureias costuma ser inadequada, havendo necessidade precoce da insulinoterapia. A doença renal progressiva costuma ser a principal complicação associada a essa forma de MODY[3,44].

A primeira descrição de mutações no gene *INS* foi como causa de um quadro leve de diabetes e hiperinsulinemia semelhante ao DM2[45], sendo posteriormente descritos casos de diabetes neonatal resultantes de mutações heterozigóticas nesse gene (MODY 10). O caráter dominante dessas mutações é devido a defeitos do enovelamento da molécula de proinsulina alterada, levando ao seu acúmulo intracelular e estresse do retículo endoplasmático (RE). Desde então, um fenótipo bastante amplo tem sido descrito em portadores de uma mesma mutação, integrantes da mesma família, variando desde diabetes neonatal até formas mais brandas diagnosticadas até os 30 anos de idade[19]. Mutações recessivas também já foram descritas como causadoras de diabetes neonatal transitório[46].

Apesar de raro, devemos ter em mente o diagnóstico de MODY diante de portadores de hiperglicemia ou DM familial de transmissão autossômica dominante, de início precoce, principalmente quando associado a manifestações extrapancreáticas. Além disso, são sorologicamente negativos para os autoanticorpos marcadores do DM1 e o peptídeo C permanece com concentrações baixas, porém detectáveis, sendo necessárias baixas doses de insulina nos primeiros cinco anos da doença. Também não apresentam obesidade ou outros sinais da síndrome metabólica.

As características clínicas e laboratoriais úteis para o diagnóstico diferencial do MODY com DM1 e DM2 do jovem são apresentadas no quadro XV-59.

Diabetes monogênico sindrômico

Síndrome de Wolcott-Rallison

A síndrome de Wolcott-Rallison, causada por mutações bialélicas no gene *EIF2AK3* (2p11.2), de herança autossômica recessiva, é rara e caracterizada por *diabetes mellitus* de início precoce, displasia espondiloepifisária, disfunções hepática e renal, convulsões, atraso do desenvolvimento, baixa estatura. O gene *EIF2AK3* codifica uma proteína envolvida na regulação da resposta de estresse do RE, sendo que o acúmulo de proteínas mal processadas pode induzir apopto-

Quadro XV-59. Características clínicas e laboratoriais úteis para o diagnóstico diferencial do MODY com o DM1 e DM2 do jovem[47].

Características clínicas	DM tipo 1	DM tipo 2 no jovem	MODY			
			GCK (2)	HNF1A (3)	HNF4A (1)	HNF1B (5)
CAD	Sim	Não	Não	Não	Não	Não
Parentes de 1º grau afetados	2-4%	Sim	Sim	Sim	Sim	Sim
Idade de início	A partir dos 6 meses	Adolescente e adulto jovem	Nascimento	Adolescente e adulto jovem	Adolescente e adulto jovem	Adolescente e adulto jovem
Obesidade	Frequência populacional	Frequência aumentada	Frequência populacional	Frequência populacional	Frequência populacional	Frequência populacional
Perfil glicêmico	Hiperglicemia aguda	Hiperglicemia progressiva	Hiperglicemia de jejum leve e estável	Hiperglicemia pós-prandial inicial, progredindo para hiperglicemia crônica	Hiperglicemia pós-prandial inicial, progredindo para hiperglicemia crônica	Hiperglicemia pós-prandial inicial, progredindo para hiperglicemia crônica
Autoanticorpos anticélula beta	Sim	Não	Não	Não	Não	Não
Concentração de peptídeo C	Muito baixa/ ausente (> 5 anos)	Elevada/normal	Normal	Baixa mas detectável	Baixa mas detectável	Baixa mas detectável
Manifestações extrapancreáticas	Outras doenças autoimunes	Dislipidemia, SOP, acantose *nigricans*, hipertensão arterial	Ausência de complicações vasculares	Glicosúria em estágio inicial (glicemia < 180mg/dl)	Macrossomia fetal e hipoglicemia neonatal transitória	Doença renal progressiva (cistos)

CAD = cetoacidose diabética; (> 5 anos) = mais de 5 anos de doença; SOP = síndrome dos ovários policísticos.

se das células beta após o nascimento. O diabetes pode ser o primeiro sinal clínico e por isso esse diagnóstico deve ser lembrado em casos de diabetes neonatal permanente em famílias consanguíneas[2,3].

Síndrome de Wolfram (DIDMOAD)

A síndrome de Wolfram ou DIDMOAD (acrônimo do inglês: ***D**iabetes **I**nsipidus, **D**iabetes **M**ellitus, **O**ptic **A**trophy, **D**eafness*) é uma doença neurodegenerativa, progressiva, de transmissão autossômica recessiva, que associa *diabetes mellitus* e atrofia óptica progressiva diagnosticados antes dos 16 anos de idade. Outras manifestações clínicas típicas são surdez neurossensorial, *diabetes insipidus* central, atonia e dilatação do trato urinário, ataxia, nistagmo, perda do reflexo da deglutição, neuropatia periférica e doença psiquiátrica (Figura XV-19). O DM não autoimune, mas insulinodependente, é geralmente a primeira manifestação da doença que costuma começar por volta dos 6 anos de idade. O óbito costuma ocorrer entre 30 e 40 anos de idade, sendo geralmente causado por insuficiência respiratória devido à atrofia do centro respiratório ou asfixia por aspiração de alimento[48].

Análise de registros internacionais de pacientes com síndrome de Wolfram mostrou heterogeneidade clínica maior do que inicialmente suposta, sugerindo que classes genotípicas diferentes possam se correlacionar com a diferença na distribuição dos caracteres clínicos[48].

Cerca de 90% dos portadores apresentam mutações no gene *WFS1* (4p16.1), sendo o produto um polipeptídeo de 890 aminoácidos, a wolframina, cuja depleção nas células

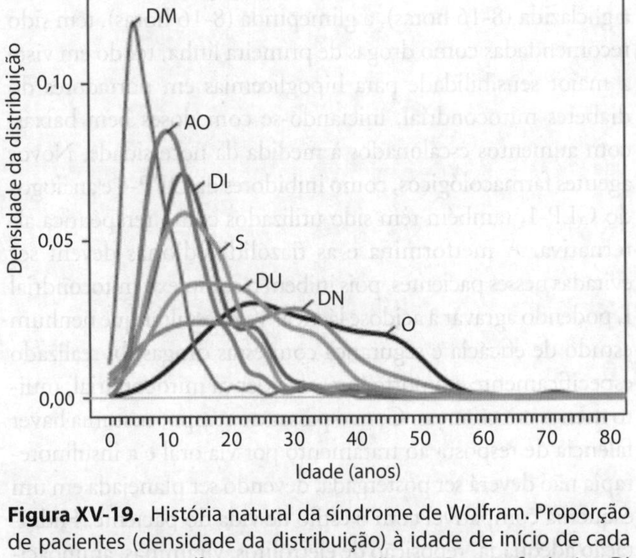

Figura XV-19. História natural da síndrome de Wolfram. Proporção de pacientes (densidade da distribuição) à idade de início de cada característica clínica[48]. DM = *diabetes mellitus*; AO = atrofia óptica; DI = *diabetes insipidus*; S = surdez neurossensorial; DU = defeitos renais ou urológicos; DN = doença neurológica, psiquiátrica ou de desenvolvimento; O = óbito.

causa alto grau de estresse do RE, induzindo uma resposta a proteínas desdobradas (UPR) que afeta o processamento e a secreção da insulina[48]. Uma segunda variante mais rara da síndrome (WFS2) foi descrita associada a mutações no gene *CISD2* (4q24), diferindo da forma clássica pela presença de sangramento, úlcera péptica, agregação plaquetária defeituosa e ausência de *diabetes insipidus* e distúrbios psiquiátricos[49].

Diabetes mitocondrial

A doença mitocondrial primária agrupa centenas de doenças heterogêneas tanto do ponto de vista clínico quanto genético, mas unificadas por apresentarem distúrbios do metabolismo energético.

As mitocôndrias são responsáveis por múltiplas funções biológicas e, entre elas, as mais importantes são: produção da adenosina trifosfato (ATP), utilizada como fonte energética, e produção das espécies reativas de oxigênio (EROs), causadoras de dano celular. Uma vez que as mitocôndrias estão presentes em todos os tecidos, exceto nas células vermelhas do sangue, praticamente todos os órgãos podem ser acometidos em uma doença mitocondrial, entretanto os mais afetados são aqueles de alta demanda energética como cérebro, músculo esquelético e cardíaco, olho, trato gastrointestinal e sistema endócrino.

A prevalência estimada é de 1:5.000 pessoas, podendo ser ainda mais elevada em virtude da dificuldade da realização de um diagnóstico precoce devido à grande variabilidade clínica de sua apresentação, como déficit pôndero-estatural, epilepsia, surdez, *diabetes mellitus* e também pelo início em idades diferentes, do lactente ao adulto.

A suspeita clínica de doença mitocondrial deve ser feita sempre que não se puder atribuir uma causa específica ou síndrome definida para o comprometimento de três ou mais dos seguintes sistemas: a) sistema nervoso central com sintomas como encefalopatia, episódios do tipo AVC, enxaqueca, doença de Leigh (envolvimento bilateral simétrico dos gânglios da base), epilepsia, demência, incoordenação motora, ataxia, surdez neurossensorial, distúrbios visuais como ptose, oftalmoplegia externa, atrofia óptica, retinite pigmentosa; b) sistema nervoso periférico com sintomas como ataxia sensorial, arreflexia, parestesia, miopatia, intolerância ao exercício, fraqueza muscular; c) cardíaco com arritmias ou miocardiopatia; d) gastrointestinal com pseudo-obstrução ou dismotilidade; e) hepático com elevação das transaminases ou insuficiência hepática; f) endócrino com *diabetes mellitus*. As disfunções nos vários órgãos podem tornar-se evidentes somente em situações de estresse como doenças intercorrentes, cirurgias ou anestesias[50].

Inicialmente, os distúrbios mitocondriais primários foram classificados de acordo com o fenótipo:

MELAS (***M**itochondrial **E**ncephalopathy with **L**actic **A**cidosis and **S**troke-like episodes*) – baixa estatura, déficit ponderal, DM de início precoce, surdez neurossensorial progressiva, doença neuromuscular, acidose metabólica, episódios do tipo AVC, anormalidade à ressonância magnética do crânio (atrofia global), encefalopatia a partir da terceira e quarta décadas de vida.

Síndrome de Kearns-Sayre – doença sistêmica esporádica que se inicia antes dos 20 anos de idade, com dificuldade de ganho de peso, baixa estatura, retinopatia pigmentar em sal e pimenta ou distrofia retiniana, oftalmoplegia externa progressiva, anormalidades de condução cardíaca, ataxia cerebelar, surdez, demência, fraqueza muscular, hipoparatireoidismo com hipocalcemia sintomática, déficit de hormônio de crescimento, hiperproteinorraquia. O DM é um achado relativamente frequente, podendo iniciar na infância.

Síndrome de Pearson – anemia macrocítica que necessita de transfusões, disfunção pancreática exócrina, acidose láctica, hepatopatia, acidose tubular renal. O DM costuma iniciar precocemente na infância, às vezes no período neonatal. As crianças afetadas não costumam sobreviver além da primeira década.

A genética das doenças mitocondriais é complicada pela participação de dois genomas: DNA mitocondrial (mtDNA) e centenas de genes nucleares (nDNA) que contribuem para o metabolismo mitocondrial. A produção energética é obtida principalmente pela fosforilação oxidativa por meio de uma série de reações enzimáticas conhecidas como cadeia transportadora de elétrons ou cadeia respiratória mitocondrial. Existe uma série de cinco complexos enzimáticos situados na membrana mitocondrial interna que são codificados tanto pelo mtDNA quanto pelo nDNA.

O mtDNA humano é uma molécula circular de cadeia dupla com 16.565 nucleotídeos que codifica 13 genes envolvidos na fosforilação oxidativa, juntamente com RNAs ribossômicos estruturais e RNAs transportadores necessários para sua expressão. As mutações associadas a esse grupo de doenças causam disfunção de alguma proteína mitocondrial que provocará alteração da produção de ATP ou levará à falência mitocondrial.

Como as mitocôndrias são passadas à prole no oócito, todas as mutações do mtDNA serão de transmissão materna, entretanto os oócitos podem conter porcentagens variadas de mitocôndrias com a mutação, fenômeno denominado de heteroplasmia em níveis variados. Contudo, o nDNA também pode conter mutações que poderão ser transmitidas de modo dominante, recessivo ou ligado ao X, sendo mais frequentes na faixa etária pediátrica que as mutações no mtDNA.

A mutação heteroplásmica m.3243 A>G do mtDNA é a mutação mais comumente associada à doença humana, cursando com alta prevalência de DM e surdez de transmissão familiar materna, todavia ela pode expressar-se clinicamente tanto como MELAS clássico quanto na forma clínica que associa especificamente surdez neurossensorial e DM de herança materna, conhecida como MIDD (***M**aternally **I**nherited **D**iabetes and **D**eafness*).

A síndrome de Kearns-Sayre é consequência de grandes deleções do mtDNA, geralmente de 5-7kb em tamanho, mas também já foram relatadas deleções de tamanhos variáveis e também duplicações, acontecendo de maneira esporádica sem histórico familial, o que é uma exceção dentro do grupo de doenças mitocondriais por mutações do mtDNA.

A síndrome de Pearson também é causada por deleções e duplicações de tamanho e localização variáveis, mas predominantemente no tecido hematopoiético.

O reconhecimento de uma doença mitocondrial dentro de uma clínica de DM não é simples. A associação de surdez com DM tem alto valor preditivo positivo para doença mitocondrial, mesmo na ausência de histórico familiar, devendo ser realizadas audiometria e pesquisa do envolvimento de outros órgãos por meio de exame neurológico completo, avaliação oftalmológica, função renal, ecocardiograma, estudos de motilidade gastrointestinal[50].

O diabetes na doença mitocondrial pode acontecer em qualquer idade insidiosamente a partir da infância, mas em geral é diagnosticado por volta dos 37-38 anos, independentemente do genótipo; acredita-se que sua fisiopatologia esteja mais relacionada à deficiência da secreção de insulina, resultante da perda de células beta dentro do tecido pancreático, em virtude da disfunção mitocondrial e apoptose celular, na presença de sensibilidade à insulina normal. A apresentação clínica aguda acontece em 20% dos pacientes, com cetoacidose diabética em 8%; a maioria dos portadores do diabetes mitocondrial tem início insidioso, mas 45,2% progredirão rapidamente para a dependência de insulina em 2 a 4,2 anos[51].

Não existem diretrizes nem drogas aprovadas para o tratamento do diabetes mitocondrial, entretanto como a maioria dos pacientes inicia o quadro de maneira insidiosa, os antidiabéticos orais são frequentemente utilizados em adultos. As sulfonilureias de curta duração, como a glipizida (12-24 horas), a gliclazida (8-16 horas), a glimepirida (8-16 horas), têm sido recomendadas como drogas de primeira linha, tendo em vista a maior sensibilidade para hipoglicemias em portadores do diabetes mitocondrial, iniciando-se com doses bem baixas, com aumentos escalonados à medida da necessidade. Novos agentes farmacológicos, como inibidores da DPP-4 e análogos do GLP-1, também têm sido utilizados como terapêutica alternativa. A metformina e as tiazolidinedionas devem ser evitadas nesses pacientes, pois inibem o complexo mitocondrial I, podendo agravar a acidose láctica. Vale ressaltar que nenhum estudo de eficácia e segurança com essas drogas foi realizado especificamente em portadores de doença mitocondrial, muito menos em crianças. Com o passar do tempo, costuma haver falência de resposta ao tratamento por via oral e a insulinoterapia não deverá ser postergada, devendo ser planejada em um esquema compatível com o estilo de vida do paciente. Hidratação adequada, reposição de eletrólitos, vitaminas, aminoácidos, carnitina, cofatores, coenzima Q10, quando necessários, são aspectos importantes da terapêutica, assim como a realização de atividade física. A prática regular de exercícios aeróbicos aumenta a capacidade oxidativa dentro das mitocôndrias, diminuindo parcialmente o estresse oxidativo, o que melhora a resposta terapêutica do diabetes, assim como estabiliza e lentifica o acometimento de outros órgãos. Deve-se encorajar todo paciente a realizar uma atividade física que seja compatível com seu condicionamento físico e processo de doença. As complicações vasculares e progressão para insuficiência renal terminal são também descritas no diabetes mitocondrial[50,51].

Diabetes autoimune de causa monogênica

Algumas doenças que envolvem desregulação imunológica e autoimunidade resultam de defeitos monogênicos com características semelhantes ao DM1 pediátrico, mas com manifestação clínica nos primeiros meses de vida. Mutações em pelo menos nove genes diferentes foram associadas à presença de anticorpos anti-ilhota pancreática: *FOXP3, AIRE, CTLA-4, IL2RA, ITCH, LRBA, STAT1, STAT3, STAT5B*.

Entre elas a mais bem caracterizada é a síndrome IPEX--clássica (*immune dysregulation, polyendocrinopathy, enteropathy, X-linked syndrome*) que afeta o desenvolvimento e a função das células T regulatórias (Treg), manifestando desregulação imunológica, poliendocrinopatia, enteropatia, de herança recessiva ligada ao cromossomo X, causada por mutações no gene *FOXP3* (Xp11.23). Sua fisiopatologia está relacionada à disfunção das células Treg CD4+CD25+ que expressam o fator de transcrição Foxp3, cujo papel é crítico na prevenção da autoimunidade, tendo apresentação clínica heterogênea desde formas intrauterinas graves até fenótipos moderados. O início clínico da doença pode acontecer precocemente na vida, logo após o nascimento, com a tríade clínica: enteropatia, dermatite eczematosa, endocrinopatia autoimune com *diabetes mellitus*, tireoidopatia e outras manifestações como infecções recorrentes, citopenias, hepatopatia, nefropatia, vasculopatia, miopatia autoimune, distúrbios alérgicos do tipo eczema, alergias alimentares, concentrações extremamente elevadas de IgE acompanhadas por eosinofilia periférica intensa. A enteropatia pode causar diarreia intratável, com atrofia das vilosidades intestinais e importante déficit pôndero-estatural. Fenótipo de menor gravidade já foi descrito em pacientes que sobreviveram à idade adulta, com presença da enteropatia e diabetes de início mais tardio[52,53]. O diagnóstico deve ser lembrado diante um recém-nascido ou lactente jovem, do sexo masculino, com diabetes de início precoce, deficiência imunológica e infecções graves. O tratamento é a reposição exógena de insulina e inclui também agentes imunossupressores (sirolimus ou esteroides), transplante alogênico de medula óssea com condicionamento de intensidade reduzida[1,3].

Os outros defeitos genéticos descritos costumam ser agrupados como IPEX-símile e incluem1: a) mutações heterozigóticas no gene *CTLA4* com síndrome linfoproliferativa autoimune, diabetes autoimune, enteropatia, citopenias, tireoidite autoimune; b) mutações recessivas no gene *ITCH* com doença autoimune multissistêmica e dismorfismos faciais; c) mutações bialélicas no gene *IL2RA* (síndrome de imunodeficiência 41) com diabetes autoimune, outras autoimunidades, linfoproliferação; d) mutações recessivas no gene *LRBA* (síndrome de imunodeficiência 8) com diabetes, enteropatia, hipotireoidismo, anemia hemolítica autoimune; e) mutações ativadoras no gene *STAT3* com enteropatia, distúrbio hematológico, citopenia, diabetes autoimunes desde o período neonatal; f) mutações ativadoras no gene *STAT1* com autoimunidades órgão-específicos, incluído o diabetes, infecções fúngicas crônicas, inclusive do trato respiratório; g) mutações inativadoras no gene *STAT5B* com manifestações autoimunes e alérgicas; h) mutações inativadoras no gene *AIRE* (síndrome poliglandular autoimune tipo 1) com candidíase mucocutânea crônica, hipoparatireoidismo, insuficiência adrenal autoimune e diabetes autoimune no início na vida adulta.

REFERÊNCIAS

1. Greeley SAW, Polak M, Njølstad PR, Barbetti F, Willians R, Castano L, et al. ISPAD Clinical Practice Consensus Guidelines 2022: The diagnosis and management of monogenic diabetes in children and adolescents. Pediatr Diabetes. 2022;23(8):1188-211.
2. Hattersley AT, Greeley SAW, Polak M, Rubio-Cabezas O, Njølstad PR, Mlynarski W , et al. ISPAD Clinical Practice Consensus Guidelines 2018: The diagnosis and management of monogenic diabetes in children and adolescents. Pediatr Diabetes. 2018;19(Suppl 27):47-63.
3. Rubio-Cabezas O, Hattersley AT, Njølstad PR, Mlynarski W, Ellard S,White N, et al. The diagnosis and management of monogenic diabetes in children and adolescents. Pediatr Diabetes. 2014;15(Suppl 20):47-64.
4. Schwitzgebel VM. Many faces of monogenic diabetes. J Diabetes Invest. 2014;5:121-33.
5. Fajans SS, Bell GI. MODY: History, genetics, pathophysiology, and clinical decision making. Diabetes Care. 2011;34:1878-84.
6. American Diabetes Association. Classification and diagnosis of diabetes. Sec. 2. In Standards of Medical Care in Diabetes – 2020. Diabetes Care. 2020;43(Suppl 1):S14-31.
7. Thomas CC, Philipson LH. Update on diabetes classification. Med Clin North Am. 2015;99(1):1-16.
8. Ellard S, Lango Allen H, De Franco E, Flanagan SE, Hysenaj G, Colclough K, et al. Improved genetic testing for monogenic diabetes using targeted next-generation sequencing. Diabetologia. 2013;56(9):1958-63.
9. Letourneau LR, Greeley SAW. Congenital forms of diabetes: the beta-cell and beyond. Curr Opin Genet Dev. 2018;50:25-34.
10. Lemelman MB, Letourneau L, Greeley SAW. Neonatal diabetes mellitus: an update on diagnosis and management. Clin Perinatol. 2018;45(1):41-59.
11. Letourneau LR, Carmody D, Wroblewski K, Denson AM, Sanuora M, Naylor RN, et al. Diabetes presentation in infancy: high risk of diabetic ketoacidosis. Diabetes Care. 2017;40(10):e147-8.
12. Dahl A, Kumar S. Recent advances in neonatal Diabetes. Diabetes Metab Syndr Obes. 2020;13:355-64.
13. Pearson ER, Flechtner I, Njolstad PR, Malecki MT, Flanagan SE, Larkin B, et al. Neonatal Diabetes International Collaborative Group. Switching from insulin to oral sulfonylurea in patients with diabetes due to Kir6.2 mutations. N Engl J Med. 2006;355(5):467-77.

14. Rubio-Cabezas O, Ellard S. Diabetes mellitus in neonates and infants: genetic heterogeneity, clinical approach to diagnosis, and therapeutic options. Horm Res Paediatr 2013;80:137-46.
15. Temple IK, Shield JPH. 6q24 transient neonatal diabetes. Rev Endocr Metab Disord. 2010;11(3):199-204.
16. Palladino, AA, Bennett MJ, Stanley CA. Hiperinsulinismo na infância: quando apenas uma dosagem de insulina não é suficiente. J Bras Patol Med Lab. 2008;44:413-22.
17. Flanagan SE, Patch AM, Mackay DJ, Edghill EL, Gloyn AL, Robinson D, et al. Mutations in ATP-sensitive K+ channel genes cause transient neonatal diabetes and permanent diabetes in childhood or adulthood. Diabetes. 2007;56(7):1930-7.
18. Gloyn AL, Diatloff-Zito C, Edghill EL, Bellanne-Chantelot C, Nivot S, Coutant R, et al. KCNJ11 activating mutations are associated with developmental delay, epilepsy and neonatal diabetes syndrome and other neurological features. Eur J Hum Genet. 2006; 14(7):824-30.
19. Edghill EL, Flanagan SE, Patch AM, Boustred C, Parrish A, Shields B, et al. Insulin mutation screening in 1,044 patients with diabetes: mutations in the INS gene are a common cause of neonatal diabetes but a rare cause of diabetes diagnosed in childhood or adulthood. Diabetes. 2008;57:1034-42.
20. Ogilvy-Stuart AL, Beardsall K. Management of hyperglycaemia in the preterm infant. Arch Dis Child Fetal Neonatal Ed. 2010;95(2): F126-31.
21. Passanisi S, Timpanaro T, Lo Presti D, Mammì C, Caruso-Nicoletti M. Treatment of transient neonatal diabetes mellitus: insulin pump or insulin glargine? Our experience. Diabetes Technol Ther. 2014;16(12):880-4.
22. Rozance PJ, Hay WW. Neonatal hyperglycemia. NeoReviews. 2010; 11:e632-9.
23. Barbetti F, D'Annunzio G. Genetic causes and treatment of neonatal diabetes and early childhood diabetes. Best Pract Res Clin Endocrinol Metab. 2018;32(4):575-91.
24. Barone JV, Tillman EM, Ferry RJ Jr. Treatment of transient neonatal diabetes mellitus with subcutaneous insulin glargine in an extremely low birth weight neonate. J Pediatr Pharmacol Ther. 2011;16(4):291-7.
25. Rabbone I, Barbetti F, Gentilella R, Mossetto G, Bonfanti R, Maffeis C, et al. Insulin therapy in neonatal diabetes mellitus: a review of the literature. Diabetes Res Clin Pract. 2017;129:126-35.
26. Gloyn AL, Pearson ER, Antcliff JF, Proks P, Bruining GJ, Slingerland AS, et al. Activating mutations in the gene encoding the ATP-sensitive potassium-channel subunit Kir6.2 and permanent neonatal diabetes. N Engl J Med. 2004;350(18):1838-49.
27. Hattersley A. Transferring Patients with diabetes due to a Kir6.2 mutation from insulin to sulphonylureas in patients who are aged over 1 year. http://www.diabetesgenes.org. Acessado em 26/07/2020.
28. Bowman P, Sulen Å, Barbetti F, Beltrand J, Svalastoga P, Codner E, et al. Effectiveness and safety of long-term treatment with sulfonylureas in patients with neonatal diabetes due to KCNJ11 mutations: an international cohort study [published correction appears in Lancet Diabetes Endocrinol. 2018 Sep;6(9):e17]. Lancet Diabetes Endocrinol. 2018;6(8):637-46.
29. Suzuki S, Koga M. Glycemic control indicators in patients with neonatal diabetes mellitus. World J Diabetes. 2014;5(2):198-208.
30. Fajans SS, Bell GI, Polonsky KS. Molecular mechanisms and clinical pathophysiology of maturity-onset diabetes of the young. N Engl J Med. 2001;345(13):971-80.
31. Naylor RN, Philipson LH. Who should have genetic testing for maturity-onset diabetes of the young? Clin Endocrinol (Oxf). 2011;75(4):422-6.
32. Steele AM, Shields BM, Wensley KJ, Colclough K, Ellard S, Hattersley AT. Prevalence of vascular complications among patients with glucokinase mutations and prolonged, mild hyperglycemia. JAMA. 2014;311(3):279-86.
33. de Las Heras J, Martínez R, Rica I, de Nanclares GP, Vela A, Castaño L, et al. Heterozygous glucokinase mutations and birth weight in Spanish children. Diabet Med. 2010;27(5):608-10.
34. Spyer G, Macleod KM, Shepherd M, Ellard S, Hattersley AT. Pregnancy outcome in patients with raised blood glucose due to a heterozygous glucokinase gene mutation. Diabet Med. 2009;26(1): 14-8.
35. Steenkamp DW, Alexanian SM, Sternthal E. Approach to the patient with atypical diabetes. CMAJ. 2014;186(9):678-84.
36. Becker M, Galler A, Raile K. Meglitinide analogues in adolescent patients with HNF1A-MODY (MODY 3). Pediatrics. 2014; 133:e775-9.
37. Ostoft SH, Bagger JI, Hansen T, Pedersen O, Faber J, Holst JJ, et al. Glucose lowering effects and low risk of hypoglycemia in patients with maturity-onset diabetes of the young when treated with a GLP-1 receptor agonist: a doubleblind, randomized, crossover trial. Diabetes Care. 2014;37(7):1797-805.
38. Katra B, Klupa T, Skupien J, Szopa M, Nowak N, Borowiec M, et al. Dipeptidyl peptidase-IV inhibitors are efficient adjunct therapy in HNF1A maturity-onset diabetes of the young patients--report of two cases. Diabetes Technol Ther. 2010;12(4):313-6.
39. Docena MK, Faiman C, Stanley CM, Pantalone KM. MODY-3: novel HNF1A mutation and the utility of glucagon-like peptide (GLP)-1 receptor agonist therapy. Endocr Pract. 2014;20:107-11.
40. Pearson ER, Starkey BJ, Powell RJ, Gribble FM, Clark PM, Hattersley AT, et al. Genetic cause of hyperglycaemia and response to treatment in diabetes. Lancet. 2003;362(9392):1275-81.
41. Steele AM, Shields BM, Shepherd M, Ellard S, Hattersley AT, Pearson ER. Increased all-cause and cardiovascular mortality in monogenic diabetes as a result of mutations in the HNF1A gene. Diabet Med. 2010;27(2):157-61.
42. Pearson ER, Boj SF, Steele AM, Barrett T, Stals K, Shield JP, et al. Macrosomia and hyperinsulinaemic hypoglycaemia in patients with heterozygous mutations in the HNF4A gene. PLoS Med. 2007; 4(4):e118.
43. Shih DQ, Dansky HM, Fleisher M, Assmann G, Fajans SS, Stoffel M. Genotype/phenotype relationships in HNF-4a/MODY1: haploinsufficiency is associated with reduced apolipoprotein (AII), apolipoprotein (CIII), lipoprotein(a), and triglyceride levels. Diabetes. 2000;49(5):832-7.
44. Edghill EL, Bingham C, Ellard S, Hattersley AT, et al. Mutations in hepatocyte nuclear factor-1beta and their related phenotypes. J Med Genet. 2006;43(1):84-90.
45. Haneda M, Polonsky KS, Bergenstal RM, Jaspan JB, Shoelson SE, Blix PM, et al. Familial hyperinsulinemia due to a structurally abnormal insulin. Definition of an emerging new clinical syndrome. N Engl J Med. 1984;310(20):1288-94.
46. Garin I, Edghill EL, Akerman I, Rubio-Cabezas O, Rica I, Locke JM, et al. Recessive mutations in the INS gene result in neonatal diabetes tjrough reduced insulin biosynthesis. Proc Natl Acad Sci U S A. 2010;107(7):3105-10.
47. Carroll RW, Murphy R, Carroll RW, Murphy R. Monogenic diabetes: a diagnostic algorithm for clinicians. Genes. 2013;4(4):522-35.
48. de Heredia ML, Clèries R, Nunes V. Genotypic classification of patients with Wolfram syndrome: insights into the natural history of the disease and correlation with phenotype. Genet Med. 2013; 15(7):497-506.

49. Pallotta MT, Tascini G, Crispoldi R, Orabona I, Mondanelli G, Grohmann U. Wolfram syndrome, a rare neurodegenerative disease: from pathogenesis to future treatment perspectives. J Transl Med. 2019;17(1):238.
50. Karaa A, Goldstein A. The spectrum of clinical presentation, diagnosis, and management of mitochondrial forms of diabetes. Pediatr Diabetes. 2015;16(1):1-9.
51. Schaefer AM, Walker M, Turnbull DM, Taylor RW. Endocrine disorders in mitochondrial disease. Mol Cell Endocrinol. 2013; 379:2-11.
52. Verbsky JW, Chatila TA. Immune Dysregulation, Polyendocrinopathy, Enteropathy, X-linked (IPEX) and IPEX-Related Disorders: an Evolving Web of Heritable Autoimmune Diseases. Curr Opin Pediatr. 2013;25(6):708-14.
53. Rubio-Cabezas O, Minton JA, Caswell R, Shield JP, Deiss D, Sumnik Z, et al. Clinical heterogeneity in patients with FOXP3 mutations presenting with permanent neonatal diabetes. Diabetes Care. 2009;32(1):111-6.

DIABETES SECUNDÁRIO A DOENÇAS MONOGÊNICAS DO PÂNCREAS EXÓCRINO

THAIS DELLA MANNA

A doença mais representativa desse grupo em termos de prevalência é o *diabetes mellitus* relacionado à fibrose cística (DRFC). As mutações do gene *CEL*, que codifica a enzima lipase pancreática, são determinantes de um distúrbio com insuficiência pancreática exócrina, cistos pancreáticos e diabetes de transmissão autossômica dominante. As mutações do gene *GATA6* são causadoras de hipoplasia/agenesia pancreática, defeitos cardíacos congênitos, anormalidades biliares e diabetes, também de transmissão dominante, e foram aqui classificadas, respectivamente, como formas de diabetes monogênico do tipo MODY (MODY-CEL) e diabetes neonatal permanente.

DIABETES MELLITUS RELACIONADO À FIBROSE CÍSTICA

THAIS DELLA MANNA
CRÉSIO DE ARAGÃO DANTAS ALVES
CRISTIANO TÚLIO MACIEL ALBUQUERQUE

A fibrose cística (FC) (OMIM 219700) é uma doença autossômica recessiva com mortalidade precoce e incidência variável, entre 1:2.500 e 1:4.000 nascidos vivos. Sua etiopatogenia envolve defeitos na ativação do canal de cloro dependentes do AMP cíclico, denominado de "proteína reguladora da condutância transmembrana da fibrose cística" (CFTR) consequentes a mutações no gene *CFTR* (7q31.2)[1].

Embora a principal causa de morbidade-letalidade desses pacientes seja a doença pulmonar progressiva, nos últimos 60 anos houve aumento da sobrevida graças ao diagnóstico precoce pelo rastreamento neonatal, melhora da terapia nutricional (dieta hipercalórica, reposição de enzimas pancreáticas) e avanços no controle da doença pulmonar (monitoramento da função pulmonar, vigilância de colonização das vias aéreas superiores, antibióticos, mucolíticos inalatórios). Tais progressos resultaram na identificação de novas complicações, como doenças hepáticas e ósseas e principalmente o diabetes relacionado à fibrose cística (DRFC) que acomete 19% dos adolescentes e 40-50% dos adultos com FC[2].

O DRFC tem origem multifatorial, causada tanto pela deficiência de insulina quanto pela resistência à insulina. A maioria dos pacientes tem insuficiência pancreática exócrina e perda de aproximadamente 50% de ilhotas pancreáticas[3,4]. Alguns outros fatores que poderiam prejudicar o funcionamento das ilhotas remanescentes seriam: tipo de mutação da CFTR, fatores genéticos relacionados ao diabetes tipo 2 (DM2), inflamação e alterações no eixo da incretina[4].

Os principais fatores de risco associados ao desenvolvimento do DRFC são: sexo feminino, homozigose para a mutação p.Phe508del, insuficiência pancreática exócrina, infecções pulmonares, aumento da longevidade, terapia com corticoide, nutrição enteral ou parenteral, gravidez e transplante pulmonar[5].

O curso clínico é insidioso e muitas vezes assintomático. Os sintomas podem ser semelhantes aos da fibrose cística, como declínio na função pulmonar, redução da velocidade de crescimento, dificuldade em ganhar peso ou perda de peso e desenvolvimento puberal atrasado. A anormalidade glicêmica mais precoce é a hiperglicemia pós-prandial que progride para hiperglicemia de jejum; a cetoacidose é incomum[5]. Hiperglicemia transitória pode acontecer em períodos de exacerbação pulmonar aguda e muitas vezes se resolve rapidamente após o início do tratamento; caso a hiperglicemia persista além de 48 horas de tratamento, o diagnóstico de DRFC deverá ser firmado, associando-se a ele o aumento da morbiletalidade[4].

O DRFC pode acontecer em qualquer idade, mas sua prevalência aumenta com a idade. A frequência relatada é de 3,8-10% em crianças pré-adolescentes, 13,8-20% em adolescentes e 40-50% em adultos, o que justifica a triagem periódica[5] (Quadro XV-60).

O defeito de secreção de insulina inicial no DRFC é a perda da primeira fase de secreção da insulina, seguida por diminuição progressiva da resposta total de insulina ao estímulo da glicose por via oral[4].

Recomenda-se a triagem anual com o teste oral de tolerância à glicose (TOTG) a partir dos 10 anos de idade. O teste deverá ser realizado em uma época de estabilidade clí-

Quadro XV-60. Triagem para o diabetes relacionado à fibrose cística (DRFC)[5].

Quadro clínico	Triagem
Paciente clinicamente estável	TOTG anual a partir dos 10 anos de idade
Paciente com exacerbação pulmonar aguda em uso de antibioticoterapia por via intravenosa ou corticoterapia sistêmica	Avaliar nas primeiras 48 horas: Glicemia de jejum Glicemia 2-horas pós-prandial
Paciente em dieta enteral contínua	Avaliar mensalmente a glicemia após a infusão ou entre as infusões
Paciente gestante ou planejando gravidez	TOTG, caso não tenha realizado triagem glicêmica no último semestre
Triagem para diabetes gestacional	TOTG na IG: 12-16 semanas e 24-28 semanas
Triagem para diabetes puerperal	TOTG 6-12 semanas pós-parto
Triagem pré-transplante	TOTG, caso não tenha realizado triagem glicêmica no último semestre

TOTG = teste oral de tolerância à glicose; IG = idade gestacional.

nica, definida como um período de pelo menos 6 semanas após exacerbação aguda[5]. A tolerância à glicose costuma deteriorar no decorrer da vida e normalmente progride por meio dos seguintes estágios: a) glicemia indeterminada; b) tolerância à glicose diminuída; c) DRFC sem hiperglicemia de jejum; d) DRFC com hiperglicemia de jejum[5]. Os pacientes podem progredir ou retroceder entre categorias, dependendo do estado infeccioso, mas a tendência geral é para o diabetes[4] (Quadro XV-61).

A investigação laboratorial para o diabetes, por meio da glicemia plasmática no jejum e 2 horas após as refeições (pós-prandial), é recomendada em qualquer faixa etária, nas seguintes situações clínicas: a) durante as primeiras 48 horas de internação hospitalar; b) introdução de nutrição enteral ou parenteral; c) perda de peso inexplicável; d) sintomatologia de diabetes. Concentrações de glicose plasmática de jejum (GJ) ≥ 126mg/dl ou 2 horas após a refeição ≥ 200mg/dl, que persista por mais de 48 horas, configuram critérios diagnósticos para DRFC (Quadro XV-62).

O DRFC é diagnosticado quando as anormalidades laboratoriais são detectadas pela primeira vez (Quadro XV-60), mesmo que esses testes normalizem em avaliações subsequentes. Os resultados alterados devem ser confirmados com um segundo exame, especialmente em pacientes sem sintomas de diabetes[4].

Concentrações de $HbA_{1c} \geq 6,5\%$ podem ser utilizadas como teste confirmatório para o diagnóstico de DRFC, sendo ainda o método mais comumente utilizado para monitorar o controle do tratamento do DRFC[4].

As tecnologias de monitoramento contínuo da glicose intersticial (CGM) permitem uma caracterização mais abrangente do perfil glicêmico, já validada em indivíduos com FC por mais de uma década. O CGM ou o sistema *flash* de monitoramento da glicose (FGM) também têm sido utilizados para a detecção precoce de anormalidades glicêmicas relacionadas à FC, assim como para a determinação de possíveis benefícios clínicos da detecção precoce do estado de hiperglicemia indeterminada[6,7].

Quadro XV-61. Classificação das categorias de tolerância à glicose ao teste oral de tolerância à glicose (TOTG) na fibrose cística[4].

Categoria	Glicemia de jejum (mg/dl)	Tempos intermediários (mg/dl)	Glicemia de 2 horas no TOTG (mg/dl)
Normal	< 100	< 200	< 140
Glicemia de jejum alterada	< 126	< 200	< 140
Indeterminado (INDET)	< 126	> 200	< 140
Tolerância diminuída (TGD)	< 126	< 200	140-199
DRFC sem HJ	< 126	N/A	≥ 200
DRFC com HJ	≥ 126	N/A	≥ 200

TGD = tolerância à glicose diminuída; DRFC = diabetes relacionado à fibrose cística; HJ = hiperglicemia de jejum; N/A = não se aplica.

Quadro XV-62. Critérios diagnósticos para o diabetes relacionado à fibrose cística (DRFC)[4,5].

Quadro clínico	Critério diagnóstico
Paciente clinicamente estável	Glicemia de jejum ≥ 126mg/dl, ou Glicemia 2-horas TOTG ≥ 200mg/dl, ou Glicemia aleatória ≥ 200mg/dl com sintomas, ou HbA_{1c} ≥ 6,5% (mais concentrações inferiores não excluem o diagnóstico)
Paciente com intercorrência aguda (antibioticoterapia por via intravenosa; corticoterapia sistêmica)	Persistência por mais de 48 horas de: Glicemia de jejum ≥ 126mg/dl, ou Glicemia 2-horas TOTG ≥ 200mg/dl
Paciente em nutrição enteral contínua	Persistência por mais de 48 horas de: Glicemia ≥ 200mg/dl durante ou após a infusão em dois dias diferentes
Gestação	Pacientes com diabetes gestacional não firmam diagnóstico de DRFC, devendo ser reavaliadas entre 6-12 semanas após o parto

TGD = tolerância à glicose diminuída; TOTG = teste oral de tolerância à glicose; HbA_{1c} = hemoglobina glicada; DRFC = diabetes relacionado à fibrose cística.

O DRFC aumenta a taxa de declínio da função pulmonar e contribui para a morbidade e mortalidade na fibrose cística. Sua evolução inclui a deficiência de insulina, perda de peso e, por isso, os pacientes com DRFC devem manter a dieta própria para a FC (alta taxa calórica, oferta elevada de sal e gordura, sem restrição de carboidratos) coberta com insulinoterapia baseada na contagem de carboidratos[8].

As metas glicêmicas são as mesmas recomendadas pela ADA[9] e ISPAD[10] para pacientes com outros tipos de diabetes. Metas menos rígidas devem ser adotadas em pacientes com hipoglicemias frequentes ou graves, distúrbios intestinais, gastroparesia, sendo importante a individualização[5]. O quadro XV-61 resume as metas glicêmicas e as recomendações para a insulinoterapia e o manejo nutricional.

O tratamento do DRFC inclui a insulinoterapia basal-*bolus*, o manejo nutricional e educação para o autocuidado em diabetes. As necessidades médias de insulina no DRFC ficam em torno de < 0,5-0,8UI/kg/dia, e geralmente não diferem entre adolescentes e adultos[8] (Quadro XV-63). A terapia de infusão de insulina subcutânea contínua (bomba de insulina) tem sido associada a melhor controle glicêmico do DRFC, principalmente devido à melhor cobertura de refeições e lanches[8].

A gastrostomia pode ser indicada em pacientes incapazes de manter o grau recomendado de ingestão por via oral e naqueles que precisam infundir fórmulas enterais principalmente à noite. Doses de insulina podem ser necessárias antes e/ou durante a infusão. Devido à sua farmacocinética intermediária, a insulina NPH associada à insulina regular podem ser usadas nessa situação para fornecer melhor cobertura da infusão prolongada da dieta enteral[8].

Os agentes hipoglicemiantes orais não são tão eficazes quanto a insulina na melhora dos desfechos nutricionais e metabólicos do DRFC e não são recomendados fora do contexto de estudos clínicos. O secretagogo de insulina, repaglinida, não foi superior à insulina após dois anos de tratamento[12]; o agente incretinomimético exenatida (agonista do GLP-1) apresenta risco de pancreatite e perda de peso; o inibidor da dipeptil-dipeptidase-4 (DPP-4) sitagliptina não demonstrou eficácia no controle da hiperglicemia pós-prandial e na resposta insulínica[3] e agentes sensibilizadores da insulina como metformina e tiazolidinedionas têm efeitos secundários gastrointestinais e de osteoporose, respectivamente[5,8].

A adesão à insulinoterapia é mais um desafio no tratamento dos pacientes com FC que já estão sobrecarregados com procedimentos diários. A terapia com bomba de insulina no DRFC traz vantagens em comparação com as múltiplas injeções diárias de insulina (MDI), como a capacidade de variar a dose de insulina basal de acordo com a atividade diária, o estado de infecção, durante as infusões da dieta enteral noturna, além da disponibilidade de diferentes formas de *bolus* mais bem adaptadas para refeições ricas em gordura/proteínas[3].

As complicações mais importantes do DRFC estão relacionadas ao agravamento da progressão natural da FC, principalmente os parâmetros nutricionais e pulmonares. A insulinoterapia não consegue reverter os danos já existentes e o estabelecimento do DRFC provoca piora rápida desses parâmetros e aumento da morbiletalidade. As complicações microvasculares do diabetes são descritas, mas as macrovasculares ainda não foram relatadas[2].

Contudo, o uso terapêutico dos novos agentes farmacológicos moduladores da CFTR (ivacaftor/elexacaftor/tezacaftor), constituídos por pequenas moléculas capazes de corrigir diretamente o defeito básico do canal CFTR restaurando sua

Quadro XV-63. Metas glicêmicas, de HbA_{1c} e recomendações para insulinoterapia e plano alimentar para o diabetes relacionado à fibrose cística[5,9].

Metas glicêmicas		
Idade	Glicemia capilar (mg/dl)	
	Pré-prandial	Antes de dormir
0-19 anos	90-130	90-150
As metas glicêmicas podem ser aumentadas em crianças com hipoglicemias frequentes ou assintomáticas e diminuídas em pacientes e famílias com alta motivação Meta de HbA_{1c} no tratamento do DRFC < 7%		
Insulinoterapia		
***Bolus* de refeição** Razão insulina:carboidrato (insulina prandial para o carboidrato ingerido nas refeições)	Dose inicial: 0,5UI de insulina regular ou análogo de ação ultrarrápida, para cada 15g de carboidrato ingeridos nas refeições Aumentar a dose em incrementos de 0,5UI para cada 15g de carboidrato, até atingir glicemias pós-prandiais dentro do desejado	
Fator de sensibilidade à insulina (correção das glicemias acima da meta)	Iniciar com 0,5UI de insulina regular ou análogo de ação rápida para cada 50mg/dl acima de 150mg/dl e ajustar de acordo com a necessidade	
Insulinização basal Pacientes sem hiperglicemia de jejum podem não necessitar de insulina basal	Objetivo: 0,25UI/kg/dia de análogo de ação lenta ou insulina NPH Iniciar com ½ da dose e aumentar de acordo com as glicemias	
Esquema de insulina para pacientes em alimentação enteral noturna	Calcular a quantidade de carboidrato a ser usada durante a alimentação enteral noturna Em seguida, calcular a razão insulina:carboidrato, seguindo a regra de 0,5UI para 15 gramas de carboidrato Administrar metade da dose como insulina NPH e metade da dose como insulina regular Verificar glicemia 4 horas após o início da alimentação enteral para fazer ajustes das doses	
Monitoração domiciliar da glicose	Pode ser feita com dosagens das glicemias capilares antes e após as refeições ou pela monitoração contínua da glicose intersticial (CGM ou FGM)	
Plano alimentar		
Calorias	120-150% da ingestão calórica usual	
Gordura	35-40% do valor energético	
Carboidrato	45-50% do valor energético	
Proteína	200% da ingestão de um paciente sem fibrose cística	
Fibra	Não recomendada em pacientes desnutridos pelo risco de reduzir a oferta de energia	
Sal	Sem restrição	

ISPAD = *International Society for Pediatrics and Adolescent Diabetes*; CGM = *Continuous Glucose Monitoring*; FGM = *flash glucose monitoring*.

função, tem melhorado tanto a função pulmonar quanto a sobrevida dos portadores de FC, o que poderá provocar também mudanças na epidemiologia do DRFC[3].

DEFEITOS GENÉTICOS DA AÇÃO DA INSULINA

As formas de diabetes monogênico associadas aos defeitos genéticos da ação da insulina são bem mais raras que aquelas consequentes à disfunção da célula beta, principalmente na infância, sendo a hiperglicemia um efeito mais tardio na sua evolução[14]. De acordo com o mecanismo fisiopatológico, elas podem ser classificadas em: a) defeitos primários da sinalização insulínica; b) resistência à insulina secundária a anormalidades do tecido adiposo; c) síndromes complexas com resistência à insulina[15].

A principal característica desse grupo de doenças é a extrema resistência à insulina que se manifesta clinicamente pela presença da acantose *nigricans* em graus moderado a grave e necessidades muito elevadas de insulina exógena, na ausência de um grau correspondente de obesidade; o hiperandrogenismo ovariano é uma apresentação clínica bastante comum na adolescência[16].

Defeitos primários da sinalização insulínica secundários a mutações no gene do receptor da insulina

Mutações no gene do receptor da insulina (*INSR*; 19p13.2) são responsáveis por algumas síndromes raras de resistência à insulina que cursam com concentrações de leptina baixas, mas normais ou elevadas de adiponectina, uma vez que a ação da insulina tem efeito inibitório sobre a secreção da adiponectina[17].

A **síndrome de resistência** à **insulina tipo A** é a mais frequente entre elas, apresentando-se como resistência à insulina grave, de transmissão familiar e ausência de defeitos de crescimento ou lipodistrofia. Costuma ser diagnosticada mais comumente em mulheres magras que passam a apresentar resistência à insulina, acantose *nigricans* e sinais de hiperandrogenismo ovariano a partir da puberdade, podendo-se acompanhar de aumento da massa muscular. As heranças autossômicas dominante e recessiva já foram descritas para mutações heterozigóticas do gene do receptor da insulina, como também de mutações homozigóticas causadoras de defeitos relativamente leves do funcionamento do receptor[16,18].

A **síndrome de Donohue**, anteriormente denominada de leprechaunismo, foi descrita em 1948, afetando dois irmãos com restrição de crescimento intrauterino e pós-natal, com escassez do tecido celular subcutâneo, acantose *nigricans* e morte prematura. Essas crianças costumam apresentar fácies característica com orelhas grandes e micrognatia, lipoatrofia, genitomegalia, distensão abdominal, hipertricose, hipoglicemia de jejum e hiperglicemia pós-prandial, com hiperinsulinemia acentuada e, eventualmente, cetoacidose diabética. A transmissão genética é autossômica recessiva de mutação homozigótica ou heterozigótica composta no gene *INSR*, que produz disfunção total ou quase total do receptor de insulina[19].

A **síndrome de Rabson-Mendenhall** está associada a mutações heterozigóticas compostas ou homozigóticas que afetam a expressão do gene *INSR*, com fenótipo que inclui baixa estatura, fácies grosseira, prognatismo, palato em ogiva, displasia dentária, hipertricose, acantose *nigricans*, abdome protuberante, macrogenitossomia, hiperplasia da pineal, hipoglicemia de jejum e hiperglicemia pós-prandial, com hiperinsulinemia acentuada, podendo evoluir para o DM insulinorresistente, mas em geral o grau de resistência à insulina é intermediário entre a síndrome de Donohue e a de resistência à insulina tipo A[20].

O controle metabólico de portadores de DM secundário a mutações do gene *INSR* é bastante difícil, necessitando de doses extremamente elevadas de insulina, mas com eficácia limitada, mesmo se associadas a agentes sensibilizadores da insulina. Para crianças mais novas, já foi relatado o tratamento alternativo com IGF-1 recombinante com melhora da glicemia no jejum e após as refeições, mas ainda sem resultados no longo prazo[16,17]. Associação da metreleptina a outras terapêuticas como insulinoterapia, metformina ou pioglitazona promoveu discreta melhora nas concentrações de HbA_{1c} em adolescentes, como também publicações recentes apresentaram benefícios do uso de inibidores do SGLT2 na melhora da hiperglicemia[21].

Resistência à insulina secundária a anormalidades do tecido adiposo

As lipodistrofias compreendem um grupo heterogêneo de doenças genéticas (congênitas) ou adquiridas, caracterizadas pela perda seletiva da gordura corporal, diminuição da secreção de adipocinas e predisposição à resistência à insulina. Sua fisiopatologia envolve a perda de adipócitos maduros e funcionantes associada à insuficiência da adipogênese, da apoptose do adipócito ou do armazenamento dos triglicérides nos adipócitos existentes, por causa de uma lipogênese insuficiente ou de uma lipólise excessiva. A diferenciação dos adipócitos é controlada por diversos genes e vias de sinalização, sendo que qualquer anormalidade nesse processo pode levar ao desenvolvimento de uma determinada forma de lipodistrofia. As formas congênitas são secundárias a anormalidades na ativação e sinalização genéticas que prejudicam a ativação do adipócito, enquanto as formas adquiridas são mais comumente observadas em portadores do HIV em tratamento com agentes antirretrovirais[22,23].

Clinicamente, as lipodistrofias são classificadas conforme a extensão da perda do tecido adiposo nas formas generalizadas, parciais e localizadas, podendo ser ainda subclassificadas em congênitas ou adquiridas (Figura XV-20). A extensão da perda do tecido adiposo determinará a gravidade das complicações metabólicas associadas, como a dislipidemia, a esteatose hepática, o hiperandrogenismo ovariano e o *diabetes mellitus* insulinorresistente[22-24].

Lipodistrofia congênita generalizada

A **síndrome de Berardinelli-Seip** é uma doença metabólica rara, transmitida por herança autossômica recessiva e seu fenótipo inclui a ausência quase total de tecido adiposo em todo o corpo desde o nascimento, com hipertrofia muscular, resistência à insulina, hipertrigliceridemia, acantose *nigricans*, hiperandrogenismo, hepatoesplenomegalia e feições acromegálicas. Sua evolução clínica envolve risco aumentado para *diabetes mellitus* insulinorresistente e doenças cardiovasculares, sendo a mortalidade principalmente devida aos comprometimentos renal, hepático e cardíaco.

Quatro genes foram associados aos diferentes tipos de lipodistrofia congênita generalizada (CGL):

a) CGL1 = gene *AGPAT2* (9q34): 1-acilglicerol-3-fosfato O-aciltransferase-2 = enzima essencial na biossíntese de triglicérides e fosfolípides – isoforma expressa no tecido adiposo.
b) CGL2 = gene *BSCL2* (11q13): seipina = fator determinante para a diferenciação terminal do adipócito.

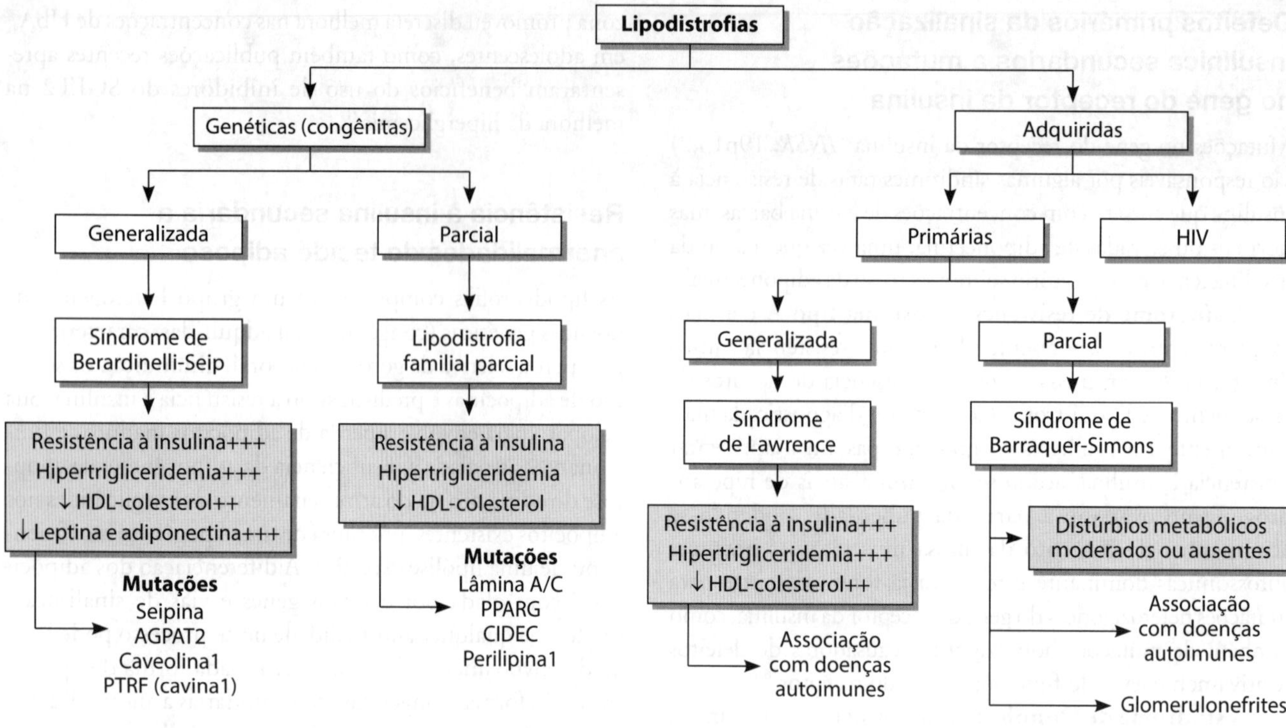

Figura XV-20. Classificação das lipodistrofias[24].

c) CGL3 = gene *CAV1* (7q31.1): caveolina 1 = atua na diferenciação do adipócito, no transporte de lípides por meio da cavéola, na formação da gota lipídica.
d) CGL4 = gene *PTRF* (17q21.2): fator liberador da polimerase 1 e transcrito ou cavina 1 = envolvida na biogênese das cavéolas, regula a expressão das caveolinas 1 e 3.

As formas CGL1 (mutações *AGPAT2*) e CGL2 (mutações *BSCL2*) são responsáveis por 95% de todos os casos e, em ambas, existe depleção do tecido adiposo metabolicamente ativo. Na CGL1 há conservação do tecido adiposo de proteção mecânica (palmar, plantar, retro-orbitário, periauricular, couro cabeludo), podendo associar lesões líticas em ossos longos (síndrome de Brunzel)[25]. A CGL2 associa carência de tecido adiposo mecânico e risco aumentado para miocardiopatia e retardo mental leve[26]. A forma CGL3 (mutações CAV1) conserva tecido adiposo mecânico, com fenótipo mais complexo, incluindo baixa estatura, amenorreia primária, megaesôfago, resistência à vitamina D[27]. A CGL4 (mutações *PTRF*) associa anomalias de condução cardíaca, distrofia muscular e acometimento da musculatura lisa, com estenose hipertrófica de piloro, anormalidades de motilidade do esôfago; rigidez espinhal, hiperlordose, osteopenia, atraso da idade óssea, infecções bacterianas recorrentes[28].

Outras formas raras de lipodistrofia congênita generalizada são descritas, como a **progéria tipo Hutchinson-Gilford**, que é consequente a mutações do gene *LMNA* (1q22), O fenótipo inclui a perda generalizada de gordura subcutânea com caracteres progeroides como atraso de crescimento pós-natal, hipoplasia mediofacial, micrognatia, alopecia, envelhecimento precoce, osteoporose generalizada com fraturas patológicas, óbito na segunda década de vida[29].

Outras síndromes progeroides atípicas causadas por diferentes mutações heterozigóticas, a maioria *de novo* no gene *LMNA*, podem determinar perda variável de gordura subcutânea e caracteres progeroides. A **displasia mandibuloacral tipo B** é secundária a mutações heterozigóticas compostas do gene *ZMPSTE24* (1p34.2), cujo fenótipo inclui distribuição anormal do tecido adiposo subcutâneo, podendo ter perda generalizada, fácies de passarinho com nariz pontudo, palato arqueado, hipoplasia dentária, ossos wormianos, alopecia parcial, anomalias esqueléticas e insuficiência renal precoce[30].

Lipodistrofias congênitas parciais

Nas **lipodistrofias familiais parciais** (FPL), existe perda variável de tecido adiposo em extremidades e tronco que se inicia em épocas variáveis da vida. As mulheres são mais facilmente identificáveis que homens e os distúrbios metabólicos costumam aparecer mais tardiamente. São descritas formas de herança autossômica dominante, tais como:

FPL1 – tipo Köbberling, cujo defeito genético é ainda desconhecido, manifesta-se com perda de tecido adiposo restrito às extremidades, obesidade central, mas com distribuição normal ou aumentada de gordura na face e no pescoço, geralmente apresentando saliência palpável entre as áreas de tecido normal e lipodistrófico. Mulheres costumam ser mais frequentemente diagnosticadas do que homens, com início do quadro na infância, mas as complicações metabólicas costumam começar na idade adulta; acantose *nigricans*, síndrome metabólica, hipertrigliceridemia, baixas concentrações de leptina, hiperglicemia, *diabetes mellitus*, pancreatites e doença coronariana prematura podem acontecer[23].

FPL2 – tipo Dunnigan, secundária a mutações no gene *LMNA* (1q22), manifestando-se com perda da gordura subcutânea em extremidades e tronco a partir da puberdade, com preservação na face e pescoço, dando aspecto de aumento da musculatura de braços e pernas, assim como excesso de gordura acumulado na face, pescoço e região intra-abdominal resultam em aparência cushingoide; a base molecular da doença seria a ruptura nuclear levando à morte prematura dos adipócitos[22,31].

FPL3 – secundária a mutações no gene *PPARG* (3p25.2), manifesta-se com perda da gordura subcutânea a partir das extremidades, principalmente nas regiões distais, presença de acantose *nigricans* em pescoço e axilas e xantomas eruptivos; a base molecular seria a inibição da diferenciação do adipócito[22].

FPL4 – secundária a mutações do gene *PLIN1* (15q26), manifesta-se com perda da gordura subcutânea a partir das extremidades, com adipócitos pequenos, infiltrado de macrófagos e fibrose do tecido adiposo; a base molecular seria o comprometimento do armazenamento de lípides e da lipólise regulada por hormônio[32].

FPL – AKT2 é consequência de mutações o gene *AKT2* (19q13.2), cursa com lipodistrofia parcial confinada às extremidades e resistência à insulina grave e a base molecular seria o comprometimento da diferenciação do adipócito e da sinalização pós-receptor da insulina[33].

Também são descritas formas de herança autossômica recessiva, como:

FPL5 – CIDEC secundária a mutações do gene *CIDEC* (3p25.3) cujo produto CIDEC/Fsp27 atua na formação da gota lipídica unilocular e inibe a lipólise, manifestando-se com perda da gordura subcutânea a partir dos membros e presença de pequenas gotas lipídicas, multiloculares nos adipócitos[34].

Displasia mandibuloacral tipo A – secundária a mutações do gene *LMNA* (1q22), manifestando-se com perda da gordura subcutânea a partir das extremidades, mas distribuição normal ou aumentada em face, pescoço e tronco, atraso de crescimento, hipoplasia mandibular e anomalias esqueléticas[35].

Lipodistrofias adquiridas generalizadas

A lipodistrofia adquirida generalizada, também conhecida como síndrome de Lawrence, é rara, podendo desenvolver-se em crianças ou adolescentes previamente hígidos, no decorrer de dias ou semanas, geralmente após uma doença febril aguda, com perda do tecido adiposo metabolicamente ativo, assim como da palma das mãos, planta dos pés, áreas genitais, poupando a medula óssea e a região periorbitária. O *diabetes mellitus* costuma manifestar-se cerca de quatro anos após a perda do tecido adiposo, sendo descritos episódios de cetoacidose diabética; outros distúrbios metabólicos como hipertrigliceridemia, esteatose hepática, acantose *nigricans*, hiperandrogenismo ovariano também são achados frequentes, acompanhados de concentrações bastante reduzidas de adiponectina e moderadamente reduzidos de leptina[36].

Algumas doenças autoimunes ou inflamatórias como dermatomiosite de início juvenil, artrite reumatoide, lúpus eritematoso sistêmico, síndrome de Sjögren e paniculite apresentam uma relação temporal com a lipodistrofia generalizada adquirida, entretanto sua fisiopatologia permanece desconhecida. Algumas hipóteses sugerem a destruição autoimune dos adipócitos e pré-adipócitos ou a participação de anticorpos contra a membrana dos adipócitos, que também prejudicariam a captação da gordura e a diferenciação do adipócito; citocinas como o TNF-α e a interleucina-1 poderiam participar desse processo inibindo a adipogênese ou acelerando a apoptose do adipócito[23].

Lipodistrofias adquiridas parciais

A suscetibilidade ao desenvolvimento da lipodistrofia adquirida parcial (APL) de Barraquer-Simons pode ser atribuída, em alguns casos, a mutações heterozigóticas no gene *LMNB2* que codifica a proteína lâmina B do arcabouço estrutural nuclear. Ela costuma manifestar-se clinicamente antes dos 15 anos de idade, com perda da gordura subcutânea de maneira progressiva e simétrica, afetando inicialmente a face, avançando no sentido craniocaudal até a cicatriz umbilical; as mamas perdem o tecido adiposo, permanecendo somente o tecido glandular firme, entretanto alguns pacientes desenvolvem acúmulo de gordura nas regiões abdominal inferior, glútea, em coxas e panturrilhas. A hepatomegalia é comum, mas as complicações metabólicas são menos frequentes do que em outros tipos de lipodistrofias. Por outro lado, existe associação entre a APL de Barraquer-Simons e a glomerulonefrite membranoproliferativa tipo 2, com fator do complemento C3 baixo. Também é descrita a associação com doenças autoimunes como a dermato/polimiosite e o lúpus eritematoso sistêmico, e também com infecções como o sarampo[22,23].

Lipodistrofia parcial adquirida associada ao HIV

Essa é a forma mais frequente de lipodistrofia parcial, associada ao uso da terapêutica antirretroviral com inibidores da transcriptase reversa com inibidores da protease. A perda da gordura subcutânea acontece gradualmente na face, nos membros superiores e inferiores e nas nádegas, podendo haver acúmulo de gordura na região dorsocervical (giba), no abdome e ocasionalmente nas mamas, na região suprapúbica, abaixo das axilas e no pescoço. A complicação metabólica mais frequente é a dislipidemia, especialmente a hipertrigliceridemia, e mais raramente o *diabetes mellitus*[22,23].

Diagnóstico, tratamento e prognóstico das lipodistrofias

O diagnóstico das lipodistrofias é clínico devido ao fenótipo exuberante que inclui escassez da gordura subcutânea, hipertrofia muscular, hepatomegalia, acantose *nigricans*, hirsutismo associado a distúrbios metabólicos importantes como dislipidemia, principalmente com HDL-colesterol baixo e hipertrigliceridemia, esteatose hepática, hiperglicemia, *diabetes mellitus*, lesões osteolíticas. A pesquisa do antecedente familiar de consanguinidade pode sugerir formas familiares. Alguns testes genéticos disponíveis para o diagnóstico incluem os genes *AGPAT2, BSCL2, LMNA, ZMPSTE24, PPARG*.

As linhas gerais do tratamento das lipodistrofias devem enfocar os principais distúrbios metabólicos como resistência à insulina, *diabetes mellitus*, hipertrigliceridemia, além da estética.

Existem poucas evidências quanto à efetividade da dieta e do suporte nutricional na composição corporal e nos distúrbios metabólicos de pacientes com lipodistrofias. Em geral, é recomendada dieta hipogordurosa com menos de 30% das calorias diárias como gorduras e, para portadores de hipertrigliceridemia grave, menos de 15%, sendo sugerida a dieta do Mediterrâneo rica em vegetais, frutas, grãos integrais, azeite de oliva com consumo moderado de peixes, laticínios e baixo consumo de carne vermelha, gorduras saturadas, doces. A suplementação dietética com fibras e óleo de peixe contendo altas doses de ácidos graxos ômega-3 deve ser encorajada. O consumo de álcool deve ser evitado para prevenir o aumento das concentrações de quilomícrons e a pancreatite aguda, assim como o hábito de fumar, por aumentar o risco cardiovascular. O aumento da atividade física de qualquer natureza pode ser útil na melhora ou na prevenção das manifestações clínicas da lipodistrofia[23,36].

O tratamento medicamentoso para a resistência à insulina é o tradicional, utilizando-se agentes sensibilizadores da insulina como a metformina ou as tiazolidinedionas associadas às modificações do estilo de vida. A metformina inibe a gliconeogênese hepática e aumenta a utilização periférica da glicose, é segura e bem tolerada, com alguns efeitos gastrointestinais transitórios, entretanto pode agravar a perda da gordura periférica em membros. As tiazolidinedionas (glitazonas), por serem agonistas do PPARG, estimulam a diferenciação e a sobrevida dos adipócitos, promovem a produção da adiponectina e, *in vivo*, estimulam a captação de glicose estimulada pela insulina no músculo, melhorando a sensibilidade à insulina; a pioglitazona favorece o perfil lipídico presente na lipodistrofia por diminuir as concentrações de triglicérides[23,36].

As metas do tratamento da dislipidemia nas lipodistrofias são as mesmas da população geral na faixa etária pediátrica (LDL-colesterol < 100mg/dl; HDL-colesterol > 35mg/dl; triglicérides < 150mg/dl)[37], entretanto é mais difícil de ser controlada, necessitando da associação de vários agentes hipolipemiantes.

Os fibratos costumam ser a opção para o tratamento das concentrações de triglicérides > 400mg/dl, sendo geralmente bem tolerados, mas é descrito risco de rabdomiólise e insuficiência renal. As estatinas costumam ser os agentes de primeira escolha para o tratamento da hipercolesterolemia, além de apresentarem ação anti-inflamatória e antitrombótica, melhorando a função endotelial. A ezetimiba inibe a absorção do colesterol, reduzindo as concentrações do LDL-colesterol, mas não melhora a função endotelial e representa uma opção para pacientes intolerantes às estatinas[36].

A leptina é produzida pelo tecido adiposo branco, sendo correlacionada positivamente com a gordura corporal refletindo a quantidade de estoques energéticos. Por meio de um complexo circuito neuronal com o sistema nervoso central, a leptina promove a saciedade e a diminuição do consumo alimentar e, na periferia, promove a inibição da gliconeogênese hepática, como também o aumento da utilização da glicose no músculo esquelético e da oxidação dos ácidos graxos, diminuindo o acúmulo de gordura intra-hepático e intramiocelular. O tratamento de portadores de lipodistrofia generalizada com a leptina humana recombinante (metreleptina), em doses fisiológicas de 0,04 a 0,08mg/kg/dia, tem mostrado melhora dos parâmetros metabólicos, como redução da hiperglicemia, da resistência à insulina, da hiperlipidemia, da esteatose hepática e do hipermetabolismo, promovendo também maior controle das anormalidades menstruais em mulheres com hiperandrogenismo ovariano[38,39], entretanto, existem relatos de desenvolvimento de resistência à metreleptina em alguns portadores da forma CGL2 e associações com efeitos colaterais como proteinúria nefropática e linfoma de células T em pequeno número de casos[36,39].

Para o controle do diabetes lipoatrófico, são frequentemente necessárias doses de insulina extremamente elevadas (> 2UI/kg/dia), com volumes de injeção difíceis de serem tolerados pela falta de tecido celular subcutâneo, sendo indicadas formulações de insulina mais concentradas, como U300 ou U500[40].

O tratamento estético da lipodistrofia por meio de preenchimentos e depilações faciais, lipoescultura e cirurgia de redução da mandíbula podem trazer melhora na qualidade de vida, com diminuição dos sintomas de depressão e ansiedade experimentados por esses pacientes[36].

O prognóstico das lipodistrofias generalizadas pode ser complicado pela predisposição ao desenvolvimento de pancreatite aguda, cirrose hepática, doença renal terminal e cegueira secundárias ao diabetes. Muitos portadores de FPL morrem por doença cardíaca coronariana, miocardiopatia ou arritmias. Alguns pacientes com displasia mandibuloacral morrem na infância de causa desconhecida ou ainda jovens devido a complicações da insuficiência renal secundária à glomeruloesclerose focal segmentar, assim como pacientes com APL que desenvolvem glomerulonefrite membranoproliferativa podem falecer devido à insuficiência renal. Portadores da lipodistrofia associada ao tratamento antirretroviral são mais predispostos ao desenvolvimento de doença cardíaca coronariana[22].

SÍNDROMES COMPLEXAS COM RESISTÊNCIA À INSULINA

Algumas síndromes genéticas cursam com resistência à insulina grave entre outras anormalidades e, em algumas delas, essa característica parece ser desproporcional ao grau de obesidade, sugerindo-se a participação de defeitos de genes associados à sensibilidade à insulina sistêmica, como também ao controle hipotalâmico do apetite[15].

A **síndrome de Alström** é uma doença autossômica recessiva rara, decorrente de mutações no gene *ALMS1* (2p13.1) que afeta múltiplos órgãos, podendo manifestar-se com degeneração retiniana pigmentar precoce, surdez neurossensorial, distúrbios metabólicos como resistência à insulina, *diabetes mellitus*, hipertrigliceridemia, obesidade centrípeta, hipogonadismo no sexo masculino, hipotireoidismo, aceleração da maturidade esquelética que resulta em baixa estatura, cifoescoliose, baixos níveis de hormônio de crescimento[40].

A **síndrome de Bardet-Biedl** corresponde a uma ciliopatia geneticamente heterogênea, de herança autossômica recessiva, que pode ser decorrente de mutações em 16 genes e apresenta um quadro clínico muito variável. Suas principais características são polidactilia, obesidade centrípeta, retardo mental, hipogonadismo, distrofia retiniana, anomalias renais, baixa estatura, distúrbios da fala, anomalias dentárias. O *diabetes mellitus* nessa síndrome está associado à resistência à insulina[41].

REFERÊNCIAS

1. Bell SC, Mall MA, Gutierrez H, Macek M, Madge S, Davies JC, et al. The future of cystic fibrosis care: a global perspective. Lancet Respir Med. 2020;8(1):65-124.
2. Kayani K, Mohammed R, Mohiaddin H. Cystic fibrosis-related diabetes. Front Endocrinol (Lausanne). 2018;9:20.
3. Odete L, et al. ISPAD 2022.
4. Granados A, Chan CL, Ode KL, Moheet A, Moran A, Holl R. Cystic fibrosis related diabetes: Pathophysiology, screening and diagnosis. J Cyst Fibros. 2019;18 Suppl 2:S3-9.
5. Moran A, Pillay K, Becker D, Granados A, Hameed S, Acerini CL. ISPAD Clinical Practice Consensus Guidelines 2018 Compendium Management of Cystic Fibrosis Related Diabetes in Children and Adolescents. Pediatr Diabetes. 2018;19 Suppl 27:64-74.
6. Mainguy C, Bellon G, Delaup V, Ginoux T, Kassai-Koupai B, Mazur S, et al. Sensitivity and specificity of different methods for cystic fibrosis-related diabetes screening: is the oral glucose tolerance test still the standard? J Pediatr Endocrinol Metab. 2017;30(1):27-35.
7. Chan CL, Ode KL, Granados A, Moheet A, Moran A, Hameed S. Continuous glucose monitoring in cystic fibrosis – A practical guide. J Cyst Fibros. 2019;18 Suppl 2:S25-31.
8. Ode KL, Chan CL, Granados A, Moheet A, Moran A, Brennan AL. Cystic fibrosis related diabetes: Medical management. J Cyst Fibros. 2019;18 Suppl 2:S10-8.
9. American Diabetes Association. 13. Children and adolescenys: Standards of Medical Care in Diabetes – 2020. Disbetes Care. 2020;43(Suppl 1):S163-82.
10. DiMeglio LA, Acerini CL, Codner E, Craig ME, Hofer SE, Pillary K, Maahs DM. ISPAD Clinical Practice Consensus Guidelines 2018: Glycemic control targets and glucose monitoring for children, adolescents, and young adults with diabetes. Pediatr Diabetes. 2018;19(Suppl.27):105-14.
11. Birch L, Lithander FE, Hewer SL, Harriman K, Hamilton-Shield J, Perry R. Dietary interventions for managing glucose abnormalities in cystic fibrosis. Syst Rev. 2018;7(1):98.
12. Ballmann M, Hubert D, Assael BM, Staab D, Hebestreit A, Naehrlich L, et al. Repaglinide versus insulin for newly diagnosed diabetes in patients with cystic fibrosis: a multicentre, open-label, randomised trial. Lancet Diabetes Endocrinol. 2018;6(2):114-21.
13. Alves C, Della-Manna T, Albuquerque CTM. Cystic fibrosis-related diabetes: an update on pathophysiology, diagnosis, and treatment. J Pediatr Endocrinol Metab. 2020;33(7):835-43.
14. Parker VE, Semple RK. Genetics in endocrinology: genetic forms of severe insulin resistance: what endocrinologists should know. Eur J Endocrinol. 2013;169(4):R71-80.
15. Semple RK, Savage DB, Cochran EK, Gorden P, O'Rahilly S. Genetic syndromes of severe insulin resistance. Endocr Rev. 2011; 32(4):498-514.
16. Rubio-Cabezas O, Hattersley AT, Njølstad PR, Mlynarski W, Ellard S, White N, et al. The diagnosis and management of monogenic diabetes in children and adolescents. Pediatr Diabetes. 2014;15(Suppl 20):47-64.
17. Hattersley AT, Greeley SAW, Polak M, Rubio-Cabezas O, Njølstad PR, Mlynarski W, et al. ISPAD Clinical Practice Consensus Guidelines 2018: The diagnosis and management of monogenic diabetes in children and adolescents. Pediatr Diabetes. 2018;19(Suppl 27):47-63.
18. Hupfeld CJ, Olefsky JM. Type 2 diabetes mellitus: etiology, pathogenesis and natural history. In Jameson L, De Groot LJ, eds. Endocrinology adult and pediatric. 7th ed. Philadelphia: Elservier Saunders; 2016. p. 91-714.
19. Nijim Y, Awni Y, Adawi A, Bowirrat A. Classic Case Report of Donohue Syndrome (Leprechaunism; OMIM *246200): The Impact of Consanguineous Mating. Medicine (Baltimore). 2016; 95(6):e2710.
20. Jiang S, Fang Q, Zhang F, Wan H, Zhang R, Wang C, et al. Functional characterization of insulin receptor gene mutations contributing to Rabson-Mendenhall syndrome – phenotypic heterogeneity of insulin receptor gene mutations. Endocr J. 2011;58(11):931-40.
21. Greeley SWA, Polak M, Njolstad PR, Barbetti F, Williams R, Castano L, et al. ISPAD Clinical Practice Consensus Guidelines 2022: The diagnosis and management of monogenic diabetes in children and adolescents. Pediatr Diabetes 2022;23(8):1188-211.
22. Garg A. Lipodystrophies: genetic and acquired body fat disorders. J Clin Endocrinol Metab. 2011;96(11):3313-25.
23. Tsoukas MA, Mantzoros CS. Lipodystrophy syndromes. In Jameson L, De Groot LJ, eds. Endocrinology adult and pediatric. 7th ed. Philadelphia: Elservier Saunders; 2016. p. 48-61.
24. Fardet L, Vigouroux C, Capeau J. Lipodystrophies. Rev Med Intern. 2013;34(10):614-22.
25. Barra CB, Savoldelli RD, Manna TD, Kim CA, Magre J, Porta G, et al. Genetic and metabolic description of five patients with Berardinelli-Seip syndrome. Arq Bras Endocrinol Metabol. 2011; 55(1):54-9.

26. Rêgo AG, Mesquita ET, Faria CA, Rêgo MA, Baracho Mde F, Santos MG, et al. Cardiometabolic abnormalities in patients with Berardinelli-Seip syndrome. Arq Bras Cardiol. 2010;94(1):109-18.
27. Kim CA, Delépine M, Boutet E, El Mourabit H, Le Lay S, Meier M, et al. Association of a homozygous nonsense caveolin-1 mutation with Berardinelli-Seip congenital lipodystrophy. J Clin Endocrinol Metab. 2008;93(4):1129-34.
28. Shastry S, Delgado MR, Dirik E, Turkmen M, Agarwal AK, Garg A. Congenital generalized lipodystrophy, type 4 (CGL4) associated with myopathy due to novel PTRF mutations. Am J Med Genet A. 2010;152A(9):2245-53.
29. Merideth MA, Gordon LB, Clauss S, Sachdev V, Smith AC, Perry MB, et al. Phenotype and course of Hutchinson-Gilford progeria syndrome. N Engl J Med. 2008;358(6):592-604.
30. Ben Yaou R, Navarro C, Quijano-Roy S, Bertrand AT, Massart C, De Sandre-Giovannoli A, et al. Type B mandibuloacral dysplasia with congenital myopathy due to homozygous ZMPSTE24 missense mutation. Eur J Hum Genet. 2011;19(6):647-54.
31. Garg A. Acquired and inherited lipodystrophies. N Engl J Med. 2004;350(12):1220-34.
32. Gandotra S, Le Dour C, Bottomley W, Cervera P, Giral P, Reznik Y, et al. Perilipin deficiency and autosomal dominant partial lipodystrophy. N Engl J Med. 2011;364(8):740-8.
33. George S, Rochford JJ, Wolfrum C, Gray SL, Schinner S, Wilson JC, et al. A family with severe insulin resistance and diabetes due to a mutation in AKT2. Science. 2004;304(5675):1325-8.
34. Rubio-Cabezas O, Puri V, Murano I, Saudek V, Semple RK, Dash S, et al. Partial lipodystrophy and insulin resistant diabetes in a patient with a homozygous nonsense mutation in CIDEC. EMBO Mol Med. 2009;1(5):280-7.
35. Shen JJ, Brown CA, Lupski JR, Potocki L. Mandibuloacral dysplasia caused by homozygosity for the R527H mutation in lamin A/C. J Med Genet. 2003;40(11):854-7.
36. Fiorenza CG, Chou SH, Mantzoros CS. Lipodystrophy: pathophysiology and advances in treatment. Nat Rev Endocrinol. 2011; 7(3):137-50.
37. Zeitler P, Arslanian S, Fu J. Pinhas-Hamiel O, Reinehr T, Tandos N, et al. ISPAD Clinical Practice Consensus Guidelines 2018: type 2 diabetes mellitus in youth. Pediatr Diabetes. 2018(Suppl 27):28-46.
38. Moon HS, Dalamaga M, Kim SY, Polyzos SA, Hamnvik OP, Magkos F, et al. Leptin's role in lipodystrophic and nonlipodystrophic insulin-resistant and diabetic individuals. Endocr Rev. 2013;34(3):377-412.
39. Rodriguez AJ, Mastronardi CA, Paz-Filho GJ. New advances in the treatment of generalized lipodystrophy: role of metreleptin. Ther Clin Risk Manag. 2015;11:1391-400.
40. Marshall JD, Maffei P, Collin GB, Naggert JK. Alström syndrome: genetics and clinical overview. Curr Genomics. 2011;12(3):225-35.
41. Forsythe E, Beales PL. Bardet-Biedl syndrome. Eur J Hum Genet. 2013;21(1):8-13.

Complicações Crônicas Associadas ao *Diabetes Mellitus*

THAIS DELLA MANNA

A história natural do *diabetes mellitus* envolve risco aumentado para complicações microvasculares (retinopatia, nefropatia, neuropatia) e macrovasculares (doença cardiovascular, acidente vascular cerebral, doença vascular periférica) que afetam negativamente a qualidade de vida e a sobrevida de indivíduos com diabetes[1] (Quadro XV-64).

O tempo de duração da doença e a hiperglicemia afetam a microvasculatura por meio de diversos mecanismos bioquímicos, constituindo os principais fatores associados às complicações, sendo que a manutenção do bom controle glicêmico, desde o início do curso do DM1 e DM2, representa um meio efetivo de prevenir ou retardar o desenvolvimento da retinopatia, nefropatia e neuropatia diabética. O estudo norte-americano DCCT (*Diabetes Control and Complications Trial*) demonstrou que o tratamento intensivo e a melhora do controle metabólico do DM1 foram capazes de promover redução significativa no risco para as complicações microvasculares, em comparação ao tratamento convencional[2], e o estudo EDIC (*Epidemiology of Diabetes Interventions and Complications*) observou a continuidade desse efeito positivo causado provavelmente por uma "memória metabólica" adquirida pelo melhor controle glicêmico que se estendeu também a uma redução na doença macrovascular[3]. Entretanto, o papel do controle metabólico rigoroso na doença cardiovascular ainda não está totalmente definido, acreditando-se que o aumento da prevalência da doença cardiovascular (DCV) em pacientes diabéticos seja, provavelmente, resultante do efeito combinado entre a hiperglicemia e as comorbidades frequentemente associadas, como obesidade, hipertensão arterial, dislipidemia[4].

Complicações vasculares relacionadas ao diabetes não costumam ser observadas clinicamente em crianças e adolescentes, contudo, anormalidades funcionais e estruturais precoces já podem estar presentes poucos anos após o diagnóstico da doença[5]. Outros fatores de risco também são importantes para o desenvolvimento dessas complicações,

Quadro XV-64. Complicações crônicas associadas ao *diabetes mellitus*[1].

Oftalmológicas	Neuropáticas	Nefropáticas	Cardiovasculares
• Retinopatia Não proliferativa (leve, moderada, grave) Proliferativa • Glaucoma • Cataratas	• Neuropatia sensitiva Neuropatia sensitiva aguda Neuropatia diabética periférica sensoriomotora crônica • Neuropatia focal e multifocal • Neuropatia autonômica Cardiovascular Gastrointestinal Geniturinária Sudoral	• Microalbuminúria • Macroalbuminúria • Doença renal crônica	• Doença cardíaca coronariana • Doença vascular cerebral • Doença vascular periférica

tais como maior duração do diabetes, idade mais avançada, passagem pela puberdade com diabetes, tabagismo, hipertensão arterial, dislipidemia, obesidade, sedentarismo, antecedentes familiares positivos.

COMPLICAÇÕES OFTALMOLÓGICAS

O *diabetes mellitus* é causa de múltiplos problemas oftalmológicos em adultos, como retinopatia diabética, edema macular, catarata, alterações de refração e estrabismo paralítico microvascular. Tanto a retinopatia diabética quanto o edema macular podem progredir para a cegueira, tornando o DM a principal causa de perda visual em adultos. Por outro lado, a retinopatia diabética de qualquer grau é rara em crianças e, aparentemente, nenhuma criança com idade inferior a 10 anos já necessitou de algum tratamento específico para ela[6]. Contudo, a partir da adolescência, o risco de progressão para as formas graves de retinopatia (não proliferativa grave e proliferativa) passa a ser mais elevado que o de adultos diabéticos, podendo acontecer de forma bastante rápida principalmente em adolescentes com mau controle glicêmico[7], mas a possibilidade de regressão também é descrita[8].

Estudos clínicos com pacientes pediátricos mostraram que o risco de lesão retiniana está associado ao tempo de duração do diabetes superior a 10 anos, médias elevadas de HbA_{1c}, grau de desenvolvimento puberal à época do início do diabetes, aumento dos níveis da pressão arterial diastólica e presença de microalbuminúria[7].

A retinopatia diabética não proliferativa (RDNP) caracteriza-se pelo aumento da permeabilidade capilar e oclusão vascular, com presença de microaneurismas, hemorragias, exsudatos duros (depósitos de lípides e lipoproteínas), exsudatos moles ou algodonosos (áreas de microinfartos nas camadas de fibras nervosas) e anormalidades microvasculares intrarretinianas, sendo classificada em formas leve (somente microaneurismas), moderada (mais que aneurismas) e grave (presença de 20 ou mais hemorragias retinianas em cada um dos quatro quadrantes da retina, ensalsichamento venoso em dois quadrantes e anormalidades microvasculares intrarretinianas em um quadrante).

As RDNP leve e moderada não representam ameaça de perda de visão, podendo permanecer estável por muitos anos, assim como pode regredir ou progredir para uma forma mais grave. Essa retinopatia inicial é assintomática, mas pode ser detectada por métodos sensíveis como fotografia do *fundus* e angiografia com fluoresceína em pacientes com mais de 10 anos de diabetes. O acompanhamento seriado com fotografia do *fundus* é menos invasivo e igualmente eficiente no acompanhamento da retinopatia.

A RDNP grave apresenta agravamento da obstrução vascular, anormalidades microvasculares intrarretinianas progressivas, aumento da isquemia com infartos na camada de fibras nervosas da retina causando exsudatos algodonosos.

A retinopatia diabética proliferatica (RDP) caracteriza-se pela neovascularização da retina, como também da superfície posterior do vítreo. Os vasos podem romper-se ou sangrar para dentro do espaço vitreorretiniano ameaçando a visão. A RDP avançada pode resultar em fibroses e aderências causadoras de hemorragias e descolamento da retina. A localização e a extensão da neovascularização, assim como a presença de sinais de hemorragia vítrea e pré-retiniana configuram características de alto risco para a perda visual.

O edema macular diabético é caracterizado pela diminuição da competência vascular e formação de microaneurismas causadores de exsudação aumentada e edema de retina central, representando também uma ameaça à perda visual.

As formas de retinopatia com risco de perda de visão e o edema macular são raros em crianças diabéticas[5].

A catarata pode surgir precocemente no desenvolvimento do diabetes, principalmente em adolescentes com longa história de poliúria antes do diagnóstico e, mais tardiamente, como consequência de mau controle metabólico prolongado. A produção e o metabolismo dos polióis, a glicação não enzimática de proteínas, o aumento de estresse oxidativo parecem exercer papel importante no desenvolvimento das complicações crônicas relacionadas ao diabetes. O acúmulo do sorbitol osmoticamente ativo dentro das células pode gerar edema celular, prejudicando a condução nervosa, contribuindo para o desenvolvimento da catarata.

Os vícios de refração e embaçamento da visão ocorrem durante situações de grande hiperglicemia, sendo geralmente transitórios. O glaucoma e outras doenças oculares são raras na faixa etária pediátrica[5].

O exame clínico dos olhos e do fundo de olho deve ser realizado logo ao diagnóstico para excluir formação de catarata, distúrbios de refração e outras anormalidades. O rastreamento da retinopatia por exame de fundo de olho não é um método sensível e, aparentemente, é pouco eficiente. Os métodos de detecção mais sensíveis são a fundoscopia por meio do biomicroscópio (lâmpada de fenda) com pupilas dilatadas, realizada por oftalmologista, e a fotografia esteroscópica de sete campos da retina em midríase que tem a vantagem de poder ser comparada com exames subsequentes. Quando o diabetes se iniciou em idade pré-púbere, recomenda-se que a pesquisa para a retinopatia seja realizada anualmente a partir dos 10 anos de idade, ou ao início da puberdade. Quando iniciado na puberdade, o rastreamento para a retinopatia deverá ser realizado anualmente, a partir de 2 a 5 anos de doença[5].

As condutas recomendadas diante da retinopatia diabética são a melhora do controle glicêmico, evitar o tabagismo, realizar atividades físicas saudáveis, controlar a presença da microalbuminúria e da hipertensão arterial. A melhora do controle metabólico pode agravar o grau da retinopatia em alguns pacientes cronicamente mal controlados, sendo recomendado o monitoramento oftalmológico antes do início do tratamento intensivo e a cada 3 meses em intervalo de um ano, principalmente na forma moderada de RDNP, que pode deteriorar durante o período de intensificação do tratamento[5].

O tratamento com laser e injeções intravítreas de agentes anti-VEGF (fator de crescimento endotelial vascular) podem reduzir a taxa de perda visual em portadores de estágios de retinopatia com risco de perda visual (RDNP grave e/ou edema macular)[9].

COMPLICAÇÕES NEFROPÁTICAS

Uma variedade de doenças renais pode afetar pessoas com diabetes, incluindo nefropatia diabética, lesão isquêmica relacionada à doença vascular, hipertensão arterial, assim como outras doenças renais não relacionadas ao diabetes.

A nefropatia diabética é descrita classicamente como um aumento progressivo da taxa de excreção urinária de proteínas em portadores de diabetes de longa duração, seguida de declínio da função renal que, eventualmente, poderá progredir para a doença renal terminal.

Apesar de a exposição à hiperglicemia ser o fator de risco fundamental para o desenvolvimento da doença renal crônica no diabetes, outras situações, como tempo de duração da doença, hipertensão arterial, obesidade e tabagismo, configuram exposições que amplificam os efeitos da hiperglicemia. A doença renal terminal é 17 vezes mais comum em diabéticos que na população geral e, apesar de ter havido diminuição da progressão da nefropatia diabética para a doença renal terminal, graças à melhora do controle glicêmico e aos avanços terapêuticos, existem evidências que no DM1 tenha acontecido apenas um atraso no início do quadro terminal para uma idade mais avançada, sugerindo que a intervenção no controle glicêmico isoladamente não seja suficiente para a eliminação desse risco ao longo da vida[10]. O quadro XV-65 apresenta os estágios da doença renal no DM1[11].

Quadro XV-65. Estágios da nefropatia diabética[11].

Duração do diabetes	Estágio da nefropatia diabética	Manifestações
0 até 3-5 anos	1	Hipertrofia renal Aumento da taxa de filtração glomerular
3-5 até 7 anos	2	Espessamento da membrana basal Expansão mesangial
7 até 15-20 anos	3	Albuminúria elevada Aumento da pressão arterial
15-20 até 25 anos	4	Proteinúria Hipertensão Diminuição da taxa de filtração glomerular
Após 25 anos	5	Doença renal terminal

Apesar de a hiperfiltração glomerular ser a manifestação clássica mais precoce, sua identificação clínica é difícil de ser obtida por testes diagnósticos, por isso a excreção de albumina urinária persistentemente elevada constitui o indicador clínico mais precoce da nefropatia diabética[10].

A albuminúria persistente é definida a partir de valores alterados da excreção urinária de albumina em um mínimo de duas entre três amostras de urina coletadas entre 3 e 6 meses. Os valores de referência para o diagnóstico de albuminúria persistente são[5,11,12]:

- Taxa de excreção de albumina cronometrada durante a noite, ou em urina de 24 horas, entre 20 e 199µg/min.
- Relação albumina/creatinina em amostra isolada de urina entre 30 e 299mg/g.
- Concentração de albumina na primeira urina da manhã entre 30 e 299mg/l.

A presença da albuminúria persistente relacionada ao diabetes em crianças menores de 10 anos é bastante infrequente, devendo-se considerar a proteinúria ortostática uma etiologia. Nessa situação, deve-se coletar uma amostra da primeira urina da manhã para a dosagem da albuminúria e compará-la com outra realizada no meio do dia; se a amostra da manhã for normal e a da tarde estiver elevada, pode-se assumir tratar-se da proteinúria ortostática benigna. Outras causas de albuminúria devem também ser excluídas como glomerulonefrites, infecções do trato urinário, infecções intercorrentes, menstruação, leucorreia e exercícios intensos[13].

Fatores de risco para albuminúria persistente tanto em crianças e adolescentes, quanto em adultos, incluem controle glicêmico elevado, tabagismo, histórico familiar positivo para hipertensão ou nefropatia diabética[13].

A prevalência de albuminúria em adolescentes é considerável, apesar de ser frequentemente transitória e, quando persistente, pode ainda remitir com o passar do tempo, mesmo sem nenhuma intervenção específica. A utilização de agentes protetores renais, como os inibidores do sistema renina-angiotensina-aldosterona, é justificável para prevenir complicações no longo prazo, mas a albuminúria costuma ser raramente tratada antes dos 18 anos de idade. As taxas de reversão da albuminúria para o normal, ao final da puberdade, aproximam-se de 40 a 50% e somente uma pequena proporção desses pacientes (cerca de 15%) progredirá para a albuminúria persistente.

O risco para a albuminúria pode ser previsto pela elevação das concentrações de excreção urinária de albumina, mesmo ainda dentro da faixa de normalidade, cerca de um ano antes do diagnóstico. Por outro lado, mesmo dentro da normalidade, a albuminúria não exclui o risco de perda da função renal em crianças com diabetes[11]. A perda do padrão fisiológico de descenso da pressão arterial durante o sono noturno, acessada pelo monitoramento ambulatorial em 24 horas (MAPA = medida ambulatorial de pressão arterial), é um marcador precoce da doença renal diabética predecessora da albuminúria persistente[5].

A ADA recomenda que os termos categóricos micro e macroalbuminúrias fossem substituídos por dois níveis diferentes de albuminúria persistente (30-299mg/g creatinina e ≥ 300mg/g creatinina, respectivamente) para enfatizar a natureza contínua da excreção urinária de albumina como um fator de risco para a nefropatia diabética e para a doença cardiovascular (DCV)[14].

Naqueles pacientes que iniciaram o diabetes na infância, recomenda-se pesquisa da nefropatia pela avaliação da excreção urinária de albumina, a partir dos 10 anos de idade ou ao início da puberdade e, se ela acontecer antes disso, após 2 a 5 anos de duração da doença e anualmente a partir daí. Resultados anormais nos testes de rastreamento devem ser repetidos mais duas vezes em um intervalo de 3 a 6 meses e, de preferência, acompanhados de medida de pressão arterial; valores entre os percentis 90 e 95 para sexo, idade e altura são definidos como pré-hipertensão e aqueles iguais ou superiores ao percentil 95 caracterizam a hipertensão arterial, mas é sugerida uma confirmação por medidas ambulatoriais de pressão arterial de 24 horas (MAPA)[5].

Quando a albuminúria persistente for confirmada, deve-se promover melhora do controle glicêmico, interromper o tabagismo, aumentar a atividade física saudável e manter os níveis de pressão arterial abaixo do percentil 95, sendo também recomendada a pesquisa para retinopatia, neuropatia e dislipidemias.

Em pacientes com nefropatia, a terapêutica anti-hipertensiva eficaz prolonga o tempo de evolução para a doença renal terminal, com um impacto até mais elevado que a melhora do controle glicêmico e a suspensão do tabagismo[6]. O tratamento farmacológico da hipertensão e albuminúria em crianças e adolescentes pode ser iniciado com agentes inibidores da enzima conversora da angiotensina (ECA) ou com antagonistas do receptor da angiotensina II[5]. A meta do controle pressórico é a estabilização da PA abaixo do percentil 90 para sexo, idade e altura[12].

Por outro lado, existem ainda controvérsias em relação à segurança do uso dos inibidores da ECA como agentes protetores da função renal, por tempo prolongado, em jovens diabéticos normotensos, e pelo potencial efeito teratogênico quando utilizados durante a gestação, sendo recomendada a orientação anticoncepcional em adolescentes do sexo feminino antes do início do tratamento com inibidores da ECA ou antagonistas do receptor da angiotensina II[15].

COMPLICAÇÕES NEUROPÁTICAS

As neuropatias são as complicações crônicas mais prevalentes do diabetes associadas a grande morbidade, alta mortalidade e comprometimento da qualidade de vida, apresentando mecanismos fisiopatológicos complexos e múltiplas apresentações clínicas que envolvem disfunções dos sistemas nervosos somático e autônomo[5].

As neuropatias somáticas são classificadas nas formas focais/multifocais e generalizada; as primeiras incluem mononeuropatias focais dos nervos tibial, mediano e pares cranianos (III, IV, VI, VII) e multifocais radicular (intercostal, toracoabdominal e lombar), multiplexos (localização variada) e plexopatia ou amiotrofia diabética. A síndrome do túnel do carpo resulta da compressão do nervo mediano dentro do túnel do carpo no punho, com parestesia do primeiro, segundo e quinto dedos com dor mais intensa à noite, sendo associada ao diabetes em 5 a 16% dos casos. Pode existir envolvimento dos nervos mediano e ulnar, com atrofia das musculaturas tenar, intrínseca e hipotenar, acompanhada de contraturas acometendo as articulações metacarpofalangianas e interfalangianas proximais de todos os dedos, conhecida como a síndrome da mão diabética[16].

As neuropatias somáticas generalizadas incluem a forma mais comum de neuropatia diabética que é a **polineuropatia sensoriomotora simétrica,** onde existe lesão de todas as fibras nervosas periféricas sensitivas, motoras e autonômicas. Essa disfunção acontece de maneira insidiosa e progressiva, primeiramente com acometimento sensitivo e depois com perda da função motora, com distribuição "em botas e em luvas", associando-se a risco cumulativo de 25% de amputação de extremidades inferiores. Os sintomas mais comuns são dor e disestesias como sensação de queimação, formigamento, pontada, choque e diminuição ou perda das sensibilidades tátil, térmica ou dolorosa[5].

A neuropatia autonômica pode envolver diversos sistemas como o cardiovascular, o gastrointestinal, o geniturinário e o sudoríparo, constituindo causa importante de falta de percepção da hipoglicemia. Sintomas cardiovasculares comuns incluem hipotensão postural, fraqueza, palpitações, tonturas, síncope; alterações da frequência cardíaca e prolongamento do intervalo QT já foram associados a aumento no risco de morte súbita[17].

A gastroparesia diabética pode manifestar-se como anorexia, náuseas, vômitos, dispepsia, constipação ou diarreia, incontinência fecal, mas costuma ser assintomática na maioria dos casos; contudo, representa causa de grande variabilidade glicêmica e episódios hipoglicêmicos graves.

A disautonomia geniturinária costuma apresentar-se como disfunção erétil, ejaculação retrógrada no homem, distúrbios sexuais no sexo feminino e problemas do trato urinário inferior como a bexiga neurogênica. Disfunções sudoríparas podem incluir tanto a hipo quanto a hiperidrose.

Sinais subclínicos da disfunção autonômica podem ser encontrados logo após o diagnóstico e os fatores de risco associados incluem: maior tempo de doença, mau controle glicêmico, passagem pela puberdade, presença de polimorfismos do gene da aldose-redutase (*AKR1B1*)[17].

Exame anual completo dos pés é recomendado para toda criança diabética com 5 anos ou mais de doença, quando completar 10 anos de idade, ou ao início da puberdade, devendo incluir inspeção, palpação dos pulsos pedioso dorsal e tibial posterior, avaliação dos reflexos aquileu e patelar, determinação da propriocepção, da sensibilidade vibratória (com diapasão de 128Hz ou bioestesiômetro) e tátil (com monofilamentos de Semmes-Weintein 5,07 a 10g) e pesquisa de sintomas de dor neuropática. A inspeção dos pés deve ser realizada em toda consulta para educar o jovem quanto à importância desse cuidado[12].

Outros testes para a pesquisa da disfunção autonômica incluem: avaliação de variações da frequência cardíaca no repouso, à inspiração profunda, na manobra de Valsalva, na mudança da posição deitada para a ereta; medida da pressão arterial nas posições deitada e ereta (hipotensão postural = queda da PA sistólica > 20mmHg, 1 minuto após assumir a posição ereta); avaliação da resposta pupilar adaptativa à luz e ao escuro[5].

COMPLICAÇÕES MACROVASCULARES

A morbidade e a letalidade da doença cardiovascular (DCV) em pessoas diabéticas são bastante superiores àquelas da população geral, correspondendo à principal causa de morte prematura em portadores de DM1 com mais de 20 anos de doença[18].

As complicações cardiovasculares no *diabetes mellitus* são causadas primariamente pela aterosclerose vascular sistêmica, que se inicia na infância e adolescência, conforme demonstrado pela presença de espessamento da camada íntima-média da parede das carótidas e da aorta, aumento da rigidez arterial, assim como pela presença de aterosclerose coronariana silenciosa, diagnosticada pela ultrassonografia intravascular em adultos jovens com diabetes diagnosticado na infância; essa última e também os eventos cardiovasculares estão fortemente associados ao mau controle glicêmico. As manifestações clínicas da aterosclerose variam em função de sua localização no organismo, sendo a doença cardíaca coronariana (DCC), a doença vascular periférica (DVP) e a doença cerebrovascular os três tipos de DCV mais frequentemente associados ao DM1[19].

Estudos populacionais estimam que 14-45% das crianças com DM1 apresentam dois ou mais fatores de risco para a DCV e que a prevalência deles aumenta com a idade, sendo esse risco maior para as meninas[20].

A **hipertensão arterial** tem um impacto maior na DCV de pacientes diabéticos em relação à população geral e o controle pressórico (< 140/80mmHg em adultos) é capaz de reduzir a morbiletalidade no diabetes[5].

Alterações no metabolismo do colesterol exercem papel importante tanto para o início, quanto para a progressão da aterosclerose. O *diabetes mellitus* bem controlado não está associado a grandes alterações do metabolismo lipídico, entretanto, o mau controle glicêmico associa-se a um perfil de lipoproteínas potencialmente mais aterogênico[21].

As recomendações para o monitoramento da dislipidemia e seu tratamento em crianças e adolescentes portadores de *diabetes mellitus*, segundo a ADA (2020), são apresentadas no quadro XV-66[12].

O estudo norte-americano SEARCH mostrou que a melhora do controle glicêmico em 2 anos associou-se a um perfil lipídico mais favorável; entretanto, a melhora do controle glicêmico isoladamente não basta para a normalização lipídica de jovens portadores de DM1 e dislipidemia[22].

O tratamento medicamentoso com estatinas ainda não está bem estabelecido em crianças em relação à segurança no longo prazo, nem quanto à eficácia de desfechos CV; contudo, alguns estudos têm demonstrado segurança de curto prazo semelhante àquela vista em adultos, assim como sua eficácia em reduzir as concentrações de LDL-colesterol em casos de hipercolesterolemia familiar ou hiperlipidemia grave. As estatinas não estão aprovadas para crianças com menos de 10 anos de idade e, de forma geral, não devem ser prescritas para crianças portadoras de DM1 antes dessa idade. Essa classe de medicamentos é contraindicada durante a gestação (risco de alterações fetais), sendo de extrema importância a orientação anticoncepcional para meninas adolescentes[12].

Os efeitos adversos do tabagismo estão bem estabelecidos em relação ao aumento do risco de câncer e DCV, além de aumentar o risco para a albuminúria, devendo ser evitado em jovens portadores de diabetes para a prevenção tanto das complicações macro quanto microvasculares[12].

Quadro XV-66. Recomendações para o monitoramento da dislipidemia e seu tratamento em crianças e adolescentes portadores de *diabetes mellitus* segundo a ADA – 2020[12].

Monitoramento
Iniciar a pesquisa do perfil lipídico em crianças ≥ 2 anos de idade logo após o diagnóstico, mas com controle glicêmico estabelecido
O exame inicial pode ser a dosagem do colesterol não HDL sem jejum; se alterado confirmar com perfil lipídico de jejum
Se LDL-colesterol ≤ 100mg/dl, repetir o perfil lipídico entre 9 e 11 anos de idade e daí a cada 3 anos
Tratamento
Se o perfil lipídico estiver anormal, otimizar o controle glicêmico e orientar dieta com 25-30% de gorduras; gorduras saturadas < 7%; colesterol < 200mg/dia; evitar gordura *trans* e incentivar que ~ 10% dessas calorias sejam como gorduras monossaturadas
Após os 10 anos de idade, as estatinas poderão ser indicadas para pacientes que, apesar das modificações dietéticas e do estilo de vida, mantiverem LDL-colesterol > 160mg/dl ou LDL-colesterol > 130mg/dl acompanhado de um ou mais fatores de risco cardiovascular, com orientação sobre o potencial efeito teratogênico das estatinas
A meta terapêutica é a manutenção do LDL-colesterol < 100mg/dl

REFERÊNCIAS

1. Melendez-Ramirez LY, Richards RJ, Cefalu WT. Complications of type 1 diabetes. Endocrinol Metab Clin North Am. 2010;39(3):625-40.
2. Diabetes Control and Complications Trial Research Group. The effect of intensive treatment of diabetes on the development and progression of long-term complications in insulin-dependent diabetes mellitus. N Engl J Med. 1993;329(14):977-86.
3. Nathan DM1, Cleary PA, Backlund JY, Genuth SM, Lachin JM, Orchard TJ, et al. Intensive diabetes treatment and cardiovascular disease in patients with type 1 diabetes. N Engl J Med. 2005;353(25):2643-53.
4. Cagliero E. Diabetes and long-term complications. In Jameson L, De Groot LJ, eds. Endocrinology adult and pediatric. 7th ed. Philadelphia: Elservier Saunders; 2016. p. 898-905.
5. Donaghue KC, Wadwa RP, Dimeglio LA, Wong TY, Chiarelli F, Marcovecchio ML, Salem M, et al. Microvascular and macrovascular complications in children and adolescents. Pediatric Diabetes. 2014;15(Suppl. 20):257-69.
6. White NH. Long-term outcomes in youth with diabetes mellitus. Pediatr Clin North Am. 2015;62(4):889-909.
7. Hietala K, Harjutsalo V, Forsblom C, Summanen P, Groop PH; FinnDiane Study Group. Age at onset and the risk of proliferative retinopathy in type 1 diabetes. Diabetes Care. 2010;33(6):1315-9.
8. LeCaire TJ, Palta M, Klein R, Klein BE, Cruickshanks KJ. Assessing progress in retinopathy outcomes in type 1 diabetes: comparing findings from the Wisconsin Diabetes Registry Study and the Wisconsin Epidemiologic Study of Diabetic Retinopathy. Diabetes Care. 2013;36(3):631-7.
9. Bjornstad P, Dart A, Donaghue KC, et al. ISPAD Clinical Practice Consensus Guidelines 2022: Microvascular and macrovascular complications in children and adolescents with diabetes. Pediatr Diabetes. 2022;23(8):1432-450.
10. Perkins BA. Microvascular complications. In Peters A, Laffel L, eds. ADA/JRRF Type 1 diabetes sourcebook. Alexandria: American Diabetes Association; 2013. p. 33-65.
11. Caramori MLA, Rossing P. Diabetic nephropathy. In Jameson L, De Groot LJ, eds. Endocrinology adult and pediatric. 7th ed. Philadelphia: Elservier Saunders; 2016. p. 934-57.
12. American Diabetes Association. 13. Children and adolescents: Standards of Medical Care in Diabetes – 2020. Diabetes Care. 2020;43(Suppl 1):S163-82.
13. Siminerio LM, Laffel L, Peters A. Initial evaluation and follow-up. In Peters A, Laffel L, eds. ADA/JRRF type 1 diabetes sourcebook. Alexandria: American Diabetes Association; 2013. p. 73-101.
14. Tuttle KR, Bakris GL, Bilous RW, Chiang JL, de Boer IH, Goldstein-Fuchs J, et al. Diabetic kidney disease: a report from an ADA Consensus Conference. Diabetes Care. 2014;37(10):2864-83.
15. Bullo M, Tschumi S, Bucher BS, Bianchetti MG, Simonetti GD. Pregnancy outcome following exposure to angiotensin-converting enzyme inhibitors or angiotensin receptor antagonists: a systematic review. Hypertension. 2012;60(2):444-50.
16. Tesfaye S, Boulton AJ, Dyck PJ, Freeman R, Horowitz M, Kempler P, et al. Diabetic neuropathies: update on definitions, diagnostic criteria, estimation of severity, and treatments. Diabetes Care. 2010;33(10):2285-93.
17. Tang M1, Donaghue KC, Cho YH, Craig ME. Autonomic neuropathy in young people with type 1 diabetes: a systematic review. Pediatr Diabetes. 2013;14(4):239-48.
18. Secrest AM, Becker DJ, Kelsey SF, Laporte RE, Orchard TJ. Cause-specific mortality trends in a large population-based cohort with long-standing childhood-onset type 1 diabetes. Diabetes. 2010;59(12):3216-22.
19. Llauradó G, Ceperuelo-Mallafré V, Vilardell C, Simó R, Freixenet N, Vendrell J, et al. Arterial stiffness is increased in patients with type 1 diabetes without cardiovascular disease: a potential role of low-grade inflammation. Diabetes Care. 2012;35(5):1083-9.
20. Schwab KO, Doerfer J, Hecker W, Grulich-Henn J, Wiemann D, Kordonouri O, et al. Spectrum and prevalence of atherogenic risk factors in 27,358 children, adolescents, and young adults with type 1 diabetes: cross-sectional data from the German diabetes documentation and quality management system (DPV). Diabetes Care. 2006;29(2):218-25.
21. Jenkins AJ, Lyons TJ, Zheng D, Otvos JD, Lackland DT, McGee D, et al. Serum lipoproteins in the diabetes control and complications trial/epidemiology of diabetes intervention and complications cohort: associations with gender and glycemia. Diabetes Care. 2003;26(3):810-8.
22. Maahs DM, Dabelea D, D'Agostino RB Jr, Andrews JS, Shah AS, Crimmins N, et al. Glucose control predicts 2-year change in lipid profile in youth with type 1 diabetes. J Pediatr. 2013;162(1):101-7.e1.

PARTE XVI

Distúrbios Hidroeletrolíticos

COORDENADOR

Rafael Machado Mantovani

Diabetes Insipidus e Secreção Inapropriada de Hormônio Antidiurético

Ana Cristina Simões e Silva
Rafael Machado Mantovani

CONCEITOS BÁSICOS

A **osmolalidade** refere-se à quantidade total de partículas (osmóis) presentes em uma unidade de peso do solvente. Como nos líquidos corporais o principal solvente é a água e sua densidade vale uma unidade (1g/ml) à temperatura de 37°C, a osmolalidade definida em osmóis/kg de água praticamente se equivale à osmolaridade expressa em osmóis/litro de água. Essas variáveis quantificam a pressão osmótica de uma solução, dependendo apenas do número de partículas dissolvidas na solução, independente do tipo, peso ou valência dessas partículas[1].

A **pressão osmótica** é exercida, então, por partículas em uma solução envolta por uma membrana semipermeável (mais permeável à água do que às partículas). A pressão osmótica rege o movimento da água por meio dos compartimentos corporais. A água se move dos locais de baixa (onde a concentração de água é alta) para os de alta pressão osmótica (onde a concentração de água é baixa).

A osmolalidade do plasma pode ser estimada pela seguinte equação:

$$Osm = 2 \times [Na^+] + \frac{[ureia]}{6} + \frac{[glicose]}{18}$$

A **pressão oncótica** refere-se à pressão exercida pelas proteínas do plasma. A pressão oncótica tem participação desprezível na osmolalidade do plasma, porém sua existência é essencial para a troca de substâncias entre os capilares e o interstício[1].

A **osmolalidade efetiva do plasma** é dada pelas partículas que não atravessam livremente as membranas biológicas. Desse modo, a concentração plasmática de ureia não deve ser utilizada para o cálculo da osmolalidade efetiva do plasma. Para esse cálculo, devem ser consideradas apenas a concentração plasmática de sódio e a glicemia, conforme a equação: $2 \times [Na^+] + ([glicose] \div 18)$. Assim, a concentração plasmática de sódio é o principal determinante fisiológico da osmolalidade efetiva do plasma, refletindo um equilíbrio estreito entre as quantidades desse íon e de água no fluido extracelular. Praticamente não há variação nas concentrações plasmáticas de sódio e nos valores da osmolalidade em indivíduos sadios. Geralmente, anormalidades, tais como hipo ou hipernatremia, são devidas a um desequilíbrio principalmente no balanço hídrico e não no balanço de sódio. Em 95% dos seres humanos normais, a osmolalidade sérica é mantida dentro de limites estreitos, variando de 280 a 300mOsm/kg ou litro de água e é a mesma para os líquidos extra e intracelulares. Uma modificação na osmolalidade sérica inferior a 1% é suficiente para deflagrar os mecanismos reguladores, objetivando restaurá-la ao valor basal. Essa estreita faixa de controle é possível pela capacidade do rim normal de variar amplamente a osmolalidade urinária, que pode oscilar entre 50 e 1.200mOsm/kg[2].

A manutenção da osmolalidade é essencial para regular o tamanho das células, bem como a concentração dos íons e de outras substâncias osmoticamente ativas entre os compartimentos intra e extracelulares, influenciando a função dos canais iônicos, potenciais de ação e outras formas de comunicação intercelular[2].

As causas de distúrbios da osmolalidade pertencem a dois grupos distintos:

- Alterações agudas secundárias à perda de água desproporcional à de eletrólitos ou intoxicação hídrica, por excesso de água em relação aos eletrólitos.

- Alterações crônicas secundárias a mudanças intrínsecas no eixo de regulação osmótica do organismo, envolvendo a interação do mecanismo da sede, os sistemas hormonais e a modulação da excreção renal de sódio e água.

Dessa forma, em indivíduos sadios, ainda que a ingestão de água varie em até 10 vezes, a osmolalidade mantém-se constante por meio dos mecanismos fisiológicos de regulação do balanço hídrico, que atuam principalmente:

- Por meio da maior ou menor conservação de água, mediada pela secreção da arginina-vasopressina (AVP), que estimula a reabsorção de água pelos rins que se deve à abertura de canais de água nas porções finais do túbulo distal e ducto coletor[3].
- Por meio da ingestão aumentada de água, mediada pelo mecanismo da sede.

A neuro-hipófise secreta hormônios de natureza peptídica com peso molecular muito baixo (em torno de 1.000) que são a oxitocina e a arginina-vasopressina (AVP). A oxitocina regula a contração de músculos lisos durante o parto e a lactação, enquanto a AVP controla a homeostase da água. As desordens da AVP determinam importantes desequilíbrios no metabolismo da água, levando a diferentes quadros clínico-laboratoriais.

Os distúrbios da AVP podem ser divididos em dois grandes grupos: *diabetes insipidus* (DI) e secreção inapropriada de AVP.

O DI faz parte da chamada síndrome de poliúria e polidipsia. Essa síndrome é definida por uma produção > 50ml/kg de peso corporal durante 24 horas de urina hipotônica (< 300mOsm/kg H_2O), que é acompanhada por polidipsia de volume de ingestão hídrica em geral superior a 3 litros por dia[4]. Os quadros de DI consistem em poliúria associada a aumento excessivo na excreção de água, devido à diminuição das concentrações circulantes de AVP (DI central) e/ou à resistência periférica à ação desse hormônio nos túbulos renais (DI nefrogênico)[5]. Do ponto de vista clínico, podem-se observar poliúria e polidipsia, seguidas de desidratação hipernatrêmica e, laboratorialmente, detectam-se aumentos da concentração de sódio e da osmolalidade sérica, bem como diminuição do sódio e da osmolalidade urinária[6]. No diagnóstico diferencial da poliúria hipotônica, além das formas centrais e nefrogênicas do DI, é importante considerar a denominada polidipsia primária[6]. Um diagnóstico diferencial correto é importante, considerando as diferenças no tratamento de cada condição. Por exemplo, a aplicação de desmopressina em pacientes com polidipsia primária pode ocasionar intoxicação hídrica.

Já a secreção inapropriada de AVP consiste em oligúria associada à retenção hídrica excessiva, desproporcional às necessidades homeostáticas. Do ponto de vista clínico, pode-se observar diminuição da diurese que se associa, laboratorialmente, à hiponatremia, com redução da osmolalidade sérica, bem como aumento do sódio e da osmolalidade urinária[7].

Com relação ao débito urinário fisiológico médio de uma criança, vale ressaltar que esse parâmetro é muito variável e irá depender da idade da criança, de sua ingestão hídrica e de outras vias de perda de água. De maneira geral, o débito urinário médio de uma criança é de aproximadamente metade do volume de sua ingestão. Assim, em um lactente com ingestão média de 100ml/kg/dia, o débito urinário será de, aproximadamente, 50ml/kg/dia, ou seja, 2ml/kg/h. Como a necessidade hídrica diminui com a idade, em pré-escolares, escolares e adolescentes, considera-se que o débito urinário médio varie fisiologicamente entre 30 e 60ml/m^2/h, sendo em média de 1 a 1,5ml/kg/h. Dessa forma, considera-se poliúria um débito urinário excessivo em relação à ingestão de líquidos em quantidade adequada e oligúria a situação inversa, não sendo adequado nenhum parâmetro rígido para essas definições.

Neste capítulo, abordaremos de forma sucinta a fisiologia da regulação da osmolalidade e da volemia, a fisiopatologia das alterações da homeostase da água bem como o diagnóstico diferencial, quadro clínico-laboratorial e o tratamento desses distúrbios neuro-hipofisários.

MECANISMOS FISIOLÓGICOS ENVOLVIDOS NA REGULAÇÃO DA OSMOLALIDADE E DA VOLEMIA

O controle da osmolalidade plasmática e o do volume intracelular envolvem uma complexa interação entre vias endócrinas, neurais e parácrinas. Os osmorreceptores e suas vias efetoras regulam a liberação de AVP, enquanto a homeostase da volemia é fundamentalmente modulada pelas ações do sistema renina-angiotensina (SRA) com contribuição tanto da AVP quanto de uma "família" de peptídeos natriuréticos.

Para manter a osmolalidade plasmática em um nível constante, a secreção de AVP deve variar em resposta a pequenas alterações da osmolalidade e volume plasmáticos. Aumento de 1 a 2% na osmolalidade do líquido extracelular estimula o mecanismo da sede e a liberação de AVP. A depleção de volume produz pouca elevação nas concentrações de AVP até ocorrer redução da ordem de 10% na volemia. Dessa forma, a elevação nas concentrações de AVP será linear nas alterações da osmolalidade e exponencial nas alterações de volume[8].

A AVP é sintetizada como um pré-hormônio principalmente nos núcleos hipotalâmicos supraóptico e paraventriculares. Apesar de a AVP ser considerada um potente agente pressor, são necessárias altas concentrações para produzir aumento da pressão arterial, embora, em níveis fisiológicos, desencadeie vasoconstrição em vasculatura esplâncnica e renal. A atividade antidiurética depende da afinidade e da habilidade da AVP em se ligar ao receptor V2, ativar a adenilciclase e resistir à degradação metabólica. Por exemplo, a desmopressina (DDAVP), um análogo sintético da AVP, tem afinidade diminuída pelo receptor e menor capacidade em ativar a adenilciclase; no entanto, tem duração de ação prolongada e nenhum efeito pressórico, sendo um agonista antidiurético altamente específico[8].

O principal estímulo para a liberação da vasopressina é o aumento da osmolalidade sérica. Normalmente, em osmolalidade sérica inferior a 280mOsm/kg, a concentração plasmática de AVP é mínima, sendo menor ou igual a 1pg/ml, que corresponde ao limiar mínimo de detecção dos radioimunoensaios. Essa supressão na liberação de AVP permitirá a excreção de água livre pelos rins em níveis que podem alcançar até 20 litros de urina em 24 horas. Quando, no entanto, a osmolalidade sérica encontra-se acima de 283mOsm/kg, inicia-se a secreção de AVP, cujas concentrações plasmáticas se elevam progressivamente, atingindo concentração máxima de 20pg/ml, que deve corresponder a uma osmolalidade de aproximadamente 320mOsm/kg. A despeito das elevadas concentrações plasmáticas de AVP, o efeito antidiurético atinge seu platô com concentrações de 5pg/ml, determinando uma osmolalidade urinária máxima de cerca de 1.200mOsm/kg[9].

Aumento de 1 a 2% na osmolalidade do líquido extracelular causa desidratação dos osmorreceptores, estimulando a sede e a liberação de AVP. Os osmoreceptores são células osmoticamente sensíveis localizadas próximo aos núcleos supraóptico e paraventriculares que respondem a pequenas variações osmóticas do líquido extracelular, produzindo aumento linear da secreção de AVP e sensação de sede. Vale ressaltar que a ingestão de água para preservar a osmolalidade dos fluidos corporais é governada pela sensação de sede, que é regulada pelos mesmos fatores que modulam a liberação de AVP. A resposta da sede ao estímulo osmótico é suficientemente poderosa, de forma que a hiperosmolalidade não se desenvolve, mesmo na ausência da AVP, naqueles indivíduos conscientes e com acesso livre à água. O limiar osmótico para a sede ocorre com o aumento em 2 a 3% na osmolalidade plasmática, um valor 10mmol/l maior do que aquele capaz de estimular a liberação de AVP. O centro da sede localiza-se em região hipotalâmica diferente daquela envolvida na síntese de AVP. Além disso, estudos eletrofisiológicos indicam que o mecanismo da sede e a liberação de AVP são mediados por osmorreceptores distintos, mas adjacentes[9,10].

As reduções na volemia também consistem em estímulos significativos para a síntese e a liberação de AVP, embora outros sistemas peptidérgicos atuem de forma mais expressiva nessa homeostase. O estímulo inicial ocorre sobre os barorreceptores que estão localizados no sistema circulatório. No sistema venoso, do lado direito do coração e no átrio esquerdo estão localizados os barorreceptores de baixa pressão, e no sistema arterial, no seio carotídeo e arco aórtico estão os barorreceptores de alta pressão. A atividade elétrica dos barorreceptores está relacionada ao grau de estiramento da parede do vaso sanguíneo. Apesar de todos os barorreceptores influenciarem a secreção da AVP, o barorreceptor atrial esquerdo é o mais importante. Os mecanismos envolvidos na regulação da volemia são bastante complexos e envolvem a interação de diversos sistemas hormonais, neurais e locais de regulação. Esses sistemas homeostáticos atuam, em última instância, modulando a excreção renal de sódio. Apenas para exemplificar, o SRA promove retenção hidrossalina e aumento da volemia, principalmente por meio do aumento da liberação de angiotensina II (Ang II), que, fisiologicamente, age tanto como um hormônio circulante quanto como um componente ativo do SRA intrarrenal, promovendo a manutenção do fluido extracelular[11,12]. A principal ação da Ang II em estados de contração do volume do líquido extracelular é reduzir a excreção renal de sódio[11,12]. Esse efeito se dá por pelo menos três mecanismos:

- Por meio de alterações na hemodinâmica renal que produzem diminuição da pressão hidrostática dos vasos peritubulares e, consequentemente, aumento da reabsorção tubular de sódio e água.
- Por ação direta sobre o túbulo proximal, estimulando a reabsorção de bicarbonato de sódio.
- Pelo estímulo à síntese e liberação de aldosterona, que produz aumento da reabsorção de sódio nos túbulos distal e coletor.

Adicionalmente, a Ang II promove a liberação de vasopressina, aumenta a sede, o apetite por sal e a absorção intestinal de sódio, que levam também a aumento da volemia[11,12]. Ao lado desses sistemas e/ou substâncias que promovem a retenção hidrossalina, existe uma "família" de peptídeos natriuréticos homólogos, formados a partir de um precursor comum, que exerce um antagonismo fisiológico a esses efeitos. Seu principal representante é o peptídeo atrial natriurético (ANP), cujo estímulo fisiológico à sua liberação é o estiramento do átrio, que pode ocorrer após uma expansão aguda da volemia. O ANP possui potente efeito natriurético, produz vasodilatação em diversos territórios vasculares e modula as ações renais do SRA-aldosterona. O ANP exerce antagonismo fisiológico à retenção hidrossalina produzida pela Ang II. Além disso, o ANP inibe a secreção de aldosterona por ação direta sobre as adrenais ou indiretamente por meio da inibição do SRA[12].

Assim, o controle homeostático da volemia pode ser esquematizado como mostrado na figura XVI-1.

Vale ressaltar finalmente que os déficits de volume preponderam sobre as alterações da osmolalidade no que se refere ao desencadeamento de mecanismos regulatórios. A prioridade para o organismo é manter perfusão adequada aos tecidos. Assim, quando uma depleção volêmica é corrigida com fluido hipotônico, continuará havendo aumento na reabsorção tubular de água a despeito da hiponatremia gerada[9].

Outros mecanismos também regulam a liberação de AVP independentemente do estímulo osmótico ou volumétrico. Constituem-se em estímulos à sua liberação: náuseas (aumenta em 100 vezes suas concentrações), tração

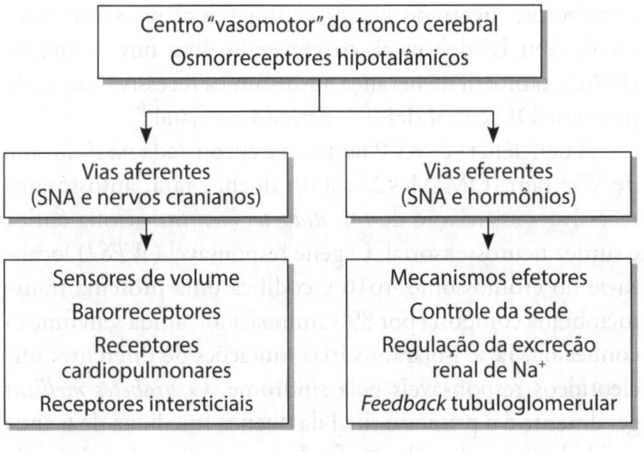

Figura XVI-1. Controle homeostático da volemia.

de alças intestinais durante cirurgia, hipoglicemia, hipóxia (PaO_2 < 60mmHg) e a Ang II. Os glicocorticoides inibem a secreção de AVP. Na deficiência de cortisol haverá aumento na produção hipotalâmica de AVP e a excreção de água livre será consequentemente prejudicada. Outro nível de controle da liberação de AVP envolve o reflexo orofaríngeo, que responde com imediata supressão da secreção de AVP após a ingestão de água. Essa supressão ocorre antes mesmo de a água ser absorvida e antes de produzir queda na osmolalidade plasmática. Os líquidos frios estimulam mais o reflexo orofaríngeo do que os mornos ou quentes. Esse dado explica a preferência dos pacientes com *diabetes insipidus* por água gelada[8].

FUNÇÃO DOS RINS NA OSMORREGULAÇÃO

Os rins são capazes de modular a excreção de água por meio dos mecanismos de concentração e diluição da urina. Assim, quando a osmolalidade sérica diminui, os rins excretam mais água que solutos (água livre), normalizando a osmolalidade sérica. De maneira inversa, em presença de osmolalidade sérica elevada, ocorre aumento da concentração urinária, isto é, maior reabsorção de água, normalizando-se, consequentemente, a osmolalidade. Tanto o processo de diluir quanto o de concentrar a urina só são possíveis pela ação integrada de mecanismos de transporte (sistema de contracorrente) nos túbulos capilares renais e modulação hormonal. Em resumo, é produzido um gradiente de hiperosmolalidade no interstício renal que aumenta do córtex para a medula, propiciando a concentração da urina quando ocorre aumento de permeabilidade à água nas porções do ducto coletor sensíveis à AVP. Por outro lado, se for necessária maior excreção de água livre, a secreção endógena de AVP estará inibida, reduzindo-se, então, a permeabilidade à água com eliminação de urina diluída[13].

Dessa forma, os rins são os principais órgãos-alvo das ações periféricas da AVP. A AVP se liga a receptores específicos, os receptores V_2, localizados principalmente na superfície basolateral da membrana das células principais dos ductos coletores, bem como nas células epiteliais da porção espessa ascendente da alça de Henle. Como já citado, esses receptores são do tipo proteína G e estão expressos em maiores quantidades nos ductos coletores[5].

Com relação às vias envolvidas na transdução dos sinais, ocorre, resumidamente, a ocupação do receptor V2 pela AVP, liberando o complexo catalítico subunidade-α *Gs* α GTP que se liga à adenilciclase, promovendo aumento nas concentrações de AMPc intracelular. O aumento do AMPc promove a ativação da proteína quinase A (PKA). A PKA promove a fosforilação de várias proteínas de membrana, propiciando a migração e a inserção na membrana apical de vesículas intracelulares que contêm canais de água, denominadas de aquaporinas. A partir daí, ocorre aumento acentuado da permeabilidade da membrana dessas células à água[14].

A AVP também atua em outros segmentos do néfron, tais como a porção espessa ascendente da alça de Henle, agindo por mecanismos diferentes e produzindo aumento do número funcional das unidades cotransportadoras de Na^+, K^+, $2Cl^-$ e dos canais de K^+ nas membranas apicais. A AVP também estimula a absorção de sódio e a secreção de potássio na membrana apical do ducto coletor, por meio de estímulo ao AMPc que promove aumento da densidade de canais de Na^+. Em relação à secreção de potássio, os mecanismos envolvidos não estão ainda bem caracterizados, podendo ser secundária à ação sobre o transporte de sódio ou a aumento na permeabilidade apical ao K^+. Além disso, a AVP aumenta a permeabilidade da porção terminal do ducto coletor à ureia, resultando em um fluxo de ureia para o interstício medular. Todos esses mecanismos de transporte, atuando em conjunto, contribuem para a produção do gradiente de concentração corticomedular gerado no interstício renal[15].

Resumindo, para a formação de urina de concentração normal é necessário que os seguintes mecanismos estejam intactos:

- Osmorreceptores.
- Produção e liberação central de AVP.
- Responsividade renal à AVP pela formação de um gradiente osmótico corticomedular e pela responsividade do néfron distal.

Embora a AVP pareça ser a estrutura principal do mecanismo concentrador urinário, deve ser observado que a urina hiperosmótica pode ser produzida na ausência total de AVP. Pacientes com DI central completo podem tornar-se capazes de concentrar suas urinas até uma osmolalidade ligeiramente maior que a do plasma (aproximadamente igual a 350mOsm/l) durante teste de privação hídrica ou episódio intercorrente de desidratação. Esse efeito pode ser explicado, em parte, pela ativação de outros sistemas de regulação da excreção hidrossalina como o SRA[14].

FISIOPATOLOGIA DOS DISTÚRBIOS DA VASOPRESSINA

Os distúrbios da AVP caracterizam-se por uma ação inadequada do hormônio em relação à condição homeostática vigente. Assim, tanto a produção e efeito excessivos quanto a diminuição da síntese e/ou resistência periférica às suas ações podem desencadear distúrbios graves da osmorregulação e da natremia[16].

Como já referido anteriormente, esses distúrbios podem ser divididos em dois grandes grupos: *diabetes insipidus* (DI) e secreção inapropriada de AVP (SIHAD). O DI subdivide-se, por sua vez, em central e nefrogênico e ainda reúne no diagnóstico diferencial a polidipsia primária[17]. O DI central ocorre quando há menor produção de AVP, não sendo possível uma resposta adequada aos estímulos fisiológicos que desencadeiam aumento das concentrações plasmáticas desse hormônio. Sendo assim, existe tendência à hipernatremia, com elevação da osmolalidade sérica e excreção de urina constantemente diluída, associadas habitualmente a concentrações plasmáticas de AVP anormalmente baixas. O paciente apresenta-se poliúrico e hidrolábil. Caso não haja livre acesso à água, os distúrbios do sódio e da osmolalidade irão acentuar-se. Nessas situações, os pacientes apresentam resposta satisfatória ao uso de análogos da AVP, como, por exemplo, a desmopressina (DDAVP). O DI central pode ser secundário a alterações estruturais do gene da AVP, trauma, cirurgia, tumores, doenças autoimunes ou infecções, afetando as vias neurais envolvidas em sua síntese, defeitos anatômicos congênitos do hipotálamo e/ou da hipófise e aumento do metabolismo da AVP[18].

O DI congênito pode ser causado por malformações anatômicas do hipotálamo ou por mutações autossômicas dominantes ou recessivas no gene que codifica a AVP e sua proteína carreadora, a neurofisina II (NPII) – localizado no cromossomo 20p13. As causas autossômicas dominantes são as mais comuns e resultam de mutações em heterozigose do gene *AVP-NPII*. Sessenta mutações autossômicas dominantes desse gene foram descritas até o momento: 53 *nonsense/missense*, 5 deleções curtas e 2 pequenas inserções e deleções no íntron. O mecanismo proposto envolve a alteração gênica do precursor da proteína AVP-NPII, que provoca a produção de proteínas anômalas. O acúmulo dessas proteínas nos neurônios produtores de AVP leva à sua degeneração progressiva, até a instalação do quadro clínico de DI. Dessa forma, indivíduos afetados geralmente são assintomáticos ao nascimento, mas apresentam DI nos primeiros 6 anos de idade. O DI de causa autossômica recessiva é mais raro e ocorre por mutações do gene *AVP-NPII*, que resultam na produção de uma molécula de AVP biologicamente inativa, com ligação 30 vezes mais fraca aos receptores V2. Em 1999, Willcutts et al. identificaram uma mutação no gene *AVP-NPII* (C301T no éxon 1) de 3 crianças palestinas homozigotas, com o diagnóstico de DI central, cujos pais eram heterozigotos, sugerindo herança autossômica recessiva[19]. Em 2010, Abu Libdeh et al. descreveram uma nova mutação (P26L), também de herança autossômica recessiva, capaz de provocar DI central desde o período neonatal[20].

A deficiência de AVP também é encontrada na síndrome de Wolfram (OMIM #222300), doença rara, autossômica recessiva – associação de DI, *diabetes mellitus*, atrofia óptica e surdez neurossensorial. O gene responsável (*WFS1*) localiza-se no cromossomo 4p16 e codifica uma proteína transmembrana composta por 890 aminoácidos, ainda sem função conhecida. Já se isolaram várias mutações de diferentes nucleotídeos responsáveis pela síndrome. O *diabetes mellitus* geralmente é o primeiro sinal da doença (mediana de 6 anos de idade), seguido pela atrofia do nervo óptico (mediana de 11 anos)[21]. O desenvolvimento de poliúria e/ou enurese pode indicar DI, sendo que a idade de apresentação pode variar muito (geralmente após a segunda ou terceira década de vida) – a frequência de DI central varia de 48 a 78%, podendo inclusive ser parcial[22].

DI central é a manifestação do sistema nervoso central mais frequente da histiocitose de células de Langerhans (10-50% dos casos)[23,24]. O risco de desenvolvimento de DI central após o diagnóstico e tratamento específico é de 16% aos 5 anos e de 20% aos 15 anos de idade, respectivamente. Tal complicação se correlaciona à presença de doença sistêmica, além do acometimento da área craniofacial[23].

Em relação ao DI nefrogênico, a alteração caracteriza-se por resistência periférica, mais especificamente, do rim às ações da AVP[25]. Observam-se também hipernatremia com elevação da osmolalidade sérica e excreção de urina diluída, em presença de elevadas concentrações plasmáticas de AVP. Nesses casos, o rim não responde adequadamente à AVP endógena nem ao uso de análogos do hormônio. Essa alteração pode ser congênita ou adquirida. As causas genéticas são mais comuns em crianças do que em adultos, embora sejam mais raras que as causas adquiridas. Se congênita, pode estar relacionada tanto a mutações do gene que codifica o receptor V2 (herança ligada ao sexo), quanto do gene que codifica a AQP2 (herança autossômica recessiva ou dominante). A forma ligada ao X é rara, afetando aproximadamente 1:1.000.000 de homens, em todo o mundo (cerca de 90% de todas as formas genéticas de DI nefrogênico). Das mais de 200 mutações descritas do gene *AVPR2*, cerca de 50% são *missense* – a maioria resulta na formação defeituosa da proteína do receptor V2, que permanece presa ao retículo endoplasmático. A forma autossômica (recessiva ou dominante) é causada por mutações no gene *AQP2*, localizado no cromossomo 12 (12q13). Cerca de 40 mutações são conhecidas até o momento, sendo mais de 70% do tipo *missense/nonsense*[26].

Diversas condições clínicas podem produzir um quadro de DI nefrogênico, ora por interferirem com a produção de AMPc estimulada pela AVP, ora por afetarem a expressão ou a inserção apical da AQP2[27]. Entre essas causas, destacam-se o uso de medicamentos (tais como lítio, demeclociclina, rifampicina e anfotericina B), hipercalcemia, hipocalemia, obstrução ureteral, insuficiência renal crônica, doença policística renal, síndrome de Sjögren, drepanocitose e doença cística medular[25]. Poliúria prolongada por qualquer causa pode ainda levar a variados graus de DI nefrogênico, pela redução da tonicidade no interstício medular renal, o que interfere com a formação, pelo ramo ascendente espesso da alça de Henle, do gradiente osmótico necessário para a concentração urinária.

Na SIHAD, observam-se concentrações elevadas de AVP, sem a atuação adequada dos mecanismos homeostáticos de *feedback* negativo. Dessa forma, desenvolvem-se oligúria com aumento excessivo da osmolalidade e do sódio urinários por diminuição inadequada da excreção de água, hiponatremia com redução da osmolalidade sérica e concentrações circulantes de AVP anormalmente altas[28].

DIABETES INSIPIDUS

Quadro clínico

As manifestações clínicas são similares e não permitem isoladamente a diferenciação entre o DI central e o nefrogênico.

Habitualmente, observam-se poliúria, noctúria e polidipsia. Os recém-nascidos e lactentes apresentam quadro clínico de difícil reconhecimento e, como não sabem pedir água, tornam-se mais suscetíveis a apresentar dano cerebral, decorrente da hipernatremia. A irritabilidade e o choro constante provocados pela sede são frequentes. Os recém-nascidos também apresentam perda ponderal e hipernatremia, com hipo-osmolalidade urinária (< 150mOsm/kg). Nos lactentes, são comuns episódios de hipertermia e vômitos. A anorexia é um sintoma comum. Muitas vezes, a criança só aceita o alimento após oferta hídrica. Em virtude da oferta proteico-energética insuficiente, emagrecimento, atraso do crescimento e constipação intestinal são frequentemente observados. Choro constante, hipotonia e atraso do desenvolvimento neuromotor podem ocorrer. Às vezes, convulsões e coma acarretam o óbito. Esses sinais são decorrentes da contração volumétrica hipertônica crônica com exacerbações agudas. A poliúria torna-se evidente quando há oferta adicional de líquidos[29].

As crianças maiores apresentam poliúria e polidipsia (sede intensa, preferencialmente por água gelada). A noctúria e a ingestão hídrica durante a noite comprometem o sono, causando irritabilidade e baixo desempenho escolar. Se, por alguma razão, o paciente não tiver livre acesso à água, a desidratação hipertônica se instala[30].

No DI central, outras manifestações neurológicas podem ser observadas, dependendo da etiologia do quadro. A deficiência de hormônios da hipófise anterior pode associar-se ao DI causado por lesões hipotalâmicas ou por lesões hipofisárias mais extensas. Em raros casos, a sensação de sede pode ser prejudicada devido à destruição de osmorreceptores hipotalâmicos (DI adípsico), levando ao quadro de desidratação grave e hipernatremia, e suas complicações (convulsões e eventos tromboembólicos)[31].

DI central e deficiência hormonal múltipla (de origem central) são complicações frequentes de pacientes pediátricos com craniofaringioma. A frequência de DI nesses pacientes no período pré-operatório varia de 16 a 55%, enquanto os pós-cirúrgicos apresentam tal complicação em mais de 80% dos casos. Cerca de 13% são transitórios[32]. Independentemente da causa, pacientes neurocirúrgicos muitas vezes apresentam DI transitório, com duração de dois a cinco dias. Uma resposta trifásica pode ser observada: DI observado por alguns dias; fase de remissão, com duração de dois a quatorze dias; eventualmente há recorrência do quadro inicial de DI, que pode tornar-se permanente. A segunda fase é provavelmente resultante da liberação da vasopressina pelos tecidos lesados da hipófise posterior[33]. O reconhecimento do período de antidiurese é importante para se evitar hiponatremia e sobrecarga hídrica secundários ao uso indevido de análogos da AVP. A resolução do DI já foi constatada dez anos após a neurocirurgia.

Diagnóstico

A urinálise associada à pesquisa da glicosúria e à determinação da densidade, da osmolalidade e do sódio urinários deve ser efetuada logo após a confirmação da poliúria. A osmolalidade plasmática, as concentrações séricas de sódio, potássio, cálcio, ureia, creatinina e glicose também devem ser avaliadas.

A densidade urinária não é preconizada como exame isolado, devido à sua baixa acurácia. Quando não for possível a avaliação rotineira da osmolalidade plasmática e urinária, deve-se determinar a concentração sérica e urinária do sódio.

Define-se o DI quando há:

1. Poliúria: em 24 horas (com acesso livre à água), produção de urina superior a 2 litro/m^2/24h (no recém-nascido, > 150ml/kg/24h; no lactente, > 100-110ml/kg/24h; nas crianças e adolescentes, > 40-50ml/kg/24h).
2. Baixa osmolalidade urinária: < 300mOsm/kg.

Portanto, no quadro clínico de poliúria, a observação de osmolalidade plasmática superior a 300mOsm/kg, com a osmolalidade urinária inferior a 300mOsm/kg, estabelece o diagnóstico de DI. Nessa circunstância, o teste de restrição hídrica não acrescenta nenhuma informação adicional ao diagnóstico.

A osmolalidade plasmática medida em osmômetro, por meio da propriedade de abaixamento crioscópico, pode ser menor que a osmolalidade *in vivo*[34]. A estimativa da osmolalidade plasmática pode ainda ser obtida pela seguinte fórmula:

$$\text{Osmolalidade plasmática} = 2(Na^+) + \text{glicemia (mg/dl)}/18 + \text{ureia (mg/dl)}/6$$

Caso haja a dosagem de nitrogênio ureico (e não ureia), como é comum em alguns países, em vez de se dividir a ureia por 6, divide-se por 2,8.

Se a osmolalidade plasmática for menor que 300mOsm/kg e houver relato de poliúria que não possa ser atribuída à polidipsia primária, o teste de restrição hídrica pode ser executado para confirmar o diagnóstico de DI e diferenciar a etiologia central da nefrogênica.

Quando a osmolalidade sérica for inferior a 270mOsm/kg ou a osmolalidade urinária for maior que 600mOsm/kg, o diagnóstico de DI é improvável.

Teste de restrição hídrica

Por muitos anos, o teste de restrição hídrica foi considerado o padrão para o diagnóstico dos quadros de poliúria e polidipsia[35]. Deve ter início após o período de jejum noturno (ou de restrição hídrica por 8 horas). O tempo de duração do teste oscila entre 6 e 14 horas, podendo ser de 6 a 8 horas nas crianças menores. A interrupção do exame deve ocorrer quando há desidratação, sede incontrolável ou perda ponderal significativa.

O paciente deve ser pesado no início do teste e a cada hora, suspendendo-se o exame quando houver perda ponderal superior a 5%. Entretanto, se o paciente apresentar perda de peso sem outros sinais de desidratação, e a comprovação do diagnóstico ainda não tiver sido feita, pode-se prolongar o exame.

Os dados vitais devem ser aferidos a cada hora. A osmolalidade urinária deve ser avaliada de 1 em 1 hora, e a osmolalidade plasmática e o sódio sérico, de 2 em 2 horas. Se a osmolalidade urinária exceder 1.000mOsm/kg ou 600mOsm/kg por mais de uma hora, em duas medidas, o diagnóstico de DI é afastado e o teste é interrompido. Se a osmolalidade sérica for menor que 300mOsm/kg e a urinária inferior a 600mOsm/kg, deve-se continuar o teste, exceto se os sinais vitais indicarem hipovolemia. Se a osmolalidade plasmática for superior a 300mOsom/kg (geralmente com $Na^+ >$ 150mEq/l), e a osmolalidade urinária for menor que 600mOsm/kg (ou variação de osmolalidade < 30mOsm/kg em amostras consecutivas de urina após 5 horas de restrição hídrica), faz-se o diagnóstico de DI[36].

Osmolalidade urinária < 300mOsm/kg sugere DI completo, e entre 300 e 750mOsm/kg, parcial. Em lactentes e pré-escolares, osmolalidade urinária > 450mOsm/kg após a privação hídrica ou uma relação osmolalidade urinária/sérica maior ou igual a 1,5 são indicativos de capacidade normal de concentração urinária.

Nesse momento, administra-se o medicamento 1-desamino-8-D-arginina vasopressina (DDAVP), análogo sintético da AVP, utilizado por via intranasal. Deve-se iniciar com a dose de 2,5mg, podendo-se chegar a 25mg. Alguns autores empregam o DDAVP por via parenteral (1mg/m^2), via SC[29]. Há argumentos favoráveis ao uso da vasopressina aquosa no teste de restrição hídrica porque o uso do DDAVP tem sido associado com intoxicação hídrica em crianças pequenas[37].

Na prática clínica, o emprego da vasopressina aquosa fica limitado pela dificuldade de sua obtenção. O teste com o DDAVP permite diferenciar o DI central do nefrogênico, pois, como já mencionado, no DI nefrogênico, praticamente não há resposta clínica ou laboratorial ao uso de doses fisiológicas de análogos da AVP. Quando a causa do DI é central, observa-se redução do volume urinário e aumento de pelo menos 2 vezes da osmolalidade urinária. Pacientes com polidipsia primária de longa duração podem apresentar DI nefrogênico leve devido à diluição do interstício medular renal. Essa condição deve ser suspeitada pela história clínica e pela tendência para a hiponatremia no estado basal.

Os valores de corte da osmolalidade urinária utilizados para se definir o diagnóstico de DI, assim como de sua etiologia, apresentam grande sobreposição, com acurácia diagnóstica de apenas 70%, especialmente nos casos de polidipsia primária[38,39].

Dosagem plasmática de AVP e de copeptina

A determinação da concentração plasmática da vasopressina foi introduzida na década de 1970[40], por meio de radioimunoensaio, exigindo rigor metodológico na coleta e na execução do exame. Tal determinação seria particularmente útil para se diferenciar as formas parciais do DI central e nefrogênico[41]. Na primeira situação, a concentração é baixa, na segunda, alta. Na forma parcial de DI nefrogênico, pode haver certa capacidade de concentração urinária no teste de restrição hídrica ou mesmo após a administração de doses elevadas de DDAVP, tornando difícil o diagnóstico etiológico. Apesar de inicialmente promissora, a dosagem de AVP após estimulação osmótica com solução salina hipertônica não se tornou realmente útil nos protocolos diagnósticos. Além das limitações metodológicas dos ensaios, com acurácia diagnóstica de apenas 38%[38], a maioria dos laboratórios comerciais não disponibiliza sua dosagem[17,42].

Nos últimos anos, a dosagem da copeptina, um glicopeptídeo de 39 aminoácidos, parte C-terminal da molécula de AVP, tem-se mostrado mais vantajosa que a determinação da AVP, pela maior simplicidade técnica e maior especificidade[43]. A copeptina é secretada em quantidades equimolares à da AVP[44], sendo então considerada um bom marcador de sua produção, com boa correlação à osmolalidade plasmática[45]. Os anticorpos são mais facilmente ligados à copeptina, uma molécula maior, e sua maior meia-vida permite que esse marcador apresente maior concentração no plasma sanguíneo, em relação à AVP[39,43].

Estudos recentes têm demonstrado a superioridade (maior acurácia) da dosagem da copeptina pós-estimulação com solução salina hipertônica, em relação ao teste de restrição hídrica, nos pacientes com poliúria hipotônica[46]. Dessa forma, o diagnóstico do DI central, incluindo as formas parciais, pode ser feito com a determinação da copeptina e da osmolalidade plasmática em resposta à estimulação osmótica, com infusão de solução salina hipertônica a 3% – em adultos, 250ml de NaCl a 3% em *bolus* de 10-15 minutos, seguido por infusão contínua de 0,15ml/kg/min até que a natremia esteja superior a 150mmol/l. Nesse momento, dosa-se a copeptina e busca-se a normalização da osmolalidade – 30ml/kg de água, por via oral, durante 30 minutos, seguidos por 500ml de soro glicosado a 5%, durante 40 a 60 minutos. Durante o teste, obtêm-se amostras de sangue para dosagem de osmolalidade plasmática, além de sódio, ureia e glicose a cada 30 minutos. Cerca de 1 hora após o tratamento para se corrigir a osmolalidade plasmática, dosar a concentração de sódio, para se garantir a normalidade antes da liberação do paciente em domicílio[39]. A elevação da concentração plasmática da copeptina é observada no DI nefrogênico e na polidipsia primária, mas não no central (parcial ou completo). A copeptina basal, dosada sem necessidade de restrição hídrica, quando superior a 21,4pmol/l, é suficiente para o diagnóstico de DI nefrogênico[47]. O *cutoff* definido no trabalho de Fesnkee et al., para o teste com solução salina hipertônica, foi de 6,5pmol/ml (quando inferior ao *cutoff*, a acurácia do diagnóstico de DI central é de 95%)[39].

Quando a dosagem de copeptina não está disponível, uma alternativa para a confirmação do diagnóstico é a prova terapêutica com desmopressina (10 a 20mg/dia, por via intranasal) durante duas semanas, com supervisão das osmolalidades plasmática e urinária e do sódio sérico e urinário.

Imagem

O exame neurológico e a campimetria devem ser efetuados no DI central. O funcionamento da hipófise anterior também deve ser avaliado[48]. A deficiência de ACTH merece especial atenção, porque pode mascarar a poliúria, pois a deficiência de cortisol diminui a excreção renal de água. Nessa situação, a avaliação do DI deve ser precedida por pelo menos três dias de reposição de glicocorticoide.

A avaliação radiológica do sistema nervoso central, por meio de tomografia computadorizada ou, preferencialmente, ressonância magnética, é imprescindível em todos os pacientes com DI central. Em alguns pacientes, a única anormalidade visível é o aumento da haste hipofisária, causado pela infiltração histiocítica de um pequeno disgerminoma ou ganglioma[49]. A propedêutica deve incluir também o exame do líquido cefalorraquidiano, para dosagem de beta-hCG, alfafetoproteínas, pesquisa de células do disgerminoma e para a exclusão de doenças infiltrativas ou infecciosas. Quando os exames radiológicos são normais ou apenas o aumento da haste hipofisária é evidenciado, a ressonância magnética (ou, na impossibilidade dessa, a tomografia computadorizada) deve ser feita com intervalos de 6 a 12 meses, durante 4 anos.

No DI central sem causa aparente, os anticorpos antivasopressina devem ser dosados, se possível[50]. Deve-se lembrar ainda que o diagnóstico de DI central idiopático é de exclusão, com caráter provisório, e que o acompanhamento clínico/radiológico é fundamental.

No caso de estabelecido o diagnóstico de DI nefrogênico, devem ser afastados inicialmente os mecanismos não genéticos, tais como doenças císticas renais, uropatias complexas, distúrbios metabólicos, doença renal crônica e uso de drogas[25]. Dessa forma, deve-se dosar ureia, creatinina, sódio, potássio, cálcio, fósforo e magnésio séricos e realizar ultrassom dos rins e das vias urinárias. Exames mais específicos poderão ser necessários caso haja suspeita de doenças específicas, tais como drepanocitose, lúpus eritematoso sistêmico e síndrome de Sjögren. Excluindo-se a possibilidade de DI nefrogênico adquirido, devem ser investigadas as causas genéticas, que consistem em mutações do gene que codifica o receptor V2 da AVP (herança ligada ao sexo) e do gene que codifica a AQP2 (herança autossômica recessiva ou dominante)[26]. Esse diagnóstico é mais complexo, exigindo-se o uso de técnicas de biologia molecular. Os demais exames utilizados para o diagnóstico de DI não permitem a diferenciação entre esses subtipos genéticos. Tanto a dosagem de AVP quanto a determinação da AQP2 urinária se comportarão de forma similar nessas duas situações.

Tratamento

Diabetes insipidus central

Reposição de volume – o paciente com DI pode manter a osmolalidade e o sódio plasmáticos no limite superior da normalidade quando o mecanismo da sede está íntegro e há livre acesso à água. Quando o débito urinário é inferior a quatro litros por dia, o balanço hídrico pode ser mantido com a ingestão de água. A terapêutica com a vasopressina ou seus análogos é extremamente útil, mas, em algumas circunstâncias, é melhor tratar o DI apenas com reposição de volume. A administração de vasopressina, quando associada à elevada oferta hídrica (> 1 litro/m^2/dia), pode acarretar hiponatremia. Os neonatos e lactentes menores recebem praticamente toda a alimentação na forma líquida, tornando-se candidatos ao tratamento apenas com fluidos, para evitar a hiponatremia[36]. O DI secundário à neurocirurgia em crianças menores também pode ser abordado com reposição de volume, sem administração de vasopressina.

Administração da vasopressina ou análogos – a sede intensa com a consequente polidipsia leva à interrupção frequente do sono, causando irritabilidade e queda do desempenho escolar. O apetite frequentemente é comprometido; muitas vezes as crianças só aceitam o alimento após a ingestão de água. A poliúria de longa duração pode acarretar hidronefrose, megaureter e dilatação da bexiga. A administração da vasopressina ou de seus análogos possibilita a melhora da sintomatologia e da qualidade de vida[51].

A vasopressina aquosa é útil para o manejo do DI de início agudo ou em pacientes criticamente doentes. Nos pacientes com edema cerebral focal ou generalizado, as alterações na osmolalidade plasmática e no equilíbrio hidroeletrolítico podem agravar o dano cerebral. A administração por via intravenosa intravenosa permite a titulação da dose e do efeito e a verificação contínua do balanço hídrico. Quando a vasopressina contínua é administrada, a oferta hídrica não deve exceder 1.000ml/m^2/dia. Em nosso meio, a vasopressina aquosa não é comumente disponível[52].

O DDAVP, análogo sintético da AVP, atua preferencialmente nos receptores V2 do córtex medular renal profundo, aumentando as concentrações de AMPc e, por meio de passos intermediários, aumenta a permeabilidade e reabsorção de água nos túbulos distais e ducto coletor. Apresenta efeito antidiurético prolongado (6 a 24 horas), atividade pressórica mínima, atividade oxitócica reduzida e ausência virtual de efeitos colaterais. Cefaleia, congestão nasal, náuseas, vômitos, desconforto abdominal e dor torácica são alguns dos raros efeitos adversos[53].

Recomenda-se o DDAVP intranasal (solução aquosa 10mg/0,1ml, administrada por uma fina mangueira dosimetrada de 2,5-10mg) na dose inicial de 2,5mg, podendo ser aumentada até a mínima dose capaz de causar um efeito antidiurético aceitável. Há ainda a apresentação em *spray* nasal (10mg/atomização), com maior dificuldade de titulação para crianças menores. A administração diária de 5 a 20mg, divididos em duas doses, é habitualmente satisfatória. A dose máxima por via intranasal é de 100mg. A dose diária pode ser dividida, mas os pacientes devem permanecer sem o efeito antidiurético pelo menos durante 1 hora antes da próxima administração da droga, para permitir a excreção do excesso de água. É desejável a sua utilização à noite, mimetizando a elevação fisiológica noturna da AVP endógena[54,55].

A administração por via oral do DDAVP (comprimidos de 0,1 a 0,2mg) tem-se mostrado eficaz e muito bem aceita, mas a dose é cerca de 20 vezes superior à nasal (100-400mg/dia), elevando-se ainda mais o custo do tratamento[54].

Os lactentes que necessitarem da administração de DDAVP podem se beneficiar da administração por via subcutânea do medicamento (ampola de 15mg/ml), considerada a via mais segura para o equilíbrio hidroeletrolítico. A dose inicial (0,008-0,08mg/kg) deve ser titulada em regime hospitalar, com base em exames laboratoriais e no balanço hídrico. Pode-se diluir a solução em soro fisiológico a 0,9% (1:10), em uma seringa, antes de sua administração. A frequência das doses também deve ser individualizada com o mesmo princípio de se observar poliúria entre doses, de forma a se evitar a hiponatremia[56]. A variabilidade de absorção e ação de doses intranasais ou orais de DDAVP contribuem para as dificuldades de manejo, particularmente em crianças com infecções do trato respiratório superior[54].

As determinações da osmolalidade plasmática, do sódio sérico e urinário e da osmolalidade urinária devem ser realizadas durante o tratamento. A administração crônica de desmopressina em altas doses pode acarretar hiponatremia e hipo-osmolalidade.

Diabetes insipidus nefrogênico

O tratamento do DI nefrogênico deve ser dirigido à causa de base subjacente. No caso de o distúrbio ser devido a um defeito genético, não há, até o momento, tratamento definitivo. Geralmente há maior dificuldade em lactentes, quando a criança depende de terceiros para sua hidratação adequada. O aspecto mais importante do cuidado a esses pacientes diz respeito a uma reposição hídrica adequada às perdas diárias. Portanto, é importante monitorar o débito urinário e o peso com frequência, ajustando-se a ingestão hídrica conforme esses parâmetros. Além disso, também é fundamental a monitoração seriada de osmolalidade plasmática, do sódio sérico e urinário e da osmolalidade urinária[57].

Na maioria das vezes, apenas a reposição hídrica adequada será suficiente, a cada 2 horas. Avaliar se há necessidade de nutrição por sonda nasogástrica ou gastrostomia durante a noite. Se houver necessidade de infusão por via intravenosa de fluidos, o soro hipotônico (1/4 do soro isotônico, ou 0,22%) é desejável para se reporem as perdas urinárias (essencialmente água pura). Quando há reposição hídrica com fluidos com maior osmolalidade em relação à urina, a hipernatremia tende a aumentar. Em alguns casos, no entanto, apenas tais medidas não bastam, sendo necessário o uso de dieta pobre em sódio e em proteína, associada a diuréticos tiazídicos (hidroclorotiazida 2-4mg/kg/dia, divididos em 2 doses) ou indometacina (1-3mg/kg/dia, divididos em 3-4 doses)[57]. Essas medidas têm por objetivo reduzir o débito urinário. Os tiazídicos atuam interferindo com o transporte distal de sódio e a indometacina reduzindo a taxa de filtração glomerular. Há evidências de que a ligação da prostaglandina E_2 aos receptores basolaterais de prostaglandina inibem a adenilato ciclase e a troca de AQP2 na membrana apical, reduzindo-se assim a diurese[58]. Estudos mais recentes mostraram que a hidroclorotiazida reduz a poliúria mesmo em camundongos sem o cotransportador sódio-cloreto sensível à tiazida, sugerindo um mecanismo de ação da droga mediado pela inibição da anidrase carbônica[59,60]. Para o uso desses medicamentos, devem-se pesar os riscos e os benefícios. Os tiazídicos podem desencadear outros distúrbios hidroeletrolíticos, enquanto a indometacina é capaz de comprometer a filtração glomerular e produzir sintomas gastrointestinais. O uso de um diurético poupador de potássio (amilorida 0,1--0,3mg/kg/dia) associado ao tiazídico pode ser uma opção interessante. Além desses medicamentos, o DDAVP em altas doses pode ser usado nos pacientes com resposta parcial a análogos da AVP.

Em adultos, o uso de acetazolamida tem ganhado importância nos casos de DI nefrogênico secundário à administração de lítio, nos quais a suspensão do tratamento não é possível[57]. O uso da acetazolamida altera o mecanismo de *feedback* tubuloglomerular, com consequente redução do ritmo de filtração glomerular, e diminui a secreção renal de prostaglandinas, levando à redução da poliúria e ao aumento da osmolalidade urinária, mas com menos efeitos adversos em comparação ao uso combinado de hidroclorotiazida/amilorida[61,62]. Novos estudos são necessários para a comprovação da eficácia e, principalmente, da segurança da acetazolamida, sobretudo nos pacientes pediátricos e naqueles com redução do ritmo de filtração glomerular.

Com a caracterização das mutações relacionadas ao gene *AVPR2*, a terapia gênica tem sido alvo de estudos, de forma a aprimorar o tratamento do DI nefrogênico[63]. A maioria das mutações causadoras da doença resulta na alteração estrutural dos receptores V2, os quais se mantêm presos no retículo endoplasmático sensor de cálcio. O uso de proteínas que auxiliem o acoplamento, tipo *chaperones*, ou antagonistas do receptor de AVPR2 (receptor tipo 2 de arginina-vasopressina) têm sido estudados em experimentos *in vivo*. São moléculas que se ligam ao receptor V2 mutante, de forma a induzir o acoplamento correto do receptor, com sua liberação do retículo endoplasmático sensor de cálcio e, então, permitindo sua glicosilação para inserção na membrana plasmática[64-66].

A aplicação prática dessas novas modalidades de tratamento do DI nefrogênico, sobretudo na faixa etária pediátrica, ainda não é uma realidade. Tais achados, no entanto, fornecem uma perspectiva futura de terapia.

POLIDIPSIA PRIMÁRIA

A polidipsia primária (também conhecida como polidipsia psicogênica ou polidipsia comportamental) é um distúrbio raro, mas reconhecido como causa da síndrome de poliúria e polidipsia na infância[67]. Há ingestão de líquidos em quantidade muito maior que o necessário para se manter o equilíbrio eletrolítico, geralmente mais de 5 litros por dia, levando à hipo-osmolalidade do líquido extracelular, inibição da ação da AVP e poliúria. A água livre não é excretada em quantidade suficiente para manter a concentração do sódio sérico e a osmolalidade corporal em níveis normais[68]. A hiponatremia pode se desenvolver se a taxa de ingestão exceder a habilidade normal do rim para excretar água livre. É geralmente leve, com concentração de sódio sérico na faixa de 135mmol/l.

Nesse caso, a poliúria e a polidipsia não são clinicamente diferentes dos sintomas do paciente com DI. A polidipsia primária pode aparecer em qualquer idade, mas é rara na infância. Geralmente, o início da poliúria tende a ser gradual, com volume urinário moderadamente aumentado. A noctúria não é comum[69].

Geralmente ocorre em pacientes com distúrbios psiquiátricos (DI psicogênico), com transtornos psicóticos ou outras desordens mentais sérias. Nesse caso, geralmente não acordam durante a noite para beber água. O tratamento é psiquiátrico[70].

Em raros casos, a polidipsia primária pode ser o resultado de anormalidades do centro da sede (DI dipsogênico), com diminuição do limiar de osmolalidade para o desencadeamento da sede, provavelmente de etiologia orgânica[17,70]. Em alguns pacientes, as causas básicas podem ser identificadas, tais como disgerminoma, histiocitose e meningite tuberculosa.

SÍNDROME DA SECREÇÃO INAPROPRIADA DA ARGININA-VASOPRESSINA (HORMÔNIO ANTIDIURÉTICO)

Definição e etiologia

Na síndrome de secreção inapropriada de hormônio antidiurético (SIHAD), as concentrações plasmáticas de AVP estão inapropriadamente elevadas para a osmolalidade plasmática (ou há ativação do receptor V2 de vasopressina), levando a hiponatremia, hipo-osmolalidade e urina inapropriadamente concentrada (natriurese > 100mOsm/kg)[1,29].

Segundo os critérios originais estabelecidos por Bartter e Wchartz[71], o diagnóstico de SIHAD é definido pelos seguintes critérios: 1. hipo-osmolalidade plasmática (< 275mOsm/kg); 2. osmolalidade urinária > 100mOsm/kg (urina inapropriadamente concentrada); 3. euvolemia (secundária à adaptação à sobrecarga hídrica); 4. natriurese > 20mEq/l; 5. função renal normal; 6. ausência de anormalidades tireoidianas e adrenais[1].

A SIHAD é rara na criança[72]. Pode ocorrer nos casos de encefalite, tumor cerebral, traumatismo cranioencefálico ou doença psiquiátrica[29]. Também é observada após convulsões generalizadas, náuseas prolongadas, pneumonia, AIDS e associada a drogas como clorpromazina, vincristina, imipramina e fenotiazinas. Outras causas raras na criança são hemorragia cerebral, meningite, abscesso cerebral, síndrome de Guillain-Barré, porfiria aguda, tuberculose e estado de mal asmático. Na grande maioria das crianças com SIHAD, a causa é a administração excessiva de DDAVP no tratamento do DI ou, menos comum, da enurese. O uso de anestésicos, narcóticos, sedativos, bem como a presença de vários estímulos, como dor, tração da bexiga, náuseas e alterações circulatórias, podem contribuir para a diminuição na capacidade de excreção hídrica no período pós-operatório, que pode ter duração de um a vários dias. O mesmo acontece nos pacientes após traumas, especialmente queimaduras[1,29].

A SIHAD é a causa da hiponatremia observada na segunda fase da resposta trifásica típica da cirurgia na região hipotálamo-hipofisária. A elevação da secreção de AVP acontece em até 35% dos pacientes 1 semana após a abordagem cirúrgica transesfenoidal, devido à degeneração neuronal local, morte celular e liberação de AVP. A insuficiência adrenal secundária também estimula essa liberação[73], mecanismo que explica a ocorrência de hiponatremia após a exérese de adenomas produtores de ACTH[74].

Nos recém-nascidos, principalmente prematuros, a SIHAD parece ser um distúrbio frequente e subestimado, particularmente na primeira semana de vida, ocorrendo na maioria dos recém-nascidos com muito baixo peso que necessitam de ventilação mecânica. As causas mais comuns são hipóxia e/ou hemorragia cerebral, asfixia, pneumonia, pneumotórax e atelectasia, meningite, persistência do ducto arterial e ventilação por pressão positiva[75].

Fisiopatologia

O excesso de AVP juntamente com ingestão livre de água resulta inicialmente em hiponatremia, alta concentração urinária e antidiurese, com consequente aumento do peso corporal de 5 a 10%. A expansão de volume produz redução na reabsorção de sódio pelo túbulo proximal e natriurese. Concentrações elevadas de peptídeo atrial natriurético (ANP) também podem contribuir para essa natriurese[29,76].

Contrapondo-se a esses efeitos, a hiponatremia produz aumento na secreção de aldosterona, reduzindo as perdas renais de sódio. Há também aumento nas perdas de substâncias orgânicas semelhantes ao ácido úrico, cuja excreção varia diretamente com o volume circulante efetivo e a natriurese. Consequentemente, a hipouricemia é comum na SIHAD e não é encontrada nas outras causas de hiponatremia (desidratação sistêmica ou outras causas de redução do volume intravascular)[77]. O ritmo de filtração glomerular encontra-se adequado a despeito da diminuição de volume urinário. Na SIHAD, as adrenais e a tireoide mantêm funcionamento normal. No entanto, a insuficiência adrenal e o hipotireoidismo devem ser descartados em todo paciente com hiponatremia[29].

Clínica

Os sinais e sintomas de hipo-osmolalidade são devidos ao edema celular resultante de um deslocamento da água do espaço extracelular para o intracelular. As células, principalmente as cerebrais e renais, podem se reajustar pela diminuição de seu conteúdo interno de solutos osmoticamente ativos, por meio de inativação ou de sua extrusão. Isso explica por que as manifestações clínicas dependem da rapidez do desenvolvimento da hipo-osmolalidade[76].

As manifestações clínicas mais importantes ocorrem no SNC e sistemas neuromusculares, secundárias à hipo-osmolalidade. O primeiro sintoma a aparecer é a hiporexia (que vai agravar a situação por reduzir a ingestão de sal), seguido por apatia, confusão, cefaleia, fraqueza e câimbras da musculatura abdominal e dos membros, logo associados a náuseas, vômitos e outros tipos de anormalidades neurológicas. Nos casos mais graves, os pacientes apresentam convulsões que podem levar ao coma e à morte. A não ser que o paciente tenha uma desordem prévia do SNC, as convulsões e coma geralmente ocorrem com sódio plasmático < 120mmol/l[76].

Tratamento

A maioria dos pacientes não necessita de tratamento, pois o sódio sérico se estabiliza entre 125 e 132mmol/l. O tratamento para a SIHAD crônica é a restrição hídrica contínua. A ingestão de líquidos deve ser limitada a 1.000ml/m^2/dia para se evitar a hiponatremia. Entretanto, em crianças pequenas, esse grau de restrição pode dificultar a oferta de calorias suficientes para o crescimento. Quando a ingestão de líquidos é restringida, a hiponatremia é corrigida, o peso declina e a excreção de sódio urinário cai, mesmo que haja concentrações continuamente elevadas de AVP[78].

No período pós-cirúrgico e na terapia do trauma (especialmente trauma cerebral e queimaduras), a ingestão hídrica durante o primeiro dia pós-operatório deve ser limitada a dois terços da manutenção normal. A monitorização do peso do paciente não deve ser negligenciada e o volume urinário não deve ser utilizado como parâmetro indicador de hidratação. Precauções similares se aplicam para os recém-nascidos prematuros e pequenos para a idade gestacional e pacientes com doenças agudas cerebrais ou pulmonares.

O tratamento agudo da hiponatremia devido à SIHAD só está indicado se houver edema cerebral. Devido ao fato de os pacientes com SIHAD apresentarem expansão de volume, a administração de sal não é muito efetiva para elevar o sódio sérico. Em geral, ocorre excreção aumentada do soluto na urina, uma vez que a ação da aldosterona está suprimida por concentrações elevadas do ANP[29,76].

Nos casos com manifestações clínicas iminentes de edema cerebral, a hiponatremia deve ser parcialmente corrigida com a infusão em *bolus* de solução hipertônica de sódio (NaCl a 3%), na dose de 2ml/kg (máximo 100ml) – repetir se os sintomas neurológicos persistirem[78]. A furosemida pode ser uma opção adjuvante para os casos mais graves de hipervolemia, associada à suplementação de sódio e de potássio. Outra forma de se aumentar a excreção urinária de solutos e de água é pela administração por via oral de ureia. Além de bem tolerada e de baixo custo, pode ser usada cronicamente em pacientes ambulatoriais. A dose sugerida da solução a 30% é de 0,1g/kg/dia (dividida em 4 doses diárias), titulando-se a quantidade necessária para o efeito desejado, até um máximo de 2g/kg/dia[79-82].

O uso de medicamentos, como demeclociclina e lítio, para a indução de DI nefrogênico, tem sido preconizado para os casos de difícil manejo em adultos, com a ausência de resposta às medidas iniciais. Devido aos frequentes efeitos tóxicos, não são indicados nos casos pediátricos. A administração de antagonistas específicos do receptor V2 (vaptanos) para casos subagudos ou crônicos de SIHAD tem sido realizada em adultos, mas ainda não há evidência de eficácia e de segurança na população pediátrica[29,81,83].

Se a SIHAD tem evolução aguda (< 48 horas), a hiponatremia pode ser corrigida de forma rápida. No entanto, se a hiponatremia se estender por mais de 48 horas, o tratamento intempestivo pode ocasionar dano grave ao SNC, incluindo a mielinose pontina. Recomenda-se, nesse caso, que o sódio plasmático seja corrigido para a faixa entre 120 e 125mEq/l, na taxa máxima de 0,5mEq/l/h. A correção total não deve exceder 12mEq/l nas primeiras 24h e 18mEq/l nas 48 horas iniciais do tratamento[1,84].

SÍNDROME DA PERDA DE SAL CEREBRAL

Definição e etiologia

Em pacientes com doenças do sistema nervoso central e hiponatremia, deve-se fazer o diagnóstico diferencial entre a SIHAD e a síndrome de perda de sal cerebral (CSW)[1]. Muitas vezes, a distinção das duas causas é um desafio na prática médica, por causa das frequentes sobreposições das apresentações clínicas. O diagnóstico preciso de cada condição é muito importante, já que a terapia indicada para uma pode resultar na piora clínica da outra[76,85].

Na CSW, existe uma excreção renal aumentada de sódio, resultando em contração do líquido extracelular. O início desse distúrbio geralmente ocorre nos primeiros 10 dias após procedimentos neurocirúrgicos ou após distúrbios envolvendo o sistema nervoso central, como traumatismo cranioencefálico, acidentes vasculares cerebrais, meningites e carcinomas metastáticos, geralmente pela hipersecreção de ANP[86].

Fisiopatologia

O mecanismo pelo qual a doença cerebral leva à perda de sal ainda é pouco entendido. Algumas hipóteses sugerem que há interrupção de sinais neurais aos rins, além do aumento das concentrações circulantes de fatores natriuréticos (atrial e cerebral), mediados pelo SNC, os quais inibem a produção de mineralocorticoides pela camada granulosa das adrenais[87]. Assim, o aumento da excreção de sódio levaria à diminuição do volume arterial efetivo, um estímulo aos barorreceptores à liberação de AVP. O aumento das concentrações de AVP, por sua vez, produziria maior reabsorção de água, independentemente da osmolalidade plasmática, e diminuiria a capacidade dos rins de produzirem urina diluída. Dessa forma, a liberação de AVP é uma resposta secundária à depleção de volume. Em contrapartida, a liberação de AVP na SIHAD seria um evento inapropriado, já que nesse distúrbio há expansão do volume arterial efetivo[76].

O néfron proximal é o provável local onde há diminuição de reabsorção de sódio, provavelmente pela redução do estímulo simpático ao rim. Evidências têm demonstrado o papel do sistema nervoso simpático (SNS) como regulador da absorção de água e sal no néfron proximal por vários mecanismos diretos e indiretos. Como o SNS também tem importante papel no controle da liberação de renina, diminuição do tônus simpático justificaria a ausência do aumento das concentrações de renina e aldosterona nos pacientes com CSW. Dessa forma, a hipocalemia não constitui uma característica desse distúrbio[88].

O aumento das concentrações do ANP, assim como do peptídeo cerebral natriurético, justificaria vários dos eventos que ocorrem na CSW, como o aumento do ritmo de filtração glomerular, o efeito inibitório direto sobre o transporte de sódio no segmento medular interno do ducto coletor e a diminuição das concentrações circulantes de aldosterona[89]. A redução da aldosterona pode ser atribuída ao efeito inibitório do ANP sobre a liberação de renina pelas células justaglomerulares dos rins, bem como por meio de inibição direta à secreção de aldosterona pelas glândulas adrenais[87,90]. Os fatores natriuréticos podem ainda levar à diminuição dos sinais autonômicos no nível do tronco cerebral, agindo de forma sinérgica ao distúrbio do SNC responsável pela diminuição dos sinais neurais aos rins.

Diagnóstico

Na diferenciação entre a SIHAD e a CSW (Quadro XVI-1), é essencial a determinação do volume extracelular. Enquanto na SIHAD existe aumento do volume extracelular, na CSW esse está diminuído[1,29,89]. Os sinais clínicos da CSW incluem mudanças ortostáticas da pressão arterial e pulsos, ressecamento de mucosas e diminuição da amplitude do pulso venoso jugular. A perda de peso, associada ao balanço hídrico negativo, é importante evidência da diminuição do volume extracelular.

Laboratorialmente, a hemoconcentração pode ser verificada por meio da elevação do hematócrito, além do aumento das concentrações de ureia e albumina. Também pode haver elevação da concentração de bicarbonato, já que a depleção hídrica é um fator importante na manutenção da alcalose metabólica[84,91]. A dosagem de ácido úrico, teoricamente, seria um bom parâmetro na diferenciação entre SIHAD e CSW, já que suas concentrações estariam diminuídas nos pacientes com aumento do volume extracelular, como na SIHAD. Apesar de suas concentrações estarem normais ou discretamente elevadas nos pacientes com hiponatremia e contração volêmica, nos pacientes com CSW, a concentração de ácido úrico tem-se mostrado inesperadamente baixa, segundo alguns estudos. Provavelmente, o achado mais importante é o aumento da concentração de ácido úrico após a correção da hiponatremia no quadro de SIHAD, mas não de CSW[92,93].

Quadro XVI-1. Características clínicas da CSW e da SIHAD.

	CSW	SIHAD
Líquido extracelular	Diminuído	Aumentado
Hematócrito	Aumentado	Normal
Albumina plasmática	Aumentado	Normal
Ureia plasmática	Aumentada	Diminuída
K^+	Normal ou aumentado	Normal
Ácido úrico	Normal ou diminuído	Diminuído
Tratamento	Reposição hidrossalina	Restrição hídrica

CSW = síndrome da perda de sal cerebral; SIHAD = síndrome da secreção inapropriada de hormônio antidiurético.

Tratamento

Enquanto na SIHAD o tratamento consiste na restrição hídrica, na CSW, deve-se promover a reposição vigorosa de fluidos e de sódio. Para tal, a administração por via intravenosa de cloreto de sódio deve ser instituída assim que o diagnóstico for realizado[29,94]. Quando o paciente estiver com boa tolerância oral, pode-se complementar a reposição salina por via oral. O uso de um potente mineralocorticoide, como a fludrocortisona, pode ser vantajoso em algumas situações[95]. Quanto à evolução natural da CSW, seu curso tende a ser transitório, geralmente com resolução clínica espontânea, em média após 3 a 4 semanas.

REFERÊNCIAS BIBLIOGRÁFICAS

1. Ranadive SA, Rosenthal SM. Pediatric disorders of water balance. Pediatr Clin North Am. 2011;58(5):1271-80.
2. Knepper MA, Kwon TH, Nielsen S. Molecular physiology of water balance. N Engl J Med. 2015;372(14):1349-58.
3. Jung HJ, Kwon TH. Molecular mechanisms regulating aquaporin-2 in kidney collecting duct. Am J Physiol Renal Physiol. 2016; 311(6):F1318-28.
4. Robertson GL. Diabetes insipidus. Endocrinol Metab Clin North Am. 1995;24(3): 549-72.
5. Christ-Crain M, Bichet DG, Fenske WK, Goldman MB, SRittig S, Verbalis JG, et al. Diabetes insipidus. Nat Rev Dis Primers. 2019; 5(1):54.
6. Fenske W, Allolio B. Clinical review: current state and future perspectives in the diagnosis of diabetes insipidus: a clinical review. J Clin Endocrinol Metab. 2012;97(10):3426-37.
7. Harrois A, Anstey JR. Diabetes insipidus and syndrome of inappropriate antidiuretic hormone in critically ill patients. Crit Care Clin. 2019;35(2):187-200.
8. Zimmerman CA, Leib DE, Knight ZA. Neural circuits underlying thirst and fluid homeostasis. Nat Rev Neurosci. 2017;18(8):459-69.
9. Sterns RH. Disorders of plasma sodium – causes, consequences, and correction. N Engl J Med. 2015;372:55-65.
10. Simoes e Silva AC, Flynn JT. The renin-angiotensin-aldosterone system in 2011: role in hypertension and chronic kidney disease. Pediatr Nephrol. 2012;27(10):1835-45.
11. Santos RA, Ferreira AJ, Simões e Silva AC. Angiotensins. In Bader M (ed). Cardiovascular hormone systems: from molecular mechanisms to novel therapeutics. Wiley-VCH; Weinheim: 2008. p 67-100.
12. Unger T, Badoer E, Gareis C, Girchev R, Kotrba M, Qadri F, et al. Atrial natriuretic peptide (ANP) as a neuropeptide: interaction with angiotensin II on volume control and renal sodium handling. Br J Pharmacol. 1990;30(Suppl 1): 83-8.
13. Yamazaki O, Ishizawa K, Hirohama D, Fujita T, Shibata S. Electrolyte transport in the renal collecting duct and its regulation by the renin-angiotensin-aldosterone system. Clin Sci (Lond). 2019;8; 133(1):75-82.
14. Nielsen S, Frøkiaer J, Marples D, Kwon TH, Agre P, Knepper MA. Aquaporins in the kidney: from molecules to medicine. Physiol Rev. 2002;82(1):205-44.
15. Goodman BE. Transport of small molecules across cell membranes: water channels and urea transportation. Adv Physiol Educ. 2002; 26(3):146-57.
16. Robertson GL. The regulation of vasopressin function in health and disease. Recent Prog Horm Res. 1976;33:333-85.
17. Christ-Crain M. Diabetes insipidus – new concepts for diagnosis. Neuroendocrinology. 2020;110(9-10:)859-67.
18. Babey M, Kopp P, Robertson GL. Familial forms of diabetes insipidus: clinical and molecular characteristics. Nat Rev Endocrinol. 2011;7(12):701-14.
19. Willcutts MD, Felner E, White PC. Autosomal recessive familial neurohypophyseal diabetes insipidus with continued secretion of mutant weakly active vasopressin. Hum Mol Genet. 1999;8(7): 1303-7.
20. Abu Libdeh A, Levy-Khademi F, Abdulhadi-Atwan A, Bosin E, Korner M, White PC, et al. Autosomal recessive familial neurohypophyseal diabetes insipidus: onset in early infancy. Eur J Endocrinol. 2010;162(2):221-6.
21. Barrett TG, Bundey SE, Macleod AF. Neurodegeneration and diabetes: UK nationwide study of Wolfram (DIDMOAD) syndrome. Lancet. 1995;346(8988):1458-63.
22. Medlej R, Wasson J, Baz P, Azar S, Salti S Loiselet J,et al. Diabetes mellitus and optic atrophy: a study of Wolfram syndrome in the Lebanese population. J Clin Endocrinol Metab. 2004;89:1656-61.
23. Grois N, Potschger U, Prosch H, Minkov M, Arico M, Braier J, et al. Risk factors for diabetes insipidus in Langerhans cell histiocytosis. Pediatr Blood Cancer. 2006;46(2):228-33.
24. Maghnie M, Bossi G, Klersy C, Cosi G, Genovese E, Aricò M, et al. Dynamic endocrine testing and magnetic resonance imaging in the long-term follow-up of childhood Langerhans cell histiocytosis. J Clin Endocrinol Metab. 1998;83(9):3089-94.
25. Ranieri M, Mise AD, Tamma G, Valenti G. Vasopressin-aquaporin-2 pathway: recent advances in understanding water balance disorders. F1000Research. 2019;8(F1000 Faculty Rev):149.
26. Bichet DG, Bockenhauer D: Genetic forms of nephrogenic diabetes insipidus (NDI): Vasopressin receptor defect (X-linked) and aquaporin defect (autosomal recessive and dominant). Best Pract Res Clin Endocrinol Metab. 2016;30(2):263-76.
27. Jung HJ, Kwon TH. Molecular mechanisms regulating aquaporin-2 in kidney collecting duct. Am J Physiol Renal Physiol. 2016;311(6): F1318-28.
28. Harrois A, Anstey JR. Diabetes insipidus and syndrome of inappropriate antidiuretic hormone in critically ill patients. Crit Care Clin. 2019;35(2):187-200.
29. Majzoub JA, Muglia LJ, Srivatsa A. Disorders of the posterior pituitary. In Sperling MA. Pediatric endocrinology. 4th ed. Philadelphia: Saunders; 2014. p. 405-43.
30. Liu SY, Tung YC, Lee CT, Liu HM, Peng SF, Wu MZ, et al. Clinical characteristics of central diabetes insipidus in Taiwanese children. J Formos Med Assoc. 2013;112(10):616-20.
31. Crowley RK, Sherlock M, Agha A, Smith D, Thompson CJ. Clinical insights into adipsic diabetes insipidus: a large case series. Clin Endocrinol (Oxf). 2007;66(4):475-82.
32. Ghirardello S, Hopper N, Albanese A, Maghnie M. Diabetes insipidus in craniopharyngioma: postoperative management of water and electrolyte disorders. J Pediatr Endocrinol Metab. 2006;19(Suppl 1):413-21.
33. Finken MJ, Zwaveling-Soonawala N, Walenkamp MJ, Vulsma T, Paul van Trotsenburg AS, Rotteveel J. Frequent occurrence of the tri- phasic response (diabetes insipidus/hyponatremia/diabetes insipidus) after surgery for craniopharyngioma in childhood. Horm Res Paediatr. 2011;76(1):22-6.
34. Leger J, Velasquez A, Garel C, Hassan M, Czernichow P. Thickened pituitary stalk on magnetic resonance imaging in children with

central diabetes insipidus. J Clin Endocrinol Metab. 1999;84(6): 1954-60.

35. Miller M, Dalakos T, Moses AM, Fellerman H, Streeten DH. Recognition of partial defects in antidiuretic hormone secretion. Ann Intern Med. 1970;73(5):721-9.
36. Jain V, Ravindranath A. Diabetes insipidus in children. J Pediatr Endocrinol Metab. 2016;29(1):39-45.
37. Koskimies O, Pylkkänen J, Vilska J. Water intoxication in infants caused by the urine concentration test with vasopressin analogue (DDAVP). Acta Paediatr Scand. 1984;73(1):131-2.
38. Fenske W, Quinkler M, Lorenz D, Zopf K , Haagen U, Papassotiriou J, et al. Copeptin in the differential diagnosis of the polydipsia-polyuria syndrome – revisiting the direct and indirect water deprivation tests. J Clin Endocrinol Metab. 2011;96(5):1506-15.
39. Fenske W, Refardt J, Chifu I, Schnyder I, Winzeler B, Drummond J, et al. A Copeptin-Based Approach in the Diagnosis of Diabetes Insipidus. N Engl J Med. 2018;379(5):428-39.
40. Robertson GL, Klein LA, Roth J, Gorden P. Immunoassay of plasma vasopressin in man. Proc Natl Acad Sci USA. 1970;66(4): 1298-305.
41. Robertson GL. The use of vasopressin assays in physiology and pathophysiology. Semin Nephrol. 1994;14(4):368-83.
42. Zerbe RL, Robertson GL. A comparison of plasma vasopressin measurements with a standard indirect test in the differential diagnosis of polyuria. N Engl J Med. 1981;305(26):1539-46.
43. Morgenthaler NG, Struck J, Alonso C, Bergmann A. Assay for the measurement of copeptin, a stable peptide derived from the precursor of vasopressin. Clin Chem. 2006;52(1):112-19.
44. Balanescu S, Kopp P, Gaskill MB, Morgenthaler NG , Schindler C, Rutishauser J. Correlation of plasma copeptin and vasopressin concentrations in hypo-, iso-, and hyperosmolar states. J Clin Endocrinol Metab. 2011;96(4):1046-52.
45. Fenske WK, Schnyder I, Koch G, Walti C, Pfister M, Kopp P, et al. Release and decay kinetics of copeptin vs AVP in response to osmotic alterations in healthy volunteers. J Clin Endocrinol Metab. 2018;103(2):505-13.
46. Christ-Crain M, Fenske WK. Copeptin in the differential diagnosis of hypotonic polyuria. J Endocrinol Invest. 2020;43(1):21-30.
47. Timper K, Fenske W, Kühn F, Frech N, Arici B, Rutishauser J, et al. Diagnostic accuracy of copeptin in the differential diagnosis of the polyuria-polydipsia syndrome: a prospective multicenter study. J Clin Endocrinol Metab. 2015;100(6):2268-74.
48. Di Iorgi N, Napoli F, Allegri AE, Olivieri I, Bertelli E , Gallizia A, et al. Diabetes insipidus – diagnosis and management. Horm Res Paediatr. 2012;77(2):69-84.
49. Maghnie M, Villa A, Arico M, Larizza D, Pezzotta S, Beluffi G, et al. Correlation between magnetic resonance imaging of posterior pituitary and neurohypophyseal function in children with diabetes insipidus. J Clin Endocrinol Metab. 1992;74(4):795-800.
50. Pivonello R, De Bellis A, Faggiano A, Di Salle F, Petretta M, Di Somma C, et al. Central diabetes insipidus and autoimmunity: relationship between the occurrence of antibodies to arginine vasopressin-secreting cells and clinical, immunological, and radiological features in a large cohort of patients with central diabetes insipidus of known and unknown etiology. J Clin Endocrinol Metab. 2003;88(4):1629-36.
51. Qureshi S, Galiveeti S, Bichet DG, Roth J. Diabetes insipidus: celebrating a century of vasopressin therapy. Endocrinology. 2014; 155(12):4605-21.
52. Vande Walle J, Stockner M, Raes A, Nørgaard JP. Desmopressin 30 years in clinical use: a safety review. Curr Drug Saf. 2007;2(3):232-8.
53. Vávra I, Machová A, Holecek V, Cort JH, Zaoral M, Sorm F. Effect of a synthetic analogue of vasopressin in animals and in patients with diabetes insipidus. Lancet. 1968;1(7549):948-52.
54. Rivkees SA, Dunbar N, Wilson TA. The management of central diabetes insipidus in infancy: desmopressin, low renal solute load formula, thiazide diuretics. J Pediatr Endocrinol Metab. 2007;20(4): 459-69.
55. Lam KS, Wat MS, Choi KL, Ip TP, Pang RW, Kumana CR. Pharmacokinetics, pharmacodynamics, long-term efficacy and safety of oral 1-deamino-8-D-arginine vasopressin in adult patients with central diabetes insipidus. Br J Clin Pharmacol. 1996;42(3): 379-85.
56. Blanco EJ, Lane AH, Aijaz N, Blumberg D, Wilson TA. Use of subcutaneous DDAVP in infants with central diabetes insipidus. J Pediatr Endocrinol Metab. 2006;19(7):919-25.
57. Kavanagh C, Uy NS. Nephrogenic diabetes insipidus. Pediatr Clin North Am. 2019;66(1):227-34.
58. Libber S, Harrison H, Spector D. Treatment of nephrogenic diabetes insipidus with prostaglandin synthesis inhibitors. J Pediatr. 1986;108(2):305-11.
59. Sinke AP, Kortenoeven ML, de Groot T, Baumgarten R, Devuyst O, Wetzels JFM, et al. Hydrochlorothiazide attenuates lithium-induced nephrogenic diabetes insipidus independently of the sodium-chloride cotransporter. Am J Physiol Renal Physiol. 2014;306: F525-33.
60. Boussemart T, Nsota J, Martin-Coignard D, Champion G. Nephrogenic diabetes insipidus: treat with caution. Pediatr Nephrol. 2009; 24(9):1761-3.
61. de Groot T, Sinke AP, Kortenoeven ML, Alsady M, Baumgarten R, Devuyst O, et al. Acetazolamide attenuates lithium-induced nephrogenic diabetes insipidus. J Am Soc Nephrol. 2016;27(7):2082-91.
62. Gordon CE, Vantzelfde S, Francis JM. Acetazolamide in lithium-induced nephrogenic diabetes insipidus. N Engl J Med. 2016; 375(20):2008-9.
63. Jain V, Ravindranath A. Diabetes insipidus in children. J Pediatr Endocrinol Metab. 2016;29(1):39-45.
64. Romisch K. A cure for traffic jams: small molecule chaperones in the endoplasmic reticulum. Traffic. 2004;5(11):815-20.
65. Bernier V, Morello JP, Zarruk A, Debrand N, Salahpour A, Lonergan M, et al. Pharmacologic chaperones as a potential treatment for X-linked nephrogenic diabetes insipidus. J Am Soc Nephrol. 2006;17(1):232-43.
66. Los EL, Deen PM, Robben JH. Potential of nonpeptide (ant) agonists to rescue vasopressin V2 receptor mutants for the treatment of X-linked nephrogenic diabetes insipidus. J Neuroendocrinol. 2010;22(5):393-9.
67. Horev Z, Cohen AH. Compulsive water drinking in infants and young children. Clin Pediatr (Phila). 1994;33(4):209-13.
68. Metropulos D, Antoon JW. Primary Polydipsia in a Child. Clin Pediatr (Phila). 2015;54(14):1396-8.
69. Nigro N, Grossmann M, Chiang C, Inder WJ. Polyuria-polydipsia syndrome: a diagnostic challenge. Intern Med J. 2018;48(3):244-53.
70. Dundas B, Harris M, Narasimhan M. Psychogenic polydipsia review: etiology, differential, and treatment. Curr Psychiatry Rep. 2007; 9:236-41.
71. Bartter FC, Schwartz WB. The syndrome of inappropriate secretion of antidiuretic hormone. Am J Med. 1967;42(5):790-806.
72. Anderson RJ, Chung HM, Kluge R, Schrier RW. Hyponatremia: a prospective analysis of its epidemiology and the pathogenetic role of vasopressin. Ann Intern Med. 1985; 102(2):164-8.

73. Oelkers W. Hyponatremia and inappropriate secretion of vasopressin (antidiuretic hormone) in patients with hypopituitarism. N Engl J Med. 1989; 321(8):492-6.
74. Sane T, Rantakari K, Poranen A, Tähtelä R, Välimäki M, Pelkonen R. Hyponatremia after transsphenoidal surgery for pituitary tumors. J Clin Endocrinol Metab. 1994;79(5):1395-8.
75. Judd BA, Haycock GB, Dalton N, Chantler C. Hyponatraemia in premature babies and following surgery in older children. Acta Paediatr Scand. 1987;76(3):385-493.
76. Simões e Silva AC, Mantovani RM, Chagas AJ. Diabetes insípido e secreção inapropriada de hormônio antidiurético. In Simões e Silva AC, Ferreira AR, Norton RC, Mota JAC. Urgências e emergências em pediatria. Belo Horizonte: COOPMED; 2016. p. 507-22.
77. Assadi FK, John EG. Hypouricemia in neonates with syndrome of inappropriate secretion of antidiuretic hormone. Pediatr Res. 1985;19:424-27.
78. Jones DP. Syndrome of Inappropriate Secretion of Antidiuretic Hormone and Hyponatremia. Pediatr Rev. 2018;39(1):27-35.
79. Soupart A, Coffernils M, Couturier B, Gankam-Kengne F, Decaux G. Efficacy and tolerance of urea compared with vaptans for long-term treatment of patients with SIADH. Clin J Am Soc Nephrol. 2012;7(5):742-47.
80. Huang EA, Feldman BJ, Schwartz ID, Geller DH, Rosenthal SM, Gitelman SE. Oral urea for the treatment of chronic syndrome of inappropriate antidiuresis in children. J Pediatr. 2006;148(1):128-31.
81. Spasovski G, Vanholder R, Allolio B, Annane D, Ball S, Bichet D, et al. Clinical practice guideline on diagnosis and treatment of hyponatraemia. Eur J Endocrinol. 2014;170(3):G1-47.
82. Decaux G, Andres C, Gankam Kengne F, Soupart A. Treatment of euvolemic hyponatremia in the intensive care unit by urea. Crit Care. 2010;14(5):R184.
83. Bhandari S, Peri A, Cranston I, McCool R, Shaw A, Glanville J, et al. A systematic review of known interventions for the treatment of chronic nonhypovolaemic hypotonic hyponatraemia and a meta-analysis of the vaptans. Clin Endocrinol (Oxf). 2017;86(6):761-71.
84. Verbalis JG, Goldsmith SR, Greenberg A, Schrier RW, Sterns RH. Hyponatremia treatment guidelines 2007: expert panel recommendations. Am J Med. 2007;120(11 Suppl 1):S1-21.
85. Ganong CA, Kappy MS. Cerebral salt wasting in children. The need for recognition and treatment. Am J Dis Child. 1993;147(2): 167-9.
86. Isotani E, Suzuki R, Tomita K, Hokari M, Monma S, Marumo F, Hirakawa K. Alterations in plasma concentrations of natriuretic peptides and antidiuretic hormone after subarachnoid hemorrhage. Stroke. 1994;25(11):2198-203.
87. Kappy MS, Ganong CA. Cerebral salt wasting in children: the role of atrial natriuretic hormone. Adv Pediatr. 1996;43:271-308.
88. Levin ER, Gardner DG, Samson WK. Natriuretic peptides. N Engl J Med. 1998;339(5):321-8.
89. Rabinstein AA, Wijdicks EF. Hyponatremia in critically ill neurological patients. Neurologist. 2003;9(6):290-300.
90. Gurnurkar S, Villacres S, Warner L, Chegondi M. Successful Use of Fludrocortisone in a Child with Refractory Cerebral Salt Wasting Syndrome: A Case Report and Review of Literature. Cureus. 2018;10(10):e3505.
91. Palmer BF. Hyponatremia in patients with central nervous system disease: SIADH versus CSW. Trends Endocrinol Metab. 2003;14(4): 182-7.
92. Maesaka JK, Fishbane S. Regulation of renal urate excretion: a critical review. Am J Kidney Dis. 1998;32(6):917-33.
93. Maesaka JK, Gupta S, Fishbane S. Cerebral salt-wasting syndrome: does it exist? Nephron. 1999;82(2):100-9.
94. Oh JY, Shin JI. Syndrome of inappropriate antidiuretic hormone secretion and cerebral/renal salt wasting syndrome: similarities and differences. Front Pediatr. 2015;2:146.
95. Misra UK, Kalita J, Kumar M. Safety and efficacy of fludrocortisone in the treatment of cerebral salt wasting in patients with tuberculous meningitis: A Randomized Clinical Trial. JAMA Neurol. 2018;75(11): 1383-91.

PARTE XVII

Metabolismo do Cálcio

COORDENADOR

Hamilton Cabral de Menezes Filho

Fisiologia do Metabolismo Osteomineral

Hamilton Cabral de Menezes Filho

O controle das concentrações séricas dos íons cálcio, fósforo e magnésio depende de um intricado sistema que envolve principalmente a participação da vitamina D, do hormônio da paratireoide (PTH), do receptor sensível ao cálcio extracelular (RSCa) e do fator de crescimento dos fibroblastos-23 (FGF-23), que atuam especialmente sobre os ossos, intestino e rins.

Neste capítulo serão abordados os principais aspectos da fisiologia do metabolismo osteomineral.

TECIDO ÓSSEO: ESTRUTURA, HISTOLOGIA E FUNÇÕES

O tecido ósseo é responsável por três funções principais: mecânica, protetora e metabólica[1].

De acordo com o aspecto macroscópico, os ossos podem ser divididos em dois grupos: ossos planos (representados pelos ossos do crânio, escápula, mandíbula e íleo) e ossos longos (como tíbia, fêmur e úmero)[1].

Em um osso longo são identificadas as seguintes partes: epífises (extremidades alargadas dos ossos), a diáfise (estrutura tubular situada no meio do osso) e as metáfises (localizadas entre a diáfise e as epífises). No osso em crescimento, as epífises e metáfises são separadas por uma camada de tecido cartilaginoso denominada placa de crescimento ou cartilagem epifisária, responsável pelo crescimento longitudinal.

A observação de um osso cortado transversalmente revela partes sem cavidades visíveis, que constituem o osso cortical (ou compacto) e partes com diversas cavidades intercomunicantes, constituindo o osso trabecular (ou esponjoso)[1]. Nos ossos longos as epífises e metáfises são formadas predominantemente por osso trabecular, com camada delgada de osso cortical, enquanto a diáfise é formada basicamente por osso cortical, com pequena quantidade de osso trabecular, que delimita o canal medular[1]. Nos ossos curtos o centro é constituído por osso trabecular, recoberto por osso cortical[1]. Os ossos chatos apresentam uma camada externa e outra interna de osso compacto, com osso trabecular entre elas[1]. A medula óssea ocupa o canal medular e as cavidades do osso trabecular.

As superfícies internas e externas dos ossos são revestidas por membranas de tecido conjuntivo denominadas endósteo e periósteo, respectivamente. As células do periósteo têm grande capacidade de se transformar em osteoblastos, de modo que o periósteo apresenta importante papel no crescimento dos ossos e na reparação de fraturas[1]. Já as células do endósteo estão em contato com os vasos sanguíneos e a medula óssea, seja no canal medular (osso cortical), seja nas cavidades do osso trabecular[1]. A figura XVII-1 ilustra as estruturas de um osso longo, descritas anteriormente.

Os ossos cortical e trabecular são constituídos pelos mesmos tipos celulares e pelos mesmos elementos da matriz.

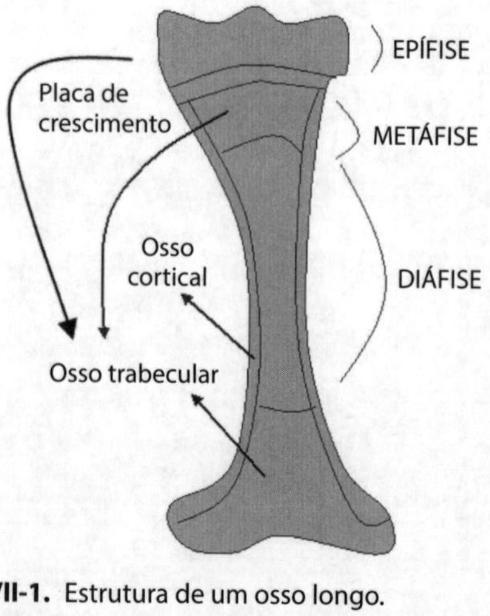

Figura XVII-1. Estrutura de um osso longo.

No entanto, têm importantes diferenças estruturais: 1. a calcificação do osso cortical é de 80 a 90%, e a do osso trabecular, apenas de 15 a 25%; 2. o osso trabecular apresenta extensa superfície endosteal, decorrente de sua estrutura esponjosa[1]. Essas diferenças estruturais explicam as diferentes funções que cada tipo de osso desempenha: enquanto as principais funções do osso cortical são mecânica e protetora, a principal função do osso trabecular é metabólica[1].

Microscopicamente, o tecido ósseo é formado por alguns tipos celulares e pela matriz óssea. As principais células que constituem o tecido ósseo são os osteoblastos, osteócitos e osteoclastos. Os osteoblastos localizam-se na superfície óssea e são responsáveis pela produção da parte orgânica da matriz óssea (colágeno do tipo I e proteoglicanos)[1]. São muito importantes para o crescimento e a manutenção da qualidade do osso. Os osteócitos são células localizadas no interior da matriz óssea, diferenciando-se a partir dos osteoblastos[1]. Os osteócitos são importantes para a manutenção da matriz óssea e pelo controle dos processos de modelação e remodelação ósseas. Os osteoclastos localizam-se na superfície óssea, sendo responsáveis pela reabsorção óssea[1]. É interessante observar que os osteoblastos e osteócitos têm origem mesenquimatosa, a partir das unidades formadoras de colônia de fibroblastos (capazes de diferenciar-se em fibroblastos, osteoblastos, condrócitos, adipócitos e células musculares), enquanto os osteoclastos têm origem hematopoiética, a partir de unidades formadoras de colônia de granulócitos e macrófagos (capazes de diferenciar-se em osteoclastos, monócitos e macrófagos)[1]. A matriz óssea é composta por uma parte inorgânica e outra orgânica. A matriz óssea ainda não mineralizada é denominada osteoide. A parte inorgânica representa cerca de 50% do peso da matriz e é constituída pelos cristais de hidroxiapatita, cuja estrutura é: $[3Ca_3(PO_4)_2] \cdot (OH)_2$. Outros íons também presentes na matriz são bicarbonato, magnésio, potássio, sódio e citrato. A parte orgânica da matriz é constituída pelas fibras de colágeno do tipo I, proteínas não colágenas e substância fundamental amorfa, composta por proteoglicanos e glicoproteínas[1].

O crescimento do osso se faz por meio de desenvolvimento intramembranoso ou endocondral. Na ossificação intramembranosa as células mesenquimatosas precursoras diferenciam-se diretamente em pré-osteoblastos e então em osteoblastos[1]. Os osteoblastos sintetizam o osteoide que, ao se calcificar, retém osteoblastos no seu interior, que então são transformados em osteócitos. O osso recém-formado sofre invasão de vasos sanguíneos e células mesenquimatosas indiferenciadas, que darão origem à medula óssea[1]. Esse tipo de ossificação é típico dos ossos planos (crânio, escápula, mandíbula e íleo), mas também é observado nos ossos curtos e no crescimento em espessura dos ossos longos. Na ossificação endocondral as células mesenquimatosas diferenciam-se inicialmente em pré-condroblastos e condroblastos, responsáveis pela formação da matriz cartilaginosa[1]. Os condroblastos retidos pela matriz passam a constituir os condrócitos. Após a morte dos condrócitos, a matriz cartilaginosa se calcifica. As cavidades da matriz calcificada, formadas pelo desaparecimento dos condrócitos, sofrem invasão por capilares sanguíneos e células mesenquimatosas indiferenciadas provenientes do tecido conjuntivo adjacente[1]. Essas células diferenciam-se em osteoblastos, que irão depositar matriz óssea sobre os restos da cartilagem calcificada. Os osteoclastos reabsorvem o tecido ósseo formado no centro da cartilagem, dando origem ao canal medular. Do mesmo modo que na ossificação intramembranosa, a medula óssea é formada a partir da invasão óssea por vasos sanguíneos e células mesenquimatosas[1]. É importante destacar que o tecido ósseo inicial é formado por meio de ossificação intramembranosa, a partir do pericôndrio que reveste a porção média da diáfise[1]. A ossificação endocondral representa a principal forma de crescimento dos ossos curtos e longos.

ESTRUTURA E FISIOLOGIA DA PLACA DE CRESCIMENTO E O PROCESSO DE OSSIFICAÇÃO

A placa de crescimento é uma fina camada de cartilagem localizada entre a epífise e a metáfise[2]. Na placa de crescimento identificam-se 3 zonas principais: a de repouso, a proliferativa e a hipertrófica. A zona de repouso situa-se nas proximidades da epífise, a zona proliferativa ocupa posição intermediária e a zona hipertrófica localiza-se nas proximidades da metáfise. Os condrócitos da placa de crescimento caracterizam-se por apresentarem diferentes estágios de diferenciação, de modo que a diferenciação aumenta gradativamente da zona de repouso para a zona hipertrófica[2]. A zona de repouso é responsável pela orientação adequada dos condrócitos da zona proliferativa, que será essencial para o crescimento ósseo unidirecional, servindo também como reservatório de condrócitos com capacidade para a diferenciação em condrócitos proliferativos e hipertróficos[2]. A zona proliferativa é formada por condrócitos achatados organizados em colunas e que se proliferam longitudinalmente[2]. Os condrócitos da zona proliferativa têm como papéis a manutenção da estrutura e da função da placa, bem como a síntese de proteínas da matriz extracelular[2]. A zona hipertrófica é constituída por condrócitos hipertrofiados e diferenciados, maiores e arredondados e com elevado conteúdo intracelular de cálcio, capazes de secretar proteínas da matriz extracelular e fatores angiogênicos como VEGF (fator de crescimento vascular endotelial) e FGF-2[2]. O VEGF e o FGF-2 serão relevantes para a invasão da cartilagem por vasos sanguíneos e células ósseas durante o processo de ossificação[2]. Os condrócitos da zona hipertrófica caracterizam-se também pela sua capacidade em sofrer apoptose[2].

A ossificação consiste na substituição do tecido cartilaginoso por tecido ósseo. A ossificação depende da redução da tensão de oxigênio na zona hipertrófica, dos fatores angiogênicos secretados pelos condrócitos hipertróficos (VEGF e FGF-2) e da apoptose dos condrócitos hipertrofiados (estimulada pelo aumento da concentração intracelular de cálcio, pelo ácido retinoico e vitamina D)[2]. A apoptose dos condrócitos hipertrofiados resulta no surgimento de lacunas posteriormente preenchidas por osso.

O crescimento ósseo longitudinal (por meio da ossificação endocondral) é um processo complexo que envolve proliferação, hipertrofia e senescência dos condrócitos e mineralização da matriz extracelular[3]. Por outro lado, tanto a redução quanto a aceleração da diferenciação dos condrócitos da placa de crescimento podem levar à baixa estatura. Fatores parácrinos e autócrinos são os principais reguladores da ossificação endocondral[3]. Defeitos nos genes associados a esses fatores podem levar à baixa estatura idiopática[3]. Abordaremos a seguir o papel de diversos genes na regulação da placa de crescimento.

Gene *SHOX* (*short stature homeobox*) – localizado na região pseudoautossômica 1 dos cromossomos sexuais, é expresso principalmente nos condrócitos hipertróficos[3]. Ainda não se sabe o exato papel da proteína SHOX na regulação da placa de crescimento[3]. No entanto, o *SHOX* é um fator de transcrição que aumenta a expressão do gene *NPPB* e reduz a expressão do gene *FGFR3* (receptor 3 do FGF), assim estimulando tanto a proliferação quanto a diferenciação dos condrócitos[3]. A proteína SHOX também interage com proteínas codificadas pelos genes *SOX9*, *SOX5* e *SOX6*, importantes na síntese da matriz cartilaginosa[3].

Genes *NPPC* e *NPR2* – esses genes são responsáveis pela codificação do peptídeo atrial natriurético tipo C (PANC) e seu receptor NPR-B, respectivamente, e são expressos principalmente na zona hipertrófica[3]. O sistema envolvendo o PANC e o NPR-B estimula a proliferação e diferenciação dos condrócitos e a síntese da matriz cartilaginosa, agindo de forma autócrina e parácrina[3]. Essas ações, especialmente as relacionadas aos condrócitos, envolvem, entre outros mecanismos, a inibição da via relacionada ao FGFR3[3]. A ligação do PANC ao NPR-B resulta em aumento do GMP cíclico intracelular e, consequentemente, em ativação das proteínas quinases I (cGKI) e II (cGKII), dependentes do GMP cíclico[3]. A cGKII inibe a via da MAP quinase. A via da MAP quinase está relacionada ao FGFR3 e, quando ativada, resulta em regulação negativa da condrogênese da placa de crescimento (por meio da inibição da proliferação e aceleração da diferenciação hipertrófica dos condrócitos e redução da síntese da matriz cartilaginosa)[3].

Gene *ACAN* – codifica a proteína aggrecan, um proteoglicano presente na matriz extracelular com relevante papel funcional e estrutural na cartilagem da placa de crescimento[3]. Está presente também na cartilagem articular[3].

Gene *IHH* (*Indian hedgehog*) – esse gene é expresso nos condrócitos pré-hipertróficos da placa de crescimento e codifica um regulador-chave da ossificação endocondral com ação parácrina e que coordena a proliferação e diferenciação dos condrócitos[3]. Esse regulador também estimula a produção do peptídeo relacionado ao PTH (PTHrP) pelos condrócitos da zona proliferativa, cujo papel será reduzir a diferenciação dos condrócitos pré-hipertróficos em condrócitos hipertróficos[4].

Gene *FGFR3* – conforme vimos acima, o receptor 3 do FGF age por meio da MAP quinase, com papel regulador negativo da condrogênese da placa de crescimento[3].

SISTEMA OSTEOPROTEGERINA-RANKL-RANK

O sistema osteoprotegerina-RANKL-RANK tem papel fundamental no controle da maturação dos osteoclastos. O RANK é o receptor ativador do fator nuclear κB, localizado nas células progenitoras dos osteoclastos. O ligante do RANK (RANKL) e a osteoprotegerina (OPG) são produzidos pelos osteoblastos. A ligação do RANKL ao seu receptor (RANK) resulta em estímulo da diferenciação das células progenitoras dos osteoclastos em osteoclastos maduros e, consequentemente, em maior atividade osteoclástica e maior reabsorção óssea[5]. Por outro lado, a ligação do RANKL à OPG impede a interação RANKL-RANK, reduzindo assim a maturação dos osteoclastos[5].

Diversos hormônios atuam sobre o sistema OPG-RANKL-RANK. Por exemplo, a 1,25$(OH)_2$ vitamina D (forma ativa da vitamina D), o PTH e os glicocorticoides estimulam a produção do RANKL e diminuem a produção da OPG[5]. Essas ações levam ao aumento da atividade osteoclástica. Ao contrário, o estradiol aumenta a produção da OPG, contribuindo, desse modo, para o aumento da massa óssea[5]. As citocinas também influenciam o sistema OPG-RANKL-RANK, de modo que a expressão do gene do RANKL é aumentada pelo TNF-α, pelas interleucinas-1, 6,11 e 17 e pela prostaglandina E_2[6]. Essas ações das citocinas justificam a redução da massa óssea nas doenças inflamatórias crônicas. Frequentemente, a redução da massa óssea nas doenças inflamatórias crônicas é atribuída, entre outros fatores, à corticoterapia prolongada em dose elevada. No entanto, em doenças como a artrite idiopática juvenil, a redução da massa óssea pode ser observada já no momento do diagnóstico, reforçando o papel da atividade inflamatória excessiva[7]. A figura XVII-2 ilustra o sistema OPG-RANKL-RANK.

VITAMINA D: METABOLISMO E AÇÕES

A vitamina D é sintetizada na pele a partir dos precursores 7-deidrocolesterol (pró-vitamina D_3) ou ergosterol (pró-vitamina D_2)[8]. A exposição da pele aos raios ultravioleta B (UVB) resulta na transformação da pró-vitamina D_3 e da pró-vitamina D_2, respectivamente, em pré-vitamina D_3 e

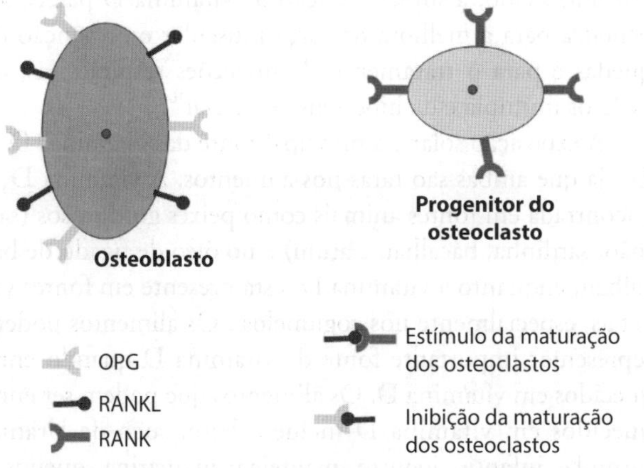

Figura XVII-2. Sistema osteoprotegerina – RANKL-RANK.

pré-vitamina D_2[8]. A pré-vitamina D_3 e a pré-vitamina D_2 sofrem um processo de isomerização induzido pelo calor, sendo, assim, convertidas em vitamina D_3 (colecalciferol) e vitamina D_2 (ergocalciferol)[8]. É interessante observar que a exposição intensa à luz solar leva à conversão da pré-vitamina D_3 e da pré-vitamina D_2 em compostos inertes (lumisterol e taquisterol), prevenindo-se, desse modo, possível intoxicação pela vitamina D[8]. As vitaminas D_3 e D_2 sofrem a mesma metabolização, de forma que a partir de agora usaremos apenas o termo vitamina D. A vitamina D (assim como seus metabólitos) circula no sangue ligada à albumina, lipoproteínas e à proteína ligadora da vitamina D, sendo, assim, transportada até o fígado[9]. No fígado, a vitamina D é convertida em 25(OH) vitamina D (calcidiol) por meio da ação da enzima 25-hidroxilase[8]. A importância do calcidiol reside principalmente no fato de representar a principal forma circulante da vitamina D[8]. O calcidiol é levado até o túbulo renal proximal, onde, a partir da ação da enzima 1a-hidroxilase (CYP27B1), originará a 1,25$(OH)_2$ vitamina D (calcitriol), forma ativa da vitamina D[8]. A atividade da 1a-hidroxilase é estimulada pelo PTH, pela hipocalcemia e pela hipofosfatemia[8]. Por outro lado, a 1,25$(OH)_2$ vitamina D é capaz de autorregular sua síntese por meio da inibição tanto da enzima 1α-hidroxilase quanto da expressão do gene do PTH[8].

É interessante notar que a enzima 1a-hidroxilase está presente também nos monócitos, células da pele e na placenta[8]. A metabolização do calcidiol e do calcitriol, realizada pela enzima 24-hidroxilase (CYP24A1) no intestino, osso, fígado e rins, origina os compostos 24,25$(OH)_2$ vitamina D e 1,24,25$(OH)_3$ vitamina D[8]. As enzimas 24-hidroxilase, 25-hidroxilase e 1a-hidroxilase pertencem à família das proteínas citocromo P450, que assumem aspecto colorido, com pico de absorbância de 450nm, quando reduzidas por meio da sua ligação ao monóxido de carbono[8]. A síntese e o metabolismo da vitamina D são apresentados na figura XVII-3.

A 1,25$(OH)_2$ vitamina D (calcitriol) é um hormônio esteroide que, após se ligar ao seu receptor, é translocada para o núcleo onde se junta ao receptor X do ácido retinoico para formar um complexo heterodimérico que atua nos elementos responsivos à vitamina D (VDRE), estimulando a transcrição do gene responsivo à vitamina D[8,9]. A 1,25$(OH)_2$ vitamina

1. Síntese das vitaminas D_2 e D_3:

Pele:

Ergosterol (pró-vitamina D_2) $\xrightarrow{\text{LUZ ULTRAVIOLETA}}$ Pré-vitamina D_2 $\rightarrow$ Vitamina D_2 (ergocalciferol)

7-dehidrocolesterol (pró-vitamina D_3) $\xrightarrow{\text{LUZ ULTRAVIOLETA}}$ Pré-vitamina D_3 $\rightarrow$ Vitamina D_3 (colecalciferol)

2. Circulação das vitamina D_2 e D_3:

Complexo vitamina D_2 – proteína ligante da vitamina D

Complexo vitamina D_3 – proteína ligante da vitamina D

3. Hidroxilação hepática das vitaminas D_2 e D_3:

Vitamina D_2 $\xrightarrow{\text{25-hidroxilase}}$ 25(OH) Vitamina D_2 (calcidiol)

Vitamina D_3 $\rightarrow$ 25(OH)Vitamina D_3 (calcidiol)

4. Hidroxilação renal das vitaminas D_2 e D_3 (túbulo renal proximal):

25(OH) Vitamina D_2 $\xrightarrow{1\alpha\text{-hidroxilase}}$ 1,25$(OH)_2$ Vitamina D_2 (calcitriol)

25(OH) Vitamina D_3 $\rightarrow$ 1,25$(OH)_2$ Vitamina D_3 (calcitriol)

5. Metabolização das vitaminas D_2 e D_3(fígado, intestino, osso, rins):

25(OH) Vitamina D_2 $\xrightarrow{\text{24-hidroxilase}}$ 24,25$(OH)_2$ Vitamina D_2

25(OH) Vitamina D_3 $\rightarrow$ 24,25$(OH)_2$ Vitamina D_2

1,25$(OH)_2$ Vitamina D_2 $\xrightarrow{\text{24-hidroxilase}}$ 1,24,25$(OH)_3$ Vitamina D_2

1,25$(OH)_2$ Vitamina D_3 $\rightarrow$ 1,24,25$(OH)_3$ Vitamina D_3

Figura XVII-3. Síntese e metabolismo da vitamina D.

D também age em receptores localizados na membrana plasmática e tem papel relevante no controle da calcemia e da fosfatemia. A absorção intestinal de cálcio ocorre principalmente no duodeno e depende dos canais epiteliais de cálcio TRPV6 e TRPV5, da calbindina D (indutora do transporte transcelular de cálcio), da cálcio-ATPase (PMCA1b) e do transportador de sódio e cálcio (NCX1), responsáveis pelo deslocamento do cálcio da célula para a circulação. O calcitriol estimula a absorção intestinal de cálcio por meio da indução dos canais TRPV6 e TRPV5, que representam a etapa limitante da absorção intestinal de cálcio[9]. O próprio íon cálcio exerce influência sobre seu transporte intestinal, por meio do estímulo das proteínas TRPV6, calbindina D e PMCA1b[9]. Ele também estimula o cotransportador de sódio e fosfato (NPT), de modo a exercer ação significativa na absorção jejunal de fosfato[9]. No osso, a 1,25$(OH)_2$ vitamina D atua no desenvolvimento da placa de crescimento, na formação óssea, na reabsorção óssea e na remodelação óssea[9]. Ela aumenta a disponibilização do cálcio ósseo, necessária quando houver diminuição da ingestão e/ou da absorção intestinal de cálcio, por meio do estímulo da diferenciação e da ação dos osteoclastos e da reabsorção óssea[8]. Essas ações dependem da ação conjunta da 1,25$(OH)_2$ vitamina D com o PTH[8]. Esses efeitos sobre os osteoclastos decorrem do aumento da expressão do gene do RANKL nos osteoblastos pela 1,25$(OH)_2$ vitamina D e pelo PTH[8,9]. O calcitriol também inibe a expressão do gene da osteoprotegerina (OPG) nos osteoblastos[9]. Nas paratireoides, a 1,25$(OH)_2$ vitamina D, em cooperação com o íon cálcio, inibe a proliferação celular e a síntese do PTH e induz o gene do RSCa[9]. Nos rins, inibe a 1α-hidroxilase e estimula a 24-hidroxilase (túbulo renal proximal), aumenta a reabsorção de cálcio no túbulo distal (por meio de estímulo do canal TRPV5 e da calbindina), acelera o transporte de cálcio PTH-dependente e aumenta a reabsorção de fosfato no túbulo renal proximal e distal[9]. Os polimorfismos do receptor da vitamina D interferem nas suas ações intestinal e óssea, influenciando a aquisição do pico de massa óssea e a predisposição para osteoporose[8]. Resumindo, as ações da 1,25$(OH)_2$ vitamina D sobre o metabolismo osteomineral resultam em elevação da calcemia e da fosfatemia.

Ao longo das últimas décadas tem havido interesse progressivo a respeito das ações não calcêmicas da 1,25$(OH)_2$ vitamina D. Estudos têm avaliado a associação entre a redução da vitamina D e o maior risco de câncer, infecções, doenças autoimunes, doenças cardiovasculares, fatores de risco para doenças metabólicas (incluindo obesidade e *diabetes mellitus*), disfunção muscular e quedas[10]. Essas possíveis ações da vitamina D geraram grande interesse científico e muitas vezes expectativa fora da realidade[10]. Atualmente, a tendência é que as diversas sociedades científicas adotem postura de cautela enquanto aguardam os resultados de diversos estudos que possam demonstrar as eventuais provas de causalidade entre os valores da vitamina D e doenças não esqueléticas[10]. Por outro lado, a suplementação da vitamina D parece ser benéfica para a melhora da força muscular e prevenção de quedas e para o tratamento de infecções respiratórias, da escleros múltipla e da hipertensão arterial[10].

A exposição solar é a principal fonte das vitaminas D_3 e D_2, já que ambas são raras nos alimentos. A vitamina D_3 é encontrada em fontes animais como peixes gordurosos (salmão, sardinha, bacalhau e atum) e no óleo de fígado de bacalhau, enquanto a vitamina D_2 está presente em fontes vegetais, especialmente nos cogumelos[8]. Os alimentos podem representar importante fonte de vitamina D quando enriquecidos em vitamina D. Os alimentos que podem ser enriquecidos em vitamina D incluem leite, suco de laranja, fórmulas infantis, iogurte, manteiga, margarina, queijos e cereais matinais[11]. A síntese da vitamina D na pele é influenciada por diversos fatores, destacando-se: cor da pele – a melanina compete com a pró-vitamina D pelos fótons da luz UVB, de forma que os negros precisam de exposição solar 5 a 10 vezes maior do que os brancos para produzirem a mesma quantidade de vitamina D; idade – em idosos a quantidade de pró-vitamina D na epiderme é menor; latitude – em latitudes superiores a 40° a fotoconversão da pró-vitamina D não ocorre durante o inverno, e em altas latitudes pode não ocorrer mesmo durante o verão; horário da exposição solar – o espectro solar é rico em raios UVB durante a maior elevação do sol no céu, havendo maior síntese da vitamina D quando o indivíduo é exposto ao sol do meio-dia; estação do ano – as maiores concentrações plasmáticas de calcidiol são alcançadas no primeiro mês após o término do verão, enquanto as menores concentrações são observadas no primeiro mês após o término do inverno; uso de protetores solares – protetores com fator de proteção solar número 8 reduzem a produção cutânea da vitamina D em 95%; intensidade da exposição solar[8,12-14]. Devemos ressaltar que a exposição solar suberitematosa é capaz de levar à síntese de quantidades significativas de vitamina D na pele[14]. Além disso, a exposição solar prolongada não resulta em aumento da formação da vitamina D, já que nesse caso a vitamina D é convertida em compostos inertes, o que salienta a importância de períodos curtos de exposição solar segura[14]. A exposição solar, enquanto importante para a adequação dos estoques do organismo em vitamina D, pode trazer um potencial risco, já que a radiação UV é considerada a principal causa de câncer de pele não melanoma e de melanoma maligno[14]. Oitenta por cento dos melanomas em brancos são causados por exposição solar excessiva[14]. A exposição solar segura e adequada para a síntese da vitamina D é assim caracterizada: a luz solar deve incidir diretamente sobre a pele exposta, sem a interposição de vidro; a área exposta deve corresponder à face e membros superiores, ou aos membros superiores e membros inferiores; a exposição deve ser feita 3 vezes por semana, e *previamente* à aplicação do protetor solar; o período de exposição deve ser ¼ do necessário para que se produza eritema leve (cada indivíduo deve saber reconhecer seu limite)[8].

Suficiência em vitamina D – como veremos no capítulo "Raquitismo", a deficiência da vitamina D na faixa etária pediátrica pode causar raquitismo e osteomalacia, além de comprometer a aquisição da massa óssea (e assim aumentar o risco futuro de osteopenia ou osteoporose). A concentração plasmática de calcidiol correlaciona-se positivamente com a concentração plasmática de 1,25$(OH)_2$ vitamina D e negativamente com o PTH plasmático[15]. Concentrações plasmáticas de calcidiol superiores a 30ng/ml estão associadas a concentrações plasmáticas de PTH inferiores a 30pg/ml[16]. Nessas concentrações, a ação do PTH sobre o osso é predominantemente anabólica, o que favorece a aquisição da massa óssea. Há alguns anos essa informação, associada à crescente expectativa então a respeito das ações não calcêmicas da vitamina D, fez com que fossem considerados suficientes em vitamina D indivíduos com concentrações plasmáticas de calcidiol superiores a 30ng/ml[17]. Consenso realizado em 2016 com representantes de diversas sociedades internacionais, principalmente de Endocrinologia Pediátrica, estabeleceu que a suficiência, a insuficiência e a deficiência da vitamina D devem ser caracterizadas por concentrações plasmáticas de calcidiol, respectivamente, superiores a 20, entre 12 e 20, e inferiores a 12ng/ml[18].

A Academia Americana de Pediatria tem recomendado a suplementação da vitamina D na dose de 400UI/dia no primeiro ano de vida e de 600UI/dia nas demais faixas etárias, incluindo adolescentes.

HORMÔNIO DA PARATIREOIDE (PTH): METABOLISMO E AÇÕES

O PTH é um hormônio peptídico secretado pelas glândulas paratireoides. Embriologicamente, as glândulas paratireoides derivam da terceira e quarta bolsas branquiais. Estão presentes normalmente nas bordas posteriores dos lobos tireoidianos laterais, em número de quatro glândulas (situando-se duas em posição superior e duas em posição inferior). No entanto, em cerca de 3 a 6% dos indivíduos existem menos do que 4 glândulas, enquanto 5 a 13% apresentam mais do que 4 glândulas[19]. Na ectopia das paratireoides, as glândulas podem localizar-se entre a bifurcação carotídea e o mediastino anterior ou dentro do tecido tiroidiano[19]. No adulto, o conjunto das glândulas paratireoides pesa em torno de 120g.

O gene do PTH está localizado em 11p15. O PTH é secretado inicialmente nos ribossomos na forma de um pré-pró-hormônio (pré-pró-PTH) que contém 115 aminoácidos[20]. No citoplasma, o pré-pró-PTH sofre proteólise, com liberação de uma sequência de 25 aminoácidos da sua porção aminoterminal, formando-se assim o pró-PTH (que contém 90 aminoácidos)[20]. Com a remoção de seis aminoácidos da porção aminoterminal do pró-PTH forma-se a molécula de PTH, com 84 aminoácidos[20]. Os precursores do PTH não são secretados. O terço inicial da molécula do PTH, que inclui a extremidade aminoterminal, corresponde à porção biologicamente ativa do PTH[20].

O PTH é um hormônio peptídico, incapaz de atravessar a membrana plasmática. Assim, o PTH age por meio de receptor localizado na membrana celular, o receptor do PTH/PTHrP[21]. Esse receptor pertence à classe de receptores acoplados à proteína G. Após a ligação do PTH ao receptor haverá alteração na conformação do receptor e ativação da proteína G, que levará à ativação da adenilciclase ou da fosfolipase C e ao aumento da concentração intracelular do segundo mensageiro, representado pelo AMP cíclico ou pelo íon cálcio, respectivamente[21]. O segundo mensageiro dá continuidade a uma série de alterações intracelulares que irão resultar na ação hormonal.

Juntamente com a 1,25$(OH)_2$ vitamina D, o PTH é o principal regulador da homeostase do cálcio. O principal regulador da secreção do PTH é a concentração extracelular do íon cálcio (Ca^{2+}): a elevação do Ca^{2+} extracelular suprime a síntese e secreção do PTH, enquanto sua redução tem efeito contrário. Essas ações, conforme veremos adiante, dependem da ativação do RSCa. Os efeitos da 1,25$(OH)_2$ vitamina D sobre a secreção do PTH são semelhantes aos efeitos descritos para o Ca^{2+} extracelular, ou seja, a elevação da concentração sérica da 1,25$(OH)_2$ vitamina D reduz a síntese e secreção do PTH, ao passo que a redução da concentração da 1,25$(OH)_2$ vitamina D estimula a secreção do PTH. A elevação da fosfatemia estimula a secreção do PTH por ação direta do fosfato e pela redução da calcemia induzida pelo aumento do fósforo sérico. Nos ossos, o PTH estimula a diferenciação e a ação dos osteoclastos por meio do aumento da expressão do gene do RANKL e da redução da expressão do gene da OPG nos osteoblastos[21]. O estímulo da ação osteoclástica resulta em aumento da reabsorção óssea e, consequentemente, em liberação de cálcio e fosfato para a circulação[21]. Paradoxalmente, quando em baixas concentrações, o PTH exerce ação anabólica sobre o osso, por meio da inibição da apoptose dos pré-osteoblastos e dos osteoblastos e do estímulo da sua proliferação[21]. Nos rins, o PTH inibe a reabsorção de fosfato nos túbulos proximal e distal. A reabsorção do fosfato no túbulo proximal depende da Na^+/K^+-ATPase, que desloca o sódio para fora da célula, aumentando o gradiente transcelular de sódio, e dos NPTs localizados na membrana, responsáveis pela reentrada do sódio para o interior da célula juntamente com o fosfato[21]. O PTH reduz a ação do NPT-2a e do NPT-2c por meio do aumento da sua internalização e da degradação lisossomal e da redução da sua síntese[21]. As ações ósseas e renais do PTH resultam em redução da fosfatemia, uma vez que o aumento da fosfatúria suplanta o aumento da mobilização do fosfato do osso para a circulação. Apesar de a maior parte da reabsorção de cálcio ocorrer no túbulo proximal, apenas a reabsorção de cálcio no néfron distal depende do PTH[21]. A reabsorção de NaCl, Ca^{2+} e Mg^{2+} no ramo ascendente espesso da alça de Henle ocorre por via paracelular e depende da manutenção de potencial transepitelial lúmen positivo. O PTH aumenta esse potencial por meio de mecanismo dependente de AMP cíclico, estimulando, assim, a reabsorção[21] de Ca^{2+}. O PTH também promove a reabsorção do cálcio no ramo ascendente espesso da alça de Henle e no túbulo distal por via transcelular por meio do TRPV5[21]. O PTH exerce importante ação no túbulo proximal, no qual estimula a enzima 1α-hidroxilase e inibe a 24-hidroxilase, de forma a aumentar a formação da $1,25(OH)_2$ vitamina D e reduzir sua degradação. Apesar das ações renais do PTH, a elevação do PTH plasmático resulta em hipercalciúria por aumento da reabsorção óssea e da absorção intestinal de cálcio (esta decorrente da maior ação da $1,25(OH)_2$ vitamina D, induzida pelo PTH). Devemos ressaltar que o PTH e a $1,25(OH)_2$ vitamina D agem em conjunto no que diz respeito ao estímulo da reabsorção óssea e da reabsorção de cálcio no túbulo renal distal, enquanto o PTH não exerce ação direta sobre a absorção intestinal de cálcio.

INTER-RELAÇÃO CÁLCIO, FÓSFORO, PTH E $1,25(OH)_2$ VITAMINA D

Ao analisarmos os efeitos da $1,25(OH)_2$ vitamina D e do PTH em relação aos minerais cálcio e fósforo e, por outro lado, os efeitos desses minerais em relação à síntese e secreção da $1,25(OH)_2$ vitamina D e do PTH, podemos perceber a interação existente entre esses quatro fatores (Figura XVII-4)[22]. O resultado dessa interação é a manutenção das concentrações séricas de fósforo e de cálcio iônico dentro de limites restritos.

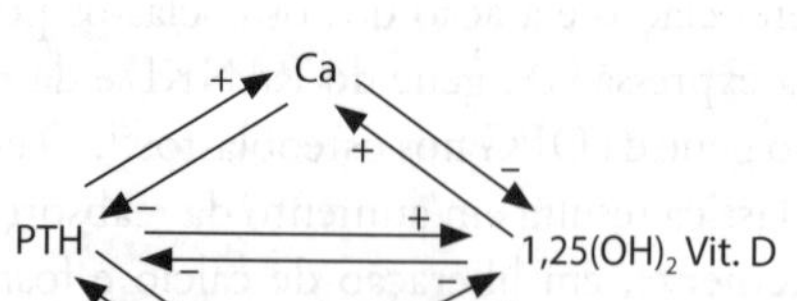

Figura XVII-4. Inter-relação cálcio, fósforo, PTH e $1,25(OH)_2$ vitamina D.

RECEPTOR SENSÍVEL AO CÁLCIO EXTRACELULAR (RSCa)

A calcemia exerce importante efeito sobre a secreção do PTH por meio da ação do cálcio sobre o RSCa. O RSCa é um receptor acoplado à proteína G cujo gene está localizado em 3q13.3-q21[23]. Em relação ao RSCa, o Ca^{2+} extracelular exerce ação semelhante à de um hormônio. A ligação do Ca^{2+} extracelular ao RSCa resulta em ativação do receptor e, consequentemente, das fosfolipases A2, C e D e das proteínas quinases ativadas por mitógenos (MAPKs), e inibição da adenilciclase[21]. Além do Ca^{2+} extracelular, seu principal ligante, o RSCa também pode ser ativado pelo íon magnésio e alguns aminoácidos aromáticos[21]. O RSCa é considerado o "calciostato" do organismo, controlando a secreção do PTH e a calciúria, entre outros efeitos, para manter a calcemia dentro de valores restritos[21]. O RSCa está presente nas células das paratireoides, nas células C da tireoide, nos rins, no intestino delgado e nos ossos, entre outros tecidos[23]. Os principais efeitos da ligação do Ca^{2+} extracelular ao RSCa são (Figura XVII-5)[23,24]:

Paratireoides – redução da síntese e secreção do PTH; supressão da proliferação das células das paratireoides[23].

Rins – bloqueio da ação fosfatúrica do PTH no túbulo proximal; inibição da reabsorção de NaCl na porção medular do ramo ascendente espesso da alça de Henle (reduzindo a hipertonicidade medular); inibição da reabsorção de cálcio na porção cortical do ramo ascendente espesso da alça de Henle e no túbulo distal; inibição da reabsorção tubular do íon magnésio; aumento da diurese, obtido por meio da inibição da ação do hormônio antidiurético no ducto coletor (por redução da tonicidade do interstício medular e do tráfico da aquaporina-2 até o ápice celular); e aumento das concentrações celulares da calbindina (proteína ligante do íon cálcio, que atua na sua reabsorção em ação conjunta com a $1,25(OH)_2$ vitamina D)[23].

Osso e placa de crescimento – em ratos, o RNA mensageiro do *Rsca* é encontrado principalmente nas células da medula óssea, em osteoblastos e osteócitos, mas raramente nos osteoclastos[24]. Nos osteoblastos *in vitro* normalmente a elevação do Ca^{2+} intracelular resulta em ativação do RSCa e, consequentemente, em estímulo da diferenciação e proliferação dos osteoblastos e da mineralização da matriz osteoide[24]. O ranelato de estrôncio tem sido utilizado em pacientes com osteoporose para reduzir o risco de fratura. É interessante notar que o estrôncio é um cátion divalente capaz de se ligar ao RSCa e assim ativá-lo, o que pode contribuir para a ação inibidora da remodelação óssea do ranelato de estrôncio[24]. Os efeitos do ranelato de estrôncio em relação à proteção óssea, incluindo o estímulo da proliferação e diferenciação dos osteoblastos e da mineralização da matriz óssea, além da inibição da expressão do RANKL e aumento da expressão da OPG, são, ao menos em parte, mediados pela ativação do RSCa[24]. Estudos *in vitro* sugerem que a ativação do RSCa pode resultar em aumento da diferenciação dos osteoclastos, aumento da apoptose dos osteoclastos e inibição da reabsorção óssea[24]. É importante salientar que, embora os efeitos do RSCa no osso estejam despertando grande interesse, ainda não há um consenso em relação a eles. O RSCa, tanto em células normais quanto no câncer, estimula a liberação do PTHrP. Conforme exposto anteriormente, o PTHrP é produzido também na placa de crescimento, especialmente pelos condrócitos da zona proliferativa, cuja função é reduzir a diferenciação dos condrócitos pré-hipertróficos em condrócitos hipertróficos.

Intestino – aumento da produção de calbindina no duodeno, em associação com a $1,25(OH)_2$ vitamina D, o que torna a absorção intestinal de cálcio mais eficaz[23].

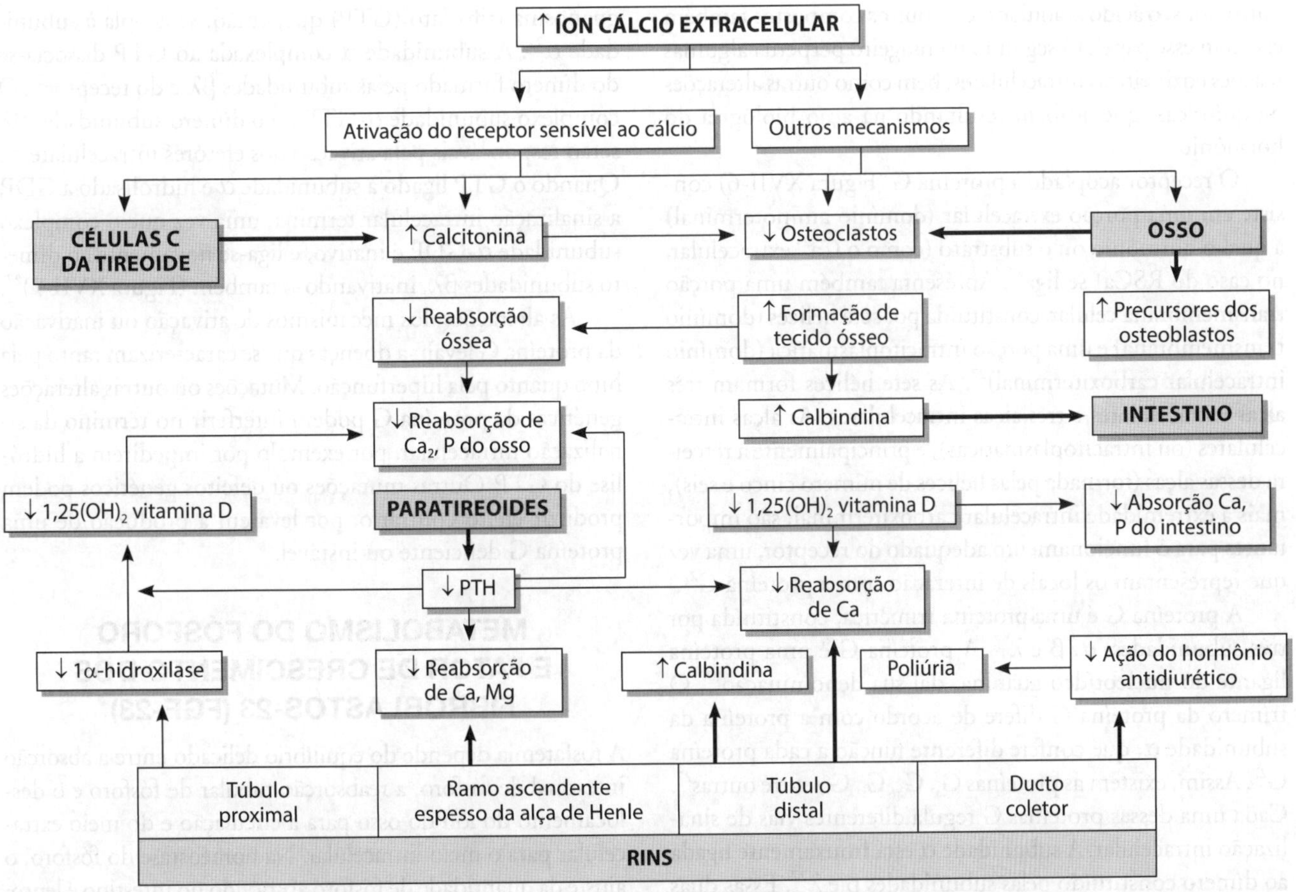

Figura XVII-5. Mecanismos fisiológicos responsáveis pela manutenção de níveis normais de calcemia. Ca = cálcio; Mg = magnésio; P = fósforo. As setas em negrito indicam as prováveis ações mediadas diretamente pelo receptor sensível ao cálcio extracelular.

Células C da tireoide – estímulo da secreção de calcitonina[23]. O principal efeito da calcitonina consiste na inibição dos osteoclastos, levando à diminuição da liberação de cálcio e fósforo a partir do tecido ósseo. Em concentrações elevadas, a calcitonina pode levar à hipocalciúria. A calcitonina é outro hormônio que atua em receptor acoplado à proteína G.

Embora o RSCa seja encontrado em diversos tecidos, o controle da calcemia se faz principalmente à custa do receptor presente nas células das paratireoides, nas células dos túbulos renais e nas células C da tireoide[23]. Conforme exposto no capítulo "Distúrbios do metabolismo osteomineral", as mutações inativadoras do RSCa levam à hipercalcemia e à hipocalciúria, características do hiperparatireoidismo neonatal grave (herança autossômica recessiva), da hipercalcemia hipocalciúrica familial benigna (herança autossômica dominante) ou de formas intermediárias do distúrbio, enquanto mutações ativadoras causam hipoparatireoidismo autossômico dominante com hipercalciúria[23,25]. Ativadores do RSCa (conhecidos como calcimiméticos) restringem a secreção do PTH e podem ser úteis no tratamento do hiperparatireoidismo primário ou secundário, ao passo que os inibidores do RSCa (ou calciolíticos) são estimuladores da secreção do PTH, podendo exercer ação anabólica óssea, o que justifica sua utilização no tratamento da osteoporose[26].

ESTRUTURA E MECANISMOS DE ATIVAÇÃO E INATIVAÇÃO DOS RECEPTORES ACOPLADOS À PROTEÍNA G

Diversos hormônios peptídicos, entre eles LH, FSH, TSH, GHRH, TRH, ACTH, glucagon e somatostatina, atuam por intermédio de um receptor acoplado à proteína G. Esses receptores desempenham importante papel no metabolismo osteomineral, uma vez que o PTH e o RSCa, além da calcitonina, também exercem suas funções por meio desses receptores. É por meio da ligação ao receptor acoplado à proteína G que esses hormônios peptídicos, incapazes de atravessar a membrana celular, promovem ativações e/ou inativações de enzimas e proteínas intracelulares, levando à alteração da concentração intracelular de compostos que desempenham a função de segundo mensageiro. Atuam como segundo mensageiro, principalmente o AMP cíclico, mas o cálcio, outros íons, o ácido araquidônico e outros compostos também exercem esse papel. O segundo mensageiro perpetua algumas reações enzimáticas intracelulares, bem como outras alterações bioquímicas, que acabam resultando na ação biológica do hormônio.

O receptor acoplado à proteína G (Figura XVII-6) consiste em uma porção extracelular (domínio aminoterminal) à qual o hormônio ou o substrato (como o Ca^{2+} extracelular, no caso do RSCa) se liga[27]. Apresenta também uma porção transmembrana celular, constituída por sete hélices (domínio transmembrana) e uma porção intracitoplasmática (domínio intracelular carboxiterminal)[27]. As sete hélices formam três alças extracelulares e três alças intracelulares. As alças intracelulares (ou intracitoplasmáticas), e principalmente a terceira dessas alças (formada pelas hélices de número cinco e seis), mais a extremidade intracelular carboxiterminal, são importantes para o funcionamento adequado do receptor, uma vez que representam os locais de interação com a proteína G[27].

A proteína G é uma proteína trimérica, constituída por três subunidades: α, β e λ[27]. A proteína G é uma proteína ligante do nucleotídeo guanina, daí sua denominação[27]. O trímero da proteína G difere de acordo com a proteína da subunidade α, que confere diferente função a cada proteína G[27]. Assim, existem as proteínas G_s, G_q, G_i, G_t, entre outras[27]. Cada uma dessas proteínas G regula diferentes vias de sinalização intracelular. A subunidade α está frouxamente ligada ao dímero constituído pelas subunidades β e λ[27]. Essas duas subunidades, por outro lado, estão fortemente ligadas[27]. A ligação da subunidade α à guanosina difosfato (GDP) faz com que a subunidade α se mantenha ligada ao dímero das subunidades $\beta\lambda$[27]. Nessa condição, a proteína G encontra-se inativada. Quando o receptor acoplado à proteína G é ativado, ou seja, quando o hormônio ou determinado substrato (como o Ca^{2+} extracelular) se ligam ao seu domínio extracelular aminoterminal, a molécula de GDP é liberada do trímero da proteína G[27]. O GDP liberado é transformado em guanosina trifosfato (GTP) que, então, se acopla à subunidade α[27]. A subunidade α complexada ao GTP dissocia-se do dímero formado pelas subunidades $\beta\lambda$ e do receptor[27]. O complexo subunidade α-GTP ou o dímero subunidades $\beta\lambda$ serão responsáveis pela ativação dos efetores intracelulares[27]. Quando o GTP ligado à subunidade α é hidrolisado a GDP, a sinalização intracelular termina, uma vez que o complexo subunidade α-GDP é inativo, e liga-se novamente ao dímero subunidades $\beta\lambda$, inativando-o também (Figura XVII-7)[27].

As alterações dos mecanismos de ativação ou inativação da proteína G levam a doenças que se caracterizam tanto pela hipo quanto pela hiperfunção. Mutações ou outras alterações genéticas da proteína G podem interferir no término da sinalização intracelular, por exemplo por impedirem a hidrólise do GTP. Outras mutações ou defeitos genéticos podem produzir efeito contrário, por levarem à produção de uma proteína G deficiente ou instável.

METABOLISMO DO FÓSFORO E FATOR DE CRESCIMENTO DOS FIBROBLASTOS-23 (FGF-23)

A fosfatemia depende do equilíbrio delicado entre a absorção intestinal de fósforo, a reabsorção tubular de fósforo e o deslocamento do íon do osso para a circulação e do meio extracelular para o meio intracelular. Na homeostase do fósforo, o ajuste da quantidade de fósforo absorvido no intestino é lento, enquanto o organismo é capaz de modificar rapidamente a quantidade reabsorvida nos túbulos renais. O rim é o órgão com maior importância no controle da homeostase do fósforo[28]. Conforme vimos anteriormente, o PTH e a $1,25(OH)_2$ vitamina D participam ativamente do controle da fosfatemia. Além deles, a homeostase do fosfato depende dos NPTs tipos 1, 2 e 3, presentes em diversos tecidos, e do FGF-23[29].

O FGF-23 é um regulador hormonal-chave do metabolismo do fósforo, da vitamina D e do cálcio[30]. Rege uma

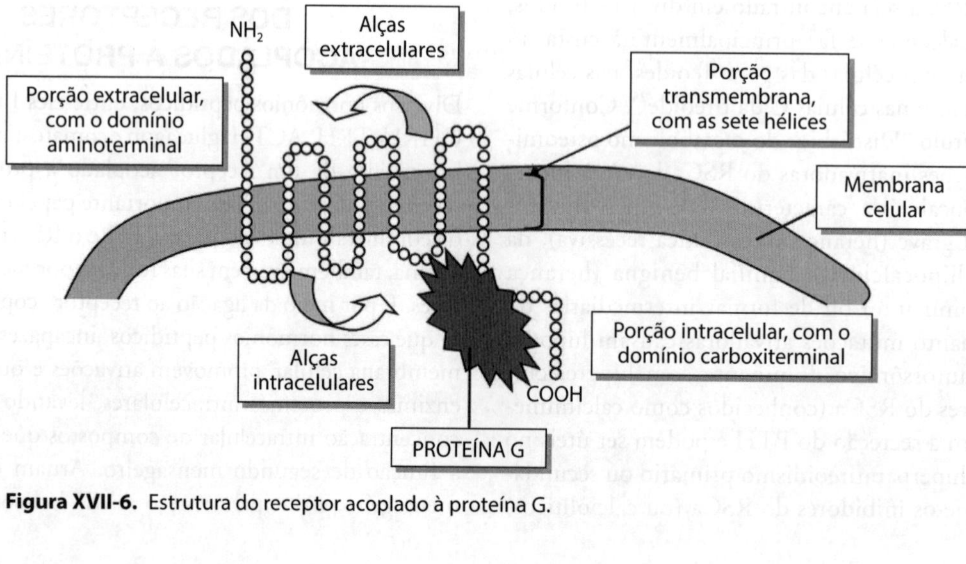

Figura XVII-6. Estrutura do receptor acoplado à proteína G.

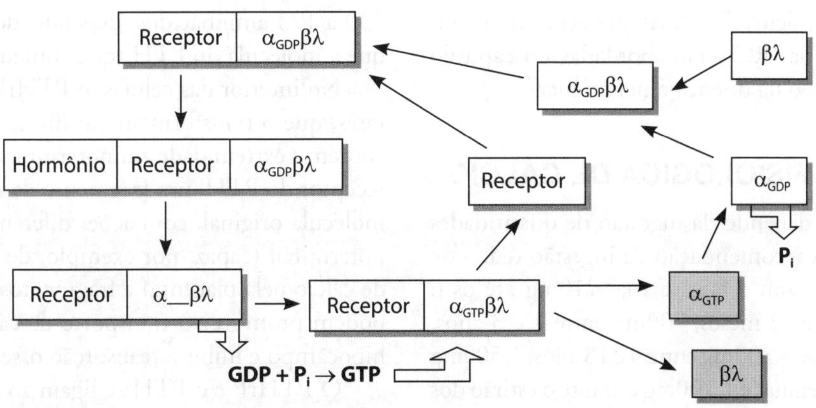

Figura XVII-7. Mecanismos de ativação e inativação da proteína G. $\alpha_{GDP}\beta\lambda$ = trímero inativo das subunidades α, β e λ; α___βλ = trímero inativo das subunidades α, β e λ, com a subunidade α "vazia"; $\alpha_{GTP}\beta\lambda$ = trímero com a subunidade α ativada pela presença do GTP; $\alpha_{GTP}\beta\lambda$ = subunidade α e dímero βλ ativos; α_{GDP} = subunidade α inativa; GDP, GTP, P_i = guanosina difosfato, guanosina trifosfato e fósforo iônico, respectivamente; os retângulos sombreados representam compostos ativos.

complexa rede de comunicação entre diversos órgãos, com papel relevante na saúde óssea e no balanço mineral sistêmico[30]. O FGF-23 é um hormônio, já que no estado fisiológico é produzido principalmente pelos osteoblastos e osteócitos e suas ações mais importantes ocorrem nos rins. Os principais estimuladores da secreção do FGF-23 são a elevação da fosfatemia e do calcitriol[30]. O principal sítio de ação do FGF-23 é o túbulo renal proximal, onde inibe a expressão do NPT2a e NPT2c levando à redução da reabsorção de fósforo e ao aumento da sua secreção na borda "em escova"[30]. Também no túbulo renal proximal o FGF-23 reduz a expressão da 1α-hidroxilase e aumenta a expressão da 24-hidroxilase, de modo a reduzir a formação do calcitriol e aumentar sua metabolização[30]. A redução do calcitriol resulta em menor expressão da NPT2b no jejuno e em menor absorção intestinal do fósforo[30]. Essas ações do FGF-23 resultam em redução da fosfatemia por diminuição tanto da reabsorção tubular de fosfato quanto da sua absorção no jejuno. O túbulo renal distal também é alvo de ação do FGF-23, onde promove o deslocamento do TRPV5 (transportador de cálcio) do aparelho de Golgi para a membrana plasmática, o que leva ao aumento da reabsorção de cálcio e à redução da calciúria[30]. Também no túbulo distal o FGF-23 aumenta a presença do NCC (transportador de sódio e cloro) na membrana plasmática e, desse modo, aumenta a reabsorção de sódio e água nesse segmento do néfron[30]. O aumento da reabsorção de sódio e água leva ao aumento da volemia e da pressão arterial, o que pode representar nova causa para hipertensão arterial e doenças cardíacas associadas ao consumo de alimentos processados ricos em fósforo[30]. As ações renais do FGF-23 dependem da formação de um complexo constituído pelo FGF-23, a proteína α-klotho e o receptor de FGF (principalmente o FGFR1)[31]. O FGF-23 é inativado por convertases que atuam em um sítio de clivagem situado próximo da sua extremidade carboxiterminal[30]. Durante a modificação pós-traducional, a molécula de FGF-23 é glicosilada no sítio de clivagem pela glicosiltransferase GalNAc-T3 (N-acetilgalactosaminiltransferase 3)[30]. A glicosilação do FGF-23 tem importante papel no seu metabolismo, uma vez que resulta em aumento da sua secreção e redução da sua degradação pelas convertases[30].

Proteínas produzidas pelos osteócitos têm papel relevante no controle da secreção do FGF-23. Assim, as proteínas PHEX – proteína reguladora do fosfato (P) com homologia (H) para as endopeptidases (E), cujo gene se localiza no cromossomo X – e DMP-1 (proteína da matriz da dentina) inibem a transcrição do FGF-23, enquanto a proteína MEPE (fosfoglicoproteína da matriz extracelular) inibe a proteína PHEX e, consequentemente, estimula a transcrição do FGF-23[31].

Clinicamente, o aumento da ação do FGF-23 resulta em hipofosfatemia e em raquitismo e/ou osteomalacia hipofosfatêmicos. Desse modo, as mutações inativadoras do gene *PHEX* ou do gene *DMP-1* estão associadas, respectivamente, ao raquitismo hipofosfatêmico ligado ao X (RHX) ou ao raquitismo hipofosfatêmico de herança autossômica recessiva (RHAR), respectivamente, enquanto mutações na molécula do FGF-23 que a tornam resistente à degradação pelas convertases se associam ao raquitismo hipofosfatêmico de herança autossômica dominante (RHAD)[31]. Conforme veremos no capítulo "Raquitismo", a ação aumentada do FGF-23 também pode ser observada em doenças que cursam com aumento da secreção do FGF-23[31].

Na insuficiência renal crônica (IRC) há elevação do FGF-23, decorrente da hiperfosfatemia e da redução do *clearance* do FGF-23. O aumento do FGF-23 tem papel importante no hiperparatireoidismo secundário observado na IRC, já que o FGF-23 estimula a secreção do PTH direta ou indiretamente (por meio da supressão da 1α-hidroxilase e da formação do calcitriol)[21,31]. As alterações do metabolismo osteomineral na IRC serão abordadas no capítulo "Distúrbio mineral ósseo na doença renal crônica".

NECESSIDADE FISIOLÓGICA DE CÁLCIO

A mineralização óssea depende da ingestão de quantidades adequadas de cálcio. A recomendação da ingestão diária de cálcio varia de acordo com a faixa etária: 210mg até os 6 meses, 270mg entre 6 e 12 meses, 700mg entre 1 e 3 anos, 1.000mg entre 4 e 8 anos, 1.300mg entre 9 e 18 anos, 1.500mg durante o estirão das meninas e 1.700mg durante o estirão dos meninos, e 1.000mg nos adultos[32]. Deve ser ressaltada a importância da ingestão adequada de cálcio especialmente na adolescência, quando o organismo adquire 60% do conteúdo de cálcio do adulto[32]. O quadro XVII-1 apresenta a recomendação da ingestão diária de cálcio elementar.

Quadro XVII-1. Ingestão diária de cálcio elementar recomendada nas diversas idades.

Idade	Quantidade de cálcio elementar (mg/dia)
0-6 meses	210
6-12 meses	270
1-3 anos	700
4-8 anos	1.000
9-18 anos	1.300
Estirão	1.500 (meninas)/1.700 (meninos)
Adultos	1.000

1ml de leite de vaca = 1,2mg de cálcio elementar.
30g de queijo branco = 250mg de cálcio elementar.

PEPTÍDEO RELACIONADO AO PTH (PTHrP)

O PTHrP é considerado um segundo membro da família do PTH. Esse peptídeo foi isolado de tumores que evoluem com quadro laboratorial sugestivo de hiperparatireoidismo, com hipercalcemia, aumento da fosfatúria levando à hipofosfatemia e aumento do AMP cíclico urinário, mas nos quais as concentrações séricas de PTH estavam suprimidas[33].

O gene do PTHrP está localizado no cromossomo 12. As moléculas do PTHrP e do PTH apresentam homologia na extremidade aminoterminal, incluindo uma região da molécula que é fundamental para a ativação do receptor do PTH, o que explica as ações semelhantes do PTH e do PTHrP no osso e nos rins[33]. Excetuando-se a extremidade aminoterminal, as demais regiões do PTH e do PTHrP não demonstram homologia. Diferem também no domínio primário de ligação ao receptor. A molécula do PTHrP (que contém de 139 a 173 aminoácidos, dependendo da isoforma) é maior que a molécula do PTH (que contém 84 aminoácidos)[33].

No interior das células, o PTHrP é clivado por convertases, que o transformam em diversos fragmentos: um que contém a extremidade aminoterminal e que se liga ao mesmo receptor do PTH, um fragmento da região intermediária da molécula original, com ações diferentes do fragmento aminoterminal (capaz, por exemplo, de estimular o transporte de cálcio pela placenta) e fragmentos carboxiterminais (que podem promover o transporte de cálcio nos neurônios do hipocampo e inibir a reabsorção óssea)[33].

O PTHrP e o PTH se ligam ao receptor PTH/PTHrP com a mesma afinidade e desenvolvem ações biológicas bastante similares, como: indução de hipercalcemia, aumento da fosfatúria levando à hipofosfatemia e à ativação da 1α-hidroxilase no túbulo proximal[33]. Por outro lado, ambas as moléculas possuem receptores próprios, como o receptor PTH-2, que não reconhece o PTHrP, e os receptores no cérebro e na pele, capazes de reconhecer apenas o PTHrP.

Em indivíduos normais, as concentrações circulantes do PTHrP são bem menores do que os do PTH, e o PTHrP parece ter pouca influência na homeostase do cálcio[33]. No entanto, o PTHrP parece ter importante papel no desenvolvimento de tecidos fetais, principalmente no processo de ossificação endocondral e na atividade dos condrócitos[33]. O PTHrP é considerado o principal regulador do transporte de cálcio pela placenta, por meio do qual se mantém o gradiente materno fetal de cálcio[33]. Essa ação é realizada pelo fragmento intermediário da molécula de PTHrP. Acredita-se que o PTHrP possa ser secretado pelas paratireoides do feto. O PTHrP tem papel também na vida pós-natal e, atualmente, sabe-se que é importante para o desenvolvimento da glândula mamária, para a erupção dentária, além de ter ações na pele e nos cabelos[33]. O PTHrP também pode ter papel na contratilidade da musculatura lisa vascular, uterina e da bexiga, além de ações cronotrópicas e inotrópicas sobre o miocárdio e de ações em relação à gênese da aterosclerose[33].

Análogo do PTHrP (abaloparatida) foi aprovado recentemente para o tratamento da osteoporose pós-menopausa[34]. Sua administração intermitente resulta em ações anabólicas ósseas semelhantes às do PTH recombinante (teriparatida), que tem sido utilizada há mais tempo no tratamento da osteoporose pós-menopausa[34]. No entanto, a abaloparatida parece ter efeito mais transitório sobre o receptor, o que resulta em melhor ação anabólica e menor estímulo da remodelação óssea do que a teriparatida[34].

Como veremos no capítulo "Distúrbios do metabolismo osteomineral", o PTHrP representa a principal causa da hipercalcemia relacionada às doenças malignas. No entanto, a importância do PTHrP nas doenças malignas não se restringe à hipercalcemia, uma vez que o PTHrP parece ter papel relevante nas metástases ósseas e no câncer de mama (influenciando seu início, crescimento e formação de metástases)[35].

REFERÊNCIAS

1. Baron R. Anatomy and biology of bone matrix and cellular elements. In Favus MJ. Primer on the metabolic bone diseases and disorders of mineral metabolism. 5th ed. Washington DC: The American Society for Bone and Mineral Research; 2003. p. 1-8.
2. Chagin AS, Sävendahl L. Genes of importance in the hormonal regulation of growth plate cartilage. Horm Res. 2009;71(Suppl 2): 41-7.
3. Vasques GA, Andrade NLM, Jorge AAL. Genetic causes of isolated short stature. Arch Endocrinol Metab. 2019;63(1):70-8.
4. Marino R. Growth plate biology: new insights. Curr Opin Endocrinol Diabetes Obes. 2011;18(1):9-13.
5. Khosla S. Minireview: the OPG/RANKL/RANK system. Endocrinology. 2001;142(12):5050-5.
6. Okamoto K, Nakashima T, Shinohara M, Negishi-Koga T, Komatsu N, Terashima A, et al. Osteoimmunology: the conceptual framework unifying the immune and skeletal systems. Physiol Rev. 2017; 97(4):1295-349.
7. Cassidy JT, Hillman LS. Abnormalities in skeletal growth in children with juvenile rheumatoid arthritis. Rheum Dis Clin North Am. 1997;23(3):499-522.
8. Holick MF. Vitamin D: photobiology, metabolism, mechanism of action, and clinical applications. In Favus MJ. Primer on the metabolic bone diseases and disorders of mineral metabolism. 5th ed. Washington DC: The American Society for Bone and Mineral Research: 2003. p. 129-37.
9. Dusso AS, Brown AJ, Slatopolsky E. Vitamin D. Am J Physiol Renal Physiol. 2005;289(1):F8-28.
10. Bouillon R, Marcocci C, Carmeliet G, Bikle D, White JH, Dawson-Hughes B, et al. Skeletal and extraskeletal actions of vitamin D: current evidence and outstanding questions. Endocr Rev. 2019; 40(4):1109-51.
11. Kulie T, Groff A, Redmer J, Hounshell J, Schrager S. Vitamin D: an evidence-based review. J Am Board Fam Med. 2009;22(6):698-706.
12. Gordon CM, Bachrach LK, Carpenter TO, Karsenty G, Rauch F. Bone health in children and adolescents: a symposium at the annual meeting of the Pediatric Academic Societies/Lawson Wilkins Pediatric Endocrine Society, May 2003. Curr Probl Pediatr Adolesc Health Care. 2004;34(6):226-42.
13. Bandeira F, Griz L, Dreyer P, Eufrazino C, Bandeira C, Freese E. Vitamin D deficiency: a global perspective. Arq Bras Endocrinol Metab. 2006;50(4):640-6.
14. Ashwell M, Stone EM, Stolte H, Cashman KD, Macdonald H, Lanham-New S, et al. UK food standards agency workshop report: an investigation of the relative contributions of diet and sunlight to vitamin D status. Br J Nutr. 2010;104(4):603-11.
15. Lips P. Which circulating level of 25-hydroxyvitamin D is appropriate? J Steroid Biochem Mol Biol. 2004;89-90(1-5):611-4.
16. Holick MF, Siris ES, Binkley N, Beard MK, Khan A, Katzer JT, et al. Prevalence of vitamin D inadequacy among postmenopausal North American women receiving osteoporosis therapy. J Clin Endocrinol Metab. 2005;90(6):3215-24.
17. Holick MF, Binkley NC, Bischoff-Ferrari HA, Gordon CM, Hanley DA, Heaney RP, et al. Endocrine Society. Evaluation, treatment, and prevention of vitamin D deficiency: an Endocrine Society clinical practice guideline. J Clin Endocrinol Metab. 2011;96(7): 1911-30.
18. Munns CF, Shaw N, Kiely M, Specker BL, Thacher TD, Ozono K, et al. Global consensus recommendations on prevention and management of nutritional rickets. J Clin Endocrinol Metab. 2016;101(2): 394-415.
19. Weber AL, Randolph G, Aksoy FG. The thyroid and parathyroid glands. CT and MR imaging and correlation with pathology and clinical findings. Radiol Clin North Am. 2000;38(5):1105-29.
20. Mimouni FB, Root AW. Disorders of calcium metabolism in the newborn. In Sperling MA. Pediatric endocrinology. Philadelphia, Pennsylvania: 1996. p. 95-115.
21. Brown EM, Jüppner H. Parathyroid hormone: synthesis, secretion, and action. In Favus MJ. Primer on the metabolic bone diseases and disorders of mineral metabolism. 6th ed. Washington DC: The American Society for Bone and Mineral Research; 2006. p. 90-9.
22. Marks KH, Kilav R, Naveh-Many T, Silver J. Calcium, phosphate, vitamin D, and the parathyroid. Pediatr Nephrol. 1996;10(3): 364-7.
23. Brown EM. Physiology and pathophysiology of the extracellular calcium-sensing receptor. Am J Med. 1999;106(2):238-53.
24. Goltzman D, Hendy GN. The calcium-sensing receptor in bone – mechanistic and therapeutic insights. Nat Rev Endocrinol. 2015; 11(5):298-307.
25. Miyashiro K, Kunii I, Manna TD, Menezes Filho HC, Damiani D, Setian B, Hauache OM. Severe hypercalcemia in a 9-year-old Brazilian girl due to a novel inactivating mutation of the calcium sensing receptor. J Clin Endocrinol Metab. 2004;89(12):5936-41.
26. Nemeth EF. Pharmacological regulation of parathyroid hormone secretion. Curr Pharm Des. 2002;8(23):2077-87.
27. Farfel Z, Bourne H, Iiri T. The expanding spectrum of G protein diseases. N Engl J Med. 1999;340(13):1012-20.
28. de Beur SMJ, Levine MA. Molecular pathogenesis of hypophosphatemic rickets. J Clin Endocrinol Metab. 2002;87(6):2467-73.
29. Hilfiker H, Kvietikova II, Hartmann CM, Stange G, Murer, H. Characterization of the human type II Na/P_i-cotransporter promoter. Pflugers Arch. 1998;436(4):591-8.
30. Li X. The FGF metabolic axis. Front Med. 2019;13(5):511-30.
31. Liu S, Quarles LD. How fibroblast growth factor 23 works. J Am Soc Nephrol. 2007;18(6):1637-47.
32. Dawson-Hughes B. Calcium and vitamin D. In Favus MJ. Primer on the metabolic bone diseases and disorders of mineral metabolism. 6th ed. Washington DC: The American Society for Bone and Mineral Research; 2006. p. 257-9.
33. Strewler GJ, Nissenson RA. Parathyroid hormone-related protein. In Favus MJ. Primer on the metabolic bone diseases and disorders of mineral metabolism. 5th ed. Washington DC: The American Society for Bone and Mineral Research; 2003. p. 125-9.
34. Canalis E. Novel anabolic treatments for osteoporosis. Eur J Endocrinol. 2018;178(2):33-44.
35. Zhang R, Li J, Assaker G, Camirand A, Sabri S, Karaplis AC. Parathyoroid hormone-related proteina (PTHrP): an emerging target in cancer progression and metastasis. Adv Exp Med Biol. 2019;1164:161-78.

Distúrbios do Metabolismo Osteomineral

Hamilton Cabral de Menezes Filho

O cálcio e o fósforo são minerais abundantes no corpo humano. O íon cálcio, intra ou extracelular, participa de inúmeros processos fisiológicos. O cálcio intracelular atua como segundo mensageiro ou como cofator enzimático, sendo essencial para o desempenho adequado de diversas funções celulares[1]. A concentração intracelular do íon cálcio pode sofrer aumento rápido e abrupto de até 1.000 vezes após a ativação celular. Por outro lado, a concentração sérica do íon cálcio é mantida pelo organismo dentro de valores bastante rígidos. O cálcio extracelular atua na coagulação, na manutenção da integridade do esqueleto, na adesão intercelular e na regulação da excitabilidade neuromuscular[1].

O fósforo representa cerca de 1% do peso corporal total[2]. Apresenta distribuição predominantemente intracelular e exerce importantes funções, como: componente estrutural dos ossos e dentes; componente do DNA e do RNA; estabelecimento da bipolaridade das membranas lipídicas e das lipoproteínas circulantes; participação de vias fundamentais para a produção e reserva de energia, por meio do ATP; tampão fisiológico do sangue; regulação da transcrição de genes; ativação da catálise enzimática; e participação dos sinais de transdução de vias regulatórias[2].

Neste capítulo serão abordados os principais distúrbios do metabolismo do cálcio, fósforo e magnésio, com exceção do raquitismo, que será tema de outro capítulo.

HIPERCALCEMIA

Sinais e sintomas decorrentes da hipercalcemia

Independentemente da etiologia da hipercalcemia, cujas causas serão descritas a seguir, a maior parte dos sinais e sintomas das doenças que causam hipercalcemia são devidos à elevação do cálcio no sangue. Deve ser enfatizado que a hipercalcemia leve pode ser assintomática[3]. Os principais sinais e sintomas de hipercalcemia estão relacionados aos seus efeitos sobre os rins, o sistema gastrointestinal, o tecido nervoso, a musculatura e o sistema cardiovascular[3]. Nos rins destacamos a poliúria, decorrente da ativação do receptor sensível ao cálcio extracelular (RSCa)[4]. Conforme descrito no capítulo "Fisiologia do Metabolismo Osteomineral", a ativação do RSCa tem como finalidade a prevenção da hipercalcemia. Nos rins a ativação do RSCa resulta, além de outros efeitos, em diminuição da reabsorção de cálcio no túbulo renal distal e em redução da ação do hormônio antidiurético no ducto coletor, levando à poliúria e, consequentemente, à polidipsia[4]. Portanto, diante de um paciente com sintomas de poliúria e polidipsia, deve-se pensar, além de *diabetes mellitus* e *diabetes insipidus*, também em hipercalcemia. A poliúria decorrente da hipercalcemia pode levar à desidratação. A diminuição da reabsorção tubular de cálcio contribuirá para a hipercalciúria frequentemente observada nas doenças que cursam com hipercalcemia, que poderá ser intensa a ponto de causar nefrolitíase e nefrocalcinose[3]. No sistema gastrointestinal, a hipercalcemia pode levar a anorexia, obstipação intestinal, dor abdominal recorrente, náuseas e, raramente, úlcera péptica e pancreatite[3]. As manifestações neuromusculares incluem: hipotonia e irritabilidade (importantes nos lactentes), fraqueza muscular, fadiga, letargia, cefaleia, alterações do humor e do comportamento, redução da concentração e da memória e, em casos mais graves, confusão mental, rebaixamento do nível de consciência e inclusive coma[5]. A hipercalcemia leva às seguintes manifestações cardiovasculares: hipertensão arterial, encurtamento do intervalo QT e arritmias[3]. A hipercalcemia também representa causa de ganho pôndero-estatural insuficiente e de redução do peso[3]. É importante salientar que a hipercalcemia pode cursar com calcificação ectópica na pele, túnica média das artérias, subcutâneo, cérebro, miocárdio, mucosa gástrica, cristalino e conjuntiva[3].

Classificação da hipercalcemia de acordo com a gravidade

De acordo com a concentração sérica do cálcio total a hipercalcemia é classificada em leve, moderada ou grave. A hipercalcemia é considerada leve, moderada ou grave quando as concentrações séricas do cálcio total (em mg/dl) se situam, respectivamente, entre 10,5 e 12, entre 12 e 14 e acima de 14[3]. Devemos salientar que a hipercalcemia grave é considerada uma urgência médica, devendo ser abordada, conforme veremos adiante, de forma imediata e agressiva.

Etiologia da hipercalcemia

A hipercalcemia ocorre por uma ou mais das seguintes alterações: aumento da reabsorção óssea, aumento da absorção intestinal de cálcio e redução da excreção renal de cálcio[3]. Tendo em mente a relevância do PTH no controle da calcemia, explicada no capítulo "Fisiologia do Metabolismo Osteomineral", o primeiro passo na avaliação etiológica da hipercalcemia consiste em saber se a secreção do PTH está suprimida ou não[6]. Pequenas elevações da calcemia são capazes de suprimir a secreção do PTH, de modo que a ausência de supressão da secreção do PTH, *diante da hipercalcemia*, sugere fortemente que o PTH está envolvido na hipercalcemia. Consideram-se "supressão da secreção do PTH" valores do PTH plasmático inferiores a 30pg/ml. Na faixa etária pediátrica, as causas de hipercalcemia independentes de PTH são mais comuns do que as dependentes da elevação (ou da não supressão do PTH)[6].

A hipercalcemia associada à supressão da secreção do PTH decorre de etiologia diversa. Destacam-se as seguintes causas: toxicidade pela vitamina D, doenças malignas, aumento da produção extrarrenal da $1,25(OH)_2$ vitamina D, raquitismo hipofosfatêmico hereditário com hipercalciúria (será abordado no capítulo "Raquitismo"), drogas, endocrinopatias, imobilização prolongada, síndromes e doenças congênitas, causas nutricionais e redução da inativação da $1,25(OH)_2$ vitamina D[6].

A hipercalcemia associada à ausência de supressão da secreção do PTH é decorrente de hiperparatireoidismo primário (HPTP) ou, mais raramente, terciário. O hiperparatireoidismo primário pode ser esporádico ou familial[6]. O hiperparatireoidismo terciário difere do primário por representar a consequência de hiperparatireoidismo secundário normalmente de longa duração, a partir do qual as paratireoides passaram a assumir autonomia na secreção do PTH[7].

Aspectos clínicos e laboratoriais das principais causas de hipercalcemia

A seguir abordaremos os aspectos clínicos e laboratoriais relacionados às principais causas de hipercalcemia. Essas causas estão listadas no quadro XVII-2.

Causas de hipercalcemia com PTH suprimido

Toxicidade pela vitamina D – nos últimos anos, conforme abordado no capítulo "Fisiologia do Metabolismo Osteomineral", houve interesse crescente a respeito das ações não calcêmicas da vitamina D. As ações não calcêmicas, embora ainda motivando amplo debate, e muitas delas atualmente sendo consideradas pouco ou nada significativas do ponto de vista clínico, levaram ao aumento das concentrações de calcidiol plasmático tidas como ideais. De acordo com Holick et al., posteriormente endossados pela *Endocrine Society* norte-americana, a suficiência, insuficiência e deficiência em vitamina D seriam caracterizadas, respectivamente, por concentrações plasmáticas de calcidiol superiores a 30, entre 20 e 30 e inferiores a 20ng/ml[8]. No mesmo ano (2011), no entanto, o *Institute of Medicine* norte-americano modificou as recomendações para indivíduos saudáveis relacionadas à ingestão de cálcio e vitamina D, com base na avaliação de estudos publicados nos 15 anos anteriores[9,10]. De acordo com essa publicação, a ingestão adequada de cálcio e vitamina D traz benefícios à saúde óssea, enquanto as evidências quanto à proteção contra determinados tipos de câncer, redução do risco cardiovascular e do risco para *diabetes mellitus*, proteção contra autoimunidades e outras doenças crônicas não ósseas foram consideradas inconsistentes ou inconclusivas ou insuficientes[9,10]. Os dados obtidos pelo *Institute of Medicine* indicam que concentrações plasmáticas de calcidiol superiores a 20ng/ml são capazes de suprir a necessidade de 97,5% da população, em todas as faixas etárias[9,10]. O referido instituto afirma que a ingestão de vitamina D capaz de cobrir a necessidade de 97,5% da população é de 400UI/dia, 600UI/dia e 800UI/dia, respectivamente, em menores de 1 ano, entre 1 e 70 anos e acima de 70 anos de idade, e que a necessidade estimada média diária de vitamina D é de 400UI, em todas as faixas etárias[10]. Finalmente, consenso realizado em 2016 estabeleceu que a suficiência, insuficiência e deficiência da vitamina D devem ser caracterizadas por concentrações plasmáticas de calcidiol, respectivamente, superiores a 20, entre 12 e 20 e inferiores a 12ng/ml[11]. Na Unidade de Endocrinologia Pediátrica do Instituto da Criança do Hospital das Clínicas da Faculdade de Medicina da USP, temos utilizado esses valores.

O crescente interesse a respeito das ações da vitamina D, especialmente quanto às suas ações não calcêmicas, tem motivado pediatras, clínicos e demais especialistas a prescreverem para seus pacientes doses suprafisiológicas de vitamina D. Essa conduta, se não acompanhada pela dosagem periódica da concentração plasmática de calcidiol, pode resultar em elevação significativa de seus valores e, consequentemente, em toxicidade pela vitamina D, que envolve a hipervitaminose D (HD) e a intoxicação pela vitamina D (IVD). A HD e a IVD resultam da exposição excessiva do organismo à vitamina D, decorrente de sua suplementação excessiva ou do uso de doses terapêuticas excessivas de colecalciferol (ou ergocalciferol) ou de calcitriol no tratamento do raquitismo, da insuficiência renal crônica, do hipoparatireoidismo ou de outras doenças[12]. Acredita-se que doses de colecalciferol (ou ergocalciferol) acima de 4.000UI/dia possam levar à HD ou à IVD. Revisão recente sobre a toxicidade relacionada à vitamina D ressalta o cuidado que deve ser tomado em relação às formulações de vitamina D[12]. Nessa revisão, os erros na formulação da vitamina D, fazendo com que sua concentração seja muito superior à fórmula prescrita, foram os principais responsáveis pela toxicidade[12]. Portanto, deve ser evitada a formulação da vitamina D, dando-se preferência aos produtos comerciais amplamente disponíveis. Outro fator importante identificado foi a prescrição médica de doses elevadas de vitamina D, geralmente superiores a 10.000UI/dia[12].

Na HD e na IVD há significativo aumento da absorção de cálcio e fósforo no intestino e da reabsorção óssea desses minerais, resultando em hipercalcemia e hiperfosfatemia. *A presença de hipercalcemia e hiperfosfatemia deve sempre levar à hipótese de toxicidade pela vitamina D.* A HD é caracterizada por concentrações plasmáticas de calcidiol (25(OH) vitamina D) superiores a 100ng/ml, enquanto a IVD é definida por concentrações plasmáticas de calcidiol superiores a 150ng/ml e acompanhadas por hipercalcemia, hipercalciúria e supressão do PTH (PTH plasmático inferior a 30pg/ml)[11,12]. Na IVD pode haver também elevação da creatinina sérica e hipocalemia (devido à caliurese provocada pela poliúria). O quadro clínico da toxicidade pela vitamina D decorre basicamente da hipercalcemia, destacando-se principalmente na IVC: náuseas, vômitos, fraqueza, letargia, irritabilidade, anorexia, obstipação intestinal e hipertensão arterial. Recomenda-se que os pais ou responsáveis sejam orientados quanto à observação de sinais e sintomas decorrentes da toxicidade pela vitamina D, especialmente quando doses maiores são prescritas[13]. Quando a toxicidade pela vitamina D decorre do uso de doses elevadas de calcitriol, não haverá elevação do calcidiol plasmático, mas as demais alterações laboratoriais citadas acima poderão estar presentes. Radiologicamente, podem ser encontrados: sinais de aumento da reabsorção óssea; alternância de linhas de intensa calcificação com zonas de rarefação nas extremidades dos ossos em crescimento; imagens sugestivas de litíase em trato urinário; nefrocalcinose.

A duração da hipercalcemia depende do tipo de composto da vitamina D que provocou a intoxicação. O colecalciferol e o ergocalciferol são altamente lipossolúveis e sua depuração do organismo pode levar de semanas a meses. Já o calcitriol, com meia-vida de horas a dias, é eliminado mais rapidamente.

Na HD e na IVD a administração da vitamina D deve ser interrompida de imediato. No tratamento dessas condições os glicocorticoides têm papel fundamental, uma vez que reduzem a absorção intestinal de cálcio, auxiliando, assim, na reversão da hipercalcemia. Pode ser utilizada, por exemplo, a prednisona, na dose de 1-2mg/kg/dia. Na hipercalcemia grave (calcemia total superior a 14mg/dl), outras medidas devem ser adotadas, como hidratação, uso de diuréticos que aumentem a excreção renal de cálcio (furosemida), aminobisfosfonatos (que reduzem a reabsorção óssea) e fosfato administrado por via oral (que contribui para a redução da absorção intestinal de cálcio). O tratamento da hipercalcemia grave será descrito adiante, neste capítulo.

Doenças malignas – a hipercalcemia pode complicar algumas doenças malignas. A principal causa de hipercalcemia relacionada às doenças malignas é a secreção aumentada do peptídeo relacionado ao PTH (PTHrP), responsável por até 80% das hipercalcemias em pacientes com câncer[14]. O aumento da secreção do PTHrP é observado mais frequentemente nos carcinomas de células escamosas (especialmente da cabeça e pescoço), tumores do esôfago, cervicais, do pulmão, cólon, rim, bexiga, mama, endométrio e ovário, sendo raro nos tumores neuroendócrinos do pâncreas[14]. O aumento da osteólise é responsável por cerca de 20% das hipercalcemias em pacientes com doenças malignas e está associado à ação de citocinas liberadas localmente pelo tumor, como IL-1, IL-3, IL-6, TNF-α, TGF-α, TGF-β, linfotoxina e prostaglandina E[14]. A principal ação hipercalcemiante das citocinas consiste no aumento da reabsorção óssea por meio do aumento da interação entre o RANK e o RANKL[14]. Esse mecanismo é observado principalmente no mieloma múltiplo e nas metástases de câncer de mama e menos comumente na leucemia e linfoma[14]. Em cerca de 1% dos pacientes oncológicos com hipercalcemia o distúrbio é causado por aumento da atividade extrarrenal da 1α-hidroxilase, que resulta em aumento da $1,25(OH)_2$ vitamina D, sendo observado nos linfomas Hodgkin e não Hodgkin e tendo sido relatado também no disgerminoma ovariano[14]. É importante ressaltar que em todas essas causas de hipercalcemia o PTH plasmático estará suprimido (concentração inferior a 30pg/ml), ao passo que a fosfatemia estará diminuída nos pacientes com aumento do PTHrP e poderá estar no limite superior da normalidade ou aumentada naqueles com osteólise ou aumento da atividade extrarrenal da 1α-hidroxilase.

Aumento da produção extrarrenal da $1,25(OH)_2$ vitamina D – conforme abordado no capítulo "Fisiologia do Metabolismo Osteomineral", a enzima 1α-hidroxilase presente nas células do túbulo renal proximal é responsável pela conversão da 25(OH) vitamina D na forma ativa da vitamina D, ou seja, a $1,25(OH)_2$ vitamina D. No entanto, outras células também possuem a enzima 1α-hidroxilase, merecendo destaque os macrófagos (nos quais a enzima está presente nas mitocôndrias). A capacidade dos macrófagos em sintetizar a $1,25(OH)_2$ vitamina D justifica a hipercalcemia e hipercalciúria observadas em doenças nas quais há ativação dos macrófagos e formação de granulomas. A esse respeito destacam-se: doenças não infecciosas: sarcoidose, granulomatose de Wegener, granuloma eosinofílico, necrose do subcutâneo do recém-nascido (a hipercalcemia pode ser observada nos primeiros dias de vida e até 6 semanas), doença de Crohn; e doenças infecciosas: tuberculose, candidíase, doença de Hansen, histoplasmose, paracoccidioidomicose, doença da arranhadura do gato[15]. Devemos destacar que nessas condições os mecanismos fisiológicos de controle da 1α-hidroxilase não são capazes de controlar a produção de 1,25$(OH)_2$ vitamina D pelos macrófagos[15].

Drogas – a hipercalcemia pode estar associada ao efeito de algumas drogas, destacando-se: diuréticos tiazídicos, vitamina A e seus derivados (principalmente o ácido retinoico, metabólito ativo da vitamina A), lítio e drogas contendo cálcio[6,16].

Diuréticos tiazídicos – os diuréticos tiazídicos aumentam a reabsorção de cálcio no túbulo distal e, desse modo, levam à hipercalcemia[6,16]. É possível que ações extrarrenais, ainda não esclarecidas possam também contribuir para a hipercalcemia[16].

Vitamina A e seus derivados – a exposição do organismo a doses elevadas de vitamina A pode provocar intoxicação pela vitamina A e ácido retinoico e levar à hipercalcemia devido ao aumento da atividade osteoclástica e consequente aumento da reabsorção óssea[6,16]. Deve-se estar atento, atualmente, para os produtos que contêm ácido retinoico utilizados no tratamento de problemas dermatológicos, do neuroblastoma e de doenças malignas hematológicas[6,16]. A intoxicação pela vitamina A é rara (uma vez que depende da exposição a doses muito altas, acima de 50.000UI/dia), sendo mais comum em pacientes com síndrome de má absorção (como fibrose cística, por exemplo) tratados com suplementos contendo vitamina A pré-formada[6]. É importante destacar que o consumo de grandes quantidades de carotenoides a partir de frutas e vegetais não leva à intoxicação, já que dependeria da sua conversão para a forma ativa de vitamina A[6]. No entanto, o consumo de grandes quantidades de alimentos, como fígado de animais ou de peixes, que contêm forma biodisponível de retinol podem, raramente, levar à intoxicação pela vitamina A[6].

Lítio – pode desviar para a direita o *set-point* por meio do qual a calcemia induz supressão da secreção do PTH, mimetizando de certa forma o que ocorre nas mutações inativadoras heterozigóticas do gene do RSCa, que serão abordadas mais adiante neste capítulo[16]. É possível que o lítio interfira na sinalização que o cálcio extracelular exerce sobre o RSCa[16]. Desse modo, laboratorialmente, a hipercalcemia associada ao lítio caracteriza-se por ausência da supressão do PTH e redução da fração de excreção de cálcio[16]. Estudos retrospectivos estimam que a hipercalcemia possa estar presente em 5 a 40% dos pacientes tratados com carbonato de lítio[16].

Drogas contendo cálcio – a ingestão excessiva de cálcio e antiácidos contendo cálcio pode levar à hipercalcemia, especialmente quando há ingestão diária de cálcio elementar a partir de 2 gramas. Essa condição é conhecida como síndrome *milk-alkali*[6,16].

Endocrinopatias – doenças endocrinológicas como feocromocitoma, insuficiência adrenocortical e tireotoxicose podem cursar com hipercalcemia[6,16].

Feocromocitoma – a hipercalcemia pode estar relacionada ao aumento da secreção do PTHrP ou ao HPTP concomitantemente (encontrado na neoplasia endócrina múltipla – NEM IIa), conforme veremos adiante[6,16].

Insuficiência adrenocortical – a hipercalcemia pode acompanhar a insuficiência adrenocortical primária ou secundária e ser especialmente importante nos pacientes com insuficiência adrenal aguda[16]. A fisiopatologia pode envolver o aumento da absorção intestinal de cálcio e a contração da volemia (relacionada à insuficiência de mineralocorticoide)[6]. Laboratorialmente, pode caracterizar-se por concentrações plasmáticas reduzidas de PTH, PTHrP e calcitriol[16]. A hipercalcemia responde à hidratação por via intravenosa e à reposição de glicocorticoide[16].

Tireotoxicose – a hipercalcemia decorre do aumento da reabsorção óssea induzido pelo excesso de hormônios tireoidianos[6,16]. Acredita-se que em até 50% dos pacientes com tireotoxicose haja elevação da calcemia total, com valores entre 10,5 e 11,5mg/dl[16]. Geralmente a hipercalcemia é assintomática e se normaliza com o controle do hipertireoidismo[16]. Os pacientes pediátricos com hipertireoidismo, especialmente quando de longa duração ou de difícil controle, podem apresentar redução da acreção osteomineral, que poderá comprometer a aquisição do pico de massa óssea. Devemos salientar que os pacientes com hipertireoidismo submetidos à tireoidectomia podem evoluir com hipocalcemia nos dias e semanas subsequentes pela rápida redução dos hormônios tireoidianos e pelo consequente rápido aumento da acreção osteomineral ("síndrome do osso faminto" – *bone hunger*).

Imobilização prolongada – a hipercalcemia ocorre em 10-23% das crianças que sofreram lesão da medula espinhal, aparecendo 4 a 8 semanas após a lesão, sendo precedida pela hipercalciúria, que pode estar presente na primeira semana e persistir até 18 meses após o trauma[6]. A hipercalcemia também pode ser observada após imobilização por fratura[6]. A hipercalcemia é mais comum em adolescentes (pelo aumento da remodelação óssea nessa faixa etária, associado ao aumento da velocidade de crescimento) e no sexo masculino (devido à maior massa óssea)[6]. Acredita-se que o distúrbio esteja relacionado ao aumento da atividade osteoclástica e redução da atividade osteoblástica devido à falta de estímulo mecânico causado pela imobilização prolongada[6].

Síndromes e doenças congênitas – a hipercalcemia pode fazer parte de síndromes congênitas que estão associadas com dismorfismo e/ou alterações esqueléticas[6]. Destacamos aqui a síndrome de Williams-Beuren e a doença de Jansen.

Síndrome de Williams-Beuren – nessa síndrome, cuja prevalência é de 1 caso para cada 7.500 a 10.000 indivíduos, a hipercalcemia pode ser observada entre 5 e 50% dos pacientes, e geralmente desaparece após o segundo ano de vida (em alguns casos pode reaparecer durante a infância e adolescência)[6,17]. É de ocorrência esporádica, sendo causada por deleção afetando o gene da elastina (7q11.23)[17]. No primeiro ano de vida, os pacientes afetados apresentam diversas características, como: ganho pôndero-estatural inadequado, dificuldades na alimentação, cólicas, obstipação intestinal, vômitos[17]. Alguns desses problemas estão relacionados à hipercalcemia. A hipotonia e a frouxidão ligamentar também são características da síndrome e podem interferir no desenvolvimento motor e dificultar a marcha[17]. Com o passar dos anos, observa-se aumento do tônus muscular e alguns pacientes desenvolvem hipertonia[17]. Em quase todos os pacientes ocorre retardo mental, com variação do quociente de inteligência entre 41 e 80, com dificuldades proeminentes na esfera espacial[17]. Na síndrome de Williams-Beuren a fácies é típica, destacando-se fronte ampla, depressão da ponte nasal, narinas antevertidas, filtro longo, lábios espessos, sorriso largo, boca aberta, cabelo encaracolado, bochechas cheias e caídas, orelhas proeminentes, fissuras palpebrais amplas, hipotelorismo ocular e epicanto[17]. Também podem ser observados: hiperacusia, clinodactilia do quinto dedo, unhas hipoplásicas, *pectus excavatum*, cifoescoliose[17]. As anomalias cardíacas são frequentes, destacando-se a estenose aórtica supravalvular (em 30% dos pacientes), estenose de válvula aórtica e pulmonar, defeitos de septos atriais e ventriculares[17]. Cerca de 50% dos pacientes apresentam baixa estatura, decorrente da restrição do crescimento intrauterino ou da redução do crescimento nos primeiros anos de vida[17]. Embora nos primeiros anos de vida esses indivíduos apresentem tendência ao isolamento social, quando maiores demonstram grande sociabilidade, facilidade de comunicação e aptidão para a música[17]. A causa da hipercalcemia nessa síndrome permanece desconhecida, mas pode estar relacionada a alterações no metabolismo da $1,25(OH)_2$ vitamina D ou redução na produção de calcitonina[6].

Doença de Jansen – a condrodisplasia metafisária de Jansen é uma doença de herança autossômica dominante decorrente de mutações ativadoras no gene do receptor do PTH/PTHrP caracterizada clinicamente por encurtamento dos ossos longos, laboratorialmente por hipercalcemia, hipercalciúria e supressão do PTH e do PTHrP plasmáticos, e radiologicamente por calcificações nas porções distais dos ossos longos[6].

Causas nutricionais – fórmulas enriquecidas em cálcio e/ou depleção de fosfato podem causar hipercalcemia nos recém-nascidos pré-termo e, menos frequentemente, nos de termo[6]. A depleção de fosfato leva à inibição da secreção do FGF-23, que resulta em maior atividade da 1α-hidroxilase, aumento da concentração plasmática da $1,25(OH)_2$ vitamina D, hipercalcemia e supressão do PTH[6]. A hipercalcemia nos recém-nascidos de muito baixo peso alimentados com leite materno, que possui quantidade de cálcio relativamente alta em relação à quantidade de fósforo, pode ser melhorada por meio da suplementação precoce de fosfato[6].

Redução da inativação da $1,25(OH)_2$ vitamina D – decorrente de mutações inativadoras do gene da 24-hidroxilase (CYP24A1), que resulta em menor inativação da 25(OH) vitamina D e da $1,25(OH)_2$ vitamina D[6]. Pode representar o mecanismo da hipercalcemia em pacientes inicialmente diagnosticados com hipercalcemia idiopática do lactente[6].

Causas de hipercalcemia com PTH não suprimido

Hiperparatireoidismo primário

O HPTP é definido como estado hipercalcêmico resultante da secreção excessiva de PTH por uma ou mais glândulas paratireoides[18]. A ação fosfatúrica do PTH faz com que a concentração plasmática de fósforo esteja no limite inferior da normalidade ou abaixo da normalidade. Portanto, o HPTP caracteriza-se laboratorialmente por PTH plasmático não suprimido ou elevado, hipercalcemia e hipofosfatemia.

É raro nos lactentes e crianças, com prevalência de 2 a 5 casos para cada 100.000 indivíduos[19]. Ao contrário do observado em adultos, em que a relação entre mulheres e homens afetados é de 3:1, na faixa etária pediátrica a ocorrência do HPTP tende a ser igual entre os sexos[19].

Apesar de menos comum na faixa etária pediátrica, a morbidade do HPTP nessa faixa etária é maior, já que a hipercalcemia é sintomática na maior parte dos pacientes[19]. As características clínicas mais comuns do HPTP são a hipercalciúria, a doença óssea e a calculose renal, presentes, respectivamente, em 60, 43 e 39% dos pacientes[19]. Em 35% dos pacientes há relato de sintomas inespecíficos[19]. Outros sinais ou sintomas incluem manifestações abdominais (especialmente dor abdominal, vômitos e obstipação intestinal), hipertensão arterial e hipercalcemia grave (ou crise hipercalcêmica), presente em 9% dos pacientes[19]. Devemos enfatizar que cerca de 14% das crianças e adolescentes com HPTP são assintomáticos, sendo a hipercalcemia identificada em exame de rotina[19]. Também deve ser ressaltado que no hiperparatireoidismo neonatal grave (HNG) há grave repercussão clínica, conforme veremos a seguir.

As causas de HPTP podem ser divididas em esporádicas e familiais. As causas esporádicas envolvem o adenoma de uma ou mais glândulas paratireoides e, mais raramente, a hiperplasia de todas as glândulas paratireoides[19]. O carcinoma da paratireoide, extremamente raro na faixa etária pediátrica, também representa causa de HPTP esporádico. A etiologia do HPTP familial inclui: neoplasia endócrina múltipla (NEM) tipo 1 ou 2A; mutações inativadoras do RSCa, levando ao hiperparatireoidismo neonatal grave (HNG) ou à hipercalcemia hipocalciúrica familial benigna (HHFB); HPTP familial isolado; e síndrome hiperparatireoidismo-tumor de mandíbula (HPT-TM)[6,19].

A seguir discutiremos as principais causas de HPTP familial.

Mutações inativadoras do RSCa – essas mutações interferem no fino mecanismo de controle da calcemia. Como descrito anteriormente, é porm meio do RSCa que o organismo controla a calcemia (veer capítulo "Fisiologia do Metabolismo Osteomineral"). Na inativação do RSCa, o cálcio iônico extracelular é incapaz de inibir normalmente a secreção do PTH. Portanto, haverá um deslocamento para cima dos valores de calcemia necessários para a supressão da secreção do PTH. A inativação do RSCa não está restrita às paratireoides, mas está presente também nos rins e em outros tecidos que contêm o receptor. Por isso, apesar da hipercalcemia, esses pacientes não são capazes de aumentar a excreção urinária de cálcio no ramo ascendente espesso da alça de Henle. Desse modo, a inativação do RSCa caracteriza-se laboratorialmente por hipercalcemia e redução da fração de excreção renal de cálcio (FECa)[4]. A FECa é calculada a partir da relação entre o *clearance* de cálcio e o *clearance* de creatinina, por meio da seguinte fórmula:

$$\text{Fração de excreção de cálcio} = \frac{\text{Cálcio urinário} \times \text{Creatinina plasmática}}{\text{Cálcio total plasmático} \times \text{Creatinina urinária}}$$

É importante que todas as concentrações utilizadas na fórmula sejam expressas na mesma unidade (por exemplo, em mg/dl), e que o cálculo da FECa seja feito na vigência de hipercalcemia. Na inativação do RSCa há redução da FECa, geralmente com valores inferiores a 0,01[4]. Na inativação do RSCa observa-se também aumento da reabsorção tubular de magnésio. Portanto, laboratorialmente, as doenças decorrentes da inativação do RSCa caracterizam-se por: hipercalcemia com gravidade variável; ausência de supressão da secreção do PTH (valores do PTH plasmático normalmente se situam acima de 30pg/ml, podendo haver franca elevação desses valores); redução da FECa; magnesemia no limite superior da normalidade ou hipermagnesemia; e fosfatemia no limite inferior da normalidade ou hipofosfatemia[4]. Do ponto de vista laboratorial, as mutações inativadoras do RSCa diferenciam-se de outras causas de HPTP pela redução da FECa e tendência à hipermagnesemia. A inativação do RSCa impede a redução da reabsorção de água no ducto coletor, de forma que nesses distúrbios não se observam poliúria e polidipsia, geralmente presentes em outras causas de hipercalcemia.

Diferentes mutações afetando o gene do RSCa têm sido descritas. A inativação do RSCa manifesta-se por meio de um variado espectro de manifestações clínicas. No extremo de maior gravidade situa-se o HNG, e no extremo de menor gravidade, a HHFB. Alguns pacientes situam-se entre ambos os espectros por apresentarem mutações homozigóticas (características do HNG) e quadro clínico menos grave do que o observado no HNG[20,21].

A maior parte dos pacientes com HNG apresenta mutações inativadoras em ambos os alelos do RSCa, capazes de reduzir de forma completa ou quase completa as funções do RSCa nos diversos tecidos[19]. Portanto, o HNG é, predominantemente, uma doença de herança autossômica recessiva. Curiosamente, há relatos de pacientes com HNG e mutação inativadora apenas em um alelo, herdada do pai afetado ou decorrente de mutação *de novo*[19]. Nesses casos, acredita-se que a normocalcemia materna e, portanto, a exposição fetal a concentrações normais de cálcio desencadeiam proliferação das paratireoides fetais e consequentemente hiperparatireoidismo (devemos entender que a normocalcemia materna é interpretada como hipocalcemia pelo feto com inativação do RSCa, mesmo quando apenas um alelo foi afetado)[19]. Em outros pacientes o HNG está relacionado à mutação *missense* R185Q (substituição de arginina por glutamina no códon 185) em um dos alelos[19]. Essa mutação é relevante por exercer efeito dominante negativo sobre o alelo não afetado, resultando em grave comprometimento da função do RSCa[19].

Em 23 pacientes descritos em dois estudos, as principais manifestações clínicas do HNG foram hipotonia (presente em 55% dos pacientes), comprometimento do ganho pôndero-estatural (observado em 43% dos pacientes) e desconforto respiratório (em 22% dos pacientes)[19,22,23]. Nesses estudos, 83% dos pacientes apresentaram grave comprometimento esquelético, caracterizado por fraturas e desmineralização notadas ao nascimento ou nas primeiras semanas de vida, além de deformidades torácicas, irregularidades metafisárias e erosão subperiosteal[19,22,23]. Por se tratar de doença de herança predominantemente recessiva, o HNG é mais comum quando há consanguinidade entre os pais. No HNG os pais podem ser portadores de mutação heterozigótica do RSCa e, portanto, diagnosticados com HHFB.

No HNG os valores do PTH plasmático são francamente elevados e a hipercalcemia em geral é grave (frequentemente a calcemia total é superior a 20mg/dl). Como abordado adiante, a hipercalcemia grave deve ser tratada por meio de medidas clínicas capazes de reduzir a calcemia e estabilizar o paciente. Uma vez estável, o paciente com HNG deve ser submetido à paratireoidectomia total, que é considerada o tratamento de eleição para a doença. Evidentemente, a paratireoidectomia total levará ao hipoparatireoidismo, que deverá ser tratado, conforme explanado no texto, adiante. O prognóstico do HNG, desde que o paciente tenha sido diagnosticado e tratado a tempo, é bom[19]. Por outro lado, previamente a 1984, quando os métodos automáticos para a avaliação da calcemia foram introduzidos, a mortalidade do HNG era de aproximadamente 50%[19]. Por isso a calcemia deve ser investigada em todos os lactentes com comprometimento do ganho pôndero-estatural[19]. Recomenda-se também a avaliação da calcemia em todo recém-nascido cujos pais apresentam HHFB[19].

No extremo de menor gravidade situa-se a HHFB, doença normalmente decorrente de mutações inativadoras heterozigóticas do gene do RSCa. A HHFB trata-se, portanto, de doença de herança autossômica dominante, embora mutações muito leves do gene do RSCa possam estar associadas a formas recessivas de HHFB[19]. Na HHFB a hipercalcemia é leve e frequentemente assintomática, de modo que, comumente, esses pacientes são diagnosticados por meio de investigação laboratorial de rotina ou a partir de outro familiar com HNG ou HHFB. Os valores do PTH no plasma são "normais" (ou melhor, dentro dos limites da referência) ou discretamente elevados. No entanto, não custa ressaltar que valores "normais" de PTH, diante de hipercalcemia, não são realmente normais, já que na hipercalcemia a resposta fisiológica consiste na supressão da secreção do PTH, o que resultará em concentrações plasmáticas de PTH geralmente abaixo de 30pg/ml ou mesmo abaixo do limite inferior da referência. A identificação de mutações em genes que são importantes para a função do CaSR levou à classificação da HHFB em 3 tipos: tipo 1, de longe o mais comum, e devido a mutações do gene do CaSR; tipo 2, decorrente de mutações inativadoras no gene *GNA11* (codifica a proteína $G_\alpha11$, envolvida na sinalização do CaSR); e tipo 3, por mutações inativadoras no gene *AP2S1* (codifica a proteína AP2σ2, que faz parte do controle da endocitose de proteínas da membrana plasmática, como o CaSR)[24].

Tanto no HNG quanto na HHFB a sinalização deficiente do cálcio estimula a proliferação das células das paratireoides, de forma que todas as glândulas paratireoides terão suas dimensões aumentadas, implicando o diagnóstico de hiperplasia[19]. Essa é outra característica que ajuda na diferenciação entre as doenças por mutações inativadoras do RSCa e outras causas de HPTP, em que normalmente há aumento de apenas uma glândula paratireoide.

Neoplasias endócrinas múltiplas (NEMs) – representam causa familial de HPTP, manifestando-se geralmente por hiperplasia de todas as glândulas paratireoides, embora raramente possam se manifestar como adenoma solitário.

Entre as NEMs que cursam com hiperparatireoidismo, a NEM tipo 1 (também conhecida como síndrome de Wermer) é a mais comum e representa a causa mais frequente do HPTP hereditário[19]. Trata-se de doença de herança autossômica dominante decorrente de mutações no gene *MENIN*, localizado em 11q13[25]. Ambos os sexos são igualmente afetados. Na NEM tipo 1 o HPTP é o componente de maior penetrância e presente em praticamente todos os pacientes até a idade dos 50 anos, sendo raro naqueles com idade inferior a 10 anos[19,25]. Acredita-se que a NEM tipo 1 seja responsável por cerca de 2% de todos os casos de HPTP[25]. Também inclui os tumores pancreáticos (presentes em até 80% dos pacientes e capazes de secretar polipeptídeo pancreático, glucagon, insulina, somatostatina, gastrina e polipeptídeo intestinal vasoativo) e tumores da adeno-hipófise (acometendo 50 a 65% dos pacientes). O prolactinoma é o tumor hipofisário mais comum, podendo haver também tumores secretores de GH e ACTH[19,25]. Outros tumores também podem estar associados à NEM tipo 1, como gastrinoma duodenal, carcinoide tímico ou brônquico, tumores gástricos semelhantes aos enterocromafins, adenomas adrenocorticais, lipomas, angiofibromas faciais e colagenomas do tronco[25]. A NEM tipo 1 pode ser causada também por mutações no gene *CDKN1B*, responsável pela codificação do "inibidor 1B da cinase dependente de ciclina"[19]. Na NEM tipo 1 as manifestações bioquímicas do HPTP normalmente aparecem entre as idades de 14 e 18 anos e a eficácia do tratamento requer, em geral, a retirada de ao menos três das glândulas paratireoides.

A NEM tipo 2A (também conhecida como síndrome de Sipple) é uma doença de herança autossômica dominante que afeta igualmente ambos os sexos, ocorrendo por mutações no proto-oncogene *RET* (localizado em 10q11.2)[25]. Na NEM tipo 2A há predisposição genética para o câncer medular da tireoide, feocromocitoma e HPTP, que estão presentes, respectivamente, em mais de 90%, 40 a 50% e 20% dos pacientes[25]. A proteína RET é um receptor tirosinoquinase responsável pela transmissão de sinais relacionados ao crescimento e diferenciação de determinados tecidos, especialmente aqueles derivados da crista neural[25]. Na NEM tipo 2A, assim como na NEM tipo 1, o HPTP está relacionado à hiperplasia difusa das paratireoides. Devemos salientar que na NEM tipo 2A o HPTP ocorre geralmente após a terceira década de vida, sendo, portanto, raro na faixa etária pediátrica, e que o feocromocitoma é quase sempre bilateral, requerendo adrenalectomia total. A NEM 2A pode vir acompanhada de lesões pruriginosas e pigmentadas localizadas no dorso e que contêm amiloide, denominadas "líquen-amiloidose".

HPTP familial isolado – caracteriza-se pelo HPTP hereditário que não está associado a tumores em outros órgãos[6]. Seu diagnóstico depende da exclusão de outras causas de HPTP, especialmente a HHFB[6]. Auxiliam na diferenciação: a ocorrência precoce de hipercalcemia na HHFB, enquanto no HPTP familial isolado raramente a hipercalcemia é observada antes dos 10 anos de idade; a FECa, que estará diminuída na HHFB e aumentada no HPTP familial isolado[6].

Síndrome hiperparatireoidismo primário: tumor de mandíbula – essa síndrome, de herança autossômica dominante, caracteriza-se pelo desenvolvimento de múltiplos tumores (geralmente benignos) das paratireoides e tumores fibro-ósseos do maxilar e da mandíbula[6]. Pode haver maior risco também para tumores renais e uterinos[6]. Em algumas famílias, no entanto, não há outros tumores além dos que afetam as paratireoides, o que pode gerar dúvida se não se trata de outro distúrbio hipercalcêmico, como NEM 1, por exemplo[6]. A síndrome é causada por mutações no gene *CDC73*, um supressor de tumores[6]. A hipercalcemia decorrente dos tumores das paratireoides ocorre em mais de 70% dos pacientes, com manifestações geralmente no final da adolescência e início da vida adulta[6]. É importante salientar que o tumor da mandíbula difere do tumor marrom (que pode estar presente nas diversas causas de hiperparatireoidismo) e não desaparece após a paratireoidectomia[6].

Insuficiência renal crônica

Na insuficiência renal crônica diversas situações podem levar ao aumento da calcemia, principalmente nos pacientes em hemodiálise: hiperparatireoidismo, intoxicação pela vitamina D, ingestão excessiva de antiácidos contendo cálcio, imobilização e intoxicação pelo alumínio[16]. A hipercalcemia pode ser particularmente comum no primeiro ano após o transplante renal[16].

O quadro XVII-2 apresenta as principais causas de hipercalcemia na faixa etária pediátrica, discutidas acima.

Quadro XVII-2. Principais causas de hipercalcemia na faixa etária pediátrica.

HIPERCALCEMIA COM PTH SUPRIMIDO
Toxicidade pela vitamina D
Doenças malignas: ↑ PTHrP; ↑ osteólise causada por citocinas; atividade extrarrenal da 1α-hidroxilase
Aumento da atividade extrarrenal da 1α-hidroxilase (produção extrarrenal de $1,25(OH)_2$ vitamina D): sarcoidose, granulomatose de Wegener, granuloma eosinofílico, necrose do subcutâneo do recém-nascido, doença de Crohn, tuberculose, candidíase, doença de Hansen, histoplasmose, paracoccidioidomicose, doença da arranhadura do gato
Drogas: diuréticos tiazídicos, vitamina A, lítio, cálcio
Endocrinopatias: feocromocitoma, insuficiência adrenocortical, tireotoxicose
Imobilização prolongada
Síndrome de Williams-Beuren; doença de Jansen
Nutricionais: fórmulas enriquecidas em cálcio e pobres em fosfato
HIPERCALCEMIA COM PTH NÃO SUPRIMIDO
Hiperparatireoidismo primário
Esporádico
Adenoma
Hiperplasia
Carcinoma
Familial
Mutações inativadoras do receptor sensível ao cálcio extracelular: hiperparatireoidismo neonatal grave, hipercalcemia hipocalciúrica familial benigna
Neoplasia endócrina múltipla (NEM): tipo 1 (hiperparatireoidismo primário + tumores pancreáticos + tumores da adeno-hipófise); tipo 2a (câncer medular da tireoide + feocromocitoma + hiperparatireoidismo primário)
Hiperparatireoidismo primário familial isolado
Síndrome hiperparatireoidismo primário – tumor da mandíbula
Insuficiência renal crônica

Diagnóstico da hipercalcemia

Diante de um paciente com hipercalcemia o primeiro passo para se identificar a etiologia consiste na obtenção de cuidadosa anamnese onde devem ser caracterizados, entre outros aspectos: a época de início dos sintomas; natureza e cronologia dos sintomas; intensidade de acometimento das condições gerais e nutricionais do paciente; existência de quadro semelhante nos familiares; presença de consanguinidade entre os pais; e possibilidade de intoxicação por medicamentos à base de vitamina D (vitamina D_2 ou vitamina D_3 ou calcitriol; esta informação requer pesquisa exaustiva, devendo-se saber dos pais ou responsáveis: quantidade exata da medicação que vinha sendo administrada; se a medicação foi formulada; possibilidade de a criança ter tomado a medicação por conta própria). Exemplificando o papel da anamnese, em paciente com hipercalcemia a ausência de poliúria e/ou polidipsia sugere como etiologia as mutações inativadoras do RSCa. Esta possibilidade é ainda maior caso haja outros casos de hipercalcemia na família ou se os pais forem consanguíneos (o que aumenta a probabilidade de doença recessiva e, portanto, de mutações homozigóticas do RSCa, frequentemente associadas a quadro de hipercalcemia grave).

Conforme citado anteriormente, diante de um paciente com hipercalcemia é importante saber se o PTH plasmático se encontra elevado, não suprimido ou suprimido (concentração plasmática inferior a 30pg/ml). A resposta fisiológica à hipercalcemia consiste inicialmente na supressão da secreção do PTH. Portanto, a ausência de supressão do PTH ou valores elevados do PTH plasmático são compatíveis com o diagnóstico de HPTP ou hiperparatireoidismo terciário. Outras causas de hipercalcemia cursam com supressão da secreção do PTH. A fração de excreção de cálcio (FECa) obtida *na vigência de hipercalcemia* também tem importante papel na identificação da etiologia do distúrbio, visto que no HPTP decorrente de mutações inativadoras do RSCa a FECa é baixa (inferior a 0,01), enquanto nas demais causas de HPTP há aumento da FECa. Vale a pena ressaltar que os valores da FECa somente serão valorizados se obtidos na vigência de hipercalcemia. Conforme abordado anteriormente a magnesemia também auxilia na elucidação diagnóstica da hipercalcemia, já que no HPTP causado pela inativação do RSCa há redução da excreção urinária de magnésio e, consequentemente, a magnesemia encontra-se no limite superior da normalidade ou mesmo elevada. Na hipercalcemia a avaliação da fosfatemia é igualmente importante. Por exemplo, no HPTP a ação aumentada do PTH resulta em hipercalcemia e hipofosfatemia (ou tendência à hipofosfatemia), enquanto na toxicidade pela vitamina D ou nas condições clínicas associadas ao aumento da produção da $1,25(OH)_2$ vitamina D ou redução da sua metabolização haverá elevação tanto da calcemia quanto da fosfatemia.

Os exames radiológicos auxiliam no diagnóstico dos adenomas e da hiperplasia das glândulas paratireoides. O exame com maior sensibilidade para se caracterizarem alterações das paratireeoides em sua localização habitual (ou seja, na região da tireoide ou na área peritireoidiana) consiste na cintilografia com ^{99m}Tc sestamibi (sensibilidade de 70 a 100%), seguida pelo ultrassom e ressonância magnética (sensibilidade de 70 a 85%)[26]. Para se avaliarem adenomas ectópicos no mediastino o melhor exame é a ressonância magnética com gadolíneo[26]. Os adenomas ectópicos localizados na região cervical podem ser avaliados através do sestamibi, do ultrassom ou da tomografia computadorizada[26]. O sestamibi é captado inicialmente pela tireoide e pelas paratireoides. No entanto, sofre rápida eliminação do tecido tiroidiano e fica retido por mais tempo nas paratireoides alteradas pela presença de adenoma ou hiperplasia, provavelmente em decorrência da maior quantidade de mitocôndrias nestas paratireoides[26]. Na ressonância nuclear magnética, os adenomas da paratireoide demonstram sinal de baixa intensidade em T1, e sinal de intensidade média a alta em T2, e ao ultrassom são hipoecoicos[26].

No hiperparatireoidismo, principalmente quando de maior duração e com grande elevação do PTH, pode haver o aparecimento da osteíte fibrosa cística (decorrente do aumento da reabsorção óssea) que se caracteriza radiologicamente por rarefação óssea intensa (observada na metáfise e na cortical dos ossos longos, que se mostra mais fina), e surgimento dos "tumores marrons" ("osteoclastomas", que representam áreas focais onde há substituição do osso por fibrose e lesões reparadoras císticas, observadas nas metáfises e diáfises)[27]. No crânio a reabsorção trabecular e a remodelação do espaço diploico pode levar a característico aspecto de "pote de pimenta"[27]. Nas falanges, e especialmente na porção medial das falanges médias, são observadas áreas de destruição do osso pela intensa reabsorção.

A figura XVII-8 apresenta um roteiro para o diagnóstico da etiologia da hipercalcemia.

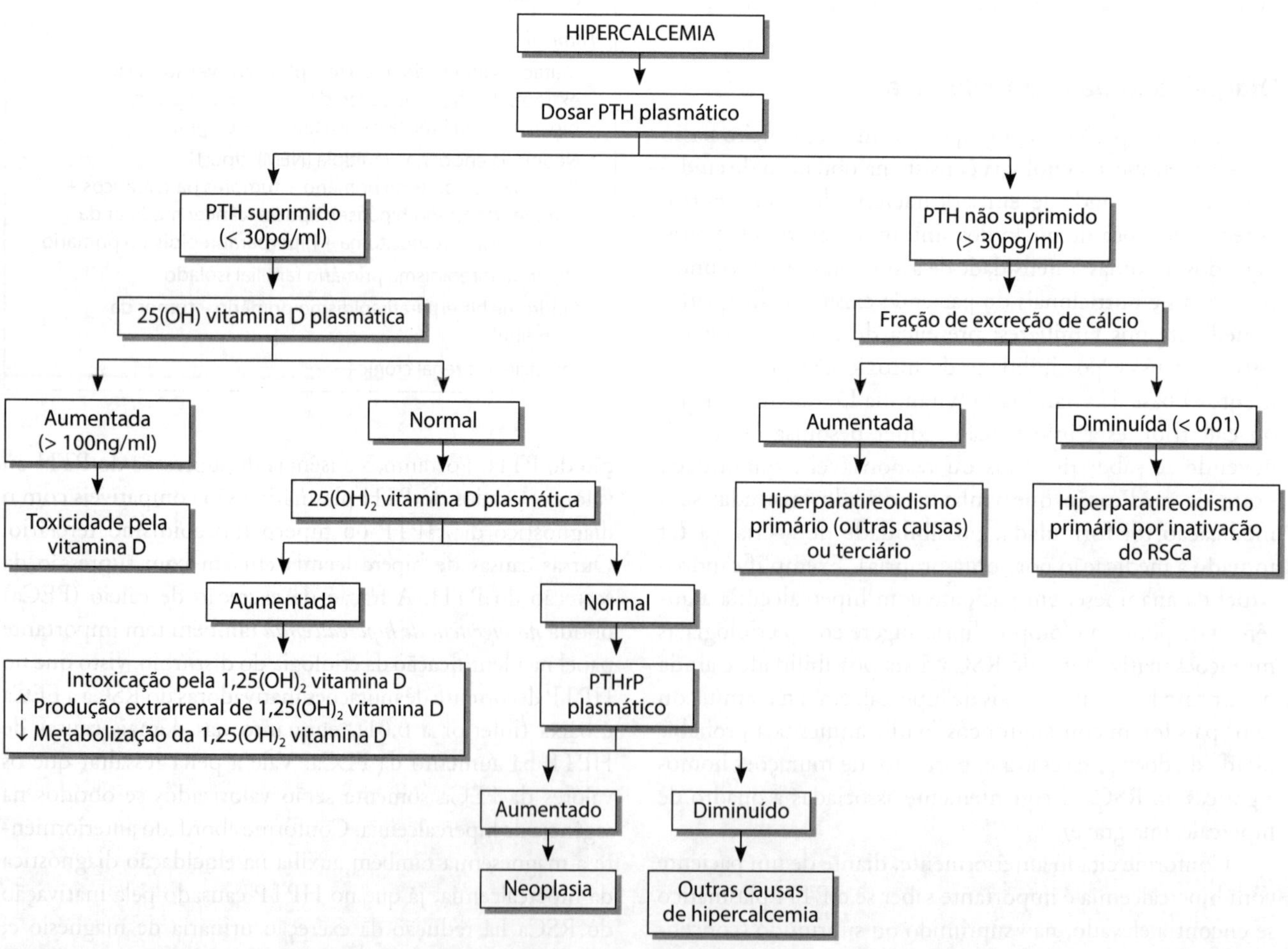

Figura XVII-8. Roteiro para o diagnóstico etiológico da hipercalcemia. RSCa = receptor sensível ao cálcio extracelular; PTHrP = peptídeo relacionado ao paratormônio.

Tratamento da hipercalcemia

O tratamento da hipercalcemia envolve o tratamento da doença responsável pelo distúrbio metabólico. Destacamos dois aspectos relacionados ao tratamento de pacientes com adenoma ou hiperplasia das paratireoides. Um deles se refere aos calcimiméticos, drogas que atuam como agonistas do cálcio iônico no RSCa e capazes de reduzir a secreção do PTH no HPTP ou no hiperparatireoidismo secundário (relacionado à insuficiência renal crônica, por exemplo). Os calcimiméticos são classificados em tipos I (agonistas diretos do RSCa) e II (modificadores alostéricos que aumentam a afinidade do RSCa ao cálcio iônico, diminuindo, assim, o *set-point* a partir do qual o RSCa é ativado pelo íon cálcio)[19]. Embora os calcimiméticos do tipo II, como o cinacalcet (único calcimimético disponível atualmente para uso por via oral), possam ser úteis no controle da hipercalcemia e da secreção do PTH em adultos com HPTP e em recém-nascidos e lactentes com HNG, não se conhecem ainda seus efeitos em longo prazo em relação à integridade do esqueleto. Estudos em animais de laboratório sugerem que os calcimiméticos possam contribuir para a ocorrência de doenças relacionadas à alteração da estrutura óssea[19]. Os calcimiméticos foram aprovados pela agência regulatória norte-americana FDA para uso em pacientes adultos nas seguintes situações: hiperparatireoidismo secundário em pacientes dialíticos, desde 2004; HPTP, em que a cirurgia não representa boa opção terapêutica, desde 2011; e HPTP causado por carcinoma da paratireoide, desde 2004[28]. Ainda não há aprovação para seu uso em menores de 18 anos, uma vez que nessa faixa etária não se conhecem sua segurança e eficácia[28]. No entanto, publicação de 2018 avaliou os efeitos do cinalcacet em 8 casos isolados de HNG descritos na literatura[29]. Curiosamente, o HNG em 7 dos pacientes foi causado por mutações heterozigóticas do gene do RSCa e em 4 pacientes (todos heterozigotos) o tratamento com cinacalcet resultou em melhora da hipercalcemia[29]. Nesse estudo, foi descrito um novo paciente com HNG, homozigoto para a inativação do RSCa, que apresentou boa resposta ao cinalcacet, utilizado inicialmente na dose de $30mg/m^2$/dia e após 6 dias aumentada para $45mg/m^2$/dia, dividida em 2 tomadas diárias[29]. A possibilidade de haver resposta ao cinalcacet no HNG depende do grau de acometimento dos sítios de ligação do RSCa ao cálcio e ao calcimimético (há alguns sítios de ligação situados principalmente no domínio extracelular do receptor, mas também no seu domínio transmembrana)[29]. O outro aspecto diz respeito aos efeitos da ressecção das glândulas paratireoides afetadas por adenoma ou hiperplasia. Nesses casos, deve-se estar atento para a possibilidade de hipocalcemia nos dias seguintes à cirurgia. A hipocalcemia pode ser grave e exigir a reposição de cálcio e de calcitriol em doses altas e decorre tanto da queda abrupta nas concentrações do PTH quanto da "síndrome do osso faminto", em que o tecido ósseo demonstra avidez em promover a acreção mineral, após ter sofrido os efeitos prolongados do hiperparatireoidismo.

Os pilares do tratamento da hipercalcemia são: aumentar a excreção renal de cálcio por meio de hidratação com soro fisiológico e diurético de alça; reduzir a reabsorção óssea por meio dos aminobisfosfonatos (ABs); e reduzir a formação da $1,25(OH)_2$ vitamina D e a absorção intestinal de cálcio por meio de glicocorticoides.

Hipercalcemia grave – caracterizada por concentrações plasmáticas de cálcio total superiores a 14mg/dl, representa urgência médica e deve ser tratada como tal. Na hipercalcemia grave as manifestações clínicas são intensas, caracterizando a crise hipercalcêmica. Destacam-se na crise hipercalcêmica os acometimentos neurológico (incluindo hipotonia, rebaixamento do nível de consciência e até coma) e cardiovascular (incluindo hipertensão arterial, encurtamento do intervalo QT e arritmias). O paciente com hipercalcemia grave requer admissão hospitalar e cuidado em unidade de primeiro atendimento e de terapia intensiva. O tratamento clínico deve ser instituído de imediato. As drogas em uso e que possam estar causando ou contribuindo para a hipercalcemia devem ser suspensas[30]. A administração de digoxina também deve ser interrompida, já que ela pode potencializar a ocorrência de arritmias na vigência de hipercalcemia[30].

O tratamento da hipercalcemia grave deve ser feito do seguinte modo:

Estímulo da excreção renal de cálcio – envolve a hidratação por via intravenosa e o uso de diuréticos de alça[3,30]. A hidratação por via intravenosa baseia-se no princípio de que o aumento da natriurese resulta em aumento da calciúria[3,30]. Em indivíduos adultos, a hidratação por via intravenosa é realizada com soro fisiológico administrado no volume de 200-300ml a cada hora durante 1 a 3 dias[3,30]. Essa conduta permite a redução da calcemia total em 1-3mg/dl. Deve haver precaução quanto à exacerbação de insuficiência cardíaca em pacientes suscetíveis e idosos[3,30]. Em crianças, a hidratação por via intravenosa deve ser realizada inicialmente com soro fisiológico administrado no volume de 20ml/kg a cada 20 minutos, durante 60 minutos, seguida pela administração de soro de manutenção. Os diuréticos de alça têm como finalidade a redução do risco de sobrecarga hídrica associada à hidratação por via intravenosa e à redução da reabsorção tubular de cálcio[3,30]. A droga de escolha é a furosemida, administrada nas crianças na dose de 1-2mg/kg/dia (em adultos, recomenda-se 10-20mg por dose)[3,30]. O uso dos diuréticos de alça pode estar associado às seguintes complicações: hipocalemia, desidratação e redução da função renal[3,30].

Redução da reabsorção óssea – por meio dos ABs que atuam nos osteoclastos fazendo com que percam sua borda "em escova" (a borda "em escova" dos osteoclastos é importante para sua ação reabsortiva óssea) e promovendo alteração do citoesqueleto dos osteoclastos[31]. Os ABs concentram-se nos sítios ósseos submetidos à ação dos osteoclastos, sendo aí transferidos para o interior dos osteoclastos por mecanismo de endocitose[31]. A redução da atividade dos osteoclastos promovida pelos ABs resulta em diminuição da reabsorção óssea e, consequentemente, da passagem dos íons cálcio e fósforo do osso para a circulação. Desse modo, os ABs representam importante estratégia para a redução da hipercalcemia, especialmente quando grave. Na faixa etária pediátrica, usa-se preferencialmente o pamidronato de sódio, administrado por via intravenosa em dose única de 0,5-1mg/kg (dose máxima: 60mg)[32]. O pamidronato de sódio deve ser diluído em soro fisiológico (10ml de soro para cada 1mg da droga) e infundido em 4 horas[32]. O efeito máximo quanto à redução da calcemia é observado 72 horas após sua administração e a ação pode perdurar durante até 1 mês[3,32]. No entanto, de acordo com nossa experiência em relação ao uso de pamidronato de sódio em pacientes pediátricos com hipercalcemia grave, o nadir da calcemia ocorre cerca de 7 dias após sua administração. Além disso, a eficácia do pamidronato de sódio, especialmente em crianças menores, pode ser de tal monta a ponto de induzir hipocalcemia. Portanto, os pediatras devem ficar atentos quanto à monitorização frequente da calcemia nos dias subsequentes ao uso do medicamento. A administração dos ABs requer normalidade das funções hepática e renal. Efeitos adversos que podem estar relacionados à administração dos ABs incluem: dores ósseas (podem aparecer alguns dias após a administração), febre (pode aparecer durante a infusão ou após, e sua ocorrência não indica que a infusão deva ser interrompida), sintomas IVAS-*like* (provavelmente motivados por citocinas inflamatórias; sua presença também não contraindica o tratamento), hipocalcemia, hipofosfatemia, hipomagnesemia e, raramente, nefrotoxicidade[3]. Os ABs não devem ser administrados em pacientes com desconforto respiratório porque podem agravar a dificuldade respiratória. A hipofosfatemia pode ser especialmente importante, decorrente tanto da inibição da ação osteoclástica induzida pelo AB quanto da elevação do PTH em resposta à hipocalcemia. O fosfato deverá ser reposto se sua concentração plasmática estiver muito reduzida (fosfatemia < 2mg/dl). Em adultos, a dose do pamidronato de sódio varia de 60 a 90mg, devendo também ser diluído em soro fisiológico e infundido em 4 horas[3]. O ácido zoledrônico, AB mais potente do que o pamidronato, é utilizado nos adultos em infusão intravenosa em 15-30 minutos na dose de 4mg[3]. Tem sido utilizado cada vez mais frequentemente na faixa etária pediátrica com segurança e eficácia[33]. Recomendamos seu uso em maiores de 2 anos de idade na dose única de 0,0125-0,025mg/kg.

Redução da 1,25(OH)$_2$ vitamina D e da absorção intestinal de cálcio – por meio de glicocorticoides, que além de reduzirem a formação da 1,25(OH)$_2$ vitamina D (os glicocorticoides reduzem a atividade da enzima 1α-hidroxilase) e diminuírem a absorção intestinal de cálcio, também reduzem sua reabsorção renal[1]. Os glicocorticoides são especialmente eficazes no tratamento da hipercalcemia decorrente de intoxicação pela vitamina D, do aumento da ação extrarrenal da 1α-hidroxilase, do mieloma múltiplo e de doenças malignas[1]. Na faixa etária pediátrica, emprega-se a hidrocortisona por via intravenosa na dose de 100-150mg/m^2/dia durante 3-5 dias ou a prednisona por via oral na dose de 1mg/kg/dia[1]. Nos adultos, a hidrocortisona é administrada na dose de 200-400mg/dia e a prednisona na dose de 20-40mg/dia[1].

Hemodiálise – é uma alternativa em pacientes com calcemia total superior a 18mg/dl e com uma das seguintes alterações: sintomas neurológicos, insuficiência cardíaca ou insuficiência renal[1].

Nos pacientes com HNG o tratamento de manutenção da hipercalcemia envolve a restrição do consumo de leite e derivados (uma vez que nesses pacientes há dificuldade para eliminação do cálcio ingerido). O controle da calcemia pode ser favorecido também com o uso de fosfato, na dose de 30-60mg/kg/dia de fósforo elementar (dividido em 3 a 4 tomadas ao dia), capaz de se ligar ao cálcio e reduzir sua absorção intestinal. Conforme vimos acima, os calcimiméticos podem ser úteis.

HIPERPARATIREOIDISMO SECUNDÁRIO E TERCIÁRIO

O principal secretagogo do PTH é a redução da concentração plasmática do cálcio iônico. A elevação da fosfatemia é outro secretagogo do PTH. As situações clínicas associadas à hipocalcemia, como o raquitismo dependente da vitamina D por exemplo, levam ao aumento do PTH plasmático, caracterizando hiperparatireoidismo secundário[34]. Da mesma forma, a insuficiência renal, por cursar com hiperfosfatemia e redução da atividade da enzima 1α-hidroxilase, também induz hiperparatireoidismo secundário[34]. Pacientes em tratamento crônico com fósforo (pacientes com raquitismo hipofosfatêmico, por exemplo) também podem evoluir com hiperparatireoidismo secundário, uma vez que a absorção do fósforo induz elevações transitórias da fosfatemia, além de favorecer a hipocalcemia[34]. É importante destacar que o hiperparatireoidismo secundário é uma resposta do organismo à hipocalcemia e/ou hiperfosfatemia, e que ele não cursa com hipercalcemia e/ou hipofosfatemia, normalmente presentes no HPTP[34].

Quando no hiperparatireoidismo secundário o estímulo para o aumento da secreção do PTH ocorre de forma prolongada, pode haver evolução do hiperparatireoidismo secundário para quadro de hiperparatireoidismo terciário[34]. No hiperparatireoidismo terciário, as paratireoides passam a secretar o PTH de maneira autônoma, de forma que as concentrações plasmáticas de PTH costumam ser bastante elevadas e acompanhadas por hipercalcemia e hipofosfatemia[34]. No hiperparatireoidismo terciário há aumento de uma ou mais paratireoides, caracterizando, respectivamente, adenoma ou hiperplasia glandular[34]. A redução da atividade do RSCa pode estar implicada na fisiopatologia do hiperparatireoidismo terciário[34].

HIPOCALCEMIA

Sinais e sintomas

A sintomatologia relacionada à hipocalcemia depende da concentração plasmática do cálcio iônico, da rapidez com que a hipocalcemia se instalou e da idade do paciente[35]. A hipocalcemia aguda causa mais sintomas, e mais proeminentes, do que a hipocalcemia que se instala gradualmente[35]. A hipocalcemia leva a sensações neurológicas anormais, bem como ao aumento da excitabilidade neuromuscular[35]. A sensação de adormecimento perioral e a parestesia em extremidades são sintomas precoces da hipocalcemia[35]. O aumento da excitabilidade neuromuscular leva a hiper-reflexia, espasmos musculares, hipertonia e aparecimento dos sinais de Trousseau e Chvostek[35]. O sinal de Trousseau consiste na contração generalizada da musculatura do antebraço, do carpo e do metacarpo, levando à flexão do punho e à extensão das articulações interfalangeanas, de modo que as mãos assumem posição característica (conhecida como sinal da "mão de parteiro")[35]. Para se pesquisar o sinal de Trousseau, deve-se manter o manguito insuflado em pressão 20mmHg acima da pressão sistólica durante pelo menos 3 minutos[35]. O sinal de Chvostek consiste na contração da musculatura facial ao se realizar a percussão do nervo facial na região próxima do lobo anterior da orelha[35]. Quando positivo, observa-se desvio do lábio em direção ao ponto estimulado. O sinal de Chvostek pode ser positivo em até 10% dos indivíduos normais, sendo o sinal de Trousseau considerado mais específico de hipocalcemia[35]. Por outro lado, esses sinais podem estar ausentes mesmo diante de hipocalcemia significativa[35]. A tetania representa o quadro de maior intensidade da hiperexcitabilidade neuromuscular e ocorre por contrações musculares incontroláveis[35]. Na tetania pode haver acometimento, além da musculatura das extremidades, também da musculatura laríngea, podendo levar ao laringoespasmo, que pode colocar em risco a vida do paciente[35]. A excitabilidade aumentada do sistema nervoso pode causar crises convulsivas[35]. A hipocalcemia pode causar manifestações cardiovasculares como hipotensão, bradicardia, redução da contratilidade miocárdica, arritmias e, raramente, insuficiência cardíaca congestiva[35]. Ao eletrocardiograma podem ser notados retardo da despolarização ventricular, com prolongamento dos intervalos QT e ST e bloqueio atrioventricular[35]. A hipotensão arterial ocorre por redução do tônus da musculatura lisa vascular e relaciona-se à queda rápida da calcemia[35]. As alterações cardíacas e pressóricas são refratárias às medidas clínicas usuais, e seu controle dependerá da normalização da calcemia[35]. Os pacientes podem manifestar também alterações mentais como irritabilidade, depressão e ansiedade[35].

A hipocalcemia crônica pode levar às seguintes alterações: catarata; edema de papila; alterações ectodérmicas como pele seca, queda de cabelo e unhas quebradiças; alterações da dentição[35]. No hipoparatireoidismo podem ser detectadas calcificações intracranianas, principalmente nos gânglios da base.

Em crianças e adolescentes é comum a hipocalcemia ser assintomática. Por outro lado, recém-nascidos e lactentes jovens podem apresentar manifestações inespecíficas, como cianose, tremores, vômitos, irritabilidade, sucção deficiente, taquicardia. Nessa faixa etária a hipertonia e as crises convulsivas frequentemente são desencadeadas por episódios de hipocalcemia.

Etiologia da hipocalcemia

A hipocalcemia tem etiologia diversa, destacando-se o hipoparatireoidismo e as alterações relacionadas à vitamina D. As alterações relacionadas à vitamina D e à sua ação, e causadoras de hipocalcemia, serão abordadas no capítulo "Raquitismo".

Hipoparatireoidismo

O hipoparatireoidismo pode ser definido como a incapacidade do PTH em manter a concentração do íon cálcio extracelular dentro dos limites normais, seja porque a secreção do PTH é insuficiente, seja porque a ação do PTH está comprometida. Laboratorialmente, o hipoparatireoidismo caracteriza-se por hipocalcemia e hiperfosfatemia em ausência de comprometimento da função renal[36]. A concentração plasmática do PTH é baixa ou indetectável, exceto se houver resistência à ação do hormônio, quando o PTH plasmático estará elevado ou no limite superior da normalidade[36]. A concentração plasmática da 1,25$(OH)_2$ vitamina D estará no limite inferior do normal ou reduzida, refletindo a diminuição da atividade da enzima 1α-hidroxilase, que é estimulada pelo PTH[36]. No hipoparatireoidismo destaca-se também a hipocalciúria, decorrente da menor absorção intestinal de cálcio e menor reabsorção óssea[36]. A reabsorção tubular de fósforo encontra-se aumentada[36].

O hipoparatireoidismo pode ocorrer por distúrbios genéticos que levam ao hipoparatireoidismo isoladamente ou associado a alguma síndrome genética[37]. Os defeitos genéticos podem afetar a formação da paratireoide ou alterar a síntese e secreção do PTH, ou levar à destruição autoimune da glândula[37]. Descrevemos as principais causas (genéticas ou não) de hipoparatireoidismo e em seguida abordaremos a hipocalcemia neonatal e as outras causas de hipocalcemia.

Hipoparatireoidismo por defeito do desenvolvimento das paratireoides

Aplasia isolada das paratireoides – a principal causa de aplasia isolada das paratireoides são as mutações inativadoras homozigóticas do gene *GCM2* (previamente conhecido como

GCMB)[37]. O GCM2 é um dos fatores de transcrição necessários para o desenvolvimento normal da paratireoide[37]. Mutações que resultam em ganho de função do GCM2 representam causa de hiperplasia das paratireoides e hiperparatireoidismo familial isolado[37]. O hipoparatireoidismo isolado também pode estar associado a distúrbio genético de herança recessiva ligada ao X, na proximidade do *SOX3*[37].

Síndrome de DiGeorge (SDG) – na SDG o hipoparatireoidismo ocorre em associação a diversas outras características clínicas, entre as quais destacamos: agenesia ou hipoplasia do timo; presença de face típica (hipoplasia mandibular, hipertelorismo, filtro curto e orelhas malformadas e de implantação baixa); alterações cardiovasculares (como defeitos septais, dextroposição do arco aórtico, interrupção do arco aórtico e coarctação da aorta); fenda palatina[37]. No entanto, a apresentação clínica da SDG é bastante variável e algumas síndromes compartilham características da SDG, como a síndrome velocardiofacial, por exemplo, mostrando que diferentes manifestações estão associadas ao mesmo defeito molecular, ou seja, grande deleção em 22q11[37]. O hipoparatireoidismo não está presente em todos pacientes com a SDG e é menos comum nos pacientes adultos, que ocorre em 20% deles[37]. O hipoparatireoidismo está presente em até 50% dos lactentes que apresentam a SDG com gravidade variável (desde hipocalcemia grave com crises convulsivas até hipocalcemia leve e assintomática). Na SDG pode haver remissão do hipoparatireoidismo após um ano, e há pacientes em que o distúrbio recrudesce e melhora periodicamente durante a infância e adolescência[37]. Mesmo nos pacientes com remissão há tendência para novos episódios de hipocalcemia quando diante de situações de estresse (como cirurgia ou doença grave)[37].

A maior parte dos pacientes com a SDG apresenta microdeleções heterozigóticas em 22q11, que podem surgir *de novo* ou ser herdadas de um dos pais[37]. As deleções 22q11 são as deleções mais comuns de genes contíguos na espécia humana e acometem 1 em cada 2.000-5.000 nascidos vivos[37]. Acredita-se que a perda do *CBX1* seja responsável pela maior parte das manifestações clínicas da SDG[37]. Pacientes com mutações em ponto do *TBX1* apresentam diversas características da deleção de 22q11, incluindo hipocalcemia, defeitos cardíacos, fenda palatina e alterações em face[37].

Síndrome CHARGE – o hipoparatireoidismo pode ser um componente da síndrome CHARGE, caracterizada por coloboma, defeitos cardíacos, atresia de coana, atraso do crescimento e do desenvolvimento, hipoplasia de genitais e alterações auditivas/surdez[37]. A síndrome CHARGE ocorre em 1 em cada 8.500-10.000 nascidos vivos e é causada em 75% dos casos por mutações heterozigóticas inativadoras no gene *CHD7*[37]. Essas mutações geralmente ocorrem *de novo,* mas também podem ser transmitidas por herança autossômica dominante[37]. Nessa síndrome, a hipocalcemia, atribuída ao hipoparatireoidismo, ocorre em 72% dos recém-nascidos[37].

Síndrome Barakat – a síndrome de Barakat, causada por mutações inativadoras heterozigóticas do gene *GATA3* (localizado em 10p14-15), caracteriza-se por 3 alterações principais: hipoparatireoidismo, surdez neurossensorial e displasia renal[38]. A principal manifestação clínica é a surdez neurossensorial (geralmente bilateral), presente em praticamente todos os pacientes, enquanto a combinação surdez neurossensorial e hipoparatireoidismo é observada em 90% dos pacientes[38]. As alterações renais são as características de menor penetrância, ocorrendo em 60% dos pacientes e de gravidade muito variável, sendo que 9% dos pacientes evoluem para doença renal terminal[37]. Os pacientes apresentam grande variabilidade fenotípica, de forma que o hipoparatireoidismo pode variar desde assintomático (ou se manifestar como hipocalcemia neonatal transitória) com remissão nos 2 primeiros anos de vida, até quadro de hipocalcemia sintomática com convulsões e tetania desde os primeiros anos de vida e com persistência até a idade adulta[37]. Atualmente, considera-se que o diagnóstico da síndrome de Barakat pode ser feito nos pacientes com 2 das 3 características e com história familial positiva[39]. A proteína GATA3 é um fator de transcrição essencial para a ligação do DNA e expresso na glândula paratireoide em desenvolvimento, no timo, no rim, na orelha interna e no sistema nervoso central[37]. A proteína GATA3 interage com GCM2, que, como vimos acima, é um dos fatores de transcrição necessários para o desenvolvimento normal da paratireoide[37].

Síndrome hipoparatireoidismo-atraso do desenvolvimento-dismorfismo – é conhecida também como síndrome de Sanjad-Sakati, caracterizada por hipoparatireoidismo permanente, atrso do crescimento pré e pós-natal e atraso do desenvolvimento e características dismórficas como microcefalia, microftalmia, micrognatia, alterações nas orelhas, depressão da ponte nasal, lábio superior fino, nariz pequeno e curvo, e mãos e pés pequenos[37]. Trata-se de doença de herança autossômica recessiva geralmente causada por mutações no gene *TBCE* (localizado em 1q42-43), mais comum em pacientes com descendência árabe[37]. A síndrome de Kenny-Caffey (SKC) também engloba hipoparatireoidismo, baixa estatura e atraso do desenvolvimento e, adicionalmente, espessamento dos ossos longos, estenose da cavidade medular e face triangular com olhos pequenos e hipermetropia, e protuberância frontal[37]. É transmitida por herança autossômica recessiva ou dominante[37]. Na SKC de herança autossômica recessiva a mutação também ocorre no gene *TBCE*[37]. As mutações nesse gene interferem na fisiologia da tubulina, afetando o aparelho de Golgi e os endossomos[37]. Nos pacientes com SKC de herança autossômica dominante não se observa atraso do desenvolvimento e a mutação afeta o gene *FAM111A,* cuja proteína está envolvida na replicação do DNA[37].

Defeitos de genes mitocondriais – as neuromiopatias mitocondriais, doenças raras causadas por defeitos de genes mitocondriais, podem interferir no desenvolvimento das paratireoides[37]. A síndrome de Kearns-Sayre, que se caracteriza por oftalmoplegia, degeneração retiniana e defeitos da condução cardíaca, é uma doença causada por depleção do DNA mitocondrial que pode cursar também com hipoparatireoidismo, além de outras alterações endócrinas[37]. Doenças por erro inato da oxidação dos ácidos graxos também podem ser acompanhadas de hipoparatireoidismo[37].

Hipoparatireoidismo por alteração da síntese ou secreção do PTH

As alterações da síntese e secreção do PTH podem ser primárias, quando resultam de problemas intrínsecos das paratireoides, ou secundárias, quando fatores extrínsecoss às paratireoides são responsáveis pela redução da secreção do PTH.

- **Alteração primária da síntese ou secreção do PTH**

Mutações ativadoras do RSCa – conforme exposto no capítulo "Fisiologia do Metabolismo Osteomineral", a secreção do PTH é controlada pela concentração plasmática do íon cálcio extracelular. Esse controle se faz à custa da ação do íon cálcio extracelular sobre o RSCa, de modo que a ligação do cálcio ao receptor leva à sua ativação e à inibição da secreção do PTH pelas paratireoides[4]. Enquanto as mutações inativadoras do *RSCa* levam à hipercalcemia, as mutações ativadoras fazem com que menores concentrações plasmáticas de cálcio extracelular sejam capazes de reduzir ou suprimir a secreção do PTH e, desse modo, levar ao hipoparatireoidismo[4]. Isso ocorre pelo deslocamento para a esquerda do *set-point* por meio do qual o íon cálcio sinaliza o RSCa[4]. A maior parte das mutações ocorre dentro do domínio extracelular do RSCa[4]. As mutações ativadoras do RSCa são transmitidas através de herança autossômica dominante, enquanto as mutações *de novo* podem ser causa de hipocalcemia esporádica[4]. As alterações envolvendo o RSCa têm maior importância quando as manifestações estão presentes já nos primeiros anos de vida. Laboratorialmente, a ativação do RSCa caracteriza-se por hipocalcemia, hiperfosfatemia, concentrações plasmáticas de PTH situadas no limite inferior da normalidade (ou seja, valores de PTH baixos se comparados à hipocalcemia concomitante), tendência à hipomagnesemia e hipercalciúria. A hipercalciúria decorre da ativação do RSCa localizado no ramo ascendente espesso da alça de Henle e no túbulo distal e que levará à redução da reabsorção de cálcio e magnésio nesses segmentos do néfron. Esse aspecto da doença é muito importante, já que está relacionado à possibilidade de aumento significativo da calciúria induzido pelo tratamento com cálcio e vitamina D, mesmo quando a calcemia for normal ou mesmo pouco diminuída. A hipercalciúria torna esses pacientes propensos a complicações como nefrocalcinose, nefrolitíase e perda de função renal. A ativação do RSCa também leva a sintomas como poliúria, noctúria e polidipsia, por inibição dos efeitos do hormônio antidiurético no ducto coletor. Diante das complicações associadas ao tratamento, considera-se que o maior risco para os indivíduos assintomáticos é a intervenção excessiva com vitamina D[36]. Atualmente, a doença decorrente das mutações ativadoras do RSCa é denominada hipocalcemia autossômica dominante tipo 1[37].

Mutações ativadoras do GNA11 – o gene *GNA11* codifica a subunidade alfa da proteína G, denominada Gα11, que é responsável pela sinalização intracelular do RSCa[37]. As mutações ativadoras do *GNA11* são causadoras da hipocalcemia dominante tipo 2[37]. De modo semelhante às mutações do RSCa, concentrações plasmáticas mais baixas de cálcio iônico levarão à diminuição da secreção do PTH e, consequentemente, ao hipoparatireoidismo. A subunidade Gα11 não tem importância na sinalização do RSCa nas células do túbulo renal, de forma que, diferentemente do observado nas mutações ativadoras do RSCa, na hipocalcemia dominante tipo 2 não há tendência para hipercalciúria[37].

Mutação do gene do PTH – mutações de herança autossômica dominante ou recessiva no gene do PTH podem interferir na transformação do pré-pró-PTH (molécula de 115 aminoácidos) na molécula de PTH intacto (com 84 aminoácidos)[37]. Mutações autossômicas recessivas também podem gerar PTH bioinativo[37].

- **Alteração secundária da síntese ou secreção do PTH**

Nesse caso, fatores extrínsecos à paratireoide são responsáveis pela redução da secreção do PTH, destacando-se a presença de anticorpos ativadores do RSCa, o hiperparatireoidismo materno e a hipomagnesemia[36].

Os anticorpos ativadores do RSCa são raramente identificados, sendo mais frequentes em pacientes com outras autoimunidades, como doença de Graves, doença de Addison e síndrome poliglandular tipo 1[36,40].

Na gestante com hiperparatireoidismo, geralmente assintomático e não diagnosticado, a hipercalcemia resulta em aumento da oferta de cálcio para o feto, hipercalcemia fetal e supressão da secreção de PTH pelas paratireoides fetais. O recém-nascido manifestará hipocalcemia, geralmente identificada nas primeiras três semanas de vida, por interrupção do excessivo fluxo transplacentário de cálcio e supressão da secreção de PTH pelas paratireoides[36]. Embora nesses casos o hipoparatireoidismo seja transitório, a hipocalcemia deve ser adequadamente tratada[36]. Pode haver hipomagnesemia concomitante complicando o quadro clínico.

Outra causa secundária de alteração da secreção do PTH é a hipomagnesemia, geralmente decorrente da redução da absorção intestinal ou da reabsorção tubular[36]. Conforme discutido adiante (em "Manifestações clínico-laboratoriais da hipomagnesemia"), a hipomagnesemia persistente leva à redução da secreção do PTH, podendo também reduzir sua ação. Nesses casos, a reversão do hipoparatireoidismo dependerá do tratamento da hipomagnesemia[36].

Hipoparatireoidismo por destruição da paratireoides

A destruição das paratireoides pode acontecer por doença autoimune, por ablação cirúrgica, por lesão actínica (radioterapia para tratamento de linfoma em região cervical; tratamento de hipertireoidismo com iodo radiativo), por infiltração das glândulas por metais como ferro (hemocromatose) ou cobre (doença de Wilson) ou por doenças granulomatosas ou neoplásicas[36]. Destacaremos o hipoparatireoidismo por autoimunidade.

Hipoparatireoidismo por autoimunidade – as doenças autoimunes podem acometer as paratireoides isoladamente ou juntamente com outras glândulas, como ocorre na síndrome poliglandular tipo 1[36]. A síndrome poliglandular tipo 1, também conhecida por APECED (*autoimune polyglandular candidiasis ectodermal dystrophy syndrome*), é doença rara, transmitida através de herança autossômica recessiva e que pode se manifestar já nos primeiros anos de vida[36]. A síndrome poliglandular tipo 1 é causada por mutações do gene regulador da imunidade (gene *AIRE*), localizado em 21q22.3[36]. As alterações mais comuns são a candidíase mucocutânea, o hipoparatireoidismo e a adrenalite, que geralmente ocorrem nessa sequência. Estudo com seguimento longitudinal de 52 pacientes com APECED verificou que a candidíase mucocutânea, o hipoparatireoidismo e a adrenalite autoimune foram diagnosticadas em média aos 7,5 anos, 9 anos e 13 anos, respectivamente[41]. Nesse estudo, 2/3 dos pacientes com hipoparatireoidismo foram diagnosticados antes dos 15 anos de idade[39]. Diversas outras alterações podem estar presentes, como vitiligo, tireoidite, *diabetes mellitus* tipo 1, hipogonadismo, anemia perniciosa, hepatite crônica ativa, síndrome de má absorção e alopecia. Os anticorpos antiparatireoide raramente são positivos.

Hipoparatireoidismo por diminuição da ação do PTH

A diminuição da ação do PTH ocorre por hipomagnesemia ou por pseudo-hipoparatireoidismo[36]. A hipomagnesemia pode reduzir a ação do PTH nos principais órgãos-alvo (rins e ossos) e será abordada adiante.

O pseudo-hipoparatireoidismo é caracterizado pela resistência tecidual às ações do PTH, destacando-se laboratorialmente a elevação da concentração plasmática de PTH, a hipocalcemia e a hiperfosfatemia. O pseudo-hipoparatireoidismo é classificado em tipos 1a, 1b, 1c e 2, os quais serão descritos a seguir. Descreveremos também as características do pseudopseudo-hipoparatireoidismo.

Pseudo-hipoparatireoidismo tipo 1a – causado por deficiência de 50% da atividade da subunidade a da proteína G_s, com redução da capacidade de ativação da adenilciclase[42]. A resistência ao PTH é comprovada pelo incremento deficiente do AMPcíclico urinário após a administração por via intravenosa de PTH sintético[42]. Os pacientes podem apresentar resistência a outros hormônios, como TSH e gonadotrofinas, que também utilizam o AMP cíclico como segundo mensageiro[42]. Essa forma de pseudo-hipoparatireoidismo caracteriza-se pela presença de algumas alterações fenotípicas, denominadas em conjunto de osteodistrofia hereditária de Albright: baixa estatura, face arredondada, obesidade, braquidactilia (pode ser evidenciada a partir da redução do quarto metacarpo), atraso do desenvolvimento neuropsicomotor, hipoplasia dentária, calcificações subcutâneas, além da possibilidade de haver alterações neurossensoriais[42]. É uma doença de herança autossômica dominante que ocorre por mutações inativadoras heterozigóticas no gene que codifica a subunidade α da proteína G_s (gene *GNAS*, localizado em 20q13.2) proveniente da mãe[42]. Em 70 a 80% dos pacientes há avanço da idade óssea, o que contribui para a baixa estatura[42]. O estirão puberal nesses pacientes é inferior à média, contribuindo também para a baixa estatura. A deficiência de GH pode estar envolvida na baixa estatura, uma vez que o GHRH estimula a produção de GH atuando em receptor acoplado à proteína G. É interessante notar que no pseudo-hipoparatireoidismo as calcificações subcutâneas (ou ossificações ectópicas) não estão relacionadas ao aumento do produto cálcio-fósforo, como acontece no hipoparatireoidismo, mas representam manifestação da deficiência da subunidade α da proteína G nas células precursoras mesenquimatosas levando à formação *de novo* de osteoblastos extraesqueléticos que formam ilhas de osso ectópico na gordura da derme e do subcutâneo[42]. No pseudo-hipoparatireoidismo tipo 1a a primeira alteração laboratorial é a elevação do PTH plasmático e da fosfatemia, que podem ser observadas de 0,2 ano até 22 anos de idade[42]. A hipocalcemia ocorre em média 4,5 anos após as alterações laboratoriais iniciais[42]. Vale destacar também que a resistência ao PTH não ocorre no túbulo distal, de forma que no pseudo-hipoparatireoidismo tipo 1a não haverá redução da reabsorção de cálcio nesse segmento do néfron[42].

Pseudo-hipoparatireoidismo tipo 1b – nesses pacientes, a atividade da subunidade α da proteína G_s está íntegra, há resistência ao PTH em 100% dos pacientes e ao TSH entre 30 e 100% dos pacientes[42]. A braquidactilia e o avanço da idade óssea podem ser observados em 15 a 30% dos pacientes. Da mesma forma que no tipo 1a, o incremento do AMP cíclico urinário após a administração por via intravenosa de PTH sintético é deficiente. Os pacientes com esse tipo de pseudo-hipoparatireoidismo podem apresentar alterações ósseas típicas do hiperparatireoidismo, sugerindo a inexistência de resistência ao PTH no tecido ósseo[43]. Ao contrário do que se acreditava anteriormente, o defeito associado ao tipo 1b não está localizado no receptor de PTH/PTHrP, tratando-se na verdade de defeito epigenético que faz com que o alelo materno do gene *GNAS* passe a sofrer metilação semelhante à do alelo paterno[43]. Desse modo, haverá inativação do alelo materno do *GNAS*[43]. Os casos podem ser esporádicos ou transmitidos através de herança autossômica dominante[43].

Pseudo-hipoparatireoidismo tipo 1c – nessa forma, ocorre resistência a diversos hormônios e as características da osteodistrofia hereditária de Albright estão presentes, mas não há defeito evidente envolvendo a proteína G_s ou G_i[42]. A etiologia está relacionada a mutações do *GNAS* que resultam em defeitos funcionais da subunidade a da proteína G_s, por interferirem no acoplamento entre a subunidade a da proteína G_s e o receptor[43].

Pseudo-hipoparatireoidismo tipo 2 – nesse tipo, a proteína G_s é normal, não há alterações fenotípicas e o modo de herança é desconhecido[42]. Nesses pacientes, a administração por via intravenosa do PTH sintético é capaz de promover incremento normal do AMP cíclico, mas com resposta fosfatúrica reduzida[42]. Esse padrão de resposta sugere a presença de distúrbio na sinalização intracelular, localizado em algum passo além da formação do AMP cíclico[42]. Entre outras explicações, acredita-se que possa ser devido à deficiência da proteína quinase dependente do AMP cíclico ou que esteja relacionado à deficiência da vitamina D[42].

Observação: **pseudopseudo-hipoparatireoidismo** refere-se à presença da osteodistrofia hereditária de Albright em indivíduos sem as alterações laboratoriais observadas no pseudo-hipoparatireoidismo. O pseudopseudo-hipoparatireoidismo decorre de mutações inativadoras heterozigóticas do gene *GNAS* proveniente do pai.

O quadro XVII-3 apresenta as principais causas de hipoparatireoidismo.

Hipocalcemia neonatal e do prematuro

Durante a gestação o feto acumula cerca de 30g de cálcio, e 80% da acreção mineral ocorre no último trimestre da gestação. A calcemia do feto é maior do que a da gestante, de forma que a mineralização do esqueleto fetal depende do transporte transplacentário ativo de cálcio da mãe para o feto[44]. Esse transporte é realizado por meio da "bomba de cálcio" localizada no trofoblasto, sendo fortemente influenciado pelo PTHrP. O feto de termo é hipercalcêmico e com menores valores plasmáticos de PTH em relação à gestante[44]. Após o nascimento há redução da calcemia, e o nadir é observado entre 3 e 4 dias de vida[44]. A partir daí a calcemia do recém-nascido aumenta gradativamente, atingindo os valores normais do adulto na segunda semana de vida[44]. A queda da calcemia nos primeiros dias de vida representa o estímulo inicial para a secreção extrauterina de PTH[44]. No recém-nascido as manifestações clínicas da hipocalcemia são variáveis e frequentemente inespecíficas, destacando-se o aumento da excitabilidade neuromuscular, responsável por crises convulsivas generalizadas ou focais, rigidez muscular, irritabilidade e espasmos musculares[44]. Pode haver hiperacusia e laringoespasmo. Os sinais e sintomas inespecíficos incluem apneia, taquicardia, taquipneia, cianose, edema e vômitos[44].

Quadro XVII-3. Principais causas de hipoparatireoidismo.

Defeito do desenvolvimento das paratireoides
• Aplasia isolada das paratireoides: HAR ou recessiva ligada ao X
• Síndrome de DiGeorge: agenesia/hipoplasia de timo, alterações cardiovasculares, fácies típica, fenda palatina; hipoparatireoidismo em 20-50% dos pacientes; mutação *de novo* ou HAD
• Síndrome CHARGE: coloboma, defeito cardíaco, atresia de coanas, atraso do crescimento e do desenvolvimento, hipoplasia de genitais, alterações auditivas/surdez; hipoparatireoidismo em 72% dos recém-nascidos; mutação *de novo* ou HAD
• Síndrome de Barakat: hipoparatireoidismo, surdez neurossensorial, displasia renal; HAD
• Síndrome de Sanjad-Sakati: hipoparatireoidismo, baixa estatura, atraso do desenvolvimento, fácies típica; HAR
• Síndrome de Kenny-Caffey: hipoparatireoidismo, baixa estatura, atraso do desenvolvimento, fácies típica; HAR ou HAD (desenvolvimento normal; espessamento de ossos longos, estenose medular)
• Defeitos de genes mitocondriais Síndrome de Kearns-Sayre: oftalmoplegia, degeneração retiniana, defeito da condução cardíaca Erros inatos da oxidação dos ácidos graxos
Alteração da síntese ou secreção do PTH
• Primária Mutação ativadora do gene do RSCa: hipoparatireoidismo, ↑ fração de excreção de cálcio, magnesemia no limite superior ou ↑; hipocalcemia dominante tipo 1 Mutação ativadora do gene *GNA11* (subunidade alfa da proteína G): hipoparatireoidismo Mutação do gene do PTH: HAR, HAD
• Secundária Anticorpos ativadores do RSCa Hiperparatireoidismo materno Hipomagnesemia
Destruição das paratireoides
• Doença autoimune Síndrome poliglandular autoimune: candidíase mucocutânea, hipoparatireoidismo, adrenalite autoimune; HAR
• Outras causas: ablação cirúrgica, lesão actínica, infiltração por metais (ferro, cobre), doenças granulomatosas, neoplasias
Diminuição da ação do PTH
• Pseudo-hipoparatireoidismo tipo 1a: resistência ao PTH, ao TSH e a outros hormônios peptídeos que atuam em receptor acoplado à proteína G + osteodistrofia de Albright (baixa estatura, face arredondada, obesidade, braquidactilia); HAD; outros tipos de pseudo-hipoparatireoidismo: 1b, 2c, 2
• Hipomagnesemia

HAR = herança autossômica recessiva; HAD = herança autossômica dominante; RSCa = receptor sensível ao cálcio extracelular.

A hipocalcemia neonatal é classificada, de acordo com a idade de início, em precoce (quando ocorre nos primeiros 3 dias de vida, geralmente entre 24 e 48 horas de vida) e tardia (quando ocorre a partir do quinto dia de vida)[44]. A hipocalcemia precoce é mais comum e está relacionada às seguintes situações clínicas: prematuridade (em que a hipocalcemia decorre de: interrupção precoce do transporte transplacentário de cálcio; acentuação da queda pós-natal da calcemia; elevação da calcitonina, que resulta em menor atividade osteoclástica e menor reabsorção óssea; e menor responsividade dos órgãos-alvo ao PTH); filhos de mãe diabética (a hipocalcemia pode estar relacionada ao aumento da demanda por cálcio em recém-nascido macrossômico, além de apresentarem maior tendência para a hipomagnesemia, asfixia perinatal e prematuridade); asfixia perinatal (nesse caso, a hipocalcemia é influenciada por: retardo na introdução de alimentos; elevação da calcitonina; maior tendência para hiperfosfatemia; insuficiência renal; e redução da secreção de PTH); hiperparatireoidismo materno (abordado anteriormente no ítem "Alteração secundária da secreção do PTH"); e restrição do crescimento intrauterino (a hipocalcemia dependerá de outras alterações associadas como prematuridade ou asfixia perinatal)[45]. A hipocalcemia tardia ocorre com maior frequência nos recém-nascidos de termo do que em prematuros. A etiologia da hipocalcemia tardia difere da precoce, merecendo destaque a hipocalcemia associada à hiperfosfatemia[44,45]. A hiperfosfatemia do recém-nascido pode ser causada por: ingestão excessiva de fósforo, principalmente em recém-nascidos alimentados com leite de vaca ou fórmulas lácteas; incapacidade do rim imaturo em excretar o fosfato eficientemente; redução transitória da secreção de PTH[44,45]. A hipocalcemia tardia também pode ser causada pela hipomagnesemia grave (magnesemia inferior a 0,8mg/dl), observada nos defeitos congênitos da absorção intestinal de magnésio ou da sua reabsorção tubular[44]. Por exemplo, as mutações homozigóticas no gene da TRPM6, proteína bifuncional presente no intestino e rim, levam a hipomagnesemia, hipocalcemia e hipocalciúria[46]. As mutações no gene da proteína CLDN16, responsável pelo transporte tubular paracelular de magnésio, resultam em hipomagnesemia, hipocalcemia e hipercalciúria[44].

Normalmente, a hipocalcemia neonatal precoce e tardia são transitórias. Por outro lado, a hipocalcemia do recém-nascido pode estar relacionada a outras causas de hipocalcemia, como hipoparatireoidismo e pseudo-hipoparatireoidismo, ou alterações do metabolismo da vitamina D (que serão abordadas no capítulo "Raquitismo"). Essas etiologias resultam em hipocalcemia persistente e requerem tratamento específico.

Os prematuros experimentam importante aumento do comprimento nos primeiros meses de vida, de forma a requererem maiores quantidades de cálcio e fósforo para que a mineralização possa ocorrer normalmente. Se, no entanto, a oferta de minerais e/ou de vitamina D forem inadequados, esses pacientes poderão apresentar episódios de hipocalcemia durante os primeiros 3-4 meses de vida[44].

Outras causas de hipocalcemia

Hipocalcemia factícia – decorre da hipoalbuminemia, que interfere na avaliação da calcemia total, mas sem alterar a aferição da concentração plasmática de cálcio iônico, de forma a não haver qualquer repercussão clínica[47]. O valor da calcemia total deve ser corrigido de acordo com a albuminemia da seguinte forma: para cada redução da albumina sérica em 1g/dl abaixo de 4g/dl deve-se somar 0,8mg/dl ao cálcio total, de acordo com a seguinte fórmula (os valores da calcemia são expressos em mg/dl, e os da albumina, em g/dl):

$$\text{Calcemia total corrigida} = \text{calcemia total dosada} + (4 - \text{albumina sérica}) \times 0{,}8$$ [47].

Hipocalcemia decorrente da hiperfosfatemia – a hiperfosfatemia pode levar à hipocalcemia quando a fosfatemia for superior a 6mg/dl. Representam causa de hiperfosfatemia[47]:

- Administração exógena de fósforo – tratamento de raquitismo hipofosfatêmico; uso de laxantes contendo fósforo no preparo para colonoscopia; administração parenteral de fosfato de potássio no tratamento da cetoacidose diabética; fornecimento de fósforo em nutrição parenteral prolongada.
- Absorção excessiva de fósforo em pacientes com megacólon.
- Intoxicação – ingestão acidental de enemas contendo fósforo.
- Lesão tecidual e lise celular – o fósforo é um íon predominantemente intracelular, e em situações clínicas associadas à lesão tecidual ou lise celular suas concentrações séricas podem aumentar significativamente, como em quimioterapia (principalmente em leucemias ou linfomas), rabdomiólise e lesão por esmagamento (principalmente quando acompanhadas por insuficiência renal aguda), hemólise intravascular.
- Insuficiência renal.

Hipocalcemia decorrente de distúrbios do magnésio – conforme exposto a seguir ("Metabolismo do magnésio"), tanto a hipo quanto a hipermagnesemia podem estar associadas à hipocalcemia, com destaque para a hipomagnesemia.

Hipocalcemia decorrente de pancreatite – o principal mecanismo da hipocalcemia na pancreatite consiste na ação da lipase pancreática, proveniente do pâncreas lesado, no retroperitônio e no omento, que leva à produção aumentada de ácidos graxos livres[47]. Os ácidos graxos livres têm ação quelante do cálcio, removendo-o do fluido extracelular[47]. Outros fatores que contribuem para a hipocalcemia na pancreatite são a hipoalbuminemia (redução do cálcio total, mas não do cálcio iônico), a hipomagnesemia e a deficiência de vitamina D concomitantes[47]. A hipocalcemia está presente nos casos graves de pancreatite, sendo considerada um marcador de mau prognóstico[47].

Hipocalcemia por aceleração da mineralização óssea – o tratamento do HPTP por meio da ressecção da(s) glândula(s) paratireoide(s) alterada(s) pode levar à hipocalcemia pela redução abrupta das concentrações séricas de PTH e pelo intenso processo de mineralização do osteoide que se segue ("síndrome do osso faminto")[7]. A síndrome do osso faminto também pode ocorrer após tireoidectomia para o tratamento de hipertireoidismo causado pela doença de Graves. A hipocalcemia pode ocorrer também pela ávida captação de cálcio pelas lesões osteoblásticas metastáticas em pacientes com câncer de mama, de próstata, leucemia aguda e osteossarcomatose[47].

Hipocalcemia associada às doenças agudas – a incidência de hipocalcemia parece ser maior nos pacientes com infecções graves por bacilos gram-negativos e na síndrome do choque tóxico e sua ocorrência pode indicar pior prognóstico[47]. A hipocalcemia pode estar relacionada ao aumento de mediadores da inflamação como a interleucina-6 e o TNF-α[47].

Hipocalcemia induzida por drogas e toxinas – diversas drogas podem levar à hipocalcemia, entre elas: calcitonina, bisfosfonatos, fosfatos, anticonvulsivantes (difenil-hidantoína e fenobarbital), transfusão sanguínea ou plasmaférese ou exsanguineotransfusão com sangue citratado, meios de contraste contendo ácido etilenodiaminotetracético (EDTA), exposição excessiva a fluoretos, quimioterapia com 5-fluorouracil e leucovorin, cisplatina e foscarnet[47].

Osteopetrose – compreende um grupo de doenças raras e hereditárias em que há comprometimento do número ou função dos osteoclastos e, consequentemente, redução da reabsorção óssea. A redução da reabsorção óssea pode causar hipocalcemia (que pode ser sintomática, inclusive levando à tetania e à crise convulsiva), principalmente na sua forma mais grave, com início nos primeiros anos de vida, e de herança autossômica recessiva. Além da hipocalcemia há também hipofosfatemia, que pode ser grave. Na osteopetrose, a radiografia evidencia aumento significativo da massa óssea em todo o esqueleto[48].

Diagnóstico etiológico da hipocalcemia

A investigação etiológica da hipocalcemia inicia-se por meio de anamnese bem conduzida, em que deve ser pesquisada a presença de sintomas compatíveis com hipocalcemia, lembrando que alguns pacientes podem demonstrar sintomas apenas diante de situações associadas à hiperventilação, como esforços físicos, por exemplo, quando a alcalose respiratória reduz a concentração do cálcio iônico. Devem ser obtidos dados a respeito do ganho pôndero-estatural, da audição, da consanguinidade dos pais, da presença de sintomas relacionados a doenças autoimunes, da presença de autoimunidade nos familiares, de sintomas compatíveis com hipercalcemia materna, da presença de doença crônica ou de diarreia crônica, do uso crônico de medicamentos, da presença de alterações em tireoide, da realização de procedimentos em região cervical, e daí por diante.

O exame físico completo e detalhado é outro requisito fundamental para o diagnóstico da hipocalcemia e deve incluir a pesquisa dos sinais de Chvostek e Trousseau.

A investigação laboratorial deve incluir avaliação da concentração plasmática de cálcio iônico, cálcio total, fósforo, magnésio e do PTH. É importante também a avaliação da função renal e da calciúria. No hipoparatireoidismo chamam a atenção, além da hipocalcemia e hiperfosfatemia, os valores do PTH plasmático dentro da faixa de normalidade ou no limite inferior da normalidade, quando na realidade deveriam estar aumentados para compensar a hipocalcemia concomitante. No pseudo-hipoparatireoidismo destaca-se a elevação da concentração plasmática do PTH, compatível com a resistência hormonal.

A figura XVII-9 apresenta um roteiro para a investigação etiológica da hipocalcemia, modificado a partir de Root et al.[49].

Tratamento da hipocalcemia e do hipoparatireoidismo

O objetivo do tratamento da hipocalcemia consiste na elevação da calcemia para valores que permitam a remissão dos sinais e/ou sintomas decorrentes da hipocalcemia e, desse modo, reduzir o risco de complicações associadas à hipocalcemia[35]. Os principais determinantes do tratamento são a presença de sinais/sintomas de hipocalcemia, o valor absoluto da calcemia e a velocidade de queda da calcemia[35]. Nos pacientes com histórico de convulsões relacionadas à hipocalcemia, seu tratamento deve ser precoce e agressivo[35]. O mesmo cuidado se aplica aos pacientes com histórico de arritmia cardíaca, uma vez que a hipocalcemia aumenta o risco de recorrência da arritmia[35].

A intensa queda da calcemia resultando em hipocalcemia sintomática deve ser rapidamente abordada e revertida, o mesmo se aplicando diante de sinais/sintomas moderados a graves, como tetania, crise convulsiva, laringoespasmo ou broncoespasmo[50]. A rápida remissão da hipocalcemia é obtida por meio da administração do gluconato de cálcio a 10% por via intravenosa na dose de 1-2ml/kg[49]. O gluconato de cálcio deve ser infundido lentamente, na velocidade de 0,5ml/kg/min, e sob monitorização da frequência cardíaca. Os pacientes digitalizados merecem cuidado maior na administração por via intravenosa de cálcio, uma vez que a hipercalcemia predispõe à intoxicação digitálica. A infusão deve ser interrompida temporariamente se a frequência cardíaca cair para menos de 80 batimentos por minuto. Cada 1ml da solução de gluconato de cálcio a 10% contém 9,3mg de cálcio elementar. Se necessário, a infusão pode ser repetida, principalmente se os sintomas de tetania voltarem a ocorrer. Devemos salientar que o gluconato de cálcio não deve ser misturado ao bicarbonato ou ao fosfato por causa do risco de precipitação intravenosa[35]. Quando a infusão por via intravenosa de cálcio não for capaz de normalizar a calcemia, ou quando for difícil a manutenção da calcemia dentro de valores normais, deve-se pensar na possibilidade de deficiência de magnésio concomitante. Se presente, a hipomagnesemia será tratada por meio da administração lenta por via

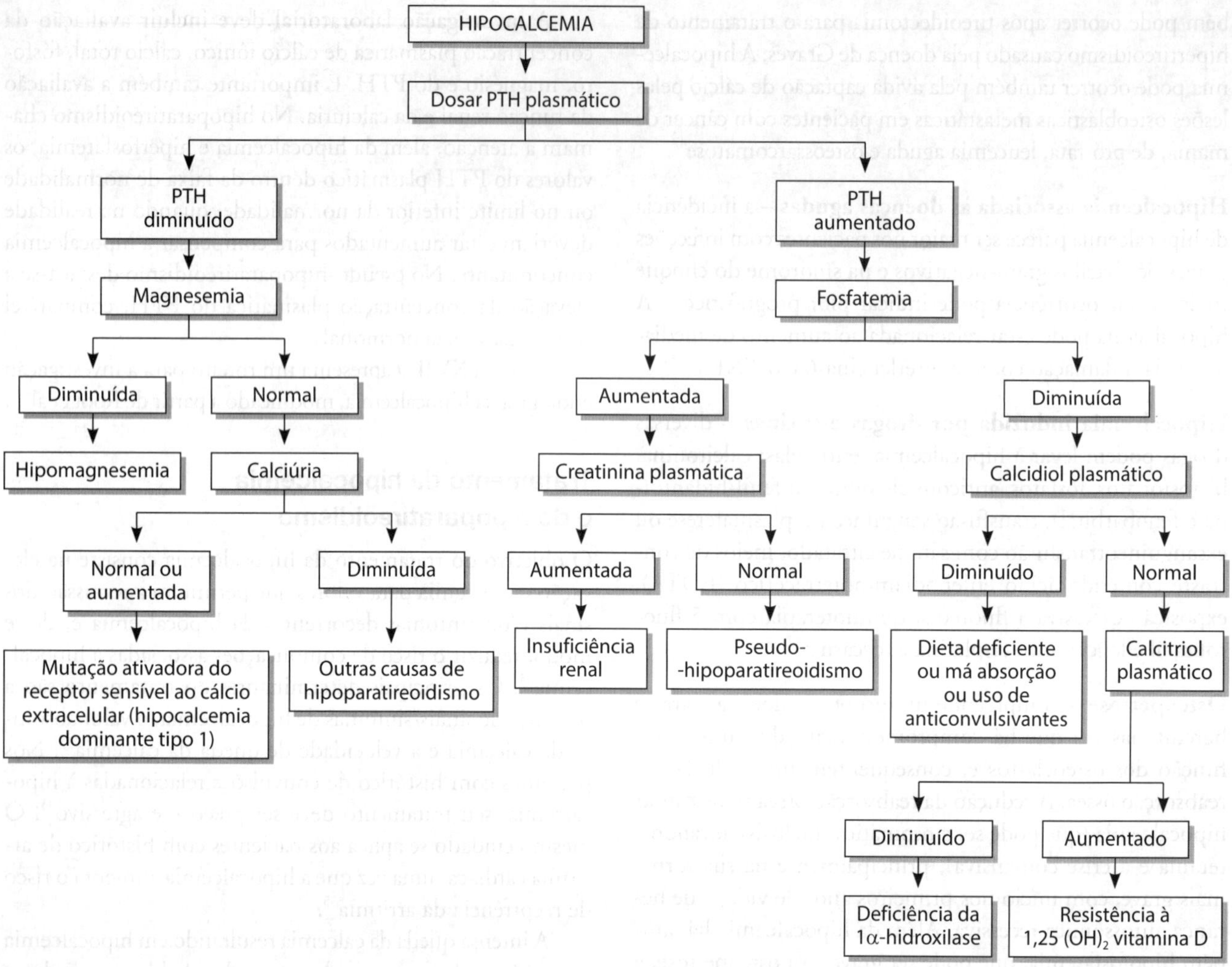

Figura XVII-9. Roteiro para o diagnóstico etiológico da hipocalcemia. Obs.: PTH diminuído: concentração plasmática de PTH baixa em relação à hipocalcemia concomitante, podendo estar dentro dos valores de referência.

intravenosa de sulfato de magnésio a 50%, na dose de 100mg/kg (o sulfato de magnésio pode também ser administrado por via intramuscular, na dose de 50mg/kg a cada 6 horas)[49]. O tratamento de manutenção da hipocalcemia é realizado com infusão contínua de gluconato de cálcio a 10% na dose de 4-8ml/kg/dia (ou 35-70mg de cálcio elementar/kg/dia), diluindo-se o gluconato de cálcio no soro de manutenção. É importante salientar que, concomitantemente ao gluconato de cálcio por via intravenosa, o cálcio deve ser reposto também por via oral (ver abaixo) com a finalidade de se ativar a calbindina intestinal. Essa estratégia diminui a possibilidade de queda da calcemia quando houver redução da infusão por via intravenosa de cálcio.

O tratamento de manutenção do hipoparatireoidismo tem como objetivos principais: prevenção de episódios de hipocalcemia sintomática; manter a calcemia total pouco abaixo do limite inferior da referência (até 0,5mg/dl abaixo); manter o produto calcemia total × fosfatemia total inferior a $55mg^2/dl^2$, importante para prevenir calcificações ectópicas no cérebro, rins, vasculatura, subcutâneo, cristalino (causando catarata) e outros tecidos; evitar ou minimizar a hipercalciúria para prevenir a calculose renal, nefrocalcinose e, consequentemente, a disfunção e a insuficiência renal; evitar episódios de hipercalcemia, que podem aumentar o risco de calcificação renal e em outros tecidos; manutenção da fosfatemia dentro dos limites de normalidade para a faixa etária[50].

O tratamento de manutenção do hipoparatireoidismo inclui a administração de cálcio e de vitamina D ativa. A biodisponibilidade do cálcio presente no leite (e derivados) e nos suplementos de cálcio (particularmente o carbonato de cálcio e o citrato de cálcio) é a mesma[50]. O consumo excessivo de leite e derivados deve ser evitado, uma vez que esses alimentos, embora ricos em cálcio, também são ricos em fosfato, o que pode contribuir para a elevação da fosfatemia, especialmente porque no hipoparatireoidismo há redução da excreção renal de fosfato[50]. O cálcio deve ser reposto por via oral na dose de 1-3g de cálcio elementar por dia; a dose será ajustada de acordo com a evolução clínico-laboratorial. Preferencialmente, o cálcio deve ser reposto na forma de carbonato de cálcio (possui 40% de cálcio elementar) administrado às refeições porque sua absorção é estimulada no pH mais baixo que acompanha as refeições e por se ligar ao fosfato ingerido, auxiliando na redução da fosfatemia[50]. Outras preparações contendo cálcio incluem: citrato de cálcio a 21%, lactato de cálcio a 13%, gluconato de cálcio a 10% ou glucobionato de cálcio a 6,6%[44]. No ambulatório de Endocrinologia Pediátrica do Instituto da Criança do Hospital das Clínicas da Faculdade de Medicina da USP, temos utilizado o carbonato de cálcio administrado às refeições ou logo após as refeições. Nos pacientes com problema na produção do suco gástrico ou incapazes de acidificar adequadamente o suco gástrico (pacientes com gastrite atrófica ou em tratamento com inibidores da bomba de próton ou agonistas H2) recomenda-se o uso do citrato de cálcio, mais bem absorvido nessas situações, e podendo ser administrado junto dos alimentos ou não[35,50]. Os suplementos de cálcio podem reduzir a absorção da levotiroxina, ciprofloxacino e tetraciclina; pacientes com hipotireoidismo devem tomar a levotiroxina pela manhã, em jejum, e o suplemento de cálcio no almoço e jantar[50]. Efeitos adversos comuns dos suplementos de cálcio incluem obstipação intestinal e distensão abdominal[50].

O tratamento do hipoparatireoidismo requer também a administração da vitamina D ativa, ou seja, a $1,25(OH)_2$ vitamina D (calcitriol). O uso do calcitriol se justifica pela atividade reduzida da enzima 1α-hidroxilase observada no hipoparatireoidismo. O calcitriol deve ser empregado na dose de 25 a 50ng/kg/dia[49]. A administração da $1,25(OH)_2$ vitamina D leva à resposta bifásica no que diz respeito à absorção intestinal de cálcio: há uma resposta rápida a partir de 2 horas da sua administração, com pico em 6 horas, e uma resposta que tem início após 12 horas, atingindo pico em 24 horas[51]. Com base nesse perfil recomendamos intervalo de 4 a 6 horas entre a administração do calcitriol e a subsequente administração do carbonato de cálcio. Alternativamente ao calcitriol, pode ser utilizado o alfacalcidol (1α-hidroxicolecalciferol), que é convertido a calcitriol a partir da 25-hidroxilase hepática[50].

Nos pacientes em tratamento por hipoparatireoidismo a avaliação laboratorial sérica deve ser realizada a cada 4 a 6 meses, de acordo com a estabilidade e condições gerais do paciente, incluindo: cálcio total, cálcio iônico, fósforo, fosfatase alcalina, ureia, creatinina. A calciúria também deve ser avaliada a cada 4 a 6 meses. A calciúria deve ser pesquisada preferencialmente em urina de 24 horas, considerando-se hipercalciúria valores de calciúria superiores a 4mg/kg/dia e hipocalciúria quando inferiores a 1,5mg/kg/dia[52]. Em crianças menores ou naquelas em que não é factível a obtenção de urina de 24 horas, opta-se pela avaliação da relação entre a concentração de cálcio e de creatinina na amostra urinária isolada (as duas concentrações devem estar expressas na mesma unidade). Recomenda-se, quando possível, que a amostra seja colhida na segunda micção do dia. Nesses casos, a hipercalciúria é caracterizada por valores da relação entre as concentrações de cálcio e creatinina superiores a 0,7 no primeiro ano de vida e superiores a 0,3 nas demais faixas etárias, e a hipocalciúria é caracterizada por valores inferiores a 0,1[52]. O tratamento do hipoparatireoidismo pode aumentar o risco de hipercalciúria e de outras complicações renais, como litíase renal, nefrocalcinose e perda da função renal.

Como vimos anteriormente, o risco de hipercalciúria é maior na hipocalcemia dominante tipo 1, causada por mutações ativadoras heterozigóticas do RSCa. A redução da ingestão de sal auxilia na diminuição da calciúria, uma vez que a elevação da natriurese aumenta a perda renal de cálcio. Os diuréticos tiazídicos podem ser úteis no tratamento da hipercalciúria, uma vez que reduzem a reabsorção tubular de cálcio[35]. Durante o tratamento com tiazídicos deve-se estar atento para a ocorrência de hipocalemia. A hipocalemia pode estar associada à alcalose metabólica, que resulta em aumento da afinidade da albumina pelo íon cálcio, assim favorecendo a redução da concentração plasmática de cálcio iônico e a ocorrência de sintomatologia de hipocalcemia[50]. O tiazídico é empregado na dose de 1mg/kg/dia, administrado 1 a 2 vezes ao dia. Os tiazídicos, além de reduzirem a hipercalciúria, também contribuem para o aumento da calcemia.

O tratamento de pacientes com pseudo-hipoparatireoidismo deve ser conduzido do mesmo modo que para o hipoparatireoidismo. No pseudo-hipoparatireoidismo o objetivo do tratamento inclui também a redução da concentração plasmática do PTH[42]. No entanto, para se evitar adversidade associada ao tratamento excessivo (como depósito ectópico dos cristais de hidroxiapatita), recomenda-se que o PTH plasmático seja mantido próximo ao limite superior da normalidade. Por outro lado, o PTH plasmático não deve permanecer elevado, o que pode levar a efeito adverso sobre a mineralização esquelética e a placa de crescimento[42]. No pseudo-hipoparatireoidismo há menor tendência para a hipercalciúria, uma vez que a ação do PTH no túbulo distal está preservada, de forma que o tratamento deve ter por objetivo a manutenção da calcemia dentro dos valores de referência[42].

No seguimento ambulatorial de pacientes com hipoparatireoidismo deve-se realizar ultrassonografia de rins e vias urinárias periodicamente (geralmente a cada 12 meses), para detectar alterações precoces do parênquima renal. A avaliação oftalmológica deve ser solicitada periodicamente para monitorar a presença de catarata.

O PTH recombinante, rhPTH(1-84), representa nova opção terapêutica para o hipoparatireoidismo[53]. Embora seja alternativa mais fisiológica do que o tratamento com cálcio e vitamina D ativa, seu uso ainda está limitado aos pacientes adultos[53].

DISTÚRBIOS DO MAGNÉSIO

Fisiologia e homeostase do magnésio

O magnésio é o quarto cátion mais abundante do organismo e o segundo cátion mais prevalente no interior da célula[54]. Cinquenta a 60% do magnésio corporal do adulto está presente no tecido ósseo, sendo que 1/3 desse total é mobilizável, contribuindo para a manutenção da magnesemia dentro de valores normais[54]. O conteúdo extracelular de magnésio representa cerca de 1% do magnésio corporal total[54]. A concentração sérica de magnésio varia entre 1,5 e 1,9mEq/l (ou 1,7-2,2mg/dl)[54]. A maior parte do magnésio sérico encontra-se na forma iônica, e o restante está ligado às proteínas plasmáticas, principalmente à albumina[54]. Em geral, quanto maior a atividade metabólica celular, maior o conteúdo em magnésio[54].

O rim é o principal órgão responsável pela regulação da homeostase do magnésio[54]. A quantidade de magnésio excretada pelos rins varia de acordo com sua concentração sérica[54]. Os principais segmentos do néfron responsáveis pela reabsorção de magnésio são o túbulo proximal e o ramo ascendente espesso da alça de Henle[54]. No túbulo proximal ocorre reabsorção de 20 a 30% do magnésio filtrado, por meio de mecanismo passivo[54]. Cerca de 65% do magnésio filtrado é reabsorvido ativamente no ramo ascendente espesso da alça de Henle[54]. No ramo ascendente espesso da alça de Henle, o mecanismo de reabsorção de magnésio depende da ação do RSCa[4].

Quedas abruptas na concentração sérica de magnésio induzem a secreção do PTH, enquanto a hipermagnesemia tem efeito contrário. Apesar das modificações no PTH plasmático em decorrência das alterações da magnesemia, e embora o PTH possa diminuir a excreção renal do magnésio, atuando na alça de Henle, parece que o PTH não é um importante regulador fisiológico da magnesemia.

A absorção intestinal de magnésio é inversamente proporcional à quantidade ingerida[54] Recomenda-se ingestão mínima de 300 a 350mg de magnésio por dia[54]. O magnésio é encontrado em grande variedade de alimentos, como nozes, cereais, folhas verdes e carnes, de modo que não é comum sua deficiência por ingestão inadequada[54]. O magnésio é absorvido tanto no intestino delgado quanto no intestino grosso, mas principalmente no íleo e no jejuno[54]. O controle hormonal da absorção intestinal de magnésio não é bem conhecido[54]. Embora a $1,25(OH)_2$ vitamina D aumente a absorção intestinal de magnésio, seus efeitos são significativamente pequenos em comparação aos efeitos sobre a absorção intestinal de cálcio[54]. A absorção do magnésio pode ser reduzida pela presença no trato digestório de elevadas quantidades de ácidos graxos livres, fitatos, oxalato, fosfato e fibras[54].

No interior das células, o magnésio é encontrado principalmente no núcleo, nas mitocôndrias, no retículo endoplasmático e no citoplasma[54]. Oitenta por cento do magnésio citoplasmático está complexado às moléculas de adenosina trifosfato (ATP)[54]. Os determinantes da concentração intracelular de magnésio não são bem conhecidos. A insulina aumenta sua entrada para o intracelular, e esse é um dos mecanismos da hipomagnesemia relacionada à cetoacidose diabética e ao seu tratamento[54].

Fisiologicamente, o magnésio participa como cofator em uma série de sistemas enzimáticos, atuando como substrato ou como ativador ou como estabilizador de membrana[54]. Enzimas importantes que dependem intensamente do magnésio são a adenilciclase e a Na-K-ATPase[54].

Hipomagnesemia

A incidência de hipomagnesemia tem aumentado principalmente porque sua concentração plasmática tem sido avaliada mais frequentemente[54]. A deficiência do magnésio decorre em geral de perdas aumentadas através do trato gastrointestinal ou dos rins[54]. Sua depleção pode ocorrer por vômitos, drenagem nasogástrica prolongada, diarreia aguda ou crônica, doença de Crohn, retocolite ulcerativa e fístulas intestinais e biliares[54]. Outras causas de má absorção intestinal também podem cursar com hipomagnesemia, sendo que a própria esteatorreia pode causar ou contribuir para a deficiência[54]. A hipomagnesemia pode estar presente em 20% dos casos de pancreatite aguda[54]. Em muitos pacientes, no entanto, a principal causa da hipomagnesemia está relacionada ao aumento das perdas renais[54]. As situações clínicas que aumentam o fluxo de água e sódio pelo túbulo proximal podem causar hipomagnesemia, destacando-se a fluidoterapia parenteral crônica e a diurese osmótica (causada, por exemplo, pelo *diabetes mellitus* ou uso de manitol)[54]. A hipercalcemia predispõe à hipomagnesemia por reduzir sua absorção no túbulo proximal ou na alça de Henle, exceto quando a hipercalcemia resulta de mutações inativadoras do RSCa ou do uso de lítio. A excreção urinária de magnésio pode ser aumentada pelo uso de diuréticos que atuam no túbulo proximal (como os inibidores da anidrase carbônica) ou na alça de Henle (como a furosemida e o ácido etacrínico)[54]. A nefrotoxicidade associada ao uso de medicamentos como os aminoglicosídeos, anfotericina B, cisplatina e ciclosporina pode levar ao aumento da excreção renal de magnésio e à hipomagnesemia[54]. O aumento da excreção renal do magnésio pode estar relacionado à acidose metabólica (aguda ou crônica) ou à presença de doenças renais (tubulares, glomerulares ou intersticiais)[54].

A hipomagnesemia pode ser causada também por doenças endócrinas ou metabólicas[54]. O *diabetes mellitus* é a doença mais frequentemente associada à hipomagnesemia, sabendo-se que a magnesemia se correlaciona inversamente com a glicemia e a glicosúria[54]. Os fatores associados à hipomagnesemia no *diabetes mellitus* são a diurese osmótica, a acidose metabólica e a insulinoterapia[54]. Outras causas endócrinas de hipomagnesemia (geralmente decorrente de hipermagnesúria) incluem a depleção de fosfato, o hiperparatireoidismo primário, o tratamento do hipoparatireoidismo, a tireotoxicose e o hiperaldosteronismo primário[54]. A "síndrome do osso faminto", observada, por exemplo, após a retirada de adenoma da paratireoide pode cursar com hipomagnesemia[54].

Manifestações clínico-laboratoriais da hipomagnesemia

As principais manifestações clínico-laboratoriais da hipomagnesemia incluem:

Hipocalemia – ocorre por depleção do potássio intracelular e pela redução da reabsorção tubular de potássio, possivelmente decorrentes da menor atividade da Na-K-ATPase, enzima dependente do magnésio[54].

Hipocalcemia – nos pacientes com hipocalcemia e hipomagnesemia prolongadas as concentrações séricas de PTH são inferiores ao esperado, já que o magnésio é importante para a secreção adequada do PTH[54]. Conforme vimos anteriormente, o magnésio também tem papel na ação do PTH, de forma que na hipomagnesemia haverá maior resistência óssea e renal aos efeitos do PTH[54]. As alterações na secreção e ação do PTH podem estar relacionadas à diminuição da função da adenilciclase, cuja atividade é dependente do magnésio[54]. A menor ação da adenilciclase resulta em redução do AMP cíclico intracelular, que é o segundo mensageiro em diversas ações do PTH[54]. A correção da hipomagnesemia possibilita normalização dos distúrbios do PTH[54]. Na hipomagnesemia pode haver também alteração do metabolismo da vitamina D, incluindo redução dos valores da $1,25(OH)_2$ vitamina D e resistência aos seus efeitos[54].

Hiperexcitabilidade neuromuscular – o magnésio participa da estabilização do axônio, de forma que na hipomagnesemia haverá redução do limiar estimulatório axonal e aumento da velocidade de condução neural[54]. O magnésio também influencia a liberação de neurotransmissores na placa neuromuscular, inibindo competitivamente a entrada de cálcio nos terminais neurais pré-sinápticos[54]. Desse modo, na hipomagnesemia há aumento da entrada de cálcio nos terminais neurais pré-sinápticos, maior liberação de neurotransmissores e aumento da atividade neuromuscular[54]. Além disso, no músculo, a redução da concentração de magnésio no retículo sarcoplasmático aumenta a contratilidade muscular em resposta aos estímulos e diminui sua capacidade de relaxamento, o que predispõe à tetania[54]. Os sintomas decorrentes da hiperexcitabilidade neuromuscular com frequência representam o motivo da queixa do paciente com hipomagnesemia[54]. Na hipomagnesemia pode haver espasmo carpopedal e presença dos sinais de Chvostek e Trousseau[54]. Embora os sintomas e sinais relacionados à hiperexcitabilidade neuromuscular possam ser devidos, em grande parte, à hipocalcemia concomitante, a hipomagnesemia isolada também é capaz de levar a essas alterações clínicas[54]. A hipomagnesemia pode levar a crises convulsivas e, mais raramente, vertigem, ataxia, nistagmo, movimentos atetoides e coreicos, além de outras alterações como tremores musculares, fasciculações, emagrecimento, fraqueza e quadros psiquiátricos reversíveis[54].

Arritmias cardíacas – a depleção de magnésio está associada a alterações eletrocardiográficas como aumento dos intervalos PR e QT e a arritmias supraventriculares (contrações atriais prematuras, taquicardia atrial, fibrilação atrial e arritmias juncionais)[54]. Outras arritmias mais graves também podem ocorrer, como contrações ventriculares prematuras, taquicardia ventricular e fibrilação ventricular[54]. Diante de uma arritmia cardíaca deve-se considerar a possibilidade de redução do magnésio intracelular como etiologia da arritmia, mesmo quando a concentração plasmática de magnésio é normal[54]. As arritmias cardíacas podem ser provocadas tanto pela hipomagnesemia quanto pela hipocalemia concomitante[54].

Diagnóstico da hipomagnesemia

O magnésio é um cátion predominantemente intracelular, e menos de 1% do conteúdo corporal de magnésio situa-se no extracelular[54]. Portanto, do mesmo modo que ocorre com o potássio e o fosfato, a concentração plasmática de magnésio pode não refletir sua concentração intracelular[54]. Apesar disso, a magnesemia é a forma mais utilizada para se avaliar o conteúdo de magnésio, cujas concentrações plasmáticas normais se situam entre 1,5 e 1,9mEq/l (ou 1,7-2,2mg/dl)[54]. A deficiência de magnésio é definida por magnesemia inferior a 1,5mEq/l[54]. Doenças agudas e situações de estresse, por aumentarem a liberação de catecolaminas, podem causar pequena diminuição nos valores séricos de magnésio[54]. Por outro lado, a contração do volume extracelular ou a rabdomiólise podem resultar em aumento da magnesemia[54].

Tratamento da hipomagnesemia

A deficiência de magnésio sintomática, quando moderada a grave, deve ser tratada por meio da administração por via intravenosa lenta de sulfato de magnésio a 50%, na dose de 100mg/kg[1]. Essa dose pode ser repetida a cada 6 horas, até que os sintomas tenham sido controlados. O sulfato de magnésio pode também ser empregado por via intramuscular, na dose de 50mg/kg a cada 6 horas; no entanto, essa forma de administração é dolorosa[1]. O aumento da secreção do PTH ocorre pouco tempo após o início do tratamento[55]. No entanto, a normalização da calcemia pode levar de 3 a 7 dias[55]. O tratamento deve ser mantido até que os sintomas tenham desaparecido e as alterações laboratoriais, inclusive a hipocalemia, tenham sido corrigidas[55].

Quando for necessário tratamento de manutenção devido à presença de alguma condição clínica crônica que interfira na normalização dos estoques de magnésio do organismo, colocando o paciente sob risco de novos episódios agudos de hipomagnesemia, o magnésio deve ser reposto por via oral na forma de sais de magnésio, e na dose de 6 a 12 mg/kg/dose a cada seis horas[49].

Nos pacientes com déficit de função renal o tratamento com magnésio deve ser realizado com metade das doses preconizadas por causa do risco de hipermagnesemia iatrogênica, e a monitorização da magnesemia deve ser diária[54]. Em caso de hipermagnesemia o tratamento deve ser interrompido[54].

Hipermagnesemia

A hipermagnesemia sintomática decorre, quase sempre, da ingestão ou administração excessiva dos sais de magnésio[55]. Os sais de magnésio são utilizados, além do tratamento da hipomagnesemia, também para o tratamento da obstipação intestinal (efeito laxativo, sendo administrados por via oral ou na forma de enema) ou como antiácido. A maioria dos pacientes com hipermagnesemia tem insuficiência renal concomitante[55]. A rabdomiólise pode causar insuficiência renal aguda e hipermagnesemia, por liberação do magnésio intracelular. O tratamento da pré-eclâmpsia ou da eclâmpsia com sulfato de magnésio pode levar à hipermagnesemia na mãe ou no recém-nascido[55]. A hipermagnesemia pode ajudar na diferenciação entre o hiperparatireoidismo primário por mutações inativadoras do RSCa (que cursam com magnesemia no limite superior do normal, ou aumentada) e outras causas de hiperparatireoidismo (que cursam com magnesemia normal). A hipermagnesemia pode ser causada pelo uso de lítio e contração do intravascular[55].

A intoxicação pelo magnésio manifesta-se geralmente por meio de sintomas neuromusculares, sendo uma das alterações mais precoces o desaparecimento dos reflexos tendinosos profundos, presente quando a magnesemia é superior a 4mEq/l[55]. Valores superiores a 3mEq/l podem causar sonolência, e quando superiores a 8mEq/l podem estar associados à depressão respiratória e à apneia[55]. Outras alterações presentes são hipotensão arterial de intensidade leve a grave e cardiotoxicidade com alterações eletrocardiográficas como prolongamento do intervalo PR, do QRS e do intervalo QT[55]. Concentrações acima de 15mEq/l podem causar bloqueio atrioventricular completo e parada cardíaca[55]. A hipermagnesemia também pode estar associada a náuseas, vômitos e rubor cutâneo[55].

A hipermagnesemia também pode cursar com redução da secreção e ação do PTH e, consequentemente, com hipocalcemia[55]. A hipermagnesemia pode contribuir diretamente com a hipocalcemia, independentemente das suas ações sobre o PTH[55].

A prevenção da hipermagnesemia é importante nos pacientes com insuficiência renal crônica em tratamento com magnésio, em que a magnesemia deve ser avaliada frequentemente[55]. Nesses pacientes, o tratamento da hipermagnesemia exige a imediata suspensão da droga[55]. Nos casos graves de hipermagnesemia, a administração por via intravenosa de cálcio permite que os efeitos do excesso de magnésio sejam antagonizados[55]. Essa ação do cálcio é imediata mas transitória[55]. Deve ser utilizado o gluconato de cálcio a 10% na dose de 1-2ml/kg, em infusão lenta (0,5ml/kg/min). Pode-se também tentar aumentar a excreção renal de magnésio com o uso de furosemida (1-2mg/kg/dia) e hidratação parenteral. A diálise peritoneal ou a hemodiálise devem ser empregadas nos pacientes em insuficiência renal[55].

DISTÚRBIOS DO METABOLISMO DO FÓSFORO

Neste item abordaremos as principais causas de hiperfosfatemia, excluindo o hipoparatireoidismo e o pseudo-hipoparatireoidismo, que já foram discutidos neste capítulo. Lembramos que no hipoparatireoidismo e no pseudo-hipoparatireoidismo a hiperfosfatemia decorre, respectivamente, da reduzida secreção e ação do PTH. Em ambas as situações, a hiperfosfatemia resulta em aumento da secreção e da ação do FGF-23. Ao contrário, nas causas de hiperfosfatemia aqui abordadas, há redução da ação do FGF-23, levando à rara síndrome da calcinose tumoral familial hiperfosfatêmica (SCTFH), que evolui geralmente com calcificações no subcutâneo e em outros tecidos. A reduzida ação do FGF-23 é responsável pelo aumento da atividade da enzima 1α-hidroxilase e, consequentemente, pelo aumento da concentração sérica da $1,25(OH)_2$ vitamina D. A elevação da $1,25(OH)_2$ vitamina D leva à hipercalcemia e contribui para a hiperfosfatemia. As causas da SCTFH dividem-se em dois grupos: hiperfosfatemia por redução do FGF-23 biologicamente ativo e hiperfosfatemia por aumento da resistência ao FGF-23[56].

Hiperfosfatemia por redução do FGF-23 biologicamente ativo

A SCTFH relacionada à redução do FGF-23 biologicamente ativo envolve várias formas: de herança autossômica dominante e de herança autossômica recessiva[56]. A forma autossômica dominante caracteriza-se por elevação da $1,25(OH)_2$ vitamina D sérica e lesão dentária específica[56]. Nessa forma, as calcificações do subcutâneo, consideradas um achado clássico da SCTFH, podem não estar presentes[56].

As formas recessivas da SCTFH podem ser graves e caracterizam-se por hiperfosfatemia e importante depósito de cálcio na pele e subcutâneo, embora alguns pacientes apresentem quadro clínico leve[56]. As formas recessivas podem ser causadas por mutações inativadoras homozigóticas ou heterozigóticas compostas no gene do GALNT3 (SCTFH tipo 1) ou por mutações inativadoras homozigóticas no gene do FGF-23 (SCTFH tipo 2)[56]. O GALNT3 é uma glicosiltransferase responsável pela glicosilação do FGF-23, etapa importante para a prevenção da degradação do FGF-23[56]. Ambas as mutações tornam a molécula do FGF-23 mais susceptível à degradação e resultam em aumento da concentração da porção carboxiterminal (parte inativa) do FGF-23[56]. As mutações homozigóticas inativadoras do *GALNT3* também podem estar associadas ao quadro de hiperostose e hiperfosfatemia, que compartilha algumas alterações observadas na calcinose tumoral, além de cursar com edema doloroso recorrente dos ossos longos[56].

Hiperfosfatemia por aumento da resistência ao FGF-23

As ações renais do FGF-23 dependem da formação de um complexo constituído pelo FGF-23, a proteína α-Klotho e o receptor de FGF (principalmente o FGFR1)[56]. O aumento da resistência ao FGF-23 decorre de mutações homozigóticas inativadoras no gene da proteína Klotho, caracterizando a SCTFH tipo 3[57]. Na SCTFH tipo 3, há intensa calcificação vascular e do tecido subcutâneo, hiperfosfatemia, hipercalcemia e aumento da concentração sérica da $1,25(OH)_2$ vitamina D e do FGF-23[57].

REFERÊNCIAS

1. Weiss-Guillet E. Diagnosis and management of electrolyte emergencies. Best Pract Res Clin Endocrinol Metab. 2003;17(4):623-51.
2. Calvo MS, Lamberg-Allardt CJ. Phosphorus. Adv Nutr. 2015;6(6):860-2.
3. Carroll MF, Schade DS. A practical approach to hypercalcemia. Am Fam Physician. 2003;67(9):1959-66.
4. Brown EM. Physiology and pathophysiology of the extracellular calcium-sensing receptor. Am J Med. 1999;106(2):238-53.
5. Solomon BL, Schaaf M, Smallridge RC. Psychologic symptoms before and after parathyroid surgery. Am J Med. 1994;96(2):101-6.
6. Stokes VJ, Nielsen MF, Hannan FM, Thakker RV. Hypercalcemic disorders in children. J Bone Miner Res. 2017;32(11):2157-70.
7. Prince R. Secondary and tertiary hyperparathyroidism. In Favus MJ, ed. Primer on the metabolic bone diseases and disorders of mineral metabolism. 6th ed. Washington DC: The American Society for Bone and Mineral Research; 2006. p.190-5.
8. Holick MF, Binkley NC, Bischoff-Ferrari HA, Gordon CM, Hanley DA, Heaney RP, et al. Endocrine Society. Evaluation, treatment, and prevention of Vitamin D deficiency: an Endocrine Society clinical practice guideline. J Clin Endocrinol Metab. 2011;96(7):1911-30.
9. Institute of Medicine. Dietary reference intakes for calcium and vitamin D. Washington, DC: The National Academies Press; 2011.
10. Ross AC, Manson JE, Abrams SA, Aloia JF, Brannon PM, Clinton SK, et al. The 2011 report on dietary reference intakes for calcium and vitamin D from the Institute of Medicine: what clinicians need to know. J Clin Endocrinol Metab. 2011;96(1):53-8.
11. Munns CF, Shaw N, Kiely M, Specker BL, Thacher TD, Ozono K, et al. Global consensus recommendations on prevention and management of nutritional rickets. J Clin Endocrinol Metab. 2016; 101(2):394-415.
12. Taylor PN, Davies JS. A review of the growing risk of vitamin D toxicity from inappropriate practice. Br J Clin Pharmacol. 2018; 84(6):1121-7.
13. Barrueto FJ, Wang-Flores HH, Howland MA, Hoffman RS, Nelson LS. Acute Vitamin D intoxication in a child. Pediatrics. 2005;116(3): e453-6.
14. Goldner W. Cancer-related hypercalcemia. J Oncol Pract. 2016; 12(5):426-32.
15. Adams JS, Hewison M. Hypercalcemia caused by granuloma-forming disorders. In Favus MJ, ed. Primer on the metabolic bone diseases and disorders of mineral metabolism. 6th ed. Washington DC: The American Society for Bone and Mineral Research; 2006. p. 200-2.
16. Wysolmerski JJ. Miscellaneous causes of hypercalcemia. In Favus MJ, ed. Primer on the metabolic bone diseases and disorders of mineral metabolism. 6th ed. Washington DC: The American Society for Bone and Mineral Research; 2006. p. 203-8.
17. Lashkari A, Smith AK, Graham Jr JM. Williams-Beuren syndrome: an update and review for the primary physician. Clin Pediatr (Phila). 1999;38(4):189-208.
18. Bilezikian JP, Silverberg SJ. Primary hyperparathyroidism. In Favus MJ, ed. Primer on the metabolic bone diseases and disorders of mineral metabolism. 6th ed. Washington DC: The American Society for Bone and Mineral Researc;. 2006; p. 181-5.
19. Roizen J, Levine MA. Primary hyperparathyroidism in children and adolescents. J Chin Med Assoc. 2012;75(9):425-34.
20. Miyashiro K, Kunii I, Manna TD, de Menezes Filho HC, Damiani D, Setian N, et al. Severe hypercalcemia in a 9-year-old Brazilian girl due to a novel inactivating mutation of the calcium sensing receptor. J Clin Endocrinol Metab. 2004;89(12):5936-41.
21. Miyashiro K, Kasamatsu TS, Steinmetz L, de Menezes Filho HC, Damiani D, Setian N, et al. Identification and functional analysis of a novel inactivating mutation (A804D) of the calcium-sensing receptor gene. Clin Endocrinol (Oxf). 2004;61(6): 780-2.
22. Mallet E. Working group on calcium metabolism. Primary hyperparathyroidism in neonates and childhood. The French experience (1984-2004). Horm Res. 2008;69(3):180-8.
23. Norwood S, Andrassy RJ. Primary hyperparathyroidism in children: a review. Mil Med. 1983;148(10):812-4.
24. Vargas-Poussou R, Mansour-Hendili L, Baron S, Bertocchio JP, Travers C, Simian C, et al. Familial hypocalciuric hypercalcemia types 1 and 3 and primary hyperparathyroidism: similarities and differences. J Clin Endocrinol Metab. 2016:101(5);2185-95.
25. Arnold A. Familial hyperparathyroid syndromes. In Favus MJ, ed. Primer on the metabolic bone Diseases and disorders of mineral metabolism. 6th ed. Washington DC: The American Society for Bone and Mineral Research; 2006. p. 185-8.
26. Weber AL, Randolph G, Aksoy FG. The thyroid and parathyroid glands. CT and MR imaging and correlation with pathology and clinical findings. Radiol Clin North Am. 2000;38(5):1105-29.
27. Gilsanz V. Imaging in children and adults. In Favus MJ, ed. Primer on the metabolic bone diseases and disorders of mineral metabolism. 6th ed. Washington DC: The American Society for Bone and Mineral Research; 2006. p. 142-4.
28. Marx SJ. Calcimimetic use in familial hypocalciuric hypercalcemia – a perspective in endocrinology. J Clin Endocrinol Metab. 2017; 102(11):3933-6.
29. Sun X, Huang L, Wu J, Tao Y, Yang F. Novel homozygous inactivating mutation of the calcium-sensing receptor gene in neonatal severe hyperparathyroidism responding to cinacalcet therapy. Medicine (Baltimore). 2018;97(45):e13128.
30. Ariyan CE, Sosa JA. Assessment and management of patients with abnormal calcium. Crit Care Med. 2004;32(suppl 17):S146-54.

31. Russell RGG. Bisphosphonates: mode of action and pharmacology. Pediatrics. 2007;119Suppl 2:S150-62.
32. Lteif NA, Zimmerman D. Bisphosphonates for treatment of childhood hypercalcemia. Pediatrics. 1998;102(4Pt 1):990-3.
33. George S, Weber DR, Kaplan P, Hummel K, Monk HM, Levine MA. Short-term safety of zoledronic acid in young patients with bone disorders: an extensive institutional experience. J Clin Endocrinol Metab. 2015;100(11):4163-71.
34. Prince RL. Secondary and tertiary hyperparathyroidism. In Favus MJ, ed. Primer on the metabolic bone diseases and disorders of mineral metabolism. 6th ed. Washington DC: The American Society for Bone and Mineral Research; 2006. p. 190-5.
35. Tohme JF, Bilezikian JP. Hypocalcemic Emergencies. Endocrinol Metab Clin North Am. 1993;22(2):363-75.
36. Goltzman D, Cole DEC. Hypoparathyroidism. In Favus MJ, ed. Primer on the metabolic bone diseases and disorders of mineral metabolism. 6th ed.
37. Gordon RJ, Levine MA. Genetic disorders of parathyroid development and function. Endocrinol Metab Clin North Am. 2018; 47(4):809-23.
38. Upadhyay J, Steenkamp DW, Milunsky JM. The syndrome of hypoparathyroidism, deafness, and renal anomalies. Endocr Pract. 2013:19(6):1035-42.
39. Barakat AJ, Raygada M, Rennert OM. Barakat syndrome revisited. Am J Med Genet A. 2018;176(6):1341-8.
40. Kemp EH, Gavalas NG, Krohn KJ, Brown EM, Watson PF, Weetman AP. Activating autoantibodies against the calcium-sensing receptor detected in two patients with autoimmune polyendocrine syndrome type 1. J Clin Endocrinol Metab. 2009;94(12):4749-56.
41. Bruserud O, Oftedal BE, Landegren N, Erichsen MM, Bratland E, Lima K, et al. A longitudinal follow-up of autoimmune polyendocrine syndrome type 1. J Clin Endocrinol Metab. 2016; 101(8):2975-83.
42. Mantovani G, Bastepe M, Monk D, de Sanctis L, Thiele S, Usardi A, et al. Diagnosis and management of pseudohypoparathyroidism and related disorders: first international Consensus Statement. Nat Rev Endocrinol. 2018;14(8):476-500.
43. Linglart A, Levine MA, Jüppner H. Pseudohypoparathyroidism. Endocrinol Metab Clin North Am. 2018;47(4):865-88.
44. Carpenter TO. Neonatal hypocalcemia. In Favus MJ, ed. Primer on the metabolic bone diseases and disorders of mineral metabolism. 6th ed. Washington DC: The American Society for Bone and Mineral Research; 2006. p. 224-7.
45. Jain A, Agarwal R, Sankar MJ, Deorari A, Paul VK. Hypocalcemia in the newborn. Indian J Pediatr. 2010;77(10):1123-8.
46. Schlingmann KP, Weber S, Peters M, Nejsum LN, Vitzthum H, Klingel K, et al. Hypomagnesemia with secondary hypocalcemia is caused by mutations in TRPM6, a new member of the TRPM gene family. Nat Genet. 2002;31(2):166-70.
47. Downs RW Jr. Miscellaneous causes of hypocalcemia. In Favus MJ, ed. Primer on the metabolic bone diseases and disorders of mineral metabolism. 6th ed. Washington DC: The American Society for Bone and Mineral Research; 2006. p. 227-9.
48. Sabir AH, Cole T. The evolving therapeutic landscape of genetic skeletal disorders. Orphanet J Rare Dis. 2019;14(1):300.
49. Root AW, Diamond Jr FB, Mimouni FB. Parathyroid and vitamin D-related disorders in children and adolescents. In Sperling, MA, ed. Pediatric endocrinology. Philadelphia, WB: Saunders Company; 1996. p. 486.
50. Babey M, Brandi ML, Shoback D. Coventional treatment of hypoparathyroidism. Endocrinol Metab Clin North Am. 2018;47(4): 889-900.
51. Holick MF, Garabedian M. Vitamin D: photobiology, metabolism, mechanism of action, and clinical applications. In Favus MJ, ed. Primer on the metabolic bone diseases and disorders of mineral metabolism. 6th ed. Washington DC: The American Society for Bone and Mineral Research; 2006. p. 106-14.
52. Kruse K, Hinkel GK, Griefahn B. Calcium metabolism and growth during early treatment of children with X-linked hypophosphataemic rickets. Eur J Pediatr. 1998;157(11):894-900.
53. Tabacco G, Bilezikian JP. New directions in treatment of hypoparathyroidism. Endocrinol Metab Clin North Am. 2018;47(4):901-15.
54. Rude RK. Magnesium metabolism and deficiency. Endocrinol Metab Clin North Am. 1993;22(2):377-95.
55. Rude RK. Magnesium depletion and hypermagnesemia. In Favus MJ, ed. Primer on the metabolic bone diseases and disorders of mineral metabolism. 6th ed. Washington DC: The American Society for Bone and Mineral Research; 2006. p. 230-3.
56. Liu S, Quarles LD. How fibroblast growth factor 23 works. J Am Soc Nephrol. 2007;18(6):1637-47.
57. Christov M, Jüppner H. Insights from genetic disorders of phosphate homeostasis. Semin Nephrol. 2013;33(2):143-57.

Raquitismo e Osteomalacia

Hamilton Cabral de Menezes Filho

DEFINIÇÃO

O raquitismo é uma doença óssea caracterizada pela diminuição da mineralização da placa de crescimento e alteração da diferenciação dos condrócitos[1]. A osteomalacia ocorre por redução da mineralização do osso cortical e trabecular[2]. Tanto no raquitismo quanto na osteomalacia ocorre acúmulo de matriz óssea não mineralizada, denominada osteoide[1]. Em geral, o raquitismo e a osteomalacia ocorrem associadamente, sendo que após o fechamento da placa de crescimento (ou seja, após o término do período de crescimento) permanece apenas a osteomalacia[1].

FISIOLOGIA DO PROCESSO DE MINERALIZAÇÃO

A matriz óssea é produzida pelos osteoblastos e constituída por uma parte inorgânica e outra orgânica. A parte inorgânica representa cerca de 50% do peso da matriz e é constituída pelos cristais de hidroxiapatita, formada pelos íons cálcio e fósforo[3]. Outros íons, também presentes na matriz, são bicarbonato, magnésio, potássio, sódio e citrato[3]. A parte orgânica da matriz é constituída pelas fibras de colágeno do tipo I, proteínas não colágenas e substância fundamental amorfa, composta por proteoglicanos e glicoproteínas[3]. A matriz óssea é sintetizada e organizada pelos osteoblastos em fase final de diferenciação[3]. Os osteoblastos diferenciados são ricos na enzima fosfatase alcalina (fundamental no processo de mineralização) e capazes de secretar o colágeno do tipo I e proteínas da matriz óssea para a mineralização[3]. As interações célula-matriz e célula-célula são importantes para a diferenciação dos osteoblastos e para a mineralização da matriz osteoide[3]. O acúmulo da matriz induz nos osteoblastos a expressão da fosfatase alcalina e de proteínas ósseas especializadas, que preparam a matriz óssea para o processo de depósito mineral[3]. No estágio de mineralização da matriz, o osteoblasto maduro expressa marcadores como a osteocalcina e a sialoproteína óssea, que atuam na regulação do processo de mineralização[3]. A matriz óssea mineralizada circunda os osteoblastos e faz com que sejam transformados em osteócitos[3]. Os osteócitos sintetizam algumas moléculas da matriz de forma tão abundante quanto os osteoblastos[3]. Do mesmo modo que os osteoblastos, são capazes de sintetizar a osteocalcina[3]. Durante o processo de mineralização os osteoblastos da superfície óssea e os osteócitos presentes no osso mineralizado mantêm intenso processo de comunicação, seja por meio de comunicações intercelulares diretas, seja por meio de mediadores proteicos (como as conexinas) e eletroquímicos[3].

No osso adulto, o conteúdo mineral corresponde de 50 a 70% do tecido ósseo, a matriz orgânica corresponde de 20 a 40%, a água de 5 a 10% e os lípides menos de 3%[3]. O tecido ósseo funciona como reservatório dos íons cálcio, fósforo e magnésio[3]. O processo de mineralização é influenciado pelas células ósseas, pelo colágeno e proteínas não colágenas (que constituem a parte orgânica da matriz óssea) e pelo ambiente extracelular[3].

A mineralização inicia-se a partir das vesículas da matriz, que são estruturas ligadas à membrana, liberadas pelos condrócitos e osteoblastos[3]. Essas vesículas facilitam o depósito mineral inicial por promoverem acúmulo dos íons cálcio e fosfato em um meio protegido e por fornecerem enzimas capazes de degradar os inibidores da mineralização (como a adenosina trifosfato, o pirofosfato e as proteoglicanas), presentes na matriz[3]. As vesículas também têm função "nucleadora", por meio de proteínas e um complexo de fosfolípides ácidos, cálcio e fosfato inorgânico, capazes de induzir a formação de apatita[3]. Embora as vesículas não estejam diretamente associadas ao colágeno da matriz, acredita-se que possa haver alguma associação do mineral das vesículas com o mineral da matriz colágena ou então que o mineral das vesículas possa servir como fonte de íons cálcio e fosfato para sustentar a mineralização inicial do colágeno da matriz[3]. Os cristais se formam a partir do entrelaçamento dos íons, originando-se o núcleo inicial ou núcleo crítico[3]. Esse passo inicial é o que demanda maior energia[3]. A seguir, o processo de "nucleação" continua por meio da incorporação de mais íons ou de grupos de íons ao núcleo crítico[3]. Diversas proteínas atuam no processo de mineralização, no entanto, algumas têm papel relevante e mais bem definido atualmente: *proteínas que promovem a formação do mineral ósseo*, conhecidas por "nucleadoras", representadas pelo próprio colágeno e por fosfoproteínas; *enzimas que regulam a fosforilação e desfosforilação das fosfoproteínas*, como as quinases (que regulam a fosforilação) e a fosfatase alcalina, além de outras fosfatases[3]. A fosfatase alcalina aumenta a concentração local de fosfato por meio da hidrólise dos ésteres de fosfato, assim estimulando a mineralização[3]. A fosfatase alcalina pode ter outras funções no processo de mineralização, como a remoção de inibidores do crescimento da apatita ou a modificação das fosfoproteínas, permitindo a elas atuarem como "nucleadoras"[3]. À medida que o osso amadurece, os cristais de hidroxiapatita tornam-se maiores e mais perfeitos (contendo menos impurezas, representadas pelo carbonato, magnésio e fosfato ácido)[3]. O aumento na dimensão dos cristais é devido tanto à adição de íons aos cristais quanto à agregação dos cristais[3].

A mineralização depende do equilíbrio rígido entre as concentrações extracelulares de fosfato inorgânico e de pirofosfato inorgânico[4]. O pirofosfato inorgânico diminui a propagação dos cristais de hidroxiapatita por meio da inibição da associação do cálcio ao fosfato inorgânico[4]. Os principais reguladores das concentrações extracelulares de fosfato e pirofosfato são as proteínas fosfatase alcalina tissular não específica (FATNE), nucleotídeo pirofosfatase fosfodiesterase 1 (NPP1) e ANK[4]. A FATNE exerce importante papel na regulação da mineralização por meio da hidrólise do pirofosfato inorgânico que resulta em redução do pirofosfato inorgânico e aumento do fosfato inorgânico (que estimula a propagação dos cristais de hidroxiapatita)[4]. O NPP1 tem ação contrária à da FATNE, uma vez que estimula a geração de pirofosfato inorgânico a partir do ATP, enquanto a proteína ANK estimula o tráfego do pirofosfato inorgânico do meio intracelular para o extracelular[4]. A resistência óssea dependerá da quantidade e qualidade do mineral depositado e do tamanho dos cristais formados[3].

PATOGÊNESE DO RAQUITISMO

O raquitismo representa doença causada pela mineralização inadequada (depósito dos cristais de hidroxiapatita) da matriz osteoide da placa de crescimento. O raquitismo é caracterizado pela expansão da zona hipertrófica da placa de crescimento decorrente da redução da apoptose dos condrócitos nessa zona[3]. O fosfato circulante participa do controle da apoptose dos condrócitos na zona hipertrófica, sendo responsável pela ativação da caspase-9, considerada enzima-chave da via apoptótica mitocondrial[5]. A importância do fosfato na patogenia do raquitismo foi evidenciada a partir de três modelos de raquitismo estudados em animais: por deleção do gene do receptor da 1,25$(OH)_2$ vitamina D, induzido por dieta rica em cálcio e pobre em fosfato e hipofosfatêmico por mutações no gene *Phex*. A redução do fosfato sérico foi a única alteração comum aos três modelos[5]. Acredita-se que o controle da apoptose dos condrócitos hipertrofiados pelo fosfato seja feito de forma direta, provavelmente por meio de sensor ou de transportador de fosfato[5].

ETIOLOGIA DO RAQUITISMO

O raquitismo é causado por diferentes doenças e fatores que interferem no processo adequado de mineralização da matriz osteoide. A importância do fosfato na patogenia do raquitismo abordada anteriormente sugere que, independentemente da etiologia, haverá redução da concentração do fosfato ou da sua ação na placa de crescimento. O raquitismo pode estar relacionado a alteração da vitamina D, redução do fosfato extracelular, redução do cálcio extracelular ou defeitos primários da mineralização. Em diversas situações há concomitância de dois ou mais desses fatores. As principais causas de raquitismo estão listadas no quadro XVII-4.

Raquitismo relacionado à vitamina D

Conforme abordado no capítulo "Fisiologia do Metabolismo Osteomineral", a principal ação biológica da vitamina D ativa [1,25$(OH)_2$ vitamina D] consiste na manutenção de concentrações normais de cálcio sérico por meio de: estímulo da absorção de cálcio no duodeno e de fósforo no jejuno e íleo; estímulo da reabsorção óssea de cálcio e fósforo, atuando juntamente com o PTH; estímulo da reabsorção de cálcio no túbulo distal (atuando juntamente com o PTH); e estímulo da reabsorção de fósforo no túbulo proximal. Essas ações da 1,25$(OH)_2$ vitamina D resultam também em aumento da fosfatemia. Portanto, a redução da ação da 1,25$(OH)_2$ vitamina D (por diminuição da sua produção ou da sua ligação ao receptor, ou por redução da atividade do seu receptor) poderá cursar com hipocalcemia e/ou hipofosfatemia e, consequentemente, com raquitismo. As principais causas do raquitismo relacionado à vitamina D são:

- Exposição solar deficiente.
- Ingestão insuficiente de colecalciferol ou de ergocalciferol.
- Síndrome de má absorção.
- Alteração do metabolismo da vitamina D: hepatopatias crônicas, insuficiência renal crônica, uso de anticonvulsivantes, acidose sistêmica.
- Deficiência da vitamina D.
- Causas genéticas: raquitismo dependente da vitamina D tipo 1A (deficiência da enzima 1α-hidroxilase), tipo 1B (deficiência da 25-hidroxilase), tipo 2A [resistência à ação da 1,25$(OH)_2$ vitamina D] e tipo 2B (defeito na ligação do heterodímero RVD/RXRα ao VDRE).

A seguir, abordaremos cada uma das causas do raquitismo relacionado à vitamina D. Informações adicionais sobre

Quadro XVII-4. Principais causas de raquitismo.

Raquitismo relacionado à vitamina D
Exposição solar deficiente
Ingestão deficiente de vitamina D
Síndrome de má absorção
Alteração do metabolismo da vitamina D: hepatopatia crônica, insuficiência renal crônica, uso de anticonvulsivantes (fenobarbital, difenilhidantoína), acidose prolongada
Deficiência da vitamina D
Causas genéticas: raquitismo dependente da vitamina D tipo 1A (deficiência da 1α-hidroxilase), tipo 1B (deficiência da 25-hidroxilase), tipo 2A (defeito no receptor da 1,25$(OH)_2$ vitamina D) e tipo 2B (defeito na ligação do heterodímero RVD/RXRα ao VDRE)
Raquitismo relacionado à redução do fósforo extracelular
Doenças que produzem aumento da fosfatúria:
• Aumento da fosfatúria FGF-23 independente: tubulopatias, síndrome de Fanconi
• Aumento da fosfatúria FGF-23 dependente: tumores mesenquimatosos, síndrome dos *nevus* epidérmicos, neurofibromatose e displasia fibrosa
Síndrome de má absorção
Uso de medicamentos: antiácidos (hidróxido de alumínio) e glicocorticoides
Causas genéticas:
• Doenças com aumento da ação do FGF-23: raquitismo hipofosfatêmico ligado ao X, raquitismo hipofosfatêmico de herança autossômica dominante, raquitismo hipofosfatêmico de herança autossômica recessiva (tipos 1 e 2)
• Doenças com redução da ação do FGF-23: raquitismo hipofosfatêmico hereditário com hipercalciúria
Raquitismo relacionado à redução do cálcio extracelular
Ingestão deficiente de cálcio
Síndrome de máabsorção
Uso de medicamentos: glicocorticoides, colestiramina
Raquitismo relacionado aos defeitos primários da mineralização
Hipofosfatasia
Uso de medicamentos que interferem na mineralização

RVD/RXRα = heterodímero receptor da vitamina D/receptor do ácido retinoico; VDRE = elemento responsivo da vitamina D.

a vitamina D são encontradas no capítulo "Fisiologia do Metabolismo Osteomineral".

Exposição solar deficiente – a exposição solar é a principal fonte das vitaminas D_3 e D_2, já que ambas são raras nos alimentos. A síntese da vitamina D na pele é influenciada por: cor da pele (indivíduos de cor negra precisam de exposição solar 5 a 10 vezes maior do que os brancos para produzirem a mesma quantidade de vitamina D); idade (em idosos a quantidade de pró-vitamina D na epiderme é menor); latitude (em latitudes superiores a 40° a fotoconversão da pró-vitamina D não ocorre durante o inverno, e em altas latitudes pode não ocorrer mesmo durante o verão); horário da exposição solar (o espectro solar é rico em raios UVB durante a maior elevação do sol, havendo maior síntese da vitamina D quando o indivíduo é exposto ao sol do meio-dia); estação do ano (as maiores concentrações plasmáticas de 25(OH) vitamina D (calcidiol) são alcançadas no primeiro mês após o término do verão, e as menores concentrações ocorrem no primeiro mês após o fim do inverno; uso de protetores solares (protetores com fator de proteção solar número 8 reduzem a produção cutânea da vitamina D em 95%); e intensidade da exposição solar[6-9]. A exposição solar deficiente pode representar importante causa de raquitismo em crianças privadas da exposição solar em decorrência de problemas crônicos, de natureza neurológica ou de outra natureza, assim como crianças com problemas dermatológicos em que a exposição solar é contraindicada. Por outro lado, de acordo com o documento "Guia de fotoproteção na criança e adolescente", publicado em outubro de 2017 pelo Departamento de Dermatologia da Sociedade Brasileira de Pediatria, "a exposição solar intencional e desprotegida ao sol para suplementar vitamina D não é recomendada".

Ingestão insuficiente da vitamina D – tanto a vitamina D_3 quanto a vitamina D_2 são raras nos alimentos. A vitamina D_3 é encontrada em fontes animais como peixes gordurosos (salmão, sardinha, bacalhau e atum) e no óleo de fígado de bacalhau, enquanto a vitamina D_2 está presente em fontes vegetais, especialmente nos cogumelos[6].

Síndrome de má absorção – a vitamina D proveniente da dieta, na forma de colecalciferol ou ergocalciferol, é altamente lipossolúvel, e sua absorção é feita principalmente no jejuno por meio de um processo que envolve a formação de quilomícrons. A absorção intestinal da vitamina D é facilitada pelos sais biliares, ácidos graxos e monoglicerídeos. Portanto, crianças que apresentam doenças que levem à síndrome de má absorção estão sob maior risco de raquitismo. Entre essas doenças destacam-se a doença celíaca, as doenças inflamatórias crônicas intestinais (doença de Crohn e retocolite ulcerativa), doenças hepáticas crônicas (insuficiência hepática, colangite esclerosante e outras doenças colestáticas) e a fibrose cística[10]. É importante notar que nessas doenças a má absorção não é o único fator responsável pelo comprometimento do processo de mineralização, mas apenas mais um fator entre vários outros, como: *redução da absorção intestinal de cálcio* – por diminuição da superfície intestinal absortiva (na doença celíaca e doenças inflamatórias crônicas intestinais), pela ligação do cálcio aos ácidos graxos não absorvidos, pelo uso de drogas que interferem na absorção do cálcio (glicocorticoides, colestiramina); *desnutrição*; *uso crônico de glicocorticoides*; *redução da atividade física*; *produção de citocinas inflamatórias* (como a interleucina-6, por exemplo) que podem afetar a atividade dos osteoblastos e a formação óssea[11]. A suplementação de vitamina D deverá ser instituída se houver redução das concentrações plasmáticas de calcidiol. O cálcio deverá ser reposto se o consumo diário estiver aquém da recomendação, conforme visto no capítulo “Fisiologia do Metabolismo Osteomineral”.

Alteração do metabolismo da vitamina D – algumas condições clínicas interferem na sequência que leva à transformação da vitamina D no composto ativo $1,25(OH)_2$ vitamina D e, assim, predispõem ao quadro de raquitismo. Essas condições clínicas são representadas por[10]:

Insuficiência hepática – impede a hidroxilação adequada da vitamina D na posição 25, realizada no fígado pela 25-hidroxilase, levando à redução das concentrações séricas de calcidiol.

Insuficiência renal – impede a hidroxilação na posição 1, realizada no túbulo proximal pela enzima 1α-hidroxilase, comprometendo a formação da $1,25(OH)_2$ vitamina D.

Uso crônico de anticonvulsivantes – o uso crônico de anticonvulsivantes como o fenobarbital e a difenilhidantoína leva à indução das enzimas microssomais hepáticas e, desse modo, estimula a metabolização e a eliminação da $1,25(OH)_2$ vitamina D. Os anticonvulsivantes também exercem outros efeitos sobre o metabolismo mineral, como a inibição do transporte de cálcio por meio das membranas celulares e aumento da ação supressiva da calcitonina em relação à mobilização de cálcio do osso. Também podem inibir a síntese de colágeno pelos osteoblastos.

Acidose sistêmica – a acidose sistêmica prolongada causada pela acidose tubular renal, síndrome de Fanconi e anastomose ureterossigmoide pode comprometer a mineralização por efeito próprio da acidose, pela redução da formação da $1,25(OH)_2$ vitamina D e, no caso das alterações tubulares, pela perda tubular de diversos íons, além de proteínas.

Deficiência da vitamina D – refere-se à concentração plasmática do calcidiol. De acordo com consenso realizado em 2016 com representantes de diversas sociedades internacionais, principalmente de Endocrinologia Pediátrica, foi estabelecido que a suficiência, insuficiência e deficiência da vitamina D devem ser caracterizadas por concentrações plasmáticas de calcidiol, respectivamente, superiores a 20, entre 12 e 20 e inferiores a 12ng/ml[12]. A deficiência da vitamina D pode ser causada por fatores discutidos acima, como exposição solar insuficiente, ingestão insuficiente de colecalciferol ou de ergocalciferol, síndrome de má absorção e alteração do metabolismo da vitamina D (especialmente quando há interferência na 25-hidroxilação da vitamina D_2 ou D_3). A deficiência da vitamina D pode levar ao raquitismo e comprometer a aquisição da massa óssea (o que pode aumentar o risco futuro de osteopenia ou osteoporose e de fraturas). O raquitismo por deficiência da vitamina D (RDD) ocorre em geral após os 6 meses e principalmente no segundo ano de vida[13]. Os pacientes com RDD apresentam os sinais e sintomas característicos do raquitismo, discutidos adiante. No entanto, no RDD as alterações musculares podem ser proeminentes, destacando-se a fraqueza muscular, o atraso motor e até miocardiopatia[13]. Podem ser observadas também alterações hematológicas (anemia hipocrômica por deficiência de ferro, leucocitose), hepatomegalia e esplenomegalia. Laboratorialmente, o RDD caracteriza-se por hipocalcemia, hipofosfatemia, elevação da fosfatase alcalina e do PTH, redução do calcidiol (< 12ng/ml) e hipocalciúria. O objetivo do tratamento da deficiência da vitamina D e do RDD consiste na elevação do calcidiol plasmático para valores superiores a 20ng/ml e normalização da fosfatase alcalina sérica, da calcemia, da fosfatemia e do PTH plasmático, utilizando-se vitamina D_2 ou D_3 na dose de 2.00UI/dia por pelo menos 3 meses[13,14]. Pode-se administrar uma vez por semana a dose que o paciente receberia durante 7 dias. A vitamina D pode ser empregada em doses maiores, como 50.000UI/semana durante 6 semanas[14]. Alternativamente, especialmente em pacientes em que a adesão ao tratamento não é boa, a vitamina D pode ser utilizada em dose única de 200.000-600.000UI por via oral ou intramuscular (quando houver dificuldade na absorção intestinal da vitamina D)[6]. É importante lembrar que durante o tratamento da deficiência da vitamina D e RDD os pais devem ser orientados a observar alterações que possam estar relacionadas à intoxicação pela vitamina D (ver capítulo “Distúrbios do Metabolismo Osteomineral”). Durante o tratamento do RDD, o cálcio deve ser suplementado na dose de 500mg de cálcio elementar/dia, ou o que for necessário para fornecer a quantidade diária recomendada de cálcio de acordo com a idade[13]. Após 4 semanas do início do tratamento do RDD, devem ser avaliados calcemia, fosfatemia, fosfatase alcalina, PTH e calcidiol plasmáticos e calciúria[13]. Espera-se que em 4 semanas tenha havido normalização da calcemia, da fosfatemia e da fosfatase alcalina, enquanto a calciúria pode continuar baixa[13]. Esses exames devem ser repetidos regularmente. A melhora radiológica poderá ser observada após 6 a 12 meses[13].

Causas genéticas – constituem causas raras de raquitismo relacionado à vitamina D.

Raquitismo dependente da vitamina D tipo 1A (RDD1A) – essa forma de raquitismo é causada por mutações no gene que codifica a enzima 1α-hidroxilase (gene *CYP27B1)*, localizado em 12q14[15]. As mutações levam à redução ou ausência da atividade da 1α-hidroxilase e consequentemente à diminuição da formação de calcitriol e à hipocalcemia[15]. O RDD1A é transmitido através de herança autossômica recessiva[15]. Existe algum grau de correlação genótipo-fenótipo, de forma que fenótipos mais leves estão associados a mutações que resultam em atividade enzimática residual[15]. Acredita-se inclusive que casos mais leves não sejam diagnosticados, de forma que sua prevalência pode ser maior do que tem sido estimada[15]. O RDD1A manifesta-se no primeiro ano de vida na forma de atraso pôndero-estatural e deformidades ósseas como alargamento epifisário, proeminência frontal, alargamento da cartilagem costocondral (responsável pela formação do rosário raquítico), craniotabes, encurvamento de membros inferiores (geno varo)[15]. Como nas demais formas de raquitismo relacionado à vitamina D, a fraqueza muscular é proeminente[15]. Pode haver alterações relacionadas à hipocalcemia, como hipertonia, irritabilidade, cianose, crises convulsivas, tetania e presença dos sinais de Chvostek e Trousseau[15].

Laboratorialmente, o RDD1A caracteriza-se por hipocalcemia, hipocalciúria, elevação do PTH (hiperparatireoidismo secundário) e da fosfatase alcalina, calcidiol plasmático normal (o que auxilia na diferenciação com o raquitismo nutricional) e concentrações plasmáticas de calcitriol reduzidas ou mesmo indetectáveis (em alguns pacientes os valores de calcitriol podem estar inapropriadamente dentro dos limites de referência, apesar da hipocalcemia concomitante)[15]. No RDD1A, o hiperparatireoidismo secundário, desencadeado pela hipocalcemia, resulta em aumento da fosfatúria e em hipofosfatemia. Casos em que a calcemia é normal na vigência de hipofosfatemia podem ser confundidos com raquitismo hipofosfatêmico[15]. O tratamento é feito por meio da reposição do calcitriol em doses fisiológicas, ou seja, 10 a 20ng/kg/dia, administrado 2 vezes ao dia[15]. Recomenda-se a suplementação de cálcio suficiente para que, juntando-se ao cálcio ingerido por meio dos alimentos, o paciente possa receber a quantidade de cálcio elementar recomendada de acordo com a idade[15]. O tratamento do RDD1A deve levar à gradual melhora clínica, laboratorial e radiológica[15]. O tratamento adequado é caracterizado pelos seguintes parâmetros: calcemia no limite inferior do normal (calcemia total entre 8,5 e 9mg/dl), normalização da fosfatemia e PTH plasmático no limite superior da normalidade[15]. Desse modo, espera-se evitar a hipercalciúria (calciúria em 24 horas superior a 4mg/kg) e suas complicações, como a nefrocalcinose[15]. Nas crianças menores, ou quando não for possível a obtenção de urina de 24 horas, pode-se avaliar a calciúria a partir da relação entre a concentração de cálcio e a de creatinina na amostra urinária isolada (as duas concentrações devem estar expressas na mesma unidade), de preferência obtida na segunda micção do dia, considerando-se hipercalciúria quando os valores da relação forem superiores a 0,7 no primeiro ano de vida ou superiores a 0,3 nas demais faixas etárias[16]. Os familiares heterozigotos para a deficiência da 1α-hidroxilase são fenotipicamente normais.

Raquitismo dependente da vitamina D tipo 1B (RDD1B)[15] – é uma doença autossômica recessiva extremamente rara decorrente de deficiência da 25-hidroxilase. O quadro clínico é semelhante ao descrito acima para o RDD1A. Caracteriza-se, laboratorialmente, por hipocalcemia, hipofosfatemia, elevação significativa do PTH (hiperparatireoidismo secundário) e da fosfatase alcalina, redução do calcidiol (o que diferencia o RDD1A do RDD1B) e calcitriol dentro dos limites de referência. O RDD1B é causado por mutações homozigóticas inativadoras do gene da 25-hidroxilase (*CYP2R1*), ou de outros genes envolvidos na 25-hidroxilação. Pacientes com o RDD1B devem ser tratados com doses fisiológicas de calcitriol (10 a 20ng/kg/dia, administrado 2 vezes ao dia) e com suplementação de cálcio, conforme descrito acima[15].

Raquitismo dependente da vitamina D tipo 2A (RDD2A)[15] – também conhecido como raquitismo hereditário resistente à vitamina D, trata-se de doença genética rara de herança autossômica recessiva, causada por mutações (homozigóticas ou heterozigóticas compostas) que alteram o gene do receptor da vitamina D (RVD), localizado em 12q13.11. O quadro clínico é semelhante ao descrito para o RDD1A, com manifestações geralmente observadas a partir dos primeiros anos de vida. No entanto, pacientes com resistência leve do RVD podem ser diagnosticados na adolescência ou mesmo na idade adulta. No quadro clínico do RDD2A destaca-se a alopecia parcial ou total desde os primeiros anos de vida, cuja natureza não é completamente entendida, embora se acredite que a formação do heterodímero entre o RVD e do ácido retinoico (RVD/RXRα) tenha importante papel na proliferação e diferenciação dos queratinócitos da epiderme. Laboratorialmente, o RDD2A caracteriza-se por hipocalcemia, hipofosfatemia, elevação do PTH (hiperparatireoidismo secundário) e da fosfatase alcalina e concentrações plasmáticas da 25(OH) vitamina D normais e da $1{,}25(OH)_2$ vitamina D significativamente elevadas. A elevação da $1{,}25(OH)_2$ vitamina D é estimulada pela hipocalcemia, hipofosfatemia e aumento do PTH. As ações biológicas da vitamina D dependem da sua ligação ao RVD, que possui uma extremidade aminoterminal, responsável pela ligação do RVD ao DNA, uma extremidade carboxiterminal (onde se situa o domínio de ligação à vitamina D) e uma extensa região ligando as duas extremidades. Após a ligação da vitamina D, o RVD forma complexo trimérico com o receptor RXRα, que então se liga ao elemento responsivo da vitamina D (VDRE) localizado na região promotora dos genes regulados pela vitamina D, estimulando sua transcrição. As mutações no domínio de ligação ao DNA estão associadas a quadro clínico mais grave e cursam com alopecia, enquanto as mutações na extremidade carboxiterminal do receptor levam perda parcial da sua função e a quadro clínico mais leve, sem alopecia. A apresentação clínica da doença pode melhorar com a idade, de forma que no final da adolescência e início da vida adulta pode haver normalização da calcemia, da fosfatemia e da fosfatase alcalina, quando o tratamento pode ser suspenso. O tratamento do RDD2A é mais difícil, requerendo doses elevadas de calcitriol (1-6μg/kg/dia e até 10μg/kg/dia), dividido em 2 vezes ao dia, e cálcio (1-3g/dia de cálcio elementar). Durante o seguimento ambulatorial devem ser monitorados os valores da calcemia, fosfatemia, fosfatase alcalina, PTH. Deve-se avaliar a calciúria, tomando o cuidado de se evitar que o tratamento leve à hipercalciúria, e a possibilidade de nefrocalcinose deve ser investigada por meio de ultrassonografia de rins e vias urinárias anualmente ou de acordo com a necessidade individual. Indivíduos heterozigotos para a mutação do gene do RVD tendem a apresentar calcitriol plasmático superior ao de indivíduos normais.

Raquitismo dependente da vitamina D tipo 2B (RDD2B)[15] – também representa causa rara de raquitismo de herança autossômica recessiva e descrito em 1993. Apresenta quadros clínico e laboratorial semelhantes ao RDD2A, incluindo alopecia e elevação do calcitriol plasmático. No entanto, não há mutações afetando o RVD, e a doença está associada a mutações que levam à superexpressão de ribonucleoproteínas nucleares heterogêneas C1 e C2 que interferem na ligação do heterodímero RVD/RXRα com o VDRE. O tratamento é o mesmo descrito para o RDD2A.

Raquitismo relacionado à redução do fósforo extracelular

O fósforo, além do cálcio, é outro componente fundamental dos cristais de hidroxiapatita. As doenças e as condições clínicas que levam à redução da concentração de fosfato na circulação e no organismo podem causar raquitismo ou osteomalacia.

Conforme abordado no capítulo "Fisiologia do Metabolismo Osteomineral", o FGF-23 tem papel relevante no controle da fosfatemia. Desse modo, ao se considerar a etiologia da hipofosfatemia, é importante saber se ela decorre ou não de aumento da ação do FGF-23. As principais causas do raquitismo relacionado ao fósforo são:

- Doenças que produzem aumento da fosfatúria.
- Síndrome de má absorção.
- Uso de medicamentos.
- Causas genéticas.

A seguir, serão detalhadas as principais causas do raquitismo relacionado à redução do fósforo extracelular.

Doenças que produzem aumento da fosfatúria – o aumento da fosfatúria pode ser dependente ou não do aumento da ação do FGF-23.

Causas de raquitismo hipofosfatêmico por aumento da fosfatúria FGF-23 independente – a hipofosfatemia pode ser decorrente da hiperfosfatúria que acompanha doenças renais como as tubulopatias e a síndrome de Fanconi[13]. Na síndrome de Fanconi ocorre defeito generalizado na capacidade de transporte do túbulo proximal, fazendo com que haja menor reabsorção de glicose, fosfato, aminoácidos, bicarbonato, ácido úrico, citrato, outros ácidos orgânicos e proteínas de baixo peso molecular. Cálcio, magnésio, sódio, potássio e água também são excretados em excesso. A síndrome de Fanconi representa o espectro mais grave das alterações tóxicas e/ou metabólicas que agridem o túbulo renal proximal. A síndrome de Fanconi é causada por diversas doenças hereditárias ou adquiridas. Na síndrome de Fanconi, além da hipofosfatemia, outros fatores também contribuem para o raquitismo, a saber: a hipercalciúria, a deficiência da vitamina D e a redução da atividade da 1α-hidroxilase.

Causas de raquitismo hipofosfatêmico por aumento da fosfatúria FGF-23 dependente – o aumento da fosfatúria pode estar relacionado ao aumento da produção do FGF-23 em tumores mesenquimatosos, na síndrome dos *nevus* epidérmicos, na neurofibromatose e na displasia fibrosa.

O raquitismo e/ou osteomalacia associados a tumores são conhecidos pelo termo "osteomalacia induzida por tumores" (OIT). A OIT, rara na faixa etária pediátrica, é considerada uma síndrome paraneoplásica caracterizada por hipofosfatemia hiperfosfatúrica adquirida. É decorrente de tumores mesenquimatosos ou tumores mistos do tecido conectivo, geralmente de natureza benigna e localizados preferencialmente na cabeça ou no pescoço (a localização no tecido ósseo ou em outros tecidos é menos comum) e normalmente pequenos e com crescimento lento[13,17,18]. Os tumores mais comumente associados à OIT são as neoplasias vasculares (hemangiopericitomas). Outros tumores incluem fibromas, condrossarcomas, histiocitomas, neuroblastomas e carcinoma de próstata[17,18]. Nesses tumores, a produção excessiva do FGF-23 é responsável pela hipofosfatemia hiperfosfatúrica. Embora geralmente na OIT o FGF-23 plasmático seja elevado, em alguns pacientes os valores podem situar-se dentro da referência (no entanto, devemos lembrar que diante da hipofosfatemia a resposta fisiológica consiste na supressão da secreção do FGF-23, de forma que valores situados dentro da referência podem não ser considerados normais)[19]. Os quadros clínico e laboratorial da OIT incluem: fraturas, dores ósseas, fadiga e insuficiência muscular, hipocalcemia, hipofosfatemia e elevação do FGF-23 plasmático[13]. Em comparação ao raquitismo/osteomalacia hipofosfatêmicos ligados ao X, na OIT a fosfatemia é menor e os valores do FGF-23 no plasma são maiores[13]. A localização dos tumores frequentemente é difícil, exigindo exames como RM de corpo inteiro e tomografia por emissão de pósitrons (PET) marcados com $^{[18F]}$FDG (fluordeoxiglicose)[13]. A ressecção do tumor, quando possível, leva à cura da hipofosfatemia.

Na síndrome dos *nevus* epidérmicos e na neurofibromatose tipo 1, o raquitismo e/ou osteomalacia hipofosfatêmicos estão relacionados à produção excessiva de FGF-23 pelas células dos *nevus* ou dos neurofibromas[20,21]. Ao contrário da OIT, a ressecção dos *nevus* pode não resultar na remissão das alterações clínicas e laboratoriais[21].

As displasias fibrosas, monostótica ou poliostótica, são causadas por mutações ativadoras do gene *GNAS1*, responsável pela subunidade α da proteína G. Essas mutações resultam na ativação constitutiva da subunidade α. Conforme exposto no capítulo "Fisiologia do Metabolismo Osteomineral", a proteína G e sua subunidade α são importantes para a sinalização intracelular dos hormônios peptídicos, incapazes de atravessar a membrana plasmática por não serem lipofílicos. São também importantes para a maturação das células da linhagem osteoblástica. Desse modo, as mutações ativadoras do *GNAS1* impedem a diferenciação correta das células osteoprogenitoras em osteoblastos. A consequência da interrupção do processo normal de maturação osteoblástica são as lesões ósseas características da displasia fibrosa: infiltração da medula óssea, fibrose, redução do tecido hematopoiético, alteração das trabéculas, alteração da orientação do colágeno e da composição bioquímica[22]. Na displasia fibrosa pode haver aumento da produção de FGF-23 pelas células imaturas da linhagem osteoblástica, de forma que a hipofosfatemia hiperfosfatúrica pode ser observada em parte desses pacientes[22]. Devemos lembrar que a displasia óssea pode ocorrer isoladamente ou fazer parte da síndrome de McCune-Albright. A síndrome de McCune-Albright caracteriza-se pela concomitância de alterações como displasia fibrosa, presença de manchas *café-au-lait* e distúrbios decorrentes da hiperfunção de um ou mais hormônios peptídeos, incluindo a puberdade precoce independente de gonadotrofinas (distúrbio endocrinológico mais comum na síndrome de McCune-Albright), a telarca precoce isolada e a síndrome de Cushing isolada, entre outros. A hipofosfatemia franca é rara na displasia fibrosa devido à atuação de mecanismos compensatórios reguladores[22]. Na displasia fibrosa, a hipofosfatemia é observada apenas nos pacientes com grave acometimento ósseo[22]. Pode haver oscilação entre períodos com hipofosfatemia e outros com normalização da fosfatemia[22].

Síndrome de má absorção – a absorção intestinal de fósforo ocorre principalmente no jejuno e íleo e é promovida pela $1,25(OH)_2$ vitamina D. Desse modo, as doenças que evoluem com má absorção intestinal podem causar hipofosfatemia tanto pela redução da superfície intestinal absortiva, quanto pelo comprometimento da ação da vitamina D (já que a vitamina D, conforme vimos anteriormente, também sofre as consequências da má absorção intestinal). Entre as doenças que podem causar má absorção destacamos a doença de Crohn (que caracteristicamente afeta a porção terminal do íleo, um dos locais de absorção do fósforo), a doença celíaca, as que cursam com colestase crônica (como a colangite esclerosante) e a fibrose cística[11].

Uso de medicamentos – os antiácidos à base de hidróxido de alumínio podem formar complexos com o fósforo da dieta e comprometer sua absorção no intestino, reduzindo a fosfatemia. Os glicocorticoides também reduzem a absorção intestinal de fósforo[11].

Causas genéticas – nas causas genéticas de raquitismo hipofosfatêmico a hipofosfatemia é decorrente do aumento da fosfatúria. O aumento da fosfatúria pode ser dependente ou não do aumento da ação do FGF-23.

Causas genéticas de raquitismo hipofosfatêmico por aumento da fosfatúria FGF-23 dependente – as causas genéticas de raquitismo hipofosfatêmico dependentes do aumento da ação do FGF-23 incluem o raquitismo hipofosfatêmico ligado ao X (RHX), o raquitismo hipofosfatêmico de herança autossômica dominante (RHAD), o raquitismo hipofosfatêmico de herança autossômica recessiva (RHAR) e o raquitismo hipofosfatêmico com hiperparatireoidismo (RHH).

RHX – é a causa genética mais comum de raquitismo, tratando-se de doença de herança dominante ligada ao X decorrente de mutações inativadoras do gene *PHEX*, localizado em Xp22.1, cuja prevalência é de 1 caso em cada 25.000 indivíduos[15]. O RHX afeta igualmente ambos os sexos, com a mesma gravidade[15]. A proteína PHEX, produzida principalmente pelos osteócitos, assim denominada por ser a proteína reguladora do fosfato (P) com (H)omologia para as (E)ndopeptidases, cujo gene se localiza no cromossomo (X), tem papel na fisiologia do FGF-23, sendo responsável por sua inibição[23]. Portanto, no RHX a mutação inativadora do *PHEX* leva à redução da proteína PHEX e, consequentemente, ao aumento do FGF-23. Clinicamente, o aumento da ação do FGF-23 resulta em hipofosfatemia e em raquitismo e/ou osteomalacia hipofosfatêmicos. Curiosamente, dados mais recentes sugerem que no RHX o aumento do FGF-23 pode estar mais relacionado ao aumento da sua produção do que à redução da sua inativação, embora ainda não se conheça como a perda da função do *PHEX* resultaria no aumento da produção do FGF-23[24].

RHAD – causado por mutações heterozigóticas ativadoras do gene do FGF-23 (localizado em 12p13) que tornam a molécula do FGF-23 resistente à degradação pelas convertases, o que resulta em aumento da sua concentração e ação[15]. Essas mutações alteram o resíduo arginina nas posição 176 ou 179[15]. Recentemente, descobriu-se a associação entre a concentração sérica do ferro e o fenótipo do RHAD, de forma que a ferropenia aumenta a expressão do gene do FGF-23[24]. Em uma paciente de 5,6 anos com RHAD e anemia ferropriva, a suplementação com ferro resultou em normalização da reabsorção tubular de fosfato, desaparecimento do fenótipo do RHAD e possibilitou a interrupção do tratamento com fósforo elementar e calcitriol[25]. É importante destacar que o RHAD representa o único distúrbio hereditário de perda de fosfato em que os pacientes podem recuperar a habilidade de conservar o fosfato[25].

RHAR – existem dois tipos de RHAR. O tipo 1 é causado por mutações inativadoras homozigóticas do gene da proteína DMP-1 (proteína da matriz da dentina), localizado em 4q22.1[13,15]. A DMP-1 é uma proteína da matriz extracelular expressa pelos osteoblastos e osteócitos e que inibe a expressão do gene do FGF-23[15]. Diferentemente das outras causas de raquitismo hipofosfatêmico, o RHAR tipo 1 pode cursar com osteoesclerose da base do crânio e dos ossos do calvário[15]. Indivíduos heterozigotos podem apresentar hipofosfatemia leve e osteomalacia focal e ausência das deformidades típicas do raquitismo[15]. O RHAR tipo 2 é causado por mutações homozigóticas inativadoras do gene do NPP-1 (nucleotídeo pirofosfatase fosfodiesterase 1), localizado em 6q23.2[13,15]. Essas mutações resultam em redução do pirofosfato inorgânico e em aumento da mineralização, que intensifica a demanda pelos minerais, assim levando à hipofosfatemia e tendência à hipocalcemia[13,15]. O RHAR cursa com valores de FGF-23 plasmático normais ou discretamente elevados (a razão do aumento do FGF-23 é desconhecida)[13,15]. Curiosamente, as mutações homozigóticas inativadoras do NPP-1 também são responsáveis pela calcificação arterial generalizada do lactente, caracterizada pela precoce calcificação disseminada, acometendo a lâmina elástica interna das artérias de médio e grande calibre, levando ao estreitamento do lúmen vascular e resultando em hipertensão arterial, desconforto respiratório e insuficiência cardíaca.

RHH – raquitismo hipofosfatêmico muito raro causado por translocação balanceada em 9q21.13 e 13q13.1, na proximidade do gene da proteína α-Klotho, e que cursa com aumento da concentração plasmática de α-Klotho[15]. A proteína α-Klotho forma um complexo com o FGF-23 e o receptor do FGF (principalmente FGFR1). Esse complexo é necessário para as ações renais do FGF-23[23]. Laboratorialmente, o RHH caracteriza-se por hipofosfatemia, redução da reabsorção tubular de fosfato e elevação da concentração plasmática do FGF-23 e do PTH[15]. No RHH, a elevação do PTH é significativa, superior ao leve aumento observado nas demais causas de raquitismo hipofosfatêmico genético abordadas acima, e comparável à elevação observada nos raquitismos relacionados à vitamina D[13,15]. A elevação do PTH plasmático está relacionada à hiperplasia difusa das paratieoides (não se sabe com certeza se a hiperplasia está relacionada ao aumento de α-Klotho)[15].

Causa genética de raquitismo hipofosfatêmico por aumento da fosfatúria FGF-23 independente – o raquitismo hipofosfatêmico hereditário com hipercalciúria (RHHH) é uma doença autossômica recessiva caracterizada laboratorialmente por hipofosfatemia, hiperfosfatúria, concentrações plasmáticas de PTH normais (ou diminuídas) e aumento da $1,25(OH)_2$ vitamina D plasmática[26,27]. A hipercalciúria e o aumento da $1,25(OH)_2$ vitamina D plasmática são importantes características do RHHH, auxiliando no seu diagnóstico diferencial com outras causas de raquitismo hipofosfatêmico. No entanto, é importante destacar que a hipercalciúria deve ser identificada antes do início do tratamento. O RHHH é raro, sendo causado por mutações inativadoras no gene *SLC34A3* (localizado em 9q34.3), que codifica o cotransportador de sódio e fosfato NPT2c, importante para a reabsorção do fosfato no túbulo renal proximal[13]. No RHHH, a função reduzida do NPT2c é responsável pelo aumento da fosfatúria e, consequentemente, pela hipofosfatemia[27]. A hipofosfatemia inibe a secreção do FGF-23. Tanto a hipofosfatemia quanto a redução do FGF-23 resultam em aumento da síntese e ação da $1,25(OH)_2$ vitamina D, que levará ao aumento da absorção intestinal de cálcio e, consequentemente, à hipercalciúria. Pacientes com RHHH apresentam maior risco para nefrolitíase e nefrocalcinose[15].

Raquitismo relacionado à redução do cálcio extracelular

Como citado anteriormente, as formas de raquitismo que cursam com deficiência da vitamina D ou da sua forma ativa, ou onde há resistência à $1,25(OH)_2$ vitamina D, levam à hipocalcemia. A redução do cálcio tem importante papel no quadro clínico dessas formas de raquitismo. No entanto, a deficiência de cálcio pode ocorrer em situações em que não há alteração no metabolismo da vitamina D ou na sua ação. Citamos aqui o raquitismo causado pela ingestão deficiente de cálcio, pelas síndromes de má absorção e pelo uso de medicamentos.

A ingestão deficiente de cálcio é importante causa de raquitismo em países africanos, onde a dieta é pobre em cálcio e rica em fitatos e oxalatos[28]. A ingestão diária de cálcio recomendada é apresentada no capítulo "Fisiologia do Metabolismo Osteomineral".

O cálcio é absorvido principalmente no duodeno. Doenças que levam à síndrome de má absorção podem reduzir a absorção do cálcio por comprometimento da área absortiva, pela ligação do cálcio aos ácidos graxos não absorvidos ou pelo uso de drogas (glicocorticoides e colestiramina)[11]. Entre as condições que podem levar à má absorção citamos as doenças hepáticas crônicas (colestase crônica, insuficiência hepática), as doenças inflamatórias crônicas intestinais (doença de Crohn e retocolite ulcerativa), a doença celíaca e a fibrose cística[11]. Devemos lembrar também da giardíase que, nos casos de maior contaminação, pode comprometer a absorção intestinal, principalmente no duodeno. Na síndrome de má absorção raramente há comprometimento apenas da absorção do cálcio, e outras alterações coexistem, como absorção deficiente da vitamina D e de fósforo, além de fatores decorrentes da doença de base, conforme citado anteriormente[11]. É a combinação desses fatores que irá levar ao prejuízo da mineralização óssea em menor ou maior intensidade.

Os glicocorticoides podem contribuir para o raquitismo relacionado à redução do cálcio extracelular por reduzirem a absorção intestinal de cálcio e aumentarem a calciúria. O tratamento prolongado com colestiramina é capaz de reduzir o cálcio extracelular devido à sua capacidade em ligar-se ao cálcio intestinal e aos ácidos graxos, reduzindo, assim, a absorção intestinal de cálcio[11].

Raquitismo relacionado aos defeitos primários da mineralização

O raquitismo relacionado aos defeitos primários da mineralização pode ser decorrente da hipofosfatasia ou do uso de medicamentos que interferem na mineralização.

Hipofosfatasia – a hipofosfatasia é uma doença genética causada por mutações inativadoras afetando o gene da fosfatase alcalina tecidual não específica (FATNE), localizado em 1p36.1-p34[29]. Como vimos acima, a FATNE exerce importante papel na regulação da mineralização por meio da hidrólise do pirofosfato inorgânico, que resulta em redução do pirofosfato inorgânico e aumento do fosfato inorgânico[4]. A vitamina B_6 da dieta é convertida em piridoxal 5'-fosfato (PLP) no fígado (principal fonte de PLP no plasma). Do mesmo modo que outras fosfoproteínas, o PLP não é capaz de cruzar a membrana plasmática, devendo ser desfosforilado a piridoxal pela fosfatase alcalina[30]. Portanto, na hipofosfatasia há acúmulo dos substratos naturais da FATNE: pirofosfato inorgânico (inibidor natural da mineralização, por meio do bloqueio do crescimento dos cristais de hidroxiapatita) e PLP[30]. Haverá também redução da concentração intracelular de vitamina B_6, que poderá resultar em crises convulsivas responsivas à administração de vitamina B_6[30]. Na hipofosfatasia o raquitismo e a osteomalacia decorrem do acúmulo extracelular do pirofosfato inorgânico[30]. Nos pacientes gravemente afetados pode haver hipercalcemia e hiperfosfatemia, uma vez que a demanda por esses íons é menor em função do comprometimento da mineralização[30]. As manifestações clínicas da hipofosfatasia variam desde o óbito no período neonatal em pacientes com ausência de mineralização em quase todo o esqueleto, até adultos com problemas dentários e sem acometimento ósseo[30]. De acordo com a idade de acometimento e a gravidade, a hipofosfatasia é classificada nas seguintes formas: perinatal, do lactente, da infância e do adulto[30]. Há também a odonto-hipofosfatasia, característica dos pacientes com doença dentária, mas não óssea[30]. As manifestações variadas decorrem do tipo de herança da doença. Nas formas mais graves, englobando a forma perinatal e quase todos os pacientes com a forma do lactente, a herança é autossômica recessiva, enquanto nas demais formas a herança pode ser autossômica recessiva ou dominante[30]. Tem havido interesse nos pacientes que apresentam alterações esqueléticas durante o período intrauterino e com evolução pós-natal leve[31]. Esses pacientes são considerados afetados pela forma pré-natal benigna[31]. As principais características das formas mais graves são: **hipofosfatasia perinatal** – extrema redução da mineralização óssea, afetando a caixa torácica e o desenvolvimento pulmonar, com pouca possibilidade de sobrevida; **hipofosfatasia do lactente** – manifestação clínica antes dos 6 meses de idade envolvendo raquitismo, desconforto respiratório, ganho pôndero-estatural insuficiente, hipotonia e miopatia; frequentemente essa forma é complicada pela ocorrência de hipercalcemia, nefrocalcinose, crises convulsivas e cranioestenose; a deterioração esquelética, com frequência, resulta em morte por insuficiência respiratória[30]. O diagnóstico laboratorial da hipofosfatasia envolve o aumento do PLP e a redução da FATNE no soro. Uma vez que a fosfatase alcalina osteoespecífica representa de 80-90% da fosfatase alcalina total sérica nas crianças, ela pode ser usada nessa faixa etária (pode ser usada também na avaliação das outras causas de raquitismo). Devemos lembrar que na hipofosfatasia, ao contrário das demais causas de raquitismo, os valores da fosfatase alcalina são *inferiores* ao normal. Portanto, ao se avaliar paciente com suspeita de raquitismo, deve-se estar atento não apenas aos valores aumentados da fosfatase alcalina, mas também à sua redução. Os laboratórios devem divulgar os valores de referência da fosfatase alcalina, incluindo não apenas o limite superior, mas também seu limite inferior. Deve-se pensar em hipofosfatasia nas seguintes situações: raquitismo com redução da fosfatase alcalina; raquitismo com hipercalcemia e/ou hiperfosfatemia (ou tendência para); suspeita de displasia esquelética no exame morfológico durante o pré-natal; e lactentes e crianças com desenvolvimento pôndero-estatural inadequado. Atualmente, a fosfatase alcalina humana recombinante (asfotase alfa) está disponível para o tratamento da hipofosfatasia com início na faixa etária pediátrica[29,32]. O tratamento com asfotase alfa envolve a administração por via intravenosa única seguida por injeções subcutâneas 3 vezes por semana e resulta em melhora rápida e significativa da mineralização óssea e das funções respiratória e motora e em aumento da sobrevida de pacientes com as formas mais graves (pré-natal e do lactente) [29,32]. A asfotase alfa em geral é bem tolerada, destacando-se como eventos adversos as reações no local da injeção, lipodistrofia, hipercalcemia e hipocalcemia[32].

Uso de medicamentos que interferem na mineralização – medicamentos como etidronato, fluoretos, alumínio e chumbo podem interferir na mineralização e assim causar raquitismo. A interferência na mineralização é um efeito adverso dos bisfosfonatos de primeira geração, entre eles o etidronato[33]. Devemos destacar, no entanto, que atualmente os bisfosfonatos de maior aplicação clínica são os aminobisfosfonatos (como pamidronato, alendronato, risedronato e zoledronato), os quais não interferem significativamente na mineralização[34].

MANIFESTAÇÕES CLÍNICAS

As manifestações clínicas do raquitismo dependem da sua etiologia, da idade de início e da intensidade. Os sintomas iniciais são inespecíficos, incluindo atraso pôndero-estatural, atraso da erupção dentária, irritabilidade, aumento da frequência de infecções de vias aéreas e sudorese cefálica. As deformidades ósseas aparecerão posteriormente, sendo notadas principalmente nos ossos submetidos às maiores cargas (ou seja, nos membros superiores nos lactentes que engatinham e nos membros inferiores nos pacientes que andam)[35]. A expansão metafisária, típica do raquitismo, leva ao alargamento de punhos, joelhos e tornozelos[35]. Podem ser observadas também deformidades em membros inferiores (*genu varus*, *genu valgus*), fronte proeminente, rosário raquítico (notado na extremidade anterior das costelas, por expansão da junção costocondral), deformidade torácica por projeção esternal anterior (tórax em peito de pombo) e sulco de Harrison (deformidade torácica determinada pela ação do diafragma na respiração)[35]. O comprimento ao nascer é normal, mas pode ocorrer comprometimento do crescimento nos primeiros anos de vida, afetando predominantemente os ossos longos, de forma a levar à baixa estatura desproporcionada (havendo aumento da relação segmento superior/segmento inferior)[35].

O raquitismo relacionado à vitamina D caracteriza-se, além das alterações citadas anteriormente, pela fraqueza muscular, que poderá resultar em hipotonia e atraso do desenvolvimento motor[35]. Raramente o raquitismo relacionado à vitamina D se manifesta com fraturas, tetania e crise convulsiva (as duas últimas decorrentes de hipocalcemia)[36]. Pacientes com raquitismo dependente da vitamina D tipos 2A e 2B podem apresentar alopecia universal[15].

Nos raquitismos genéticos RHX e no RHAD existe tendência para a formação de abscessos dentários a partir dos 3 anos de idade[26,35,37,38]. A força muscular é normal no RHX, podendo estar comprometida no RHAD, no RHHH e no raquitismo hipofosfatêmico induzido por tumores[26,35,37]. No RHX as manifestações clínicas podem variar entre pacientes com a mesma mutação do *PHEX*[26,35,38]. No RHAD, a hipofosfatemia pode agravar-se após os primeiros anos de vida, de forma que os sintomas podem estar presentes apenas na adolescência[37]. Adultos com osteomalacia hipofosfatêmica ligada ao X podem evoluir com entesopatia (ossificação dos tendões, dos ligamentos e da cápsula articular), pseudofraturas, dor articular e osteoartrite (principalmente em membros inferiores)[26]. Em cerca de 1/3 dos pacientes com RHX não há história familiar de raquitismo e/ou osteomalacia[38]. Nesses casos, quando possível, a identificação de mutação no gene *PHEX* definirá o diagnóstico[38].

As figuras XVII-10 e XVII-11 mostram algumas características observadas no exame físico de pacientes com raquitismo.

DIAGNÓSTICO

A confirmação diagnóstica do raquitismo depende de alterações laboratoriais e radiológicas, descritas a seguir.

Alterações laboratoriais – o raquitismo pode, em geral, ser suspeitado a partir da redução da calcemia e/ou da fosfatemia e da elevação da fosfatase alcalina. A elevação da fosfatase alcalina representa a alteração laboratorial mais precoce do raquitismo, podendo ser observada a partir dos 4-6 meses, e inclusive antecedendo a hipofosfatemia e/ou a hipocalcemia. Devemos salientar que a fosfatemia varia de acordo com a idade, sendo tanto maior quanto mais nova a criança. Os valores normais da fosfatemia são: nos lactentes até 3 meses – 4,8-7,4; nas crianças entre 1 e 5 anos – 4,5-6,2; entre 6 e 12 anos – 3,6-5,8; e nos adultos jovens – 2,5-4,5mg/dl[39].

Na investigação laboratorial do raquitismo é importante avaliar o perfil osteometabólico do paciente, incluindo: no sangue – cálcio total, cálcio iônico, fósforo, fosfatase alcalina, PTH, 25(OH) vitamina D; na urina – calciúria. Devem também ser avaliadas gasometria venosa e urina tipo I, importantes para se afastar a síndrome de Fanconi (que cursa com acidose metabólica e perda renal de vários íons e metabólitos).

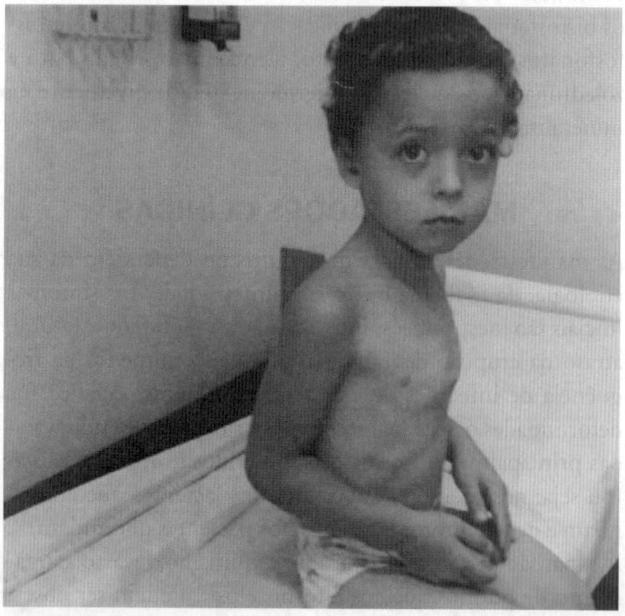

Figura XVII-10. Paciente com raquitismo hipofosfatêmico: fronte proeminente, deformidade torácica (peito de pombo) e alargamento de punhos.

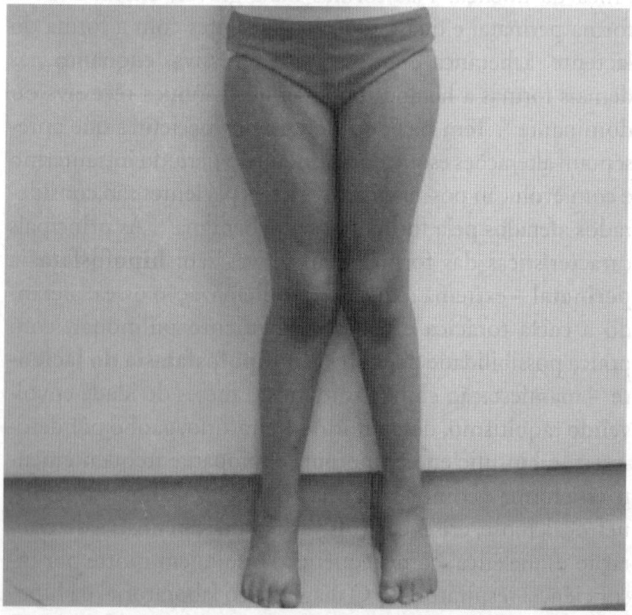

Figura XVII-11. Paciente com raquitismo hipofosfatêmico com deformidade em membros inferiores (*genu valgus* bilateral).

O RHX caracteriza-se por hipofosfatemia, calcemia normal (podendo haver tendência para a hipocalcemia), elevação da fosfatase alcalina e calciúria normal ou diminuída[38]. Há redução da reabsorção tubular de fosfato (RTF), com valores geralmente inferiores a 85%. O diagnóstico do RHX nos primeiros meses de vida é difícil, uma vez que as principais alterações laboratoriais (elevação da fosfatase alcalina sérica, hipofosfatemia e redução da RTF) podem ser identificadas apenas a partir do sexto mês de idade[38,40]. O calcitriol sérico é inapropriadamente normal (ou mesmo reduzido) apesar da hipofosfatemia, devido à ação inibitória do FGF-23 sobre a 1α-hidroxilase[27,34,38]. Geralmente, o PTH plasmático é normal (podendo apresentar-se discretamente elevado, caso haja tendência à hipocalcemia)[38]. Quando possível avaliar, a concentração plasmática do FGF-23 será geralmente aumentada, embora possa ser "normal" ou, melhor dizendo, dentro dos limites de referência (cabe lembrar que FGF-23 plasmático dentro da referência e diante da hipofosfatemia deve ser interpretado, na realidade, como aumentado, uma vez que se esperariam valores baixos)[38]. Nos demais raquitismos hipofosfatêmicos por aumento da ação do FGF-23, as alterações laboratoriais são semelhantes às descritas para o RHX.

Como vimos anteriormente, no RHHH a hipofosfatemia reduz a secreção do FGF-23 e estimula a formação do calcitriol. A elevação do calcitriol resulta em supressão da secreção do PTH e em hipercalciúria[15,26,27]. A hipofosfatemia também contribui para a redução do PTH.

A RTF é calculada por meio da seguinte fórmula:

RTP = 1 – fração de excreção de fósforo

$$= 1 - \frac{\textit{clearance} \text{ de fósforo}}{\textit{clearance} \text{ de creatinina}}$$

$$= 1 - \frac{Pu/Pp}{Cr.u/Cr.p} = 1 - \frac{Pu \times Cr.p \times 100}{Cr.u \times Pp}$$

Pu e Pp: concentração de fósforo na urina e no plasma, respectivamente

Cr.u e Cr.p: concentração de creatinina na urina e no plasma, respectivamente

Todas as concentrações devem estar na mesma unidade

Valor normal: > 90%

Conforme citado anteriormente neste capítulo, consideramos a deficiência da vitamina D a partir de valores plasmáticos de calcidiol inferiores a 12ng/ml[12]. Na maioria dos pacientes com RDD, a concentração plasmática do calcidiol é inferior a 5ng/ml[28]. No RDD, as alterações laboratoriais dependem da intensidade da deficiência da vitamina D, tendendo a ser tanto mais significativas quanto menores os valores do calcidiol. As principais características laboratoriais do RDD são hipofosfatemia, tendência à hipocalcemia, elevação da fosfatase alcalina, hiperparatireoidismo secundário e hipocalciúria. O hiperparatireoidismo secundário é capaz de manter a calcemia dentro de valores normais, mas potencializa a redução da fosfatemia[6,28]. Nas formas genéticas de raquitismo relacionado à vitamina D, as alterações laboratoriais são intensas, incluindo hipocalcemia acentuada, hipofosfatemia, acentuada elevação da fosfatase alcalina sérica, hipocalciúria e elevação significativa do PTH. O calcitriol sérico é muito reduzido, até indetectável, nos raquitismos dependentes da vitamina D tipos 1A e 1B e muito elevado nos raquitismos dependentes da vitamina D tipos 2A e 2B[15].

Conforme destacado anteriormente, ao contrário das demais causas de raquitismo e osteomalacia, na hipofosfatasia os valores da fosfatase alcalina são *inferiores* ao normal. Também diferenciam a hipofosfatasia das demais causas de raquitismo a hipercalcemia e/ou hiperfosfatemia (ou tendência para)[30].

O quadro XVII-5 apresenta as principais características laboratoriais do raquitismo relacionado à vitamina D, dependente da vitamina D tipos 1A e 1B, dependente da vitamina D tipos 2A e 2B e do RHX.

Características radiológicas – as manifestações radiológicas precoces de raquitismo são observadas na extremidade metafisária dos ossos longos em rápido processo de crescimento – fêmur distal, tíbia proximal e rádio e ulna distais[35,41]. A principal característica radiológica consiste no desaparecimento da fina linha rádio-opaca que demarca a zona provisória de calcificação[41]. O acúmulo do osteoide não mineralizado torna as metáfises espessas, alargadas, irregulares e côncavas[41]. No osso cortical observam-se afinamento e textura grosseira. Deformidades e encurvamento dos ossos longos podem originar o *genu varus* ou o *genu valgus*. Nos casos mais graves podem ocorrer fraturas por insuficiência, com aspecto de hipotransparência cortical linear bilateralmente, e osteopenia generalizada[41]. O rosário raquítico manifesta-se com retificação e alargamento da extremidade esternal das costelas. No raquitismo, a radiografia de mão e punho revela, além da idade óssea atrasada, as alterações próprias do raquitismo, especialmente na extremidade metafisária. Por isso, ao se interpretar a radiografia de mão e punho deve-se estar atento, não apenas para a idade óssea, mas também para a presença de alterações compatíveis com o raquitismo. A figura XVII-12 mostra as principais características radiológicas do raquitismo.

TRATAMENTO

O tratamento do raquitismo deve propiciar melhora dos distúrbios metabólicos (incluindo normalização da fosfatase alcalina), desaparecimento dos sinais radiológicos do raquitismo na placa de crescimento e melhora das deformidades ósseas e do ritmo de crescimento. O tratamento depende da

Quadro XVII-5. Principais características laboratoriais dos raquitismos relacionados à vitamina D e do RHX.

Parâmetro laboratorial	Raquitismo relacionado à vitamina D*	Raquitismo dependente da vitamina D tipos 1A e 1B	Raquitismo dependente da vitamina D tipos 2A e 2B	RHX
Calcemia	Normal/↓	↓↓	↓↓	Normal
Fosfatemia	Normal/↓	↓↓	↓↓	Normal
Calcidiol	↓	Normal	Normal	Normal
Calcitriol	Normal/↓	↓↓↓	↑↑↑	Normal
Fosafatase alcalina	↑	↑↑	↑↑	↑
PTH	Normal/↓	↑↑	↑↑	Normal
Calciúria	Normal/↓	↓	↓	Normal/↓

Obs.: *Causas de raquitismo relacionado à vitamina D diferentes dos raquitismos dependentes da vitamina D tipos 1A, 1B, 2A e 2B.
↑/↓ = níveis acima/abaixo dos valores de referência. Normal: níveis dentro dos valores de referência. RHX = raquitismo hipofosfatêmico ligado ao X.

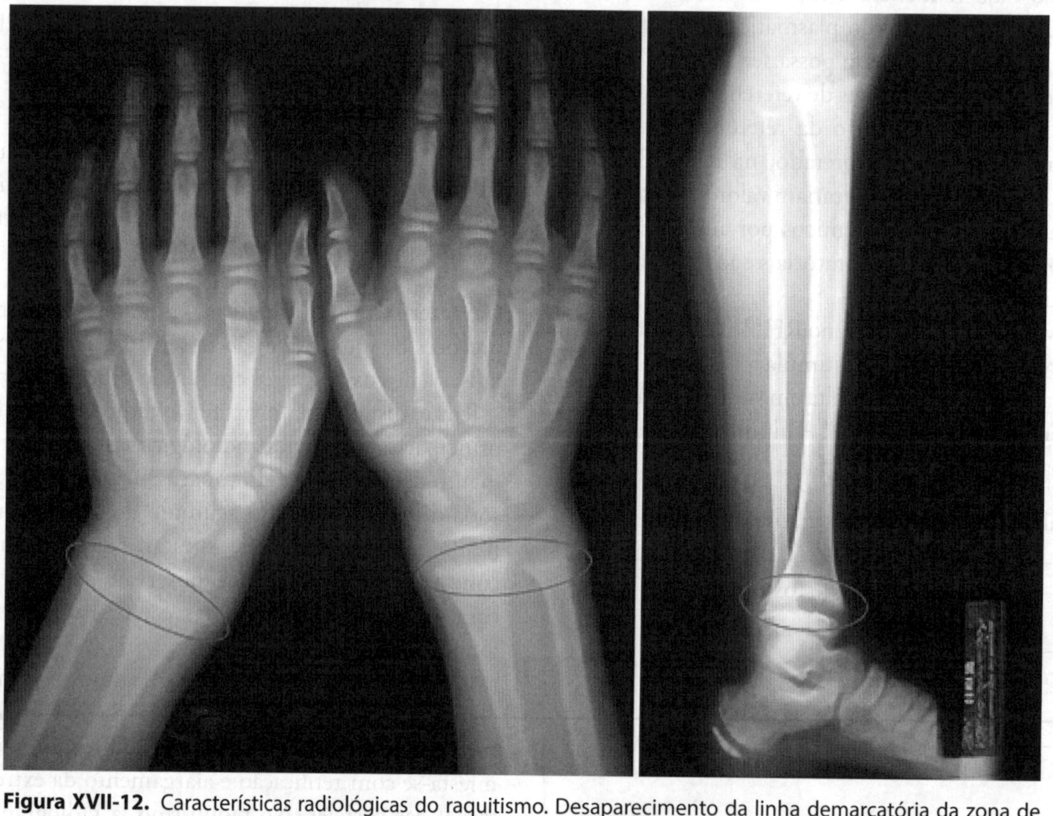

Figura XVII-12. Características radiológicas do raquitismo. Desaparecimento da linha demarcatória da zona de cartilagem provisional calcificada e alterações metafisárias (espessamento, alargamento, irregularidade e concavidade – elipses), além do adelgaçamento da cortical diafisária de membros em paciente com raquitismo hipofosfatêmico em seguimento na Unidade de Endocrinologia Pediátrica do Instituto da Criança do HCFMUSP.

etiologia do raquitismo e deve ser mantido ao menos até o término do crescimento, quando a causa do raquitismo não é passível de cura.

O tratamento do raquitismo por deficiência da vitamina D foi anteriormente discutido neste capítulo. Ressaltamos que o calcidiol plasmático deve ser mantido em concentrações superiores a 20ng/ml e, idealmente, superiores a 30ng/ml, quando se consegue maior redução do PTH plasmático[6]. O desaparecimento do espessamento metafisário ocorre por volta de 6 meses de tratamento, enquanto as deformidades podem levar anos para melhorar ou serem permanentes, quando exigem cirurgia corretiva[35].

O tratamento dos raquitismos dependentes da vitamina D tipos 1A e 1B e 2A e 2B foi descrito anteriormente neste capítulo.

Quanto ao tratamento do RHX, abordaremos o tratamento convencional e a nova perspectiva de tratamento com burosumabe.

Tratamento convencional do RHX – deve ser realizado com fosfato e vitamina D ativa. Devemos enfatizar que a precocidade do tratamento está relacionada à melhor resposta terapêutica[38]. A dose do fosfato varia de acordo com a idade e gravidade do fenótipo, não havendo consenso quanto à dose considerada ótima, recomendando-se, no entanto, iniciar com 20-60mg/kg/dia de fósforo elementar[38]. A fosfatemia aumenta rapidamente após a administração por via oral de fosfato, mas retorna aos valores basais em 1 hora e meia[38]. Portanto, o fosfato deve ser administrado o mais frequentemente possível, idealmente a cada 4 a 6 horas, principalmente nos pacientes mais novos, para manter a fosfatemia estável[38]. Nos adolescentes, é possível se reduzir a administração para 2 a 3 vezes ao dia para aumentar a adesão[38]. O fosfato pode ser reposto na forma de cápsula ou solução oral, no entanto a cápsula tem as vantagens de permitir que o fosfato seja absorvido mais lentamente, possuir menor conteúdo em sódio e em açúcar (importante para evitar complicações dentárias, mais comuns nos pacientes com RHX devido ao aumento da fragilidade dentária)[38,42]. É importante ressaltar que o tratamento convencional do RHX não tem como objetivo a normalização da fosfatemia[38]. O paciente deve ser orientado a não ingerir alimentos contendo cálcio (leite e derivados) concomitantemente à administração do fosfato, evitando-se assim a redução da absorção intestinal de fósforo devido à formação de complexos fosfato-cálcio no intestino[38]. A reposição do fosfato pode causar dor abdominal e diarreia osmótica[42]. O calcitriol é a vitamina D ativa mais utilizada, podendo-se utilizar também o alfacalcidol. A necessidade do calcitriol explica-se pela ação inibitória do FGF-23 sobre a enzima 1α-hidroxilase, dessa forma impedindo a formação do calcitriol. O calcitriol incrementa a absorção intestinal e a reabsorção renal de cálcio e fósforo e ajuda a reduzir o defeito da mineralização óssea no RHX[42]. Além disso, o calcitriol reduz a secreção do PTH, sendo importante na prevenção do hiperparatireoidismo secundário e, consequentemente, também terciário[38]. O calcitriol é utilizado na dose de 30 a 70ng/kg/dia. No entanto, a dose será individualizada e ajustada de acordo com o PTH plasmático, fosfatase alcalina e calciúria[38]. Nos primeiros anos de vida e durante a puberdade, há normalmente requerimento de doses maiores, devido à maior velocidade de crescimento nesses períodos[38]. Doses maiores de calcitriol podem beneficiar o crescimento e a cura do defeito de mineralização, mas aumentam o risco de hipercalciúria e nefrocalcinose[38]. Por outro lado, doses insuficientes resultam em menor absorção intestinal de cálcio e fósforo, hipocalciúria, menor redução das concentrações plasmáticas de fosfatase alcalina e PTH e persistência dos sinais clínicos e radiológicos de raquitismo[38]. O calcitriol pode ser usado 1 a 2 vezes ao dia, enquanto o alfacalcidol, com maior meia-vida, é administrado 1 vez ao dia[38]. A biodisponibilidade por via oral do calcitriol é quase 2 vezes maior do que a do alfacalcidol, de forma que a dose do alfacalcidol deve ser 1,5-2 vezes maior[38]. Assim como nas crianças em geral, nos pacientes com RHX o calcidiol deve ser mantido acima de 20ng/ml por meio da suplementação de vitamina D_2 ou D_3 quando necessário[38]. No RHX, a suplementação de cálcio deve ser evitada, uma vez que nesses pacientes não há redução da massa óssea e do conteúdo mineral, e a suplementação de cálcio pode contribuir para a hipercalciúria[38]. Deve-se, no entanto, avaliar a ingestão diária de leite e derivados e, se abaixo do recomendado (ver capítulo "Fisiologia do Metabolismo Osteomineral"), deve-se suplementar o cálcio.

O tratamento adequado do RHX deve permitir que a fosfatase alcalina plasmática diminua progressivamente, até que valores normais ou pouco acima do normal sejam atingidos. A dose de fosfato e/ou de calcitriol deve ser ajustada caso a fosfatase alcalina permaneça elevada[43]. A redução da fosfatase alcalina no primeiro ano de tratamento é maior nos pacientes tratados precocemente, desde os primeiros meses de vida, em relação àqueles tratados após os 2 anos, nos quais pode não haver normalização da fosfatase alcalina[43]. O tratamento do RHX deve ser interrompido uma semana antes de cirurgias ortopédicas eletivas para evitar a hipercalcemia no pós-operatório decorrente do aumento da reabsorção óssea pela imobilização prolongada[35]. Nesses casos, o tratamento deverá ser reiniciado assim que o paciente voltar a deambular[35].

Nos pacientes com outras causas de raquitismo hipofosfatêmico por aumento da ação do FGF-23, o tratamento deve ser o mesmo descrito para o RHX. Por outro lado, o raquitismo hipofosfatêmico não associado ao FGF-23 (como na síndrome de Fanconi, por exemplo) deve ser tratado apenas com fosfato, considerando-se os detalhes explicados acima, não sendo necessário o calcitriol (exceto se a nefropatia implicar redução da atividade da 1α-hidroxilase no túbulo renal proximal).

Adultos com RHX devem ser tratados se forem sintomáticos, ou seja, se apresentarem: dor musculoesquelética, pseudofraturas, problemas odontológicos relacionados ao RHX (como periodontite e abscessos dentários), evidência bioquímica de osteomalacia (elevação da fosfatase alcalina osteoespecífica)[38]. Nesses casos, os pacientes adultos devem ser tratados com fosfato (750-1.600mg/dia de fósforo elementar), administrado 2 a 4 vezes ao dia, e calcitriol (0,5-0,75μg/dia)[38].

Gestantes com RHX merecem cuidado especial, de forma que: o calcidiol deve ser avaliado (e a vitamina D_2 ou D_3 reposta se necessário); aquelas em que o tratamento havia sido interrompido devem iniciar tratamento convencional; pode ser necessário usar o fosfato em doses maiores (até 2.000mg/dia de fósforo elementar); a monitoração laboratorial deve ser frequente[38].

Tratamento com burosumabe – atualmente é possível pensar no tratamento não convencional do RHX por meio da aplicação do burosumabe[32,38]. O burosumabe é um anticorpo monoclonal anti-FGF-23 aprovado recentemente para o tratamento do RHX na Europa, EUA e Canadá[32]. O burosumabe, aplicado por via subcutânea a cada 2 a 4 semanas, normaliza a homeostasia do fosfato no RHX e está associado a diminuição da fosfatúria, aumento da fosfatemia (situando-

-se no limite inferior da fosfatemia para a idade), aumento do calcitriol, aumento da velocidade de crescimento, melhora da habilidade física e das dores ósseas e redução significativa da gravidade do raquitismo[32,38]. Nos pacientes adultos, leva à melhora da osteomalacia, da recuperação de fraturas e da ocorrência de complicações esqueléticas[32]. Os efeitos adversos mais comuns são reação no local da aplicação, cefaleia e dor nas extremidades[38]. O tratamento convencional deve ser interrompido pelo menos uma semana antes do início do burosumabe. Nos pacientes pediátricos com RHX em tratamento com burosumabe a fosfatemia em jejum representa um biomarcador da eficácia do tratamento, estabelecendo-se como meta valores da fosfatemia em jejum próximos do limite inferior da referência para idade, com o objetivo de se prevenir complicações como hiperfosfatemia e calcificações ectópicas[38]. Alguns pacientes podem apresentar, no início do tratamento com burosumabe, redução da fosfatúria, mas manutenção da hipofosfatemia devido ao aumento da demanda óssea pelo fosfato em função do estímulo da mineralização do osteoide[38]. O burosumabe não deve ser iniciado em pacientes que apresentem fosfatemia normal ou insuficiência renal grave[38]. O burosumabe, embora represente a forma mais fisiológica de tratamento do RHX, e provavelmente também de outras hipofosfatemias decorrentes de aumento da ação do FGF-23, é um medicamento de custo elevado e ainda não há informações quanto à relação custo-benefício e dos seus efeitos em longo prazo[38]. Portanto, atualmente, deve-se avaliar quais pacientes com RHX poderiam se beneciar do tratamento com burosumabe, levando-se em conta a gravidade e o insucesso do tratamento convencional[38].

MONITORIZAÇÃO E COMPLICAÇÕES DO TRATAMENTO DO RAQUITISMO

Nos pacientes em tratamento prolongado com cálcio e/ou fósforo e/ou calcitriol há preocupação quanto à ocorrência de nefrocalcinose. Assim, recomenda-se que nesses pacientes a calciúria seja avaliada a cada 3 a 6 meses, e que a ultrassonografia de rins e vias urinárias seja realizada periodicamente (a cada 12 meses, por exemplo). Idealmente, a calciúria deve ser avaliada em urina de 24 horas, sendo considerada normal quando situada entre 1,5 e 4mg/kg/24 horas (valores de calciúria inferiores a 1,5 ou superiores a 4mg/kg/24 horas caracterizam, respectivamente, a hipo e a hipercalciúria). Alternativamente, quando não for possível a obtenção de urina de 24 horas (especialmente em crianças menores), pode-se avaliar a calciúria a partir da relação cálcio/creatinina em amostra urinária isolada (obtida na segunda micção do dia). Nesse caso, a hipercalciúria é caracterizada por valores superiores a 0,7 durante o primeiro ano de vida ou superiores a 0,3 a partir de um ano de idade[16]. No RHX a nefrocalcinose intersticial está presente em 30 a 70% dos pacientes e ocorre por depósito de fosfato de cálcio nas pirâmides renais e geralmente não leva à deterioração da função renal[38,42]. Nos pacientes, o risco de nefrocalcinose é influenciado positivamente pelo tratamento com doses maiores de fosfato, enquanto o tratamento com calcitriol e/ou a presença de hipercalciúria não parecem influenciar a ocorrência de nefrocalcinose[38]. No RHX a hidroclorotiazida auxilia na redução da hipercalciúria, enquanto o citrato de potássio pode reduzir a precipitação de cálcio, especialmente nos pacientes com hipocitratúria[38]. Por outro lado, a alcalinização da urina pode aumentar a precipitação de fosfato, de forma que no RHX o citrato de potássio deve ser utilizado com cautela[38].

O tratamento prolongado com fósforo pode levar ao hiperparatireoidismo terciário. Por isso, especialmente nos pacientes em tratamento com fosfato, deve-se estar atento para a ocorrência dessa complicação rara, porém grave. O hiperparatireoidismo terciário desenvolve-se a partir do hiperparatireoidismo secundário desencadeado pelo tratamento com fósforo, e caracteriza-se pela secreção autônoma de PTH pelas paratireoides[44]. As duas formas de hiperparatireoidismo distinguem-se a partir do cálcio sérico, pois a calcemia é normal ou diminuída no secundário e aumentada no terciário[44]. O hiperparatireoidismo terciário pode cursar com intensa reabsorção óssea, nefrocalcinose e insuficiência renal. A evolução para hiperparatireoidismo terciário durante o tratamento do RHX é favorecida pelo tratamento precoce e prolongado, uso de doses superiores a 100mg de fósforo elementar/kg/dia e PTH plasmático elevado (próximo de 400pg/ml)[45]. Portanto, nos pacientes em tratamento prolongado com fósforo, e especialmente naqueles com RHX, o PTH plasmático deve ser avaliado a cada 3 a 6 meses. A prevenção dos hiperparatireoidismos secundário e terciário é a razão principal para se indicar o fracionamento da dose diária do fósforo em 4 a 6 tomadas ao dia, evitando-se assim episódios de hiperfosfatemia.

Com o intuito de se evitarem as complicações relacionadas ao tratamento do RHX, diante de elevação do PTH plasmático deve-se reduzir a dose do fósforo e/ou aumentar a dose do calcitriol, enquanto diante de hipercalciúria deve-se reduzir a dose de calcitriol e/ou de cálcio (se estiver havendo suplementação de cálcio). Se o PTH plasmático continuar elevado mesmo após o aumento do calcitriol e/ou redução da dose do fósforo, o calcimimético cinacalcet pode representar opção efetiva, embora não seja licenciado para uso no raquitismo hipofosfatêmico em pediatria e possa estar associado a efeitos colaterais como hipocalcemia e aumento do intervalo QT[38].

A utilidade clínica da densitometria óssea e da tomografia computadorizada quantitativa em pacientes com RHX é limitada, uma vez que não são capazes de diagnosticar e avaliar evolutivamente a osteomalacia[38].

Nos pacientes com RHX que durante o tratamento apresentem sintomas como cefaleia persistente, vômitos ou alteração do formato do crânio recomenda-se a avaliação do cérebro e coluna espinhal por meio de RM para se excluir craniossinostose, malformação de Chiari tipo 1 ou seringomielia[38]. Curiosamente, a densitometria óssea pode revelar nos pacientes pediátricos com RHX aumento da densidade mineral óssea volumétrica trabecular, o que pode significar mecanismo compensatório[38]. Alguns estudos da função cardiovascular de pacientes com RHX identificaram hipertensão arterial, hipertrofia de ventrículo esquerdo e/ou alterações eletrocardiográficas[38]. Portanto, recomenda-se que durante o seguimento de pacientes com RHX a pressão arterial seja aferida ao menos anualmente e que investigação cardiológica mais aprofundada seja realizada naqueles com hipertensão arterial mantida[38].

Nos pacientes com RHX recomenda-se a realização de radiografia das mandíbulas superior e inferior e dos dentes na idade de 5 anos e nos adultos com manifestação oral recente, devendo ser repetido de acordo com a necessidade individual[38].

Embora o tratamento com somatropina possa aumentar a velocidade de crescimento dos pacientes com RHX sem causar piora da desproporção entre os segmentos superior e inferior, não há ainda evidência de que possa aumentar a altura final[32,38].

REFERÊNCIAS

1. Munns CF, Shaw N, Kiely M, Specker BL, Thacher TD, Ozono K, et al. Global consensus recommendations on prevention and management of nutritional rickets. J Clin Endocrinol Metab. 2016;101(2):394-415.
2. Mechica JB. Raquitismo e osteomalácia. Arq Bras Endocrinol Metab. 1999;43:457-66.
3. Lian JB, Stein GS, Canalis E, Robey PG, Boskey AL. Bone formation: osteoblast lineage cells, growth factors, matrix proteins, and the mineralization process. In Favus, MJ, ed. Primer on the metabolic bone diseases and disorders of mineral metabolism. 4th ed. Philadelphia, Lippincott: Williams & Wilkins; 1999. p. 14.
4. Harmey D, Hessle L, Narisawa S, Johnson KA, Terkeltaub R, Millán JL. Concerted regulation of inorganic pyrophosphate and osteopontin by akp2, enpp1, and ank: an integrated model of the pathogenesis of mineralization disorders. Am J Pathol. 2004;164(4):1199-209.
5. Sabbagh Y, Carpenter TO, Demay MB. Hypophosphatemia leads to rickets by impairing caspase-mediated apoptosis of hypertrophic chondrocytes. Proc Natl Acad Sci. 2005;102(27):9637-42.
6. Holick MF. Vitamin D: photobiology, metabolism, mechanism of action, and clinical applications. In Favus MJ. Primer on the metabolic bone diseases and disorders of mineral metabolism. 5th ed. Washington DC: The American Society for Bone and Mineral Research; 2003. p. 129-37.
7. Gordon CM, Bachrach LK, Carpenter TO, Karsenty G, Rauch F. Bone health in children and adolescents: a symposium at the annual meeting of the Pediatric Academic Societies/Lawson Wilkins Pediatric Endocrine Society, May 2003. Curr Probl Pediatr Adolesc Health Care. 2004;34(6):226-42.
8. Bandeira F, Griz L, Dreyer P, Eufrazino C, Bandeira C, Freese E. Vitamin D deficiency: a global perspective. Arq Bras Endocrinol Metab. 2006;50(4):640-6.
9. Ashwell M, Stone EM, Stolte H, Cashman KD, Macdonald H, Lanham-New S, et al. UK food standards agency workshop report: an investigation of the relative contributions of diet and sunlight to vitamin D status. Br J Nutr. 2010;104(4):603-11.
10. Kulie T, Groff A, Redmer J, Hounshell J, Schrager S. Vitamin D: an evidence-based review. J Am Board Fam Med. 2009;22(6):698-706.
11. Sylvester FA. Bone abnormalities in gastrointestinal and hepatic disease. Rev Endocr Metab Disord. 2001;2(1):75:80.
12. Munns CF, Shaw N, Kiely M, Specker BL, Thacher TD, Ozono K, et al. Global consensus recommendations on prevention and management of nutritional rickets. J Clin Endocrinol Metab. 2016; 101:394-415.
13. Lambert AS, Linglart A. Hypocalcaemic and hypophosphatemic rickets. Best Pract Res Clin Endocrinol Metab. 2018;32(4):455-76.
14. Holick MF, Binkley NC, Bischoff-Ferrari HA, Gordon CM, Hanley DA, Heaney RP, et al. Endocrine Society. Evaluation treatment, and prevention of vitamin D deficiency: an Endocrine Society clinical practice guideline. J Clin Endocrinol Metab. 2011;96(7): 1911-30.
15. Acar S, Demir K, Shi Y. Genetic causes of rickets. J Clin Res Pediatr Endocrinol. 2017;9(Suppl 2):88-105.
16. Kruse K, Hinkel GK, Griefahn B. Calcium metabolism and growth during early treatment of children with X-linked hypophosphataemic rickets. Eur J Pediatr. 1998;157(11):894-900.
17. Carpenter TO. Oncogenic osteomalacia – a complex dance of factors. N Engl J Med. 2003;348:1705-8.
18. Imel EA, Peacock M, Pitukcheewanont P, Heller HJ, Ward LM, Shulman D, et al. Sensitivity of fibroblast growth factor 23 measurements in tumor induced osteomalacia. J Clin Endocrinol Metab. 2006;91(6):2055-61.
19. Jonsson KB, Zahradnik R, Larsson T, Kenneth E White KE, Sugimoto T, Imanishi Y, et al. Fibroblast growth factor 23 in oncogenic osteomalacia and X-linked hypophosphatemia. N Engl J Med. 2003;348(17):1656-63.
20. Konishi K, Nakamura M, Yamakawa H, Suzuki H, Saruta T, Hanaoka H, Davatchi F, et al. Hypophosphatemic osteomalacia in von Recklinghausen neurofibromatosis. Am J Med Sci. 1991;301(5): 322-8.
21. Hoffman WH, Jueppner HW, DeYoung BR, O'dorisio MS, Given KS. Elevated fibroblast growth factor-23 in hypophosphatemic linear nevus sebaceous syndrome. Am J Med Genetics. 2005;134(3): 233-6.
22. Spencer T, Pan KS, Collins MT, Boyc AM. The clinical spectrum of McCune-Albright syndrome and its management. Horm Res Paediatr. 2019;92(6):347-56.
23. Liu S, Quarles LD. How fibroblast growth factor 23 works. J Am Soc Nephrol. 2007;18(6):1637-47.
24. Gonciulea AR, Jan de Beur SM. Fibroblast growth factor 23 – mediated bone disease. Endocrinol Metab Clin North Am. 2017; 46(1):19-39.
25. Kapelari K, Köhle J, Kotzot D, Högler W. Iron supplementation associated with loss of phenotype in autosomal dominant hypophosphatemic rickets. J Clin Endocrinol Metab. 2015;100(9): 3388-92.
26. de Beur SMJ, Levine MA. Molecular pathogenesis of hypophosphatemic rickets. J Clin Endocrinol Metab. 2002;87(6):2467-73.
27. Lorenz-Depiereux B, Benet-Pages A, Eckstein G, Tenenbaum-Rakover Y, Wagenstaller J, Tiosano D, et al. Hereditary hypophosphatemic rickets with hypercalciuria is caused by mutations in the sodium-phosphate cotransporter gene SLC34A3. Am J Hum Genet. 2006;78(2):193-201.

28. Pettifor JM. Rickets and vitamin D deficiency in children and adolescents. Endocrinol Metab Clin North Am. 2005;34(3):537-53.
29. Whyte MP, Greenberg CR, Salman NJ, Bober MB, McAlister WH, Wenkert D, et al. Enzyme-replacement therapy in life-threatening hypophosphatasia. N Engl J Med. 2012;366(10):904-13.
30. Whyte MP. Physiological role of alkaline phosphatase explored in hypophosphatasia. Ann N Y Acad Sci. 2010;1192:190-200.
31. Wenkert D, McAlister DH, Coburn SP, Zerega JA, Ryan LM, Ericson KL, et al. Hypophosphatasia: nonlethal disease despite skeletal presentation in utero (17 new cases and literature review). J Bone Miner Res. 2011;26(10):2389-98.
32. Marzin P, Cormier-Daire V. New perspectives on the treatment of skeletal dysplasia. Ther Adv Endocrinol Metab. 2020;11: 2042018820904016.
33. Cremers S, Drake MT, Ebetino FH, Bilezikian JP, Russell RGG. Pharmacology of bisphosphonates. Br J Clin Pharmacol. 2019; 85(6):1052-62.
34. Russell RG. Bisphosphonates: mode of action and pharmacology. Pediatrics. 2007;119(Suppl. 2):150-62.
35. Mughal Z. Rickets in childhood. Sem Musculoskelet Radiol. 2002; 6(3):183-90.
36. Bloom E, Klein EJ, Shushan D, Feldman KW. Variable presentations of rickets in children in the emergency department. Pediatr Emerg Care. 2004;20(2):126-30.
37. Econs MJ, McEnery PT. Autosomal dominant hypophosphatemic rickets/osteomalacia: clinical characterization of a novel renal phosphate-wasting Disorder. J Clin Endocrinol Metab. 1997;82(2): 674-81.
38. Haffner D, Emma F, Eastwood DM, Duplan MB, Bacchetta J, Schnabel D, et al. Clinical practice recommendations for the diagnosis and management of X-linked hypophosphataemia. Nat Rev Nephrol. 2019;15(7):435-55.
39. Portale AA. Blood calcium, phosphorus, and magnesium. In Favus MJ. Primer on the metabolic bone diseases and disorders of mineral metabolism. 5th ed. Washington DC: The American Society for Bone and Mineral Research; 2003. p. 151-4.
40. Moncrieff MW. Early biochemical findings in familial hypophosphataemic, hyperphosphaturic rickets and response to treatment. Arch Dis Child. 1982;57(1):70-2.
41. Gilsanz V. Imaging in children and adults. In Favus MJ. Primer on the metabolic bone diseases and disorders of mineral metabolism. 6th ed. Washington DC: The American Society for Bone and Mineral Research; 2006. p. 133-50.
42. Glorieux FH. Hypophosphatemic vitamin D-resistant rickets. In Favus MJ. Primer on the metabolic bone diseases and disorders of mineral metabolism. 5th ed. Washington DC: The American Society for Bone and Mineral Research; 2003. p. 414-7.
43. Mäkitie O, Doria A, Kooh SW, Cole WG, Daneman A, Sochett E, et al. Early treatment improves growth and biochemical and radiographic outcome in X-linked hypophosphatemic rickets. J Clin Endocrinol Metab. 2003;88(8):3591-7.
44. Prince R. Secondary and tertiary hyperparathyroidism. In Favus MJ, ed. Primer on the metabolic bone diseases and disorders of mineral metabolism. 5th d. Washington DC: The American Society for Bone and Mineral Research; 2003. p. 245-6.
45. Mäkitie O, Kooh SW, Sochett E. Prolonged high-dose phosphate treatment: a risk factor for tertiary hyperparathyroidism in X-linked hypophosphatemic rickets. Clin Endocrinol. 2003;58(2): 163-8.

Osteoporose e Fraturas por Fragilidade na Infância e Adolescência

Rosa Maria Rodrigues Pereira
Clovis Artur de Almeida Silva

INTRODUÇÃO

A osteoporose é uma síndrome caracterizada por fragilidade óssea e fraturas não traumáticas, secundária à baixa massa óssea, e com comprometimento da microarquitetura do tecido ósseo[1]. Embora ela seja considerada classicamente uma doença de adultos (mulheres na pós-menopausa e idosos), está ficando cada vez mais claro que a osteoporose pode estar enraizada na infância e na adolescência. A mineralização da matriz óssea ocorre durante essas fases iniciais da vida e, portanto, os indivíduos atingem o pico de massa óssea (PMO) ao final da fase de crescimento. Se o PMO não for o ideal, facilitará o desenvolvimento da osteoporose e fraturas na idade adulta.

Além disso, a incidência de osteoporose na infância e adolescência vem aumentando devido a fatores como aumento da sobrevida de crianças e adolescentes com doenças crônicas e do uso de medicações que comprometem o tecido ósseo[2].

A osteoporose resulta da formação óssea inadequada e/ou aumento da reabsorção óssea. Diferente de outras doenças ósseas, como o raquitismo/osteomalacia, o processo de mineralização óssea não está alterado na osteoporose[3].

Nas Posições Oficiais publicadas em 2013[4], a Sociedade Internacional de Densitometria Clínica considera duas possíveis condições relacionadas ao diagnóstico de osteoporose na infância e adolescência:

1. Presença de uma ou mais fraturas vertebrais na ausência de doença local ou trauma de alta energia,
2. Escore z de densidade mineral óssea (DMO) ou conteúdo mineral ósseo (CMO) com escore z ≤ -2 (ajustado para a altura quando inferior ao percentil 3) e história relevante de fraturas, ou seja: a) duas ou mais fraturas de ossos longos até os 10 anos; b) três ou mais fraturas de ossos longos em qualquer idade até os 19 anos.

Nutrição, índice de massa corporal (IMC) e balanço hormonal adequados, associados à atividade física com impacto, são fundamentais para a aquisição de PMO adequado. A identificação precoce e a exclusão ou tratamento dos potenciais fatores de risco para osteoporose são essenciais para a manutenção da boa saúde esquelética. Doenças crônicas, anormalidades endócrinas e inflamatórias, associadas à restrição da ingestão calórica e de cálcio, devem ser excluídas ou corrigidas se presentes. É importante que a ingestão de cálcio seja adequada, que a exposição solar seja capaz de manter concentrações plasmáticas adequadas de vitamina D e que se pratique atividade física regularmente.

FISIOLOGIA E FISIOPATOLOGIA ÓSSEAS

O tecido ósseo é constituído pela matriz orgânica (proteínas colágenas e outras proteínas), minerais (cálcio e fósforo) e células (osteoblastos, osteoclastos, osteócitos, células de revestimento). Os osteoblastos sintetizam e mineralizam a matriz proteica, enquanto os osteoclastos promovem a reabsorção óssea. A remodelação óssea adequada depende do equilíbrio entre as atividades dos osteoblastos e osteoclastos. O paratormônio (PTH) e a vitamina D são reguladores primários da homeostase de cálcio.

Durante a infância e adolescência há predomínio da formação óssea sobre a reabsorção, e a remodelação é maior do que a observada nos adultos. Existem dois períodos da vida em que o crescimento ósseo é acelerado: nos dois primeiros anos de vida e durante a puberdade (especialmente durante o estirão, que ocorre em média aos 11 e 13 anos de idade, respectivamente, nas meninas e meninos). Fatores que interferem na formação óssea podem ser divididos em dois grupos: intrínsecos e extrínsecos. O primeiro inclui fatores hereditários, raça, sexo e fatores hormonais (hormônio de crescimento, *insulin-like growth factor-1* – IGF-1, estrógeno e testosterona), enquanto os fatores extrínsecos são aqueles relacionados com nutrição, atividade física, hábitos de vida e presença de doenças crônicas e/ou uso de medicações[3].

A osteoporose pode ocorrer por defeito na formação óssea ou por desequilíbrio na relação entre a formação e a reabsorção ósseas, com predomínio desta última, como ocorre na osteoporose após a menopausa. A formação e a reabsorção ósseas são processos acoplados e inter-relacionados. O sistema constituído pela osteoprotegerina (OPG), receptor do fator ativador nuclear-kappa B (RANK) e ligante do RANK (RANKL) desempenha papel fundamental na fisiopatologia da perda de massa óssea. O RANKL é uma proteína transmembrana produzida pelos osteoblastos que, ao se ligar ao receptor RANK existente nos osteoclastos e seus precursores, transmite um sinal induzindo a diferenciação e ativação dessas células, potencializando a reabsorção óssea. A OPG é um receptor solúvel que compete com o RANK na ligação com o RANKL, inibindo, dessa maneira, a osteoclastogênese.

Os indivíduos em crescimento apresentam, além da remodelação óssea, também a modelação óssea. A modelação óssea está presente no feto e durante a infância e adolescência e representa um processo que leva ao aumento do comprimento e diâmetro dos ossos, sendo fundamental para o aumento da resistência óssea e para a maior eficiência da inter-relação músculo-osso. A modelação óssea, assim como a remodelação óssea, é controlada especialmente pelos osteócitos imersos na matriz óssea e capazes de estimular os osteoblastos e osteoclastos a partir do reconhecimento do aumento das tensões que atingem a matriz óssea. De acordo com a teoria do mecanostato, a intensidade das tensões depende de fatores nutricionais, hormonais, atividade física e massa muscular, entre outros. Na modelação óssea, diferentemente da remodelação óssea, os osteoblastos e osteoclastos atuam de forma independente.

CAUSAS DE BAIXA MASSA ÓSSEA E FRATURAS POR FRAGILIDADE

As principais causas de baixa massa óssea ou fraturas por fragilidade na infância e adolescência são listadas no quadro XVII-6.

Quadro XVII-6. Causas de baixa massa óssea ou fraturas por fragilidade em crianças e adolescentes.

Osteoporose juvenil idiopática
Desordens genéticas ou erros inatos do metabolismo
Displasia fibrosa
Doença de Gaucher
Doença de depósito de glicogênio
Homocistinúria
Hipofosfatasia
Osteogênese imperfeita
Síndrome de Ehlers-Danlos
Síndrome de Marfan
Doenças endócrinas
Atraso da puberdade
Anorexia nervosa
Deficiência do hormônio de crescimento
Diabetes tipo 1
Doença de Cushing
Hipertireoidismo
Hiperparatireoidismo
Hipogonadismo primário ou secundário
Síndrome de Turner
Doenças gastrointestinais
Doença celíaca
Doenças inflamatórias intestinais
Alergia ou intolerância à lactose
Doenças malignas
Leucemias
Linfomas
Escoliose idiopática do adolescente
Imobilização
Distrofia muscular
Espinha bífida
Paralisia cerebral
Paraplegia
Outras condições crônicas
Doenças reumáticas (artrite idiopática juvenil, lúpus juvenil, dermatomiosite juvenil)
Doenças hematológicas (talassemia, anemia falciforme, hemofilia)
Doenças pulmonares (fibrose cística, asma)
Doenças renais (insuficiência renal, acidose tubular, hipercalciúria idiopática)
Pós-transplante
Fármacos
Glicocorticoides
Anticonvulsivantes
Anticoagulantes

Osteoporose juvenil idiopática

Osteoporose juvenil idiopática (OJI) é o termo aplicado à osteoporose primária de etiologia desconhecida presente em crianças e adolescentes previamente saudáveis. É uma doença rara, geralmente autolimitada, caracterizada por dor óssea e fraturas. A incidência é de 1 caso em 100.000 indivíduos e o início ocorre tipicamente entre os 8 e 14 anos de idade, geralmente 2 a 3 anos antes da puberdade. Os principais sintomas são fraturas de ossos longos, dor lombar e dificuldade para deambular. Os pacientes podem apresentar alterações dentárias como morfologia atípica da coroa e oligodontia congênita. Geralmente não se observam manifestações extraesqueléticas nem história familial. A histologia óssea demonstra diminuição da taxa de formação óssea. O tratamento inclui a suplementação de cálcio e vitamina D e um programa de reabilitação para prevenção das fraturas. A maioria dos pacientes melhora espontaneamente após a puberdade[5].

Doenças genéticas

A fragilidade óssea na maioria das desordens hereditárias resulta de defeitos na matriz óssea que compromete todo o esqueleto. A osteogênese imperfeita (OI) é o melhor exemplo dessas desordens. A OI é o termo usado para descrever um grupo de doenças hereditárias caracterizadas por múltiplas fraturas de baixo impacto, apresentando-se pela primeira vez na infância. Dependendo do subtipo da OI, outras características podem ser observadas, como deformidade óssea, atraso de crescimento, anormalidades dentárias, esclera azul, perda auditiva e frouxidão ligamentar[6].

A classificação de Sillence, concebida em 1979, dividiu os pacientes com OI em quatro subtipos baseados na gravidade clínica, variando de leve a letal. À medida que novos genes para OI foram descobertos, um novo sistema de classificação foi sugerido, com a introdução de novos subtipos relacionados à anormalidade genética subjacente, mantendo-se a classificação de Sillence para defeitos associados a mutações nos genes que codificam o colágeno tipo I (*COL1A1, COL1A2*)[6].

Tipo I – é a forma mais leve com estatura normal (ou próximo do normal), ausência de deformidades (ou, se presentes, leves), esclera azulada e hipoacusia precoce; o comprometimento da massa óssea é variável.

Tipo II – é letal, com morte devido à extrema fragilidade de costelas e hipoplasia pulmonar; quando não se trata de natimorto, o óbito ocorre nos primeiros dias ou semanas de vida, principalmente por insuficiência respiratória.

Tipo III – é uma doença grave com baixa estatura, fácies de formato triangular característico, deformidades ósseas graves, esclera azulada, dentinogênese imperfeita; as crianças afetadas são incapazes de se mover independentemente e apresentam grave comprometimento da massa óssea.

Tipo IV – apresenta gravidade moderada, com baixa estatura e deformidades, sendo considerada intermediária entre os tipos III e I.

Outros tipos não são devidos à mutação do colágeno tipo I, caracterizando-se por: **tipo V** – formação de calo hiperplásico em ossos longos, coincidindo com elevação da fosfatase alcalina; **tipo VI** – defeito primário de mineralização, elevação persistente da fosfatase alcalina e hereditariedade incerta; e **tipo VII** – rizomelia (encurtamento do úmero e fêmur).

No diagnóstico diferencial da OI, várias desordens devem ser consideradas: insensibilidade congênita à dor, vitimização infanto-juvenil, osteoporose juvenil idiopática, osteoporose secundária, má absorção, deficiência de cálcio e vitamina D. No entanto, a maioria dos casos de OI pode ser facilmente diferenciada a partir dos seguintes dados clínicos: frouxidão ligamentar, defeitos na formação de dentina (dentinogênese imperfeita), dentes frágeis e descoloridos, surdez, esclera azulada, escoliose, hérnia, cabeça desproporcionalmente grande quando comparada com o resto do corpo, fácies de formato triangular e deformidade torácica. Na radiografia, a presença de ossos "wormianos" no crânio é altamente sugestiva de OI e praticamente permite o diagnóstico da doença se for observada em pacientes com histórico de fraturas. Os ossos "wormianos" são mais bem avaliados à rediografia de perfil, na região occipital, e indicam imaturidade óssea importante (no entanto, não são patognomônicos de OI, podendo ocorrer no hipotireoidismo congênito, por exemplo). As alterações laboratoriais não são características; hipofosfatasia (especialmente nas formas mais graves, em que há massa óssea reduzida) e hipercalciúria são relativamente frequentes. Embora o diagnóstico possa ser estabelecido pela biópsia óssea, histomorfometria óssea e avaliação molecular, esses recursos normalmente não são necessários.

Vale a pena mencionar, como diagnóstico diferencial, as características das fraturas na vitimização infanto-juvenil (maus-tratos). Nesses casos, as fraturas ocorrem em ossos com estrutura absolutamente normal, sem deformidades ou sinais de rarefação. Nenhuma fratura é patognomônica de abuso, e a maior especificidade para abuso consiste em fraturas nas costelas, escápula, esterno e acrômio. Também podem sugerir maus-tratos a ocorrência de fraturas em mais de um osso e fraturas de úmero e de extremidades em crianças que não deambulam (menores de 1 ano). Por outro lado, as fraturas de crânio podem ser de difícil julgamento e sugerem abuso quando são múltiplas, bilaterais e cruzam a linha da sutura.

Doenças endócrinas

Doenças endócrinas podem levar à baixa massa óssea por diversos mecanismos, incluindo as deficiências de vários hormônios. Deficiência prolongada dos hormônios sexuais, durante ou após a puberdade, leva à redução do PMO. O estrógeno tem papel importante no estirão do crescimento e no aumento da massa óssea tanto em meninos quanto nas meninas[7]. Redução da concentração plasmática de estrógeno é observada na falência gonadal primária (exemplo, síndrome de Turner) ou secundária a desordens do hipotálamo ou pituitária (exemplo, anorexia nervosa, amenorreia da atleta, hipopituitarismo etc). Na anorexia nervosa e outras complicações secundárias à má nutrição, a elevação do cortisol plasmático, a baixa produção de IGF-1 e a diminuição das concentrações séricas de leptina também contribuem para a redução na DMO[8].

No hipertireoidismo, a remodelação óssea é significativamente acelerada e pode levar à hipercalcemia e à diminuição do PTH, e o déficit de massa óssea correlaciona-se com a duração da doença.

No hiperparatireoidismo primário, a elevação do PTH plasmático leva a hipercalcemia, hipercalciúria, hipofosfatemia e hiperfosfatúria. Além da perda de massa óssea, nefrolitíase, úlcera péptica, pancreatite e comprometimeno do sistema nervoso central (como letargia, depressão, psicose, coma) são característicos do hiperparatireoidismo primário, cujo tratamento é a paratiroidectomia.

No *diabetes mellitus* tipo 1, observa-se redução da DMO, porém existem poucos dados referentes à prevalência de fraturas nessa doença. De fato, Fuusager et al. demonstraram que mesmo antes da idade adulta a hiperglicemia se correlaciona negativamente com a massa óssea em pacientes com diabetes tipo 1[9].

Crianças com deficiência de GH não tratadas apresentam baixa estatura, o que dificulta a avaliação dos achados da densitometria óssea, uma vez que o atraso da idade óssea e a redução do tamanho ósseo interferem nos resultados. Nesses casos, a DMO volumétrica deve ser calculada para minimizar o efeito do tamanho ósseo na DMO[10].

Doenças gastrointestinais

Nas síndromes de má absorção, o comprometimento da absorção de cálcio e vitamina D decorrente da atrofia das vilosidades intestinais é um dos mecanismos dos distúrbios ósseos, levando à hipocalcemia e à deficiência da vitamina D e consequentemente ao hiperparatireoidismo secundário[11]. Além disso, nas doenças inflamatórias intestinais, o processo inflamatório é um importante determinante da redução de massa óssea, demonstrado pela correlação da DMO com as concentrações séricas de citocinas inflamatórias e índices de atividade de doença, assim como pelo efeito benéfico da terapêutica com anti-TNF na massa óssea[12].

A doença celíaca é uma das causas mais comuns de má absorção durante a infância e adolescência. Crianças com doença celíaca têm importante redução de massa óssea na coluna lombar e corpo total. No entanto, nesses pacientes a taxa de fraturas não está significantemente aumentada[13]. A dieta sem glúten promove rápido aumento da DMO, levando à recuperação completa da mineralização óssea. Esses resultados enfatizam a importância do diagnóstico e tratamento precoces da doença celíaca para se obter adequado PMO no final da puberdade. A possibilidade de doença celíaca deve ser descartada em pacientes com sintomas gatrointestinais, anemia por deficiência de ferro, osteoporose, baixa estatura e atraso puberal, uma vez que a maioria das apresentações clínicas dessa doença são extraintestinais.

Doenças malignas

Tem sido demonstrado que crianças com doenças malignas apresentam risco de baixa massa óssea. Sabe-se que tanto a doença como o tratamento utilizado podem levar à redução da DMO. Glicocorticoides, irradiação esquelética ou das gônadas e quimioterapia são fatores implicados no comprometimento da massa óssea.

Bloomhardt et al., avaliando sobreviventes de leucemia e linfoma submetidos à vigilância por densitometria óssea (DXA) recomendada por diretriz, observaram que pacientes de mais idade ao diagnóstico, brancos e com redução do IMC apresentaram maior risco de redução da DMO da coluna lombar. A redução da DMO associou-se ao maior risco de fraturas, enfatizando a importância clínica da vigilância[14].

Escoliose idiopática do adolescente

Baixa massa óssea tem sido associada às deformidades na coluna em adolescentes com escoliose idiopática. A DMO areal da coluna lombar e fêmur, medida por DXA, e a densidade volumétrica do rádio e tíbia, utilizando tomografia computadorizada, estão reduzidas em 36-38% das meninas com escoliose idiopática. Essas observações têm levado a especulações para que a redução de massa óssea possa contribuir para o desenvolvimento de deformidades da coluna[15].

Imobilização prolongada

A carga mecânica no osso é o principal determinante da resistência óssea. Em crianças imobilizadas em decorrência da paralisia cerebral, desordens neuromusculares ou congênitas ou lesão medular pós-traumática, o comprometimento do acréscimo e ganho de massa óssea é inevitável. A redução da massa óssea nessas situações está relacionada ao importante comprometimento da modelação óssea. Em muitas dessas condições, os efeitos adversos da imobilização podem estar associados a outros fatores, como deficiente ingestão calórica, proteica, de cálcio e vitamina D e tratamento com anticonvulsivantes. Baixa massa óssea e fraturas por fragilidade, principalmente do quadril e em membros inferiores, são comuns nessas desordens[16].

Doenças reumáticas

A artrite idiopática juvenil tem sido associada ao comprometimento do crescimento, à redução da DMO (tanto de osso cortical quanto de osso trabecular) e ao aumento da frequência de fraturas[17,18]. A fisiopatologia do comprometimento ósseo é multifatorial e inclui aumento das citocinas inflamatórias (TNF-alfa, IL-1, IL-6), redução da atividade física, diminuição da exposição ao sol, ingestão inadequada de cálcio e vitamina D, atraso puberal, redução do IMC e uso de fármacos (glicocorticoide, metotrexato, ciclosporina). Embora os glicocorticoides acelerem a perda da DMO em crianças com doenças crônicas[19], cerca de 30% das crianças afetadas e que nunca foram expostas aos corticoides têm significante redução da DMO comparada com indivíduos saudáveis.

Outras doenças reumáticas, como lúpus eritematoso juvenil e dermatomiosite juvenil, também estão associadas com baixa massa óssea e fragilidade esquelética[20,21].

Transplante de órgãos (renal e hepático)

A redução da massa óssea é observada em 2/3 dos indivíduos que recebem transplantes renais. Crianças e adolescentes que recebem transplantes renais possuem vários fatores de risco para a redução da DMO e comprometimento da resistência óssea, entre eles: osteodistrofia renal preexistente, atraso de crescimento e desenvolvimento, má nutrição, diminuição da atividade física, inflamação e uso de terapêutica imunossupressora[22].

Fármacos

Várias medicações podem levar à redução de massa óssea e fraturas por fragilidade, entre elas os glicocorticoides, anticonvulsivantes e anticoagulantes. Os glicocorticoides são os fármacos mais implicados na deterioração óssea, agindo diretamente nas células ósseas, principalmente nos osteoblastos, reduzindo a formação óssea. Eles também podem induzir aumento de reabsorção óssea, por ação direta nos osteoclastos, além de diminuírem a absorção intestinal de cálcio e aumentarem sua excreção renal. Em adultos, doses de prednisona acima de 5,0-7,5mg/dia por período maior que 3-6 meses aumenta o risco de fraturas, principalmente na região de coluna (em que há predomínio de osso trabecular) e especialmente nos primeiros seis meses.

Fraturas na infância e adolescência e estirão do crescimento

As fraturas também podem ocorrer em crianças normais, sendo que o antebraço distal é o local mais comum de fraturas[23,24]. A incidência do pico de fratura ocorre entre 9 e 12 anos de idade em meninas e entre 12 e 14 anos em meninos, coincidindo com o estirão de crescimento. Como o pico do crescimento ósseo precede o pico da acreção mineral por 6 a 12 meses, o esqueleto no início da adolescência pode ser relativamente pouco mineralizado e, portanto, mais suscetível a fraturas. Diversos estudos têm comparado a DMO de crianças e adolescentes normais com fraturas com controles pareados por idade e sem fraturas. A maioria deles, mas não todos, encontrou DMO significativamente menor em crianças com fraturas de antebraço comparadas com controles. Crianças e adolescentes com fraturas tiveram diminuição de 3-6% na coluna, trocanter e corpo inteiro, e maior porcentagem dessas crianças e adolescentes teve DMO com escore z inferior a –1[23-25].

Crianças com uma fratura de antebraço parecem ter aumento do risco para fratura subsequente. Em estudo longitudinal, Gouding et al.[23] observaram que 29% dos indivíduos com uma fratura na entrada do estudo tinham pelo menos uma fratura subsequente durante os próximos 4 anos, quando comparados com somente 8% dos indivíduos controles. O risco de futura fratura foi estimado como 1,5 a 2vezes maior para cada desvio-padrão abaixo da média, no corpo inteiro, quadril e coluna[23,24]. Outros fatores de risco para futuras fraturas foram: aumento do IMC e redução da DMO aparente (uma estimativa da DMO volumétrica). A redução da DMO tem sido associada a fraturas no antebraço, mas não na mão, braço proximal ou outros sítios esqueléticos.

DENSITOMETRIA ÓSSEA E MARCADORES DO REMODELAMENTO ÓSSEO

Avaliação da massa óssea em crianças e adolescentes

A densitometria óssea (por DXA) é o método mais utilizado para o diagnóstico de osteoporose em adultos e para o diagnóstico de baixa massa óssea/osteoporose em crianças e adolescentes. Esse método possui várias vantagens: facilmente disponível, tempo curto para a realização do exame e baixa exposição à radiação. No entanto, essa técnica apresenta algumas desvantagens: não fornece a medida da DMO volumétrica, nem da geometria óssea, nem distingue osso cortical do osso trabecular. Como a medida da DMO obtida pelo densitômetro é bidimensional (denominada DMO areal) e não uma verdadeira DMO volumétrica, ela é influenciada pelo tamanho do osso, subestimando crianças com ossos pequenos e superestimando crianças com ossos grandes[26].

Este é um importante problema na avaliação da massa óssea na infância e adolescência, porque ocorrem grandes diferenças no tamanho do corpo e tamanho ósseo dentro e por meio das diferentes faixas etárias. A DMO volumétrica pode ser determinada pela tomografia computadorizada ou estimada por meio de modelos matemáticos que conseguem estimar o volume ósseo (g/cm^3)[26].

Estudos demonstram que a DMO areal avaliada pela DXA aumenta com a idade, mas a avaliação pela tomografia computadorizada demonstra que a verdadeira DMO volumétrica é relativamente constante durante a infância até o início da puberdade. Durante a puberdade existe realmente grande aumento da DMO volumétrica. O CMO aumenta com a idade e o aumento da DMO areal é consequência do aumento do tamanho ósseo.

Os resultados da DMO pela DXA são expressos em g/cm^2, escore t e escore z. O escore t compara a DMO com adultos jovens no PMO (20-35 anos) e, dessa maneira, não deve ser utilizado em crianças/adolescentes em crescimento. O escore z compara os valores (quantos desvios-padrão a DMO está acima ou abaixo da média) em relação a indivíduos de mesma idade e gênero, devendo ser utilizado na faixa etária pediátrica (Figura XVII-12). Deve ser ressaltado que a DMO areal está muito correlacionada com o tamanho corporal e ósseo; assim, em crianças com doenças crônicas, em que o peso e altura podem estar bastante comprometidos, a comparação da medida da DMO areal pela idade muitas vezes é difícil de interpretar.

Em crianças, a coluna lombar (L1-L4) e o corpo total (excluindo-se a cabeça) são as regiões preferidas para a avaliação da massa óssea. A coluna lombar possui predominantemente osso trabecular, enquanto o corpo total é constituído principalmente de osso cortical. Desse modo, as várias regiões esqueléticas serão comprometidas diferentemente dependendo dos fatores envolvidos. O uso de glicocorticoides e a deficiência de hormônios sexuais comprometem principalmente o osso trabecular (coluna e extremidade dos ossos longos).

As indicações potenciais para a realização da densitometria óssea são mostradas no quadro XVII-7[27].

Quadro XVII-7. Indicações clínicas para a realização da densitometria óssea em crianças e adolescentes[27]

- Fraturas recorrentes ou de baixo impacto
- Osteopenia diagnosticada por raios X convencional
- Doenças crônicas
  - Doenças inflamatórias crônicas
  - Hipogonadismo
  - Osteoporose juvenil idiopática
  - Imobilização
  - Osteogênese imperfeita
- Terapêutica crônica com glicocorticoide
- Monitorização terapêutica

A Sociedade Internacional de Densitometria Clínica (ISCD) ditou posições do uso da DXA para avaliação da massa óssea em **crianças e adolescentes**[4].

1. DXA é o método preferido para avaliar o CMO e a DMO areal.
2. A coluna lombar e o corpo total sem a cabeça são os locais esqueléticos preferidos para serem realizadas medidas do CMO e da DMO areal. Outros sítios (fêmur proximal, antebraço)[28] podem ser úteis dependendo da clínica.
3. O fêmur proximal não é um sítio preferido de medida durante o crescimento devido à variabilidade no desenvolvimento esquelético.
4. No acompanhamento por DXA, o intervalo mínimo entre os exames é de 6 a 12 meses.
5. Medidas de composição corporal (massa magra, massa gorda) em conjunto com o exame de DMO de corpo total podem ser úteis na avaliação de pacientes com doenças crônicas, condições associadas à desnutrição ou doenças associadas a déficits musculares e esqueléticos
6. Em crianças com baixa estatura ou atraso de crescimento, os resultados do CMO e DMO areal na região de coluna lombar e corpo total sem cabeça devem ser ajustados usando o escore z da altura.
7. Nos relatórios da densitometria óssea de crianças e adolescentes, o escore t NÃO deve aparecer. Escores z devem ser utilizados em vez de escores t (Figuras XVII-13 e XVII-14).
8. O diagnóstico de osteoporose em crianças não deve ser feito baseado somente no critério densitométrico isolado.

Name:
Patient ID:
DOB: 18 February 1989

Sex: Female
Ethnicity: Pediatric

Height: 160.5 cm
Weight: 57.8 kg
Age: 16

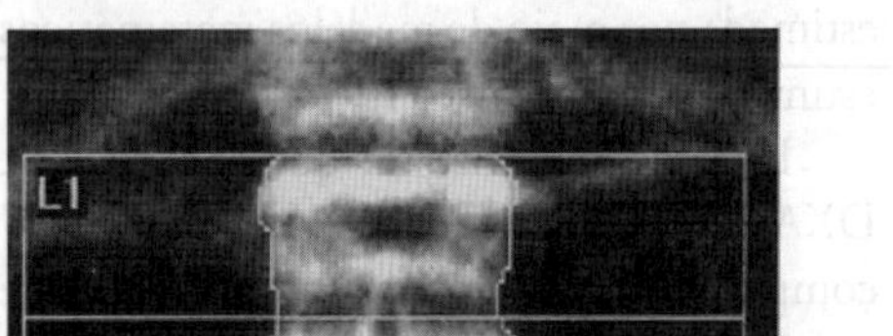

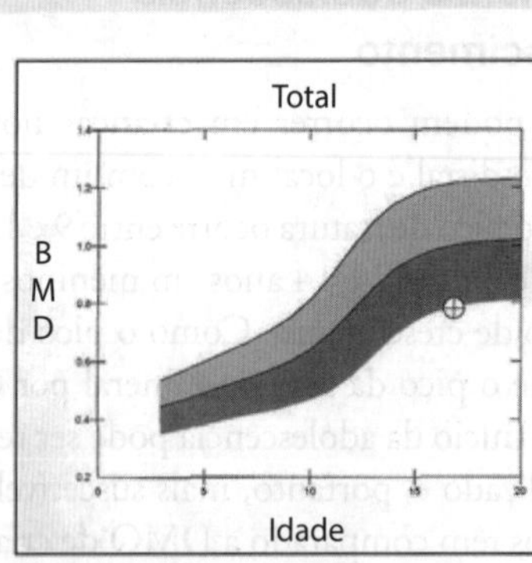

Region	Area (cm²)	BMC (g)	BMD (g/cm²)	T - Score	Z - Score
L1	9.79	6.88	0.703		-2.1
L2	10.12	7.56	0.747		-2.5
L3	12.26	9.71	0.793		-2.4
L4	13.99	11.83	0.846		-1.8
Total	46.15	35.99	0.780		-2.3

Figura XVII-13. Densitometria óssea da coluna lombar (L1-L4) em adolescente do sexo feminino com diagnóstico de baixa massa óssea para a idade cronológica (escore z = –2,3DP). Total: região de coluna lombar total (L1-L4) analisada, BMC: conteúdo mineral ósseo, BMD: densidade mineral óssea (DMO), escore t: comparação com adultos jovens no pico de massa óssea (20-35 anos), escore z: comparação com indivíduos da mesma faixa etária.

Name: | Sex: Female | Height: 160.5 cm
Patient ID: | Ethnicity: Pediatric | Weight: 57.8 kg
DOB: 18 February 1989 | | Age: 16

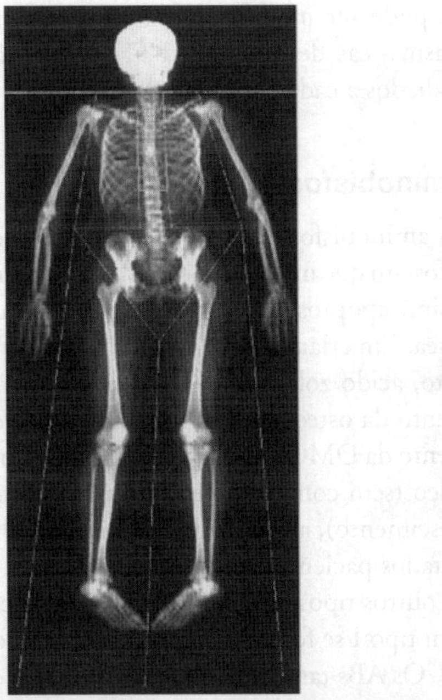

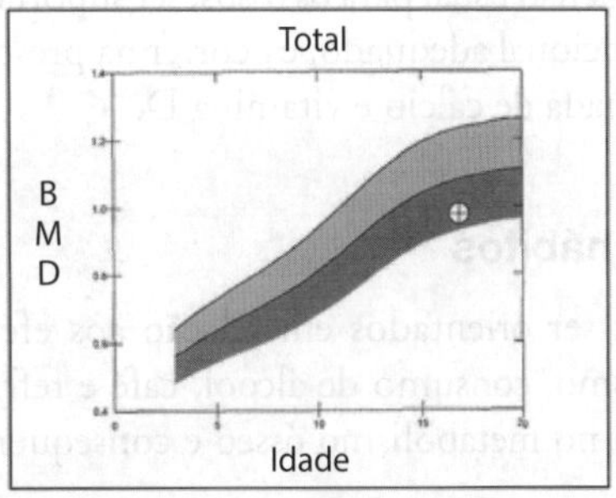

Region	Area (cm²)	BMC (g)	BMD (g/cm²)	T - Score	Z - Score
L Arm	180.06	117.14	0.651		
R Arm	187.66	124.56	0.664		
L Ribs	113.24	73.70	0.651		
R Ribs	118.04	72.31	0.613		
T Spine	106.43	72.10	0.677		
L Spine	36.41	30.24	0.831		
Pelvis	176.06	182.15	1.035		
L Leg	361.31	345.54	0.956		
R Leg	372.92	354.35	0.950		
Subtotal	1652.12	1372.09	0.830		
Head	219.27	457.63	2.087		
Total	**1871.39**	**1829.72**	**0.978**		**-1.4**

Figura XVII-14. Densitometria óssea da região de corpo inteiro em adolescente do sexo feminino com diagnóstico de massa óssea adequada para idade cronológica (escore z = –1,4 DP). Total: região de corpo total analisada, BMC: conteúdo mineral ósseo, BMD: densidade mineral óssea (DMO), escore t: comparação com adultos jovens no pico de massa óssea (20-35 anos), escore z: comparação com indivíduos da mesma faixa etária.

9. A terminologia a ser utilizada deve ser baseada no escore z:
   – escore z menor ou igual a –2: baixa massa óssea para a idade cronológica (Figura XVII-13);
   – escore z maior que –2: massa óssea adequada para idade cronológica (Figura XVII-14).

MARCADORES BIOQUÍMICOS DO METABOLISMO ÓSSEO

Os marcadores bioquímicos da remodelação óssea podem ser divididos em marcadores de formação ou remodelação óssea. Esses marcadores podem ser dosados no soro ou urina. Os resultados são difíceis de serem interpretados, especialmente em crianças e adolescentes, uma vez que eles refletem o crescimento e a remodelação óssea que são intensos nessa faixa etária. A média dos valores e as variações interindividuais são muito maiores em crianças do que em adultos. Esses marcadores bioquímicos atingem o valor máximo no início da adolescência (estágio II de Tanner), diminuindo após essa fase, apesar do contínuo crescimento e aumento da densidade óssea. A ampla variação nos valores normais e a necessidade de se ajustar para o estágio puberal limitam a definição desses marcadores em normais ou anormais para a remodelação óssea.

Os principais marcadores de formação óssea são: fosfatase alcalina total ou fração óssea, osteocalcina (OC) e propeptídeos carboxil ou aminoterminais do pró-colágeno tipo I (P1NP). Os marcadores da reabsorção óssea mais utilizados são os interligadores (*cross-links*) do colágeno tipo I: N-telopeptídeo (NTX), C-telopeptídeo (CTX), piridinolina e deoxipiridinolina (DPD). Alguns autores demonstraram aumento das concentrações de CTX e OC em crianças magras com baixa DMO[29]. Bowden et al. demonstraram, em crianças com fragilidade óssea, correlação dos marcadores ósseos entre si, mas não com o escore z da coluna lombar, e observaram diminuição desses marcadores durante a terapia com bisfosfonatos, sugerindo que eles poderiam ser úteis no monitoramento da resposta à terapia[30]. Na prática, no entanto, esses marcadores são pouco úteis na faixa etária pediátrica e, quando solicitados, podem trazer muito mais dúvidas e preocupações infundadas do que benefícios.

TRATAMENTO E PREVENÇÃO

Atividade física

A atividade física aumenta o osso cortical e o CMO em crianças e adolescentes, principalmente quando é iniciado antes e durante a puberdade. Os exercícios mais efetivos devem: ser dinâmicos, não estáticos; não exceder o limite de intensidade e de frequência; ser breves, mas intermitentes; impor padrão de carga não usual para os ossos; ser suportados por suprimento nutricional adequado; e ocorrer na presença de quantidade adequada de cálcio e vitamina D.

Modificação de hábitos

Adolescentes devem ser orientados em relação aos efeitos deletérios do tabagismo, consumo de álcool, café e refrigerantes à base de cola no metabolismo ósseo e consequentemente no PMO.

Cálcio e vitamina D

A maioria dos estudos na literatura demonstrou associação entre a ingestão de cálcio e o acréscimo da massa óssea durante o crescimento. Vários fatores parecem afetar a resposta óssea à ingestão de cálcio: 1. ingestão de proteína e cálcio – o benefício da suplementação de cálcio parece ser mais pronunciado em crianças com relativamente baixa ingestão proteica e de cálcio; 2. estágio puberal – mais efetivo em crianças pré-púberes do que durante a puberdade; 3. região esquelética – maior efeito no osso cortical apendicular que no esqueleto axial, em crianças pré ou pós-púberes; 4. duração do tratamento por períodos maiores de 12-36 meses[31]; 5. fatores genéticos – polimorfismo do gene do receptor da vitamina D pode modular a resposta à suplementação de cálcio. Associação benéfica entre a ingestão de cálcio e o efeito da atividade física tem sido descrita.

Embora, não existam estudos que avaliem a suplementação na incidência de fraturas, a suplementação de cálcio é recomendada em crianças e adolescentes com baixa massa óssea ou osteoporose, principalmente em pacientes com baixa ingestão diária de leite e derivados. Do mesmo modo, recomenda-se ingestão/suplementação de vitamina D para manter a concentração plasmática de 25-hidroxivitamina D (calcidiol) superiores a 20ng/ml. As recomendações da ingestão diária de cálcio e vitamina D em crianças e adolescentes saudáveis são mostradas no quadro XVII-8[32].

Quadro XVII-8. Recomendações para ingestão diária de cálcio e vitamina D em crianças e adolescentes[32].

Idade	Cálcio (mg)	Vitamina D (UI)
Nascimento-6 meses	200	400
7-12 meses	260	400
1-3 anos	700	600
4-8 anos	1.000	600
Adolescência-adultos jovens (9-18 anos)	1.300	600

A ingestão ideal para crianças com doenças crônicas ou uso de medicações que podem interferir na absorção intestinal ou modificar o metabolismo do cálcio permanece desconhecida. Assim, inicialmente, a suplementação deve ser prescrita em relação a essas recomendações e, posteriormente, pode ser modificada de acordo com as concentrações plasmáticas de calcidiol, PTH e calciúria, que devem ser avaliados a cada 6 a 12 meses[32].

Aminobisfosfonatos (ABs)

Os aminobisfosfonatos (ABs) são análogos químicos do pirofosfato que inibem a farnesil difosfato sintetase, induzindo, assim, apoptose dos osteoclastos e redução da reabsorção óssea. Em crianças, os ABs (pamidronato de sódio, alendronato, ácido zoledrônico) têm sido recomendados no tratamento da osteogênese imperfeita, uma vez que levam a aumento da DMO, redução das fraturas, aumento do tamanho ósseo (sem comprometer a formação óssea em crianças em crescimento), alívio da dor e maior mobilidade[33]. Devem ser tratados pacientes com formas graves de OI (tipos III e IV, ou outros tipos, de acordo com a classificação ampliada) ou com tipo I se forem diagnosticados com osteoporose.

Os ABs também têm sido utilizados em crianças e adolescentes com osteoporose associada a uso de glicocorticoide, doenças difusas do tecido conectivo, paralisia cerebral ou outras etiologias.

Temos utilizado o pamidronato de sódio como droga de escolha inicialmente, administrado em ciclos de 3 dias. O primeiro ciclo deve ser administrado com o paciente internado para monitorar reações adversas e alterações laboratoriais. Os ABs podem causar desconforto respiratório e sintomas *IVAS-like*, como febre, dor muscular e dor óssea. Pacientes em que o quadro pulmonar não é estável não devem receber ABs, até que tenha sido possível obter estabilização. A febre costuma ocorrer no primeiro ciclo de pamidronato de sódio, principalmente nos dois primeiros dias, e não indica que a infusão deva ser interrompida. Nesses casos, a utilização de paracetamol está indicada. Os ABs ficam incorporados no tecido ósseo e por isso podem causar dor óssea, muitas vezes intensas, principalmente durante ou dias/semanas após o primeiro ciclo. Os ABs têm metabolização hepática e excreção renal, de forma que ureia, creatinina e enzimas hepáticas devem ser avaliadas antes do início do tratamento. A redução da atividade osteoclástica induzida pelos ABs pode resultar em hipocalcemia e hipofosfatemia durante ou após os ciclos de pamidronato, de forma que a calcemia e a fosfatemia devem ser avaliadas diariamente e no dia seguinte ao término do ciclo, especialmente quando se tratar do primeiro ciclo. Na primeira aplicação do primeiro ciclo deve ser utilizada metade da dose recomendada, conforme quadro XVII-9. A diminuição da calcemia secundária ao tratamento por via intravenosa com aminobisfosfonatos requer monitoração e suplementação com cálcio e vitamina D. A gestação deve ser evitada em pacientes sexualmente ativas em tratamento com aminobisfosfonatos, uma vez que podem afetar o crescimento e acreção osteomineral do feto.

O ácido zoledrônico tem sido empregado na Europa, Estados Unidos e Canadá no tratamento de diversas causas de osteoporose na faixa etária pediátrica. A vantagem do ácido zoledrônico consiste na sua maior potência, de forma que é administrado em dose única a cada 6 a 12 meses, o que significa menos deslocamentos dos pacientes para o hospital e menos punções venosas e, consequentemente, melhora da qualidade de vida dos pacientes e seus familiares. Nos pacientes com OI em tratamento com pamidronato de sódio há mais de 4 anos, o ácido zoledrônico tem sido prescrito em substituição ao pamidronato, por via intravenosa e na dose de 0,025mg/kg, a cada 6 meses. Pretendemos, a seguir, iniciar o tratamento com ácido zoledrônico para os pacientes já em tratamento com pamidronato e com idade superior a 2 anos. Nos pacientes com OI tipo I temos iniciado o tratamento com alendronato. Finalmente, o tratamento com ABs nos pacientes com OI deve ser mantido pelo menos até que tenham atingido altura final, ou seja, idade óssea superior a 14 e 16 anos, respectivamente, nas meninas e meninos.

O quadro XVII-9 apresenta os aminobisfosfonatos mais utilizados em crianças e adolescentes[34].

Estrógeno

As concentrações plasmáticas de estradiol predizem a massa óssea em mulheres e homens mais do que as concentrações de testosterona. A menarca tardia é um fator de risco para fratura e baixa DMO durante o período da menopausa. A terapia de reposição de hormônios sexuais é necessária para a mineralização adequada dos ossos em meninas com hipogonadismos primário e secundário. No entanto, ainda não existe consenso quanto à terapia de reposição dos hormônios sexuais nessas pacientes. Na maioria das pacientes com disgenesia gonadal, a dose inicial de estrógeno preconizada é um quarto da dose do adulto. A dose de adulto é 2mg de 17β-estradiol ou 0,1mg de 17β-estradiol transdérmico. Progesterona é adicionada após dois anos da introdução da terapia estrogênica. Ainda não se sabe qual seria o tempo ideal para iniciar a terapia estrogênica. Na síndrome de Turner é difícil atingir PMO adequado apesar da terapia estrogênica exógena por longo prazo. Recentemente, tem-se postulado que a indução da puberdade deve ser precoce, para se otimizar a melhora da massa óssea nas pacientes com síndrome de Turner[35].

O papel crucial do estradiol na patogênese da osteopenia na anorexia nervosa permanece controverso desde que Grinspoon et al. demonstraram que a osteopenia é mais intensa na anorexia nervosa do que na amenorreia hipotalâmica. Assim, resultados pouco animadores foram observados com o uso de estrógeno isolado no tratamento da anorexia nervosa[36].

Hormônio de crescimento

O hormônio de crescimento (GH) desempenha importante papel no crescimento ósseo longitudinal e maturação durante a infância e adolescência. O GH recombinante tem sido disponível por mais do que quatro décadas para o tratamento da deficiência de GH. A administração do GH aumenta a massa óssea e estimula a remodelação óssea. Na maioria das crianças, a terapia com GH é descontinuada quando o paciente atinge a altura final normal. Existem evidências indicando que a maior parte do PMO é atingido no final da adolescência, mas pequenos acréscimos na DMO continuam durante o período de transição da adolescência tardia ao adulto jovem. A administração de GH na vida adulta é necessária em cerca de ¼ dos pacientes diagnosticados com deficiência do GH durante a infância e adolescência[37].

Dados a respeito do tratamento com GH têm sido obtidos de poucos estudos, de forma que mais estudos controlados e randomizados são necessários para conclusões definitivas.

Quadro XVII-9. Dose e administração dos aminobisfosfonatos mais utilizados em crianças e adolescentes com osteoporose[34].

Medicação	Administração	Dose
Pamidronato: administrado em ciclos de 3 dias	Intravenoso, diluído em soro fisiológico de acordo com a quantidade: até 5mg: 50ml 5,1-10 mg: 100ml 10,1-15mg: 150ml 15,1-25mg: 250ml 25,1-50mg: 500ml 50,1-60mg: 600ml Infundir em 4 horas em bomba de infusão	Crianças < 2 anos: 0,5mg/kg/dia; ciclos a cada 2 meses Crianças 2-3 anos: 0,75mg/kg/dia; ciclos a cada 3 meses Crianças > 3 anos: 1mg/kg/dia; ciclos a cada 4 meses Dose máxima: 60mg/dia
Alendronato	Oral	35mg/semana (menores de 10 anos e/ou < 30kg) e 70mg/semana (maiores de 10 anos e/ou > 30kg)
Ácido zoledrônico	Intravenoso, diluído em 100ml de soro fisiológico e infundir em 1 hora	0,0125-0,05mg/kg/dose 1 dose a cada 6-12 meses

Tiazídicos

A hidroclorotiazida é utilizada no tratamento da hipercalciúria idiopática. Esse fármaco reduz a excreção de cálcio agindo no néfron distal, o que pode ajudar na melhora da massa óssea. Questões em relação à duração da terapia permanecem não respondidas.

Paratormônio recombinante

O paratormônio recombinante em doses intermitentes estimula a formação óssea, aumenta a DMO e reduz o risco de fraturas. Não foi, no entanto, aprovado para uso na faixa etária pediátrica devido à possível indução de osteossarcoma, como reportado em estudos experimentais com ratos.

CONCLUSÃO

Muitas doenças podem comprometer a massa óssea e o desenvolvimento esquelético em crianças e adolescentes. Algumas dessas doenças são potencialmente reversíveis, assim, é importante o clínico olhar, de um lado, para a doença primária em pacientes com fratura ou baixa massa óssea e, por outro lado, prevenir a perda óssea em pacientes com doenças crônicas.

Dieta adequada em cálcio, vitamina D e proteína é fundamental para a boa saúde esquelética. Atividade física de impacto e constante é fundamental para otimizar a obtenção do PMO e proteger contra osteoporose no futuro.

A densitometria óssea (por DXA) é o método mais utilizado para o diagnóstico de baixa massa óssea em crianças e adolescentes. As indicações clínicas para a realização da densitometria óssea em crianças e adolescentes são: fraturas recorrentes ou de baixo impacto, osteopenia diagnosticada por raios X convencional, doenças crônicas (doenças inflamatórias, hipogonadismo, osteoporose juvenil idiopática), imobilização, terapia crônica com glicocorticoide, osteogênese imperfeita e para a monitorização terapêutica.

O tratamento de doenças osteometabólicas e endocrinológicas na faixa etária pediátrica pode requerer, além da suplementação de cálcio e vitamina D, o uso de hormônios sexuais (no hipogonadismo) e de GH (na sua deficiência). Os aminobisfosfonatos são fármacos potentes utilizados na osteoporose levando ao aumento da densidade mineral óssea e redução da taxa de fratura. Eles devem ser prescritos em crianças e adolescentes com diagnóstico de osteoporose.

REFERÊNCIAS

1. Peck WA. Consensus development conference: diagnosis, prophylaxis, and treatment of osteoporosis. Am J Med. 1993;94(6):646-50.
2. Galindo Zavala R, Núñez Cuadros E, Díaz Cordovés-Rego G, Urda Cardona AL. Advances in the treatment of secondary osteoporosis. An Pediatr. 2014;81(6):399.e1-7.
3. Saggese G, Baroncelli GI, Bertelloni S. Osteoprosis in children and adolescents: diagnosis, risk factors, and prevention. J Pediatr Endocrinol Metab. 2001;14(7):833-59.
4. Gordon CM, Leonard MB, Zemel BS. 2013 pediatric position development conference: executive summary and reflections. J Clin Densitom. 2014;17(2): 219-24.
5. Ward L, Zulf Mughal M, Bachrach LK, et al. Chapter 43: Osteoporosis in Childhood and Adolescence. Osteoporosis. 2013:1037-86.
6. Ralston SH, Gaston MS. Management of osteogenesis imperfecta. Front Endocrinol-(Lausanne). 2020;10:924.
7. Veldhuis JD, Roemmich JN, Richmond EJ, Rogol AD, Lovejoy JC, Sheffield-Moore M, et al. Endocrine control of body composition in infancy, childhood, and puberty. Endocr Rev. 2005;26(1):114-46.
8. Biller BMK, Saxe V, Herzog DB, Klibanski A. Mechanisms of osteoporosis in adult and adolescent women with anorexia nervosa. J Clin Endocrinol Metab. 1989;68(3):548-55.
9. Fuusager GB, Christesen HT, Milandt N, Schou AJ. Glycemic control and bone mineral density in children and adolescents with type 1 diabetes. Pediatr Diabetes. 2019;20(5):629-36.
10. Baroncelli GI, Bertelloni S, Ceccarelli C, Saggese G. Measurement of volumetric bone mineral density accurately determines degree of lumbar undermineralization in children with growth hormone deficiency. J Clin Endocrinol Metab. 1998;83(9):3150-4.
11. Yang HR. Updates on bone health in children with gastrointestinal diseases. Ann Pediatr Endocrinol Metab. 2020;25(1):10-4.
12. Ghishan FK, Kiela PR. Advances in the understanding of mineral and bone metabolism in inflammatory bowel diseases. Am J Physiol Gastrointest Liver Physiol. 2011;300:G191-201.
13. O'Leary C, Wieneke P, Healy M, Cronin C, O'Regan P, Shanahan F, et al. Celiac disease and the transition from childhood to adulthood: a 28-year follow-up. Am J Gastroenterol. 2004;99(12):2437-41.
14. Bloomhardt HM, Sint K, Ross WL, Rotatori J, Ness K, robinson C, et al. severity of reduced bone mineral density and risk of fractures in long-term survivors of childhood leukemia and lymphoma undergoing guideline-recommended surveillance for bone health. Cancer. 2020;126(1):202-10.
15. Cheng JC, Qin L, Cheung CS, Sher AH, Lee KM, Ng SW, Guo X. Generalized low areal and volumetric bone mineral density in adolescent idiopathic scoliosis. J Bone Miner Res. 2000;15(8): 1587-95.
16. Kiratli BJ. Immobilization osteopenia. In Marcus R, Feldman D, Kelsey J, eds. Osteoporosis. 2nd ed. San Diego: Academic; 2001. p. 207-27.
17. Pereira RM, Corrente JE, Chahade WH, Yoshinari NH. Evaluation by dual X-ray absorptiometry (DXA) of bone mineral density in children with juvenile chronic arthritis. Clin Exp Rheumatol. 1998; 16(4):495-501.
18. Pereira RMR. Osteoporose e doenças reumáticas juvenis. In Oliveira SKF, Azevedo ECL, eds. Reumatologia pediátrica. 2nd ed. Rio de Janeiro: Revinter; 2001. p. 409-13.
19. Pereira RM, Carvalho JF, Canalis E. Glucocorticoid-induced osteoporosis in rheumatic diseases. Clinics (Sao Paulo). 2010;65(11): 1197-205.
20. de Sousa LFA, Paupitz JA, Aikawa NE, Takayama L, Caparbo VF, Pereira RMR. Risk factors for bone loss in juvenile-onset systemic lupus erythematosus: a prospective study. Lupus. 2019;28(10): 1224-32.
21. Santiago RA, Silva CA, Caparbo VF, Sallum AM, Pereira RM. Bone mineral apparent density in juvenile dermatomyositis: the role of lean body mass and glucocorticoid use. Scand J Rheumatol. 2008;37(1):40-7.
22. Acott PD, Crocker JF, Wong JA. Decreased bone mineral density in the pediatric renal transplant population. Pediatr Transplant. 2003; 7(5):358-63.

23. Goulding A, Jones IE, Taylor RW, Manning PJ, Williams SM. More broken bones: a 4-year double cohort study of young girls with and without distal forearm fractures. J Bone Miner Res. 2000; 15(10):2011-8.
24. Ma DQ, Jones G. Clinical risk factors but not bone density are associated with prevalent fractures in prepubertal children. J Paediatr Child Health. 2002;38(5):497-500.
25. Cook SD, Harding AF, Morgan EL, Doucet HJ, Bennett JT, O'Brien M, Thomas KA. Association of bone mineral density and pediatric fractures. J Pediatr Orthop. 1987;7(4):424-7.
26. Crabtee NJ, Leonard MB, Zemel BS. Dual-energy X-ray absorptiometry. In Sawyer AJ, Bachrach LK, Fung EB, eds. Bone densitometry in growing patients: guidelines for clinical practice. Totowa: Human Press; 2007. p. 41-57.
27. Bacharach LK, Levine MA, Cowell CT, Shaw NJ. Clinical Indications for the use of DXA in pediatric. In Sawyer AJ, Bachrach LK, Fung EB, eds. Bone densitometry in growing patients: guidelines for clinical practice. Totowa: Human Press; 2007. p. 9-72.
28. Weber DR, Boyce A, Gordon C, Högler W, Kecskemethy HH, Misra M, et al. The utility of DXA ussessment at the forearm, proximal femur, and lateral distal femur, and vertebral fracture assessment in the pediatric population: 2019 ISCD Official Position. J Clin Densitom. 2019;22(4):567-89.
29. Ambroszkiewicz J, Gajewska J, Rowicka G, Klemarczyk W, Chelchowska M. Assessment of biochemical bone turnover markers and bone mineral density in thin and normal-weight children. Cartilage. 2018;9(3):255-62.
30. Bowden SA, Akusoba CI, Hayes JR, Mahan JD. Biochemical markers of bone turnover in children with clinical bone fragility. J Pediatr Endocrinol Metab. 2016;29(6):715-22.
31. Lanou AJ, Berkow SE, Barnard ND. Calcium, dairy products, and bone health in children and young adults: a reevaluation of the evidence. Pediatrics. 2005;115(3):736-43.
32. Galindo-Zavala R, Bou-Torrent R, Magallares-López B, Mir-Perelló C, Palmou-Fontana N, Sevilla-Pérez B, et al. Expert panel consensus recommendations for diagnosis and treatment of secondary osteoporosis in children. Pediatr Rheumatol Online J. 2020; 18(1):20.
33. Rauch F, Glorieux FH. Bisphosphonate treatment in osteogenesis imperfecta: which drug, for whom, for how long? Ann Med. 2005; 37(4):295-302.
34. Marrani E, Giani T, Simonini G, Cimaz R. Pediatric osteoporosis: diagnosis and treatment considerations. Drugs. 2017;77(6):679-95.
35. Hogler W, Briody J, Moore B, Garnett S, Lu PW, Cowell CT. Importance of estrogen on bone health in Turner syndrome: a cross-sectional and longitudinal study using dual-energy x-ray absorptiometry. J Clin Endocrinol Metab. 2004;89(1):193-9.
36. Grinspoon S, Miller K, Coyle C, Krempin J, Pitts S, Herzog D, Klibanski A, et al. The severity of osteopenia in estrogen-deficient women with anorexia nervosa and hypothalamic amenorrhea. J Clin Endocrinol Metab. 1999;84(6):2049-55.
37. Saggese G, Baroncelli GI, Bertelloni S, Barsanti S. The effects of long-term growth hormone treatment on bone mineral density in children with GH deficiency: role of GH in the attainment of peak bone mass. J Clin Endocrinol Metab. 1996;81(8):3077-83.

Distúrbio Mineral Ósseo na Doença Renal Crônica

GUIDO DE PAULA COLARES NETO
CRÉSIO DE ARAGÃO DANTAS ALVES
HAMILTON CABRAL DE MENEZES FILHO

INTRODUÇÃO

O distúrbio mineral ósseo na doença renal crônica (DMO-DRC) é um distúrbio sistêmico do metabolismo ósseo e mineral que ocorre na doença renal crônica (DRC) e que se manifesta por uma ou mais das seguintes alterações: 1. anormalidades do metabolismo do cálcio, fósforo, paratormônio (PTH) ou vitamina D; 2. anormalidades na remodelação, mineralização, volume, crescimento linear e/ou resistência ósseos; e 3. calcificações vasculares ou em tecidos moles[1-4].

A osteodistrofia renal (OR) é o componente ósseo do DMO-DRC, sendo caracterizada pela desordem da qualidade e resistência ósseas secundárias às alterações metabólicas e hormonais que ocorrem durante a progressão do dano renal. A OR engloba as alterações histológicas detectadas na histomorfometria óssea (obtida a partir da biópsia de crista ilíaca) e está relacionada a maior risco de fraturas[2,5-7].

O DMO-DRC é observado já nos estágios iniciais da DRC e sua gravidade aumenta com o declínio da função renal. Está associado a maior morbimortalidade devido à maior incidência de fraturas, indução de calcificações vasculares e complicações cardiovasculares. Dessa forma, seu diagnóstico precoce e tratamento adequado são fundamentais para a prevenção de comorbidades[1,2,8,9].

Atualmente, a DRC atinge 5 a 10% da população mundial, havendo evidências histológicas de OR em 75% dos pacientes com DRC em estágios 3 a 5[9,10]. O censo da Sociedade Brasileira de Nefrologia, em 2015, estimou que 90% de 111.303 pacientes se encontravam em hemodiálise. Desses, 30% tinham hiperfosfatemia, 18% apresentavam hiperparatireoidismo secundário (HPTS) e 14% tinham supressão da concentração plasmática de PTH[11]. Em crianças dialíticas, estudo multicêntrico encontrou HPTS em 61% e supressão do PTH plasmático em 26% dos pacientes, enquanto estudo realizado no Brasil e Uruguai detectou HPTS em 44% dos pacientes[12,13].

FISIOPATOLOGIA

A hiperfosfatemia, decorrente da perda progressiva de néfrons e consequente redução da fosfatúria, estimula a secreção do fator de crescimento de fibroblastos 23 (FGF-23), hormônio fosfatúrico produzido pelos osteoblastos e osteócitos. O FGF-23 forma um complexo ternário com seu cofator, proteína Klotho, e o receptor tipo 1 do fator de crescimento de fibroblastos (FGFR1) para atuar principalmente no rim e paratireoide. No rim, uma de suas funções é aumentar a fosfatúria por meio da inibição dos cotransportadores de sódio-fosfato (NaPi-2a e NaPi-2c) no túbulo renal proximal[1,10].

Nas fases iniciais da DRC, a elevação do FGF-23 resulta em aumento da fosfatúria e contribui para a manutenção da fosfatemia dentro da normalidade. No entanto, durante a progressão da doença, principalmente quando a taxa de filtração glomerular (TFG) é inferior a 25ml/min/1,73m^2, a elevação compensatória do FGF-23 se torna insuficiente para a manutenção da fosfatemia normal[9,14]. Nesses estágios mais avançados da DRC, a diminuição da concentração sérica da proteína Klotho reduz a ação do FGF-23 no rim e na paratireoide[10].

O FGF-23 também reduz a concentração plasmática de 1,25(OH)$_2$D (calcitriol), forma ativa de vitamina D, pela inibição da enzima 1α-hidroxilase e estímulo da enzima

24-hidroxilase (responsável pela metabolização do calcitriol). A perda progressiva da função renal também contribui para a redução do calcitriol plasmático[1,10,15,16].

As baixas concentrações de calcitriol plasmático resultam em diminuição do cotransportador de sódio-fosfato NaPi-2b no intestino e redução da absorção intestinal de cálcio e fósforo, o que contribui para a diminuição da calcemia e da fosfatemia. O desenvolvimento do HPTS está associado a: hiperfosfatemia; hipocalcemia, que resulta em menor ativação do receptor sensível ao cálcio extracelular (RSCa) nas paratireoides; e redução do calcitriol plasmático, com consequente menor ativação dos receptores de vitamina D (VDR). Além disso, concentrações séricas de calcidiol (25OHD) inferiores a 12ng/ml também contribuem para o aumento do PTH plasmático[10,15,17]. Devemos lembrar que nos pacientes com DRC há elevada incidência de hipovitaminose D devido à redução da exposição solar, à baixa ingestão de colecalciferol e/ou ergocalciferol e à perda da proteína carreadora de vitamina D pela hiperproteinúria[18,19]. Outros fatores incluem raça negra, desnutrição e baixa condição socioeconômica[7].

No HPTS há aumento da reabsorção óssea (levando à mobilização de cálcio e fósforo do tecido ósseo para a circulação) e aumento da fosfatúria, que contribuem para a piora da qualidade e resistência ósseas[20-22]. A acidose metabólica também estimula a reabsorção óssea, o que agrava o efeito deletério do HPTS[7].

A progressão da DRC leva ao aumento contínuo das concentrações plasmáticas de FGF-23 e PTH[8]. O HPTS persistente pode evoluir para hiperparatireoidismo terciário, caracterizado por hipertrofia, hiperplasia e autonomia da glândula, e laboratorialmente por elevação do PTH plasmático e hipercalcemia[23,24].

A hipercalcemia e a hiperfosfatemia resultam em aumento do produto cálcio- fósforo e na predisposição à calcificação progressiva de tecidos moles e vascular (por meio de processo ativo de transformação da célula muscular lisa vascular em célula osteoblasto-*like*). O HPTS e a sobrecarga de quelantes de fósforo com cálcio e vitamina D estão envolvidos nesse processo[7,10,24].

A progressão do DMO-DRC pode resultar em resistência parcial à ação do PTH por diminuição dos seus receptores no tecido ósseo, o que pode aumentar a suscetibilidade para a diminuição da remodelação óssea[21,24].

Outras proteínas produzidas pelos osteócitos participam da fisiopatologia do DMO-DRC, destacando-se: proteína da matriz da dentina 1 (DMP1), que se encontra aumentada e tem ação inibitória sobre o FGF-23; esclerostina e Dickkopf-1 (Dkk1), que inibem a formação óssea pelo bloqueio da via Wnt-β-catenina, sendo que na DRC a esclerostina está aumentada inicialmente e diminuída nos estágios mais avançados[8-10,25].

A ativina A, originária dos miofibroblastos peritubulares do rim lesado, exerce seus efeitos via receptor de ativina tipo 2 (ActRIIA) e também contribui para o desenvolvimento do DMO-DRC[8-10].

Outros fatores que prejudicam a remodelação, a mineralização e a microarquitetura ósseas são a acidose metabólica, a elevação das citocinas (TNF-α e interleucina-6), as deficiências nutricionais e o hipogonadismo. Além disso, a redução da atividade física, a diminuição da massa muscular e o uso de drogas imunossupressoras no tratamento da DRC também são deletérios para o osso. Conjuntamente, esses efeitos aumentam o risco de fratura por redução na massa e qualidade ósseas[2,9].

A figura XVII-14 ilustra os principais mecanismos fisiopatológicos envolvidos no DMO-DRC.

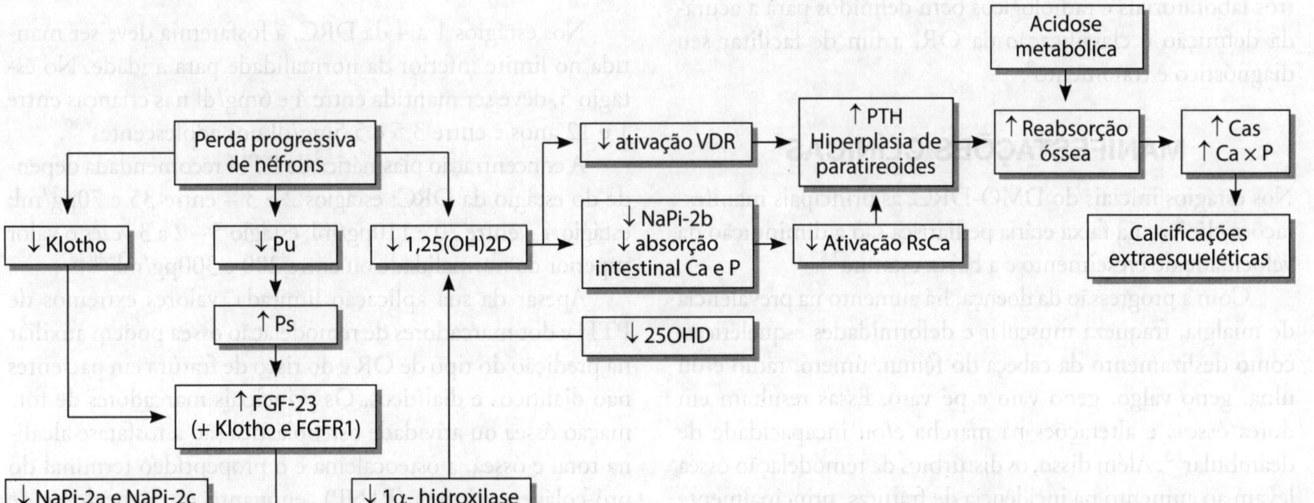

Figura XVII-15. Mecanismos fisiopatológicos do distúrbio mineral ósseo na doença renal crônica. $1{,}25(OH)_2D$ = calcitriol; 25OHD = calcidiol; Ca = cálcio; Cas = calcemia; Ca x P = produto cálcio-fósforo; FGF-23 = fator de crescimento de fibroblastos 23; NaPi-2a = cotransportador de sódio-fosfato 2a; NaPi-2b = cotransportador de sódio-fosfato 2b; NaPi-2c = cotransportador de sódio-fosfato 2c; P = fósforo; Ps = fosfatemia; Pu = fosfatúria; PTH = paratormônio; RsCa = receptor sensível ao cálcio extracelular; VDR = receptor de vitamina D; ↑ = elevado; ↓ = baixo.

CLASSIFICAÇÃO DA OSTEODISTROFIA RENAL

Tradicionalmente, a classificação da OR é baseada em parâmetros histomorfométricos da biópsia óssea: remodelação, mineralização e volume ósseos – classificação TMV (Quadro XVII-10)[9].

Quadro XVII-10. Classificação da osteodistrofia renal de acordo com a histomorfometria[27].

Tipo de OR	Remodelação	Mineralização	Volume ósseo
Osteíte fibrosa	↑ ou ↑↑	NL ou ↑	↑ ou ↑↑↑
Doença mista	↑ ou ↑↑↑	↓ ou ↓↓	↑↑↑
Osteomalacia	↓	↓↓	↑↑↑
Doença adinâmica	↓	NL	NL ou ↓

OR = osteodistrofia renal; NL = normal; ↑ = aumentado; ↓ = diminuído.

As doenças de alta remodelação óssea são a osteíte fibrosa cística associada ao HPTS, com mineralização normal, e a doença mista, com mineralização alterada. As doenças de baixa remodelação ósseas são a osteomalacia por intoxicação pelo alumínio ou deficiência de vitamina D, com mineralização alterada, e a doença adinâmica, com acelularidade, associada à supressão excessiva das paratireoides secundária à sobrecarga de cálcio, uso excessivo de calcitriol e intoxicação pelo alumínio[7,8,24].

Diante do aspecto invasivo da biópsia óssea e da sua complexidade, dados laboratoriais têm sido utilizados na avaliação e monitoração dos pacientes com OR, especialmente os valores plasmáticos de PTH e da fosfatase alcalina (total ou óssea), uma vez que têm boa correlação com a OR[10,26].

Apesar disso, são necessários critérios clínicos e parâmetros laboratoriais e radiológicos bem definidos para a acurada definição e classificação da OR, a fim de facilitar seu diagnóstico e tratamento[9].

MANIFESTAÇÕES CLÍNICAS

Nos estágios iniciais do DMO-DRC, as principais manifestações clínicas na faixa etária pediátrica são a diminuição da velocidade de crescimento e a baixa estatura[7,8].

Com a progressão da doença, há aumento na prevalência de mialgia, fraqueza muscular e deformidades esqueléticas, como deslizamento da cabeça do fêmur, úmero, rádio e/ou ulna, geno valgo, geno varo e pé varo. Essas resultam em dores ósseas e alterações na marcha e/ou incapacidade de deambular[1,8]. Além disso, os distúrbios da remodelação óssea levam ao aumento na incidência de fraturas, principalmente em ossos longos[1,2,8,9].

A DMO-DRC pode evoluir com calcificações em tecidos moles e vasculares, levando a complicações cardiovasculares como miocardiopatia, hipertrofia do ventrículo esquerdo, insuficiência cardíaca e infarto agudo do miocárdio[10,24,26].

A intoxicação por alumínio caracteriza-se por dores musculares e ósseas, deformidades esqueléticas, diminuição da velocidade de crescimento, anemia microcítica resistente à reposição de ferro, hipercalcemia e alterações neurológicas como crises convulsivas[7,26].

AVALIAÇÃO LABORATORIAL

A investigação laboratorial deve ser realizada a partir do estágio 2 da DRC e deve ser solicitada mais frequentemente com a progressão da doença renal[7,24,28].

A triagem laboratorial sérica deve incluir cálcio total, corrigido de acordo com a albuminemia [cálcio corrigido – mg/dl = cálcio dosado – mg/dl + (4,0 – albumina sérica – g/dl) × 0,8], cálcio iônico, fósforo, magnésio, fosfatase alcalina total, ureia, creatinina (para o cálculo do *clearance* de creatinina), gasometria venosa, 25OHD e PTH[20]. As concentrações plasmáticas do cálcio total, cálcio iônico e fósforo devem ser avaliadas à luz dos valores de referência de acordo com a faixa etária (Quadro XVII-11). O mesmo se aplica aos valores da fosfatase alcalina total sérica[8].

Quadro XVII-11. Valores de referência de cálcio total, cálcio iônico e fósforo séricos de acordo com a faixa etária[8].

Faixa etária	Cálcio total (mg/dl)	Cálcio iônico (mmol/l)	Fósforo (mg/dl)
0-11 meses	8,8-11,3	1,22-1,4	4,8-7,4
1-5 anos	9,4-10,8	1,22-1,32	4,5-6,5
6-12 anos	9,4-10,3	1,15-1,32	3,6-5,8
13-18 anos	8,8-10,2	1,12-1,3	2,3-4,5

Nos estágios 1 a 4 da DRC, a fosfatemia deve ser mantida no limite inferior da normalidade para a idade. No estágio 5, deve ser mantida entre 4 e 6mg/dl nas crianças entre 1 e 12 anos e entre 3,5 e 5,5mg/dl nos adolescentes[7,10].

A concentração plasmática de PTH recomendada depende do estágio da DRC: estágios 2 e 3 – entre 35 e 70pg/ml; estágio 4 – entre 70 e 110pg/ml; estágio 5 – 2 a 3 vezes o valor superior da normalidade ou entre 200 e 300pg/ml[8,10,26].

Apesar da sua aplicação limitada, valores extremos de PTH e dos marcadores de remodelação óssea podem auxiliar na predição do tipo de OR e do risco de fratura em pacientes não dialíticos e dialíticos. Os principais marcadores de formação óssea ou atividade osteoblástica são a fosfatase alcalina total e óssea, a osteocalcina e o propeptídeo terminal do pró-colágeno tipo 1 (P1NP), enquanto os marcadores de reabsorção óssea ou atividade osteoclástica são a fosfatase ácida tartarato-resistente 5b (Trap-5b) e o telopeptídeo carboxiterminal da piridinolina do colágeno tipo 1 (CTX). A fosfatase alcalina total é o principal marcador utilizado na faixa pediátrica[2,9].

As doenças que cursam com redução da remodelação óssea caracterizam-se, laboratorialmente, por valores plasmáticos do PTH e da fosfatase alcalina total diminuídos, enquanto naquelas com elevação da remodelação óssea esses valores são aumentados[2,9,10,24].

Quanto à dosagem de 25OHD, ela deve ser realizada no basal e durante as intervenções terapêuticas nos estágios 2 a 5 da DRC, e sua concentração plasmática deve ser mantida acima de 30ng/ml[7].

Em relação à acidose metabólica, devemos considerar que valores de bicarbonato sérico acima de 20mEq/l são considerados normais para recém-nascidos e lactentes, enquanto para as crianças maiores que 2 anos o limite inferior de normalidade é 22mEq/l[7].

Quanto aos exames urinários, devem ser solicitados urina tipo I, e cálcio e creatinina em amostra urinária isolada (valores de normalidade para a relação Ca/Cr urinárias são: 0 a 6 meses: < 0,8; 6 meses a 1 ano: < 0,6; 1 a 2 anos: < 0,4; 2 a 18 anos: < 0,21) ou calciúria total na urina de 24 horas (quando o valor de normalidade se situa entre 1,5 e 4mg/kg/dia)[29].

O diagnóstico da intoxicação por alumínio envolve o teste da desferroxamina (DFO) na dose de 5mg/kg, administrada 1 hora antes do término ou após a sessão de hemodiálise. As amostras para dosagem de alumínio devem ser coletadas antes da administração da DFO e antes da sessão seguinte de hemodiálise. A intoxicação por alumínio é sugerida por concentrações plasmáticas de PTH inferiores a 150pg/ml e aumento do alumínio sérico superior a 50µg/l após a infusão da DFO[24].

Sempre que possível, deve-se aferir o FGF-23 plasmático[26,30].

AVALIAÇÃO RADIOLÓGICA

No DMO-DRC os exames de imagem, associados à triagem laboratorial, podem auxiliar na avaliação da densidade e/ou qualidade ósseas, do risco de fratura e do tratamento farmacológico[2,9].

A densitometria óssea, avaliada a partir da emissão de raios de dupla energia através da DXA, é considerada o padrão-ouro para a mensuração da densidade mineral óssea (DMO) e do risco de fraturas na população geral, incluindo os pacientes com DRC de acordo com o KDIGO. Apesar disso, a DXA não é capaz de avaliar a microarquitetura óssea e de definir o tipo de OR, além de subestimar a DMO em crianças com baixa estatura[2,8]. Portanto, não há indicação para a realização da DXA em crianças acompanhadas por DMO-DRC[9,21]. A tomografia computadorizada quantitativa periférica (pQCT) e a tomografia computadorizada quantitativa periférica de alta resolução (HR-pQCT) são capazes de avaliar a microarquitetura óssea e a DMO volumétrica trabecular e cortical separadamente, sendo menos influenciadas por fatores antropométricos e anatômicos.

Na DRC há predomínio de acometimento do osso cortical, podendo ser observados perda de área, de espessura e da densidade e aumento da porosidade cortical. Essas alterações se intensificam com a progressão da doença. Apesar das informações importantes fornecidas tanto pela pQCT quanto pela HR-pQCT, esses exames são de alto custo, têm disponibilidade limitada a ambientes acadêmicos e não são capazes de definir o tipo de OR[2,8,9].

O escore do osso trabecular avalia a microarquitetura trabecular a partir de *software* de imagens de DXA da coluna lombar, tendo boa correlação com os resultados de HR-pQCT e da histomorfometria, principalmente em adultos saudáveis. Entretanto, seu uso como preditor de fraturas em pacientes com DRC precisa ser mais bem avaliado[9].

Na DRC em pacientes pediátricos, principalmente quando em estágios avançados, a avaliação radiológica deve incluir: ossos longos (para a pesquisa de sinais de osteopenia e fraturas), mãos e punhos (para a avaliação da reabsorção subperiostal das falanges distais, acro-osteólise e atraso de idade óssea), crânio (para a detecção de reabsorções endosteal e intracortical do crânio, caracterizando as lesões de "sal e pimenta") e coluna toracolombar (avaliação de fraturas por compressão, cifoescoliose, esclerose das bordas inferiores e superiores dos corpos vertebrais). As radiografias também permitem a avaliação de calcificações extraesqueléticas[24,26,31].

A ultrassonografia de rins e vias urinárias é importante para a identificação de nefrolitíase e nefrocalcinose[4,31].

O eletrocardiograma e o ecocardiograma são utilizados para detectar calcificações em vasos, valvas cardíacas e miocárdio, principalmente em pacientes com produto cálcio-fósforo aumentado[20,32].

Na suspeita de hiperparatireoidismo terciário, a ultrassonografia de paratireoides e a cintilografia com sestamibi-^{99m}Tc podem ser necessárias para o diagnóstico[33].

AVALIAÇÃO HISTOMORFOMÉTRICA

A análise histomorfométrica, por meio da administração da tetraciclina, é considerada o padrão-ouro para o diagnóstico, classificação da OR e definição de tratamento. No entanto, trata-se de procedimento invasivo, além de não estar amplamente disponível e requerer profissionais experientes para sua interpretação[2,9,10,26,30].

Os principais aspectos avaliados na histomorfometria são remodelação, mineralização, volume ósseo e presença de metais como o ferro e o alumínio. A tetraciclina, marcador da mineralização óssea, deve ser administrada duas vezes na dose de 15mg/kg/dia durante três dias, com intervalo de 10 dias. Em crianças com menos de 8 anos de idade, a dose deve ser inferior a 10mg/kg/dia[6-8].

A análise histomoformétrica está indicada nos pacientes: com fratura atraumática; expostos a alumínio; com PTH plasmático superior a 400pg/ml; com hipercalcemia persistente; com dor óssea persistente; com hipofosfatemia sem diagnóstico; e previamente ao uso de bisfosfonatos[7,24,26,30].

ABORDAGEM TERAPÊUTICA

No DMO-DRC, o objetivo terapêutico é o controle da hiperfosfatemia e do HPTS a fim de reduzir o FGF-23 e consequentemente a morbimortalidade cardiovascular. Nos estágios 1 a 4 a fosfatemia deve ser mantida no limite inferior da normalidade para a idade. No estágio 5 deve ser mantida entre 4 e 6mg/dl nas crianças de 1 a 12 anos e entre 3,5 e 5,5mg/dl nos adolescentes[7,8,26].

Inicialmente, a regulação da fosfatemia envolve o controle da ingestão de fósforo, recomendando-se a ingestão de 100% do recomendado em pacientes com HPTS e fosfatemia normal, para evitar o prejuízo nutricional, de acordo com o quadro XVII-12[7,8]. As principais fontes dietéticas de fósforo são proteínas, embutidos, biscoitos e refrigerantes à base de cola. A partir do estágio 3 a ingestão de fósforo deve ser reduzida para 80% da recomendação diária de ingestão (RDI) em pacientes com HPTS e hiperfosfatemia. A dosagem da fosfatemia deve ser feita a cada 3 meses nos estágios 3 e 4 e mensalmente no estágio 5[7,8,10,20].

Quadro XVII-12. Recomendações diárias de ingestão (RDI) de cálcio e fósforo[7,26].

Faixa etária	Cálcio (mg/dia)	Fósforo (mg/dia)
0-6 meses	210	100
7-12 meses	270	275
1-3 anos	500	460
4-8 anos	800	500
9-18 anos	1.300	1.250

Na presença de hiperfosfatemia persistente e não responsiva ao tratamento dietético, indica-se o uso de quelantes de fósforo, capazes de formar complexos pouco solúveis com o fosforo dietético e assim limitar sua absorção intestinal[7]. A fim de aumentar a ação quelante e a excreção de fósforo nas fezes, os quelantes de fósforo devem ser ingeridos 10 a 15 minutos antes ou durante a refeição[7,10].

Os quelantes com cálcio representam a primeira escolha, embora possam levar à hipercalcemia, ao aumento do produto cálcio-fosforo e do risco de calcificações extraesqueléticas[8,20]. Recomenda-se o carbonato de cálcio (40% de cálcio elementar, de forma que 1.250mg fornecem 500mg de cálcio elementar), sabendo-se que cada grama de carbonato de cálcio é capaz de quelar 39mg de fósforo. Indica-se que a dose inicial seja de 500mg de carbonato de cálcio a cada 200mg de fósforo dietético (ou 50mg/kg/dia). De acordo com a faixa etária, devem ser utilizadas as seguintes doses de carbonato de cálcio inicialmente: 0 a 1 ano – 250mg, 3 a 5 vezes ao dia; 1 a 4 anos – 500mg, 2 a 3 vezes ao dia; 5 a 8 anos – 500mg, 3 a 4 vezes ao dia; e de 9 a 19 anos – 500mg, 5 vezes ao dia. A dose deve ser ajustada até a normalização da fosfatemia. O carbonato de cálcio deve ser administrado junto às refeições para ação quelante e longe das refeições se a intenção for suplementar o cálcio[7,10,24]. Deve-se estar atento para que o cálcio suplementado não seja superior a duas vezes o RDI ou superior a 2,5g/dia, de acordo com os valores expostos no quadro XVII-12. Diante de calcemia superior a 10,2mg/dl ou PTH sérico inferior a 150pg/ml em duas medidas consecutivas, deve-se reduzir a dose do quelante de cálcio, de colecalciferol e/ou calcitriol, diminuir a concentração de cálcio na diálise ou substituir o carbonato de cálcio pelo cloridrato de sevelamer[7,8,24]. Diante de hipercalcemia ou hiperfosfatemia resistente ao uso de quelante de cálcio e à adequação da frequência e tempo de diálise, o cloridrato de sevelamer deve ser utilizado. O sevelamer é um quelante sem cálcio ou alumínio, resistente à degradação digestiva e à absorção intestinal, cujos 40mg quelam 32mg de fósforo[8]. A dose inicial de sevelamer é de 800mg duas a três vezes ao dia, junto às refeições, e a dose máxima é 7.200mg/dia. Os comprimidos de sevelamer podem ser dissolvidos em 5 mililitros de água, com administração por via oral ou enteral. O objetivo é manter a fosfatemia entre 3,5 e 6mg/dl e ajustes necessários devem ser feitos a cada duas semanas. O sevelamer pode induzir redução nos valores de colesterol e ácido úrico e estar associado a efeitos anti-inflamatórios, e deve ser suspenso diante de hipofosfatemia e obstrução intestinal[7,10,24].

Devido à probabilidade de intoxicação, doença adinâmica e encefalopatia, quelantes com alumínio só devem ser utilizados em adolescentes com fosfatemia maior que 7mg/dl ou com produto cálcio-fosforo elevado (menores de 12 anos: > $65mg^2/dl^2$ e maiores de 12 anos: > $55mg^2/dl^2$), na dose de 30mg/kg/dia, e por até 4 a 6 semanas[8]. Nesses casos, está contraindicado o uso de citrato por aumentar a absorção intestinal de alumínio[7].

A nicotinamida inibe os transportadores NaPi-2b e pode ser utilizada como adjuvante aos quelantes no tratamento da hiperfosfatemia, embora sejam necessários mais estudos na população pediátrica[8].

Nos pacientes dialíticos com hiperfosfatemia persistente, apesar do uso de quelantes, a diálise deve ser ajustada. A diálise peritoneal é capaz de remover o fósforo em 300 a 400mg/dia, enquanto a hemodiálise remove 800mg por sessão. Ambos os valores são insuficientes para a correção completa da hiperfosfatemia[7].

A hipofosfatemia deve ser corrigida por meio de suplementação da dieta, suplementação oral de fósforo ou redução da dose do quelante. Deve-se ter em mente que tanto a fosfatemia inferior a 2,5mg/dl quanto a superior a 7mg/dl podem prejudicar o crescimento linear e aumentar a morbimortalidade[7].

O tratamento do HPTS inclui o uso de calcitriol ou calcimiméticos, importantes para a redução do PTH plasmático[5,10]. O calcitriol está indicado diante da elevação do PTH plasmático para o estágio da DRC (estágios 2 e 3: 35 a 70pg/ml, estágio 4: 70 a 110pg/ml e estágio 5: 100 a 300pg/

ml), desde que haja suficiência de 25OHD (concentração plasmática superior a 30ng/ml), que a calcemia seja inferior a 10mg/dl e que a fosfatemia esteja dentro do esperado para a idade, de acordo com o quadro XVII-11[8,20,26]. Nos estágios 2 a 4 da DRC, a dose inicial de calcitriol é baseada no peso da criança: < 10kg – 0,05µg em dias alternados; 10 a 20kg – 0,1 a 0,15µg/dia; e > 20kg – 0,25µg/dia. No estágio 5, a dose inicial de calcitriol, por via oral ou intravenosa, é baseada no PTH plasmático: entre 300 e 500pg/ml – 0,0075µg/kg 3 vezes por semana (até 0,25µg/dose); entre 500 e 1.000pg/ml – 0,015µg/kg 3 vezes por semana (até 0,5µg/dose); acima de 1.000pg/ml – 0,025µg/kg 3 vezes por semana (até 1µg/dose). É importante observar que a aspiração da cápsula de calcitriol pode diminuir sua efetividade[7,26,30]. Por outro lado, a administração de calcitriol deve ser interrompida nas seguintes situações: PTH plasmático inferior ao esperado para o estágio da DRC, hiperfosfatemia e/ou hipercalcemia. Nesses casos, assim que houver normalização desses parâmetros, o calcitriol deverá ser reintroduzido na metade da dose. A dose do calcitriol deve ser aumentada em 50% caso a redução do PTH após 3 meses tenha sido menor do que 30%, desde que a calcemia e a fosfatemia estejam normais. O uso de quelantes para o controle da hiperfosfatemia pode permitir que doses maiores de calcitriol sejam utilizadas[7,8,24].

Os análogos da vitamina D mais seletivos, como alfacalcidol, paricalcitol ou doxercalciferol, estão menos associados ao risco de hipercalcemia e hiperfosfatemia, representando alternativas ao calcitriol no manejo do HPTS. O alfacalcidol é um análogo sintético da vitamina D_3, mas não é amplamente disponibilizado no Brasil. O paricalcitol, ativador seletivo dos receptores de vitamina D, e o doxercalciferol, análogo da vitamina D "não hipercalcêmico", estão indicados em pacientes dialíticos com hipercalcemia e HPTS resistentes ao tratamento inicial. Apesar disso, não há padronização para o uso dessas medicações na população pediátrica[7-9,24].

O cloridrato de cinacalcete aumenta a sensibilidade do RSCa ao íon cálcio na paratireoide, assim diminuindo a secreção de PTH, mas não é utilizado rotineiramente na população pediátrica pela falta de estudos sobre seus efeitos em longo prazo[7,8,10,24].

A suplementação de colecalciferol é necessária nos pacientes com concentração plasmática de 25OHD inferior a 30ng/ml, nas seguintes doses: 25OHD menor que 5ng/ml – 8.000UI/dia ou 50.000UI/semana por 4 semanas, seguida por 4.000UI/dia ou 50.000UI a cada 15 dias por 2 meses; 25OHD entre 5 e 15ng/ml – 4.000UI/dia ou 50.000UI a cada 15 dias por 3 meses; 25OHD entre 16 e 30ng/ml – 2.000UI/dia ou 50.000UI/mês por 3 meses. A suplementação de colecalciferol deve ser interrompida se a calcemia for superior a 10,2mg/dl ou se a 25OHD plasmática for superior a 30ng/ml[7,8,34].

Na doença adinâmica não relacionada ao alumínio, diagnosticada por PTH plasmático inferior a 150pg/ml ou pela biópsia óssea, deve-se suspender o uso de calcitriol, reduzir ou suspender o carbonato de cálcio e/ou reduzir a concentração de cálcio do dialisato[7].

A paratireoidectomia subtotal está indicada em pacientes com hiperparatireoidismo terciário com PTH maior que 1.000pg/ml, deformidades esqueléticas e hipercalcemia refratária ao tratamento[26,30]. No pós-operatório há risco da "síndrome da fome óssea" devido ao rápido aumento da acreção osteomineral e caracterizada por hipocalcemia e/ou hipofosfatemia. O tratamento dessa condição consiste no uso de carbonato de cálcio e calcitriol em doses elevadas, devendo-se acrescentar reposição de fósforo quando a fosfatemia for inferior a 2mg/dl[8].

O bicarbonato sérico deve ser mantido acima de 22mEq/l por meio da administração de bicarbonato de sódio na dose de 1 a 2mEq/kg/dia, dividido em 2 a 3 doses, para se evitar a acidose metabólica[7].

No DMO-DRC deve-se estar atento para a hipomagnesemia, anemia e desnutrição, que devem ser tratadas adequadamente[21,30]. Além disso, deve-se estimular a prática regular de atividade física para melhorar a condição osteomuscular e reduzir o risco de fratura[9].

Atualmente, não há indicação formal para o uso de medicamentos antirreabsortivos (como os aminobisfosfonatos e denosumabe) ou anabólicos (como a teriparatida) na população pediátrica com DMO-DRC e osteoporose[9].

PERSPECTIVAS

O uso do burosumabe, anticorpo anti-FGF-23, poderia neutralizar os efeitos decorrentes da hipersecreção do FGF-23. No entanto, em modelos animais de DRC, o burosumabe associou-se à hiperfosfatemia e ao aumento das calcificações vasculares e da morbimortalidade. A aplicabilidade do burosumabe em pacientes com DRC ainda não foi bem estabelecida[10].

Os quelantes de fósforo sem cálcio e com ferro, como o *sucroferric oxyhydroxid* (PA21) e o citrato férrico (JTT-751), são tão eficientes quanto o cloridrato de sevelamer, com a vantagem de diminuírem o risco de calcificações vasculares e auxiliarem no tratamento e prevenção da anemia nos pacientes com DRC[10]. Embora o citrato férrico seja capaz de reduzir a fosfatemia, aumentar o ferro sérico, manter concentrações adequadas de hemoglobina e diminuir o uso de ferro por via intravenosa e de eritropoietina, ainda não foi estudado em pacientes pediátricos[8,9,24].

O Klotho recombinante pode representar alternativa para o tratamento ou profilaxia do HPTS, especialmente porque pacientes com estágios mais avançados da DRC podem apresentar deficiência da proteína Klotho[10].

A inibição da esclerostina por meio do romosozumabe e a inibição do Dkk1 através do anticorpo anti-Dkk1 são possíveis alvos terapêuticos em pacientes com DRC com redução da massa e remodelação ósseas, mas ainda não existem estudos na população pediátrica determinando seu uso formal[9]. Em estudos pré-clínicos, os anticorpos monoclonais direcionados ao ActRIIA para regular a concentração de Dkk1 mostraram-se efetivos em melhorar e reverter as sequelas esqueléticas e vasculares do DMO-DRC[10].

REFERÊNCIAS

1. Romagnani P, Remuzzi G, Glassock R, Levin A, Jager KJ, Tonelli M, et al. Chronic kidney disease. Nat Rev Dis Primers. 2017;3:17088.
2. McNerny EMB, Nickolas TL. Bone quality in chronic kidney disease: definitions and diagnostics. Curr Osteoporos Rep. 2017; 15(3):207-13.
3. Moe S, Drüeke T, Cunningham J, Goodman W, Martin K, Olgaard K, et al. Definition, evaluation, and classification of renal osteodystrophy: a position statement from Kidney Disease: Improving Global Outcomes (KDIGO). Kidney Int. 2006;69(11):1945-53.
4. KDIGO. Clinical Practice Guideline Update for the Diagnosis, Evaluation, Prevention, and Treatment of Chronic Kidney Disease–Mineral and Bone Disorder (CKD-MBD). Kid Int Suppl (2011). 2017;7(1):1-59.
5. Kaspar CD, Bholah R, Bunchman TE. A review of pediatric chronic kidney disease. Blood Purif. 2016;41(1-3):211-7.
6. Ott SM. Renal osteodystrophy-time for common nomenclature. Curr Osteoporos Rep. 2017;15(3):187-93.
7. Lima EM, Gesteira MeF, Bandeira MeF, Nefrologia SBd. [Brazilian Guidelines for bone and mineral disorders in CKD children]. J Bras Nefrol. 2011;33(2):232-47.
8. Hanudel MR, Salusky IB. Treatment of pediatric chronic kidney disease-mineral and bone disorder. Curr Osteoporos Rep. 2017;15(3): 198-206.
9. Damasiewicz MJ, Nickolas TL. Rethinking bone disease in kidney disease. JBMR Plus. 2018;2(6):309-22.
10. Waziri B, Duarte R, Naicker S. Chronic kidney disease-mineral and bone disorder (CKD-MBD): current perspectives. Int J Nephrol Renovasc Dis. 2019;12:263-76.
11. Nefrologia SBd. Censo SBN2015.
12. Hussein R, Alvarez-Elías AC, Topping A, Raimann JG, Filler G, Yousif D, et al. A cross-sectional study of growth and metabolic bone disease in a pediatric global cohort undergoing chronic hemodialysis. J Pediatr. 2018;202:171-8.e3.
13. Araújo SM, Ambrosoni P, Lobão RR, Caorsi H, Moysés RM, Barreto FC, et al. The renal osteodystrophy pattern in Brazil and Uruguay: an overview. Kidney Int Suppl. 2003(85):S54-6.
14. Vervloet MG, Sezer S, Massy ZA, Johansson L, Cozzolino M, Fouque D, et al. The role of phosphate in kidney disease. Nat Rev Nephrol. 2017;13(1):27-38.
15. Bergwitz C, Jüppner H. Regulation of phosphate homeostasis by PTH, vitamin D, and FGF23. Annu Rev Med. 2010;61:91-104.
16. Yu X, White KE. FGF23 and disorders of phosphate homeostasis. Cytokine Growth Factor Rev. 2005;16(2):221-32.
17. Munns CF, Shaw N, Kiely M, Specker BL, Thacher TD, Ozono K, et al. Global Consensus Recommendations on Prevention and Management of Nutritional Rickets. J Clin Endocrinol Metab. 2016; 101(2):394-415.
18. Ariganjoye R. Pediatric hypovitaminosis d: molecular perspectives and clinical implications. Glob Pediatr Health. 2017;4: 2333794X16685504.
19. Maeda SS, Borba VZ, Camargo MB, Silva DM, Borges JL, Bandeira F, et al. Recommendations of the Brazilian Society of Endocrinology and Metabology (SBEM) for the diagnosis and treatment of hypovitaminosis D. Arq Bras Endocrinol Metabol. 2014;58(5): 411-33.
20. Wesseling-Perry K, Salusky IB. Chronic kidney disease: mineral and bone disorder in children. Semin Nephrol. 2013;33(2):169-79.
21. Kemper MJ, van Husen M. Renal osteodystrophy in children: pathogenesis, diagnosis and treatment. Curr Opin Pediatr. 2014; 26(2):180-6.
22. Silver J, Naveh-Many T. FGF-23 and secondary hyperparathyroidism in chronic kidney disease. Nat Rev Nephrol. 2013;9(11):641-9.
23. Levi R, Silver J. Pathogenesis of parathyroid dysfunction in end-stage kidney disease. Pediatr Nephrol. 2005;20(3):342-5.
24. CONITEC CNdIdTnS. Protocolo Clínico e Diretrizes Terapêuticas (PCDT)- Distúrbio Mineral e Ósseo na Doença Renal Crônica - portaria número 246 http://portalarquivos.saude.gov.br/images/pdf/2017/junho/30/PCDT-Disturbio-Mineral-osseo-25-04-2017.pdf2016 [
25. Quarles LD. Endocrine functions of bone in mineral metabolism regulation. J Clin Invest. 2008;118(12):3820-8.
26. Group KDIGOKC-MUW. KDIGO 2017 Clinical Practice Guideline Update for the Diagnosis, Evaluation, Prevention, and Treatment of Chronic Kidney Disease-Mineral and Bone Disorder (CKD-MBD). Kidney Int Suppl (2011). 2017;7(1):1-59.
27. Waller S, Shroff R, Freemont AJ, Rees L. Bone histomorphometry in children prior to commencing renal replacement therapy. Pediatr Nephrol. 2008;23(9):1523-9.
28. Levin A, Bakris GL, Molitch M, Smulders M, Tian J, Williams LA, et al. Prevalence of abnormal serum vitamin D, PTH, calcium, and phosphorus in patients with chronic kidney disease: results of the study to evaluate early kidney disease. Kidney Int. 2007;71(1):31-8.
29. Vieira MS, Francisco PC, Hallal ALLC, Penido MGMG, Bresolin NL. Association between dietary pattern and metabolic disorders in children and adolescents with urolithiasis. J Pediatr (Rio J). 2020; 96:333-40.
30. Group KDIGOKC-MW. KDIGO clinical practice guideline for the diagnosis, evaluation, prevention, and treatment of Chronic Kidney Disease-Mineral and Bone Disorder (CKD-MBD). Kidney Int Suppl. 2009(113):S1-130.
31. Habbig S, Beck BB, Hoppe B. Nephrocalcinosis and urolithiasis in children. Kidney Int. 2011;80(12):1278-91.
32. Khouzam NM, Wesseling-Perry K, Salusky IB. The role of bone in CKD-mediated mineral and vascular disease. Pediatr Nephrol. 2015;30(9):1379-88.
33. Walker MD, Silverberg SJ. Primary hyperparathyroidism. Nat Rev Endocrinol. 2018;14(2):115-25.
34. Holick MF, Binkley NC, Bischoff-Ferrari HA, Gordon CM, Hanley DA, Heaney RP, et al. Evaluation, treatment, and prevention of vitamin D deficiency: an Endocrine Society clinical practice guideline. J Clin Endocrinol Metab. 2011;96(7):1911-30.

PARTE XVIII

Incongruência de Gênero em Crianças e Adolescentes

COORDENADOR

Fábio Bessa Lima

Tumores do Sistema Nervoso Central com Repercussão Endócrina

Hilton Kuperman
Selma San Martin Castanedo

Os tumores do sistema nervoso central (SNC) têm grande importância devido ao potencial de interferência no funcionamento e regulação do sistema endócrino. As manifestações podem ser decorrentes de certas características do tumor, entre elas: localização, tamanho e malignidade e até o tipo de tratamento ao qual o paciente é submetido.

O tipo e a dose de agentes quimioterápicos, bem como a intensidade e a região corporal de irradiação são fatores que podem estar relacionados às manifestações tardias[1,2].

A região hipotálamo-hipofisária, coordenadora de grande parte das funções endócrinas, também pode ser alvo de tumores que comprometem os sistemas de regulação. Assim, podem-se manifestar com excesso ou déficit de produção hormonal, ocasionando alterações clínicas mais ou menos acentuadas.

O hipotálamo localiza-se na base do cérebro, mais especificamente no diencéfalo, acima da sela túrcica e da hipófise (Figura XVIII-1); compreende o túber cinéreo, o infundíbulo, o quiasma óptico e os corpos mamilares. A hipófise, por sua vez, localiza-se no interior da sela túrcica, no osso esfenoide na base do crânio, sendo conectada ao hipotálamo pela haste hipofisária. No ser humano, ela é dividida em 2 lobos: anterior (ou adeno-hipófise) e posterior (ou neuro-hipófise), ainda se pode mencionar a *pars intermedia*, sem função definida[3].

O SNC, a hipófise e os respectivos órgãos-alvo (tais como gônadas, suprarrenais, tireoide etc.) agem em conjunto, integrando os diversos processos que ocorrem em diferentes níveis do eixo hipotálamo-hipofisário orgão-alvo[4].

O diagnóstico diferencial de lesões selares e extrasselares envolve numerosos distúrbios, abrangendo desde os adenomas hipofisários, lesões inflamatórias e vasculares, até mesmo uma série de tumores não hipofisários, muitos deles extremamente raros[5].

TUMORES BENIGNOS DA HIPÓFISE

Os tumores benignos da hipófise ou adenomas hipofisários são as neoplasias intracranianas mais comumente encontradas em adultos[5] e são raros em crianças, com 3,5-8,5% dos casos diagnosticados antes dos 20 anos de idade. Entre todos os adenomas descritos na literatura médica, apenas 2 a 10% ocorrem em crianças e adolescentes[4,6-9]. Tais tumores correspondem a menos de 6% de todos os tumores intracranianos em adolescentes[8]. Os carcinomas de hipófise são extremamente raros, eles representam menos de 0,5% dos tumores da hipófise[10].

Patogênese

A grande maioria dos tumores da hipófise é benigna, o que se deve a uma alteração do ciclo celular mediada por fatores hipotalâmicos, intrapituitários e/ou periféricos. Sabe-se que a ativação de uma oncoproteína da hipófise e/ou a inativação do gene supressor tumoral e/ou a desregulação do ciclo celular da hipófise contribuem para a proliferação de sinais parácrinos com variação de número de cópias cromossômicas, aneuploidia e alteração da senescência celular, propiciando a transformação maligna[11].

No entanto, uma pequena fração é maligna, mas as vias celulares que impulsionam a transformação em neoplasias são pouco conhecidas (Figura XVIII-2). Novas técnicas em epigenética podem fornecer uma nova dimensão para caracterizar tumores e ter implicações no prognóstico e tratamento[11,12].

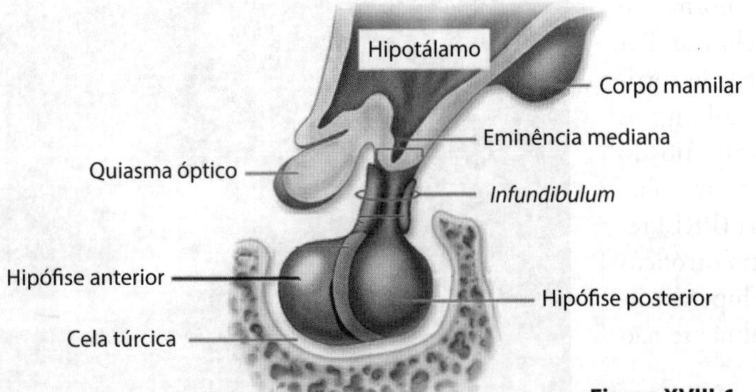

Figura XVIII-1. Anatomia da região hipotálamo-hipofisária.

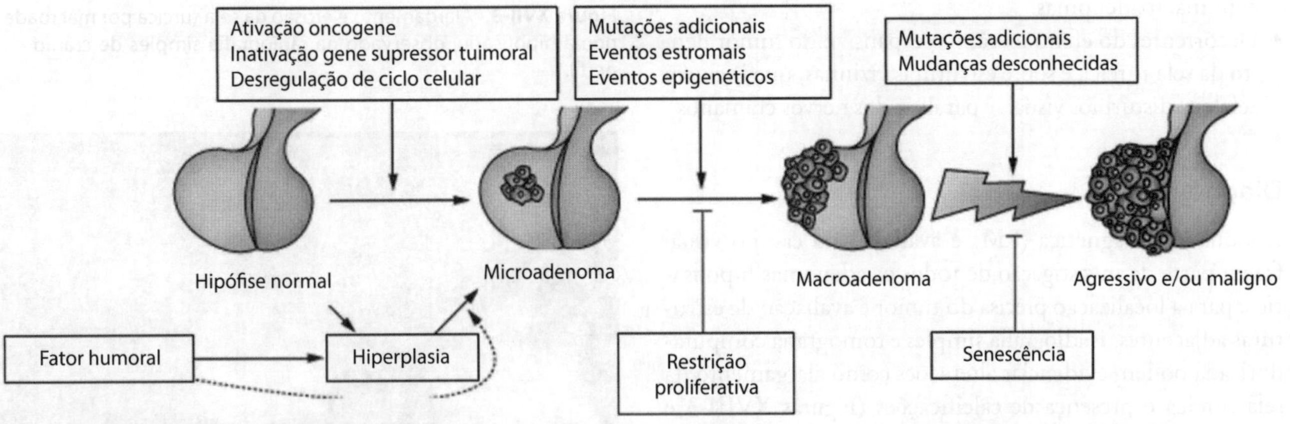

Figura XVIII-2. Cascata da tumorigênese hipofisária[11].

Classificação

Os adenomas devem ser classificados conforme:

- Tamanho – em microadenomas, quando forem menores que 10mm e estiverem restritos à sela túrcica[4]. Por sua vez, os tumores grandes (> 10mm) são chamados macroadenomas e podem apresentar componente extrasselar, projetando-se para dentro do seio esfenoidal, acometendo, superiormente, o aparato óptico ou, lateralmente, o seio cavernoso e as carótidas[4].
- Produção hormonal – os adenomas podem ser classificados em funcionantes, quando são capazes de incrementar a produção hormonal da hipófise, ou não funcionantes, ou seja, quando não produzem nenhum tipo específico de hormônio hipofisário.
- Linhagem celular hipofisária – por exemplo, adenomas somatotróficos, adenomas tireotróficos etc.

A classificação deve considerar também o estudo imuno-histoquímico do tumor, que busca identificar características moleculares como a expressão de marcadores proteicos, fatores de transcrição específicos e linhagem celular hipofisária, oferecendo informações sobre tratamento e prognóstico do tumor[13]. A classificação da OMS, 2017, classifica adenomas conforme a linhagem celular hipofisária e não de acordo com a produção hormonal do adenoma. Por exemplo, "adenoma lactotrófico" define um grupo de tumores derivados da linhagem PIT-1 que secretam prolactina (PRL), substituindo o termo anterior "adenoma produtor de prolactina"[13].

Em séries pediátricas, observa-se predomínio de macroadenomas funcionantes em cerca de 70 a 95% dos casos[9,14], enquanto nos adultos os tumores não funcionantes são bem mais frequentes[8,14,15]. Embora ainda controversa, a literatura tem descrito os tumores infantis como bem mais agressivos, mais invasivos, maiores e com envolvimento frequente das estruturas adjacentes parasselares e/ou suprasselares quando comparados aos dos adultos[8].

Entre os tumores funcionantes, os adenomas lactotróficos correspondem a 30-48% dos casos; a doença de Cushing, 26-38%, e os adenomas somatotróficos, aproximadamente 20%[9,16].

Manifestações clínicas

Os sinais e sintomas dos tumores hipofisários podem ser divididos em 3 categorias:

- Causados pela produção excessiva do respectivo hormônio secretado pelo adenoma, levando a síndromes clínicas. Por exemplo, os adenomas corticotróficos secretores de corticotropina (ACTH) resultam na doença de Cushing, os adenomas somatotróficos secretores do hormônio do crescimento (GH) resultam em gigantismo e acromegalia, adenomas lactotróficos secretores de prolactina (PRL) resultam em hiperprolactinemia e adenomas tireotróficos secretores de tireotropina (TSH) resultam em hipertireoidismo. Adenomas gonadotróficos, que normalmente não são secretores, têm efeito de massa[11].
- Provocados pela redução da produção hormonal hipofisária, ocasionando deficiência parcial ou combinada (pan-hipopituitarismo), sendo mais frequentes em pacientes com macroadenomas.
- Decorrentes do efeito mecânico expansivo do tumor dentro da sela túrcica e sobre estruturas vizinhas, que incluem cefaleia, distúrbios visuais e paralisia dos nervos cranianos[4].

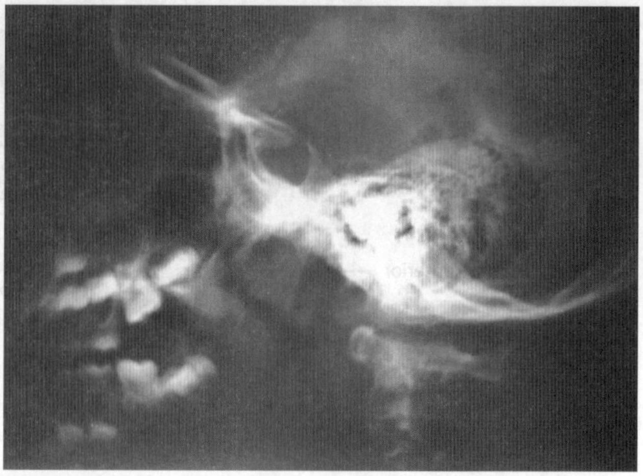

Figura XVII-3. Alargamento e erosão da sela túrcica por macroadenoma hipofisário, observado na radiografia simples de crânio em perfil.

Diagnóstico

Ressonância magnética (RM) e avaliação do campo visual fazem parte da investigação de todos os adenomas hipofisários, para a localização precisa do tumor e avaliação de estruturas adjacentes. Radiografia simples e tomografia computadorizada podem evidenciar alterações como alargamento da sela túrcica e presença de calcificações (Figuras XVIII-3 e XVIII-4)[7].

A avaliação da secreção hormonal deve ser avaliada para distinguir um adenoma funcionante de um não funcionante, guiados pela clínica e pela possibilidade de secreção simultânea de vários hormônios pelo tumor. Existem testes funcionais específicos para confirmar a secreção hormonal, a depender do tipo de lesão.

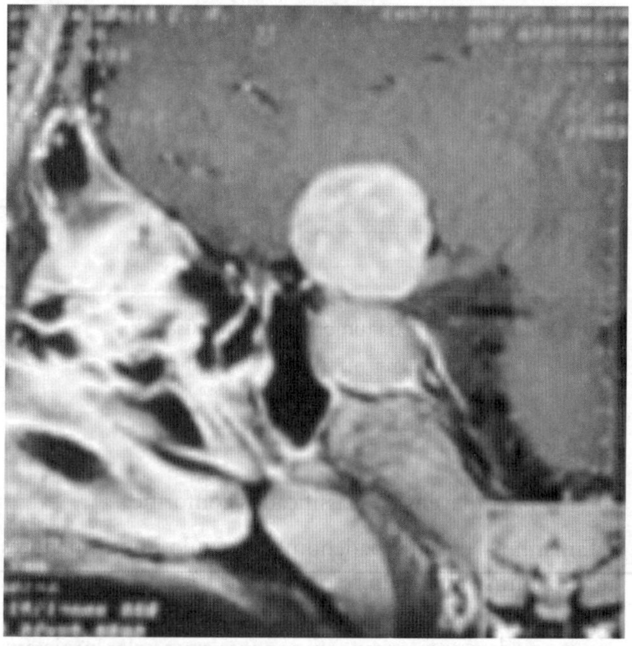

Figura XVIII-4. Macroadenoma hipofisário secretor de GH e prolactina em menina com clínica de gigantismo, visto na ressonância magnética.

Tratamento

O comportamento biológico, as opções terapêuticas e a eficácia dos tratamentos dos adenomas hipofisários na faixa etária pediátrica ainda são pouco conhecidos.

O tratamento inclui ressecção cirúrgica, radioterapia e terapia medicamentosa, cada uma com vantagens e desvantagens específicas ao tipo de adenoma (Quadro XVIII-1).

Existem dois tipos de abordagem cirúrgica, a transesfenoidal preferida pela maioria dos neurocirurgiões; e a transcraniana, que, às vezes, pode ser necessária em alguns pacientes com resíduos tumorais ou macroadenomas de difícil acesso[4,8]. A remoção completa do tumor pode ser atingida em alguns pacientes, porém a invasão do seio cavernoso está geralmente associada com a remoção incompleta do tumor[4]. Muitas vezes, a ressecção permite aliviar a compressão de estruturas vitais e normalizar a secreção hormonal.

As complicações são mais frequentes nas cirurgias transcranianas do que nas transesfenoidais[9]. No pós-operatório, pode ocorrer hipopituitarismo, assim como *diabetes insipidus* em 5 a 15% dos pacientes, geralmente transitório. Mais raramente, observam-se ocorrência de infecção secundária, déficits neurológicos e fístula liquórica[4].

O pan-hipopituitarismo encontrado na maioria dos pacientes já na abertura do quadro clínico é frequentemente reversível e a recuperação da função hipofisária pode ser documentada imediatamente após a cirurgia[4,9]. Em contrapartida, existe a possibilidade de alguns casos evoluírem com hipopituitarismo no pós-cirúrgico, a depender do tamanho do adenoma, método cirúrgico e experiência da equipe de neurocirurgia.

Quadro XVIII-1. Medicamentos para tratamento de adenomas hipofisários[16].

Medicação	Dose	Ação	Efeitos adversos
Adenoma lactotrófico			
Bromocriptina	2,5-7,5mg/d	Agonista dopaminérgico	Náuseas, vômitos, constipação, vertigem, cefaleia, transtorno compulsivo
Cabergolina	0,5-2mg/s	Agonista dopaminérgico	Náuseas, vômitos, constipação, vertigem, cefaleia, transtorno compulsivo, alteração valvular (> 2mg)
Adenoma somatotrófico			
Cabergolina	0.5-2mg/s	Agonista dopaminérgico	Náuseas, vômitos, constipação, vertigem, cefaleia, transtorno compulsivo
Octreotide LAR	10-30mg/m	Análogo somatostatina	Dor abdominal, diarreia, flatulência, litíase biliar, alopecia
Lanreotide depot	60-120mg/m	Análogo somatostatina	Dor abdominal, diarreia, flatulência, litíase biliar, alopecia
Pasereotide LAR	20-60mg/m	Análogo somatostatina	Dor abdominal, diarreia, flatulência, litíase biliar, alopecia, diabetes
Pegvisomanto	10-20mg/d	Bloq. receptor de GH	Hepatotoxicidade, diarreia, náuseas
Adenoma corticotrófico			
Cetoconazol	200-1.200mg/d	Inibidor enzimático	Hepatotoxicidade, náuseas, diarreia, vertigem, *rash*, hipogonadismo
Cabergolina	1-3mg/s	Agonista dopaminérgico	Náuseas, vômitos, constipação, vertigem, cefaleia, transtorno compulsivo
Mifepristona	300-1.200mg/d	Bloqueador receptor de cortisol	Insuficiência adrenal, hipocalemia, edema
Pasireotide	600-900mcg	Análogo somatostatina	Dor abdominal, diarreia, flatulência, litíase biliar, alopecia, diabetes
Etomidato	0,04-0,05mg/kg/h	Inibidor enzimático	Sedação, sonolência, apneia
Metirapona	500-4.000mg/d	Inibidor enzimático	Hirsutismo, acne, hipocalemia, hipertensão
Adenoma tireotrófico			
Octreotide LAR	10-30mg/m	Análogo somatostatina	Dor abdominal, diarreia, flatulência, litíase biliar, alopecia
Lanreotide depot	60-120mg/m	Análogo somatostatina	Dor abdominal, diarreia, flatulência, litíase biliar, alopecia

d = diário, s = semanal, m = mensal.

A recorrência dos adenomas hipofisários após aparente ressecção completa do tumor pode ocorrer em 10 a 25% dos pacientes, usualmente nos primeiros 4 anos. Entretanto, recorrência e crescimento tumoral têm sido observados após longos períodos de seguimento. Por esse motivo, devem-se fazer testes hormonais periódicos e recomenda-se repetir os exames de imagem anualmente. A primeira RM não deve ser feita antes de 3 meses, para que ocorra a cicatrização da ferida cirúrgica e reabsorção dos fragmentos cirúrgicos[4].

A radioterapia é recomendada como uma opção terapêutica, mas, com os avanços das técnicas microcirúrgicas, raramente é indicada como terapia primária nos tumores hipofisários, sendo reservada para tumores não controlados pela cirurgia ou resistentes ao tratamento medicamentoso. A irradiação da hipófise pode estar associada a alto índice de efeitos adversos, como hipopituitarismo, alterações visuais e acidente vascular cerebral, com resultados questionáveis no controle dos adenomas hipofisários. Em alguns casos, principalmente nos macroadenomas, podem ocorrer hemorragia e apoplexia tumoral, sendo que a radioterapia e o uso de agonistas dopaminérgicos parecem aumentar o risco[8].

É importante salientar, no entanto, que a segurança e a eficácia de algumas drogas, como lanreotide, octreotide, cabergolina e bromocriptina ainda não estão bem estabelecidas na faixa etária pediátrica[17].

Adenoma lactotrófico – são raros na infância, enquanto em adultos correspondem a 30-48% dos adenomas de hipófise. O público feminino é o mais acometido (na proporção de 4,5:1), sendo que nessas os microprolactinomas são mais comuns com crescimento lento e contínuo. A PRL é normalmente inibida pelo neurotransmissor dopamina proveniente do hipotálamo, de modo que doenças do hipotálamo ou na haste hipofisária podem causar diminuição dessa inibição e aumento na prolactina[10,17]. Concentrações de PRL persistentemente elevadas suprimem gonadotrofinas, levando a manifestações clínicas como amenorreia, infertilidade, diminuição da libido, ginecomastia, galactorreia e redução da densidade mineral óssea. O tamanho do tumor pode ocasionar sinais de compressão e hipopituitarismo. O diagnóstico baseia-se na dosagem sérica de prolactina, sendo que valores acima de 200ng/ml são mais sugestivos. Ante qualquer suspeita descartar sempre outras possíveis causas de hiperprolactinemia, por exemplo o uso de medicamentos e outras condições clínicas como hipotireoidismo e insuficiência renal[17,18] (Quadro XVIII-2). Nos pacientes que apresentem quadro clínico compatível e imagem na RM de macroadenoma, porém com valores falsamente baixos ou normais de PRL (o "efeito gancho"), a diluição do soro seriada 1:100 pode dirimir a dúvida. O que ocorre é que, em concentrações elevadas de PRL, ocorre saturação de anticorpos utilizados nos métodos imunométricos, não permitindo a ligação do segundo anticorpo e fazendo-se uma leitura falsamente baixa das reais concentrações de PRL. Por outro lado, nos pacientes assintomáticos que apresentem valores elevados de prolactina sérica, deve-se suspeitar de macroprolactinemia. Nesses casos, são polímeros de prolactina, sem atividade biológica que apresentam reações cruzadas nos métodos de dosagem da PRL. Existe ainda o caso de macroadenomas não funcionantes que exercem o "efeito haste": desvio da haste hipofisária causando a desinibição da PRL[10,17]. O tratamento baseia-se no uso de agonistas dopaminérgicos (bromocriptina e cabergolina), dando-se preferência à cabergolina, por ser mais eficaz na normalização das concentrações de prolactina e na redução do tamanho do tumor com menos efeitos adversos.

Os efeitos adversos da cabergolina incluem náuseas, congestão nasal, vasoespasmo digital, hipotensão postural e, em raros casos, transtornos do humor, exacerbação da psicose e hipersexualidade. Já o risco de doença valvular cardíaca implica a necessidade de realizar ecocardiograma ao iniciar o tratamento. Em aproximadamente 65% dos pacientes com macroprolactinomas, o tratamento normaliza a prolactina e reduz a massa tumoral[10]. Nos casos refratários, deve-se optar

Quadro XVIII-2. Outras causas de hiperprolactinemia[17,18].

Fármacos Haloperidol, clorpromazina, antipsicóticos, antidepressivos tricíclicos e inibidores da recaptação de serotonina, fenotiazidas, risperidona, cocaína, anfetamina, opioide, metildopa, verapamil, reserpina metoclopramida, domperidona, cimetidina, ranitidina, estrógeno
Alteração torácica Lesões da parede torácica (queimadura, toracotomia), herpes zóster, lesões na medula espinhal, mastectomia
Fisiológicas Gestação, amamentação, exercício físico, estimulação mamilar
Doenças sistêmicas Hipotireoidismo primário, insuficiência renal crônica, cirrose, insuficiência adrenal

pela abordagem cirúrgica, sendo a via transesfenoidal a preferencial, por associar-se à menor morbimortalidade, desde que realizada por profissional experiente[5].

Adenomas somatotróficos – correspondem a 20% dos adenomas em adultos, com pico de incidência por volta dos 40 a 50 anos de idade, com ligeira prevalência nos homens. Cerca de dois terços desses tumores são macroadenomas com grande risco de acometer estruturas adjacentes[17]. Na infância, causa gigantismo (aumento do crescimento linear), pelo excesso de GH antes do fechamento epifisário. Em adultos, ocorre a acromegalia (crescimento das extremidades), que é um crescimento que ocorre após o fechamento epifisário, caracterizado por evolução lenta e insidiosa. Nos adultos, além de acromegalia, é possível observar outras manifestações como: alterações nas características faciais (prognatismo, aumento de língua, lábio, nariz e testa), edema de tecidos moles, aumento de complicações cardiovasculares, *diabetes mellitus*, artrite, síndrome do túnel do carpo, hiperidrose e apneia do sono[17]. Sintomas de compressão, como cefaleia, alterações visuais, artralgia e hipopituitarismo podem ocorrer em todas as faixas etárias, assim como pode haver também aumento das concentrações de prolactina, devido à compressão da haste hipofisária pelo tumor ou a um adenoma misto, que se expressa clinicamente com galactorreia. O diagnóstico baseia-se em concentrações elevadas de GH basal e de IGF-1 para a idade do paciente. A natureza da secreção pulsátil do GH impede uma medida aleatória confiável para o diagnóstico, portanto, deve-se confirmar pela ausência de supressão do GH (< 0,4μg/l) após sobrecarga de glicose de 1,75g/kg de peso em crianças e adolescentes, sendo a dose máxima de 75g, por via oral. Em adolescentes, no entanto, este último teste deve ser interpretado com cautela, pois existe a possibilidade de não haver supressão do GH de acordo com o estágio puberal.

Entre as opções de tratamento, a cirurgia transesfenoidal é recomendada como terapia primária. Neurocirurgiões especialistas em hipófise podem atingir objetivos terapêuticos em 80 a 90% nos microadenomas e de 40 a 60% nos macroadenomas[19]. Os objetivos terapêuticos desejados são: controle da massa hipofisária ou sua ablação, concentrações de GH e IGF-1 normais para a idade, impedir complicações e manter a função da hipófise anterior[20]. Quanto ao tratamento medicamentoso para controle hormonal geralmente é de segunda linha. Poderá ser considerado de primeira linha naqueles pacientes com alto risco cirúrgico, que recusam cirurgia ou com tumores invasivos e irressecáveis. Entre os medicamentos podemos citar os análogos da somatostatina de longa duração (octreotida e lanreotida), os agonistas dopaminérgicos (cabergolina) e os antagonistas do receptor de GH (pegvisomanto), sendo este último em geral reservado para casos refratários. Os efeitos adversos dos análogos da somatostatina, medicamento mais utilizado, incluem dor abdominal, cólicas, flatulência, diarreia e litíase biliar[19]. Em casos de insucesso com o tratamento medicamentoso, indica-se radioterapia associada ou não a novo procedimento cirúrgico[5,21]. Os acromegálicos apresentam risco aumentado de neoplasia de cólon, miocardiopatia acromegálica e alterações da tireoide, sendo necessárias colonoscopia, ecocardiograma e ultrassonografia da tireoide no diagnóstico e no seguimento[17]. Vale lembrar que, além do tumor hipofisário, existe outra causa mais rara que pode gerar o excesso de GH: a secreção ectópica de hormônio liberador de GH (GHRH) ou do próprio GH. A acromegalia também pode estar associada a síndromes genéticas, incluindo neoplasia endócrina múltipla (NEM) tipos 1 e 4, síndrome de McCune-Albright, complexo de Carney, adenoma pituitário isolado familiar e síndrome de acrogigantismo ligada ao X[20].

Adenomas corticotróficos – acometem cerca de 8 vezes mais mulheres e respondem por cerca de 26 a 38% dos adenomas nos adultos, sendo raros na faixa etária pediátrica[9,16]. O quadro clínico baseia-se no hipercorticolismo (doença de Cushing), com queixas de fraqueza, astenia, obesidade centrípeta, face de "lua cheia" e pletórica, giba, estrias violáceas maiores de 1cm e equimoses, hiperglicemia, hipertensão arterial, alterações de comportamento, irregularidade menstrual e osteoporose. Em crianças e adolescente é marcada pela parada ou redução do crescimento linear. Devemos lembrar as possíveis causas de hipercorticolismo para nos guiar no diagnóstico: dependente de ACTH, de origem hipofisária (doença de Cushing) ou ectópica (síndrome do ACTH ectópico SAE), independente de ACTH de origem adrenal, seja adenoma, seja carcinoma, e ainda pelo uso exógeno de glicocorticoides[10,17]. O diagnóstico preciso da doença de Cushing pode ser desafiador, sendo o primeiro passo a confirmação do hipercorticolismo, após excluir causa exógena, com dosagem elevada do cortisol salivar à meia-noite e cortisol livre urinário de 24 horas ou o teste de supressão com baixa doses de dexametasona noturna. Este último possibilita diagnosticar casos de pseudo-Cushing ao usar o ponto de corte de cortisol menor de 1,8μg/dl[10,17,22]. Mais de um teste positivo é necessário para estabelecer o diagnóstico de hipercorticolismo. O próximo passo é determinar a etiologia dosando ACTH: baixo se houver produção adrenal e elevado ou "não suprimido" se as causas forem a doença de Cushing ou SAE. Para diferenciar a fonte de ACTH, é necessário fazer o teste com alta dose de dexametasona: se o cortisol não cair abaixo de 1,8μg/dl pode-se tratar de doença de Cushing[17]. Nesse momento, deve-se realizar a RM, lembrando que quase 80% são microadenomas e podem não ser visualizados em até 50% das ocasiões. Nesses casos, procede-se o cateterismo do seio petroso inferior com estímulo de CRH (hormônio liberador da corticotrofina) ou desmopressina (5-10μg por via intravenosa)[23] e as concentrações de ACTH são medidas a partir de cada seio petroso e uma via periférica antes e após a estimulação. O aumento de três vezes o valor basal indica doença de Cushing diante do SAE[17]. O cateterismo do seio petroso permite não só confirmar a doença de Cushing, como também ajuda a inferir a lateralidade do adenoma. O tratamento baseia-se na retirada do tumor, sendo necessária a hemi-hipofisectomia em alguns casos, com taxa de recorrência de 10 a 20%. Nos pacientes não curados, as opções incluem repetir a cirurgia, terapia medicamentosa, irradiação hipofisária ou adrenalectomia bilateral, correndo-se o risco de crise adrenal e síndrome de Nelson, que é a produção autônoma de ACTH pela hipófise[5]. A terapia medicamentosa pode ser direcionada às glândulas suprarrenais, à hipófise e ao receptor glicocorticoide nos tecidos periféricos (Figura XVIII-5).

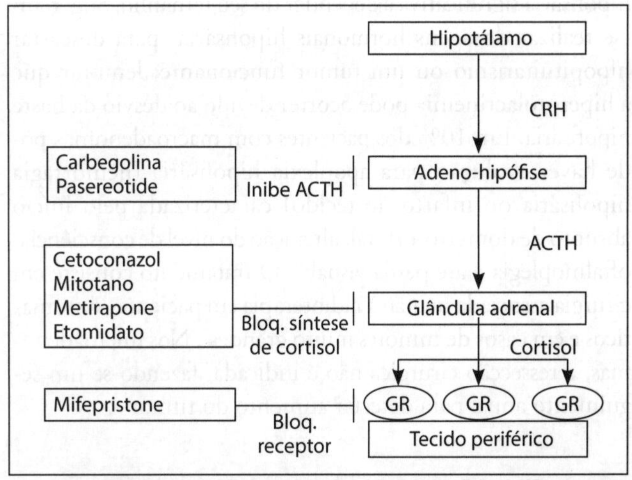

Figura XVIII-5. Sítios de ação dos medicamentos para o tratamento de hipercortisolismo[17].

Adenomas secretores de gonadotrofinas – correspondem a 10 a 15% dos tumores hipofisários em adultos. Na prática, podem ser adenomas não funcionantes ou não secretores e não apresentar quadro clínico de hipersecreção hormonal, mas, quase sempre, produzem e secretam hormônios ou subunidades hormonais. Raras vezes podem levar à síndrome de hiperestimulação ovariana, aumento de testosterona e da libido. Sintomas compressivos e hipopituitarismo também podem estar presentes. Dosagens de LH e FSH e das subunidades alfa e beta são utilizadas para o diagnóstico. O tratamento inclui adenomectomia, radioterapia e uso de agonistas dopaminérgicos[5].

Adenomas tireotróficos – correspondem a apenas 1% dos casos em adultos, a maioria, macroadenomas. Manifestam-se com sintomas de hipertireoidismo, nódulos tireoidianos, bócio, sintomas compressivos como cefaleia, alteração do campo visual e hipopituitarismo. O TSH (hormônio tireotrófico) encontra-se, em geral, normal ou pouco elevado, porém inapropriado para as concentrações de hormônios tireoidianos circulantes. Podemos observar aumento da subunidade β-TSH tanto nos adenomas silenciosos quanto nos ativos. Alguns adenomas podem ter hipersecreção de múltiplos hormônios hipofisários, como o GH e PRL[24]. Em alguns casos, o teste de estímulo com o hormônio liberador da tireotrofina pode ser útil. O tratamento consiste em adenomectomia, radioterapia, iodoterapia e drogas como análogos da somatostatina e antitireoidianas[5]. O diagnóstico diferencial inclui interferência em ensaios de laboratório e a síndrome de resistência a hormônios da tireoide[20].

Adenomas não funcionantes – esses tumores se caracterizam por ausência de secreção de hormônios. Podem ser completamente assintomáticos, portanto, detectados como achados incidentais (incidentalomas) na RM ou causar sintomas compressivos como cefaleia, defeitos no campo visual, oftalmoplegias ou outros, levando à disfunção hipotalâmica ou hipofisária significativa a depender do seu tamanho. Sugerem-se realizar dosagens hormonais hipofisárias para descartar hipopituitarismo ou um tumor funcionante; lembrar que a hiperprolactinemia pode ocorrer devido ao desvio da haste hipofisária. Em 10% dos pacientes com macroadenomas pode haver evolução para apoplexia hipofisária (hemorragia hipofisária ou infarto do tecido) caracterizada pelo início abrupto de dor retro-orbital, alteração do nível de consciência, oftalmoplegia e até perda visual[10]. O tratamento consiste em cirurgia associada ou não à radioterapia em pacientes sintomáticos e em casos de tumores muito grandes[5]. Nos microadenomas, a ressecção cirúrgica não é indicada, fazendo-se um seguimento anual para detectar aumento do tumor[17].

TUMORES NÃO HIPOFISÁRIOS

Os tumores não hipofisários são os que acometem a região da sela túrcica, adjacência e outras regiões do cérebro, localizados tanto na região supra como infratentorial (Figura XVIII-6).

Entre as neoplasias sólidas da infância, os tumores de sistema nervoso central são as formas mais comumente encontradas, sendo a segunda neoplasia mais comum em crianças, ficando atrás da leucemia. Sua incidência é de 4,3 casos por 100.000 pessoas/ano, sendo discretamente maior nas meninas (4,5/100.000) do que nos meninos (4,0/100.000). A incidência é maior nos mais jovens (0-4 anos), ocorrendo em 5,0/100.000, enquanto nas faixas etárias de 10-14 anos e de 14-19 anos ocorre em 3,9/100.000[14].

Etiologia

Os tumores cerebrais podem ter por etiologia alguma anormalidade de genes envolvidos na regulação do ciclo celular, o que causa crescimento celular desordenado[3]. Tais anormalidades são causadas por alterações diretamente nos genes ou por rearranjos cromossômicos que modulam a função do gene.

Existem vários fatores de risco ambientais contribuintes para o desenvolvimento de tumores cerebrais, sendo a irradiação um fator de risco bem estabelecido. Pacientes que tiveram irradiação prévia de neuroeixo, por outra neoplasia, apresentam risco aumentado para novos tumores cerebrais[14].

Delinear causas ambientais é mais complexo, como exposição a certos vírus, intoxicação por hidrocarbonetos e irradiação de micro-ondas, são associações ainda inconsistentes[26].

Pequena porcentagem desses tumores surge no cenário de síndromes genéticas hereditárias com maior predisposição a tumores cerebrais, mas a maioria dos casos é esporádica, sem etiologias genéticas ou ambientais claramente definidas[14]. As síndromes genéticas com maior predisposição a tumores cerebrais que podemos mencionar são: neurofibromatose 1 associada a um risco aumentado de gliomas; esclerose tuberosa associada a astrocitomas subependimários de células gigantes; neurofibromatose 2 associada a meningiomas,

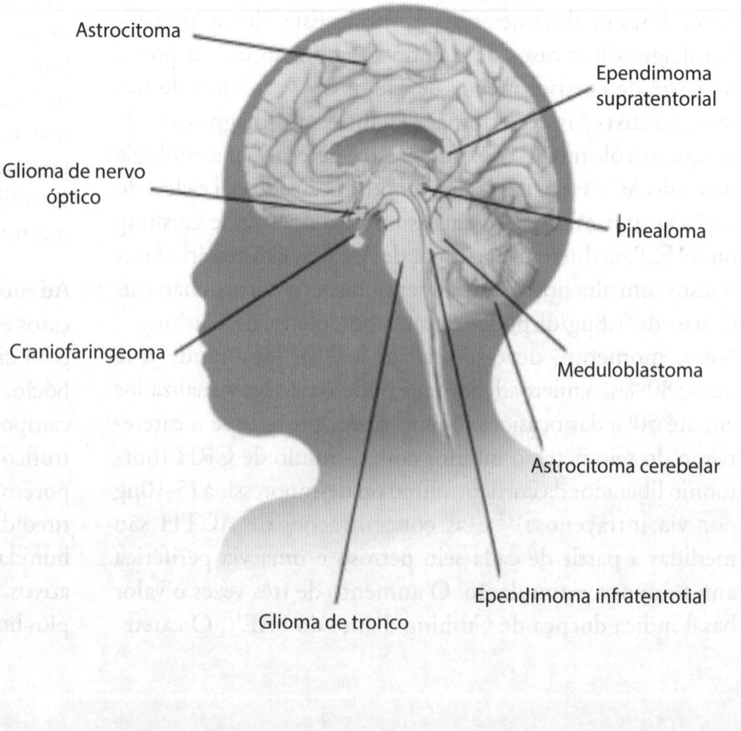

Figura XVIII-6. Localização de vários tumores suprasselares[25].

neurilemomas ("schwanomas") e ependimomas; doença de von Hippel-Lindau associada a hemangioblastomas; síndromes de Li-Fraumeni e Turcot associadas a vários tumores malignos do SNC; e síndrome de Gorlin (também conhecida como síndrome do carcinoma basocelular nevoide) associada a meduloblastomas[26].

Manifestações clínicas

A apresentação clínica de um tumor cerebral é influenciada pela idade do paciente, localização, tipo, tamanho e taxa de crescimento do tumor. Os principais sintomas são devidos ao aumento da pressão intracraniana (pela obstrução das vias de drenagem do líquido cefalorraquidiano e/ou crescimento tumoral) e compressão de estruturas adjacentes[13] (Quadro XVIII-3).

Quadro XVIII-3. Sinais e sintomas relacionados com a localização tumoral[13,25].

Localização	Sinais e sintomas
Geral (↑ PIC)	Cefaleia matinal, vômitos, distúrbios de comportamento, irritabilidade, tontura, depressão
Fronte do cérebro	Convulsões, distúrbios visuais, fala arrastada, paralisia e fraqueza de hemiface/hemicorpo, tontura, confusão mental, alteração de personalidade
Cerebelo	Vômitos, cefaleia, movimentos não coordenados, ataxia

PIC = pressão intracraniana.

As manifestações em crianças menores de 3 anos frequentemente são inespecíficas, como perda de marcos do desenvolvimento ou falha na progressão, irritabilidade e macrocefalia. Crianças maiores apresentam sintomas mais localizados, como, por exemplo, dor de cabeça, ataxia e vômitos se o tumor estiver na região da fossa posterior; convulsão e déficit neurológico se localizado no hemisférico cerebral[13].

Muitos dos sintomas de tumores cerebrais na infância são pouco característicos, pelo menos no início, o que implica o "tempo de atraso" entre o início dos sintomas e o diagnóstico final ser mais longo que na maioria dos outros tumores na infância. Muitas vezes os sintomas de vômito, cefaleia e irritabilidade são confundidos com síndromes gastrointestinais virais, refluxo e intolerância alimentar, assim como a perda visual é percebida pelos pais quando é grave[13,26].

Diagnóstico

Além de anamnese criteriosa e exame físico detalhado (com ênfase na avaliação neurológica (reflexos, força muscular, mímica facial, coordenação, grau de vigília), os procedimentos diagnósticos para tumor cerebral devem incluir:

Exames laboratoriais – dosagens hormonais sempre que houver suspeita de comprometimento hipotálamo-hipofisário. Inclui dosagem sérica de GH, IGF-1, TSH, T_3, T_4, T_4 livre, ACTH (quando suspeita de hipercortisolismo), cortisol, prolactina, LH, FSH, testosterona (nos meninos), estradiol e progesterona (nas meninas). Na suspeita de *diabetes insipidus* ou outros distúrbios eletrolíticos, a dosagem de eletrólitos séricos e urinários faz-se necessária. Avaliar marcadores tumorais no LCR (para tumores de células germinativas), especificamente α-fetoproteína e gonadotrofina coriônica humana β, é necessário.

Exames de imagem – a TC e especialmente a RN são os recursos diagnósticos essenciais na localização e na caracterização da extensão do tumor.

Classificação

Os tumores não hipofisários do SNC podem ser classificados em:

Gliomas – aproximadamente metade dos tumores cerebrais em lactentes e crianças são gliomas, correspondendo a 56% dos tumores supra e parasselares abaixo de 14 anos, e 45% entre os de 15 e 19 anos de idade, dos quais a maioria é astrocitoma pilocítico ou outros gliomas de baixo grau[27]. Origina-se de células gliais, que compõem o tecido de sustentação do cérebro. Há vários tipos de gliomas classificados pela sua localização e tipo celular:

- Astrocitomas – são tumores gliais derivados de células do tecido conectivo (astrócitos). Essas células são encontradas em qualquer lugar do cérebro ou cordão espinal. A mais comum dessas localizações em crianças é no cerebelo (astrocitoma cerebelar). Esses tumores variam amplamente em histologia, sendo classificados desde o grau I benigno (ou baixo grau) potencialmente curável por meio de cirurgia (exemplo, astrocitoma pilocítico) a tumores grau IV (ou alto grau) localmente agressivos com alto risco de recorrência ou progressão (glioblastoma)[27]. Essa gradação determina os sintomas e sinais, assim como a escolha do tratamento e prognóstico. Geralmente ocorrem sintomas de aumento da pressão intracraniana (PIC), tais como cefaleia e vômitos, mas também podem surgir problemas de marcha e coordenação, bem como visão dupla[3].
- Gliomas de tronco – incluem tumores focais de baixo grau e tumores intrínsecos difusos, que geralmente envolvem a ponte e são malignos. As lesões focais são potencialmente plausíveis de ressecção cirúrgica, já as lesões difusas, que são a grande maioria dos tumores de tronco, não podem ser removidas cirurgicamente em razão da localização remota e de funções complexas que essa área controla. Acometem quase exclusivamente crianças. Os sintomas incluem visão dupla, dificuldade de movimentação da

face e corpo, alterações de marcha e coordenação (Figura XVIII-7)[3]. A radioterapia é a única modalidade com algum benefício comprovado para esses tumores, produzindo melhorias clínicas e radiológicas transitórias, associadas à quimioterapia[13].

- Gliomas de nervo óptico – são tumores que acometem os nervos ópticos ou regiões muito próximas a eles; são frequentes em pacientes com neurofibromatose e geralmente há perda de visão e repercussão hormonal por compressão da região hipotálamo-hipofisária. São de difícil abordagem por estarem circundados por estruturas cerebrais nobres, passíveis de lesões irreversíveis se manipuladas ou irradiadas[3].
- Ependimomas – são também tumores gliais que se desenvolvem na linha dos ventrículos ou na coluna espinal[3]. Correspondem a 10% de todos os tumores da infância e são o terceiro tipo mais frequente de tumores do SNC (depois dos astrocitomas e meduloblastomas), com pico de incidência desde o nascimento até os 4 anos de idade[28,29]. Em crianças, a localização mais comum é próxima ao cerebelo, que leva ao bloqueio do fluxo liquórico, causando aumento da pressão intracraniana (PIC). Os ependimomas podem ter crescimento lento quando comparados a outros tumores e recidivar, sendo mais invasivos e menos responsivos ao tratamento nesses casos[3]. A radioterapia pode ser aplicada como adjuvante ao tratamento, sobretudo nas crianças de mais idade[29].

Tumores embrionários – são os tumores malignos cerebrais mais comuns da infância. Os meduloblastomas e os tumores neuroectodérmicos primitivos (PNETs) antigamente compartilhavam características histológicas comuns, mas na verdade variam de acordo com a localização, expressão gênica e padrões de mutação, sugerindo serem lesões distintas[27].

- Meduloblastomas – mais frequentes na fossa posterior do cérebro, próximo à linha média do cerebelo. Têm distribuição bimodal com pico de 3 a 4 anos ou entre 8 e 9 anos de idade, sendo mais frequente em meninos[27]. Os sintomas dependem da localização, mas, tipicamente, os pacientes apresentam aumento da PIC, pelo bloqueio da drenagem do LCR. Apresentam crescimento rápido, em geral são malignos, com disseminação pelo cérebro ou corda espinal[3]. A combinação de cirurgia, irradiação e quimioterapia geralmente se torna necessária para controle do tumor, aumentando as possibilidades de alterações endócrinas tardias (Figura XVIII-8)[3].
- PNETs – apresentam localização supratentorial, tendem a ocorrer em pacientes mais jovens, sendo a maioria diagnosticada antes dos 5 anos de idade; tendem a afetar, com maior frequência, os meninos[27].

Tumores da região pineal – vários tumores podem originar-se próximos à glândula pineal, entre eles podemos mencionar: pinealoma (benigno), germinoma, pineocitoma, cisto de pineal, teratoma maduro (cisto dermoide), pineoblastoma (PNET na pineal). São mais comuns em crianças e constituem 3 a 8% dos tumores cerebrais pediátricos, com pico de incidência entre 10 e 12 anos de idade[3,30]. A realização de biópsia ou remoção do tumor são frequentemente necessárias para o diagnóstico diferencial da etiologia do tumor. Os sintomas mais comuns são decorrentes do aumento da PIC e da compressão do quiasma óptico, tais como cefaleia e hemianopsia bitemporal[1,14,30].

- Germinoma da pineal – é um tumor de células germinativas (TCG) devido à migração incompleta no período embrionário. Pode ser encontrado em múltiplas localizações e representam de 0,5 a 1% dos tumores do SNC em crianças e adolescentes. Os locais do SNC mais frequentes são a glândula pineal, com predominância do sexo masculino,

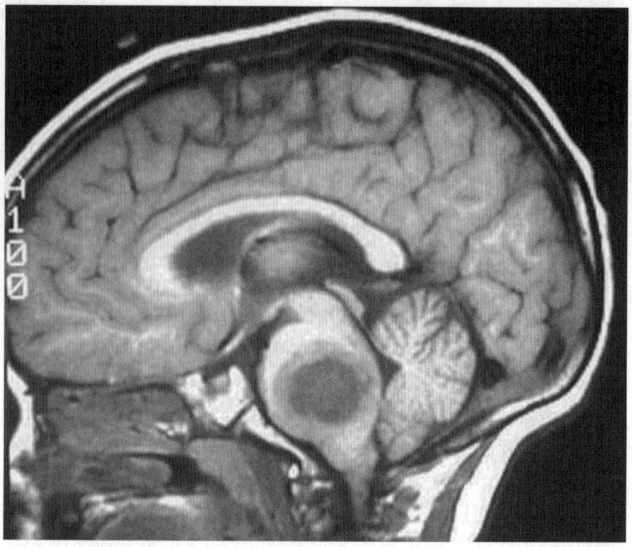

Figura XVIII-7. Ressonância magnética (RM) mostrando massa expansiva na ponte (glioma pontino).

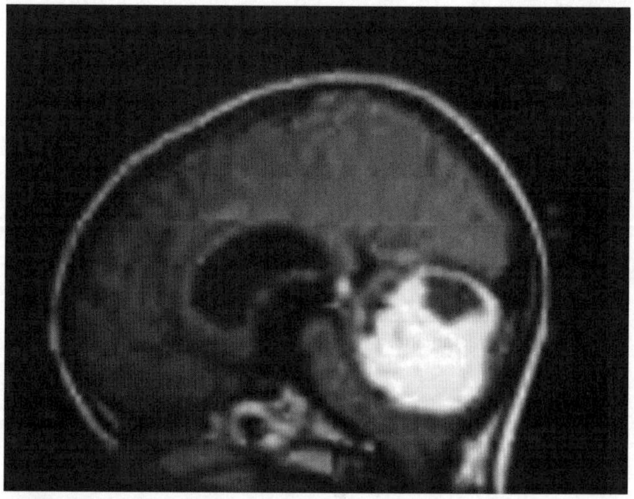

Figura XVIII-8. Ressonância magnética (RM) de meduloblastoma de fossa posterior.

e a região suprasselar, esta última sem predileção por sexo. Pode apresentar-se com ambas as localizações (pineal e suprasselar), sendo chamado de "bipolar". Clinicamente, apresenta perda visual e afeta o eixo hipotálamo-hipofisário levando a *diabetes insipidus*, atraso de crescimento e puberdade precoce. Uma característica importante para fins diagnósticos é que secretam gonadotrofina coriônica humana subunidade beta (HCGβ) e alfafetoproteína (AFP), no sangue e no LCR, e fosfatase alcalina placentária (PLAP) no LCR[31].

Craniofaringioma – tumor benigno derivado da bolsa de Rathke (ducto craniofaríngeo) que ocorre na base do crânio, próximo aos nervos ópticos e centros hormonais[3]. Em geral, manifestam-se antes dos 20 anos de idade, e distribuição bimodal tem sido mostrada com altas taxas de incidência em crianças de 5 a 14 anos de idade e menor em adultos de 50 a 74 anos. Representa 1,2 a 4% de todos os tumores intracranianos na infância, é o tumor do SNC não glial mais comum na faixa pediátrica[32]. Na população pediátrica, destaca-se o subtipo adamantinomatoso (ou cístico); ao contrário, em adultos o subtipo papilar é mais comum[14]. Os sintomas primários são cefaleia, náuseas e hidrocefalia devido ao aumento da PIC, mas é comum apresentar alterações visuais e distúrbios hormonais, como a redução da secreção de GH, gonadotrofinas, ACTH e TSH, *diabetes insipidus* e obesidade. As estratégias de tratamento têm como objetivo a ressecção máxima, mas ainda não se sabe a melhor estratégia entre ressecção total e biópsia/ressecção parcial seguida por irradiação[14]. Nos casos recorrentes de tumores císticos grandes, cuja configuração anatômica e localização dificultam a ressecção, uma terapêutica útil é a instalação de cateter para injetar substâncias esclerosantes, como a bleomicina. Embora sejam tumores benignos, são difíceis de manipular em razão das estruturas nobres ao redor, sendo o objetivo respeitar a integridade dos sistemas ópticos e estruturas hipotalâmicas para prevenir sequelas e minimizar as consequências na qualidade de vida dos pacientes[3,14].

Tratamento

O tratamento dos tumores de SNC deve ser individualizado e tem como objetivos:

- Controle clínico e bioquímico dos sinais de excesso de secreção hormonal.
- Preservação da função hipofisária normal, quando possível.
- Controle do crescimento tumoral e do seu efeito de compressão mecânica das estruturas vizinhas.
- Controle oncológico do tumor.
- Manutenção da vida.

De maneira geral, os planos terapêuticos incluem cirurgia, radioterapia e quimioterapia. As modalidades específicas utilizadas dependem da histologia e localização do tumor, idade do paciente e fatores de risco específicos para subgrupos de tumores individuais.

A cirurgia é geralmente o primeiro passo no tratamento de tumores cerebrais. O objetivo é remover o máximo de tecido possível, preservando a função neurológica. A biópsia é indicada em casos em que o tumor se localiza em área nobre, com estruturas sensíveis ao redor e que podem ser lesadas durante a remoção[16].

A radioterapia atua como adjuvante no tratamento do SNC com protocolos e doses variadas, chegando até a 54Gy nos meduloblastomas[16].

O tratamento medicamentoso baseia-se em quimioterápicos, esteroides (para tratar e prevenir edema cerebral) e anticonvulsivantes.

Além disso, é importante salientar a importância de uma equipe multidisciplinar a fim de garantir todo o apoio e reabilitação possíveis aos pacientes e seus familiares, incluindo psicólogos, terapeutas ocupacionais, fonoaudiólogos e fisioterapeutas.

REFERÊNCIAS

1. Sklar C. Endocrine complications of the successful treatment of neoplasic diseases in childhood. Growth, Genetics and Hormones. 2001;17(3):37-9.
2. Cohen LE. Endocrine late effects of cancer treatment. Endocrinol Metab Clin North Am. 2005;34(3):769-89.
3. Valença MM, Elias LLK, Elias PCL, Picanço-Diniz DLW, Castro M, Martins C, et al. Anatomia e fisiologia do hipotálamo e da glândula pituitária. In Cukiert A, Liberman B, eds. Neuroendocrinologia clínica e cirúrgica. São Paulo: Lemos; 2002. p. 21-79.
4. Huayllas MKP. Adenomas hipofisários clinicamente não funcionantes e secreção de subnidade alfa. In Cukiert A, Liberman B, eds. Neuroendocrinologia clínica e cirúrgica. São Paulo: Lemos; 2002. p. 367-70.
5. Arafah BM, Nasrallah MP. Pituitary tumors: pathophysiology, clinical manifestations and management. Endocr Relat Cancer. 2001;8(4):287-305.
6. Vilar L. Tumores hipofisários – uma visão clínica geral. In Vilar L, Campos E, Moura E, Leal E, Machado AC, Teixeira L, et al. eds. Endocrinologia clínica. 2. Recife. 2001. p. 3-10.
7. Pandey P, Ojha BK, Mahapatra AK. Pediatric pituitary adenoma: a series of 42 patients. J Clin Neurosci. 2005;12(2):124-7.
8. Melmed S. Mechanisms for pituitary tumorigenesis: the plastic pituitary. J Clin Invest. 2003;112(11):1603-18.
9. Knoepfelmacher M, Gomes MC, Melo ME, Mendonca BB. Pituitary apoplexy during therapy with cabergoline in an adolescent male with prolactin-secreting macroadenoma. Pituitary. 2004; 7(2):83-7.
10. Melmed S. Pituitary-tumor endocrinopathies. N Engl J Med. 2020; 382(10):937-50.
11. Melmed S. Pathogenesis of pituitary tumors. Nat Rev Endocrinol. 2011;7(5):257-66.
12. Hauser BM, Lau A, Gupta S, Bi WL, Dunn IF. The epigenomics of pituitary adenoma. Front Endocrinol (Lausanne). 2019;10:290.
13. Duffner PK. Diagnosis of brain tumors in children. Expert Rev Neurother. 2007;7(7):875-85.
14. Delman BN. Imaging of pediatric pituitary abnormalities. Endo-

crinol Metab Clin North Am. 2009;38(4):673-98.
15. Preston-Martin S. Epidemiology of primary CNS neoplasms. Neurol Clin. 1996;14(2):273-90.
16. Mehrazin M. Pituitary tumors in children: clinical analysis of 21 cases. Childs Nerv Syst. 2007;23(4):391-8.
17. Molitch ME. Diagnosis and treatment of pituitary adenomas: a review. JAMA. 2017;317(5):516-24.
18. Molitch ME. Medication-induced hyperprolactinemia. Mayo Clin Proc. 2005;80(8):1050-7.
19. Katznelson L, Laws ER Jr, Melmed S, Molitch ME, Murad MH, Utz A, et al. Acromegaly: an endocrine society clinical practice guideline. J Clin Endocrinol Metab. 2014;99(11):3933-51.
20. Colao A, Grasso LFS, Giustina A, Melmed S, Chanson P, Pereira AM, et al. Acromegaly. Nat Rev Dis Primers. 2019;5(1):20.
21. Misra M, Cord J, Prabhakaran R, Miller KK, Klibanski A. Growth hormone suppression after an oral glucose load in children. J Clin Endocrinol Metab. 2007;92(12):4623-9.
22. Nieman LK. Diagnosis of Cushing's syndrome in the modern era. Endocrinol Metab Clin North Am. 2018;47(2):259-73.
23. Malerbi DA, Mendonca BB, Liberman B, Toledo SP, Corradini MC, Cunha-Neto MB, et al. The desmopressin stimulation test in the differential diagnosis of Cushing's syndrome. Clin Endocrinol. 1993;38(5):463-72.
24. Azzalin A, Appin CL, Schniederjan MJ, Constantin T, Ritchie JC, Veledar E, et al. Comprehensive evaluation of thyrotropinomas: single-center 20-year experience. Pituitary. 2016;19(2):183-93.
25. Levy AS. Brain tumors in children: evaluation and management. Curr Probl Pediatr Adolesc Health Care. 2005;35(6):230-45.
26. Pollack IF, Jakacki RI. Childhood brain tumors: epidemiology, current management and future directions. Nat Rev Neurol. 2011; 7(9):495-506.
27. McNeill KA. Epidemiology of brain Tumors. Neurol Clin. 2016; 34(4):981-98.
28. Mueller S, Chang S. Pediatric brain tumors: current treatment strategies and future therapeutic approaches. Neurotherapeutics. 2009;6(3):570-86.
29. Karajannis M, Allen JC, Newcomb EW. Treatment of pediatric brain tumors. J Cell Physiol. 2008;217(3):584-9.
30. Echevarria ME, Fangusaro J, Goldman S. Pediatric central nervous system germ cell tumors: a review. Oncologist. 2008;13(6):690-9.
31. Dhall G, Khatua S, Finlay JL. Pineal region tumors in children. Curr Opin Neurol. 2010;23(6):576-82.
32. Muller HL. Craniopharyngioma. Endocr Rev. 2014;35(3):513-43.

Efeitos Endócrinos Tardios em Sobreviventes do Tratamento de Neoplasias e Transplante de Medula Óssea na Infância e Adolescência

HILTON KUPERMAN
SIMONE SAKURA ITO

INTRODUÇÃO

Com os avanços no tratamento de crianças com neoplasias, houve aumento significativo nas taxas de sobrevivência nos últimos 30 anos. A melhoria na taxa de sobrevivência deve-se à utilização de tratamentos que combinam cirurgia, quimioterapia e radioterapia, além de terapia de suporte. Atualmente, a taxa de sobrevida em 5 anos para a leucemia linfoblástica aguda (LLA), o câncer mais comum na infância, é superior a 80%, enquanto para o linfoma de Hodgkin, o câncer mais comum na adolescência, é geralmente de 90%[1]. Aproximadamente 70% dos sobreviventes do câncer pediátrico irão desenvolver, pelo menos, uma complicação médica ou deficiência até após 30 anos do diagnóstico[2]. Os efeitos endócrinos tardios estão entre as complicações mais frequentes em sobreviventes de câncer infantil, afetando entre 20 e 50% dos indivíduos[2,3]. Pessoas expostas à radioterapia, altas doses de agentes alquilantes, transplante de células, entre elas o de células-tronco (TCT), sobreviventes de tumores do sistema nervoso central (SNC) e linfoma de Hodgkin estão em risco particularmente elevado de desenvolver complicações endócrinas[4,5]. Esses tratamentos podem levar a danos diretos a órgãos endócrinos, tais como o eixo hipotálamo-hipófise, a glândula tireoide e as gônadas, além de poder afetar a massa óssea e alterar a composição corporal e a homeostase da glicose[5] (Quadro XVIII-4).

A quimioterapia, embora faça parte fundamental do tratamento de neoplasias, exerce efeitos colaterais, citados a seguir.

AGENTES ALQUILANTES[5]

Os agentes quimioterápicos alquilantes são um grupo de drogas que inibem a multiplicação celular ao adicionar um grupo alquil ao DNA. Como exemplo, citamos: bussulfano, carmustina, clorambucil, ciclofosfamida, dacarbazina, ifosfamida, tiotepa etc. As células de proliferação anormal, como células cancerígenas, são vulneráveis a agentes alquilantes. Os agentes alquilantes também podem ser tóxicos para a multiplicação normal de células não malignas, o que explica sua toxicidade às gônadas, podendo levar à insuficiência gonadal e secundariamente à osteoporose[6-8].

METAIS PESADOS

As drogas quimioterápicas de metais pesados incluem cisplatina e carboplatina e são usadas para o tratamento de diferentes tumores sólidos, como tumores de células germinativas do SNC e gônadas, além de meduloblastoma. O uso de metais pesados tem sido associado a maior risco de lesão gonadal primária em homens e mulheres[7,8].

EXPOSIÇÃO PROLONGADA A GLICOCORTICOIDES SISTÊMICOS

As crianças podem ser expostas a doses altas de glicocorticoides para tratar neoplasias como a leucemia linfocítica aguda (LLA), com consequências potencialmente duradouras no metabolismo e na saúde óssea[9-11].

Quadro XVIII-4. Complicações endócrinas e fatores de riscos[5].

Sistema	Complicações	Riscos relatos à terapia
Crescimento	Displasia esquelética	Radioterapia na coluna
	Deficiência de GH	Cirurgia Radioterapia no crânio
Puberdade	Puberdade precoce	Radioterapia no crânio
	Hipogonadismo hipogonadotrófico	Radioterapia no crânio
Testículos	Distúrbios nas células de Leydig	Agentes alquilantes Radioterapia nos testículos
	Distúrbios nas células germinativas	Agentes alquilantes Radioterapia nos testículos
Ovários	Insuficiência ovariana aguda	Agentes alquilantes Radioterapia nos ovários
	Menopausa precoce	Agentes alquilantes Radioterapia nos ovários
Adrenais	Deficiência de ACTH	Agressão direta (cirurgia, expansão tumoral) Radioterapia no crânio
Tireoide	Deficiência de TSH	Radioterapia no crânio TBI
	Hipertireoidismo primário	Radioterapia (local ou regional)
	Neoplasia	Radioterapia (local ou regional)
Osso	Osteoporose	Metotrexato Glicocorticoides
Alterações metabólicas	Obesidade	Radioterapia no crânio Glicocorticoides Cirurgia
	Diabetes mellitus	Agentes alquilantes TBI Irradiação abdominal

TBI = irradiação de corpo inteiro.

NOVOS AGENTES QUIMIOTERÁPICOS EM CÉLULAS-ALVO

Em contraste com as quimioterapias citotóxicas convencionais, novas estratégias para o tratamento do câncer incluem agentes projetados para interferir em vias moleculares específicas para inibir o crescimento do tumor. Esses agentes podem ser usados por longos períodos como terapia de manutenção. Apesar da intenção dessas novas estratégias de tratamento em limitar o dano colateral ao tecido normal, visando a vias específicas de tumor, foram relatadas complicações endócrinas e esqueléticas em longo prazo em indivíduos expostos a essas terapias[12].

INIBIDORES DE TIROSINOQUINASE

O mesilato de imatinibe, um inibidor da tirosinoquinase, tornou-se uma opção de terapia de primeira linha para crianças com leucemia mieloide crônica. As crianças podem ser tratadas com imatinibe para outras condições, como tumores sólidos recidivados. Foi demonstrado que o tratamento com imatinibe causa a desaceleração linear do crescimento. O hipotireoidismo primário também está entre os efeitos colaterais mais comumente relatados do tratamento com inibidores da tirosinoquinase, especialmente imatinibe, sorafenibe e sunitinibe, por meio de mecanismo desconhecido[12-15].

MODULADORES DO SISTEMA IMUNOLÓGICO

Anticorpos monoclonais anti-CTLA-4, incluindo o ipilimumabe, que são cada vez mais usados para o tratamento de tumores sólidos recidivados, foram relatados como causadores de hipofisite relacionada à imunidade e vários déficits do eixo hipotálamo-hipofisário (principalmente hipotireoidismo central e insuficiência adrenal central), além de hipotireoidismo primário[16].

EFEITO DA RADIOTERAPIA

Os efeitos tardios endócrinos são mais frequentemente observados em sobreviventes previamente expostos à radiação, que incluem hipotálamo-hipófise (HH), tireoide, gônadas e corpo inteiro ("TBI"), quando a terapia assim o indicar. O crescimento esquelético, a saúde óssea, a composição corporal e a homeostase metabólica podem ser prejudicados como consequência de déficits endócrinos induzidos por radiação ou por causa de toxicidade direta relacionada à radiação. O efeito da radioterapia nos vários órgãos endócrinos é ditado principalmente pela dose total recebida no local da radiação e pela duração do tratamento, de modo que o risco aumenta com a dose, tipo (se fracionada ou não), tempo entre a radiação e o seguimento[12]. A radiação desencadeia a quebra irreparável na dupla hélice do DNA, apoptose com efeito dose e tecido-alvo dependentes[17-18]. Citamos que a radiação no SNC pode levar a comprometimento linear do crescimento e alterações na região hipotálamo-hipofisária, principalmente na hipófise anterior com deficiência de hormônio do crescimento (GH), puberdade precoce central, deficiências de LH/FSH, TSH e ACTH. Distúrbios na hipófise posterior (*diabetes insipidus* central) bem como hiperprolactinemia não foram descritos como complicações da radiação[18]. A irradiação na tireoide pode levar a hipotireoidismo primário, hipertireoidismo e câncer de tireoide[19]. A irradiação cranioespinal pode levar a uma lesão direta das placas de crescimento do corpo vertebral e desenvolver uma displasia esquelética, na qual o crescimento espinal é mais prejudicado do que o dos membros inferiores, acarretando baixa estatura desproporcionada[20]. A irradiação na região abdominal inferior ou gônadas pode levar a hipogonadismo primário[21].

Novas formas de radioterapia têm sido utilizadas para diminuir seus efeitos colaterais, entre elas a terapia baseada em fótons[22] e radioterapia com intensidade modulada, uma técnica que leva em consideração o formato do tumor visado e reduz a quantidade de dispersão nas estruturas circundantes[23]. A radioterapia baseada em prótons, embora limitada, foi recentemente introduzida para diminuir ainda mais a exposição de tecidos normais localizados próximos ao tumor tratado[24]. Apenas um pequeno número de estudos, todos com curtos períodos de acompanhamento, relataram dados sobre efeitos tardios endócrinos em crianças tratadas com radioterapia baseada em prótons. riscos em longo prazo permanecem desconhecidos[25,26] (Quadro XVIII-5).

Quadro XVIII-5. Efeitos da radioterapia[17].

Local de irradiação	Efeito
Craniana (hipotálamo)	≥ 18 Gy – provável deficiência de GH, possível puberdade precoce central ≥ 30 Gy – possível deficiência de TSH, ACTH, LH, FSH Obesidade hipotalâmica
Pescoço	≥ 20 Gy – hipotireoidismo primário Nódulos da tireoide, possível risco de neoplasia tireoidiana maligna
Coluna espinal	Diminuição do crescimento vertebral, baixa estatura
Pélvica	≥ 1-3 Gy – azoospermia reversível ≥ 5- 6 Gy – azoospermia irreversível > 5 Gy – comprometimento do endométrio e/ou do tamanho uterino ≥ 10-20 Gy – insuficiência ovariana primária, infertilidade ≥ 20 Gy – puberdade atrasada em pacientes do sexo masculino

ACTH = hormônio adrenocorticotrófico; FSH = hormônio folículo-estimulante; GH = hormônio do crescimento; Gy = Gray; LH = hormônio luteinizante.

DISTÚRBIOS DO EIXO HIPOTÁLAMO-HIPOFISÁRIO

Os sobreviventes do câncer infantil estão em risco de múltiplas deficiências hormonais, apresentando-se frequentemente como efeitos tardios de uma lesão no hipotálamo e/ou na hipófise relacionados à terapia (Quadro XVIII-6).

Deficiência de GH

Atraso de crescimento, resultando em baixa estatura adulta, ocorre frequentemente em sobreviventes de câncer infantil, particularmente em indivíduos tratados em idade mais precoce. Tanto fatores endócrinos como não endócrinos podem contribuir para o atraso do crescimento. Entre os fatores endócrinos destacam-se deficiência de GH (dGH), puberdade precoce central (PPC) e hipotireoidismo primário. O impacto de fatores não endócrinos é representado principalmente pelo dano direto à placa de crescimento, principalmente às vértebras, após a irradiação de corpo inteiro ("TBI") e com altas doses de radioterapia cranioespinal no tratamento de meduloblastoma[27]. Como consequência ocorre displasia esquelética em que a altura sentado é a mais afetada em relação a altura em pé[28-31]. Não foi claramente estabelecido um impacto direto e duradouro da quimioterapia em alta dose na placa de crescimento. Outros fatores ligados a déficit de crescimento são idade precoce, sexo feminino, e estágio pré-puberal à radioterapia[32,36].

A dGH pode ocorrer como resultado de uma lesão direta à glândula hipófise. Tumores, tais como craniofaringiomas, germinomas e gliomas do nervo óptico, que surgem próximos à região hipotálamo-hipofisária, levam à dGH, seja pela presença tumoral ou secundário ao tratamento cirúrgico, seja, mais comumente, pela irradiação na região hipotálamo-hipofisária[37].

Quadro XVIII-6. Complicações da região hipotálamo-hipofisária[5].

Complicação	Riscos relacionados à terapia	Efeitos
Deficiência de GH	Cirurgia	Imediato
	Radioterapia na região hipotálamo-hipofisária	Dose > 30 Gys – efeitos em 5 anos após exposição Dose de 18-24 Gys – efeitos não tão evidentes após 10 anos da exposição
Puberdade precoce	Radioterapia na região hipotálamo-hipofisária	Dose ≥ 18 Gys – risco ↑ após 5 anos Incidência – 10-20%
Hipogonadismo hipogonadotrófico	Radioterapia na região hipotálamo-hipofisária	Dose > 30 Gys
Deficiência de ACTH	Cirurgia	Efeito imediato
	Radioterapia na região hipotálamo-hipofisária	Dose > 30 Gys – efeito cumulativo – 38% em 4 anos
	Glicocorticoides	Efeito dose e tempo dependentes
Deficiência de TSH	Radioterapia na região hipotálamo-hipofisária	Dose > 30 Gys

ACTH = hormônio adrenocorticotrófico; GH = hormônio do crescimento; TSH = hormônio estimulador da tireoide.

A dGH é o mais comum e frequentemente o único déficit da hipófise anterior após irradiação craniana, e sua ocorrência é dose e tempo-dependentes[20,29]. A região mais frequentemente afetada pela irradiação é o hipotálamo, que é mais sensível à irradiação do que a hipófise, podendo ser afetado por baixas doses de irradiação (18 Gy)[5,38]. A hipófise parece ser danificada apenas com doses mais elevadas de irradiação[39], podendo ocorrer dGH até cinco anos após a irradiação quando as doses forem superiores a 30 Gy[40], como visto no estudo de Clement et al.[41], que relatou incidência de dGH de 12,5% em cinco anos após o diagnóstico em 178 sobreviventes de tumores cerebrais na infância que desenvolveram distúrbio endócrino. No entanto, com doses inferiores irradiadas à hipófise, como 18-24 Gy, a dGH pode não ocorrer até mais de 10 anos depois[42]. A utilização de irradiação cranioencefálica (ICE) prévia em crianças que foram submetidas a transplante de células hematopoiéticas tem sido associada com dGH, que pode ocorrer anos após o tratamento[43]. Estudo mostrou que pacientes tratados com TCI tinham escore z de altura final –1,56 desvio-padrão (DP) menor que a população geral[33]. Outros fatores ligados ao déficit de crescimento e perda da altura final adulta são: idade precoce, sexo feminino, estádgo pré-puberal no momento do tratamento, irradiação craniana antes da irradiação de corpo inteiro, dose única comparada com dose fracionada de irradiação.

Os efeitos da quimioterapia sobre o IGF-1 (fator de crescimento insulina-símile tipo 1) não é tão bem estabelecido como aqueles da radioterapia. Em estudo envolvendo 800 sobreviventes tratados apenas com quimioterapia, a diminuição da velocidade do crescimento foi observada em 31 pacientes (3,9%), dos quais 15 foram diagnosticados com dGH[44].

O diagnóstico da dGH baseia-se na associação entre os dados clínicos e laboratoriais. A dGH deve ser suspeitada em pacientes com diminuição da velocidade de crescimento observada em um intervalo mínimo de 6 meses. A medida da altura sentada deve ser lembrada em pacientes que receberam a irradiação na coluna para o diagnóstico e monitorização da displasia esquelética induzida por irradiação[20,29]. Caso não seja possível fazer a medida de altura sentado, outra sugestão é comparar a envergadura com a altura do paciente, cuja diferença será maior que o normal devido ao prejuízo na altura[12]. O estadiamento puberal deve ser lembrado, visto que puberdade precoce concomitante pode mascarar os sinais clínicos da dGH com taxas de crescimento aparentemente normais devido à secreção inadequada de esteroides sexuais. O peso corporal e o índice de massa corporal (IMC) são importantes marcadores do estado nutricional que podem influenciar o crescimento. A avaliação laboratorial da dGH é feita por meio de testes de estimulação de GH com medida do pico de GH após a administração de um agente farmacológico (clonidina, insulina, arginina, glucagon, L-Dopa etc.). É importante ressaltar que os testes de estimulação de GH não são fisiológicos e frequentemente levam a resultados não reprodutíveis. Geralmente, o diagnóstico laboratorial é feito após dois testes de estimulação. A falta de resposta a apenas um teste é considerada suficiente em pacientes que receberam irradiação na região hipotálamo-hipofisária ou após cirurgia nessa região[44].

A realização desses testes pode ser dispensada na presença de outras três deficiências hormonais hipofisárias[45].

A dosagem de IGF-1 e IGFBP- 3 (proteína 3 de ligação ao fator de crescimento semelhante à insulina) é rotineiramente utilizada como marcador da secreção de GH em crianças avaliadas para baixa estatura. Entretanto, as concentrações de IGF-1 e IGFBP-3 não são indicadoras confiáveis da avaliação da secreção do GH após irradiação craniana ou em casos de lesão do SNC, como pacientes com lesões do hipotálamo e/ou hipófise devido à irradiação ou expansão tumoral, visto que as concentrações desses fatores de crescimento podem estar dentro da faixa normal, apesar da presença de dGH.

A terapia de reposição com rhGH (hormônio de crescimento recombinante humano) tem mostrado melhora no prognóstico da altura final dos sobreviventes de câncer infantil com dGH[46,47]. Contudo, é importante destacar a necessidade de avaliar a integridade da secreção de outros hormônios hipofisários, uma vez que a introdução de rhGH em pacientes com insuficiência adrenal central ou hipotireoidismo central pode desmascarar essas deficiências mais tênues e desencadear crise adrenal ou sintomas de hipotireoidismo súbito. Considerando que o fator de risco para dGH nos pacientes sobreviventes de câncer infantil são os mesmos para outras deficiências hipotálamo-hipofisárias, esse cuidado precisa ser redobrado nesse grupo de pacientes comparado com pacientes com dGH sem outras doenças de base.

Os fatores de prognóstico positivos para a melhora da altura final são idade precoce e doses mais elevadas de rhGH no início do tratamento[48]. Entretanto, crianças previamente tratadas com doses de radiação maior que 20 Gy na coluna vertebral respondem menos ao tratamento com GH. Para o subgrupo de pacientes com dGH e puberdade precoce, a combinação de GH e um agonista de GnRH que temporariamente suprimem a puberdade parece melhorar o resultado da altura final[46].

Devido às propriedades antiapoptóticas, mitogênicas e proliferativas do GH e IGF-1, a segurança da utilização de rhGH em sobreviventes do câncer da infância tem sido o objeto de estudos de larga escala. Os estudos que avaliam o risco de recorrência do tumor em sobreviventes de tumor cerebral tratados com rhGH não mostraram aumento no risco de recidiva com essa terapia de reposição. Não houve evidência de risco aumentado de recorrência da doença ou morte após a terapia de reposição com rhGH em 361 pacientes tratados, incluindo 122 sobreviventes de LLA e 43 de sarcomas. No entanto, nesses mesmos estudos, os dados sugerem que o tratamento com rhGH pode aumentar ligeiramente o risco de tumor secundário sólido, especialmente em pacientes sobreviventes de leucemia aguda. Esse aumento, no entanto, parece diminuir com um tempo maior de seguimento e o risco global continua a ser pequeno[49]. Não houve associação entre a dose e a duração da terapia com rhGH e esse risco, e também não houve diferença no risco de morte nos sobreviventes tratados com rhGH em comparação com os sobreviventes não tratados[50]. Estudos recentes mostraram não haver sugestão de risco aumentado na recorrência de cânceres primários após o tratamento com rhGH em crianças, e a associação entre o tratamento e o risco de segundos tumores não é suficiente para fazer recomendações contra o tratamento com rhGH[51].

Pode haver maior risco de desenvolvimento de epifisiólise em sobreviventes de câncer tratados com rhGH[52].

Recomenda-se esperar pelo menos um ano para iniciar o tratamento com rhGH, após o término do tratamento oncológico. Em pacientes que foram tratados de tumor de vias ópticas e que estão com a doença estabilizada, recomenda-se discutir com o oncologista que está acompanhando o paciente sobre a relação custo-benefício desse tratamento, podendo esperar por um tempo maior[53].

Alterações das gonadotrofinas

Puberdade precoce central (PPC)

A puberdade precoce é definida como o início da puberdade antes da idade de 8 anos em meninas e 9 anos em meninos, além de menstruação antes dos 9 anos de idade. Caracteriza-se pelo aparecimento de caracteres sexuais secundários: broto mamário em meninas e aumento de volume testicular a partir de 4ml em meninos. Estudos populacionais evidenciaram prevalência de PPC em pacientes sobreviventes de câncer infantil de 11,9 a 15,2%[54,55]. A PPC ocorre por ativação precoce do eixo hipotálamo-hipofisário gonadal por lesão nos neurônios secretores de ácido gama aminobutírico que, consequentemente, ativa os neurônios produtores de GnRH. Doses entre 18 e 50 Gy estão associadas a desenvolvimento de PPC[56]. Por outro lado, doses de irradiação acima de 50 Gy estão associadas a hipogonadismo hipogonadotrófico, podendo fazer parte do quadro de deficiência combinada de hormônios hipofisários[54].

Os fatores associados à PPC após irradiação hipotalâmica incluem sexo feminino, idade precoce ao tratamento, presença de hidrocefalia e aumento do IMC[55].

Em estudo realizado em sobreviventes do tratamento de tumores do SNC, menarca precoce ocorreu em 14,5% das meninas com história de irradiação para a área hipotálamo-hipofisária, incidência significativamente mais alta do que a observada em suas irmãs. A PPC é uma complicação bastante comum em crianças com tumores que surgem perto do hipotálamo ou das vias ópticas (como gliomas de baixo grau) e é frequentemente associada à neurofibromatose tipo 1. A prevalência de PPC em pacientes com esses tumores está entre 26 e 39%[54,56,57]. A secreção de esteroide inapropriada para o sexo e idade pode causar rápida maturação da idade óssea e reduzir ainda mais o potencial de crescimento dessas crianças, a maioria dos quais apresenta fatores de risco adicionais para a diminuição do crescimento, tais como dGH e displasias esqueléticas induzidas pela irradiação. Avanço da idade óssea acima de dois desvios-padrão para a idade cronológica é um achado consistente em crianças com puberdade precoce. Nas meninas com PPC, o crescimento uterino, verificado por meio do ultrassom pélvico, é um dos sinais de estimulação estrogênica e achado mais precoce do que o aumento bilateral dos ovários. Aumento do LH maior que o do FSH indica padrão puberal e a secreção de gonadotrofinas é mais bem avaliada usando testes de estimulação com GnRH.

O uso de agonistas do GnRH de longa duração para retardar a progressão da puberdade em sobreviventes do câncer da infância com PPC resulta na estabilização do avanço da idade óssea e, consequentemente, tem-se mostrado melhorar a altura final, especialmente nas situações em que se associa GH para o tratamento da dGH[46]. Estudo comparou uma coorte de 26 pacientes com PPC (31% relacionados a uma agressão ao SNC) diagnosticados na primeira infância (mediana de 5 anos) e tratados com GnRHa, com controles históricos pareados por fatores demográficos e etiologia[131]. O resultado mostrou melhora significativa na altura final no grupo tratado (–0,9 ± 0,3 DP nas mulheres, –1,7 ±1,6 nos homens) em comparação com controles históricos não tratados (–1,9 ± 0,2 nas mulheres, –3,2 ± 6,4 DP nos homens; p = 0,01 para ambos)[58].

Hipogonadismo hipogonadotrófico

Deficiências de LH e FSH após a irradiação da região hipotálamo-hipofisária ocorrem em menor frequência que a dGH, e geralmente só ocorrem após doses de radioterapia na região selar acima de 22 a 30 Gy[54,59-61]. A incidência relatada de hipogonadismo hipogonadotrófico no grupo de pacientes sobreviventes de câncer infantil é de 6,5%[62] no geral e, em pacientes que receberam radiação na região hipotalâmica-hipofisária, esse valor aumenta para 11%[63].

Foi evidenciado que sobreviventes do sexo feminino com história de exposição a doses de radiação acima de 30Gy na região hipotálamo-hipófise eram menos propensos a engravidar[60]. Dependendo da idade de início, as deficiências de LH e FSH podem manifestar-se com puberdade atrasada (ausência de caracteres sexuais seundários após os 13 anos de idade nas meninas e 14 anos nos meninos). Nessas idades as dosagens baixas de testosterona em meninos ou estradiol em meninas com concentrações baixas ou dentro do valor de referência de LH e FSH sugerem o diagnóstico de hipogonadismo hipogonadotrófico[64].

Em mulheres sobreviventes de LLA, foram descritas alterações "sutis" da secreção de gonadotrofinas, com doses de radiação na faixa de 18-24 Gy[65]. Estudos de seguimento em longo prazo podem oferecer melhores subsídios para a compreensão do efeito final dessas doses mais baixas de irradiação craniana na função do eixo hipotálamo-hipofisário gonadal. Não está claro se somente a quimioterapia pode alterar diretamente a secreção de gonadotrofinas[60].

Deficiência de ACTH

A deficiência de ACTH em sobreviventes de câncer infantil é relativamente incomum. Pode ser observada, quer como resultado de impacto direto da lesão tumoral no eixo hipotálamo-hipofisário, cirurgia nessa região, quer após irradiação em alta dose (maior que 30 Gy)[66,67].

Um outro efeito colateral no eixo hipotálamo-hipofisário suprarrenal (HHSR) em pacientes que usaram glicocorticoides em doses farmacológicas para tratamento de leucemia linfocítica aguda é a supressão do eixo HHSR. Isso pode levar a vários graus de manifestações de deficiência de glicocorticoide e incapacidade de reagir ao estresse e é potencialmente fatal. O grau de supressão adrenocortical é influenciado pela duração da administração, tipo de esteroide empregado e dosagem (bem como pela via e hora do dia em que o medicamento é administrado. Kuperman et al. avaliaram a supressão e recuperação do eixo HHSR em 15 crianças e adolescentes com LLA após tratamento com dexametasona durante 42 dias e com retirada abrupta, por meio do teste do CRH ovino antes, sete e catorze dias após. Nesse estudo, foi observada recuperação da porção hipofisária. As concentrações de cortisol foram ligeiramente mais baixas uma a duas semanas após, comparadas aos valores pré-tratamento. Apesar dessa ligeira supressão em seis pacientes, apenas um apresentou sinais de insuficiência adrenal leve, seis a oito dias após a suspensão abrupta do tratamento com dexametasona, porém sem necessidade de reposição hormonal. Concluíram que o eixo HHSR é levemente suprimido (na sua porção suprarrenal), mas raramente associado a manifestações clínicas de insuficiência adrenal[68].

Os mesmos autores compararam a reserva adrenal por oito semanas em pacientes que usaram prednisona (16 pacientes) ou dexametasona (13 pacientes) por quatro semanas na fase de indução do tratamento da LLA. Foi usado teste do ACTH em baixa dose (1μg/m^2) semanalmente por oito semanas, após a suspensão abrupta do glicocorticoide usado. Ambos os grupos observaram concentrações de pico de cortisol semelhantes antes e durante as oito semanas de avalição (p = 0,652). Além disso, não foi observada relação entre incidência de infecção/estresse e pico de cortisol dentro de cada grupo e entre os grupos (p = 0,359), mostrando que tanto dexametasona quanto prednisona apresentam grau de supressão e recuperação adrenal semelhantes[69].

Revisão sobre oito estudos que avaliaram a função adrenal (total de 218 crianças) mostrou que a insuficiência adrenal ocorreu nos primeiros dias após a interrupção do tratamento com glicocorticoide, sendo que a maioria recuperou a função adrenal após algumas semanas e um número pequeno persistiu com insuficiência adrenal por tempo mais prolongado, ficando a recomendação de considerar a reposição de glicocorticoides durante períodos de estresse grave nas primeiras semanas após a interrupção, porém, sugerem-se mais estudos específicos para investigar melhor a relação entre infecção/estresse atual e insuficiência adrenal[70].

Deficiência de TSH

A deficiência de TSH, resultando em hipotireoidismo central, ocorre menos frequentemente do que a dGH e PPC após a irradiação da área hipotálamo-hipofisária e tem sido relatada após doses maiores que 30 a 40 Gy. Em estudo em crianças que receberam tratamento para tumores embrionários do

SNC, resultando em altas doses de radiação na região hipotálamo-hipofisária, a incidência cumulativa de deficiência de TSH foi de 23% em 4 anos, com risco significativo de pacientes com doses para a área hipotálamo-hipofisária acima de 42 Gy[40,63]. Por outro lado, estudo realizado em sobreviventes de LLA sugeriu que a radioterapia craniana com doses menores que 30 Gy por si só era insuficiente para induzir hipotireoidismo central. Deve-se lembrar que a irradiação na região nasofaríngea pode levar a hipotireoidismo central[71]. Há poucos relatos na literatura sobre o papel da quimioterapia no desenvolvimento de hipotireoidismo central em sobreviventes do câncer infantil[72,73].

DISTÚRBIOS DA TIREOIDE

As alterações na glândula tireoide estão entre as complicações endócrinas mais frequentes que são observadas em sobreviventes de câncer infantil O reconhecimento e tratamento precoces dessa disfunção são fundamentais nessa população, dada a importância dos hormônios da tireoide para o crescimento e desenvolvimento normal na infância.

Hipotireoidismo primário

O hipotireoidismo primário é o distúrbio mais frequente da tireoide após a exposição da glândula à irradiação. Essa exposição pode ocorrer em indivíduos tratados com os seguintes locais e tipos e de irradiações: região cervical (no tratamento do linfoma de Hodgkin), irradiação cranioespinal para tumores cerebrais, ou irradiação de corpo inteiro ("TBI") prévia ao transplante de medula óssea (TMO)[40,74]. A quimioterapia isolada não parece estar associada a aumento da incidência de hipotireoidismo primário. A prevalência do hipotireoidismo é principalmente determinada pela dose total de irradiação para a tireoide e pelo tempo de seguimento. Fatores de risco adicionais para o desenvolvimento de hipotireoidismo incluem sexo feminino, raça branca e idade acima de 15 anos no momento do diagnóstico[73]. Em um grande estudo com sobreviventes adultos jovens de linfoma de Hodgkin, foi observada incidência cumulativa de hipotireoidismo de 28%. Nos pacientes tratados com doses maiores que 45 Gy, houve incidência de 50% de hipotireoidismo após 20 anos do tratamento oncológico[74]. Os sobreviventes que receberam irradiação craniana acima de 20 Gy associada à radioterapia espinal teve risco aumentado para o desenvolvimento de hipotireoidismo. Como o hipotireoidismo pode ocorrer mais de 25 anos após o término da terapia, é imperativo que os indivíduos em risco sejam acompanhados ao longo da vida.

Outros fatores associados ao hipotireoidismo primário relacionam-se ao uso de radiofármacos, entre eles o metaiodobenzilguanidina (^{131}I-MIBG), que é utilizado no tratamento de neuroblastoma[75,76]. Em estudo realizado com 42 pacientes, elevação de TSH foi identificada em 52% dos pacientes em um tempo de observação de 1,4 ano após a infusão com ^{131}I-MIBG. Essa elevação tornou-se permanente em 43% dos pacientes[77]. Outro estudo mostrou que 38% de 24 pacientes apresentaram elevação do TSH em seguimento de nove anos após o tratamento com ^{131}I-MIBG para neuroblastoma[78].

Outro fator envolvido no hipotireoidismo é o uso de imunoterápicos, entre eles os inibidores da tirosinoquinase (como o sunitinibe). Outros imunoterápicos incluem as citoquinas (interferon α, interleucina-2) e anticorpos monoclonais. Os mecanismos envolvidos incluem: inibição da atividade da peroxidase, efeitos na captação e *clearance* no hormônio tireoidiano, captação diminuída de iodo[15,79,80], e a tireoidite fibrosante, sendo este último o mecanismo mais importante. Em estudo com pacientes adultos, mostrou-se que 40% dos pacientes previamente eutireoideos desenvolveram hipotireoidismo subclínico ou clínico durante os primeiros seis meses de tratamento[81].

Hipertireoidismo

O hipertireoidismo ocorre com menos frequência do que o hipotireoidismo em sobreviventes de neoplasia na infância. É diagnosticada mais frequentemente após irradiação cervical no tratamento do linfoma de Hodgkin. Em grande estudo, em que foram incluídos mais de 1.700 sobreviventes ao linfoma de Hodgkin, houve probabilidade oito vezes maior de desenvolver hipertireoidismo em comparação com os irmãos. O fator de risco identificado para o desenvolvimento de hipertireoidismo foi a exposição da tireoide a doses maiores que 35 Gy[74].

Doença autoimune da tireoide

Há vários relatos da ocorrência de doença autoimune da tireoide em pacientes receptores de transplante alogênico de medula óssea. A transferência de clones anormais de células T ou células B do doador ao receptor pode ser responsável por essas observações. O hipotireoidismo, com ou sem uma fase de hipertireoidismo anterior, foi observado em indivíduos com presença de autoanticorpos antitireoglobulina. Hipertireoidismo com autoanticorpos positivos do receptor de TSH também foram relatados após transplante alogênico[82].

Neoplasias da tireoide

A exposição da tireoide à irradiação é um importante fator de risco para as neoplasias da tireoide, benignas e malignas.

Crianças tratadas antes dos 10 anos de idade e/ou com doses na faixa de 20-29 Gy parecem ter maior risco para o desenvolvimento de câncer da tireoide. A associação entre a irradiação da tireoide e neoplasias da tireoide é linear em doses baixas de radiação, mas mostra redução em doses acima de 30 Gy, com risco que permanece, no entanto, elevado em comparação com a população geral. A maioria dos carcinomas foi diferenciada (isto é, papilífero e/ou folicular) com latência média de 20,8 anos[83].

Em geral, os cânceres de tireoide após a radioterapia comportam-se de forma não agressiva semelhante à que é observada em jovens que adquirem neoplasias de tireoide sem irradiação e sem terem apresentado previamente outras neoplasias[83]. A patogênese das neoplasias radioinduzidas da tireoide parece estar relacionada a rearranjos no gene *RET/PTC* no carcinoma papilífero da tireoide induzidos pela exposição à irradiação[84]. As neoplasias da tireoide após irradiação podem tornar-se evidentes após muitos anos da exposição à radiação e, portanto, recomendamos acompanhamento permanente nesses pacientes[83].

DISFUNÇÃO GONADAL

Além dos distúrbios relacionados com a secreção de gonadotrofinas, os sobreviventes do câncer da infância estão em risco de disfunção gonadal relacionada à agressão direta ou indireta aos testículos ou ovários. A causa pode ser devida ao próprio tumor, como gonadoblastoma, tumores testiculares e ovarianos, ou ao tratamento com radioterapia, quimioterapia gonadotóxica ou cirurgia local com lesão gonadal ou cirurgias pélvicas ou abdominais que resultem em lesão vascular perigonadal[85]. Os quimioterápicos gonadotóxicos são principalmente compostos por agentes alquilantes como: bussulfano, clorambucil, ciclofosfamida, ifosfamida, mecloretamina, melfalano, tiotepa, procarbazina, dacarbazina, temozolomida, carmustina, lomustina, carboplatina e cisplatina e seu efeito depende da medicação e da dose utilizada. A investigação da disfunção gonadal deve ser iniciada aos 12 anos em meninas e 13 anos em meninos ou conforme o perfil populacional que está sendo avaliado[85].

Meninos

O testículo humano combina duas funções: produção de esteroides sexuais e produção de esperma. Embora interligadas, essas funções estão sob controles separados. Esses incluem uma variedade de fatores endócrinos, parácrinos e autócrinos. No testículo, as células germinativas vão compor o esperma; as células de Sertoli apoiam e nutrem as células germinativas em desenvolvimento e são também o local de produção de inibina; as células de Leydig, intersticiais, são responsáveis pela síntese de testosterona. Esses três tipos de células são organizados em dois compartimentos funcionais: células germinativas e células de Sertoli que formam os túbulos seminíferos, nos quais ocorre a espermatogênese, e a rede de células de Leydig que são responsáveis pela produção de testosterona. As células de Leydig localizam-se na proximidade do compartimento basal dos túbulos seminíferos, onde eles podem secretar altas concentrações de testosterona que são necessárias para a espermatogênese normal.

Disfunção das células de Leydig

A falência das células de Leydig induzida pelo tratamento e a consequente insuficiência da produção de testosterona são relativamente raras em comparação com a disfunção germinativa e infertilidade após tratamentos de câncer. A disfunção das células de Leydig irá resultar em puberdade atrasada e falta de características sexuais secundárias, se essa disfunção ocorrer antes do início da puberdade. Se ocorrer após a conclusão do desenvolvimento puberal normal, pode resultar em redução da libido, disfunção erétil, diminuição da densidade mineral óssea (DMO), diminuição da massa muscular e outros distúrbios metabólicos. Altas concentrações plasmáticas de LH, combinadas com baixas concentrações de testosterona, são características da disfunção das células de Leydig. Como nos pacientes pré-púberes as concentrações de LH e testosterona são suprimidas fisiologicamente, o diagnóstico de disfunção gonadal é difícil de ser avaliado nessa idade[86,87].

As células de Leydig são menos vulneráveis a danos causados pelo tratamento oncológico do que as células germinativas, tanto pelo efeito gonadotóxico dos agentes alquilantes como pela radiação, sendo menos frequente a necessidade de reposição com testosterona[86]. Existem relatos de elevação de LH em 10 -57% dos indivíduos do sexo masculino após o tratamento com agentes alquilantes, porém muitos deles sendo subclínicos[59,61,87-89]. Apesar de as células de Leydig serem menos sensíveis à irradiação quando comparadas com as células germinativas, doses de radiação acima de 12 Gy na região testicular ou realização de TBI podem aumentar o risco de deficiência de esteroides sexuais[85]. Essa disfunção das células de Leydig está diretamente relacionada com a dose administrada e inversamente relacionada com a idade de tratamento[90,91]. Doses de irradiação testiculares maiores que 33 Gy foram associadas com insuficiência de célula de Leydig em 50% dos homens adolescentes e adultos jovens[92]. O efeito do impacto das radiações sobre a função das células de Leydig pode ser confundido com o uso concomitante de quimioterapia na maioria dos indivíduos, bem como pelos efeitos potenciais da própria malignidade local[93].

Disfunção das células germinativas

As células produtoras de espermatozoides são mais vulneráveis a tratamentos contra o câncer e muitas vezes prejudicadas pela radioterapia e vários tipos de quimioterapia. A disfunção de células germinativas com a resultante infertilidade é frequentemente associada com o volume testicular reduzido, aumento das concentrações de FSH e concentrações plasmáticas reduzidas de inibina B[93]. No entanto, para fins clínicos e de aconselhamento, a avaliação da fertilidade masculina requer a obtenção de espermograma, uma vez que nenhum marcador bioquímico tem especificidade suficiente ou sensibilidade para prever o resultado individual[93].

Os agentes quimioterápicos mais comumente associados com a fertilidade masculina prejudicada são os alquilantes.

Doses cumulativas de agentes alquilantes equivalente a 5g/m^2 de ciclofosfamida podem comprometer a espermogênese[94,95]. A fertilidade ocorre em 40-60% dos adultos jovens sobreviventes do câncer infantil e idade mais precoce de exposição não parece ser um fator protetor, como se pensava anteriormente[87]. A produção prejudicada de espermatozoides pode ocorrer em doses de radiação tão baixas como 0,1 Gy. Se a dose é menor que 1-2 Gy, a recuperação é comum. Em doses entre 2 e 3 Gy, a recuperação da produção de espermatozoides é rara. A disfunção das células germinativas pode estar presente também em meninos tratados por meio da TBI[96]. Azoospermia é a situação mais comum para os pacientes seguidos nos primeiros anos após o tratamento por TBI, sendo difícil a recuperação da função da célula germinativa. Tendo em vista a alta frequência de produção de espermatozoides prejudicada em sobreviventes, bancos de esperma devem ser oferecidos a todos os adolescentes do sexo masculino antes do início da terapia do câncer, sempre que possível[96].

Meninas

As células produtoras de esteroides sexuais e oócitos são funcional e estruturalmente interdependentes dentro do folículo ovariano. Como resultado, quando ocorre a insuficiência ovariana, tanto a produção dos hormônios sexuais como a fertilidade são prejudicadas. Se a função ovariana é prejudicada no período pré-puberal, ocorre puberdade atrasada e amenorreia primária. Se a função ovariana é prejudicada durante ou após a puberdade, geralmente se observa parada no desenvolvimento pubertário, amenorreia secundária e sintomas de menopausa. As mulheres que experimentam a perda prematura da produção de estrógeno também estão predispostas ao desenvolvimento de osteoporose e doença arterial coronariana[97]. A perda da função ovariana pode ocorrer tanto de forma aguda (até antes de 5 anos após a conclusão do tratamento), como tardiamente, após muitos anos[98]. A insuficiência ovariana precoce (IOP) caracteriza-se por ausência de menstruação durante 4 meses, associada a aumento do FSH acima do valor de referência antes dos 40 anos de idade. O risco estimado de insuficiência ovariana precoce de causa não cirúrgica é de 8%. Nos casos de IOP já instalado, a recuperação foi raramente observada[99,100]. Concentrações elevadas de FSH associadas a valores reduzidos de estradiol são indicativos de IOP, porém essa avaliação é prejudicada em pacientes pré-púberes devido a FSH e estradiol suprimidos fisiologicamente pela idade. Em virtude da maior reserva folicular, os ovários de meninas na pré-puberdade são mais resistentes aos danos da quimioterapia quando comparados com os ovários das adultas[98]. Os quimioterápicos mais gonadotóxicos são os agentes alquilantes citados anteriormente. Doses cumulativas altas dessas medicações são associadas ao maior índice de insuficiência gonadal. Os oócitos são também extremamente sensíveis à radiação, podendo ter lesão de até 50% dos folículos em radiação menor que 2 Gy[101]. Estima-se que doses de radiação de 20,3 Gy em lactentes, 18,4 Gy em crianças até 10 anos e 16,5 Gy em adolescentes e adultos jovens podem causar insuficiência ovariana precoce[102-104]. Além disso, se a irradiação é administrada associada à quimioterapia com agente alquilante, a disfunção ovariana pode ocorrer mesmo com doses baixas de irradiação. Entretanto, grande parte das pacientes com realização de transposição do ovário antes da radioterapia tiveram sua função ovariana preservada[104]. Assim, os principais fatores de risco para IOP em sobreviventes de câncer pediátrico são: idade avançada no momento do tratamento, doses altas cumulativas de agentes alquilantes (principalmente de bussulfano e melfalano) e tratamento combinado com radiação e agentes alquilantes.

Recomenda-se a realização de rastreio da insuficiência ovariana em todos os pacientes que tiveram tratamento ou doenças oncológicas que são fatores de risco para insuficiência ovariana precoce, principalmente após 12 anos de idade[99,105].

A infertilidade é uma sequela muito prevalente entre as pacientes sobreviventes de câncer infantil, tendo redução de até 38% da taxa de gestação comparada com a população geral[106]. Em outro estudo, foi observado que, comparadas às suas irmãs, as sobreviventes do sexo feminino com história de exposição a altas doses de agentes alquilantes, lomustine ou ciclofosfamida eram menos propensas a engravidar[60]. E, mesmo quando conseguem gestar, pacientes que receberam doses maiores que 5 Gy na região pélvica podem ter comprometimento no crescimento uterino e/ou endometrial com lesão na irrigação e na musculatura uterina, apresentando maior risco de abortamento, parto prematuro e restrição de crescimento fetal intrauterino[107-109].

Em pacientes púberes acima de 16 anos com maior risco de IOP pode-se realizar a criopreservação de óvulos, contanto que o quadro oncológico permita um pouco de atraso para esse procedimento. A preservação da fertilidade em pacientes pré-púberes ainda está em fase experimental, não sendo indicada a criopreservação de tecidos ovarianos de rotina.

Em pacientes adolescentes, pelo aumento de vulnerabilidade dos tecidos ovarianos a tratamentos oncológicos comparado com pacientes impúberes, têm sido realizados estudos com bloqueio puberal com agonistas de GnRH durante o tratamento oncológico como forma de proteção dos oócitos. Contudo, os resultados ainda são bastante variados, sem comprovação da proteção ovariana com essa medida[110].

ALTERAÇÕES OSTEOMETABÓLICAS

Como um grupo, os sobreviventes de câncer infantil apresentam densidade mineral óssea (DMO) menor e risco aumentado para osteopenia, osteoporose e fraturas[111]. Esse é o resultado de, principalmente, três fatores: a) a doença propriamente dita; b) exposição a glicocorticoides e a outros agentes quimioterápicos, tais como metotrexato e ifosfamida[112,113]; c) deficiências hormonais associadas ao câncer e seus tratamentos como descrito anteriormente (dGH e de hormônios sexuais)[114]. Fraturas podem ocorrer em até cerca de 40% das crianças durante o tratamento para LLA. Embora a DMO possa melhorar após a conclusão do tratamento, os sobreviventes têm risco aumentado de osteopenia em longo prazo[115].

Pacientes com alto risco para o desenvolvimento de osteoporose devem ser submetidos à avaliação de densidade mineral óssea periódica por meio das medidas do escore z, próprio para a população pediátrica[114,116]. Medidas preventivas como suplementação com cálcio e vitamina D, evitar o tabagismo e exercício com pesos apropriados para a idade devem ser incentivadas em todos os indivíduos com DMO baixa ou limítrofes. Além disso, terapia de substituição com hormônios sexuais e com rhGH podem ser úteis na melhoria da DMO.

SOBREPESO, OBESIDADE E SÍNDROME METABÓLICA

Alterações metabólicas, incluindo *diabetes mellitus*, obesidade e resistência insulínica são frequentemente observadas em pacientes sobreviventes de doenças oncológicas[117]. Seu diagnóstico e tratamento precoce são extremamente importantes e impacta diretamente na sobrevida e na qualidade de vida, uma vez que doenças cardiovasculares são a segunda causa de morte em pacientes sobreviventes de câncer infantil[118]. Fatores de risco para a obesidade incluem radiação craniana, sexo feminino e exposição à dexametasona. Contudo, efeitos deletérios da dexametasona sobre a composição corporal podem ser temporários[119]. A radioterapia craniana acima de 20 Gy, principalmente em meninas com idade inferior a 4 anos, foi significativamente associada com o aumento progressivo do índice de massa corporal (IMC) e obesidade em adultos[117,119,120]. A síndrome metabólica é um fator que deve ser considerado, principalmente em pacientes sobreviventes de LLA, tumores do SNC e após TMO. Esse quadro pode ser devido a deficiências hormonais (GH, hormônio tireoidiano, gonadotrofinas), alteração do tecido adiposo, devido à quimioterapia e à radioterapia, sendo recomendado o rastreio e o tratamento precoces[121-124].

Considera-se que a exposição à radiação abdominal possa causar lesão tecidual de adipócitos, levando a um estado pró-inflamatório, desencadeando alterações hormonais com aumento de leptina e redução de adiponectina e acúmulo de gordura visceral.

A presença de síndrome metabólica na ausência de obesidade em pacientes expostos à TBI foi observada em alguns estudos[125]. Por esse motivo, o cálculo de IMC talvez não seja suficiente para avaliação da adiposidade dos pacientes, necessitando de medidas complementares como circunferência abdominal e relação circunferência abdominal/altura.

Os tumores cerebrais próximos à região selar e seus tratamentos (por exemplo, cirurgia e radioterapia) também podem alterar as funções hipotálamo-hipofisárias, induzindo a obesidade[123,124]. Estudos mostram incidência de obesidade e hiperfagia de aproximadamente 50% nos pacientes com craniofaringioma[126]. A obesidade hipotalâmica é desencadeada por lesão no hipotálamo ventromedial, núcleo paraventricular, núcleo arqueado ou região lateral do hipotálamo, causando perda de adiponectina, incretina, insulina, resultando em alteração no centro da saciedade e hiperfagia[127]. Outro mecanismo de ganho de peso presente é pelo aumento da atividade parassimpática levando à hiperinsulinemia que promove o armazenamento de gordura e a redução do metabolismo basal. Além disso, nessa situação ocorre também aumento de resistência à ação da leptina, redução da supressão de ghrelina pós-prandial e secreção de neuropeptídeo Y, sendo mais um mecanismo sugerido que contribui para a obesidade nesses pacientes. Embora houvesse estudo utilizando octreoctide em um número pequeno de pacientes com obesidade hipotalâmica e outro que utilizou dextroanfentamina nesse mesmo tipo de obesidade (hipotalâmica)[123,128], não houve evidência suficiente para determinar um tratamento como sendo ideal para a obesidade hipotalâmica, sendo necessários novos estudos.

Recomenda-se a medida de pressão arterial, altura e peso anual em todos os pacientes que receberam radiação craniana, além do perfil lipídico e perfil glicêmico bianual nos pacientes que foram expostos à TBI[129].

DIABETES

Diabetes melitus (DM) é uma condição clínica em de se evidencia aumento da glicemia sérica devido à falta da ação/resistência ou secreção reduzida de insulina. Maior risco de DM foi observado em pacientes que receberam tratamento oncológico na primeira infância, principalmente até 5 anos de idade, ou que receberam radiação abdominal ou TBI[125].

Pacientes tratados com irradiação abdominal e TBI apresentaram riscos 2,7 e 7,2 vezes a mais de desenvolver DM do que pacientes que não foram submetidos a esses procedimentos, respectivamente[130]. No caso de radiação abdominal, pode ocorrer destruição tecidual da cauda pancreática com consequente insuficiência na secreção insulínica. Em estudo epidemiológico com pacientes franceses e do Reino Unido, o risco relativo de os pacientes com tumor sólido ou linfoma que receberam doses ≥ 10 Gy na cauda pancreática apresentarem DM foi de 11,5%[131].

Pacientes que receberam TBI também apresentam risco aumentado de evoluir para DM, cujo risco pode chegar a 12,6 vezes maior que seus irmãos sem o diagnóstico oncológico, mesmo com a correção de IMC[130]. Contudo, a fisiopatologia aparenta ser diferente dos pacientes que receberam irradiação abdominal, não sendo desencadeada por falta de secreção insulínica, mas sim pelo aumento da resistência insulínica associado ou não à obesidade[132]. Ao contrário da irradiação abdominal, os pacientes que realizaram TBI têm exposição à radiação no corpo inteiro que pode desencadear numerosas disfunções endocrinológicas como dGH, hipotireoidismo central ou primário e alteração gonadal que podem aumentar a resistência à insulinia, além de desencadearem condição pró-inflamatória no organismo e alteração dos adipócitos que contribuem para a instalação da síndrome metabólica[133].

Sugere-se a realização de rastreio de DM com glicemia de jejum e hemoglobina glicada a cada dois anos ou antes, a depender da clínica nos pacientes submetidos à radiação abdominal ou TBI. Caso apresente sintomas muito sugestivos, a investigação deverá ser aprofundada com teste oral de tolerância à glicose, uma vez que a sensibilidade da hemoglobina glicada pode ser reduzida nesse grupo de pacientes. O acompanhamento em longo prazo é essencial, visto que existe descrição de desenvolvimento de DM após 20 anos da exposição à radiação[130,134].

Em resumo, os sobreviventes de câncer infantil têm risco aumentado de doença endócrina que afeta diversas áreas: hipotálamo-hipofisária, função gonadal e reprodutiva, função da tireoide, composição corporal e homeostase da glicose. Os principais fatores de risco incluem a terapia de radiação para órgãos endócrinos e exposição a agentes alquilantes. Essas anormalidades endócrinas podem evoluir ao longo de muitos anos. Um dos desafios futuros será melhor caracterizar o papel da variabilidade genética na patogênese dessas anormalidades endócrinas. O reconhecimento e o tratamento precoces podem reduzir a morbidade e mortalidade nessa população vulnerável. A importância da vigilância de longo prazo nesses pacientes em risco não pode ser subestimada.

REFERÊNCIAS

1. Mariotto AB, Rowland JH, Yabroff KR, Scoppa S, Hachey M, Ries L, Feur EJ. Long-term survivors of childhood cancers in the United States. Cancer Epidemiol Biomarkers Prev. 2009;18(4):1033-40.
2. Diller L, Chow EJ, Gurney JG, Hudson MM, Kadin-Lottick NS, Kawashima TI, et al. Chronic disease in the Childhood Cancer Survivor Study cohort: a review of published findings. J Clin Oncology. 2009;27(14):2339-55.
3. Kuperman H, Battistin C, Moreira AC, Cornacchioni AL, Odone Filho V, Setian N, et al. [Evaluation of the main late endocrine effects in children and adolescents after treatment of malignancies]. Arq Bras Endocrinol Metab. 2010;54(9):819-25.
4. Hows JM, Passweg JR, Tichelli A, Locasciulli A, Szydlo R, Bacigalupo A, et al. Comparison of long-term outcomes after allogeneic hematopoietic stem cell transplantation from matched sibling and unrelated donors. Bone Marrow Transplant. 2006;38(12):799-805.
5. Chemaitilly W, Sklar CA. Endocrine complications in long-term survivors of childhood cancers. Endocr Relat Cancer. 2010;17(3):R141-59.
6. Chemaitilly W, Li Z, Krasin MJ, Brooke RJ, Wilson CL, Green DM, et al. Premature Ovarian Insufficiency in Childhood Cancer Survivors: A Report From the St. Jude Lifetime Cohort. J Clin Endocrinol Metab. 2017;102(7):2242-50.
7. Metzger ML, Meacham LR, Patterson B, Casillas JS, Constine LS, Hijiya N, et al. Female reproductive health after childhood, adolescent, and young adult cancers: guidelines for the assessment and management of female reproductive complications. J Clin Oncol. 2013;31(9):1239-47.
8. Kenney LB, Cohen LE, Shnorhavorian M, Metzger ML, Lockart B, Hijiya N, et al. Male reproductive health after childhood, adolescent, and young adult cancers: a report from the Children's Oncology Group. J Clin Oncol. 2012;30(27):3408-16.
9. Zhang FF, Kelly MJ, Saltzman E, Must A, Roberts SB, Parsons SK. Obesity in pediatric ALL survivors: a meta-analysis. Pediatrics. 2014; 133(3):e704-15.
10. Mostoufi-Moab S, Halton J. Bone morbidity in childhood leukemia: epidemiology, mechanisms, diagnosis, and treatment. Curr Osteoporos Rep. 2014;12(3):300-12.
11. Pui CH, Robison LL, Look AT. Acute lymphoblastic leukaemia. Lancet. 2008;371(9617):1030-43.
12. Chemaitilly W, Sklar CA. Childhood Cancer Treatments and Associated Endocrine Late Effects: A Concise Guide for the Pediatric Endocrinologist. Horm Res Paediatr. 2019;91(2):74-82.
13. Narayanan KR, Bansal D, Walia R, Sachdeva N, Bhansali A, Varma N, et al. Growth failure in children with chronic myeloid leukemia receiving imatinib is due to disruption of GH/IGF-1 axis. Pediatr Blood Cancer. 2013;60(7):1148-53.
14. Samis J, Lee P, Zimmerman D, Arceci RJ, Suttorp M, Hijiya N. Recognizing Endocrinopathies Associated With Tyrosine Kinase Inhibitor Therapy in Children With Chronic Myelogenous Leukemia. Pediatric Blood Cancer. 2016;63(8):1332-8.
15. Lodish MB. Clinical review: kinase inhibitors: adverse effects related to the endocrine system. J Clin Endocrinol Metab. 2013;98(4): 1333-42.
16. Corsello SM, Barnabei A, Marchetti P, De Vecchis L, Salvatori R, Torino F. Endocrine side effects induced by immune checkpoint inhibitors. J Clin Endocrinol Metab. 2013;98(4):1361-75.
17. Rose SR, Horne VE, Howell J, Lawson SA, Rutter MM, Trotman GE, et al. Late endocrine effects of childhood cancer. Nat Rev Endocrinol. 2016;12(6):319-36.
18. Clement SC, Schouten-van Meeteren AY, Boot AM, Claahsen-van der Grinten HL, Granzen B, Sen Han K, et al. Prevalence and risk factors of early endocrine disorders in childhood brain tumor survivors: A Nationwide, Multicenter Study. J Clin Oncol. 2016; 34(36):4362-70.
19. Schmiegelow M, Feldt-Rasmussen U, Rasmussen AK, Poulsen HS, Muller J. A population-based study of thyroid function after radiotherapy and chemotherapy for a childhood brain tumor. J Clin Endocrinol Metab. 2003;88(1):136-40.
20. Clayton PE, Shalet SM. The evolution of spinal growth after irradiation. Clin Oncol (R Coll Radiol). 1991;3(4):220-2.
21. Ahmed SR, Shalet SM, Campbell RH, Deakin DP. Primary gonadal damage following treatment of brain tumors in childhood. J Pediatr. 1983;103(4):562-5.
22. Fukunaga-Johnson N, Sandler HM, Marsh R, Martel MK. The use of 3D conformal radiotherapy (3D CRT) to spare the cochlea in patients with medulloblastoma. Int J Radiat Oncol Biol Phys. 1998;41(1):77-82.
23. Pai Panandiker A, Ning H, Likhacheva A, Ullman K, Arora B, Ondos J, et al. Craniospinal irradiation with spinal IMRT to improve target homogeneity. Int J Radiat Oncol Biol Phys. 2007;68(5): 1402-9.
24. Merchant TE, Farr JB. Proton beam therapy: a fad or a new standard of care. Curr Opin Pediatr. 2014;26(1):3-8.
25. Bishop AJ, Greenfield B, Mahajan A, Paulino AC, Okcu MF, Allen PK, et al. Proton beam therapy versus conformal photon radiation therapy for childhood craniopharyngioma: multi-institutional

analysis of outcomes, cyst dynamics, and toxicity. Int J Radiat Oncol Biol Phys. 2014;90(2):354-61.

26. Eaton BR, Esiashvili N, Kim S, Patterson B, Weyman EA, Thornton LT, et al. Endocrine outcomes with proton and photon radiotherapy for standard risk medulloblastoma. Neuro Oncol. 2016; 18(6):881-7.
27. Merchant TE, Kiehna EN, Thompson SJ, Heideman R, Sanford RA, Kun LE. Pediatric low-grade and ependymal spinal cord tumors. Pediatr Neurosurg. 2000;32(1):30-6.
28. Shalet SM, Gibson B, Swindell R, Pearson D. Effect of spinal irradiation on growth. Arch Dis Child. 1987;62(5):461-4.
29. Clayton PE, Shalet SM. Dose dependency of time of onset of radiation-induced growth hormone deficiency. J Pediatr. 1991;118(2): 226-8.
30. Brauner R, Fontoura M, Zucker JM, Devergie A, Souberbielle JC, Prevot-Saucet C, et al. Growth and growth hormone secretion after bone marrow transplantation. Arch Dis Child. 1993;68(4):458-63.
31. Thomas BC, Stanhope R, Plowman PN, Leiper AD. Growth following single fraction and fractionated total body irradiation for bone marrow transplantation. Eur J Pediatr. 1993;152(11):888-92.
32. Sklar C, Mertens A, Walter A, Mitchell D, Nesbit M, O'Leary M, et al. Final height after treatment for childhood acute lymphoblastic leukemia: comparison of no cranial irradiation with 1800 and 2400 centigrays of cranial irradiation. J Pediatr. 1993;123(1):59-64.
33. Knijnenburg SL, Raemaekers S, van den Berg H, van Dijk IW, Lieverst JA, van der Pal HJ, et al. Final height in survivors of childhood cancer compared with Height Standard Deviation Scores at diagnosis. Ann Oncol. 2013;24(4):1119-26.
34. Chow EJ, Friedman DL, Yasui Y, Whitton JA, Stovall M, Robison LL, et al. Decreased adult height in survivors of childhood acute lymphoblastic leukemia: a report from the Childhood Cancer Survivor Study. J Pediatr. 2007;150(4):370-5, 5 e1.
35. Gurney JG, Ness KK, Stovall M, Wolden S, Punyko JA, Neglia JP, et al. Final height and body mass index among adult survivors of childhood brain cancer: childhood cancer survivor study. J Clin Endocrinol Metabo. 2003;88(10):4731-9.
36. Chow EJ, Liu W, Srivastava K, Leisenring WM, Hayashi RJ, Sklar CA, et al. Differential effects of radiotherapy on growth and endocrine function among acute leukemia survivors: a childhood cancer survivor study report. Pediatr Blood Cancer. 2013;60(1):110-5.
37. Bordallo MA, Ferreira RM, Bulzico DA. [Therapeutic update on the treatment of craniopharyngiomas]. Arq Bras Endocrinol Metab. 2011;55(8):520-7.
38. Ogilvy-Stuart AL, Wallace WH, Shalet SM. Radiation and neuroregulatory control of growth hormone secretion. Clin Endocrinol. 1994;41(2):163-8.
39. Costin G. Effects of low-dose cranial radiation on growth hormone secretory dynamics and hypothalamic-pituitary function. Am J Dis Child. 1988;142(8):847-52.
40. Laughton SJ, Merchant TE, Sklar CA, Kun LE, Fouladi M, Broniscer A, et al. Endocrine outcomes for children with embryonal brain tumors after risk-adapted craniospinal and conformal primary-site irradiation and high-dose chemotherapy with stem-cell rescue on the SJMB-96 trial. J Clin Oncol. 2008;26(7):1112-8.
41. Clement SC, Meeteren AY, Kremer LC, van Trotsenburg AS, Caron HN, van Santen HM. High prevalence of early hypothalamic-pituitary damage in childhood brain tumor survivors: need for standardized follow-up programs. Pediatr Blood Cancer. 2014; 61(12):2285-9.
42. Brennan BM, Rahim A, Mackie EM, Eden OB, Shalet SM. Growth hormone status in adults treated for acute lymphoblastic leukaemia in childhood. Clin Endocrinol. 1998;48(6):777-83.
43. Sklar CA. Growth and neuroendocrine dysfunction following therapy for childhood cancer. Pediatr Clin North Am. 1997;44(2): 489-503.
44. Consensus guidelines for the diagnosis and treatment of growth hormone (GH) deficiency in childhood and adolescence: summary statement of the GH Research Society. GH Research Society. J Clin Endocrinol Metab. 2000;85(11):3990-3.
45. Grimberg A, DiVall SA, Polychronakos C, Allen DB, Cohen LE, Quintos JB, et al. Guidelines for Growth Hormone and Insulin-Like Growth Factor-I Treatment in Children and Adolescents: Growth Hormone Deficiency, Idiopathic Short Stature, and Primary Insulin-Like Growth Factor-I Deficiency. Horm Res Paediatr. 2016;86(6):361-97.
46. Gleeson HK, Stoeter R, Ogilvy-Stuart AL, Gattamaneni HR, Brennan BM, Shalet SM. Improvements in final height over 25 years in growth hormone (GH)-deficient childhood survivors of brain tumors receiving GH replacement. J Clin Endocrinol Metab. 2003;88(8):3682-9.
47. Adan L, Sainte-Rose C, Souberbielle JC, Zucker JM, Kalifa C, Brauner R. Adult height after growth hormone (GH) treatment for GH deficiency due to cranial irradiation. Med Pediatr Oncol. 2000;34(1):14-9.
48. Brownstein CM, Mertens AC, Mitby PA, Stovall M, Qin J, Heller G, et al. Factors that affect final height and change in height standard deviation scores in survivors of childhood cancer treated with growth hormone: a report from the childhood cancer survivor study. J Clin Endocrinol Metab. 2004;89(9):4422-7.
49. Sklar CA, Mertens AC, Mitby P, Occhiogrosso G, Qin J, Heller G, et al. Risk of disease recurrence and second neoplasms in survivors of childhood cancer treated with growth hormone: a report from the Childhood Cancer Survivor Study. J Clin Endocrinol Metab. 2002;87(7):3136-41.
50. Ergun-Longmire B, Mertens AC, Mitby P, Qin J, Heller G, Shi W, et al. Growth hormone treatment and risk of second neoplasms in the childhood cancer survivor. J Clin Endocrinol Metab. 2006; 91(9):3494-8.
51. Allen DB, Backeljauw P, Bidlingmaier M, Biller BM, Boguszewski M, Burman P, et al. GH safety workshop position paper: a critical appraisal of recombinant human GH therapy in children and adults. Eur J Endocrinol. 2016;174(2):P1-9.
52. Blethen SL, Rundle AC. Slipped capital femoral epiphysis in children treated with growth hormone. A summary of the National Cooperative Growth Study experience. Horm Res. 1996;46(3): 113-6.
53. Sklar CA, Antal Z, Chemaitilly W, Cohen LE, Follin C, Meacham LR, et al. Hypothalamic-Pituitary and Growth Disorders in Survivors of Childhood Cancer: An Endocrine Society Clinical Practice Guideline. J Clin Endocrinol Metab. 2018;103(8):2761-84.
54. Armstrong GT, Whitton JA, Gajjar A, Kun LE, Chow EJ, Stovall M, et al. Abnormal timing of menarche in survivors of central nervous system tumors: A report from the Childhood Cancer Survivor Study. Cancer. 2009;115(11):2562-70.
55. Oberfield SE, Soranno D, Nirenberg A, Heller G, Allen JC, David R, et al. Age at onset of puberty following high-dose central nervous system radiation therapy. Arch Pediatr Adolesc Med. 1996; 150(6):589-92.
56. Chemaitilly W, Merchant TE, Li Z, Barnes N, Armstrong GT, Ness KK, et al. Central precocious puberty following the diagnosis and treatment of paediatric cancer and central nervous system tumours: presentation and long-term outcomes. Clin Endocrinol. 2016;84(3):361-71.

57. Gan HW, Phipps K, Aquilina K, Gaze MN, Hayward R, Spoudeas HA. Neuroendocrine Morbidity After Pediatric Optic Gliomas: A Longitudinal Analysis of 166 Children Over 30 Years. J Clin Endocrinol Metab. 2015;100(10):3787-99.
58. Paul D, Conte FA, Grumbach MM, Kaplan SL. Long-term effect of gonadotropin-releasing hormone agonist therapy on final and near-final height in 26 children with true precocious puberty treated at a median age of less than 5 years. J Clin Endocrinol Metab. 1995;80(2):546-51.
59. Relander T, Cavallin-Stahl E, Garwicz S, Olsson AM, Willen M. Gonadal and sexual function in men treated for childhood cancer. Med Pediatr Oncol. 2000;35(1):52-63.
60. Green DM, Kawashima T, Stovall M, Leisenring W, Sklar CA, Mertens AC, et al. Fertility of female survivors of childhood cancer: a report from the childhood cancer survivor study. J Clin Oncol. 2009;27(16):2677-85.
61. Green DM, Kawashima T, Stovall M, Leisenring W, Sklar CA, Mertens AC, et al. Fertility of male survivors of childhood cancer: a report from the Childhood Cancer Survivor Study. J Clin Oncol. 2010;28(2):332-9.
62. Brignardello E, Felicetti F, Castiglione A, Nervo A, Biasin E, Ciccone G, et al. Gonadal status in long-term male survivors of childhood cancer. J Cancer Res Clin Oncol. 2016;142(5):1127-32.
63. Chemaitilly W, Li Z, Huang S, Ness KK, Clark KL, Green DM, et al. Anterior hypopituitarism in adult survivors of childhood cancers treated with cranial radiotherapy: a report from the St Jude Lifetime Cohort study. J Clin Oncol. 2015;33(5):492-500.
64. Palmert MR, Dunkel L. Clinical practice. Delayed puberty. N Engl J Med. 2012;366(5):443-53.
65. Byrne J, Fears TR, Mills JL, Zeltzer LK, Sklar C, Meadows AT, et al. Fertility of long-term male survivors of acute lymphoblastic leukemia diagnosed during childhood. Pediatr Blood Cancer. 2004; 42(4):364-72.
66. Patterson BC, Truxillo L, Wasilewski-Masker K, Mertens AC, Meacham LR. Adrenal function testing in pediatric cancer survivors. Pediatr Blood Cancer. 2009;53(7):1302-7.
67. Schmiegelow M, Feldt-Rasmussen U, Rasmussen AK, Lange M, Poulsen HS, Muller J. Assessment of the hypothalamo-pituitary-adrenal axis in patients treated with radiotherapy and chemotherapy for childhood brain tumor. J Clin Endocrinol Metab. 2003;88(7): 3149-54.
68. Kuperman H, Damiani D, Chrousos GP, Dichtchekenian V, Manna TD, Filho VO, et al. Evaluation of the hypothalamic-pituitary-adrenal axis in children with leukemia before and after 6 weeks of high-dose glucocorticoid therapy. J Clin Endocrinol Metab. 2001;86(7):2993-6.
69. Kuperman H, Odone Filho V, Cristofani LM, Assis de Almeida MT, Setian N, Damiani D. Evaluation of adrenal reserve in children with acute lymphocytic leukemia treated with prednisone or dexamethasone. Horm Res Paediatr. 2012;78(2):73-80.
70. Gordijn MS, Gemke RJ, van Dalen EC, Rotteveel J, Kaspers GJ. Hypothalamic-pituitary-adrenal (HPA) axis suppression after treatment with glucocorticoid therapy for childhood acute lymphoblastic leukaemia. Cochrane Database Syst Rev. 2012(5):CD008727.
71. Rose SR, Lustig RH, Pitukcheewanont P, Broome DC, Burghen GA, Li H, et al. Diagnosis of hidden central hypothyroidism in survivors of childhood cancer. J Clin Endocrinol Metab. 1999; 84(12):4472-9.
72. Chow EJ, Friedman DL, Stovall M, Yasui Y, Whitton JA, Robison LL, et al. Risk of thyroid dysfunction and subsequent thyroid cancer among survivors of acute lymphoblastic leukemia: a report from the Childhood Cancer Survivor Study. Pediatr Blood Cancer. 2009;53(3):432-7.
73. van Santen HM, Vulsma T, Dijkgraaf MG, Blumer RM, Heinen R, Jaspers MW, et al. No damaging effect of chemotherapy in addition to radiotherapy on the thyroid axis in young adult survivors of childhood cancer. J Clin Endocrinol Metab. 2003;88(8):3657-63.
74. Sklar C, Whitton J, Mertens A, Stovall M, Green D, Marina N, et al. Abnormalities of the thyroid in survivors of Hodgkin's disease: data from the Childhood Cancer Survivor Study. J Clin Endocrinol Metab. 2000;85(9):3227-32.
75. Picco P, Garaventa A, Claudiani F, Gattorno M, De Bernardi B, Borrone C. Primary hypothyroidism as a consequence of 131-I-metaiodobenzylguanidine treatment for children with neuroblastoma. Cancer. 1995;76(9):1662-4.
76. Wilson JS, Gains JE, Moroz V, Wheatley K, Gaze MN. A systematic review of 131I-meta iodobenzylguanidine molecular radiotherapy for neuroblastoma. Eur J Cancer. 2014;50(4):801-15.
77. van Santen HM, de Kraker J, van Eck BL, de Vijlder JJ, Vulsma T. High incidence of thyroid dysfunction despite prophylaxis with potassium iodide during (131)I-meta-iodobenzylguanidine treatment in children with neuroblastoma. Cancer. 2002;94(7):2081-9.
78. Clement SC, van Rijn RR, van Eck-Smit BL, van Trotsenburg AS, Caron HN, Tytgat GA, et al. Long-term efficacy of current thyroid prophylaxis and future perspectives on thyroid protection during 131I-metaiodobenzylguanidine treatment in children with neuroblastoma. Eur J Nucl Med Mol Imaging. 2015;42(5):706-15.
79. Torino F, Barnabei A, Paragliola R, Baldelli R, Appetecchia M, Corsello SM. Thyroid dysfunction as an unintended side effect of anticancer drugs. Thyroid. 2013;23(11):1345-66.
80. Illouz F, Braun D, Briet C, Schweizer U, Rodien P. Endocrine side-effects of anti-cancer drugs: thyroid effects of tyrosine kinase inhibitors. Eur J Endocrinol. 2014;171(3):R91-9.
81. Lechner MG, Vyas CM, Hamnvik OR, Alexander EK, Larsen PR, Choueiri TK, et al. Risk Factors for New Hypothyroidism During Tyrosine Kinase Inhibitor Therapy in Advanced Nonthyroidal Cancer Patients. Thyroid. 2018;28(4):437-44.
82. Pessoa-Jr A, Roberto IC, Menossi M, dos Santos RR, Filho SO, Penna TC. Perspectives on bioenergy and biotechnology in Brazil. Appl Biochem Biotechnol. 2005;121-124:59-70.
83. Sigurdson AJ, Ronckers CM, Mertens AC, Stovall M, Smith SA, Liu Y, et al. Primary thyroid cancer after a first tumour in childhood (the Childhood Cancer Survivor Study): a nested case-control study. Lancet. 2005;365(9476):2014-23.
84. Acharya S, Sarafoglou K, LaQuaglia M, Lindsley S, Gerald W, Wollner N, et al. Thyroid neoplasms after therapeutic radiation for malignancies during childhood or adolescence. Cancer. 2003;97(10): 2397-403.
85. van Santen HM, van den Heuvel-Eibrink MM, van de Wetering MD, Wallace WH. Hypogonadism in Children with a Previous History of Cancer: Endocrine Management and Follow-Up. Horm Res Paediatr. 2019;91(2):93-103.
86. Sklar C. Reproductive physiology and treatment-related loss of sex hormone production. Med Pediatr Oncol. 1999;33(1):2-8.
87. Shalet SM, Horner A, Ahmed SR, Morris-Jones PH. Leydig cell damage after testicular irradiation for lymphoblastic leukaemia. Med Pediatr Oncol. 1985;13(2):65-8.
88. Kenney LB, Laufer MR, Grant FD, Grier H, Diller L. High risk of infertility and long term gonadal damage in males treated with high dose cyclophosphamide for sarcoma during childhood. Cancer. 2001;91(3):613-21.

89. Romerius P, Stahl O, Moell C, Relander T, Cavallin-Stahl E, Wiebe T, et al. Hypogonadism risk in men treated for childhood cancer. J Clin Endocrinol Metab. 2009;94(11):4180-6.
90. Sanders JE. Endocrine complications of high-dose therapy with stem cell transplantation. Pediatr Transplant. 2004;8 Suppl 5:39-50.
91. Shalet SM, Tsatsoulis A, Whitehead E, Read G. Vulnerability of the human Leydig cell to radiation damage is dependent upon age. J Endocrinol. 1989;120(1):161-5.
92. Leiper AD, Grant DB, Chessells JM. Gonadal function after testicular radiation for acute lymphoblastic leukaemia. Arch Dis Childh. 1986;61(1):53-6.
93. Izard MA. Leydig cell function and radiation: a review of the literature. Radiother Oncol. 1995;34(1):1-8.
94. Kenney LB, Antal Z, Ginsberg JP, Hoppe BS, Bober SL, Yu RN, et al. Improving Male Reproductive Health After Childhood, Adolescent, and Young Adult Cancer: Progress and Future Directions for Survivorship Research. J Clin Oncol. 2018;36(21):2160-8.
95. Green DM, Liu W, Kutteh WH, Ke RW, Shelton KC, Sklar CA, et al. Cumulative alkylating agent exposure and semen parameters in adult survivors of childhood cancer: a report from the St Jude Lifetime Cohort Study. Lancet Oncol. 2014;15(11):1215-23.
96. Lewis K, Lee PA. Endocrinology of male puberty. Curr Opin Endocrinol Diabetes Obes. 2009;16(1):5-9.
97. van den Berg H, Furstner F, van den Bos C, Behrendt H. Decreasing the number of MOPP courses reduces gonadal damage in survivors of childhood Hodgkin disease. Pediatr Blood Cancer. 2004;42(3):210-5.
98. Sanders JE, Hawley J, Levy W, Gooley T, Buckner CD, Deeg HJ, et al. Pregnancies following high-dose cyclophosphamide with or without high-dose busulfan or total-body irradiation and bone marrow transplantation. Blood. 1996;87(7):3045-52.
99. Chemaitilly W, Mertens AC, Mitby P, Whitton J, Stovall M, Yasui Y, et al. Acute ovarian failure in the childhood cancer survivor study. J Clin Endocrinol Metab. 2006;91(5):1723-8.
100. Anderson RA, Mitchell RT, Kelsey TW, Spears N, Telfer EE, Wallace WH. Cancer treatment and gonadal function: experimental and established strategies for fertility preservation in children and young adults. Lancet Diabetes Endocrinol. 2015; 3(7):556-67.
101. Wallace WH, Thomson AB, Saran F, Kelsey TW. Predicting age of ovarian failure after radiation to a field that includes the ovaries. Int J Radiat Oncol Biol Phys. 2005;62(3):738-44.
102. Larsen EC, Muller J, Schmiegelow K, Rechnitzer C, Andersen AN. Reduced ovarian function in long-term survivors of radiation- and chemotherapy-treated childhood cancer. J Clin Endocrinol Metab. 2003;88(11):5307-14.
103. Papadakis V, Vlachopapadopoulou E, Van Syckle K, Ganshaw L, Kalmanti M, Tan C, et al. Gonadal function in young patients successfully treated for Hodgkin disease. Med Pediatr Oncol. 1999; 32(5):366-72.
104. Sklar CA, Mertens AC, Mitby P, Whitton J, Stovall M, Kasper C, et al. Premature menopause in survivors of childhood cancer: a report from the childhood cancer survivor study. J Natl Cancer Inst. 2006;98(13):890-6.
105. Green DM, Sklar CA, Boice JD, Jr., Mulvihill JJ, Whitton JA, Stovall M, et al. Ovarian failure and reproductive outcomes after childhood cancer treatment: results from the Childhood Cancer Survivor Study. J Clin Oncol. 2009;27(14):2374-81.
106. Anderson RA, Brewster DH, Wood R, Nowell S, Fischbacher C, Kelsey TW, et al. The impact of cancer on subsequent chance of pregnancy: a population-based analysis. Hum Reprod. 2018;33(7): 1281-90.
107. Barton SE, Najita JS, Ginsburg ES, Leisenring WM, Stovall M, Weathers RE, et al. Infertility, infertility treatment, and achievement of pregnancy in female survivors of childhood cancer: a report from the Childhood Cancer Survivor Study cohort. Lancet Oncol. 2013;14(9):873-81.
108. Green DM, Whitton JA, Stovall M, Mertens AC, Donaldson SS, Ruymann FB, et al. Pregnancy outcome of female survivors of childhood cancer: a report from the Childhood Cancer Survivor Study. Am J Obstet Gynecol. 2002;187(4):1070-80.
109. Matsumoto M, Shinohara O, Ishiguro H, Shimizu T, Hattori K, Ichikawa M, et al. Ovarian function after bone marrow transplantation performed before menarche. Arch Dis Child. 1999;80(5): 452-4.
110. Bath LE, Critchley HO, Chambers SE, Anderson RA, Kelnar CJ, Wallace WH. Ovarian and uterine characteristics after total body irradiation in childhood and adolescence: response to sex steroid replacement. Br J Obstet Gynaecol. 1999;106(12):1265-72.
111. Sala A, Barr RD. Osteopenia and cancer in children and adolescents: the fragility of success. Cancer. 2007;109(7):1420-31.
112. Wasilewski-Masker K, Kaste SC, Hudson MM, Esiashvili N, Mattano LA, Meacham LR. Bone mineral density deficits in survivors of childhood cancer: long-term follow-up guidelines and review of the literature. Pediatrics. 2008;121(3):e705-13.
113. Crofton PM, Ahmed SF, Wade JC, Stephen R, Elmlinger MW, Ranke MB, et al. Effects of intensive chemotherapy on bone and collagen turnover and the growth hormone axis in children with acute lymphoblastic leukemia. J Clin Endocrinol Metab. 1998; 83(9):3121-9.
114. de Schepper J, Hachimi-Idrissi S, Louis O, Maurus R, Otten J. Bone metabolism and mineralisation after cytotoxic chemotherapy including ifosfamide. Arch Dis Child. 1994;71(4):346-8.
115. Nysom K, Holm K, Michaelsen KF, Hertz H, Jacobsen N, Muller J, et al. Bone mass after allogeneic BMT for childhood leukaemia or lymphoma. Bone Marrow Transplant. 2000;25(2):191-6.
116. Halton JM, Atkinson SA, Fraher L, Webber C, Gill GJ, Dawson S, et al. Altered mineral metabolism and bone mass in children during treatment for acute lymphoblastic leukemia. J Bone Miner Res. 1996;11(11):1774-83.
117. Sklar CA, Mertens AC, Walter A, Mitchell D, Nesbit ME, O'Leary M, et al. Changes in body mass index and prevalence of overweight in survivors of childhood acute lymphoblastic leukemia: role of cranial irradiation. Med Pediatr Oncol. 2000;35(2):91-5.
118. Armstrong GT, Chen Y, Yasui Y, Leisenring W, Gibson TM, Mertens AC, et al. Reduction in Late Mortality among 5-Year Survivors of Childhood Cancer. N Engl J Med. 2016;374(9):833-42.
119. van der Sluis IM, van den Heuvel-Eibrink MM, Hahlen K, Krenning EP, de Muinck Keizer-Schrama SM. Altered bone mineral density and body composition, and increased fracture risk in childhood acute lymphoblastic leukemia. J Pediatr. 2002; 141(2):204-10.
120. Siviero-Miachon AA, Spinola-Castro AM, Guerra-Junior G. Adiposity in childhood cancer survivors: insights into obesity physiopathology. Arq Bras Endocrinol Metab. 2009;53(2):190-200.
121. Oeffinger KC, Mertens AC, Sklar CA, Yasui Y, Fears T, Stovall M, et al. Obesity in adult survivors of childhood acute lymphoblastic leukemia: a report from the Childhood Cancer Survivor Study. J Clin Oncol. 2003;21(7):1359-65.
122. Garmey EG, Liu Q, Sklar CA, Meacham LR, Mertens AC, Stovall MA, et al. Longitudinal changes in obesity and body mass index among adult survivors of childhood acute lymphoblastic leukemia: a report from the Childhood Cancer Survivor Study. J Clin Oncol. 2008;26(28):4639-45.

123. Siviero-Miachon AA, Spinola-Castro AM, Guerra-Junior G. Detection of metabolic syndrome features among childhood cancer survivors: a target to prevent disease. Vasc Health Risk Manag. 2008;4(4):825-36.
124. Reilly JJ, Kelly A, Ness P, Dorosty AR, Wallace WH, Gibson BE, et al. Premature adiposity rebound in children treated for acute lymphoblastic leukemia. J Clin Endocrinol Metab. 2001;86(6): 2775-8.
125. Friedman DN, Tonorezos ES, Cohen P. Diabetes and metabolic syndrome in survivors of childhood cancer. Horm Res Paediatr. 2019;91(2):118-27.
126. Roth CL. Hypothalamic obesity in craniopharyngioma patients: disturbed energy homeostasis related to extent of hypothalamic damage and its implication for obesity intervention. J Clin Med. 2015;4(9):1774-97.
127. van Iersel L, Brokke KE, Adan RAH, Bulthuis LCM, van den Akker ELT, van Santen HM. Pathophysiology and Individualized Treatment of Hypothalamic Obesity Following Craniopharyngioma and Other Suprasellar Tumors: A Systematic Review. Endocr Rev. 2019;40(1):193-235.
128. Lustig RH, Hinds PS, Ringwald-Smith K, Christensen RK, Kaste SC, Schreiber RE, et al. Octreotide therapy of pediatric hypothalamic obesity: a double-blind, placebo-controlled trial. J Clin Endocrinol Metab. 2003;88(6):2586-92.
129. Morris B, Partap S, Yeom K, Gibbs IC, Fisher PG, King AA. Cerebrovascular disease in childhood cancer survivors: A Children's Oncology Group Report. Neurology. 2009;73(22):1906-13.
130. Meacham LR, Sklar CA, Li S, Liu Q, Gimpel N, Yasui Y, et al. Diabetes mellitus in long-term survivors of childhood cancer. Increased risk associated with radiation therapy: a report for the childhood cancer survivor study. Arch Intern Med. 2009;169(15): 1381-8.
131. de Vathaire F, El-Fayech C, Ben Ayed FF, Haddy N, Guibout C, Winter D, et al. Radiation dose to the pancreas and risk of diabetes mellitus in childhood cancer survivors: a retrospective cohort study. Lancet Oncol. 2012;13(10):1002-10.
132. Chemaitilly W, Boulad F, Oeffinger KC, Sklar CA. Disorders of glucose homeostasis in young adults treated with total body irradiation during childhood: a pilot study. Bone Marrow Transplant. 2009;44(6):339-43.
133. Brauner R, Adan L, Souberbielle JC, Esperou H, Michon J, Devergie A, et al. Contribution of growth hormone deficiency to the growth failure that follows bone marrow transplantation. J Pediatr. 1997;130(5):785-92.
134. Shalitin S, Phillip M, Stein J, Goshen Y, Carmi D, Yaniv I. Endocrine dysfunction and parameters of the metabolic syndrome after bone marrow transplantation during childhood and adolescence. Bone Marrow Transplant. 2006;37(12):1109-17.

Neoplasia Endócrina Múltipla

Hilton Kuperman

Débora Alencar de Menezes Athayde

As neoplasias endócrinas múltiplas (NEMs) ou adenomatoses endócrinas múltiplas foram descritas no início do século XX. Foram definidas como síndromes que afetavam múltiplos órgãos, acarretando diversos tipos de doenças hormonais[1].

Nos primeiros 50 anos de estudos, a natureza das NEMs permaneceu obscura. Somente a partir do desenvolvimento de técnicas mais apuradas de dosagens hormonais e das evidências de doenças com caráter genético é que foi possível delinear estratégias para o diagnóstico e tratamento das síndromes hormonais.

Foram classificadas como neoplasias endócrinas múltiplas, surgindo então pelo menos 6 subtipos: NEM-1, NEM-2, doença de von Hippel-Lindau, neurofibromatose tipo 1, complexo de Carney e síndrome de McCune-Albright. As primeiras cinco com origem na linhagem germinativa e herança autossômica dominante e a síndrome de McCune-Albright caracterizada por mutação precoce em células somáticas[1].

Por volta dos anos 1980, iniciou-se a elucidação das causas genéticas das NEMs. Evidenciou-se também que a síndrome de McCune-Albright é causada por uma mutação ativadora na subunidade α da proteína G e, embora ainda possa ser agrupada dentro das NEMs, não será abordada neste capítulo.

Somente nos casos de NEM-1 e do complexo de Carney podemos encontrar um segundo gene envolvido na gênese da doença. Nas NEM-2 e na doença de von Hippel-Lindau mutações específicas definem as variantes clínicas, tornando as informações genéticas úteis para determinar o fenótipo. Algumas dessas mutações, no entanto, também podem ser encontradas em neoplasias não endócrinas.

As NEM-2 e a síndrome de McCune-Albright são causadas por mutações ativadoras. Já a NEM-1, doença de von Hippel-Lindau, complexo de Carney e neurofibromatose tipo 1 são causadas por mutações inativadoras[1].

NEOPLASIA ENDÓCRINA MÚLTIPLA TIPO 1

Introdução

A neoplasia endócrina múltipla tipo 1 (NEM-1) é um distúrbio hereditário raro caracterizado pela predisposição de tumores nas glândulas paratireoides, enteropancreáticas e na hipófise anterior[2-6]. A presença de NEM-1 é definida clinicamente pela ocorrência de dois ou mais tumores nos principais tecidos acometidos ou, alternativamente, a ocorrência de um dos tumores associados à síndrome em familiares de um paciente com diagnóstico clínico de NEM-1[3,4].

Wermer, em 1954, descreveu a síndrome pela primeira vez relatando casos em que havia herança familial[2,6-9]. No entanto, com o passar dos anos, evidenciou-se que tanto pode constituir-se de uma síndrome clínica, com casos esporádicos e menos frequentes (8 a 14% dos casos), quanto pode manifestar-se de forma familial, com caráter autossômico dominante, correspondendo à grande maioria dos casos[2,4,5,7,8,9]. Os casos familiais caracterizam-se por um indivíduo afetado (portador de duas das três manifestações) e um ou mais parentes de primeiro grau com, no mínimo, uma das três neoplasias mais frequentes. Estudos moleculares evidenciam cerca de 10% de mutações *de novo*[4,5,7,9].

A prevalência atual da NEM-1 varia de 1:30.000 (1,5) a 1:100.000[6,9,10], com penetrância de 95%[2]. Corresponde a cerca de 1 a 3% dos casos de hiperparatireoidismo primário[1]. Acomete igualmente ambos os sexos[9] e pode manifestar-se dos 5 aos 81 anos de idade[4]. Na infância, o diagnóstico é mais raro e mais difícil, podendo postergar-se até a vida adulta[9]. Acredita-se que, até os 50 anos de idade, 80% dos pacientes já terão as manifestações clínicas e mais de 98% alterações bioquímicas detectáveis[4].

As manifestações clínicas das NEM-1 podem decorrer do aumento de produção hormonal[4,6], pelo crescimento do tumor e pela própria malignidade. Além disso, o paciente pode apresentar sinais e sintomas decorrentes do próprio tratamento, em grande parte dos casos cirúrgicos, que pode ocasionar sequelas e déficits de produção hormonal[6]. É de fundamental importância também que se atente para manifestações clínicas de novas neoplasias, visto que há alta probabilidade de surgimento em portadores de NEM-1[1].

Além da tríade clássica de neoplasias que constituem a NEM-1, existem outras manifestações menos comuns, inclusive não endócrinas, que podem ser encontradas[1,7]. O quadro XVIII-7 resume as principais alterações.

A morte prematura dos pacientes com NEM-1 decorre da malignidade[2], principalmente nos portadores de tumores neuroendócrinos do timo e tumores neuroendócrinos duodenopancreáticos[6]. Cinquenta por cento dos pacientes morrerão até os 50 anos de idade, seja pelo próprio câncer, seja pelas sequelas induzidas pela própria doença[3,4].

Assim, a estratégia de abordagem do portador de NEM-1 deve incluir a confirmação diagnóstica, *screening* adequado de todas as possíveis manifestações clínicas, intervenção nos fatores de risco modificáveis e manuseio das complicações específicas, aconselhamento genético e seguimento de familiares, visando a diminuir a morbimortalidade da doença[2].

Quadro XVIII-7. Características da NEM-1 em adultos[76].

Manifestações endócrinas (penetrância média estimada)
Adenoma de paratireoide (95%)
Enteropancreático Gastrinoma (40%) Insulinoma (10%) Não funcionante, incluindo polipeptidoma pancreático (20%) Outros: glucagonoma, VIPoma, somatostatinoma etc. (< 1% cada)
Carcinoide do tubo digestório anterior Carcinoide tímico não funcionante (2%) Carcinoide brônquico não funcionante (4%) Tumor gástrico enterocromafin-*like* (10%)
Hipófise anterior Prolactinoma (25%) Outros: não funcionante (10%), GH + prolactina (5%), GH (5%), ACTH (2%), TSH (5%)
Adrenal Córtex: não funcionante (30%), funcionante ou câncer (2%) Medula: feocromocitoma (< 1%)
Manifestações não endócrinas (penetrância média estimada)
Angiofibroma facial (85%) Colagenoma (70%) Lipoma (30%) Leiomioma (5%) Meningioma (5%)

VIP = peptídeo intestinal vasoativo; GH = hormônio de crescimento; ACTH = hormônio adrenocorticotrófico; TSH = hormônio tireotrófico.

Genética

O gene *MEN-1* foi descrito em 1988 por Larsson et al. como gene supressor de tumor localizado no cromossomo 11q13[10]. Em 1997, Chandrasekharappa elucidou a patogênese molecular com a clonagem do gene que contém 10 éxons e que codifica uma proteína de 610 aminoácidos, chamada "menin". Essa proteína atua como fator regulador da transcrição nuclear (gene supressor de tumor), sendo que a perda de função acarreta o desenvolvimento da NEM-1[11].

A função da proteína "menin" depende do tipo e do ciclo celular, da interação dinâmica entre as células dos órgãos endócrinos e os componentes do microambiente. Apresenta função integradora de diferentes sinais, agindo como interruptor dos *checkpoints* celulares, principalmente nas células expostas a agressores que causam danos ao DNA[8].

A perda de heterozigose *(*LOH – *loss of heterozygosity)* envolvendo o gene *MEN1* é descrita em mais de 90% dos pacientes. Estudos confirmam que, nos casos de NEM-1, o mecanismo da tumorigênese obedece ao modelo de Knudson, em que o primeiro evento é herdado ou somaticamente adquirido (mutação inativadora), seguido de um segundo evento (mutações ou fenômenos epigenéticos) no mesmo *locus* gênico que finaliza a inativação das duas cópias do gene *MEN1*[4,12,13]. Além disso, mutações somáticas dentro desse gene foram encontradas em 12 a 17% dos adenomas típicos da paratireoide não familial[14]-16, alguns gastrinomas e insulinomas esporádicos[17], tumores neuroendócrinos esporádicos do trato gastrointestinal anterior[18], tumores carcinoides esporádicos de pulmão[19] e tumores esporádicos da hipófise[20], apoiando ainda mais a relação entre as mutações e a tumorigênese.

Atualmente, existem mais de 1.300 mutações descritas no gene *MEN1*, sem mutações *hot-spots* definidas ou correlação genótipo-fenótipo determinadas[3,4,6,9]. As correlações genótipo-fenótipo geralmente não são claras mesmo dentro de uma família com a mesma mutação[21]. No entanto, duas variantes têm sido descritas. Primeiramente, a variante chamada MEN1 Burin, frequente nos casos de prolactinoma e infrequente nos gastrinomas. A segunda variante acontece nos casos de hiperparatireoidismo familial isolado e está associada a mutações *missense*. Porém, como esse mesmo padrão de mutações pode ser encontrado nos casos de NEM-1, não é possível estabelecer correlações entre alterações genéticas e manifestações clínicas até o momento[4,6].

A doença do tipo NEM-1 causada pela mutação da linha germinativa CDKN1B (gene inibidor da quinase dependente de ciclina) foi denominada NEM-4 e pode ser responsável por 1 a 2% dos casos do tipo NEM-1 não relacionados a mutações *MEN1* identificáveis. Mutações raras na linha germinativa em três outros genes inibidores da CDK, CDKN2B, CDKN2C e CDKN1A, que codificam as proteínas p15, p18 e p21, respectivamente, também foram identificadas nesse cenário e podem representar, coletivamente, outros 1 a 2% dos casos NEM1-*like* sem mutações no gene *MEN-1* detectáveis[22,23].

Estudos recentes têm levantado a hipótese de um comportamento clínico diferente entre a NEM-1 com e sem mutação do gene *MEN1*. Em uma série de 293 casos da série NEM-1 holandesa, 90% foram positivos para a mutação *MEN1* e 10% foram negativos para a mutação *MEN1*. Os casos de mutação negativa foram diagnosticados mais tarde (46 *vs.* 33 anos) e sobreviveram por mais tempo (87 *vs.* 73 anos). Além disso, os pacientes com mutação negativa não desenvolveram uma terceira manifestação principal de NEM-1 no decorrer do acompanhamento, em comparação com 48,3% dos pacientes com mutação positiva. Os autores sugerem que os casos negativos de mutação *MEN1* têm uma síndrome diferente da clássica NEM-1 ou que coincidem com a coexistência de dois tumores esporádicos[24].

Hiperparatireoidismo

O hiperparatireoidismo primário é a manifestação hormonal mais comum da NEM-1, ocorrendo em até 95% dos casos (ver Quadro XVIII-7)[6,7,9].

A grande maioria dos portadores do hiperparatireoidismo nos casos de NEM-1 é assintomática. Semelhante ao hiperparatireoidismo primário esporádico, a maioria dos pacientes apresenta hipercalcemia detectada pela triagem bioquímica de rotina. O diagnóstico bioquímico do hiperparatireoidismo primário baseia-se na demonstração de hipercalcemia com concentrações inapropriadamente altas do hormônio da paratireoide (PTH) no soro. Essa triagem deve ser feita a partir dos 8 anos de idade com dosagens anuais do cálcio e do PTH em pacientes com alto risco para NEM-1 (Quadro XVIII-8)[25]. Em torno de 100% dos indivíduos afetados apresentarão hipercalcemia aos 50 anos de idade[7].

O quadro clínico inclui sintomas de hipercalcemia, podendo levar a litíase renal, anormalidades ósseas induzidas pelo PTH, queixas musculoesqueléticas, fraqueza, anorexia, obstipação intestinal, vômitos, desidratação e alterações neurológicas (depressão, confusão mental)[6,7].

Nos casos de NEM-1, as manifestações são mais precoces do que no hiperparatireoidismo esporádico (cerca de 30 anos antes) com distribuição igual entre os sexos[6,9]. No adenoma isolado, a frequência é três vezes maior no sexo feminino[1]. Além disso, nos casos de hiperparatireoidismo associado a NEM-1, há acometimento multiglandular (3-4 glândulas), com hiperplasia ou múltiplos adenomas, enquanto no hiperparatireoidismo primário isolado observamos a associação de um único adenoma de paratireoide[26,27]. O tratamento cirúrgico é o de escolha. A principal indicação inclui casos de NEM-1 associados ao aumento moderado das concentrações de PTH e manifestações clínicas moderadamente avançadas (concentrações séricas de cálcio > 1mg/dl acima do limite superior do método, litíase renal e alterações ósseas secundárias)[28].

A abordagem cirúrgica é um tema bastante discutido e controverso. O procedimento cirúrgico de preferência corresponde à paratireoidectomia subtotal, com retirada de três glândulas e meia, preservando-se apenas 0,5 da glândula aparentemente normal. Uma alternativa é a remoção completa das paratireoides com implante de alguns fragmentos de tecido paratireoidiano no antebraço não dominante, pois, caso necessário, a reabordagem passa a ser tecnicamente mais simples do que a cervical. A criopreservação de fragmentos também pode ser considerada para reverter possível hipoparatireoidismo pós-operatório[29]. Ambos os procedimentos são preferíveis à excisão de apenas uma ou duas glândulas, visto que, neste último, a taxa de recorrência de hiperparatireoidismo é consideravelmente maior, com maior probabilidade de reabordagem cirúrgica[29,30].

Em função de o hiperparatireoidismo associado à NEM-1 ter acometimento multiglandular, a abordagem e a inspeção de todas as paratireoides são necessárias e aumentam

Quadro XVIII-8. Triagens bioquímica, laboratorial e radiológica sugeridas em indivíduos com alto risco de desenvolver NEM-1[25].

Tumor	Idade do início (ano)	Avaliação laboratorial (anual)	Avaliação de imagem (intervalo)
Paratireoide	8	Cálcio, PTH	Nenhuma
Tumores pancreáticos:			
Gastrinomas	20	Gastrina (± pH gástrico)	Nenhuma
Insulinoma	5	Glicemia de jejum, insulina	Nenhuma
Outros tumores pancreáticos:	< 10	Chromogranina A; polipeptídeo pancreático, glucagon, VIP	RM, TC, endoscopia (anual)
Hipófise anterior	5	Prolactina, IGF-1	RM (a cada 3 anos)
Suprarrenal	< 10	Nenhuma, exceto com quadro clínico de tumor funcionante ou tumor > 1cm	RM ou TC (anual com imagem pancreática)
Carcinoide tímico ou brônquico	15	Nenhuma	TC ou RM (a cada 1 a 2 anos

RM = ressonância magnética; TC = tomografia computadorizada.

consideravelmente os casos de hipoparatireoidismo secundário ao tratamento. Isso merece especial atenção na população pediátrica devido aos possíveis efeitos adversos de hipocalcemia em função de uma maturação esquelética ainda incompleta[29]. Cerca de 50% dos casos abordados apresentam recorrência do hiperparatireoidismo em 10 anos, advindo de células tumorais remanescentes ou de uma segunda mutação em tecido residual normal.

Alguns autores defendem que o hiperparatireoidismo deve sempre ser tratado precocemente, visto que a normalização das concentrações de cálcio poderia levar à redução significativa da secreção de gastrina e à diminuição do crescimento e da transformação das células das ilhotas pancreáticas[6,10]. Entretanto, as drogas para diminuir a secreção ácida gástrica são eficientes e, portanto, a coexistência com gastrinoma não é indicação suficiente para a cirurgia, exceto nos casos de síndrome de Zollinger-Ellison de difícil controle[28].

Timectomia parcial pode ser realizada juntamente com paratireoidectomia durante a incisão cervical. Esse procedimento resulta em remoção de tecido paratireoidiano intratímico, bem como de provável tecido carcinoide tímico, que pode estar presente em 2% dos casos de NEM-1 (ver Quadro XVIII-7)[31].

A realização de exames de imagem não invasivos pré-operatórios, tais como ultrassonografia, cintilografia e tomografia computadorizada de alta resolução, pode limitar a área de exploração cirúrgica, bem como morbidade, tempo e custos do tratamento[1,28].

Dosagens intraoperatórias seriadas de PTH a cada 5 minutos auxiliam na abordagem cirúrgica. Quedas substanciais de PTH após a remoção das paratireoides sugerem ausência de tecido funcionante remanescente[28]. Alguns serviços têm utilizado essa técnica a fim de não realizar paratireoidectomia total, sendo feita a resseção das glândulas de um lado, e, caso o PTH caia abaixo de 50% do valor de base, as glândulas do outro lado são preservadas, diminuindo assim o risco de hipoparatireoidismo[32].

A ultrassonografia com transdutores de alta sensibilidade pode ser útil no diagnóstico de paratireoides ectópicas, principalmente nas reabordagens quando o número e a localização dos tumores são difíceis de predizer.

Tumores neuroendócrinos enteropancreáticos

Os tumores neuroendócrinos enteropancreáticos (TNEP) são a segunda manifestação endócrina mais comum das NEM-1, acometendo cerca de 30 a 80% dos pacientes, em diferentes séries[28]. Raramente, os TNEP são a única manifestação familial da NEM-1. Eles têm origem nas células das ilhotas pancreáticas ou duodeno e podem ser não funcionantes, sem associação com uma síndrome específica, ou funcionantes, quando há produção de hormônios, tais como gastrina, insulina, glucagon, somatostatina e polipeptídeo intestinal vasoativo (VIP). Os TNEP funcionantes mais comuns são os gastrinomas, que secretam gastrina, e os insulinomas, que secretam insulina[23,33].

Em geral, afetam múltiplos locais, ocasionando aumento na secreção de vários hormônios por volta da 4ª década de vida, com elevado potencial de malignidade. Cerca de 1/3 dos pacientes com NEM-1 morre em decorrência de tumores malignos, sobretudo os gastrinomas[28].

Entre as muitas substâncias bioativas secretadas pelos TNEP, algumas costumam ser incluídas no processo de investigação e, juntamente com exames de imagens, características clínicas e biópsia de lesões, ajudam a realizar um diagnóstico confiável. A avaliação dos diferentes padrões de expressão dos biomarcadores é, portanto, bastante útil em todas as fases do processo diagnóstico e terapêutico. Entretanto, em função de algumas dessas substâncias estarem elevadas em diferentes situações, deve-se ter cautela ao usá-las para *screening*, visto que pode haver elevado número de falso-positivos[34].

Entre os biomarcadores comumente utilizados, destaca-se a cromogranina A (CgA). Ela consiste em uma glicoproteína contida nas vesículas de células do sistema neurossecretório difuso, secretada pela maioria dos TNEP, consistindo em um marcador tumoral bastante sensível, embora menos específico[35,36]. Deve ser coletada sempre em jejum e um aumento 2-3 vezes de seu valor de base pode levar à suspeita dos tumores[37]. Entretanto, pode estar aumentada em diversas outras neoplasias não endócrinas, tais como câncer de mama e de próstata, e em condições não neoplásicas, tais como insuficiência renal, gastrite crônica e doenças cardiovasculares. Portanto, seu uso como *screening* isolado não é recomendado, embora ela tenha grande valor no seguimento dos pacientes e para avaliar a resposta terapêutica ao tratamento realizado, visto que a queda em seus valores sugere boa resposta ao tratamento[25,34,38].

Em relação aos exames de imagem, além do uso de tomografia e ultrassonografia endoscópica, o método mais tradicionalmente utilizado para a localização dos tumores consiste na cintilografia com octreotide marcado com 99m-tecnécio. Entretanto, destaca-se como tecnologia mais recente o uso da tomografia por emissão de pósitrons acoplada à tomografia computadorizada (PET/CT) com o uso do 68-gálio-dotatate, um radiofármaco análogo à somatostatina. Esse exame é particularmente útil no TNEP porque são tumores de crescimento lento e que se caracterizam pela expressão de receptores de somatostatina. A PET/CT associada ao 68-gálio-dotatate mostra-se mais sensível na detecção de lesões, principalmente as menores, uma vez que o radiofármaco utilizado tem maior afinidade ao receptor da somatostatina do que o octreotide. Além disso, é capaz de aliar uma avaliação funcional com melhor resolução espacial e anatômica a uma menor dose de radiação e menor duração. Devido a essas características, vem sendo considerado o teste de escolha para a identificação do tumor primário e de metástases e estadiamento, assim como avaliação da resposta ao tratamento dos TNEP[39-41].

Gastrinoma

Os gastrinomas são tumores associados com aumento da produção ácida gástrica e úlceras pépticas recorrentes, uma combinação geralmente referida como síndrome de Zollinger-Ellison. Os gastrinomas atingem 40% dos adultos com NEM-1 (ver Quadro XVIII-7)[7]. É o segundo tumor endócrino mais comum e a causa mais frequente de sinais e sintomas graves da NEM-1, principalmente decorrentes da malignidade e da indução do aumento de secreção ácida pelo estômago[7,42]. Na síndrome de Zollinger-Ellison, os sintomas e sinais decorrem do aumento de secreção ácida por aumento da gastrina secretada pelos tumores enteropancreáticos. Dos pacientes com a síndrome, cerca de 25% são portadores de NEM-1. As manifestações clínicas incluem diarreia, refluxo gastroesofágico, úlcera péptica, dor abdominal, vômitos e emagrecimento[7,9,28].

O hiperparatireoidismo pode também levar a aumento da secreção de gastrina[10,28]. Além disso, outras causas de hipocloridia (como autoimune e secundária ao uso de drogas) devem ser afastadas.

A suspeita do gastrinoma se dá quando ocorre aumento superior a 10 vezes na dosagem sérica normal de gastrina. Ocasionalmente, testes de provocação com secretinas sintéticas ou infusão de cálcio podem ser necessários para distinguir pacientes com síndrome de Zollinger-Ellison de outros pacientes com hipergastrinemia, como aqueles com hiperplasia celular de células G[1,28,43].

A ultrassonografia abdominal, a ultrassonografia endoscópica, a tomografia computadorizada, a ressonância magnética e a angiografia abdominal seletiva ou a impressão dos receptores de somatostatina são úteis na localização do tumor. Foi demonstrado que o uso combinado de injeções intra-arteriais de cálcio com amostragem de gastrina venosa hepática pode ajudar a regionalizar os gastrinomas. Além disso, os métodos mais recentemente utilizados consistem em cintilografia com octreotide marcado com 99m-tecnécio (Octreoscan) e o exame de PET/CT-68-Ga-dotatate[40,44,45].

Duas características são específicas de gastrinomas associados à NEM-1: manifestação mais precoce (cerca de 10 anos antes do que o gastrinoma isolado) e tumores multifocais (menores, múltiplos e intraduodenais). A presença de tumores no duodeno e pâncreas associa-se à maior malignidade, uma vez que as células produtoras de gastrina não são encontradas nessas localizações[7,9,28].

Os gastrinomas na NEM-1 apresentam maior propensão a metástases em linfonodos locais, fator esse que não altera o prognóstico. Em cerca de 50% dos casos, observam-se metástases antes do diagnóstico. Metástases hepáticas correlacionam-se com tumores maiores e prognóstico reservado[7,28].

O tratamento cirúrgico é muito difícil e associa-se a insucesso terapêutico em muitos serviços, pois, muitas vezes, os tumores são pequenos e múltiplos.

O uso de drogas, tais como antagonistas dos receptores H_2 de histamina (ranitidina e cimetidina) e inibidores de bomba de prótons (omeprazol, pantoprazol e outros) podem ser úteis no tratamento por provocarem gastrectomia farmacológica.

O octreotide, análogo da somatostatina, inibe a secreção da gastrina e do ácido gástrico e pode, inclusive, diminuir o tamanho do tumor nos casos de carcinoides gástricos[28].

Insulinoma

O insulinoma, tumor das células betapancreáticas, é o segundo tipo mais comum dos tumores neuroendócrinos enteropancreáticos secretores, com prevalência de cerca de 10% entre os adultos portadores de NEM-1[1].

As manifestações clínicas incluem sintomas glicopênicos e hipoglicemia de jejum associada a concentrações elevadas de insulina, peptídeo C e/ou pró-insulina. Sintomas e sinais neuroglicopênicos como cefaleia, convulsão, síncope e alteração comportamental também podem estar presentes[7,9,28].

Em geral, manifestam-se como tumores únicos e dominantes, o que contribui para o sucesso terapêutico após abordagem cirúrgica[7,28]. Nas NEM-1, no entanto, a taxa de recorrência é maior do que nos insulinomas esporádicos[1].

O diagnóstico baseia-se na realização de um teste de jejum de 72 horas supervisionado, no qual são dosadas insulina e glicemia, podendo ser dosados também peptídeo-C e pró-insulina. Os valores absolutos de glicose e insulina são as variáveis mais importantes, e qualquer insulina mensurável é anormal quando a glicemia cair para valores ≤ 45mg/dl ou ≤ 2,5mmol/l[46,47].

Em relação aos exames de imagem, o insulinoma pode ser detectado por meio de tomografia helicoidal *multi-slice*, ressonância magnética ou ultrassonografia endoscópica, entretanto, seu pequeno tamanho dificulta sua identificação. Diferentemente dos gastrinomas, o Octreoscan tem pouca utilidade para a detecção dos insulinomas, uma vez que esses tumores não expressam um número suficiente de receptores de somatostatina e podem não ser identificados corretamente. Recentemente, têm-se uasado marcadores baseados no fato de praticamente todos os insulinomas expressarem receptor para peptídeo semelhante a glucagon 1 (GLP-1), com excelentes resultados utilizando tal substância como radioligante[48,49].

Além disso, a infusão de cálcio após cateterização seletiva das artérias pancreáticas pode ser útil no diagnóstico topográfico da lesão, uma vez que leva a aumento das concentrações insulinêmicas na área de distribuição da artéria[1,28].

O tratamento de escolha é a remoção cirúrgica do tumor[9,28]. Dosagens séricas intraoperatórias de glicemia e insulinemia, além de dosagens de insulina em aspirado tumoral, podem auxiliar na abordagem cirúrgica do tumor[28]. No entanto, uma das principais complicações do tratamento cirúrgico é que o paciente pode tornar-se diabético dependendo da extensão da ressecção do tecido pancreático.

Terapia medicamentosa pode ser utilizada para controle sintomático em pacientes em que a cirurgia tem efeito paliativo ou que não são candidatos a procedimentos de exploração pancreática. A principal opção terapêutica para o controle de hipoglicemias é o diazóxido que atua por inibição da secreção de insulinas, mas também são alternativas octreotide, verapamil, difenil-hidantoína e infusão contínua com glucagon e glicose. Alguns centros também têm realizado terapias locais com quimioembolização ou radioterapia[50].

Tumores secretores de glucagon, peptídeo intestinal vasoativo (VIP) e outros hormônios

Glucagonomas

Os tumores produtores de glucagon manifestam-se por hiperglicemia, anorexia e perda de peso, glossite, anemia, diarreia, trombose venosa e *rash* cutâneo específico, caracterizado por eritema migratório necrolítico[9].

São tumores raros na NEM-1 (ver Quadro XVIII-7), embora cerca de 1/3 dos casos apresente coloração positiva para glucagon na imuno-histoquímica. Em geral, são grandes e metastáticos, localizados sobretudo no corpo e cauda do pâncreas, com acometimento hepático ao diagnóstico.

O diagnóstico de glucagonoma requer a demonstração de concentrações aumentadas de glucagon no plasma (> 500pg/ml). Outras condições, além do glucagonoma, podem induzir elevações na concentração sérica de glucagon, mas essas tendem a ser moderadas (< 500pg/ml) e incluem hipoglicemia, jejum, trauma, sepse, pancreatite aguda, cirurgia abdominal, síndrome de Cushing e insuficiências renal e hepática[51].

O tratamento inclui cirurgia e análogos da somatostatina (octreotide), porém em muitos casos pode haver falha terapêutica no seguimento.

Vipomas

VIPomas, ou síndrome de Verner-Morrison, são tumores neuroendócrinos raros associados a uma síndrome clínica bem definida, caracterizada por diarreia aquosa, hipocalemia, hipocloridria e acidose metabólica. Além disso, o excesso de VIP estimula a glicogenólise e exerce efeitos semelhantes ao glucagon devido à semelhança estrutural do VIP com o glucagon, podendo causar hiperglicemia. Além de serem tumores raros, com incidência anual a de 1 por 10 milhões de indivíduos, são normalmente grandes, malignos e metastáticos[52].

O diagnóstico pode ser feito por meio da comprovação de diarreia secretora associado com níveis séricos elevados de VIP (> 500pg/ml). Em adultos, os VIPomas têm localização predominantemente intrapancreática (95%). Entretanto, muitos casos pediátricos foram descritos com localização extrapancreática. A identificação do tumor pode ser feita por meio de tomografia computadorizada ou, mais comumente, do Octreoscan[53].

O tratamento é semelhante ao dos glucagonomas, com remoção cirúrgica. Entretanto, durante a remoção cirúrgica, deve-se ficar atento para quadros de hipotensão e colapso cardiovascular secundários à associação dos efeitos vasodilatadores de VIP extremamente altos com agentes de indução anestésica[54].

Tumores produtores de GHRH

O aumento da secreção do hormônio liberador do hormônio de crescimento (GHRH) é uma manifestação rara entre os tumores neuroendócrinos enteropancreáticos. Pode ser encontrado também nos casos de carcinoide brônquico[53].

Outros

Outros peptídeos, tais como somatostatina, hormônio adrenocorticotrófico e calcitonina, também podem encontrar-se aumentados.

TNEP não funcionantes

Os TNEP não funcionantes, ou seja, que não produzem hormônios, são os mais comuns associados à NEM-1 (ver Quadro XVIII-7) e a maior causa de mortalidade relacionada à síndrome[55].

Entre os exames utilizados no seguimento estão a cromogranina A e o polipeptídeo pancreático, mas eles não devem ser utilizados como marcadores tumorais para rastreamento[56].

ADENOMAS HIPOFISÁRIOS

Os adenomas hipofisários encontram-se presentes em até 60% dos pacientes com NEM-1 e, em geral, manifestam-se como macroadenomas (85% dos casos)[6,7,9,28]. Nos portadores de adenomas hipofisários aparentemente isolados, a probabilidade de diagnóstico de NEM-1 é de menos de 5%[1].

A distribuição por sexo e idade dos portadores de NEM-1 que apresentam tumores hipofisários é semelhante aos casos de adenomas isolados, com início das manifestações por volta dos 35 anos de idade[5,6].

Em 60% dos casos dos adenomas associados a NEM-1, há aumento isolado de secreção da prolactina e em 15% há associação com aumento de hormônio do crescimento (GH). Em apenas 5% dos casos há elevação de ACTH. Raramente se encontram tumores produtores de gonadotrofinas e hormônio tireotrófico (TSH). Cerca de 15 a 25% dos adenomas hipofisários na NEM-1 são não funcionantes[6,9].

O efeito de massa pode ser um dos principais problemas nos adenomas hipofisários. Os adenomas associados à NEM-1 geralmente são maiores e menos responsivos ao tratamento do que aos adenomas não associados à NEM-1[5,6].

Prolactinomas

Como dito anteriormente, é o tipo mais frequente de adenoma hipofisário associado à NEM-1 e o terceiro tipo mais frequente de tumor endócrino na NEM-1, após os tumores de paratireoides e gastrinomas (ver Quadro XVIII-7).

Em geral, são tumores maiores que os prolactinomas isolados. O tratamento clínico baseia-se em agonistas dopaminérgicos (cabergolina e bromocriptina). Em casos refratários ou pacientes não aderentes, pode-se optar por cirurgia transesfenoidal combinada ou não com radioterapia[5,6].

Tumores produtores de GH e GHRH

A grande maioria dos adenomas produtores de GH provém de clones celulares com inativação dos 2 alelos do gene *MEN1*. Genes adicionais como o *AIP* e o *GNAS* (que codifica a subunidade α da proteína G estimulatória) podem estar envolvidos pela mutação ativadora da Gsp.

Em alguns casos raros, pode haver produção ectópica de GHRH por células das ilhotas pancreáticas ou por tumores carcinoides. Nesses casos, a lesão hipofisária caracteriza-se por processo hiperplásico secundário e o tratamento da lesão primária torna-se fundamental para o controle clínico da doença.

As manifestações clínicas são semelhantes nos casos de adenomas com e sem associação à NEM-1. Nos casos em que há aumento de produção de GHRH raramente se observa acromegalia.

A cirurgia, em geral, é o tratamento de escolha. O tratamento clínico baseia-se em análogos da somatostatina de longa duração (octreotide e lanreotide) e antagonistas do receptor de GH (pegvisomanto), com resultados satisfatórios apesar do alto custo. A radioterapia pode ser utilizada para diminuir as dimensões de tumores muito grandes ou em casos de falha terapêutica após tratamento cirúrgico ou medicamentoso[6].

Tumores produtores de ACTH

A síndrome de Cushing associada à NEM-1 geralmente é decorrente de adenoma hipofisário produtor de ACTH (doença de Cushing). No entanto, existem outras fontes de produção hormonal que podem levar às mesmas manifestações clínicas, tais como produção ectópica de ACTH por tumor carcinoide ou tumor neuroendócrino pancreático, produção ectópica de hormônio liberador da corticotrofina (CRH) ou tumor adrenal[23,57].

O tratamento consiste em controlar a fonte primária de secreção hormonal, entretanto, a localização de tumores secretores ectópicos de ACTH/CRH é um processo desafiador. Na impossibilidade de intervenção ou falha terapêutica, pode-se optar por inibição medicamentosa da síntese de corticoides ou por adrenalectomia bilateral[57].

Cerca de 40% dos portadores de NEM-1 podem apresentam aumento uni ou bilateral das suprarrenais sem etiologia definida, que em geral é silencioso e não requer tratamento.

TUMORES CARCINOIDES DO TUBO DIGESTÓRIO ANTERIOR

Os tumores carcinoides acometem cerca de 5 a 15% dos pacientes com NEM-1, sendo que a maior parte deles deriva embriologicamente do intestino anterior (timo, brônquio, estômago). Em geral, manifestam-se tardiamente, por volta dos 45 anos de idade, sem quadro clínico exuberante, pois raramente causam síndromes hormonais[9].

O carcinoide tímico em geral é mais maligno e invasivo (70% dos casos) que o brônquico e acomete mais pacientes do sexo masculino. Alguns autores sugerem a timectomia profilática durante abordagem cirúrgica cervical nos casos de hiperparatireoidismo[6,9,28].

Os carcinoides brônquicos acometem cerca de 9% dos portadores de NEM-1, são mais frequentes em mulheres e tendem a ser multicêntricos. Em geral, os pacientes são assintomáticos. Apresentam bom prognóstico e o tratamento cirúrgico é o de escolha[6].

O carcinoide gástrico deriva de células enterocromafins e seu perfil nas NEM-1 ainda não está bem estabelecido. Em alguns tumores muito grandes, pode haver manifestações clínicas decorrentes da hipersecreção de histamina e serotonina. Nesses casos, o tratamento com análogo da somatostatina pode ser útil[28].

Em algumas famílias, encontram-se vários membros portadores de carcinoides sem associação com NEM-1.

OUTRAS MANIFESTAÇÕES INFREQUENTES NA NEM-1

Endócrinas

Feocromocitomas raramente se manifestam em pacientes com NEM-1. Nos poucos casos descritos na literatura, em geral são unilaterais e silenciosos[1].

O carcinoma folicular de tireoide tem sido associado à NEM-1, muitas vezes diagnosticado durante exploração cirúrgica cervical nos casos de hiperparatireoidismo[1,28].

Não endócrinas

Entre as manifestações infrequentes sem características hormonais, podemos citar lipomas, angiofibromas, colagenomas, meningiomas, ependimomas, melanoma maligno, leiomiomas de esôfago, pulmão, reto e útero[7,9].

DIAGNÓSTICO GENÉTICO E *SCREENING*

A avaliação genética é recomendada em pacientes que tenham critérios para diagnóstico da síndrome: indivíduos suspeitos, apesar de não completar todos os critérios para NEM-1 ou assintomáticos, mas que apresentem parentes com mutações confirmadas[9].

O momento de se iniciar o *screening* se baseia na idade das primeiras manifestações da doença. Nos portadores de mutações no gene *MEN1*, a partir dos 5 anos de idade, devem-se realizar avaliações clínica e laboratorial anualmente. As dosagens séricas devem incluir: cálcio, fósforo, PTH, prolactina, IGF-1, glicose e insulina de jejum. A partir dos 20 anos de idade, avaliação de cromogranina A, glucagon, pró-insulina e gastrina. Ressonância magnética da hipófise e abdome e tomografia computadorizada de tórax a cada 3 anos (ver Quadro XVIII-8)[4-6,9].

NEOPLASIA ENDÓCRINA MÚLTIPLA TIPO 2 (NEM-2)

Em meados de 1960, a associação de carcinoma medular da tireoide (CMT), feocromocitoma e hiperparatireoidismo (HPT) em pessoas da mesma família levou ao reconhecimento da NEM-2 como uma síndrome tumoral distinta[15]. A prevalência estimada é de 2,5 para 100.000 na população geral.

Ao contrário da maioria das síndromes neoplásicas genéticas, que se originam em mutações de genes supressores, na NEM-2 ocorre mutação ativadora no proto-oncogene RET (*REarranged during Transfection*). É uma doença autossômica dominante com alto grau de penetrância e expressividade variável[58].

A grande variabilidade fenotípica fez com que fosse necessária, de acordo com a ocorrência de cada doença, uma classificação em grupos diferentes. De acordo com o último consenso da *American Thyroid Association* (ATA), de 2015, a NEM-2 deve ser classificada em duas síndromes: NEM-2A e NEM-2B. A NEM-2A é composta por 4 variantes: a NEM-2A clássica (presença de CMT e menos frequentemente de feocromocitoma e/ou HPT), a NEM-2A com líquen amiloide cutâneo, a NEM-2A com doença de Hirschsprung e o carcinoma medular de tireoide familial (CMTF). Cada variante da NEM-2 resulta de diferentes mutações no gene RET, tendo boa correlação genótipo-fenótipo (Quadro XVIII-9)[59].

Todas as formas compartilham o carcinoma medular da tireoide (CMT), geralmente de forma multifocal e bilateral e com aparecimento mais precoce do que em formas isoladas. A hiperplasia multifocal das células C da tireoide é considerada precursora do CMT nos pacientes com a forma hereditária da doença.

A NEM-2A é composta pela associação de CMT, feocromocitoma e hiperparatireoidismo. Pode ser também associada a megacólon congênito (doença de Hirschsprung) e ao líquen amiloide cutâneo. O CMT familial é caracterizado pela presença do CMT como o único achado em pelo menos quatro indivíduos da mesma família.

A NEM-2B é a forma mais rara e agressiva da NEM-2. Ela se caracteriza pelo aparecimento do CMT muito cedo e ausência de doença paratireóidea. A NEM-2B também pode estar associada ao hábito marfanoide, deformidades esqueléticas, ganglioneuromas e neuromas de mucosas.

Classificação

NEM-2A

A neoplasia endócrina múltipla tipo 2A (NEM-2A) é caracterizada pelo carcinoma medular de tireoide (CMT), feocromocitoma e hiperparatireoidismo primário (HPTP). Ela é responsável por 95% dos casos de NEM-2. A frequência do carcinoma medular é de quase 100%, sendo 50% para feocromocitoma e 10 a 30% para hiperparatireoidismo (Quadro XVIII-10)[58,60].

A NEM-2A está associada às mutações envolvendo o domínio extracelular do gene RET, principalmente nos códons 609, 611, 618, 620 (éxon 10), 630 e 634 (éxon 11). O CMTF abrange mutações em vários códons, incluindo alguns em comum com NEM-2A, particularmente 609, 618 e 620 (Figura XVIII-9)[58,61].

Quadro XVIII-9. Correlação genótipo-fenótipo baseada no códon[59].

Risco (ATA)	A (MOD)	B (MOD)	C (H)	D (HST)
Códons	768, 790, 791 804, 649, 891	609, 611, 618, 620, 630, 634	634	918, 883
Subtipos do NEM	CMTF	CMTF, NEM-2A	NEM-2A	NEM-2B
Agressividade do CMT	Alta	Muito alta	Muito alta	A mais alta
Idade do aparecimento do CMT	Adulto	5 anos	Antes dos 5 anos	Primeiro ano de vida
Tireoidectomia profilática	Ao elevar calcitonina; entre 5 e 10 anos	Aos 5 anos	Antes dos 5 anos	Primeiros meses de vida (< 1 ano)
Screening para feocromocitoma	Iniciar aos 16 anos, periodicamente	Iniciar aos 16 anos, anualmente	Iniciar aos 11 anos, anualmente	Iniciar aos 11 anos, anualmente
Screening para hiperparatireoidismo	Iniciar aos 16 anos, periodicamente	Iniciar aos 16 anos, periodicamente	Iniciar aos 11 anos, anualmente	–

MOD = risco moderado; H = risco alto (*high*); HST = risco muito alto (*highest*).
Modificado da Classificação da ATA 2015.

Quadro XVIII-10. Classificação clínica da NEM-2.

Subtipos	CMT (%)	Feo (%)	HPT (%)
NEM-2A	100	50	25
NEM-2B	100	50	
CMT familial	95		

NEM = neoplasia endócrina múltipla; CMT = carcinoma medular da tireoide; Feo = feocromocitoma; HPT = hiperpartireoidismo.
Modificado de Familial Cancer 2010[16].

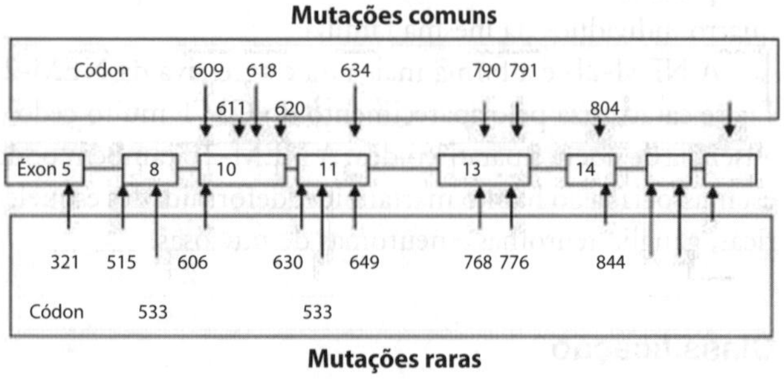

Figura XVIII-9. Mutações no proto-oncogene RET.

O grau de penetrância para feocromocitoma correlaciona-se com mutações específicas no gene RET, tendo a maior expressão em portadores de mutações no códon 634[15].

Doença de Hirschsprung e líquen amiloide cutâneo são condições que podem estar associadas à NEM-2A[60].

O líquen amiloide cutâneo é uma doença rara na qual ocorre depósito de amiloide na derme papilar, geralmente na região interescapular do dorso correspondente aos dermátomos T2-T6. O sintoma clássico é o prurido intenso que melhora com a exposição ao sol e piora durante períodos de estresse. Lesões hiperpigmentadas podem ser desenvolvidas secundárias ao processo de coçadura. Praticamente todas as mutações no RET em pacientes com a combinação NEM-2A e líquen são no códon 634, embora haja alguns relatos de associação com mutação no códon 804[62,63].

A doença de Hirschsprung é caracterizada pela ausência congênita de células ganglionares no plexo mesentérico do cólon distal. Está presente em até 7% dos pacientes com NEM-2A e relaciona-se com mutações no RET no éxon 10, nos códons 609 (15%), 611 (5%), 618 (30%) e 620 (50%)[64].

NEM-2B

A neoplasia endócrina múltipla tipo 2B (NEM-2B) é uma síndrome genética rara, com prevalência de 0,9-1,6/milhão de indivíduos, associada a carcinoma medular de tireoide (CMT), feocromocitoma (50%) e características extraendócrinas (ver Quadro XVIII-5)[60,64]. Em pacientes com NEM-2B, o CMT está presente desde a infância e é extremamente agressivo, com metástases para linfonodos regionais e a distância (fígado, pulmões e rins). O prognóstico da síndrome é relacionado ao manejo de sua principal característica, o CMT, com melhora significativa dos desfechos com os avanços dos últimos 20 anos[65].

Aproximadamente 75% dos casos de NEM-2B são esporádicos, associados à presença de mutações *de novo* no gene *RET*. Cerca de 95% dessas mutações ocorrem no éxon 16 (códon 918).

Pacientes com NEM-2B podem apresentar algumas características fenotípicas que chamam a atenção, tais como anormalidades oftalmológicas (espessamento dos nervos corneanos, incapacidade de produzir lágrimas, ptose leve e pálpebras espessas e evertidas), manifestações musculoesqueléticas (hábito marfanoide, *pectus excavatum*, pés *cavus*, face alongada típica, encurvamento das extremidades, escoliose e deslizamento da cabeça do fêmur) e neuromas de mucosas que atingem língua, lábio, gengivas e cordas vocais ou ganglioneuromas no plexo mesentérico causando megacólon e obstipação intestinal desde o nascimento, sendo a biópsia retal importante para realizar o diagnóstico diferencial com a doença de Hirschsprung[58,64,66]. Em uma série alemã de 24 crianças com NEM-2B, os principais achados fenotípicos desses pacientes foram alterações orais (88%) seguidas por sintomas musculoesqueléticos (79,2%) e gastrointestinais (70,8%). Houve ainda relato de baixa estatura em cerca de 50% dos casos[67]. Estudo multicêntrico retrospectivo constatou que a maioria dos pacientes acompanhados com NEM-2B (n = 287) tinha pelo menos uma manifestação extraendócrina, sendo as mais prevalentes a associação de *habitus* marfanoide corporal, ganglioneuromatose e alterações gastrointestinais. Isso demonstra a importância da educação continuada dos profissionais de saúde que entrarão em contato com essas manifestações extraendócrinas (pediatras, oftalmologistas, cirurgiões-dentistas, gastroenterologistas, cirurgiões ortopédicos e clínicos gerais) estarem atentos a essas manifestações, como parte da síndrome NEM-2B[68].

Em função do caráter agressivo do CMT associado à NEM-2B, é importante fazer um diagnóstico precoce a fim de realizar tireoidectomia curativa precoce[69].

A tireoidectomia realizada antes de 1 ano de idade está associada à maior probabilidade de cura (83%) nos portadores da síndrome[68]. Por esse motivo, é importante estar atento aos sinais e estigmas fenotípicos associados à doença ou à história familiar positiva para NEM-2B, visto que a abordagem precoce melhora significativamente a sobrevida global em comparação com as crianças que foram diagnosticadas tardiamente quando o CMT já está clinicamente evidente e muito tarde para ser curado[67,68].

Carcinoma medular de tireoide familial

O carcinoma medular de tireoide familial é atualmente considerado uma variante da NEM-2A, em que ocorre alta incidência de carcinoma medular em famílias, sem outras manifestações clínicas da NEM-2A e, portanto, com baixa penetrância de feocromocitoma e do hiperparatireoidismo primário. Nesses pacientes, o CMT tende a ser menos agressivo, surgindo em idade mais tardia e com estágios menos avançados ao diagnóstico[59].

A dificuldade para excluir com certeza a NEM-2A clássica faz com que esses pacientes e seus familiares sejam vastamente investigados para feocromocitoma.

O diagnóstico é feito quando pelo menos quatro membros de uma família, com grande diferença de idade, têm CMT isolado[58].

Manifestações clínicas

Carcinoma medular da tireoide

O CMT é uma neoplasia com origem nas células C ou parafoliculares da tireoide. Em tireoide normal, essas células estão espalhadas pelo interstício, adjacentes aos folículos tireoidianos, e concentram-se mais densamente no terço superior e médio dos lobos tireoidianos. São responsáveis pela produção, armazenamento e secreção da calcitonina. A calcitonina serve como marcador tumoral do carcinoma medular, e concentrações aumentadas pós-cirurgia são, geralmente, o primeiro sinal de persistência ou recorrência da doença[70].

A apresentação clínica mais comum do CMT é a presença de um nódulo tireoidiano único. A presença de sinais sugestivos de malignidade, tais como crescimento rápido ou fixação a estruturas adjacentes, podem sugerir malignidade do nódulo e indicar a realização de uma punção aspirativa por agulha fina (PAAF) guiada por ultrassom[71].

Além disso, outros sinais clínicos são diarreia aquosa, causada pelas concentrações elevadas de calcitonina, e rubor cutâneo.

O CMT secreta uma variedade de substâncias, incluindo calcitonina, antígeno carcinoembrionário (CEA), somatostatina, hormônio adrenocorticotrófico (ACTH), VIP, dopamina, serotonina, prostaglandinas, entre outras. A calcitonina é o marcador mais importante, sendo utilizada no diagnóstico, definição cirúrgica, manejo pós-cirúrgico e no prognóstico de indivíduos com CMT[71,72].

Hiperplasia multifocal das células C da tireoide é a lesão precursora do carcinoma medular hereditário. A ultrassonografia (US) da região cervical é o exame de imagem com maior sensibilidade para detectar a presença de metástases cervicais e deve ser realizada em todos os pacientes com suspeita ou diagnóstico de CMT. O tempo necessário para a progressão até carcinoma é lento, porém metástases para linfonodos cervicais estão presentes em mais de 70% dos casos que se apresentam com nódulo palpável, portanto, a US é considerada indispensável para o planejamento terapêutico. A presença de metástases linfonodais pode ser, inclusive, o primeiro achado do exame físico do paciente com CMT. Outros sítios típicos de metástases são pulmões, mediastino superior, fígado e ossos[71].

Apenas 1-3% de todas as neoplasias da tireoide são carcinoma medular, porém 25% dos CMT são hereditários e associam-se às mutações do RET[15].

O tratamento do CMT é cirúrgico. A extensão do procedimento cirúrgico é definida de acordo com os exames de imagem, estabelecendo a presença de metástases. O tratamento cirúrgico do tumor restrito à glândula tireoide é a tireoidectomia total com esvaziamento profilático (eletivo) do compartimento central (níveis VI e VII). O esvaziamento linfonodal do compartimento lateral (níveis II, III, IV e V) deve ser reservado a pacientes com exames de imagem positivos para metástase em tal compartimento. Pacientes que apresentam CMT com metástases cervicais em compartimentos central e lateral, sem metástases a distância, devem submeter-se a tireoidectomia total e esvaziamento dos compartimentos central e lateral[59,71].

A tireoidectomia profilática deve ser realizada em portadores de mutação do gene *RET* mesmo que clinicamente assintomáticos e sem alterações nos exames de imagem ou laboratoriais. Por isso, toda criança com histórico familiar da doença deve ser investigada logo após o nascimento. A recomendação da idade e a extensão da cirurgia é baseada na classificação de risco, com correlação genótipo-fenótipo (ver Quadro XVIII-9).

Feocromocitoma

O feocromocitoma é uma neoplasia originária das células cromafins da medula adrenal, que sintetizam e secretam catecolaminas. A idade média para o aparecimento da doença é entre 30 e 40 anos e está presente em aproximadamente 50% dos pacientes com NEM-2A e NEM-2B (ver Quadro XVIII-10)[64].

Os pacientes apresentam sintomas como hipertensão arterial, ansiedade, palpitação e tremores. Quando não diagnosticados e tratados corretamente, podem levar a sérias consequências como infarto agudo do miocárdio, AVC, hipertensão maligna e até morte.

Histologicamente, o feocromocitoma na NEM-2 é similar aos casos esporádicos isolados. O tumor está usualmente associado a uma hiperplasia nodular da medula adrenal e,, quase sempre, é benigno. Pode estar presente uni ou bilateralmente, entretanto, pacientes com NEM-2A e feocromocitoma unilateral geralmente desenvolvem feocromocitoma contralateral em 10 anos[73].

A principal mutação associada ao feocromocitoma está presente nos códons 918 e 634 do proto-oncogene RET.

O diagnóstico do feocromocitoma é realizado pela dosagem plasmática das metanefrinas e dosagem em urina de 24 horas das catecolaminas e metanefrinas. As medidas plasmáticas e urinárias das metanefrinas são mais sensíveis e específicas no diagnóstico do feocromocitoma do que as dosagens das catecolaminas e outros metabólitos[74].

Com sintomas e exames laboratoriais sugerindo a doença devemos prosseguir realizando ressonância magnética ou tomografia computadorizada de abdome.

A maioria dos tumores está localizada na medula adrenal e acima de 95% deles acometem ambos os lados. São raros os casos extra-adrenais (paragangliomas) e os malignos com metástases.

O tratamento de escolha é a cirurgia endoscópica, com adrenalectomia parcial ou total. Como o risco de malignização é extremamente baixo, é recomendado retirar apenas a suprarrenal afetada e seguir com *screening* anual, permitindo assim que o paciente tenha a possibilidade de não precisar de reposição hormonal. Caso apareça nova suspeita para o feocromocitoma, a adrenal remanescente poderá ser retirada. Em casos de adrenalectomia bilateral há grande risco de crise addisoniana, mesmo quando a reposição de glicocorticoides é feita.

Hiperparatireoidismo

O hiperparatireoidismo tem sido relatado em 10 a 25% dos pacientes com NEM-2A. Nunca está presente na NEM-2B e no carcinoma medular de tireoide familial. Raramente é a primeira manifestação da NEM-2A, pois tende a aparecer mais tardiamente, já em adultos jovens.

O diagnóstico é feito pela detecção sérica de altas concentrações de PTH intacto, na presença de hipercalcemia.

Os achados patológicos mostram hiperplasia celular em várias glândulas ou até adenomas.

O tratamento visa à retirada das paratireoides aumentadas, tentando deixar pelo menos uma glândula intacta. Caso todas estejam aumentadas, está indicada paratireoidectomia subtotal ou total com autotransplante[60,61].

Correlação genótipo-fenótipo

RET (*REarranged during Transfection*)

Em 1993, foi descoberto que mutações no proto-oncogene *RET* causam NEM-2A, NEM-2B e CMTF. Ele está localizado no *locus* 10q11.2 e apresenta 21 éxons.

O *RET* codifica um receptor tirosinoquinase expresso nas células da crista neural presentes na tireoide, medula suprarrenal, gânglios simpáticos e parassimpáticos e trato urogenital.

A proteína codificada, também chamada de RET, possui um domínio extracelular, um transmembrânico e um intracelular. O extracelular contém repetições *caderin-like,* um sítio de ligação do cálcio e regiões ricas em citocinas. O intracelular possui dois subdomínios tirosinoquinases, o TK1 e o TK2[70].

O RET possui um ligante da superfamília do TGF (*transforming growth factor*) chamado *glial neurotrophic derived factor*, GNDF. Quando o GNDF, acoplado ao seu receptor tipo 1α, liga-se à porção extracelular do RET, ocorre a dimerização do receptor do RET com subsequente autofosforilação dos resíduos de tirosina, liberando o fosfato. O fosfato é um importante substrato para o crescimento e diferenciação celulares e, assim, mutações ativadoras no RET desencadeiam o processo neoplásico[74].

A NEM-2A está associada às mutações envolvendo o domínio extracelular, principalmente no éxon 10 (códons 609, 611, 618 e 620) e no éxon 11 (códons 630 e 634). O CMTF abrange mutações em vários códons, incluindo alguns em comum com NEM-2A, particularmente 609, 618 e 620 (ver Figura XVIII-9)[16,21]. Quase 95% dos pacientes com NEM-2B apresentam mutação de ponto no códon 918 (éxon 16) no domínio intracelular do RET.

Na realização da análise genética, como há uma importante correlação genótipo-fenótipo, é recomendada a análise inicial de mutações nos códons mais comumente encontrados nas alterações fenotípicas avaliadas. O sequenciamento de toda a região codificadora deve ser reservado para situações em que nenhuma mutação RET é identificada nos éxons habitualmente afetados (*hot spots*)[59].

No CMTF e na NEM-2A as mutações causam a homodimerização do receptor do RET, independentemente do ligante, tendo atividade quinase própria.

Na NEM-2B as mutações ativam o receptor do RET em seu estado monomérico, causando a fosforilação de tirosinas e também mudando a especificidade do substrato[70].

O teste genético identifica cerca de 98% dos portadores das mutações e é considerado o primeiro passo a ser feito em parentes de primeiro grau de pacientes com o diagnóstico recente de carcinoma medular da tireoide. Também é indicado para todos os pacientes com CMT, mesmo com histórico familiar desconhecido, principalmente se apresentarem qualquer outra característica da NEM-2. Cerca de 4 a 10% dos pacientes com aparente CMT esporádico são, na verdade, portadores de mutações no *RET* e consequentemente têm a forma hereditária[75].

O aconselhamento genético sobre as opções de teste de diagnóstico pré-implante ou pré-natal deve ser considerado para todos os portadores de mutação *RET* em idade fértil, particularmente aqueles com NEM-2B. Além disso, os pais devem receber aconselhamento genético e serem informados da disponibilidade do teste genético de seu filho para detectar um alelo mutado no *RET*. Isso é particularmente importante para mutações associadas ao aparecimento de CMT antes dos 5 anos de idade[59].

As mutações que ocorrem no *RET* relacionam-se tanto ao tipo quanto à agressividade da NEM-2. A mutação encontrada em uma família servirá para orientar o planejamento do tratamento a ser realizado. A correlação genótipo-fenótipo entre a mutação, a idade de instalação da doença, a agressividade tumoral e a época do aparecimento do feocromocitoma e do hiperparatireoidismo servem para predizer o fenótipo e para que sejam feitas as recomendações em relação à idade em que deverá realizar a tireoidectomia profilática e a idade para iniciar os testes de *screening* para o feocromocitoma e hiperparatireoidismo.

A idade para realizar a tireoidectomia e a extensão cirúrgica é baseada em recomendações da classificação de risco feita pela ATA (*American Thyroid Association*). O *guideline* de 2009 recomendava como sendo o risco A o mais baixo e o D o mais alto (ver Quadro XVIII-6)[58,75]. No grupo A estão as mutações que podem levar ao CMT de forma mais lenta e com menos agressividade da doença, por isso a tireoidectomia é indicada mais tardiamente. No grupo B a agressividade aumenta e o risco para o feocromocitoma também. No grupo C, além do alto risco para desenvolver CMT agressivo em idade mais baixa, há também aumento do risco para o aparecimento do feocromocitoma e do hiperparatireoidismo. No grupo D temos as mutações que levam à NEM-2B, com o maior risco para desenvolver precocemente tumor agressivo[75]. Na atualização do *guideline* de 2015, houve uma revisão de nomenclatura quanto às diferentes categorias de risco da ATA, com recomendação que a categoria D seja alterada para uma nova categoria, *highest risk* (HST), a categoria C seja alterada para uma nova categoria, *high risk (*H), e que as categorias A e B sejam combinadas em uma nova categoria, *moderate risk* (MOD). Colocamos de ambas as maneiras no quadro XVIII-6 para melhor visualização[59].

A principal morbidade das NEM-2 é o carcinoma medular da tireoide. Suas variantes diferem na agressividade dessa neoplasia, sendo pior na NEM-2B seguida da NEM-2A e por último CMTF.

A tireoidectomia deverá ser realizada, sempre que possível, antes da instalação do carcinoma, ou pelo menos no início da doença e sem a presença de metástases. O quadro XVIII-9 apresenta o momento ideal para a realização da tireoidectomia de acordo com a classificação do paciente, bem como o inicio dos *screenings* das principais comorbidades associadas.

REFERÊNCIAS

1. Gagel RF MS. Multiple endocrine eeoplasia. In al KHe, ed. Williams Textbook of Endocrinology. Philadelphia: Saunders/Elsevier; 2008. p. 1705-46.
2. Burgess J. How should the patient with multiple endocrine neoplasia type 1 (MEN 1) be followed? Clin Endocrinol. 2010;72(1):13-6.
3. Lewis CE, Yeh MW. Inherited endocrinopathies: an update. Mol Genet Metab. 2008;94(3):271-82.
4. Thakker RV. Multiple endocrine neoplasia type 1 (MEN1). Best Pract Res Clin Endocrinol Metab. 2010;24(3):355-70.
5. Agarwal SK, Ozawa A, Mateo CM, Marx SJ. The MEN1 gene and pituitary tumours. Horm Res. 2009;71 Suppl 2:131-8.
6. Pieterman CR, Vriens MR, Dreijerink KM, van der Luijt RB, Valk GD. Care for patients with multiple endocrine neoplasia type 1: the current evidence base. Fam Cancer. 2011;10(1):157-71.
7. Falchetti A, Marini F, Luzi E, Giusti F, Cavalli L, Cavalli T, et al. Multiple endocrine neoplasia type 1 (MEN1): not only inherited endocrine tumors. Genet Med. 2009;11(12):825-35.
8. Balogh K, Patocs A, Hunyady L, Racz K. Menin dynamics and functional insight: take your partners. Mol Cell Endocrinol. 2010; 326(1-2):80-4.
9. Rubinstein WS. Endocrine cancer predisposition syndromes: hereditary paraganglioma, multiple endocrine neoplasia type 1, multiple endocrine neoplasia type 2, and hereditary thyroid cancer. Hematol Oncol Clin North Am. 2010;24(5):907-37.
10. Larsson C, Skogseid B, Oberg K, Nakamura Y, Nordenskjold M. Multiple endocrine neoplasia type 1 gene maps to chromosome 11 and is lost in insulinoma. Nature. 1988;332(6159):85-7.
11. Chandrasekharappa SC, Guru SC, Manickam P, Olufemi SE, Collins FS, Emmert-Buck MR, et al. Positional cloning of the gene for multiple endocrine neoplasia-type 1. Science. 1997;276(5311): 404-7.
12. Lemos MC, Thakker RV. Multiple endocrine neoplasia type 1 (MEN1): analysis of 1336 mutations reported in the first decade following identification of the gene. Hum Mutat. 2008;29(1):22-32.
13. Knudson AG. Hereditary cancer: two hits revisited. J Cancer Res Clin Oncol. 1996;122(3):135-40.
14. Heppner C, Kester MB, Agarwal SK, Debelenko LV, Emmert-Buck MR, Guru SC, et al. Somatic mutation of the MEN1 gene in parathyroid tumours. Nat Genet. 1997;16(4):375-8.
15. Carling T, Correa P, Hessman O, Hedberg J, Skogseid B, Lindberg D, et al. Parathyroid MEN1 gene mutations in relation to clinical characteristics of nonfamilial primary hyperparathyroidism. J Clin Endocrinol Metab. 1998;83(8):2960-3.
16. Farnebo F, Teh BT, Kytola S, Svensson A, Phelan C, Sandelin K, et al. Alterations of the MEN1 gene in sporadic parathyroid tumors. J Clin Endocrinol Metab. 1998;83(8):2627-30.
17. Zhuang Z, Vortmeyer AO, Pack S, Huang S, Pham TA, Wang C, et al. Somatic mutations of the MEN1 tumor suppressor gene in sporadic gastrinomas and insulinomas. Cancer Res. 1997;57(21): 4682-6.
18. Toliat MR, Berger W, Ropers HH, Neuhaus P, Wiedenmann B. Mutations in the MEN I gene in sporadic neuroendocrine tumours of gastroenteropancreatic system. Lancet. 1997;350(9086):1223.
19. Debelenko LV, Brambilla E, Agarwal SK, Swalwell JI, Kester MB, Lubensky IA, et al. Identification of MEN1 gene mutations in sporadic carcinoid tumors of the lung. Hum Mol Genet. 1997; 6(13):2285-90.
20. Zhuang Z, Ezzat SZ, Vortmeyer AO, Weil R, Oldfield EH, Park WS, et al. Mutations of the MEN1 tumor suppressor gene in pituitary tumors. Cancer Res. 1997;57(24):5446-51.
21. Concolino P, Rossodivita A, Carrozza C, Raffaelli M, Lombardi CP, Rigante D, et al. A novel MEN1 frameshift germline mutation in two Italian monozygotic twins. Clin Chem Lab Med. 2008;46(6): 824-6.
22. Agarwal SK, Mateo CM, Marx SJ. Rare germline mutations in cyclin-dependent kinase inhibitor genes in multiple endocrine neoplasia type 1 and related states. J Clin Endocrinol Metab. 2009; 94(5):1826-34.
23. Thakker RV. Multiple endocrine neoplasia type 1 (MEN1) and type 4 (MEN4). Mol Cell Endocrinol. 2014;386(1-2):2-15.
24. de Laat JM, van der Luijt RB, Pieterman CR, Oostveen MP, Hermus AR, Dekkers OM, et al. MEN1 redefined, a clinical comparison of mutation-positive and mutation-negative patients. BMC Med. 2016;14(1):182.
25. Thakker RV, Newey PJ, Walls GV, Bilezikian J, Dralle H, Ebeling PR, et al. Clinical practice guidelines for multiple endocrine neoplasia type 1 (MEN1). J Clin Endocrinol Metab. 2012;97(9):2990-3011.
26. Kebebew E, Hwang J, Reiff E, Duh QY, Clark OH. Predictors of single-gland vs multigland parathyroid disease in primary hyperparathyroidism: a simple and accurate scoring model. Arch Surg. 2006; 141(8):777-82.
27. Piecha G, Chudek J, Wiecek A. Primary hyperparathyroidism in patients with multiple endocrine neoplasia type 1. Int J Endocrinol. 2010;2010:928383.

28. Powell AC LS. Multiple endocrine neoplasia type 1: clinical manifestations and management. In Sturgeon C, ed. Endocrine neoplasia, cancer treatment and research. 153. New York; 2010. p. 287-302.
29. Herath M, Parameswaran V, Thompson M, Williams M, Burgess J. Paediatric and young adult manifestations and outcomes of multiple endocrine neoplasia type 1. Clin Endocrinol. 2019;91(5):633-8.
30. Manoharan J, Albers MB, Bollmann C, Maurer E, Mintziras I, Wachter S, et al. Single gland excision for MEN1-associated primary hyperparathyroidism. Clin Endocrinol. 2020;92(1):63-70.
31. Powell AC, Alexander HR, Pingpank JF, Steinberg SM, Skarulis M, Bartlett DL, et al. The utility of routine transcervical thymectomy for multiple endocrine neoplasia 1-related hyperparathyroidism. Surgery. 2008;144(6):878-83.
32. Kluijfhout WP, Beninato T, Drake FT, Vriens MR, Gosnell J, Shen WT, et al. Unilateral Clearance for primary hyperparathyroidism in selected patients with multiple endocrine neoplasia type 1. World J Surg. 2016;40(12):2964-9.
33. Brandi ML, Gagel RF, Angeli A, Bilezikian JP, Beck-Peccoz P, Bordi C, et al. Guidelines for diagnosis and therapy of MEN type 1 and type 2. J Clin Endocrinol Metab. 2001;86(12):5658-71.
34. Sansone A, Lauretta R, Vottari S, Chiefari A, Barnabei A, Romanelli F, et al. Specific and non-specific biomarkers in neuroendocrine gastroenteropancreatic tumors. Cancers (Basel). 2019;11(8):1113.
35. Qiu W, Christakis I, Silva A, Bassett RL, Jr, Cao L, Meng QH, et al. Utility of chromogranin A, pancreatic polypeptide, glucagon and gastrin in the diagnosis and follow-up of pancreatic neuroendocrine tumours in multiple endocrine neoplasia type 1 patients. Clin Endocrinol. 2016;85(3):400-7.
36. Lawrence B, Gustafsson BI, Kidd M, Pavel M, Svejda B, Modlin IM. The clinical relevance of chromogranin A as a biomarker for gastroenteropancreatic neuroendocrine tumors. Endocrinol Metab Clin North Am. 2011;40(1):111-34.
37. Woltering EA, Hilton RS, Zolfoghary CM, Thomson J, Zietz S, Go VL, et al. Validation of serum versus plasma measurements of chromogranin a levels in patients with carcinoid tumors: lack of correlation between absolute chromogranin a levels and symptom frequency. Pancreas. 2006;33(3):250-4.
38. Wang YH, Yang QC, Lin Y, Xue L, Chen MH, Chen J. Chromogranin A as a marker for diagnosis, treatment, and survival in patients with gastroenteropancreatic neuroendocrine neoplasm. Medicine (Baltimore). 2014;93(27):e247.
39. Marx SJ. Recent topics around multiple endocrine neoplasia type 1. J Clin Endocrinol Metab. 2018;103(4):1296-301.
40. Sadowski SM, Millo C, Cottle-Delisle C, Merkel R, Yang LA, Herscovitch P, et al. Results of (68)Gallium-DOTATATE PET/CT scanning in patients with multiple endocrine neoplasia type 1. J Am Coll Surg. 2015;221(2):509-17.
41. Sharma P, Singh H, Bal C, Kumar R. PET/CT imaging of neuroendocrine tumors with (68)Gallium-labeled somatostatin analogues: an overview and single institutional experience from India. Indian J Nucl Med. 2014;29(1):2-12.
42. Jensen RT. Management of the Zollinger-Ellison syndrome in patients with multiple endocrine neoplasia type 1. J Intern Med. 1998;243(6):477-88.
43. Gibril F, Schumann M, Pace A, Jensen RT. Multiple endocrine neoplasia type 1 and Zollinger-Ellison syndrome: a prospective study of 107 cases and comparison with 1009 cases from the literature. Medicine (Baltimore). 2004;83(1):43-83.
44. Turner JJ, Wren AM, Jackson JE, Thakker RV, Meeran K. Localization of gastrinomas by selective intra-arterial calcium injection. Clin Endocrinol. 2002;57(6):821-5.
45. Scarsbrook AF, Thakker RV, Wass JA, Gleeson FV, Phillips RR. Multiple endocrine neoplasia: spectrum of radiologic appearances and discussion of a multitechnique imaging approach. Radiographics. 2006;26(2):433-51.
46. Okabayashi T, Shima Y, Sumiyoshi T, Kozuki A, Ito S, Ogawa Y, et al. Diagnosis and management of insulinoma. World J Gastroenterol. 2013;19(6):829-37.
47. Cryer PE, Axelrod L, Grossman AB, Heller SR, Montori VM, Seaquist ER, et al. Evaluation and management of adult hypoglycemic disorders: an Endocrine Society Clinical Practice Guideline. J Clin Endocrinol Metab. 2009;94(3):709-28.
48. Antwi K, Fani M, Heye T, Nicolas G, Rottenburger C, Kaul F, et al. Comparison of glucagon-like peptide-1 receptor (GLP-1R) PET/CT, SPECT/CT and 3T MRI for the localisation of occult insulinomas: evaluation of diagnostic accuracy in a prospective crossover imaging study. Eur J Nucl Med Mol Imaging. 2018;45(13):2318-27.
49. Christ E, Wild D, Ederer S, Behe M, Nicolas G, Caplin ME, et al. Glucagon-like peptide-1 receptor imaging for the localisation of insulinomas: a prospective multicentre imaging study. Lancet Diabetes Endocrinol. 2013;1(2):115-22.
50. Sadowski SM, Cadiot G, Dansin E, Goudet P, Triponez F. The future: surgical advances in MEN1 therapeutic approaches and management strategies. Endocr Relat Cancer. 2017;24(10):T243-T60.
51. Wermers RA, Fatourechi V, Wynne AG, Kvols LK, Lloyd RV. The glucagonoma syndrome. Clinical and pathologic features in 21 patients. Medicine (Baltimore). 1996;75(2):53-63.
52. Ghaferi AA, Chojnacki KA, Long WD, Cameron JL, Yeo CJ. Pancreatic VIPomas: subject review and one institutional experience. J Gastrointest Surg. 2008;12(2):382-93.
53. Ito T, Igarashi H, Jensen RT. Pancreatic neuroendocrine tumors: clinical features, diagnosis and medical treatment: advances. Best Pract Res Clin Gastroenterol. 2012;26(6):737-53.
54. Acosta-Gualandri A, Kao KT, Wong T, Webber E, Armstrong L, Panagiotopoulos C. Perioperative Hypotensive Crisis in an Adolescent with a Pancreatic VIPoma and MEN1-Gene Variant. Horm Res Paediatr. 2019;91(4):285-9.
55. Ito T, Igarashi H, Uehara H, Berna MJ, Jensen RT. Causes of death and prognostic factors in multiple endocrine neoplasia type 1: a prospective study: comparison of 106 MEN1/Zollinger-Ellison syndrome patients with 1613 literature MEN1 patients with or without pancreatic endocrine tumors. Medicine (Baltimore). 2013;92(3):135-81.
56. van Treijen MJC, van Beek DJ, van Leeuwaarde RS, Vriens MR, Valk GD. Diagnosing Nonfunctional Pancreatic NETs in MEN1: The Evidence Base. J Endocr Soc. 2018;2(9):1067-88.
57. Karageorgiadis AS, Papadakis GZ, Biro J, Keil MF, Lyssikatos C, Quezado MM, et al. Ectopic adrenocorticotropic hormone and corticotropin-releasing hormone co-secreting tumors in children and adolescents causing cushing syndrome: a diagnostic dilemma and how to solve it. J Clin Endocrinol Metab. 2015;100(1):141-8.
58. Raue F, Frank-Raue K. Update multiple endocrine neoplasia type 2. Fam Cancer. 2010;9(3):449-57.
59. Wells SA, Jr., Asa SL, Dralle H, Elisei R, Evans DB, Gagel RF, et al. Revised American Thyroid Association guidelines for the management of medullary thyroid carcinoma. Thyroid. 2015;25(6):567-610.
60. Wohllk N, Schweizer H, Erlic Z, Schmid KW, Walz MK, Raue F, et al. Multiple endocrine neoplasia type 2. Best Pract Res Clin Endocrinol Metab. 2010;24(3):371-87.

61. Raue F, Frank-Raue K. Genotype-phenotype correlation in multiple endocrine neoplasia type 2. Clinics (Sao Paulo). 2012;67 Suppl 1:69-75.
62. Gimm O, Niederle BE, Weber T, Bockhorn M, Ukkat J, Brauckhoff M, et al. RET proto-oncogene mutations affecting codon 790/791: A mild form of multiple endocrine neoplasia type 2A syndrome? Surgery. 2002;132(6):952-9; discussion 9.
63. Frank-Raue K, Machens A, Scheuba C, Niederle B, Dralle H, Raue F, et al. Difference in development of medullary thyroid carcinoma among carriers of RET mutations in codons 790 and 791. Clin Endocrinol. 2008;69(2):259-63.
64. Traugott A MJ. Multiple endocrine neoplasia type 2: clinical manifestation and management. In Sturgeon C, ed. Endocrine neoplasia, cancer treatment and Res. 153. New York; 2010. p. 321-37.
65. Raue F, Dralle H, Machens A, Bruckner T, Frank-Raue K. Long-Term Survivorship in Multiple Endocrine Neoplasia Type 2B Diagnosed Before and in the New Millennium. J Clin Endocrinol Metab. 2018;103(1):235-43.
66. Camacho CP, Hoff AO, Lindsey SC, Signorini PS, Valente FO, Oliveira MN, et al. Early diagnosis of multiple endocrine neoplasia type 2B: a challenge for physicians. Arq Bras Endocrinol Metab. 2008;52(8):1393-8.
67. Redlich A, Lessel L, Petrou A, Mier P, Vorwerk P. Multiple endocrine neoplasia type 2B: Frequency of physical stigmata-results of the GPOH-MET registry. Pediatr Blood Cancer. 2020;67(2):e28056.
68. Castinetti F, Waguespack SG, Machens A, Uchino S, Hasse-Lazar K, Sanso G, et al. Natural history, treatment, and long-term follow up of patients with multiple endocrine neoplasia type 2B: an international, multicentre, retrospective study. Lancet Diabetes Endocrinol. 2019;7(3):213-20.
69. Bugalho MJ, Domingues R, Santos JR, Catarino AL, Sobrinho L. Mutation analysis of the RET proto-oncogene and early thyroidectomy: results of a Portuguese cancer centre. Surgery. 2007;141(1):90-5.
70. Wells SA Jr, Santoro M. Targeting the RET pathway in thyroid cancer. Clin Cancer Res. 2009;15(23):7119-23.
71. Maia AL, Siqueira DR, Kulcsar MA, Tincani AJ, Mazeto GM, Maciel LM. Diagnosis, treatment, and follow-up of medullary thyroid carcinoma: recommendations by the Thyroid Department of the Brazilian Society of Endocrinology and Metabolism. Arq Bras Endocrinol Metab. 2014;58(7):667-700.
72. Holm R, Sobrinho-Simoes M, Nesland JM, Gould VE, Johannessen JV. Medullary carcinoma of the thyroid gland: an immunocytochemical study. Ultrastruct Pathol. 1985;8(1):25-41.
73. Wiench M, Wygoda Z, Gubala E, Wloch J, Lisowska K, Krassowski J, et al. Estimation of risk of inherited medullary thyroid carcinoma in apparent sporadic patients. J Clin Oncol. 2001;19(5):1374-80.
74. Guller U, Turek J, Eubanks S, Delong ER, Oertli D, Feldman JM. Detecting pheochromocytoma: defining the most sensitive test. Ann Surg. 2006;243(1):102-7.
75. American Thyroid Association Guidelines Task F, Kloos RT, Eng C, Evans DB, Francis GL, Gagel RF, et al. Medullary thyroid cancer: management guidelines of the American Thyroid Association. Thyroid. 2009;19(6):565-612.
76. Marx SJ WJS. Multiple endocrine neoplasia. In Melmed S PK, Larsen P, Kronenberg H, ed. Williams textbook of endocrinology. 13th ed. Philadelphia: Saunders Elsevier; 2016. p. 1738-81.

PARTE XIX

Genética em Endocrinologia Pediátrica

COORDENADOR

Chong Ae Kim

Noções Básicas de Genética

Chong Ae Kim
Sue Ellen Pontes

A genética médica na atualidade atingiu um papel reconhecido como uma disciplina que lida com a variabilidade e a hereditariedade humanas e, ao mesmo tempo, desenvolve estudos moleculares que permitem uma nova compreensão de muitas doenças[1]. O reconhecimento dos fatores genéticos como causa de doença humana tornou a genética clínica um dos campos de desenvolvimento mais avançados dentro da medicina.

Ao contrário do que comumente se acredita, muitas doenças genéticas estão longe de serem raras. Vários estudos demonstram que as doenças genéticas são responsáveis pelo menos por 30% das admissões hospitalares pediátricas[2,3,4]. Mortalidade, gravidade, tempo de permanência médio e custo das internações hospitalares são significantemente maiores nesse grupo. No estudo retrospectivo americano (2011 a 2015) em uma unidade de UTI neonatal de um hospital quaternário, 62% da mortalidade neonatal correspondeu a recém-nascidos com doenças genéticas e um terço desses faleceram antes da confirmação diagnóstica[5]. Outro estudo americano de levantamento de 2011 a 2017, sobre a mortalidade antes de 1 ano de idade, 22% correspondeu a causas genéticas[6]. Esses dados enfatizam a importância das doenças genéticas como causa significativa de morbimortalidade infantil, à medida que as doenças nutricionais e as infectocontagiosas são controladas e prevenidas por medidas sociais e de saneamento.

No estado de São Paulo, a mortalidade infantil por anomalias congênitas, que era de 5% e ocupava a quinta posição em 1980, em 1990 ascendeu para a quarta posição com valores de 8%, que subiram para 13% em 2000, passando a ocupar o 3º lugar. Em 2015, a mortalidade infantil por anomalias congênitas configurava a segunda causa de morte infantil, perdendo lugar apenas para prematuridade[7,8]. Seu tratamento é, em geral, multidisciplinar e contínuo, com repercussões sociais e psíquicas tanto mais graves quanto mais longo for o tempo transcorrido entre a identificação do problema e sua adequada abordagem diagnóstico-terapêutica.

Dessa forma, as anomalias congênitas representam um problema importante de saúde pública e merecem atenção especial que deve envolver identificação rápida e eficiente dos casos, elucidação diagnóstica e compreensão de seus mecanismos etiopatogênicos.

ROTEIRO DIAGNÓSTICO DAS ANOMALIAS CONGÊNITAS

O estabelecimento do diagnóstico etiológico das anomalias congênitas é fundamental para o tratamento, o prognóstico clínico e o aconselhamento genético adequado. Para isso, sugerimos o roteiro a seguir:

1. Anamnese cuidadosa sobre dados pré-natais e perinatais, incluindo história familial.
2. Exame físico minucioso.
3. Documentação fotográfica do paciente malformado, pois em muitas síndromes o fácies é característico.
4. Exames complementares para investigação de outras anomalias associadas, como estudo radiológico do esqueleto (fundamental nas displasias esqueléticas), ultrassonografia de crânio e abdome, ecocardiograma e tomografia de crânio.
5. Estudo cromossômico: indicado principalmente nas crianças com múltiplas malformações associadas ou não ao retardo mental.
6. Coleta de 3 a 5ml de sangue em um tubo com EDTA (tubo de hemograma com tampa roxa) para a realização de exames moleculares tais como Array, MLPA ou Exoma, de acordo com o quadro clínico do paciente.
7. Estudo anatomopatológico: particularmente nas doenças letais e para a elucidação diagnóstica.

Mesmo seguindo todo esse roteiro, nem sempre conseguimos chegar a uma conclusão diagnóstica, necessitando de acompanhamento clínico e exames moleculares pertinentes.

Etiologia não genética

Devemos lembrar que outras etiologias **não genéticas** também podem causar anomalias congênitas, tais como doenças maternas (diabetes materno), infecções congênitas (citomegalovírus, herpes, rubéola, sífilis, toxoplasmose e zika), medicamentos maternos usados na gestação (hidantoinato, ácido valproico, ácido retinoico e misoprostol) e outros (ingestão de álcool, radiação).

Os pediatras podem excluir essas etiologias não genéticas sem muita dificuldade pelos dados de anamnese e da história gestacional.

Etiologia genética

As doenças geneticamente determinadas podem ser classificadas em três categorias principais:

- Multifatoriais: causadas por vários genes em interação com fatores ambientais.
- Cromossômicas: causadas por alterações cromossômicas.
- Monogênicas:causadas por alteração predominantemente em apenas um gene.

DOENÇAS DE HERANÇA MULTIFATORIAL

A grande maioria das malformações congênitas isoladas e das doenças comuns do adulto são decorrentes desse tipo de herança. A herança multifatorial é o resultado da interação de fatores genéticos de múltiplos genes com fatores ambientais.

Na tabela XIX-1 relacionamos as malformações de herança multifatorial mais frequentes.

Nas doenças de herança multifatorial não se pode determinar teoricamente o risco de recorrência como nas doenças mendelianas. Os riscos são calculados empiricamente pela ocorrência dos defeitos específicos. Felizmente, na maioria das vezes, o risco de recorrência após o nascimento de um filho afetado é baixo, ou seja, inferior a 5%.

Diferentemente da herança mendeliana, o risco de recorrência é influenciado pelos seguintes fatores: presença de mais de um paciente afetado, sexo do afetado, gravidade da doença e consanguinidade entre os pais.

O risco aumenta com o número de afetados na família. Na maioria das vezes, o risco de recorrência após o nascimento de um filho afetado é baixo, porém, eleva-se quando o casal tem duas crianças afetadas.

Se um casal teve uma criança com defeito de fechamento do tubo neural (por exemplo, anencefalia), o risco é aproximadamente de 5%; entretanto, se o casal já teve duas crianças afetadas, o risco aumenta para 10% (Figura XIX-1).

Tabela XIX-1. Principais malformações congênitas de herança multifatorial[9].

Malformação	Incidência populacional (por 1.000)
Cardiopatias congênitas	4-8
Comunicação interventricular	1,7
Persistência do canal arterial	0,5
Comunicação interatrial	1,0
Estenose aórtica	0,5
Defeitos do tubo neural	2-10
Anencefalia	Variável
Espinha bífida	Variável
Estenose pilórica	1/1.000 meninos
Fissura labial e/ou palatina	0,4-1,7
Fissura palatina	0,4
Luxação congênita de quadril	2/1.000 meninas

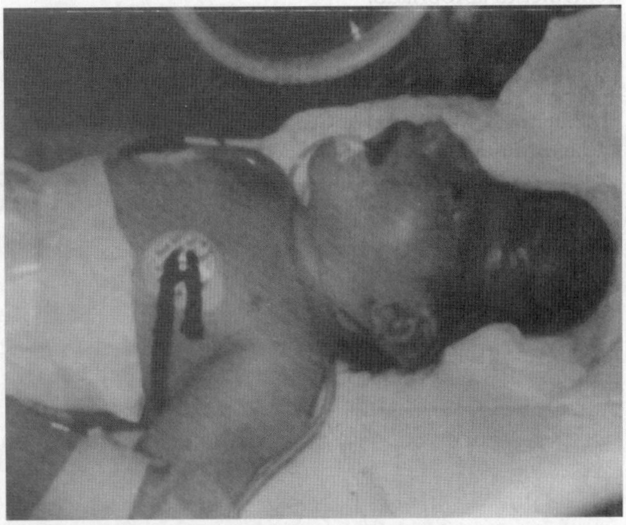

Figura XIX-1. Recém-nascido com encefalocele.

Esses defeitos podem ser prevenidos pela nutrição materna adequada e pela ingestão de vitaminas, especialmente ácido fólico. Recomenda-se a administração de 0,4mg/dia de ácido fólico para todas as mulheres em idade reprodutiva. Essa dose deve ser elevada para 4mg/dia naquelas que já tiveram um ou mais afetados. Preconiza-se o uso de ácido fólico no mínimo um mês ou, preferencialmente, três meses antes da concepção, uma vez que o defeito do tubo neural ocorre na quarta semana de gestação.

Estudos epidemiológicos mostraram que certas malformações têm ocorrência maior por um dos sexos. Se uma criança afetada é de um sexo, geralmente de menor frequência, o risco de recorrência é maior do que naquele casal que teve uma criança do sexo mais frequentemente acometido.

Por exemplo, a estenose pilórica é cinco vezes mais frequente no sexo masculino. Se um casal tem uma menina afetada com estenose pilórica, o risco de recorrência é muito mais alto do que se tivesse um menino afetado.

A gravidade do defeito também interfere no aconselhamento: o risco é maior quanto mais grave a malformação. O risco de recorrência é de 2,5% quando uma criança apresenta lábio leporino unilateral e de 5,5% se o lábio leporino for bilateral.

Nos caracteres multifatoriais, o risco de recorrência aumenta quando os pais são consanguíneos, sugerindo o envolvimento de múltiplos fatores genéticos com efeitos aditivos.

O Aconselhamento Genético é o processo que auxilia o paciente e sua família a compreenderem e se adaptarem às implicações médicas, psicológicas e familiares das contribuições genéticas da doença diagnosticada. Envolve: interpretação da história médica e familial; educação sobre herança, testes genéticos, manejo, prevenção, risco de recorrência e pesquisas; orientações para promover escolhas informadas e adaptação ao risco ou condição genética[10]. O diagnóstico, o exame físico, as solicitações de exames e a prescrição de tratamentos são funções do médico geneticista, mas profissionais da área da saúde podem exercer os outros papéis, caso recebam treinamento apropriado.

REFERÊNCIAS

1. Peltonen L, McKusick VA. Genomics and medicine. Dissecting human disease in the postgenomic era. Science. 2001;291:1224-9.
2. Hall JG, Powers EK, McIlvaine RT, Ean VH. The frequence and financial burden of genetic disease in a pediatric hospital. Am J Med Genet. 1978;1(4):417-36.
3. Roberts DF, Chavez J, Court SDM. The genetic component in child mortality. Arch Dis Child.1970;45(239):33-8.
4. Scriver CR, Neal JR, Saginur R, Clow A. The frequency of genetic disease and congenital malformation among patients in a pediatric hospital. Can Med Assoc J. 1973,108(9):1111-5.
5. Wojcik HM, Schwartz TS, Yamin I, Edward HL, Genetti CA, Towne MC, Agrawal PB. Genetic disorders and mortality in infancy and early childwood: delayed diagnosis and missed opportunities. Genet Med. 2018;20(11):1396-404.
6. Wojcik HM, Schwartz TS, Thiele KE, Paterson H, Stadelmaier R, Mullen TE, et al. Infant mortality: the contribution of genetic disorders. J Perinatol. 2019;39(12):1611-19.
7. Franca EB, Lansky S, Rego MAS, Malta DC, França JS, Teixeira R. Principais causas da mortalidade na infância no Brasil, em 1990 e 2015: estimativas do estudo de Carga Global de Doença. Rev Bras Epidemiol. 2017;20Supl 01(Supl 1):46-60.
8. Tabnet. DataSUS. Disponível em http://tabnet.datasus.gov.br/cgi/tabcgi.exe?sim/cnv/inf10sp.de HYPERLINK "http://tabnet.datasus.gov.br/cgi/tabcgi.exe?sim/cnv/inf10sp.def" HYPERLINK "http://tabnet.datasus.gov.br/cgi/tabcgi.exe?sim/cnv/inf10sp.def" HYPERLINK "http://tabnet.datasus.gov.br/cgi/tabcgi.exe?sim/cnv/inf10sp.def"f. Acesso em: 02/06/2020.
9. Nussbaum RL, McInnes RR, Willard HF. Thompson & Thompson. Genetics in medicine. Elsevier. 2016. p. 141.
10. Resta R, Biesecker BB, Bennett RL, Blum S,Hahn SE, Strecker MN, Williams JL. A New Definition of Genetic Counseling: National Society of Genetic Counselors' Task Force Report. J Genet Couns. 2006;15(2):77-83.

Anormalidades Cromossômicas

Chong Ae Kim
Sue Ellen Pontes

O estudo dos cromossomos humanos teve grandes avanços a partir da década de 50, quando Tijio e Levan (1956) criaram técnicas eficazes para a análise dos cromossomos e demonstraram em fibroblastos embrionários que os seres humanos possuem 46 cromossomos. Desde então, a análise da constituição cromossômica (cariótipo) de um indivíduo tornou-se um procedimento diagnóstico importante na genética clínica.

As anormalidades cromossômicas são causas importantes de abortos espontâneos, malformações congênitas, deficiência mental e muitas formas de câncer, além de contribuírem na mortalidade perinatal.

O principal avanço que permitiu o rápido desenvolvimento na área da citogenética foi o desenvolvimento de técnicas de análise de cromossomos em linfócitos de sangue periférico. Com o advento de novas técnicas de bandamento a partir da década de 70, houve melhor identificação das anomalias cromossômicas estruturais, não detectadas pelas técnicas convencionais prévias.

A pesquisa de microdeleções e duplicações pela técnica de MLPA (*Multiplex Ligation-Dependent Probe Amplification*) e *screening* de todos os cromossomos pelo exame de *Array* revolucionaram a detecção detalhada de alterações cromossômicas[1,2].

O teste de *Array* está sendo usado como o primeiro exame de escolha nos países desenvolvidos substituindo cariótipo banda G para pacientes com anomalias congênitas e deficiência intelectual.

CROMOSSOMOS HUMANOS

O cariótipo humano é constituído por 46 cromossomos compostos de 22 pares de autossomos e um par de cromossomos sexuais, XX ou XY (Figura XIX-2). Os cromossomos são classificados em sete grupos, de A a G, de acordo com o tamanho e com a posição dos centrômeros (metacêntricos, submetacêntricos e acrocêntricos). O centrômero divide o cromossomo em dois braços: **p** (braço curto) e **q** (braço longo).

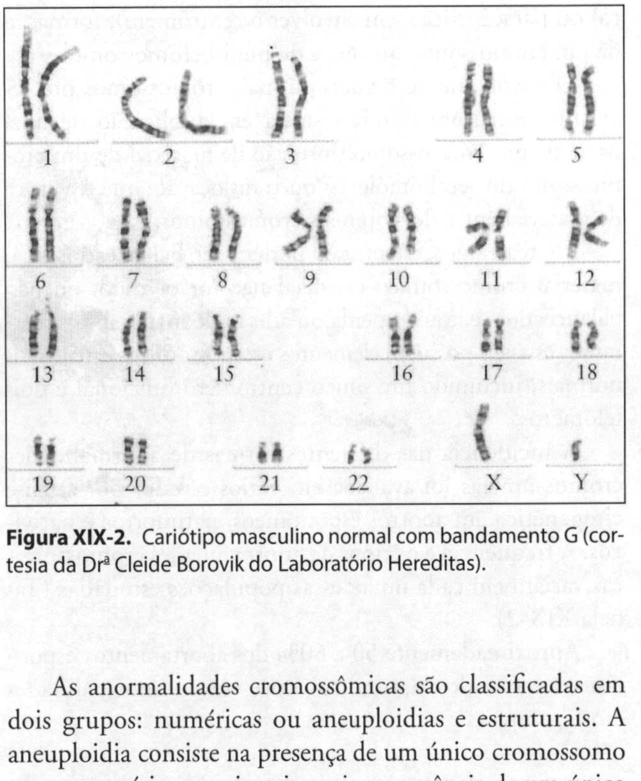

Figura XIX-2. Cariótipo masculino normal com bandamento G (cortesia da Drª Cleide Borovik do Laboratório Hereditas).

As anormalidades cromossômicas são classificadas em dois grupos: numéricas ou aneuploidias e estruturais. A aneuploidia consiste na presença de um único cromossomo extranumerário, ou seja, trissomia ou ausência de um único cromossomo, isto é, monossomia.

A trissomia ou monossomia podem estar presentes em todas as células de um indivíduo ou na forma de mosaico (presença de duas ou mais linhagens celulares com cariótipos diferentes, derivadas de um único zigoto).

A aneuploidia resulta de não disjunção ou falha da separação normal dos cromossomos durante a divisão celular, podendo ocorrer durante a meiose ou a mitose. Quando ocorre não disjunção após a fertilização, ou seja, não disjunção mitótica, espera-se observar o mosaicismo.

Dois tipos diferentes de anormalidades cromossômicas nos conceptos podem resultar da não disjunção dos cromossomos: aqueles com cromossomo a menos que o normal ou monossomia, ou com um cromossomo adicional ou trissomia. Nos seres humanos, a monossomia, exceto para os cromossomos sexuais, é virtualmente inexistente, provavelmente devido à morte fetal em estágios precoces da gestação.

As anomalias ou rearranjos estruturais resultam de quebras cromossômicas seguidas de uma reconstituição anormal. Os rearranjos podem ocorrer de várias formas, todas elas mais raras do que as aneuploidias, podendo envolver um ou mais cromossomos. A troca de cromossomos pode ocorrer espontaneamente em uma frequência baixa e também ser induzida por clastógenos (agentes causadores de quebras) como radiação ionizante, alguns vírus e muitas substâncias químicas. Como nas aneuploidias, os rearranjos estruturais podem estar presentes em todas as células de um indivíduo ou em forma de mosaico. Quando somente um cromossomo está envolvido, pode haver deleção (perda de um segmento cromossômico), inversão pericêntrica (envolvendo o centrômero) ou paracêntrica (sem envolver o centrômero), formação de um cromossomo em anel e de um isocromossomo.

O envolvimento de dois ou mais cromossomos nos rearranjos estruturais pode resultar em duplicação de uma parte de um cromossomo (inserção de material de um cromossomo no seu homólogo) ou translocação, que é a troca de material entre dois ou mais cromossomos.

Os rearranjos estruturais podem ser balanceados se o material cromossômico essencial não for perdido, ou não balanceados se houver perda ou adição de material. Os rearranjos estáveis possuem elementos cromossômicos estruturais normais, incluindo um único centrômero funcional e dois telômeros.

A incidência das diferentes formas de anormalidades cromossômicas foi avaliada em vários estudos por análise citogenética em abortos espontâneos, natimortos e nativivos. A frequência e os tipos de anormalidades cromossômicas variam em cada uma dessas populações estudadas (Tabela XIX-2).

Aproximadamente 50 a 60% dos abortamentos espontâneos e 6% dos natimortos apresentam anormalidades cromossômicas[3].

Entre as anormalidades dos autossomos, a trissomia é a mais frequentemente identificada nos seres humanos, ocorrendo em cerca de 4% de todas as gestações clinicamente reconhecidas. Cerca de 25% dos fetos com trissomia são abortados espontaneamente e um percentual inferior a 0,3% sobrevive até o término da gestação. A trissomia do 16 é a mais frequente, constituindo cerca de 33% de todas as trissomias nos abortamentos espontâneos, mas não é encontrada entre os nativivos. Entre os nativivos, as trissomias mais frequentemente observadas são a do 21, 18 e 13[4-9].

As causas das trissomias em humanos ainda não são bem compreendidas. Sabe-se que o mecanismo cromossômico mais comum que dá origem a zigotos trissômicos é a não disjunção meiótica, mais frequentemente durante a meiose I.

A idade materna avançada é o fator etiológico mais importante associado às trissomias humanas.

INDICAÇÕES PARA ESTUDO CROMOSSÔMICO

- Presença de múltiplas malformações congênitas de etiologia não determinada.
- Atraso de crescimento e de desenvolvimento associado ou não a dismorfismos craniofaciais.
- Genitália ambígua.
- História materna de natimortos e/ou abortamentos de repetição.
- Genitor(a) com translocação equilibrada.

A seguir, abordaremos as trissomias autossômicas mais frequentes entre os nativivos (trissomia do 21, 18 e 13), monossomias autossômicas mais comuns (4p e 5p) e anormalidades dos cromossomos sexuais (síndrome de Turner, triplo X, síndrome de Klinefelter e duplo Y).

Cada uma das trissomias autossômicas está associada a atraso de crescimento e do desenvolvimento neuropsicomotor e múltiplas malformações congênitas. As anormalidades do desenvolvimento típicas das trissomias devem ser provavelmente causadas pela dosagem extra dos genes no cromossomo extranumerário.

Tabela XIX-2. Frequência e distribuição das anormalidades cromossômicas em populações diferentes (modificado de Jacobs, 1990)[4].
Anormalidades cromossômicas (%)

População	45,X	Trissomia	Triploidia	Tetraploidia	Estruturais	Outras	Total
Abortos	8,6	26,8	7,3	2,5	2,0	0,7	47,9
Natimortos	0,25	3,8	0,8	–	0,4	0,6	5,65
Nativivos	< 0,01	0,30	–	–	0,25	0,02	0,57
Gestações*	1,30	4,31	1,10	0,38	0,76	0,15	8,0
Sobrevida**	0,3	5,8	0	0	27	11,5	6

*Todas as gestações clinicamente reconhecidas.
**Probabilidade de sobrevida ao nascimento.

TRISSOMIA DO 21 OU SÍNDROME DE DOWN

Incidência

A incidência da síndrome de Down é de 1:700 nativivos. Na concepção, a incidência é mais elevada; porém, mais de 60% sofre abortamento espontaneamente e, no mínimo, 20% é natimorto.

A síndrome de Down é a mais frequente das síndromes de malformações múltiplas associadas a retardo mental. É responsável por mais de 10% dos pacientes mantidos em instituições do mundo inteiro. Sua incidência aumenta com a idade materna, quando for menor que 30 anos o risco é menos de 1/1.000, aumentando para 1/400 na idade de 35 anos, 1/100 na idade de 40 anos e aproximadamente 1/25 após 45 anos[10,11].

Tabela XIX-3. Frequências aproximadas de nascimento de crianças com síndrome de Down em relação à idade materna.

Idade materna ao nascer a criança	Frequência de afetados pela síndrome de Down (%)
Inferior a 35 anos	0,1
De 35 a 39 anos	0,4
De 40 a 44 anos	1,5
De 45 a 49 anos	3,5

Quadro clínico

A síndrome de Down pode ser diagnosticada ao nascimento devido às características faciais distintas e à hipotonia acentuada. Os recém-nascidos apresentam braquicefalia, perfil achatado da face, fendas palpebrais de inclinação superior, íris com manchas esbranquiçadas de Brushfield, ponte nasal achatada, nariz pequeno, orelhas displásicas de implantação baixa, palato ogival, língua protrusa, pescoço curto com excesso de pele na nuca, hérnias da parede abdominal, braquidactilia, clinodactilia do quinto dedo e, frequentemente, prega palmar única (50%). Os pés mostram distância aumentada entre o hálux e o segundo artelho (Figura XIX-3).

As malformações cardíacas ocorrem em 40% dos pacientes: defeito do coxim endocárdico, defeitos septais ventriculares, persistência do canal arterial, defeitos septais atriais e artéria subclávia aberrante, em ordem decrescente de frequência.

No sistema digestório, as anomalias estão presentes em 12%, incluindo fístula traqueoesofágica, atresia de duodeno, onfalocele, estenose pilórica, pâncreas anular, doença de Hirschsprung e ânus imperfurado.

Entre as anomalias esqueléticas destacam-se fusão incompleta dos arcos vertebrais lombares e sacrais (37%), instabilidade atlantoaxial (sintomática em 2-3% e radiologicamente evidente em 18%), hipermobilidade atlanto-occipital

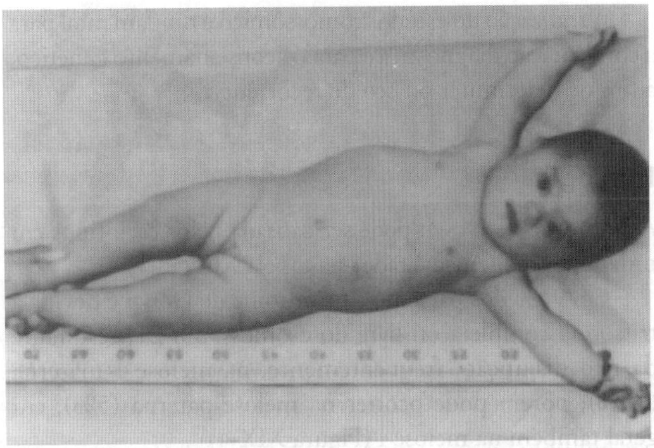

Figura XIX-3. Síndrome de Down com fácies típico.

posterior (8,5%), processo odontoide anormal (6%) e anormalidades dos quadris (8%), incluindo displasia, luxação, necrose avascular e/ou epifisiolistese da cabeça femoral.

Outras anomalias incluem estrabismo (45%), nistagmo (35%), catarata congênita (3%); surdez condutiva ou neurossensorial (66%), acúmulo de fluidos na orelha média (60 a 80%).

Na pele, podem apresentar hiperqueratose com a idade (75%), *cutis marmorata* (43%), especialmente nas extremidades, e foliculites nas áreas perigenitais, nádegas e coxas nos adolescentes (50-60%).

Diagnóstico

O diagnóstico clínico pode ser feito logo após o nascimento. Contudo, no período neonatal, o diagnóstico é mais difícil, pois os sinais clínicos são mais discretos e inespecíficos. Recomendamos a utilização dos critérios de Hall (Tabela XIX-4) para a suspeita diagnóstica: a presença de seis ou mais sinais indica fortemente o diagnóstico[8].

Tabela XIX-4. Síndrome de Down: 10 critérios de Hall para o diagnóstico clínico no período neonatal.

	%
Hipotonia muscular	80
Diminuição do reflexo de Moro	85
Hiperextensibilidade articular	80
Excesso de pele na nuca	80
Face de perfil achatado	90
Fendas palpebrais oblíquas	80
Displasia auricular	60
Displasia da pelve	70
Clinodactilia do 5º dedo	60
Prega palmar única	45

A realização do estudo cromossômico é fundamental para a confirmação diagnóstica e para o aconselhamento genético, a fim de determinar o risco de recorrência.

Etiologia

A síndrome de Down pode ser causada pelos cariótipos em ordem de frequência citados na tabela XIX-5.

Em 95% dos pacientes, a síndrome de Down é devida à trissomia completa ou livre do cromossomo 21, resultante da não disjunção, frequentemente, na meiose I materna (95%); porém pode ocorrer na meiose paterna (5%), em geral também na meiose I (Figura XIX-4)[12].

Em torno de 4% dos pacientes apresentam 46 cromossomos, decorrentes de uma translocação envolvendo o cromossomo 21 e um cromossomo do grupo D ou G. A síndrome de Down por translocação não tem relação com a idade materna avançada, porém, apresenta risco de recorrência relativamente alto nas famílias quando um genitor for portador da translocação equilibrada. Por esse motivo, a realização dos cariótipos dos pais é necessária para o aconselhamento genético.

Aproximadamente 1% dos pacientes com síndrome de Down apresentam mosaicismo, geralmente de linhagens celulares com cariótipo normal e com trissomia do 21. As características clínicas desses pacientes podem ser mais leves do que as da trissomia do 21 completa.

Tabela XIX-5. Frequência da constituição cromossômica nos pacientes com síndrome de Down.

	%
Trissomia completa do 21	95
Trissomia do 21 por translocação	4
Trissomia do 21 mosaico	1

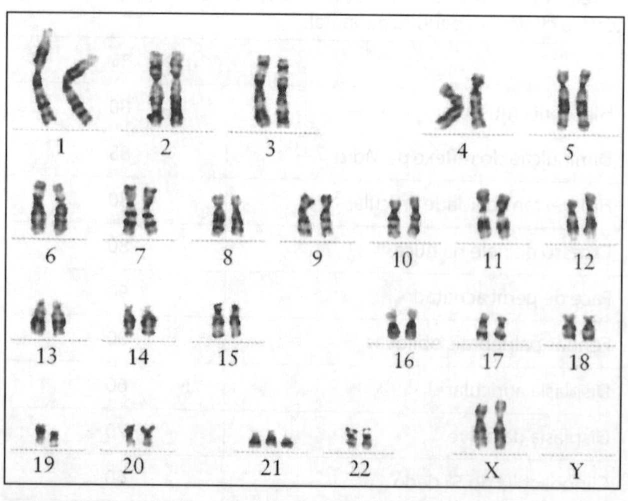

Figura XIX-4. Cariótipo mostrando trissomia do 21 (cortesia da Drª Cleide Borovik do Laboratório Hereditas).

Risco de recorrência

O risco de recorrência da trissomia do 21 após o nascimento de uma criança afetada na família é em torno de 1%.

Nos casos de síndrome de Down por translocação em que a mãe é portadora de translocação balanceada D/21 ou 21/22, o risco de recorrência estimado é de 10 a 20% e, quando o pai é o portador, o risco empírico cai para 5 a 10%. Se a translocação equilibrada que estiver presente em um dos genitores for 21/21, o risco de recorrência passa a ser de 100%.

Os indivíduos afetados raramente se reproduzem. Não há evidências de um paciente do sexo masculino ter sido pai, porém há relatos de prole de pacientes do sexo feminino que tiveram crianças afetadas pela síndrome de Down em quase 50%.

Prognóstico

A hipotonia tende a melhorar com a idade, porém os afetados evoluem com atraso do desenvolvimento neuropsicomotor. A coordenação motora é pobre e o quociente de inteligência varia de 25 a 50, sendo a média de 24 para pacientes de mais idade. No entanto, as crianças afetadas são educáveis e podem alfabetizar-se e executar tarefas manuais. O desempenho social delas está frequentemente acima do esperado para a idade mental, tornando-as alegres e amigáveis. Elas têm boa noção de ritmo e apreciam música. No entanto, teimosia e travessuras podem ser características, e 13% dos afetados apresentam problemas emocionais sérios. A estimulação precoce para crianças resulta em melhora progressiva durante os 4 aos 5 primeiros anos de vida.

A puberdade é geralmente atrasada e incompleta. A estatura final dos adultos de ambos os sexos é em média 20 centímetros menor do que a da população geral[13].

A incidência de leucemia é de 1:95, ou aproximadamente 1% nos pacientes com síndrome de Down, sendo 15 a 20 vezes mais frequente que nos controles. As doenças da tireoide são frequentes, incluindo atireose, bócio simples, hipertireoidismo e hipotireoidismo.

Os pacientes com menor probabilidade de sobrevida são aqueles com cardiopatia congênita. Na década de 1960, 45% desses pacientes estavam vivos após 1 ano de vida e 40% alcançavam os 5 anos de idade; na última década, 78% dos pacientes estão vivos após 1 ano de vida, e 96%, sem anomalias detectadas ao nascimento, estão vivos após esse mesmo período. Metade dos pacientes vive mais de 50 anos e 1 em cada 7 está vivo aos 68 anos de idade, podendo ultrapassar os 70 anos[14].

TRISSOMIA DO 18 OU SÍNDROME DE EDWARDS

A trissomia do cromossomo 18 foi a segunda trissomia autossômica relatada na espécie humana. O primeiro caso foi relatado em 1960 por Edwards et al. na Inglaterra.

Incidência

A incidência da trissomia do 18 é estimada em 1:8.000 nativivos, com ligeira predominância de indivíduos afetados do sexo feminino.

Na trissomia do 18, como nas trissomias do 21 e 13, a idade materna encontra-se aumentada. A média encontrada na literatura é de 32,5 anos.

Quadro clínico

Há descrição na literatura de mais de 150 anomalias diversas em pacientes com trissomia do 18[15,16]. As principais anormalidades observadas durante a gestação são restrição de crescimento intrauterino e poli-hidrâmnio. A artéria umbilical única é encontrada em 38% dos casos.

Os recém-nascidos têm baixo peso ao nascimento, 2.340g em média, são pequenos para a idade gestacional e apresentam hipoplasia da musculatura esquelética, do tecido subcutâneo e do adiposo. Frequentemente apresentam crises de cianose, tremores e convulsões na primeira semana de vida. Evoluem com grande dificuldade de desenvolvimento e crescimento, sendo a hipotonia inicial seguida de hipertonia após o período neonatal. O choro e a sucção são muito débeis, e há dificuldade para alimentação, sendo frequente a necessidade de sonda nasogástrica. A resposta aos estímulos sonoros está diminuída.

O crânio é de aspecto dolicocefálico, com estreitamento do diâmetro bifrontal e occipício proeminente. Os olhos têm fendas palpebrais pequenas e estreitas. A ponte nasal geralmente é baixa, com o nariz pequeno. A boca é pequena; o palato, em ogiva; e a micrognatia, evidente. Os pavilhões auriculares são displásicos e de implantação baixa, frequentemente de formato pontiagudo. Geralmente apresentam excesso de pele, hirsutismo discreto na fronte e no dorso e cútis marmórea acentuada (Figura XIX-5).

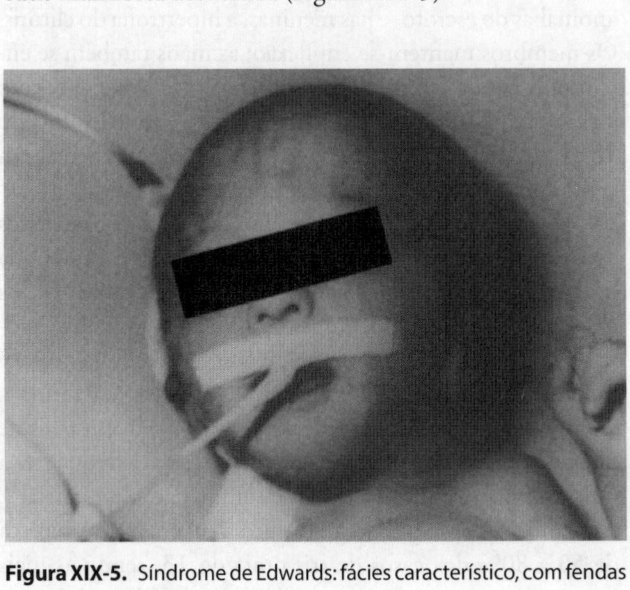

Figura XIX-5. Síndrome de Edwards: fácies característico, com fendas palpebrais estreitas e micrognatia.

O pescoço é geralmente curto. O tórax é largo, infundibuliforme, com o esterno curto, podendo ocorrer espaçamento anormal dos mamilos. Na parede abdominal são frequentes a diástase dos músculos retos abdominais, hérnia inguinal e umbilical. Observam-se com frequência criptorquidia nos meninos e hipoplasia dos grandes lábios e hipertrofia do clitóris nas meninas. Podem ocorrer também escroto bífido e hipospadia nos meninos. O ânus pode ser afunilado ou apresentar posição anormal. A pelve é pequena, com limitação da abdução das coxas. A escoliose é frequente.

Os pacientes mantêm-se caracteristicamente com as mãos fechadas e com tendência à sobreposição do segundo sobre o terceiro e do quinto sobre o quarto dedo (Figura XIX-6). Os pés geralmente têm aspecto de pé de cadeira de balanço (ou em mata-borrão) com o calcâneo proeminente. Pode haver também pé equinovaro, hálux curto e dorsifletido, sindactilia do segundo e terceiro artelhos e hipoplasia do leito ungueal dos quintos artelhos.

Os dermatóglifos apresentam alteração característica: seis ou mais arcos nas polpas digitais.

Vários estudos anatomopatológicos permitiram delinear um amplo espectro de malformações dos órgãos internos nessa condição. Os órgãos mais frequentemente acometidos são cérebro, coração, trato gastrointestinal e rins. A hipoplasia do cerebelo é uma das anomalias do cérebro mais frequentemente descrita.

As malformações cardiovasculares ocorrem em cerca de 85% dos casos. A comunicação interventricular (CIV) é a mais frequente, ocorrendo em 75 a 100% dos casos. Seguem-se, em frequências variáveis, anomalias das valvas cardíacas, persistência do canal arterial (PCA), defeitos septais atriais e cardiopatias complexas.

As malformações do trato gastrointestinal mais frequentes incluem divertículo de Meckel, má rotação intestinal e atresia do esôfago com fístula traqueoesofágica. Cerca de 57% dos casos apresentam malformações renais, sendo as mais frequentes rins "em ferradura", rins policísticos ou hipoplásicos e hidronefrose.

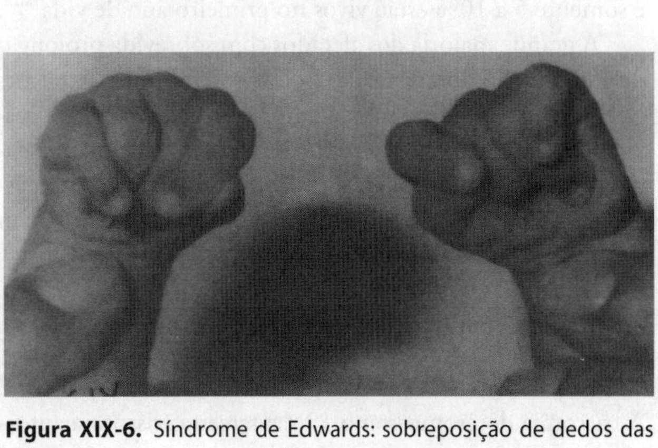

Figura XIX-6. Síndrome de Edwards: sobreposição de dedos das mãos.

Etiologia

Cerca de 80% dos casos são devidos à trissomia completa do cromossomo 18 (Figura XIX-7). Os restantes compreendem translocação 18/D e mosaicismo com linhagens celulares normais e trissomia do 18[17].

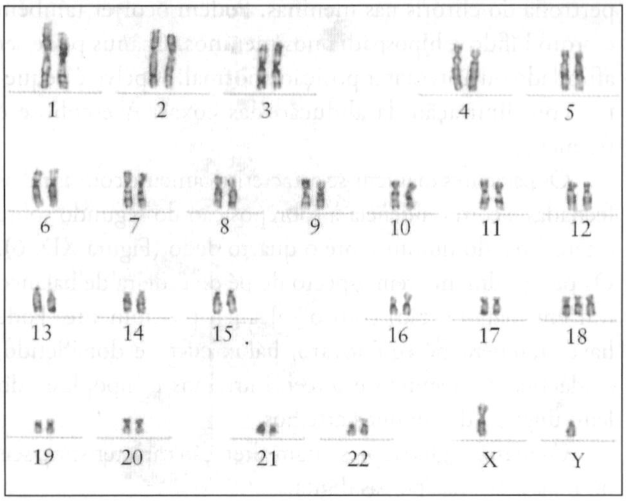

Figura XIX-7. Cariótipo mostrando trissomia do 18. (cortesia da Drª Cleide Borovik do Laboratório Hereditas).

Risco de recorrência

O risco de recorrência da trissomia do 18 livre e da trissomia do 18 mosaico é inferior a 1%.

Nos casos de síndrome de Edwards devido à alteração estrutural do cromossomo 18, está indicado o estudo cromossômico dos pais do paciente, com a finalidade de verificar se um deles é portador de rearranjo equilibrado. Nessa situação, o risco de recorrência em gestações subsequentes é superior a 5%.

Prognóstico

O prognóstico é bastante reservado na trissomia do 18. Cerca de 55 a 65% dos recém-nascidos afetados morrem na primeira semana de vida; 90%, ao redor de 6 meses de idade; e somente 5 a 10% estão vivos no primeiro ano de vida[18,19].

A grande maioria dos afetados com sobrevida prolongada (superior a 1 ano de idade) é do sexo feminino. Os fatores que influenciariam na sobrevida prolongada são: idade gestacional ao nascimento, sexo, presença ou não de malformações graves principalmente as cardiopatias, cuidados de ressuscitação na sala de parto e especialmente mosaicismo com presença de linhagens celulares normais.

TRISSOMIA DO 13 OU SÍNDROME DE PATAU

A trissomia do cromossomo 13 é a terceira trissomia autossômica mais frequente entre nascidos vivos. Em 1960, Patau et al. identificaram pela primeira vez um autossomo extra do grupo D (13, 14 ou 15).

Incidência

A incidência da trissomia do 13 livre é estimada em 1:12.000 nativivos, aparentemente sem ocorrência preferencial por grupos populacionais ou étnicos. Há ligeira predominância de afetados do sexo feminino na trissomia do 13.

Quadro clínico

Os pacientes com trissomia do 13 podem apresentar a tríade característica – microftalmia, lábio leporino/fenda palatina e polidactilia –, além de várias outras anomalias. Um ou todos os achados da tríade podem estar presentes.

Foram descritos mais de 180 tipos de malformações congênitas de vários sistemas. Todos os órgãos são afetados, porém os derivados do ectoderma e do mesoderma são mais frequentemente acometidos.

Os recém-nascidos com trissomia do 13 podem apresentar baixo peso ao nascimento devido à restrição de crescimento intrauterino. O peso médio de nascimento é de 2.600g. São característicos a dificuldade na alimentação e o atraso acentuado de crescimento e desenvolvimento. Frequentemente, os recém-nascidos apresentam hipotonia, hipertonia, convulsões e crises de apneia.

As anomalias craniofaciais consistem em microcefalia, fronte fugidia, fontanelas amplas, falhas circunscritas do couro cabeludo (*aplasia cutis*), hemangiomas capilares, particularmente na glabela ou na nuca; microftalmia, enoftalmia, lábio leporino, fenda palatina, micrognatia; orelhas displásicas e de baixa implantação. Na parede abdominal, geralmente apresentam hérnia umbilical e/ou inguinal. A pelve é hipoplásica. Nos meninos, são frequentes a criptorquidia e as anomalias do escroto, e nas meninas, a hipertrofia do clitóris. Os membros mantêm-se em flexão; as mãos também se encontram fletidas com ou sem sobreposição dos dedos, com aspecto semelhante às mãos dos pacientes com trissomia do 18. A polidactilia pós-axial das mãos e/ou dos pés ocorre em cerca de 70% dos pacientes (Figura XIX-8).

Entre os achados anatomopatológicos, um dos defeitos de desenvolvimento do SNC mais frequentes na trissomia do 13 é a holoprosencefalia, observada em cerca de 70% dos casos, e está frequentemente associada à arrinencefalia. Anomalias oculares são bastante frequentes na trissomia do 13 e incluem coloboma de íris, catarata, displasia da retina e anoftalmia. As malformações cardíacas ocorrem em mais de 80% dos pacientes com trissomia do 13, sendo frequentes a CIV do tipo infundibular, PCA e comunicação interatrial[20]. As malformações do trato gastrointestinal ocorrem em cerca de 50 a 80% dos casos de trissomia do 13, sendo as mais frequentes o baço acessório e o tecido esplênico ectópico no

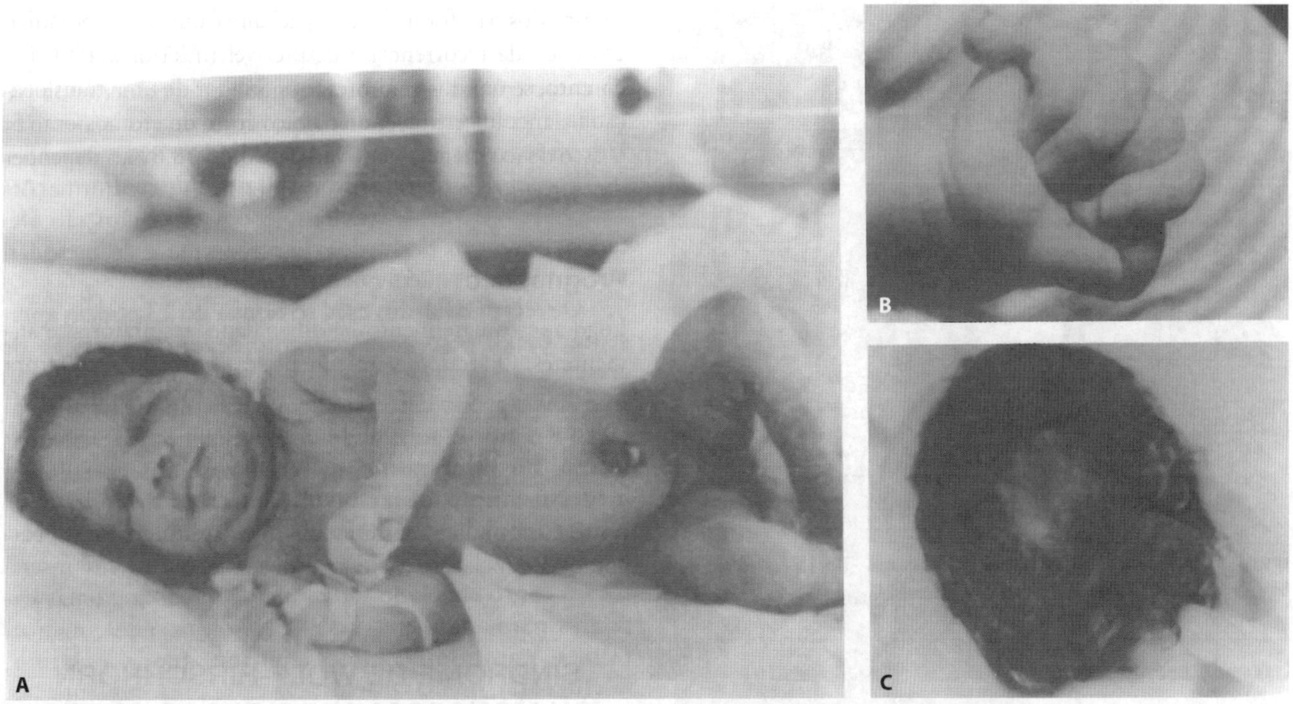

Figura XIX-8. Síndrome de Patau. **A**) Microftalmia. **B**) Polidactilia em mãos. **C**) *Aplasia cutis* no couro cabeludo.

pâncreas. As malformações renais ocorrem em cerca de 60 a 80% dos casos e incluem rins policísticos, duplicação da pelve renal e/ou ureter, hidronefrose e hidroureter.

Etiologia

A síndrome de Patau é devida à trissomia do cromossomo 13, livre ou completa em 80% dos casos. Cerca de 15% dos casos são resultantes de translocações, sendo a maioria do tipo 13/D e aproximadamente 5% são mosaicos com uma linhagem celular normal.

Risco de recorrência

O risco de recorrência da trissomia do 13 livre é inferior a 1%. Muito raramente os genitores apresentam translocação equilibrada e mesmo nesses casos o risco de recorrência é desprezível, menos de 1%.

Prognóstico

A mortalidade perinatal é bastante elevada na trissomia do 13, sendo rara a sobrevida dos pacientes após o primeiro ano de vida[21-23].

A expectativa média de vida dos afetados pela condição é de 130 dias. A sobrevida parece melhor nos pacientes que apresentam trissomia do 13 por translocação ou trissomia do 13 mosaico.

SÍNDROME DE *CRI-DU-CHAT* (MIADO DE GATO) OU MONOSSOMIA DO BRAÇO CURTO DO CROMOSSOMO 5 (5P–)

A síndrome de *cri-du-chat* foi descrita inicialmente por Lejeune et al. em 1963, sendo encontrada em cerca de 1% dos indivíduos institucionalizados com retardo mental.

Incidência

A incidência de *cri-du-chat* é de 1:50.000 nativivos, com leve predomínio do sexo feminino.

Quadro clínico

Os recém-nascidos apresentam baixo peso ao nascimento, choro fraco semelhante ao miado de gato (100% dos casos), daí a denominação síndrome do miado de gato, presente logo após o nascimento devido à hipoplasia da laringe, desaparecendo em algumas semanas de vida[24].

Há atraso de crescimento (100%), hipotonia (78%), microcefalia (100%), face arredondada (68%), hipertelorismo ocular (94%), epicanto (85%), fendas palpebrais de inclinação antimongoloide (81%), estrabismo, geralmente divergente (61%), e orelhas de baixa implantação e/ou displásicas (58%) (Figura XIX-9).

Cardiopatia congênita está presente em 30% dos casos, frequentemente persistência do canal arterial.

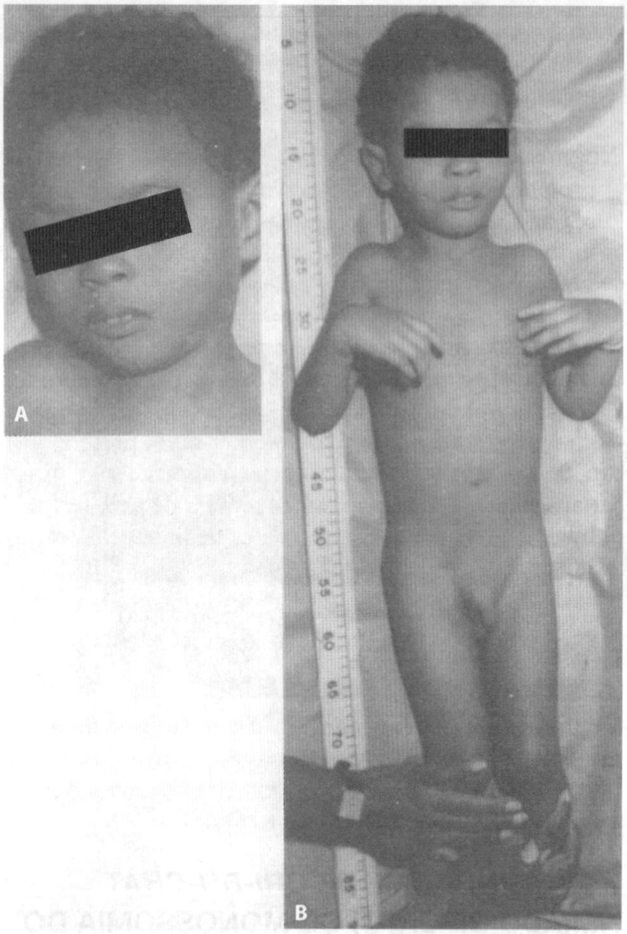

Figura XIX- 9. Síndrome de *cri-du-chat*. **A)** Face arredondada. **B)** Epicanto e hipotonia.

Nas extremidades apresentam prega palmar única (81%) e trirrádio axial distal.

As seguintes anormalidades podem ocorrer com menor frequência: lábio leporino, fenda palatina, atrofia óptica, apêndices pré-auriculares, úvula bífida, má oclusão dentária, pescoço curto, clinodactilia, hérnia inguinal, agenesia de rim e de baço, criptorquidia, hemivértebras e escoliose.

Etiologia

A síndrome de *cri-du-chat* resulta da deleção do braço curto do cromossomo 5.

Ao redor de 85% dos casos é esporádico, ou seja, surge como um fenômeno *de novo*, ocorrido na gametogênese. Nessa situação, o cromossomo deletado é de origem paterna em 80% dos casos.

Cerca de 15% dos pacientes são filhos de portadores de translocação balanceada envolvendo o cromossomo 5.

Risco de recorrência

A deleção ocorre *de novo* em 85% dos casos, em 15% os pais podem apresentar translocação. Assim, se o estudo cromossômico dos pais for normal, o paciente é um caso esporádico e o risco de recorrência é desprezível (inferior a 1%). No entanto, se um dos genitores for portador de uma translocação balanceada envolvendo o braço curto do cromossomo 5, o risco de recorrência pode variar de 8,7 a 18,8%, a depender do rearranjo cromossômico em questão[25].

Prognóstico

Logo após o nascimento há dificuldades respiratórias e alimentares. O atraso de crescimento é acentuado e a estatura no adulto pode variar de 124 a 168cm. O atraso de desenvolvimento neuropsicomotor é muito grave e apenas 20% dos pacientes conseguem deambular. O QI situa-se entre 20 e 30. No entanto, com estimulação precoce e com bom suporte familiar, algumas crianças afetadas atingem nível psicomotor e social aos 5 a 6 anos de idade.

SÍNDROME DE WOLF-HIRSCHHORN OU MONOSSOMIA DO BRAÇO CURTO DO CROMOSSOMO 4 (4P–)

Incidência

A síndrome do 4p– é de ocorrência rara e não se conhece sua incidência. Ocorre igualmente em ambos os sexos.

Quadro clínico

Os recém-nascidos apresentam baixo peso e grande dificuldade de crescimento (83%). Podem ocorrer hipotonia (28%) e convulsões (17%).

Fácies é característico com microcefalia, hipertelorismo ocular (56%), epicanto (39%), ponte nasal alargada (94%), nariz curto (67%), micrognatia (94%), fenda palatina (94%) e orelhas rodadas posteriormente e de baixa implantação (56%). Nas mãos, podem apresentar clinodactilia (44%), quinto dedo espatulado (50%) e/ou com leito ungueal pontiagudo e duplicado (33%), polegares e hálux de implantação anormal (44%) e prega palmar única (61%).

A cardiopatia congênita ocorre em 61% dos afetados, incluindo defeito septal ventricular, persistência do canal arterial, estenose pulmonar periférica, coarctação de aorta, tetralogia de Fallot e atresia de tricúspide (Figura XIX-10).

As anomalias geniturinárias incidem em 50% e as malformações gastrointestinais em 25% dos pacientes.

As anomalias esqueléticas são comuns e incluem cifose e/ou escoliose, luxação congênita do quadril, espinha bífida oculta, hemivértebras e pé torto congênito.

Outras anomalias descritas consistem em assimetria facial (17%), lábio leporino (39%), sequência de Robin (28%), camptodactilia (17%) e agenesia de dedos (11%).

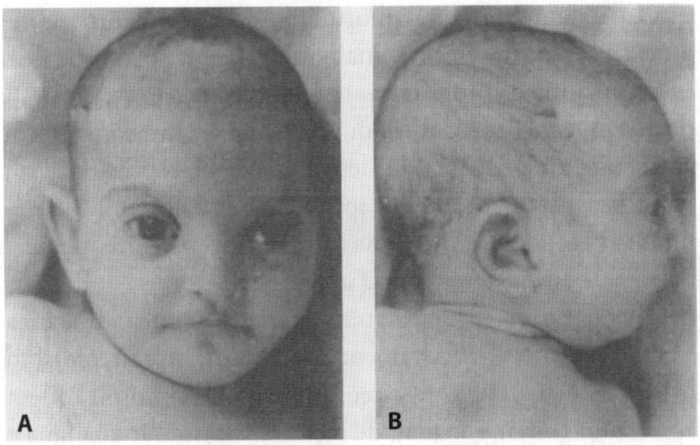

Figura XIX-10. Síndrome de Wolf-Hirschhorn. **A**) Microcefalia e hipertelorismo. **B**) Micrognatia.

Etiologia

A síndrome de Wolf-Hirschhorn é devida à deleção de braço curto do cromossomo 4. A maioria dos casos é de ocorrência esporádica. No entanto, ao redor de 13% são filhos de portadores de translocação balanceada envolvendo o braço curto do cromossomo 4.

Risco de recorrência

Se o estudo cromossômico dos pais for normal, o paciente é um caso esporádico e o risco de recorrência é desprezível (inferior a 1%). No entanto, se um dos genitores for portador de uma translocação balanceada, o risco de recorrência é elevado.

Prognóstico

O prognóstico é reservado. Em torno de 50% dos pacientes morrem antes de 15 meses de idade por complicações cardiorrespiratórias, incluindo asfixia, apneia e insuficiência cardíaca congestiva. A grande maioria dos sobreviventes apresenta deficiência intelectual moderada a grave[26,27].

ANORMALIDADES DOS CROMOSSOMOS SEXUAIS

As anormalidades dos cromossomos sexuais, como nas anormalidades autossômicas, podem ser numéricas ou estruturais e apresentar-se em todas as células ou em forma de mosaico. O mosaicismo é mais frequente nas anormalidades dos cromossomos sexuais do que nas anormalidades dos autossomos.

A aneuploidia dos cromossomos X e Y encontra-se entre os distúrbios genéticos humanos mais comuns, com uma frequência total estimada em 1:500 nativivos. Ao quadro clínico, essas anormalidades geralmente são menos acentuadas do que as dos autossomos, porque a inativação do cromossomo X e o conteúdo aparentemente baixo de genes do Y reduzem as consequências clínicas do desequilíbrio dos cromossomos sexuais.

As anormalidades dos cromossomos sexuais mais frequentes entre os nativivos são as trissomias (XXY, XXX e XYY)[28].

Síndrome de Turner

Incidência

Ocorre ao redor de 1:2.000 a 5.000 crianças nascidas vivas.

Quadro clínico

A suspeita diagnóstica pode ser realizada no período neonatal pela presença de pescoço curto com excesso de pele na nuca, edema em mãos e pés devido a linfedema (Figura XIX-11). No entanto, frequentemente o diagnóstico é feito mais tarde, durante a investigação de baixa estatura e amenorreia primária.

As afetadas podem apresentar linfedema congênito e edema residual no dorso dos dedos e dos artelhos (38%) que regridem espontaneamente.

As anomalias craniofaciais incluem epicanto (40%), estreitamento maxilar (80%), mandíbula pequena (70%) e orelhas proeminentes (80%). A implantação de cabelos é baixa, dando a aparência de pescoço curto (80%) e há *pterigium colli* em 50% das afetadas.

O tórax é alargado com distância aumentada entre os mamilos que podem ser hipoplásticos e/ou invertidos (80%).

As malformações cardíacas consistem em valva aórtica bicúspide (30%), coarctação da aorta (10%), estenose da válvula aórtica, prolapso de válvula mitral, e a dissecção de aorta pode ocorrer mais tarde. Mais de 60% das pacientes apresentam anomalias renais, mais frequentemente rins "em ferradura" e pelve renal duplicada ou fendida.

Na pele podem ocorrer excesso de *nevos* pigmentados (50%) e tendência para a formação de queloides. As unhas são estreitas, hiperconvexas e/ou profundas (70%).

As anomalias esqueléticas incluem *cubitus valgus* ou outras anomalias dos cotovelos (70%), anomalias nos joelhos como exostoses na região medial da tíbia (60%), quarto

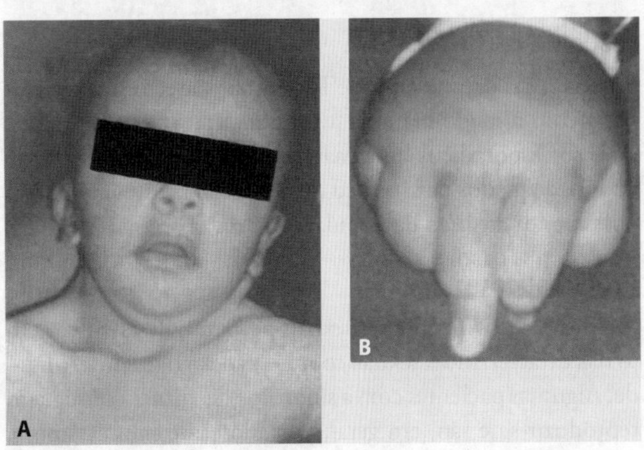

Figura XIX-11. Síndrome de Turner. **A**) Pescoço alado. **B**) Linfedema congênito em mão.

metacarpo e/ou metatarso encurtado (50%), displasia óssea com padrão trabecular grosseiro, mais evidente nas metáfises dos ossos longos (50%), e luxação de quadril. Outras anomalias menos frequentes incluem deformidade de Madelung, encurtamento da falange média do quinto dedo, do terceiro e quarto metacarpo e/ou metatarso, escoliose, cifose, espinha bífida, fusões vertebrais e costela cervical.

A baixa estatura proporcionada é aparente desde a infância. Na puberdade não ocorre o estirão e a média da estatura nas adultas não tratadas é de 145cm, correlacionando-se com a média da estatura dos pais.

Etiologia

A monossomia do cromossomo X resulta da não disjunção em qualquer um dos genitores. Em 80% dos casos, somente o cromossomo X materno está presente e, portanto, o erro ocorreu na espermatogênese ou após a fertilização.

A constituição cromossômica mais constante é 45,X. No entanto, 50% das pacientes apresentam outros cariótipos (Tabela XIX-6). Um quarto das afetadas possui cariótipo em mosaico, no qual somente uma parte das células é 45,X.

Tabela XIX-6. Cariótipos na síndrome de Turner e suas frequências relativas.

	%
45,X	50
Mosaicos 45,X/46,XX	24
46,X,i(Xq)	17
45,r(X)	7
46,XXp–	2

A constituição cromossômica tem influência no quadro clínico. Geralmente, a deleção do braço curto do cromossomo X está associada com o fenótipo da síndrome de Turner, enquanto as deleções dos braços longos isoladas causam ovários em fita sem as características dismórficas associadas.

Risco de recorrência

A ocorrência da síndrome de Turner não parece estar relacionada com a idade materna avançada. Trata-se, geralmente, de casos esporádicos em uma família. Apesar de não haver dados adequados para o risco de recorrência, esse não parece ser superior ao risco da população geral.

Prognóstico

A reposição dos hormônios sexuais permite o desenvolvimento das características sexuais, porém não corrige a infertilidade. Algumas pacientes com a síndrome de Turner conseguem reproduzir-se e são, em geral, portadoras de mosaicismo e, mesmo com cariótipo 45,X sem mosaicismo, é provável que se trate de mosaicismo não detectado.

O tratamento com o hormônio de crescimento na infância aumenta a estatura final[29,30].

A maioria das portadoras tem inteligência normal e o QI de desempenho é mais baixo que o QI verbal. Também podem apresentar um certo grau de deficiência da percepção espacial, da organização motora perceptiva e da execução motora refinada. Nas adolescentes e nas adultas jovens, é frequente a baixa autoestima e tendência à depressão.

Podem ocorrer hipertensão arterial sistêmica idiopática (27%), *diabetes mellitus*, doença de Crohn, hipotireoidismo primário (10 a 30%) e tireoidite de Hashimoto. Podem apresentar tumor gonadal, de fácil transformação maligna e rápida metastatização nas pacientes com 45,X, particularmente na presença de um cromossomo marcador, originário do cromossomo Y.

Síndrome de Klinefelter

Incidência

A incidência da síndrome de Klinefelter entre os nativivos do sexo masculino é de 1:1.000 (1:2.000 nativivos totais). Essa incidência se eleva com a idade materna avançada.

A prevalência da síndrome de Klinefelter encontra-se aumentada entre os homens inférteis que apresentam azoospermia (100:1.000) e naqueles institucionalizados com retardo mental (10:1.000).

Quadro clínico

O diagnóstico geralmente é feito durante a vida adulta na investigação de infertilidade, uma vez que essa é a única causa mais frequente de hipogonadismo e infertilidade nos homens (Figura XIX-12).

Os afetados apresentam tendência para alta estatura desde a infância e são magros com membros inferiores relativamente longos. Podem apresentar displasia dos cotovelos e clinodactilia do quinto dedo. O pênis e os testículos são pequenos na infância. A puberdade ocorre na idade normal, porém os testículos permanecem pequenos na adolescência e na idade adulta, geralmente medindo menos de 2,5cm no comprimento[31,32].

Com raras exceções, a produção de testosterona é insuficiente. As concentrações de testosterona diminuem no final da adolescência e na idade adulta jovem. Os valores médios da testosterona sérica dos afetados são inferiores à metade dos valores de um homem normal. A infertilidade é regra devido à hialinização e à fibrose dos túbulos seminíferos pelo excesso de gonadotrofinas. A virilização é parcial e inadequada e cerca de um terço dos adolescentes desenvolve ginecomastia.

O QI encontra-se entre 85 e 90. O QI verbal geralmente se situa acima do desempenho, e 20 a 30% dos pacientes apresentam deficiências na expressão da linguagem e na memória auditiva, refletindo em dislexia e dificuldades de aprendizado. Cerca de 20 a 50% dos pacientes apresentam

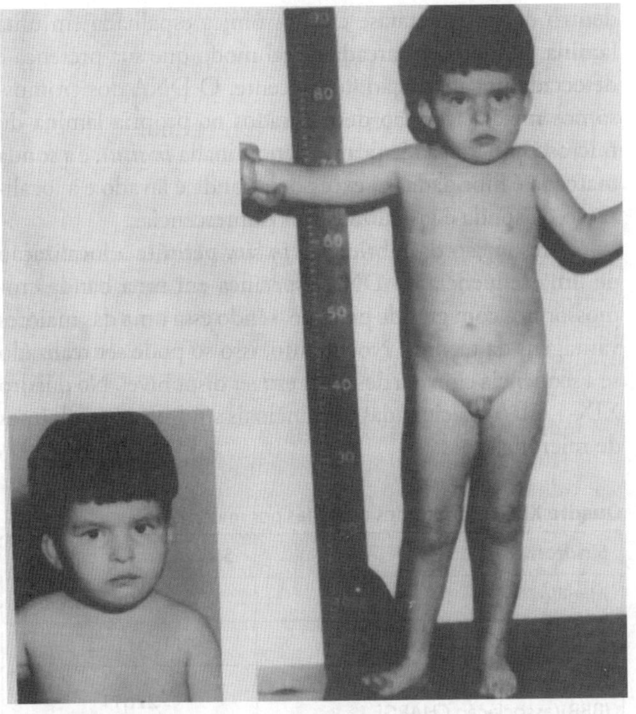

Figura XIX-12. Síndrome de Klinefelter: hipogonadismo.

tremores finos a moderados. Há tendência para distúrbios comportamentais, especialmente imaturidade, insegurança, timidez e desajustes psicossociais. O retardo mental grave é incomum.

Etiologia

O diagnóstico é confirmado pelo estudo cromossômico mostrando 47,XXY. Aproximadamente 15% dos afetados são mosaicos 46,XY/47,XXY.

O cromossomo X extranumerário é de origem materna em 56% e paterna em 44% dos casos. A não disjunção ocorre na meiose I ou II materna e raramente resulta de erro mitótico após a fertilização. A idade da mãe encontra-se elevada nos casos associados a erros na meiose I materna.

Existem outros cariótipos que resultam na síndrome de Klinefelter, incluindo 48,XXXY, 48,XXYY e 49,XXXXY. Geralmente, os cromossomos X adicionais resultam em um quadro clínico mais grave, com maior grau de dismorfismos, desenvolvimento sexual mais comprometido, provável atraso do crescimento e deficiência mental mais acentuada.

Risco de recorrência

O risco de recorrência não parece estar aumentado em relação ao da população geral.

Prognóstico

A reposição com testosterona desde a adolescência (11 a 12 anos) melhora o desenvolvimento das características sexuais secundárias, porém a infertilidade é a regra, exceto nos mosaicos.

Os afetados podem apresentar doenças pulmonares crônicas, osteoporose, escoliose e diabetes, mas muitos pacientes são aparentemente normais. São comuns distúrbios de personalidade e comportamento, principalmente quando o QI é baixo.

Podem apresentar tumor de células germinativas no mediastino e a incidência de carcinoma de mama (7%) é semelhante à das mulheres normais.

Trissomia do cromossomo X ou síndrome do triplo X

Incidência

A frequência da síndrome do triplo X é de 1:1.000 nativivas.

Quadro clínico

As mulheres com trissomia do X são geralmente identificadas em clínicas de infertilidade e outras em instituições para deficientes mentais; porém, muitas permanecem sem diagnóstico.

Não há um padrão dismórfico associado à trissomia do X. Podem apresentar hipoplasia do terço médio da face, epicanto, fendas palpebrais de inclinação para cima, hipertelorismo ocular e micrognatia leves. As afetadas geralmente são altas com estatura média de 172cm. Algumas anomalias esqueléticas como cintura escapular estreita, clinodactilia do quinto dedo e sinostose radioulnar foram descritas.

O desenvolvimento puberal é normal e a idade média da menarca é de 12 anos; porém, há relatos de puberdade precoce em algumas pacientes. Podem apresentar menstruações irregulares, amenorreia e fertilidade diminuída.

O QI médio é de 55 (30 a 80). O desenvolvimento da linguagem é mais frequentemente acometido. Cerca de 70% das pacientes apresentam dificuldades graves de aprendizado.

Etiologia

A trissomia do cromossomo X (47,XXX) resulta da não disjunção na meiose I (65%) ou II (24%) materna, de erro mitótico pós-zigótico (3%) ou da não disjunção na meiose II paterna (8%). Há um efeito da idade materna avançada, restrito aos casos em que o erro ocorreu na meiose I materna.

Nas células 47,XXX, dois dos cromossomos X são inativados e de replicação tardia, o que foi sugerido originalmente pelo achado de dois corpúsculos de Barr.

As síndromes mais raras de tetrassomia do X (48,XXXX) e pentassomia do X (49,XXXXX) são os equivalentes na mulher da síndrome de Klinefelter masculina. A tetrassomia do X está associada a baixa estatura, microcefalia, cardiopatia congênita e atraso mais grave do desenvolvimento neuropsicomotor[33].

Risco de recorrência

O risco de recorrência não parece estar aumentado em relação ao da população geral. Ao redor de ¾ das pacientes são férteis.

Espera-se que metade da prole das pacientes com triplo X seja afetada, porém as crianças foram cromossomicamente normais.

Síndrome XYY

Incidência

A incidência da síndrome 47,XYY é de 1:1.000 meninos nativivos. A frequência encontra-se elevada entre os homens em instituições de deficientes mentais (20:1.000) e presídios (3:1.000). A incidência entre os homens com estatura superior a 180cm também é alta (mais de 20%).

Quadro clínico

Essa anormalidade cromossômica é frequentemente assintomática. Os pacientes têm tendência para alta estatura, que se torna mais evidente aos 5 a 6 anos de idade. Podem apresentar face alongada, região da glabela proeminente, assimetria facial, orelhas grandes, *pectus excavatum* leve, sinostose radioulnar, déficit de desenvolvimento da musculatura escapular e peitoral, dedos longos, criptorquidia, pênis pequeno, hipospadia e acne nodular grave na adolescência.

O início da puberdade está, aproximadamente, seis meses atrasado. A atividade heterossexual é normal e a maioria dos homens 47,XYY é fértil.

A inteligência encontra-se dentro dos limites normais, embora seja inferior à dos irmãos (80 a 140). O atraso na linguagem é frequente e cerca de 50% dos pacientes têm dificuldades de aprendizado. Podem apresentar incoordenação motora fina pobre e tremores finos intencionais. Os distúrbios comportamentais como hiperatividade e agressividade estão presentes na infância e na adolescência[34].

Etiologia

A síndrome 47,XYY resulta da produção de um espermatozoide YY na meiose II paterna ou da não disjunção do cromossomo Y após a fertilização.

Risco de recorrência

O risco de recorrência não parece estar aumentado para os pais dos afetados. A prole dos indivíduos 47,XYY apresentava cromossomos normais.

MICRODELEÇÕES

Existem algumas síndromes causadas por microdeleções que não podem ser identificadas pela análise citogenética com banda G ou mesmo de alta resolução. No final da década de 1980, surgiram técnicas moleculares, como a hibridação *in situ* com fluoresceína (*fluorescent in situ hybridization* – FISH), que possibilitaram a solução desses problemas.

O princípio da hibridação *in situ* consiste em utilizar uma sonda, sequência clonada de DNA (ácido desoxirribonucleico), para identificar seu segmento complementar dentro de uma metáfase cromossômica espalhada em uma lâmina. A sonda é marcada de tal modo que sua presença é detectada por marcação fluorescente. O DNA dos cromossomos metafásicos são desnaturados na própria lâmina do microscópio (daí a técnica ser denominada *in situ*), e a sonda marcada é hibridada. O excesso de sonda é lavado e a localização da sonda é visualizada por fluorescência.

A resolução da hibridação *in situ* permite a localização de uma sequência de DNA específica em uma banda cromossômica com grande precisão, sendo essa uma das maiores vantagens da técnica. No entanto, isso só pode ser realizado se a sequência clonada de DNA estiver disponível. No quadro XIX-1 estão relacionadas as principais síndromes resultantes de microdeleções.

Quadro XIX-1. Síndromes causadas por microdeleções.

Síndromes	Sítio da microdeleção
Alagille	20p
Angelmann/Prader-Willi	15q11-12
Di George/velocardiofacial/Opitz G/ (BBB)/associação CHARGE	22q11
Lisencefalia de Miller-Dieker	17p13
Retinoblastoma	13q14
Rubinstein-Taybi	16p
Williams-Beuren	7q11.23
Aniridria – tumor de Wilms (WAGR)	11p13

A técnica de MLPA (*multiplex ligation-dependent probe amplification*) também é uma técnica muito eficaz para a detecção de microdeleções e duplicações com a vantagem de em um único teste se poderem avaliar diferentes microdeleções e microduplicações de vários cromossomos.

CROMOSSOMOS MARCADORES

Os cromossomos marcadores consistem de pequenos cromossomos adicionais de origem desconhecida encontrados em 1:2.500 gestações. Aproximadamente 90% dos cromossomos marcadores são derivados dos braços curtos e regiões pericentroméricas dos cromossomos acrocêntricos (a metade deles se origina do cromossomo 15).

O cariótipo dos pais é necessário para a identificação dos cromossomos marcadores. Além disso, outra técnica mais específica, o teste de *Array*, é uma ferramenta fundamental para elucidação diagnóstica.

REFERÊNCIAS

1. Schouten JP, Mcelgunn, CJ, Waaijer R, Zwijnenburg D, Diepvens F, Pals G. Relative quantification of 40 nucleic acid sequences by multiplex ligation-dependent probe amplification. Nucleic Acids Res. 2002;30(12):E57.

2. Manning M, Hudgins L. Array based technology and recommendations for utilization in medical genetics practice for detection of chromosomal abnormalities. Genet Med. 2010;12(11):742-5.
3. Marqui ABT. Anormalidades cromossômicas em abortos recorrentes por análise de cariótipo convencional. Rev Bras Saude Mater Infant. Recife. 2018;18(2):265-76.
4. Jacobs PA. Therole of chromosome abnormalities in reproductive failure. Reprod Nutr Dev. 1990;Suppl. 1:63s-74s.
5. Jacobs PA, Frackiewicz A, Law P, Hilditch J, Morton NE. The effect of structural aberrations of the chromosome on reproductive fitness in man. Clin Genet. 1975;8(3):169-78.
6. Jacobs PA, Hassold TJ, Henry A, Pettay D, Takaesu N. Trisomy 13 ascertained in a survey of spontaneous abortions. J Med Genet.1987;24(12):721-4.
7. Jacobs PA, Melville M, Ratcliffe S, Keay AJ, Syme J. A cytogenetic survey of 11.680 newborn infants. Ann Hum Genet. 1974;37(4): 359-76.
8. Jones KL.Chromosomal abnormality syndromes. In Smith and Jones (eds). Smith's recognizable patterns of human malformations. Philadelphia: Saunders; 2013. p.7-12.
9. Sutherland GR, Carter RR, Bauld R, Smith II, Bain AD. Chromosome studies at the paediatric necropsy. Ann Hum Genet. 1978; 42(2):173-81.
10. Hook EB, Chambers GM. Estimated rates of Down syndrome in live births by one year maternal age intervals for mothers aged 20-49 in a New York state study-implications of the risk figures for genetic counseling and cost-benefit analysis of prenatal diagnosis programs. Birth Defects Orig Artic Ser. 1977;13(3A):123-41.
11. Jorde LB, Carey JC, Bamshad MJ. Clinical cytogenetics: the chromosomal basis of human disease. In Medical genetics. 4th ed. Philadelphia: Elsevier; 2010. p.110.
12. Antonarakis SE. The Down syndrome collaborative group: parental origin of the extra chromosome in trisomy 21 as indicated by analysis of DNA polymorphisms. N Engl J Med. 1991;324(13):872-6.
13. Bertapelli F, Agiovlasitis S, Machado MR, do Val Roso R, Guerra-Junior G. Growth charts for Brazilian children with Down syndrome: birth to 20 years of age. J Epidemiol. 2017;27(6):265-73.
14. Akhtar F, Bokhari SRA. Down syndrome (trisomy 21) [Updated 2019 Apr 10]. In StatPearls [Internet]. Treasure Island (FL): Stat Pearls Publishing; 2020 Jan.
15. Lazyuk GI, Lurie IW, Kravtzova GI, Kirillova IA, Nedzved MK, Puchkov GF, et al. Pathological anatomy of Edwards' syndrome (trisomy 18). Arch Pathol.1976;38(6):16-22.
16. Moerman P, Fryns JP, Goddeeris P, Lauweryns JM. Spectrum of clinical and autopsy findings in trisomy 18 syndrome. J Génét Hum. 1982;30(1):17-38.
17. Ya-Gang X, Robinson WP, Spiegel R, Binkert F, RuefenachT U, Schinzel AA. Parental origin of the supernumerary chromosome in trisomy 18. Clin Genet.1993;44:57-61.
18. Root S, Carey JC. Survival in trisomy 18. Am J Med Genet. 1994; 49(2):170-4.
19. Sugayama SMM, Kim CA, Utagawa CY, Albano LMJ, Bertola DR, Koiffmann CP, et al. Estudo genético-clínico de 24 pacientes com trissomia 18 (síndrome de Edwards). Pediatria (São Paulo). 1999;21(2):133-43.
20. Lizárraga MA, Mintegui S, Sanchez-Echaniz J, Galdeano JM, Pastor E, Cabrera A. Heart malformations in trisomy 13 andtrisomy 18. Rev Esp Cardiol.1991;44(9):605-10.
21. Magenis RE, Hecht F, Milham S. Trisomy 13 (D1) syndrome: studies on parental age, sex ratio, and survival. J Pediatr. 1968;73(2): 222-8.
22. Sugayama SMM, KIm CA, Albano LMJ, Utagawa CY, Bertola DR, Koiffmann CP, Gonzalez CH. Estudo genético-clínico de 20 pacientes com trissomia 13 (síndrome de Patau). Pediatria (São Paulo). 1999;21(1):21-9.
23. Wyllie JP, Wright MJ, Burn J, Hunter S. Natural history of trisomy 13. Arch Dis Child. 1994;71(4):343-5.
24. Taylor AI. Patau's, Edwards' and cri du chat syndrome: a tabulated summary of current findings. Dev Med Child Neurol. 1967;9(1): 78-86.
25. Cerruti MP. Cri du Chat syndrome. Orphanet J Rare Dis. 2006;1:33.
26. Battaglia A, Carey JC. Health supervision and anticipatory guidance of individuals with Wolf-Hirschhorn syndrome. Am J Med Genet.1999;89(2):111-5.
27. Battaglia A, Carey JC, Cederholm P, Viskochil DH. Natural history of Wolf-Hirschhorn syndrome: Experience with 15 cases. Pediatrics. 1999;103(4 Pt 1):830-6.
28. Robinson A, Bender BG, Linden MG, Salbenblatt JA. Birth Dects Orig Artic Ser.1990;26(4):59-115.
29. Guarneri MP, Abusrewil SA, Bernasconi S, Bona G, Cavallo L, CicognanI A, et al. International workshop on management of puberty for optimum auxological results. Turner´s syndrome. J Pediatr Endocrinol Metab. 2001;14Suppl 2:959-65.
30. Quigley CA, Crowe BJ, Anglin DG, Chipman JJ. Growth hormone and low dose estrogen in Turner syndrome: Results of a United States multicenter trial to near-final height. J Clin Endocrinol Metab. 2002;87(5):2033-41.
31. Mandocki MW, Summer GS. Klinefelter syndrome: the need for early identification and treatment. Clin Pediatr. 1991;30(3):161-4.
32. Smyth CM, Bremmer WJ. Klinefelter syndrome. Arch Intern Med. 1998;158(12):1309-14.
33. Vasconcelos B, Antonini S, Albano LMJ, Bertola DR, Honjo RS, Furquim IM, et al. Trissomia, tetrassomia e pentassomia do cromossomo X: relato de 11 casos. Pediatria (São Paulo). 2008;30(3): 151-7.
34. Daly RF. Neurological abnormalities in XYY males. Nature.1969;221(5179):472-3.

Genética Molecular

Chong Ae Kim

Leslie Domenici Kulikowski

A genética desempenha um papel, em maior ou menor grau, em todas as doenças. Variações em nosso DNA e diferenças em como esse DNA funciona (sozinho ou em combinações), juntamente com o ambiente (que engloba o estilo de vida), contribuem para os processos de doenças.

O capítulo vai explorar as bases genéticas das doenças humanas, incluindo distúrbios de um único gene, desequilíbrios cromossômicos, epigenética, câncer e doenças complexas, e considera como nosso entendimento e avanços tecnológicos podem ser aplicados para fornecer diagnóstico, gerenciamento e terapia adequados para os pacientes.

VARIANTES PRESENTES NO GENOMA

Entre as formas de variação genética presentes no genoma, as variantes estruturais continuam sendo uma das mais difíceis de interpretar em relação às suas consequências funcionais. As variantes estruturais compreendem formas de variação desequilibradas (levando à variação do número de cópias), incluindo deleções, duplicações e inserções, e formas balanceadas, como inversões e substituições. Surgem como consequência de diferentes mecanismos de formação, incluindo processos associados à recombinação, replicação e reparo de DNA.

A aplicação de técnicas como *array* genômico e sequenciamento permitiu uma classificação mais clara das variantes genômicas, assim, temos diferenças entre os indivíduos: variantes de nucleotídeo único (SNVs), pequenas inserções e deleções (*indels*; < 50pb) e variações estruturais (SVs) que podem variar de ~ 50pb a megabases[1].

Entre elas estão as alterações genômicas maiores, as variantes de número de cópias desequilibradas (CNVs), que também incluem deleções, duplicações e inserções de material genético, bem como rearranjos balanceados, como inversões e translocações intercromossômicas e intracromossômicas (Figura XIX-13).

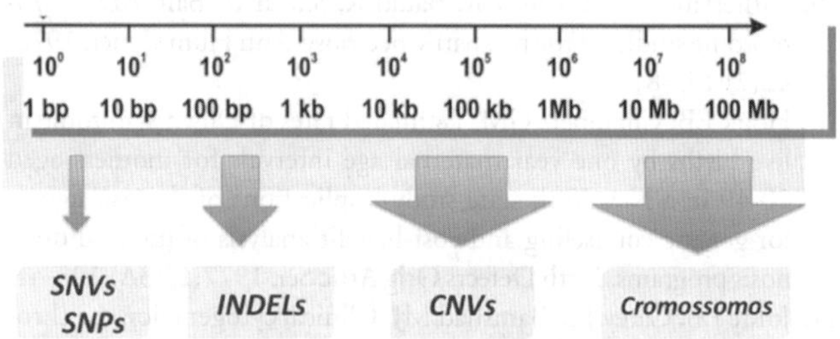

Figura XIX-13. Imagem representativa dos tipos e tamanhos das variantes que encontramos ao estudarmos o genoma humano (imagem cedida pela Drª Leslie Domenici Kulikowski).

Além disso, as SVs incluem inserções de elementos móveis, CNVs multialélicas de número de cópias altamente variável, duplicações segmentares e rearranjos complexos.

O estudo da genética molecular revela o aspecto mais importante associado à descoberta das variantes estruturais humanas: elas afetam processos moleculares e celulares, funções reguladoras, estrutura 3D do genoma e maquinaria transcricional.

Assim, é necessário aumentar nosso conhecimento da estrutura e prevalência das SVs para discernir a genômica dos processos fisiológicos e fisiopatológicos[1,2].

A prevalência das variações estruturais nos genomas humanos tem sido historicamente determinada pela resolução das tecnologias disponíveis. Técnicas de citogenética molecular, particularmente as bandas cromossômicas e a hibridação *in situ* por fluorescência, impulsionaram o trabalho seminal envolvendo a detecção de aberrações cromossômicas microscópicas (Quadro XIX-2).

Já na década de 2000, os *microarrays* tornaram-se a principal tecnologia para identificar variantes de número de cópias (CNvs), devido à resolução melhorada da análise baseada no cariótipo. Isso inclui todos os métodos, como as plataformas de hibridação comparativa baseada em *microar-*

Quadro XIX-2. Visão geral de doenças humanas associadas a variantes estruturais[3].

Doença genômica	Tipo de variante	Cromossomo	Tamanho	Genes	Tipo de alteração
Síndrome de Down	Aneuploidia (trissomia)	21	> 10Mb	Múltiplos	Aumento de dosagem
Síndrome de Smith-Magenis	Del	17p11.2	3,7Mb	Múltiplos, incluíndo *RAI1*	Haploinsuficiência
Síndrome de Potocki-Lupski	Dup		3,7Mb		Aumento de dosagem
Síndrome de Williams-Beuren	Del	7q11.23	1,5-1,8Mb	Múltiplos, incluindo *ELN* e *LIMK1*	Haploinsuficiência
Síndrome da deleção 22q11	Del	22q11	1,5-3,0Mb	*TBX1*, *COMT* e *CRKL*	Haploinsuficiência
Síndrome TAR (trombocitopenia e ausência de rádio)	CNV	1q21.1	~ 2Mb	*RBM8A*	Mutação ou dosagem gênica
Síndrome de deleção/duplicação 1q21.1				Múltiplos, incluindo *HYDIN2*	Dosagem gênica
Síndrome de Angelman	Maternal del	15q11-13	Variable, ~ 3Mb	*UBE3A*	Perda de função (*imprinting*)
Síndrome de Prader-Willi	Paternal del		~ 3Mb	Múltiplos, incluindo *SNRPN* e *NDN*	Perda de função (*imprinting*)

rays (CGH-*array*), as plataformas com SNPs (SNP-*array*) e, subsequentemente, as plataformas de *bead-arrays*[1,2].

O sequenciamento de DNA de alto rendimento também facilitou bastante a capacidade de construir mapas das variantes estruturais em populações humanas, como, por exemplo, o Projeto 1.000 Genomas e o consórcio para o sequenciamento de genoma do câncer (*International Cancer Genome Consortium*).

Esses mapas tornaram possível associar variantes estruturais às inúmeras doenças humanas, alavancando evidências crescentes de que variantes estruturais contribuem substancialmente para a etiologia de inúmeras doenças e, ao mesmo tempo, revelando que algumas variantes podem não ter consequências fenotípicas[1,2].

BASES GENÉTICAS DAS DOENÇAS

Predominantemente, quando pensamos nas bases genéticas das doenças, lembramos de doenças raras associadas a genes únicos, como no caso da fibrose cística (FC), da fenilcetonúria ou da hemofilia, e até em alguns tipos de câncer que apresentem um componente hereditário claro, por exemplo, no câncer de mama familial.

Na verdade, como dito anteriormente, nossa constituição genética desempenha um papel, em maior ou menor grau, em todos os processos de doenças, incluindo distúrbios comuns, como consequência da multiplicidade de diferenças em nosso DNA. Algumas dessas diferenças, isoladamente ou em combinação, podem tornar um indivíduo mais suscetível a um distúrbio, por exemplo, um tipo específico de câncer, mas podem tornar o mesmo indivíduo menos suscetível a desenvolver um distúrbio não relacionado, por exemplo, diabetes.

O ambiente, incluindo o estilo de vida, desempenha um papel significativo em muitas condições, por exemplo, dieta e exercício em relação ao diabetes, mas nossas respostas celulares e corporais ao ambiente podem diferir de acordo com nosso DNA.

A genética do sistema imunológico, com enorme variação em toda a população, determina nossa resposta à infecção por patógenos. Além disso, a maioria dos cânceres resulta de um acúmulo de alterações genéticas que ocorrem durante a vida de um indivíduo, que podem ser influenciadas por fatores ambientais.

Claramente, entender as bases genéticas e o genoma como um todo e sua variação na população humana são essenciais para entender os processos de doenças e consequentemente permite desenvolver terapias e medidas preventivas.

O GENOMA HUMANO

As instruções completas para gerar um humano estão codificadas no DNA presente em nossas células: o genoma humano, compreendendo aproximadamente 3 bilhões de bp de DNA.

Cientistas de todo o mundo colaboraram no "Projeto Genoma Humano" para gerar a primeira sequência de DNA de todo o genoma humano (publicado em 2001), sendo que atualizações dessas informações e correções são feitas e constantemente inseridas nos bancos disponíveis publicamente (Quadro XIX-3).

As informações da sequência do genoma para seres humanos e muitas outras espécies são acessíveis gratuitamente por meio de vários portais, incluindo o Centro Nacional de Informações sobre Biotecnologia (NCBI; https://www.ncbi.

Quadro XIX-3. Bancos de dados disponíveis na internet para a análise de dados de população, doença específica, e sequência.

Population	***Databases***
Exome Aggregation Consortium http://exac.broadinstitute.org/	Banco de dados de variantes encontradas durante o sequenciamento do exoma de 61.486 indivíduos não relacionados sequenciados como parte de vários estudos específicos de doenças e genéticos populacionais
Exome Variant Server http://evs.gs.washington.edu/EVS	Banco de dados de variantes encontradas durante o sequenciamento do exoma de vários grandes grupos de indivíduos europeus e afro-americanos
1000 Genomes http://browser.1000genomes.org	Banco de dados de variantes com baixa e alta cobertura genômica em sequenciamento direcionado de 26 populações
dbSNP http://www.ncbi.nlm.nih.gov/snp	Banco de dados de pequenas variações genéticas (tipicamente 50pb ou menos) enviado de várias fontes
dbVar http://www.ncbi.nlm.nih.gov/dbvar	Banco de dados de variação estrutural (geralmente superior a 50pb) enviado de várias fontes
ClinVar http://www.ncbi.nlm.nih.gov/clinvar	Banco de dados de sobre o significado clínico e relação fenótipo com a variação humana
OMIM http://www.omim.org	Banco de dados de genes humanos e condições genéticas que também contém uma amostra representativa de genes genéticos associados a doenças variantes
Human Gene Mutation Database http://www.hgmd.org	Banco de dados de anotações de variantes publicadas na literatura (requer assinatura)
Locus/Disease/Ethnic/Other-Specific Databases http://www.hgvs.org/dblist/dblist.html	HGVS tem uma lista de milhares de dados com anotações variantes em subconjuntos específicos de variação humana
DECIPHER http://decipher.sanger.ac.uk	Banco de dados citogenético-molecular para vincular dados de microarranjos genômicos ao fenótipo usando o Ensembl genome browser
Bancos de dados de sequência	
NCBI Genome http://www.ncbi.nlm.nih.gov/genome	Sequências de referência completas do genoma humano
RefSeqGene http://www.ncbi.nlm.nih.gov/refseq/rsg and Locus Reference Genomic (LRG) http://www.lrg-sequence.org	Sequência de referência de genes clinicamente relevantes
MitoMap http://www.mitomap.org/MITOMAP/HumanMitoSeq	Sequência de referência revisada de Cambridge (rCRS) para DNA mitocondrial humano

nlm.nih.gov/) e Ensembl (http://www.ensembl.org/), que também fornece uma riqueza de informações relacionadas[4].

A maioria do nosso DNA está presente no núcleo como cromossomos (o DNA nuclear ou genoma nuclear), mas também há uma pequena quantidade de DNA nas mitocôndrias (o mtDNA ou o genoma mitocondrial). Possuímos 23 pares de cromossomos (Figura XIX-14); portanto, o conteúdo do DNA está presente em duas cópias, uma da mãe e outra do pai.

O genoma nuclear humano codifica cerca de 20.000 genes codificadores de proteínas, que geralmente consistem em sequências codificadoras de proteínas (éxons) e não codificadoras (íntrons)[4].

Nosso genoma também contém cerca de 22.000 genes que codificam apenas moléculas de RNA; alguns desses RNAs formam componentes da maquinaria de tradução (rRNA, tRNA), mas há muitos outros que desempenham vários papéis dentro da célula, incluindo a regulação da expressão de outros genes. De fato, acredita-se que até 80% do nosso genoma possua atividade biológica que pode influenciar a estrutura e a função[4,5].

O genoma também contém mais de 14.000 "pseudogenes", que são cópias imperfeitas de genes que codificam proteínas, mas que perderam essa capacidade de codificá-las. Embora originalmente considerados resquícios evolutivos, agora há evidências de que alguns podem estar envolvidos na regulação de seus parentes codificadores de proteínas e, de fato, já existem relatos de desregulação dos transcritos codificados por pseudogene em câncer[5,6].

Além disso, a similaridade de sequência entre um pseudogene e sua contraparte normal pode promover eventos de

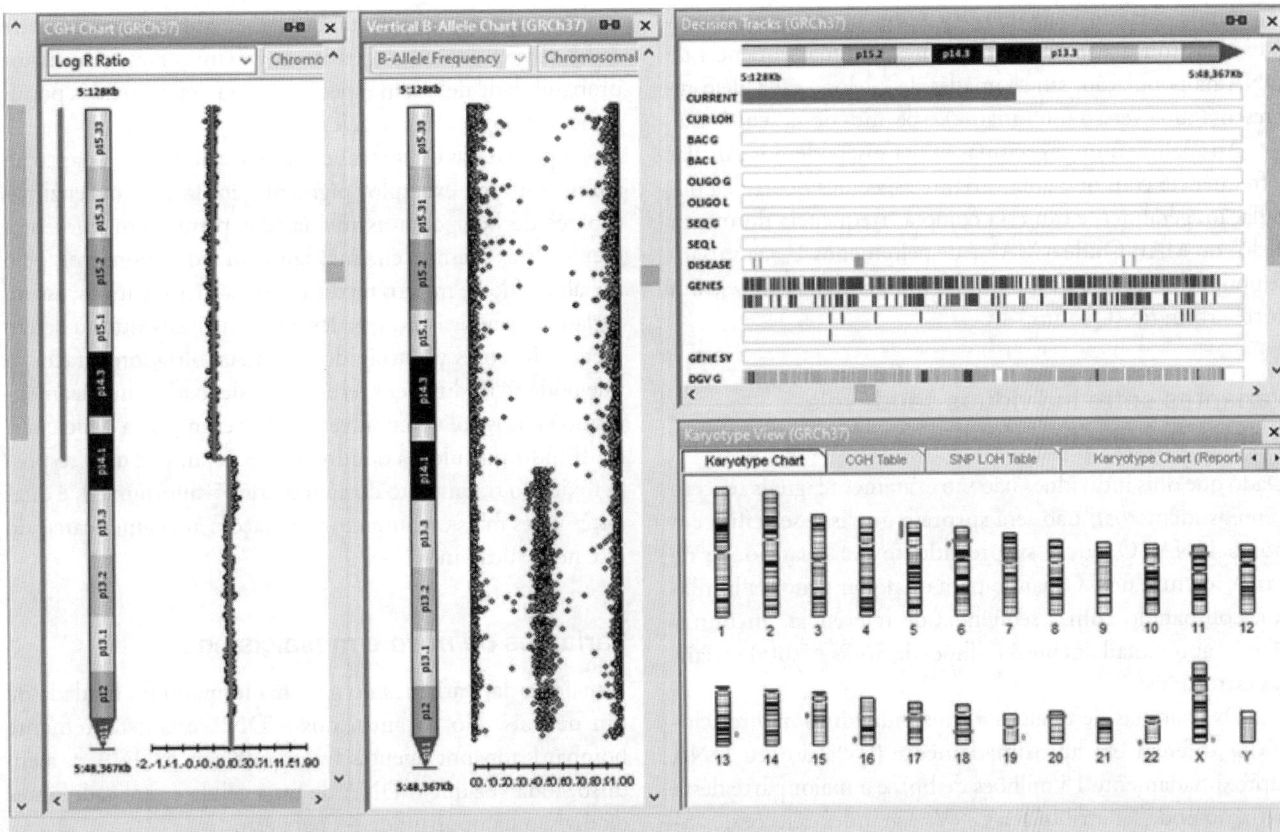

Figura XIX-14. Imagem do *software* Bluefuse (versão 4.5 Illumina Biotech) mostrando a localização de uma deleção no braço curto do cromossomo 5 (Imagem cedida pelo Laboratório de Citogenomica HC-FMUSP).

recombinação que inativam a cópia normal, como observado em alguns casos de doença de Gaucher que é letal no período perinatal. Alguns pseudogenes têm o potencial de serem aproveitados na terapia gênica para gerar genes funcionais por abordagens de edição de genes.

É interessante observar que a distribuição dos genes entre os cromossomos e seu efeito não é equilibrada. O cromossomo 19 é particularmente denso em genes, enquanto nos autossomos, para os quais as trissomias são viáveis (cromossomos 13, 18 e 21), são relativamente pobres em genes[5,6].

Desde o início do Projeto Genoma Humano foi possível compreender que existe enorme quantidade de variação na sequência de DNA entre indivíduos saudáveis e, portanto, não há uma sequência de DNA humano "normal". No entanto, se quisermos descrever alterações na sequência de DNA, precisamos descrevê-las com relação a alguma linha de base; essa linha de base é a sequência do genoma de referência humano[5,6].

Conceito
Variação *versus* mutação nas doenças

A definição de mutação mais conhecida é "qualquer alteração herdável na sequência de DNA" em que hereditário se refere à divisão celular somática (a proliferação de células nos tecidos) e à herança da linha germinativa (de pai para filho).

Tais mudanças no DNA podem não ter consequências, mas às vezes levam a diferenças observáveis no indivíduo, ou seja, os fenótipos clínicos.

Consequentemente, no passado, essas alterações na população humana, principalmente quando estavam associadas a um estado de doença, eram chamadas de "mutações"[7].

No entanto, para muitas pessoas, essa terminologia pode levar a conotações negativas e/ou equivocadas e, na prática moderna, particularmente para a genética médica no contexto de um serviço de saúde, é referir-se às diferenças da sequência de referência como "variantes", assim como nos referimos a essas alterações desde o início do capítulo.

As variantes podem ainda ser classificadas como benignas (não associadas à doença) ou patogênicas (associadas à doença), e um número crescente de variantes de DNA humano identificadas para as quais ainda não temos certeza do efeito; essas são denominadas "variantes de significado incerto" ou VUS.

Embora esse sistema tenha sido projetado inicialmente para a classificação de variantes em relação a um papel potencial na predisposição ao câncer, ele também pode ser usado para classificar variantes em outras situações e vem sendo aperfeiçoado seguindo diretrizes internacionais[8].

Ainda, quando analisamos o genoma humano, encontramos duas (ou mais) versões diferentes de uma sequência de DNA na população, são chamadas de "alelos": cada alelo representa uma versão (ou variante) específica dessa sequência.

Ao analisar muitos genomas humanos, podemos calcular a frequência com que uma variante específica ocorre na população, geralmente expressa como a "frequência do menor alelo" ou MAF. Onde o MAF é de pelo menos 1%, a variante pode ser chamada de "polimorfismo", embora esse seja um corte arbitrário (Quadro XIX-4)[9].

Variantes entre indivíduos saudáveis e entre populações

Dado que dois indivíduos não são exatamente iguais (exceto gêmeos idênticos), não será surpresa que isso se reflita em nosso DNA. O que é surpreendente é a quantidade de variação entre nós. Olhando para qualquer genoma humano, comparado com a sequência de referência, encontraríamos aproximadamente 3 milhões de SNPs e 2.000 variantes estruturais[9].

Os genomas de quaisquer dois indivíduos não relacionados diferem em aproximadamente 0,5% do seu DNA (aproximadamente 15 milhões de bp), e a maior parte dessa variação pode ser atribuída a CNVs e grandes deleções. Embora grande parte da variação de nosso genoma esteja dentro do DNA não codificante, agora sabemos que, em média, cada indivíduo possui algumas centenas de variantes que são conhecidas ou previstas como prejudiciais à função do gene, incluindo aproximadamente 85 variantes que levam a produtos proteicos truncados (incompletos).

Além disso, o número total de genes funcionais por genoma humano pode variar em até 10% entre indivíduos como consequência de CNVs, grandes deleções e variantes de perda de função. Claramente, não é necessário que todos os nossos genes funcionem: para muitos genes, apenas uma cópia funcional é necessária e, em outros casos, parece haver um nível de redundância ou plasticidade embutido no sistema.

As variantes comuns tendem a ser compartilhadas entre todas as populações, enquanto as variantes raras têm maior probabilidade de serem específicas para determinadas populações ou populações relacionadas.

Algumas das diferenças estarão relacionadas à adaptação ambiental, por exemplo, pigmentação da pele ou enzimas capazes de lidar com as toxinas das plantas em diferentes dietas. Essas mesmas enzimas também são responsáveis pelo metabolismo de muitos medicamentos farmacêuticos; assim, variantes genéticas podem levar alguns indivíduos a serem metabolizadores ultrarrápidos ou metabolizadores fracos, o que pode se traduzir em resposta inadequada a medicamentos ou efeitos colaterais adversos. Por exemplo, a deficiência de di-hidropirimidina desidrogenase, levando a uma resposta tóxica ao tratamento do câncer com 5-fluorouracil, é duas a três vezes mais comum em populações afro-americanas do que nos caucasianos[10].

Variantes *de novo* e mosaicismo

A maioria das variantes no genoma humano foi herdada de um de pais. No entanto, nosso DNA é constantemente bombardeado por agentes que danificam o DNA e, além disso, toda vez que o DNA de uma célula é replicado antes da divisão há oportunidades para erros.

O sequenciamento genômico dos trios (criança e ambos os pais) demonstrou que, em média, cada indivíduo possui 74 SNVs *de novo* que não estavam presentes em nenhum dos pais, além de aproximadamente três inserções/deleções *de novo*.

Aproximadamente 1 a 2% das crianças terão CNV *de novo* maior que 100kb. Os microssatélites têm frequência de mutação relativamente alta, com ganho ou perda de uma unidade de repetição ocorrendo em aproximadamente 1 por 1.000 microssatélites por gameta por geração[11].

Em contraste com a aneuploidia, que geralmente é uma consequência do erro meiótico durante a geração de ovócitos, novas mutações são quase quatro vezes mais comuns na linha germinativa masculina do que na feminina, o que provavelmente está relacionado ao alto número de divisões celulares

Quadro XIX-4. Classificação das variantes associadas ao câncer.

Classe de variantes	Descrição	Recomendações de vigilância	Teste preditivo
5	Definitivamente patogênica	Alto risco de acordo com as diretrizes atuais	Teste genético oferecido a familiares em risco
4	Provavelmente patogênica	Alto risco de acordo com as diretrizes atuais	Teste genético oferecido a familiares em risco
3	Incerta	Baseada no histórico familiar e em outros fatores de risco conhecidos	Nenhum teste genético oferecido
2	Provavelmente benigna	Tratar como se "nenhuma mutação" fosse detectada	Nenhum teste genético oferecido
1	Benigna	Tratar como se "nenhuma mutação" fosse detectada	Nenhum teste genético oferecido

durante a espermatogênese. Para ambos os sexos, a nova taxa de mutação aumenta com a idade, porém, novamente, o aumento é mais acentuado na linha germinativa masculina. A maioria das novas mutações terá pouco ou nenhum efeito sobre a saúde, particularmente aquelas fora das sequências de codificação, mas algumas estão associadas à doença.

Se uma nova variante ocorre durante a embriogênese ou o desenvolvimento, isso pode levar ao mosaicismo, em que algumas células do indivíduo têm essa nova variante, enquanto outras não. O mosaicismo para uma nova mutação também pode estar presente nas gônadas (mosaicismo gonadal), de modo que uma nova variante possa ser transmitida a menos de 50% da prole, dependendo da porcentagem de células gonadais nas quais a nova variante está presente. Novas mutações que ocorrem durante a embriogênese e o desenvolvimento também geram algumas diferenças entre os genomas de gêmeos idênticos[11].

Muito raramente, a fusão de dois embriões gera uma quimera: um indivíduo que tem duas linhas celulares geneticamente distintas presentes. Onde a constituição do cromossomo do mesmo sexo está presente nas duas linhas celulares, o quimerismo só pode vir à tona com a observação de aparente não maternidade ou não paternidade entre os filhos (em que uma linha celular predomina nas gônadas e a outra nas células sanguíneas). A fusão de dois embriões de sexo diferente pode levar à presença de características de ambos os sexos, e o quimerismo é encontrado em aproximadamente 13% dos casos de hermafroditismo (DSD ovotesticular).

ESTUDO DAS VARIANTES NAS DOENÇAS HUMANAS

Os principais *insights* sobre o impacto funcional das variantes estruturais vieram de estudos sobre doenças humanas. Algumas síndromes envolvendo variantes estruturais microscopicamente visíveis ou submicroscópicas desempenharam papel importante na formação de nosso entendimento sobre as consequências fenotípicas das anormalidades do DNA[12].

Variantes estruturais recorrentes podem levar a fenômenos variáveis, com manifestações clínicas distintas. Por exemplo, deleções parcialmente sobrepostas na região 22q11, no cromossomo 22, podem levar à síndrome de DiGeorge (DGS). Para algumas variantes estruturais, um único gene parece ser responsável pela maioria dos efeitos fenotípicos, enquanto em outros casos múltiplos genes contribuem.

Nos últimos anos, o rápido desenvolvimento e o uso expandido de tecnologias de microarranjos, incluindo hibridização genômica comparativa de oligonucleotídeos e genotipagem SNP, bem como o sequenciamento de última geração e métodos de análise de bioinformática permitiram uma visão global de todo o genoma e a associação com fenótipos clínicos, já comentada ao longo deste capítulo.

Assim, esses métodos de estudo do genoma mudaram dramaticamente nossa perspectiva sobre a variação estrutural do DNA e a doença. Sabemos agora que as CNVs abrangem mais nucleotídeos totais e surgem com mais frequência do que SNPs. As CNVs, em maior medida que os SNPs, são responsáveis pela evolução humana, diversidade genética entre indivíduos e um número cada vez maior de características e/ou suscetibilidades a doenças.

Aos poucos, auxiliados por métodos moleculares de análise genômica, estamos entendendo como as variantes genômicas estão envolvidas em diferentes fenótipos clínicos, como as síndromes de microdeleção cromossômica e as doenças mendelianas ou em muitas doenças complexas, incluindo autismo e esquizofrenia[12].

Nitidamente, a análise molecular expandiu-se além da citogenética clássica com bandas G (Giemsa) para o advento de tecnologias genômicas de alta resolução em relativamente pouco tempo. Mas, durante a maior parte de sua história, a genômica clínica baseou-se em testes focados na detecção de um único gene ou segmento genômico de interesse, como a hibridação *in situ* por fluorescência (FISH) ou o sequenciamento tradicional pelo método Sanger, duas técnicas que ainda são utilizadas no laboratório de rotina e consideradas padrão-ouro para esse tipo de investigação[13].

A disponibilidade comercial de testes por FISH para a detecção de doenças oncológicas, hematológicas, para triagem pré-natal ou diagnóstico pré-implantacional (PGS – *screening* genético pré-implantacional e PGD – diagnóstico genético pré-implantacional) e para a investigação de síndromes malformativas é razoavelmente grande.

A FISH também agrega a capacidade de diagnosticar deleções e duplicações cromossômicas submicroscópicas específicas, menores que 0,5Mb, permitindo a localização de rearranjos intracromossômicos com acurácia e esclarecendo as anormalidades genômicas concomitantes encontradas dos exames de *array* genômico.

Os testes utilizando a técnica da FISH, junto com a reação em cadeia da polimerase (PCR), tornaram-se as principais tecnologias da primeira era da biologia molecular e, dessa forma, os testes moleculares começaram a ter papel crucial no diagnóstico[13].

O aperfeiçoamento da técnica de PCR produziu desdobramentos tecnológicos importantes, como o advento da PCR em tempo real (qPCR), que acrescentou o uso de fluorescência ao processo de amplificação e permite obter diretamente resultados quantitativos com maior rapidez, sensibilidade e precisão. O método de PCR é amplamente utilizado em infectologia clínica para a detecção de patógenos virais e bacterianos, assim como em genética clínica identificando mutações específicas e/ou em oncologia, revelando, por exemplo, a presença do cromossomo Philadelphia, uma alteração que está associada a algumas formas de leucemia.

No início da década de 1990, as novas abordagens moleculares contribuíram diretamente para o reconhecimento de síndromes *locus*-específicas. Por exemplo, as microdeleções intersticiais que ocorrem em regiões cromossômicas peculiares, como na síndrome de Miller-Dieker (17p13) ou na síndrome DiGeorge/velocardiofacial (22q11.2).

Entre as inovações, encontra-se a técnica molecular de MLPA (*multiplex ligation-dependent probe amplification*), baseada na hibridização simultânea e amplificação por PCR de mais de 45 sondas diferentes em uma única reação, utilizada para detectar as alterações genômicas em diferentes doenças, sendo considerada uma alternativa rápida e economicamente mais viável do que outras técnicas moleculares[13].

A triagem de anormalidades subteloméricas ou de microalterações específicas, por exemplo, utilizando a MLPA, mostra taxa de 5 a 10% de alterações genômicas subdiagnosticadas em pacientes com suspeita clínica e cariótipo convencional prévio com resultado normal.

Logo após o sequenciamento do genoma humano de referência, novas ferramentas de análise do genoma completo, como o *array* genômico, tornaram-se acessíveis e permitiram a caracterização detalhada de variantes estruturais patogênicas, expondo a importância das CNVs no diagnóstico[14].

A tecnologia do *array*, aperfeiçoada simultaneamente por diferentes grupos de pesquisa, possibilitou a identificação de novas síndromes de microrrarranjos e revelou os primeiros casos de rearranjos complexos concomitantes.

As diversas plataformas de *array* disponíveis (*oligo-array, SNP-array, Bead-array, Bac-array* e *CGH-array*) são hoje amplamente empregadas para finalidade diagnóstica em laboratórios de rotina clínica ou aplicadas à pesquisa científica.

No geral, os *arrays* têm a habilidade para a detecção de ganhos e perdas de segmentos genômicos, mosaicismo (> 30%), aneuploidias, regiões de homozigosidade (*regions of homozygosity* – ROH) e dissomia uniparental (*uniparental disomy* – UPD)[15,16].

O *array* genômico é aplicado, em pesquisa clínica, para a caracterização do perfil genético de tumores, para a descoberta de genes, na compreensão de modificações epigenéticas e em estudos da conformação da cromatina.

Os resultados correlacionados ou com as coordenadas genômicas ou com a expressão gênica puderam ser diretamente convertidos em testes de diagnósticos de alta qualidade técnica.

A literatura provou que o *array* genômico é eficaz para detectar CNVs patogênicas em cerca de 20% das translocações aparentemente balanceadas previamente analisadas pela cariotipagem tradicional e, dessa forma, o *array* substituiu definitivamente a cariotipagem por bandamento G na rotina laboratorial.

Dessa forma, o *American College of Medical Genetics and Genomics* publicou diretrizes que recomendam definitivamente o uso clínico da análise cromossômica por *microarrays* (*chromosomal microarray analysis* – CMA), diante das várias vantagens sobre outros métodos moleculares e citogenéticos para a detecção de segmentos genômicos desequilibrados, em diferentes doenças genômicas.

A CMA começou também a ser aplicada para a investigação pré-natal de anormalidades cromossômicas, utilizando principalmente o DNA de células obtidas por amniocentese, e embora ainda existam limitações, como as dificuldades para o reconhecimento inequívoco de todos os casos de mosaicismo, a CMA é indiscutivelmente um complemento útil ao cariótipo tradicional para o diagnóstico pré-natal[15,16].

Nos últimos anos, a análise utilizando os métodos de *arrays* consolidou-se como o principal meio de avaliação genética para neonatos e lactentes com características dismórficas ou desvios cognitivos, principalmente quando não há uma hipótese clínica específica. Vários estudos investigaram a capacidade diagnóstica dos arrays para pacientes com deficiência intelectual inexplicada, anomalias congênitas múltiplas e quadros do espectro autista.

Outra tecnologia molecular que revolucionou o diagnóstico médico foi a implementação do sequenciamento massivo paralelo de alto rendimento, também conhecido como sequenciamento de nova geração (NGS), na prática clínica laboratorial.

As técnicas de NGS são mais econômicas quando comparadas ao sequenciamento tradicional por capilares, conhecido por método Sanger. Estratégias para o sequenciamento completo de um *pool* de genes (painel), do exoma completo (*Whole Exome Sequencing* – WES) ou mesmo do sequenciamento do genoma completo (*Whole Genome Sequencing* – WGS) já são normalmente utilizadas em laboratórios acadêmicos e grandes serviços de rotina[17].

Basicamente, a metodologia de NGS envolve etapas fundamentais, independente do tipo de sequenciador ou da abrangência do experimento, gerando volume enorme de dados que precisa ser analisado por métodos de bioinformática.

A NGS têm sido aplicada com sucesso em diversos estudos para mapear detalhadamente os pontos de quebra e/ou identificar os mecanismos de formação de rearranjos nas doenças com etiologia genética e, ao mesmo tempo, invadiu a rotina clínica dos laboratórios, principalmente com a utilização de painéis com a capacidade de sequenciar grupos de genes focados em uma doença específica.

Já a técnica conhecida como exoma (WES) é o sequenciamento mais utilizado em laboratórios de rotina. O método inclui minucioso trabalho de bancada, em grande parte automatizado nos grandes laboratórios, aliado ao esforço dos métodos de bioinformática que facilita o trabalho para compreender a relevância clínica dos resultados encontrados.

Recentemente, a análise aprimorada do WGS, com o auxílio de novos pacotes de *software*, tem conseguido detectar eficientemente as CNVs, bem como rearranjos cromossômicos aparentemente equilibrados, sobrepujando a detecção pelas tecnologias de CMA e WES[18].

Embora a escolha da metodologia diagnóstica seja impulsionada principalmente pelo custo, espera-se que o WGS supere o WES na rotina clínica nos próximos anos e, naturalmente, como acontece como toda tecnologia disruptiva os dados do WGS introduzirão um novo desafio sobre o WES na interpretação de variantes não codificantes que podem contribuir para o fenótipo do paciente[19].

PERSPECTIVAS FUTURAS

A tecnologia de sequenciamento é o "microscópio" pelo qual os geneticistas podem estudar as variantes genômicas e, com o aperfeiçoamento das metodologias de sequenciamento, estão fornecendo novas lentes "para entender a variação, a estrutura e a organização do DNA e RNA".

Na última década, as tecnologias de sequenciamento de DNA de molécula única, de longa leitura, surgiram como ferramentas mais poderosas na genômica.

Com a capacidade de gerar leituras de dezenas a milhares de quilobases de comprimento com uma precisão próxima à das tecnologias de sequenciamento de leitura curta, essas plataformas comprovaram sua capacidade de resolver algumas das regiões mais desafiadoras do genoma humano, detectar variantes estruturais anteriormente inacessíveis e gerar alguns dos primeiros conjuntos de sequências de telômeros a telômeros de cromossomos inteiros[18,19].

Tecnologias de sequenciamento de leitura longa em breve permitirão a montagem rotineira de genomas diploides, o que revolucionará a genômica porque vai conseguir revelar todo o espectro da variação genética humana, resolvendo parte da herdabilidade que faltava e levando à descoberta de novos mecanismos de doença.

REFERÊNCIAS

1. Manning M, Hudgins L, Professional P, Guidelines C. Array-based technology and recommendations for utilization in medical genetics practice for detection of chromosomal abnormalities. Genet Med. 2010;12(11):742-5.
2. Armour CM, Dougan SD, Brock JA, Chari R, Chodirker BN, DeBie I, et al. Practice guideline: joint CCMG-SOGC recommendations for the use of chromosomal microarray analysis for prenatal diagnosis and assessment of fetal loss in Canada. J Med Genet. 2018;55(4):215-21.
3. Weischenfeldt J, Symmons O, Spitz F, Korbel JQ. Phenotypic impact of genomic structural variation:insights from and for human diseases, Nat Rev Genet. 2013;14(2):125-38.
4. Hwang MY, Moon S, Heo L, Kim YJ, Oh JH, Kim YJ, et al. Combinatorial approach to estimate copy number genotype using whole-exome sequencing data. Genomics. 2015;105(3):145-9.
5. Hehir-Kwa JY, Pfundt R, Veltman JA. Exome sequencing and whole genome sequencing for the detection of copy number variation. Expert Rev Mol Diagn. 2015;15(8):1023-32.
6. Hong CS, Singh LN, Mullikin JC, Biesecker LG. Assessing the reproducibility of exome copy number variations predictions. Genome Med. 2016;8(1):82.
7. Harel T, Lupski JR. Genomic disorders 20 years on-mechanisms for clinical manifestations. Clin Genet. 2018;93(3):439-49.
8. Cooper DN, Chen JM, Ball EV, Howells K, Mort M, Phillips AD, et al. Genes, mutations, and human inherited disease at the dawn of the age of personalized genomics. Hum Mutat. 2010;31(6):631-55.
9. Zanardo ÉA, Monteiro FP, Chehimi SN, Oliveira YG, Dias AT, Costa LA, et al. Application of whole-exome sequencing in detecting copy number variants in patients with developmental delay and/or multiple congenital malformations.j J Mol Diagn. 2020; S1525-78(20):30352-4.
10. Connolly JJ, Glessner JT, Almoguera B, Crosslin DR, Jarvik GP, Sleiman PM, et al. Copy number variation analysis in the context of electronic medical records and large-scale genomics consortium efforts. Front Genet. 2014;5:51.
11. Liu Q, Karolak JA, Grochowski CM, Wilson TA, Rosenfeld JA, Bacino CA, et al. Parental somatic mosaicism for CNV deletions – a need for more sensitive and precise detection methods in clinical diagnostics settings. Genomics. 2020;112(5):2937-41.
12. Saitou M, Gokcumen O. An evolutionary perspective on the impact of genomic copy number variation on human health. J Mol Evol. 2020;88(1):104-19.
13. Kulikowski LD, Duarte AJS. Citogenômica aplicada à prática médica. Atheneu; 2013. 112p.
14. Bergant G, Maver A, Lovrecic L, uturilo G, Hodzic A, Peterlin B. Comprehensive use of extended exome analysis improves diagnostic yield in rare disease: a retrospective survey in 1,059 cases. Genet Med. 2018;20(3):303-12.
15. Lew AR, Kellermayer TR, Sule BP, Szigeti K. Copy number variations in adult-onset neuropsychiatric diseases. Curr Genomics. 2018;19(6):420-30.
16. Harel T, Lupski JR. Genomic disorders 20 years on-mechanisms for clinical manifestations. Clin Genet. 2018;93(3):439-49.
17. Chaisson MJ, Huddleston J, Dennis MY, Sudmant PH, Malig M, Hormozdiari F, et al. Resolving the complexity of the humangenome using single-molecule sequencing. Nature. 2015;517(7536):608-11.
18. Martin CL, Wain KE, Oetjens MT, Tolwinski K, Palen E, Hare-Harris A, et al. Identification of neuropsychiatric copy number variants in a health care system population. JAMA Psychiatry. 2020; 77(12)1276-85.
19. CNVs cause autosomal recessive genetic diseases with or without involvement of SNV/indels. Genet Med. 2020;22(10):1633-41.

Diagnóstico Pré-Natal

RACHEL SAYURI HONJO KAWAHIRA
DEBORA E SILVA DE LAZARI
CHONG AE KIM

TRIAGEM PRÉ-NATAL

A triagem inicial de defeitos congênitos teve início na década de 1950 com os exames ultrassonográficos, que têm ocupado papel cada vez mais importante no cuidado obstétrico geral[1].

O diagnóstico pré-natal (DPN) tem o objetivo de detectar anomalias fetais ou doenças genéticas em gestações consideradas de risco. O DPN oferece ao casal o risco do nascimento de uma criança afetada e pode fornecer escolhas para o manejo desse risco[2].

Hoje em dia, os testes servem para o rastreamento de alterações durante a gestação, como alterações genéticas ou defeitos congênitos, e compreendem avaliação ultrassonográfica, marcadores bioquímicos e exames citogenômicos[1].

Ultrassonografia fetal

A ultrassonografia fetal consiste em um método não invasivo para se estudar a morfologia fetal, a idade gestacional, a monitorização da biópsia de vilo corial e da amniocentese e a identificação do sexo fetal. É realizada desde o primeiro trimestre, porém a morfologia fetal é mais bem avaliada a partir do segundo trimestre[3].

A ultrassonografia de primeiro trimestre tem a função de confirmar a viabilidade fetal, estabelecer a idade gestacional, número de fetos e determinar o tipo de gestação múltipla em relação à corio e amniocidade, quando for o caso. Pode-se iniciar a avaliação da anatomia fetal no exame entre 11 e 13 semanas e 6 dias, junto com a medida da translucência nucal (TN). Valores de TN maiores que 3,5mm podem indicar aneuploidia ou malformações estruturais fetais[1,3]. Outros marcadores ultrassonográficos de primeiro trimestre que podem ser úteis no rastreamento de aneuploidias são: presença ou ausência de osso nasal, índice de pulsatilidade no ducto venoso e presença ou ausência de regurgitação da valva tricúspide[4].

A ultrassonografia morfológica de segundo trimestre, realizada entre 18 e 23 semanas de gestação é a que melhor detecta anormalidades estruturais no feto[3]. Alterações na quantidade de líquido amniótico também podem levar à suspeita de possíveis malformações, como é o caso de polidrâmnio secundário a uma atresia de esôfago e oligodrâmnio no caso de anomalias renais[5].

Em relação à avaliação de malformações cardíacas, após 18 semanas de gestação, todas as estruturas cardíacas podem ser analisadas por ecocardiograma fetal, exceto se houver janela acústica inadequada. O melhor período para a realização do ecocardiograma fetal é entre 24 e 28 semanas[6]. As principais indicações para o ecocardiograma fetal estão listadas no quadro XIX-5.

Marcadores bioquímicos

A dosagem de marcadores bioquímicos no sangue materno tem sido utilizada para o rastreio de aneuploidias e defeitos de fechamento do tubo neural, com base na dosagem da fração livre de beta-gonadotrofina coriônica humana (βhCG), proteína plasmática A associada à gestação (PAPP-A), alfafetoproteína (AFP), inibina A e estriol não conjugado (uE3), associados à detecção do aumento de TN[4].

No primeiro trimestre, a fração livre de βhCG e a PAPP-A podem ser identificadas em amostra de sangue materno entre 9 semanas e 13 semanas e 6 dias de gestação. Já a AFP, incluída no rastreamento de segundo trimestre entre 15 e 22 semanas, quando aumentada, pode indicar defeito de fechamento de tubo neural[1].

Quadro XIX-5. Indicações para ecocardiograma fetal[2,6].

Indicações maternas
Diabetes mellitus pré-gestacional *Diabetes mellitus* materno diagnosticado no primeiro trimestre Fenilcetonúria de difícil controle Exposição a teratógenos (álcool, ácido retinoico) Rubéola materna no primeiro trimestre Doença cardíaca congênita materna Gestação por reprodução assistida Infecção materna com suspeita de miocardite fetal Uso materno de medicações (IECA, anti-inflamatórios não hormonais no terceiro trimestre, anticonvulsivantes, lítio, vitamina A, inibidores de recaptação de serotonina, antagonistas de vitamina K)
Indicações fetais
Alterações em ultrassonografia fetal (suspeita de cardiopatia congênita ou anomalia extracardíaca) Arritmia (bradicardia, taquicardia ou ritmo irregular) Espessamento nucal/TN aumentada Gestação gemelar monocoriônica Anomalias cromossômicas Hidropisia fetal ou derrames Anormalidade do cordão umbilical ou da placenta Anomalia venosa intra-abdominal fetal
Indicações pelos antecedentes familiais
Síndromes de herança mendelianas Doença cardíaca congênita parental Crianças previamente afetadas por lesões cardíacas congênitas

IECA = inibidores da enzima conversora de angiotensina; TN = translucência nucal.

As concentrações dos marcadores podem ser afetadas por vários fatores, tais como etnia, tabagismo, gestação por fertilização *in vitro* e diabetes materno[3], e sua detecção em sangue materno foi proposta entre 1980 e 1990, em associação com a idade materna avançada. Apresenta taxa de detecção de 60-70% e taxa de falso-positivo de 5%, e foi idealizado especificamente para o rastreamento de trissomia 21. No entanto, o perfil de biomarcadores para alterações cromossômicas raras (como microdeleções ou duplicações) não é claramente definido[4].

A interpretação dos marcadores bioquímicos pode ser realizada de acordo com a esquematização proposta no quadro XIX-6.

Exames citogenéticos e moleculares

O DPN direcionado às doenças genéticas pode ser invasivo ou não invasivo, pela análise de DNA fetal livre circulante (*cell-free fetal DNA* – cffDNA), modalidade essa com crescente uso nos últimos anos[7].

O DPN invasivo envolve a punção de vilosidades coriônicas (de 10 a 14 semanas de gestação), amniocentese (a partir de 15 semanas) ou cordocentese (a partir de 18 semanas) que podem ser utilizadas para a obtenção de amostras para análise bioquímica e/ou molecular. Aconselhamento pré-teste é imprescindível, com orientações inclusive sobre potenciais riscos de complicações e perda fetal devido ao procedimento[1,7].

O DPN invasivo pode ser indicado para a realização de cariótipo fetal quando os marcadores bioquímicos e/ou ultrassonográficos ou o teste não invasivo em sangue materno indicarem aumento de risco para aneuploidia fetal[4]. Mosaicismo cromossômico pode trazer complicações na interpretação dos exames, particularmente na análise de material de vilosidades coriônicas[1,8]. Também pelo DPN invasivo é possível a coleta de material (líquido amniótico, vilosidade coriônica ou sangue fetal) para a extração de DNA fetal e realização dos mais variados exames moleculares (*microarray*, sequenciamento de genes, painéis, sequenciamento completo do exoma)[9].

Mais recentemente, o teste pré-natal não invasivo (NIPT – *non invasive prenatal testing*) tem-se tornado uma alternativa para a triagem das aneuploidias e síndromes de microdeleções mais comuns. Esse método envolve a detecção de cffDNA na circulação materna, que aumenta com a idade gestacional e é maior que 10% pelo menos após a 10ª semana de gestação. O cffDNA são fragmentos de DNA com tamanho de aproximadamente 150 pares de bases, originados da placenta (pela apoptose de trofoblastos), e correspondem a 3-10% de DNA livre circulante no sangue materno. Atualmente, a triagem das principais aneuploidias está indicada a todas as mulheres gestantes, porém em casos de obesidade materna significativa o teste pode apresentar maiores índices de resultado inconclusivo. Resultados alterados devem ser confirmados por DPN invasivo[1,10,11].

Finalmente, entre as opções discutidas em sessões de Aconselhamento Genético, o DPN com certeza é um dos

Quadro XIX-6. Triagem pré-natal por marcadores bioquímicos[2].

	Primeiro trimestre			Segundo trimestre			
	TN	**PAPP-A**	**βhCG**	**uE3**	**AFP**	**βhCG**	**Inibina A**
Trissomia 21	↑	↓	↑	↓	↓	↑	↑
Trissomia 18	↑	↓	↓	↓	↓	↓	–
Trissomia 13	↑	↓	↓	↓	↓	↓	–
Defeito de fechamento de tubo neural	–	–	–	–	↑↑	–	–

TN = translucência nucal; PAPP-A = proteína plasmática A associada à gestação; βhCG = beta-gonadotrofina coriônica humana; uE3 = estriol não conjugado; AFP = alfafetoproteína.

temas centrais, seja pelo risco basal de um casal específico ter uma criança com doença genética antes de planejar uma primeira gestação, seja no caso de uma gestação subsequente após o diagnóstico de uma doença genética em um(a) filho(a). Vale a pena dizer que, nos momentos atuais, o diagnóstico genético pré-implantacional (PGT – *preimplantation genetic testing*) tem sido discutido em Aconselhamento Genético como uma opção possível, pois sua disponibilidade tem aumentado nas clínicas de Reprodução Humana no Brasil.

REFERÊNCIAS

1. Carlson LM, Vora NL. Prenatal diagnosis: screening and diagnostic tools. Obstet Gynecol Clin North Am. 2017;44(2):245-56.
2. Nussbaum RL, McInnes RR, Willard HF. Thompson &Thompson – Genética Médica. 8ª ed. Rio de Janeiro: Guanabara Koogan; 2016.
3. Edwards L, Hui L. First and second trimester screening for fetal structural anomalies. Semin Fetal Neonatal Med. 2018;23(2):102-11.
4. Fonseca EB, Cruz J, Sá RA, Di Renzo GC, Nicolaides K. Rastreamento de aneuploidias no primeiro trimestre de gestação: evolução da idade materna à avaliação do DNA fetal livre no sangue materno/screening for aneuploidies in the first trimester of pregnancy: evolution from maternal age to cell-free DNA testing in maternal blood. Femina. 2014;42(2):87-93.
5. Firth HV, Hurst JA. Oxford desk reference: clinical genetics and genomics. 2nd ed. Oxford: University Press; 2017.
6. Pedra SRFF, Zielinsky P, Binotto CN, Martins CN, Fonseca ESVB, Guimarães ICB, et al. Brazilian Fetal Cardiology Guidelines – 2019. Arq Bras Cardiol. 2019;112(5):600-48.
7. Ghi T, Sotiriadis A, Calda P, Da Silva Costa F, Raine-Fenning N, Alfirevic Z, et al. International Society of Ultrasound in Obstetrics and Gynecology (ISUOG). ISUOG Practice Guidelines: Invasive Procedures for Prenatal Diagnosis. Ultrasound Obstet Gynecol. 2016;48(2):256-68.
8. Grati FR. Chromosomal mosaicism in human feto-placental development: implications for prenatal diagnosis. J Clin Med. 2014;3(3):809-37.
9. Jelin AC, Vora N. Whole exome sequencing: applications in prenatal genetics. Obstet Gynecol Clin North Am. 2018;45(1):69-81.
10. Norwitz ER, Levy B. Noninvasive prenatal testing: the future is now. Rev Obstet Gynecol. 2013;6(2):48-62.
11. Gregg AR, Skotko BG, Benkendorf JL, Monaghan KG, Bajaj K, Best RG, et al. Noninvasive prenatal screening for fetal aneuploidy, 2016 update: a position statement of the American College of Medical Genetics and Genomics. Genet Med. 2016;18(10):1056-65.

PARTE XX

Transição – do Pediatra ao Clínico – o Adulto Emergente

COORDENADORA

Leandra Steinmetz

Transição em Endocrinologia

A fase de transição é o período entre a infância e a idade adulta; refere-se a um amplo conjunto de aspectos físicos, metabólicos, mudanças cognitivas e socioculturais. É um período complexo, pois os adolescentes completam o ensino médio e geralmente mudam seus hábitos e assumem seus cuidados médicos que antes tinham a supervisão dos pais.

Alguns fatores com maior probabilidade de contribuir para resultados bem-sucedidos na fase de transição são: início do processo de transição um ano antes da data pretendida da transferência de atendimento; avaliação da capacidade de entendimento do paciente para a transição; fornecimento de orientação e educação ao paciente e sua família, utilizando os recursos *online* disponíveis; e manutenção da comunicação contínua entre serviços pediátricos e de adultos.

Transição em Pacientes em Uso de Hormônio de Crescimento

Valesca Mansur Kuba
Antônia Barbosa de Castro
Durval Damiani

INTRODUÇÃO

O hormônio de crescimento (GH) é uma proteína que exerce seus efeitos anabólicos por meio da ligação ao seu receptor de membrana e fosforilação da Janus quinase 2 (JAK-2), levando à ativação de uma série de vias sinalizadoras, como a quinase ativadora de mitógenos (MAPK), a do substrato do receptor insulínico (IRS), a fosfatidilinositol-3-quinase (PI3-K) e as quinases proteicas, sendo todas importantes para os efeitos proliferativos e metabólicos do GH[1,2].

Sua ação principal é promover o crescimento linear ósseo, aumentando a síntese proteica e a atividade osteoblástica[2]. Além disso, reduz a captação intracelular da glicose e estimula a lipólise, modificando, assim, a composição corporal, o metabolismo dos carboidratos e lípides[2,3]. Portanto, os efeitos do GH diferem significativamente conforme a fase da vida. Durante a infância e a puberdade, a terapia com GH recombinante humano (rhGH) utiliza altas doses para estimular o crescimento, enquanto na idade adulta doses muito menores são suficientes para manter a qualidade de vida, a aquisição de massa óssea, bem como o perfil lipídico e a composição corporal normais.

O rhGH foi aprovado pelo *Food and Drug Administration* (FDA) em 1985, inicialmente para o tratamento da deficiência de GH (DGH) em crianças[4].

Até há alguns anos, muitos endocrinologistas pediátricos suspendiam o tratamento assim que essas crianças chegavam à puberdade e alcançavam sua estatura final[4]. Essa é a fase de transição que corresponde ao período que se estende da puberdade até 7 anos de idade após a aquisição da estatura final.

É definida quando a velocidade de crescimento for inferior a 2cm/ano, a idade óssea (IO), igual ou maior a 14 anos nas meninas, e 16 anos nos meninos[5], e tendo o adolescente alcançado o estágio puberal Tanner V[5]. Nessa época ocorrem o pico de massa óssea e a maturação completa do organismo[6].

No adulto, a síndrome da deficiência do GH é caracterizada por fraqueza muscular, osteoporose, alterações da composição corporal e dislipidemia aterogênica[7,8]. A aprovação do rhGH para o tratamento de adultos deficientes levantou questionamentos quanto à necessidade de se manter também a reposição hormonal de adolescentes deficientes de GH na fase de transição, para se prevenir a síndrome da deficiência no adulto[4]. Como nem todos persistem com essa condição (especialmente os portadores de baixa estatura idiopática), a Sociedade Europeia de Endocrinologia Pediátrica (ESPE) recomenda que esses jovens sejam reavaliados antes de se reinstituir a terapia hormonal[6,9,10].

A fase de transição é marcada por vários desafios tanto para o paciente quanto para o endocrinologista que o assiste. O adolescente começa a se tornar independente e deve participar, juntamente com seus responsáveis, na tomada de decisões que norteiam seu tratamento. Embora os consensos auxiliem o médico no acompanhamento dos pacientes com DGH, há questões controversas na literatura, como: quem deve ser reavaliado? quando e como deve ser feita essa reavaliação? como devem ser tratados e monitorados? qual a segurança e os benefícios do tratamento em longo prazo?, itens que abordaremos a seguir. Lembramos que tais questões são pertinentes àqueles com DGH e não a outras condições em que o rhGH está indicado, como síndrome de Turner, insuficiência renal crônica, nascido pequeno para a idade gestacional e síndrome de Prader-Willi. Para essas condições, o tratamento deve ser interrompido assim que se atinja a estatura final, com exceção da síndrome de Prader-Willi, na qual o rhGH pode ser mantido até a vida adulta, para melhorar a composição corporal[11,12].

DIAGNÓSTICO DE INDIVÍDUOS COM DGH PERSISTENTE

O planejamento da terapia com rhGH deve começar assim que é feito o diagnóstico da DGH e antes de iniciá-lo. Embora o crescimento seja o objetivo principal na infância, deve ser explicado aos pais ou responsáveis que a criança pode persistir com DGH na adolescência, necessitando manter o tratamento para se atingir a completa maturação da composição corporal e a aquisição do pico de massa óssea[8,9,10].

Na prática clínica, podemos dizer que existem fatores preditores da DGH permanente, que estão listados no quadro XX-1[13].

Na DGH isolada e idiopática de início na infância, mais de dois terços dos indivíduos serão considerados normais quando retestados na transição[6,13,14]. As possíveis causas para explicar a normalização da resposta do GH aos testes dinâmicos incluem a presença de disfunção neurossecretória ou DGH transitória na infância, da potencialização da resposta do GH aos testes dinâmicos, decorrente da ação dos esteroides sexuais sobre o eixo somatotrófico, e pela baixa reprodutibilidade dos testes de estímulo[6,15]. Portanto, é importante se reavaliar o eixo somatotrófico na fase de transição, para definir quem deverá manter o tratamento com o rhGH. Pacientes com DGH isolada, ou deficiência de mais um hormônio hipofisário, neuro-hipófise ectópica, hipoplasia hipofisária, afilamento de haste pituitária pertencem a essa categoria, por apresentarem baixo risco de DGH permanente[6,13].

Quadro XX-1. Fatores associados ao risco de DGH permanente.

Probabilidade	Fatores associados
Alta	Deficiência de ≥ 3 hormônios hipofisários Mutações dos genes *POU1F1 (Pit1), PROP-1* e *GH-I* Anomalias congênitas hipotálamo-hipofisárias, craniofaciais e da linha média: displasia septo-óptica, hipoplasia do nervo óptico, agenesia da haste hipofisária Causas orgânicas: DGH após tratamento cirúrgico de tumores intracranianos Pico de secreção de GH < 3ng/ml
Baixa	DGH isolada e idiopática DGH e mais uma deficiência adicional de hormônio hipofisário Neuro-hipófise ectópica Hipófise de volume reduzido Afilamento de haste hipofisária Sela vazia Após tratamento radioterápico de tumores intracranianos

Contrastando com a DGH isolada e idiopática, a DGH permanente está presente na quase totalidade dos portadores de causas genéticas, estruturais ou orgânicas[6,13]. Além disso, esses indivíduos apresentam frequentemente alterações compatíveis com as da deficiência do adulto, como um perfil lipídico adverso e osteopenia[6].

As causas genéticas, seja a DGH isolada, seja como parte da deficiência múltipla dos hormônios hipofisários, são usualmente reconhecidas pela presença de vários parentes afetados. Devem ser confirmadas por testes moleculares para mutações dos genes envolvidos.

Os defeitos estruturais congênitos, como os craniofaciais e da linha média e hipotálamo-hipofisários, são evidenciáveis pela ressonância magnética.

Entre as causas orgânicas, é comum a DGH que surge após cirurgia e irradiação para tratamento de craniofaringioma e outros tumores intracranianos, especialmente quando são empregadas doses superiores a 40 Gy[16].

A deficiência múltipla de hormônios hipofisários é considerada quando três ou mais hormônios hipofisários sejam deficientes e, nesses casos, a probabilidade de DGH permanente é maior que 95%.

Os indivíduos que apresentaram um pico de GH < 3ng/ml aos testes de estímulo, realizados na infância, também são propensos à DGH permanente[17].

Como esse último grupo de pacientes tem grande probabilidade de persistir com DGH, a reavaliação com testes dinâmicos é desnecessária, e o tratamento com rhGH pode ser reiniciado. Alguns endocrinologistas, no entanto, preferem documentar a DGH por meio da dosagem do IGF-1[6]. Ainda não está claro por quanto tempo o adolescente deverá suspender o rhGH para dosá-lo. Contudo, quanto maior a demora para se reavaliar e reinstituir o tratamento, maior o risco de perda de massa óssea, alterações do perfil lipídico e da composição corporal, além de abandono ao seguimento[18,19]. A maioria dos consensos recomenda que a dosagem da IGF-1 seja realizada de um a três meses após a suspensão do rhGH.

QUANDO SE DEVE REAVALIAR ESSES INDIVÍDUOS?

O período ideal para a reavaliação do eixo somatotrófico ainda não foi estabelecido. Algumas abordagens foram propostas:

- Próximo da altura final: quando a VC ≤ 2cm/ano, é a mais utilizada, inclusive, no Ambulatório de Transição do Instituto da Criança da Universidade de São Paulo.
- No meio da puberdade, antes de se atingir a altura final: baseia-se no princípio de que os esteroides sexuais estimulam a secreção de GH, podendo tornar os adolescentes suficientes de GH. Essa abordagem é vantajosa para aqueles que apresentam baixa probabilidade de persistirem deficientes, que poderiam abreviar o tratamento com rhGH por três anos ou mais[15].
- No fim da fase de transição (em torno dos 20 anos): a desvantagem desse procedimento reside no fato de o paciente prolongar o tratamento por mais tempo com altas doses, quando essas já poderiam ser reduzidas para o tratamento da deficiência de GH na vida adulta.

TESTES UTILIZADOS PARA A REAVALIAÇÃO DO EIXO SOMATOTRÓFICO

Dosagem do IGF-1

O primeiro passo é suspender o rhGH de um a três meses, quando a VC ≤ 2cm/ano, A dosagem da IGFBP-3 não é necessária na fase de transição[6]. Em seguida, deve-se separar os pacientes conforme a probabilidade de DGH permanente. Para aqueles com alta probabilidade, valores de IGF-1 ≤ –2 desvios-padrão (DP) para a idade e sexo confirmam o diagnóstico de DGH, e o tratamento com rhGH deve ser reinstituído. Se o IGF-1 estiver entre –2DP e a média para idade e sexo, o teste de estímulo deve ser realizado, e o rhGH deve ser reiniciado somente se o pico do GH for abaixo do ponto de corte estabelecido. Embora a dosagem de IGF-1 sem o tratamento hormonal seja a primeira triagem, deve ser interpretada com cautela, visto que, excepcionalmente, pode ser acima da média para sexo e idade. Assim, valores normais de IGF-1 não afastam a DGH permanente, devendo o teste de estímulo ser realizado para se firmar o diagnóstico[6]. Se houver discordância entre IGF-1 e o teste provocativo, o paciente deverá ser acompanhado clínica e laboratorialmente, porque o perfil metabólico desses indivíduos ainda não está bem definido em longo prazo[6].

Para os adolescentes com baixa probabilidade de persistirem deficientes, concentrações baixas de IGF-1 sugerem a possibilidade de permanência da DGH, estando indicado o teste de estímulo[6,20,21]. O tratamento deve ser reiniciado se ambos, IGF-1 e pico de secreção do GH, estiverem alterados. Em caso de discordância entre o resultado do IGF-1 e o teste de estímulo, o paciente também deve ser acompanhado clínica e laboratorialmente, com dosagens periódicas de IGF-1 e teste dinâmico, quando necessário. Porém, se o valor do IGF-1 estiver acima da média para idade e sexo, o paciente é considerado suficiente, podendo o tratamento ser interrompido[6,21].

Testes de estímulo para a avaliação da secreção de GH

O teste de tolerância à insulina (ITT) é considerado o padrão-ouro para o diagnóstico da DGH, mas é contraindicado na presença de epilepsia e doenças cardíacas. Nesses casos, podem ser empregados os testes com glucagon e arginina, sendo que o do glucagon também pode reavaliar a secreção adrenal. Os pontos de corte para o pico de secreção do GH durante a transição são arbitrários, e os estudos usam 5,1μg/l[21], 6,1μg/l[22] ou 5,6μg/l[23]. A ESPE recomenda o ponto de 5μg/l[6,23,24]. Ressaltamos que, em caso de pan-hipopituitarismo, os pacientes deverão estar compensados com levotiroxina, corticoides e esteroides sexuais antes de serem submetidos aos testes provocativos.

Na figura XX-1 está resumida a abordagem diagnóstica da DGH na fase de transição.

TRATAMENTO COM rhGH

Os benefícios em longo prazo devem ser esclarecidos ao paciente e responsáveis, que devem participar ativamente da tomada de decisões, visto que muitos adolescentes abandonam o tratamento por não desejarem mais as injeções diárias do rhGH[25].

O reinício da terapia requer doses menores, baseadas na resposta clínica individual do paciente, concentrações séricas de IGF-1 para a idade e sexo, assim como o surgimento de efeitos adversos. Na fase de transição, as doses iniciais são semelhantes às usadas em adultos deficientes de GH, de

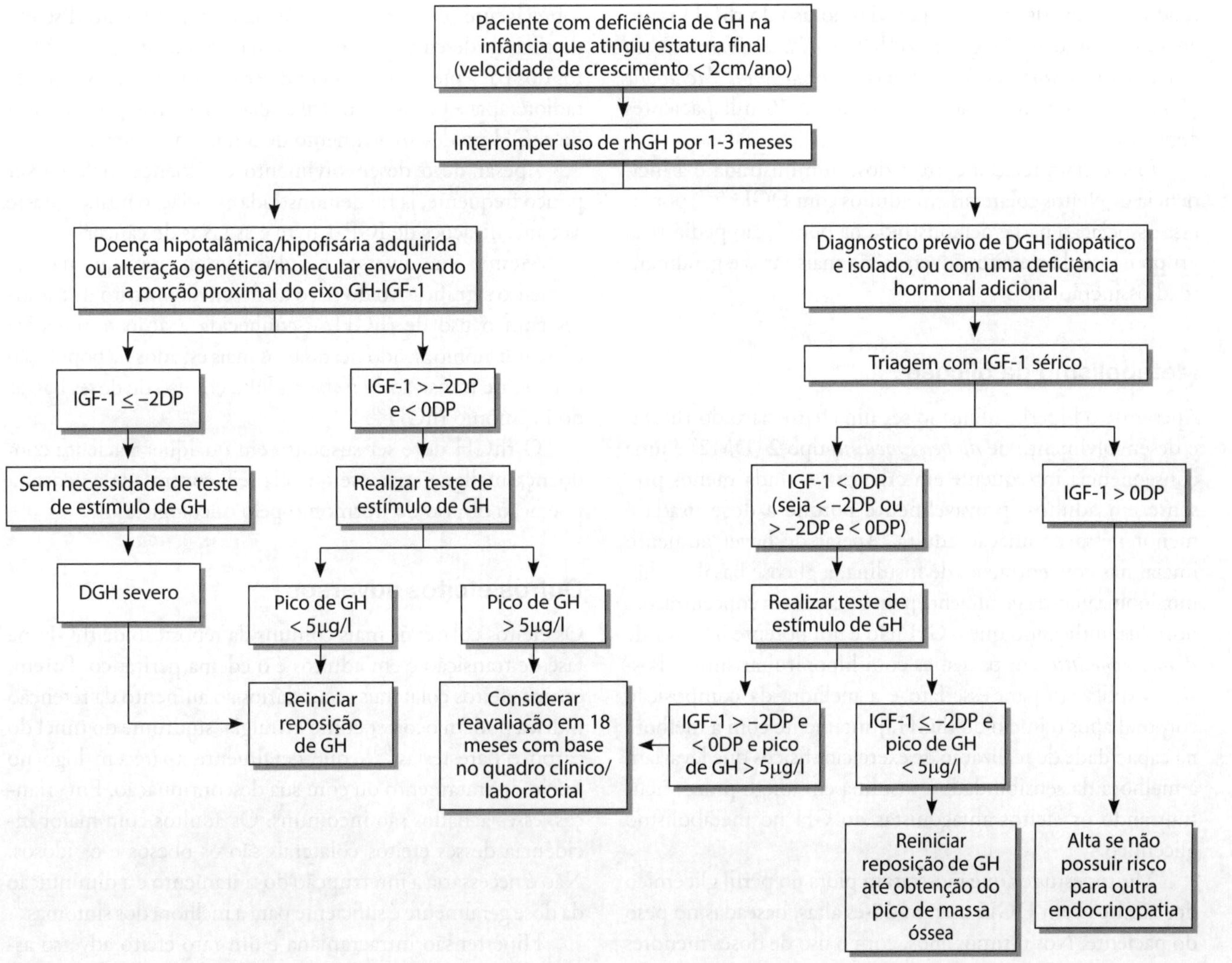

Figura XX-1. Fluxograma da abordagem diagnóstida da DHG[6,23].

0,3mg/dia, 6 vezes por semana, devendo ser tituladas dois a três meses após, de forma a manter a concentração de IGF-1 entre a média e o limite superior. Uma vez alcançada a dose ideal sem efeitos colaterais, a frequência das visitas pode ser espaçada para um a dois anos. Em cada visita, devem ser solicitados IGF-1, glicose, HbA_{1c}, perfil lipídico, cálcio, fósforo, T4-L, cortisol e calcidiol [25 (OH) D]. A densitometria óssea deve ser feita pelo menos em 18 meses, para definir a resposta ao tratamento[6,16].

No quadro XX-2 encontra-se o resumo do acompanhamento do tratamento com rhGH.

EFEITOS ADVERSOS E SEGURANÇA DO USO DO rhGH

A segurança do uso prolongado do rhGH já foi avaliada e demonstrada em diversos estudos com pacientes de baixa estatura com e sem DGH. Bancos de dados internacionais com registro de um grande número de pacientes têm sido

Quadro XX-2. Monitorização do tratamento com rhGH na transição[4].

No primeiro e segundo meses de tratamento: dosagem de IGF-1 para titular a dose e a cada 6 meses após chegar à dose de manutenção
Avaliação semestral: • Avaliação clínica: IMC, circunferência abdominal, pressão arterial • Efeitos colaterais do rhGH • Cortisol • TSH, T4-L • IGF-1 • Cálcio, fósforo, 25(OH)D
Avaliação anual: • Perfil lipídico • Marcadores de DCV (PCR, US das carótidas (espessura mediointimal) • Glicemia
Início e a cada 1,5 a 2 anos: densitometria de corpo inteiro Avaliação de qualidade de vida: questionário específico

usados para avaliar as consequências do uso do rhGH tanto em curto como em longo prazo (KIGS – *Pfizer International Growth Database*; KIMS – *Pfizer International Metabolic Database*), com informações de mais de 76 mil pacientes registrados.

Existe clara relação entre a dose administrada e a incidência de efeitos colaterais em adultos com DGH[26,27], porém essa associação não é demonstrada na população pediátrica, grupo no qual os efeitos adversos são mais raros e geralmente idiossincráticos[28].

Metabolismo da glicose

Apesar de o hiperinsulinismo ser um efeito claro do rhGH, o desenvolvimento de *diabetes mellitus* tipo 2 (DM2) é uma consequência infrequente em crianças, e ainda menos presente em adultos, provavelmente porque a dose usada é menor nessa população adulta. Apesar de haver aumento inicial nas concentrações de insulina, a glicose basal e a hemoglobina glicada geralmente permanecem em concentrações normais, indicando que o GH não é um potente indutor de *diabetes mellitus* em pacientes com hipopituitarismo[29]. Possível explicação para esse fato é a melhora da composição corporal após o início do rhGH, juntamente com a melhora na capacidade de realização de exercícios físicos que levariam à melhora da sensibilidade à insulina em longo prazo, neutralizando os efeitos antagonistas do GH no metabolismo glicêmico.

Muitos estudos que mostraram piora no perfil glicêmico dos adultos com DGH usaram doses altas, baseadas no peso do paciente. Nos últimos anos, com o uso de doses menores e mais adequadas para os adolescentes em transição e os adultos, as alterações no metabolismo da glicose são cada vez menos observadas. Esse fato, porém, não anula a importância de monitorizar as concentrações de glicose durante o tratamento com rhGH[30].

Os pacientes que desenvolvem DM2 são geralmente aqueles que já apresentavam glicemias alteradas antes do tratamento e os com IMC > 30[31].

A diminuição da dose frequentemente é suficiente para a melhora do perfil glicêmico e os efeitos sobre o metabolismo da glicose são usualmente reversíveis com a interrupção do tratamento[30]. No entanto, pacientes que já possuíam risco para o desenvolvimento de DM2 geralmente não apresentam reversão da doença somente com a suspensão da medicação após o início do quadro[32].

Paciente com síndromes de Turner e Prader-Willi e nascidos pequenos para idade gestacional possuem maior risco para o desenvolvimento de DM2 com o uso do rhGH[32].

GH e câncer

Não há evidências de que a reposição de GH em adultos aumente o risco de doença maligna *de novo* ou recorrente. Em sobreviventes de câncer na infância houve aumento discreto do risco de desenvolvimento de uma segunda neoplasia. Muitos dos pacientes avaliados em diversos estudos necessitam de radioterapia e por isso é difícil avaliar qual o real papel do uso do rhGH no desenvolvimento de um novo tumor[30].

Apesar de o desenvolvimento de doença maligna ser pouco frequente, já foi demonstrada associação positiva entre as concentrações de IGF-1 livre e as taxas de câncer[33].

Mesmo que diversos estudos demonstrem que não há aumento significativo do risco de desenvolvimento de tumores com o uso de rhGH, é conhecida a ação mitogênica desse hormônio, sendo necessários mais estudos na população em fase de transição e em fase adulta em uso de doses baixas do hormônio rhGH[30].

O rhGH deve ser suspenso em qualquer paciente com doença maligna ativa até que ela seja controlada e ocorra a liberação do uso do hormônio pelo oncologista[30].

Outros efeitos adversos

Os efeitos colaterais mais comuns da reposição de rhGH na fase de transição e em adultos é o edema periférico. Porém, outros efeitos colaterais secundários ao aumento da retenção hídrica podem ocorrer como artralgia, síndrome do túnel do carpo e parestesias[30,34], que geralmente aparecem logo no início do tratamento ou com sua descontinuação. Em crianças, esses achados são incomuns. Os adultos com maior incidência desses efeitos colaterais são os obesos e os idosos. Não é necessária a interrupção do tratamento e a diminuição da dose geralmente é suficiente para a melhora dos sintomas[28].

Hipertensão intracraniana é um raro efeito adverso associado ao uso do rhGH em crianças, sendo ainda mais raro em adultos, com apenas um relato da sua ocorrência[30].

Outra complicação rara é o desenvolvimento de edema macular em pacientes não diabéticos. Há apenas dois relatos dessa ocorrência, sendo uma adolescente com síndrome de Turner e um adulto obeso. Ambos os casos haviam tido aumento recente da dose do rhGH[30].

Hormônios tireoidianos

O rhGH também pode gerar impacto no perfil tireoidiano por meio do aumento da conversão de T4 em T3, podendo gerar menores concentrações de T4 livre e maiores de T3 reverso. A maioria dos pacientes não irá apresentar alterações significativas no perfil tireoidiano, mas a reposição com rhGH pode revelar hipotireoidismo que não havia sido diagnosticado anteriormente e que teve piora desencadeada pelo uso do hormônio[35,36].

Função adrenal

O GH possui capacidade de inibir a enzima 11β-hidroxiesteroide deidrogenase tipo 1, levando à diminuição na concentração de cortisol e ao aumento de cortisona. Esse efeito não tem importância significativa na grande maioria dos indivíduos. Porém, os pacientes com pan-hipopituitarismo podem necessitar de doses mais altas de glicocorticoide. Também é possível que seja revelado um quadro de insuficiência adrenal que até então estava latente[35,36] e, por isso, recomenda-se testar a função adrenal antes de se instituir o tratamento com rhGH.

Uso de medicações concomitantes ao rhGH

Pacientes em uso de estrógeno por via oral, tanto para contracepção quanto para reposição, podem apresentar maior resistência ao GH e necessitar de doses maiores da medicação. Assim, são importantes a avaliação e o reajuste de dose nas pacientes que suspendem o uso do estrógeno[35]. O uso de estrógeno por via transdérmica pode atenuar esse efeito sobre a ação do GH e levar à necessidade de doses menores do rhGH, provavelmente por diminuir a passagem do estrógeno pelo fígado, principal local onde o IGF-1 é produzido[4,35].

Pacientes que iniciam reposição de testosterona podem necessitar de diminuição da dose de rhGH. Os andrógenos potencializam as ações do GH e levam a uma exacerbação dos efeitos colaterais[35].

BENEFÍCIOS DO USO DO rhGH NA TRANSIÇÃO

É consenso que muitos dos sintomas metabólicos e psicológicos associados à deficiência de GH podem ser revertidos com a reposição adequada desse hormônio. Pacientes com deficiência de GH grave que não fazem reposição com rhGH têm risco aumentado de mortalidade, principalmente quando associado à deficiência de outros hormônios hipofisários[11].

GH E RISCO CARDIOVASCULAR

Já foi demonstrado que a secreção endógena de GH tanto basal quanto após estímulo se correlaciona inversamente ao índice de massa corporal em crianças e adultos[37,38].

Os pacientes que descontinuam o uso do rhGH durante a fase de transição apresentam maior prevalência do aparecimento de fatores de risco cardiovasculares em longo prazo quando comparados com pacientes que mantiveram o tratamento.

A interrupção do uso de rhGH durante a fase de transição é associada a perfil lipídico mais aterogênico, maiores concentrações de LDL e apo B. Esses pacientes possuem maior taxa de produção e menor taxa de eliminação do complexo VLDL-apo B. Ademais, pacientes que fazem uso prolongado do rhGH durante a infância mostraram concentrações de HDL mais elevadas durante a vida adulta[39].

O tratamento durante a transição favorece o ganho de massa magra e a diminuição de massa gorda, o que é ainda mais evidente no sexo masculino, enquanto os pacientes que cessam o uso têm aumento da massa gorda corporal total e adiposidade abdominal. A melhora na proporção corporal nos adolescentes se mostrou similar quando comparado o uso de doses altas (usadas no período da infância) a doses mais baixas (usadas na vida adulta). A melhora na proporção de massa gorda e magra é maior durante a fase de transição do que nos pacientes já em idade adulta, o que demonstra a importância do manejo adequado nessa fase. A massa magra adquirida durante a fase de transição pode ser um importante fator de influência na força muscular e na capacidade da execução de exercícios físicos no futuro[40].

Já foi demonstrado anteriormente que adultos com deficiência de GH sem reposição hormonal possuem aumento da espessura íntima-média carotídea (EMI)[41], bem como o tratamento de adultos com DGH possibilitou a reversão do quadro inicial de alteração aterosclerótica da EMI[42].

Os efeitos do rhGH na morfologia cardíaca e na pressão arterial durante a fase de transição foram conflitantes nos poucos trabalhos que avaliaram esses parâmetros. Foi demonstrado em estudo com 10 pacientes com DGH pareados com 10 controles saudáveis que a interrupção do rhGH durante a fase de transição gerou alterações cardíacas morfológicas e funcionais, com diminuição do tamanho cardíaco e da taxa de enchimento cardíaco[43]. Porém, o mesmo efeito não foi encontrado de forma significativa em estudo controlado com 58 pacientes com DGH, em que 25 mantiveram o uso da medicação e 15 usaram placebo[44].

Apesar de o GH ser sabidamente um contrarregulador da insulina, a reposição de GH melhorou o perfil glicêmico e a sensibilidade à insulina em pacientes com DGH com síndrome metabólica. Isso se deve provavelmente à melhora da composição corporal secundária ao uso do hormônio[30]. Foi também demonstrado que a reposição com GH reduziu a mortalidade cardiovascular em adultos com hipopituitarismo[11].

GH E QUALIDADE DE VIDA

Os pacientes com DGH relatam menos energia e têm pior desempenho em questionários para avaliar qualidade de vida. O eixo GH-IGF-1 tem influência no desenvolvimento cognitivo e psicológico, ambos os fatores importantes para a qualidade de vida de um indivíduo. Estudo demonstrou que crianças com DGH apresentaram diminuição da substância branca e do corpo caloso[23].

A influência da reposição durante a fase de transição é conflitante em diversos estudos. Alguns não demonstraram diferença na qualidade de vida quando o rhGH foi descontinuado após a infância, mesmo após dois anos sem o hormônio. Outros, porém, mostraram influência não só na qualidade de vida, mas também na atenção, memória, habilidades sociais e vitalidade. Quanto maior o tempo sem rhGH, maior a influência negativa na qualidade de vida[23,34]. Apesar da heterogeneidade de resposta, os benefícios foram evidentes quando os pacientes foram avaliados por meio de parâmetros objetivos, como número de faltas ao trabalho e questionários para avaliação da qualidade de vida[30]. Esse último quesito foi mais evidente em mulheres e naqueles que apresentavam piores *scores* antes da reposição hormonal. As maiores mudanças ocorrem no primeiro ano de tratamento e geralmente se mantêm em longo prazo[34].

MASSA ÓSSEA

A osteoporose é uma doença sistêmica que compromete a microarquitetura óssea, levando à fragilidade do osso. Estima-se que o risco de fratura osteoporótica em homens seja maior que a do câncer de próstata, e de mama, em mulheres. Constitui um dos principais problemas de saúde pública, visto que 30% da população sofrerá algum tipo de fratura a partir dos 50 anos de idade, com taxa de mortalidade elevada. Essa incidência tende a quadruplicar nos próximos 50 anos, devido ao aumento da expectativa de vida, especialmente na América Latina[45].

O risco de fraturas está intimamente relacionado à massa óssea do indivíduo e depende da velocidade da perda que ocorre durante a vida e da quantidade máxima de osso adquirido na fase de transição[46]. Portanto, esse é um período crítico para o pico de massa óssea, visto que mais de 90% dos casos são adquiridos até os 30 anos de idade, a partir da qual se inicia a perda do osso trabecular em ambos os sexos[47].

A hereditariedade responde por até 80% da variabilidade no pico de massa óssea, mas os fatores ambientais, como nutrição, atividade física e os hormonais, modificam a capacidade de o indivíduo atingir esse potencial genético[48].

Os esteroides sexuais constituem um dos maiores reguladores da aquisição do pico de massa óssea na puberdade. Aproximadamente 37% do conteúdo mineral ósseo e da densidade mineral óssea de coluna e fêmur são adquiridos entre os estágios 2 e 5 de Tanner (entre 11 e 14 anos nas meninas, e 13 e 16 anos, nos meninos). Porém, o ganho mineral ósseo continua na vida adulta e, nesse aspecto, o GH vem sendo implicado tanto no ganho de osso trabecular quanto de compacto[49].

O GH e o IGF-1 agem direta e indiretamente no osso. Eles estimulam a proliferação dos condrócitos e osteoblastos, o crescimento periosteal, a remodelação óssea e, consequentemente, o volume, o tamanho, a massa e a resistência ósseas[50]. Indiretamente, o aumento da massa óssea ocorre como resultado do aumento da massa e força musculares, que estimula o remodelamento ósseo pela tração sobre os ossos[46]. Apesar disso, os estudos sobre o impacto do tratamento com o rhGH são controversos na transição[23]. No Reino Unido, estudo de um ano de seguimento em portadores de DGH grave de 14 a 20 anos mostrou que a suspensão do rhGH (17µg/kg/dia) comprometeu o pico de massa óssea, predispondo-os à osteopnenia na vida adulta[49]. No estudo de Underwood et al.[7], a densidade mineral óssea de coluna lombar não se modificou no grupo sem rhGH, mas houve aumento, dose-dependente, naqueles que usaram 12,5 e 25µg/kg/dia. Um aspecto atípico neste estudo é que a média de idade de reinício do tratamento foi de 23,8 anos, e o tempo médio de permanência sem o rhGH foi de 5,6 anos. Já Shalet et al. observaram ganho de massa óssea semelhante com 12,5 e 25µg/kg/dia. Porém, a coorte estudada apresentou também DGH grave, e o rhGH foi reiniciado quando se atingiu a altura final[51]. Contrastando com esses resultados, Mauras et al. não observaram nenhuma diferença na densidade mineral óssea após dois anos de tratamento, mas ele foi composto predominantemente de pacientes com DGH isolada[44]. Portanto, ao que tudo indica, existe até ganho discreto no conteúdo mineral ósseo, mesmo que o paciente fique sem o rhGH por até dois anos[52]. No entanto, o acréscimo necessário ao pico de massa óssea é mais significativo com a reinstituição do rhGH, dependendo, sua efetividade, de vários fatores, como idade do reinício do tratamento, de quanto tempo o indivíduo permanece sem o rhGH, se a deficiência hormonal hipofisária é múltipla ou isolada, do *status* gonadal e da reposição de outros hormônios, como cortisol, levotiroxina e esteroides sexuais[6]. Alguns estudos mostraram maiores benefícios nos portadores de DGH de início na infância, que apresentaram deficiência múltipla de hormônios pituitários.

Finalmente, gostaríamos de ressaltar que a avaliação do perfil osteometabólico e de fatores ambientais também são importantes para a aquisição do pico de massa óssea. A prática de exercícios físicos aeróbicos e de resistência, a ingestão diária de cálcio ideal (1.300mg/dia) e as concentrações séricas de vitamina D adequadas à idade (> 20ng/ml) devem ser enfocadas concomitantemente à reposição hormonal[53].

Em levantamento de 38 adolescentes do Ambulatório de Transição do Instituto da Criança, observamos que 51% dos adolescentes, que foram tratados com rhGH na infância, apresentaram insuficiência de vitamina D. É nossa conduta corrigir a ingestão diária de cálcio, repor colecalciferol (quando necessário), estimular a prática de atividade física por, no mínimo, 150 minutos semanais, além de tratarmos da deficiência isolada ou múltipla dos hormônios pituitários.

REFERÊNCIAS

1. Kronemberg HM, Melmed S, Larsen RL, Polansky KS. Principles of endocrinology. In Williams text book of endocrinology. Estados Unidos: Elsevier; 2011. p. 3-12.
2. Jorge AAL. Fisiologia do crescimento normal. In Damiani D. Endocrinologia na prática pediátrica. São Paulo: Manole; 2008; p. 12-26.
3. Aron DC, Finfling JW, Tyrrell B. Hypothalamus and pituitary. In Greenspan FS, Gardner DG. Basic and clinical endocrinology. New York: McGraw-Hill; 2001. p. 112.
4. Molitch ME. Growth hormone treatment in adults with growth hormone deficiency: the transition. J Endocrinol Invest. 2011;34(2): 150-4.

5. Grimberg A, Divall AS, Polychronakos C, Allen DB, Cohen LE, Quintos BJ, et al. Guidelines for Growth hormone and insulin-like growth factor –I treatment in children and adolescents: growth hormone deficiency, idiopathic short stature, and primary insulin-like growth factor –I deficiency. Horm Res Paediatr. 2016; 86(6):361-97.
6. Underwood LE, Attie KM, Baptista. Growth hormone (GH) dose-response in young adults with childhood-onset gh deficiency: A Two-Year, Multicenter, Multiple-Dose, Placebo-Controlled Study. J Clin Endocrinol Metab. 2003;88(11):5273-80.
7. Cenci MCP, Soares DV, Spina LDC, Brasil RRLO, Lobo PM, Michmacher E, et al. Comparison of two dose regimens of growth hormone (GH) with different target IGF-1 levels on glucose metabolism, lipid profile, cardiovascular function and anthropometric parameters in GH-deficient adults. Growth Horm Res. 2012;22(3-4):116-21.
8. Bazaara-Castro MA, Sievers C, Schwarz HP, Puzza SBD, Stalla GK. Changes in BMI and management of patients with childhood onset growth hormone deficiency in the transition phase. Exp Clin Endocrinol Diabetes. 2012;120(9):507-10.
9. Mauras N. GH use in the transition of adolescence to adulthood. In Hindmarsh PC. Current indications for growth hormone therapy. Endocrine Dev Basel, Karger; 2010. p.109-25.
10. Radovick S, Divall S. Approach to the growth hormone-deficient child during transition to adulthood. J Clin Endocrinol Metab. 2007;92(4):1195-200.
11. Cook DM, Rose SR. A review of guidelines for use of growth hormone in pediatric and transition patients. Pituitary. 2012;15(3):301-10.
12. Deal CL, Tony M, Höybye C, Allen DB, Tauber M. Christiansen JS. Growth Hormone Research Society Workshop Summary: Consensus Guidelines for Recombinant Human Growth Hormone Therapy in Prader-Willi Syndrome. J Clin Endocrinol Metabo. 2013;98(6):E1072-87.
13. Quigley CA, Zagar JA, Liu CC, Brown MD, Huseman C, Levitsky L, et al. United States multicenter study of factors predicting the persistence of GH deficiency during the transition period between childhood and adulthood. Int J Pediatr Endocrinol. 2013;2013(1):6.
14. Tauber M, Moulin P, Pienkowski C, Jornada B, Rochicciolí P. Growth hormone retesting and auxological data in 131 GH-deficient patients after completion of treatment. J Clin Endocrinol Metab. 1997;82(2):352-6.
15. Penta L, Cofini M, Lucchetti L, Zenzeri L, Leonardi A, Lanciotti L, et al. Growth hormone (GH) therapy during the transition period: should we think about early retesting in patients with idiopathic and isolated GH deficiency? Int J Environ Public Health. 2019;16(3):307.
16. Molitch ME, Clemmons DR, Malozowski S, Merriam GR, Vance ML Endocrine Society. Evaluation and treatment of adult growth hormone deficiency: an Endocrine Society clinical practice guideline. J Clin Endocrinol Metab. 2011;96(6):1587-609.
17. Secco A, Di Iorgi N, Napoli F, Calandra E, Calcagno A, Ghezzi M, et al. Reassessment of the growth hormone status in young adults with childhood-onset hormone deficiency: reappraisal of insulin tolerance testing. J Clin Endocrinol Metab. 2009;94(11): 4195-204.
18. Tritus NA, Hamrahian AH, King D, Greenspan LS, Cook MD , Peter JP, et al. A longer interval without GH replacement and female gender are associated with lower bone mineral density in adults with childhood- onset GH deficiency. A KIMS data base Analysis. Eur J Endocrinol. 2012;167(3):343-51.
19. Lanes M, Paoli M, Carrilo E, Villaroel O, Palacios A. Cardiovascular risk of young growth hormone deficient adolescents. Differences in treated and untreated patients. Horm Res. 2003;60(6):291-6
20. Hauffa BP, Touraine P, Urkuhart-Kelly T, Koledova E. Managing transition in patients treated with growth hormone. Front Endocrinol. 2017;8:346.
21. Bonfig W, Bechtold S, Bachman S, Putzker S, Fuchs O, Pagel P, et al. Reassessment of the optimal growth hormone cut-off level in insulin tolerance testing for growth hormone secretion in patients with childhood-onset growth hormone deficiency during transition to adulthood. J Pediatr Endocrinol Metab. 2008;21(11):1049-56.
22. Maghnie M Aimaretti G, Bellone S, Bona G , Bellone J, Baldelli R, et al. Diagnosis of growth hormone deficiency in the transition period: accuracy of insulin tolerance test and insulin-like growth factor-I measurement. Eur J Endocrinol. 2005;152(4):589-96.
23. Ahmid M, Ahmed SF, Shaikh MG. Childhood-onset growth hormone deficiency and the transition to adulthood: current perspectives. Ther Clin Risk Manag. 2018;14:2283-91.
24. Protocolo Clínico e Diretrizes Terapêuticas. Deficiência de Hormônio do Crescimento – Hipopituitarismo. Portaria conjunta no. 28, de 10 de novembro de 2018.
25. Inzaghi E, Cianfarani S. The challenge of growth hormone deficiency diagnosis treatment during the transition from puberty into adulthood. Front Endocrinol (Lausanne). 2013;4:34.
26. Lucidi P, Lauteri M, Laureti S, Celleno R, Santoni S, Volpi E, et al. A dose-response study of growth hormone (GH) replacement on whole body protein and lipid kinetics in GH-deficient adults. J Clin Endocrinol Metab.1998;83(2):353-7.
27. de Boer H, Blok GJ, van der Veen E. Clinical aspects of growth hormone deficiency in adults. Endocr Rev.1995;16(1):63-86.
28. Blethen SL, MacGillivray MH. A risk-benefit assessment of growth hormone use in children. Drug Safety. 1997;17(5):303-16.
29. Cohen P, Bright GM, Rogol AD, Kappelgaard MA, Rosenfeld GR, Grupo Americano de Ensaios Clínicos Norditropin. Effects of dose and gender on the growth and growth factor response to gh in gh-deficient children: implications for efficacy and safety. J Clin Endocrinol Metab. 2002;87(1):90-8.
30. Reed ML, Merriam GR, Kargi AY. Adult growth hormone deficiency – benefits, side effects, and risks of growth hormone replacement. Front Endocrinol. 2013;4:64.
31. Abs R, Bengtsson BA, Hernberg-Stahl E, et al. GH replacement in 1034 growth hormone deficient hypopituitary adults: demographic and clinical characteristics, dosing and safety. Clin Endocrinol. 1999;50(6):703-13.
32. Cutfield WS, Wilton PO, Bennmarker H, Albertsson-Wikland K, Chatelain P, Ranke MB , Preço DA, et al. Incidence of diabetes mellitus and impaired glucose tolerance in children and adolescents receiving growth-hormone treatment. Lancet. 2000;355(9204):610-3.
33. Cohen P, Clemmons DR, Rosenfeld RG. Does the GH-IGF axis play a role in cancer pathogenesis? Growth Horm IGF Res. 2000;10(6):297-305.
34. Díez JJ, Sangiao-Alvarellos S, Cordido F. Treatment with growth hormone for adults with growth hormone deficiency syndrome: benefits and risks. Int J Mol Sci. 2018;19(3):893.
35. Cook D, Yuen K, Biller B. American Association of Clinical Endocrinologists Medical Guidelines for Clinical Practice for Growth Hormone Use in Growth Hormone-Deficient Adults and Transition Patients – 2009 Update. Endocrine Practice. 2009;15(Suppl 2): 1-29.

36. Shea H, Levy R. Transition care of patients with growth hormone deficiency from pediatric endocrinologists to adult endocrinologists. Endocr Pract. 2012;18(2):256-68.
37. Martha PM, Gorman KM, Blizzard RM, Rogol AD, Veldhuis JD. Endogenous growth hormone secretion and clearance rates in normal boys, as determined by deconvolution analysis: relationship to age, pubertal status, and body mass. J Clin Endocrinol Metab. 1992;74(2):336-44.
38. Stanley TL, Levitsky LL, Grinspoon SK, Misra M. Effect of body mass index on peak growth hormone response to provocative testing in children with short stature. J Clin Endocrinol Metab. 2009;94(12):4875-81.
39. Johannsson G, Albertsson-Wikland K. Discontinuation of growth hormone (GH) treatment: metabolic effects in GH-deficient and GH-sufficient adolescent patients compared with control subjects 1. J Clin Endocrinol Metab. 1999;84(12):4516-24.
40. Attanasio AF, Shavrikova E, Blum WF, et al. Continued growth hormone (GH) treatment after final height is necessary to complete somatic development in childhood-onset GH-deficient patients. J Clin Endocrinol Metab. 2004;89(10):4857-62.
41. Capaldo B, Patti L, Oliviero U, Longobardi S, Pardo F, Vitale F, et al. Increased arterial intima-media thickness in childhood-onset growth hormone deficiency. J Clin Endocrinol Metab. 1997;82(5): 1378-81.
42. Pfeifer M, Verhovec R, Zizek B, Prezelj J, Poredos P, Clayton RN. Growth hormone (GH) treatment reverses early atherosclerotic changes in GH-deficient adults1. J Clin Endocrinol Metabol. 1999; 84(2):453-7.
43. Colao A, Di Somma C, Salerno M, Spinelli L, Orio F, Lombardi G. The cardiovascular risk of GH-deficient adolescents. J Clin Endocrinol Metab. 2002;87(8);3650-5.
44. Mauras N, Pescovitz OH, Allada V, Messig M, Wajnrajch MP, Lippe B, Grupo de Estudo de Transição. Limited Efficacy of Growth Hormone (GH) during Transition of GH-Deficient Patients from Adolescence to Adulthood: A Phase III Multicenter, Double-Blind, Randomized Two-Year Trial. J Clin Endocrinol Metab 2005;90(7):3946-55.
45. Riggs BL, Melton LJ. The worldwide problem of osteoporosis: insight afforded by epidemiology. Bone. 1995;17(5 Suppl):S 505-11.
46. Castro LCG. Considerações sobre a massa óssea: do nascimento à senescência. In Madeira M, Maeda SS, Silva DMW, Moreira CA, de Farias MLF. Guia prático em osteometabolismo. 2ª ed. São Paulo: Clannad; 2019. p. 15-30.
47. Riggs BL, Melton LJ, Robb RA, Camp JJ, Atkinson EJ, McDaniel L, et al. A population-based assessment of rates of bone loss at multiple skeletal sites: evidence for substancial trabecular bone loss in young adult women and men. J Bone Miner Res. 2008;23(2):205-14.
48. izzoli R, Bonjour JP. Determinants of peak bone mass and mechanisms of bone loss. Osteoporos Int Suppl. 1999;2:S17-23.
49. Drake WM, Carroll PV, Maher KT, Metcalfe KA, Camacho-Hübner C, Shaw NJ, et al. The effect of cessation of growth hormone (GH) therapy on bone mineral accretion in GH-deficient adolescents at the completion of linear growth. J Clin Endocrinol Metab 2003;88(4):1658-63.
50. Bex M, Boillon R. Growth hormone and bone health. Horm Res. 2003;60:80-6.
51. Shalet SM, Shavrikova E, Cromer M, Child CJ, Keller E, Zapletalová J, et al. Effect of growth hormone (GH) treatment on bone in postpuberal GH-deficient patients: a 2-year randomized, controlled, dose-ranging study. J Endocrinol Metab. 2003;88(9):4124-9.
52. Attanasio AF, Shalet SM. Growth hormone and the transition from puberty to adulthood. Endocrinol Metab Clin North Am. 2007; 36(1):187-201.
53. Maeda SS, Borba VZC, Brasílio RC, Silva DMW, Borges JLC, Francisco Bandeira, et al. Recomendações da Sociedade Brasileira de Endocrinologia e Metabologia (SBEM) para o diagnóstico e tratamento da hipovitaminose D. Arq Bras Endocrinol Metab. 2014; 58(5):411-33.

Transição em Pacientes com Síndrome de Turner (ST)

Leandra Steinmetz

Uma questão importante na fase de transição para meninas com ST é levar em consideração a saúde psicológica das pacientes. A adolescência é um período de alto risco para meninas com ST, devido ao atraso puberal e à baixa estatura. Elas apresentam baixa autoestima e isso pode levar a quadros de tristeza e isolamento social[1].

Na fase de transição de meninas com ST surgem cinco questões principais, que são: fertilidade, baixa estatura, reposição dos hormônios sexuais, saúde óssea e saúde cardiovascular. Cada uma dessas áreas é impactada pelo conhecimento cognitivo e habilidades sociais da menina com síndrome de Turner[2,3].

Embora algumas mulheres com síndrome de Turner mantenham reserva ovariana na idade adulta e consigam ter gestações espontâneas, a maioria se torna infértil geralmente antes da conclusão da puberdade.

Mulheres com síndrome de Turner estão em maior risco de hipertensão, obesidade, hiperlipidemia, diabetes, acidente vascular cerebral e cardiopatia isquêmica e devem ser encorajadas a manter um peso estável e exercício físico regularmente.

As complicações potencialmente fatais da ST estão relacionadas aos efeitos cardiovasculares, associados ao aumento da mortalidade e morbidade. Portanto, a fase de transição é crucial para informar os jovens adultos sobre a necessidade de vigilância da saúde geral. Uma alteração comum é a hipertensão arterial sistêmica, afetando até 25% das meninas e 50% das mulheres adultas com síndrome de Turner. Uma das preocupações mais sérias em pacientes com ST é o risco de dilatação e dissecção da aorta, que, embora rara (1-2%), é frequentemente fatal[2-4].

REFERÊNCIAS

1. Bernard V, Donadille B, Le Poulennec T, Nedelcu M, Martinerie L, Christin-Maitre S. Management of endocrine disease: transition of care for young adult patients with Turner syndrome. Eur J Endocrinol. 2019;180(1):R1-7.
2. Conway G. Transition of care from childhood to adulthood: Turner syndrome. Endocr Dev. 2018;33:34-45.
3. Kosteria I, Kanaka-Gantenbein C. Turner Syndrome: transition from childhood to adolescence. Metabolism. 2018;86:145-53.
4. Gravholt CH, Dekkers OM, Geffner ME, Klein KO, Geffner ME, Klein, KO, et al. Clinical practice guidelines for the care of girls and women with Turner syndrome: proceedings from the 2016 Cincinnati International Turner Syndrome Meeting. Eur J Endocrinol. 2017;177(3):G1-70.

Transição em Indivíduos com Diferenciação Sexual Diferente

Leandra Steinmetz

Os indivíduos com desenvolvimento sexual diferente (DSD) constitui um grupo heterogêneo e que, com o avanço no conhecimento, tem cada vez mais melhorado a expectativa de vida e a fase de transição tem-se tornado um ponto importante de discussão.

O foco do cuidado com os pacientes com DSD sempre foi baseado nas discussões iniciais com a equipe multidisciplinar e os pais. Nas últimas décadas, a preocupação com a evolução sociopsicológica na adolescência e adulto jovem tem feito parte do acompanhamento. Preocupação com os relacionamentos, independência dos pais, fertilidade e início do relacionamento sexual tem sido o foco nas consultas da fase de transição. A comunicação aberta com os pais é fundamental, com especial atenção para preocupações culturais e integração da família no plano de cuidados[1,2].

Historicamente, a intervenção cirúrgica era comumente realizada precocemente. Agora é geralmente reconhecido que procedimentos irreversíveis (por exemplo, gonadectomia) podem ter efeitos sérios e às vezes impacto psicológico, emocional e psicossexual devastador sobre os indivíduos. Atualmente, o tratamento cirúrgico conservador é preconizado sempre que possível, permitindo que a criança se desenvolva e participe tomando uma decisão no processo, levando em consideração a identidade individual de gênero, relações familiares e integração social.

Avanços recentes em técnicas cirúrgicas ajudaram a melhorar a aparência estética e a funcionalidade sexual para adultos jovens, mas a capacidade de resposta e satisfação em longo prazo podem ser variáveis[2,3].

Pesquisadores que analisaram especificamente os processos de transição para indivíduos com DSDs nos EUA propuseram que o conceito de transição fosse introduzido por volta dos 12 ou 13 anos de idade. Um plano de transição é desenvolvido quando o paciente tem 14 ou 15 anos e é revisado regularmente nos anos seguintes. A transferência de atendimento é finalmente concluída entre os 18 e os 21 anos de idade, e o processo de transição continua em serviços para adultos para garantir que o paciente esteja totalmente estabelecido em seu novo ambiente de atendimento clínico. As equipes de assistência devem empregar uma ferramenta a fim de medir o preparo do paciente para a transição, para que as decisões de transferência possam ser individualizadas. É importante observar se o paciente alcançou marcos de desenvolvimento, como a capacidade de entender e explicar seu diagnóstico, conhecimento e compreensão do acesso a grupos de apoio e a capacidade de acompanhar suas consultas médicas futuras[1,3].

Durante a transição dos cuidados, as pessoas que têm DSD devem ser educadas e se capacitar para fazer perguntas sobre sua condição e quais restrições terão em relação à função sexual e à fertilidade. Alguns pacientes necessitarão de tratamento hormonal para induzir a puberdade e para reposição durante a idade adulta. Outro ponto que precisa ser discutido nessa fase é o risco de malignidade conforme o tipo de DSD e como esse acompanhamento será feito (ver Capítulo específico na Parte XI – Fertilidade e neoplasias em DSD)[3].

REFERÊNCIAS

1. Crouch NS, Creighton SM. Transition of care for adolescents with disorders of sex development. Nat Rev Endocrinol. 2014;10(7): 436-42.
2. Nordenström A. Puberty in individuals with a disorder of sex development. Curr Opin Endocr Metab Res. 2020;14:42-51.
3. McCracken KA, Fallat ME. Transition from pediatric to adult surgery care for patients with disorders of sexual development. Semin Pediatr Surg. 2015;24(2):88-92.

Transição em Pacientes com HCSR

LEANDRA STEINMETZ

O tratamento da HCSR durante a adolescência e a na fase de transição é uma tarefa desafiadora porque profundas mudanças hormonais ocorrem durante esse período, o que pode levar à supressão inadequada de andrógenos adrenais. Além disso, isso acontece quando questões psicossociais frequentemente afetam a adesão à terapia medicamentosa[1,2].

O tratamento com glicocorticoides (GC) ao longo da vida na HCSR é essencial para o manejo. O objetivo do tratamento com GC não é apenas de reposição do hormônio deficiente, mas também para diminuir a secreção noturna de ACTH, que é o principal fator da produção de andrógenos adrenais.

Em crianças, a hidrocortisona é o GC de escolha, porque os GCs de ação mais longa têm maior probabilidade de prejudicar o crescimento. Após essa fase, o uso de GC de ação mais prolongada é indicado, como dexametasona, prednisona ou prednisolona[3,4].

A dose de tratamento com mineralocorticoide necessária para adultos é geralmente menor do que o necessário para e crianças. A dose deve ser ajustada para evitar hipertensão e manter a atividade da renina plasmática na parte superior do normal, embora não haja consenso sobre o objetivo terapêutico exato desse tratamento em pacientes adultos[3].

Os problemas no acompanhamento dos pacientes com HCSR diferem dependendo da idade e sexo do paciente. Vários problemas de saúde relacionados à HCSR de longo prazo merecem atenção cuidadosa para jovens adultos.

Durante a infância, os principais objetivos do tratamento da HCSR devido à deficiência da 21-hidroxilase são: prevenir a perda de sal, atingir estatura normal e desenvolver puberdade em época e velocidade normais. Quando o crescimento cessa, as necessidades de GC mudam e o tratamento deve ser reavaliado.

Na fase de transição, o tratamento deve ser reavaliado tanto em relação à substituição do GC quanto à continuação do tratamento mineralocorticoide quando necessário. Na idade adulta, os objetivos do tratamento são: garantir a fertilidade normal e tentar evitar as consequências em longo prazo do uso de GC nos ossos, metabolismo e no aumento de risco de doenças cardiovasculares[1-3].

A questão do uso dos GC na fase de transição é muito importante e muitas vezes complicada por menor adesão às consultas. A falta de adesão ao tratamento leva à piora da virilização e puberdade rapidamente progressiva com baixa estatura com avanço importante da idade óssea e, por outro lado, o tratamento excessivo demonstrou resultar na supressão do crescimento, obesidade e diminuição da densidade mineral óssea (DMO), por meio dos efeitos dos esteroides na secreção do hormônio do crescimento e metabolismo ósseo[1].

Muitos jovens adultos experimentam problemas psicossociais significativos que diminuem a qualidade de vida. Assim, os desafios para uma transição eficaz incluem tanto o manejo adequado da doença quanto atenção particular ao bem-estar psicológico dos jovens[1,3].

Os pacientes virilizados precisam de educação clara sobre anatomia genital e compreensão de intervenções cirúrgicas passadas, bem como apoio psicológico.

Estudo britânico demonstrou que, no momento da transição entre os cuidados pediátricos e os adultos, o estado de saúde de jovens com HCSR foi inferior ao ideal, com números significativos apresentando baixo controle bioquímico, altura final reduzida, risco cardiovascular aumentado, com aumento de IMC e de pressão arterial, bem como saúde reprodutiva reduzida. Esses dados sugerem que é provável que o estado de saúde ruim comece na adolescência e persista na idade adulta, destacando a importância desse período no atendimento endócrino do paciente[4].

REFERÊNCIAS

1. Bachelot A. Transition of care from childhood to adulthood: congenital adrenal hyperplasia. Endocr Dev. 2018;33:17-33.
2. Chawla R, Rutter M, Green J, Weidler EM. Care of the adolescent patient with congenital adrenal hyperplasia: special considerations, shared decision making, and transition. Semin Pediatr Surg. 2019; 28(5):150845.
3. Choi JH, Yoo HW. Management issues of congenital adrenal hyperplasia during the transition from pediatric to adult care. Korean J Pediatr. 2017;60(2):31-7.
4. Gleeson H, Davis J, Jones J, O'Shea E, Clayton PE. The challenge of delivering endocrine care and successful transition to adult services in adolescents with congenital adrenal hyperplasia: experience in a single centre over 18 years. Clin Endocrinol (Oxf). 2013; 78(1):23-8.

Transição dos Cuidados do Diabetes da Pediatria para a Clínica de Adultos

Thais Della Manna

Grandes falhas de continuidade nos cuidados de portadores de *diabetes mellitus* (DM) têm sido relatadas à época de sua alta da pediatria e encaminhamento para a clínica médica, geralmente na fase final da adolescência e início da vida adulta. Essa fase da vida, entre os 18 e 30 anos de idade, corresponde a um período de conquista da independência tomada de responsabilidade dos cuidados do diabetes, que incluem as interações com o sistema de saúde. Dependendo do estágio de desenvolvimento psicológico, comportamental e emocional do paciente e da qualidade dessa transição, falhas no acesso ao sistema de saúde e no cuidado do DM podem determinar piora do controle metabólico, aumento da ocorrência de complicações agudas e início das complicações crônicas que deixarão de ser diagnosticadas e tratadas[1].

A transição dos cuidados do diabetes da pediatria para a clínica de adultos tem sido reconhecida como uma fase de alto risco para o paciente cuja interrupção dos cuidados é provável por diversos motivos, tais como interrupção abrupta de um relacionamento prolongado e confortável sem um preparo e acesso garantido ao próximo provedor de saúde; problemas financeiros; perda de cobertura do seguro saúde; mau controle metabólico associado a fatores de risco para complicações (hipertensão e dislipidemia), comportamentos de risco (tabagismo, abuso de álcool e drogas) e início das complicações crônicas podem aumentar ainda mais as dificuldades nesse período. Além disso, diferenças na gestão de saúde entre pediatria e clínica médica, deficiências no treinamento dos profissionais de saúde na prestação de cuidados a adultos jovens com diabetes, ausência de critérios bem definidos para a determinação da época ideal para essa transição e a escassez de evidências quanto às maneiras mais efetivas de realizá-la dificultam o sucesso dessa transferência[1].

Desfechos adversos de curto (CAD, hipoglicemia grave, hiperglicemia) e longo prazo (nefropatia e retinopatia) são relatados quando pacientes com diabetes perdem o seguimento ou mantêm consultas muito esporádicas[2,3]. Uma variedade de fatores pode aumentar o risco de hipoglicemias graves e CAD nesse período, incluindo a perda da supervisão familiar e a redução da frequência a consultas médicas, como também as preocupações com o trabalho e/ou vida acadêmica que tendem a prevalecer sobre o cuidado com o diabetes, além disso, outras mudanças de estilo de vida como consumo de álcool, mudanças dos níveis de atividade física, do padrão dietético e da motivação para o autocuidado[4].

Dificuldades psicossociais são frequentes na fase emergente à vida adulta, tais como sentir-se desencorajado e sobrecarregado com o esquema terapêutico; interações desconfortáveis com família, amigos e colegas de trabalho envolvendo o diabetes; sentimento de culpa ou ansiedade pelo mau controle metabólico; preocupações com o futuro e com a possibilidade de complicações de saúde sérias; falta de objetivos claros e concretos para o tratamento do diabetes[5].

Meninas adolescentes e pós-adolescentes com diabetes apresentam risco 2,4 vezes mais elevado de desenvolver distúrbios alimentares que a população geral. Cerca de 30% das mulheres que usam insulina enfrentam sintomas subclínicos como restrição alimentar, preocupação com o peso e a forma física, sentimento de culpa após comer e omissão intencional da insulina para perder peso. Os distúrbios alimentares estão associados com mau controle metabólico, baixa adesão ao tratamento, depressão, risco aumentado para CAD, taxas elevadas de complicações microvasculares em mulheres com diabetes e, particularmente, a anorexia nervosa e a omissão intencional de injeções de insulina implicam risco de morte, sendo recomendada a hospitalização em serviços especializados[6].

A prevenção de gestação indesejada e de doenças sexualmente transmissíveis são questões que devem ser discutidas tanto com a equipe pediátrica quanto com a de adultos. A contracepção deve ser abordada com adolescentes e mulheres jovens com diabetes, uma vez que foi relatado que menos de 25% das mulheres jovens com diabetes, entre 16 e 20 anos de idade, conhecem os riscos maternos e fetais da gestação e da necessidade do bom controle glicêmico para conceber e gestar um RN saudável[7].

O consumo de álcool piora o controle glicêmico, sendo um fator de risco conhecido para hipoglicemias graves, enquanto o tabagismo aumenta o risco cardiovascular e para albuminúria persistente entre adolescentes e adultos emergentes com diabetes. O envolvimento com tabagismo, álcool e drogas aumenta o risco para complicações agudas e crônicas do diabetes, além de acrescentar risco adicional quando o adolescente ou adulto jovem começa a dirigir. Riscos associados à hipoglicemia e à direção também devem ser discutidos. Abstinência de álcool e drogas e monitoramento glicêmico imediatamente antes de dirigir para a prevenção e tratamento de possíveis hipoglicemias devem ser abordados por ambas as equipes[8].

Se, por um lado, os pediatras estão pouco familiarizados com o tratamento das complicações do diabetes, os médicos de adultos costumam seguir diretrizes específicas para o tratamento de complicações diabéticas que geralmente foram baseados em dados de adultos de mais idade portadores de DM2; portanto, sua aplicabilidade para indivíduos jovens com DM1 precisa ser individualizada e uma discussão entre as equipes sobre a presença de complicações do DM deveria acontecer antes do encaminhamento final para a clínica médica[9].

Contudo, a melhor forma de se fazer essa transição é ainda um tema em debate. Algumas estratégias sugeridas para aumentar sua eficácia são: adoção de horários flexíveis de atendimento, ambulatórios noturnos, primeira consulta mais longa com o clínico, acesso a uma clínica especializada em adultos com mnenos de 30 anos de idade, entrega de um relatório informativo escrito sobre o processo de transferência ao novo médico, designação de um coordenador (condutor) para a fase de transição, formação de equipes mistas com pediatra e médico de adultos atuando juntos, acesso telefônico ininterrupto ou a múltiplos meios de comunicação (correio, correio eletrônico, mensagens de texto, mídia social), programas educativos baseados em *workshops* específicos para a fase de transição[9].

O processo de transição deverá ser abordado pela equipe pediátrica juntamente com o paciente e sua família um a dois anos antes de sua transferência. As consultas deverão ser realizadas mais com os adolescentes e menos com os familiares.

A ADA sugere que o plano de transição deva promover o desenvolvimento de serviços de saúde adequados para manter ininterruptos os cuidados do paciente à época de sua transferência da pediatria para a clínica médica, incluindo as ações de saúde apresentadas no quadro XX-3.

Quadro XX-3. Ações de saúde necessárias à transferência do jovem portador de DM à época de sua transferência da pediatria para a clínica médica[9].

Ações da equipe pediátrica
• Iniciar a avaliação de risco para complicações macrovasculares na infância de acordo com as diretrizes para triagem e tratamento de dislipidemias, pressão arterial e controle do peso • Iniciar o processo de transição com o paciente e sua família um a dois anos antes da transferência • As consultas devem ser feitas com o adolescente, focadas nas habilidades de autocuidado • Incentivar a transferência das responsabilidades do tratamento (autocuidado, agendamento de consultas, acesso a insumos terapêuticos) da família para o adolescente • Informar sobre as diferenças existentes entre o provedor pediátrico e o de adultos • Fornecer um resumo clínico escrito enumerando os problemas ativos, tratamento vigente, habilidades de autocuidado, controle glicêmico pregresso, presença de comorbidades associadas ao DM, problemas de saúde mental e encaminhamentos já realizados • Transferir o paciente para provedores de saúde de adultos versados no tratamento intensivo do DM e com interesse no cuidado de adultos jovens • Monitorar o acesso do adulto emergente aos cuidados de saúde e acompanhamento clínico
Ações conjuntas das equipes pediátrica e de adultos
• Reconhecer a vulnerabilidade dos adultos emergentes diabéticos promovendo suporte e acesso aos recursos necessários para seu tratamento • Seguir diretrizes para triagem de complicações micro e macrovasculares para pacientes pediátricos e adultos com diabetes • Discutir com adolescentes e adultos emergentes temas como contracepção, planejamento e riscos da gestação, prevenção de doenças sexualmente transmissíveis, uso de álcool e drogas, tabagismo e direção de veículos com ênfase na interação com o DM • Triar e tratar distúrbios alimentares e afetivos, tendo um centro de referência em saúde mental habituado a lidar com portadores de diabetes • Agendar a primeira consulta com o clínico para 3-4 meses após a última consulta pediátrica
Ações da equipe da clínica de adultos
• Fornecer cuidado individualizado e apropriado ao desenvolvimento do paciente, com ênfase na adesão ao autocuidado do diabetes e uso consistente de medicamentos para prevenir complicações agudas e crônicas • Realizar consultas médicas a cada 3 meses para DM1 e a cada 3-6 meses para DM2 que não usem insulina

1. Peters A, Laffel L, American Diabetes Association Transitions Working Group. Diabetes care for emerging adults: recommendations for transition from pediatric to adult diabetes care systems: a position statement of the American Diabetes Association, with representation by the American College of Osteopathic Family Physicians, the American Academy of Pediatrics, the American Association of Clinical Endocrinologists, the American Osteopathic Association, the Centers for Disease Control and Prevention, Children with Diabetes, The Endocrine Society, the International Society for Pediatric and Adolescent Diabetes, Juvenile Diabetes Research Foundation International, the National Diabetes Education Program, and the Pediatric Endocrine Society (formerly Lawson Wilkins Pediatric Endocrine Society). Diabetes Care. 2011; 34(11):2477-85.
2. Rewers A, Chase HP, Mackenzie T, Walravens P, Roback M, Rewers M, et al. Predictors of acute complications in children with type 1 diabetes. JAMA. 2002;287(19):2511-8.
3. Jacobson AM, Hauser ST, Willett J, Wolfsdorf JI, Herman L. Consequences of irregular versus continuous medical follow-up in children and adolescents with insulin-dependent diabetes mellitus. J Pediatr. 1997;131(5):727-33.
4. Morris AD, Boyle DI, McMahon AD, Greene SA, MacDonald TM, Newton RW. Adherence to insulin treatment, glycaemic control, and ketoacidosis in insulin-dependent diabetes mellitus. The DARTS/MEMO Collaboration. Diabetes Audit and Research in Tayside Scotland. Medicines Monitoring Unit. Lancet. 1997; 350(9090):1505-10.
5. de Groot M, Anderson R, Freedland KE, Clouse RE, Lustman PJ. Association of depression and diabetes complications: a metaanalysis. Psychosom Med. 2001;63(4):619-30.

6. Jones JM, Lawson ML, Daneman D, Olmsted MP, Rodin G. Eating disorders in adolescent females with and without type 1 diabetes: cross sectional study. BMJ. 2000;320:1563-6.
7. Charron-Prochownik D, Sereika SM, Wang SL, Hannan MF, Fischl AR, Stewart SH, Dean-McElhinny T. Reproductive health and preconception counseling awareness in adolescents with diabetes: what they don't know can hurt them. Diabetes Educ. 2006;32(2): 235-42.
8. Reynolds K, Liese AD, Anderson AM, Dabelea D, Standiford D, Daniels SR, et al. Prevalence of tobacco use and association between cardiometabolic risk factors and cigarette smoking in youth with type 1 or type 2 diabetes mellitus. J Pediatr. 2011;158(4):594-601.
9. Jenkins AJ, Lyons TJ, Zheng D, Otvos JD, Lackland DT, McGee D, et al. Serum lipoproteins in the diabetes control and complications trial/epidemiology of diabetes intervention and complications cohort: associations with gender and glycemia. Diabetes Care. 2003;26(3):810-8.

Parte XXI

Endocrinopatias em Tempo de Pandemia

COORDENADOR

Durval Damiani

Manifestações Endócrinas na COVID-19

Durval Damiani

No final de 2019 inicia-se na China uma disseminação de um vírus chamado SARS-CoV-2 (*severe acute respiratory syndrome – coronavirus subtipe 2*). A Organização Mundial da Saúde é notificada em 31 de dezembro de 2019 e em 11 de março de 2020 declara a infecção por Coronavírus (*Coronavirus disease 2019* – COVID-19) uma pandemia mundial.

Esse vírus RNA espalhou-se pelo mundo a partir da cidade chinesa de Wuhan e assume uma proporção de milhões de infectados e de mais de um milhão de mortos após um ano do início da pandemia. Trata-se de um betacoronavírus que penetra no ambiente intracelular ligando a proteína *spike* (S) no domínio de ligação do receptor para a enzima conversora de angiotensinogênio (ACE2), presente na superfície epitelial das células humanas. ACE2 é uma monocarboxipeptidase tipo I, transmembrana, dependente de zinco, com homologia à ACE, um ator importante no sistema renina-angiotensina-aldosterona (RAAS) e um alvo para o tratamento de hipertensão arterial, já que ela cliva angiotensina II em angiotensina, que se liga a receptores, mas para regular negativamente RAAS[1].

A distribuição tecidual do SARS-CoV-2, no entanto, não é tão concordante com a presença de ACE2, o que significa que cofatores são necessários para a entrada do vírus nas células. Entre esses fatores estão uma protease de serina transmembrana (TMPRSS2) e a neurofilina-1 (NRP1).

Após a ligação ao ACE2, o SARS-CoV-2 recruta TMPRSS2 que facilita a entrada no citoplasma. Após entrar no citoplasma, o vírus vai ao núcleo onde faz a célula iniciar sua própria replicação[2]. A expressão de TMPRSS2 é aumentada pela testosterona e isso explica a maior incidência de COVID-19 em homens e sua relativa raridade e menor gravidade (mortalidade < 0,1%) em crianças pré-púberes[3]. ACE2 é clivado pela protease ADAMTS17.

Com o uso de mutagênese sítio-dirigida e anticorpos monoclonais, mostrou-se que NRP1 poderia ser um fator potencializador para ACE2, facilitando a entrada do vírus. Isso é corroborado pela *up-regulation* de NRP1 em amostras biológicas infectadas pelo SARS-CoV-2 em comparação a tecidos não infectados. A maior infectividade do SARS-CoV2 em relação a outros membros da família é provavelmente explicado pela elevação da produção de NRP1[4].

Grassi et al. sugerem que a COVID-19 poderia ser considerada um distúrbio endócrino, que está de acordo com uma resposta não específica do sistema imune e que é bem diferente do que ocorre nas infecções pelo vírus da influenza[5].

Do ponto de vista endócrino, duas questões surgem:

1. Como ficam os que já têm uma condição de endocrinopatia em presença de uma infecção pelo SARS-Cov-2?
2. O vírus é capaz de causar, por si só, alguma endocrinopatia?

Existem evidências cada vez maiores de que portadores de doenças como obesidade, *diabetes mellitus* (DM), hipertensão arterial e doenças cardiovasculares estão sob risco aumentado de infecção pelo coronavírus. Dados do Reino Unido e dos Estados Unidos apontam maior prevalência de obesidade e DM nos pacientes que foram a óbito pela COVID-19.

Nos Estados Unidos, as comorbidades associadas à COVID-19 são hipertensão arterial (49,7%), obesidade (48,3%), DM (28,3%) e doença cardiovascular (27,8%).

DIABETES MELLITUS

Há várias maneiras pelas quais os pacientes diabéticos podem ter facilitada a entrada do SARS-CoV-2 nas suas células:

1. A hiperinsulinemia reduz a atividade da ADAMTS17, uma protease que cliva ACE2 e, portanto, aumenta sua expressão, permitindo mais ligação do vírus à superfície celular. Em humanos, maior expressão da proteína ACE2 está associada a hiperglicemia e *diabetes mellitus* causados pelo SARS-coronavírus (SARS-CoV), um outro coronavírus que usa também ACE2 como receptor de entrada na célula, sugerindo que o SARS-CoV-2 possa atuar de modo semelhante.
2. Moduladores de ACE2, tais como inibidores de ACE (ACEi), bloqueadores de receptor de angiotensina e tiazolidinedionas que são usadas comumente em DM podem fazer uma *up-regulation* da expressão dos receptores ACE2.

3. *Diabetes mellitus* é associado a defeitos de complemento e estimulação antigênica reduzida de IL-6, IL-8 e TNF-α. Altera as células T reguladoras (Treg) e as células apresentadoras de antígenos, o que pode exacerbar a imunodeficiência.
4. A coexistência de hipertensão arterial e obesidade, atuando através da via HIF-1α, e os receptores *toll-like* podem contribuir para uma inflamação crônica preexistente levando a um *clearance* do SARS-CoV-2 prejudicado.
5. A glicoproteína de superfície dipeptilpeptidase 4 (DPP-4), que degrada GLP-1 (*glucagon-like peptide*, uma incretina) está elevada no DM e na obesidade e também funciona como um receptor de superfície para o coronavírus. A inibição de DPP-4 é um alvo terapêutico potencial para a infecção por coronavírus, reduzindo também a lesão orgânica mediada por citocinas. Todas essas evidências fazem com o paciente com DM esteja predisposto a uma tempestade de citocinas que resulta em lesão orgânica e óbito[6].

MECANISMOS DE RESISTÊNCIA À INSULINA

Entre os mecanismos que conduzem à resistência à insulina, a ativação de serina-treonina quinases encontra-se entre os principais. A ativação de PKR (proteinoquinase R e PERK) participa da chamada "resposta integrada ao estresse" que culmina em fosforilação do IRS-1 (substrato do receptor de insulina) em serina, o que reduz à ação da insulina e leva à resistência. Podemos dizer que sempre que tivermos essa resposta integrada ao estresse teremos resistência à insulina.

Partículas do RNA viral do SARS-CoV-2 podem ativar diretamente PKR e levar à resistência à insulina[7].

Na infecção pelo SARS-Cov-2, ocorre falha na produção de interferons I e III, o que dificulta o clareamento viral e a redução de receptores ACE2, induzida pelo vírus dificulta a conversão de angiotensina II (AII) em angiotensina (1-7), que tem papel anti-inflamatório e evita acúmulo excessivo de AII. A "tempestade de citocinas" associada a aumento de AII e de cortisol (pelo estresse) ativam as serina-treonina quinases e vão contribuir para a resistência à insulina.

A insulina atua por meio de IRS e estimula a mTORC2 que inibe MCP1 (*monocyte concentrating protein*) e essa inibição evita a formação de macrófagos M1. Ora, se temos resistência à insulina, essa inibição de MCP1 não ocorre e, no tecido adiposo, ocorre grande infiltração de macrófagos e aumento da resposta inflamatória. Dessa forma, quando dizemos que a obesidade leva à resistência à insulina devido ao estado de inflamação crônica, o oposto é verdadeiro, ou seja, a hiperinsulinemia, resultante da resistência à insulina, leva a um processo inflamatório mais acentuado.

Um outro dado muito curioso é o papel do hiperinsulinismo sobre a resistência da via aérea, tanto em relação aos brônquios quanto aos bronquíolos. Por meio de um efeito central, a hiperinsulinemia atua através do nervo vago (núcleo dorsal motor e núcleo ambíguo) promovendo modificações na reatividade brônquica. Dessa forma, na obesidade, não é somente o fator anatômico que leva à resistência da via aérea, mas também o hiperinsulinismo, por ação direta sobre as vias aéreas[7].

MANUSEIO DO PACIENTE DIABÉTICO COM COVID-19

Do ponto de vista clínico, é importante discutir os objetivos glicêmicos e o que fazer nos "dias de doença", os ajustes nas doses de insulina, hidratação adequada e disponibilidade de tabletes de glicose caso haja hipoglicemia.

Além disso, manter uma dieta saudável e praticar atividades físicas (150 minutos por semana) que incluam caminhadas, mantendo um distanciamento físico, uso de máscaras e medidas de higiene deve ser discutido e enfatizado.

Vacinação é importante (influenza, pneumocócica, por exemplo) e não deve ser negligenciada já que tem havido coinfecção viral em pacientes com COVID-19.

Para o manuseio da hiperglicemia no paciente internado, o alvo recomentado pela Associação Americana de Diabetes (ADA) é 140-180mg/dl para pacientes criticamente doentes e critérios mais restritos (110-140mg/dl) em pacientes selecionados. Todavia, a ADA não fez ainda recomendações para pacientes com COVID-19. Em pacientes que apresentem graves comorbidades ou que sejam doentes terminais, o controle glicêmico é mais liberal (>180mg/dl), especialmente se uma cuidadosa monitorização não for disponível[6]. Nesses pacientes, um enfoque menos agressivo, minimizando glicosúria, monitorando estado de hidratação e detectando precocemente distúrbios hidroeletrolíticos, é mais apropriado. Avaliar constantemente o *status* clínico do paciente, a trajetória da glicemia, a gravidade da doença, o estado nutricional e as medicações concomitantes que possam interferir no controle glicêmico é altamente desejável.

Para pacientes com DM tipo 2 em uso de inibidores do transportador sódio/glicose (SGLT2i) devem-se descontinuar esse tipo de droga, já que seu uso tem sido associado à depleção de volume intravascular e tem aumentado o risco de cetose euglicêmica. A descontinuação de sulfonilureias também é recomendada, particularmente em doentes graves, em que o *clearance* da droga pode estar comprometido. Cloroquina e hidroxicloroquina podem causar hipoglicemia. Drogas antivirais como ritonavir e lopinavir associam-se a hiperglicemia e devem requerer ajustes de doses de insulina, se tiverem que ser utilizadas.

Com a necessidade desse manuseio mais flexível do paciente com DM, a insulina torna-se a droga de escolha para o controle glicêmico, além de seu efeito anti-inflamatório. Os inibidores de DPP-4 e os análogos do receptor de GLP-1 não somente atenuam o estado inflamatório crônico, mas também apresentam efeitos imunomodulatórios independentes, protetores do pulmão e podem ser benéficos.

Há ainda muitas áreas de incerteza que requerem investigação com relação ao DM e COVID-19, tais como as diferenças entre DM1 e DM2, controle glicêmico ótimo *vs.* pobre e o efeito da idade e de condições coexistentes na evolução desses pacientes.

HIPERTENSÃO ARTERIAL (HA)

Tem sido vista alta prevalência de hipertensão arterial em pacientes com COVID-19, o que pode predispor a uma doença mais grave. O risco de óbito aumenta 3 vezes, e o risco de doença grave, 2 vezes em pacientes com COVID-19 e HA.

A HA predispõe a uma desregulação imune, com IL-17 elevada, função anormal de células *natural kille*r e de linfócitos T, parcialmente reversíveis com antagonistas do receptor de mineralocorticoide. Além disso, tônus simpático mais ativo, desregulação do NFκB e elevação de angiotensina II, um peptídeo pró-inflamatório, também são notados.

É importante que se note que a prevalência de HA é aumentada em pessoas de mais idade e, entre os pacientes com COVID-19, a maioria dos que apresentam doença mais grave é representada por idosos, ou seja, pode não haver causalidade nessa relação.

OBESIDADE

A obesidade é a terceira comorbidade afetando pacientes que vão a óbito por COVID-19 (28%), ficando atrás de DM e de doença renal crônica[8].

Existe uma disfunção imune na obesidade que advém da resistência e exaustão da célula T à insulina. Há a suspeita de que o tecido adiposo represente o alvo e reservatório do SARS-CoV-2[9].

As alterações das respostas mieloide e linfoide dentro do tecido adiposo levariam a uma alteração no perfil das adipocinas. Liberação excessiva de IL-6 pelo tecido adiposo contribui para o agravamento do estado inflamatório, interferindo no prognóstico da COVID-19.

Uma resposta atenuada do receptor de angiotensina no sistema renina-angiotensina-aldosterona pode agravar uma desregulação imune preexistente. Ao lado disso, alta concentração de DPP-4 vista na obesidade bem como a hipersinsulinemia podem alterar o sistema imune. Embora eventuais benefícios de uma inibição de DPP-4 não são comprovados, há claro efeito anti-inflamatório e protetor do pulmão dos análogos do receptor de GLP-1 e essa poderia ser uma alternativa terapêutica em casos graves[10].

A apneia obstrutiva do sono, a hipoventilação e o aumentado risco de trombose, comuns no obeso, podem comprometer ainda mais o pulmão e o estado geral de pacientes com COVID-19.

OUTRAS ENDOCRINOPATIAS

Eixo hipotálamo-hipófise-suprarrenal – durante a fase inicial da infecção viral, os glicocorticoides sensibilizam a resposta imune para atacar os antígenos estranhos. No decurso da infecção pode advir um bloqueio do eixo hipotálamo-hipófise-suprarrenal, levando à insuficiência adrenal nas fases críticas da doença.

Pacientes com insuficiência adrenal estão sob risco aumentado de infecção e os que têm insuficiência adrenal primária apresentam diminuição da citotoxicidade por células *natural killer*, o que compromete o reconhecimento e a eliminação das células infectadas pelo vírus e reduz as defesas imunes antivirais.

Durante o período de infecção por coronavírus, os pacientes com insuficiência adrenal devem seguir o mesmo protocolo proposto para outras infecções ou situações de estresse: dobrar a dose nos dias iniciais da doença e, em casos mais graves ou na impossibilidade de usar a via oral, hidrocortisona por via parenteral deverá ser utilizada. Lembrar que pacientes em uso de glicocorticoides, em vigência de COVID-19, estão sob risco aumentado de tromboembolismo e devem fazer profilaxia com heparina.

Eixo hipotálamo-hipófise-tireoide – o tecido tireoidiano expressa receptor e ACE2, cuja hiperexpressão tem sido implicada em progressão de câncer de tireoide. Em pacientes com COVID-19, doença do eutireoidiano doente e tireoidite têm sido vistas em 3,6% dos casos[11]. Os dirtúrbios tireoidianos estão ligados à maior mortalidade por COVID-19[12].

Em geral, crianças com doença tireoidiana, mesmo se mal controladas, não apresentam risco aumentado de COVID-19. Todavia, pacientes mal controlados com tireotoxicose podem ter risco aumentado de infecção. É bem estabelecido que doença tirieoidiana autoimune não causa imunossupressão. Medicamentos utilizados em doenças tireoidianas, incluindo tiroxina, carbimazol, metimazol e propiltiouracil, não afetam o sistema imune e não colocam risco aumentado para COVID-19.

Recomendação da Sociedade Britânica de Tireoide sobre adultos e crianças com doença ocular tireoidiana em altas doses de esteroides, micofenolato ou rituximabe e que são considerados imunocomprometidos devem seguir medidas de confinamento e proteção à saúde bastante estritas. Dependendo da gravidade do problema, as altas doses de esteroides ou imunossupressores devem ser suspensos.

Quanto ao tratamento de hipotireoidismo, tanto adultos quanto crianças devem manter as mesmas doses de tiroxina. Se houver distúrbios gastrointestinais graves, a dose pode ser repetida, quando factível. Quanto aos pacientes com hipertireoidismo em uso de drogas antitireoidianas, essas drogas devem ser suspensas e os pacientes devem ser avaliados quando ocorrer possível agranulocitose, pois os sintomas dessa última (dor de garganta, ulcerações na boca, febre e sintomas semelhantes a gripe) podem sobrepor-se aos da COVID-19[13].

Diabetes insipidus – a concomitância de *diabetes insipidus* (DI) e COVID-19 coloca alguns desafios extras no tratamento, recomendando-se o atraso da próxima dose de DDAVP até que a diurese se restabeleça, provocando-se, assim, uma aquarese mais intensa que denota o final da dose anterior da medicação e, com isso, evita-se a intoxicação hídrica. Os pacientes são vulneráveis à hiponatremia tanto por excesso de DDAVP como pela produção elevada de vasopressina provocada por pneumonia no contexto da síndrome de secreção inapropriada de hormônio antidiurético. Monitorização contínua do sódio sérico deve ser feita para se controlar melhor o balanço hidroeletrolítico desses pacientes. Um desafio especial são os pacientes com DI adípsicos, pois eles não sentem sede e não controlam seu volume de ingestão hídrica.

Desde que a hidrocortisona é essencial para o *clearance* do excesso de água livre, ela deve ser administrada em doses que evitem acúmulo de fluido, lembrando-se que, quando se administra glicocorticoide, especialmente em quem tem hipocortisolismo, aumenta-se a necessidade de DDAVP e as doses devem ser ajustadas.

Hipoglicemia (hipoglicemia hiperinsulinêmica ou hipoglicemia cetótica) – em crianças que têm tendência a apresentar hipoglicemia durante infecções, especialmente hipoglicemia cetótica e hiperinsulinismo, devem ser cuidadosamente monitoradas. Elas não são consideradas vulneráveis à COVID-19, exceto se estiverem em uso de Sirolimus, um inibidor da mTOR (*mammalian target of rapamycin*), com ações imunossupressoras. Estritas medidas de higiene e confinamento são indicados, com a administração de fluidos açucarados em intervalos frequentes. Por outro lado, se o paciente estiver em uso de diazóxido, atenção à retenção hídrica e à hipertensão pulmonar. Se em uso de análogos de somatostatina, atenção a arritmias cardíacas e distúrbio de condução[14].

Síndrome de Cushing – representa um estado de imunodepressão celular e humoral que pode aumentar a suscetibilidade a infecções. Quanto maior a concentração de cortisol, mais grave é a infecção e a adesão a medidas de proteção contra a infecção por SARS-CoV-2 é essencial.

Hipoparatireoidismo – não leva a risco aumentado de infecção, exceto no contexto da síndrome de deleção 22q11.2 (Di George) que na maioria (64-77%) dos pacientes inclui imunodeficiência de gravidade variável. A hipo/aplasia tímica condiciona um comprometimento de linfócitos T, com infecções recorrentes do trato respiratório. Isso aumenta a suscetibilidade à COVID-19. De outro lado, a hipocalcemia pode comprometer a capacidade respiratória pelo enfraquecimento da musculatura torácica[15].

Síndrome dos ovários policísticos – o hiperandrogenismo, associado a obesidade, hipertensão arterial sistêmica, deficiência de vitamina D, resistência à insulina (ou mesmo *diabetes mellitus* tipo 2) e um quadro inflamatório sistêmico, comuns na síndrome dos ovários policísticos (SOP), tornam esses pacientes mais vulneráveis à infecção do SARS-CoV-2.

Por outro lado, muitas pacientes com SOP recebem metformina, havendo recomendação de suspensão de seu uso quando a COVID-19 se torna instável, já que a droga pode promover acidose láctica, especialmente se o paciente desidratar. Como há acometimento renal na COVID-19, essa possibilidade se torna mais real. Quanto a outras drogas hipoglicemiantes, cuidado especial com os inibidores do transportador de sódio e glicose tipo 2 (SGLT2i), que podem levar a quadros de cetoacidose com glicemia normal ou baixa e a recomendação é que sejam descontinuados. Por outro lado, a insulina torna-se a medicação de escolha nessas situações.

O uso de inibidores da dipeptilpeptidase 4 (DPP4) parecem ser bem tolerados e podem ser continuados (a dose de alguns inibidores de DPP4 deve ser ajustada de acordo com a função renal). Devido ao risco aumentado de hipoglicemia na COVID-19, evitar ou otimizar o uso de sulfonilureias.

Em caso de uso de glicocorticoides, lembrar que muitas pacientes com SOP apresentam resistência à insulina talvez ainda desconhecida e os glicocorticoides podem induzir um estado de hiperglicemia.

Como hipertensão arterial é comum na SOP, o uso de certas drogas anti-hipertensivas tem sido questionado. As cinco principais classes de anti-hipertensivos (inibidores de enzima conversora de angiotensinogênio, bloqueadores do receptor de angiotensina, diuréticos tiazídicos, bloqueadores de canal de cálcio e betabloqueadores) não se mostraram prejudiciais em pacientes com COVID-19 e sua utilização não deve ser descontinuada.

Além disso, a COVID-19 predispõe a trombose e extrema vigilância sobre fenômenos tromboembólicos deve ser exercida em pacientes com SOP, que já apresentam risco aumentado de trombose pela obesidade, uso de contraceptivos orais, entre outros[16].

O CORONAVÍRUS É CAPAZ DE CAUSAR ALGUMA ENDOCRINOPATIA?

O vírus SARS-CoV-2 tem predileção pelo envolvimento de múltiplos órgãos devido à presença de receptores ACE2 em um grande número de tecidos, tais como SNC, coração, trato gastrointestinal e cascata de coagulação. No entanto, há poucos relatos de envolvimento do sistema endócrino[17].

Baseados em experiências prévias com infecções com o SARS, vemos que esse vírus tem causado hipocortisolismo e hipotireoidismo central nos sobreviventes. Tem-se notado elevação de LH, FSH e PRL enquanto tem havido redução de estrógeno e TSH.

Parece haver três mecanismos de interação entre o sistema endócrino e SARS-CoV-2: infecção direta da glândula, ativação do eixo hipotálamo-hipofisário via mediadores inflamatórios e lesão glandular imune, mediada por células B (anticorpos) ou linfócitos T.

Eixo hipotálamo-hipofisário

Pouco tem sido documentado sobre os efeitos hipotálamo-hipofisários da COVID-19, mas, de acordo com recentes achados de necropsia, o hipotálamo parece ser um alvo altamente provável do SARS-CoV-2 devido à rica expressão de ACE2 e TMPRSS2, especialmente no núcleo paraventricular[18].

Tem-se levantado a hipótese de que o vírus possa entrar no cérebro através do epitélio nasofaríngeo, via nervo olfatório, passando a barreira hematoliquórica ou entrando diretamente pela eminência média (que não tem barreira). O estado pró-trombótico e a doença endotelial sistêmica da COVID-19 poderiam ser fatores de risco para apoplexia hipofisária, especialmente em pacientes com adenomas hipofisários, naqueles em terapia anticoagulante, portadores de macroprolactinomas ou em uso de agentes dopaminérgicos[19].

Os efeitos da infecção viral por SARS-CoV-2 no eixo hipotálamo-hipofisário podem ser por invasão direta do vírus, já que existem receptores ACE2 nessas células, ou pela ação de citocinas (IL-1, IL-6, TNF-alfa) que estimulam o eixo e elevam as concentrações de cortisol. Por outro lado, a inflamação, por si só, pode levar à hipofisite[20].

Apesar de não se saber o papel do GH e do IGF-1 na COVID-19, sabe-se que, em camundongos, eles modulam a lesão pulmonar causada pelo vírus influenza A[21].

A "tempestade de citocinas" que tem sido documentada na COVID-19, mediada por IL-6, suprime IGF-1 e tem sido especulada como um fator para autismo em filhos de mães grávidas com COVID-19[22].

Suprarrenais

Causas virais de insuficiência adrenal por invasão direta do vírus são bem conhecidas. A estimulação do eixo hipotálamo-hipófise-suprarrenal por citocinas inflamatórias resulta em perfusão adrenal aumentada, elevando o risco de hemorragia. Por outro lado, o aumento da esteroidogênese resulta em resposta de imunomodulação favorecendo células T helper Th-2, o que retarda o clareamento viral[23].

Curiosamente, o SARS-CoV-2 produz partículas virais que são estruturalmente semelhantes ao ACTH e isso leva a uma reação imune cruzada, com produção de anticorpos contra ACTH, levando à insuficiência adrenal. Além disso, há receptores ACE2 na glândula adrenal. Em decorrência dessas alterações, o uso de glicocorticoides na COVID-19 foi proposto: além de se provarem benéficos na síndrome da "tempestade de citocinas", os glicocorticoides podem ter alguma ação local na membrana do alvéolo pulmonar, quer por efeito estabilizador de membrana, quer por outro mecanismo que previna a formação de membrana hialina nos pulmões[24].

Apesar de, em uma fase inicial, ter havido contraindicação de uso de glicocorticoides em COVID-19 pela Organização Mundial da Saúde, estudo recente (RECOVERY) sugere benefícios significantes em pacientes criticamente doentes. A dexametasona reduziu o risco de mortalidade em 17% em pacientes ventilados[25].

Os pacientes com COVID-19 grave montam uma robusta resposta adrenal e a concentração basal de cortisol pode ser um preditor confiável de mortalidade: um ponto de corte de 27µg/dl (744nmol/l) prediz a mortalidade em 15 dias: os pacientes com concentrações superiores a esse limiar têm mais risco de morte do que aqueles que se mantêm abaixo dessa concentração[26]. No entanto, não podemos nos precipitar na conclusão de que seria contraindicado o uso de glicocorticoides em paciente com COVID-19 grave, mas devemos enfatizar que, provavelmente, os benefícios dos glicocorticoides em pacientes criticamente enfermos com COVID-19 não devem ser devidos à insuficiência adrenal e podem relacionar-se a um efeito pulmonar local dos esteroides. Dessa forma, o *timing* do uso dos glicocorticoides nesses pacientes é importante para se escolher o melhor momento de se iniciar a terapia. Mais estudos ainda são necessários para melhor esclarecer esses efeitos.

Pâncreas

Têm sido relatados vários casos de *diabetes mellitus* em pacientes com COVID-19. É possível que muitos desses pacientes já tivessem DM tipo 1 em desenvolvimento e a reserva de células beta já estava no limite quando surge a infecção viral. No entanto, é possível que o vírus cause diretamente agressão às células alfa e beta pancreáticas e desencadeie DM não imunológico (DM TIPO 1B), inclusive com cetoacidose, refletindo em perda aguda da capacidade de produção de insulina.

Um estudo de Wuhan com pacientes hospitalizados, especialmente idosos com COVID-19, mostrou que 21,6% tinham história de diabetes e, baseados na glicemia à admissão, 20,8% tinham seu primeiro diagnóstico de DM (com glicemia de jejum > 126mg/dl ou hemoglobina glicada maior que 6,5%) ou disglicemia (glicemia entre 100 e 126mg/dl ou hemoglobina glicada entre 5,7 e 6,5%)[27]. Estudo alemão apresentou 532 crianças com diagnóstico de DM1 e encontrou um aumento significativo de cetoacidose diabética e cetoacidose grave durante o período pandêmico[28].

Não está claro, no momento, se o DM presente em pacientes com COVID-19 seja dos tipos 1, 2 ou algum outro subtipo complexo de diabetes. Embora no DM1 o processo resulta de destruição autoimune de ilhotas, na COVID-19 resultaria de uma destruição maciça e aguda de ilhotas pancreáticas[29].

Existem receptores ACE2 nas ilhotas pancreáticas e tanto o pâncreas exócrino quanto o endócrino podem estar acometidos pelo vírus. Há relatos de desencadeamento de DM1 com cetoacidose e hiperosmolalidade em pacientes com COVID-19, sugerindo citotoxicidade à célula beta ou reação autoimune. Entre 658 pacientes com COVID-19, 6,4% apresentaram cetose à admissão, sem nenhuma outra causa[30,31].

Hiperglicemia é vista frequentemente em pacientes com COVID-19, resultante da agressão direta do vírus sobre as células beta, agravada pelo uso de glicocorticoides e pela resistência à insulina induzida pelo estado inflamatório[32].

Tireoide

Há evidências cada vez maiores de que a COVID-19 possa ter um impacto maior no eixo hipotálamo-hipófise-tireoide do que se pensava inicialmente. RNA mensageiro de ACE2 nas células foliculares tireoidianas foi confirmado em análises de culturas primárias de células tireoidianas e sua expressão é semelhante à encontrada em outros tecidos[31].

Mais que isso, os níveis de expressão de ACE2 e TMPRSS2 são mais altos na tireoide do que no pulmão. Um grupo importante de proteínas estruturais da membrana plasmática que poderia estar implicada na invasão celular do SARS-CoV-2 é representado pelas integrinas. ACE2 liga-se a integrinas para modular a transdução de sinal. Por outro lado, o T4 regula a expressão de genes para a proteína monomérica que forma integrinas e o hormônio tireoidiano promove a internalização de integrinas. Portanto, o hormônio tireoidiano pode influenciar positivamente a captação viral envolvendo integrinas[33].

No entanto, não se pode excluir que a lesão tireoidiana seja secundária a um insulto viral na região hipotalâmica hipofisária. Sequências de genoma SARS foram detectadas no citoplasma de numerosos neurônios hipotalâmicos e a avaliação imuno-histoquímica da adeno-hipófise de cinco pacientes com SARS revelaram que tanto o número quando a intensidade imunorreativa de células positivas para TSH estavam marcadamente reduzidos[33].

O acometimento da tireoide pode-se fazer tanto por invasão direta do vírus quanto através de agressão imunológica ou pela "tempestade de citocinas". Tem havido relatos de disfunção tireoidiana com T3 e T4 baixos em pacientes com COVID-19. Há mesmo uma relação entre a gravidade da doença e as concentrações de T3.

Leow et al. publicaram quatro pacientes com SARS que três meses após a recuperação apresentavam hipotireoidismo bioquímico, três centrais e um primário, devido à tireoidite linfocitária crônica. Enquanto os que tinham hipotireoidismo central remitiram espontaneamente após 3 a 9 meses, o caso com hipotireoidismo primário não teve remissão e exigiu reposição hormonal permanente[33].

Tireoidite subaguda foi relatada na Itália após COVID-19[27]. É bem sabido que as tireoidites subagudas (de Quervain) costumam seguir-se a infecções virais e o SARS-CoV-2 não foge a essa regra. Por outro lado, alterações tireoidianas em vigência de quadros graves de COVID-19 caracterizam a síndrome do eutireoidiano doente, em que ocorre baixa de TSH, T3 e, nos casos mais graves, de T4 livre.

Tireoidite autoimune pode desenvolver-se na "tempestade de citocinas" induzida pelo SARS-CoV-2 e isso poderia levar a um hipotireoidismo primário. Dessa forma, as manifestações tireoidianas da COVID-19 podem incluir tireotoxicose, orbitopatia de Graves e hipotireoidismo.

Gônadas

Existe maior acometimento por COVID-19 em homens e uma das explicações é a maneira como o vírus entra na célula: após escorar-se no receptor ACE2, uma protease de serina transmembrana (TMPRSS2) fixa esse vírus no interior da célula. Essa protease é dependente de testosterona e, portanto, a produção testicular desse hormônio acaba por favorecer a entrada do vírus nas células. Os testículos expressam abundantemente ACE2 e NRP1, especialmente nas espermatogônias, células de Sertoli e Leydig, de tal forma que tem-se postulado que os testículos possam ser um reservatório viral.

Estudos de necropsia de pacientes com infecções pelos vírus SARS têm mostrado destruição de células germinativas e infiltrado linfocítico nos testículos[35]. Ao menos um caso de orquite foi documentado em um jovem com COVID-19. Exame *post-mortem* de homens que faleceram por COVID-19 revelaram, em 11 de 12 casos, lesão de túbulos seminíferos, vacuolização de células de Sertoli, número reduzido de células de Leydig e infiltrado linfocitário[36].

A análise de sêmen de pacientes com COVID-19 mostra a presença do vírus, mas as implicações clínicas quanto à fertilidade são ainda desconhecidas. Baixas concentrações de testosterona, com LH elevado, indicam destruição tecidual local em pacientes do sexo masculino com COVID-19[37].

Estrógeno e 17-beta-estradiol podem atuar em subgrupos celulares do sistema imune por mecanismo epigenético, resultando na modulação de linfócitos. Isso pode explicar por que mulheres clareiam o vírus mais cedo comparado aos homens. Há estudos clínicos tentando o uso de estrógenos e privação de andrógenos para reduzir a gravidade da COVID-19[38].

CONCLUSÃO

A pandemia de COVID-19 representa o maior desafio em saúde pública desde a gripe espanhola de 1918. Nesse contexto, as endocrinopatias não poderiam deixar de existir nesse quadro global de patologia.

Duas situações básicas devem ser analisadas: os portadores de endocrinopatias e aqueles que se tornam endocrinopatas após a infecção pelo SARS-CoV-2.

Na primeira situação, cuidado especial a pacientes diabéticos, com vigilância cuidadosa nos seus controles, permitindo que eles atravessem uma situação de infecção com bom controle metabólico. Pacientes em uso de medicamentos que possam interferir na sua competência imunológica (glicocorticoides, metimazol, propiltiouracil, sirolimus, entre outros) também devem ser estritamente monitorados e, em alguns casos, a medicação deve ser suspensa.

Mais inquietante é o fato de o SARS-CoV-2 poder desencadear várias endocrinopatias e um alerta especial é para a indução de *diabetes mellitus* tipo 1, com destruição maciça e aguda de ilhotas pancreáticas e a apresentação com cetoacidose diabética. A detecção precoce, que implica o conhecimento de que essa complicação é possível na COVID-19, modifica o prognóstico e permite a instalação de um tratamento adequado, evitando-se sequelas.

Ainda temos muito a aprender com o SARS-CoV-2 e toda atenção em relação aos nossos pacientes é de crucial importância para fazermos diagnósticos e para propormos terapias adequadas e em tempo hábil.

REFERÊNCIAS

1. Kothandaramann N, Rengaraj A, Xue B, Yew WS, Velan SS, Karnani N, et al. COVID-19 endocrinopathy with hindsight from SARS. Am J Physiol Endocrinol Metab. 2020;320(1):E139-50.
2. Hoffmann M, Kleine-Weber H, Schroeder S, Krüger N, Herrler T, Erichsen S, et al. SARS-CoV-2cell entry depends on ACE2 and TMPRSS2 and is blocked by a clinically proven protease inhibitor. Cell. 2020;181:e.8.
3. Kostopoulou E, Güemes M, Shah P· COVID-19 in children and adolescents with endocrine conditions. Horm Metab Res. 2020; 52(11):769-74.
4. Teesalu T, Sugahara KN, Kotamraju VR, Ruoslahti E. C-end rule peptides mediate neuropilin-1-dependent cell, vascular, and tissue penetration. Proc Natl Acad Sci U S A. 2009;106(38):16157-62.
5. Grassi T, Varotto E, Galassi FM. COVID-19, a viral endocrinological disease? Eur J Intern Med. 2020;77:156-7.
6. Shekhar S, Wurth R, Kamilaris CDC, Eisenhofer G, Barrera FJ› Hajdenberg M, et al. Endocrine conditions and COVID-19. Horm Metab Res. 2020;52(7):471-84.
7. Santos A, Magro DO, Evangelista-Poderoso R, Saad MJA. Diabetes, obesity, and insulin resistance in COVID-19: Interrelationship and therapeutic implications. Diabetaol Metab Syndr. 2021;13:23.
8. Health LDo.Louisiana Department of Health Updates for 3/27/2020 Online: ldh.la.gov; 2020 cited Louisiana Department of Health. Available from http://ldh.la.gov/index.cfm/newsroom/detail/5517.
9. Ryan PM, Caplice NM. Is adipose tissue a reservoir for viral spread, immune activation, and cytokine amplification in COVID-19? Obesity. 2020;28(7):1191-4.
10. Zhou F, Zhang Y, Chen J, Xuemei Hu, Yancheng Xu. Liraglutide attenuates lipopolysaccha- ride-induced acute lung injury in mice. Eur J Pharmacol. 2016;791:735-40.
11. Cardiology ESC. Position Statement of the ESC Council on Hypertension on ACE-Inhibitors and Angiotensin Receptor Blockers (Online). 2020. Available from https://www.escardio.org/Councils/Council-on-Hypertension-(CHT)/News/position-statement-of-the-esc-council-on-hypertension-on- ace-inhibitors-and-ang
12. Zhang J-J, Dong X, Cao Y-y, Yuan YD, Yang YB, Yan YQ, et al. Clinical characteristics of 140 patients infected with SARS-CoV-2 in Wuhan, China. Allergy. 2020;75(7):1730-41.
13. British Thyroid Foundation. Thyroid disease and coronavirus (COVID-19). Internet, cited 25 March 2020; Available from: https://www.btf-thyroid.org/news/thyroid-disease-and-coronavirus-covid-19
14. Senniappan S, Alexandrescu S, Tatevian N, Shah P, Arya V, Flanagan S, et al. Sirolimus therapy in infants with severe hyperinsulinemic hypoglycemia. N Engl J Med. 2014;370(12):1131-7.
15. Kostopoulou E, Güemes M, Shah P· COVID-19 in children and adolescents with endocrine conditions. Horm Metab Res. 2020;52(11):769-74.
16. Kyrou I, Karteris E, Robbins T, Chatha K, Drenos F, Randeva HS. Polycystic ovary syndrome (PCOS) and COVID-19: an overlooked female patient population at potentially higher risk during the COVID-19 pandemic. BMC Medicine. 2020;18(1):220.
17. Garg MK, Gopalakrishnan M, Yadav P, Misra S. Endocrine Involvement in COVID-19: Mechanisms, Clinical Features, and Implications for Care. Indian J Endocrinol Metab. 2020; 24(5):381-6.
18. Chigr F, Merzouki M, Najimi M. Autonomic brain centers and pathophysiology of COVID-19. ACS Chem Neurosci. 2020;11(11): 1520-2.
19. Frara S, Loli P, Allora A, di Filippo FL, Mortini P, Fleseriu M, Giustina A. COVID-19 and hypopituitarism. Rev Endocr Metab Disord. 2022;23:215-31.
20. Leow MK-S, Kwek DS-K, Ng AW-K, Ong K-C, Kaw GJ-L, Lee LS-U. Hypocortisolism in survivors of severe acute respiratory syndrome (SARS). Clin Endocrinol (Oxf). 2005;63(2):197-202.
21. Li G, Zhou L, Zhang C, Shi Y, Dong D, Bai M, et al. Insulin-like growth factor 1 regulates acute inflammatory lung injury mediated by influenza virus infection? Front Microbiol. 2019;10:2541.
22. Steinman G. COVID-19 and autism. Med Hypotheses. 2020;142: 109797.
23. Paolo WF Jr, Nosanchuk JD. Adrenal infections. Int J Infect Dis. 2006;10(5):343-53.
24. Hough CL. Should we ever give steroids to ARDS patients? Clin Chest Med. 2014;35(4):781-95.
25. RECOVERY Collaborative Group. Horby P, Lim WS, Emberson JR, Mafham M, Bell JL, Linsell L, et al. Dexamethasone in hospitalized patients with Covid-19-Preliminary report. N Engl J Med. 2020;384(8):693-704.
26. Tan T, Khoo B, Mills EG, Phylactou M, Patel B, Eng PC, et al. Association between high serum total cortisol concentrations and mortality from COVID-19. Lancet Diabetes Endocrinol. 2020;8(8):659-60.
27. Li H, Tian S, Chen T, Cui Z, Shi N, Zhong X, et al. Diabetes diagnosticado "de novo" é associado a um maior risco de mortalidade na internação do que pacientes já sabidamente diabéticos com COVID-19. Diabetes Obes Metab. 2020;22:1897-906.
28. Kamrath C, Mo nkemo ller K, Biester T, Rohrer TR, Warncke K, Hammersen J, Holl RW. Ketoacidosis in children and adolescents with newly diagnosed type 1 diabetes during the COVID-19 pandemic in Germany. JAMA. 2020;324:801-4.
29. Khunti K, Del Prato S, Chantal Mathieu C, Kahn SE, Gabbay RA, Buse JB. COVID-19, hyperglycemia, and New-Onset Diabetes. Diabetes Care 2021;44:2645-55.
30. Li J, Wang X, Chen J, Zuo X, Zhang H, Deng A. COVID-19 infection may cause ketosis and ketoacidosis. Diabetes Obes Metab. 2020;22(10):1935-41.
31. Kothandaraman N, Rengaraj A, Xue B, Yew WS, Velan SS, Karnani N, Leow MKS. COVID-19 endocrinopathy with hindsight from SARS. Am J Physiol Endocrinol Metab. 320:E139-50, 2021.
32. Yang L, Han Y, Nilsson-Payant BE, Gupta V, Wang P, Duan X, et al. A human pluripotent stem cell-based platform to study SARS-CoV-2 tropism and model virus infection in human cells and organoids. Cell Stem Cell. 2020;27(1):125-36e7.
33. Scappaticcio L, Pitoia F, Esposito K, Piccardo A, Trimboli P. Impact of COVID-19 on the thyroid gland: an update. Rev Endocr Metab Disord. 2021;22(4):803-15.
34. Brancatella A, Ricci D, Viola N, Sgrò D, Santini F, Latrofa F. Subacute thyroiditis after Sars-COV-2 infection. J Clin Endocrinol Metab. 2020;105(7):dgaa276.
35. Xu J, Qi L, Chi X, Yang J, Wei X, Gong E, et al. Orchitis: a complication of severe acute respiratory syndrome (SARS). Biol Reprod. 2006;74(2):410-6.
36. Ming YSC, Bo H, Jing-Min Z, Hua S, Ya-Jun C, Cao Q, et al. Pathological findings in the testes of COVID-19 patients: clinical implications. Eur Urol Focus. 2020;6(5):1124-12.
37. Ma L, Xie W, Li D, Shi L, Mao Y, Xiong Y, et al. Effect of SARS-CoV-2 infection upon male gonadal function: A single center-based study. medRxiv. 2020: doi:101101/2020032120037267.
38. Nachman S. Estrogen patch for COVID-19 symptoms. [Last assessed on 2020 Sep 29]. Available from: https://clinicaltrialsgov/ct2/show/NCT04359329/Patel VG, Zhong X, Liaw B, Tremblay D, Tsao CK, Galsky MD, et al. Does androgen deprivation therapy protect against severe complications from COVID-19.? Ann Oncol. 2020;31(10):1419-20.

Apêndice

Figuras coloridas

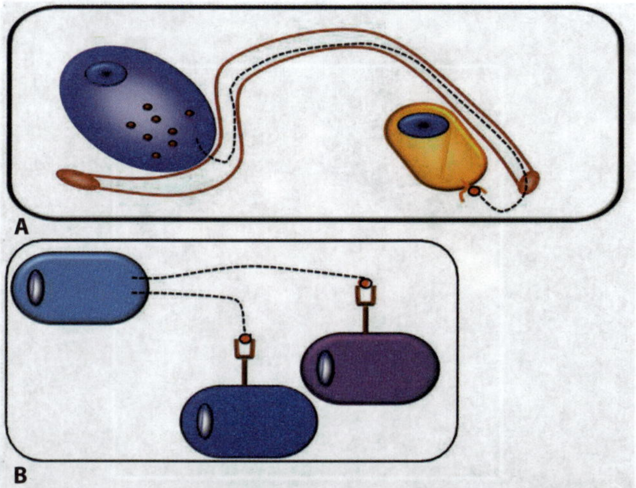

Figura II-2. Efeito endócrino (**A**) e efeito parácrino (**B**). (Ver página 9).

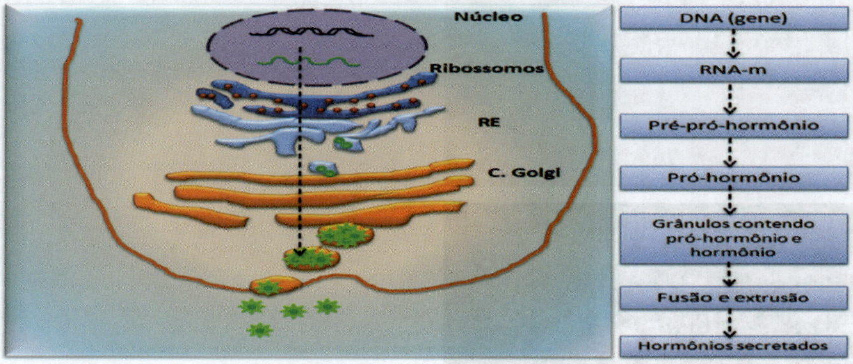

Figura II-3. Biossíntese dos hormônios proteicos. Etapas da biossíntese: 1. Tradução (geração do pré-pró-hormônio). 2. Processamento pós-traducional no retículo endoplasmático liso. 3. Processamento no Golgi. 4. Formação do grânulo. 5. Liberação por exocitose do hormônio armazenado no grânulo. 6. Difusão para a corrente sanguínea. (Ver página 9).

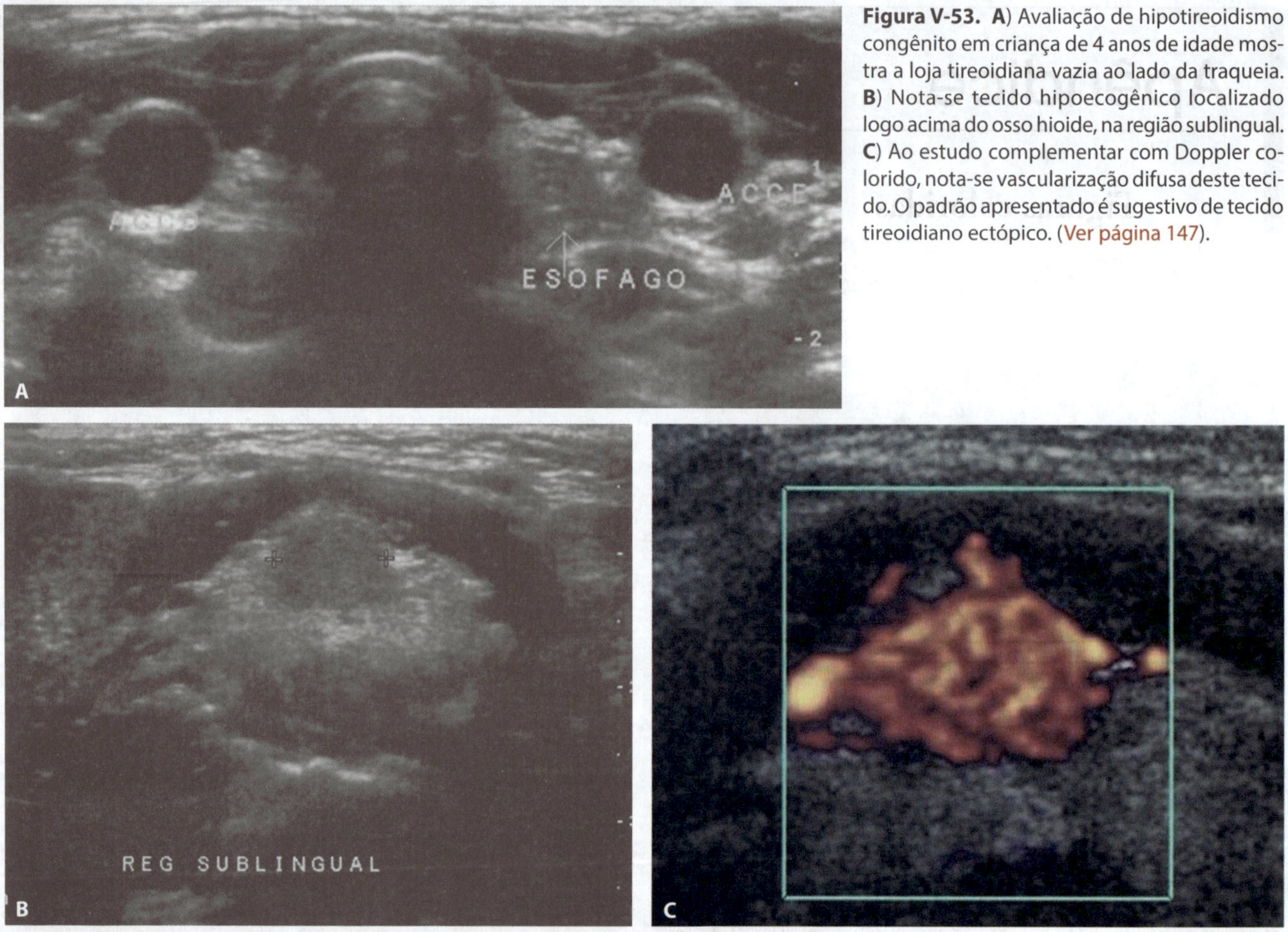

Figura V-53. A) Avaliação de hipotireoidismo congênito em criança de 4 anos de idade mostra a loja tireoidiana vazia ao lado da traqueia. **B**) Nota-se tecido hipoecogênico localizado logo acima do osso hioide, na região sublingual. **C**) Ao estudo complementar com Doppler colorido, nota-se vascularização difusa deste tecido. O padrão apresentado é sugestivo de tecido tireoidiano ectópico. (Ver página 147).

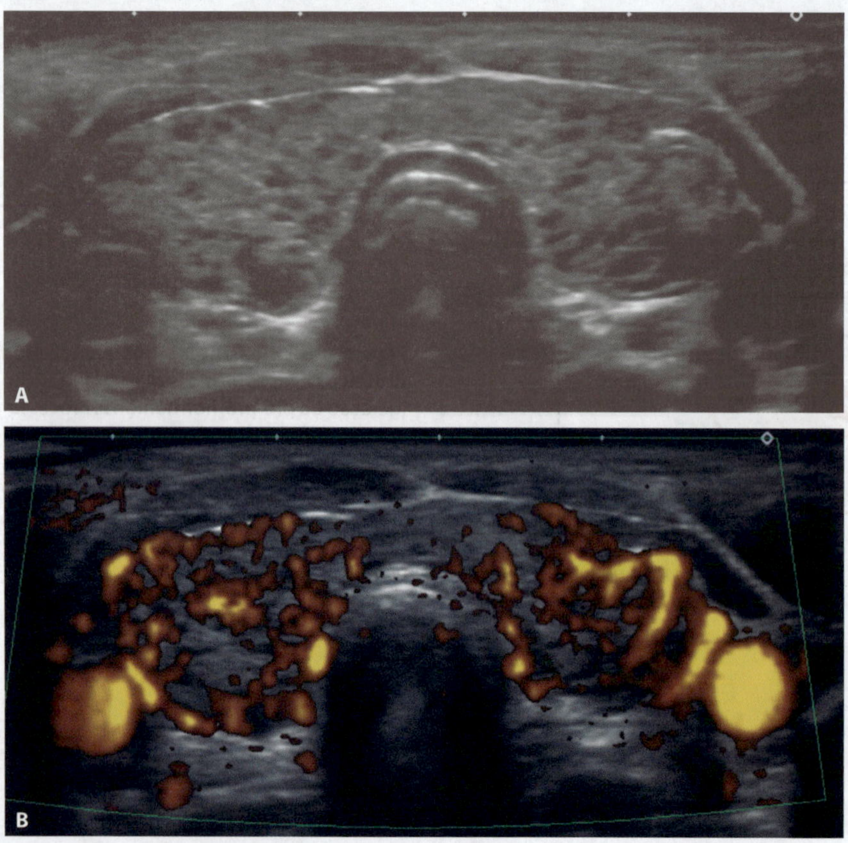

Figura V-55. Tireoidite autoimune. A) Ultrassonografia modo B revela tireoide de dimensões normais, apresentando ecogenicidade reduzida e textura difusamente heterogênea com áreas pseudonodulares, consistentes com infiltrado linfocítico. **B**) Mapeamento colorido demonstra aumento difuso da vascularização. (Ver página 149).

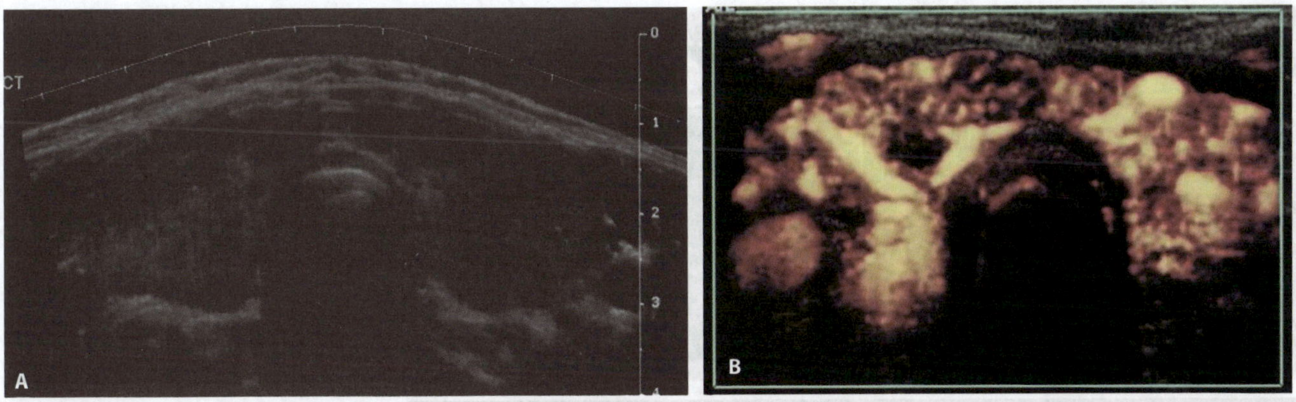

Figura V-56. Doença de Graves. **A)** Ultrassonografia modo B demonstra corte transversal (imagem estendida) da glândula tireoide, apresentando dimensões aumentadas (bócio), ecogenicidade reduzida e ecotextura difusamente heterogênea. **B)** Mapeamento Doppler colorido mostrando a vascularização difusamente aumentada do parênquima ("inferno tireoidiano"). (Ver página 149).

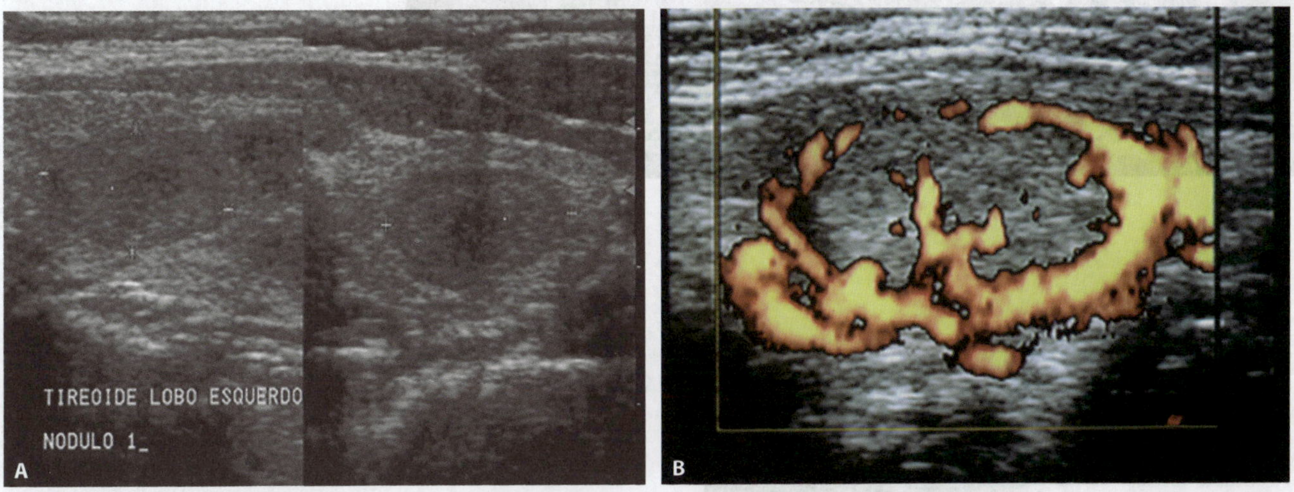

Figura V-58. Adenoma folicular. **A)** Ultrassonografia modo B demonstra nódulo misto, predominantemente isoecogênico, apresentando halo periférico. **B)** Ultrassonografia Doppler colorido demonstra fluxo predominantemente periférico. Citologia: de padrão folicular; histológico: adenoma. (Ver página 151).

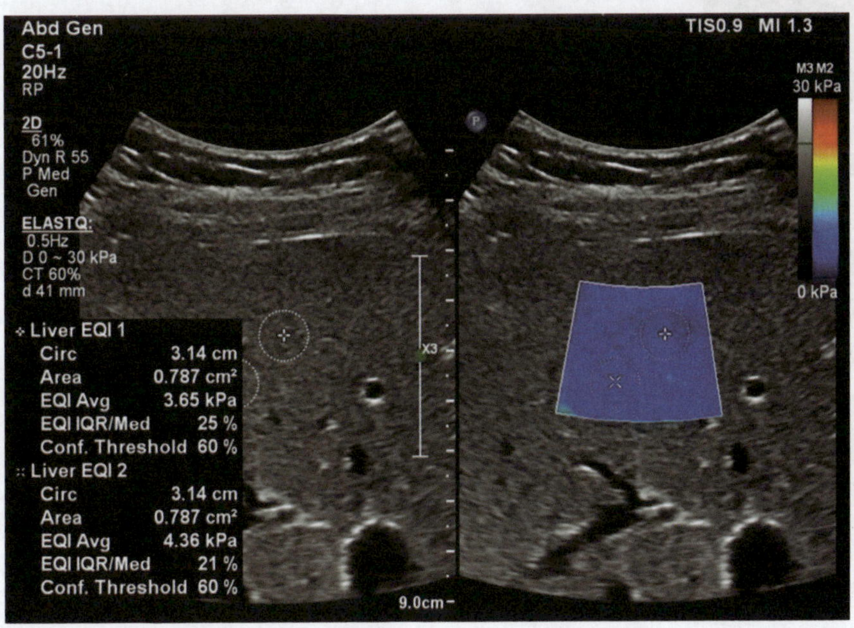

Figura V-69. Elastografia do fígado por ondas de cisalhamento por ARF em 2D (*shear wave elastography*). A medida é obtida no *box* azul, abrangendo uma área maior do que a elastografia focal (*point shear wave*). (Ver página 159).

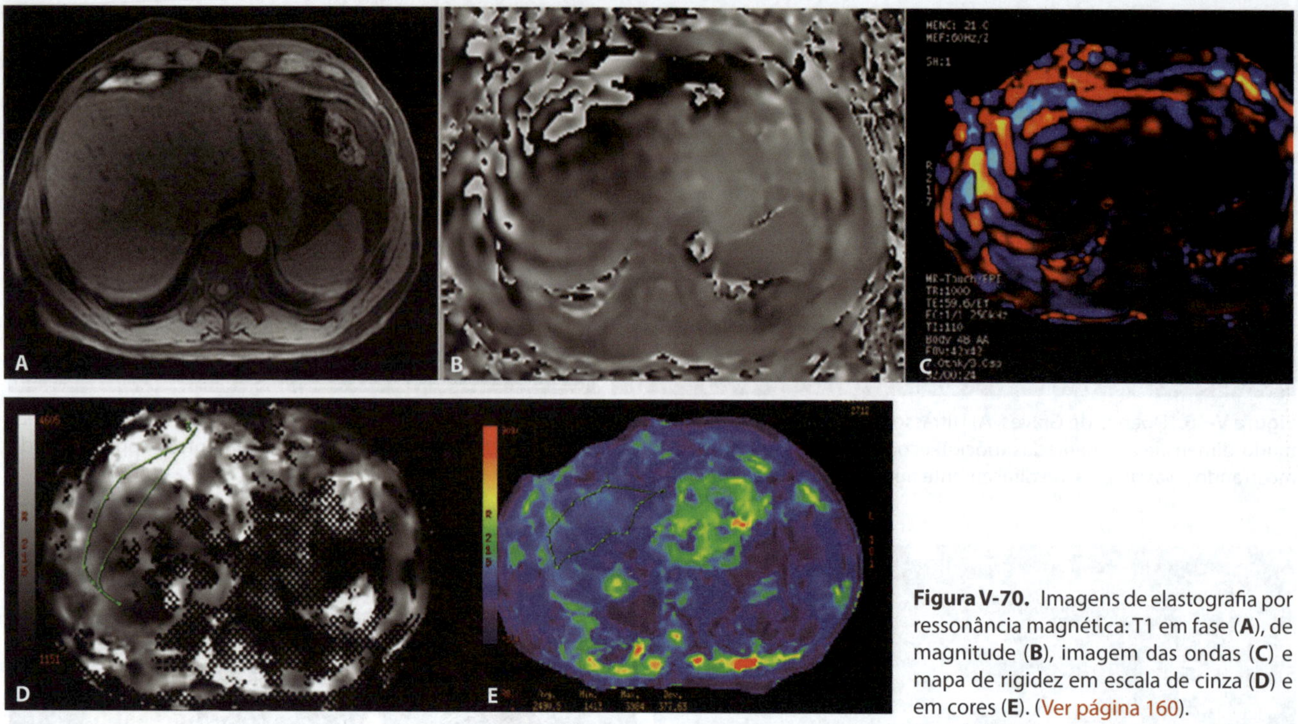

Figura V-70. Imagens de elastografia por ressonância magnética: T1 em fase (**A**), de magnitude (**B**), imagem das ondas (**C**) e mapa de rigidez em escala de cinza (**D**) e em cores (**E**). (Ver página 160).

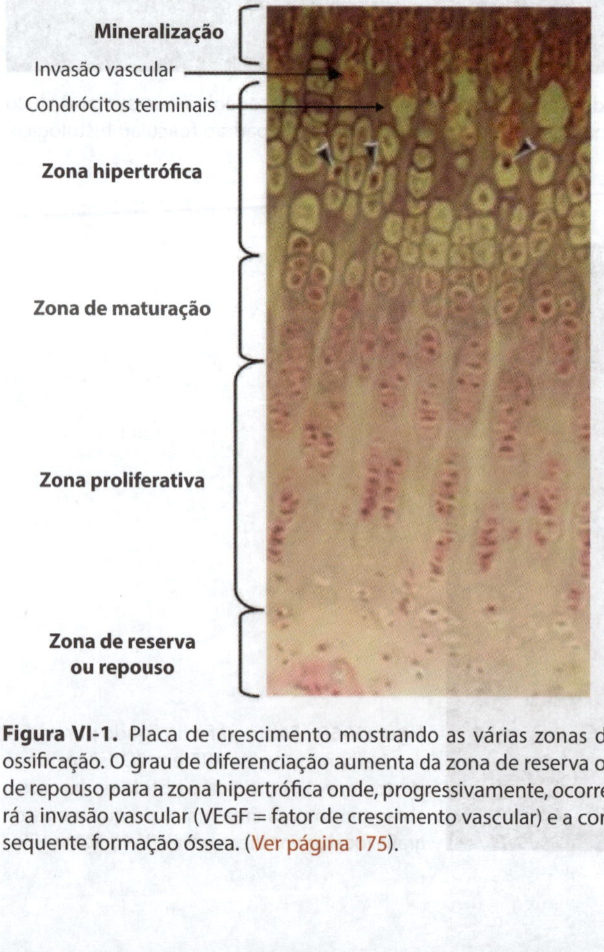

Figura VI-1. Placa de crescimento mostrando as várias zonas de ossificação. O grau de diferenciação aumenta da zona de reserva ou de repouso para a zona hipertrófica onde, progressivamente, ocorrerá a invasão vascular (VEGF = fator de crescimento vascular) e a consequente formação óssea. (Ver página 175).

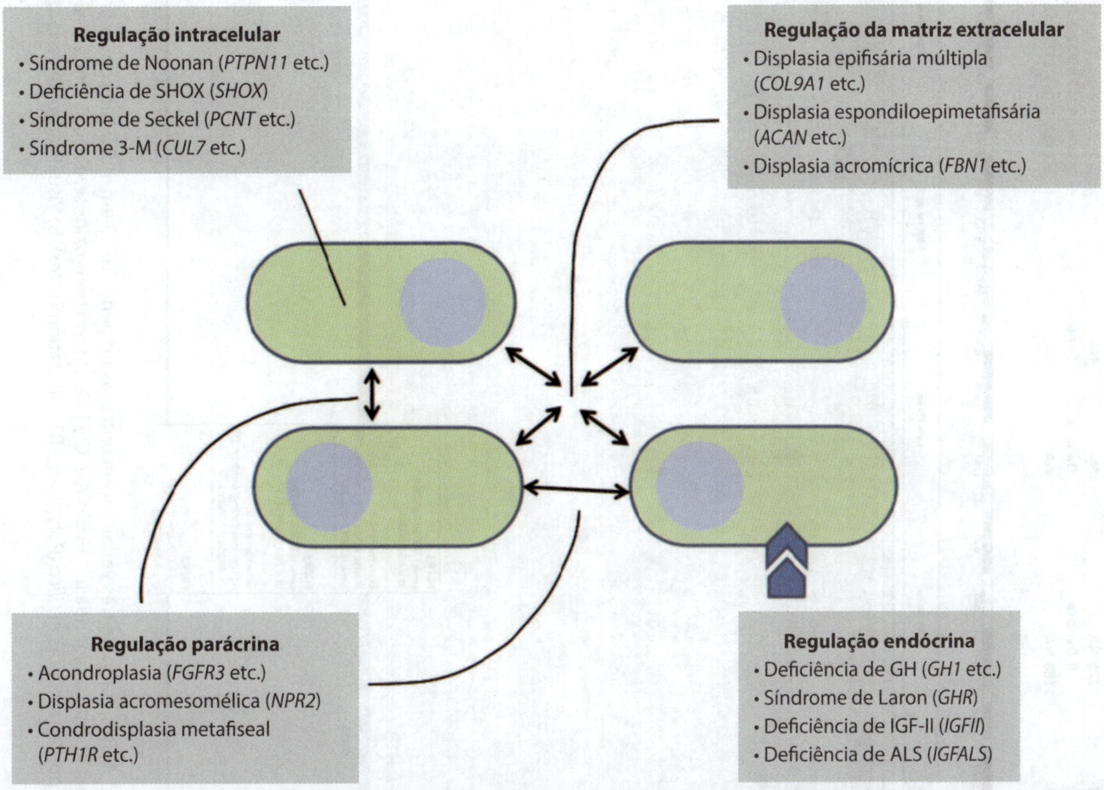

Figura VI-2. Representação esquemática dos condrócitos da placa de crescimento e seu entorno. Diversos defeitos moleculares envolvendo a sinalização intracelular, a matriz extracelular e as interferências parácrinas e endócrinas influem no desenvolvimento da placa de crescimento. Em cada situação há exemplos de condições clínicas que interferem no crescimento[4]. (Ver página 175).

A

Chr	Ref	Alt	Região gene	Gene	Tipo de variante	Variante	gnomAD_	60mais609_AC	Polyphen2_HDIV_pred	LRT_pred	MutationTaster_pred	P5644-I
chr4	T	C	exônica	FGFR3	sinônima SNV	FGFR3:NM_000142:exon7:c.T882C:p.N294N	0.0452	225	NA	NA	NA	0/1:58,36:96:99:826,0,130
chr4	G	A	exônica	FGFR3	não-sinônima SNV	FGFR3:NM_000142:exon9:c.G1138A:p.G380R	0	0	Danosa	Danosa	Danosa	0/1:62,54:117:99:1265,0,1
chr4	G	A	exônica	FGFR3	sinônima SNV	FGFR3:NM_022965:exon12:c.G1617A:p.T539T	1	1188	NA	NA	NA	1/1:0,77:77:99:1925,162,0

B

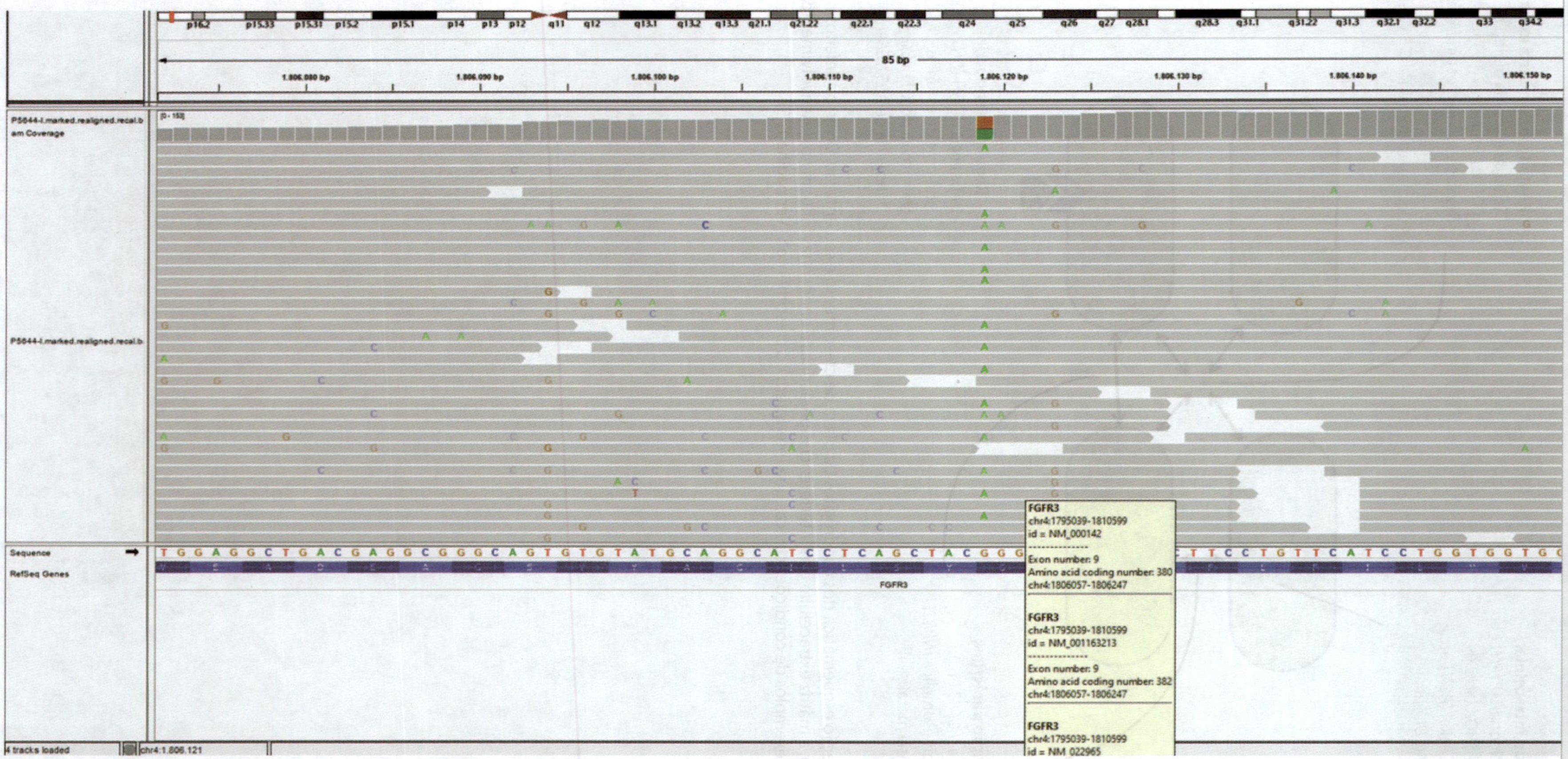

Figura VI-27. Sequenciamento de nova geração em um paciente com hipótese clínica de acondroplasia. **A**) Resultado de três variantes encontradas no gene *FGFR3* em indivíduo com acondroplasia: em vermelho, aquelas em heterozigose, e em verde, em homozigose. Notar que, das três variantes, apenas a segunda (c.1138G>A; p.Gly380Arg), em heterozigose, é não sinônima, não encontrada em populações controles (GnomAD e AbraOM – 60 mais) e com predição de dano à proteína por ferramentas *in silico* (Polyphen, LRT e Mutation Taster). **B**) Visualização da variante considerada patogênica (p.Gly380Arg) pela ferramenta *Integrative Genomic Viewer* (IGV). (Ver página 289).

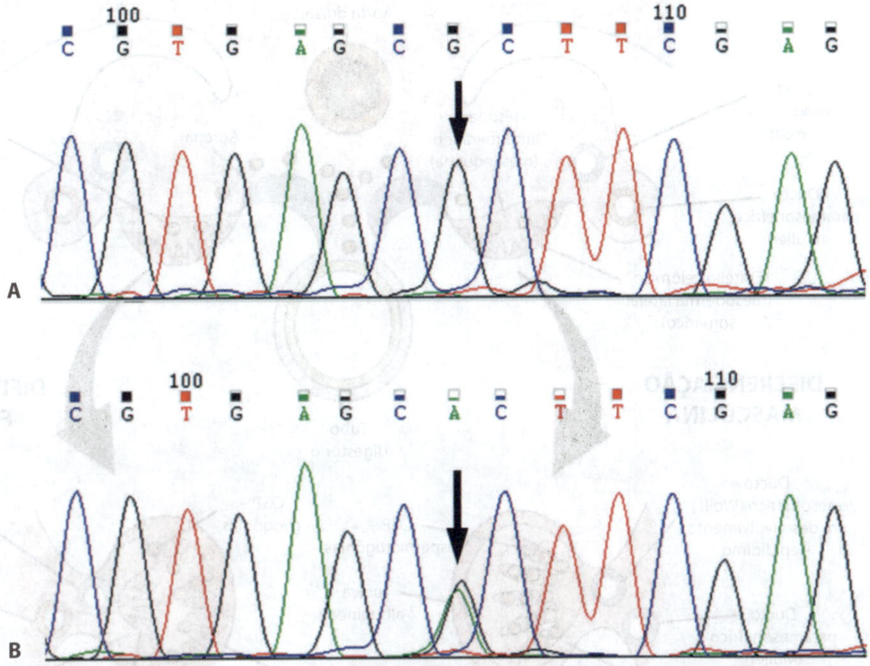

Figura X-31. Representação de parte do sequenciamento direto do éxon 10 do gene *TP53*, com uma sequência normal **(A)** e uma sequência alterada **(B)** – correspondente à variante germinativa *TP53* p.R337H em heterozigose – códon 337 = CGC → CAC (Fonte: autores). (Ver página 584).

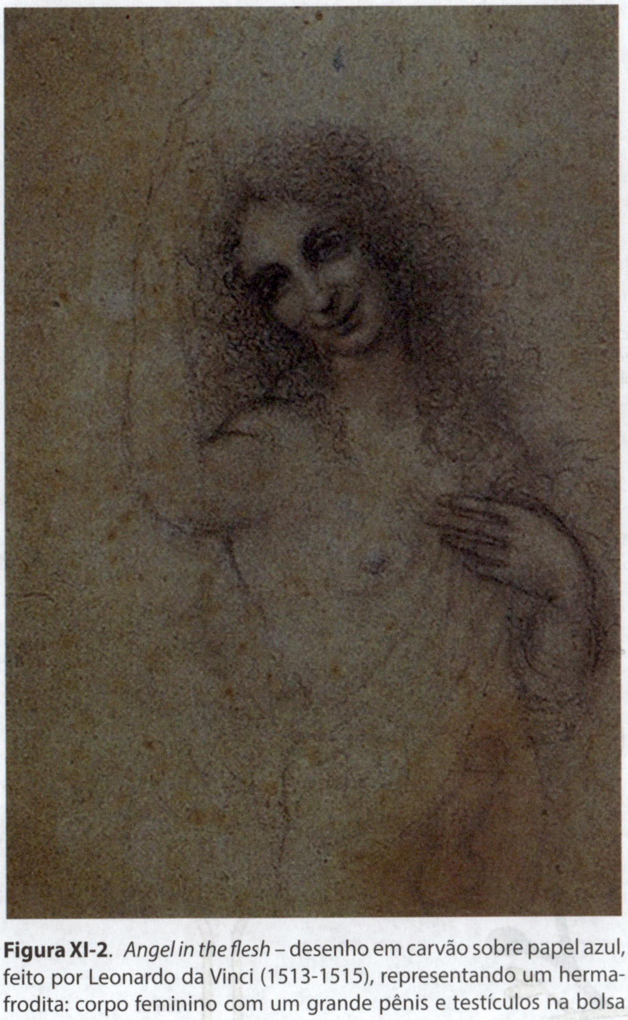

Figura XI-2. *Angel in the flesh* – desenho em carvão sobre papel azul, feito por Leonardo da Vinci (1513-1515), representando um hermafrodita: corpo feminino com um grande pênis e testículos na bolsa escrotal. (Ver página 613).

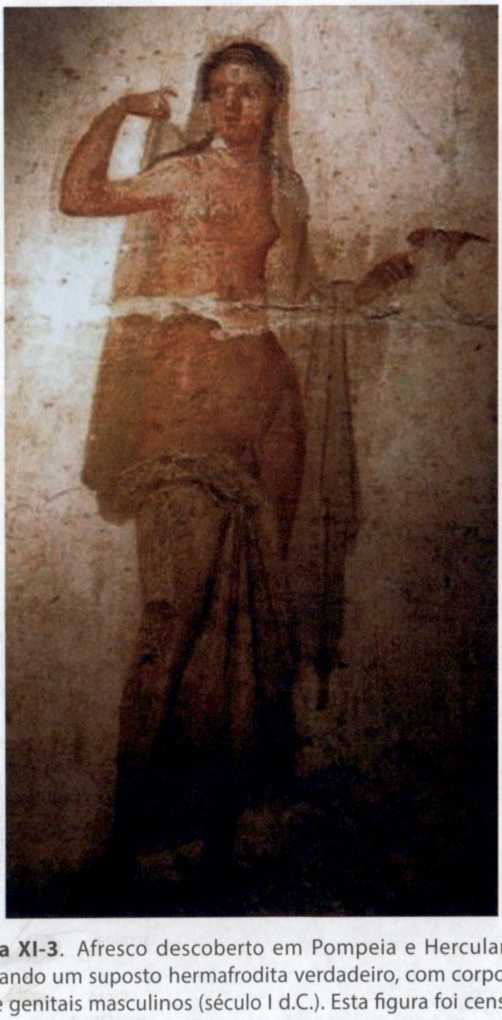

Figura XI-3. Afresco descoberto em Pompeia e Herculaneum, mostrando um suposto hermafrodita verdadeiro, com corpo feminino e genitais masculinos (século I d.C.). Esta figura foi censurada no período fascista e dos Bourbons e, posteriormente, tornou-se um símbolo da liberdade de pensamento após a conquista de Nápolis por Garibaldi. (Ver página 613).

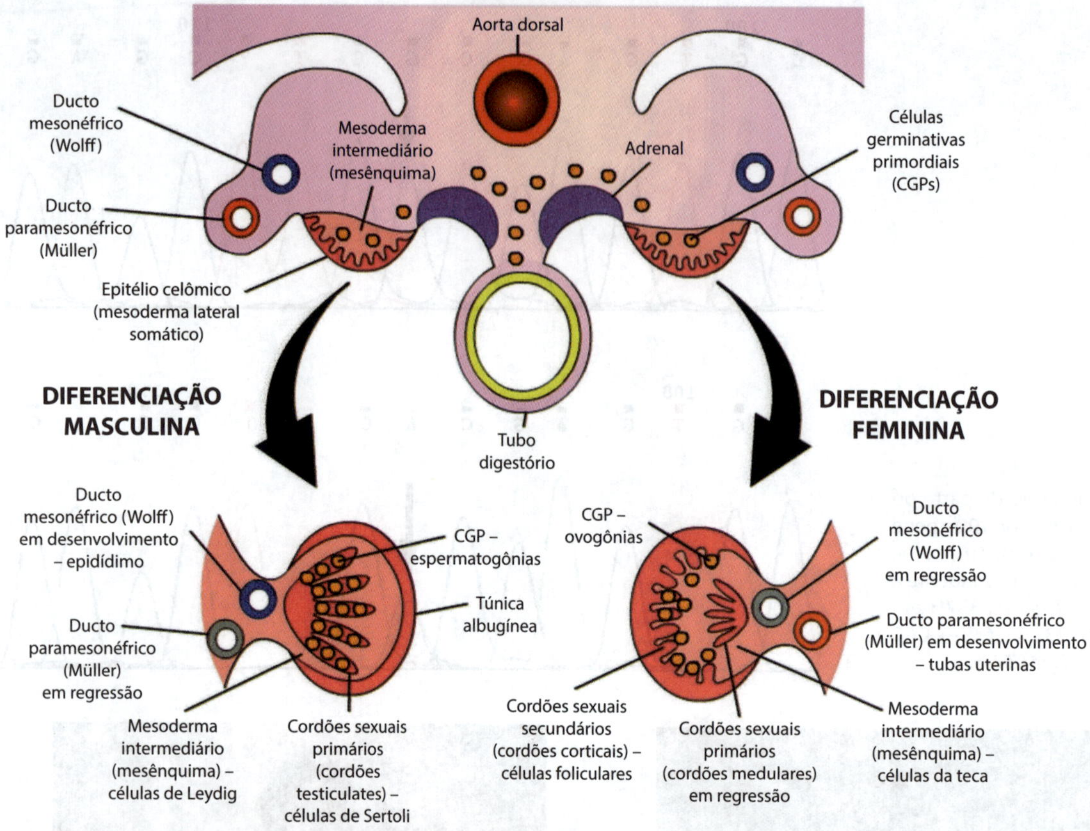

Figura XI-5. Determinação gonadal normal[5]. (Ver página 619).

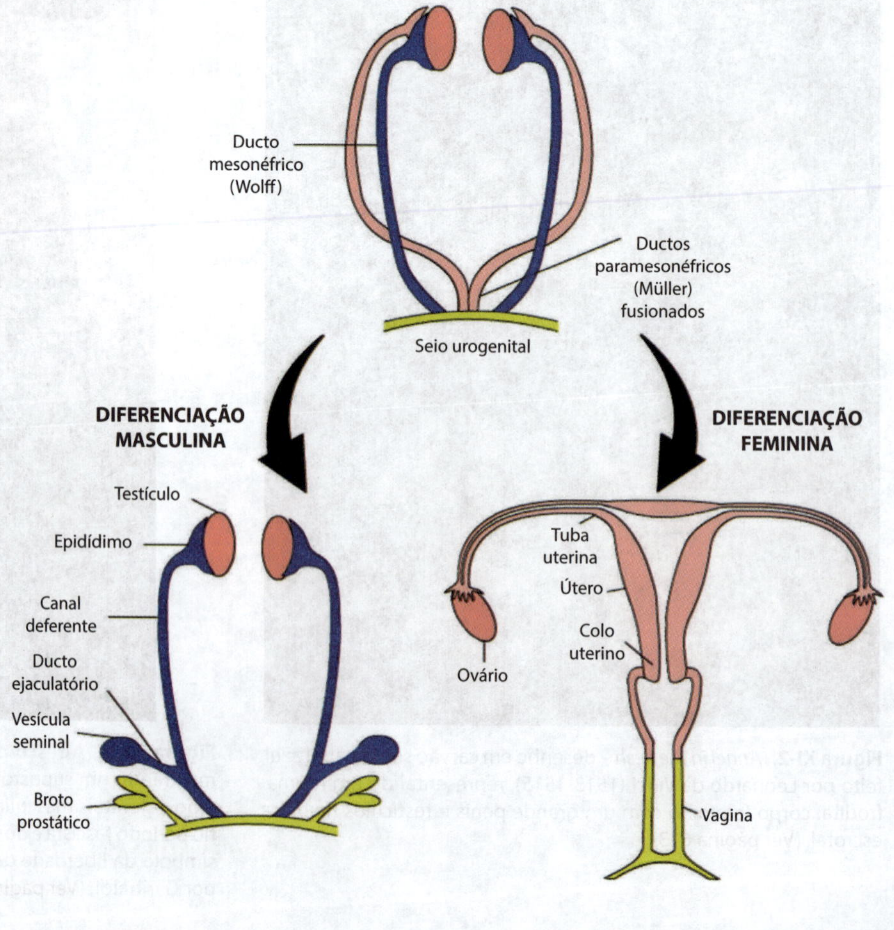

Figura XI-6. Diferenciação normal dos genitais internos[5]. (Ver página 620).

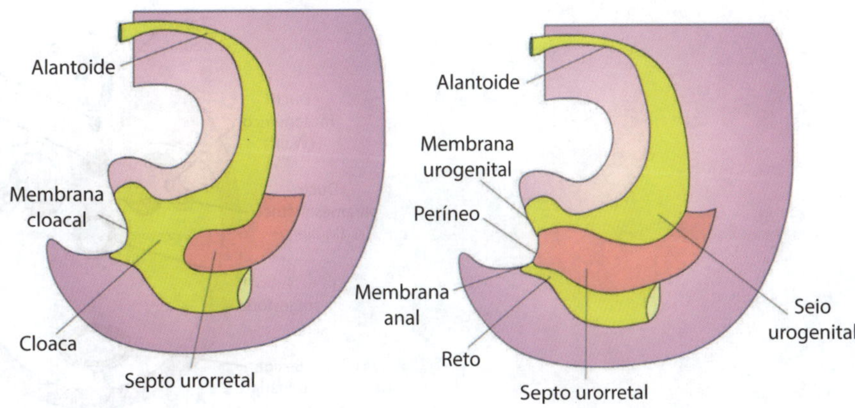

Figura XI-8. Atuação do septo urorretal na divisão da cloaca em reto e seio urogenital[5]. (Ver página 621).

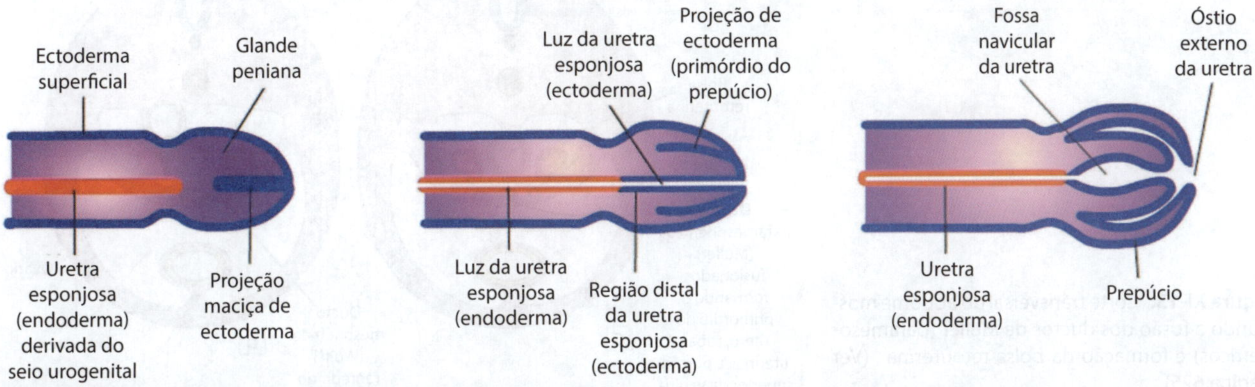

Figura XI-10. Formação da uretra masculina[5]. (Ver página 623).

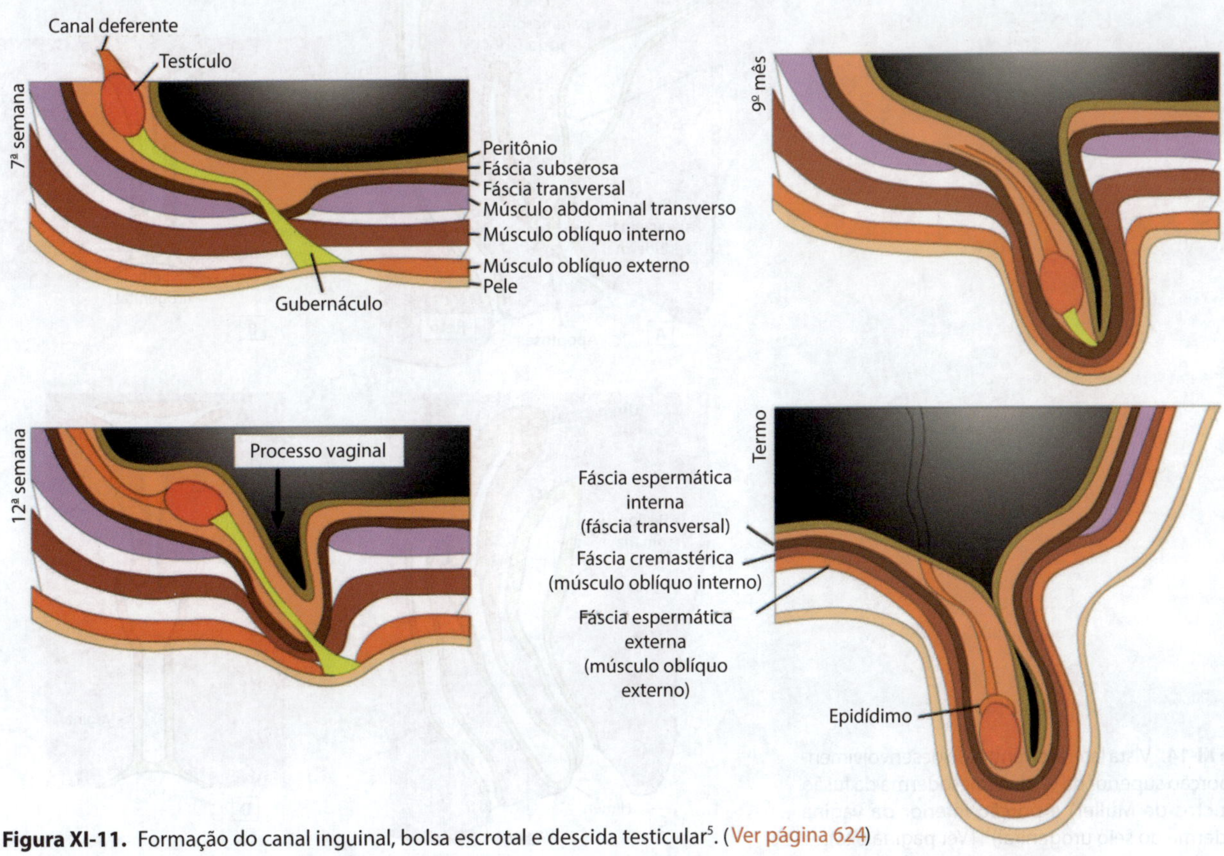

Figura XI-11. Formação do canal inguinal, bolsa escrotal e descida testicular[5]. (Ver página 624)

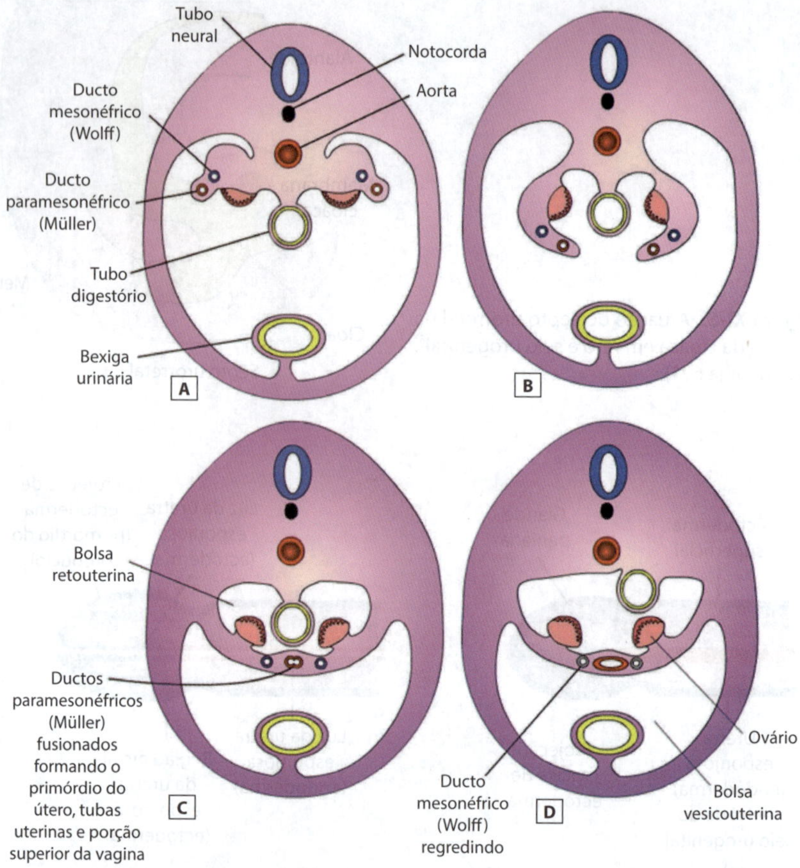

Figura XI-13. Corte transversal do abdome mostrando a fusão dos ductos de Müller (paramesonéfricos) e formação da bolsa retouterina[5]. (Ver página 625).

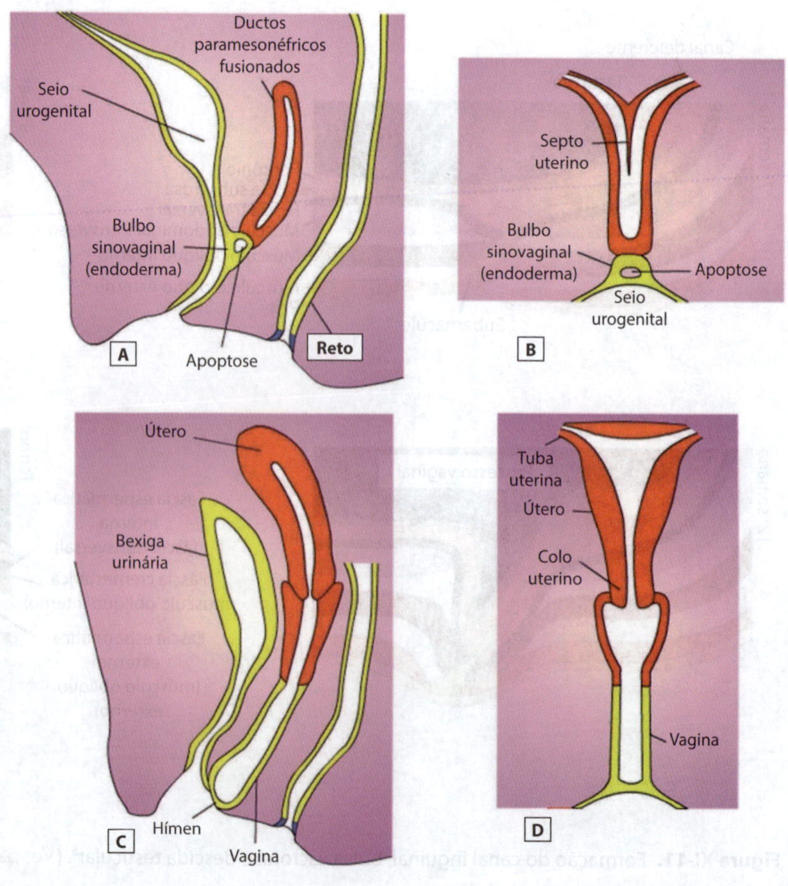

Figura XI-14. Vista lateral e ventral do desenvolvimento da porção superior da vagina (mesoderma da fusão dos ductos de Müller) e porção inferior da vagina (endoderma do seio urogenital)[5]. (Ver página 626).

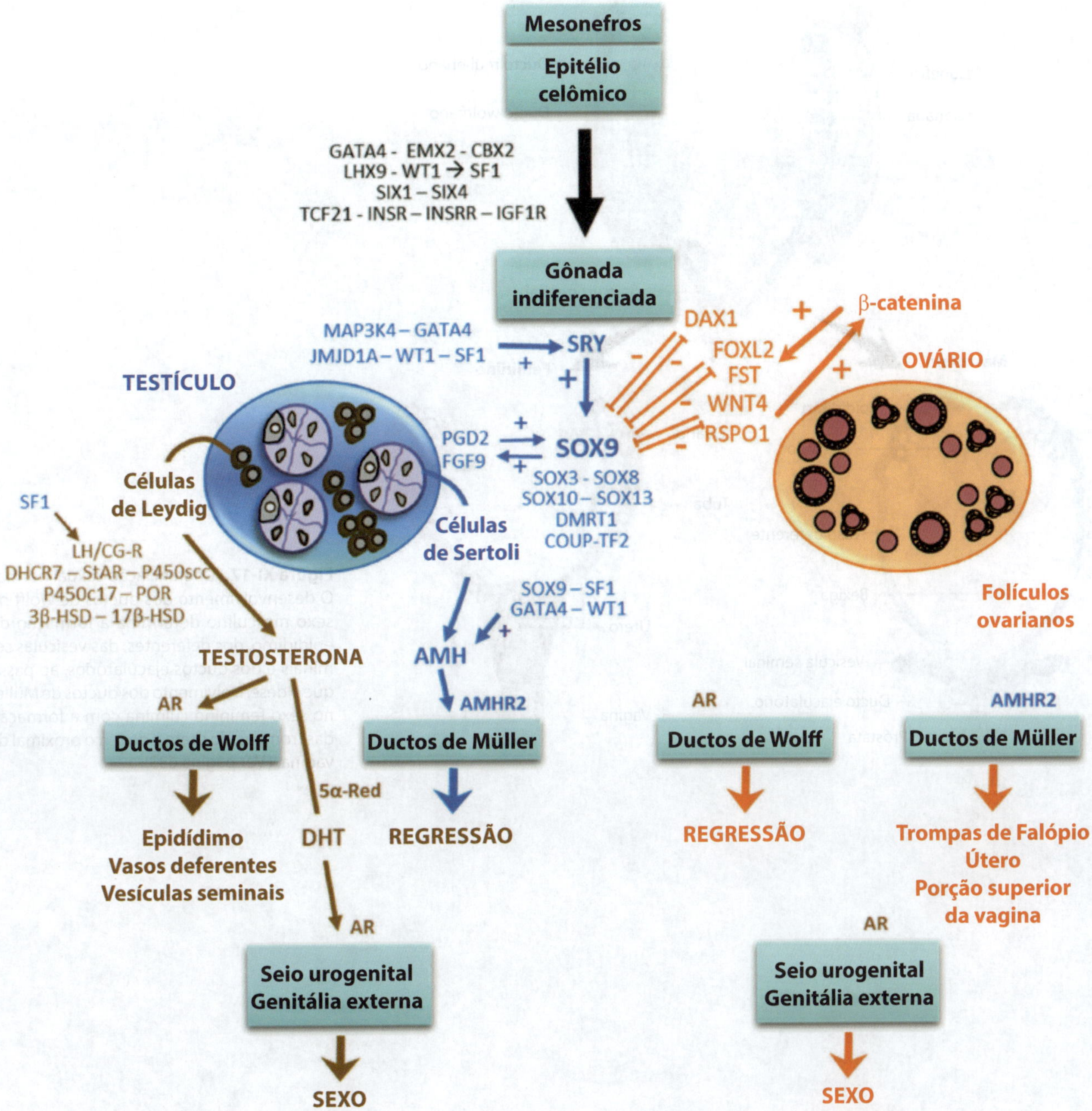

Figura XI-16. Desenvolvimento sexual de mamiferos[3]. (Ver página 629).

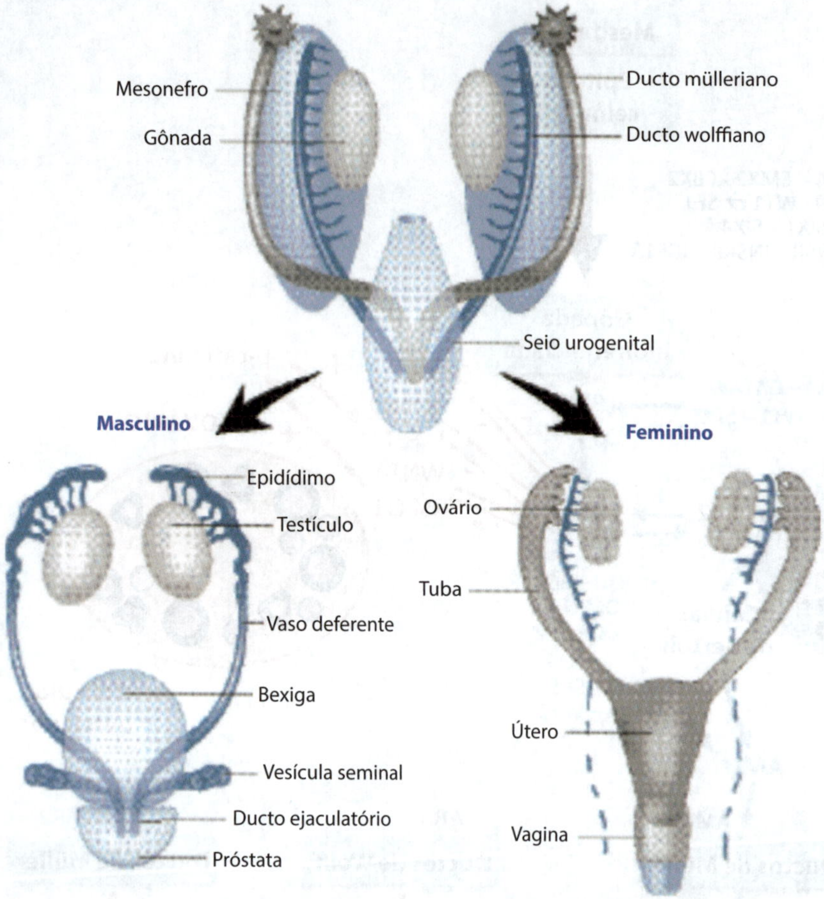

Figura XI-17. Diferenciação sexual normal. O desenvolvimento dos ductos de Wolff no sexo masculino determina a formação do epidídimo, dos deferentes, das vesículas seminais e dos ductos ejaculatórios, ao passo que o desenvolvimento dos ductos de Müller no sexo feminino culmina com a formação das trompas, do útero e do terço proximal da vagina. (Ver página 633).

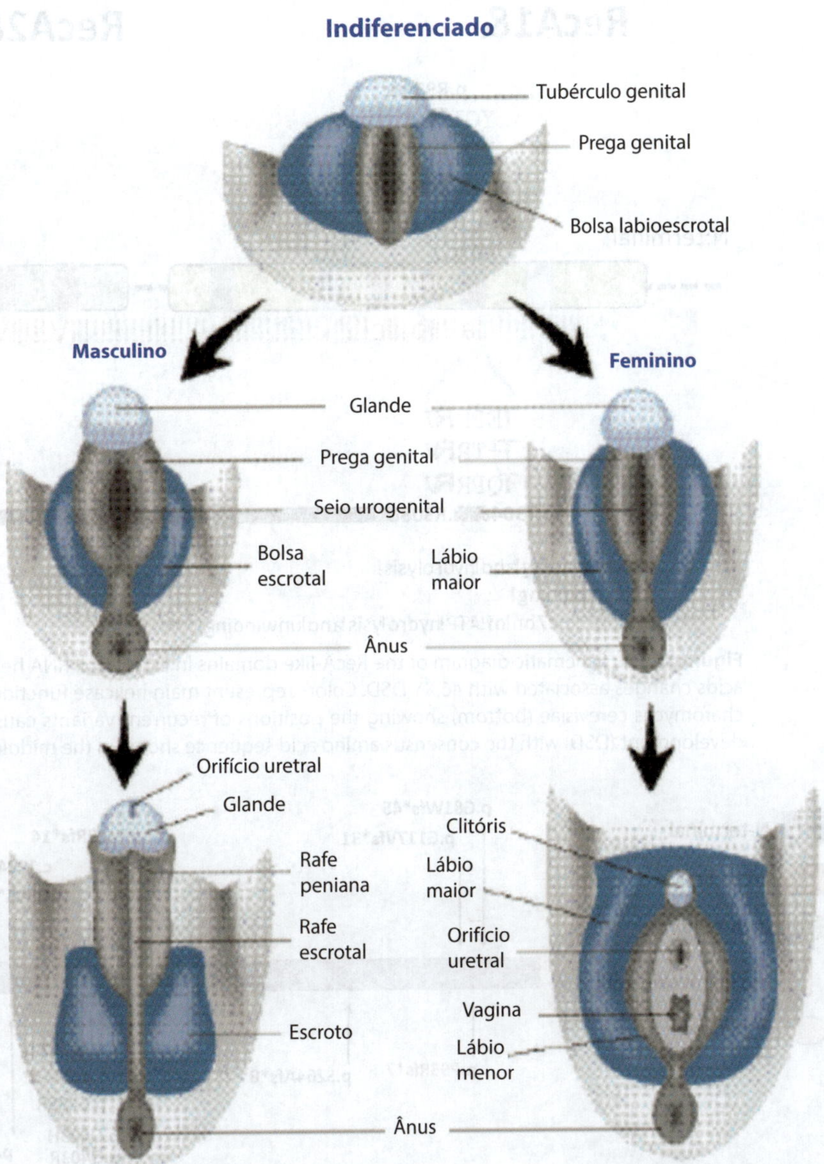

Figura XI-18. Diferenciação da genitália externa. (Ver página 634).

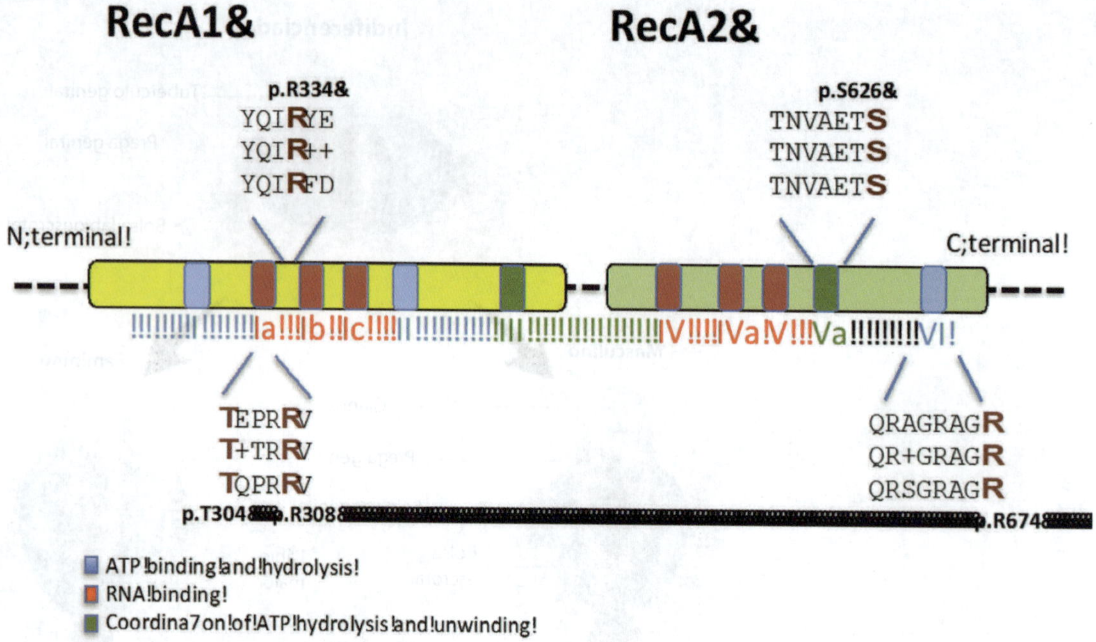

Figure XI-19. Schematic diagram of the RecA-like domains in DEAH-box RNA helicases showing the positions of amino acids changes associated with 46,XY DSD. Colors represent main helicase functions. Alignment of human (top) and Saccharomyces cerevisiae (bottom) showing the positions of recurrent variants causing 46,XY disorders/differences of sex development (DSD) with the consensus amino acid sequence shown in the middle. (Ver página 640).

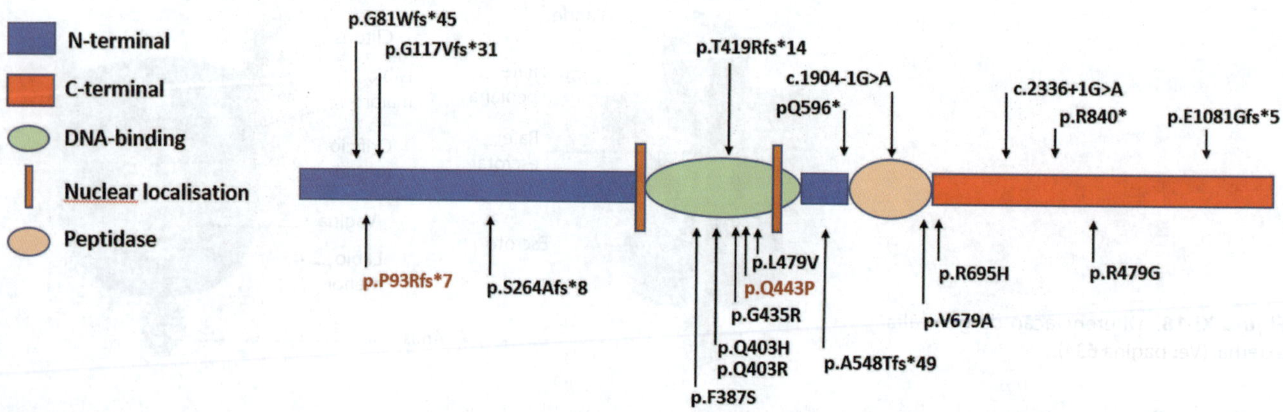

Figure XI-20. Schematic representation of the MYRF protein showing the functional domains. The positions of all variants associated with syndromic forms of DSD are indicated. Two variants associated with 46,XY DSD with no evidence for somatic anomalies are highlighted in red. (Ver página 643).

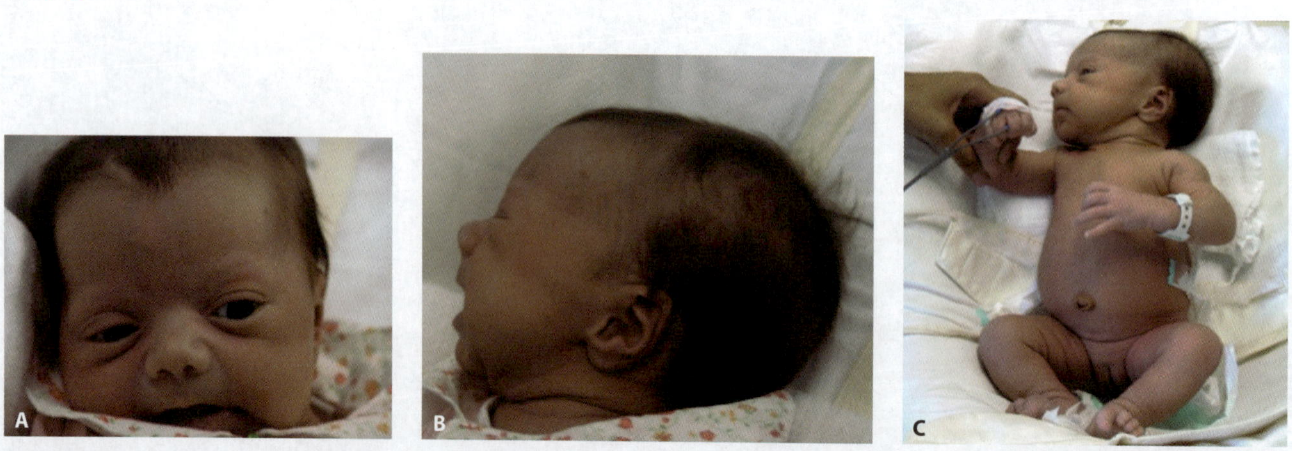

Figura XI-25. Lactente com síndrome de Robinow. Notam-se hipertelorismo, nariz curto com narinas antevertidas (**A**) e perfil facial achatado lembrando fácies do tipo fetal (**B**); encurtamento mesomélico e hipoplasia genital (**C**). (Ver página 672).

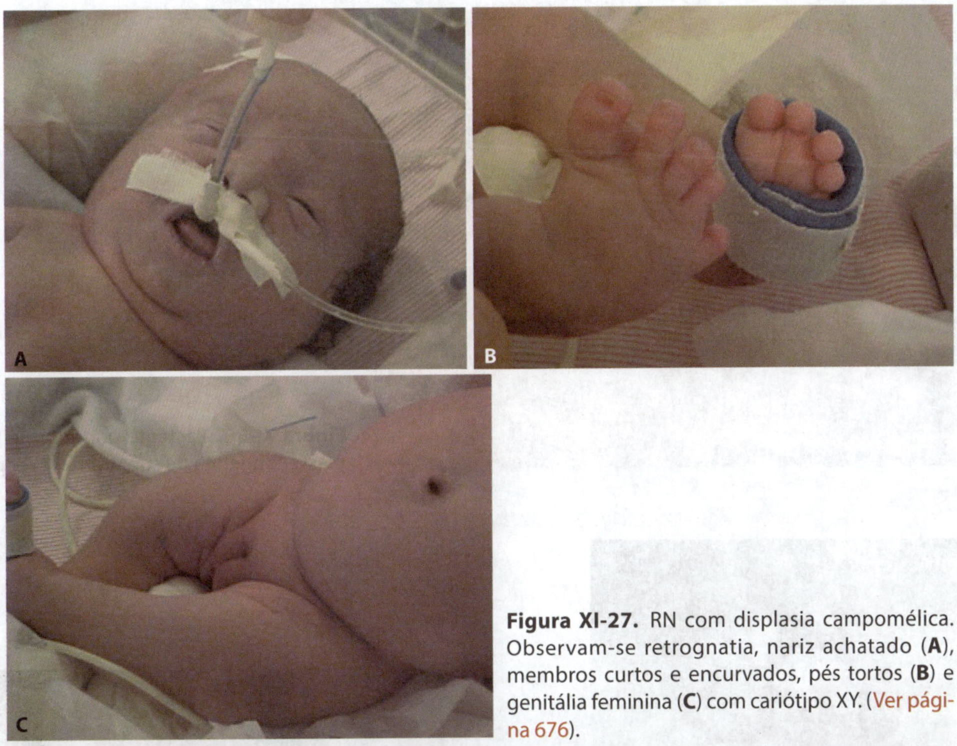

Figura XI-27. RN com displasia campomélica. Observam-se retrognatia, nariz achatado (**A**), membros curtos e encurvados, pés tortos (**B**) e genitália feminina (**C**) com cariótipo XY. (Ver página 676).

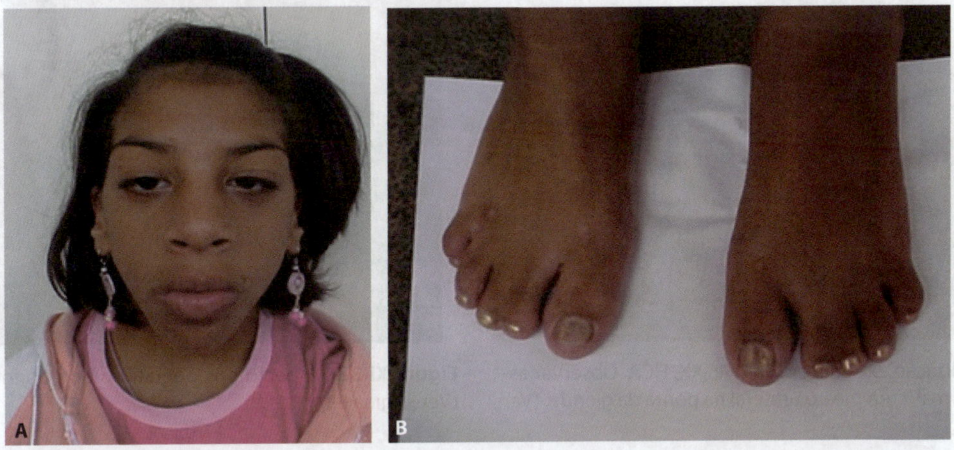

Figura XI-26. Criança com síndrome de Smith-Lemli-Opitz. Notam-se microcefalia, ptose palpebral bilateral, narinas antevertidas (**A**) e sindactilia entre 2º e 3º artelhos em forma de "Y" (**B**). (Ver página 673)

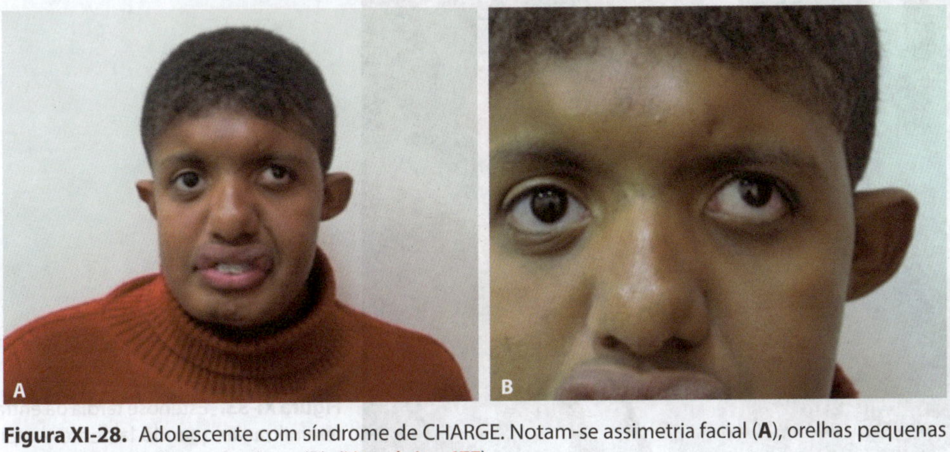

Figura XI-28. Adolescente com síndrome de CHARGE. Notam-se assimetria facial (**A**), orelhas pequenas e displásicas em forma de xícara (**B**). (Ver página 677)

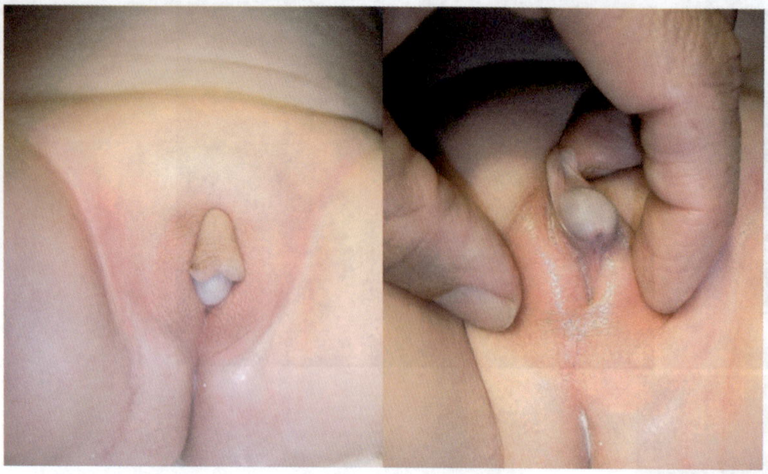

Figura XI-30. Lactente portador de DSD 46,XX, hiperplasia congênita de suprarrenal. (Ver página 691).

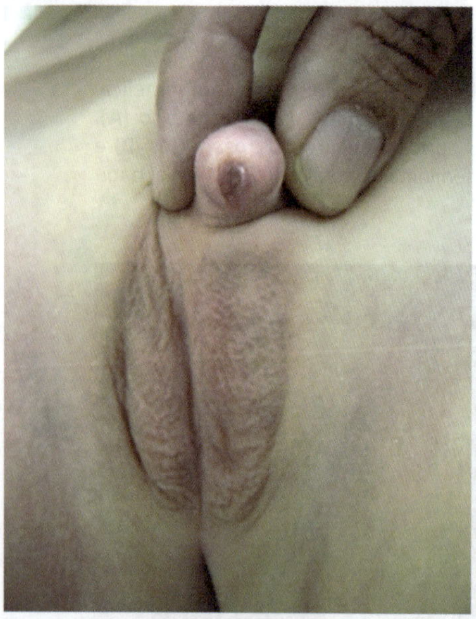

Figura XI-31. Virilização extrema em DSD 46,XX, HCA. Observar aspecto de pênis normal, com meato ureteral na ponta da glande. (Ver página 691).

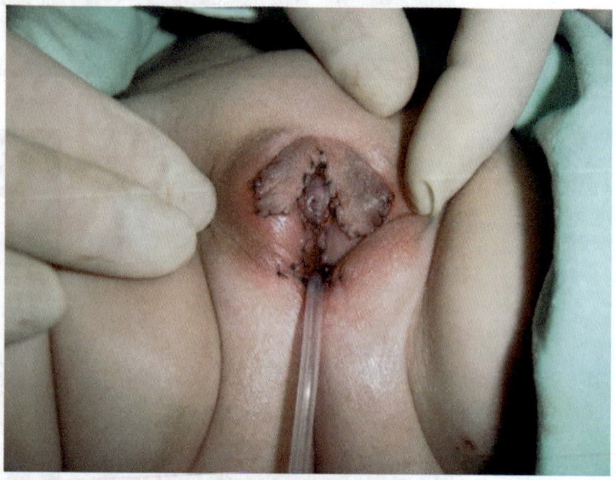

Figura XI-32. Aspecto pós-operatório do paciente da figura XI-30. (Ver página 691).

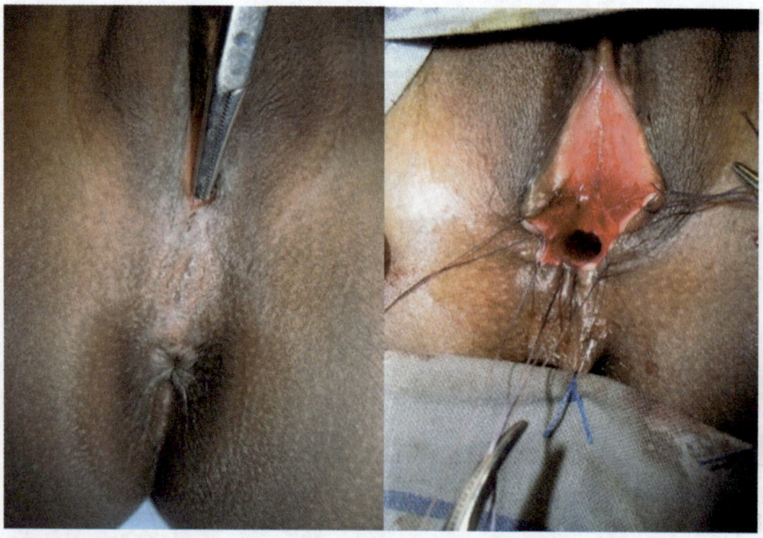

Figura XI-33. Estenose tardia da entrada da vagina após feminilização quando lactente. Ampliação da estenose (colpoplastia) em adolescente. (Ver página 692).

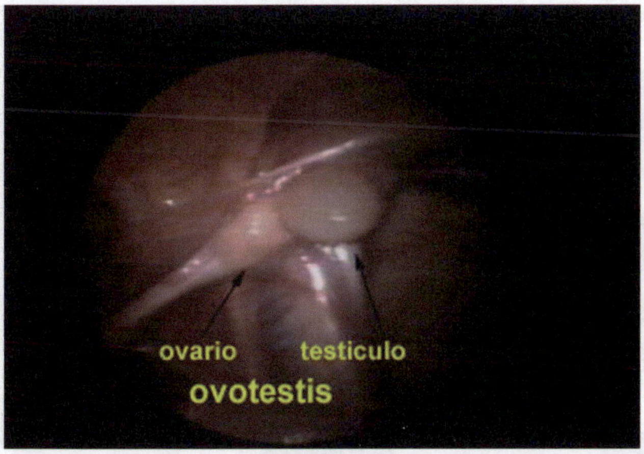

Figura XI-34. Aspecto laparoscópico mostrando ovotéstis. (Ver página 692).

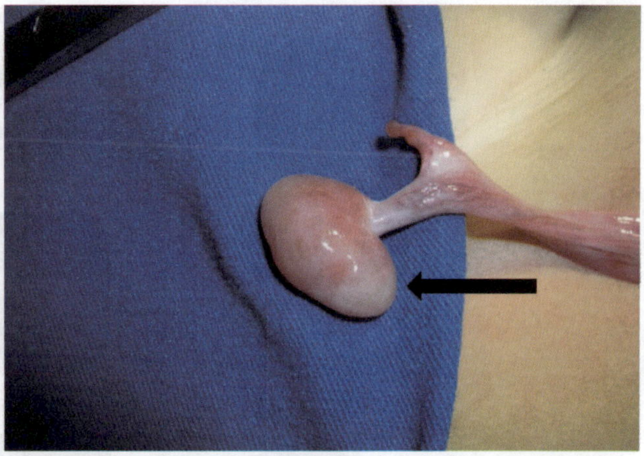

Figura XI-35. Ovotéstis exteriorizado para biópsia evidenciando a polarização: tecido testicular no polo à direita (seta) e ovário no outro. (Ver página 692).

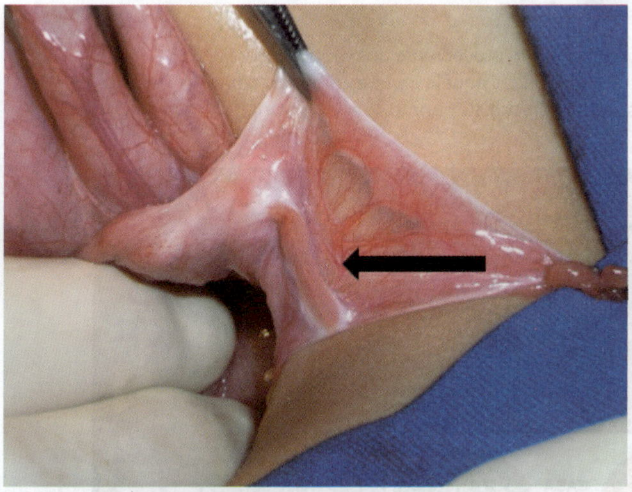

Figura XI-36. Trompa, útero e gônada em *streak* (seta) para ressecção em DSD 45,X. (Ver página 693).

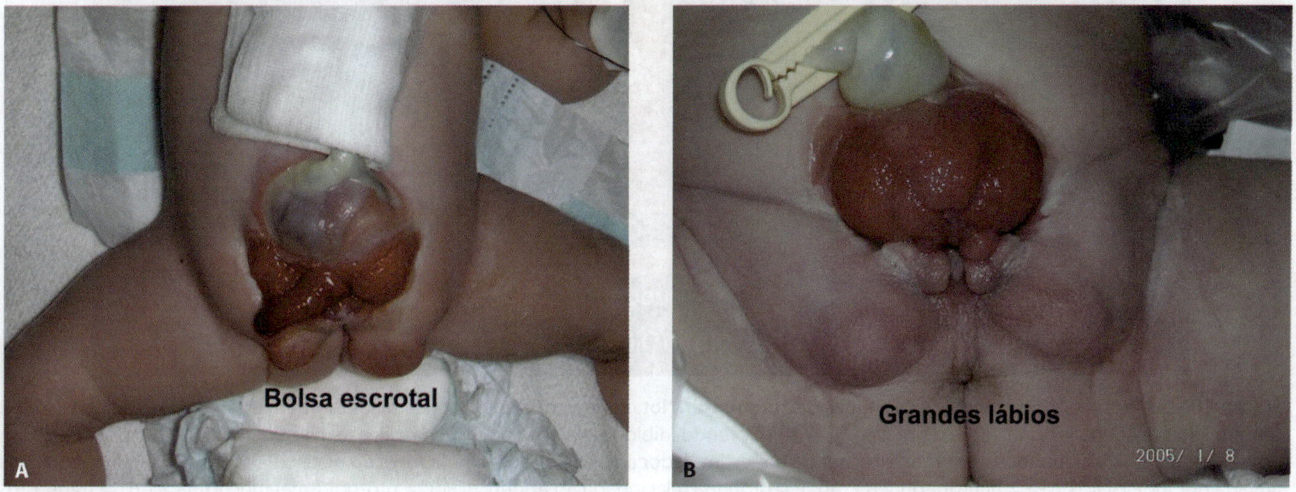

Figura XI-37. Alteração genital em caso com extrofia vesical. (Ver página 697)

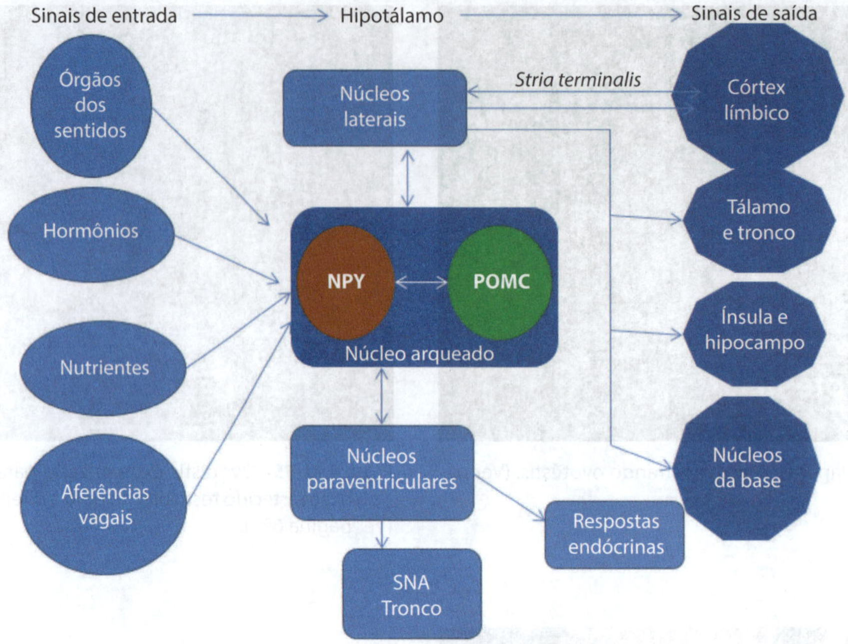

Figura XIII-2. Sistema simplificado de recepção de sinal (*input*) proveniente dos vários sensores periféricos, integração do sinal, analisando as ações adequadas àquele *input* e comando para alguma ação diante dos sinais recebidos. SNA = sistema nervoso autônomo. (Ver página 746).

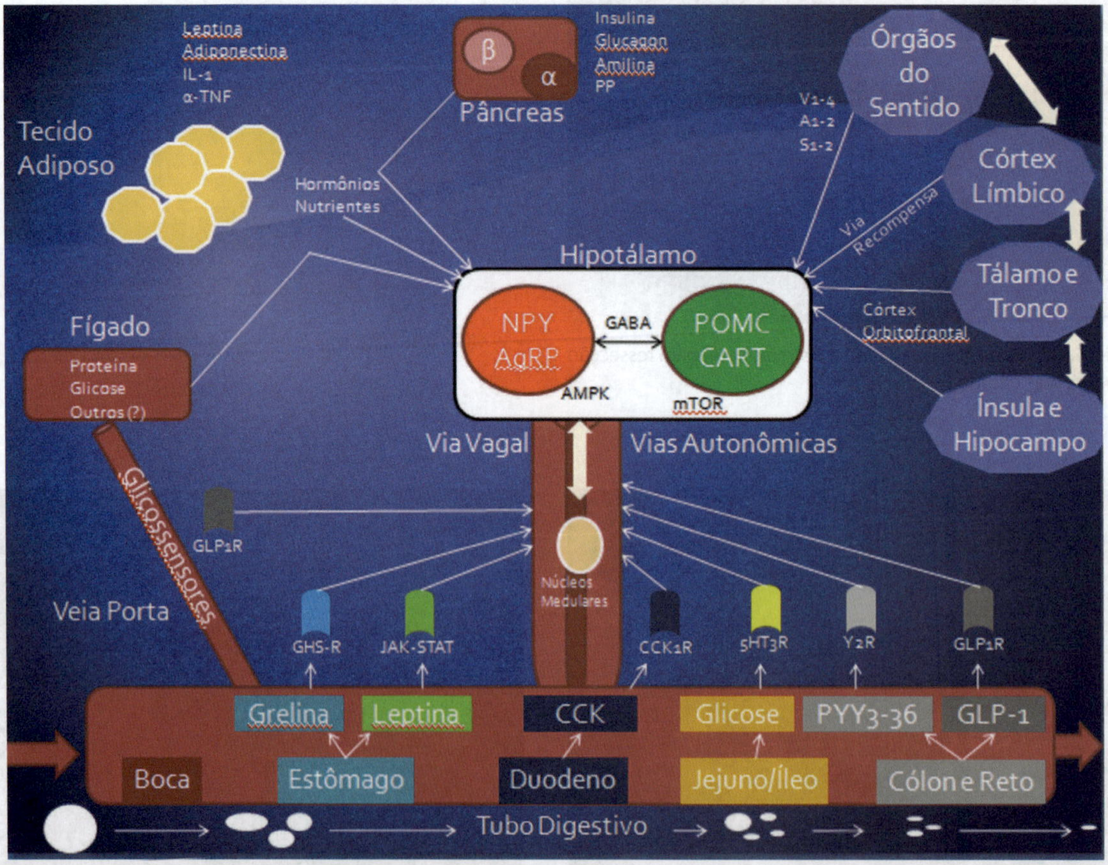

Figura XIII-3. Mecanismos conhecidos de sinalização alimentar. Notar que os núcleos hipotalâmicos também estão interconectados: AMPK tem função orexígena (estimuladora do núcleo NPY/AgRP), sendo inibido pela ação da insulina, glicose e leptina. Já o mTOR constitui-se em um sensor do estado metabólico do organismo, sendo um estimulador anorexígeno (estimuladores do núcleo POMC/CART). AMPK = quinase ativada por AMP cíclico; NPY = neuropeptídeo Y; AgRP = proteína relacionada ao Agouti; POMC = pró-ópio-melanocortina; CART = transcritos relacionados à cocaína e à anfetamina. (Ver página 748).

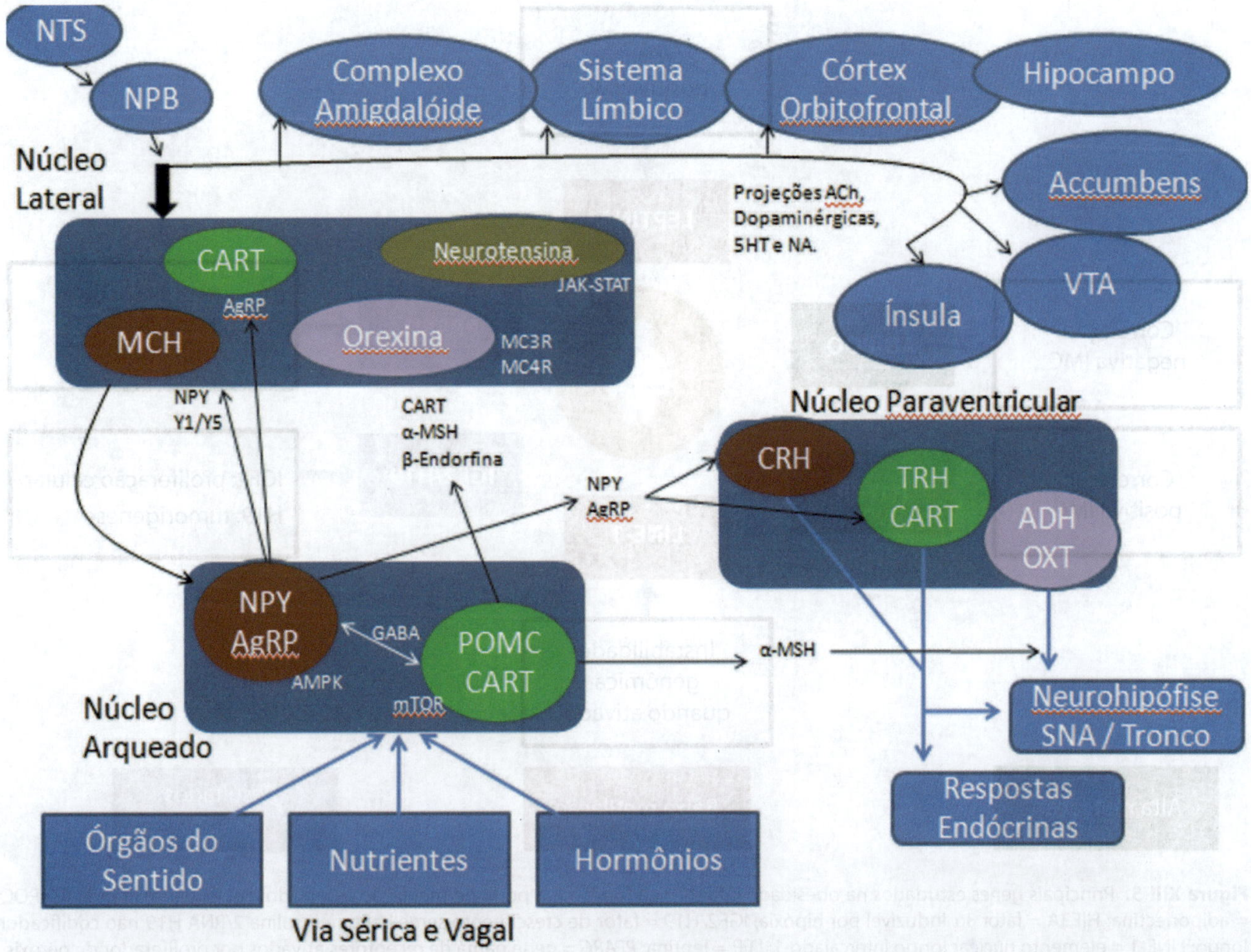

Figura XIII-4. Integração das regiões corticais superiores: sistema de recompensa – "o cérebro cognitivo no apetite". NTS = núcleo do trato solitário; NPB = núcleo parabraquial; VTA = área tegumentar ventral; CART = transcritos relacionados à cocaína e à anfetamina; MCH = hormônio concentrador de melanócitos; CRH = hormônio liberador de corticotrofina; TRH = hormônio liberador de tireotrofina; ADH = hormônio antidiurético; OXT = ocitocina; NPY = neuropeptídeo Y; AgRP = peptídeo relacionado ao Agouti; MC3R = receptor de melanocortina 3; MC4R = receptor de melanocortina 4; Ach = acetilcolina; NA = noradrenalina; 5HT = serotonina; MSH = hormônio melanotrófico; GABA = ácido gama-aminobutírico; AMPK = quinase ativada por AMP cíclico; mTOR = alvo da rapamicina em mamíferos. (Ver página 751).

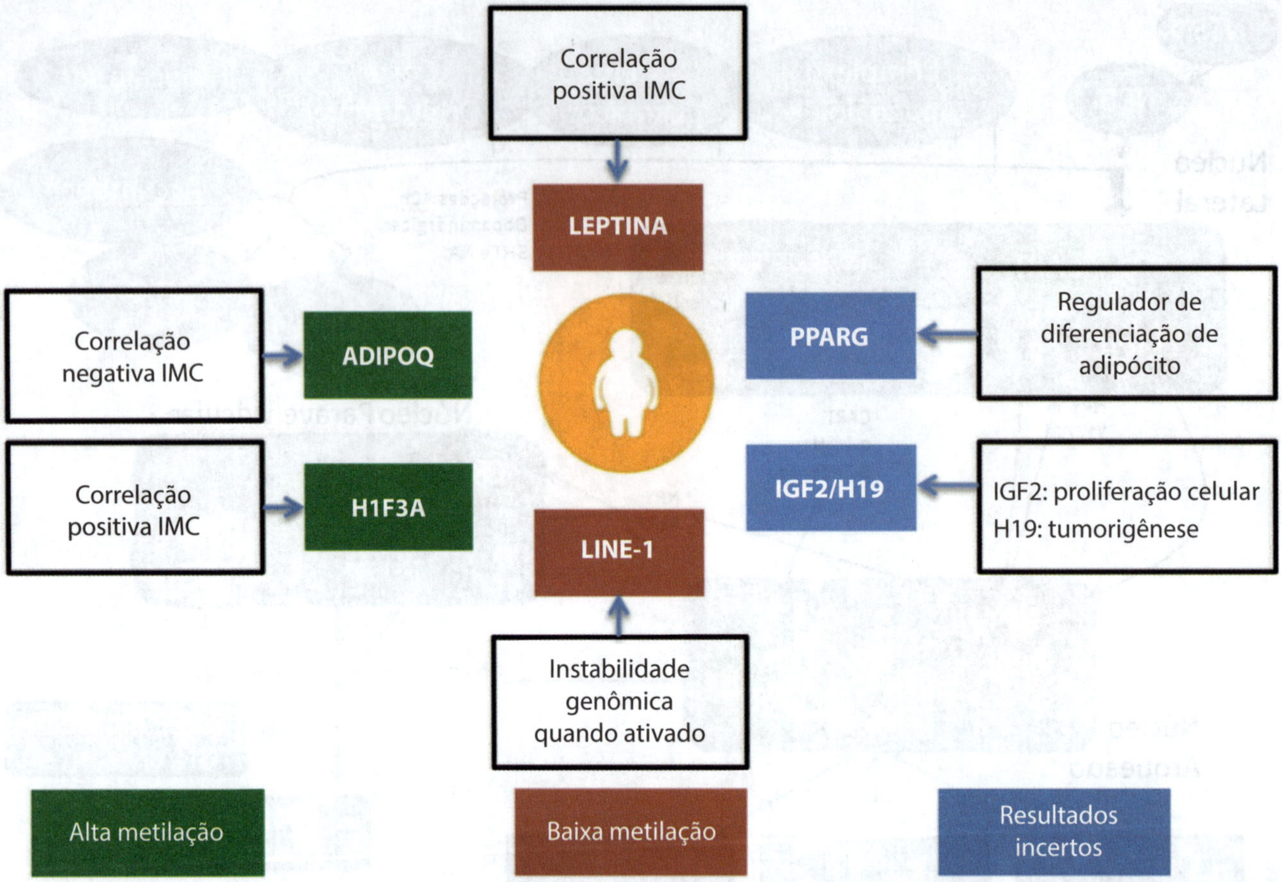

Figura XIII-5. Principais genes estudados na obesidade infantil, sua função e o perfil de metilação associado à obesidade infantil. ADIPOQ = adiponectina; HIF3A = fator 3α induzível por hipóxia; IGF2/H19 = fator de crescimento semelhante à insulina 2/RNA H19 não codificador longo; LINE-1 = elemento nuclear longo intercalado-1; LEP = leptina; *PPARG* = gene gama de receptores ativados por proliferador de peroxissomo[51]. (Ver página 766).

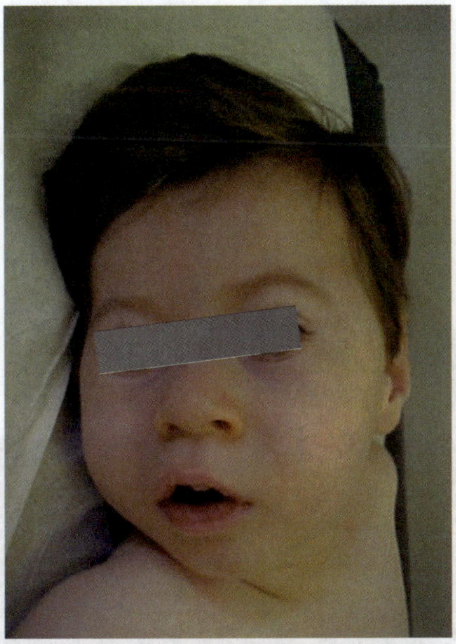

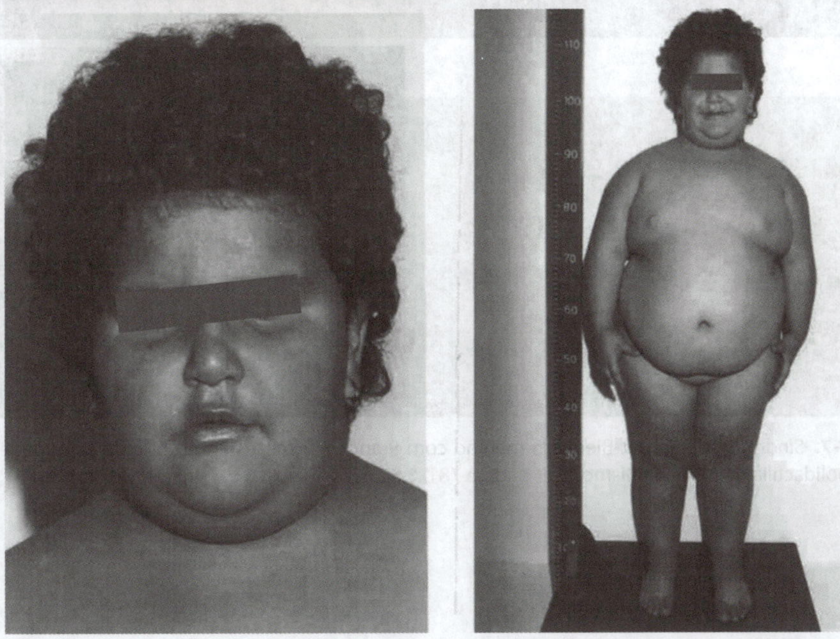

Figura XIII-6. Pacientes com síndrome de Prader-Willi apresentando fácies típica (**A**) e hipotonia neonatal (**B**) em um menino de 6 meses; obesidade em uma menina de 7 anos e 5 meses (**C**) e, posteriormente, aos 15 anos (**D**). (Ver página 778).

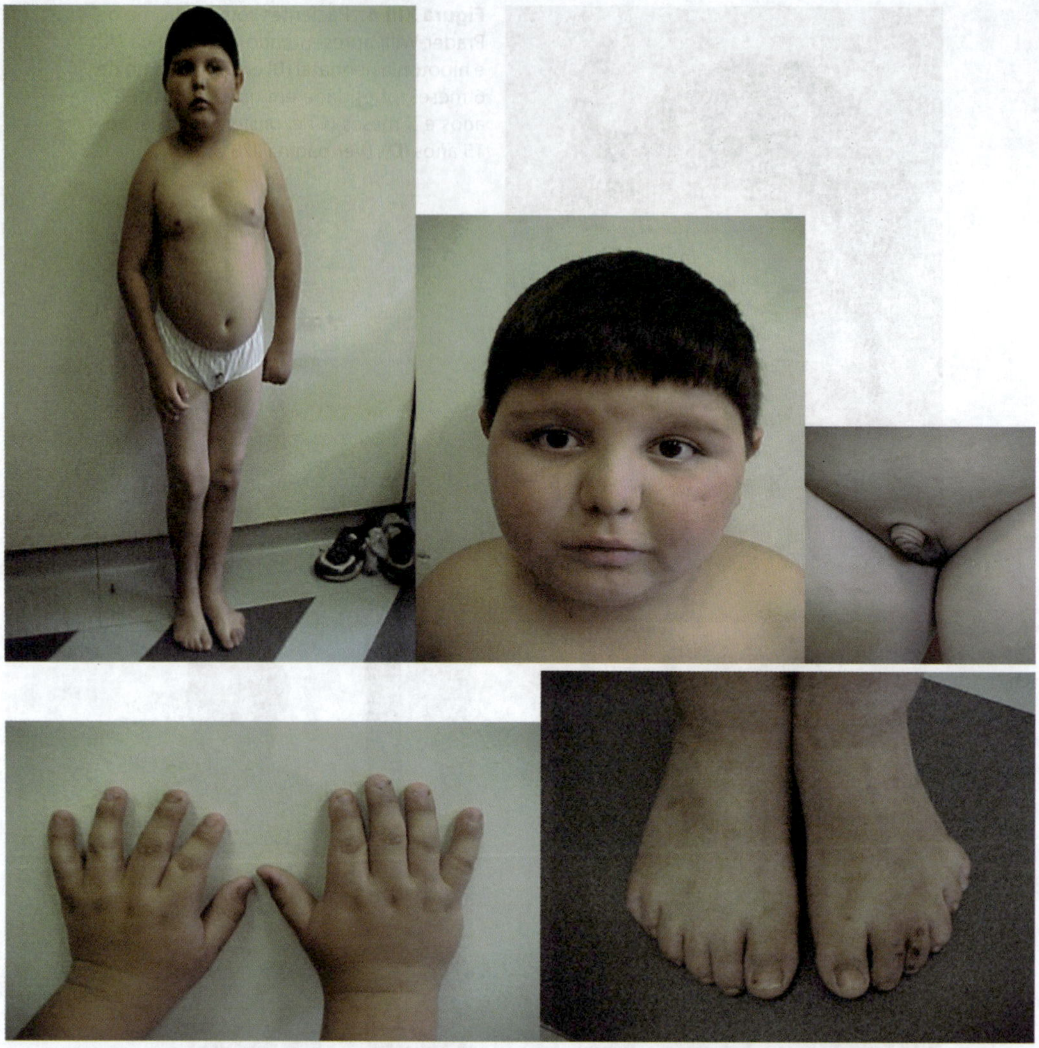

Figura XIII-7. Síndrome de Bardet-Biedl em menino com 9 anos e 3 meses apresentando obesidade, distrofia retiniana, polidactilia e hipogenitalismo. (Ver página 781).

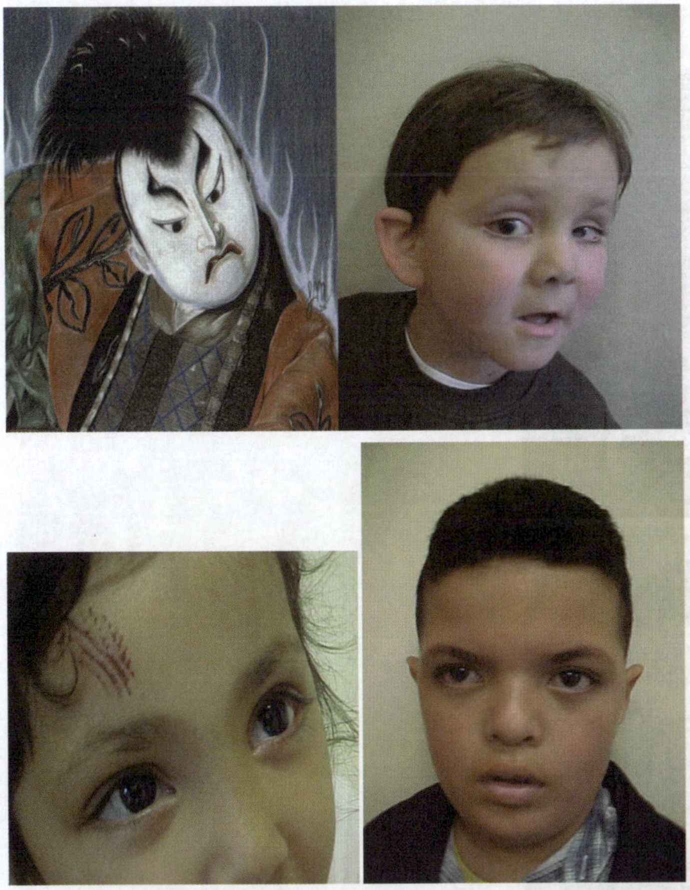

Figura XIII-8. Representação gráfica da máscara atribuída à síndrome de Kabuki comparada aos dismorfismos craniofaciais apresentados por três diferentes pacientes com a doença. (Ver página 787).

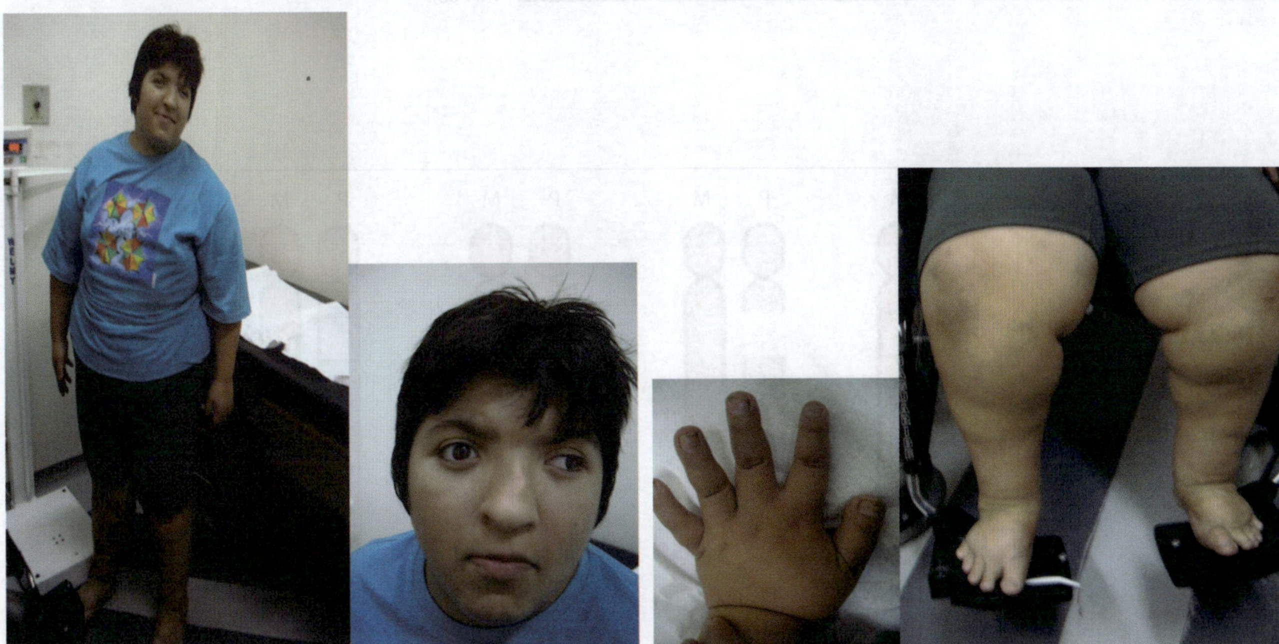

Figura XIII-9. Paciente com síndrome de Rubinstein-Taybi apresentando obesidade, deficiência intelectual, fissuras palpebrais inclinadas para baixo, estrabismo, hipoplasia malar, nariz proeminente com prolongamento do septo nasal evidenciando a columela curta e polegares e háluces alargados. (Ver página 787).

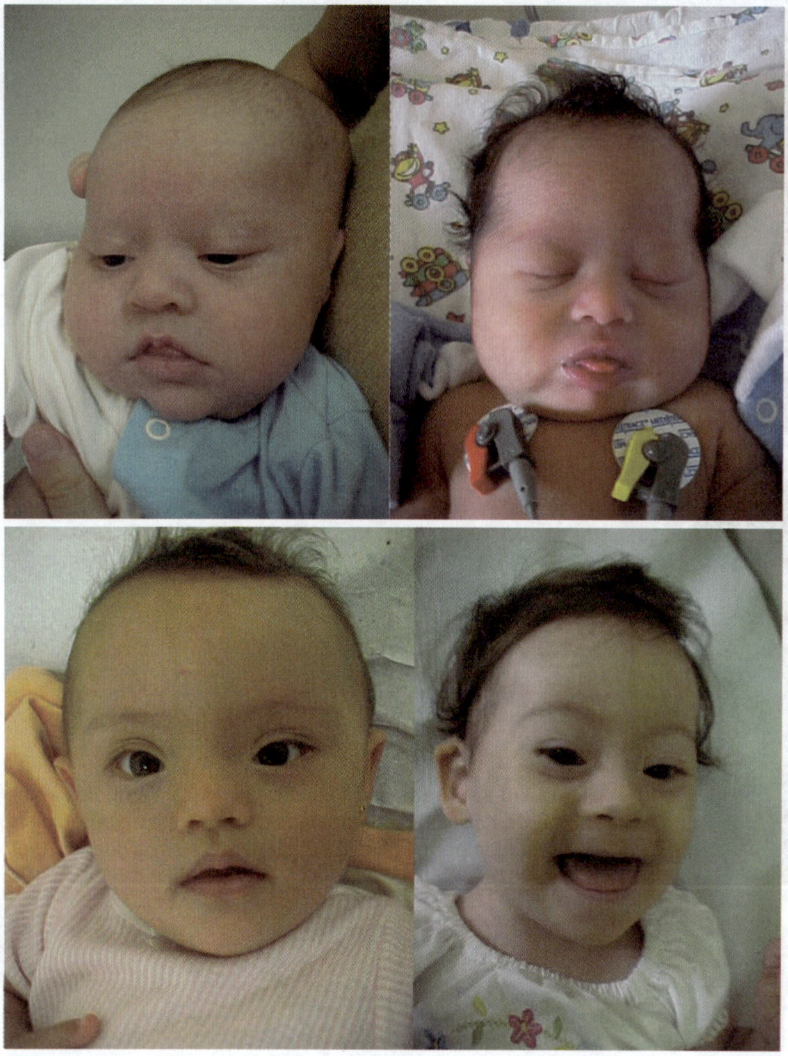

Figura XIII-10. Dismorfismos craniofaciais típicos da síndrome de Down em diferentes pacientes. (Ver página 788).

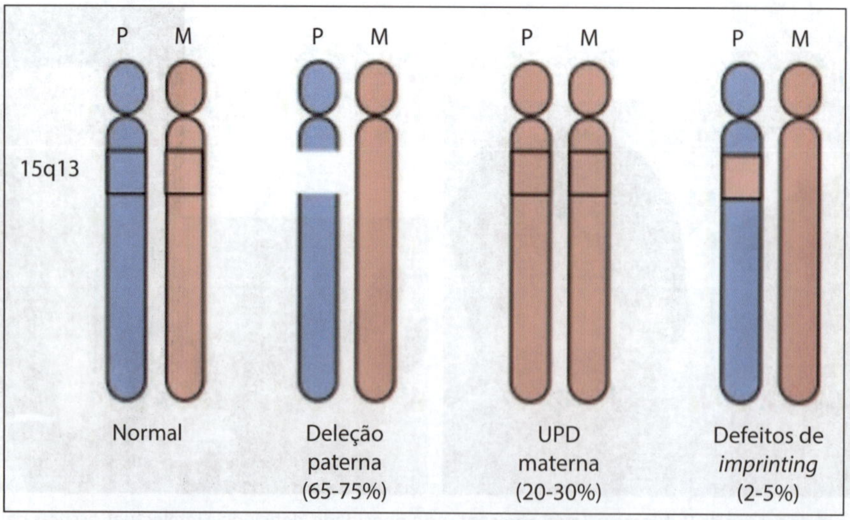

Figura XIII-11. Mecanismos genéticos na SPW. P = pai; M = mãe; UPD = distonia uniparental. (Ver página 792).

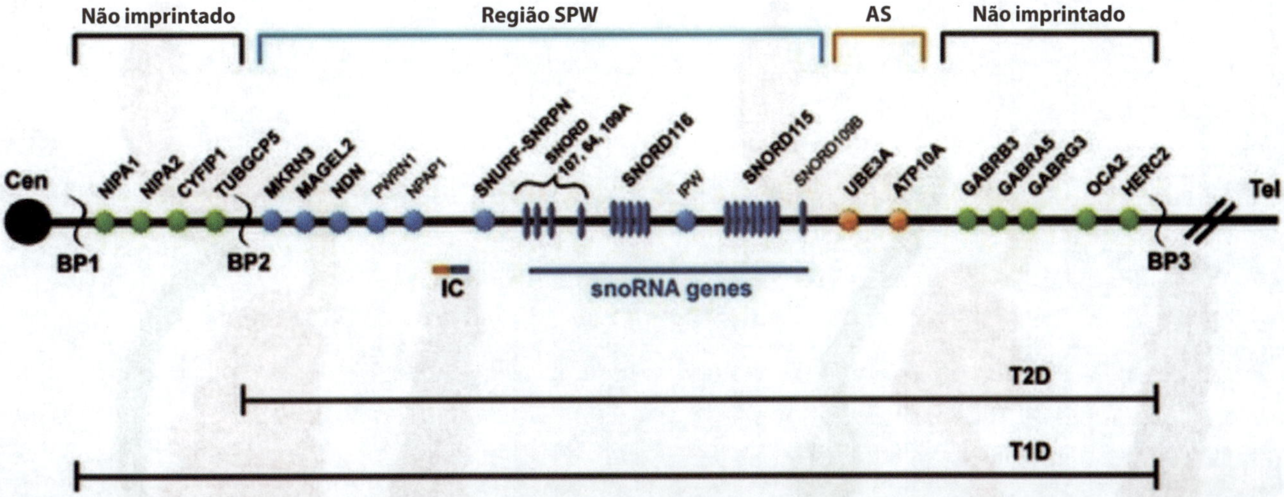

Figura XIII-12. Resumo do mapa genético e de expressão da região cromossômica 15q11.2-q13. A região da síndrome de Prader-Willi (mostrada em azul) possui cinco genes de cópia única expressos somente pelo alelo paterno (região SPW) que codificam polipeptídeos (MKRN3, MAGEL2, NECDIN e SNURF-SNRPN). Os genes *UBE3A* e *ATP10A* (mostrados em laranja) são relacionados à síndrome de Angelman e têm expressão materna. O agrupamento dos genes do receptor GABA (*GABRB3*, *GABRA5* e *GABRG3*), OCA2 (albinismo do tipo II) e HERC2 tem expressão biparental (mostrada em verde). As linhas verticais irregulares indicam os três pontos de quebra comuns no subtipo deleção. Entre BP1 e BP2 estão quatro genes adicionais: *NIPA1*, *NIPA2*, *CYFIP1* e *GCP5*. As deleções do tipo 1 (T1D) estendem-se do BP1 ao BP3 e as do tipo 2 (T2D) estendem-se do BP2 ao BP3[9]. T1D = deleção tipo 1; T2D = deleção tipo 2; AS = região da síndrome de Angelman; BP1, BP2 e BP3 = pontos de quebra onde pode ocorrer a deleção; Cen = centrômero; Tel = telômero. (Ver página 793).

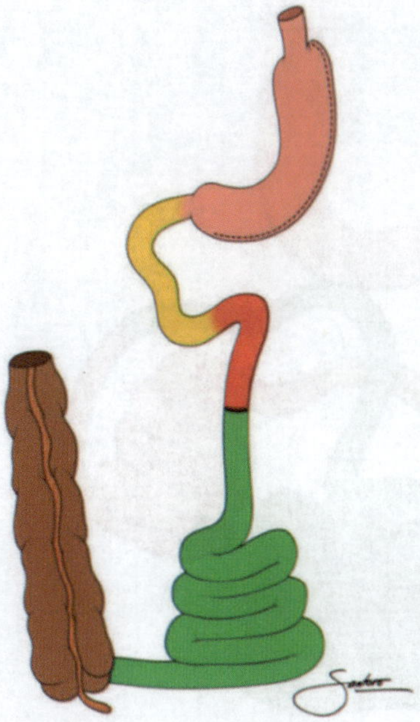

Figura XIII-13. GVL. (Ver página 830).

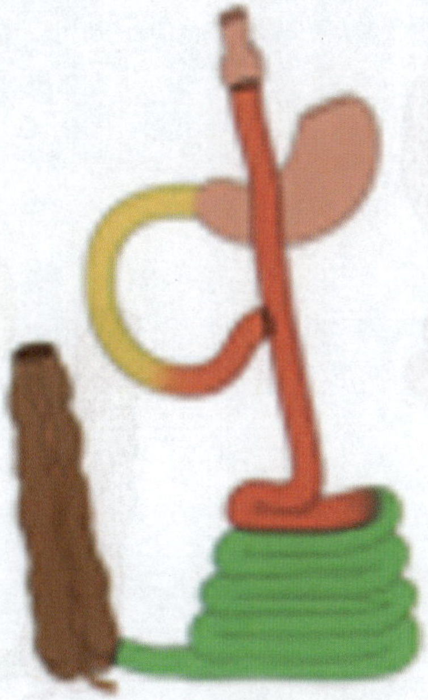

Figura XIII-14. BGYR. (Ver página 831).

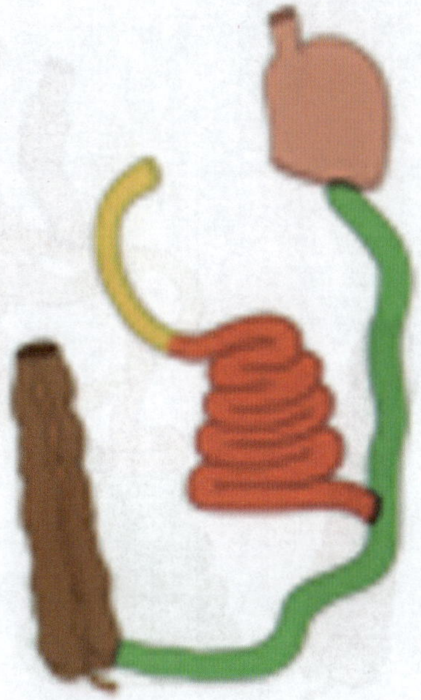

Figura XIII-15. BGYR. (Ver página 831).

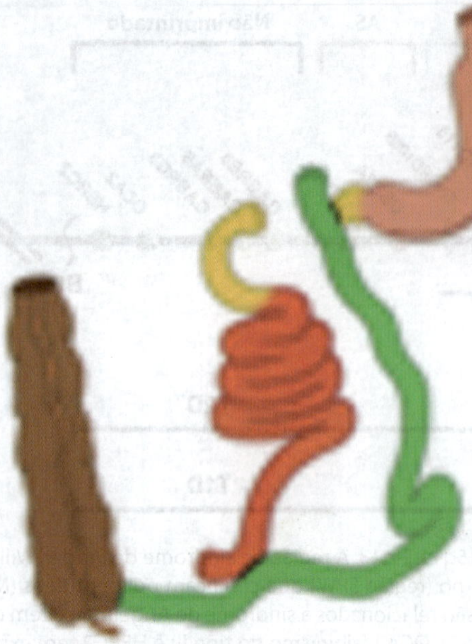

Figura XIII-16. DBP-DS. (Ver página 831).

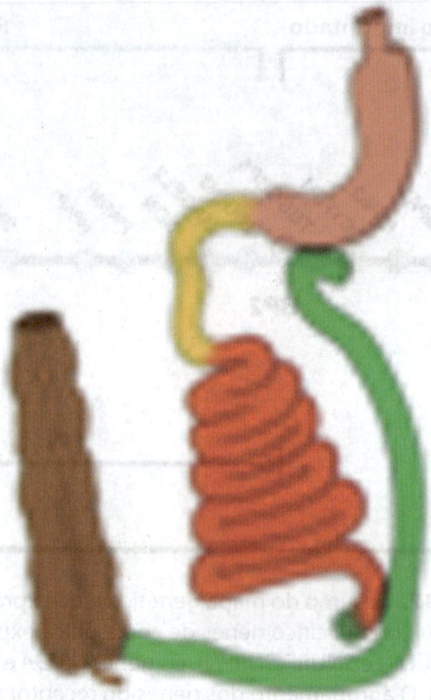

Figura XIII-17. BTI. (Ver página 832).

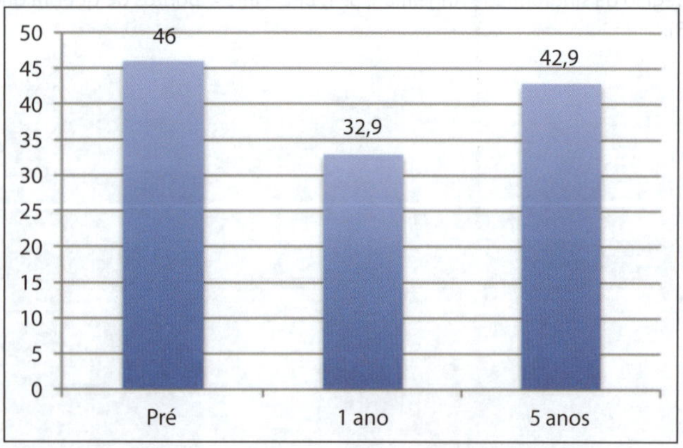

Figura XIII-18. Média IMC kg/m^2. (Ver página 833).

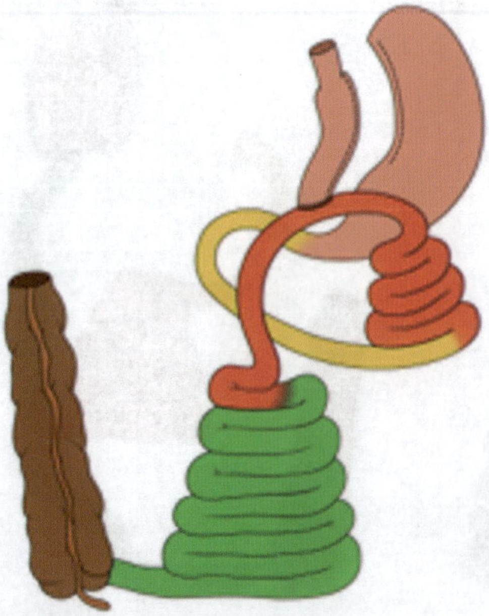

Figura XIII-19. OAGB. (Ver página 833).

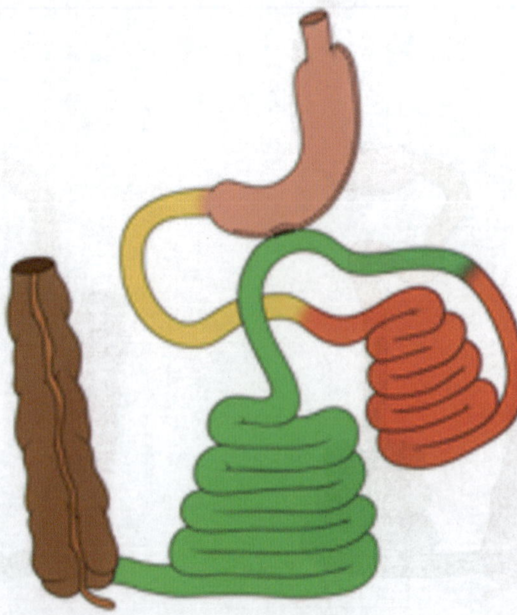

Figura XIII-20. OATB. (Ver página 834).

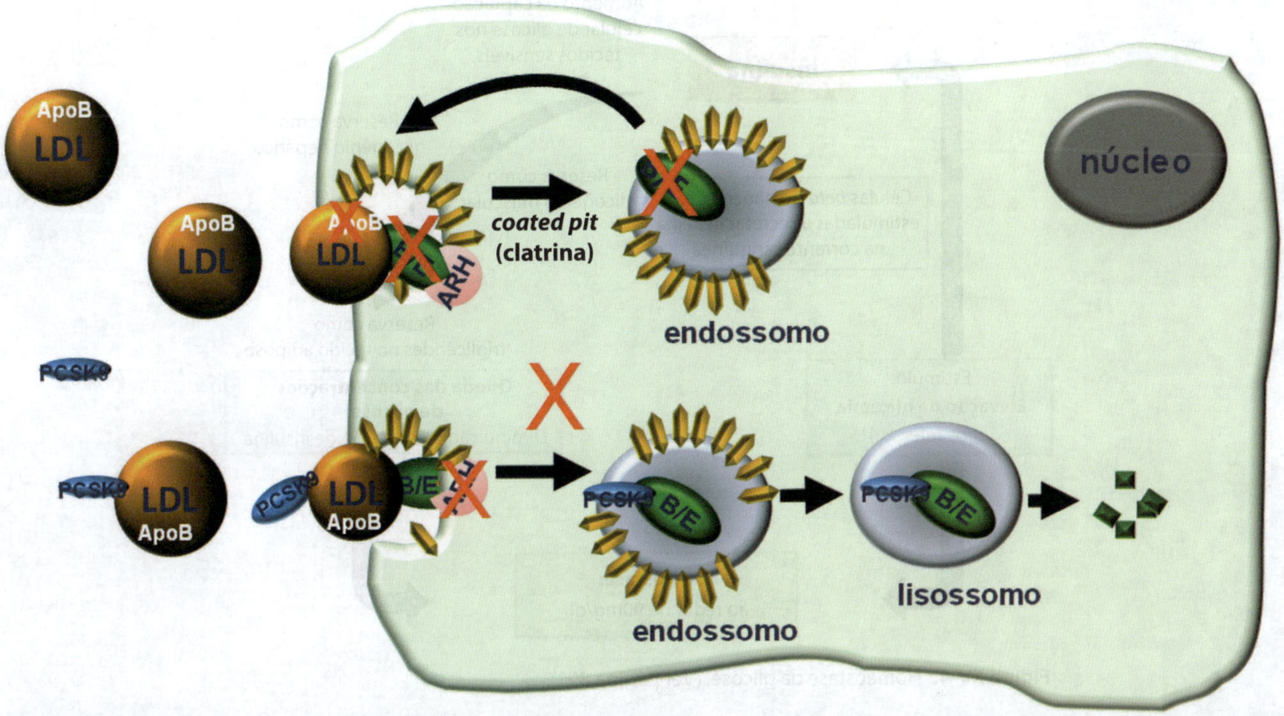

Causas	Gene	Frequência
Defeito familial do receptor B/E	*LDLR*	Heteroz 1/300 Homoz 1/10^6
Defeito familial da Apo B-100	*APOB100*	1/1.000
Mutação PCSK9	*PCSK9*	Raríssima
Hipercolesterolemia Autossômica recessiva	*ARS*	Raríssima

Figura XIV-2. Principais causas de hipercolesterolemia familial monogênica. Defeito familial no receptor B/E reduz a captação de LDL; defeito familial da apo B-100: falta de reconhecimento da LDL pelo receptor B/E; mutação com ganho de função na PCSK9 aumenta a metabolização do receptor B/E; hipercolesterolemia autossômica recessiva reduz a internalização do complexo LDL-receptor B/E. (Ver página 847).

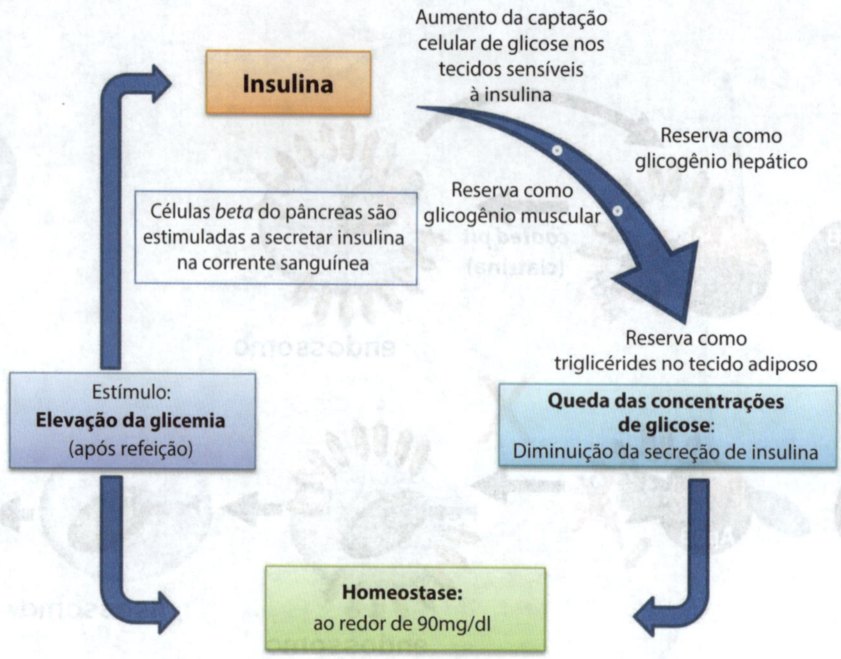

Figura XV-4. Homeostase da glicose. (Ver página 891).

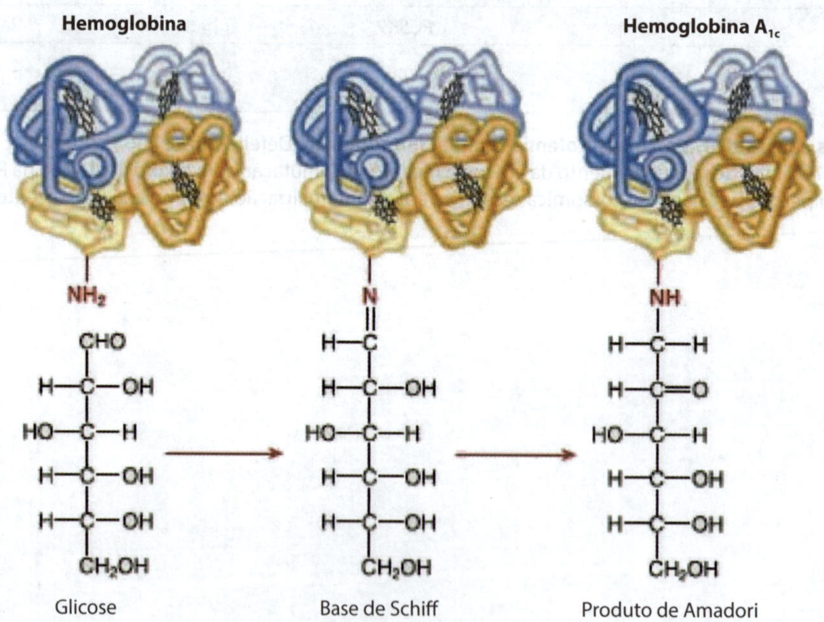

Figura XV-6. Mecanismo de glicação da molécula de insulina. (Ver página 893).

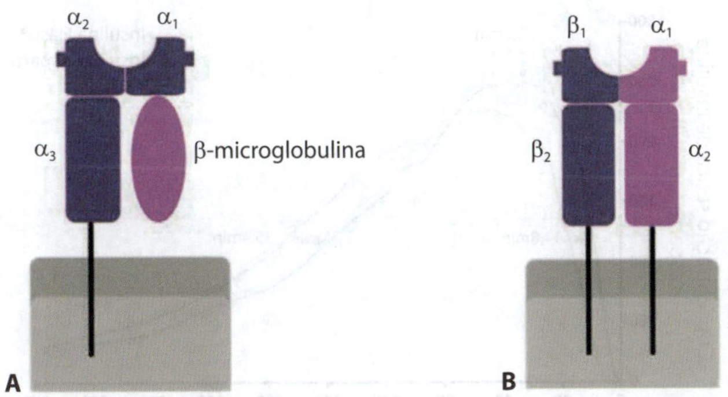

Figura XV-8. **A)** Molécula HLA de classe I. **B)** Molécula HLA de classe II. (899).

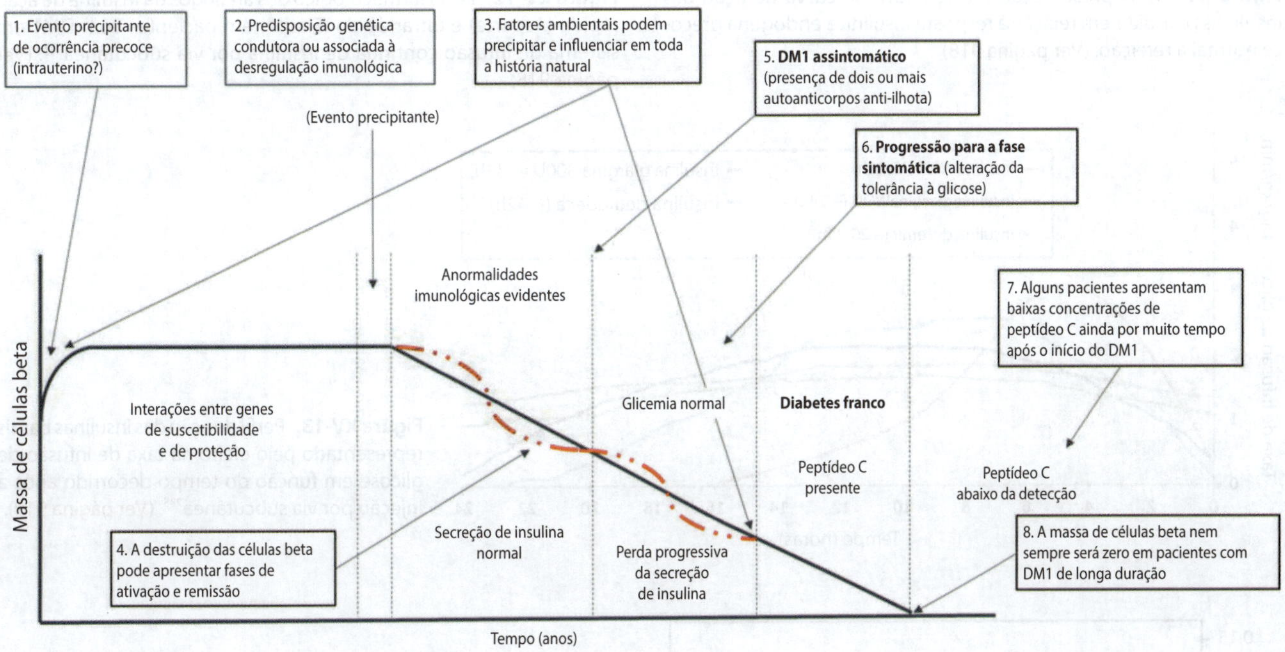

Figura XV-9. Modelo da história natural do DM1[100]. (Ver página 906).

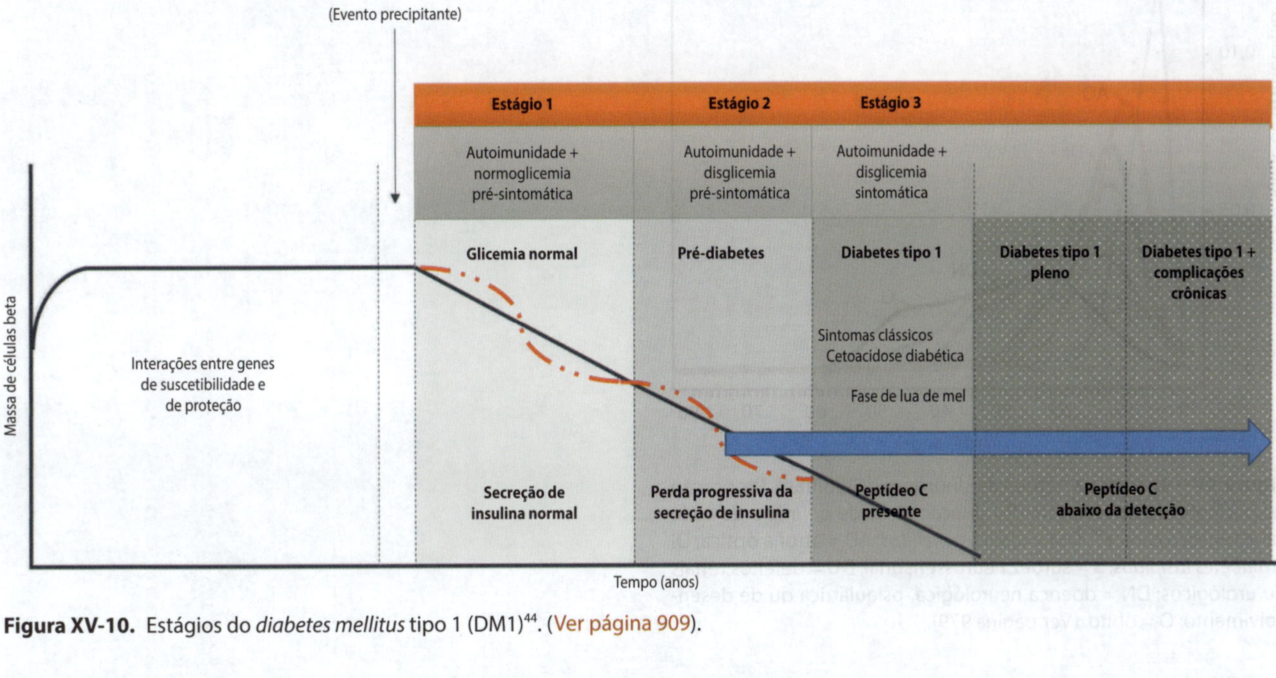

Figura XV-10. Estágios do *diabetes mellitus* tipo 1 (DM1)[44]. (Ver página 909).

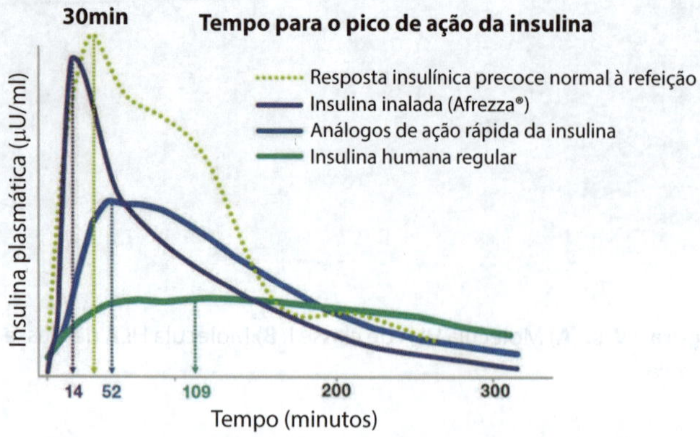

Figura XV-11. Representação esquemática da curva de ação das insulinas prandiais em relação à resposta insulínica endógena precoce normal à refeição. (Ver página 918).

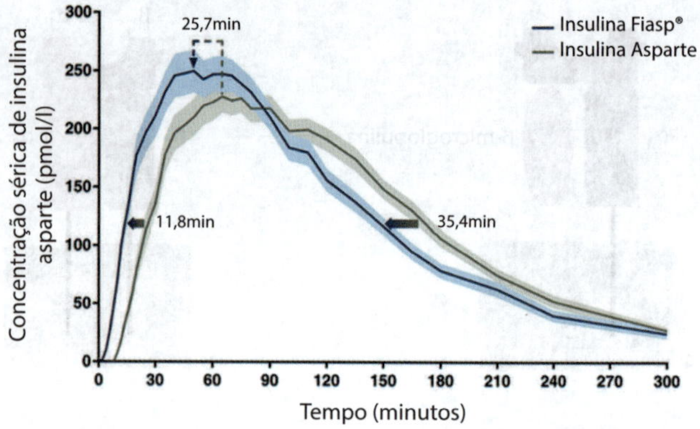

Figura XV-12. Perfil farmacológico dos análogos da insulina de ação rápida (Asparte) e ultrarrápida (Fiasp®) em pacientes com DM1 em sistema de infusão contínua de insulina por via subcutânea[237]. (Ver página 918).

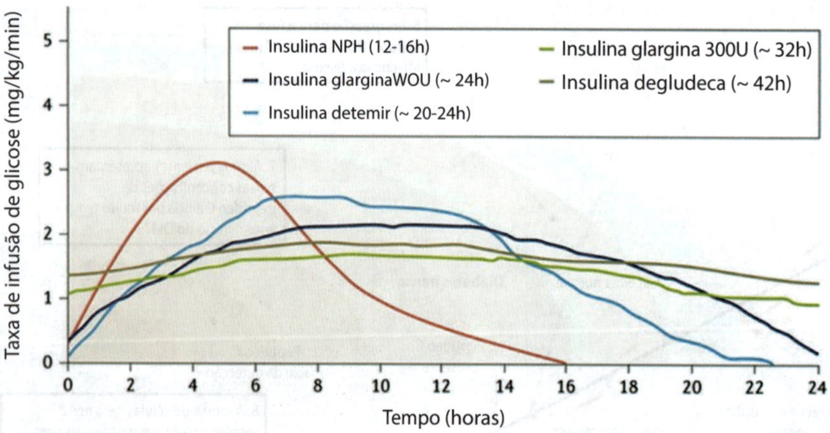

Figura XV-13. Perfil de ação das insulinas basais representado pelo efeito na taxa de infusão de glicose em função do tempo decorrido após a injeção por via subcutânea[235]. (Ver página 919).

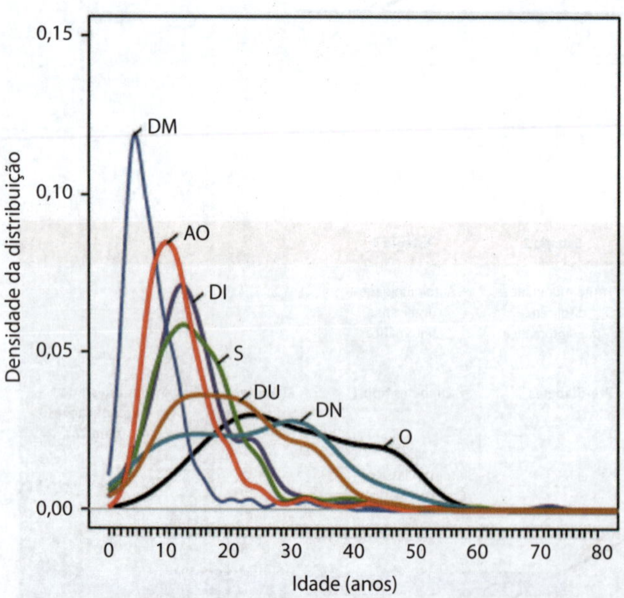

Figura XV-19. História natural da síndrome de Wolfram. Proporção de pacientes (densidade da distribuição) à idade de início de cada característica clínica[48]. DM = *diabetes mellitus*; AO = atrofia óptica; DI = *diabetes insipidus*; S = surdez neurossensorial; DU = defeitos renais ou urológicos; DN = doença neurológica, psiquiátrica ou de desenvolvimento; O = óbito. (Ver página 979).

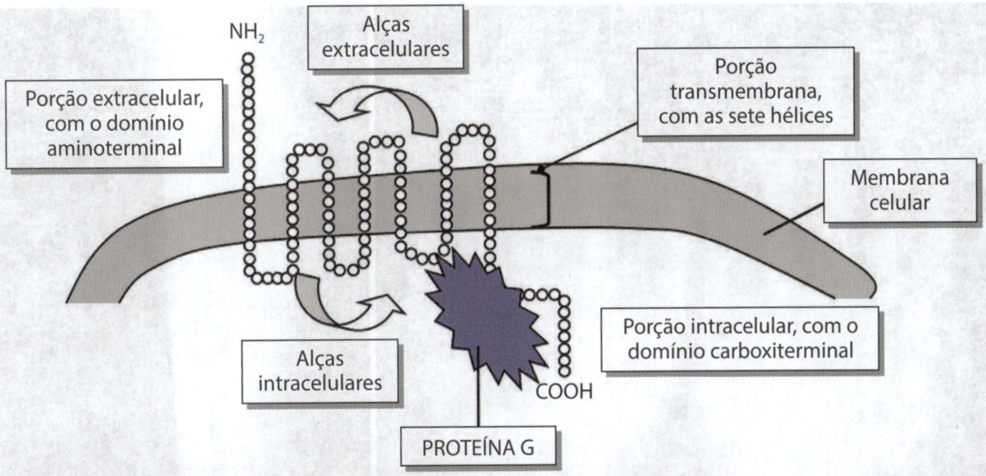

Figura XVII-6. Estrutura do receptor acoplado à proteína G. (Ver página 1024).

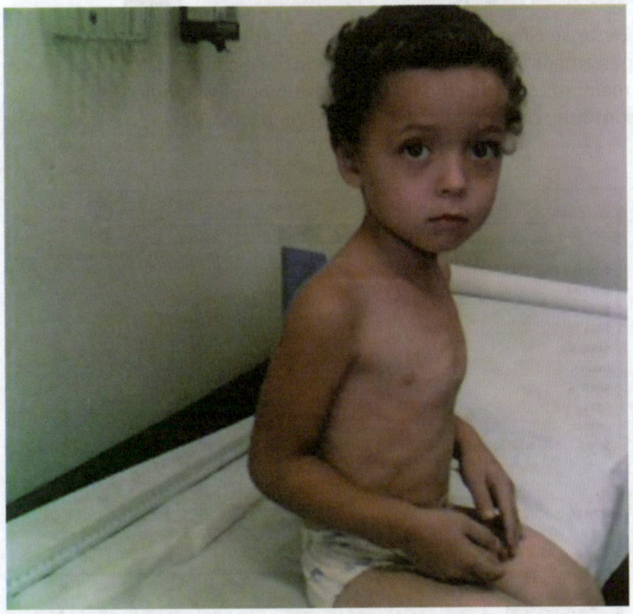

Figura XVII-10. Paciente com raquitismo hipofosfatêmico: fronte proeminente, deformidade torácica (peito de pombo) e alargamento de punhos. (Ver página 1062).

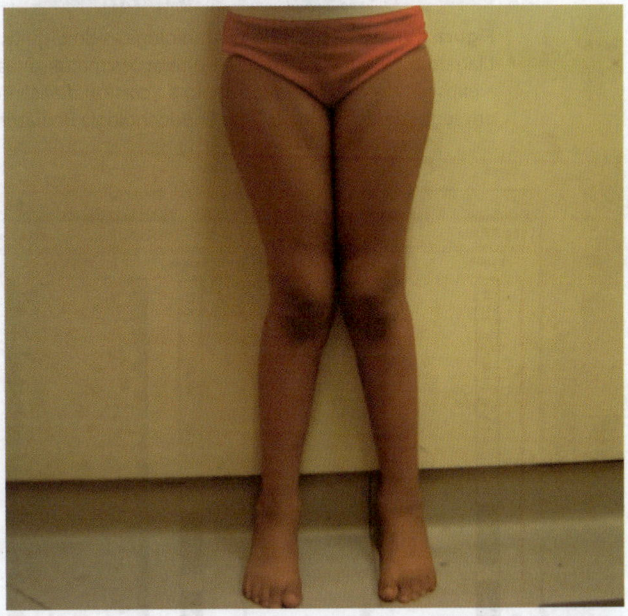

Figura XVII-11. Paciente com raquitismo hipofosfatêmico com deformidade em membros inferiores (*genu valgus* bilateral). (Ver página 1062).

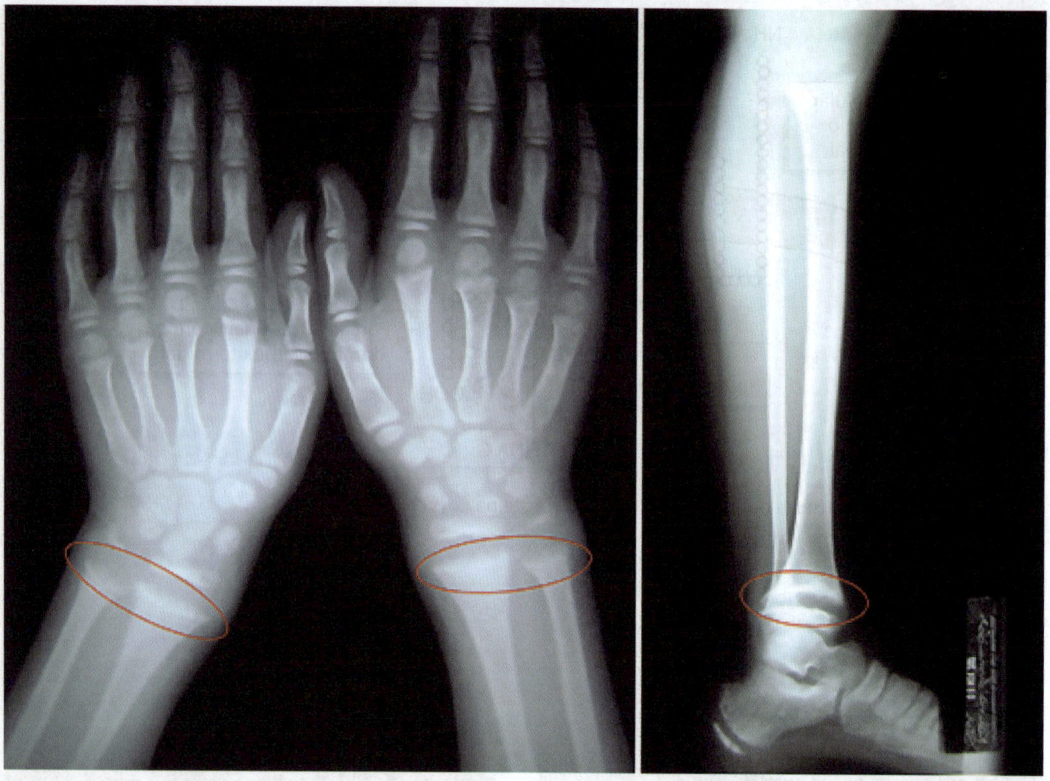

Figura XVII-12. Características radiológicas do raquitismo. Desaparecimento da linha demarcatória da zona de cartilagem provisional calcificada e alterações metafisárias (espessamento, alargamento, irregularidade e concavidade – elipses), além do adelgaçamento da cortical diafisária de membros em paciente com raquitismo hipofosfatêmico em seguimento na Unidade de Endocrinologia Pediátrica do Instituto da Criança do HCFMUSP. (Ver página 1064).

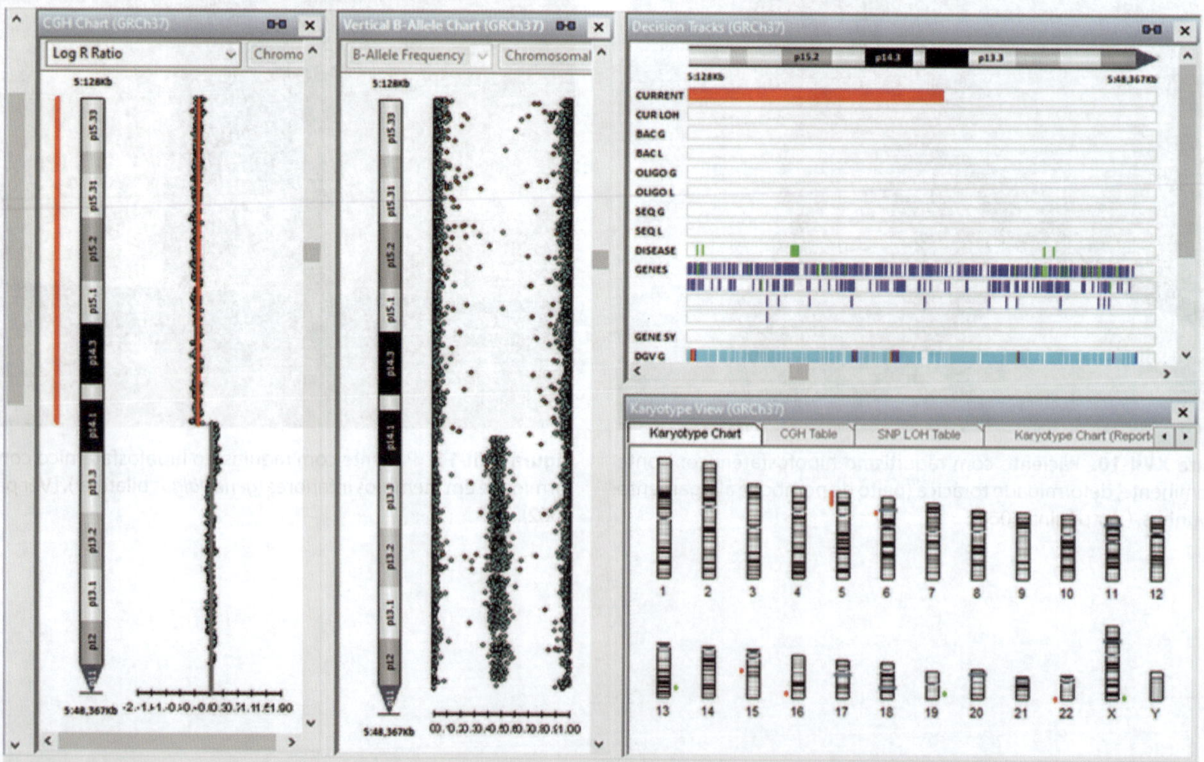

Figura XIX-14. Imagem do *software* Bluefuse (versão 4.5 Illumina Biotech) mostrando a localização de uma deleção no braço curto do cromossomo 5 (Imagem cedida pelo Laboratório de Citogenomica HC-FMUSP). (Ver página 1149).

Índice Remissivo

PARTE II

PARTE III

PARTE IV

PARTE V

PARTE VI

PARTE VII

PARTE VIII

PARTE IX

PARTE X

PARTE XI

PARTE XII

PARTE XIII

PARTE XIV

PARTE XV

PARTE XVI

PARTE XVII

PARTE XVIII

PARTE XIX

PARTE XX

PARTE XXI

Este livro foi impresso em 2023 pela PlenaPrint
para a Sarvier Editora
O papel do miolo é offset 63g/m².